Thieme

Siegenthalers Differenzialdiagnose

Innere Krankheiten – vom Symptom zur Diagnose

Herausgeben von
Walter Siegenthaler

Mit Beiträgen von

A. Aeschlimann
E. Bächli
C. L. Bassetti
E. Battegay
M. Battegay
P. Bauerfeind
K. E. Bloch
H. E. Blum
T. Bombeli
F. Duru
F. R. Eberli
J. Fehr
T. Fehr
A. Fontana
M. Fried

P. Greminger
K. Hess
U. Hoffmann
S. Hunziker
D. Jäger
A. Knuth
M. E. Kraenzlin
H. Kupferschmidt
S. Lautenschlager
H.-P. Marti
B. Martina
B. A. Michel
D. Moradpour
B. Müllhaupt
E. Oechslin

P. Ott
P. E. Peghini
E. W. Russi
U. Schanz
C. Scharf
C. Schmid
U. Schwarz
W. Schwizer
G. A. Spinas
F. Tató
M. Thumshirn
A. von Eckardstein
R. Weber
R. P. Wüthrich

Berater für die Fachbereiche

A. Aeschlimann: Rheumatologie
M. Battegay: Grundlagen der Differenzialdiagnose
H. E. Blum: Gastroenterologie, Hepatologie
F. R. Eberli: Kardiologie
P. Greminger: Allgemeine Innere Medizin
K. Hess: Neurologie

A. Knuth: Hämatologie, Onkologie
E. W. Russi: Rheumatologie
G. A. Spinas: Endokrinologie, Diabetelogie
R. Weber: Infektiologie
R. P. Wüthrich: Nephrologie

19., vollständig neu bearbeitete Auflage

789 Abbildungen
323 Tabellen

Georg Thieme Verlag
Stuttgart · New York

*Bibliographische Information
Der Deutschen Bibliothek*

Die Deutsche Bibliothek verzeichnet diese Publikation in der Deutschen Nationalbibliographie; detaillierte bibliographische Daten sind im Internet über http://dnb.ddb.de abrufbar

1. Auflage 1952	10. Auflage 1966
2. Auflage 1953	11. Auflage 1969
3. Auflage 1954	12. Auflage 1972
4. Auflage 1956	13. Auflage 1975
5. Auflage 1957	14. Auflage 1980
6. Auflage 1959	15. Auflage 1984
7. Auflage 1960	16. Auflage 1988
8. Auflage 1961	17. Auflage 1993
9. Auflage 1963	18. Auflage 2000

1. chinesische Auflage 2002
1. italienische Auflage 1953
2. italienische Auflage 1954
3. italienische Auflage 1959
4. italienische Auflage Vol. I 1969, Vol. II 1970
5. italienische Auflage 1978
6. italienische Auflage 1989
1. spanische Auflage 1955
2. spanische Auflage 1965
1. polnische Auflage 1960
1. rumänische Auflage 1964
2. rumänische Auflage 1969
1. japanische Auflage 1971
1. französische Auflage 1972
2. französische Auflage 1982
1. persische Auflage 1972
1. tschechische Auflage 1972
2. tschechische Auflage 1995
1. bulgarische Auflage 1978
2. bulgarische Auflage 1993

Wichtiger Hinweis: Wie jede Wissenschaft ist die Medizin ständigen Entwicklungen unterworfen. Forschung und klinische Erfahrung erweitern unsere Erkenntnisse, insbesondere was Behandlung und medikamentöse Therapie anbelangt. Soweit in diesem Werk eine Dosierung oder eine Applikation erwähnt wird, darf der Leser zwar darauf vertrauen, dass Autoren, Herausgeber und Verlag große Sorgfalt darauf verwandt haben, dass diese Angabe **dem Wissensstand bei Fertigstellung des Werkes** entspricht.

Für Angaben über Dosierungsanweisungen und Applikationsformen kann vom Verlag jedoch keine Gewähr übernommen werden. **Jeder Benutzer ist angehalten**, durch sorgfältige Prüfung der Beipackzettel der verwendeten Präparate und gegebenenfalls nach Konsultation eines Spezialisten festzustellen, ob die dort gegebene Empfehlung für Dosierungen oder die Beachtung von Kontraindikationen gegenüber der Angabe in diesem Buch abweicht. Eine solche Prüfung ist besonders wichtig bei selten verwendeten Präparaten oder solchen, die neu auf den Markt gebracht worden sind. **Jede Dosierung oder Applikation erfolgt auf eigene Gefahr des Benutzers.** Autoren und Verlag appellieren an jeden Benutzer, ihm etwa auffallende Ungenauigkeiten dem Verlag mitzuteilen.

© 1952, 2005 Georg Thieme Verlag KG
Rüdigerstraße 14
D-70469 Stuttgart
Telefon: + 49/ 0711/ 8931-0
Unsere Homepage: http://www.thieme.de

Printed in Germany

Zeichnungen: Joachim Hormann, Stuttgart; Plankensteiner + Hanig, Esslingen; Andrea Schnitzler, Innsbruck/Österreich
Umschlaggestaltung: Thieme Verlagsgruppe
Umschlagfoto: Studio Nordbahnhof, Stuttgart
Satz: primustype Hurler GmbH, Notzingen
gesetzt in Textline
Druck: Appl, Wemding

Geschützte Warennamen (Warenzeichen) werden **nicht** besonders kenntlich gemacht. Aus dem Fehlen eines solchen Hinweises kann also nicht geschlossen werden, dass es sich um einen freien Warennamen handelt.
Das Werk, einschließlich aller seiner Teile, ist urheberrechtlich geschützt. Jede Verwertung außerhalb der engen Grenzen des Urheberrechtsgesetzes ist ohne Zustimmung des Verlages unzulässig und strafbar. Das gilt insbesondere für Vervielfältigungen, Übersetzungen, Mikroverfilmungen und die Einspeicherung und Verarbeitung in elektronischen Systemen.

ISBN 3-13-344819-6   1 2 3 4 5 6

Vorwort zur 19. Auflage

Die 19. Auflage von „Siegenthalers Differenzialdiagnose" hat eine grundlegende Neubearbeitung erfahren. Während die früheren Auflagen vorwiegend von Mitarbeitern einer Klinik gestaltet worden sind, musste die 19. Auflage einem grundsätzlichen Strukturwechsel unterworfen werden. Dies hängt einerseits mit einem bei den bisherigen Mitarbeitern sich abzeichnenden Generationenwechsel und anderseits mit der unaufhaltsamen Spezialisierung der inneren Medizin zusammen.

So ist die neue Auflage vor allem unter Mitwirkung der Leiter der Spezialabteilungen der Inneren Medizin am Universitätsspital Zürich aber auch anderer Institutionen und Disziplinen entstanden, wobei die frühere Gliederung und Gestaltung des Buches weitgehend beibehalten worden sind. Dabei haben wir versucht, die bisherige mehr allgemeine internistische Darstellung mit einer mehr spezialistischen Sichtweise zu verbinden, oder mit anderen Worten den generalistischen und spezialistischen Aspekt miteinander zu verbinden.

Zudem wurden in der neuen Auflage auch die Gebiete Dermatologie, Neurologie und Rheumatologie differenzialdiagnostisch sehr umfassend abgehandelt.

Allen neuen und bisherigen Autoren gilt mein herzlicher Dank für Ihre Bemühungen. Obwohl die Kapitel weitgehend neu bearbeitet worden sind, werden die früheren Bearbeiter erwähnt, da einzelne Textpassagen und auch Abbildungen und Tabellen aus der früheren Auflage übernommen wurden.

Das Buch richtet sich wie bisher an Studenten der Medizin, an Assistenten aus den meisten medizinischen Disziplinen, Internisten, Allgemeinpraktiker, aber auch an Spezialisten der Inneren Medizin, Dermatologen, Neurologen und Rheumatologen und Vertreter der Grundlagenfächer der Medizin, die sich kompetent über die gesamte Innere Medizin orientieren möchten.

Mein Dank gilt dem seit der letzten Auflage verstorbenen Senior des Georg Thieme Verlags, Herrn Dr. h. c. Günter Hauff, der mir mit meiner ebenfalls verstorbenen Frau, Dr. med. Gertrud Siegenthaler-Zuber, über Jahrzehnte seine volle Unterstützung zukommen ließ. Dies trifft erfreulicherweise auch für seinen Nachfolger und Sohn Herrn Albrecht Hauff in gleicher Weise zu.

Der Buchredaktion des Georg Thieme Verlags mit Dr. M. Becker und Frau Dipl. Hum. biol. S. Ristea, sowie Frau M. Holzer von der Herstellung bin ich für kompetente Betreuung bei den verlagstechnischen Fragen dankbar.

Ich hoffe sehr, dass die 19. Auflage „Siegenthalers Differenzialdiagnose" auch in ihrer neuesten Form als Standardwerk der Differenzialdiagnose künftige Generationen begleiten wird,

Zürich, April 2005　　　　　　　　Walter Siegenthaler

Anschriften

Herausgeber

Prof. Dr. med. Dr. h. c. Walter Siegenthaler
Forsterstr. 61
8044 Zürich, Schweiz

Autoren

Prof. Dr. med. André Aeschlimann
RehaClinic Zurzach
Quellenstrasse
5330 Zurzach, Schweiz

Dr. med. Esther Bächli
Spital Uster
Medizinische Klinik
Brunnenstr. 42
8610 Uster, Schweiz

Prof. Dr. med. Claudio L. Bassetti
UniversitätsSpital Zürich
Neurologische Klinik und Poliklinik
Frauenklinikstr. 26
8091 Zürich, Schweiz

Prof. Dr. med. Edouard Battegay
Universitätsspital Basel
Medizinische Poliklinik
Petersgraben 4
4031 Basel, Schweiz

Prof. Dr. med. Manuel Battegay
Universitätsspital Basel
Bereich Medizin
Klinik für Infektiologie
Petersgraben 4
4031 Basel, Schweiz

Priv.-Doz. Dr. med. Peter Bauerfeind
UniversitätsSpital Zürich
Departement für Innere Medizin
Abt. für Gastroenterologie und Hepatologie
Rämistr. 100
8091 Zürich, Schweiz

Prof. Dr. med. Konrad E. Bloch
UniversitätsSpital Zürich
Departement für Innere Medizin
Abt. für Pneumologie
Rämistr. 100
8091 Zürich, Schweiz

Prof. Dr. Drs. h. c. Hubert E. Blum
Medizinische Universitätsklinik
Abt. Innere Medizin II
Hugstetter Str. 55
79106 Freiburg

Priv.-Doz. Dr. med. Thomas Bombeli
Research & Development
Novo Nordisk S/A
Novo Allé
2880 Bagsvaerd
Dänemark

Priv.-Doz. Dr. med. Firat Duru
UniversitätsSpital Zürich
Departement für Innere Medizin
Abt. für Kardiologie, Herz-Kreislauf-Zentrum
Rämistr. 100
8091 Zürich, Schweiz

Priv.-Doz. Dr. med. Franz R. Eberli
UniversitätsSpital Zürich
Departement für Innere Medizin
Abt. für Kardiologie, Herz-Kreislauf-Zentrum
Rämistr. 100
8091 Zürich, Schweiz

Prof. Dr. med. Jörg Fehr
UniversitätsSpital Zürich
Departement für Innere Medizin
Abt. für Hämatologie
Rämistr. 100
8091 Zürich, Schweiz

Priv.-Doz. Dr. med. Thomas Fehr
Transplantation Biology Research Center
Massachusetts General Hospital
Massachusetts General Hospital East, CNY 149
13th street
Boston, MA 02129, USA

Prof. Dr. med. Adriano Fontana
UniversitätsSpital Zürich
Departement für Innere Medizin
Abt. für Klinische Immunologie
Häldeliweg 4
8044 Zürich, Schweiz

Prof. Dr. med. Michael Fried
UniversitätsSpital Zürich
Departement für Innere Medizin
Abt. für Gastroenterologie und Hepatologie
Rämistr.100
8091 Zürich, Schweiz

Prof. Dr. med. Peter Greminger*
Kantonsspital St. Gallen
Departement Innere Medizin
Allgemeine Innere Medizin
Rorschacher Str. 95
9007 St. Gallen, Schweiz

Prof. Dr. med. Klaus Hess
UniversitätsSpital Zürich
Neurologische Klinik und Poliklinik
Frauenklinikstr. 100
8091 Zürich, Schweiz

Prof. Dr. med. Ulrich Hoffmann
Klinikum der Universität München
Gefäßzentrum Innenstadt – Angiologie
Pettenkoferstr. 8a
80336 München

Dr. med. Sabina Hunziker
Universitätsspital Basel
Medizinische Poliklinik
Petersgraben 4
4031 Basel, Schweiz

Priv.-Doz. Dr. med. Dirk Jäger
UniversitätsSpital Zürich
Klinik und Poliklinik für Onkologie
Rämistr. 100
8091 Zürich, Schweiz

Prof. Dr. med. Alexander Knuth
UniversitätsSpital Zürich
Klinik und Poliklinik für Onkologie
Rämistr. 100
8091 Zürich, Schweiz

---

* bis 31. 12. 2004
Medizinische Poliklinik
UniversitätsSpital Zürich

Anschriften

Priv.-Doz. Dr. med. Marius E.
Kraenzlin
Missionsstr. 24
4055 Basel, Schweiz

Dr. med. Hugo Kupferschmidt
Schweiz. Toxikologisches
Informationszentrum (STIZ)
Freiestr. 16
8032 Zürich, Schweiz

Priv.-Doz. Dr. med. Stephan
Lautenschlager
Dermatologisches Ambulatorium
Stadtspital Triemli
Herman-Greulich-Str. 70
8004 Zürich, Schweiz

Prof. Dr. med Hans-Peter Marti
UniversitätsSpital Zürich
Departement für Innere Medizin
Abt. für Nephrologie
Rämistr. 100
8091 Zürich, Schweiz

Priv.-Doz. Dr. med. Benedict
Martina
Universitätsspital Basel
Medizinische Poliklinik
Institut für Hausarztmedizin
Petersgraben 4
4031 Basel, Schweiz

Prof. Dr. med. Beat A. Michel
UniversitätsSpital Zürich
Rheumaklinik und Institut
für Physikalische Medizin
Gloriastr. 25
8091 Zürich, Schweiz

Prof. Dr. med. Darius Moradpour
Service de Gastro-entérologie et
d'Hépatologie
Centre Hospitalier Univers.
Vaudois
Rue du Bugnon 44
1011 Lausanne, Schweiz

Priv.-Doz. Dr. med. Beat
Müllhaupt
UniversitätsSpital Zürich
Departemet für Innere Medizin
Abt. für Gastroenterologie und
Hepatologie
Rämistr. 100
8091 Zürich, Schweiz

Priv.-Doz. Dr. med. Erwin Oechslin
UniversitätsSpital Zürich
Departement Innere Medizin
Abt. für Kardiologie, Herz-
Kreislauf-Zentrum
Rämistr. 100
8091 Zürich, Schweiz

Prof. Dr. med. Peter Ott
UniversitätsSpital Zürich
ORL-Poliklinik
Frauenklinikstr. 24
8091 Zürich, Schweiz

Dr. med. Pietro E. Peghini
UniversitätsSpital Zürich
Departement für Innere Medizin
Abt. für Hämatologie
Rämisstr. 100
8091 Zürich, Schweiz

Prof. Dr. med. Erich W. Russi
UniversitätsSpital Zürich
Departement für Innere Medizin
Abt. für Pneumologie
Rämistr. 100
8091 Zürich, Schweiz

Priv. Doz. Dr. med. Urs Schanz
UniversitätsSpital Zürich
Departement für Innere Medizin
Abt. für Hämatologie
Rämistr. 100
8091 Zürich, Schweiz

Dr. med. Christoph Scharf
Klinik im Park
Seestr. 220
8027 Zürich, Schweiz

Prof. Dr. med. Christoph Schmid
UniversitätsSpital Zürich
Departement für Innere Medizin
Abt. für Endokrinologie und
Diabetologie
Rämistr. 100
8091 Zürich, Schweiz

Priv.-Doz. Dr. med. Urs Schwarz
UniversitätsSpital Zürich
Neurologische Klinik und
Poliklinik
Rämistr. 100
8091 Zürich, Schweiz

Priv.-Doz. Dr. med. Werner
Schwizer
UniversitätsSpital Zürich
Departement für Innere Medizin
Abt. für Gastroenterologie und
Hepatologie
Rämistr. 100
8091 Zürich, Schweiz

Prof. Dr. med. Giatgen A. Spinas
UniversitätsSpital
Departement für Innere Medizin
Abt. für Endokrinologie und
Diabetologie
Rämistr.100
8091 Zürich, Schweiz

Priv.-Doz. Dr. med. Federico Tató
Klinikum der Universität
München
Gefäßzentrum Innenstadt –
Angiologie
Pettenkoferstr. 8a
80336 München

Priv.-Doz. Dr. med. Miriam
Thumshirn
UniversitätsSpital Zürich
Departement für Innere Medizin
Abt. für Gastroenterologie und
Hepatologie
Rämistr. 100
8091 Zürich, Schweiz

Prof. Dr. med. Arnold von
Eckardstein
UniversitätsSpital Zürich
Institut für Klinische Chemie
Rämistr. 100
8091 Zürich, Schweiz

Prof. Dr. med. Rainer Weber
UniversitätsSpital Zürich
Departement für Innere Medizin
Abt. für Infektionskrankheiten
und Spitalhygiene
Rämistr. 100
8091 Zürich, Schweiz

Prof. Dr. med. Rudolf P. Wüthrich
UniversitätsSpital Zürich
Departement für Innere Medizin
Abt. für Nephrologie
Rämistr. 100
8091 Zürich, Schweiz

Inhaltsverzeichnis

1–3 Allgemeine Diffentialdiagnose

1 Allgemeine Aspekte zu Diagnose und Differenzialdiagnose 2
M. Battegay, B. Martina und E. Battegay

1.1 Grundlagen der Differenzialdiagnose 4

Krankheit und Differenzialdiagnose 4	Umgang mit Fehlern in der Medizin 10
Praktisches Vorgehen beim Festlegen einer Diagnose 6	Faktoren, die zu Fehldiagnosen führen können 10
Richtige Bewertung der erhobenen Befunde und Differenzialdiagnose 7	Probleme aufseiten des Arztes 10
	Probleme aufseiten des Patienten 11

1.2 Faktoren, die das differenzialdiagnostische Denken beeinflussen können 12

Häufigkeit der Krankheiten 12	Geographische Verteilung 15
Alter 13	Ethnische Gruppen 15
Geschlecht 13	Beruf und Freizeit 15
Lebensgewohnheiten 14	Sich ausschließende oder sich fördernde Krankheiten 17
Essgewohnheiten 15	
Jahreszeit, Tageszeit und Witterung 15	

1.3 Differenzialdiagnose nach Krankheitsgruppen 17

Degenerative Zustände 18	Psychische Störungen 22
Infektionen 18	Erbkrankheiten 23
Erkrankungen mit Immunpathogenese 18	Chromosomenanomalien 23
	Einfacher Mendel-Erbgang 23
Tumoren 19	Multifaktorieller Erbgang 23
Stoffwechselkrankheiten 21	Allergien 24
Funktionsstörungen des endokrinen Systems 22	Intoxikationen 24

2 Anamnese, klinischer Blick und wichtige subjektive Symptome 26
E. Battegay, S. Hunziker und G. A. Spinas

2.1 Anamnese 28

Begrüßung und Gesprächssituation 28	
Bestandteile der Anamnese 28	

2.2 Status 28

Lymphknoten 28	Perkussion 30
Schilddrüse 29	Auskultation 31
Herz, Gefäße, Kreislauf 29	Abdomen 32
Thorax/Lunge 29	Inspektion 32
Inspektion 29	Palpation 32
Palpation 30	Bewegungsapparat 33
	Neurologische Untersuchung 33

2.3 Der asymptomatische Patient (Check-up) 34

Prävention von Erkrankungen beim Gesunden 35
    Impfungen 35

Screening und differenzialdiagnostische Überlegungen bei scheinbar Gesunden 36
    Periodic Health Exams 36
    Case finding 38

Hidden Agenda (Versteckte Agenda) 38

2.4 Wichtige subjektive Symptome 39

Appetit 39

Amenorrhö 39

Durst/Polydipsie 40
    Diabetes mellitus 40
        Definition des Diabetes mellitus 40
        Typ-1-Diabetes 41
        Typ-2-Diabetes 41
        Spezifische Diabetesformen 41
        Gestationsdiabetes 42
        Folgeerkrankungen bei Diabetes mellitus 42
    Diabetes insipidus 42
        Zentraler Diabetes insipidus 42
        Renaler Diabetes insipidus 43
    Primäre Polydipsie 43

Erbrechen 43

Fertilitätsstörungen 44

Hämoptyse 45

Husten 45

Müdigkeit 46

Palpitationen 47

Schlafstörungen 48

Schluckstörungen 49

Singultus 49

Schmerzen 49

Störungen der Sexualfunktion 50

3 Haut und äußeres Erscheinungsbild 52

S. Lautenschlager, M. Battegay und G. A. Spinas

3.1 Haut 55

Untersuchungstechnik 55

Klinische Symptome 55
    Hautfarbe 55
        Blässe 55
        Rötung 55
        Dyschromien 55
        Pigmentierungsstörungen 56
    Erytheme und Exantheme 58
    Bläschenbildende Hautkrankheiten 59
    Blasenbildende Hautkrankheiten 61
    Papulöse Hautkrankheiten 62

    Plaqueförmige Hautkrankheiten 62
    Knotenförmige Hautkrankheiten 62
    Pustulöse Hautkrankheiten 63
    Ulzerationen der Haut 64
    Urtikarielle Hautkrankheiten 65
    Purpura 66
    Teleangiektasien 66
    Veränderter Hautturgor 66
    Hautverkalkungen 66

Internistische Krankheitsbilder mit typischen Hautveränderungen 67
    Stoffwechselstörungen 67
    Hautveränderungen bei endokrinologischen Krankheiten 68
    Hautveränderungen bei Tumoren 68

    Hautveränderungen bei Kollagenosen 69
    Hautveränderungen infolge von Medikamentennebenwirkungen und Intoxikationen 70
    Hautveränderungen bei hämatologischen Affektionen 70
    Hautveränderungen bei gastrointestinalen Störungen 71
    Hautveränderungen bei Leberkrankheiten .. 71
    Hautveränderungen bei Herzkrankheiten ... 71
    Neurokutane Krankheiten 71
    Hautveränderungen bei Infektionen 73

Haare 74
    Haarausfall (Effluvium) 74
    Hirsutismus und Virilismus 75
    Pigmentationsstörungen 75

Nägel 76
    Veränderungen der Nagelform und -struktur 76
    Farbveränderungen der Nägel 77

Mundhöhle 78
    Zahnveränderungen 78
    Zahnfleischveränderungen 79
    Mundschleimhautveränderungen 79
    Zunge 80

3.2 Äußeres Erscheinungsbild ... 81

Körpergröße und -haltung ... 81
   Großwuchs ... 81
      Großwuchs im Rahmen
      von Syndromen ... 81
      Endokrine Ursachen von Großwuchs ... 82
   Kleinwuchs ... 84
      Kleinwuchs im Rahmen
      von Syndromen ... 84
      Kleinwuchs im Rahmen
      von Skelettdysplasien ... 85
      Kleinwuchs infolge chronischer
      Krankheiten und Malabsorptions-
      syndrome ... 86
      Endokrine Ursache von Kleinwuchs ... 86
   Haltung ... 87
   Lage und Stellung ... 87
   Gang ... 88

Adipositas ... 88
   Primäre Adipositas ... 88
   Sekundäre Adipositas ... 89
   Lokalisierte Fettansammlungen
   und Lipodystrophien ... 89

Gynäkomastie ... 90

Anorexie ... 91

Hand ... 92

Gesicht ... 93

Augen ... 95
   Exophthalmus ... 95
   Horner-Syndrom, Enophthalmus ... 96
   Augenbrauen ... 96
   Lider ... 96
   Skleren ... 96
   Hornhaut ... 98
   Linse ... 98
   Iris ... 98
   Pupillen ... 98
   Glaskörper ... 99
   Retina ... 99
   Das gerötete Auge ... 100
   Augenmotorik ... 100

Ohren ... 100

Nase ... 101

Geruch ... 101

Sprache und Stimme ... 103
   Sprachstörungen ... 103
   Stimmstörungen ... 104

4 Fieber

4 Status febrilis ... 108
R. Weber und A. Fontana

4.1 Allgemeine Bemerkungen ... 113

Anamnese und klinische Befunde ... 113
Differenzialdiagnostische Überlegungen ... 113

Fieber unbekannter Ursache ... 115

4.2 Status febrilis ohne lokalisierte Symptome ... 116

Infektionskrankheiten ... 116
Nichtinfektiöse Ursachen ... 117

Hospitalisierte Patienten ... 118

4.3 Status febrilis mit assoziierten Leitsymptomen ... 118

Status febrilis und Hautausschläge ... 118
   Petechien und Purpura ... 118
   Makulopapulöses Exanthem ... 120
   Bläschen und Pusteln ... 120
   Noduläre Effloreszenzen ... 121
   Erythem ... 121
   Urtikaria ... 121
   Ulzera ... 121
   Bakterielle Hautinfektionen ... 121
   Rickettsiosen ... 123
   Virale Erkrankungen mit Hautausschlägen ... 124

**Status febrilis und Gelenk- oder Knochen-
schmerzen** ... 127
   Arthritiden ... 127
   Osteomyelitis, Spondylodiszitis
   und Gelenkprotheseninfektionen ... 129

**Status febrilis und Lymphknoten-
schwellungen** ... 130
   Fieber und generalisierte Lymphknotenschwellungen ... 130
   Fieber und lokalisierte Lymphknotenschwellungen ... 130

Infektionen der Lymphknoten 130
Lymphadenopathie ungeklärter Ursache 132

**Status febrilis mit Schwellung im Gesichts-
oder Halsbereich** 133
Parotisschwellung 133
Halsschwellung 133

**Status febrilis, Kopfschmerzen und
Meningismus** 133
Liquoruntersuchung 134
Bakterielle Meningitiden 134
Seröse Meningitiden 136
Pilzmeningitiden 138
Meningitis durch Protozoen oder
Helminthen 138
Begleitmeningitiden 138

Status febrilis und neurologische Defizite 138
Enzephalitis 138
Hirnabszess 140
Subdurales Empyem, epiduraler Abszess . . . 140

Status febrilis mit Erkältungssymptomen 140
Bakterielle Tonsillitis und Pharyngitis 140
Nichtbakterielle Pharyngitis 141
Erkältungskrankheiten 142
Influenza (Myxovirus) 142
Sinusitis 143
Otitis 143
Epiglottitis 143
Bronchitis 143

**Status febrilis, Husten und Thorax-
schmerzen** 144
Pneumonie 144
Tuberkulose 146
Nichttuberkulöse Mykobakteriosen 147
Nokardiose 147

Perikarditis, Myokarditis 148
Nichtinfektiöse Erkrankungen 148

Status febrilis und Ikterus 148
Prähepatischer Ikterus 148
Hepatischer Ikterus 148
Posthepatischer Ikterus 149

Status febrilis und Splenomegalie 149

Status febrilis und Diarrhö 150
Intestinale Infektionen 150
Erreger von Diarrhö 150

Status febrilis und Abdominalschmerzen 152
Intraabdominale Infektionen 152
Peritonitis 152
Intraabdominale Abszesse 153
Viszerale Abszesse 153
Spezifische Ursachen von intraabdominalen
Infektionen 153

Status febrilis, Dysurie und Pollakisurie 154
Urethritis 154
Akute unkomplizierte Harnwegsinfektion
bei der Frau 154
Akute unkomplizierte Pyelonephritis 154
Akute komplizierte Pyelonephritis 154
Prostatitis 154

Status febrilis und Sepsis 155
Systemische entzündliche Reaktion 155
Sepsis 155
Bakteriämie 155
Sepsisquellen, Prädisposition 155
Ausgewählte Sepsiserreger 156

Status febrilis und Herzfehler 157
Endokarditis 157
Andere endovaskuläre Infektionen 159

4.4 Status febrilis mit multiplen Organmanifestationen 159

Viruserkrankungen 159
Zytomegalie 159

Mit Zeckenbiss assoziierte Infektionen 160
Lyme-Erkrankung 160
Ehrlichiose 161
Babesiose 161

Sexuell übertragene Infektionen 162
Lues (Treponema pallidum) 162
Chlamydia trachomatis 163

Zoonosen 164
Brucellosen (Brucella melitensis, B. abortus
[Bang], B. suis) 164
Leptospirosen (Leptospira interrogans
[Weil] und andere Serotypen) 164
Toxoplasmose (Toxoplasma gondii) 165
Trichinose (Trichinella spiralis) 165
Toxocara-Erkrankung 165
Tollwut (Synonyma: Lyssa, Rabies;
Rhabdovirus) 165
Andere Infektionen nach Tierbissen 165
Infektionen durch Arboviren 166

HIV-Infektion und AIDS 166
Akute HIV-Infektion 166
Asymptomatische HIV-Infektion 167
Symptomatische HIV-Infektion, AIDS 167

Infektionen bei Immunkompromittierten . . . 170
Opportunistische Virusinfektionen 171
Opportunistische bakterielle Infektionen . . . 171
Opportunistische Pilzerkrankungen 171
Opportunistische Protozoen und
Helminthen 172

Mykosen in lokalisierten Endemiegebieten . . 173
Kokzidioidomykose (Coccidioides immitis) . 173
Histoplasmose (Histoplasma capsulatum) . . 173

Reise- und Tropenkrankheiten 173
Malaria 174
Leishmaniose (Leishmania donovani) 176
Schistosomiasis (Bilharziose) 176
Lymphatische Filariose 177
Gewebefilariosen 178
Dengue-Fieber 178
Gelbfieber 178
Andere Tropenkrankheiten 178

4.5 Status febrilis bei autoimmunologisch bedingten Krankheiten ... 179

Lokalisierte oder organspezifische Autoimmunerkrankungen ... 179

Generalisierte Autoimmunerkrankungen, Vaskulitiden, Kollagenosen ... 179

Vaskulitiden mit Befall großer Gefäße ... 181
    Riesenzellarteriitis (Arteriitis temporalis Horton) und Polymyalgia rheumatica ... 181

Vaskulitiden mit Befall mittelgroßer Gefäße . 182
    Periarteriitis nodosa (Panarteriitis oder Polyarteriitis nodosa) ... 182

Vaskulitiden mit Befall kleiner Gefäße ... 184
    Wegener-Granulomatose ... 184
    Allergische Granulomatose (Churg-Strauss-Syndrom) ... 184
    Hypersensitivitätsangiitis ... 184
    Purpura-Arthralgie-Nephritis-Syndrom ... 184
    Systemischer Lupus erythematodes (SLE) ... 184
    Sklerodermie (progressive diffuse oder generalisierte Sklerodermie bzw. progressive systemische Sklerose oder PSS) ... 187
    Zirkumskripte Sklerodermie ... 189
    Scleroedema adultorum (Buschke) ... 189
    Eosinophile Fasziitis (Shulman-Syndrom) ... 189
    Sharp-Syndrom, Overlap-Syndrom (Mixed connective tissue disease) ... 190
    Dermatomyositis (Polymyositis) ... 190

4.6 Status febrilis bei Immundefekten ... 191

Klassifizierung der Immundefekte ... 191

Humorale Immundefekte (B-Zell-Defekte) ... 193

Zelluläre Immundefekte (T-Zell-Defekte) ... 194

Kombinierte humorale und zelluläre Immundefekte ... 195

Defekte des Komplementsystems ... 195

Defekte des Phagozytosesystems ... 195

4.7 Status febrilis bei verschiedenen nichtinfektiösen Zuständen ... 196

Periodisches Fieber ... 196
    Familiäres Mittelmeerfieber ... 196
    Hyper-IgD-Syndrom ... 197
    Tumor-Nekrose-Faktor-Rezeptor-assoziiertes periodisches Fieber (TRAPS) ... 197
    „PFAPA"-Syndrom ... 197

Fieber bei innersekretorischen Störungen ... 197

Fieber bei vegetativer Dystonie ... 198

Chronische Quecksilberintoxikation ... 198

Chronic-fatigue-Syndrom ... 198

Fieber bei Tumoren ... 198

Fieber bei Gewebsabbau ... 199

Fieber bei Hämolyse ... 199

Hämophagozytose-Syndrom ... 199

Fieber bei Thrombosen und Thrombophlebitiden ... 199

Fieber bei allergischen Reaktionen ... 199

Vorgetäuschtes Fieber ... 200

4.8 Bedeutung einzelner Befunde für die Differenzierung febriler Zustände ... 200

Verlauf der Temperatur ... 200

Schüttelfrost ... 201

Entzündungsparameter ... 201
    Blutkörperchensenkungsgeschwindigkeit ... 201
    C-reaktives Protein (CRP) ... 201
    Procalcitonin ... 202

Blutbild ... 202
    Verhalten der Leukozyten ... 202
    Verhalten der Eosinophilen ... 204
    Verhalten der Monozyten ... 204
    Verhalten der Lymphozyten ... 204

5–11 Schmerzen

5 Kopf- und Gesichtsschmerzen sowie Neuralgien ... 208
K. Hess

5.1 Kopfschmerzen ... 211

Symptomatische Kopfschmerzen ... 211
- Subarachnoidalblutung ... 211
- Meningitis, Meningeosis, Meningoenzephalitis, Enzephalitis, Hirnabszess ... 212
- Intrazerebrale Blutung ... 212
- Karotis-/Vertebralisdissektion ... 212
- Ischämische Hirnläsionen ... 212
- Akuter Okklusivhydrozephalus ... 213
- Sinus- und Hirnvenenthrombosen ... 214
- Hypophysenapoplexie ... 214
- Subduralhämatom ... 214
- Hypoliquorrhösyndrom (sog. Unterdrucksyndrom) ... 215
- Tumor und Pseudotumor cerebri (chronisches Hirndrucksyndrom) ... 215
- Riesenzellarteriitis und andere Vaskulitiden ... 215
- Schlafapnoe-Syndrom ... 215
- Epileptische Anfälle ... 215
- Posttraumatische Kopfschmerzen ... 216
- Zervikogene Kopfschmerzen ... 216
- Kopf- und Gesichtsschmerzen bei ophthalmologischen, otorhinologischen, dentogenen und kieferorthopädischen Leiden ... 216
  - Augenheilkunde ... 216
  - Hals-Nasen-Ohren-Heilkunde ... 216
  - Zahnmedizin ... 216
- Kopfschmerzen internistischer Ursache ... 217

Idiopathische Kopfschmerzen ... 217
- Migräne ohne Aura ... 217
- Migräne mit Aura ... 218
- Basilarismigräne und andere Sonderformen der Migräne mit Aura ... 218
- Spannungskopfschmerzen ... 218
- Cluster-Kopfschmerz (Graupel-Kopfweh, Bing-Horton-Kopfschmerz) und chronische paroxysmale Hemikranie ... 219
- Thunderclap-, Anstrengungs- und Orgasmuskopfschmerz ... 219

5.2 Neuralgien im Kopfbereich ... 219

Idiopathische und symptomatische Trigeminusneuralgie ... 220

Idiopathische und symptomatische Glossopharyngeusneuralgie ... 220

Occipitalis-major-/-minor-Neuralgie ... 220

Seltene Neuralgien im Gesichtsbereich, neuralgiforme Schmerzen bei Hirnnervensyndromen ... 220

Traumatische Neuralgien, Anaesthesia dolorosa und zentrale Gesichtsschmerzen ... 221

5.3 So genannte atypische Gesichtsschmerzen ... 221

6 Schmerzen im Bereich des Thorax ... 222
F. R. Eberli und E. W. Russi

6.1 Vom Herzen ausgehende Schmerzen ... 225

Angina pectoris ... 225
- Definitionen ... 225
- Klinik der typischen Angina-pectoris-Schmerzen ... 226
- Sonderformen der Angina pectoris ... 227

Angina pectoris als Folge einer Myokardischämie ... 228
- Chronisch stabile Angina pectoris ... 229
  - Risikofaktoren der koronaren Herzkrankheit ... 229
- Dyslipoproteinämien ... 230
- Diagnostik der koronaren Herzkrankheit ... 234
- Akutes Koronarsyndrom ... 238
  - Akutes Koronarsyndrom ohne ST-Hebung ... 238
  - Akutes Koronarsyndrom mit ST-Hebung ... 239

Perikarditis und Perikarderguss ... 244

Rhythmusstörungen ... 247

6.2 Von den Gefäßen ausgehende Schmerzen ... 247

Aneurysma verum der Aorta ... 247

Aorta dissecans ... 248

6.3 Von der Pleura ausgehende Schmerzen ... 249

Pleuritis ... 249

Pleuraerguss ... 249
- Pleuritis tuberculosa exsudativa ... 252
- Maligne Pleuraergüsse ... 252
- Pleuraergüsse bei abdominellen Erkrankungen ... 252
- Pleuraerguss bei Myxödem ... 252
- Pleuraergüsse bei Kollagenosen ... 252
- Pleuraerguss beim Yellow-Nail-Syndrom ... 253
- Eosinophile Pleuritis ... 253
- Chylothorax und Pseudochylothorax ... 253
- Pleuraerguss bei Lungeninfarkt ... 253
- Pleuraerguss bei Pleuropneumonie ... 253
- Pleuraempyem und parapneumonischer Erguss ... 253

Neoplasien der Pleura ... 253
- Pleuramesotheliom ... 253
- Gutartige Tumoren der Pleura ... 254
- Maligne Lymphome ... 254

Spontanpneumothorax ... 254

6.4 Interkostale Schmerzen ... 255

6.5 Von Gelenken bzw. Wirbelsäule ausgehende Schmerzen ... 256

6.6 Muskuloskelettale Thoraxschmerzen ... 256

6.7 Vom Ösophagus ausgehende Schmerzen ... 256

6.8 Andere thorakale Schmerzursachen ... 256

7 Schmerzen im Bereich des Abdomens ... 258
D. Moradpour und H. E. Blum

7.1 Schmerzen mit akutem Beginn ... 261

Akutes Abdomen ... 261

Vom Darm ausgehende Schmerzen ... 264
- Ileus ... 264
  - Mechanischer Ileus ... 264
  - Paralytischer Ileus ... 266
- Akute Appendizitis ... 267

Vom Peritoneum ausgehende Schmerzen ... 268
- Peritonitis ... 268

Vaskulär bedingte Schmerzen ... 269
- Mesenterialinfarkt und Angina abdominalis ... 269
- Aortoiliakales Steal-Syndrom ... 270
- Aortenaneurysma ... 270
- Thrombosen im Pfortadersystem ... 271

Von der Milz ausgehende Schmerzen ... 271

Vom Retroperitoneum ausgehende Schmerzen ... 271
- Retroperitoneale Fibrose ... 272

Abdominalschmerzen bei Intoxikationen und systemischen Erkrankungen ... 272
- Intoxikationen ... 272
- Porphyrien ... 272
  - Hepatische Porphyrien ... 272
  - Erythropoetische Porphyrien ... 275
- Abdominalschmerzen bei Allgemeinerkrankungen ... 275
- Neurogene Schmerzen im Bereich des Abdomens ... 277

7.2 Chronische und chronisch-rezidivierende Abdominalschmerzen ... 277

Von Magen und Dünndarm ausgehende Schmerzen ... 278
- Akute Gastritis ... 278
- Chronische Gastritis ... 280
- Reizmagen (funktionelle Dyspepsie) ... 280
- Ulkuskrankheit ... 280
  - Ulcus duodeni ... 282
  - Ulcus ventriculi ... 282
  - Ulkus als Indikator anderer Erkrankungen ... 283
  - Spätkomplikationen nach Ulkuskrankheit ... 283
- Magenkarzinom ... 283
- Hämatemesis ... 284
- Meläna ... 285
- Seltene Magenerkrankungen ... 286
- Hiatushernie ... 287
- Refluxösophagitis ... 288
- Beschwerden nach operiertem Magen ... 288

Vom Kolon ausgehende Schmerzen ... 288
- Colon irritabile bzw. Reizdarmsyndrom ... 288

Von Gallenwegen und Leber ausgehende Schmerzen ... 290
- Cholelithiasis ... 290
  - Cholelithiasis als Wegbereiter anderer Leberkrankheiten ... 292
- Beschwerden nach Cholezystektomie ... 292

Pankreaserkrankungen 293
    Akute Pankreatitis 295
    Chronische Pankreatitis 297

Raumfordernde Prozesse im Pankreasbereich 299
    Pankreaszysten 299
    Pankreaskarzinom 300

8 Arm- und Beinschmerzen neurogener Art 302
K. Hess

8.1 Einleitung und Definitionen 304

8.2 Zentrale Schmerzen (Hirn, Rückenmark) 305

8.3 Radikulopathien 306

8.4 Plexusläsionen, Poly- und Mononeuropathien 309

8.5 Algodystrophien 309

8.6 Differenzialdiagnose einseitiger neurogener Armschmerzen 310
Klinik und differenzialdiagnostische Abgrenzung 310

8.7 Differenzialdiagnose einseitiger neurogener Beinschmerzen 312
Klinik und differenzialdiagnostische Abgrenzung 312

8.8 Differenzialdiagnose beidseitiger neurogener Arm- und/oder Beinschmerzen 314
Klinik und differenzialdiagnostische Abgrenzung 314

9 Schmerzen bei Erkrankungen der Gefäße 316
U. Hoffmann und F. Tató

9.1 Erkrankungen der Arterien 318
Arterielle Verschlusskrankheiten 318
    Symptomatik 318
        Claudicatio intermittens 318
        Vaskulärer Ruheschmerz
        und ischämische Läsion 319
        Stadieneinteilung der arteriellen
        Verschlusskrankheit 319
    Diagnostik 319
    Obliterierende Arteriosklerose
    (Atherosklerose) 323
    Thrombangiitis obliterans 324
    Kollagenkrankheiten 324
    Riesenzellarteriitis 324
    Takayasu-Arteriitis (Synonyma: pulslose
    Krankheit, Aortenbogensyndrom) 324
    Iatrogen bedingte Arterienverschlüsse 324
    Kompressionssyndrom der A. poplitea
    (Entrapment-Syndrom) 325
    Zystische Adventitiadegeneration 325
    Fibromuskuläre Dysplasie 325
    Essenzielle Thrombozytose 325
    Mediasklerose 325
Embolische Verschlüsse 326
Aneurysmen und Fisteln 326
    Fusiforme und sackförmige Aneurysmen ... 326
    Aneurysma spurium 327
    Arteriovenöse Fisteln 327
Funktionelle Gefäßerkrankungen 328
    Spasmen der muskulären Stammarterien
    (Ergotismus) 328
    Raynaud-Phänomen 329
    Akrozyanose und Erythrozyanose 330
    Erythromelalgie 330

9.2 Erkrankungen der Endstrombahn 330
    Diabetische Mikroangiopathie 330
    Mikroangiopathie bei Kollagenkrankheiten . 330
    Livedo reticularis bzw. racemosa 331
    Rezidivierendes Fingerhämatom 331
    Tibialis-anterior-Syndrom 331

9.3 Erkrankungen der Venen ... 332

Oberflächliche Thrombophlebitis ... 332
Tiefe Becken- und Beinvenenthrombose ... 333
Armvenenthrombose (Thrombose par effort) ... 334
Primäre Varikose ... 335
Chronisch venöse Insuffizienz ... 335

9.4 Erkrankungen der Lymphgefäße ... 337

9.5 Neurovaskuläres Schultergürtel-Kompressionssyndrom ... 337

9.6 Restless Legs ... 338

9.7 Morbus Sudeck ... 338

10 Schmerzen bei Erkrankungen der Gelenke ... 340
P. Greminger und B. A. Michel

10.1 Entzündliche rheumatische Gelenkaffektionen ... 342

Rheumatoide Arthritis (chronische Polyarthritis) ... 342
Felty-Syndrom ... 343
Morbus Still des Erwachsenen ... 343
Sjögren-Syndrom ... 343
Juvenile chronische Arthritis ... 344

Spondylarthropathien ... 345
Spondylitis ankylosans (Morbus Bechterew) ... 345
Psoriasisarthropathie ... 346
Reaktive Arthritis (Reiter-Syndrom) ... 347
Rheumatisches Fieber ... 347
Enterokolitische Arthropathien ... 347
Behçet-Syndrom ... 348
SAPHO-Syndrom ... 348
Undifferenzierte Spondylarthropathie ... 348

Arthropathien bei Stoffwechselkrankheiten ... 349
Arthritis urica ... 349
Chondrokalzinose (Pseudogicht) ... 350
Diffuse idiopathische skelettale Hyperostose (DISH) ... 350
Ochronose (Alkaptonurie) ... 351
Primäre Amyloidose ... 351
Hämochromatose ... 352
Morbus Wilson ... 352

Arthropathien bei verschiedenen Affektionen ... 352
Hämatologische Erkrankungen ... 352
Paraneoplastische Arthritiden ... 352
Arthropathien bei endokrinen Störungen ... 352
Arthropathien bei neurologischen Affektionen ... 352
Erkrankungen des Knorpels ... 352

10.2 Degenerative Gelenkerkrankungen ... 353

Arthrosen ... 353
Spondylarthrose, Spondylosis deformans ... 354

10.3 Weichteilrheumatismus ... 356

Fibromyalgie ... 356
Periarthropathien ... 356
Periarthropathia humeroscapularis ... 356
Andere lokalisierte Periarthropathien ... 357

11 Schmerzen bei Erkrankungen der Knochen ... 358
A. Aeschlimann und M. E. Kraenzlin

11.1 Lokalisierte Knochenveränderungen ... 360

Knochentumoren ... 360
Vom Knorpel ausgehende Knochentumoren ... 360
Knochen bildende Tumoren ... 362
Bindegewebige Tumoren ... 363
Myelogene Tumoren ... 364
Vaskuläre Tumoren ... 364
Histiozytäre Tumoren ... 364
Andere Tumoren ... 364
Tumoren unklarer Herkunft ... 364
Tumorähnliche Veränderungen ... 365

Morbus Gaucher ... 367
Mastozytose ... 367
Krankheiten mit Hyperostose ... 367

Osteonekrosen	368	Osteonekrosen im Erwachsenenalter	370
Avaskuläre Nekrosen im Jugendlichen- und Wachstumsalter	369	Paget-Erkrankung des Knochens	371

11.2 Generalisierte Knochenveränderungen 372

Osteoporose	372	Hyperparathyreoidismus	379
Sekundäre Osteoporose	373	Primärer Hyperparathyreoidismus	379
Osteomalazie	375	Sekundärer Hyperparathyreoidismus	380

12 Ödeme

12 Generalisierte und lokalisierte Ödeme 382
U. Hoffmann und F. Tató

12.1 Generalisierte Ödeme 386

Ödeme bei Herzinsuffizienz	386	Ödeme bei Störungen der Elektrolyte	389
Hypoproteinämische Ödeme	387	Ödeme bei Sklerodermie	389
Ödeme bei Glomerulonephritis	388	Ödeme bei Diabetes mellitus	389
Endokrin bedingte Ödeme	388	Medikamentös bedingte Ödeme	389

12.2 Lokalisierte Ödeme 389

Phlebödem	389	Kongenitale Angiodysplasie	393
Lymphödem	389	Urtikaria und Angioödem	393
Primäres Lymphödem	389	Ischämisches und postischämisches Ödem	394
Sekundäres Lymphödem	391	Ödem bei Sudeck-Dystrophie	394
Lipödem	392	Höhenbedingte lokale Ödeme	394
Entzündliche Ödeme	393	Ödeme durch Artefakte	394

13-15 Hämatologische Symptome

13 Anämien 398
P. E. Peghini, A. Knuth und J. Fehr

13.1 Mikrozytäre hypochrome Anämien 404

Eisenmangelanämie	404	Globinsynthesestörungen (Thalassämien)	408
Anämie chronischer Erkrankungen	407	Sideroachrestische Anämien	409
Weitere Störungen im Eisenstoffwechsel	408		

13.2 Makrozytäre Anämien 410

Perniziöse Anämie	410	Folsäuremangel	411
Andere Vitamin-B_{12}-Mangel-Anämien	411	Restgruppe makrozytärer Anämien	413

13.3 Hyporegeneratorische normochrome normozytäre Anämien 413

Renale Anämie	413	Erythroblastenaplasie („pure red cell aplasia")	415
Hepatische Anämie	414	Myelodysplastisches Syndrom	415
Endokrin bedingte Anämien	414	Infiltrative Knochenmarkprozesse	415
Aplastische Anämie	414	Plasmavolumenexpansion	415

13.4 Hämolytische Anämien 416

Exogene Hämolysen 417
Alloimmunhämolytische Anämie 418
Autoimmunhämolytische Anämie 418
Paroxysmale Kältehämoglobinurie 419
Paroxysmale nächtliche Hämoglobinurie
(PNH) 419
Hämolyse mit Erythrozytenfragmentierung . 419
Thrombotisch thrombozytopenische
Purpura (TTP) und hämolytisch
urämisches Syndrom (HUS) 420
Metastasierendes Karzinom 420
Chemotherapie 420
Organtransplantation 420
Schwangerschaft 421
Maligne Hypertonie 421
Disseminierte intravasale Gerinnung 421
Autoimmunerkrankungen 421
Hämoglobinopathien 421
Erythrozytenformvarianten 421
Erythrozytäre Enzymdefekte 422
Enzymmangel im Pentosephosphatweg
und im Glutathionmetabolismus 422

14 Neoplasien der Hämatopoese, maligne Lymphome, Lymphadenopathie und Splenomegalie 424
U. Schanz, D. Jäger und J. Fehr

14.1 Neoplasien der Hämatopoese 426

Leukämien 426
Akute Leukämien 426
Akute lymphatische Leukämie (ALL) 427
Akute myeloische Leukämie (AML) 427
Chronische Leukämien 432
Chronisch myeloische Leukämie (CML) . 432
Chronisch lymphatische Leukämie
(CLL) 434
Haarzellleukämie (hairy cell leukemia,
HCL) 435
Myelodysplastische Syndrome (MDS) 436
Myeloproliferative Syndrome (MPS) 438
Polycythaemia vera (PV) 438
Chronische idiopathische Myelofibrose
(Osteomyelofibrose, OMF) 438
Essenzielle Thrombozythämie 439

14.2 Maligne Lymphome 439

Hodgkin-Lymphom (Morbus Hodgkin) 439
Non-Hodgkin-Lymphome (NHL) 442
MALT-Lymphom 444
Mantelzelllymphom 444
Seltene Non-Hodgkin-Lymphome 445
**Multiples Myelom und Morbus
Waldenström** 446
Multiples Myelom (Plasmazellmyelom) 446
Morbus Waldenström (lymphoplasma-
zytisches Lymphom, Makroglobulinämie) .. 448

14.3 Histiozytosen 449

Langerhans-Zell-Histiozytose 449
Nicht-Langerhans-Zell-Histiozytosen 450
Maligne Histiozytosen 450

14.4 Reaktive Lymphadenopathie und/oder Splenomegalie 450

Lokalisierte Lymphadenopathie 450
Generalisierte Lymphadenopathie
mit oder ohne Splenomegalie 451

15 Hämorrhagische und thrombophile Diathesen 452
E. Bächli und T. Bombeli

**Bedeutung der Gerinnung bei Krankheits-
prozessen** 454

15.1 Hämorrhagische Diathese 456

Klinischer Zugang 457
Störungen der primären Hämostase 461
Angeborene Thrombozytopathien 461
Erworbene Thrombozytopathien 461
Thrombopenien 462
Immunthrombopenie (ITP) 463
Thrombopenie bedingt durch
eine Produktionsstörung 464
Hypersplenismus oder Pooling
der Thrombozyten 464
Thrombopenie durch einen vermehrten
peripheren Verbrauch 464

Störungen der sekundären Hämostase 465
    Hämophilie A und B 465
    Von-Willebrand-Erkrankung 465
    Vitamin-K-Mangel 466
    Lebererkrankung 466
    Orale Antikoagulation (OAK) 466
    Heparine 467

Vaskuläre Blutungsneigung 467
    Proliferative vaskuläre Störungen 467
        Morbus Osler-Rendu 468

Strukturdefekte 468
    Abnorme Zusammensetzung
    der Gefäßwand 468
    Infiltration der Gefäßwand 469
Traumatische Purpura 469
Entzündliche Störungen 469
    Purpura Schoenlein-Henoch 469
    Kryoglobuline 469

15.2 Thrombophile Diathese 470

Klinischer Zugang 470

Hereditäre Thrombophilien 471

Erworbene Thrombophilien 472
    Antiphospholipid-Antikörper-Syndrom
    (APA-Syndrom) 472

Myeloproliferative Erkrankungen 472
Nephrotisches Syndrom 472
Tumorerkrankungen 473
Heparininduzierte Thrombopenie (HIT) 473

15.3 Mikrozirkulationsstörungen 474

Disseminierte intravasale Gerinnung (DIG) . . . 474

Thrombotisch thrombozytopenische Purpura (TTP) und hämolytisch urämisches Syndrom (HUS) 474

16 In der Halsregion lokalisierte Erkrankungen

16 Erkrankungen in der Halsregion 478
G. A. Spinas und P. Ott

16.1 Fehlbildungen des äußeren Halses 480

16.2 Entzündungen der Halsweichteile 481

    Akute unspezifische Lymphadenitis colli . . . 482
    Spezifische Lymphadenitis colli 482

    Chronische Lymphadenitis colli 483
    Tiefe Halsinfektionen 483

16.3 Tumoren des äußeren Halses 483

    Gutartige Tumoren 483
    Bösartige Tumoren 484

16.4 Erkrankungen der Kopfspeicheldrüsen 484

    Sialadenitiden 485
    Sialadenosen 485

    Sialome 485

16.5 Erkrankungen der Schilddrüse 486

Schilddrüsenvergrößerung (Struma) 487
    Blande (euthyreote) Struma 487
    Thyreoiditis 488
        Subakute Thyreoiditis 488
        Chronische Autoimmunthyreoiditis 488
        Andere Thyreoiditiden 489
    Schilddrüsenknoten/Schilddrüsen-
    malignom 489

Hyperthyreose 490
    Morbus Basedow 490
    Toxisches autonomes Adenom 492
    Toxische multinoduläre Struma 493

Hypothyreose 493
    Neugeborenen-Hypothyreose 493
    Erworbene Hypothyreose 494

16.6 Erkrankungen der Parathyreoidea 495

17–19 Pneumologische Symptome

17 Husten, Auswurf und Dyspnoe 498
E. W. Russi und K. E. Bloch

17.1 Husten 500
Chronischer Husten 500

17.2 Auswurf 501
Hämoptoe 501

17.3 Dyspnoe 502
Respiratorische Insuffizienz 502
   Obstruktive Ventilationsstörung 505
   Restriktive Ventilationsstörung 505
Pulmonale Dyspnoe 506
Extrapulmonal bedingte Dyspnoe 507
   Kardiale Dyspnoe 507
      Diagnosegang und Kriterien zur Differenzierung 507
   Herabgesetzter O_2-Gehalt der Einatmungsluft 508
   Anämie 508
   Metabolische Azidose 508
   Panikreaktion (Hyperventilation) 508
   Erkrankungen mit extrapulmonaler Restriktion 508
   Störungen der Atemregulation 509
Klinische Krankheitsbilder 512
   Larynx- und Trachealerkrankungen 512
   Asthma bronchiale 512
   Diagnostik und Befunde 514
   Spezielle Asthmaformen 515
Bronchitis 516
   Akute Bronchitis 516
   Chronische Bronchitis und chronisch obstruktive Lungenkrankheit 516
   Bronchitiden als Begleitkrankheit 517
Erkrankungen der kleinen Atemwege (Bronchiolen) 517
Lungenemphysem 518
Bronchiektasen 521
   Zystische Fibrose (Mukoviszidose) 522
   Primäre ziliäre Dyskinesie 523
   Erworbene Immunmangelsyndrome („common variable immunodeficiency syndrome", CVI) 523
   Allergische bronchopulmonale Aspergillose (APBA) 523
Obstruktives Schlafapnoe-Syndrom 524

18 Lungenverschattungen 526
K. E. Bloch und E. W. Russi

18.1 Infektiöse Lungeninfiltrate 529
Bakterielle Pneumonien 531
   Einteilung 531
   Pneumonien durch grampositive Keime 532
   Pneumonien durch gramnegative und lichtmikroskopisch nicht identifizierbare Keime 534
   Pneumonien durch multiple grampositive und gramnegative anaerobe Keime („Mischflora") 537
Lungentuberkulose 538
   Primärtuberkulose 539
   Postprimäre Lungentuberkulose 539
      Exsudative Lungentuberkulose 539
      Tuberkulöse Kaverne 541
      Miliartuberkulose 541
      Fibroproduktive Lungentuberkulose 542
      Tuberkulom 542
Atypische Mykobakteriosen 543
Virale Pneumonien 544
   Grippeviruspneumonie 544
   Adenoviruspneumonie 544
   SARS (severe acute respiratory syndrome) .. 544
   Hantaviruspneumonie 544
   Pneumonien durch primär nichtpneumotrope Viren 544
Pilzpneumonie 545
   Pilzinfekte bei gestörter Immunabwehr 545
      Pneumonien durch Hefe- und Schimmelpilze 545
      Pneumocystis-carinii-Pneumonie 545
   Endemische Pilzinfekte 547
   Allergische bronchopulmonale Aspergillose und Myzetom 547
Parasitäre Pneumonien 548

18.2 Nichtinfektiöse Lungeninfiltrate ... 548

Physikalisch-chemische Pneumonie ... 548
    Strahlenpneumonie ... 549
    Lipoidpneumonie ... 549
Stauungspneumonie ... 549
Infarktpneumonie – Lungeninfarkt ... 551
Peribronchiektatische Pneumonie ... 553
Pneumonie durch bakterielle Superinfektion ... 553
Chronische Pneumonien ... 553
Weitere nichtinfektiöse Lungeninfiltrate ... 553

18.3 Eosinophile Lungeninfiltrate ... 554

Flüchtige eosinophile Infiltrate (Löffler) ... 554
Pulmonale Eosinophilie bei Parasitosen und tropische pulmonale Eosinophilie ... 554
Allergische bronchopulmonale Aspergillose ... 554
Medikamentös induzierte pulmonale Eosinophilie ... 555
Akute eosinophile Pneumonie ... 555
Chronische eosinophile Pneumonie ... 555
Eosinophiles Infiltrat mit Asthma ... 555
Allergische Granulomatose und Angiitis (Churg-Strauss-Syndrom) ... 555
Hypereosinophiles Syndrom ... 556

18.4 Diffuse interstitielle Lungenerkrankungen/Lungenfibrose ... 556

Idiopathische interstitielle Pneumopathien ... 557
  Idiopathische Lungenfibrose ... 558
  Unspezifische interstitielle Pneumonie ... 559
  Kryptogene organisierende Pneumonie (idiopathische Bronchiolitis obliterans mit organisierender Pneumonie) ... 561
  Akute interstitielle Pneumonie (Hamman-Rich-Syndrom) ... 562
  Respiratorische Bronchiolitis mit interstitieller Pneumonie ... 562
  Desquamative interstitielle Pneumonie ... 562
  Lymphoide interstitielle Pneumonie ... 562

Interstitielle Pneumopathien bei Kollagenosen ... 563

Toxische und medikamentös induzierte interstitielle Pneumopathien ... 564

Exogen allergische Alveolitis („extrinsic allergic alveolitis") ... 564

Pneumokoniosen ... 566
  Silikose ... 566
  Silikatosen ... 567

Diffuse granulomatöse Lungenkrankheiten ... 570

Seltene Pneumopathien ... 570
  Alveolarzellkarzinom, bronchioalveoläres Karzinom, bronchioläres Karzinom, Lungenadenomatose ... 570
  Lymphangiosis carcinomatosa ... 570
  Kaposi-Sarkom ... 570
  Lungenhämosiderose ... 570
  Goodpasture-Syndrom ... 572
  Antiphospholipid-Syndrom ... 573
  Alveolarproteinose ... 573
  Microlithiasis alveolaris ... 573
  Langerhans-Zell-Histiozytose ... 573
  Lymphangioleiomyomatose (LAM) ... 574
  Wabenlunge ... 574

18.5 Lungenrundherde ... 575

Solitäre Rundherde ... 576
  Maligne Tumoren ... 576
  Benigne Tumoren ... 578
  Entzündliche Rundherde ... 578
    Tuberkulom ... 579
    Echinokokkose ... 579
  Rundherde verschiedener Ätiologie ... 580

Multiple Rundherde ... 580
  Metastasen ... 580
  Wegener-Granulomatose ... 580
  Arteriovenöse Aneurysmen ... 581

18.6 Kavernöse und zystische Lungenerkrankungen ... 583

Tuberkulöse Kaverne ... 583

Lungenabszess ... 583
  Lungenabszess infolge Aspiration ... 584
  Lungenabszess als Komplikation von bakteriellen Pneumonien ... 584
  Metastatische Lungenabszesse ... 584

Lungenzysten ... 584

Kavernöse und zystische Prozesse verschiedener Ätiologie ... 584

18.7 Atelektasen ... 585

18.8 Mittellappensyndrom ... 587

18.9 Verschattungen im Bereich der Herz-Zwerchfell-Winkel ... 588

Zysten und Hernien ... 588
Lungensequestration ... 588

Inhaltsverzeichnis

19 Hilusvergrößerung 590
E. W. Russi und K. E. Bloch

19.1 Doppelseitige Hilusvergrößerung 593
Lungenstauung 593
Hilusvergrößerung durch erweiterte Pulmonalarterien 593
Sarkoidose (Morbus Boeck) 593
   Boeck-Manifestation an anderen Organen 597
   Akuter Morbus Boeck (Löfgren-Syndrom) 598
   Diagnose der Sarkoidose 598
Hodgkin- und Non-Hodgkin-Lymphome 599
Leukämien 600
Hiluslymphknotenvergrößerungen bei anderen Krankheiten 600

19.2 Einseitige Hilusvergrößerung 600
Bronchialkarzinom 600
Karzinoid (neuroendokrines Karzinom) 603
Gutartige Tumoren 604
Hiluslymphknotentuberkulose 606

19.3 Verbreiterung des Mediastinums 606
Mediastinaltumoren 606
Struma intrathoracica 608
Entzündungen des Mediastinums 608
Seltene Ursachen einer Mediastinalerkrankung 609

20–24 Kardiale Symptome

20 Durch kardiovaskuläre Erkrankungen bedingte Dyspnoe 612
F. R. Eberli

20.1 Differenzialdiagnostische Kriterien 615
Hinweise aus Anamnese und Symptomen 615
EKG und Thorax 615
Laboruntersuchungen 617
Herzinsuffizienz als Ursache der Dyspnoe 617

20.2 Symptome der Herzinsuffizienz und anderer Erkrankungen des Herzens 618
Dyspnoe 618
Zeichen der Venenstauung 619
Allgemeine Symptome 619

20.3 Klinische Untersuchung und Befunde 620
Allgemeine Untersuchung 620
   Puls 620
   Volumenstatus 620
   Perfusionsstatus 621
   Rasselgeräusche, exspiratorisches Giemen 621
Kardiale Untersuchung 622
   Inspektion und Palpation 622
   Systematische Auskultation 622

20.4 Apparative Diagnostik 628
Laboruntersuchungen 628
EKG 628
Thorax-Röntgenbild 629
Echokardiographie 632
   Dopplerechokardiographie 633
   Transösophageale Echokardiographie 635
Kontrastechokardiographie 636
Intrakardiale Echokardiographie 636
Computertomographie 636
MRT (magnetic resonance tomography) 636
Belastungstest 637
Herzkatheter 637

20.5 Akute Herzinsuffizienz 638
Lungenödem und kardiogener Schock 640
Lungenödem 640
Kardiogener Schock 642

20.6 Chronische Herzinsuffizienz 643

20.7 Ursachen der Herzinsuffizienz 644

Differenzialdiagnose der durch Druckbelastung hervorgerufenen Herzinsuffizienz . 644
- Pathophysiologische Einführung 644
- Arterielle Hypertonie 646
- Pulmonale Hypertonie 646
- Aortenstenose 651
- Pulmonalstenose 653

Differenzialdiagnose der durch Volumenbelastung hervorgerufenen Herzinsuffizienz . 655
- Pathophysiologische Einführung 655
- Akute Aorteninsuffizienz 655
- Chronische Aorteninsuffizienz 657
- Akute Mitralinsuffizienz 660
- Chronische Mitralinsuffizienz 661
- Mitralklappenprolaps 664
- Trikuspidalinsuffizienz 664
- Pulmonalinsuffizienz 665
- Herzinsuffizienz infolge erhöhten Herzminutenvolumens (High Output Failure) ... 665

Differenzialdiagnose der durch Füllungsbehinderung hervorgerufenen Herzinsuffizienz 667
- Pathophysiologische Einführung 667
- Mitralstenose 667
- Vorhofmyxom 670
- Trikuspidalstenose 670
- Perikardtamponade 671
- Pericarditis constrictiva 672
- Definition und Klassifikation der Kardiomyopathien 673
- Hypertrophe Kardiomyopathie 673
- Restriktive Kardiomyopathie 676
  - Ursachen der restriktiven Kardiomyopathie 678

Differenzialdiagnose der durch Kontraktionsschwäche hervorgerufenen Herzinsuffizienz 681
- Dilatative Kardiomyopathie 681
  - Ursachen der dilatativen Kardiomyopathie 681
  - Differenzialdiagnose der dilatativen Kardiomyopathie 682
- Arrhythmogene rechtsventrikuläre Kardiomyopathie 682
- Isolierte Non-Compaction des linken Ventrikels 683
- Myokarditis 683
  - Riesenzellmyokarditis 685
- Ischämische Kardiomyopathie 685

Differenzialdiagnose der durch Herzrhythmusstörungen hervorgerufenen Herzinsuffizienz 686
- Tachykardieinduzierte Kardiomyopathie ... 686
- Bradykardieinduzierte Kardiomyopathie 686

21 Zyanose 688
E. Oechslin

21.1 Hämoglobinzyanose 691

Zentrale Zyanose 694
- Klinische Untersuchung 694
- Apparative Untersuchungen 695
- Kardiale Zyanose 696
  - Konotrunkale Anomalien 696
  - Tetralogie nach Fallot 696
  - Truncus arteriosus communis 698
  - Pulmonalatresie 698
  - Trikuspidalatresie 699
  - Transposition der großen Arterien mit VSD 702
  - Komplette d-Transposition der großen Arterien 702
  - Kongenital korrigierte Transposition der großen Arterien 704
  - Atrioventrikulärer Septumdefekt 706
  - Double Inlet Ventricle 708
- Aortopulmonale Verbindungen 709
- Ventrikelseptumdefekt 710
- Eisenmenger-Syndrom 713
- Vorhofseptumdefekt 713
- Vitien mit normaler Lungendurchblutung und ohne Obstruktion im pulmonalen Ausflusstrakt: Ebstein-Anomalie 715
- Pulmonale Zyanose 717
  - Chronische pulmonale Zyanose 718
  - Akute pulmonale Zyanose 718

Periphere Zyanose 719
- Periphere kardiale Zyanose 719
- Periphere Zyanose bei Blutveränderungen .. 719
- Periphere lokale Zyanose 719

21.2 Hämiglobinzyanose 719

Methämoglobinämie 719
- Hereditäre Methämoglobinämien 720
  - Hämoglobinopathie M 720
  - NADPH-Methämoglobin-Reduktase-Mangel 720
- Hämoglobine mit niedriger O_2-Affinität . 720
- Toxische Methämoglobinämien 720
- Sulfhämoglobinämien 721

21.3 Pseudozyanose 721

22 Herzrhythmusstörungen ... 722
C. Scharf und F. Duru

22.1 Allgemeine Differenzialdiagnose der Herzrhythmusstörungen ... 724
Anamnese ... 724
Klinische Untersuchung ... 724
Elektrokardiogramm ... 725
Zusätzliche Hilfsmittel zur Arrhythmiediagnostik ... 725

22.2 Bradyarrhythmien ... 726
Sinusknotendysfunktion ... 726
Atrioventrikulärer Block ... 726
  AV-Block I. Grades ... 726
  AV-Block II. Grades ... 726
AV-Block III. Grades ... 727
Spezifische Differenzialdiagnose des vagotonen zum organischen AV-Block ... 727
Bradykardien bei akutem Myokardinfarkt ... 729

22.3 Junktionale Rhythmen ... 729

22.4 Extrasystolen ... 729
Supraventrikuläre Extrasystolen ... 729
Ventrikuläre Extrasystolen ... 730

22.5 Tachyarrhythmien ... 731
Schmalkomplex-Tachykardien ... 731
Sinustachykardie ... 731
Atriale Tachykardie ... 732
Vorhofflattern ... 732
Vorhofflimmern ... 733
AV-Knoten-Reentry-Tachykardie ... 734
AV-Reentry-Tachykardien mit antegrader Leitung über den AV-Knoten ... 735

Breitkomplex-Tachykardien ... 735
AV-Reentry-Tachykardie mit antegrader Leitung über das akzessorische Bündel ... 736
Monomorphe Kammertachykardie ... 736
Polymorphe Kammertachykardie und Torsade de pointe ... 737
Kammerflimmern, der plötzliche Herztod ... 738
Tachykardie bei Herzschrittmacher ... 738
Vorgetäuschte Tachykardie durch Artefakt ... 738

23 Hypertonie ... 740
P. Greminger, C. Schmid und R. Wüthrich

23.1 Abklärungsgang bei Hypertonie ... 742
Erfassung sekundärer Hypertonieformen ... 742
Risikostratifikation ... 744

23.2 Primäre (essenzielle) Hypertonie ... 744

23.3 Sekundäre Hypertonien ... 745
Renale Hypertonien ... 745
Doppelseitige renoparenchymatöse Erkrankungen ... 745
Einseitige renoparenchymatöse Erkrankungen ... 745
Renovaskuläre Hypertonie ... 746
Endokrine Hypertonien ... 747
Mineralokortikoidhypertonie ... 748
  Primärer Hyperaldosteronismus (Conn-Syndrom) ... 748
  Sonderformen ... 749
Phäochromozytom ... 749
Cushing-Syndrom ... 751
  ACTH-abhängiges Cushing-Syndrom ... 752
  ACTH-unabhängiges Cushing-Syndrom ... 753
Akromegalie ... 753
Genetik der Hypertonie und seltene monogenetische Formen ... 754
Kardiovaskuläre Hypertonien ... 755
Aortenisthmusstenose ... 755
Hypertonie infolge eines erhöhten Schlag- oder Herzminutenvolumens ... 756
Schwangerschaftshypertonie ... 756
Exogene Hypertonien ... 757

24 Hypotonie 758
P. Greminger und C. Schmid

24.1 Primäre (essenzielle) Hypotonie 760

24.2 Sekundäre Hypotonien 760

Endokrine Hypotonien 760
   Hypotonie im Rahmen endokriner Erkrankungen 760
   Primäre Nebennierenrindeninsuffizienz (Morbus Addison) 761
   Sekundäre Nebennierenrindeninsuffizienz/ Hypophysenvorderlappeninsuffizienz 763
   Krankheitsbilder mit assoziierten endokrinen Störungen 765
   Genetisch bedingte Formen der Hypotonie . 766

Renale Hypotonien 767
Kardiale Hypotonien 767
Neurogene Hypotonien 767
Hypovolämische Hypotonien 767
Exogene Hypotonien 767

25–28 Gastrointestinale Symptome

25 Ikterus 770
D. Moradpour und H. E. Blum

25.1 Allgemeine Differenzialdiagnose des Ikterus 773

Differenzialdiagnostische Überlegungen 773
   Ikterus durch gesteigerte Bilirubinproduktion 773
   Ikterus durch Verdrängung des Bilirubins aus der Albuminbindung 773
   Ikterus durch verminderte hepatische Aufnahme des Bilirubins 773
   Ikterus durch verminderte hepatische Speicherung des Bilirubins 775
   Ikterus durch Störung der Glukuronidierung des Bilirubins 775
   Ikterus durch Störung der Bilirubinsekretion 775
   Klinische Einteilung des Ikterus 775
Klinische Symptome 776

Laborbefunde 778
   Parameter der hepatozellulären Schädigung 778
   Cholestaseparameter 779
   Parameter der hepatozellulären Syntheseleistung 779
   Urinbefunde 779
   Immunglobuline 779
   Quantitative Leberfunktionstests 780
   Tumormarker 780
   Autoantikörper 780
   Hepatitisserologie 781
Bildgebende Verfahren 781
Leberbiopsie 781

25.2 Spezielle Differenzialdiagnose des Ikterus 782

Isolierte nichthämolytische Hyperbilirubinämien 782
   Unkonjugierte Hyperbilirubinämie 782
   Konjugierte Hyperbilirubinämie 782
Virushepatitis 783
   Hepatitis A 784
   Hepatitis B 784
   Hepatitis C 787
   Hepatitis D 787
   Hepatitis E 787
Autoimmunhepatitis 788

Toxische und medikamentöse Hepatopathien 788
   Alkoholische Hepatopathien 788
      Alkoholische Fettleber 788
      Alkoholische Hepatitis 789
      Alkoholische Leberzirrhose 790
Leberzirrhose 790
   Aszites 793
   Portale Hypertension 794
   Leberinsuffizienz 797
   Hepatische Enzephalopathie 797
   Hepatorenales Syndrom 797
   Hepatopulmonales Syndrom 798

Stoffwechselerkrankungen der Leber 798
  Hämochromatose 798
  Morbus Wilson 799
  α_1-Antitrypsin-Mangel 799

Hepatovenöse Ursachen von Lebererkrankungen 800
  Stauungsleber 800
  Budd-Chiari-Syndrom 800
  Veno-occlusive Disease 800

Cholestatischer Ikterus 800
  Intrahepatische Cholestase 800
    Schwangerschaftsikterus 801
    Postoperativer Ikterus 802
    Intrahepatische Cholestase bei schweren Infektionskrankheiten 802

  Medikamentös induzierte cholestatische Hepatopathien 802
  Primär biliäre Zirrhose 802
  Primär sklerosierende Cholangitis 803
  Extrahepatische Cholestase 804
    Steinverschluss 804
    Tumorverschluss 804
    Weitere Ursachen für einen Verschlussikterus 804
  Cholangitis 805
  Raumfordernde Leberprozesse 805
    Lebertumoren 806
    Echinokokkose 807
    Leberabszess 808

26 Dysphagie 810
M. Fried und W. Schwizer

26.1 Mechanische Läsionen 812
  Ösophagustumoren 812
  Mediastinale Prozesse 813
  Peptische Stenosen 813
  Membranen und Ringe 813
  Zenker-Divertikel 814

26.2 Neuromuskuläre Motilitätsstörungen 814
  Achalasie 814
  Diffuse Motilitätsstörungen des Ösophaguses 816

26.3 Schleimhautläsionen (Odynophagie) 816
  Ösophagusulkus 816
  Ösophagitis 816

27 Diarrhöen 818
M. Fried, P. Bauerfeind und B. Müllhaupt

27.1 Akute Diarrhöen 821
  Überlegungen zum praktischen Vorgehen .. 821
  Infektiöse und parasitäre Durchfälle 821
  Antibiotikaassoziierte Kolitis (pseudomembranöse Kolitis) 821
  Toxisch bedingte Durchfälle 821

27.2 Chronische Diarrhöen 823
Leiden mit makromorphologischen Läsionen, vor allem im Kolon 823
  Colitis ulcerosa 823
  Venerische Anorektalleiden 824
  Ischämische (Entero-)Kolitis 825
  Ileocolitis Crohn (segmentäre ulzerogranulomatöse Entzündung) 825
  Darmtuberkulose 827
  Maligne Dünndarmtumoren 827
  Benigne Dünndarmtumoren 827
  Kolorektale Karzinome 828
  Dickdarmpolypen 828

  Hereditäre kolorektale Karzinome 829
  Divertikulose und Divertikulitis 830

Leiden ohne morphologische Läsionen im Kolon 831
  Lactasemangel der Dünndarmmukosa 831
  Psychogene Durchfälle 831

Malassimilationssyndrom (Maldigestion und Malabsorption) 831
  Überlegungen zu Pathogenese und praktischem Vorgehen 831

Primäre Malabsorption 832
    Zöliakie (einheimische Sprue) 832
    Tropische Sprue 834
Maldigestion und sekundäre
Malabsorption 834
    Steatorrhö bei Gallensäureverlust-
    syndrom 834
    Morbus Whipple 834
    Bakterielle Überwucherung 835
    Kurzdarmsyndrom 835
    Intestinale Lymphangiektasie 836

Endokrin bedingte Durchfälle 836
    Erkrankungen des endokrinen Systems 836
    Endokrin aktive Tumoren 836
        Karzinoidsyndrom 836
        Verner-Morrison-Syndrom (VIPOM) 837

28 Obstipation ... 838
M. Fried und M. Thumshirn

28.1 Akute Obstipation ... 840

28.2 Chronische funktionelle Obstipation ... 840

28.3 Vorübergehende Obstipation ... 841

28.4 Anorektale Funktionsstörungen ... 842

28.5 Megakolon und Megarektum ... 842

29–30 Nephrologische Symptome

29 Abnorme Nierenfunktion ... 846
R. P. Wüthrich und H.-P. Marti

29.1 Symptome und Zeichen einer gestörten Nierenfunktion ... 849
Serologische Untersuchungen 849
Schätzung und Messung der glomerulären
Filtrationsrate 850

29.2 Differenzialdiagnose von pathologischen Urinbefunden ... 851
Gewinnung und Verarbeitung
von Urinproben 851
Physikalische Urinuntersuchung 851
    Urinfarbe 852
    Urin-pH 852
    Urinvolumen 852
    Spezifisches Gewicht
    und Osmolalität 852
Chemische Urinanalyse 853
    Glukosurie 853
    Ketonurie 853
    Proteinurie 853

Nachweis von Bilirubin
und Urobilinogen im Urin 855
Nitritnachweis zur Diagnose
von Harnwegsinfekten 856
Mikroskopische Untersuchung
des Urinsediments 857
    Erythrozyten 857
    Leukozyten 857
    Epithelzellen 859
    Zylinder 859
    Kristalle 859

29.3 Differenzialdiagnose bei reduzierter glomerulärer Filtrationsrate ... 862
Akute Niereninsuffizienz (ANI) 862
    Prärenales Nierenversagen 862

    Postrenales Nierenversagen
    durch Obstruktion 863

Intrarenales Nierenversagen 863
　　Akute Tubulusnekrose 864
Diagnostisches Prozedere und Differenzial-
diagnose der ANI 865

Chronische Niereninsuffizienz (CNI) 867
　Klinik der chronischen Niereninsuffizienz .. 869
　　Allgemeinsymptome 869
　　Hämatologische Veränderungen 869
　　Kardiovaskuläre Manifestationen 869
　　Neurologische und muskuläre
　　Veränderungen 870

Dermatologische Veränderungen 870
Renale Osteodystrophie 870
Gastrointestinale Symptome 871
Malnutrition 871
Störungen des Wasser-, Elektrolyt-
und Säure-Base-Haushalts 872
Infekte 873
Malignome 873

29.4 Differenzialdiagnose von nephrologischen Syndromen 875

**Glomeruläre Syndrome
und Glomerulopathien** 875
　Akutes nephritisches Syndrom 876
　　Poststreptokokken-Glomerulonephritis
　　als paradigmatisches Beispiel eines
　　akuten nephritischen Syndroms 877
　　Membranoproliferative Glomerulo-
　　nephritiden 877
　　Schoenlein-Henoch-Purpura 877
　Nephrotisches Syndrom 878
　　Minimal-Change-Glomerulonephritis ... 880
　　Fokal segmentale Glomerulosklerose ... 880
　　Membranöse Glomerulonephritis 880
　　Diabetische Nephropathie 880
　Rasch progrediente Glomerulonephritiden
　(RPGN) 882
　　Morbus Wegener 883
　　Mikroskopische Polyangiitis 883
　　Churg-Strauss-Syndrom 883
　　Panarteriitis nodosa 883
　　Goodpasture-Syndrom 884

Asymptomatische Urinabnormitäten 885
　IgA-Nephropathie 886
　Angeborene Erkrankungen
　mit Hämaturie 886
Chronische Glomerulonephritis 888

Tubulointerstitielle Nephritiden 888
　Akute tubulointerstitielle Nephritis 889
　Chronische interstitielle Nephritis 890
　　Analgetikanephropathie 890
　　Chronische Pyelonephritis 892
　　Strahlennephritis 892
　　Balkannephritis 892

Harnwegssyndrome 892
　Harnwegsinfekte 892
　Harnwegsobstruktion 894
　　Hydronephrose 894
　　Nephrolithiasis und Nephrokalzinose ... 895

**Differenzialdiagnose von pathologischen
Sonographiebefunden** 897
　Zystische Nierenerkrankungen 897
　　Polyzystische Nierenerkrankungen 898
　Nierentumoren 898

30 Störungen des Wasser-, Elektrolyt- und Säure-Base-Haushaltes 902
T. Fehr und R. P. Wüthrich

30.1 Störungen des Natrium-und Wasserhaushaltes 905

Physiologische Grundlagen 905
　Flüssigkeitsverteilungsräume 905
　Prinzipien der Osmoregulation 906
　Prinzipien der Volumenregulation 906

**Störungen des Volumenhaushaltes
(Volumendefizit und -überschuss)** 909
　Definition, Diagnose und Klinik 909
　Volumenmangel (bei primär normalem
　Serumnatrium) 910
　Volumenüberschuss (bei primär normalem
　Serumnatrium) 910

**Störungen des Wasserhaushaltes
und der Osmoregulation
(Hypo- und Hypernatriämie)** 911
　Definition, Diagnose und Klinik 911
　Hyponatriämie ($P_{Na} < 135$ mmol/l) 911
　　Hypovolämische Hyponatriämie 912
　　Euvolämische Hyponatriämie 913
　　Hypervolämische Hyponatriämie 914
　Hypernatriämie ($P_{Na} > 145$ mmol/l) 915
　　Hypovolämische Hypernatriämie 915
　　Euvolämische Hypernatriämie 915
　　Hypervolämische Hypernatriämie 916

30.2 Störungen des Kaliumhaushaltes 917

Physiologische Grundlagen 917
   Kaliumverteilung und interne
   Kaliumbilanz 917
   Kaliumausscheidung und externe
   Kaliumbilanz 917
   Steroidbiosynthese 918

Hypo- und Hyperkaliämie 919
   Definition, Diagnose und Klinik 919
   Hypokaliämie ($P_K < 3{,}5$ mmol/l) 920
      Hypokaliämie durch verminderte
      Zufuhr 920
      Hypokaliämie durch transzelluläre
      Shifts (interne Bilanzstörung) 921
      Hypokaliämie durch vermehrte
      Verluste 921
   Hyperkaliämie ($P_K > 5{,}0$ mmol/l) 922
      Hyperkaliämie durch übermäßige
      Zufuhr 922
      Hyperkaliämie durch transzelluläre
      Shifts (interne Bilanzstörung) 922
      Hyperkaliämie durch verminderte
      Ausscheidung 923

30.3 Störungen des Säure-Base-Haushaltes 925

Physiologische Grundlagen 925
   Grundlagen zum Säure-Base-Haushalt 925
   Stufen der Säure-Base-Regulation 925
   Regulation der renalen Säureausscheidung . 926

Azidose und Alkalose 927
   Definitionen, Diagnose und Klinik 927
   Metabolische Azidose 928
      Entstehungsmechanismen und
      Bedeutung der Serumanionenlücke 928
      Normochlorämische metabolische
      Azidosen (erhöhte Anionenlücke) 929
      Hyperchlorämische metabolische
      Azidosen (normale Anionenlücke) 931
   Metabolische Alkalose 932
      Entstehungsmechanismen
      und Bedeutung der Urinchlorid-
      konzentration 932
      Chloridsensitive metabolische
      Alkalosen 933
      Chloridresistente metabolische
      Alkalosen 934
      Metabolische Alkalose durch exogene
      Alkalizufuhr 934
   Respiratorische Azidose 935
      Akute und chronische Störungen 935
      Differenzialdiagnose der respirato-
      rischen Azidose 936
   Respiratorische Alkalose 937
      Akute und chronische Störungen 937
      Differenzialdiagnose der respirato-
      rischen Alkalose 938

30.4 Störungen des Calcium-, Phosphat- und Magnesiumhaushaltes 938

Physiologische Grundlagen 938
   Spezielle Eigenschaften von Calcium,
   Phosphat und Magnesium 938
   Regulation des Calcium-und Phosphat-
   haushaltes 939

Störungen des Calciumhaushaltes 940
   Definition, Diagnose und Klinik 940
   Hypokalzämie ($P_{Ca} < 2{,}1$ mmol/l) 942
      Zustände mit Hypoparathyreoidismus . . 942
      Zustände mit Hypovitaminose D 943
      Calciumsequestration im Knochen
      und im Gewebe 943
      Renaler Calciumverlust 944
   Hyperkalzämie ($P_{Ca} > 2{,}6$ mmol/l) 944
      Zustände mit Hyperparathyreoidismus . 944
      Zustände mit Hypervitaminose D 945
      Zustände mit vermehrter Knochen-
      resorption 945
      Renale Calciumretention 945
      Andere Ursachen 945

Störungen des Phosphathaushaltes 947
   Definition, Diagnose und Klinik 947
   Hypophosphatämie ($P_{Ph} < 1$ mmol/l) 949
      Zustände mit Hyperparathyreoidismus . 949
      Verminderte intestinale Absorption 949
      Zellshifts 950
      Renaler Phosphatverlust 950
   Hyperphosphatämie ($P_{Ph} > 1{,}5$ mmol/l) 951
      Zustände mit Hypoparathyreoidismus . . 951
      Vermehrte intestinale Absorption 951
      Zellshifts 951
      Renale Phosphatretention 951

Störungen des Magnesiumhaushalts 952
   Definition, Diagnose und Klinik 952
   Hypomagnesiämie ($P_{Mg} < 0{,}7$ mmol/l) 952
      Verminderte Zufuhr 952
      Verteilungsstörungen 952
      Extrarenaler Mg-Verlust 953
      Renaler Mg-Verlust 953
   Hypermagnesiämie ($P_{Mg} > 1{,}2$ mmol/l) 954
      Übermäßige Zufuhr 954
      Verteilungsstörung 954
      Renale Mg-Retention 954

… Inhaltsverzeichnis …

31–32 Neurologische Symptome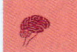

31 Schwindel und synkopale Zustände ... 958
U. Schwarz, C. Scharf und P. Greminger

Schwindel, Bewusstseinsstörung, Synkope im Überblick ... 961

31.1 Anamnese des Schwindels ... 964
Art des Schwindels ... 964
Dauer des Schwindels ... 965
Auftreten des Schwindels ... 966

31.2 Differenzialdiagnose der Augenbewegungsstörungen ... 966
Paresen der Augenmuskelnerven ... 970
Supranukleäre Blickparesen ... 972
Sakkaden ... 975
Nystagmus und Ocular Tilt Reaction ... 975

31.3 Physiologischer Reizschwindel ... 978
Bewegungskrankheit ... 978
Höhenschwindel ... 978

31.4 Peripher-vestibulärer Schwindel ... 978
Benigner paroxysmaler Lagerungsschwindel (benign positional paroxysmal vertigo, BPPV) ... 979
Akuter einseitiger partieller Ausfall des N. vestibularis (Neuritis vestibularis) ... 980
Morbus Ménière ... 980
Vaskuläre Kompression des N. vestibularis ... 980
Perilymphfistel ... 981
Bilaterale Vestibulopathie ... 981
Traumatischer Schwindel ... 981

31.5 Zentral-vestibulärer Schwindel ... 982
Zerebrale Ursachen ... 982
Basilarismigräne ... 982
Vestibuläre Migraine ... 982
Vestibuläre Epilepsie ... 982
Propriozeptiver und multisensorischer Schwindel ... 983
Paroxysmale Dysarthrophonie und Ataxie ... 983
Psychogener Schwindel ... 983
Phobischer Schwankschwindel ... 983

31.6 Abklärungsgang bei Synkopen ... 984

31.7 Kardiale Synkopen ... 986
Bradykarde Rhythmusstörungen ... 986
Tachykarde Rhythmusstörungen ... 986
Tachykarde Rhythmusstörungen im Rahmen einer strukturellen Herzerkrankung ... 986
Tachykarde Rhythmusstörungen ohne strukturelle Herzerkrankung ... 986
Entleerungsstörungen des linken Ventrikels ... 988
Füllungsstörungen des linken Ventrikels ... 988

31.8 Vaskuläre Synkopen ... 988
Reflektorische vaskuläre Ursachen ... 988
Vasovagale (= neurokardiogene) Synkope ... 988
Pressorisch-postpressorische Synkope ... 989
Karotissinussyndrom ... 989
Orthostatische Dysregulation ... 989
Neurogene Synkope ... 989
Organische vaskuläre Ursachen (zerebrovaskuläre Ursachen) ... 989
Transiente ischämische Attacken ... 989
Aortenbogensyndrom ... 990
Arterielle Embolien ... 990
Subclavian-Steal-Syndrom ... 990

31.9 Zerebrale Synkopen ... 990
Zerebrale Anfälle und Epilepsien ... 990
Pathogenese und Begriffsbestimmungen ... 990
Einteilung und Klinik der Epilepsieformen ... 991
Fokale Anfälle ... 991
Generalisierte Anfälle ... 993
Spezielle Anfallsformen ... 993
Diagnose und Differenzialdiagnose ... 993

Narkolepsie	994
Eklampsie	995
Mentale Ausnahmezustände im Rahmen von Verhaltensanomalien	995

32 Komatöse Zustände ... 996

P. Greminger, C. L. Bassetti, G. A. Spinas und H. Kupferschmidt

32.1 Bewusstseinsstörungen ... 998

Pathophysiologie der Bewusstseinsstörungen	999
Klinische Symptomatik der Bewusstseinsstörungen	1000
Somnolenz, Sopor und Koma (quantitative Bewusstseinsstörungen)	1000
Akute Verwirrtheit (und andere qualitative Bewusstseinsstörungen)	1001
Untersuchung und Befunde	1001
Atmung	1002
Vigilanz, Aufmerksamkeit und Mentalstatus	1002
Augen	1003
Motorik	1003

32.2 Koma bei primär zerebralen Ursachen ... 1005

Diffuse (bzw. multifokale) Erkrankungen/ Läsionen des Zentralnervensystems	1005
Erkrankungen mit positivem Neuroimaging	1005
Erkrankungen mit (meist) negativem Neuroimaging	1005
Fokale Erkrankungen/Läsionen des Zentralnervensystems	1006
Ischämischer Insult	1006
Intrazerebrale Blutung	1007
Hirntrauma	1007
Neoplasie	1008
Hirnabszess	1008

32.3 Psychogenes Koma ... 1009

32.4 Hypersomnie und exzessive Einschlafneigung ... 1009

32.5 Koma bei Stoffwechselstörungen ... 1010

Hypoglykämisches Koma	1010
Patienten mit Diabetes mellitus	1010
Patienten ohne Diabetes mellitus	1011
Reaktive Hypoglykämien	1012
Organisch bedingte Hypoglykämien	1012
Andere Ursachen von Hypoglykämien	1012
Diabetisches Koma	1013
Ketoazidotisches Koma	1013
Hyperosmolares (nichtazidotisches) Koma	1013
Laktatazidotisches Koma	1014
Andere stoffwechselbedingte Komaformen	1014
Hepatisches Koma	1014
Urämisches Koma	1015
Nebennierenkoma	1015
Hypophysäres Koma	1015
Myxödemkoma	1015
Koma bei Vitamin-B_1-Mangel (Wernicke-Enzephalopathie)	1015
Koma bei Hyperviskositätssyndrom (Coma paraproteinaemicum)	1016
Koma bei schweren Allgemeinerkrankungen	1016
Koma bei Störungen des Wasser-, Elektrolyt- und Säure-Basen-Haushalts	1016

32.6 Koma bei exogenen Intoxikationen ... 1016

Intoxikationen mit illegalen Drogen	1016
Intoxikationen mit Sedativa und Hypnotika	1017
Psychopharmakaintoxikation	1018
Anticholinergika	1018
Intoxikationen mit Analgetika und Antipyretika	1018
Alkoholintoxikation	1018
Lösungsmittelintoxikation	1018
Kohlenmonoxid-(CO-)Intoxikation	1019
Intoxikation mit Zyankali (Blausäure) und Schwefelwasserstoff	1019

33 Laborchemische Differenzialdiagnose

33 Differenzialdiagnostik der Ergebnisse häufiger Laboruntersuchungen . 1022
A. von Eckardstein

33.1 Einleitung **1025**

33.2 Laborparameter **1025**

Albumin 1025	**Follikelstimulierendes Hormon (FSH)** 1045
Aldosteron 1026	**Gamma-Glutamyltransferase (γGT)** 1045
Alkalische Phosphatase (AP) 1027	**Glucose** 1045
α-Fetoprotein (AFP) 1028	**Gonadotropine** 1046
Aminotransferasen (Transaminasen: ALT/GPT und AST/GOT) 1029	**Hämatokrit** 1047
Ammoniak 1030	**Hämoglobin** 1047
Amylase und Pankreasamylase 1030	**Haptoglobin** 1047
Anionenlücke 1031	**Harnsäure** 1048
Antineutrophile Zytoplasmaantikörper (ANCA) 1032	**Harnstoff** 1049
Antinukleäre Antikörper (ANA) 1032	**HDL-Cholesterin** 1049
Bikarbonat 1033	**Homocystein** 1050
Bilirubin 1033	**Humanes Choriongonadotropin (HCG)** 1050
Blutbild 1034	**Immunglobuline A, G und M** 1051
Brain natriuretic peptide (BNP); N-terminales pro brain natriuretic peptide (NT-proBNP) 1034	**Immunglobulin E** 1052
CA 125 1035	**Kalium** 1052
CA 15–3 1035	**Komplementfaktoren C3 und C4** 1054
CA 19–9 1036	**Kreatinin** 1055
Calcium 1036	**Kupfer** 1055
Carzinoembryonales Antigen (CEA) 1037	**Lactat** 1056
Chlorid 1038	**Lactatdehydrogenase** 1057
Cholesterin 1039	**LDL-Cholesterin** 1058
Cholinesterase (CHE) 1039	**Leukozyten** 1058
Cortisol 1039	**Lipase** 1058
C-Peptid und Insulin 1040	**Lipidstatus** 1058
C-reaktives Protein (CRP) 1040	**Luteinisierendes Hormon (LH)** 1060
Creatinkinase (CK und CK-MB) 1041	**Magnesium** 1060
D-Dimere 1042	**Myoglobin** 1061
Eisen 1042	**Natrium** 1061
Erythrozyten 1043	**Osmolalität und osmotische Lücke** 1063
Ferritin 1043	**Parathormon (PTH) (intaktes PTH, iPTH)** 1063
Fibrinogen 1043	**(aktivierte) Partielle Thromboplastinzeit (PTT, aPTT)** 1064
Folsäure 1044	**pCO_2** 1064
	pH 1064
	pO_2 1064

Phosphat 1064
Procalcitonin 1066
Prolaktin 1066
Prostataspezifisches Antigen (totales und freies) (PSA) 1067
Protein (gesamt) 1067
Proteinelektrophorese 1067
Prothrombinzeit (PTZ, Quick, Thromboplastinzeit, International Normalized Ratio = INR) 1068
Renin 1068
Rheumafaktor (RF) 1069
Sauerstoff (Sauerstoffpartialdruck = pO_2; Sauerstoffsättigung = sO_2; Anteil des oxygenierten Hämoglobins = $fHbO_2$; Sauerstoffkonzentration = ctO_2) 1069
Säure-Base-Status 1070

Selen 1072
Testosteron 1072
Thrombozyten 1073
Transaminasen 1073
Transferrinsättigung 1073
Triglyceride 1074
Troponin T und Troponin I 1074
TSH 1074
Thyroxin, Tetrajodthyronin (totales und freies; T_4, fT_4), Trijodthyronin (totales und freies; T_3, fT_3) 1075
Urinstatus 1076
Urinsediment 1076
Vitamin B_{12} 1076
Zink 1077

Sachverzeichnis **1079**

Allgemeine Differenzialdiagnose

1 Allgemeine Aspekte zu Diagnose und Differenzialdiagnose

M. Battegay, B. Martina, E. Battegay
(Frühere Bearbeitung: W. Siegenthaler, M. Vogt und G. Siegenthaler-Zuber)

2 Anamnese, klinischer Blick und wichtige subjektive Symptome

E. Battegay, S. Hunziker, G. A. Spinas
(Frühere Bearbeitung: W. Siegenthaler, J. Steurer und M. Vogt)

3 Haut und äußeres Erscheinungsbild

S. Lautenschlager, E. Battegay, G. Spinas
(Frühere Bearbeitung: W. Siegenthaler, M. Vogt und G. Siegenthaler-Zuber)

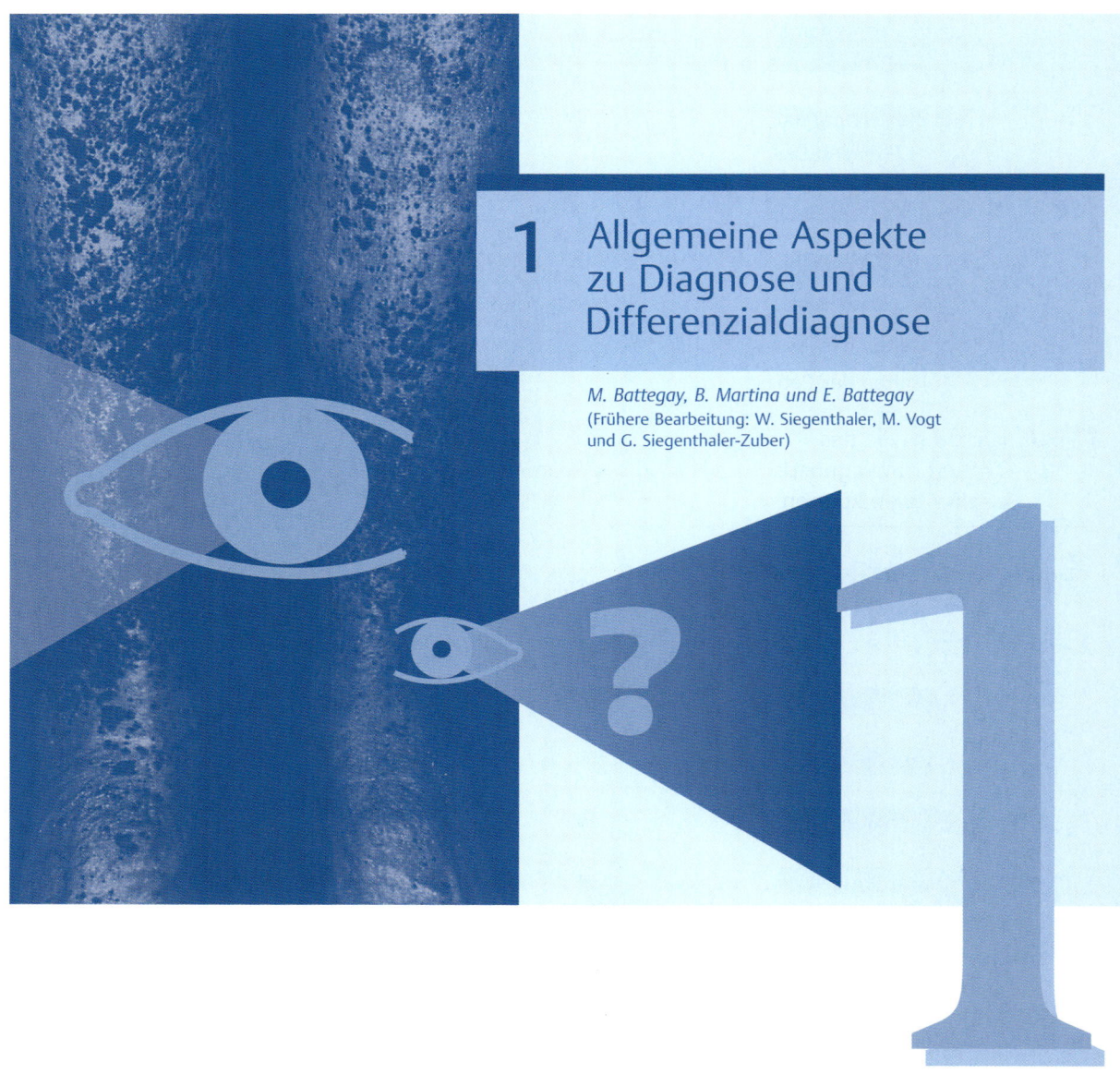

1 Allgemeine Aspekte zu Diagnose und Differenzialdiagnose

M. Battegay, B. Martina und E. Battegay
(Frühere Bearbeitung: W. Siegenthaler, M. Vogt und G. Siegenthaler-Zuber)

Allgemeine Aspekte zu Diagnose und Differenzialdiagnose

1.1 Grundlagen der Differenzialdiagnose 4

Krankheit und Differenzialdiagnose 4

Praktisches Vorgehen beim Festlegen einer Diagnose 6

Richtige Bewertung der erhobenen Befunde und Differenzialdiagnose 7

Umgang mit Fehlern in der Medizin 10

Faktoren, die zu Fehldiagnosen führen können 10

Probleme aufseiten des Arztes 10
Probleme aufseiten des Patienten 11

1.2 Faktoren, die das differenzialdiagnostische Denken beeinflussen können 12

Häufigkeit der Krankheiten 12

Alter 13

Geschlecht 13

Lebensgewohnheiten 14

Essgewohnheiten 15

Jahreszeit, Tageszeit und Witterung 15

Geographische Verteilung 15

Ethnische Gruppen 15

Beruf und Freizeit 15

Sich ausschließende oder sich fördernde Krankheiten 17

1.3 Differenzialdiagnose nach Krankheitsgruppen 17

Degenerative Zustände 18

Infektionen 18

Erkrankungen mit Immunpathogenese 18

Tumoren 19

Stoffwechselkrankheiten 21

Funktionsstörungen des endokrinen Systems 22

Psychische Störungen 22

Erbkrankheiten 23

Chromosomenanomalien 23
Einfacher Mendel-Erbgang 23
Multifaktorieller Erbgang 23

Allergien 24

Intoxikationen 24

1 Allgemeine Aspekte zu Diagnose und Differenzialdiagnose

1.1 Grundlagen der Differenzialdiagnose

Krankheit und Differenzialdiagnose

Diagnose als Entscheidungsgrundlage. Der Arzt versucht, mittels einer Diagnose subjektive Beschwerden und objektive Befunde eines Patienten zu ordnen, um daraus Hinweise für sein weiteres Handeln zu erhalten (διαγιγνώσκω: untersuchen, genau überlegen, unterscheiden, deutlich kennen lernen, sich entschließen, entscheiden). Vielmals ist dies eine Annäherung, da einerseits eine Diagnose im herkömmlichen Sinn nicht immer zu stellen ist, andererseits häufig mehrere Diagnosen gleichzeitig bestehen können. Deshalb ist eine Problemliste mit deskriptiver Beschreibung ein erster wichtiger diagnostischer Schritt.

Dynamik der Diagnosefindung. Die Diagnose ist nicht nur für die Prognose, sondern auch für die Einleitung einer angemessenen Therapie von wesentlicher Bedeutung. Daher muss die Diagnose immer wieder überdacht werden. Zweiterkrankungen, Komplikationen und Nebenwirkungen können hinzutreten und erfordern häufig erneute diagnostische Schritte. Somit bleibt jede Diagnose eine *Differenzialdiagnose*, da auch während des Krankheitsverlaufes die einzelnen Symptome immer wieder neu bewertet, abgewogen und differenziert werden müssen. Zur richtigen Bewertung der Symptome bzw. Risikofaktoren ist das Wissen um deren klinische Bedeutung entscheidend. Es wird also Aufgabe einer Differenzialdiagnose sein, aufzuzeigen, welche Krankheiten bei bestimmten Symptomen vorkommen können und welche Risikofaktoren mit einer erhöhten Wahrscheinlichkeit mit bestimmten Krankheiten einhergehen. Meistens gibt es so viele Möglichkeiten, dass aus einer alleinigen Aufzählung kein Gewinn zu erzielen ist und somit weitere Fakten (Häufigkeit der Erkrankungen, Alter des Patienten, Zweitsymptome) mitverwertet werden müssen.

> Aufgrund der Früherkennung vieler Krankheiten und einer entsprechenden Therapie sind typische Krankheitsbilder seltener geworden, und der klassische Verlauf ist bei vielen Krankheiten nicht die Regel. Auch muss der *biologischen Variabilität* Rechnung getragen werden.

Ätiologie und Verlauf. Bei der Beurteilung eines Krankheitsbildes sind verschiedene Punkte zu beachten. Die Frage nach der Krankheitsursache, der Ätiologie, hat die frühere nosologische Betrachtungsweise auch im Hinblick auf die therapeutischen Maßnahmen in den Hintergrund gerückt. So stellt die nosologische Einheit „Pneumonie" nur einen Symptomenkomplex und den Ausgangspunkt für eine ätiologische Differenzierung dar (z. B. Pneumokokken, Mykoplasmen, Chlamydien, Legionellen, Viren). Je nach Abwehrlage und Alter des Patienten sind zudem bei identischem Erreger verschiedene Krankheitsverläufe zu erwarten. So führt eine Influenza in verschiedenen Altersgruppen zu drastisch unterschiedlichen Komplikationsraten. Ein weiteres Beispiel sind spezifische Mikroorganismen, welche nur bei Immunsupprimierten zu sog. opportunistischen Infektionen, bei Immunkompetenten aber nie zu Krankheiten führen. Nicht immer ist jedoch die Ursache bestimmter Krankheitsbilder bekannt. Des Weiteren spielt es für die Differenzialdiagnose eine wichtige Rolle, wo ein Patient untersucht wird (Praxis, Ambulanz, Notfallstation; s. u.).

Pathogenese. In vielen Fällen muss das Wissen über Krankheitsentstehung oder Pathogenese genügen, um ein Krankheitsbild abzugrenzen. Als Beispiel sei an die aus therapeutischen und prognostischen Gründen notwendig gewordene Differenzierung der Hypertonieformen anhand pathogenetischer Gesichtspunkte erinnert.

Trotz der Erforschung ätiologischer und pathophysiologischer Zusammenhänge sind wir oft gezwungen, auf ätiologische und pathogenetische Betrachtungsweisen zu verzichten und rein *deskriptiv* vorzugehen. Ein Krankheitsbild kann deshalb auch ohne Kenntnis von Ätiologie und Pathogenese angenommen werden, wenn vielfach beobachtetes Vorkommen gleicher klinischer Erscheinungen mit identischen pathologisch-anatomischen und laborchemischen Befunden durch die ärztliche Erfahrung erwiesen ist. Das aufschlussreichste Beispiel ist die große Gruppe der Tumorkrankheiten.

Kriterien, Scores, Algorithmen. Diagnosen werden als begriffliche Einheiten und als Grundlage therapeutischer Maßnahmen teilweise durch ein System von Kriterien ersetzt, das automatisch zum nächsten diagnostischen oder therapeutischen Schritt führt. Dieses Vorgehen ist in extremen Situationen, namentlich in der Notfall- und Intensivmedizin, durchaus gebräuchlich. So verlangt der Atemstillstand ganz unabhängig von Ätiologie und Pathogenese die sofortige künstliche Beatmung. Die Feststellung eines Atemstillstandes ist keine Diagnose im strengen Sinne, sondern eines Zustandes, der zu einer ganz bestimmten therapeutischen Aktion führt.

Dringlichkeitsbeurteilung, Notfallsituation. Meist basieren Dringlichkeitsbeurteilungen nicht auf einer definitiven Diagnose. Der klinische Sekundeneindruck erfahrener Hausärzte beruht auf Körperhaltung, Gang, Gesichts- und Augenausdruck, Blickkontakt, Umstände, inkl. Kleidung und Begleitung, ruhigem oder unruhigem Verhalten, Schwitzen, Gesichtsfarbe sowie Atmung und Veränderungen bei bekannten Patienten. Selbst ärztliche Sekundenbeurteilungen sind in > 64 % richtig (Tab. 1.1). Die klinische Erstbeurteilung integriert allererste visuelle, auditive, olfaktorische, affektive und intuitive Eindrücke.

Grundlagen der Differenzialdiagnose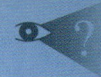

Dringlichkeits- und Notfallbeurteilungen, die auf einer Beurteilungsdauer von wenigen Minuten basieren, sind sehr oft richtig, müssen aber zwingenderweise schnell und entsprechend der Dynamik der Krankheit häufig reevaluiert werden.

Die Notfallbeurteilung spielt in der Medizin eine große Rolle. Die Beurteilung von Vitalzeichen wie Temperatur, Atemfrequenz, Blutdruck und Puls ist dabei essenziell. Dabei kann es entscheidend sein, Patienten für Stunden zu beobachten, um hinsichtlich Hospitalisation eine richtige Entscheidung zu fällen. Die Kriterien für einen Nichtnotfall sind in Tab. 1.2 zusammengefasst. Zu den Hochrisikokriterien gehören auch Bewusstseinsstörungen und Suizidalität.

Überprüfung der gestellten Diagnose. Das Festlegen einer möglichst exakten Diagnose ist eine wesentliche Voraussetzung für die Behandlung eines Patienten, sieht man von besonderen Situationen ab. Die Diagnose als begriffliche Einheit stellt aber eine Abstraktion dar, die sich nicht immer mit den geforderten Kriterien völlig zur Deckung bringen lässt. Dies zwingt den Arzt zu selbstkritischer Wachsamkeit, eine Diagnose dauernd neu zu überdenken und z. B. den Effekt einer eingeschlagenen therapeutischen Richtung zu überprüfen. Dieses Überdenken muss insbesondere bei zusehends atypischen Verläufen stattfinden und bei Nichtansprechen auf eine Therapie.

Diagnose und individueller Krankheitsausdruck. Das Bild einer Krankheit bleibt einseitig und unvollkommen, wenn Symptome losgelöst vom *kranken Menschen* betrachtet werden. Jeder Mensch prägt durch seine Individualität die Krankheit und den Krankheitsausdruck. Der Arzt muss das Erleben des Patienten respektieren und die Krankheitsvorstellungen des Patienten in diagnostische Überlegungen mit einbeziehen. Gerade spezielle Vorstellungen können Schlüssel zur Diagnose sein. Erst verstandene Patienten lassen sich von belastenden diagnostischen Prozessen überzeugen („shared decision making"). Dies gelingt erst, wenn der Arzt die Krankheit eines Menschen in seiner *Einmaligkeit* erfasst. Der Arzt muss eruieren, ob der Patient wegen einer so genannten „Hidden Agenda" zu ihm gekommen ist (Kapitel 2).

Diagnose und therapeutische Konsequenzen. Die *ärztliche Tätigkeit* besteht darin, Verantwortung für eine vorläufig richtige Maßnahme einem einzelnen Patienten gegenüber zu übernehmen, für den statistische Wahrscheinlichkeit wenig relevant ist und für den das Ereignis im Ablauf seines Lebens einmalig und oft nicht korrigierbar bleibt. Der Patient hat dabei den Anspruch, die Krankheit auf seine Weise zu interpretieren und zu seiner gesamten Lebenssituation in Beziehung zu setzen. Die Beachtung der individuellen Bedeutung der Krankheit für den Patienten ist auch aus einem zweiten Grund notwendig. Die allgemeine Verfügbarkeit modernster diagnostischer Methoden und die Kostensteigerung im Gesundheitswesen zwingen heute mehr denn je abzuwägen, ob Untersuchungsaufwand und Belastung des Patienten von therapeutischen Konsequenzen gefolgt sind. Nicht selten müssen dabei im einfühlsamen ärztlichen Gespräch irrationale Erwartungen an eine moderne Untersuchung relativiert werden.

Individuelle angepasste Diagnose. Eine Differenzialdiagnose vermittelt nur die Bausteine, welche der Arzt braucht, um daraus im Einzelfall zur individuell angepassten Diagnose zu gelangen. Erst die Verbindung exakter medizinischer Kenntnis mit der angemessenen Zuwendung zum Erkrankten lässt ein Bild der Gesamtsituation des Patienten entstehen, in dessen Rahmen therapeutische Maßnahmen sinnvoll eingesetzt werden können.

Risikofaktoren. Das Wissen über Diagnose und insbesondere Risikofaktoren hat sich in den letzten zwei Jahrzehnten drastisch verändert. Trotzdem bleiben Risikofaktoren bei Hospitalisationen oft unerkannt oder werden nicht vorrangig behandelt (Blutdruck, Cholesterin, Rauchen, Bewegungsmangel). Sie sind aber gerade hinsichtlich der Langzeitprognose z. B. bei koronarer Herzkrankheit wesentlich.

Tabelle 1.1 Einschätzung der Dringlichkeit und der erforderlichen Maßnahmen (Zahlen der Notfallstation des Kantonsspital Basel, B. Martina, 2000)

	Zeit-intervall	Entscheidung	Richtige Entscheidung
Arzt	Sekunden	Dringlichkeitsstufen	> 64 %
	Minuten	Notfallaufnahme	95 %
	Minuten	Hospitalisation	62 %
	Stunden	Hospitalisation	99 %

Tabelle 1.2 Kriterien für Nichtnotfall sind normale Vitalzeichen und Fehlen eines Hochrisikoindikators

1. Normale Vitalzeichen	2. Keiner der folgenden Hochrisikoindikatoren
– Temperatur: 35–38,5°C – Atemfrequenz: 12–20/min – Blutdruck: 90/60 bis 160/110 mmHg – Puls: 60–100/min	– starke Schmerzen – Brust- oder Bauchschmerzen – jünger als 16 Jahre – Gehunfähigkeit oder mit Ambulanz gekommen – Bewusstseinsstörung – Suizidalität

Allgemeine Aspekte zu Diagnose und Differenzialdiagnose

Praktisches Vorgehen beim Festlegen einer Diagnose

Die Diagnose stützt sich auf vier entscheidende Säulen:
- die Anamnese,
- den körperlichen Untersuchungsbefund (Status),
- laborchemische und apparative Untersuchungen und
- die Verlaufsbeobachtung.

Mittels Anamnese und klinischer Untersuchung kann in einer unklaren Krankheitssituation die Zahl der noch möglichen Diagnosen auf ca. ein Viertel reduziert werden. Die morphologischen, physikalischen, chemischen und biologischen Zusatzuntersuchungen erlauben dann eine weitere Eingrenzung auf die wahrscheinlichste Diagnose. Die Verlaufsbeobachtung ist letztlich eine kritische Qualitätskontrolle des bisherigen diagnostischen und auch des nachfolgenden therapeutischen Prozesses.

Anamnese. Beim Erheben der Anamnese ist die klinische Erfahrung sehr wichtig. Im ersten Gespräch gewinnt der Arzt ein Bild vom Patienten, von seiner Persönlichkeit, vom Schweregrad und manchmal auch von der Art seiner Krankheit.

Die Anamnese ist nach wie vor oder gerade wegen der vielen laborchemischen und apparativen Möglichkeiten der bei weitem wichtigste Teil der Diagnostik. Deshalb muss diese, falls sie z. B. unter Zeitdruck erfolgt (Notfälle können dies erfordern), im Detail nachgeholt werden. Entsprechend ist bei Fallvorstellungen der Anamnese genügend Platz einzuräumen. Im Zeitalter der elektronischen Krankengeschichte ist es wichtig, frühere Diagnoselisten kritisch zu übernehmen und in jedem Fall das Hauptproblem (im amerikanischen „chief complaint") neu zu definieren. Gerade bei komplexeren Krankheitsbildern und Multimorbidität ist die Anamnese der Kompass, um nachfolgende Untersuchungen und Therapien sinnvoll einzusetzen.

Das genaue Befragen des Patienten zeigt oft, dass viele vorherige apparative Untersuchungen organspezifisch ausgerichtet wurden, dass diese Befunde aber nie im Rahmen einer Gesamtbeurteilung gesichtet worden sind. Früher angefertigte Thorax-Röntgenbilder sind z. B. zur Beurteilung einer unklaren Verschattung mit Frage nach aktiver Tuberkulose oft entscheidend. Die wichtigen Punkte der Anamnese sind in Kapitel 2 detailliert beschrieben.

Status (körperliche Untersuchung). Der Untersuchungsbefund des Patienten (der Status) kann auch bei schweren internistischen Leiden – im Gegensatz etwa zu chirurgischen oder dermatologischen Disziplinen – unauffällig sein. Eine sorgfältige Untersuchung des entkleideten Patienten in ruhiger Umgebung bringt aber für den Erfahrenen wichtige Informationen und entspricht auch nach wie vor der Erwartung der meisten Patienten. Patienten mit intermittierend auftretenden Befunden (z. B. Perikardreiben, flüchtige Exantheme, Lähmungssymptome der Myasthenie im Frühstadium, paroxysmale Herzrhythmusstörungen, abendliche Knöchelödeme, nächtliches Lungenödem usw.) sollen untersucht werden, wenn entsprechende Befunde auftreten.

Laborchemische und apparative Untersuchung. In den letzten Jahren tragen spezielle Laboruntersuchungen wie ein erhöhtes D-Dimer (Thrombose), das Troponin (Myokardinfarkt) oder das BNP (Herzinsuffizienz) wesentlich zur Festlegung einer definitiven Diagnose bei.

Trotz der großen Testpalette und erheblicher Verbesserungen bleibt die Anamnese der entscheidende Teil der Diagnosefindung. Zum Beispiel kann das BNP bei Patienten mit einer Sepsis erhöht sein, weshalb es wichtig ist, Spezifität und Sensitivität von laborchemischen Untersuchungen zu kennen. Die bildgebenden Verfahren haben ebenfalls an Bedeutung gewonnen. So gilt das Computertomogramm des Abdomens als eine der wichtigsten Untersuchungen bei der Abklärung eines Fiebers unklarer Ätiologie. Auch im Rahmen der Bildgebung ist es aber wichtig, die Stärken und Grenzen einer jeweiligen apparativen Untersuchung zu kennen. Zum Beispiel kann mit einer transthorakalen Echokardiographie eine Klappenpathologie (z. B. bei Vegetationen) bei normalem Befund nicht sicher ausgeschlossen werden.

Verlaufsbeobachtung. Die Verlaufsbeobachtung ist ein weiterer wichtiger diagnostischer Bestandteil. Eine Diagnose muss immer wieder kritisch in Bezug auf ihre Sicherheit bewertet werden. Als geeignetes Hilfsmittel soll man sich bei jeder Visite bzw. bei jedem Arztbesuch eines Patienten überlegen, ob die Leitsymptome identisch geblieben sind (s. o. „Überprüfung der gestellten Diagnose").

> Eine Diagnose ist also immer vorläufig, das differenzialdiagnostische Denken ein Prozess.

Leitsymptome. Beim differenzialdiagnostischen Denken werden wir von einzelnen hervorstechenden Symptomen bzw. Symptomengruppen (Syndromen) oder von Leitsymptomen ausgehen und versuchen, entsprechend dem heutigen Stand der Forschung so weit wie möglich zu klassifizieren, um zum Krankheitsbild zu gelangen. Praktisch gestaltet sich die Differenzialdiagnose in der großen Mehrzahl der Fälle so, dass ein führendes Symptom die Richtung der Überlegungen und weiteren Untersuchungen leitet. Dieses führende Symptom kann sich sowohl aus der Anamnese (z. B. charakteristischer Oberbauchschmerz) als auch aus dem klinischen Befund (z. B. Milzvergrößerung) wie auch aus dem Ergebnis einer Laboruntersuchung (z. B. Blutbefund) herauskristallisieren. Bei der sog. *problemorientierten Patientenbetreuung* wird in ähnlicher Weise verfahren. Aufgabe dieses Buches ist es, die wichtigsten führenden Symptome zu analysieren. Entsprechend sollten Patienten, sei dies auf Visiten oder bei Besprechungen, vorgestellt werden.

Grundlagen der Differenzialdiagnose

Die Fallpräsentation. Ein klares klinisches Denken wird meist schon bei der Fallpräsentation oder bei konsiliarischen Anfragen evident. Eine gute Fallpräsentation ist essenziell und muss klar aufgebaut sein.

Im ersten Satz sollen Name, Alter, Situation (notfallmäßig zugewiesen, Kontrolluntersuchung, etc.), das/die Leitsymptom(e) (was ist jetzt das Problem, evtl. falls divergent: was sieht der Arzt bzw. der Patient als Hauptproblem) genannt werden.

Erst dann soll über das derzeitige Leiden mit allen Details berichtet werden, gefolgt von der persönlichen Anamnese, Systemanamnese, Medikamenten, Psychosozialanamnese etc. Viel zu häufig beginnen Fallpräsentationen mit dem detaillierten jetzigen Leiden und damit häufig mit Beschwerden, welche vor Wochen und Monaten begannen und nicht einzuordnen sind.

Richtige Bewertung der erhobenen Befunde und Differenzialdiagnose

Entwicklung eines klinischen Urteilsvermögens. Die richtige Bewertung der erhobenen Befunde ist für die Diagnose entscheidend. Hier spielt die positive und negative prädiktive Wertigkeit eine Rolle. Trotzdem bleibt die Intuition bei einem individuellen Patienten ein wichtiger Faktor. Pathognomonische Symptome oder Symptomkombinationen sind selten, jedoch bei Präsenz wichtig zu erkennen.

Im *klinischen Alltag* bewegen wir uns, abgesehen von ganz klaren Situationen, in einem Zustand der permanenten Unsicherheit, in dem wir mit den uns zur Verfügung stehenden Mitteln für unseren individuellen Patienten die wahrscheinlichste Diagnose stellen und die momentan erfolgversprechendste Therapie wählen müssen. Wie nun, und zwar möglichst kostengünstig und genau, dieser medizinisch zentrale Prozess der Urteilsfindung im Zustand der Unsicherheit ablaufen sollte, wird sehr selten gelehrt, und vielfach wird angenommen, dass sich mit zunehmender klinischer Erfahrung dieses richtige klinische Urteilsvermögen ganz automatisch einstellen werde. Dabei helfen uns vermehrt Studien, welche einzelne Abklärungsschritte und diagnostische Prozesse kritisch analysieren. Häufig kommen dabei Guidelines zum Tragen, die hinsichtlich eines Gebiets die bisherige Forschung kritisch werten und in einen Zusammenhang stellen („critical appraisal").

Wahrscheinlichkeitsbasierte Entscheidungsanalyse. Auf der Basis einer Entscheidungsanalyse verhindert der Arzt in unklaren und meist komplexen Situationen beim Arbeiten mit Wahrscheinlichkeiten Denkfehler beim Diagnostizieren oder Ausschließen einer Krankheit und letztlich auch bei Therapieentscheidungen. Er analysiert dabei die Wahrscheinlichkeit einer Krankheitsdiagnose (Nachtestwahrscheinlichkeit) anhand gegebener oder erhobener Befunde, wobei deren *Sensitivität* (Wahrscheinlichkeit, dass der Test positiv ausfällt, wenn die Krankheit vorhanden ist) und *Spezifität* (Wahrscheinlichkeit, dass der Test negativ ausfällt, wenn die Krankheit nicht vorhanden ist) sowie die *Vortestwahrscheinlichkeit* (momentane Krankheitswahrscheinlichkeit) gegeben sein müssen. Die Vortestwahrscheinlichkeit ist dabei eine ganz entscheidende Größe.

Evidence based Medicine. Im klinischen Alltag hat sich das Arbeiten mit gesicherten Diagnose- und vor allem Behandlungsrichtlinien durchgesetzt. Diese für eine optimale und rationale Patientenbetreuung wichtigen Instrumente sind Teil der sog. „Evidence based Medicine (EBM)".

Testresultate, Spezifität, Sensitivität

Die bei gesunden Personen gefundenen Resultate eines Tests sind immer auf einer Gauß-Kurve verteilt, und der Normalbereich wird arbiträr mittels sog. „Cut-off" so definiert, dass 95 % der Probanden darin eingeschlossen sind und 5 % Gesunde demnach entweder zu tiefe oder zu hohe Werte aufweisen (Abb. 1.**1**). Die Kurve mit den Testresultaten kranker Personen überlappt sich mit der Kurve der Gesunden. Deshalb finden wir je nach Wahl des Cut-off bei den Gesunden eine Anzahl falsch positiver Resultate und andererseits bei den Kranken auch eine Zahl falsch negativer Resultate. Die Qualität eines Tests beurteilt der Arzt nun nach dem Anteil der richtig positiven Resultate (*Sensitivität*) und dem Anteil der richtig negativen Resultate (*Spezifität*).

Zum Screening verwendet man deshalb einen möglichst sensitiven Test mit möglichst keinen falsch negativen Resultaten. Will man dagegen eine vermutete Krankheit ausschließen, verwendet man einen Test mit möglichst hoher Spezifität.

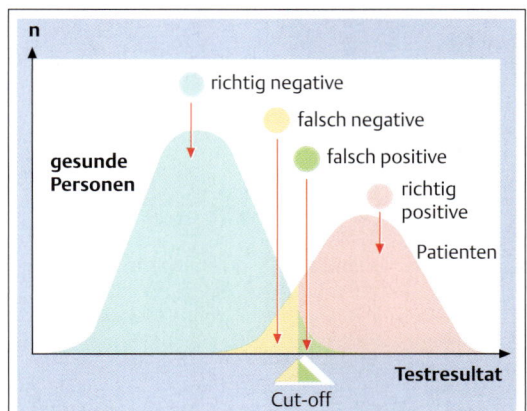

Abb. 1.1 Verteilung von Testresultaten bei Gesunden und Kranken (Gauß-Kurven) (nach R. Speich).

Tabelle 1.3 Die wichtigsten Kriterien zur Beurteilung einer Studie und einer Übersichtsarbeit (Meta-Analyse)

1. Sind die Ergebnisse der Studie verwertbar?
   - Gibt es eine genau umschriebene klinische Fragestellung?
   - Sind die Ein- und Ausschlusskriterien detailliert aufgeführt?
2. Wie sind die Studienergebnisse?
   - Sind die Ergebnisse plausibel?
   - Wie exakt sind die Ergebnisse (Vertrauensintervalle)?
3. Sind die Ergebnisse für die Behandlung meiner Patienten nützlich?
   - Können die Ergebnisse auf den/die in meiner Behandlung stehenden Patienten übertragen werden?
   - Wurden alle relevanten klinischen Endpunkte in der Analyse berücksichtigt?
   - Überwiegen die positiven Auswirkungen die schädlichen Auswirkungen der Maßnahme?

Tabelle 1.4 Richtlinien zur Qualitätsbeurteilung der wissenschaftlichen Evidenz von medizinischen Maßnahmen und Klassifikation von Interventionsempfehlung

Klassifikation	Qualitätsbeurteilung der Evidenz einer Maßnahme
I	Evidenz aufgrund mindestens einer adäquat randomisierten, kontrollierten Studie
II	Evidenz aufgrund mindestens einer adäquat randomisierten Studie
II-1	Evidenz aufgrund einer kontrollierten, nicht randomisierten Studie mit adäquatem Design
II-2	Evidenz aufgrund von Kohortenstudien oder Fall-Kontroll-Studien mit adäquatem Design, nach Möglichkeit von mehreren Forschungszentren oder Forschungsgruppen durchgeführt
II-3	Evidenz aufgrund von Vergleichsstudien, die Populationen in verschiedenen Zeitabschnitten oder an verschiedenen Orten mit oder ohne Intervention vergleichen
III	Meinungen von respektierten Experten, gemäß klinischer Erfahrung, beschreibender Studien oder Berichte von Expertengremien
A	gute Evidenz durch große randomisierte, kontrollierte Studien, eine Maßnahme zu empfehlen
B	ausreichende Evidenz, eine Maßnahme zu empfehlen
C	ausreichende Evidenz, durch eine Maßnahme eine Verbesserung zu erzielen; für eine generelle Empfehlung jedoch ungenügendes Überwiegen des Nutzens gegenüber einem möglichen Schaden
D	ausreichende Evidenz, eine Maßnahme nicht zu empfehlen
E (=I)	gute Evidenz, eine Maßnahme nicht zu empfehlen

> EBM beinhaltet einen kritischen Einsatz wissenschaftlicher Informationen (critical appraisal) bei medizinischen Entscheidungen, und zwar bei Entscheidungen beim einzelnen Patienten. Die klinische Erfahrung des Arztes bleibt dabei nicht unberücksichtigt, sondern ist integraler Bestandteil der Entscheidungsfindung. Dabei spielt das Literaturstudium eine wichtige Rolle

Meta-Analysen. Ein besonderes Instrument der Analyse von erhobenen Informationen ist in systematischen Übersichtsarbeiten gegeben, sog. Meta-Analysen. Mittels verschiedener statistischer Verfahren werden entsprechende Ergebnisse einzelner Studien zu einem Summenergebnis (pooled estimate) zusammengefasst. Die einzelnen Studien werden nach Größe und Streubreite ihrer Ergebnisse gewichtet. Hinsichtlich der Beurteilung von systematischen Übersichtsarbeiten sowie der wissenschaftlichen Evidenz von medizinischen Maßnahmen und Klassifikationen bestehen Kriterien (Tab. 1.3). Ähnliche Kriterien gelten für die Beurteilung einzelner Studien.

Grundlagen der Qualitätssicherung. Die Methoden der EBM helfen dem Arzt dabei, sich im immer unübersichtlicher werdenden Informationsberg innerhalb eines akzeptablen Zeitrahmens zu orientieren. Sowohl diagnostische und therapeutische Probleme als auch Fragen bezüglich Prognose und Ätiologie einer Erkrankung lassen sich mit dieser Technik angehen. Wie und nach welchen Kriterien ist beispielsweise ein neuer diagnostischer Test zu beurteilen, oder welche Effekte sind von einem neuen Medikament zu erwarten (Tab. 1.4)? Die EBM ist eine der Grundlagen der Qualitätssicherung und damit Basis für eine optimale Patientenbetreuung. Zugang zu entsprechenden Artikeln und Richtlinien gewinnt man über Bibliotheken, Zeitschriften und insbesondere über medizinische Datenbanken.

Diagnosefindung. Der Weg von der unklaren Erkrankung zur Diagnose ist vielfach kein linearer Prozess, der sich darauf beschränkt, zuerst Daten zu sammeln, diese dann nach gängigen Kriterien auszuwerten, Zusatzuntersuchungen zu verordnen, nochmals alles zu beurteilen und in der Folge eine definitive Diagnose zu stellen. Erste *Arbeitshypothesen* werden oft schon nach wenigen Minuten des ärztlichen Gesprächs gebildet und steuern letztlich auch die Erhebung der weiteren Anamnese und Untersuchung. Sie haben eine hohe Wertigkeit.

Mit einem schematischen „lehrbuchmäßigen" Vorgehen, also ohne derartige frühe, oft unbewusst ablaufende Steuerprozesse und Konzentrationen auf mögliche Schwachstellen wäre eine zeitgerechte Patientenbeurteilung in einer Notfallsituation überhaupt nicht möglich (Abb. 1.2).

Die *Zuwendung* zum Patienten mit intuitiver Einfühlung in die Persönlichkeit des Kranken kann diesen komplexen mehrschichtigen diagnostischen Prozess oft vereinfachen.

Der klinisch erfahrene Arzt wird gerade in Notfallsituationen viel rascher die notwendigen Zusatzunter-

Grundlagen der Differenzialdiagnose

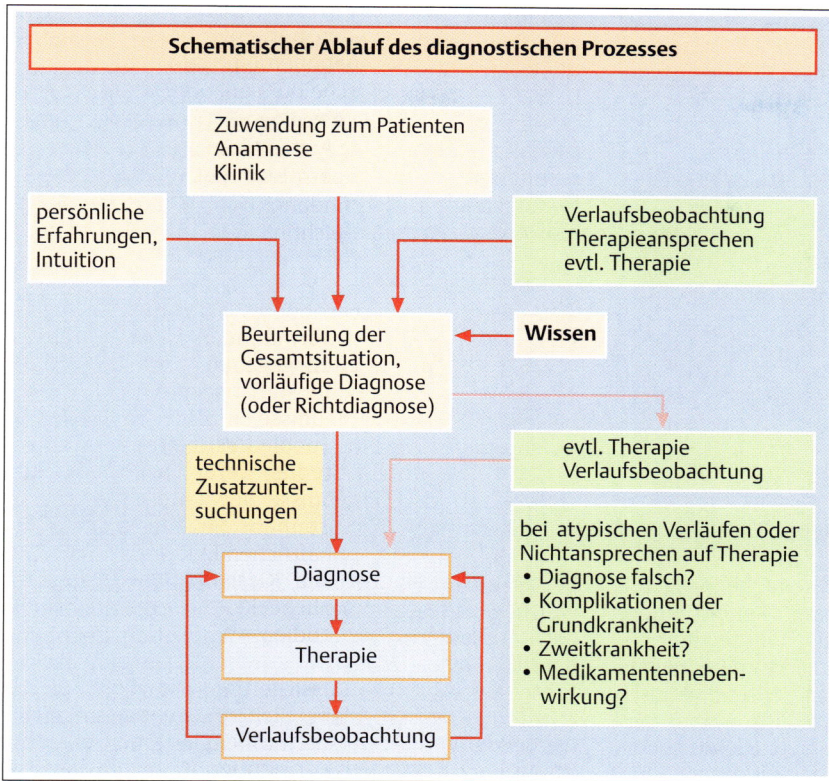

Abb. 1.2 Schematischer Ablauf des diagnostischen Prozesses.

suchungen veranlassen und damit früher zu einer Diagnose kommen als der Unerfahrene, der sich im Bemühen, nichts falsch zu machen oder zu vergessen, an ein sehr zeitintensives vorgegebenes Anamnese- und Untersuchungsschema hält.

> Gerade auf Notfallstationen bewähren sich zwei einfache Fragen:
> - Wie schwer krank ist der Patient?
> - Erfordert die Situation sofortiges diagnostisches und/oder therapeutisches Handeln?

Aufgrund der Tatsache, dass Patienten meist in einem zunehmend dynamischen und schwerer kranken Zustand hospitalisiert werden bzw. Notfallstationspatienten sind, müssen diese Fragen regelmäßig wiederholt werden, um richtige Notfallentscheidungen fällen zu können.

Vorläufige Diagnose und sofortige therapeutische Konsequenz. Im Rahmen der ersten Begegnung mit dem Patienten entsteht eine Vorstellung vom Schweregrad der Krankheit und von deren Bedeutung für den Kranken. Dieser erste Eindruck ist zwar außerordentlich fruchtbar, kann aber gefährlich sein, wenn er durch Ergebnisse von laufenden Untersuchungen nicht permanent in Frage gestellt wird. Gefährliche Krankheiten müssen unbedingt möglichst früh erkannt und entsprechende, oft für die Prognose entscheidende Maßnahmen rasch eingeleitet werden. Im Verlaufe des

Tabelle 1.5 Wichtige diagnostische Regeln

- Anamnese und klinische Untersuchung sind entscheidend (Kompass der Diagnose)
- Schwere, bedrohliche Krankheiten müssen früh erkannt werden
  Ist der Patient schwer krank?
  Ist sofort zu handeln?
- Häufige Krankheiten sind häufig (Sutton's law)
- Pathognomonische Symptome und Zeichen für eine spezielle Krankheit sind selten
- Wenn möglich alles unter einen Hut bringen (v. a. falls keine Vorkrankheiten diagnostiziert sind; bei älteren Patienten aber häufig nicht möglich)
- Keine voreiligen Ausschlüsse von möglichen Diagnosen
- Wenige Situationen sind definitiv, immer bereit sein umzudenken

diagnostischen Prozesses müssen deshalb häufig noch ohne genau formulierte Diagnose (z. B. Kammerflimmern) unabhängig von der genauen Ätiologie frühe therapeutische Maßnahmen sofort eingeleitet werden. Die Behandlung aufgrund einer vorläufigen Diagnose stellt die häufigste Variante in der Praxis dar und ist für die meisten alltäglichen Krankheiten durchaus akzeptabel. Die *Verlaufsbeobachtung* durch den selbstkritischen, erfahrenen Arzt ist in vielen Fällen der sicherste, einfachste und unschädlichste Weg zur Klärung eines Krankheitsbildes. Sie gibt darüber hinaus dem Patienten Gewissheit, nicht nur behandelt, sondern auch betreut zu werden.

Die in Tab. 1.5 dargestellten wichtigen Regeln sind in jedem diagnostischen Prozess stets zu beachten.

Allgemeine Aspekte zu Diagnose und Differenzialdiagnose

> Bei neuen Beschwerden oder atypischem Verlauf muss eine Diagnose in Frage gestellt und es müssen folgende prinzipielle Möglichkeiten in Betracht gezogen werden:
> - Die zuerst gestellte Diagnose war falsch.
> - Die Diagnose war richtig, es ist eine definierte Komplikation hinzugetreten.
> - Die Diagnose war richtig, es ist eine echte Zweiterkrankung hinzugekommen.
> - Die Diagnose war richtig, es ist eine Nebenwirkung der Therapie aufgetreten.
> - Die Diagnose war richtig und der Verlauf ist atypisch.

Da die Lebenserwartung der Bevölkerung stark gestiegen ist und viele Menschen an chronischen Krankheiten leiden, ist diese kritische Beurteilung für diagnostisch-klinisches Handeln entscheidend. Gemäß WHO werden Menschen zunehmend an Krankheiten und Risikofaktoren chronischer Natur leiden. Die oben genannten Möglichkeiten helfen dabei, in komplexen Situationen die Differenzialdiagnose gerade bei Multimorbidität anzugehen.

Umgang mit Fehlern in der Medizin

Fehler. Ärzte und Pflegende werden seit jeher ausgebildet im Sinne des „primum nil nocere". Bei der Einteilung der Ursachen iatrogener Schäden werden Komplikationen eigentlichen Fehlern und Irrtümern gegenübergestellt. Komplikationen sind mit einer diagnostischen Methode oder einer Therapie untrennbar verbunden, und nur bedingt zu vermeiden. Hierzu gehört ein Großteil der Medikamentennebenwirkungen.
Fehler sind wie folgt einzuteilen:
- etwas Richtiges falsch tun (technical incompetence),
- etwas der Situation nicht Angepasstes bzw. Falsches tun (error),
- etwas tun, das nicht getan werden muss (inappropriateness) und schließlich
- etwas unterlassen, was getan werden muss (negligence).

Modelle. Traditionelle Modelle zum Umgang mit Fehlern in der Medizin sind die Betonung der Ausbildung, Verlass auf Professionalität und Berufsethos, Schuldzuweisung und Bestrafung, punktuelle Inspektion, Suche nach Ausreißern, Reaktion statt Prävention, Behebung oberflächlicher Ursachen, wenig bis kein kollektiver Lerneffekt sowie der Versuch, menschliches Versagen zu eliminieren. Tab. 1.**6** zeigt modernere Merkmale eines Modells zum Umgang mit Fehlern in der Medizin. Wenn auch systemische Fehler nicht immer vorhanden sind, müssen diese zur Prophylaxe immer gesucht werden. Ebenfalls müssen traditionell genannte Ursachen (s. u.) in Betracht gezogen werden.

Die häufigsten gerichtlichen Verfahren wegen Falschbehandlung wurden in USA wegen Brustschmerzen, Wunden und Frakturen sowie Bauchschmerzen durchgeführt. Gründe für die schlechte Bewertung einer Notfallstationsleistung sind ein Kommunikationsdefizit (in fast 50%), eine Auftragsunklarheit und eigentliche oder vermeintliche Fehler.

Faktoren, die zu Fehldiagnosen führen können

Probleme aufseiten des Arztes

Ungenügende Anamnese und klinische Untersuchung. Mit einer sorgfältigen Anamnese und Untersuchung wird eine diagnostische Treffsicherheit von ca. 70% erreicht, irreführende Resultate sind selten (< 5%). Laboranalysen und bildgebende Verfahren allein erreichen lediglich eine Sicherheit von ca. 30% und irreführende Resultate treten bei 10% der Patienten auf. Eine schlechte Anamnese und Untersuchung, sei es aus Zeitmangel, fehlendem Können oder Kommunikationsschwierigkeiten, lässt sich deshalb nie durch „breites Labor" und möglichst viele apparative Untersuchungen ausgleichen.

Fehlende Beachtung der Prävalenz von Krankheitsbildern. Sehr gefährlich ist es – vielleicht auch aus Angst, eine seltene Diagnose zu verpassen –, einen aktuellen Patienten mit einem kürzlichen seltenen und interessanten Fall aus der persönlichen Erfahrung zu vergleichen.

> „Häufige Krankheiten sind häufig und seltene selten". Unsere diagnostischen Anstrengungen müssen sich deshalb primär auf die wahrscheinlichsten Erkrankungen konzentrieren.

Sehr oft ist die einfachste Erklärung die beste, und es soll grundsätzlich immer versucht werden, die Be-

Tabelle 1.6 Merkmale eines Modells zum Umgang mit Fehlern in der Medizin

- Systematische Erfassung von Fehlern, Schäden und Beinaheschäden (critical incident reporting)
- Prospektive Problemdefinition
- Systematische Überwachung von Prozessen in der medizinischen Versorgung
- Messung von Variation von Prozessen
- Analyse der Varianz ⇒ Veränderung des Prozesses
- Systemanalyse und -umbau
- Suche nach Grundursachen (root causes)
- Kollektiver Lerneffekt
- Keine Negation des „human factor"

schwerden und Befunde eines Patienten einem einzigen Krankheitsbild zuzuordnen (alles unter einen Hut bringen). Komplexer kann die Situation bei älteren Patienten sein. Trotzdem führt auch in dieser Patientengruppe häufig eine Ursache zu dem (neuen) Beschwerdekomplex. Deshalb ist es wichtig, das Leitsymptom jeweils neu zu definieren (chief complaint).

Nicht verfügbares oder mangelndes Fachwissen. Erkenntnisse, die heute Gültigkeit haben, können in wenigen Jahren veraltet oder falsch sein. Dies erfordert eine ständige postuniversitäre Weiterbildung (Fallbesprechungen, medizinische Zeitschriften, Bücher, Fortbildungsveranstaltungen, Internet).

Charakter des Arztes. Der praktische Arzt ist nicht nur mit seinen fachlichen Problemen, sondern auch mit sich selbst und seinem Verhalten allein gelassen und benötigt ein enormes Maß an Selbstkritik, um nicht der Gefahr der Selbstüberschätzung zu verfallen. Ständiger fachlicher und persönlicher Kontakt unter Kollegen (Qualitätszirkel) ist deshalb unerlässlich.

Ungenügende Urteilsbildung. Sie ist Ausdruck eines fehlenden logischen und strukturierten Vorgehens auf dem Weg vom Befund zur Diagnose (logisches Denken). Eine fehlende Trennung zwischen Befunden und Interpretation oder das oft unbewusste Vernachlässigen von neuen Resultaten, die nicht zur einmal gemachten Diagnose passen (vorgefasste Meinung) sind häufige Fehler.

Eine unauffällige Echokardiographie darf zum Beispiel nicht dazu führen, dass bei klassischer Anamnese und typischen klinischen Befunden gemäß Duke-Kriterien die Diagnose einer bakteriellen Endokarditis verworfen wird und deshalb eine entscheidende Diagnostik (Blutkulturen) und eine empirische Therapie unterbleiben.

Nicht selten verschleiern zudem vorbestehende Zweitkrankheiten Symptome sonst klassischer Diagnosen (bei einem Diabetiker fehlt Angina pectoris als Leitsymptom einer koronaren Herzkrankheit häufig).

Fehlermöglichkeiten technischer Art. Die hohe Zahl der heute verfügbaren Labortests und technischen Untersuchungsmöglichkeiten macht es notwendig, dass der Arzt, der die Resultate im klinischen Kontext interpretieren muss, sich laufend über deren diagnostische Aussagekraft informiert.

Bei der Beurteilung von Testresultaten ist zudem die vermutete *Prävalenz* einer Krankheit immer mit zu berücksichtigen (Vortestwahrscheinlichkeit). Während eine leicht erhöhte alkalische Phosphatase bei einem Patienten mit einem Lymphom auf einen Leberbefall hindeutet, wird der gleiche Wert bei einem asymptomatischen Patienten anlässlich einer Screening-Untersuchung am ehesten als falsch positiv gewertet werden müssen.

Probleme aufseiten des Patienten

Unrichtige, gefärbte oder ungenaue Angaben (bewusst oder unbewusst). Sie beruhen unter anderem auf Vergesslichkeit, auf Angst vor schwerer Krankheit und entsprechendem Bericht des Arztes oder auf Angst vor Konsequenzen in Bezug auf staatliche Interventionen (z. B. Militärdiensttauglichkeit, Motorfahrzeugführertauglichkeit, Hafterstehungsfähigkeit usw.). Sie sind auch bei Suchterkrankungen (Alkohol, Nikotin, Analgetika, Drogen), bei Angaben zur Sexualität und bei der Gefahr versicherungsrechtlicher Konsequenzen zu beobachten.

Ein weiteres seltenes Phänomen, welches zu Fehldiagnosen führen kann, ist das *Münchhausen-Syndrom*. Münchhausen, der Lügenbaron, hat diesem Syndrom den Namen gegeben. Betroffene Patienten suchen mit mehr oder weniger glaubhaften, selbst verursachten Beschwerden immer wieder Ärzte und Krankenhäuser auf und lassen diagnostische Tests und therapeutische Eingriffe wiederholt an sich durchführen.

Vorgefasste Meinungen. Sie sind oft durch vorausgehende ärztliche Urteile und durch Lektüre populärmedizinischer Zeitschriften bedingt, häufig bei Patienten mit medizinischem Halbwissen zu beobachten und entsprechen einem Kausalitätsbedürfnis.

Inadäquates Verhalten. Derartiges Verhalten kommt zustande durch fehlende Kooperation, übermäßige Ansprüche und Angst vor Krankheit.

Dissimulation. Hierfür kommen zahlreiche verschiedene Gründe in Betracht.

Maskierung von Symptomen und Befunden einer Krankheit. Solche Maskierungen findet man z. B. als schmerzloses akutes Abdomen bei Schizophrenen oder bedingt durch Medikamente, z. B. bei Drogensüchtigen.

1 Allgemeine Aspekte zu Diagnose und Differenzialdiagnose

1.2 Faktoren, die das differenzialdiagnostische Denken beeinflussen können

Häufigkeit der Krankheiten

Als Grundregel gilt der Satz: Häufige Krankheiten sind häufig, seltene sind selten.

Häufigste Symptome in der allgemeininternistischen Praxis. Die Differenzialdiagnose basiert auf dem Wissen, welche Symptome und Beschwerden häufig sind und dementsprechend auch in der Weiterbildung intensiver berücksichtigt werden müssen. Gemäß einer amerikanischen Untersuchung mit über 300 Mio. Konsultationen in der allgemeininternistischen Praxis kommen Bauchschmerzen, Thoraxschmerzen, Rückenschmerzen, Kopfschmerzen, Müdigkeit, Husten und katarrhalische Symptome sowie Beinschmerzen, Hautsymptome und Schwindel am häufigsten vor. Sehr ähnliche Daten finden sich für europäische Polikliniken, wo Bauch-, Thorax- und Rückenschmerzen die häufigsten Beschwerden sind, die einen Arztbesuch zur Folge haben.

Die Differenzialdiagnose richtet sich auch nach der Häufigkeit von Krankheiten entsprechend der Gesamtsituation (Tab. 1.7). Die Zusammensetzung der Patienten in der Klinik und in der Sprechstunde in der Arztpraxis ist etwas verschieden, insbesondere bei Notfällen.

Tabelle 1.7 Häufigste Konsultationsgründe bei ambulant und stationär behandelten Patienten der Medizinischen Notfallstation, Basel

Ambulant	Stationär
1. Schmerzen	1. Zerebrovaskulärer Insult, transiente ischämische Attacke
2. Psychosomatik/ Psychiatrie	
3. Infekte der oberen Luftwege einschließlich Grippe	2. Sturz und Synkope
	3. Akute koronare Herzkrankheit
4. Intoxikationen	4. Herzinsuffizienz und chronisch koronare Herzkrankheit
5. Synkope/Kollaps	
6. Bauchschmerzen	
7. Gastroenteritis	5. Pneumonie
	6. Chronisch obstruktive pulmonale Lungenerkrankung und Dyspnoe

Unspezifische Symptome. Unspezifische Symptome sind ausgesprochen häufig. Die klinische Erstbeurteilung soll möglichst zuverlässig die Art eines Symptoms – vielleicht sogar die exakte Diagnose –, die weitere Abklärungs- und Behandlungsbedürftigkeit, Dringlichkeit und Prognose bestimmen. Die klinische Erstbeurteilung gelingt besser, wenn vom Patienten eine Zuwendung und Zuneigung verspürt wird (Klinik von griechisch κλινειν: ein Lager anweisen, sich neigen). Es gibt etliche Hinweise, dass Anamnese und physikalische Untersuchung ausreichen, um bei vielen Patienten mit unspezifischen Symptomen eine Diagnose zu stellen. Die Anamnese trägt wesentlich mehr dazu bei als die physikalische Untersuchung. Unnötige diagnostische Untersuchungen sind nicht nur kostspielig, sondern führen auch häufig zu Patientenverunsicherungen.

Die erste klinische Untersuchung ist wichtig für eine der am häufigsten erforderlichen Beurteilungen, nämlich der Unterscheidung zwischen nichtorganischer und organischer Ursache. Auf der Basis einer Untersuchung war die Vorhersagekraft für nichtorganische Abdominal- und Brustschmerzen 93 bzw. 98 %, wenn sich der Arzt in seiner Beurteilung sicher fühlte (Untersuchung an der Medizinischen Universitätspoliklinik Basel, Martina und Mitarbeiter). d. h. nichtorganische und wichtige organische Ursachen von Beschwerden wurden fast nie übersehen bzw. falsch positiv vorausgesagt. Typische psychovegetative Beschwerden sind in Tab. 1.8 gezeigt.

Tabelle 1.8 Typische Beschwerden bei psychovegetativen Syndromen

Funktionelle Kopfschmerzen	Kopfschmerzen bis zur Migräne, Schwindel, Leeregefühl im Kopf, Konzentrationsschwäche (Cephalaea vasomotorica)
Funktionelle Herz- und Kreislaufbeschwerden	Herzrhythmusstörungen, hyper- und hypotone Regulationsstörungen, präkordiale Schmerzen und Palpitationen (Effort-Syndrom, Da-Costa-Syndrom, Soldiers heart)
Funktionelle Atembeschwerden	Hyperventilation (Hyperventilationstetanie), Atembeklemmung, Dyspnoe, Korsettatmung, Nichtdurchatmenkönnen, Seufzeratmung, Reizhusten
Funktionelle Magen-Darm-Beschwerden	uncharakteristische Oberbauchschmerzen, Nausea, Obstipation, Diarrhö, Tenesmen, Meteorismus, Flatulenz (Reizdarm)
Wechselnde funktionelle Beschwerden	Wetterfühligkeit, Parästhesien, Schlafstörungen, Müdigkeit, Temperaturregulationsstörungen, Pruritus, Schwitzen, Hyperreflexie, Dermographismus, Beschwerden im Bereich des Bewegungsapparates, Störungen der Sexualfunktion

Morbidität und Mortalität. Es ist wichtig, zwischen Morbidität und Mortalität zu unterscheiden. Abb. 1.3 zeigt die häufigsten Todesursachen bei Männern und Frauen in der Schweiz.

Faktoren, die das differenzialdiagnostische Denken beeinflussen können

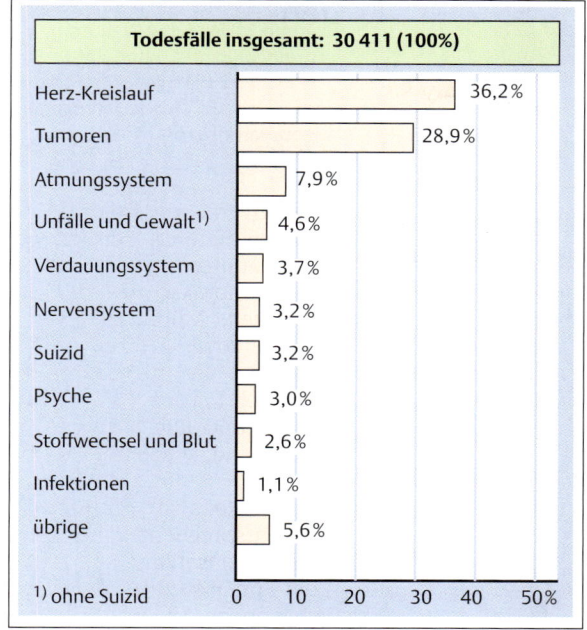
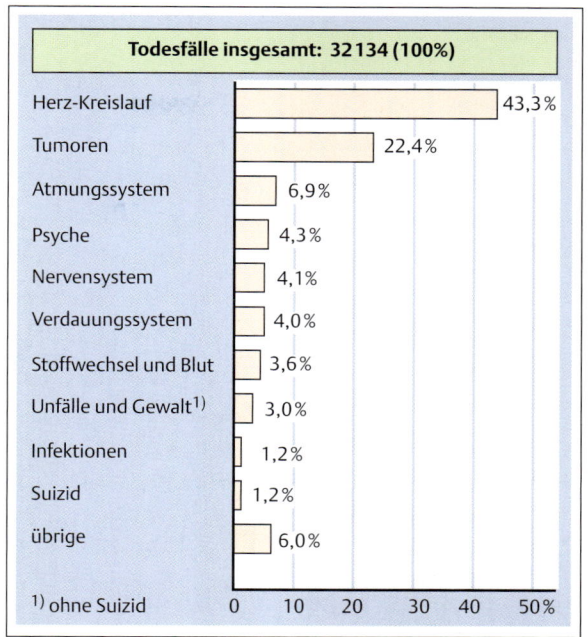

Abb. 1.3 Die häufigsten Todesursachen bei Männern (**a**) und bei Frauen (**b**) im Jahr 2000 in der Schweiz (Todesursachen-Statistik 2000. Bundesamt für Statistik, Neuchâtel).

Alter

Altersverteilung. Der Einfluss des Alters muss immer berücksichtigt werden. Die Kenntnis der Altersverteilung gibt uns wertvolle Hinweise für die Diagnose (Abb. **1.4**).

Die Diagnose Multiple Sklerose wird man nach dem 45. Lebensjahr, wenn die ersten Symptome in diesem Alter auftreten, nur noch mit großer Zurückhaltung stellen, und umgekehrt ist die perniziöse Anämie eine Krankheit, die in der Regel erst um das 5.–6. Lebensjahrzehnt auftritt. Die Polymyalgia rheumatica wird meist erst nach dem 5. Lebensjahrzehnt beobachtet. Die sog. *Alterskrankheiten* sind allgemein in rascher Zunahme begriffen, weshalb geriatrische Aspekte in der heutigen Medizin eine wichtige Rolle spielen.

Geriatrische Aspekte. Um 1900 lebten in der Schweiz ca. 3,3 Mio. Menschen. Heute sind es rund 7 Mio. Innerhalb dieser Zeitspanne hat sich der Anteil der über 65-Jährigen mehr als verdoppelt. Bald jeder 6. Mensch in der Schweiz ist älter als 65 Jahre (Abb. **1.4**). Ähnliches gilt für andere europäische Länder. Zu geriatrischen Krankheiten gehören im Bereich der Inneren Medizin in erster Linie die arteriosklerotisch bedingten Herz- und Gefäßkrankheiten, maligne Tumoren und Infektionen, die besonders schwer verlaufen (z. B. Pneumonie oder Harnwegsinfekte). Auch die Arthrosen, vor allem der Wirbelsäule und Hüftgelenke, spielen eine große Rolle.

Geschlecht

Von besonderer Bedeutung für die Diagnose ist das Geschlecht. Manche Krankheiten sind beim männlichen und andere beim weiblichen Geschlecht häufiger, ohne dass dabei der Grund in jedem Fall bekannt ist. In vielen Fällen liegt allerdings die Ursache auf der Hand. Dies gilt beispielsweise für Berufskrankheiten (Tab. **1.9**) bzw. für Krankheiten, die durch Rauchen (Bronchialkarzinom, chronische Bronchitis, koronare Herzkrankheit, periphere arterielle Verschlusskrankheit) oder Alkohol (Leberzirrhose) ausgelöst werden.

Aufgrund der besonderen anatomischen Verhältnisse neigen Frauen zu rezidivierenden Harnwegsinfektionen, Pyelonephritiden und wegen der Menstruation zu Eisenmangelanämien. Das toxische Schocksyndrom ist eine heute seltene vorwiegend bei jungen Frauen auftretende, durch Staphylokokkentoxine verursachte, meist schwere Erkrankung. Dabei spielt die Vermehrung von Staphylokokken in Tampons oder Wunden eine ursächliche Rolle.

1 Allgemeine Aspekte zu Diagnose und Differenzialdiagnose

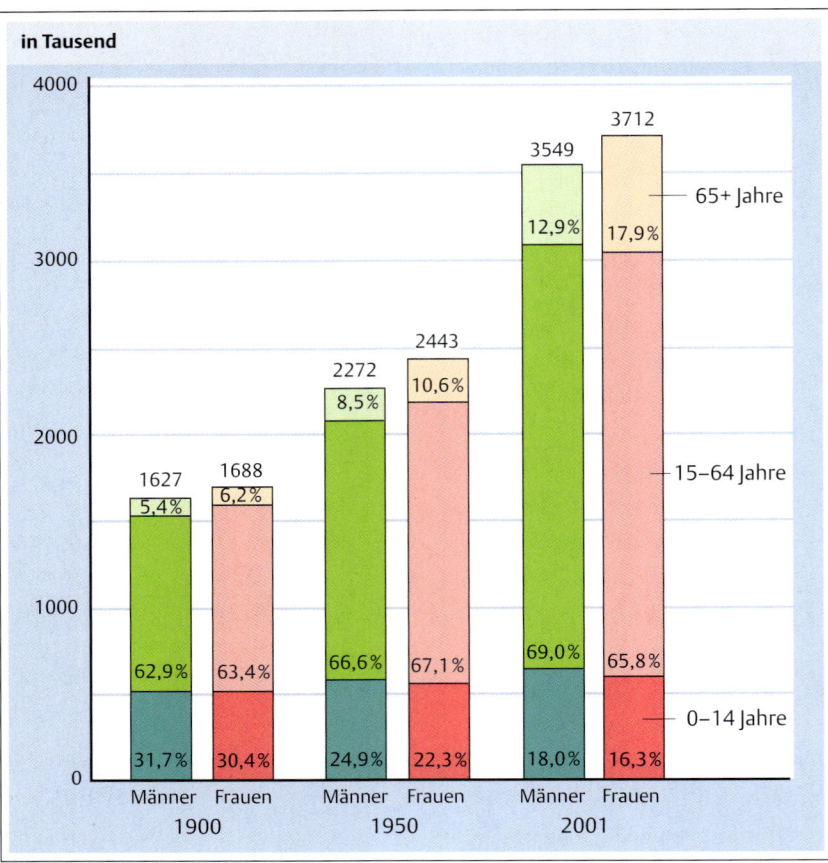

Abb. 1.4 Ständige Wohnbevölkerung in der Schweiz in den Jahren 1900, 1950 und 2001 (Statistik des jährlichen Bevölkerungsstandes, diverse Jahrgänge. Bundesamt für Statistik, Neuchâtel).

Lebensgewohnheiten

Die Art zu leben, d. h. der Lifestyle, hat in unserer Zeit eine wichtige Bedeutung. Hier sind positive Gewohnheiten zu nennen, z. B. eine gesunde Ernährung (mediterranes Essen) und Fitness, andererseits schädigende Gewohnheiten und Suchverhalten.

Alkohol. Der Einfluss des Alkohols unter anderem auf Leber und Nervensystem ist seit langem bekannt. Schwere Alkoholiker zeigen zudem gehäuft eine Hypertonie.

Rauchen. Das Rauchen, das vor allem bei Jugendlichen eine starke Zunahme verzeichnet, ist für die Entstehung von Gefäßkrankheiten (koronare Herzkrankheit, periphere arterielle Verschlusskrankheit, Morbus Buerger) und auch pulmonale Erkrankungen (Bronchialkarzinom, chronische Bronchitis, Lungenemphysem) verantwortlich. 90 % der an einem Bronchialkarzinom verstorbenen Männer sind Raucher. Neben dem Bronchialkarzinom wird auch ein Großteil der Malignome in Mundhöhle, Larynx und Ösophagus durch das Rauchen zumindest mitverursacht. Tumoren der Harnblase, der Nieren und des Pankreas sind bei Rauchern häufiger.

Phenacetinabusus. In der Anamnese von Patienten mit chronisch-interstitieller Nephritis ist oft ein jahrzehntelanger Phenacetinabusus nachweisbar. Bei diesen Patienten treten gehäuft Nierenbecken- und Ureterkarzinome auf.

Promiskuität. Man beobachtet heute vermehrt Zervixkarzinome bei jungen, sexuell aktiven Frauen mit hoher Promiskuität (humanes Papillomavirus) und frühem Beginn des Geschlechtsverkehrs. Darüber hinaus haben Menschen mit hoher Promiskuität ein höheres Risiko für sexuell übertragene Infektionen wie HIV, Lues, Gonorrhö sowie virale Hepatitiden. Bei Drogensüchtigen ist vor allem die Hepatitis-C-Infektion stark gehäuft.

Faktoren, die das differenzialdiagnostische Denken beeinflussen können

Essgewohnheiten

Essgewohnheiten sind für viele Erkrankungen zumindest mitverantwortlich.

Adipositas. Die Adipositas ist in hohem Ausmaß mit Folgeerkrankungen vergesellschaftet. Diabetes mellitus Typ 2, Arthrosen und Hypertonie sind bei adipösen Menschen gehäuft. Zudem ist die Adipositas einer der Risikofaktoren für die Entwicklung der Arteriosklerose mit allen ihren Folgeerscheinungen. Auch bei Malignomen wird der Einfluss von Essgewohnheiten diskutiert. Patientinnen mit Übergewicht haben beispielsweise eine 2- bis 4fach höhere Erkrankungswahrscheinlichkeit für ein Uteruskarzinom.

Kolonkarzinom. Das Kolonkarzinom ist bei Völkern mit einem hohen Fleischkonsum (Neuseeland, USA) viel häufiger als bei vegetarischer Lebensweise. Es wird ganz allgemein bei schlackenarmer und auch bei fettreicher Ernährung häufiger beobachtet.

Jahreszeit, Tageszeit und Witterung

Bei verschiedenen Erkrankungen besteht eine eindeutige Abhängigkeit von der Jahreszeit:
- Besonders oral übertragene Infektionskrankheiten, z. B. Salmonellose, kommen in den warmen Jahreszeiten gehäuft vor.
- Das saisonale Auftreten des Heuschnupfens ist vom Pollenflug (Frühjahr/Sommer) abhängig.
- Respiratorische Infekte treten in den Wintermonaten häufiger auf und weisen vor allem bei feuchtem Klima und plötzlichen Wetterwechseln bei der älteren Bevölkerung eine hohe Morbidität und Mortalität auf (Influenza, RSV).

Zirkadiane Rhythmik. Eine Krankheit mit einem deutlichen zirkadianen Rhythmus ist die chronische Polyarthritis mit einem Krankheitsaktivitätsmaximum am frühen Morgen und einem Minimum am Nachmittag. Dabei kann ein Zusammenhang mit der zirkadianen Cortisonausschüttung und der Neutrophilenzahl nachgewiesen werden.

Geographische Verteilung

Tropenkrankheiten, Tourismus. Die geographische Verteilung der Krankheiten ist oftmals in Erwägung zu ziehen. Bei Infektionskrankheiten ist dies besonders deutlich (Tropenkrankheiten), wobei neben klimatischen auch hygienische Verhältnisse einen Einfluss ausüben. Die ausgesprochene Mobilität der Bevölkerung (Tourismus) verpflichtet den Arzt, bei entsprechender Reiseanamnese auch „fremdartige" Krankheiten in die Differenzialdiagnose mit einzubeziehen. Dazu kommt, dass selbst bei gleichartigen Krankheitsbildern (z. B. Malaria tropica) je nach Land mit einem anders verlaufenden Krankheitsbild zu rechnen ist (unterschiedliche Resistenzen).

Geographische Unterschiede bei Krankheitsprävalenzen. Unklar ist zum Teil die Häufung oder das Fehlen gewisser Krankheiten in speziellen Gebieten (Häufung des Magenkarzinoms bzw. Fehlen der perniziösen Anämie in Japan). Wahrscheinlich spielen neben Umwelt und Ernährung erbliche Faktoren eine Rolle. So ist die Tumorhäufigkeit regional recht unterschiedlich. Neuerkrankungen pro Jahr finden sich in den USA bei 320 Personen und in Indien bei 1340 Personen pro 100 000 Einwohner. Beim Kolonkarzinom sind es in den USA 20–30 Personen und in Japan 5 Personen pro 100 000 Einwohner.

Ethnische Gruppen

Die Zugehörigkeit zu einer ethnischen Gruppe kann für die Diagnose von Bedeutung sein. Die Thalassämie kommt in erster Linie bei Angehörigen des Mittelmeerraumes vor. Die Sichelzellanämie findet sich fast ausschließlich bei der schwarzen Bevölkerung. Einige weitere wichtige Krankheiten des Mittelmeerraumes sind der Glucose-6-Phosphatdehydrogenase-Mangel und das Mittelmeerfieber, bei Ashkenazi-Juden Morbus Gaucher, Tay-Sachs-Syndrom, Niemann-Pick-Krankheit, Abetalipoproteinämie und Faktor-XI-Mangel sowie bei Eskimos adrenogenitales Syndrom und Pseudocholinesterasemangel.

Beruf und Freizeit

Berufskrankheiten. Der Beruf der Kranken mag ebenfalls diagnostische Anhaltspunkte geben (Tab. 1.**9**). Bei den eigentlichen Berufskrankheiten sind die Zusammenhänge zwischen beruflicher Tätigkeit und Krankheit offensichtlich. Davon zu unterscheiden sind arbeitsbedingte Erkrankungen. Als Letztere werden Krankheiten bezeichnet, deren Entstehung, Verschlimmerung oder Wiederauftreten durch den Beruf begünstigt werden.

Allgemeine Aspekte zu Diagnose und Differenzialdiagnose

Tabelle 1.9 Berufe, die zu Berufskrankheiten prädisponieren (nach Angaben der Abteilung Arbeitsmedizin der Schweizerischen Unfallversicherungsanstalt)

Beruf/Arbeitsplatz	Gesundheitliche Schäden
Akkumulatorenfabrik (Autobatterien)	Bleivergiftungen
Aluminiumindustrie	Fluorose (frühere hohe Fluoridbelastung)
Frühere Asbestfeinstaubexposition	Asbestose, Pleuraplaques, Pleuraschwarten, Pleura- und Peritonealmesotheliom, Bronchialkarzinom
Bäcker/Konditor, Müller	Rhinitis, Asthma bronchiale (Mehlstaub, Backzusätze), Proteinkontaktdermatitis, Ekzem
Baugewerbe	Ekzem (Zement, Epoxidharze), vibrationsinduziertes vasospastisches Syndrom, Knochen- und Gelenkerkrankungen durch Vibrationen und Pressluftwerkzeuge, Lärmschwerhörigkeit
Baumwollindustrie/Spinnereien	Byssinose, Lärmschwerhörigkeit
Bergbau, Untertagebau (Tunnel, Stollen), Kieswerke, Steinindustrie	Silikose, Lärmschwerhörigkeit, Hitzeerkrankungen
Chemische Industrie	Kontaktekzem, irritativ-toxisches Asthma bronchiale
Druckerei	allergisches Kontaktekzem, toxische Kontaktdermatitis (organische Lösungsmittel), Berufsasthma (Gummi arabicum)
Forstwirtschaft	Vibrationsschäden (vibrationsbedingtes vasospastisches Syndrom, Knochen- und Gelenkkrankheiten), Lärmschwerhörigkeit, Infektionen durch Zeckenbiss (Borreliose, Frühsommermeningoenzephalitis)
Friseure/Friseusen	allergische und toxisch-irritative Kontaktdermatitis, Asthma bronchiale (Persulfate)
Galvanik	Berufsdermatosen, Asthma bronchiale, Zyanidintoxikation
Gärtner/Floristen	Rhinitis allergica/Asthma bronchiale, Kontaktekzem
Gesundheitswesen (Ärzte, Pflege-, Labor- und Reinigungspersonal)	Infektionskrankheiten (insbesondere blutübertragbare Infektionskrankheiten wie Hepatitis B und C, HIV-Infektion), Latexallergie (Kontakturtikaria, Rhinitis/Asthma, anaphylaktische Reaktionen), allergische und toxisch-irritative Kontaktdermatitiden
Gießereien	Metallrauchfieber (Gießerfieber), Bronchitis, Mischstaubpneumokoniose, asbestbedingte Erkrankungen, vibrationsbedingte Erkrankungen
Gummiindustrie	allergisches Kontaktekzem, Latexallergie; bei weit zurückliegender Exposition Tumoren der ableitenden Harnwege (2-Naphthylamin)
Hartmetallherstellung/-bearbeitung	Asthma bronchiale, Alveolitis/riesenzellreiche interstitielle Pneumonitis (Cobalt)
Holzbearbeitung, Schreinereien	Asthma bronchiale (Holzstaub, Isocyanate, Lacke), Kontaktekzem, Nasennebenhöhlenkarzinome (Buchen- und Eichenholzstaub), Lärmschwerhörigkeit
Isolierarbeiten mit Asbest (Bau, Waggon-Fabrik, Sanitärinstallation, Elektroinstallation)	frühere Asbestfeinstaubexpositionen s. oben
Isolierarbeiten (mit Isolierschäumen oder Dämmstoffen)	Asthma bronchiale (Isocyanate), Glasfaserdermatitis
Käser	Asthma bronchiale, exogen-allergische Alveolitis (Käsewascherlunge), irritative Dermatitis
Kunststoffindustrie	Asthma bronchiale, exogen-allergische Alveolitis (Isocyanate, Säureanhydride), allergisches Kontaktekzem (Epoxide), Styrolintoxikation (Polyester)
Landwirtschaft	Asthma bronchiale, exogen-allergische Alveolitis („farmer lung"), chronische Bronchitis, Inhalationsfieber („organic dust toxic-syndrome"); Silofüllerkrankheit (Stickoxide); Infektionskrankheiten (Brucellose, Erysipeloid, Leptospirose, Maul- und Klauenseuche, Ornithose); allergisches und toxisch-irritatives Ekzem
Lederindustrie/Gerbereien	Asthma bronchiale (Tierhaare, Farbstoffe), Kontaktekzem (Chromat), Anthrax
Maler/Lackierer	Asthma bronchiale (Isocyanate), allergisches Kontaktekzem/toxische Kontaktdermatitis, akute Lösungsmittelintoxikation

Tabelle 1.9 (Fortsetzung)

Beruf/Arbeitsplatz	Gesundheitliche Schäden
Metallindustrie	allergisches Kontaktekzem/toxische Kontaktdermatitis (Kühlschmiermittelemulsionen), Metallrauchfieber (Zinkoxid), akute Intoxikation durch organische Lösungsmittel, Schweißerblende (Keratoconjunctivitis photoelectrica), Lärmschwerhörigkeit
Metzger	toxische und allergische Kontaktdermatitis, Infektionskrankheiten (Brucellose, Erysipeloid)
Porzellanindustrie/Keramik	Silikose
Schweißer	Keratoconjunctivitis photoelectrica (Schweißerblende), Metallrauchfieber (Zinkoxid),
Sprengstoffindustrie	Angina pectoris (Nitroglykole, Nitroglycerin), Kontaktekzem
Straßenbau	Aktinische Hautschäden, phototoxische Reaktionen
Taucher, Arbeiten in Druckluft	Dekompressionskrankheit (Caisson-Krankheit), Barotrauma
Tastaturbedienung (Schreibmaschine, PC)	Tendoperiostosen/Sehnenscheidenentzündungen

Erkrankungen aufgrund von Freizeitaktivitäten. Neben Berufskrankheiten muss aber auch an Freizeitkrankheiten gedacht werden. Sie werden heute im Rahmen sportlicher Aktivitäten oftmals beobachtet, z. B. beim Jogging Arthrosen, Anämien als Folge renaler und enteraler Blutverluste. In diesem Rahmen ist auch die sog. Whirlpool-Dermatitis als neue epidemische Freizeitdermatose zu erwähnen. Sie tritt nach einer Inkubationszeit von 8–48 Stunden nach einem Bad in bakteriell verunreinigtem Wasser, vorwiegend in Whirlpools, auf. Dieses Krankheitsbild ist durch ein juckendes makulopapulöses, teils auch pustulöses Exanthem, aber auch Allgemeinsymptome wie Fieber, Pharyngitis, Konjunktivitis und Lymphadenopathie gekennzeichnet. Bakteriologisch lässt sich aus den Effloreszenzen Pseudomonas aeruginosa kultivieren. Die Krankheit heilt nach 1–2 Wochen spontan ab, doch kommen auch längere Krankheitsverläufe vor.

Die Häufigkeit des malignen Melanoms nimmt weltweit zu. Besonders häufig tritt das maligne Melanom in Ländern mit intensiver Sonneneinstrahlung auf (z. B. Australien). Schwere Sonnenbrände, vor allem im Kindesalter, prädisponieren eindeutig für ein malignes Melanom. Generell wird deshalb heute Urlaubern in zunehmendem Maße vom Sonnenbaden abgeraten, und insbesondere hellhäutigen, besonders gefährdeten Personen werden Lichtschutzmaßnahmen empfohlen.

Sich ausschließende oder sich fördernde Krankheiten

Es entspricht einer bekannten ärztlichen Erfahrung, dass manche Krankheiten sehr selten gleichzeitig vorkommen, während andere besonders häufig vergesellschaftet sind. So entwickeln Patienten mit chronischem Ethylabusus selten gleichzeitig eine Leberzirrhose und eine chronische Pankreatitis.

Die Malaria kommt bei Patienten mit Sichelzellanämie praktisch nicht vor. Demgegenüber treten Infektionen bei Erkrankungen mit eingeschränkter Immunabwehr (HIV-Infektionen, Leukämie, multiples Myelom) gehäuft auf. Die sichtbare Erkrankung eines Organs kann die erste Manifestation eines insgesamt gestörten Funktionskreises (z. B. bei Endokrinopathie) oder einer prinzipiell alle Organe gefährdenden Systemerkrankung (z. B. Kollagenosen, Gefäßleiden) sein. Deshalb soll bei Auftreten eines Organsymptoms sorgfältig nach anderen möglichen Manifestationsorten einer mehrere Organsysteme umfassenden Erkrankung gefahndet werden (z. B. ein Nierenstein bei Nebenschilddrüsenadenom).

1.3 Differenzialdiagnose nach Krankheitsgruppen

Oft gelingt es bei der Differenzierung eines Krankheitsbildes anfänglich nicht, die eigentliche Diagnose, also die nosologische Krankheitseinheit, festzulegen. Man wird sich daher, bis die entsprechenden Befunde vorliegen – und nur allzu oft überhaupt –, mit der Einordnung in eine Krankheitsgruppe begnügen müssen. Bei allen unklaren Fällen werden Erwägungen dieser Art fast immer am Beginn der differenzialdiagnostischen Überlegungen stehen.

Degenerative Zustände

Sie sind charakterisiert durch langsam fortschreitende irreversible Veränderungen der Blutgefäße und des Bindegewebes. Die Arteriosklerose und die dadurch verursachten Organschäden (Herz, Gehirn, Nieren, periphere Arterien) und arthrotische Beschwerden sind in der heutigen ärztlichen Praxis die am häufigsten beobachteten Krankheitsbilder vor allem bei älteren Menschen.

Infektionen

Die klassische chirurgische Charakterisierung von Rubor, Calor, Tumor, Functio laesa und Dolor ist bei den internistischen entzündlichen Krankheiten naturgemäß oft nicht nachweisbar, sei es wegen der Lokalisation der Erkrankungen (z. B. Lungenabszess) oder der nur geringfügigen entzündlichen Veränderungen, die aber zufolge ihrer Lokalisation in lebenswichtigen Organen doch zu einschneidenden klinischen Erscheinungen führen können (z. B. Myokard, Gehirn, Leber).

Internistischerseits sind für die Diagnose Entzündung daher die humoralen Antworten führend: Fieber, Blutbild, erhöhtes C-reaktives Protein, erhöhte Blutsenkungsreaktion.

Es darf aber nie vergessen werden, dass das Fehlen dieser Symptome eine Entzündung nicht ausschließt (z. B. Viruserkrankung).

Erkrankungen mit Immunpathogenese

Eine besondere Form der Entzündung charakterisiert diese Erkrankungen.
- In der Pathogenese spielen *Immunkomplexe*, wobei die Antigene unterschiedlicher Art sein können (Bakterien, Viren, körpereigene Substanzen wie DNS, Ribonukleoproteine und Medikamente), eine entscheidende, bis heute aber nicht ganz geklärte Rolle.
- *Kollagenosen* bzw. *Vaskulitiden* werden zu dieser Krankheitsgruppe gezählt (systemischer Lupus erythematosus, Dermatomyositis, Sklerodermie, Polymyositis, Periarteriitis nodosa, Wegener-Granulomatose, allergische Vaskulitiden usw.).
- Klinisch sind diese Erkrankungen durch einen gleichzeitigen *Befall mehrerer Organe* gekennzeichnet, Hautefflorenszen und Gelenkbeschwerden sind oft die klinischen Leitsymptome. Gleichzeitig sind Veränderungen an Nieren, Lungen, Muskeln und Herz feststellbar.
- *Laborchemisch* gehen sie meist mit einer mäßig erhöhten Blutsenkungsreaktion, einer Anämie und anderen hämatologischen Veränderungen einher.
- Bei praktisch allen Erkrankungen dieser Gruppe lassen sich *antinukleäre Antikörper* nachweisen.

Verschiedene Krankheiten, bei denen Autoantikörper eine wichtige Rolle spielen, sind in Tab. 1.**10** aufgeführt.

Tabelle 1.10 Beispiele von Autoimmunkrankheiten

Organbeteiligung	Krankheitsbild
Gastrointestinaltrakt	perniziöse Anämie, Zöliakie/Sprue, Colitis ulcerosa, Morbus Crohn
Blut	Immunthrombopenie (ITP), thrombotisch-thrombozytopenische Purpura (TTP), autoimmunhämolytische Anämie, paroxysmale Kältehämoglobinurie, sekundäre Kryoglobulinämien
Nieren	postinfektiöse Glomerulonephritis, IgA-Nephritis, Goodpasture-Syndrom, Purpura-Arthritis-Nephritis-Syndrom, Periarteriitis nodosa
Endokrine Organe	Autoimmunthyreoiditis (Hashimoto), Morbus Basedow, Morbus Addison, Diabetes mellitus (Typ 1), idiopathischer Hypoparathyreoidismus, polyglanduläre Insuffizienz (Schmidt-Syndrom), antikörpervermittelte Infertilität, verfrühte Ovarialinsuffizienz
Zentralnervensystem	Myasthenia gravis, Mononeuritis multiplex, multiple Sklerose (?), Guillain-Barré-Syndrom, amyotrophe Lateralsklerose, Uveitis
Gelenke, Muskeln, Bindegewebe	chronische Polyarthritis, viszeraler Lupus erythematodes, Sjögren-Syndrom, Sklerodermie (inkl. CREST), Thrombangiitis obliterans, Morbus Bechterew, Morbus Behçet, Polymyalgia rheumatica, Arteriitis temporalis
Haut	kutaner Lupus erythematodes, chronisch-diskoider Lupus erythematodes, Alopecia areata, Vitiligo, Pemphigus vulgaris, Dermatitis herpetiformis Duhring, Purpura Schoenlein-Henoch
Lungen	Wegener-Granulomatose, Churg-Strauss-Syndrom
Leber	Autoimmunhepatitis, primär biliäre Zirrhose, sklerosierende Cholangitis

Tumoren

Tumorverdacht. Klinisch ist jede Erkrankung mit schleichendem Beginn, Müdigkeit, unklarem Gewichtsverlust und diffusen Allgemeinsymptomen in mittlerem und höherem Alter tumorverdächtig (Abb. 1.**5**). Lokalsymptome können lange Zeit fehlen. Es ist wichtig, die unterschiedliche Häufigkeit der Tumoren bei den Geschlechtern zu kennen (Abb. 1.**6**).

Die Körpertemperatur kann im subfebrilen Bereich liegen. Die Blutsenkungsreaktion ist oft erhöht, sie kann aber auch ganz normal sein. Eine Anämie und eine erhöhte Thrombozytenzahl kommen vor. Entscheidende Bedeutung kommt der Röntgenuntersuchung inklusive Computertomogramm, der Probeexzision oder der zytologischen Untersuchung von Knochenmark, Punktionsflüssigkeiten, Organveränderungen und Sputum zu. Beweisend ist der Tumorzellnachweis.

Inzidenz und Mortalität. Seit 1950 hat sich die Häufigkeit der einzelnen Tumoren stark verändert, wie die folgende Darstellung der häufigsten Krebslokalisationen bei den Todesursachen der Männer in der Schweiz zeigt:

1950:	1. Magen	2000:	1. Prostata
	2. Lunge		2. Lunge
	3. Darm		3. Darm
	4. Prostata		4. Harnblase

Tumormarker. Tumormarker eignen sich wegen zu geringer Sensitivität und Spezifität bis auf das prostataspezifische Antigen (PSA) nicht als Tumorsuchtests. Einige Marker werden jedoch zur Verlaufskontrolle nach Therapien und zur Stadieneinteilung verwendet:
- α-Fetoprotein: Leberzellkarzinom, Ovarialtumoren
- α-Fetoprotein, β-HCG, LDH: nichtseminomatöse Hodentumoren
- β-HCG, LDH: Hodenseminome
- $β_2$-Mikroglobulin: multiples Myelom
- CA 15–3: Mammakarzinom
- CA 19–9: Kolonkarzinom
- CA 125: Ovarialkarzinom
- CEA: Kolon- und Rektumkarzinom
- CRP, LDH: maligne Lymphome
- PSA: Prostatakarzinom
- SCC: Zervix-, Lungen-, Rektumkarzinom

Paraneoplastische Syndrome. Okkulte Tumoren sind durch vielfach unklare Mechanismen für spezielle Krankheitsbilder und Zustände verantwortlich. Eine wichtige Untergruppe dieser sog. paraneoplastischen Syndrome stellen die paraendokrinen Syndrome dar (Tab. 1.**11**). Dabei wird nicht aus endokrinen Organen stammendes Tumorgewebe hormonell aktiv. Typischerweise unterliegt eine derartige Hormonproduktion keinem physiologischen Regelmechanismus und verschwindet erst nach Entfernung des Tumors.

> Paraneoplastische Syndrome können dem klinisch fassbaren Tumor vorausgehen und sollten deshalb eine genaue Abklärung nach sich ziehen.

Ätiologie. Man unterscheidet heute bei der Ätiologie der menschlichen Tumoren fünf Hauptgruppen:
- *Direkte oder indirekte Vererbung* (ca. 5 % der Tumoren):
  - Retinoblastom, nävoider Basalzellnävus, multiple endokrine Adenomatose, familiäre Kolonpolypose, Mammakarzinom,
  - Neurofibromatose, tuberöse Sklerose, multiple Exostosen, Albinismus, Fanconi-Syndrom, Wiskott-Aldrich-Syndrom (sekundäre Tumorentwicklung).
- *Umweltfaktoren* (mindestens 60 %):
  - Essgewohnheiten (fettreich, faserarm, Nitrosamine, Mykotoxine),
  - Tabakkonsum (verantwortlich für 40 % der Karzinome bei Männern), v. a. Mundbereich, Larynx, Lungen,
  - Alkohol (Karzinome in Ösophagus und Leber),
  - Beruf (auslösender Faktor bei ca. 5 % aller Tumoren) (Tab. 1.**9**),
  - Promiskuität: humanes Papillomavirus, das zu einem Zervixkarzinom bei jüngeren Frauen führen kann, HIV-assoziierte Tumoren,

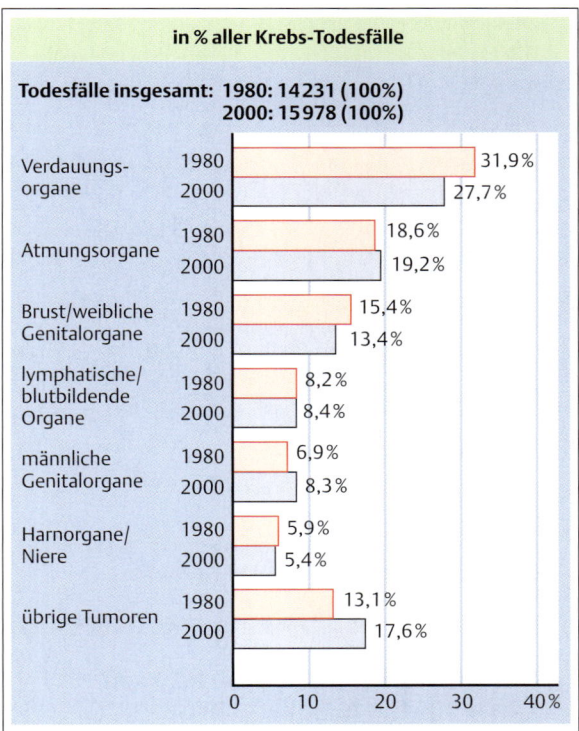

Abb. 1.5 Todesfälle infolge von Krebserkrankungen in der Schweiz in den Jahren 1980 und 2000 (Todesursachen-Statistik 1980, 2000. Bundesamt für Statistik, Neuchâtel).

Tabelle 1.11 Paraneoplastische Syndrome

Klinische Zeichen	Häufigste Tumoren
Allgemeine paraneoplastische Syndrome	
Anämie	viele Tumoren
Eosinophilie	maligne Lymphome, Leukämien, metastasierende Tumoren
Leukozytose	verschiedene Tumoren
Thrombozytose	verschiedene Tumoren
Thrombopenie	große Hämangiome, lymphoproliferative Krankheiten
Hyperkoagulabilität	Bronchial-, Magen-, Darm-, Pankreas-, Mamma-, Uteruskarzinome; maligne Lymphome
Disseminierte intravasale Gerinnung	metastasierende Karzinome, Leukämien, Lymphome
Erythema nodosum	Lymphome, Leukämien, Karzinome
Hyperpigmentation	Karzinome des Magen-Darm-Trakts, malignes Melanom
Urtikaria	malignes Lymphom, Polycythaemia vera, Mastozytose
Myopathien	Bronchial-, Magen-, Ovarialkarzinom
Neuropathien	Bronchial-, Mamma-, Magenkarzinom
Enzephalomyelopathien	Lungentumoren, Ovarialkarzinom, Endometriumkarzinom, Morbus Hodgkin
Paraproteinämien	maligne Lymphome, chronische lymphatische Leukämie
Glomerulonephritis	maligne Lymphome, Leukämien, Karzinome (Lunge, Mamma, Niere usw.)
Thrombotische Endokarditis	Adenokarzinome (Magen, Lunge, Pankreas)
Fieber	Sarkome, Hypernephrom, gastrointestinale Tumoren, Hepatom, Leukämien
Trommelschlegelfinger Osteoarthropathie	intrathorakale Tumoren, v. a. Bronchialkarzinom
Paraendokrine Syndrome	
Cushing-Syndrom	kleinzelliges Bronchuskarzinom, Inselzellkarzinom des Pankreas, Thymom, medulläres Schilddrüsenkarzinom, Karzinoid
Hirsutismus	Ovarial-, Nebennierentumoren (androgene)
Feminisierung	Adenome und Karzinome der Nebenniere (Östrogene)
Pubertas praecox, Gynäkomastie	Hepatome, testikuläre und mediastinale Teratome, Chorionkarzinom, Lungentumoren
Hypoglykämie	große Sarkome, Hepatom, gastrointestinale Karzinome, Karzinoid
Hyperkalzämie	Knochenmetastasen, multiples Myelom, maligne Lymphome sowie Bronchuskarzinom (Plattenepithelkarzinom), ORL-Tumoren, Zervixkarzinom
Hyperthyreose	Chorionkarzinom, Blasenmole, Lungentumoren
Polyglobulie	renale Karzinome, zerebelläre Hämangioblastome (Erythropoetin)
Schwartz-Bartter-Syndrom	Bronchus-, Pankreas-, Duodenalkarzinom (ADH)

  – UV-Licht (Melanom), Radioisotope, Strahlen,
  – Medikamente (Zytostatika, Hormone).
▶ *Viren:*
  – HIV-Infektionen (Kaposi-Sarkom, maligne Lymphome),
  – Epstein-Barr-Virus (Burkitt-Lymphom),
  – Hepatitis-B- und -C-Virus (Hepatom).
▶ *Unbekannte Ursachen* (ca. 35%).

▶ *Verschiedene Zustände* (selten):
  – Cholelithiasis, Leberzirrhose, Morbus Crohn, Colitis ulcerosa, perniziöse Anämie,
  – Dermatomyositis, Lupus vulgaris,
  – Struma nodosa, Morbus Paget, Akromegalie,
  – Kryptorchismus.

Differenzialdiagnose nach Krankheitsgruppen

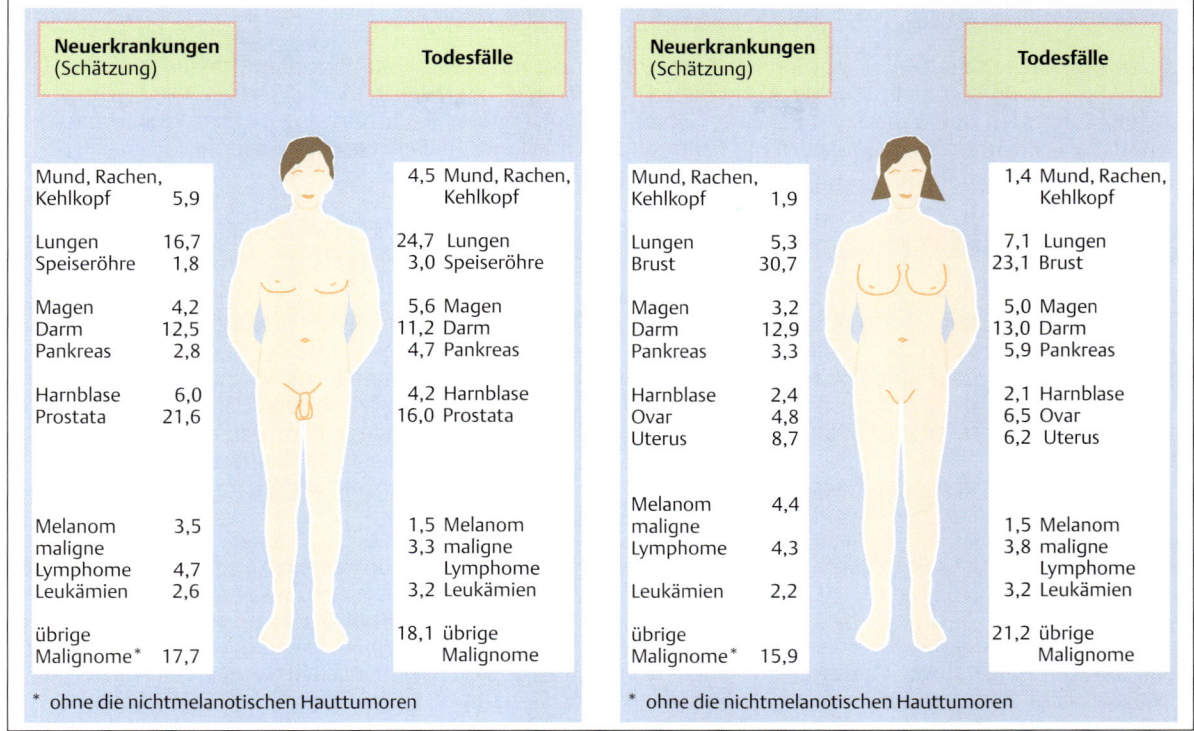

Abb. 1.6 Prozentanteile der einzelnen Krebslokalisationen an der Gesamtheit der männlichen (**a**) und der weiblichen (**b**) Krebsneuerkrankungen und Krebstodesfälle in der Schweiz 1989–1993 (Vereinigung Schweizerischer Krebsregister, Bundesamt für Statistik).

Stoffwechselkrankheiten

Bei verschiedenen Krankheiten gelingt es, pathologische Stoffwechselprodukte oder abnorme Mengen physiologischer Substanzen im Blut, Urin oder Körpergewebe nachzuweisen (Porphyrine bei Porphyrie, Homogentisinsäure bei Ochronose, Harnsäure bei Gicht, Cholesterin und Triglyceride bei Hyperlipoproteinämien).

Genetisch bedingte Enzymopathien. Heute sind über 150 Krankheiten mit vererbten Enzymstörungen (Enzymopathien) bekannt. Man spricht auch von einem „inborn error of metabolism". Die meisten werden autosomal rezessiv vererbt. Durch ein mutiertes Gen werden indirekt enzymatische und nichtenzymatische Proteine nicht oder ungenügend gebildet. Die Enzyme sind in wichtigen Stoffwechseleinzelschritten der Biosynthese oder des Katabolismus integriert. Zum Teil werden die Stoffwechselhauptketten blockiert und deshalb Nebenketten (alternate pathway) beansprucht, die wegen der geringen Kapazität einen Stoffwechselengpass oft nicht verhindern können.

Bei den Enzymopathien lassen sich anhand der Auswirkungen verschiedene Mechanismen erkennen:

▶ Bei einigen Krankheiten werden zu geringe Mengen biologisch wichtiger Stoffe gebildet, z. B. fehlende Melaninproduktion beim Albinismus infolge Tyrosinasemangel, Diabetes mellitus Typ 1 bedingt durch Insulinmangel.
▶ Pathologische Produkte, die sich wegen eines fehlenden enzymatischen Abbaus anstauen, werden renal ausgeschieden und führen u. U. zu Nierensteinen, z. B. Oxalurie, Xanthinurie und Zystinurie.
▶ Abnorme Stoffwechselprodukte werden eingelagert, z. B. Glykogenspeicherkrankheiten, Mukopolysaccharidosen und Galaktosämie.
▶ Eine toxische Wirkung entsteht durch Anhäufung von Zwischenprodukten, z. B. Homogentisinsäure bei der Alkaptonurie oder Galaktose-1-Phosphat bei der Galaktosämie.
▶ Normale Stoffwechselsteroide häufen sich beim adrenogenitalen Syndrom infolge 17-Hydroxylase-Mangels an.
▶ Funktionsstörungen im Kollagenaufbau bewirken z. B., dass das normal gebildete Kollagen beim Ehlers-Danlos-Syndrom instabil wird.

Allgemeine Aspekte zu Diagnose und Differenzialdiagnose

Funktionsstörungen des endokrinen Systems

Bei den Krankheiten der Organe mit innerer Sekretion ist das klinische Bild oft nicht durch das erkrankte Organ selbst, sondern durch die Störung seiner Sekretionsleistung gekennzeichnet. Immer mehr Hormone und ihre Stoffwechselprodukte lassen sich in Harn oder Serum quantitativ nachweisen, was wichtige Anhaltspunkte für die Art einer Erkrankung ermöglicht (z. B. beim Diabetes mellitus).

Psychische Störungen

Die Beurteilung der Psyche gehört zu jeder ärztlichen diagnostischen Tätigkeit. Das Erkennen typischer psychopathologischer Syndrome erlaubt zum Teil Rückschlüsse auf körperliche Krankheiten (z. B. Delirium tremens und Korsakow-Syndrom bei chronischen Alkoholikern im Rahmen von Pneumonien oder nach Operationen).

Dies gilt nicht für endogene Psychosen (Schizophrenie, manisch-depressive Psychose) sowie für die vegetativen Beschwerden. Oft klagt nicht der Patient selbst, sondern seiner Umgebung fallen Symptome intellektueller oder affektiver Art auf.

Funktionelle vegetative Beschwerden. Bei der Diagnose „funktioneller" vegetativer Beschwerden (auch psychosomatisches Allgemeinsyndrom oder psychovegetatives Syndrom) ist es wesentlich, Krankheiten aus dem somatischen Formenkreis auszuschließen.

Die funktionellen Leiden stellen in der Praxis die weitaus größte Krankheitsgruppe psychischer Störungen dar, sei es als selbstständige Krankheiten oder als Folgen anderer Leiden. Eine einheitliche Charakterisierung des psychosomatischen Patienten ist nicht möglich. Den funktionellen vegetativen Beschwerden sind jedoch oft gemeinsam
- der eher chronische Verlauf,
- der sprunghafte Wechsel der betroffenen Organe und
- die Auslösbarkeit durch Stresssituationen.

Allgemein unterscheiden wir die somatischen Untergruppen des psychovegetativen Syndroms, z. B. Beschwerden im Bereich des Kopfes, des Herzens und des Kreislaufs, der Atmung, des Magen-Darm-Traktes etc. Es gibt kaum eine schwierigere Diagnose als die der funktionellen Beschwerden. Die Eigenschaft, sich in den Kranken einfühlen zu können, ist unterschiedlich ausgeprägt und schwer erlernbar.

Psychosomatische Erkrankungen. Als psychosomatische Krankheiten im engeren Sinne gelten zum Teil Asthma bronchiale, Adipositas sowie Anorexie und die recht häufigen Panikattacken. Ein zunehmend häufiger Symptomkomplex, der schwierig von einer Depression abzugrenzen ist, ist das chronische Erschöpfungssyndrom (chronic fatigue syndrome) (Tab. 1.**12**).

Exogene Psychosen. Bei der Gruppe der „exogenen Psychosen" ist die psychische Störung nur ein Begleitsymptom einer körperlichen Krankheit. M. Bleuler unterscheidet vier Hauptgruppen körperlich bedingter Störungen:
- *Psychoorganisches Syndrom (POS):* Aufgrund einer ätiologisch vielfältigen diffusen Hirnschädigung (Arteriosklerose, Schädeltrauma, Korsakow-Syndrom) zeigen diese Patienten typische Störungen der Merkfähigkeit, der Orientierung in Raum und Zeit sowie der Konzentration. Ferner sind Gedankenarmut, Perseverationen und Affektlabilität typisch.

Tabelle 1.12 Diagnosekriterien für das chronische Erschöpfungssyndrom (nach Centers for Disease Control, Atlanta 1994)

Kriterien	Ausschlusskriterien
klinisch beurteilte, medizinisch unklare Müdigkeit von mindestens 6-monatiger Dauer: - bei Erstmanifestation - kein Ergebnis einer übermäßigen Anstrengung - keine wesentliche Linderung durch Ruhe - eine wesentliche Reduktion des früheren Aktivitätsniveaus	- Aktive, unklare, oder verdächtige Erkrankungen, die möglicherweise die Ursache der Erschöpfung sind - Psychogene, melancholische oder bipolare Depression (aber nicht die unkomplizierte endogene Depression) - Psychotische Störungen - Demenz - Anorexia oder Bulimia nervosa - Alkohol- oder anderer Substanzmissbrauch - Schwere Adipositas
Das Vorkommen von 4 oder mehr der folgenden Symptome: - subjektive Gedächtnisstörungen - empfindliche Lymphknoten - Muskelschmerzen - Gelenkschmerzen - Kopfschmerzen - nicht erholsamer Schlaf - Erschöpfung nach Anstrengung (> 24 h)	

> *Hirnlokales Psychosyndrom:* Infolge lokaler Hirnerkrankungen kommt es typischerweise nicht zu Gedächtnis- oder Bewusstseinsstörungen, sondern zu sprunghaft wechselnden Veränderungen des Antriebs und der Stimmung.
> *Endokrines Psychosyndrom:* Psychische Störungen können bei endokrinen Erkrankungen auftreten. Sie zeigen dasselbe Bild wie beim hirnlokalen Psychosyndrom.
> *Akuter exogener Reaktionstyp:* Bei schweren akuten Allgemeinerkrankungen wie auch akuten Hirnerkrankungen können selten für den akuten exogenen Reaktionstyp typische psychische Symptome auftreten wie plötzlicher Verwirrungszustand, fehlende örtliche und zeitliche Orientierung, unzusammenhängende Sprache, Unruhe und Apathie sowie Halluzinationen und Wahnideen. Typische Untergruppen des akuten exogenen Reaktionstyps sind die Delirien (Halluzinationen, Bewegungsdrang), Dämmerzustände sowie Bewusstseinsstörungen verschiedenen Grades (Somnolenz, Sopor, Koma). Der akute exogene Reaktionstyp ist oft schwierig gegen neurotische Störungen und Schizophrenien abzugrenzen.

Erbkrankheiten

Der menschliche Chromosomensatz besteht aus 22 Autosomenpaaren (44) und 2 Geschlechtschromosomen (Mann: 46,XY; Frau: 46,XX). Mittels Spezialfärbungen werden aus Körperzellen stammende Chromosomen individuell analysiert (Karyotyp).

Chromosomenanomalien

Numerische Aberrationen. Trisomien (47 Chromosomen), die häufigsten chromosomalen Störungen, sind meist nur bei der Trisomie 21 (Down-Syndrom, Häufigkeit 1 : 650) und bei den geschlechtschromosomalen Trisomien mit einem längeren Leben vereinbar. Von den geschlechtschromosomalen Anomalien sind das Klinefelter-Syndrom (47,XXY) mit einer Häufigkeit von 1 : 500 und die klinisch meist unauffälligen Triplo-X-Frauen (47,XXX) mit einer Häufigkeit von 1 : 1000 die häufigsten. Das Turner-Syndrom (45,X0) (Häufigkeit 1 : 10000) ist eine geschlechtschromosomale Monosomie.

Strukturelle Aberrationen. Chromosomale Aberrationen können entweder vererbt oder erworben (chemische mutagene Substanzen, Röntgenstrahlen, Radioaktivität) sein. Chromosomenanomalien können mit zytogenetischen Methoden auch schon pränatal nachgewiesen werden.

Einfacher Mendel-Erbgang

Diese Art der Vererbung kommt durch die Übertragung eines einzelnen mutierten Gens zustande.

Autosomal dominante Vererbung. Symptome treten bereits beim heterozygoten Träger auf, wobei auf einem Chromosom das mutierte und auf dem anderen das normale Gen lokalisiert ist. Das Risiko für die Nachkommen eines manifest erkrankten Patienten beträgt 50%. Nicht jeder Träger muss manifest erkranken (Unterschied in der Expressivität der Erkrankung oder Penetranz des Gens). Schwere, dominant vererbte Anomalien sind vielfach durch Neumutationen ausgelöst und verschwinden wieder mit dem Tod des Trägers, ohne dass dieser Nachkommen hinterlässt.

Autosomal rezessive Vererbung. Symptome können nur dann auftreten, wenn der Patient homozygot ist, d. h. beide Genorte auf den homologen Chromosomen durch mutierte Gene (= Allele) besetzt sind. Das Wiederholungsrisiko für weitere, manifest erkrankte Geschwister ist 25%, für heterozygote gesunde Überträger 50% und für gesunde Geschwister 25%.

X-chromosomale Vererbung. Das X-Chromosom ist Träger des mutierten Gens. Meist sind die Frauen nur asymptomatische Überträgerinnen (Konduktorinnen), und 50% der männlichen Nachkommen solcher Frauen erkranken.

Als Faustregel gilt, dass rezessiv vererbte Krankheiten oft in der frühen Kindheit und autosomal dominante Erbleiden oft erst im Erwachsenenalter diagnostiziert werden. Dominant vererbte Mutationen betreffen eher Formmerkmale, rezessive Mutationen führen eher zu Stoffwechselkrankheiten (Kapitel 2).

Bei vielen monogen vererbten Krankheiten sind heute die exakte Lokalisation der verantwortlichen Gene und in zunehmendem Maße auch der biologische Mechanismus der Erkrankung bekannt. Vereinzelt sind aufgrund dieser Erkenntnisse bereits therapeutische Interventionen zur Behebung einzelner Defekte unternommen worden.

Multifaktorieller Erbgang

Das Zusammenspiel verschiedener, oft nicht genau bekannter Gene und zusätzlich von Umweltfaktoren scheint für verschiedene familiär gehäufte Krankheiten verantwortlich zu sein. Diese Art der Vererbung ist häufiger als die monogen vererbten Anomalien. Die Verwandten ersten Grades besitzen ein Erkrankungsrisiko von ca. 5%.

Allgemeine Aspekte zu Diagnose und Differenzialdiagnose

Allergien

Allergien zeichnen sich durch eine abnorme Reaktionsbereitschaft des Körpers auf Stoffe (Allergene) aus, die beim Gesunden keine derartigen Veränderungen hervorrufen. Man unterscheidet humorale Allergien durch zirkulierende Antikörper (Typ I, II, III) und zelluläre Allergien (Typ IV).

Typ-I-Allergie. Dramatisch äußern sich oft die allergisch-anaphylaktischen Erkrankungen, die sog. Typ-I-Allergien. Sie sind charakterisiert durch das Auftreten von Symptomen wenige Minuten bis evtl. Stunden nach der Allergenaufnahme (inhalativ, oral, per injectionem, perkutan). Neben Pruritus, Urtikaria und einem Angioödem kann es zu Dyspnoe sowie zu Durchfällen, Koliken und zu einer schweren Schocksymptomatik kommen.

Durch ein spezifisches Antigen (Protein, Polysaccharid, Hapten) setzen IgE-sensibilisierte Mastzellen biologisch aktive Stoffe wie z. B. Histamin, SRS-A (slow reacting substance of anaphylaxis) frei. Diese und andere Mediatoren führen dann schnell zu den erwähnten Symptomen. Oftmals, aber nicht immer, lässt sich ein zeitlicher Zusammenhang mit einer Antigenexposition (Nahrungsmittel, Medikamente, Insektenstich usw.) herstellen.

Diagnostisch kann ein Prick- oder Scratch-Test oder bei Negativität derselben ein Intrakutantest weiterhelfen. Bei diesen Untersuchungen werden verdünnte Antigene mittels Skarifikation oder Intrakutaninjektion zugeführt. Eine Quaddel, die nach 10–20 min auftritt, zeigt ein positives Resultat an. Heute kann das Vorliegen von spezifischen IgE-Antikörpern auch mit dem RAST (Radio-Allergo-Sorbent-Test) quantitativ erfasst werden. Diese gefahrlose Methode gestattet den Nachweis von IgE-Antikörpern gegen Nahrungsmittel, Insektengifte, Pollen, verschiedene Stäube usw. Oftmals lassen sich bei diesen Patienten eine deutliche Eosinophilie und eine Serum-IgE-Erhöhung nachweisen. Fieber, eine beschleunigte Blutsenkungsreaktion oder eine Leukozytose fehlen praktisch immer.

Typ-II-Allergie. Bei der Typ-II-Allergie können zirkulierende Antikörper zur Zytolyse von Zellen führen (allergische hämolytische Anämien, Transfusionsreaktionen).

Typ-III-Allergie. Die Typ-III-Allergien umfassen die sog. Immunkomplexerkrankungen. Verschiedene Antigene (Medikamente, Bakterien, Viren, Tumorzellen, evtl. körpereigenes Gewebe) bilden mit den entsprechenden Antikörpern zirkulierende Immunkomplexe und können in den Basalmembranen von Blutgefäßen und Glomeruli abgelagert werden. Die betroffenen Patienten zeigen meist ein relativ gleichartiges Krankheitsbild, das vor allem durch Arthralgien, verschiedenartige Hautveränderungen und Glomerulonephritiden gekennzeichnet ist. Seltener sind Pleuritiden, Perikarditiden und allergische Alveolitiden. Beispiele für Immunkomplexerkrankungen sind: Farmerlunge, Poststreptokokken-Glomerulonephritis, Glomerulonephritiden bei Endokarditis und bei verschiedenen Tumoren wie Kolonkarzinom, Bronchustumoren und Hypernephrom.

Typ-IV-Allergie. Bei der Typ-IV-Allergie können sensibilisierte T-Lymphozyten zu allergischen Veränderungen vor allem im Bereich der Haut führen. So treten beispielsweise Kontaktekzeme und Exantheme auf. Die Reaktionszeit vom Allergenkontakt bis zum Auftreten von Symptomen kann bis zu 10 Tage betragen.

Intoxikationen

Bei Intoxikationen exogener und endogener Art ist kein allgemeingültiges klinisches Kriterium bekannt.

Literatur

Battegay E, Gasche A, Zimmerli L, Martina B, Gyr N, Keller U. Risk factor control and perceptions of risk factors in patients with coronary heart disease. Blood Press 1997; 1 Suppl.:17–22.

Battegay M, Martina B, Bucheli B, Wagner P, Battegay E, Bucher HC. Qualitätsaspekte in Innerer Medizin – von der Anamnese bis zur Meta-Analyse. Schweiz Rundschau Med (Praxis) 1998; 87: 1785–92.

Bauer W. Paraneoplastische Endokrinopathien. In Siegenthaler W, Kaufmann W, Hornbostel H, Waller HD (Hrsg.). Lehrbuch der inneren Medizin, 3. Aufl. Stuttgart: Thieme 1992.

Bleuler E. Das autistisch-undisziplinierte Denken in der Medizin und seine Überwindung. Berlin: Springer 1921.

De Broe ME, Elseviers MM. Analgesic nephropathy. N Engl J Med 1998; 338: 446.

Dent J, Brun J, Fendrick AM, et al. An evidence-based appraisal of reflux disease management: the Genval Workshop Report. Gut 1999; 44 Suppl. 2:S1–16.

De Vita VT Jr, Hellmann S, Rosenberg SA. Cancer – Principles and Practice of Oncology. 5th ed. Philadelphia: Lippincott 1997.

Douketis JD, Feightner JW, Attia J, Feldman WF. Periodic health examination, 1999 update: 1. Detection, prevention and treatment of obesity. Canadian Task Force on Preventive Health Care. CMAJ. 1999; 160: 513–25.

Eng C, Stratton M, Ponder B et al. Familial cancer syndromes. Lancet 1994; 343: 709.

Gyr NE, Schoenenberger RA, Haefeli WE (Hrsg.). Internistische Notfälle, 7. Aufl. Stuttgart: Thieme 2003

Hengstler P, Battegay E, Cornuz J, Bucher HC, Battegay M. Evidence for prevention and screening: recommendations in adults. Swiss Medical Weekly 2002; 132: 363–73.

Howell WH, McNamara DJ, Tosca MA, Smith BT, Gaines JA. Plasma lipid and lipoprotein responses to dietary fat and cholesterol: a meta-analysis. Am J Clin Nutr. 1997; 65: 1747–64.

Kassirer JP. Teaching problem solving-how are we doing? N Engl J Med 1995; 332: 1507.

Ollenschläger G, Bucher HC, Donner-Banzhoff N, Forster J, Gaebel W, Kunz Regina, Müller O-A, Neugebauer EAM, Steurer J (eds.). Kompendium evidenzbasierte Medizin. Clinical Evidence Concise. 3. Aufl. Bern: Hans Huber 2004.

Literatur

Lee IM, Rexrode KM, Cook NR, Manson JE, Buring JE. Physical activity and coronary heart disease in women: is "no pain, no gain" passe? JAMA 2001; 285: 1447–54.

Leiber: Die klinischen Syndrome. Syndrome, Sequenzen und Symptomenkomplexe. In: Adler G, Burg G, Kunze J, Pongartz D, Schinzel A, Spranger J (Hrsg.). 8. Aufl. München: Urban & Schwarzenberg 1996, S. 25–31.

Manual Arzt-Patienten-Unterricht, Universitätskliniken Basel

Martina B, Bucheli B, Stotz M, Battegay E, Gyr N. First clinical judgment by primary care physicians distinguishes well between nonorganic and organic causes of abdominal or chest pain. J Gen Intern Med 1997; 12: 459–65.

McKeith I. The differential diagnosis of dementia. In: Burns A, Levy R (eds.). Dementia. 1st ed. London: Chapman and Hall 1994 pp. 39–57.

National Institutes of Health. Clinical Guidelines on the Identification, Evaluation, and Treatment of Overweight and Obesity in Adults: The Evidence Report. Bethesda, Maryland: US Department of Health and Human Services, Obes Res 1998; 6 Suppl 2: 51S–209S.

Neal B, MacMahon S, Chapman N. Blood Pressure Lowering Treatment Trialists' Collaboration. Effects of ACE inhibitors, calcium antagonists, and other blood-pressure-lowering drugs: results of prospectively designed overviews of randomised trials. Blood Pressure Lowering Treatment Trialists' Collaboration. Lancet 2000; 356: 1955–64.

Pfisterer M, Buser P, Osswald S, Allemann U, Amann W, Angehrn W, Eeckhout E, Erne P, Estlinbaum W, Kuster G, Moccetti T, Naegeli B, Rickenbacher P. Trial of Invasive versus Medical therapy in Elderly patients (TIME) Investigators. Outcome of elderly patients with chronic symptomatic coronary artery disease with an invasive vs optimized medical treatment strategy: one-year results of the randomized TIME trial. JAMA 2003; 289: 1117–23.

Prospective studies collaboration. Cholesterol, diastolic blood pressure, and stroke: 13 000 strokes in 450 000 people in 45 prospective cohorts. Lancet 1995; 346: 1647–53.

Roitt IM, Brostoff J, Male D. Immunology. 5th ed. Gower Medical Publishing 1998

Schoenenberger RA, Perruchoud AP. Umgang mit Fehlern in der Medizin. Schweiz Rundsch Med Prax 1998; 24: 1793–7.

Siegenthaler W, Streuli R, Siegenthaler G. Diagnose und Therapie im Spannungsfeld der täglichen Praxis. In Losse H, Gerlach U, Wetzels E (Hrsg.). Rationelle Therapie in der inneren Medizin, 3. Aufl. Stuttgart: Thieme 1986.

Speich R. Der diagnostische Prozess in der Inneren Medizin: Entscheidungsanalyse oder Intuition? Schweiz Med Wschr 1997; 127: 1263.

Stratton IM, Adler AI, Neil HA, Matthews DR, Manley SE, Cull CA, Hadden D, Turner RC, Holman RR. Association of glycaemia with macrovascular and microvascular complications of type 2 diabetes (UKPDS 35): prospective observational study. BMJ 2000; 321: 405–12.

The Direct Thrombin Inhibitor Trialists' Collaborative Group. Direct thrombin inhibitors in acute coronary syndromes: principal results of a meta-analysis based on individual patients' data. Lancet 2002; 359: 294–302.

The International Study of Asthma and Allergies in Childhood (ISAAC) Steering Committee. Worldwide variation in prevalence of symptoms of asthma, allergic rhinoconjunctivitis, and atopic eczema: ISAAC. Lancet 1998; 351: 1225–32.

The Task Force on the Management of Acute Myocardial Infarction of the European Society of Cardiology. Acute myocardial infarction: pre-hospital and in-hospital management. Eur Heart J 1996; 17: 43–63.

Travis WD, Travis LB, Devesa SS. Lung cancer. Cancer 1995; 75(1 Suppl): 191–202.

Vereinigung Schweizerischer Krebsregister (Levi F, Raymond L, Schüler G et al.): Krebs in der Schweiz. Fakten, Kommentare. Bern: Schweizerische Krebsliga 1998.

Zober A, Nasterlack M, Pallapies D: Exposure Based Hazards: Chemical. In Herzstein J, Bunn W, Fleming L, Harrington JM, Jeyaratnam J, Gardner I (eds.). International Occupational and Environmental Medicine. St. Louis: Mosby 1998; Kap. 29, 483–92.

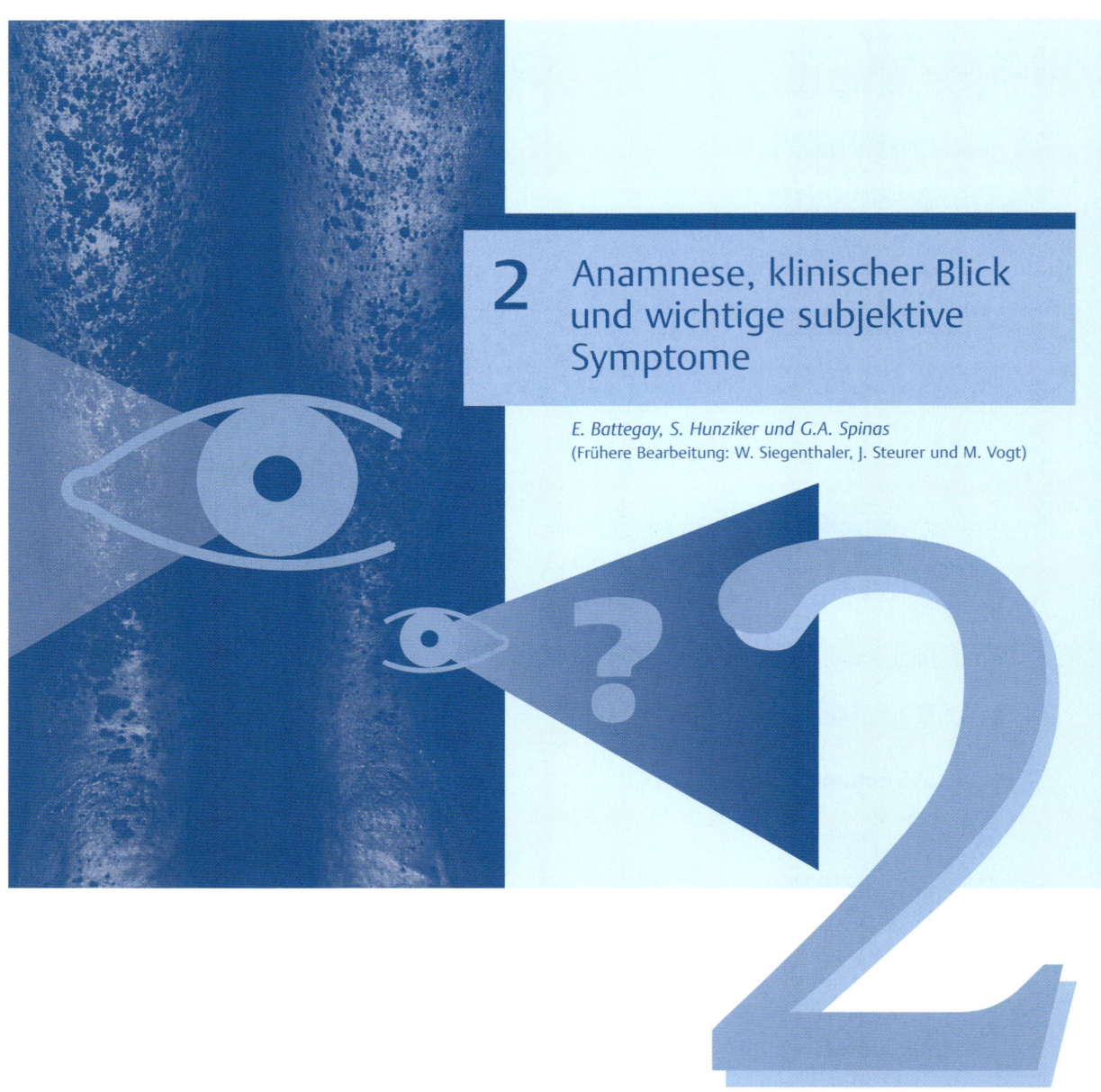

2 Anamnese, klinischer Blick und wichtige subjektive Symptome

E. Battegay, S. Hunziker und G.A. Spinas
(Frühere Bearbeitung: W. Siegenthaler, J. Steurer und M. Vogt)

Anamnese, klinischer Blick und wichtige subjektive Symptome

2.1 Anamnese _____ 28

- Begrüßung und Gesprächssituation _____ 28
- Bestandteile der Anamnese _____ 28

2.2 Status _____ 28

- Lymphknoten _____ 28
- Schilddrüse _____ 29
- Herz, Gefäße, Kreislauf _____ 29
- Thorax/Lunge _____ 29
  - Inspektion _____ 29
  - Palpation _____ 30
  - Perkussion _____ 30
  - Auskultation _____ 31
- Abdomen _____ 32
  - Inspektion _____ 32
  - Palpation _____ 32
- Bewegungsapparat _____ 33
- Neurologische Untersuchung _____ 33

2.3 Der asymptomatische Patient (Check-up) _____ 34

- Prävention von Erkrankungen beim Gesunden _____ 35
  - Impfungen _____ 35
- Screening und differenzialdiagnostische Überlegungen bei scheinbar Gesunden _____ 36
  - Periodic Health Exams _____ 36
  - Case finding _____ 38
- Hidden Agenda (Versteckte Agenda) _____ 38

2.4 Wichtige subjektive Symptome _____ 39

- Appetit _____ 39
- Amenorrhö _____ 39
- Durst/Polydipsie _____ 40
  - Diabetes mellitus _____ 40
    - Definition des Diabetes mellitus _____ 40
    - Typ-1-Diabetes _____ 41
    - Typ-2-Diabetes _____ 41
    - Spezifische Diabetesformen _____ 41
    - Gestationsdiabetes _____ 42
    - Folgeerkrankungen bei Diabetes mellitus _____ 42
  - Diabetes insipidus _____ 42
    - Zentraler Diabetes insipidus _____ 42
    - Renaler Diabetes insipidus _____ 43
  - Primäre Polydipsie _____ 43
- Erbrechen _____ 43
- Fertilitätsstörungen _____ 44
- Hämoptyse _____ 45
- Husten _____ 45
- Müdigkeit _____ 46
- Palpitationen _____ 47
- Schlafstörungen _____ 48
- Schluckstörungen _____ 49
- Singultus _____ 49
- Schmerzen _____ 49
- Störungen der Sexualfunktion _____ 50

2 Anamnese, klinischer Blick und wichtige subjektive Symptome

2.1 Anamnese

Begrüßung und Gesprächssituation

Es soll für den Patienten eine möglichst angenehme Situation geschaffen werden, insbesondere für den Blickkontakt, und ein gutes akustisches Verständnis.

Einstieg, Perspektive des Patienten. Mit einer offenen Einstiegsfrage soll dem Patienten die Möglichkeit gegeben werden, die Beschwerden frei zu schildern. Das subjektive Krankheitsempfinden spielt hier eine wesentliche Rolle. Die Techniken des aktiven Zuhörens beinhalten das „Abwarten", die „Wiederholung von Worten des Patienten (Echoing)" und das „Zusammenfassen" des Gesagten in eigenen Worten.

Bestandteile der Anamnese

Jetziges Leiden. Hier beginnt eine arztzentrierte Phase der Anamnese, Suggestivfragen sind dennoch zu vermeiden. Erfragt werden 6 Dimensionen des Symptoms:
1. Lokalisation des Symptoms mit Ausstrahlung.
2. Zeitliches Auftreten: Beginn, Dauer, Reihenfolge der verschiedenen Symptome, Periodizität und freie Intervalle.
3. Qualität: Der Patient soll die Beschwerden näher beschreiben. Bei Verwendung von medizinischen Begriffen (Herzschmerzen) ist Vorsicht geboten, es soll nach einer genaueren Beschreibung gefragt werden, jedoch ist ein Patient nicht immer dazu fähig, die entsprechenden Adjektive zu finden.
4. Intensität: Stärke und Ausmaß bzw. Menge/Volumen (z. B. bei Fieber oder Vomitus).
5. Begleitzeichen.
6. Umstände, die mildernd oder verschlimmernd wirken.

Weitere Angaben. Weitere Bestandteile der Anamnese sind:
- Persönliche Anamnese:
  - frühere Erkrankungen, Operationen und Hospitalisationen.
- Familienanamnese:
  - z. B. Diabetes mellitus, arterielle Hypertonie, Tumoren, kardiovaskuläre Erkrankungen, Nieren- und Lungenleiden, psychische Erkrankungen, Epilepsien.
- Psychosoziale Anamnese:
  - Systemanamnese: Fragen nach Störungen anderer Organsysteme und Fragen nach Medikamenten und Suchtmitteln (Rauchen, Alkohol, Drogen).
- Neurologische (System-)Anamnese:
  - Mentalfunktionen: Konzentrations-/Gedächtnisprobleme, Sprachstörungen (z. B. Wortfindungsstörung), intellektuelle Leistungen (am Arbeitsplatz), Stimmung/Verhalten (meist über Drittperson eruierbar!),
  - Hirnnerven: Abnahme der Sehschärfe, Doppelbilder, Kribbeln/Taubheitsgefühl im Gesichtsbereich, Hörstörungen, Schwindel, Schluck-/Sprechprobleme,
  - Extremitäten: Kribbeln oder Taubheitsgefühl an Armen oder Beinen, Schwäche/Kraftverlust, feinmotorische Störungen (z. B. Veränderung der Schrift), Gangstörungen/Stürze, unwillkürliche Bewegungen (und Krämpfe),
  - anderes: Kopfschmerzen, sonstige Schmerzen, anfallsartige Störungen, autonome Störungen (Miktion, Potenz, Stuhlgang, Schwitzen), Schlaf-Wach-Störungen.

2.2 Status

Lymphknoten

Palpation. Die klinische Untersuchung der Lymphknotenstationen (zervikal, nuchal, submandibulär, supra- und infraklavikulär, axillär, inguinal) erfolgt palpatorisch. Hier ist auf folgende Kriterien zu achten:
- Konsistenz (derb, weich),
- Verschieblichkeit,
- Dolenz,
- Größe (normalerweise < 1 cm).

Schilddrüse

Inspektion und Palpation. Beide Untersuchungsmethoden der Schilddrüse haben zur Diagnose einer Struma bei normaler Kopfhaltung zusammen eine Sensitivität von 40–80 % und eine Spezifität von 90–100 %. Ist die Struma erst durch Inklination des Kopfes sichtbar (Struma Grad I), nimmt die Sensitivität jedoch auf 10 % ab (Tab. 2.1).

Tabelle 2.1 Klinische Einteilung von Strumen nach Größeklassen

Struma	Klinische Charakteristika
Grad I	Nur tastbar, sichtbar nur bei Kopfreklination
Grad II	Sichtbar bei normaler Kopfhaltung
Grad III	Aus Distanz sichtbar

Herz, Gefäße, Kreislauf

Inspektion. Zu achten sind hier auf:
- Zentrale Zyanose (Zungenunterseite), Ikterus, (Sklerenfarbe), Thoraxform (Trichterbrust, Hühnerbrust, flacher Thorax, Herzbuckel oder Voussure), Skoliose.
- *Peripherer venöser Druck:* Die Prüfung des peripheren venösen Drucks erfolgt bei einer Hochlagerung des Oberkörpers auf 45°. Wenn die Halsvenen in dieser Position bis über 3 cm oberhalb des sternalen Winkels gefüllt sind, ist der venöse Druck erhöht.
- Bei fehlenden Hinweisen für eine Stauung vor dem rechten Herzen (normaler Druck) wird zum Ausschluss einer möglichen latenten Rechtsherzinsuffizienz der hepatojuguläre Reflux (HJR) geprüft. Ein positiver hepatojugulärer Reflux ist ein aussagekräftiges Kriterium für einen erhöhten linksatrialen bzw. rechtskardialen Druck (Sensitivität 50–80 %, Spezifität über 95 %).
- *Peripherer venöser Puls* (V. jugularis interna, allenfalls externa): Hier ist der zeitliche Bezug zum Karotisgipfel zu beachten. Bei Druckanstieg während der Inspiration spricht man vom *paradoxen* Druckanstieg.
- *Andere sichtbare Pulsationen* (A. carotis, Brustwandbewegungen). Bei starken intrathorakalen Druckschwankungen (z. B. schwerer Asthmaanfall, massive obere Atemwegsobstruktion) kann ein *Pulsus paradoxus* auftreten: Dieser äußert sich durch Verstärkung des physiologischen Absinkens des systolischen Blutdruckes während der Inspiration um > 15 mmHg.

Palpation. Zur Palpation am liegenden Patienten gehört neben der eigentlichen Herzpalpation die Beurteilung der Karotiden und peripheren Gefäße (Pulsstatus) sowie der Thoraxbewegungen. Peripher werden A. carotis, A. subclavia, A. abdominalis, A. femoralis und A. poplitea palpiert.
- *A. carotis:* Druckanstiegsgeschwindigkeit (normal, verlangsamt, abnorm schnell, gemischt), Puls eingipflig, doppelgipflig, paradox (schwächerer Puls bei Inspiration).
- *Periphere Gefäße:* Beurteilung von Pulsen (Frequenz, Rhythmus, Pulsdefizit).
- *Brustwandbewegungen:* vorhanden oder fehlend? Wenn vorhanden: Lokalisation (linker oder rechter Ventrikel), Amplitude, Dauer.

Perkussion. Die Perkussion des Herzens zur Bestimmung der Größe ist eine sensitive Untersuchungsmethode zum Ausschluss einer Kardiomegalie.

Auskultation. Erhoben werden Herztöne (kurz dauernde, hörbare Schwingungen) sowie Geräusche (Turbulenzen):
- 1. Herzton, 2. Herzton, abnorme Herztöne,
- systolische Geräusche, diastolische Geräusche.

Thorax/Lunge

Inspektion

- Thoraxform:
  - bzgl. Symmetrie, Kyphoskoliose, Trichterbrust (Pectus excavatum) und Hühnerbrust (Pectus carinatum) wegweisend,
  - Fassthorax findet sich bei Überblähung, z. B. Emphysem; Zeichen hierfür sind: Thorax in Inspirationsstellung fixiert, Rippen horizontal, Manubrium sterni am Kehlkopfunterrand, „Emphysemkissen" in den Supraklavikulargruben.
- Atemhilfsmuskulatur:
  - v. a. der M. sternocleidomastoideus,
  - aktiviert bei stark überblähten Lungen,
  - Unterstützung des Zwerchfells (Zwerchfell flach, inspiratorische Insuffizienz).
- Exspiratorische Lippenbremse:
  - Verhinderung eines Atemwegskollapses.
- Abstützen der Arme/Schultergürtel im Sitzen:
  - Verbesserung der Atemhilfsmuskulatur.
- Atemfrequenz (normal 8–20/min):
  - Tachypnoe (> 20/min): unspezifisches Symptom bei vielen Lungen- und Herzerkrankungen, Lun-

genfibrose, Pneumonie (cave: Hyperventilation bezeichnet eine metabolisch überschießende Atmung, bezieht sich auf pCO$_2$ und pH, nicht auf Atemfrequenz oder Atemtiefe),
- Bradypnoe (< 8/min): z. B. bei Opiatintoxikation.
▶ Atemzyklus:
- Dauer der In- und Exspiration = 2 : 3,
- obstruktive Atemwegserkrankungen führen zu verlängertem Exspirium (COPD; Asthma).
▶ Atemexkursionen:
- inspiratorische Thoraxexkursionen: im Liegen $^2/_3$ durch Zwerchfellkontraktion, im Stehen und Sitzen $^1/_3$,
- Exspiration: in Ruhe passiv, forciert durch Kontraktion der Abdominalmuskulatur,
- Symmetrie (palpieren): ist eingeschränkt bei Brustwandveränderungen, Pleuraschwarten, fehlender Lungenfüllung (Atelektase, Tumor, evtl. schmerzgehemmt),
- Synchronie: gleichzeitige Auswärtsbewegungen beider Hemithoraces,
- paradoxe Bewegungen: Bewegungen von Brustwandanteilen bei Rippenserienfrakturen (flail chest),
- paradoxe Atmung: gegensinnige Bewegung von Thorax und Abdomen am liegenden Patienten.
▶ Atemtypen:
- *Orthopnoe:* Dyspnoe im Liegen,
- *Platypnoe:* Dyspnoe bei aufrechtem Oberkörper (z. B. Rechts-Links-Shunt-Vitien),
- *Kussmaul-Atmung:* vertiefte und wenig beschleunigte Atmung bei metabolischer Azidose (Ketoazidose, Niereninsuffizienz),
- *Seufzer:* vereinzelt tiefe Atemzüge (physiologisch wenige Male pro Stunde),
- *Cheyne-Stokes-Atmung:* zyklische Zu- und Abnahme der Atemzugtiefe mit Atempausen (Apnoen),
- *Biot-Atmung:* chaotische, unregelmäßige Atmung (z. B. bei Schäden im Bereiche der Medulla oblongata oder Atemdepression durch Medikamente),
- *Schnappatmung:* schnappende Bewegungen mit oberflächlichen Atemzügen und apnoischen Pausen (schwere Intoxikationen, Agonie).
▶ Trommelschlegelfinger („clubbing") und Uhrglasnägel:
- bei chronischer Hypoxämie (v. a. Lungenfibrose, zystische Fibrose) oder idiopathisch.
▶ Zyanose:
- Blaufärbung von Haut und Schleimhaut, Blut mit mindestens 5 g/dl ungesättigtem Hämoglobin,
- *zentrale Zyanose:* arterielles Blut bereits ungesättigt (Lungenkrankheiten), z. B. an Zungenunterseite,
- *periphere Zyanose:* langsamer Blutfluss an den Akren, infolgedessen Sauerstoffverbrauch aus dem Kapillarblut erhöht (Herzinsuffizienz, Kälte), z. B. Lippen; zentrale Kompartimente sind nicht untersättigt (z. B. Zungenunterseite rosig).

Palpation

Mit der Palpation ist eine eindeutigere Beurteilung der Symmetrie von Atembewegungen möglich als mit der Inspektion.
▶ Lymphknoten, Trachea, Haut:
- zur Untersuchung des Thorax gehört die Palpation der supra- und infraklavikulären sowie der axillären Lymphknotenstationen,
- die Tracheaposition wird median im Jugulum geprüft,
- beim Hautemphysem findet sich ein Knistern in der Subkutis.
▶ Stimmfremitus:
- ein verstärkter Stimmfremitus findet sich, wenn das Lungengewebe zwischen Bronchien und Thoraxaußenwand dichter wird (Lungeninfiltration, v. a. typisch bei Lobärpneumonie),
- eine Abschwächung oder gar Aufhebung kommt durch erschwerte Fortleitung zustande (Pleuraerguss, Schwarte, Atelektase, Pneumothorax),
- bei Frauen und Kindern ist teilweise durch die hohe Frequenz der Stimme keine Übertragung der Schwingung auf den Thorax und somit kein Stimmfremitus prüfbar.
▶ Atemhilfsmuskulatur:
- die Aktivität der Atemhilfsmuskulatur kann an den Mm. scaleni und dem M. sternocleidomastoideus palpiert werden.

Perkussion

Die Perkussion bezeichnet die Untersuchung des Luftgehaltes eines Gewebes durch Beklopfen mit einer Eindringtiefe bis ca. 5 cm. Hierdurch kann die Lunge gegenüber den nichtlufthaltigen Nachbarorganen abgegrenzt werden. Im Seitenvergleich der beiden Lungen können außerdem pathologische Areale objektiviert werden (Mindestdurchmesser 5 cm). Eine unauffällige Perkussion bedeutet aber noch kein Fehlen einer Lungenpathologie. Je nach Erkrankung variiert die Sensitivität der Perkussion: Bei großen Pleuraergüssen beträgt sie 100%, bei Konsolidationen noch um 26% und bei intraparenchymatösen Prozessen findet sich kein diagnostischer Gewinn durch die Perkussion.
Zu prüfen sind perkutorisch:
▶ Schallqualitäten:
- *sonor:* normal,
- *hypersonor:* über vermehrt lufthaltigen Lungenabschnitten, z. B. über Bulla, Emphysem, Pneumothorax,
- *gedämpft:* über vermindert lufthaltigen Abschnitte, z. B. über Leber, Pneumonie, Atelektase, Erguss).
▶ Lokalisation und Verschieblichkeit der unteren dorsalen Lungengrenzen:
- wird durch die Perkussion von oben nach unten bis zur Dämpfung (Atemmittellage) geprüft,
- die inspiratorische Lungengrenze ergibt sich bei Perkussion von oben nach unten bei tiefer Inspiration,

- die exspiratorische Lungengrenze wird anschließend nach vollständiger Exspiration von unten nach oben bis zum sonoren Klopfschall perkutiert,
- die Differenz entspricht der Lungenverschieblichkeit und beträgt normalerweise zwischen 4–6 cm,
- ein tief stehendes Zwerchfell mit wenig Beweglichkeit spricht für eine Überblähung, z. B. im Rahmen eines Lungenemphysems.

Auf die gleiche Weise wird perkutorisch von oben nach unten die obere Lebergrenze in der Medioklavikularlinie untersucht.

Auskultation

Atemgeräusch. Das normale Atemgeräusch entsteht durch turbulenten Luftfluss am Kehlkopf, in der Trachea und den großen Bronchien. Es ist inspiratorisch als leises, hauchendes Geräusch hörbar, exspiratorisch als unbestimmtes und schlecht abgrenzbares Geräusch.
Zu achten ist auf:
➤ Abgeschwächtes oder aufgehobenes Atemgeräusch:
  - tritt auf, wenn das darunter liegende Lungengewebe vermindert ventiliert wird (Atelektase, Erguss, Bulla, Pneumothorax, Schonatmung) oder vermehrt lufthaltig ist (z. B. Emphysem).
➤ „Bronchialatmen":
  - ist ein lautes, fauchendes in- und exspiratorisch gut definiertes Geräusch bei Auskultation direkt über der Trachea oder der Vertebra prominens,
  - durch lufthaltiges Lungengewebe werden die hohen Frequenzen des Atemgeräusches wegfiltriert, was das Geräusch abschwächt,
  - Bronchialatmen wird über infiltrierten Lungenarealen mit offenen Bronchien gehört (Lobärpneumonie),
  - in Kombination mit Fieber und Husten spricht ein Bronchialatmen zwar für eine Pneumonie, ist hier aber nicht immer zu hören (Sensitivität 14%),
  - ähnlich hört sich das Kompressionsatmen über einem schmalen Ergusssaum an.
➤ Bronchophonie:
  - Zischlaute wie ein geflüstertes „66" oder „77" werden über infiltrierten Arealen lauter und hochfrequenter an die Brustwand fortgeleitet,
  - eine abnorme Bronchophonie hat dieselbe klinische Signifikanz wie das Bronchialatmen (Kombination mit Fieber und Husten spricht für Pneumonie).

Nebengeräusche. Zusätzlich zum Atemgeräusch gibt es kontinuierliche und diskontinuierliche Nebengeräusche.
➤ Kontinuierliche Nebengeräusche (englisch: „wheeze" oder „rhonchus"):
  - werden auch als *obstruktive* (früher auch als *trockene*) Nebengeräusche bezeichnet: „musikalische" Vibrationsgeräusche wie *„Giemen, Brummen und Pfeifen"* (gut hörbar z. B. beim Asthma bronchiale),
  - sind generell während der Exspiration deutlicher auskultierbar.
  - Durch Schwingungen (Oszillationen) der Bronchialwand beim Strömen von Luft durch enge Stellen (Sekret, Bronchospasmus, Schleimhautödem, Tumor, dynamische Kompression beim Emphysem, v. a. bei forcierter Ausatmung) kommt es zu Mono- oder polyphonen Tönen unterschiedlicher Frequenz.
  - Die Lautstärke ist kein Maß für den Schweregrad der Obstruktion! Bei schwerstem Bronchospasmus im Status asthmaticus fließt zu wenig Luft, um ein Geräusch zu verursachen („silent chest").
  - Kontinuierliche Nebengeräusche sprechen bei nicht forcierter Atmung für das Vorliegen einer obstruktiven Lungenerkrankung (Spezifität über 90%).
➤ Diskontinuierliche Nebengeräusche (englisch: „crackles" oder „rales"):
  - früher auch *feuchte* Rasselgeräusche genannt: gut abgrenzbare, kurz dauernde Geräuschphänomene (bis 20 ms Dauer),
  - entstehen durch Platzen von Sekretmenisci in Alveolen oder kleinen (feinblasige Nebengeräusche), mittleren (mittelblasige Nebengeräusche) und größeren (grobblasige Nebengeräusche) Atemwegen und sind vor allem inspiratorisch zu hören (früh- oder spätinspiratorische oder exspiratorische Rasselgeräusche).
  - Bei infiltriertem umgebendem Lungengewebe werden die hohen Frequenzen besser geleitet, so dass sie hier als „klingend" (ohrnah), bei normal belüfteter Lunge als „nichtklingend" (ohrfern) bezeichnet werden.
  - Diskontinuierliche Nebengeräusche treten bei Linksherzinsuffizienz mit interstitiellem oder alveolärem Ödem, Pneumonien sowie Lungenfibrosen (hochfrequentes Knisterrasseln, Sklerosiphonie) auf und klingen ähnlich wie das Öffnen eines Klettverschlusses.
  - Die Spezifität und Sensitivität der Nebengeräusche hängt von der Ursache ab (Tab. 2.**2**), so spricht beispielsweise das Fehlen von diskontinuierlichen Nebengeräuschen gegen eine idiopathische Lungenfibrose (> 80% Sensitivität), jedoch nicht, wenn die Ursache der Pulmonalfibrose eine Sarkoidose ist (Sensitivität 14%).
  - Bei bettlägerigen älteren Patienten verschwinden die Rasselgeräusche oft nach wenigen Atemzügen im Sitzen (Entfaltungsknistern). Sekretbedingte Nebengeräusche sind oft weghustbar.
➤ Pleurareiben:
  - schabendes, knarrendes Geräusch, das meist am Ende einer Exspiration, zum Teil auch endinspiratorisch auftritt,
  - im akuten Stadium oft von Schmerzen begleitet, hingegen chronisch meist schmerzlos,
  - entsteht durch krankheitsbedingte Veränderungen von viszeraler und parietaler Pleura, die nicht durch Flüssigkeit getrennt werden.

Tabelle 2.2 Sensitivität und Spezifität der verschiedenen Atem- und Nebengeräusche

Klinik	Diagnose	Sensitivität in %	Spezifität in %
Bronchialatmen	Pneumonie	14	90
Diskontinuierliche Nebengeräusche			
➤ bei Asbestarbeitern	Asbestose	80	80
	Sarkoidose	5–20	?
➤ bei kardialer Erkrankung	Linksherzinsuffizienz	20–60	80–90
➤ bei Fieber und Husten	Pneumonie	20–60	50–90
Kontinuierliche Nebengeräusche	chronische Atemwegsobstruktion	13–50	> 90
➤ während Methacholintest	Asthma	40	> 90
Abgeschwächtes Atemgeräusch			
➤ mit Fieber und Husten	Pneumonie	15–49	> 90

➤ Stridor:
  – ein mit bloßem Ohr hörbares ziehendes Stenosegeräusch,
  – der inspiratorische Stridor kommt vor allem bei extrathorakalen Atemwegsstenosen vor und spricht für einen Atemwegsdurchmesser von 5 mm.

Abdomen

Inspektion

Inspektorisch wird nach Formveränderungen (Auftreibung, abdominale Adipositas), lokalisierten Vorwölbungen und spontan oder durch Hustenprovokation sichtbaren Hernien der Bauchwand gesucht (epigastrisch, inguinal, skrotal, umbilikal, im Bereich von Narben). Weitere diagnostische Hinweise geben Hautveränderungen (z. B. Narben, Exantheme, Petechien, Striae) und Veränderungen der Behaarung (z. B. Abdominalglatze bei Lebererkrankungen). Eine abnorme venöse Gefäßzeichnung kann bei portaler Hypertension bis zum Caput medusae gesteigert sein.

Palpation

Bei einer schmerzhaften Abdominalpalpation mit einer Défense (unwillkürliche Abwehrspannung bei leichtem Eindrücken der Bauchdecken) mit Beteiligung des parietalen Peritoneums ist von einer lokalen oder allgemeinen Peritonitis auszugehen. Die Spezifität hierfür beträgt 75–99 %. Auch der Loslassschmerz (Nachzucken/Schmerzverstärkung bei plötzlichem Loslassen der sanft eingedrückten Bauchdecke) ist Zeichen einer Peritonitis, hier mit alleiniger Beteiligung des Peritoneum viscerale. Ein nichtperitonealer Palpationsschmerz hat lediglich diagnostische Bedeutung, wenn er mit dem angegebenen Spontanschmerz übereinstimmt (vom Patienten „erkannt wird"). Provozierte Schmerzen ohne spontanes Äquivalent haben selten diagnostische Bedeutung. Dasselbe gilt für punktförmige Schmerzen oder solche, die bei angespannter Bauchdecke stärker sind. Diese haben ihre Ursache meist in Bauchwanderkrankungen und nicht im Bereich intraperitonealer Organe.

Leber. Bei der Leberpalpation werden beurteilt:
➤ *Beschaffenheit des Leberrandes:* scharf oder rund, mittelhart oder weich,
➤ *bei Lebervergrößerung:* Symmetrie/Asymmetrie der Vergrößerung beider Lappen, Beschaffenheit der Leberoberfläche.
➤ *Ausgemessen* wird in der rechten Medioklavikularlinie in tiefer Inspiration die Distanz zwischen perkutorisch festgestellter Zwerchfellgrenze und palpatorisch gefundenem unteren Leberrand (Normaldistanz 8–10 cm; ab 12 cm sichere Hepatomegalie).

Milz. Die Palpation der Milz erfolgt in tiefer Inspiration rechtwinklig ab dem Rippenbogen bis zum unteren Milzpol.

Nieren. Die Nierenpalpation erfolgt in Rückenlage bei möglicht entspannter Bauchmuskulatur. Eine normale Niere in normaler anatomischer Lage ist nicht palpabel, die Druckerzeugung zwischen den beiden Händen ist schmerzlos. Die Palpation wird ergänzt durch die Untersuchung der Klopfdolenz der Nierenlogen. Normalerweise ist das Beklopfen der Nierenlager indolent.

Harnblase. Die Blasenpalpation erfolgt bimanuell in Rückenlage bei möglichst entspannter Bauchmuskulatur. Bei Verdacht auf eine vergrößerte Blase empfiehlt sich zusätzlich eine Blasenperkussion. Diese erfolgt rechtwinklig zur Längsachse und in der Mittellinie.

Normalerweise findet sich eine Dämpfung erst etwa 2 Querfinger über der Symphyse.

Prostata. Bei der rektal digitalen Untersuchung (mittels Zeigefinger) werden der linke und der rechte Prostatalappen ertastet. Hier ist zu achten auf: Größe, Symmetrie, Glätte und Konsistenz der Oberfläche, Druckdolenz, Abgrenzung zur Nachbarschaft. Eine normale Prostata ist kastaniengroß, symmetrisch, glatt, durchgehend von gleicher prallelastischer Konsistenz, indolent und allseits gut abgrenzbar (mit Ausnahme der kranialen Begrenzung, die nicht palpiert werden kann). Speziell zu achten ist auf örtliche Verhärtungen, und asymmetrische Prominenzen, da Prostatakarzinome meist in der „äußeren Schale" der Prostata lokalisiert sind.

> Ein normaler Tastbefund schließt ein frühes Prostatakarzinom nicht aus. Die Prostatauntersuchung sollte auch benutzt werden, um gleichzeitig Anus und Rektalschleimhaut zu untersuchen.

Hernien. Hernien werden im Stehen unter Hustenprovokation untersucht, wobei durch die offene Bruchpforte der in der Regel reponierbare Bruchsackinhalt in Form eines Hustenanpralls (z. B. bei Inguinal-, Femoralhernie) oder einer Vorwölbung (z. B. Bauchwand-, Narbenhernie) tastbar bzw. beobachtbar ist (z. B. Inguinal-, Femoral-, Bauchwand-, Narbenhernien).

Bewegungsapparat

Wirbelsäule. Die Untersuchung der Wirbelsäule fasst Tab. 2.**3** zusammen.

Gelenke. Bei der Inspektion der Gelenke muss auf Haltung, Gangbild, Achsenabweichungen, Atrophien und Deformationen geachtet werden. Je nach Gelenk müssen für verschiedene Erkrankungen charakteristische Druckpunkte getastet werden (z. B. Epicondylitis lateralis humeri). Weiter sind Temperatur (z. B. lokalisierte Überwärmung), Schwellung, Erguss und Druckdolenzen ätiologisch wegweisend. Die Gelenkbeweglichkeit kann in Gradzahlen angegeben werden (Neutral-Null-Methode). Hier wird von der anatomischen Neutralstellung aus gemessen (s. Lehrbücher der Orthopädie).

Tabelle 2.3 Untersuchung der Wirbelsäule

Inspektion
– Haltung, Krümmung der Wirbelsäule (physiologisch oder verminderte Lenden- oder Zervikallordose, verstärkte Thorakalkyphose), Flachrücken, Skoliose (kompensatorisch nicht strukturell oder knöchern fixiert)
– Symmetrie des Achsenskeletts, der Taillendreiecke (Freiraum zwischen lateraler Rumpf- und medialer Armkontur), Schulterstand (Hochstand/Tiefstand), Beckenstand (horizontal oder schief), Beinlängendifferenz, Kopffehlhaltung, Hautveränderungen (Verletzung, Psoriasis)
– Gangbild (Schonhinken, Trendelenburg, Duchenne)
– Zehen-/Fersengang, Treppensteigen (Abschwächung, Paresen)
Beweglichkeitsprüfung
– Halswirbelsäule: maximale Inklination (Kinn auf Jugulum), maximale Reklination (Blick vertikal nach oben), Seitneigung, Kopfrotation
– Brust- und Lendenwirbelsäule: Flexion, Extension, Seitneigung, Rotation (Torsion des Rumpfes bei fixiertem Becken), Aufrichteschmerz, Finger-Boden-Abstand, Schober lumbal (Entfaltbarkeit der LWS)
Palpation
– Paravertebralmuskulatur (Hartspann), Dornfortsätze (Stufenbildung), Interspinalligamente (Druckdolenz)
– Klopfdolenz (lokalisiert z. B. bei Problemen mit Bandscheibe, Spondylitis, Fraktur; generalisiert z. B. bei Osteoporose, tiefe Schmerzschwelle), Rüttelschmerz
– druckdolente Valleix-Punkte
– Druckdolenz über Beckenkamm, Trochanterbursa, Pes anserinus
Neurologische Untersuchung (s. auch Neurostatus)
– Sensomotorik: Sensibilität auf Berührung (Dermatom-bezogene Befunde bei radikulärer Symptomatik), Schmerz, Reithose (z. B. bei Cauda-equina-Syndrom bei Miktions-/Defäkationseinschränkung, erektiler Dysfunktion), Prüfung der Muskelkraft
– Muskeleigenreflexe
– Nervendehnungszeichen (Lasègue, Bragard, umgekehrter Lasègue)

Neurologische Untersuchung

Der neurologische (kursorische) Status wird am besten in „kraniokaudaler" Sequenz durchgeführt:
▶ Mentalfunktionen:
  – Orientierung: Ort, Zeit, Situation, autopsychisch,
  – Konzentration/Ablenkbarkeit im Gespräch: falls Patient unkonzentriert/ablenkbar ist, das Wort „BLUME" rückbuchstabieren lassen oder 7 von 100 5-mal abziehen lassen,

2 Anamnese, klinischer Blick und wichtige subjektive Symptome

- Antrieb,
- Gedächtnis: wie präzis ist z. B. der Patient bei seinen anamnestischen Angaben? falls unpräzis: Abrufen von 3–10 Wörtern nach 10 min,
- Antrieb: verlangsamt? falls ja: Wörter/Minute feststellen, die mit „S" anfangen, normal > 15–20),
- Sprache: u. a. Wortfindungsstörungen,
- Stimmung/Verhalten während des Gesprächs.

▶ Hirnnerven:
- Prüfung der Gesichtsfelder, Visus (evtl. Nahvisus mit kleinen Sehtafeln, welche in der Tasche getragen werden können),
- Augenhintergrund, Pupillenweite und Lichtreaktion,
- Augenfolgebewegungen (in den 6 Richtungen!), Augensakkaden (horizontal, vertikal),
- Mimik in Ruhe und bei Willkürinnervation: Stirnrunzeln, Augenschluss, Zähnezeigen,
- Sensibilität für Berührung und Schmerz im Gesichtsbereich (Stirn, Wange, Kinn),
- Gaumensegelinnervation (Uvula mittelständig?), Stimme (Hypophonie? Heiserkeit?), Zungenbeweglichkeit (Zunge herausstrecken, hin und her bewegen).

▶ Extremitäten:
- Vorhalteversuche der oberen und unteren Extremitäten,
- schnelle Finger- (z. B. Klavierspielen) und Zehenbewegungen, Diadochokinese, Finger-Nase- bzw. Knie-Hacken-Versuch,
- Kraftprüfung proximal (Armabduktion über die Horizontale, Hüftflexion), distal (Fingerspreizen, Dorsalflexion von Zehen und Fuß) und „dazwischen" (Beugung und Streckung von Armen und Beinen),
- Tonus: passive Bewegungen am Ellbogen, im Handgelenkbereich und im Bereiche der Knie,
- Sensibilität für Berührung, Schmerz, Temperatur (evtl. mit kühlem Metall prüfen, z. B. Reflexhammer oder Nierenschale) proximal und distal an Armen/Beinen,
- Vibrationssinn (bimalleolär und bikarpal),
- Lagesinn (an Zehen und Fingern),
- Münzenerkennen an den Händen,
- Reflexe: Muskeleigenreflexe (Bizeps-, Trizeps-, Brachioradialis-, Quadrizeps-, Trizeps-surae-Reflexe), Plantarreflex (Prüfung des Babinski-Zeichens).

▶ Stand/Gang:
- Stehen mit offenen und geschlossenen Augen (Romberg), Hüpfen (wichtig, um leichte Parese der proximalen Beinmuskulatur zu erkennen),
- Gang: frei, auf Fußspitzen/Fersen, auf einer Geraden mit voreinander gesetzten Füßen (sog. Seiltänzergang) mit offen/geschlossenen Augen.

Die Prüfung des Mentalstatus erfolgt i. d. R. primär während der Anamneseerhebung. Wichtig ist, die Beobachtungen zu protokollieren („Patient wach, deutlich verlangsamt, unpräzis bei den anamnestischen Angaben usw.).

Die Prüfung des Münzenerkennens und der Augenbewegungen sind gerade als Screening-Tests sehr geeignet, da hierbei verschiedene bzw. topographisch getrennte neuronale Verbindungen/Netzwerke geprüft werden.

Motorische Ausfälle sollten in ihrer Ausprägung (Grad der Parese) geschätzt werden:
- M5: normale Kraft,
- M4: Bewegung gegen Widerstand möglich,
- M3: Bewegung gegen die Schwerkraft möglich,
- M2: Bewegung nur unter Aufhebung der Schwerkraft möglich,
- M1: Muskelkontraktion ohne sichtbaren Bewegungseffekt,
- M0: keine Muskelkontraktion sichtbar.

Bei gestörter Feinmotorik der Hände bzw. bei Händezittern kann eine Schriftprobe, bei unwillkürlichen Bewegungen und Gangstörungen können videographische Aufnahmen sehr nützlich sein (u. a. zur Beurteilung des Verlaufes).

Die Auslösbarkeit und Ausprägung der MER sollte absolut und im Seitenvergleich geprüft und dokumentiert werden: -: fehlend, +: schwach, ++: mittellebhaft, +++: lebhaft, ++++: gesteigert, d. h. mit verbreiterter Reflexzone oder mit Klonus.

Selbstverständlich sollte bei einer positiven neurologischen Anamnese bzw. bei pathologischen klinischen Befunden der kursorische Neurostatus entsprechend ausgeweitet bzw. vertieft werden.

2.3 Der asymptomatische Patient (Check-up)

Nutzen und Kosten. Die periodische medizinische Untersuchung (periodic health exams) und der medizinische Check-up sind häufige Konsultationsgründe mit eigener Differenzialdiagnose. Hierbei handelt es sich in der Regel um die Untersuchung von gesunden Personen. Deshalb muss bei einer sinnvollen Handhabung von Prävention der Nutzen gegenüber den Kosten überwiegen, und beide müssen sorgfältig gegeneinander abgewogen werden. Die individuelle Risikobeurteilung ist Bestandteil jeder Check-up-Untersuchung und wird als „Case finding" bezeichnet. Sie ist letztlich auch eine differenzialdiagnostische Überlegung.

Vor- und Nachteile. Vorteile von Prävention und Screening sollen Reduktion von Mortalität oder eine Verbesserung der Lebensqualität sein. Die Risikoreduktion hängt von den jeweiligen Risikoprofilen ab. Nachteile von Prävention und Screening sind Komplikationen bei Untersuchungen und Therapienebenwirkungen sowie die Stigmatisierung von gesunden Personen. So kann es durch (falsch) positive Resultate, durch die Identifizierung an und für sich harmloser Befunde oder bei oligosymptomatischen langsam fortschreitenden identifizierten Erkrankungen zu Ängsten, Verunsicherungen und unnötigen Nebenwirkungen durch nicht zwingend indizierte Untersuchungen oder Therapien kommen. Personen mit einem höheren Risikoprofil für eine Erkrankung, z. B. ältere Personen, die eine höhere Mortalität und in der Regel eine niedrigere Lebenserwartung aufweisen, profitieren mehr von einer geeigneten Präventionsuntersuchung oder Screening-Intervention. Bei genetischen Vorbelastungen für spezifische Erkrankungen kann ein Screening ebenfalls sinnvoll sein. Schließlich muss aber auch die Kosteneffektivität eines Screening-Programms gegenüber unnötiger Kostenexplosion unbedingt abgeschätzt werden.

Versteckte Agenda. Hinter dem Wunsch nach einem Check-up zeigt sich nicht selten eine präzise Motivation, die den Patienten zu einer solchen „Routineuntersuchung" bewegt. Das Erfragen des persönlichen Motivs zur Check-up-Untersuchung ist daher wichtig. Häufig wird der eigentliche Beweggrund für eine Check-up-Untersuchung nicht primär angesprochen.

Tabelle 2.4 Häufige Beweggründe zur Check-up-Untersuchung

- Angst vor einer Krankheit, insbesondere vor:
  - Karzinom
  - HIV
  - Dyslipidämie
- Symptome (bei genauem Fragen)
- Erkrankungen in der Familie oder im Freundeskreis
- Stellenwechsel, (Aus-)Reise in anderes Land geplant

Dies wird als „Hidden Agenda" (versteckte Agenda) bezeichnet (s. u.). Meist sind dies psychosoziale Probleme und Belastungssituationen oder Ängste, z. B. vor Krebs aufgrund unspezifischer Symptome oder einer positiven Familienanamnese oder vor einer HIV-Infektion wegen eines Risikoverhaltens. Eine breite Differenzialdiagnose und vor allem das Erfragen von primär vielleicht nicht angesprochenen Motiven und Ängsten sind bei der Check-up-Untersuchung demnach entscheidend. Die häufigsten Gründe für eine Check-up-Untersuchung sind in Tab. 2.4 aufgeführt.

Prävention von Erkrankungen beim Gesunden

Die wichtigsten präventiven Maßnahmen sind Beratung, Aufklärung und Impfaktionen. Diese sollten bei allen Patienten durchgeführt werden. Vor der Beratung ist ein entsprechendes Risikoprofil zu erheben (Tab. 2.5).

Impfungen

Bei Erwachsenen werden Impfungen häufig vernachlässigt, obwohl Erkrankungen, die durch Impfungen zu verhindern wären, vorwiegend bei Erwachsenen auftreten. In der Schweiz sterben etwa 1100 Patienten pro Jahr durch invasive Pneumokokkeninfektionen, 400 an der jährlichen Grippeepidemie. Durch Anwendung der gängigen Impfstrategien könnte eine signifikante Reduktion dieser Todesfälle erzielt werden.

Influenzaimpfung. Die Influenzaimpfung wird aus hochgereinigten und inaktivierten Viren hergestellt. Sie enthält die in der jeweiligen Epidemie häufigsten Virusbestandteile. Die Effizienz der Impfung beträgt bei jungen, immunkompetenten Erwachsenen zwischen 70% und 80% und über dem 60. Lebensjahr 40–60%. Pneumonien und Hospitalisationen werden durch die Impfung bei über 65-Jährigen um 50% gesenkt. Weitere Risikopopulationen, die von einer Impfung profitieren, sind Menschen, die in Altenheimen leben, Patienten mit chronischen Herz- und Lungenerkrankungen oder chronischer Niereninsuffizienz, Diabetiker sowie Immunsupprimierte. Gemäß aktuellen Empfehlungen werden daher jährliche Impfungen bei über 65-Jährigen und bei den genannten Hochrisikogruppen empfohlen.

Pneumokokkenimpfung. Die 23-valente Polysaccharidimpfung deckt über 90% der in Europa vorkommenden Pneumokokkenstämme ab. Der primäre Nutzen besteht in der Verhinderung einer Pneumokokkensepsis und der dadurch bedingten Todesfälle. Eine Pneumokokkenimpfung sollte Personen über dem 65. Lebensjahr mit einem 5-jährlichen Booster angeboten werden. Außerdem sollten alle Patienten mit funktioneller oder anatomischer Asplenie geimpft werden.

Tabelle 2.5 Prävention von Erkrankungen beim Gesunden

Risikoprofil	Beratung
Rauchen	Rauchentwöhnung
Ungesunde Essgewohnheiten	Gesunde Ernährung
Inaktiver, passiver Lebensstil	Körperliche Aktivität (vor allem bei kardiovaskulären Risikofaktoren)
Risikohaftes Sexualverhalten	Sicheres Sexualverhalten
Alkoholüberkonsum (CAGE-Fragebogen)	Entwöhnungsprogramme
Ungenügende Zahnhygiene	Regelmäßige Zahnhygiene
Unkontrollierte Medikamenteneinnahme	Sistieren von unnötigen Medikamenten
Sicherheit im Straßenverkehr	Tragen von Autogurten und Motorrad-/Fahrradhelmen

Screening und differenzialdiagnostische Überlegungen bei scheinbar Gesunden

Periodic Health Exams

Unter „periodic health exams" versteht man regelmäßige auf Evidenz beruhende Vorsorgeuntersuchungen. Für die meisten Screening-Untersuchungen ist die Evidenz heute immer noch nicht vollständig. Vor allem bei asymptomatischen Patienten muss das persönliche Risikoprofil gut eingegrenzt werden.

Adipositas. Adipositas ist bewiesenermaßen mit erhöhter Morbidität und Mortalität assoziiert. Regelmäßige Gewichts- und Größekontrollen mit Bestimmung des Body Mass Index (BMI = kg/m^2) sind bei allen erwachsenen Personen indiziert. Außerdem sollte eine Beratung zur Gewichtsreduktion (Diät, körperliche Aktivität, evtl. Verhaltenstherapie, Motivation) bei adipösen Patienten (BMI > 30 kg/m^2) vorgenommen werden. Aufgrund ungenügender Evidenz besteht momentan keine Empfehlung bezüglich Häufigkeit der Untersuchungen. In randomisierten Studien kann eine Gewichtsreduktion kurzzeitig erreicht werden, die Langzeitergebnisse enttäuschen jedoch. Es gibt keine ausreichende Evidenz, dass eine Beratung zusammen mit verhaltenstherapeutischen Maßnahmen längerfristig eine Gewichtsreduktion begünstigt.

Arterielle Hypertonie. Empfohlen ist mindestens zweijährlich eine sphygmomanometrische Blutdruckmessung für alle Personen über dem 20. Lebensjahr (Empfehlungsgrad „A"). Dies basiert auf der gut etablierten Evidenz, dass die Aufdeckung einer arteriellen Hypertonie mit entsprechenden therapeutischen Maßnahmen im asymptomatischen Stadium sowohl Mortalität als auch Morbidität kardiovaskulärer Erkrankungen reduziert. Bei einer neu entdeckten arteriellen Hypertonie sollten die Patienten außerdem im Rahmen einer ärztlichen Beratung zur Gewichtsreduktion, zu regelmäßiger körperlicher Betätigung, angemessenem Salz- und Alkoholkonsum sowie zur Zigarettenrauchentwöhnung motiviert werden. Auch sollte eine Aufklärung und Beratung bezüglich anderer möglicher kardiovaskulärer Risikofaktoren und Endorganschäden erfolgen.

Hypercholesterinämie. Bei Personen ohne andere Risikofaktoren für eine koronare Herzkrankheit wird bei Männern ab dem 35. Lebensjahr und bei Frauen ab 45 Jahren eine 5-jährliche Kontrolle der Cholesterinwerte empfohlen (Empfehlungsgrad „A"). Verschiedene große Studien konnten zeigen, dass bei hohem Cholesterin oder tiefem HDL-Cholesterin durch eine medikamentöse cholesterinsenkende Therapie über 5–7 Jahre das Risiko einer koronaren Herzkrankheit um 30% gesenkt wird. Eine Screening-Untersuchung auf Dyslipidämien ist auch bei jüngeren Erwachsenen empfohlen (Empfehlungsgrad „B"), falls diese andere kardiovaskuläre Risikofaktoren aufweisen. Aufgrund aktuell ungenügender Datenlage werden momentan keine Empfehlungen bezüglich dem Lipid-Screening bei Kindern, Jugendlichen und jungen Erwachsenen ohne kardiovaskuläre Risikofaktoren abgegeben (Empfehlungsgrad „C").

Das Screening sollte eine Bestimmung des Gesamtcholesterins und HDL-Cholesterins enthalten. Bezüglich der Bestimmung der Triglyceride besteht keine ausreichende Evidenz für eine Empfehlung. Ein optimales Zeitintervall für das Screening ist ebenfalls noch nicht geklärt. Sinnvollerweise sollte eine Untersuchung alle 5 Jahre durchgeführt werden, häufiger bei zu hohen Werten oder seltener bei Personen ohne kardiovaskuläre Risiken und wiederholt normalen Werten. Bisher wurde kein oberes Altersslimit für das Screening festgelegt. Prinzipiell scheint auch bei älteren Personen, die zuvor nie untersucht wurden, ein Screening sinnvoll zu sein. Gemäß aktuellen Daten sind wiederholte Bestimmungen der Lipidwerte bei über 65-jährigen Personen ohne manifeste Atherosklerose weniger nützlich. Hier ist die Wahrscheinlichkeit der Entdeckung einer atherogenen Hyperlipidämie gering. Allgemein ist allerdings eine Beratung zur kardiovaskulären Risikoreduktion wichtig.

Koronare Herzkrankheit. Eine routinemäßige Screening-Untersuchung mittels EKG, Ergometrie oder bildgebenden Verfahren bezüglich Koronarstenose oder koronarer Herzkrankheit wird bei Personen ohne oder mit nur niedrigem koronarem Risiko nicht empfohlen (Empfehlungsgrad „D"). Verschiedene EKG-Veränderungen (zum Beispiel ST-Senkung, T-Wellen-Inversion, Q-Zacken, Linksachsenabweichung) weisen zwar auf das Vorhandensein einer koronaren Atherosklerose hin, sie sind aber nicht spezifisch und treten nur in 1–4% asymptomatischer Personen mit einer koronaren Herzkrankheit auf. In einer prospektiven Studie entwickelten lediglich 3–15% der Patienten mit solchen EKG-Veränderungen eine symptomatische koronare Herzkrankheit. Obwohl mit einer Ergometrie nachweislich bessere Resultate erzielt werden, ist diese wegen zu hoher Kosten als Screening-Untersuchung ebenfalls nicht geeignet. Auch bei Personen mit erhöhtem Risiko für eine koronare Herzkrankheit kann aktuell keine ausreichende Empfehlung abgegeben werden (Empfehlungsgrad „I").

Mammakarzinom. Eine regelmäßige (1- bis 2-jährliche) Mammographie wird bei Frauen zwischen dem 50. und dem 70. Lebensjahr empfohlen. Verschiedene randomisierte Studien belegen eine dadurch bedingte Reduktion der durch Mammakarzinom bedingten Mortalität zwischen 17% und 35%. Die Mammographie wurde hier meist durch eine manuelle Untersuchung ergänzt. Zwischen dem 40. und 49. Lebensjahr sowie bei über 70-Jährigen ist die Evidenz bezüglich eines Benefits durch Screening schwächer, was eine Empfehlung für diese Altersgruppe erschwert. Je nach Risikoprofil sollte hier individuell zusammen mit der jeweiligen Patientin über die Möglichkeit eines Screenings mittels Mammographie (Aufklärung über Vor- und Nachteile) entschieden werden.

Eine neuere Studie bei Frauen zwischen 50 und 59 Jahren zeigte interessanterweise keine niedrigere Mortalität bei der jährlichen Mammographie kombiniert mit manueller Mammauntersuchung als bei alleiniger manueller Untersuchung. Diese Daten und neuere Metaanalysen, die viele methodische Fehler im Screening-Verfahren thematisierten, haben die Diskussion über das Screening des Mammakarzinoms erneut belebt.

Möglicherweise sollten Frauen mit einer positiven Familienanamnese für Mammakarzinom bei Verwandten ersten Grades früher untersucht werden. Mit zunehmendem Alter wird die Anzahl der durch Mammographie entdeckten Karzinome größer, besonders bei Frauen mit positiver Familienanamnese. Die Sensitivität der Mammographie, die ebenfalls mit dem Alter zunimmt, war bei Personen mit und ohne positive Familienanamnese gleich. Es gibt keine Evidenz, die eine Reduktion der Mortalität durch eine Mammographie bei jüngeren Patientinnen mit positiver Familienanamnese zeigt. Eine abschließende Beurteilung ist daher zurzeit nicht möglich.

Die Selbstuntersuchung ist bezüglich des Vorhandenseins eines Mammakarzinoms weniger sensitiv als die Mammographie. Es liegt hier aber keine Evidenz für oder gegen die alleinige palpatorische Mammauntersuchung oder die Aufklärung und Instruktion in der Selbstuntersuchung als Screening-Methode vor.

Zervixkarzinom. Ein Screening bezüglich Zervixkarzinom mit Papanicolaou-Abstrich ist bei allen sexuell aktiven Frauen alle 3 Jahre empfohlen (Empfehlungsgrad „A"), wobei spätestens 3 Jahre nach Beginn der sexuellen Aktivität oder ab dem 21. Lebensjahr damit angefangen werden sollte. Zahlreiche Kohortenstudien und Fall-Kontroll-Studien konnten eine Reduktion der Inzidenz invasiver Zervixkarzinome durch Screening um 20–30% zeigen. Ein Routine-Screening ist ab dem 65. Lebensjahr nicht mehr empfohlen, sofern frühere PAP-Abstriche normal waren und kein erhöhtes Risiko für ein Zervixkarzinom besteht (Empfehlungsgrad „D"). Hier überwiegt der mögliche Schaden gegenüber dem Nutzen. Dasselbe gilt für Routineuntersuchungen nach totaler Hysterektomie. Wegen noch ungenügender Evidenz können neuere Screening-Verfahren (liquid based cytology, Testung auf humanes Papillomavirus HPV, Zervikographie, Kolposkopie) aktuell (noch) nicht als Routinetests empfohlen werden.

Ovarialkarzinom. Eine routinemäßige Screening-Untersuchung auf Ovarialkarzinome mittels Bestimmung von Tumormarkern (CA 125), regelmäßiger Untersuchung oder Sonographie des kleinen Beckens wird nach aktuellen Richtlinien nicht empfohlen. In einer norwegischen retrospektiven Studie wurden Seren von späteren Ovarialkarzinompatientinnen mit denen später nicht erkrankter Frauen verglichen. Die Sensitivität von CA 125 betrug hier nur 30–35%. Aufgrund der zusätzlich niedrigen Spezifität des CA 125 gab es außerdem viele falsch positive Resultate. Solche Routineuntersuchungen würden demnach unnötige, teils invasive weiterführende Abklärungen, z. B. mittels Laparoskopie, bewirken. Dies hätte wiederum erhebliche Kosten, Risiken und Verunsicherungen der Patientinnen zur Folge. Die Evidenz für ein Screening auf Ovarialkarzinom, auch bei asymptomatischen Frauen mit erhöhtem Ovarialkarzinomrisiko, genügt nicht.

Kolorektalkarzinom. Kolorektalkarzinome entwickeln sich meist über Jahre aus einer Vorläuferläsion, dem Adenom. Die asymptomatische Entstehung, die Korrelation zwischen Überleben und Stadium der Erkrankung sowie die hohe Inzidenz und Prävalenz schaffen hier eine ideale Screening-Situation. Die aktuellen Empfehlungen schlagen ein Screening ab dem 50. Lebensjahr vor (Empfehlungsgrad „A"). Methodisch kommen die Untersuchung auf okkultes Blut im Stuhl und die Koloskopie zum Einsatz. In Europa wird die Sigmoidoskopie als Screening für Kolorektalkarzinome im Gegensatz zu den USA nicht häufig angewandt bzw. eine Koloskopie bevorzugt. Große randomisierte Studien zeigten eine Mortalitätssenkung durch Hämokkult-Screening, inwiefern die große Anzahl daraus resultierender Koloskopien diese Mortalitätsreduktion begünstigt hat, bleibt dahingestellt. Die Evidenz der Koloskopie als alleinige Screening-Methode bleibt umstritten, da sie in den erwähnten Studien nur indirekt untersucht wurde. Jedoch kann wahrscheinlich eine mindestens so gute Kosteneffektivität wie bei andern Screening-Verfahren erzielt werden. Somit bleibt die Wahl der optimalen Screening-Methode (okkultes Blut im Stuhl, mit oder ohne Sigmoidoskopie oder Koloskopie) weiterhin offen.

Bei anderen Untersuchungsmethoden, z. B. den neueren Screening-Technologien mittels computertomographischer Kolographie besteht ungenügende Evidenz für eine Empfehlung.

Lungenkarzinom. Ein Routine-Screening bezüglich eines Lungenkarzinoms mittels konventionellem Röntgenbild oder Sputum wird bei asymptomatischen erwachsenen Personen nicht empfohlen. Beide Untersuchungsmethoden wurden bei Nichtrauchern und Rauchern studiert. Frühstadien eines Lungentumors wurden zwar früher gefunden, eine Mortalitätssenkung konnte aber nicht erzielt werden. Aktuell wird in großen randomisierten Studien untersucht, ob ein Screening mittels Spiralcomputertomographie effektiv ist.

Pankreaskarzinom. Ein Screening bezüglich eines Pankreaskarzinoms mittels abdominaler Palpation, Bildgebung (Sonographie, CT oder MRT) wird bei asymptomatischen Patienten nicht empfohlen (Empfehlungsgrad „D"). Auch die Bestimmung von Tumormarkern (CA 19–9) ist als Screening-Verfahren nicht geeignet. In einer großen Studie bei über 10 000 asymptomatischen Personen wurde Sonographie mit oder ohne Bestimmung von CA 19–9 und Elastase-1 durchgeführt. Bei positivem Resultat fand sich nur bei einer von 200 Personen ein Pankreaskarzinom. Zudem gibt es keine konklusive Evidenz, ob durch eine Früherkennung eines Pankreaskarzinoms die Morbidität oder Mortalität gesenkt wird.

Case finding

Unter „Case finding" versteht man das Identifizieren von besonderen, vor allem den jeweiligen Patienten bedrohenden Risikofaktoren. Die oben ausgeführten Punkte veranschaulichen die Schwierigkeit, adäquate allgemeingültige Empfehlungen über Screening-Untersuchungen zu formulieren. Nur wenige können klar als indiziert oder unnötig deklariert werden. Viele Untersuchungen werden aktuell nur mit eingeschränktem Evidenzgrad „C" empfohlen. Hier sind persönliche Risikoprofile von großer Bedeutung.

Diabetes mellitus. Es ist unklar, ob eine Früherkennung des Diabetes mellitus Typ 2 durch Screening-Untersuchungen einen Nutzen bringt (Empfehlungsgrad „I"). Eine routinemäßig durchgeführte Plasmaglucose- oder HbA_{1c}-Bestimmung ist aufgrund nicht ausreichender Sensitivität (21–75% bzw. 15–93%) als Screeningtest nur eingeschränkt verwertbar und wird somit nicht allgemein empfohlen. Demgegenüber betrachtet die amerikanische Diabetesgesellschaft ein Screening auf Diabetes mellitus mittels Plasmaglucosebestimmung (nicht aber mit HbA_{1c}) alle 3 Jahre ab dem 45. Lebensjahr als durchaus indiziert. Ein Screening mit entsprechender Therapie ist außerdem bei verschiedenen Risikogruppen nachweislich sinnvoll. So zum Beispiel bei adipösen Patienten mit einem BMI über 27 kg/m², bei Hyperlipidämie, arterieller Hypertonie, polyzystischen Ovarien, positiver Familienanamnese und verschiedenen ethnischen Gruppen (Schwarze, Asiaten) (Empfehlungsgrad „B").

Schilddrüsenerkrankungen. Die aktuellen Ansichten und Empfehlungen bezüglich eines routinemäßigen Screenings der Schilddrüsenfunktion ohne Symptome einer Über- oder Unterfunktion sind kontrovers. Einerseits sind Symptome einer Schilddrüsenüber- oder -unterfunktion nicht spezifisch, andererseits konnte auch keine Kosteneffizienz des Screenings gezeigt werden.

Bei über 50-jährigen Frauen ist die Prävalenz einer Schilddrüsendysfunktion, vor allem einer Hypothyreose, sehr hoch, was eine Screening-Untersuchung eigentlich sinnvoll machen würde. Anders lauten die Empfehlungen der „United States Preventive Services Task Force" (USPSTF), welche ein Screening weder bei Kindern noch bei Erwachsenen nahe legt (Empfehlungsgrad „I"). Andere medizinische Gesellschaften, zum Beispiel die amerikanische Gesellschaft für Hausarztmedizin (American Academy of Family Physicians), die amerikanische Gesellschaft für klinische Endocrinologie (American Association of Clinical Endocrinologists) sowie die amerikanische Ärztegesellschaft (American College of Physicians), empfehlen hingegen ein regelmäßiges Screening. Die amerikanische Schilddrüsengesellschaft (American Thyroid Association) empfiehlt periodische TSH-Messungen alle 5 Jahre ab dem 35. Lebensjahr. Die TSH Messung ist aufgrund hoher Spezifität und Sensitivität eine geeignete Methode. Lange wurde diskutiert, ob eine Therapie in der subklinischen Phase einer Hypothyreose ratsam sei. Viele Patienten mit einer subklinischen Hypothyreose haben bereits Symptome. Durch eine Thyroxinsubstitution konnten nicht nur Symptome verbessert werden, sondern es gelang auch häufig, die spätere Progression zu einer manifesten Hypothyreose zu verhindern.

Prostatakarzinom. Derzeitig sieht man das Prostataspezifische Antigen (PSA) zusammen mit der digital rektalen Untersuchung, gefolgt von der transrektalen Sonographie und Biopsie als geeignetste Methode für die Früherkennung eines Prostatakarzinoms. Diesen Methoden mangelt es aber immer noch an Spezifität und Sensitivität. Die Prävalenz von Prostatakarzinomen bei Autopsien ist sehr hoch, und die Tumoren erhöhen bis zu einer Größe von 1,0 ml häufig das PSA nicht. Karzinome werden daher zum Teil eher zufällig durch ein wegen einer Prostatahyperplasie erhöhtes PSA in der Screening-Untersuchung gefunden. Es gibt aktuell keine Daten, die eine Verbesserung der Lebenserwartung oder Lebensqualität durch eine frühe Therapie in der noch asymptomatischen Phase des Prostatakarzinoms zeigen konnten. Das Screening führt auch bei positiven Befunden nicht unbedingt zu einer Therapie. So kann zum Beispiel bei kleinen, gut differenzierten Prostatakarzinomen initial eine beobachtende Haltung einer therapeutischen Maßnahme vorgezogen werden. Die zum Teil sehr lange asymptomatische Phase, die langsame Progression und der heterogene Verlauf des Prostatakarzinoms bergen die Gefahr einer Studienverfälschung („lead time" und „length bias"). Die „U.S. Preventive Services Task Force" (USPSTF) gibt aktuell keine Empfehlung für oder gegen ein Routine-Screening ab (Empfehlungsgrad „I").

Hidden Agenda (Versteckte Agenda)

Abweichende Motivation. Der sog. Check-up wird häufig von Patienten als Konsultationsgrund angegeben, obwohl die eigentliche Motivation eine andere ist. Ein nicht deklarierter Beweggrund für einen Arztbesuch wird als „Hidden Agenda" bezeichnet. Hierzu gehören auch Erwartungen, Gefühle und Ängste des Patienten, welche dem Arzt nicht ohne weiteres preisgegeben werden. Die Hidden Agenda schließt behandlungsbedürftige psychiatrische Störungen wie Depression oder Angststörung sowie auch nicht als psychiatrisch zu wertende symptombezogenen Erwartungen seitens der Patienten mit ein. Die Ursache für eine Check-up-Untersuchung muss demnach mit der Absicht einer Screening-Untersuchung nicht in jedem Fall übereinstimmen. Für die Patientenzufriedenheit und eine optimale Betreuung ist es wichtig, dass dies vom Arzt erkannt wird. Patienten brauchen zur Offenlegung ihrer Beschwerden durchschnittlich lediglich etwa 90 Sekunden. Durch das Einräumen von hierfür ausreichender Zeit wird eine positive gefühlsmäßige Beziehung zum Arzt erlebt.

Wichtige subjektive Symptome

Hinweise für „Hidden Agenda". Von jenen Patienten, die sich im Rahmen eines Check-up vorstellen, wissen nur 25 % über die Konzepte der Screening-Untersuchungen zur Früherkennung von noch asymptomatischen Krankheiten Bescheid. Mehr als die Hälfte haben vielmehr spezifische Anliegen oder Fragen und 45 % haben bei genauerem Befragen psychische Probleme. Deshalb sind auch beim „Check-up-Patienten" differenzialdiagnostische Überlegungen wichtig. Check-up-Patienten wiesen in einer kleineren Studie häufig Symptome auf, und psychosoziale Probleme standen meist im Vordergrund. Mögliche Hinweise für eine noch nicht entdeckte „Hidden Agenda" sind:
- häufiger Arztwechsel,
- häufige Konsultationen ohne Veränderung des klinischen Status,
- übertriebene Beeinträchtigung durch Symptomatik,
- Unzufriedenheit über die medizinische Versorgung,
- „schwierige" Patienten,
- „Clues": Andeutungen und Hinweise, die auf den eigentlichen Konsultationsgrund hindeuten (Beispiel: „Check-up" bei einem Raucher, dessen naher Verwandter kürzlich an einem Lungenkarzinom verstorben ist).

Eingehen auf eine „Hidden Agenda". Aus ärztlicher Sicht ist es wichtig, auf eine mögliche „Hidden Agenda" zu achten und darauf einzugehen, sei es auf mögliche spezifische Ängste (zum Beispiel bei Erkrankung eines nahen Familienangehörigen) oder den Wunsch nach einer HIV-Testung. Unnötige Abklärungen können so verhindert und die Zufriedenheit seitens der Patienten kann verbessert werden. Hierdurch sollen auch unnötige falsch positive Resultate und Diagnosen vermieden werden, welche oft weitere potenziell schädliche Abklärungen und Verunsicherungen seitens der Patienten zur Folge haben.

2.4 Wichtige subjektive Symptome

Appetit

Ursachen für Appetitmangel. Der Mangel an Appetit kann verschiedene Ursachen haben:
- Häufig ist Appetitmangel *psychogen* bedingt (Stress, familiäre, berufliche Probleme). Es gibt hier alle Schweregrade von einer einfachen Unlust zum Essen bis zur völligen Nahrungsverweigerung bei der Anorexia nervosa.
- *Erkrankungen des Magen-Darm-Traktes* sind oft mit einem Appetitmangel verbunden, z. B. Magenkarzinome (oft verbunden mit Aversion gegen Fleisch), Kolonkarzinome, beginnende Hepatitis und andere Lebererkrankungen.
- Mit Appetitmangel gehen ebenfalls *viele andere Zustände* wie schwere Infektionen, dekompensierte Herzinsuffizienz, schlecht eingestellter Diabetes mellitus, Morbus Addison, Hyperparathyreoidismus, chronischer Alkoholismus, Drogenabhängigkeit, Niereninsuffizienz, Radiotherapie, Behandlung mit Medikamenten (Zytostatika, Appetitzügler und Digitalis) einher.

Guter Appetit. Guter Appetit gilt als Zeichen guter Gesundheit, was aber nur bedingt stimmt. Heißhunger kann bei einer Hyperthyreose, einem beginnenden Diabetes mellitus oder einem Malabsorptionssyndrom gefunden werden. Nicht selten kann eine eigentliche Fresssucht auf psychogene Ursachen zurückgeführt werden.

Amenorrhö

Schwangerschaft ist die häufigste Ursache einer Amenorrhö und muss daher vor weiteren Abklärungen immer ausgeschlossen werden. In Tab. 2.6 sind abklärungswürdige Amenorrhökriterien definiert.

Primäre Amenorrhö. Diese ist häufig genetisch oder anatomisch bedingt. Gründe für eine sekundäre Amenorrhö können aber auch Ursache einer primären sein. Die häufigsten Ursachen einer primären Amenorrhö sind in Tab. 2.7 zusammengestellt.

Sekundäre Amenorrhö. Hauptursache einer sekundären Amenorrhö ist die Schwangerschaft. Meist passager kommen aber auch hypothalamische Störungen (psychischer Stress, Diäten, veränderter Tagesablauf, Leistungssport, übersteigerter Kinderwunsch) in Frage. Weitere Gründe einer sekundären Amenorrhö sind in Tab. 2.8 dargestellt.

Tabelle 2.6 Definition der Amenorrhö

1. Keine Blutung im Alter von 14 Jahren und Entwicklungsrückstand des Wachstums oder der sekundären Geschlechtsmerkmale (primäre Amenorrhö)
2. Keine Menstruation im Alter von 16 Jahren ohne Entwicklungsrückstand (primäre Amenorrhö)
3. Amenorrhöen bei zuvor normaler Menstruation (sekundäre Amenorrhö) länger als 3 normale Menstruationszyklen oder über ein halbes Jahr

2 Anamnese, klinischer Blick und wichtige subjektive Symptome

Tabelle 2.7 Häufigste Ursachen einer primären Amenorrhö
- Chromosomale Aberrationen mit gonadaler Dysgenesie (Gonadendysgenesie = Turner-Syndrom, testikuläre Feminisierung)
- Ovarielle Ursachen (polyzystische Ovarien = Stein-Leventhal-Syndrom)
- Physiologische Verzögerung der Pubertät
- Uterine oder vaginale Abnormitäten (Fehlen von Vagina und Uterus = Mayer-Rokitansky-Küstner-Syndrom, solides Hymen mit zyklischen Bauchschmerzen)
- Endokrine Ursachen (adrenogenitales Syndrom, Nebennierentumoren mit Androgenproduktion, Morbus Addison, Hypothyreose)
- Zentrale Störungen (Hypophysentumoren, Kraniopharyngeom, Hydrocephalus internus)
- Anorexia nervosa

Tabelle 2.8 Ursachen einer sekundären Amenorrhö
- Physiologisch (Schwangerschaft, Leistungssport, Abmagerungskuren, Veränderungen im zirkadianen Rhythmus, Stress)
- Hypothalamisch-hypophysäre-ovarielle Achse (Tumoren z. B. Prolaktinome, Sheehan-Syndrom, vorzeitiges Klimakterium, Ovarektomie, gonadotropinresistentes Ovar)
- Uterine Störungen (Endometriumzerstörung durch Entzündungen, ausgedehnte Kürettagen nach Abort oder Geburt)
- Andere Ursachen (Hyper- und Hypothyreose, Diabetes mellitus, exogene Androgene, Nebennierentumor, Medikamente wie Psychopharmaka oder Kontrazeptiva, Drogen)

Durst/Polydipsie

Durst wird verursacht durch:
➤ *zelluläre Dehydratation,* wenn die Plasmaosmolarität im Vergleich zur intrazellulären Osmolarität ansteigt (hypertone Dehydratation),
➤ *extrazelluläre Dehydratation* mit vermindertem Extrazellulärvolumen (Plasmavolumen) und Defizit an freiem Wasser (isotone Dehydratation).

Beide Zustände bewirken einen Anstieg des ADH (antidiuretisches Hormon = Vasopressin) und stimulieren das Durstempfinden.
Die wichtigsten Krankheitsbilder, bei denen der Durst ein Leitsymptom darstellt, sind:
➤ Diabetes mellitus,
➤ Diabetes insipidus,
➤ primäre Polydipsie.

Tabelle 2.9 Einteilung des Diabetes mellitus nach Ätiologie (WHO-Einteilung 1998)

I	**Typ-1-Diabetes** – A autoimmun (β-Zellzerstörung) – B idiopathisch (ohne Hinweise für Autoimmunität, selten)
II	**Typ-2-Diabetes**
III	**Spezifische Typen** – genetischer Defekt der β-Zellfunktion (MODY 1–6) – genetischer Defekt in der Insulinwirkung (Typ-A-Insulinresistenz) – Erkrankungen des exokrinen Pankreas (Pankreatitis, Neoplasmen, zystische Fibrose, Hämochromatose) – Endokrinopathien (Akromegalie, Morbus Cushing, Phäochromozytom) – Medikamenten-induziert (Steroide, Pentamidin, Nikotinsäure, Thiazide) – Infektionen (kongenitale Röteln, Zytomegalievirus) – Seltene Formen von immunogenem Diabetes (Stiff-Man-Syndrom) – andere genetische Syndrome mit Diabetes assoziiert (Klinefelter, Turner)
IV	**Gestationsdiabetes**

Diabetes mellitus

Symptomatik. Neben Polydipsie und Polyurie infolge osmotischer Diurese können auch weniger charakteristische Symptome wie Gewichtsabnahme, Leistungsminderung, Müdigkeit, Sehstörungen, Pruritus vulvae, Balanitis etc. auf einen Diabetes mellitus hinweisen.

Prävalenz und Ätiologie. Der Diabetes mellitus ist mit einer Prävalenz von 3–5 % die häufigste endokrinologische Erkrankung und umfasst eine Gruppe von metabolischen Störungen, die durch eine Hyperglykämie charakterisiert ist. In der überwiegenden Zahl aller Fälle wird ein Diabetes mellitus allerdings bei einem asymptomatischen Patienten durch Case finding entdeckt (s. oben). Genetisch bedingte Defekte der Insulinwirkung (Insulinresistenz) und/oder der Insulinsekretion führen zusammen mit präzipitierenden Umwelteinflüssen zu Störungen des Glucose-, Lipid- und Aminosäurestoffwechsels. Der Diabetes mellitus wird entsprechend seiner Ätiologie eingeteilt in Typ-1-Diabetes, Typ-2-Diabetes, spezifische Diabetesformen und Gestationsdiabetes (Tab. 2.**9**).

Definition des Diabetes mellitus

Von einem Diabetes mellitus spricht man,
➤ wenn die Plasmaglucose zu einem beliebigen Zeitpunkt ≥ 11,1 mmol/l (≥ 200 mg/dl) beträgt und typische Symptome eines Diabetes mellitus bestehen,
➤ wenn die Plasmaglucose nüchtern (d. h. nach 8 h Fasten) ≥ 7 mmol/l (≥ 126 mg/dl) beträgt oder
➤ wenn die Plasmaglucose 2 h nach oraler Gabe von 75 g Glucose ≥ 11 mmol/l (≥ 200 mg/dl) beträgt.

Verminderte Glukosetoleranz. Eine verminderte Glukosetoleranz liegt dann vor, wenn der Nüchternblutzucker < 7 mmol/l (< 126 mg/dl) beträgt und 2 h nach oraler Gabe von 75 g Glucose auf > 7,8 mmol/l (> 140 mg/dl), aber < 11,1 mmol/l (< 200 mg/dl) ansteigt.

„Erhöhte" Nüchternglucose. Heute setzt sich immer mehr die Tendenz durch, den Begriff der verminderten Glukosetoleranz durch den Begriff der „erhöhten" Nüchternglucose (impaired fasting glucose) zu ersetzen (Nüchternplasmaglucose > 6,1 und < 7 mmol/l (> 110 und < 126 mg/dl).

Epidemiologische Studien zeigen allerdings, dass durch die Bestimmung der Nüchternglucose nicht alle Personen mit einer gestörten Glukosetoleranz und infolgedessen erhöhtem kardiovaskulärem Risiko erfasst werden können, weshalb die Expertengruppe der American Diabetes Association den Vorschlag gemacht hat, den Grenzwert für die Diagnose einer gestörten Glucosehomöostase (impaired fasting glucose) auf ≥ 5,6 und < 7 mmol/l (≥ 100 und < 126 mg/dl) zu senken. Durch die Herabsetzung dieses Grenzwertes wird der Großteil der Personen mit gestörter Glukosetoleranz erfasst.

Der orale Glukosetoleranztest (OGTT) wird heute außer für die Diagnose des Schwangerschaftsdiabetes nur noch sehr selten bei ganz spezifischen Indikationen (unklare Glukosurien, unklare Neuropathien, epidemiologische Untersuchungen) durchgeführt, wobei genau standardisierte Testbedingungen einzuhalten sind.

Typ-1-Diabetes

Pathogenese. Der Typ-1-Diabetes wird durch eine selektive autoimmune Zerstörung der pankreatischen β-Zellen durch zytotoxische T-Lymphozyten hervorgerufen. Die autoimmune Genese äußert sich in einer starken Assoziation mit bestimmten HLA-Klasse-II-Merkmalen (HLA-DR4, -DR3, -DQ8). 85–90% der Typ-1-Diabetiker weisen einen oder mehrere Autoantikörper gegen Pankreasinselzellen (Inselzellantikörper, ICA), bzw. gegen β-zellspezifische Antigene (Glutaminsäuredecarboxylase: GAD-Antikörper, Tyrosinphosphatase: IA-2-Antikörper) auf. Die Bestimmung von Autoantikörpern ist nur bei diagnostisch unklaren Fällen (z. B. ältere Patienten mit Typ-2-Diabetes-ähnlichem klinischen Verlauf, Familienuntersuchungen etc.) indiziert. Die Autoantikörper sind nicht direkt für die β-Zellzerstörung verantwortlich, sondern lediglich Ausdruck des gegen die β-Zellen gerichteten Autoimmungeschehens.

Klinik. Der Typ-1-Diabetes tritt vorwiegend – aber nicht nur – bei jüngeren Personen (vor dem 40. Lebensjahr) auf. Die Patienten klagen – häufig im Anschluss an einen grippalen Infekt – über Polyurie und Polydipsie, Müdigkeit, Gewichtsverlust von mehreren Kilogramm innerhalb weniger Wochen, Sehstörungen (bedingt durch osmotische Einlagerung von Glucose und Wasser in der Linse und Veränderung des Brechungsindexes), sind schlank, exsikkotisch und neigen zu Ketoazidose. Die Familienanamnese ist typischerweise negativ.

Typ-2-Diabetes

Pathogenese. Der Typ-2-Diabetes, an dem über 80% der Patienten mit Diabetes mellitus leiden, ist ein heterogenes Krankheitsbild. Der primäre Defekt ist eine Insulinresistenz aufgrund eines nicht genauer bekannten „Postrezeptordefektes" (intrazellulärer Glucosetransport, Insulinsignaltransduktion etc.). Neben der peripheren Insulinresistenz weisen Patienten mit Typ-2-Diabetes auch eine Insulinsekretionsstörung auf, die sich in einer verminderten oder fehlenden ersten Phase (first phase) der Insulinsekretion äußert und oft viele Jahre vor der klinischen Diabetesmanifestation schon nachweisbar ist.

Klinik. Der Typ-2-Diabetes tritt familiär gehäuft auf. Zunehmendes Alter, Gewichtszunahme und Bewegungsarmut verstärken die Insulinresistenz und führen bei prädisponierten Personen zur Krankheitsmanifestation. Neben der Polyurie und Polydipsie können Müdigkeit, rezidivierende Hautinfekte, Pruritus vulvae, Balanitis, Furunkulose etc. auf das Vorliegen eines Diabetes hinweisen. Die Klinik ist jedoch wenig verlässlich. Über 50% der Patienten weisen bei Diabetesmanifestation keine Symptome auf. Häufig wird die Diagnose erst anhand von Folgeerkrankungen wie Neuropathie, Nephropathie und koronare Herzkrankheit gestellt. Der Typ-2-Diabetes ist in den meisten Fällen assoziiert mit zentraler Adipositas, arterieller Hypertonie, Dyslipidämie (erhöhte Triglyceridkonzentrationen und erniedrigtes HDL-Cholesterin) im Rahmen eines *metabolischen Syndroms* (Insulinresistenzsyndrom), welches mit einem erhöhten Risiko für kardiovaskuläre Erkrankungen einhergeht.

Spezifische Diabetesformen

Alle Diabetesformen, bei denen spezifische genetische Defekte bekannt sind (< 5% der Diabetiker) oder welche sekundär infolge von Pankreaserkrankungen, Endokrinopathien oder im Rahmen von Syndromen sich manifestieren, werden nach der neuen WHO-Nomenklatur (WHO 1998) als spezifische Diabetestypen bezeichnet.

Genetischer Defekt der β-Zellfunktion, MODY (maturity onset diabetes of the young). Bisher wurden 6 MODY-Formen identifiziert, bei denen genau charakterisierte molekulare Defekte der Glucokinase (MODY 2) oder von Transkriptionsfaktoren (hepatic nuclear factor, HNF; insulin promoting factor 1, IPF-1) vorliegen. MODY wird autosomal dominant vererbt und tritt häufig vor dem 25. Lebensjahr auf. MODY 2 zeigt einen milden Verlauf, die anderen Formen können zu schweren Komplikationen führen und erfordern in der Regel eine Insulintherapie.

Insulinrezeptordefekte. Verschiedene Punktmutationen des Insulinrezeptors (z. B. Typ-A-Insulinresistenz) sind bekannt. Diese Diabetesform ist in der Regel vergesellschaftet mit Acanthosis nigricans, und die Patienten weisen stark erhöhte Insulinkonzentrationen im Blut auf.

„Sekundäre" Diabetesformen. Eine diabetische Stoffwechsellage kann bei verschiedenen Endokrinopathien oder infolge von Pankreaserkrankungen auftreten oder durch Medikamente (z. B. Proteaseinhibitoren bei HIV-Erkrankung) induziert werden.

Gestationsdiabetes

Als Gestationsdiabetes wird das erstmalige Auftreten einer diabetischen Stoffwechsellage im Verlauf der Schwangerschaft bezeichnet. Risikofaktoren sind Übergewicht, familiäre Belastung mit Diabetes, Alter über 30 Jahre, Geburt eines makrosomen Kindes (über 4500 g) in früherer Schwangerschaft.

Folgeerkrankungen bei Diabetes mellitus

Eine chronische Hyperglykämie kann über verschiedene Mechanismen wie nichtenzymatische Glykosylierung von Proteinen, Aktivierung des Sorbitolstoffwechselwegs, Bildung von Hexosaminen, Produktion von freien Radikalen und Aktivierung der Proteinkinase C in den Zellen zu typischen diabetischen Spätkomplikationen führen.
Man unterscheidet zwischen:
➤ *mikrovaskulären* Folgeerkrankungen (Retinopathie, Nephropathie, Neuropathie) und
➤ *makrovaskulären* Folgeerkrankungen (arteriosklerotische Veränderungen an Koronararterien, zerebralen und peripheren Gefäßen).

Es ist erwiesen, dass eine möglichst normoglykämische Diabeteseinstellung die Entstehung mikrovaskulärer Komplikationen verhindern bzw. deren Progression verzögern kann. Zur Verhinderung makrovaskulärer Folgeerkrankungen ist jedoch neben der Blutzuckereinstellung vor allem eine strikte Kontrolle des Blutdrucks (< 130/80 mmHg) und eine Korrektur der Dyslipidämie erforderlich.

> Patienten mit Diabetes müssen regelmäßig auf das Vorhandensein diabetischer Folgeerkrankungen untersucht werden. Die Langzeitüberwachung der Blutzuckereinstellung erfolgt mittels Bestimmung des glykosylierten Hämoglobins (HbA$_{1c}$), welches über die Qualität der Blutzuckereinstellung im Verlauf der letzten 2–3 Monate Auskunft gibt.

Diabetes insipidus

Beim Diabetes insipidus unterscheidet man zwischen einem zentralen (hypothalamisch-hypophysären) und einem renalen Diabetes insipidus.

Tabelle 2.10 Ursachen von Diabetes insipidus

Zentraler (neurogener) Diabetes insipidus
– Tumoren (Kraniopharyngeome), Zysten
– Schädelhirntrauma, Z. n. Hypophysenoperation, Infarkte
– Infekte, infiltrative Erkrankungen (Histiozytosis X)
– familiär
– idiopathisch (autoimmun)
Nephrogener Diabetes insipidus
– chronische Nierenerkrankungen
– chronische Elektrolytstörungen (Hypokaliämie, Hyperkalzämie)
– kongenital (Defekte im V2-Rezeptor-Gen und Aquaporin-2-Gen)
– Medikamente (Lithium, Anästhetika, Antibiotika, Foscarnet)

Zentraler Diabetes insipidus

Pathogenese. Der zentrale Diabetes insipidus (hypothalamisch-hypophysäre Form) wird durch eine ungenügende bzw. fehlende Sekretion von ADH (antidiuretisches Hormon = Vasopressin) durch die Neurohypophyse verursacht. Die Sekretion von ADH wird normalerweise durch afferente Impulse der Osmorezeptoren im Hypothalamus und der Volumenrezeptoren im Sinus caroticus und Aortenbogen stimuliert. Je nachdem, ob der Defekt partiell oder vollständig ist, werden pro Tag 3–4 Liter bzw. 15–20 Liter eines hypotonen Urins mit einem spezifischen Gewicht zwischen 1,001 und 1,005 (20–50 mOsm/kg [= mmol/l]) ausgeschieden. Die Serumosmolarität ist erhöht, die Urinosmolarität tief.

Klinik. Klinisch ist das Krankheitsbild durch einen meist plötzlichen Beginn von Polyurie und Polydipsie gekennzeichnet. Typischerweise halten diese Symptome auch nachts an. Solange eine ausreichende Wasserzufuhr gewährleistet ist, sind die Patienten nicht gefährdet. Wenn jedoch die Wasserzufuhr aus irgendeinem Grund ausbleibt (Bewusstlosigkeit, zu langer Durstversuch), kann sich ein lebensbedrohlicher Dehydratationszustand mit zunehmender Verwirrung, Schock, Fieber und Hämokonzentration entwickeln.

Ursachen. Die Ätiologie des Diabetes insipidus ist vielfältig (Tab. 2.10). In den meisten Fällen ist er die Folge von Tumoren (Kraniopharyngeome, Lymphome, Hypophysentumoren) oder von infiltrativen, inflammatorischen oder infektiösen Prozessen im hypothalamisch-hypophysären Bereich, oder er tritt nach Schädelhirntrauma oder Hypophysenoperationen auf. Etwa 1–5 % der Fälle sind familiär bedingt (autosomal dominanter Erbgang). Bei diesen Patienten besteht ein angeborener Mangel der Vasopressin synthetisierenden Neurone. Die sog. idiopathische Form des Diabetes insipidus manifestiert sich vorwiegend im Adoleszenten- und Erwachsenenalter und ist auch durch eine Verminderung der Vasopressin sezernierenden Neurone charakterisiert. Bei 30 % dieser Patienten können

Wichtige subjektive Symptome

Tabelle 2.11 Differenzialdiagnose der Polyurie

Laborbefunde	Zentraler Diabetes insipidus	Nephrogener Diabetes insipidus	Psychogene Polydipsie
Plasmaosmolarität	⇑	⇑	⇓
Urinosmolarität	⇓	⇓	⇓
ADH-Konzentration (Plasma)	⇓	normal/⇑	⇓
Urinosmolalität beim Durstversuch	⇒	⇒	⇑
Urinosmolalität nach ADH-Injektion	⇑	⇒	⇑

Autoantikörper gegen diese Neurone nachgewiesen werden (autoimmune Form des Diabetes insipidus).

Diagnostik. Im Gegensatz zu Gesunden und Patienten mit einer psychogenen Polydipsie scheiden an Diabetes insipidus Erkrankte beim Durstversuch hypotonen Urin aus. Nach subkutaner oder nasaler Gabe von Vasopressin nehmen dagegen beim echten Diabetes insipidus die Urinvolumina schnell ab und die Urinosmolarität steigt an.

Renaler Diabetes insipidus

Pathogenese. Der renale oder nephrogene Diabetes insipidus zeichnet sich durch ein fehlendes Ansprechen der Nierentubuli auf ADH aus.
- Die (seltene) *angeborene Form* ist Folge eines Defekts im Vasopressin-Rezeptor-Gen (V2-Rezeptor) und tritt familiär gehäuft bei Männern auf, weshalb ein X-chromosomaler rezessiver Erbgang vermutet wird. Allerdings wurden auch erkrankte Mädchen beschrieben. Ein kongenitaler Diabetes insipidus kann auch die Folge eines Gendefektes im Aquaporin-2-Gen (Wasserkanal im Nierentubulus) sein.
- Die *erworbene Form* des nephrogenen Diabetes insipidus ist in der Regel die Folge chronischer Nierenerkrankungen (Pyelonephritis, polyzystische Nierenerkrankung), von chronischen Elektrolytstörungen (Hypokaliämie, Hyperkalzämie) oder wird durch verschiedene Medikamente hervorgerufen, wie Lithium, Amphotericin, Colchicin, Methoxyfluoran, Foscarnet etc. Selten können Sichelzellanämie, Sjögren-Syndrom, Amyloidose und multiples Myelom einen nephrogenen Diabetes insipidus verursachen.

Primäre Polydipsie

Die primäre Polydipsie ist neben dem Diabetes mellitus die häufigste Form des krankhaft gesteigerten Durstes. Der Durst ist primär, die Polyurie die Folge. Die Abgrenzung zum Diabetes insipidus erfolgt mittels Dursttest (Tab. 2.**11**).

Ursachen. Dem Drang, viel zu trinken (psychogene Polydipsie oder Dipsomanie), liegen fast ausnahmslos psychogene Faktoren (Neurosen, beginnende Psychosen) und nur selten organische Hirnschädigungen zugrunde. Medikamente wie Thioridazin (Melleril), Chlorpromazin sowie die Mundtrockenheit verursachenden Anticholinergika können ebenfalls Durst bewirken.

Klinik. Patienten mit primärer Polydipsie verspüren ein stark erhöhtes Trinkbedürfnis mit Trinkmengen von häufig über 5 Liter Wasser pro Tag. Im Gegensatz zu Patienten mit einem Diabetes insipidus müssen sie nachts weniger trinken und tägliche Schwankungen der Flüssigkeitsaufnahme sind typisch. Die Serumosmolarität ist erniedrigt (um 270 mOsm/kg [= mmol/l], und die Urinosmolarität ist tief.

Erbrechen

Erbrechen, häufig in Kombination mit Nausea, ist ein häufiges Symptom im klinischen Alltag. Ursächlich muss einerseits an Abdominalerkrankungen, aber auch an Störungen anderer Organsysteme gedacht werden (Tab. 2.**12**). Von einem chronischen Erbrechen spricht man bei einer anhaltenden Symptomatik über 4 Wochen.

Definition. Im Gegensatz zum bloßen Regurgitieren von Nahrungsbestandteilen (pH nicht sauer) wird beim Erbrechen Magen- und evtl. auch Dünndarminhalt durch schnelle Kontraktionen der Abdominal- und Zwerchfellmuskulatur nach außen befördert.

Wegweisend für die ursächliche Diagnose sind vor allem Anamnese und klinischer Status. Die Erfragung von Art und Weise des Erbrechend ist hier maßgebend (Tab. 2.**13**).

Komplikationen. Als Komplikation des Brechens kann es zu Lazerationen des ösophagogastrischen Überganges (Mallory-Weiss-Syndrom), zu Aspirationen, zur hypokaliämischen metabolischen Alkalose und zu Herzrhythmusstörungen kommen.

Tabelle 2.12 Ursachen von Erbrechen

Abdominelle Ursachen
- Refluxösophagitis, Achalasie
- (alkoholische) Gastritis, Gastroenteritis (bakteriell, viral, parasitär)
- peptisches Ulkus (selten)
- Malignom (z. B. Retentionsmagen bei Magenkarzinom)
- Morbus Crohn
- Erkrankungen von Galle (Cholezystitis), Leber und Pankreas (akute Pankreatitis)
- Appendizitis, Peritonitis
- Nahrungsunverträglichkeit oder Allergie
- diabetische Gastroparese, Ileus (z. B. Briden, Mesenterialinfarkt, Tumor)
- Pylorusstenose (Neugeborene), Pylorospasmus

Zentrale Ursachen
- Hirndruckerhöhung (schwallartig, meist ohne Nausea), Hirntraumen, Hirntumoren
- Enzephalomalazie
- Migräne
- akuter Drehschwindel, z. B. Morbus Ménière (anfallsweise)

Metabolische Ursachen
- Frühschwangerschaft (erste 3 Monate)
- Urämie, Elektrolytstörungen
- diabetisches Koma, Coma hepaticum
- Morbus Addison, Hyperparathyreoidismus, Thyreotoxikose
- hypertensive Enzephalopathie

Medikamente und Drogen
- Digitalisintoxikation
- NSAR
- Steroide, Östrogene
- Zytostatika
- Eisensulfat, Kaliumchlorid
- Aminophyllin, Antibiotika, Levodopa
- Opiate, Alkohol und viele andere

Andere Ursachen
- psychiatrische Probleme (Bulimie, Anorexia nervosa, Depression, psychogenes Erbrechen)
- Kardiale Ursachen (biventrikuläre Herzinsuffizienz, Myokardinfarkt [Hinterwand])
- Schwermetallvergiftungen, Radiatio
- Infektionen (Pneumonie, Pyelonephritis, Entzündungen im kleinen Becken, Sepsis)
- postoperatives Erbrechen

Tabelle 2.13 Bedeutung klinischer Charakteristika von Erbrechen

Charakteristikum des Erbrechens	Vorkommen
Frühe Morgenstunden (Vomitus matutinus)	Frühschwangerschaft, Alkoholabusus, Depression, Urämie
Früh postprandial	Ulkuskrankheit, Gastritis, Magenkarzinom, psychogen
Schwallartig	Hirndruck, Magenausgangsstenose
Einziges Symptom über Jahre	Psychogen
Saurer Schleim, Speisereste	Gastritis, Magenkarzinom
„Gallig"	Postoperativ, Magenresektion
„Faulig"	Magenausgangsstenose
„Fäkulent"/„fäkal" (Miserere)	Ileus

Fertilitätsstörungen

Infertilität eines Paares ist definiert durch das Nichteintreten einer Konzeption trotz regelmäßigen Geschlechtsverkehrs ohne Verhütung. Bei der männlichen Sterilität spricht man von Impotentia generandi.

Ursachen. Die Fertilität ist maßgebend beeinflusst durch verschiedene Faktoren: Alter der Frau, Exposition gegenüber sexuell übertragbaren Krankheiten, Umweltfaktoren/Noxen, Medikamente (z. B. Zytostatika, Spironolacton, Cimetidin, Sulfasalazin).

Viele infertile Männer haben eine Oligospermie oder Azoospermie aufgrund eines primären oder sekundären Hypogonadismus. Spermiogenesestörungen kommen vor allem bei Hodenveränderungen (Fehlen bzw. Atrophie, postinfektiös nach Mumps, traumatisch) und beim Klinefelter-Syndrom vor.

Bei Frauen sind ovulatorische Dysfunktionen, Veränderungen an den Eileitern und Endometriosis häufige Ursachen. In etwa 30% findet sich keine Erklärung. Weitere, wenn auch weniger häufige Ätiologien einer weiblichen Infertilität sind koitale Probleme oder zervikale Faktoren.

Hämoptyse

Definition. Leicht blutig tingiertes Sputum wie auch die Expektoration von großen Blutmengen bezeichnet man als Hämoptyse. Große Blutverluste (100–600 ml in 24 h) treten vor allem bei der Tuberkulose, Bronchialkarzinomen und Bronchiektasen auf.

Ursachen. Die häufigsten Ursachen einer Hämoptyse sind heute akute und chronische Bronchitiden, Bronchialkarzinome und Pneumonien (Tab. 2.**14**). Etwa 30% der Hämoptysen bleiben ätiologisch unklar. Lungenmetastasen führen nur sehr selten zu blutigem Auswurf.

Tabelle 2.14 Ursachen von Hämoptysen

Entzündliche Ursachen
- Bronchitis, Pneumonie
- Bronchiektasen,
- Tuberkulose
- Lungenabszess

Tumoren
- Bronchialkarzinom, Bronchialadenom

Andere Ursachen
- Lungenembolie
- Linksherzinsuffizienz, Mitralstenose
- traumatisch (Fremdkörperaspiration, stumpfes Thoraxtrauma)
- Selten: Gefäßmissbildungen, Vaskulitiden, Wegener-Granulomatose, Goodpasture-Syndrom, idiopathische Lungenhämosiderose, Endometriose der Lunge, Aortenaneurysma mit Läsion des Bronchialsystems, hämorrhagische Diathese

Husten

Pathogenese. Husten ist ein komplexer physiologischer Reflex, der durch chemische oder mechanische Reize ausgelöst wird. Es handelt sich um einen Schutzmechanismus, der im Rahmen der körpereigenen Abwehr gegen inhalative Noxen und als bronchialer Reinigungsmechanismus eine wichtige Rolle spielt.

Klinik und Differenzialdiagnose. Klinisch, differenzialdiagnostisch und therapeutisch ist vor allem die Unterscheidung zwischen akutem und chronischem Husten wichtig.
▶ *Akut* auftretender Husten (weniger als 3 Wochen andauernd) kommt in jedem Alter vor und wird meist durch virale, seltener durch bakterielle Infekte der oberen Luftwege verursacht. Nur in Ausnahmefällen liegt eine Pneumonie vor. Die selbstlimitierende Symptomatik erfordert oft keine Abklärung und Therapie.
▶ *Chronischer* Husten (Dauer über 3 Wochen) stellt eine schwierige differenzialdiagnostische Aufgabe dar (Tab. 2.**15**).

Die Art des Hustens gestattet weitere wichtige Rückschlüsse:
▶ *Der produktive Husten* fördert retiniertes Sekret und ist ein sinnvoller Abwehrmechanismus bei akuten und chronisch entzündlichen Lungenleiden. Die häufigsten Ursachen für einen produktiven Husten sind Bronchitiden. Je nach Sekret oder Sputum soll-

Tabelle 2.15 Differenzialdiagnose des chronischen Hustens

Häufigkeit	Erwachsene	Ältere Patienten
Häufig	- Rauchen - chronische Bronchitis/Asthma bronchiale - gastroösophagaler Reflux - Postnasal-Drip-Syndrom	- Rauchen - chronische Bronchitis - postinfektiös
Selten	- Bronchialkarzinom - Tuberkulose - Bronchiektasen - Pneumonie - interstitielle Pneumopathien - psychogen - Fremdkörperaspiration - zystische Fibrose	- Bronchialkarzinom - Herzinsuffizienz - Asthma - Aspiration - Tuberkulose - Pneumonie
Iatrogen	- ACE-Hemmer - Steroidaerosole	- ACE-Hemmer

ten Farbe, Geruch und Konsistenz beschrieben werden (Tab. 2.**16**).
▶ *Der nichtproduktive Reizhusten*, vielfach ausgelöst durch mechanische, chemische und thermische Reize, irritiert die Schleimhäute der Atemwege.

Tabelle 2.16 Ätiologie und Charakteristika von produktivem Husten

Sekret/Sputum	Ursachen
Gelblich-grün, purulent	chronische Bronchitis, Pneumonie, Lungen-Tbc, Tumor, Mukoviszidose
Purulent, große Mengen, faulig stinkend (Anaerobier)	Lungenabszess, Bronchiektasen, zerfallende Tumoren
Schaumig rötlich tingiert	Lungenödem („Herzfehlerzellen"), Pneumokokkenpneumonie
zähflüssig, voluminös, schaumig	Alveolarzellkarzinom

- Als mechanische Ursache kommen Inhalation von Stäuben, Druck auf die Luftwege von innen durch Tumoren, Fremdkörper und Granulome und von außen durch Tumoren, Metastasen, Aortenaneurysmen sowie Zug am Lungenparenchym durch schrumpfende Prozesse (Fibrose, Atelektase) in Frage.
- Chemische Ursachen sind Gase (Ammoniak, Tränengas) und Tabakrauch. Reizhusten ist eine mögliche Nebenwirkung bei der Therapie mit Inhibitoren des „Angiotensin Converting Enzyme" (ACE).
- Thermische Ursachen sind kalte und heiße Luft.

➤ *Pharyngealer Husten* (Räuspern) tritt meist bei Pharyngitiden, störenden Schleimbelägen an der Rachenhinterwand und zum Teil auf nervöser Basis auf.
➤ *Bellender oder Krupphusten* (heiser, tonlos) lässt auf eine Beteiligung der Epiglottis oder des Larynx schließen.
➤ *Paroxysmaler Husten* mit abschließender tiefer stridoröser Einatmung ist typisch für Pertussis.
➤ *Nächtlicher Husten* lässt an eine Linksherzinsuffizienz (Asthma cardiale) denken.
➤ *Morgendlicher Husten* ist typisch für Bronchiektasen und chronische Bronchitis.
➤ Ein wiederholter, während des Essens oder *früh postprandial auftretender Husten* kommt bei Hiatushernie, Ösophagusdivertikel oder neurogenen Schluckstörung vor.

Zusätzliche Symptome geben weitere Hinweise für eine gezielte Differenzialdiagnose:
➤ *Retrosternaler Hustenschmerz* kann Ausdruck einer viralen Tracheobronchitis (Grippe) sein.
➤ *Schwäche und Gewichtsverlust* werden bei Tuberkulose, Malignomen und rezidivierenden Pneumonien bei Bronchiektasen beobachtet.
➤ *Hustensynkopen* kommen während paroxysmaler Hustenattacken (durch erhöhten intrathorakalen Druck und damit verkleinertem venösem Angebot bzw. vermindertem linksventrikulärem Auswurf) vor.

Müdigkeit

Müdigkeit ist eine subjektive Empfindung von Abgeschlagenheit und Energiemangel während oder nach körperlichen Aktivitäten oder eine Aversion gegen Aktivitäten. Müdigkeit ist multikausal und unspezifisch, was eine allgemeingültige Definition schwierig macht. Die Differenzierung gegenüber Somnolenz, Dyspnoe und Schwäche ist wichtig, weil diese Symptome von Müdigkeit begleitet sein können. Müdigkeit ist ein sehr häufig beklagtes Symptom (20–30 % aller Patienten in der Praxis). Von chronischer Müdigkeit spricht man bei einer Dauer über 6 Monate.

Ursachen. Müdigkeit betrifft Frauen öfters als Männer. Nur in 2–5 % findet sich eine organische Ursache (Tab. 2.17).
Von einem „chronic fatigue syndrome" (CFS) spricht man (nach Ausschluss einer psychischen, organischen oder Suchterkrankung) bei einer klinisch bestätigten, unklaren Müdigkeit über 6 Monate und gleichzeitigem Vorhandensein bestimmter weiterer Symptome (s. Kapitel 4). In etwa 2 % werden die Kriterien für ein Chronic-Fatigue-Syndrom erfüllt.
Die häufigsten Ursachen sind jedoch affektive Störungen, vor allem Depressionen und Angststörungen.

Häufig lässt sich kein Grund für die Müdigkeit definieren. Die Ursache muss hier auch in einem psychosozialen Hintergrund gesucht werden (z. B. Arbeitsplatz, Familie).
Müdigkeit ist auch bei Wetterfühligkeit ein oft beobachtetes Symptom. Das Phänomen der Wetterfühligkeit ist zwar in seinen Mechanismen nicht aufgeklärt, aber in den Alpenländern eine unbestreitbare empirische Tatsache. 5–10 % der Bevölkerung leiden darunter. Von Bedeutung sind Wetterlagen wie Kalt- oder Warmfront und auch Föhnsituationen.

Diagnostik. Diagnostisch sind primär vor allem die Anamnese (einschließlich Sozial-, Arbeits- und Familienanamnese) und die körperliche Untersuchung wichtig, welche in rund 80 % zur Diagnose führen. Als Labor-Screening sind ein komplettes Blutbild, Glucose, Kreatinin, Natrium, Kalium, Calcium, ALAT, TSH, Urinstatus, BSG und ein Röntgen-Thorax sinnvoll. Eine weiterführende Abklärung ist bei entsprechender Klinik angezeigt (z. B. HIV-Test, weitere serologische Abklärungen oder Bildgebungen).

Wichtige subjektive Symptome

Tabelle 2.17 Ursachen von Müdigkeit

Ursache/Formenkreis	Vorkommen
Psychiatrische Ursache	Depression, Angststörung, somatoforme Störung, Essstörung
Psychosoziale Belastungssituation (reaktiv)	Stress, Überarbeitung, Beziehungsproblematik, Krankheit von Familienmitgliedern, Schlafmangel
Hämatologie	Anämie, Leukämien
Endokrinologie	Hypothyreose, Morbus Addison, Cushing-Syndrom, Hypopituitarismus, Diabetes mellitus
Elektrolytstörungen	Hypokaliämie, Hyperkalzämie
Infektionen	Hepatitis, Endokarditis, Tuberkulose, Mononukleose, Parasiten, HIV
Malignome	alle malignen Tumorerkrankungen
Kardiovaskulär	Herzinsuffizienz, Hypotonie
Pulmonale Insuffizienz	COPD, chronische Lungenerkrankungen
Metabolisch	chronische Niereninsuffizienz, chronische Leberinsuffizienz
Medikamente	Sedativa, Opiate, Antidepressiva, Antihypertensiva
Schlafstörung	Schlafapnoe-Syndrom, gastroösophagealer Reflux, allergische Rhinitis
Myopathien	
Neurologisch	Demenz, Delirium

Palpitationen

Normalerweise wird der Herzschlag nicht bewusst wahrgenommen. Unter Palpitationen versteht man jegliches als unangenehm oder abnorm wahrgenommenes Herzklopfen. Palpitationen sind sehr häufig, und für die Betroffenen meist beunruhigend. Dennoch sagt die Symptomatik noch nichts über das Vorhandensein einer Rhythmusstörung aus. Für eine erste Differenzierung ist primär die genaue Anamnese wichtig. Diese führt oft bereits zur Diagnose. Neben Anamnese und körperlicher Untersuchung gehört ein 12-Kanal-EKG zur Basisuntersuchung.

Ursachen. Die Differenzialdiagnose der Palpitationen ist breit und hängt von der untersuchten Population ab (Tab. 2.18). In 7–40 % liegt gemäß aktueller Evidenz eine potenziell gefährliche Arrhythmie zugrunde, in etwa 30 % findet sich eine psychiatrische Ursache.

Tabelle 2.18 Ursachen von Palpitationen

Kardiale Ursachen
- jegliche Rhythmusstörungen
- valvuläre Herzkrankheit
- Kardiomyopathie
- Schrittmacher
- Vorhofmyxom
- kardiale Shunts

Psychiatrische Ursachen
- Angststörung, Depression
- funktionellen Herzbeschwerden (Effort-Syndrom, Da-Costa-Syndrom, Soldiers heart)

Metabolische Ursachen
- Hyperthyreose
- Phäochromozytom
- Hypoglykämie
- Mastozytose

Medikamente/Drogen
- Sympathomimetika
- Vasodilatatoren
- beim Absetzen von Betablockern
- Anticholinergika, Hydralazine
- Cocain, Amphetamine, Alkohol, Koffein, Nikotin

Erhöhtes Schlagvolumen (high output states)
- Anämie
- Fieber
- Schwangerschaft
- Hyperthyreose
- Aorten- oder Mitralklappeninsuffizienz

Schlafstörungen

Die weit verbreitete Meinung, wonach das Schlafbedürfnis auf 8 Stunden Schlaf ausgerichtet ist, ist für den Einzelfall nicht richtig. Die individuellen Schwankungen können recht beachtlich sein.

Schlafanamnese. Zur allgemeinen Systemanamnese gehören einige gezielte Fragen („Screening") zu möglichen Beschwerden im Bereich der Schlaf-Wach-Funktionen. Entsprechend der physiologischen Alternanz zwischen Schlaf und Wachheit können die Screening-Fragen in zwei Gruppen eingeteilt werden:
➤ Schlaf:
  - Schlafdauer und -qualität (erholsam?),
  - Einschlaf-/Durchschlafstörungen,
  - Schnarchen (laut? jede Nacht? in jeder Position?), Atempausen,
  - Schlafsprechen/-schreien, Schlafwandeln,
  - Enuresis/Nykturie,
  - Zähneknirschen, Zuckungen im Schlaf (v. a. an den Beinen), Ausagieren von Träumen/Verletzungen im Schlaf,
  - Halluzinationen/Albträume,
  - Schlafparalyse (Gefühl einer vollständigen Lähmung aller Muskeln bei erhaltenem Bewusstsein).

➤ Wachheit:
  - Tagesmüdigkeit, exzessive Tagesschläfrigkeit (d. h. Einschlafneigung),
  - "Schlafanfälle", Tonusverlust durch Emotionen ausgelöst (Kataplexie),
  - Missempfindungen in den Beinen und Bewegungsdrang in Ruhe/am Abend (restless legs).

Die Unterscheidung zwischen Müdigkeit und exzessiver Tagesschläfrigkeit ist wichtig (aber auch nicht immer einfach), da bei Ersterer psychische Ursachen gehäuft sind, während bei Letzterer somatische Ursachen häufiger sind. Das sog. Epworth Sleepiness Score kann bei der Differenzierung zwischen Müdigkeit und exzessiver Tagesschläfrigkeit helfen. Selbstverständlich sollte bei positiven Antworten bei diesem Screening bzw. bei der spontanen Angabe von Schlaf-Wach-Beschwerden die Schlafanamnese vertieft werden.

Schlaflosigkeit. Die Schlaflosigkeit ist oft komplexer Natur und für den einzelnen Patienten ein sehr subjektiver Begriff. Die Prävalenz in den Industrieländern beträgt 30–40 %. Eine ätiologische Zuordnung soll schon aus therapeutischen Gründen, wenn immer möglich, versucht werden (Tab. 2.**19**).

Tabelle 2.19 Differenzialdiagnose und Charakteristika der Insomnie

Ursachen	Vorkommen	Charakteristika
Psychische Erkrankungen	Depression (sehr häufig), Neurose, affektive Psychose, Schizophrenie (selten), Angststörung	meist Einschlafstörung
Reaktive Schlafstörungen in Belastungssituationen	psychosoziale Belastung, Schichtarbeit, unbequeme Schlafgelegenheit, Lärm, Angstträume (psychisch, Betablocker, Ketalar), Pavor nocturnus	meist passager
Medikamentös	Koffein, Absetzen von Schlafmitteln, Alkoholabusus (gestörter REM-Schlaf), Nikotin, Psychostimulanzien (Amphetamine, Ecstasy, Methylphenidat), Steroide	Cave selbst-verschriebene Medikamente (Anamnese!)
Organische Erkrankungen	ZNS-Erkrankungen Herzinsuffizienz pulmonale Erkrankungen Prostatahyperplasie Schmerzen neurologische Erkrankungen obstruktives Schlafapnoe-Syndrom (seltener zentrales Schlafapnoe-Syndrom)	Demenz, Hirnstamm- und Zwischenhirnerkrankungen Dyspnoe, Orthopnoe, Nykturie Husten, Dyspnoe Pollakisurie Bewegungsapparat, Ulcus duodeni, Malignome, Refluxösophagitis Karpaltunnelsyndrom, Restless-Legs-Syndrom, Kopfschmerzen lautes Schnarchen mit nächtlichen Atempausen, Halsumfang meist über 42 cm, Tagesmüdigkeit
Primäre Insomnie	kein fassbarer Grund	Schlaf auch früher nie erholsam, häufiges Aufwachen, REM-Phasen verkürzt

Wichtige subjektive Symptome

Schluckstörungen

Unter Schluckstörung (Dysphagie) werden unangenehme bis schmerzhafte Empfindungen beim Schluckakt verstanden. Schluckstörungen haben vielfältige Ätiologien (Tab. 2.**20**). Über 80 % der Ursachen können durch die Anamnese richtig erfasst werden.

> Als Faustregel gilt: Dysphagie für feste Speisen wird häufig bei organischen Stenosen und Dysphagie für feste und flüssige Speisen bei motorischen Störungen des Ösophagus bemerkt (s. Kapitel 26).

Tabelle 2.20   Ursachen von Schluckstörungen

Lokalisation	Ursachen	Klinik
Oropharyngeal (Verschlucken)	– *neuromuskulär:* Bulbärparalyse, Stroke, Myasthenia gravis, Parkinson, Hirnstammtumoren, amyotrophe Lateralsklerose, Multiple Sklerose, postinfektiös (Poliomyelitis, Syphilis), Poly- oder Dermatomyositis – *mechanisch:* Mediastinaltumoren, Dysphagia lusoria, Struma, Plummer-Vinson-Syndrom, Mundtrockenheit, Zenker-Divertikel – *entzündlich:* Glossitis, Ösophagitis – *neoplastisch:* Zungenmalignom	sofortiges Regurgitieren, Aspiration
Ösophagus	– *Odynophagie:* Ösophagitis, Ösophagusulcera – *mechanisch:* stenosierende Tumoren und Membranen (Sklerodermie), Fremdkörper, Spasmus, Achalasie	Schmerzen entlang des Ösophagus bei Nahrungspassage retrosternales Druckgefühl
Magen	– Hiatushernie, Tumor	

Singultus

Singultus (Schluckauf) ist ein meist harmloses und häufig passageres Symptom. Es manifestiert sich als ein hörbares, sehr kurzes Einatmen durch unwillkürliche, plötzliche Zwerchfellkontraktionen. Das Einatmen endet mit der abrupten Schließung der Glottis.

Ursachen. Meist findet sich keine spezifische Ursache. Gutartige kurzweilige Episoden von Singultus beruhen meist auf einer Dilatation des Magens durch eine üppige Mahlzeit, Aerophagie oder kohlensäurehaltige Getränke. Andere Ursachen sind ein plötzlicher Stress, exzessiver Alkoholkonsum und vor allem ein gastroösophagealer Reflux. Ein persistierender oder schwer therapierbarer Singultus kann Symptom einer schweren Grunderkrankung sein:

➤ *Periphere Ursachen* sind hier beispielsweise zwerchfellnahe Prozesse (subphrenischer Abszess, Cholezystitis, Magendilatation, Hiatushernie). Dysphagie kombiniert mit Singultus ist verdächtig auf ein distales Ösophaguskarzinom. Mediastinale Tumoren, hilusnahe Tumoren, Mediastinitis, Pleuritis und Perikarditis verursachen nicht selten einen Singultus.
➤ *Zentral ausgelöst* wird der Singultus bei Urämie, Enzephalitis, Hirntumoren, Enzephalomalazie, Tabes dorsalis und Opiatsucht.

Schmerzen

Schmerzen sind mit Abstand die am häufigsten vom Patienten vorgebrachten Symptome. Sehr oft ist die Ursache evident, aber nicht selten können vor allem chronische Schmerzen den Arzt vor diagnostische und therapeutische Probleme stellen. Als subjektive Wahrnehmungen werden Schmerzen von jedem Patienten verschieden empfunden. Psychologische und kulturelle Faktoren sowie Erziehung können modulierend in die eine oder andere Richtung der Schmerzempfindung wirken. Schmerzen sind für differenzialdiagnostische Überlegungen essenziell und werden in den jeweiligen Kapiteln beschrieben.

Oberflächlicher und viszeraler Schmerz. Typisch für den oberflächlichen Schmerz (Haut und oberflächliche anatomische Strukturen) sind die genaue Lokalisierbarkeit und der scharfe, stechende Charakter. Viszerale Schmerzen (innere Organe oder muskuloskeletales System) sind schlechter lokalisierbar, strahlen in benachbarte Regionen und assoziierte Dermatome aus. Viszerale Schmerzen sind dumpf, ziehend oder krampfartig.

Neuropathische Schmerzen. Hier liegt pathogenetisch eine Schädigung der Nerven- und Schmerzbahnen vor. Zu diesen Schmerzen gehören die Neuralgien, die Dysästhesien, Hyperästhesien und die oft symmetrischen Schmerzen bei Neuropathien. Typischerweise ist das Ansprechen auf die üblichen Analgetika meist ungenügend.

Störungen der Sexualfunktion

Die Rate der erektilen Dysfunktion (Impotentia coeundi) steigt mit zunehmendem Alter. Ein Drittel aller über 65-Jährigen leidet darunter. In rund 90 % der Fälle lassen sich organische Ursachen finden (Tab. 2.21). Es ist daher wichtig, behandelbare Ursachen auszuschließen. In 10 % rechnet man heute mit einer psychischen Ursache. Dies bedeutet nicht, dass die Mehrzahl der organisch bedingt impotenten Männer nicht zusätzlich unter psychischen Problemen leidet.

Tabelle 2.21 Ursachen der erektilen Dysfunktion

Atherosklerose (80 %) und Risikofaktoren
- Rauchen
- arterielle Hypertonie
- Diabetes mellitus
- positive Familienanamnese für kardiovaskuläre Erkrankungen
- Dyslipidämie

Endokrin (5 %)
- hypothalamisch-hypophysäre-gonadale Achse
- Schilddrüsenpathologien (Hyper- und Hypothyreose)
- Nebennierentumoren und andere hormonproduzierende Tumoren
- Lebererkrankungen

Neurogen
- Traumata
- Entzündung
- Tumor
- Paresen
- Multiple Sklerose

Medikamente
- Antihypertensiva (Betablocker, Diuretika)
- Psychopharmaka (Antidepressiva, Neuroleptika, Hypnotika, Tranquilizer)
- Antiepileptika
- Antiphlogistika
- Opiate, Drogen (Marihuana, Heroin, Alkohol)
- Hormonpräparate, Steroide
- Anticholinergika

Psychogen (10 %)
- Depression
- Beziehungskonflikte
- Ängste

Genitale Erkrankungen
- Phimose
- Induratio penis plastica
- Tumoren

Literatur

Battegay E, Gasser T, Elke B, Mann 40 plus. 2004: 51.

Berghout A. The value of thyroid volume measured by ultrasonography in the diagnosis of goitre. Clin Endocrinol (Oxf.) 1988; 28: 409–14.

Broniatowski M, Sonies BC, Rubin JS, Bradshaw CR, Spieg B, Kelly JH. Current evaluation and treatment of patients with swallowing disorders. Otolaryngol Head Neck Surg 1999; 120: 464–73.

Butman SM. Bedside cardiovascular examination in patients with severe chronic heart failure: importance of rest or inducible jugular venous distension. J Am Coll Cardiol 1993; 22: 968–74.

Cabane J, Desmet V, Derenne JP, Similowski T, Launois S, Bizec JL, Orcel B. [Chronic hiccups]. Rev Med Intern 1992; 13: 454–9.

Canadian Task Force on the periodic Health Examination. The Canadian Guide to clinical preventive health care. 1994: Ottawa: Canada Communication Group. www.ctfphc.org

Colice GL. Hemoptysis. Three questions that can direct management. Postgrad Med 1996; 100: 227–36.

Conen D. Check-up und Screening. Ther Umsch 2000; 57: 3–5.

Gardner P, Schaffner W. Immunization of adults. N Engl J Med 1993; 328: 1252–8.

Harris, M I, Modan M. Screening for NIDDM. Why is there no national program. Diabetes Care 1994; 17: 440–44.

Heckerling PS. Accuracy and reproducibility of precordial percussion and palpation for detecting increased left ventricular end-diastolic volume and mass. A comparison of physical findings and ultra-fast computed tomography of the heart. Jama 1993; 270: 1943–8.

Helfand M, Redfern CC. Clinical guideline, part 2. Screening for thyroid disease: an update. American College of Physicians. Ann Intern Med 1998; 129: 144–58.

Hengstler P, Battegay E, Cornuz J, Bucher H, Battegay M. Evidence for prevention and screening: recommendations in adults. Swiss Med Wkly 2002; 132: 363–73.

Irwin RS, Boulet L, Clautier M, Fuller R, Gold PM, Hoffstein V. Managing cough as a defense mechanism and as a symptom. A consensus panel report of the American College of Chest Physicians. Chest 1998; 114: 133S–181S.

Johns MW. Sleepiness in different situations measured by the Epworth sleepiness scale. Sleep 1994; 17(8): 703–10.

Kiningham RB, Apgar BS, Schwenk TL. Evaluation of amenorrhea. Am Fam Physician 1996; 53: 1185–94.

Kroenke K. Patient expectations for care: how hidden is the agenda? Mayo Clin Proc 1998; 73: 191–3.

Manser RL. Screening for lung cancer. Cochrane Database Syst Rev 2001: CD001991.

McTigue KM. Screening and interventions for obesity in adults: summary of the evidence for the U.S. Preventive Services Task Force. Ann Intern Med 2003; 139: 933–49.

Osterwalder P, Steurer J. Check-up-Untersuchungen an einer internistischen Poliklinik: Beweggründe, Abklärungen, Resultate und therapeutische Konsequenzen. Schweiz Rundsch Med Prax 1998; 87: 1735–40.

Parkman HP. New advances in the diagnosis and management of nausea and vomiting. Case Manager 2002; 13: 83–6.

Pignone MP. Screening and treating adults for lipid disorders. Am J Prev Med 2001; 20: 77–89.

Sateia MJ. Evaluation of chronic insomnia. An American Academy of Sleep Medicine review. Sleep 2000; 23: 243–308.

Skinner C. Cough. Practitioner 1986; 230: 533–7.

Sox HC Jr., Garber AM, Littenberg B. The resting electrocardiogram as a screening test. A clinical analysis. Ann Intern Med 1989; 111: 489–502.

Sox HC Jr. Preventive health services in adults. N Engl J Med 1994; 330: 1589–95.

Weber BE, Kapoor WN. Evaluation and outcomes of patients with palpitations. Am J Med 1996; 100: 138–48.

Wilkins W. US Preventive Services Task Force. Guide to clinical preventive services. 1996. www.ahrq.gov/clinic/3rduspstf/ratings.htm

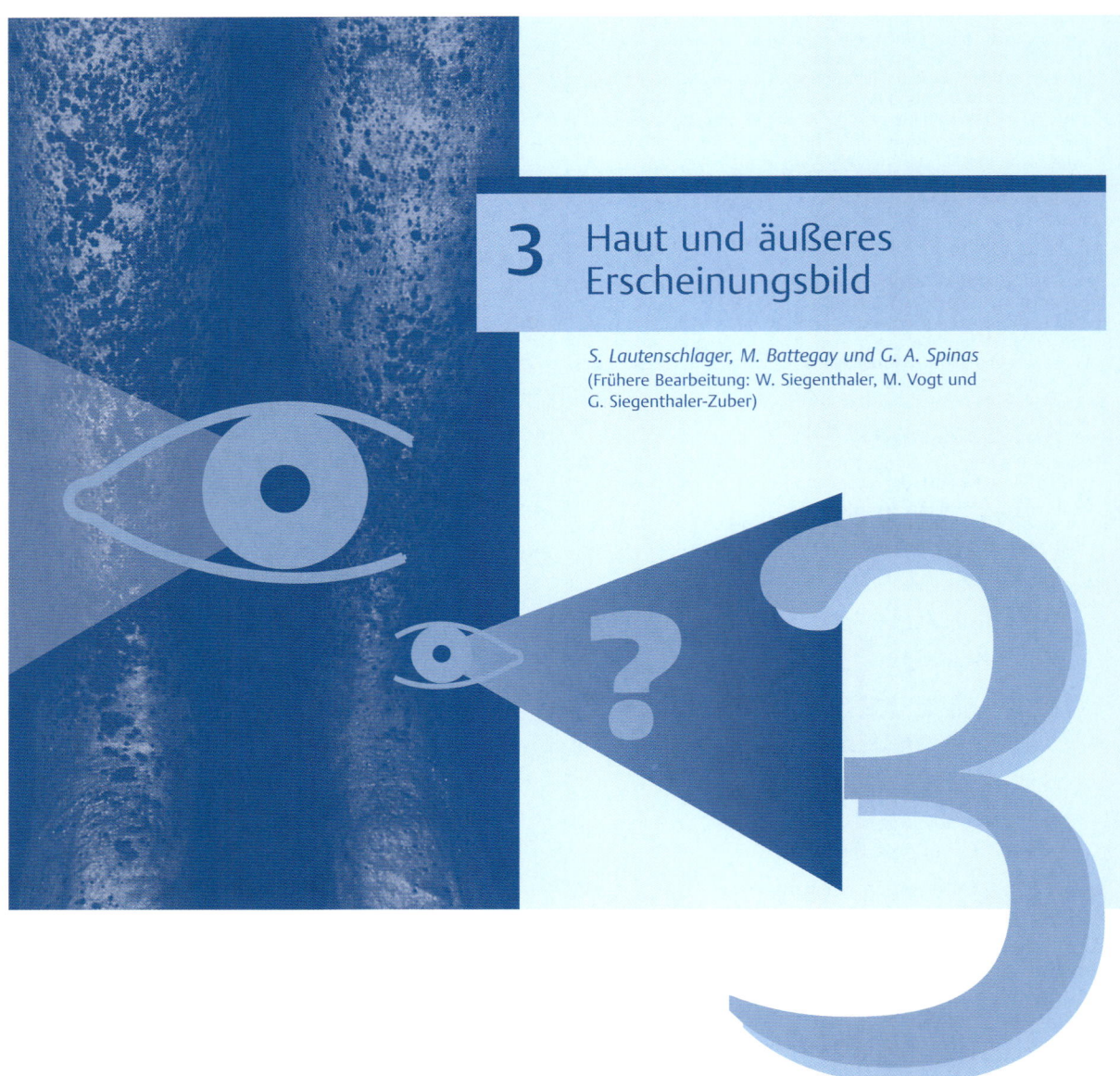

3 Haut und äußeres Erscheinungsbild

S. Lautenschlager, M. Battegay und G. A. Spinas
(Frühere Bearbeitung: W. Siegenthaler, M. Vogt und G. Siegenthaler-Zuber)

Haut und äußeres Erscheinungsbild

3.1 Haut — 55

Untersuchungstechnik — 55

Klinische Symptome — 55

Hautfarbe — 55
- Blässe — 55
- Rötung — 55
- Dyschromien — 55
- Pigmentierungsstörungen — 56

Erytheme und Exantheme — 58
Bläschenbildende Hautkrankheiten — 59
Blasenbildende Hautkrankheiten — 61
Papulöse Hautkrankheiten — 62
Plaqueförmige Hautkrankheiten — 62
Knotenförmige Hautkrankheiten — 62
Pustulöse Hautkrankheiten — 63
Ulzerationen der Haut — 64
Urtikarielle Hautkrankheiten — 65
Purpura — 66
Teleangiektasien — 66
Veränderter Hautturgor — 66
Hautverkalkungen — 66

Internistische Krankheitsbilder mit typischen Hautveränderungen — 67

Stoffwechselstörungen — 67
Hautveränderungen bei endokrinologischen Krankheiten — 68
Hautveränderungen bei Tumoren — 68
Hautveränderungen bei Kollagenosen — 69
Hautveränderungen infolge von Medikamentennebenwirkungen und Intoxikationen — 70
Hautveränderungen bei hämatologischen Affektionen — 70
Hautveränderungen bei gastrointestinalen Störungen — 71
Hautveränderungen bei Leberkrankheiten — 71
Hautveränderungen bei Herzkrankheiten — 71
Neurokutane Krankheiten — 71
Hautveränderungen bei Infektionen — 73

Haare — 74

Haarausfall (Effluvium) — 74
Hirsutismus und Virilismus — 75
Pigmentationsstörungen — 75

Nägel — 76

Veränderungen der Nagelform und -struktur — 76
Farbveränderungen der Nägel — 77

Mundhöhle — 78

Zahnveränderungen — 78
Zahnfleischveränderungen — 79
Mundschleimhautveränderungen — 79
Zunge — 80

3.2 Äußeres Erscheinungsbild — 81

Körpergröße und -haltung — 81

Großwuchs — 81
- Großwuchs im Rahmen von Syndromen — 81
- Endokrine Ursachen von Großwuchs — 82

Kleinwuchs — 84
- Kleinwuchs im Rahmen von Syndromen — 84
- Kleinwuchs im Rahmen von Skelettdysplasien — 85
- Kleinwuchs infolge chronischer Krankheiten und Malabsorptionssyndrome — 86
- Endokrine Ursache von Kleinwuchs — 86

Haltung — 87
Lage und Stellung — 87
Gang — 88

3 Haut und äußeres Erscheinungsbild

Adipositas	88
Primäre Adipositas	88
Sekundäre Adipositas	89
Lokalisierte Fettansammlungen und Lipodystrophien	89

Gynäkomastie	90

Anorexie	91

Hand	92

Gesicht	93

Augen	95
Exophthalmus	95
Horner-Syndrom, Enophthalmus	96
Augenbrauen	96
Lider	96
Skleren	96
Hornhaut	98
Linse	98
Iris	98
Pupillen	98
Glaskörper	99
Retina	99
Das gerötete Auge	100
Augenmotorik	100

Ohren	100

Nase	101

Geruch	101

Sprache und Stimme	103
Sprachstörungen	103
Stimmstörungen	104

Das korrekte Erfassen von Veränderungen der Haut, der angrenzenden Schleimhäute sowie der Hautanhangsgebilde kann wertvolle Hinweise auf das Vorliegen von systemischen Krankheiten liefern. Nicht selten treten solche Kutanmanifestationen vor den pathologisch relevanten Organsymptomen auf und können somit eine wichtige Markerfunktion haben. Umgekehrt kann ein Hautsymptom jedoch auch unterschiedliche intermedizinische Ursachen haben, die differenzialdiagnostisch beachtet werden müssen (z. B. die Calcinosis cutis oder die Purpura).

Die Differenzialdiagnose wird auch durch das äußere Erscheinungsbild geprägt, wie zum Beispiel durch die im Zunehmen begriffene Adipositas.

3.1 Haut

Untersuchungstechnik

Im Unterschied zu den meisten anderen medizinischen Fachgebieten steht häufig die Erhebung des Hautbefundes am Anfang der dermatologischen Untersuchung. In erster Linie sollte der anatomische Sitz der primären Veränderung identifiziert werden (Epidermis, Dermis, Subkutis, Gefäße). Zur Bestimmung der Ausdehnung ist grundsätzlich die gesamte Haut zu untersuchen. Nach Erfassen der Leitsymptome müssen die Effloreszenzen nach Typ, Form, Anordnung (Pattern) und Verteilung beurteilt werden. Gelegentlich kann eine definitive Beurteilung erst in Folgeuntersuchungen zur Erfassung einer charakteristischen Evolution bestimmt werden. In zweiter Linie muss anamnestisch die exakte Beschreibung des Beginns der Symptomatik und der Primäreffloreszenz sowie eine eventuelle Ausbreitung erfragt werden.

Klinische Symptome

In den nachfolgenden Abschnitten werden die bei den jeweiligen Hautläsionen differenzialdiagnostisch in Frage kommenden internistischen Krankheiten besprochen

Hautfarbe

Die Hautfarbe ist einerseits von den Durchblutungsverhältnissen und dem Hämoglobinwert und andererseits von den in der Haut eingelagerten Pigmenten (Melanin und Carotinoide) abhängig.

Blässe

Eine blasse Haut (Abb. 3.1 a) ist neben einer genetisch bedingten hellen Hautkomplexion ein typisches klinisches Zeichen für eine Anämie. Infolge des interindividuell unterschiedlichen Melaningehaltes (Hauttypen I–VI nach Fitzpatrick) sind jedoch die Schleimhäute der bessere Indikator für den Grad einer Anämie. Bei der perniziösen Anämie erscheint die Haut meist gelblich blass. Bei Patienten mit einer Niereninsuffizienz ist neben der diffusen Blässe oft auch ein leichtes Hautödem vorhanden. Beim diffusen Myxödem im Rahmen einer Hypothyreose imponiert besonders an den Akren eine trockene, fahle, wachsartige und gedunsen wirkende Haut. Bei der Hypophyseninsuffizienz erscheint die Haut alabasterweiß.

Rötung

Eine auffallende Rötung im Gesicht (Abb. 3.1 b), verbunden mit erweiterten Konjunktivalgefäßen, muss an eine Polycythaemia vera oder eine sekundäre Polyglobulie denken lassen. Bei der sekundären Polyglobulie ist die Zyanose als Begleitsymptom deutlicher. Ein Gesichtserythem kann häufig auch bei Ethylabusus, beim Morbus Cushing (Vollmondgesicht) und bei arterieller Hypertonie vorhanden sein. Charakteristisch sind die diabetische Rubeose mit einer vorwiegend auf die Wangen beschränkten Rötung, das Gesicht beim Flush eines Karzinoidsyndroms (s. Kapitel 27) sowie die geröteten Wangen und zyanotischen Lippen bei der Mitralstenose (Facies mitralis).

Periorbitale livide Ödeme sind hochcharakteristisch für die Dermatomyositis. Bei schnell auftretenden, überwärmten Erythemen muss neben einem Erysipel auch an ein Melkersson-Rosenthal-Syndrom gedacht werden. Bei Verbindung mit einem Ödem kommt differenzialdiagnostisch zur Dermatomyositis auch eine Trichinose in Frage.

Dyschromien

Zu einer gelblichen Verfärbung (Abb. 3.1 c) kommt es außer bei Lebererkrankungen auch bei hämolytischen Anämien und bei der perniziöser Anämie. Karotinosen verursachen ein ähnliches Bild, jedoch ohne Mitbeteiligung der Skleren. Bei der Ochronose besteht eine braun schwarze Pigmentierung, eher gelb-grünliche Verfärbungen kommen bei der biliären Zirrhose oder bei Karzinomen der Gallengänge vor.

3 Haut und äußeres Erscheinungsbild

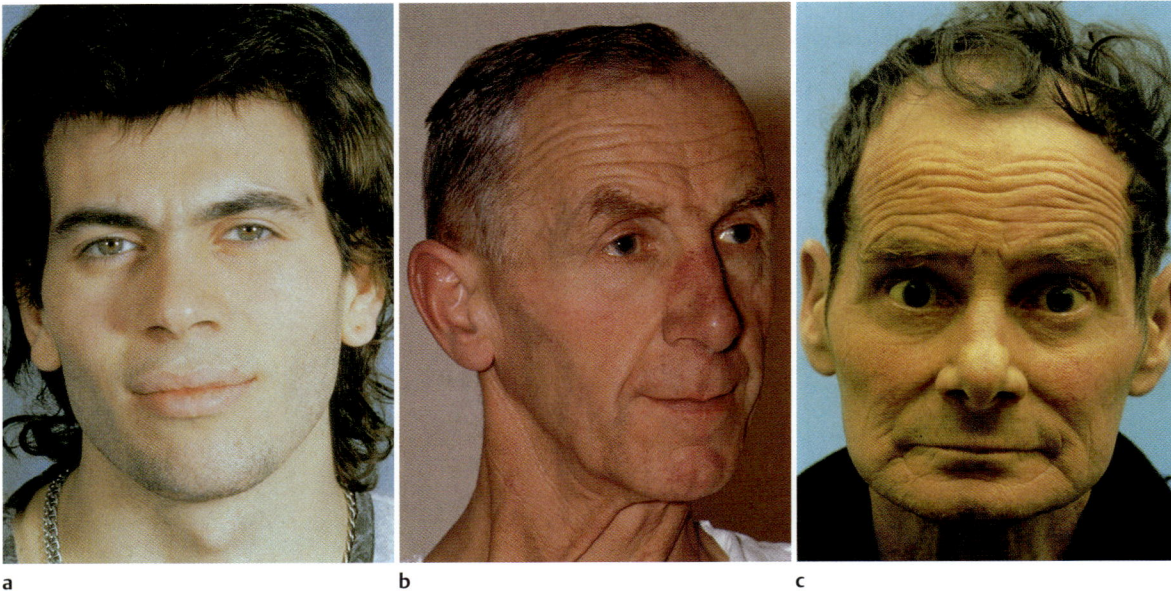

Abb. 3.1 Typische Hautfarbe bei
a Anämie,
b Polyglobulie und
c Ikterus.

Pigmentierungsstörungen

Internistische Erkrankungen, die mit Pigmentstörungen assoziiert sind, beeinflussen meist den Melaningehalt der Haut.

Depigmentierungen/Hypopigmentierungen. Die folgenden Ursachen können für generalisierte, diffuse oder umschriebene verminderte Pigmentierung in Frage kommen.
➤ *Genetische Ursachen.* Vitiligo (fokal, segmental, akral oder generalisiert). Assoziiert können sich Diabetes mellitus, Schilddrüsenerkrankungen oder eine perniziöse Anämie finden. Bei der tuberösen Sklerose finden sich charakteristische blattförmige amelanotische Maculae am Stamm und am Gesäß.

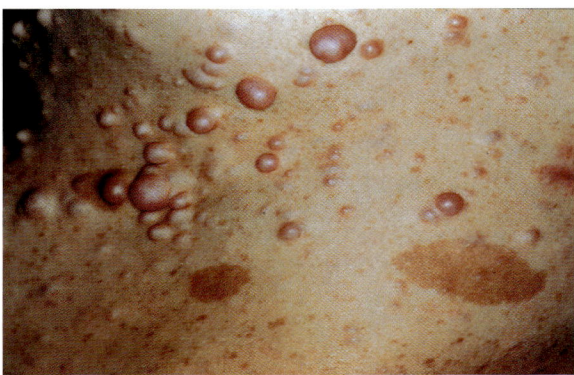

Abb. 3.2 Café-au-lait-Flecken und Neurofibrome bei der Neurofibromatosis Recklinghausen.

➤ *Chemisch, physikalisch und medikamenteninduziert:* Nach lokaler Therapie mit Corticosteroiden, Hydrochinon und seinen Derivaten, nach Verbrennungen, Radiotherapien und Kryotherapien sowie nach Verletzungen kommt es häufig zu umschriebenen Hypopigmentierungen.
➤ *Postinflammatorische Hypopigmentierungen:* Nach Abheilen einer Psoriasis, nach Ekzemen und Lichen ruber planus kommt es zur passageren Hypopigmentierung. Seltener bei Lupus erythematodes chronicus discoides (Narbenstadium), Sarkoidose, Lues (Leucoderma specificum) und tuberkuloider Lepra. Prurigo simplex subacuta (Schultergürtel, Extremitäten) und Atrophie blanche (Unterschenkel) gehen ebenfalls mit lokalisierten Hypopigmentierungen einher.
➤ *Endokrinologische Ursachen:* Zu lokalisierten Hypopigmentierungen können selten der Morbus Addison sowie die Hyperthyreose führen.
➤ *Pityriasis versicolor alba:* stammbetont.
➤ *Angeborene lokalisierte Depigmentierung:* Naevus anaemicus, Naevus depigmentosus.

Hyperpigmentierungen. Melanin, das wichtigste Pigment der Haut wird in den Melanozyten gebildet und in den Keratinozyten eingelagert. Durch Veränderung der Melanozytenzahl, Funktionsstörungen bei der Melaninsynthese oder beim Melanintransport erscheint die Haut heller oder dunkler. Tab. 3.1 fasst die wichtigsten Ursachen für Hyperpigmentierungen zusammen. Generell ist zwischen diffusen und umschriebenen Formen zu unterscheiden.
➤ *Neurofibromatosis Recklinghausen:* Für die Neurofibromatosis Recklinghausen sind mehr als 6 Café-au-lait-Flecken pathognomonisch (Abb. 3.2).

Tabelle 3.1 Ursachen für Hyperpigmentierungen der Haut

Genetische Ursachen Neurofibromatosis Recklinghausen, Xeroderma pigmentosum, Peutz-Jeghers-Syndrom, Cronkhite-Canada-Syndrom, Albright-Syndrom, Epheliden, Dyskeratosis congenita, Fanconi-Syndrom
Chemische, medikamentöse und physikalische Ursachen Ovulationshemmer (Melasma), Zytostatika (Bleomycin kann strichförmige Pigmentierungen verursachen), Chlorpromazin, Arsen, Antimalariamittel, Phenytoin, Minocyclin, Amiodaron, Phenothiazide, Gold (Chrysiasis), Silber (Argyrose), Clofazimin, UV-Licht, Verbrennungen, ionisierende Strahlen, chronisches Trauma, Berloque-Dermatitis
Endokrinologische Störungen Morbus Addison, Status nach Adrenalektomie (Nelson-Syndrom), Hypophysentumoren, Hyperthyreose (selten), Östrogentherapie, ACTH-Therapie, paraneoplastische MSH-Produktion
Stoffwechselkrankheiten Hämochromatose, Porphyria cutanea tarda, Morbus Wilson, Morbus Gaucher, Morbus Niemann-Pick, makulöse Amyloidose
Entzündungen und Infektionen/postinflammatorische Hyperpigmentierung Lichen planus, Lupus erythematodes, Psoriasis, Herpes zoster, Ulcus cruris, Malaria, fixes Arzneimittelexanthem
Tumoren Malignes Melanom (generalisierte Hypermelanose bei Metastasierung möglich), Urticaria pigmentosa (generalisierte Mastozytose), paraneoplastisch (Acanthosis nigricans)
Verschiedene Ursachen Morbus Whipple, Leberzirrhose, Sprue, Vitamin-B_{12}-Mangel, chronische Unterernährung, Kwashiorkor, chronisch interstitielle Nephritis

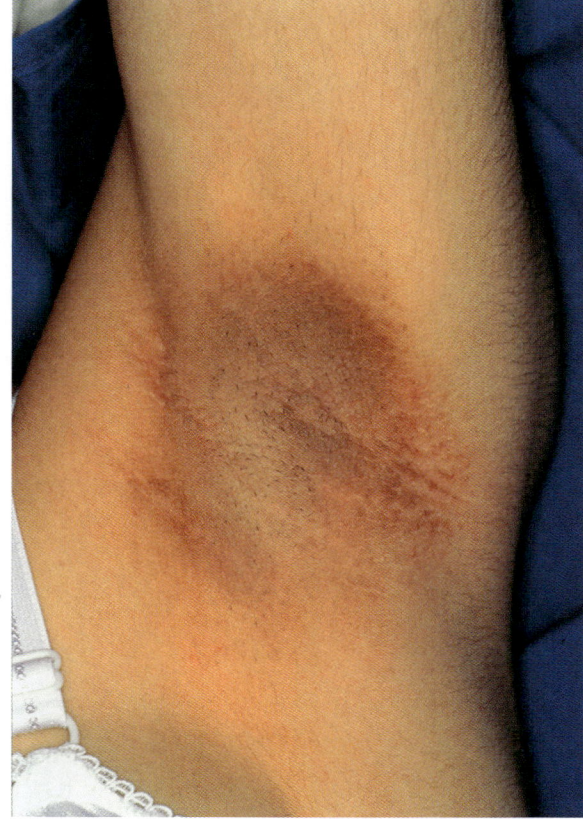

Abb. 3.3 Acanthosis nigricans bei Insulinresistenz.

- *Acanthosis nigricans:* Grau-schwarze, zum Teil hyperkeratotische und papillomatöse Hautveränderungen von samtartigem Aspekt und vor allem in den Beugefalten anzutreffen (z. B. Axillen), entsprechen der Acanthosis nigricans (Abb. 3.**3**). Obwohl die Acanthosis nigricans bei adipösen Jugendlichen (Marker für erhöhten Insulinspiegel) und bei Endokrinopathien auftreten kann, muss bei jedem erwachsenen Patienten zuerst an einen malignen Tumor gedacht werden, meist ein intestinales Adenokarzinom.
- *Albright-Syndrom:* Scharf aber unregelmäßig begrenzte Hyperpigmentierungen sind beim seltenen Albright-Syndrom (klassische Trias mit Hautpigmentationen, Pubertas praecox, fibröser Knochendysplasie), das vor allem bei jungen Mädchen auftritt, typisch. Radiologisch lassen sich multiple zystoide Veränderungen in den langen Röhrenknochen, Schädel und Becken nachweisen.
- *Mastozytosen:* Bei den Mastozytosen handelt es sich um eine Gruppe von Krankheiten mit Vermehrung von Mastzellen, die sich bei den rein kutanen Formen (Urticaria pigmentosa) auf die Haut beschränkt, jedoch bei der systemischen Form (systemische Mastozytose) zusätzlich Knochen (Osteosklerose und -malazie), Leber, Milz (Hypersplenismus mit thrombozytopenischer Purpura) und Gastrointestinaltrakt befallen kann. Ein Hautbefall muss bei der systemischen Mastozytose nicht immer vorhanden sein (evtl. Pruritus sine materia).

Urticaria pigmentosa kann grob in eine juvenile und eine adulte Verlaufsform eingeteilt werden. Die *juvenile* Form ist sehr selten mit Befall innerer Organe assoziiert, selbstlimitierend und heilt nach wenigen Jahren spontan ab. Die *adulte* Form, die durch bräunlich-rötliche, makulöse bis makulopapulöse generalisierte Effloreszenzen charakterisiert ist, tritt gelegentlich auch mit Teleangiektasien auf (Teleangiectasia macularis eruptiva perstans) (Abb. 3.**4**) und zeigt keine spontane Abheilung. Die einzelnen Herde haben einen Durchmesser von ca. 5 mm und sind meist rundlich. Nach mechanischer Reizung (Reiben) bilden sich infolge einer Histaminfreisetzung aus den Mastzellen stark juckende Quaddeln aus (Darier-Zeichen) (Abb. 3.**5**). In etwa einem Drittel der erwachsenen Patienten kommt es zu Mastzellinfiltraten der inneren Organe. Häufig besteht dann durch generalisierte Histaminfreisetzung ein Histamin-Flush, der durch ein dunkelrotes Exanthem im Bereich der oberen Körperhälfte charakterisiert ist und bis zu 30 Minuten dauern kann. Gleichzeitig treten oft Allgemeinsymptome wie Erbrechen, Durchfall, Bauchkoliken, Blutdruckabfall bis zum Vollbild des Schocks sowie Übelkeit, Fieber und Schüttel-

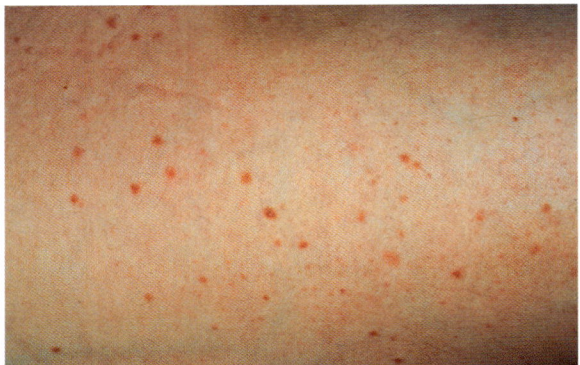

Abb. 3.4 Urticaria pigmentosa vom Typ der Teleangiectasia macularis eruptiva perstans.

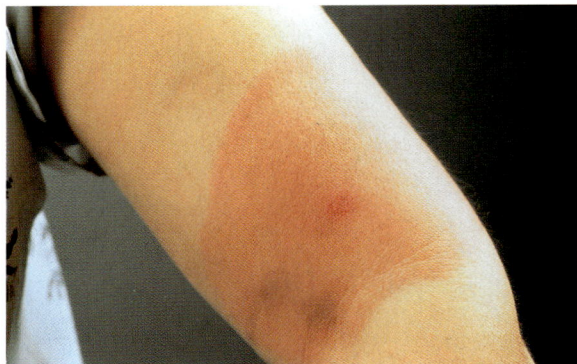

Abb. 3.6 Erythema migrans.

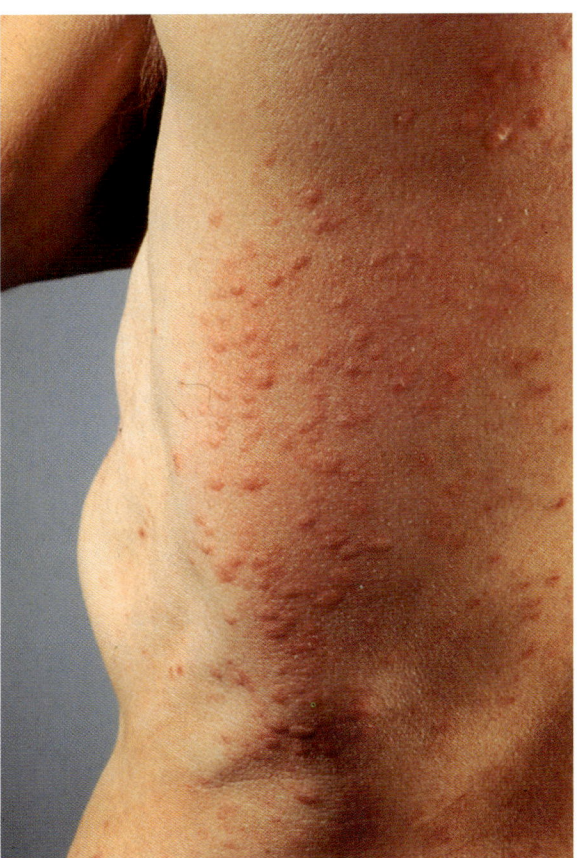

Abb. 3.5 Urticaria pigmentosa nach manueller Reizung (positives Darier-Zeichen).

frost auf. Differenzialdiagnostisch muss das Karzinoidsyndrom abgegrenzt werden, bei dem der Flush eher eine zyanotische Farbe aufweist und im Allgemeinen nicht länger als 10 Minuten dauert.

Hinweise für einen systemischen Befall sind Skelettveränderungen (osteosklerotische und osteoporotische Herde), Hepatosplenomegalie, Malabsorptionssyndrom, Knochenmarkinfiltration, Eosinophilie, Anämie, Leukopenie sowie Thrombopenie.

Differenzialdiagnostisch muss bei negativem Darier-Zeichen und disseminierten bräunlich-roten Papeln an Naevuszellnaevi, eine Lentiginose, Histiozytosen, Xanthome, eine papulöse Sarkoidose oder an ein papulöses Syphilid gedacht werden.

Erytheme und Exantheme

Definition. Erytheme sind hyperämiebedingte, teilweise entzündliche Hautrötungen, während die Exantheme aus multiplen entzündlichen Hautveränderungen bestehen, die einen zeitlichen Ablauf aufweisen.

Lokalisierte Erytheme. Lokalisierte Erytheme finden sich unter anderem beim Erysipel, bei Hautverbrennungen (Sonnenbrand), fixen Arzneimittelreaktionen (v. a. Barbiturate, Sulfonamide, Tetracycline und nichtsteroidale Antiphlogistika), Kontaktdermatitiden, Erythema chronicum migrans (Abb. 3.6), Acrodermatitis chronica atrophicans als Früh- (Abb. 3.7a) und Spätmanifestation (dann mit livider atropher Haut) (Abb. 3.7b) eines Zeckenbisses durch Borrelia burgdorferi sowie bei der Dermatomyositis. Livide Verfärbungen können bei den Livedoerkrankungen gefunden werden (Tab. 3.2). Erytheme können auch rein funktionell bedingt sein (z. B. Erythema e pudore).

Generalisierte Exantheme. Bei den generalisierten Exanthemen sind verschiedene Typen zu unterscheiden:
➤ *Das skarlatiniforme Exanthem* (zunächst kleinpapulös und follikulär, sandpapierartig) tritt auf bei Scharlach und als Medikamentennebenwirkung (β-Lactamantibiotika, Erythrozytenkonzentrate, Heparin, Benzodiazepine, Barbiturate).
➤ *Das morbilliforme Exanthem* (initial kleinfleckig blassrot, später dunkelrot, papulös und konfluierend) kommt bei Masern und auch als Medikamentennebenwirkungen (Abb. 3.8) vor.
➤ *Das rubeoliforme Exanthem* ist kleinfleckiger als das Masernexanthem und weniger konfluierend.
➤ *Andere virale Erkrankungen,* vor allem durch ECHO-Viren und Coxsackie-Viren, aber auch Mumps, In-

Tabelle 3.2 Livedoerkrankungen

Funktionell (Livedo reticularis)
- Cutis marmorata (bei Kälteexposition)
- Livedo reticularis congenitalis

Organisch (Livedo racemosa)
- **idiopathisch**
  - Livedo racemosa mit Sommer-/Winter-Ulzerationen
  - Livedo racemosa generalisata (Sneddon-Syndrom)
- **symptomatisch**
  - Panarteriitis nodosa
  - systemischer Lupus erythematodes
  - Dermatomyositis
  - primär chronische Polyarthritis
  - Arteriosklerose
  - Hyperparathyreoidismus
  - Kältehämagglutinationskrankheit
  - Kryoglobulinämie
  - Oxalose
  - Embolien (Cholesterin)
  - Thrombozytose
  - Schock
  - intravasale Koagulopathie

fektionen mit Epstein-Barr-Virus und Zytomegalievirus sowie HIV-Primoinfektion können exanthematisch verlaufen (Abb. 3.**9**).
➤ Das „toxische Schocksyndrom" wird durch Streptokokken- und Staphylokokkenexotoxine ausgelöst und geht mit einem Exanthem einher (s. Kapitel 4).
➤ *Andere bakterielle Erkrankungen* können Exantheme aufweisen, so Typhus, Leptospirosen, Bruzellosen und charakteristischerweise die Syphilis im 2. Stadium (Roseolen) (Abb. 3.**10**).
➤ Ein diffuses morbilliformes oder skarlatiniformes Exanthem mit Schuppung von Handflächen und Fußsohlen tritt beim *Kawasaki-Syndrom* (mukokutanes Lymphknotensyndrom) auf. Betroffen sind vorwiegend Kinder. Auch das *Syndrom der verbrühten Haut* (Staphylococcal scalded skin syndrome) betrifft vorwiegend Kinder. Neben einem skarlatiniformen Exanthem bestehen oberflächliche Blasen und eine Konjunktivitis.
➤ Bei *schuppenden Exanthemen* muss neben der Pityriasis rosea auch an eine Parapsoriasis en plaques sowie an eine Psoriasis oder an Ekzeme unterschiedlicher Genese gedacht werden.
➤ *Die Erythrodermie* (generalisierte entzündliche Hautrötung) wird bei verschiedenen Dermatosen, als Medikamentennebenwirkungen und auch als paraneoplastisches Syndrom gesehen.

Bläschenbildende Hautkrankheiten

Herpes-simplex-Viren. Schmerzhafte gruppierte Bläschen werden prinzipiell am gesamten Integument, vorwiegend aber an Lippen und Genitalien sowohl bei primären als auch rekurrierenden Infektionen mit Herpes-simplex-Viren beobachtet (s. Kapitel 4). Eine Mitbeteiligung der Augen (Keratokonjunktivitis) kann vorkommen.

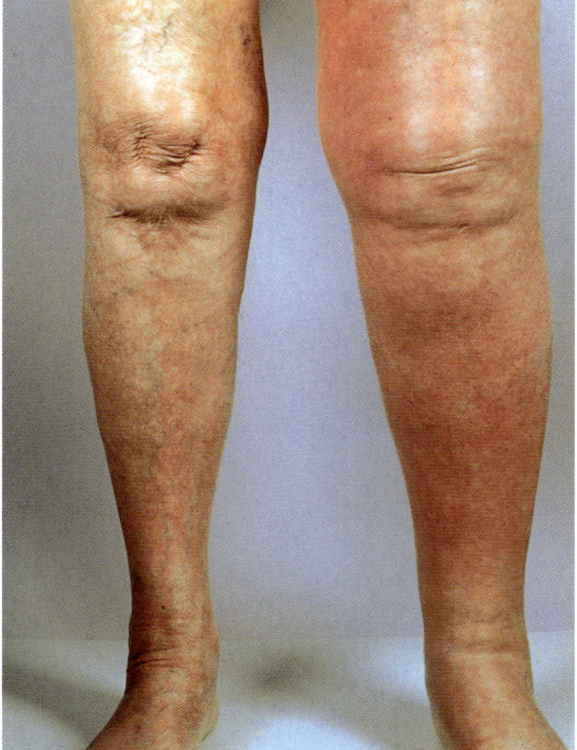
a

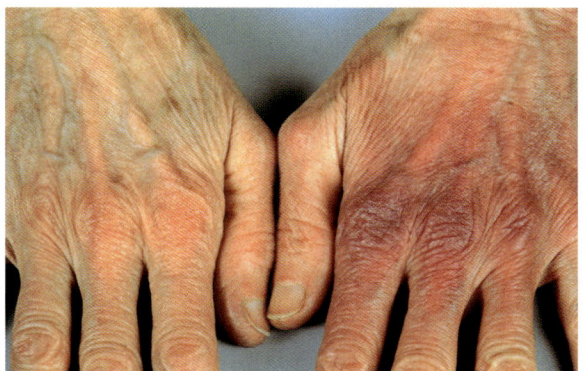
b

Abb. 3.7 Acrodermatitis chronica atrophicans.
a Entzündliches Frühstadium.
b Atrophes Spätstadium.

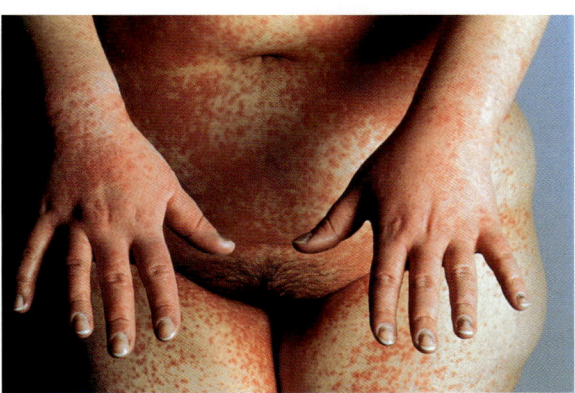

Abb. 3.8 Morbilliformes Arzneimittelexanthem.

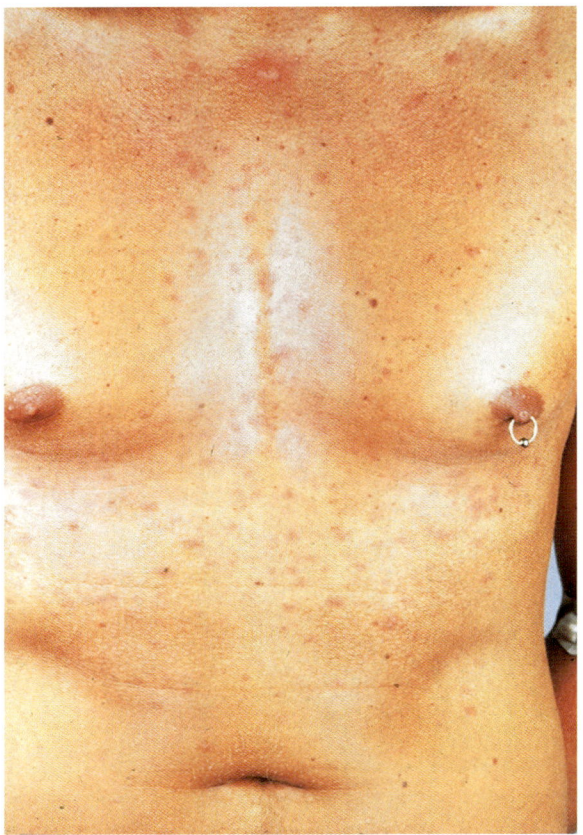

Abb. 3.9 Makulöses Exanthem bei HIV-Primoinfektion.

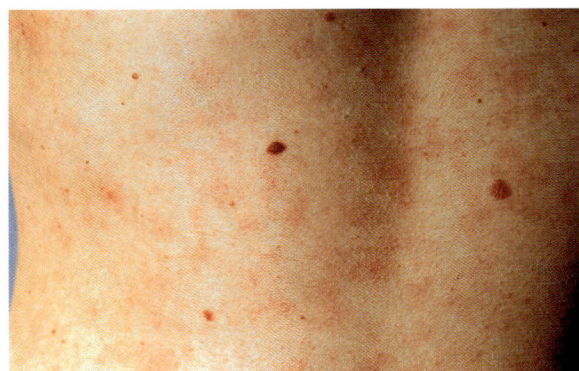

Abb. 3.10 Roseola syphilitica.

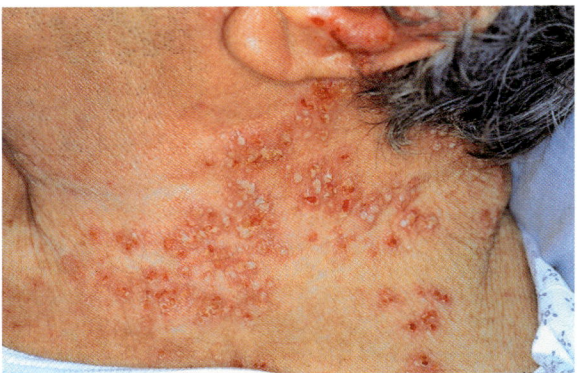

Abb. 3.11 Eczema herpeticatum bei atopischer Dermatitis.

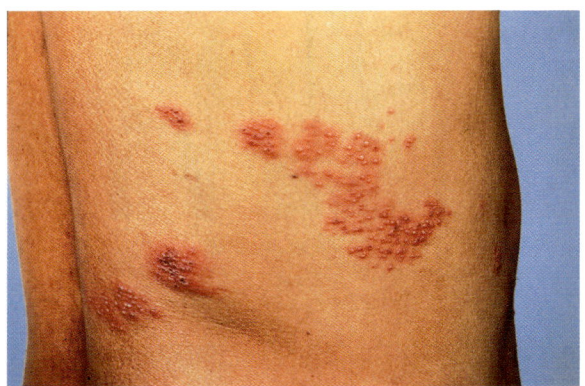

Abb. 3.12 Herpes zoster.

Das Eczema herpeticatum ist eine sich schnell ausbreitende Herpesvirusinfektion auf dem Boden vorbestehender Hautkrankheiten (vor allem atopisches Ekzem) (Abb. 3.**11**).

Herpes zoster. Beim Herpes zoster (Varicella-Zoster-Virus) (Abb. 3.**12**), der im Gegensatz zu den Varizellen durch eine Reaktivierung endogener Varicella-Zoster-Viren hervorgerufen wird, ist ein einseitiger umschriebener Schmerz, der vor dem Exanthem beginnen kann, typisch. Die zum Teil konfluierenden Bläschen sind segmental angeordnet, können aber besonders bei immunsupprimierten Patienten auch generalisieren. Das initiale Dermatom bleibt jedoch immer abgrenzbar (Differenzialdiagnose zu Varizellen).

Varizellen. Für die Varizellen (Windpocken) ist das sog. Sternenhimmelbild des Exanthems typisch (gleichzeitiges Vorkommen unterschiedlicher Stadien).

Weitere Ursachen. Bläschen mit begleitendem starkem Pruritus findet man bei akuten Ekzemen, parasitären Hautkrankheiten, Morbus Grover (transitorische akantholytische Dermatose), lichtinduzierten Dermatosen. Ein pleomorphes Bild mit vorwiegend papulovesikulären Läsionen zeigt die Dermatitis herpetiformis Duhring. Die chronischen und stark juckenden Hautveränderungen sind meist in symmetrischer Anordnung an Ellenbogen, Knien, Schultern, Gesäß und auch an der behaarten Kopfhaut zu erkennen. Viele der betroffenen Patienten haben eine auf glutenfreie Diät ansprechende, oft asymptomatische Enteropathie.

Blasenbildende Hautkrankheiten

Pemphigus vulgaris. Blasen auf vorher intakter Haut sind typisch für den Pemphigus vulgaris. Die großen, schlaffen Blasen platzen leicht und hinterlassen rundliche, nässende Hautareale. Das Nikolski-Phänomen (Ablösen der Epidermis auf tangentialen Druck) ist meist positiv. Die Mundschleimhaut ist typischerweise befallen und mehrheitlich Ort der Erstmanifestation. Die Patienten sind meist zwischen 40 und 50 Jahre alt.

Bullöses Pemphigoid. Das bullöse Pemphigoid ist der häufigste Vertreter der bullösen Autoimmundermatosen. Initial besteht ein pleomorphes Bild mit disseminierten konfluierenden Erythemen, urtikariellen und multiformeartigen Läsionen sowie Blasen unterschiedlicher Größe. Im Verlauf kommt es zur Ausbildung der typischen prallen Blasen, die mit seröser Flüssigkeit gefüllt sind. Sie lassen sich nicht wegdrücken (Nikolski-Zeichen negativ) und persistieren infolge der dicken Blasendecke (gesamte Epidermis) viel länger als beim Pemphigus vulgaris. Die Blasen finden sich in allen Entwicklungsstadien nebeneinander (klein, sehr groß, prall, eingetrocknet, abschuppend) (Abb. 3.**13**). Betroffen sind vorwiegend Patienten in der 7.–8. Lebensdekade. Die Prognose ist besser als beim Pemphigus vulgaris. Die Mundschleimhaut ist nur selten betroffen. Paraneoplastische Formen sind möglich.

Erythema exsudativum multiforme. Das Erythema exsudativum multiforme *(Minor-Typ)* ist eine akute, selbstlimitierende Erkrankung der Haut und Schleimhäute mit unterschiedlicher klinischer Manifestation („multiform" wegen vielgestaltiger Morphe mit Erythemen, Papeln und Bläschen). Meist bilden sich abrupt irisförmige (oder schießscheibenförmige) bis maximal 3 cm große Hautläsionen (Abb. 3.**14a**), die sich symmetrisch an den Streckseiten der Vorderarme und Unterschenkel, an Händen und Füßen und am Hals finden können. Die Peripherie der Läsion bleibt typi-

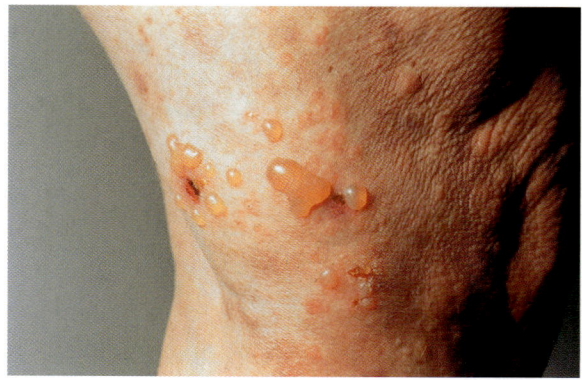

Abb. 3.13 Bullöses Pemphigoid.

scherweise erythematös, während das Zentrum livide wird und zum Teil Blasen auftreten.

Meist sind jüngere Patienten betroffen. Erkrankungen bei über 50-Jährigen sind sehr selten. Die genaue Pathogenese ist unklar. Rezidive sind häufig.

Auslöser sind:
➤ Virusinfektionen (mit Abstand am häufigsten Herpes-simplex-Virus, selten Adenoviren, Epstein-Barr-Virus),
➤ Mykoplasmeninfektionen,
➤ Medikamente (Penicillin, Sulfonamide, Hydantoine, NSAID, Barbiturate, Carbamazepin, Allopurinol u. a.),
➤ Kollagenosen,
➤ Neoplasien.

Obwohl die Klassifikation der Krankheitsgruppe noch nicht abschließend geklärt ist, wird heute davon ausgegangen, dass wenn zwei unterschiedliche Lokalisationen mit Schleimhautbeteiligung vorhanden sind und Allgemeinsymptome auftreten, von einem Erythema exsudativum multiforme vom *Major-Typ* gesprochen werden kann (Abb. 3.**14b**).

Mit ausgeprägter Allgemeinsymptomatik und meist medikamentös bedingt, kommt es zum *Stevens-John-*

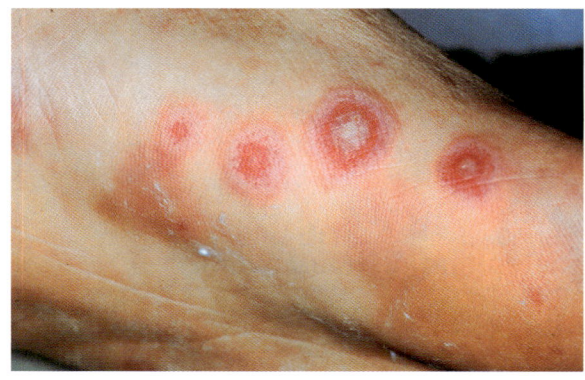

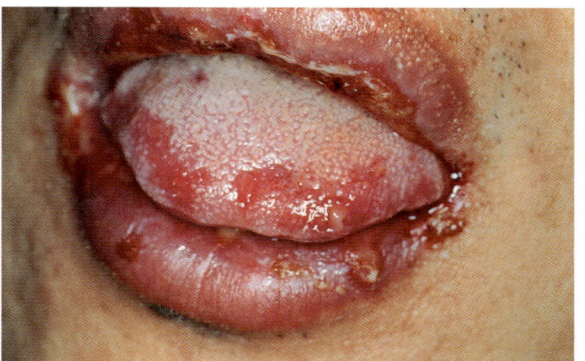

Abb. 3.14 Erythema exsudativum multiforme
a vom Minor-Typ,
b vom Major-Typ.

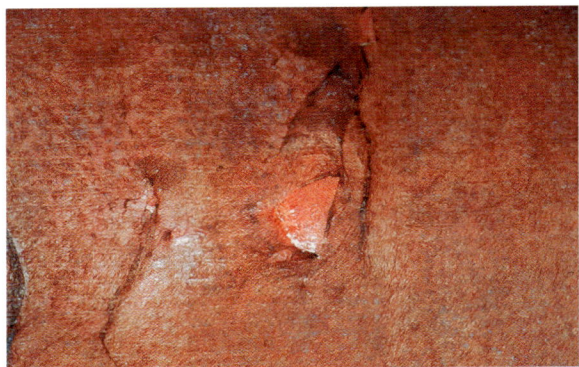

Abb. 3.15 Toxische epidermale Nekrolyse (Lyell-Syndrom).

son-Syndrom und der Maximalvariante der *toxischen epidermalen Nekrolyse,* bei der das ganze Integument betroffen sein kann. Häufig kommt es nach einer Prodromalphase mit Fieber, Husten, Durchfall, Erbrechen und Arthralgien zu einem abrupten Exanthem mit rascher Ausbreitung. Die initialen Erytheme neigen zur Konfluenz, wobei typische Kokarden fehlen. Die Erytheme zeigen schon früh Neigung zur Nekrose (Abb. 3.**15**), schlaffe teilweise hämorrhagische Blasen können spontan auftreten. Neben der Schleimhautmitbeteiligung (Ektodermosis pluriorifizialis) ist das Vorkommen einer Konjunktivitis typisch. Sind mehr als 20 % der Körperoberfläche betroffen, spricht man von der toxisch epidermalen Nekrolyse *(Lyell-Syndrom).*

Weitere Ursachen. Wenn Blasen nur auf lichtexponierten Hautpartien auftreten, kommen eine Porphyrie oder auch eine Photodermatose in Frage. Verschiedene Stoffe können zu einer erhöhten Photosensibilität führen, wie Furosemid, Nalidixinsäure, Phenothiazine, Psoralen, Sulfonamide, Tetracycline. Einzelne Blasen treten auch als lokalisierte allergische Reaktion (fixes Arzneimittelexanthem) auf. Selten kann sich ein Erysipel auch in einer bullösen Variante zeigen. Blasenbildungen sind auch typisch bei der Acrodermatitis enteropathica bei Zinkmangel oder bei der bullösen Form der Impetigo contagiosa durch Staphylokokken oder im Rahmen eines Diabetes mellitus (Bullosis diabeticorum).

Epidermolysis bullosa. Bei der Epidermolysis bullosa handelt es sich um ein Spektrum seltener Erbkrankheiten mit gestörter Kohärenz der Haut und Schleimhaut, denen eine starke Neigung zur Entwicklung von Blasen nach oft nur geringen mechanischen Traumata gemeinsam ist. Die einzelnen Vertreter sind im Pathomechanismus heterogen und unterscheiden sich im Vererbungsmodus und im klinischen Bild. Die Unterscheidung ergibt sich nach Sitz der Blasenbildung mit zunehmender Narbenbildung und Dystrophie bei tiefer liegender Spaltbildung.

Papulöse Hautkrankheiten

Unter einer Papel versteht man ein solides, weniger als 5 mm großes Hautknötchen. Häufig kann bereits die Farbe einen Hinweis auf die Grundkrankheit geben.

➤ *Rötliche Papeln* müssen vor allem an eine Epizoonose, eine polymorphe Lichtdermatose, eine Prurigo simplex acuta, an akneiforme Exantheme, Virusexantheme und an eine Syphilis im zweiten Stadium denken lassen. Besonders bei der Syphilis besteht ein kupferfarbener Farbton.

➤ Eher *livide,* abgeflachte und typischerweise polygonale Papeln finden sich beim Lichen ruber planus, wobei zusätzlich die Wickham-Felderung und der ausgeprägte Pruritus auf diese Entität hindeuten können. Abzugrenzen sind lichenoide Arzneimittelexantheme.

➤ Eher *bräunliche* Papeln finden sich bei Histiozytosen, kleinknotiger Sarkoidose, bei der Urticaria pigmentosa und der bowenoiden Papulose.

➤ *Bläuliche* Papeln weisen auf Angiokeratome hin, abgegrenzt werden müssen der Naevus bleu, Melanommetastasen, Morbus Fabry sowie die eruptive Angiomatose.

➤ *Pigmentierte bis schwarze* Papeln sind typisch für Naevuszellnaevi, Basaliome, maligne Melanome, Kaposi-Sarkome und gelegentlich auch Histiozytome.

➤ *Gelbliche* Papeln sprechen eher für Xanthome, Histiozytosen und granulomatöse Veränderungen.

➤ Von *normaler Hautfarbe* sind die Papeln des Adenoma sebaceum (Morbus Pringle), der Hautamyloidose sowie von Muzinosen.

Plaqueförmige Hautkrankheiten

Plaques (umschriebene, aber flächenhafte bis plattenartige Hautveränderungen) entstehen oft durch konfluierende Papeln oder Knötchen (Psoriasis, Lichen ruber planus, Mycosis fungoides).

➤ *Rötliche* Plaques finden sich auch bei der Sarkoidose, bei Pseudolymphomen, Lupus erythematodes profundum, tuberösem Syphilid sowie beim Sweet-Syndrom.

➤ *Gelblich* sind die Plaques bei der Necrobiosis lipoidica, bei Xanthomatosen, beim Naevus sebaceus (gelb-orange) und bei der lepromatösen Lepra. Eine begleitende Atrophie wird beim Lupus erythematodes discoides und bei der Necrobiosis lipoidica gesehen (Abb. 3.**16**).

Knotenförmige Hautkrankheiten

Oberflächliche Hautknoten werden bei epidermalen Tumoren (Karzinome, Basaliome, Keratoakanthome, maligne Melanome, Naevi und gutartige Epithelproliferationen, wie z. B. Warzen) gesehen. Knoten in den tieferen Hautarealen sind meist ein Hinweis für eine generalisierte Erkrankung.

Erythema nodosum. Beim Erythema nodosum (Abb. 3.17) bilden sich nach unspezifischen Prodromalsymptomen wie Fieber und Arthralgien symmetrische, rote, erhabene Knoten, vor allem über den Schienbeinen und seltener auch an den Oberschenkeln und den Unterarmstreckseiten. Diese schmerzhaften, nie ulzerierenden Knoten können bis 5 cm groß sein. Im Laufe der Zeit verfärben sie sich analog einem Hämatom und heilen narbenlos ab. Die Blutsenkungsreaktion ist meist deutlich erhöht. Allgemeinsymptome sind in unterschiedlicher Schwere obligat. Betroffen sind vorwiegend jüngere Frauen.

Dem Erythema nodosum liegt eine immunologische Reaktion auf verschiedene Faktoren zugrunde. Früher stand die Tuberkulose als auslösende Ursache an erster Stelle. Heute sind Infektionen der oberen Luftwege mit β-hämolysierenden Streptokokken mit einer Latenz von etwa 3 Wochen am häufigsten ursächlich. Ebenso können die Sarkoidose (Löfgren-Syndrom), Infektionen mit Yersinien, Chlamydien, Campylobacter, Viren und Pilzen, Behçet-Syndrom, Morbus Crohn, Colitis ulcerosa sowie die Einnahme von Ovulationshemmern mit einem Erythema nodosum einhergehen. Andere Medikamente wie Penicillin und Analgetika sind nur selten verantwortlich.

Subkutane Knotenbildung. Bei der Panarteriitis nodosa können subkutane und kutane Knötchen an Brust, Rücken und Bauchhaut auftreten, meist mit Nekrosenbildungen, Erythemen, Purpura und Urtikaria. Betroffen sind meist die Unterschenkel.

Noduläre Vaskulitiden treten vor allem an den Waden auf und exulzerieren oft. Neben dem heute sehr seltenen Erythema induratum Bazin (Tuberkulose) müssen noduläre Pannikulitiden in Betracht gezogen werden. Als auslösende Ursache muss eine akute Pankreatitis oder ein Pankreaskarzinom ausgeschlossen werden. Weitere Ursachen für Pannikulitiden sind in Tab. 3.3 aufgelistet. Häufig bleibt die Ursache einer nodulären Pannikulitis jedoch unklar.

Folgende Krankheiten gehen zum Teil mit einer subkutanen Knotenbildung einher: Hauttuberkulose (Lupus vulgaris), Lues, Xanthomatosen, metastasierende Tumoren (Mammakarzinom, Bronchuskarzinom, malignes Melanom), Lymphome, tiefe Mykosen, Fremdkörperreaktionen, Rheumaknoten, gutartige Tumoren (Lipome, Lymphangiome) und parasitäre Erkrankungen (z. B. Echinokokkose).

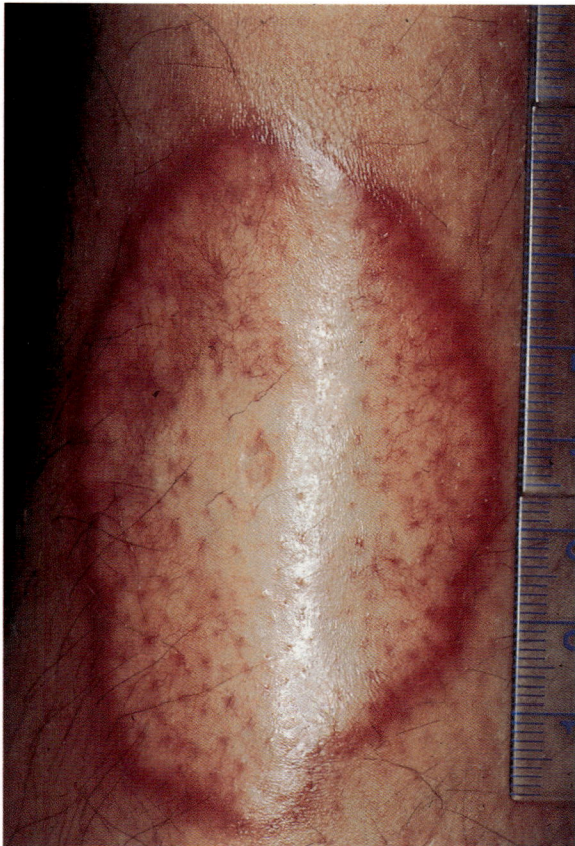

Abb. 3.16 Necrobiosis lipoidica.

Pustulöse Hautkrankheiten

Pusteln sind Hautbläschen, die eitrige Flüssigkeit enthalten, wobei der Eiter oft steril ist. Bei folgenden Krankheitsbildern sind Pusteln typisch:
➤ Rosazea,
➤ pustulöse Psoriasis,
➤ Medikamentennebenwirkungen (akute generalisierte exanthematische Pustulose), v. a. nach

Tabelle 3.3 Ursachen und Klassifikation der Pannikulitiden

	Septale Pannikulitis	**Lobuläre Pannikulitis**
Ohne Vaskulitis	– Erythema nodosum – eosinophile Fasziitis – Eosinophilie-Myalgie-Syndrom – systemische Sklerodermie	– idiopathische Pannikulitis (Pfeiffer-Weber-Christian) – α_1-Antitrypsin-Mangel – physikalische Pannikulitis (Kälte, traumatisch, chemisch) – neonatale Pannikulitis – Lupus erythematodes – Sarkoidose – Pankreaskrankheiten – Lymphome
Mit Vaskulitis	– Bei Thrombophlebitis – Bei Arteriitis	– Nodulär-Vaskulitis

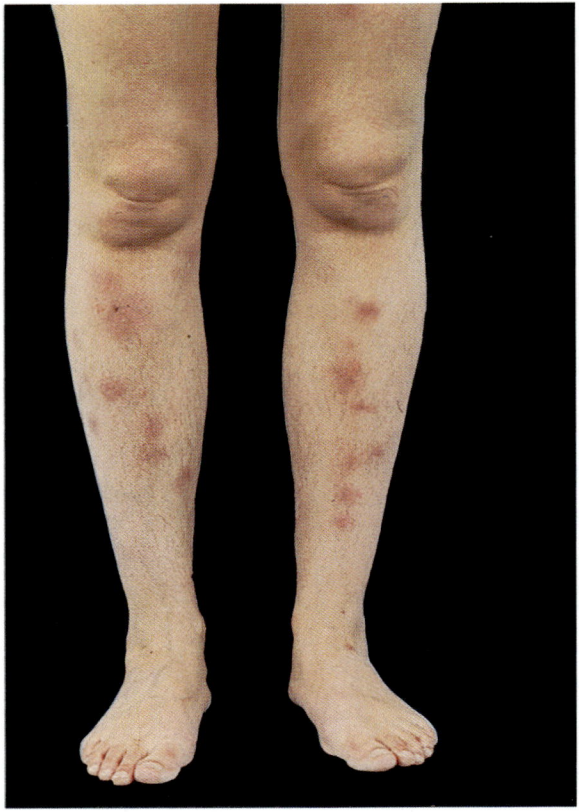
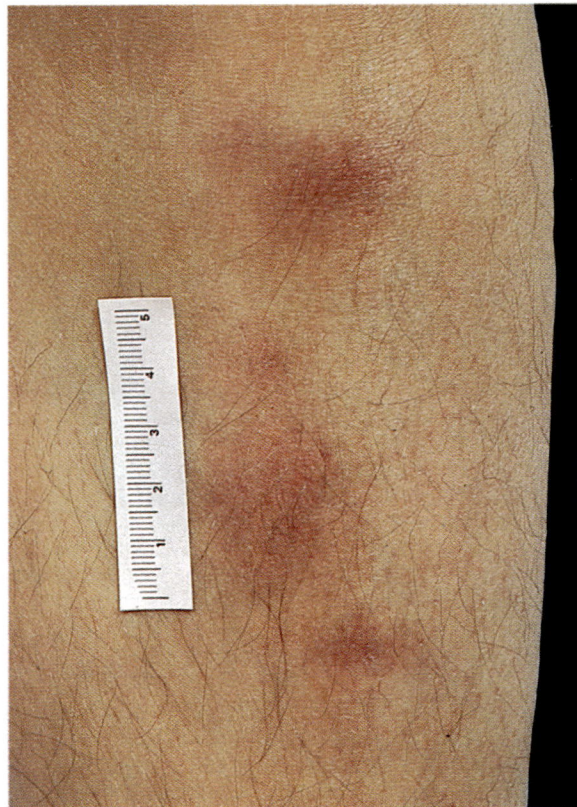

Abb. 3.17 Erythema nodosum.
a Übersicht.
b Detailaufnahme.

Amoxycillin, Hydroxychloroquin, Diltiazem, Carbamazepin,
➤ virale Infekte (Herpes simplex, Herpes zoster, Varizellen) mit bakteriellen Superinfektionen,
➤ Morbus Reiter,
➤ subkorneale pustulöse Dermatose (Sneddon-Wilkinson) und
➤ Candidainfektionen.

Ulzerationen der Haut

Beinulzera treten auf bei:
➤ chronischer venöser Insuffizienz,
➤ arteriellen Durchblutungsstörungen, v. a. bei Rauchern und Diabetikern,
➤ Necrobiosis lipoidica,
➤ Pyoderma gangraenosum (Abb. 3.**18**), große Ulzera, vor allem bei Morbus Crohn und Colitis ulcerosa und
➤ malignen Hauttumoren.

Mögliche weitere Ursachen sind in Tab. 3.**4** aufgelistet.

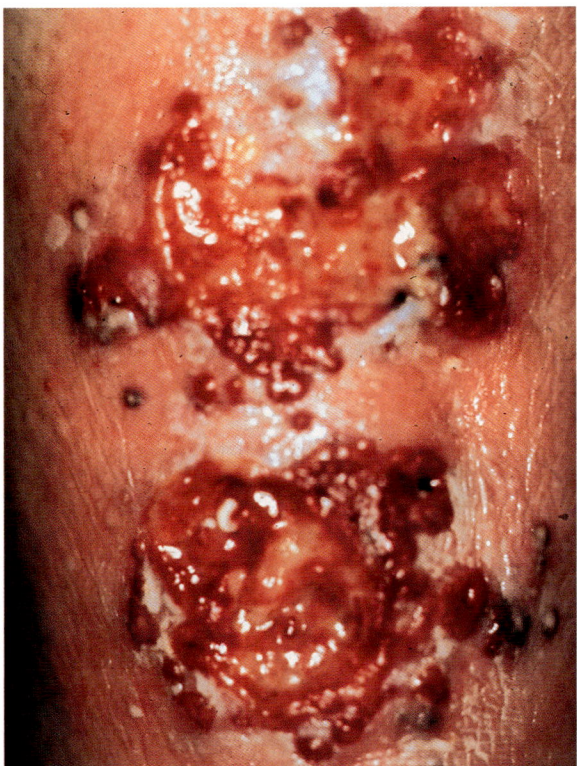

◁ **Abb. 3.18** Pyoderma gangraenosum bei Morbus Crohn.

Tabelle 3.4 Ursachen des Ulcus cruris

Gefäßerkrankungen
- venös
- arteriell
  - Arteriosklerose
  - Hypertonie (Martorell-Ulkus)
  - Thrombangitis obliterans
  - arteriovenöse Malformationen
  - Cholesterinembolien
- Vaskulitis der kleinen Gefäße
  - Hypersensitivitätsvaskulitis
  - rheumatoide Arthritis
  - Lupus erythematodes
  - Sklerodermie
  - Sjögren-Syndrom
  - Morbus Behçet
  - Atrophie blanche
- Vaskulitis der mittleren bis großen Gefäße
  - Panarteriitis nodosa
  - noduläre Vaskulitis
  - Morbus Wegener
- Lymphgefäße
  - Lymphödem

Neuropathisch
- Diabetes mellitus
- Tabes dorsalis
- Syringomyelie
- Poliomyelitis
- periphere Nervenläsion

Metabolisch
- Diabetes mellitus
- Gicht
- Prolidasemangel
- Morbus Gaucher

Hämatologisch
- Sichelzellanämie
- hereditäre Sphärozytose
- Thalassämie
- Polycythaemia rubra vera
- Leukämie
- Dysproteinämien
  - Kryoglobulinämie
  - Kältehämagglutinations-Krankheit
  - Makroglobulinämie

Trauma
- Druck
- Kälte
- Radiodermatitis
- Verbrennungen
- Artefakte

Neoplastisch
- epitheliale Tumoren
  - Spinaliom
  - Basaliom
  - Keratoakanthom
- Sarkome
  - Kaposi-Sarkom
- lymphoproliferativ
  - Lymphom
  - kutanes T-Tell-Lymphom
- Metastasen

Infektiös
- Bakterien
  - Furunkel
  - Ekthyma
  - Ekthyma gangraenosum
  - septische Emboli
  - gramnegative Infektionen
  - anaerobe Infektionen
  - Mykobakterien
  - Spirochäten
- Pilzinfektionen
  - Majocchi-Granulom
  - tiefe Pilzinfektion
- Protozoen
  - Leishmaniose
  - Stichreaktionen

Spezifische Dermatosen
- Necrobiosis lipoidica
- nekrobiotisches Xanthogranulom
- Pyoderma gangraenosum

Sarkoidose

Genetisch
- Klinefelter-Syndrom

Topische und systemische Medikamente

Urtikarielle Hautkrankheiten

Urtikaria bezeichnet umschriebene, leicht erhabene, scharf begrenzte juckende Hautrötungen, die durch interstitielle Serumeinlagerungen bedingt sind. Sie stellt eines der häufigsten dermatologischen Krankheitsbilder dar und kann alle Altersgruppen betreffen.

Ursachen. Am häufigsten ist die akute Urtikaria, die über 2–4 Wochen – oft ohne erkennbare Ursache – abheilt. Selten liegt ein IgE-mediiertes Geschehen vor (beispielsweise Nahrungsmittel, Medikamente, Insektengifte), häufiger finden sich nichtallergische Intoleranzreaktionen (z. B. Konservierungsmittel und Farbstoffe, Medikamente). Daneben muss die physikalisch bedingte Urtikaria abgegrenzt werden (Urticaria factitia, zusätzlich Auslösung durch Licht, Kälte, Druck, Hitzekontakt oder Vibration).

Angioödem. Häufig kombiniert sind analoge Schwellungen der tiefen Dermis, Subkutis und Submukosa (Angioödem). Hier müssen das Angioödem bei C1-Inhibitor-Mangel (hereditär oder erworben), zusätzlich das nach Medikamentengabe (ACE-Hemmer) und im Rahmen von Allgemeinerkrankungen (z. B. Lymphome, Serumkrankheit) genannt werden. An eine parainfektiöse Genese muss gedacht werden, jedoch bleiben auch die chronische Urtikaria (Persistenz mehr als 6 Wochen) oder das Angioödem ätiologisch häufig unklar.

Haut und äußeres Erscheinungsbild

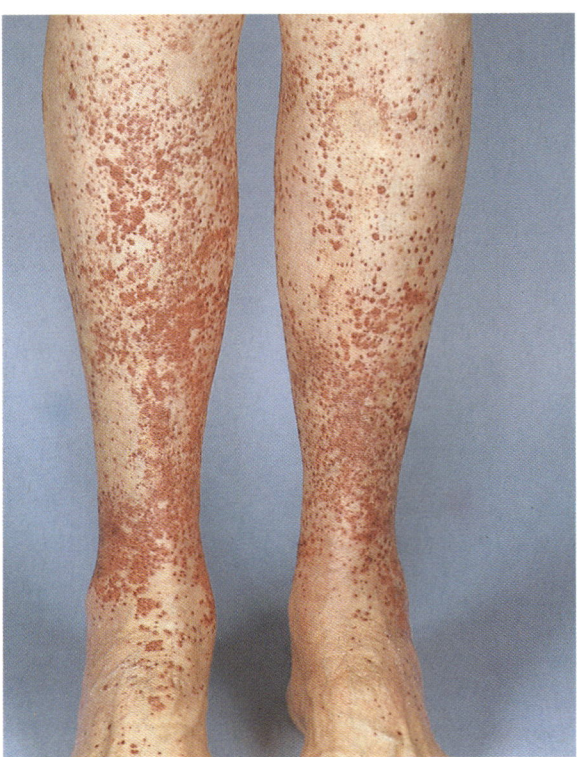

Abb. 3.19 Palpable Purpura bei Vasculitis allergica (Chinidinsulfat).

Tabelle 3.5 Ursachen der Calcinosis cutis

Dystrophe Verkalkungen
– lokalisiert
– traumatisch (Fremdkörper, Hämatom, Fettgewebsnekrose)
– entzündlich (Akne, Varikosis, Tuberkulose)
– degenerativ (Nekrose, venöse Stase, parasitär z. B. Echinokokkuszyste)
– neoplastisch (Talgdrüsenzyste, Lipom, Angiom, Epithelioma calcificans [Malherbe], Liposarkome)
– bei Systemerkrankungen
– Dermatomyositis (v. a. bei Jugendlichen)
– Sklerodermie
– systemischer Lupus erythematodes
– Acrodermatitis chronica atrophicans
– Pseudoxanthoma elasticum
– Ehlers-Danlos-Syndrom
Idiopathische Verkalkung
– Calcinosis circumscripta oder universalis
– Calcinosis helicis
Metastatische Verkalkungen
– hyperkalzämische Formen
– Hyperparathyreoidismus
– Sarkoidose
– Vitamin-D-Intoxikation
– Milch-Alkali-Syndrom
– Tumorhyperkalzämie (metastasierende Karzinome, Lymphome, multiples Myelom)
– Morbus Paget
– normokalzämische Formen
– chronisches Nierenversagen
– Pseudohypoparathyreoidismus

Purpura

Definition. Während mit Purpura (Abb. 3.**19**) allgemeine Hautblutungen bezeichnet werden, umschreiben Ausdrücke wie Petechien (punktförmige Blutungen), Sugillationen (münzengroß), Ekchymosen bzw. Suffusionen (großflächige Blutungen) die Ausdehnung genauer.

Ursachen. Die Ursachen für eine Purpura können sehr vielfältig sein und werden am besten nach ätiopathogenetischen Gesichtspunkten eingeteilt (s. Kapitel 15).

Teleangiektasien

Bei Teleangiektasien handelt es sich um eine permanente Dilatation von Kapillaren und kleinsten Venolen, die sich meist in einem Netzwerk finden und mittels Glasspatel ausdrückbar sind.
➤ Neben den *idiopathischen* Formen (Naevus teleangiectaticus, essenzielle Teleangiektasien, Rubeosis faciei und andere) müssen *sekundäre* Formen durch exogene Faktoren (chronische Lichtexposition, Kortikoderm, posttraumatisch, chronische Radiodermatitis) abgegrenzt werden.
➤ *Symptomatische* Formen finden sich bei Kollagenosen, bei der poikilodermatischen Parapsoriasis, bei der Acrodermatitis chronica atrophicans, Rosazea, in Basaliomen und bei der Necrobiosis lipoidica.
➤ Seltene Formen sind *Genodermatosen-assoziiert* (Ataxia teleangiectatica, Bloom-Syndrom, Morbus Fabry, Morbus Osler, Xeroderma pigmentosum).
➤ *Spider-Nävi* treten vorwiegend am Thorax und seltener auch am Gesicht und an den Händen auf. Häufig sind sie bei Lebererkrankungen vorhanden, können jedoch auch idiopathisch oder während der Schwangerschaft vorkommen.

Veränderter Hautturgor

Der Turgor der Haut spiegelt in eingeschränktem Ausmaß die Gewebehydratation wider. Wenn Hautfalten nach dem Abheben sich nicht sofort wieder glätten, weist dies besonders bei jüngeren Patienten auf einen abnormen Flüssigkeitsverlust hin.

Hautverkalkungen

Bei verschiedenen Krankheitsbildern kann es zu Verkalkungen oder aber auch zu Ossifikationen von Haut und Subkutis kommen. Die Calcinosis cutis ist das Resultat einer Ablagerung von Calcium und Phosphat in der Haut, wobei der Prozess unter diversen Umständen vorkommen kann (Tab. 3.**5**). Die Ablagerung kann als eigentliche Ossifikation imponieren, wenn die Ablagerung jedoch nicht organisiert ist, spricht man von einer Verkalkung. Prinzipiell kann zwischen dystrophen, idiopathischen und metastatischen Verkalkungen unterschieden werden.

Internistische Krankheitsbilder mit typischen Hautveränderungen

Stoffwechselstörungen

Fettstoffwechselstörungen. Xanthome und Xanthelasmen sind bei verschiedenen Fettstoffwechselstörungen (s. Kapitel 20) zu finden.

Lipidspeicherkrankheiten. Bei der seltenen *Fabry-Krankheit* (Angiokeratoma corporis diffusum) handelt es sich um eine X-chromosomal rezessiv vererbte Lipidose mit prognostisch ungünstigen kardiovaskulären und renalen Komplikationen sowie charakteristischen Hautveränderungen. Sie manifestiert sich bereits in der Pubertät und führt bei männlichen Patienten meist in der 4.–5. Lebensdekade zum Tod. Die (heterozygoten) Patientinnen weisen nur in etwa 20% milde Symptome auf. Aufgrund eines enzymatischen Defekts (α-Galaktosidase-A-Mangel) kommt es zur Akkumulation von Trihexosylceramid in Endothelzellen verschiedener Organe.

Erstsymptome, die noch vor Auftreten der Hautveränderungen bestehen können, sind Muskelschwäche, Fieber und sehr quälende, einschießende Schmerzen und Parästhesien an Handflächen, Fußsohlen und den proximalen Extremitäten (Fabry-Krisen). An der Haut finden sich symmetrisch am Rumpf – vorwiegend inguinal, skrotal und periumbilikal – zunächst mehrere, später außerordentlich zahlreiche kleine, dunkelrote bis schwärzliche, nicht wegdrückbare Gefäßektasien. Häufig, aber nicht immer zeigen sie einen hyperkeratotischen, palpablen Aspekt. Sehr häufig finden sich Augenveränderungen (Korneatrübungen, Schlängelung der Konjunktival- und Retinalgefäße, Katarakte, Lidschwellungen). Begleitend besteht oft eine Hypo- oder Anhidrose, die bei körperlicher Anstrengung zu Hitzestau prädisponiert. Der Haarwuchs kann reduziert sein. Trihexosylceramid-Einlagerungen führen zu kardialen (Myokardinfarkt, Kardiomegalie, Herzinsuffizienz) und renalen Veränderungen (progrediente Niereninsuffizienz, Hypertonie). Eine pränatale Diagnostik ist möglich.

Störungen des Aminosäurenstoffwechsels. Patienten mit der seltenen *Tyrosinämie* haben neben zentralnervösen Störungen schwere Leber- und Nierenschäden. An der Haut finden sich schmerzhafte palmoplantare Hyperkeratosen.

Bei der *Phenylketonurie* sind ekzematöse Herde sowie generalisierte Hypopigmentierungen und helle Haare typisch.

Bei der *Alkaptonurie* kommt es zu charakteristischen Einlagerungen von Homogentisinsäure in die Knorpel (Ochronose). Charakteristisch ist die blaugraue Verfärbung von Nasenspitze und Ohrknorpel (s. Kapitel 10).

Störungen des Kohlenhydratstoffwechsels. Beim *Diabetes mellitus* gibt es verschiedene charakteristische Hautveränderungen:

▸ Am häufigsten besteht eine sog. *diabetische Dermopathie*, die sich mit atrophen, braun-rötlichen, nicht schmerzhaften Herden mit unregelmäßiger Begrenzung insbesondere prätibial manifestiert. Männer sind etwa doppelt so häufig betroffen wie Frauen.
▸ Im Gegensatz zur diabetischen Dermopathie ist die *Necrobiosis lipoidica diabeticorum* bei den Frauen häufiger (3:1) (Abb. 3.**16**). Sie findet sich ebenfalls prätibial sowie selten an Armen, Stamm und Gesicht. Meist zeigt sich zunächst ein kleines rötliches Knötchen, das langsam größer wird, abflacht und sich dann in einen ausgedehnten braun-gelblichen Bezirk umwandelt. Ausgeprägt sind die zentrale Atrophie und der erythematöse Randsaum. Vereinzelt können Exulzerationen mit schlechter Heilungstendenz auftreten.
▸ *Weitere Hautveränderungen,* die bei Diabetikern gehäuft auftreten, sind bullöse Dermatosen, Pyodermien und Pilzinfektionen. Seltener kommt es zu Xanthomen, Hypertrichosen und zum Scleroedema adultorum. Als Zeichen der Angiopathie und Neuropathie kann es zu Ulzera bis zum Malum perforans und zum diabetischen Fuß kommen.

Ekzemartige, polyzyklisch begrenzte Herde mit peripheren Bläschen und Krusten können bei bevorzugtem Sitz an Abdomen, Gesäß und Beinen das erste Symptom eines *Glukagonoms* darstellen (nekrolytisches migratorisches Erythem).

Gicht. Gichttophi sind subkutane harte, nicht schmerzhafte Knötchen über der Ohrmuschel, über den Fingergelenken und den Ellenbogen. Die Knötchen bestehen aus Uratkristallen und sind für die Gicht spezifisch, müssen aber gegen Rheumaknötchen und am Ohr gegen Neoplasien und den Darwin-Höcker abgegrenzt werden (s. Kapitel 10).

Porphyrien. In der Haut eingelagertes Porphyrin absorbiert Licht der Wellenlänge 400 nm, und das auf diese Weise photoaktivierte Porphyrin führt zusammen mit Sauerstoff zu Schädigungen von Zellmembranen und Lysosomen. Je nach Typ der Porphyrie stehen bullöse, vesikuläre oder erythematöse Veränderungen im Vordergrund (s. Kapitel 7).

Erworbene Bindegewebsstörungen. Eine deutliche Überdehnbarkeit bei erhaltener Elastizität und Verletzlichkeit der Haut (atrophe Narben) besteht beim *Ehlers-Danlos-Syndrom,* bei dem 10 verschiedene Unterformen mit unterschiedlichem Erbgang bekannt sind. Neben der Hautsymptomatik sind die Gelenke weit überstreckbar. Selten kommen Arterienrupturen und spontane Darmperforationen vor.

Beim *Pseudoxanthoma elasticum* sind gelbliche, xanthomartige Plaques und die leicht abhebbare schlaffe Haut (Cutis laxa) (Abb. 3.**20**) typisch. Als Groenblad-Strandberg-Syndrom bezeichnet man das

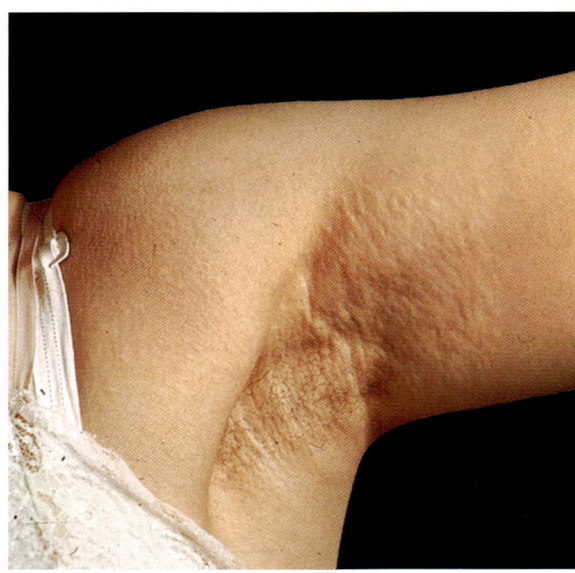

Abb. 3.20 Pseudoxanthoma elasticum (Groenblad-Strandberg-Syndrom).

Krankheitsbild, wenn gleichzeitig Retinaveränderungen (angioid streaks) auftreten. Es kann bei ausgedehnter Gefäßbeteiligung zu Gastrointestinalblutungen, Koronararterienverschlüssen sowie zu einer renovaskulären Hypertonie kommen. Dem meist autosomal rezessiv vererbten Leiden liegt eine Synthesestörung der elastischen Fasern zugrunde.

Cutis laxa (generalisierte Elastolyse) ist zudem ein eigenständiges Krankheitsbild, bei dem die faltige, zu groß erscheinende Haut auffällt. Bedeutend ist v. a. das begleitende progressive Lungenemphysem.

Beim *Marfan-Syndrom* können Striae distensae über Thorax und Hüften auftreten. Zusätzlich besteht infolge einer geringen Ausbildung des subkutanen Fettes eine dünne und durchscheinende verletzliche Haut wie bei der Osteogenesis imperfecta.

Hautveränderungen bei endokrinologischen Krankheiten

- Beim *Cushing-Syndrom* und chronischer Steroidtherapie sind Hautveränderungen sehr oft vorhanden (Atrophie, Striae distensae, Purpura, Hypertrichose, Rubeosis faciei, Acanthosis nigricans, Umverteilung des Körperfettes).
- *Lokale Steroide* (Salben, Cremes) bewirken bei längerem Gebrauch eine Atrophie der Haut sowie Teleangiektasien.
- Eine Hyperpigmentierung (Ellenbogen, Knie, Handfurchen, Mamille, Genitale) ist bei 20–40 % der Patienten das erste Zeichen eines *Morbus Addison*. Zusätzlich besteht ein diffuses Effluvium.
- Bei der *Hyperthyreose* ist die Haut feucht, warm und sehr weich. Weitere Zeichen können sein: Palmarerythem, Onycholysen, Pruritus, Urtikaria, diffuses Effluvium, Vitiligo und prätibiales Myxödem mit harten, nicht wegdrückbaren, bräunlichen Ödemen symmetrisch an den Unterschenkeln.
- Kalte, trockene und helle Haut mit teigigen Schwellungen ist typisch für die *Hypothyreose*. Häufig ist dieses Erscheinungsbild kombiniert mit einem Effluvium und brüchigen Nägeln („Mechaniker-Hände").
- Bei der *Akromegalie* ist die Epidermis verdickt; es bestehen u. U. eine Hypertrichose, eine Acanthosis nigricans und eine Hyperhidrose.
- Patienten mit einem *Panhypopituitarismus* (z. B. postpartal beim Sheehan-Syndrom) zeigen eine deutliche Hautblässe (meist durch Anämie), Sonnenlichtempfindlichkeit, weiche Haut und ein vorzeitig gealtertes Gesicht wegen einer verstärkten Hautfältelung perioral und periokulär. Die Patientinnen verlieren zuerst die Axillarbehaarung und erst später die Schamhaare. Das Kopfhaar ist fein und trocken.
- Beim *Hypoparathyreoidismus* bestehen eine Xerodermie und Ekzemneigung. Haar- und Nagelwachstumsstörungen, häufig mit Querrillen, kommen vor.

Hautveränderungen bei Tumoren

Tumorassoziierte Hautveränderungen können sich in verschiedener Weise äußern. Allgemeine Veränderungen sind:
- Blässe (Anämie),
- Ikterus (z. B. Pankreaskopfkarzinom),
- Purpura, Thrombopenien (Knochenmarkinfiltration),
- Hyperpigmentierungen (ektope MSH-Produktion, metastasierendes Melanom),
- lobuläre Pannikulitiden (Pankreaskarzinom),
- psoriasisartige Hautveränderungen (Glukagonom und bei Bronchus- und HNO-Malignomen [Akrokeratosis Bazex]),
- Raynaud-Phänomen (Kryoglobulinämie bei multiplem Myelom).

Bei Vorliegen der folgenden Hautsymptome kann ein okkulter Tumor verantwortlich sein:
- Dermatomyositis (häufig weiblicher Genitaltrakt),
- Acanthosis nigricans (v. a. Magenkarzinom),
- Thrombophlebitis migrans (häufig Pankreaskarzinom),
- Ichthyosis acquisita (v. a. Lymphome) (Abb. 3.**21**),
- Pachydermoperiostosis (v. a. Bronchuskarzinom),
- Pemphigus (paraneoplastische Form mit hämorrhagischer Cheilitis und Stomatitis, v. a. bei myeloproliferativen Erkrankungen),
- bullöses Pemphigoid,
- Hypertrichosis lanuginosa (v. a. Bronchus- und Kolonkarzinom),
- „Tripe Palms" (verstärkte Handlinien v. a. bei Männern mit Bronchuskarzinom).

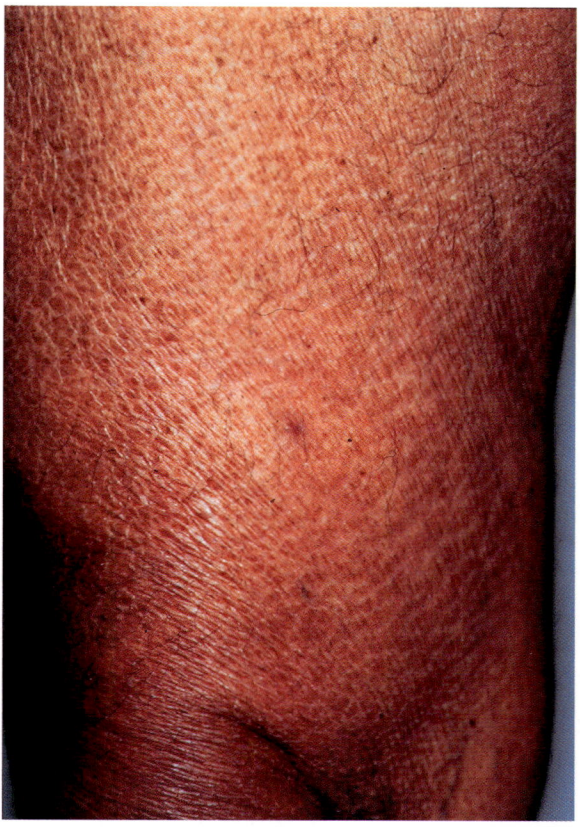

Abb. 3.21 Ichthyosis acquisita bei Non-Hodgkin-Lymphom.

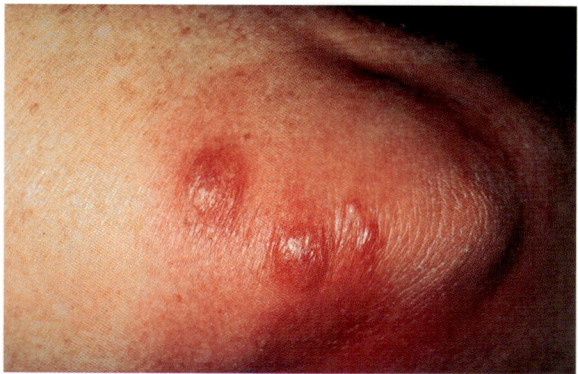

Abb. 3.22 Sweet-Syndrom bei akuter myeloischer Leukämie.

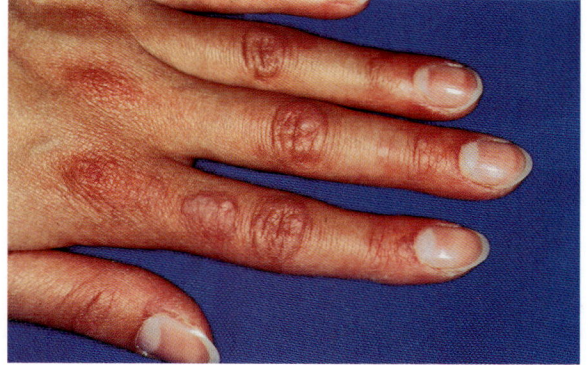

Abb. 3.23 Nagelfalzkeratose und Gottron-Papeln bei Dermatomyositis.

Beim *Karzinoidsyndrom* kommt es oft nach Stress, Alkoholgenuss oder Kompression der Bauchorgane zu einem charakteristischen Flush (hellrote bis blaurote Farbe) im Gesicht mit konsekutivem Übergreifen auf Nacken und Schultern.

Rot-bräunliche Plaques im Gesicht, am Hals und im Bereiche der Arme lassen an das *Sweet-Syndrom* denken (Abb. 3.**22**). Die Patienten sind meist febril und zeigen eine Neutrophilie, während man histologisch dichte neutrophile Infiltrate findet. Meist besteht eine postinfektiöse Reaktion (obere Luftwege), in etwa 20 % finden sich hämatoproliferative Erkrankungen.

Hautveränderungen bei Kollagenosen

Lupus erythematodes. Beim Lupus erythematodes ist insbesondere der chronisch-diskoide Lupus erythematodes von der systemischen Form zu unterscheiden. Beim chronisch-diskoiden Lupus erythematodes sind papulöse und plaqueartige hyperkeratotische Läsionen an sonnenexponierten Körperstellen typisch (Handrücken, Nase, Kopfhaut, Ohren). Selten (ca. 5 %) erfolgt ein Übergang in die systemische Form. Beim systemischen Lupus erythematodes zeigen 85 % der Patienten einen Hautbefall (s. Kapitel 4).

Dermatomyositis. Dermatomyositis und Polymyositis (kein Hautbefall) sind wahrscheinlich klinische Varianten der gleichen Grundkrankheit. Bei einem Viertel der Patienten mit Dermatomyositis stehen Hautsymptome im Vordergrund. Neben dem praktisch diagnostischen Ödem mit begleitender violett-roter Verfärbung über den Oberlidern können Nagelfalzkeratosen und -erytheme, streifige livide Verfärbungen über den Fingerstreckseiten mit lichenoiden Papeln (Gottron-Papeln) (Abb. 3.**23**) auftreten.

Sklerodermie. Bei der Sklerodermie unterscheidet man die lokalisierten Formen (Morphea, lineare Sklerodermie, Sklerodermie „en coup de sabre"), die einen gutartigen Verlauf zeigen, und die generalisierte Sklerodermie mit einem Haut- und Organbefall (s. Kapitel 4) in einer diffusen und einer limitierten Form.

Rheumatische Erkrankungen. Im Rahmen von rheumatischen Krankheiten treten bei der *primär-chronischen Polyarthritis*, v. a. bei schwerem Verlauf, Hautsymptome auf. Am häufigsten finden sich Rheumaknoten (v. a. Olekranon, Vorderarmstreckseite, Achillessehne) und Vaskulitis. Gelegentlich können akrale Ulzerationen bis zur Gangrän, Ulcus cruris (bei CVI oder als Pyoderma gangraenosum), Palmarerythem, gelblich-atrophe Haut oder ein Sweet-Syndrom bestehen.

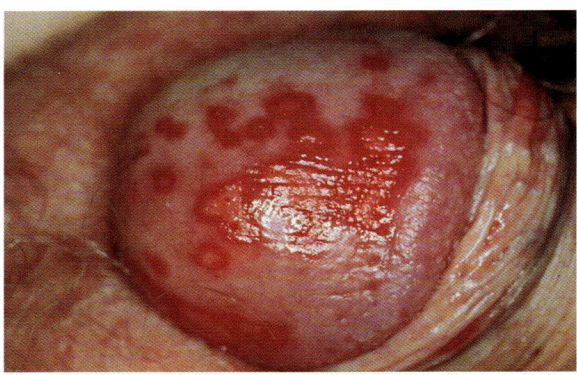

Abb. 3.24 Balanitis erosiva circinata bei Reiter-Syndrom.

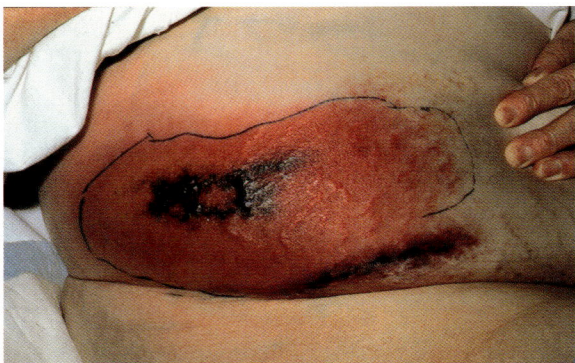

Abb. 3.25 Cumarinnekrose.

Beim *Morbus Still* (juvenile Polyarthritis) kommt es zur Ausbildung eines flüchtigen lachsfarbenen, konfluierenden makulopapulösen Exanthems.

Das heute sehr seltene *rheumatische Fieber* geht in bis zu einem Drittel der Fälle mit etwa erbsgroßen subkutanen Knötchen an Knöcheln, Ellenbogen, Hinterkopf und selten an anderen Hautstellen einher. In 10 % besteht vorwiegend bei Kindern ein stammbetontes polyzyklisches Erythem (Erythema marginatum) (s. Kapitel 4).

Beim *Reiter-Syndrom* (Konjunktivitis, Urethritis, asymmetrische Arthritis) können psoriasisartige Hautveränderungen, ein palmoplantares Keratoderm und zudem erosive Veränderungen der Glans penis (Balanitis erosiva circinata) (Abb. 3.**24**), orale Schleimhautläsionen und auch Onycholysen auftreten.

Hautveränderungen infolge von Medikamentennebenwirkungen und Intoxikationen

> Bei jeder Hautaffektion ist daran zu denken, dass sie durch ein Medikament hervorgerufen sein könnte. Für die Diagnose sind Anamnese und der Verlauf nach Absetzen des Medikamentes entscheidend.

Neben den direkt allergisierenden Stoffen führen andere erst über eine Photosensibilisierung zu Hauterscheinungen. Neben toxischen Reaktionen sind auch nichtimmunologische Reaktionen (Pseudoallergien) zu berücksichtigen.

Treten unter einer oralen Antikoagulation mit *Cumarinen* im Bereich fettreicher Körperpartien flächenhafte ödematöse Hautrötungen auf, die sich später dunkel blaurot verfärben, so muss mit einer sog. Cumarinnekrose (Abb. 3.**25**) gerechnet werden. Hautnekrosen werden oft nach paravenös infundierten *Zytostatikapräparaten* beobachtet.

Die folgenden chemischen Stoffe führen bei *Intoxikationen und chronischem Gebrauch* zu charakteristischen Hautveränderungen: Kohlenmonoxid (kirschrote Haut); Methämoglobinbildner wie Nitrobenzol und Diaminodiphenylsulfon (Zyanose); Arsen (Hyperkeratosen); Alkohol (Palmarerythem, Spider-Nävi); ACTH, Glucocorticoide, Anabolika, Antikonvulsiva, Isoniazid (Akne); Stickstoff-Lost, Chlorpromazin, Thallium (Hypohidrose); Blei (schwarzer Gingivalsaum); Silber (Argyrose, blaugraue Verfärbung der Haut); Quecksilber (Stomatitis). Hydralazin, Betablocker, Procainamid und andere Substanzen können ein Lupuserythematodes-ähnliches Syndrom hervorrufen.

Die *eosinophile Fasziitis* (Shulman-Syndrom) umfasst einen Symptomenkomplex mit sklerodermieartigen, schmerzhaften, rötlichen, derben Schwellungen der Extremitäten, ausgeprägter Bluteosinophilie (bis über 30 %), Hypergammaglobulinämie, erhöhter Blutsenkungsreaktion, jedoch Fehlen einer Raynaud-Symptomatik und fehlender Beteiligung innerer Organe. Häufig tritt die Symptomatik nach einem Trauma oder körperlicher Anstrengung auf. Histologisch finden sich eosinophile Infiltrate in Kutis, Subkutis und in der verdickten Muskelfaszie. Differenzialdiagnostisch lässt sich dieses Krankheitsbild vom *Eosinophilie-Myalgie-Syndrom* vor allem anamnestisch (keine Einnahme tryptophanhaltiger Schlafmittel) und anhand fehlender Beteiligung innerer Organe abgrenzen.

Hautveränderungen bei hämatologischen Affektionen

➤ Patienten mit einer *megaloblastären Anämie* zeigen eine generell blasse Haut, die kombiniert mit einem leichten Ikterus zu einem charakteristischen zitronengelben Hautkolorit führt. Meist bestehen eine trockene Haut, eine Stomatitis und Glossitis mit Atrophie der Zungenpapillen und v. a. bei Dunkelhäutigen eine lokalisierte Hyperpigmentierung (Gesicht, Hände, Füße).

➤ Bei einer *perniziösen Anämie* kommt es in ca. 10 % zu einer Vitiligo sowie einem frühzeitigen Ergrauen der Haare (Canities), einer unspezifischen Stomatitis und enoralen Ulzerationen.

- Ein Viertel der Patienten mit einer *Sichelzellanämie* zeigt vor allem nach der Pubertät Beinulzera mit einem Durchmesser bis zu 10 cm mit schlechter Abheilungstendenz.
- Bei der *Thalassaemia major* und der *Sichelzellanämie* kann es auch zu wie ausgestanzt wirkenden Beinulzerationen und zu Mundschleimhautläsionen kommen.
- Bei der *Eisenmangelanämie* werden blasse Haut, Glossitis (glatte, gerötete Zunge), brüchige Nägel und eine diffuse Alopezie beobachtet. Heute selten werden Löffelnägel (Koilonychie) beobachtet. Als Plummer-Vinson-Syndrom (sideropenische Dysphagie) wird das vor allem bei älteren Frauen gefundene Zusammentreffen von Eisenmangelanämie mit Schluckbeschwerden infolge Schleimhautatrophie im Rachen- und Ösophagusbereich bezeichnet.
- Bei der *Polycythaemia vera* besteht eine charakteristische livide Verfärbung des Gesichts. Typisch ist ebenfalls der plötzlich auftretende generalisierte Juckreiz nach Wasserkontakt. Der Diagnose der Grundkrankheit vorausgehen kann eine Erythromelalgie, die gekennzeichnet ist durch wärmegetriggerte Erytheme im Bereich der distalen Extremitäten.
- *Hautblutungen* können Ausdruck einer Störung der Thrombozytenzahl oder -funktion, der plasmatischen Gerinnung oder der Gefäße sein (s. Kapitel 15).

Hautveränderungen bei gastrointestinalen Störungen

Hautsymptome bei Erkrankungen des Magen-Darm-Trakts sind häufig. Generell können 4 Gruppen unterschieden werden, die assoziierte Dermatosen aufweisen: genetische Syndrome, chronische Entzündungen, Infektionskrankheiten und Malignome. Tab. 3.**6** zeigt eine Übersicht mit den wichtigsten Vertretern.

Hautveränderungen bei Leberkrankheiten

Gewöhnlich sind Hautveränderungen bei Leberkrankheiten unspezifische Manifestationen. Am häufigsten sind sie im Rahmen einer chronisch aktiven Hepatitis oder im Rahmen einer ethylisch bedingten Lebererkrankung vorhanden. Oft können ikterisch verfärbte Haut und Schleimhäute gefunden werden.

Leberzirrhose. Zeichen einer Leberzirrhose sind dünne, pergamentartige Haut, die sich insbesondere auch an den Händen findet, Palmarerythem, Dupuytren-Kontrakturen, Spider-Nävi und Teleangiektasien im Gesicht. Zusätzlich können hormonell bedingte Veränderungen gefunden werden (Verlust der Körperbehaarung vom männlichen Typ mit Bauchglatze, Gynäkomastie). Bei länger bestehender Zirrhose können auch eine diffuse oder umschriebene schmutzig-graue Hyperpigmentierung, Pruritus und weiße Verfärbung der Nägel (Leukonychie) und abgeflachte Nägel gefunden werden.

Hepatitiden. Ausgeprägte Striae distensae finden sich bei einer chronisch aktiven Hepatitis. Bei Hepatitis B und C muss an die Möglichkeit einer leukozytoklastischen Vaskulitis (meist bei Kryoglobulinämie), ein Erythema nodosum, eine Urtikaria, ein Erythema exsudativum multiforme, eine Polyarteriitis nodosa oder eine Porphyria cutanea tarda gedacht werden.

Hautveränderungen bei Herzkrankheiten

Herzvitien. Patienten mit Herzvitien zeigen oft eine Zyanose (Rechts-links-Shunt), Gesichtsrötungen (Mitralstenose) sowie Trommelschlegelfinger. Bei der peripheren Ausschöpfungszyanose (Herzinsuffizienz) ist die Haut im Gegensatz zur Haut von Patienten mit zyanotischen Vitien kalt.

Endokarditis. Bei der Endokarditis können sich meist an Fingerkuppen und Zehen schmerzhafte, 12–24 h bestehende Osler-Knötchen (s. Kapitel 4) (Mikroembolien) bilden. Die bis 1 cm messenden makulösen, hämorrhagischen Janeway-Läsionen sind im Gegensatz zu den Osler-Knötchen schmerzlos und finden sich meist palmoplantar. Die häufigste Hautmanifestation (50 %) sind Petechien, die meist an Extremitäten, Thorax und Schleimhäuten (Gaumen, Konjunktiven) auftreten.

Subunguale „Splitterblutungen" sind hingegen nicht endokarditisspezifisch und können bei einer Vielzahl von Erkrankungen vorkommen.

Neurokutane Krankheiten

Tuberöse Sklerose. Bei der autosomal dominant vererbten tuberösen Sklerose (Morbus Bourneville-Pringle) sind kleinfleckige, blattartige Hypopigmentierungen am Rücken charakteristisch. Kopfhaar und Augenbrauen können schon im Kindesalter ergrauen. Bei der Mehrzahl der Patienten bestehen bereits im Kindesalter pathognomonische zentrofaziale kleine Angiofibrome (Adenoma „sebaceum") (Abb. 3.**26 a**). Typisch sind ferner periunguale Fibrome (Koenen-Tumoren) (Abb. 3.**26 b**) sowie seltener orale Fibrome. Gelegentlich treten bereits im Kindesalter (Frühsymptom) Gingivahyperplasie und Schmelzdefekte der Zähne auf.

Neurofibromatose. Bei der Neurofibromatosis Recklinghausen (Neurofibromatose Typ 1) sind schon bei der Geburt vor allem am Stamm Café-au-lait-Flecken sichtbar, die im ersten Lebensjahr an Zahl und Größe noch zunehmen können. Mehr als 6 derartige Maculae mit einem Durchmesser von über 1,5 cm sind pathognomonisch und bei über 85 % der Patienten vorhanden. Weitere charakteristische Hyperpigmentierungen

3 Haut und äußeres Erscheinungsbild

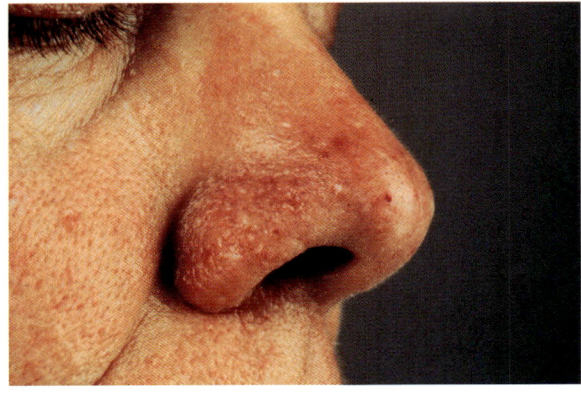
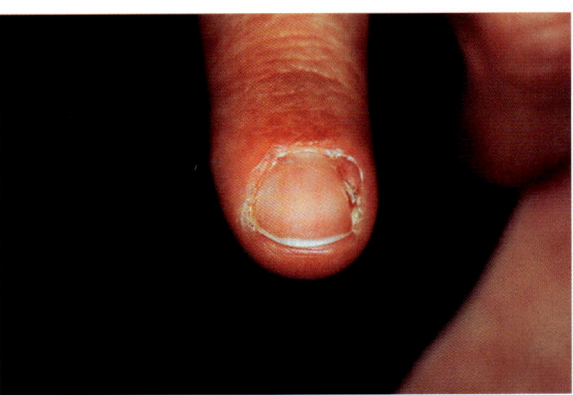

Abb. 3.26 Tuberöse Sklerose.
a Adenoma sebaceum.
b Koenen-Tumoren.

Tabelle 3.6 Hautveränderungen bei gastrointestinalen Störungen

Genetische kutan-intestinale Syndrome (Polyposis-Syndrome)	Symptome
Gardner-Syndrom	intestinale Polypen, Osteome, Hepatoblastome, Schilddrüsenkarzinome, endokrine Adenome sowie Hauttumoren (Dermoidzysten, Lipome und Fibrome)
Peutz-Jeghers-Syndrom	intestinale Polypen, periorale Lentigines, Mundschleimhautpigmentierungen, akrale Pigmentierungen (v.a. Finger), gehäuft intestinale und gynäkologische Tumoren
Cowden-Syndrom	intestinale Polypen, multiple Neoplasien, multiple gutartige Hauttumoren (v.a. im Gesicht und enoral) sowie akrale Keratosen, gehäuft Mammakarzinome und Schilddrüsenkarzinome bei weiblichen Patienten
Muir-Torre-Syndrom	intestinale Polypen, Talgdrüsentumoren und Keratoakanthome, vermehrte viszerale Malignome
Cronkhite-Canada-Syndrom	multiple Magen- und Dünndarmpolypen, Alopezie, Nageldystrophie, fokale Hyperpigmentierung
Entzündliche Erkrankungen	
Morbus Crohn/Colitis ulcerosa	Pyoderma gangraenosum, Erythema nodosum, kutane Fisteln, rezidivierende orale Aphthen, Psoriasis
Bowel-Bypass-Syndrom	Follikulitis, Fieber, Arthritis
Zöliakie	psoriasiforme Exantheme, Dermatitis herpetiformis Duhring
Pankreatitis	Pannikulitis
Morbus Whipple	Hyperpigmentation, Erythema nodosum, lichenoide Exantheme
Infektionskrankheiten	
Enteritis	Erythema nodosum, unspezifische Exantheme, Erythema exsudativum multiforme
Typhus	diskrete Roseola am Stamm
Malignome im Gastrointestinaltrakt	
Hautmetastasen und Nabelmetastase	„Sister Mary Joseph nodule"
Karzinoidsyndrom	Flush und Teleangiektasien
Glukagonom-Syndrom	nekrolytisches migratorisches Erythem
Acanthosis nigricans	samtartige, hyperpigmentierte Hautverdickung
„Tripe palms"	verdickte Handlinien

finden sich axillär und inguinal, zeigen jedoch ein späteres Auftreten im Krankheitsverlauf.

Die Neurofibrome, die langsam zunehmen, sind in der Haut (s. Abb. 3.**2**), aber auch in peripheren Nerven und Nervenwurzeln und teilweise auch in viszeralen Organen mit entsprechender vielgestaltiger Symptomatik vorhanden. Häufig kommt es zu Knochenveränderungen (vor allem Kyphoskoliose), gelegentlich auch zu Makrozephalie. Bei 5–10% der Patienten kommen Tumoren des Zentralnervensystems (Optikusgliome, Astrozytome, Meningeome) vor. In über 90% der erwachsenen Patienten lassen sich Irishamartome (Lisch-Knötchen) nachweisen. Eine mentale Retardierung kommt in etwa 6% vor. 5% der Patienten weisen assoziierte Malignome (Schwannome, myeloproliferative Erkrankungen, Rhabdomyosarkome, Phäochromozytome) auf.

Hippel-Lindau-Syndrom. Beim seltenen autosomal dominant vererbten Hippel-Lindau-Syndrom stehen infolge eines Hämangioblastoms des Kleinhirns zerebelläre neurologische Störungen im Vordergrund. Retinale Angiome sowie ein Naevus flammeus (vor allem am Hinterkopf und Nacken) werden nur selten beobachtet.

Sturge-Weber-Syndrom. Beim seltenen Sturge-Weber-Syndrom besteht bei Geburt bereits ein Gefäßnävus (Naevus flammeus), meist einseitig im Bereich des Versorgungsgebietes des 1. oder 2. Trigeminusastes gelegen (Abb. 3.**27**). Gelegentlich liegt eine Mitbeteiligung der Mundschleimhaut vor. 20% der Patienten weisen eine Angiomatose des gleichseitigen Auges mit Glaukom (Buphthalmus) auf. Nicht selten besteht ebenfalls eine meningeale Mitbeteiligung.

Spina bifida occulta. Eine umschriebene Hypertrichose über der Wirbelsäule kann auf eine Spina bifida occulta hinweisen.

Hautveränderungen bei Infektionen

Bakterielle Infektionen. Bei bakteriellen Infektionen kann entweder die Haut alleine (follikuläre und nichtfollikuläre Formen) oder im Rahmen von systemischen Infektionen mitbetroffen sein.
- Bei den nichtfollikulär angeordneten, lokalisierten bakteriellen Infektionen kann am häufigsten eine *Impetigo contagiosa*, ein *Ekthyma* oder ein *Erysipel* gesehen werden.
- Seltener findet sich das Bild eines *Erysipeloids* (überwärmter erythematöser Bezirk meist im Handbereich) oder einer *Hautdiphtherie* (v. a. verwahrloste Patienten und Tropenrückkehrer) mit wie ausgestanzt wirkenden Ulzera, die von einer schmierigen, gelb-grauen Pseudomembran bedeckt sind.
- Bei der *Katzenkratzkrankheit* findet sich häufig eine entzündete Bissstelle im Handbereich mit im Vordergrund stehender Lymphknotenschwellung.
- Die *Aktinomykose* ist durch derbe entzündliche

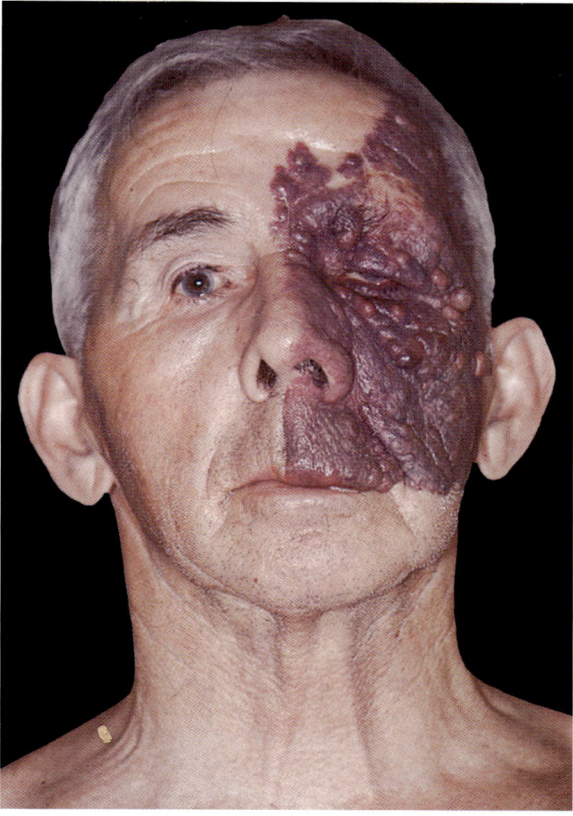

Abb. 3.**27** Naevus flammeus bei Sturge-Weber-Syndrom.

Knoten charakterisiert, wobei am häufigsten am Unterkiefer die Kieferwinkel betroffen ist und eine Neigung zur Fistelbildung besteht.
- Bei einer chronischen Abszessbildung und Fistulation ohne allgemeine Beschwerden muss auch an eine *Nokardiose* gedacht werden.
- Die sehr seltene *bazilläre Angiomatose* (Bartonella sp.) zeigt sich mit dunkelroten bis bläulichen Papeln und Knoten fast ausschließlich bei HIV-infizierten Patienten.
- Die klassische kutane Manifestation von *Anthrax* besteht in einer schmerzlosen Papel, die sich zu einer hämorrhagischen Blase auf ödematösem Grund entwickelt und vorwiegend an der Hand lokalisiert ist.
- Die *Hauttuberkulose* findet sich nur noch selten. Am Ort der Eintrittspforte – am ehesten im Gesicht und an den Beinen – tritt vor allem bei Kindern eine schmerzlose Papel mit Entwicklung zum Ulkus auf. Beim *Lupus vulgaris* handelt es sich um eine sehr chronisch verlaufende, ulzerierende, teilweise hyperkeratotische und vernarbende postprimäre Form der Hauttuberkulose.

Im Rahmen von systemischen Infektionen und Toxinwirkungen können folgende charakteristische Veränderungen gefunden werden:
- Die subakute bakterielle *Endokarditis* zeigt zum Teil Petechien, subunguale Splitterblutungen, Osler- und Janeway-Läsionen (s. Kapitel 4).

➤ Nach *Streptokokkeninfektionen* kann ein Erythema nodosum auftreten. Im Anschluss an einen Weichteilinfekt kann es zu einem zunehmenden Erythem mit Blasenbildung und Schocksymptomatik kommen (streptogenes toxisches Schocksyndrom).
➤ *Staphylokokkeninfektionen* können vor allem im Kindesalter durch Toxinwirkung zum Syndrom der verbrühten Haut (Staphylococcal scalded skin syndrome) und beim Erwachsenen zum toxischen Schocksyndrom mit Fieber, Erythrodermie, Hypotonie sowie Desquamation der Haut, insbesondere an den Händen, führen.
➤ Bei der *Meningokokkensepsis* können vor den eigentlichen petechialen Veränderungen (s. Kapitel 4) oft vorübergehende urtikarielle Läsionen auftreten.
➤ Hämorrhagische Blasen, die auf induriertem Grund ulzerieren und zentral schwärzliche Nekrosen bilden (Ecthyma gangraenosum), können auf eine *Pseudomonassepsis* hinweisen.
➤ Bei *Salmonellosen* sind die sog. Roseolen typisch (s. Kapitel 4)
➤ Bei der *Gonokokkensepsis* (Arthritis-Dermatitis-Syndrom) finden sich Papeln und Pusteln vor allem im Unterschenkelbereich zusammen mit Gelenksschwellungen und Sehnenscheidenentzündungen. Ein ähnliches Bild findet sich bei der chronischen Meningokokkenseptikämie (s. Kapitel 4).
➤ Die *sekundäre Syphilis* kann mit den verschiedenartigsten Exanthemen einhergehen, die häufig andere Erkrankungen (Virusexantheme, Psoriasis, Lichen ruber planus usw.) imitieren können.
➤ Seltener können Hautbeteiligungen vorkommen bei Bruzellosen, Leptospirosen, Yersiniosen, Listeriosen.

Pilzinfektionen. Neben oberflächlichen Pilzinfektionen (Dermatophytosen und Candidosen) müssen die subkutane Knoten bildenden Infektionen (Sporotrichose, Blastomykose, Kokzidioidomykose) und die Systemmykosen (z. B. Histoplasmose und Kryptokokkose), die ebenfalls mit kutaner Symptomatik einhergehen können, beachtet werden.

Virale Infektionen. Virale Infektionen zeigen Hautmanifestationen entweder im Rahmen einer direkten exogenen Infektion (beispielsweise Herpes-simplex-Virus) oder bei einem systemischen Befall. Anhand der Morphologie (z. B. Varizellen mit gleichzeitigem Vorkommen unterschiedlicher Bläschenstadien) und der Art des Auftretens (z. B. retroaurikulärer Beginn des Exanthems bei Masern) erlauben die Hautmanifestationen teilweise bereits eine klinische Diagnosestellung.

Im Rahmen der HIV-Infektion kommt es in Abhängigkeit von der Schwere der Immunsuppression zu charakteristischen, ätiologisch vielfältigen Hautveränderungen (s. Kapitel 4).

Haare

Das Haarwachstum wird vorwiegend hormonell gesteuert, wobei rassische und familiäre Unterschiede bestehen. In der Diagnostik hormoneller Krankheiten geben die Stirn-Haar-Grenze, die Form einer Haarlichtung, die Ausprägung des Bartwuchses, das Augenbrauenwachstum, die Axillar- und Pubesbehaarung (Dichte und Begrenzung) wertvolle Hinweise. Ebenfalls können Haarveränderungen wertvolle Hinweise auf das Vorliegen von metabolischen, entzündlichen oder infektiösen Krankheiten liefern.

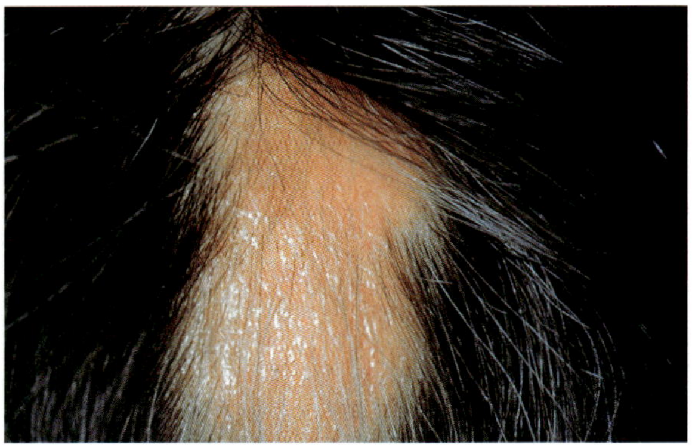

Haarausfall (Effluvium)

Effluvium bezeichnet den Vorgang des vermehrten Haarausfalls und Alopezie den Zustand der erworbenen, sichtbaren Haarverminderung an Stellen, die normalerweise behaart sind. Eine verminderte Behaarung ist bei zunehmendem Alter physiologisch, jedoch sind der Beginn und die Geschwindigkeit des Fortschreitens von genetischen Faktoren abhängig (androgenetische Alopezie). Bei Frauen ist diese Veränderung meist auf eine Lichtung parietozentral beschränkt und führt nicht zu einem Zurückweichen der Stirn-Haar-Grenze.

Ursachen für einen oft ausgeprägten Haarausfall *(diffuses Telogeneffluvium)* sind mit einer Latenz von 3–4 Monaten Zustände nach Infektionen mit hohem Fieber (Grippe, Typhus), Geburten, Operationen, akute Blutverluste, Mangelernährung (Kwashiorkor, Marasmus), Eisenmangel, Schilddrüsenfunktionsstörungen (und ihre medikamentöse Therapie), Medikamentennebenwirkungen (v. a. Antikoagulanzien und Zytostatika), Hyperprolaktinämie, Kollagenosen und systemische Amyloidosen.

Die *Alopecia areata* (Abb. 3.**28**) beschreibt einen wahrscheinlich autoimmun bedingten, umschriebenen, nicht vernarbenden Haarausfall mit im Einzelfall unberechenbarem Verlauf. Assoziiert können andere Autoimmunerkrankungen (Vitiligo, Autoimmunthyreoiditis, perniziöse Anämie) sowie eine atopische Dia-

Abb. 3.28 Alopecia areata.

these gefunden werden. Vor allem bei schweren Verläufen besteht zusätzlich auch eine Nagelbeteiligung (Tüpfelnägel, Sandpapiernägel, rote Lunula). Abgegrenzt werden muss eine lokalisierte Alopezie bei Pilzinfektionen, bei Trichotillomanie, bei Neoplasien (Alopecia neoplastica) sowie bei der sekundären Lues (Alopecia areolaris luetica) (Abb. 3.29). Ebenfalls abzugrenzen ist die große Gruppe der vernarbenden Alopezien (z. B. bei diskoidem Lupus erythematodes oder bei Lichen ruber planus).

Zu einem sekundären Verlust der Axillar- und Genitalbehaarung kommt es beim Hypopituitarismus des Erwachsenen. Eine primäre Hypotrichose axillär und genital ist typisch für das Turner-Syndrom und die testikuläre Feminisierung. Eine primäre oder sekundäre testikuläre Unterfunktion (hypophysärer Kleinwuchs, Hypophysentumoren, Klinefelter-Syndrom, Anorchie, Kryptorchismus usw.) führt zu fehlender oder spärlicher Pubes- und Axillarbehaarung und zu reduziertem Bartwuchs.

Hirsutismus und Virilismus

Definitionen. Unter Hirsutismus versteht man eine dem männlichen Behaarungstyp entsprechende Körper- und Sexualbehaarung bei der Frau, die endokrin und medikamentös, jedoch auch familiär bedingt sein kann. Eine Virilisierung bedeutet Hirsutismus in Verbindung mit Zeichen der Differenzierung des weiblichen Körpers in die männliche Richtung (Klitorishypertrophie, Tieferwerden der Stimme, Muskelhypertrophie, Mammaatrophie, Zyklusstörungen, Alopezie, Akne).

Anamnese. Die Anamnese bei Hirsutismus muss immer neben dem Erstmanifestationsalter, dem Menstruationszyklus, der Libido und der Infertilität auch den familiären bzw. ethnischen Hintergrund berücksichtigen. Südeuropäerinnen zeigen häufig einen verstärkten Haarwuchs an den Extremitäten und im Gesicht, ganz im Gegensatz zu aus Nordeuropa und aus Asien stammenden Frauen.

Ursachen. Alleiniger Hirsutismus wird bei der seltenen kongenitalen Nebennierenrindenhyperplasie durch unterschiedliche Enzymmangelzustände, daneben aber auch bei Wachstumshormon produzierenden Hypophysentumoren, beim Cushing-Syndrom, bei Hyperprolaktinämie und bei verschiedenen Medikamenten als Nebenwirkung (Glucocorticoide, ACTH, Gonadotropine, Gestagene mit androgener Wirkung, Phenytoin, Danazol, Minoxidil) angetroffen.

Eine plötzlich auftretende Virilisierung ist immer verdächtig auf einen Androgen produzierenden Nebennierentumor (Adenom oder häufiger Nebennierenkarzinom) oder einen Ovarialtumor (Arrhenoblastom, Androblastom, Hiluszelltumor, Gonadoblastom).

Bei polyzystischen Ovarien (Stein-Leventhal-Syndrom) stellt sich eine Virilisierung mit Amenorrhö häufig in der Pubertät ein. LH ist erhöht und FSH erniedrigt.

Bei Hirsutismus ohne Zeichen der Virilisierung, unauffälligem Zyklus und fehlenden Hinweisen auf oben genannte mögliche Ursachen kann die Diagnose eines idiopathischen Hirsutismus gestellt werden. Hierbei bestehen normale Serumwerte von Androgenen. Die Ursache ist auf Abnormitäten des Zielzellmetabolismus mit z. B. unterschiedlicher enzymatischer Aktivität oder unterschiedlicher zellulärer Antwort auf die androgene Stimulation zurückzuführen.

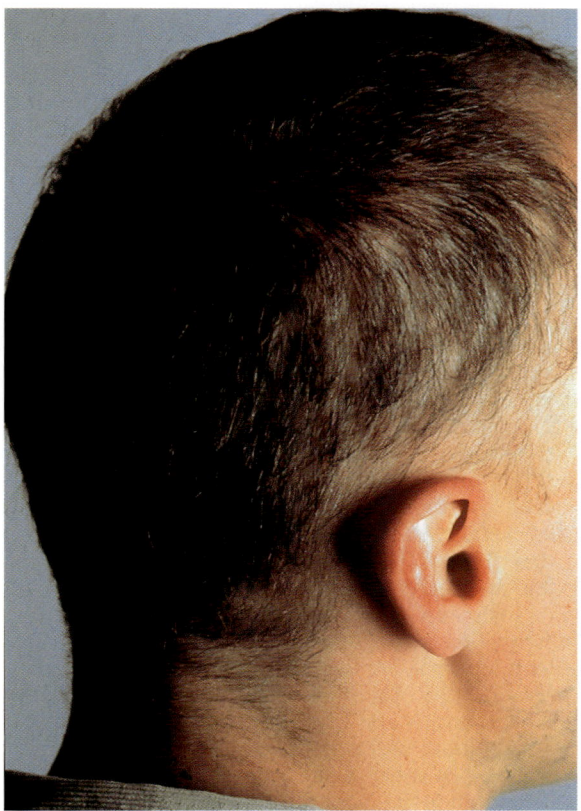

Abb. 3.29 Alopecia areolaris luetica (im Rahmen einer sekundären Syphilis).

Pigmentationsstörungen

Hellblonde Haare sind typisch für die Phenylketonurie und die Homozystinurie.

Nägel

Diverse Allgemeinerkrankungen, Medikamente und lokal applizierte Substanzen können mit typischen Nagelveränderungen assoziiert sein.

Veränderungen der Nagelform und -struktur

Brüchige und dünne Nägel treten bei Eisenmangelanämie (Abb. 3.**30**), Vitamin-A-Überdosierung, Vitaminmangelzuständen (Vitamin A, C, B_6), chronischen Infektionen, Arsenintoxikationen und zahlreichen genetischen Syndromen auf. Am häufigsten sind jedoch äußere Einflüsse wie Seifen, Detergenzien und häufige Feuchtexposition (v. a. heißes Wasser) für „brittle nails" verantwortlich.

Querfurchen (Beau-Reil-Linien) sind das Zeichen für einen passageren Stillstand der Matrixaktivität und vor allem an Daumen und Großzehen sichtbar. Schwere Erkrankungen wie akute Infektionen, ein Stevens-Johnson-Syndrom sowie Zytostatika sind häufige Auslöser. Die Maximalvariante bei anhaltendem Wachstumsstillstand mit Verlust des Nagels wird als Onychomadese bezeichnet.

Längsrillen werden meist mit zunehmendem Alter als physiologische Variante gesehen, können jedoch auf eine Durchblutungsstörung, eine rheumatoide Arthritis und in Kombination mit Rissbildungen auch auf einen Hypoparathyreoidismus, unterliegende Tumoren oder ein Trauma hinweisen.

Löffelnägel (Koilonychie) können idiopathisch, kongenital oder akquiriert vorkommen. Gehäuft sieht man sie bei der Eisenmangelanämie, Hämochromatose und Polycythaemia vera. Gelegentlich finden sich auch endokrine Ursachen (Schilddrüsenerkrankungen, Diabetes mellitus).

Onycholysen (Ablösen des Nagels vom Nagelbett) werden bei Hautkrankheiten (Psoriasis, Ekzeme, Blasen bildende Erkrankungen), medikamentenassoziiert (Zytostatika), medikamenten- und lichtassoziiert (Photoonycholyse durch Tetracycline, Chlorpromazin, Allopurinol und PUVA-Therapie), bei systemischen Erkrankungen (Lupus erythematodes, Schilddrüsenfunktionsstörungen, Eisenmangelanämie) hereditär oder bei Infektionen (Pilzinfektionen, Syphilis, Virusinfektionen) und ausgelöst durch lokale Faktoren (Traumata, Detergenzien, Lösungsmittel) gefunden.

Splitterförmige subunguale Einblutungen können bei einer Vielzahl von Erkrankungen vorkommen (Kollagenosen, Vaskulitis, Diabetes mellitus, Hepatitis, HIV-Infektion, Sarkoidose, Amyloidose sowie mechanische Traumata). Keinesfalls sind sie spezifisch für eine Endokarditis und können auch bei unkomplizierter Mitralstenose vorkommen.

Krümelige Nageldystrophien (subunguale Hyperkeratosen) sind typisch für Fadenpilzinfektionen und die Psoriasis vulgaris. Neben dem bröckeligen Nagelzerfall können bei Psoriasis auch typische *Ölflecken* (Nagelbettpsoriasis) oder die stecknadelkopfgroßen Eindellungen *(Tüpfelnägel)* (Abb. 3.**31**) in Kombination mit distalen Onycholysen gesehen werden. Tüpfelnägel sind typisch für die Psoriasis vulgaris, jedoch nicht pathognomonisch. Ähnliche Veränderungen finden sich bei Ekzemen sowie bei schwerer verlaufender Alopecia areata. Subunguale Hyperkeratosen können auch eine mechanische Ursache haben und durch anhaltenden Druck ausgelöst werden (häufig Zehe IV und V).

Mees-Querbänder (weiße Streifen) sind meist das Resultat eines fieberhaften Infektes, einer Intoxikation (typischerweise Arsen und Thallium) oder eines Traumas.

Uhrglasnägel („clubbing") sind in der Längsrichtung übermäßig gebogene Nägel. Sie gehen häufig der Bildung von Trommelschlegelfingern voraus. *Trommelschlegelfinger* treten gelegentlich hereditär auf, sind jedoch meist mit folgenden Krankheitsbildern assoziiert:

➤ pulmonale Erkrankungen (Bronchiektasen, Empyem, Emphysem, Bronchialkarzinom, zystische Fibrose, Mesotheliom, Sarkoidose mit Lungenfibrose),
➤ zyanotische Herzvitien,

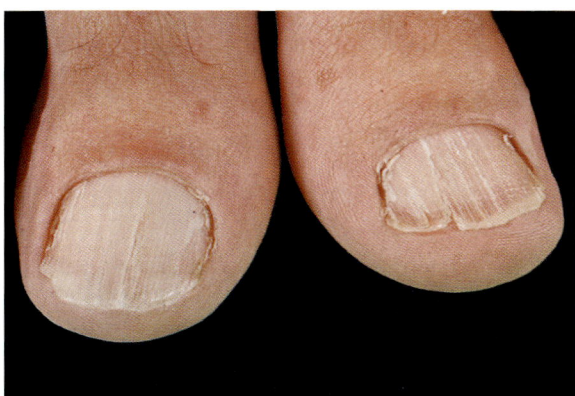

Abb. 3.30 Brüchige und dünne Nägel bei Eisenmangelanämie.

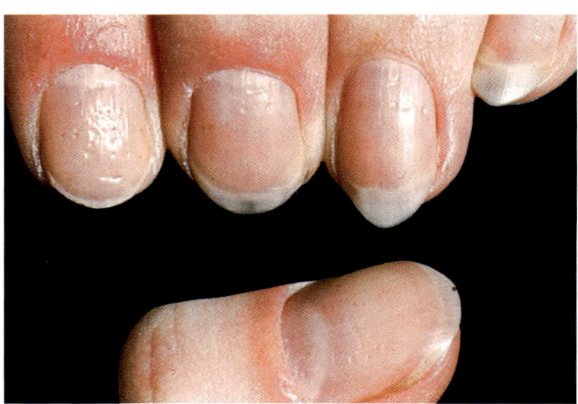

Abb. 3.31 Tüpfelnägel bei Psoriasis.

Haut

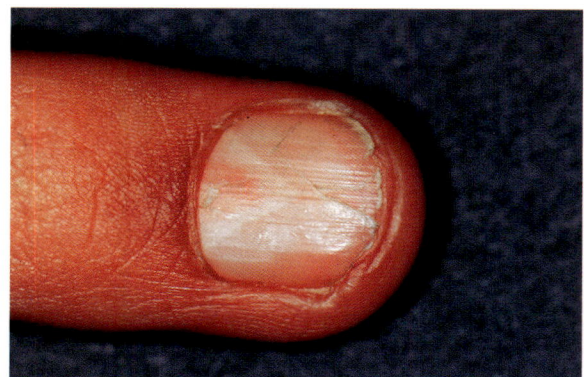

Abb. 3.32 Dreieckige Lunula beim Nail-Patella-Syndrom.

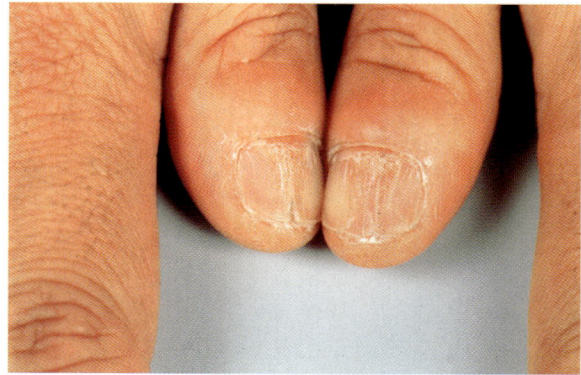

Abb. 3.33 Nageldystrophie bei Lichen ruber planus.

- maligne Tumoren (vor allem intrathorakale und metastasierende Tumoren),
- seltener (5% aller Fälle) Krankheiten des Magen-Darm-Traktes (Morbus Crohn, Colitis ulcerosa, primär biliäre Zirrhose, Polyposis, Sprue),
- ebenfalls selten hämatologische Erkrankungen mit Hypoxie sowie endokrine Krankheitsbilder (Hyperthyreose).

Häufig sind Trommelschlegelfinger auch mit einer hypertrophen Osteoarthropathie assoziiert. Beispielsweise finden sich bei der hypertrophen pulmonalen Osteoarthropathie (Bamberger-Marie-Syndrom) neben den Trommelschlegelfingern (und -zehen) zusätzlich eine periostale Knochenneubildung langer Röhrenknochen, Arthralgien und Symptome wie Flush und profuses Schwitzen. Dieses Syndrom ist praktisch pathognomonisch für maligne Tumoren, speziell Bronchuskarzinom, Mesotheliom der Pleura und seltener Bronchiektasen.

Charakteristische Nageldystrophien können kongenital bei der Epidermolysis bullosa, bei Progerie-Syndromen, bei Dyskeratosis congenita, bei der Pachyonychia congenita und dem Nail-Patella-Syndrom (Abb. 3.**32**) vorhanden sein. Das *Nail-Patella-Syndrom* wird autosomal dominant vererbt und weist neben hypoplastischen Daumennägeln und einer charakteristischen dreieckförmigen Lunula ein Fehlen einer oder beider Patellae, Skelettdeformitäten sowie in knapp der Hälfte der Patienten eine renale Mitbeteiligung auf (Glomerulonephritis). Eine gleichzeitige Heterochromie der Iris ist zusätzlich hilfreich bei der Diagnostik.

Unterschiedlichste Nagelveränderungen finden sich beim *Lichen ruber planus,* der gelegentlich isoliert an den Nägeln auftreten kann. Die Veränderungen reichen von aufgerauten, sandpapierartigen Nägeln (Trachyonychie), brüchigen Nägeln, subungualen Hyperkeratosen, pterygiumartigen Veränderungen bis zum vollständigen Nagelverlust mit Atrophie und Vernarbung (Abb. 3.**33**).

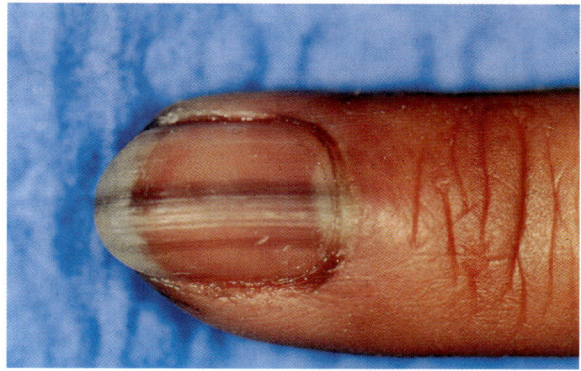

Abb. 3.34 Melanonychia striata nach Zidovudin-Therapie.

Farbveränderungen der Nägel

Nagelpigmentationen (Chromonychie) können die Nagelplatte diffus oder streifenförmig betreffen und durch eine vermehrte Produktion (z. B. Melanin) oder Ablagerung (z. B. Kupfer, Medikamente, gelegentlich Hämosiderin) bedingt sein.

Schwarzbraune Veränderungen kommen vor beim Morbus Addison, Peutz-Jeghers-Syndrom, Laugier-Hunziker-Syndrom, bei der Hyperthyreose, der Hämochromatose, dem Morbus Cushing und bei Vitamin-B_{12}-Mangel. Lokale Anwendungen oder Kontakt mit Silbernitrat, Kaliumpermanganat, Jod, 5-Fluorouracil und Nagelhärter sowie systemische Gaben von Goldsalzen, Arsen, Zytostatika, ACTH und PUVA-Therapie können solche Farbveränderungen verursachen. Ist nur ein Nagel betroffen oder findet sich eine streifenförmige Braunverfärbung (Melanonychia striata) muss immer auch an ein malignes Melanom gedacht werden. Zusätzlich können streifige Pigmentierungen bei Naevuszellnaevi, medikamentös (Zidovudin, Antimalaria-Medikamenten) (Abb. 3.**34**), bei subungualen Tumoren, nach Bestrahlung oder in seltenen Fällen beim Mammakarzinom gefunden werden.

Graubläuliche Nagelverfärbungen werden nach Einnahme von Silber und Chloroquin beobachtet. Eine gräuliche Verfärbung findet sich auch bei Malaria und

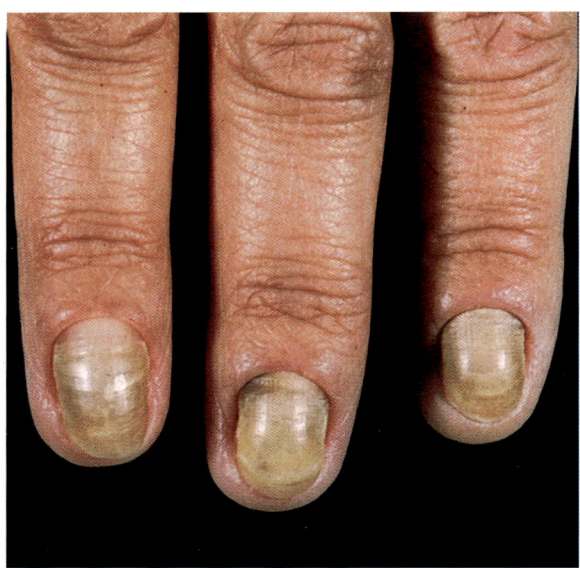

Abb. 3.35 Yellow-Nail-Syndrom.

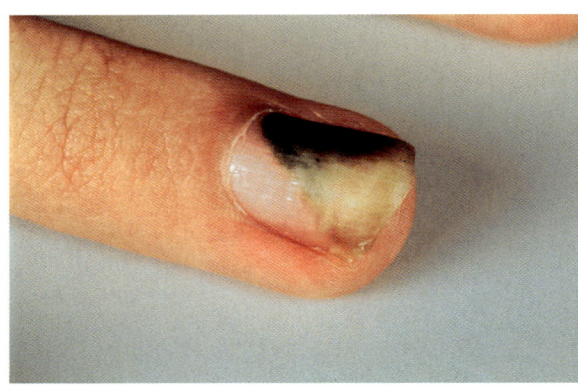

Abb. 3.36 Grünverfärbung bei subungualer Pseudomonasinfektion.

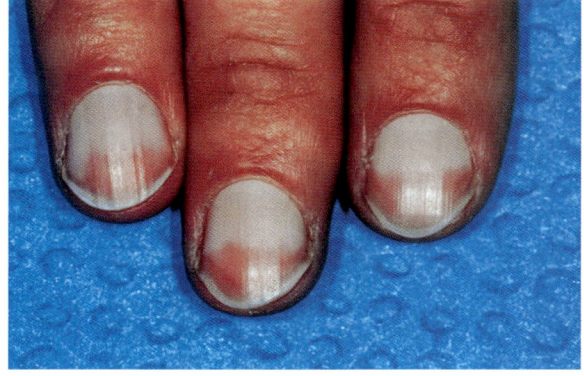

Abb. 3.37 „half and half nail" bei Urämie.

viszeraler Leishmaniose. Insbesondere die Lunula ist beim Morbus Wilson blau verfärbt.

Gelbe Nägel werden beim Ikterus, beim Cronkhite-Canada-Syndrom sowie nach Einnahme von Tetracyclinen, D-Penicillamin und nach Lithium beobachtet. Exogen bedingte Gelbverfärbungen finden sich bei starken Zigarettenrauchern, nach topischer Anwendung von Pikrinsäure und Glutaraldehyd. Beim Yellow-Nail-Syndrom finden sich verdickte gelbe Nägel an Fingern und Zehen in Kombination mit Lymphödemen und pulmonalen Symptomen (chronische Pleuraergüsse, Bronchiektasen, Bronchitis) (Abb. 3.**35**).

Grünlich erscheinen die Nägel bei lokalen Pseudomonasinfektionen (Abb. 3.**36**).

Weiße Nägel (Leukonychie) können familiär auftreten. Unterschieden werden vollständige Weißverfärbungen, transverse streifige Weißverfärbungen oder partielle weiße Nägel (z. B. Terry-Nägel mit unauffälligem distalem Randsaum bei Leberzirrhose). Weiße Nägel finden sich auch bei chronischen Infektionen (Lepra), bei Tumoren (Morbus Hodgkin), bei Hypalbuminämie und Urämie („half and half nail") (Abb. 3.**37**).

Mundhöhle

> Orale Veränderungen sind in der Regel das Resultat von lokalisierten Erkrankungen, können jedoch auch Frühsymptome von Systemerkrankungen einschließlich Dermatosen darstellen.

Zahnveränderungen

Anlagebedingte Störungen mit Beeinflussung der Anzahl sowie der Form der Zähne finden sich bei multiplen ektodermalen Dysplasien. Daneben können Schmelzdefekte (Querrillen, weiße Punkte) Hinweise für durchgemachte Krankheiten wie Rachitis, Hypoparathyreoidismus oder Zöliakie sein. Ebenfalls können kongenitale Infektionen (z. B. Röteln oder CMV-Infektion) mit einer Hypoplasie einhergehen. Zahnverfärbungen können extrinsisch (schlechte Hygiene, Rauchen, Tee oder lokale Medikamente wie Chlorhexidin) bedingt sein. Daneben können systemische Tetracyclingaben in der letzten Schwangerschaftshälfte und bis zum Alter von 8 Jahren infolge Ablagerungen von Tetracyclin-Calcium-Phosphat-Komplexen irreversible Gelbverfärbungen der Zähne und Schmelzdefekte bewirken. Eine Radiotherapie oder Zytostatikaeinnahme kann zu einer Hypoplasie führen, die auch bei Malabsorptionssyndromen und schweren Erkrankungen in der Kindheit sowie bei Organtransplantierten gefunden werden kann. Beim Down-Syndrom sind die Zähne meist klein und fallen vorzeitig aus. Die tonnen-

Tabelle 3.7 Ursachen von Leukoplakien

Lokale Faktoren
- mechanisch bedingte Keratose
- Nikotinkeratose
- Präkanzerose
- Plattenepithelkarzinom
- Verbrennung

Systemische Faktoren
- Candidiasis
- Lichen ruber mucosae
- Lupus erythematodes
- Papillome (viral/nicht viral)
- orale Haarleukoplakie (v.a. bei HIV-Infektion)
- syphilitische Herde
- chronische Niereninsuffizienz
- hereditär („White–sponge-Naevus")

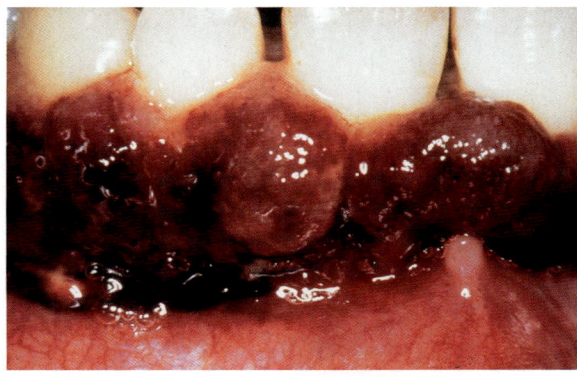

Abb. 3.38 Kaposi-Sarkom der Gingiva.

förmigen Hutchinson-Zähne sind sehr selten, jedoch typisch für die kongenitale Lues. Ein vorzeitiger Zahnverlust ist bei der Vitamin-D-resistenten Rachitis, der Hypophosphatasie, beim Ehlers-Danlos-Syndrom und bei Patienten mit Immundefizienz möglich.

Zahnfleischveränderungen

Zahnfleischblutungen können neben lokalen Faktoren (akute und chronische Entzündung) systemische Ursachen haben (myeloproliferative Erkrankungen, HIV-Infektion, Gerinnungsstörungen sowie andere Erkrankungen, die mit Purpura einhergehen). Eine Gingivahyperplasie kann in der Schwangerschaft, bei Leukämien (v.a. akute Monozytenleukämie), Sarkoidose, Morbus Crohn und unter einer Therapie mit Phenytoin, Cyclosporin und Calciumantagonisten beobachtet werden. Violette, tumoröse Massen können beim Kaposi-Sarkom vorhanden sein (Abb. 3.**38**). Gingivitiden haben vielfältige Ursachen und sind insbesondere bei Immunsupprimierten gehäuft. Ein schwärzlicher Gingivasaum weist auf eine Bleiintoxikation und ein blaugrauer Saum auf eine Silber- oder Wismuth-Vergiftung hin. Eine retikuläre weißliche Zeichnung ist typisch für einen Lichen ruber mucosae.

Mundschleimhautveränderungen

Leukoplakie. Weißliche umschriebene Herde der Mundschleimhaut und Lippen haben unterschiedliche Ursachen (Tab. 3.**7**).

Soor. Ein Mundsoor ist häufig ein Hinweis auf eine zugrunde liegende systemische Veränderung. Er findet sich bei Malignomen, in der Schwangerschaft, unter Therapien mit Steroiden, Immunsuppressiva, Zytostatika und Antibiotika. Häufig findet sich eine Candidastomatitis bereits bei der HIV-Primoinfektion.

Aphthen und Ulzera. Enorale Ulzerationen finden sich bei Infektionskrankheiten (Gingivostomatitis herpetica, Varizellen, Mononucleosis infectiosa, Hand-Fuß-Mund-Krankheit, HIV-Primoinfektion, sekundäre Syphilis und gelegentlich Tuberkulose). Sie können auch auf eine hämatologische Erkrankung hinweisen (perniziöse Anämie, Eisenmangelanämie, Folsäuremangel, zyklische Neutropenie, Leukämie) oder im Rahmen von gastrointestinalen Erkrankungen (Zöliakie, Morbus Crohn, seltener Colitis ulcerosa) vorkommen. Ebenfalls können Krankheiten aus dem rheumatischen Formenkreis mit Ulzerationen einhergehen (Lupus erythematodes, Behçet-Syndrom, Morbus Reiter). Medikamentennebenwirkungen (Zytostatika, Aspirin) und Hauterkrankungen (Lichen ruber, Pemphigus vulgaris, seltener bullöses Pemphigoid, Dermatitis herpetiformis Duhring, Erythema exsudativum multiforme [Stevens-Johnson-Syndrom], Epidermolysis bullosa) müssen beachtet werden. Bei chronischen Ulzera kommen auch Tumoren der Mundschleimhaut in Frage. Rezidivierende schmerzhafte Ulzerationen kommen häufig im Rahmen von habituellen Aphthen vor.

Xerostomie. Eine zunehmende Mundtrockenheit ist im Alter nicht ungewöhnlich. Folgende Zustände können jedoch mit einer Xerostomie einhergehen: Entzündungen der Speicheldrüsen bei Sarkoidose, Sjögren-Syndrom, Z. n. Radiotherapie, Z. n. Graft-versus-Host-Erkrankung, HIV-Infektion, Diabetes mellitus (Dehydratation), Botulismus, Hyperthyreose und Depression. Insbesondere müssen folgende Medikamente berücksichtigt werden: Atropin, Sympathomimetika, trizyklische Antidepressiva, Antihistaminika, Antiemetika, Betablocker, Lithium, Appetitzügler.

Hyperpigmentierungen. Die meisten oralen Hyperpigmentierungen sind rassisch bedingt. Hyperpigmentierungen werden jedoch auch beobachtet bei Morbus Addison, Carney-Komplex (Myxome, fleckförmige Hyperpigmentierungen, Hodentumoren, Hypophysenadenome), Peutz-Jeghers-Syndrom, Hämochromatose, Porphyrien, Bleiintoxikationen, Blutungen, Amalgamtätowierungen, Medikamenten (Chloroquin, Chinin, Chlorpromazin).

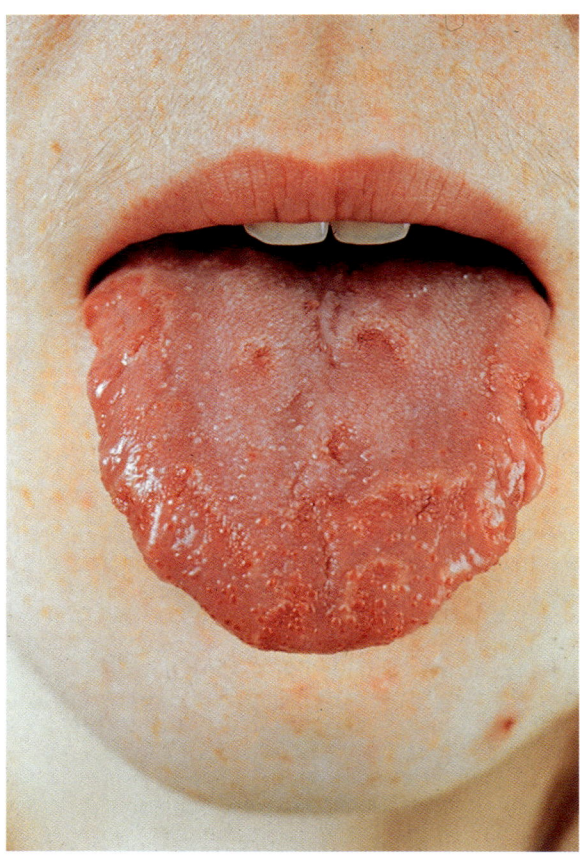

Abb. 3.39   Lingua geographica bei Atopie.

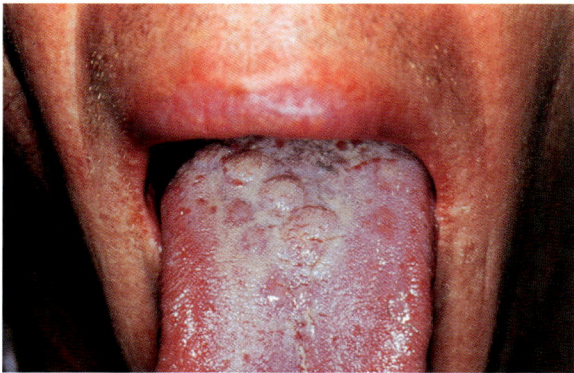

Abb. 3.40   Plaques muqueuses (Schildkrötenzunge) bei sekundärer Lues.

Tabelle 3.8   Häufige Ursachen für Zungenbrennen („Burning-Mouth-Syndrome")

Lokale Faktoren
Candidiasis
andere Infektionen
Lingua geographica
Lichen ruber mucosae
Kontaktekzem (v. a. Zahnfüllstoffe)

Systemische Faktoren
- psychogen (Kanzerophobie, Depression)
- Mangelzustände:
  - perniziöse Anämie und andere Vitamin-B-Mangelzustände
  - Folsäuremangel
  - Eisenmangel
- Diabetes mellitus
- Medikamentennebenwirkung (v.a. Captopril)

Zunge

Die belegte Zunge wird seit Jahrhunderten als Ausdruck eines gestörten Allgemeinbefindens betrachtet, kann jedoch auch beim Gesunden vorkommen (fehlender Abrieb bei Zuführung flüssiger Kost, mangelhafte Kautätigkeit oder motorische Störung). Die Maximalvariante kann als schwarze Haarzunge bezeichnet werden, die auch nach antibiotischer Therapie (v. a. Tetracycline) auftreten kann. Die landkartenartig strukturierte Zungenoberfläche (Lingua geographica) (Abb. 3.**39**) ist häufig asymptomatisch und gehäuft bei Atopie vorhanden. Differenzialdiagnostisch ist eine Psoriasis oder ein Morbus Reiter auszuschließen. Die Lingua scrotalis (gefurchte Zunge) ist harmlos, kann jedoch beim Down-Syndrom und Melkersson-Rosenthal-Syndrom beobachtet werden. Eine Vergrößerung der Zunge (Makroglossie) wird beim Down-Syndrom, der Amyloidose, bei Akromegalie und beim akuten Auftreten im Rahmen eines Quincke-Ödems beobachtet. Differenzialdiagnostisch muss ein angioneurotisches Ödem im Rahmen einer ACE-Hemmer-Nebenwirkung abgegrenzt werden. Bei einer entzündlichen Hypertrophie der Zungenpapillen entsteht das Bild der Erdbeerzunge, das charakteristischerweise im Rahmen eines Scharlachs, beim toxischen Schocksyndrom oder beim Kawasaki-Syndrom auftreten kann. Weiße, meist abstreifbare Beläge sind typisch für eine Soorinfektion. Eine totale Zungenatrophie (Hunter-Glossitis) kann bei Vitamin-B_{12}-Mangel, Eisenmangel und Folsäuremangel vorkommen. Ähnliche Veränderungen finden sich bei Pellagra und der Lues. Bei der Syphilis sind am häufigsten Plaques muqueuses anzutreffen, die zum Bild der Schildkrötenzunge führen (Abb. 3.**40**). Ein Zungenbrennen ohne objektivierbare Symptome ist häufig und kann diverse Ursachen haben (Tab. 3.**8**).

3.2 Äußeres Erscheinungsbild

Körpergröße und -haltung

Großwuchs

Bei den meisten großwüchsigen Patienten handelt es sich um normale Wachstumsvarianten (konstitutioneller Großwuchs) und genetisch bedingten familiären Großwuchs. Konstitutionell und familiär großwüchsige Kinder wachsen schneller, ihre Wachstumsgeschwindigkeit liegt aber im oberen Normbereich und das Knochenalter entspricht dem chronologischen Alter. Aufgrund der Familienanamnese kann ihre Endlänge vorausgesagt werden.

Verschiedene Syndrome können mit Großwuchs einhergehen; in seltenen Fällen führen endokrinologische Erkrankungen zu Großwuchs (Tab. 3.9).

Großwuchs im Rahmen von Syndromen

Zerebraler Gigantismus (Sotos-Syndrom). Diese Patienten sind großwüchsig, haben eine prominente Stirnpartie einen bogenförmigen Gaumen, ein spitzes Kinn und Hypertelorismus.

Marfan-Syndrom. Der Marfan-Erkrankung liegt eine autosomal dominant vererbte Kollagensynthesestörung aufgrund einer Mutation im Fibrillin-1-Gen 15 q21.1 zugrunde.
Charakteristisch sind bei den meist großen Patienten die sehr langen und dünnen Extremitäten (Abb. 3.41), sog. Spinnenfinger (Arachnodaktylie), überstreckbare Gelenke, Thoraxdeformitäten (Trichter- oder Hühnerbrust und Skoliose), ein hoher Gaumen und das meist längliche Gesicht. 80 % der Patienten haben Subluxationen der Augenlinsen (meist nach oben), ein Iriszittern und häufig eine deutliche Myopie. Bei 90 % der Patienten findet man infolge der zystischen Medianekrose eine Dilatation oder Aneurysmabildung der Aorta sowie ein Mitralklappenprolapssyndrom.

Homozystinurie. Patienten mit einer Homozystinurie haben einen autosomal rezessiv vererbten Defekt der Cystathion-β-Synthetase (21 q22.3) und weisen ähnliche somatische Veränderungen auf wie Patienten mit Marfan-Syndrom. Allerdings sind die Patienten mit einer Homozystinurie in der Regel geistig retardiert und neigen zu Epilepsie. Die Augenlinsen sind meist nach unten luxiert. Die Diagnose kann aufgrund einer erhöhten Homozystinausscheidung im Urin sowie erhöhter Plasmakonzentrationen von Homozystin und Methionin bei erniedrigtem Plasmazystin gestellt werden.

Beckwith-Wiedemann-Syndrom. Patienten mit Beckwith-Wiedemann-Syndrom sind übergewichtig, großwüchsig und haben in 80 % eine Omphalozele sowie eine Makroglossie. Aufgrund einer Hyperplasie der pankreatischen Inselzellen mit konsekutivem Hyperinsulinismus neigen diese Patienten zu Hypoglykämien.

Tabelle 3.9 Ursachen von Großwuchs

Nicht endokrin bedingter Großwuchs
– konstitutionell
– genetisch/familiär
– im Rahmen von *Syndromen*
– zerebraler Gigantismus (Sotos-Syndrom)
– Marfan-Syndrom
– Homozystinurie
– Beckwith-Wiedemann-Syndrom
– Klippel-Trénaunay-Syndrom
– XYY-Syndrom
– Klinefelter-Syndrom
Endokrin bedingter Großwuchs
– hypophysärer Gigantismus
– Pubertas praecox
– Hyperthyreose

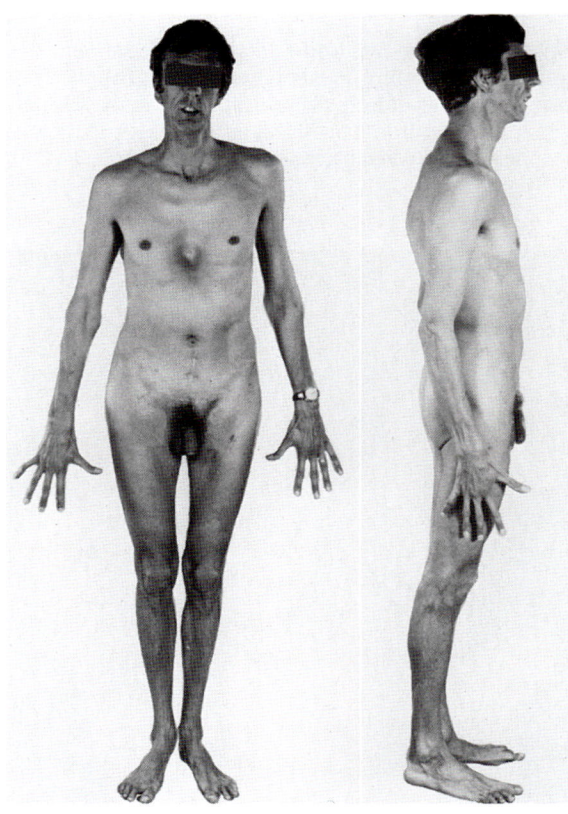

Abb. 3.41 Marfan-Syndrom: lange Extremitäten, Spinnenfinger, Trichterbrust, Dolichozephalie.

3 Haut und äußeres Erscheinungsbild

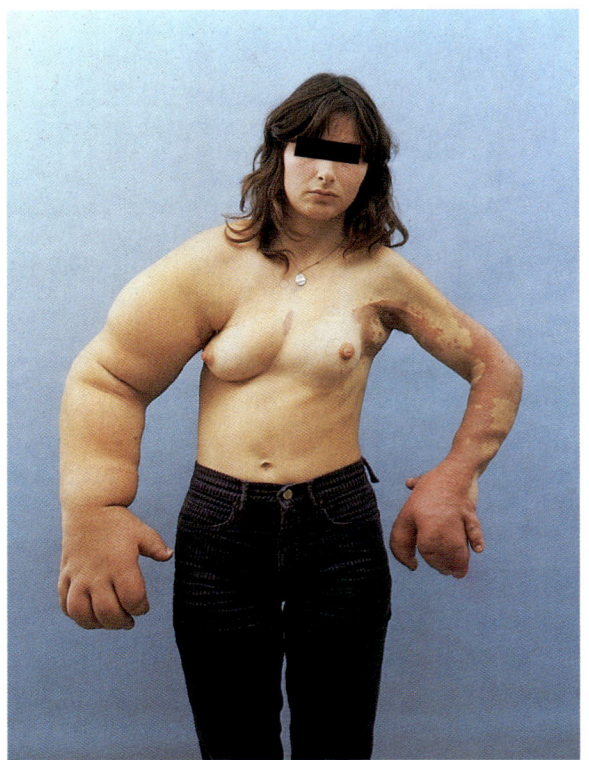

Abb. 3.42 Klippel-Trénaunay-Syndrom: Naevus flammeus und dysproportionierter Riesenwuchs.

Klippel-Trénaunay-Syndrom. Eine besondere Art des dysproportionierten Riesenwuchses wird bei einer Form der hereditären Angiodysplasie, dem Klippel-Trénaunay-Syndrom (Gefäßnävus, einseitige Varikosis, Knochen- und Weichteilhypertrophie) (Abb. 3.42 u. 3.43), gesehen.

XYY-Syndrom. Patienten mit einem (47,XYY) oder mehreren (48,XYYY) zusätzlichen Y-Chromosom(en) wachsen schneller und werden überdurchschnittlich groß.

Klinefelter-Syndrom. Das Klinefelter-Syndrom (47,XXY) ist mit einer Inzidenz von 1 : 1000 bei der männlichen Bevölkerung die häufigste Form des primären Hpogonadismus. Hauptbefunde beim Klinefelter-Syndrom sind eine bilaterale schmerzlose Gynäkomastie, kleine derbe fibrosierte Hoden und eine Azoospermie. Die Patienten sind oft adipös (eunuchoider Habitus) und überdurchschnittlich groß mit langen unteren Extremitäten (Abb. 3.44).

Endokrine Ursachen von Großwuchs

Hypophysärer Großwuchs (Gigantismus). Der hypophysäre Gigantismus ist die Folge einer exzessiven Wachstumshormon-(GH-) Produktion durch ein Hypophysenadenom oder in seltenen Fällen einer exzessiven Sekretion des hypothalamischen Releasing-Hormons (GHRH) vor dem Epiphysenfugenschluss. Die Patienten weisen neben dem Riesenwuchs ein kantiges, vergröbertes Gesicht auf, haben große Hände und Füße mit breiten plumpen Fingern und Zehen, einen prominenten Hirnschädel sowie prominente Wangen- und Kieferknochen (Abb. 3.45). Nach erfolgtem Epiphysenfugenschluss entwickelt sich kein Großwuchs, sondern das Bild der Akromegalie (s. Kapitel 23) mit dem typischen Wachstum von Händen (Abb. 3.46), Füßen, Kinn (Prognathie), Zunge (Abb. 3.47) und inneren Organen.

Großwuchs im Kindesalter. Endokrin bedingter Großwuchs im Kindesalter wird typischerweise bei der Pubertas praecox beobachtet, weil durch eine verfrühte

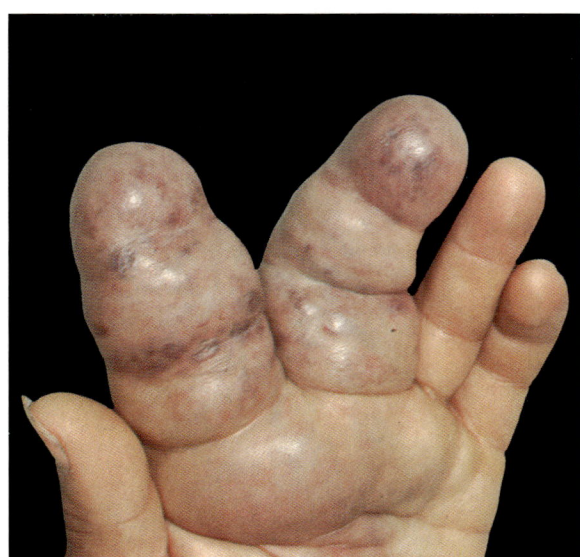
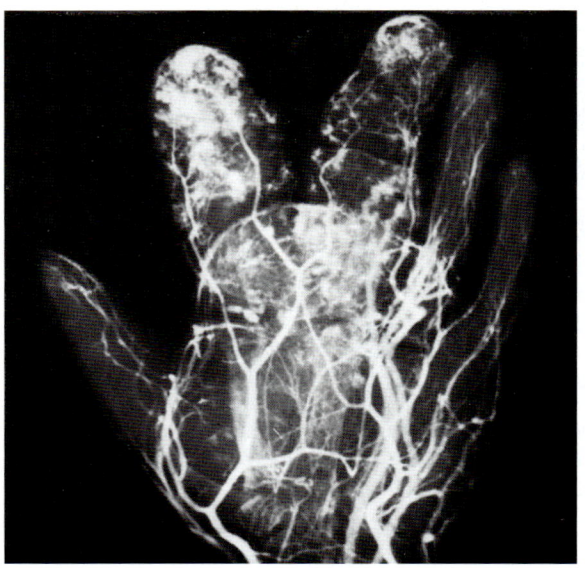

Abb. 3.43 Hereditäre Andiodysplasie
a von 2 Fingern und Anteilen der linken Hohlhand,
b Arteriogramm der linken Hand: deutlich sichtbar erweiterte Blutgefäße und arteriovenöse Kurzschlüsse.

Äußeres Erscheinungsbild

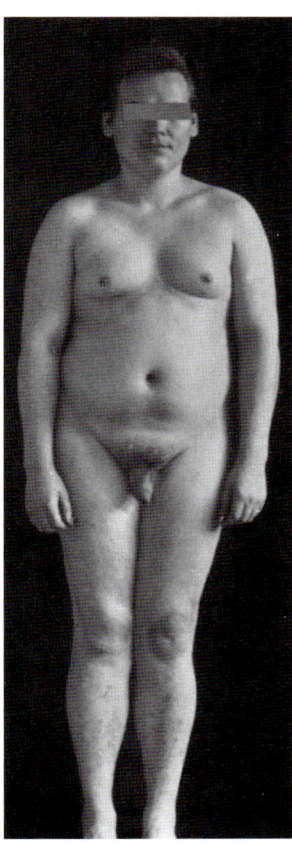

Abb. 3.44 Typischer eunuchoider Habitus bei einem 26-jährigen Patienten mit Klinefelter-Syndrom: beidseitige Gynäkomastie, Hodenatrophie.

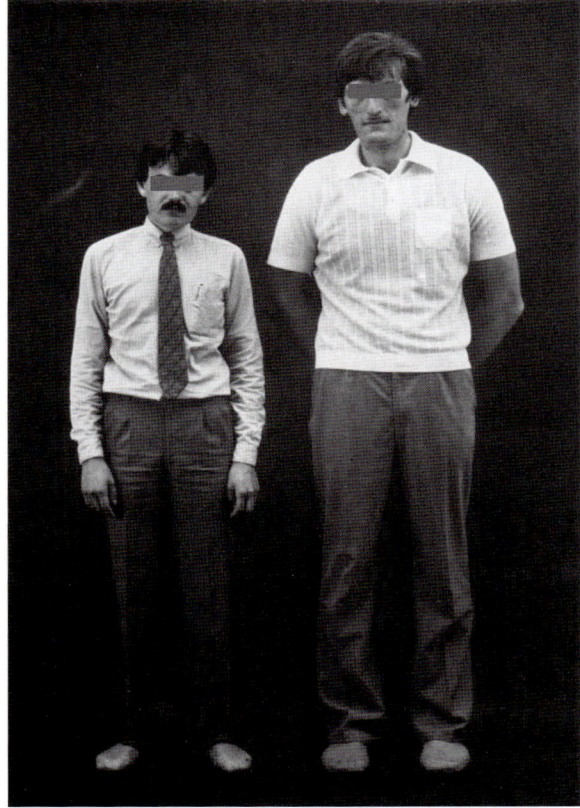

Abb. 3.45 Patient mit hypophysärem Riesenwuchs (205 cm) im Vergleich zu einer normal großen Person (177 cm).

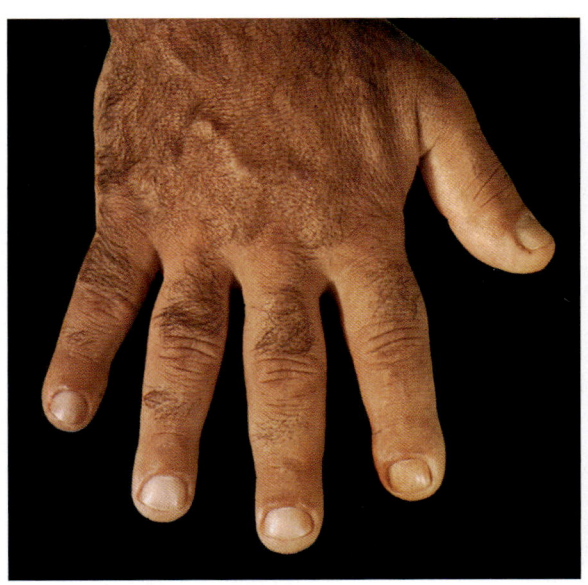
a

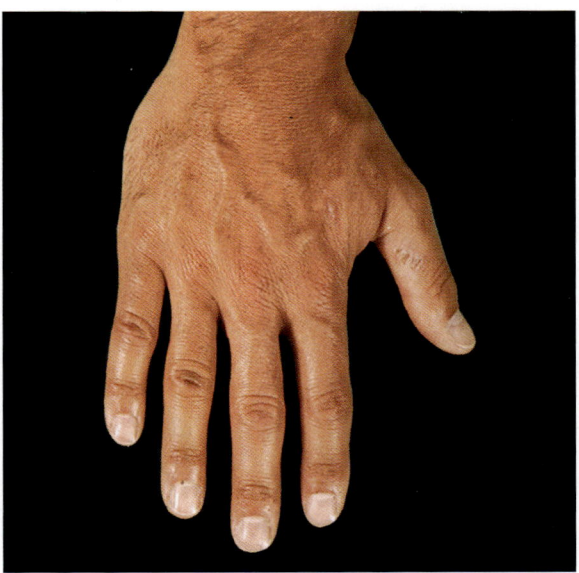
b

Abb. 3.46 Hand bei Akromegalie (**a**) im Vergleich zu einer normalen Hand (**b**).

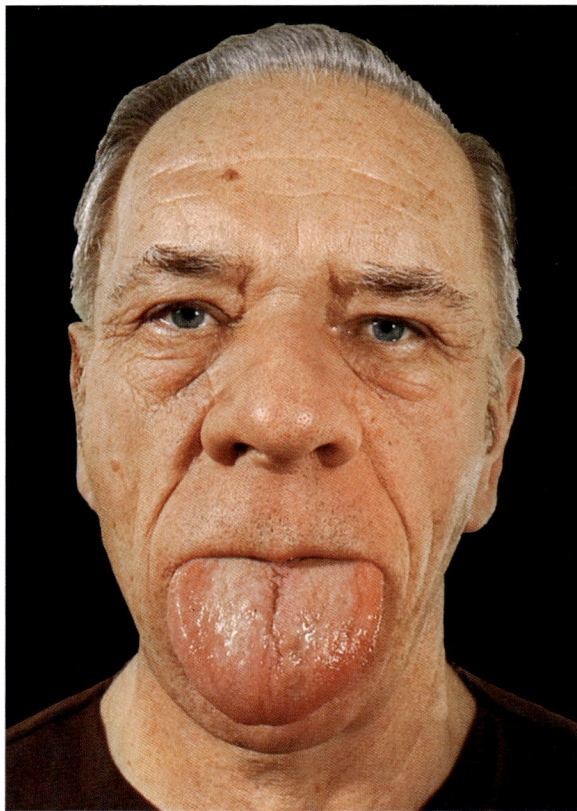

Abb. 3.47 Akromegalie: große Zunge und Nase.

Tabelle 3.10 Ursachen von Kleinwuchs

Nicht endokrin bedingter Kleinwuchs
- konstitutionell
- genetisch/familiär
- Frühgeburt und intrauteriner Wachstumsrückstand
- im Rahmen von *Syndromen*
  - Turner-Syndrom
  - Noonan-Syndrom
  - Prader-Willi-Labhardt-Syndrom
  - Lawrence-Moon-/Biedl-Bardet-Syndrom
  - autosomale Chromosomenaberrationen
- chronische Erkrankungen
- Malnutrition
- Medikamente
- psychosoziale Faktoren

Endokrin bedingter Kleinwuchs

Wachstumshormonmangel (GH-Mangel)
- kongenitaler GH-Mangel:
  - hypothalamischer GHRH-Mangel
  - isolierter hypophysärer GH-Mangel
  - kombiniert mit anderen Hypophysenhormonausfällen
  - Hypophysenagenesie
- erworbener GH-Mangel:
  - supraselläre/intraselläre Tumoren
  - ZNS-Missbildungen, Hydrozephalus
  - Schädelbestrahlung
  - Schädel-Hirn-Trauma
  - Entzündungen (Meningitis, Enzephalitis)
  - Histiozytosis
- ungenügende GH-Wirkung (GH-Resistenz) und IGF-Mangel:
  - Laron-Zwerge
  - Pygmäen
  - Unterernährung, Lebererkrankungen

Hypothyreose
Glucocorticoidexzess (endogen, exogen)
Pseudohypoparathyreoidismus
Vitamin-D-Mangel
Diabetes mellitus
Diabetes insipidus

Sekretion von Androgenen bzw. Östrogenen das Knochenwachstum beschleunigt wird. Weil die Sexualsteroide jedoch zu einem verfrühten Schluss der Epiphysenfugen führen, sind diese Patienten als Erwachsene eher klein.

Hyperthyreose. Eine Hyperthyreose im Kindesalter kann zu beschleunigtem Körperwachstum und Knochenreifung führen.

Kleinwuchs

Ein Kleinwuchs liegt vor, wenn die Körperlänge unter der 3. Perzentile (18-Jährige) liegt, d. h. beim Mann unter 166 cm, bei der Frau unter 152 cm. Kleinwuchs muss nicht pathologisch sein. In vielen Fällen handelt es sich um eine konstitutionell verzögerte Entwicklung mit verlangsamtem Körperwachstum und verzögerter Pubertät innerhalb der Norm. Die Körpergröße liegt dabei etwas unter der 50. Perzentile und das Knochenalter ist leicht retardiert. Kleinwuchs kann auch genetisch/familiär bedingt sein; in diesen Fällen sind typischerweise auch die Eltern und die Geschwister kleinwüchsig.

Beim Kleinwuchs müssen differenzialdiagnostisch immer endokrine und nichtendokrine Ursachen sowie eine Reihe von Syndromen und Chromosomenanomalien, die mit Kleinwuchs vergesellschaftet sind, in Betracht gezogen werden (Tab. 3.**10**).

Kleinwuchs im Rahmen von Syndromen

Turner-Syndrom. Beim Turner-Syndrom (Gonadendysgenesie) handelt es sich um eine Chromosomenanomalie mit dem Karyotyp 45,X, die bei 1:5000 neugeborenen Mädchen vorkommt. Phänotypisch haben diese Patientinnen einen schildförmigen Thorax, einen breiten Mamillarabstand (Abb. 3.**48**), ein Flügelfell (Pterygium colli) und einen tiefen Haaransatz im Nacken (webbed neck) (Abb. 3.**49**). Leitsymptome sind die primäre Amenorrhö, die fehlende Pubertätsentwicklung und der Kleinwuchs (meist < 150 cm). Das äußere Genitale ist weiblich und unterentwickelt; die Gonaden bestehen nur aus fibrösen Strängen.

Äußeres Erscheinungsbild

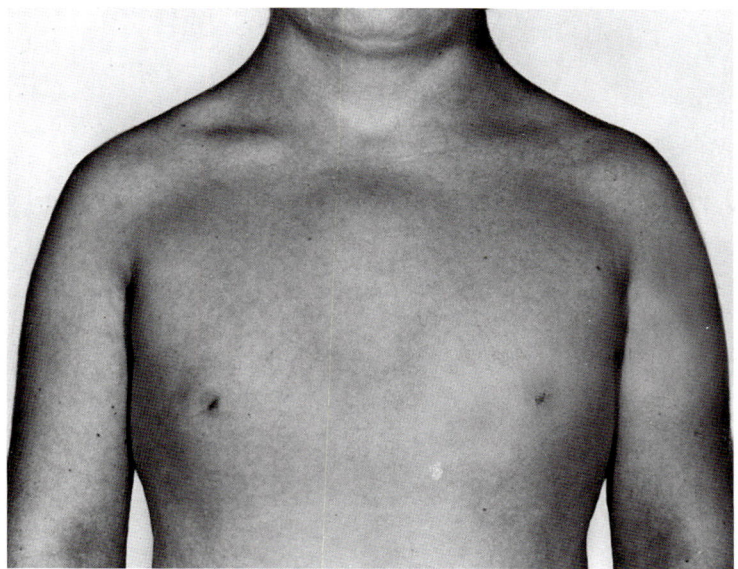

Abb. 3.48 Turner-Syndrom. 18-jähriges Mädchen, Karyotyp 45,X0. Schildförmiger Thorax mit großer Mamillardistanz und fehlenden Mammae.

Beim Turner-Syndrom und seinen Varianten werden verschiedene Anomalien wie Epikanthus, Mikrognathie (Vogelkinn), tief liegende, zum teil deformierte Ohren, Handdeformitäten, Aortenisthmusstenose, Ventrikelseptumdefekt, Nierenmissbildungen, Nagelveränderungen und Cubitus valgus gehäuft beobachtet. Neben reinen Chromatin-negativen 45,X-Formen (ca. 60%) kommen auch Mosaike 45,X/46,XX vor.

Noonan-Syndrom. Differenzialdiagnostisch muss bei normalem Chromosomenbefund und deutlich ausgeprägtem Flügelfell an ein Noonan-Syndrom (Pseudo-Turner) gedacht werden. Hier ist der Karyotyp jedoch 46,XX bei den Frauen oder 46,XY bei den Männern. Das Noonan-Syndrom ist eine autosomal dominant vererbte Krankheit auf dem Genlokus 12q24.

Prader-Willi-Labhart-Syndrom. Ein weiteres Syndrom, das mit Kleinwuchs einhergeht, ist das Prader-Willi-Labhart-Syndrom, das sich durch fetale und infantile Hypotonie, Akromikrie (kleine Hände und Füße), Entwicklungsrückstand, mandelförmige Augen und eine ausgeprägte Adipositas auszeichnet. Charakteristisch sind Glukoseintoleranz und eine verzögerte Pubertätsentwicklung.

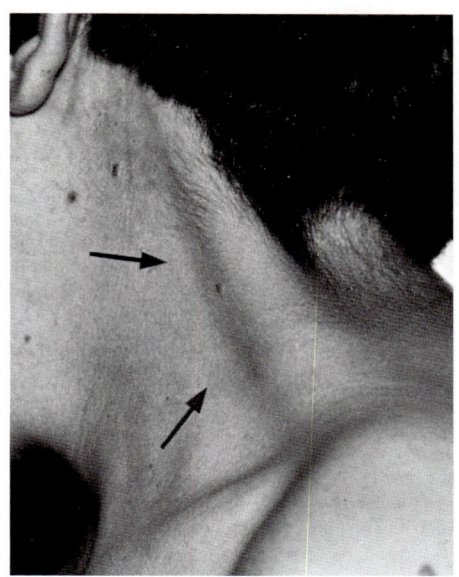

Abb. 3.49 Pterygium colli bei Turner-Syndrom.

Lawrence-Moon-Syndrom und Biedl-Bardet-Syndrom. Diese beiden autosomal rezessiv vererbten Krankheiten, die ebenfalls mit Kleinwuchs und Adipositas einhergehen, sind vom Prader-Willi-Labhart-Syndrom abzugrenzen.

Kleinwuchs im Rahmen von Skelettdysplasien

Eine wichtige Ursache für Kleinwuchs stellen die genetisch bedingten Skelettdysplasien (Osteochondrodysplasien) dar, von denen mittlerweile über 100 Typen bekannt sind.

Achondroplasie. Die wichtigste und häufigste ist die autosomal dominant vererbte Achondroplasie. Infolge einer gestörten enchondralen Ossifikation aufgrund einer Mutation des Fibroblast-Growth-Factor-Rezeptor-Gens (FGFR3) kommt es zu einem verminderten Wachstum der langen Röhrenknochen und der Knochen der Schädelbasis. Daraus resultiert das typische Bild des nichtproportionierten Zwergwuchses mit großem Kopf und prominenter Stirn (Abb. 3.**50**) und den im Vergleich zum Stamm zu kurzen Extremitäten. Davon abgesehen finden sich bei diesen Personen keine anderen Störungen und eine völlig normale Intelligenz.

3 Haut und äußeres Erscheinungsbild

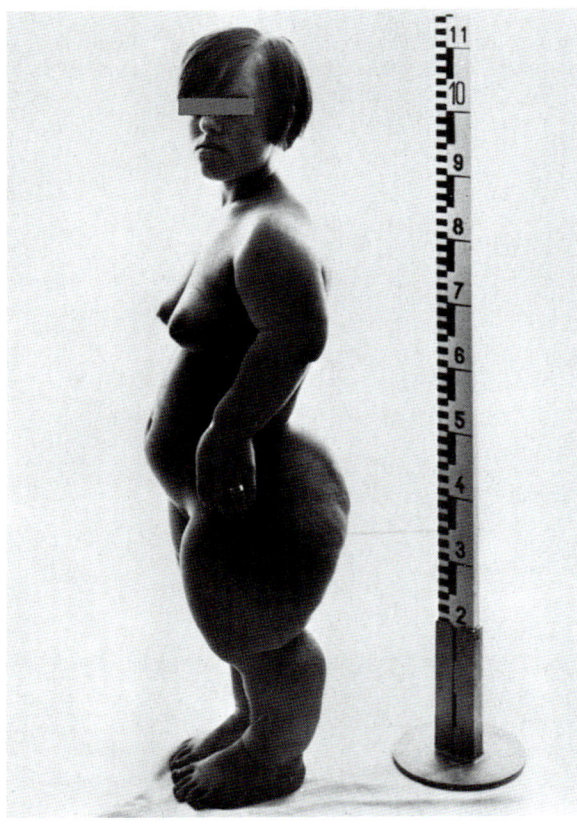

Abb. 3.50 Dysproportionierter Zwergwuchs bei Achondroplasie (Chondrodystrophie).

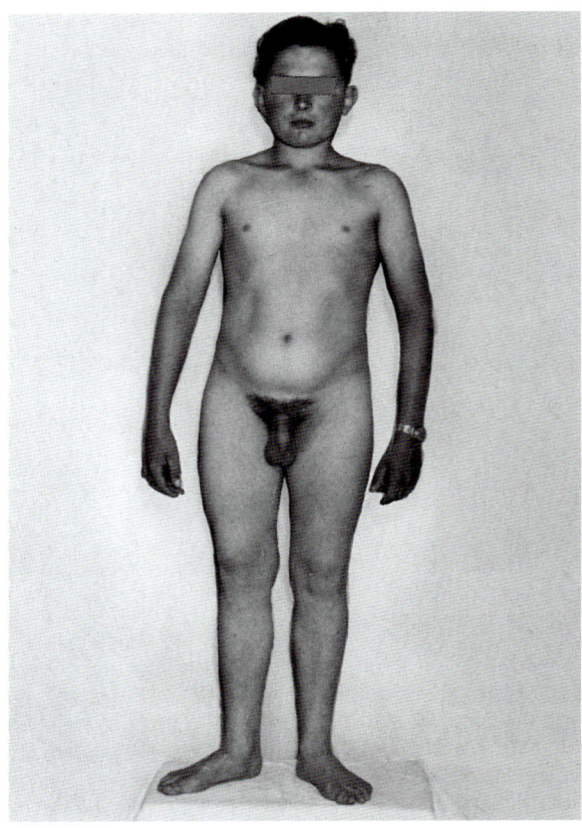

Abb. 3.51 Hypophysärer, proportionierter Zwergwuchs bei 21-jährigem Mann.

Kleinwuchs infolge chronischer Krankheiten und Malabsorptionssyndrome

Kleinwuchs bzw. Minderwuchs kann die Folge einer im Kindesalter einsetzenden chronischen Erkrankung oder von Malabsorptionssyndromen und Malnutrition sein. So können Nierenerkrankungen (Missbildungen, tubuläre Azidose, chronische Glomerulonephritis), Herzvitien, chronische Lungenerkrankungen (zystische Fibrose, Asthma), Malabsorptionssyndrome (Zöliakie, Morbus Crohn, Colitis ulcerosa, Zink- und Eisenmangel), hämatologische (Thalassämie, Sichelzellanämie) und immunologische Erkrankungen (juvenile rheumatoide Arthritis, chronische Infektionen) zu Entwicklungsstörungen und Kleinwuchs führen.

Auch psychosoziale Faktoren (familiäre Belastungssituationen und soziale Deprivation) können über einen zentral bedingten Wachstumshormonmangel zu verzögertem Wachstum führen. Nach Wegfall der Belastungssituation normalisieren sich die GH-Produktion und die Entwicklung.

Endokrine Ursache von Kleinwuchs

Wachstumshormonmangel. Die weitaus häufigste hormonelle Ursache für Kleinwuchs stellt der Wachstumshormonmangel (GH-Mangel) dar. Die Störung kann auf allen Ebenen der Hypothalamus-Hypophysen-Endorgan-Achse liegen und kann entweder kongenital oder erworben sein (Tab. 3.10). Das resultierende klinische Bild ist der sog. hypophysäre Zwergwuchs (Abb. 3.51). Es handelt sich um proportioniert kleinwüchsige Patienten, deren verzögertes Wachstum bereits früh im Kindesalter begonnen hat. Das Knochenalter bleibt deutlich zurück, es besteht eine leichte Stammfettsucht, das Gesicht wirkt puppenhaft. Die Intelligenz ist normal.

Hypothalamische Ursachen für GH-Mangel können sein: ein kongenitaler Mangel an GHRH (Growth Hormone Releasing Hormone), hypothalamische Tumoren wie Kraniopharyngeome, Dysgerminome, Neurofibrome, postinfektiöse Zustände (Meningitis), Histiozytosis X, Hydrozephalus, Z. n. Hirnbestrahlung.

Bei den *primären hypophysären Störungen* (Hypophysenhypoplasie, Hypophysenaplasie, isolierter Wachstumshormonausfall) sind assoziierte Missbildungssyndrome (Mittelliniendefekte, Hypoplasie des N. opticus, Lippen-Kiefer-Gaumen-Spalte etc.) anzutreffen. In der Regel liegen auch andere Hypophysenhormonausfälle vor. Gelegentlich führen auch Traumata, intraselläre Tumoren und lokale entzündliche Prozesse zu einer Störung der Hypophysenfunktion.

Äußeres Erscheinungsbild

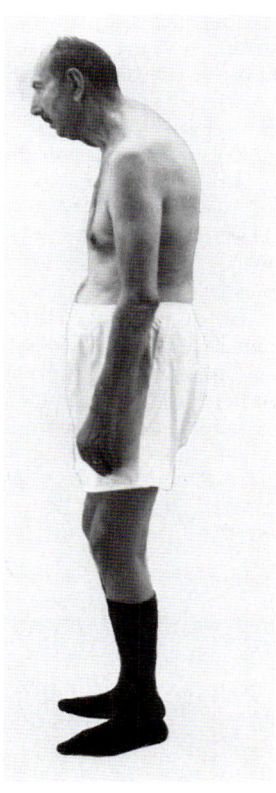

Abb. 3.52 Typische Haltung bei Parkinsonismus.

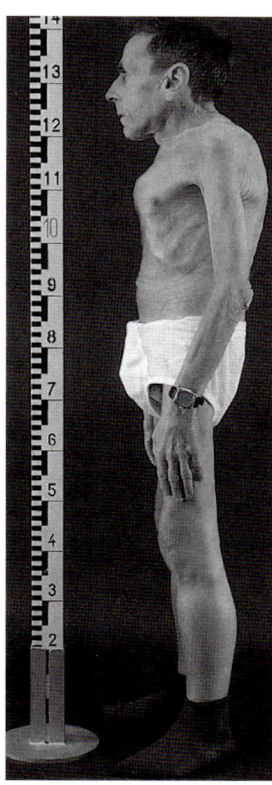

Abb. 3.53 Ausgeprägte Brustwirbelkyphose bei schwerer Osteoporose bei multiplem Myelom, 64-jähriger Mann.

Angeborene oder erworbene *GH-Resistenz* führt über eine ungenügende Produktion von IGF-1 zum klinischen Bild des GH-Mangels. *Laron-Zwerge* haben einen autosomal rezessiv vererbten GH-Rezeptor- bzw. Postrezeptordefekt. Die Wachstumshormonkonzentration im Plasma ist erhöht, die IGF-1-Konzentration erniedrigt. Die Kinder sind schon bei Geburt zu klein und neigen zu Hypoglykämie. *Pygmäen* haben einen angeborenen Mangel an IGF-1 (bei normaler GH-Produktion). Schwere *Lebererkrankungen* können über eine ungenügende IGF-1-Produktion zu Minderwuchs führen.

Andere endokrine Ursachen. Weitere endokrine Ursachen für Kleinwuchs können sein: angeborene oder erworbene Hypothyreose im Kindesalter, Cushing-Syndrom oder exogene Gabe von Glucocorticoiden (inkl. topische Applikation) im Kindesalter, z. B. zur Asthma- oder Ekzembehandlung, Pseudohypoparathyreoidismus, Vitamin-D-Mangel-Krankheiten, Rachitis, X-chromosomal vererbte Hypophosphatämie, Fanconi-Syndrom, schlecht eingestellter Diabetes mellitus (kataboler Zustand mit Wachstumsverzögerung).

Haltung

Eindrücklich zeigt sich die diagnostische Bedeutung der Haltung beim Parkinsonismus. Die leicht vornüber gebeugte, steife Haltung, die hängenden Schultern, gepaart mit verlangsamten zitternden Bewegungen, sind nicht zu verkennen (Abb. 3.**52**). Wirbelsäulenaffektionen, besonders beim Morbus Bechterew, erwecken ebenfalls den Eindruck von Steifigkeit, wobei die Extremitätenbewegungen kaum betroffen sind (Abb. 3.**53**). Eine übertriebene lumbale Lordose ist typisch für eine Muskeldystrophie. Eine Skoliose wurde früher nach Poliomyelitis und wird heute bei schwerer Osteoporose beobachtet.

Lage und Stellung

Eine voll entwickelte Meningitis kann bei Patienten vermutet werden, die den Kopf nach hinten ins Kissen pressen. Nicht selten können vor allem bei älteren Patienten klassische Meningitissymptome fehlen. Solange der Patient bei Bewusstsein ist, wird jede Kopfbewegung peinlich vermieden. Die Knie sind gebeugt, der Opisthotonus ist nur bei schweren Fällen auffallend. Hochgradiger Opisthotonus (sog. Arc en cercle), welcher auf Hysterie verdächtig ist, wird heute fast nicht mehr gesehen.

Bei Bauchkoliken (viszeraler Eingeweideschmerz) wälzt sich der Kranke im Bett, und eine zusammengekauerte Stellung ist typisch. Im Gegensatz dazu steht die Haltung bei Schmerzen, die vom parietalen Peritoneum (Peritonitis) ausgehen: Die Kranken vermeiden peinlich jede Bewegung und bemühen sich, das gespannte Abdomen nicht zu berühren. Bei Kolikschmerzen wird hingegen Pressen als Erleichterung empfunden.

Die sitzende Stellung im Bett weist auf eine Orthopnoe hin. Der kardiale Patient sitzt im Allgemeinen im Bett, der pulmonal Insuffiziente kann jedoch auch liegen. Asthmatiker sitzen im Anfall mit aufgestützten Armen (auxiliäre Atemmuskulatur). Eine kauernde Stellung wird von zyanotischen Kindern mit einer Fallot-Tetralogie bevorzugt.

Gang

Der Gang mit kleinen trippelnden Schritten (marche à petit pas) weist auf einen Parkinsonismus hin. Typisch sind dabei auch die Anlaufschwierigkeiten, die fehlenden Mitbewegungen der Arme und die Propulsion und Retropulsion beim Gehen bzw. Anhalten der Patienten. Gangataxien können entweder durch periphere Neuropathien oder durch zerebelläre Störungen ausgelöst werden. Bei peripheren Neuropathien (inkl. Tabes dorsalis und multipler Sklerose) fällt der breitspurige, schleppende und visuell kontrollierte Gang (Blick auf die Füße) auf. Eine visuelle Kontrolle ist hingegen bei zerebellären Störungen nicht nötig, es besteht jedoch häufig eine Falltendenz auf die Herdseite.

Beim Steppergang müssen die Knie beim Gehen abnorm hoch gehoben werden, da die Fußspitzen sonst wegen mangelnder Dorsalflexion am Boden schleifen. Diese Gangstörung ist Zeichen einer Peronäuslähmung. Neben traumatischen Nervenverletzungen muss differenzialdiagnostisch auch an eine toxische oder diabetische Polyneuropathie gedacht werden. Bei der Little-Krankheit bzw. der spastischen Zerebralparese überkreuzen sich die Unterschenkel beim Gehen (Scherengang). Ein Watschelgang kann bei Muskeldystrophien auftreten. Der Gang hemiparetischer Patienten mit der typischen Zirkumduktion ist nicht zu verkennen.

Bei den vielgestaltigen hysterischen Gangstörungen fallen meist Körpermitbewegungen auf, die nur bei intakter Koordination möglich sind.

Adipositas

Definition. Übergewicht und Adipositas sind durch eine relative Zunahme der Fettmasse definiert. Von Adipositas spricht man, wenn der Körpermasseindex (body mass index = BMI) > 25 kg/m² beträgt (Tab. 3.**11**).

Epidemiologie. Je nach Alter, Geschlecht und ethnischer Abstammung variiert die Prävalenz des Übergewichts zwischen 1 und 64% (BMI > 25 kg/m²), die der Adipositas zwischen 1 und 31% (BMI > 30 kg/m²). Die Prävalenz hat in den letzten zwei Dekaden vor allem in den Industrieländern stark zugenommen, und es sind immer mehr Kinder und Jugendliche davon betroffen. In gewissen Ländern sind bis zu 20% der Jugendlichen zwischen 12 und 16 Jahren übergewichtig. Man unterscheidet zwischen einer primären generalisierten Adipositas und sekundären Formen von Adipositas.

Primäre Adipositas

Pathogenese. Die Pathogenese der Adipositas ist multifaktoriell. In 99% der Fälle ist keine klar fassbare organische oder psychische Ursache eruierbar, weshalb man von *essentieller* Adipositas spricht (Abb. 3.**54**). Hereditäre und Umweltfaktoren spielen bei der Entstehung eine Rolle. Aufgrund von Adoptionsstudien und Studien bei eineiigen Zwillingen machen genetische Faktoren (mehrere additive Gene) etwa 70% der Variation des BMI aus, während Umgebungsfaktoren 30% zur Entstehung der Adipositas beitragen. Dabei spielen Nahrungseinflüsse (fetthaltige, hochkalorische Ernährung, Alkoholkonsum), verminderter Energieverbrauch (sitzende Tätigkeit, Bewegungsarmut) sowie psychosoziale Faktoren (Stress) eine Rolle. Von den Fettzellen produzierte Hormone (Leptin, Adiponektin, Resistin, TNF-α etc.) und neuroendokrine Faktoren (gastrointestinale Hormone [GIP, PYY_{3-36}, Ghrelin, CCK], Insulin, CRF, Neurotransmitter [Neuropeptid Y, Noradrenalin, Monoamine, GABA etc.]) regulieren über die Stimulation von Neuropeptid Y bzw. α-MSH im Hypothalamus den Appetit. Angeborene oder erworbene (Tumoren, Operationen, Bestrahlung, Enzephalitiden) Läsionen der ventromedialen hypothalamischen Regulationszentren sowie Mutationen im Leptin- und im Melanokortin-4-Rezeptor-(MC4R-)Gen (beides sehr selten) können Adipositas verursachen. Bei hypothalamischen Erkrankungen geht die Adipositas häufig mit einem hypogonadotropen Hypogonadismus einher.

Syndrome mit Adipositas. Bei einer Reihe von genetischen Erkrankungen ist die Adipositas Teil des Syndroms. Die *Dystrophia adiposogenitalis (Fröhlich-Syndrom)* ist ein sehr seltenes Krankheitsbild mit hypogonadotropem Hypogonadismus, Adipositas und Hirndruckzeichen. Beim *Prader-Willi-Labhart-Syndrom* ist die typische „Mehlsackform" auffallend. Daneben bestehen eine muskuläre Hypotonie, Kleinwuchs und eine gestörte Glukosetoleranz.

Das *Lawrence-Moon-Biedl-Syndrom* ist charakterisiert durch Symptome wie Retinitis pigmentosa, Schädeldeformitäten, Polydaktylie oder Syndaktylie, geistige Retardierung, Störungen der extrapyramidalen

Tabelle 3.11 Klassifizierung des Körpergewichtszustandes nach der WHO (WHO International Obesity Task Force)

Ernährungszustand	BMI (kg/m²)
mager (untergewichtig)	< 18,5
normalgewichtig	18,5–24,9
übergewichtig	25,0–29,9
Adipositas – mäßige Adipositas (Klasse I) – schwere Adipositas (Klasse II) – morbide Adipositas (Klasse III)	 30,0–34,9 35,0–39,0 > 40

Motorik und Adipositas. Beim *Morbus Alström* findet man eine atypische Retinadegeneration mit Erblindung, eine progrediente Innenohrschwerhörigkeit sowie häufig einen Diabetes mellitus.

Sekundäre Adipositas

Endokrine Ursachen. Bei etwa 1% der Adipösen liegt eine sekundäre Form der Adipositas vor. Die häufigste Ursache für eine sekundäre Adipositas sind endokrine Erkrankungen, die aufgrund des klinischen Bildes in der Regel leicht zu diagnostizieren sind. Das Cushing-Syndrom zeichnet sich durch eine typische Stammfettsucht und Muskelatrophie aus; bei der Hypothyreose, die häufig als Grund für Adipositas gesucht wird, findet sich die typische Klinik mit Adynamie, Kälteintoleranz, Müdigkeit, Obstipation, Myxödem etc. Weitere endokrine Ursachen, die mit einem erhöhten Fettanteil einhergehen, sind Hypogonadismus (gynoider Habitus), Wachstumshormonmangel sowie das polyzystische Ovarsyndrom (PCOS).

Medikamentöse Ursachen. Gewichtszunahme kann auch medikamentös bedingt sein. So begünstigen – über unterschiedliche Mechanismen – die Entwicklung von Übergewicht: Antidepressiva, Neuroleptika, Anxiolytika, Antiepileptika, Glucocorticoide, Östrogene, Progestagene, Antihistaminika, orale Antidiabetika, Insulin, Lithium.

Lokalisierte Fettansammlungen und Lipodystrophien

Neben den generalisierten Fettansammlungen findet man bei verschiedenen Erkrankungen umschriebene lokalisierte Fettansammlungen.

Multiple symmetrische Lipomatose. Bei dieser Erkrankung handelt es sich um eine erworbene (vor allem bei Ethylismus) oder vererbte symmetrische lipomartige Fettansammlung im Bereich des Schultergürtels, am Hals und supraklavikulär (sog. Madelung-Fetthals).

Lipodystrophien. Lipodystrophien sind klinisch heterogene erworbene oder vererbte Krankheiten mit regionaler oder generalisierter (symmetrischer) Atrophie des subkutanen Fettgewebes. Die betroffenen Patienten sind häufig insulinresistent und neigen zu Diabetes mellitus, Dyslipidämie, Lebersteatose und Acanthosis nigricans. Bei Frauen finden sich typischerweise klinische Zeichen des polyzystischen Ovarsyndroms wie Hirsutismus und Oligomenorrhö. Die Lipodystrophie kann mitunter stark ausgeprägt sein und symmetrisch sowohl das Gesicht als auch die oberen und unteren Extremitäten betreffen.

Erworbene Lipodystrophien sind häufiger als die vererbten Formen und werden vorwiegend bei HIV-Patienten beobachtet, die mit Nukleosid- und Proteaseinhibitoren behandelt werden. Über 40% der HIV-Patienten, die länger als 1 Jahr mit diesen Substanzen therapiert werden, weisen mehr oder weniger ausgeprägte atrophische Bezirke des subkutanen Fettgewebes an den Wangen, Armen und Beinen auf. Gleichzeitig können exzessive Fettansammlungen am Nacken und vorderen Halsbereich zur Ausbildung eines „buffalo hump" bzw. eines Doppelkinns führen. Als Ursache für die Lipodystrophie wird eine mitochondriale Toxizität bzw. Interferenz der Proteaseinhibitoren mit der Expression wichtiger Transkriptionsfaktoren für die Fettzelldifferenzierung, z.B. das Sterol-Regulatory-Element-Binding-Protein 1c (SREBP1c), vermutet.

Eine andere seltene Form von erworbener Lipodystrophie ist das Barraquer-Simons-Syndrom, welches zuweilen mit membranoproliferativer Glomerulonephritis oder anderen Autoimmunerkrankungen wie systemischem Lupus erythematodes oder Dermatomyositis vergesellschaftet ist. Das Weber-Christian-Syndrom ist eine subkutan nekrotisierende Pannikulitis, die bei verschiedenen Erkrankungen wie Kollagenosen und Lymphomen vorkommt.

Vererbte Formen der Lipodystrophien sind Raritäten. Das Berardinelli-Seip-Syndrom ist eine autosomal rezessiv vererbte generalisierte Lipodystrophie mit nahezu vollständigem Fehlen des subkutanen Fettgewebes. Die Krankheit kommt durch ein defektes Enzym (AGPAT2) der Triglyceridsynthese zustande. Andere familiäre Lipodystrophien betreffen nur teilweise die Extremitäten und den Rumpf (Dunnigan-Form) oder gehen mit Skelettanomalien einher (mandibuloakrale Dysplasie).

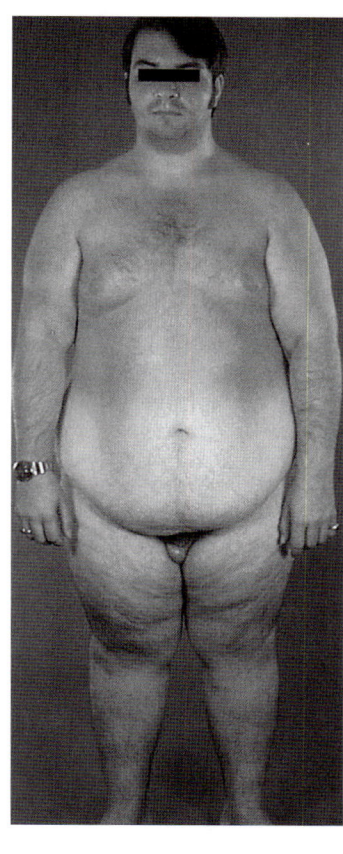

Abb. 3.54 Adipositas simplex bei 20-jährigem Mann.

Definition des Übergewichts und Fettverteilungsmuster

BMI. Heute hat sich der Körpermasseindex (body mass index = BMI) zur Definition des Übergewichtes durchgesetzt. Es handelt sich dabei um den Quotienten aus Körpergewicht (in kg) dividiert durch die Körpergröße in Quadratmetern (m²), z. B. für eine 90 kg schwere Person von 1,75 m Größe: $90/(1{,}75)^2 = 29{,}4$ kg/m². Die Normwerte sind für Frauen und Männer identisch (Tab. 3.**11**).

Erfassung der Fettverteilung. Die pathophysiologische Bedeutung des erhöhten Körpergewichtes ist nicht nur von der absoluten Gewichtszunahme, sondern vor allem von der Fettverteilung abhängig. Die am weitesten verbreitete Methode zur Erfassung des Fettverteilungsmusters ist die Bestimmung der Waist-Hip-Ratio (W/H-Ratio bzw. Taille-Hüft-Verhältnis).

Eine geringe Gewichtszunahme mit einer mehrheitlichen Zunahme der *abdominalen* Fettmasse ist im Vergleich zur peripheren Fettansammlung häufig mit arterieller Hypertonie, Dyslipidämie, Glukoseintoleranz und Hyperinsulinämie vergesellschaftet. Diese Konstellation wird als metabolisches Syndrom (Insulinresistenz-Syndrom (Tab. 3.**12**) bezeichnet und geht mit einem deutlich erhöhten kardiovaskulären Morbiditäts- und Mortalitätsrisiko einher. Der heute übliche Normalwert der W/H-Ratio beträgt bei Frauen 0,8, bei Männern 0,95. Neuere Studien zeigten, dass die alleinige Messung des Bauchumfanges (gemessen auf Taillenhöhe) genauso viel über das kardiovaskuläre Risiko aussagt wie die Bestimmung der W/H-Ratio. Gemäß den Richtlinien des National Cholesterol Education Program (NCEP), Adult Treatment Panel III, liegt bei einem Bauchumfang von > 88 cm bei Frauen bzw. > 102 cm bei Männern ein metabolisches Syndrom vor (Tab. 3.**12**).

Eine Quantifizierung des Fettanteils mittels z. B. (Bio-) Impedanzmessung hat für den Praxisalltag, vor allem auch für die Wahl therapeutischer Maßnahmen, keinerlei Konsequenz und gehört dementsprechend *nicht* ins Abklärungsprogramm einer Adipositas.

Tabelle 3.12 Definition des metabolischen Syndroms gemäß National Cholesterol Education Program (NCEP, Adult Treatment Panel III)

Ein metabolisches Syndrom liegt vor, wenn mindestens 3 der folgenden Kriterien erfüllt sind:
– abdominale Adipositas (Bauchumfang > 102 cm bei Männern, > 88 cm bei Frauen)
– erhöhte Triglyceride (> 1,7 mmol/l [> 150 mg/dl])
– erniedrigtes HDL-Cholesterin (< 1,0 mmol/l [40 mg/dl] bei Männern, < 1,3 mmol/l [50 mg/dl] bei Frauen)
– erhöhter Blutdruck (> 130/85 mmHg)
– erhöhter Nüchternblutzucker (> 6,1 mmol/l [110 mg/dl])

Gynäkomastie

Definition und Abgrenzung. Die ein- und doppelseitige echte Brustdrüsenvergrößerung des Mannes (Gynäkomastie) (Abb. 3.**55**) muss von der sog. Pseudogynäkomastie des Adipösen unterschieden werden. Dort findet man lediglich eine Lipomastie, d. h. den normal großen Drüsenkörper umgebendes Fettgewebe. Die Gynäkomastie, die in der Pubertät oder Adoleszenz auftritt, ist physiologisch und in der Regel reversibel.

Ursachen. Eine neu auftretende Gynäkomastie bei einem über 20-Jährigen ist in der Regel durch endokrinologische Leiden oder einen Tumor bedingt (Tab. 3.**13**). Pathophysiologisch können der Gynäkomastie entweder Testosteronmangel, erhöhte Östrogenproduktion oder medikamentöse Einflüsse (bzw. vermehrter Umbau von Androgenen in Östrogene) zugrunde liegen.

Wichtige Untersuchungen sind neben der Medikamentenanamnese die Inspektion der Hodengröße, die Kontrolle der Leberfunktion sowie gewisse Hormonbestimmungen (Plasmatestosteron, Östrogen, LH, β-HCG, α-Fetoprotein), je nach Klinik evtl. Prolaktin, TSH, fT4.

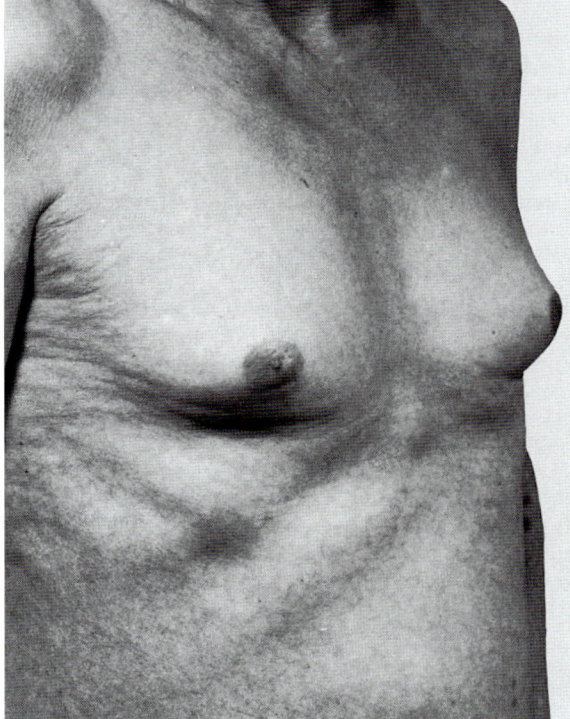

Abb. 3.55 Medikamentös induzierte Gynäkomastie (Spironolacton).

Tabelle 3.13 Mögliche Ursachen einer Gynäkomastie

Physiologisch
Neonatal, Pubertätsgynäkomastie, Involutionsgynäkomastie im Alter
Erhöhte Östrogenproduktion/vermehrter Umbau von Androgenen in Östrogene (*)
Hodentumoren, Germinome, Leydig-Zell-Tumoren, Nebennierenkarzinome, Lungenkarzinome, Hermaphroditismus, Leberkrankheiten (*), Hyperthyreose (*), Urämie
Verminderte Testosteronproduktion/verminderte Testosteronwirkung (**)
Klinefelter-Syndrom, primärer/sekundärer Hypogonadismus, Anorchie, sekundäre Hodenveränderungen (Kastration, Mumps, Tuberkulose, neurologische Krankheiten), Hyperprolaktinämie, testikuläre Feminisierung (**) (= Reifenstein-Syndrom)
Mammakarzinom des Mannes
Medikamente
Psychopharmaka (Diazepam, trizyklische Antidepressiva), kardiovaskulär wirksame Substanzen (Captopril, Enalapril, Nifedipin, Reserpin, Verapamil, Spironolacton, Amiodaron, Digoxin), Cimetidin, Ranitidin, Omeprazol, Ketoconazol, Metronidazol, Cisplatin, alkylierende Substanzen, Isoniazid, Phenytoin, Östrogenpräparate, Cyproteron, Wachstumshormon, Drogen (Heroin, Marihuana, Methadon), Alkohol
Idiopathische Gynäkomastie (20–50 %)

Anorexie

Ursachen. Anorexie kann Ausdruck einer besonderen, nicht krankhaften Konstitution sein. Ungewollter Gewichtsverlust ist oft ein Zeichen einer organischen, meist ernsten Erkrankung. Verschiedene Ursachen sind möglich:
- *Vermindertes Nahrungsangebot:* Unterernährung, Protein-Kalorien-Malnutrition.
- *Verminderte Nahrungsaufnahme:* Appetitmangel bei konsumierenden Krankheiten (zytokininduziert), Depression.
- *Ungenügende Resorption:* Malabsorption bei Sprue, organische Darmerkrankungen, chronischer Laxanzienabusus.
- *Ungenügende Verwertung:* Maldigestion bei chronischer Pankreatitis.
- *Vermehrter Kalorienumsatz:* Hyperthyreose.

Eine Gewichtsabnahme trotz vermehrter Nahrungszufuhr ist typisch für Malabsorptionssyndrome, schlecht eingestellten Diabetes mellitus und Hyperthyreose.

Anorexia nervosa. Neben der Gewichtsabnahme infolge fehlenden Essens bei reaktiven Psychosen ist die Anorexia nervosa ein häufiges und eindrückliches Krankheitsbild. Die Anorexia nervosa (Abb. 3.**56**) ist 10- bis 20-mal häufiger bei Mädchen und jungen Frauen als bei Männern. Die Prävalenz wird auf ca. 0,5 % geschätzt. Patientinnen mit Anorexia nervosa sind häufig intelligente, strebsame Persönlichkeiten mit ausgesprochenem Körperbewusstsein und dem Wunsch schlank zu sein bzw. zu werden. Die Leistungsfähigkeit bleibt lange Zeit erhalten (Balletttänzerinnen, Sportlerinnen), es besteht meist eine sekundäre Amenorrhö (Osteoporosegefahr).

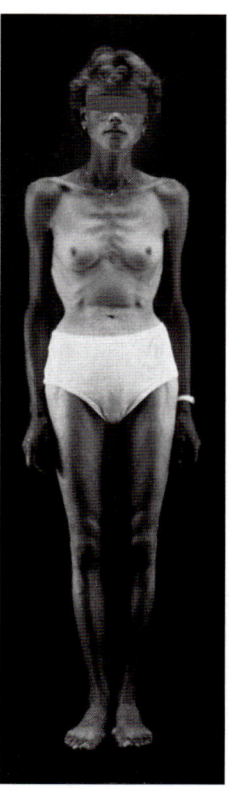

Abb. 3.56 Anorexia nervosa.

Hand

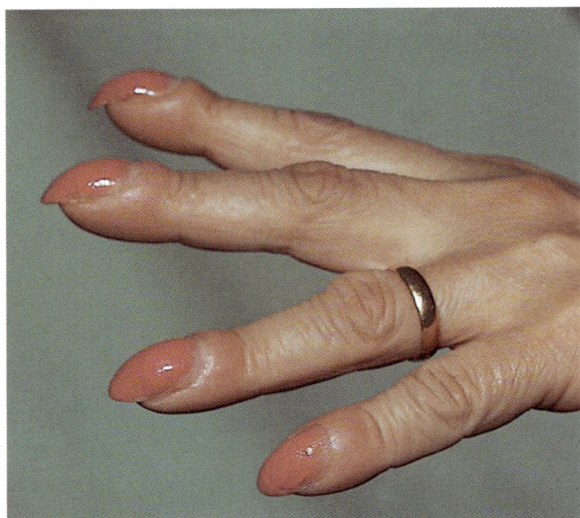

Abb. 3.57 Trommelschlegelfinger und Uhrglasnägel bei Bronchialkarzinom.

Die Form und das Aussehen der Hand wie auch die Art des Händedrucks vermögen viel über die Persönlichkeit, den Beruf und die Lebensweise des Patienten auszusagen. Typisch sind die Braunverfärbung der Fingerendglieder des 2. und 3. Fingers beim starken Raucher und die Dupuytren-Kontraktur unter anderem beim Alkoholiker.

Die Hand kann bei vielen systemischen Krankheiten miteinbezogen sein und u. U. eine sofortige Diagnosestellung ermöglichen:

➤ Die große Hand des *Akromegalen* (Abb. 3.**46a**) und die feingliedrige Hand des Patienten mit einem *Marfan-Syndrom* (Abb. 3.**41**) sind nicht zu verkennen.
➤ Bei der *chronischen Polyarthritis* sind die proximalen Interphalangealgelenke (PIP) und die Metakarpophalangealgelenke (MCP) im Sinne einer symmetrischen Polyarthritis geschwollen und schmerzhaft. Initial stehen Schmerz, Schwellung und Morgensteifigkeit im Vordergrund, während es später zu Subluxationen, Ankylosierung, Ulnardeviation und auch zu den bekannten „Knopfloch-" und „Schwanenhalsdeformitäten" der Finger kommt (s. Kapitel 10).
➤ Für die *Arthrose* sind die Heberden-Knoten an den distalen Interphalangealgelenken (DIP) typisch (s. Kapitel 10).
➤ *Trommelschlegelfinger* (Abb. 3.**57**) treten bei verschiedenen Leiden auf.
➤ Ein *Palmarerythem* ist bei Leberzirrhose, Hyperthyreose und selten auch bei gesunden Personen anzutreffen.
➤ Die Linien der Handinnenflächen sind pigmentiert beim Morbus Addison, bei Leberzirrhose und Hämochromatose. Generalisierte *Pigmentierungen* der Hand sind beim Morbus Addison, ektoper ACTH-Produktion, Hämochromatose, Urämie, Peutz-Jeghers-Syndrom und Lepra zu beobachten. Eine verminderte Pigmentierung tritt als postentzündliche Veränderung nach Psoriasis und Ekzemen, selten aber auch im Rahmen einer Vitiligo bei perniziöser Anämie, Morbus Addison, Hyperthyreose und Diabetes mellitus auf. In den meisten Fällen bleibt die Ursache einer Vitiligo ungeklärt (Abb. 3.**58**).
➤ *Palmare Hyperkeratosen* finden sich hereditär und u. a. bei der chronischen Arsenvergiftung.
➤ Verhärtet und derb fühlt sich die Hand bei der *Sklerodermie* an. Die Haut ist deutlich gespannt und zeigt zum Teil Verkalkungen (Thibièrge-Weissenbach-Syndrom).
➤ Mäßige *Handmuskelatrophien* sind im Alter physiologisch. Eine Atrophie der Mm. interossei, oft verbunden mit einer Krallenhand, ist typisch für die amyotrophe Lateralsklerose.
➤ Die *Wärme der Haut* gibt Hinweise auf deren Durchblutung. Die Haut fühlt sich warm an bei der Hyperthyreose und oft auch beim Hypertoniker, trocken und kalt beim Myxödem, kalt bei Hypotonie und Herzinsuffizienz und feucht-kalt bei der vegetativen Dystonie.

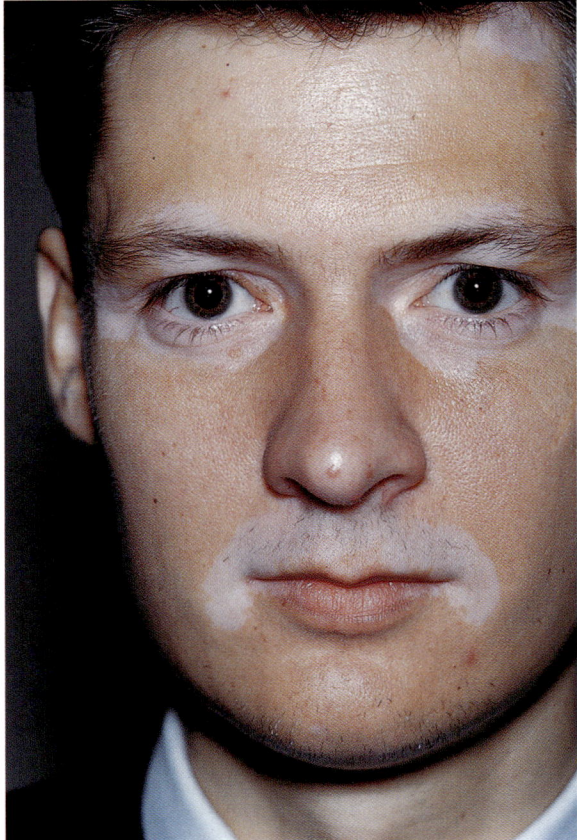

Abb. 3.58 Vitiligo.

- *Zyanotisch* und kalt ist die Hand bei der schweren Herzinsuffizienz (Ausschöpfungszyanose), zyanotisch und warm jedoch bei der zentralen Zyanose bei Herzvitien.
- Die Hand *zittert* bei Hyperthyreose, chronischem Alkoholismus, Intoxikationen und der Parkinson-Krankheit, daneben auch bei vegetativ Labilen sowie bei familiärem oder senilem Tremor. Ein Intentionstremor wird häufig bei der multiplen Sklerose beobachtet. Typisch auch der Flapping Tremor bei der dekompensierten Leberzirrhose mit hepatischer Enzephalopathie.
- Progressive Schwäche, oft verbunden mit nächtlichem Ameisenlaufen und Taubheit der ersten drei Finger (verschwindet nach Schütteln des betreffenden Armes), spricht für das Vorliegen eines *Karpaltunnelsyndroms*. Die Patienten (meist Frauen) geben Schwierigkeiten beim Fassen und Halten von Gegenständen an.
- Lokale Erkrankungen sind die seltene *Spina ventosa tuberculosa* und der *Morbus Jüngling* als Zeichen einer Sarkoidose.

Gesicht

Mimik. Beim *Parkinsonismus* geht die steife Mimik, welche den Eindruck des Maskengesichts erweckt, oft den Haltungs- und Gangveränderungen voraus. Bei diesem Maskengesicht ist der Ablauf der Muskelbewegungen zäh und disharmonisch. Das Bild wird vervollständigt durch das Salbengesicht (Seborrhö) und in schweren Fällen durch den gesteigerten Speichelfluss. Der Kontrast dieser äußerlichen Starre mit der wachen Intelligenz ist besonders typisch.

Der Risus sardonicus beim *Tetanus* ist nicht zu verkennen. Er wird durch die tonische Starre auch der Lachmuskeln hervorgerufen. Das „Hämische" des tetanischen Lachens ist durch den „Trismus" (Einschränkung der Mundöffnung) bedingt.

Gesichtsrötung. Beim geröteten Gesicht lassen sich manche Nuancen, welche auf verschiedene Krankheiten schließen lassen, differenzieren. Die Rubeosis faciei bei der *Hypertonie* unterscheidet sich nur graduell von derjenigen der *Polyglobulie*, bei welcher aber meistens auch die geröteten Konjunktiven auffallen. Gerötete Wangen weisen oft auf einen *Diabetes mellitus* hin (Abb. 3.**59**). Die *Mitralstenose* zeigt ebenfalls in manchen Fällen eine auffallende, durch erweiterte Gefäße bedingte Rötung der Wangen und zum Teil eine Lippenzyanose, so dass von einer Facies mitralis gesprochen werden kann (Abb. 3.**60**). In viel ausgesprochenerem Maß finden sich diese Erscheinungen beim *metastasierenden Dünndarmkarzinoid*, wobei das Gesicht zudem durch mehr oder weniger häufige „flushes" während 1–5 Minuten gerötet wird (s. Kapitel 23). Später treten auch Teleangiektasien auf. Der *chronische Alkoholismus* ist bei gerötetem Gesicht (Venektasien an Wange und Nase), oft vorhandener chronischer Konjunktivitis und einem eigentümlichen „leeren Blick" nicht zu verkennen. Ein intensiv gerötetes Gesicht wird bei akut fieberhaften Erkrankungen, besonders bei *bakteriellen Pneumonien*, beobachtet. Das Nasenflügelatmen gibt dem Pneumoniegesicht das besondere Gepräge.

Weitere typische Physiognomien. Auch die folgenden Veränderungen des Gesichts erleichtern die Diagnose oft beträchtlich.
- Die voll entwickelte *Basedow-Krankheit* weist ein so typisches Gesicht auf, dass sie auch von Laien erkannt wird. Der Exophthalmus, das Glanzauge, die schweißbedeckte Haut und der schüttere Haarwuchs sind charakteristisch (Abb. 3.**61**).
- Bei der *Hypothyreose* (Myxödem) sind das aufgedunsene Gesicht mit der trockenen und runzligen Haut sowie allenfalls eine allgemeine Verlangsamung, tiefe Stimme und vermehrter Haarausfall typisch. Diese Veränderungen sind nach erfolgter Therapie praktisch immer gänzlich reversibel (Abb. 3.**62**).
- *Nephrotische Ödeme* sind besonders auffallend um die Augenlider und verleihen dem Träger das typische aufgedunsene Gesicht.

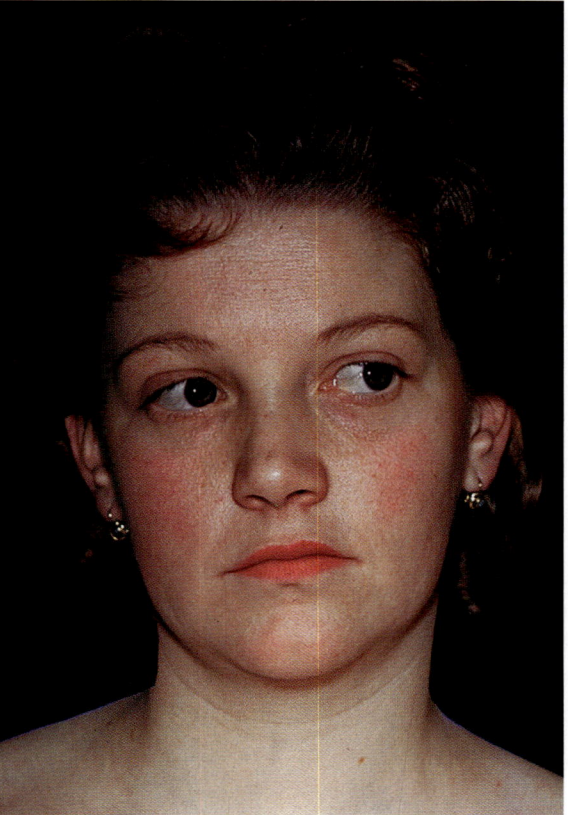

Abb. 3.59 Diabetikergesicht mit ausgeprägter Rubeosis.

3 Haut und äußeres Erscheinungsbild

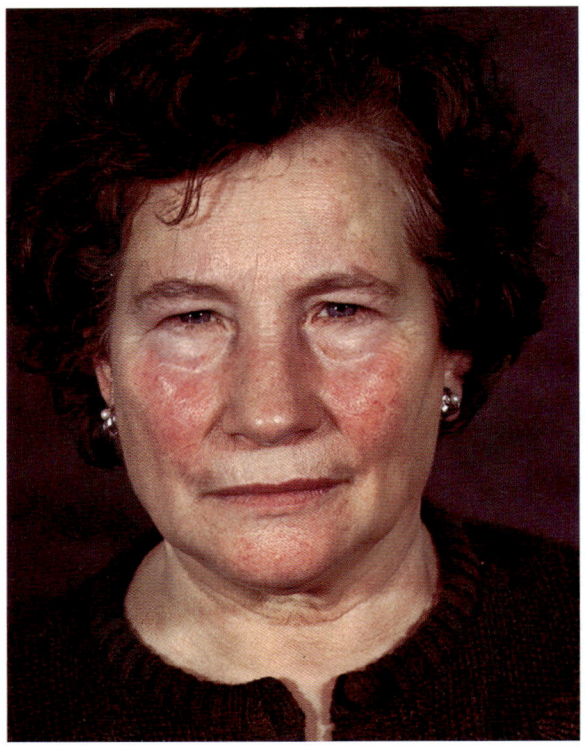

Abb. 3.60 Gesicht bei Mitralstenose mit geröteten Wangen und leichter Lippenzyanose.

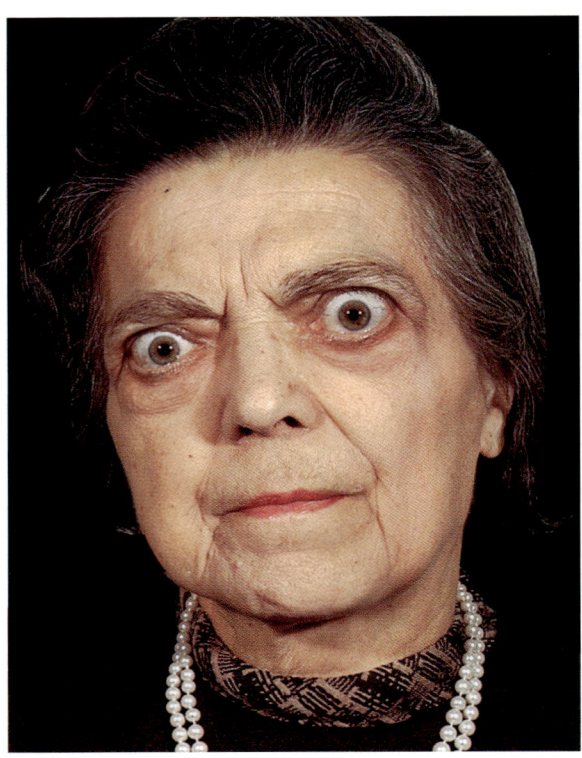

Abb. 3.61 Gesicht bei Hyperthyreose mit Exophthalmus beidseits.

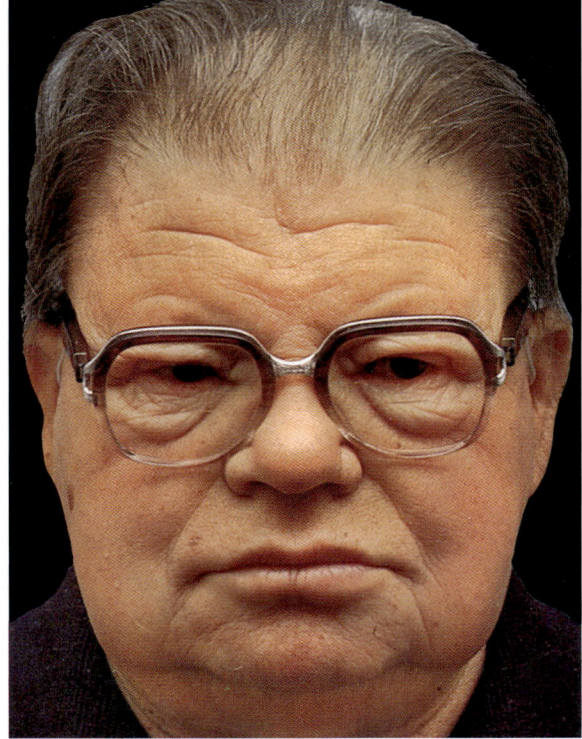

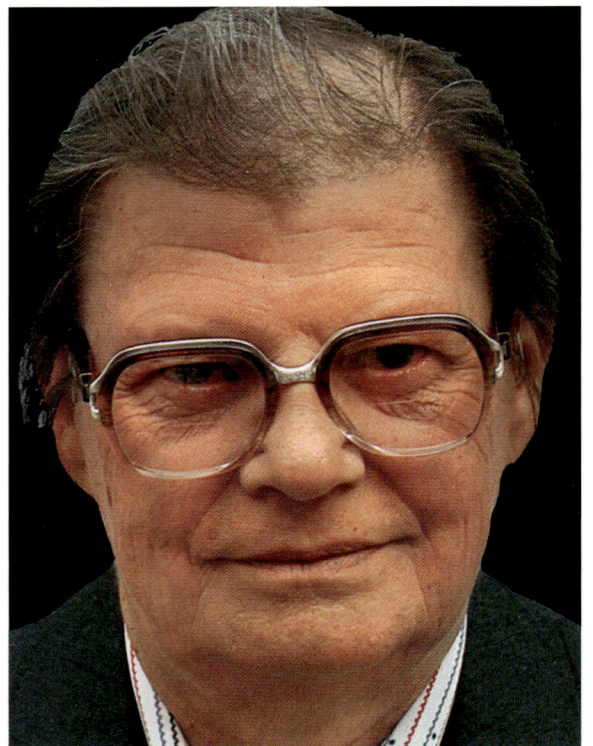

Abb. 3.62 Gesicht bei Hypothyreose
a Vor Therapie.
b Nach Therapie.

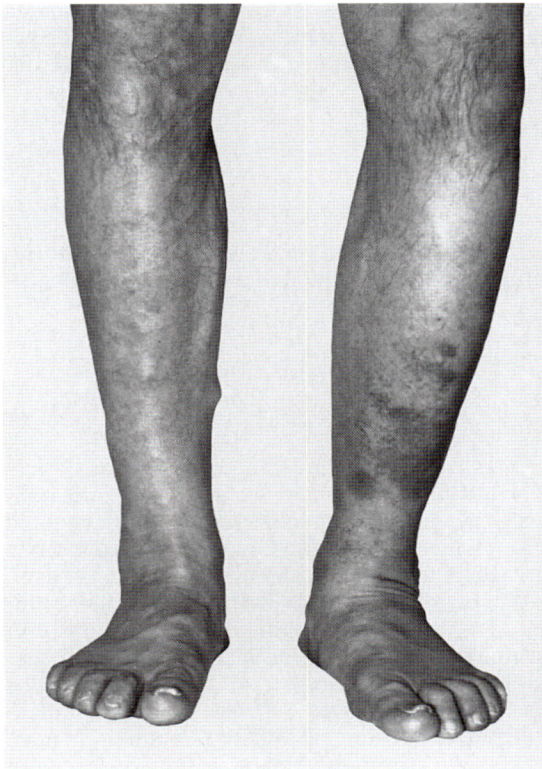

Abb. 3.63 Säbelscheidentibia bei Morbus Paget.

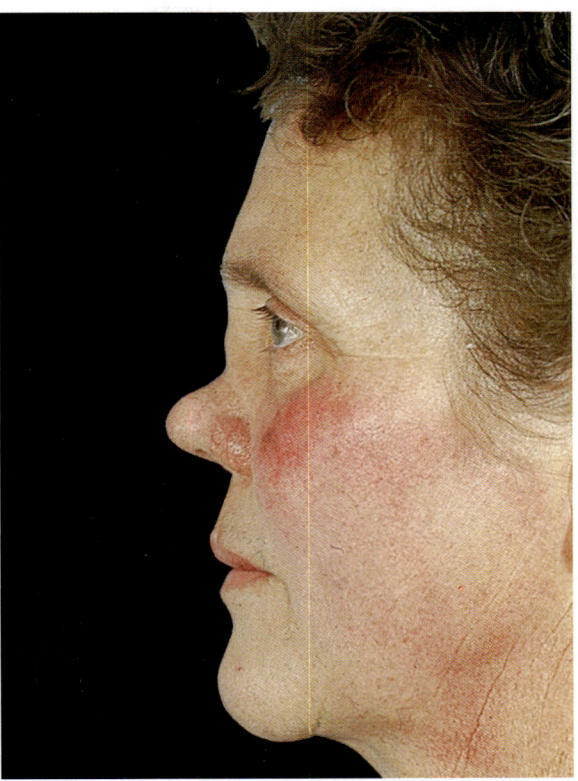

Abb. 3.64 Sattelnase bei Wegener-Granulomatose.

- Die Hautatrophie im Gesicht, der derbe Tastbefund und der sog. „Tabaksbeutelmund" (Mikrostomie) können bei der *Sklerodermie* oft gesehen werden. Beim Lupus erythematodes findet sich oft ein charakteristisches schmetterlingsförmiges Exanthem über dem Nasenrücken (s. Kapitel 4).
- Infolge des lokalen osteoklastären Knochenabbaus und osteoblastären Knochenanbaus entsteht beim *Morbus Paget* (s. Kapitel 11) ein mechanisch wenig belastbarer Knochen. Bei auffallender Größenzunahme des Schädels sprechen die Franzosen von einer „Maladie du chapeau trop petit". In ausgeprägten Fällen sind schon klinisch nachweisbare Knochendeformierungen (Säbelscheidentibia, Wirbelfrakturen, Kyphose) vorhanden (Abb. 3.**63**).
- Ein ausgesprochenes Vollmondgesicht findet sich beim *Morbus Cushing* (s. Kapitel 23).
- Eine Sattelnase wird bei *Polychondritis* und *Wegener-Granulomatose* (Abb. 3.**64**) beobachtet.

Augen

Störungen des Sehens und sonstige Veränderungen am Auge können oft Erstmanifestationen einer systemischen inneren Erkrankung sein. Da das Auge aus den verschiedensten Körpergeweben aufgebaut ist (Bindegewebe, Nerven, Gefäße, Pigmentepithel) und zudem der Untersuchung gut zugänglich ist, erlaubt die eingehende Beobachtung der Augen oftmals eine Diagnose.

Exophthalmus

Doppelseitiger Exophthalmus. Doppelseitiger Exophthalmus und weite Lidspalte sind typisch für den *Morbus Basedow* (Abb. 3.**61**). Neben dem Exophthalmus finden sich weitere Augensymptome (s. auch endokrine Orbitopathie, Kapitel 16).

Einseitiger Exophthalmus. Einseitiger Exophthalmus ohne vorangegangenes Trauma muss an folgende Erkrankungen denken lassen:
- Schilddrüsenüberfunktion (in ca. 50% für einseitigen Exophthalmus verantwortlich),
- Orbitatumoren (Abb. 3.**65**),
- periorbitale Tumoren (Nasennebenhöhlen, Epipharynx, Gaumen, Mukozele der Nasennebenhöhlen),
- Entzündungen (Orbitaphlegmone, pseudotumoröse Myositis der Augenmuskeln, Dakryoadenitis, Pseudotumor orbitae),

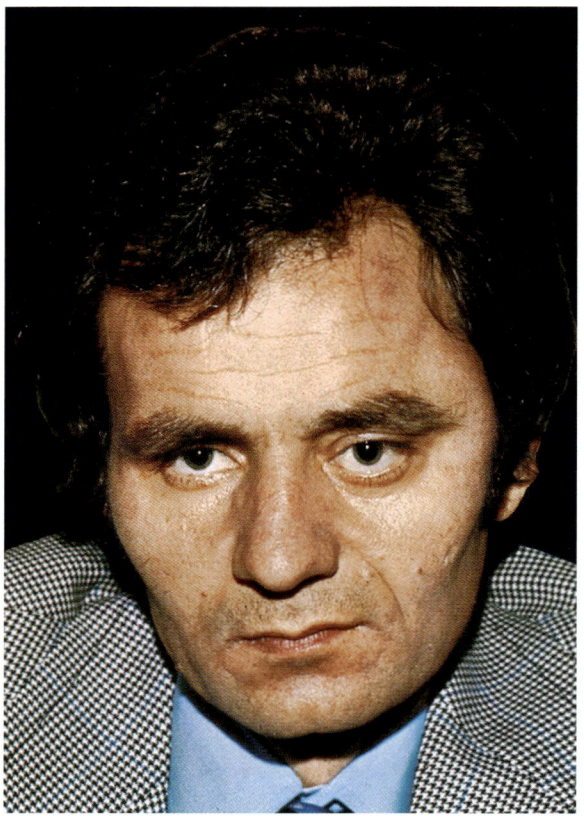

Abb. 3.65 Linksseitiger Exophthalmus bei retrookulärem malignem Tumor (Karzinom).

Eine enge Lidspalte als Folge einer Ptose des oberen Augenlides beobachtet man bei Lähmung des N. oculomotorius, aber auch bei der Myasthenia gravis. Eine familiäre Ptose kommt vor.

Augenbrauen

Ein Fehlen der lateralen Augenbrauen wird beim Hypopituitarismus und im Rahmen der Atopie beobachtet.

Lider

Beim rezidivierenden Hordeolum (Gerstenkorn) muss an einen Diabetes mellitus gedacht werden. Entzündliche Lidschwellungen treten nach Insektenstichen und als allergische Reaktionen (v. a. bei Kontaktekzemen oder nach Medikamenten und Esswaren) auf. Periorbitale Ödeme kommen auch bei zahlreichen systemischen Krankheiten vor (Dermatomyositis, Lupus erythematodes, V.-cava-superior-Syndrom, Schilddrüsenerkrankungen, Herzinsuffizienz, Glomerulonephritis u. a.). Entzündungen und Schwellungen der Tränendrüsen (virale Infektionen, Mikulicz-Syndrom) können Lidschwellungen vortäuschen.

➤ verschiedene Ursachen (Pseudotumor cerebri, Sinus-cavernosus-Thrombose, retrobulbäre Granulome bei Wegener-Granulomatose,
➤ Missbildungen der knöchernen Orbita (Dysostosis craniofacialis [Crouzon-Syndrom], Dysostosis mandibulofacialis [Apers-Crouzon-Syndrom], Turmschädel u. a.).

Pulsierender Exophthalmus. Der pulsierende Exophthalmus kommt bei traumatischen arteriovenösen Shunts zwischen A. carotis interna und Sinus cavernosus (kontinuierliche Shuntgeräusche) und außerdem auch bei der Neurofibromatose Recklinghausen vor.

Skleren

Sklerenikterus. Die ikterische Farbe der Sklera ist in der Regel Zeichen einer akuten oder fortgeschrittenen Leberaffektion oder einer Hämolyse (s. dort) (Abb. 3.**67**).

Blaue Skleren. Bei leicht blauer Tönung infolge dünner und durchscheinender Skleren sucht man nach weiteren Zeichen der *Osteogenesis imperfecta* (Abb. 3.**68**). Typisch sind multiple Frakturen der langen Röhrenknochen, wobei die Frakturhäufigkeit nach der Pubertät abnimmt. Die Gelenke erscheinen meist locker, und im Erwachsenenalter beginnt eine progrediente Schallleitungsschwerhörigkeit infolge Otosklerose. Weiterhin sind Thoraxdeformitäten, kleine missgestaltete, gelb-bläuliche Zähne und dünne Haut sowie Zwergwuchs nachweisbar. Das Mitralklappenprolapssyndrom ist wie beim Ehlers-Danlos-Syndrom und beim Marfan-Syndrom gehäuft. Neben der autosomal dominanten Form mit der typischen Trias „Knochenbrüchigkeit, blaue Skleren, Schwerhörigkeit" sind verschiedene andere seltenere Untergruppen bekannt, mit einem zum Teil letalen Verlauf im frühen Kindesalter. Die einzelnen Verlaufsvarianten erklären sich durch verschiedene Lokalisationen der verantwortlichen Genmutationen.

Eine abnorme Knochenbrüchigkeit ist auch ein typisches Symptom der Osteopetrosis (Albers-Schönberg-Marmorknochenkrankheit) und wird auch beim Morbus Paget und der renalen Osteodystrophie gesehen.

Horner-Syndrom, Enophthalmus

Einen „Enophthalmus" kann man beim Horner-Syndrom (Abb. 3.**66**) beobachten. Infolge einer Lähmung des Halssympathikus (Karotisdissektion, iatrogen nach therapeutischer Intervention, Struma, Prozesse in Lungenspitze oder Mediastinum, Syringomyelie, Halsrippe, Halsmarktraumen und Tumoren, selten bei Aortenaneurysma) kommt es zur Trias Miosis, Ptosis und Anhidrosis. Es handelt sich um einen vorgetäuschten Enophthalmus bedingt durch Ober- und Unterlidptose.

Äußeres Erscheinungsbild

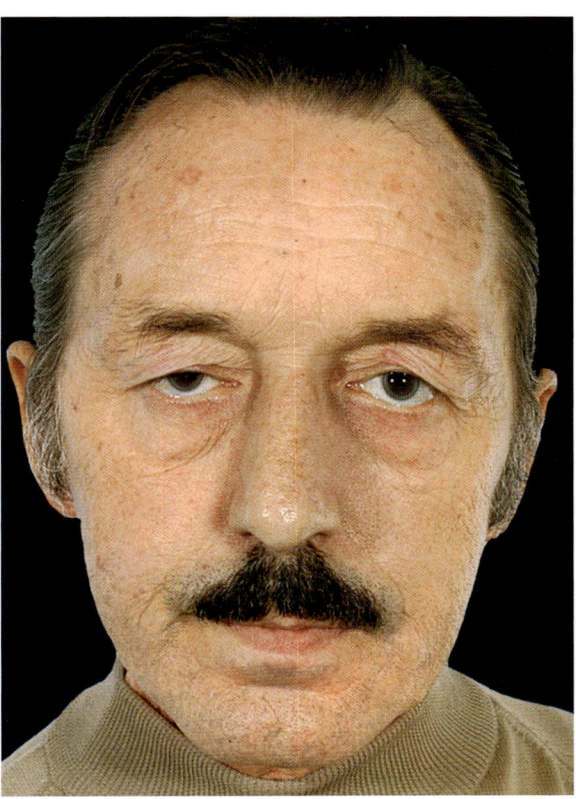

Abb. 3.66 Horner-Symptomenkomplex rechts.
a Deutlich sichtbare Ptose und enge Lidspalte.
b In der Nahaufnahme werden zusätzlich der Enophthalnus und die engen Pupillen erkennbar. Ein Nebenbefund ist der beidseitige Arcus senilis.

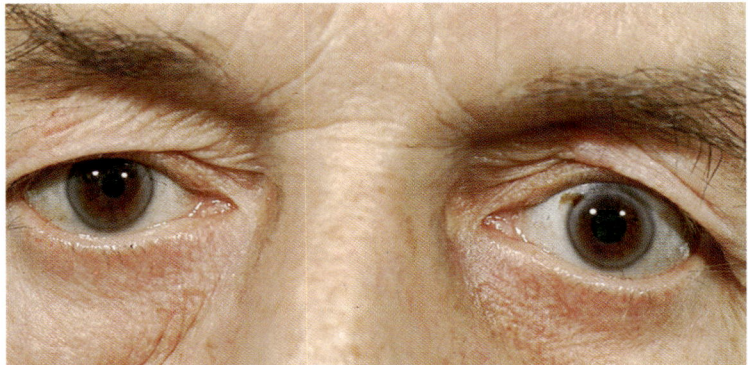

Abb. 3.67 Sklerenfarbe bei Ikterus.

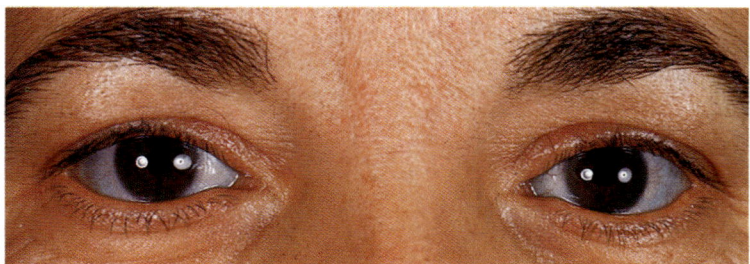

Abb. 3.68 Blaue Skleren bei Osteogenesis imperfecta.

Hornhaut

Arcus lipoides. Das Gerontoxon (Arcus senilis, Arcus lipoides) (Abb. 3.**66b**) ist beim älteren Menschen häufig und durch Lipideinlagerungen verursacht. Es kommt aber auch bei jüngeren Menschen ohne Zeichen einer Hypercholesterinämie vor.

Morbus Wilson. Ein ähnliches Bild wird beim Morbus Wilson (hepatolentikuläre Degeneration) durch Einlagerung von Kupfer verursacht. Im Gegensatz zum Arcus senilis ist der sog. Kayser-Fleischer-Hornhautring von braun-grüner Farbe.

Bandförmige Hornhauttrübungen. Bandförmige Hornhauttrübungen sind insbesondere bei anteriorer Uveitis (z. B. bei juveniler Polyarthritis), aber auch bei hyperkalzämischen Zuständen (Sarkoidose, Vitamin-D-Intoxikation, Hyperparathyreoidismus) möglich. Mehr diffuse Trübungen können infolge einer Keratitis (Herpes simplex corneae, Herpes zoster ophthalmicus, konnatale Lues) oder als Medikamentennebenwirkungen (Amiodaron, Chloroquin, Mepacrin, Indometacin) auftreten.

Linse

Katarakte. Neben dem Altersstar (Cataracta senilis) sind frühzeitige Linsentrübungen bei folgenden Erkrankungen möglich:
- Stoffwechselkrankheiten (Diabetes mellitus, Hypoparathyreoidismus, Galaktosämie),
- Linsenverletzungen,
- Augenleiden (chronische Iridozyklitis, Heterochromiestar),
- intrauterine Virusinfektionen (Rubeolen, Mumps, Masern, Varizellen) und Toxoplasmose-Infektionen (in der 2. Schwangerschaftshälfte),
- Myotonia dystrophica (Curschmann-Steinert),
- Intoxikationen (Dinitrokresol),
- Morbus Wilson,
- Medikamente (Glucocorticoide, Haloperidol).

Linsenzittern. Ein Linsenzittern tritt oftmals beim Marfan-Syndrom auf.

Iris

Farbdifferenzen. Farbdifferenzen der Iris (Heterochromien) treten nach Iritiden und als angeborene Varianten auf.

Iritis, Iridozyklitis. Eine Iritis oder Iridozyklitis kommt bei Infektionen (okkulte Infekte, Leptospirosen, Listeriose, Lyme-Borreliose, Toxoplasmose, Lues, Herpes zoster) und folgenden Erkrankungen vor: Behçet-Syndrom, Morbus Reiter, Sarkoidose (Heerfordt-Syndrom s. dort), Morbus Bechterew, Morbus Still-Chauffard.

Pupillen

Erregungen der sympathischen Nervenfasern erweitern die Pupillen, während der Parasympathikus zu einer Pupillenverengung führt.

Störungen der Pupillomotorik. Diese können wertvolle diagnostische Hinweise liefern.
- *Enge Pupillen* findet man bei Narkose, Schlaf, Drogen (Opiate), Medikamenten (Pilocarpin), Intoxikation mit Phosphorsäureester (E605), Glaukomtherapie, Horner-Syndrom, Iritis, Ponsläsionen.
- *Weite Pupillen* kommen bei Sympathikuserregung (Angst, Erregung, Schmerz), nach Atropin, Cocain, beim Glaukomanfall, Mittelhirnläsionen und tiefem Koma vor.
- Bei der *Anisokorie* sind die Pupillen meist aufgrund organischer Ursachen oder lokaler Medikamente verschieden weit.
- Bei der *einseitigen amaurotischen Pupillenstarre* fehlt der direkte Lichtreflex, jedoch kann man bei Beleuchtung des gesunden Auges eine prompte Verengung der Pupille des blinden Auges sehen (konsensuelle Lichtreaktion).

Äußeres Erscheinungsbild

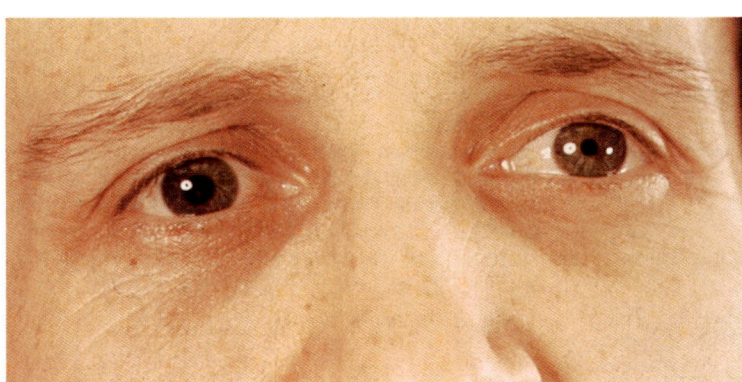

Abb. 3.69 Argyll-Robertson-Phänomen: ungleich weite, etwas entrundete, lichtstarre Pupillen bei Diabetes mellitus.

▶ Bei der *reflektorischen Pupillenstarre* (Argyll-Robertson-Phänomen) fehlen die direkte und die konsensuelle Lichtreaktion, während sich die Pupillen bei Akkommodation prompt verengen. Ferner bestehen eine Reizmiosis sowie eine deutliche Entrundung der Pupillen und ein schlechtes Ansprechen auf Mydriatika. Wenn alle genannten Symptome vorhanden sind, ist das Argyll-Robertson-Phänomen pathognomonisch für die Tabes dorsalis. Eine einfache reflektorische Pupillenstarre kann aber auch bei Mittelhirnläsionen (Pinealom, multiple Sklerose) und bei der durch Diabetes mellitus (Abb. 3.**69**) und Amyloidose bedingten Polyneuropathie auftreten.
▶ Eine *absolute* Pupillenstarre wird, wenn keine Mydriatika verwendet wurden, bei Prozessen im Mittelhirn oder an der Schädelbasis (Enzephalitis, Tumor, Aneurysma, Lues) gesehen. Augenaffektionen (Synechien, Glaukom) können eine absolute Pupillenstarre vortäuschen.
▶ Das *Adie-Syndrom* ist eine harmlose, ätiologisch unklare Störung, bei der die Pupillen nur sehr langsam oder gar nicht auf Licht reagieren und die Akkommodationsreaktion tonisch verlangsamt erfolgt.

Glaskörper

„Mouches volantes" als Ausdruck von *Glaskörpertrübungen* sind meist harmloser Natur, sofern der Visus nicht eingeschränkt ist und die Trübungen seit längerer Zeit bekannt sind. In ausgeprägter Form neu auftretende „Mouches volantes" können jedoch Hinweise auf eine beginnende Netzhautablösung oder eine Glaskörperblutung im Rahmen von Gefäßerkrankungen wie Diabetes mellitus oder Venenthrombose sein.

Retina

Retinopathie. Bei der diabetischen Retinopathie kommt es infolge von Mikroaneurysmen, Blutungen und Gefäßproliferationen in den Glaskörper zu oft erheblichen Visusstörungen. Retinablutungen können auch bei Koagulopathien auftreten. Degenerative Retinaveränderungen sind bei Retinitis pigmentosa, Pseudoxanthoma elasticum und Lawrence-Moon-Biedl-Syndrom typisch. Eine Endokarditis kann selten mit kleinen, zum Teil hämorrhagischen Retinaherden („Roth spots") einhergehen.

Zu den häufigsten Retinopathien gehört die altersabhängige Makuladegeneration. Die häufigere (ca. 85%) ist die „trockene" Verlaufsform. Der zentrale Untergang von Netzhautzellen führt zu einer ganz allmählichen Sehverschlechterung. Bei der selteneren „feuchten" Makuladegeneration kommt es durch Flüssigkeitsansammlungen unter der Makula zu Verzerrungen auf der Netzhaut, so dass für den Betroffenen als erstes Anzeichen gerade Linien gebogen erscheinen.

Chorioretinitis. Die Differenzialdiagnose der Chorioretinitis (posteriore Uveitis) umfasst Infektionen mit Toxoplasma gondii, Toxocara, Cryptococcus neoformans, Histoplasma capsulatum, Mycobacterium tuberculosis, Zytomegalieviren (u. a. bei AIDS) und außerdem die Sarkoidose.

Candida-Endophthalmitis. Eine Candida-Endophthalmitis wird bei ca. 5% der Patienten mit einer disseminierten Candidiasis gesehen. Funduskopisch sind weiße, watteartige (Cotton wool) Retinaexsudate mit Ausbreitung in den Glaskörper typisch. Dieses Krankheitsbild wird bei Immunsupprimierten, bei lang dauernder parenteraler Ernährung und bei i. v. Drogenabhängigen gesehen.

Das gerötete Auge

Beim geröteten Auge kommen differenzialdiagnostisch folgende Möglichkeiten in Betracht:
➤ *Konjunktivitis* (sehr häufig, langsamer Beginn, wenig Augenbrennen, konjunktivale Injektion, z. B. bei grippalem Infekt),
➤ *Uveitis* (häufig, meist langsamer Beginn, mäßiger Augenschmerz, leichte Visustrübung, ziliare Injektion, enge Pupille mit träger Lichtreaktion),
➤ *Korneaverletzung/Keratitis* (häufig, bei Keratitis langsamer Beginn, deutlicher oberflächlicher Schmerz, ziliare oder diffuse Injektion, evtl. Korneaulzerationen),
➤ *akutes Glaukom* (selten, plötzlicher Beginn, Gesichtsschmerz, ziliare Injektion, Schwindel, Erbrechen).

Augenmotorik

Die Untersuchung der Augenstellung und der schnellen (Sakkaden) sowie der langsamen, visuell oder vestibulär induzierten Augenbewegungen kann verschiedenste Ausfallsmuster zeigen. Damit können Störungen des zentralen (infra- und supratentoriellen) oder peripheren (Nerven, Endplatten und Muskeln) Nervensystems und des Labyrinthes differenzialdiagnostisch rasch eingegrenzt werden (s. Kapitel 31).

Ohren

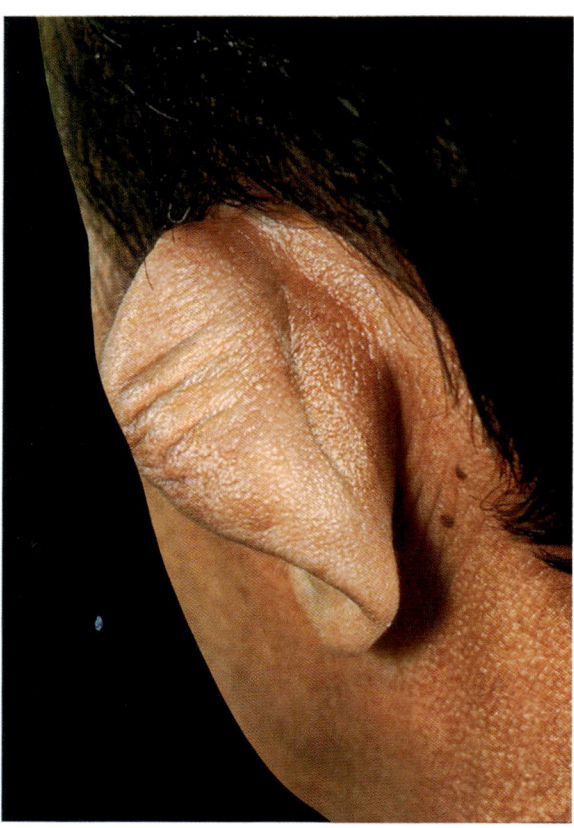

Abb. 3.70 Schlaffe, hängende Ohren bei rezidivierender Polychondritis.

Äußeres Ohr. Das äußere Ohr gibt diagnostische Hinweise bei Gicht (Tophi) (s. Kapitel 10), Ochronose (blaugraue Fleckung) (s. Kapitel 10), Herzinsuffizienz (Zyanose) und der Kälteagglutinationskrankheit (Zyanose in der Kälte).
Deformationen der Ohrmuscheln kommen bei Missbildungen verschiedenster Art vor. Schlaffe, hängende Ohren sind pathognomonisch für die seltene rezidivierende Polychondritis (v.-Meyenburg-Altherr-Uehlinger-Syndrom) (Abb. 3.**70**).

Hörstörungen. Die Unterscheidung zwischen Schallleitungsschwerhörigkeit und Schallempfindungsschwerhörigkeit sowie die eine Hörstörung begleitenden Umstände sind wesentlich für die Diagnose.
➤ Die *Schallleitungsschwerhörigkeit* tritt bei Veränderungen des äußeren Gehörganges oder bei Affektionen im Mittelohr auf. Es handelt sich meist um Cerumen obturans, Trommelfellverletzungen, Otitis media, Cholesteatom, Tuben-, Mittelohrkatarrh, Otosklerose oder um kongenitale anatomische Veränderungen.
➤ Läsionen der Kochlea und des VIII. Hirnnervs (N. acusticus) sowie zentrale Veränderungen bewirken eine sog. *Schallempfindungsschwerhörigkeit*.
➤ Neben der häufigen *familiären* Schwerhörigkeit stellt die *Rötelnembryopathie* eine mögliche Ursache einer Schwerhörigkeit dar.
➤ Wenn Hörstörungen oder ein *Hörverlust akut und einseitig* auftreten, muss differenzialdiagnostisch ein vaskulärer Prozess (Hörsturz), ein Knalltrauma oder bei entsprechender Anamnese eine Felsenbeinfraktur angenommen werden.

- Eine *Labyrinthitis*, meist als Komplikation einer Otitis media oder eines viralen Infektes (Mononucleosis infectiosa), bewirkt einen einseitigen Gehörverlust.
- Rezidivierende einseitige Gehörverminderungen, kombiniert mit Tinnitus und Schwindel sowie einem Spontannystagmus, sind typisch für den *Morbus Ménière*.
- *Ototoxische Medikamente* (Aminoglykoside, Vancomycin, hochdosierte Salicylate und Furosemid sowie Bleomycin) können vereinzelt zu langsam progredienter beidseitiger Schallempfindungsschwerhörigkeit führen.
- Chronisch progressiv verlaufen die *Altersschwerhörigkeit* (Presbyakusis) und die *lärminduzierte* Schwerhörigkeit.
- Das *Akustikusneurinom* wächst meist langsam und zeigt oft als einziges Symptom eine einseitige progrediente Hörstörung. Hirnstammläsionen, Infarkte, Tumoren, multiple Sklerose und andere Veränderungen im Temporallappenbereich können ebenfalls zu Hörstörungen führen.
- Unter *Tinnitus* (Ohrensausen, -rauschen) versteht man ein subjektives Phänomen, bei dem der Patient meist sehr störende Töne und Geräusche unterschiedlichen Charakters hört. Knacken und tieffrequente Geräusche werden oft bei mechanischen Störungen der Tuba Eustachii und beim Tubenmittelohrkatarrh angegeben. Pfeifen und klingende Töne treten bei kochleären Erkrankungen und Veränderungen des N. cochlearis auf. Tinnitus ist fast immer mit einer deutlichen Gehörsabnahme kombiniert. Kontinuierliche Geräusche werden am häufigsten bei intrakraniellen vaskulären Prozessen beobachtet. Hochdosierte Gaben von Salicylaten und Chinin führen mitunter zu Tinnitus. Ein einseitiger Tinnitus ist typisch für den Morbus Ménière.

Nase

Eine *Sattelnase* (Abb. 3.**64**) ist Folge einer ungenügenden Blutversorgung des Septums bei Gefäßprozessen, kongenitaler Lues, der Wegener-Granulomatose, bei gewissen ektodermalen Dysplasien und selten beim Takayashu-Syndrom.

Charakteristische Veränderungen sind das *Rhinophym* (Knollennase) infolge einer Talgdrüsenhyperplasie der Haut und das *Adenoma sebaceum* beim Bourneville-Pringle-Syndrom (gekennzeichnet durch tuberöse Hirnsklerose, intrakranielle Verkalkungen, periunguale Fibrome (Abb. 3.**26 b**), knotige Zahnfleischwucherungen, Netzhauttumoren, Rhabdomyome des Herzens, Angiome und Fibrome der Nieren). Die Nase ist bei der rezidivierenden Polychondritis deutlich abgeplattet.

Geruch

Aufgrund des Geruches eine Diagnose zu stellen ist heute schwieriger, da eine Diagnose auf andere Weise häufig viel früher gestellt wird und deshalb diese Komponente weniger ausgeprägt ist. Gerüche widerspiegeln häufig *Stoffwechselkrankheiten* oder sind Folge von *Intoxikationen*. Gerüche sind extrem schwierig präzis zu beschreiben, und das Geruchsempfinden ist interindividuell sehr verschieden. Der Mundgeruch kann differenziert werden in den Foetor ex ore (Affektion im Mundbereich) und die Halitosis (Affektion im Gastrointestinal-, Respirationstrakt und andere Ursachen).

Tab. 3.**14** gibt eine Übersicht über einige wichtige Gerüche und deren mögliche auslösende Ursache.

Tabelle 3.14 Typische Gerüche bei verschiedenen Krankheiten

Krankheiten	Auslösende Ursachen
Atemluft	
schlechter Mundgeruch	Affektionen von Zähnen, Nase, Tonsillen, Ösophagus, Magen
faulig, Stuhlgeruch	intestinale Obstruktion, Ösophagusdivertikel, Bronchiektasen
süßlich, faulig	Lungenabszess, Empyem (Anaerobier), intranasaler Fremdkörper
acetonartig, fruchtig („Apfelkeller")	Ketoazidose bei Diabetes mellitus und Hunger, Intoxikationen mit Chloroform, Salicylaten
rohe Leber („Foetor hepaticus")	Leberversagen
süßlich	Diphtherie, Präkoma und Coma hepaticum

Tabelle 3.14 (Fortsetzung)

Krankheiten	Auslösende Ursachen
frisches Schwarzbrot	Typhus
Sauerbrot	Pellagra
Alkohol	Alkohol und Phenolintoxikation
Tabak	Nikotin
Knoblauch	Intoxikation mit Phosphor, Malathion, Arsen
Schuhcreme	Nitrobenzen
Metzgerladen	Gelbfieber
urinartig	Urämie
Urin	
süßlich, karamellähnlich	Ahornsirupkrankheit
süßlich, veilchenartig	Terpentinintoxikation
fischartig, ranzige Butter	Tyrosinämie
mäuseartig	Phenylketonurie
Ammoniak	Harnweginfekt mit Harnstoff spaltenden Bakterien (z. B. Proteus)
Haut/Schweiß	
frisches Schwarzbrot	Typhus
mausartig, pferdeähnlich	Phenylketonurie
karamellartig	Ahornsirupkrankheit
erdig, traubenartig, fruchtig	Pseudomonasinfektion
faulig	Hautkrankheiten wie Pemphigus, Anaerobier
stuhlartig	intestinale Obstruktion
überreifer Camembertkäse	Abszesse durch proteolytische Bakterien
süßlich, faule Äpfel	Gasbrand
Sputum	
faulig, stinkend	Lungenabszess, Empyem, Bronchiektasen, eitrige Bronchitis
Erbrochenes	
veilchenartig	Terpentinintoxikation
knoblauchartig	Intoxikation mit Arsen, Phosphor
fäkal	intestinale Obstruktion, Peritonitis
Stuhl	
faulig	Malabsorption (Sprue)
ranzige Butter	Shigellose
Knoblauch	Arsenintoxikation
Vaginalsekret	
faulig	Vaginitis, maligne Tumoren, Fremdkörper
Liquor	
alkoholartig	Cryptococcus-neoformans-Meningitis

Sprache und Stimme

Sprachstörungen

Definitionen. Eine Störung im kommunikativen Gebrauch der Sprache bezeichnen wir als *Aphasie*. Sie kann entsprechend dem Läsionsort unterteilt werden (Abb. 3.**71**). Die wichtigsten Formen mit den charakteristischen klinischen Befunden sind in Tab. 3.**15** aufgelistet.

Davon abzugrenzen ist die *Dysarthrie*, mit der eine Funktionsstörung auf allen Stufen der Lautgebung bezeichnet wird (Sprechmotorik). Wir unterscheiden dabei einerseits zentrale Sprechstörungen wie kortikale pseudobulbäre (Läsionen kortikobulbärer Verbindungen) und bulbäre (Läsionen im pontinen Kerngebiet) Formen, zerebelläre Koordinationsstörungen und Basalganglienläsionen sowie andererseits periphere neurologische oder laryngologische Störungen.

Als *Mutismus* wird allgemein ein Zustand mit Sprachlosigkeit bezeichnet, der pathogenetisch oder ätiologisch noch nicht zugeordnet ist. Hierbei kann es sich zum Beispiel auch um eine psychogene Sprechverweigerung handeln.

Aphasie. Bei der Aphasie sind kortikale Areale des Sprachzentrums und/oder deren Verbindungen gestört. Entsprechend der Lokalisation der Läsion kann es zu gut abgrenzbaren klinischen Syndromen kommen, die sich in der typischen Form hauptsächlich bei Pa-

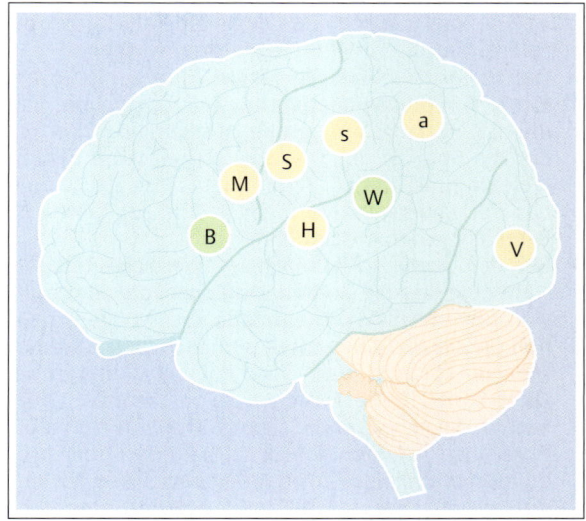

Abb. 3.71 Mögliche Ursachen einer Aphasie bei Störungen im Sprachzentrum des menschlichen Gehirns (mod. nach Poeck K und Hacke W). Wichtige Areale des Sprachzentrums innerhalb der sprachdominanten Hemisphäre: B Broca-Region, M motorische Gesichtsregion, W Wernicke-Region, S somatosensorische Gesichtsregion, H Hörfelder, V visuelle Assoziationsregion, s Gyrus supramarginalis, a Gyrus angularis.

Tabelle 3.15 Wichtige klinische Symptome bei verschiedenen Ursachen einer Aphasie

	Amnestische Aphasie	Wernicke-Aphasie	Broca-Aphasie	Globale Aphasie
Sprachproduktion	meist flüssig	flüssig	erheblich verlangsamt	spärlich, Automatismen
Artikulation	meist nicht gestört	meist nicht gestört	oft dysarthrisch	meist dysarthrisch
Sprachmelodie	meist gut erhalten	meist gut erhalten	oft nivelliert, skandierend	oft nivelliert
Satzbau	kaum gestört	Paragrammatismus	Agrammatismus	nur Einzelwörter, Floskeln, Automatismen
Wortwahl	Ersatzstrategien, semantische Paraphasien	viele semantische Paraphasien und Neologismen, Jargon	eng begrenztes Vokabular, kaum semantische Paraphasien	begrenztes Vokabular, grobe semantische Paraphasien
Lautstruktur	phonematische Paraphasien	viele phonematische Paraphasien und Neologismen, phonematischer Jargon	viele phonematische Paraphasien	sehr viele phonematische Paraphasien und Neologismen
Verstehen	leicht gestört	stark gestört	leicht gestört	stark gestört

Semantische Paraphasien = falsche Worte im Satz
Phonematische Paraphasien = falsche Buchstaben im Wort
Neologismen = Wortneubildungen

tienten nach zerebralen Durchblutungsstörungen finden, da die wichtigsten Teilgebiete aus Ästen der A. cerebri media versorgt werden. Bei Aphasien anderer Genese (Tumoren, Entzündungen, fokale zerebrale Anfälle) kann das klinische Bild dagegen nicht immer einer dieser Entitäten sicher zugeordnet werden.

➤ Die *motorische Aphasie* (*Broca*-Aphasie) tritt bei Herden im präfrontalen Kortex auf. Sie zeichnet sich durch eine langsame, große Anstrengungen erfordernde Sprache mit kurzen, abgehackten Sätzen (Telegrammstil) und Agrammatismus aus, wobei das Sprachverständnis nicht gestört ist (gelesene Befehle werden ausgeführt).
➤ Bei der *sensorischen Aphasie* (*Wernicke*-Aphasie) steht eine flüssige, aber übermäßige Sprachproduktion mit vielen Wortneubildungen (Neologismen) und phonematischen sowie semantischen Paraphasien (Buchstaben- und Wortsalat) im Vordergrund. Diese Form tritt bei Läsionen im postzentralen Kortex auf, die neben einer Störung direkt im *Wernicke*-Areal auch zu einem Abbruch der für die Sprachproduktion wichtigen Informationen aus visuellen, auditiven und somatosensiblen Arealen führen können.
➤ Die *amnestische Aphasie* zeichnet sich durch erhebliche Wortfindungsstörungen mit auffällig vielen und teilweise bizarren Umschreibungen (Ersatzstrategie) aus und findet sich bei temporoparietalen Hirnläsionen, wobei neben vaskulären Störungen hier vor allem auch Tumoren differenzialdiagnostisch in Betracht gezogen werden müssen. Der Sprachfluss ist dabei kaum, das Sprachverständnis nur geringfügig gestört.
➤ Die *globale Aphasie* mit gleichzeitigem Zerfall der rezeptiven und expressiven Sprachfunktionen kommt bei Läsionen, die das ganze Sprachzentrum betreffen, vor und tritt vorwiegend nach großen Infarkten im Stromgebiet der A. cerebri media auf. Wenn sie vollständig ist, kann sie mit einem Mutismus anderer Genese verwechselt werden, weshalb bei einer Sprachlosigkeit immer sorgfältig nach zusätzlichen fokal-neurologischen Ausfällen gesucht werden muss.

Dysarthrie. Zerebral bedingte Störungen der *Sprechmotorik* kommen bei verschiedenen Krankheitsbildern vor.

➤ Eine verwaschene, stockende und mühevolle Sprache tritt bei der *kortikalen Dysarthrie* (meist kortikale Minderdurchblutung) auf.
➤ Ein monotoner Tonfall mit immer leiser werdender Stimme ist typisch für die *Stammgangliendysarthrie* beim Morbus Parkinson.
➤ Bei der *bulbären Sprache*, die undeutlich verwaschen (Kloß im Mund) sowie verlangsamt und leise ist, steht die amyotrophe Lateralsklerose (Kerngebiet der Medulla oblongata) als auslösende Ursache im Vordergrund. Häufig sind Schluckstörungen ein Begleitsymptom.
➤ Ein abgehacktes Hervorstoßen einzelner Silben und Worte (skandierende Sprache) sowie eine fehlende Sprachmodulation sind ein Indiz für eine *zerebelläre Dysarthrie*, wie sie bei der multiplen Sklerose oder auch ischämischen sowie tumorösen Kleinhirnerkrankungen vorkommen kann. Häufig besteht die Charcot-Trias (skandierende Sprache, Nystagmus, Intentionstremor).

Stimmstörungen

Peripher bedingte Störungen der Stimme. Dysphonie und Aphonie können bei primären oder sekundären Erkrankungen des Kehlkopfes (Laryngitis, Tumoren), beim Stimmbruch, aber auch vor der Menstruation und in der Menopause auftreten. Eine raue, tiefe und heisere Stimme tritt auf bei der Hypothyreose. Während die Stimmlage beim hypophysären Zwergwuchs hoch ist, ist sie bei der Akromegalie und beim Virilismus tief. Eine heisere, tiefe Stimme bei einer älteren Frau ist suggestiv für einen schweren Nikotinabusus.

Mechanische Störungen der Sprechmotorik. Diese Störungen, wie z. B. Näseln bei großen Rachenmandeln, Kehlkopferkrankungen, Myasthenia gravis mit progressiver Ermüdung der Sprechmuskulatur, müssen von neurologisch bedingten Dysarthrien abgegrenzt werden.

Funktionelle Dysphonie. Abzugrenzen von den genannten Störungen ist die funktionelle Dysphonie bzw. Aphonie jüngerer Mädchen und Frauen („es hat mir die Sprache verschlagen"). Typisch für die nervöse Heiserkeit ist der rasche Wechsel der Stimmqualität.

Heiserkeit. Heiserkeit ist ein häufiges Symptom und meist harmlos und reversibel. Bei den laryngealen Ursachen der Heiserkeit steht die Laryngitis (viral > bakteriell, Zigarettenrauch) an erster Stelle. Eine häufige Ursache ist die durch eine Refluxkrankheit bedingte Laryngitis posterior. Ferner können Fremdkörper, chronischer Alkoholismus, aber auch Tumoren (Sängerknötchen, Papillome, Karzinome) und Traumen eine Heiserkeit auslösen. Weitere Ursachen sind Nervenläsionen (N. recurrens) bei Halsverletzungen, Tumoren im Halsbereich, Infektionen (Meningitis), Schädelbasisfrakturen, Aortenaneurysmen, Mitralstenose, Mediastinaltumoren sowie Schilddrüsenvergrößerungen (Struma, Karzinom).

> Bei jeder ätiologisch unklaren Heiserkeit muss nach spätestens 4 Wochen ein Larynxkarzinom ausgeschlossen werden (Laryngoskopie).

Literatur

Abdelmalek NF, Gerber TL, Menter A. Cardiocutaneous syndromes and associations. J Am Acad Dermatol 2002; 46: 161–183.

Antic M, Conen D, Itin PH. Teaching effects of dermatological consultations on nondermatologists in the field of internal medicine. A study of 1290 inpatients. Dermatology 2004; 208: 32–37.

Auquier-Dunant A, Mockenhaupt M, Naldi L, Correia O, Schroder W, Roujeau JC. Correlations between clinical patterns and causes of erythema multiforme majus, Stevens-Johnson syndrome, and toxic epidermal necrolysis: results of an international prospective study. Arch Dermatol 2002; 138: 1019–1024.

Baran R et al. Baran & Dawber's Diseases of the Nails and their Management. 3rd edition. Oxford: Blackwell Science 2002.

Bisno AL, Stevens DL. Streptococcal infections of skin and soft tissues. N Engl J Med 1996; 334: 240–245.

Drago F, Rampini E, Rebora A. Atypical exanthems: morphology and laboratory investigations may lead to an aetiological diagnosis in about 70% of cases. Br J Dermatol 2002; 147: 255–260.

Eiholzer U, L'Allemand D, Zipf WB (eds.). Prader-Willi Syndrome as a model for obesity. Basel: Karger 2003.

Executive summary of the Third Report of the National Cholesterol Education Program (NCEP) Expert panel on detection, evaluation and treatment of high blood cholesterol in adults (ATPIII) JAMA 2001; 285: 2486–2497.

Ferringer T, Miller F, III. Cutaneous manifestations of diabetes mellitus. Dermatol Clin 2002; 20: 483–492.

Fiorentino DF. Cutaneous vasculitis. J Am Acad Dermatol 2003; 48: 311–340.

Garg A. Aqcuired and inherited lipodystrophies. New Engl J Med 2004; 350: 1220–1234.

Greenspan FS, Gardner DG. Basic and Clinical Endocrinology 7th ed. New York: Mc Graw Hill 2004.

Hill CL, Zhang Y, Sigurgeirsson B, Pukkala E, Mellemkjaer L, Airio A et al. Frequency of specific cancer types in dermatomyositis and polymyositis: a population-based study. Lancet 2001; 357: 96–100.

Jabbour SA. Cutaneous manifestations of endocrine disorders: a guide for dermatologists. Am J Clin Dermatol 2003; 4: 315–331.

Kaplan AP. Clinical practice. Chronic urticaria and angioedema. N Engl J Med 2002; 346: 175–179.

Kokkoris P, Pi-Sunyer FX. Obesity and endocrine disease. Endocrinol Metab Clin N Am 2003; 32: 895–914.

Lautenschlager S, Eichmann A: Differential diagnosis of leg ulcers. Curr Probl Dermatol 1999; 27: 259–270.

Ladhani S. Recent developments in staphylococcal scalded skin syndrome. Clin Microbiol Infect 2001; 7: 301–307.

Levine JS, Branch DW, Rauch J. The antiphospholipid syndrome. N Engl J Med 2002; 346: 752–763.

Lissau I, Overpeck MD, June Ruan W, Due P, Holstein BE, Hediger ML. Body mass index and overweight in adolescents in 13 European countries, Israel, and the United States. Arch Pediatr Adolesc Med 2004; 158: 27–33.

Manders SM. Toxin-mediated streptococcal and staphylococcal disease. J Am Acad Dermatol 1998; 39: 383–398.

McGinley-Smith DE, Tsao SS. Dermatoses from ticks. J Am Acad Dermatol 2003; 49: 363–392.

Mekkes JR, Loots MA, Van Der Wal AC, Bos JD. Causes, investigation and treatment of leg ulceration. Br J Dermatol 2003; 148: 388–401.

Trüeb RM. Haare. Praxis der Trichologie. Darmstadt: Steinkopff 2003.

Tsao H. Update on familial cancer syndromes and the skin. J Am Acad Dermatol 2000; 42: 939–969.

Wendelin DS, Pope DN, Mallory SB. Hypertrichosis. J Am Acad Dermatol 2003; 48: 161–179.

Yosipovitch G, David M. The diagnostic and therapeutic approach to idiopathic generalized pruritus. Int J Dermatol 1999; 38: 881–887.

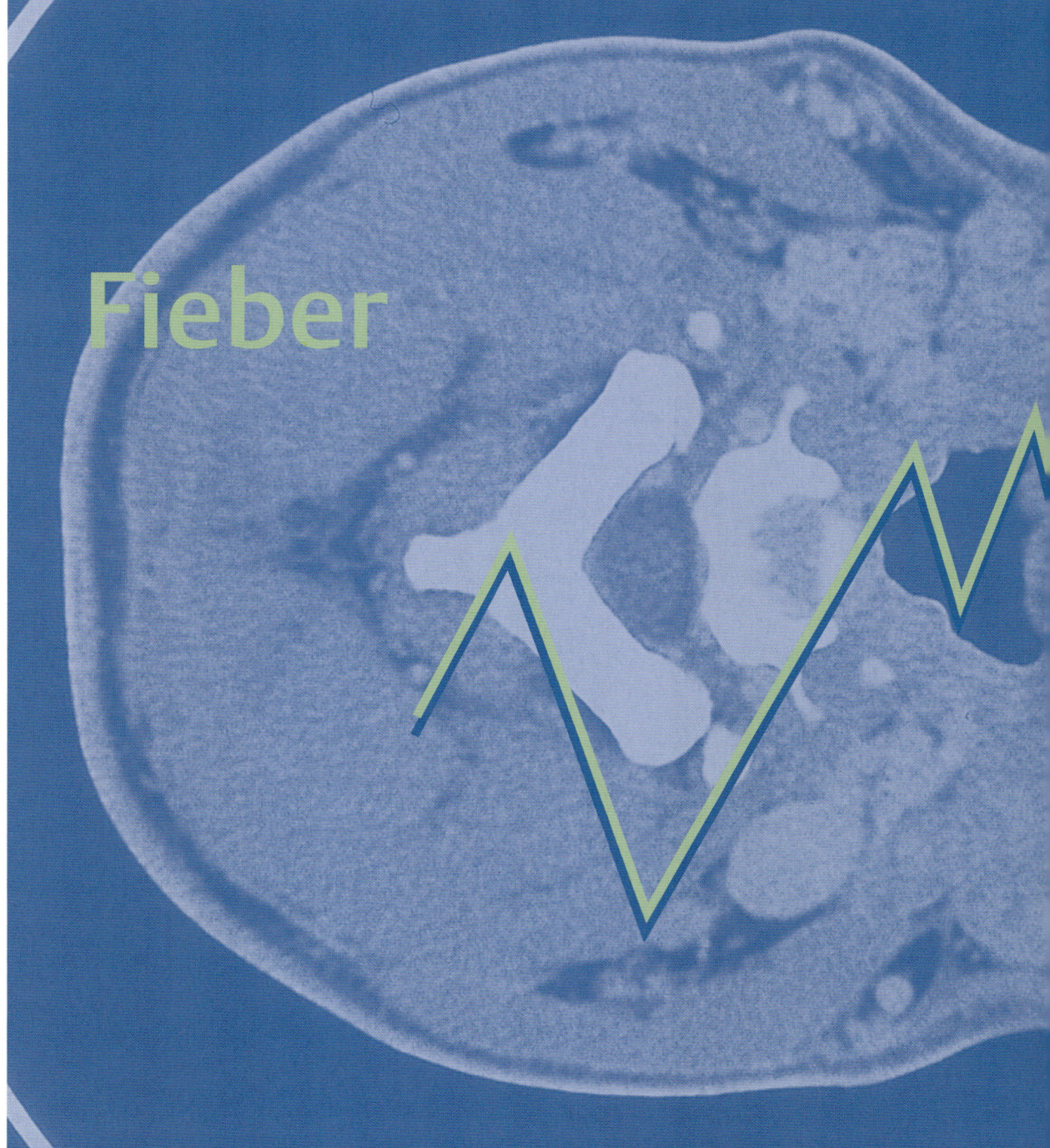

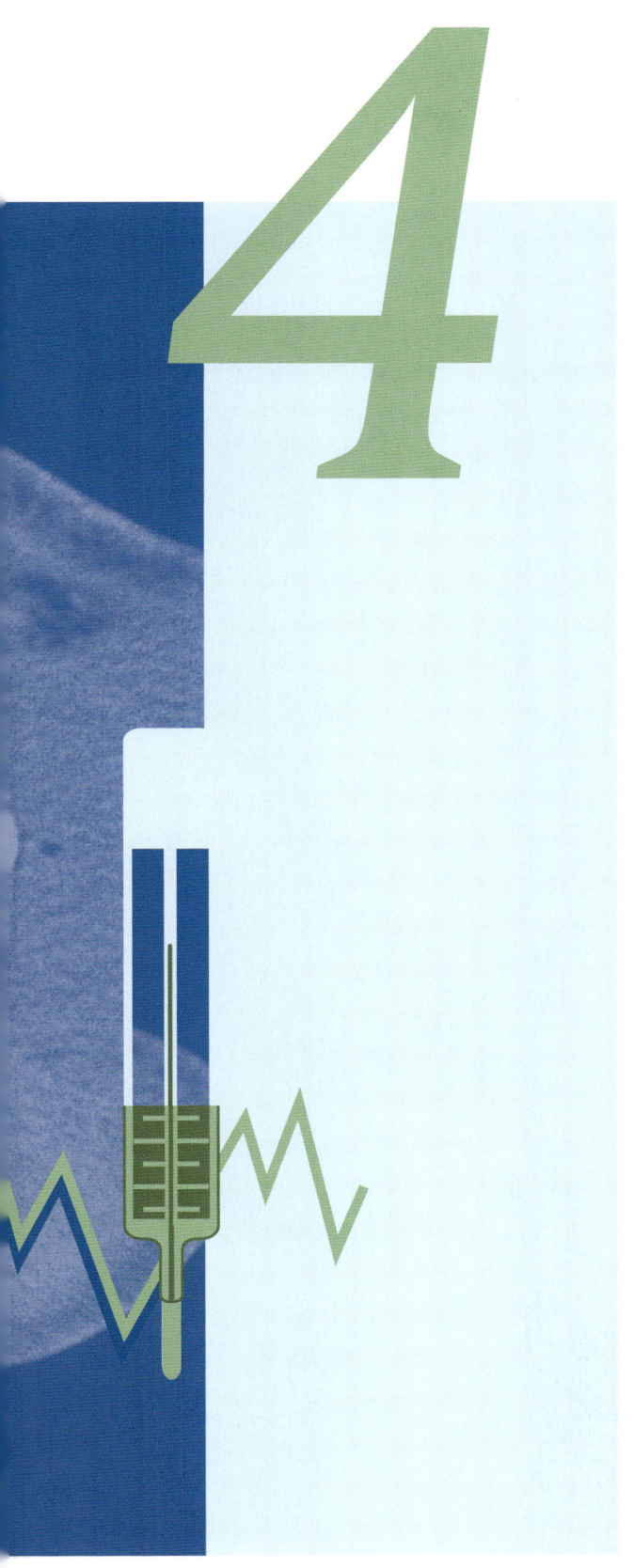

4 Status febrilis

R. Weber und A. Fontana
(Frühere Bearbeitung: R. Weber, R. Lüthy, A. Fontana und W. Siegenthaler)

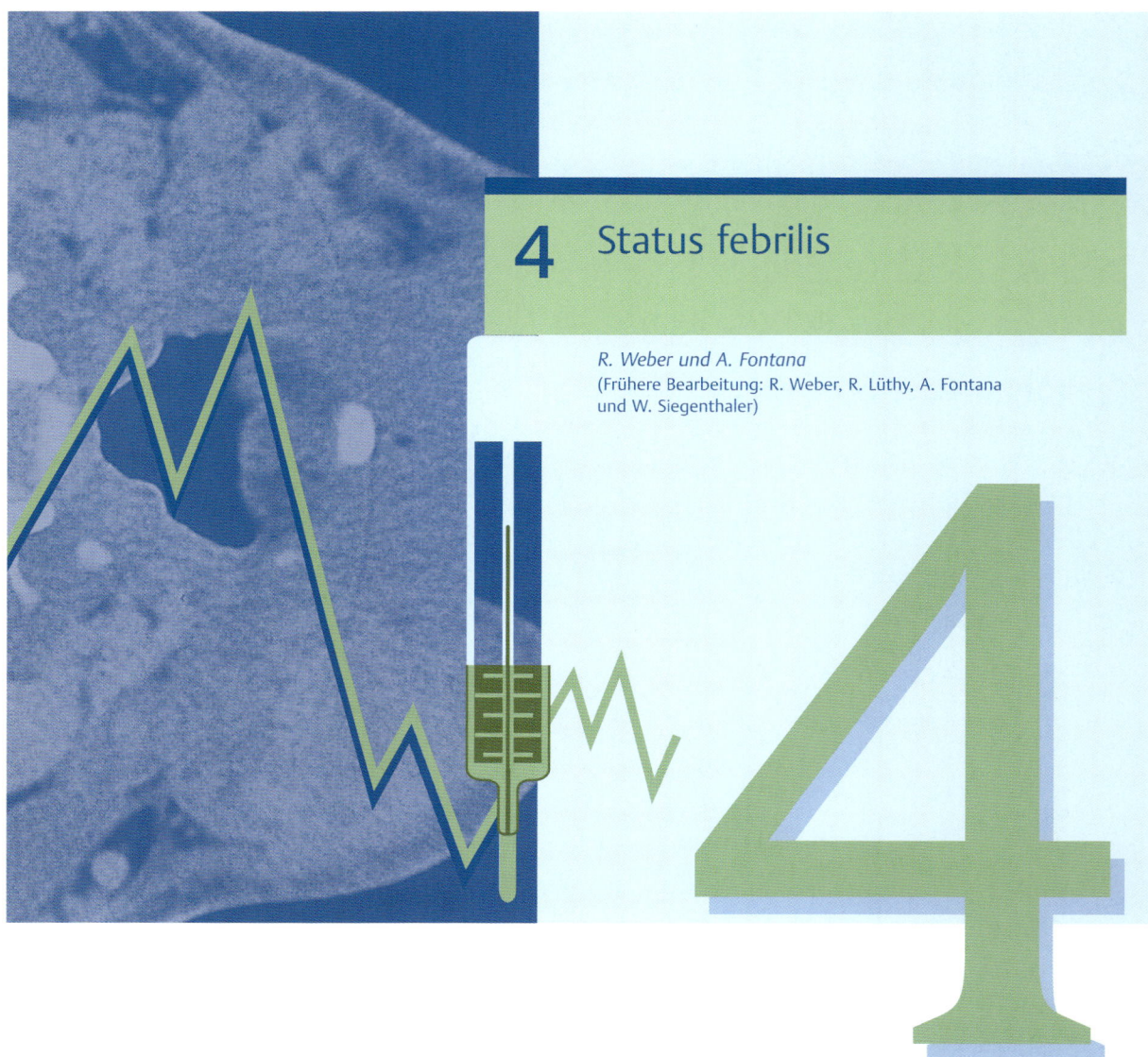

4 Status febrilis

R. Weber und A. Fontana
(Frühere Bearbeitung: R. Weber, R. Lüthy, A. Fontana und W. Siegenthaler)

Status febrilis

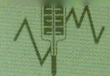

4.1 Allgemeine Bemerkungen 113

- Anamnese und klinische Befunde 113
- Differenzialdiagnostische Überlegungen 113
- Fieber unbekannter Ursache 115

4.2 Status febrilis ohne lokalisierte Symptome 116

- Infektionskrankheiten 116
- Nichtinfektiöse Ursachen 117
- Hospitalisierte Patienten 118

4.3 Status febrilis mit assoziierten Leitsymptomen 118

- Status febrilis und Hautausschläge 118
  - Petechien und Purpura 118
  - Makulopapulöses Exanthem 120
  - Bläschen und Pusteln 120
  - Noduläre Effloreszenzen 121
  - Erythem 121
  - Urtikaria 121
  - Ulzera 121
  - Bakterielle Hautinfektionen 121
  - Rickettsiosen 123
  - Virale Erkrankungen mit Hautausschlägen 124
- Status febrilis und Gelenk- oder Knochenschmerzen 127
  - Arthritiden 127
  - Osteomyelitis, Spondylodiszitis und Gelenkprotheseninfektionen 129
- Status febrilis und Lymphknotenschwellungen 130
  - Fieber und generalisierte Lymphknotenschwellungen 130
  - Fieber und lokalisierte Lymphknotenschwellungen 130
  - Infektionen der Lymphknoten 130
  - Lymphadenopathie ungeklärter Ursache 132
- Status febrilis mit Schwellung im Gesichts- oder Halsbereich 133
  - Parotisschwellung 133
  - Halsschwellung 133
- Status febrilis, Kopfschmerzen und Meningismus 133
  - Liquoruntersuchung 134
  - Bakterielle Meningitiden 134
  - Seröse Meningitiden 136
  - Pilzmeningitiden 138
  - Meningitis durch Protozoen oder Helminthen 138
  - Begleitmeningitiden 138
- Status febrilis und neurologische Defizite 138
  - Enzephalitis 138
  - Hirnabszess 140
  - Subdurales Empyem, epiduraler Abszess 140
- Status febrilis mit Erkältungssymptomen 140
  - Bakterielle Tonsillitis und Pharyngitis 140
  - Nichtbakterielle Pharyngitis 141
  - Erkältungskrankheiten 142
  - Influenza (Myxovirus) 142
  - Sinusitis 143
  - Otitis 143
  - Epiglottitis 143
  - Bronchitis 143
- Status febrilis, Husten und Thoraxschmerzen 144
  - Pneumonie 144
  - Tuberkulose 146
  - Nichttuberkulöse Mykobakteriosen 147
  - Nokardiose 147
  - Perikarditis, Myokarditis 148
  - Nichtinfektiöse Erkrankungen 148

4 Status febrilis

Status febrilis und Ikterus	148
Prähepatischer Ikterus	148
Hepatischer Ikterus	148
Posthepatischer Ikterus	149

Status febrilis und Splenomegalie	149

Status febrilis und Diarrhö	150
Intestinale Infektionen	150
Erreger von Diarrhö	150

Status febrilis und Abdominalschmerzen	152
Intraabdominale Infektionen	152
Peritonitis	152
Intraabdominale Abszesse	153
Viszerale Abszesse	153
Spezifische Ursachen von intraabdominalen Infektionen	153

Status febrilis, Dysurie und Pollakisurie	154
Urethritis	154
Akute unkomplizierte Harnwegsinfektion bei der Frau	154
Akute unkomplizierte Pyelonephritis	154
Akute komplizierte Pyelonephritis	154
Prostatitis	154

Status febrilis und Sepsis	155
Systemische entzündliche Reaktion	155
Sepsis	155
Bakteriämie	155
Sepsisquellen, Prädisposition	155
Ausgewählte Sepsiserreger	156

Status febrilis und Herzfehler	157
Endokarditis	157
Andere endovaskuläre Infektionen	159

4.4 Status febrilis mit multiplen Organmanifestationen — 159

Viruserkrankungen	159
Zytomegalie	159

Mit Zeckenbiss assoziierte Infektionen	160
Lyme-Erkrankung	160
Ehrlichiose	161
Babesiose	161

Sexuell übertragene Infektionen	162
Lues (Treponema pallidum)	162
Chlamydia trachomatis	163

Zoonosen	164
Brucellosen (Brucella melitensis, B. abortus [Bang], B. suis)	164
Leptospirosen (Leptospira interrogans [Weil] und andere Serotypen)	164
Toxoplasmose (Toxoplasma gondii)	165
Trichinose (Trichinella spiralis)	165
Toxocara-Erkrankung	165
Tollwut (Synonyma: Lyssa, Rabies; Rhabdovirus)	165
Andere Infektionen nach Tierbissen	165
Infektionen durch Arboviren	166

HIV-Infektion und AIDS	166
Akute HIV-Infektion	166
Asymptomatische HIV-Infektion	167
Symptomatische HIV-Infektion, AIDS	167

Infektionen bei Immunkompromittierten	170
Opportunistische Virusinfektionen	171
Opportunistische bakterielle Infektionen	171
Opportunistische Pilzerkrankungen	171
Opportunistische Protozoen und Helminthen	172

Status febrilis

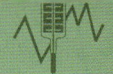

Mykosen in lokalisierten Endemiegebieten	173
Kokzidioidomykose (Coccidioides immitis)	173
Histoplasmose (Histoplasma capsulatum)	173
Reise- und Tropenkrankheiten	173
Malaria	174
Leishmaniose (Leishmania donovani)	176
Schistosomiasis (Bilharziose)	176
Lymphatische Filariose	177
Gewebefilariosen	178
Dengue-Fieber	178
Gelbfieber	178
Andere Tropenkrankheiten	178

4.5 Status febrilis bei autoimmunologisch bedingten Krankheiten — 179

Lokalisierte oder organspezifische Autoimmunerkrankungen	179
Generalisierte Autoimmunerkrankungen, Vaskulitiden, Kollagenosen	179
Vaskulitiden mit Befall großer Gefäße	181
Riesenzellarteriitis (Arteriitis temporalis Horton) und Polymyalgia rheumatica	181
Vaskulitiden mit Befall mittelgroßer Gefäße	182
Periarteriitis nodosa (Panarteriitis oder Polyarteriitis nodosa)	182
Vaskulitiden mit Befall kleiner Gefäße	184
Wegener-Granulomatose	184
Allergische Granulomatose (Churg-Strauss-Syndrom)	184
Hypersensitivitätsangiitis	184
Purpura-Arthralgie-Nephritis-Syndrom	184
Systemischer Lupus erythematodes (SLE)	184
Sklerodermie (progressive diffuse oder generalisierte Sklerodermie bzw. progressive systemische Sklerose oder PSS)	187
Zirkumskripte Sklerodermie	189
Scleroedema adultorum (Buschke)	189
Eosinophile Fasziitis (Shulman-Syndrom)	189
Sharp-Syndrom, Overlap-Syndrom (Mixed connective tissue disease)	190
Dermatomyositis (Polymyositis)	190

4.6 Status febrilis bei Immundefekten — 191

Klassifizierung der Immundefekte	191
Humorale Immundefekte (B-Zell-Defekte)	193
Zelluläre Immundefekte (T-Zell-Defekte)	194
Kombinierte humorale und zelluläre Immundefekte	195
Defekte des Komplementsystems	195
Defekte des Phagozytosesystems	195

4.7 Status febrilis bei verschiedenen nichtinfektiösen Zuständen — 196

Periodisches Fieber	196
Familiäres Mittelmeerfieber	196
Hyper-IgD-Syndrom	197
Tumor-Nekrose-Faktor-Rezeptor–assoziiertes periodisches Fieber (TRAPS)	197
„PFAPA"-Syndrom	197
Fieber bei innersekretorischen Störungen	197
Fieber bei vegetativer Dystonie	198
Chronische Quecksilberintoxikation	198

4 Status febrilis

Chronic-fatigue-Syndrom	198
Fieber bei Tumoren	198
Fieber bei Gewebsabbau	199
Fieber bei Hämolyse	199
Hämophagozytose-Syndrom	199
Fieber bei Thrombosen und Thrombophlebitiden	199
Fieber bei allergischen Reaktionen	199
Vorgetäuschtes Fieber	200

4.8 Bedeutung einzelner Befunde für die Differenzierung febriler Zustände — 200

Verlauf der Temperatur	200
Schüttelfrost	201
Entzündungsparameter	201
Blutkörperchensenkungsgeschwindigkeit	201
C-reaktives Protein (CRP)	201
Procalcitonin	202
Blutbild	202
Verhalten der Leukozyten	202
Verhalten der Eosinophilen	204
Verhalten der Monozyten	204
Verhalten der Lymphozyten	204

4.1 Allgemeine Bemerkungen

Anamnese und klinische Befunde

Anamnese. Besondere Bedeutung kommt der Anamnese zu. Detaillierte Angaben über Herkunft, Familienanamnese, berufliche Tätigkeiten, Hobbys, sportliche Betätigung, (Tropen-)Reisen, Kontakte mit Tieren, Insektenstiche und andere Verletzungen, durchgemachte Krankheiten sowie diagnostische und therapeutische Eingriffe, Impfungen, Hautausschläge, Medikamenteneinnahme oder (intravenösen) Drogengebrauch können wichtige Hinweise liefern. Eine systematische Befragung über die Funktion der Organsysteme und ausführliche Angaben zum jetzigen Leiden sind ebenso wichtig. Auch das soziale Umfeld des Patienten und seine sexuellen Präferenzen sollten besprochen werden.

Klinische Untersuchung. Eine genaue klinische Untersuchung sollte im Zusammenhang mit den anamnestischen Angaben in den meisten Fällen eine fundierte Verdachtsdiagnose ergeben. Folgende Regionen werden bei einer internistischen Untersuchung gelegentlich vernachlässigt: Augenfundus, Temporalarterien, Nasennebenhöhlen, Schilddrüse, Nierenlogen, Wirbelsäule, Adnexe und Prostata. Affektionen dieser Organe sind gelegentlich klinisch stumm, so dass dann fälschlicherweise nach einer systemischen Ursache des Fiebers gesucht wird.

Differenzialdiagnostische Überlegungen

Dauer des Fiebers. Die Dauer des Fieberzustandes ist ein wichtiges differenzialdiagnostisches Merkmal. Bei ambulanten Patienten sind virale oder bakterielle Infektionen der oberen und unteren Luftwege oder Harnwegsinfektionen die häufigsten Ursachen eines kurz dauernden (weniger als eine Woche) Status febrilis. Fieber von 1–2 Wochen Dauer verlangt nach einer sorgfältigen Abklärung. Zu den *Fiebertypen* s. Abschnitt 4.8, S. 200.

Ursachen. Neben infektiösen Ursachen sind bei fieberhaften Zuständen ätiologisch sehr unterschiedliche Krankheiten in Betracht zu ziehen (Tab. 4.1).

Besondere Patientengruppen. Die differenzialdiagnostischen Überlegungen sind auch davon abhängig, ob ein Status febrilis zu Hause oder im Verlauf eines Klinikaufenthaltes (*nosokomiale* Infektion) aufgetreten ist. Bei stationären Patienten ändert sich nicht nur das Spektrum der potenziellen Erreger, auch andere iatrogene Faktoren sind zu berücksichtigen: postoperative Infekte, pulmonale Erkrankungen (Atelektasen, Lungenembolie, Pneumonie), Harnwegsinfekte (Blasenkatheter!), Infektionen von intravasalen Kathetern sowie Phlebitis nach parenteraler Ernährung oder Therapie.

Bei Trägern von Endoprothesen, künstlichen Herzklappen oder intravaskulären Grafts kann es perioperativ oder später im Rahmen von Bakteriämien zu Infektionen dieser *Fremdmaterialien* kommen, deren Abklärung besonders schwierig sein kann.

Die Differenzialdiagnose von Fieber bei HIV-Infizierten oder anderweitig immunsupprimierten Patienten (nach Organtransplantation oder Neutropenie bei Chemotherapie) umfasst zudem opportunistische Infektionen und Tumoren.

Fieber – Definitionen und Pathogenese

Fieber. Fieber ist eine Erhöhung der Körpertemperatur über 37,8 °C bei *oraler* Messung bzw. über 38,2 °C bei *rektaler* Messung. Letztere ist vor allem bei älteren Patienten zuverlässiger als die Haut- oder sublinguale Messung. Endogene und exogene Pyrogene können den Sollwert der Körpertemperatur, welche im Hypothalamus reguliert wird, erhöhen. Frösteln, Kältezittern oder Schüttelfrost führen über eine vermehrte Muskelarbeit zu einer Zunahme der Wärmeproduktion, eine gleichzeitige Vasokonstriktion vermindert den Wärmeverlust über die Haut. Die wichtigsten endogenen Pyrogene sind Interleukin-1, Tumor-Nekrose-Faktor und Interferone. Bakterielle Endo- und Exotoxine von gramnegativen bzw. grampositiven Bakterien sind typische exogene Pyrogene, welche Monozyten und Makrophagen zur Produktion von endogenen Pyrogenen stimulieren.

Hyperthermie. Eine Hyperthermie (Temperatur > 41,2 °C) tritt als Folge einer Überhitzung auf, und es erfolgt keine Sollwertverstellung im Wärmeregulationszentrum wie beim Fieber. Die Ursachen einer Hyperthermie sind *exogen* (z. B. Heizkissen, Sauna, Bad) oder *endogen* (Muskelarbeit). Dabei kann die Körpertemperatur unkontrolliert ansteigen, während die Wärmeabgabe z. B. infolge ungeeigneter Kleidung oder hoher Lufttemperaturen mit hoher Luftfeuchtigkeit gestört ist. Unter derartigen Bedingungen kann ein *Hitzschlag* auftreten. Die *maligne Hyperthermie* ist eine seltene autosomal dominant vererbte Komplikation einer Allgemeinnarkose. Am häufigsten wird sie durch Succinylcholin und Halothan verursacht.

Normvarianten der Körpertemperatur. Bei der Beurteilung eines Status febrilis sind verschiedene Normvarianten in Erwägung zu ziehen. Eine körperliche Anstrengung oder ein opulentes Mahl sind physiologische Ursachen einer Temperaturerhöhung, wobei diese im Allgemeinen 37,9 °C nicht überschreitet. Dasselbe gilt für Temperaturen, welche bei Frauen in der zweiten Zyklushälfte (Ovulation bis Menstruation) auftreten können. Die physiologische tägliche Temperaturschwankung kann bis gut 1 °C ausmachen.

4 Status febrilis

Fieber bei älteren Personen. Die normale Körpertemperatur sowie die physiologische Tagesschwankung der Temperatur können bei gebrechlichen, nicht aber notwendigerweise bei gesunden älteren Personen, vermindert sein. Eine wiederholte Erhöhung der oralen (über 37,2 °C) oder der rektalen Temperatur (über 37,5 °C) bedeutet deshalb bei dieser Personengruppe Fieber. Zudem ist die Fieberreaktion bei einer schweren Infektion bei 20–30 % der älteren Personen nicht oder nur abgeschwächt vorhanden.

Tabelle 4.1 Ursachen eines Status febrilis

Infektionskrankheiten	– lokalisiert (z. B. Abszess, Pneumonie) – generalisiert (z. B. Septikämie, Typhus) – rezidivierend (z. B. kongenitale und erworbene Immundefekte)
Tumoren und hämatologische Malignome	– maligne Lymphome – Leukämien – angioimmunoblastische Lymphadenopathie – myeloproliferative Syndrome (Polycythaemia vera, Osteomyelofibrose, primäre Thrombozythämie) – solide Tumoren (Nieren- und Leberzellkarzinom, andere intraabdominelle Tumoren, seltener extraabdominelle Tumoren) – Vorhofmyxom
Nichtinfektiöse Vaskulitiden, inkl. Kollagenosen	– (s. Tab. 4.**21**)
Rheumatologische Erkrankungen	– (s. Kapitel 10)
Granulomatosen und organbezogene Autoimmunerkrankungen	– Sarkoidose – Morbus Crohn – Colitis ulcerosa – chronisch aktive Hepatitis – granulomatöse Hepatitis – primär biliäre Zirrhose – Malakoplakie – subakute Thyreoiditis – Postkardiotomiesyndrom
Endokrine und metabolische Störungen	– thyreotoxische Krise – Addison-Krise – Phäochromozytom (hypertensive Phase) – akuter Hyperparathyreoidismus – Porphyrie – Fabry-Erkrankung
Primär neurologische Erkrankungen	– hypothalamische Läsion – intrakranielle Blutung, zerebrovaskulärer Insult, Epilepsie – Hitzschlag, maligne Hyperthermie – malignes neuroleptisches Syndrom – periphere autonome Dysfunktion – Rückenmarkverletzung
Andere Ursachen (in alphabetischer Reihenfolge)	– alkoholische Hepatitis – allergische Reaktionen, Arzneimittelfieber – berufliche Exposition (z. B. Metalldämpfe) – Castleman-Erkrankung – Cholesterinembolien – Chronic-fatigue-Syndrom – Factitia (vorgetäuschtes Fieber) – Gewebsnekrosen (Hämatome, Dissektion eines Aortenaneurysmas, Infarkte) – Graft-versus-Host-Krankheit – Hämolyse – Hämophagozytose-Syndrom – Histiocytosis X – Hyper-IgD-Syndrom – inflammatorischer Pseudotumor (Pseudolymphom) – Kikuchi-Erkrankung – Lungenembolien, Thrombophlebitis, Thrombose – Mittelmeerfieber – Pankreatitis – PFAPA-Syndrom (periodisches Fieber, Adenitis, Pharyngitis und aphthöse Stomatitis) – retroperitoneale Fibrose – Sinushistiozytose mit massiver Lymphadenopathie – Sweet-Syndrom – Tumor-Nekrose-Faktor-Rezeptor-assoziiertes periodisches Fieber (TRAPS) – zyklische Neutropenie

Allgemeine Bemerkungen

Fieber unbekannter Ursache

Definition. Die Diagnose „Fieber unbekannter Ursache" (fever of unknown origin, FUO, prolonged FUO) wird verwendet für einen Status febrilis (mit mehrmals gemessenen Temperaturen ≥ 38,3 °C) von mindestens 3 Wochen Dauer und einer umfassenden, aber erfolglosen ambulanten oder stationären Abklärung bei Personen ohne Immunsuppression. Während früher für die Definition eine minimale Hospitalisationsdauer oder eine gewisse Anzahl ambulanter Untersuchungen gefordert wurde, wird nun ein minimales Abklärungsprogramm vorgeschlagen, bevor von einem FUO gesprochen werden soll (Tab. 4.**2**). Das differenzialdiagnostische Spektrum von Fieberursachen verändert sich bei Vorliegen einer Grunderkrankung (Neutropenie, HIV-Infektion, Endoprothesen) oder einer spezifischen epidemiologischen Situation (nosokomiale Infektion, Aufenthalt in oder Rückkehr von Endemiegebieten mit speziellen Infektionskrankheiten).

Ursachen. Die Weiterentwicklung der Nachweismethoden von Infektionserregern und der bildgebenden Verfahren sowie die Möglichkeiten einer präzisen Feinnadelpunktion oder Biopsie haben das Spektrum der Ursachen eines FUO in den letzten 50 Jahren verändert (Abb. 4.**1**). Infektionskrankheiten und maligne Tumoren als Ursache eines FUO sind seltener geworden, der Anteil nichtinfektiöser entzündlicher Erkrankungen nahm zu. In bis zu einem Drittel der Fälle kann trotz intensiver Abklärungen keine Ursache gefunden werden. Der Langzeitverlauf ist bei diesen Patienten jedoch oftmals gutartig, sofern keine neuen Symptome (z. B. Gewichtsverlust) auftreten.

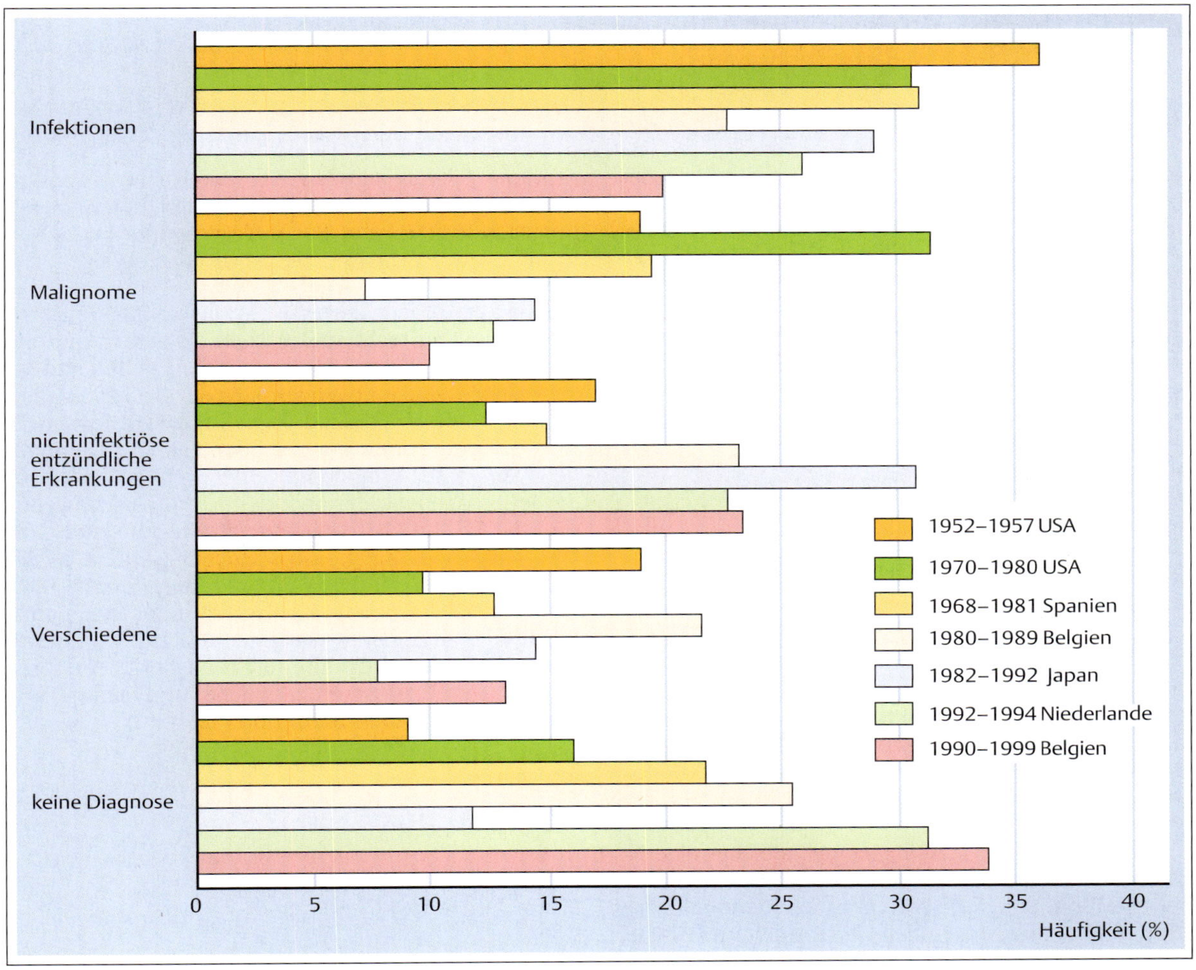

Abb. 4.1 Abschließende Diagnosen bei Patienten mit vorerst ungeklärtem Status febrilis. Zeitperioden 1952–1957 (Petersdorf et al., USA); 1970–1980 (Larson et al., USA); 1968–1981 (Barbado et al., Spanien); 1980–1989 (Knockaert et al., Belgien); 1982–1992 (Iikuni et al., Japan); 1992–1994 (de Kleijn et al., Niederlande); 1990–1999 (Vanderschueren et al., Belgien).

4 Status febrilis

Tabelle 4.2 Minimale Abklärungsschritte für die Qualifikation von Fieber unbekannter Ursache (modifiziert nach Arnow PM et al. 1997 und Mourad O et al. 2003)

- Umfassende Anamnese
- Wiederholte körperliche Untersuchung
- Komplettes differenziertes Blutbild
- Mikroskopische Untersuchung des Blutausstrichs
- Chemische Blutuntersuchung (inkl. Lactat, Bilirubin, Leberenzyme)
- Blutsenkungsreaktion
- Urinuntersuchung und Mikroskopie
- Röntgenbild des Thorax
- Blut- und Urinkultur (ohne Antibiotika)
- Antinukleäre Antikörper
- Rheumafaktor
- Serologien für Zytomegalie- und Epstein-Barr-Virus
- HIV-Antikörpertest (und HIV-p24-Antigen bei V. a. akute HIV-Infektion)
- Hepatitisserologie für Hepatitis B und C bei erhöhten Leberenzymen
- CT des Abdomens
- Q-Fieber-Serologie bei möglicher Exposition
- Suche nach spezifischen Infektionskrankheiten bei Aufenthalt in oder Rückkehr aus Endemiegebieten (z. B. systemische Leishmaniose [Spanien, Indien etc.])
- Tuberkulintest
- Abklärung jeglicher abnormer Befunde bei obigen Untersuchungen

4.2 Status febrilis ohne lokalisierte Symptome

Infektionskrankheiten

Ursachen. Bei einem Teil der Patienten mit Status febrilis sind anamnestisch außer unspezifischen Symptomen wie Frösteln, Schweißausbrüchen, Nachtschweiß, Müdigkeit oder Gewichtsverlust keine Hinweise für einen bestimmten Organbefall zu eruieren und auch die klinische Untersuchung ergibt keine krankheitsspezifischen Befunde. In dieser Situation sind vor allem folgende Möglichkeiten in Betracht zu ziehen:
► Tuberkulose,
► Endokarditis,
► mykotisches Aneurysma,
► septische Thrombophlebitis,
► Spondylitis,
► Osteomyelitis,
► Pneumonie,
► intraabdominelle Abszesse (Leber, Gallenwege) und
► Pyelonephritis.

Diese Krankheiten verlaufen gelegentlich anamnestisch und klinisch stumm. Seltenere Ursachen sind: Katzenkratzkrankheit, Rickettsiosen (welche ohne das klassische Exanthem auftreten können), Ehrlichiose, chronisches Q-Fieber mit Hepatomegalie, Brucellose, Leptospirosen, Morbus Whipple, Typhus und Rattenbissfieber.
Die wichtigsten *Viruskrankheiten*, welche ohne lokalisierte Symptome, aber mit gelegentlich hohem Fieber vorkommen, sind Zytomegalie, Mononukleose, HIV-Infektion und die viralen Hepatitiden im Frühstadium.
Systemische *Mykosen* (Kryptokokkose, Histoplasmose) sind in unseren Breitengraden fast nur bei immunsupprimierten Patienten zu finden. Unter den *parasitären Erkrankungen* ist die Toxoplasmose zu nennen, die gelegentlich auch ohne Lymphknotenschwellungen auftreten kann. Bei entsprechender Exposition ist auch eine Psittakose oder Malaria zu erwägen.

Diagnostik. Für jede dieser Infektionskrankheiten steht eine Reihe von recht spezifischen Untersuchungsmethoden zur Verfügung. Neben den kulturellen und serologischen Untersuchungen spielen die Echokardiographie (Endokarditis und Vorhofmyxom), Ultraschall- und CT-Untersuchung des Abdomens (intraabdominelle Abszesse, Lymphome) eine wichtige Rolle. Für die Frühdiagnostik der Spondylitis und Osteomyelitis sind die CT und MRT sensitiver als die konventionelle Röntgenuntersuchung. Die Positronen-Emissions-Tomographie (PET) mit 18-F-Fluorodesoxyglucose (FDG) kann bei Fieber unbekannter Ursache oder Fieber ohne lokalisierte Symptome wichtige zusätzliche Informationen liefern und okkulte Infektionsherde, Tumoren sowie nichtinfektiöse entzündliche Krankheiten (v. a. Vaskulitiden) visualisieren (Abb. 4.**2**).

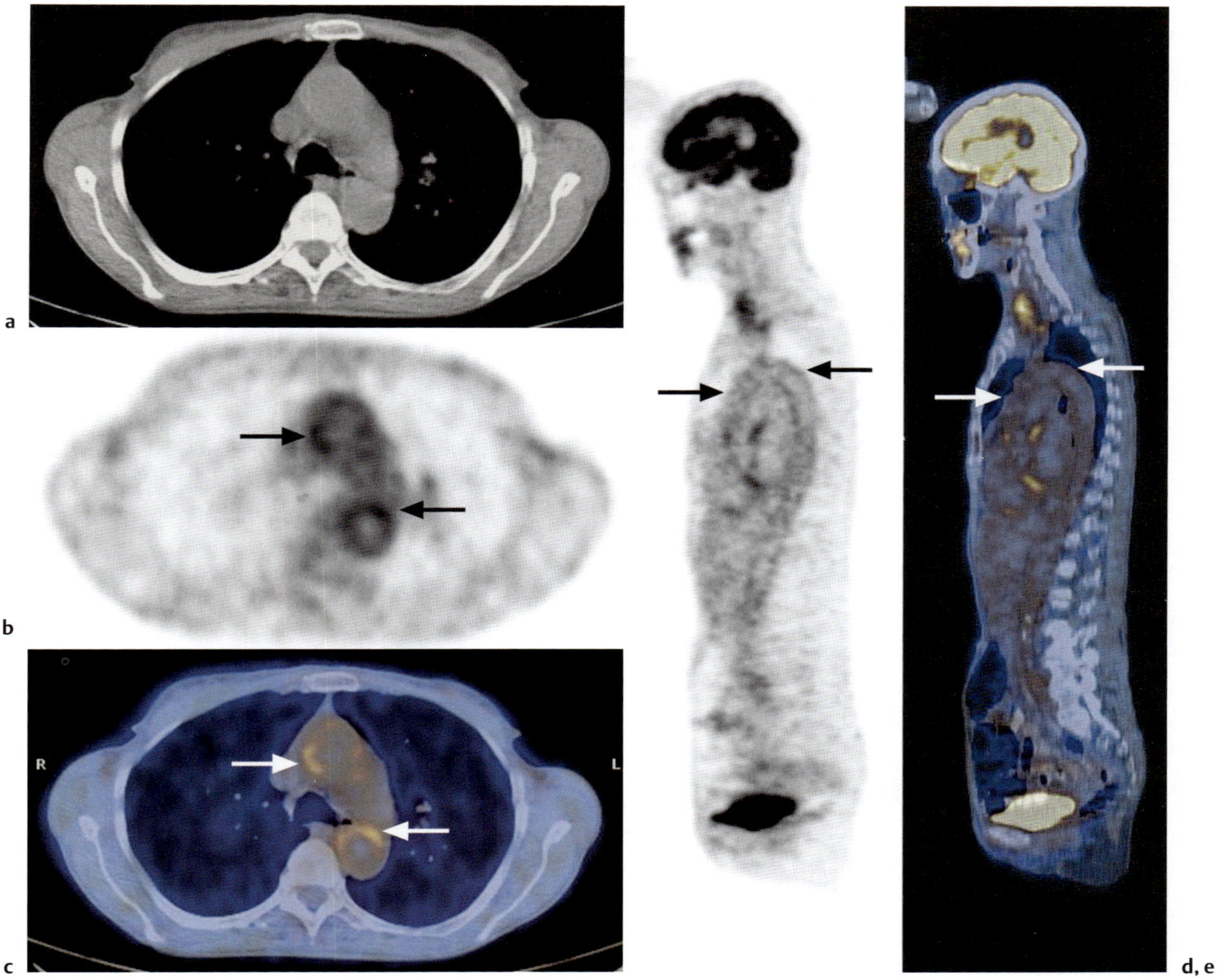

Status febrilis ohne lokalisierte Symptome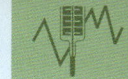

Abb. 4.2 Vaskulitis der großen Gefäße bei 78-jähriger Patientin. 18-F-FDG-PET/CT (Positronen-Emissions-Tomographie mit integrierter Computertomographie).
a–c Axiale CT-, PET- und PET/CT-Schicht auf Höhe des aortopulmonalen Fensters mit zirkulär vermehrter FDG-Aufnahme in der Aorta ascendens und descendens (Pfeile in **b** und **c**).
d Sagitale PET-Schicht.
e Sagitale PET/CT-Schicht mit vermehrter FDG-Aufnahme im Verlauf der Aorta ascendens, descendens und abdominalis (Pfeile). Die vermehrte FDG-Aufnahme in der Aorta visualisiert die entzündlichen Gefäßveränderungen (Bilddokumente: Frau Dr. K. Stumpe, Klinik und Poliklinik für Nuklearmedizin, Universitätsspital Zürich).

Nichtinfektiöse Ursachen

Maligne Erkrankungen. Unter den nichtinfektiösen Ursachen (Tab. 4.1) figurieren in erster Linie die *malignen Lymphome* und die *Leukämien*. Sofern keine peripheren Lymphome einer zytologischen und histologischen Untersuchung zugänglich sind, kann häufig mit Hilfe der ultraschallgesteuerten Feinnadelpunktion eine Diagnose aus retroperitonealen Lymphomen gestellt werden. Für die Diagnose der Leukämien sind in erster Linie das periphere Blutbild und die Knochenmarkpunktion maßgebend. Unter den *soliden Tumoren*, welche mit Fieber einhergehen können, sind hepatozelluläres Karzinom, Nierenzellkarzinom, Lebermetastasen, Bronchuskarzinom, Pankreaskarzinom und Vorhofmyxom zu nennen. Mit Hilfe der bildgebenden Verfahren lassen sich diese Tumoren im Allgemeinen mit großer Sicherheit erfassen.

Vaskulitiden und Kollagenosen. Aus dem Formenkreis der Vaskulitiden und Kollagenosen (s. Tab. 4.22) sind in erster Linie die Polymyalgia rheumatica, nicht klassifizierbare Kollagenosen (Frühform verschiedener Kollagenosen) und der systemische Lupus erythematodes zu erwähnen, welche sich mindestens zu Beginn der Erkrankung ohne lokalisierte Symptome manifestieren können. Auch bei der adulten Form des Still-Syndroms kann das Fieber als einziges Symptom auftreten. Während beim Lupus erythematodes antinukleäre Antikörper in der Mehrzahl der Fälle positiv sind, existieren weder für die Polymyalgie noch das Still-Syndrom pathognomonische Befunde.

Andere Ursachen. Von großer praktischer Bedeutung ist das *Arzneimittelfieber*; das begleitende Exanthem kann gelegentlich nur passager vorhanden sein. *Rezidivierende Lungenembolien* können vor allem bei älteren Patienten febril verlaufen, ohne dass wesentliche pulmonale Symptome oder radiologische Veränderungen auftreten. Diagnostisch wertvoll sind kombinierte Perfusions- und Ventilationsszintigramme oder die Computertomographie. Diffuse Abdominalschmerzen und Status febrilis können ebenfalls bei älteren Patienten auf einen *Mesenterialinfarkt* hinweisen. Bei jüngeren Patienten kann ein *Morbus Crohn* ohne gastrointestinale Symptome auftreten. Die Koloskopie mit Intubation der Ileozökalklappe erlaubt die Diagnosesicherung. *Leberzirrhose* und *granulomatöse Hepatitis* sind weitere Ursachen eines persistierenden Status febrilis. Fehlen beim *Mittelmeerfieber* initial die abdominellen Symptome, kann die Diagnose bei einer positiven Familienanamnese und entsprechender Herkunft wohl vermutet, aber nicht gesichert werden.

Die Vermutung, dass ein *Fieberzustand* nur *vorgetäuscht* wird, ergibt sich in erster Linie aus der Diskrepanz zwischen Fieber und Pulskurve. Damit ist die Liste der Fieber erzeugenden Krankheiten, welche sich primär ohne lokalisierte Symptome manifestieren können, keineswegs vollständig.

> Mögliche Ursachen eines Status febrilis können meistens aufgrund von *Verlaufsbeobachtung* und *assoziierten Symptomen* eruiert werden. Hier hat die wiederholte klinische Untersuchung einen unschätzbaren Wert.

Hospitalisierte Patienten

Tritt bei hospitalisierten Patienten neu ein Status febrilis auf, sind in erster Linie infektiöse Ursachen und Arzneimittelallergien auszuschließen. Intravasale Katheter, implantierte Prothesen, Drainagen und Intubation erleichtern den Zugang für nosokomiale Erreger. Eine postoperative Cholezystitis oder Sinusitis nach Intubation kann initial ohne lokalisierte Symptome auftreten.

4.3 Status febrilis mit assoziierten Leitsymptomen

Im Zusammenhang mit einem Status febrilis tritt in vielen Fällen ein zusätzliches Leitsymptom auf, was die Differenzialdiagnose wesentlich erleichtert. Obwohl sich in der Evolution einer febrilen Krankheit verschiedene Symptome überlappen und abwechseln können (z. B. Arthralgien und Hautausschlag beim Arthritis-Dermatitis-Syndrom), hat sich eine Klassifizierung nach verschiedenen Leitsymptomen klinisch bewährt (Tab. 4.**3**).

In den folgenden Abschnitten werden die differenzialdiagnostischen Möglichkeiten zusammengefasst, welche im Rahmen eines derartigen Leitsymptoms auftreten können.

Tabelle 4.3 Häufige Leitsymptome bei Status febrilis

- Hautausschläge
- Gelenk- oder Knochenschmerzen
- Lymphknotenschwellungen
- Schwellung im Gesichts- oder Halsbereich
- Kopfschmerzen und Meningismus
- Neurologische Defizite
- Erkältungssymptome
- Husten und Thoraxschmerzen
- Ikterus
- Splenomegalie
- Diarrhö
- Abdominalschmerzen
- Dysurie und Pollakisurie
- Sepsis
- Herzfehler

Status febrilis und Hautausschläge

Petechien und Purpura

Infektionen. Petechien und Purpura können durch verschiedene Bakterien, Rickettsien und Viren verursacht werden (Tab. 4.**4**). Unabhängig davon, ob eine Verbrauchskoagulopathie vorliegt, kann eine gramnegative Sepsis, seltener eine Sepsis mit grampositiven Erregern zu Petechien führen. Bei einer Endokarditis sind diese im Allgemeinen sehr diskret, bei der Meningokokkensepsis treten sie infolge Konfluenz deutlicher zutage. Auch Gonokokken, Streptokokken, Staphylokokken, Pseudomonas aeruginosa, Capnocytophaga canimorsus (nach Hundebiss) und Streptobacillus moniliformis (Rattenbissfieber) können in einer Frühphase der Bakteriämie Petechien verursachen, diese treten aber im Vergleich zu den Bläschen und Pusteln zurück. Unter den Rickettsiosen sind das Fleckfieber und das Rocky-Mountains-Fleckfieber als seltene Ursache zu erwähnen. Häufiger ist ein petechialer Haut-

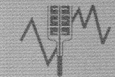

Status febrilis mit assoziierten Leitsymptomen

Tabelle 4.4 Hautmanifestationen als Leitsymptome bei Infektionen

Erreger/Krankheitsbilder	Makulopapulöses Exanthem	Bläschen und Pusteln	Petechien und Purpura	Noduli	Erythem	Urtikaria	Ulzera
Viren							
– Adenoviren	x		x				
– Coxsackie-Viren	x	x	x		x	x	
– Dengue-Virus	x		x				
– ECHO-Viren	x	x	x				
– Epstein-Barr-Virus	x		x			x	
– Gelbfiebervirus			x				
– Hämorrhagische-Fieber-Viren			x				
– Hepatitis-B-Virus	x					x	
– Herpes-simplex-Virus		x					x
– HIV	x					x	
– Humanes Herpesvirus 6	x						
– Masernvirus	x		x				
– Parvovirus B19	x				x		
– Rötelnvirus	x						
– Vakziniavirus		x					
– Varicella-Zoster-Virus		x					
– Zytomegalievirus	x						
– Zoonotische Pockenviren		x					
Bakterien							
– Bacillus anthracis							x
– Bartonellen	x			x			x
– Borrelia burgdorferi	x *						
– Borrelia sp. (Rückfallfieber)	x		x				
– Capnocytophaga spp.			x				
– Chlamydia psittaci	x						
– Corynebacterium diphtheriae							x
– Ehrlichien	x		x				
– Francisella tularensis	x						x
– Leptospiren	x						
– Listeria monocytogenes		x					
– Mycobacterium leprae				x	x		x
– Mycoplasma pneumoniae	x	x				x	
– Neisseria gonorrhoeae			x				
– Neisseria meningitidis			x				
– Nichttuberkulöse Mykobakterien	x			x			x
– Nocardia				x			x
– Pseudomonas aeruginosa	x						x
– Rattenbissfieber	x		x				
– Rickettsien	x	x	x				
– Salmonella typhi	x						
– Staphylococcus aureus	x	x	x		x		x
– Streptokokken	x	x	x		x		
– Treponema pallidum	x						x
– Vibrio vulnificus		x					
– Yersinia pestis							x
Pilze							
– Blastomyces dermatitidis	x			x			
– Candida	x			x			
– Coccidioides immitis	x			x			
– Histoplasma	x			x			x
– Kryptokokken	x						
– Sporotrichose				x			
Protozoen							
– Leishmaniosen							x
– Malaria			x				

* ringförmig (Erythema migrans)

ausschlag bei Viruskrankheiten zu beobachten, so bei Masern, Röteln, Mononukleose, Hepatitis, Dengue-Fieber und anderen hämorrhagischen Fieberarten.

Nichtinfektiöse Ursachen. Unter diesen sind Arzneimittelreaktionen, rheumatisches Fieber, Purpura Schoenlein-Henoch, Lupus erythematodes und andere Vaskulitiden, die mit Antikörpern gegen neutrophiles Zytoplasma-Antigen (ANCA) einhergehen (Panarteriitis nodosa, Churg-Strauss-Syndrom, Morbus Wegener), am wichtigsten. Bei der chronischen Hepatitis-C-Infektion ist die mit Kryoglobulinen einhergehende, als Purpura-Arthralgie-Nephritis-Syndrom bezeichnete Vaskulitis zu nennen. Histologisch liegt der Purpura bei den hier genannten Vaskulitiden meist eine leukozytoklastische Vaskulitis zugrunde.

Makulopapulöses Exanthem

Auch wenn morphologische Übergänge von der einen zur anderen Effloreszenz häufig sind, lassen sich vereinfacht makulopapulöse und vesikulopustulöse Ausschläge unterscheiden (Tab. 4.**4**).

Virale Erkrankungen. Ein makulopapulöses Exanthem ist die Regel bei Masern, Röteln und Dreitagefieber (Exanthema subitum, Roseola infantum [humanes Herpesvirus 6]). Bei Infektionen mit Coxsackie- und ECHO-Viren ist der Ausschlag nur sehr kurz dauernd, bei der Mononukleose ist er selten und diskret.

> Erhalten Patienten mit einer Epstein-Barr-Virusinfektion ein Aminopenicillin, tritt mit großer Regelmäßigkeit ein sehr deutliches makulopapulöses Arzneimittelexanthem auf.

Beim Erythema infectiosum (Ringelröteln [Parvovirus B19]) imponiert in der akuten Phase ein Erythem der Wangen, das oftmals mit einem Exanthem am Stamm und den Extremitäten assoziiert ist und während 1–3 Wochen rezidivieren kann. Bei Erwachsenen ist der Hautausschlag oft atypisch oder fehlend.

Bakterielle Erkrankungen. Streptokokken und Staphylokokken haben eine besondere Affinität zur Haut. Erysipel, Scharlach und Erythema marginatum (beim rheumatischen Fieber) werden durch Streptokokken verursacht. Das toxische Schocksyndrom kommt durch ein Staphylokokken-Exotoxin zustande. An der Haut manifestiert es sich mit einem Erythem, später erfolgt eine Schuppung an Händen und Fußsohlen. Auch Streptokokken der Gruppe A können ein ähnliches Krankheitsbild verursachen. Ein makulopapulöses Exanthem, welches am ganzen Körper, aber bevorzugt an Handflächen und Fußsohlen auftritt, findet man bei der Lues II. Beim Typhus können Roseolen am Ende der ersten Krankheitswoche auftreten (s. Abb. 4.**14**).

Seltene Erreger. Seltenere Ursachen eines makulopapulösen Exanthems sind eine akute HIV-Infektion, Infektionen mit Adenoviren, Dengue-Virus, Chlamydia psittaci, Mycoplasma pneumoniae, Bartonella henselae (Katzenkratzkrankheit), Leptospiren, Rickettsien, Streptobacillus moniliformis oder Spirillum minus (Rattenbissfieber), systemischen Mykosen (Candida, Histoplasma, Kryptokokken), Toxoplasma gondii sowie das Kawasaki-Syndrom.

Nichtinfektiöse Ursachen. Nichtinfektiöse Ursachen für ein makulopapulöses Exanthem sind wiederum Arzneimittelreaktionen, die Serumkrankheit, der Lupus erythematodes, das Erythema exsudativum multiforme, das Sweet-Syndrom, die Graft-versus-Host-Krankheit und selten die Dermatomyositis.

Sweet-Syndrom. Es handelt sich um eine akute febrile Erkrankung unklarer Ätiologie mit Leukozytose und schmerzhaften roten oder purpurroten Papeln oder Noduli an der Haut. Die Läsionen können auch ein bläschenartiges oder pustulöses Aussehen haben. Dazu kommen Allgemeinbeschwerden wie Arthralgien, Malaise, Kopfschmerzen und Myalgien. Auf die Therapie mit systemischen Steroiden tritt Besserung ein. Das Fieber kann den Hautläsionen Tage bis Wochen vorausgehen. In der Hautbiopsie finden sich dichte neutrophile Infiltrate. Das Krankheitsbild kann assoziiert sein mit Infektionen (oberer Respirationstrakt, Intestinaltrakt), entzündlichen Darmerkrankungen, Schwangerschaft, Malignomen oder Medikamenten (v. a. Granulocyte Colony Stimulation Factor G-CSF).

Bläschen und Pusteln

Bakterielle und virale Infektionserkrankungen. Bläschen und Pusteln sind die typischen Effloreszenzen, welche als Folge einer Infektion mit dem Herpes-simplex- und Varicella-Zoster-Virus auftreten. Coxsackie-Viren der Gruppe A16 sind für das *Hand-Fuß-Mund-Exanthem* verantwortlich. Typischerweise treten an den genannten Orten die Bläschen auf einem deutlich geröteten Untergrund auf. Die Effloreszenzen beim *Arthritis-Dermatitis-Syndrom* (Abb. 4.**3**) sind so charakteristisch, dass sie in den meisten Fällen eine Blickdiagnose erlauben. Ein vesikulopustulöser Ausschlag kann auch bei einer Staphylokokkensepsis auftreten. Die Verteilung der Effloreszenzen über den ganzen Körper erlaubt meistens eine Abgrenzung gegenüber der disseminierten Gonokokkeninfektion, bei der die Bläschen vor allem an den distalen Extremitäten lokalisiert sind. Seltene Ursachen für bläschenartige Effloreszenzen sind die Rickettsienpocken (*Rickettsia akari*), die Infektion mit *Vibrio vulnificus* und Erkrankungen durch Affenpocken- (s. Abb. 4.**7**) oder Kuhpockenviren (s. Abb. 4.**6**).

Nichtinfektiöse Ursachen. Nichtinfektiöser Natur sind Arzneimittelexantheme, Wiesengräserdermatitis, Erythema exsudativum multiforme und das Sweet-Syndrom.

Noduläre Effloreszenzen

Nichterythematöse noduläre Läsionen können auf eine Candida-Sepsis oder andere Pilzinfektionen (Blastomykose, Histoplasmose, Kokzidioidomykose, Sporotrichose) hinweisen. Nocardia oder nichttuberkulöse Mykobakterien (Mycobacterium marinum) können papulöse oder gerötete noduläre Effloreszenzen verursachen. Bei HIV-Infizierten finden sich gelegentlich papulöse oder noduläre Effloreszenzen, welche ebenfalls durch nichttuberkulöse Mykobakterien (Mycobacterium fortuitum, Mycobacterium chelonae, Mycobacterium marinum) oder durch Bartonella henselae (bazilläre Angiomatose) hervorgerufen werden. Die bazilläre Angiomatose kann morphologisch dem Kaposi-Sarkom gleichen. Das Erythema nodosum wird im Kapitel 3 beschrieben.

Erythem

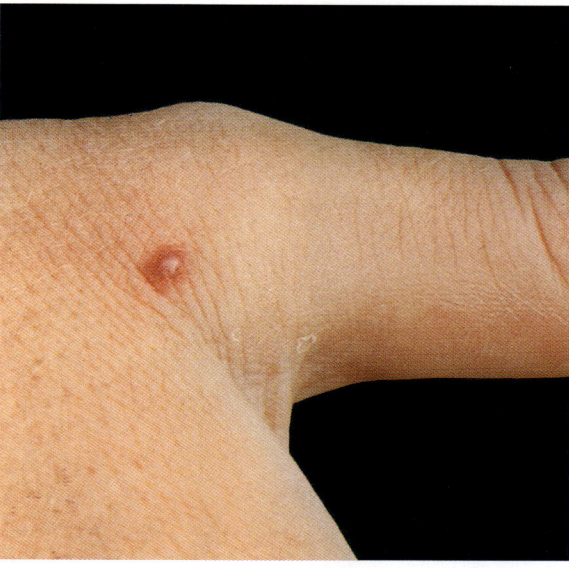

Abb. 4.3 Effloreszenz bei Arthritis-Dermatitis-Syndrom.

Ein diffuses Erythem, evtl. mit späterer Desquamation der Haut, kann das Leitsymptom von akuten und foudroyant verlaufenden systemischen Infektionen mit hoher Sterblichkeit sein, wie dem *toxischen Schocksyndrom* durch Staphylokokken oder Streptokokken. Ein generalisiertes Erythem kann zudem bei Scharlach, Enterovirusinfektionen, Kawasaki-Syndrom und bei nichtinfektiösen Erkrankungen (allergischen Reaktionen, Lymphom, Sézary-Syndrom) im Vordergrund stehen.

Urtikaria

Urtikarielle Effloreszenzen sind häufig und können mit Infektionen durch Mykoplasmen, Enteroviren, Adenoviren, Epstein-Barr-Virus, HIV und Hepatitisviren sowie febrilen nichtinfektiösen systemischen Erkrankungen (Allergie, Vaskulitis, Malignom) assoziiert sein.

Ulzera

Infektionen. Ulzeröse Hautveränderungen können das Leitsymptom sein für die kutane Leishmaniose, verschiedene Geschlechtskrankheiten und weitere, seltene Infektionskrankheiten, wie Milzbrand (Anthrax), kutane Diphtherie, ulzeroglanduläre Tularämie, Bubonen-Pest, Lepra, Buruli-Ulzera (Mycobacterium ulcerans), Ecthyma gangraenosum (Pseudomonas aeruginosa) oder tropische Ulzera. Die Primärläsion nach Biss von Schildzecken, welche verschiedene Rickettsien übertragen können, imponiert oftmals als kleine, ulzeröse, nicht eitrige Läsion mit dunklem Grund (Eschar oder Tâche noir genannt, s. Abb. 4.5).

Nichtinfektiöse Ursachen. Nichtinfektiöser Genese sind Hautulzera bei peripheren vaskulären Erkrankungen, Morbus Behçet, Vaskulitis, Cholesterolembolien, entzündlichen Darmerkrankungen, Lymphomen, Erythema multiforme, primären dermatologischen Leiden und Tumoren oder toxischen Hautschädigungen. Die z. T. großen Ulzera bei einem Pyoderma gangraenosum können mit verschiedenen internistischen Grundleiden assoziiert sein.

Bakterielle Hautinfektionen

Staphylokokkeninfektionen. Die meisten Staphylokokkeninfektionen spielen sich an der Haut oder den Weichteilen ab und sind durch Eiterbildung gekennzeichnet.
➤ Follikulitiden,
➤ Impetigo,
➤ Pyodermien,
➤ Schweißdrüsenabszesse,
➤ Furunkel,
➤ Karbunkel,
➤ Panaritien und
➤ Wundinfektionen

sind durch den Lokalbefund charakterisiert. In 20–30 % der Fälle tritt bei tief lokalisierten Infektionen eine Bakteriämie auf. Staphylokokkeninfektionen der Schleimhäute führen ebenfalls zu eitrigen Entzündungen.

Bei einem *toxischen Schocksyndrom* kommt es zu einem Hauterythem und nach ca. 1 Woche charakteristischerweise zu einer Schuppung der Handflächen und Fußsohlen.

Bei der *Pyomyositis*, einer akuten lokalisierten Staphylokokkeninfektion von Skelettmuskeln, entsteht

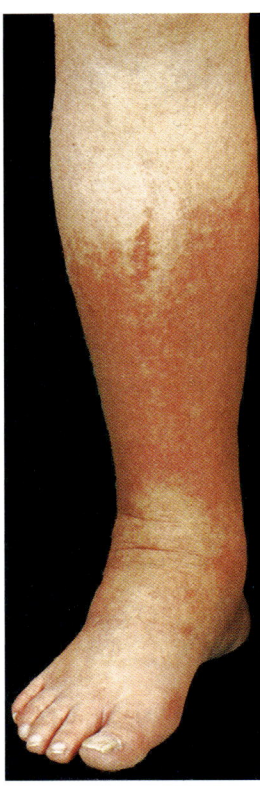

Abb. 4.4 Erysipel.

die Eiteransammlung initial immer intramuskulär, so dass an der Haut keine Rötung oder andere Entzündungszeichen sichtbar sein müssen. Das Leitsymptom ist der lokalisierte Muskelschmerz. Die Krankheit wird v. a. in den Tropen oder bei immunsupprimierten Patienten beobachtet.

Streptokokkeninfektionen. Durch Streptokokken verursachte Haut- und Weichteilinfektionen sind:
➤ Erysipel (Abb. 4.4),
➤ Impetigo contagiosa,
➤ Phlegmone,
➤ nekrotisierende Fasziitis und
➤ chirurgische Wundinfektionen.

> Als Komplikation einer Streptokokkenhautinfektion kann 2 Wochen später eine akute Glomerulonephritis auftreten.

Das *toxische Schocksyndrom* durch Streptokokken beginnt (zumeist nach einem Bagatelltrauma) mit einer Weichteilinfektion, deren entzündlicher Rand im Gegensatz zum Erysipel unscharf begrenzt ist. Lokal können die Weichteile rasch nekrotisieren, der Allgemeinzustand der Patienten ist schlecht, und es entwickelt sich ein fulminanter Schock mit Multiorganversagen.

Arthritis-Dermatitis-Syndrom (Gonokokken). Die Effloreszenzen beim Arthritis-Dermatitis-Syndrom (1–3 % der Gonokokkeninfektionen) sind so charakteristisch, dass sie in den meisten Fällen eine Blickdiagnose erlauben (Abb. 4.3). Das Exanthem gleicht in seiner Evolution den Varizellen, die Zahl der Effloreszenzen ist jedoch gering (5–20). Die Bläschen sind vor allem an den distalen Extremitäten lokalisiert. Eine zweite fakultative Krankheitsphase manifestiert sich durch Tendosynovitiden und septische Arthritiden der großen und mittleren Gelenke.

Milzbrand (Anthrax, Bacillus anthracis). Der Milzbrand ist eine seltene, meist berufsbedingte Zoonose (Viehzucht, Verarbeitung von Fellen, Tierhaaren, Wolle). Milzbrandsporen wurden zudem bei bioterroristischen Anschlägen in Pulverform (Hautkontakt) oder als Aerosol (Inhalation) auf Menschen übertragen. Beim Menschen ist der *Hautmilzbrand* am häufigsten (95 %), sehr selten sind der Lungenmilzbrand (5 %) und der Darmmilzbrand (< 1 %). Die Erreger können durch kleinste Hautverletzungen eindringen (bzw. Inhalation oder Ingestion der Sporen) und eine eitrig-hämorrhagische Entzündung mit starker Ödembildung verursachen. Das typische, mit einem schwärzlichen Schorf belegte Milzbrandkarbunkel entwickelt sich 2–3 Tage nach der Infektion und ist relativ schmerzlos. Die Erreger können vor allem aus den Randpartien des Karbunkels und aus dem Blut gezüchtet werden.

Nichttuberkulöse Mykobakteriosen. Bei immungesunden Personen kann Mycobacterium marinum zu granulomatösen Hautläsionen führen, v. a. nach Exposition mit kontaminiertem Wasser (z. B. Aquarien). In Afrika verursacht M. ulcerans ulzeröse Haut- und Weichteilinfektionen (Buruli-Ulkus). Selten sind Weichteilinfektionen durch M. chelonae und M. fortuitum. Bei immunkompromittierten Patienten können im Rahmen von systemischen Infektionen mit M.-avium-Komplex, M. kansasii, M. haemophilum, M. scrofulaceum, M. xenopi und M. chelonae ebenfalls Hautläsionen auftreten.

Lepra (Mycobacterium leprae). Bei der Lepra handelt es sich um eine chronische systemische Infektionskrankheit. Die Übertragung von Mensch zu Mensch erfolgt wahrscheinlich aerogen. Die Inkubationszeit ist äußerst variabel (1–20 Jahre). Bei der Lepra unterscheidet man 2 Hauptformen: die tuberkuloide Lepra und die lepromatöse Lepra. Übergangsformen sind häufig.
➤ Die *tuberkuloide Lepra* zeigt einen relativ gutartigen Verlauf. Bei den Hauteffloreszenzen handelt es sich um begrenzte, depigmentierte und erythematöse Maculae, die meist unilateral und asymmetrisch angeordnet sind. In der unmittelbaren Umgebung können betroffene Nerven als schmerzhafte Stränge getastet werden. Störungen der Oberflächensensibilität sind häufig, innere Organe sind hingegen nicht befallen.
➤ Bei der *lepromatösen Lepra* ist der Verlauf meistens progredient. Neben dem Befall von sensiblen Nerven kommt es zu einer starken Bakterienvermehrung in Haut, Schleimhaut, retikuloendothelialem System, Leber, Milz oder Hoden. Gesichtshaut, Nase und Ohren sind stark infiltriert (Facies leontina), und es kommt oft zu einem chronischen Schnupfen

sowie zu Epistaxis. Von der Gewebszerstörung sind vor allem Haut und Schleimhäute betroffen. Die Ausbreitung auf Rumpf und Extremitäten erfolgt meist symmetrisch.

Der Nachweis der säurefesten Stäbchen aus kutanen Läsionen gelingt bei der lepromatösen Form leicht, bei der tuberkuloiden Form sind Bakterien nur selten nachweisbar.

Rickettsiosen

Rickettsien werden durch Vektoren übertragen (Tab. 4.5). Die Erkrankungen werden eingeteilt in die Zeckenbissfieber-Gruppe (engl. spotted fever group), die Fleckfieber-Gruppe (engl. typhus group) und das Tsutsugamushi-Fieber (engl. scrub typhus group). Die Erkrankungen manifestieren sich mit Fieber und Exanthem. Erreger und Vektoren kommen in spezifischen Endemiegebieten vor. Weitere in die Familie der Rickettsiaceae gehörende Erreger werden bei den entsprechenden Leitsymptomen besprochen: Ehrlichia (Fieber nach Zeckenbiss), Bartonella (Katzenkratzkrankheit mit Lymphadenopathie; Endokarditis) und Coxiella burnetii (Q-Fieber, Pneumonie). Die Diagnose der Rickettsiosen wird serologisch gesichert.

Zeckenbissfieber. Das amerikanische Rocky-Mountain-Zeckenbissfieber (*Rickettsia rickettsii*), das im Mittelmeerraum endemische Fièvre boutonneuse (*Rickettsia conorii*) und das afrikanische Zeckenbissfieber (*Rickettsia africae*) werden durch Schildzecken übertra-

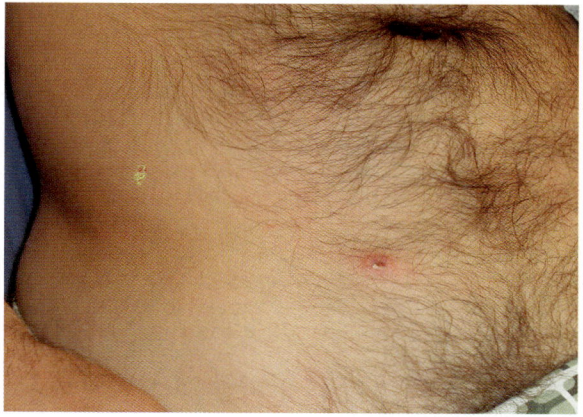

Abb. 4.5 Eschar am Unterbauch nach Zeckenbiss in Südafrika. Status febrilis und Lymphadenopathie im Bereich der rechten Leiste durch Infektion mit Rickettsia africae.

gen. Klinisch finden sich ein makulopapulöser Ausschlag und Fieber. Beim amerikanischen Zeckenbissfieber sind auch Petechien und Blutungen häufig. Beim Fièvre boutonneuse und beim afrikanischen Zeckenbissfieber ist oftmals eine Primärläsion an der Stelle des Zeckenbisses zu finden (Eschar, Tâche noire, Abb. 4.5).

Epidemisches Fleckfieber. *Rickettsia prowazekii* wird durch Läuse übertragen und hat vor allem während Kriegen und Hungersnöten Epidemien verursacht. Der Mensch stellt das einzige Erregerreservoir dar. Das Krankheitsbild (Typhus exanthematicus) ist gekenn-

Tabelle 4.5 Rickettsiosen

Erreger	Vektor	Erkrankung	Epidemiologie
Zeckenbissfieber-Gruppe (engl. Spotted Fever Group)			
R. conorii	Schildzecken	Fièvre boutonneuse, afrikanisches, indisches Zeckenbissfieber	Mittelmeer, Afrika, Indien
R. africae	Schildzecken	afrikanisches Zeckenbissfieber	Afrika
R. rickettsii	Schildzecken	Rocky-Mountain-Zeckenbissfieber	Nord- und Südamerika
R. sibirica	Schildzecken	nordasiatisches Zeckenbissfieber	asiatisches Russland, China, Mongolei
R. mongolotimonae	Schildzecken	chinesisches Zeckenbissfieber	Ostasien
R. australis	Zecken	Queensland-Zeckenbissfieber	Australien
R. japonica	Zecken	japanisches Zeckenbissfieber	Japan
R. akari	Milben, Nagetiere	Rickettsienpocken	USA, Europa, Korea
R. felis	Flöhe	Flohtyphus	Mexiko, Südstaaten der USA
R. helvetica	Zecken	febrile Erkrankung	Schweiz, Frankreich, Schweden
R. slovacae	Schildzecken	febrile Erkrankung, Meningoenzephalitis	Slowakei, Schweiz, Frankreich, Portugal
Fleckfieber-Gruppe (engl. Typhus)			
R. prowazekii	Kleiderlaus	epidemisches Fleckfieber	weltweit, v. a. Afrika, Süd-, Zentralamerika, Mexiko, Asien
R. typhi	Floh	murines Fleckfieber	weltweit
Tsutsugamushi-Fieber			
Orientia tsutsugamushi	Milbenlarve	Tsutsugamushi-Fieber	Ost-, Südost-, Südasien, Japan, Westpazifik, Australien

zeichnet durch plötzlich einsetzendes hohes Fieber, heftige Kopf- und Gliederschmerzen und ab dem 4. Tag ein polymorphes, makulöses, zum Teil hämorrhagisches Exanthem, das sich von den seitlichen Thoraxpartien ausbreitet. Typischerweise finden sich eine Konjunktivitis, ein gerötetes Gesicht und in ca. 50% eine (Hepato-)Splenomegalie. Gleichzeitig mit dem Exanthem kann eine Mitbeteiligung des zentralen Nervensystems auftreten. Somnolenz, Apathie, Hirnnervenlähmung (Taubheit, Seh-, Sprachstörungen), Tremor, zentrale Kreislaufstörungen mit Hypotonie und Tachykardie werden beobachtet. Bei schweren Krankheitsverläufen sind häufig die Nieren mit betroffen.

Endemisches Fleckfieber. Der Verlauf des endemischen Fleckfiebers (*Rickettsia typhi*) ist im Allgemeinen gutartiger und kürzer. Ratten, Mäuse und andere Kleinsäuger stellen das Erregerreservoir dar, und die Übertragung erfolgt durch Rattenflöhe.

Tsutsugamushi-Fieber. Das japanische Fleckfieber kommt in Zentral- und Ostasien vor. Der Erreger, *Orientia tsutsugamushi*, wird durch Milbenlarven von Nagetieren auf den Menschen übertragen. Manchmal ist eine nekrotische Läsion an der Bissstelle sichtbar. Das nach ca. 1 Woche auftretende makulopapulöse Exanthem ist oftmals nur für wenige Tage sichtbar.

Virale Erkrankungen mit Hautausschlägen

Masern (Paramyxovirus). Wegen der hohen Kontagiosität des Masernvirus erkranken etwa 90% aller Menschen innerhalb der ersten 10 Lebensjahre. Das Prodromalstadium (3–5 Tage) beginnt mit allgemeinen Krankheitssymptomen: Fieber, Konjunktivitis, Rhinitis und trockenem Husten. Typisch sind die Koplik-Flecken (2. bis 3. Tag) an der Wangenschleimhaut in der Gegend der unteren Prämolaren. Das Masernexanthem tritt meist nach einem kurzen fieberfreien Intervall auf und beginnt am Hals, hinter den Ohren oder im Gesicht und breitet sich dann auf den Rumpf und zuletzt auf die Extremitäten aus.

Röteln (Togavirus). Auch bei den Röteln findet die Hauptdurchseuchung vor dem Erwachsenenalter statt. Das Exanthem zeigt eine ähnliche Verteilung wie bei Masern. Die einzelnen Effloreszenzen sind etwas kleiner (jedoch größer als beim Scharlach), nicht konfluierend, zartrosa und blassen schnell ab. In der Regel sind die nuchalen, okzipitalen und retroaurikulären Lymphknoten deutlich geschwollen, gelegentlich besteht eine Splenomegalie.

Erythema infectiosum (Parvovirus B19). Das Erythema infectiosum (Ringelröteln) ist eine milde, oftmals afebrile Krankheit mit erythematösen Effloreszenzen an den Wangen und makulopapulösen Ausschlägen an Stamm und Extremitäten, die vorwiegend Kinder betrifft. Bei Erwachsenen, bei denen das Exanthem oftmals fehlt, können über Monate andauernde Arthralgien oder Arthritiden auftreten. Bei Personen mit erhöhter Erythrozytenproduktion (z. B. Sichelzellanämie) kann sich als Folge einer Parvovirusinfektion eine aplastische Krise und bei immundefizienten Patienten eine schwere chronische Anämie entwickeln.

Infektionen durch Herpesviren. Die 8 Viren der Herpesgruppe (Tab. 4.6) verursachen eine Primoinfektion (häufig klinisch asymptomatisch) und persistieren lebenslang im Körper (latente Infektion). Erkrankungen, welche mit einer Alteration der Immunkompetenz einhergehen, können zu einer Reaktivierung dieser Viren im Sinne opportunistischer Infektionen führen. Zumindest bei einzelnen Viren der Herpesgruppe sind auch Neuinfektionen möglich. Reaktivierungen gehen u. U. nicht mit dem Auftreten von IgM-Antikörpern einher, bei HIV-Erkrankten ist das Fehlen von IgM-Antikörpern die Regel.

Herpes simplex (Herpes-simplex-Virus Typ 1 und 2). Über 99% der Primärinfektionen durch Herpes simplex Typ 1 erfolgen in den ersten Lebensjahren und verlaufen klinisch unbemerkt. Klinisch manifeste Herpeserkrankungen (vor allem Primärinfektionen) sind Gingivostomatitis (meist bei Kindern) und Ekzema herpeticatum, welche vor allem durch Typ 1 hervorgerufen werden. Typ 2 verursacht eine Geschlechtskrankheit und ist für die Herpessepsis des Neugeborenen, den Herpes genitalis und die Herpesproktitis verantwortlich. Reaktivierungen können durch verschiedene Ursachen provoziert werden: fieberhafte Erkrankungen wie HIV-Infektion, Pneumonien, Meningitiden, Malaria, intensive Besonnung, gastrointestinale Störungen, Traumata verschiedenster Art. Die einzelnen Effloreszenzen gleichen denjenigen bei Herpes zoster. 1–2 Tage vor dem Ausbruch derselben treten charakteristischerweise Parästhesien, Spannungsgefühl und brennende Schmerzen auf. Begleitsymptome wie Fieber, Lymphadenopathie, Dysurie und perianale Parästhesien (bei genitalen Infektionen) kommen vor allem bei den Erstinfektionen, seltener bei den rekurrierenden Erkrankungen vor.

Varizellen. Die *Windpocken* (Varicella-zoster-Virus) sind eine hochkontagiöse Kinderkrankheit. Nach einer Inkubationszeit von 2–3 Wochen kann selten ein Prodromalstadium (flüchtiges Exanthem, Gliederschmerzen) auftreten. Die Effloreszenzen des Varizellenexanthems sind zuerst blassrosa und wandeln sich in wenigen Stunden in Papeln, später in Bläschen um, die nach 1–2 Tagen eintrocknen. Das Exanthem tritt in mehreren aufeinander folgenden Schüben auf und ist jeweils von einem Temperaturanstieg begleitet. Somit bestehen gleichzeitig nebeneinander verschiedene Entwicklungsstadien der Effloreszenzen. Häufig ist eine zervikale Lymphadenopathie zu beobachten. Komplikationen (bakterielle Sekundärinfektionen, bullöse oder nekrotisierende Verlaufsformen) sind selten.

Herpes zoster. *Gürtelrose* und Windpocken werden durch dasselbe Virus verursacht. Varizellen sind Ausdruck einer Primoinfektion, die häufig auch asymptomatisch verläuft, während der Herpes zoster der Reak-

Status febrilis mit assoziierten Leitsymptomen

Tabelle 4.6 Klinische Manifestationen der humanen Herpesviren

Virus		Primäre Infektion	Reaktivierung	Chronische Infektion bei Immunkompetenten	Immunsuppression
Herpes simplex Typ 1	HSV-1	häufig subklinisch (80–90%) orale Läsionen (10–20%) konnatale Infektion	orale Läsionen Enzephalitis	keine	große, langsam heilende ulzerierende Läsionen
Herpes simplex Typ 2	HSV-2	häufig subklinisch (80–90%) genitale Läsionen (10–20%)	genitale Ulzera Enzephalitis	keine	idem
Varicella-Zoster-Virus	VZV	Varizellen	Herpes zoster	keine	schwerer, evtl. multisegmentaler oder disseminierter Herpes zoster
Zytomegalievirus	CMV	Mononukleose-ähnlich	?	Kofaktor bei Atherosklerose (?)*	Retinitis Kolitis Pneumonitis Enzephalitis
Epstein-Barr-Virus	EBV	Mononuklose	?	nasopharyngeales Karzinom Burkitt-Lymphom	B-Zell-Lymphom orale Leukoplakie
Humanes Herpesvirus 6	HHV-6	Exanthema subitum	?	multiple Sklerose (?)	Pneumonie disseminierte Infektion
Humanes Herpesvirus 7	HHV-7	Fieber Exanthema-subitum-ähnlich	?	disseminierte Infektion	
Humanes Herpesvirus 8	HHV-8	?	?	?	multizentrische Castleman-Erkrankung Kaposi-Sarkom Primary body cavity lymphoma

? = nicht definitiv gesichert

tivierung einer latenten Infektion entspricht. Maligne Erkrankungen, vor allem Lymphome, HIV-Infektion, Traumata, operative Eingriffe oder Bestrahlungen an der Wirbelsäule oder am Rückenmark können das Virus reaktivieren.

Vor dem Ausbruch des Exanthems treten charakteristischerweise segmentgebundene, einseitige, heftige neuralgiforme Schmerzen auf. Wenige Tage später entwickeln sich die gruppierten, streifenförmig angeordneten, zunächst makulopapulösen, dann vesikulären Effloreszenzen. Ab und zu werden die Bläschen hämorrhagisch, bei schweren Verläufen kommt es zu Nekrosen und Ulzerationen. Auch nach der Abheilung der Eruptionen (2–4 Wochen) können vor allem bei älteren Patienten die heftigen neuralgiformen Schmerzen noch während Wochen und Monaten persistieren.

Zoster ophthalmicus und *oticus* können schwere lokale Organveränderungen mit Schmerzen und Funktionseinbuße verursachen. Weitere Komplikationen sind Meningitis, Enzephalitis, Myelitis und Pneumonie. Vor allem bei schweren Grundkrankheiten mit verminderter Infektabwehr kann sich ein Zoster sekundär generalisieren und ein Varizellen-ähnliches Bild verursachen.

Exanthema subitum (humanes Herpesvirus 6). Die akute Erkrankung durch das humane Herpesvirus 6 (Exanthema subitum, Roseola infantum, Dreitagefieber) betrifft v. a. Kleinkinder. Das plötzlich beginnende hohe Fieber (bis 41 °C) von 3–5 Tagen wird von einem makulopapulösen Exanthem gefolgt, das i. d. R. nur kurz dauert. Weitere mit dem Herpesvirus 6 assoziierte Krankheitsbilder sind hohes Fieber ohne Exanthem, entzündete Trommelfelle, Enzephalitis, epileptische Anfälle oder eine fulminante Hepatitis. Bei immunkompetenten Erwachsenen ist zudem ein Mononukleose-ähnliches Krankheitsbild und bei Immunsupprimierten eine Pneumonitis beschrieben worden.

Virale hämorrhagische Fieber. Diese sind endemisch in Zentralafrika (Lassa-, Ebola-, Rift-Valley-Virus), Süd- und Zentralamerika (Junin-, Machupo-, Guanarito-Vi-

4 Status febrilis

Tabelle 4.7 Virale hämorrhagische Fieber (adaptiert nach Borio L et al. 2002)

Familie	Genus	Virus	Erkrankung	Vektor	Endemiegebiete
Filoviridae	Filovirus	Ebola-Virus*	Ebola-hämorrhagisches-Fieber	unbekannt	Afrika
		Marburg-Virus	Marburg-hämorrhagisches-Fieber	unbekannt	Afrika
Arenaviridae	Arenavirus	Lassa-Virus	Lassa-Fieber	Nager	Westafrika
		Neue-Welt-Arena-Viren**	Arenavirus-hämorrhagische-Fieber	Nager	Amerika
Bunyaviridae	Nairovirus	Krim-Kongo-hämorrhagisches-Fieber-Virus	Krim-Kongo-hämorrhagisches-Fieber	Zecken	Afrika, zentrales Asien, Osteuropa, mittlerer Osten
	Phlebovirus	Rift-Valley-Fieber-Virus	Rift-Valley-Fieber	Mücken	Afrika, Saudi-Arabien, Jemen
	Hantavirus	Puumala-Virus	Nephropathia epidemica hämorrhagisches Fieber mit renalem Syndrom	Rötelmaus	Mittel-, Nordeuropa
		Dobrava-Virus		Brand-, Gelbhalsmaus	Mittel-, Nordeuropa, Balkanstaaten
		Seoul-Virus	mildes hämorrhagisches Fieber mit renalem Syndrom	Ratten	weltweit
		Hantaan-Virus	hämorrhagisches Fieber mit renalem Syndrom	Brand-, Gelbhalsmaus	Südeuropa, Südostasien
		Sin-Nombre-Virus und andere Viren	Hanta-pulmonales-Syndrom	Hirschmaus	Nord-, Südamerika
Flaviviridae	Flavivirus	Dengue-Virus	Dengue-Fieber, Dengue-hämorrhagisches-Fieber, Dengue-Schock-Syndrom	Aedes-Mücken	Asien, Afrika, Pazifik, Mittel-, Südamerika
		Gelbfiebervirus	Gelbfieber	Mücken	Afrika, tropisches Amerika
		Omsk-hämorrhagisches-Fieber-Virus	Omsk-hämorrhagisches-Fieber	Zecken	Zentralasien
		Kyasanur-Forest-Virus	Kyasanur-Forest-Erkrankung	Zecken	Indien

* 4 Subtypen von Ebola-Viren: Zaire-, Sudan-, Ivory-Coast- und Reston-Virus
** Die Neue-Welt-Arena-Viren umfassen: Machupo-Virus (bolivianisches hämorrhagisches Fieber), Junin-Virus (argentinisches hämorrhagisches Fieber), Guanarito-Virus (venezuelanisches hämorrhagisches Fieber), Sabia-Virus (brasilianisches hämorrhagisches Fieber). Neuartige Arenaviren wurden zudem in Kalifornien isoliert.

rus), Russland und Korea (Hantaviren) (Tab. 4.7). Zudem breiten sich in den letzten Jahren die Endemiegebiete des Dengue-Fiebers sehr rasch innerhalb der tropischen Klimazonen aller Kontinente aus. Durch die globale Reisetätigkeit können Erkrankte auch außerhalb von Endemiegebieten ärztliche Hilfe suchen.

Besondere Beachtung haben in den letzten Jahren das *Lassa-, Marburg-* und *Ebolavirus* gefunden, da die Letalität bei nosokomialen Erkrankungen außerordentlich hoch ist. Im Gegensatz zum argentinischen (Junin-Virus), bolivianischen (Machupo-Virus) und venezuelanischen (Guanarito-Virus) hämorrhagischen Fieber, welche ortsgebunden erscheinen, wurden Einzelfälle von Lassa-, Marburg- und Ebolavirusinfektionen auch von Afrika nach Europa und USA eingeschleppt. Die Übertragung von Mensch zu Mensch erfolgt jedoch nur bei engem Kontakt oder beim Verarbeiten von Blut oder Exkreten (Laborpersonal) von Erkrankten, so dass die Infektketten in außerendemischen Gebieten rasch abbrechen. Das Erregerreservoir für die afrikanischen hämorrhagischen Fieber ist nur zum Teil bekannt, gesichert sind bestimmte Ratten- und Affenspezies. Der Nachweis dieser Viren darf nur in spezialisierten Laboratorien (maximale Absicherung) durchgeführt werden.

Klinisch sind diese Krankheitsbilder kaum zu unterscheiden, außer dass beim Lassafieber typischerweise orale Schleimhautulzera auftreten. Nach einer Inkubationszeit von 3–16 Tagen beginnen unspezifische grippeartige Prodromalerscheinungen, die in einen febrilen Zustand mit Exanthem, Brechdurchfall, Thoraxschmerzen, Leber-, Nieren-, Herz- und Zentralnervensystem-Schädigungen sowie hämorrhagischer Diathese übergehen. Letztere ist vor allem für die hohe Letalität verantwortlich, die beim Ebolafieber 50–90 % erreicht. Im Blutbild besteht in 80 % der Fälle eine Leukopenie.

> Der berechtigte Verdacht auf ein virales hämorrhagisches Fieber zwingt zum Ausschöpfen sämtlicher vorhandener Möglichkeiten bezüglich Isolation des Kranken und Diagnosestellung.

Status febrilis mit assoziierten Leitsymptomen

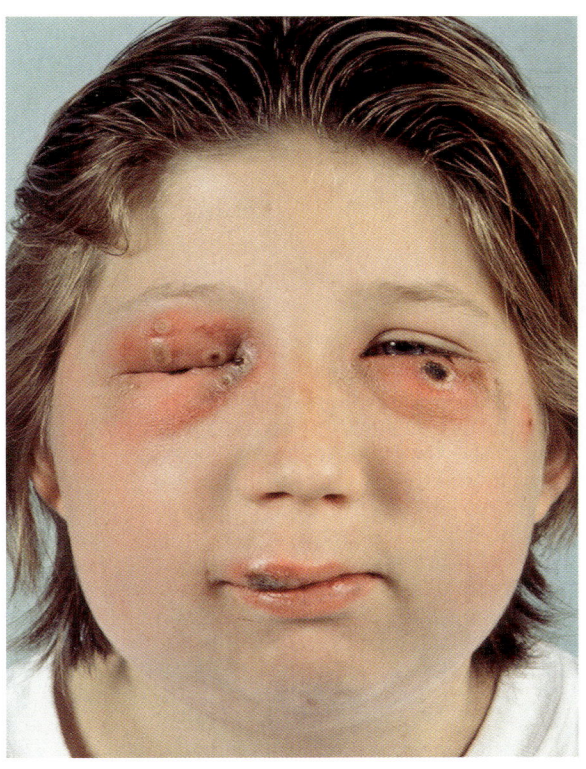

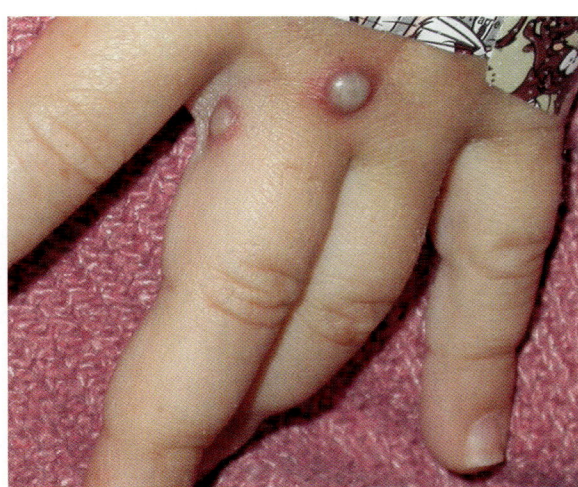

Abb. 4.7 Affenpocken nach Kontakt zu einem Präriehund, der als Haustier gehalten wurde. Die Erkrankung manifestierte sich mit Fieber, Allgemeinbeschwerden und disseminierten Hautläsionen, die Pockenläsionen gleichen. Aus den Läsionen wurde Affenpockenvirus isoliert (mit freundlicher Genehmigung der Marshfield Clinic USA).

Abb. 4.6 Kuhpocken. Fieber und Hautläsionen im Gesicht nach Kontakt mit einer kranken Ratte, die als Haustier gehalten wurde. In den Läsionen wurden Kuhpockenviren nachgewiesen (aus: Wolfs TFW et al. Emerging Infectious Diseases 2002; 8: 1495).

Hämorrhagisches Fieber mit renalem Syndrom. Verschiedene *Hantaviren* des europäischen und asiatischen Kontinents sind Ursache eines hämorrhagischen Fiebers mit renalem Syndrom (Tab. 4.7). Das Erregerreservoir der Viren sind kleine Nager. Schwere Fälle der Erkrankung werden in den späten Herbst- und Wintermonaten im Balkan beobachtet (Hantaan- und Dobrava-Virus). Die Nephropathia epidemica (Puumala-Virus) kommt v. a. in Finnland, Russland und dem Balkan, aber auch in Deutschland, Belgien, Frankreich und anderen europäischen Ländern vor.

Hämorrhagisches Fieber mit pulmonalem Syndrom. Demgegenüber wurde in den USA und Südamerika ein mit Hantaviren (Sin-Nombre-Virus) assoziiertes *pulmonales* Syndrom mit oftmals fataler Ateminsuffizienz beschrieben.

Pockenviren. Die *Pocken* (Variola) wurden 1980 als eradiziert erklärt. Ein Wiederauftreten der Erkrankung im Rahmen eines Laborunfalls oder bioterroristischer Aktivitäten ist nicht völlig auszuschließen. In Afrika sind Epidemien durch *Affenpocken* beim Menschen aufgetreten, und Affenpockenviren wurden auch außerhalb von Afrika durch Ratten, die aus Afrika exportiert wurden, auf den Menschen übertragen. Die Infektion führt zu einem systemischen febrilen Krankheitsbild mit disseminierten Hautläsionen, die mit denen der Pocken praktisch identisch sind. Seltene zoonotische Infektionen mit Orthopoxviren (Kuhpocken [Abb. 4.6], Affenpocken [Abb. 4.7]), Yatapoxviren (Tanapocken), Parapoxviren (Melkerknoten, Orf, Seehundpocken) können beim Menschen zu oftmals lokalisierten bläschenartigen Hautläsionen und febrilen Krankheiten führen. Die Molluscipoxviren sind Ursache des Molluscum contagiosum.

Status febrilis und Gelenk- oder Knochenschmerzen

In den Kapiteln 10 („Schmerzen bei Erkrankungen der Gelenke") und 11 („Schmerzen bei Erkrankungen der Knochen") werden diejenigen Krankheiten besprochen, welche wahrscheinlich *nicht* mit einer Infektion assoziiert sind.

Arthritiden

Eine infektiöse Ursache lässt sich bei ca. 15–20 % der entzündlichen Gelenkerkrankungen feststellen. Zählt man allerdings die reaktiven Arthritiden, die im Anschluss an eine extraartikuläre Infektion auftreten

Tabelle 4.8 Altersabhängiges Erregerspektrum der bakteriellen Arthritis (Häufigkeitsangaben in % nach verschiedenen Sammelstatistiken)

Erreger	Alter (Jahre) der Patienten				
	< 1/12	1/12–2	2–15	16–50	> 50
Staphylococcus aureus	20	25	50	15	75
Streptokokken	20	20	35	5	5
Haemophilus influenzae	–	50	2	–	–
Neisseria gonorrhoeae	–	–	5	75	–
Enterobacteriaceae und Pseudomonas aeruginosa	50	3	5	5	15

können, zu den infektiösen Arthritiden, erhöht sich der Anteil je nach Altersgruppe auf 30–50%. Bei etwa einem Viertel der Patienten mit bakterieller Arthritis kann eine vorausgehende oder gleichzeitige Infektionskrankheit eruiert werden. Am betroffenen Gelenk sind häufig prädisponierende Faktoren (Entzündungen, chronische Polyarthritis, Trauma, intraartikuläre Injektionen) zu erkennen.

Bakterielle Arthritiden. Bakterielle Arthritiden sind mit Ausnahme der disseminierten Gonokokkenerkrankung im Allgemeinen monoartikulär. Typischerweise polyartikulär ist der Befall bei Röteln, Hepatitis und Mumps. Auch die reaktiven Arthritiden nach Infektionen mit Chlamydien, Shigellen, Campylobacter, Salmonellen oder Yersinien befallen meistens mehrere Gelenke.

Das *klinische Bild* der bakteriellen Arthritis ist gekennzeichnet durch starke Gelenkschmerzen, Schwellung, Überwärmung und eine wesentliche Funktionseinschränkung. Fast immer ist ein Gelenkerguss vorhanden. Bei den akuten Formen besteht auch meistens ein Status febrilis. Chronische Verläufe, hervorgerufen durch Mykobakterien oder Pilze, verlaufen in der Regel afebril. Bakterielle Arthritiden bei Erwachsenen manifestieren sich am häufigsten am Knie (ca. 50%), gefolgt von Hüftgelenk (ca. 25%), Schultergelenk (15%) und Ellbogen (11%). Sprunggelenk, Handgelenk und Sternoklavikulargelenk sind in je 7%, das Ileosakralgelenk in ca. 2% betroffen.

Diagnostisch wegweisend ist die Untersuchung des Gelenkpunktates. Zusätzlich zu dem obligatorischen Gram-Präparat sollte die Synovialflüssigkeit im polarisierten Licht mikroskopisch untersucht werden, um eine Gicht oder Chondrokalzinose auszuschließen. Eine kulturelle Untersuchung und bei positivem Ergebnis eine Empfindlichkeitsprüfung des Erregers sind ebenso selbstverständlich. Das Gram-Präparat ist je nach Erreger in 30–50% der Fälle positiv: Staphylokokken werden häufiger direkt diagnostiziert als gramnegative Stäbchen. Gonokokken im Direktausstrich sind eine Seltenheit. Im Gelenkpunktat sind Leukozytenzahlen > 50 000/mm³ (> 50 × 10^9/l) mit über 90% Granulozyten die Regel. Die Glucosekonzentration ist meistens erniedrigt (< 50% der Serumkonzentration) und die Lactatkonzentration außer bei der gonorrhoischen Arthritis erhöht. Die Eiweißkonzentration schwankt zwischen 3 und 6 g/dl (30–60 g/l). Bei negativem Gram-Präparat sind diese Befunde jedoch nicht spezifisch, denn sie kommen auch bei der chronischen Polyarthritis und der Gicht vor. Nach Ausschluss dieser Affektionen kann die Ätiologie bei negativem Gram-Präparat aufgrund des altersabhängigen Erregerspektrums mit einiger Wahrscheinlichkeit vorausgesagt werden (Tab. 4.8).

Gelenktuberkulose. Die Gelenktuberkulose verläuft meist ohne Fieber. Sie zeichnet sich durch einen chronischen Verlauf mit Überwärmung, Schwellung und charakteristischer Kapselverdickung aus. Im Punktat oder in der Synoviabiopsie können Mykobakterien nachgewiesen werden. Das Röntgenbild zeigt in der Frühphase eine Kapselschwellung und gelenknahe Osteoporose, später treten Erosionen subchondral und an den Gelenkrändern auf.

Virale Arthritiden. Eine virale Arthritis wird am häufigsten bei *Röteln* und *Hepatitis B* beobachtet. Die Arthritis bei Röteln befällt vor allem die Hand- und Fingergelenke erwachsener Frauen. Auch bis zu 30% der Mädchen und 15% der Knaben, die an Röteln erkranken oder eine Impfung mit abgeschwächtem Lebendimpfstoff erhalten, machen eine 1- bis 2-wöchige arthritische Phase durch. Meist treten die Gelenksymptome nach dem Exanthem auf.

Daneben kommen passagere Arthritiden bei verschiedensten viralen Affektionen vor, so im Prodromalstadium von Hepatitis B, Mumps, Pocken, Varizellen und Vakzinia, Mononukleose, Masern, Parvovirus-B19-Infektion sowie bei Infektionen mit HIV, Arbo-, ECHO-, Coxsackie- und Influenzaviren.

Pilzarthritiden. Pilzarthritiden sind in Europa sehr selten. In den USA können in absteigender Häufigkeit folgende Erreger identifiziert werden: Kokzidioidomykose, Histoplasmose, Blastomykose, Kryptokokkose und Sporotrichose. Der klinische Verlauf der Pilzarthritiden gleicht der Arthritis tuberculosa. Meistens liegt der Primärherd der Pilzarthritis in den Lungen, seltener in der Haut.

Reaktive Arthritiden und Arthralgien. Reaktive Arthritiden, zu denen auch das Reiter-Syndrom zählt, treten gehäuft nach Infektionen mit Chlamydien, Shigellen, Campylobacter, Salmonellen, Yersinien und möglicherweise auch Gonokokken auf. Eine reaktive Arthritis findet man gelegentlich auch bei Lyme-Borreliose, Ehrlichiose, Morbus Whipple, Katzenkratzkrankheit, parasitären und viralen Erkrankungen, Morbus Crohn, Colitis ulcerosa und Behçet-Syndrom.

> Vom Befund der Gelenkschwellung sind die *Arthralgien* zu unterscheiden, welche ohne klinisch objektive Veränderungen eines oder mehrere Gelenke betreffen können.

Arthralgien oder Arthritiden werden häufig angegeben bei grippalen Infekten, Hepatitis B im Prodromalstadium, Morbus Whipple, Brucellose, bei allen Formen von Vaskulitiden, Polymyalgia rheumatica, dem familiären Mittelmeerfieber, Hyper-IgD-Syndrom und Tumor-Nekrose-Faktor-Rezeptor-assoziiertem periodischen Fieber (TRAPS).

Osteomyelitis, Spondylodiszitis und Gelenkprotheseninfektionen

Pathogenese. Knocheninfektionen werden durch eine hämatogene Dissemination von Bakterien oder einen Per-continuitatem-Befall des Knochens nach Haut- und Weichteilinfektionen verursacht. Eine Infektion per continuitatem wird durch eine vaskuläre Insuffizienz begünstigt (z. B. diabetischer Fuß) oder ist die Folge eines Traumas oder chirurgischen Eingriffs.

Je nach pathogenetischer Ursache und Alter findet sich ein unterschiedliches Erregerspektrum. Am häufigsten werden Staphylococcus aureus, koagulasenegative Staphylokokken, Streptokokken der Gruppe B (v. a. bei Neugeborenen), Haemophilus influenzae (häufiger bei Kindern), Enterobacteriaceae (selten, v. a. bei älteren Menschen), Pseudomonas oder Anaerobier isoliert. Seltenere Erreger sind Enterokokken, Salmonellen, Tropheryma whippelii, Brucellen, Mykobakterien oder Candida (bei intravenös Drogenabhängigen oder nach Katheterinfektion).

Bei *Infektionen von Gelenkprothesen* wird nach dem zeitlichen Auftreten nach Implantation der Prothese zwischen Frühinfektionen (innerhalb von 3 Monaten postoperativ), verzögerten Infektionen (3–24 Monate) und Spätinfektionen unterschieden. Früh auftretende Infektionen sind meist die Folge einer exogenen perioperativen Inokulation von Hautkeimen des Patienten. Verzögert diagnostizierte Infektionen entstehen ebenfalls perioperativ, werden aber infolge der geringen Virulenz der Keime (Staphylococcus epidermidis, Propionibacterium, Corynebacterium spp.) erst verzögert klinisch manifest. Bei den späten Infektionen wird von einer hämatogenen Besiedelung der Prothese ausgegangen.

Klinik. Der Beginn einer *akuten hämatogenen Osteomyelitis* ist meist abrupt, kann aber auch schleichend und unspezifisch sein. Typischerweise sind lokalisierte Schmerzen, Fieber und im Verlauf der Erkrankung lokale Entzündungszeichen vorhanden. Im Blut finden sich eine Leukozytose und erhöhte Entzündungsparameter. Nach hämatogener Streuung von Bakterien können mehrere Knochen befallen sein. Auf einen Per-continuitatem-Befall des Knochens weisen i. d. R. lokale Zeichen einer Wundinfektion oder ein Abszess der Haut- und Weichteile hin. Je nach Nähe zu benachbarten Gelenken finden sich zudem Zeichen einer septischen Arthritis.

Bei der *Spondylodiszitis*, welche üblicherweise auf hämatogenem Weg entsteht, stehen die lokalen Schmerzen, die zu Beginn oftmals leichter Natur sein können, im Vordergrund. Bei rund 50 % der Patienten fehlen Fieber und die Leukozytose. Die Blutsenkungsreaktion ist i. d. R. erhöht.

Durch die erwähnten Bakterien können auch wenig symptomatische Knochenläsionen verursacht werden, bei denen die lokalen oder systemischen Entzündungszeichen (inkl. Entzündungsparameter im Blut) fehlen können. Bei solchen klinischen Situationen sind auch andere Erreger differenzialdiagnostisch zu erwägen, wie Tuberkulose, je nach Endemiegebiet systemische Mykosen oder selten auch die im Kapitel 11 diskutierten nichtinfektiösen Ursachen (Malignome, Leukämie).

Bei der *chronischen Osteomyelitis*, die oftmals durch einen Knochensequester oder Fremdkörper unterhalten wird, können systemische Entzündungszeichen fehlen. Die Unterscheidung einer *chronischen Gelenkprotheseninfektion* von einer mechanischen Prothesenlockerung kann erhebliche differenzialdiagnostische Schwierigkeiten verursachen, da die Entzündungsparameter im Blut selbst bei einer chronischen Infektion praktisch normal sein können.

Diagnostik. Die Diagnose einer Osteomyelitis beruht auf dem Erregernachweis durch Blutkulturen, Kultur von Knochenbiopsien und bildgebenden Verfahren. Die MRT kann osteomyelitische Herde oder Knochensequester zeigen, die mit konventioneller Röntgentechnik nicht gesehen werden können.

> Die Kultur von Abstrichen der Haut- oder Weichteile kann irreführend sein und nicht die für die Osteomyelitis verantwortlichen Erreger identifizieren.

Status febrilis und Lymphknotenschwellungen

Fieber und generalisierte Lymphknotenschwellungen

Infektiöse Ursachen. Unter den infektiösen Ursachen, welche eine generalisierte Lymphknotenschwellung verursachen können, sind in erster Linie Mononukleose, Röteln, Zytomegalie, Toxoplasmose und HIV-Infektion zu nennen. Mit Hilfe von Blutbild, serologischen Tests und Feinnadelpunktion lässt sich eine definitive Diagnose im Allgemeinen rasch sichern. Bei entsprechendem Kontakt mit Tieren oder Milchprodukten ist eine Brucellose zu erwägen. Bei der Katzenkratzkrankheit kann die Lymphadenopathie generalisiert sein und auch viszerale Lymphknoten befallen. Zusätzlich zu dem erwähnten makulopapulösen Exanthem sind bei der Lues II die Lymphknoten regelmäßig vergrößert.

Nichtinfektiöse Ursachen. Maligne Lymphome, Leukämien, metastasierende Tumoren und Paraproteinämien können sämtliche Lymphknotenstationen befallen. Eine Mikropolyadenopathie kann durch zirkulierende Immunkomplexe, hervorgerufen durch medikamentöse oder andere Allergien, verursacht werden. Unter den seltenen Ursachen einer generalisierten Lymphadenopathie figurieren Sarkoidose, Speichererkrankungen, Sjögren-Syndrom, Kawasaki-Syndrom, die Castleman-Erkrankung, Kikuchi-Erkrankung, die Sinushistiozytose mit massiver Lymphadenopathie (Rosai-Dorfman-Erkrankung), Amyloidose, autoimmunhämolytische Anämie, entzündlicher Pseudotumor, Hyperthyreose und Histiozytose X.

Fieber und lokalisierte Lymphknotenschwellungen

Die regionalen Lymphknotenschwellungen sind differenzialdiagnostisch und topographisch von großer Bedeutung.
- Eine akute, schmerzhafte Schwellung der *zervikalen* Lymphknoten tritt im Allgemeinen bei Infektionen der oberen Luftwege auf. Neben verschiedensten Viren spielen Streptokokken der Gruppe A und das Epstein-Barr-Virus eine wichtige Rolle. Infolge einer ungenügenden Impfdisziplin ist auch die Diphtherie differenzialdiagnostisch immer wieder in Erwägung zu ziehen. Gelegentlich beschränkt sich der Lymphknotenbefall bei einer Toxoplasmose auf die Halsregion. Die zervikale Lymphknotentuberkulose verläuft meist einseitig, chronisch und schmerzlos. Auch nichttuberkulöse Mykobakterien werden in dieser Lokalisation gefunden.

> Bei einer asymmetrischen schmerzlosen Schwellung muss ein malignes Lymphom ausgeschlossen werden.

- Röteln und Masern und unspezifische Infektionen in der Kopfhaut führen zu *okzipitalen* Lymphknotenvergrößerungen.
- Je nach Lokalisation der primären Infektion führen Streptokokken der Gruppe A zu einer schmerzhaften Vergrößerung der *inguinalen, ulnaren* oder *axillären* Lymphknoten. Die begleitende Lymphangitis und der lokale Befund an der betroffenen Extremität erleichtern die Diagnose. Vor allem bei schlanken jugendlichen Personen ist eine Mikropolyadenopathie axillär und inguinal sehr häufig zu palpieren. Diese Veränderungen sind auf die chronische Mikrotraumatisierung der Extremitäten zurückzuführen und sind in Bezug auf die Abklärung eines Status febrilis irrelevant. Die Diagnose einer Katzenkratzkrankheit wird meistens erst mit dem Auftreten einer lokalisierten Lymphknotenschwellung in Erwägung gezogen.
- Im Anschluss an einen genitalen syphilitischen Primäraffekt kommt es zu einer indolenten Vergrößerung der *inguinalen* Lymphknoten. Im Gegensatz dazu sind die inguinalen Lymphknoten beim Herpes simplex, Lymphogranuloma venereum (Chlamydia trachomatis), weicher Schanker (Ulcus molle, verursacht durch Haemophilus ducreyi) und Granuloma inguinale (Calymmatobacterium granulomatis) schmerzhaft vergrößert und zum Teil fluktuierend. Die Gonorrhö verursacht praktisch nie eine Lymphknotenschwellung.
- Beim *Herpes zoster* sind die regionalen Lymphknoten regelmäßig vergrößert, die charakteristische Anordnung der Effloreszenzen erlaubt in den meisten Fällen eine Blickdiagnose.
- In tropischen Endemiegebieten ist die *Filariose* differenzialdiagnostisch zu erwägen. Das afrikanische *Zeckenbissfieber* führt ebenfalls zu einer regionalen Lymphknotenschwellung, abhängig vom Ort des Zeckenbisses.

Infektionen der Lymphknoten

Toxoplasmose (Toxoplasma gondii). Die Morbidität der Toxoplasmose ist bei immunkompetenten Personen (mit Ausnahme der okulären Infektion) gering. Sowohl die kongenitalen wie auch die erworbenen Formen verlaufen klinisch meistens inapparent. Schwere Krankheitsbilder entstehen beim Fötus, wenn die Ansteckung während der *Frühschwangerschaft* erfolgt und bei immundefizienten, v. a. HIV-infizierten Patienten (zerebrale Hirnabszesse). Bei Immunkompetenten ist die Lymphknotentoxoplasmose am häufigsten. Allgemeinsymptome wie subfebrile Temperaturen, reduzierter Allgemeinzustand, Kopf- und Gliederschmerzen sind bei einer klinisch manifesten Toxoplasmose die Regel. Grundsätzlich können sich die Toxoplasmenzysten in sämtlichen Organen ansiedeln, bevorzugt sind jedoch Gehirn, Chorioretina und die Muskulatur. Die Diagnostik beruht auf der Serologie. Die Resultate

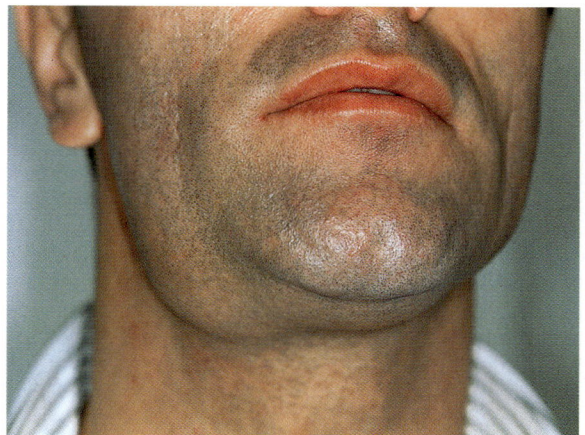
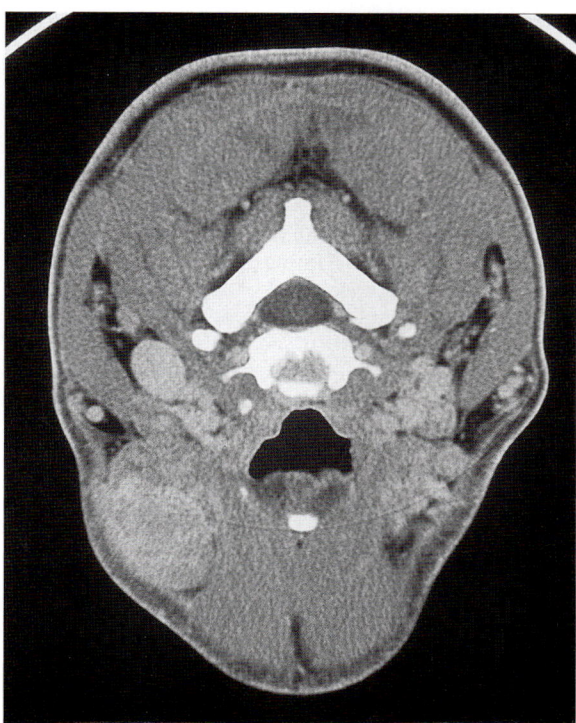

Abb. 4.8 Bazilläre Angiomatose bei HIV-Infektion.
a Tumor, Unterkieferwinkel rechts.
b CT der Halsweichteile: Raumforderung von 4 × 3 × 3 cm, inhomogenes kräftiges Kontrastmittel-Enhancement (Histologie: Lymphknoten mit lymphoidem Infiltrat, Proliferation kleiner kapillärer Gefäße, durch Warthin-Starry-Silberfärbung angefärbte stäbchenförmige Bakterien.)

einer Feinnadelpunktion oder Biopsie eines Lymphknotens sind bei der Toxoplasmose zwar unspezifisch, können aber hilfreich sein, um differenzialdiagnostisch ein Lymphom auszuschließen.

Katzenkratzkrankheit (Bartonella henselae). Die Katzenkratzkrankheit ist eine subakute, üblicherweise selbstlimitierende granulomatöse Lymphadenitis nach einer Infektion mit Bartonella henselae (früher: Rochalimaea henselae). Das Erregerreservoir sind gesunde Katzen. Der Fieberverlauf ist sehr variabel. Allgemeinsymptome können vorhanden sein. Nicht immer ist die Primärläsion (rote Papel) nach einer Verletzung durch eine Katze sichtbar oder anamnestisch zu eruieren. Die Lymphadenitis eines regionären Lymphknotens tritt meist ca. 2 Wochen nach der Infektion auf, und es kann zu einer ausgedehnten eitrigen Entzündung kommen.

Seltenere klinische Manifestationen sind eine generalisierte Lymphadenitis, die über Wochen bis Monate persistieren kann, das okuloglanduläre Syndrom (Parinaud) nach Inokulation des Erregers in die Augen, eine Enzephalitis, Optikusneuritis, osteolytische Läsionen oder Granulome in Leber und Milz.

Bei immunsupprimierten, v. a. HIV-infizierten Patienten kann die Infektion mit Bartonella zu einer Bakteriämie, Peliosis hepatis oder bazillären Angiomatose führen (Abb. 4.8).

Die Diagnose beruht v. a. auf dem serologischen Antikörpernachweis. Routinekulturen bleiben immer steril und der Erreger ist nur mit speziellen Methoden zu kultivieren. Zum Teil gelingt der histologische Nachweis der Bartonellen mit einer Silberfärbung. Die Histologie der Lymphadenitis kann auf eine Katzenkratzkrankheit hinweisen, ist aber nicht spezifisch.

Tularämie (Francisella tularensis). Die Tularämie ist eine hochfebrile Infektionskrankheit, die durch zahlreiche Tierarten (vor allem Nagetiere) und durch Zecken übertragen wird. Sie kommt in Europa selten vor, Endemieherde finden sich in Schweden, in der Tschechoslowakei, in Österreich, Deutschland und den Balkanländern. Häufigste Eintrittspforten sind die Haut oder Schleimhäute des Gastrointestinal- oder Respirationstrakts. An der Haut bildet sich zuerst eine gerötete Papel, später evtl. ein scharfrandiges Ulkus. Typisch ist die regionäre Lymphadenitis.

Nach Inhalation der Erreger oder infolge einer Bakteriämie entsteht das Bild einer „atypischen" Pneumonie. Die Diagnose wird mit einem Antikörpernachweis oder bakteriologisch (Verdachtsdiagnose an Labor melden) gestellt.

Pest (Yersinia pestis). Die Pest ist heute noch auf allen Kontinenten endemisch und wird durch Flöhe von verschiedenen Nagetieren auf den Menschen übertragen. Die Bubonenpest ist gekennzeichnet durch eine schmerzhafte regionäre, evtl. abszedierende Lymphadenitis. Die häufigste Lokalisation des Primäraffekts ist – entsprechend der Stichstelle der Flöhe – die Leiste (über 80 %), gefolgt von Axilla und Nacken. Die Symptome der Allgemeininfektion sind hohes Fieber, Delirium, Endotoxinschock und seltener eine hämorrhagische Pneumonie. Einen fulminanten Verlauf zeigt die durch Tröpfcheninfektion entstandene Pestpneumonie. Der kulturelle Erregernachweis erfolgt aus dem Blut, Lymphknoten- oder Bubonenpunktat und Sputum.

Mykobakteriosen. Bei jungen Erwachsenen aus Endemiegebieten ist die zervikale Lymphknotentuberkulose eine der häufigsten Ursachen einer lokalisierten Lymphknotenschwellung. Sie verläuft meist einseitig, chronisch und schmerzlos.

Bei Kindern können auch nichttuberkulöse Mykobakterien (M.-avium-Komplex, M. scrofulaceum, M. kansasii, M. malmoense, M. chelonae, M. fortuitum, M. haemophilum) eine zervikale oder anderswo lokalisierte Lymphadenitis verursachen. Zur Diagnose einer Mykobakteriose ist neben einer entsprechenden klinischen Symptomatik der Nachweis eines Isolates aus sterilen Gewebeproben (Biopsie) notwendig.

Lymphadenopathie ungeklärter Ursache

Kawasaki-Syndrom. Das Kawasaki-Syndrom ist eine akute systemische Vaskulitis, welche v. a. bei Kleinkindern auftritt und nur vereinzelt bei Erwachsenen beobachtet wurde. Epidemiologische Daten weisen auf eine infektiöse Ursache hin, die aber bisher nicht identifiziert werden konnte. Möglicherweise lösen Bakterientoxine, welche als Superantigene die Makrophagen und T-Zellen wie beim Toxic-Shock-Syndrom massiv stimulieren, die Krankheit aus.

Während der akuten Erkrankung stehen folgende *Leitsymptome* im Vordergrund:
- Fieber (während mindestens 5 Tagen),
- zervikale Lymphadenopathie,
- bilaterale Konjunktivitis,
- Veränderungen von Lippen und Zunge (rote Lippen mit Fissuren, Erdbeerzunge, oropharyngeales Erythem),
- Erythem und Schwellung von Handflächen und Fußsohlen und im Verlaufe eine periungual beginnende Desquamation dieser Hautstellen sowie
- ein erythematöses oder makulopapulöses Exanthem.

Bei etwa 50% der Patienten entwickelt sich eine Myokarditis, weniger häufig eine Perikarditis oder Klappeninsuffizienz. Die schwerwiegendste Komplikation sind aneurysmatische Erweiterungen der Koronararterien. In der akuten Phase können zudem auch eine aseptische Meningitis, ein Leberbefall und arthritische Beschwerden beobachtet werden.

Castleman-Erkrankung (angiofollikuläre Lymphknotenhyperplasie). Leitbefund dieser seltenen Erkrankung unbekannter Ursache ist eine lokale oder generalisierte Lymphadenopathie. Die Diagnose beruht auf dem histologischen Befund, bei welchem ein „hyalin-vaskulärer Typ" (90% der Fälle) und ein „Plasmazelltyp" unterschieden werden. Während beim hyalin-vaskulären Typ eine lokalisierte, klinisch asymptomatische Lympadenopathie besteht, ist der Plasmazelltyp multizentrisch (Befall von Hiluslymphknoten und abdominalen Lymphknoten) und geht mit Fieber, Nachtschweiß, Gewichtsverlust und Arthralgien einher. Bei HIV-Infizierten wurde ein schwerer und oftmals fataler Verlauf mit Fieber, Lymphadenopathie, Hepatosplenomegalie, Gewichtsverlust, respiratorischen Beschwerden, Ödemen und Panzytopenie beschrieben. In befallenen Lymphknoten von HIV-Infizierten und einzelnen immunkompetenten Patienten wurden Genomanteile des humanen Herpesvirus 8 nachgewiesen.

Bei Patienten mit dem ätiologisch ebenfalls nicht geklärten *POEMS-Syndrom* (periphere Neuropathie, Organomegalie, Endokrinopathie, monoklonales Paraprotein, Haut [skin]-Läsionen) sind die histologischen Befunde ähnlich wie bei der Castleman-Erkrankung.

Kikuchi-Fujimoto-Erkrankung. Der histologische Befund dieser üblicherweise gutartig verlaufenden, ätiologisch unklaren und selbstlimitierenden Erkrankung der Lymphknoten ist eine nekrotisierende Lymphadenitis, welche histologisch nicht immer einfach von einem malignen Lymphom oder einem systemischen Lupus erythematodes zu unterscheiden ist. Es können alle Lymphknotenstationen befallen sein, aber am häufigsten imponiert eine zervikale Lymphadenopathie. Bei 30–50% der Patienten tritt Fieber auf, seltener andere konstitutionelle Symptome. Oftmals bestehen eine Leukopenie mit Lymphozytose, eine erhöhte Blutsenkungsreaktion und seltener erhöhte Transaminasen. Die Erkrankung wurde zuerst in Japan beschrieben, ist aber inzwischen weltweit beobachtet worden.

Sinushistiozytose mit massiver Lymphadenopathie (Rosai-Dorfman-Erkrankung). Es handelt sich um eine seltene benigne Erkrankung unklarer Ätiologie. Die klinischen Manifestationen umfassen Fieber, Lymphadenopathie, Neutrophilie, hohe Blutsenkungsreaktion, polyklonale Hypergammaglobulinämie und in 40% extranodale Pathologien im Bereich der Haut, des oberen Respirationstrakts, der Knochen oder dem retrobulbären Gewebe. Die Histologie zeigt eine massive Sinusinfiltration durch histiozytäre Zellen mit typischen histochemischen Charakteristika.

Entzündlicher Pseudotumor. In Biopsien von wenigen Patienten mit peripherer oder retroperitonealer Lymphadenopathie und mit teilweise über Monate bis Jahre dauerndem Fieber und Gewichtsverlust wurden histologische Befunde beschrieben, welche sich von einem reaktiven Prozess und malignen Lymphomen unterschieden und dem sog. „Plasmazellgranulom" ähnlich waren. Ähnliche histologische Befunde wurden auch in anderen Organen (Lunge, Leber, Milz, Pankreas, Gastrointestinaltrakt, Meningen) beschrieben. Es handelt sich um einen entzündlichen Prozess unklarer Ätiologie (inflammatory pseudotumor) im bindegewebigen Anteil der Lymphknoten mit Spindelzell- und/oder vaskulärer Proliferation.

Status febrilis mit Schwellung im Gesichts- oder Halsbereich

Parotisschwellung

Mumps (Paramyxovirus). Bei der Parotitis epidemica tritt die Drüsenschwellung zuerst einseitig, nach 1–2 Tagen doppelseitig auf. Charakteristisch sind das abstehende Ohrläppchen und die geschwollene und gerötete Mündung des Ductus parotideus. Subjektiv bestehen erhebliche Kauschmerzen. Mit zunehmendem Lebensalter steigt die Häufigkeit der Miterkrankungen anderer inkretorischer und exkretorischer Drüsen (Orchitis, Pankreatitis) und des zentralen Nervensystems (Enzephalitis, Meningitis). Diese können auch als einzige Manifestationen der Parotitis epidemica auftreten. Das Blutbild zeigt eine Lymphomonozytose, wodurch eine Abgrenzung gegenüber den eitrigen Parotitiden, welche mit einer relativen Lymphopenie einhergehen, möglich ist.

Eitrige Parotitis. Die sog. marantische Parotitis ist oft einseitig, schmerzhaft, nicht gerötet und tritt in der Regel als Sekundärinfektion infolge verminderten Speichelabflusses bei schweren und konsumierenden Krankheiten auf.

Nichtinfektiöse Parotisschwellungen. Differenzialdiagnostisch von der Parotitis abzugrenzen sind Parotishypertrophien, Sjögren-Syndrom, Parotismischtumoren und lymphoepitheliale Zysten.
- *Parotishypertrophien* sind stets bilateral, sehr langsam verlaufend und meist kombiniert mit Alkoholismus, Fettsucht, Unterernährung oder einer HIV-Infektion.
- Bei Patienten mit einer HIV-Infektion muss auch an *lymphoepitheliale Zysten* gedacht werden.
- Die lokalisierte Lymphomatose der Parotis, der Submaxillaris und der lateralen Tränendrüsen kommt vor allem beim *Sjögren-Syndrom* vor. Das Sialogramm zeigt häufig Gangdeformationen.
- Das Sialogramm ist auch geeignet, *Speichelsteine* (meist einseitig, rezidivierende Schmerzen) nachzuweisen.
- *Parotismischtumoren* sind wegen des langsamen Wachstums und des Fehlens von entzündlichen Erscheinungen von einer akuten Parotitis leicht zu unterscheiden.

Halsschwellung

An dieser Stelle werden infektiöse Erkrankungen diskutiert, bei denen primär nicht eine zervikale Lymphadenopathie, sondern eine diffuse Halsschwellung imponiert.

Lemierre-Syndrom. Das Lemierre-Syndrom (oder Postangina-Septikämie) ist eine eitrige Infektion des lateralen pharyngealen Raums, welche v. a. durch Fusobacterium necrophorum verursacht wird und als Komplikation einer Angina auftreten kann. Die Infektion kann zu einer septischen Jugularvenenthrombose, Bakteriämie und septischen Embolien in der Lunge oder selten in anderen Organen (z. B. Knochen) führen. Manchmal ist eine vorhergegangene Angina anamnestisch nicht zu eruieren. Die Diagnose beruht auf dem klinischen Bild und dem Nachweis des Erregers in der Blutkultur.

Aktinomykose. Die Aktinomykose (Actinomyces israelii, A. naeslundii und weitere Arten) ist eine seltene subakute bakterielle Infektionskrankheit. Typischerweise bilden sich Granulome mit ausgesprochener Tendenz zur Fistelbildung. In über 90 % ist die Zervikofazialregion betroffen. Lungen, Magen-Darm-Trakt (Ileozökalgegend) und weibliche Adnexe (Intrauterinpessare) sind seltener befallen. Infolge einer Ausbreitung per continuitatem kann entsprechend der primären Lokalisation eine Osteomyelitis der Mandibula, Perikarditis, Empyem oder Spondylitis auftreten. Eine hämatogene Aussaat ist selten, dabei können Abszesse in Gehirn, Leber oder Nieren entstehen. Bei einer ausgedehnten Erkrankung kommt es zu Fieber und Nachtschweiß. Differenzialdiagnostisch kommt am ehesten eine Tuberkulose oder ein Malignom (bretthharte Infiltration in der Zervikofazialregion) in Frage.
Das Bestehen einer eiternden Fistel erleichtert die Diagnose außerordentlich. Der Nachweis von Drusen oder Aktinomyzeten im Gram-Präparat oder in einer anaeroben Kultur ist beweisend. Die Aktinomykose ist eine obligate Mischinfektion mit aeroben und anaeroben Keimen.

Status febrilis, Kopfschmerzen und Meningismus

> Nackensteifigkeit und Kopfschmerzen sind Kardinalsymptome einer *meningealen Entzündung*.

Neben der eingeschränkten und schmerzhaften passiven (und aktiven) Flexion des Kopfes im Nacken, die im Extremfall unmöglich ist, findet sich häufig ein positives Kernig- oder Brudzinski-Zeichen, und die Patienten nehmen nach Aufforderung zum Sitzen spontan eine Dreifußstellung ein.

Ursachen eines Meningismus. Die meisten Ursachen eines Meningismus sind infektiöser Natur. Seltener sind medikamentöse (z. B. Cotrimoxazol, Antirheumatika) oder allergische Reaktionen, diffuser Befall des Zentralnervensystems im Rahmen von Leukämien oder metastasierenden Tumoren, Subarachnoidalblutungen und zerebrovaskuläre Insulte infolge Thrombose oder Embolie.

Klinik der Meningitis. Die folgenden Symptome und Befunde sprechen für das Vorliegen einer Meningitis:
- Nackensteifigkeit,
- Kopfschmerzen,
- Fieber,
- Übelkeit,
- Erbrechen,
- Lichtscheu,
- Diplopie,
- Hyperästhesie gegenüber äußeren Einflüssen,
- generalisierte Krämpfe (vor allem bei Kleinkindern).

Die neurologische Untersuchung offenbart häufig eine Bewusstseinseinschränkung, die in späteren Stadien bis zum Koma fortschreiten kann, Stauung der Fundusvenen, evtl. Papillenödem, Pupillendifferenzen mit träger Lichtreaktion, Augenmuskellähmungen (am häufigsten N. abducens), leichte Koordinationsstörungen, Tremor, Muskelhypertonie, Hyperreflexie und evtl. ein positives Babinski-Zeichen. Die einzelnen Symptome können unterschiedlich stark ausgeprägt sein und nehmen im Allgemeinen mit dem Fortschreiten der Krankheit zu.

Liquoruntersuchung

Die chemische und mikroskopische Untersuchung des Liquors erlaubt in den meisten Fällen infektiöser Genese eine Diagnose zu stellen, wobei der Zellzahl und der Zelldifferenzierung die größte Bedeutung zukommt (Tab. 4.**9**). Die Eiweiß- und Zuckerkonzentrationen (Letztere im Vergleich mit einem simultan bestimmten Blutzucker) geben weitere wertvolle differenzialdiagnostische Hinweise. So lassen sich aufgrund der Liquorbefunde einige charakteristische Konstellationen beschreiben:

Charakteristische Befundkonstellationen bei Liquordiagnostik

- Eine *hohe Zellzahl* ($> 1000/mm^3$, $> 10^9/l$), überwiegend Granulozyten, eine *tiefe Glucosekonzentration* ($< 40\%$ der simultanen Blutprobe) und eine *hohe Eiweißkonzentration* (100–700 mg/dl, 1–7 g/l) sprechen für eine bakterielle Meningitis oder einen durchgebrochenen Hirnabszess.
- Eine *mäßige Erhöhung der Zellzahl* ($25-500/mm^3$, $25 \times 10^6 - 500 \times 10^6/l$) mit vorwiegend mononukleären Zellen, *tiefem* oder evtl. *normalem Zuckergehalt* und *erhöhtem Eiweißgehalt* (50–500 mg/dl, 0,5–5 g/l) kommt bei granulomatösen und neoplastischen Meningitiden vor. Mykobakterien und Kryptokokken sind die wichtigsten infektiösen Ursachen in dieser Gruppe. Der karzinomatöse oder leukämische Befall der Meningen lässt sich einerseits zytologisch erkennen, andererseits ist die bekannte Grundkrankheit richtungweisend.
- Eine *mäßige Pleozytose* ($5-1000/mm^3$, $5 \times 10^6 - 1 \times 10^9/l$) mit überwiegend mononukleären Zellen, einem *normalen bis leicht erhöhten Eiweißgehalt* (< 100 mg/dl, < 1 g/l) und einem *normalen, evtl. tiefen Zuckergehalt* wird als „seröse" Meningitis bezeichnet. Verschiedene Viren (z. B. Entero-, Mumps- und Herpesviren), Bakterien (z. B. Treponema pallidum, Borrelia burgdorferi, Leptospiren, Listerien) und Protozoen (z. B. Toxoplasmen, Trichinen, Plasmodien) können diese Veränderungen hervorrufen. In den meisten Fällen bleibt allerdings die Ätiologie unklar.
- Die postinfektiöse Meningoenzephalitis (z. B. Masern, Röteln, Varizellen), parameningeale Infektionen (Hirnabszess, subdurales oder epidurales Empyem, septische Thrombophlebitis der Sinus durae matris, zervikale Spondylitis, duranahe Osteomyelitis, epiduraler spinaler Abszess) und die antibiotisch anbehandelte bakterielle Meningitis sind weitere Ursachen für eine geringgradige Pleozytose.
- Die herdförmigen parameningealen Infektionen können mit Hilfe der Computertomographie lokalisiert werden. Von praktischer Bedeutung ist die Tatsache, dass in der Frühphase der „serösen" Meningitis polynukleäre Zellen dominieren und die Verschiebung zugunsten der mononukleären während der ersten 3 Tage stattfindet.
- Schlagartig einsetzende Kopfschmerzen, Meningismus und Fieber sind typisch für eine *Subarachnoidalblutung*. Der Liquor ist *blutig* oder *xanthochrom*.

Bakterielle Meningitiden

Meningitiserreger bei Erwachsenen sind Pneumokokken, seltener Meningokokken und Haemophilus influenzae. Posttraumatisch und nach neurochirurgischen Eingriffen sind Staphylokokken gehäuft. Andere Erreger (Enterobacteriaceen, Listerien) können aufgrund des Gram-Präparates nur vermutet werden, gelegentlich vermitteln die Begleitumstände jedoch weitere Hinweise.

Meningokokkenmeningitis. Das Reservoir von Neisseria meningitidis liegt im Nasopharynx asymptomatischer Träger. In erster Linie erkranken Kinder und Jugendliche, seltener Erwachsene nach einem katarrhalischen Infekt an einer Meningokokkenmeningitis. Im Anschluss an eine Meningokokkenbakteriämie kann es zum klinischen Bild der Meningitis kommen, jedoch kommen auch Meningokokkenseptikämien ohne Meningitis und Meningokokkenmeningitiden ohne klinisch evidente Bakteriämie vor. Bei der Meningokokkenseptikämie tritt in ca. 3/4 der Fälle eine Kombination von Purpura und makulopapulösem Exanthem (Abb. 4.**9**) auf.

Status febrilis mit assoziierten Leitsymptomen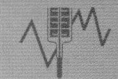

Tabelle 4.9 Liquorbefund bei verschiedenen Meningitisformen (lumbale Punktion)

Ätiologie	Aussehen	Vorherrschender Zelltyp (Zellzahl)	Eiweißgehalt	Glucosegehalt*	Kultureller Befund	Bemerkungen
Normalbefund	klar, farblos, kein Gerinnsel	nur Lymphozyten (max. 5/mm³ = 5 × 10⁶/l)	15–45 mg/dl (150–450 mg/l)	50–80 mg/dl (2,8–4,4 mmol/l) oder > 60 % des Blutzuckers	negativ	Initialdruck 7–20 cm Wasser (5,2–14,7 mmHg) in Horizontallage
bakterielle Ursache	weißliche bis gelbliche Trübung, Gerinnsel	> 90 % Granulozyten (500–20 000/mm³ = 0,5–20 × 10⁹/l)	50–1500 mg/dl (0,5–15 g/l)	< 35 mg/dl (< 1,95 mmol/l)	positiv	Bakterien häufig im direkten Gram-Präparat identifizierbar, Druck 20–75 cm Wasser (14,7–55 mmHg)
Tuberkulose	klar, selten xanthochrom oder trüb, selten Gerinnsel (nach 12 h)	Lymphozyten (selten > 300/mm³ = 0,3 × 10⁹/l)	45–500 mg/dl (0,45–5,0 g/l)	0–45 mg/dl (0–2,5 mmol/l)	meist positiv	molekulargenetischer Erregernachweis möglich, gelegentlich direkter mikroskopischer Bakteriennachweis im Auramin- oder Ziehl-Neelsen-Präparat, Chloride häufig erniedrigt*
Leptospirose	klar bis xanthochrom	Lymphozyten (meist > 500/mm³ = 0,5 × 10⁹/l)	erhöht (meist Ende 1. Woche) 50–110 mg/dl (0,5–1,1 g/l)	meist normal, selten erniedrigt	evtl. positiv (spezielle Nährmedien)	
Neuroborreliose	klar	Lymphozyten	erhöht	normal	negativ	intrathekale spezifische Antikörperbildung, spezifische Serum-IgG-Antikörper, molekulargenetischer Erregernachweis meist negativ
virale Ursache	klar, selten leicht opaleszent	initial Granulozyten, nach 48 h Lymphozyten (selten über 500/mm³ = 0,5 × 10⁹/l), nach 2 Wochen häufig normal	mit abnehmender Zellzahl steigend bis 120 mg/dl	meist normal (Ausnahme Parotitis)	ECHO-Viren häufig isolierbar, andere Viren seltener	
Kryptokokkose	klar oder opaleszent	Lymphozyten (40–400/mm³ = 0,04–0,4 × 10⁹/l)	meist erhöht	in ca. 50 % der Fälle erniedrigt	meist positiv	in 50 % der Fälle Nachweis des Pilzes im Liquorzentrifugat (Tuschefärbung)
Toxoplasmose	klar oder opaleszent, evtl. xanthochrom	Lymphozyten	erhöht	normal bis leicht erniedrigt	negativ	evtl. positiver Direktnachweis im Liquorzentrifugat (Immunfluoreszenz)
Lupus erythematodes	klar	Lymphozyten, seltener Granulozyten	leicht erhöht	leicht erniedrigt	negativ	evtl. Anti-DNS-Antikörper positiv

* verglichen mit gleichzeitig entnommener Blutprobe

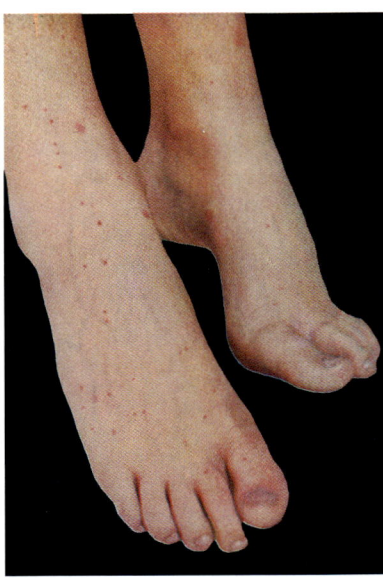

Abb. 4.9 Hautblutungen bei Meningokokkenmeningitis.

Ein fulminanter Verlauf (*Waterhouse-Friderichsen-Syndrom*) wird vor allem bei Kindern beobachtet und ist gekennzeichnet durch progredienten Schock bei Nebennierenblutungen und konfluierende Hautblutungen.

Daneben existieren auch chronische Meningokokkenseptikämien mit Fieber, Arthralgien und Effloreszenzen, wie sie u. a. auch beim Arthritis-Dermatitis-Syndrom vorkommen (s. Abb. 4.**3**).

Pneumokokkenmeningitis. Von der Pneumokokkenmeningitis werden in erster Linie Kleinkinder und Erwachsene nach dem 40. Lebensjahr betroffen. Die Pneumokokkenmeningitis tritt häufig gleichzeitig mit oder im Anschluss an eine Pneumonie, Otitis, Mastoiditis oder Sinusitis auf. Otoneurologische Komplikationen kommen in bis zu 25 % vor.

> Bei Patienten mit Asplenie findet man gehäuft Pneumokokkeninfekte und Septikämien.

Haemophilus-influenzae-Meningitis. Von der Haemophilus-influenzae-Meningitis werden hauptsächlich Kinder zwischen 2 Monaten und 2 Jahren betroffen, welche nicht mit einem Haemophilus-b-Konjugat-Impfstoff geimpft worden sind. Beim Erwachsenen ist das Krankheitsbild selten und tritt typischerweise, wie die Pneumokokkenmeningitis, im Anschluss an eine Infektion der Luftwege oder des Ohres auf.

Listerienmeningitis. Etwa 75 % der Listeriosen (Listeria monocytogenes) manifestieren sich als Meningitis, selten als Enzephalitis. Im Gegensatz zur akut septischen Verlaufsform beim Neugeborenen sind beim Erwachsenen chronische Septikämien mit Hirnabszessen typischer.

Ein erster Häufigkeitsgipfel an Erkrankungen findet sich in den ersten Lebenswochen. Diese Infektion erfolgt meist transplazentar oder intra partum infolge vaginaler Kolonisation der Mutter.

Ein zweiter Gipfel findet sich im höheren Alter und bei Patienten mit resistenzmindernden Grundkrankheiten (Leberzirrhose, Diabetes mellitus, Morbus Hodgkin, Lymphosarkom, chronische myeloische Leukämie oder Status nach Organtransplantation). Diese Infektion verläuft meistens als Meningitis oder Sepsis. Der Beginn ist akut mit Schüttelfrost und Fieber, es entwickelt sich häufig eine Pneumonie und seltener ein makulopapulöser Ausschlag. Der Erregernachweis erfolgt aus Liquor, Blut oder Organpunktaten.

Andere bakterielle Meningitiden. Meningitiden, hervorgerufen durch Staphylokokken, Streptokokken der Gruppe A, anaerobe Streptokokken, Bacteroides, Aktinomyces und Mischinfektionen, werden vor allem bei Hirnabszessen, epiduralen Abszessen, Schädeltraumata, nach neurochirurgischen Eingriffen oder als Folge von Hirnvenenthrombosen gesehen.

Meningitiden bei Neugeborenen. Bei Neugeborenen werden vor allem E. coli, Streptokokken der Gruppe B, Listeria monocytogenes, Klebsiellen und Proteus als verantwortliche Erreger isoliert. Diese Bakterien stammen meistens aus dem Geburtskanal, die Infektion kann intra oder unmittelbar post partum erfolgen.

Seröse Meningitiden

Seröse Meningitiden können durch *Viren* (Enteroviren, Arboviren, HIV, Herpes simplex, Mumps, Röteln, Masern), *Bakterien* (Borrelien, Mykobakterien, Leptospiren), *Pilze* oder *Protozoen* verursacht sein. Sie treten gelegentlich auch nach Mumps-, Röteln- oder Polioimpfung auf. *Antibiotisch anbehandelte*, normalerweise purulent verlaufende Meningitiden oder Hirnabszesse können mit einem für die seröse Meningitis typischen Liquorbefund einhergehen (Tab. 4.**9**).

Nichtinfektiöse seröse Meningitiden werden bei Hirntumoren, metastasierenden Karzinomen, Lupus erythematodes oder nach Antikörpertherapie mit OKT 3 beobachtet. Selten kann Cotrimoxazol eine seröse Meningitis verursachen.

Klinik. Die klinischen Symptome sind Fieber, heftige Kopfschmerzen (besonders intensiv hinter den Augen), Lichtscheu bei Kindern, Appetitlosigkeit, Erbrechen, seltener Krämpfe und Unruhe. Das Kardinalsymptom ist auch bei den serösen Formen die Nackensteifigkeit (kann bei Neugeborenen oder jungen Säuglingen fehlen). Folgende Punkte lassen oft eine *Differenzialdiagnose* zwischen serösen und purulenten Meningitiden zu:

▶ Der Meningismus entwickelt sich bei seröser Meningitis im Allgemeinen langsam innerhalb von 2–3 Tagen.
▶ Der Allgemeinzustand der Patienten ist bei seröser Meningitis weniger stark beeinträchtigt als bei purulenter – mit Ausnahme der Herpes-simplex- und Arbovirusmeningitiden.
▶ Makulopapulöse Exantheme kommen häufiger bei seröser Meningitis vor.

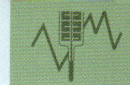

Status febrilis mit assoziierten Leitsymptomen

- Petechien, wie bei der Meningokokkenmeningitis/-septikämie, werden gelegentlich bei Meningitiden durch ECHO-Virus Typ 9 beobachtet.
- Ein Papillenödem tritt bei der serösen Meningitis praktisch nie auf.

Die ätiologische Abklärung der serösen Meningitiden gelingt nur in seltenen Fällen.

Meningitiden durch Enteroviren (ECHO-, Coxsackie-, Polioviren).
Bei den Enteroviren besteht ein deutlicher Häufigkeitsgipfel in den Sommermonaten. Zwei Drittel der Patienten sind jünger als 15 Jahre. In dieser Altersgruppe werden Knaben häufiger betroffen als Mädchen. Enteroviren verursachen nicht nur Meningitiden, sondern auch Enzephalitiden und Myelitiden.

Der Nachweis der Enteroviren kann direkt aus dem Stuhl, aus Rachenabstrichen und aus dem Liquor (Ausnahme Polioviren) erfolgen. Serologisch kann ein mindestens 4facher typenspezifischer Anstieg neutralisierender IgG-Antikörper beobachtet werden.

Das gleichzeitige Auftreten einer Pleurodynie oder einer Myokarditis während einer Meningitis lässt an *Coxsackie-Viren* denken, welche auch Paresen verursachen können.

Poliomyelitis (Polioviren).
Seit der Einführung der Impfung im Jahre 1955 ist die Häufigkeit der Poliomyelitis beträchtlich zurückgegangen, und in den letzten Jahren sind nur noch sporadische Fälle (Impfverweigerung) vorgekommen.

Nach einem kurzen febrilen, katarrhalischen Prodromalstadium treten nach einem fieberfreien Intervall von 2–3 Tagen meningitische Symptome mit oder häufiger ohne nachfolgende *Paresen* auf. Die asymmetrisch betroffenen Muskelpartien sind zuerst schmerzhaft, die Sehnenreflexe häufig gesteigert. Die Lähmungen setzen in der Regel zwischen dem 2. und 4. Tag nach dem zweiten Temperaturanstieg ein und sind im Allgemeinen rasch progredient. Nach höchstens 2 Tagen ist das Lähmungsbild voll entwickelt, nur selten werden nach dieser Zeit noch weitere Muskeln befallen. In diesem Stadium sind die zugehörigen Sehnenreflexe erloschen. Sensibilitätsstörungen oder eine Beteiligung des extrapyramidalmotorischen Systems machen die Diagnose einer Poliomyelitis unwahrscheinlich. Differenzialdiagnostisch muss eine Polyradikulitis Guillain-Barré ausgeschlossen werden.

Meningitis bei Parotitis epidemica.
Bis zu 50 % der Patienten mit Parotitis epidemica zeigen eine Zellzahlerhöhung im Liquor. Eine klinisch manifeste Meningitis oder Meningoenzephalitis ist jedoch bedeutend seltener (ca. 10 %). Verhältnismäßig hohe Zellzahlen, eine geringe Eiweißerhöhung und in seltenen Fällen ein erniedrigter Liquorzucker sind die zu erwartenden Liquorbefunde. Die Diagnose kann meistens aus dem klinischen Bild und – sofern die Meningitis einziges klinisches Symptom ist – anhand eines Antikörpertiteranstiegs gestellt werden.

Lymphozytäre Choriomeningitis.
Die lymphozytäre Choriomeningitis wird in Europa selten diagnostiziert. Die Übertragung erfolgt von Goldhamstern oder Mäusen auf den Menschen. Die Erkrankung ist häufiger in den Wintermonaten. Sie manifestiert sich meistens als katarrhalischer Infekt; Bronchitiden oder Pneumonien sind seltener. Nach einer Latenzperiode von ca. 1 Woche kann es zum klinischen Bild einer serösen Meningitis kommen, die in seltenen Fällen von einem makulopapulösen Exanthem begleitet ist. Die Diagnose kann durch den Virusnachweis in Blut oder Liquor oder durch den serologischen Antikörpernachweis gesichert werden.

Meningitis tuberculosa.
Der schleichende Verlauf während Tagen bis Wochen mit uncharakteristischen Symptomen wie reduziertem Allgemeinzustand, Nachtschweiß, Gewichtsverlust, subfebrilen Temperaturen machen die Diagnose schwierig. Leitsymptome wie Kopfschmerzen, Meningismus, Augenmuskelparesen (vor allem N. abducens, basale Meningitis!), Reflexanomalien und Bewusstseinsstörungen veranlassen eine Lumbalpunktion. In typischen Fällen findet man eine Pleozytose mit überwiegend mononukleären Zellen, eine deutliche Eiweißerhöhung und einen erniedrigten Zucker- und Chloridgehalt (Tab. 4.9).

Selten können die Tuberkelbakterien mit Hilfe der Ziehl-Neelsen- oder Auraminfärbung direkt im Liquorsediment nachgewiesen werden. Der Erregernachweis erfolgt mit der Kultur oder molekulardiagnostischen Methoden.

Meningitis bei Leptospirosen.
Der während der bakteriämischen Phase einer Leptospirose auftretende Meningismus ist von der serösen Meningitis im Stadium der Organmanifestation (zweite Phase) zu unterscheiden. Vor allem der Serotyp Pomona, der die sog. *Schweinehüterkrankheit* verursacht, aber auch die Serotypen Icterohaemorrhagiae und Canicola können mit einer serösen Meningitis einhergehen. Charakteristisch ist eine Konjunktivitis mit Suffusionen, seltener ist ein Herpes labialis. Die Kopfschmerzen sind meist sehr ausgeprägt bei Leptospirosen. Häufig findet sich eine relative Bradykardie. Das gleichzeitige Auftreten eines Ikterus, einer Splenomegalie oder eines pathologischen Urinsediments kann die Differenzialdiagnose erleichtern. Im Liquor finden sich nach dem 5.–7. Tag eine Lymphozytose und eine mäßige Eiweißerhöhung bei normalem, selten erniedrigtem Zucker (Tab. 4.9).

Meningitis luica.
Eine Neurolues kommt in weniger als 10 % der unbehandelten Fälle vor (5–35 Jahre nach der Infektion) und ist charakterisiert durch eine geringe Zellzahl und Eiweißerhöhung sowie positive Luesreaktionen im Liquor. Falsch negative, unspezifische und persistierende positive spezifische Luesreaktionen im Liquor erfordern jedoch unbedingt die Einbeziehung der anamnestischen und klinischen Befunde für die Diagnose einer Neurolues. Bei HIV-positiven Patienten kann eine Neurosyphilis früh auftreten und atypisch verlaufen.

Neuroborreliose.
Neurologische Frühsymptome können zusammen oder unmittelbar nach dem Erythema chronicum migrans beobachtet werden. Eine Meningoenzephalitis, Polyneuritis oder Polyneuropathie tritt erst Monate bis Jahre nach der Zeckenexposition auf

und betrifft etwa 15 % der unbehandelten Patienten. Der Liquor zeigt typischerweise eine lymphozytäre Pleozytose. Zur Diagnosesicherung gehören der Nachweis einer intrathekalen spezifischen Antikörperbildung sowie spezifischer Serum-IgG-Antikörper.

Pilzmeningitiden

Der meningeale Befall durch *Cryptococcus neoformans* verursacht eine subakute bis chronische seröse Meningitis. Grundkrankheiten wie maligne Lymphome, Leukosen, Diabetes, HIV-Infektion oder Tuberkulose sind im Gegensatz zu den pulmonalen Formen der Kryptokokkose bedeutend häufiger. Die klinischen Symptome sind – außer einem häufig afebrilen Verlauf – mit den serösen Meningitiden anderer Ätiologie vergleichbar. Die Liquoruntersuchung ergibt eine Lymphozytose mit erhöhtem Eiweiß und erniedrigtem Zuckergehalt (Tab. 4.**9**).

In ungefähr der Hälfte der Fälle können die Kryptokokken mit Hilfe der Tuschefärbung im Liquorsediment direkt nachgewiesen werden. Zuverlässiger ist die Kultur oder der serologische Antigennachweis im Serum oder Liquor.

Meningitis durch Protozoen oder Helminthen

Zu den weltweit verbreiteten sog. frei lebenden Amöben gehört die in Süßgewässern lebende Naegleria fowleri, die eine akute und meist innerhalb einer Woche fatal verlaufende Meningoenzephalitis verursachen kann. Verschiedene Acanthamoeba-Arten, welche aus Erde, Staub und Wasser isoliert worden sind, sowie Balamuthia mandrillaris (unbekanntes Reservoir) sind die Ursache einer subakuten oder chronischen, meist ebenfalls fatalen granulomatösen Enzephalitis, welche über mehrere Wochen oder Monate verlaufen kann.

Tropische Helminthen, Angiostrongylus cantonensis (Pazifik, Asien, Kuba) und Gnathostoma spinigerum, sind Ursache einer eosinophilen Meningitis.

Begleitmeningitiden

Eitrige Prozesse in der unmittelbaren Nachbarschaft der Meningen (Hirnabszesse, Otitis, Mastoiditis, Sinusitis, Osteomyelitis) können *ausgeprägte meningeale Reizerscheinungen* verursachen und damit erhebliche differenzialdiagnostische Schwierigkeiten bereiten. Eine mäßige Pleozytose (Lympho- oder Granulozyten) und eine mäßige Eiweißerhöhung bei normalem Zuckergehalt sind die typischen Liquorbefunde. Der Liquordruck ist meistens erhöht. Die Kulturen sind gewöhnlich negativ.

Meningitische Symptome mit Temperatursteigerungen werden auch bei *intrakraniellen Blutungen* beobachtet. Die Diagnose einer Enzephalorrhagie ergibt sich gewöhnlich aus der Anamnese mit meist schlagartigem Beginn mit Kopfschmerzen und rascher Progression der neurologischen Zeichen.

Status febrilis und neurologische Defizite

Primär neurologische nichtinfektiöse Zustände werden in anderen Kapiteln besprochen.

Enzephalitis

Klinik, Abgrenzung zur Meningitis. Im Allgemeinen stehen bei einer Enzephalitis neurologische Symptome mit Veränderungen der *Bewusstseinslage* im Vordergrund. In Einzelfällen kann die Unterscheidung einer aseptischen Meningitis von einer Enzephalitis jedoch schwierig sein. Erstere können mit einer zerebralen Funktionseinbuße, Letztere mit geringgradigen Herdsymptomen, dafür ausgeprägten meningealen Reizerscheinungen einhergehen.

Ursachen. Enzephalitiden und aseptische Meningitiden überlappen sich nicht nur in ihrer Symptomatik, sondern auch in der Ätiologie: Die meisten Erreger einer serösen Meningitis können auch eine Enzephalitis verursachen. Zahlenmäßig spielen *Viren* die größte Rolle. Herpes-simplex-Viren, die eine akute Enzephalitis mit hoher Letalität verursachen, können in Hautefloreszenzen, im Liquor mittels molekulargenetischer Methoden oder in einer Hirnbiopsie nachgewiesen werden. Der Nachweis von weiteren Viren erfolgt im Allgemeinen serologisch oder molekulargenetisch: dazu gehören andere Herpesviren (Varicella-Zoster-, Epstein-Barr-, Zytomegalievirus), HIV, Influenza-, ECHO-, Entero-, Polio-, Mumps-, Masern-, Adeno- und Enteroviren.

Verschiedene *Arboviren* (Arthropode-borne viruses; durch Mücken oder Zecken übertragen) kommen in spezifischen geographischen Gebieten endemisch vor. Hierzu gehören auch seltene Arboviren in Europa (Tab. 4.**10**).

> Unter den Arboviren ist das Zeckenenzephalitisvirus, das die Frühsommermeningoenzephalitis (FSME) verursacht, in Westeuropa endemisch.

Das *West-Nil-Virus* wurde in den letzten Jahren vermehrt beachtet, nachdem sich der Erreger neu in den USA etabliert hat. Das Erregerreservoir sind Vögel; die

Status febrilis mit assoziierten Leitsymptomen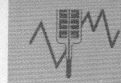

Tabelle 4.10 Arboviren, die eine Enzephalitis verursachen (modifiziert nach Whitley R.J. et al. 2002)

Virus	Vektor	Endemiegebiete
Togaviridae Alphavirus		
– Eastern equine	Mücken (Culiseta, Aedes)	Ost- und Golfküste von USA, Karibik, Südamerika
– Western equine	Mücken (Culiseta, Culex)	Westen von USA und Kanada
– Venezuelan equine	Mücken (Aedes, Culex, und andere)	Süd- und Zentralamerika, Florida und Südwesten von USA
Flaviviridae West-Nil-Komplex		
– St. Louis	Mücken (Culex)	weit verbreitet in USA
– Japanese	Mücken (Culex)	Japan, China, Südostasien und Indien
– Murray Valley	Mücken (Culex)	Australien und Neuguinea
– West Nil	Mücken (Culex)	USA, Afrika, Europa, Mittlerer Osten und Asien
– Illeus	Mücken (Psorophora)	Süd- und Zentralamerika
– Rocio	Mücken (?)	Brasilien
Zeckenenzephalitisviren		
– russische	Zecken (Ixodes)	Ostrussland
– zentraleuropäische*	Zecken (Ixodes)	Zentraleuropa
– Kyasanur Forest	Zecken (Haemophysalis)	Indien
– Louping-III	Zecken (Ixodes)	England, Schottland und Nordirland
– Powassan	Zecken (Ixodes)	Kanada und Norden von USA
– Negishi	Zecken (?)	Japan
Bunyaviridae Bunyavirus		
– California	Mücken (Aedes)	Westen von USA
– La Crosse	Mücken (Aedes)	Mittel und Osten von USA
– Jamestown Canyon	Mücken (Culiseta)	USA und Alaska
– Snowshoe Hare	Mücken (Culiseta)	Kanada, Alaska und Norden von USA
– Tahyna	Mücken (Aedes, Culiseta)	Tschechien, Slowakei, Jugoslawien, Italien, Südfrankreich
– Inkoo	Mücken (?)	Finnland
Phlebovirus		
– Rift Valley	Mücken (Culex, Aedes)	Ostafrika
– Toscana	Mücken (Phlebotomen)	Norditalien
Reoviridae Orbivirus		
– Colorado tick fever	Zecken (Dermacentor)	Rocky Mountains/USA

* Synonym: Frühsommermeningoenzephalitis (FSME)

Transmission auf Mensch und Tier erfolgt durch Mücken. Auch in Europa und im mittleren Osten wurden Epidemien beobachtet. Früher war die Erkrankung als unspezifische, meist mild verlaufende fieberhafte Erkrankung mit Myalgien, Kopfschmerzen, Lymphadenopathie und selten mit einem makulopapulösen Exanthem bekannt. Nun werden zunehmend Enzephalitiden und Todesfälle beobachtet, was möglicherweise auf einen neuen neurovirulenten Virusstamm hinweist.

Neue zoonotische Enzephalitisviren im asiatischen Raum – zusätzlich zum bekannten *Japanese-Encephalitis-Virus* – sind Nipah- und Hendra-Viren.

Die wichtigsten, *nicht virusbedingten infektiösen Ursachen* einer Enzephalitis sind: Lues, Lyme-Borreliose, Bartonellose, Tuberkulose, Rickettsiosen, Q-Fieber, Morbus Whipple, Brucellose, Listeriose, Mykoplasmeninfektion, afrikanische Trypanosomiasis, Toxoplasmose, Malaria, Trichinose, Schistosomiasis, Zystizerkose und Infektionen durch sog. frei lebende Amöben.

Bei *Immunsupprimierten*, v. a. bei HIV-infizierten Patienten können zudem opportunistische Infektionen durch Zytomegalievirus, Varicella-Zoster-Virus oder JC-Virus (progressive multifokale Leukenzephalopathie) und Pilze (v. a. Kryptokokken) zu akut, subakut oder chronisch verlaufenden Infektionen des Gehirns oder Rückenmarks führen. HIV kann eine akute Meningoenzephalitis oder eine chronisch progressive Infektion des Zentralnervensystems (Myelopathie, „AIDS-Demenz") verursachen.

Der Liquorbefund bei der Enzephalitis unterscheidet sich wenig von dem bei der viralen Meningitis.

Postinfektiöse Enzephalitis. Dabei handelt es sich um einen akuten demyelinisierenden Prozess (oder ADEM [akute disseminierte Enzephalomyelitis]), der nach 1 von 1000 Maserninfektionen auftritt und auch nach Influenza, anderen respiratorischen viralen Infektionen und Varizellen vorkommen kann.

Hirnabszess

Klinik. Bei einem Hirnabszess stehen klinisch *fokale* neurologische Ausfälle oder Krampfanfälle im Vordergrund. Je nach Lokalisation der Abszesse können manchmal initial keine oder nur diskrete klinische Manifestationen festgestellt werden. Etwa 70 % der Patienten leiden an Kopfschmerzen und ca. die Hälfte an Fieber.

Ursachen. Folgende Ursachen können einem Hirnabszess zugrunde liegen:
➤ *Hämatogene Streuung* von Bakterien (Staphylococcus aureus, Enterobacteriaceae, Streptococcus pneumoniae, Haemophilus influenzae, Streptococcus milleri, Anaerobier) oder Pilzen von einem entfernten Herd bei prädisponierenden Faktoren (Lungenabszess, Lungenempyem, Bronchiektasen, kongenitales Herzvitium, Endokarditis),
➤ *Per-continuitatem-Ausbreitung* einer Infektion von hirnnahen Organen (Komplikation einer Otitis media, Mastoiditis, Sinusitis, dentogener Abszess),
➤ *Trauma* oder neurochirurgischer Eingriff,
➤ *hämatogene Streuung* von Erregern bei Neutropenie (Aspergillen, Zygomyzeten, Candida, gramnegative Bakterien),
➤ *opportunistische Infektionen* bei HIV-Infizierten (zerebrale Toxoplasmose, Kryptokokkose, Infektionen mit anderen Pilzen, Mykobakterien, Nocardia, Listerien, Rhodococcus equi, Mikrosporidien, Acanthamoeba),
➤ seltene *Komplikationen von systemischen Infektionen* (Tuberkulom, Amöbom, Echinokokkeninfektion, Herde bei systemischen Mykosen in entsprechenden Endemiegebieten, Trichinose, Zystizerkose, Infektionen durch Strongyloides stercoralis, Schistosomen, Paragonimus, Acanthamoeba).
➤ *Invasion von Helminthenlarven* (Baylisascaris procyonis, Toxocara canis).

Zerebrale Toxoplasmose. Während die Morbidität der Toxoplasmose bei Immunkompetenten gering ist, kann die endogene Reaktivierung einer früher erworbenen Infektion bei schwer immundefizienten, v. a. HIV-Infizierten, zu zerebralen Abszessen, seltener einer Enzephalitis, Chorioretinitis oder einer disseminierten Toxoplasmose führen. Die zerebrale Toxoplasmose ist bei HIV-Infizierten die häufigste Ursache einer zerebralen Raumforderung. Die zumeist multiplen Hirnabszesse äußern sich klinisch häufig durch Kopfschmerzen sowie durch Ausfall- und/oder Reizsymptome, die durch die Raumforderung verursacht sind. Die Diagnose beruht auf den Befunden der bildgebenden Verfahren bzw. ex juvantibus durch das Ansprechen auf eine spezifische Therapie innerhalb von 2–3 Wochen. Serologische Befunde sind bei Immundefizienten nicht verlässlich, und es finden sich auch bei klinisch manifester Toxoplasmose charakteristischerweise keine IgM-Antikörper. Das primäre zerebrale Lymphom kann zu ähnlichen radiologischen Befunden führen.

Zystizerkose. Die Zystizerkose ist die häufigste Ursache von Krampfanfällen in Entwicklungsländern. Es handelt sich um eine Gewebeinfektion durch *Larven* von *Taenia solium* (Schweinebandwurm). Die Ansteckung erfolgt durch Schlucken von Wurmeiern (kontaminierte Nahrungsmittel, Wasser, fäkoorale Übertragung von mit T. solium infizierten Menschen). Die Dissemination der Larven erfolgt v. a. ins Zentralnervensystem, Auge, Muskeln und Herz, wo es zur Bildung von Zysten kommt. Die Entzündungsreaktion im Zentralnervensystem kann zu epileptischen Krampfanfällen, Zeichen von Hirndruck, anderen fokalen Ausfällen oder neuropsychiatrischen Symptomen führen. Die Diagnose erfolgt serologisch und mittels CT des Gehirns. Es finden sich bei der Larveninfektion keine Wurmeier im Stuhl.

Subdurales Empyem, epiduraler Abszess

Beim subduralen Empyem sammelt sich Eiter zwischen der Dura mater und der Arachnoidea an, häufig ausgehend von den paranasalen Sinus. Die Beschwerden umfassen Kopfschmerzen, Fieber, Meningismus und fokale neurologische Ausfälle. Die Erkrankung kann rasch zu einem lebensbedrohlichen Zustand fortschreiten.

Eine Eiteransammlung im epiduralen Raum manifestiert sich initial oftmals diskret mit Kopfschmerzen und Fieber, und es dominieren die Beschwerden des ursprünglichen Fokus (Sinusitis, Otitis). Wenn sich der Prozess zu einem subduralen Empyem entwickelt oder tiefere zerebrale Strukturen erfasst, können fokale neurologische Ausfälle auftreten.

Status febrilis mit Erkältungssymptomen

Die Symptome der Erkältungskrankheit („grippaler Infekt") sind vielfältig und reichen von der Konjunktivitis, Rhinitis, Pharyngitis, Otitis zur Tracheobronchitis. Meistens sind es *Viren*, die diese häufigen Krankheiten verursachen. Fieber ist nicht regelmäßig vorhanden. Falls es auftritt, dann im Allgemeinen nur während 1–2 Tagen.

Bakterielle Tonsillitis und Pharyngitis

Im Gegensatz zu den viralen Erkältungskrankheiten führen die bakteriellen Tonsillopharyngitiden zu einem wesentlich schwereren Krankheitsbild.
➤ Hals- und Schluckschmerzen, hohes Fieber, zervikale Lymphome, eine deutliche Leukozytose und ein Lokalbefund mit hochroten, geschwollenen

Tonsillen, welche zum Teil mit weißen Belägen bedeckt sein können, sowie Petechien am weichen Gaumen sind typische Befunde bei der *Streptokokkenangina* (vor allem Gruppe A).
➤ Auch die *Diphtherie* zeigt einen ähnlichen Lokalbefund, wobei die Membranen deutlicher imponieren und die Wundfläche nach deren Entfernung bluten kann.
➤ Die *Plaut-Vincent-Angina* ist meist einseitig, und ein nach Gram gefärbter Ausstrich aus dem Ulkusgrund zeigt fusiforme Stäbchen (Fusobacterium nucleatum) und Borrelien (Borrelia vincenti).
➤ Seltene bakterielle Erreger einer Pharyngitis sind Treponema pallidum, Gonokokken, Staphylokokken, Haemophilus influenzae, Neisseria meningitidis und Listeria monocytogenes.

Scharlach. Die durch hämolysierende Streptokokken der Gruppe A bedingten Infektionen haben eine kurze Inkubationszeit. Typisch ist ein akuter Beginn mit hohem Fieber. Tonsillitis, regionäre Lymphadenitis und Enanthem des Gaumens sind obligate Zeichen beim Scharlach. Das Scharlachexanthem tritt typischerweise am 2.–5. Tag nach Krankheitsbeginn auf. Prädilektionsstellen sind Hautfalten (Achselhöhle, Leisten), Stamm, Innenseiten der Arme und Oberschenkel. Die Hautschuppung setzt in der 2.–4. Woche ein.

6–10 Tage nach einer Streptokokkenangina kann eine *akute Glomerulonephritis* auftreten. Das *rheumatische Fieber* wird ausschließlich im Anschluss an eine Streptokokkenpharyngitis beobachtet, die Latenzzeit beträgt einige Tage bis Wochen.

Diphtherie. Corynebacterium diphtheriae verursacht eine akute Entzündung von Tonsillen, Pharynx, Larynx und der Nase, seltener an anderen Schleimhäuten oder der Haut. Infolge eines Zytotoxins entstehen grauweißliche, nicht abstreifbare Beläge. In schweren Fällen kann sich eine Myokarditis mit erheblichen Rhythmusstörungen entwickeln. Als Spätfolge können motorische und sensorische periphere und zentrale Nervenlähmungen auftreten.

Nichtbakterielle Pharyngitis

Mykoplasmen sowie Epstein-Barr-Virus, Adenoviren, Coxsackie-, Zytomegalie-, Herpes- und ECHO-Viren können eine schwere Angina verursachen. Bei viralen Infektionen finden sich neben dem pharyngealen Befall oftmals Bläschen und/oder kleine Ulzera an Gaumen, Wangenschleimhaut und Zunge. Ein Mononukleose-ähnliches Krankheitsbild kann auch als Erstmanifestation einer HIV-Infektion auftreten.

Infektiöse Mononukleose (Pfeiffer-Drüsenfieber, Epstein-Barr-Virus). Fieber, Halsschmerzen und zervikale Lymphadenopathie sind praktisch bei jeder Mononukleose vorhanden. In etwa 50% der Fälle besteht eine exsudative bis ulzeröse Angina mit gräulich-weißlichen Belägen. Gewöhnlich werden auch Petechien am Übergang vom weichen zum harten Gaumen beobach-

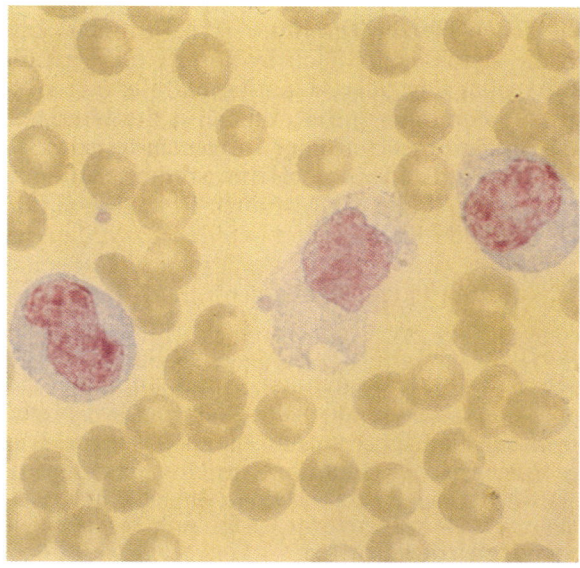

Abb. 4.10 Blutbild bei Mononucleosis infectiosa mit charakteristischen großen, breitleibigen atypischen Lymphozyten.

tet. Die zervikalen Lymphknoten sind am häufigsten befallen (vergrößert, leicht druckdolent, gut abgrenzbar), sämtliche übrigen Lymphknotenstationen inkl. Mediastinum können jedoch mit betroffen sein. In etwa der Hälfte der Fälle besteht eine *Splenomegalie*. Eine Hepatomegalie kommt nur in ca. 10% vor, ein Ikterus ist eher ungewöhnlich, Transaminasenerhöhungen werden praktisch immer beobachtet. Nicht selten entwickelt sich ein Rubeolen-ähnliches Exanthem am Stamm und an den proximalen Extremitäten. In weniger als 1% treten Symptome seitens des Nervensystems (Meningitis, Enzephalitis, Polyradikulitis Guillain-Barré mit aufsteigender Paralyse, akute zerebelläre Ataxie), des Herzens (Myokarditis) oder des Urogenitalsystems (Hämaturie mit passagerer Hypertonie, Orchitis) auf. Differenzialdiagnostisch ist eine Primoinfektion mit HIV oder dem Zytomegalievirus zu erwägen.

Im Blutausstrich besteht eine *Lymphomonozytose* über 50% mit ca. 10% atypischen Formen mit breitem Plasmasaum (vorwiegend T-Lymphozyten) (Abb. 4.**10**). In der 2. und 3. Krankheitswoche tritt oft eine Leukozytose auf. Die Diagnose wird mittels Antikörpernachweis gegen verschiedene virale Antigene gesichert.

> Bei der Mononukleose können Antikörper gegen Aminopenicilline auftreten, was die hohe Frequenz von Exanthemen unter einer solchen Therapie erklärt.

Zytomegalie (Zytomegalievirus, CMV). Die Zytomegalie kann sich als Mononukleose-ähnliches Krankheitsbild manifestieren. Lymphknotenschwellungen und Angina sind jedoch ungewöhnlich, und der Paul-Bunnell-Test ist negativ. Weitere Befunde sind Fieberschübe, Hepatosplenomegalie, pathologische Leberfunktionen und eine Lymphomonozytose im Blutbild. Die Diagnosesicherung erfolgt serologisch.

Erkältungskrankheiten

Die akuten respiratorischen Erkrankungen sind ohne Zweifel von größter praktischer und volkswirtschaftlicher Bedeutung. In 90 % der Fälle werden sie durch Viren, seltener durch Mykoplasmen und Chlamydien hervorgerufen. Bakterien spielen zahlenmäßig eine untergeordnete Rolle.

Klinik. Die typischen klinischen Manifestationen der sog. Erkältungskrankheit („grippaler" Infekt, common cold) sind: Koryza, Tonsillopharyngitis, Laryngotracheitis, Tracheobronchitis, Bronchopneumonie oder Pneumonie. Nach ihrer Häufigkeit stehen die Infekte der oberen Luftwege weitaus im Vordergrund. Neben dem führenden Symptom der Rhinitis bestehen häufig gleichzeitig eine Pharyngitis, Husten oder eine Konjunktivitis.

Differenzialdiagnostisch sind *allergische* und *vasomotorische* Rhinitiden sowie lokale Prozesse (z. B. Sinusitis) abzugrenzen.

Sekundäre, bakterielle Superinfektionen im Bereich der gesamten Luftwege kommen vor allem bei Säuglingen, älteren Menschen und bei Patienten mit resistenzmindernden Grundkrankheiten vor.

Erreger. Die Erkältungskrankheit wird am häufigsten durch *Rhinoviren* verursacht. Seltenere Ursachen sind: Picorna- (Coxsackie A, ECHO), Reo-, Myxo- (Influenza, A, B, C), Paramyxo- (Parainfluenza), Adenoviren und – v. a. bei Kleinkindern – das *Respiratory syncytial virus* (RSV). Gelegentlich können auch Mumps, Masern, Röteln, Varizellen, Variola, Poliomyelitis, Hepatitis, Mononukleose, die akute HIV-Infektion, die lymphozytäre Choriomeningitis sowie Herpes-simplex- und Coxsackie-B-Infektionen unter dem klinischen Bild eines „grippalen Infektes" verlaufen.

Rhinovirusinfektionen. Rhinovirusinfektionen sind in erster Linie für den Schnupfen verantwortlich. Häufig sind aber auch die Schleimhäute des Tracheobronchialbaums mitbetroffen. Kopfschmerzen und subfebrile Temperaturen vervollständigen das klinische Bild.

Coxsackie-Virus-Infektionen. Coxsackie- und ECHO-Viren gehören zu den Enteroviren und treten überwiegend im Sommer und Herbst auf. Aus dem großen Spektrum der klinischen Manifestationen seien einige typische Krankheitsbilder erwähnt:
- Die *Herpangina* (vorwiegend Coxsackie A2, A4–6, A8, A10) tritt überwiegend im Sommer und v. a. bei Kindern und Jugendlichen auf. Klinisch manifestiert sie sich mit akut einsetzendem hohem Fieber, Hals- und Schluckschmerzen sowie einem deutlich reduzierten Allgemeinzustand. Charakteristisch sind ca. 10–20 früh auftretende, im Durchmesser 1–2 mm große papulovesikuläre Eruptionen mit schmalem hyperämischem Randsaum an den vorderen Gaumenbögen, am weichen Gaumen und an der Uvula. Differenzialdiagnostisch ist die Erkrankung gegenüber einer Angina Plaut-Vincent, Streptokokkenangina, Stomatitis aphthosa oder Stomatitis ulcerosa abzugrenzen.
- Beim *Hand-Fuß-Mund-Exanthem* handelt es sich um eine harmlos verlaufende fieberhafte Erkrankung durch Coxsackie A16, A6 und A10, die ebenfalls vorwiegend Jugendliche befällt. Im Oropharynx, an Händen und Füßen treten Bläschen, später Ulzera auf, die etwas größer, im übrigen Aspekt jedoch denen der Herpangina ähnlich sind.
- Die *Bornholm-Krankheit* (vorwiegend Coxsackie B4 und B3), epidemische Pleurodynie oder Myositis epidemica, beginnt oft schlagartig mit heftigsten Muskelschmerzen, die sich am häufigsten im unteren lateralen Thoraxbereich oder im Epigastrium, seltener in den proximalen Extremitätenmuskeln lokalisieren. Der Schmerz ist stechend und atemabhängig. Heftige Attacken wechseln mit schmerzfreien Intervallen. Häufige Begleiterscheinungen sind Fieber und Kopfschmerzen; katarrhalische Erscheinungen gehören nicht zum typischen Krankheitsbild. Komplikationen sind seröse Meningitis, trockene und seröse Pleuritis, Orchitis, Epididymitis, Perikarditis und Myokarditis.

ECHO-Virus-Infektionen. ECHO-Viren verursachen im Wesentlichen die gleichen Krankheitsbilder wie Coxsackie-Viren. Zudem kommen bei Kindern, seltener bei Erwachsenen, Gastroenteritiden und fieberhafte Exantheme (Boston-Exanthem) vor.

Adenovirusinfektionen. Adenovirusinfektionen verlaufen meist wie eine banale Erkältungskrankheit. Von den über 30 bekannten Typen verursachen die meisten Fieber, Pharyngitis oder Konjunktivitis. Häufige Begleitsymptome sind Kopfschmerzen, Myalgien sowie eine schmerzhafte regionäre Lymphadenitis. Bei der Pharyngokonjunktivitis treten gelegentlich Erbrechen, Durchfälle und eine Hepatosplenomegalie auf. In 10–15 % werden Lungeninfiltrate beobachtet.

Metapneumovirusinfektion. Das im Jahre 2001 neu beschriebene Virus ist eine zunehmend erkannte Ursache von Tracheobronchitis, Bronchiolitis, Otitis und Pneumonie bei Kindern und älteren Menschen. Die klinischen Manifestationen umfassen in den meisten Fällen Fieber, Husten bei rund 70 % sowie Rhinitis, Halsschmerzen und Influenza-ähnliche Beschwerden bei 40–50 % der Patienten. Methoden der Virusisolation und Serologie werden für diagnostische Zwecke entwickelt.

Influenza (Myxovirus)

Die eigentliche *Grippe* (Influenza) ist eine akute respiratorische Erkrankung, die zu bakteriellen Sekundärinfektionen (Staphylokokken, Pneumokokken, Haemophilus influenzae) neigt und epidemisch oder pandemisch auftritt. Das Grippevirus ist hochkontagiös (Tröpfcheninfektion). Bis 80 % der Erkrankungen verlaufen subklinisch oder in Form einer leichten Erkältungskrankheit. Schwerere Erkrankungen beginnen nach einer Inkubationszeit von 1–2 Tagen mit allgemeinem Krankheitsgefühl, Frösteln und Temperaturanstieg, wobei das Fieber nach 3 Tagen meistens wieder abfällt. Charakteristische Begleiterscheinungen sind Myalgien, Kopfschmerzen (in und hinter den Augen), Halsschmerzen, Husten, Tränenfluss und substernale Schmerzen. Der Auswurf ist spärlich, zäh und gelegentlich leicht blutig.

Die häufigsten Komplikationen sind *Bronchiolitis* und *Bronchopneumonie*, deren Prognose auch heute noch ernst ist. Seltenere Komplikationen sind Myokarditis, Perikarditis, Otitis, Mastoiditis, Sinusitis, Meningitis oder Enzephalitis.

Vogelgrippe. In den letzten Jahren kam es vereinzelt zur direkten Transmission von Influenzaviren von Geflügel oder Wasservögeln auf den Menschen. Dazu gehörten Infektionen mit Influenza Typ A Subtyp H5N1 (Hämagglutinin-Antigenstruktur 5, Neuraminidase-Antigenstruktur 1), Subtyp H9N2 oder H7N7, die zu schweren systemischen grippalen Erkrankungen und vereinzelt zu Todesfällen beim Menschen führten.

Sinusitis

Die *akute Sinusitis* manifestiert sich mit akuten Oberkiefer- oder Kopfschmerzen und Fieber. Es findet sich eine eitrige Rhinitis und eine Druck- oder Klopfdolenz über den Nebenhöhlen. Die Diagnose kann i. d. R. ohne bildgebende Verfahren aufgrund der klinischen Manifestationen gestellt werden. Die häufigsten Erreger sind Pneumokokken, Haemophilus influenzae, Moraxella catarrhalis, Rhinoviren, seltener Enterobacteriaceae und Influenzavirus.

Bei der *chronischen Sinusitis* stehen chronische Kopfschmerzen im Vordergrund, und es findet sich oft eine aerobe und anaerobe Mischflora.

Otitis

Die *akute Otitis media* beginnt mit Ohrenschmerzen, Hörstörungen und Fieber und wird am häufigsten durch Streptococcus pneumoniae, Haemophilus influenzae, Moraxella catarrhalis, Streptococcus pyogenes, Staphylokokken oder Viren verursacht. Anamnestisch findet sich oft ein vorangegangener viraler Infekt der oberen Atemwege. Die Diagnose beruht auf dem otoskopischen Befund eines geröteten und entdifferenzierten Trommelfells.

Differenzialdiagnostisch sind bei Ohrenschmerzen die *Otitis externa* oder die durch Pseudomonas aeruginosa verursachte *nekrotisierende Otitis externa* abzugrenzen.

Epiglottitis

Durch die Einführung des Haemophilus-influenzae-(Hib-) Impfstoffes wurde dieses v. a. durch Haemophilus influenzae Typ B verursachte Krankheitsbild, das hauptsächlich Klein- und Vorschulkinder befällt, selten. Die akute Epiglottitis ist charakterisiert durch eine schwere Infektion der oberen Atemwege mit Fieber, Schluckschmerzen, Heiserkeit und Schluckbeschwerden.

> Bei der akuten Epiglottitis kann es rasch progredient zu einer lebensbedrohlichen Verlegung der Atemwege kommen.

Bronchitis

Bei der *akuten Tracheobronchitis* ist ein vorerst unproduktiver, im Verlaufe produktiver Husten das Leitsymptom. In über 90 % der Fälle sind Viren die Ursache. Die Farbe des Sputums erlaubt es nicht, zwischen viralen und bakteriellen Ursachen zu unterscheiden. Fieber ist häufig bei Patienten mit Influenza-, Parainfluenza-, Adenovirus-, Mycoplasma-pneumoniae- oder Chlamydia-pneumoniae-Infektionen. Bei anderen viralen Infektionen (Rhinovirus, Coronaviren) ist Fieber selten. Dyspnoe tritt nur bei Patienten mit vorgeschädigten Atemwegen auf.

Die *Exazerbation einer chronischen Bronchitis* bei vorbestehender chronischer obstruktiver Pneumopathie (COPD), bei der klinisch ein produktiver Husten im Vordergrund steht, wird bei rund 60 % der Patienten durch Bakterien (Pneumokokken, Haemophilus, Moraxella catarrhalis, Chlamydia pneumoniae) und bei den übrigen durch Viren oder Mycoplasma pneumoniae verursacht.

Keuchhusten (Bordetella pertussis, selten Bordetella parapertussis). Der Keuchhusten ist eine epidemisch vorkommende Kinderkrankheit, die typischerweise in 3 Stadien abläuft:

➤ Im *Stadium catarrhale* (1–2 Wochen) sind uncharakteristische Symptome wie Schnupfen, subfebrile Temperaturen sowie trockener, vorwiegend nächtlicher Husten die Regel. Es entwickeln sich eine Leuko- und Lymphozytose, zu dieser Zeit ist die Kontagiosität (Tröpfcheninfektion) am höchsten.
➤ Das *Stadium convulsivum* dauert 2–4 Wochen und ist durch die Hustenparoxysmen, denen sich eine forcierte Inspiration anschließt, charakterisiert. Nach den Anfällen kommt es häufig zum Erbrechen.
➤ Im *Stadium decrementi* (1–2 Wochen) nehmen die Hustenperioden an Häufigkeit und Intensität ab, die Kinder sind nur noch selten kontagiös. Infolge Verlusts der Impfimmunität sind in den letzten Jahren vermehrt Pertussisfälle bei Erwachsenen aufgetreten.

> Bei Erwachsenen kann sich Pertussis atypisch manifestieren und zu einem protrahierten Husten von über 3 Wochen Dauer und länger, ähnlich wie bei einer Tracheobronchitis, führen.

Status febrilis, Husten und Thoraxschmerzen

Pneumonie

Die wichtigste Erkrankung, die mit dieser Symptomentrias einhergeht, ist die Pneumonie.

Erregerspektrum. Bei älteren Patienten mit einer außerhalb des Krankenhauses erworbenen *(community-acquired)* Pneumonie sind die Erreger gewöhnlich Pneumokokken, seltener gramnegative Bakterien. Tritt die Infektion während eines *Klinikaufenthaltes* auf, kommen in erster Linie Staphylokokken und Enterobacteriaceen in Frage. Bakterielle Pneumonien verlaufen im Allgemeinen akut mit hohem Fieber, Dyspnoe, Husten und Auswurf und, sofern die Pleura mitbeteiligt ist, mit entsprechenden Schmerzen. Pneumokokkeninfektionen sind häufiger bei Alkoholikern und nach Splenektomie.

Bei jüngeren Erwachsenen kommen neben Pneumokokken und Haemophilus influenzae häufiger Mycoplasma pneumoniae, Chlamydia pneumoniae und Legionellen vor, welche eine sog. *atypische Pneumonie* mit unproduktivem Husten, oftmals normaler Lungenauskultation und nichtsegmental angeordneten Infiltraten verursachen.

Weitere Erreger einer Pneumonie sind Viren (Influenza, Parainfluenza, Adenoviren, Respiratory Syncytial Virus, Metapneumovirus, Sin-nombre-Virus, andere Hantaviren [Hantavirus Pulmonary Syndrome], SARS-Coronavirus), Coxiella burnetii, Mycobacterium tuberculosis, nicht-tuberkulöse Mykobakterien und in entsprechenden Endemiegebieten Infektionen mit Pilzen (Histoplasma capsulatum, Coccidioides immitis, Blastomyces dermatitidis) oder Parasiten (Paragonimus, Dirofilaria).

Bei *immunsupprimierten* Patienten können neben gehäuften bakteriellen Pneumonien auch opportunistische Infektionen durch Pneumocystis carinii, Pseudomonas aeruginosa (Abb. 4.11), Kryptokokken, Nocardia, Herpes-simplex-, Varicella-Zoster- und Zytomegalieviren, Toxoplasmen und Strongyloides auftreten.

Erregerabhängige Symptomatik.
- Heftige pleuritische Schmerzen sind typisch für die *Pleurodynie,* hervorgerufen durch Coxsackie- oder ECHO-Viren. Ein pulmonales Infiltrat gehört nicht dazu.
- *Abszedierende Pneumonien* und Empyeme durch Staphylokokken sind eine typische Komplikation nach Influenza- oder Masernpneumonien.
- Bei der *Aspirationspneumonie* dominieren anaerobe Keime der Mundflora. Ein *Lungenabszess* als Folge einer Aspiration oder eines stenosierenden Bronchialkarzinoms kann ebenso wie das *Pleuraempyem* lang dauernde Fieberzustände, Husten und Pleuraschmerzen verursachen.

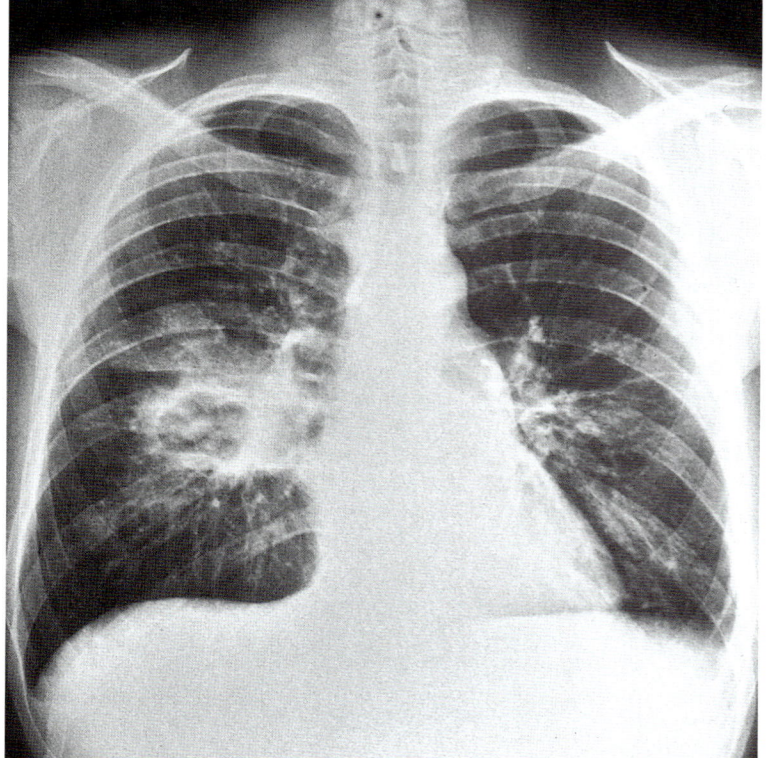

Abb. 4.11 Abszess parahilär rechts durch Pseudomonas aeruginosa bei HIV-Infektion.

Status febrilis mit assoziierten Leitsymptomen

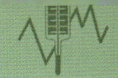

➤ Die häufigste chronische pleuropulmonale Infektion ist die *Tuberkulose*.

Chlamydien-Pneumonie. Chlamydia pneumoniae (früher Chlamydia TWAR-Stamm) ist – neben den Viren – einer der häufigsten Erreger einer Pharyngitis, Laryngitis und Bronchitis; Pneumonien sind vergleichsweise selten.

Bei etwa der Hälfte der Patienten mit einer *Pneumonie* findet sich ein biphasischer Krankheitsverlauf, in dem die Pneumonie nach dem Abklingen (oftmals unter antibiotischer Therapie) der bronchitischen und pharyngitischen Beschwerden und einem freien Intervall von 1–2 Wochen auftritt; bei den anderen Patienten bestehen die Symptome gleichzeitig. Klinisch und radiologisch ist das Krankheitsbild nicht von anderen sog. „atypischen" Pneumonien zu unterscheiden. Die Diagnose kann serologisch gesichert werden. Nicht alle kommerziell zur Verfügung stehenden serologischen Methoden erlauben die Differenzierung zwischen C. pneumoniae, C. trachomatis oder C. psittaci. Kulturverfahren oder Gensonden stehen der Routinediagnostik nicht zur Verfügung.

Die *Psittakose* (Chlamydia psittaci) ist eine akute Infektionskrankheit, die durch Papageien, aber auch andere Vögel übertragen wird. Das Krankheitsbild entspricht dem einer hochfebrilen atypischen Pneumonie. Gelegentlich werden eine Splenomegalie, zentralnervöse Störungen oder eine Epistaxis beobachtet.

Mycoplasma pneumoniae. Mycoplasma pneumoniae verursacht eine sog. „atypische" Pneumonie, Tracheobronchitis, Pharyngitis oder eine hämorrhagische Myringitis.

Q-Fieber. Das Q-Fieber (Coxiella burnetii) manifestiert sich im Allgemeinen als hochfebrile Pneumonie mit Kopfschmerzen und deutlich reduziertem Allgemeinzustand. Es fehlt das für Rickettsiosen typische Exanthem. Seltene Komplikationen sind Hepatitis und Endokarditis. Die Diagnose erfolgt mittels serologischem Antikörpernachweis.

Legionärskrankheit (Legionella pneumophila, verschiedene Serotypen). Es handelt sich um eine systemische bakterielle Erkrankung, die aber vorwiegend die Lungen betrifft. Nach einer Inkubationszeit von 2–10 Tagen beginnt sie mit grippeähnlichen Symptomen, später kommen hohes Fieber mit Husten, Thoraxschmerzen und gastrointestinale Beschwerden hinzu. Schließlich kann es zu Verwirrtheit und zu akuter Ateminsuffizienz kommen. Die Letalität beträgt bis zu 15 %. Objektive Zeichen sind neben dem schlechten Allgemeinzustand eine Tachypnoe und feuchte Rasselgeräusche.

Laborchemisch finden sich eine erhöhte Blutsenkung, eine Leukozytose mit Linksverschiebung sowie gelegentlich Anzeichen für Mitbeteiligung von Leber und Nieren (Proteinurie, Mikrohämaturie). Das Röntgenbild zeigt multiple fleckige Infiltrate mit Tendenz zur Konsolidation. Der Erregernachweis erfolgt mittels Antigennachweis im Urin, serologisch, mittels Gensonde oder kulturell. Der Anstieg des Antikörpertiters tritt allerdings erst zwischen der 3. und 6. Woche nach Erkrankungsbeginn auf, so dass die serologische Diagnose nur epidemiologische Bedeutung hat. Die Infektion erfolgt aerogen (z. B. Klimaanlagen, Whirlpool).

Anthrax. Der Inhalationsanthrax hat eine hohe Sterblichkeit. In der Frühphase manifestiert sich die Infektion als oftmals milde, unspezifische fieberhafte Influenza-ähnliche Erkrankung und stellt hohe differenzialdiagnostische Schwierigkeiten. Prominente Beschwerden, welche den Inhalationsanthrax von anderen Influenza-ähnlichen Infektionen unterscheiden können, umfassen Atemnot, pleuritische Schmerzen, sehr starkes Schwitzen, Abdominalschmerzen sowie Nausea und Erbrechen. Erkältungssymptome des Nasen-Rachen-Raums sind dagegen selten. Innerhalb von 3–5 Tagen kommt es zu einem schweren Krankheitsbild mit Schock. Im Thorax-Röntgenbild finden sich häufig ein verbreitertes Mediastinum und im Verlauf pulmonale Verschattungen und Pleuraergüsse. Die Punktion ergibt oftmals blutige Ergüsse. In der Regel zeigen Blutkulturen, sofern sie vor dem Einsatz von Antibiotika abgenommen wurden, innerhalb von 24 Stunden grampositive Stäbchen.

SARS (severe acute respiratory syndrome). Ein neuartiges, wahrscheinlich zoonotisches Coronavirus, das SARS-Coronavirus, führte im Jahr 2003 in Südchina, weiteren südostasiatischen Gebieten, Kanada und anderen Ländern zu einer Epidemie von schweren „atypischen" Pneumonien mit einer hohen Letalität. Die Ansteckung erfolgt durch direkten oder indirekten Kontakt von Augen, Mund- oder Nasenschleimhäuten mit infektiösen Tröpfchen oder kontaminierten Oberflächen. Das Virus ist hochkontagiös und hat vor allem in Krankenhäusern zu Epidemien unter Medizinalpersonen geführt, welche nur durch konsequente krankenhaushygienische Isolationsmaßnahmen gestoppt werden konnten.

Die Transmission des Virus findet in der symptomatischen Phase statt. Die höchste Virusmenge im Blut oder in respiratorischen Sekreten wird am Tag 10 der Erkrankung gemessen. Die Inkubationszeit beträgt 2–10 Tage. Es wurden wenige asymptomatische Infektionen oder leichte Erkrankungen dokumentiert, doch verläuft die Erkrankung meistens schwer. Die initialen Symptome sind unspezifisch und umfassen Fieber, Myalgien, Malaise und Husten. Symptome des oberen Respirationstraktes sind selten, kommen aber vor. Hinzu kommt oftmals Diarrhö. Im Verlaufe können sich Atemnot und eine respiratorische Insuffizienz entwickeln.

Die Laborresultate sind unspezifisch. Das Thorax-Röntgenbild kann in der Frühphase noch unauffällig sein und zeigt im Verlauf meist bilaterale, multifokale Konsolidationen. Die Diagnosesicherung erfolgt durch den molekularen Virusnachweis oder die Serologie.

4 Status febrilis

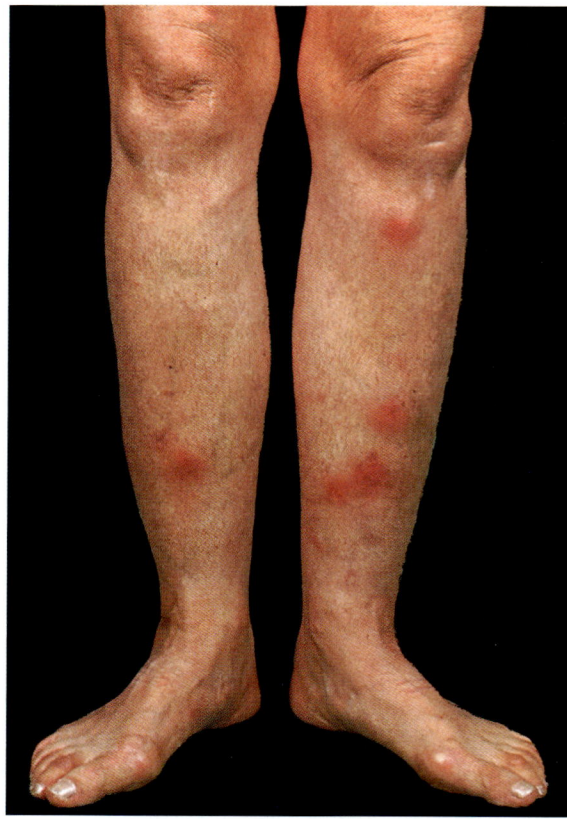

Abb. 4.12 Erythema nodosum. 26-jährige Patientin.

Tuberkulose

Erreger und Infektionsweg. Häufigster Erreger der Tuberkulose ist seit Sanierung der Rinderbestände (Mycobacterium bovis) das *Mycobacterium tuberculosis*. Die Übertragung erfolgt überwiegend durch Tröpfcheninfektion, enterale Übertragungen (Mycobacterium bovis) sind selten geworden. Die Übertragungsrate auf immunkompetente Haushaltkontakte beträgt bei offener Tuberkulose etwa 50 %, bei mikroskopisch negativer Lungentuberkulose etwa 5 %. Lediglich etwa 10 % der Infizierten erkranken im Laufe ihres Lebens manifest an einer Tuberkulose; die eine Hälfte innerhalb 1,5 Jahren nach der Primärinfektion, die andere im Verlauf der übrigen Lebensspanne.

Primäre Lungentuberkulose, postprimäre Tuberkulose. Eine unmittelbar nach einer Primärinfektion auftretende, meist akute pulmonale Erkrankung wird als *primäre Lungentuberkulose*, eine nach hämatogener Metastasierung, oft nach Jahren durch Reaktivierung von Streuherden sich manifestierende Erkrankung als sog. *postprimäre Lungen-* bzw. *Organ-* oder *extrapulmonale Tuberkulose* bezeichnet.

Hauptsächliche *Risikofaktoren* für die Reaktivierung einer Tuberkulose sind eine HIV-Infektion, gefolgt von Silikose, Karzinomen des Kopf- und Halsbereiches, Hämodialyse und immunsuppressive Therapie.

Klinik. Die *Primärinfektion* verläuft meistens inapparent. Sowohl eine primäre und postprimäre Lungen- als auch eine extrapulmonale Tuberkulose können für einen Status febrilis verantwortlich sein. Allgemeinsymptome wie Müdigkeit, Nachtschweiß, Gewichtsabnahme, Angaben über Hämoptoe, therapieresistenten Husten oder ein durchgemachtes Erythema nodosum (Abb. 4.**12**) und das Vorliegen von Risikofaktoren müssen bei einem Status febrilis den entsprechenden Verdacht wecken. Das Krankheitsbild der Tuberkulose ist außerordentlich vielseitig. Extrapulmonale Tuberkulosen sind außer bei Patienten mit einer HIV-Infektion selten, so dass die ersten Abklärungen (physikalisch, radiologisch, Sputum mikroskopisch und bakteriologisch) der Lunge gelten. Blutbild und Senkungsreaktion sind nicht charakteristisch verändert, eine Tuberkulinprobe kann (auch bei HIV-infizierten Patienten, sofern keine fortgeschrittene Immunschwäche vorliegt) evtl. weiterhelfen, vor allem, wenn eine Konversion von negativ zu positiv beobachtet werden kann. Bei Patienten mit einer HIV-Infektion ist ein Durchmesser von ≥ 5 mm, bei anderen Patienten von ≥ 10 mm als positiv zu werten.

Akute Miliartuberkulose. Eine massive hämatogene Aussaat (*Tuberkulosepsis Landouzy*) führt zum Bild der disseminierten Tuberkulose (akute Miliartuberkulose) mit Metastasen in Leber, Milz, Meningen, Pleura und Peritoneum. Der Allgemeinzustand ist dabei deutlich beeinträchtigt. Hohes intermittierendes Fieber, Schweißausbrüche, Kopfschmerzen, trockener Husten und zunehmende Dyspnoe sind häufige und charakteristische Symptome. Der Lungenbefall ergibt das klassische miliare Bild (Abb. 4.**13**). Die multiplen hirsekorngroßen Herde sind typischerweise über alle Lungenfelder verteilt. Eine überwiegende Lokalisation in den Oberlappen kommt vor und ist differenzialdiagnostisch gegenüber der Lungenkarzinomatose zu verwerten.

Bei nicht HIV-infizierten Patienten besteht in der Regel eine Anämie, seltener eine Panzytopenie oder Thrombopenie. Im Blutbild findet man häufig eine normale Leukozytenzahl, Leukopenien kommen in 20–30 % der Fälle vor. Typisch sind eine Monozytose, Lympho- und Eosinopenie. Toxische Veränderungen der Leukozyten fehlen. Bei Patienten mit einer HIV-Infektion ist das Blutbild meistens durch die Grundkrankheit alteriert. Pathologische Leberfunktionsproben sind häufig und weisen auf eine Cholestase hin. Die Blutsenkungsreaktion ist beschleunigt. Gelegentlich tritt ein ADH-Syndrom mit einer Hypernatriämie auf. Die Tuberkulinprobe bei der Miliaris ist meistens negativ. Diagnostisch wegweisend ist der histologische Nachweis von epitheloiden Granulomen oder säurefesten Stäbchen in der Leber und im Knochenmark (Biopsien). Granulome in der Chorioidea und eine Splenomegalie kommen in je ca. 10 % vor.

Bei nicht HIV-infizierten Patienten mit einer akuten Miliartuberkulose sind Sputum- und Urinkulturen in je einem Drittel positiv. Aus dem Blut HIV-infizierter Patienten mit einer disseminierten Tuberkulose lassen sich Mykobakterien häufig kulturell nachweisen.

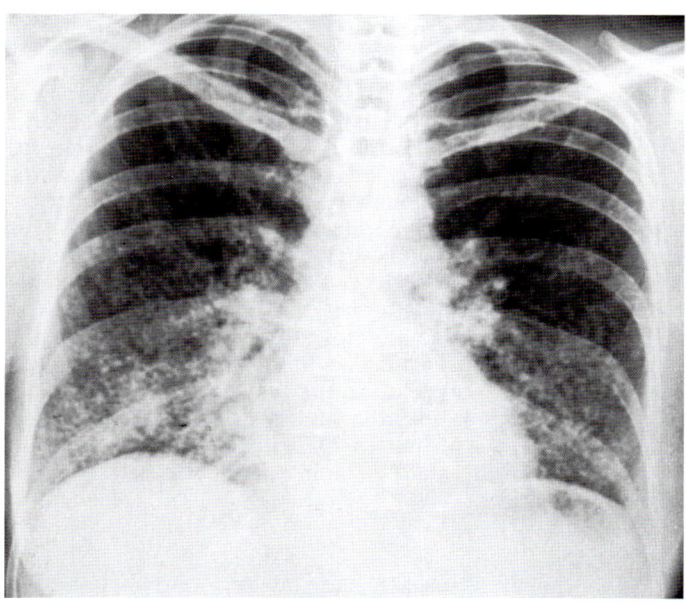

Abb. 4.13 Miliartuberkulose mit kleinfleckigen Herden in allen Lungenfeldern bei 43-jähriger Patientin.

Chronische Miliartuberkulose. Bei immunkompetenten Patienten kommen – neben der akuten Form – auch chronische Miliartuberkulosen mit oft wochenlang dauernden Fieberschüben und den oben beschriebenen Allgemeinsymptomen, allerdings in milderer Form, vor. Das Lungenröntgenbild weist in der Hälfte der Fälle unspezifische Veränderungen auf, dafür sind extrapulmonale Herde (z. B. Lymphknoten, Knochen) betroffen.

Nichttuberkulöse Mykobakteriosen

Als nichttuberkulöse Mykobakteriosen (Synonym: atypische Mykobakteriosen) werden Erkrankungen durch Mykobakterien bezeichnet, welche nicht durch Mycobacterium tuberculosis, M. bovis, M.-bovis-BCG oder M. leprae verursacht werden.

Erreger und Nachweis. Das Vorkommen dieser Mykobakterien ist ubiquitär, die Häufigkeit zeigt allerdings geographische Prädilektionen. Die wenigsten Spezies sind für den Menschen pathogen. Gelegentlich mit einer Lungenkrankheit assoziiert sind M.-avium-Komplex, M. kansasii, M. malmoense, M. scrofulaceum, M. xenopi, M. chelonae, M. fortuitum und M. genavense. Häufiger als eine Mykobakteriose liegt jedoch auch beim Nachweis dieser Spezies eine Kolonisation oder Kontamination vor. Zur Diagnose sind deshalb neben einer entsprechenden Klinik der Nachweis eines Isolates aus sterilen Gewebeproben oder der multiple Nachweis aus unsterilen Materialien und entsprechende histologische Veränderungen (Biopsie) notwendig. Bei HIV-infizierten Patienten mit fortgeschrittener Immunschwäche können nichttuberkulöse Mykobakterien, am häufigsten M.-avium-Komplex, M. kansasii, M. genavense oder M. haemophilum im Blut nachgewiesen werden. Wegen der häufigsten Resistenz gegen Tuberkulostatika der ersten Wahl ist eine Identifizierung und Resistenzbestimmung für den therapeutischen Erfolg entscheidend.

Klinik. Nichttuberkulöse Mykobakteriosen manifestieren sich vor allem als Erkrankung der Lunge (prädisponierende Faktoren: Status nach rezidivierender Tuberkulose, subtotale Gastrektomie), der Lymphknoten (vor allem Kinder) und seltener der Haut. Disseminierte Erkrankungen kommen nur bei schweren Grundkrankheiten (z. B. fortgeschrittene Immunschwäche bei HIV-Infektion) oder unter immunsuppressiver Therapie vor.

Nokardiose

Die Nokardiose (Nocardia asteroides) ist eine seltene, chronisch-granulomatöse Entzündung, die vor allem bei Patienten mit eingeschränkter Infektabwehr bevorzugt die Lungen befällt. Das radiologische Bild ist uncharakteristisch. Pneumonische Herde haben eine deutliche Tendenz zur Nekrose und Abszessbildung, was bei pleuranahen Herden zu einem Empyem führen kann. Die klinischen Symptome Nachtschweiß, Status febrilis und produktiver Husten lassen differenzialdiagnostisch am ehesten an eine Tuberkulose denken. Außerdem besteht eine ausgesprochene Tendenz zur hämatogenen Dissemination, wobei in einem Drittel der Fälle das zentrale Nervensystem betroffen wird. Liquorveränderungen sind unspezifisch, Nokardien lassen sich nicht nachweisen. Im Sputum können die grampositiven, variabel säurefesten, schlanken Stäbchen mit echten Verzweigungen entweder direkt mikroskopisch oder in einer aeroben Kultur nachgewiesen werden. Die Prognose bei immunsupprimierten Patienten ist ohne adäquate Therapie schlecht.

Perikarditis, Myokarditis

Die Ätiologie der Mehrzahl der Perikarditiden und Myokarditiden ist noch unbekannt. Sowohl bei Säuglingen wie bei Kindern und Erwachsenen können jedoch immer wieder Coxsackie-B-Viren (vorwiegend Coxsackie B2–4) als verantwortliche Erreger eruiert werden. Die Krankheit beginnt mit Fieber, Unwohlsein und früh einsetzenden kardialen Symptomen wie retrosternalem Schmerz, perikarditischem Reiben und Herzvergrößerung. Ein Perikarderguss kann mit Hilfe der Echokardiographie diagnostiziert werden. Die Mitbeteiligung des Myokards äußert sich in Arrhythmien und eventuell einer Kardiomyopathie.

Nichtinfektiöse Erkrankungen

Nichtinfektiöse Ursachen von Fieber und pulmonalen Beschwerden sind die Lungenembolie, Lungeninfarkt, chemisch induzierte Pneumonitis nach Aspiration von Magensaft, nekrotisierender Lungentumor, allergische Alveolitis und interstitielle Pneumonie. Diese Erkrankungen können im Allgemeinen mit einer sorgfältigen Anamnese, Thorax-Röntgenbild und Lungenfunktion diagnostiziert werden. Beim Myokardinfarkt und der Perikarditis dominieren die Thoraxschmerzen. In den ersten Tagen sind Temperaturen von 38 °C beim Infarkt häufig, und auch bei der viralen Perikarditis kann Fieber auftreten. EKG und Enzymverlauf bzw. Auskultation und Echokardiographie sind diagnostisch wegweisend. Nitrofurantoin und Bleomycin können sowohl Fieber wie auch Infiltrate verursachen.

Status febrilis und Ikterus

Beim Auftreten dieser beiden Symptome muss in erster Linie abgeklärt werden, ob der Ikterus *prä-, intra-* oder *posthepatisch* bedingt ist.

Prähepatischer Ikterus

Hämolyse. Verschiedene Erreger (Malaria, Clostridium perfringens, Mycoplasma pneumoniae) sind imstande, eine Hämolyse zu bewirken, welche am Hämoglobinabfall, an der Retikulozytose und Erhöhung der LDH und des unkonjugierten Bilirubins erkennbar ist. Patienten mit Sichelzellanämie, Glucose-6-Phosphat-Dehydrogenase-Mangel oder paroxysmaler nächtlicher Hämoglobinurie können auch im Rahmen einer Infektion eine hämolytische Krise durchmachen.

Hepatischer Ikterus

Infektionserkrankungen. Fieber kann ein Prodrom der viralen Hepatitis sein. Mononukleose und Zytomegalie verursachen in einem hohen Prozentsatz Fieber und abnorme Leberenzyme, allerdings ist die Hyperbilirubinämie nicht sehr ausgeprägt. Bei Q-Fieber, Legionellose und Leptospirose ist die Situation ähnlich. Bei einer schwer verlaufenden Sepsis mit Pneumokokken, Klebsiellen, Salmonellen, Bacteroides fragilis, E. coli oder Streptokokken ist ein Ikterus häufig. Bei der Miliartuberkulose ist ein Leberbefall praktisch immer nachzuweisen. Er äußert sich aber nur selten in Form eines Ikterus, hingegen sind Leberenzymveränderungen, vor allem eine Cholestase, typisch. Die Diagnose sichert in dieser Situation der bioptische Nachweis einer granulomatösen Hepatitis.

Lokalisierte bakterielle Infektionen. Wenn sich eine Perityphlitis oder ein divertikulitischer Abszess hämatogen in Form von septischen Embolien via Mesenterialvenen und Pfortader ausbreitet, kann eine *Pylephlebitis* mit multiplen intrahepatischen Abszessen auftreten. Diese kommunizieren nicht mit dem Gallengangssystem wie die Abszesse, welche als Folge einer Cholangitis entstehen. Die klinischen Folgen sind eine Hepatomegalie mit Ikterus, Oberbauchschmerzen rechts, Fieber und Schüttelfrösten. Diese Symptomatik ist auch typisch für den *Leberabszess*, der als Folge einer Sepsis, eines Bauchtraumas oder idiopathisch auftritt. Allerdings können ein solitärer, aber auch multiple Leberabszesse ohne Lokalsymptome als Fieber unbekannten Ursprungs verlaufen.

Die entscheidenden diagnostischen Maßnahmen sind die bildgebenden Verfahren. Damit wird auch eine gezielte Feinnadelpunktion ermöglicht. Kulturell werden am häufigsten Streptokokken, Anaerobier und Enterobacteriaceen gefunden.

Parasitäre Infektionen. Nach Tropenaufenthalten in südlichen Ländern ist ein *Amöbenabszess* möglich. Diese sind meistens solitär und größer als die bakteriellen Abszesse. Die Gram-Färbung des Abszessinhaltes und die Kultur sind negativ. Nur selten findet man Trophozoiten. Dafür ist der Antikörpernachweis praktisch immer positiv.

Medikamente. Im Weiteren sind die hepatotoxischen medikamentösen Nebenwirkungen zu erwähnen, die vor allem nach Isoniazid, Rifampicin, Hydantoin, Halothan und α-Methyldopa auftreten.

Paralleles Auftreten von Ikterus und Fieber. Selbstverständlich muss die *Assoziation* Ikterus und Status febrilis *nicht kausal* sein. So kann z. B. eine vorbestehende stumme Leberzirrhose im Rahmen einer schweren Infektionskrankheit dekompensieren oder bei einem chronischen Ethylabusus und alkoholischer Hepatitis eine Tuberkulose oder Lobärpneumonie auftreten und so einen Status febrilis und Ikterus verursachen.

Posthepatischer Ikterus

Gallenwegserkrankungen. Die *Cholangitis* ist eine gefürchtete Komplikation einer *Choledocholithiasis*, welche zu einem partiellen oder vollständigen Verschluss des Gallenganges geführt hat. Im Gegensatz zur Obstruktion durch Tumor oder Gallengangstriktur ist die aszendierende Infektion bei einer persistierenden Choledocholithiasis häufig.

> Fieber, Schüttelfröste, verbunden mit Oberbauchschmerzen rechts und einem Ikterus, und eine Anamnese mit Oberbauchkoliken sind sehr suggestiv für eine Cholangitis.

Diagnostik. Laborchemisch imponieren die Erhöhung des konjugierten Bilirubins, die Cholestase und die Bilirubinausscheidung im Urin. Diagnostisch entscheidend sind Sonographie, endoskopische retrograde Darstellung des Ductus choledochus und evtl. pancreaticus und schließlich die perkutane transhepatische Füllung des Gallengangsystems.

Differenzialdiagnostische Abgrenzung. Differenzialdiagnostisch sind neben der Cholangitis die *Cholezystitis* und *Pankreatitis* zu erwähnen. Bei der Cholezystitis können gleichzeitig vorhandene Gallengangsteine oder ein Ödem des Choledochus, bei der Pankreatitis das Ödem des Pankreaskopfes die Cholestase verursachen.

Erregerspektrum. Das Erregerspektrum der Cholangitis und Cholezystitis umfasst v. a. Enterobacteriaceae, Enterokokken und Anaerobier. Exotische Ursachen eines Ikterus sind die Faszioliasis und andere, v. a. in Südostasien endemische Leberegel. Fasciola hepatica führt zuerst zu einer parenchymatösen Leberentzündung, erhöhten Transaminasen, Hepatomegalie und Eosinophilie. Im Verlauf der Erkrankung kann es zu einem posthepatischen Ikterus kommen.

Status febrilis und Splenomegalie

Splenomegalie und Fieber sind häufig bei lymphomyeloproliferativen Erkrankungen sowie Infektionen, seltener bei Retikuloendotheliosen und chronischen hämolytischen Anämien. Die wichtigsten Krankheitsbilder mit diesen beiden Leitsymptomen sind in Tab. 4.11 zusammengestellt. Seltenere Ursachen bei uns sind Malaria, viszerale Leishmaniose, Schistosomiasis, Echinokokkose, Trypanosomiasis, Rickettsiosen und Rückfallfieber. Eine akute Pneumonie, heftige Kopfschmerzen, Splenomegalie und Fieber wecken den Verdacht auf eine Psittakose. Zu den nichtinfektiösen entzündlichen Ursachen einer Splenomegalie zählen der Morbus Still, das Felty-Syndrom und der systemische Lupus erythematodes.

Tabelle 4.11 Differenzialdiagnose von Fieberzuständen, welche mit Splenomegalie einhergehen

	Typhus	Infektiöse Endokarditis	Miliartuberkulose	Hodgkin-Lymphom	Mononukleose	Brucellose
Beginn	Ende 1. Woche	allmählich	allmählich	allmählich	2.–3. Woche	allmählich
Senkungsreaktion	langsam ansteigend	stark beschleunigt	mäßig beschleunigt	normal oder beschleunigt	mäßig beschleunigt	langsam ansteigend
Schüttelfröste	selten	häufig	selten	fehlen	fehlen	fehlen
Leukozytenzahl	vermindert	vermehrt bis normal	normal	normal	normal bis erhöht	normal bis vermindert
Lymphozyten	je nach Stadium normal bis vermehrt	vermindert	stark vermindert	vermindert	stark vermehrt (monozytoide Formen)	vermehrt
Toxische Veränderungen der Neutrophilen	zunehmend	ausgeprägt	fehlen	variabel	fehlen	fehlen
Eosinophile	fehlen immer	vermindert	vermindert	vermehrt	normal	eher vermindert
Blutkulturen	positiv	positiv	negativ*	negativ	negativ	selten positiv
Diagnose	Blutkultur	Blutkultur	Histologie (Leber, Lymphknoten)	Histologie (Lymphknoten)	Blutbild, Serologie	Serologie (Blutkultur)

* außer bei HIV-Infektion

Status febrilis und Diarrhö

Die Differenzialdiagnose der *nichtinfektiösen* Diarrhö wird im Kapitel 27 besprochen.

Intestinale Infektionen

Die Differenzialdiagnose von intestinalen Infektionen orientiert sich an epidemiologischen und pathogenetischen Überlegungen.

Pathogenetische Aspekte. Pathogenetisch werden nichtentzündliche, entzündliche und systemische intestinale Infektionen unterschieden:
- *Nichtentzündliche intestinale Infektionen.* Das Erregerspektrum umfasst Vibrio cholerae, enterovirulente E. coli (ETEC, EPEC, EAggEC, s. unten), in Nahrungsmitteln Toxine bildende Bakterien sowie Viren. Die wässrige Diarrhö, die in der Regel afebril verläuft, entsteht durch Enterotoxine oder Adhärenz der Erreger an das Epithel des proximalen Dünndarms. Im Stuhl finden sich in der Regel keine Leukozyten.
- *Entzündliche intestinale Infektionen.* Die Erreger – Shigellen, enterovirulente E. coli (EIEC, EHEC, s. unten), Salmonella enteritidis, Campylobacter jejuni, Clostridium difficile – invadieren das Darmepithel oder bilden Zytotoxine. Klinisch manifestiert sich die Infektion als Dysenterie. Dabei handelt es sich um eine entzündliche Erkrankung des Kolons, oft assoziiert mit Blut und Eiter im Stuhl. Häufig leiden die Patienten unter Abdominalschmerzen, Krämpfen und Fieber.
- *Enterisches Fieber.* Die Erreger – Salmonella typhi und Yersinia enterocolitica – können die Darmwand des distalen Dünndarms penetrieren und führen zu einem systemischen fieberhaften Krankheitsbild.

Epidemiologische Aspekte. Epidemiologisch lässt sich das mögliche Erregerspektrum differenzialdiagnostisch wie folgt einengen:
- *Außerhalb des Krankenhauses erworbene Diarrhö (community-acquired).* Campylobacter, nichttyphöse Salmonellen, enterovirulente E. coli und Viren sind in unseren Breitengraden bei Personen ohne Reiseanamnese die häufigsten Ursachen von Diarrhö.
- *Nosokomiale Diarrhö.* Meist handelt es sich um Clostridium difficile.
- *Reiserückkehrer oder Diarrhö in tropischen Ländern.* Am häufigsten finden sich enterotoxigene E. coli oder Shigellen, selten Protozoen oder Würmer.
- *Diarrhö bei Kindern.* Die häufigsten Ursachen sind Rotaviren oder Astroviren.
- *Diarrhö bei immunkompromittierten Personen.* Bei Patienten mit zellulärer Immundefizienz (HIV-Infektion, Z. n. Organtransplantation) sind Infektionen durch opportunistische Protozoen (Kryptosporidien, Mikrosporidien), nichttuberkulöse Mykobakterien und Zytomegalievirus häufig. Neutropenische Patienten sind gefährdet durch nosokomiale Bakterien und können das schwere und lebensbedrohliche Bild der neutropenischen Enterokolitis entwickeln. Ein selektiver IgA-Mangel mit follikulärer nodulärer Hyperplasie im Dünndarm kann zu chronischer Diarrhö und Malabsorption führen und ist häufiger assoziiert mit Giardia-lamblia-Infektionen.

Erreger von Diarrhö

Campylobacter. Campylobacter jejuni, seltener Campylobacter coli, verursacht eine akute, gelegentlich febrile Enteritis mit Durchfall, abdominalen Krämpfen, Nausea und Erbrechen. In den meisten Fällen klingt die Erkrankung innerhalb 1–4 Tagen ab, etwa 20 % der Patienten sind 1–2 Wochen symptomatisch. Im Stuhl findet man Blut oder Schleimauflagerungen, mikroskopisch sind auch Granulozyten nachweisbar. Eine *reaktive Arthritis* wird bei HLA-B27-positiven Patienten beobachtet; andere seltene Komplikationen sind Meningitis, Endokarditis, Cholezystitis und Pankreatitis. Die Übertragung auf den Menschen geschieht durch kontaminierte Ess- und Trinkwaren, seltener durch infizierte Tiere.

Salmonellen. Es werden *nichttyphöse* und *typhöse* Salmonellen unterschieden.
- *Enteritische (nichttyphöse) Salmonellose.* Diese nahrungsmittelassoziierte Erkrankung ist eine Zoonose. Die klinischen Symptome können nach einer Inkubationszeit von 6–48 h auftreten und äußern sich in Fieber, Nausea, Erbrechen, wässrigen Durchfällen, selten mit Blut- oder Schleimbeimengungen, sowie krampfartigen Abdominalschmerzen. Septische Verlaufsformen sind außer bei Säuglingen und immunsupprimierten (v. a. bei HIV-infizierten) Patienten selten.
- *Typhus abdominalis.* Das Erregerreservoir von Salmonella typhi ist der Mensch. Die klinischen Manifestationen des Typhus abdominalis beginnen nach einer afebrilen bis subfebrilen Inkubationszeit von durchschnittlich 10 Tagen typischerweise mit Allgemeinsymptomen wie Müdigkeit, Frösteln, Kopfschmerzen und Hustenreiz. Innerhalb einer Woche tritt ein Temperaturanstieg bis auf 40 °C auf. Manchmal besteht eine Obstipation, seltener eine Diarrhö. Bei erhaltener örtlicher und zeitlicher Orientierung wird der unbehandelte Patient abwechslungsweise apathisch oder erregt, manchmal delirös.
Die *Roseolen* (hellrote, blasse, ovale, wegdrückbare makulopapulöse Effloreszenzen) (Abb. 4.**14**) treten in etwa der Hälfte der Fälle erstmals zwischen dem 7. und dem 10. Krankheitstag auf. Sie sind ausschließlich im unteren Thoraxgebiet, über dem Abdomen und am Rücken lokalisiert. Gelegentlich wird auch ein Enanthem beobachtet.
Weitere typische Befunde sind eine Splenomegalie und eine relative Bradykardie trotz hohen Fiebers, eine Leukopenie mit deutlicher Linksverschiebung

und fehlenden Eosinophilen. Diagnostisch sind Blutkulturen. In 15–20 % der Fälle kommt es zum Rezidiv, das meist gutartiger verläuft.
➤ *Paratyphus B.* Das Krankheitsbild bei Paratyphus B (A ist selten, C eine Rarität) läuft im Allgemeinen rascher und milder ab. Die Differenzialdiagnose erfolgt bakteriologisch.

Shigellen. Bei den Shigellosen (bakterielle Ruhr) sind blutige oder schleimige Stühle (Dysenterie) häufiger, da Shigellen im Gegensatz zu den Salmonellen Epithelzerstörungen mit Ulzerationen verursachen. Im Übrigen unterscheiden sie sich nur wenig von den durch Salmonellen hervorgerufenen Enteritiden.

Enterovirulente Escherichia coli. Die enterovirulenten E. coli werden in 6 Pathovare eingeteilt. Die Identifizierung erfolgt mittels molekulargenetischer Methoden.
➤ Die *enterotoxischen* E. coli (ETEC) sind die häufigste Ursache von wässriger, meist afebriler Reisediarrhö.
➤ Zunehmend wird das sporadische und epidemische Auftreten von v. a. durch Nahrungsmittel übertragenen *verotoxinbildenden enterohämorrhagischen* (EHEC) E. coli (z. B. E. coli O157:H7 und andere Serotypen) beobachtet. Sie verursachen klassischerweise eine blutige Diarrhö und können v. a. bei Kindern und älteren Personen selten zu einem hämolytisch-urämischen Syndrom oder einer thrombotisch-thrombozytopenischen Purpura führen. Die klinischen Manifestationen der Infektion durch verotoxinbildende E. coli sind aber oftmals sehr unspezifisch, und die Diarrhö ist nicht immer blutig.
➤ Die Pathogenese und die klinischen Manifestationen der *enteroinvasiven* E. coli (EIEC) entsprechen denen der Shigellose.
➤ Die *enteropathogenen* E. coli (EPEC) sind v. a. Ursache der sporadischen und epidemischen Säuglingsdiarrhö.
➤ Die molekulargenetisch noch nicht endgültig charakterisierten Stämme von *enteroaggregativen* (EAggEC) und
➤ *diffus adhärenten* E. coli (DAEC) wurden vor allem mit Diarrhö bei Kindern in Entwicklungsländern assoziiert.

Yersinia pseudotuberculosis und Yersinia enterocolitica. Diese Anthropozoonose manifestiert sich bei Kindern und Jugendlichen in einem appendizitisartigen Krankheitsbild mit Status febrilis, Leukozytose und einem akuten Abdomen. Die Diagnose erfolgt kulturell (Blut, Stuhl) und serologisch (Titeranstieg nach 1–2 Wochen!). Beim Erwachsenen können enteritische Symptome (Yersinia enterocolitica) und sehr selten eine septische Verlaufsform vorkommen. Letztere findet sich vor allem bei Immunsuppression, Diabetes mellitus, Alkoholismus und chronischen Lebererkrankungen. Eine Yersinienenteritis ist in etwa 10–30 % von einer Oligo-(seltener Poly-)Arthritis und einem Erythema nodosum (Abb. 4.**12**) gefolgt.

Tropheryma whippelii. Der *Morbus Whipple* ist eine bakterielle Multiorganerkrankung, welche durch Tropheryma whippelii verursacht wird. In einer frühen

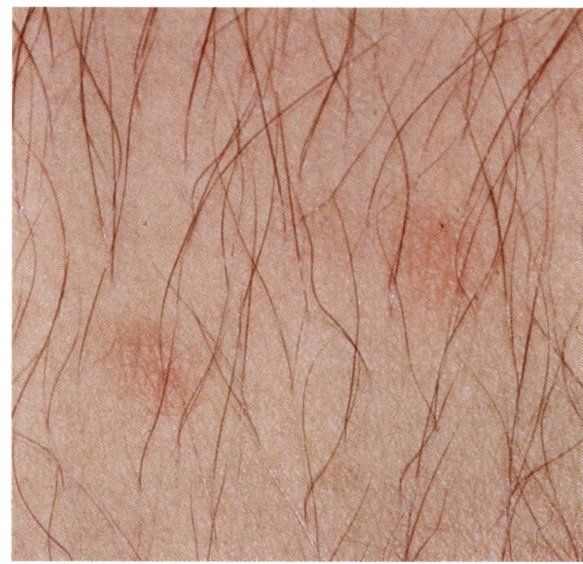

Abb. 4.14 Roseolen bei Typhus abdominalis.

Phase der Erkrankung dominieren meist Allgemeinsymptome, Gelenkschmerzen, eine Lymphadenopathie und oftmals Fieber. Später auftretende Manifestationen sind chronische Diarrhö mit oder ohne Malabsorption, Gewichtsverlust, Hyperpigmentation, Endokarditis und zentralnervöse Störungen. Pathognomonische lichtmikroskopische Befunde sind Gewebsinfiltrationen mit Makrophagen, die PAS-positive Einschlüsse enthalten. Zusätzlich zum Nachweis aus intestinalen Biopsien konnte der Erreger bei okulären oder zentralnervösen Beschwerden, bei Endokarditis sowie bei Spondylitis inzwischen aus entsprechenden Materialien mittels molekulargenetischer Methoden nachgewiesen werden.

Vibrio cholerae. Nach einer Inkubationszeit von Stunden bis 5 Tagen, im Mittel 2–3 Tagen, treten infolge einer Enterotoxinwirkung bei 25–50 % der mit Vibrio cholerae oder mit der El-Tor-Variante Infizierten Durchfälle ohne Krämpfe oder Fieber auf, welche anfänglich breiig braun, später wässrig (fehlende Gallenfarbstoffe) und in schweren Fällen wie „Reiswasser" aussehen. Die Stuhlvolumina schwanken zwischen 1 und 10 l/24 h. Infolge des Wasserverlustes und/oder der Azidose kommt es zu Übelkeit und Erbrechen. In fortgeschrittenen Fällen ist der Hautturgor massiv vermindert (Haut in Falten abhebbar), und es kommt zu einer extrarenalen Niereninsuffizienz. Die Diagnose einer Cholera kann evtl. bereits mikroskopisch (kommaförmige, rasch bewegliche Vibrionen), sicher jedoch kulturell aus dem Stuhl gestellt werden. Asymptomatische Ausscheider bilden das Erregerreservoir.

Clostridium difficile. Die pseudomembranöse Kolitis wird während oder nach einer Antibiotikatherapie beobachtet und durch Toxine von Clostridium difficile hervorgerufen.

"Lebensmittelvergiftungen". Bacillus cereus, Clostridium perfringens und Staphylococcus aureus können ex vivo in Nahrungsmitteln oder in vivo Toxine bilden, die eine akute wässrige Diarrhö mit Nausea verursachen.

> Durch *Clostridium botulinus* gebildete Neurotoxine verursachen Nausea, Erbrechen, Durchfall und innerhalb von 18–36 h eintretende Lähmungen.

Tuberkulose. Die heute seltene Darmtuberkulose geht oft mit Allgemeinsymptomen, Fieber und chronischer Diarrhö einher und ist oftmals selbst mittels endoskopischer Biopsie nur schwierig zu diagnostizieren.

Viren. Die häufigen gastrointestinalen Viren (Noroviren, Rotaviren, Astroviren, enterische Adenoviren) verursachen Erkrankungen, die nur gelegentlich von Fieber begleitet sind, aber durch die zum Teil massive Dehydrierung eine hohe Morbidität und, v. a. in Entwicklungsländern, auch Sterblichkeit zur Folge haben können.

Intestinale Parasiten. Von den parasitär bedingten Diarrhöen können eine schwere Amöbendysenterie und ein Hyperinfektionssyndrom mit Strongyloides stercoralis febril verlaufen, während Patienten mit Lambliasis afebril bleiben. Eine Malaria bei Tropenrückkehrern kann sich initial als febrile „Reisediarrhö" manifestieren.

Bei Immundefizienten (v. a. HIV-infizierten Patienten) gehören die Kryptosporidiose und Mikrosporidiose (Mikrosporidienarten: Enterocytozoon bieneusi und Encephalitozoon intestinalis) zu den häufigsten Ursachen einer chronischen Diarrhö. Diese Parasiten werden aber auch zunehmend als Ursache einer selbstlimitierenden Diarrhö bei immungesunden Reisenden sowie in den Tropen lebenden Kindern und Erwachsenen erkannt. Cyclospora cayetanensis wird ebenfalls zunehmend bei Reisenden, Kindern und Erwachsenen in den Tropen, und bei durch kontaminierte Nahrungsmittel verursachten Epidemien diagnostiziert.

Intestinale Wurmerkrankungen verursachen in der Regel kein Fieber.

Status febrilis und Abdominalschmerzen

Nichtinfektiöse Abdominalerkrankungen werden im Kapitel 7 besprochen.

Intraabdominale Infektionen

Die Einleitung einer adäquaten Therapie bei Verdacht auf eine intraabdominale Infektion ist oftmals zeitlimitiert, da die Sterblichkeit bei Zeitverzögerungen sehr rasch ansteigen kann. Obwohl eine spezifische Diagnose immer angestrebt werden soll, sind therapeutische Interventionen vor der Etablierung einer Diagnose manchmal unumgänglich. Die wichtigsten Entscheidungsgrundlagen sind anamnestische Angaben der Patienten, insbesondere die genaue Beschreibung der Beschwerden und deren zeitlicher Verlauf. Die Diagnose intraabdominaler Infektionen beruht primär auf klinischen Befunden. Zeitverzögernde bildgebende Verfahren oder Laboruntersuchungen sind häufig nicht hilfreich.

Peritonitis

Unter Peritonitis wird eine Entzündung des Peritoneums oder von Teilen desselben verstanden. Die peritoneale Entzündungsreaktion, welche zur Sequestration von großen Flüssigkeitsmengen führt und die Entzündungskaskade triggert, hat fast immer schwere systemische Auswirkungen und kann Sepsis, Organdysfunktion und septischen Schock zur Folge haben.

Erregerspektrum. Das Erregerspektrum, welches bei intraabdominalen Infektionen isoliert wird, stammt vorwiegend aus dem Darm oder assoziierten Hohlorganen und umfasst *aerobe* (Escherichia coli, andere Enterobacteriaceae, Enterokokken, andere Streptokokken, Pseudomonas u. a.) und *anaerobe* (Bacteroides fragilis, andere Bacteroides spp., Clostridien u. a.) Keime.

Klinik. Neben systemischen entzündlichen Zeichen sind die äußerst starken, nicht nachlassenden und durch Bewegung stärker werdenden Abdominalschmerzen und die peritonitischen klinischen Zeichen differenzialdiagnostisch leitend. In der Intensität nachlassende Schmerzen können auf eine Lokalisierung des entzündlichen Prozesses, zunehmende Schmerzen auf eine Ausbreitung einer Peritonitis hinweisen. Die Temperatur beträgt meist zwischen 38° und 40 °C. Inappetenz, Nausea, Durstgefühl, Fiebergefühl und Frösteln sind begleitende Symptome.

Diagnostik. Im Blutbild findet sich eine Leukozytose oder eine Linksverschiebung bei normaler Leukozytenzahl. In der konventionellen Röntgenaufnahme des Abdomens imponieren die Zeichen eines paralytischen Ileus. Abszesse lassen sich mit bildgebenden Verfahren darstellen.

Primäre Peritonitis. In weniger als 1 % der Peritonitiden liegt eine *spontane* Peritonitis vor. Das Krankheitsbild tritt v. a. bei Kindern, Patienten mit Leberzirrhose (v. a. bei Aszites) und bei nephrotischem Syndrom auf. Die häufigsten Erreger sind Pneumokokken, Escherichia coli und Streptokokken der Gruppe A. Die Infektion erfolgt auf hämatogenem Weg, per continuitatem aus dem supradiaphragmatischen oder retroperitonealen Raum oder direkt aus dem weiblichen Genitaltrakt. Die Diagnose wird gesichert durch den kulturellen Nachweis der Erreger aus dem Peritonealraum. Die Beschwerden und die klinischen Befunde sind i. d. R. weniger akut und entwickeln sich langsamer als bei der sekundären Peritonitis.

Die *tuberkulöse* Peritonitis entsteht durch hämatogene Streuung, meistens ausgehend von einem pulmonalen Herd. Abdominalschmerzen, Fieber, Gewichtsverlust, Nachtschweiß und Aszites sind die häufigsten Symptome. Zur Diagnosestellung ist meist eine laparoskopische Exploration notwendig, bei welcher multiple Tuberkel auf dem Peritoneum gesehen werden können.

Die *Perihepatitis* (Fitz-Hugh-Curtis-Syndrom) wird durch Gonokokken oder Chlamydien verursacht.

Sekundäre Peritonitis. Perforationen durch eine primär nekrotisierende Läsion im Verlaufe des Gastrointestinaltraktes oder eines anderen abdominalen Organs oder eine Perforation durch ein Trauma oder nach einem abdominalen Eingriff sind die Ursachen einer sekundären Peritonitis. Meist findet sich ein polymikrobielles Erregerspektrum von aeroben und anaeroben Darmkeimen.

Bei Patienten mit *chronischer ambulanter Peritonealdialyse* (CAPD) finden sich Erreger von intestinalen oder extraabdominalen Quellen.

Tertiäre Peritonitis. Bei einer persistierenden diffusen, sog. tertiären Peritonitis besteht das klinische Bild einer okkulten Sepsis ohne fassbaren Fokus. Die Patienten weisen subfebrile bis febrile Temperaturen auf. Oftmals werden Bakterien von niedriger Pathogenität (koagulasenegative Staphylokokken), Pseudomonas spp. oder Pilze aus dem Peritonealraum isoliert, welche z. T. während einer antibiotischen Therapie selektioniert wurden. Solche Infektionen sind oftmals mit einer antibiotischen und chirurgischen Therapie nicht zu beeinflussen, was auf eine Störung der lokalen oder systemischen Infektabwehr hinweist.

Intraabdominale Abszesse

Ursachen. Ursachen von intraabdominalen Abszessen sind:
- eine unvollständige Abheilung einer diffusen Peritonitis, bei der eine lokalisierte Infektion persistiert und in der Folge abszediert,
- eine spontane oder traumatische Perforation des Intestinaltraktes,
- ein postoperatives Leck einer chirurgischen Anastomose im Intestinaltrakt.

Klinik. Die unterschiedlichen Lokalisationen von intraabdominalen Abszessen führen zu unterschiedlichen klinischen Manifestationen. Lokalisierte Schmerzen, Nausea, Erbrechen oder Diarrhö sowie peritonitische Zeichen bei der Untersuchung sind häufig bei intraperitonealen Abszessen, Milz- und Leberabszessen oder Cholezystitis. Bei älteren Patienten können die Beschwerden subakut und die Befunde weniger ausgeprägt sein.

> Einige Vorerkrankungen prädisponieren zu intraabdominellen Abszessen, wie z. B. der Morbus Crohn (intraperitoneale, retroperitoneale Abszesse und bakterielle Endokarditis), Gallenwegserkrankungen (Leberabszesse) oder die Pankreatitis (Pankreasabszesse).

Viszerale Abszesse

Abszesse von Viszeralorganen sind bei intraabdominellem Fokus meist polymikrobiell. Bei einer hämatogenen Streuung aus extraabdominalen Quellen können auch Keime isoliert werden, die nicht im Intestinaltrakt vorkommen.

- *Abszesse des Pankreas* entwickeln sich als Komplikation einer Pankreatitis, nach endoskopischer retrograder Cholangiopankreatographie (ERCP) oder selten nach einem penetrierenden Ulcus duodeni oder einer Sekundärinfektion einer pankreatischen Pseudozyste.
- *Bakterielle Leberabszesse* sind in seltenen Fällen die Folge von Cholezystitis, Appendizitis, Divertikulitis und Peritonitis oder können nach einer Lebertransplantation oder bei chronischen granulomatösen Erkrankungen auftreten.
- Die *hepatosplenische Candidainfektion* ist eine Komplikation bei Patienten mit lang anhaltender Neutropenie, v. a. nach Therapie einer akuten Leukämie oder nach Knochenmarktransplantation.
- Leberabszesse durch *Entamoeba histolytica* sind in 3–9 % eine Komplikation einer Amöbenkolitis. Leitsymptome von Leberabszessen sind Fieber und Frösteln. Die lokalisierenden Schmerzen können manchmal leichter Natur sein oder gar fehlen.
- Bei der zystischen Echinokokkose (Echinococcus granulosus) stehen die Symptome einer zunehmenden Raumforderung im Vordergrund. Die alveoläre Echinokokkose (Echinococcus multilocularis) ist eine destruierende Infektion, die klinisch wie ein Leberzellkarzinom verlaufen kann.
- *Milzabszesse* entstehen in der Folge einer Bakteriämie als Komplikation einer bakteriellen Endokarditis, disseminierten Tuberkulose oder Salmonelleninfektion, nach Traumata oder bei Milzinfarkten (z. B. bei Patienten mit Sichelzellanämie). Bei den meisten Patienten sind lokalisierte Schmerzen und hohes Fieber vorhanden.

Spezifische Ursachen von intraabdominalen Infektionen

Lokalisierte Schmerzen, Fieber und zunehmende peritonitische Zeichen lassen differenzialdiagnostisch an eine akute Appendizitis, Divertikulitis, Cholezystitis oder Adnexitis denken. Bei schwer granulozytopenischen Patienten kann sich eine nekrotisierende Enterokolitis ähnlich wie eine Appendizitis oder Divertikulitis manifestieren. Ebenso kann eine zökale Aktinomykose das klinische Bild einer Appendizitis imitieren.

Status febrilis, Dysurie und Pollakisurie

Infektionen der Harnwege mit sehr unterschiedlicher Lokalisation können eine Dysurie und/oder Pollakisurie verursachen. Weitere Symptome vonseiten des Urogenitaltraktes sind Ausfluss aus der Urethra, Schmerzen in der Blasen- oder Lendengegend, Gesäß, Perineum, Rektum, Skrotum und Labien. Neben der klinischen Symptomatik spielt die differenzierte *Analyse des Urins* eine wichtige Rolle in der Diagnostik der febrilen Harnwegserkrankungen. Die mikroskopische und chemische Untersuchung sowie die semiquantitative Keimzählung sind dabei die wichtigsten Elemente.

Urethritis

Brennen beim Wasserlassen, Ausfluss und eine Leukozyturie in der ersten Portion einer Drei-Gläser-Probe kennzeichnen die Urethritis, welche am häufigsten durch Gonokokken, Chlamydien, Trichomonaden und seltener durch Candida oder Herpes-simplex-Viren, Mycoplasma hominis und Ureaplasma urealyticum hervorgerufen wird. Systemische Zeichen wie Fieber fehlen im Allgemeinen. Die anogenitalen Formen der Gonokokkeninfektionen verlaufen bei der Frau häufig, beim Mann seltener asymptomatisch.

Akute unkomplizierte Harnwegsinfektion bei der Frau

Die akute unkomplizierte Harnwegsinfektion („akute unkomplizierte Zystitis") tritt v. a. bei Frauen auf und ist gekennzeichnet durch Dysurie, Pollakisurie und Unterbauchschmerzen. Die häufigsten Erreger sind E. coli (70–80%) und Staphylococcus saprophyticus (10–20%). Klebsiella pneumoniae, Proteus mirabilis, Enterokokken, Pseudomonas aeruginosa und Chlamydien sind selten. Es fehlen anamnestische Hinweise für ein urologisches Leiden, und die betroffenen Patientinnen werden in der Mehrzahl der Fälle mit einer Antibiotika-Kurzzeittherapie beschwerdefrei.

Die *asymptomatische Bakteriurie* ist behandlungsbedürftig während der Schwangerschaft, bei Nierentransplantierten und Diabetes mellitus. In allen anderen Situationen hat die asymptomatische Bakteriurie keine klinischen Konsequenzen und führt nicht zu urologischen oder anderen Komplikationen.

> Bei rezidivierenden akuten unkomplizierten Harnwegsinfektionen ist eine eingehende anamnestische, klinische und mikrobiologische Untersuchung notwendig.

Akute unkomplizierte Pyelonephritis

Akut einsetzendes Fieber, Schüttelfröste, Lendenschmerzen und klopfdolente Nierenlogen sind charakteristisch für eine akute Pyelonephritis. Eine positive Blut- und Urinkultur – meistens sind mehr als 100 000 Keime/ml (100×10^6/l) im Urin nachweisbar – bestätigen diese Verdachtsdiagnose. Allerdings kommen auch symptomarme Verläufe vor, und die Abgrenzung gegenüber einer Zystitis wird unmöglich.

Die häufigsten Erreger sind wiederum E. coli (> 80%), während Staphylococcus saprophyticus, Klebsiella pneumoniae, Proteus mirabilis und andere Enterobacteriaceen selten vorkommen.

Akute komplizierte Pyelonephritis

Die akute komplizierte Pyelonephritis manifestiert sich klinisch wie die unkomplizierte Pyelonephritis und ist gekennzeichnet durch das Vorhandensein von komplizierenden urologischen Erkrankungen. Dazu gehören Missbildungen, Urolithiasis, Prostatahyperplasie und Descensus uteri. Aber auch Diabetes mellitus, Schwangerschaft und Blasendauerkatheter sind komplizierende Faktoren.

Die häufigsten Erreger sind E. coli (50%), aber auch andere Enterobacteriaceen und Pseudomonas sind häufig. Daneben werden Staphylokokken, Enterokokken und Candida gefunden.

Intra- und perirenale Abszesse können vor allem bei Staphylokokkensepsis ein ähnliches Krankheitsbild wie die akute Pyelonephritis verursachen. Sowohl Sonographie wie CT sind zur Lokalisation geeignet.

Prostatitis

Eine *akute* Prostatitis geht mit hohem Fieber und Schüttelfrösten einher. Dysurie, Pollakisurie, Nykturie, Schmerzen im Damm, Gesäß und Rektum sind die Regel. Die Prostata ist schmerzhaft vergrößert und prallelastisch. Die häufigsten Erreger sind E. coli und andere Enterobacteriaceen sowie Enterokokken. Sie können in den meisten Fällen im Urin nachgewiesen werden.

Die *chronische* Prostatitis verursacht meist unspezifische Beschwerden ohne Fieber. Zur differenzialdiagnostischen Abgrenzung gegenüber der *Prostatodynie* sind sorgfältige mikrobiologische Untersuchungen (Vier-Gläser-Probe) notwendig.

Status febrilis und Sepsis

Systemische entzündliche Reaktion

Die systemische entzündliche Reaktion (systemic inflammatory response Syndrome, SIRS) auf verschiedenste infektiöse und nichtinfektiöse Ursachen ist uniform und umfasst eine breite Differenzialdiagnose. Unter den nichtinfektiösen Ursachen einer systemischen entzündlichen Reaktion sind in erster Linie Verbrennungen, Gewebeschäden durch Traumata oder Operationen und die Pankreatitis zu nennen.

Sepsis

Definition. Mit dem Begriff Sepsis werden die physiologischen Konsequenzen einer schweren Infektion umschrieben, welche mit der Aussaat von Mikroorganismen oder deren Toxinen einhergeht (Tab. 4.12). Die klinische und/oder mikrobiologische Dokumentation einer Infektion gehört zur Definition der Sepsis.

Klinik. Die Sepsis ist charakterisiert durch eine Hypothermie (Temperatur < 35,6 °C) oder Fieber (Temperatur ≥ 38,3 °C), Tachykardie (> 90/min), Tachypnoe (> 20/min) und klinische Infektzeichen. Bei einer schweren Sepsis werden außerdem neben einer Hypotension (< 90 mmHg oder Reduktion von 40 mmHg vom Ausgangswert) Folgen einer verminderten Organperfusion von mindestens einem Organ erkennbar, z. B. Bewusstseinsstörungen, Hypoxämie (PaO_2 < 75 mmHg), erhöhtes Plasmalactat oder Oligurie (≤ 30 ml/h trotz Flüssigkeitssubstitution).

Beim *septischen Schock* kommt es zusätzlich zur Hypoperfusion von Organen. Etwa ein Viertel der Patienten entwickelt ein akutes Atemnotsyndrom (ARDS, adult respiratory distress syndrome) mit beidseitigen Lungeninfiltraten, Hypoxämie (PaO_2 < 70 mmHg, FIO_2 > 0,4) und einem Pulmonalkapillardruck von < 18 mmHg.

Bakteriämie

Definition. Die Begriffe Septikämie und Bakteriämie sind synonym und bedeuten, dass in der Blutbahn eines Patienten Bakterien nachgewiesen werden.

Blutkulturen. Eine optimale diagnostische Aussagekraft haben je 3 aerobe und anaerobe Blutkulturen, die nach Möglichkeit vor Beginn einer Antibiotikatherapie entnommen werden sollten. Diese Zahl erlaubt im Allgemeinen auch eine Differenzierung zwischen einer Bakteriämie und Kontaminationskeimen. Der Zeitpunkt des Fieberanstiegs und der Zeitraum 1–2 h danach erscheinen für die Blutentnahmen am zweckmäßigsten. Gramnegative und grampositive Erreger sind heute etwa gleich häufig, in ca. 10 % der Fälle werden mehrere, vorwiegend gramnegative Keime, Anaerobier oder Pilze isoliert (Tab. 4.13).

Sepsisquellen, Prädisposition

Aus therapeutischen Gründen ist es wichtig, die *Eintrittspforte* der Sepsiserreger zu suchen, da daraus mit einiger Wahrscheinlichkeit die in Frage kommenden Erreger abgeleitet werden können, was die Wahl der zunächst empirischen Antibiotikatherapie bis zum Eintreffen der bakteriologischen Resultate erleichtert.
➤ In ca. 50 % der Fälle geht die Sepsis von den *Harnwegen* aus. Prädisponierende Ursachen sind Blasenkatheter, Instrumentierung und Obstruktion.

Tabelle 4.12 Klinik und Laborbefunde bei Sepsis

Sepsis
2 oder mehr Befunde/Symptome (obligat)
- Hypothermie (< 35,6 °C) oder Fieber (> 38,3 °C)
- Tachykardie (> 90/min)
- Tachypnoe (> 20/min)
- Leukozyten > 12 000 oder < 4000 *und* Dokumentation einer Infektion

Schwere Sepsis
Sepsis *und* Organdysfunktion
- Hypotension (Blutdruck < 90 mmHg oder Abfall > 40 mmHg) oder
- Hypoperfusion, einschließlich
  - Laktazidose
  - Oligurie (< 30 ml/h trotz adäquater Flüssigkeitszufuhr)

oder
- akute Veränderung des Bewusstseins

Septischer Schock
- Hypotension (trotz adäquater Flüssigkeitszufuhr) und
- Hypoperfusion (Organminderdurchblutung)

Laborbefunde
- Leukozytose oder Leukopenie
- Thrombozytopenie
- Hypoxämie (PaO_2 < 75 mmHg)
- Laktazidose
- Gerinnungsstörungen
- Elektrolytverschiebungen, Hypophosphatämie
- positive Blutkulturen

Tabelle 4.13 Häufige Erreger bei Bakteriämie

Grampositive Erreger	Gramnegative Erreger
Staphylococcus aureus	Escherichia coli
Staphylococcus epidermidis	Pseudomonas aeruginosa
Viridans-Streptokokken	Klebsiellen
Enterokokken	Enterobacter spp.
β-hämolysierende Streptokokken	Serratia spp.
Pneumokokken	Proteus spp. (meist mirabilis)
Clostridium perfringens	Bacteroides spp.
Streptococcus bovis	Salmonella spp.

Tabelle 4.14 Typische Lokalisationen septischer Metastasen

Erreger	Typische septische Lokalisationen
Staphylococcus aureus	Haut, Gehirn, Niere, Endokard, Lunge, Knochen, Leber, Hoden
β-hämolysierende Streptokokken	Haut, Gelenke
Pneumokokken	Meningen, Gelenke, Endokard, Peritoneum
Enterokokken und vergrünende Streptokokken	Endokard
Salmonellen	Knochen, Weichteile (Abszesse), Meningen, Perikard, Gelenke, Arterien
Meningokokken	Meningen, Haut, Gelenke, Knochen, Hoden, Augen, Endokard, Perikard
Gonokokken	Haut, Gelenke, Endokard, Meningen
Haemophilus influenzae	Meningen, Lungen, Pleura
Bacteroides	Lunge, Pleura, Leber, Gehirn
Listerien	Meningen, Augen, Lungen, Pleura, Peritoneum, Arterien

- In weitem Abstand folgen *Gastrointestinaltrakt und Gallenwege* (Divertikulitis, Perforation, Abszesse, Obstruktion durch Tumor oder Stein), *Respirationstrakt* (Intubation, Tracheotomie, maschinelle Beatmung) und *Haut* (Verbrennung, operative und andere Wunden).
- Bei Frauen im gebärfähigen Alter ist das *Genitale* (post partum, post abortum) häufiger Ausgangspunkt.
- Auch *Tonsillitiden* oder *Otitiden* können eine Eintrittspforte für Bakterien darstellen.
- Septikämische Erkrankungen im Zusammenhang mit intravasalen oder implantierten Fremdkörpern, auch als *Endoplastitis* bezeichnet, finden sich bei Hämodialyseshunts, bei lange liegenden Venenkathetern, bei künstlichen Herzklappen, intravaskulären Fremdkörpern, intrakardialen Schrittmacherelektroden und alloplastischen Gefäß- und Gelenkprothesen. Wann immer möglich sollten sie entfernt werden.
- Unter den verschiedenen internistischen Krankheitsbildern prädisponieren insbesondere *Leukosen und Malignome* (v. a. unter immunsuppressiver oder Corticosteroidtherapie), aber auch Leberzirrhosen, Diabetes mellitus, Urämie und Immunmangelsyndrome zu Infektionen. Bei diesen Patienten, aber auch während einer parenteralen Hyperalimentation oder bei lange liegenden Venenkathetern werden vermehrt Pilze (vor allem Candida albicans) als verantwortliche Erreger nachgewiesen.

Die rezidivierende oder kontinuierliche Bakteriämie führt häufig zu septischen Metastasen. Dabei bestehen gewisse Assoziationen zwischen Erregerart und Ort der Ansiedlung (Tab. 4.**14**).

Ausgewählte Sepsiserreger

Staphylokokken. Bei tief lokalisierten Haut- oder Weichteilinfektionen mit Staphylokokken tritt in 20–30 % der Fälle eine Bakteriämie auf. Bakteriämien mit *Staphylococcus aureus*, welche ohne erkennbare primäre Infektquelle außerhalb der Klinik (community-acquired) auftreten und zu septischen Metastasen führen, prädisponieren in über 50 % der Fälle zu einer Endokarditis. Ebenso sind *nosokomiale Infektionen* mit Staphylococcus aureus (z. B. Katheterinfektionen) häufig mit septischen Komplikationen verbunden, wenn sie nicht genügend lange intravenös mit Antibiotika behandelt werden.

Rezidivierende Staphylokokkeninfekte bei Kindern weisen auf die seltene septische Granulomatose hin, bei Erwachsenen ist ein Syndrom mit rezidivierenden Staphylokokkenabszessen und allergischer Rhinitis infolge einer intermittierenden Störung der Chemotaxie von Granulozyten beschrieben. *Koagulasenegative Staphylokokken* verursachen fast ausschließlich postoperative Infektionen, nosokomiale Bakteriämien und Endokarditis nach Klappenersatz.

Das *toxische Schocksyndrom* ist charakterisiert durch hohes Fieber, Erbrechen, Durchfall, Bewusstseinsstörungen und einen Hautausschlag. Typisch ist die Schuppung der Handflächen und Fußsohlen nach ca. einer Woche. Unbehandelt kommt es zu einem rasch progredienten Schockzustand.

Streptokokken. Ausgehend von lokalen Infektionsherden kann Streptococcus pyogenes (*Streptokokken der Gruppe A*) zu invasiven Infektionen im Gewebe (*nekrotisierende Fasziitis*), Bakteriämie, Sepsis und Puerperalsepsis führen.

Zunehmend wird ein Krankheitsbild beobachtet, welches als *Streptococcal toxic shock-like syndrome* bezeichnet wird und eine Letalität von 30 % aufweist. Am häufigsten sind immunkompetente Erwachsene zwischen 20 und 60 Jahren betroffen. Zumeist nach einem Bagatelltrauma kommt es zuerst zu einer Weichteilinfektion, deren entzündlicher Rand im Gegensatz zum Erysipel unscharf begrenzt ist. Lokal können die Weichteile rasch nekrotisieren, der Allgemeinzustand der Patienten ist schlecht, und charakteristisch ist ein fulminanter Verlauf mit Schock, Verwirrung und Multiorganversagen.

Infektionen durch *Pneumokokken* (Streptococcus pneumoniae) gehen in der Regel von der eigenen Flora aus und finden sich gehäuft bei Alkoholikern, Patienten mit kardiopulmonalen Grundleiden, malignen Lymphomen, HIV-Infektion und nach Splenektomie oder Influenza. Schwere Infektionen gehen häufig mit einer Bakteriämie einher.

Invasive Infektionen mit Streptococcus agalactiae (*Streptokokken der Gruppe B*) sind Ursache der Neugeborenensepsis und -meningitis, Puerperalsepsis und

Bakteriämien sowie Organkomplikationen bei immunkompromittierten oder älteren Menschen.

Die als *Viridans-Gruppe* bezeichneten oralen Streptokokken können über Läsionen in der Mundhöhle in die Blutbahn gelangen und eine transitorische Bakteriämie verursachen. Sie sind die häufigste Ursache der Endokarditis an natürlichen Klappen. Septikämien mit Streptococcus milleri sind häufig mit Abszessen innerer Organe, des Zentralnervensystems und einer Endokarditis vergesellschaftet.

Enterokokken. Enterokokken weisen eine geringe Pathogenität auf. Sie sind vor allem bei schwerkranken oder immunkompromittierten Patienten Ursache von nosokomialen Infektionen.

Pseudomonas aeruginosa. Pseudomonas aeruginosa verursacht fast ausschließlich *nosokomiale Infekte*:
➤ Septikämien, seltener Endokarditiden und Meningitiden nach diagnostischen und therapeutischen Eingriffen,
➤ Pneumonien und Lungenabszesse vor allem bei Leukämien, zystischer Fibrose, intubierten oder tracheotomierten Patienten,
➤ Harnwegsinfektionen und Urosepsis bei Dauerkatheterträgern sowie
➤ disseminierte Infektionen als Folge von sekundär infizierten Brandwunden.

Enterobacteriaceae. *Escherichia coli* ist der am häufigsten isolierte Keim bei Harnwegsinfektionen, gramnegativen Septikämien und Säuglingsmeningitiden.

Klebsiellen sind als natürliche Bewohner des Respirations- und Intestinaltraktes Erreger von Pneumonien (1–4% der Pneumonien), Infektionen der oberen Atemwege, Harnwegsinfektionen, Cholezystitis und Peritonitis. Bei immunsupprimierten Patienten kann eine Klebsiellenseptikämie auftreten.

Proteus mirabilis und vulgaris, Providencia rettgeri und Morganella morganii kommen normalerweise im Dickdarm vor. Neben Harnwegsinfektionen wurden diese Erreger in Abszessen mit eitrigen Wunden sowie bei Meningitiden und Septikämien gefunden.

Enterobacter (verschiedene Spezies), Serratia, Citrobacter und Providencia sind weitere gramnegative Bakterien, die in den letzten Jahren eine zunehmende Bedeutung als Erreger von nosokomialen Harnwegsinfektionen und Septikämien erlangten.

Gasbrand (Clostridium perfringens und andere Spezies). Clostridien können vor allem bei ausgedehnten Weichteil- und komplizierten Knochenverletzungen eine rasch progrediente, äußerst schmerzhafte, phlegmonöse Lokalinfektion verursachen, die infolge Gasbildung in fortgeschrittenem Stadium beim Betasten typischerweise knistert. Bei Patienten mit malignen Erkrankungen (v. a. Leukämien, Lymphome und Kolonkarzinome) treten gehäuft Clostridiensepsikämien mit fulminantem Verlauf ohne vorausgehendes Trauma oder Operationen auf. Die bakteriologische Diagnostik stützt sich primär auf das Gram-Präparat, da das Ergebnis der anaeroben Kultur zu spät eintrifft.

Bacteroides. Die Bakterien der Gattung Bacteroides sind anaerobe Epiphyten der menschlichen Hohlorgane. Septikämien gehen im Allgemeinen vom Kolon oder weiblichen Genitaltrakt aus. Peritonsilläre Abszesse können eine septische Jugularvenenthrombose verursachen. Pneumonien und distal einer Bronchusstenose gelegene Lungenabszesse sind in einem Drittel der Fälle durch aerobe und anaerobe Bakterien verursacht, Anaerobier allein finden sich in ca. 25%. Infekte unterhalb des Zwerchfells – subphrenische oder Leberabszesse, Cholezystitis, Appendizitis, Divertikulitis, Nahtdehiszenzen nach Kolonoperationen oder Endometritis – sind vorwiegend durch eine Mischflora von Anaerobiern (meistens Bacteroides fragilis) und Enterobacteriaceae verursacht. Für die bakteriologische Diagnostik muss Aspirations- oder Punktionsmaterial (keine oberflächlichen Abstriche!) in anaerobe Transportmedien verbracht werden.

Candida. Eine zunehmende *nosokomiale Komplikation* ist die Kolonisierung von intravenösen Kathetern mit Candida, die zu einer *Candidafungämie* und – bei entsprechender Disposition – zum klinischen Bild der Septikämie führen kann. Septikämische Metastasen finden sich vor allem in den Nieren, im Herzen und bei Kindern in den Meningen. Das klinische Bild gleicht demjenigen der bakteriellen Septikämie oder Endokarditis: (Hepato-)Splenomegalie, Fieber, reduzierter Allgemeinzustand, Leukozytose, Anämie. Pilzendokarditiden an Klappenprothesen manifestieren sich nicht selten durch zerebrale und periphere Embolien, wobei im Gegensatz zu den Mikroembolien bei der bakteriellen Endokarditis die großen Gefäße bevorzugt befallen werden.

Status febrilis und Herzfehler

Endokarditis

Epidemiologie. Der klinische Befund eines Herzfehlers (angeboren 7–16%, postrheumatisch 20–40%) muss bei jedem Status febrilis den Verdacht auf eine infektiöse Endokarditis lenken. Allerdings findet man bei pathologisch-anatomischen Studien in bis 50% der Fälle Endokarditiden an normalen oder degenerativ veränderten Klappen. Am häufigsten ist die Mitralklappe betroffen, dann folgt die Aortenklappe, während Rechtsherzendokarditiden in weniger als 10% beobachtet werden (v. a. bei intravenösem Drogenabusus).

Postoperative Endokarditiden nach kardiochirurgischen Eingriffen, v. a. nach Einsatz der Herz-Lungen-Maschine, Endokarditiden an künstlichen Herzklappen und die Endokarditis bei i. v. Drogenabhängigen haben in den letzten Jahren an Bedeutung gewonnen.

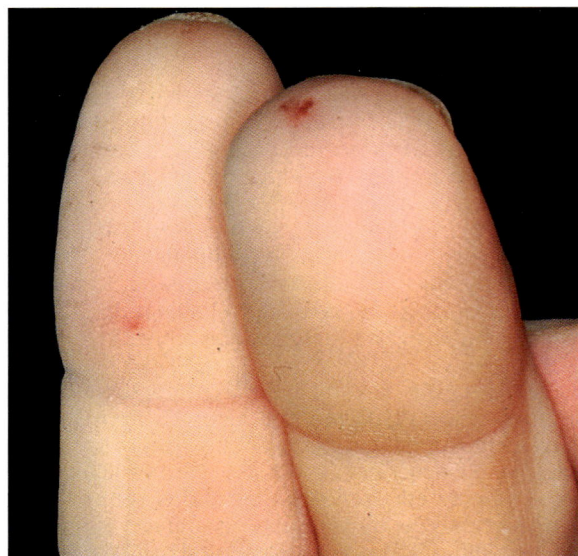

Abb. 4.15 Periphere Mikroembolien bei Staphylokokkenendokarditis (sog. Osler-Knötchen).

Eine Splenomegalie ist v. a. in fortgeschrittenen Fällen in etwa 30 % anzutreffen. Pathognomonische Bedeutung haben septische Mikroembolien (ca. 30 % der Fälle), welche sich besonders an den Fingern und Zehen (Osler-Knötchen), an Handflächen und Fußsohlen (Janeway-Läsionen), aber auch an den Konjunktiven oder subungual lokalisieren (Abb. 4.15). Mikroembolien können auch noch unter einer adäquaten antibiotischen Behandlung auftreten. Größere Embolien können auch zerebrale Ausfallserscheinungen hervorrufen, so dass bei allen febrilen apoplektischen Insulten bei jüngeren Patienten immer an die Möglichkeit einer infektiösen Endokarditis gedacht werden muss.

Leitsymptome. Die wesentlichen klinischen Symptome der Endokarditis sind somit:
➤ Status febrilis,
➤ Schüttelfrost,
➤ Herzbefund,
➤ Mikroembolien,
➤ Nierenbefund und
➤ Splenomegalie.

Klinik und Verlauf. *Akute* Endokarditiden sind eher selten, *schleichende* Verläufe sind häufiger. Allgemeines Unwohlsein, unbestimmte Gliederschmerzen, subfebrile Temperaturen und Nachtschweiß sind die frühesten Symptome. Schüttelfröste sind anfänglich eher ungewöhnlich, später häufiger.

Nichtinfektiöse Endokarditiden (Libman-Sacks-Syndrom beim systemischen Lupus erythematodes, rheumatisches Fieber, Karzinoidsyndrom) gehen nicht mit Schüttelfrösten einher.

> Eine entscheidende diagnostische Bedeutung kommt einer Änderung im Geräuschcharakter des Herzauskultationsbefundes zu.

Eregerspektrum. Ätiologisch sind Streptokokken und Staphylokokken nach wie vor die häufigsten Endokarditiserreger (Tab. 4.15).

Bei den Endokarditiden an künstlichen Herzklappen unterscheidet man eine Frühform, welche im Zeitraum von 6–8 Wochen nach der Operation auftritt und am häufigsten durch Staphylococcus epidermidis, Staphylococcus aureus oder gramnegative nosokomiale Erreger verursacht wird. Die Spätform gleicht demgegenüber wieder eher dem bakteriellen Spektrum der Endokarditis an natürlichen Klappen.

Die häufigste Ursache von negativen Blutkulturen bei einer Endokarditis ist eine antibiotische Vorbehandlung. Spezielle Kulturmedien und lange Inkubationszeiten brauchen die Erreger der HACEK-Gruppe (Haemophilus sp., Actinobacillus sp., Cardiobacterium sp., Eikenella sp., und Kingella sp.) sowie die Brucellen.

Tabelle 4.15 Prozentuale Häufigkeit der Erreger der infektiösen Endokarditis (verschiedene Sammelstatistiken)

Erreger	Natürliche Klappen	Künstliche Klappen (Zeit nach Operation)	
		< 8 Wochen	> 8 Wochen
Streptokokken	60–80	11	35
– Viridans-Streptokokken	30–40	3	20
– Enterokokken	5–20	5	10
– andere Streptokokken	15–25	3	5
Staphylokokken	20–35	50	40
– S. aureus	10–30	20	15
– S. epidermidis u. a. Staphylokokken	1–5	30	25
gramnegative Stäbchen	< 1–2	20	10
Pilze	2–4	13	5
polymikrobiell	1–2	–	–
andere Erreger	2–5	10	10
kulturell negativ	< 5–25		

Seltene Endokarditiserreger sind Legionellen, Coxiella burnetii (Q-Fieber), Chlamydien und Bartonellen (früher Rochalimaea spp.), die nur serologisch diagnostiziert werden können.

Bei Patienten mit einer Streptococcus-bovis-Sepsis wurden häufig Kolonkarzinome beobachtet. Ein Morbus Whipple muss bei steriler Endokarditis und Gelenkschmerzen differenzialdiagnostisch erwogen werden. Der Erreger, Tropheryma whippelii, konnte molekulargenetisch in Klappenmaterial nachgewiesen werden.

Bei einer Pilzendokarditis (Drogenabhängige und nach Klappenersatz) bleiben Blutkulturen meistens steril. Bei einem entsprechenden klinischen Verdacht muss das mikrobiologische Labor unbedingt auf die Verdachtsdiagnose aufmerksam gemacht werden.

Diagnostik. Diagnostisch kommt – wie bei der Sepsis – den *Blutkulturen* die entscheidende Bedeutung zu. Zwar ist die Sensitivität der transösophagealen (endoskopischen) *Echokardiographie* bedeutend besser als diejenige der transthorakalen Untersuchung, aber die Echokardiographie erlaubt nicht, eine Endokarditis sicher auszuschließen. Der echokardiographische Nachweis von persistierenden Vegetationen an der Aorten- oder Mitralklappe oder eines subvalvulären Abszesses ist diagnostisch und prognostisch bedeutend und unterstützt die Indikation zum chirurgischen Klappenersatz.

Das Blutbild ist bei mäßiger Leukozytose und eindeutiger Linksverschiebung meist toxisch verändert. Eine fokale Glomerulonephritis kommt bei ca. 50% der Endokarditiden vor und ist durch eine Erythrozyturie, Zylindrurie und Proteinurie charakterisiert.

Andere endovaskuläre Infektionen

Neben Infektionen von intravenösen und intraarteriellen Kathetern oder Infektionen von endovaskulären Grafts können mykotische Aneurysmen oder septische Thrombophlebitiden zu Fieber ohne klinisch manifesten Fokus führen. Essenziell für die Diagnostik sind Blutkulturen, die vor der Gabe von Antibiotika abgenommen werden müssen.

Mykotisches Aneurysma. Dabei handelt es sich *nicht* um eine Pilzinfektion der Arterie, sondern um ein meist bakteriell infiziertes Aneurysma, welches im Bereiche der ganzen Aorta oder anderer arterieller Gefäße vorkommen kann. Die Infektion von oftmals atherosklerotisch oder traumatisch vorgeschädigten Arterien führt zu einer entzündlichen Schwächung der Arterienwand und konsekutiv zur aneurysmatischen Erweiterung der Arterie, welche rupturieren kann. Das Aneurysma wirkt als bakterieller Streuherd, was sich in einer kontinuierlichen Bakteriämie manifestiert. Es ist durch eine antibiotische Therapie alleine nicht zu eliminieren, und eine chirurgische Intervention ist deshalb so früh wie möglich anzustreben.

Septische Thrombophlebitis. Durch Traumata, Fremdkörper (intravenöse Katheter) oder Entzündungen im Bereich von Gefäßen (z. B. Infektionen im Bereich der paranasalen Sinus) kann es zu Entzündungen der Venenwand, Thrombusbildung und konsekutiv zur bakteriellen Besiedlung der Thromben mit schweren septischen Krankheitsbildern kommen. Betroffen sind häufig oberflächliche Venen, V. subclavia, Beckenvenen, der intrakranielle Sinus cavernosus oder die Pfortader (Pylephlebitis).

4.4 Status febrilis mit multiplen Organmanifestationen

Viruserkrankungen

Viele virale Erkrankungen zeigen bestimmte Organlokalisationen und werden in den entsprechenden Abschnitten „Status febrilis mit assoziierten Leitsymptomen" besprochen. Oftmals sind jedoch bei Viruserkrankungen ausgesprochen starke unspezifische Beschwerden vegetativer Art vorhanden wie allgemeine Abgeschlagenheit, Erbrechen, Inappetenz oder gelegentlich im Vordergrund stehende Arthralgien und Myalgien. Besonders bei der Hepatitis können unspezifische Gelenkschmerzen oft dem Ausbruch der Krankheit während mehrerer Tage vorangehen und damit führendes Symptom werden.

Diagnostik. Virale Infektionen führen zu nichteitrigen Entzündungen. Klinisch kann dafür das Blutbild verwertet werden. Es finden sich normale Leukozytenzahlen oder höchstens eine leichte Leukozytose. Die Linksverschiebung ist wenig ausgeprägt, ebenso sind die toxischen Veränderungen der Neutrophilen äußerst gering, sofern keine bakterielle Superinfektion mitspielt. Viele Viruserkrankungen gehen mit einer *lymphozytären Reaktion* einher, die am ausgeprägtesten bei der *Mononukleose* ist. Eine deutliche Lymphozytose findet man häufig auch bei Masern, Röteln, Mumps, Dreitagefieber, Hepatitis und Zytomegalie.

Diagnostisch spielen bei vielen Viruserkrankungen *serologische Untersuchungen* eine wichtige Rolle. Eine Virusisolierung oder der *molekulargenetische Nachweis* ist oft nur in speziellen Fällen möglich.

Zytomegalie

Klinik. Abgesehen von der kongenitalen Form und der Infektion während der Kindheit kann das Zytomegalievirus bei Erwachsenen ohne vorbestehende Krankheiten ein Mononukleose-ähnliches Krankheitsbild mit Fieber, Hepatosplenomegalie und pathologischen Leberfunktionen verursachen. Das Nervensystem kann in Form einer Polyradikuloneuropathie, einer Enzephalitis oder Retinitis betroffen sein.

Diagnostik. Die Diagnose erfolgt serologisch, mittels Antigennachweis oder mittels molekulargenetischem Virusnachweis. Der Durchseuchungsgrad mit Zytomegalie ist hoch (IgG-Nachweis bei 40–50 % der Bevölkerung). Für eine frische Infektion spricht der Nachweis von IgM-Antikörpern, die allerdings bei Immunsupprimierten mit akuter Infektion oder Reaktivierung einer latenten Infektion nie gefunden werden.

Mit Zeckenbiss assoziierte Infektionen

Entsprechend dem Ausbreitungsgebiet der Vektoren kommen die durch Zeckenbiss übertragenen Infektionen in geographisch lokalisierten Gebieten vor. Dazu gehören die folgenden Krankheitsbilder:
- Lyme-Borreliose,
- Zeckenenzephalitis (europäische, russische Frühsommermeningoenzephalitis, Louping ill),
- andere Arbovirusinfektionen (Colorado-Zeckenfieber-Virus, Krim-Kongo-Virus u. a., s. Tab. 4.**10**),
- Rickettsiosen (mediterranes, afrikanisches, indisches und australisches Zeckenbissfieber, Rocky-Mountain-Zeckenbissfieber, s. Tab. 4.**5**),
- Ehrlichiose,
- Babesiose,
- Tularämie,
- andere Zecken-assoziierte febrile Erkrankungen durch Rückfallfieber-ähnliche Spirochäten: Borrelia hispanica und andere Borrelia spp. (Spanien, Nordafrika), B. lonestari (Nordamerika: southern tick-associated rash illness [STARI]), B. hermsii und andere Borrelia spp. (Nord-, Mittel- und Südamerika), B. duttonii (Afrika), B. persica (mittlerer und naher Osten). Das Rückfallfieber durch B. recurrentis (Asien, Äthiopien, Zentralafrika, Südamerika) wird demgegenüber durch Läuse übertragen.

Lyme-Erkrankung

Die Spirochäten (Borrelia burgdorferi im engeren Sinn [USA], B. garinii, B. afzelii [Eurasien]) werden durch den Biss einer Zecke (Ixodes sp.) übertragen.

Klinik. Das Krankheitsbild beginnt Tage bis Monate (im Median 7 Tage) nach dem Zeckenbiss mit einem *Erythema migrans* (früher: Erythema chronicum migrans), welches in den USA häufiger und in Europa seltener von unspezifischen Allgemeinbeschwerden mit Fieber begleitet sein kann. Wochen bis Monate oder gar Jahre später können *neurologische, kardiale oder arthritische Komplikationen* auftreten (Tab. 4.**16**).

Im Gegensatz zu den neurologischen Frühsymptomen (frühe Neuroborreliose mit Meningitis oder kranialer Neuropathie oder Radikuloneuropathie), welche zusammen oder unmittelbar nach dem Erythema migrans beobachtet werden, tritt die sog. *späte Neuroborreliose* nach Monaten bis Jahren bei etwa 15 % der Patienten auf. Die klinischen Manifestationen umfassen eine Enzephalopathie, Radikuloneuropathie, Enzephalomyelitis, transverse Myelitis oder eine entzündliche Myopathie. Rhythmusstörungen infolge atrioventriku-

Tabelle 4.16 Klinische Manifestationen und Diagnostik der Lyme-Borreliose

Stadium	Zeckenexposition	Klinik	Diagnostik
Erythema migrans	vor Wochen	sich ausdehnender roter oder rötlich-livider Fleck, oft mit zentraler Aufhellung	kein spezifischer Laborbefund Serologie negativ
Acrodermatitis chronica atrophicans	vor Monaten bis Jahren	lange bestehende rote oder rötlich-livide Hautläsion, die schließlich atrophisch werden kann	hohe IgG-Antikörpertiter
Frühe Neuroborreliose	vor Wochen bis Monaten	Meningitis, schmerzhafte Meningoradikulitis, Fazialisparese, Neuritis anderer Hirnnerven	Pleozytose im Liquor intrathekale spezifische Antikörperbildung
Chronische (späte) Neuroborreliose	vor Monaten bis Jahren	Enzephalitis, Enzephalomyelitis, Meningoenzephalitis, Radikulomyelitis	intrathekale spezifische Antikörperbildung *plus* spezifische Serum-IgG
Lyme-Arthritis	vor Wochen oder vor Monaten bis Jahren	rezidivierende Attacken von objektivierbaren Gelenkschwellungen, die zu chronischer Arthritis progredieren können	signifikanter Anstieg von spezifischen IgG-Antikörpertitern (frühe Arthritis) hohe spezifische IgG-Titer (späte Arthritis)
Lyme-Karditis	innerhalb Wochen	akuter Beginn von atrioventrikulären Überleitungsstörungen	signifikanter Anstieg von spezifischen IgG-Antikörpertitern

Status febrilis mit multiplen Organmanifestationen

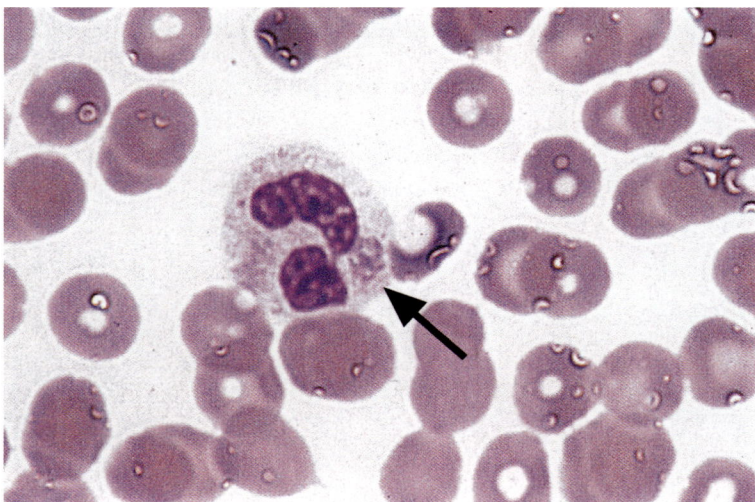

Abb. 4.16 Humane granulozytäre Ehrlichiose: Einschlusskörper (Morula) in einem Granulozyten (Pfeil).

lärer Blockierungen oder eine Myoperikarditis weisen auf eine *kardiale Mitbeteiligung* hin, die in knapp 10 % der Fälle beobachtet wird. Nach einigen Monaten bis zu 2 Jahren kann in bis zu 60 % eine rezidivierende *Mono- oder Polyarthritis* auftreten, welche große und kleine Gelenke befällt.

Diagnostik. Der Nachweis von Antikörpern gegen Borrelia burgdorferi ist bezüglich Sensitivität und Spezifität z. T. immer noch problematisch. Positive Resultate der serologischen Suchtests müssen mit der Immunoblot-Methode verifiziert werden. Die Diagnose der späten Neuroborreliose beruht auf dem Nachweis einer intrathekalen Antikörperbildung, die mittels Liquoruntersuchung nachgewiesen wird. Bei der frühen Neuroborreliose zeigt der Liquor eine lymphozytäre Pleozytose. Der Direktnachweis der Erreger mittels Polymerasekettenreaktion hat sich nur in der Diagnostik einer Lyme-Arthritis bewährt (Nachweis in Synovialbiopsie oder Gelenkflüssigkeit).

Ehrlichiose

Ehrlichien sind obligat intraleukozytäre Bakterien, welche durch Zecken übertragen werden. Die humanpathogenen Ehrlichien befallen entweder Monozyten (Ehrlichia chaffeensis, übertragen durch Amblyomma americanum, Vorkommen in USA) oder neutrophile Granulozyten (humane granulozytäre Ehrlichia, Erreger Anaplasma phagocytophilum, übertragen durch Ixodes sp., Vorkommen in USA und Europa).

Klinik. Die Infektion mit beiden Ehrlichia-Arten führt zu identischen klinischen Manifestationen mit Fieber, Kopfschmerzen, Unwohlsein, Muskelschmerzen, Frösteln, Schwitzen, Übelkeit und Erbrechen. Weniger häufig treten Husten, Gelenkschmerzen, neurologische Beschwerden und selten ein disseminiertes makulopapulöses Exanthem auf. Seltenerweise kommt es zu lebensbedrohlichen Komplikationen (Pneumonitis, Nierenversagen, disseminierte intravasale Gerinnung, Krampfanfälle, Koma). Demgegenüber verlaufen wahrscheinlich viele Ehrlichia-Infektionen auch asymptomatisch. Gleichzeitige Doppelinfektionen mit Lyme-Borrelien und Ehrlichien wurden beschrieben. Häufige Laborbefunde sind eine Thrombozytopenie, Leukopenie und leicht erhöhte Transaminasen.

Diagnostik. Ehrlichien können gelegentlich als Einschlusskörper (Morula) in Leukozyten lichtmikroskopisch gesehen werden (Abb. 4.16). Die Infektion wird primär durch serologische und molekularbiologische Methoden diagnostiziert. Es besteht keine serologische Kreuzreaktion zwischen der humanen granulozytären Ehrlichiose und Ehrlichia chaffeensis.

Babesiose

Babesia microti und Babesia divergens sind Protozoen, die sich intraerythrozytär vermehren.

Klinik. Die z. T. schweren klinischen Manifestationen umfassen Fieber, Frösteln, Myalgien, Müdigkeit und Ikterus als Folge der hämolytischen Anämie. Daneben verlaufen wahrscheinlich viele Infektionen asymptomatisch.

Diagnostik. Die Diagnose kann durch die lichtmikroskopische Visualisierung der Parasiten im Blutbild, den serologischen Antikörpernachweis oder den molekulargenetischen Parasitennachweis gestellt werden. Die intraerythrozytären Formen von Babesia können morphologisch mit Malaria verwechselt werden.

Sexuell übertragene Infektionen

Bei sexuell übertragbaren Krankheiten stehen primär die lokalen Beschwerden im Genitalbereich und eventuell die regionäre Lymphadenopathie im Vordergrund. Extragenitale Manifestationen können bei Gonorrhö (Arthritis-Dermatitis-Syndrom, Perihepatitis), Lues und Chlamydien-Infektionen auftreten.

Labordiagnostik der Lues

Treponema pallidum kann nicht kultiviert werden. Der *direkte Erregernachweis* im Presssaft kann mittels Dunkelfeldmikroskopie oder direkter Immunfluoreszenzmikroskopie aus dem Primärulkus, Schleimhautläsionen oder Lymphknotenpunktaten erfolgen, ist aber nicht sensitiv und kann nur in Speziallabors durchgeführt werden. Die Diagnostik der Lues beruht v. a. auf *serologischen Methoden*, wofür 2 Gruppen von Tests zur Verfügung stehen (Abb. 4.**17** u. 4.**18**):

Unspezifische Tests. Diese weisen Reagine nach, die nicht oder nur teilweise von den Treponemen stammen, z. B. VDRL-Test (Venereal Disease Research Laboratory) oder RPR-Test (Rapid Plasma Reagin). Sie werden frühestens 5 Wochen nach Infektion reaktiv und nach Therapie innerhalb eines Jahres wieder negativ. Sie können aber auch ohne Therapie negativ werden oder trotz adäquater Behandlung niedrigtitrig reaktiv bleiben. Insgesamt korreliert ihre Titerhöhe gut mit der Aktivität der Lues (Verlaufskontrolle), sie genügen aber allein nicht zur Diagnosestellung, da sie häufig falsch positiv sind (Granulomatosen, Kollagenosen, Infektionskrankheiten, Tumoren, Schwangerschaft).

Lues (Treponema pallidum)

Übertragung. Die Lues (Synonym: Syphilis) wird praktisch ausschließlich durch sexuelle Kontakte und selten diaplazentar übertragen.

Sog. spezifische Tests. Diese reagieren mit Bestandteilen von Treponema pallidum. Sehr hohe Spezifität besitzt der TPHA (treponema pallidum hemagglutination assay). Er wird in der Routine als Screening-Test eingesetzt, oft zusammen mit dem unspezifischen VDRL. Bei reaktivem Ausfall eines dieser beiden Tests wird der FTA-Abs-Test (Fluoreszenz-Treponema-Antikörper-Absorptions-Test) als Kontrolltest durchgeführt. Sowohl der TPHA als auch der FTA-Abs-Test werden ca. 4 Wochen nach Infektion reaktiv und weisen hauptsächlich IgG-Antikörper nach. Da die beiden Tests nach erfolgreicher Therapie meist bis zum Lebensende reaktiv bleiben (Seronarbe), werden in solchen Fällen die T.-pallidum-spezifischen 19S-IgM-Antikörper nachweisenden Tests (19S-IgM-FTA-Abs, Captia-IgM) für den Nachweis der Aktualität der Krankheit und zur Kontrolle des Therapieverlaufs verwendet. Diese können als erste bereits 3 Wochen nach Infektion aktiv werden und sind nicht plazentagängig. Ihr Nachweis ist daher beweisend für eine kongenitale Lues.

Neurolues. Die Diagnose einer Neurolues erfordert eine positive Luesreaktion im Liquor sowie pathologische Liquorbefunde und/oder neurologische Symptome. Bei einer unbehandelten Lues von mehr als einem Jahr Dauer oder bei gleichzeitiger HIV-Infektion ist eine Liquoruntersuchung indiziert.

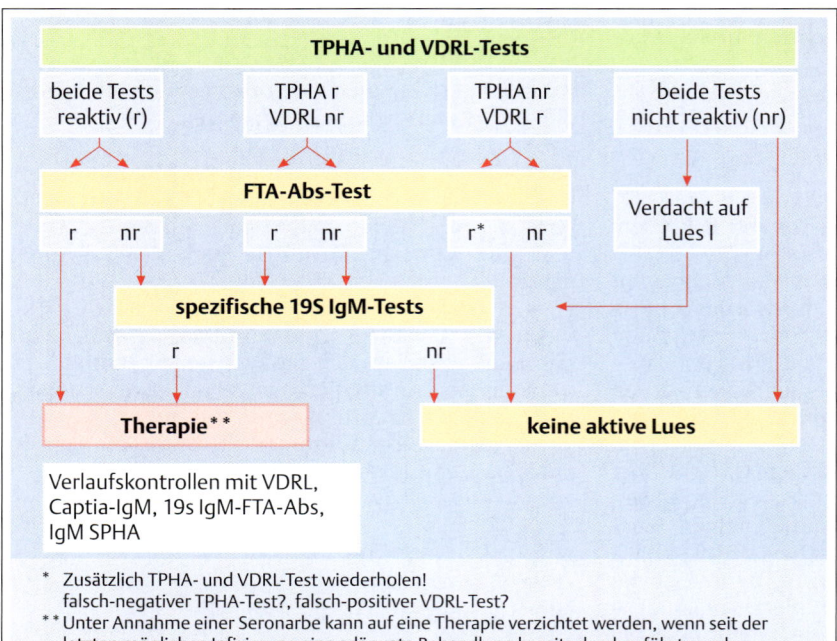

Abb. 4.17 Vorgehen bei Verdacht auf Lues.

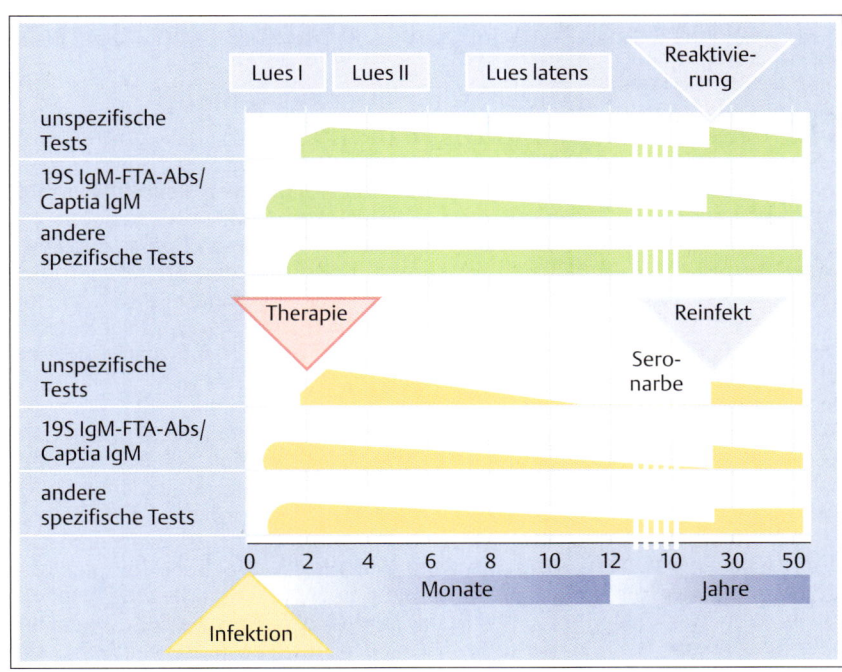

Abb. 4.18 Schematische Darstellung der Luesreaktionen in Abhängigkeit vom Krankheitsstadium.

Klinik. Etwa 3 Wochen nach Infektion entsteht der Primäraffekt (*Lues I*), eine derbe, nicht schmerzende Läsion am Eintrittsort mit korrespondierender Lymphadenopathie (Primärkomplex). Er heilt auch ohne Therapie immer ab.

Nach etwa 8 Wochen beginnt die bakteriämische Phase (*Lues II*) mit leichten Allgemeinsymptomen (Kopfschmerzen, Arthralgien, evtl. Fieber), generalisierter Lymphadenopathie und einem rezidivierenden, nicht juckenden Exanthem. Dieses kann papulös werden und befällt typischerweise die Hand- und Fußflächen. An feuchten Hautstellen entstehen die Condylomata lata, die viele Treponemen enthalten. Weitere Manifestationen sind die Plaques muqueuses der Mundschleimhaut, die Alopecia areolata und das Leucoderma specificum (pigmentlose Stelle am Hals).

Der symptomfreie Zustand nach dem spontanen Verschwinden der Lues-II-Zeichen wird als *Lues latens* bezeichnet. In etwa 30–50 % der Fälle heilt die Lues spontan aus, und die unspezifischen Seroreaktionen sowie die Treponema-pallidum-spezifischen 19S-IgM-nachweisenden Tests werden negativ. Ohne Behandlung bleiben in einem weiteren Drittel die Seroreaktionen zwar positiv, es treten aber keine klinischen Symptome mehr auf.

Bei den restlichen unbehandelten Patienten wird nach einer Latenzperiode von 2–20 Jahren ein Übergang in eine *Lues III* beobachtet. Bei gleichzeitiger HIV-Infektion kann die Krankheit bedeutend schneller verlaufen. Die typischen Gummata (Granulationsgeschwülste) sind nicht mehr ansteckend und können in allen Körpergeweben entstehen. Organmanifestationen sind die Myokarditis, die Mesoaortitis und die *Neurolues*. Zu ihr gehören die Lues cerebrospinalis (Meningoenzephalitis, zerebrale Vaskulitis), die Tabes dorsalis (Wadenschmerzen, Ataxie, reflektorische Pupillenstarre) und die progressive Paralyse (Artikulationsstörungen, epileptische Anfälle, Wesensveränderungen).

Lues connata. Als Lues connata wird die diaplazentar (erst ab 5. Schwangerschaftsmonat) übertragene Lues des Kindes einer syphilitischen Mutter bezeichnet.

Chlamydia trachomatis

Chlamydia trachomatis ist ein häufiger Erreger von venerischen Erkrankungen.

Klinik. Die Urethritis, Epididymitis, Prostatitis, Proktitis, Zervizitis, Salpingitis, Perihepatitis und Peritonitis bei Frauen sind typische *Geschlechtskrankheiten* unserer Breitengrade, während das *Lymphogranuloma venereum*, das durch eine massive abszedierende inguinale Lymphadenitis gekennzeichnet ist, vor allem in Südostasien, Zentral- und Südamerika vorkommt.

In Afrika, im Mittleren Osten und in Südostasien ist Chlamydia trachomatis der Erreger einer chronischen Konjunktivitis (*Trachom*) und die häufigste Ursache der verhütbaren Blindheit. Intra partum infizierte Neugeborene können eine Konjunktivitis oder eine Pneumonie entwickeln.

Diagnose. Die Diagnose erfolgt durch den immunfluoreszenzoptischen oder molekulargenetischen Direktnachweis des Erregers oder mittels serologischem Antikörpernachweis.

Zoonosen

Eine Einteilung der Zoonosen anhand der Übertragungswege der Mikroorganismen kann aus differenzialdiagnostischen (und präventiven) Überlegungen hilfreich sein:
- *Biss oder Kratzer durch Tiere:* Infektionen durch Capnocytophaga, Pasteurellose (Pasteurella multocida), Katzenkratzkrankheit (Bartonella henselae), Rattenbissfieber (Streptobacillus moniliformis, Spirillum minus), Tularämie, Pest, Rabies, lymphozytäres Choriomeningitisvirus.
- *Direkter Kontakt mit Ausscheidungen von Tieren:* Anthrax, Brucellose, Tularämie, Q-Fieber, Pasteurellose, Leptospirose, Mycobacterium-marinum-Infektion, Pest, Herpes-B-Virus, Vesikuläre-Stomatitis-Virus, Orthopoxviren (Affen-, Kuhpockenviren), Parapoxvirus (Melkerknoten-Virus, Orf-Virus), neu entdeckte Paramyxoviren in Südostasien und Australien (Hendra-, Nipah-, Menangle-Virus), sowie Marburg- und Ebolavirus.
- *Fäkoorale Übertragung:* bakterielle (Campylobacter, Salmonellen) und parasitäre (Kryptosporidien) Diarrhöerreger, Toxocara canis, Echinococcus spp., Toxoplasma gondii, Baylisascaris procyonis.
- *Konsum von Fleisch oder tierischen Produkten:* bakterielle (Campylobacter jejuni, nichttyphöse Salmonellen, enterohämorrhagische E. coli) und parasitäre (Kryptosporidien) Diarrhöerreger, Brucellose, Anthrax, Tularämie, Listeriose, tropische Helminthen, Toxoplasma gondii.
- *Aerogene Übertragung:* Anthrax, Q-Fieber, Pest, Rhodococcus-equi-Infektion, Psittakose, Tularämie, Brucellose, Pasteurellose, Rabies, Influenza, Lymphozytäre-Choriomeningitis-Virus, verschiedene Hantaviren (s. Tab. 4.**7**).
- Übertragung durch *Zecken, Mücken* oder andere *Insekten*.

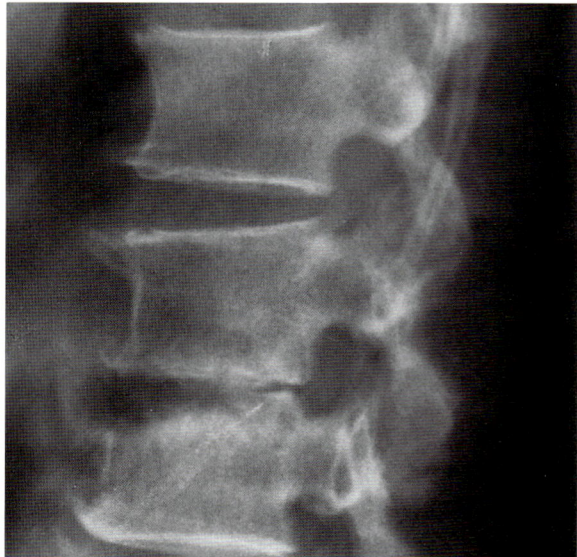

Abb. 4.19 Bang-Spondylitis mit Knochendestruktion und verschmälerter Bandscheibe.

Brucellosen (Brucella melitensis, B. abortus [Bang], B. suis)

Übertragung. Die Übertragung von Brucellen erfolgt von infiziertem Vieh (Ziegen, Rinder, Kühe, Schweine, Schafe usw.) oder dessen Produkten (unpasteurisierte Milch- und Käseprodukte) auf den Menschen. Tierärzte, Milch- und Fleisch-verarbeitende Berufe sind besonders gefährdet. Eintrittspforten sind der Respirations- und Gastrointestinaltrakt sowie Hautverletzungen.

Klinik. Die Inkubationszeit ist sehr variabel und beträgt 5–60 Tage. Der Krankheitsbeginn kann akut oder schleichend sein. Fieber von unterschiedlicher Dauer, Kopfschmerzen, Schwächezustände, Schwitzen, Schüttelfröste, Arthralgien, Gewichtsverlust und Depressionen werden beobachtet. Seltene Komplikationen sind die Spondylitis (Abb. 4.**19**) oder eine Arthritis. In ca. 10 % findet man eine Splenomegalie, Lymphadenopathie oder seltener eine Hepatomegalie. Septische Metastasen kommen in sämtlichen Organsystemen vor.

Diagnostik. Diagnostisch sind Blut- und Knochenmarkkulturen, v. a. in der akuten Phase, oder der spezifische IgG-Nachweis bei chronischen Formen.

Leptospirosen (Leptospira interrogans [Weil] und andere Serotypen)

Übertragung. Leptospirosen sind hochfieberhafte, akute Infektionskrankheiten mit *zweiphasigem Verlauf*. Das Erregerreservoir wird von frei lebenden Kleinsäugern (Ratten, Mäuse), Haustieren (Hunde, Pferde, Schweine, Rinder) und Wildtieren gebildet. Die Übertragung erfolgt durch direkten und indirekten Kontakt mit Leptospiren-ausscheidenden Tieren über die intakte Haut oder Schleimhaut. Die häufigsten Erkrankungen treten im Spätsommer und Herbst auf. Besonders gefährdet sind Kanalarbeiter, Metzger, Tierzüchter, Reisfeldarbeiter. Es wurden auch zahlreiche Badeepidemien (Wasser durch Urin infizierter Ratten verseucht) beschrieben.

Klinik. Die Inkubationszeit beträgt 7–12 Tage. Das Krankheitsbild der *ersten, leptospirämischen Phase* ist gekennzeichnet durch einen akuten Fieberanstieg, häufig mit Schüttelfrost, hohem Fieber während 4–7 Tagen, Kopfschmerzen, Meningismus, heftigen Myalgien (v. a. in den Waden), Konjunktivitis, Episkleritis, flüchtigen Exanthemen, Hypotonie und relativer Bradykardie. Nach einem kurzen, evtl. afebrilen Intervall geht die Krankheit in das *Stadium der Organmanifestation* über. Fieber, Ikterus, hämorrhagische Diathese, Meningitis, Nephritis mit Oligurie bis Anurie, Iridozyklitis kommen je nach Serotyp und Virulenz der Leptospiren und weiteren unbekannten Faktoren in verschiedenem Ausmaß vor.

Diagnostik. In der ersten Krankheitswoche können Leptospiren im Blut, Liquor oder Urin nachgewiesen werden. Serologisch können von der zweiten Krankheitswoche an typenspezifische Antikörper gegen Leptospiren bestimmt werden.

Toxoplasmose (Toxoplasma gondii)

Übertragung. Die Toxoplasmose ist eine weltweit verbreitete Zoonose. Mit Oozysten kontaminierter Katzenkot und infiziertes, rohes oder ungenügend gekochtes Fleisch sind die wichtigsten Infektionsquellen.

Klinik. Sowohl die kongenitalen wie auch die erworbenen Formen verlaufen klinisch meistens inapparent. Bei Immunkompetenten ist eine Therapieindikation ausschließlich bei der Chorioretinitis sowie der akuten Infektion während der Schwangerschaft gegeben. Am häufigsten ist die Lymphknotentoxoplasmose, die von Allgemeinsymptomen begleitet sein kann. Die Toxoplasmenzysten können sich in sämtlichen Organen ansiedeln, bevorzugt sind jedoch Gehirn, Chorioretina und die Muskulatur. Bei HIV-Infizierten mit einer fortgeschrittenen Immunschwäche kann es zur Reaktivierung im Zentralnervensystem kommen, seltener sind die Chorioretinitis und die disseminierte Infektion.

Diagnostik. Die Diagnostik beruht im Wesentlichen auf dem serologischen Antikörpernachweis. Bei HIV-Infizierten mit klinisch manifester Toxoplasmose finden sich charakteristischerweise keine IgM-Antikörper.

Trichinose (Trichinella spiralis)

Klinik. In Mitteleuropa ist trotz eines deutlichen Rückgangs (Fleischschau) die Trichinose die häufigste Wurmerkrankung, die mit einem Status febrilis einhergeht. Die initialen Symptome – Durchfall, Erbrechen, Abdominalschmerzen – machen sich typischerweise nach der Einnahme von ungekochtem infiziertem Schweinefleisch bemerkbar (häufig kleine Epidemie). Nach einer Woche treten Fieber, Muskelschmerzen und evtl. ein Gesichtsödem auf. Am häufigsten werden Zwerchfell, Brust, Arm- und Beinmuskulatur befallen.

Diagnostik. Während der Invasionsphase der Trichinenlarven in die Muskulatur besteht eine hochgradige Eosinophilie. Die Diagnose kann mittels Nachweis von Trichinen in Muskelbiopsien im Bereich einer besonders schmerzhaften Stelle (Quetschpräparat) oder serologisch gestellt werden.

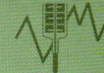

Status febrilis mit multiplen Organmanifestationen

Toxocara-Erkrankung

Eine seltene, überwiegend bei Kindern auftretende Erkrankung (intimer Tierkontakt) ist die Infestation mit Larven der Hunde- oder Katzenaskariden (Toxocara canis oder cati). Reduzierter Allgemeinzustand, intermittierendes Fieber, Husten, Hepatosplenomegalie, Muskel- und Gelenkschmerzen sind die häufigsten Symptome. Chorioiditis und Iritis werden gelegentlich beobachtet. Führende Laborbefunde sind die oft hochgradige Eosinophilie, Leukozytose und markante IgG-, IgM- und IgE-Erhöhung. Außerdem stehen serologische Tests zum Antikörpernachweis zur Verfügung.

Tollwut (Synonyma: Lyssa, Rabies; Rhabdovirus)

Übertragung. Der Biss eines tollwütigen Tieres kann beim Menschen nach einer Inkubationszeit von durchschnittlich 1–3 Monaten eine praktisch immer letal verlaufende Erkrankung verursachen. Prinzipiell können alle erkrankten Haus- und Wildtiere die Tollwut übertragen. Am häufigsten sind es jedoch Hunde, Katzen, Füchse, aber auch Marder, Dachse, Eichhörnchen, Rehe, Rinder sowie Fledermäuse in Spanien und Amerika. Nach Möglichkeit sollte das Tier eingefangen und zur Untersuchung in ein dafür eingerichtetes Labor (Rabies-Antikörperfluoreszenztest, Virusisolation in Zellkulturen oder Mäusen) eingeschickt werden.

Klinik. Die klinischen Symptome beginnen mit einem unspezifischen, 2–4 Tage dauernden *Prodromalstadium* (Fieber, Kopfschmerz, Appetitlosigkeit, Schluckbeschwerden, Heiserkeit). Ein charakteristisches Initialsymptom (über 80% der Fälle) sind Parästhesien im Bereich der meist längst verheilten Bisswunde.

Das *Exzitationsstadium* ist gekennzeichnet durch wechselnde psychische und vegetative Störungen. Lähmungen der Hirnnerven äußern sich zuerst an den Augenbewegungen und Pupillenreaktionen. In dieser Phase treten auch die Schlingkrämpfe auf (daher auch der Name *Hydrophobie*), die Beteiligung der Atemmuskulatur kann zu Erstickungsanfällen führen. Sofern der Tod nicht während eines dieser Krämpfe auftritt, folgt eine 3. *paralytische Phase* mit Koma und Kreislaufkollaps.

Diagnostik. Während der klinisch manifesten Erkrankung kann der Virusnachweis durch die Untersuchung eines Abklatschpräparates der Kornea oder in einer Hautbiopsie (Nacken unter der Haarlinie) mittels FA-(Fluoreszenz-Antikörper-)Test versucht werden.

Andere Infektionen nach Tierbissen

Pasteurellose (Pasteurella multocida). Die Infektion beim Menschen tritt meist innerhalb von 24 Stunden nach Hunde- oder Katzenbiss auf. Es entsteht eine schwere lokale Zellulitis und Lymphadenitis. Septische Komplikationen sind möglich. V. a. bei älteren Personen kann es zu subakuten bis chronischen Infektionen der Atemwege kommen.

Capnocytophaga canimorsus (CDC group DF-2). 1–5 Tage nach einem Biss tritt v. a. bei immunkompromittierten Personen ein schweres, lebensbedrohliches Krankheitsbild mit Zellulitis, Fieber, Sepsis, Meningitis, Endokarditis oder septischer Arthritis auf. Prädisponierende Faktoren sind Splenektomie, chronische pulmonale Erkrankung und Alkoholmissbrauch. Der Erreger findet sich in der Mundhöhle von gesunden Hunden und Katzen.

Infektionen durch Arboviren

Arbovirusinfektionen (arthropode borne viruses) sind die Ursache von 4 Krankheitsgruppen:

Fieberhafte Arboviruserkrankungen. Die meisten in Europa beobachteten Arbovirusinfektionen verlaufen symptomlos. Treten einmal Krankheitserscheinungen auf, so handelt es sich meistens um benigne, uncharakteristische fieberhafte Erkrankungen, die von Muskel- und Gelenkschmerzen begleitet sind. Dazu gehören z. B. das West-Nil-Fieber (mit Hautausschlag), das Pappataci-Fieber (mit Konjunktivitis) und die Tahyna-Virusinfektion (mit katarrhalischen Symptomen, evtl. Bronchopneumonie).

Akute zentralnervöse Arbovirusinfektionen. Sie manifestieren sich mit unterschiedlichem Schweregrad von der leichten aseptischen Meningitis bis zur schweren Enzephalitis mit potenziell bleibenden neurologischen Ausfällen, Koma oder Tod. In diese Gruppe gehören:
➤ durch *Zecken* übertragene Viren (z. B. Frühsommermeningoenzephalitisvirus) (s. Tab. 4.**10**),
➤ durch *Mücken* übertragene Viren (s. Tab. 4.**10**),

Hämorrhagische Fieber. Diese Gruppe umfasst die Infektion durch das Krim-Kongo-Virus, Dengue-Fieber und Gelbfieber (s. Tab. 4.**7**).

Polyarthritis und Exanthem nach Arbovirusinfektion. Die Arthritis tritt mit oder ohne Fieber auf und ist von variabler Dauer. Beispiele solcher Erkrankungen sind Infektionen durch Sindbis-Virus (Afrika, Asien, Australien); Ross-River- und Barma-Forest-Virus (Australien) oder Chikujngunya-Virus (Afrika, Indien und Südostasien).

HIV-Infektion und AIDS

Erreger. AIDS (acquired immunodeficiency syndrome) ist ein 1981 erstmals beschriebenes Krankheitsbild, das durch HIV-1 und HIV-2 (human immunodeficiency virus 1 und 2) verursacht wird. Diese Retroviren der Unterfamilie der Lentivirinae sind lymphoneurotrope Viren.

Übertragung. Die Übertragung von HIV erfolgt sexuell, durch parenterale Kontakte mit Blut oder Blutprodukten, intra partum oder peripartal oder via Muttermilch.

Akute HIV-Infektion

Klinik. Eine Primärinfektion kann asymptomatisch verlaufen oder mit klinischen Manifestationen einhergehen (Tab. 4.**17**). Typisch ist ein fieberhaftes, z. T. Mononukleose-ähnliches Krankheitsbild mit einem stammbetonten makulopapulösen Exanthem und mit kleinen aphthösen Läsionen an Mund- und Genitalschleimhäuten. Differenzialdiagnostisch müssen in erster Linie eine Infektion mit Herpesviren, eine Toxoplasmose, Lues, eine disseminierte Gonokokkeninfektion und Reaktionen auf Medikamente ausgeschlossen werden.

Diagnostik. Bei einer symptomatischen Primärinfektion sind oftmals das HIV-p24-Antigen oder die quantitative Polymerasekettenreaktion zum molekulargenetischen Nachweis von HIV bereits positiv.

> Die Verdachtsdiagnose einer primären HIV-Infektion kann in der Regel erst nach 3 Monaten durch eine ausbleibende Serokonversion der HIV-Antikörpertiter ausgeschlossen werden.

Tabelle 4.17 Klinische Manifestationen einer primären HIV-Infektionen

Mononukleose-ähnliche Manifestationen	Neurologische Manifestationen	Dermatologische Manifestationen
Fieber Pharyngitis Lymphadenopathie Arthralgien, Myalgien Kephalea, retroorbitale Schmerzen Lethargie, Malaise Anorexie, Gewichtsverlust Diarrhö	Meningitis Enzephalitis periphere Neuropathie Radikulopathie brachiale Neuritis Guillain-Barré-Syndrom kognitive und affektive Störungen	erythematöses oder makulopapulöses Exanthem Röteln-ähnliches Exanthem diffuse Urtikaria Desquamation Alopezie palatinale, gingivale oder genitale Ulzera

Status febrilis mit multiplen Organmanifestationen

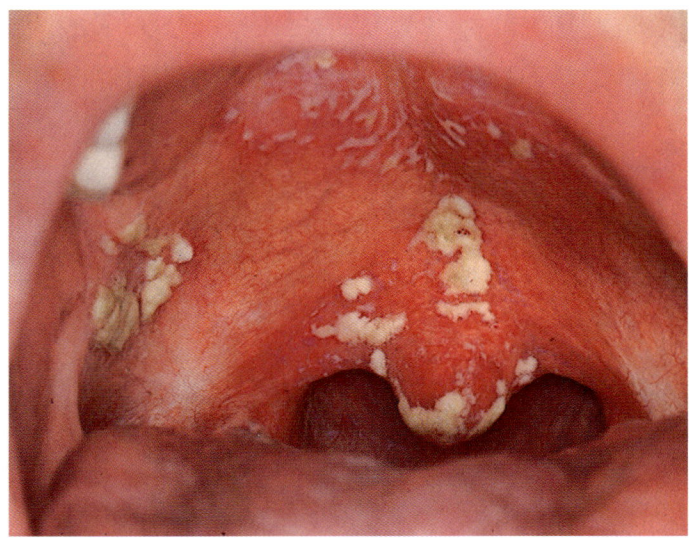

Abb. 4.20   Soorstomatitis bei HIV-Krankheit.

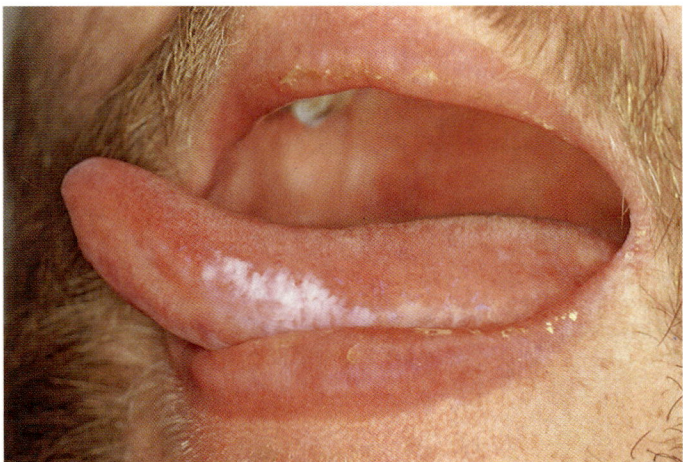

Abb. 4.21   Orale Leukoplakie bei HIV-Krankheit.

Asymptomatische HIV-Infektion

Die Mehrzahl der Infizierten bleibt während Jahren beschwerdefrei; dabei zeigen einige eine prognostisch unbedeutende generalisierte Lymphadenopathie. Auch während der asymptomatischen Phase findet bei über 95 % der unbehandelten HIV-Infizierten eine dauernde und ausgeprägte HIV-Replikation statt, und es entwickelt sich eine progrediente Immunschwäche mit Abfall der CD4-Lymphozyten.

Symptomatische HIV-Infektion, AIDS

Klinik. In der Regel nach Jahren manifestiert sich die Immunschwäche durch das Auftreten nicht lebensbedrohlicher opportunistischer Erkrankungen wie einer Candidastomatitis oder einer oralen Leukoplakie (Abb. 4.**20** und 4.**21**).

Etwa 10–11 Jahre nach der Primärinfektion erkranken 50 % der unbehandelten Infizierten an AIDS-definierenden opportunistischen Infektionen und Tumoren (Tab. 4.**18** u. Tab. 4.**19**; Abb. 4.**22**–4.**24**). Mit zunehmender Krankheitsdauer werden gehäuft neurologische und neuropsychiatrische Krankheitsbilder beobachtet.

Anamnestische Fragen nach Risikofaktoren (ungeschützte hetero- und homosexuelle Kontakte, Angaben über Spritzen- bzw. Nadeltausch, Bluttransfusionen vor 1985, Hämophilie) erlauben häufig, die Wahrscheinlichkeit einer HIV-Infektion abzuschätzen und dadurch klinische Bilder differenzialdiagnostisch in erster Linie als Manifestation einer opportunistischen Infektion zu interpretieren.

Status febrilis

Tabelle 4.18 HIV-assoziierte Krankheiten (Klassifikation nach den amerikanischen Centers for Disease Control [CDC] und der Weltgesundheitsorganisation [WHO], 1993)

Klinische Kategorie		
A	B	C (AIDS)

– HIV-Primärinfektion
– asymptomatische HIV-Infektion
– Lymphadenopathie-Syndrom
	Infektionskrankheiten
	– Aspergillose
	– Bartonella-henselae-Infektion (bazilläre Angiomatose, Peliosis hepatis, Bakteriämie)
	– Candidastomatitis
	– Candidiasis vulvovaginal
	– Herpes zoster, mehrere Dermatome
	– Leishmaniose, viszerale
	– Listeriose
	– Mikrosporidiose
	– Nokardiose
	– orale Leukoplakie (Epstein-Barr-Virus)
	– Pelvic-inflammatory-Syndrom
	– Progressive outer retinal necrosis syndrome
	– Rhodoccocus-equi-Infektion
	– Strongyloidiasis, extraintestinal
	
	Andere
	– Allgemeinsymptome:
	  – Gewichtsverlust > 10 % oder
	  – Fieber > 1 Monat oder
	  – Diarrhö > 1 Monat (ungeklärte Ätiologie)
	– Morbus Hodgkin
	– Myelopathie, HIV-assoziiert
	– Neuropathie, periphere, HIV-assoziiert
	– Pneumopathie, lymphoide interstitielle
	– pulmonale Hypertonie, primäre, HIV-assoziiert
	– Thrombozytopenie, HIV-assoziiert
	– zervikale Dysplasie, Carcinoma in situ
		Infektionskrankheiten
		– Candidainfektionen (Ösophagus, Bronchien)
		– Herpes-simplex-Infektionen (Haut, Schleimhaut, persistierendes Ulkus > 1 Monat) oder Befall von Bronchien, Lunge, Ösophagus
		– Histoplasmose, disseminiert
		– Isospora-belli-Infektion (persistierende Diarrhö > 1 Monat)
		– Kokzidioidomykose, disseminiert
		– Kryptokokkose, Meningitis, disseminiert
		– Kryptosporidieninfektion (persistierende Diarrhö > 1 Monat)
		– Leukenzephalopathie, progressive multifokale (PML)
		– Mykobakteriose, nichttuberkulöse, disseminiert
		– Pneumocystis-carinii-Pneumonie
		– Pneumonie, rezidivierend ($\geq$ 2 Jahre)
		– Salmonellensepsis, rezidivierend
		– Toxoplasmose, zerebral
		– Tuberkulose
		– Zytomegalievirusinfektion (außer Leber-, Milz-, Lymphknotenbefall)
		
		Tumoren
		– Kaposi-Sarkom
		– Non-Hodgkin-Lymphom
		– Zervixkarzinom, invasiv
		– ZNS-Lymphom, primär
		
		Andere
		– Enzephalopathie, HIV-assoziiert (AIDS-Demenz)
		– Wasting-Syndrom

Labor-Kategorie (CD4-Lymphozytenzahl)		
1	2	3
> 500/µl	200–500/µl	< 200/µl

Voraussetzung zur Klassifikation ist eine positive HIV-Serologie.
CDC-Klassifikationen: A1, A2, A3, B1, B2, B3, C1, C2, C3
Beispiele:
asymptomatische HIV-infizierte Person mit CD4-Lymphozyten von 523/µl = CDC-Stadium A1,
HIV-infizierter Patient mit Soorstomatitis und CD4-Lymphozyten von 268/µl = CDC-Stadium B2
HIV-infizierter Patient mit Z. n. Pneumocystis-carinii-Pneumonie und CD4-Lymphozyten von 123/µl = CDC-Stadium C3

Diagnostik. Die Diagnosesicherung einer HIV-Infektion erfolgt serologisch und mittels molekulardiagnostischer Methoden. Zur Abschätzung des Ausmaßes der Immunschwäche hat sich die Bestimmung der CD4-Lymphozytenzahl bewährt. Die Aktivität der Virusreplikation wird mittels quantitativer Bestimmung der HIV-1-RNS (quantitative PCR) gemessen. Diese beiden Parameter dienen zur Indikationsstellung und Verlaufsbeobachtung einer antiretroviralen Therapie. Da AIDS-definierende opportunistische Erkrankungen in der Regel erst bei einer Zellzahl unter 200/µl ($< 0,2 \times 10^9$/l) auftreten, kann sie bei einem Status febrilis zudem differenzialdiagnostisch verwertet werden.

Tabelle 4.19 HIV-assoziierte Erkrankungen, geordnet nach Organsystemen und Häufigkeit in Europa

Nervensystem
Häufig Toxoplasma-Enzephalitis, -Abszess
periphere Neuropathien (HIV-induziert)
Enzephalopathie, Demenz (HIV-induziert)
Zytomegalievirus-Retinitis
Myelopathie (HIV-induziert)
progressive multifokale Leukenzephalopathie (JC-Virus)
primäres ZNS-Lymphom
Kryptokokkenmeningitis
Selten virale Enzephalitis (CMV, HSV, VZV)
virale Myelitis (CMV, HSV, VZV)
aseptische Meningitis (akute HIV-Infektion)
Mikrosporidieninfektion

Atemwege
Häufig Pneumocystis-carinii-Pneumonie
bakterielle Pneumonien (Pneumokokken, Haemophilus influenzae)
Tuberkulose
Selten Kaposi-Sarkom
Mycobacterium-kansasii-Pneumonie
CMV-Pneumonie
Penicillium-marneffei-Pneumonie
Rhodococcus-equi-Pneumonie

Magen-Darm-Trakt
Häufig Candidastomatitis und -ösophagitis
orale Leukoplakie
anorektaler Herpes simplex
Kryptosporidiose
Isosporiasis
Mikrosporidiose
Selten orale Ulzera
Gingivitis, Periodonitis
Kaposi-Sarkom
Zytomegalievirus-Kolitis
Herpes-simplex-Virus-Ösophagitis
Non-Hodgkin-Lymphome

Haut
seborrhoische Dermatitis
Herpes zoster
Herpes genitalis und analis
Kaposi-Sarkom
bazilläre Angiomatose

Systemisch/generalisiert
Häufig Mycobacterium-avium-Komplex
Mycobacterium tuberculosis
Salmonellensepsis
Selten Leishmaniose
Strongyloidiasis
Histoplasmose
Kokzidioidomykose

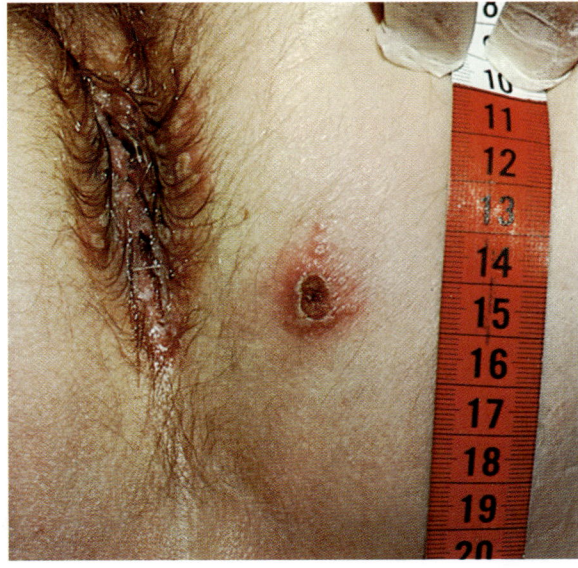

Abb. 4.22 Herpesanitis bei AIDS.

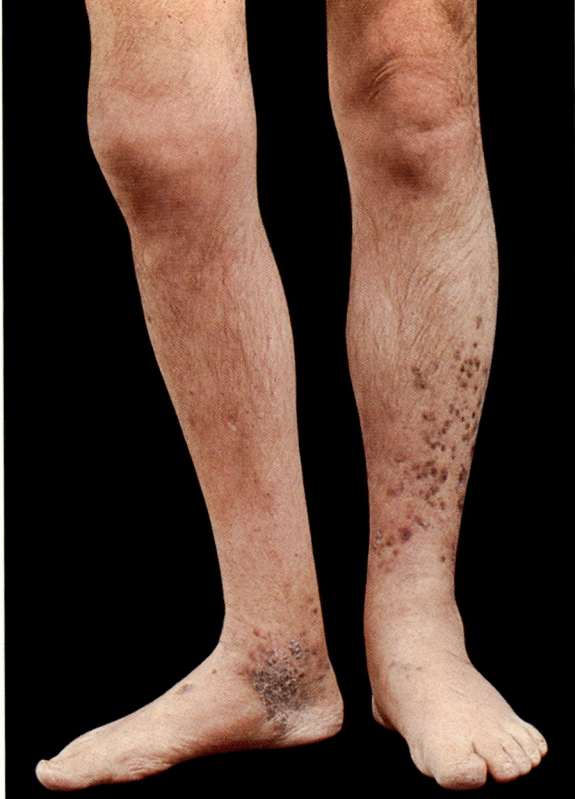

Abb. 4.23 Kaposi-Sarkom bei AIDS.

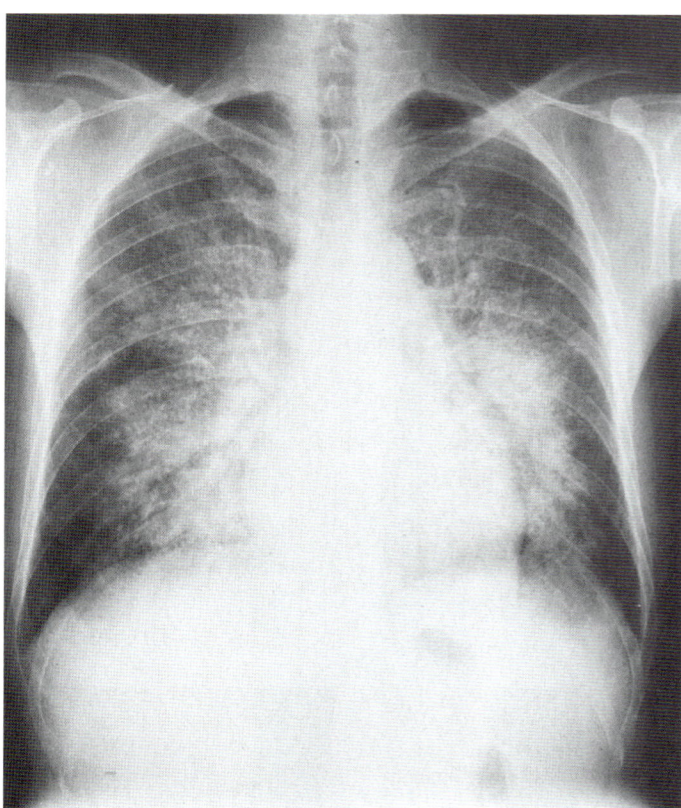

Abb. 4.24 Interstitielle Pneumonie durch Pneumocystis carinii.

Infektionen bei Immunkompromittierten

Klassifizierung. Die Klassifizierung der Infektionen beruht auf folgenden prädisponierenden Faktoren:
- zelluläre Immundefizienz (HIV-Infektion, Immunsuppression nach Organtransplantation, Chemotherapie),
- Neutropenie und qualitative Defekte der Phagozytose (Chemotherapie),
- humorale Immundefizienz und Komplementdefizienz,
- Splenektomie,
- spezielle Situationen, z. B. Therapie mit anti-TNF-Substanzen.

Klinik. Mit diesen verschiedenen Ursachen der Immundefizienz ist ein unterschiedliches, meist „typisches" Erregerspektrum assoziiert, das im Folgenden besprochen wird.

> Die klinischen Manifestationen von Infektionen bei Immundefizienz sind oftmals sehr unspezifisch und die Infektionskrankheiten können sehr fulminant und lebensbedrohlich verlaufen. Schwer immundefiziente Personen, v. a. mit Neutropenie, entwickeln oftmals keine oder nur verminderte lokale oder systemische Entzündungszeichen.

So kann anstelle einer Abszessbildung lediglich eine kutane Zellulitis sichtbar sein, die klassischen Pneumoniezeichen können trotz ausgedehnter bakterieller Invasion der Atemwege fehlen, oder meningitische Zeichen sind bei Meningitis nicht zu finden.

Diagnostik. Die Diagnostik erfordert eine sorgfältige Anamnese und wiederholte klinische Untersuchungen. Die Anamnese muss Risikofaktoren eruieren wie Reisen, Infektionen in der Umgebung, Kontakt zu Tieren, Drogenmissbrauch und Medikamente. Es sollen initial mikroskopische Untersuchungen von Wundsekreten, kutanen Läsionen, Eiter, Sputum oder Trachealsekret, ggf. Liquor, Pleura, Aszites und Urin vorgenommen werden, und Kulturen von Blut, Urin, anderen Sekreten und ggf. Kathetern sollen bei Fieber vor Beginn der antibiotischen Therapie angelegt werden.

Bei neutropenischen Patienten mit Fieber wird wegen des potenziell fulminanten Verlaufs von Infektionen sofort – vor dem Erhalt der mikrobiologischen Resultate – anhand eines definierten Algorithmus eine empirische Therapie eingeleitet.

Opportunistische Virusinfektionen

Zelluläre Immundefizienz. Infektionen durch folgende Viren werden bei zellulärer Immundefizienz gehäuft beobachtet: Herpes-simplex-Virus, Varicella-Zoster-Virus, Zytomegalievirus, JC-Virus (ein Papovavirus, Ursache der progressiven multifokalen Leukenzephalopathie), Epstein-Barr-Virus (orale Leukoplakie, Non-Hodgkin-Lymphome) und humanes Herpesvirus 8 (HHV-8).

Neutropenie. Virale Erkrankungen bei Neutropenie werden fast ausschließlich durch Herpes-simplex-Viren verursacht.

Humorale Immundefizienz. Bei humoraler Immundefizienz können Enterovirusinfektionen chronisch verlaufen und Hepatitisviren zu schwereren Krankheitsbildern führen.

Zytomegalievirus (CMV). Als opportunistische Infektion bei Patienten unter zytostatischer oder immunsuppressiver Therapie oder nach Operationen am offenen Herzen (multiple Transfusionen) kann sich die Zytomegalie in Form eines Status febrilis ohne Leitsymptome, einer Pneumonie, Myokarditis oder Hepatitis manifestieren. Bei fortgeschrittener HIV-Erkrankung treten eine CMV-Chorioretinitis, Kolitis, Enzephalitis oder Pneumonie auf.

Humanes Herpesvirus 8 (HHV-8). Das humane Herpesvirus 8 wurde vorerst in Kaposi-Sarkom-Läsionen nachgewiesen und scheint eine kausale Bedeutung bei der Entstehung dieses Hauttumors zu haben. Ferner ist HHV-8 möglicherweise kausal assoziiert mit der multizentrischen Castleman-Erkrankung, dem HIV-assoziierten Primary effusion (body cavity) Lymphom sowie der angioimmunoblastischen Lymphadenopathie bei Immunkompetenten.

Opportunistische bakterielle Infektionen

Zelluläre Immundefizienz. Rezidivierende bakterielle Pneumonien, Lungenabszesse durch Pseudomonas aeruginosa oder Rhodococcus equi sowie die kutane oder viszerale bazilläre Angiomatose sind bei Personen mit zellulärer Immundefizienz gehäuft. Zudem erkranken diese Patienten häufiger an tuberkulösen oder nichttuberkulösen Mykobakteriosen, Nokardiose, Listeriose und nichttyphösen Salmonellosen.

Neutropenie. Neutropenische Patienten erkranken häufiger an Infektionen durch gramnegative Bakterien (E. coli, Klebsiella spp., Pseudomonas spp.), Staphylokokken und Streptokokken. Da solche Patienten mit schwerer Neutropenie oftmals hospitalisiert sind, sind sie besonders durch nosokomiale Infektionen gefährdet.

Humorale Immundefizienz und Splenektomie. Diese Patienten sind v. a. durch Infektionen mit bekapselten Bakterien (Streptococcus pneumoniae, Haemophilus influenzae, Neisseria meningitidis), Capnocytophaga canimorsus (foudroyante Sepsis nach Hundebiss) und die seltenen Babesien gefährdet.

Therapie mit Anti-TNF-Substanzen. Patienten mit rheumatologischen oder immunologischen Grundleiden, die mit Anti-Tumor-Nekrose-Faktor-Medikamenten behandelt werden, erkranken gehäuft an Infektionen durch intrazelluläre (Tuberkulose) oder andere opportunistische Erreger. Vor Therapie soll deshalb nach einer latenten Tuberkulose gesucht werden.

Opportunistische Pilzerkrankungen

Risikofaktoren. Mit der zunehmenden Überlebensdauer von Patienten mit Transplantaten, Leukosen, metastasierenden Malignomen und resistenzmindernden Grundkrankheiten, aber auch mit zunehmendem Verbrauch von Breitspektrumantibiotika, Corticosteroiden, Immunsuppressiva und Zytostatika hat die Zahl der systemischen Mykosen wesentlich zugenommen.

Neutropenie. Patienten mit einer medikamentös induzierten Neutropenie sind einerseits durch nosokomiale Infektionen, durch die Kolonisierung oder endogene Reaktivierung von opportunistischen Keimen (Candida) oder durch Schimmelpilze aus der Umwelt (Aspergillen) gefährdet. Bei bis zu 10–20 % der Patienten mit Neutropenie und Pilzinfektionen finden sich zunehmend weitere Pilzarten: Fusarium spp., Trichosporon spp., Pseudallescheria boydii, Bipolaris, Alternaria und Scedosporium.

Steroide, Diabetes mellitus, Azidose. Risikofaktoren für eine Mukormykose sind v. a. eine Immunsuppression durch Steroide oder Stoffwechselkrankheiten (Diabetes mellitus, Azidose).

Zelluläre Immundefizienz. Patienten mit zellulärer Immunschwäche erkranken häufiger an Candida- oder Kryptokokkeninfektionen (HIV-Infektion) oder Aspergillose (Organtransplantation) sowie – je nach geographischer Lokalisation bzw. Reisetätigkeit – an Infektionen mit Histoplasma (Amerika, Afrika, Asien), Coccidioides immitis (Amerika) oder Penicillium marneffei (Südostasien).

Candidiasis (verschiedene Candidaspezies). Eine Besiedlung der oberen Luftwege (inkl. Oropharynx), des oberen Verdauungstraktes oder der Haut kommt vor allem bei Säuglingen und bei Patienten mit beeinträchtigter Infektabwehr vor, ist aber nicht mit einer Infektion gleichzusetzen. Letztere geht am häufigsten vom Darm (Kolonisation nach lang dauernder Antibiotikatherapie) oder von lange liegenden venösen Dauerkathetern aus.

Bei HIV-Infizierten ist die *Candidastomatitis* (Abb. 4.**20**) häufig. Seltener wird eine Ösophagitis beobachtet. Die *oral hairy leukoplakia* ist differenzialdiagnostisch von einer Candidastomatitis zu unterscheiden. Es handelt sich dabei um eine zumeist am lateralen Zungenrand gelegene, weißliche, nicht abstreifbare Schleimhautveränderung, pathologisch-anatomisch um eine Hyper- und Parakeratose, bei deren Pathogenese dem Epstein-Barr-Virus eine entscheidende Rolle zukommt (Abb. 4.**21**).

Im Anschluss an eine *Candidafungämie* kann es zu einer Septikämie kommen. Primäre Candidainfektionen manifestieren sich vor allem in Form einer Bronchopneumonie, Pneumonie, Enterokolitis oder in Form von Urogenitalerkrankungen (Candida im Urin, vor allem bei Diabetikern). Ein für Patienten mit lang dauernder Neutropenie typisches Krankheitsbild ist die *hepatosplenische Candidiasis* mit multiplen hepatischen und splenischen Abszessen.

Kryptokokkose (Cryptococcus neoformans). Die Kryptokokkose ist eine chronisch verlaufende Pilzinfektion, die vor allem das zentrale Nervensystem und die Lungen, seltener Haut oder Knochen befällt. Maligne Erkrankungen (Morbus Hodgkin, Thymom), immunsuppressive Behandlungen (Status nach Organtransplantation), aber auch die HIV-Infektion, die Sarkoidose und der Diabetes mellitus prädisponieren zur Kryptokokkose.

Außer dem direktmikroskopischen (Liquor) und kulturellen Nachweis steht ein sehr sensitiver serologischer Antigentest zur Verfügung. Die pulmonale Manifestation und die basale Meningitis erinnern differenzialdiagnostisch an die Tuberkulose.

Aspergillose (Aspergillus fumigatus, Aspergillus flavus). Die Aspergillose ist wie die Candidiasis oder die Kryptokokkose eine Infektion bei Immundefizienz, anderen Risikofaktoren oder auf vorgeschädigtem Gewebe. Der Befall des Respirationstraktes ist weitaus am häufigsten. Hier beruht die frühe Diagnostik auf der Computertomographie des Thorax, da die Infiltrate initial auf dem konventionellen Thorax-Röntgenbild oftmals nicht zu sehen sind. Ein Erregernachweis gelingt nur selten oder könnte nur mit sehr invasiven – angesichts des Zustandes der Patienten nicht vertretbaren – Untersuchungen bioptisch gesichert werden. Serologische Antigentests (Galaktomannan) werden noch kontrovers beurteilt, können aber vor allem in der Verlaufsbeobachtung wertvolle Resultate ergeben.

Seltenere Lokalisationen einer Aspergillose sind der Gehörgang und das Auge. Die disseminierte Aspergillose hat eine schlechte Prognose. Das septikämische Bild wird v. a. durch den Nierenbefall (Hämaturie, Niereninsuffizienz) und den Befall des Zentralnervensystems (Kopfschmerzen, Krämpfe, fokale neurologische Ausfälle) bestimmt. Daneben kommen auch Endokarditiden mit den typischen klinischen Befunden vor. Grundsätzlich können alle Organsysteme befallen werden.

Mukormykose (verschiedene Zygomyzeten: Rhizopus, Absidia, Mucor). Zygomyzeten sind ubiquitäre saprophytäre Pilze, welche praktisch nur beim immunsupprimierten Patienten eine Mykose verursachen.

Klinisch unterscheidet man eine zerebrale, pulmonale, gastrointestinale und disseminierte Form. Die zerebrale Form kommt v. a. bei Diabetikern vor. Sinusitis mit blutigem Nasensekret und Hirnnervenausfälle, welche insbesondere die Augenfunktion beeinträchtigen, sind typisch. Maligne Lymphome und Leukosen prädisponieren zur pulmonalen und disseminierten Form. Der Lungenbefall imitiert das klinische Bild der Lungenembolie.

Da die kulturelle Untersuchung häufig nicht gelingt, ist der histologische Nachweis von großen, verzweigten, nicht septierten Hyphen neben den klinischen Befunden die einzige diagnostische Methode.

Pneumocystis-carinii-Infektion. Neuere phylogenetische Analysen weisen darauf hin, dass der früher bei den Protozoen klassifizierte Erreger zu den Pilzen gehört. Pneumocystis-carinii-Pneumonien sind praktisch ausschließlich bei immunsupprimierten Patienten zu beobachten und gehören zu den häufigsten opportunistischen Infektionen bei Patienten mit AIDS.

Beim *klinischen Vollbild* dominieren Fieber, trockener Husten, Dyspnoe und Tachypnoe und kontrastieren zu dem fehlenden auskultatorischen Befund. Ein radiologisch normales Lungenbild schließt eine Pneumocystis-carinii-Pneumonie nicht aus; bei schweren Erkrankungen findet sich typischerweise das Bild einer bilateralen interstitiellen Pneumonie (Abb. 4.**24**). In 70 % der Fälle lässt sich die Diagnose aus einem provozierten (3 % NaCl-Inhalationen) Sputum, in 30 % der Fälle erst nach einer bronchoalveolaren Lavage stellen.

Pneumozysten können durch fluoreszenzmarkierte monoklonale Antikörper oder molekulardiagnostische Methoden, etwas weniger sensitiv mittels Giemsa-, Toluidin- oder Methenaminsilber-Färbung nachgewiesen werden. Extrapulmonale Erkrankungen sind selten.

Opportunistische Protozoen und Helminthen

Die mit zellulärer Immundefizienz assoziierten opportunistischen Parasitosen sind im Abschnitt der HIV-Infektion (s. Tab. 4.**18** u. 4.**19**) aufgelistet. Nach Organtransplantation kann es bei Infektion mit Strongyloides stercoralis zu einer foudroyant verlaufenden und lebensbedrohlichen Dissemination mit Hypereosinophilie-Syndrom kommen. Patienten mit Neutropenie oder humoraler Immundefizienz sind nicht besonders gefährdet gegenüber parasitären Infektionen.

Mykosen in lokalisierten Endemiegebieten

In geographisch lokalisierten Gebieten kommen verschiedene Umweltpilze endemisch vor, darunter die Blastomykose (mittlerer Westen und Süden der USA), Kokzidioidomykose, Histoplasmose und Parakokzidioidomykose (Mittel-, Südamerika). Solche Infektionen verlaufen bei Immunkompetenten häufig asymptomatisch oder führen zu pulmonalen, dermalen und selten zu systemischen Erkrankungen. Bei immundefizienten Patienten verursachen sie schwere disseminierte lebensbedrohliche Krankheitsbilder.

Kokzidioidomykose (Coccidioides immitis)

Klinik. Die Infektion mit Coccidioides immitis erfolgt vorwiegend im Südwesten der USA, in Mexiko und Zentralamerika. Die Krankheit ist hochinfektiös, bei Menschen ohne HIV-Infektion verlaufen jedoch 95 % der Kokzidieninfektionen asymptomatisch. Von allen Organen ist der Respirationstrakt am häufigsten befallen; in einem Drittel der Fälle wurde dabei ein *Erythema nodosum* beobachtet, was die sonst schon nahe liegende Differenzialdiagnose einer Tuberkulose weiter erschwert. Die disseminierte Form der Kokzidioidomykose ist sehr selten und tritt im Anschluss an einen katarrhalischen Infekt (primäre Lungen-Kokzidioidomykose) auf. Dabei können sämtliche Organsysteme, vor allem das Skelett (Osteolysen, Periostitis bis subkutane Abszesse und Granulome), Milz und Nieren (asymptomatisch) sowie Leptomeningen (Liquor) befallen werden.

Diagnostik. Diagnostische Methoden sind der serologische Antikörpernachweis und die Kultur.

Histoplasmose (Histoplasma capsulatum)

Klinik. Eine in Europa seltene, in Amerika häufigere Pilzerkrankung ist die Histoplasmose. Die primäre Infektion erfolgt aerogen im Bronchialbaum und verursacht eine klinisch häufig inapparente Bronchopneumonie mit regionärer Lymphadenitis. Vor allem bei Säuglingen, Erwachsenen jenseits des 50. Lebensjahres (Männer überwiegend häufiger als Frauen) und immunsupprimierten Patienten (Morbus Hodgkin, akute und chronische lymphatische Leukämien, HIV-Infizierte) kann sich eine disseminierte Form mit Befall sämtlicher Organsysteme entwickeln. Klinisch dominiert der Befall der Lungen und der Organe des retikuloendothelialen Systems. In absteigender Reihenfolge sind Nieren, Oropharynx (Ulzera), Meningen, Endokard, Nebennieren, Gastrointestinaltrakt und die Haut betroffen.

Diagnostik. Anämie, Leukopenie oder Thrombozytopenie kommen in über der Hälfte der Fälle vor. Diagnostisch wegweisend bei der disseminierten Form sind Knochenmarkbiopsien. Kulturen aus Blut, Liquor, Sputum oder Biopsien wachsen nur sehr langsam. Zudem stehen serologische Antikörpertests zur Verfügung.

Reise- und Tropenkrankheiten

Bei Tropenrückkehrern mit Fieber sollen zuerst potenziell lebensbedrohliche Krankheiten ausgeschlossen werden. Differenzialdiagnostisch sind neben spezifischen Tropenkrankheiten v. a. auch sexuell übertragbare Krankheiten sowie nichttropische Leiden zu erwägen. Je nach besuchtem Endemiegebiet, Exposition und durchgeführten prophylaktischen Maßnahmen betrifft dies in erster Linie:
- Malaria,
- Typhus,
- hämorrhagische Fieber,
- Amöbenabszess der Leber,
- Meningitis,
- Enzephalitis,
- Endokarditis,
- Diphtherie,
- Tetanus,
- Rabies,
- Hepatitis A und B,
- HIV Infektion und
- Intoxikationen (Gifttiere, Drogen).

Infektionen. Die meisten während einer Reise auftretenden Infektionskrankheiten werden durch ubiquitäre Mikroorganismen und nicht nur durch „tropische" Parasiten verursacht. Das Risiko einer Exposition mit durch Nahrungsmittel übertragenen Krankheiten (Hepatitis A, Salmonellosen, intestinale Protozoen) ist bei Besuch von tropischen Klimazonen erhöht. Ebenso sind Freizeitaktivitäten in den Tropen (Schwimmen, Wandern, Sexualkontakte) z. T. mit einem erhöhten Infektionsrisiko verbunden.

Der diagnostische Algorithmus von häufigen tropischen Infektionskrankheiten geht von Leitsymptomen aus, die in Tab. 4.**20** zusammengestellt sind.

Andere Erkrankungen. Während oder kurz nach einer Reise auftretende Krankheiten müssen nicht zwingend mit der Reise assoziiert sein (z. B. akute Appendizitis), umfassen auch nichtinfektiöse Leiden (z. B. Lungenembolie nach langem Sitzen im Flugzeug) oder können durch prophylaktische medikamentöse Maßnahmen verursacht sein (z. B. unerwünschte Arzneimittelwirkung bei Malariaprophylaxe).

Tabelle 4.20 Fieber bei Reiserückkehrern und Migranten aus Tropen: wichtige Differenzialdiagnosen (modifiziert nach D'Acremont V et al. 2003)

	Leitsymptom, Befund, Exposition	Wichtige Differenzialdiagnosen*
Allgemein	Fieber	bei Rückkehr aus Endemiegebiet immer nach Malaria suchen, unabhängig von weiteren Leitsymptomen erwäge immer auch nichttropische Erkrankungen
Notfallsituation	– Meningismus, neurologische Symptomatik – Ateminsuffizienz – Kreislaufversagen, Schock – Nieren-, Leberversagen – schwere Anämie, Thrombozytopenie, Neutropenie	Indikation zur notfallmäßigen Hospitalisation
Anamnese	Hautkontakt mit Frisch- oder Brackwasser beruflicher Kontakt mit Tieren sexuelle Kontakte Injektionsmaterial Konsum ungekochter Milchprodukte	Schistosomiasis, Leptospirose Leptospirose, Anthrax HIV, Herpes, Hepatitis B, Hepatitis C HIV, Hepatitis B, Hepatitis C Brucellose, Tuberkulose, Nahrungsmittel-assoziierte bakterielle Infektionen
Leitsymptome	Fieber ohne Lokalsymptome	Malaria, Typhus, Rickettsiosen, Amöbenabszess der Leber, Dengue-Fieber, HIV-Infektion, Endokarditis, Tuberkulose, Zytomegalie, Epstein-Barr-Virusinfektion
	makulopapulöses Exanthem	Dengue-Fieber, Rickettsiosen, Typhus, Masern, Rückfallfieber, akute HIV-Infektion, Leptospirose
	Blutungen, Petechien	Dengue-, Krim-Kongo-, Ebola-, Marburg-, Lassa-Fieber, Leptospirose
	Ulzera Haut (ohne Genitale)	Rickettsiosen, bakterielle Hautinfektion, afrikanische Trypanosomiasis, Pest, Anthrax
	Ikterus (und/oder Transaminasenerhöhung)	virale Hepatitis A, B, C; Typhus, Gelbfieber, Leptospirose, Rückfallfieber
	Husten oder Dyspnoe	Pneumonie (inkl. Legionellose), Tuberkulose, amerikanische Histoplasmose, Melioidose, Typhus, Lungenembolie, Malaria
	Husten, Dyspnoe mit Eosinophilie	tropische pulmonale Eosinophilie, Ascariasis, Strongyloidiasis, Ancylostomiasis, Paragonimiasis, Schistosomiasis
	Halsschmerzen	virale und bakterielle Tonsillopharyngitis, Diphtherie, Marburg-, Lassa-Fieber, akute HIV-Infektion
	Abdominalschmerzen	Typhus, Leberabszess (Amöben)
	Diarrhö	bakterielle, virale, parasitäre intestinale Infektion, Typhus
	Hepatomegalie	virale Hepatitis A, B, C; Leberegel, Leberabszess (Amöben), viszerale Leishmaniose
	Splenomegalie	viszerale Leishmaniose, Brucellose, Malaria, Typhus, Tuberkulose, Mononukleose, Endokarditis
Labor	Eosinophilie	lymphatische Filariosen, Loasis, Onchozerkose, Schistosomiasis, Strongyloidiasis, Ancylostomiasis, Infektion mit Leberegeln, Trichinose

* abhängig von Aufenthalt in entsprechenden Endemiegebieten

Malaria

Erreger und Malariaformen. Das Auftreten von Malariafällen in Mitteleuropa ist dem zunehmenden Reiseverkehr in tropische Gebiete zuzuschreiben (meistens fehlende oder ungenügende Prophylaxe). Selten erfolgt die Übertragung durch Bluttransfusionen und durch Spritzentausch.

➤ Die häufigste Malariaform ist durch Plasmodium falciparum (*Malaria tropica*) bedingt.
➤ Seltener sind *Malaria quartana* (Plasmodium malariae) und
➤ *Malaria tertiana* (Plasmodium vivax und Plasmodium ovale). Diese zeigen einen meist gutartigen Verlauf. Bei Plasmodium vivax und ovale muss allerdings, um Rezidive zu vermeiden, im Anschluss an eine gegen erythrozytäre Formen gerichtete The-

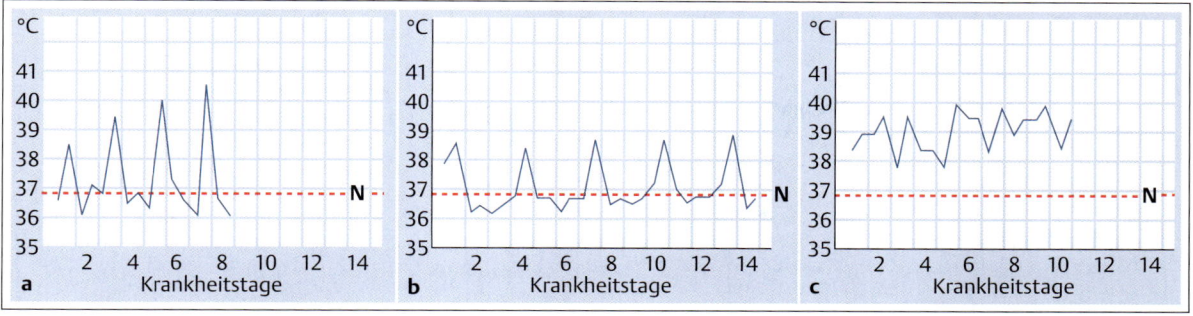

Abb. 4.25 Fieberverlauf bei den 3 Malariaformen.
a Malaria tertiana.
b Malaria quartana.
c Malaria tropica.

rapie eine Behandlung der latenten extraerythrozytären Stadien in der Leber (Hypnozoiten) durchgeführt werden.

> Der charakteristische Fieberverlauf (alle 3 oder 4 Tage Fieber; Abb. 4.25a u. b) ist selten. Meistens ist der Fiebertyp unregelmäßig, kontinuierlich oder intermittierend.

Klinik. Nach einer Inkubationszeit von einer bis mehreren Wochen treten als erste klinische Manifestationen unspezifische Prodromalsymptome auf, danach folgen die mehrere Stunden dauernden Fieberanfälle. Heftigste Kopfschmerzen, Myalgien, gastrointestinale Beschwerden und Herpes labialis begleiten diese Attacken. Tropenrückkehrer mit Malaria präsentieren sich nicht selten initial mit einer fiebrigen „Reisediarrhö". Mit zunehmender Krankheitsdauer entwickelt sich eine Splenomegalie (weich!), die Leber ist meistens vergrößert. Differenzialdiagnostisch ist an eine Grippe, Salmonellose (Typhus), Dengue-Fieber oder Hepatitis zu denken. Das Blutbild zeigt normale oder nur geringgradig gesteigerte Leukozytenwerte während der Anfälle, Leukopenie im fieberfreien Intervall sowie eine leichte Anämie, evtl. Thrombopenie.

Besonderheiten der Malaria tropica. Die Malaria tropica kann innerhalb von Tagen zum Tode führen. Die charakteristischen Fieberanfälle, abgelöst von einem symptomfreien Intervall, fehlen oft. Der Fieberverlauf ist remittierend oder intermittierend (Abb. 4.25 c). Die rasche Vermehrung der intraerythrozytären Parasiten verursacht eine Stase der Erythrozyten und Hypoxie in den Kapillargebieten der inneren Organe, womit das Krankheitsbild durch den Ausfall des am meisten geschädigten Organs bestimmt wird.
Folgende Formen kommen vor:

- *zerebrale Formen*, bei denen Bewusstseinstrübungen bis Koma, Krämpfe, akuter exogener Reaktionstyp oder Hyperreflexie mit Pyramidenzeichen im Vordergrund stehen (außer einem erhöhten Druck und einer Eiweißvermehrung ist die Liquoruntersuchung wenig ergiebig),
- *biliäre Formen* mit intravasaler Hämolyse und Hämoglobinurie (Schwarzwasserfieber), Cholestase, LDH- und Transaminasenerhöhungen sowie Urobilinkörpern im Urin,
- *renale Formen* mit Niereninsuffizienz und Oligurie,
- *kardiale Formen* mit EKG-Veränderungen, Rhythmusstörungen und Herzversagen und
- *gastrointestinale Formen* mit Durchfällen, evtl. Meläna.

Diagnostik. Zur Diagnose der Malaria sind Blutentnahmen in der febrilen Phase erforderlich. Die Erreger können mikroskopisch in einem „dicken Tropfen" (Hämolysieren der Erythrozyten) oder einem gewöhnlichen mit May-Grünwald-Giemsa gefärbten Blutausstrich visualisiert werden. Für therapeutische Entscheidungen müssen die Plasmodienart und der Anteil befallener Erythrozyten (in %, d. h. Anzahl befallener Erythrozyten pro 100 Erythrozyten) bekannt sein.

Die Plasmodien zeigen verschiedene Erscheinungsformen gemäß ihrem *Entwicklungszyklus* im Menschen, der extraerythrozytär (in den Leberzellen) beginnt und sich dann intraerythrozytär fortsetzt (Abb. 4.26):

- Wachstum als Trophozoiten von Ringformen (Abb. 4.27a) zu amöboiden Formen,
- Vermehrung als Schizonten bis zur Gänseblümchenform (Abb. 4.27b),
- Ausschwärmen als Merozoiten nach Platzen der Blutzelle und Befall neuer Erythrozyten.
- Vereinzelte Schizonten verwandeln sich in geschlechtliche Formen (Mikro- und Makrogametozyten) (Abb. 4.27c).

Antigenschnelltests sind nicht sensitiver als die Mikroskopie, können die Parasitämie nicht quantifizieren und bleiben nach erfolgreicher Therapie noch einige Wochen positiv.

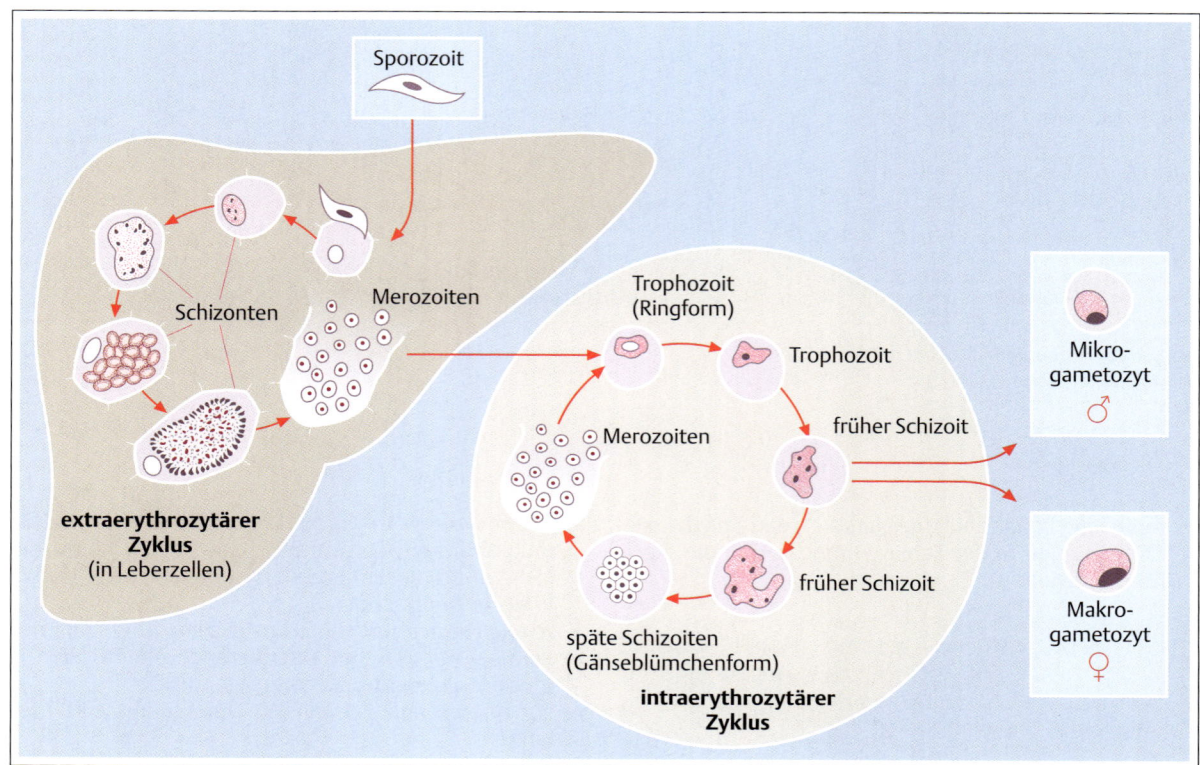

Abb. 4.26 Vermehrungszyklen der Malariaplasmodien im Menschen.

Leishmaniose (Leishmania donovani)

Kutane Form. Die kutanen Formen der Leishmaniose führen nicht zu einer Dissemination der Erreger.

Klinik der viszeralen Form. Die viszerale Leishmaniose (Kala-Azar) ist eine in den Mittelmeerländern, Afrika, Indien und Bangladesch, seltener in Südamerika endemische Infektionskrankheit, die durch den Stich einer Phlebotomenart übertragen wird. Die Inkubationszeit variiert zwischen Monaten und Jahren. Die klinischen Manifestationen sind durch die besondere Affinität zum retikuloendothelialen System geprägt: Hepatosplenomegalie, Lymphknotenvergrößerungen, Leukopenie bis Panzytopenie. Der Fieberverlauf ist intermittierend.

Diagnostik. Der Erregernachweis erfolgt aus dem Knochenmark (Giemsa-Färbung, Kultur), dem Milz- oder Lymphknotenpunktat. Zudem stehen serologische Methoden zum Antikörpernachweis zur Verfügung. Die Ursache der erhöhten IgG im Serum ist unbekannt. In Endemiegebieten bzw. bei entsprechender Reiseanamnese ist bei HIV-Infizierten mit einem unklaren Status febrilis unbedingt an eine viszerale Leishmaniose zu denken. Knochenmarkkulturen sind dabei entscheidend, da die Serologie bei HIV-Infizierten eine Sensitivität von weniger als 50 % aufweist.

Schistosomiasis (Bilharziose)

Übertragung. Die Schistosomiasis ist eine Wurmerkrankung (Trematoden). Die notwendigen Zwischenwirte (Schnecken), die nur in Gewässern der Tropen und Subtropen vorkommen, nehmen die Mirazidien auf und geben nach einem Vermehrungszyklus Wurmlarven (Zerkarien) ab. Diese penetrieren im Wasser die gesunde Menschenhaut und gelangen via Lunge in die Leber, wo sie zu erwachsenen Würmern heranreifen (Länge 1–2 cm). Von dort begeben sie sich in bestimmte Venengebiete, wo sie – ohne sich weiter zu vermehren – bis zu 30 Jahre überleben können. Jedes Wurmweibchen kann aber täglich Hunderte von Eiern abgeben, die eine eosinophile granulomatöse Entzündung hervorrufen, welche durch fibröse Narbenbildung zu den typischen chronischen Organschäden führt.

Klinik. Das akute, der Serumkrankheit ähnelnde *Katayama-Fieber* entsteht in der Phase der ersten Eiablage (Allergene!), die beim Schistosoma japonicum am zahlreichsten erfolgt.

Schistosoma mansoni und Schistosoma japonicum residieren vornehmlich in den Mesenterialvenen, Schistosoma haematobium in den Harnblasenvenen. Dementsprechend verursachen die beiden ersten neben der *Hepatopathie* vor allem gastrointestinale Beschwerden. Die resultierende Stauung im Pfortaderkreislauf führt zu Splenomegalie und Ösophagusvari-

Status febrilis mit multiplen Organmanifestationen

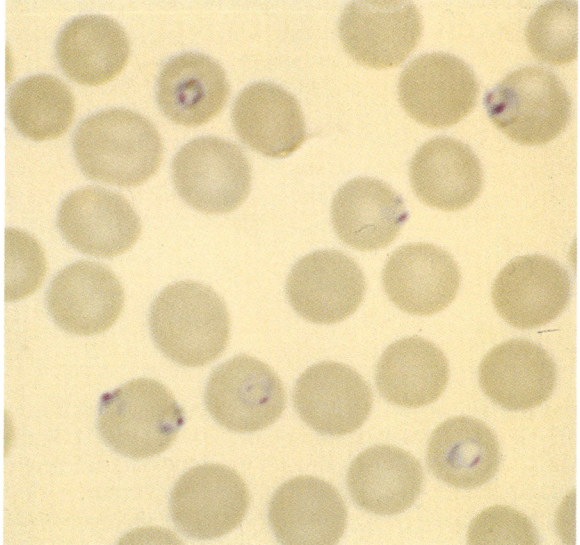
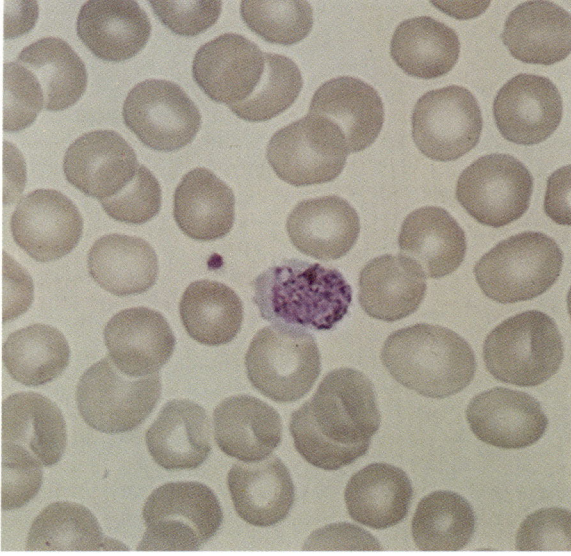

Abb. 4.27 Malaria (Blutausstriche).
a Erythrozyten mit Trophozoiten (Ringformen).
b Erythrozyt mit Schizont (Plasmodium vivax).
c Gametozyt (Plasmodium falciparum).

zen. Die Eier können aber auch hämatogen in Lunge, Herz und Hirn gelangen und dort die beschriebenen Granulome verursachen.

Schistosoma haematobium ist gemäß seiner Lokalisation charakterisiert durch *Dysurie und terminale Hämaturie*. Stenosierende Granulome können zu beidseitigen Hydroureteren mit Hydronephrose führen.

Diagnostik. Eine Bluteosinophilie ist vor allem bei den Frühformen der Bilharziose zu erwarten. Die Diagnose wird durch den Nachweis von Eiern im Stuhl oder im Urin gestellt, die auch bereits die Speziesunterteilung erlauben. Gelegentlich ist eine Rektumschleimhautbiopsie notwendig. Serologische Untersuchungen sind oft falsch positiv oder falsch negativ und lassen keine Aussage über die Aktivität der Krankheit zu.

Lymphatische Filariose

Übertragung. Die lymphatische Filariose wird durch Nematoden (Wuchereria bancrofti, Brugia malayi und Brugia timori) verursacht. Adulte weibliche Würmer, welche sich in Lymphgefäßen aufhalten, produzieren Mikrofilarien, die 6–12 Monate nach Infektion im peripheren Blut erscheinen und dort zirkulieren. Das Erregerreservoir für alle Filarienarten ist der Mensch, für B. malayi sind es zusätzlich Kleinsäuger und nichthumane Primaten. Die Übertragung von infektiösen Larven erfolgt durch verschiedene Mückenarten (Culex, Anopheles, Aedes). W. bancrofti ist praktisch in allen tropischen Klimazonen Lateinamerikas, Afrikas und

Asiens endemisch. Die beiden anderen Filarienarten kommen in lokalisierten Gebieten Asiens vor.

Diagnostik. Die Diagnose erfolgt aufgrund des klinischen und auf einer häufig vorkommenden Eosinophilie basierenden Verdachts durch den Nachweis von Mikrofilarien, die je nach Filarienart tagsüber oder nachts im peripheren Blut nachweisbar sind. Zudem stehen serologische Methoden zur Verfügung.

Klinik. Das Spektrum der klinischen Manifestationen ist äußerst variabel und schließt die folgenden Situationen ein:
- asymptomatisch und parasitologisch negativ nach Exposition mit Erreger,
- asymptomatisch bei Mikrofilarämie,
- akutes, rezidivierendes *Fieber, Lymphadenitis und Lymphangitis*, mit oder ohne Mikrofilarämie,
- chronische Erkrankung mit Zeichen der *chronisch obstruierenden Lymphangitis* (Hydrozele, Chylurie, Elephantiasis der Extremitäten, Mammae oder Genitalien), i. d. R. mit einer wenig ausgeprägten oder nicht feststellbaren Mikrofilarämie,
- *tropische pulmonale Eosinophilie* mit anfallsweiser nächtlicher asthmatischer Atemnot und chronischer interstitieller Pneumopathie, ohne Mikrofilarämie.

Gewebefilariosen

Bei der in Regenwaldgebieten Afrikas vorkommenden *Loa-Loa-Infektion* stehen klinisch ödematöse Hautschwellungen, juckende Hautknötchen und Augenentzündungen im Vordergrund.

Die *Onchozerkose*, welche im tropischen Afrika, südlichen arabischen Ländern und einigen Ländern Mittel- und Südamerikas vorkommt, verursacht je nach Immunstatus Hautknoten (Onchozerkom), pruriginöse Hautveränderungen oder eine sklerosierende Keratitis, Chorioretinitis und Neuritis des Sehnervs.

Dengue-Fieber

Das Dengue-Virus, das v. a. in städtischen Gebieten der Tropen durch Aedes-Mücken übertragen wird, breitet sich rasch aus und ist inzwischen praktisch in allen tropischen Ländern endemisch. Es verursacht eine akute febrile Erkrankung, die meist 3–5 Tage dauert und z. T. biphasisch verläuft. Begleitende Symptome sind starke Kopfschmerzen, Myalgien, Arthralgien, retroorbitale Schmerzen, gastrointestinale Beschwerden und manchmal ein generalisiertes makulopapulöses Exanthem, das gegen Ende der Fieberphase auftritt. Geringgradige petechiale Blutungen der Haut, Epistaxis oder Zahnfleischbluten sind häufig. Gewöhnlich sind eine Lymphadenopathie und Leukopenie festzustellen. Schwere Thrombozytopenien und erhöhte Transaminasen sind selten. Die Diagnose erfolgt serologisch.

Beim in den letzten Jahren häufiger beobachteten lebensbedrohlichen *hämorrhagischen Dengue-Fieber* oder *Dengue-Schock-Syndrom* kommt es zu Störungen der vaskulären Permeabilität, Hypovolämie und Gerinnungsstörungen.

Gelbfieber

Das im tropischen Afrika und Lateinamerika vorkommende Gelbfieber ist eine akute febrile virale Erkrankung, die sich klinisch mit unterschiedlichem Schweregrad manifestiert. Typische Begleitsymptome sind Kopfschmerzen, Rückenschmerzen, Myalgien, Nausea und Erbrechen. Der Ikterus ist initial leichter Natur und wird mit zunehmender Krankheitsdauer ausgeprägter. Die meisten Erkrankten erholen sich nach dieser Phase. Bei wenigen Patienten kommt es nach einer kurzzeitigen und vorübergehenden Remission zu einem hämorrhagischen Fieber mit Blutungskomplikationen, Leber- und Nierenversagen.

Die Diagnose erfolgt durch die Virusisolation, den Antigennachweis im Blut oder den serologischen Antikörpernachweis.

Andere Tropenkrankheiten

Weitere Tropenkrankheiten werden aufgrund der Reiseanamnese erwogen.
- Die *Melioidose* (Burkholderia pseudomallei) ist v. a. in Südostasien endemisch und kann sich als Sepsis oder nekrotisierende Pneumonie manifestieren.
- Die *afrikanische Trypanosomose (Schlafkrankheit)* beginnt mit unspezifischen Allgemeinsymptomen und einer Lymphadenopathie. Später entwickeln sich meningoenzephalitische Beschwerden.
- Die akute Infektion verläuft bei der *südamerikanischen Trypanosomose (Chagas-Krankheit)* meist asymptomatisch. Selten treten, v. a. bei Kindern, Fieber, Ödeme, eine Lymphadenopathie, Hepatosplenomegalie und eine Myokarditis auf. Nach einer Latenz von bis zu 20 Jahren werden die Folgen einer chronischen Gewebe- und Ganglienzellschädigung manifest (Kardiomyopathie, Megakolon, neurologische Störungen).
- Bei Reiserückkehrern sind zudem oftmals *sexuell übertragbare Krankheiten* inklusive die akute *HIV-Infektion* differenzialdiagnostisch zu erwägen.

4.5 Status febrilis bei autoimmunologisch bedingten Krankheiten

Das Immunsystem des Menschen besitzt die Fähigkeit, körpereigene von körperfremden Proteinen (Antigenen) zu unterscheiden und mit der Bildung von spezifischen Antikörpern („humorale Immunantwort") und sensibilisierten Lymphozyten („zelluläre Immunantwort") zu reagieren. Vor allem bei bakteriellen Infektionen kann die Immunantwort massiv verstärkt werden durch die Aktivierung des Komplementsystems und Überstimulation der Makrophagen, welche Zytokine wie Interleukin-1 und -6 sowie Tumor-Nekrose-Faktor-α bilden.

Autoantigene. Als Antigene können nicht nur Bakterien und deren Toxine, Viren und Medikamente vom Immunsystem erkannt werden, sondern auch körpereigene Moleküle, Autoantigene genannt, wie z. B. DNS, Ribonukleoproteine, Thyreoglobulin etc. In der Entwicklung eliminiert das Immunsystem gegen „Selbst" gerichtete Lymphozytenklone, fördert die Bildung von gegen „Fremd" gerichtete Klone und unterdrückt im Erwachsenenalter gebildete autoreaktive Klone (Anergie). Ein Zusammenbruch der Toleranz gegen Autoantigene kann zur Entwicklung von Autoimmunkrankheiten führen. Autoantikörper können relativ oft nachgewiesen werden, führen aber nicht obligat zu eigentlichen Autoimmunerkrankungen. So können nach Untergang körpereigener Strukturen, wie z. B. nach Myokardinfarkt oder nach Herzoperation, oft – vorübergehend – Antikörper gegen das zerstörte Gewebe nachgewiesen werden. Selten aber treten auch Krankheitserscheinungen im Sinne des Dressler-Syndroms bzw. des Postkardiotomiesyndroms mit Fieber, Polyserositis und beschleunigter Blutsenkungsreaktion auf.

Autoimmunerkrankungen. Wir unterscheiden zwischen:
- *systemische* Autoimmunerkrankungen, die in der Regel durch zirkulierende unspezifische Autoantigene hervorgerufen werden und
- *organspezifischen* Autoimmunerkrankungen, bei denen sich der gewebeschädigende Prozess auf ein Organ oder nur wenige Organe beschränkt. Zwischen diesen zwei Gruppen kann jedoch nicht immer scharf unterschieden werden, da gelegentlich ein fließender Übergang besteht.

Lokalisierte oder organspezifische Autoimmunerkrankungen

In die Gruppe der organspezifischen Autoimmunerkrankungen fallen Krankheiten, bei denen in den betroffenen Organen Lymphozyten und im Serum Autoantikörper nachgewiesen werden, die gegen ein Organ gerichtet sind. Die bekanntesten organspezifischen Antikörper sind gegen Schilddrüse, Nebenniere, Magen und Pankreas gerichtet. Weitere Beispiele lokalisierter Autoimmunprozesse sind die Immunhämolyse, die Immunthrombozytopenie und gewisse Formen von aplastischer Anämie. Beim sog. „Autoimmunen Polyendokrinopathie-Syndrom Typ 1", einer familiären endokrinologischen Erkrankung, bedingt durch Mutation im „Autoimmunen Regulator-Gen (AIRE)" auf Chromosom 21q22.3 finden sich immunologisch bedingt ein Morbus Addison, ein Hypoparathyreoidismus und oft eine mukokutane Candidiasis. Bei Typ II und III der Erkrankung sind zudem die Schilddrüsen und/oder die Pankreasinselzellen Zielorgane der Autoimmunreaktion.

Generalisierte Autoimmunerkrankungen, Vaskulitiden, Kollagenosen

Beispiele generalisierter Autoimmunerkrankungen beim Menschen sind Vaskulitiden und ihnen nahe stehende Krankheiten, die auch unter der Bezeichnung Kollagenosen zusammengefasst werden (Tab. 4.**21**). Die Bezeichnung Kollagenose wird heute vorwiegend für Krankheitsbilder gebraucht, bei denen einerseits eine entzündliche, zum Teil die Gefäße mit einbeziehende Komponente vorliegt und andererseits das Bindegewebe alteriert ist. Beispiele dafür sind die Sklerodermie, die „Mixed connective tissue disease" (Sharp-Syndrom) und die Dermatomyositis. Vaskulitiden und Kollagenosen gehen oft mit Immunkomplexen einher und manifestieren sich klinisch als Systemleiden mit Multiorganbefall.

Klinik. Klinisch sind die Vaskulitiden durch einen gleichzeitigen Befall mehrerer Organe gekennzeichnet. Arthritis, Hautveränderungen (Purpura, Exanthem), Glomerulonephritis, Perikarditis, Pleuritis, Alveolitis und Mononeuritis können einer systemischen Vaskulitis zugrunde liegen. Differenzialdiagnostisch sind neben Infektionskrankheiten (Sepsis, Endokarditis, Borreliose) v. a. Cholesterinembolien auszuschließen (so nach Gefäßeingriffen inkl. Katheteruntersuchungen) sowie das Vorhofmyxom und mit Vaskulitis einhergehende Malignome und virale Erkrankungen (Hepatitis-B- und -C-Infektion, Zytomegalievirus, Herpes-simplex-Virus).

Diagnostik. Laborchemisch gehen diese Erkrankungen meist mit einer mäßig erhöhten Blutsenkungsreaktion, einer Anämie, Thrombozytose bzw. erhöhtem C-reaktivem Protein einher. Immunserologisch finden sich oft Antikörper gegen Zellkerne, native DNS, Chromatin und Ribonukleoproteine (SS-A und SS-B) sowie Anti-Neutrophilen-Zytoplasma-Antikörper (ANCA) (Tab. 4.**22**). Diese Antikörper richten sich gegen Anti-

Tabelle 4.21 Einteilung der Vaskulitiden

Befall großer Gefäße	Befall mittelgroßer Gefäße	Befall kleiner Gefäße

- Arteriitis temporalis (Riesenzellarteriitis)
- Takayasu-Arteriitis
- inflammatorisches Aortenaneurysma (evtl. assoziiert mit retroperitonealer Fibrose)
	- klassische Panarteriitis nodosa
	- Morbus Buerger
	- Kawasaki-Krankheit
	- primäre Angiitis des Zentralnervensystems
		- ANCA-assoziierte Vaskulitiden
		  - Wegener-Granulomatose
		  - mikroskopische Polyangiitis
		  - Churg-Strauss-Syndrom
		- Immunkomplexinduzierte Vaskulitiden
		  - Hypersensitivitätsangiitis bei Medikamenten, Malignomen, Infektionskrankheiten
		  - Serumkrankheit
		  - systemischer Lupus erythematodes
		  - Schoenlein-Henoch-Krankheit
		  - Purpura-Arthralgie-Nephritis-Syndrom bei chronischer Hepatitis C
		  - Goodpasture-Syndrom
		  - Behçet-Syndrom
		  - hypokomplementäre Urtikariavaskulitis
		  - Schnitzler-Syndrom
		- Kollagenosen
		  - Sklerodermie
		  - Mischkollagenosen
		  - Sjögren-Syndrom
		  - Dermatomyositis

Tabelle 4.22 Autoantikörper bei Vaskulitis und Kollagenosen

Krankheit	Autoantikörper*	Sensitivität hoch	tief	Spezifität hoch	tief
Systemischer Lupus erythematodes	ANA	+			+
	anti-nDNS	+		+	
	anti-Sm		+	+	
	anti-Chromatin	+		+	
	antiribosomales P-Protein	+ bei ZNS-Lupus		+	
	anti-C1q	+ bei Lupus-Nephritis			+
	anti-Histon		+ medikamentöser SLE		+
Mischkollagenosen	anti-U1-snRNP	+			+
Sklerodermie - **diffuse Form** - **limitierte Form**	anti-Scl 70 anti-Centromer	 +	+	+ +	
Polymyositis	anti-Jo 1	+ bei Polymyositis mit Lungenfibrose		+	
	anti-PM-ScL anti-Mi 2		+ +	+ +	
Rheumatoide Arthritis	Rheumafaktor anti-CCP	+ +		 +	+
Morbus Wegener	ANCA (v. a. c-ANCA)	+ Vollbild	+ lokalisierte Form	+	
Panarteriitis nodosa	ANCA (v. a. p-ANCA)	+ mikroskopische Form	+ klassische Form	+	
Churg-Strauss-Syndrom	ANCA (v. a. p-ANCA)	+		+	

* Abkürzungen (alphabetisch): ANA: antinukleäre Antikörper; ANCA: Anti-Neutrophilen-Zytoplasma-Antikörper (c: zytoplasmisch, anti-Protease-3; p: perinukleär, anti-Myeloperoxidase); nDNS: native DNS; RNP: Ribonukleoprotein; SLE: systemischer Lupus erythematodes; Sm: Smith-Zellkern-Antigen; ZNS: Zentralnervensystem.

gene in den Granula der Neutrophilen, wobei C-ANCA die Protease-3 und P-ANCA die Myeloperoxidase erkennen. Zudem sind häufig Rheumafaktoren und Kryoglobuline nachweisbar und die Immunoglobuline quantitativ vermehrt.

Klassifikation. Die Vaskulitiden lassen sich verschieden einteilen. Als *infektiöse Angiitis* werden Vaskulitiden, die im Rahmen einer akuten Infektionskrankheit auftreten, bezeichnet, z. B. bei Infektion mit Spirochäten (Lues, Lyme-Borreliose), Rickettsien oder pyogenen Bakterien. Die *nichtinfektiösen Vaskulitiden* können nach dem Typ des befallenen Gefäßes (groß, mittelgroß und klein) und dem histologischen Bild (Granulome, Nekrosen, Riesenzellen, Eosinophile) eingeteilt werden (Tab. 4.**21**).

Vaskulitiden mit Befall großer Gefäße

Riesenzellarteriitis (Arteriitis temporalis Horton) und Polymyalgia rheumatica

Definition und Histologie. Die Arteriitis temporalis (cranialis) Horton ist eine entzündliche, nekrotisierende und granulomatöse Panangiitis, die bevorzugt die Temporalarterien, die Aa. ophthalmicae und die Retinagefäße betrifft, aber bei 10 % der Patienten auch an Aorta, Karotiden, Subklavia, Vertebralarterien, Koronargefäßen und weiteren Arterien auftreten kann. Histologisch findet man eine Panarteriitis mit herdförmigen Nekrosen, lymphozytären Infiltraten und Riesenzellen in der Nähe der Lamina elastica interna, weshalb man heute im Hinblick auf die unterschiedliche Lokalisation besser von *Riesenzellarteriitis* spricht. Fortgeschrittene Fälle zeigen sekundäre Thrombosierung und Gefäßverschlüsse.

Die Arteriitis temporalis geht oft mit einer *Polymyalgia rheumatica* einher. Der Übergang dieser beiden Krankheiten kann fließend sein, beide Erkrankungen kommen aber auch ohne Überlappung vor. Beide Krankheitsbilder sind relativ selten, werden jedoch oft verkannt. Sie kommen meist im höheren Lebensalter vor (über 50 Jahre). Frauen scheinen häufiger betroffen zu sein als Männer.

Klinik. Bei der *Arteriitis temporalis* findet man charakteristischerweise uni- oder bilaterale Kopfschmerzen in der Temporalgegend, eine Empfindlichkeit der Kopfhaut und eine Claudicatio der Kiefermuskulatur (oft beidseitig). Die Temporalarterien werden bei der Untersuchung verdickt, derb, stark druckdolent und evtl. ohne Pulsation vorgefunden (Abb. 4.**28**).

Bei der *Polymyalgia rheumatica* stellen zum Teil heftige Schmerzen im Nacken, in den Schultern, im Rücken und seltener im Beckengürtel das Leitsymptom dar. Die Schmerzen treten bei Bewegung und in der Nacht verstärkt auf, und es besteht eine ausgeprägte Morgensteifigkeit. Bei der Untersuchung fehlen Muskelatrophie sowie Lokalbefunde. In einzelnen Fällen können Muskelschwäche oder Gelenkschwellungen beobachtet werden.

Komplikationen. Die Komplikationen der Arteriitis temporalis basieren auf der vaskulären Beteiligung. So wird zuerst häufig ein okulärer Befund beobachtet (retrobulbäre Neuritis, ischämische Optikusatrophie), was zu einer irreversiblen Erblindung führen kann. Daneben sind auch zerebrale (apoplektischer Insult) und selten koronare Durchblutungsstörungen (Herzinfarkt) und Aortenaneurysmen infolge der Panarteriitis möglich.

Diagnostik. Die Laborbefunde sind bei beiden Erscheinungsformen dieselben und zeigen eine erhöhte Blutsenkungsreaktion (meist über 50 mm in der ersten Stunde), Anämie, Leukozytose mit Linksverschiebung und Erhöhung der α_2- und evtl. der γ-Globuline. Erwähnenswert ist, dass Muskelenzyme und Rheumafaktoren unauffällig sind.

Die Diagnose kann durch eine Probeexzision aus einer Temporalarterie erhärtet werden, wobei die Histologie auch ohne charakteristische lokale Beschwerden positiv sein kann. Wichtig ist, dass das exzidierte Gefäßstück repräsentativ, d. h. 4–6 cm lang ist und in Stufenschritten alle 3–5 mm untersucht wird. Bei der Polymyalgia rheumatica ist die Biopsie aus der A. temporalis in etwa einem Drittel der Fälle positiv.

Das Elektromyogramm kann neben den für Entzündungen typischen Veränderungen eine Verkürzung der mittleren Potenzialdauer zeigen. Die Muskelbiopsie hingegen ergibt bei beiden Erkrankungen keine charakteristischen Befunde.

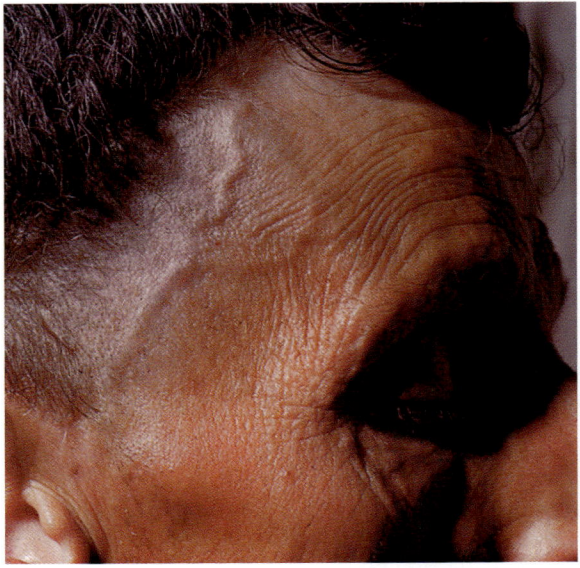

Abb. 4.28 Vorspringende A. temporalis bei Arteriitis temporalis Horton.

Differenzialdiagnose. Die Differenzialdiagnose umfasst Krankheitsbilder wie Periarteriitis nodosa, Thrombangiitis Winiwarter-Buerger, Dermatomyositis, Malignome mit paraneoplastischem Syndrom, chronische Polyarthritis und Sepsis.

Vaskulitiden mit Befall mittelgroßer Gefäße

Periarteriitis nodosa (Panarteriitis oder Polyarteriitis nodosa)

Definition und Histologie. Die Periarteriitis nodosa ist eine nekrotisierende Vaskulitis der kleinen und mittelgroßen Arterien. Da manchmal die nodulären entzündlichen Infiltrate entlang der Gefäße unter der Haut tastbar sind, wurde von den Erstbeschreibern (Kußmaul und Maier) die Bezeichnung Periarteriitis nodosa gewählt. Da aber knötchenförmige Infiltrate bei weitem nicht immer vorkommen und alle Schichten der Arterienwand befallen werden, werden heute vermehrt die Begriffe Panarteriitis oder Polyarteriitis nodosa verwendet. Dieses ätiologisch unklare, zum Teil mit Medikamenten und Viren (Hepatitis-B-Virus, HIV, HTLV-1) oder Malignomen in Zusammenhang gebrachte Leiden (sog. sekundäre Periarteriitis nodosa) befällt bevorzugt Männer (2- bis 3-mal häufiger als Frauen). Sind es nur die kleinen Gefäße, die entzündlich verändert sind, spricht man von der mikroskopischen Polyangiitis (Tab. 4.**24**).

> Treten Symptome vonseiten mehrerer Organe gekoppelt mit flüchtigen, rezidivierenden Arthralgien, subfebrilen bis septischen Temperaturen, Gewichtsabnahme und deutlich beschleunigter Blutsenkungsgeschwindigkeit auf, muss das Vorliegen dieses Krankheitsbildes in Erwägung gezogen werden.

Ursachen. Anamnestisch werden gehäuft allergische Erscheinungen (Asthma, Urtikaria, Medikamentenallergie), die Einnahme von Sulfonamiden, Antibiotika und die Behandlung mit Vakzinen angegeben. Das Hepatitis-B-Virus gilt unter anderen Viren als eine der möglichen Ursachen der Periarteriitis nodosa. Bei 40 % der Patienten mit Panarteriitis können nämlich HBs-Antigene (20 %) und/oder Anti-HBs-Antikörper respektive Anti-HBc-Antikörper im Serum sowie Immunkomplexe mit HBs-Antigen in den befallenen Arterien und Arteriolen nachgewiesen werden. Diese Immunkomplexe scheinen den Entzündungsvorgang auszulösen.

Klinik. Je nach Organbefall dominieren folgende Symptome:
- Sind die *abdominellen Gefäße* betroffen, stehen objektiv heftige Krämpfe im Abdomen im Vordergrund, die von Erbrechen und blutigen Durchfällen (Ulzerationen durch arterielle Gefäßveränderungen der Darmwand) begleitet sein und ein akutes Abdomen vortäuschen können. Beim Auftreten eines Ileus muss ursächlich an Mesenterialinfarkte gedacht werden.
- Eine *Splenomegalie* ist in etwa 10 % der Fälle nachweisbar, ein *Leberbefall* an einer Transaminasenerhöhung erkennbar.
- Angina pectoris, Rhythmusstörungen und Herzinsuffizienz sind Folge einer entzündlichen *Mitbeteiligung der Koronararterien* (Koronarsklerose gefördert durch Hypertonie und Corticosteroidtherapie). Eine Endokarditis, wie sie beim rheumatischen Fieber oder systemischen Lupus erythematodes beobachtet werden kann, trifft man bei der Periarteriitis nodosa nicht an.
- Der pathologische Urinsedimentbefund (Hämaturie, Proteinurie, hyaline und granulierte Zylinder) ist erstes Zeichen einer *renalen Mitbeteiligung*, die von einer Hypertonie oder progredienten Azotämie gefolgt sein kann. Hingegen wird ein nephrotisches Syndrom im Gegensatz zum SLE äußerst selten beobachtet. Die Nieren sind bei 70–90 % der Patienten mitbetroffen. 30 % der Patienten zeigen eine lokal und segmental proliferative Glomerulonephritis. Diese ist obligat bei einer Sonderform der Periarteriitis, der sog. mikroskopischen Form, die nur die kleinen Gefäße befällt und mit Purpura, Arthralgien, Myalgien, Nierenbeteiligung und nicht selten mit Lungenhämorrhagien einhergeht. Dabei ergeben sich oft Schwierigkeiten in der Abgrenzung auch zu Vaskulitiden der kleinen Gefäße (vgl. Tab. 4.**25**).
- *Polyneuritische* und *polymyositische Beschwerden* (Differenzialdiagnose: Trichinose, Polymyositis, primäre Muskelatrophie) können führende Symptome sein. In der Regel ist die durch entzündliche Veränderungen der Vasa nervorum bedingte Polyneuritis auf die unteren Extremitäten beschränkt.
- Apoplektische Insulte, epileptiforme Anfälle, das Hinzutreten von zentralen herdförmigen Ausfällen oder ein Meningismus können als Zeichen der *zerebralen Manifestation* des Leidens gewertet werden.
- Bei der klassischen Form der Periarteriitis nodosa ist eine Lungenbeteiligung im Gegensatz zum Morbus Wegener und Churg-Strauss-Syndrom selten. Bei der Periarteriitis deuten kleinherdige weiche Verschattungen im Thorax-Röntgenbild auf einen Mitbefall der *Lungengefäße* hin (Abb. 4.**29**) und können z. B. als bronchopneumonische Veränderungen fehlgedeutet werden. Bei Verschluss größerer Äste kann es zum Auftreten von Lungeninfarkten mit Hämoptoe kommen. Die für einen systemischen Lupus erythematodes typische Polyserositis wird hingegen bei der Periarteriitis nodosa vermisst.
- Neben einem Fundus hypertonicus kann am *Auge* eine Arteriitis der Chorioidea- und Retinagefäße

Status febrilis bei autoimmunologisch bedingten Krankheiten

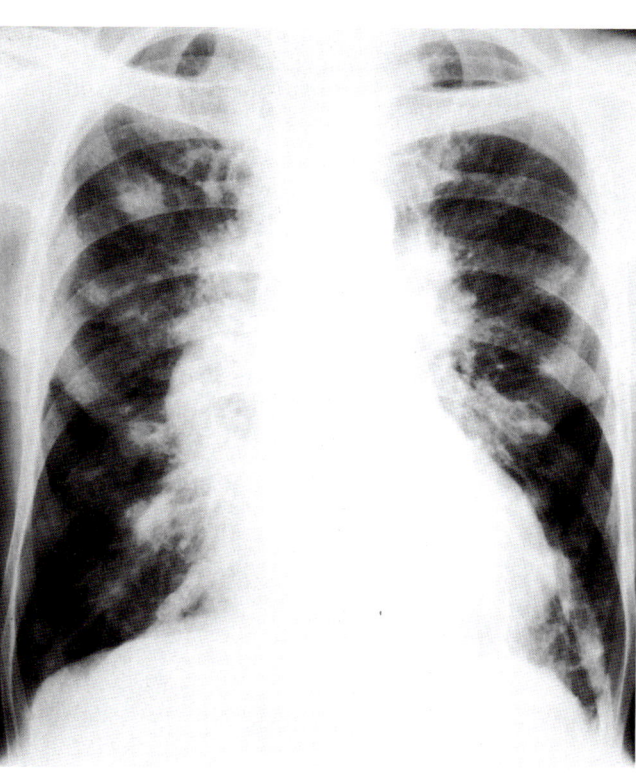

Abb. 4.29 Lungenveränderungen bei Periarteriitis nodosa als Folge multipler Infarkte. 53-jähriger Mann.

Tabelle 4.23 Laborbefunde bei Periarteriitis nodosa

- Blutsenkungsbeschleunigung
- Leukozytose, seltener mit Eosinophilie
- normochrome Anämie
- Thrombozytose
- Hypergammaglobulinämie
- Transaminasenerhöhung bei Hepatitis-B-/-C-Infektion
- Pathologisches Urinsediment (Hämaturie, dysmorphe Erythrozyten, Proteinurie, Zylindrurie)
- Kreatininerhöhung
- CPK-Erhöhung bei Vaskulitis in der Skelettmuskulatur
- Rheumafaktoren in ca. 20 % der Fälle
- Immunkomplexe, evtl. Hypokomplementämie
- Anti-Neutrophilen-Zytoplasma-Antikörper (ANCA)

Tabelle 4.24 Differenzialdiagnose Periarteriitis nodosa: klassische Form und mikroskopische Form

	Periarteriitis nodosa Klassische Form	Mikroskopische Form
Glomerulonephritis	nein	ja
Hypertonie	ja (20 %)	nein
Lungenblutung	nein	ja
Mononeuritis	ja (70 %)	ja (20 %)
Krankheitsrezidive	selten	ja
Hepatitis-B-Serologie	ja (30 %)	nein
ANCA	selten	ja
Angiographie: Mikroaneurysmen	ja	nein

nachweisbar sein und in seltenen Fällen zu Sehstörungen führen.
➤ Nach *Hautveränderungen* muss immer wieder gezielt gesucht werden, falls man das Vorliegen einer Periarteriitis nodosa vermutet. Kutane und subkutane Knötchen an Brust-, Rücken-, Bauchhaut und Extremitäten sind allerdings selten. Unspezifische Hautveränderungen (Urtikaria, vaskuläre Purpura) werden wesentlich häufiger gesehen. Gelegentlich kommt wie bei der Sklerodermie ein Raynaud-Syndrom oder eine Livedo racemosa vor. Ein Teil der Patienten bemerkt Schmerzen oder Druckgefühl in den Hoden, was histologisch auf eine Vaskulitis zurückzuführen ist und, wenn vorhanden, von großer diagnostischer Spezifität ist.

Diagnostik. In der Diagnostik (Tab. 4.**22**–4.**24**) geht die klassische Form der Periarteriitis selten mit Anti-Neutrophilen-Zytoplasma-Antikörpern (ANCA) einher. Die Bestätigung der Diagnose erfolgt durch gezielte Muskel- und Hautbiopsie zum Nachweis der fibrinoiden, nekrotisierenden Vaskulitis. Angiographische Untersuchungen (z. B. der Nieren) zum Nachweis von Aneurysmen oder ischämischen Nekrosen sind ebenso wie Leber- und Nierenbiopsie oder Elektromyographie als diagnostische Hilfsmaßnahmen zu werten, haben aber seit der Einführung der ANCA-Diagnostik an Bedeutung eher abgenommen. Zu betonen ist, dass ANCA auch bei differenzialdiagnostisch in der Abgrenzung zur Panarteriitis wichtigen Erkrankungen vorkommen können. Dies gilt vor allem für die bakterielle Endokarditis und die Malaria.

Verlauf. In der Spätphase der Erkrankung stehen ischämisch bedingte Symptome vor allem an Herz, Hirn und Niere im Vordergrund, wobei die als Ausdruck des entzündlichen Geschehens in der Akutphase zu registrierenden Allgemeinsymptome vermisst werden und die Gefäße histologisch eine Intimaproliferation ohne eine entzündliche Komponente erkennen lassen.

Vaskulitiden mit Befall kleiner Gefäße

Wegener-Granulomatose

Die Wegener-Granulomatose ist durch eine nekrotisierende Vaskulitis und granulomatöse Entzündung charakterisiert. Sie betrifft in erster Linie den oberen und unteren Respirationstrakt und die Nieren. Wenn die Krankheit auf den Respirationstrakt beschränkt ist, spricht man auch von einer lokalisierten Wegener-Granulomatose. Im Gegensatz zum Vollbild des Morbus Wegener werden dann die ANCA selten positiv nachweisbar. Das Krankheitsbild ist ausführlich im Kapitel 18 abgehandelt.

Allergische Granulomatose (Churg-Strauss-Syndrom)

Klinik. Die allergische Granulomatose von Churg-Strauss zeigt eine ausgesprochene Eosinophilie, eosinophile Lungeninfiltrate, perivaskuläre Granulome und die klinische Verbindung mit einem Bronchialasthma. Dazu gesellen sich oft eine Rhinitis und/oder Sinusitis bei zum Teil über Jahre vorbestehender Atopieanamnese. Im Unterschied zur Periarteriitis, bei der nur bei wenigen Patienten (10%) eine Eosinophilie beobachtet wird, ist die Myokardbeteiligung häufig, hingegen sind Zeichen einer renalen Manifestation selten.

Diagnostik. Wie bei der mikroskopischen Polyangiitis können Anti-Neutrophile-Zytoplasma-Antikörper (ANCA) sowie Rheumafaktor und Immunkomplexe nachweisbar sein (Tab. 4.**22**). Differenzialdiagnostisch können sich Schwierigkeiten ergeben bei Asthmatikern mit Eosinophilie und pulmonaler Aspergillose, bei der chronisch eosinophilen Pneumonie sowie beim hypereosinophilen Syndrom, welches flüchtige Lungeninfiltrate, eine Endokardfibrose und oft eine Demenz, Polyneuropathie und Hautexanthem zeigt.

Hypersensitivitätsangiitis

Die Hypersensitivitätsangiitis ist eine nekrotisierende Vaskulitis der kleinen Gefäße, die histologisch als leukozytoklastische Vaskulitis in Erscheinung tritt. Klinisch sind sehr verschiedene Krankheitsbilder hier einzuordnen, wobei oft eine auslösende Noxe (Viren, Tumoren, Medikamente) eruierbar ist.

Purpura-Arthralgie-Nephritis-Syndrom

Leitsymptom ist eine chronische Purpura an den unteren Extremitäten, die mit Arthralgien, Myalgien und bei 50% der Patienten mit einer diffusen membranoproliferativen Glomerulonephritis und Polyneuropathie einhergeht. Obligat sind eine Rheumafaktoraktivität im Serum, tiefe Komplementfaktor-C4-Werte und der Nachweis von Kryoglobulinen vom gemischten Typ (meist IgM-IgG). Bei den meisten Patienten liegt dem Krankheitsbild eine chronische Hepatitis-C-Infektion zugrunde (Tab. 4.**25**).

Systemischer Lupus erythematodes (SLE)

Definition und Formen. Beim systemischen Lupus erythematodes handelt es sich um eine Krankheit unbekannter Ursache, bei der vorwiegend immunkomplexvermittelte Gewebsläsionen, eine polyklonale B-Lymphozyten-Stimulation sowie Antikörper gegen Zellkernkomponenten vorliegen.
Im Gegensatz zum Lupus erythematodes discoides, einer auf die Haut beschränkten Erkrankung, handelt es sich beim systemischen oder viszeralen Lupus erythematodes (SLE) um eine generalisierte Erkrankung, die in erster Linie auf das Vorhandensein von Antikörpern gegen DNS und gegen Ribonukleoproteine zurückzuführen ist.

Medikamentös bedingter SLE. Während beim idiopathischen systemischen Lupus erythematodes kein direkter Zusammenhang zwischen äußeren Faktoren und der Krankheit vorhanden ist, wird der medikamentös bedingte systemische Lupus erythematodes durch verschiedene Medikamente ausgelöst und erlischt im Allgemeinen auch wieder nach Absetzen der entsprechenden Droge. Vor allem Hydralazin und Procainamid, aber auch Diphenylhydantoin, Mesantoin, Isoniazid, Betablocker und andere Medikamente können ein typisches SLE-Syndrom mit entsprechenden klinischen und immunologischen Veränderungen hervorrufen. Der medikamentös induzierte SLE manifestiert sich vorwiegend in Form von Fieber, Arthralgien, Serositis und evtl. Myalgien. Eine Beteiligung der Niere oder des Zentralnervensystems ist selten und dementsprechend sind die Serumkomplementfaktoren C3 und C4 nicht erniedrigt. Zudem sind Antikörper gegen native DNA meist negativ, solche gegen Zellkerne, Histone und Chromatin positiv.

Status febrilis bei autoimmunologisch bedingten Krankheiten

Tabelle 4.25 Differenzialdiagnose der Vaskulitiden kleiner Gefäße, Angaben in % (modifiziert nach Jeannette JC und Falk RJ 1997)

	Purpura Schoenlein-Henoch	Purpura-Arthralgie-Nephritis-Syndrom	Mikroskopische Polyangiitis	Morbus Wegener	Churg-Strauss-Syndrom
Kryoglobuline/Rheumafaktor/C4 ↓	< 25	> 75	< 25	< 25	< 25
Hepatitis-C-Infektion	< 25	> 75	25–75	< 25	< 25
IgA-Ablagerungen (Haut, Niere)	> 75	25–75	< 25	< 25	< 25
ANCA	< 25	< 25	> 75	> 75	> 75
Asthma bronchiale, Eosinophilie	< 25	< 25	< 25	< 25	100
Hautbeteiligung	90	100	80	40	60
Nierenbeteiligung	50	50	90	80	45
Ohr, Nase, Pharynx	< 25	< 25	35	90	50
Muskeln, Gelenke	75	70	60	60	50
Nervensystem	< 25	40	30	50	70
Gastrointestinaltrakt	60	30	50	50	50

Klinik des SLE. Der systemische Lupus erythematodes ist eine meist febrile Autoimmunerkrankung, die überwiegend bei Frauen zwischen dem 20. und 50. Lebensjahr vorkommt. Die klinischen Manifestationen sind außerordentlich vielfältig, da sämtliche Organsysteme befallen sein können (Tab. 4.**26**). Der Verlauf ist sehr variabel, über drei Viertel der Patienten haben jedoch eine Überlebensrate von mehr als 10 Jahren.

➤ Der klinische Aspekt der *Gelenkerscheinungen* kann in etwa 10 % einer chronischen Polyarthritis gleichen, häufig jedoch werden auch große Gelenke befallen, Knochenusuren und -deformitäten sind dagegen selten.

➤ Die *Hautmanifestationen* (Abb. 4.**30**) können so typisch sein, dass sie eine Prima-vista-Diagnose erlauben. Sie bestehen meistens aus einer Kombination von Erythem, Teleangiektasien, Pigmentverschiebungen, Atrophie und Hyperkeratose. Eine Alopecia areata kommt ebenfalls vor. Sonnenbestrahlung führt v. a. bei Patienten mit Antikörpern gegen SS-A-Antigen oft zu einer Exazerbation der Hauterscheinungen, welche aber durchaus nicht immer den charakteristischen Schmetterlingsaspekt im Gesicht haben müssen, sondern sich auf wenige uncharakteristische Hautefforeszenzen (z. B. an den Fingern), hauptsächlich an den unbedeckten Stellen, beschränken können.

➤ Eine *Nierenbeteiligung* (Glomerulonephritis) wird in mehr als der Hälfte der Fälle beobachtet und kann sich in jeder Form – angefangen von einem pathologischen Sedimentsbefund (Erythrozyturie) und/oder Proteinurie bis zur progressiven Niereninsuffizienz – äußern. Letzterer liegt meistens eine diffuse membranoproliferative Glomerulonephritis zugrunde.

➤ *Ergüsse der serösen Häute* (Perikarditis, Pleuritis, Aszites) kommen ebenfalls in fast 50 % der Fälle vor

Tabelle 4.26 Prozentuale Häufigkeit der klinischen Manifestationen und Laborbefunde bei systemischem Lupus erythematodes

Klinische Manifestation	%
Arthralgien	92
Fieber	84
Hauterscheinungen	72
Lymphknotenschwellungen	59
Pathologische Nieren- und Urinbefunde	53
Anorexie, Nausea, Erbrechen, Durchfälle	53
Gelenkschwellungen	49
Myalgien	48
Pleuritis	45
Pericarditis exsudativa	32
Lungenveränderungen	30
Veränderungen im Zentralnervensystem	26
Gelenkdeformationen	26
Hepatomegalie	23
Herzgeräusche	20
Abdominalschmerzen	19
Raynaud-Phänomen	18
Splenomegalie	9
Laborbefunde	
Senkungsbeschleunigung	84
Anämie (Hb < 11 g/dl [< 110 g/l])	72
Leukopenie (< 4500/mm^3 = < 4,5 × 10^9/l)	61
Thrombozytopenie (< 100 000/mm^3 = < 100 × 10^9/l)	15
positiver direkter Coombs-Test	14
antinukleäre Antikörper*	99
anti-DNS-Antikörper*	92
γ-Globulin-Erhöhung (> 1,5 g/dl [> 15 g/l])	77
Komplementerniedrigung (C3 und/oder C4)*	75
Zirkulierende Immunkomplexe*	70
Rheumafaktor	20
Anti-Cardiolipin- und anti-β2-Glykoprotein-Antikörper	30

* = bei aktiver Erkrankung

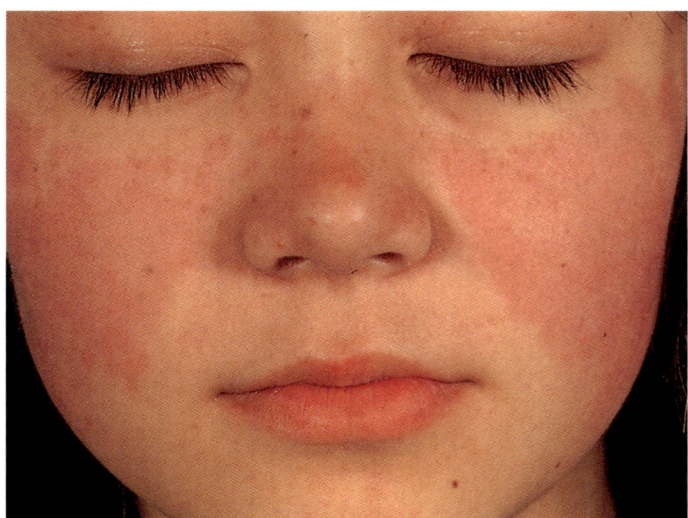

Abb. 4.30 Hautmanifestation bei Lupus erythematodes mit typischer Schmetterlingsform über Nase und Wangen. 17-jähriges Mädchen.

und können klinisch und radiologisch nachgewiesen werden.
- Parietale abakterielle *Endokardläsionen (Endokarditis Libman-Sacks)* betreffen vorwiegend die Mitralklappe, evtl. kombiniert mit Läsionen der Aorten- oder Trikuspidalklappe und gehen meist mit einer Perikarditis einher. Klinisch führt die Endokarditis zu Klappeninsuffizienz, selten -stenose und kann von thromboembolischen Ereignissen (zerebral!) kompliziert werden. Differenzialdiagnostisch ist eine infektiöse Endokarditis mit Hilfe von Blutkulturen auszuschließen.
- *Lungenerscheinungen* sind sehr vielgestaltig, sie können sich als diskrete pneumonische Verschattungen, vorwiegend in den Unterfeldern, als interstitielle Pneumopathie oder als Lungenembolie, z. B. bei Antikardiolipinantikörpern, bis hin zur Lungenhämorrhagie äußern.
- Krämpfe, ein organisches Psychosyndrom, Hirnnervenausfälle und Hemiplegien gehören zu den häufigsten *zerebralen Manifestationen* eines SLE. Häufiger als eine Vaskulitis der intrazerebralen Gefäße stecken hinter zentralnervösen Symptomen Komplikationen der Hypertonie bei Lupus-Nephritis, Thromboembolien bei Endokarditis Libman-Sacks und Vaskulopathien im Rahmen einer thrombotisch-thrombopenischen Purpura (TTP). Periphere Neuropathien werden selten beobachtet.
- Verschiedene *angiologische Krankheitsbilder* wie Raynaud-Syndrom, Arterienverschlüsse, Ulcera crurum und rezidivierende Thrombophlebitiden kommen beim SLE vor.

Klinische Diagnosekriterien. Die American Rheumatism Association (ARA) hat versucht, Kriterien für die klinische Diagnostik des Lupus erythematodes aufzustellen. Wenn 4 oder mehr der folgenden 11 Manifestationen zeitweise oder gleichzeitig nachweisbar sind, ist ein SLE mit größter Wahrscheinlichkeit anzunehmen. Zu den 11 Manifestationen gehören:
- Gesichtserythem,
- Hauteffloreszenzen anderer Lokalisation,
- Photosensibilität,
- orale oder nasopharyngeale Ulzerationen,
- Arthritis ohne Deformationen,
- Serositis,
- Proteinurie oder zelluläre Zylinder,
- Psychose oder Konvulsionen,
- hämolytische Anämie oder Leukopenie oder Lymphozytopenie oder Thrombopenie,
- Nachweis von Anti-DNS-Antikörpern oder falsch positiver Luesreaktion und
- Nachweis von antinukleären Antikörpern.

Labordiagnostik. Die typischen Laborbefunde sind in Tab. 4.**26** zusammengefasst. Das Blutbild zeigt eine Leukopenie. Agranulozytosen kommen vor und disponieren zu entsprechend schweren Infekten. Nicht selten ist eine thrombopenische Purpura das Erstsymptom, das den Patienten in die Sprechstunde führt. Neben einer fast obligaten Senkungs- und γ-Globulin-Erhöhung können in praktisch allen Fällen während einer aktiven Krankheitsphase immunologische Veränderungen nachgewiesen werden.

Immunologische Diagnostik. Typisch ist bei etwa 95 % der Patienten der Nachweis von *antinukleären Antikörpern* (ANA), welche aber auch bei verschiedenen anderen Autoimmunerkrankungen bzw. Kollagenosen, insbesondere beim Sjögren-Syndrom, der Sklerodermie und beim Sharp-Syndrom vorkommen (Tab. 4.**22**).

> Antikörper gegen native DNS (Anti-nDNS) kommen bei etwa 90 % der Patienten vor und sind pathognomonisch für den systemischen Lupus erythematodes. Sie werden sonst bei keiner anderen Krankheit nachgewiesen und finden sich meist zusammen mit antinukleären Antikörpern und Anti-Chromatin-Antikörpern.

Sehr selten nur zeigen sich Anti-nDNS ohne gleichzeitige ANA. Ebenfalls sehr spezifisch, aber nur bei

20–25 % der SLE-Patienten vorkommend, sind Antikörper gegen das Sm-Antigen. Anti-Histon-Antikörpern begegnet man beim medikamentös induzierten SLE. Patienten mit hohen Antikörpern gegen native DNS und gegen das Ribonukleoprotein SS-A sind assoziiert mit dem HLA-Haplotyp DR2 und DR3 und weisen ein erhöhtes Nephritisrisiko auf. DR4-positive Patienten, die sowohl Antikörper gegen SS-A wie SS-B haben, zeigen tiefere Antikörpertiter gegen native DNS und ein geringeres Nephritisrisiko.

Durch direkte Immunfluoreszenz können beim SLE an der Basalmembran der Haut (sog. Hautbandtest) sowie der Basalmembran der Nierenglomeruli granuläre Ablagerungen von Immunglobulinen und Komplement beobachtet werden. Im Gegensatz zum SLE sind beim diskoiden Lupus der Haut lediglich in der befallenen Haut Immunglobulinablagerungen diagnostizierbar. Neben zirkulierenden Immunkomplexen (C1q-Bindungstest, Granulozytenphagozytosetest, Raji-Zelltest) werden beim SLE tiefe Komplementwerte (C3 und C4) beobachtet, wobei das Ausmaß der Verminderung von C3 und C4 sowie die Höhe der Anti-nDNS, Anti-Chromatin und Anti-C1q-Antikörper die Krankheitsaktivität widerspiegeln.

Daneben werden Antikörper gegen Erythrozyten, Thrombozyten, Neutrophile und Gerinnungsfaktoren gefunden. Eine falsch positive Luesreaktion ist Ausdruck des Vorkommens von Phospholipidantikörpern. Diese Antikörper sind wie beim primären Phospholipidantikörper-Syndrom oft vergesellschaftet mit arteriellen oder venösen Thromboembolien, rezidivierenden Aborten, neurologischen Symptomen (Apoplexie, Demenz) und Thrombopenie.

Die folgenden zu dieser Gruppe der Vaskulitiden gehörenden Krankheitsbilder werden auch als *Kollagenosen* bezeichnet.

Sklerodermie (progressive diffuse oder generalisierte Sklerodermie bzw. progressive systemische Sklerose oder PSS)

Definition und Epidemiologie. Bei der generalisierten Sklerodermie handelt es sich um eine Autoimmunerkrankung, bei der das Bindegewebe eine ausgesprochene Tendenz zu Fibrose zeigt. Betroffen werden vor allem Haut (Sklerodermie), aber auch innere Organe, insbesondere Lungen, Gastrointestinaltrakt, Herz und Nieren (Abb. **4.31**). Das Erkrankungsalter liegt meist zwischen 45 und 60 Jahren. Frauen sind etwa viermal häufiger betroffen und weisen eine schlechtere Prognose als Männer auf.

Klinik. Von der generalisierten Sklerodermie können die folgenden Organsysteme betroffen sein.
➤ Neben dem typischen Befall der *Haut* von Händen (Sklerodaktylie) mit schmerzhaften Ulzerationen der Fingerspitzen (sog. Rattenbisse) und Osteolysen der Endphalanx findet sich auch eine Mitbeteiligung von Gesicht, Extremitäten und Stamm (Abb.

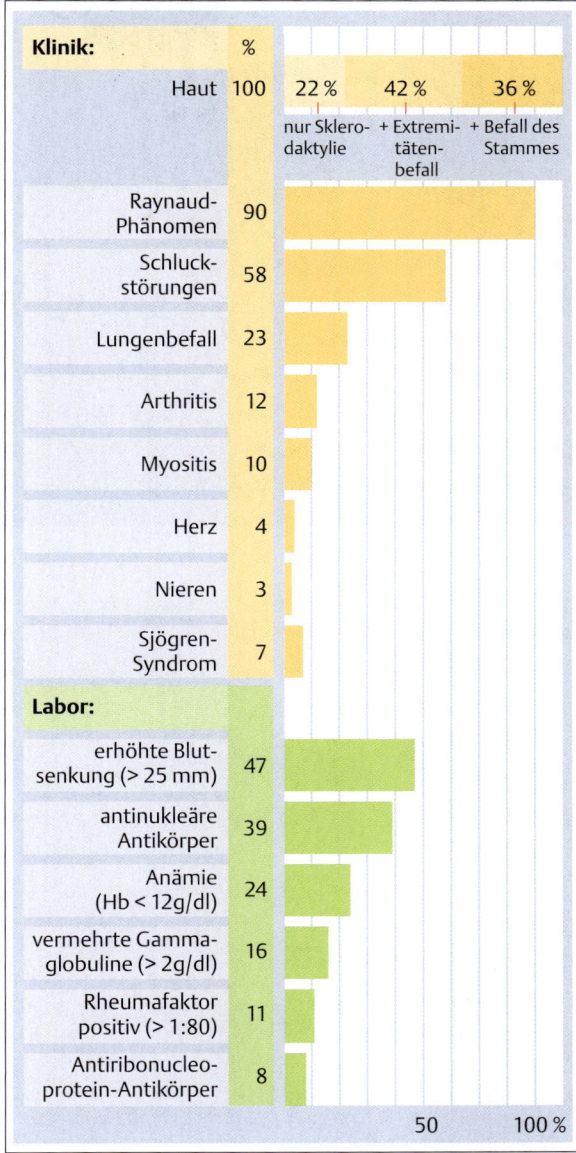

Abb. 4.31 Häufigkeit von klinischen Symptomen und Organbefall bei 426 Patienten mit Sklerodermie.

4.32–4.36). Die Patienten können dabei den Mund schlecht öffnen (Mikrostomie) und klagen über eine Mundtrockenheit (Xerostomie).
➤ *Arthritiden* sind häufig, und auch das Vollbild des Sjögren-Syndroms kommt vor.
➤ *Dysphagie* und Sodbrennen sind Hinweise für eine ösophageale Mitbeteiligung. Bei einem Dünndarmbefall kommt es zu Durchfällen und zu Erbrechen.
➤ Die Hälfte der Patienten hat *Dyspnoe*, und radiologisch kann oft eine vor allem basale Lungenfibrose gesehen werden. Auskultatorisch findet man den für eine Lungenfibrose typischen Befund von Entfaltungsknistern, hier auch als Sklerosiphonie bezeichnet.

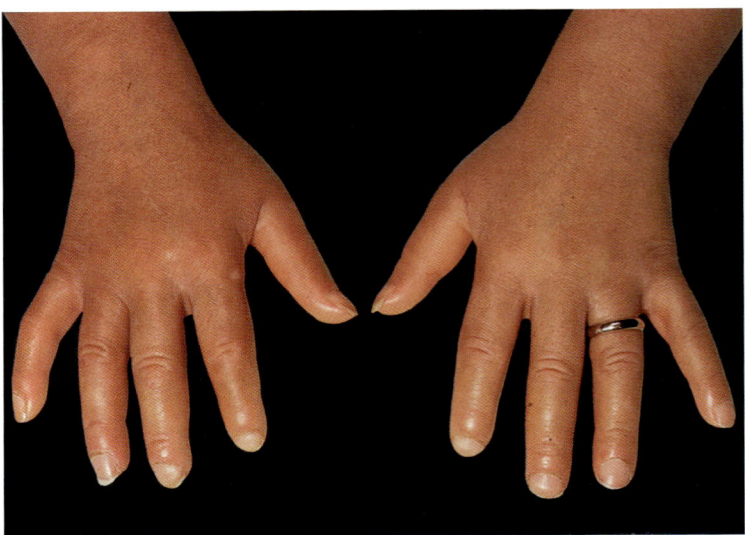

Abb. 4.32 Hände bei Sklerodermie: Falten verstrichen, Haut gespannt, fühlt sich „hölzern" an.

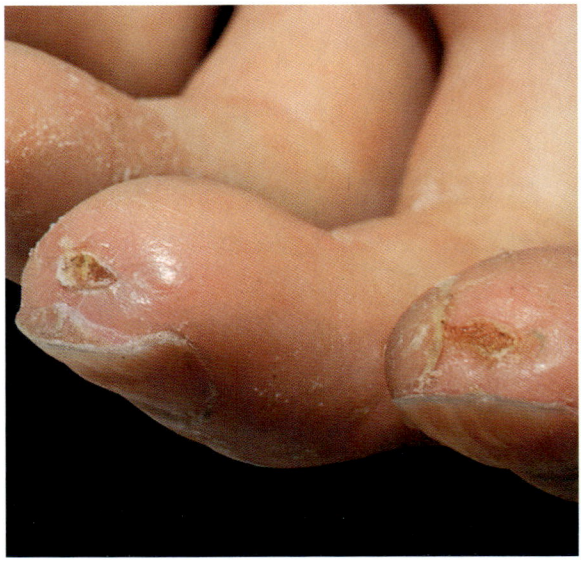

Abb. 4.33 Rattenbissartige Hautveränderungen bei Sklerodermie.

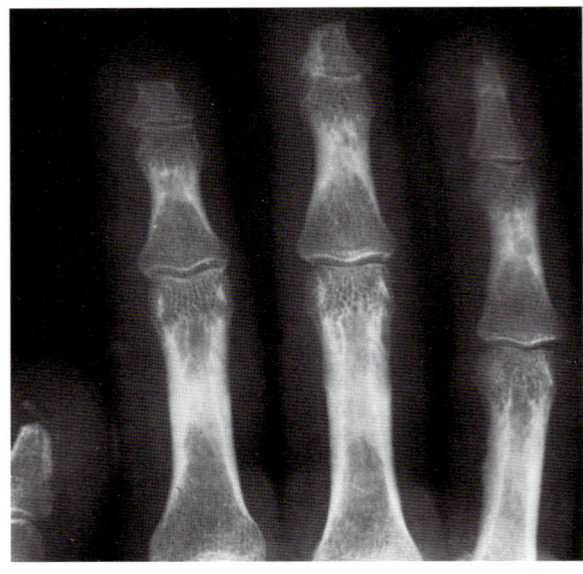

Abb. 4.34 Zerstörte Endphalangen bei Sklerodermie.

➤ Eine *Herzbeteiligung* mit Myokardfibrose und Rhythmusstörungen kommt vor. Bei vorliegender pulmonaler Hypertonie ist eine Rechtsherzinsuffizienz häufig.
➤ Der prognostisch ungünstige *Nierenbefall* kann mit Hypertonie und Urämie einhergehen.

Differenzialdiagnostik. Differenzialdiagnostisch müssen Krankheiten wie chronische Polyarthritis, systemischer Lupus erythematodes, Morbus Raynaud, Dermatomyositis, Sjögren-Syndrom, Sharp-Syndrom oder Mixed connective tissue disease bzw. MCTD ausgeschlossen werden. Viele der von Sharp (1972) beschriebenen Patienten entwickelten später eine ausgesprochene Sklerodermie. Sklerodermie-ähnliche Erscheinungen werden auch beobachtet bei der Graft-versus-Host-(GVH-)Krankheit nach Knochenmarktransplantationen, bei der primär biliären Zirrhose und beim Karzinoidsyndrom. Diskutiert werden auch Zusammenhänge mit Silikonimplantaten bei Mammaplastik.

Eine *medikamentös induzierte* Sklerodermie wird unter Vinylchlorid beobachtet. Das Bild der Lungenfibrose kann auch durch Busulfan, Bleomycin und Trichlorethylen induziert werden.

Neben dem klassischen Krankheitsbild kommen das Thibièrge-Weissenbach-Syndrom (Kalkablagerungen in Subkutis, Sehnen und Bursae) (Abb. 4.36) und das CREST-Syndrom (engl. Abkürzung für subcutaneous **C**alcinosis, **R**aynaud's phenomen, **E**sophageal dysmotility, **S**clerodactyly, **T**eleangiectasy) vor. Beim CREST-Syndrom fehlt eine Mitbeteiligung innerer Organe.

Diagnostik. Diagnostisch wichtig ist das Vorkommen von Antikörpern gegen Zentromer (60%) beim CREST und von anti-Scl 70 (40%) bei Patienten mit PSS.

Falls zwei der drei folgenden Befunde vorhanden sind, darf die Diagnose einer Sklerodermie ebenfalls gestellt werden:
- Sklerodaktylie,
- rattenbissartige Nekrosen an Fingerspitzen und
- bilaterale basale Lungenfibrose (radiologisch).

Die Laborveränderungen sind unspezifisch.

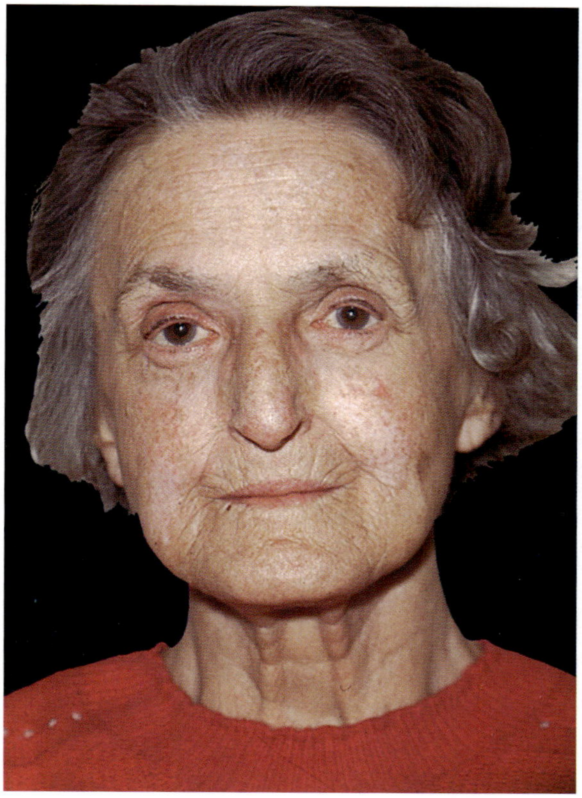

Zirkumskripte Sklerodermie

Die zirkumskripte Sklerodermie (Morphaea) muss von der progressiven systemischen Sklerodermie streng unterschieden werden, da es sich um eine auf die Haut beschränkte Erkrankung handelt und akrale Läsionen, Raynaud-Symptome sowie viszerale Manifestationen in der Regel fehlen. Verschiedene dermale Erscheinungsformen sind bekannt: herdförmige (Morphaea en plaques), bandförmige (z. B. Sclerodermie en coup de sabre) und kleinfleckige (Morphaea guttata) zirkumskripte Sklerodermien sowie seltenere Manifestationsformen. Die Prognose der zirkumskripten Sklerodermien ist gut, eine spontane Rückbildung ist häufig (ca. 50%), eine Generalisierung mit Übergang in eine progressive systemische Sklerodermie wird selten beobachtet.

Scleroedema adultorum (Buschke)

Das Scleroedema adultorum, das vorwiegend Jugendliche und Frauen befällt, wird fast immer mit der Sklerodermie verwechselt. Die Lokalisation ist aber verschieden, weil zuerst die Halsgegend, in der Regel 1–6 Wochen nach einer Infektion vor allem mit Streptokokken, betroffen wird. Der ganze Körper kann jedoch beteiligt sein. Die Prognose des Scleroedema adultorum ist gut, die Infiltration verschwindet in den meisten Fällen innerhalb von 6–12 Monaten.

Eosinophile Fasziitis (Shulman-Syndrom)

Klinik. Eine der Sklerodermie ähnliche Erkrankung ist die eosinophile Fasziitis (Shulman-Syndrom). Sie ist gekennzeichnet durch subepidermale eosinophile Indurationen der Haut mit vorwiegendem Befall der Extremitäten und dadurch bedingten Bewegungseinschränkungen der Gelenke. Ein für die Sklerodermie typisches Raynaud-Syndrom und eine Systembeteiligung fehlen.

Diagnostik. Als pathologische Laborbefunde finden sich eine ausgesprochene und für dieses Krankheits-

Abb. 4.35 Gesicht bei Sklerodermie: gespannte Haut, Teleangiektasien, Fältelung um den Mund, Mikrostomie.

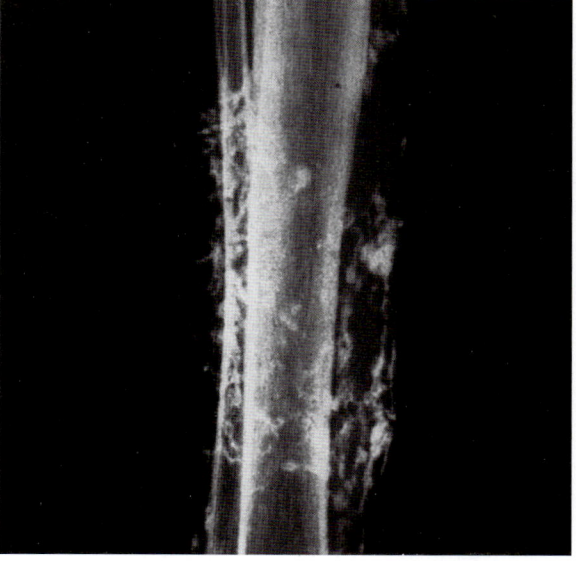

Abb. 4.36 Subkutane Kalkablagerungen bei Sklerodermie (Thibièrge-Weissenbach-Syndrom).

bild typische Eosinophilie, eine Hypergammaglobulinämie und eine BSG-Erhöhung. Die antinukleären Antikörper sind negativ. Charakteristisch ist das gute An-

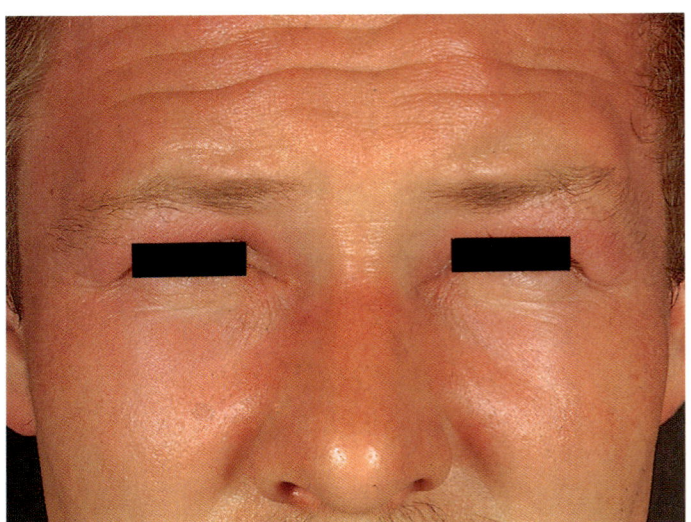

Abb. 4.37 Dermatomyositis mit entsprechender Rötung des Gesichtes. 33-jähriger Mann.

sprechen auf systemische Corticosteroidgabe, wobei die eosinophile Fasziitis in 2–19 Monaten ausheilt.

Differenzialdiagnostisch muss auch an das *eosinophile Myalgie-Syndrom*, welches bei L-Tryptophan-Therapie auftritt, gedacht werden. Durch Glucocorticoide kommt es hier aber zu keiner Besserung der Symptomatik.

Sharp-Syndrom, Overlap-Syndrom (Mixed connective tissue disease)

Bekanntlich weisen die verschiedenen Kollagenosen eine außerordentlich mannigfaltige und variable klinische Symptomatologie auf. Als Systemaffektion befallen sie verschiedenste Organe und Organsysteme, wobei die einzelnen Symptome für die unterschiedlichen Erkrankungen zwar charakteristisch, jedoch meist nicht spezifisch sind. Nicht allzu selten kommen Symptome verschiedener Kollagenosen gemeinsam vor, so dass eine exakte Klassifizierung nicht oder kaum möglich ist. Bei diesen Fällen wird deshalb auch von einem Überlappungssyndrom (Overlap-Syndrom) oder einer Mischkollagenose gesprochen.

Klinik. Unter diesen Mischformen hat in den letzten Jahren das als Sharp-Syndrom oder Mixed connective tissue disease bezeichnete Krankheitsbild besondere Beachtung gefunden. Bei diesem Syndrom finden sich gleichzeitig Symptome eines systemischen Lupus erythematodes, einer progressiven Sklerodermie und einer Polymyositis.
Leitsymptome des Sharp-Syndroms sind:
- Arthralgien und Arthritiden (96%),
- Hand- und Fingerschwellungen (88%),
- ein Raynaud-Phänomen (84%) und
- Myositiden besonders in der proximalen Extremitätenmuskulatur (72%).

Eine Nierenbeteiligung ist äußerst selten, das Ansprechen auf Steroide gut. Nach jahrelangem Verlauf entwickelt sich das Vollbild der generalisierten Sklerodermie, die Symptome der Myositis und des SLE treten in den Hintergrund.

Diagnostik. Die allgemeinen Laborbefunde entsprechen denen der anderen Kollagenosen. Die immunologisch serologische Untersuchung ergibt insbesondere hochtitrige antinukleäre Antikörper, die gegen ein Ribonuklease-empfindliches Ribonukleoprotein (RNP) gerichtet sind. Diese RNP-Antikörper werden jedoch auch bei anderen Kollagenosen im Serum nachgewiesen und sind nicht spezifisch für das Sharp-Syndrom (Tab. 4.22).

Dermatomyositis (Polymyositis)

Definition. Dermatomyositis und Polymyositis betreffen in erster Linie quergestreifte Muskulatur, Haut und die verschiedenen Bindegewebe des Körpers. Wenn die Krankheit auf die quergestreifte Muskulatur beschränkt bleibt, spricht man von Polymyositis, wenn die Haut mitbetroffen ist, von Dermatomyositis.

Klinik. Bei der Dermatomyositis sind Frauen dreimal häufiger betroffen als Männer. Die Muskelschwäche ist typischerweise proximal und umfasst in absteigender Reihenfolge folgende Muskelgruppen: Beine, Arme, Hals und Schlund. Spontanschmerzen und Druckdolenz sowie Atrophien im Bereich der betroffenen Muskelpartien kommen in etwa der Hälfte der Fälle vor.

Das klassische *Exanthem* der Dermatomyositis wird bei etwa 40% der Patienten mit entzündlichen Muskelveränderungen gesehen. Es handelt sich um eine dunkelrote, makulopapulöse, glatte, evtl. leicht schuppende Eruption an Ellenbogen, Knien, Knöcheln, über der Dorsalseite der Finger und im Gesicht (perinasal, periorbital). Eine dunkle Lilaverfärbung der ödematösen Augenlider ist pathognomonisch für die Dermatomyositis (Abb. 4.37). Wie beim Lupus erythematodes kann eine erhebliche Photosensibilität bestehen.

Weitere Symptome sind Fieber, Gelenkschmerzen, Raynaud-Syndrom und selten eine Lungenfibrose sowie eine Herzbeteiligung mit Störungen des Reizleitungssystems. Die Lungenfibrose geht mit Jo-1-Antikörpern einher, die sich gegen Histidin-t-RNS-Synthetase richten. Beziehungen zu anderen Kollagenosen, v. a. zur Sklerodermie, scheinen häufig vorzukommen. Von besonderer klinischer Bedeutung ist die Tatsache, dass Dermato- und Polymyositispatienten mit zunehmendem Alter bis viermal häufiger an einem malignen Tumor erkranken als Normalpersonen. Besonders zu beachten sind Ovarialkarzinome und Karzinome des Magen-Darm-Traktes, des Pankreas, der Lunge sowie Lymphome.

Diagnostik. Laborchemisch gibt die Bestimmung der Muskelenzyme (Kreatinphosphokinase [CK], Aldolase, Myoglobin, Transaminasen) Aufschluss über die Aktivität der Krankheit. Für die Erkrankung spezifisch sind Antikörper gegen Jo-1 (20%) und Mi-2 (10%). Die Rheumafaktoren können gelegentlich positiv ausfallen. Antinukleäre Antikörper werden oft nachgewiesen. Die Blutsenkungsreaktion sowie die α- und γ-Globuline sind meistens erhöht. Das Elektromyogramm ist pathologisch verändert und kann zusammen mit einer Muskelbiopsie die Diagnose erhärten (Tab. 4.**22**).

Differenzialdiagnose. Differenzialdiagnostisch sind bei einer reinen Polymyositis die Polymyalgia rheumatica (normale CK!) und eine rasch progressive muskuläre Dystrophie auszuschließen, die eine ähnliche Verteilung der am häufigsten befallenen Muskelpartien aufweisen. Im Gegensatz zur progressiven Muskeldystrophie, die selten nach dem 30. Lebensjahr beginnt, kann die Dermatomyositis sämtliche Altersgruppen betreffen und außer der Stamm- und Extremitätenmuskulatur auch Larynx-, Pharynx- und Halsmuskeln befallen. Gelegentlich kann auch eine Trichinose eine ähnliche Symptomatik verursachen. Auszuschließen sind ferner Endokrinopathien (Hyper- und Hypothyreose, Morbus Cushing und Morbus Addison), Alkoholmyopathien, Myasthenia gravis, Amyloidose und Neuropathien.

4.6 Status febrilis bei Immundefekten

Klassifizierung der Immundefekte

Da dem Immunsystem die Elimination exogener und endogener Antigene obliegt, führt ein angeborener oder erworbener Defekt des immunologischen Apparates zu einem erhöhten Risiko für die Entstehung von Infektionskrankheiten, Autoimmunerkrankungen und malignen Tumoren. Interaktionen von T- und B-Lymphozyten, Antikörpern, Komplementkomponenten und phagozytierenden Zellen führen zur Elimination von Antigenen und zur Vernichtung von Mikroorganismen. Deren intrazelluläre Abtötung ist der terminale Schritt des durch Chemotaxie phagozytierender Zellen und durch Opsonisation eingeleiteten Phagozytosevorgangs.

Immunstörungen können verschiedene Abschnitte des Immunsystems betreffen und so unterschiedliche Funktionen beeinträchtigen. Art und Schweregrad der mit einem Immundefekt assoziierten Erkrankung hängen vom Ausmaß des Defektes und von der biologischen Bedeutung des beeinträchtigten Teils des Immunsystems ab.

Die Klassifizierung der Immundefekte erfolgt durch Zuordnung zu einem der vier Effektoren des immunologischen Apparates. Es sind dies:
- humorales Immunsystem,
- zelluläres Immunsystem,
- Komplement- und
- Phagozytosesystem.

Die Assoziation des Immundefektes mit embryonalen Störungen (Thymusaplasie, Extremitätenmissbildungen oder Enzymdefekte), die familiäre Häufung des Immundefektes sowie dessen Erstmanifestation im Kindesalter sprechen für einen angeborenen, *primären Immundefekt*. Als Folge von Krankheiten verschiedener Ätiologie auftretende Immunstörungen werden als *sekundäre Immundefekte* bezeichnet (Tab. 4.**27**).

Tabelle 4.27 Einteilung der Immundefekte

Humorale Immundefekte (B-Zell-Defekte)	
Primär	– kongenitale geschlechtsgebundene Agammaglobulinämie (Bruton)
	– erworbene Agamma-, Hypogammaglobulinämie
	– selektiver IgA-, IgM- oder IgG-Subklassenmangel, IgA-Mangel mit IgG2- und IgG4-Mangel
Sekundär	– medikamentös: Hydantoine, D-Penicillamin (IgA-Mangel)
	– Eiweißverlustsyndrom: nephrotisches Syndrom, exsudative Gastroenteropathie, exfoliative Dermatitis, ausgedehnte Verbrennungen (v. a. IgG- und IgA-Verminderung)
	– lymphoproliferative Krankheiten: multiples Myelom, chronisch lymphatische Leukämie, malignes Lymphom, Thymom

Tabelle 4.27 (Fortsetzung)

Zelluläre Immundefekte (T-Zell-Defekte)

Primär
- Di-George-Syndrom (kongenitale Thymusaplasie)
- chronische mukokutane Candidiasis

Sekundär
- lymphoproliferative Krankheiten: malignes Lymphom, chronisch lymphatische Leukämie
- granulomatöse Prozesse: Morbus Boeck, Lepra, Pilzerkrankungen (Kokzidioidomykose, Histoplasmose)
- Virusinfekte: Masern, Rubeolen, Hepatitis B
- HIV-Infektion
- Autoimmunkrankheiten: Lupus erythematodes, chronische Polyarthritis, Thyreoiditis usw.
- postoperativer transitorischer Immundefekt
- maligne Tumoren
- Nieren- und Leberinsuffizienz
- immunsuppressive Therapie

Kombinierte humorale und zelluläre Immundefekte

Primär
- schwerer kombinierter Immundefekt
- Nezelof-Syndrom
- Wiskott-Aldrich-Syndrom
- Ataxia teleangiectatica

Sekundär
- lymphoproliferative Krankheiten: malignes Lymphom, chronisch lymphatische Leukämie, multiples Myelom

Defekte des Komplementsystems

Primär
- C1-(C1 r-, C1 s-)Mangel
- isolierter C2-, C4-, C3-, C5-, C6- oder C7-Mangel
- C1-Inhibitor-Mangel (angioneurotisches Ödem)

Sekundär
- membranproliferative Glomerulonephritis (C3-Verminderung)
- partielle Lipodystrophie (C3-Verminderung)
- Immunkomplexkrankheiten: Serumkrankheit, Lupus erythematodes, chronische Polyarthritis, Endokarditis mit Nephritis, Shuntnephritis, Kryoglobulinämie (Mischtyp)
- Autoimmunkrankheiten: Sjögren-Syndrom, paroxysmale Kältehämoglobinurie, hämolytische Anämie, Myasthenia gravis
- Urtikaria
- Septikämie (v. a. gramnegative Septikämie)
- Leberinsuffizienz

Defekte des Phagozytosesystems*

Primär
- Chediak-Higashi-Syndrom (C, D, A)
- Leukozytenadhäsionsdefekt (C)
- Job-Syndrom (C, A)
- Down-Syndrom (P)
- septische Granulomatose (D, A)
- Myeloperoxidasemangel (A)
- Glucose-6-Phosphatdehydrogenase-Mangel (A)
- Glutathionperoxidasemangel (A)
- humorale Immundefekte (O)
- Komplementdefekte (O, C)

Sekundär
- Störungen der Opsonisation:
  - humorale Immundefekte (IgG, IgM)
  - Komplementdefekte (C3 b, C5)
- Störungen der Chemotaxie:
  - Fehlen von chemotaktischen Faktoren (C3 a-, C5 a-, C5-, 6-, 7-Komplex)
  - Masern
  - Diabetes mellitus
  - chronische Polyarthritis
  - chronische Niereninsuffizienz
  - medikamentös (Steroide, Phenylbutazon, Colchicin, Chloroquin)
  - Hypophosphatämie
- Inhibitoren gegen phagozytierende Zellen:
  - Wiskott-Aldrich-Syndrom
  - chronische mukokutane Candidiasis
  - IgA-Myelom
  - Malignome
- Inaktivatoren chemotaktischer Faktoren:
  - Morbus Boeck
  - Morbus Hodgkin
  - Lepra
  - Leberzirrhose
- Störung der Phagozytose:
  - quantitativ: Agranulozytose
  - qualitativ: Diabetes mellitus
  - Hämolyse
  - lymphoproliferative Krankheiten
  - Immunkomplexkrankheiten
  - Niereninsuffizienz
  - Verbrennungen
- Störung der intrazellulären Abtötung:
  - medikamentös (Steroide, Cyclophosphamid, Colchicin)

* O Opsonisation, C Chemotaxie, P Phagozytose, A intrazelluläre Abtötung, D Degranulierung

Status febrilis bei Immundefekten

Humorale Immundefekte (B-Zell-Defekte)

B-Lymphozyten. Das humorale Immunsystem ist geprägt durch Lymphozyten der B-Zell-Linie, die sich aus multipotenten Stammzellen des hämopoetischen Gewebes entwickeln. B-Lymphozyten sind charakterisiert durch membrangebundene Immunglobuline, durch HLA-Klasse-II-Antigene und durch verschiedene Rezeptoren, welche eine Affinität haben zu
- Fc-Teilen von IgG und anderen Immunglobulin-Isotypen,
- Komplementkomponenten (C3 b und C3 d),
- Zytokinen wie Interleukin-2, Interleukin-4, Interleukin-5, Interleukin-6 und Interferon-γ; und zum
- Epstein-Barr-Virus.

Durch die Bindung von Antigen an Oberflächenimmunglobuline der B-Lymphozyten sowie als Folge komplexer Interaktionen von B-Zellen mit T-Lymphozyten proliferieren die B-Zellen und reifen zu Immunglobulin sezernierenden Plasmazellen.

Funktion des humoralen Immunsystems. Die von den B-Zellen freigesetzten Antikörper dienen der Abwehr von Antigenen, indem sie als Opsonine die Phagozytose von bakteriellen Erregern fördern. Sie neutralisieren zudem Toxine, verhindern die Absorption von Viren an Wirtszellen und ermöglichen durch Bindung von Komplement die Zerstörung antigenbeladener Zellen. Das sekretorische Immunsystem der Schleimhäute, deren quantitativ dominierendes Immunglobulin der IgA-Klasse angehört und als sekretorisches IgA Bestandteil der nach oraler oder tracheobronchialer Antigenzufuhr erfolgenden lokalen humoralen Immunreaktion ist, bildet auf den Schleimhäuten des Respirations-, Magen-Darm- und Urogenitaltraktes ein lokales Schutzsystem. Das sekretorische IgA ist als Polymer an eine J-Kette sowie eine von den glandulären Epithelzellen der Schleimhaut produzierte sekretorische Komponente gebunden.

Primäre humorale Immundefekte. Beim humoralen Immundefekt besteht entweder eine bereits in der Serumelektrophorese sichtbare Hypo- oder Agammaglobulinämie mit Verminderung aller Immunglobulinklassen (Abb. 4.38) oder es ist nur eine Immunglobulinklasse bzw. Immunglobulinsubklasse vermindert, was deshalb meist nur durch quantitative Immunglobulinbestimmung diagnostizierbar ist.

Bei der bei Kindern beobachteten *kongenitalen geschlechtsgebundenen Agammaglobulinämie* (Bruton) fehlen als Folge einer Blockierung der Reifung von Prä-B-Zellen zu B-Lymphozyten die B-Lymphozyten und Plasmazellen im Blut und in den peripheren lymphatischen Organen. Ursächlich liegt der Krankheit eine Mutation im atk-Gen, welches auf dem langen Arm des X-Chromosoms liegt und eine Tyrosinkinase kodiert, zugrunde.

Die im Erwachsenenalter auftretende *erworbene Agamma- oder Hypogammaglobulinämie* kann mit verminderter oder erhöhter Zahl von B-Lymphozyten einhergehen, wobei im letzteren Fall entweder vorhandene T-Suppressorzellen die B-Zell-Reifung verhindern oder aber diese nicht erfolgen kann mangels fehlender Unterstützung durch T-Helferzellen. Klinisch fällt auf, dass die Agamma-/Hypogammaglobulinämie in jedem Alter auftreten kann, oft familiär ist und das männliche wie das weibliche Geschlecht gleich häufig befällt.

Die Art der klinischen Manifestation der erworbenen Agammaglobulinämie entspricht jener des *selektiven IgA-Mangels*, dem häufigsten primären Immundefekt, der sporadisch oder seltener familiär gehäuft in bis zu 0,1 % der Bevölkerung vorkommt, während der *selektive IgM-Mangel* oder der *Mangel einzelner IgG-Subgruppen* seltener ist (Tab. 4.27). Der IgA-Mangel kann mit einer Verminderung der IgG2- und IgG4-Subklassen einhergehen, wobei gerade in diesen Situationen der IgA-Mangel nicht asymptomatisch ist, sondern mit rezidivierenden Infekten und verminderter Bildung von Antikörpern gegen Polysaccharidantigene einhergeht.

Klinik. Klinisch hervorstechendes Merkmal humoraler Immundefekte ist eine erhöhte Infektanfälligkeit mit vorwiegend bakteriellen Infekten, insbesondere solchen durch Staphylokokken, Streptokokken, Pneumokokken und Haemophilus influenzae. Lokalisatorisch werden unterschieden:
- *das otosinubronchiale Syndrom* mit rezidivierenden Infekten des Respirationstraktes,
- *das gastrointestinale Syndrom* mit Diarrhö und Malabsorption (Sprue-ähnliche Krankheitsbilder) und
- *das septikämische Syndrom* mit Furunkulose, Osteomyelitis, eitriger Meningitis und Arthritis.

Während Atopien (Asthma bronchiale, allergische Rhinitis und Ekzeme) ebenfalls gehäuft beobachtet werden, ist die Assoziation des humoralen Immundefektes mit Autoimmunkrankheiten, v. a. der perniziösen Anämie, und malignen Tumoren seltener.

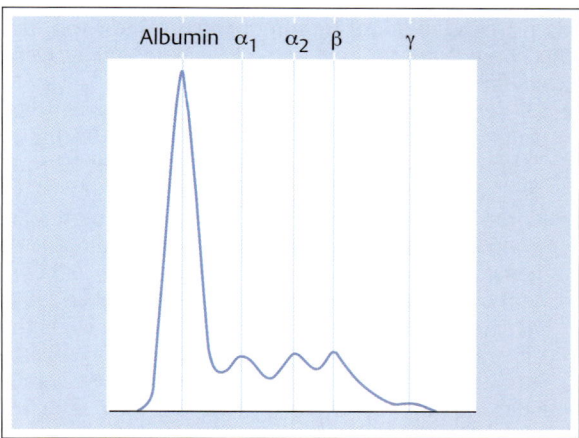

Abb. 4.38 Elektrophorese bei Agammaglobulinämie (fast fehlende γ-Zacke).

Sekundäre humorale Immundefekte. Als sekundäre humorale Immundefekte sind der unter Hydantoinmedikation auftretende IgA-Mangel bei Epileptikern, der IgA-Mangel unter D-Penicillamin-Behandlung sowie die Immundefekte im Rahmen von viralen Infekten und Eiweißverlustsyndromen (nephrotisches Syndrom, exsudative Gastroenteropathie, exfoliative Dermatitis, ausgedehnte Verbrennungen) bekannt, während humorale Immundefekte bei lymphoproliferativen Erkrankungen und unter immunsuppressiver Therapie meist mit einem zusätzlichen T-Zell-Defekt einhergehen. An die 10% der Patienten mit Thymom zeigen eine Hypogammaglobulinämie mit Fehlen von sowohl der Prä-B- wie der B-Zellen, was auf eine Störung auf Ebene der Stammzellen hinweist (Tab. 4.**27**).

Zelluläre Immundefekte (T-Zell-Defekte)

T-Lymphozyten. Als Träger des zellulären Immunsystems werden herkömmlich die T-Lymphozyten betrachtet. Unter Einfluss des Thymusepithels sowie der Thymushormone wie Thymosin und Thymopoetin reifen die T-Zellen – die embryonal aus pluripotenten hämatopoetischen Stammzellen hervorgehen – im Thymus heran, durchwandern, vom Thymuskortex kommend, die Thymusmedulla und verteilen sich darauf in die parakortikalen Regionen der Lymphknoten, in die perivaskulären Areale der Milzarterien und in die interfollikulären Areale des intestinalen lymphatischen Gewebes, um darauf wieder in den Blutkreislauf zu gelangen.

Funktion des zellulären Immunsystems. Die Reifung der T-Zellen geht mit der Expression verschiedener auch funktionell wichtiger Membranstrukturen einher, wie dem CD3-Antigen, welches mit dem sog. T-Zell-Rezeptor, der die Antigen erkennende Struktur der T-Zellen darstellt, assoziiert ist. Helfer-/Induktor-T-Zellen tragen das CD4-Antigen und erkennen Antigene auf Antigen-präsentierenden Zellen im Zusammenhang mit HLA-Klasse-II-Antigenen, während zytotoxische/suppressorische T-Zellen CD8-Antigen-positiv sind und Antigen auf HLA-Klasse-I-positiven Antigen-präsentierenden Zellen erkennen. Die Antigen-präsentierenden Zellen bilden Zytokine wie Interleukin-1 und Interleukin-6, welche durch Induktion von Interleukin-2-Rezeptoren die wachstumsstimulierende Wirkung von Interleukin-2 ermöglichen.

Primäre zelluläre Immundefekte. Im Kindesalter sind als primäre zelluläre Immundefektzustände v. a. das *Di-George-Syndrom* und die *chronische mukokutane Candidiasis* bekannt.
- *Di-George-Syndrom.* Bei diesem Syndrom liegt eine kongenitale Hemmungsmissbildung der 3. und 4. Schlundtasche mit schwerer Entwicklungsstörung des Thymus und der Parathyreoidea vor.
- *Chronische mukokutane Candidiasis.* Bei dieser Erkrankung besteht lediglich ein auf Candida-Antigene beschränkter lakunärer Ausfall des T-Zell-Systems, während andere Antigene eine normale zelluläre Immunreaktion hervorrufen. Klinisch liegt eine chronische Candidainfektion der Haut, Schleimhäute und Nägel vor. Der Candidiasis gehen voraus oder folgen endokrinologische Störungen, in erster Linie ein primärer Hypoparathyreoidismus, während ein Morbus Addison, eine perniziöse Anämie oder ein juveniler Diabetes mellitus selten beobachtet werden (Tab. 4.**27**).

Sekundäre zelluläre Immundefekte. Im Erwachsenenalter sind vor allem sekundäre zelluläre Immundefekte häufig. Defekte der T-Zell-Funktion lassen sich nachweisen bei lymphoproliferativen Krankheiten (v. a. malignes Lymphom), granulomatösen Prozessen (Morbus Boeck, Lepra, Pilzinfekte), Virusinfekten (Masern, Rubeolen, Hepatitis B, HIV-Infektion), Autoimmunkrankheiten, nach Operationen, bei Patienten mit malignen Tumoren, Nieren- und Leberinsuffizienz sowie unter immunsuppressiver Therapie (Tab. 4.**27**).

Klinik. Als Ausdruck gestörter zellulärer Immunität ist zum Teil die Zahl zirkulierender T-Lymphozyten vermindert, zum Teil deren Funktion – in vitro durch Stimulation mit pflanzlichen Mitogenen und Antigenen nachgewiesen – gestört. Entsprechend sind die Hautreaktionen auf ubiquitäre Antigene vermindert (Hautanergie), während die Bestimmung der Zahl zirkulierender B-Lymphozyten und der Immunglobuline normal ausfällt.

Bei Defekten des zellulären Immunsystems stehen oft fulminant verlaufende Virus- (vor allem Varizellen, Herpes, Zytomegalie, Masern und Adenoviren), Pilz- (Candida, Aspergillus) und Protozoeninfektionen (Pneumocystis carinii, Toxoplasmose) sowie bakterielle Infekte (Mykobakterien, Listerien) im Vordergrund. Weiter werden nicht selten Impfkomplikationen (generalisierte Vakzinia, BCG-Krankheit) bei Gebrauch von Lebendimpfstoffen sowie die Entwicklung maligner Tumoren (vor allem lymphoretikuläre Tumoren und Thymome) beobachtet.

Diagnostik. Für die Diagnostik zellulärer Immunmangelzustände und lymphoproliferativer Krankheiten ist die Entwicklung monoklonaler Antikörper, die eine Spezifität gegen T-Lymphozyten und deren Subpopulationen aufweisen, von wesentlicher Bedeutung. Zur Verfügung stehen Antiseren gegen das gesamte T-Zell-Kompartiment (CD3-Zellen), gegen Helfer-T-Lymphozyten (CD4-Zellen) sowie gegen Suppressor- und zytotoxische T-Lymphozyten (CD8-Zellen). Unter standardisierten Bedingungen bestimmt, ist das Verhältnis von Helfer-T-Zellen (CD4) zu Suppressor- (zytotoxischen) T-Lymphozyten (CD8) konstant (Quotient CD4/CD8 $\geq$ 1,2). Abnorm tiefe T4/T8-Quotienten werden bei AIDS, Hämophilen und Organtransplantierten mit viralen Infektionen (Zytomegalievirus, Epstein-Barr-Virus) beobachtet.

Status febrilis bei Immundefekten

Kombinierte humorale und zelluläre Immundefekte

Beim X-chromosomal oder autosomal vererbten schweren kombinierten Immundefekt führen die Lymphopenie, Agammaglobulinämie und fehlende T-Lymphozyten-Stimulation durch verschiedene Antigene zur Diagnose. Ein Teil der Patienten zeigt einen genetischen Enzymdefekt mit Fehlen der Adenosindeaminase. Weitere Patienten haben genetische Defekte im Interleukin-2-Rezeptor-γ-Gen oder in Transkriptionsfaktorgenen, welche die Expression von HLA-Klasse-II-Molekülen regulieren. Die Abgrenzung anderer im Kindesalter auftretender Immundefektkrankheiten wird durch unterschiedliche klinische und immunologische Erscheinungsformen ermöglicht.

➤ Das *Nezelof-Syndrom* geht mit Lymphadenopathie, Hepatosplenomegalie und oft Coombs-positiver hämolytischer Anämie einher.
➤ Das X-chromosomal vererbte *Wiskott-Aldrich-Syndrom* ist charakterisiert durch die Trias Ekzem, Thrombopenie und rezidivierende Infekte mit polysaccharidhaltigen Organismen, wobei nach Immunisierung mit Polysaccharidantigenen keine Antikörperbildung erfolgt und im Serum meist ein IgM-Mangel feststellbar ist. Neben den Komplikationen durch Infekte und hämorrhagische Diathese werden bei älteren Patienten mit Wiskott-Aldrich-Syndrom gehäuft lymphoretikuläre Tumoren v. a. im Zentralnervensystem beobachtet. Genetisch liegen Mutationen im WASp-Gen vor, dessen Funktion noch nicht schlüssig geklärt ist.
➤ Bei der *Ataxia teleleangiectatica* treten chronische Infekte des Respirationstraktes sowie Teleangiektasien der Konjunktiven und der Haut auf. Das Krankheitsgeschehen wird bald beherrscht durch die progrediente neurologische Symptomatik mit Ataxie, Choreoathetose und extrapyramidalen Störungen, während immunologisch neben einem zellulären Immundefekt bei zwei Drittel der Patienten ein IgA-Mangel nachweisbar ist (Tab. **4.27**). Verursacht wird die Ataxia teleangiectatica durch Mutationen im AMT-Gen auf Chromosomen 11 q22–23, welches funktionell in der Verarbeitung von oxidativem Stress involviert ist.

Defekte des Komplementsystems

Das durch Immunkomplexe, Endotoxine usw. aktivierte Komplementsystem entfaltet eine enorme biologische Wirksamkeit, die auf der Förderung des Entzündungsvorgangs (durch chemotaktisch und anaphylaktisch wirksame Komponenten), von Phagozytose und Virusneutralisation sowie auf einer lytischen Aktivität von Zellmembranen beruht.

Primäre Defekte. Bei angeborenen Defekten einzelner der bis heute charakterisierten 19 Komponenten des Komplementsystems werden selten vermehrt bakterielle Infekte (vor allem bei $C1_r$-Mangel und Defekten der terminalen Komponenten C5–C8), häufiger hingegen dem Lupus erythematodes ähnliche Krankheitsbilder (hauptsächlich bei C1-, C4- und C2-Defekten) und Glomerulonephritiden (vor allem bei $C1_r$- und C2-Mangel) beobachtet.

Der C1-Inhibitor-Mangel führt zum *angioneurotischen Ödem*. Dabei handelt es sich um eine seltene autosomal dominante Erbkrankheit, die sich durch rezidivierende, nicht juckende Ödeme der Haut (vor allem im Gesichtsbereich) und der Schleimhaut äußert. Letztere führen zu den gefürchteten Larynxödemen, an denen bis zu 25 % der Patienten sterben. Auch die zum Krankheitsbild gehörenden Abdominalkoliken werden intestinalen Schleimhautschwellungen angelastet. Pathogenetisch führt der Mangel des C1-Inhibitors zu vermehrter Komplementaktivierung durch das überschießend aktivierte C1. Dies resultiert in vermehrtem Verbrauch von C2, dessen Spaltprodukte gefäßaktiv sind, von C4 und zum Teil auch von C3. Bei der Frau können Menstruation und Gravidität Anfälle auslösen. Eine erworbene Form des angioneurotischen Ödems mit zum Teil nachgewiesenen Antikörpern gegen den C1-Inhibitor ist bei lymphoproliferativen Erkrankungen beschrieben.

Sekundäre Defekte. Ein sekundärer Defekt liegt bei der durch den sog. C3-Nephritis-Faktor induzierten kontinuierlichen C3-Verminderung bei Patienten mit chronisch mesangiokapillärer Glomerulonephritis und/oder partieller Lipodystrophie vor, wobei möglicherweise die Nephritis mit der chronischen C3-Verminderung in einem kausalen Zusammenhang steht. Tiefe Komplementserumkonzentrationen sind vor allem bei Immunkomplexkrankheiten, Autoimmunkrankheiten, gewissen Formen der Urtikaria, bei Septikämien und Leberinsuffizienz nachweisbar (Tab. **4.27**).

Defekte des Phagozytosesystems

Physiologische Grundlagen. Granulozyten und Monozyten sind zur Opsonisation und Fixierung von Bakterien und Pilzen mit Rezeptoren für IgG und Komplement ausgestattet. Der enge Kontakt des Antigens mit der zur Phagozytose befähigten Zelle erlaubt die Einleitung des eigentlichen Phagozytosevorgangs, d. h. der Partikelaufnahme ins Innere der Zelle. Dies führt zu einer Verschmelzung von neutrophilen Granula mit dem aufgenommenen Phagosom (sog. Degranulierung), welches über intrazelluläre Stoffwechselvorgänge lysiert wird, was gleichsam zum Untergang der phagozytierenden Zelle selbst führt. Die von der H_2O_2-

Bildung abhängende Stimulierung des Hexosemonophosphatshunts sowie die in den Granula der phagozytierenden Zelle enthaltenen Substanzen (Myeloperoxidase, antimikrobielle Stoffe und hydrolytische Enzyme) führen zur intrazellulären Abtötung mikrobieller Keime.

Störungen von Chemotaxis und Opsonisation. Im Rahmen von angeborenen und erworbenen Defekten des Komplementsystems oder des humoralen Immunsystems mit Fehlen von chemotaktischen Komplementfragmenten (C3a-, C5a-, C5-, 6-, 7-Komplex), von Komplementrezeptoren (C3bi-Rezeptor) oder von Opsoninen (IgG, IgM im Komplex mit C1-C4, C3b und C5) werden Störungen der Chemotaxis phagozytierender Zellen und der Opsonisation beobachtet, was eine wirksame Phagozytose beeinträchtigt.

➤ Beim angeborenen *Leukozytenadhäsionsdefekt (LAD)* liegen Mutationen in der β-Kette des Adhäsionsmoleküls LFA-1 und des Komplementrezeptors 3 (MAC-1) vor, wodurch die neutrophilen Granulozyten als Folge gestörter Adhärenz und Chemotaxie nicht ins Gewebe penetrieren können.

➤ Eine isolierte *Störung der Chemotaxis* ist beschrieben bei Patienten, die klinisch durch chronische Ekzeme, bakterielle Hautinfekte mit Abszedierung sowie rezidivierende Pneumonien und immunologisch durch erhöhte IgE-Serumkonzentrationen auffallen.

➤ Zudem ist eine *Reduktion der chemotaktischen Aktivität* bei einigen Krankheitsbildern beschrieben, so bei an Masern erkrankten Patienten, beim Diabetes mellitus, bei der chronischen Polyarthritis, der chronischen Niereninsuffizienz und während Hypophosphatämie (unter parenteraler Hyperalimentation).

➤ Im Blut zirkulierende *Inhibitoren der Chemotaxis* können einerseits direkt die phagozytierenden Zellen beeinflussen (Wiskott-Aldrich-Syndrom, chronische mukokutane Candidiasis, IgA-Myelom, Malignome), andererseits durch *Inaktivierung chemotaktischer Faktoren* (Morbus Boeck, Morbus Hodgkin, Lepra, Leberzirrhose) den Chemotaxisvorgang hemmen.

➤ *Multiple Störungen der Chemotaxis, Opsonisation und Phagozytose* sind bei einigen seltenen Erkrankungen des Kindesalters (Job-Syndrom, Chediak-Higashi-Syndrom) nachgewiesen, während verschiedene Enzymdefekte durch Myeloperoxidasemangel, durch gestörten Hexosemonophosphatshunt (Glucose-6-Phosphat-Dehydrogenase- und Glutathionperoxidasemangel) oder durch verminderte H_2O_2-Bildung (NADH-Oxidase-Mangel bei der septischen Granulomatose) zu *verminderter intrazellulärer Abtötung von Mikroorganismen* führen.

➤ Auch verschiedene Medikamente beeinträchtigen die Chemotaxis (Steroide, Phenylbutazon, Colchicin, Chloroquin) oder die *intrazelluläre Abtötung* von Mikroorganismen (Steroide, Phenylbutazon, Sulfonamide) (Tab. 4.27).

Phagozytosestörungen. Erworbene Störungen der Phagozytose sind einerseits bei einer quantitativen Verminderung phagozytierender Zellen (Agranulozytose), andererseits vor allem bei Diabetes mellitus, bei Immunkomplexkrankheiten (Lupus erythematodes, chronische Polyarthritis), bei Hämolyse, Leukämien, Niereninsuffizienz, Verbrennungen und schweren bakteriellen Infekten nachgewiesen.

4.7 Status febrilis bei verschiedenen nichtinfektiösen Zuständen

Periodisches Fieber

Definition. Mit diesem Begriff werden über Jahre in mehr oder weniger regelmäßigen Abständen auftretende Fieberschübe von 1–4 Tagen Dauer bezeichnet.

Klinik. Während die Temperatursteigerung das obligate Symptom darstellt, können die Nebenerscheinungen (Arthralgien, Myalgien, Beeinträchtigung des Allgemeinbefindens) variieren.

Diagnostik. Als objektiv festzustellende Parameter sind neben dem Status febrilis eine Erhöhung der Blutsenkungsreaktion, des CRP, eine mäßige Leukozytose mit Linksverschiebung, seltener Gelenkschwellungen, Hauterscheinungen sowie ein akutes Abdomen zu erwähnen.

Jahrelang immer wieder auftretende Fieberschübe lassen nach Ausschluss infektiöser und neoplastischer Erkrankungen sowie von Kollagenosen an die in Tab. 4.28 dargestellten Krankheitsbilder denken.

Familiäres Mittelmeerfieber

Es handelt sich um eine autosomal rezessive Erkrankung, welche durch Mutationen im Pyrin-Gen bedingt ist. Diese Erkrankung wurde hauptsächlich bei Juden, Armeniern und Arabern beschrieben und kommt im ganzen Mittelmeerraum vor. Neben sich innerhalb von 2–4 Wochen wiederholenden Fieberschüben von 12–72 h Dauer sind Arthritis (60%), Myalgien, meist einseitige pleurale Thoraxschmerzen (30%), erysipeloides Erythem und oft heftige Abdominalschmerzen bei Peritonitis (90%) typisch, wobei Letztere unter dem Eindruck des akuten Abdomens zur Laparotomie verleiten können. Als Spätkomplikation wird eine Amyloidose beschrieben.

Pathogenetisch bedeutsam ist, dass durch Mutation des Pyrin-Gens in Leukozyten die Aktivierung verschiedener Entzündungsmediatoren wie des Komplementfaktors C5a unkontrolliert erfolgt. Im Schub sind

Status febrilis bei verschiedenen nichtinfektiösen Zuständen

Tabelle 4.28 Differenzialdiagnose von familiärem Mittelmeerfieber (FMF), Hyper-IgD-Syndrom (HIDS) und TNF-Rezeptor-assoziiertem periodischem Fieber (TRAPS)

	FMF	HIDS	TRAPS
Mutation	Pyrin-Gen	Mevalonatkinase-Gen	TNFR1-Gen
Vererbung	autosomal rezessiv	autosomal dominant	autosomal dominant
Alter bei Krankheitsbeginn (Jahre)	< 20	< 1	< 20
Dauer der Fieberattacken	12–72 h	3–7 (max. 14) Tage	1–2 (max. 10) Tage
Symptome	Serositis (Pleura und/oder Peritoneum) Arthritis	Lymphadenopathie Arthritis Peritonitis Exanthem	Myalgien periorbitales Ödem Pleuritis Arthralgien
Laborbefunde	Leukozytose CRP ↑	Leukozytose CRP ↑ IgD ↑ (evtl. IgA ↑)	Leukozytose CRP ↑ löslicher TNFR1 ↓

die Blutsenkungsreaktion, das C-reaktive Protein und Fibrinogen erhöht (Tab. 4.28).

Hyper-IgD-Syndrom

Ein dem familiären Mittelmeerfieber klinisch ähnliches Krankheitsbild ist das Hyper-IgD-Syndrom. Im Säuglings- oder Kleinkindesalter beginnend, kommt es zu Fieberattacken von 3–7 (max. 14) Tagen Dauer, die sich in Abständen von 4–8 Wochen wiederholen. Das Fieber wird begleitet von Lymphknotenschwellung, Splenomegalie (50 %), Arthralgien oder Arthritis, Abdominalschmerzen bei Peritonitis mit sekundären Adhäsionen und erythematösen Hautveränderungen. Neben Leukozytose und Blutsenkungserhöhung sind wiederholt nachgewiesene Erhöhungen von IgD wegweisend (evtl. kombiniert mit erhöhtem IgA). Nachgewiesen wurde eine Mutation der Mevalonatkinase, welche zu einer geringgradigen Verminderung des Serumcholesterins und zur Erhöhung der Mevalonsäure im Urin führt. Die Beziehung der Mevalonatkinasemutation zur IgD-Erhöhung und Inflammation ist unklar. IgD-Erhöhungen finden sich auch bei chronischen Infekten (HIV, Tuberkulose), Aspergillose, Sarkoidose, Lymphomen und Rauchern (Tab. 4.28).

Tumor-Nekrose-Faktor-Rezeptor-assoziiertes periodisches Fieber (TRAPS)

Die autosomal dominant vererbten Mutationen im Tumor-Nekrose-Faktor-Rezeptor-1-Gen, beobachtet v. a. in Irland und Schottland, zeigen klinisch ein über 1–2 (max. 10) Tage anhaltendes rezidivierendes Fieber, auffallend schwere Myalgien, Abdominalschmerzen mit evtl. Diarrhö, periorbitale mit Konjunktivitis einhergehende Gesichtsödeme, Exanthem, Pleuritis und Arthralgien. Im Serum sind CRP und Leukozyten erhöht und der lösliche TNF-Rezeptor-1 vermindert (Tab. 4.28).

„PFAPA"-Syndrom

Das ätiologisch nicht geklärte „PFAPA"-Syndrom (**p**eriodisches **F**ieber, **A**denitis, **P**haryngitis und **a**phthöse Stomatitis) kann bei Kleinkindern zu lang dauerndem periodischem Fieber führen. Die 3–5 Tage dauernden Schübe sind z. T. von Kopf- und Abdominalschmerzen begleitet, und es finden sich erhöhte Entzündungsparameter. Die Prognose ist gut und es scheinen keine Folgeerscheinungen aufzutreten.

Andere rezidivierende periodische Fieber und die *zyklische Neutropenie* müssen ausgeschlossen werden.

Fieber bei innersekretorischen Störungen

Bei der *Hyperthyreose* sind erhöhte Temperaturen bekannt, namentlich, wenn ihr eine *subakute Thyreoiditis* zugrunde liegt. Bei *thyreotoxischen Krisen* steigt das Fieber bis über 40 °C. Auch bei der *Addison-Krise* ist Fieber ein häufiges Symptom, woran man besonders beim Absetzen einer längeren Steroidtherapie zu denken hat. Andere *Steroide (z. B. Progesteron)* dagegen wirken per se pyrogen. Vereinzelte Patienten mit *Phäo-chromozytom* haben ebenfalls erhöhte Temperaturen. Auf erhöhte Katecholamine wird auch die seltene Kombination von Hyperglykämie und Fieber zurückgeführt. Schließlich sind Hyperthermien bei *akutem Hyperparathyreoidismus* mit extrem hohen Calciumwerten und bei Läsionen im Bereich des Thermoregulationszentrums im *Hypothalamus* zu erwähnen.

Fieber bei vegetativer Dystonie

Die Unterscheidung hyperthyreoter Temperatursteigerungen von vegetativ bedingten Fieberzuständen ist oft sehr schwierig, da sich die Symptome häufig überschneiden. Die spezifischen hyperthyreoten Symptome wie feinschlägiger Tremor, konstante Ruhetachykardie, warme feuchte Haut, Augensymptome und Struma gehören allerdings nicht zur vegetativen Dystonie. In Zweifelsfällen erlauben Schilddrüsenhormonbestimmungen eine Unterscheidung.

Chronische Quecksilberintoxikation

Differenzialdiagnostisch ist auch an eine chronische Quecksilbervergiftung zu denken. Personen mit einer langfristigen und konzentrierten Quecksilberdampfexposition in der Industrie und gewissen Laboratorien können folgende Symptome aufweisen: Appetitlosigkeit, Gewichtsverlust, Magenbeschwerden, Schlaflosigkeit, vermehrter Speichelfluss, Stomatitis, Durchfälle, neurologische Störungen (feiner Tremor der Hände, Augenlider, Lippen und Zunge; Ataxie, Dysarthrie), psychische Störungen (Depressionen, Reizbarkeit, Ängstlichkeit, übertriebene emotionale Reaktionen), vegetative Störungen (Dermographismus, Erröten und Erblassen, Schwitzen). Eine detaillierte Arbeitsanamnese sowie mehrfache Bestimmungen der Quecksilberausscheidung im Urin können die Diagnose sichern.

Chronic-fatigue-Syndrom

Eine kontroverse Entität stellt das Chronic-fatigue-Syndrom dar, dessen Ätiologie unbekannt ist.

Klinik. Die klinischen Manifestationen sind sehr unspezifisch und variabel und umfassen chronische Müdigkeit, Schlafstörungen, diffuse Schmerzzustände und Fieber. Die diskutierten möglichen Ursachen umfassen chronische Infektionen, Immundysfunktionen, Muskelerkrankungen, neurobiologische Dysfunktionen oder psychogene Störungen. Verschiedene virale Erkrankungen (Epstein-Barr-Virus, Zytomegalievirus, Enteroviren) wurden inzwischen als Ursache ausgeschlossen.

Diagnosekriterien. Die Falldefinition des amerikanischen Centers for Disease Control erfordert:

- den Ausschluss einer somatischen, psychischen oder psychiatrischen Grundkrankheit oder Sucht,
- schwere Müdigkeit über 6 Monate und
- 4 oder mehr der folgenden Symptome:
  - Gedächtnisstörungen oder verminderte Konzentration,
  - Halsschmerzen,
  - schmerzhafte zervikale oder axilläre Lymphadenopathie,
  - Myalgie,
  - Polyarthralgie,
  - Kopfschmerzen (neu aufgetreten),
  - Schlafstörungen,
  - eine über 24 h dauernde Malaise nach körperlicher Anstrengung.

Fieber bei Tumoren

Bei manchen Tumoren stehen ungeklärte Fieberzustände oft während langer Zeit im Vordergrund des klinischen Bildes. Diese Temperatursteigerungen sind bereits in einem frühen Stadium vorhanden und können deshalb kaum mit einem Tumorzerfall erklärt werden. Unter den soliden Tumoren sind es vor allem das Hypernephrom, Karzinome des Pankreas, der Leber und des Magens, die mit Fieber einhergehen. Beim Bronchialkarzinom können der Tumor selbst wie auch sekundäre pneumonische Prozesse Fieber verursachen. Eine weitere Ursache ist das Vorhofmyxom (wechselnder Auskultationsbefund, rezidivierende Embolien, Gelenkschmerzen). Tumoren des lymphoretikulären Systems wie maligne Lymphome oder Leukämien verursachen häufig rezidivierende Fieberzustände. Bei 5–10 % der Patienten mit Lymphogranulom wird ein charakteristischer periodischer Fiebertypus (Pel-Ebstein) beobachtet (Abb. 4.**39** u. 4.**40**).

Beim Morbus Hodgkin und beim Non-Hodgkin-Lymphom wird von einer *A-Symptomatik* gesprochen, wenn Allgemeinsymptome fehlen. Von einer *B-Symptomatik* spricht man, wenn ein Gewichtsverlust über 10 % innerhalb von 6 Monaten und/oder unerklärbares Fieber über 38 °C und/oder Nachtschweiß beobachtet werden. Pruritus und Alkoholschmerz gelten nicht als B-Symptome.

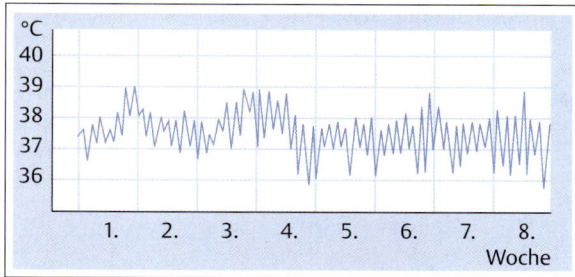

Abb. 4.39 Remittierend-intermittierende Temperaturkurven bei malignen Lymphomen.

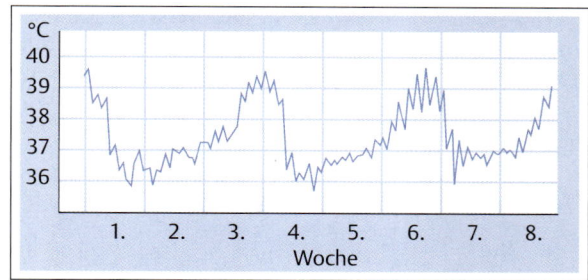

Abb. 4.40 Periodischer Fiebertypus (Pel-Ebstein) bei Lymphogranulom.

Fieber bei Gewebsabbau

Myokardinfarkt, Lungeninfarkt, Niereninfarkt, Gangrän der Extremitäten, Pankreatitis, Leberzirrhose, sich resorbierende Blutergüsse in Körperhöhlen oder im Magen-Darm-Kanal oder intrakranielle Blutungen sind oft Ursachen eines Status febrilis. In diesen Fällen steht jedoch praktisch immer das primäre klinische Ereignis und nicht das Fieber im Vordergrund.

Fieber bei Hämolyse

Weitere Ursachen eines Status febrilis sind *hämolytische Krisen*, vor allem bei der Sichelzellanämie, intravaskuläre Hämolysen und *Transfusionszwischenfälle*.

Hämophagozytose-Syndrom

Das Hämophagozytose-Syndrom (auch hämophagozytische Lymphohistiozytose genannt) ist eine seltene, aber oftmals sehr schwer verlaufende Multiorganerkrankung mit hoher Sterblichkeit. Sie ist mit malignen oder autoimmunen Erkrankungen assoziiert oder kann in der Folge einer wahrscheinlich infektbedingten Aktivierung von Makrophagen entstehen. Das Krankheitsbild wurde mit verschiedensten Mikroorganismen, aber am häufigsten mit Epstein-Barr-Virus, Zytomegalievirus, Hepatitis oder HIV-Infektionen assoziiert. Im Knochenmark und anderen lymphoepithelialen Geweben finden sich eine erhöhte Zahl von Histiozyten, welche Erythrozyten, Leukozyten und Thrombozyten phagozytieren. Die Histiozyten und anderen Blutzellen sind morphologisch reif. Klinisch imponieren ein Status febrilis, eine Splenomegalie, Lymphadenopathie, Hepatomegalie, Ikterus und manchmal ein Exanthem oder neuropsychologische Ausfälle. Der Leitbefund ist die Panzytopenie, und oft bestehen eine massive Erhöhung des Ferritins, eine intravaskuläre Gerinnungsstörung und eine Leberfunktionsstörung.

Fieber bei Thrombosen und Thrombophlebitiden

Thrombosen, Phlebitiden und Thromboembolien können auch ohne wesentliche klinische Befunde mit Fieber einhergehen. Unter diesen sind vor allem rezidivierende Lungenembolien von großer praktischer Bedeutung. Nach lang dauernder Infusionstherapie treten häufig Thrombophlebitiden an den Armen auf. Differenzialdiagnostisch ist in diesen Fällen auch eine Endoplastitis mit Bakteriämie oder Septikämie auszuschließen.

Fieber bei allergischen Reaktionen

In dieser Gruppe kommt dem *Arzneimittelfieber* die größte Bedeutung zu. Fast alle Medikamente können bei einer Überempfindlichkeit des Patienten Fieber hervorrufen. Manchmal (aber nicht obligat) geht diese Fieberreaktion mit Hauterscheinungen einher, welche die Diagnose erleichtern. Die Arzneimittelexantheme zeigen eine sehr verschiedene Morphologie. Am häufigsten sind makulopapulöse Exantheme sowie Urtikaria, daneben kommen skarlatiniforme (z. B. Chinin), morbilliforme (z. B. Barbiturate), bullöse, ekzematöse und purpuraähnliche Exantheme vor.

Ein fieberhaftes *Erythema nodosum* oder ein Erythema exsudativum multiforme wird z. B. nach Diphenylhydantoin oder Sulfonamiden gesehen.

Beim *Arzneimittelfieber* sind meist Eosinophile im peripheren Blut vorhanden, aber nur in ca. 20 % der Fälle besteht eine Eosinophilie. Die Blutsenkungsreaktion oder das CRP können sehr stark erhöht sein, und oft bestehen eine Leukozytose und eine leichte Transaminasenerhöhung. 1–2 Tage nach Absetzen des verantwortlichen Medikamentes ist im Allgemeinen ein Rückgang des Fiebers zu erwarten. Eine erneute Exposition mit dem angeschuldigten Medikament kann u. U. eine anaphylaktische Reaktion auslösen.

Vorgetäuschtes Fieber

Vorgetäuschtes Fieber fällt bei Personen mit psychosozialen oder psychiatrischen Problemen in der Regel durch den atypischen Verlauf und das Missverhältnis zwischen Höhe der Temperatur und Pulsfrequenz auf.

Eine eingehende Anamnese und die Diskrepanz zwischen Oral- und Rektaltemperatur kann es ermöglichen, diese Fälle zu erkennen.

4.8 Bedeutung einzelner Befunde für die Differenzierung febriler Zustände

Verlauf der Temperatur

Manche febrilen Krankheitsbilder haben einen ihnen zugehörigen charakteristischen Fieberverlauf. Die Kenntnis dieser Fieberverläufe ist differenzialdiagnostisch außerordentlich lehrreich, wenn auch in den ersten Tagen der Erkrankung, in denen die Diagnose gestellt werden muss, die typischen Merkmale in der Regel noch nicht sichtbar sind. Durch Antibiotika oder entzündungshemmende Analgetika werden die typischen Fieberverläufe zudem häufig verfälscht.

➤ Bei der *Kontinua* schwanken die Morgen- und Abendtemperaturen nur unbeträchtlich um 1 °C. Kontinuierliches Fieber ist z. B. typisch bei *Pneumokokkenpneumonie, Typhus, Paratyphus, Fleckfieber* und *Erysipel* auf der Höhe der Erkrankung.

➤ Der *remittierende Typus* zeigt einen beträchtlichen Unterschied (bis 2 °C) zwischen Morgen- und Abendtemperatur, wobei aber die Morgentemperatur afebrile Werte meist nicht erreicht (Abb. 4.**41**). Dieser Temperaturverlauf wird bei sehr vielen Erkrankungen beobachtet, z. B. *Tuberkulose, umschriebenen Eiterungen, septischen Prozessen, Bronchopneumonien*, manchen *Viruserkrankungen* und *rheumatischem Fieber*.

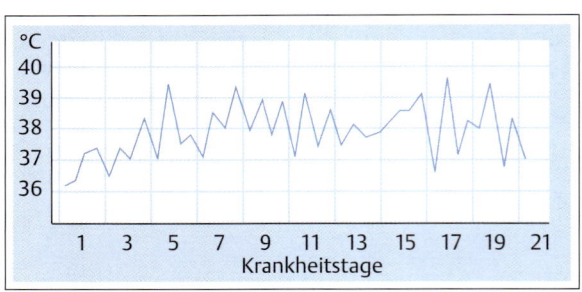

Abb. 4.41 Remittierendes Fieber bei Peritonitis tuberculosa.

➤ Beim *intermittierenden Fiebertypus* sind die Unterschiede zwischen Morgen- und Abendtemperaturen noch größer. Die Morgentemperatur sinkt auch unter 37 °C. Dieser Fiebertypus kommt z. B. bei akuter *Pyelonephritis, Pleuritis* und *Sepsis* vor (Abb. 4.**42**).

➤ *Unregelmäßige, wellenförmige (undulierende) Fieberverläufe* werden beim *Morbus Bang* (allerdings nicht pathognomonisch) gesehen.

➤ Ein Fieberverlauf besonderer Form findet sich als *Pel-Ebstein-Fieber-Typus* beim *Lymphogranulom* (Abb. 4.**40**).

➤ *Regelmäßige periodische Temperatursteigerungen* sind typisch für die *Malaria*, das *Fünftagefieber* und die *Febris recurrens*.

➤ *Periodisch* auftretende Temperaturen mit *unregelmäßigem Intervall* finden sich bei den zu entzündlichen Rezidiven neigenden Krankheiten wie *Bronchiektasen, Cholelithiasis, Prostataleiden* usw.

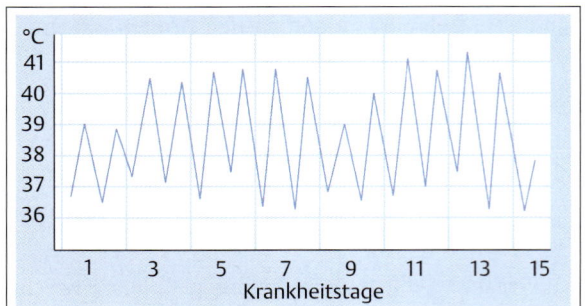

Abb. 4.42 Intermittierender Temperaturverlauf bei Septikämie.

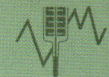

Bedeutung einzelner Befunde für die Differenzierung febriler Zustände

Schüttelfrost

Häufig werden echte Schüttelfröste bei folgenden Zuständen beobachtet:
- Bakteriämien verschiedener Ursachen,
- Sepsis, subakute bakterielle Endokarditis,
- bakterielle Pneumonie,
- Meningokokkenmeningitis,
- Erysipel,
- Malaria,
- akute Pyelonephritis,
- Morbus Weil und
- allergische Reaktionen (intravenöse Arzneimittel, Röntgenkontrastmittel oder Blutprodukte).

Sie kommen selten vor bei Tuberkulose, Paratyphus, Typhus (noch seltener als beim Paratyphus), Rickettsiosen und Viruserkrankungen und *nie* beim rheumatischen Fieber.

Entzündungsparameter

Blutkörperchensenkungsgeschwindigkeit

Die Senkungsbeschleunigung ist in erster Linie abhängig von der Zunahme des Fibrinogens und der Globuline auf Kosten der Albumine. Solche Verschiebungen der Plasmaproteine können nicht nur bei entzündlichen Prozessen, sondern auch bei vielen anderen pathologischen Zuständen, am ausgeprägtesten bei Tumoren mit Gewebszerfall vorkommen.

> Bei perakuten Erkrankungen wird die Senkungsbeschleunigung im Allgemeinen vermisst, weil eine Anlaufzeit von etwa 30 Stunden notwendig ist. Andererseits persistiert die Senkungsbeschleunigung nach krankhaften Geschehen oft wochenlang, was besonders bei der Beurteilung der Senkungswerte in der Rekonvaleszenz beachtet werden muss.

- Die *Senkung ist stark erhöht* bei allen umschriebenen, eitrigen Prozessen (wichtige Ausnahme: Appendizitis im Frühstadium), den meisten bakteriellen Infektionen (Pneumonie, Meningokokkenmeningitis, Pyelonephritis), den Leptospirosen, *mäßig stark* auch bei den Brucellosen und der Tuberkulose (nicht obligat). *Besonders hohe Werte* finden sich bei rheumatischem Fieber, Vaskulitiden, Kollagenosen, nichtentzündlichen Prozessen, welche mit Dysproteinämien einhergehen (maligne Tumoren, Leberkrankheiten usw.) sowie oftmals bei Arzneimittelfieber. Die *höchsten Werte* finden sich beim multiplen Myelom (Tab. 4.**29**).
- Die Senkung ist trotz febriler Zustände dagegen bei vielen Viruserkrankungen *nicht oder wenig beschleunigt*. Bei Tuberkulose (sogar bei offenen Formen) können niedrige Senkungsreaktionen festgestellt werden.
- Bei mit dem übrigen klinischen Befund nicht parallel gehenden Werten soll stets geprüft werden, ob nicht gleichzeitig Faktoren vorliegen, welche z.B. eine abnorm niedrige Senkung erklären. Dazu gehören in erster Linie Polyglobulie, Herzinsuffizienz oder Behandlung mit Corticosteroiden. Mäßige Senkungsbeschleunigungen kommen demgegenüber bei Anämien vor.
- Eine Beschleunigung der Senkungsreaktion bei Personen, die keine Krankheitssymptome zeigen – sei es, weil die Beschleunigung während einer Rekonvaleszenz sich nicht zurückbildet oder die Beschleunigung anlässlich einer sog. Durchuntersuchung („check up") entdeckt wurde –, kann sehr schwierige differenzialdiagnostische Probleme stellen.

C-reaktives Protein (CRP)

In der Differenzialdiagnose des Status febrilis hat das CRP an Interesse gewonnen, weil eine starke Erhöhung für eine bakterielle Infektion, nicht aber für eine virale Infektion spricht. Allerdings kann in einer klinischen Notfallsituation die Sensitivität oder Spezifität des CRP ungenügend sein und die Differenzialdiagnose fehlleiten. Das CRP kann bei perakuten systemischen bakte-

Tabelle 4.29 Mögliche Ursachen einer beschleunigten Blutkörperchensenkungsreaktion

Entzündliche Ursachen
– Tonsillitiden
– versteckte Nasennebenhöhleneiterungen
– Zahngranulome (nur geringgradig gesteigert)
– phlebitische Prozesse bei Varikosis
– Cholezystitis
– versteckte tuberkulöse Prozesse
– Morbus Bang
Rheumatische Affektionen
– Vaskulitiden und Kollagenosen
Leber- und Nierenaffektionen
Neoplasien
– Hypernephrom
– Tumoren des Magen-Darm-Traktes
– Tumoren des Genitalsystems
– Tumoren anderer Lokalisation
– maligne Lymphome
Dysproteinämie
Anämien

riellen Infektionen in der Frühphase noch tief sein und ist oftmals bei bakteriellen Abszessen auch in einer fortgeschrittenen Phase noch tief. Demgegenüber kann das CRP bei viralen Infekten zum Teil deutlich erhöht und bei rheumatologischen Leiden oder bei Gewebeschaden (Trauma, Operation) stark erhöht sein. Bei systemischen Vaskulitiden reflektiert eine CRP-Erhöhung die Krankheitsaktivität, ohne dass eine bakterielle Infektion vorliegen muss.

> Das CRP reagiert vor allem auf kurzfristige Änderungen der Entzündungsaktivität rasch, während die Senkungsreaktion bei der Diagnose und Kontrolle langzeitiger entzündlicher Veränderungen die Hauptrolle spielt.

Procalcitonin

Vorstufen von Calcitonin, darunter Procalcitonin, sind stark erhöht bei schwerer bakterieller Infektion, sind aber in der Regel nur leicht oder mittelmäßig erhöht bei viralen Infektionen oder nichtinfektiösen entzündlichen Erkrankungen. Im Vergleich zum CRP steigen die Procalcitoninwerte bei bakteriellen Infektionen früher an. Am besten validiert ist der Marker bei intensivmedizinisch betreuten, schwer kranken Patienten, bei denen infektiöse und nichtinfektiöse Komplikationen i. d. R. mittels Procalcitoninmessung gut differenziert werden können.

Sensitivität und Spezifität. Weniger systematisch untersucht wurde der Labormarker für viele andere Settings und klare Cut-off-Werte sind im Moment nicht verfügbar. Die Sensitivität und Spezifität von Procalcitonin für die Diagnose bakterieller Infektionen sind deutlich unter 100 %. So kann Procalcitonin bei nichtinfektiösen Erkrankungen erhöht und umgekehrt selbst bei schwerer bakterieller Infektion inklusive infektiöser Sepsis tief bleiben. Insbesondere ist die Voraussagekraft des Procalcitonins limitiert oder unbrauchbar bei neutropenischen Patienten mit Fieber oder nach allogener Knochenmarktransplantation.

➤ Das Procalcitonin kann *sehr hoch* sein bei Neugeborenen, Malaria, Pilzinfektionen, innerhalb von 1–3 Tagen nach Trauma, nach Verbrennungen, 1–2 Tage nach chirurgischen Eingriffen (insbesondere nach kardiopulmonalem Bypass).
➤ *Hoch* ist der Wert auch bei Patienten mit medullärem Schilddrüsenkarzinom, kleinzelligem Bronchuskarzinom, Karzinoidtumor und gelegentlich bei neuroendokrinen Tumoren.
➤ *Milde bis moderate Erhöhungen* von Procalcitonin wurden festgestellt bei verschiedenen entzündlichen Erkrankungen wie bei der chronischen obstruktiven Lungenerkrankung, der chronischen Bronchitis, pulmonalen Tuberkulose, regionalen Ileitis oder Colitis ulcerosa.

> Procalcitonin wie auch andere Entzündungsmarker sind kein Substitut für eine sorgfältige Anamnese, klinische Untersuchung und umfassende klinische Beurteilung.

Blutbild

Verhalten der Leukozyten

Der Beachtung der Leukozyten kommt stets eine besondere differenzialdiagnostische Bedeutung zu. Man sollte dabei aber niemals das Krankheitsstadium außer Acht lassen.

Leukozytose. Im Allgemeinen zeigen alle bakteriellen Infektionen mit oder ohne umschriebene Eiterbildung eine Leukozytose. Ihr Fehlen deutet bei diesen Erkrankungen auf eine leichte Form oder einen besonders schweren toxischen Verlauf hin. Auch beim rheumatischen Fieber ist die Erhöhung der Leukozytenzahl meist obligat.

Besonders hochgradige Leukozytosen (*leukämoide Reaktionen*) mit stark ausgeprägter Linksverschiebung bis zu Myelozyten und Myeloblasten finden sich bei Knochenmetastasen, Miliartuberkulose, Kohlenmonoxidintoxikation, Coma diabeticum und uraemicum, Scharlach, Pneumonie, disseminierter Form von Pilzerkrankungen (Kokzidioidomykose usw.), Dermatitis herpetiformis sowie in der Überwindungsphase nach Agranulozytose. Auch bei schweren Blutungen mit Schock werden hohe Leukozytenwerte beobachtet. Vereinzelt sind auch hohe Leukozytosen (über 50 000/mm³ = > 50 × 10⁹/l) bei Karzinomen (z. B. Bronchialkarzinom) ohne auffallende Metastasierung in die Knochen beschrieben worden. Bei diesen Karzinomhyperleukozytosen sprechen unreife weiße Blutzellen nicht für das gleichzeitige Bestehen einer Myelose.

> Der Anstieg der neutrophilen Leukozyten ist das früheste fassbare humoralpathologische Geschehen im Krankheitsablauf zahlreicher Krankheiten.

Niemals darf der Befund einer Leukozytose deshalb mit einer Infektion gleichgesetzt werden. Leukozytose findet sich auch bei vielen nichtinfektiösen Prozessen: z. B. Herzinfarkt, Tumoren, Gicht, Urämie, diabetisches Koma.

Stabkernige. Außer dem Anstieg der neutrophilen Leukozyten ist stets auch die Zahl der Stabkernigen zu beachten. Werden alle Neutrophilen, welche keine Fadenbrücke zwischen den einzelnen Segmenten auf-

Bedeutung einzelner Befunde für die Differenzierung febriler Zustände

weisen, zu den stabkernigen Neutrophilen gezählt, so beträgt die Zahl der Stabkernigen normalerweise bis 16 %. Werden dagegen nur diejenigen Neutrophilen zu den stabkernigen Neutrophilen gezählt, deren Segmentbrücken mehr als ein Drittel des größten Segmentdurchmessers ausmachen, dann beträgt die Zahl der Stabkernigen bis 5 %.

Ein eindeutiger Anstieg der Stabkernigen, auch als *Linksverschiebung* bezeichnet, spricht ebenfalls im Sinne einer vermehrten Beanspruchung des myeloischen Systems.

Zeigen *alle* Neutrophilen nur 2 Segmente, muss die familiäre Leukozytenanomalie von Pelger-Huet diagnostiziert werden. Sie kann eine besonders ausgeprägte Linksverschiebung vortäuschen (Abb. 4.**43**).

Toxische Veränderungen. Für die Differenzialdiagnose von ebenso großer Bedeutung sind die toxischen Veränderungen der Neutrophilen (Abb. 4.**44**). Von toxischen Neutrophilen sprechen wir, wenn
➤ die Kerne der Neutrophilen pyknotisch sind,
➤ die Granula mittelgrob oder grob gefunden werden,
➤ im Plasma basophile Schlieren (sog. Doehle-Einschlusskörperchen) auftreten,
➤ das Plasma vakuolisiert ist.

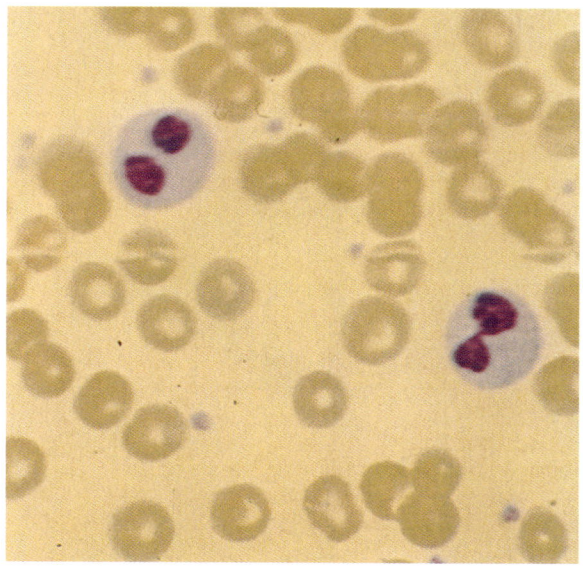

Abb. 4.43 Pelger-Huet-Kernanomalie.

Toxische Veränderungen (vor allem durch grobe Granula gekennzeichnet) werden bei bakteriellen Infektionen nach 2–3 Tagen dauernder Infektion beobachtet. Vakuolisierung des Plasmas hat besondere Beziehungen zu Leberaffektionen (Leberabszess, Coma hepaticum).

Selten einmal müssen die May-Hegglin-Zytoplasmaanomalie und die familiäre Alder-Granulationsanomalie gegenüber toxischen Veränderungen abgegrenzt werden.

Toxische Veränderungen *fehlen* oder sind nur angedeutet bei Virusinfektionen, Spirochätosen, Morbus Bang, Rickettsiosen und Tuberkulose, sofern keine sekundäre bakterielle Infektion besteht (Kavernen, Darmulzera).

> Keine neutrophile Leukozytose zeigen Malaria, Viruserkrankungen und viele Formen der Tuberkulose.

Leukopenie (Granulozytopenie). Sie kommt vor bei Typhus und Paratyphus, Morbus Bang, anderen Septikämien, Viruserkrankungen (z. B. AIDS, Masern, Röteln, Mumps, Grippe, Mononukleose, Dengue-Fieber), Kala-Azar, Splenomegalien, so z. B. auch beim Felty-Syndrom, Lupus erythematodes und Histoplasmose. Auch eine schwere Miliartuberkulose geht gelegentlich mit ausgesprochener Leukopenie (unter 1000/mm³ = < 1 × 10^9/l) einher.

Eine noch ausgeprägtere Granulozytopenie oder sogar *Agranulozytose* (Leukopenie mit Leukozytenzahl je nach Definition unter 500 bzw. zwischen 500 und 1200/mm³ oder 0,5 × 10^9–1,2 × 10^9/l und Fehlen der Granulozyten) kommt als Nebenwirkung gewisser *Medikamente* vor.

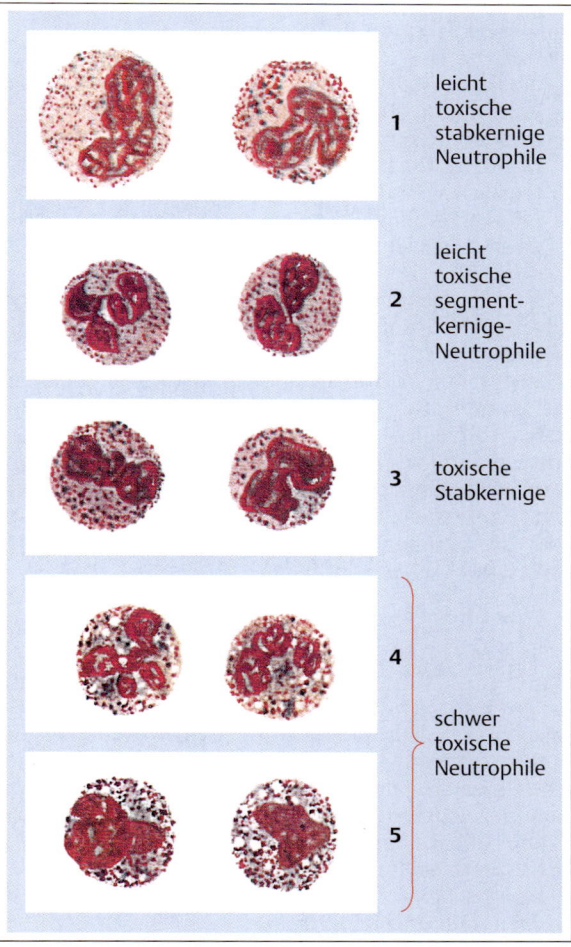

Abb. 4.44 Toxische Veränderungen des weißen Blutbildes (nach Frick).

Status febrilis

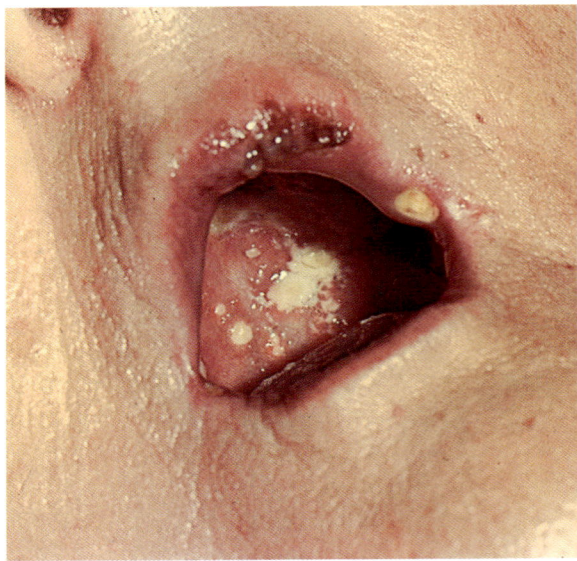

Abb. 4.45 Schmierig belegte Schleimhautulzerationen an Oberlippe und Gaumen bei Agranulozytose.

Dabei gibt es zwei Möglichkeiten:
- *Toxische* Leukopenie (z. B. Zytostatika, Benzol, radioaktive Medikamente); sie ist unabhängig vom Individuum, aber abhängig von der Dosis.
- *Allergische* Leukopenie (z. B. Aminopyrin, Phenylbutazon, Sulfonamide, Chloramphenicol, Gold, Thyreostatika, Tranquilizer, Antiepileptika, Antihistaminika, Antidiabetika); sie ist abhängig vom Individuum, aber weitgehend unabhängig von der Dosis.

Seltene Erscheinungen sind die Autoimmungranulozytopenie, die Isoimmungranulozytopenie nach multiplen Bluttransfusionen und die zyklische Neutropenie bzw. Agranulozytose. Schließlich kann eine Leukopenie Manifestation einer aleukämischen Leukämie sein (z. B. Haarzellleukämie). An eine Granulozytopenie oder Agranulozytose muss immer gedacht werden, wenn ein Fieberzustand ohne ersichtliche Ursache auftritt, namentlich wenn er von einer eitrigen Angina oder Ulzerationen der Mundschleimhaut begleitet ist (Abb. 4.**45**).

Verhalten der Eosinophilen

Eosinophilie. Sie ist bei Infektionen im Allgemeinen ein prognostisch günstiges Zeichen. Man hat das Wiedererscheinen der Eosinophilen als Morgenröte der Genesung bezeichnet (postinfektiöse Eosinophilie, z. B. bei Typhus abdominalis).
Ausgesprochene Eosinophilie findet sich bei:
- allergischen Erkrankungen (Serumkrankheit, Asthma bronchiale usw.),
- Parasitenerkrankungen, v. a. wenn die Parasiten in das Gewebe eindringen: Trichinen, Echinokokken, Filaria, Toxocara, Ancylostoma duodenale, Schistosomen (Bilharziose) und weniger ausgesprochen bei Darmparasiten,
- Löfflers eosinophilem Lungeninfiltrat,
- Endocarditis fibroplastica (Löffler),
- Krankheiten des hämatopoetischen Systems,
- Kollagenkrankheiten wie Periarteriitis nodosa,
- Tumoren, hauptsächlich der Ovarien, aber auch anderer Lokalisation.

Geringe Eosinophilie kommt bei Scharlach, Lymphogranulom und Hypernephrom vor und kann auch ein Hinweis auf das Vorliegen eines Morbus Addison sein.

Eosinopenie oder Fehlen von Eosinophilen. Das Fehlen von Eosinophilen kann diagnostisch verwertet werden. Der Prozentsatz der Eosinophilen geht bei den meisten Infektionskrankheiten zurück. Beim Typhus abdominalis ist das Verschwinden der Eosinophilen so ausgeprägt, dass die Typhusdiagnose sehr unwahrscheinlich wird, wenn im Blutausstrich Eosinophile gefunden werden. Auch bei Masern fehlen Eosinophile. Beim Morbus Cushing und bei Therapie mit Glucocorticoiden ist eine Eosinopenie typisch.

Verhalten der Monozyten

Monozytosen. Infektiöse Monozytosen kommen vor bei Syphilis, Brucellosen, Listeriosen, Trypanosomaerkrankungen, subakuter bakterieller Endokarditis und Tuberkulose. Auch bei anderen entzündlichen Krankheiten, bei Kollagenosen, Sarkoidose, granulomatösen Darmerkrankungen und myeloproliferativen Syndromen kommt eine Monozytose vor.
Unklare Monozytosen bei älteren Patienten sind auf einen präleukämischen Zustand verdächtig.

Verhalten der Lymphozyten

Lymphozytosen. Sie sind im Verlauf von Infektionskrankheiten häufig. Es können in diagnostischer Hinsicht 3 verschiedene Formen unterschieden werden:
- Die *lymphozytäre Reaktion* mit meist alten Lymphozyten und kleinem Plasmasaum:
  - Sie findet sich in der Überwindungsphase sehr vieler Infektionen (Typhus, bakterielle Pneumonie usw.) und hat diagnostisch keine große Bedeutung.
  - Die Bang-Lymphozytose kann bis 60 % erreichen und ist diagnostisch wichtiger.
  - Chronische Infektionskrankheiten (Tuberkulose, Lues) können mit Lymphozytose einhergehen.
- Die *lymphozytoide Reaktion* mit großen, breitleibigen Zellen und breitem, blass gefärbtem Plasmasaum:
  - Diese Zellen sind sehr typisch bei der Mononukleose, wobei sie bis 70 % erreichen können. In der Regel besteht gleichzeitig eine Leukozytose.
  - Ähnliches gilt für die akute Zytomegalievirus- und akute HIV-Infektion.

- Weniger ausgesprochen können diese Zellen aber auch bei anderen Virusaffektionen (Viruspneumonie, Hepatitis) angetroffen werden (sog. Virozyten).
➤ Die *plasmazelluläre Reaktion* mit typischen Plasmazellen mit radspeichenartigen Kernen und tief kornblumenblauem Plasma:
  - Diese Reaktion wird vor allem bei Rubeolen und Hepatitis beobachtet.

Lymphopenien. Ausgesprochene Lymphopenien sind bei hoher Leukozytose ein regelmäßiger Befund und als *relative Lymphopenien* nicht besonders verwertbar. *Absolute Lymphopenien* (ohne oder mit nur geringer Leukozytose) liegen bei der Miliaris und auch bei ausgedehntem Lymphogranulom oft vor. Bei der Miliartuberkulose ist das Symptom so stark zu bewerten, dass diese Krankheit bei normalen Lymphozytenzahlen weitgehend ausgeschlossen werden kann.

Bei fortgeschrittener HIV-Infektion (AIDS) wird eine Lymphopenie mit Werten unter 1000/mm^3 ($< 1 \times 10^9$/l) als charakteristisch angesehen.

Literatur

American Academy of Pediatrics. Redbook 2003. Report of the Committee in Infectious Diseases. 26th Edition. Elk Grove Village IL, USA 2003.

Arnow PM, Flaherty JP. Fever of unknown origin. Lancet. 1997; 350: 575–80.

Barbado FJ, Vazquez JJ, Peña JM, et al. Fever of unknown origin: a survey on 133 patients. J Med 1984; 15: 185–92.

Blockmans D, Knockaert D, Maes A, De Caestecker J, Stroobants S, Bobbaers H, Mortelmans L. Clinical Value of [18F]fluoro-Deoxyglucose Positron Emission Tomography for Patients with Fever of Unknown Origin. Clin Infect Dis 2001; 32: 191–6.

Borio L, Inglesby T, Peters CJ et al. Hemorrhagic Fever Viruses as Biological Weapons. JAMA 2002; 287: 2391–405.

Bryan CS. Fever of Unknown Origin. The Evolving Definition. Arch Intern Med 2003; 163: 1003–4.

Cohen J, Powderly WG (ed.). Infectious Diseases. 2nd Edition. London: Mosby 2004.

Cohen PR, Kurzrock R. Sweet's syndrome revisited: a review of disease concepts. Int J Dermatol 2003; 42: 761–78.

Cook GC, Zumla A (ed.). Manson's Tropical Diseases. 21st Edition. W.B. Saunders 2003.

D'Acremont V, Ambresin AE, Burnand B, Genton B. Practice guidelines for evaluation of fever in returning travelers and migrants. J Travel Med 2003; 10 Suppl 2: S25–52.

De Kleijn EMH, Van Lier HJJ, van der Meer JWM, and the Netherlands FUO Study Group. Fever of unknown origin (FUO), II: diagnostic procedures in a prospective multicenter study of 167 patients. Medicine (Baltimore). 1997; 76: 401–14.

De Kleijn EMH, Vandenbroucke JP, Van Der Meer JWM, and the Netherlands FUO Study Group. Fever of unknown origin (FUO), I: a prospective multicenter study of 167 patients with FUO, using fixed epidemiologic entry criteria. Medicine (Baltimore). 1997; 76: 392–400.

Drenth JPH, Endres S, Belohradsky BH, van der Meer JWM. Das Hyper-IgD-Syndrom. Dtsch med Wschr 1996; 121: 1299–300.

Fisher RG, Wright PF, Johnson JE. Inflammatory pseudotumor presenting as fever of unknown origin. Clin Infect Dis 1995; 21: 1492–4.

Fishman DN. Hemophagocytic Syndromes and Infection. Emerging Infect Dis 2000; 6: 601–8.

Guerrant RL, Walker DH, Weller PF (ed.). Tropical Infectious Diseases: Principles, Pathogens, & Practice. Churchill Livingstone 1999.

Hull KM, Shoham N, Chae JJ, Aksentijevich I, Kastner DL. The expanding spectrum of systemic autoinflammatory disorders and their rheumatic manifestations. Curr Op Rheumatol 2003; 15: 61–9.

Iikuni Y, Okada J, Kondo H, Kashiwazaki S. Current fever of unknown origin 1982–1992. Intern Med 1994; 33: 67–73.

Jennette JC, Falk RJ. Small-vessel vasculitis. N Engl J Med 1997; 337: 1512–23.

Knockaert DC, Dujardin KS, Bobbaers HJ. Long-term follow-up of patients with undiagnosed fever of unknown origin. Arch Intern Med 1996; 156: 618–20.

Knockaert DC, Vanneste LJ, Vanneste SB, Bobbaers HJ. Fever of unknown origin in the 1980s: an update of the diagnostic spectrum. Arch Intern Med 1992; 152: 51–5.

Larson EB, Featherstone HJ, Petersdorf RG. Fever of undetermined origin: diagnosis and follow-up of 105 cases, 1970–1980. Medicine (Baltimore). 1982; 61: 269–92.

Long SS, Pickerin LK, Prober CG (ed.). Principals and Practice of pediatric infectious diseases. 2nd edition. New York: Churchill Livingstone 2003.

Mandell GL, Bennett JE, Dolin R (ed.). Principles and Practice of Infectious Diseases. 5th Edition. New York: Churchill Livingstone 2000.

Mourad O, Palda V, Detsky AS. A Comprehensive Evidence-Based Approach to Fever of Unknown Origin. Arch Intern Med 2003; 163: 545–51.

Norris AH, Krasinskas AM, Salhany KE, Gluckman SJ. Kikuchi-Fujimoto disease: a benign cause of fever and lymphadenopathy. Am J Med 1996; 101: 401–5.

Oksenhendler E, Duarte M, Soulier J et al. Multicentric Castleman's disease in HIV infection: a clinical and pathological study of 20 patients. AIDS. 1996; 19: 61–7.

Peter HH, Pichler WJ (ed.). Klinische Immunologie. 2. Auflage. München: Urban & Schwarzenberg 1996.

Petersdorf RB, Beeson PB. Fever of unexplained origin: report on 100 cases. Medicine (Baltimore). 1961; 40: 1–30.

Pulsoni A, Anghel G, Falcucci P et al. Treatment of Sinus Histiocytosis With Massive Lymphadenopathy (Rosai-Dorfman Disease): Report of a Case and Literature Review. Am J Hematol 2002; 69: 67–71.

Reiner AP, Spivak JL. Hematophagic histiocytosis. A report of 23 new patients and a review of the literature. Medicine. 1988; 67: 369–88.

Root RK, Waldvogel F, Corey L, Stamm WE (ed.) Clinical Infectious Diseases. Oxford University Press 1999.

Schibler A, Birrer P, Vella S. PFAPA-Syndrom: periodisches Fieber, Adenitis, Pharyngitis und aphthöse Stomatitis. Schweiz Med Wochenschr 1997; 127: 1280–4.

Toro JR, Aksentijevich I, Hull KM, Dean J, Kastner DL. Tumor Necrosis Factor Receptor-Associated Periodic Syndrome. Arch. Dermatol 2000; 136: 1487–94.

Vanderschueren S, Knockaert D, Adriaenssens T, Demey W, Durnez A, Blockmans D, Bobbaers H. From Prolonged febrile Illness to Fever of Unknown Origin. Arch Intern Med 2003; 163: 1033–41.

Whitley RJ, Gnann JW. Viral encephalitis: familiar infections and emerging pathogens. Lancet 2002; 359: 507–13.

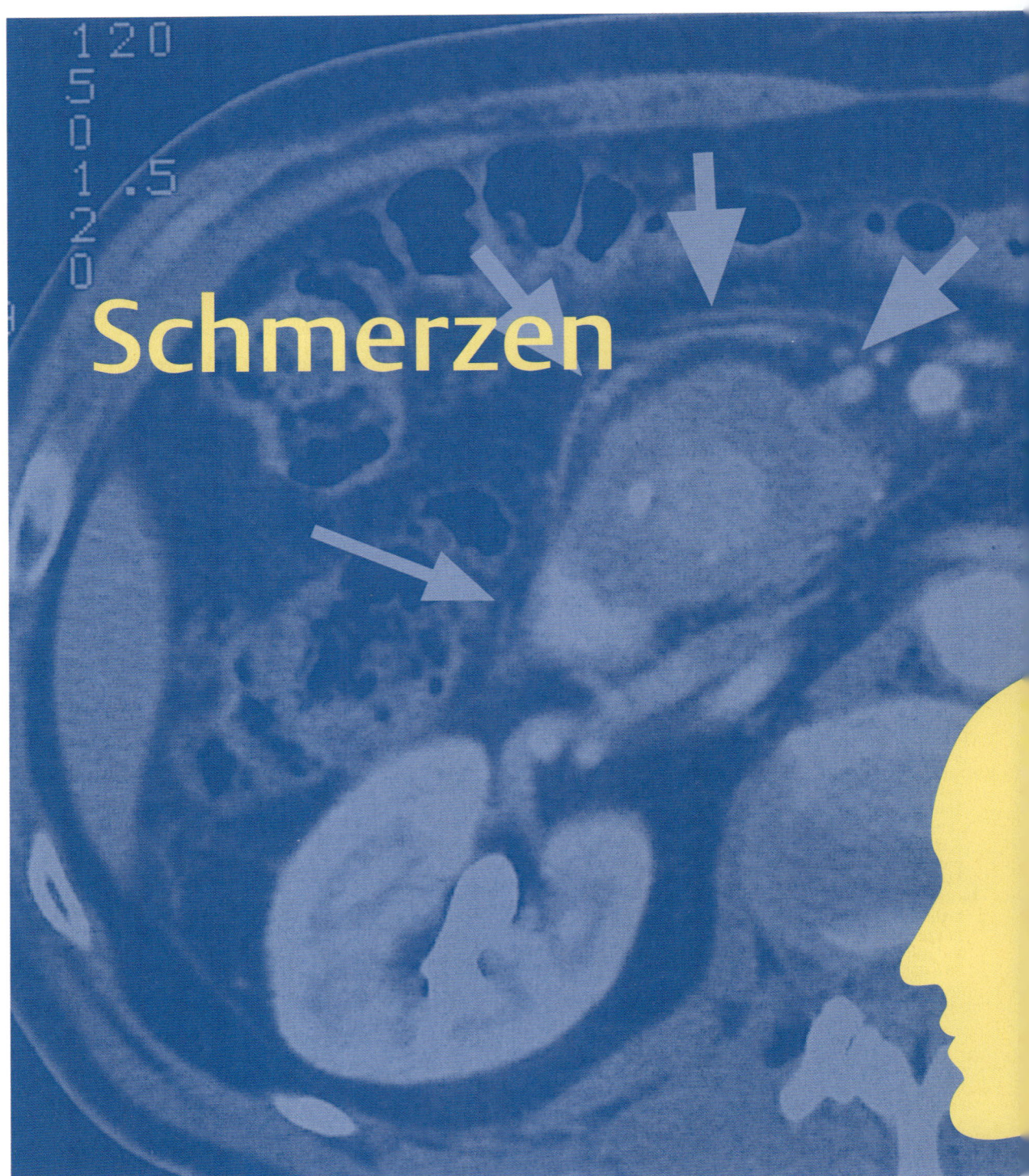

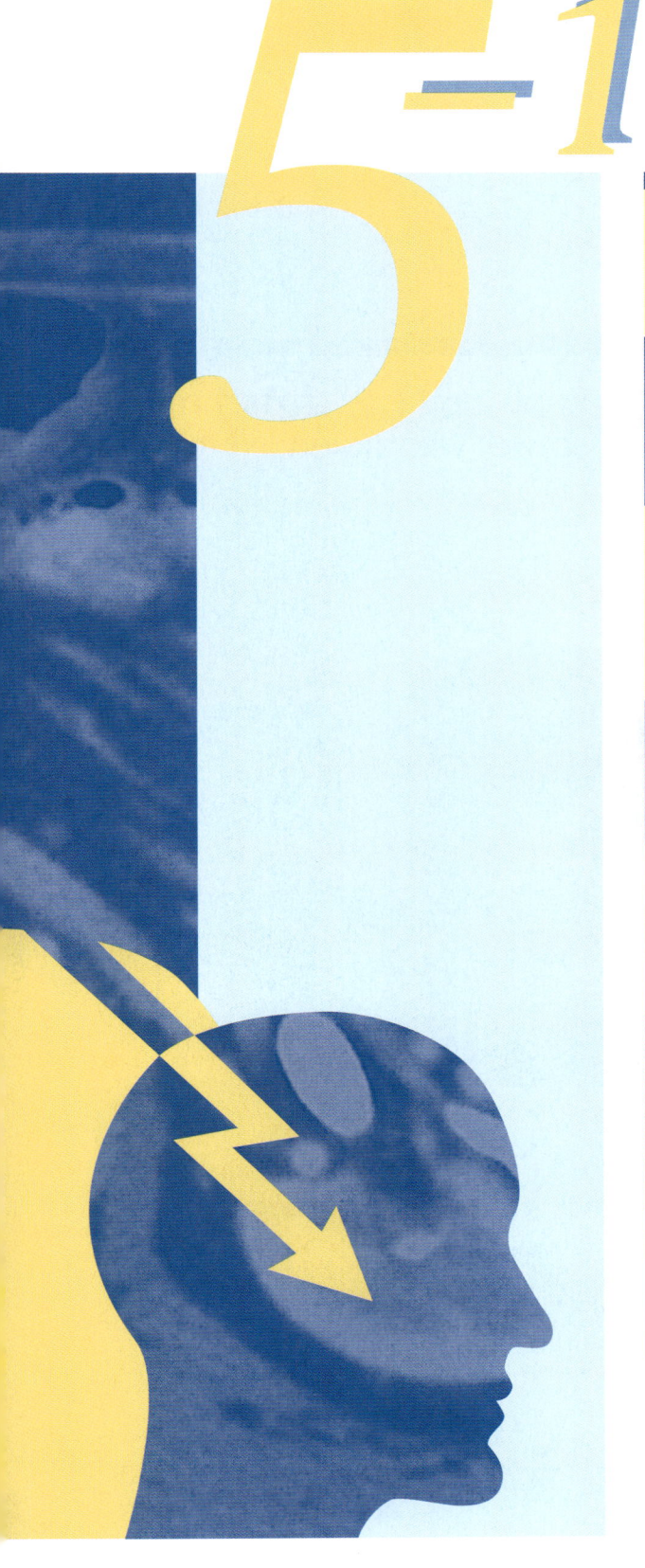

5–11

5 Kopf- und Gesichtsschmerzen sowie Neuralgien
K. Hess

6 Schmerzen im Bereich des Thorax
F. R. Eberli und E. W. Russi
(Frühere Bearbeitung: O. Hess und W. Vetter)

7 Schmerzen im Bereich des Abdomens
D. Moradpour und H. E. Blum
(Frühere Bearbeitung: D. Moradpour, R. W. Ammann und H. E. Blum)

8 Arm- und Beinschmerzen neurogener Art
K. Hess

9 Schmerzen bei Erkrankungen der Gefäße
U. Hoffmann und F. Tató
(Frühere Bearbeitung: U. Hoffmann und A. Bollinger)

10 Schmerzen bei Erkrankungen der Gelenke
P. Greminger und B. A. Michel
(Frühere Bearbeitung: P. Greminger, B. A. Michel, G. Siegenthaler-Zuber)

11 Schmerzen bei Erkrankungen der Knochen
A. Aeschlimann und M. E. Kraenzlin

5 Kopf- und Gesichtsschmerzen sowie Neuralgien

K. Hess

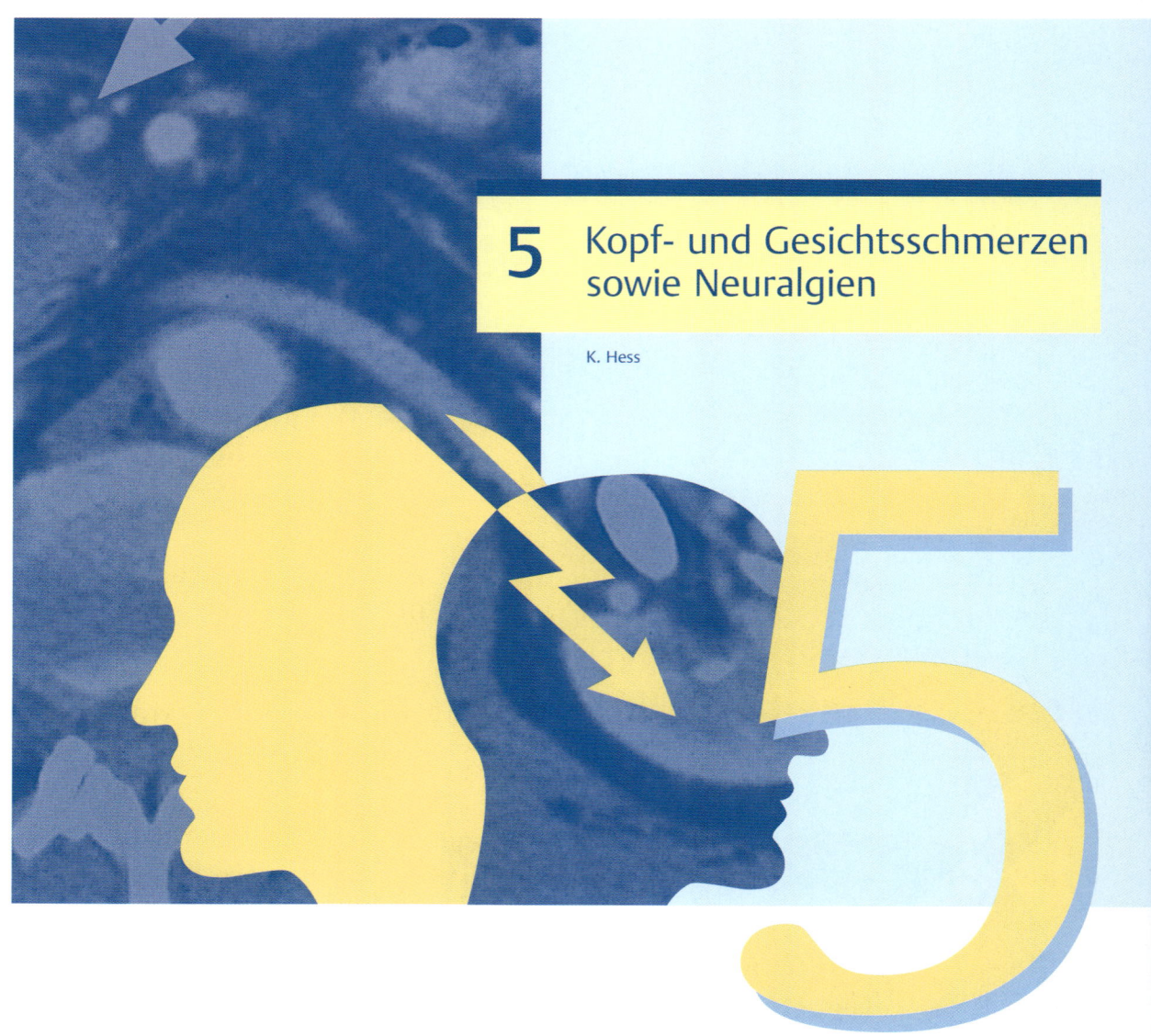

Kopf- und Gesichtsschmerzen sowie Neuralgien

5.1 Kopfschmerzen ... 211

Symptomatische Kopfschmerzen ... 211

Subarachnoidalblutung ... 211
Meningitis, Meningeosis, Meningoenzephalitis, Enzephalitis, Hirnabszess ... 212
Intrazerebrale Blutung ... 212
Karotis-/Vertebralisdissektion ... 212
Ischämische Hirnläsionen ... 212
Akuter Okklusivhydrozephalus ... 213
Sinus- und Hirnvenenthrombosen ... 214
Hypophysenapoplexie ... 214
Subduralhämatom ... 214
Hypoliquorrhösyndrom (sog. Unterdrucksyndrom) ... 215
Tumor und Pseudotumor cerebri (chronisches Hirndrucksyndrom) ... 215
Riesenzellarteriitis und andere Vaskulitiden ... 215
Schlafapnoe-Syndrom ... 215
Epileptische Anfälle ... 215
Posttraumatische Kopfschmerzen ... 216
Zervikogene Kopfschmerzen ... 216
Kopf- und Gesichtsschmerzen bei ophthalmologischen, otorhinologischen, dentogenen und kieferorthopädischen Leiden ... 216
    Augenheilkunde ... 216
    Hals-Nasen-Ohren-Heilkunde ... 216
    Zahnmedizin ... 216
Kopfschmerzen internistischer Ursache ... 217

Idiopathische Kopfschmerzen ... 217

Migräne ohne Aura ... 217
Migräne mit Aura ... 218
Basilarismigräne und andere Sonderformen der Migräne mit Aura ... 218
Spannungskopfschmerzen ... 218
Cluster-Kopfschmerz (Graupel-Kopfweh, Bing-Horton-Kopfschmerz) und chronische paroxysmale Hemikranie ... 219
Thunderclap-, Anstrengungs- und Orgasmuskopfschmerz ... 219

5.2 Neuralgien im Kopfbereich ... 219

Idiopathische und symptomatische Trigeminusneuralgie ... 220

Idiopathische und symptomatische Glossopharyngeusneuralgie ... 220

Occipitalis-major-/-minor-Neuralgie ... 220

Seltene Neuralgien im Gesichtsbereich, neuralgiforme Schmerzen bei Hirnnervensyndromen ... 220

Traumatische Neuralgien, Anaesthesia dolorosa und zentrale Gesichtsschmerzen ... 221

5.3 So genannte atypische Gesichtsschmerzen ... 221

5 Kopf- und Gesichtsschmerzen sowie Neuralgien

Differenzialdiagnose der Kopf- und Gesichtsschmerzen

Bedeutung der Anamnese. Kopf- und Gesichtsschmerzen (im Weiteren unter Kopfschmerz subsumiert) sowie Neuralgien im Kopfbereich sind eine typische Domäne der exakten Anamnese. Die Hauptpunkte der Anamnese sind in Tab. 5.**1**, die Art des Schmerzbeginns als wichtiges differenzialdiagnostisches Element in Tab. 5.**2** zusammen gefasst. Die Anamnese lässt mühelos zwischen Kopfschmerz (im engeren Sinne) und Neuralgie unterscheiden, wobei Neuralgie definiert ist als Schmerz besonderer Art („neuralgiform") im Ausbreitungsgebiet eines Nervs.

Differenzialdiagnostische Abgrenzung. Aus dem Zeitmuster und in geringerem Maße auch aus Schmerzlokalisation und -charakter lässt sich die differenzialdiagnostische Schlüsselfrage nach symptomatischem oder idiopathischem Kopfschmerz (Tab. 5.**3**) bzw. symptomatischer oder idiopathischer Neuralgie meistens entscheiden.
Zudem fehlen bei den idiopathischen Kopfschmerzen und Neuralgien meist begleitende Befunde (Tab. 5.**4**). Diese sind hingegen bei symptomatischen Kopfschmerzen/Neuralgien definierend. Meningismus, Klopf- und Druckdolenzen inkl. Triggerpunkte, Pupillen- und Papillenanomalien, Trigeminus- und Fazialisausfälle, abnormer Blutdruck sowie pathologische Befunde in der Schädel-Computertomographie (CT), Lumbalpunktion und einigen Laboruntersuchungen sind die wichtigsten diagnostischen Komponenten.

Tabelle 5.1 Anamnese bei Kopf- und Gesichtsschmerzen sowie Neuralgien im Kopfbereich

Hauptpunkte der Anamnese	
Beginn	akut bis schleichend/aus dem Schlaf
Lokalisation	diffus, Helm, nuchal, Schläfe, einseitig, Gesicht etc.
Charakter	dumpf, drückend, schneidend, brennend, pulsierend, elektrisierend etc.
Intensität	Schmerzskala 0–10 (10 = unerträglich)
Dauer	Stiche, Attacke, Episode, Dauerschmerz
Periodik	singulär, repetitiv, episodisch
Begleitsymptomatik	Brechreiz – Erbrechen, Licht-, Lärm-, Geruchsüberempfindlichkeit, Schwindel, Doppeltsehen, Krankheitsgefühl

Tabelle 5.2 Schmerzbeginn als differenzialdiagnostisches Element

Perakut (Beginn innerhalb von Sekunden bis Minuten)
- Subarachnoidalblutung
- Dissektion
- intrazerebrale Blutung/Insult
- hypertensive Krise
- Barosinus
- Thunderclap-Headache
- Trigeminusneuralgie

Akut (Beginn innerhalb von Minuten bis Stunden)
- Meningitis, Enzephalitis, Abszess
- Okklusivhydrozephalus
- Hypophysenapoplexie
- Sinusitis
- akutes Glaukom
- zervikozephales Syndrom
- intrazerebrale Blutung
- Migräne
- Cluster-Kopfschmerz

Einschleichend
- Subduralhämatom
- Sinus- und Hirnvenenthrombosen
- Hirndruck/Pseudotumor
- Riesenzellarteriitis
- Refraktionsanomalien
- chronische Sinusitis
- Nebenhöhlen-/Pharynxkarzinome
- Kiefergelenksaffektionen
- Spannungskopfschmerzen

Tabelle 5.3 Zwei Hauptgruppen von Kopfschmerzen

Symptomatisch („sekundär", d. h. erkennbares Grundleiden)
- Subarachnoidalblutung
- Meningitis, Meningeosis, Meningoenzephalitis, Enzephalitis, Hirnabszess
- intrazerebrale Blutung
- Karotis-/Vertebralisdissektion
- ischämische Hirnläsionen
- Okklusivhydrozephalus
- Sinus- und Hirnvenenthrombosen
- Hypophysenapoplexie
- Subduralhämatom
- Hirndrucksyndrom und Pseudotumor cerebri
- Hypoliquorrhösyndrom
- Riesenzellarteriitis und andere Vaskulitiden
- Schlafapnoe-Syndrom
- epileptische Anfälle
- posttraumatische Kopfschmerzen
- zervikogene Kopfschmerzen
- Kopf- und Gesichtsschmerzen bei ophthalmologischen, otorhinologischen, dentogenen und kieferorthopädischen Leiden
- Kopfschmerzen internistischer Ursache: Hypertonie, Hypoxie, Knochenkrankheiten

Idiopathisch („primär", d. h. kein erkennbares Grundleiden)
- Migräne ohne/mit Aura
- Basilarismigräne und andere Sonderformen
- Spannungskopfschmerzen
- Graupel-Kopfschmerz (Cluster-Kopfschmerz) und Hypnic Headache
- chronische paroxysmale Hemikranie, Hemicrania continua, SUNCT
- Thunderclap-, Anstrengungs- und Orgasmuskopfschmerz

Tabelle 5.4 Typische Begleitbefunde symptomatischer Kopfschmerzen (Alarmzeichen)

- Meningismus
- Horner-Syndrom
- Stauungspapillen/retinale Blutung
- Hirnnerven- und andere fokale Ausfälle
- Hypertonie
- Druckdolenzen (Sinus, Schläfe etc.)
- Pathologische Geräusche (Hals, Kopf, Augen)

5.1 Kopfschmerzen

Symptomatische Kopfschmerzen

Die symptomatischen Kopfschmerzen sind meist Einzelereignisse im Leben eines Patienten, der früher nie oder ganz andere Kopfschmerzen hatte, wie er meist selbst vermerkt. Je nach Ursache dominieren oder begleiten sie eine Erkrankung. Nach Akuität und Schweregrad des Kopfschmerzes beurteilt, sind Subarachnoidalblutung und bakterielle Meningitis am schlimmsten, gefolgt von akutem Okklusivhydrozephalus, Gefäßdissektionen und intrazerebraler Blutung. Aber auch Barosinus (Sinusitis sphenoidalis!), akutes Glaukom, akute Otitiden und Graupel-Kopfweh bringen hohe Schmerz-Scores. Der Schmerzcharakter (brennend, bohrend, dumpf, pulsierend etc.) hilft oft wenig, die Schmerzlokalisation hingegen ist bedeutsam, auch wenn Kopfweh oft als diffus angegeben wird (Tab. 5.**3**).

Subarachnoidalblutung

Klinik. *Plötzlicher rasender Kopfschmerz „wie nie zuvor"* ist das „Markenzeichen" der Subarachnoidalblutung nach Aneurysmaruptur. Vorausgegangene migräneartige Kopfwehattacken („Sentinel leakage") sind manchmal eruierbar. Der Schmerz ist diffus im ganzen Kopf und flaut über Stunden bis Tage nur langsam ab. Selbst mit Opiaten ist ihm schwer beizukommen. Meningismus ist oft erst nach Stunden und bei einem Drittel(!) der Patienten gar nicht nachweisbar. Erbrechen, Bewusstseinstrübung, fokale zentralnervöse Befunde (Paresen, Aphasie, Hemianopsie) und/oder Hirnnervenausfälle sind häufig. Typisch sind die einseitige Okulomotoriusparese mit Mydriasis und Ptose oder die beidseitige Abduzensparese bei Aneurysmen im Basilarisbereich. Fundushämorrhagien (Terson-Zeichen) sind vor allem peripapillär und bei schwerer Blutung zu beobachten und beweisen die Diagnose. Im Gegensatz zur Meningitis setzt Fieber erst sekundär ein und überschreitet am ersten Tag 39,5 °C Kerntemperatur nicht.

Diagnostik. Rasche Hospitalisation und als erstes ein *Schädel-CT* (Abb. 5.**1**) sind essenziell. Nur bei fehlendem Blutnachweis im CT ist die Lumbalpunktion indiziert. Ein negatives CT am ersten Tag und normaler Liquor – ab 12 Stunden, und nicht später als 2 Wochen nach Kopfschmerzbeginn – schließen eine Subarachnoidalblutung weitgehend aus.

Differenzialdiagnostische Abgrenzung. Wichtigste Differenzialdiagnosen (DD) sind foudroyante Meningitis, intrazerebrale Blutung, Barosinus (vor allem bei Sinu-

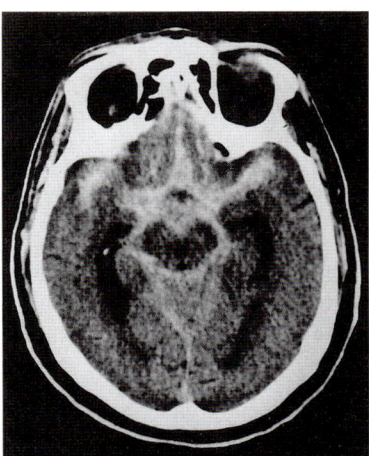
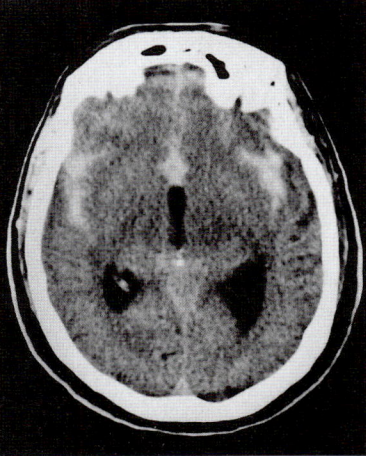

Abb. 5.1 Subarachnoidalblutung bei rupturiertem Aneurysma der A. communicans anterior.
a Blut (weiß) in basalen Zysternen und der ganzen vorderen Schädelgrube.
b Blut interhemisphärisch und in den Sylvi-Fissuren.

sitis sphenoidalis), Okklusivhydrozephalus bei Aquäduktstenose sowie die Basilarismigräne. Der selten spontane, meist aber orgasmusassoziierte idiopathische „Thunderclap"-Kopfschmerz und gelegentlich auch rasante sog. gutartige Anstrengungskopfschmerzen können eine Subarachnoidalblutung imitieren. Ein initialer begleitender agitierter Ausnahmezustand kann fälschlicherweise zur psychiatrischen Hospitalisation führen.

Meningitis, Meningeosis, Meningoenzephalitis, Enzephalitis, Hirnabszess

Meningitis. Die *bakterielle* Meningitis (v.a. Pneumo- und Meningokokken) kann nach vorausgehendem Krankheitsgefühl fast ebenso rasant einsetzen wie die schwere Subarachnoidalblutung mit stärksten diffusen Kopfschmerzen, Erbrechen und rascher Bewusstseinstrübung. Husten und körperliche Anstrengung aller Art exazerbieren den Schmerz (wie bei jeder meningealen Reizung). Das Fieber ist mit seltenen Ausnahmen schon initial hoch, und Meningitiszeichen (Meningismus, Kernig-Zeichen, Brudzinski-Zeichen, „position en chien de fusil") sind bereits initial evident, können im tiefen Koma allerdings verschwinden.

> Bei Verdacht auf bakterielle Meningitis ist nach CT und Blutkultur die sofortige antibiotische Behandlung noch vor der beweisenden Lumbalpunktion angezeigt.

Virale Meningitiden, aber auch die tuberkulöse Meningitis und Meningeosis neoplastica beginnen meist weniger dramatisch und sind – vor allem bei geringem Meningismus – eher gegen Sinus- und Hirnvenenthrombosen, Subduralhämatom oder Gefäßdissektion als gegen eine Subarachnoidalblutung abzugrenzen. Fieber und andere allgemeine Entzündungszeichen differenzieren meist klar.

Abgrenzung zur Enzephalitis. Die Übergänge von der Meningitis zur klinisch manifesten Enzephalitis sind fließend; epileptische Anfälle, fokale Ausfälle, delirante Zustände und Eintrübung weisen darauf hin. Dominiert die Enzephalitis wie beim Herpes simplex oder die *Zerebritis* (Vorstadium *Hirnabszess*) wie bei einer septischen Streuung, stehen Meningitiszeichen und oft auch der Kopfschmerz gegenüber den zentralnervösen Symptomen/Befunden und evtl. Hirndruckzeichen (s. Hirntumor) im Hintergrund.

Intrazerebrale Blutung

Bei einer intrazerebralen Blutung wird plötzlicher, aber meist weniger vernichtender und oft lokalisierter Kopfschmerz von fokalen zentralnervösen Ausfällen wie Hemiplegie, Hemianopsie und akuten psychischen Ausnahmezuständen begleitet. Nicht selten geht ein fokaler epileptischer Anfall voraus. Erbrechen und Benommenheit/Bewusstseinseintrübung kennzeichnen erhöhten Hirndruck, vor allem bei infratentorieller Blutung oder Ventrikeleinbruch. Meningismus fehlt oder ist gering ausgeprägt (außer bei Blutungsanschluss nach subarachnoidal).

Differenzialdiagnostische Abgrenzung. Wichtigste, mittels Notfall-CT zu klärende Differenzialdiagnosen sind die Gefäßdissektion mit ischämischem Hirninfarkt, ein blutender Hirntumor, die Sinus- oder Hirnvenenthrombose, eine hypertensive Krise und wiederum die seltene Basilarismigräne. Die Blutungsursachen (Hypertonie, Metastase, Gefäßmalformation) sind sorgfältig zu evaluieren.

Karotis-/Vertebralisdissektion

Der plötzliche und oft heftige Kopfschmerz ist typischerweise lokalisiert, einseitig im Hals- und/oder Gesichtsbereich bei Karotisdissektion – dann meist mit ipsilateralem Horner-Syndrom – und mehr oder weniger einseitig im Nacken- und Hinterkopfbereich bei Vertebralisdissektion. Begleitende oder nachfolgende Zeichen der transienten fokalen Ischämie oder des Hirninfarkts sind nicht obligat. Selten verursacht die Karotisdissektion als Folge der perivaskulären Einblutung im Schädelbasisbereich ipsilaterale kaudale Hirnnervenausfälle (IX–XII in wechselnden Kombinationen). Oft ist schon ein gezieltes CT diagnostisch; bei Unsicherheit ist eine Kernspintomographie mit Einschluss des Halses durchzuführen. Auch das Wallenberg-Syndrom kann mit akutem Gesichtsschmerz und gleichseitigem Horner-Syndrom beginnen, zeigt obligat ipsilaterale kaudale Hirnnervenausfälle, aber ebenso obligat eine gekreuzte dissoziierte Gefühlsminderung, die jedoch zu suchen ist!

Ischämische Hirnläsionen

Intensive einseitige Gesichtsschmerzen zusammen mit dissoziiertem Gefühlsverlust im Trigeminusbereich (zentrale Trigeminusareale) (Abb. 5.**2**) sind typisch beim *Wallenberg-Syndrom*, Halbseitenschmerzen mit Gesichtsbeteiligung bei Thalamusinfarkten (*Déjerine-Roussy-Syndrom*). Beides sind Beispiele von (seltenen!) zentral generierten Gesichtsschmerzen (s. Neuralgien).

Es ist unklar, inwieweit ischämische Hirnläsionen außerhalb schmerzrelevanter Strukturen Kopfweh verursachen. Tatsächlich sind *transient ischämische Attacken* und selbst *lakunäre Infarkte* nicht selten von stundenlangem, gelegentlich pulsierendem und lokalisiertem Kopfschmerz begleitet, ohne dass pathogenetisch ein Verschluss großer Gefäße oder eine Dissektion vorliegt. Auch *Territorialinfarkte* gehen gelegentlich mit lästigen Dauerkopfschmerzen (ohne lokalisa-

Kopfschmerzen

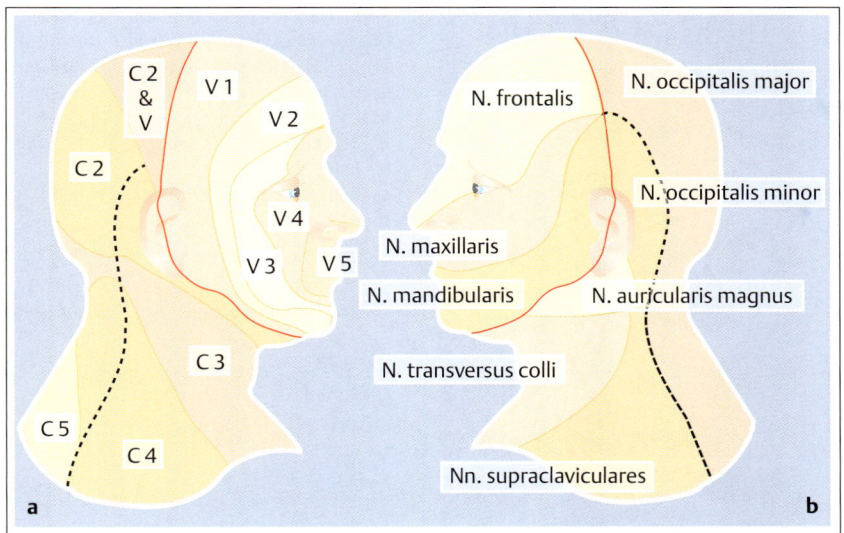

Abb. 5.2 Innervationsareale an Kopf und Hals.
a Nach Spinalnervenwurzeln (Hinterkopf, Hals) und zentraler Trigeminusrepräsentation (Gesicht).
b Nach Hautnerven.

torische Prädilektion) einher, die jedoch kaum das Ausmaß wie bei einer Hirnblutung erreichen.

Akuter Okklusivhydrozephalus

Ein plötzlicher deliranter oder „psychisch" agitierter Ausnahmezustand zusammen mit oft heftigen Kopfschmerzen (und Erbrechen) ist typisch für den akuten Hydrozephalus bei Obstruktion im III. Ventrikel, z. B. bei Kolloidzyste oder Parasitenbefall (Zystizerkose, Echinokokkus), bei Aquäduktverschluss, z. B. nach latenter kongenitaler Stenose, oder bei Arnold-Chiari-Malformation.

Differenzialdiagnostische Abgrenzung. Die viel häufigere Subarachnoidalblutung oder eine bakterielle Meningitis können ebenso beginnen, wobei der Kopfschmerz im spektakulären Ausnahmezustand manchmal untergeht! Falls der Patient nicht psychiatrisch hospitalisiert wird, ist die Diagnose im CT leicht zu stellen.

Der partielle oder schleichende obstruktive Hydrozephalus verläuft unter dem Bild des chronischen Hirndrucksyndroms (s. unten). Der chronische Aresorptivhydrozephalus (Normaldruckhydrozephalus) verursacht keinen Kopfschmerz, der akute malresorptive Hydrozephalus nach Subarachnoidalblutung (Abb. 5.3) ist bezüglich der Kopfschmerzen kaum von der Blutung zu differenzieren.

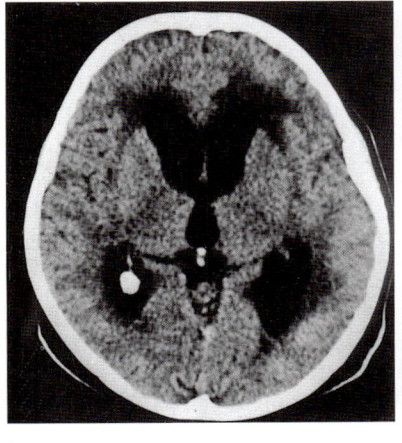
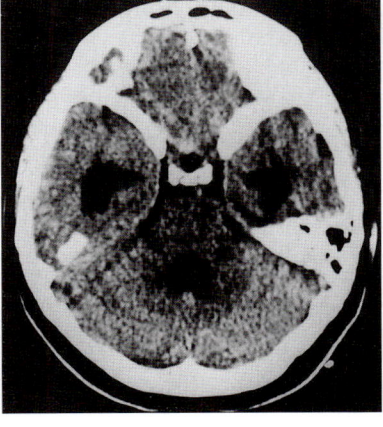
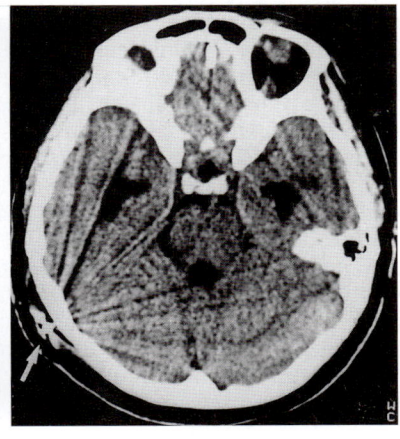

a

b

c

Abb. 5.3 Akuter Hydrocephalus malresorptivus 3 Wochen nach Subarachnoidalblutung (Aneurysma der A. communicans anterior).

a Weite Seitenventrikel (schwarz) mit periventrikulären „Resorptionszonen".
b Weite Temporalhörner und IV. Ventrikel.
c Resultat nach ventrikuloperitonealem Shunt; Shuntventil (Pfeil) über parietaler Kalotte mit strahligem Metallartefakt.

5 Kopf- und Gesichtsschmerzen sowie Neuralgien

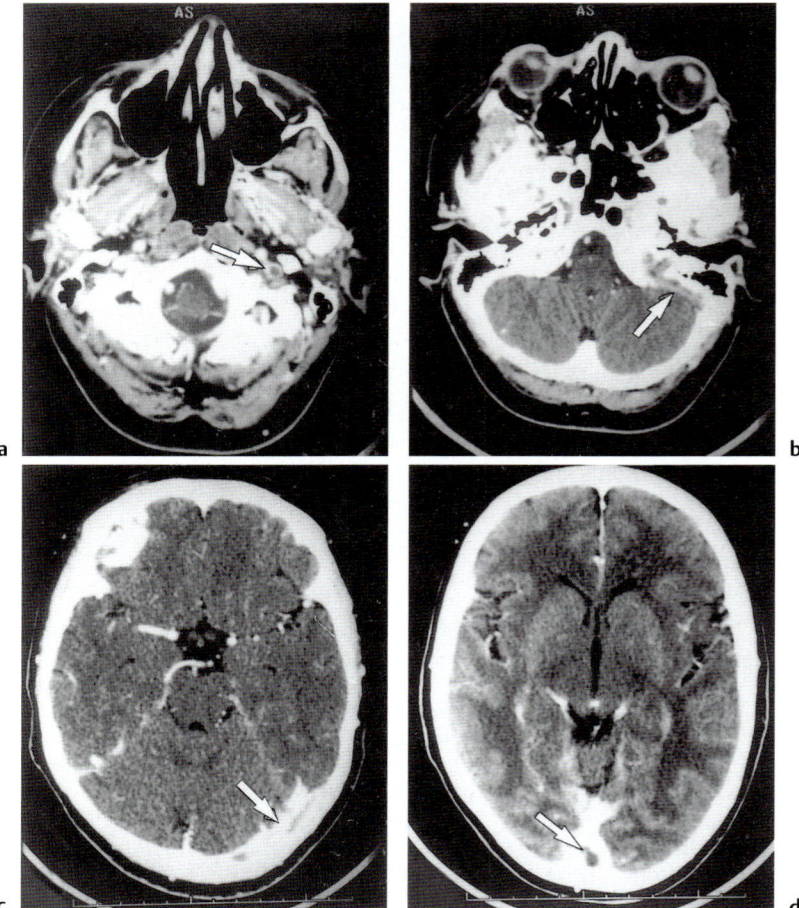

Abb. 5.4 Aseptische Sinusvenenthrombose. Axiales Schädel-CT mit Kontrastmittel bei 47-jähriger Frau mit diffusen Dauerkopfschmerzen seit 3 Wochen (Beginn plötzlich, hinter dem linken Ohr).
a Thrombosierte V. jugularis links (Pfeil).
b Sinus sigmoideus (Pfeil).
c Sinus transversus (Pfeil).
d Confluens sinuum (Pfeil).

Sinus- und Hirnvenenthrombosen

Eher schleichend einsetzender, aber hartnäckig über Tage und Wochen anhaltender, oft einseitiger dumpfer und halbwegs erträglicher Dauerschmerz kennzeichnet die aseptische Sinus- und/oder Hirnvenenthrombose (Abb. 5.**4**). Jüngere Frauen sind relativ häufig betroffen, manchmal ohne hormonelle oder hämatologische Risikofaktoren. Die Diagnose ist im fachkundig angefertigten CT leicht zu stellen. Komplizierende blutige venöse Infarkte sind häufig und äußern sich als epileptischer Anfall oder zerebrovaskulärer Insult.

Sekundäre septische Sinus- und Hirnvenenthrombosen bei schwerer Meningitis oder Enzephalitis können klinisch untergehen oder als Enzephalitisexazerbation imponieren. Die Erstmanifestation eines *Morbus Behçet* ist unter einem derartigen Bild möglich, weshalb Aphthen, Schleimhautulzera und Iritiszeichen zu suchen sind.

Hypophysenapoplexie

Akuter und anhaltender, zunächst unerklärlicher (Stirn-)Kopfschmerz *postpartal oder puerperal* muss an die Hypophysenapoplexie denken lassen, die auch noch als Erstmanifestation eines Hypophysenadenoms, aber kaum je spontan vorkommt. Das seltene Leiden muss rasch mittels CT oder Kernspintomographie sowie Nüchterncortisolspiegel diagnostiziert werden, da innerhalb von Tagen die endokrine Insuffizienz droht.

Subduralhämatom

Wegen des weiten Spektrums von Kopfschmerzen, von einschleichend, chronisch, leicht bis akut, episodisch, von diffus bis konstant und lokalisiert, ist das akute und chronische Subduralhämatom bei allen außergewöhnlichen Kopfschmerzen zu evaluieren. Positionsabhängigkeit entsprechend einem Hypoliquorrhösyndrom ist manchmal auffällig (Subduralhämatom als Folge einer chronischen Hypoliquorrhö). Fokale neurologische Zeichen fehlen meist. Allgemeine Verlangsamung, Antriebslosigkeit und vermehrtes Schlafbedürfnis hingegen können als bedrohliche Hirndruckzeichen dazukommen. Ein Trauma ist oft nicht eruierbar. Die Diagnose erfolgt mittels CT.

Hypoliquorrhösyndrom (sog. Unterdrucksyndrom)

Wegweisend ist die unmittelbare Positionsabhängigkeit von dumpfen diffusen Kopfschmerzen, die in aufrechter Haltung innerhalb von Minuten unerträglich stark und oft mit Übelkeit assoziiert sind, im Liegen aber innerhalb von Minuten verschwinden. Mehrwöchiger Verlauf verwischt die Anamnese manchmal in Richtung Dauerkopfschmerzen.

Häufigste Ursache ist eine passagere Durafistel nach Lumbalpunktion (sog. postpunktionelles Syndrom). Andere Ursachen sind selten. Vor weiteren Abklärungen (spontane Fistel? sonstige Volumendepletion des Liquorraums?) ist dann zunächst die Diagnose mittels Kernspintomogramm des Kopfes zu sichern.

Tumor und Pseudotumor cerebri (chronisches Hirndrucksyndrom)

Raumfordernde Prozesse wie Meningeom, Glioblastom oder Hirnmetastasen manifestieren sich viel häufiger in Form von epileptischen Anfällen oder fokalen Ausfällen als durch Dauerkopfdruck oder umschriebene Kopfschmerzen.

Selbst bei komplizierendem einschleichendem *Hirndrucksyndrom* ist Kopfschmerz meist nicht vordergründig; Benommenheit und Erbrechen sind indikativer. Stauungspapillen, Zentralskotome oder Gesichtsfeldeinschränkung, amblyope Attacken, pupillomotorische Störungen und Bradykardie sind Alarmzeichen.

Beim Hypophysenadenom allerdings können chronische Stirnkopfschmerzen (zusammen mit Libidoverlust und Impotenz/Amenorrhö) schweren endokrinen Störungen, Gesichtsfeldausfällen oder einer Kopfschmerzexazerbation bei Hypophysenapoplexie lange vorausgehen.

Pseudotumor cerebri heißt das Syndrom chronischer Hirndruckerhöhung ohne nachweisbare Raumforderung. Am ehesten liegt pathogenetisch eine venöse Abflussbehinderung zugrunde; manchmal ist das Syndrom bei obstruktiven Sinusvenenthrombosen zu beobachten. Typischerweise sind junge adipöse Frauen betroffen. Auch hormonelle Antikonzeption und Tetracycline sind Risikofaktoren. Auf chronischen, mäßigen, wochenlangen Dauerkopfdruck folgen Visuszerfall und oft auch Abduzensparesen. Das CT zeigt enge Ventrikel, der Liquordruck ist erhöht (über 30 cm H_2O), Drucksenkung bessert Kopfschmerz und Visus.

Riesenzellarteriitis und andere Vaskulitiden

Riesenzellarteriitis (Arteriitis temporalis Horton). Chronische, zermürbende, oft tageszeitlich fluktuierende Kopfschmerzen vorzugsweise der Schläfenregion bei älteren oder alten Patienten, die sich krank/depressiv fühlen und auch so wirken, kennzeichnen diese Autoimmunerkrankung. Umschriebene druckdolente, oft auch geschwollene Arterien im Kopfbereich, nicht etwa nur an der Schläfe (Arteriitis „temporalis"), belegen zusammen mit stark erhöhter Blutsenkung die Diagnose. Die Temporalisbiopsie ist in unklaren Situationen und bei hohem Risiko einer langfristigen Steroidbehandlung nötig (s. Kapitel 4).

Tolosa-Hunt-Syndrom. Typisch für diese fokale entzündliche (Autoimmun-?)Erkrankung ist ein konstanter bohrender Schmerz in/hinter einem Auge, nächtlich exazerbierend, begleitet oder wenige Tage später gefolgt von einer oder mehreren Augennervenparesen, manchmal auch einer Fühlstörung im ersten Trigeminusast und einer Sehstörung (N. opticus). Entzündliche Veränderungen im Sinus cavernosus sind die Regel. Unbehandelt dauert die Episode meist Wochen, auf systemische Steroide kommt es innerhalb eines Tages zu einer wesentlichen Besserung. Im Gegensatz zur Riesenzellarteriitis ist die Blutsenkung nicht oder nur marginal erhöht. Rezidive sind möglich.

Andere Vaskulitiden. Bei anderen Vaskulitiden (Periarteriitis nodosa, Wegener-Granulomatose, Lupus erythematodes disseminatus, Sjögren-Syndrom, eosinophile Angiitis, granulomatöse Angiitis des Nervensystems, Morbus Behçet) und bei infektiösen Vaskulitiden (Lues meningovascularis, Neuroborreliose) sind Kopfschmerzen meist nicht vordergründig.

Schlafapnoe-Syndrom

Morgendliche stundenlange dumpfe (Stirn-)Kopfschmerzen bei einem „Morgenmuffel" zusammen mit Tagesschläfrigkeit, nächtlichem Schnarchen, Übergewicht und/oder engen oberen Atemwegen (Polypen, Rachenmandeln, Makroglossie) lassen an ein Schlafapnoe-Syndrom denken und indizieren die neurologisch-pneumologische Abklärung.

Epileptische Anfälle

Selten gibt es als Anfallsäquivalente („painful parietal seizures", „Hemicrania epileptica") Sekunden bis Minuten dauernde, holo- oder hemizephale, schmerzhafte Hitze-, Kälte-, Krampf-, Stech- oder Pulssensationen, die jedoch meist auf den Körper übergreifen und von Bewusstseinsalteration oder anderen Epilepsiezeichen begleitet sind.

Daneben können migräneartige oder unklassifizierbare Kopfschmerzen fokale epileptische Anfälle begleiten oder Anfällen folgen. Sie sind dann gegen Migräne mit Aura abzugrenzen, was (fremd-)anamnestisch meist leicht auszumachen ist.

5 Kopf- und Gesichtsschmerzen sowie Neuralgien

Posttraumatische Kopfschmerzen

Diese heterogene Gruppe von Kopfschmerzen nach schwerer Schädel- und/oder Hirnverletzung bedarf als erstes der Abklärung auf neurologische Spätfolgen wie chronisches Subduralhämatom, Okklusivhydrozephalus, chronischen Hirnabszess, Liquorfistel. Sodann sind Halswirbelsäule-, Kopfgelenk- und Kiefergelenkverletzungen mit sekundären degenerativen Veränderungen zu evaluieren und Begleitbeschwerden wie Schwindel, Konzentrations- und Antriebsstörungen oder Depressionen abzuklären. Schließlich sind die Kopfschmerzanamnese vor dem Unfall, der Kopfschmerzbeginn nach dem Unfall, berufliches und familiäres Umfeld, Unfallhergang und die Versicherungssituation zu analysieren.

Die Tatsache, dass schwere Schädel-Hirn-Verletzungen oft merkwürdig wenig Kopfschmerzen verursachen und leichte Traumen oft hartnäckige schwere Dauerkopfschmerzen nach sich ziehen, irritiert und weist auf die Komplexität dieser Domäne hin.

Zervikogene Kopfschmerzen

Klinik. Ausgangs- und Schwerpunkt der meist bewegungsverstärkten Schmerzen ist der Nacken. Schmerzausstrahlung bis in Stirn und Augen (sog. *zervikozephales Syndrom*) lenkt diagnostisch manchmal ab, und die Übergänge zum Spannungskopfschmerz sind fließend. Vor allem hohe Zervikalsyndrome sind zudem nicht selten mit *Okzipitalisneuralgien* (s. u.) assoziiert oder werden damit verwechselt. Aktive und passive Bewegungseinschränkung, lokale Druckdolenzen zervikal und/oder okzipital sowie verspannte Nackenmuskulatur sind diagnostisch entscheidend.

Differenzialdiagnostische Abgrenzung. Im Gegensatz zur *Meningitis* mit blockierter Flexion sind beim vertebragenen Syndrom vor allem Rotation/Abduktion eingeschränkt, die Flexion jedoch relativ frei. Röntgenbilder der Halswirbelsäule sind diagnostisch wenig ergiebig (Steilstellung), aber zum Ausschluss von Subluxation, Spondylodiszitis oder Metastasen gerechtfertigt.

Die seltene *retropharyngeale Tendinitis* verursacht über Wochen zunehmende Dauernackenschmerzen, manchmal begleitet von systemischen Entzündungszeichen. Bei der Untersuchung dominiert der HWS-Retroflexions-Schmerz. Nichtsteroidale Antirheumatika bringen schnelle Besserung.

Kopf- und Gesichtsschmerzen bei ophthalmologischen, otorhinologischen, dentogenen und kieferorthopädischen Leiden

Augenheilkunde

- Das *akute Glaukom* ist die klassische Differenzialdiagnose akuter einseitiger Stirn- oder Gesichtskopfschmerzen; das meist gerötete Auge führt auf die Spur.
- Ähnlich schmerzhaft kann die akute oder chronische *Iritis/Iridozyklitis* sein.
- Irisrubeose zusammen mit einem pathologischen Geräusch (subjektiv oder objektiv) ist typisch für die *Sinus-cavernosus-Fistel*, zusammen mit Chemose oder Exophthalmus für die *Sinus-cavernosus-Thrombose*. Bei beiden kommt es früh zu Doppelbildern.
- Bei unkorrigierten weil unerkannten *Refraktionsanomalien und Heterophorien* ist der Stirnkopfschmerz deutlich belastungs-, d. h. vom Lesen abhängig und oft mit Unscharf- oder Doppeltsehen vergesellschaftet.
- Beidseitige meist chronische oder fluktuierende Augenschmerzen und -rötung mit wechselhaftem Doppeltsehen können eine *Augenmuskelmyositis* anzeigen.
- Akute Augenschmerzen ohne ophthalmologische Befunde kommen vor als Leitsymptom beim *Tolosa-Hunt-Syndrom*, bei *Riesenzellarteriitis* und prodromal zur diabetischen (ischämischen) Okulomotoriusparese.

Hals-Nasen-Ohren-Heilkunde

Akute und chronische sinusitische Kopf- oder besser Gesichtsschmerzen sind meistens leicht zu orten – mit Ausnahme der *Sinusitis sphenoidalis*, die nach vorne, seitlich oder diffus projizieren kann. Vornüberneigen des Kopfes verschlimmert den Schmerz bei akuten Sinusitiden oft. Vor allem aber kann die chronische oder akute Sinusitis als „Barosinus" (Unterdruck durch Zuschwellen der Ostien) dramatisch exazerbieren und fälschlicherweise an eine Meningitis oder Subarachnoidalblutung denken lassen. Druck-/Klopfdolenzen und Nasentropfen sind diagnostisch hilfreich, nötigenfalls auch Racheninspektion (Schleimstraße? Pharyngitis?), Diaphanoskopie und bildgebende Verfahren.

Zahnmedizin

- Zahnerkrankungen wie *Pulpitis, Periodontitis oder Zahnhalsabszesse* verursachen gelegentlich schlecht lokalisierbare Gesichts-, seltener Kopfschmerzen und können so diagnostisch lange fehlleiten. Sie entgehen der zahnärztlichen Abklärung jedoch höchstens in Frühstadien.
- Umgekehrt werden hartnäckige Gesichtsschmerzen nicht selten als dentogen fehlgedeutet. Zähne sonder Zahl sind der idiopathischen Trigeminusneuralgie zum Opfer gefallen. Aber auch Metastasen und Osteitiden der Mandibula, Sinusitis maxillaris, Nebenhöhlen- und Tonsillenkarzinome können Zahnschmerz imitieren.
- *Kiefergelenkarthropathien und -dysfunktionen* in unzähligen Varianten, pauschal als Costen-Syndrom etikettiert, verursachen Schmerzen in der Kiefergelenk- oder Schläfenregion, in der Regel verstärkt durch Kauen, Sprechen, Aufeinanderbeißen der Zähne. Bewegungseinschränkung, lokale Druckdo-

lenzen und Bewegungsgeräusche sind wegweisend. Am häufigsten ist das myofasziale Schmerzsyndrom bei einer oft schlecht objektivierbaren oromandibulären Dysfunktion.
➤ Differenzialdiagnostisch darf die *Riesenzellarteriitis* mit vaskulär-ischämischen muskulären Kauschmerzen („Kaumuskel-Klaudikation") nicht außer Acht gelassen werden.

Kopfschmerzen internistischer Ursache

Arterielle Hypertonie. Kopfschmerzanfälle und Dauerkopfweh können hypertoniebedingt sein, weshalb die Blutdruckmessung zu jeder Kopfschmerzabklärung gehört. Allerdings verursacht eine leichte oder mäßige Hypertonie per se kaum Kopfweh. Pathogenetisch entscheidend ist vielmehr ein *akuter diastolischer Blutdruckanstieg* (über 25%). Auf Hypertonie verdächtig sind gehäufte und oftmals pulsierende diffuse Kopfschmerzen in den frühen Morgenstunden (DD Migräne) und nach dem Aufstehen sowie prolongierte Kopfschmerzen nach körperlicher Anstrengung.

Kopfschmerzanfälle bei *hypertensiven Krisen* (DD maligne Hypertonie, Phäochromozytom, Prä-/Eklampsie) können von Zeichen einer hypertensiven Enzephalopathie begleitet sein, deren bedrohlichste Manifestation die beidseitige Amaurose ist, neben Benommenheit bis Somnolenz und gelegentlichen Grand-mal-Anfällen. Bei wirksamer antihypertensiver Behandlung klingt das Kopfweh innerhalb von Stunden ab.

Metabolisch-toxische Ätiologie. Metabolisch oder toxisch induzierte Kopfschmerzepisoden sind bei Hypoglykämie, Dialyse, Hypoxie (Höhenkopfschmerz, CO-Intoxikation, Schlafapnoe-Syndrom), nach übermäßigem Alkoholkonsum, nach Nitrat-/Nitrit- („hot dog headache") oder Glutamat-Einnahme sowie nach Drogenentzug zu erwähnen. Daran denken und fragen ist alles! Kopfweh im Rahmen von Anämie, Allgemeininfekten und schweren Intoxikationen ist selbstevident.

Schädelknochenerkrankungen. Diese sind selten von Kopfschmerzen (und Klopfdolenzen) begleitet, am ehesten noch das *Myelom* und der *Morbus Paget*. Leeraufnahme oder CT des Schädels sind diagnostisch entscheidend.

Idiopathische Kopfschmerzen

Repetitiv und stereotyp sind wichtige Stichworte zu den meisten idiopathischen Kopfschmerzen (Tab. 5.3). Dem ist gleich hinzuzufügen, dass symptomatische Kopfschmerzen ebenfalls episodisch und gleichförmig sein können, so bei toxischer Exposition (Nitrat/Nitrit, Glutamat), rezidivierenden Sinusitiden, Mollaret-Meningitis, zervikogenen vertebralen Syndromen, hypertensiven Krisen (Phäochromozytom!) und transient ischämischen Attacken. Auch Kopfweh bei Riesenzellarteriitis fluktuiert oft stark bis zu fast schubartig-periodischem Verlauf.

Charakteristisch für die Migränesyndrome ist die oft starke familiäre Belastung entsprechend einem autosomal dominanten Leiden.

Migräne ohne Aura

Definition. Die Migräne ohne Aura ist definiert durch wiederkehrende, 4 bis viele Stunden dauernde Anfälle von oft einseitigen und pulsierenden Kopfschmerzen, verstärkt durch körperliche Anstrengung und assoziiert mit Nausea und/oder Erbrechen sowie allgemeiner Reizbarkeit mit Licht- und Lärmscheu. Typische *Anfallstrigger* sind Rotwein, Entspannung nach Stress, Menstruation, akute Nackensteife, Kopfanschlagen, banale grippale Infekte.

Klinik. Der Anfall imponiert wie eine Allgemeinerkrankung. Das Rückzugsbedürfnis ist typisch, im Gegensatz zur Situation etwa beim Graupel-Kopfweh. Schlaf kupiert die Migräne nicht immer. Diagnostische Feinheiten sind den Kriterien der internationalen Kopfweh-Gesellschaft zu entnehmen.

Diagnostik. Die Frage wird kontrovers diskutiert, inwieweit eine typische Migräne neurologisch abklärungsbedürftig sei. Große bildgebend evaluierte Patientenserien erbrachten nur eine geringe Ausbeute an vaskulären oder anderen Anomalien. Bei positiver Familienanamnese und normalem neurologischem Befund kann auf ein Computertomogramm verzichtet werden. Allerdings ist die Diagnose bei jeder Atypie in Aura, Anfallsablauf oder bei Behandlungsresistenz zu überprüfen.

Differenzialdiagnostische Abgrenzung. Der *erste Migräneanfall* – vom jugendlichen bis ins höhere Alter und auch ohne positive Familienanamnese möglich – ist nicht immer leicht von symptomatischen Kopfschmerzen zu unterscheiden und muss manchmal entsprechend abgeklärt werden.

Aber auch bei etablierter Migräne gibt es Probleme. Migränepatienten sind nicht gegen eine Meningitis oder Subarachnoidalblutung mit akutem Kopfweh gefeit. Es gilt wie immer, daran zu denken und dann nach Meningismus oder zentralnervösen Symptomen zu suchen.

> Jeder abnorm lange oder abnorm starke Migräneanfall ist zu hinterfragen.

Typischerweise beginnen akute Allgemein-, aber auch Hirnerkrankungen, wie z. B. ein Hirninfarkt oder Multiple-Sklerose-Schub, beim Migränepatienten mit einer – oftmals prolongierten – Migräne. MS-Patienten haben auch außerhalb von Schüben gehäuft Migräne und Spannungskopfschmerzen. Als *Karotidynie* wird ein unscharf definiertes Syndrom migräneartiger, meist prolongierter Gesichts- und Halsschmerzen mit druckdolenter dilatierter Karotis bezeichnet.

Migräne mit Aura

Klinik. Klassisches Grundmuster ist eine etwa 20-minütige fokale zentralnervöse Symptomatik, am häufigsten das von einem Punkt aus wachsende Flimmerskotom, nahtlos gefolgt von akut einsetzenden Kopfschmerzen und autonomen Störungen wie bei der Migräne ohne Aura. Andere, oft aufeinander folgende oder parallel ablaufende Aura-Symptome sind einseitiges Kribbeln/Taubheitsgefühl, Sprechblockierung oder – seltener – einseitige Lähmungen. Die Aura ist sehr variabel, und der Kopfschmerz längst nicht immer halbseitig oder gar gekreuzt dazu.

Differenzialdiagnostische Abgrenzung. Analog zur Migräne ohne Aura gilt, dass eine abnorm lange (über 60 min), dann meist die Kopfschmerzen überdauernde Aura auf eine andere *zentralnervöse Erkrankung* verdächtig ist, sei es ein Migräneinfarkt, ein MS-Schub, eine Hirnvenenthrombose oder eine vaskuläre Malformation mit Einblutung.

Gesichtsfeld- oder Körperseitenwechsel der Aura spricht gegen eine zugrunde liegende strukturelle Anomalie sowie gegen zwei wichtige Differenzialdiagnosen mit repetitiven Störungen: fokale Epilepsie und transient ischämische Attacken.
- *Fokale epileptische Anfälle* sind an den häufigeren Rezidiven, am gelegentlichen Übergang in generalisierte Anfälle, an prolongierten zentralnervösen Befunden (Todd-Parese) und an meist nur geringen Kopfschmerzen erkennbar, noch sicherer aber im EEG. Das „Marching", d. h. die langsame Ausbreitung der fokalen Symptome ist, obwohl pathophysiologisch verschieden, der Migräne-Aura (spreading depression) und dem Epilepsieanfall (ausgreifende epileptische Entladung) gemeinsam.
- Bei den *transient ischämischen Attacken* (TIA) fehlt das „Marching" weitgehend, und auch das Kopfweh steht – falls vorhanden – gegenüber dem Ausfallsyndrom ganz im Hintergrund. Zudem zeigen Lähmungen viel häufiger eine TIA als eine Migräne-Aura an. Ausnahmen sind die seltenen Migränesonderformen Basilarismigräne, familiäre hemiplegische Migräne und ophthalmoplegische Migräne.

Isolierte Flimmerskotome, auch „Migraine sans migraine" oder „Migräne-Aura ohne Kopfweh" genannt, sind gerade bei älteren Patienten häufig und oft schwierig von transient ischämischen Attacken abzugrenzen. Sie sind im Zweifelsfall wie eine TIA abzuklären und zu behandeln. Die Verlaufsbeobachtung klärt in der Regel die Diagnose.

Auch die seltene *monokuläre Aura* (retinale Migräne) ist schwierig verifizierbar und differenzialdiagnostisch sorgfältig von transient ischämischen Attacken (Amaurosis fugax) und retinalen Erkrankungen abzugrenzen.

Basilarismigräne und andere Sonderformen der Migräne mit Aura

Klinik und Abgrenzung. Kennzeichnend für die Basilarismigräne ist die Aura, die sich als eine verwirrende Vielfalt von Sehrinde- und Hirnstammsymptomen (Augenflimmern, Schwindel, Ohrensausen, Doppeltsehen, Gesichtskribbeln, verwaschene Sprache, Gangunsicherheit) darstellt und oft übergeht in Somnolenz oder sogar ins Koma, wobei dann alle Symptome einschließlich der Kopfschmerzen in der nachfolgenden Amnesie verloren gehen können. Da diese Form bei Jugendlichen häufig ist und nicht selten das erste dramatische Migräneereignis im Leben eines Migränepatienten darstellt, stehen besondere differenzialdiagnostische Probleme mit ZNS-Intoxikationen im Vordergrund. Aber auch Basilaristhrombose, foudroyante Meningitis, Herpesenzephalitis und Subarachnoidalblutung sind zu berücksichtigen. Meist treten später andere Migränetypen auf, und die Basilarismigräneattacke bleibt singulär oder die seltene Ausnahme.

Andere Sonderformen. Die *familiäre hemiplegische Migräne* ist ein seltenes dramatisches Leiden von Kindern und jungen Erwachsenen, das autosomal dominant vererbt wird (Chromosom 19) und durch Heredität und Hemiplegie oder Zeichen einer Hemiparese in der Aura-Phase definiert ist. Oft hält die Hemiparese wie bei einer *Migräne mit prolongierter Aura* sehr lange an, d. h. über 60 min bis 7 Tage. Die Abgrenzung gegenüber einem Migräneinfarkt ist dann zwingend erforderlich. Differenzialdiagnostisch sind auch „stroke-like episodes" bei *mitochondrialer Zytopathie* (MELAS) zu bedenken.

Die sehr seltene *ophthalmoplegische Migräne* ist durch stunden- bis tagelange Doppelbilder (bei Augenmuskellähmung) nach einer Kopfwehepisode gekennzeichnet. Fast immer liegen strukturelle Läsionen (Aneurysmen usw.) zugrunde, weshalb die Diagnose nur per exclusionem zu stellen ist. Das Tolosa-Hunt-Syndrom (s. o.) und die diabetische Okulomotoriusparese beginnen ähnlich, dauern aber unbehandelt wochenlang.

Spannungskopfschmerzen

Klinik. Spannungskopfschmerz ist sozusagen der Antipode der Migräne, weil er eher einschleichend ist, zeitlich meist ausgedehnter, in der Schmerzintensität fast immer milde (bis mäßig) und von körperlicher Aktivität nicht beeinflusst wird. Stress und Müdigkeit verstärken, Analgetika aller Art bessern ihn rasch. Der drückende oder einschnürende diffuse Schmerz hält stunden-, oft auch tagelang an; die Anzahl der „Kopfwehtage" grenzen episodischen von chronischem – über 180 Tage pro Jahr – Spannungskopfschmerz (*chronic daily headache*) ab.

Differenzialdiagnostische Abgrenzung. Viele Migränepatienten leiden gehäuft an Spannungskopfschmerzen, und es gibt fließende *Übergänge* mit Verwischen des regelhaften Migränezeitmusters, was die Beurteilung manchmal erschwert. Lärm- und Lichtscheu gehören nicht zum Spannungskopfweh, Brechreiz ist außergewöhnlich, und Erbrechen zeigt den Übergang in Migräne oder eine Fehldiagnose an. Internistische Erkrankungen, chronische Sinusitiden, chronisches Glaukom, Riesenzellarteriitis, chronische Meningitiden/Meningeosen/Hirnabszesse und Hirnvenenthrombosen sind bei neu einsetzenden hartnäckigen Spannungskopfschmerzen zu bedenken. Hirntumoren wie Meningeom oder Metastasen manifestieren sich entgegen weit verbreiteter Meinung viel häufiger mit epileptischen Anfällen als mit chronischem Kopfweh.

Die meisten Leute ertragen Spannungskopfschmerzen als problem- und harmlose Alltagsbefindlichkeitsstörung, eine konfliktträchtige Minderheit leidet jedoch dermaßen daran, dass sie das ganze Instrumentarium der Medizin dauermobilisiert und auch den Spezialisten aufs äußerste fordert. Diese Patienten sind von Zeit zu Zeit klinisch zu untersuchen, da gerade sie der Gefahr einer übersehenen interkurrent eingeschlichenen neurologischen oder internistischen Erkrankung ausgesetzt sind.

Eine viel größere Gefahr allerdings ist der – selbst wieder Kopfweh erzeugende und damit Kopfweh unterhaltende – chronische *Medikamentenabusus*, dem viele dieser Patienten erliegen.

Cluster-Kopfschmerz (Graupel-Kopfweh, Bing-Horton-Kopfschmerz) und chronische paroxysmale Hemikranie

Klinik. Die Abgrenzung zur (viel häufigeren) Migräne ist meist eindeutig, wenn das *Zeitmuster als entscheidendes Kriterium* beachtet wird: In einer mehr- bis vielwöchigen Periode („Cluster") folgen die Anfälle Schlag auf Schlag, bis zu 8-mal in 24 Stunden, aber mindestens einmal in 48 Stunden, oft fahrplanmäßig und typischerweise auch aus dem Schlaf. Der Schmerzanstieg ist rasanter als bei Migräne, das Plateau ist schon nach 20 min erreicht, hält dann aber kürzer als bei Migräne an. Die einseitig an Schläfe oder Gesicht lokalisierten, fast nie die Seite wechselnden Schmerzen sind unerträglich und oft opiatresistent. Sie treiben den Patienten mit angepresster Hand im Zimmer umher und nicht selten in den Medikamentenabusus oder Suizid. Die Begleitzeichen ipsilaterale Augenrötung, Augentränen, verstopfte Nase und manchmal Horner-Syndrom sind diagnostisch hilfreich, kommen aber auch bei Migräne und anderen Kopfwehtypen (s. u.) vor. Das Horner-Syndrom muss, zumal bei der ersten Attacke, an eine Karotisdissektion oder das seltene Raeder-Syndrom denken lassen.

Im Übrigen ist das Zeitmuster des Cluster-Kopfschmerzes derart charakteristisch, dass es kaum differenzialdiagnostische Probleme zu symptomatischen Kopfschmerzen gibt.

Chronische paroxysmale Hemikranie. Die chronische paroxysmale Hemikranie, eine eigenständige Krankheit der Frauen, ist gekennzeichnet durch häufigere und kürzere Attacken als beim Cluster-Headache, der Krankheit der Männer. Bedeutsam ist das meist rasche Verschwinden auf Indometacin.

Dasselbe gilt für die *Hemicrania continua*, die als einseitiger Dauerschmerz mit Exazerbationen von der chronischen paroxysmalen Hemikranie abgegrenzt wird.

Als SUNCT (Short-lasting neuralgiform headache with conjunctival injection and tearing) wird die Indometacin-negative Form der chronischen paroxysmalen Hemikranie mit sehr vielen Attacken und starken autonomen Störungen bezeichnet.

Cluster-Kopfschmerz in Koexistenz mit gleichseitiger, meta- oder synchroner Trigeminusneuralgie hat Entitätscharakter und heißt *Cluster-Tic-Syndrom*.

Hypnic Headache. Wie der Cluster-Kopfschmerz treiben diese seltenen *holozephalen* Schmerzen den Patienten über Wochen bis Monate – stets aus dem Schlaf heraus – allnächtlich mit angepresster Hand im Zimmer herum. Beide Augen können gerötet sein und tränen. Tagsüber ist der Patient beschwerdefrei. Indometacin am Abend kupiert meist prompt.

Thunderclap-, Anstrengungs- und Orgasmuskopfschmerz

Diese Sonderformen idiopathischer Kopfschmerzen spielen vor allem in der Differenzialdiagnose der *Subarachnoidalblutung* eine Rolle und sind dort speziell erwähnt.

5.2 Neuralgien im Kopfbereich

Definition. Neuralgien sind Schmerzen im Ausbreitungsgebiet eines sensiblen Nerven mit besonderem Schmerzcharakter: einschießend, oft elektrisierend (Neuralgie sensu strictu), oder aber „neuralgiform", d. h. anhaltend brennend, stechend oder messerartig schneidend. Im Kopfbereich gibt es typische Neuralgien (Tab. 5.5), die meist leicht von andersartigen Kopf- oder Gesichtsschmerzen abgrenzbar sind. Neuralgien und neuralgiforme Gesichtsschmerzen sind meist Folge einer peripheren Nervenläsion und nur selten zentralnervöser Genese (s. u.).

Tabelle 5.5 Neuralgien im Kopfbereich/Gesichtsschmerzen

- Idiopathische/symptomatische Glossopharyngeusneuralgie
- Occipitalis-major-/-minor-Neuralgie
- Seltene Neuralgien/neuralgiforme Schmerzen bei Hirnnervensyndromen
- Traumatische Neuralgien, Anaesthesia dolorosa und zentrale Gesichtsschmerzen
- So genannter atypischer Gesichtsschmerz

Idiopathische und symptomatische Trigeminusneuralgie

Klinik. Die seriell einschießenden, messerscharfen und oft auch elektrisierenden Schmerzen, die stereotyp und einseitig stets am selben Ort, meist im mittleren und/oder unteren Gesicht (zweiter/dritter Trigeminusast) (Abb. 5.2) auftreten, machen die Trigeminusneuralgie unverkennbar. *Triggerpunkte* in der Schmerzzone sind typisch; am häufigsten lösen Kauen und Sprechen Attacken aus, weshalb die Patienten abnehmen und vereinsamen. Im Attackenintervall sind die Patienten schmerzfrei oder seltener – nach besonders heftigen Salven – von Kribbeln oder bohrendem Wundgefühl am selben Ort geplagt. Bei alten Patienten und normalem neurologischem Befund ist die Neuralgie wahrscheinlich „idiopathisch". Nach anfänglich fluktuierendem Verlauf mit einer oder zwei Spontanremissionen wird die Krankheit meist zum unerträglichen Dauerleiden, das nur noch neurochirurgisch zu kurieren ist.

Trigeminusneuralgien bei jüngeren Patienten mit Lokalisation im ersten Trigeminusast und mit Sensibilitätsausfällen im Trigeminusbereich sind meist symptomatisch, d. h. Folge einer strukturellen Läsion. Symptomatische Trigeminusneuralgien haben oft einen mitigierten und protrahierten Schmerzcharakter; der Schmerz ist nicht selten chronisch dumpf-bohrend („neuralgiform"), mit Exazerbationen, aber kaum je einschießend.

Differenzialdiagnostische Abgrenzung. Differenzialdiagnostisch steht bei jüngeren Patienten ein Multiple-Sklerose-Schub ganz vorne; diese Neuralgien sind nach einigen Wochen bis Monaten selbstlimitierend. Postherpetische Neuralgien sind durch Hautveränderungen gekennzeichnet. Neuralgiforme Schmerzen begleiten häufig auch andere *Trigeminusneuropathien*, seien sie idiopathischer (viraler) Genese, druckbedingt bei Knochenmetastasen oder Neurinom oder autoimmun-entzündlicher Genese und dann oft beidseitig, wie z. B. bei der Sklerodermie.

Idiopathische und symptomatische Glossopharyngeusneuralgie

Die Stichworte zu diesem seltenen Leiden sind ähnlicher Schmerzcharakter und strenge Einseitigkeit wie bei der idiopathischen Trigeminusneuralgie, aber andere Lokalisation. Bei der „äußeren Form" sind die Attacken unter/hinter dem Kieferwinkel, bei der „inneren Form" tief im Ohr, Rachen oder Zungengrund lokalisiert. *Trigger* sind vor allem Schlucken und Husten, aber auch Sprechen.

Entzündliche und raumfordernde Schädelbasisprozesse wie auch die Karotisdissektion sind Ursachen der symptomatischen Glossopharyngeusneuralgie und zeigen dann zusätzlich die entsprechenden neurologischen Befunde.

Occipitalis-major-/-minor-Neuralgie

Unter der Modediagnose „Okzipitalisneuralgie" werden Einklemmungsneuropathien dieser Nerven (Abb. 5.2) sowie das – kaum davon unterscheidbare – radikuläre Reizsyndrom C2 (C3) subsumiert. Die Diagnose ist meistens falsch, weil gegen den Hinterkopf ausstrahlende spondylogene Schmerzen bei Zervikalsyndrom sehr ähnlich sind und durch die obsolete Okzipitalis-Exhairese auch vorübergehend beseitigt werden. Tatsächlich sind „Okzipitalisneuralgien" oft mit Zervikalsyndromen assoziiert, und die bewegungsprovozierten einschießenden neurogenen Schmerzen nicht leicht von rheumatologischen Schmerzen am gleichen Ort abzugrenzen. Die Schmerzen bei der Okzipitalisneuralgie sind stereotyper, streng einseitig, durch abnorme Tinel-Empfindlichkeit des Nervs am Durchtrittspunkt und nicht selten durch Kribbeln oder Berührungsmissempfindungen im Ausbreitungsgebiet des Nervs gekennzeichnet. Die Lokalanästhesie am Tinel-Punkt beseitigt die Symptome für eine Weile und unterstützt dadurch die Vermutungsdiagnose.

Seltene Neuralgien im Gesichtsbereich, neuralgiforme Schmerzen bei Hirnnervensyndromen

Die *Optikusneuritis* wird oft von intensiven Augen- oder oberen Gesichtsschmerzen angekündigt oder begleitet, ebenso die diabetische *Okulomotoriusparese*, ohne dass eine Trigeminusbeteiligung nachweisbar wäre. Ähnlich beginnen können das *Tolosa-Hunt-Syndrom* (painfull ophthalmoplegia), die *Riesenzellarteriitis*, eine *Sinus-cavernosus-Fistel* oder -Thrombose (im Frühstadium) und das *Gradenigo-Syndrom* (Pyramidenspitzenabszess mit Trigeminus- und Abduzensausfall).

Das *Raeder-Syndrom* manifestiert sich ebenfalls mit einseitigen Stirn- oder Augenschmerzen, ist jedoch durch Fühlminderung im N.-frontalis-Bereich (Abb. 5.2) und durch ein ipsilaterales Horner-Syndrom definiert. Differenzialdiagnosen sind *abortives Wallenberg-Syndrom*, beginnender *Sinus-cavernosus-Prozess* sowie vor allem die *Karotisdissektion* mit typischem akutem Gesichtsschmerz auf der Horner-Seite (s. Dissektionen).

Die seltene *Aurikulotemporalis-"Neuralgie"* verdient den Namen nicht, da die Brennschmerzen im Kinnbereich vorwiegend durch abnorme Schweißsekretion wegen falsch reinnervierter Ganglion-oticum-Efferenzen (Haut statt Parotis) zustande kommen.

Hingegen sind die prämonitorischen oder begleitenden tief meatal lokalisierten, einschießenden Schmerzen beim Zoster oticus oder gelegentlich beim Hemispasmus facialis auf eine *Neuralgie des N. intermedius* (Hunt-Neuralgie) zurückzuführen. Gefühlsausfall und/oder Triggerpunkt am inneren Gehörgang belegen die Diagnose. Ob auch die prä- oder retroaurikulären Dauerschmerzen bei der durch Borrelien verursachten oder idiopathischen (Bell-)*Fazialisparese* damit zusammenhängen, ist unbekannt.

Bei der seltenen *N.-laryngeus-superior-Neuralgie* lösen Schlucken, Schreien oder Halsbewegungen einschießende Schmerzen im seitlichen Halsdreieck aus. Beweisend ist ein Trigger am seitlichen unteren Larynx. Die Abgrenzung zur Glossopharyngeusneuralgie ist schwierig.

Traumatische Neuralgien, Anaesthesia dolorosa und zentrale Gesichtsschmerzen

Traumatische Neuralgien. Druck- oder Kontusionsläsionen, seltener auch ischämische (z. B. nach Angiographie) oder entzündliche (z. B. bei Sinusitis) Läsionen einzelner Trigeminusäste sind anamnestisch und anhand der Begleitumstände (z. B. Narben) leicht auszumachen und zudem immer mit sensiblen Störungen im Bereich der neuralgiformen Schmerzen und oft auch mit abnormer Tinel-Empfindlichkeit am Austrittspunkt assoziiert.

Anaesthesia dolorosa. Schlimmer sind die oft kausalgiformen Dauerschmerzen in Trigeminusarealen nach misslungener Thermokoagulation des Gasseri-Ganglion, nach Rhizotomie oder nach anderen Trigeminuswurzelläsionen (z. B. Tumorinfiltration). Der Name „Anaesthesia dolorosa" trifft das scheinbare Paradox des schweren sensiblen Ausfalls im Schmerzbereich.

Zentrale Gesichtsschmerzen. Intensive einseitige Gesichtsschmerzen und ipsilateraler dissoziierter Fühlverlust im Trigeminusbereich (Abb. 5.**2**) treten typischerweise zusammen mit anderen Hirnstammzeichen beim Wallenberg-Syndrom auf. Auch Thalamusläsionen können diese zentralen, meist quadrantischen oder halbseitigen Schmerzsyndrome verursachen (s. Ischämische Hirnläsionen). Syringobulbie und Tabes dorsalis sind weitere seltene Ursachen für zentrale Gesichtsschmerzen, die im neurologischen Kontext jedoch kaum verkannt werden können. Differenzialdiagnostisch ist bei isolierten Schmerzsyndromen ohne neurologischen Befund die Abgrenzung zu psychogenen Schmerzen schwierig, und der Übergang zu den sog. atypischen Gesichtsschmerzen (s. u.) ist fließend. Ohne Nachweis einer entsprechenden Läsion mit bildgebenden Verfahren ist die These einer organischen Genese solcher Schmerzen schwerlich aufrecht zu erhalten.

5.3 So genannte atypische Gesichtsschmerzen

Umschriebene oder auch diffuse Gesichtsschmerzen sind manchmal differenzialdiagnostisch sehr hartnäckig und bei noch so umfangreicher neuro-, rhino- und ophthalmologischer Abklärung nicht genauer einzugrenzen. Mangels besseren Wissens werden sie als atypische Gesichtsschmerzen bezeichnet. Wahrscheinlich sind oft somatoforme Störungen im Spiel. Die Beschwerden verlaufen episodisch oder chronisch wie Spannungskopfschmerzen und sprechen auch häufig auf dieselbe Behandlung an.

Ob ein Teil dieser Beschwerdebilder, nämlich die einseitigen Schmerzen im unteren Gesichts- und Halsbereich, als sog. *Karotidynie* (s. o.) zu bezeichnen sind und pathogenetisch mit der Karotis zusammenhängen, bleibt offen.

Wenn der „Clavus" (Ort maximaler Schmerzen) in der Augenhöhle liegt und mit einem Druckpunkt am inneren oberen Orbitarand assoziiert ist, kann mittels Lokalanästhesie der Trochlea angeblich Schmerzfreiheit erreicht werden (*„primary trochlear headache"*).

Literatur

Adams RD, Victor M, Ropper AH (eds.). Principles of Neurology. 7th ed. New York: McGraw-Hill Book Company 2001.
Bowsher D, Göran L, Thuomas K-A. Central poststroke pain. Neurology 1998; 51: 1352–8.
Frishberg BM. The utility of neuroimaging in the evaluation of headache in patients with normal neurologic examinations. Neurology 1994; 44: 1191–7.
Headache Classification Committee. The International Classification of Headache disorders, 2nd Edition. Cephalalgia 2004; 24: 1–160.
Olesen J, Tfelt-Hansen P, Welch KMA (eds.). The Headaches. 2nd ed. Philadelphia: Lippincott Williams & Wilkins 2000.
Schoenen J, Sándor PS. Headache. In: Wall PD, Melzack R (eds.). Textbook of Pain. 4th ed. London: Churchill Livingstone 1999.
Schott GD. From thalamic syndrome to central poststroke pain. Editorial. Journal of Neurology, Neurosurgery, and Psychiatry 1998; 61: 560–4.
Silberstein SD, Lipton RB, Dalessio DJ. Wolff's Headache and other head pain. 7th ed. Oxford University Press 2001.
Silberstein SD. Migraine. The Lancet 2004; 363: 381–91.
Silberstein SD. Tension-type and chronic daily headache. Neurology 1993; 43: 1644–9.
Vermeulen M, Lindsay KW, van Gijn J. Subarachnoid haemorrhage. Philadelphia: Saunders 1992.
Wall PD, Melzack R. Textbook of Pain. 4th ed. London: Churchill Livingstone 1999.

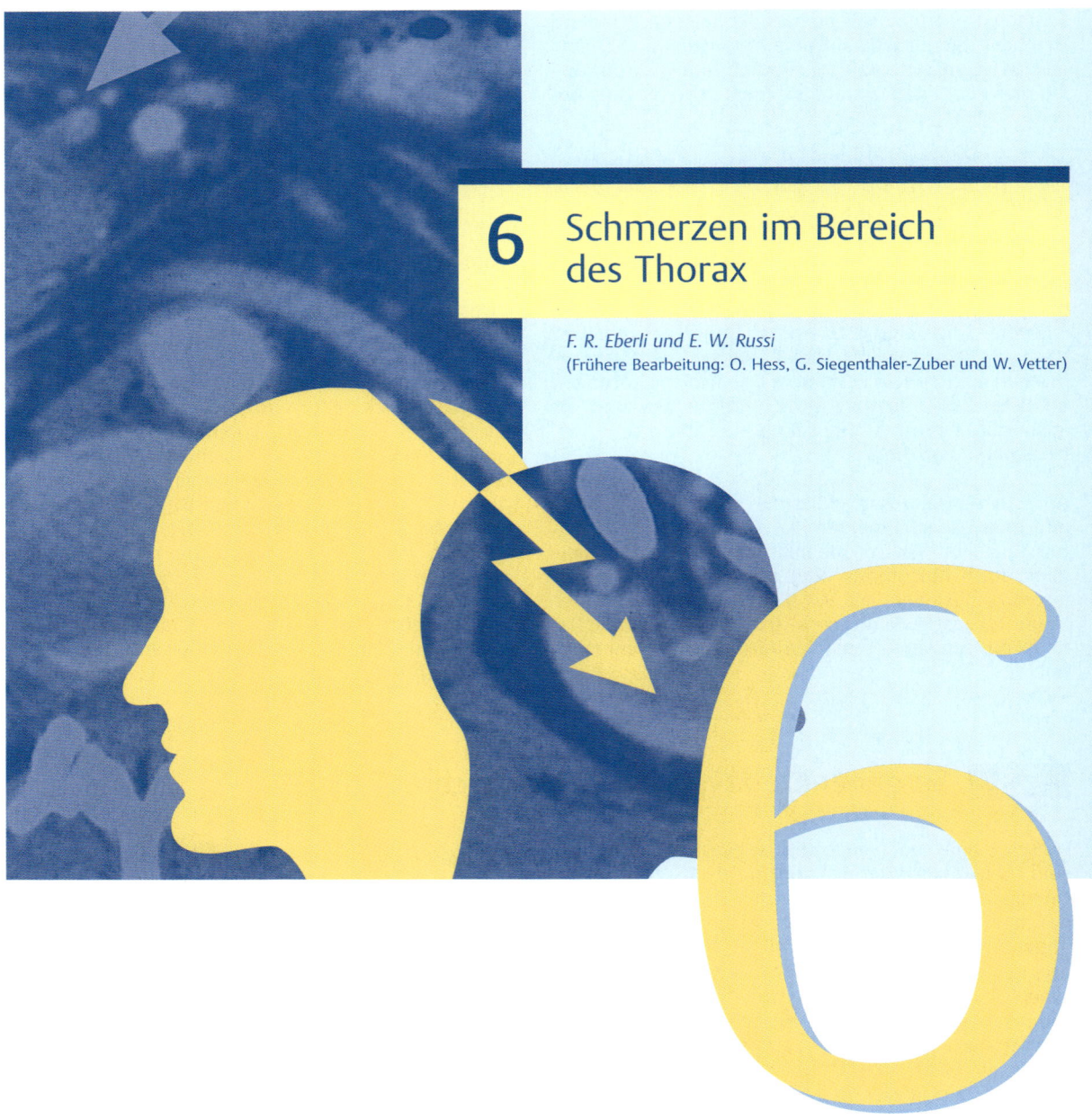

6 Schmerzen im Bereich des Thorax

F. R. Eberli und E. W. Russi
(Frühere Bearbeitung: O. Hess, G. Siegenthaler-Zuber und W. Vetter)

Schmerzen im Bereich des Thorax

6.1 Vom Herzen ausgehende Schmerzen 225

Angina pectoris 225

Definitionen 225
Klinik der typischen Angina-pectoris-Schmerzen ... 226
Sonderformen der Angina pectoris 227

Angina pectoris als Folge einer Myokardischämie ... 228

Chronisch stabile Angina pectoris 229
    Risikofaktoren der koronaren Herzkrankheit 229
    Dyslipoproteinämien 230
    Diagnostik der koronaren Herzkrankheit 234
Akutes Koronarsyndrom 238
    Akutes Koronarsyndrom ohne ST-Hebung 238
    Akutes Koronarsyndrom mit ST-Hebung 239

Perikarditis und Perikarderguss 244

Rhythmusstörungen 247

6.2 Von den Gefäßen ausgehende Schmerzen 247

Aneurysma verum der Aorta 247

Aorta dissecans 248

6.3 Von der Pleura ausgehende Schmerzen 249

Pleuritis 249

Pleuraerguss 249

Pleuritis tuberculosa exsudativa 252
Maligne Pleuraergüsse 252
Pleuraergüsse bei abdominellen Erkrankungen ... 252
Pleuraerguss bei Myxödem 252
Pleuraergüsse bei Kollagenosen 252
Pleuraerguss beim Yellow-Nail-Syndrom 253
Eosinophile Pleuritis 253
Chylothorax und Pseudochylothorax 253
Pleuraerguss bei Lungeninfarkt 253
Pleuraerguss bei Pleuropneumonie 253
Pleuraempyem und parapneumonischer Erguss ... 253

Neoplasien der Pleura 253

Pleuramesotheliom 253
Gutartige Tumoren der Pleura 254
Maligne Lymphome 254

Spontanpneumothorax 254

6.4 Interkostale Schmerzen 255

6.5 Von Gelenken bzw. Wirbelsäule ausgehende Schmerzen 256

6.6 Muskuloskelettale Thoraxschmerzen 256

6.7 Vom Ösophagus ausgehende Schmerzen 256

6.8 Andere thorakale Schmerzursachen 256

6 Schmerzen im Bereich des Thorax

Differenzialdiagnose der Thoraxschmerzen

Überblick. Thoraxschmerzen werden häufig als Herzschmerzen empfunden. In der Tat manifestieren sich schwerwiegende kardiovaskuläre Erkrankungen wie die akute Myokardischämie oder die Aortendissektion mit Thoraxschmerzen. Schmerzen im Bereich des Thorax können aber grundsätzlich von allen Organen des Thorax ausgehen. Die ernsthaftesten Lungenerkrankungen, welche Thoraxschmerzen verursachen, sind die Lungenembolie und der Pneumothorax. Daneben verursachen viele andere kardiale, vaskuläre und pulmonale Erkrankungen, aber auch Erkrankungen des Gastrointestinaltraktes und des muskuloskelettalen Apparates Thoraxschmerzen. Thoraxschmerzen sind häufig verbunden mit einem Angstgefühl und umgekehrt können Angst oder andere Emotionen selber Thoraxschmerzen auslösen.

Bedeutung von Anamnese und EKG. Eine genaue Anamnese, welche die Art, die Dauer und die Lokalisation der Thoraxschmerzen umfasst, erlaubt in den meisten Fällen eine Zuordnung zu den verschiedenen Organsystemen (Tab. 6.1). Zusätzlich erlauben Informationen über schmerzauslösende Umstände, schmerzlindernde Maßnahmen (z. B. Lagewechsel) und Begleitsymptome (z. B. Übelkeit, Fieber, Hyperventilation) eine differenzialdiagnostische Abgrenzung der Thoraxschmerzen. Zur Beurteilung eines unklaren Thoraxschmerzes gehört immer die Aufzeichnung eines Elektrokardiogramms. Dies erlaubt meistens die schnelle Diagnose oder den schnellen Ausschluss einer Myokardischämie als Ursache der Thoraxschmerzen. Eine rasche Diagnosestellung ist wichtig, um eine zeitgerechte und korrekte Therapie einzuleiten.

Tabelle 6.1 Differenzialdiagnose der Thoraxschmerzen

	Art	Dauer	Lokalisation
Herz			
Angina pectoris (Myokardischämie)	dumpfes Druckgefühl, Klemmen, Ziehen und Brennen	stabile Angina pectoris: kurz dauernd < 5 min, instabile Angina pectoris: wechselhaft 5–20 min bis anhaltend	retrosternal, linksthorakal oder ringförmig, ausstrahlend in Schulter/Arm (links > rechts, meist ulnarseitig), Hals/Unterkiefer, Oberbauch, (selten Rücken)
Myokardinfarkt	vernichtendes Druck- und Engegefühl, Dyspnoe	abrupter Beginn, meist > 30 min andauernd	retrosternal, ausstrahlend
Pericarditis sicca	scharf, stechend, schneidend, atem-, positions- und bewegungsabhängig (Schmerzzunahme im Liegen und bei Husten und Inspiration)	über Stunden anhaltend	oft retrosternaler Beginn, oft Ausstrahlung in Nacken, Schulter
Aortenklappenstenose	belastungsabhängiges dumpfes Druckgefühl, oft mit Dyspnoe verbunden	kurz dauernd 5–10 min	s. Angina pectoris
Rhythmusstörungen	stechende Schmerzen, in Ruhe auftretend	verschwinden mit Stopp der Rhythmusstörung	retrosternal, in Hals ausstrahlend
Mitralklappenprolaps	scharf	länger andauernd	linksseitig
Aorta			
Aortendissektion	vernichtend, reißend, schneidend	abrupter Beginn, anhaltende Intensität	retrosternal und/oder interskapulär
Lunge/Pleura			
Massive Lungenembolie	dumpf, verbunden mit Atemnot	abrupter Beginn, anhaltend	retrosternal
Kleine oder mittlere Lungenembolie verbunden mit Lungeninfarkt	stechend, reibend, evtl. Angina-pectoris-ähnlich, atemabhängig, typisch: Tachykardie und Hämoptoe	anhaltend	substernal oder über betroffenem Lungenabschnitt
Pneumothorax	atemabhängig, scharf, verbunden mit Dyspnoe	abrupter Beginn, anhaltend	betrifft eine Thoraxhälfte
Pleuritis	stechend, atemabhängig	anhaltend bis mehrere Tage	über betroffenem Lungenabschnitt
Pneumonie	stechend, atemabhängig, verbunden mit Fieber	anhaltend	über betroffenem Lungenabschnitt

Tabelle 6.1 (Fortsetzung)

	Art	Dauer	Lokalisation
Ösophagus			
Refluxösophagitis	brennend, evtl. Angina-pectoris-ähnlich, Verstärkung postprandial und im Liegen, von Sodbrennen begleitet	Minuten bis Stunden	substernal, epigastrisch
Ösophagusruptur	vernichtend, nach heftigem Brechreiz, evt. Fieber- und Schocksymptomatik	anhaltend	retrosternal mit Ausstrahlung in den Rücken
Bewegungsapparat Vertebragene Thoraxschmerzen, Verletzung der Interkostalmuskulatur oder Rippen, Brustwandtumoren	verschiedene Erscheinungsformen: oft stechend, oft bewegungs- und positions- sowie druckabhängig	unterschiedlich, oft Schmerzbeginn nach Anstrengung	seitlich, punktförmig, entlang Interkostalraum
Nervensystem Interkostalneuralgie, radikuläre Syndrome, Herpes zoster	schneidend, brennend, elektrisierend, Missempfindungen, Fühlstörungen	lang anhaltend, therapieresistent	Dermatom, Ausbreitungsgebiet eines Nervs
Funktionelle Thoraxschmerzen	scharf, stechend, oft verbunden mit Hyperventilation	häufig anhaltend	präkordial, punktförmig

6.1 Vom Herzen ausgehende Schmerzen

Angina pectoris

Definitionen

Typische und atypische Angina pectoris. Die Angina pectoris ist in den meisten Fällen Ausdruck einer Myokardischämie bedingt durch die koronare Herzkrankheit. Wir unterscheiden eine typische und eine atypische Angina pectoris. Die typische Angina pectoris ist ein belastungsinduzierter retrosternal gelegener, häufig ausstrahlender Thoraxschmerz, der in kurzer Zeit in Ruhe wieder abklingt.

Im Gegensatz dazu wird der Schmerz bei der atypischen Angina pectoris als stechend und ziehend beschrieben, liegt häufig linksthorakal und ist umschrieben. Er kann wenige Sekunden bis mehrere Stunden andauern. Er verschwindet nicht in Ruhe und nicht nach Nitroglycerin. Die atypische Angina pectoris hat häufig nichtkardiale Ursachen (Tab. 6.2).

Tabelle 6.2 Differenzialdiagnostische Abgrenzung der ischämischen Thoraxschmerzen

	Thoraxschmerzen infolge Myokardischämie	Nichtkardiale Thoraxschmerzen
Charakter, Art	Engegefühl, Klemmen, Brennen, Druck, Atemnot	schneidend, stechend, scharf
Lokalisation	retrosternal, breitflächig bis ringförmig	linksthorakal, klar begrenzt
Ausstrahlung	Schulter, Arm (links > rechts), Hals/Unterkiefer, Oberbauch, selten Rücken	andere oder keine Ausstrahlung
Auslösende Faktoren	– körperliche Anstrengung – Emotionen – ausgiebige Mahlzeit – starke Kälte, starker Wind	Bewegungen wie Bücken, Strecken, Drehen, Husten
Lindernde Faktoren	rasche Besserung (< 5 min) der Symptome bei körperlicher Ruhe oder Gabe von Nitropräparaten	keine Besserung in Ruhe, langsame oder keine Antwort auf Nitrate

6 Schmerzen im Bereich des Thorax

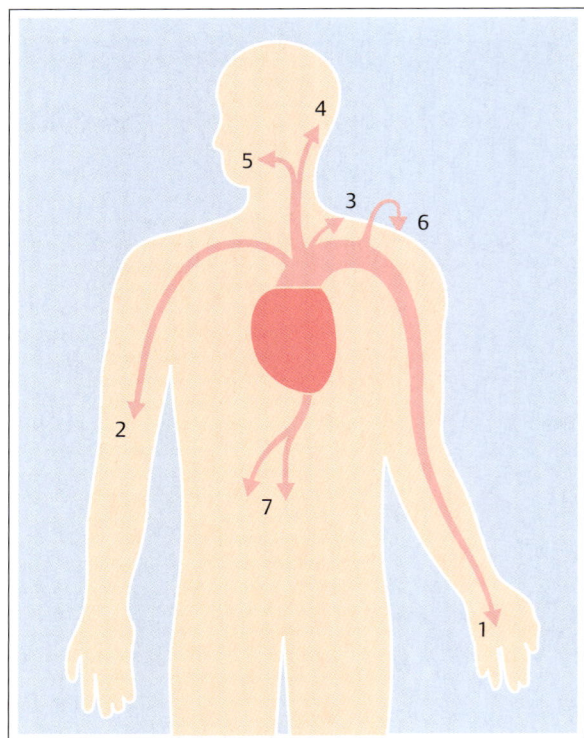

Abb. 6.1 Schmerzausstrahlung bei Angina pectoris: 1 = linker Arm, 2 = rechter Arm, 3 = linke Schulter, 4 = Halsregion, 5 = Unterkiefer, 6 = Rücken, 7 = Oberbauch.

Stabile und instabile Angina pectoris. Daneben unterscheiden wir eine stabile und eine instabile Angina pectoris. Die chronisch stabile Angina pectoris beinhaltet die oben beschriebene belastungsinduzierte Angina pectoris. Pathophysiologisch liegt der chronisch stabilen Angina pectoris eine stabile Stenose der Kranzarterie zugrunde.

Die instabile Angina pectoris geht einher mit Angina-pectoris-Beschwerden, welche vom Charakter und der Lokalisation typisch sind, jedoch entweder neu, bei kleinen Belastungen oder gar in Ruhe auftreten. Die Schmerzen können von wechselnder Intensität und Dauer sein. Die pathophysiologische Grundlage der instabilen Angina pectoris ist eine rupturierte Koronarplaque mit aufgelagertem Thrombus, welcher in unterschiedlichem Maße das Gefäßlumen der Kranzarterie obstruiert. Gelegentlich trägt eine vasospastische Komponente zur Dynamik der instabilen Angina pectoris bei.

Zu beachten gilt, dass sich die Myokardischämie nicht immer als Angina pectoris manifestiert. Bei älteren Patienten verursacht sie oft atypische Symptome wie Unwohlsein und Bauchschmerzen.

> ■ Etwa ein Drittel der Patienten mit Myokardischämie, besonders häufig diabetische Patienten, ver-
> ■ spürt überhaupt keine Schmerzen.

Bei solchen Patienten kann die Erstmanifestation der koronaren Herzkrankheit ein akuter Myokardinfarkt oder ein Sekundenherztod sein.

Klinik der typischen Angina-pectoris-Schmerzen

Schmerzcharakter. Der Angina-pectoris-Schmerz ist typischerweise dumpf und beklemmend. Er wird oft als Druckschmerz, Ziehen, Brennen und unbestimmtes Schweregefühl beschrieben (Tab. 6.**2**). Häufig geht der Angina-pectoris-Schmerz einher mit *Atemnot*. Die Atemnot ist Ausdruck einer Lungenstauung infolge eines erhöhten linksventrikulären Füllungsdruckes. Gelegentlich ist die Dyspnoe als einziges Symptom vorhanden, und man spricht dann von einem Angina-Äquivalent. Der Angina-pectoris-Schmerz strahlt häufig aus (Abb. 6.**1**). Die linke Schulter und der linke Arm sind etwas häufiger betroffen als die anderen *Ausstrahlungspunkte*. Gelegentlich spürt der Patient den Schmerz nur am Ausstrahlungspunkt, z. B. im Kiefer oder in einem Arm. Der pektanginöse Schmerz tritt auf unter Belastung und verschwindet meist prompt (in weniger als 5 min) nach Abbruch der Belastung. Andere *auslösende Faktoren* sind starke Emotionen, schwere Mahlzeiten und Kälte. Gelegentlich erwachen die Patienten aus dem Schlaf mit Angina-pectoris-Beschwerden, und häufig treten die Schmerzen am Morgen bei der ersten physischen Aktivität auf. Die stabile Angina pectoris wie auch die instabile Angina pectoris klingen rasch ab nach der Einnahme von *Nitroglycerin*. Das Ansprechen auf Nitroglycerin kann auch differenzialdiagnostisch verwendet werden. Allerdings sprechen auch Schmerzen bei Hiatushernie, Magen-Darm-Spasmen und leichten Gallenkoliken auf Nitrate an. Dem Thoraxschmerz beim akuten Myokardinfarkt gehen häufig typische und atypische pektanginöse Schmerzen voraus. Dies ist Ausdruck der intermittierenden Flussbehinderung im Bereich der rupturierten Plaque mit Thrombusauflagerung.

Differenzialdiagnostische Abgrenzung zu atypischen Thoraxschmerzen. Die emotionale Belastung ist eine häufige Ursache von atypischen Thoraxschmerzen (Tab. 6.**2**). *Funktionelle Thoraxschmerzen* müssen immer dann in Betracht gezogen werden, wenn der auslösende Faktor in keinem Verhältnis zu den Thoraxschmerzen steht und gleichzeitig eine ängstliche oder neurotische Persönlichkeit vorliegt. Funktionelle Thoraxschmerzen treten in Ruhe auf, dauern Sekunden bis Stunden und sind oft punktförmig oder umschrieben lokalisiert. Zu bedenken ist, dass Thoraxschmerzen Angst machen und deshalb eine Abgrenzung zwischen organischen Beschwerden und funktioneller Überlagerung oft schwierig ist.

Eine *Perikarditis* kann zu starken, vom Herzen ausgehenden Thoraxschmerzen führen. Im Gegensatz zum ischämischen Schmerz sind perikarditische Schmerzen stechend und scharf. Sie sind lang andauernd und die Intensität kann durch Lagewechsel oder tiefes Einatmen verstärkt werden.

Vom Herzen ausgehende Schmerzen

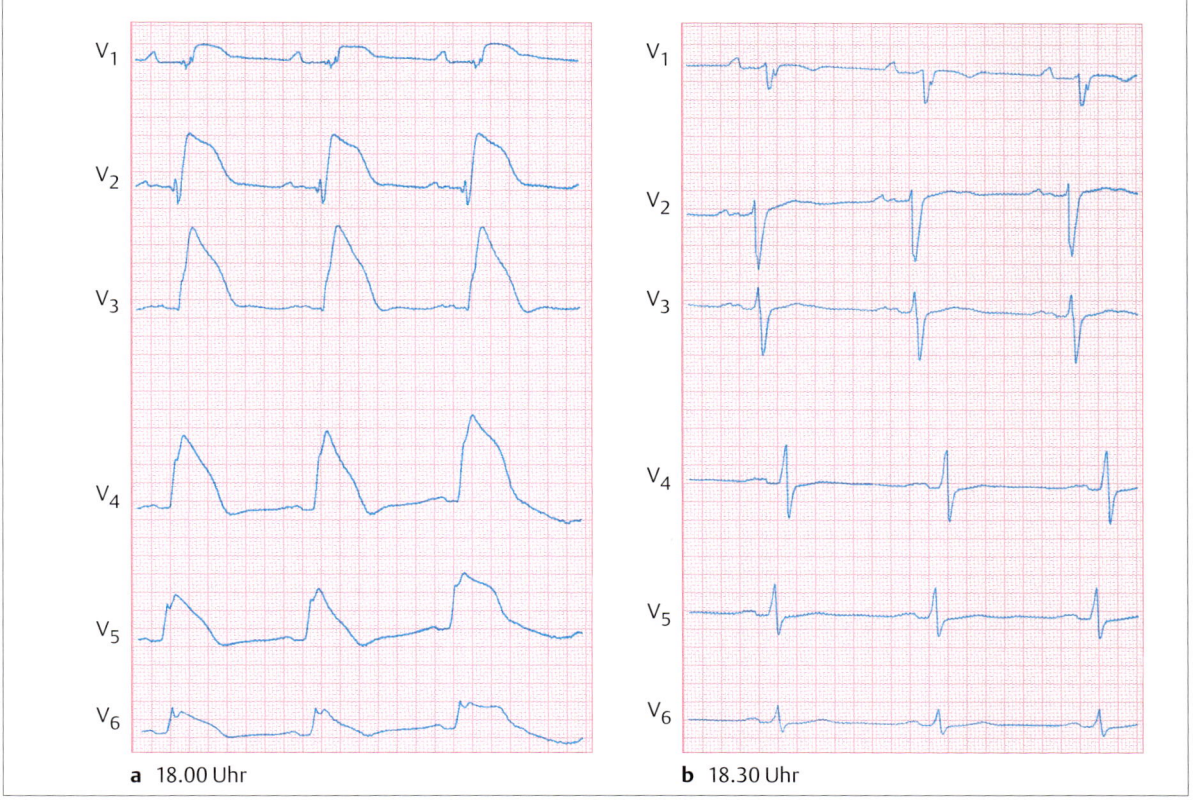

Abb. 6.2 Ruhe-EKG bei einem 60-jährigen Patienten mit typischer Prinzmetal-Angina-pectoris.
a Im Anfall.
b Eine halbe Stunde nach dem Anfall.
Die Koronarographie ergab völlig normale Koronararterien, V_1–V_6: Brustwandableitungen nach Wilson.

Scharfe, schneidende Thoraxschmerzen, die im Rücken auftreten oder in den Rücken ausstrahlen, sind typisch für das *dissezierende Aortenaneurysma*. Muskuloskelettale Schmerzen des Thorax sind sehr häufig. Sie sind meist lokalisiert und werden durch Bewegung oder Druck ausgelöst. Manchmal findet man eine lokale Schwellung oder Rötung. Die wichtigsten Ursachen von *Brustwandschmerzen* sind die Arthritis, die Chondritis, Verletzungen der Interkostalmuskulatur und Coxsackie-Virusinfektionen (Bornholm-Krankheit).

Sonderformen der Angina pectoris

Prinzmetal-Angina. Die Prinzmetal-Angina-pectoris tritt in Ruhe auf und geht einher mit z. T. grotesken ST-Hebungen im EKG (Abb. 6.**2**). Sie ist bedingt durch einen fokalen Vasospasmus einer epikardialen Kranzarterie und wird deshalb auch vasospastische Angina genannt. Bei den meisten Patienten mit Prinzmetal-Angina besteht eine Koronarsklerose, aber bei ca. 10% der Patienten finden sich normale Kranzarterien. Die Prinzmetal-Angina kann assoziiert sein mit einer Migräne oder einem Morbus Raynaud. Eine vasospastische Komponente spielt bei vielen Angina-pectoris-Anfällen eine Rolle.

- Bei den nächtlichen Angina-pectoris-Anfällen begünstigt der überwiegende Vagotonus einen Gefäßspasmus.
- Durch Kälte oder Emotionen ausgelöste Angina-pectoris-Anfälle sind durch Vasospasmen im Bereich einer exzentrischen Koronarstenose verursacht.
- Eine Hyperventilation kann zu Koronarspasmen und Angina pectoris führen.

„Walking-through"-Phänomen. Dieser Ausdruck beschreibt die Beobachtung, dass eine belastungsinduzierte Angina pectoris bei Fortfahren der Belastung wieder verschwindet. Die pathophysiologische Grundlage dieses Phänomens ist die Rekrutierung von Kollateralen unter Belastung, so dass nach gewisser Zeit das ischämische Myokardgebiet mit ausreichend Blut versorgt wird und die Symptome verschwinden.

Angina pectoris bei linksventrikulärer Hypertrophie. Patienten mit Aortenstenose, Aorteninsuffizienz, einer Hypertonie oder obstruktiven Kardiomyopathie beklagen oft eine typische belastungsinduzierte Angina pectoris. Die Ursache dieser Angina pectoris ist eine relative Myokardischämie des hypertrophen linken Ventrikels. Diese Myokardischämie wird zum einen durch eine verminderte koronare Flussreserve verursacht und zum anderen durch eine Störung der Vasomotorik im

6 Schmerzen im Bereich des Thorax

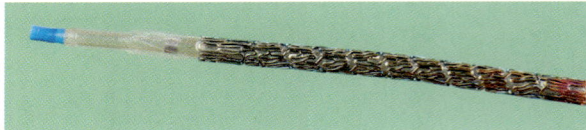
a

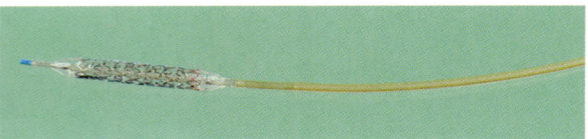
b

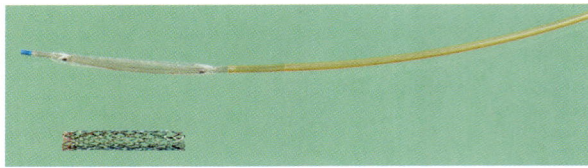
c

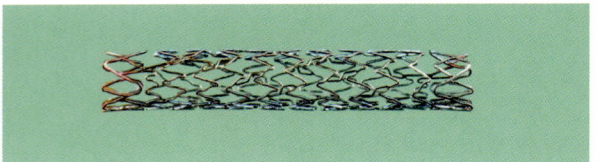
d

Abb. 6.3 Prinzip der Stentimplantation.
a Der Stent ist auf einen Ballonkatheter montiert, welcher über einen Führungsdraht zur Koronarstenose gebracht wird.
b Durch Aufdehnung des Ballons wird der Stent expandiert.
c Nach Entfernen des Ballons bleibt der expandierte Stent zurück.
d Der expandierte Stent verhindert die elastische Rückstellung der dilatierten Stelle und schützt vor einem akuten oder subakuten Verschluss bei Intimaeinriss. Die Restenose wird durch eine medikamentöse Beschichtung weitgehend verhindert.

Bereich der kleinen Koronararterien (= Arteriolen). Normalerweise kann der koronare Blutfluss unter Belastung um das 4- bis 5fache gesteigert werden. Bei einer linksventrikulären Hypertrophie besteht schon in Ruhe ein erhöhter Fluss in den Kranzarterien, welcher unter Belastung nicht weiter gesteigert werden kann. Deshalb kommt es zu einer relativen Unterversorgung des hypertrophen Ventrikels und zu einer Ischämie meist in den subendokardialen Myokardanteilen.

Angina pectoris nach perkutaner Intervention (PCI). Die perkutane koronare Intervention wird durchgeführt, um den Patienten von den Angina-pectoris-Symptomen zu befreien. Dabei wird mittels eines Ballons die Koronarstenose aufdilatiert. In über 80 % der Fälle wird die dilatierte Stelle mit einer Gefäßstütze (sog. Stent) unterstützt, damit es nicht zu einem Frühverschluss kommt (Abb. 6.3). Trotzdem können nach einer Intervention wieder Thoraxschmerzen auftreten. Früh nach der Intervention, innerhalb der ersten 30 Tage, kann es zu vernichtenden Thoraxschmerzen mit ST-Hebungen im EKG kommen. Die Ursache ist ein subakuter thrombotischer Verschluss im Bereich der dilatierten Stelle oder des Stents. Der subakute thrombotische Verschluss manifestiert sich also häufig als akuter Myokardinfarkt. Daneben können während der ersten 6 Monate erneute typische und atypische pektanginöse Beschwerden auftreten, welche den Beschwerden vor der Intervention gleichen. Dies ist Ausdruck einer erneuten Einengung des Gefäßes im Bereich der dilatierten Stelle, der sog. Restenose. Die Restenose kommt zustande durch eine Intimahyperplasie im Bereich der dilatierten Stelle, welche zu einer erneuten Obliteration des Gefäßes führt. Eine behandlungsbedürftige Angina pectoris nach perkutaner Intervention war früher in 10–12 % der Interventionen zu erwarten. Mit dem Einsetzen der neuen medikamentös beschichteten Stents ist diese Rate auf 2–3 % gesunken.

Syndrom X. Das Syndrom X verursacht Angina-pectoris-ähnliche Schmerzen bei normalen epikardialen Kranzarterien. Auch hier findet sich eine verminderte koronare Flussreserve, welche aber in diesem Falle ausschließlich durch die Störung der Arteriolen bedingt ist.

Angina coerulea. Bei der schweren pulmonalarteriellen Hypertonie ist das Leitsymptom die Dyspnoe. Unter Belastung kann aber auch hier ein Thoraxschmerz auftreten, der in Ruhe andauern kann. Die Ursache dieses Angina-pectoris-ähnlichen Schmerzes dürfte eine relative Myokardischämie des hypertrophen rechten Ventrikels bei der pulmonalen Hypertonie sein.

Dekubitus-Angina. Bei schwerkranken Koronarpatienten kann beim Hinlegen durch die Volumenverschiebung des Blutes ins Herz ein Angina-pectoris-Anfall ausgelöst werden. Dies wird als Dekubitus-Angina bezeichnet. Auch beim Herzinfarktpatienten kann sich die Symptomatik durch das Hinlegen verstärken.

Stumme Myokardischämie. Die „stumme" Myokardischämie geht nicht mit pektanginösen Beschwerden einher. Sie hat aber eine ebenso schlechte Prognose wie die symptomatische Myokardischämie.

Angina pectoris als Folge einer Myokardischämie

Einteilung. Die Myokardischämie als Folge einer koronaren Herzkrankheit manifestiert sich zum einen als chronisch stabile Angina pectoris, zum anderen als instabile Angina pectoris oder akutes Koronarsyndrom einschließlich Myokardinfarkt. Die chronisch stabile Angina pectoris wird klassifiziert nach dem Schema der Canadian Cardiovascular Society (Tab. 6.3). Die instabile Angina pectoris ist kein einheitlicher Begriff, sondern subsumiert gemeinhin die schwere neu aufgetretene Angina pectoris, welche an Häufigkeit und

Intensität zunimmt, und die Angina pectoris in Ruhe. Die instabile Angina pectoris wird klassifiziert nach Braunwald (Tab. 6.**4**); sie wird heutzutage zum akuten Koronarsyndrom gerechnet (Abb. 6.**13**).

Risikoabschätzung. Der klinische Zugang zum Patienten mit vermuteter koronarer Herzkrankheit soll anhand einer Risikoabschätzung geschehen. Anhand der Schmerzanamnese und der Erhebung der kardiovaskulären Risikofaktoren wird abgeschätzt, wie groß das Risiko ist, dass erstens eine koronare Herzkrankheit vorliegt und zweitens die gegenwärtige Symptomatik durch eine Plaqueruptur verursacht ist. Eine rupturierte Plaque führt in den allermeisten Fällen zum akuten Koronarsyndrom, welches aus prognostischen Gründen mit einer viel größeren Dringlichkeit als die stabile Angina pectoris behandelt werden muss.

Chronisch stabile Angina pectoris

Die differenzialdiagnostische Abgrenzung der koronaren Herzkrankheit geschieht durch die genaue Anamnese. Die klinische Untersuchung ist oft wenig ergiebig. Als häufigster Befund findet sich eine Hypertonie. Gelegentlich zeigen sich andere Hinweise auf eine generalisierte Arteriosklerose.

> Die Wahrscheinlichkeit für das Vorliegen einer koronaren Herzkrankheit erhöht sich mit dem Vorhandensein mehrerer kardiovaskulärer Risikofaktoren. Das Fehlen von kardiovaskulären Risikofaktoren macht eine koronare Herzkrankheit unwahrscheinlicher, schließt sie aber nicht aus.

Risikofaktoren der koronaren Herzkrankheit

Der Ausgangspunkt der Atherosklerose ist eine abnormale Endothelfunktion, die zu einer Einlagerung von Lipiden in die Gefäßwand führt. In einem jahrelangen Prozess entwickelt sich aus der Fetteinlagerung ein Atherom, die atherosklerotische Plaque, die diffuse Koronarsklerose und evtl. eine Gefäßverkalkung. Die Störung der Endothelfunktion kann genetisch bedingt sein oder durch verschiedene Faktoren begünstigt oder verursacht werden (Tab. 6.**5**). Nicht modifizierbare genetische Faktoren sind für mehr als die Hälfte des individuellen Risikos verantwortlich. Die anderen Risikofaktoren sind modifizierbar und durch eine erfolgreiche Kontrolle dieser Risikofaktoren lässt sich das Risiko, an einer Atherosklerose zu erkranken, stark senken oder bei etablierter Atherosklerose deren Progression verlangsamen.

Nicht modifizierbare Risikofaktoren. Dies sind:
- *Familiäre Belastung:* Eine genetische Prädisposition besteht nicht nur für die Atherosklerose selber, sondern auch für die wichtigsten Risikofaktoren (Hy-

Vom Herzen ausgehende Schmerzen

Tabelle 6.3 CCS-Klassifikation (Canadian Cardiovascular Society) der stabilen Angina pectoris

0	Stumme Ischämie
I	Angina pectoris nur bei schwerer körperlicher Belastung (z. B. Berg steigen)
II	Geringe Beeinträchtigung durch Angina pectoris bei normaler körperlicher Belastung (z. B. Treppen steigen)
III	Erhebliche Beeinträchtigung durch Angina pectoris bei normaler körperlicher Belastung (z. B. bei Hausarbeiten [Betten, Putzen])
IV	Angina pectoris auch bei geringer körperlicher Belastung oder in Ruhe

Tabelle 6.4 Einteilung der instabilen Angina pectoris nach Braunwald

Klasse	Definition
Einteilung nach dem Schweregrad der Ischämie	
Klasse I	– neu aufgetretene schwere Angina pectoris (< 2 Monate) mit ausgeprägter Intensität, mindestens 3-mal pro Tag auftretend – häufiger oder bei deutlich geringerer Belastung auftretende Angina pectoris
Klasse II	subakute Angina pectoris in Ruhe > 48 Stunden, < 1 Monat
Klasse III	akute Angina pectoris in Ruhe < 48 Stunden
Einteilung nach dem klinischen Auftreten der akuten Ischämie	
A	sekundäre instabile Angina als Folge von nichtkoronaren Faktoren (Anämie, Infektionen, kardiale Arrhythmie etc.)
B	primär instabile Angina pectoris ohne Angina begünstigende nichtkoronare Faktoren
C	Postinfarktangina < 2 Wochen nach Myokardinfarkt

Tabelle 6.5 Einige wichtige Risikofaktoren für das Entwickeln der Atherosklerose

Nicht modifizierbare Faktoren:
- familiäre Belastung
- Alter
- Geschlecht

Wichtige modifizierbare Faktoren:
- Hyperlipidämie
- Hypertonie
- Diabetes mellitus
- Nikotin
- Adipositas

Weitere mögliche Faktoren:
- fehlende körperliche Aktivität
- Diät
- Hyperhomozysteinämie
- psychischer Stress und Persönlichkeit
- prothrombotische hämatologische Faktoren
- chronische Entzündung

perlipidämie, Diabetes, Hypertonie). Zusätzlich zur genetischen Belastung besteht oft ein familiär gehäuftes Risikoverhalten bezüglich Diät, physischer Aktivität und Rauchen.
➤ *Alter und Geschlecht:* Das Alter ist der wichtigste unabhängige Risikofaktor. Vor der Menopause ist bei Frauen die Inzidenz der koronaren Herzkrankheit deutlich tiefer als bei den Männern. Dieser geschlechtsspezifische Unterschied verschwindet mit zunehmendem Alter.

Modifizierbare Risikofaktoren. Zu den modifizierbaren Risikofaktoren gehören:
➤ *Dyslipoproteinämien:* Neben den genetisch bedingten primären Formen der Hyperlipidämie sind die sekundären Dyslipidämien verursacht durch andere Krankheiten, Medikamente, Diät und Lebensstil der wesentlichste modifizierbare Risikofaktor (s. u.). Dabei sind die Erhöhung des Gesamtcholesterins und des LDL-Cholesterins oder die alleinige Erhöhung der Triglyceride und ein tiefes HDL-Cholesterin mit einem erhöhten Risiko für eine koronare Herzkrankheit verbunden. Wegen der zentralen Bedeutung der Lipide in der Entstehung der Atherosklerose kommt der Therapie der Hyperlipidämie in der Primär- und Sekundärprävention der Atherosklerose eine zentrale Bedeutung zu.
➤ *Hypertonie:* Je höher die Hypertonie, desto höher das Risiko. Dabei stellen eine systolische Hypertonie und eine diastolische Hypertonie gleichermaßen ein Risiko dar.
➤ *Diabetes mellitus:* Der Diabetes, aber auch die Insulinresistenz und eine verminderte Glukosetoleranz gehen mit einer starken Zunahme der Atherosklerose einher. Häufig sind nicht nur die Kranzarterien, sondern das ganze Gefäßsystem betroffen.
➤ *Nikotin:* Durch Stoppen des Rauchens kann die Gefahr, einen Myokardinfarkt zu erleiden um 65 % gesenkt werden. Auch nach einem bereits durchgemachten Infarkt kann die Prognose durch Nikotinabstinenz deutlich verbessert werden.
➤ *Adipositas:* Bei der Adipositas trägt vor allem die abdominelle, stammbetonte Fettleibigkeit zu einem erhöhten kardiovaskulären Risiko bei. Diese Art der Fettleibigkeit wird durch eine deutliche Zunahme des Bauchumfangs verglichen mit dem Hüftumfang abgeschätzt. Die Adipositas geht häufig einher mit einer Insulinresistenz, Dyslipidämie, Hyperglykämie, Hypertonie und Hyperkoagulabilität.
➤ *Metabolisches Syndrom:* Wenn zusätzlich zum vergrößerten Bauchumfang (Männer > 102 cm, Frauen > 88 cm) der Blutdruck (> 130/85 mmHg), die Plasmatriglyceride (> 1,7 mmol/l) und die Nüchternglucose (≥ 6,1 mmol/l) erhöht und das HDL-Cholesterin erniedrigt ist (< 1,0 mmol/l), dann sprechen wir von einem metabolischen Syndrom. Drei dieser fünf diagnostischen Kriterien müssen erfüllt sein, um die Diagnose zu stellen. Das metabolische Syndrom führt zu einer stark erhöhten kardiovaskulären Morbidität und Mortalität. Das metabolische Syndrom ist ein enormes Gesundheitsproblem der modernen Wohlstandsgesellschaft.

Weitere Risikofaktoren. Fehlende körperliche Aktivität verdoppelt das Risiko für eine koronare Herzkrankheit und einen Schlaganfall. Psychischer Stress wird oft als Risiko empfunden; die Entstehung der Atherosklerose beeinflusst der Stress per se aber nicht. Allerdings kann die Katecholaminausschüttung bei extremen Stresssituationen (Naturkatastrophen, starken Emotionen) eine Myokardischämie provozieren. Gewisse Persönlichkeitsstrukturen (impulsive Persönlichkeiten, Depression) sind mit erhöhter Inzidenz an koronarer Herzkrankheit verbunden. Die seltene vererbbare schwere Hyperhomozysteinämie kann zu einer Atherothrombose führen. Ob eine milde Hyperhomozysteinämie (> 15 µmol/l), die durch eine mangelnde Einnahme von Folsäure zustande kommt, ein wesentliches Atheroskleroserisiko darstellt, ist noch nicht geklärt. Die Diät kann das Risiko für eine Atherosklerose beeinflussen: Ein hoher Konsum an gesättigten Fettsäuren erhöht das Risiko, die Einnahme von ungesättigten Fettsäuren senkt es. Ebenso scheint das Trinken von wenig Alkohol das Risiko zu senken. Unsicher ist die Bedeutung von prothrombotischen hämatologischen Faktoren, wie ein erhöhtes Fibrinogen oder eine herabgesetzte fibrinolytische Aktivität. Hingegen begünstigt eine chronische Entzündung die Atherosklerose. Proinflammatorische Zytokine und das C-reaktive Protein werden gebraucht, um dieses Risiko abzuschätzen.

Dyslipoproteinämien

Die wasserunlöslichen Lipide werden eingekapselt in Phospholipide und Proteine mit spezifischen Stoffwechselaufgaben (Apolipoproteine) im Blut transportiert. Diese Transportpartikel heißen Lipoproteine. Die Lipoproteine unterscheiden sich durch ihre Dichte, Größe, Lipidgehalt sowie Funktion und Form der Apolipoproteine (Tab. 6.**6** u. 6.**7**). Die großen Chylomikronen und Very-low-density-Lipoproteine (VLDL) schwimmen nach Zentrifugation auf dem Serum (Abb. 6.**4**). Nicht nur eine Erhöhung der Lipoproteine (Hyperlipoproteinämie) ist pathologisch, auch die Verhältnisse der einzelnen Lipoproteine zueinander können pathologisch sein. So ist z. B. ein tiefes HDL-Cholesterin auch bei normalem Gesamtcholesterin pathologisch. Deshalb sollte die Bezeichnung Dyslipidämien oder noch besser Dyslipoproteinämien verwendet werden.

Diagnostik. Dyslipoproteinämien werden in der Klinik anhand des sog. Lipidprofils gesucht. Dabei werden das Gesamtcholesterin, die Triglyceride und das Cholesterin des High-density-Lipoproteins (HDL-C) gemessen. Das Cholesterin des Low-density-Lipoproteins (LDL-C) wird entweder aus diesen Werten berechnet oder direkt gemessen. In den meisten Fällen genügt das Lipidprofil für die Diagnose. Gelegentlich muss anhand von Spezialuntersuchungen (Messung der Apolipoproteinzusammensetzung oder der LDL-Partikelgröße) die Diagnose verfeinert werden. Aus praktischen klinischen Gründen werden die Dyslipidämien unabhängig von der Ätiologie nach dem Phänotyp eingeteilt, nämlich in Hypercholesterinämie, Hypertriglyzeridämie, gemischte Hyperlipidämie und HDL-Cholesterinmangel (Tab. 6.8).

Klinik. Die bedeutendste klinische Manifestation der Dyslipoproteinämien ist die Atherosklerose. Bei schweren, vor allem primären Formen der Hyperlipidämie kann es zu Ablagerungen der Fette in Haut und Gelenken kommen. Ein Arcus lipoides in der Kornea und Xanthelasmen (Abb. 6.5) kommen allerdings ab dem 40. Altersjahr auch bei normalen Cholesterinwerten vor. Sehnenxanthome und Plantarisxanthome (Abb. 6.6 u. 6.7) können bei einigen primären Dyslipoproteinämien auftreten (Tab. 6.9). Tuberöse eruptive Xanthome können einen Juckreiz auslösen und erscheinen wegen der Kratzeffekte entzündet (Abb. 6.8). Die familiäre kombinierte Hyperlipidämie und die familiäre Hypertriglyzeridämie gehen typischerweise ohne Hauteinlagerungen einher. Bei der familiären Hypercholesterinämie können homozygote Krankheitsträger eine akute bis subakute Polyarthritis der großen Gelenke aufweisen. Rezidivierende Pankreatitisschübe sind typisch für die familiäre Hyperchylomikronämie.

Primäre Dyslipoproteinämien. Neben den in der Tab. 6.9 aufgeführten genetisch bedingten Dyslipoproteinämien existieren eine Reihe seltener Gendefekte, die ähnliche Phänotypen ergeben. Zu erwähnen sind noch die Störungen, welche durch Beeinflussung des HDL-Cholesterins einen Schutz gegen die Arteriosklerose bringen. Die seltene familiäre Hyper-α-Lipoproteinämie erhöht den LDL-Gehalt. Eine Mutation des Apolipoproteins A1 (Apo A1$_{Milano}$) reduziert zwar den

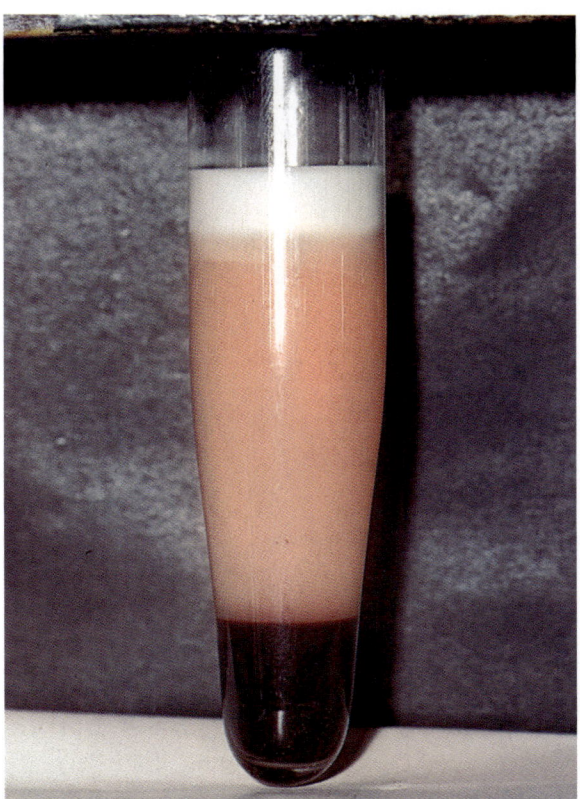

Abb. 6.4 Hyperchylomikronämie mit „aufgerahmten" Chylomikronen über dem getrübten Serum.

Tabelle 6.6 Struktur und Funktion der Hauptlipoproteine

Lipoprotein	Cholesterin	Triglyceride	Hauptapolipoproteine	Funktion
Chylomikronen	3%	90%	B$_{48}$, AI, CII, E	Transport der Nahrungstriglyceride, fehlen im Nüchternzustand
VLDL (Very-low-density-Lipoprotein)	15%	65%	B$_{100}$, CII, E	Transport der endogenen, in der Leber synthetisierten Triglyceride, LDL-Vorläufer
LDL (Low-density-Lipoprotein)	45%	10%	B$_{100}$	Cholesterintransport im Blut, in der Blutbahn aus VLDL gebildet
HDL (High-density-Lipoprotein)	20%	5%	AI, AII	Transport von Cholesterin aus der Peripherie zurück zur Leber für die Exkretion

Tabelle 6.7 Struktur und Funktion der Apolipoproteine

Apolipoprotein	Molekulargewicht	Lipoproteine (Syntheseort)	Metabolische Funktion
AI	28 000	Leber, Darm	Strukturkomponente des HDL, Aktivator der Lecithin-Cholesterin-Acyltransferase (LCAT1)
B$_{100}$	549 000	Leber	Strukturprotein von LVDL/LDL, wichtig für die Bildung und Sekretion von VLDL aus der Leber, Ligand des LDL-Rezeptors
B$_{48}$	254 000	Darm	Strukturprotein der Chylomikronen, Bildung und Sekretion der Chylomikronen aus dem Dünndarm
Apo CII	8 850	Leber	Lipoproteinlipaseaktivator
Apo E	34 000	Leber, Darm, Makrophagen, Gliazellen	Ligand des LDL-Rezeptors und evtl. anderer spezifischer Leberrezeptoren

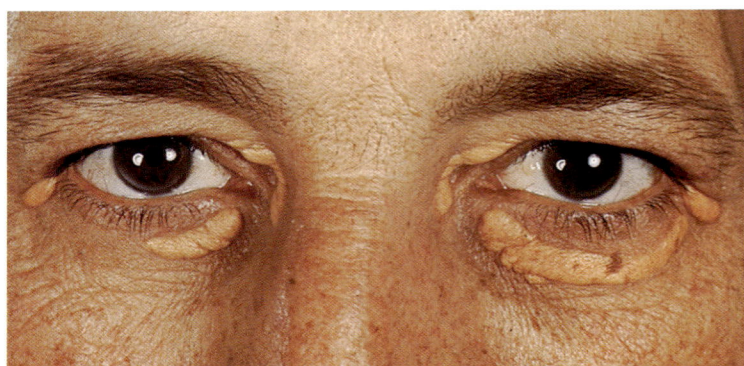

Abb. 6.5 Arcus lipoides und Xanthelasmen bei Hypercholesterinämie. 43-jähriger Mann.

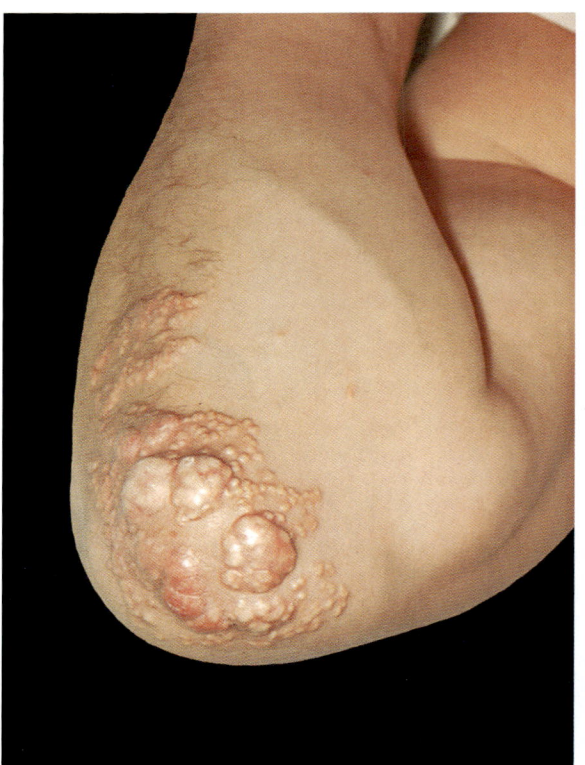

Abb. 6.6 Tuberöse Xanthome bei Hyperlipidämie.

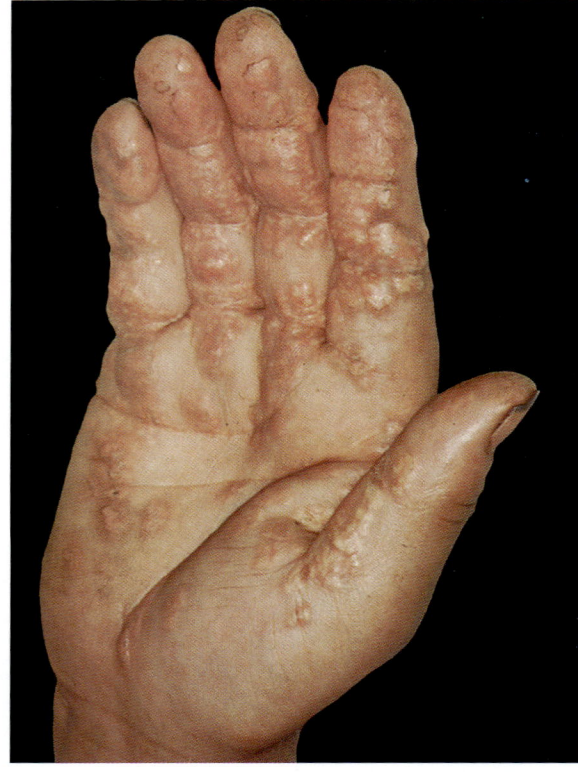

Abb. 6.7 Xanthome an den Händen bei Hyperlipidämie.

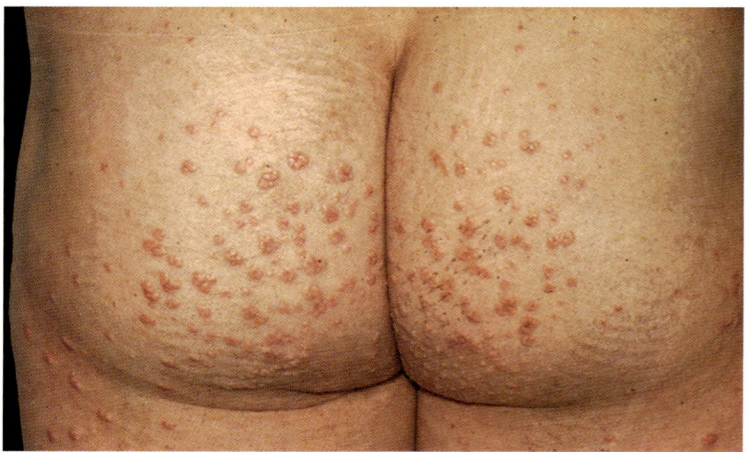

Abb. 6.8 Eruptive Xantome bei Hyperlipidämie.

Vom Herzen ausgehende Schmerzen

Tabelle 6.8 Einteilung der Dyslipoproteinämien

Dyslipoprotein-ämie	Hypercholesterinämie	Hypertriglyzeridämie	Gemischte Hyperlipidämie	HDL-Mangel
Blutwerte	Gesamtcholesterin ↑ LDL-Cholesterin ↑	Triglyceride ↑ VLDL ↑ evtl. Chylomikronen ↑	Gesamtcholesterin ↑ Triglyceride ↑ HDL-Cholesterin ↓/→	HDL-Cholesterin ↓ Gesamtcholesterin →/↑
Sekundäre Ursachen	Hypothyreoidismus, Morbus Cushing, Nephrotisches Syndrom, Cholestase, Medikamente: Glucocorticoide	Östrogene, Medikamente: – Corticosteroide, – Immunsuppressiva, – Retinoide, – Kontrazeptiva, Alkoholexzess	Diabetes mellitus, Metabolisches Syndrom, Chronische Niereninsuffizienz, Bewegungsmangel, Medikamente: – Proteaseinhibitoren, – Betablocker, – Thiazide	Rauchen, Bewegungsmangel
Angeborene = primäre Ursachen	familiäre Hypercholesterinämie, familiärer Apo-B_{100}-Defekt, polygene Hypercholesterinämie	familiäre Hypertriglyzeridämie, familiäre Hyperchylomikronämie	familiär kombinierte Hyperlipidämie, familiäre Typ-III-Hyperlipidämie (Dysbetalipoproteinämie)	Apo-AI-Mangel, familiäres HDL-Defizit (Tangier-Krankheit), familiäres LCAD-Mangel-Syndrom

Tabelle 6.9 Wichtigste primäre Hyperlipidämien

Erkrankung	Mechanismus/Defekt	Cholesterin (mmol/l)	Triglyceride (mmol/l)	Lipoproteine	Klinik
Hypercholesterinämie					
Polygene Hypercholesterinämie	abnorm hohe Cholesterinwerte	6,5–9,0	normal	LDL ↑	Atherosklerose
Familiäre Hypercholesterinämie, *heterozygote*	fehlender oder defekter LDL-Rezeptor	7–13	normal	LDL ↑, HDL ↓	Atherosklerose (3. bis 5. Lebensdekade), Xanthome, Xanthelasmen
Familiäre Hypercholesterinämie, *homozygote*	fehlender oder defekter LDL-Rezeptor	> 13	normal	LDL ↑, HDL ↓	Atherosklerose (bereits im Kindesalter), tendinöse Xanthome, Arthritis
Familiärer Apo-B_{100}-Defekt	gestörte Bindung an LDL-Rezeptor	7–13	normal	LDL ↑	Atherosklerose, Xanthome
Hypertriglyzeridämie					
Familiäre Hypertriglyzeridämie	abnorm hohe Triglyceridsynthese	normal	2,8–8,5	VLDL ↑	Atherosklerose (?)
Familiäre Hyperchylomikronämie	fehlende LPL-Aktivität	normal	> 10	Chylomikronen ↑ VLDL ↑	Pankreatitis, eruptive Xanthome, Hepatosplenomegalie
Kombinierte Hyperlipidämien					
Familiär kombinierte Hyperlipidämie	abnorm hohe Apo-B_{100}-Synthese	6,5–13	2,8–12	VLDL ↑, LDL ↑, HDL ↓	Atherosklerose
Familiäre Dysbetalipoproteinämie, Remnant-Typ-III-Hyperlipidämie	abnormes Apo E	6,5–13	2,8–8,5	Remnants ↑ IDL ↑ VLDL ↑	Atherosklerose, eruptive Xanthome Palmarexanthome

HDL-C-Gehalt, erhöht aber das Risiko für eine Atherosklerose nicht und ist assoziiert mit extremer Langlebigkeit.

Sekundäre Dyslipoproteinämien. Das Erkennen von sekundären Ursachen der Dyslipoproteinämie ist wichtig, weil einerseits die Dyslipoproteinämie das führende Symptom der Erkrankung sein kann und andererseits die Korrektur der Grunderkrankung die Lipidstörung beheben kann. Metabolische und hormonelle Störungen, Erkrankungen der Niere und Leber sowie Medikamente und ein falscher Lebensstil können Dys-

6 Schmerzen im Bereich des Thorax

lipidämien verursachen. Bei den metabolischen Ursachen dominieren der Diabetes mellitus und das metabolische Syndrom. Ursächlich ist bei beiden die Insulinresistenz des peripheren Gewebes, die zu einer Erhöhung der Lipide wesentlich beiträgt. Der Hypothyreoidismus ist eine wichtige Ursache für eine Hypercholesterinämie. Östrogene können einen abnormen Anstieg der Triglyceride und des HDL-C verursachen. Das Wachstumshormon auf der anderen Seite senkt das LDL-C und erhöht das HDL-C. Die akute Glomerulonephritis kann einen massiven Anstieg des LDL-C verursachen, während die chronische Niereninsuffizienz mit einem Absinken des HDL-C einhergeht. Bei den medikamentös bedingten Dyslipoproteinämien sind klinisch die Hyperlipidämie und die damit verbundene frühzeitige Atherosklerose bei Patienten unter Corticosteroiden und Immunsuppressiva sowie die bei HIV-Patienten unter hochaktiver antiretroviraler Therapie mit HIV-Protease-Inhibitoren am wichtigsten. Übergewicht, ungesunde Ernährung und Bewegungsarmut sind Faktoren, die ebenfalls eine Dyslipoproteinämie begünstigen können.

Pathophysiologie des Lipidstoffwechsels

Der Fettstoffwechsel ist ein komplexes System aus Enzymen, Rezeptoren und Transportmechanismus, der am besten in drei Teilkomponenten betrachtet wird. Der exogene Kreislauf ist verantwortlich für die Aufnahme und Verteilung der Nahrungsfette, der endogene Kreislauf für die Produktion von Cholesterin in der Leber. Der dritte Kreislauf bewerkstelligt den Cholesterintransport vom peripheren Gewebe zurück zur Leber für die Exkretion.

Exogener Kreislauf. In den intestinalen Enterozyten werden die Nahrungsfette zu Triglyceriden und Cholesterylester synthetisiert und in Chylomikronen eingebaut. Über die Lymphe gelangen die Chylomikronen in den Blutkreislauf. Die Triglyceride werden aus den Chylomikronen herausgelöst durch die Lipoproteinlipase des Endothels in den Gefäßen des Fettgewebes und des Herz- und Skelettmuskels. Die von der Lipoproteinlipase freigesetzten Fettsäuren werden in das Fettgewebe und die Muskelzellen über einen insulinabhängigen Mechanismus aufgenommen. Bei einer Insulinresistenz kommt es zu einem Anstieg der freien Fettsäuren im Serum und zu einer vermehrten Rückführung von freien Fettsäuren in die Leber.

Endogener Kreislauf. Durch das Herauslösen der Triglyceride aus den Chylomikronen zerfallen die Chylomikronen in zwei Hauptprodukte, in einen Restpartikel, der von der Leber aufgenommen wird, und in einen Vorläufer des High-density-Lipoproteins. Aus dem Restpartikel produziert die Leber entweder das triglyceridreiche VLDL-Lipoprotein (Very-low-density-Lipoprotein) oder sie scheidet es aus als Gallensäure. Im Nüchternzustand produziert die Leber Triglyceride für den Energieverbrauch und sezerniert sie in den triglyceridreichen VLDL. Auch das Triglycerid der VLDL wird durch die Lipoproteinlipase des Gefäßendothels katabolisiert. Das Abfallprodukt ist das Intermediate-density-Lipoprotein (IDL), das zum cholesterinhaltigen Low-density-Lipoprotein (LDL) metabolisiert wird. Durch LDL-Rezeptoren im peripheren Gewebe und in der Leber werden das LDL und das LDL-Cholesterin aus dem Kreislauf geklärt. Über einen noch nicht gänzlich geklärten Mechanismus kann LDL-Cholesterin aber auch in die atheromatöse Plaque aufgenommen werden.

Dritter Kreislauf. Die High-density-Lipoproteine (HDL) werden in der Leber, im Darm, aber auch durch die Lipolyse der Chylomikronen und der VLDL gebildet. Eine ihrer Aufgaben ist es, Cholesterin aus den peripheren Zellen zu lösen und zur Exkretion zur Leber zurückzuführen. Dieser cholesterinsenkende Mechanismus gilt als atheroprotektiv.

Apolipoproteine. Sie sind wichtige strukturelle Bestandteile der Lipoproteine und haben wichtige Aufgaben als Aktivator und Co-Aktivator von vielen enzymatischen Prozessen des Lipidstoffwechsels (Tab. 6.7). So aktiviert das Hauptprotein des HDL, das Apolipoprotein A1, das Enzym Lecithin-Cholesterol-Acetyltransferase 1, welches durch seine Aktion Fettsäuren aus den peripheren Zellen ins HDL übertreten lässt. Eine Mutation des LDL-Apolipoproteins apoB$_{100}$ führt zur Hypercholesterinämie, weil das mutante Protein die Bindung des LDL an den LDL-Rezeptor nicht mehr vermitteln kann.

Diagnostik der koronaren Herzkrankheit

Die Diagnostik der koronaren Herzkrankheit umfasst nichtinvasive und invasive Methoden. Die wichtigsten Screening-Methoden sind auch heute noch das Ruhe-EKG und das Belastungs-EKG (Abb. 6.9).

Ruhe-EKG. Das Ruhe-EKG ist häufig normal. Bei einem Drittel der Patienten mit chronischer koronarer Herzkrankheit bestehen unspezifische Veränderungen wie negative oder biphasische T-Wellen, ST-Senkungen oder bei Z. n. Infarkt R-Verluste oder Q-Zacken.

Belastungs-EKG. Das Belastungs-EKG wird während der Belastung auf dem Fahrradergometer oder auf dem Laufband aufgezeichnet. Es ist der wichtigste nichtinvasive Untersuchungstest zur Diagnose einer koronaren Herzkrankheit (Abb. 6.9). Von einem klinisch positiven Arbeitsversuch spricht man bei Auftreten von Angina pectoris, von einem elektrokardiographisch positiven Arbeitsversuch bei horizontaler oder deszendierender ST-Senkung von mindestens 0,1 mV (subendokardiale Ischämie) (Abb. 6.10) oder bei Auftreten einer monophasischen ST-Hebung (transmurale Ischämie) (Abb. 6.11). Ausgeprägte EKG-Veränderungen und EKG-Veränderungen in vielen Ableitungen sowie das gleichzeitige Auftreten eines Blutdruckabfalls oder das Auftreten von Symptomen früh während der Belastung sind Hinweise auf eine ausgedehnte koronare Herzkrankheit. Das Belastungs-EKG ist nicht verwertbar bei Schenkelblock, Linkshypertrophie, bei Patienten mit Digitalis oder Hypokaliämie, schwerer Anämie

Vom Herzen ausgehende Schmerzen

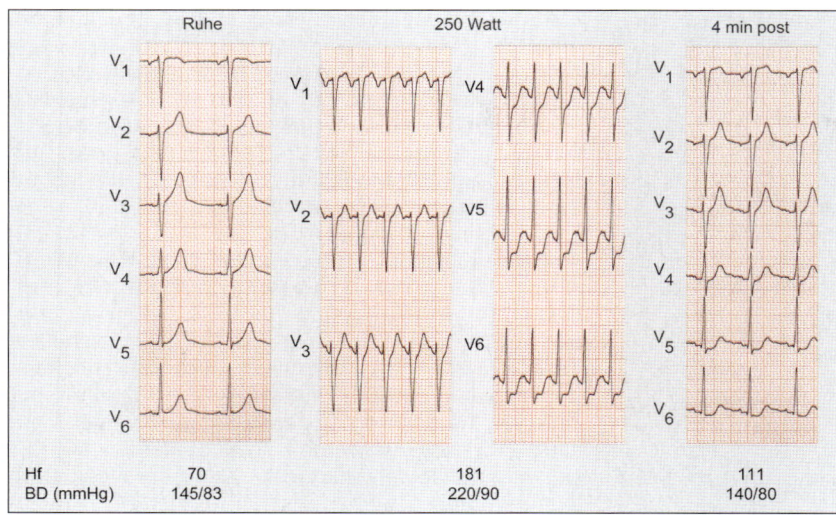

Abb. 6.9 Belastungs-EKG und perkutane koronare Intervention.
a Belastungs-EKG bei einem 50-jährigen Patienten mit Status nach perkutaner Revaskularisation des RIVA und der Circumflexa vor 6 Jahren. Seit einigen Monaten hat der Patient wiederum Beschwerden bei starken Anstrengungen. Der sportliche Patient leistet 250 Watt. Im EKG kommt es zu horizontalen ST-Senkungen von 0,3 mV, welche bis 4 Minuten nach der Belastung persistieren. Bei subjektiv und objektiv positiver Belastung wurde der Patient zur Rekoronarographie überwiesen.

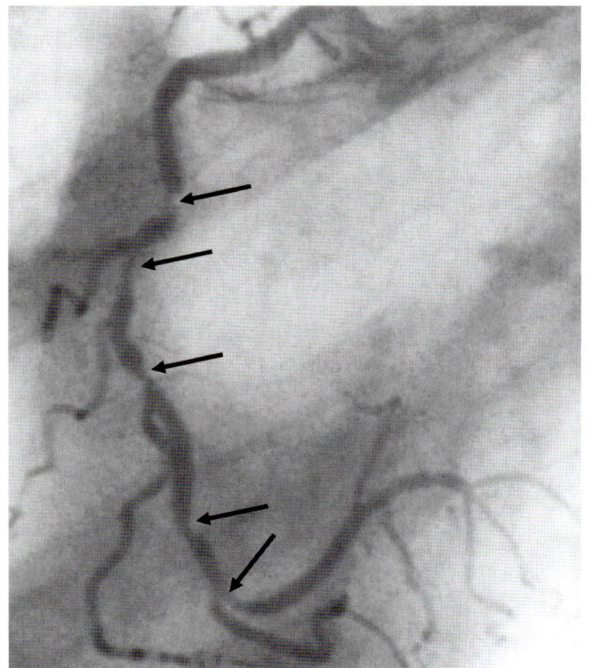

b Bei der Koronarangiographie findet sich eine diffus erkrankte rechte Kranzarterie mit subtotalen Stenosen proximal und zwei schweren Stenosen distal.

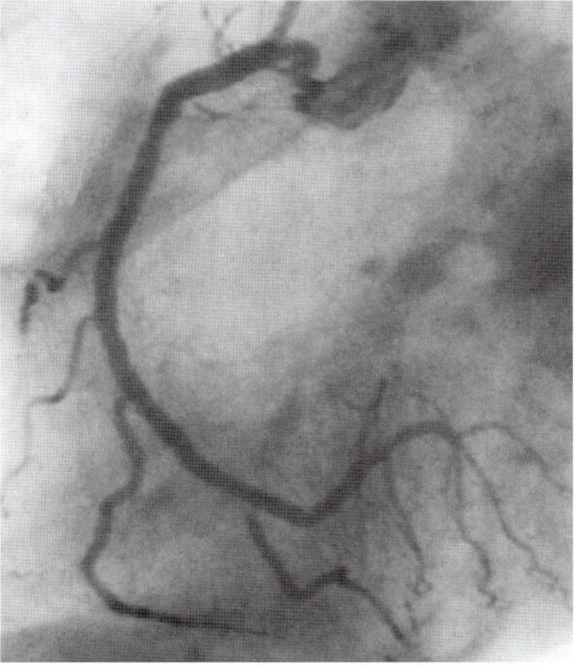

c Gutes Resultat im Bereich der schweren Stenosen nach PCI.
Abb. 6.9 d ▷

oder Hyperventilation. Es ist nicht aussagekräftig, wenn wegen nichtkardialer Gründe keine ausreichende Belastung (Anstieg des Produktes aus Blutdruck und Herzfrequenz um Faktor 3) erreicht werden kann.

Die Aussagekraft des Belastungs-EKG ist bei Frauen schlechter als bei Männern. Bei jüngeren Frauen ist das Belastungs-EKG in 20–40 % falsch positiv.

Echokardiographie. Die zweidimensionale Echokardiographie kann eine durch eine akute oder chronische Ischämie verursachte Wandbewegungsstörung feststellen und alte Infarktnarben visualisieren. Bei der chronisch stabilen Angina pectoris kann mittels einer Stressechokardiographie eine unter Belastung auftretende Wandbewegungsstörung diagnostiziert werden. Die Belastung in der Stressechokardiographie erfolgt mittels Dobutamininfusion.

Myokardszintigraphie. Der regionale Blutfluss im Herzen kann mittels radioaktiv markierter Substanzen visualisiert werden. Solche Substanzen sind das Thallium-201 und das ^{99m}Tc-Sestamibi oder ^{99m}Tc-Tetrofosmin. Diese Substanzen werden proportional zum myokardialen Blutfluss von den Herzmuskelzellen aufgenommen. Bei Patienten mit durchgemachtem Myo-

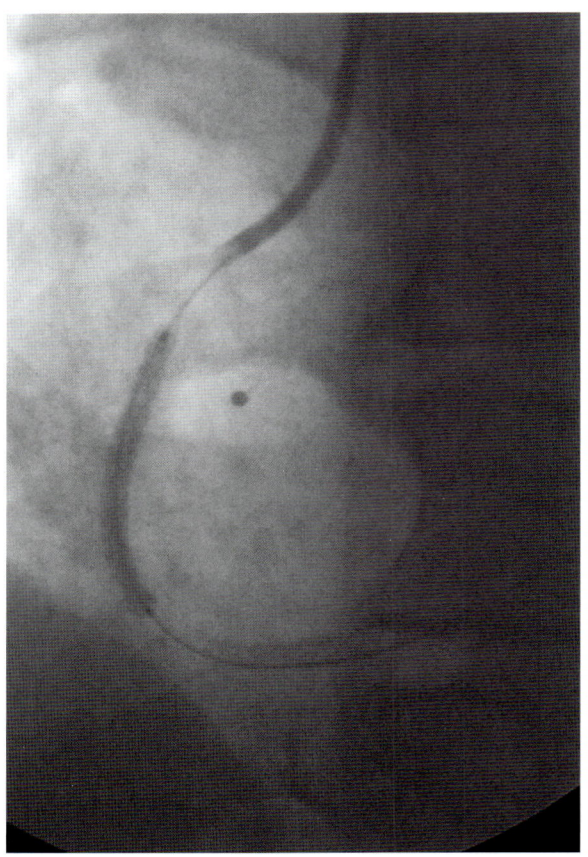

kardinfarkt findet sich ein fixer Defekt, bei Patienten mit einer stabilen Angina pectoris treten unter Belastung reversible Speicherdefekte im ischämischen Myokard auf. Das Thallium-201 reichert sich über mehrere Stunden in den Muskelzellen an. Wenn ein früher Defekt in einem Spätbild (12–24 Stunden nach erster Aufnahme) Thallium anreichert, so ist dies ein Hinweis auf die Viabilität dieses Myokardbezirks.

Positronen-Emissions-Tomographie (PET). Die Szintigraphie erlaubt nur das Messen von relativen Perfusionsunterschieden. Absolute Blutflüsse lassen sich mittels der positiven Emissions-Tomographie feststellen. Zusätzlich zur Diagnostik der Perfusionsausfälle kann im Bereich der Diffusionsausfälle die Viabilität mit Hilfe von Markern, die in den Metabolismus des Myokards eingeschleust werden, getestet werden. Die PET ist heute der Goldstandard zur Testung der Viabilität in hypoperfundierten und hypokontraktilen Myokardabschnitten.

Zunehmend wird die PET mit der hochauflösenden Computertomographie kombiniert, so dass die Koronaranatomie und die funktionelle Konsequenz der Pathologien in einer Untersuchung dargestellt werden können.

Magnetresonanz. Die Magnetresonanz (MR) erlaubt es, heutzutage nicht nur Bilder der kardialen Strukturen darzustellen, sondern auch mittels spezieller Techniken den Blutfluss zu messen. Bei der Myokardischämie verändert sich die MR-Eigenschaft des Gewebes, und dies kann zum Nachweis einer koronaren Durchblutungsstörung genutzt werden (Abb. 6.**12**). Ebenso können alte Infarktnarben aufgrund der unterschiedlichen

Abb. 6.9 d Ballondilatation und Implantation von zwei medikamentös beschichteten Stents.

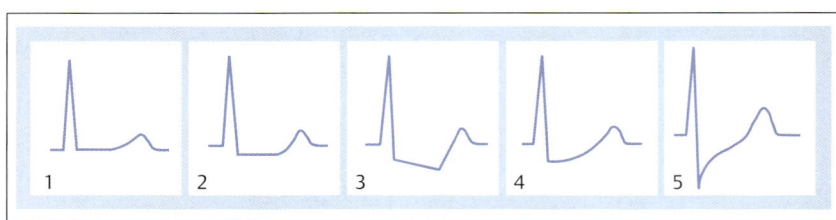

Abb. 6.10 ST-Strecke im EKG bei subendokardialer Ischämie.
1 Normalbefund
2 ST-Senkung flach, runder Winkel zu T-Welle: Zeichen der Ischämie.
3 Deszendierende ST-Strecke, spitzer Übergang in T-Welle: Zeichen der Ischämie.

4 Aszendierende ST-Strecke, konkaver Übergang in T-Welle: nicht typisch für Ischämie.
5 Schräg aszendierende ST-Strecke: nicht durch Ischämie bedingt.

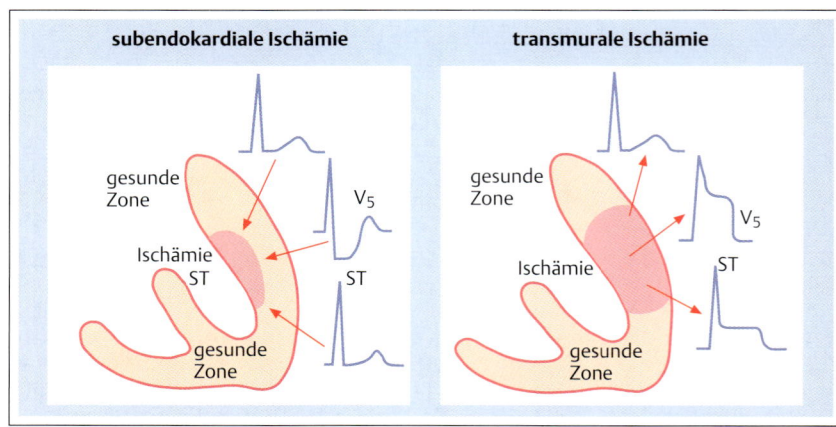

Abb. 6.11 EKG-Differenzierung zwischen subendokardialer und transmuraler Ischämie.
a Bei subendokardialer Ischämie kommt es zu einer ST-Senkung, da der ST-Vektor (Pfeile) gegen die innere Wand des Ventrikels gerichtet ist. Die über der Ischämie gelegenen EKG-Ableitungen registrieren deshalb eine ST-Senkung.
b Bei transmuraler Ischämie ist der ST-Vektor (Pfeile) nach außen gerichtet. Die über der Ischämie gelegenen EKG-Ableitungen registrieren eine ST-Hebung.

Vom Herzen ausgehende Schmerzen

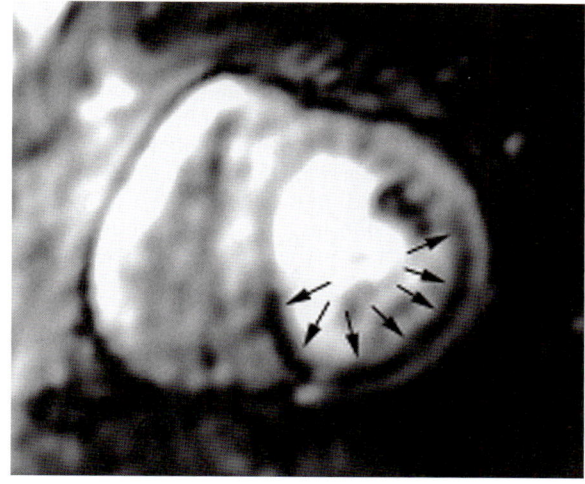
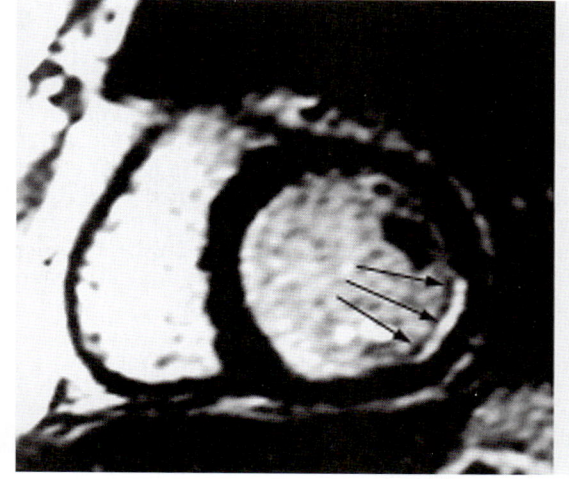
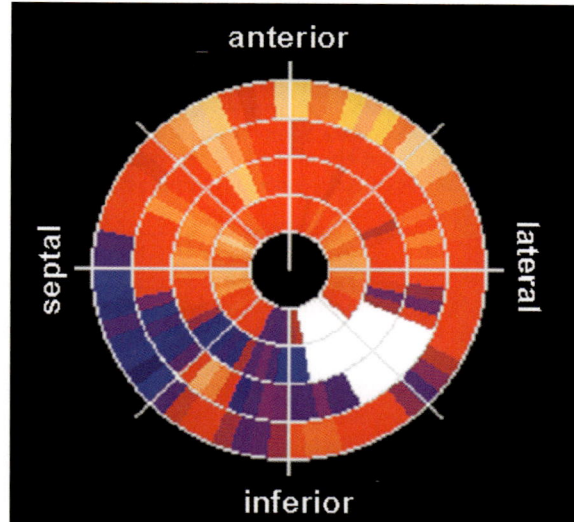
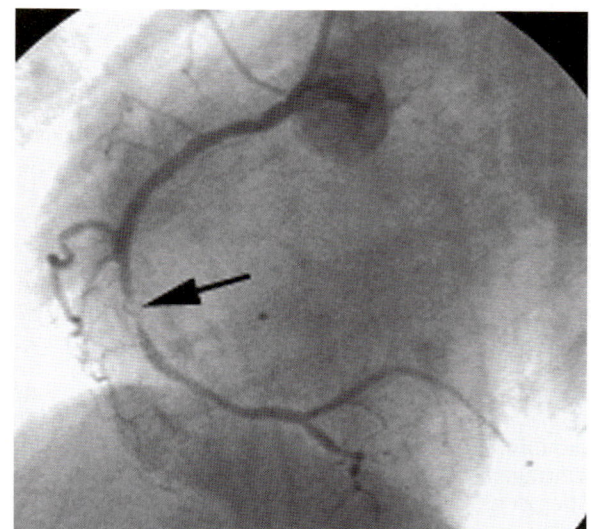
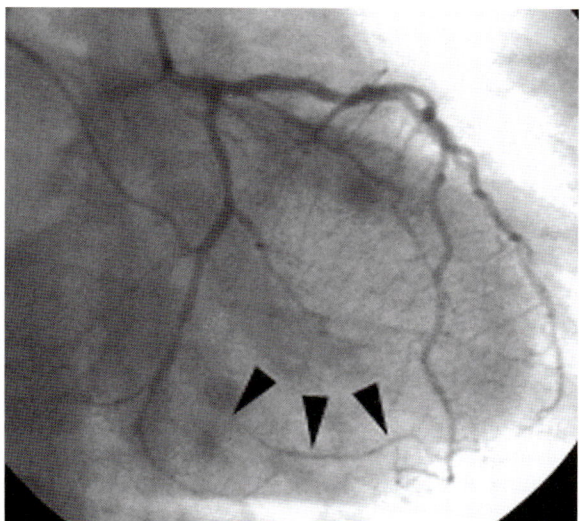

Abb. 6.12 MR-Perfusion zum Ischämienachweis.
a 46-jährige Patientin mit Anstrengungsdyspnoe und Angina pectoris unter Belastung. Die MR-Perfusionsuntersuchung unter Vasodilatation zeigt einen Perfusionsdefekt in der inferioren Wand mit verzögertem Kontrastmittelanfluten (Pfeile, dunkle Bereiche in der Kurzachsenansicht).
b Der Narben-/Vitalitätsnachweis zeigt zudem einen subendokardialen Infarkt in der Lateralwand (heller Bereich in der Kurzachsenansicht, Pfeilspitzen).
c Die Polardarstellung zeigt das Ausmaß der Durchblutungsstörung in der Innenschicht des Myokards (Bereiche mit verzögertem Kontrastmittelanfluten sind blau kodiert, regelrechte Perfusion ist rot-orange kodiert). Ebenfalls erkennbar ist die Innenschichtnarbe in der Lateralwand (weiß kodiert). Der Apex befindet sich im Zentrum der Polardarstellung, die Klappenebene in der Peripherie.
d Koronarangiographie. Die Durchblutungsstörung in der Innenschicht der inferioren Wand in **a** korreliert mit der Stenose in der rechten Kranzarterie (Pfeil).
e Die Narbe in der Myokardinnenschicht der Lateralwand in **c** entspricht einem Verschluss des 2. Posterolateralstes der Zirkumflexa, die sich retrograd füllt (Pfeile).
(Bilder erhalten von PD Dr. J. Schwitter.)

MR-Eigenschaften des Narbengewebes dargestellt und genau quantifiziert werden.

Koronarangiographie. Die genaue Abklärung von Koronardurchblutungsstörungen ist nur anhand der selektiven Koronarangiographie möglich (Abb. 6.**9** u. 6.**12**). Der Schweregrad der Stenose geht nicht immer einher mit der physiologischen Bedeutung einer Stenose. Die physiologische Bedeutung, d. h. klinische Relevanz einer Stenose lässt sich durch Messen des Druck- oder Flussabfalles über der Stenose in Ruhe und nach maximaler Vasodilatation erfassen.

Bei der stabilen Angina pectoris soll eine Koronarangiographie durchgeführt werden, wenn wegen der klinischen Situation eine Revaskularisation angezeigt und möglich ist. Eine Koronarangiographie ist zum Ausschluss einer koronaren Herzkrankheit bei jeder Herzinsuffizienz und bei Unsicherheit nach nichtinvasiven Untersuchungen angezeigt. Bei der instabilen Angina pectoris und dem akuten Myokardinfarkt wird heute eine frühe invasive Untersuchung und – wenn nötig – eine schnelle Revaskularisation angestrebt.

Therapeutische Konsequenzen

Revaskularisationsmaßnahmen. Je nach Anzahl der Stenosen spricht man von einer Ein-, Zwei- oder Dreigefäßerkrankung. Selbstredend hat ein zunehmender Gefäßverfall eine schlechtere Prognose bezüglich Myokardinfarkt und Überleben. Eine koronare Herzkrankheit mit einem Hauptstammbefall oder eine Dreigefäßerkrankung muss aus prognostischen Gründen revaskularisiert werden. Eine koronare Ein- oder Zweigefäßerkrankung wird aus symptomatischen Gründen revaskularisiert. Eine Eingefäßerkrankung kann auch medikamentös behandelt werden. Grundsätzlich stehen als Revaskularisationsmaßnahmen die perkutane koronare Intervention (PCI) oder die Bypass-Operation zur Verfü-

gung. Die perkutane Intervention ist heutzutage bei anatomisch günstigen Verhältnissen die Methode der Wahl auch bei Mehrgefäßerkrankungen. Bei anatomisch schwierigen Verhältnissen (z. B. Totalverschlüsse) und bei schwerer Dreigefäßerkrankung und Hauptstammbeteiligung ist die Bypass-Operation die bevorzugte Revaskularisationsmethode. Durch die Verwendung von Gefäßstützen, sog. Stents, ist die perkutane Intervention sicherer geworden und erlaubt es, heutzutage auch Patienten, welche viele Komorbiditäten aufweisen, inoperabel sind oder in einem hohen Alter, durch eine Intervention von ihren Angina-pectoris-Symptomen zu befreien.

Akutes Koronarsyndrom

Einteilung. Das akute Koronarsyndrom umfasst eine Reihe von Krankheitsbildern, deren Gemeinsamkeiten die klinische Präsentation (Thoraxschmerzen), Veränderungen im Elektrokardiogramm und evtl. ein Anstieg der kardialen Serummarker sind. Die Krankheitsbilder reichen von der instabilen Angina pectoris über den nichttransmuralen zum transmuralen Myokardinfarkt (Abb. 6.**13**). Pathophysiologisch besteht meist eine unterschiedlich ausgeprägte Verengung der Koronargefäße, entstanden aus einer rupturierten arteriosklerotischen Plaque mit thrombotischer Auflagerung unterschiedlichen Ausmaßes.

Das akute Koronarsyndrom wird wegen der unterschiedlichen Behandlungsstrategien in zwei große Kategorien eingeteilt (Abb. 6.**13**).
➤ *Patienten mit akutem Koronarsyndrom ohne ST-Hebung:* Die EKG-Veränderungen beinhalten ST-Senkungen, vorübergehende ST-Hebungen, T-Wellen-Inversion und andere Repolarisationsstörungen. Zu dieser Gruppe gehören auch Patienten, die trotz akuter ischämischer Thoraxschmerzen ein normales EKG haben, oder umgekehrt Patienten, die ein pathologisches EKG aufweisen, aber keine ischämischen Thoraxschmerzen.
➤ *Das akute Koronarsyndrom mit ST-Hebung (ST-Hebungsinfarkt) oder neu aufgetretenem Schenkelblock:* Diese Patienten haben mit größter Wahrscheinlichkeit einen Totalverschluss eines Koronargefäßes, und die Therapie besteht in einer raschen Reperfusionstherapie mittels Fibrinolyse oder primärer Angioplastie (PCI).

Akutes Koronarsyndrom ohne ST-Hebung

Risikostratifizierung. Das Leitsymptom des Nicht-ST-Hebungsinfarktes ist wiederum der Thoraxschmerz. Die Diagnose des akuten Koronarsyndroms wird aber anhand der Schmerzanamnese, der klinischen Untersuchung, des Elektrokardiogramms und der kardialen Serummarker gestellt. Aus prognostischen Gründen muss beim akuten Koronarsyndrom ohne ST-Hebung eine Risikostratifizierung durchgeführt werden (Tab. 6.**10**). Ein hohes Risiko bedeutet, dass der Patient mehr als eine 10%ige Wahrscheinlichkeit hat, in den nächs-

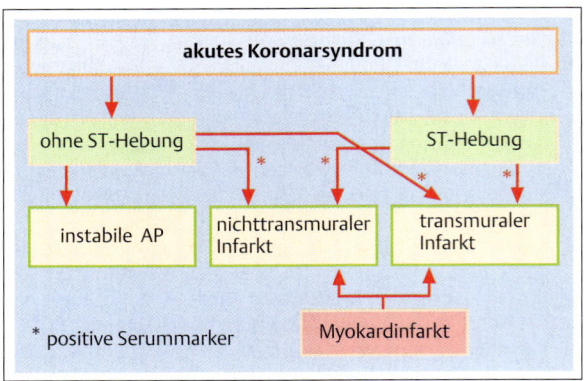

Abb. 6.13 Spektrum und Nomenklatur des akuten Koronarsyndroms.

Vom Herzen ausgehende Schmerzen

Tabelle 6.10 Risikostratifizierung des akuten Koronarsyndroms ohne ST-Hebung

	Hohes Risiko	**Niedriges Risiko**
Symptome	– prolongierte AP (> 20 min) – Ruhe-AP – nächtliche AP – wiederkehrende AP – instabile AP früh nach Infarkt	– erstmalige AP* – keine wiederkehrende AP während Beobachtungszeit

EKG	– dynamische ST-Veränderungen:
	  – dynamische ST-Hebung
	  – dynamische ST-Senkung
	  – dynamische T-Inversion
		– keine ST-Senkung:
		  – negative T-Wellen
		  – flache T-Wellen
		  – normales EKG
		– unverändertes EKG

Kardiale Marker	– erhöhte kardiale Marker (Troponin, CK-MB, CK, Myoglobin)	– keine Erhöhung von Troponin oder anderen kardialen Markern – Troponin 2-mal negativ
Anderes	– Diabetes – Linksherzinsuffizienz – hämodynamische Instabilität – rhythmische Instabilität (Kammerflimmern, Kammertachykardie)	– keine Zeichen der Herzinsuffizienz

* AP = Angina pectoris

ten 30 Tagen einen Myokardinfarkt zu erleiden oder zu sterben. Patienten mit hohem Risiko sollen innerhalb von 48 Stunden invasiv abgeklärt werden. Patienten mit niedrigem Risiko können mittels nichtinvasiver Methoden weiter abgeklärt werden.

Thoraxschmerz. Die Veränderung der pektanginösen Beschwerden und der Intensität sind der zuverlässigste und aussagekräftigste Faktor bezüglich des unmittelbaren Risikos und der Langzeitprognose. Patienten mit Ruheschmerzen, nächtlichen oder länger andauernden Schmerzen haben ein hohes Risiko. Patienten, die nur einmalig Angina-pectoris-Beschwerden hatten und bei denen keine weiteren Beschwerden im Verlauf auftreten, haben ein niedriges Risiko.

Klinische Untersuchung. Die klinische Untersuchung von Patienten mit akuten Thoraxschmerzen soll auch den Ausschluss anderer Schmerzursachen (z. B. Aortendissektion) und die Suche nach Stauungszeichen beinhalten. Ein 3. Herzton und feinblasige Nebengeräusche über der Lunge deuten auf eine ausgedehnte Myokardischämie oder eine linksventrikuläre Funktionseinschränkung hin und sind ein schlechtes prognostisches Zeichen.

EKG. Dynamische EKG-Veränderungen sind entscheidend, um die klinische Verdachtsdiagnose eines akuten Koronarsyndroms zu unterstützen. Wenn möglich sollte deshalb ein EKG während des Schmerzereignisses mit einem EKG während der Schmerzfreiheit verglichen werden. Dynamische ST-Hebungen, ST-Senkungen oder dynamische T-Inversionen sind Hinweise auf eine dynamische Obstruktion und sind Kennzeichen eines großen Risikos, einen akuten Myokardinfarkt zu erleiden. Je größer die Anzahl der pathologischen EKG-Ableitungen, umso größer ist die Ausdehnung der Ischämie und umso schlechter die Prognose. ST-Senkungen in den präkordialen Ableitungen, die in ein tiefes negatives T übergehen, sind in einem hohen Prozentsatz mit einer Läsion im großen Ramus interventricularis anterior (RIVA) vergesellschaftet und mit einem hohen Infarktrisiko verbunden.

Leider sind etwa 30 % der initialen EKG-Aufzeichnungen nicht konklusiv. Insbesondere im Bereich des Ramus circumflexus und posterior gelegene Ischämien verlaufen häufig elektrokardiographisch stumm. Darum wird ein solcher Patient mit Verdacht auf akutes Koronarsyndrom für mehrere Stunden am EKG-Monitor überwacht. Wenn während dieser Zeit dynamische ST-Streckenveränderungen auftreten, muss der Patient der hohen Risikogruppe zugeteilt werden.

Serummarker. Gegenwärtig kommen folgende Serummarker zur Anwendung: die Creatinkinase (CK), deren Isoenzym MB (CK-MB), das Myoglobin, das Troponin-I oder -T. Die CK-MB hat eine gute, das Troponin-I und -T eine hohe Sensitivität und Spezifität. Das Troponin (I oder T) wird daher am häufigsten als Screening-Test verwendet. Das Troponin erfasst ischämische Schäden durch Mikroembolien von thrombotischem Material einer aktivierten Plaque. Allerdings steigt das Troponin erst nach 4–6 h an, und daher muss die Troponinbestimmung mindestens 6 h nach dem Auftreten des ersten Thoraxschmerzes erfolgen, um eine Myokardischämie sicher zu erfassen. Bei erhöhten Serummarkern ist der Patient der hohen Risikogruppe zuzuordnen.

Akutes Koronarsyndrom mit ST-Hebung

Das akute Koronarsyndrom mit ST-Hebung bezeichnet den akuten Myokardinfarkt, welcher durch eine transmurale (epikardiale) Ischämie verursacht ist und unbehandelt zu einer transmuralen Nekrose führt.

6 Schmerzen im Bereich des Thorax

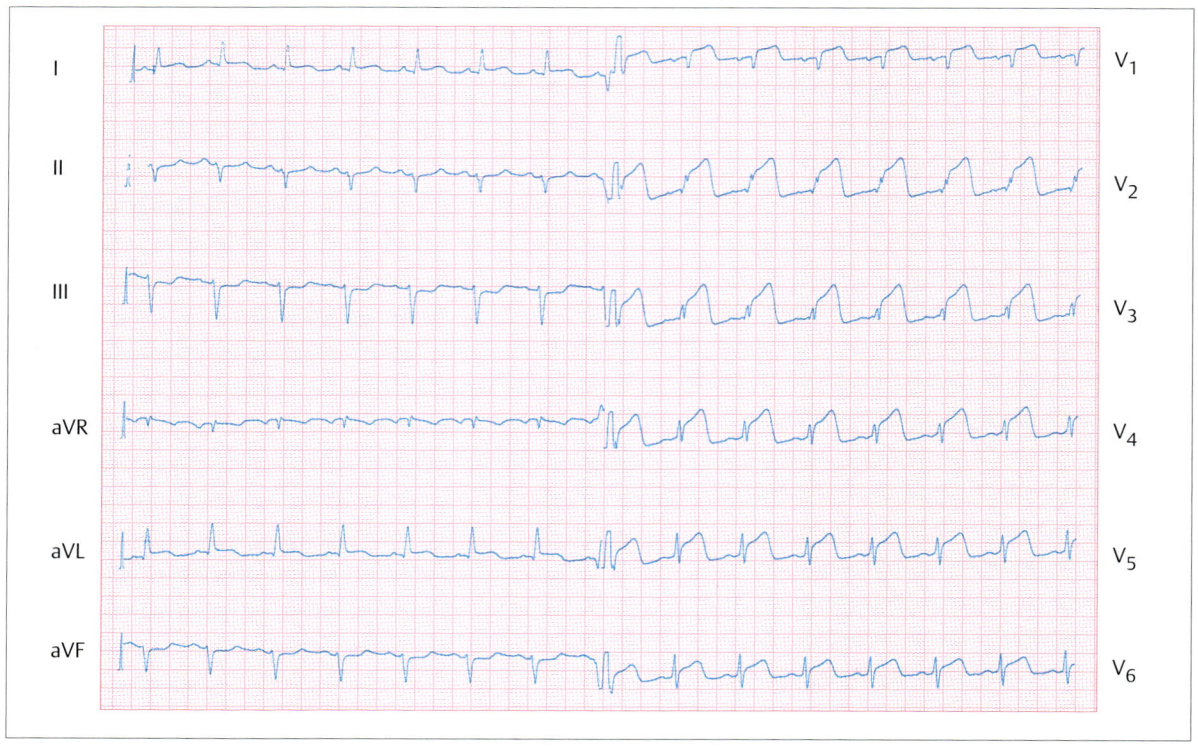

Abb. 6.14 Akuter Vorderwandinfarkt bei einem 70-jährigen Patienten mit Verschluss des Ramus interventricularis anterior (RIVA). Im EKG zeigen sich die typischen ST-Hebungen in den Ableitungen V_1–V_6.

Klinische Befunde. Das Leitsymptom des akuten Myokardinfarktes ist der Brustschmerz, der länger als 15–30 min andauert. Der Schmerzcharakter ähnelt der Angina pectoris, ist aber in der Regel intensiver und begleitet von einem heftigen Angst- oder Vernichtungsgefühl. Die *Schmerzlokalisation* ist retrosternal bis linksthorakal, gelegentlich ringförmig und wird als zusammenschnürend, beengend geschildert. Die Schmerzausstrahlung zeigt das gleiche Muster wie bei der Angina pectoris (Abb. 6.1). Beim Hinterwandinfarkt wird der Hauptschmerz gelegentlich im Epigastrium angegeben, bei welchem man primär an ein akutes Abdomen, perforiertes Ulkus, Cholelithiasis oder Pankreatitis denkt. Bei einigen Patienten verläuft der Herzinfarkt stumm. Schmerzlose oder stumme Myokardinfarkte sind besonders gehäuft bei älteren Patienten und bei Diabetikern. Die meisten Patienten beklagen zudem eine Atemnot. Eine Vagusreizung führt bei vielen Patienten zu Übelkeit und Erbrechen. Dies ist häufig bei inferioren Myokardinfarkten der Fall. Patienten mit Myokardinfarkt können kollabieren oder eine *Synkope* erleiden. Die Synkopen sind häufig Folgen von *Rhythmusstörungen.* 40–60 % aller Patienten mit Myokardinfarkt zeigen Arrhythmien. Am häufigsten sind ventrikuläre Extrasystolen, gefolgt von Bradykardien mit AV-Blockierungen, Vorhofflimmern, Kammertachykardien und Kammerflimmern.

Die klinische Untersuchung ist beim unkomplizierten Myokardinfarkt wenig ergiebig. Ein präsystolischer und protosystolischer Galopprhythmus und leise Herztöne sind unspezifische Zeichen. Bei ausgedehntem Infarkt finden sich *Zeichen der Zentralisation* mit einer kalten Peripherie, Kaltschweißigkeit und Tachykardie. Beim Linksherzversagen finden sich über den Lungenfeldern Rasselgeräusche als Ausdruck der Linksinsuffizienz. Bei Rechtsherzversagen sind die gestauten Halsvenen ein Leitsymptom, und es besteht meist ein Pulsus paradoxus. Im akuten Stadium treten häufig eine Leukozytose und eine Hyperglykämie auf. Eine Erhöhung der Blutsenkungsreaktion und des C-reaktiven Proteins zeigt sich nach 1–2 Tagen. Ein ausgedehnter Infarkt ist oft begleitet von Fieber mit Temperaturen bis 39 °C, das am zweiten Tag auftritt und für einige Tage anhalten kann.

Elektrokardiogramm. Der klassische ST-Hebungsinfarkt geht entsprechend seinem Namen einher mit einer ST-Hebung (Abb. 6.11). Eine transmurale Ischämie kann sich aber auch manifestieren mit einem Linksschenkelblock oder beim posterioren Infarkt mit einer großen R-Zacke in V1 und einer ST-Senkung in V1 und V2. Gelegentlich ist das initiale EKG nicht diagnostisch. Der ST-Hebungsinfarkt zeigt einen typischen Ablauf:
➤ *Zeichen der Ischämie:* Als erstes Zeichen treten symmetrisch hohe T-Wellen („Erstickungs-T") auf, gefolgt von ST-Hebungen über dem Infarktgebiet mit spiegelbildlicher Senkung über den gesunden Zonen (Abb. 6.**14** u. 6.**15**).

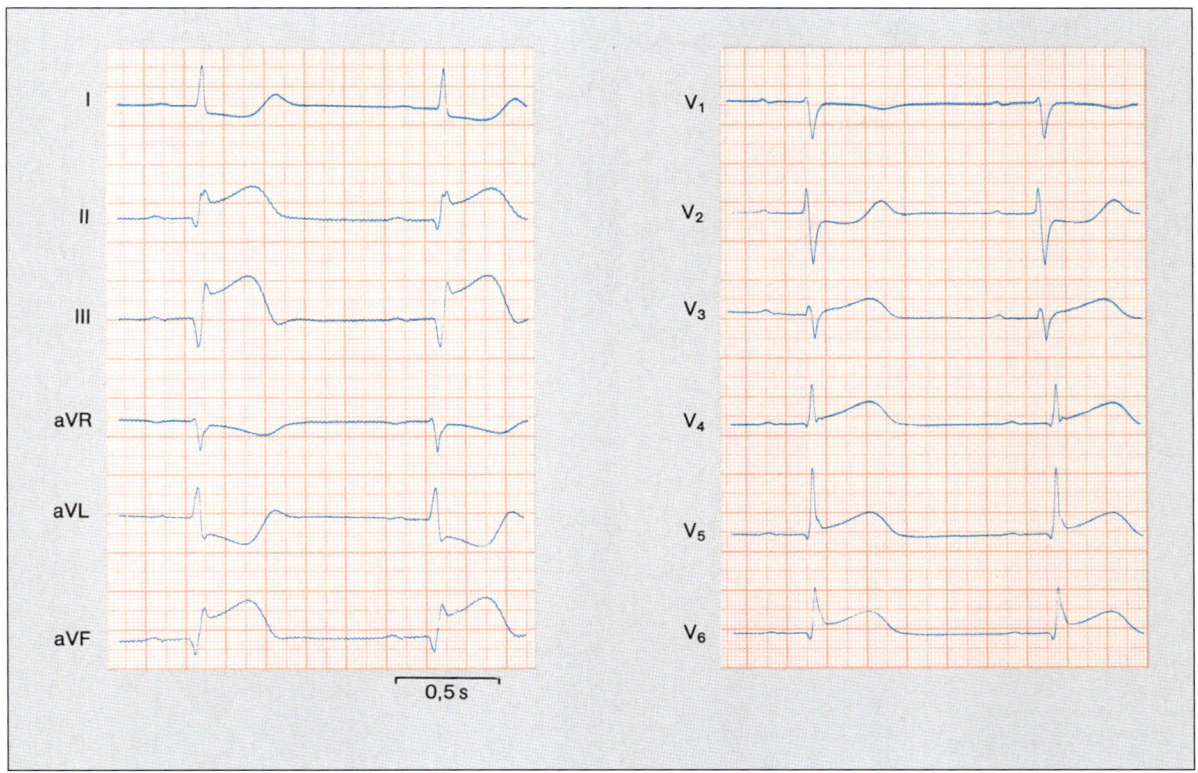

Abb. 6.15 Akuter, inferiorer Myokardinfarkt bei einer 80-jährigen Patientin. In den Ableitungen II, III und aVF können die typischen ST-Hebungen und in den Ableitungen I und aVL die spiegelbildlichen ST-Senkungen beobachtet werden.

➤ *Zeichen der Nekrose:* Auftreten von pathologischen Q-Zacken und Verlust von R-Zacken im Infarktgebiet (Abb. 6.**16**).
➤ *Zeichen der Narbe:* Im subakuten Stadium wird die T-Welle zunehmend negativ („koronares T") über dem infarzierten Gebiet. Die Persistenz der ST-Hebung weckt den Verdacht auf ein Herzwandaneurysma (Abb. 6.**16**).

Der Infarkt ist am besten sichtbar in den Ableitungen, die direkt über dem Infarktgebiet liegen. Deshalb kann anhand der 12 Routineableitungen im EKG ein Infarkt relativ genau lokalisiert werden (Tab. 6.**11**).

Im Gegensatz zur transmuralen Läsion geht ein *subendokardialer Infarkt* nur mit Veränderungen in der ST-Strecke einher, ohne dass sich eine Q-Zacke ausbildet. Gelegentlich kommt es aber zu einem R-Verlust im Bereich des Infarkts. Man spricht dann von einem *nichttransmuralen Infarkt*. Dieser Ablauf ist häufiger beim akuten Koronarsyndrom ohne ST-Hebung.

Nicht jede ST-Hebung im EKG ist auf eine akute Myokardischämie zurückzuführen. *Differenzialdiagnostisch* muss eine akute Perikarditis ausgeschlossen werden. Bei der akuten Perikarditis kommt es zu einer ST-Hebung in vielen, manchmal nahezu allen Ableitungen (Abb. 6.**18 a** u. **b**). Die ST-Hebung geht über in eine positive T-Welle und im akuten Stadium ist die Perikarditis mit einer PQ-Strecken-Senkung verbunden. ST-Hebungen kommen auch als Normvariante („early repolarization") vor. Dabei ist die ST-Hebung am deutlichsten in V4 und V5 und geht ebenfalls über in eine positive T-Welle. Als wichtigstes differenzialdiagnostisches Kriterium bestehen bei der „early repolarization" keine reziproken ST-Senkungen. ST-Hebungen kommen auch bei Schenkelblockbildung vor, insbesondere dem Linksschenkelblock. Daneben werden ST-Hebungen bei seltenen Erkrankungen wie Myokarditis, Trauma zum Herzen, Tumor des linken Ventrikels sowie bei Hypothermie, nach Kardioversion, bei intrakraniellen Blutungen, bei Hyperkaliämie, beim Brugada-Syndrom und nach Einnahme von antiarrhythmischen Medikamenten gefunden.

Tabelle 6.11 Infarktlokalisation im EKG

Lokalisation	Ableitungen mit Veränderungen
anteroseptal	V_2–V_4
anterior	V_1–V_6, I, aVL
Spitze	V_5, V_6
lateral	I, aVL
inferior	II, III, aVF
posterior	R/S > 1,0 in V_1

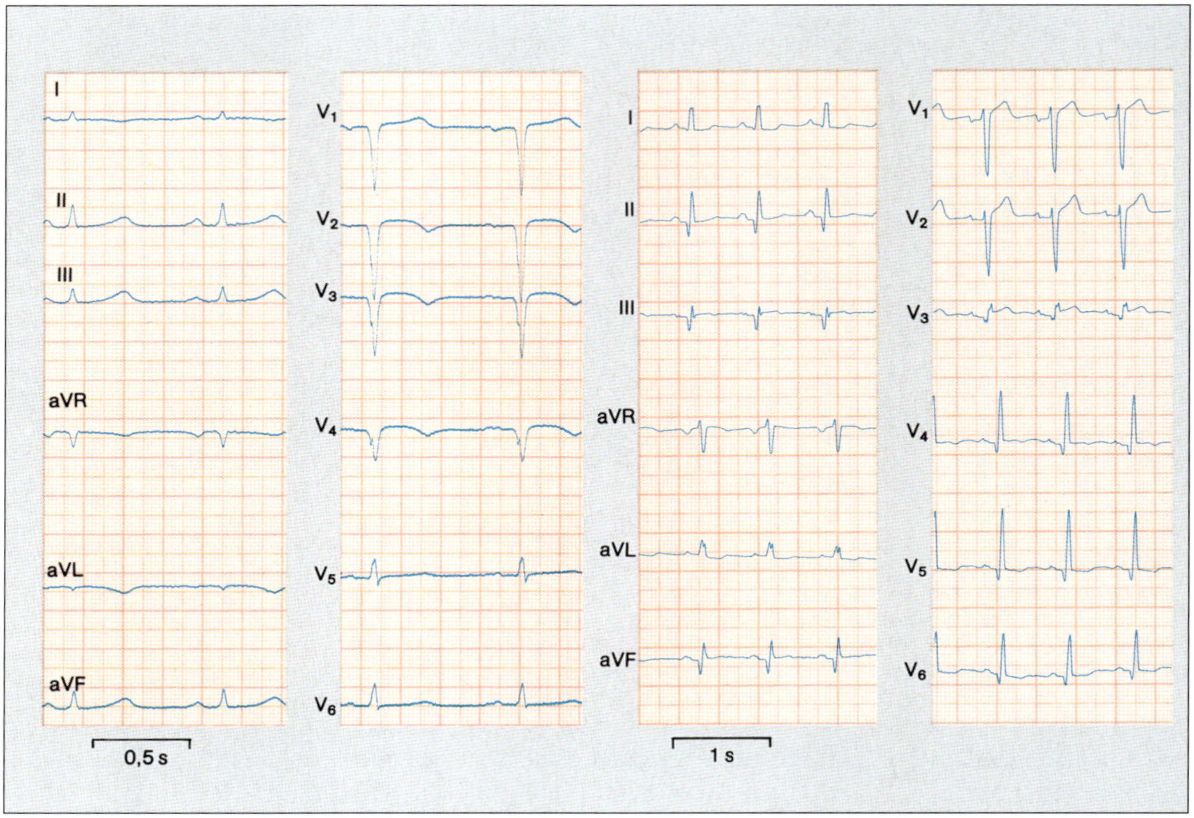

6 Schmerzen im Bereich des Thorax

Abb. 6.16 Links: Status nach anteroseptalem Myokardinfarkt vor 2 Jahren bei einem 49-jährigen Patienten. In den präkordialen Ableitungen kommen der R-Verlust, die leichte ST-Hebung und die negativen T-Wellen deutlich zur Darstellung.

Rechts: Status nach inferiorem Myokardinfarkt vor 1 Jahr bei einem 53-jährigen Patienten. In den Ableitungen II, III und aVF können die typischen Q-Zacken beobachtet werden.

Enzymdiagnostik beim akuten Koronarsyndrom

Aus der Klinik und dem EKG ergibt sich die Arbeitsdiagnose eines akuten Koronarsyndroms. Beim ST-Hebungsinfarkt muss die Reperfusionstherapie danach sofort eingeleitet werden. Die Enzymdiagnostik dient hier zur Bestätigung der Diagnose und zum Abschätzen des Ausmaßes des ischämischen Schadens. Beim akuten Koronarsyndrom ohne ST-Hebung dient die Enzymdiagnostik dagegen neben der Diagnosestellung auch zur Risikostratifizierung im Hinblick auf die Therapie.

Serummarker. Vier Marker werden zurzeit für die frühe Diagnostik eingesetzt. Das Myoglobin, die Creatinkinase (CK) und deren „herzspezifisches" Isoenzym, die MB-Fraktion der Creatinkinase (CK-MB), das Troponin-T und das Troponin-I (Abb. 6.**17**). Das Myoglobin steigt bereits nach 2–4 h an, ist aber wenig spezifisch. Die anderen Serummarker werden 4–6 h nach Ischämiebeginn nachweisbar. Die CK ist relativ empfindlich und spezifisch. Allerdings wird die CK auch erhöht durch intramuskuläre Injektionen, starke körperliche Anstrengungen, epileptische Anfälle, schwere Intoxikationen, Elektrokonversionen und Muskeltraumen. Die CK-MB ist weniger empfindlich, aber deutlich spezifischer. Die CK-MB findet sich aber auch im Zwerchfell und der Zunge. Deshalb ist die CK-MB auch erhöht bei Zungenbiss nach epileptischem Anfall und bei Asthmaanfällen oder starker Hyperventilation. Die empfindlichsten und spezifischsten Marker sind die Troponine. Sie steigen ebenfalls 4–6 h nach Ischämie an und bleiben bis zu 2 Wochen erhöht. Troponin ist so empfindlich, dass jeder Myokardschaden zu einer Erhöhung des Troponins führt, auch wenn er nicht durch eine

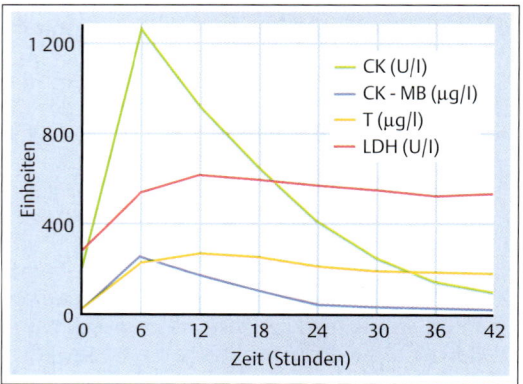

Abb. 6.17 Typischer Enzymverlauf bei einem Patienten mit akutem Vorderwandinfarkt. CK = Creatinkinase; CK-MB = MB-Fraktion der Creatinkinase; T = Troponin-T; LDH = Lactatdehydrogenase.

Vom Herzen ausgehende Schmerzen

koronare Herzkrankheit bedingt ist (Tab. 6.**12**). Auch bei nichtkardialen Krankheiten kann Troponin gelegentlich nachgewiesen werden. Differenzialdiagnostisch am wichtigsten ist die falsch positive Erhöhung von Troponin-T bei Niereninsuffizienz.

Als weitere Enzyme in der Infarktdiagnostik werden die Glutamyloxalat-Transaminase (GOT) oder Aspartat-Amylotransferase (AST) und die Lactat-Hydrogenase (LDH) verwendet. Die LDH steigt wesentlich langsamer als die CK an und erreicht ihr Maximum nach 2–4 Tagen. Eine Erhöhung der GOT bzw. LDH ist nicht spezifisch für den Herzinfarkt. GOT-Erhöhungen kommen vor bei Leber- und Muskelerkrankungen, die LDH ist bei zahlreichen Erkrankungen erhöht.

Infarktdiagnose. Der dynamische Anstieg und Abfall der Enzyme ist der zentrale Punkt der Infarktdiagnose. Ein Myokardinfarkt liegt vor, wenn der dynamische Anstieg und Abfall der Enzyme Troponin oder CK-MB verbunden ist mit einem der folgenden Merkmale:

- typische Symptome der Myokardischämie,
- Q-Zacken im EKG,
- ST-Hebung oder ST-Senkung im EKG,
- im Anschluss an eine perkutane koronare Intervention.

Diese Definition schließt also neben dem klassischen ST-Hebungsinfarkt auch Myokardinfarkte ein, die mit ST-Senkung oder ohne EKG-Veränderungen einhergehen.

Bei einer erfolgreichen Thrombolyse und noch deutlicher nach einer primären PCI beim akuten Myokardinfarkt kommt es zu einem sehr schnellen CK-Anstieg und -Abfall, dem sog. Auswaschen. Kommt es innerhalb der ersten Tage nach der Behandlung eines Myokardinfarktes zu einem Reinfarkt, sind für die erneute Dynamik die CK und die CK-MB besser geeignet als das Troponin, welches vom vorausgehenden Ereignis her noch erhöht sein kann. Troponin und LDH bleiben über Tage erhöht und erlauben deshalb die Infarktdiagnose auch dann, wenn der Infarkt bereits 3–5 Tage zurückliegt und die anderen Enzyme schon wieder normal sind.

Differenzialdiagnose des akuten Myokardinfarktes.

Grundsätzlich muss differenzialdiagnostisch an alle Ursachen von retrosternalen und linksseitigen Thoraxschmerzen gedacht werden (Tab. 6.**1**). Bei länger dauernden Brustschmerzen, welche begleitet sind von vegetativen Symptomen und Dyspnoe, sind folgende Differenzialdiagnosen am wichtigsten:

- *Lungenembolie:* Große Lungenembolien können einen Herzinfarkt vortäuschen. Der Thoraxschmerz und das Vernichtungsgefühl sind auch Leitsymptome der Lungenembolie. Bei der Untersuchung finden sich eine Sinustachykardie, eine Hypotonie und eine periphere Vasokonstriktion. Eine Tachypnoe ist in der Regel vorhanden zusammen mit gestauten Halsvenen und einer Zyanose. Das EKG kann eine Rotation der Herzachse nach rechts zeigen (sog. S1/Q3-Typ), meist finden sich aber nur unspezifische ST-Veränderungen. Im Thoraxbild zeigen sich Verschattungen in den Lungen, die lobär und segmental oder horizontal sein können. Gelegentlich liegen ein Pleuraerguss und ein einseitiger Zwerchfellhochstand vor. In der Blutgasanalyse finden sich ein tiefes PO_2 und PCO_2, im Plasma ein erhöhtes D-Dimer (> 500 ng/l). Die endgültige Diagnose wird entweder mittels Spiral-CT, Lungenszintigraphie oder Pulmonalisangiographie gestellt.
- *Perikarditis:* Die lageabhängigen und atemabhängigen Thoraxschmerzen verbunden mit den typischen Zeichen im EKG erlauben die Differenzialdiagnose (Abb. 6.**18**).
- *Aorta dissecans:* Die typischen Schmerzen im Rücken oder Schmerzen, die in den Rücken ausstrahlen, müssen an die Aorta dissecans denken lassen. Die Diagnose erfolgt mittels CT oder MR (Abb. 6.**21**).
- Daneben kann ein *Spontanpneumothorax* (Abb. 6.**25**) oder eine *tachykarde Rhythmusstörung* zu einem präkordialen Druckgefühl und Kollapsneigung führen.

Tabelle 6.12 Gründe für ein erhöhtes kardiales Troponin im Blut

Ischämischer Myokardschaden
Nichtischämischer Myokardschaden
– Myokarditis
– Lungenembolie
– tachykardes Vorhofflimmern
– akute Herzinsuffizienz
– Lungenödem
– primäres Kammerflimmern
– Herztrauma
Nichtkardiale Ursachen
– Niereninsuffizienz
– Neoplasie
– Rhabdomyolyse
– erhöhtes Fibrin
– Rheumafaktor
– menschliche Mausantikörper

Differenzialdiagnose von Komplikationen im Verlauf eines Myokardinfarktes

Thoraxschmerzen nach Myokardinfarkt:

- *Reinfarkt durch akuten Verschluss des Infarktgefäßes:* Dies tritt nach der Thrombolyse in ca. 10 % der Patienten auf, nach primärerer perkutaner Intervention in 1–2 %.
- *Perikarditis:* Diese stellt sich am häufigsten am 2. und 3. Tag nach dem Infarkt ein. Die Postinfarktperikarditis geht oft einher mit einem Perikardreiben. Der Patient wird den lage- und atemabhängigen Schmerz meist klar vom Infarktschmerz unterscheiden können.
- *Postinfarktangina:* Sie tritt bei 50 % der Patienten nach Thrombolyse auf, da in der Mehrzahl nach der Lyse eine schwere residuelle Stenose im Infarktgefäß verbleibt.

Hypotonie nach Myokardinfarkt:

- *Akutes linksventrikuläres Pumpversagen:* Diese Patienten zeigen die Zeichen des kardiogenen Schocks mit Hypotonie, kalten Extremitäten, Zyanose, Zeichen der Lungenstauung und einen 3. Herzton bei der Auskultation. Etwa 5 % aller Infarktpatienten werden einen kardiogenen Schock erleiden. Bei protrahiertem, über Tage anhaltendem kardiogenem Schock tritt immer Fieber auf, steigen die Entzündungsparameter im Blut an und kommt es oft zum Abfall des peripheren Widerstandes und zur Tachykardie. Es kann sich ein hyperdynames Zustandsbild ähnlich dem septischen Schock einstellen.
- *Rechtsherzinfarkt:* Eine Hypotonie bei klaren Lungenfeldern und gestauten Halsvenen lässt einen Rechtsherzinfarkt vermuten. In den ersten Stunden nach Infarktbeginn lässt sich ein Rechtsherzinfarkt in den rechtsthorakalen Ableitungen als ST-Hebung in V4 nachweisen. Diese EKG-Veränderung ist jedoch vorübergehend, und schon nach einigen Stunden ist sie nicht mehr vorhanden.
- *Perikardtamponade:* Klinische Zeichen einer Perikardtamponade sind eine Hypotonie, gestaute Halsvenen, eine gestaute Leber und ein Pulsus paradoxus. Kommt es nach einem Myokardinfarkt zur Ruptur der freien Wand, entsteht sofort eine massive Perikardtamponade, die meist im Bild der elektromechanischen Dissoziation zum Tode führt. Etwa ein Drittel der Rupturen verlaufen aber subakut. Dabei kommt es entweder durch einen epikardialen oder intramuralen Thrombus zu einem vorübergehenden Verschluss der Ruptur oder bei ausgedehnten Infarkten kann es zu einer diffusen Sickerblutung, dem sog. „blutenden Herzen" kommen. Eine Hypotonie verbunden mit Unruhe, Erbrechen, Thoraxschmerzen, bradykarden Rhythmusstörungen oder eine transiente elektromechanische Dissoziation können Hinweise auf eine subakute Ventrikelruptur sein. Eine durch Verklebung von Peri- und Epikard früh begrenzte Ruptur führt zur Ausbildung eines Pseudoaneurysmas. Die Diagnose wird mittels Echokardiographie gestellt und die Therapie besteht in der chirurgischen Sanierung.
- *Ventrikelseptumdefekt:* Das Kreislaufversagen beim Ventrikelseptumdefekt geht einher mit einem biventrikulären Pumpversagen, bei dem das Rechtsherzversagen im Vordergrund steht. Auskultatorisch findet sich ein neues lautes holosystolisches Geräusch parasternal. In der Hälfte der Fälle kann ein Schwirren palpiert werden.
- *Papillarmuskelabriss und Mitralinsuffizienz:* In etwa 50 % der akuten Myokardinfarkte findet sich bei der systematischen Suche eine leichte bis mittelschwere Mitralinsuffizienz wegen Papillarmuskeldysfunktion. Ein Papillarmuskelabriss mit schwerer Mitralinsuffizienz ist selten (1–3 %). Klinisch manifestiert er sich durch eine plötzlich auftretende schwere Linksinsuffizienz mit Lungenödem. Es besteht eine ausgeprägte Orthopnoe, durch welche der Patient nicht mehr flach liegen kann. Auskultatorisch findet sich wiederum ein neues holosystolisches Rückströmungsgeräusch über der Mitralklappe. Wegen des frühen Druckausgleiches zwischen Ventrikel und Vorhof kann es allerdings sehr leise sein. Die Diagnose aller mechanischen Komplikationen wird durch die Echokardiographie gestellt.

Perikarditis und Perikarderguss

Klinik der akuten Perikarditis. Die akute Perikarditis geht typischerweise mit präkordialen Schmerzen einher, die im Allgemeinen durch tiefe Inspiration, Husten oder Schlucken verstärkt werden. Vom leichten Oppressionsgefühl bis zu starken retrosternalen Schmerzen finden sich alle Übergänge. Die Differenzialdiagnose gegenüber dem akuten Myokardinfarkt ist gelegentlich schwierig. Typisch ist bei der Perikarditis eine Schmerzverstärkung im Liegen, so dass die Patienten in leicht vornüber geneigter Stellung sitzen. Häufig sind die Patienten tachypnoisch; damit werden schmerzhafte tiefe inspiratorische Thoraxbewegungen vermieden.

Bei der *klinischen Untersuchung* ist vor allem auf das diagnostisch wichtige *Perikardreiben* zu achten. Das Punctum maximum befindet sich parasternal links; das Geräusch wird am besten bei der Inspiration bei vornüber geneigtem Oberkörper gehört. Das Perikardreiben hat in der Regel zwei Komponenten (Vorhof- und Kammersystole, Lokomotivgeräusch). Das Perikardreiben wird mit zunehmendem Perikarderguss leiser. Schwaches Fieber tritt häufig assoziiert auf.

Die *Differenzialdiagnose* der Perikarditis umfasst den akuten Myokardinfarkt, die Pleuritis, eine Pneumonie, Brustwandschmerzen und einen Lungeninfarkt.

EKG bei Perikarditis. EKG-Veränderungen treten in ca. 90 % der Fälle auf und sind von hoher differenzialdiagnostischer Bedeutung. Am typischsten ist das EKG in der Frühphase. Oft registriert man in nahezu allen Ableitungen ein Anheben der ST-Strecke. Im Gegensatz zum Infarktbild verläuft die gehobene ST-Strecke meist konkav-bogig (Abb. 6.**18 a**). Typisch ist in der Frühphase ein Absenken der PR-Strecke. Spiegelbildlich verhält sich aVR. In aVR bestehen praktisch immer eine ST-Senkung und eine PR-Hebung. Im Verlauf kommt es zu einem Absinken der ST-Strecke mit einer Abflachung oder Normalisierung der T-Welle (Abb. 6.**18 b**). Nach Normalisierung der ST-Strecke können gelegentlich diffuse T-Inversionen auftreten. Wenn es zu einem *Perikarderguss* kommt, können eine periphere Niederspannung (Low Voltage) und atemsynchrone Potenzialschwankungen durch Schwingen des Herzens im Perikardsack beobachtet werden. Wenn bei fehlender Myokardischämie QRS-Veränderungen wie eine QRS-Verbreiterung oder Rhythmusstörungen sowie AV-Blockierungen und Extrasystolen auftreten, spricht dies für das gleichzeitige Vorliegen einer *Myokarditis*. Die *differenzialdiagnostische Abgrenzung* gegenüber dem *Myokardinfarkt* kann schwierig sein. Beim Myokardinfarkt sind die ST-Hebungen plateauförmig oder konvex (nach oben), in der Regel ausgeprägter und in

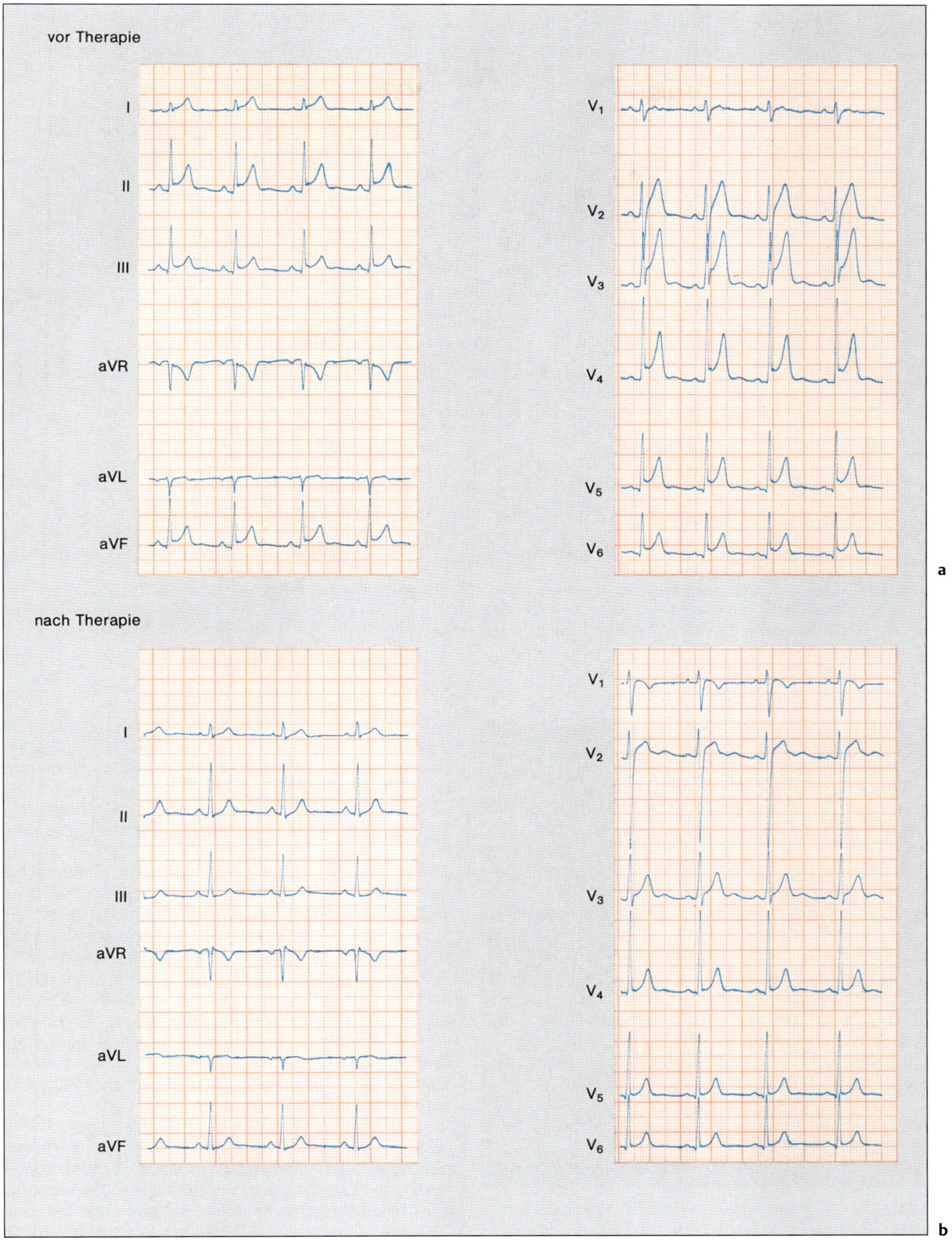

Vom Herzen ausgehende Schmerzen

Abb. 6.18 EKG-Veränderungen bei der akuten Perikarditis.
a EKG vor Therapie.
b EKG nach 10-tägiger Behandlung mir Prednison. Die typischen horizontalen ST-Hebungen, die vor der Therapie in allen Ableitungen beobachtet werden können, sind nach Steroidbehandlung nicht mehr nachweisbar. 27-jähriger Patient.

6 Schmerzen im Bereich des Thorax

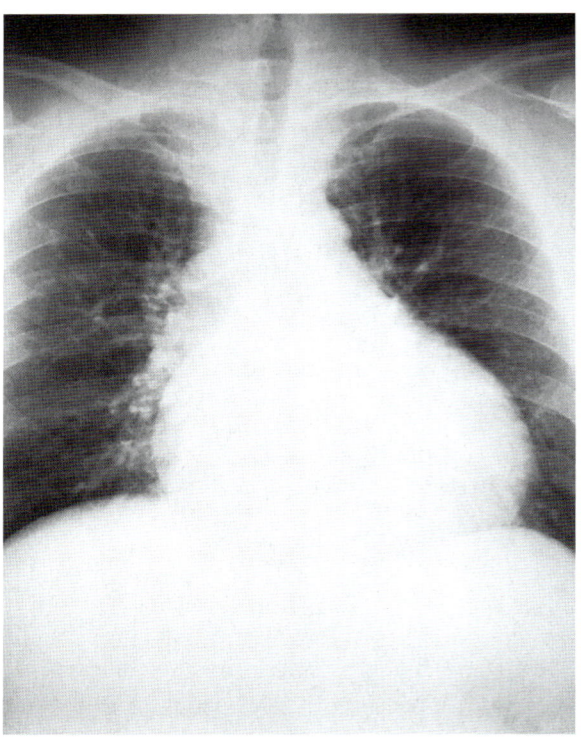

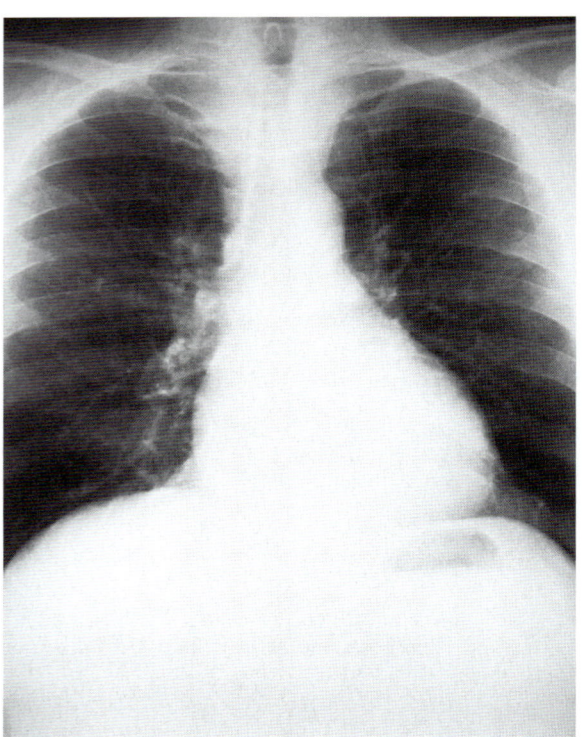

Abb. 6.19 Thorax-Röntgenbild bei einem 47-jährigen Patienten mit ca. 500 ml Perikarderguss nach akutem Myokardinfarkt.
a Vor Perikardpunktion: Die zeltförmige Konfiguration des Herzschattens kommt deutlich zum Ausdruck.
b Nach Perikardpunktion.

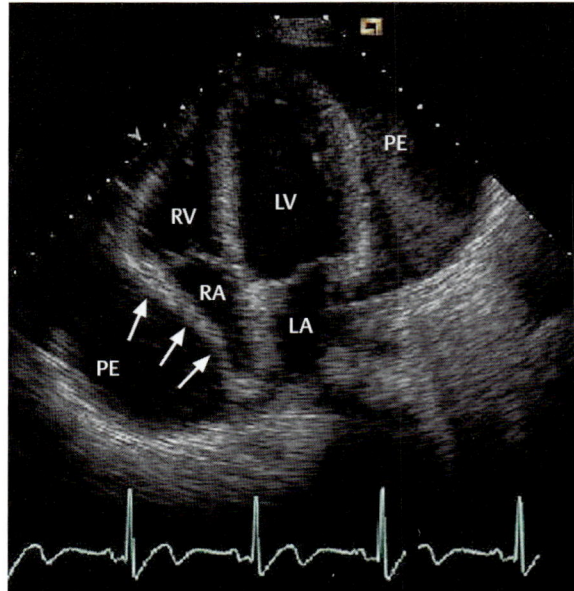

Abb. 6.20 Echokardiogramm bei einem Patienten mit chronischem Perikarderguss. Der apikale Vierkammerschnitt zeigt den großen zirkumferenziellen Perikarderguss (PE), in dem das Herz „schwingt". Es besteht eine beginnende Tamponade mit Kompression (Pfeile) des rechten Vorhofs (RA). LV = linker Ventrikel, RV = rechter Ventrikel, LA = linker Vorhof.

einem bestimmten Infarktsegment lokalisiert (Abb. 6.**14** u. 6.**15**). Außerdem fehlen bei der Perikarditis pathologische Q-Zacken. Bei der sog. „early repolarization" finden sich ähnliche ST-Hebungen wie bei der Perikarditis. Es fehlt aber in der Regel die PR-Absenkung, und die T-Wellen sind oft sehr hoch und spitz.

Perikarderguss. Im Verlauf der Perikarditis kommt es fast immer zur Flüssigkeitsansammlung im Perikardsack. Ein ausgeprägter Perikarderguss kann im Thoraxbild als Verbreiterung des Herzschattens (Abb. 6.**19**) festgestellt werden. Der Herzschatten nimmt eine Zelt- oder Dreiecksform an. Die Diagnose erfolgt jedoch mittels Echokardiographie (Abb. 6.**20**), welche es erlaubt, die Ergussmenge abzuschätzen. Eine Kompression der Vorhöfe und/oder des rechten Ventrikels zeigt zudem eine Tamponade an. Zur ätiologischen Abklärung des Perikardergusses muss oft eine Perikardpunktion durchgeführt werden.

Ursachen der akuten Perikarditis. Bei 75–80% der Patienten liegt eine *idiopathische oder virale* Perikarditis vor (Tab. 6.**13**). Die idiopathische oder subakute benigne Perikarditis tritt vor allem bei jungen Männern auf und ist oft von katarrhalischen Prodromi begleitet. Für die virale Perikarditis sind am häufigsten Coxsackie-Virus A und B, ECHO-Viren, Adenoviren und das HI-Virus verantwortlich. Viele andere Viren können ebenfalls eine Perikarditis verursachen. Eine unbewiesene

Von den Gefäßen ausgehende Schmerzen

virale Ätiologie dürfte auch bei vielen idiopathischen Perikarditiden vorliegen. Bakterielle Perikarditiden sind sehr selten.

Nach einem Myokardinfarkt kann es früh (innerhalb von Tagen) oder spät (nach Wochen) zu einer Perikarditis kommen. Die frühe Perikarditis ist bedingt durch eine akute entzündliche Reaktion als Folge des Infarktes, die späte durch eine immunologische Reaktion auf den Myokardschaden. Eine ähnliche immunologische Reaktion kann auch nach einer Herzoperation auftreten. Die späte immunologische Form geht einher mit Fieber und Erguss und gelegentlich mit einer ausgesprochenen Polyserositis. Sie wird als *Dressler-Syndrom* bezeichnet. Die späte Form der Perikarditis nach Myokardinfarkt ist in der Reperfusionsära praktisch verschwunden.

Neoplasien sind für etwa 6 % der Perikarditiden verantwortlich. Nach *Bestrahlung* kann eine Perikarditis auftreten, die im Langzeitverlauf zu einer restriktiven oder konstriktiven Perikarditis führen kann.

Verletzungen der Herzwand, die zum Perikarderguss führen, können bei Unfällen auftreten. Viel häufiger sind diese jedoch iatrogen verursacht (Perforation mit Schrittmacherdrähten, Infusionskanülen, Herzkatheter etc.). Bei den metabolischen Störungen steht die *Urämie* als Ursache im Vordergrund. Bei den *Kollagenosen* verursachen der systemische Lupus erythematodes und die rheumatoide Arthritis gelegentlich eine Perikarditis.

Chronische Perikarditis. 10–30 % der idiopathischen Perikarditiden gehen in eine chronisch rezidivierende Form über. Eine Ätiologie kann fast nie gefunden werden, und man nimmt einen immunologischen Mechanismus an.

Eine chronische Pericarditis constrictiva kommt durch eine Verdickung des Perikards oder Perikardverkalkungen zustande. Das harte, verdickte Perikard umschließt das Herz bandförmig und führt zu einer Füllungsbehinderung. Die Ursache war früher fast ausschließlich eine Tuberkulose. Heute ist die Pericarditis constrictiva häufiger die Folge einer Bestrahlung, eines Hämatoperikards oder einer viralen Perikarditis.

Tabelle 6.13 Ätiologie der akuten Perikarditis

Häufig
- idiopathisch (nach katharralischer Infektion)
- viral (Coxsackie A und B, ECHO-Viren, Adenoviren, HIV)

Selten
- neoplastisch (Mamma-, Bronchuskarzinom, Lymphom)
- metabolisch (Urämie)
- Bestrahlung
- akuter Myokardinfarkt
- Bindegewebserkrankung (systemischer Lupus erythematodes, rheumatoide Arthritis)
- Trauma

Sehr selten
- Tuberkulose, bakterielle Infektion
- Medikamente (Procain, Isoniazid, Phenytoin)
- entzündliche Darmerkrankungen

Rhythmusstörungen

Akut auftretende tachykarde Rhythmusstörungen können mit einem Oppressionsgefühl, Thoraxschmerzen, Dyspnoe, Angst und vegetativen Symptomen einhergehen. Nach Konversion in den Sinusrhythmus können im EKG Repolarisationsstörungen zurückbleiben. Am häufigsten finden sich T-Inversionen. Man spricht von einem „Erinnern des Herzens", von einem sog. *Chatterje-Phänomen.*

Extraschläge werden gelegentlich von den Patienten als unangenehme Sensationen im Thorax empfunden. Die Patienten spüren dabei die postextrasystolische Potenzierung des Schlagvolumens.

6.2 Von den Gefäßen ausgehende Schmerzen

Aneurysma verum der Aorta

Das Aneurysma verum ist eine *pathologische Dilatation* der Gefäßwand. Das thorakale Aortenaneurysma kann einhergehen mit Thoraxschmerzen, welche häufig verbunden sind mit einer Ausdehnung des Aneurysmas. Gelegentlich kann die sekundär entstandene Aorteninsuffizienz ein Oppressionsgefühl und Dyspnoe verursachen. Aortenaneurysmen können auch Symptome durch die Kompression der Trachea, des Hauptbronchus oder der V. cava superior verursachen. In den meisten Fällen ist das Aortenaneurysma jedoch schmerzlos und wird zufällig auf dem Thoraxbild oder bei der Ultraschalluntersuchung entdeckt. Umschriebene Aneurysmen, Aneurysma spurium oder fusiforme im Rahmen einer bakteriellen Endokarditis sowie Aneurysmen des Sinus valsalvae sind selten.

Ursachen. Die weitaus häufigste Ursache eines Aneurysma verum der Aorta ist die *Arteriosklerose*. Andere seltenere Ätiologien sind Bindegewebserkrankungen (Marfan-Syndrom, Ehlers-Danlos, zystische Medianekrose), eine Vaskulitis (Takayasu-Arteritis) und Infektionen (Mesaortitis luetica). Symptomatische Aneurysmen sollten operiert werden, asymptomatische ab einem Durchmesser von 5,5 cm ebenfalls.

6 Schmerzen im Bereich des Thorax

Aorta dissecans

Definition. Bei der Aorta dissecans (früher Aneurysma dissecans der Aorta) kommt es zu einem *Intimariss,* der das Blut zwischen Intima und Media einströmen lässt und so zu einem falschen Lumen in der Arterienwand führt. Typischerweise entsteht eine Austrittsstelle durch einen zweiten Riss in der Intima. Diese Austrittsstelle kann im Bereich der Aorta ascendens oder im Bereich der Aorta descendens oder den Beckengefäßen liegen.

Die Stanford-Klassifikation unterteilt die Aorta dissecans in zwei Typen:
➤ Typ A: jede Dissektion, bei der die Aorta ascendens disseziert ist,
➤ Typ B: jede Aortendissektion, die distal von der Aorta ascendens auftritt.

Klinik. Der Patient beklagt oft einen starken reißenden Thoraxschmerz, der retrosternal liegt und in den Rücken ausstrahlt oder vom Rücken selbst ausgeht. Die *Schmerzlokalisation* kann Hinweis sein auf die Dissektionsstelle. Ein retrosternaler Schmerz, der gegen den Rücken ausstrahlt, weist auf eine Dissektion im Aszendensbereich hin, ein interskapulärer Schmerz auf eine Dissektion im Deszendensbereich und ein abdomineller Schmerz auf eine Dissektion im Abdomen. Der Schmerz tritt oft abrupt auf und ist therapierefraktär und verbunden mit einem Kollaps. Der schlagartige Beginn und das Fehlen von EKG-Veränderungen grenzen die Aorta dissecans differenzialdiagnostisch gegenüber dem Myokardinfarkt ab.

Die Aorta dissecans kann zu weiteren schweren Symptomen führen.
➤ Eine Dissektion der *Karotiden* kann zu Durchblutungsstörungen mit entsprechender neurologischer Symptomatik führen.
➤ Durch die Formveränderung der *Aortenwurzel* kommt es in etwa der Hälfte der Fälle zu einer akuten Aorteninsuffizienz.
➤ Die Abschnürung des *Truncus brachiocephalicus* führt zu einer Blutdruckdifferenz zwischen rechts und links. Diese Blutdruckdifferenz ist fast pathognomonisch für die Aorta dissecans, weil sie sonst nur bei arteriellen Embolien und beim Takayasu-Syndrom (Aortenbogensyndrom) vorkommt.
➤ Weitere *seltenere Komplikationen* sind eine Verlegung der Koronararterien mit anschließendem Myokardinfarkt, ein Einriss ins Perikard mit Perikardtamponade, ein Hämatothorax, eine Blutung ins Mediastinum oder Abdomen, eine Verlegung der Nierenarterien mit nachfolgender Niereninsuffizienz, ein Mesenterialinfarkt als Folge des Abschnürens der Mesenterialarterien und eine akute Ischämie des Beines als Folge der Verlegung der A. iliaca communis.

Varianten. Gelegentlich (ca. 5%) kommt es zu einem Einriss der Intima ohne Ausbildung eines intraluminalen Hämatoms. Andererseits kann es zu einem intramuralen Hämatom ohne Intimaeinriss kommen. Man nimmt an, dass dies durch eine Ruptur von Vasa vasorum zustande kommt. Eine atherosklerotische Plaque kann ulzerieren, einbluten und zu einem lokalen Hämatom führen.

Diagnostik. Die Diagnose wird anhand der Klinik und des Thoraxbildes vermutet (Abb. 6.21 a). Die transösophageale Echokardiographie wird häufig als erste diagnostische Maßnahme eingesetzt. Des Weiteren kommen die CT (Abb. 6.21 b) und die MRT zur Anwendung.

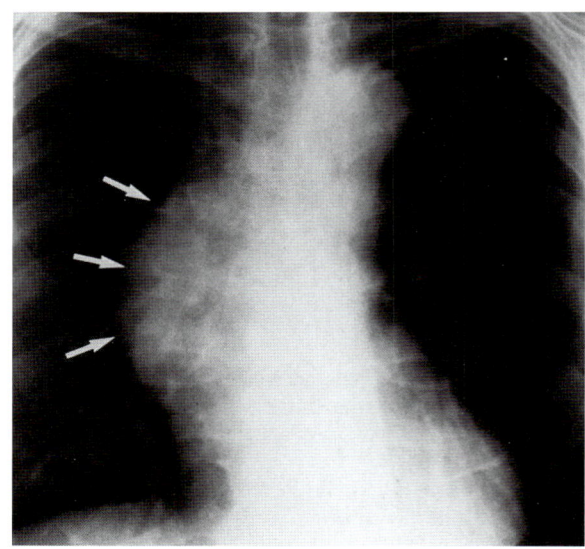
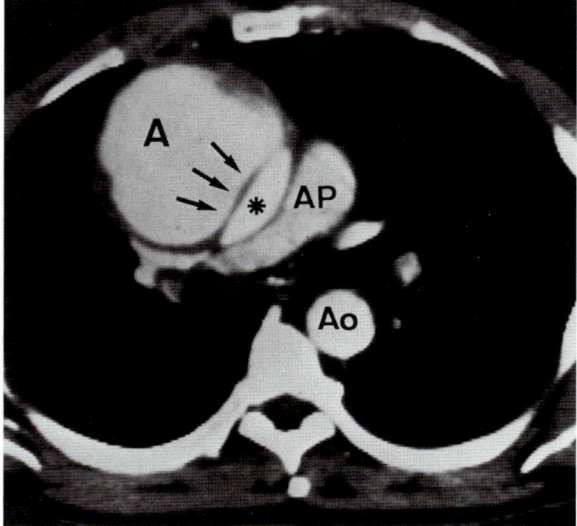

Abb. 6.21 Aneurysma dissecans der Aorta ascendens (Typ A) bei einem 57-jährigen Patienten.
a Die grotesk erweiterte Aorta ascendens kommt im Thorax-Röntgenbild deutlich zur Darstellung (Pfeile).
b Die Diagnose wird mittels CT gestellt, wobei das Aneurysma (A) und die Dissektionsmembran (Pfeile) nach Kontrastmittelverabreichung nachgewiesen werden können. AP = A. pulmonalis, Ao = Aorta descendens, * = wahres Lumen der Aorta ascendens.

Von der Pleura ausgehende Schmerzen

Ursachen. Am häufigsten kommt es in der 6. bis 7. Lebensdekade zu einer Aortendissektion. Begünstigt wird die Entstehung der Aorta dissecans durch eine *Hypertonie,* welche bei 80% der Patienten vorliegt. Es wird vermutet, dass die Hypertonie zur idiopathischen Medianekrose durch Kompression der Vasa vasorum beiträgt. Daneben findet sich häufig eine *Atherosklerose* der Aorta oder eine vorgängige Operation an der Aorta (z. B. Bypass-Operation oder Aortenklappenoperation). Dissektionen können aber auch bei jüngeren Patienten auftreten. In diesen Fällen ist häufig eine *Erkrankung der Aorta* der auslösende Faktor. Das Marfan-Syndrom ist dabei die wichtigste Ätiologie. Daneben kann es auch bei einem Ehlers-Danlos-Syndrom, bei einer Koarktation der Aorta und bei einer fibromuskulären Dysplasie zu einer Dissektion der Aorta kommen. Eine Aortendissektion kann auch während der Schwangerschaft auftreten. Beim Marfan-Syndrom kommt es typischerweise im 3. Trimester zur Aortendissektion. Weiter können Verletzungen der Aorta durch Unfälle oder iatrogene Verletzungen durch Herzkatheter oder Ballonpumpe zur Aortendissektion führen.

Verlauf. Die Aortendissektion Typ A hat eine hohe Mortalität von 1% pro Stunde. Der Patient verstirbt meistens an einer Ruptur der Aorta. Das Rupturrisiko kann durch die Gabe von blutdrucksenkenden Mitteln (Nitride, Betablocker) vermindert werden. Die Therapie der Typ-A-Dissektion besteht jedoch in der chirurgischen Sanierung. Die Dissektion Typ B wird operiert, wenn durch die Dissektion Komplikationen wie viszerale oder periphere Durchblutungsstörungen entstehen.

6.3 Von der Pleura ausgehende Schmerzen

> Für Pleuraschmerzen charakteristisch ist ihre Atemabhängigkeit. Pleuraschmerzen sind beim Einatmen am stärksten, während in der Exspiration keine oder nur geringe Beschwerden verspürt werden.

Die Schmerzausbreitung folgt dem afferenten sensorischen Schenkel (Dermatom) der betreffenden Nerven. Dies erklärt, weshalb sich die Schmerzen bei Beteiligung der Pleura diaphragmatica entweder in die Schulterregion (zentrales Diaphragma) oder häufiger in das Abdomen (periphere Zwerchfellanteile) projizieren.

Pleurareiben. Typischerweise sind die Atemexkursionen auf der betreffenden Seite gegenüber der gesunden Seite herabgesetzt („Schonatmung"). Das klinische Leitsymptom ist aber ein *atemsynchrones Reibegeräusch* (Pleurareiben). Es kann mit oder ohne Schmerzen vorkommen. Das Geräusch ist über den gesamten Atemzyklus zu hören, am stärksten jedoch zum Zeitpunkt der größten Atemexkursion, d. h. am Ende der Inspiration und zu Beginn der Exspiration. Mit zunehmender Ergussbildung verschwindet das Geräusch.

Pleuritis

Entzündliche Veränderungen der Pleura können mit oder ohne Erkrankungen des Lungenparenchyms auftreten. Von einer *Pleuritis sicca* spricht man, wenn sich noch kein Pleuraerguss gebildet hat und die Pleurablätter aneinander reiben (Pleurareiben). Sie ist demzufolge meist Vorläufer der *exsudativen Pleuritis* mit den gleichen ätiologischen Ursachen wie diese. Bei jungen Patienten wird pleuritisches Reiben ohne Erguss vor allem bei Coxsackie-Infektionen, aber auch bei anderen Virusinfektionen beobachtet. Doppelseitigkeit ist auf diese Ätiologie besonders verdächtig. Eine Pleuritis sicca kann auch im Anschluss an eine Lungenembolie auftreten.

Pleuraerguss

Ursachen. Die häufigsten Ursachen eines Pleuraergusses sind Linksherzinsuffizienz, Malignome, Pneumonien und Lungenembolie.

Diagnostik. Eine Dämpfung, abgeschwächter bzw. aufgehobener Stimmfremitus und abgeschwächtes Atemgeräusch in der klinischen Untersuchung weisen auf eine pleurale Flüssigkeitsansammlung hin. Die Atemverschieblichkeit der Zwerchfellgrenze ist aufgehoben. Je größer der Erguss, umso stärker ist das Atemgeräusch abgeschwächt. Bei Kompression der Lunge hat das Atemgeräusch bronchialen Charakter („Kompressionsatmen").

Im a.-p. *Röntgenbild* sind Ergüsse unter 300 ml kaum erkennbar. Bei Aufnahmen im Exspirium und speziell in liegender Position mit der kranken Seite nach unten werden auch kleine Ergüsse nachweisbar. Bei größeren Ergüssen zeigt das Röntgenbild die typische homogene, nach lateral ansteigende Verschattung (Abb. 6.**22**). Schwierigkeiten bereitet manchmal die Diagnose von Interlobärergüssen, die als Tumor missdeutet („Pseudotumor", „vanishing" Tumor) werden (Abb. 6.**23**) sowie von lokalisierten Ergüssen (diaphragmal, mediastinal). Die typischen Ergussbilder fehlen bei abgekapselten chronischen Ergüssen.

249

6 Schmerzen im Bereich des Thorax

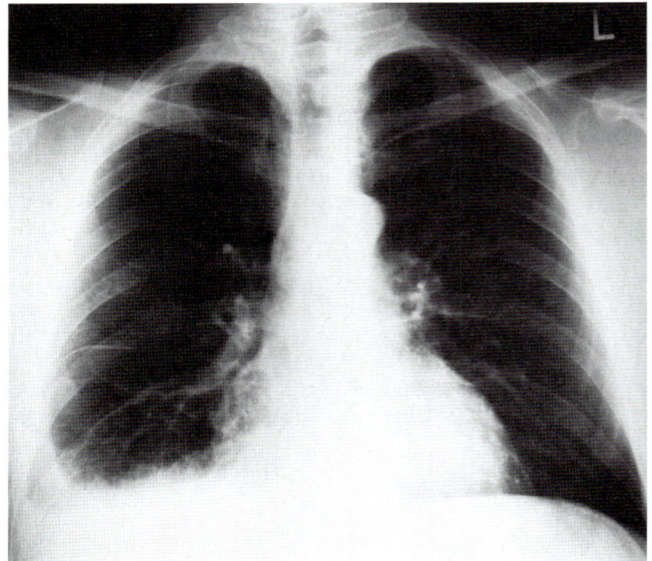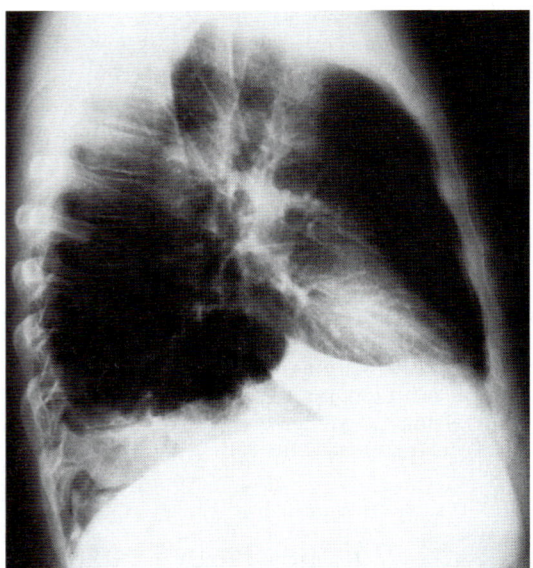

Abb. 6.22 Typisches Röntgenbild eines rechtsseitigen Pleuraergusses.
a a.-p.
b Seitliche Aufnahme.

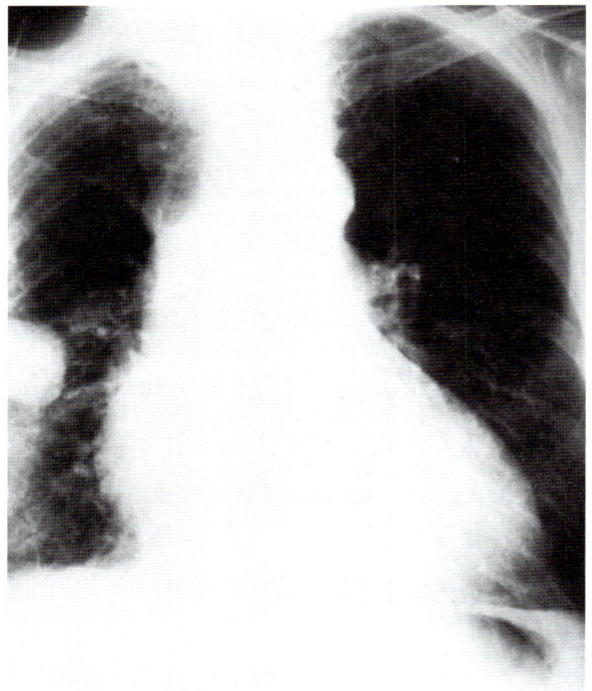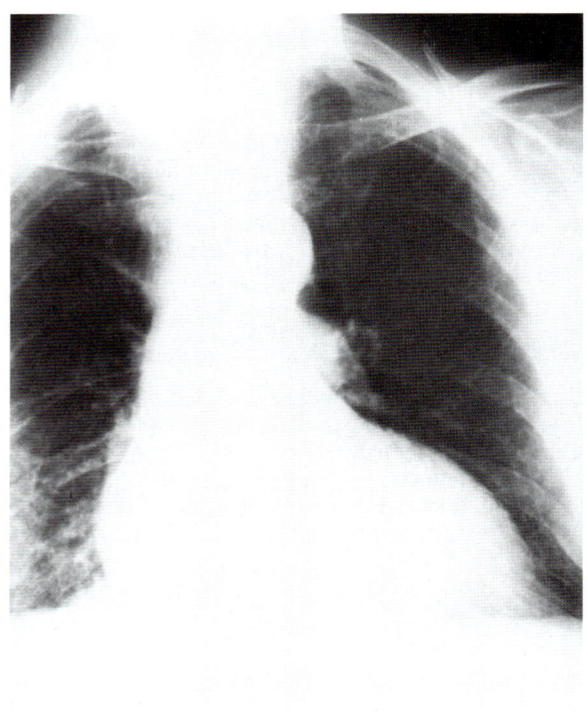

Abb. 6.23 Interlobärerguss bei Herzinsuffizienz.
a Vor Therapie.
b Nach diuretischer Therapie: „Vanishing tumor."

Die *Ultraschalluntersuchung* ist die Methode der Wahl, um schon einen kleinen Pleuraerguss zu erfassen und liefert Zusatzinformationen bezüglich Septierung, Verdickung der Pleura (Pleuraschwarte) und unmittelbar darunter liegender Lunge.

Weitere Informationen über den Pleuraraum, vor allem gegen das Mediastinum zu, liefert die CT. Eine starke Kontrastmittelaufnahme in einer verdickten Pleura ist charakteristisch für ein Pleuraempyem.

Von der Pleura ausgehende Schmerzen

Differenzialdiagnostische Überlegungen. Die differenzialdiagnostischen Überlegungen gehen zunächst von Klinik und Röntgenbild aus.
- *Fieber* spricht für *entzündliche Ätiologie*, sich ohne Fieber manifestierende Ergüsse sind in erster Linie auf *Tumor* verdächtig.
- Auch bei einem *Stauungserguss* ist kein Fieber vorhanden, in der Regel bestehen auch keine Schmerzen. Das Leitsymptom ist *Dyspnoe*. Wenn man andere Zeichen der Herzinsuffizienz findet, ist die Diagnose einfach zu stellen. Stauungsergüsse sind, wenn sie nur einseitig auftreten, weitaus häufiger rechts lokalisiert.
- Der Erguss bei *Lungenembolie* ist häufig ein Begleitphänomen bei einem Infarkt.
- Bei der Differenzialdiagnose von Pleuraergüssen wichtig ist der radiologische Nachweis von *Lungenparenchymprozessen* (Begleiterguss), z. B. von Pneumonien, tuberkulösen Infiltraten oder von Tumoren. Wichtig ist auch der Nachweis bzw. Ausschluss von *Oberbaucherkrankungen,* die per continuitatem zu Pleuraergüssen führen können.
- Entscheidend bei der Abklärung der Ätiologie eines Pleuraergusses ist die Untersuchung des Pleurapunktates.

> Jeder Pleuraerguss sollte punktiert werden, wenn seine Ätiologie nicht unmittelbar aus den klinischen Begleitumständen (z. B. manifeste Herzinsuffizienz) klar wird.

Analyse des Pleurapunktates

Aussehen. Mitunter ermöglicht schon das Aussehen des Punktates wichtige Folgerungen. Eitriges Punktat spricht für Infekt und auffallend hämorrhagisches Punktat weist auf Tumor oder Lungenembolie hin.
Ist der aus dem Punktat ermittelte Hämatokrit höher als die Hälfte des Bluthämatokrits, so spricht dies für eine Blutung in den Pleuraraum und man spricht von einem Hämatothorax, meist infolge eines Thoraxtraumas. Ein Hämatothorax kann auch iatrogen nach Pleurapunktion bzw. Pleurabiopsie und Einlegen eines Subklaviakatheters entstehen.
Erscheint das Pleurapunktat trüb und milchig, so sollte es zentrifugiert werden. Ist danach der Überstand klar, so war die Trübung durch zelluläre Bestandteile verursacht. Hält die Trübung an, so ist die Ursache am wahrscheinlichsten ein hoher Lipidgehalt entweder aufgrund eines Chylothorax oder eines Pseudochylothorax (s. dort). Die Differenzialdiagnose ist einfach: Während beim Chylothorax ein hoher Triglyceridgehalt charakteristisch ist, zeigt der Pseudochylothorax eine hohe Cholesterinkonzentration.

Transsudat und Exsudat. Grundsätzlich unterscheidet man zwischen Transsudaten, welche bei Veränderungen des hydrostatischen und onkotischen Druckes auftreten, und Exsudaten, welche aufgrund einer veränderten Membranpermeabilität entstehen. Demzufolge sind Exsudate eiweißreicher als Transsudate (Tab. 6.**14**).
Der wichtigste Grund, zwischen einem Transsudat und Exsudat zu unterscheiden, ist, dass bei Nachweis eines Transsudates weitere diagnostische Schritte in der Regel überflüssig sind und als zugrunde liegende Ursache eine Herzinsuffizienz oder eine Hypoproteinämie bei Leberzirrhose oder nephrotischem Syndrom leicht diagnostiziert werden kann. Liegt ein Exsudat vor, sind weitere diagnostische Abklärungen des Pleurapunktates angezeigt.

Laboruntersuchungen. Zur Analyse des Pleurapunktates stehen folgende Laboruntersuchungen zur Verfügung:
- mikrobiologische und zytologische Untersuchungen,
- Parameter zur Differenzierung zwischen Transsudat und Exsudat wie Eiweiß und LDH und
- Parameter wie z. B. Glucose, Amylase, Triglyceride, Leukozyten und Erythrozyten, die bei pathologischem Ausfall gewisse Rückschlüsse auf die zugrunde liegende Ursache ermöglichen.
- Die Bestimmung des pH (unter anaeroben Bedingungen im Blutgasautomat) ist wertvoll zur Beurteilung eines parapneumonischen Ergusses. Ein pH unter 7,20 weist auf einen komplizierten parapneumonischen Erguss hin, der drainiert werden sollte.

Pleuraergüsse mit hoher *LDH-Konzentration*, hohem *Proteingehalt,* hohem *Pleura-Plasma-LDH-Quotienten* und hohem *Cholesteringehalt* weisen auf ein Exsudat hin (Tab. 6.**14**). Allerdings können auch Stauungsergüsse, die normalerweise Transsudatcharakter aufweisen, einen hohen Eiweißgehalt zeigen, wenn vorher unter Diuretika eine partielle Resorption des Ergusses erfolgte. Weiterhin können Ergüsse, die Zellbestandteile enthalten, einen hohen LDH-Quotienten aufweisen.
Bedeutsam ist auch die Analyse der absoluten *Leukozytenzahl und deren Differenzierung*. Sehr hohe Leukozytenzahlen (> 50 000–100 000/mm³) sind meist mit sichtbarem Eiter vergesellschaftet (s. Pleuraempyem). Tiefere Leukozytenzahlen erlauben nicht die differenzialdiagnostische Abgrenzung zwischen infektiösen und nichtinfektiösen Ursachen und lassen sich demzufolge bei einem großen Spektrum von Erkrankungen nachweisen (u. a. parapneumonische Ergüsse, Lungenembolie, Neo-

Tabelle 6.14 Differenzialdiagnose zwischen Transsudat und Exsudat aufgrund verschiedener Bestandteile des Pleurapunktates

	Transsudat	Exsudat
Eiweiß-Quotient (Pleura/Serum)	< 0,5	> 0,5
LDH-Quotient (Pleura/Plasma)	< 0,6	> 0,6
Cholesterin	< 45 mg/100 ml	> 45 mg/100 ml

plasien inkl. Bronchialkarzinom, virale Pleuritiden, Pankreatitis und akute Tuberkulose). Finden sich vor allem *Lymphozyten*, so kommen differenzialdiagnostisch Neoplasien oder eine Tuberkulose in Frage. Der Nachweis von Eosinophilen ist meist unspezifisch.

Pleurabiopsie. Führt die Untersuchung des Pleurapunktats nicht weiter, wird eine Pleurabiopsie durchgeführt. Ist die Pleura diffus von der Erkrankung befallen, können die histologischen Veränderungen auf diese Weise diagnostiziert werden. Eine ausgezeichnete diagnostische Ausbeute hat die Thorakoskopie, bei der multiple Biopsien sowohl von der Pleura parietalis wie nötigenfalls von der Pleura visceralis unter Sicht entnommen werden können.

Pleuritis tuberculosa exsudativa

Klinik. Sie kann sowohl als seltene klinische Erstmanifestation einer Tuberkulose (postprimäre Pleuritis tuberculosa) als auch als Begleiterkrankung bei fortgeschrittener Lungentuberkulose auftreten. Die postprimäre Pleuritis tuberculosa tritt im Verlaufe von Monaten nach Primärinfektion auf. Sie wird in jedem Lebensalter beobachtet, meist jedoch bei Jugendlichen und im frühen Erwachsenenalter. Sie geht in der Regel mit Fieber, Abgeschlagenheit und Gewichtsverlust einher, kann jedoch auch asymptomatisch oder symptomarm verlaufen. Gelegentlich werden hohes Fieber und Pleuraschmerzen beobachtet. Die Tuberkulinreaktion fällt in fast allen Fällen positiv aus.

Diagnostik. Beim Pleurapunktat handelt es sich um ein Exsudat, welches typischerweise lymphozytenreich ist. Die Glucosekonzentration ist niedrig. Das Punktat ist unter Verwendung üblicher Untersuchungsmethoden steril. Der direkte Nachweis säurefester Stäbchen gelingt nur in seltenen Fällen, Kulturen werden nur in etwa 20 % positiv. Eine weit bessere Ausbeute erbringt die Pleurabiopsie, die am besten thorakoskopisch, d. h. unter Sicht, entnommen wird. So finden sich in über 50 % entweder typische tuberkulöse Granulome oder/und positive Tbc-Kulturen (Kultur der Biopsie!).

Maligne Pleuraergüsse

Ursachen. Die häufigsten Tumoren, welche einen malignen Pleuraerguss verursachen, sind das Bronchialkarzinom und das metastasierende Mammakarzinom. Ist der Primärtumor bekannt, so ist die Diagnose einfach zu stellen. Schwierigkeiten ergeben sich bei unbekanntem Primärtumor, da im Prinzip jedes metastasierende Karzinom Ursache eines Pleuraergusses sein kann.

Diagnostik. Ein maligner Pleuraerguss hat in der Regel Exsudatcharakter und ist oft hämorrhagisch. Die Diagnose lässt sich in bis zu 70 % der Fälle durch eine zytologische Untersuchung des Pleurapunktates stellen. Bleibt diese Untersuchung ohne diagnostisches Resultat wird thorakoskopisch der Pleuraraum inspiziert und die Pleura unter Sicht für histologische Untersuchungen biopsiert.

Pleuraergüsse bei abdominellen Erkrankungen

Pleuraergüsse werden bei verschiedenen abdominellen Erkrankungen beobachtet:
➤ Bei *Pankreatitis oder Pankreaspseudozysten* werden zuweilen linksseitige Pleuraergüsse angetroffen. Es handelt sich um ein Exsudat, welches typischerweise eine hohe Konzentration an Amylase aufweist.
➤ Eine hohe Amylasekonzentration wird auch bei *Ösophagusruptur* beobachtet. Dies kommt dadurch zustande, dass über die Ruptur Speichel, welcher einen hohen Amylasegehalt aufweist, in den Pleuraraum gelangt.
➤ Andere *begleitende Ergüsse* können bei verschiedenen abdominalen Prozessen wie Abszessen (besonders subdiaphragmatische und paranephritische), Milzaffektionen und Leberzirrhose auftreten. Bei der Leberzirrhose kann Aszites über kleine mikroskopische Lücken in den rechten Pleuraraum übertreten.
➤ Als *Meigs-Syndrom* wird die Kombination eines benignen Ovarialtumors mit Aszites und Pleuraerguss bezeichnet. Der Pleuraerguss ist meist rechtsseitig und kann entweder ein Exsudat oder ein Transsudat sein. Er soll durch Übertritt von Aszites durch das Zwerchfell zustande kommen. Nach operativer Entfernung des Ovarialtumors bilden sich sowohl Aszites als auch Pleuraerguss rasch zurück.

Pleuraerguss bei Myxödem

Selten finden sich ein Pleura- und Perikarderguss mit hohem Eiweißgehalt auch beim Myxödem.

Pleuraergüsse bei Kollagenosen

Pleuraergüsse können bei Kollagenosen wie *chronischer Polyarthritis* und systemischem *Lupus erythematodes* (s. Kapitel 4) auftreten. Derartige Pleuraexsudate sind durch eine sehr niedrige Glucosekonzentration charakterisiert.

Der Nachweis von LE-Zellen im Pleurapunktat oder ein ANA-Titer, welcher ebenso hoch oder höher liegt als der im Plasma gewonnene Wert, sind diagnostisch für einen Pleuraerguss bei systemischem Lupus erythematodes.

Pleuraerguss beim Yellow-Nail-Syndrom

Das ausgesprochen seltene Yellow-Nail-Syndrom manifestiert sich mit gelben Nägeln, Lymphödem der Extremitäten und Pleuraerguss. Als Ursache für den Pleuraerguss wird ein gestörter Abfluss der Lymphe angenommen.

Eosinophile Pleuritis

Sie liegt definitionsgemäß dann vor, wenn die im Pleurapunktat ermittelte Gesamtzellzahl mehr als 10 % Eosinophile enthält. Der Nachweis von Eosinophilen ist unspezifisch und kann bei Malignomen, bei einem Z. n. Pneumothorax oder einer Blutung sowie als Nebenwirkung eines Medikamentes gesehen werden.

Chylothorax und Pseudochylothorax

Ein *Chylothorax* kommt entweder durch Verletzung des Ductus thoracicus (Trauma, Operation) oder durch Arrosion des Lymphabflusses (Malignom: Lymphom, Pankreaskarzinom, Magenkarzinom etc.) oder eine andere Störung des Lymphabflusses (Lymphangioleiomyomatose) zustande.

Differenzialdiagnostisch muss der Chylothorax vom deutlich selteneren *Pseudochylothorax* bzw. vom chyliformen Pleuraerguss abgegrenzt werden. Ursachen eines Pseudochylothorax sind chronisch entzündliche Prozesse, z. B. im Rahmen einer Tbc.

Diese Ergüsse sind charakteristischerweise trüb oder milchig aufgrund eines hohen Gehalts an Lipiden. Beim Chylothorax bestehen die Lipide aus *Triglyceriden* (> 110 mg/100 ml) in Form von Chylomikronen, welche als Chylus durch ein Leck des Ductus thoracicus in den Pleuraraum gelangen. Der Pseudochylus hingegen ist durch eine Akkumulation von *Cholesterin* bedingt.

Pleuraerguss bei Lungeninfarkt

Meist ist nur wenig hämorrhagische Flüssigkeit vorhanden. Ab und zu kommt es im Rahmen eines ausgedehnten Lungeninfarktes zu größeren, z. T. abgekapselten Ergüssen.

Pleuraerguss bei Pleuropneumonie

Zur Differenzialdiagnose der Pleuropneumonie mit pleuritischer Manifestation s. Kapitel 18.

Pleuraempyem und parapneumonischer Erguss

Diagnostik. Das Pleuraempyem wird durch das typische eitrige Punktat, in welchem in der Regel die verantwortlichen Erreger bakteriologisch leicht nachgewiesen werden können, diagnostiziert. Ein fauliger Geruch ist sehr typisch für anaerobe Bakterien. Mit den üblichen Methoden bakteriologisch steril gefundener Empyemeiter ist tuberkuloseverdächtig (Kultur!). Subakute Empyeme sind im Rahmen einer beginnenden Organisation häufig gekammert. Die CT zeigt eine Anreicherung der Empyemmembran mit Kontrastmittel. Führt die Drainage, ggf. nach Instillation von Streptokinase, nicht zum Erfolg, ist eine chirurgische Ausräumung des Empyems unerlässlich.

> Bei jeder nicht prompt auf Antibiotika ansprechenden Pneumonie muss ein begleitender Erguss (parapneumonischer Erguss) punktiert und analysiert werden. Ein erniedrigtes pH ($< 7{,}20$) weist auf einen komplizierten parapneumonischen Erguss hin, der wie ein Empyem drainiert werden muss.

Ursachen. Das Pleuraempyem wird durch eine bakterielle Infektion, welche meist von der Lunge auf den Pleuraraum übergreift, verursacht. Seltener liegt eine primäre Infektion der Pleura selbst vor. Die Erreger sind deshalb die gleichen wie bei bakteriellen Pneumonien (Pneumokokken, aerobe und anaerobe Mischflora). Ein typischer Erreger eines primären Pleurainfektes ist der Streptococcus milleri.

Neoplasien der Pleura

Pleuramesotheliom

Klinik. Die Diagnose des Pleuramesothelioms wird häufig nicht gestellt. Das klinische Bild ist charakterisiert durch Thoraxschmerzen, die nicht atemabhängig sind und Anstrengungsdyspnoe bei Pleuraerguss bzw. eine zunehmende durch den Tumor bedingte Schrumpfung der betroffenen Thoraxseite. Das Thorax-Röntgenbild dokumentiert eine unilaterale Pathologie bestehend aus einer diffusen Verdickung der Pleura, einer Pleuramasse sowie evtl. einem Pleuraerguss (Abb. 6.**24**). Verkalkte Pleuraplaques sind Marker für eine frühere Asbestexposition. Das Pleuramesotheliom ist ein typischer Tumor in Berufen mit Asbestex-

6 Schmerzen im Bereich des Thorax

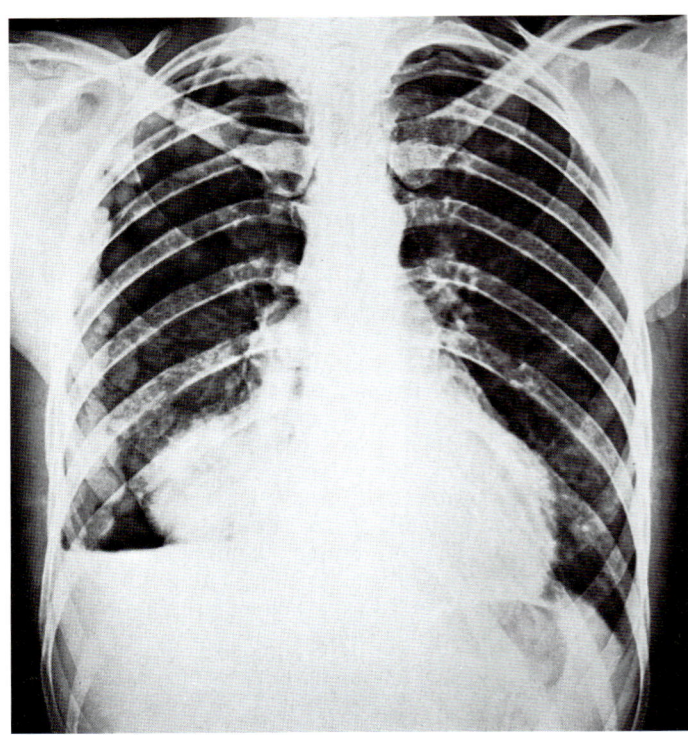

Abb. 6.24 Typisches, aber seltenes Bild eines Pleuramesothelioms mit multinodulären Verdickungen der Pleura. Zytologische Ergussuntersuchung: 7-mal negativ.

position (Mechaniker, Elektriker etc.). Die Latenz zwischen stattgefundener Exposition und Manifestation des Tumors liegt zwischen 25 und 35 Jahren.

Diagnostik. Die CT des Thorax erhärtet den klinischen Verdacht auf ein Pleuramesotheliom, wenn folgende Befunde vorhanden sind: flächenhafte, z.T. knollige Verdickung der Pleura mit oder ohne begleitenden Erguss und Schrumpfung des betroffenen Hemithorax. Der Pleuraerguss ist häufig hämorrhagisch. Ab und zu lässt sich bereits zytologisch die Diagnose stellen. Bei negativen oder fraglichen Befunden ist eine chirurgische Pleurabiopsie indiziert.

Gutartige Tumoren der Pleura

Fibrome, Lipome, Chondrome, Angiome, Myxome, Neurinome. Diese Tumoren sind selten und können uncharakteristische Schmerzsensationen im Bereich der betroffenen Seite verursachen. Sie sind röntgenologisch als scharf begrenzte, dichte Verschattungen charakterisiert.

Maligne Lymphome

Pleuraergüsse treten bei Hodgkin- und Non-Hodgkin-Lymphomen auf und sind in der Regel Ausdruck eines Stadiums IV. Ausgesprochene Hilusvergrößerungen werden bei diesen Erkrankungen kaum je vermisst.

Spontanpneumothorax

Ursachen. Der Spontanpneumothorax äußert sich mit Thoraxschmerzen und Atemnot. Man unterscheidet zwischen primärem und sekundärem Spontanpneumothorax.
- Der *primäre Spontanpneumothorax* manifestiert sich typischerweise bei jungen groß gewachsenen Männern, bei denen radiologisch und funktionell keine Lungenerkrankung diagnostiziert werden kann. Trotzdem finden sich computertomographisch und vor allem bei der thorakoskopischen Behandlung, die nach einem ersten ipsilateralen Rezidiv indiziert ist, einzelne kleine Blasen an der Lungenspitze.
- Ein *sekundärer Spontanpneumothorax* tritt bei Lungenerkrankungen wie einem Lungenemphysem, einer Lungenfibrose, einer Lymphangioleiomyomatose etc. auf.
- Der *iatrogene Pneumothorax* ist eine typische Komplikation einer transthorakalen Punktion oder einer Punktion der V. subclavia.
- Seltener ist das *mediastinale Luftemphysem*, das durch Lufteintritt über die Lungenwurzel ins Me-

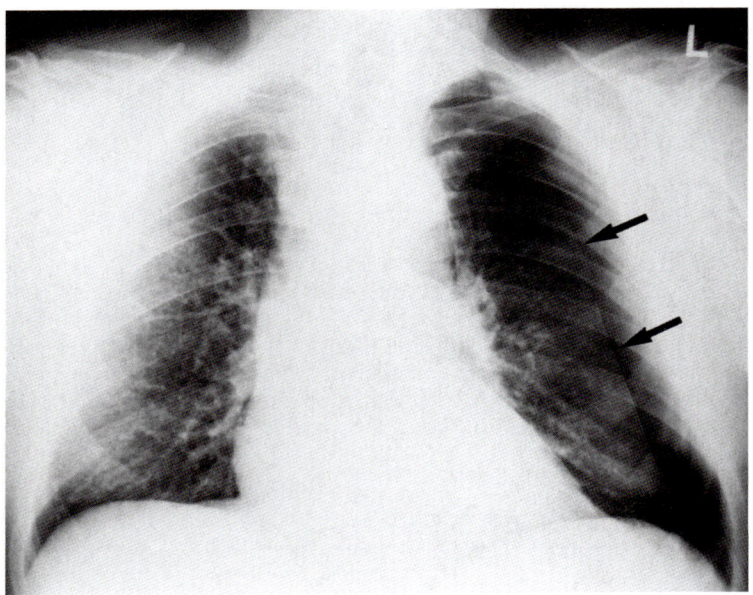

Abb. 6.25 Idiopathischer Spontanpneumothorax.

diastinum bei starkem Husten oder einem extremen Valsalva-Manöver auftreten kann und sich klinisch mit einem subkutanen Luftemphysem am oberen Thorax und an der Halsregion manifestiert.

Klinik und Diagnostik. Ein kleiner Spontanpneumothorax kann sich der klinischen Diagnose entziehen, da das Atemgeräusch nur sehr gering abgeschwächt und noch kein tympanitischer Klopfschall vorhanden ist. Der *plötzlich auftretende einseitige Thoraxschmerz*, gefolgt oder begleitet *von Dyspnoe,* ist als Symptom führend. Die Diagnose wird klinisch vermutet, der Verdacht kann bei ausgeprägtem Pneumothorax durch die klinische Untersuchung erhärtet werden, und die Diagnose wird schließlich anhand klassischer radiologischer Zeichen wie einer dünnen Linie, welche der abgehobenen Pleura visceralis entspricht, gestellt (Abb. 6.25). Ein erstes Rezidiv tritt bei rund einem Drittel, ein weiteres Rezidiv in gut der Hälfte der Fälle auf.

Spannungspneumothorax. Diese Komplikation ist lebensbedrohlich und darf nicht übersehen werden. Sie wird vermutet, wenn nach der typischen initialen Manifestation des Pneumothorax die Atemnot nicht – wie beim unkomplizierten Pneumothorax – abnimmt, sondern zunimmt. Durch einen Ventilmechanismus tritt währen der Inspiration Luft in den Pleuraraum, die während der Exspiration nicht entweicht. Damit kommt es zu einer, im Thorax-Röntgenbild gut feststellbaren Verschiebung des Mediastinums und im Rahmen der Erhöhung des mittleren intrathorakalen Drucks zu einer Behinderung des venösen Rückflusses. Die Folgen sind gestaute Halsvenen, eine Tachykardie und Hypotonie. Der Spannungspneumothorax ist am häufigsten nach Thorakotomie bei nicht funktionierender oder bereits entfernter Pleuradrainage. Diese Komplikation tritt spontan häufiger im Rahmen eines sekundären als eines primären Pneumothorax auf.

6.4 Interkostale Schmerzen

Ursachen. Interkostale Schmerzen sind nicht selten nach thoraxchirurgischen Eingriffen, speziell einer Thorakoskopie, bei der der Interkostalnerv mechanisch geschädigt wurde. Weitere Gründe sind radikuläre Irritationen aufgrund einer Pathologie der Wirbelsäule oder bei einem Neurinom (z. B. im Rahmen einer Neurofibromatose).

Differenzialdiagnostische Abgrenzung. Ein *Herpes zoster* kann zu Beginn, einige Tage bis wenige Wochen vor dem Auftreten der typischen Effloreszenzen interkostale Schmerzen verursachen. Wenn die charakteristischen Herpesbläschen in segmentaler Anordnung auftreten, ist die Diagnose gesichert. Gefürchtet sind vor allem die hartnäckigen Neuralgien nach Abheilen des Herpes zoster (s. Kapitel 4).

Die *Bornholm-Krankheit* oder Pleurodynie (s. Kapitel 4) wird häufig anfänglich als Interkostalneuralgie, später wegen der meist heftigen Schmerzen in den unteren Thoraxpartien als Pleuritis verkannt.

6.5 Von Gelenken bzw. Wirbelsäule ausgehende Schmerzen

Siehe Kapitel 10.

6.6 Muskuloskelettale Thoraxschmerzen

Von Muskeln und Knochen ausgehende Schmerzen sind in der Regel durch ihre lokale Druckschmerzhaftigkeit unschwer zu erkennen. Bei Muskelschmerzen ist an eine *Polymyalgia rheumatica* oder eine *Dermatomyositis* zu denken. Nach starker Muskelbeanspruchung ist die Diagnose *Myalgie* (im Sinne des „Muskelkaters") berechtigt. Umschriebene schmerzhafte Muskelverhärtungen werden als Myogelosen bezeichnet (s. Kapitel 10). Weitere Ursachen für Weichteilschmerzen im Thoraxbereich sind: Rippenfrakturen nach starkem Husten, eine Fibromyalgie, Verspannungen bei Fehlhaltung, infiltrative Thoraxwandprozesse, ein eosinophiles Granulom, Rippenmetastasen (s. Kapitel 11) oder ein malignes Pleuramesotheliom.

6.7 Vom Ösophagus ausgehende Schmerzen

Siehe Kapitel 26.

6.8 Andere thorakale Schmerzursachen

SAPHO-Syndrom. Bei diesem Syndrom (sternokostoklavikuläre Hyperostose) wird in den meisten Fällen die vordere Thoraxregion befallen (s. auch Kapitel 10). Die Patienten klagen über schmerzhafte Schwellungen in diesem Bereich. Die Schmerzen können fassbaren Befunden vorausgehen und können dann beträchtliche diagnostische Schwierigkeiten bieten. Der röntgenologische Befund zeigt im Regelfall eine Verdickung und dichtere Struktur beider Klavikulae.

Das Syndrom ist definitionsgemäß mit anderen Symptomen vergesellschaftet (*SAPHO, S* = Synovitis, *A* = Akne, *P* = Pustulosis, *H* = Hyperostosis, *O* = Osteitis). Die Pathogenese ist unbekannt.

Tietze-Syndrom. Das Tietze-Syndrom wurde definiert als benigne, schmerzhafte, nichteitrige lokalisierte Schwellung von kostosternalen, sternoklavikulären oder kostochondralen Gelenken und manifestiert sich am häufigsten im Gebiet der zweiten und dritten Rippe. Die für das Syndrom typische diffuse Verdickung der Rippenknorpel, welche streng auf den Knorpelanteil beschränkt ist (Abb. 6.26), kommt häufiger einseitig, aber auch doppelseitig vor. Subkutis und Kutis sind stets frei. Die Erkrankung manifestiert sich am häufigsten bei jungen Erwachsenen.

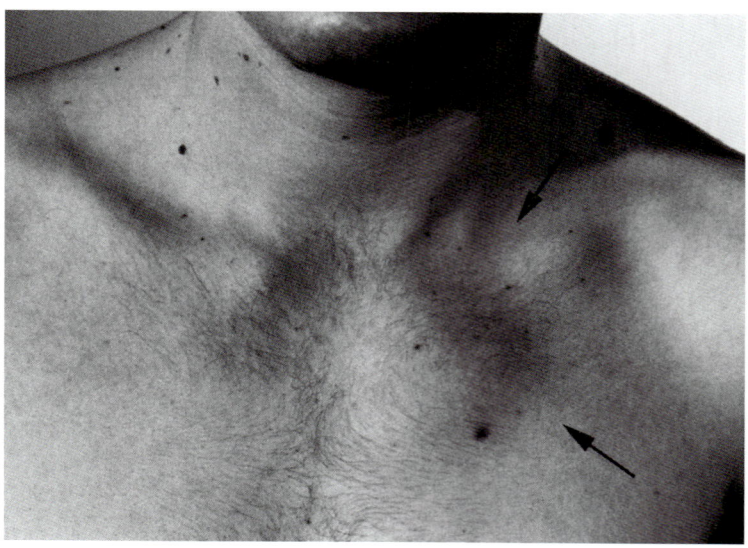

Abb. 6.26 Tietze-Syndrom: Schwellung links vom Sternum im Bereich der sternalen Knorpelansätze auf Höhe der 2. Rippe.

Literatur

„Slipping-rib"- oder „Rib-tip"-Syndrom. So wird ein thorakales, vor allem aber abdominales Schmerzsyndrom genannt, dessen genaue Ätiologie unbekannt ist. Meist handelt es sich um Patienten im mittleren Alter, bei welchen durch Anheben des Rippenbogens (der Untersucher umfasst mit gekrümmten Fingern den Rippenbogen und zieht diesen auf sich zu) der Schmerz reproduziert werden kann. Zuweilen wird dabei ein klickendes Geräusch nachweisbar. Die Diagnose lässt sich dadurch erhärten, dass mit dem beschriebenen Manöver kein Schmerz auf der Gegenseite ausgelöst werden kann.

Mondor-Krankheit. Diese meist mit geringen Beschwerden einhergehende Phlebitisform der oberflächlichen lateralen Thoraxvenen ist in Kapitel 3 besprochen.

Mammakarzinom. Das Mammakarzinom kann geringgradig „schmerzhafte Sensationen" verursachen, häufiger aber verläuft es völlig schmerzlos. Die Frauen entdecken eine verhärtete knotige Schwellung der Brust oft zufällig. Manchmal fällt eine eingezogene Brustwarze (sogar gelegentlich Frühsymptom) auf. Die Diagnose wird aus verschiedenen Gründen oft zu spät gestellt. Dies hängt mit den anfänglich geringen oder überhaupt fehlenden Beschwerden, dem Übersehen bei Allgemeinuntersuchungen und den Schwierigkeiten bei der Abgrenzung gegenüber gutartigen Prozessen, zusammen.

Literatur

Antman EM, Anbe DT, Armstrong PW, Bates ER, Green LA, Hand M, Hochman JS, Krumholz HM, Kushner FG, Lamas GA, Mullany CJ, Ornato JP, Pearle DL, Sloan MA, Smith SC Jr. ACC/AHA guidelines for the management of patients with ST-elevation myocardial infarction: executive summary: a report of the ACC/AHA Task Force on Practice Guidelines (Committee to Revise the 1999 Guidelines on the Management of Patients With Acute Myocardial Infarction). Circulation 2004; 110.

Braunwald E, Zipes DP, Libby P. Heart Disease. A Textbook of Cardiovascular Medicine. 6th ed. Philadelphia: Saunders Company 2001.

Braunwald E, Antman EM, Beasley JW, Califf RM, Cheitlin MD, Hochman JS, Jones RH, Kereiakes D, Kupersmith J, Levin TN, Pepine CJ, Schaeffer JW, Smith EE III, Steward DE, Theroux P. ACC/AHA guideline update for the management of patients with unstable angina and non-ST-segment elevation myocardial infarction: a report of the American College of Cardiology/American Heart Association Task Force on Practice Guidelines (Committee on the Management of Patients With Unstable Angina). 2002. Available at www.acc.org/clinical/guidelines/unstable/unstable.pdf.

Conroy RM, Pyörälä K, Fitzgerald AP, Sans S, Menotti A et al. On behalf of the SCORE project group. Estimation of the year risk of fatal cardiovascular disease in Europe: the SCORE project. Eur Heart J 2003; 24: 987–1003.

Grüntzig AR, Senning A, Siegenthaler WE. Nonoperative dilatation of coronary artery stenosis: percutaneous transluminal coronary angioplasty. New Engl J Med 1979; 301: 61–8.

Haslet C. Chilves ER, Boon NA, Colledge NR, Hunter JAA. Davidsons's Principles and Practice of Medicine. 19th ed. Edingburgh: Churchill Livingstone 2002.

Heinz GJ, Zavala DC. Slipping rib syndrome: Diagnosis using the „hooking maneuver". JAMA 1977; 237: 794–5.

Julius BK, Spillmann M, Vassalli G, Villari B, Eberli FR, Hess OM. Angina pectoris in patients with aortic stenosis and normal coronary arteries: mechanisms and pathophysiological concepts. Circulation 1997; 95: 892–8.

Kannal WB, McGee D, Gordon T. A general cardiovascular risk profile: the Framingham study. Amer J Cardiol 1976; 38: 46–51.

Keeley EC, Boura JA, Grines CL. Primary angioplasty versus intravenous thrombolytic therapy for acute myocardial infarction: a quantitative review of 23 randomised trials. Lancet 2003; 361: 13–20.

Light, RW. Pleural diseases, 3rd ed. Baltimore: Williams Wilkins 1995.

Manning WJ. Clinical manifestations and diagnosis of aortic dissection. www.uptodate.com, 2004.

Martinez-Garcia MA, Cases-Viedma E, Cordero-Rodriguez PJ et al. Diagnostic utility of eosinophils in the pleural fluid. Eur Respir J 2000; 15: 166–9.

Meier MA, Al-Badr WH, Cooper JV, Kline-Rogers EM et al. The New Definition of Myocardial Infarction: Diagnostic and Prognostic Implications in Patients with Acute Coronary Syndromes. Arch Intern Med 2002; 162: 1585–9.

Meisel JL. Differential diagnosis of chest pain. www.uptodate.com, 2004.

Prinzmetal M, Kennamer R, Merliss R, Takashi N, Bor N. Angina pectoris, I. A variant form of angina pectoris. Amer J Med 1959; 27: 375–88.

Sahn SA. State of the art. The pleura. Am Rev Respir Dis 1988; 138: 184–234.

Tietze A. Über eine eigenartige Häufung von Fällen mit Dystrophie der Rippenknorpel. Berlin Klin Wschr 1921; 58: 829–31.

Van de Werf F, Ardissino D, Betriu A, Cokkinos DV, Falk E et al. Management of acute myocardial infarction in patients presenting with ST-segment elevation. The Task Force on the Management of Acute Myocardial Infarction of the European Society of Cardiology. Eur Heart J 2003; 24: 28–66.

7 Schmerzen im Bereich des Abdomens

D. Moradpour und H. E. Blum
(Frühere Bearbeitung: D. Moradpour, R. W. Ammann und H. E. Blum)

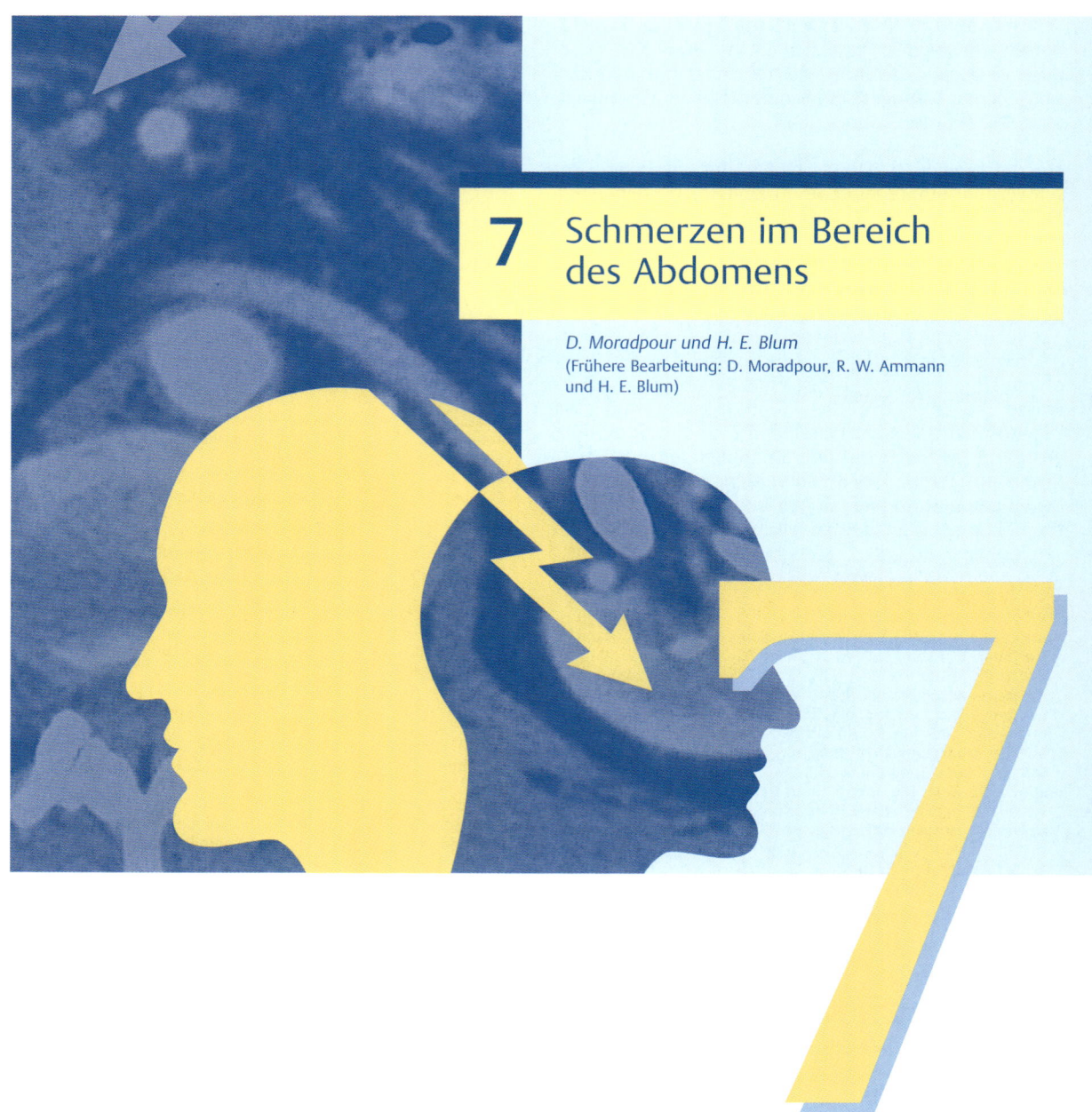

Schmerzen im Bereich des Abdomens

7.1 Schmerzen mit akutem Beginn — 261

Akutes Abdomen — 261

Vom Darm ausgehende Schmerzen — 264

Ileus — 264
    Mechanischer Ileus — 264
    Paralytischer Ileus — 266
Akute Appendizitis — 267

Vom Peritoneum ausgehende Schmerzen — 268

Peritonitis — 268

Vaskulär bedingte Schmerzen — 269

Mesenterialinfarkt und Angina abdominalis — 269
Aortoiliakales Steal-Syndrom — 270
Aortenaneurysma — 270
Thrombosen im Pfortadersystem — 271

Von der Milz ausgehende Schmerzen — 271

Vom Retroperitoneum ausgehende Schmerzen — 271

Retroperitoneale Fibrose — 272

Abdominalschmerzen bei Intoxikationen und systemischen Erkrankungen — 272

Intoxikationen — 272
Porphyrien — 272
    Hepatische Porphyrien — 272
    Erythropoetische Porphyrien — 275
Abdominalschmerzen bei Allgemeinerkrankungen — 275
Neurogene Schmerzen im Bereich des Abdomens — 277

7.2 Chronische und chronisch-rezidivierende Abdominalschmerzen — 277

Von Magen und Dünndarm ausgehende Schmerzen — 278

Akute Gastritis — 278
Chronische Gastritis — 280
Reizmagen (funktionelle Dyspepsie) — 280
Ulkuskrankheit — 280
    Ulcus duodeni — 282
    Ulcus ventriculi — 282
    Ulkus als Indikator anderer Erkrankungen — 283
    Spätkomplikationen nach Ulkuskrankheit — 283
Magenkarzinom — 283
Hämatemesis — 284
Meläna — 285
Seltene Magenerkrankungen — 286
Hiatushernie — 287
Refluxösophagitis — 288
Beschwerden nach operiertem Magen — 288

Vom Kolon ausgehende Schmerzen — 288

Colon irritabile bzw. Reizdarmsyndrom — 288

Von Gallenwegen und Leber ausgehende Schmerzen — 290

Cholelithiasis — 290
    Cholelithiasis als Wegbereiter anderer Leberkrankheiten — 292
Beschwerden nach Cholezystektomie — 292

Pankreaserkrankungen — 293

Akute Pankreatitis — 295
Chronische Pankreatitis — 297
Raumfordernde Prozesse im Pankreasbereich — 299
    Pankreaszysten — 299
    Pankreaskarzinom — 300

7 Schmerzen im Bereich des Abdomens

Unterscheidung zwischen viszeralen und somatischen Schmerzen

Sensible Versorgung der Bauchorgane. Die Abdominalorgane werden auf zweifache Weise sensibel versorgt. Aus Eingeweiden und Peritoneum viscerale entspringen Fasern des vegetativen Nervensystems („viszeraler Schmerz"), aus Bauchwand inkl. Peritoneum parietale und Mesenterialansatz solche des zentralen Nervensystems („somatischer Schmerz"). Die charakteristische Symptomatik von viszeralem und somatischem Schmerz ist schematisch in Tab. 7.**1** zusammengestellt.

Viszerale Schmerzen. Hauptursachen für viszerale Schmerzen sind rasche Druckerhöhung in Hohlorganen, Kapselspannung sowie intensive Muskelkontraktionen. Typischerweise wird der viszerale Schmerz in oder nahe der Mittellinie des Abdomens verspürt. Viszerale Schmerzen der Hohlorgane, vor allem des Darmes, sind in der Regel charakterisiert durch Koliken, d. h. intermittierend zu- und abnehmende, wehenartige Schmerzattacken mit schmerzfreien Intervallen. Im Gegensatz dazu umfasst der Laienbegriff „Kolik" jeden heftigen Schmerz. Die Schmerzausstrahlung bei viszeralem Schmerz erfolgt in Gebiete, die dem gleichen Neurosegment angehören wie das erkrankte Organ (Tab. 7.2).

Somatische Schmerzen. Somatischer Schmerz entsteht vor allem bei Reizung des parietalen Peritoneums (z. B. Peritonitis) oder des Mesenterialansatzes. Dieser Schmerz ist lokalisiert am Ort der maximalen Entzündung (z. B. rechter Unterbauch bei Appendizitis) und ist typischerweise ein Dauerschmerz. Praktisch unterscheiden wir Abdominalschmerzen mit akutem Beginn und chronische bzw. chronisch-rezidivierende Abdominalschmerzen.

Tabelle 7.1 Differenzialdiagnose zwischen viszeralem und somatischem Schmerz

Charakteristika	Viszeraler Schmerz	Somatischer Schmerz
Ausgangsort	vor allem abdominale Hohlorgane	vor allem Peritoneum parietale inkl. Bauchwand und Retroperitoneum
Leitung	Nn. splanchnici bilateral	segmentale sensible Fasern unilateral
Auslösung	vor allem Dehnung und Spasmus	alle Formen von Gewebeschädigung
Empfindung	Krämpfe, bohrender oder nagender Schmerz	dumpfer bis scharfer Dauerschmerz
Lokalisation	unbestimmt, symmetrisch, nahe der Mittellinie	umschrieben, asymmetrisch, oft seitlich
Nebenerscheinungen	Unruhe, Nausea, Erbrechen, Blässe, Schwitzen	Lage- und Bewegungsabhängigkeit
Erleichterung	Herumgehen, sich winden	Bettruhe, in Schonhaltung
Verschlimmerung	Ruhe	Erschütterung, Husten, Niesen, Bewegungen

Tabelle 7.2 Segmentale Lokalisation viszeraler Schmerzen

Organ	Segment	Dermatom
Zwerchfell	C3–C5	Hals bis Deltoidgegend
Herz	C5–Th6	Arm bis Xiphoid
Ösophagus	Th1–Th6	Kleinfinger bis Xiphoid
Oberbauchorgane	Th6–Th8	Xiphoid bis Epigastrium, untere Skapulagegend
Dünndarm und rechtes Kolon	Th9–Th10	periumbilikal
linkes Kolon	Th11–Th12	Unterbauch

7.1 Schmerzen mit akutem Beginn

Beginn und Intensität der Abdominalschmerzen einerseits, Lokalbefund und Allgemeinsymptome andererseits sind entscheidend für die erste Beurteilung von Patienten mit akuten Abdominalschmerzen. Besonders wichtig sind diese Kriterien für die Unterscheidung von primär chirurgisch zu behandelnden Erkrankungen und klinisch ähnlichen Schmerzzuständen, die konservativ anzugehen sind. Diese Differenzialdiagnose stellt eine schwierige, verantwortungsvolle Aufgabe des Arztes dar, die in vielen Fällen nur durch enge Zusammenarbeit zwischen Internisten und Chirurgen gelöst werden kann. Von den akuten Abdominalschmerzen abzugrenzen sind chronische und in Schüben rezidivierende Abdominalschmerzen mit weniger intensiven Allgemein- und Lokalsymptomen und ohne Hinweise auf eine chirurgische Notfallsituation.

Akutes Abdomen

Definition. Als „akutes Abdomen" bezeichnen wir im Verlaufe weniger Stunden einsetzende, heftige Abdominalschmerzen *unklarer Ätiologie*, die wegen des Lokalbefundes und der Beeinträchtigung des Allgemeinzustandes als chirurgischer Notfall imponieren.

Klinik, lokale Symptome. Hauptsymptom ist der Spontanschmerz, der entweder als Kolik- oder Dauerschmerz verspürt wird. Beim „chirurgischen akuten Abdomen" sind häufig umschriebene oder diffuse peritoneale Reizerscheinungen (*Peritonismus*) bzw. Zeichen eines Ileus nachweisbar, während diese beim „internistischen akuten Abdomen" in der Regel fehlen. Im Gegensatz zu kolikartigen (viszeralen) Schmerzen, z. B. bei Cholelithiasis oder mechanischem Ileus, bei denen sich die Patienten vor Schmerzen krümmen und unruhig im Bett bewegen, verharren Patienten mit somatischem Dauerschmerz infolge peritonealer Reizerscheinungen (z. B. akute Peritonitis) immobil in Rückenlage und vermeiden jede Art von Erschütterung. Besonders wichtige Zeichen peritonealer Reizung sind die *Défense musculaire*, der *Loslassschmerz*, d. h. kurz dauernde, aber intensive Schmerzzunahme nach plötzlichem Abheben der palpierenden Hand, und der *Klopfschmerz* im Bereich der stärksten peritonealen Reizung. Bei der klinischen Untersuchung nicht zu vergessen sind die Perkussion der Leberdämpfung (fehlt im Allgemeinen bei Pneumoperitoneum), die Auskultation der Darmgeräusche („Totenstille" bei Peritonitis, hohe metallische Töne bei mechanischem Ileus) und die digitale rektale und evtl. gynäkologische Untersuchung.

Klinik, Allgemeinsymptome. Die lokalen Symptome werden oft von Allgemeinreaktionen begleitet, welche einerseits differenzialdiagnostische Rückschlüsse auf die Art der zugrunde liegenden Erkrankung und andererseits auf die Ausdehnung und die Schwere des Prozesses erlauben: Fieber, Leukozytose mit oder ohne toxische Veränderungen, Erbrechen, Wind- und Stuhlverhaltung, Tachykardie, fadenförmiger Puls, trockene Zunge, fleckige Rötung des Gesichts mit eingefallenen Wangen und spitzer Nase (sog. Facies hippocratica), Unruhe, kalter Schweiß, Hypotonie, quälender Durst und Exsikkose.

Ursachen des akuten Abdomens. Die folgenden Ursachen sind beim akuten Abdomen in Betracht zu ziehen (Abb. 7.1).

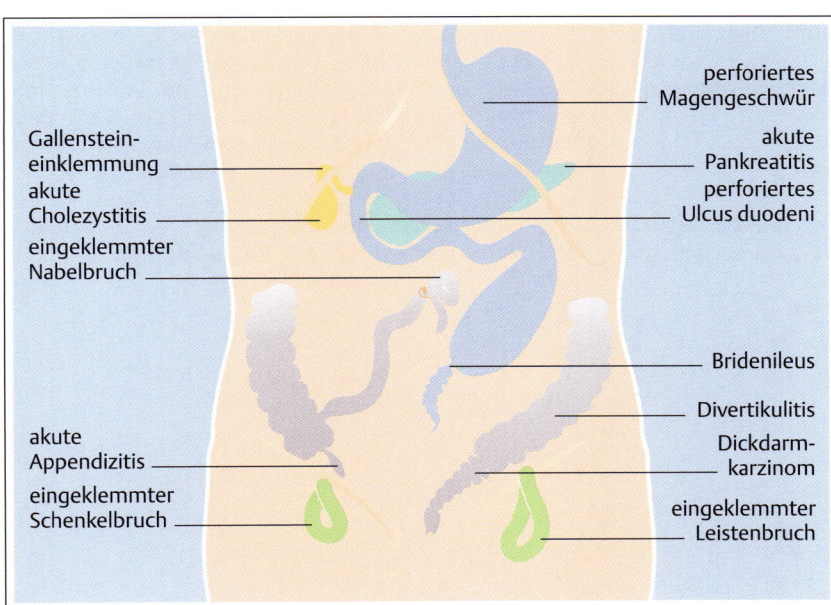

Abb. 7.1 Die wichtigsten Ursachen des akuten Abdomens (nach Saegesser). Erst nach Ausschluss dieser Möglichkeiten müssen die seltenen Ursachen (s. Tab. 7.6) überdacht werden.

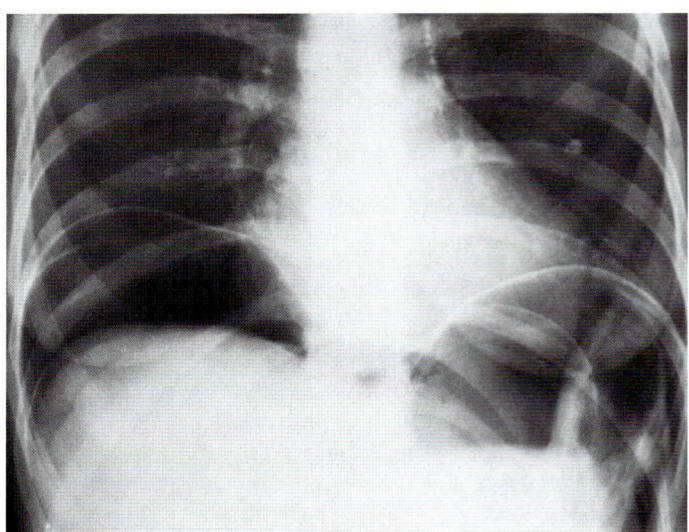

Abb. 7.2 Luftsicheln unter dem Zwerchfell bei perforiertem Ulcus duodeni. 43-jähriger Mann.

Abdominalleiden, im Allgemeinen mit dringender Operationsindikation:
➤ akute Appendizitis,
➤ akuter mechanischer Ileus:
  – inkarzerierte Hernie,
  – Briden nach Abdominaloperationen,
  – Tumoren oder entzündliche Stenosen,
  – Invagination, Volvulus,
  – Fremdkörperobstruktion, vor allem Gallensteine;
➤ Perforation, vor allem Magen- oder Duodenalulkus, Divertikel, ulzeröse Darmleiden (Abb. 7.**2**),
➤ akute Cholezystitis mit Peritonitis,
➤ Torsion (Ovarialzyste, Genitaltumor, Omentum),
➤ Ruptur der Tube bei Extrauteringravidität,
➤ Abdominaltrauma, z. B. Ruptur von Hohlorganen, Milz, Pankreas, Leber,
➤ vaskuläre Leiden (Mesenterialgefäßverschluss, Aortenaneurysma, Embolie der Aortenbifurkation).

Abdominalleiden, im Allgemeinen ohne Operationsindikation:
➤ akute Pankreatitis,
➤ akute Entzündungen oder Koliken
  – des Magens (akute Gastritis),
  – des Darms (akute Enterokolitis, akute Divertikulitis, Morbus Crohn, Colitis ulcerosa, Colon irritabile),
  – der Gallenblase (Cholelithiasis),
  – der Leber (akute Hepatitis, alkoholische Hepatitis, akute Leberstauung),
  – der Urogenitalorgane (Nephrolithiasis, Zystopyelitis, Adnexitis, Mittelschmerz);
➤ mesenteriale Lymphadenitis,
➤ idiopathische intestinale Pseudoobstruktion,
➤ allergische Abdominalkrise,
➤ familiäres Mittelmeerfieber,
➤ Perihepatitis acuta (Fitz-Hugh-Curtis-Syndrom).

Internistische Leiden, die ein akutes Abdomen vortäuschen können:
➤ s. Tab. 7.**6** Spalte „Extraabdominale Prozesse".

Die Differenzialdiagnose akuter Abdominalschmerzen aufgrund der Schmerzlokalisation ist in Tab. 7.**3** aufgeführt.

Komplikationen bei akutem Abdomen. Lebensbedrohlich bei akutem Abdomen sind vor allem Herz-Kreislauf-Versagen infolge Störungen des Wasser- und Elektrolythaushalts oder septische Komplikationen. Bei der Beurteilung des akuten Abdomens ist daher immer gleichzeitig auf „Alarmsymptome" zu achten, vor allem Hypotonie, Oligurie, Exsikkose, Ileus, Peritonitis, protrahierte Symptomatologie über 24 Stunden und Status nach stumpfem Abdominaltrauma innerhalb der letzten 8 Tage.

Schmerzen mit akutem Beginn

Tabelle 7.3 Differenzialdiagnose akuter Abdominalschmerzen aufgrund der Schmerzlokalisation

Mit Loslassschmerz	Ohne Loslassschmerz
Diffuse Bauchschmerzen	

– diffuse Peritonitis	– akuter Ileus von
	  – Dünndarm (Koliken, Erbrechen, Kahnbauch bei hohem/Meteorismus bei tiefem Verschluss; Überprüfen der Bruchpforten bzw. Operationsnarben)
	  – Dickdarm (Wind-Stuhl-Verhaltung, starker Meteorismus, Erbrechen fehlt oder Spätsymptom)

Regio epigastrica	
– umschriebene Peritonitis, z. B. Ulkusperforation (Bauch bretthart) – akute Pankreatitis (weiche Défense)	– Porphyrie, Kollagenose usw. – akute Gastritis – Pankreatitis – Appendizitis (Verlagerung des Schmerzes in wenigen Stunden in Appendixgegend) – koronare Herzkrankheit – Pleuropneumonie, Perikarditis – Aneurysma – Coma diabeticum
Nabelgegend	
	– akute Enterokolitis – epigastrische oder Nabelhernie – Colon irritabile – mechanischer Ileus
Rechtes Hypochondrium	
– akute Cholezystitis – Ulcus duodeni mit Penetration oder Perforation – akute Appendizitis – Perihepatitis acuta – Pankreaskopfpankreatitis	– Cholelithiasis – Leberabszess – akute Leberstauung – Hepatitis – Pleuropneumonie – Herpes zoster – Nierenkolik
Linkes Hypochondrium	
– Ulkusperforation – Pankreatitis – Milzruptur – Ösophagusruptur	– Milz-Nieren-Affektion, z. B. Infarkt – Pankreatitis – Herzinfarkt – inkarzerierte Hiatushernie – Pleuritis
Rechte Fossa iliaca	
– Appendizitis – Adnexitis, Tubarruptur – stielgedrehte Ovarialzyste	– Nephrolithiasis – Enteritis regionalis – Meckel-Divertikulitis – akute Ileitis – Adnexerkrankung, z. B. Mittelschmerz – Beckenvenenthrombose – Pankreatitis – Hernia inguinalis – akute Koxitis
Linke Fossa iliaca	
– akute Divertikulitis	– Kolondivertikulose – Colon irritabile – wie rechte Fossa
Regio suprapubica	
	– Urinverhaltung – Aneurysma

7 Schmerzen im Bereich des Abdomens

Vom Darm ausgehende Schmerzen

Ileus

Der Ileus kann in zwei Hauptformen eingeteilt werden (Tab. 7.4):
➤ mechanischer Ileus und
➤ paralytischer Ileus.

Mechanischer Ileus

Klinik. Der mechanische oder *Obturationsileus* verursacht *kolikartige Bauchschmerzen*, die häufig periumbilikal lokalisiert werden. Die Darmkolik, welche durch schmerzhafte Kontraktion eines Darmabschnittes zur Überwindung eines Hindernisses entsteht, dauert Sekunden bis wenige Minuten, kann also leicht von Ureter- oder Gallensteinkoliken, die erheblich länger anhalten, abgegrenzt werden. Akute Wind- und Stuhlverhaltung sind immer sehr verdächtig auf Ileus und bilden zusammen mit Schmerzen und evtl. Erbrechen die wichtigsten Frühsymptome. Palpation der Bauchdecken löst oft eine Kolik aus. Anfänglich, solange Darmschlingen nicht stärker geschädigt sind, fehlen peritonitische Erscheinungen fast ganz, d. h. das Abdomen ist wenig druckschmerzhaft, der Loslassschmerz ist nur angedeutet. Auch die Entzündungsparameter sind nicht oder nur geringgradig erhöht (keine oder nur geringgradige Leukozytose, normale Blutsenkungsreaktion). In späteren Stadien ändert sich das Bild. Die kolikartigen Schmerzen gehen in Dauerschmerzen über, und es treten die Rückwirkungen der nekrotischen Darmabschnitte in den Vordergrund (Peritonismus, Leukozytose, Schock).

Ein *asymmetrisches Abdomen* weist auf eine lokalisierte Darmblähung als Ausdruck eines organischen Hindernisses hin (DD: akute Harnverhaltung).

Diagnostik. *Auskultatorisch* sind die Darmgeräusche anfänglich verstärkt, sie verschwinden erst, wenn nach längerer Zeit der mechanische Ileus in den paralytischen übergeht.

Abnorme Darmbewegungen (sog. Steifungen), die durch Stenosen des Darmlumens ausgelöst werden, können in vereinzelten Fällen palpiert, aber auch bei der Inspektion des Abdomens direkt beobachtet werden. Der inkonstante Charakter ist besonders typisch.

Radiologisch zeigt die Abdomenleeraufnahme schon frühzeitig geblähte Darmschlingen mit Flüssigkeitsspiegeln (Abb. 7.3). Bei organischer Kolonstenose sind die proximalen Abschnitte gebläht und die Haustren meist erkennbar. Distal der Stenose ist der Darm luftleer.

Die *Sonographie* kann durch Darstellung einer pathologischen Darmmotilität und distendierter Darmabschnitte zur Diagnose und Differenzierung des Ileus beitragen.

Durch die Beachtung der vier hauptsächlichsten Symptome
➤ Erbrechen,
➤ Schmerz,
➤ Meteorismus,
➤ Wind- und Stuhlverhaltung

lässt sich auch eine Lokalisationsdiagnostik durchführen (Tab. 7.5).

Komplikationen. Tritt beim mechanischen Ileus eine Perfusionsstörung der Darmwand hinzu, kommt es zum *Strangulationsileus* mit Dauerschmerz, lokalisierter Peritonitis, Schock, Leukozytose (Tab. 7.4). Der Blutdruck sinkt ab, der Puls wird frequent (anfänglich meist bradykard) und schlecht gefüllt. Es bildet sich die Facies hippocratica mit eingefallenen bleichen Wangen aus. Erbrechen kommt in allen Stadien vor. Bei länger dauerndem Ileus setzt Koterbrechen (*Miserere*)

Tabelle 7.4 Differenzialdiagnose zwischen paralytischem, Obturations- und Strangulationsileus

	Paralytischer Ileus	**Obturationsileus**	**Strangulationsileus**
Anamnese	häufig Ulkus- oder Gallensteinbeschwerden oder andere Affektionen im Abdomen, Appendizitis, Extrauteringravidität	Karzinomanamnese, Gallensteine, Hernien, frühere Laparotomie	Obstipation, frühere Laparotomie, oft auch keine auf das Abdomen hinweisenden Symptome
Beginn	je nach Grundkrankheit plötzlich (Perforation) oder allmählich (Laparotomie)	stets allmählich	mitten aus voller Gesundheit
Schmerz	je nach Grundleiden evtl. fehlend	im Allgemeinen kolikartig	heftig, mehr Dauerschmerz
Meteorismus	diffus, sehr deutlich (Trommelbauch)	tritt zurück	lokaler Meteorismus und Peritonismus
Peristaltik	fehlt völlig (Totenstille)	verstärkt, Darmsteifungen	anfänglich vorhanden, später fehlend
Allgemeinbefinden	hochgradig beeinträchtigt, oft Schockzustand	wenig beeinträchtigt, ohne Schockzustand	stark beeinträchtigt, meist Schockzustand

Schmerzen mit akutem Beginn

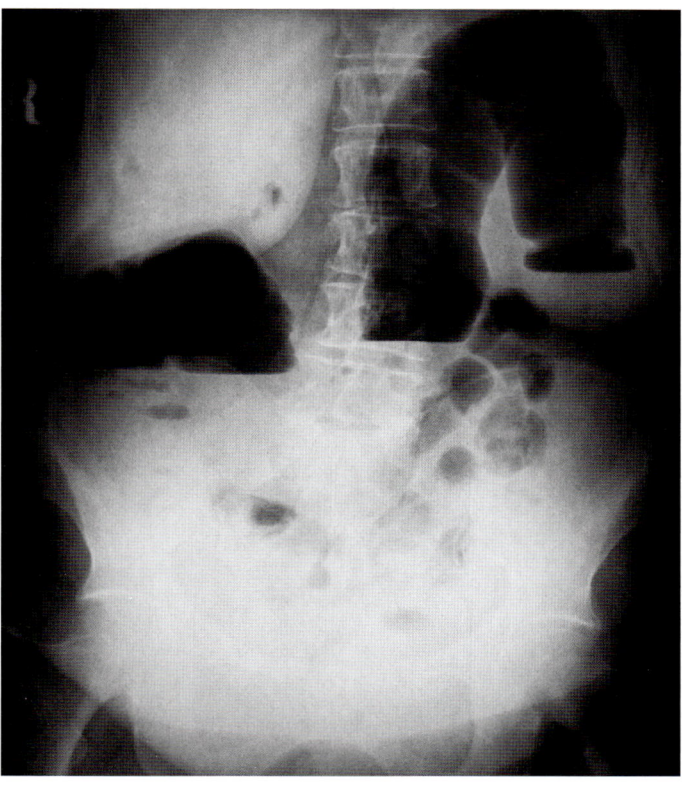

Abb. 7.3 Dickdarmileus mit stark geblähtem Kolon bei 73-jähriger Patientin mit Karzinom im Colon descendens. Distal der Stenose ist der Darm luftleer.

ein. Wind- und Stuhlverhaltung werden in den meisten Fällen beobachtet. Einzelne Kranke zeigen aber auch einen charakteristischen diarrhöischen Stuhl.

Ursachen des mechanischen Ileus. Die häufigsten Ursachen des mechanischen Ileus sind postoperative Verwachsungen (d. h. Briden), Neoplasien, äußere Hernien, Volvulus, Invaginationen und diverse andere Faktoren wie z. B. Fremdkörper, Morbus Crohn, Divertikulitis und Mesenterialgefäßverschlüsse.

Äußere Hernien (Abb. 7.**4**) und *Adhäsionen* (sog. *Briden*), welche sich nach früheren Operationen ausbilden, z. B. nach Appendektomie (Abb. 7.**5**), aber auch nach anderen chirurgischen Eingriffen im Abdomen (Abb. 7.**6**), sind häufig für einen mechanischen Ileus verantwortlich. Man muss deshalb bei einem Ileus besonders auf äußere Hernien und Operationsnarben achten. Bei Kindern, selten bei jüngeren Erwachsenen, sind auch eine *Invagination* und Verschlingung der Därme (*Volvulus*) in Erwägung zu ziehen. Bei beiden Zuständen sind blutige Stühle die Regel.

Eine Verlegung des Lumens durch im Darm selbst gelegene Prozesse wird bei Erwachsenen meist durch ein *Kolonkarzinom* verursacht. Dünndarmkarzinome, welche zu Ileuserscheinungen führen, sind selten.

Bei älteren Patienten mit akutem Abdomen ist auch immer an einen *Mesenterialinfarkt* zu denken, der sich zu Beginn oft unter dem Bild eines mechanischen Ileus manifestiert. Radiologisch typische Zeichen sind gasfreier Darm und später Gas in Darmwand und Pfortader.

Tabelle 7.5 Lokalisationsdiagnostik der Störungen bei mechanischem Ileus

	Erbrechen	Schmerz	Meteorismus	Wind- und Stuhlverhaltung
Hoher Dünndarmileus	früh, intensiv	um den Nabel, intermittierend, heftig	fehlt oder minimal	fehlt
Tiefer Dünndarmileus	später, erst nach Schmerz, weniger profus, fäkulent	heftig, krampfartig, um den Nabel	ausgeprägt, Mitte des Abdomens	anfänglich Stuhl und Flatus möglich
Kolonileus	selten, Spätsymptom	weniger heftig, krampfartig	ausgeprägt, Flanken	vollständig, evtl. Obstipation und Durchfall abwechselnd

7 Schmerzen im Bereich des Abdomens

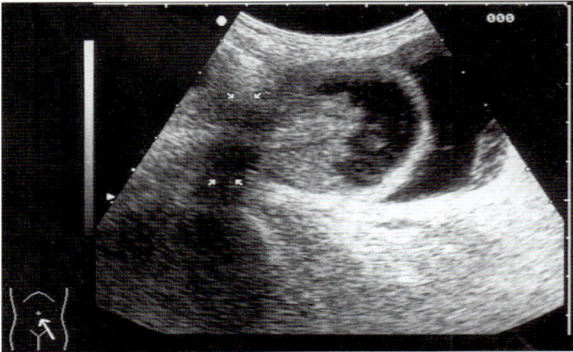

Abb. 7.4 Sonographischer Befund bei inkarzerierter Leistenhernie. Die Pfeile zeigen die Bruchpforte an.

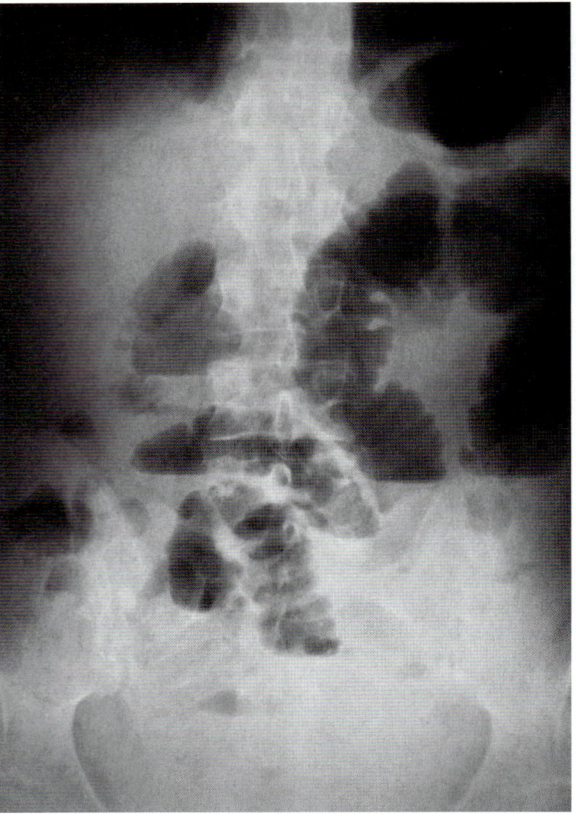

Abb. 7.5 Mechanischer Dünndarmileus infolge Briden nach ▷ Appendektomie bei 50-jähriger Frau. Das Kolon ist praktisch luftleer, die Dünndarmschlingen sind deutlich dilatiert und zeigen Spiegelbildung.

Seltene Ursachen eines mechanischen Ileus

Selten ist das Krankheitsbild, welches durch Abklemmung der Pars horizontalis duodeni durch das Lig. duodenojejunale (Treitz-Ligament) zusammen mit den Mesenterialgefäßen (A. mesenterica superior) zustande kommt (*A.-mesenterica-superior-Syndrom* oder arteriomesenteriale Duodenalkompression). Postprandiales Erbrechen, vermischt mit Galle, verstärkt im Stehen oder in Rückenlage bei asthenischem Habitus, ist der wichtigste Hinweis. Der radiologische Nachweis der Duodenalkompression ohne typische klinische Symptome genügt nicht für diese Diagnose. Beim Erwachsenen ist die Diagnose nur mit größter Zurückhaltung und nach Ausschluss aller anderen möglichen Ursachen (inkl. Reizmagen) zu stellen.

Sehr seltene Ursachen eines mechanischen Ileus sind ein großes *Meckel-Divertikel* oder eine *Endometriose*, welche meist im Sigmoid lokalisiert ist. Bei der Endometriose führt die Beachtung des zeitlichen Zusammenhanges zwischen Menstruation und Auftreten der Symptome zur richtigen Diagnose.

Auch die Einklemmung von in den Darm gelangten Gallensteinen (biliodigestive Fistel oder seltener via Ductus choledochus) kann einen Ileus verursachen (*Gallensteinileus*). Die Einklemmung erfolgt am häufigsten im distalen oder mittleren Ileum, seltener im Jejunum, und betrifft vor allem ältere Patienten. Der sonographische oder radiologische Nachweis von Luft in den Gallenwegen (Aerobilie) weist auf eine biliodigestive Fistel hin und macht damit einen Gallensteinileus wahrscheinlich.

Das klinisch-radiologische Bild des mechanischen Dünndarm-(und Dickdarm-) ileus kann auch selten einmal hervorgerufen werden durch die oft schubweise auftretende *idiopathische intestinale Pseudoobstruktion*. Langsam einsetzende Abdominalkoliken mit Erbrechen und zunehmendem Meteorismus sowie Tendenz zu Diarrhö sind typische Symptome. Radiologisch finden sich geblähte Darmschlingen und Spiegelbildungen von Dünn- und evtl. Dickdarm. Es fehlen aber Zeichen einer Stenose mit luftleeren Darmabschnitten distal davon, und die Krankheitsepisode klingt spontan innerhalb weniger Tage ab.

Paralytischer Ileus

Klinik. Beim paralytischen Ileus ist die Darmmuskulatur gelähmt, während das Darmlumen selbst durchgängig ist. Die Hemmung der motorischen intestinalen Aktivität verhindert die Beförderung des Darminhaltes. Es kommt zur Auftreibung des Abdomens, das insgesamt druckschmerzhaft ist. Es gehen keine Gase ab und auskultatorisch können keine Darmgeräusche nachgewiesen werden („Totenstille"). In späteren Stadien kann gallig-fäkulenter und flüssiger Darminhalt erbrochen werden.

Diagnostik. Radiologisch sind im ganzen Gastrointestinaltrakt geblähte Schlingen mit glatter Wandkontur und Flüssigkeitsspiegeln nachweisbar.

Komplikationen. Als Folge der intestinalen Intoxikation und Überblähung (hoch gedrängtes Zwerchfell) ist die Atmung beschleunigt. Es bestehen Tachykardie, Hypotonie und Exsikkose. Das Gesicht ist eingefallen, wobei die halonierten Augen und das blasse Munddreieck besonders auffallen.

Ursachen des paralytischen Ileus. Häufigste Ursachen des paralytischen Ileus sind:
- postoperativ (reflektorische Darmatonie),
- Peritonitis, z. B. nach Darmperforation,
- Strangulationsileus,
- schwere Infektionen (gramnegative Sepsis),
- Stoffwechselstörungen (Urämie, Coma diabeticum),
- Elektrolytstörungen,
- Becken- oder Wirbelfraktur,
- retroperitoneale Prozesse (z. B. Pankreatitis, Hämatom),
- mesenteriale Ischämie,
- neurogene Störungen.

Akute Appendizitis

Bei abdominellen Schmerzen ist die akute Appendizitis immer in die differenzialdiagnostischen Überlegungen einzubeziehen. In klassischen Fällen ist die Diagnose einfach, kann aber bei atypischer Symptomatologie sehr schwierig sein.

Klinik. Der *Schmerz* beginnt anfänglich meist epigastrisch und lokalisiert sich erst nach Stunden im Bereich des rechten Unterbauches. Er ist selten sehr stark. Der Druckpunkt ist von der Lokalisation der Appendix, welche sehr variabel sein kann, abhängig. Am häufigsten ist der *McBurney-Punkt* (Mitte einer zwischen Nabel und Spina iliaca anterior superior gezogenen Linie) auf Druck am empfindlichsten. Eine andere Schmerzlokalisation im Bereich des rechten Unterbauchs und sogar des rechten Oberbauchs (bei hoch geschlagener Appendix) schließt eine Appendizitis nicht aus (Situs inversus in seltenen Fällen in Betracht ziehen!). Bei Be-

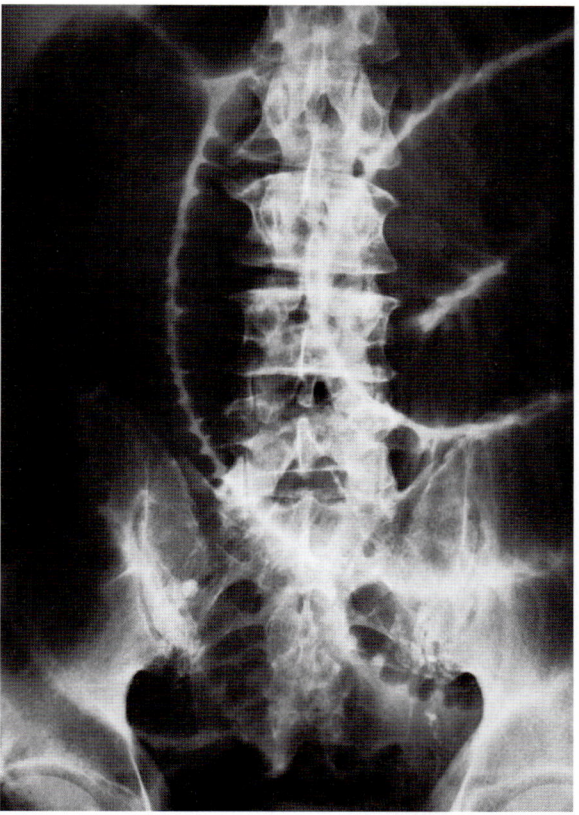

Abb. 7.6 Mechanischer Dünndarmileus infolge Briden bei 70-jährigem Mann (Aufnahme im Liegen).

ckenlage der Appendix ist die rektale Untersuchung, welche in keinem Fall von Appendizitisverdacht unterlassen werden sollte, entscheidend. Der *Loslassschmerz* ist bei nicht ganz frühen Stadien stets vorhanden. Seine Ausdehnung gibt Hinweise auf das Ausmaß der peritonealen Beteiligung.

Diagnostik. Leukozytose ist die Regel. Übelkeit und Erbrechen kommen häufig vor. Das Fieber ist in der Regel nicht sehr hoch, wobei die rektale Temperatur wesentlich höher ist als die axilläre. In der Regel besteht Obstipation; Diarrhö ist initial selten vorhanden. Die Sonographie ist oft hilfreich.

Differenzialdiagnose von Schmerzen im rechten Unterbauch

Bei Schmerzen im rechten Unterbauch mit akutem Beginn ist differenzialdiagnostisch vor allem auch an Hernien, Nephrolithiasis und bei Frauen an gynäkologische Erkrankungen zu denken. Selten können akute Infekte mit Beteiligung der Mesenteriallymphknoten (vor allem bei Kindern) eine Appendizitis vortäuschen, z. B. virale Infektionen und Yersiniose. Weitere Ursachen sind Divertikulitis (Meckel, Zökum), Morbus Crohn, Ileozökaltuberkulose, Karzinome, Invagination. Gelegentlich werden auch Erkrankungen benachbarter Organe in die Ileozökalgegend lokalisiert: Cholezystitis, Pankreatitis, Magenperforation, Pyelitis, Senkungsabszess bei Wirbelsäulentuberkulose. Schwieriger ist die Abgrenzung einer rechtsseitigen Beckenvenenthrombose, wenn keine Thrombose an den unteren Extremitäten vorliegt. Selbstverständlich muss auch immer an Allgemeinerkrankungen (Pneumonie, Pleuritis etc.) gedacht werden, die sich gelegentlich als Schmerz im rechten Unterbauch vor Ausbruch der klassischen Symptomatologie manifestieren können.

Unbestimmte Oberbauchbeschwerden, die allmählich in Mittel- und Unterbauchschmerzen übergehen und sich häufig in der Ileozökalgegend lokalisieren, können Ausdruck einer Lymphadenitis toxoplasmotica sein. Auch Leber und Milz können leicht vergrößert sein. Eine Leukopenie ist typisch; manchmal sind auch Halslymphknoten

palpabel. Temperatursteigerungen fehlen manchmal. Die Diagnose ist serologisch zu bestätigen.
Nach Einnahme gewisser *Medikamente*, z. B. nichtsteroidaler Antirheumatika, Kaliumchloridtabletten, kann es zu zirkulär stenosierenden Dünndarmulzera mit typischen klinischen Symptomen kommen. Kolikartige Abdominalschmerzen, vorwiegend nach Nahrungsaufnahme, auch mit Nausea und Erbrechen stehen im Vordergrund. Diese Schmerzen können während Tagen, Wochen oder auch Monaten anhalten, wenn die Tabletten immer wieder genommen werden. Darmperforationen sind beschrieben, so dass bei unklaren Bauch-, speziell Oberbauchbeschwerden auch an diese Ursache gedacht werden muss.

Differenzialdiagnose von Unterbauchschmerzen

Schmerzen mit vorwiegender Lokalisation im Unterbauch sind in der Regel durch Veränderungen im Bereich der Genital- oder Harnwege bedingt. Im Weiteren ist zu denken an Hernien und Hüftgelenkserkrankungen. Auch die Colica mucosa (Untergruppe des Colon irritabile bzw. des Reizdarmsyndroms) kann mit intensiven Schmerzen, die vorwiegend im linken oder rechten Unterbauch lokalisiert sind, einhergehen. Der „cordon iliaque" (walzenförmig kontrahierter Kolonabschnitt) und das Fehlen jeglicher peritonealer Spannung sowie die Entleerung von Schleim und Membranen weisen auf diese Diagnose hin, die aber – wie das Reizdarmsyndrom – eine Ausschlussdiagnose darstellt.
Vor allem bei über 40 Jahre alten Patienten denke man an Kolonkarzinom und Divertikulitis.

Vom Peritoneum ausgehende Schmerzen

Peritonitis

Klinik. Die diffuse, *bakteriell* bedingte Peritonitis bereitet kaum je differenzialdiagnostische Schwierigkeiten. Das stark druckempfindliche, aufgeblähte Abdomen, das schon bei der geringsten Berührung schmerzhaft ist und einen ausgeprägten *Loslassschmerz* zeigt, führt zur richtigen Diagnose. Die Facies abdominalis ist bei diesen Patienten besonders deutlich zu erkennen. Kranke mit Peritonitis vermeiden jede Bewegung; sie atmen oberflächlich; sie versuchen nicht, durch Eindrücken des Abdomens mit der Faust die Schmerzen zu verringern. Die Beine sind oft angezogen und bewegungslos. Dieses Bild unterscheidet sich in charakteristischer Weise von dem Verhalten beim Abdominalschmerz infolge Spasmen viszeraler Organe (Cholelithiasis, Nephrolithiasis, beginnender Obstruktionsileus).

Diagnostik. Auskultatorisch sind keine Darmgeräusche hörbar („Totenstille"). Die Temperatur ist erhöht (rektal etwa 1–2 °C höher als axillär). Die Leukozytose erreicht hohe Werte.

Ursachen. Die häufigste Ursache der diffusen Peritonitis ist die *Magen-* oder *Duodenalperforation*. Seltener sind *Darmperforationen* bei ulzerösen Prozessen (Typhus, Tuberkulose, Karzinom, Appendizitis). Weniger dramatisch verlaufen die Pneumokokken-, Chlamydien- und Gonokokkenperitonitiden, die entweder aszendierend (bei Mädchen oder Frauen) oder hämatogen vor allem bei Kindern auftreten. Bei alten resistenzgeschwächten Patienten können die Symptome einer Pneumokokkenperitonitis so zurücktreten, dass sie gegenüber den Symptomen des Grundleidens nicht beachtet werden. Eine oligo- oder asymptomatische *Peritonitis* wird auch beobachtet bei der spontanen bakteriellen Peritonitis, bei dekompensierter Leberzirrhose (s. Kapitel 25) und bei Peritonitis tuberculosa. Bei sexuell aktiven Frauen ist ferner an die *Perihepatitis acuta* (*Fitz-Hugh-Curtis-Syndrom*) durch Gonorrhö oder Chlamydien zu denken (peritonitisches Bild vor allem im rechten Oberbauch). Eine „chemische" Peritonitis mit ähnlichem klinischem Bild wie die eitrige Peritonitis wird ausgelöst durch Austritt von Galle ins Peritoneum (gallige Peritonitis), z. B. nach akzidenteller Punktion größerer Gallengänge oder der Gallenblase, posttraumatisch oder nach Perforation der Gallenblase sowie durch Bariumaustritt in die freie Bauchhöhle. Selten kann die Ruptur einer Ovarialzyste oder eine intraperitoneale Blutung (z. B. Hepatom, Gefäßruptur, Extrauteringravidität) das Bild einer Peritonitis hervorrufen.
Eine Zusammenfassung der häufigsten Ursachen von Abdominalschmerzen gibt Tab. 7.**6** wieder.

Seltene Ursache einer Peritonitis

Differenzialdiagnostisch ist auch das seltene *familiäre Mittelmeerfieber* (familiäre paroxysmale Polyserositis oder periodisches Fieber) zu erwähnen. Es handelt sich um eine autosomal rezessiv vererbte Erkrankung mit rezidivierenden Episoden von Fieber, Peritonitis und/oder Pleuritis, die vor allem bei aus dem Nahen Osten stammenden Personen (Araber, Türken, Armenier, sephardische Juden) vorkommt. Chronische Arthritis und schmerzhafte Erytheme werden gelegentlich zusätzlich beobachtet. Als Komplikation kann sich eine Amyloidose mit Niereninsuffizienz entwickeln. Das für die Erkrankung verantwortliche *MEFV*-Gen konnte identifiziert werden, wodurch sich die Möglichkeit der molekularen Diagnostik dieser sonst oft schwierig zu diagnostizierenden Erkrankung ergibt.

Tabelle 7.6 Häufigste Ursachen von Abdominalschmerzen

Intraabdominale Prozesse	Extraabdominale Prozesse
Mit generalisierter Peritonitis – Perforation eines Hohlorgans (z. B. Ösophagus, Ulkus, Gallenblase, Appendix, Divertikel) – primär bakterielle Peritonitis (z. B. Chlamydien, Pneumokokken, Tuberkulose) – nichtbakterielle Peritonitis (z. B. gallige Peritonitis, Hämoperitoneum, Extrauteringravidität) – familiäres Mittelmeerfieber	**Retroperitoneal** – renal und ableitende Harnwege – Aortenaneurysma – Hämatom – Neoplasie – Ormond-Krankheit
Mit lokalisierter Peritonitis – Abdominaltrauma – Appendizitis – Cholezystitis – Ulkus – Kolitis, Morbus Crohn – Divertikulitis – abdominaler Abszess – Pelvoperitonitis/Mittelschmerz – Perihepatitis acuta – Pankreatitis	**Thorakal** – Pneumonie (Pleuritis) – Embolie – Empyem – Herzinfarkt – Perikarditis – Ösophagitis, Ösophagusruptur – Ösophagusspasmus
Schmerzen bei massiver Druckerhöhung (Hohlorgane, Kapselspannung) – mechanischer Ileus – intestinale Hypermotilität (z. B. Gastroenteritis, Reizkolon, Parasitosen) – biliäre Obstruktion – Blasenobstruktion – Leberkapselspannung – Uterusobstruktion	**Neurogen** – Neuritiden/Neuralgien – radikuläre Schmerzen bei Wirbelsäulenaffektionen – Herpes zoster – Tabes dorsalis
Ischämieschmerz – Inkarzeration einer Hernie – Angina abdominalis – thromboembolische Prozesse (mesenterial, Leber, Milz) – Torsion von Organen (z. B. Darmvolvulus, Ovarialzysten) – Darmwandblutungen – Tumornekrosen	**Metabolische Störungen** – Porphyrie – endokrine Krankheiten (z. B. Phäochromozytom, Hyperparathyreoidismus, Ketoazidose) – Hämochromatose – Hyperlipidämie **Intoxikationen** – Blei, Arsen, Thallium – Urämie **Verschiedenes** – Kollagenosen – Hypersensitivitätsreaktion (z. B. Serumkrankheit) – akute Hämolyse – Bauchwandprozesse (z. B. Trauma, Hämatom) – Hüftgelenkprozesse (z. B. Koxarthrose, Koxitis)

Vaskulär bedingte Schmerzen

Mesenterialinfarkt und Angina abdominalis

Klinik. Die heftigsten Abdominalschmerzen überhaupt werden durch einen akuten arteriellen Verschluss der Mesenterialgefäße (Mesenterialinfarkt) verursacht. Der Schmerz ist kontinuierlich, zeigt aber in der Regel deutliche kolikartige Exazerbationen und ist im Allgemeinen weniger lokalisierbar als der Cholelithiasis-, Nephrolithiasis- oder Ulkusschmerz. Das Abdomen ist anfänglich zwar gespannt, aber gut eindrückbar, und es besteht kein besonderer Loslassschmerz. Später beherrschen die Auswirkungen der Gangrän der ischämischen Darmabschnitte das Bild. Es treten Leukozytose, Fieber, peritonitische Reizerscheinungen, Darmatonie und blutige Durchfälle hinzu.

7 Schmerzen im Bereich des Abdomens

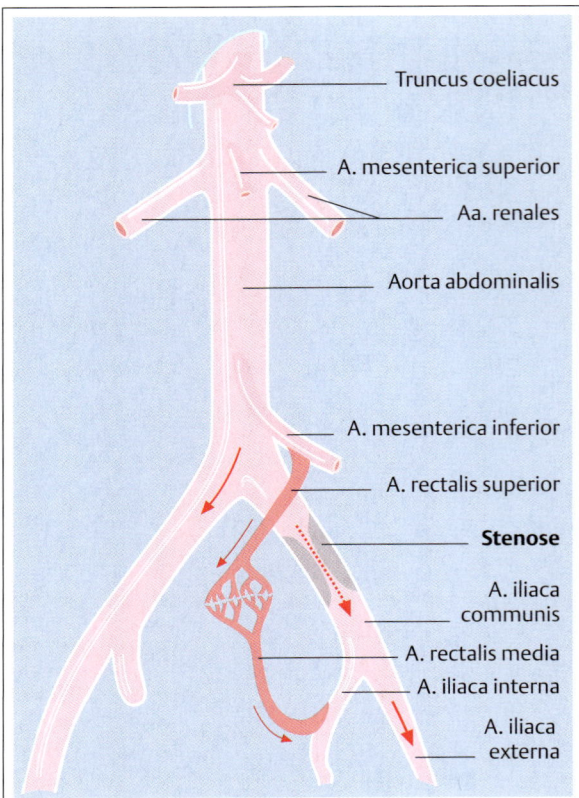

Abb. 7.7 Schematische Darstellung des A.-mesenterica-Steal-Syndroms bei Stenose der A. iliaca communis. Reicht die Versorgung durch die A. iliaca externa infolge der Stenose nicht aus, kann die A. mesenterica inferior über die A. rectalis superior, A. rectalis media und die A. iliaca interna die A. iliaca externa versorgen mit konsekutiver Hypoxämie im Versorgungsgebiet der A. mesenterica inferior.

Diagnostik. Im Abdomenleerbild lassen sich oft typische Veränderungen nachweisen: initial der gasfreie Darm, später Darmwandverdickung, sog. Haarnadelschlingen, und im Spätstadium Gas in der Darmwand bzw. in den Portalvenenverzweigungen. Duplexsonographie bzw. Arteriographie sichern die Diagnose.

Ursachen und Pathogenese. Der arterielle Gefäßverschluss ist häufig *embolisch* (vorbestehende Herzklappenfehler, Vorhofflimmern, Cor bovinum, Z. n. Herzinfarkt mit Wandaneurysma, Endokarditis) oder *arteriosklerotisch-thrombotisch* bedingt. Weniger dramatisch verlaufen arterielle Gefäßverschlüsse, die die *Milz-* und die *Nierenarterie* betreffen. Ein nichtokklusiver Mesenterialinfarkt wird bei Herzkrankheiten mit Abfall des Herzminutenvolumens, bei Schock oder schwerer Hypoxämie beobachtet.

Angina abdominalis. Bei Arteriosklerose der Bauchgefäße hat Ortner die *Angina abdominalis* beschrieben. Die Schmerzen treten besonders 20–30 min nach opulenten Mahlzeiten auf und dauern 1–2 Stunden. Das Alter der Patienten (vor allem über 50 Jahre), zusätzliche vaskuläre Manifestationen (koronare Herzkrankheit, periphere arterielle Verschlusskrankheit), eine früher negative Magenanamnese und negative Befunde am Gastrointestinaltrakt lenken den Verdacht auf eine Angina abdominalis. Sie ist durch Duplexsonographie oder Aortographie zu beweisen. Ähnliche Schmerzanfälle wie bei Angina abdominalis werden bei der Panarteriitis nodosa beobachtet.

Abdominalschmerzen, okkulter Blutverlust (Anämie) und Durchfall während Hochleistungssport sind wahrscheinlich auf mesenteriale Ischämie zurückzuführen („Jogging-Anämie" bzw. „Runner's Stomach").

Aortoiliakales Steal-Syndrom

Treten unbestimmte Abdominalbeschwerden nach Gehen auf, muss ein aortoiliakales Steal-Syndrom in Erwägung gezogen werden. Ursache ist ein obliterierender Prozess der Beckenarterien und der kaudalen Aorta distal des Abganges der A. mesenterica inferior. Der Pathomechanismus ist aus Abb. 7.**7** ersichtlich. Typisch ist, dass sich die Abdominalbeschwerden vor der Claudicatio der unteren Extremitäten einstellen.

Aortenaneurysma

Klinik. Das Aneurysma der Aorta abdominalis kann sehr heftige Schmerzen verursachen, vor allem bei drohender Ruptur. In manchen Fällen lässt sich eine pulsierende, mit der Aorta in Zusammenhang stehende bis kleinfaustgroße Vorwölbung im Bereich des linken Mittelbauchs palpieren. Kompression oder Verschluss von Abgangsarterien durch das Aneurysma führt zu Ischämiesymptomen mesenterial und/oder renal, selten zu Paraparesen oder arterioarteriellen Embolien.

Diagnostik. Auskultatorisch findet sich gelegentlich ein systolisches Strömungsgeräusch über dem Aneurysma. Mittels Sonographie, CT bzw. Aortographie wird die Diagnose gesichert (Abb. 7.**8**).

Am häufigsten ist mit zunehmend längerer Lebenserwartung der Menschen das arteriosklerotische Aneurysma der infrarenalen Aorta. Bei Männern ist es etwa 3-mal häufiger als bei Frauen. Die Symptome sind unbestimmt: Palpationsbefund in manchen Fällen, unklare Rückenschmerzen. Wichtigste Komplikation ist die Ruptur mit Blutung in die Bauchhöhle oder in den Darmtrakt, vor allem in die Pars III des Duodenums.

Die Aortendissektion, die mehrheitlich von der Thorakalaorta ausgeht, macht in etwa 25% abdominelle Symptome. Die Art wechselt nach der Lokalisation. Hoher Blutdruck (trotz eines schockähnlichen Zustandes) und akuter Oberbauchschmerz sind auf Aortendissektion verdächtig (s. Kapitel 9).

Schmerzen mit akutem Beginn

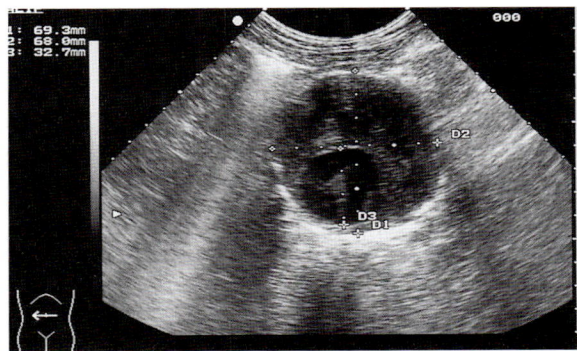
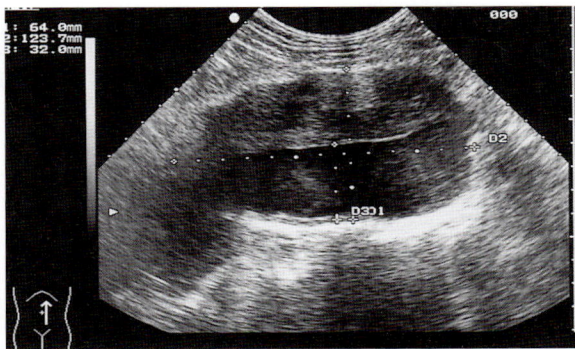

Abb. 7.8 Sonographischer Befund bei partiell thrombosiertem infrarenalem Bauchaortenaneurysma. Querdurchmesser 6,8 cm.

a Querschnitt.
b Längsschnitt.

Thrombosen im Pfortadersystem

Weniger akut einsetzend als beim arteriellen Verschluss ist im Allgemeinen der Schmerzbeginn bei *Mesenterialvenenthrombose*. Die Schmerzen sind kontinuierlich, können aber ebenfalls sehr heftig werden. Erst nach einigen Tagen treten die Folgen der Darmnekrose in den Vordergrund. Dagegen erscheint die Meläna sofort, also früher als beim Arterienverschluss. Die Diagnose wird häufig erst intra operationem gestellt.

Die *akute Pfortaderthrombose* ist eine seltene Komplikation, fast immer in Folge von vorausgegangenen abdominalen Erkrankungen (chirurgische Eingriffe, Appendizitis, Pankreatitis usw.). Sie verursacht oft ein hochfieberhaftes Bild und ist durch heftige, uncharakteristische Bauchschmerzen, vorwiegend im Bereich des rechten Oberbauchs, geringgradige Défense, blutige Durchfälle und durch Entwicklung einer Splenomegalie charakterisiert.

Von der Milz ausgehende Schmerzen

Milzinfarkt. Akute abdominelle Erscheinungen werden beim Milzinfarkt beobachtet, wie er u. a. bei der Endokarditis oder bei Vorhofflimmern als Manifestation des Morbus embolicus oder bei ausgeprägter Splenomegalie aus verschiedenen Ursachen auftritt. Der plötzlich einsetzende Schmerz im linken Oberbauch, eine mäßige Spannung der Bauchdecken im linken Epigastrium mit mehr oder weniger starker Einschränkung der Atemexkursionen sowie Schulterschmerz (Phrenikus) weisen in diese Richtung. Umschriebene Druckschmerzhaftigkeit und nach 1–2 Tagen auftretendes perisplenisches Reiben sind wertvolle diagnostische Kriterien.

Milzruptur. Die Milzruptur, z. B. bei Malaria, Typhus abdominalis oder nach Trauma, manifestiert sich durch heftigen Oberbauchschmerz links, Schulterschmerz und Zeichen der inneren Blutung.

Vom Retroperitoneum ausgehende Schmerzen

Schmerzen, die ihren Ursprung in retroperitoneal gelegenen krankhaften Prozessen haben, werden im Allgemeinen im Rücken, in der Lumbalgegend beiderseits der Wirbelsäule, seltener seitlich und vorn empfunden.

In erster Linie müssen Wirbelsäulenerkrankungen ausgeschlossen werden.

Einteilung. Man kann die retroperitonealen Schmerzen einteilen in:
- akute und chronische,
- von gutartigen oder bösartigen Prozessen ausgehende und
- durch renale und extrarenale Krankheiten bedingte.

Die Übergänge sind fließend, besonders weil die Ureterstauung eine sehr häufige Ursache von retroperitonealen Schmerzen ist, die in der Regel ohne Schwierigkeiten mit der Sonographie bzw. einem intravenösen Urogramm oder ggf. mittels CT diagnostiziert werden kann.

Ursachen. Wichtige Ursachen sind:
- Nierensteine mit typischen Ureterkoliken,
- Papillennekrose, die oft unter dem klinischen Bild der Nephrolithiasis verläuft,
- Hydronephrose verschiedener Ätiologie.

Retroperitoneale Fibrose

Ein Krankheitsbild, das heftige tief liegende Rückenschmerzen verursachen kann, ist die retroperitoneale Fibrose.
Sie kann unterteilt werden in
➤ die *idiopathische* Form (eigentlicher Morbus Ormond) und
➤ die *symptomatische* retroperitoneale Fibrose. Mit diesem Ausdruck werden entsprechende Veränderungen bezeichnet infolge
  – entzündlicher Prozesse (Pankreatitis, Ileitis regionalis, Divertikulitis, Spondylitis tuberculosa, Appendizitis, inflammatorisches Aortenaneurysma) und
  – tumoröser Prozesse (vor allem maligne Lymphome, Lymphknotenmetastasen, z. B. Hodentumoren bzw. Bestrahlungsfolgen),
  – gewisser Medikamente, z. B. Methysergid.

Die Fibrose kann einseitige oder doppelseitige *Ureterenverschlüsse* mit den entsprechenden Folgen nach sich ziehen.

Differenzialdiagnostische Abgrenzung. Liegt keine Ureterenobstruktion vor, müssen bei retroperitonealen Schmerzen folgende Möglichkeiten in Betracht gezogen werden:
➤ retroperitoneale Appendix mit appendizitischem Abszess,
➤ Psoasabszess,
➤ renaler Infarkt,
➤ retroperitoneales Hämatom (unter Antikoagulation),
➤ Wilms-Tumoren (bei Kindern),
➤ Aortendissektion,
➤ vertebragene Ursachen (Diskopathie, Spondylitis).

Abdominalschmerzen bei Intoxikationen und systemischen Erkrankungen

Intoxikationen

Am bekanntesten sind die heftigen kolikartigen, diffusen Abdominalkrämpfe bei *Bleiintoxikation*. Das Abdomen kann gespannt sein, bleibt aber doch eindrückbar und ist auf Druck nicht wesentlich schmerzhaft. Loslassschmerz fehlt. Über die übrigen Symptome bei Bleiintoxikation s. Kapitel 13. Alle Schwermetalle können im Prinzip Abdominalbeschwerden verursachen. Bei den heutigen gewerbehygienischen Vorschriften sind Intoxikationen mit den bekanntesten wie Antimon, Arsen und Zink jedoch sehr selten.

Die Abdominalkrämpfe bei *Thalliumvergiftung* sind ähnlich wie bei der Bleiintoxikation. Wegen der gleichzeitigen hartnäckigen Obstipation ist die Verwechslung auch mit Porphyrie leicht möglich. Für die Porphyriekoliken ist jedoch der intermittierende Charakter typisch, d. h. Krampfperioden von einigen Tagen können mit länger dauernden beschwerdefreien Intervallen wechseln (s. u.).

Porphyrien

Bei unklaren rezidivierenden Abdominalschmerzen ist unter anderem auch an die sehr seltenen Porphyrien zu denken. Typisch sind die positive Familienanamnese und das schubweise Auftreten. Schübe können zum Teil medikamentös ausgelöst werden und sind meistens vergesellschaftet mit neurologischen Symptomen bzw. Hautsymptomen (Photosensibilität). Die Abdominalkoliken bei Porphyrie werden häufig fehlgedeutet und führen dann zu nicht indizierten operativen Interventionen.

Pathogenese. Den Porphyrien liegen erblich bedingte Störungen des Hämstoffwechsels zugrunde (Abb. 7.**9**). Die Porphyrien werden je nach Ort der Überproduktion und Akkumulation von Porphyrinvorläufern oder Porphyrinen in hepatische und erythropoetische Formen eingeteilt (Tab. 7.**7**). Ähnliche Abdominalkoliken werden beobachtet bei der akuten intermittierenden Porphyrie, der hereditären Koproporphyrie und der gemischten (variegata) Porphyrie. Alle drei Formen können unter anderem durch bestimmte *Medikamente* ausgelöst werden. Zeichen der kutanen *Photosensibilität* finden sich bei der hereditären Koproporphyrie, der gemischten (variegata) Porphyrie, der Porphyria cutanea tarda und den erythropoetischen Porphyrien. In den letzten Jahren konnten die für die verschiedenen Porphyrien verantwortlichen Enzymdefekte und die zugrunde liegenden genetischen Mutationen im Detail charakterisiert werden.

Hepatische Porphyrien

Die wichtigsten hepatischen Porphyrien sind die akute intermittierende Porphyrie, die hereditäre Koproporphyrie, die gemischte (variegata) Porphyrie und die Porphyria cutanea tarda.

Akute intermittierende Porphyrie. Die ersten Symptome der akuten intermittierenden Porphyrie setzen meist in der 3. Lebensdekade, sehr selten vor der Pubertät, gelegentlich auch erst nach 60 Jahren ein. Das Verhältnis Männer zu Frauen ist 2 : 3. *Abdominalkoliken* (häufig werden die Patienten mehrfach laparotomiert ohne Befund), oft begleitet von Obstipation oder Ileus, Nausea, Erbrechen ohne druckschmerzhaftes Abdomen, *motorische Lähmungen* im Rahmen einer

Schmerzen mit akutem Beginn

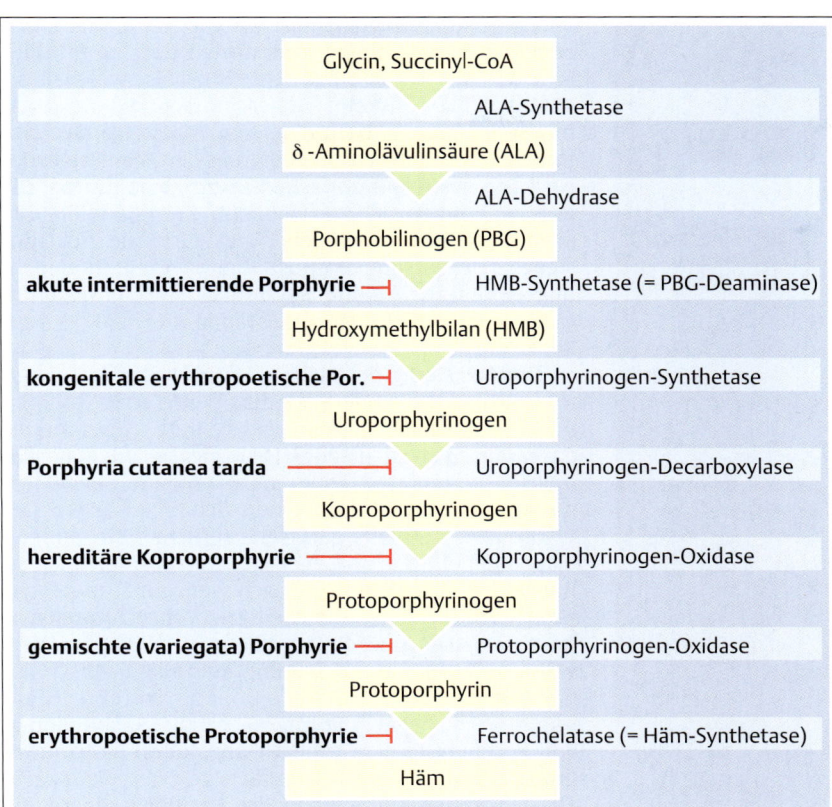

Abb. 7.9 Hämstoffwechsel und Enzymdefekte bei hepatischen und erythropoetischen Porphyrien.

Tabelle 7.7 Differenzialdiagnose der Porphyrien (modifiziert nach Desnick RJ, Anderson KE. Heme biosynthesis and its disorders: porphyrias and sideroblastic anemias. In: Hoffman R et al. (eds.). Hematology: Basic Principles and Practices. 2nd ed. New York: Churchill Livingstone 1995)

Porphyrie	Enzymdefekt	Vererbung	kutane Photosensibilität	neuroviszerale Symptome	Erythrozyten	Urin	Stuhl
Hepatische Porphyrien							
– akute intermittierende Porphyrie	HMB-Synthetase	AD	–	+	–	ALA, PBG	–
– hereditäre Koproporphyrie	Koproporphyrinogen-Oxidase	AD	+	+	–	ALA, PBG, Koproporphyrin	Koproporphyrin
– gemischte (variegata) Porphyrie	Protoporphyrinogen-Oxidase	AD	+	+	–	ALA, PBG, Koproporphyrin	Koproporphyrin, Protoporphyrin
– Porphyria cutanea tarda	Uroporphyrinogen-Decarboxylase	AD	+	–	–	Porphyrine (ALA und PBG normal)	Porphyrine
Erythropoetische Porphyrien							
– kongenitale erythropoetische Porphyrie	Uroporphyrinogen-Synthetase	AR	+++	–	Uroporphyrin I	Uroporphyrin I	Koproporphyrin I
– erythropoetische Protoporphyrie	Ferrochelatase	AD	+	–	Protoporphyrin	–	Protoporphyrin

Abkürzungen s. Abb. 7.9; AD autosomal dominant; AR autosomal rezessiv.

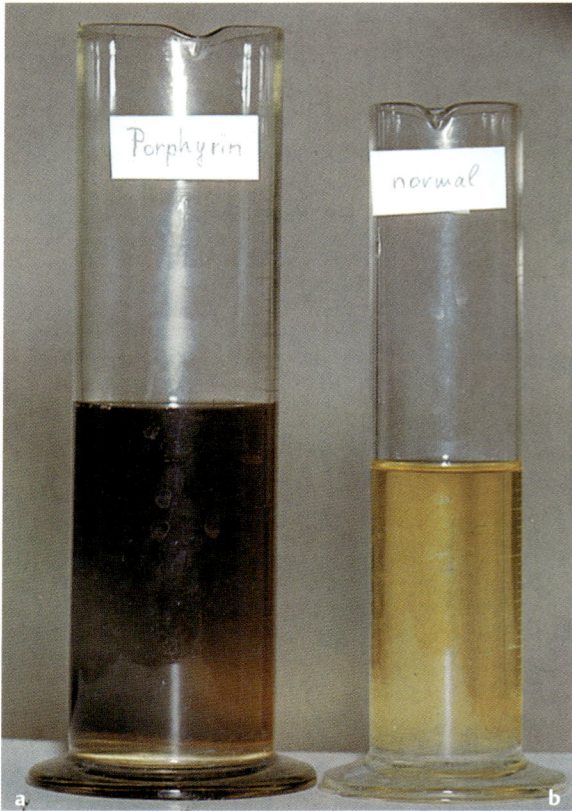

Abb. 7.10 Urinproben,
a bei Porphyrinurie,
b im Vergleich dazu bei einer Normalpersonen.

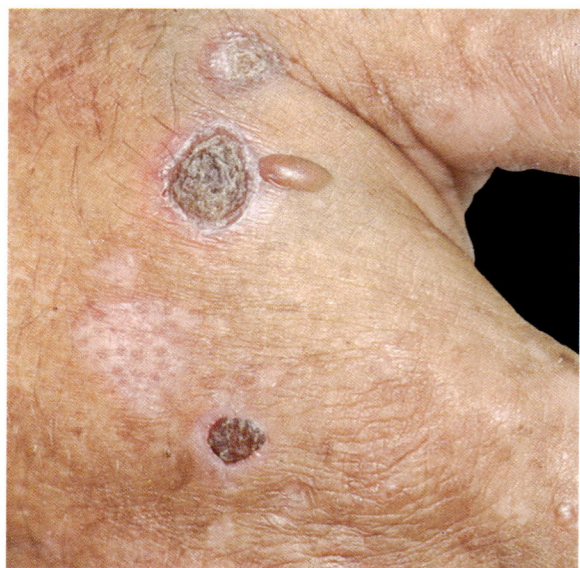

Abb. 7.11 Porphyria cutanea tarda: Blasenbildung, Krustenbildung bei abheilenden Blasen, Pigmentverschiebungen am Handrücken.

vorwiegend motorischen peripheren Neuropathie und *zerebrale Erscheinungen* bestimmen das bunte klinische Bild. Oft ist nur eine leichte Muskelschwäche feststellbar. Alle Muskeln, eingeschlossen die Gesichtsmuskeln, können betroffen sein. Aufsteigende Lähmungen kommen vor. Beteiligung der Atemmuskulatur kann zur respiratorischen Insuffizienz führen. Die Paresen können sich zurückbilden. Krampfanfälle und psychische Veränderungen (Angstzustände, Schlaflosigkeit, Depression, Halluzinationen etc.) sind nicht ungewöhnlich. Weitere Symptome sind *Tachykardie, Hypertonie*, unklare Fieberzustände und mäßige Leukozytose.

Die Auslösung der akuten Attacken durch *Barbiturate*, aber auch andere Medikamente, z. B. Sulfonamide, Pyrazolone, Ergotaminpräparate, Succinimide, Carbamazepin, ist diagnostisch wichtig. Alkohol, Reduktionsdiäten und endo- oder exogene Sexualhormone können ebenfalls einen Schub auslösen. Der während des Anfalls gelassene rötliche Urin dunkelt nach und hellt sich im Gegensatz zum normalen urobilinogenhaltigen Urin nicht nach wenigen Stunden auf (Abb. 7.**10**). Erhöhte Ausscheidung von δ-Aminolävulinsäure (ALA) und Porphobilinogen (PBG) im Urin während eines akuten Schubes sind diagnostisch. Im Gegensatz zur hereditären Koproporphyrie und der gemischten (variegata) Porphyrie ist die Ausscheidung von Porphyrinen im Stuhl bei der akuten intermittierenden Porphyrie meist normal.

Im Latenzstadium kann die Krankheit durch die verminderte Hydroxymethylbilan-(HMB-) Synthetase-Aktivität in Erythrozyten nachgewiesen werden.

Hereditäre Koproporphyrie. Auslösende Faktoren sowie neuroviszerale und andere Symptome entsprechen denen der akuten intermittierenden Porphyrie. Die Hautveränderungen mit kutaner Photosensibilität sind ähnlich wie bei der gemischten (variegata) Porphyrie und bei der Porphyria cutanea tarda. Die Ausscheidung von Koproporphyrin in Urin und Stuhl ist während der akuten Schübe, oft aber auch im Intervall erhöht. Die ALA- und PBG-Ausscheidung im Urin ist während der Anfälle erhöht.

Gemischte (variegata) Porphyrie. Von der gemischten (variegata) Porphyrie sind in Südafrika beinahe 0,3 % der weißen Bevölkerung befallen, in Europa ist sie aber ungewöhnlich. Auslösende Faktoren sowie neuroviszerale und andere Symptome sind ähnlich wie bei der akuten intermittierenden Porphyrie. Die Hautveränderungen mit kutaner Photosensibilität sind ähnlich wie bei der hereditären Koproporphyrie und bei der Porphyria cutanea tarda. Im Anfall ist die Ausscheidung von ALA, PBG und Koproporphyrin im Urin und von Koproporphyrin und Protoporphyrin im Stuhl erhöht.

Porphyria cutanea tarda. Die Porphyria cutanea tarda ist die häufigste Porphyrieform und wird überwiegend bei Männern beobachtet. Die Hauterscheinungen (Photosensibilität) stehen im Vordergrund (Abb. 7.**11**). Neurologische Manifestationen und Abdominalschmerzen werden nicht beobachtet. Es werden verschiedene Typen unterschieden, denen aber allen ein

Defekt der hepatischen Uroporphyrinogen-Decarboxylase gemeinsam ist. Verschiedene Faktoren können zur verminderten Enzymaktivität beitragen, besonders Alkoholabusus, hepatische Eisenüberladung und Östrogene.

Sehr oft besteht eine Hepatopathie (Fettleber, Fibrose, Zirrhose), die klinisch ganz in den Vordergrund treten kann. Patienten mit Porphyria cutanea tarda haben ein erhöhtes Risiko für die Entwicklung eines hepatozellulären Karzinoms. Eine Assoziation mit chronischer Hepatitis C wurde beschrieben.

Porphyrine sind in Urin und Stuhl erhöht. Die ALA- und PBG-Ausscheidung im Urin ist typischerweise normal.

Erythropoetische Porphyrien

Die wichtigsten erythropoetischen Porphyrien sind die kongenitale erythropoetische Porphyrie und die erythropoetische Protoporphyrie.

Kongenitale erythropoetische Porphyrie. Sie ist eine autosomal rezessiv vererbte Erkrankung, die durch hämolytische Anämie, hochgradige Photosensibilität der Haut und Akkumulation des Typ-I-Isomers von Uro- und Koproporphyrin gekennzeichnet ist. Ausgeprägte Hautveränderungen mit Blasen, dann Narben und dystrophischen Folgen an lichtexponierten Stellen dominieren das klinische Bild, das sich schon bald nach der Geburt manifestiert. Der rote Urin enthält vor allem Uroporphyrin I und etwas weniger Koproporphyrin I. Dieses Verhältnis ist im Stuhl umgekehrt. ALA- und PBG-Ausscheidung sind normal. Hämolytische Anämie mit ausgesprochen ineffektiver Erythropoese und Splenomegalie sind die Regel.

Erythropoetische Protoporphyrie. Die erythropoetische (oder erythrohepatische) Protoporphyrie ist nach der Porphyria cutanea tarda die zweithäufigste Porphyrieform. Sie wird autosomal dominant vererbt und ist durch einen Defekt der Ferrochelatase gekennzeichnet. Protoporphyrin akkumuliert in den Erythrozyten und im Plasma und wird über Galle und Stuhl ausgeschieden. Die Symptome beschränken sich in den meisten Fällen auf relativ leichte und passagere Hauterscheinungen nach Sonnenlichtexposition (Jucken, Brennen, Rötung, Urtikaria), wobei von Patient zu Patient und im Verlauf der Krankheit große Unterschiede bestehen. Blasenbildung ist im Gegensatz zu den anderen mit kutaner Photosensibilität einhergehenden Porphyrien selten. Hämolyse oder Anämie fehlen in der Regel oder sind mild. Bei einzelnen Patienten führt die Akkumulation von Protoporphyrin zu einer chronischen Lebererkrankung. Entscheidend ist die deutliche Erhöhung von Protoporphyrin in den Erythrozyten und die erhöhte Protoporphyrinausscheidung im Stuhl. Der Urin enthält keine abnormen Substanzen und ist nie verfärbt.

Bleiintoxikation. Sie stellt eine besondere Form der Porphyrinurie dar. Klinisch dominieren bei Kindern die Enzephalopathie, bei Erwachsenen die Bleikoliken und die neuromuskulären Erscheinungen. Typisch ist auch der Bleisaum am Zahnfleisch. Die Bleianämie ist Folge einer Hämolyse, bedingt durch direkte Schädigung der zirkulierenden Erythrozyten sowie eine Hemmung der Erythropoese. Die relative Beteiligung dieser beiden Mechanismen ist sehr unterschiedlich. So kann die Retikulozytose ausgeprägt sein oder fehlen. Die charakteristische basophile Punktierung der Erythrozyten entspricht alterierten Ribosomen. Länger dauernde subklinische Intoxikationen können bei Kindern zu intellektuellen Entwicklungsdefiziten und bei Erwachsenen zur Niereninsuffizienz führen. Blei hemmt die Hämsynthese auf verschiedenen Stufen (ALA-Synthetase, ALA-Dehydrase, Ferrochelatase). Erhöhte ALA-Ausscheidung im Urin ist ein feines, frühes und anhaltendes Symptom. Die Koproporphyrin-III-Ausscheidung ist ebenfalls erhöht. Die PBG-Ausscheidung ist meist normal, höchstens mäßig erhöht. Das Erythrozyten-Protoporphyrin ist stark vermehrt. Diagnostisch ist der Nachweis erhöhter Bleikonzentrationen im Vollblut oder einer erhöhten Bleiausscheidung im Urin und Stuhl.

Abdominalschmerzen bei Allgemeinerkrankungen

Schmerzen im Abdomen sind nicht nur bei lokalen krankhaften Prozessen, sondern als gelegentlich führendes Symptom vieler Allgemeinerkrankungen zu beobachten. Es ist ausgeschlossen, alle möglichen Ursachen zu beschreiben, weil damit ein großer Teil der klinischen Symptomatologie überhaupt abgehandelt werden müsste. Die häufigsten Allgemeinerkrankungen, an die gedacht werden muss, sind die im Folgenden dargestellten.

Stoffwechsel- und endokrine Erkrankungen. Im präkomatösen Stadium wird die *diabetische Stoffwechselentgleisung* nicht selten von heftigen, vorwiegend im Oberbauch lokalisierten Bauchkrämpfen begleitet. Da gleichzeitig heftiges Erbrechen besteht, stehen die Differenzialdiagnosen „perforiertes Ulkus, Cholezystitis, akute Pankreatitis" im Vordergrund. Eine hohe Leukozytose ist allen diesen Zuständen gemeinsam.

Auch Patienten mit *endokrinologischen Störungen* weisen in akuten Phasen der Krankheit nicht selten unklare Bauchkrämpfe auf, oft verbunden mit Erbrechen oder Durchfall. Solche Beschwerden werden z. B. beobachtet bei Thyreotoxikose, akutem Hyperparathyreoidismus, akuter Nebenniereninsuffizienz und Phäochromozytom. Diese Krankheiten müssen bei der Differenzialdiagnose abdomineller Krämpfe stets in Erwägung gezogen werden.

Sehr heftige Abdominalschmerzen werden auch bei den familiären *Hyperlipidämien* (Typ I, IV, V) beobachtet. Ist bei einem „chirurgischen Abdomen" diese Diagnose wahrscheinlich, wird man nach weiteren Erscheinungen dieser seltenen Krankheiten suchen: Xanthomatose, lipämische Retinitis und selten Hepatosplenomegalie. Im Serum, das durch seine milchige Beschaffenheit auffällt, sind die Triglyceride erheblich vermehrt.

7 Schmerzen im Bereich des Abdomens

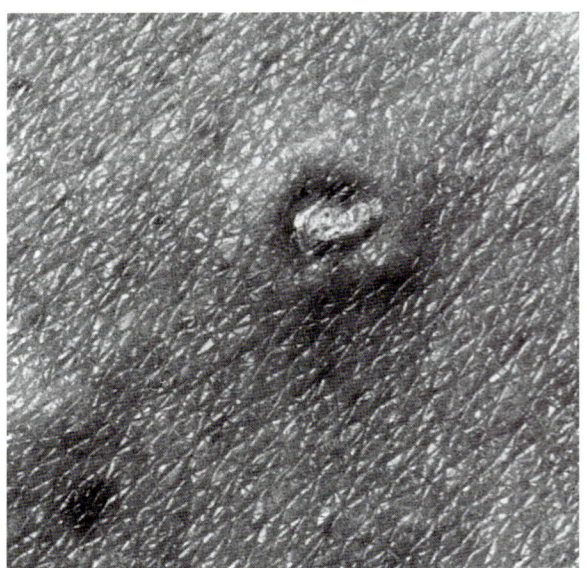

Abb. 7.12 Hautveränderungen bei Köhlmeier-Degos-Krankheit (maligne atrophische Papulose). Spätes Stadium mit bereits abgeblasstem Zentrum und deutlich sichtbarer erhabener Umrandung.

Vorübergehende Hyperlipidämie bei Alkoholikern, gleichzeitig mit Ikterus und hämolytischer Anämie auftretend (*Zieve-Syndrom*, s. Kapitel 25), kann mit heftigen Schmerzen im Epigastrium einhergehen. Ähnliche akute Schmerzzustände werden u. U. bei *alkoholischer Hepatitis* beobachtet (s. Kapitel 25).

Thoraxkrankheiten. In den Oberbauch ausstrahlende Schmerzen sind bei *Herzinfarkt*, besonders beim Hinterwandinfarkt, keineswegs selten. Die Diagnose wird leicht gestellt, wenn der Infarktschmerz gleichzeitig auch im Thorax empfunden wird; sie wird dagegen oft verpasst, wenn der Schmerz ausschließlich im Oberbauch lokalisiert ist. Sobald diese Diagnose aber in Erwägung gezogen wird, lässt sie sich durch das EKG und Labortests in der Regel ohne Schwierigkeiten ausschließen oder bestätigen.

Akute *Lungenkrankheiten*, vor allem Pleuritis, Pneumonie, Spontanpneumothorax, Lungenembolie (-infarkt), können sich mit Abdominalschmerzen manifestieren. Die Thoraxaufnahme gehört daher zur Abklärung von akuten unklaren Abdominalschmerzen.

> ▌ Kleine Mengen von freier Luft unter dem Zwerchfell sind auf der Thoraxaufnahme besser erkennbar als auf der Abdomenübersichtsaufnahme!

Arterielle und venöse Gefäßerkrankungen. Siehe S. 226.

Leberkrankheiten. Starke Oberbauchschmerzen werden gelegentlich bei verschiedenen, oft anikterischen Leberkrankheiten beobachtet, vor allem bei akuter kardialer Leberstauung, alkoholischer Hepatitis und bei Neoplasien der Leber. Zur Erfassung umschriebener schmerzhafter Leberprozesse wie Neoplasie, Abszess oder Echinokokkus ist die Sonographie die Methode der ersten Wahl.

Kollagenosen. Sie können vor allem durch Befall kleiner und mittelgroßer Gefäße Abdominalschmerzen hervorrufen. Gefäßverschlüsse bei *systemischem Lupus erythematodes* oder *Panarteriitis nodosa* führen entweder zur Infarktbildung (z. B. Milz, Pankreas) oder zu ulzerösen Schleimhautprozessen im Gastrointestinaltrakt und zu entsprechenden Komplikationen (Blutung, Perforation oder Darmstenosen).

Abdominalschmerzen sind auch bei verschiedenen Krankheiten, die in enger Beziehung zum rheumatisch-allergischen Formenkreis stehen, zu beobachten, z. B. bei der *Purpura Schoenlein-Henoch* und beim *Behçet-Syndrom*.

Unbestimmte gastrointestinale Beschwerden sowie ein schwerstes abdominales Bild mit Zeichen von Ileus, Perforation und Peritonitis können vorwiegend bei jungen Männern bei der *Köhlmeier-Degos-Krankheit* beobachtet werden. Diagnostisch führend sind die Hautveränderungen (*maligne atrophische Papulose*), die meist den gastrointestinalen Symptomen vorausgehen. Die rötlichen Papeln erscheinen am Rumpf und den proximalen Teilen der Extremitäten im Verlauf von Tagen bis Wochen, sie blassen in der Mitte ab und sind von einem leicht erhabenen violetten Ring mit Teleangiektasien umrandet (Abb. 7.**12**). Die Ursache der zugrunde liegenden obliterierenden endothelialen Reaktion der kleinen Arterien, Arteriolen und Venen ist nicht bekannt. Diese seltene Erkrankung verläuft meist letal.

Hämatologische Erkrankungen. Abdominalschmerzen bei primären Blutkrankheiten sind oft durch Komplikationen bedingt, wie z. B. Cholelithiasis bei kongenitaler Sphärozytose, Nephrolithiasis bei Leukämien, Milzinfarkt bei Polyzythämie, retroperitoneale oder intestinale Hämatome bei Gerinnungsstörungen.

Allergische Erkrankungen. Bei starken allergischen Reaktionen wie der Serumkrankheit können abdominale Schmerzen entweder als heftige andauernde Schmerzen in der Nierengegend oder als krampfartige Schmerzen über dem Epi- und Hypogastrium anderen auf eine allergische Erkrankung hinweisenden Symptomen (Hauterscheinungen) vorausgehen.

Infektionskrankheiten. Bei den meisten akuten Infektionen sind Abdominalbeschwerden die Regel und reichen von Appetitlosigkeit bis zu erheblichen Schmerzen. Die Schmerzen bei Bornholm-Krankheit können gelegentlich vorwiegend im Abdominalbereich lokalisiert sein. Bei verschiedenen Parasitosen, vor allem Trichinose, Askaridiasis, Trichiuriasis und Bandwurmbefall, können leichte bis heftige Bauchschmerzen auftreten (s. Kapitel 4, 27).

Chronische und chronisch-rezidivierende Abdominalschmerzen

Neurogene Schmerzen im Bereich des Abdomens

Schmerzen im Abdomen können auch Ausdruck einer neurologischen Affektion sein. Differenzialdiagnostisch sollten u. a. folgende typische Syndrome in Betracht gezogen werden:
- Tabes dorsalis,
- Interkostalneuropathie (sog. Interkostalneuralgie),
- proximale asymmetrische diabetische Neuropathie,
- Überdehnungs-/Einklemmungsneuropathie der Rami anteriores Th7–Th12,
- Pudendusneuralgie,
- Kokzygodynie,
- radikuläre Schmerzsyndrome,
- Herpes zoster.

Klinik und differenzialdiagnostische Abgrenzung. Anhand des Schmercharakters können neurogene Schmerzen im Abdominalbereich am ehesten abgegrenzt werden.
- Die stereotyp lanzinierenden punktuellen Schmerzen bei *Tabes dorsalis* am Rumpf, vorzugsweise im Mamillarbereich, sind heute selten.
- Wie der Name sagt, äußert sich die *Interkostalneuralgie* (Interkostalneuropathie) vorwiegend als Neuralgie mit einschießenden Schmerzen stets am selben Ort. Husten/Niesen oder Druck auf den R. cutaneus lateralis an seiner faszialen Durchtrittsstelle provozieren manchmal. Dem Leiden kann eine „benigne" chronische kompressive Radikulopathie zugrunde liegen bei degenerativ zusammen gesintertem Wirbelkörper, bei thorakaler Diskushernie, nach Rippenfraktur oder Thorakotomie. Zunächst ist jedoch vielmehr eine maligne kompressive Radikulopathie auf Segmenthöhe zu suchen, da sich Metastasen, Meningeosis carcinomatosa, Neurinom oder auch einmal eine tuberkulöse Läsion genauso ankündigen.
- Die oft akut einsetzenden prodromalen Gürtelroseschmerzen sind diagnostisch nur beim seltenen „Zoster ohne Zoster" zu verpassen. Die Abdominalschmerzen gehen dem Stadium der Bläschenbildung allerdings um Tage voraus. Die Differenzialdiagnose zur saisonalen, fast ebenso häufigen *Borrelienradikulitis*, die ebenso intensive und akute Gürtelschmerzen, aber keine „Rose" hervorruft, ist im Frühstadium nur mittels PCR im Liquor möglich (Pleozytose bei beiden Affektionen), später mittels Serologien.
- Häufig verkannt wird die *proximale asymmetrische diabetische Neuropathie (Radikulopathie?)*, die wie die Borrelienradikulitis nicht selten gekreuzt und eher segmental auftritt, mit Vorliebe in der Abdominalregion lokalisiert ist und oft über Monate anhält. Wegen häufig starker „Druckdolenz" (Berührungsdolenz!) in den betroffenen Hautarealen mit Allodynie oder Hyperpathie gehen zahllose Abdomenabklärungen auf deren Konto. Daran denken ist entscheidend für die Diagnose, der Diabetes kann ausnahmsweise auch nur leicht sein. Oft ist zusätzlich eine distale symmetrische Polyneuropathie assoziiert, und der komplexe sensible Befund täuscht dann manchmal ein Querschnittssyndrom mit sensiblem Niveau vor.
- Eine *Neuropathie der Rr. anteriores Th7–Th12* durch Einklemmung im M. rectus oder durch Überdehnung, z. B. in der Spätschwangerschaft, kann Beschwerden nahe der abdominalen Mittellinie verursachen. Bei solchen außergewöhnlichen Druck- oder Einklemmungsneuropathien ist immer eine prädisponierende Polyneuropathie zu evaluieren.
- Perineale und genitale lanzinierende oder Brennschmerzen kennzeichnen zusammen mit Kribbeln, Taubheitsgefühl oder schmerzhafter Berührungsempfindlichkeit die sog. *Pudendusneuralgie* bei Läsion eines oder beider Nn. pudendi, selten auch bei einem beginnenden Kauda- oder Plexusprozess. Sitzen wird zur Qual, sexuelle Aktivität unmöglich. Ätiologisch sind geburtshilfliche Eingriffe, gynäkologische, urologische oder proktologische Affektionen/Operationen, perforierende Traumen, exzessives Reiten oder Fahrrad fahren ausfindig zu machen. Im Gegensatz zur Pudendusneuralgie sparen die Genitofemoralisneuropathie – vorne – und die Kokzygodynie – hinten – den Damm aus.
- Die *Kokzygodynie*, deren Brennschmerz an der Steißbeinspitze teilweise durch (sekundäre) arachnitische Verwachsung sakraler Nervenwurzeln bedingt ist, hat überwiegend mechanische Ursachen wie Sturz auf das Gesäß, Mikrotraumatisierung (television bottom) oder operative Eingriffe. Die diagnostische Leitungs- oder Lokalanästhesie ist zur Differenzierung dieser Schmerzzustände oft entscheidend.
- Schmerzen im Abdominalbereich sind auch häufig bedingt durch neuralgiforme Ausstrahlung im Rahmen eines *radikulären Schmerzsyndroms* bei verschiedenen Wirbelsäulenleiden, vor allem Spondylarthrose, Diskopathie, Morbus Bechterew, Osteoporose etc. oder bei spinalen Erkrankungen.

7.2 Chronische und chronisch-rezidivierende Abdominalschmerzen

Über die Hälfte aller Patienten mit chronischen Abdominalschmerzen leidet an sog. funktionellen Störungen, vor allem Colon irritabile. Jahrelang intermittierende Abdominalbeschwerden bei gutem Allgemeinzustand, meist kombiniert mit zahlreichen anderen „funktionellen" Störungen machen ein Colon irritabile wahrscheinlich, vor allem bei Patienten unter 40 Jahren und nächtlicher Beschwerdefreiheit.

> Voraussetzung für die Diagnose funktioneller Störungen ist stets der Ausschluss eines organischen Leidens.

7 Schmerzen im Bereich des Abdomens

Allgemeine Überlegungen zum Schmerzcharakter bei länger dauernden Oberbauchschmerzen

Bei der Mehrzahl der Patienten mit Abdominalschmerzen führt die Anamnese zur richtigen Vermutungsdiagnose. Diese ist entscheidend für die Abklärungsstrategie. Es gilt aus der Vielzahl diagnostisch-technischer Methoden die richtige Auswahl für eine gezielte, rationale Abklärung zu treffen.

Schmerzanalyse. Eine vollständige Schmerzanalyse umfasst immer die *4 Kardinalfragen* nach dem
- Wo?
- Wie?
- Wann?
- Warum?

Lokalisation und Ausstrahlung. Aus der Lokalisation und der Art der Schmerzen lassen sich häufig entscheidende Rückschlüsse ziehen. Der Schmerz organischer Leiden, wie z. B. Ulkus, Cholelithiasis, Pankreatitis, ist im Gegensatz zu „funktionellen" Störungen in der Regel umschrieben. Die Ausstrahlung der Schmerzen, z. B. in die Schulter bei Cholelithiasis, in die Leisten- und Genitalgegend bei Nephrolithiasis oder in den Rücken bei Pankreasaffektionen, Aortenaneurysma und Ulkuspenetration, ist wegweisend.

Lage- und Bewegungsabhängigkeit. Typische Lageabhängigkeit mit Verstärkung der Schmerzen im Liegen findet sich z. B. bei Refluxkrankheit und Pankreasaffektionen, Schmerzintensivierung im Stehen zeigt sich bei Hernien. Verstärken sich die Schmerzen in Abhängigkeit von Körperbewegungen, ist an Bauchwandprozesse (z. B. Trauma), vertebragene Schmerzen (z. B. Diskopathie) oder Refluxkrankheit (signe du soulier) zu denken.

Nahrungsabhängigkeit und periodisches Auftreten. Akzentuierung der Schmerzen nach Nahrungsaufnahme ist typisch für Cholelithiasis, Pankreatitis, Angina abdominalis, Colon irritabile sowie organische Stenosen im Gastrointestinaltrakt. Von besonderer Bedeutung für die Differenzialdiagnose ist der Schmerzcharakter in zeitlicher Hinsicht. Die typische Periodik der häufigsten Schmerzursachen ist in Abb. 7.**13** zusammengefasst.

Tagesrhythmus. Bei Ulkusleiden und Colon irritabile ist zusätzlich ein typischer Tagesrhythmus häufig vorhanden. Charakteristisch für *Ulkusschmerz* sind:
- Auftreten 1–2 Stunden postprandial,
- nie morgens nüchtern,
- Spontanschmerz um Mitternacht,
- rasche Besserung auf Milch, Antazida oder Nahrung (food relief).

Charakteristisch für *Colon irritabile* sind Schmerzen:
- sofort postprandial,
- oft morgens beim Aufstehen,
- nie nachts,
- nicht auftretend bei Nahrungskarenz.

Von Magen und Dünndarm ausgehende Schmerzen

Einteilung. Von Magen und Dünndarm ausgehende Schmerzen können grob eingeteilt werden in:
▶ akute und chronische Gastritis,
▶ funktionelle Magenstörungen (Reizmagen),
▶ Ulkuskrankheit (Ulcus duodeni, Ulcus ventriculi),
▶ Magenkarzinom,
▶ seltene Affektionen und
▶ Magenbeschwerden als sekundäre Begleiterscheinungen von Allgemeinerkrankungen.

Diagnostik. Die Differenzialdiagnose wird durch die *Anamnese*, durch den *Untersuchungsbefund*, durch die *bildgebenden Verfahren* (Endoskopie, Röntgenuntersuchung) und die *Biopsie* mit histologischer Untersuchung ermöglicht.

Einer sorgfältigen *Anamnese* ist bei Magenkrankheiten eine besondere Beachtung zu schenken. Die Beschwerden bei funktionellen Magenleiden (Reizmagen) zeichnen sich durch ihren wenig definierten Charakter aus. Sie sind zeitlich weitgehend regellos und lassen vor allem eine Periodik vermissen (Abb. 7.**13**). Sofort nach der Nahrungsaufnahme erfolgt häufig eine Akzentuierung der Beschwerden.

Für die Abklärung der Ursache unklarer Oberbauchschmerzen, von Dysphagie, Sodbrennen und Gastrointestinalblutungen ist die *Endoskopie* die wichtigste Untersuchungsmethode. Eine weitere typische Indikation ist die unklare Eisenmangelanämie. *Röntgenuntersuchungen* sind hilfreich, vor allem bei Verdacht auf paraösophageale Hiatushernie, Motilitätsstörungen, Zenker-Divertikel, Kompression von außen oder endoskopisch nicht passierbaren Stenosen. Mittels *Endosonographie* ist es möglich, intramurale Prozesse, vor allem Ausbreitung und Infiltrationstiefe von Neoplasien in verschiedene Wandschichten und in die Umgebung, sowie lokale Lymphknotenmetastasen zu erfassen.

Akute Gastritis

Klinik. Das Bild der akuten Gastritis wird beherrscht von einem diffusen Druck, der sich bis zu intensivem Schmerz in der Magengegend steigern kann. Nahrungsaufnahme verstärkt die Beschwerden. Nach Erbrechen tritt meist Linderung ein. Im Verlauf weniger Stunden bis Tage klingen die Beschwerden ab. Häufig werden die Magensymptome von intestinalen Erscheinungen (Meteorismus, Durchfälle) begleitet.

Die erosive Gastritis ist eine wichtige Ursache der Hämatemesis (Abb. 7.**14**).

Ursachen. Die Ursachen der akuten Gastritis sind neben Infektionen (vor allem Helicobacter pylori, sehr

Chronische und chronisch-rezidivierende Abdominalschmerzen

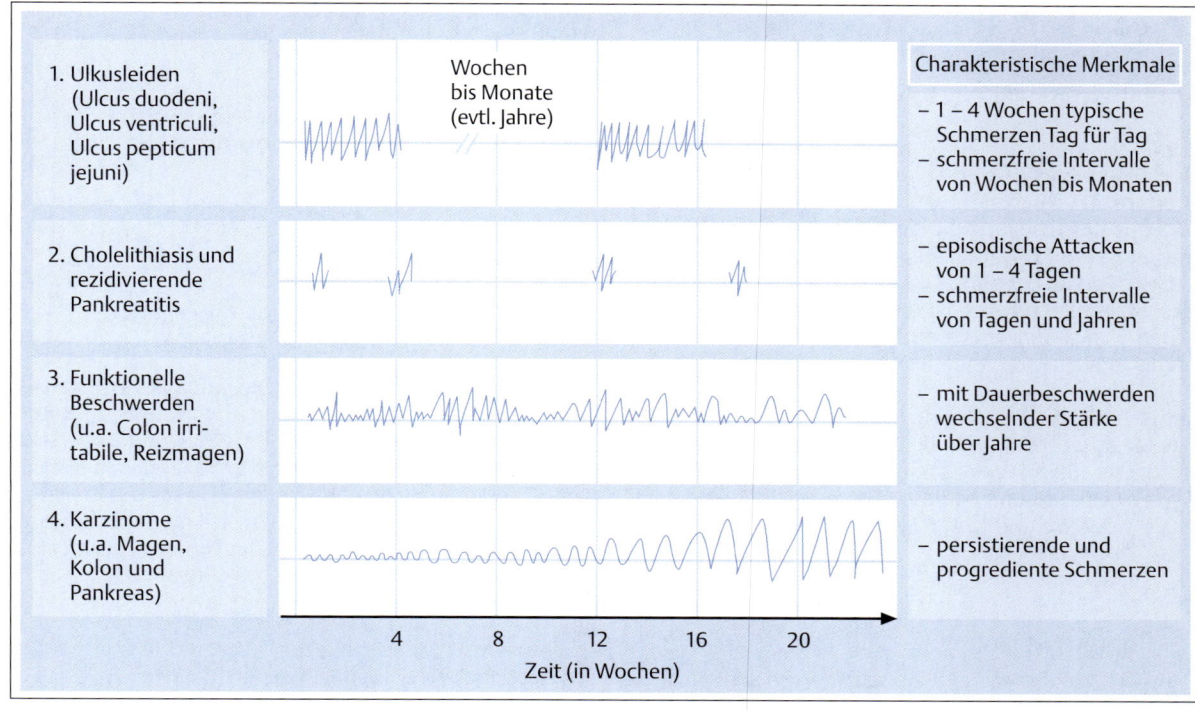

Abb. 7.13 Typische Periodik der häufigsten Ursachen von chronischen (rezidivierenden) Oberbauchschmerzen.

selten andere bakterielle [phlegmonöse, mykobakterielle oder luetische Gastritis], virale [Herpex-simplex- und Zytomegalievirus, besonders bei AIDS], parasitäre Erreger oder Pilze), Nahrungsmittelintoxikation (Staphylococcus-aureus-Toxin), Alkohol, Stresssituationen (Operation, schweres Trauma, Schock) besonders Medikamente, vor allem nichtsteroidale Antirheumatika, Salicylate, Phenylbutazon, Indometacin, Corticosteroide und Zytostatika.

Differenzialdiagnose. Eine Gastritis wird oft als primär interpretiert, obwohl sie nur Ausdruck einer *allgemeinen Grundkrankheit* ist. Differenzialdiagnostisch müssen daher diese Grundkrankheiten, welche mit gastritischen Beschwerden einherzugehen pflegen, stets in Erwägung gezogen werden:
- *Jede schwere Allgemeinerkrankung* zeigt Symptome, welche auf eine Magenerkrankung bezogen werden können wie Aufstoßen, Inappetenz, evtl. Erbrechen.
- Besonders häufig finden sich solche Erscheinungen bei der *chronischen Urämie*.
- Akute oder chronische *Leberkrankheiten*, z. B. bei chronischem Alkoholabusus, gehen häufig einher mit gastritischen Beschwerden.
- Die *Stauungsgastritis* als Ausdruck einer Herzinsuffizienz bzw. einer portalen Hypertension ist bei Beachtung der kardialen bzw. hepatischen Symptome abzugrenzen.
- Von den Medikamenten ist besonders die *Digitaliswirkung* auf den Magen bekannt und manche unklare „Gastritis" bei Herzpatienten klingt nach Absetzen der Digitalismedikation nach wenigen Tagen ab.

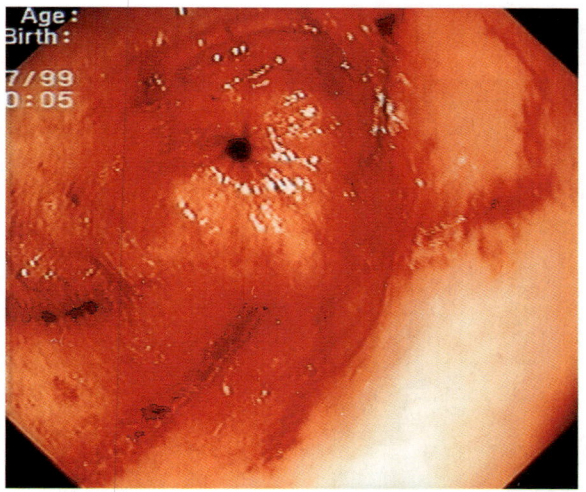

Abb. 7.14 Ausgeprägte Gastritis mit auf den Pylorus zulaufenden Erosionen.

- Die *allergische Gastritis* als Folge von Überempfindlichkeitsreaktionen auf Nahrungsmittel, vor allem auf Milch, Schokolade, Hefe, Nüsse, Zitrusfrüchte, Erdbeeren, Muscheln usw., tritt vorwiegend auf als Teil einer generalisierten gastrointestinalen Reaktion mit Brechdurchfall und Schmerzen, u.U. kombiniert mit Allgemeinsymptomen wie Tachykardie, Blutdruckabfall, Asthma, Kopfschmerzen, Urtikaria.

Chronische Gastritis

Es sind Typ-A- und Typ-B-Gastritis zu unterscheiden.

Typ-A-Gastritis. Die Typ-A-Gastritis befällt vor allem den Magenkorpus und -fundus. Ihr liegt ein Autoimmunprozess zugrunde; sie ist typischerweise assoziiert mit perniziöser Anämie. Es finden sich Autoantikörper gegen Parietalzellen und Intrinsic factor. Das Gastrin ist stark erhöht. Das Risiko der Entwicklung eines Magenkarzinoms ist bei der chronisch-atrophischen Typ-A-Gastritis deutlich erhöht, weshalb eine endoskopische Surveillance indiziert ist.

Typ-B-Gastritis. Die Typ-B-Gastritis befällt vor allem das Magenantrum und wird typischerweise durch Helicobacter pylori verursacht. Sie ist häufiger als die Typ-A-Gastritis und ist assoziiert mit Ulcus ventriculi, Ulcus duodeni und MALT-Lymphom.

Seltene Gastritiden. Seltene chronische Gastritisformen sind die lymphozytäre, die eosinophile und die granulomatöse Gastritis.

Diagnostik. Die Diagnose der chronischen Gastritis kann nur histologisch gestellt werden. Eine sichere Beziehung zu typischen klinischen Symptomen besteht nicht. Die Mehrzahl der Patienten mit chronischer Gastritis ist asymptomatisch.

Reizmagen (funktionelle Dyspepsie)

Epigastrische Dauerschmerzen, Inappetenz, Nausea und gehäuftes Erbrechen sind die Hauptsymptome. Nahrungsaufnahme pflegt die Beschwerden zu verstärken, Periodizität und Tagesrhythmus fehlen in der Regel. Diese anamnestischen Angaben gestatten meistens die Abgrenzung gegenüber dem Ulkus. Entscheidend für die Differenzialdiagnose ist das Fehlen typischer endoskopischer Veränderungen beim Reizmagen.

> **Morbus Ménétrier**
>
> Der Morbus Ménétrier (*Riesenfaltengastropathie*) ist gekennzeichnet durch wulstige, „hirnwindungsartige" Magenfalten, die auch bei maximaler Magendilatation nicht verstreichen. Diesen liegt eine massive foveoläre Hyperplasie zugrunde. Häufig bestehen sekundäre entzündliche Veränderungen. Klinisch klagen die Patienten über Oberbauchschmerzen und Erbrechen. Oft kommt es zu einem Eiweißverlust mit hypoproteinämischen Ödemen (exsudative Enteropathie). Die Ursache der Erkrankung ist unbekannt. Die Abgrenzung von einem intramural wachsenden Tumor kann schwierig sein (Abb. 7.**15**).

Ulkuskrankheit

Zentral in der Pathogenese der Ulkuskrankheit ist die Infektion mit *Helicobacter pylori (Hp)*. Im Verständnis der Entstehung der Ulkuskrankheit hat sich ein radikaler Wandel vollzogen. Die Behandlung der Hp-Infektion bei Patienten mit Ulkus führt nicht nur zur Heilung der akuten Läsion, sondern verhindert in der Regel auch das Rezidiv und somit Komplikationen der Ulkuskrankheit. Nur etwa 10 % der Hp-Infizierten entwickeln in den industrialisierten Ländern ein Ulkus, andererseits sind 95 % der Patienten mit einem Ulcus duodeni mit Hp infiziert. Daraus wird deutlich, dass die Hp-Infektion allein nicht ausreicht, um ein Ulkus zu induzieren. Hp schafft vielmehr die Voraussetzungen dafür, dass weitere Risikofaktoren zur Ulkusbildung führen können: Stress, Rauchen und eine genetische Prädisposition.

Helicobacter-pylori-Nachweis. Der Nachweis von Helicobacter pylori gelingt
- *histologisch* mittels Giemsa- oder Warthin-Starry-Färbung von Magenantrumbiopsien,
- mittels Nachweis der *Ureaseaktivität* entweder mit einem Urease-Schnelltest im Biopsiematerial oder

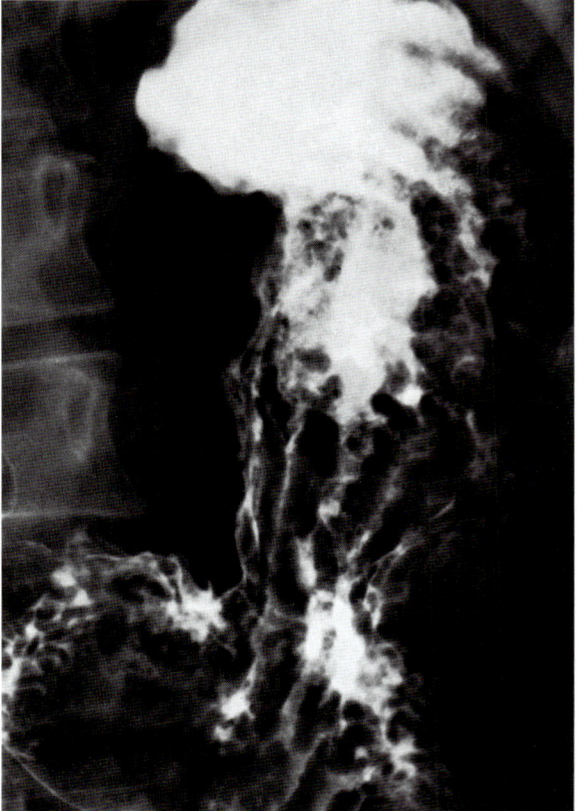

◁ **Abb. 7.15** Morbus Ménétrier bei einer 31-jährigen Frau. Die groben, starren Magenfalten täuschen einen infiltrativen malignen Magenwandprozess vor.

mit dem Atemtest mit ^{13}C- oder ^{14}C-markiertem Harnstoff,
▶ *kulturell* aus Magenantrumbiopsien,
▶ *serologisch;* insgesamt ist die Serologie aber für die Diagnostik im Einzelfall wenig geeignet, da eine Kolonisation mit Hp in ca. 10 % der unter 30-Jährigen und ca. 60 % der 60-Jährigen vorliegt, aber nur etwa 10 % der Infizierten ein Ulkus entwickeln.

Klinik und differenzialdiagnostische Abgrenzung. Für das Ulkus ist der *streng lokalisierte Schmerz* charakteristisch, im Gegensatz zum Reizmagen und akuter Gastritis. Bei der akuten Gastritis ist in der Regel ein diffuser Druckschmerz im ganzen Oberbauch vorhanden. Viele Ulkuskranke können selbst den scharf begrenzten Druckschmerzpunkt, der weitgehend dem Spontanschmerzbereich entspricht, bezeichnen. Diese druckschmerzhafte Stelle ist beim Ulcus ventriculi links, beim Ulcus duodeni rechts von der Mittellinie gelegen.

Der Schmerzcharakter ist differenzialdiagnostisch wichtig zur Abgrenzung gegenüber der Gallenkolik (Periodik und Tagesrhythmus der Schmerzen s. Abb. 7.**13**). Besonders wichtig sind die Dauer der einzelnen Schmerzepisoden (Periodik) und der für das Ulkus typische Tagesrhythmus. Die Cholelithiasisepisode dauert 1–3 Tage, die Ulkusperiode 3–5 Wochen. Nach Nahrungsaufnahme verschwindet der Ulkusschmerz in der Regel nach wenigen Minuten, der Cholelithiasisschmerz dagegen nicht. Der Ulkusschmerz ist fast nie von Nausea begleitet, während Übelkeit sehr häufig bei Gallenblasenerkrankungen ist. Der Appetit ist im Gegensatz zur Gastritis und zum Karzinom nicht gestört. Ist trotz anderer Ulkuszeichen der Schmerzcharakter nicht typisch, muss das Vorliegen von Komplikationen in Erwägung gezogen werden:
▶ bei Dauer- und Rückenschmerz: Penetration,
▶ bei Nausea und Erbrechen: Stenose.

Ein Ulkusschub kann wie die akute Gastritis ausgelöst werden durch Stresssituationen (Operation, schweres Trauma), Alkoholabusus oder Medikamente (u. a. Antirheumatika).

Die Ulkuskrankheit kommt in allen Lebensaltern vor, vor allem aber nach der Pubertät; das Karzinom häuft sich nach dem 50. Lebensjahr, kann aber schon bei 20- bis 30-Jährigen beobachtet werden.

Diagnostik. Hauptpfeiler der Ulkusdiagnostik ist die *Endoskopie* (Abb. 7.**16**). Die Entnahme multipler Biopsien aus dem Ulkusbezirk und die engmaschige endoskopisch-bioptische Verlaufskontrolle bilden die wesentlichen Voraussetzungen für eine frühzeitige und sichere Differenzierung zwischen benignen und malignen Magenulzera.

Radiologisch unterscheidet man die direkten und die indirekten Ulkuszeichen. Das sicherste *direkte Zeichen* ist die *Geschwürsnische,* welche bei tangentialer Einstellung als Kontrastmittelausstülpung im Bereich der Magenkontur sichtbar ist (Abb. 7.**17**). Bei der En-face-Einstellung kommt die Nische als persistierender Kontrastfleck zur Darstellung. Die Geschwürsnischen finden sich in etwa 85 % an der kleinen Kurvatur. Die restlichen 15 % verteilen sich auf Ulzera der großen Kurvatur, der Hinterwand (Rückenschmerzen) und Ulzera im Pylorusgebiet. Auch Magenkarzinome können Nischen bilden. *Indirekte Zeichen* sind *spastische Einziehungen* an der dem Ulkus gegenüberliegenden Wand,

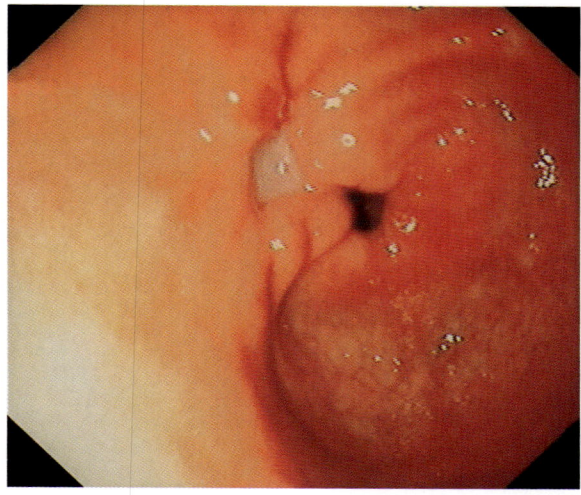

Abb. 7.16 Präpylorisches Ulcus ventriculi mit scharfer Begrenzung und gerötetem Randsaum sowie kräftiger Faltenbildung in der Umgebung.

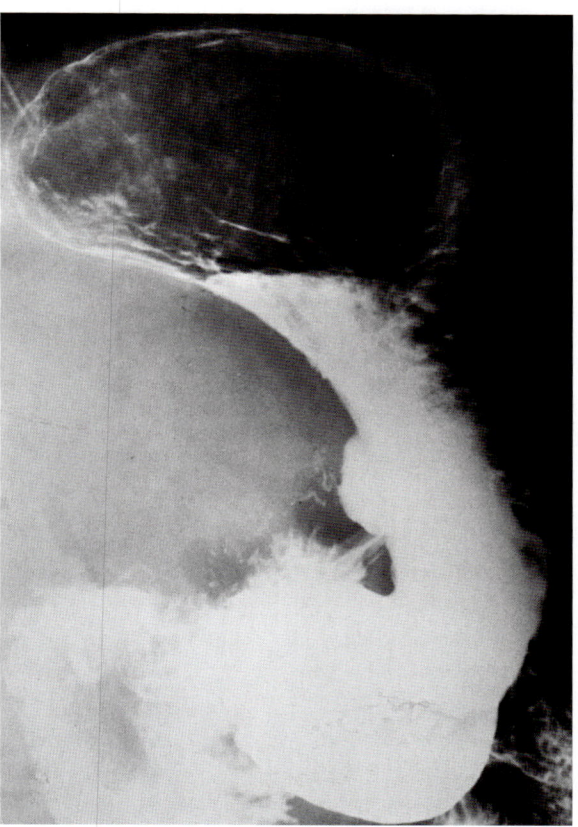

Abb. 7.17 Große Ulkusnische der kleinen Kurvatur bei Ulcus ventriculi. 62-jähriger Patient.

7 Schmerzen im Bereich des Abdomens

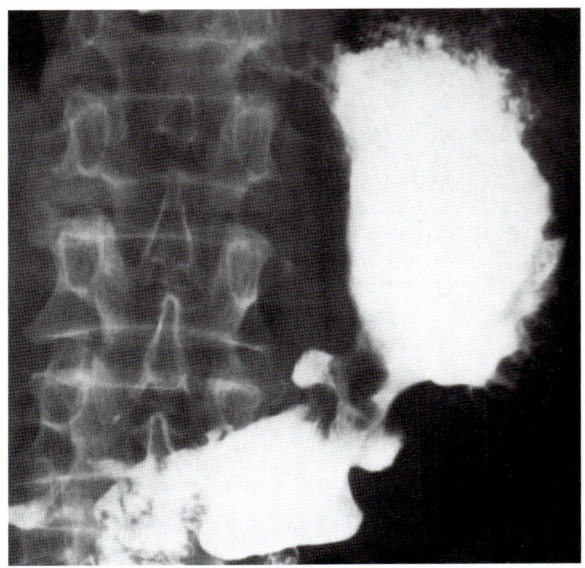
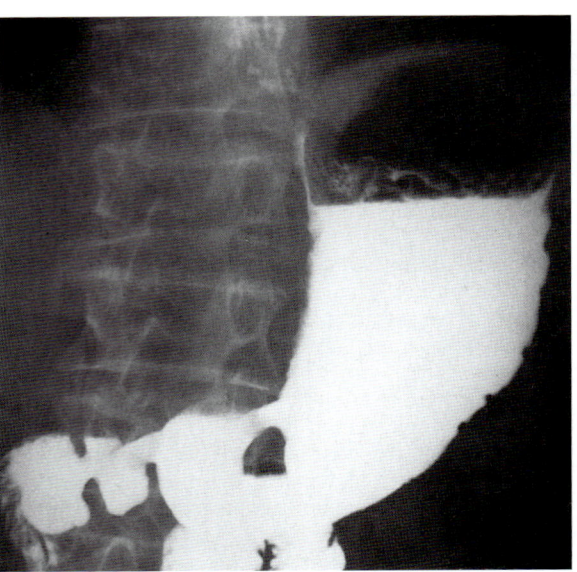

Abb. 7.18 Ulcera ventriculi.
a Doppelulkus im Angulusbereich bei 81-jährigem Patient.

b Sog. Sanduhrmagen nach abgeheilten Ulcera ventriculi beim gleichen Patienten, 4 Jahre später.

Ulcus duodeni

Über 95 % der Duodenalulzera liegen im Bulbus duodeni (Pars I) (Abb. 7.19). Der Verlauf ist in unbehandelten Fällen gekennzeichnet durch Spontanheilungen und Rezidive. 60 % der unbehandelten Fälle rezidivieren innerhalb eines, 80–90 % innerhalb von 2 Jahren. 95–100 % sind assoziiert mit einer Hp-Infektion. Leitsymptom ist der Schmerz, der typischerweise 90 min bis 3 Stunden postprandial auftritt und durch Nahrungsaufnahme gebessert wird („food relief"). Asymptomatische Verläufe sind häufig. Komplikationen sind Penetration, vor allem ins Pankreas (konstanter Schmerz im Rücken), Magenausgangsstenose (Schmerz postprandial verstärkt, Erbrechen), Perforation und Blutung.

Das postbulbäre Ulkus ist selten. Die klinische Symptomatologie entspricht der des klassischen Ulcus duodeni, das postbulbäre Ulkus blutet jedoch häufiger.

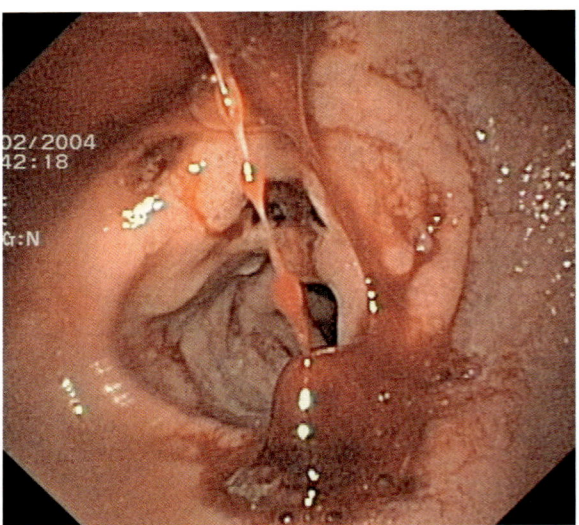

Abb. 7.19 Multiple Ulcera bulbi duodeni mit aktiver Blutung bei Hp-Infektion. 54-jährige Patientin.

Ulcus ventriculi

Der Häufigkeitsgipfel beim Magenulkus liegt in der 6. Dekade und damit etwa 10 Jahre später als der beim Ulcus duodeni. Männer sind etwas häufiger betroffen als Frauen. Benigne Magenulzera sind am häufigsten unmittelbar distal des Korpus-Antrum-Übergangs lokalisiert. Magenerosionen und -ulzera sind oft durch nichtsteroidale Antirheumatika bedingt. Die nicht mit der Einnahme nichtsteroidaler Antirheumatika in Zusammenhang stehenden Magenulzera sind meist assoziiert mit einer Antrumgastritis als Folge einer Hp-Infektion. Die Schmerzen sind weniger typisch als beim Ulcus duodeni und werden durch Essen oft verstärkt. Nausea und Erbrechen kommen im Gegensatz zum Ulcus duodeni auch ohne Magenausgangsstenose vor. Asymptomatische Verläufe sind häufig.

die als Ulkusfinger bezeichnet werden. Sie sind für ein Ulkus nicht beweisend, weil sie auch bei Verwachsungen verschiedener Genese beobachtet werden. Nach Abheilung kann es zum Bild eines *Sanduhrmagens* kommen, welcher die Folge einer narbigen Schrumpfung der kleinen Kurvatur und einer spastischen Einziehung der großen Kurvatur ist (Abb. 7.18).

Chronische und chronisch-rezidivierende Abdominalschmerzen

> Wichtig ist die Tatsache, dass sich hinter einem Ulcus ventriculi – viel häufiger als beim Duodenalulkus – ein Karzinom verbergen kann. Die Diagnose muss deshalb unbedingt histologisch gesichert und der Heilungsverlauf endoskopisch kontrolliert werden.

Ulkus als Indikator anderer Erkrankungen

Peptisches Ulkus. Das peptische Ulkus, vor allem das Ulcus duodeni, wird gehäuft beobachtet u. a. bei
- Leberzirrhose,
- chronischem Verschlussikterus,
- chronischer Pankreatitis,
- chronischer Lungenerkrankung, vor allem Emphysem,
- chronischer Niereninsuffizienz,
- allgemeiner Arteriosklerose,
- Polycythaemia vera,
- Hyperparathyreoidismus,
- systemischer Mastozytose.

Zudem ist das peptische Ulkus, v. a. das Ulcus ventriculi, gehäuft zu beobachten:
- nach Einnahme nichtsteroidaler Antirheumatika,
- bei Rauchern,
- nach zytostatischer Therapie.

> Die Einnahme von Aspirin und anderen nichtsteroidalen Antirheumatika führt viel häufiger zum Ulcus ventriculi als zum Ulcus duodeni. Gelegentlich kommen Dünn- und Dickdarmulzera und -strikturen vor.

Stresserosionen. Stresserosionen und -ulzera sind häufig multipel, meist im Säure sezernierenden Teil des Magens lokalisiert und kommen u. a. bei Schock, massiver Verbrennung (sog. Curling-Ulkus), Sepsis und nach schwerem Trauma vor. Blutungen sind häufig, besonders bei Beatmung und Gerinnungsstörungen.

Cushing-Ulkus. Nach Hirntrauma, -operation oder bei Hirndruck kommen ebenfalls gehäuft Magenulzera vor (sog. Cushing-Ulkus).

Zollinger-Ellison-Syndrom. Das Ulkus ist führendes Symptom des Zollinger-Ellison-Syndroms. Diesem liegt ein Gastrinom (am häufigsten ausgehend von Nicht-β-Pankreasinselzellen oder von G-Zellen des Duodenums) zugrunde, das durch die Bildung von Gastrin die Magensäuresekretion anregt und dadurch für die Ulkusbildung verantwortlich ist. An ein Zollinger-Ellison-Syndrom sollte bei folgenden Befunden gedacht werden:
- peptische Geschwüre, die in etwa 30 % atypisch gelegen sind (Ösophagus, postbulbär, jejunal), zum Teil auch multipel auftreten (in ca. 10 %) und sich als weitgehend therapierefraktär erweisen.
- ungeklärte wässrige Durchfälle mit oder ohne Steatorrhö, mit oder ohne Hypokaliämie und ihren Folgen,
- Hypersekretion des Magensaftes und erhöhte Serumgastrinwerte,
- verbreiterte Magenschleimhautfalten wie beim Morbus Ménétrier.
- Da etwa ein Viertel der Fälle im Rahmen einer multiplen endokrinen Adenomatose Typ I (Wermer-Syndrom) auftreten, ist bei Kranken mit Zeichen eines Hyperparathyreoidismus oder mit Hypophysentumor besonders an ein Zollinger-Ellison-Syndrom zu denken. Bei der bekannten familiären Häufung ist die Familienanamnese besonders wichtig.
- Der Serumgastrinspiegel im Nüchternzustand ist beim Zollinger-Ellison-Syndrom massiv erhöht. Massive Hyperchlorhydrie bei Hypergastrinämie (> 1000 pg/ml) ist für diese Krankheit beweisend. Erhöhte Serumgastrinspiegel finden sich aber auch bei Achlorhydrie (z. B. perniziöse Anämie, Status nach Vagotomie, Magenresektion). Der Serumgastrinspiegel steigt beim Zollinger-Ellison-Syndrom charakteristischerweise unter Calciuminfusion oder nach Sekretingabe deutlich an. Diese Provokationstests sind nützlich zur Abgrenzung des Zollinger-Ellison-Syndroms bei fraglich erhöhten Nüchternwerten des Serumgastrins (200–1000 pg/ml).

Spätkomplikationen nach Ulkuskrankheit

Pylorusstenose. Die Pylorusstenose ist eine Spätkomplikation des chronisch-rezidivierenden Ulkus. Nach ihren Symptomen muss bei jedem Ulkus, besonders Ulcus duodeni, gefahndet werden. Der Ulkusschmerzcharakter ist verändert, Appetitlosigkeit tritt hinzu. Völlegefühl und Unbehagen nach den Mahlzeiten, welche beim unkomplizierten Ulkus fehlen, zeigen eine Änderung an. Durch Erbrechen gelinderter oder beseitigter Spätschmerz sowie morgendliches Erbrechen mit Speiseresten vom Vortag machen eine Stenose sehr wahrscheinlich. Werden endoskopisch reichlich Nüchternsekret und Speisereste nach 12-stündiger Nahrungskarenz gefunden, wird die Diagnose weiter gestützt. Die Retention von Nahrungsmitteln und Flüssigkeit lässt sich oft auch sonographisch erfassen. Radiologisch wird die Diagnose durch die stark verzögerte Pyloruspassage, die Dilatation des Magens und die starke Verdünnung des Kontrastbreis mit Nüchternsekret und Nahrungsresiduen gesichert. Die Entscheidung, ob die Pylorusstenose gutartiger oder bösartiger Natur ist, lässt sich in der Regel durch Endoskopie und Histologie treffen.

Magenkarzinom

Epidemiologie und Risikofaktoren. Bei den malignen Tumoren des Magens handelt es sich in 85 % um Adenokarzinome, die als raumfordernder Prozess oder diffus-infiltrierend (Linitis plastica) wachsen können. Non-Hodgkin Lymphome und Leiomyosarkome ma-

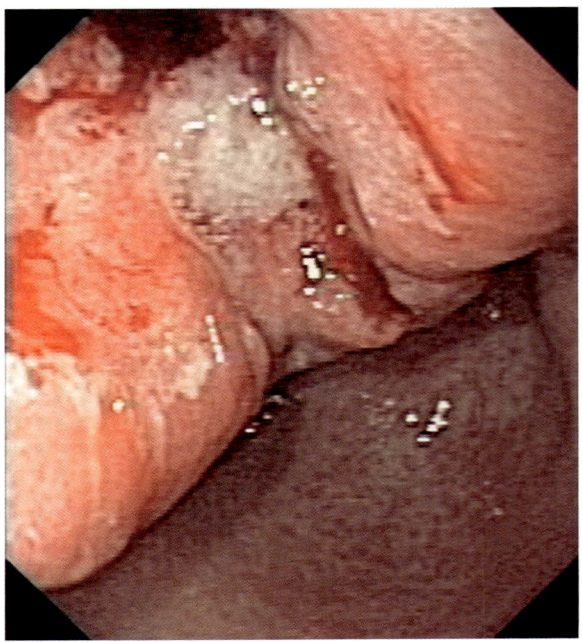

Abb. 7.20 Exophytisch wachsendes ulzeriertes Karzinom im präpylorischen Magenantrum (histologisch mäßig differenziertes Adenokarzinom).

chen den größten Teil der übrigen malignen Magentumoren aus. Durch Nahrungsmittel aufgenommene Nitrate, die von Bakterien in karzinogene *Nitrite* umgewandelt werden, spielen bei der Entstehung des Magenkarzinoms eine wichtige Rolle. Eine Hp-Infektion scheint ebenfalls eine bedeutende Rolle zu spielen. Speziell karzinomgefährdet sind Patienten mit chronisch-atrophischer Typ-A-Gastritis. Das Magenkarzinom findet sich gehäuft bei Patienten mit Blutgruppe A.

Klinik. Im Gegensatz zum Ulkus ist die Vorgeschichte des Magenkarzinoms viel weniger typisch. Die Beschwerden beginnen langsam, sind uncharakteristisch und weisen keine Periodik auf. Die Vorgeschichte ist hinsichtlich Magenbeschwerden meistens stumm. Das einzige typische Merkmal ist die Persistenz oder Progredienz der Beschwerden sowie früher oder später das Auftreten von Allgemeinsymptomen, vor allem Schwäche (Anämie) und Gewichtsabnahme. Symptome einer Eisenmangelanämie gehen nicht selten den Lokalbeschwerden um Wochen bis Monate voraus. Im Vergleich zu Ulkusbeschwerden lassen die Karzinomschmerzen eine Besserung auf Antazida und eine Periodik vermissen (Abb. 7.**13**). In etwa einem Viertel der Fälle werden keine Schmerzen, sondern unbestimmte Beschwerden wie Völlegefühl, Unbehagen, Aufstoßen, auch Nausea empfunden. In anderen Fällen sind die Beschwerden mehr allgemeiner Natur: Appetitmangel und Gewichtsverlust stehen im Vordergrund. Erbrechen ist typisches Leitsymptom bei Tumoren im Bereich von Antrum bzw. Kardia. Kardiakarzinome, die auf den Ösophagus übergreifen, verursachen zusätzlich Dysphagie.

Diagnostik. *Palpabel* ist das Karzinom meist nur in terminalen Fällen. Die Frühfälle sind entweder bei der Palpation schmerzunempfindlich oder zeigen eine diffuse Schmerzhaftigkeit. Die Virchow-Drüse über der linken Klavikula fehlt selten beim fortgeschrittenen Magenkarzinom.

Entscheidend für die Diagnose sind *Endoskopie und Histologie* (Abb. 7.**20**). Bei endoskopischem Verdacht auf Magenkarzinom ist nur der positive Biopsiebefund verwertbar, eine negative Biopsie schließt ein Karzinom nicht aus. Die engmaschige endoskopisch-bioptische Kontrolle solcher Patienten ist notwendig, um ein Magenkarzinom frühzeitig zu erkennen. Fehlende Heilung eines Ulkus nach 4–8 Wochen konservativer Therapie oder ein kurzfristiges Rezidiv sind Hinweise auf ein malignes oder ein kompliziertes Ulkus.

Eine Verbesserung der Prognose bringt die Erfassung des Oberflächenkarzinoms (early cancer) mittels verfeinerter endoskopisch-bioptischer Technik. Unter *early cancer* versteht man ein auf Mukosa und Submukosa beschränktes Karzinom, das nach Operation in der Regel geheilt ist.

Hämatemesis

Ursachen. Hämatemesis deutet auf eine blutende Schleimhautläsion *oberhalb* der Flexura duodenojejunalis hin. Hauptursachen der akuten oberen Gastrointestinalblutung sind:
➤ peptische Ulzera,
➤ die erosive Gastritis,
➤ das Mallory-Weiss-Syndrom und
➤ Ösophagusvarizen.
In 80–90 % aller Fälle besteht eine dieser 4 Erkrankungen.

Beim *Mallory-Weiss-Syndrom* handelt es sich um Schleimhautrisse im Kardiabereich nahe dem gastroösophagealen Übergang, die meistens im Rahmen von massivem krampfartigem Erbrechen auftreten.

Weitere seltene Ursachen der Hämatemesis sind
➤ Ösophagitis,
➤ Tumoren des Magen-Duodenal-Bereichs,
➤ hämorrhagische Diathese,
➤ Hämobilie,
➤ Hämosuccus pancreaticus,
➤ Hämangiome,
➤ Morbus Osler,
➤ aortointestinale Fistel,
➤ Mesenterialgefäßverschluss,
➤ Pseudoxanthoma elasticum.

Eine *Hämobilie* muss vor allem vermutet werden bei Hämatemesis im Anschluss an „Gallenkolik" oder Ikterus. Hauptursache ist oft ein schweres Abdominaltrauma mit zentraler oder subkapsulärer Leberruptur. Die Hämobilie kann u. U. erst Monate nach dem Trauma auftreten. Leberabszesse, Echinokokkus, Gefäßanomalien, Lebertumoren und Gallensteindurchbruch sind weitere Ursachen einer Hämobilie.

Chronische und chronisch-rezidivierende Abdominalschmerzen

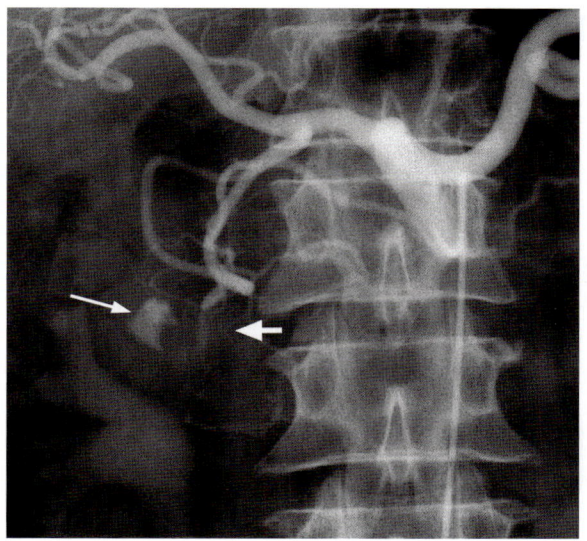

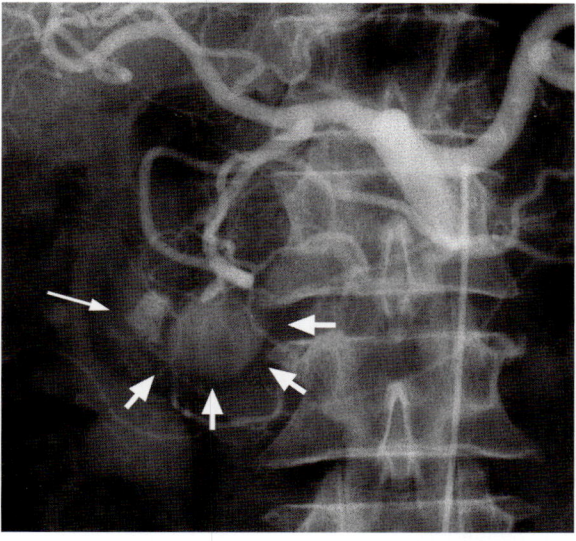

Abb. 7.21 Haemosuccus pancreaticus bei 63-jährigem Patienten mit chronischer Pankreatitis.

a und **b** Angiographische Darstellung einer Blutung aus der A. pancreatoduodenalis superior anterior in eine Pankreaskopfpseudozyste (Pseudoaneurysma).

Meläna

Ursachen. Bei massiven Teerstühlen sind im Prinzip die gleichen Ursachen in Betracht zu ziehen wie bei Hämatemesis.
Es sind dies vor allem:
- peptische Ulzera,
- erosive Gastritis und Mallory-Weiss-Syndrom,
- Ösophagusvarizen,
- Tumoren.

Gleichzeitige Hämatemesis weist darauf hin, dass die Blutungsquelle oberhalb des Jejunums gelegen sein muss. Hämatemesis kann bei einer Blutungsquelle im oberen Gastrointestinaltrakt aber auch fehlen, so dass bei Meläna auch die üblicherweise mit Bluterbrechen einhergehenden Ursachen zu bedenken sind. Unter anderem ist zu explorieren, ob ein akutes Ulkus durch nichtsteroidale Antirheumatika ausgelöst wurde und zu einer Blutung geführt hat. Stressulzera (besonders nach chirurgischen Eingriffen, Verbrennungen) und eine Blutung unter Antikoagulation sind zu bedenken.

Liegt nur Meläna und keine Hämatemesis vor, müssen auch alle selteneren, distal des Jejunums gelegenen Blutungsquellen in die Differenzialdiagnose einbezogen werden.

Für das Auftreten der Meläna sind verschiedene Faktoren entscheidend: vor allem Blutmenge (> 50 ml), Verweildauer im Darm (> 8 h) und Einwirkung von Salzsäure bzw. der Darmflora auf das Hämoglobin. Rektalblutungen mit hellrotem Blut sprechen somit für eine Blutungsquelle im Kolon oder distalen Dünndarm (vor allem Tumoren, Divertikel, Morbus Crohn, Colitis ulcerosa, Angiodysplasie). Eine massive Blutung im oberen Gastrointestinaltrakt kann bei stark beschleunigter Darmpassage gelegentlich auch mit hellroter

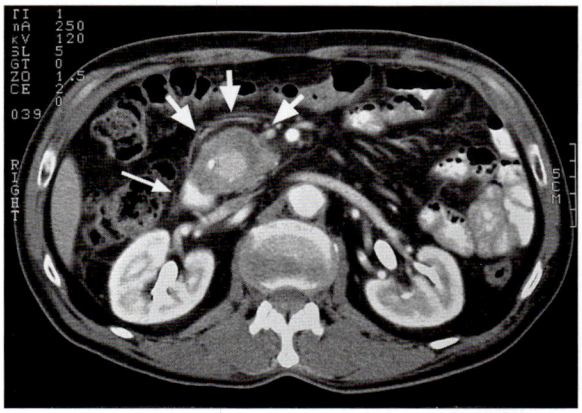

c Darstellung der kontrastmittelgefüllten Pankreaskopfpseudozyste mittels CT. Der schlanke Pfeil deutet auf eine Verkalkung im Pankreaskopfbereich, die dicken Pfeile zeigen auf das Pseudoaneurysma.

Rektalblutung einhergehen. Teerstühle werden andererseits u. U. auch bei Blutungsquellen im proximalen Kolon beobachtet, besonders bei langsamer Darmpassage. Jede hämorrhagische Diathese, Mesenterialarterien- und -venenthrombosen sowie andere Gefäßerkrankungen (Aneurysmen, Kavernome, Hämangiome) können zu Darmblutungen führen.

Einnahme gewisser Medikamente, vor allem *Eisenpräparate*, Kohlenpräparate oder von Pflanzenstoffen in größeren Mengen (z. B. rote Rüben, Randen, Heidelbeeren) täuschen u. U. eine Meläna vor.

Diagnostik. Die Endoskopie ist die Diagnostik der Wahl zur raschen Erkennung und ggf. Stillung der Blutungsquelle. Meist empfiehlt es sich, zuerst eine Ösophago-

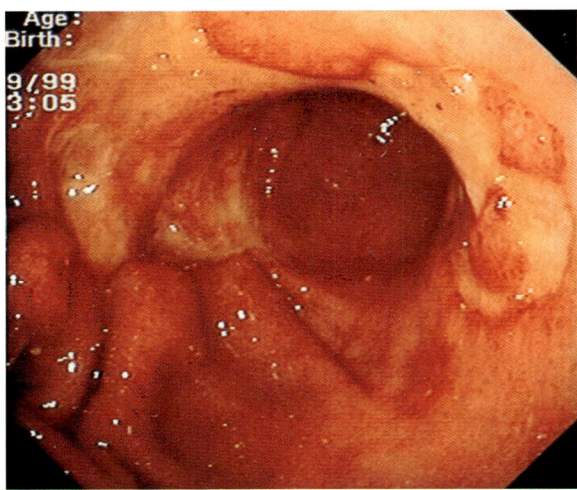

Abb. 7.22 Non-Hodgkin Lymphom des Magens. Ausgedehnter ulzeröser Prozess im Bereich des Magenantrum und -korpus. 70-jährige Frau.

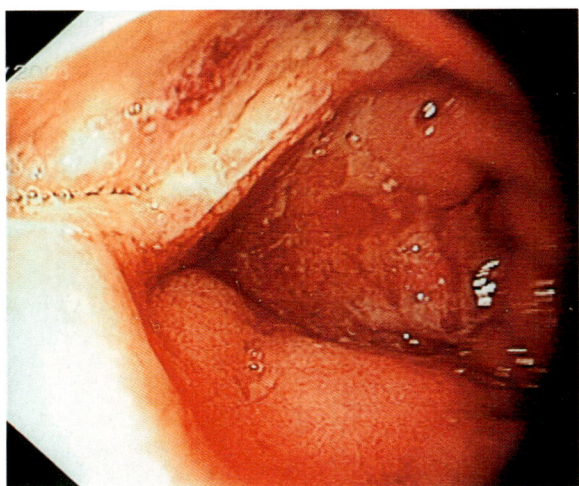

Abb. 7.23 Großflächige Ulzera im Bulbus duodeni bei Enteropathie-assoziiertem intestinalem Non-Hodgkin Lymphom vom T-Zell-Typ. 61-jährige Frau.

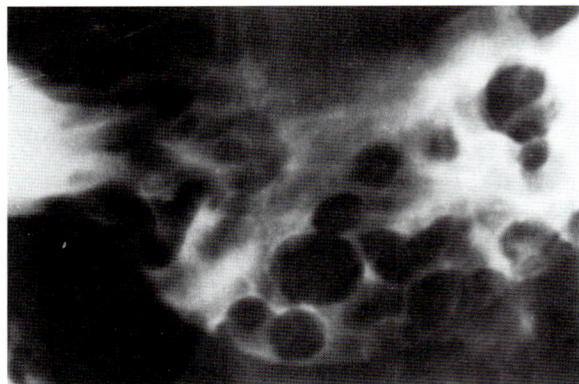

Abb. 7.24 Polyposis ventriculi.

Seltene Magenerkrankungen

Maligne Lymphome. Sie zeigen klinisch ein dem Magenkarzinom ähnliches Bild. Das primäre Magenlymphom ist selten, dagegen stellt der Magen die häufigste extranodale Lokalisation eines Non-Hodgkin-Lymphoms dar (Abb. 7.**22**). Die Prognose des malignen Lymphoms ist wesentlich besser als die des Magenkarzinoms. Die Infektion mit Helicobacter pylori ist assoziiert mit der Entwicklung von Magenlymphomen, insbesondere des oberflächlichen MALT-Lymphoms (*M*ucosa-*A*ssociated *L*ymphoid *T*issue). Die Eradikation der Helicobacter-pylori-Infektion führt bei etwa 50 % der Patienten zu einer Regression des MALT-Lymphoms.

Lymphome im Bereich des Dünndarms kommen als Komplikation der Sprue vor (Abb. 7.**23**).

Leiomyome. Sie sind selten (ca. 1 % aller exzidierten Tumoren). Wichtigstes klinisches Symptom ist eine Blutung. Endoskopisch und radiologisch zeigt sich ein halbkugeliger, scharfrandiger Tumor mit zentraler Ulzeration.

Gastrointestinale Stromatumoren (GIST). GIST sind mesenchymalen Tumoren des Gastrointestinaltraktes, die in 60–70 % im Magen lokalisiert sind. Sie wurden bis vor kurzem häufig als Leiomyome oder Leiomyosarkome klassifiziert, haben aber einen spezifischen zellulären Ursprung und eine spezifische Pathogenese. GIST sind durch Mutationen des c-*kit*-Protoonkogens und Aktivierung der KIT-Rezeptor-Tyrosinkinase gekennzeichnet und sprechen – wie die chronische lymphatische Leukämie – auf den spezifischen Tyrosinkinase-Inhibitor Imatinibmesylat an.

Polyposis ventriculi (Abb. 7.**24**). Im Gegensatz zum Morbus Ménétrier zeigt die Magenschleimhaut bei Polyposis ventriculi endoskopisch einen überwiegend normalen, faltenlosen Aspekt mit verstreuten einzel-

Gastro-Duodenoskopie und – falls notwendig – anschließend eine Koloskopie durchzuführen. Die Anwendung der notfallmäßigen Angiographie zur Erfassung ungeklärter abdominaler Blutungsquellen ist beschränkt auf Fälle mit kontinuierlichem Blutverlust von 0,5–2 ml/min.

Besonders schwierig zu erfassen sind die seltenen Dünndarmprozesse, vor allem Dünndarmtumoren. Bei wiederholten Darmblutungen mit negativem endoskopischem Befund sollte an Dünndarmtumoren gedacht werden: Neurinome, Schwannome, Leiomyome, maligne Lymphome und Karzinome. Hier spielt neben der radiologischen Dünndarmdarstellung und der CT die Kapselendoskopie eine zunehmend wichtige Rolle in der Diagnostik.

Gelegentlich bietet rezidivierender Blutverlust über die Papille, vor allem bei Gefäßarrosion durch eine Pankreaspseudozyste im Rahmen einer chronischen Pankreatitis, differenzialdiagnostische Schwierigkeiten (*Haemosuccus pancreaticus*) (Abb. 7.**21**).

Chronische und chronisch-rezidivierende Abdominalschmerzen

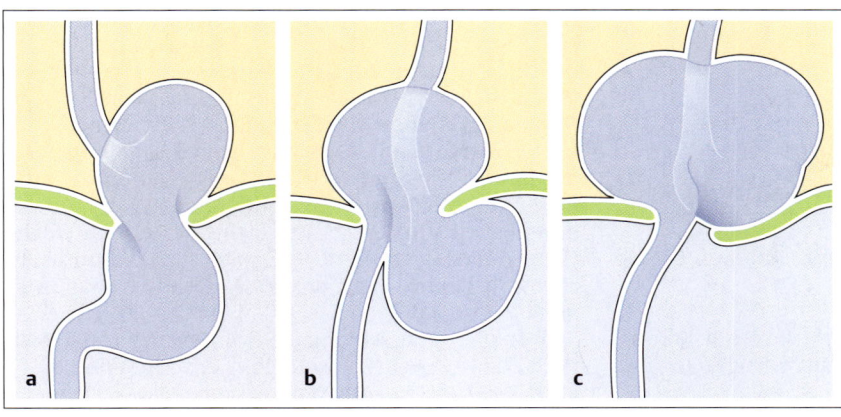

Abb. 7.25 Paraösophageale Hiatushernie mit den typischen Drehungen der großen Kurvatur und
a Bildung eines proximalen Magenvolvulus,
b Bildung eines distalen Magenvolvulus und
c Bildung eines totalen Magenvolvulus (nach *Allgöwer* und Mitarb.).

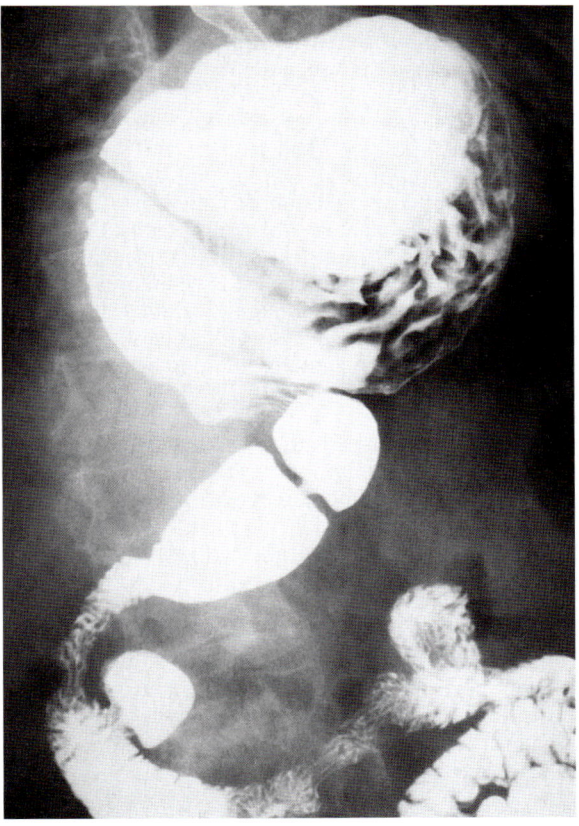

Abb. 7.26 Riesige paraösophageale Hiatushernie mit „Upside-down-Stomach" bei 83-jähriger Frau mit geringen Beschwerden. Der Röntgenbefund entspricht einem totalen Magenvolvulus (vgl. Abb. 7.**25** c).

nen Schleimhautpolypen. Magenpolypen finden sich gehäuft bei chronisch-atrophischer Gastritis, besonders bei perniziöser Anämie. Die Beschwerden sind uncharakteristisch. Je nach Ausdehnung und Sitz der Geschwülste kann die Polypose asymptomatisch sein, sich gastritisähnlich präsentieren oder auch zu plötzlicher Stenosierung führen. Oft bluten die Tumoren, so dass eine Anämie das Krankheitsbild beherrschen kann. Die Diagnose ist histologisch zu sichern.

Hamartomatöse Polypen kommen im Rahmen des *Peutz-Jeghers-Syndroms* und bei der *juvenilen Polyposis* sowohl im Kolon und Dünndarm als auch im Magen vor. Das maligne Entartungspotenzial ist wesentlich geringer als bei den adenomatösen, in erster Linie im Kolon lokalisierten Polypen, die im Rahmen der familiären adenomatösen Polypose, des Gardner- und des Turcot-Syndroms sowie beim hereditären nichtpolypösen kolorektalen Karzinom beobachtet werden.

Sehr seltene Magenaffektionen. Lues, Tuberkulose, Sarkoidose, Morbus Crohn, eosinophile Gastritis oder phlegmonöse Gastritis sind äußerst selten Ursache von Magenbeschwerden. Endoskopie und Biopsie sind meist diagnostisch. Bei manchen Erkrankungen ist eine Sicherung der Diagnose nur möglich, falls auch andere Organe betroffen sind (z. B. Sarkoidose, Morbus Crohn, Tuberkulose).

Duodenaldivertikel. Duodenaldivertikel sind im Allgemeinen harmlos. Gelegentlich können sie jedoch Ursache von Duodenalulkus-ähnlichen Beschwerden sein. Differenzialdiagnostisch muss an das Pancreas annulare gedacht werden. Periampulläre bzw. intraduodenale, vom Ductus choledochus ausgehende Divertikel können eine seltene Ursache einer Pankreatitis oder Cholangitis sein.

Hiatushernie

Eine Herniation von Viszera durch das Zwerchfell kann an verschiedenen Stellen erfolgen, vor allem im Hiatus oesophageus oder durch kongenitale oder posttraumatische Zwerchfelllücken. Die weitaus häufigste Form betrifft *gleitende* oder *paraösophageale* Hernien durch den Hiatus oesophageus. Bei größeren Zwerchfelllücken kann ein Großteil des Magens in den Thoraxraum verlagert sein. Regelmäßig ist die Verlagerung mit einem chronischen Magenvolvulus kombiniert (Abb. 7.**25**). Im Gegensatz zur Gleithernie kann die paraösophageale Hernie zu schweren Komplikationen führen, vor allem Strangulation bzw. Blutungsanämie. Etwa 30–50% der Patienten sind jedoch beschwerdefrei (Abb. 7.**26**).

Refluxösophagitis

Siehe Kapitel 26.

Beschwerden nach operiertem Magen

Bei Patienten nach Magenresektion können folgende Erkrankungen vorliegen:

Vorbestehende Erkrankung. Die vorbestehende Erkrankung wurde nicht erkannt und macht auch nach der Operation weiter Beschwerden (z. B. Colon irritabile, Porphyrie).

Ulcus pepticum jejuni. Ulkusrezidive liegen nach Magenteilresektion meist im Anastomosenbereich oder unmittelbar distal im Dünndarm. Die Beschwerden haben anfänglich Ulkuscharakter, d. h. sie sind von der Nahrungsaufnahme abhängig (meist Spätschmerz) und zeigen auch einen schubweisen Verlauf. Die Schmerzen sind vorwiegend links lokalisiert und werden durch Alkali und Milch wenig gelindert. Dauerschmerz infolge Penetration sowie Blutungen sind häufige Komplikationen.

Karzinom im Magenstumpf. 15–20 Jahre nach Magenresektion ist mit gehäuftem Auftreten von Karzinomen zu rechnen.

Dumping-Syndrom. Für die Auslösung des sog. *frühen* Dumping-Syndroms sind die rasche Magenentleerung und die hypertonische Nahrung verantwortlich. Die Ansammlung hypertonischer Lösungen (vor allem Zucker) im Jejunum führt wegen des osmotischen Gradienten zum Einströmen von Flüssigkeit aus dem extrazellulären Raum ins Jejunum mit Abfall der zirkulierenden Plasmamenge. Die mechanische Überdehnung des Jejunums löst gleichzeitig autonome Reflexe aus. Insgesamt kommt es so zum Dumping-Syndrom. Die Erscheinungen beginnen während oder unmittelbar nach der Mahlzeit: Druck im Oberbauch, aber keine Schmerzen, allgemeines Unbehagen und Zeichen der Hypovolämie, d. h. plötzlich einsetzende Schwäche, Schwindel, Schwitzen, Tachykardie, Zittern, Blässe und Herzklopfen. Durch Verteilung der Nahrungsaufnahme auf mehrere kleine Mahlzeiten, Reduktion der Flüssigkeitszufuhr während des Essens, Vermeiden von hypertonischen Nahrungsmitteln, allenfalls Hinlegen unmittelbar nach den Mahlzeiten und Tragen einer straffen Leibbinde kann das Auftreten der Erscheinungen in der Regel verhindert werden. Die Diagnose des Dumping-Syndroms basiert ausschließlich auf der Anamnese. Es wird praktisch nur nach Operationen wegen Ulcus duodeni mit Verlust der Pylorusfunktion beobachtet (d. h. nicht nach proximal selektiver Vagotomie ohne Pyloroplastik).

Das sog. *späte* Dumping-Syndrom bietet ein praktisch identisches Beschwerdebild, das aber erst 1,5–3 h nach der Mahlzeit auftritt und durch reaktive Hypoglykämie bedingt ist. Die Sturzentleerung führt zur postprandialen Hyperglykämie, gefolgt von reaktiver Hypoglykämie. Im Gegensatz zum frühen Dumping-Syndrom werden die Beschwerden durch Nahrungsaufnahme, vor allem Zucker, gebessert.

Syndrom der zuführenden Schlinge. Rezidivierende Oberbauchschmerzen, kombiniert mit Erbrechen (Galle ± Nahrungsreste), werden bei dieser seltenen postoperativen Komplikation, vor allem nach Billroth-II-Operation, beobachtet. Völlegefühl tritt 20 Minuten bis eine Stunde postprandial auf und ist oft gefolgt von Nausea und Erbrechen. In diesen Formenkreis gehören auch die sog. *Syndrome der blinden Schlinge*, bei denen es zu Stase und bakterieller Fehlbesiedelung im Bereich des blind endenden Dünndarmabschnittes kommt.

Gallensäurerefluxgastropathie (alkalische Refluxgastropathie). Sie geht einher mit frühzeitigem Sättigungsgefühl, Abdominalbeschwerden und Erbrechen.

Postvagotomiediarrhö. Diese tritt besonders nach trunkaler Vagotomie auf.

Mangelsymptome (inkl. agastrisches Syndrom). Die entsprechenden Erscheinungen sind: Eiweißmangel, Eisenmangel (häufig), perniziöse Anämie (selten), allgemeine Vitaminmangelerscheinungen (Osteomalazie, besonders nach Gastrojejunostomie und nach Billroth-II-Operation).

Vom Kolon ausgehende Schmerzen

Chronisch-entzündliche Darmerkrankungen und Kolonkarzinom s. Kapitel 27.

Colon irritabile bzw. Reizdarmsyndrom

Definition. Über 50 % aller Patienten mit chronisch-rezidivierenden Abdominalschmerzen leiden an einem Colon irritabile. Da die Störung wahrscheinlich nicht auf das Kolon beschränkt ist, sollte eigentlich besser von einem Reizdarmsyndrom gesprochen werden. Das Reizdarmsyndrom ist ein Syndrom ungeklärter Ätiologie, charakterisiert durch gestörte Motilität und Sekretion vorwiegend des Kolons und durch das Fehlen einer fassbaren organischen Ursache. Eine vermehrte individuelle Reagibilität ist ein wichtiger Teilfaktor beim Zustandekommen des Beschwerdebildes. Es gibt eine Vielzahl älterer und neuer Begriffe für das vielseitige Beschwerdebild der chronischen Abdominalbeschwerden ohne organischen Befund wie Dyspepsie, nichtulzeröse Dyspepsie, Gastritis, funk-

Chronische und chronisch-rezidivierende Abdominalschmerzen

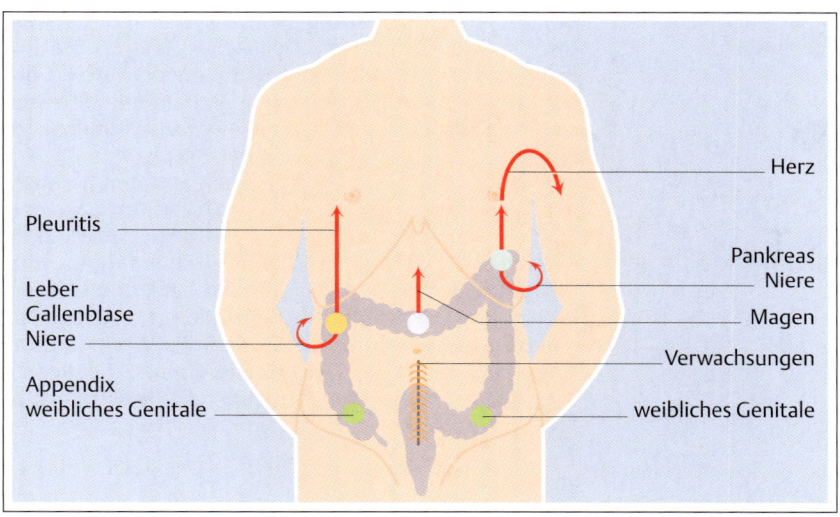

Abb. 7.27 Typische Fehlinterpretation der Schmerzen bei Colon irritabile (nach Fahrländer).

tionelle Dyspepsie, Hyperaziditätsbeschwerden, die je nach Hauptsymptomen unter den Begriffen Reizmagen bzw. Reizdarm zusammengefasst werden können.

Klinik. Klinisch stehen intermittierende Abdominalschmerzen variabler Intensität und wechselnder Lokalisation, verbunden mit Stuhlregulationsstörungen (Diarrhö, Verstopfung oder Wechsel von beidem), im Vordergrund. Chronische Verstopfung bzw. chronische Diarrhö ohne fassbare organische Ursache können als Varianten des Reizkolons angesehen werden. Sie unterscheiden sich vom Reizkolon durch das Fehlen von Schmerzen.

Häufig konsultieren Patienten mit Reizdarmsyndrom den Arzt wegen einer akuten Exazerbation der Beschwerden. Für die richtige Interpretation des akuten Geschehens ist eine genaue Anamnese über frühere ähnliche Schübe ausschlaggebend. Anamnestisch wichtige Hinweise ergibt unter anderem eine Appendektomie wegen „chronischer Appendizitis" (d. h. Operation nach ein- bis mehrwöchigem Schmerzsyndrom) vor Jahren.

Die Schmerzen beim Reizkolon variieren von unangenehmem Druckgefühl und Blähungen bis zu heftigen Abdominalkoliken. Sie werden bald vorwiegend im Unter- bis Mittelbauch, bald im Oberbauch, teils rechts, teils links oder diffus im ganzen Abdomen angegeben und imitieren dadurch die meisten schmerzhaften somatischen Erkrankungen des Abdomens und ggf. des Thorax (Abb. 7.27). Eine lange Vorgeschichte mit ähnlichen Schmerzschüben und fehlende Schmerzperiodik (Abb. 7.13) sind wichtige diagnostische Hinweise. Gelegentlich steigern sich die Schmerzen derart, dass ein akutes Abdomen vorgetäuscht wird.

Dyspeptische Beschwerden wie Nausea, Völlegefühl, hauptsächlich postprandial, Meteorismus und Flatulenz sind häufige Begleitsymptome. Die Mehrzahl der Patienten leidet gleichzeitig an multiplen anderen funktionellen Störungen. Laxanzienabusus ist häufig.

Untergruppen dieser Symptomatik. Abnorme Schleimbeimengungen zum Stuhl oder isolierte Entleerung von wursthautähnlichen Membranen, verbunden mit Abdominalkoliken, gehören zum Bild der *Colica mucosa*, die als Untergruppe dem Colon irritabile zugeordnet wird.

Auch die *Proctalgia fugax* ist wahrscheinlich eine Sondergruppe des Reizkolons. Es handelt sich um ein Syndrom, charakterisiert durch Episoden sehr heftiger krampfartiger Schmerzen im Rektum- und Dammbereich, die wenige Minuten bis eine Stunde dauern und tagsüber, häufiger aber nachts auftreten (DD: Kokzygodynie). Auch hier ist die Ursache unklar und ein organischer Befund nicht zu erheben (Therapieversuch: Nitrate oder Calciumantagonisten).

Diagnostik. Untersuchungen ergeben beim Colon irritabile nur wenige positive Befunde. Der Allgemeinzustand ist gut, der Gewichtsverlauf konstant. Die Laboruntersuchungen fallen normal aus. Im Stuhl ist kein okkultes Blut nachweisbar, und Parasiten fehlen (wiederholte Kontrollen!). Das Kolon lässt sich im linken Unterbauch oft als druckschmerzhafter kontrahierter Strang (Cordon iliaque) palpieren.

Endoskopisch ist manchmal eine etwas mit Schleim bedeckte, leicht gerötete Schleimhaut zu sehen. Das Einführen des Endoskops löst nicht selten Spasmen aus. Endoskopie und Radiologie dienen dem Ausschluss eines organischen Leidens, beweisende Befunde für ein Reizkolon liefern sie nicht.

Differenzialdiagnostische Abgrenzung. Das Reizkolon ist eine *Ausschlussdiagnose* (Karzinom, Ulkus, Divertikulitis, Cholelithiasis, Nephrolithiasis, gynäkologische Leiden, Morbus Crohn, Sprue, Laktoseintoleranz, Kollagenkolitis, Parasitosen [Giardiasis], Depression usw.). Der Umfang der erforderlichen Abklärungen im Einzelfall basiert im Wesentlichen auf der klinischen Erfahrung. Je kürzer die Vorgeschichte und je älter der Patient, desto unwahrscheinlicher ist ein Reizkolon. Andererseits sprechen jugendliches Alter, lange

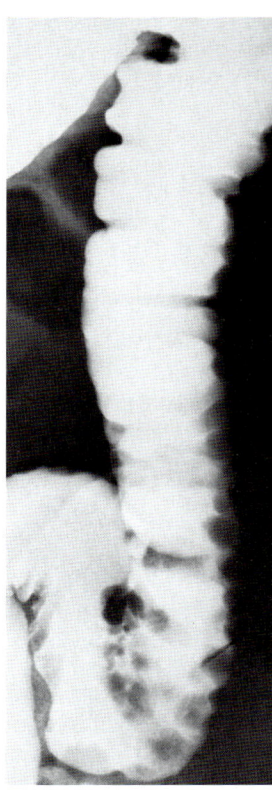

Abb. 7.28 Pneumatosis cystoides intestinalis.

Vorgeschichte, guter Allgemeinzustand und konstantes Gewicht gegen ein organisches Leiden. Die Koexistenz von Reizkolon und Ulcus duodeni bzw. Cholelithiasis ist allerdings möglich. Bei älteren Patienten ist unter anderem immer an eine Divertikulose zu denken.

Pneumatosis cystoides intestinalis ist durch subseröse oder submuköse gasgefüllte Zysten im Gastrointestinaltrakt charakterisiert, die sich radiologisch nachweisen lassen (Abdomenleeraufnahme; Abb. 7.**28**). Alle Darmabschnitte können betroffen werden. In 85 % ist die Pneumatosis mit anderen gastrointestinalen Erkrankungen vergesellschaftet (Pylorusstenose, Appendizitis, Enteritis regionalis, Kolitis, Analfistel). Die klinischen Symptome sind uncharakteristisch. Blutungen sind selten.

Von Gallenwegen und Leber ausgehende Schmerzen

Bei der Differenzialdiagnose von Schmerzen im Epigastrium ist stets an von den Gallenwegen ausgehende Beschwerden zu denken.

Die wichtigsten Symptome, die auf eine Gallenwegserkrankung hinweisen, sind: episodische Schmerzkrisen im Oberbauch mit oder ohne Ausstrahlung in die rechte Schulter, akute Exazerbation dieser Schmerzen während 1–3 Tagen, Nausea, Erbrechen, gelegentlich Ikterus, dazwischen beschwerdefreie Intervalle von oft Wochen bis Monaten.

Cholelithiasis

Klinik. Die „Gallensteinkolik" wird in der Regel durch „Diätfehler" ausgelöst. Der Schmerz erreicht nach wenigen Minuten den Höhepunkt und kann von äußerster Intensität sein, wodurch er sich meist eindeutig vom Ulcus-duodeni-Schmerz unterscheidet, welcher langsamer zunimmt und selten so heftig ist. Die Bezeichnung „Kolik" ist nicht immer zutreffend, da es sich meist um einen heftigen mehrstündigen Dauerschmerz handelt. Die *Schmerzlokalisation* ist nicht streng umschrieben. Meist wird der Schmerz vorwiegend unterhalb des rechten Rippenbogens am stärksten empfunden, kann aber auch in der Mittellinie lokalisiert sein. Ausstrahlen der Schmerzen in den Rücken rechts und die rechte Schulter ist typisch. Nausea ist ein fast obligates Begleitsymptom. Fettintoleranz ist sehr häufig. Fettintoleranz alleine ohne Schmerzkoliken ist aber allgemein weit verbreitet und ein sehr unspezifisches Zeichen.

Die Untersuchung während des Schmerzanfalles zeigt eine meist intensive, manchmal aber auch nur geringgradige Druckempfindlichkeit in der Gallenblasengegend und eine geringgradige Défense im Bereich des rechten Oberbauchs.

Epidemiologie. Die Cholelithiasis betrifft Frauen etwa doppelt so häufig wie Männer. Die Cholelithiasis tritt gehäuft auf nach Schwangerschaften, bei adipösen Patienten, bei Diabetes und mit zunehmendem Alter. Die Mehrzahl der Gallensteinträger weist keine oder atypische Beschwerden, vor allem im Sinne des Reizkolons, auf.

Gallensteine in Europa und Amerika sind mehrheitlich *reine Cholesterinsteine* (zwei Drittel nicht röntgendicht, etwa ein Drittel mit Kalk).

Pigmentgallensteine finden sich gehäuft in Japan, im Westen mehrheitlich bei Patienten mit hämolytischer Anämie, vor allem bei kongenitaler Sphärozytose und Sichelzellanämie. Auch Patienten mit Leberzirrhose weisen aus unbekannten Gründen vermehrt Pigmentsteine auf.

Differenzialdiagnostische Abgrenzung. Im Allgemeinen ist die „Gallenkolik" so typisch, dass sie leicht erkannt

Chronische und chronisch-rezidivierende Abdominalschmerzen

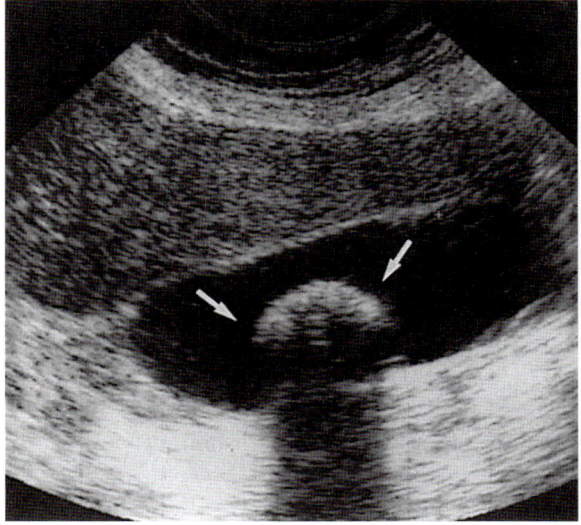

Abb. 7.29 Typischer Sonographiebefund bei Cholezystolithiasis mit rund-ovalem Konkrement (Pfeile) und Schallschatten.

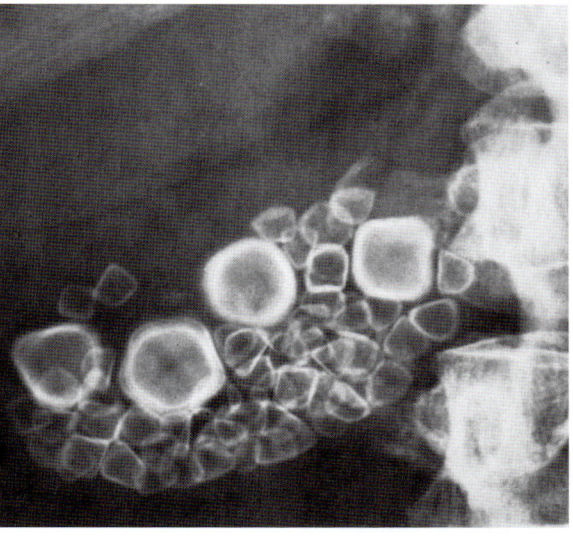

Abb. 7.30 In der Leeraufnahme sichtbare Gallensteine.

wird. Differenzialdiagnostisch sind auszuschließen: rechtsseitige Nierenkoliken, Mesenterialvenen- oder Arterienthrombosen, seltener akute Entzündung einer nach hinten und oben verlagerten Appendix, Ulcus duodeni, Hepatitis sowie eine Pankreatitis, die allerdings häufig biliär bedingt ist. Epigastrische und Nabelhernien sind ebenfalls seltene Schmerzursachen. Von den Erkrankungen der Organe, die außerhalb des Abdomens gelegen sind, können besonders der Myokardinfarkt und die akute Stauungsleber mit einer „Gallenkolik" verwechselt werden.

Eine Perihepatitis acuta, die vor allem bei jüngeren Frauen zu beobachten ist, kann leicht mit einer Cholelithiasis verwechselt werden.

Diagnostik. Die Sonographie ist die Methode der Wahl zum Nachweis von Cholezystolithiasis (Abb. 7.**29**). Der Steinnachweis ist ein häufiger Zufallsbefund im Rahmen einer Sonographie bei Patienten mit atypischer oder fehlender biliärer Symptomatik.

Steine mit Kalkeinlagerung werden radiologisch im Leerbild erfasst (Abb. 7.**30**). Choledochussteine lassen sich mit der ERC darstellen (Abb. 7.**31**). Man nimmt an, dass bei 10 % aller Steinträger auch Choledochussteine vorliegen. Die Symptome sind wechselnd. Typisch sind entweder ein intermittierender Verschlussikterus, meistens im Anschluss an einen Schmerzanfall, eine Pankreatitis und die Cholangitis. Manche Patienten zeigen aber keine oder auffallend geringgradige Symptome. Im Gegensatz zur Cholezystolithiasis ist die Gallenkolik bei Choledocholithiasis oft verbunden mit Erbrechen. Etwa 3/4 aller Patienten mit Choledocholithiasis weisen Schmerzen auf, die sich bezüglich Lokalisation, Schwere und Ausstrahlung kaum von der Cholelithiasis unterscheiden.

Die Diagnose der akuten Cholezystitis lässt sich mittels Sonographie und CT bestätigen.

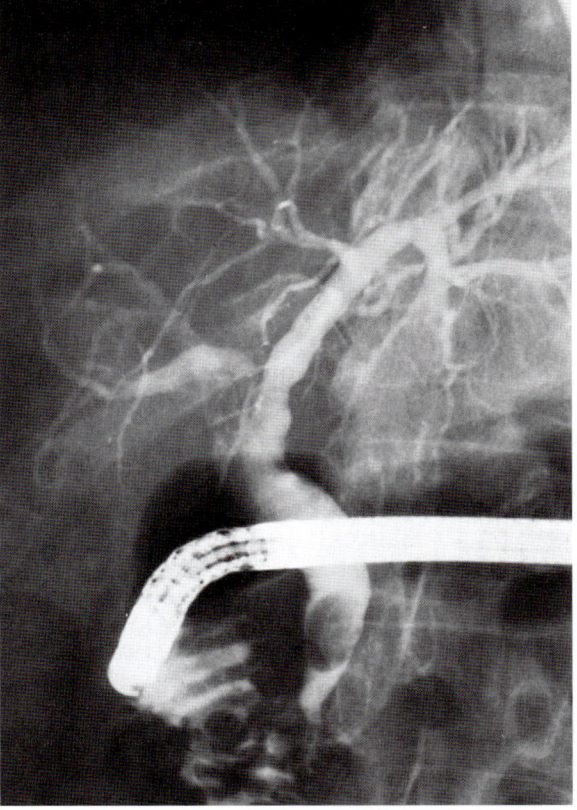

Abb. 7.31 Choledocholithiasis (längsovale Aussparung) bei Status nach Cholezystektomie (ERCP).

7 Schmerzen im Bereich des Abdomens

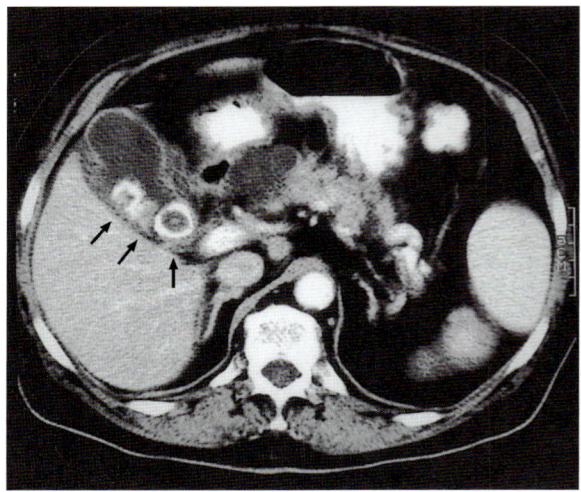

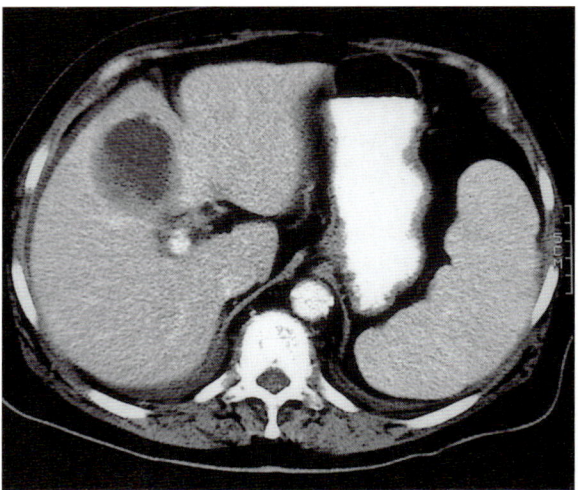

Abb. 7.32 Akute Cholezystitis mit
a gedeckter Gallenblasenperforation und
b Ausbildung eines Leberabszesses bei 70-jähriger Frau. Die Pfeile deuten auf multiple Gallenblasenkonkremente.

Cholelithiasis als Wegbereiter anderer Leberkrankheiten

Viele Lebererkrankungen sind mit einer vorangegangenen Cholelithiasis, vor allem Choledocholithiasis, ursächlich verknüpft. In Spätstadien dieser Leberleiden kann ihre Symptomatologie diejenige der Cholelithiasis überstrahlen, weshalb man nach der Cholelithiasis gezielt suchen muss. Folgende typischen Leberkomplikationen werden beobachtet:
➤ Cholangitis (s. Kapitel 25),
➤ Leberabszess (s. Kapitel 25, Abb. 7.**32**),
➤ sekundäre biliäre Zirrhose (s. Kapitel 25).

Beschwerden nach Cholezystektomie

Wenn nach einer Cholezystektomie weiterhin Beschwerden bestehen oder nach gewisser Zeit erneut auftreten, was in etwa 10–15 % der Fälle zutrifft, muss an folgende 3 Möglichkeiten gedacht werden:
➤ *Extrabiliäre Ursache* der Beschwerden, die im Allgemeinen vorbestanden und folglich durch die Cholezystektomie nicht beseitigt wurden,
➤ Leiden im Bereich der *abführenden Gallenwege*, die bei der Operation übersehen wurden (z. B. Choledocholithiasis),
➤ *operative Komplikationen an extrahepatischen Gallenwegen*, z. B. postoperative Strikturen, Fisteln, Ligatur oder Durchtrennung von Hepatocholedochus oder dessen Ästen.

Unveränderte Beschwerden nach Cholezystektomie, besonders nach Entfernung einer konkrementfreien Gallenblase, sind in erster Linie verdächtig auf ein extrabiliäres Grundleiden, z. B. Pankreatitis, Ulkus, Karzinom, Colon irritabile usw.

Choledochussteine, Papillenstenosen. Choledochussteine oder Papillenstenosen sind die beiden häufigsten Prozesse im Bereich der Gallenwege, die persistierende Beschwerden nach Cholezystektomie verursachen.

Für die *Diagnose* dieser Zustände entscheidend ist der biochemische Nachweis eines intermittierenden partiellen Verschlusssyndroms (Anstieg von alkalischer Phosphatase bei normalem Bilirubin) am besten unmittelbar im Anschluss an eine Schmerzattacke. Häufig lässt sich bei papillennahen Prozessen eine passagere Hyperamylasämie nachweisen. Diagnostische Methode der Wahl ist die ERCP. Bei Nachweis einer Choledocholithiasis ist durch eine endoskopische Papillotomie mehrheitlich eine Sanierung zu erzielen. Bei Verdacht auf Einengung des Ductus choledochus durch einen Pankreaskopfprozess (Pankreatitis, Karzinom) sind die gleichzeitige Durchführung einer ERP und die sonographische, endosonographische bzw. computertomographische Abklärung entscheidend.

Ein langer Zystikusstumpf nach Cholezystektomie verursacht selten klinische Beschwerden, es sei denn bei „Gallenblasenneubildung" mit Steinrezidiv.

Leberschwellung. Jede akut auftretende Leberschwellung kann durch Kapselspannung zu Oberbauchschmerzen führen. In erster Linie sind hierbei eine alkoholische Hepatitis (s. Kapitel 25), die akute Stauungsleber sowie ein Budd-Chiari-Syndrom (s. Kapitel 25) zu berücksichtigen. Die Leber ist vergrößert, nicht besonders derb und auf Druck hochgradig schmerzhaft. Eine entzündliche Leberschwellung (Hepatitis, Cholangitis, Abszess, Echinokokkus) kann ebenfalls mit beträchtlichen Schmerzen einhergehen. Intensive Schmerzen an mehr umschriebener Stelle mit hartem, knotigem Palpationsbefund sind auf eine maligne Raumforderung verdächtig (s. Kapitel 25). Die Diagnose erfolgt mittels Sonographie, CT, MRT, ggf. Laparoskopie.

Chronische und chronisch-rezidivierende Abdominalschmerzen

Differenzialdiagnose von Schmerzen im rechten Ober-/Mittelbauch

Biliäre und extrabiliäre Ursachen. Differenzialdiagnostisch ist neben biliären Ursachen zu denken an Ulcus duodeni, Pankreatitis, Hepatopathien (alkoholische Hepatitis, Leberstauung, Raumforderungen), Parasitosen (z. B. Fasciola hepatica), Perihepatitis acuta, renale Affektionen, Neoplasmen von Leber, Gallenwegen, Pankreas, Duodenum, Nieren oder Kolon sowie an ein radikuläres Schmerzsyndrom bei Wirbelsäulenveränderungen. Im Weiteren sind Stoffwechselleiden, Kollagenosen sowie vaskulär bedingte Schmerzen zu berücksichtigen. Unbestimmtes Druckgefühl findet sich gelegentlich beim seltenen Chilaiditi-Syndrom, welches durch die Interposition des Kolonbogens im rechten Hypochondrium zwischen Leber und Zwerchfell charakterisiert ist (Abb. 7.**33**). Differenzialdiagnostisch darf dieses Syndrom nicht mit freier intraabdomineller Luft verwechselt werden.

Lage- und Formanomalien der Gallenblase. Bei der Sonographie werden relativ häufig Lage- und Formanomalien der Gallenblase (z. B. Septumbildung, phrygische Mütze, Divertikel) nachgewiesen. In der Mehrzahl der Fälle handelt es sich um Zufallsbefunde ohne entsprechendes klinisches Korrelat. Entsprechend führt daher die Cholezystektomie nur selten zu Beschwerdefreiheit. Eine Ausnahme bildet die Adenomyomatose der Gallenblase, die mit cholelithiasisähnlichen Schmerzen einhergehen kann und durch Cholezystektomie geheilt wird.

Funktionelle Beschwerden. Die Unterscheidung zwischen Gallenwegsdyskinesien (funktionelle Motilitätsstörungen) und organisch bedingten Abflusshindernissen (vor allem Adenomyomatose im Bereich des Gallenblasenhalses) ist aufgrund der klinischen Befunde nicht möglich. Dyskinesien sind wahrscheinlicher bei Vorliegen anderer funktioneller Beschwerden.

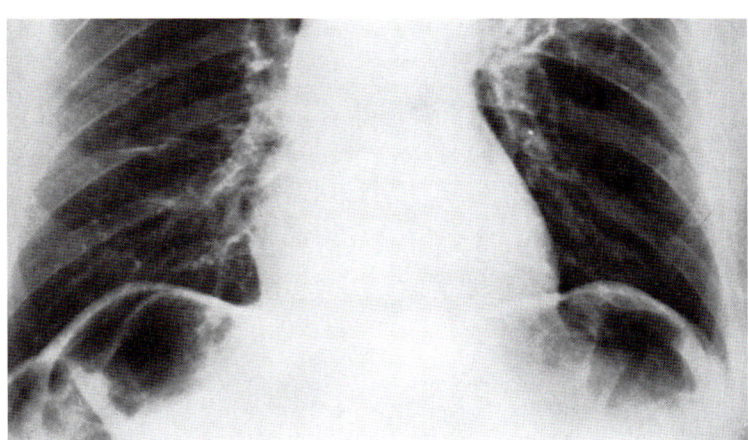

Abb. 7.33 Chilaiditi-Syndrom. Die Haustren sind gut erkennbar, was die Differenzialdiagnose gegenüber freier Luft zwischen Leber und Zwerchfell zu stellen erlaubt. 65-jähriger Mann.

Pankreaserkrankungen

Klinik. Die klinischen *Leitsymptome*, die auf eine Pankreaserkrankung hinweisen, sind:
- Schmerz,
- Cholestase,
- Gewichtsverlust,
- Diabetes mellitus und
- Diarrhö/Steatorrhö (Abb. 7.**34**).

Von Bedeutung sind vor allem die akute und die chronische Pankreatitis sowie das Pankreaskarzinom. Akute und chronische Pankreatitis zeigen im Frühstadium ein weitgehend identisches klinisches Bild, charakterisiert durch ein- oder mehrmalige „akute" Pankreatitisschübe. Sie unterscheiden sich aber vor allem hinsichtlich ihres Langzeitverlaufes. Im Gegensatz zur chronischen (progressiven) Pankreatitis erfolgt bei

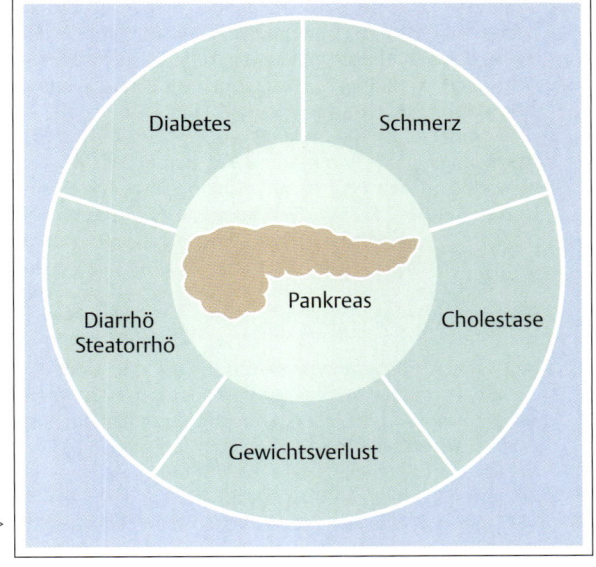

Abb. 7.34 Klinische Leitsymptome, die auf eine Pankreasaffektion hinweisen können.

293

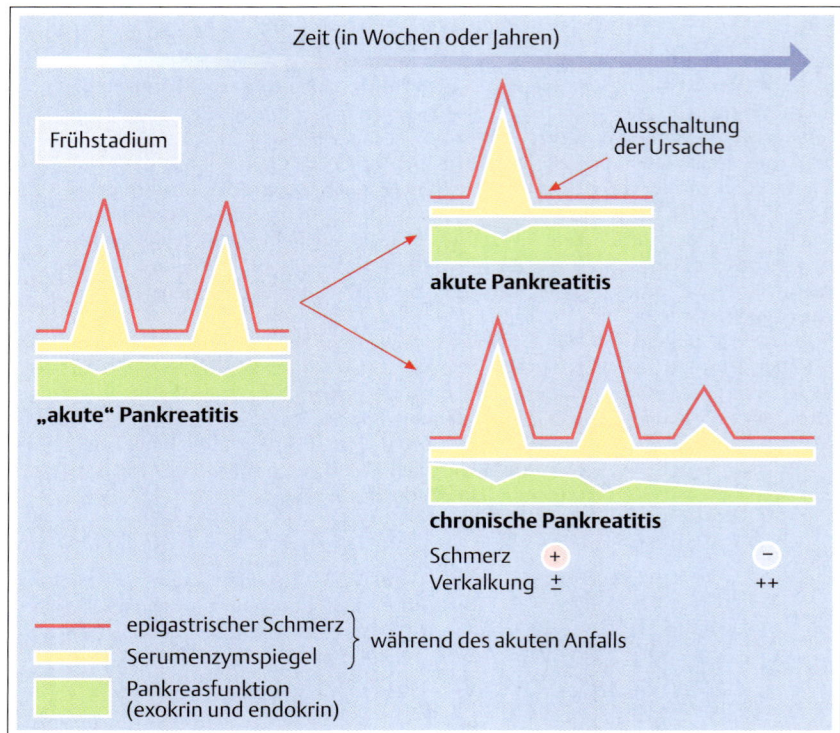

Abb. 7.35 Verlauf der akuten und chronischen Pankreatitis.

akuter (reversibler) Pankreatitis eine Abheilung nach Therapie der Ursache (vor allem Cholelithiasis). Morphologisch können Narben und Pseudozysten nach schwerer akuter Pankreatitis persistieren. Typische Kennzeichen der *chronischen* Pankreatitis sind irreversible exo- und/oder endokrine Insuffizienz, oft kombiniert mit Pankreasverkalkungen, die im Mittel 5–6 Jahre nach Beginn der Krankheit auftreten (Abb. 7.**35**).

Ca. 50 % der nichtalkoholischen chronischen Pankreatitiden verlaufen primär schmerzlos und manifestieren sich im Allgemeinen unter dem Bild von sekundärem Diabetes mellitus oder Diarrhö/Steatorrhö mit Gewichtsverlust. Prognostisch wichtig ist die Ätiologie. Die biliäre Pankreatitis wird praktisch nie chronisch. Bei Alkoholabusus entwickelt sich dagegen mehrheitlich eine chronische Pankreatitis.

Diagnostik von Pankreaserkrankungen

Die Diagnose der Pankreaserkrankungen beruht auf Anamnese und Klinik, bildgebenden Verfahren (Abdomen-Leeraufnahme, Sonographie, Endosonographie, CT, ERCP) und Laboruntersuchungen, zu denen auch die verschiedenen Funktionstests zur Beurteilung der exokrinen Pankreasfunktion zu rechnen sind (Tab. 7.**8**). In Tab. 7.**9** sind typische Laborbefunde für die 3 wichtigsten Pankreaserkrankungen zusammenfassend dargestellt. Im Unterschied zu den Parametern hepatobiliärer Erkrankungen (s. Kapitel 25) sind die Pankreastests differenzialdiagnostisch wesentlich weniger aussagekräftig. In Verbindung mit den klinischen Befunden und den bildgebenden Verfahren gelingt es aber in der Mehrzahl der Fälle, die laborchemischen Befunde richtig zu interpretieren.

Amylase. Erhöhte Amylasewerte in Blut und Urin sind für die akute Pankreatitis kennzeichnend. Ein Enzymanstieg auf das 4- bis 5fache der Norm mit nachfolgender Normalisierung der Werte charakterisiert die akute Pankreatitis. Erhöhte Werte sind bei akuter Pankreatitis im Urin häufig länger (7–10 Tage) nachweisbar als im Serum (1–5 Tage). Zahlreiche extrapankreatische Erkrankungen können zu einem Anstieg der Serum- und Urinamylase-werte führen und müssen differenzialdiagnostisch erwogen werden (Tab. 7.**10**).

Bei der Makroamylasämie zirkuliert die Amylase als makromolekulares Aggregat oder als Komplex mit Immunglobulinen, die zu groß sind, um über die Niere ausgeschieden zu werden. Es handelt sich üblicherweise um einen Zufallsbefund. Die Diagnose erfolgt chromatographisch.

Durch die Bestimmung der Lipase, des Trypsins oder der Pankreasisoamylase kann eine höhere Spezifität erreicht werden.

Tiefe Amylase- und Lipasewerte finden sich auch bei akuter Pankreatitis, wenn gleichzeitig eine Hypertriglyzeridämie vorliegt.

Exokrine Pankreasfunktion. Zur Beurteilung der exokrinen Funktion des Pankreas eignet sich die Bestimmung von Chymotrypsin oder Elastase im Stuhl aus praktischen Gründen am besten.

Die in Tab. 7.**8** aufgeführten, meist viel aufwändigeren und z. T. invasiven Tests werden nur noch in besonderen Situationen durchgeführt. Der *Pankreozymin-(CCK-)Sekretin-Test* weist die größte Spezifität und Sensitivität auf.

Der Test verlangt eine Intubation des Duodenums und eine radiologische Kontrolle der Sondenlage. Nach Stimulation des exokrinen Pankreas mit Pankreozymin und Sekretin werden die Enzymsekretion und das Sekretionsvolumen sowie die Bikarbonatsekretion bestimmt. Der Test ergibt bei Ausfall von 50 % des Drüsengewebes pathologische Resultate.

Die nichtinvasiven, „sondenlosen" Pankreasfunktionstests, der *N-Benzoyl-L-Tyrosyl-p-Aminobenzoesäure (NBT-PABA)-Test* und der *Pankreolauryltest* ermöglichen eine Abschätzung der intraluminalen pankreasspezifischen Digestionskapazität. Das Prinzip beider Verfahren beruht auf dem Nachweis von Spaltprodukten, die nach oraler Applikation der Testsubstanz durch pankreasspezifische Enzyme freigesetzt, aus dem Darm resorbiert und im Urin ausgeschieden werden.

Serumenzymtests für Trypsin, Lipase und Pankreasisoamylase weisen bei schwerer Pankreasinsuffizienz pathologisch niedrige Werte auf.

Eine gestörte Fettverdauung (*Steatorrhö*) tritt erst bei fortgeschrittener exokriner Pankreasinsuffizienz auf und ist gekennzeichnet durch eine Stuhlfettausscheidung von mehr als 7 g/24 h.

Endokrine Pankreasfunktion. Bei einer Vielzahl von Pankreaserkrankungen ist eine *gestörte Glukosetoleranz* nachweisbar, die entweder kurz dauernd (z. B. akute Pankreatitis) oder langsam progredient (chronische Pankreatitis, Pankreaskarzinom) verläuft.

Pankreasinsuffizienz. Der Nachweis einer Pankreasinsuffizienz ist nicht gleichbedeutend mit chronischer Pankreatitis. Die Pankreasinsuffizienz kann reversibel sein, z. B. nach akuter Pankreatitis, alkoholischen Pankreasschäden, oder aber progredient verlaufen, was für chronische Pankreatitis typisch ist. Eine normale Pankreasfunktion schließt andererseits eine Pankreaserkrankung nicht aus. Ein normaler Pankreozymin-Sekretin-Test ist z. B. zu erwarten bei distaler Pankreatektomie von 50 % oder bei umschriebenen Läsionen der distalen Pankreashälfte.

Tabelle 7.8 Labordiagnostik bei Pankreaserkrankungen

Serumenzyme
– Amylase (auch im Urin von diagnostischer Bedeutung)
– Lipase
– (Trypsin)
– (Pankreasisoamylase)
Exokrine Funktionstests
– Sekretionskapazität
– Pankreozymin-(CCK-)Sekretin-Test
– Lundh-Test
– Chymotrypsin oder Elastase im Stuhl
– Digestionskapazität
– NBT-PABA-Test
– Pankreolauryltest
– quantitative Stuhlfettbestimmung
– Azinäre Atrophie
– Trypsin, Lipase, Pankreasisoamylase
Endokrine Funktionstests
– Blutzucker
– oraler Glukosetoleranztest
– HbA_{1c}, Fructosamin

Akute Pankreatitis

Klinik. Die akute Pankreatitis präsentiert sich in der Regel als ein schweres allgemeines Krankheitsbild mit oft peritonitischen Reizerscheinungen und verschiedenen lokalen und systemischen Komplikationen bis zu Schock und Multiorganversagen. Führend ist der heftige epigastrische Dauerschmerz, der bei biliärer Pankreatitis häufig im rechten Oberbauch verspürt wird. Gürtelförmige Ausstrahlung der Schmerzen beidseits entlang des Rippenbogens und in den Rücken ist die Regel. Differenzialdiagnostisch sind daher in erster Linie Ulkus-, Darmperforation, akute Cholezystitis, aber auch der Herzinfarkt in Betracht zu ziehen.

Im Vergleich zu einer Perforation ist das Abdomen meist weniger stark gespannt. Es ist selten bretthart, wenn auch eine starke diffuse Druckempfindlichkeit des in späteren Stadien meteoristischen Abdomens mit Loslassschmerz fast immer vorliegt. Initial kann das Abdomen aber noch durchaus weich und eindrückbar sein und der Loslassschmerz kann fehlen. Der Kontrast zwischen der Schwere der Symptome und der Geringfügigkeit physikalischer Befunde ist typisch für dieses Stadium. Es lässt sich in diesem Sta-

Tabelle 7.9 Laborbefunde bei Pankreaserkrankungen

	Serum- (und Urin-) Enzyme	Exokrine Pankreasinsuffizienz	Endokrine Pankreasinsuffizienz
Akute Pankreatitis	++ (2–3 Tage)	± (1–3 Wochen, evtl. länger)	± (ca. 1 Woche)
Chronische Pankreatitis			
– Frühstadien			
– im Schub	++	± (oft passager)	± (oft passager)
– Spätstadien			
– im Schub	+	++	++
– im Intervall	–	++	++
Pankreaskarzinom	±	+ (v. a. Pankreaskopfkarzinom)	+ (in 30–50 %)

Tabelle 7.10 Extrapankreatische Ursachen für Hyperamylasämie und -urie

Mit Abdominalschmerzen
- Ulkusperforation
- akute Cholezystitis
- Ileus ± Peritonitis
- Mesenterialinfarkt
- rupturierte Extrauteringravidität
- Aortenaneurysma/-ruptur
- Appendizitis

Ohne oder mit atypischen Abdominalschmerzen
- Parotitis und andere Speicheldrüsenerkrankungen
- Niereninsuffizienz
- Makroamylasämie
- Medikamente (Opiate)
- diabetische Ketoazidose
- chronischer Alkoholismus
- paraneoplastisch
- Verbrennungen
- Myokardinfarkt
- Anorexia nervosa

Keine Hyperamylasurie bei Makroamylasämie; erhöhte Serumlipase auch bei Ulkusperforation, akuter Cholezystitis, Ileus ± Peritonitis, Mesenterialinfarkt, Aortenaneurysma/-ruptur und nach Opiatverabreichung; bei Niereninsuffizienz sind auch Serumlipase und -trypsin erhöht.

Tabelle 7.11 Ursachen der akuten Pankreatitis
- Biliär (vor allem Cholelithiasis)
- Alkoholisch
- Metabolisch (Hypertriglyzeridämie, Hyperkalzämie [Hyperparathyreoidismus], Niereninsuffizienz)
- Medikamentös (Azathioprin, 6-Mercaptopurin, antiretrovirale Nukleosidanaloga, insbesondere Didanosin [DDI], Pentamidin, Thiazide, Furosemid, Sulfonamide, orale Kontrazeptiva, Tetrazyklin, Valproinsäure, Metronidazol, Ranitidin, Sulindac, Salicylate etc.)
- Infektiös (Mumps, Virushepatitis, andere Virusinfektionen [Coxsackie-, ECHO-, Zytomegalievirus, HIV], Mykoplasmen, Mycobacterium-avium-Komplex, Campylobacter jejuni etc.)
- Traumatisch (vor allem stumpfes Bauchtrauma)
- Postoperativ (nach abdominellen und nichtabdominellen Operationen, relativ häufig nach Nierentransplantation)
- Vaskulär (ischämisch [z. B. nach Herzchirurgie], embolisch, im Rahmen einer Vaskulitis [z. B. bei systemischem Lupus erythematodes, Panarteriitis nodosa oder thrombotischer thrombozytopenischer Purpura])
- Endoskopische retrograde Cholangiopankreatikographie (ERCP)
- Papillenobstruktion (z. B. Papillenstenose, Papillen- oder Pankreaskarzinom, Parasiten [Askariasis], Duodenaldivertikel, Morbus Crohn)
- Ganganomalien (z. B. Pancreas divisum)
- Hereditär
- Idiopathisch

dium oftmals eine umschriebene Druckschmerzhaftigkeit des Pankreas nachweisen. Das Gesicht des Patienten ist bei Perforation blass, verfallen, bei Pankreatitis dagegen oftmals gerötet. Leukozytose ist fast obligat. Gegenüber dem Herzinfarkt kann die Diagnose erschwert werden, weil bei einer akuten Pankreatitis ähnliche elektrokardiographische Bilder beobachtet werden können wie bei einem Hinterwandinfarkt. Bei schwerer Pankreatitis sind Hautzeichen nicht selten: bräunlich-grünliche Verfärbung der Nabelregion (Cullen-Zeichen) oder der Flankenregion (Grey-Turner-Zeichen).

Diagnostik. Für die Diagnose der akuten Pankreatitis entscheidend sind typische Klinik, Nachweis von *erhöhten Amylasewerten* im Serum (und Urin) und Ausschluss einer extrapankreatischen Hyperamylasämie (Tab. 7.**10**). Die Serumwerte steigen in den ersten 12 Stunden auf das 4- bis 5fache der Norm und fallen innerhalb von 1–5 Tagen in den Normbereich zurück. Die Lipase bleibt meist länger erhöht (7–14 Tage).

Eine passagere *Blutzuckererhöhung* ist zwar nicht obligat, weist aber, falls vorhanden, auf die akute Pankreaserkrankung. Ein Ikterus tritt selten auf, doch ist eine kurz dauernde Hyperbilirubinämie, kombiniert mit Cholestase, biochemisch häufig nachzuweisen, teilweise erst nach Normalisierung der Amylasewerte. *Hypokalzämie* ist Hinweis auf eine schwer verlaufende akute Pankreatitis. So fließt der Calciumwert neben anderen Parametern (u. a. Leukozyten, Nüchternblutzucker, Harnstoff, arterielle Sauerstoffspannung, LDH) ein in die prognostischen Scores zur Differenzierung milder und schwerer Formen. In der klinischen Praxis hat sich in erster Linie das kontrastmittelverstärkte CT bewährt, darüber hinaus aber auch die Bestimmung des C-reaktiven Proteins. Werte > 120–150 mg/dl sind nach klinischer Erfahrung hinweisend auf einen schweren Verlauf.

Die *bildgebenden Verfahren* werden primär eingesetzt zur Erfassung von Gallensteinen und lokalen Komplikationen, vor allem Nekrosen, infizierten Nekrosen oder Abszessen und Pseudozysten (s. unten). Pankreasödem und Exsudatstraßen als Zeichen der akuten Pankreatitis können in der Frühphase mittels CT und oft mittels Sonographie erfasst werden. Bei schwerem klinischem Verlauf ist das CT aufschlussreich zum Nachweis von Nekrosen in der Pankreasloge. Mittels sonographisch oder CT-gesteuerter Punktion ist eine Abszedierung frühzeitig erkennbar, die eine entsprechende, im Allgemeinen chirurgische Therapie erfordert. Bei akuter biliärer Pankreatitis kommt der ERCP mit Steinextraktion diagnostische und therapeutische Bedeutung zu.

Ursache. Die häufigste Ursache der akuten Pankreatitis ist die Cholelithiasis (etwa 40–70 % der Fälle). Alkoholabusus kann zwar ein klinisch identisches Bild hervorrufen, doch handelt es sich in der Regel um akute Schübe einer chronischen Pankreatitis. Weitere Ursachen der akuten Pankreatitis sind in Tab. 7.**11** aufgeführt. In etwa 10–20 % der Fälle ist keine Ursache eruierbar. 30–50 % der Pankreatitiden rezidivieren in Schüben.

Komplikationen der akuten Pankreatitis. Lokale und systemische Komplikationen der akuten Pankreatitis sind in Tab. 7.**12** zusammengefasst.

Eine typische lokale Komplikation ist der entzündliche „Tumor", meist vergesellschaftet mit Pseudozysten. Leitsymptome sind Persistenz der aktiven Pan-

Chronische und chronisch-rezidivierende Abdominalschmerzen

Tabelle 7.12 Komplikationen der akuten Pankreatitis

Lokal
- Nekrose (steril, infiziert)
- Pseudozyste
- Abszess
- Obstruktion oder Fistelung ins Kolon
- gastrointestinale Blutung (Ulkus, Varizen bei Milzvenenthrombose, rupturiertes Pseudoaneurysma)
- rechtsseitige Hydronephrose
- Milzruptur oder -hämatom

Systemisch
- Schock
- Gerinnungsstörungen
- respiratorisches Versagen
- akutes Nierenversagen
- Hyperglykämie
- Hypokalzämie
- Panniculitis nodularis
- Retinopathie
- Psychose

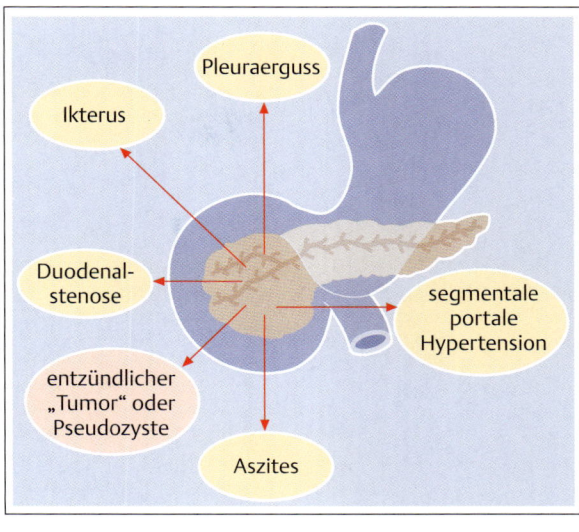

Abb. 7.36 Typische lokale Komplikationen der Pankreatitis.

kreatitis über 10 Tage und/oder Kompression der umliegenden Organe durch das Pankreasödem. Das klinische Bild ist vielfältig, je nach Organbefall, vor allem typisch sind Cholestase, Stenoseerbrechen, Magen-Darm-Blutung (Abb. 7.**36**).

Differenzialdiagnose zur chronischen Pankreatitis. Die klinische Unterscheidung zwischen akuter und chronischer Pankreatitis ist sehr schwierig, vor allem zu Beginn des Leidens. Beiden gemeinsam sind klinisch-biochemisch identische Schübe von Pankreatitis und das gehäufte Auftreten gleicher lokaler Komplikationen, vor allem von *Pseudozysten*. Der entscheidende Unterschied liegt in der progredienten exo- und endokrinen Pankreasinsuffizienz, die nur bei der chronischen Pankreatitis, in der Regel erst 5–6 Jahre nach Beginn der Erkrankung, auftritt. Die chronische Pankreatitis tritt häufiger bei Männern als bei Frauen auf, vor allem vor dem 45. Lebensjahr und in Zusammenhang mit Alkoholabusus. Die akute Pankreatitis hingegen tritt bei Männern und Frauen etwa gleich häufig auf, meist nach dem 45. Altersjahr und am häufigsten im Zusammenhang mit Cholelithiasis.

Chronische Pankreatitis

Ursachen. Typisch für die chronische Pankreatitis sind initial rezidivierende Pankreatitisschübe und im Verlauf eine progressive exokrine und endokrine Pankreasinsuffizienz. Alkoholabusus ist in über 60% der Fälle die Hauptursache der chronischen Pankreatitis. In den restlichen Fällen liegen keine fassbaren oder seltene Ursachen dem Leiden zugrunde, vor allem Pankreasgangobstruktion, Hyperparathyreoidismus, Hyperlipidämie, Trauma, Analgetikaabusus oder Heredität. Mutationen des Gens für das kationische Trypsinogen liegen der seltenen *hereditären Pankreatitis* zugrunde. Mutationen des Gens für den „cystic fibrosis transmembrane conductance regulator" (CFTR), auch ohne zusätzliche klinische Zeichen einer zystischen Fibrose, oder des Serinprotease-Inhibitors Kazal Typ 1 (SPINK1) scheinen für einen Teil der früher als idiopathisch eingestuften chronischen Pankreatitiden verantwortlich zu sein. Cholelithiasis führt nur ausnahmsweise zu einer chronischen Pankreatitis.

Epidemiologie. Männer sind ungefähr 7-mal häufiger betroffen als Frauen. Eine Leberzirrhose ist aus unbekannten Gründen nur selten mit chronischer Pankreatitis vergesellschaftet.

Klinik. Ungefähr 10–20% der chronischen Pankreatitiden verlaufen schmerzfrei. Besonders häufig sind schmerzlose Verlaufsformen bei der nichtalkoholischen chronischen Pankreatitis (idiopathisch-senile Form, bei Hyperparathyreoidismus, Analgetikaabusus). Diabetes mellitus oder Steatorrhö sind hier in der Regel die ersten klinischen Manifestationen. Selten führen lokale Komplikationen (z. B. Verschlussikterus) zur Erfassung der schmerzlosen chronischen Pankreatitis.

Die chronische Pankreatitis *im Frühstadium* präsentiert sich typischerweise durch schubweise auftretende Oberbauchschmerzattacken mit wochen- bis monatelangen schmerzfreien Intervallen. Kontinuierliche, vor allem postprandial verstärkte Schmerzen über Wochen bzw. in kurzen Intervallen rezidivierende Schmerzen sind Hinweis auf lokale Komplikationen, vor allem Pseudozysten. Hochdruck im dilatierten Pankreasgangsystem verursacht oft Dauerschmerzen. Die Diagnose dieser lokalen Komplikationen ist möglich mittels Sonographie, Endosonographie, CT, MRT oder ERCP. In allen diesen Fällen muss auch an ein Pankreaskarzinom gedacht werden. Bei älteren Patienten mit Dauerschmerzen von weniger als 18 Monaten (kombiniert mit Gewichtsabnahme) ohne vorhergehende Pankreaserkrankung ist ein Pankreaskarzinom wahrscheinlicher als eine chronische Pankreatitis.

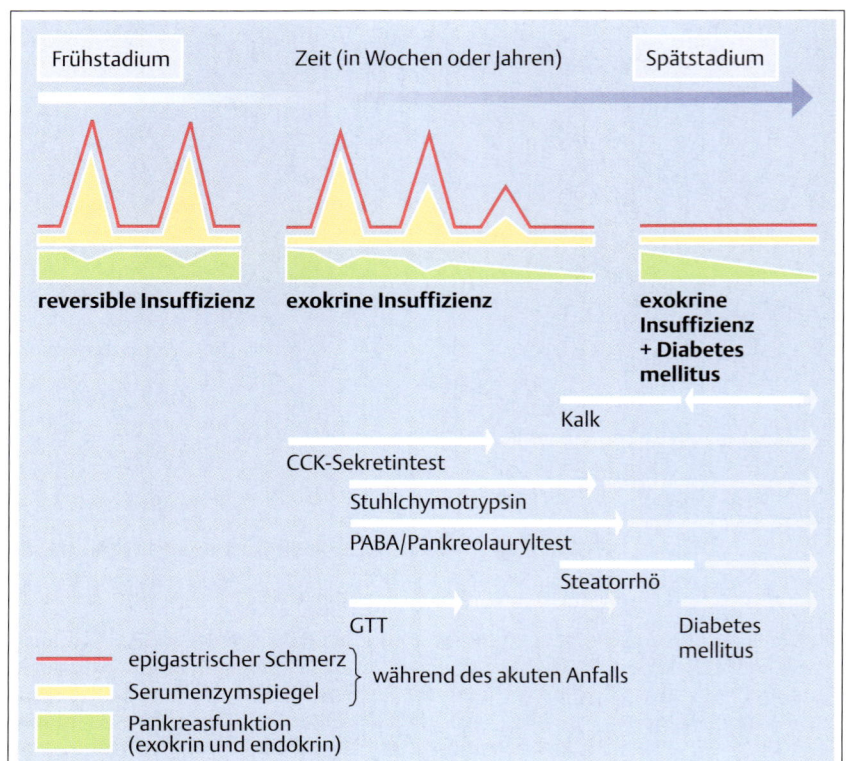

Abb. 7.37 Natürlicher Verlauf der chronischen Pankreatitis.

Der *Schmerzschub* bei chronischer Pankreatitis unterscheidet sich klinisch und biochemisch kaum vom Schub bei akuter Pankreatitis. Charakteristisch ist der spontan einsetzende Dauerschmerz im Epigastrium, der Stunden bis wenige Tage persistiert und oft einhergeht mit Erbrechen und Subileus. Die Intensität des Schmerzes ist sehr variabel und umfasst ein breites Spektrum von „leichter Magenverstimmung" bis zu heftigsten Schmerzen mit Vernichtungsgefühl.

Eine *Gewichtsabnahme* von 5–10 kg oder mehr ist fast obligat bei chronischer Pankreatitis und tritt in der Regel bereits in der Frühphase der Erkrankung auf, d. h. vor Einsetzen von Diabetes mellitus oder Steatorrhö.

Die chronische Pankreatitis führt zwangsläufig zu einem *Diabetes mellitus*, der im Allgemeinen 3–5 Jahre nach Beginn der Erkrankung mittels Glukosetoleranztest nachweisbar wird und progredient verläuft (Abb. 7.**37**). Ein pankreatogener Diabetes ist vor allem in Erwägung zu ziehen bei relativ jugendlichem Alter des Patienten ohne entsprechende Familienanamnese und ohne Adipositas sowie bei rezidivierenden Abdominalschmerzen oder chronischem Alkoholabusus in der Vorgeschichte.

Hartnäckiger Meteorismus kann Hinweis auf eine chronische Pankreatitis sein. Später entwickeln sich meistens Diarrhö und Steatorrhö. Pathognomonisch für die pankreatogene *Steatorrhö* sind ölige Stühle, die bei keiner anderen Art von Steatorrhö vorkommen. Steatorrhö ist ein ausgesprochenes Spätzeichen. Mit dem Auftreten von Pankreasverkalkungen, Diabetes und schwerer exokriner Pankreasinsuffizienz verschwinden die Schmerzen meist spontan, sofern keine lokalen Komplikationen bestehen (sog. ausgebrannte Pankreatitis).

Diagnostik. Im Frühstadium ist die exokrine Pankreasinsuffizienz nur mittels relativ aufwändiger Funktionstests zu erfassen. Radiologisch können bei über 60 % der Patienten Pankreasverkalkungen festgestellt werden (Abb. 7.38). Die Kalkkonkremente liegen vorwiegend im Pankreasgangsystem. Die Sonographie erlaubt den Nachweis grobscholliger Verkalkungen (Abb. 7.**39**), ist aber weniger sensitiv bei Vorliegen feiner Verkalkungen. Mittels CT gelingt der Kalknachweis mit vergleichbarer Zuverlässigkeit wie durch Pankreaszielaufnahmen in drei Projektionen.

Der diagnostische Wert der verschiedenen bildgebenden Verfahren (exkl. Kalknachweis) wird unterschiedlich beurteilt. Sonographie sowie ggf. Endosonographie und CT sind sehr wertvoll für Diagnose und Verlaufsbeobachtung der akuten Pankreatitis (besonders bei protrahiertem Verlauf), zur Erfassung von Pseudozysten, Cholelithiasis, Pankreaskarzinom und zur Abklärung von Cholestase/Ikterus. Die ERCP bzw. Magnetresonanzcholangiopankreatikographie (MRCP) wird vor allem eingesetzt bei ätiologisch ungeklärter rezidivierender Pankreatitis und präoperativ bei lokalen Pankreatitiskomplikationen. In der Frühdiagnostik der unkomplizierten chronischen Pankreatitis ist die Aussage der bildgebenden Verfahren vor allem bezüglich der Differenzialdiagnose zur akuten Pankreatitis beschränkt.

Komplikationen. Lokale Komplikationen sind bei chronischer Pankreatitis relativ häufig und umfassen Pseu-

Chronische und chronisch-rezidivierende Abdominalschmerzen

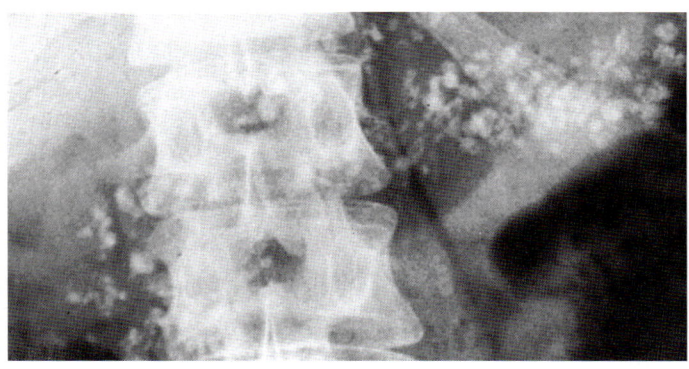

Abb. 7.38 Diffuse Pankreasverkalkungen bei chronischer Pankreatitis.

dozysten, pankreatogenen Aszites, Cholestase mit oder ohne Ikterus, Milzvenenthrombose, Duodenalstenose, gastrointestinale Blutung und Stenosierung oder Fistelbildung ins Kolon. Viele dieser lokalen Komplikationen kommen auch im Rahmen der akuten Pankreatitis vor.

Abgrenzung eines Pankreaskarzinoms. Die Differenzialdiagnose zwischen chronischer Pankreatitis und Pankreaskopfkarzinom kann sehr schwierig sein. Bei Fehlen von Metastasen ist es selbst intraoperativ oft nicht möglich zu entscheiden, ob ein kleines Pankreaskarzinom mit Begleitpankreatitis oder eine chronische Pankreatitis vorliegt. Mit Ausnahme der papillennahen Karzinome, die früh zum Verschlussikterus führen und bei Radikaloperation Aussicht auf Heilung aufweisen, ist die Prognose der Pankreaskarzinome sehr schlecht.

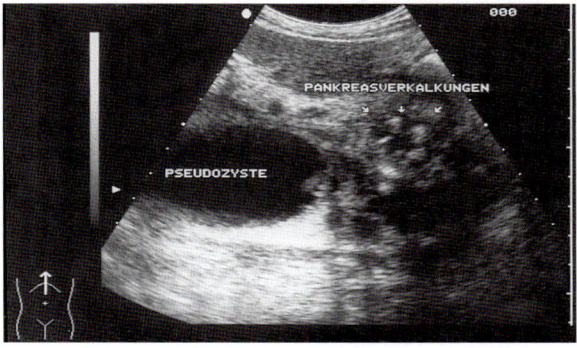

Abb. 7.39 Sonographischer Befund bei chronischer Pankreatitis mit großer Pseudozyste und multiplen Verkalkungen (beachte die typischen Schallschatten).

Raumfordernde Prozesse im Pankreasbereich

Bei entzündlichen oder neoplastischen expansiven Pankreasprozessen stehen ebenfalls Schmerzen – meist Dauerschmerzen im Epigastrium – kombiniert mit Rückenschmerzen, im Vordergrund. Die Tumorexpansion kann sich auch durch Verschlussikterus oder Duodenalobstruktion manifestieren.

Klinisch kann ein runder, prallelastischer, scharf begrenzter Tumor im Oberbauch, vor allem bei Pseudozysten, palpabel sein.

Die wichtigste Untersuchung ist die Sonographie oder Endosonographie bzw. die Computertomographie, evtl. mit Punktion.

Pankreaszysten

Hier unterscheidet man
- kongenitale Pankreaszysten, gelegentlich assoziiert mit Nieren- und Leberzysten,
- Zystadenome,
- Retentionszysten (Erweiterung des präformierten drüsigen Hohlraumsystems infolge Gangobstruktion) und
- Pseudozysten (Folge einer lokalen Pankreasgewebseinschmelzung und ohne Epithelauskleidung).

Zwischen Retentions- und Pseudozysten bestehen fließende Übergänge, so dass diese Unterscheidung von geringer praktischer Bedeutung ist.

Klinik. Zysten und Pseudozysten sind häufige Komplikationen der akuten wie der chronischen Pankreatitis, wobei die Grunderkrankung gelegentlich asymptomatisch verlaufen kann. Pseudozysten treten bei akuter Pankreatitis in etwa 15 % auf, typischerweise nach 1–4 Wochen. Amylase-/Lipaseerhöhung über 10 Tage oder länger nach Beginn einer Pankreatitis, oft verbunden mit Entzündungszeichen wie Fieber, Leukozytose und erhöhter Blutsenkungsreaktion, ist häufig ein Hinweis auf eine Pseudozyste.

Pseudozysten neigen zu Komplikationen wie Abszessbildung, Einblutung, evtl. mit Haemosuccus pancreaticus, Durchbruch in die Nachbarorgane mit gastrointestinaler Blutung, Verschlussikterus, Duodenalstenose oder Milzvenenthrombose.

Treten Aszites oder Pleuraerguss mit hohem Eiweiß- und Amylasegehalt im Anschluss an eine Pankreatitis auf, liegt häufig eine Pseudozyste vor.

Selten einmal können sich Pseudozysten über die Grenzen des Abdomens (z. B. via Mediastinum in den Supraklavikularbereich) ausdehnen und dabei variable klinische und radiologische Erscheinungen im Thoraxbereich hervorrufen (Mediastinal-, Herz- und Lungenveränderungen, Ergüsse).

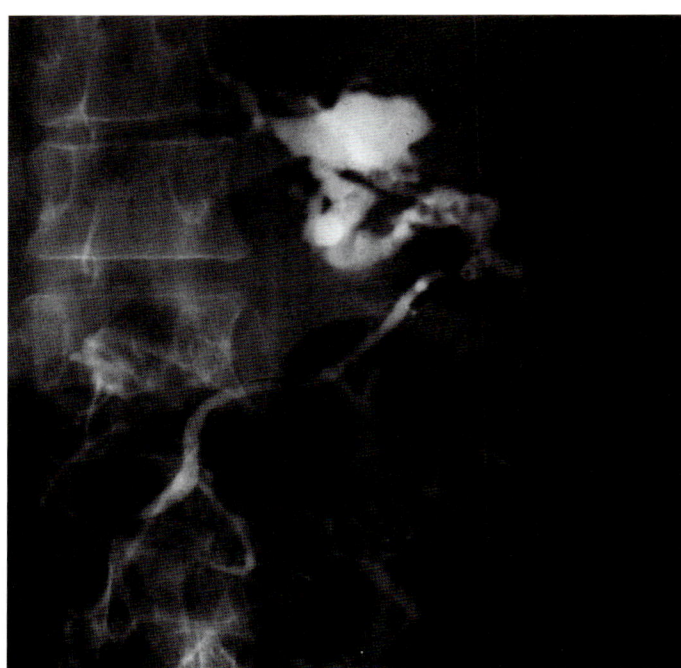

Abb. 7.40 Große Pankreasschwanzpseudozyste (endoskopische retrograde Pankreatikographie, ERP).

Diagnostik. Größere Pseudozysten lassen sich als prallelastischer Tumor palpieren. Durch Sonographie sind Zysten von über 2 cm Durchmesser meist erfassbar. Bei Wachstum oder Persistenz einer Zyste muss in der Regel operiert werden. Alternativ werden zunehmend endoskopische Drainageverfahren exploriert. Zysten können sich aber auch spontan zurückbilden. Mittels ERP ist es oft möglich, präoperativ auch kleinere Zysten darzustellen, falls diese mit dem Pankreasgangsystem in Verbindung stehen (Abb. 7.**40**). Diese Untersuchung ist jedoch bei frischen Pseudozysten mit Zeichen der aktiven Entzündung nicht ungefährlich.

Pankreaskarzinom

Epidemiologie, Lokalisation. Die Beschwerden bei Pankreaskarzinom sind wenig spezifisch. Diese Diagnose ist stets in Betracht zu ziehen, wenn bei Abdominalbeschwerden und älteren Patienten (Durchschnittsalter 55 Jahre, Männer doppelt so häufig befallen wie Frauen) sich keine Anhaltspunkte für eine Erkrankung von Magen und Leber ergeben. Risikofaktoren für das Pankreaskarzinom sind schlecht definiert, schwere Raucher scheinen häufiger betroffen als Nichtraucher. Über 90 % der Pankreaskarzinome sind duktale Adenokarzinome. Inselzellkarzinome machen nur einen geringen Anteil aus. Das Pankreaskarzinom entsteht in etwa 70 % im Pankreaskopf, in 20 % im Korpus und selten im Pankreasschwanz. Je nach Größe und Lage des Tumors variieren die klinischen Symptome.

Klinik und Diagnostik. Beim *Pankreaskopfkarzinom*, vor allem bei *periampullärer Lokalisation*, ist die Trias von *Schmerz, Gewichtsabnahme* und progredientem *Verschlussikterus* mit Dunkelfärbung des Urins, acholischem Stuhl und Pruritus typisch. Eine vergrößerte, palpable Gallenblase (*Courvoisier-Zeichen*, ≤ 50 % der Fälle) spricht für extrahepatischen Tumorverschluss. Ein sog. schmerzloser Verschlussikterus findet sich nur bei etwa 25 % der Patienten. Die Erweiterung der Gallenwege bei extrahepatischem Verschluss ist sonographisch meist nachweisbar. Die Artdiagnose des Tumors erfordert in der Regel ERCP oder PTC bzw. eine sonographisch gezielte Punktion bei erkennbarem Tumor. Bei potenziell resezierbaren Tumoren sollte jedoch wegen der Gefahr der Verschleppung von Tumorzellen von einer perkutanen Punktion Abstand genommen werden. Hier kann die Positronen-Emissions-Tomographie (PET) zur Differenzierung zwischen entzündlichen und neoplastischen Raumforderungen nützlich sein.

Schmerz und Gewichtsabnahme ohne Ikterus sind initiale Symptome für *papillenferne Karzinome*. Der Schmerz, zu Beginn intermittierend, später andauernd, lokalisiert sich in den Oberbauch, vorwiegend links und strahlt typischerweise in den Rücken aus. Verstärkung der Schmerzen im Liegen und Besserung beim Aufstehen und Vornüberbücken sind typisch, werden aber auch bei chronischer Pankreatitis beobachtet. Pankreatitisschübe infolge Gangobstruktion können Erstmanifestation eines Pankreaskarzinoms sein. Zeichen von Malassimilation, vor allem Diarrhö, Steatorrhö und Gewichtsverlust, können gelegentlich anderen Tumormanifestationen um Monate vorausgehen.

Eine Thrombophlebitis migrans ist in weniger als 10 % der Fälle vorhanden. Selten ist ein Pankreaskarzinom oder auch eine akute Pankreatitis Ursache einer *Panniculitis nodularis (Pfeifer-Weber-Christian)*.

Amylase und Lipase liegen praktisch immer im Normbereich, außer in den Fällen, die sich unter dem Bild einer Pankreatitis manifestieren. Eine pathologische Glukosetoleranz findet sich bei 30–50% der Patienten. Eine exokrine Pankreasinsuffizienz ist in der Regel bei Pankreaskopfkarzinom nachweisbar. CEA und CA19–9 sind häufig erhöht, wobei Letzteres relativ spezifisch ist für Pankreaskarzinom.

Andere Tumoren des Pankreas. Die seltenen *Zystadenome* und *Zystadenokarzinome* kommen vor allem bei Frauen im mittleren Alter vor. Hauptsymptom ist ein palpabler Tumor im Oberbauch.

Neuroendokrine Tumoren des Pankreas werden in Kap. 27 abgehandelt.

Literatur

Ammann RW, Heitz PU, Klöppel G. Course of alcoholic chronic pancreatitis: a prospective clinicomorphological long-term study. Gastroenterology 1996; 111: 224–31.

Ammann RW, Müllhaupt B. The natural history of pain in alcoholic chronic pancreatitis. Gastroenterology 1999; 116: 1132–40.

Baron TH, Morgan DE. Acute necrotizing pancreatitis. N Engl J Med 1999; 340: 1412–7.

Ben-Chetrit E, Levy M. Familial mediterranean fever. Lancet 1998; 351: 659–64.

Brugge WR, van Dam J. Pancreatic and biliary endoscopy. N Engl J Med 1999; 341: 1808–16.

Demetri GD, von Mehren M, Blanke CD et al. Efficacy and safety of imatinib mesylate in advanced gastrointestinal stromal tumors. N Engl J Med 2002; 347: 472–80.

Desnick RJ, Anderson KE. Heme biosynthesis and its disorders: porphyrias and sideroblastic anemias. In: Hoffmann R et al. (eds.) Hematology: Basic Principles and Practices. 2nd ed. New York: Churchill Livingstone 1995.

Hohenberger P, Gretschel S. Gastric cancer. Lancet 2003; 362: 305–15.

Horwitz BJ, Fisher RS. The irritable bowel syndrome. N Engl J Med 2001; 344: 1846–50.

Hotz J, Enck P, Goebell H, Heymann-Mönnikes I, Holtmann G, Layer P. Reizdarmsyndrom – Definition, Diagnosesicherung, Pathophysiologie und Therapiemöglichkeiten. Z Gastroenterol 1999; 37: 685–700.

Howes N, Lerch MM, Greenhalf W et al. European Registry of Hereditary Pancreatitis and Pancreatic Cancer (EUROPAC). Clinical and genetic characteristics of hereditary pancreatitis in Europe. Clin Gastroenterol Hepatol 2004; 2: 252–61.

Johnston DE, Kaplan MM. Pathogenesis and treatment of gallstones. N Engl J Med 1993; 328: 412–21.

Lankisch PG, Büchler MW. Akute Pankreatitis. Dt Ärztebl 2000; 97: A2106–12.

Lankisch PG, Layer P. Chronische Pankreatitis. Dt Ärztebl 2000; 97: A2169–77.

Nordmann Y, Puy H, Deybach J-C. The porphyrias. J Hepatol 1999; 30: 12–16.

Rösch T, Ell C. Derzeitige Bewertung der Kapselendoskopie in der Diagnostik von Dünndarmerkrankungen. Z Gastroenterol 2004; 42: 247–59.

Suerbaum S, Michetti P. Helicobacter pylori infection. N Engl J Med 2002; 347: 1175–86.

The International FMF Consortium. Ancient missense mutations in a new member of the RoRet gene family are likely to cause familial Mediterranean fever. Cell 1997; 90: 797–807.

The French FMF Consortium. A candidate gene for familial Mediterranean fever. Nat Genet 1997; 17: 25–31.

Truninger K, Ammann RW, Blum HE, Witt H. Genetic aspects of chronic pancreatitis: insights into aetiopathogenesis and clinical implications. Swiss Med Wkly 2001; 131: 565–74.

van Dam J, Brugge WR. Endoscopy of the upper gastrointestinal tract. N Engl J Med 1999; 341: 1738–48.

Whitcomb DC, Gorry MC, Preston RA et al. Hereditary pancreatitis is caused by a mutation in the cationic trypsinogen gene. Nat Genet 1996; 14: 141–5.

Standardwerk

Sleisenger MH, Fordtran JS. Gastrointestinal and Liver Disease. 7th ed. Philadelphia: W.B. Saunders 2002.

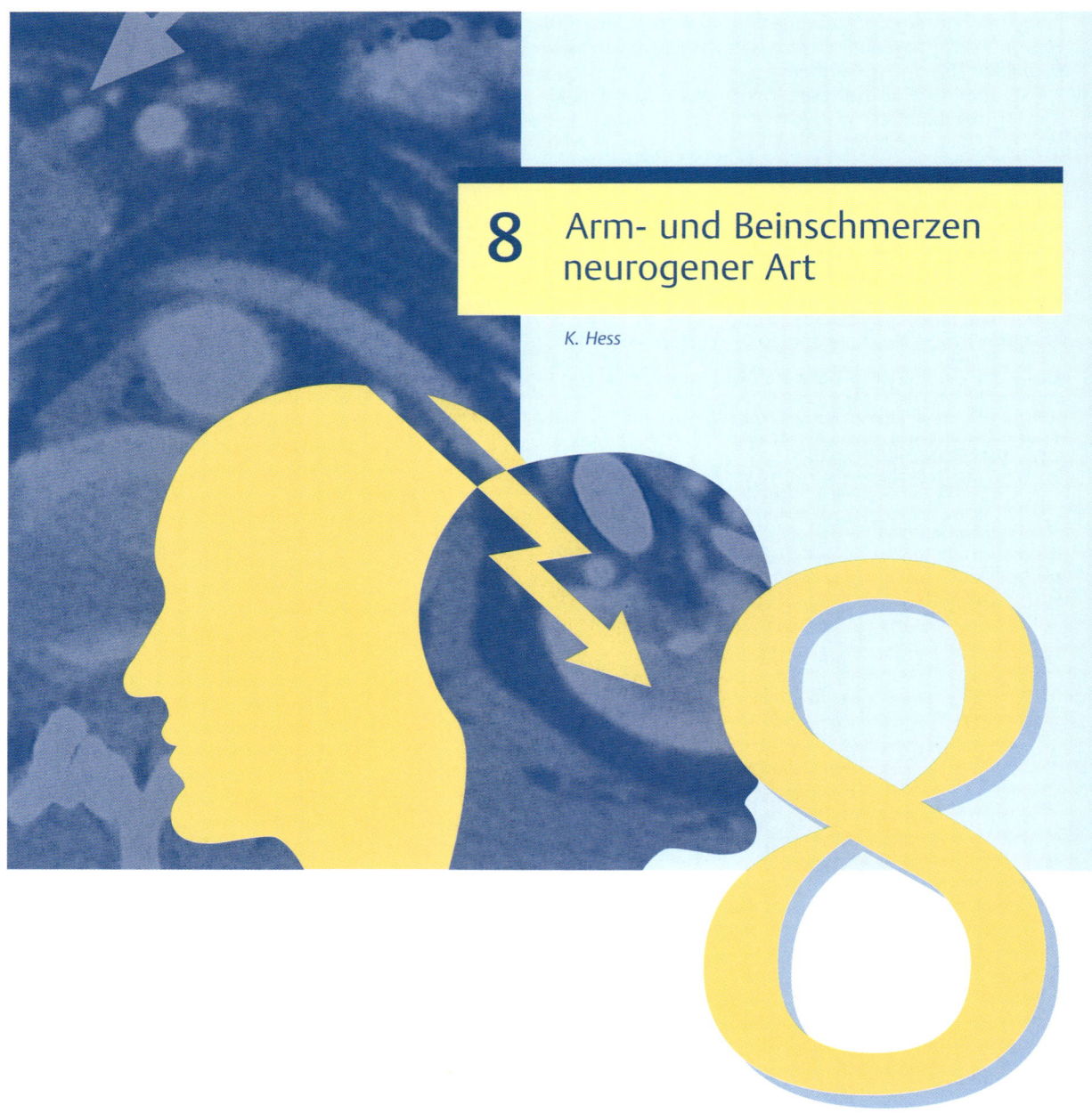

8 Arm- und Beinschmerzen neurogener Art

K. Hess

Arm- und Beinschmerzen neurogener Art

8.1 Einleitung und Definitionen _____ 304

8.2 Zentrale Schmerzen (Hirn, Rückenmark) _____ 305

8.3 Radikulopathien _____ 306

8.4 Plexusläsionen, Poly- und Mononeuropathien _____ 309

8.5 Algodystrophien _____ 309

8.6 Differenzialdiagnose einseitiger neurogener Armschmerzen _____ 310

> Klinik und differenzialdiagnostische Abgrenzung _____ 310

8.7 Differenzialdiagnose einseitiger neurogener Beinschmerzen _____ 312

> Klinik und differenzialdiagnostische Abgrenzung _____ 312

8.8 Differenzialdiagnose beidseitiger neurogener Arm- und/oder Beinschmerzen _____ 314

> Klinik und differenzialdiagnostische Abgrenzung _____ 314

8 Arm- und Beinschmerzen neurogener Art

8.1 Einleitung und Definitionen

Diese Differenzialdiagnose des Leitsymptoms neurogener Schmerz umfasst neurologische Krankheiten und Syndrome mit prodromalen oder dominanten begleitenden neurogenen Schmerzen. Internistische und rheumatologische, vereinzelt auch gynäkologische, urologische und dermatologische Schmerzsyndrome sind bei ähnlichem Schmerzcharakter, Lokalisation oder Verlauf einbezogen. Die Differenzialdiagnose neurogener Schmerzen soll helfen, diagnostisch rasch fündig zu werden. Symptome und Befunde neurologischer Krankheiten und Syndrome sind aufgeführt, sofern sie für die Differenzialdiagnose relevant sind. Detailliertere Beschreibungen sind der Spezialliteratur zu entnehmen.

Definition und Klinik des neurogenen Schmerzes

Definition. Unangenehme, schlecht ertragbare bis unausstehliche Körperempfindungen werden mit Ausnahme von Sonderformen (Juckreiz, Brennen, Kribbeln) gemeinhin als Schmerz bezeichnet. Als neurogen werden Schmerzen definiert, die durch primäre Erkrankung, Verletzung oder Funktionsstörung von nervalen afferenten Elementen oder deren Hüllstrukturen verursacht sind. Obwohl pathogenetisch kontrovers beurteilt, ist Wurzelschmerz (Wurzeltaschenschmerz? neuraler Schmerz?) unter „neurogen" mit eingeschlossen. Dies ist gerechtfertigt, weil Wurzelschmerz semiologisch nicht von anderen neurogenen Schmerzen abgrenzbar ist.

Schmerzcharakteristik. Neurogene Schmerzen lassen sich semiologisch in der Regel gut von anderen Schmerzen abgrenzen (Tab. 8.1).
- Meist sind neurogene Schmerzen besonders widerwärtig und *„neuralgiform"*, d. h., von schneidendem, brennendem oder elektrisierendem Charakter, erstaunlicherweise unabhängig davon, ob Läsionen/Funktionsstörungen des zentralen oder des peripheren Nervensystems vorliegen. Zudem sind sie oft weitgehend *resistent auf konventionelle nichtsteroidale Analgetika*, oft auch auf Opiate, und bewirken deshalb häufig enormen Leidensdruck.
- Neurogene Schmerzen sind typischerweise im *Ausbreitungsgebiet eines Nervs oder zentralnervöser afferenter Systeme* (Hinterwurzel, spinoretikulothalamische Projektionen, Hinterstränge, Thalamus, Corona radiata) lokalisiert. Entsprechend ist die spezielle *Somatotopik* neurogener Schmerzen diagnostisch wichtig. Zentrale Schmerzen sind häufig arm- oder beinübergreifend, vom Hemi-, Quadranten- oder Paratyp, seltener mono- oder tetramel (z. B. hohe Querschnittsläsion). Wurzel-, Plexus- oder Mononeuropathieschmerzen sind monomel, seltener quadrantisch; Polyneuropathieschmerzen sind meist distal, para- oder tetramel.
- Oft sind *Missempfindungen* wie Kribbeln/Stechen oder Panzer-/Gürtel-/Einschnür-/Schwellungsgefühl sowie *neurologische Befunde im Ausbreitungsgebiet* der Schmerzen vorhanden. Bei Schmerzen zentraler Ursache sind sog. Hinterstrangfunktionsstörungen (Zahlenerkennen, Positions- und Vibrationsempfinden) oder aber Fühlstörungen vom zentralen dissoziierten Typ als Zeichen der Vorderseitenstrangfunktionsstörung (fehlende Schmerz- und Temperaturempfindung bei erhaltener Berührungsempfindung) nachweisbar, bei Wurzel- oder peripheren Nervenschmerzen Hypästhesie und wechselnde Hypalgesie, oft auch taktile Dysästhesie, Allodynie oder Hyperpathie (Tab. 8.2).
- *Provokationstests* (s. Tab. 8.1) sind bei Läsionen des peripheren Nervensystems diagnostisch wichtig, bezüglich Läsionsort jedoch vorsichtig zu interpretieren. Lasègue-Zeichen, Femoralis-Dehnschmerz und Armzug gelten als radikuläre Provokationsmanöver, können jedoch auch bei distaleren Nervläsionen positiv sein, genauso wie es abnorme Tinel-Empfindlichkeit am distalen Nerv auch bei proximal lokalisierter Läsion gibt (Valleix-Punkte!). Bei zentralen Schmerzsyndromen gibt es mit Ausnahme des Lhermitte-Zeichens bei Myelopathien keine vergleichbaren Tests.
- *Autonome Störungen* im Schmerzbereich sind bei Läsionen peripherer Nerven als Unterfunktion (Anhidrose, fehlende Piloarrektion) oder als Dysfunktion (Dyshidrose, Vasodysregulation; s. Algodystrophien) assoziiert, fehlen jedoch typischerweise bei Wurzelsyndromen. Auch zentrale Läsionen bewirken gelegentlich autonome Störungen an Armen oder Beinen, allem voran Anhidrose.

Neuralgien. Eine gute Merkregel ist, dass rheumatologische Schmerzen mit lokalen Entzündungszeichen oder Druckdolenzen assoziiert sind, permanente Gefäßschmerzen mit Befunden gestörter Zirkulation, dermatologische Schmerzen mit Hautveränderungen, neurogene Schmerzen mit Fühlstörungen wie beschrieben. Tatsache ist allerdings, dass neuralgiforme Schmerzen nicht selten dem Befund im Schmerzbereich lange vorausgehen, dass Befunde ganz fehlen, gering oder nur in Zusatzuntersuchungen nachweisbar sein können. Krankheitsbilder, die sich ausschließlich oder hauptsächlich mit neurogenen Schmerzen kundtun, werden als *Neuralgien* bezeichnet.

Deafferenzierungsschmerz. Das *Konzept des Deafferenzierungsschmerzes* hat sich aus der Erfahrung entwickelt, dass sich Schmerzen nach strukturellen Läsionen des

Tabelle 8.1 Neuralgiforme Schmerzen: klinische Kriterien

- Schmerzcharakter (Dauer-/paroxysmaler Schmerz; oft brennend) und Analgetikaresistenz
- Schmerzareal (neurologische Projektionsareale)
- Neurologischer Befund (Fühlstörung)
- Provokationstests:
    - HWS-Provokationsmanöver, Armzug, Lasègue, Femoralis-Dehnschmerz
    - kostoklavikuläre Kompression, Valleix-Druckpunkte
    - Tinel-Zeichen (abnorme mechanische Erregbarkeit des *Nervs*)

Zentrale Schmerzen (Hirn, Rückenmark)

peripheren Nervensystems verselbständigen können, d. h. durch Blockaden und andere Manipulationen an der Läsion wenig oder nicht mehr beeinflussbar sind. Die bedingenden Faktoren – kritisches Ausmaß der Läsion, Zeitpunkt, vorangegangene Manipulationen – sind unklar; sicher müssen große Nervenläsionen vorliegen (N. ulnaris, N. medianus, N. ischiadicus, Plexus, Wurzeln) (Tab. 8.3), und häufig geht eine Algodystrophie (s. u.) voraus.

Differenzialdiagnostische Abgrenzung. Myalgien, Crampus-Syndrome, Tetanie, schmerzhafte Spasmen und Dystonien sowie Neuromyotonien sind keine neurogenen Schmerzen nach der eingangs gegebenen Definition. Sie sind an den Begleitbefunden meist leicht erkennbar und hier nur aufgeführt, sofern differenzialdiagnostisch bedeutsam.

Tabelle 8.2 Fühlstörungen und Schmerz: Semiologie und Vokabular

Beschwerden (Anamnese, Symptome)
- Taubheits-, Einschlafgefühl
- Missempfindungen
  - wenn spontan = Parästhesien, z. B. Brennen, Kribbeln, Panzergefühl
  - auf Berührung = Dysästhesien, z. B. Elektrisieren, Brennen, Sandgefühl
- Neuralgiforme Schmerzen
  - Dauerschmerz, oft bohrend oder schneidend, z. B. Wurzelschmerz
  - lanzinierender Schmerz (paroxysmal), z. B. Trigeminusneuralgie, Diabetes mellitus, Fabry-Syndrom, Tabes dorsalis
  - kausalgiformer Schmerz (brennend, oft fluktuierend)

Befunde („Signs")
- Hypästhesie – Hypalgesie – Thermhypästhesie = jeweils erhöhte Reizschwelle bei normaler Empfindung der Modalität
- Hyperästhesie – Hyperalgesie = jeweils erniedrigte Reizschwelle bei normaler Empfindung der Modalität
- Dysästhesie = Missempfindung auf Berührungs- oder Schmerzreize, d. h. abnorm empfundene Modalität, anders als Schmerz
- Allodynie = Schmerzempfindung auf taktile Reiz, d. h. abnorm empfundene Modalität (z. B. bei postzosterischer Neuropathie)
- Hyperpathie = inadäquat intensiver (meist brennender) Schmerz, abnorm überdauernd und abnorm ausgedehnt trotz erhöhter Reizschwelle
- Kausalgie = Brennschmerz bei residualer (schwerer) Nervenläsion, assoziiert mit autonomen Störungen, d. h. „Reflexdystrophie" (complex regional pain syndrome Typ II)
- Pallanästhesie/-hypästhesie = verminderte Vibrationsempfindung

Tabelle 8.3 Klinische Syndrome mit Deafferenzierungsschmerzen
- Wurzelausrisse, Plexuszerreißung oder -amputation
- Postherpetisch
- Röntgen-Plexusläsionen
- Ausgedehnte Medianus-, Ulnaris-, Ischiadikusläsionen (z. B. postoperative oder traumatische Vernarbung)

8.2 Zentrale Schmerzen (Hirn, Rückenmark)

In der neurologischen Praxis sind neurogene Schmerzen zentraler Ursache selten. Es gibt jedoch einige markante, differenzialdiagnostisch relevante Syndrome mit Schmerz als Leitsymptom, die durch Läsionen zentraler afferenter Projektionssysteme verursacht und im neurologischen Kontext meist leicht zu diagnostizieren sind.

Déjerine-Roussy-Syndrom. Nach posterolateralen Thalamusläsionen, meist durch vaskuläre Infarkte bedingt, kann es zusammen mit Hemianästhesie aller Modalitäten zu intensivem therapierefraktärem Dauerschmerz kommen, der oft im Arm fokussiert und häufig assoziiert ist mit Hemiataxie, Choreoathetose (Hand, Fuß) und Haltungsanomalien („Thalamushand"). Der neurologische Befund führt zur Diagnose.

Selten bewirken auch parietale (sub-)kortikale Infarkte oder Tumoren ähnliche Fühlstörungen und Schmerzen: das pseudothalamische Syndrom. Bei parietalen Läsionen wird selten auch die sog. Schmerzasymbolie beobachtet, d. h. der Patient empfindet Schmerz, bleibt aber gleichgültig.

Wallenberg-Syndrom. Intensiver einseitiger Gesichts-, Arm- oder Halbseitenschmerz kann den dorsolateralen Oblongata-Infarkt ankündigen oder initial begleiten. Die Diagnose ist aus dem neurologischen Hauptbefund zu stellen: Horner-Syndrom, gekreuzte dissoziierte Fühlstörung und kaudale Hirnnervendefizite (Dysphagie, Heiserkeit, Rhinolalie). Assoziiert sind oft weitere, vor allem vestibulozerebelläre Ausfälle. Differenzialdiagnostisch ist eine Karotisdissektion mit Horner-Syndrom nahe liegend; die dissoziierte Fühlstörung und andere Befunde sind entscheidend (s. Kapitel 5, Gesichtsschmerzen).

A.-spinalis-anterior-Syndrom. Plötzliche intensivste Rücken- und vor allem einschießende beidseitige Beinschmerzen stehen auch hier oft am Anfang – noch vor Lähmungsbeginn – und können die ersten Stunden dominieren zusammen mit Brennen, Stechen, Hitze- oder Kältemissempfindungen in den Zonen des späteren Fühlverlustes. Auch das *dissezierende Bauchaortenaneurysma* kann so beginnen, muss aber nicht in das typische neurologische Syndrom mit Paraparese, Sphinkter- und dissoziierter Fühlstörung vom Para- oder Quadrantentyp übergehen. Selten können sich die *spinale Subarachnoidalblutung* und *epiduraler Abszess/Hämatom* gleichartig ankündigen; Meningismus, vertebraler Lokalbefund bzw. Entzündungszeichen führen hier auf die richtige Spur. Die *Hämatomyelie*, traumatisch oder bei spinovaskulärer Malformation, ist nur magnettomographisch sicher vom Spinalis-anterior-Syndrom zu differenzieren.

Syringomyelie. Schleichende Armschwäche über Jahre, ein- oder beidseitig, zusammen mit Verlust von Schmerz- und Temperaturempfindung, zahlreichen Verbrennungsnarben und schlecht heilende Wunden lässt bei Patienten mit kaum definierbaren, oft wechselhaften, aber hartnäckigen Armschmerzen daran denken. Nicht selten sind die Schmerzen vom Quadranten- oder Paratyp. Das neurologische Syndrom mit atrophen Hand- oder Armparesen, dissoziierten Fühlstörungen, oft auch spastisch-ataktischer Gangstörung und Hinterstrangausfällen macht die Diagnose wahrscheinlich. Die Abgrenzung gegenüber einem *Astrozytom* oder *Ependymom des Rückenmarks* ist jedoch erst magnettomographisch sicher möglich.

Funikuläre Myelose. Fast immer ist akrales Kribbeln das Leitsymptom, wobei das Kribbeln Gesichtsakren mit einbezieht (Nasen- und Kinnspitze, Ohren). Ein Beginn mit reißenden Bein- und/oder Armschmerzen ist selten. Neurologisch liegt initial ein Polyneuropathiesyndrom vor, dessen Abklärung leicht zur Diagnose führt.

Tabes dorsalis. Einschießende, sog. „lanzinierende" Schmerzen, repetitiv am selben Ort, sind das Markenzeichen dieser heute seltenen luetischen Tertiärerkrankung. Die Schmerzorte können wechseln und sollen vorwiegend an Beinen oder Rumpf sein. Pathogenetisch sind Hinterwurzelentladungen anzunehmen. Das klassische neurologische Syndrom mit Argyll-Robertson-Pupillen, Hinterwurzel- und Hinterstrangsyndrom mit Areflexie und Ataxie sowie „trophischen" Arthropathien und Ulzera ist unverkennbar.

Encephalomyelitis disseminata. Mit Ausnahme der Trigeminusneuralgie (s. Kapitel 5 „Kopf- und Gesichtsschmerzen") ist Schmerz kein differenzialdiagnostisch relevantes Leitsymptom bei multipler Sklerose. Dumpfe oder stechende Dauerschmerzen in Arm oder Bein sowie einschießende pseudoradikuläre Gliederschmerzen bei Hinterstrangläsionen sind bei langjährigen Patienten mit etablierter Diagnose und bleibenden Defiziten anzutreffen. Die häufigsten Schmerzen dieser Patienten sind jedoch – wie bei traumatischen Rückenmarksläsionen – spastischer Natur.

Contusio cervicalis posterior. Intensive, in alle Finger ausstrahlende beidseitige Armschmerzen können nach einem Halswirbelsäulentrauma über Tage bis Wochen anhalten, oft zusammen mit Kribbeln und/oder Taubheitsgefühl in Teilen des Schmerzbereichs. Pathogenetisch werden Mikroläsionen im Bereich der Hinterhörner (Substantia gelatinosa) dafür verantwortlich gemacht. Differenzialdiagnostisch sind bilaterale radikuläre Reizsyndrome abzugrenzen anhand von positiven radikulären HWS-Provokationsmanövern, besser umschriebenen Arealen von Schmerz und Fühlstörung sowie zusätzlichen Reflex- und motorischen Ausfällen.

8.3 Radikulopathien

Wurzelschmerzen als Zeichen einer Radikulopathie (Abb. 8.1) sind neben den Kopfschmerzen die häufigsten „neurologischen" Schmerzen überhaupt.

> **!** Bei einem als neurogen beurteilten Arm- oder Beinschmerz ist immer zuerst an eine Wurzelaffektion zu denken.

Unabhängig von Ätiologien lassen sich die klinischen Manifestationen in ein radikuläres Reiz- und Ausfallsyndrom sowie den Lokalbefund (vertebragenes Syndrom) aufgliedern. Das radikuläre *Reizsyndrom* ist definiert durch eine Wurzelschmerzanamnese und positive radikuläre Provokationsmanöver; es zeigt eine aktuell vorhandene radikuläre Kompression oder sonstige akute Läsion (z. B. Radikulitis) an.

Klinik. Definitionsgemäß hält sich der *Wurzelschmerz* mehr oder weniger an die *Dermatome* (Abb. 8.2 und 8.7), wobei durchaus nur ein Teilareal „besetzt" sein kann: nur seitlicher Fußrand bei S1, nur Ristregion bei L5, nur innerer Unterschenkel bei L4. Das Besondere am Wurzelschmerz ist seine Abhängigkeit von Körperposition und -bewegung sowie seine Provozierbarkeit (Tab. 8.2). Jeder Patient weiß, wie er den Kopf bewegen muss, damit sein Armschmerz besser oder schlechter wird, wie er sich nachts neu hinlegen muss, damit sein Beinschmerz zu- oder abnimmt. Aufstehen, Herumgehen, Bewegen von Armen oder Beinen bessern meist,

Ruhighalten oder Stillliegen verschlimmern oft. Die Nacht wird zur Qual, der Tag ist halb so schlimm.

Differenzialdiagnose. Nachtschmerzen ähnlicher Art an Armen oder Beinen kennzeichnen das osteogene Sarkom, die Osteomyelitis, die schwere obstruktive Gefäßerkrankung und das Logensyndrom. Dies sind wichtige Differenzialdiagnosen, die anhand des Lokalbefundes meist auszuschließen sind.

Kreuz-, Rücken- oder Nackenschmerzen bei rheumatologischen Syndromen können von spondylogenen (kettentendomyotischen, pseudoradikulären) Ausstrahlungen in Arme oder Beine begleitet sein, die oft schwer von radikulären Schmerzen zu unterscheiden sind. *Spondylogene Schmerzen* strahlen entlang den Bewegungssegmenten (z. B. „Generalstabsstreifen") und nicht entlang Dermatomen aus und sind im Gegensatz zu radikulären Schmerzen von Druckdolenzen, nicht von Fühlstörungen im Schmerzbereich begleitet. Zudem nehmen sie mit der Arbeit bzw. mit Bewegung und im Tageslauf zu, wogegen Nacht und Ruhe lindern. Der Husten-, Nies-, Press- oder Lachschmerz des Rheumatikers sitzt im Nacken und Rücken; beim „Wurzelpatienten" schießt der Schmerz segmental in Arm oder Bein.

Schmerzen bei zentralen Läsionen oder bei Läsionen von Plexus und peripheren Nerven sind anamnestisch meist gleichförmiger und zudem durch radikuläre Provokationsmanöver wenig beeinflussbar.

Diagnostik. *Radikuläre Provokationsmanöver* für zervikale Wurzeln sind der Armzug und die Halswirbelsäulenmanöver (HWS-Reklination, ipsilaterale HWS-Rotation/-Abduktion jeweils für mindestens 30 s! (Abb. 8.**3**). Für die oberen lumbalen Wurzeln ist der Femoralis-Dehnschmerz das geeignete Provokationsmanöver, für die unteren und S1 sind es das Lasègue-Zeichen (Abb. 8.**4**) und der Langsitz, weniger auch die Valleix-Druckpunkte. Die Manöver sind nicht wurzelspezifisch; auch bei Läsionen von Plexus oder großen Nerven können die Provokationstests positiv sein. Ein korrespondierendes radikuläres Ausfallsyndrom ist nicht obligat, aber doch die Regel.

Das *radikuläre Ausfallsyndrom* fasst die aus der Wurzelläsion resultierenden motorischen, sensiblen und Reflexausfälle zusammen. Das Ausfallsyndrom kann fehlen oder gering sei. Vor allem bei monoradikulären Ausfällen ist wegen der starken Überlappung mit den benachbarten Segmenten oft nur ein Hypalgesieband (bei sonst normaler Sensibilität) oder z. B. nur eine Reflexdifferenz ohne Lähmungen nachweisbar.

> Erstaunlich und wichtig zu kennen ist auch der oft zweiphasige Verlauf der (kompressiven) Wurzelsyndrome: Wurzelschmerz zuerst, Ausfallsyndrom danach!

Kompressive radikuläre Syndrome und *Radikulitiden* sind die beiden ätiologischen Hauptgruppen (Tab. 8.**4**). Die neurologischen Manifestationen sind sich ähnlich und durch die betroffene Wurzel definiert, ätiologische Klarheit schafft erst die Abklärung des Lokalbefundes.

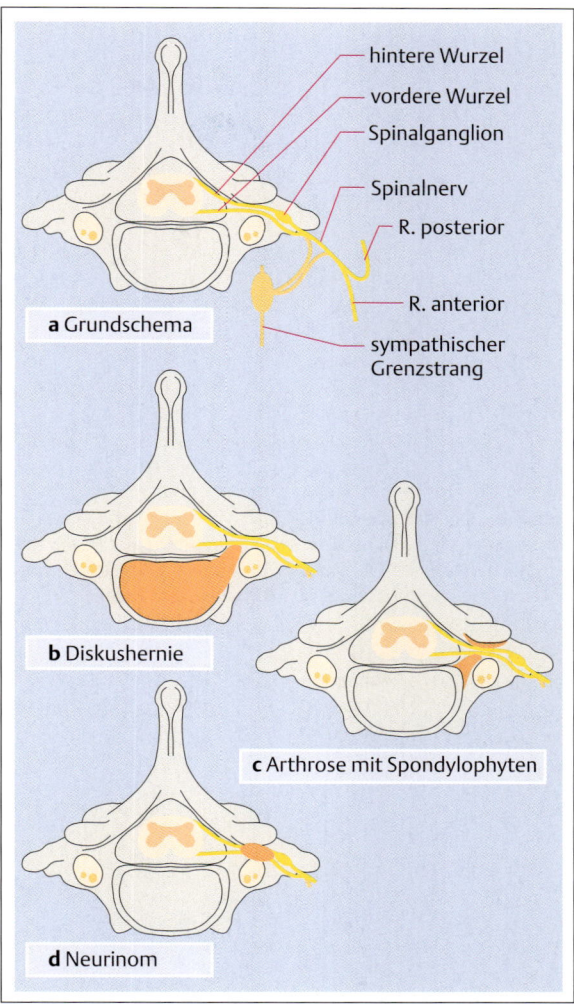

Abb. 8.1 Rückenmarkssegment.
a Grundschema, thorakal. Wichtig: Die zervikalen (außer C8) und lumbalen Segmente haben keine segmenteigene sympathische Efferenz, sondern beziehen diese aus dem Grenzstrang.
b Diskushernie.
c Arthrose mit Spondylophyten.
d Neurinom.

Tabelle 8.4 Ursachen radikulärer Syndrome

Kompressive Veränderungen des Bewegungsapparates
– Diskushernie
– Osteochondrotisch-spondylotische Foramenstenose
– Enger Recessus lateralis
Tumoren
– Metastasen
– Neurinom, Meningeom
Radikulitiden
– Herpes zoster
– Borreliose
– Sarkoidose (Morbus Boeck)
– Morbus Behçet

8 Arm- und Beinschmerzen neurogener Art

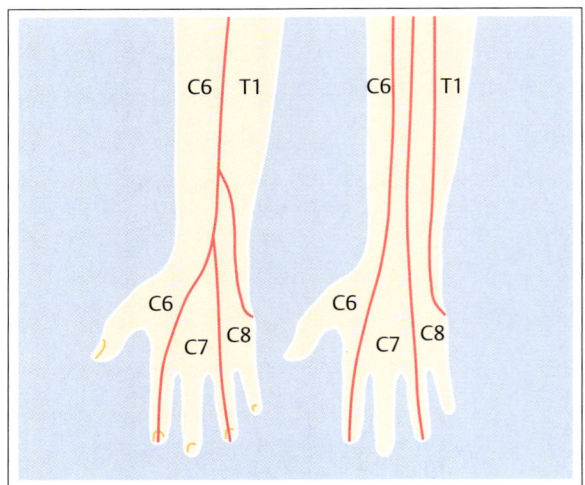

Abb. 8.2 Dermatome C6/C7/C8 an Vorderarm und Hand. Radikuläre Reizung macht Schmerzausstrahlung und/oder Kribbeln im betroffenen Dermatom. Daumen = C6, Mittelfinger = C7, Kleinfinger = C8, Zeige- und Ringfinger variieren.

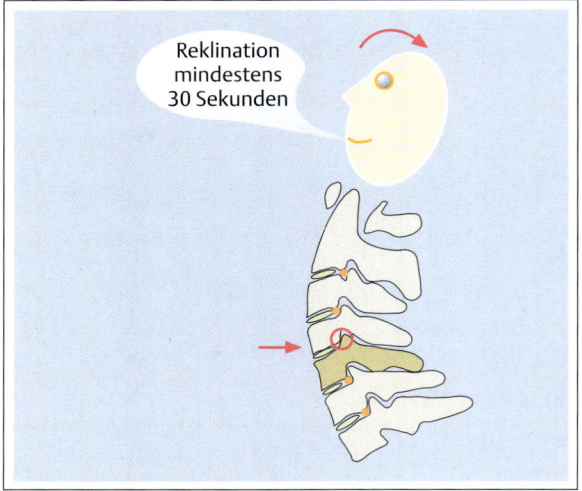

Abb. 8.3 Provokationsmanöver für zervikale Wurzelreizsymptomatik: starke Reklination der Halswirbelsäule. Reizsymptomatik: Kribbeln und/oder Schmerzen im betroffenen Dermatom. Auch kombinierte Rotation/Abduktion der HWS kann (jeweils ipsilaterale) Wurzelreizsymptome provozieren.

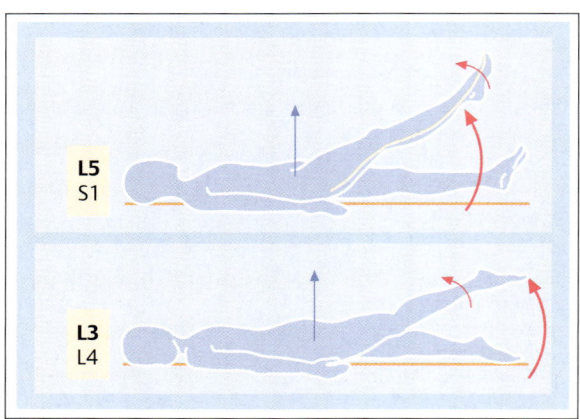

Radikuläre Kompressionssyndrome. Einige wichtige Ursachen und typische Erscheinungsformen:
- Die *Diskushernie* manifestiert sich oft akut mit/nach einem „Verhebetrauma" und ist typisch bei jungen Leuten.
- Die kompressiven Syndrome bei *degenerativer Einengung von Foramen oder Recessus lateralis* belästigen die langjährigen Rückenpatienten, oft mit schlecht datierbarem Beginn. Mehrradikuläre Syndrome sind dabei häufig und verwirrend. Bei hartnäckigem Verlauf ist früh an raumfordernde Prozesse wie Neurinom, Meningeom oder Metastasen zu denken.
- Das *Neurinom der Nervenwurzel* steht modellhaft für die strangulierende Kompression einer Wurzel über viele Monate bis Jahre. Fluktuierender, aber zunehmend hartnäckiger Wurzelschmerz dominiert. Sensible oder motorische monoradikuläre Ausfälle schleichen sich ein und sind lange diskret. Die exakte Bildgebung ist auch hier entscheidend.
- Ähnlich verlaufen *Meningeome* und – mit Zeitraffer – solitäre *Knochenmetastasen* (v.a. Mamma-, Nieren-, Schilddrüsenkarzinom). Multiple Knochenmetastasen, das multiple Myelom und das maligne Lymphom im spinalen Bereich attackieren massiv mit rasch intensiven Knochen- und Wurzelschmerzen, mehrradikulärer Ausfallsymptomatik und frühzeitiger Myelon- oder Kaudakompression.

Radikulitiden. Die *Gürtelrose* (Herpes zoster) ist der Prototyp einer Radikulitis. Die radikulären Schmerzen gehen der exanthematösen Darstellung des Dermatoms manchmal um Tage voraus. Die hartnäckigen zermürbenden postherpetischen Schmerzen sind fast immer von Hautveränderungen im betroffenen Dermatom begleitet.

Die *Borrelienradikulitis* kann monoradikulär beginnen und bleiben, die Schmerzen sind oder werden aber nicht selten bilateral gürtelförmig oder saltatorisch-pluriradikulär und enden ohne Hautausschlag im radikulären Ausfallsyndrom.

Seltene Ätiologien sind granulomatöse Entzündungen wie Tuberkulose, Boeck-Sarkoidose und Morbus Behçet.

◁ **Abb. 8.4** Provokationsmanöver für lumbale Wurzelreizsymptomatik.
a Lasègue-Zeichen (L5, S1). Einschießende Schmerzen im betroffenen Dermatom zusammen mit Bewegungsblock im Hüftgelenk und reflektorischem Beckenkippen (blauer Pfeil) sind die Beurteilungselemente. Die Extension des Fußes (Bragard-Zeichen) verstärkt den Schmerz. Bei anhaltend angehobenem Bein kann es (zusätzlich oder isoliert) zu Kribbeln im betroffenen Dermatom kommen.
b Femoralis-Dehnschmerz (L4!, L3). Beim Femoralis-Dehnschmerz (umgekehrter Lasègue) verstärkt gleichzeitige dosierte Knieflexion den Effekt deutlich. Beachte: Provozierter Rückenschmerz oder Spannen im Oberschenkel sind keine Wurzelzeichen (Pseudo-Lasègue)!

8.4 Plexusläsionen, Poly- und Mononeuropathien

Klinik. Im Gegensatz zu den meist schmerzhaften Nervenwurzelaffektionen verlaufen *fokale Läsionen* der Plexus oder peripheren Nerven als akute Ereignisse *oft schmerzfrei*. Dies liegt an den teilweise starken motorischen Faseranteilen und den besseren anatomischen Ausweichmöglichkeiten im Vergleich zu den anatomisch eingeengten Wurzelganglien. Zudem verursacht die umschriebene Läsion sensibler Nerven primär keine neurogenen Schmerzen, sondern Fühlverlust oder Fühlverfälschung (Par-, Dysästhesien) im sensiblen Areal. So sind z. B. die Ulnaris- oder Radialisdrucklähmung oder eine traumatische obere Plexuslähmung meist schmerzlos, und selbst eine neoplastische Plexuskompression kann sich als schmerzlose Bein- oder Armlähmung mit tauben Arealen abspielen. *Langstreckige Läsionen* von gemischten oder sensiblen Nerven hingegen disponieren zu neuralgiformen Schmerzen, die gegen radikuläre Syndrome abzugrenzen sind. Typisches Beispiel ist die operative Überdehnungsläsion des N. ischiadicus. Auch können massive Läsionen von Plexusanteilen oder Nerven mit großen sensiblen Anteilen (N. medianus, N. ischiadicus) Deafferenzierungsschmerzen wie nach Wurzelausrissen verursachen.

Diagnostik. Neben dem entscheidenden neurologischen Ausfallsyndrom ist die *abnorme Tinel-Empfindlichkeit* geschädigter sensibler Nerven der wichtigste klinisch-diagnostische Befund (s. Provokationsmanöver, Tab. 8.1). Zu berücksichtigen ist beim Tinel-Phänomen jedoch, dass schon ein gesunder Nerv mechanisch erregbar ist (Gefahr des falsch positiven Befundes bei fehlendem Seitenvergleich) und dass positiver Tinel- und Läsionsort nicht identisch sein müssen. So sind die Valleix-Druckpunkte, die für abnorme Tinel-Empfindlichkeit des N. ischiadicus am Gesäß stehen, bei einer Wurzelkompression S1 ebenso positiv wie bei einer Ischiadikusläsion am Oberschenkel.

Ursachen. Wie bei den radikulären Syndromen gilt, dass die Symptomatik nicht oder nur beschränkt auf die Ätiologie schließen lässt. Die ätiologische Abklärung (Tab. 8.5) ist zweischrittig: zuerst Läsionslokalisation, dann Läsionsätiologie.

Ätiologisch stehen an Arm und Bein die Einklemmungs- und Druckneuropathien neben den traumatischen Läsionen ganz im Vordergrund, und alle anderen Ursachen sind selten.

Tabelle 8.5 Ursachen von Plexusläsionen und Mononeuropathien

– Traumatische Läsion mit/ohne Neurom, Kausalgie
– Einklemmungs-/Druckneuropathie
– Neurinom
– Vaskulitis
– Plexitis/Neuritis
– Strahlenläsion

8.5 Algodystrophien

Leichte autonome Funktionsänderungen, die über das Areal z. B. eines lädierten peripheren Nervs hinausgehen, sind häufig und anhand der sudomotorischen sympathischen Reizantwort nachweisbar. Es kann nach lokalem Trauma aber auch zu ausgreifenden schweren autonomen Reaktionen kommen, die praktisch immer mit Dauerschmerzen im betroffenen Gebiet assoziiert sind. Diese pathogenetisch erst ansatzweise geklärten Schmerzsyndrome, als Algodystrophien zusammengefasst, werden durch Fehlfunktion des autonomen Systems zwar nicht verursacht, aber ausgedehnt und unterhalten. Vielerlei Namen verwirren die Nomenklatur:
➤ Das *Sudeck-Syndrom* (Algoneurodystrophie) ist eine lokale Variante.
➤ Das *komplexe regionale Schmerzsyndrom* (CRPS), früher auch *sympathische Reflexdystrophie* oder bei Brennschmerz *Kausalgie* genannt, ist topisch weiter greifend.
➤ Das sog. *Quadrantensyndrom* (s. u.) mit Besetzung des ganzen zugehörigen Körperviertels ist die ausgedehnteste Form, entsprechend der funktionellen Anatomie des autonomen Systems.

Ursachen. Auslösend sind oft Bagatelltraumen, aber auch ernsthafte Gliederverletzungen wie Frakturen oder Nervenverletzungen unterschiedlichen Ausmaßes. Auch spontaner Beginn ohne ersichtlichen äußeren Anlass ist beschrieben.

Klinik. Im Bereich von fluktuierenden Brenn- und dumpfen Dauerschmerzen oder Missempfindungen müssen zumindest zeitweise Zeichen autonomer Dysfunktion wie wechselnde Rötung, Hyperhidrose und Schwellung einer Hand oder eines Fußes nachweisbar sein. Neurologisch besteht Fühlminderung für Oberflächenmodalitäten, manchmal auch eine Schmerzschwellensenkung (Hyperalgesie), taktile Dysästhesie, Allodynie oder Hyperpathie.

Diese Kennzeichen grenzen die Differenzialdiagnose der Algodystrophien auf vorwiegend nichtneurologische Krankheiten ein: Osteomyelitis, osteogenes Sarkom, schmerzhafte Pseudarthrose, entzündliche Haut- und Gelenkerkrankungen.

Schmerz, Missempfindungen, Fühl- und autonome Störungen können sich auf einen ganzen Körperquadranten ausdehnen (*Quadrantensyndrom, Körperviertelstörung*). Sympathikusblockade, durch Leitungsanästhesie oder mittels Guanethidin, bessert die Schmerzen bei der Mehrzahl der Patienten. Das Quadrantensyndrom kann auch durch sympathische Grenzstrangschädigung zustande kommen, wobei das obere Quadrantensyndrom dann oft mit sympathischen Ausfallzeichen wie Horner-Syndrom und Anhidrose einhergeht. So manifestiert sich z. B. häufig das Pancoast-Syndrom, wobei früher oder später radikuläre Armschmerzen (bei maligner Wurzelinfiltration) dazukommen.

Differenzialdiagnose. Differenzialdiagnostisch sind umschriebene Algodystrophien vor allem gegen lokale entzündliche Prozesse wie Osteomyelitiden abzugrenzen; quadrantische Syndrome hingegen gegen zentrale, vor allem Rückenmarkschmerzsyndrome, wie z. B. bei Syringomyelie oder Astrozytom, wobei gekreuzte neurologische Zusatzbefunde meist leicht klären.

8.6 Differenzialdiagnose einseitiger neurogener Armschmerzen

Topische neurologische Syndrome. Dies sind:
- zentrale Schmerzsyndrome des Armes,
- radikuläre Syndrome,
- Plexusläsionen:
  - Pancoast-Syndrom,
  - Plexitiden einschließlich neuralgische Schulteramyotrophie,
  - familiäre Plexopathien (hereditary neuralgic amyotrophy, familiäre rezessive Plexopathie),
  - Röntgen-Plexuslähmungen,
- Thoracic-Outlet-Syndrome (Skalenussyndrom, Syndrom des straffen Bandes),
- Pronator-teres-Syndrom,
- Karpaltunnelsyndrom,
- Neuropathie der Nn. cutanei antebrachii posterior, medialis sowie des R. posterior N. ulnaris,
- Cheiralgia paraesthetica,
- Digitalgia paraesthetica.

Klinik und differenzialdiagnostische Abgrenzung

Zentrale Syndrome. Einseitige Armschmerzen zentraler Genese sind wegen der Begleitbefunde meist unverkennbar. Akuter initialer Arm- (und Gesichts-)schmerz ist typisch für das Wallenberg-Syndrom, schleichend nach Schlaganfall einsetzender Armschmerz für das Déjerine-Roussy-Syndrom. Ebenfalls einschleichend mit Tendenz zu Beidseitigkeit sind dumpf ziehende Armschmerzen bei Syringomyelie oder Halsmarkastrozytom, gelegentlich auch bei multipler Sklerose. Die Begleitbefunde und die passende Bildgebung lassen leicht zur Diagnose kommen. Kaum lokalisierbare ziehende Schulter- oder Armschmerzen, vor allem bei Armarbeit, können Ausdruck einer latenten Dystonie und damit Hinweis für ein beginnendes Parkinson-Syndrom oder eine Torticollis sein.

Radikuläre Syndrome. Bei ausgedehnten neuralgiformen Armschmerzen sind die drei häufigsten zervikalen radikulären Syndrome C6, C7 und C8 zu evaluieren (s. Radikulopathien). Zu bedenken ist, dass die Dermatome (Abb. 8.2) oft nur zum Teil mit Schmerz und/oder Fühlstörung „belegt" sind, und zwar vorwiegend distal. Daraus resultieren täuschende Überlappungen mit Arealen peripherer Nerven.
- *Das C6-Syndrom* mit dem Schmerzareal seitlicher Oberarm, daumenseitiger Vorderarm, Daumen (und Zeigefinger) ist klinisch in der Regel leicht gegen das Karpaltunnelsyndrom abzugrenzen. Dessen nächtliche Schmerzen und selten auch das Kribbeln können über das Medianusareal der Hand hinausgehen, nie aber die objektivierbare Fühlstörung (s. u.).
- *Das C7-Syndrom* mit dem Schmerzareal vorderer Oberarm, vorderer Unterarm sowie Zeige- und Mittelfinger ist ebenfalls vom Karpaltunnelsyndrom zu differenzieren.
- *Das C8-Syndrom* mit Schmerzareal Ober- und Unterarminnenseite, Handkante sowie Ring- und Kleinfinger kann bei teilbesetztem Schmerzareal selten Probleme der Abgrenzung zum Skalenussyndrom (Syndrom des straffen Bandes mit unterer Plexusläsion, s. u.) oder zu einer schmerzhaften Ulnarisläsion machen. Die radikulären HWS-Provokationsmanöver, der Lokalbefund an HWS, oberer Thoraxapertur bzw. am Ulnarisnerv sowie der neurologische Feinbefund entscheiden. Das C8-Syndrom kann essenzieller Teil des Pancoast-Syndroms sein (s. u.).
- Die seltenen hochzervikalen radikulären *Schmerzsyndrome C3 und C4* sind durch einseitige Nacken-, Halsdreieck- oder Schulterschmerzen gekennzeichnet und nur bei fassbarer Ausfallsymptomatik leicht erkennbar, nämlich bei Fühlverlust im entsprechenden Dermatom und/oder Zwerchfelllähmung.
- Auch die *Radikulopathie C5* kann hartnäckige Schulterblattschmerzen machen. Wenn begleitende Schulter-Oberarm-Schmerzen einmal fehlen, helfen die radikulären Provokationsmanöver und der C5-Fühlverlust weiter.

Die sog. *neuralgische Schulteramyotrophie* ist Sammeltopf für vielerlei akute schmerzhafte Armlähmungen mit der Abfolge: zuerst Schmerz und dann Lähmung, vorwiegend eines oder mehrerer Schultermuskeln. Radikuläre Kompressionssyndrome und Radikulitiden stecken wohl am häufigsten dahinter, seltener auch Plexusneuritiden (s. u.). Bei vorherrschenden Schulter-Oberarm-Schmerzen sind die Wurzeln C5 oder C4 zu evaluieren unter Beachtung eines gestörten sensiblen Areals über dem Deltoideus bzw. am Hals.

Plexusläsionen. Das *Pancoast-Syndrom*, meist durch Adeno- oder Pflasterzellkarzinome der Lunge verursacht, ist das charakteristische Krankheitsbild der zervikalen Plexus- und Wurzelinfiltration durch maligne Prozesse. Die karzinomatöse Durchwachsung der Pleurakuppe manifestiert sich mit Schulterschmerz, der

Differenzialdiagnose einseitiger neurogener Armschmerzen

sich rasch zum Quadrantensyndrom ausweitet. Der dabei oft dominierende, vor allem in den Ulnarisbereich ausstrahlende Armschmerz ist Zeichen der Plexus- und Wurzelinfiltration von C8 und Th1. Im Gegensatz zu isolierten Wurzelprozessen kommt es durch Infiltration des sympathischen Grenzstrangs zu autonomen Ausfällen mit ipsilateralem Horner-Syndrom und quadrantischer Anhidrose, die den motorischen und sensiblen Ausfällen entsprechend einer kombinierten C8/Th1-Läsion lange vorausgehen können.

Schmerzhafte Plexuslähmungen können differenzialdiagnostisch schwierig gegen mehrradikuläre Ausfallsyndrome abzugrenzen sein, unter anderem weil die radikulären HWS-Provokationsmanöver manchmal „falsch" positiv sind. Dies gilt vor allem für die *Plexitis* (Armplexusneuritis, neuralgische Schulteramyotrophie). Markanter Beginn mit alles beherrschendem Schulter- oder Armschmerz, exzessive Tinel-Phänomene und häufige Weichteildruckdolenzen supraklavikulär sind neben dem neurologischen Feinbefund (ausgesparte Muskeln proximal abgehender Nerven) wegweisend. Anamnestisch ist nach einer vorangegangenen Impfung (Tetanus!) oder Serumkrankheit, nach Zytomegalie- oder Epstein-Barr-Virusinfekt, nach Injektion von verunreinigtem Heroin oder Cocain und nach einer positiven Familienanamnese (familiäre neuralgische Amyotrophie) zu fahnden. Auch systemische nekrotisierende Vaskulitiden bei Polyarteriitis nodosa, Churg-Strauss-Syndrom, Wegener-Granulomatose oder allergischer Angiitis können als Plexusneuritis beginnen. Oft ist das Leiden jedoch idiopathisch.

Röntgen-Plexusläsionen mit initialen neuralgiformen Armschmerzen sind aufgrund von Vorgeschichte und Strahlenhaut leicht zu identifizieren. Bei traumatischen Plexuszerreißungen (oft zusammen mit Wurzelausrissen) dominieren Lähmung und Fühlstörung; der Deafferenzierungsschmerz kommt oft erst nachträglich.

Thoracic-Outlet-Syndrome. Die Diagnose der *neurogenen Schultergürtel-Kompressions-Syndrome* aus dem bunten Topf der sog. Thoracic-Outlet-Syndrome (TOS) ist oft schwierig. Am besten definiert und wohl am häufigsten ist das *Syndrom bei Halsrippe oder straffem Band* („Syndrom des straffen Bandes"), nach einem oft messerscharfen fibrösen Strang bezeichnet, der sich von einem abnorm konfigurierten Querfortsatz C7 oder einer Hals- bzw. Stummelrippe zur ersten Rippe spannt und den Truncus medialis von unten her komprimiert. Müdigkeitsgefühl, Schmerzen und Kribbeln im Arm, ausgelöst oder verstärkt durch Armarbeit und/oder angehobene Armposition, sind die unspezifischen Leitsymptome. Fühlminderung am ulnaren Vorderarm und später an der ulnaren Hand ist typisch. Lähmungen und Atrophien der Handmuskulatur können lange fehlen. Die später dann augenfällige Thenaratrophie führt häufig zur Fehldiagnose eines Karpaltunnelsyndroms. Der Armplexus ist supraklavikulär oft vermehrt Tinel-empfindlich, und kostoklavikuläre Kompression (Abb. 8.5) provoziert meist promptes Vorderarm-/Hand-Kribbeln. Rabenschnabelförmig nach unten abgewinkelte C7-Querfortsätze, Hals- oder Stummelrippen (Abb. 8.**6**) sind diagnostisch praktisch beweisend. Ohne diesen radiologischen Befund gibt es

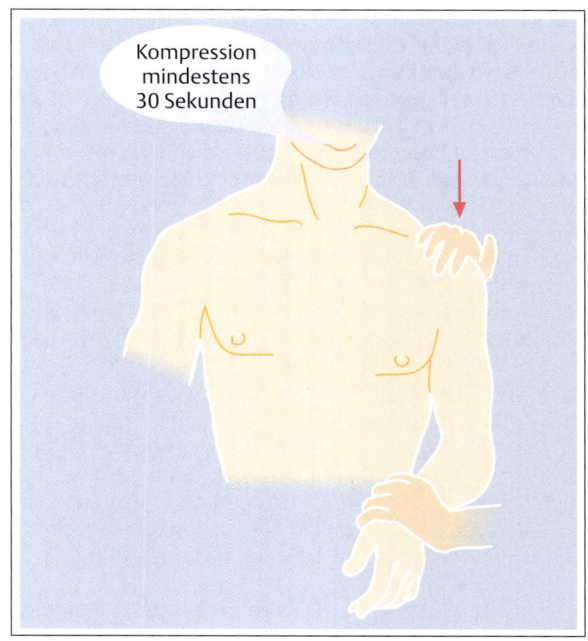

Abb. 8.5 Kostoklavikuläres Kompressionsmanöver. Bei locker vornüber hängendem Oberkörper wird die Schulter vom Untersucher sehr kräftig nach unten gedrückt (roter Pfeil). Beim neurogenen Thoracic-Outlet-Syndrom kommt es zu segmentalem Kribbeln und Einschlafgefühl.
Beachte: Nur das einseitig positive Manöver auf der Seite der Beschwerden ist zu werten!

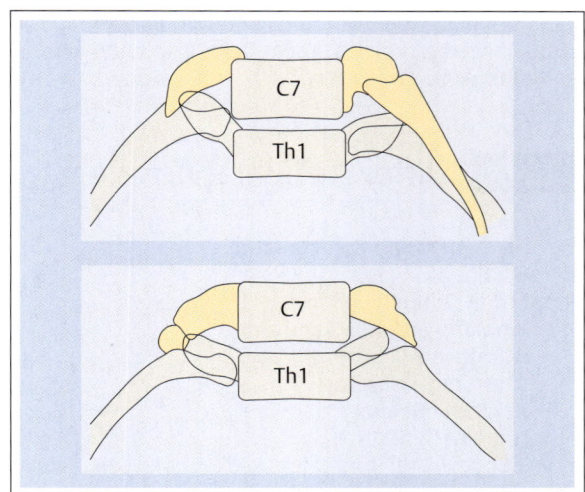

Abb. 8.6 Querfortsatzanomalie C7. Deformierter Querfortsatz C7 und Halsrippe bzw. Stummelrippe bei 2 Patienten mit neurogenem Thoracic-Outlet-Syndrom (Syndrom des straffen Bandes), vom Röntgenbild nachgezeichnet. Symptomatisch ist jeweils die Seite mit dem schnabelförmig abgebogenen Querfortsatz.
Beachte: 0,5% der Normalpopulation haben ähnliche – asymptomatische – Anomalien!

nur selten neurogene Schultergürtel-Kompressions-Syndrome. Hals- oder Stummelrippen sind allerdings bei ca. 0,5% der Gesunden nachweisbar und für sich alleine ohne pathologische Bedeutung.

Karpaltunnelsyndrom. Das Karpaltunnelsyndrom ist wie die radikulären Schmerzsyndrome ein nächtlicher Störenfried und wird zu Recht *„Brachialgia paraesthetica nocturna"* genannt. Typischerweise beginnt es mit nächtlichen oder frühmorgendlichen ziehenden Hand- oder Armschmerzen, die stets zusammen mit eingeschlafener oder kribbelnder Hand auftreten. Schütteln oder Massieren bessert rasch. Tagsüber kommt es zu Kribbeln oder Taubheitsgefühl in einzelnen oder allen Medianusfingern, zunächst nur nach Handarbeit, später permanent. Taube Fingerkuppen, verminderte Feinmotorik und – meist erst spät – auch Thenaratrophie sind indikativ; Phalen-Test und die Elektrodiagnostik bestätigen die Diagnose. Differenzialdiagnostisch am heikelsten sind die radikulären Syndrome C6 (Kribbeln in Daumen, Zeigefinger!) und C7 (Zeige- und Mittelfinger!). Die segmentale Fühlstörung des radikulären Ausfallsyndroms mit Einbezug auch der dorsalen Handseite und des Vorderarms, Reflexdifferenzen und vor allem die radikulären HWS-Provokationsmanöver und Leeraufnahmen der HWS in 4 Ebenen klären.

Pronator-teres-Syndrom. Dies ist eine seltene Einklemmungsneuropathie des N. medianus im Ellbogen, die sich mit Handkribbeln und Vorderarmschmerzen ankündigt, z. B. nach stundenlangen Schraubenzieherbewegungen. Abnorme Tinel-Empfindlichkeit des N. medianus in der Ellenbeuge und Medianusfühlstörungen, die den R. palmaris mit einschließen, helfen auf die Spur. Daran denken ist alles! Die Elektrodiagnostik verifiziert die Verdachtsdiagnose. Unbedachte Diagnostik – auch des Spezialisten – führt wie beim ähnlich beginnenden „Syndrom des straffen Bandes" (s. o.) häufig zuerst zur frustranen Dekompression des N. medianus am Handgelenk.

Sulcus-ulnaris-Syndrom. Das Sulcus-ulnaris-Syndrom ist an sich meist schmerzlos, jedoch oft von einer lästigen Epikondylopathie des Ellbogens begleitet mit belastungsabhängigen ausstrahlenden Schmerzen bis ins Handgelenk und typischen lokalen Druckdolenzen.

Sensible Neuropathien. An den Armen sind *Mononeuropathien rein sensibler Äste* insgesamt selten. Sie machen sich meist mit Taubheitsgefühl und/oder Kribbeln im betroffenen Areal bemerkbar, manchmal aber auch mit Brennen und schmerzhaften Berührungsmissempfindungen. Zirkumskripte Fühlstörung und das Tinel-Zeichen sind diagnostisch. Ätiologisch ist immer zuerst nach Narben vergessener Unfälle oder operativer Eingriffe und nach Neurompunkten zu fahnden. Weiter kommen eine Druck- oder Einklemmungsneuropathie, ein Neurinom oder Glomustumor (Tinel mit Palpationsbefund!), aber auch Diabetes oder Vaskulitiden (v. a. Panarteriitis nodosa) mit Mononeuritis multiplex in Frage. Auch Polyneuropathien können „mono" beginnen, vor allem die tomakulöse Neuropathie mit ihren sprunghaft wechselnden Drucklähmungen.

Eine typische sensible Mononeuropathie ist die *Cheiralgia paraesthetica*, d. h. die Neuropathie des R. superficialis n. radialis. Minimal betroffenes Areal ist die „Tabatière". Meist liegt eine Druckläsion durch das Uhrband oder ein Werkzeug vor. Analog dazu gibt es die Neuropathie der Nn. cutanei antebrachii posterior (Brachioradialgia paraesthetica) und medialis sowie des R. dorsalis n. ulnaris (Handkante). Die *Digitalgia paraesthetica* einzelner Fingernerven ist ebenfalls meist Folge einer Druckläsion. Vor allem an den Fingern ist bei umschriebener Druckdolenz auch ein Glomustumor zu bedenken, der nicht immer unter dem Nagel sitzt, bei genauer Inspektion jedoch kaum zu übersehen ist.

8.7 Differenzialdiagnose einseitiger neurogener Beinschmerzen

Topische neurologische Syndrome.
Hierzu zählen:
- zentrale Schmerzsyndrome des Beines:
  - Spinalis-anterior-Syndrom,
  - Parkinson-Syndrom,
  - Dystoniesyndrome,
  - multiple Sklerose,
- radikuläre Syndrome,
  - Sonderform: lumbale Kanalstenose mit neurogener Klaudikation,
- Plexusläsionen:
  - maligne Prozesse,
  - Röntgenläsion,
  - Plexitis
  - retroperitoneales Hämatom,
- Spritzenläsionen,
- proximale asymmetrische diabetische Neuropathie,
- Mononeuropathien:
  - Piriformissyndrom,
  - Ilioinguinalis-, Genitofemoralisneuropathie (Spermatikusneuralgie),
  - Meralgia paraesthetica,
  - Gonyalgia paraesthetica,
  - Tarsaltunnelsyndrom,
  - Morton-Metatarsalgie,
  - Digitalgia paraesthetica.

Klinik und differenzialdiagnostische Abgrenzung

Zentrale Syndrome. Zentral verursachte einseitige Beinschmerzen sind selten. Zu berücksichtigen sind Krankheitsbilder mit beidseitigen Beinschmerzen (s. u.), die ausnahmsweise einseitig beginnen, wie z. B. das Spinalis-anterior-Syndrom. Das Déjerine-Roussy-Syndrom (s. o.) ist anhand der Halbseitensymptomatik leicht identifizierbar. Das Parkinson-Syndrom kann sich mit ziehenden, belastungsabhängig verstärkten Beinschmerzen als Zeichen einer assoziierten Dystonie ankündigen. Und schließlich können infiltrative oder Höhlen bildende distale Rückenmarkprozesse sowie die multiple Sklerose chronische dumpfe oder ziehende,

Differenzialdiagnose einseitiger neurogener Beinschmerzen

ein- oder beidseitige Beinschmerzen verursachen, wobei begleitende Sphinkter- und/oder dissoziierte Fühlstörungen topisch-diagnostisch wegweisend sind.

Radikuläre Syndrome. Bei neuralgiformen Beinschmerzen sind in erster Linie die 3 häufigsten radikulären Syndrome (L4, L5 und S1) (Abb. 8.7) zu evaluieren, gemäß den Kriterien im Abschnitt Radikulopathien.
- *Das L4-Syndrom* mit dem Schmerzareal vorderer Oberschenkel und innerer Unterschenkel kann bei nur teilbesetztem Schmerzareal differenzialdiagnostisch mit der Meralgie (s. u.) und Läsionen des N. saphenus (Gonyalgia paraesthetica) interferieren.
- *Das L5-Syndrom* mit Schmerzareal seitlicher hinterer Oberschenkel, Schienbein, Rist und Großzehe ist wenig verwechslungsanfällig, falls Osteomyelitis und Logensyndrome außer Betracht fallen.
- *Das S1-Syndrom* mit Schmerzareal hinterer Oberschenkel, Unterschenkel, lateraler Fußrand und Kleinzehen ist ebenfalls in erster Linie gegen nichtneurologische Schmerzen abzugrenzen.
- Das seltene *L3-Schmerzsyndrom* ist wie L4 gegen die Meralgie abzugrenzen (s. u.), die ebenfalls seltenen Schmerzsyndrome *L1 und L2* gegen die Neuropathie der Nn. iliohypogastricus, ilioinguinalis und genitofemoralis (s. u.). Bei unklaren Schmerzsyndromen radikulärer Art ist differenzialdiagnostisch zudem an eine Plexusläsion zu denken.

Die sog. *neurogene Klaudikation* läuft der Regel zuwider, dass Ruhe radikuläre Schmerzen verschlimmere. Die Beinschmerzen sind vom radikulären Typ, jedoch ausgelöst durch Gehen oder Stehen, fast immer zusammen mit Fußkribbeln oder Schweregefühl der Beine. Ursache ist die LWS-Lordosierung in Kombination mit degenerativ eingeengten Foramina oder Spondylolisthesis. Eine oder mehrere Wurzeln, oft beidseitig, können betroffen sein. Bücken oder Hinlegen bessern meist rasch. Die Differenzialdiagnose zur peripher-vaskulären Klaudikation ist unter Einbeziehen von Schmerzausstrahlung, Kribbeln und Pulsstatus leicht. Die sehr seltene neurogene Klaudikation bei vaskulären oder komprimierenden Rückenmarkserkrankungen mit marginaler, belastungsabhängig dekompensierender Perfusion macht kaum je Schmerzen.

Plexusläsionen. Analog zu den Armen können schmerzhafte Beinplexusläsionen differenzialdiagnostisch schwierig gegen (mehr)radikuläre lumbale Reiz- und Ausfallsyndrome abzugrenzen sein. Die neuralgiformen Schmerzen werden als „Ischias" beschrieben und sind nicht selten monoradikulär lokalisiert, z. B. nur am Unterschenkel. Direkte Plexusprovokationsmanöver gibt es kaum (tiefer Unterbauchdruck manchmal mit einschießendem Schmerz), aber das Lasègue-Zeichen kann wie bei Wurzelreizung positiv sein. Neurologische Feindiagnostik (Mitbeteiligung der paraspinalen Muskulatur; Sensibilität), abdominaler Lokalbefund und neuroradiologische Abklärungen entscheiden.

Das *retroperitoneale Hämatom* beginnt meist akut, seltener auch insidiös, mit inguinalen und vorderen Oberschenkelschmerzen, gefolgt von Lähmung und Fühlstörung des N. femoralis bei Iliakushämatom und/

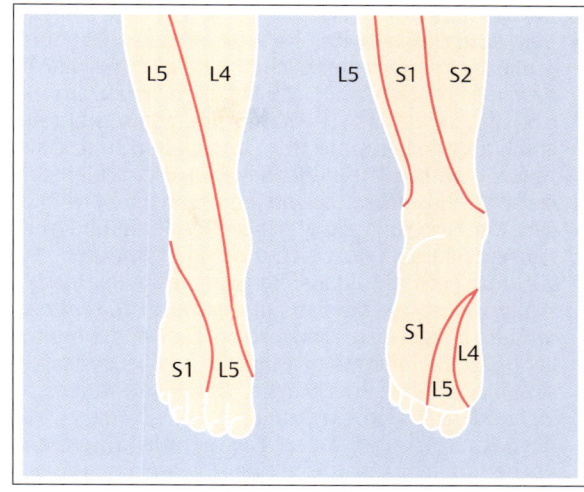

Abb. 8.7 Dermatome L4/L5/S1 am Unterschenkel und Fuß. Radikuläre Reizung macht Schmerzausstrahlung und/oder Kribbeln im betroffenen Dermatom. Großzehe = L5, Kleinzehe = S1.

oder des N. obturatorius bei Psoashämatom. Der Femoralis-Dehnschmerz ist wie bei einem L4- oder L3-Syndrom positiv, aber das lumbovertebrale Schmerzsyndrom fehlt, und es lassen sich eine Koagulopathie (z. B. Hämophilie), zu hoher INR (tiefer Quick) oder die unheilige Allianz von Antikoagulation und Antiaggregation (nichtsteroidale Antirheumatika!) erfragen.

Die seltene *lumbosakrale Plexitis*, mit gleicher Ätiologie wie die Armplexusneuritis (s. o.), beginnt meist ebenfalls akut. Es können überwiegend Anteile des lumbalen (Femoralis) oder aber des sakralen Plexus (Ischiadikus) beteiligt sein, und der Schmerz geht wie auch am Arm der Lähmung Stunden bis Tage voraus.

Bei schleichendem Beginn sind ätiologisch *maligne infiltrative/kompressive Prozesse* zu evaluieren, wobei die Schmerzen neurologischen oder lokalen Befunden lange vorangehen können. Nach Bestrahlung mit Feld im Plexusbereich kommt zudem noch nach Jahren eine *Röntgen-Plexusläsion* in Frage.

Die *iatrogene Plexus- oder Ischiadikusläsion* durch intraarterielle Injektion (A. glutea inferior) bzw. deponierte toxische Substanzen manifestiert sich meist unmittelbar anschließend an die Injektion – ausnahmsweise aber auch erst nach mehrstündiger Latenz – mit „Ischias", Beinschwäche und Fühlstörung. Quälende neuralgiforme Beinschmerzen bei oft wenig Ausfallsymptomatik können auch aus *Überdehnungsläsionen des Ischiadikus* bei Hüftprothesenimplantation resultieren. Andere intraoperative, traumatische (Beckenringfrakturen) und geburtstraumatische Plexusschäden sind selbstevident und meist wenig schmerzhaft.

Diabetische Neuropathie. Die pathogenetisch komplexe proximale diabetische asymmetrische Neuropathie befällt mit Vorliebe und ebenfalls akut den N. femoralis (seltener auch andere proximale Beinnerven) und ist vor allem bei latentem Diabetes mellitus eine differenzialdiagnostische „Knacknuss". Vor allem radikuläre Syndrome, aber auch Plexusprozesse sind klinisch oft kaum davon abgrenzbar.

8 Arm- und Beinschmerzen neurogener Art

Mononeuropathien.
➤ Das *Piriformissyndrom* ist eine seltene, fast ausschließlich posttraumatische Einklemmungsneuropathie des N. ischiadicus im Foramen infrapiriforme nach Sturz auf das Gesäß, typischerweise ohne Ischialgie, jedoch mit lokalen Druckdolenzen und abnormer Tinel-Empfindlichkeit des N. ischiadicus. Der ebenfalls seltene *katameniale „Ischias"* ist eine Druckneuropathie am gleichen Ort durch Endometrioseinseln; er verrät sich durch den Zyklus.
➤ Inguinal sind die *Einklemmungsneuropathie des N. iliohypogastricus, ilioinguinalis und/oder N. genitofemoralis* „Plagegeister" höchsten Grades. Fast immer als Spätfolge operativer Eingriffe am Leistenkanal, selten auch ohne ersichtliche Ursache, kommt es zu ziehenden, quälenden Dauerschmerzen einseitig in der Leiste, oft ausstrahlend nach genital („Spermatikusneuralgie"), mit nur geringer Besserung im Liegen. Fühlstörungen in den sich überlappenden Arealen sind oft schwerlich nachweisbar; die Leitungsanästhesie ist diagnostisch. Differenzialdiagnostisch sind *hohe lumbale radikuläre Schmerzen* (s. o.) und die sog. *Pudendusneuralgie* abzugrenzen, ebenfalls meist eine Einklemmungsneuropathie mit mittelliniennahem und genital zentriertem Schmerz.
➤ Häufig ist die *Meralgia paraesthetica*, eine Druck- oder Einklemmungsneuropathie des N. cutaneus femoris lateralis beim Durchtritt durch das inguinale Ligament oder im kleinen Becken. Oft besteht nur ein wenig störender tauber ovaler Fleck am seitlichen Oberschenkel. Manchmal jedoch dominieren reißende oder brennende Schmerzen – auch nachts – und extrem schmerzhafte Berührungsüberempfindlichkeit am seitlichen Oberschenkel. Die Differenzialdiagnose zum sensiblen Wurzelreiz- und Ausfallsyndrom *L3* ist oft tückisch, und eine neuroradiologische Abklärung im Zweifelsfall nötig. Klinische Entscheidungshilfen sind abnorme Tinel-Empfindlichkeit am inguinalen Durchtrittspunkt, normaler motorischer Befund und Reflexbefund sowie das betroffene sensible Areal: Es greift nie über die Oberschenkelmittellinie nach innen, jedoch oft weit gegen den Beckenkamm und ausnahmsweise etwas über den Kniebereich nach distal. Die probatorische Leitungsanästhesie des Nervs unterbricht manchmal auch radikuläre Schmerzen, und umgekehrt ist der sog. Femoralis-Dehnschmerz manchmal auch bei der Meralgie positiv! Bei Zweifeln an einer ligamentären Einklemmungsneuropathie (kein Hängebauch, kein abnormer Tinel am Durchtrittspunkt, keine Druckexposition) ist eine retroperitoneale und abdominelle Abklärung mit der Frage nach komprimierenden Prozessen indiziert.
➤ Analoge Syndrome sind bekannt vom Hauptast des *N. obturatorius* (Areal medialer distaler Oberschenkel), vom *R. infrapatellaris n. sapheni* (Gonyalgia paraesthetica, Areal infrapatellär lateral), vom *N. saphenus* (Areal distaler medialer Unterschenkel) und *N. suralis* (Areal R. cutaneus lateralis: lateraler Fußrand) sowie von den *Rr. calcaneares*.
➤ Neben der seltenen *Digitalgia paraesthetica* mit entsprechender Fühlstörung gibt es ein spezifisches Leiden der plantaren Zehennerven: die *Morton-Metatarsalgie* (Überdehnungsneuropathie mit neuromartiger Formation). Einschießende Vorderfuß-/Kleinzehenschmerzen beim Gehen, der Tinel-Punkt und die sofort wirksame Lokalinfiltration (von oben!) mit Procain führen zur Diagnose.
➤ Auch das *Tarsaltunnelsyndrom* macht in erster Linie Berührungsmissempfindungen an der inneren Fußsohle beim Gehen, aber gelegentlich auch spontane Missempfindungen nachts. Befunde sind bei dieser chronischen Einklemmungsneuropathie des distalen N. tibialis im ossär-fibrösen Kanal am Innenknöchel oft rar, aber die Leitungsblockade am inneren Knöchel und schließlich eine Elektroneurographie (Impulsleitungsverzögerung im Kanal) sind diagnostisch.

8.8 Differenzialdiagnose beidseitiger neurogener Arm- und/oder Beinschmerzen

Topische neurologische Syndrome. Hier sind zu erwähnen:
➤ zentrale Schmerzsyndrome:
  – Spinalis-anterior-Syndrom,
  – Syringomyelie,
  – Tabes dorsalis,
➤ Kaudaprozesse,
➤ Polyradikulitis (Bannwardt, Guillain-Barré, HIV und andere),
➤ bilaterale radikuläre Syndrome verschiedener Ursache,
➤ Polyneuropathie (Diabetes, Alkohol, HIV und andere),
➤ Painful Legs and Moving Toes,
➤ hereditäre neuralgische Amyotrophie.

Klinik und differenzialdiagnostische Abgrenzung

Zentrale Syndrome. Der meist dramatische Beginn beim *Spinalis-anterior-Syndrom* mit den fürchterlichen einschießenden Beinschmerzen (selten Arme) lässt wenig diagnostische Zweifel und wenig differenzialdiagnostischen Spielraum (s. zentrale Schmerzen).

Bei chronischen beidseitigen neuralgiformen Armschmerzen und zentralen Zeichen ist an *Syringomyelie* oder *Halsmarkastrozytom* zu denken.

Stereotyp oft ganz umschrieben einschießende „lanzinierende" Schmerzen, vorzugsweise in den Beinen, aber auch an Armen oder Rumpf, sind zusammen mit dem neurologischen Befund leicht als *Tabes dorsalis* zu diagnostizieren (s. zentrale Schmerzen).

Kaudaprozesse. Starke Beinschmerzen sind typisch bei *Kaudaradikulitis* (und Arachnoiditis), bei ankylosierender Spondylarthritis sowie bei Zytomegalie-assoziierter Kaudaradikulitis (AIDS), die von der HIV-Polyneuritis klinisch anhand dominierender Sphinkterstörungen und schwerer Beinlähmungen mehr oder weniger abgrenzbar ist. Entzündliche Kaudasyndrome können auch schmerzfrei ablaufen, wie z. B. bei Herpes-Typ-II-Infekt (Elsberg-Syndrom). Ebenso machen raumfordernde Prozesse mit *Kaudakompression* eher Kreuz- als Beinschmerzen, aber auch hier gibt es Ausnahmen, so z. B. beim kanalfüllenden Ependymom oder Neurofibromen des Filum terminale.

Polyradikulitis. Polyradikulitiden beginnen plötzlich oder rasch, meist mit distalem Kribbeln/Taubheitsgefühl oder Schwäche, haben einen determinierten Verlauf von Wochen bis Monaten und sind initial oft und manchmal über Tage von reißenden (Arm- und) Beinschmerzen begleitet. Typisch ist dies für das *Bannwardt-Syndrom* (Borreliose), aber auch für die verschiedenen Formen der *Guillain-Barré-Polyradikulitis*. Im Gegensatz zu den Polyneuropathien ist der Liquor pathologisch (Eiweißerhöhung und/oder Pleozytose).

Bilaterale radikuläre Syndrome. Differenzialdiagnostisch sind bilaterale (mehr-)radikuläre Reiz- und Ausfallsyndrome durch ein epidurales Hämatom, einen epiduralen Abszess, eine spinale Subarachnoidalblutung oder aber durch ossäre Metastasen zu bedenken, lumbal vor allem bei Prostatakarzinom. Radikuläre Provokationsmanöver, klinischer und radiologischer Lokalbefund sowie der Liquor (Tumorzellen) sind die differenzialdiagnostisch entscheidenden Kriterien. Invers verhalten sich die radikulären Schmerzen bei neurogener Klaudikation (s. einseitige Beinschmerzen): Bewegung provoziert, Ruhe bessert.

Polyneuropathie. Beidseitige neuralgiforme Unterschenkel- und/oder Fußschmerzen mit schleichendem Beginn und chronischem Verlauf weisen auf eine Polyneuropathie vom Schmalfasertyp. Kribbeln/Taubheitsgefühl in Zehen, gleichzeitig mit den Schmerzen oder auch später beginnend, sind typische Begleitsymptome. Finger- und Handschmerzen/-brennen/-kribbeln kommen oft viel später dazu, können aber auch Erstmanifestation sein, z. B. bei provozierender Kälte- oder Hitzeexposition (Fabry-Erkrankung!). Neurologische Befunde sind oft lange diskret; in erster Linie ist nach sockenförmigen Fühlstörungen, plantarer Anhidrose und Hyporeflexie zu fahnden. Differenzialdiagnostisch sind, wie oben erwähnt, *Polyradikulopathien* (vor allem die chronische inflammatorische demyelinisierende Polyradikulopathie), *Kaudaprozesse* oder *bilaterale radikuläre Läsionen* zu evaluieren, welche allesamt keine Anhidrose machen. Ätiologische Favoriten sind Noxen, welche vor allem dünne Nervenfasern schädigen, so Diabetes mellitus, Alkohol, Disulfiram, Goldbehandlung, Avitaminosen (painful feet). Auch einige *paraproteinämische Neuropathien* (Amyloidose, essenzielle gemischte Form der Kryoglobulinämie, Neuropathie mit monoklonaler Gammopathie unklarer Signifikanz [MGUS]) sowie das *Angiokeratoma corporis diffusum Fabry* beginnen vorzugsweise und manchmal akut mit dumpfen, brennenden oder lanzinierenden Fuß- oder Handschmerzen. Die ziehenden Beinschmerzen bei HIV-Polyneuropathie sind wahrscheinlich ebenso sehr neuropathisch wie auch radikulitisch und myelitisch mitbedingt.

Painful Legs und Restless Legs. Das Syndrom der „painful legs and moving toes" beschreibt eine merkwürdige wurmartige ständige Bewegungsunruhe der Zehen zusammen mit ziehenden oder dumpfen Fuß- oder Beinschmerzen, meist beidseitig. Es gilt bei sonst normalem neurologischem Befund als eigenständiges Krankheitsbild (zentraler Genese?). Bewegungsunruhe der Zehen kann aber auch Folge verschiedener Schmerzzustände und somit unspezifisch sein, z. B. bei diabetischer Polyneuropathie oder bei einem Wurzelprozess.

Das Restless-Legs-Syndrom umfasst eher diffuse Missempfindungen als eigentliche Schmerzen in den Beinen sowie Bewegungsdrang, der sich in Herumgehen, aber auch in unwillkürlichen Bewegungen äußern kann. Die Beschwerden beginnen oder kulminieren typischerweise zur abendlichen Ruhe- oder Bettzeit und verschwinden durch Bewegen. Übergänge zu den „painful legs and moving toes" sind fließend, und auch hier gibt es sowohl idiopathische als auch symptomatische Formen.

Analog zu den Beinen sind auch *„painful hands and moving fingers"* sowie *„restless arms"* beschrieben. Beidseitige neurogene Arm- oder Handschmerzen ohne wesentliche Beinbeteiligung sind insgesamt selten. Differenzialdiagnostisch beherrschen – akut oder chronisch – bilaterale zervikale Wurzelsyndrome das Feld; ein beidseitiges Karpaltunnelsyndrom kann sich einmal täuschend ähnlich manifestieren. Mit akutem Beginn kommen ausnahmsweise auch eine beidseitige Plexitis oder neuralgische Schulteramyotrophie (s. o.) in Frage, insbesondere die seltene autosomal dominant vererbte neuralgische Amyotrophie (Familienanamnese!).

Literatur

Adams RD, Victor M, Ropper AH (eds.). Principles of Neurology. 7 th ed. New York: McGraw-Hill Book Company 2001.

Hess K, Steck A (Hrsg.). Neurologie-Kompendium. Bern: Hans Huber 2002.

Massey EW. Sensory mononeuropathies. Semin Neurol 1998; 18: 177–83.

Mumenthaler M, Schliack H. Läsionen peripherer Nerven. 8. Aufl. Stuttgart: Thieme 2003.

Van der Laan L et al. Complex regional pain syndrome type I (RSD). Neurology 1998; 51: 20–5.

Wall PD, Melzack R. Textbook of Pain. 4th ed. New York: Churchill Livingstone 1999.

Wasner G, Baron R. Zentrale Schmerzen – Klinik, pathophysiologische Konzepte und Therapie. Akt Neurologie 1998; 25: 269–76.

9 Schmerzen bei Erkrankungen der Gefäße

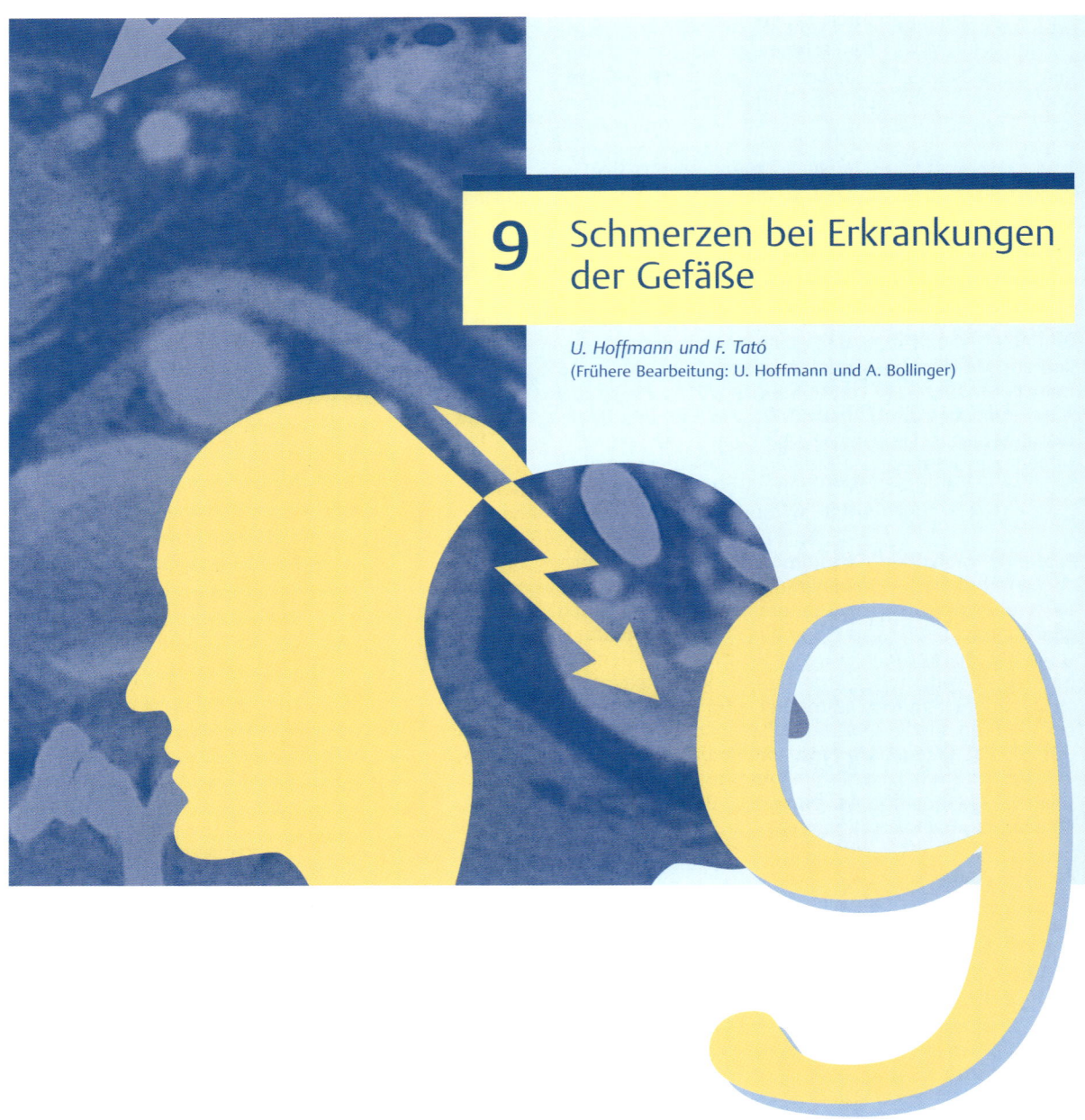

U. Hoffmann und F. Tató
(Frühere Bearbeitung: U. Hoffmann und A. Bollinger)

Schmerzen bei Erkrankungen der Gefäße

9.1 Erkrankungen der Arterien — 318

Arterielle Verschlusskrankheiten — 318
Symptomatik — 318
- Claudicatio intermittens — 318
- Vaskulärer Ruheschmerz und ischämische Läsion — 319
- Stadieneinteilung der arteriellen Verschlusskrankheit — 319

Diagnostik — 319
Obliterierende Arteriosklerose (Atherosklerose) — 323
Thrombangiitis obliterans — 324
Kollagenkrankheiten — 324
Riesenzellarteriitis — 324
Takayasu-Arteriitis (Synonyma: pulslose Krankheit, Aortenbogensyndrom) — 324
Iatrogen bedingte Arterienverschlüsse — 324
Kompressionssyndrom der A. poplitea (Entrapment-Syndrom) — 325
Zystische Adventitiadegeneration — 325
Fibromuskuläre Dysplasie — 325
Essenzielle Thrombozytose — 325
Mediasklerose — 325

Embolische Verschlüsse — 326

Aneurysmen und Fisteln — 326
Fusiforme und sackförmige Aneurysmen — 326
Aneurysma spurium — 327
Arteriovenöse Fisteln — 327

Funktionelle Gefäßerkrankungen — 328
Spasmen der muskulären Stammarterien (Ergotismus) — 328
Raynaud-Phänomen — 329
Akrozyanose und Erythrozyanose — 330
Erythromelalgie — 330

9.2 Erkrankungen der Endstrombahn — 330
Diabetische Mikroangiopathie — 330
Mikroangiopathie bei Kollagenkrankheiten — 330
Livedo reticularis bzw. racemosa — 331
Rezidivierendes Fingerhämatom — 331
Tibialis-anterior-Syndrom — 331

9.3 Erkrankungen der Venen — 332
Oberflächliche Thrombophlebitis — 332
Tiefe Becken- und Beinvenenthrombose — 333
Armvenenthrombose (Thrombose par effort) — 334
Primäre Varikose — 335
Chronisch venöse Insuffizienz — 335

9.4 Erkrankungen der Lymphgefäße — 337

9.5 Neurovaskuläres Schultergürtel-Kompressionssyndrom — 337

9.6 Restless Legs — 338

9.7 Morbus Sudeck — 338

9 Schmerzen bei Erkrankungen der Gefäße

9.1 Erkrankungen der Arterien

Arterielle Verschlusskrankheiten

Definition und Einteilung. Unter dem Begriff der arteriellen Verschlusskrankheiten werden Prozesse zusammengefasst, die zu Obstruktionen der arteriellen Strombahn führen.

Die arteriellen Verschlusskrankheiten lassen sich einteilen in die arterielle Verschlusskrankheit
- der Aorta und der Becken-/Beingefäße,
- der hirnversorgenden Gefäße (zerebrovaskuläre Verschlusskrankheit),
- der oberen Extremitäten,
- der koronaren Gefäße (koronare Herzkrankheit) und
- der viszeralen Gefäße (renovaskuläre und mesenteriale Verschlusskrankheit).

In diesem Kapitel wird in erster Linie auf arterielle Obstruktionen der Extremitäten eingegangen, und die damit zusammenhängenden differenzialdiagnostischen Aspekte werden behandelt.

Epidemiologie. Die arterielle Verschlusskrankheit von Gliedmaßenarterien ist häufig. Entsprechende Veränderungen der Becken- oder Beinarterien finden sich bei 2 % der berufstätigen Männer in der Altersklasse zwischen 35 und 45 Jahren. Mit dem Alter steigt die Häufigkeit deutlich an und liegt bei ca. 18 % in der Altersklasse über 65 Jahren.

> Die Hälfte bis zwei Drittel der Patienten mit objektivierbarer Verschlusskrankheit ist jedoch asymptomatisch.

Symptomatik

Claudicatio intermittens

Schmerzcharakter. Die Patienten klagen über streng belastungsabhängige Schmerzen, die am häufigsten in der Wadenmuskulatur auftreten. Sie korrelieren mit dem Ausmaß der Belastung (bergauf schlimmer als flache Gehstrecke) und verschwinden beim Stillstehen innerhalb von Sekunden bis Minuten („*Schaufensterkrankheit*"). Die schmerzfreie Gehstrecke kann dabei tageszeitlich schwanken. Beim sog. *Walking-through-Phänomen* kann der Patient trotz fortgesetzter oder leicht reduzierter Belastung mit abklingendem Schmerz weiterlaufen. Hier liegt meist eine gut kompensierte arterielle Obstruktion vor.

Schmerzlokalisation. Die Lokalisation des Schmerzes in der Wade ist am häufigsten (Oberschenkelarterie). Zusammen mit der o. g. charakteristischen Klinik weist die myogene Claudicatio mit hoher Treffsicherheit auf eine arterielle Obstruktion hin. Je nach Sitz des Verschlussprozesses kann die Claudicatio auch Gesäß- und Oberschenkelmuskulatur (Aorta, Beckenarterien), Fuß- (Unterschenkel-/Fußarterien) oder Armmuskulatur (A. subclavia) betreffen.

> „Untypische" Lokalisationen der Claudicatio, welche sich vor allem im Gesäß und Oberschenkel nur als Müdigkeitsgefühl äußern können, führen nicht selten zu Fehldiagnosen.

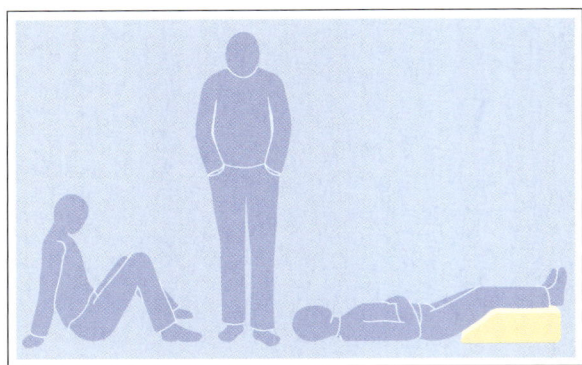

Abb. 9.1 Typische Körperhaltungen, in denen Klaudikationsschmerzen am schnellsten abklingen. Links: Kompression der Cauda equina, Mitte: arterielle Claudicatio, rechts: Claudicatio venosa.

Differenzialdiagnostische Abgrenzung. Von der Claudicatio arteriosa differenzialdiagnostisch abzugrenzen ist die neurogene Form. Diese sog. Claudicatio intermittens der Cauda equina oder *Claudicatio spinalis* führt nach einer beschwerdefreien Gehstrecke vor allem beim Abwärtsgehen zu neurologischen Symptomen an beiden, selten nur an einem Bein. Sie äußert sich häufig in einem pseudoradikulären Bild, kombiniert mit einer Beinschwäche und lumbalen Rückenschmerzen. Im Gegensatz zur Claudicatio arteriosa führt Stillstehen allein nicht zur Beschwerdefreiheit. Die Kyphosierung der Wirbelsäule (Abb. 9.1) verbessert die Beschwerden, die meist jedoch nicht ganz verschwinden. Eine Lordosierung verstärkt dagegen die zugrunde liegende Einengung des Spinalkanals. Neben dem engen Spinalkanal führt möglicherweise eine vermehrte Perfusion der Strukturen im Spinalkanal unter körperlicher Belastung zu einer zusätzlichen Kompression. CT oder MRT sichern die Diagnose.

Eine weitere Differenzialdiagnose des belastungsinduzierten Beinschmerzes stellt die seltene Form der *Claudicatio venosa* dar. Sie tritt vor allem bei jüngeren, sportlich aktiven Patienten bei Status nach Beckenvenenthrombose auf. Unter starker körperlicher Belastung kommt es zu einer Dekompensation des behinderten venösen Rückstromes. Plethysmographische Untersuchungen während Laufbandarbeit dokumentieren, dass das Beinvolumen im Gegensatz zur gesunden Gegenseite kontinuierlich bis zum Schmerz ansteigt. Das Berstungsgefühl, das am raschesten unter Beinhochlagerung abklingt (Abb. 9.1), zwingt die Patienten zum Anhalten.

Gerade bei älteren Patienten besteht nicht selten die Notwendigkeit, eine Claudicatio intermittens arteriosa von ebenfalls vorhandenen *muskuloskelettalen, arthrogenen oder neurogenen Extremitätenschmerzen* abzugrenzen. Durch die genaue Anamnese, verbunden mit klinischen und ggf. einfachen nichtinvasiven apparativen Untersuchungsverfahren (s. u.), gelingt in der Regel die Zuordnung der Beschwerden.

Vaskulärer Ruheschmerz und ischämische Läsion

Vaskulärer Ruheschmerz. Während bei der Claudicatio intermittens nur eine Durchblutungsinsuffizienz unter Belastung auftritt, genügt beim vaskulären Ruheschmerz die Blutversorgung bereits in Ruhe nicht mehr zur Deckung der nutritiven Bedürfnisse. Der Ruheschmerz entsteht vor allem in Horizontallage und wird durch Herabhängenlassen der Beine gebessert (Großvater, der im Lehnstuhl schläft). Der Schmerz betrifft fast ausschließlich die Akren (Fuß und Zehen, seltener Finger).

Nichtvaskuläre Ruheschmerzen. Diese Schmerzen, wie sie z. B. als nächtliche Wadenkrämpfe, bei muskulärer Überbelastung, im Rahmen von Neuropathien, bei rheumatologischen Erkrankungen oder bei chronisch venöser Insuffizienz auftreten, betreffen – im Gegensatz zu den akralen vaskulären Ruheschmerzen – häufig die Unter- oder Oberschenkelmuskulatur. Eine eingeschränkte aktive und passive Beweglichkeit der Extremität weist auf arthrogene Beschwerden hin. Auch hier bringen die Anamnese (z. B. vorausgegangene Claudicatio intermittens) und der klinische Befund (s. u.) häufig schon Klarheit.

Nekrose. Als Folge der Durchblutungsinsuffizienz in Ruhe kann sich eine eigentliche Nekrose entwickeln (Abb. 9.2). Je nach Vorhandensein eines Infektes spricht man von trockener oder feuchter Gangrän. Sie entwickelt sich in der Regel an den Akren, da hier die prekärsten Durchblutungsverhältnisse (letzte Wiese) herrschen.

Stadieneinteilung der arteriellen Verschlusskrankheit

Tab. 9.1 gibt die gebräuchliche Einteilung der peripheren arteriellen Verschlusskrankheit wieder (modifiziert nach Fontaine).

In den Stadien I und II besteht eine kompensierte arterielle Durchblutungsstörung, während in den Sta-

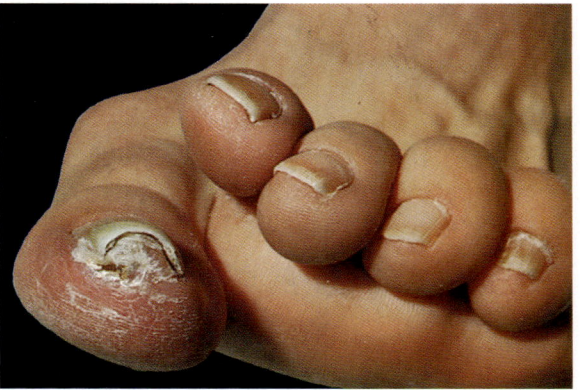

Abb. 9.2 Beginnende Gangrän an der linken Großzehe bei 32-jähriger Patientin mit Thrombangiitis obliterans (multiple Verschlüsse der Unterschenkelarterien).

Tabelle 9.1 Stadien der peripheren arteriellen Verschlusskrankheit

Stadium	Definition
I	objektivierbare Verschlusskrankheit, keine charakteristischen Symptome
II a	Claudicatio intermittens, schmerzfreie Gehstrecke > 200 m
II b	Claudicatio intermittens, schmerzfreie Gehstrecke < 200 m
III	Ruheschmerzen
IV	Nekrose, Gangrän

dien III und IV eine dekompensierte hämodynamische Situation mit Gefährdung der Extremität (*kritische Ischämie*) vorliegt. Eine Besonderheit stellt der Gewebedefekt (z. B. nach Trauma) bei kompensierter arterieller Durchblutung dar. Hier spricht man im Unterschied zur ischämisch bedingten Nekrose des Stadium IV vom *komplizierten Stadium II*.

Zunehmend findet die detailliertere Stadieneinteilung nach Rutherford Beachtung, die neben rein klinischen Parametern auch funktionelle Befunde nichtinvasiver apparativer Testverfahren (s. u.) mit einbezieht.

Diagnostik

Körperliche Untersuchung. Die Ergebnisse von Anamnese und Inspektion werden durch gezielte Untersuchungen ergänzt.
➤ Die *Pulspalpation* erlaubt in vielen Fällen sowohl eine Bestätigung der Diagnose als auch eine approximative Lokalisation des Strombahnhindernisses. Es sei aber betont, dass palpable Pulse keineswegs eine arterielle Durchblutungsstörung ausschließen. Besonders bei Stenosen sind häufig alle peripheren Pulse tastbar.

9 Schmerzen bei Erkrankungen der Gefäße

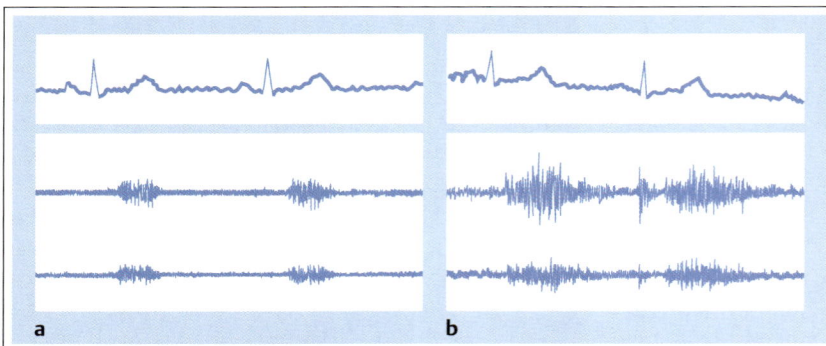

Abb. 9.3 Phonoangiogramm über einer Arterienstenose.
a Kurzes Geräusch in Ruhe.
b Lauteres und längeres Geräusch nach Belastung.

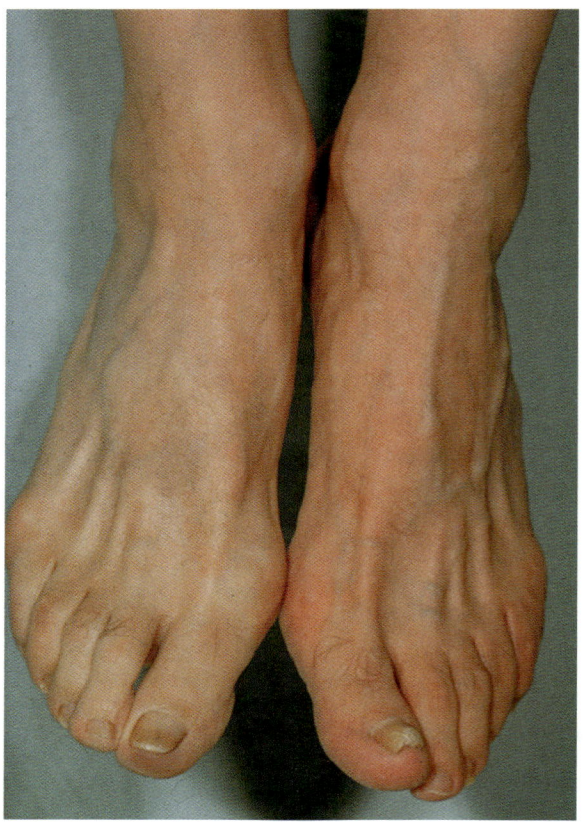

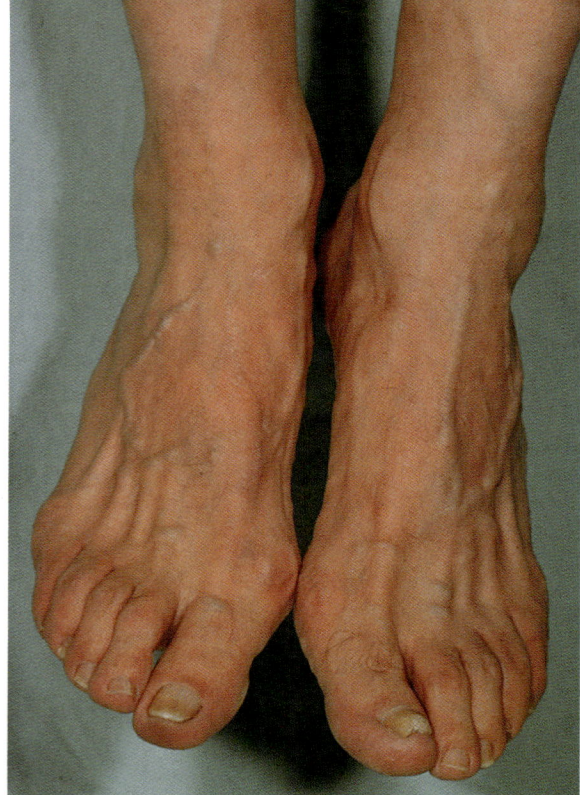

Abb. 9.4 Lagerungsprobe nach Ratschow bei vorwiegend rechts lokalisierter arterieller Verschlusskrankheit.
a Bereits wenige Sekunden nach Ende des Fußrollens und Hängenlassens der Beine hat sich der linke Fuß leicht gerötet, und die Venen über dem Fußrücken links haben sich gefüllt, während der blassere rechte Fuß noch keine Venenfüllung aufweist.
b 30 Sekunden nach Hängenlassen der Beine: deutliche Rötung und Venenfüllung beider Füße.

➤ In diesen Fällen führt die *Auskultation* weiter. An arteriellen Stenosen entstehen Wirbel, die mit dem Stethoskop als systolische oder seltener systolisch-diastolische Strömungsgeräusche hörbar sind (Abb. 9.**3**). Auskultationsstellen sind die A. carotis am Hals, die A. subclavia (Supra- und Infraklavikulargrube), die Intestinal- und Nierenarterien (Abdomen), die Beckenarterien (Leiste), die Oberschenkelarterien (Oberschenkelinnenseite) und die A. poplitea. Ein Geräusch, das bereits in Ruhe hörbar ist, entspricht fast immer einer arteriellen Stenose. Nach Belastung (ca. 5 tiefe Kniebeugen), welche die Geräusche verstärkt oder erst hörbar macht, ist ein kurz dauerndes Geräusch in der Leistengegend noch als physiologisch zu werten, während an den anderen Auskultationsstellen das Auftreten von Geräuschen als pathologisch zu bezeichnen ist. Differenzialdiagnostisch müssen die spontanen Arterientöne bei hoher Blutdruckamplitude (Aorteninsuffizienz) abgegrenzt werden.

Erkrankungen der Arterien

> Die systematische Arterienauskultation ist deshalb von großer Bedeutung, weil sie mit einfachsten Mitteln die Erfassung von Frühveränderungen erlaubt (oft vor den ersten klinischen Symptomen).

Funktionstest. Der Schweregrad einer arteriellen Durchblutungsstörung, der neben der Lokalisation für die einzuschlagende Behandlung wegweisend ist, kann semiquantitativ durch die Lagerungsprobe nach Ratschow und die Gehprobe bestimmt werden.

➤ Bei der *Ratschow-Lagerungsprobe* rollt der Patient die hoch gehaltenen Füße in den Sprunggelenken bis Ermüdungs- oder Klaudikationserscheinungen auftreten. Dabei wird auf ein eventuelles Abblassen von Fußrücken oder -sohlen geachtet. Nachdem die Beine in Hängelage gebracht worden sind, verstreichen normalerweise nicht mehr als 5–10 Sekunden bis zur reaktiven Rötung des Fußes bzw. bis zum Beginn der Venenfüllung. Eine schwere Durchblutungsstörung liegt vor, wenn die reaktive Rötung erst nach mehr als 30 Sekunden einsetzt, eine sehr schwere bei einer Verzögerung um mehr als 45 Sekunden (Abb. 9.**4**).

➤ Bei der Messung der freien *Gehstrecke* wird geprüft, welchen Weg der Patient bei einer Geschwindigkeit von 2 Schritten/s zurücklegen kann, bis typische Klaudikationsbeschwerden auftreten bzw. zum Anhalten zwingen.

➤ Die *Faustschlussprobe* wird an den oberen Extremitäten angewendet. Sie dient ebenfalls der Beurteilung des Schweregrades proximaler Verschlüsse. Bei ganz akralen Durchblutungsstörungen im Hand- und Fingerbereich (palpable Radialis- und Ulnarispulse) erlaubt sie zudem, in der Sprechstunde funktionelle von organischen Durchblutungsstörungen zu trennen. Unter Arbeit mit komprimierter A. radialis und ulnaris blassen Hand und Finger auch beim Gesunden ab. Wird die Zirkulation wieder freigegeben, so röten sich die Finger innerhalb weniger Sekunden. Bleiben Hand oder einzelne Finger zunächst blass, erfolgt die verspätet einsetzende Rötung über Kollateralgefäße.

Apparative Untersuchungsmethoden. Bei über 90 % der Patienten lässt sich aufgrund der Anamnese, Pulspalpation und Auskultation die Diagnose einer peripheren arteriellen Verschlusskrankheit stellen. Einfache apparative Untersuchungsmethoden, wie die akrale und segmentale Oszillographie oder die Messung des systolischen Knöchelarteriendruckes, dienen einerseits zur Bestätigung der Diagnose. Andererseits lässt sich hiermit sowohl die Obstruktion annähernd lokalisieren wie auch der Schweregrad der Durchblutungsstörung objektivieren. Auf der Grundlage dieser Befunde wird die Indikation zur Duplexsonographie und/oder Angiographie gestellt.

Apparative Verfahren zur Diagnostik einer hämodynamisch wirksamen arteriellen Verschlusskrankheit

Segment- und akrale Oszillographie. Mit der Segmentoszillographie lassen sich unbelastend mit Hilfe von Druckmanschetten an verschiedenen Orten (z. B. Oberschenkel, Unterschenkel, Fuß) Pulsvolumenkurven registrieren. Die akrale Oszillographie dient zur Dokumentation von Pulskurven an Fingern oder Zehen. Distal von arteriellen Obstruktionen verlaufen Pulswellenanstieg und Abfall verzögert (Abb. 9.**5**), so dass sich mit der Oszillographie Strombahnhindernisse annähernd lokalisieren lassen. Insbesondere bei der Mediasklerose (s. S. 325) mit inkompressiblen Arterien spielt die Oszillographie für die Diagnose einer peripheren arteriellen Verschlusskrankheit eine zentrale Rolle.

Poststenotischer systolischer Knöchelarteriendruck. Die Bestimmung des poststenotischen systolischen Knöchelarteriendruckes kann einfach und nichtinvasiv mit Hilfe von konventionellen Blutdruckmanschetten und eines Dopplerultraschallgerätes auch in der Praxis erfolgen. Die selten notwendige Druckmessung an Fingern oder Zehen erfordert neben speziellen Druckmanschetten die Erfassung der akralen Pulskurven entweder plethysmographisch oder mit Hilfe eines Laser-Doppler-Gerätes. Normalerweise liegt der systolische Knöchelarteriendruck gleich hoch oder höher als der Druck in den Armarterien. Ein niedrigerer Knöchelarteriendruck weist auf eine Obstruktion der Becken- oder Beinstammarterien hin. Systolische Knöchelarteriendrücke von 50 mmHg in Ruhe beweisen das Vorliegen einer schweren, die Extremität bedrohenden Durchblutungsstörung. Das Verhalten des systolischen Knöchelarteriendruckes nach einem *Belastungstest* ist ein objektiver Parameter zur Beurteilung des Schweregrades einer peripheren arteriellen Verschlusskrankheit. Die *Laufbandergometrie* erlaubt dabei eine Belastung unter standardisierten Bedingungen. Während es beim Gefäßgesunden unter einer standardisierten Laufbandbelastung nur zu einem geringgradigen Abfall des Knöchelarteriendruckes kommt, ist bei Patienten mit einer peripheren arteriellen Verschlusskrankheit ein signifikanter Abfall zu beobachten. Das Ausmaß des Druckabfalls und die Zeitdauer bis zur Erholung auf den Ausgangswert stellen ein Maß für den Schweregrad der arteriellen Obstruktion dar. Zur Differenzierung zwischen einer vaskulären und einer nichtvaskulären Claudicatio muss der Patient bis zum Auftreten der Beschwerden belastet werden. Der Abfall des Knöchelarteriendruckes unter 50 mmHg nach Belastung und Auftreten der Beschwerden beweisen hier das Vorliegen einer vaskulären Claudicatio intermittens.

Duplexsonographie. Die Duplexsonographie stellt eine Kombination aus einem Ultraschall-B-Bild und einem gepulsten Doppler mit instantaner Frequenzanalyse dar. Sie ermöglicht es, arterielle Obstruktionen präzise zu lokalisieren und ihre hämodynamische Bedeutung genau zu erfassen (Abb. 9.**7**). Die Farbkodierung des Flusssignals erleichtert erheblich das Auffinden von Gefäßen und Strombahnhindernissen (Abb. 9.**6**). Die Duplexsonographie wird in verschiedensten Gefäßregionen als weiterführende nichtinvasive Methode der Wahl eingesetzt und vermag, in einer Reihe von Fragestellungen die Arteriographie zu ersetzen. Im Bereich der Extremitätenarterien lässt sich nicht selten auf dem Boden des duplexsonographischen Befundes die Indikation zur Revaskularisation mittels Katheterverfahren stellen.

Mikrovaskuläre Untersuchungen. Hierzu gehören die Kapillarmikroskopie mit und ohne Verwendung von fluoreszierenden Indikatoren (Fluoreszenz-Videomikroskopie), die Laser-Doppler-Technik und die transkutane Messung des Sauerstoffdruckes. Diese Untersuchungen orientieren über den Zustand der Hautmikrozirkulation distal arterieller Verschlüsse und erlauben z. T. prognostische Schlüsse.

Arteriographie. Mit der Arteriographie werden die topographischen Verhältnisse arterieller Stenosen und Verschlüsse erfasst (Abb. 9.**8**). Sie ermöglicht die komplette Darstellung des Gefäßsystems der Extremitäten in hoher räumlicher Auflösung und damit eine präzise Lokalisation des Strombahnhindernisses. Damit bildet sie die Grundlage für eine differenzierte gefäßchirurgische und interventionelle Behandlung. In den Fällen, in denen ein konservatives Vorgehen indiziert ist, kann jedoch auf die Angiographie verzichtet werden. Nicht selten ergeben die angiomorphologischen Aspekte auch Hinweise auf die zugrunde liegende Ätiologie (z. B. bogenförmige Begrenzung des Verschlusses bei Embolie).

MR-Angiographie. Als nichtinvasive Alternative zur konventionellen Angiographie wird die Magnetresonanz-Angiographie mit oder ohne intravenöse Applikation von ferromagnetischem Kontrastmittel zunehmend eingesetzt. Die rasante Weiterentwicklung der MR-Technologie hat zu einer kontinuierlichen Verbesserung der räumlichen Auflösung dieses Verfahrens beigetragen. Es ist denkbar, dass in Zukunft die MR-Angiographie die konventionelle Angiographie bei vielen Fragestellungen ersetzen wird.

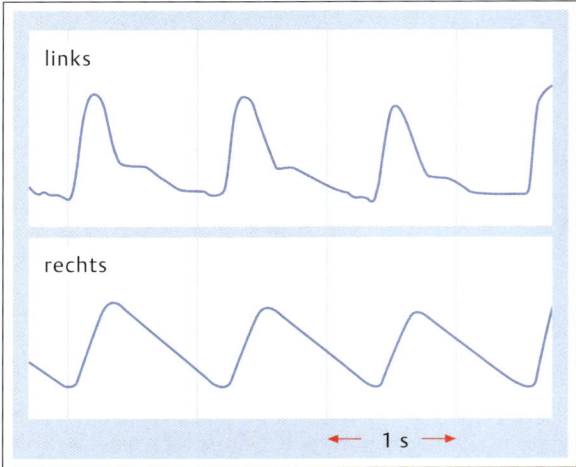

Abb. 9.5 Akrales, elektronisch verstärktes Oszillogramm mit simultaner Registrierung an beiden Großzehen. Oben: normale Pulskurve mit angedeuteter dikroter Welle; unten: abgeflachter Stenosepuls mit verzögertem Pulswellengipfel (distal eines Verschlusses der A. femoralis superficialis).

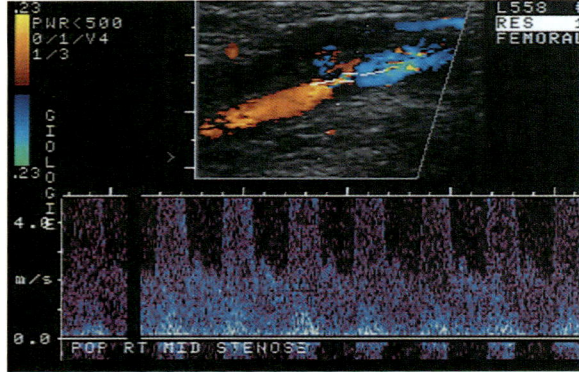

Abb. 9.6 Farbkodierte Duplexsonographie bei Stenose der A. poplitea. Das Gefäß ist prästenotisch rot, poststenotisch vorwiegend blau gefärbt (Wirbelbildung z. T. andere Strömungsrichtung). Das Sammelvolumen des gepulsten Dopplers (zwei kleine weiße Striche) befindet sich in der Stenose, die Dopplersignale (unten) sind durch hohe systolische und diastolische Geschwindigkeiten und eine ausgeprägte Spektralverbreiterung gekennzeichnet.

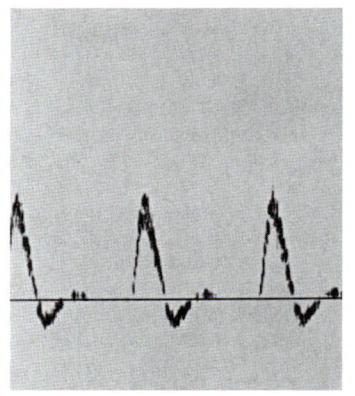 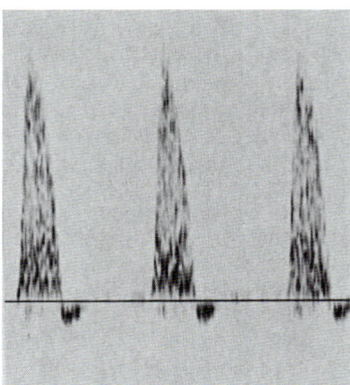 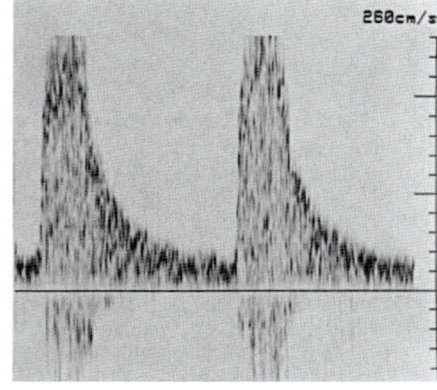

a, b   c

Abb. 9.7 Gepulste Dopplersignale mit instantaner Frequenzanalyse über Beinstammarterien.
  a Normalkurve: enges Frequenzband („offenes Fenster") und spätsystolischer Rückfluss.
  b Stenose unter 50 %: verbreitertes Frequenzband („verhängtes Fenster"), leicht gesteigerte systolische Spitzengeschwindigkeit und erhaltene Rückflusskomponente.
  c Stenose über 50 %: stark verbreitertes Frequenzband, massiv erhöhte systolische und diastolische Spitzengeschwindigkeit mit fehlendem Rückstrom.

Tabelle 9.2 Ursachen arterieller Durchblutungsstörungen

- Obliterierende Arteriosklerose (Atherosklerose)
- Thrombangiitis obliterans
- „Kollagenkrankheiten":
  - Periarteriitis nodosa
  - Lupus erythematodes
  - Sklerodermie
  - chronische Polyarthritis
- Riesenzellarteriitis (Arteriitis temporalis, Polymyalgia rheumatica)
- Takayasu-Syndrom
- Amyloidose
- Thrombozytose (essenziell oder sekundär)
- Kryoglobulinämie
- Kälteagglutinationskrankheit
- Traumata (auch stumpfe)
- iatrogen
- bei Drogenabusus
- fibromuskuläre Dysplasie
- zystische Adventitiadegeneration
- Kompressionssyndrom der A. poplitea
- Pseudoxanthoma elasticum
- endotheliale Tumoren
- kongenital (z. B. Subklaviastenose bei Aortenisthmusstenose)

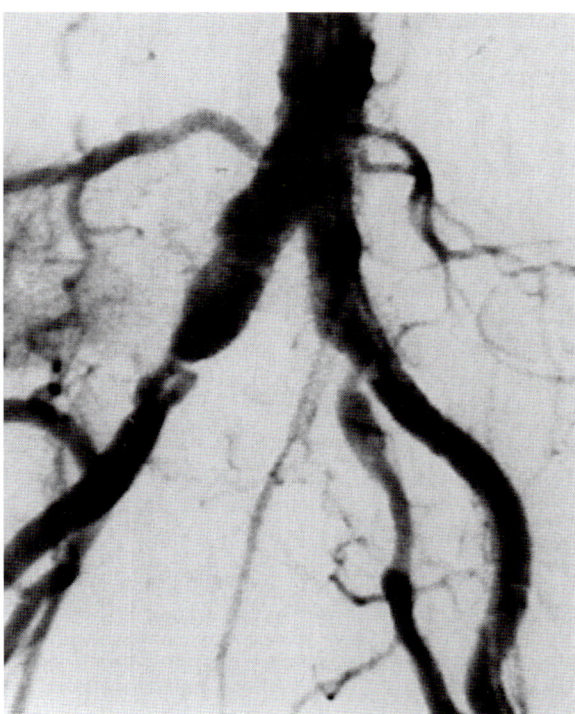

Abb. 9.8 Intraarterielle digitale Subtraktionsarteriographie mit subtotaler Stenose der rechten A. iliaca communis und Stenose der linken A. iliaca interna. Multiple Wandveränderungen.

Obliterierende Arteriosklerose (Atherosklerose)

Die Ätiologie arterieller Verschlusskrankheiten ist vielfältig (Tab. 9.**2**). Weitaus am häufigsten führt die obliterierende Arteriosklerose zur arteriellen Durchblutungsstörung.

Pathogenese. Meist entsteht der Verschluss einer Arterie in zwei Phasen. Auf die langsam progrediente Stenose (atherosklerotische Plaque, auf dem Arteriogramm als unregelmäßige Begrenzung des Lumens erkennbar) folgt der thrombotische Totalverschluss.

> Klinische Symptome treten in der Regel erst dann auf, wenn der Durchmesser der Arterie durch die Stenose um mindestens 50% eingeengt wird.

Im Zentrum der Atherogenese steht die Schädigung des Endothels durch verschiedene Faktoren. So führen die klassischen Risikofaktoren wie Rauchen, Diabetes mellitus, Hypertonie und Hypercholesterinämie schon früh zu einer funktionellen Beeinträchtigung des Endothels (endotheliale Dysfunktion). Es kommt in der Folge zu einer vermehrten Einlagerung von Lipiden und Monozyten in die Gefäßinnenwand. Die glatten Gefäßmuskelzellen proliferieren. Hierzu trägt die Freisetzung von Entzündungsmediatoren und Wachstumsfaktoren bei, die überwiegend aus aktivierten Monozyten, Lymphozyten und sich anlagernden Thrombozyten stammen. Diese inflammatorischen Prozesse steuern das weitere Wachstum und die Beschaffenheit der arteriosklerotischen Plaque. Eine hohe entzündliche Plaqueaktivität führt zu einem Abbau der fibrotischen Plaqueanteile und zur Bildung instabiler, rupturgefährdeter Plaques. Die Plaqueruptur und die hierdurch hervorgerufene arterielle Thrombose sind der Auslöser plötzlicher Gefäßverschlüsse und akuter vaskulärer Ereignisse. Die entzündliche Aktivität der Arteriosklerose spiegelt sich auch systemisch durch erhöhte Plasmaspiegel an C-reaktivem Protein (CRP) wider. Die CRP-Konzentration wird zunehmend als empfindlicher Indikator eines erhöhten kardiovaskulären Risikos erkannt.

Risikofaktoren. Zur Abklärung einer arteriosklerotisch bedingten arteriellen Durchblutungsstörung gehört die Suche nach Risikofaktoren, da durch deren Ausschaltung oder Behandlung die Progredienz der Erkrankung günstig beeinflusst wird. Neben den o.g. klassischen Risikofaktoren sind niedriges HDL-Cholesterin, hohes Lp(a) und die Hyperhomocysteinämie als Gefäßrisikofaktoren gut belegt. Bei jungen Patienten mit einer manifesten Arteriosklerose sollte an das Vorliegen einer familiären Hypercholesterinämie oder an seltene Ursachen einer prämaturen Arteriosklerose (Pseudoxanthoma elasticum, Werner-Syndrom) gedacht werden.

> Da die Arteriosklerose grundsätzlich eine systemische Erkrankung ist, muss immer nach Manifestationen der Erkrankung in den übrigen vaskulären Gebieten gesucht werden.

Die nicht atherosklerotisch bedingten arteriellen Verschlusskrankheiten umfassen ein buntes Spektrum ätiologischer Möglichkeiten (Tab. 9.**2**).

Thrombangiitis obliterans

Die auch als Morbus Buerger bekannte Krankheit betrifft bevorzugt junge Männer, in zunehmendem Maß aber auch Frauen, mit extremem Nikotinabusus. Sie darf klinisch diagnostiziert werden, wenn die Erkrankung vor dem 40. Lebensjahr beginnt, die distalen Arterien (Unterschenkel, Hand und Fuß) selektiv betroffen sind und eine Thrombophlebitis saltans (Abb. 9.**23**, Histologie: Panphlebitis chronica) vorliegt. Fehlen einzelne dieser Charakteristika (Thrombophlebitis saltans nur in ca. 40 % der Fälle vorhanden, Befall großer Arterien), so ist oft nur eine Vermutungsdiagnose zu stellen. Trotz des wahrscheinlich zugrunde liegenden autoimmunen Geschehens (Komplementfaktor C4 erniedrigt und Antielastin-Antikörper häufig erhöht) ist die Blutsenkungsreaktion kaum gesteigert. Da die zerebralen und koronaren Arterien relativ selten mitbeteiligt sind, ist die Prognose der schubweise verlaufenden Krankheit quoad vitam gut, ungünstig hingegen in Bezug auf die Erhaltung der Extremitäten, insbesondere wenn die Patienten weiter rauchen.

Kollagenkrankheiten

Durch Endangiitis und sekundäre Thrombosebildung entstandene Verschlüsse kommen auch bei den Kollagenkrankheiten vor, wobei die kleineren Gefäße ebenfalls bevorzugt erkranken. Besonders Sklerodermie und Lupus erythematodes führen oft zu peripheren arteriellen Durchblutungsstörungen, während bei der Periarteriitis nodosa multiple kleine Aneurysmata charakteristisch sind. Allerdings werden bei letzterer Erkrankung auch Patienten mit akralen Verschlüssen und Gangrän beobachtet. Der Nachweis typischer Autoantikörper (ANA, ENA, ANCA) ist diagnostisch wegweisend. Bei der Periarteriitis nodosa ist die Hepatitis-B-Serologie oft positiv.

Riesenzellarteriitis

Sie gehört zu den Panangiitiden und tritt klassischerweise als *Arteriitis temporalis* auf. Sie kann sich jedoch auch primär als *Polymyalgia rheumatica* manifestieren. Die Angiitis betrifft mittlere und große Arterien, so dass neben den zerebralen auch periphere Gefäße betroffen sein können (Prädilektionsort: A. axillaris). Typisch sind die deutliche Erhöhung humoraler Entzündungszeichen (BSG, CRP) und das Fehlen von Autoantikörpern. Die Erkrankung tritt fast ausnahmslos in der Altersgruppe über 55 Jahre auf (s. Kapitel 4).

Takayasu-Arteriitis (Synonyma: pulslose Krankheit, Aortenbogensyndrom)

Klinik. Diese Erkrankung betrifft vorwiegend jüngere Frauen und ist in Asien verbreiteter als in Mitteleuropa, wo das Aortenbogensyndrom auf artherosklerotischer Grundlage dominiert. Durch Befall der supraaortischen Äste (Karotiden, Aa. subclaviae) kommt es zu einer intermittierenden zerebrovaskulären Insuffizienz oder sogar zu irreversiblen neurologischen Ausfällen. Seltener bildet sich eine Claudicatio intermittens der Arme aus (z. B. Fensterputzen).

Diagnostik. Diagnostisch führend sind fehlende oder abgeschwächte Karotis- und Armpulse sowie Geräusche in der Halsregion und in der Fossa supraclavicularis. Im Gegensatz dazu sind die Pulse an den unteren Extremitäten kräftig. Der Blutdruck in der unteren Körperhälfte liegt meist über der Norm („umgekehrte Aortenisthmusstenose"). Bei der sog. abdominellen Form der Krankheit entwickeln sich Aortenaneurysmen, Nieren- oder Intestinalarterienverschlüsse. Die Blutsenkungsreaktion ist bei dieser Panangiitis stark beschleunigt, besonders während der oft Monate dauernden Schübe, die mit Allgemeinsymptomen verbunden sind. Autoantikörper sind nicht nachweisbar. Andere Fälle verlaufen ausgesprochen chronisch.

Differenzialdiagnostische Abgrenzung. Bei Stenosen und Verschlüssen der A. subclavia denke man immer an die Möglichkeit eines „Subclavian-steal-Syndroms". Liegt die Obstruktion proximal des Abganges der A. vertebralis, so kann Letztere als „Kollaterale" für den Arm funktionieren und dem zerebralen Kreislauf Blut entziehen (s. Kapitel 31). Abgangsnahe Stenosen und Verschlüsse der A. subclavia mit Subclavian-steal-Phänomen sind meistens arteriosklerotischer Genese, entzündliche Stenosen betreffen hingegen häufiger die distale A. subclavia und die A. axillaris.

Iatrogen bedingte Arterienverschlüsse

▶ Die versehentliche *intraarterielle Injektion* von Medikamenten (z. B. Barbiturate, Dicloxacillin, Heroin) kann zu schweren Durchblutungsstörungen mit Amputationsgefahr führen.
▶ Nach *Penicillintherapie* entwickelt sich selten eine Angiitis mit Verschlüssen kleiner oder größerer Arterien.
▶ Bei *Arterienpunktionen* mit oder ohne Einführen eines Katheters wird gelegentlich ein Intimalappen so abgelöst, dass sich in der entstandenen Tasche ein Thrombus bildet.
▶ Als Folge einer *Tumorbestrahlung* werden, oft nach einer Latenzzeit von Monaten bis Jahren, ebenfalls arterielle Stenosen oder Verschlüsse beobachtet.

Erkrankungen der Arterien

Kompressionssyndrom der A. poplitea (Entrapment-Syndrom)

Der aberrierende Verlauf einer Sehne in der Fossa poplitea kann zur Kompression der A. poplitea führen. Am häufigsten besteht eine Fehlinsertion des medialen Kopfes des M. gastrocnemius am lateralen Femurkondylus. Hier kommt es vor allem beim Gehen und Springen zur wiederholten Traumatisierung des Gefäßes, deren Folge ein thrombotischer Gefäßverschluss oft mit peripherer Embolisation ist. Häufig sind jüngere, sportlich aktive Personen betroffen, die mit einem akuten oder subakuten Ischämiesyndrom den Arzt aufsuchen.

Differenzialdiagnostische Probleme können sich gelegentlich in der Abgrenzung zur Thrombangiitis obliterans ergeben (beidseitige Manifestation). Als *„Jogger-Syndrom"* werden akute Verschlüsse durch Sehnenkompression im Adduktorenkanal beschrieben.

Zystische Adventitiadegeneration

Sie betrifft am häufigsten die A. poplitea (Abb. 9.**9**). Je nach dem Füllungszustand der Zyste, die in der Arterienwand liegt und das Lumen mehr oder weniger stark stenosiert, kann es zu einem intermittierenden Ischämiesyndrom kommen.

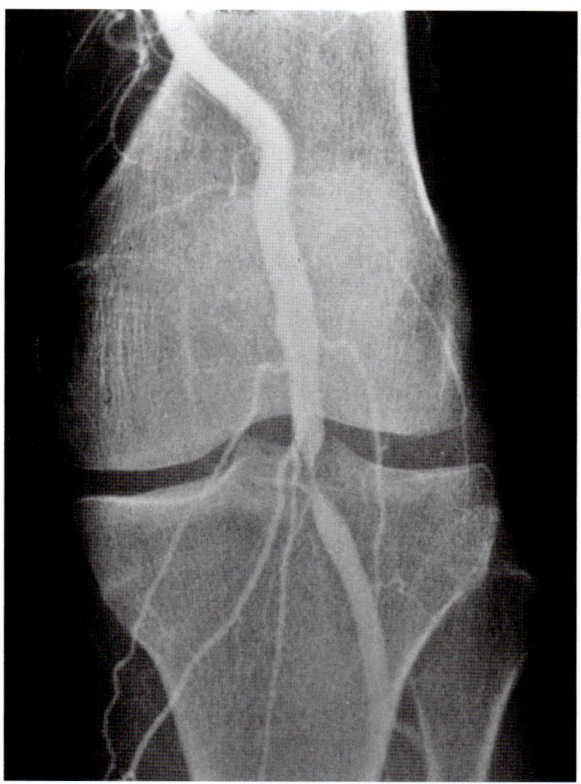

Abb. 9.9 Filiforme Stenosierung der A. poplitea durch Adventitiazyste.

Fibromuskuläre Dysplasie

Die fibromuskuläre Dysplasie kommt nicht nur an den Nierenarterien, sondern auch an den Karotiden, Intestinal- und Beckenstammarterien vor. Im Arteriogramm sind multiple sanduhrförmige Stenosen charakteristisch.

Essenzielle Thrombozytose

Die essenzielle Thrombozytose oder die Thrombozytose im Rahmen einer Polycythaemia vera begünstigt die Entstehung von Verschlüssen in größeren und vor allem auch in kleinen Gefäßen. Typisch sind hartnäckige akrale Schmerzen, die prompt auf eine Einzelgabe von Acetylsalicylsäure ansprechen. Bei Vaskulopathien unklarer Genese bringt die Thrombozytenzählung oft eine überraschende Klärung.

Mediasklerose

Die Mediasklerose (von Mönckeberg), auch als Mediakalzinose bezeichnet, ist von der Arteriosklerose mit vorwiegendem Intimabefall abzugrenzen. Radiologisch imponiert sie auf dem Leerbild als röhrenförmige Verkalkung (Abb. 9.**10**). Am häufigsten kommt sie

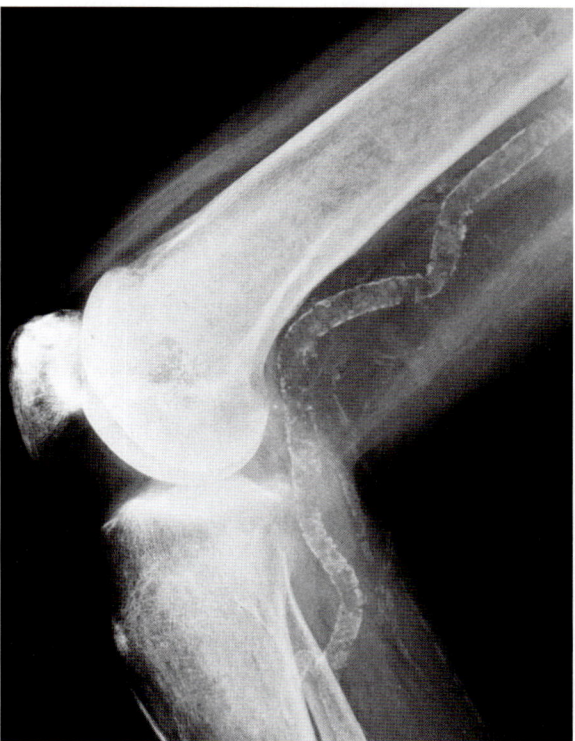

Abb. 9.10 Verkalkende Mediasklerose der A. poplitea (Röntgenleerbild).

beim Diabetes mellitus und bei der chronischen Niereninsuffizienz vor. Solange die Intima nicht mitbeteiligt ist, entsteht keine arterielle Durchblutungsstörung. Bei ausgeprägter Mediakalzinose sind die Arterien durch eine Blutdruckmanschette nicht mehr oder nicht mehr genügend komprimierbar, so dass fälschlich zu hohe Werte gemessen werden. Diese sog. Pseudohypertonie spielt vor allem bei der Bestimmung des systolischen Drucks am Knöchel (Dopplerultraschall), seltener auch am Arm (Riva-Rocci) eine Rolle. Aufschluss über den echten Blutdruck kann in diesen Fällen nur die blutige Messung geben.

Embolische Verschlüsse

Definition. Bei einer arteriellen Embolie wird das Lumen plötzlich durch einen Embolus verlegt (Abb. 9.**11**). Typischerweise bleibt das embolische Material an Aufteilungsstellen des Gefäßbaumes stecken (Femoralisbifurkation, Trifurkation am Unterschenkel), da sich hier der Gefäßdurchmesser verjüngt.

Klinik. Der Patient berichtet über einen sich plötzlich entwickelnden heftigen Schmerz in der betroffenen Extremität und erinnert sich meist genau an den Zeitpunkt des Ereignisses. Unmittelbar danach treten Ischämiesymptome auf, die sich je nach Lokalisation des Embolus entweder als *bedrohliche Ruheischämie* (Blässe, Unterkühlung, evtl. Funktionsverlust) oder als plötzlich aufgetretene *Claudicatio intermittens* äußern können.

Emboliequelle. Am häufigsten stammt der Embolus aus dem Herzen.
- Vorhofflimmern oder Myokardinfarkt können zur Bildung *parietaler Thromben* führen, die eine häufige Emboliequelle darstellen.
- Folge einer bakteriellen Endokarditis ist die *septische Embolisation*.
- Die seltenen *Vorhofmyxome* können Anteile des Myxoms embolisieren.
- *Arterioarterielle Embolien* haben ihren Ursprung in wandständigen Thromben die sich aus Aneurysmen oder rupturierten Plaques größerer Arterien lösen können.
- Im Bereich der unteren Extremitäten kann die Palpation ein *Bauchaorten- oder ein peripheres Aneurysma* als Quelle aufdecken.
- Selten kommt eine Venenthrombose bei *gekreuzter Embolie* als Ursache in Betracht (offenes Foramen ovale).
- Eine besondere Form stellt die *Cholesterinkristallembolie* dar, bei der die Kristalle durch Aufbrechen häufig aortaler arteriosklerotischer Plaques in die Blutbahn gelangen und in kleine Arterien embolisieren. Die Beteiligung der renovaskulären Strombahn führt zur akuten Niereninsuffizienz. Im Bereich der Haut findet sich eine livide, netzförmige Verfärbung. Akrale Läsionen an den unteren Extremitäten sind schmerzhaft und von protrahierter Heilungstendenz. Häufig lässt sich eine Bluteosinophilie nachweisen.

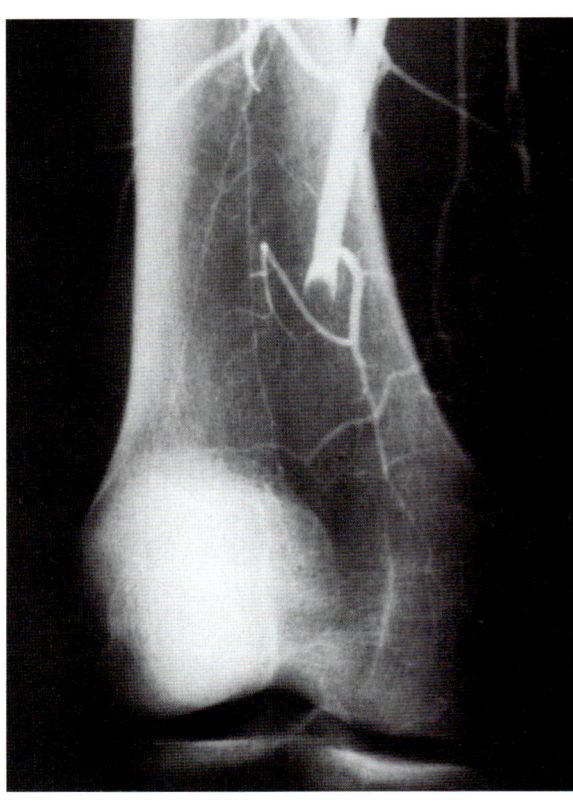

Abb. 9.11 Embolischer Verschluss der distalen A. femoralis superficialis mit bogenförmiger Begrenzung (Femoralisarteriographie).

Aneurysmen und Fisteln

Fusiforme und sackförmige Aneurysmen

Diese Aneurysmaformen entwickeln sich im Extremitätenbereich in absteigender Häufigkeit an
- A. poplitea,
- A. femoralis communis,
- A. iliaca (Abb. 9.**12**) und
- A. subclavia.

Oft treten sie doppelseitig oder multizentrisch auf (z. B. Kombination eines Bauchaorten- und Popliteaaneurysmas). Bei der sog. dilatierenden Form der Arteriosklerose können sich lange Arterienabschnitte aneurysmatisch erweitern.

Klinik. Führendes Symptom ist bei der Palpation der expansiv pulsierende Tumor. Manchmal führen erst die Komplikationen des Aneurysmas den Patienten zum Arzt.

> Im Gegensatz zu den Aortenaneurysmen ist die Ruptur eines Aneurysmas in der Peripherie selten.

Rezidivierende arterioarterielle Embolien gefährden aber die Extremität. Durch Kompression der benachbarten Vene kann es zudem zu einer akuten venösen Stase kommen (DD: akute tiefe Venenthrombose).

Diagnostik. Aneurysmen mit thrombosiertem Sack und durchgängigem Restlumen können dem arteriographischen Nachweis entgehen. Die im Bauchraum typische Kalkschale fehlt bei peripherer Lokalisation oft. Durch Sonographie lassen sich aber sowohl der Durchmesser des Aneurysmas als auch evtl. darin enthaltene Thromben erfassen (Abb. 9.**13**). CT oder MRT lassen zudem die exakte Beziehung zu den umgebenden Strukturen erkennen und sind Voraussetzung für die Planung der chirurgischen Therapie.

Pathogenese. Die fusiformen und sackförmigen Aneurysmen sind am häufigsten arteriosklerotisch bedingt. Daneben gibt es konnatale (basale Hirnarterien), traumatische, mykotische (bei bakterieller Endokarditis) und poststenotische Aneurysmen. Dissezierende Aneurysmen sind im Extremitätenbereich eine Rarität (Hauptlokalisation: thorakale Aorta). Kompressionssyndrome können durch chronische Druckschädigung des Gefäßes zu Aneurysmen führen und sollten besonders bei jungen Patienten mit Aneurysma der A. poplitea (Poplitea-Entrapment-Syndrom) oder der A. subclavia (Throracic-Outlet-Syndrom) in Betracht gezogen werden.

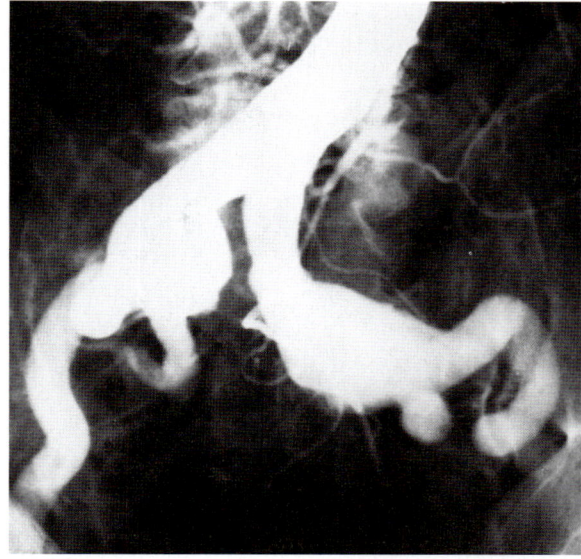

Abb. 9.12 Aneurysmen der A. iliaca communis beiderseits mit zusätzlicher Elongation der Beckenarterien.

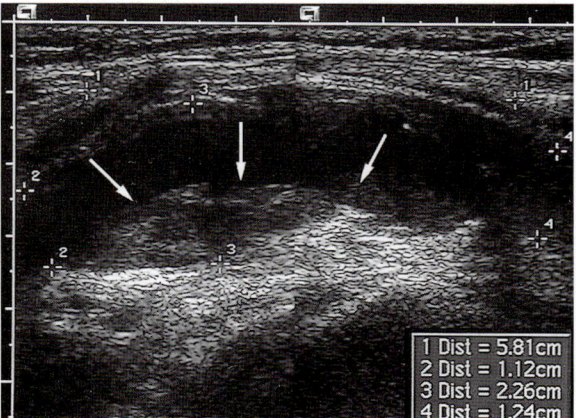

Abb. 9.13 Partiell thrombosiertes Aneurysma der A. poplitea dargestellt im Ultraschalllängsschnitt. Der maximale Durchmesser des Aneurysmas beträgt 2,3 cm bei einer Längsausdehnung von ca. 6 cm. Deutlich sind thrombotische Ablagerungen an der Gefäßwand zu erkennen (Pfeile).

Aneurysma spurium

Während die echten sackförmigen Aneurysmen aus Arterienwand bestehen, handelt es sich bei den falschen („spuria") um abgekapselte Hämatome, die mit der Arterienlichtung in Verbindung stehen.

> Ein Aneurysma spurium kann sich nach Arterienpunktionen entwickeln.

Auch an den Ansatzstellen von Kunststoffprothesen oder von Venentransplantaten bilden sich gelegentlich falsche Aneurysmen (sog. „Graft-Aneurysmen").

Arteriovenöse Fisteln

Solitäre arteriovenöse Fisteln. Leitsymptom der großkalibrigen, solitären arteriovenösen Fisteln, die meist traumatisch bedingt sind, ist das kontinuierliche systolodiastolische Geräusch. Oft ist sogar ein Schwirren palpabel. Verdächtig sind ferner vermehrt pulsierende Arterien und pulsierende Venen (zu- und abführender Schenkel). Bekannteste Komplikationen eines erheblichen arteriovenösen Shunts sind Herzinsuffizienz durch chronische Volumenbelastung und chronisch-venöse Insuffizienz der betroffenen Extremität wegen Anstiegs des peripheren Venendrucks.

9 Schmerzen bei Erkrankungen der Gefäße

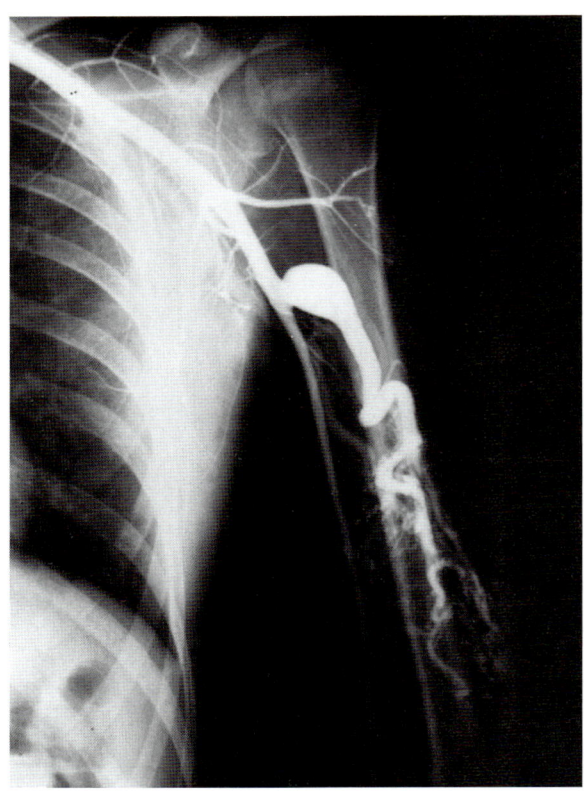

Kongenitale Angiodysplasie. Im Gegensatz zu den meist erworbenen solitären und großkalibrigen arteriovenösen Fisteln entwickeln sich die multiplen kleinkalibrigen im Rahmen einer kongenitalen Angiodysplasie (Naevus flammeus, Extremitätenhypertrophie, atypische Varizen). Gelegentlich konfluieren sie zu pulsierenden Angiomen. Mit Ausnahmen sind sie auskultatorisch stumm. Ihr Nachweis gelingt durch die Dopplersonographie oder durch vergleichende Durchblutungsmessungen an symmetrischen Extremitätenabschnitten (Venenverschluss-Plethysmographie, Duplexsonographie). Mit der MRT lassen sich neben den Volumenflussmengen die arteriellen und venösen Verhältnisse darstellen, und die Ausdehnung der arteriovenösen Angiodysplasie in den Weichteilen kann beurteilt werden. Mit der Arteriographie gelingt die exakte Darstellung der arteriovenösen Kurzschlüsse (Abb. 9.**14**).

◁ **Abb. 9.14** Konvolut kleinkalibriger arteriovenöser Fisteln am linken Oberarm bei junger Patientin mit kongenitaler Angiodysplasie. Aneurysmatisch erweiterte speisende Arterie.

Funktionelle Gefäßerkrankungen

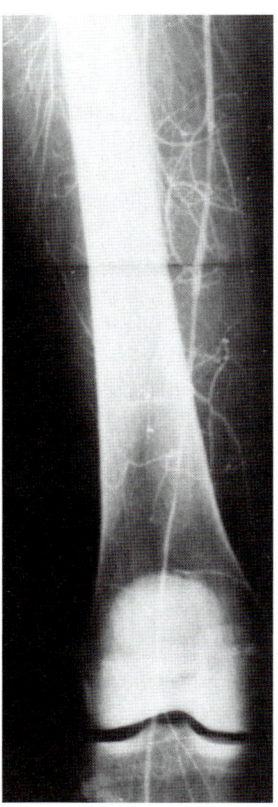
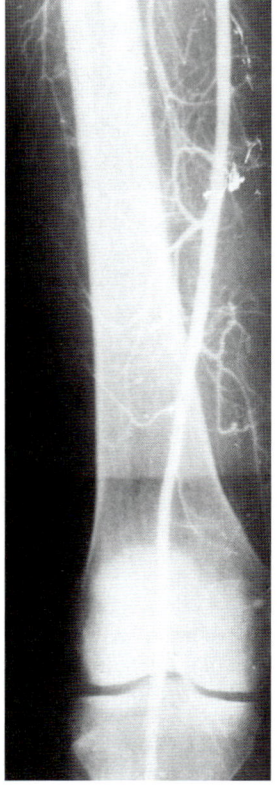

Funktionelle Gefäßerkrankungen beruhen entweder auf einer pathologisch gesteigerten Vasospastik oder seltener auf einer abnormen Tendenz zur Vasodilatation (Erythromelalgie).

Spasmen der muskulären Stammarterien (Ergotismus)

An den muskulären Stammarterien des Oberarms und Oberschenkels spielen sich bevorzugt vasospastische Vorgänge im Rahmen des Ergotismus ab. Wie organische Verschlüsse verursachen die glattwandig begrenzten, oft lange Arteriensegmente betreffenden Spasmen (Abb. 9.**15a**) eine typische Claudicatio intermittens, in fortgeschrittenen Fällen sogar eine Gangrän. Meist führt die Anamnese auf die richtige Fährte: Es handelt sich um jüngere Patienten mit Migräne, die *Ergotamintartrat-haltige Medikamente* einnehmen (besonders in Suppositorienform). Nichthydrierte

◁ **Abb. 9.15** Ergotismus.
a Filiforme, glattwandige Stenosierung der femoropoplitealen Arterien bei Patientin mit Ergotismus (Abusus von Suppositorien).
b Kontrollarteriographie nach einem Monat: Restitutio ad integrum.

Erkrankungen der Arterien

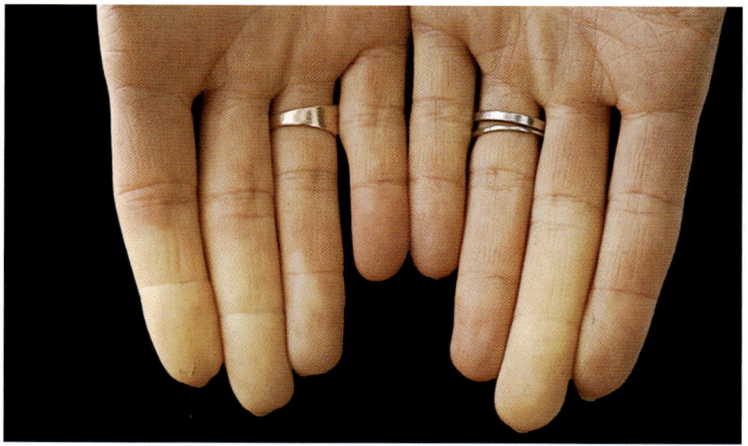

Abb. 9.16 Vasospastische Attacke bei 38-jähriger Patientin mit primärem Raynaud-Phänomen. Die Weißfärbung ist an beiden Mittelfingern und am rechten Zeigefinger deutlich.

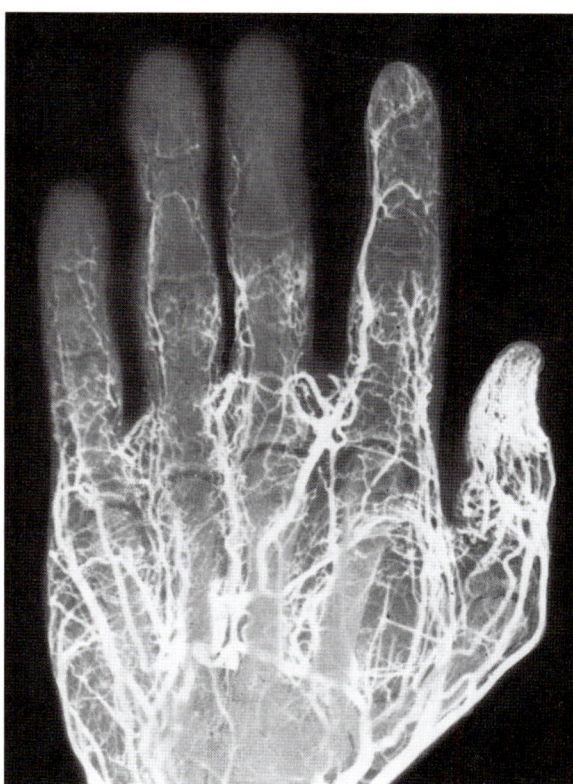

Abb. 9.17 Arteriographie der Hand bei multiplen Verschlüssen von Hand- und Fingerarterien. Am besonders schlecht versorgten Mittelfinger des 32-jährigen Mannes bestand eine Kuppennekrose.

Mutterkornalkaloide rufen praktisch nur Arterienspasmen hervor, wenn sie parenteral verabreicht werden (Thromboseprophylaxe mit Dihydroergotamin-Heparin). Nach Absetzen der Noxe bilden sich die filiformen Stenosen innerhalb von Tagen vollständig zurück (Abb. 9.15 b). Im Mittelalter war der sog. Ergotismus gangraenosus (Antoniusfeuer) durch Verseuchung des Getreides mit Claviceps purpurea gefürchtet. In seltenen Fällen werden reversible spastische Stenosen auch ohne Einnahme von Mutterkornalkaloiden beobachtet.

Raynaud-Phänomen

Definition. Unter dem *vasospastischen*, auch als primär bezeichneten Raynaud-Phänomen verstehen wir rezidivierende symmetrische Attacken bläulich oder weiß verfärbter Langfinger (Abb. 9.16), die durch Kälteexposition, seltener durch Emotionen ausgelöst werden. Eine Grundkrankheit lässt sich nicht nachweisen.

Das sog. *sekundäre Raynaud-Phänomen* beruht auf akralen Arterienverschlüssen und/oder einer Mikroangiopathie. Nur diese organische Form kann zu trophischen Störungen führen (Fingerkuppennekrosen, „Rattenbisse").

Klinik. Das *primäre* Raynaud-Phänomen betrifft in erster Linie jüngere Frauen. Die Symptome setzen nach der Pubertät oder im frühen Erwachsenenalter ein. Die Kombination mit Hypotonie und Migräne ist häufig, seltener auch mit Prinzmetal-Angina. Das vasospastische Raynaud-Phänomen beeinträchtigt besonders Patienten mit kälteexponierten Berufen oder Hobbys (Berufswahl wichtig).

Im Gegensatz zum primären vasospastischen Phänomen fallen bei der *sekundären* Form Faustschlussprobe und akrale Fingerpulskurve pathologisch aus. Durch Armarteriographie lässt sich der Verschlussprozess darstellen (Abb. 9.17). Mit Ausnahme der Patienten mit zugrunde liegender Kollagenose, bei welchen oft vasospastische Attacken jahrelang der organischen Durchblutungsstörung vorausgehen, beginnen die Ischämiesymptome akut oder subakut und betreffen zunächst nur einzelne Finger inklusive Daumen.

Ursachen. Beim *sekundären* Raynaud-Phänomen ist an folgende Ursachen zu denken: Arteriosklerose, Endangiitis obliterans, Kollagenosen, Thrombozytose, Berufstraumata (Vibrationssyndrom bei Pressluftbohrer-Arbeitern, Hypothenar-Hammer-Syndrom durch Benutzen der Hohlhand als Hammer), Embolien bei kostoklavikulärem Kompressionssyndrom, Exposition mit Polyvinylchlorid, Zytostatikatherapie mit Bleomycin, Kryoproteinämie und Kälteagglutinationskrankheit.

Akrozyanose und Erythrozyanose

Bei diesen funktionellen Erkrankungen, die vor allem bei jungen Frauen auftreten, betreffen die vasospastischen Veränderungen die Endstrombahn. Die Akrozyanose ist durch eine dauernde, mehr oder weniger kälteabhängige Blauverfärbung der Finger, seltener auch von Nase und Ohren, gekennzeichnet. Kapillarmikroskopisch findet sich eine diffuse Weitstellung der Nagelfalzkapillaren ohne wesentliche morphologische Veränderungen. Die Erythrozyanose, bei welcher die Knöchelregion bevorzugt wird, imponiert als rötlich-livide Verfärbung. Meist bilden sich diese Symptome in späteren Jahren spontan zurück.

Erythromelalgie

Unter dieser Krankheit versteht man eine anfallsweise auftretende, meist symmetrische Rötung und Überwärmung der Haut der Extremitäten, die mit brennenden Schmerzen einhergeht. Zu Schmerzen kommt es nur dann, wenn die Haut eine bestimmte, als „kritisch" bezeichnete Temperatur überschreitet (z. B. warmes Bad). Die Ätiologie der sog. idiopathischen Form ist unbekannt, während der sekundären Erythromelalgie häufig ein myeloproliferatives Syndrom (essenzielle Thrombozytose, Polyzythämie) zugrunde liegt.

9.2 Erkrankungen der Endstrombahn

Diabetische Mikroangiopathie

Die diabetische Mikroangiopathie, die ein typisches Spätsyndrom darstellt, sich also erst nach einer beträchtlichen Latenzzeit manifestiert, betrifft vor allem die Retina, die Nieren (Glomerulosklerose Kimmelstiel-Wilson) und den Fuß. Invalidisierende Folgen sind Erblindung, terminale Niereninsuffizienz und Beinamputation. Im Fußbereich verflechten sich oft Neuropathie, Mikro- und Makroangiopathie derart, dass sie schwer auseinander zu halten sind. Akrale Läsionen sprechen eher für die Angiopathie, das Malum perforans eher für das Vorwiegen der Neuropathie (Abb. 9.**18**). Kompliziert wird die Situation durch die ausgesprochene Infektneigung. Fistelbildungen und Osteomyelitiden der Zehen- und Mittelfußknochen (Röntgenbild) sind häufig. Die Durchlässigkeit der Kapillaren für radioaktiv markierte oder fluoreszierende Indikatoren ist gesteigert (Abb. 9.**19**), was die bekannte Tendenz zur Ödembildung erklärt. Durch Einbau von pathologischen Eiweißen in die Arteriolenwand leidet die Kontraktionsfähigkeit der Widerstandsgefäße. Pathologisch-anatomisch finden sich eine Verdickung der kapillaren Basalmembran, Endothelproliferationen und Mikroaneurysmen, die sich im Augenfundus direkt beobachten lassen. Auch die Fließeigenschaften des Blutes sind beeinträchtigt.

Mikroangiopathie bei Kollagenkrankheiten

Eine Mikroangiopathie entwickelt sich vor allem bei progressiver systemischer Sklerose (Sklerodermie), Mischkollagenosen und Dermatomyositis. Zusammen mit Verschlüssen akraler Arterien führt die Kapillaropathie zu akralen Durchblutungsstörungen, die sich vorwiegend als sekundäres Raynaud-Phänomen manifestieren. Kapillarmikroskopisch finden sich Riesenkapillaren, eine Rarefizierung der Kapillarenzahl, eine gesteigerte transkapillare Diffusion von Na-Fluorescein und Kapillaraneurysmen (Abb. 9.**20**). Im Extremfall bilden sich eigentliche avaskuläre Felder mit Tendenz zu Ulzerationen aus.

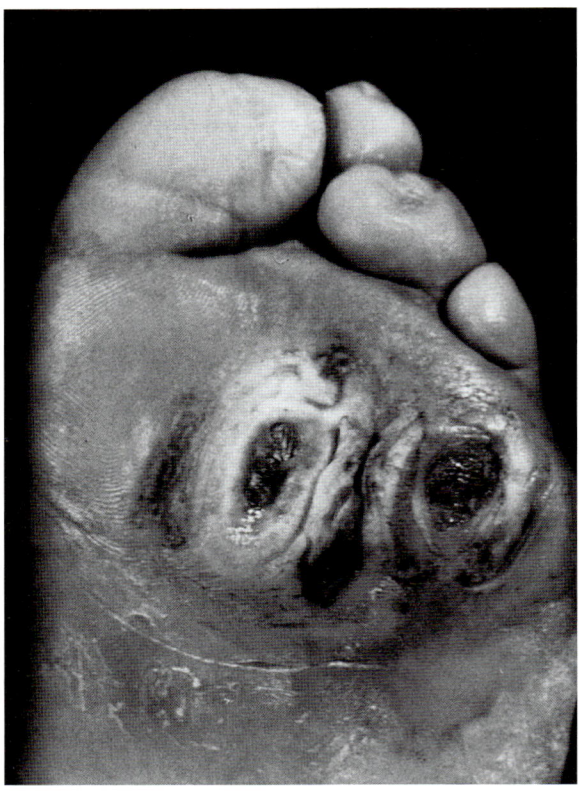

Abb. 9.18 Ulzerationen bei diabetischer Angio- und Neuropathie, zum Teil in Form des Malum perforans (60-jährige Frau).

Erkrankungen der Endstrombahn

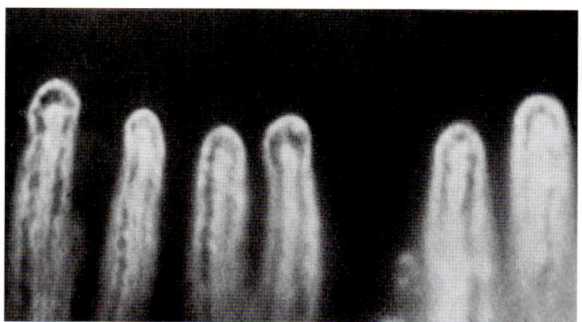 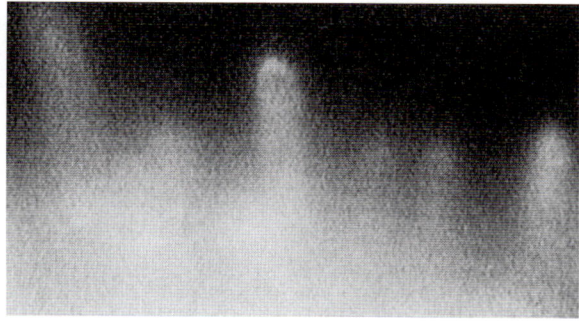

Abb. 9.19 Fluoreszenz-Videomikroskopie: Nagelfalzkapillaren 1 Minute nach Aufleuchten von Na-Fluorescein.
a Beim Gesunden hat sich vor allem der perikapilläre Hof gefüllt.
b Bei der Patientin mit langjährigem Diabetes hingegen tritt der Farbstoff diffus ins Interstitium aus (milchige Trübung).

Livedo reticularis bzw. racemosa

Unter Livedo reticularis verstehen wir eine ringförmig angeordnete Zyanose mit blassem Zentrum auf funktioneller vasospastischer Grundlage. Von Livedo racemosa spricht man, wenn der Erkrankung organische Veränderungen kleiner Gefäße zugrunde liegen. Bei der organischen Form (auch livedoide Vaskulitis genannt) treten oft multiple Mikroulzera an den unteren, selten auch an den oberen Extremitäten auf. Im Labor finden sich bei einem Teil der Patienten positive Antiphospholipid-Antikörper. Eine zerebrale Mitbeteiligung mit kleinen Hirninfarkten kommt vor (Sneddon-Syndrom).

Rezidivierendes Fingerhämatom

Harmlos, aber für die Betroffenen meist sehr beunruhigend ist das paroxysmale Finger- oder Handhämatom („Fingerapoplexie") aufgrund einer lokalen Gefäßruptur (wahrscheinlich Venole), das vorwiegend bei Frauen im mittleren Alter auftritt. Das Hämatom an einem Finger (Abb. 9.**21**) oder der Handinnenfläche entwickelt sich spontan oder infolge mechanischer Reizung (Tragen von Taschen usw.) nach einer sich durch plötzlichen stechenden Schmerz manifestierenden Gefäßruptur. Die Resorption des Hämatoms erfolgt nach 1–2 Wochen; es bestehen keine Beziehungen zu allgemeiner hämorrhagischer Diathese. Die „Fingerapoplexie" ist ein Analogon zur bekannteren Konjunktivalblutung.

Tibialis-anterior-Syndrom

Tritt nach akutem Verschluss der A. tibialis anterior eine ischämische Muskelnekrose im anterolateralen Unterschenkelgebiet auf (Rötung, Schwellung, Druckschmerz), so spricht man von einem Tibialis-anterior-Syndrom. Es kommt zu einer typischen Fußheberpa-

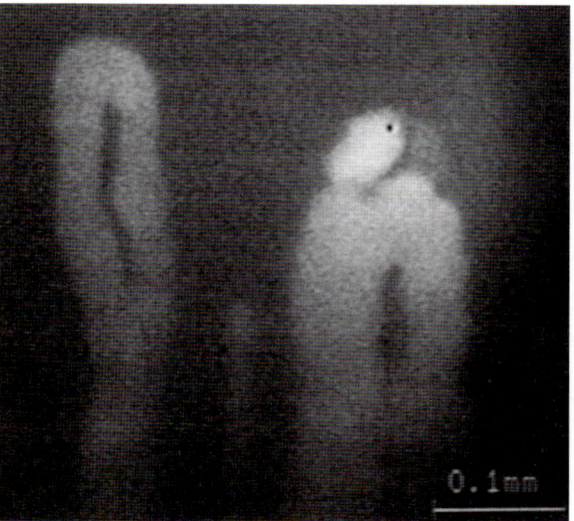

Abb. 9.20 Darstellung erweiterter Nagelfalzkapillaren mit dem im Infrarot fluoreszierenden Farbstoff Indozyaningrün. Am Scheitel der rechten Kapillare füllt sich ein Mikroaneurysma, wie es gehäuft bei Sklerodermie und Mischkollagenose vorkommt.

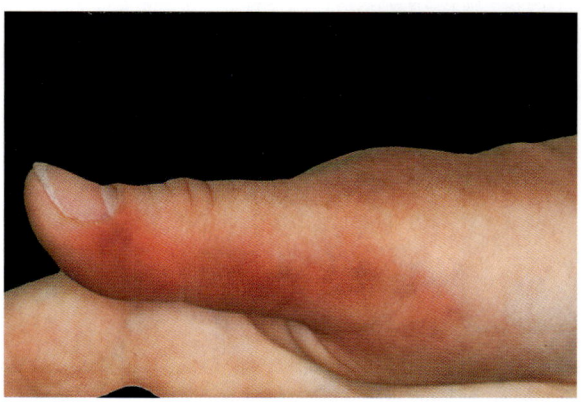

Abb. 9.21 Paroxysmales Fingerhämatom.

rese. Das Syndrom wird aber auch bei intaktem Kreislauf (kräftige Dorsalis-pedis-Pulse) beobachtet. Auslösend wirken vor allem bei jüngeren Männern körperliche Anstrengungen (z. B. längerer Fußmarsch). In einem eigenen Fall entwickelte sich das Krankheitsbild bei einem japanischen Patienten, der während eines ganzen Nachmittags auf einem zugefrorenen See Schlittschuh lief. Bei diesen Fällen steigt der interstitielle Gewebedruck infolge erhöhter transkapillarer Filtration von Flüssigkeit in der durch Faszien eng umschlossenen Tibialis-anterior-Loge so stark an, dass die Kapillaren kollabieren.

9.3 Erkrankungen der Venen

Oberflächliche Thrombophlebitis

Die oberflächliche Thrombophlebitis ist, sowohl was die Prognose als auch was die Therapie anbetrifft, von der tiefen Venenthrombose zu trennen.

Varikophlebitis. Bei der Varikophlebitis (Abb. 9.**22**) finden sich eine charakteristische Rötung, Schwellung und Druckschmerzhaftigkeit im Bereich einer vorbestehenden Venektasie. Häufig ist der Erkrankung ein Bagatelltrauma vorangegangen. Eine besondere Stellung nimmt die aszendierende Phlebitis der V. saphena magna ein, bei welcher symptomatische Lungenembolien vorkommen oder der Prozess auf die tiefen Venen übergreifen kann.

Thrombophlebitis migrans und saltans. Die oberflächliche Thrombophlebitis befällt aber, besonders als Thrombophlebitis migrans oder saltans (Abb. 9.**23**), auch primär nicht varikös erweiterte Venen. Im Gegensatz zur Varikophlebitis, die pathologisch-anatomisch ohne entzündliche Reaktion abläuft (trotz der klinischen Entzündungszeichen), findet sich bei der Saltans histologisch eine Panphlebitis chronica. Diese segmentäre entzündliche Phlebopathie wird am häufigsten im Rahmen der Thrombangiitis obliterans oder als paraneoplastisches Syndrom bei Karzinomen beobachtet, seltener bei Kollagenosen und beim Behçet-Syndrom. Die Thrombophlebitis saltans kommt auch isoliert vor. Eine Sonderform der Phlebitis migrans stellt die *Mondor-Krankheit* dar, welche die Venen der lateralen Thoraxwand befällt und sich auf die Armvenen ausdehnen kann.

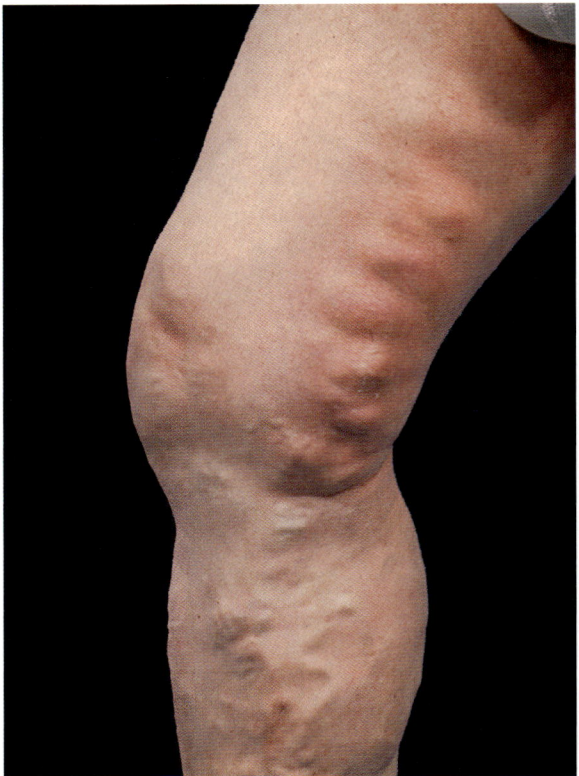

Abb. 9.22 Varikophlebitis der V. saphena magna.

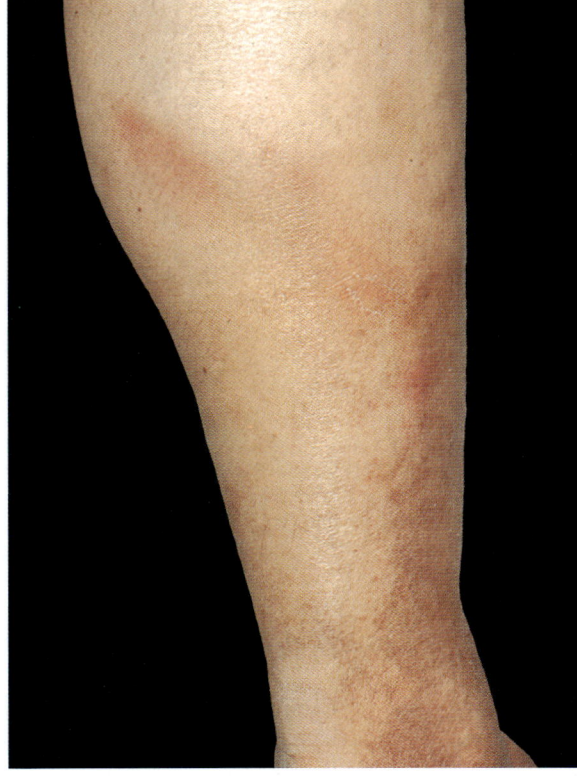

Abb. 9.23 Thrombophlebitis saltans bei 38-jährigem Mann mit Thrombangiitis obliterans.

Erkrankungen der Venen

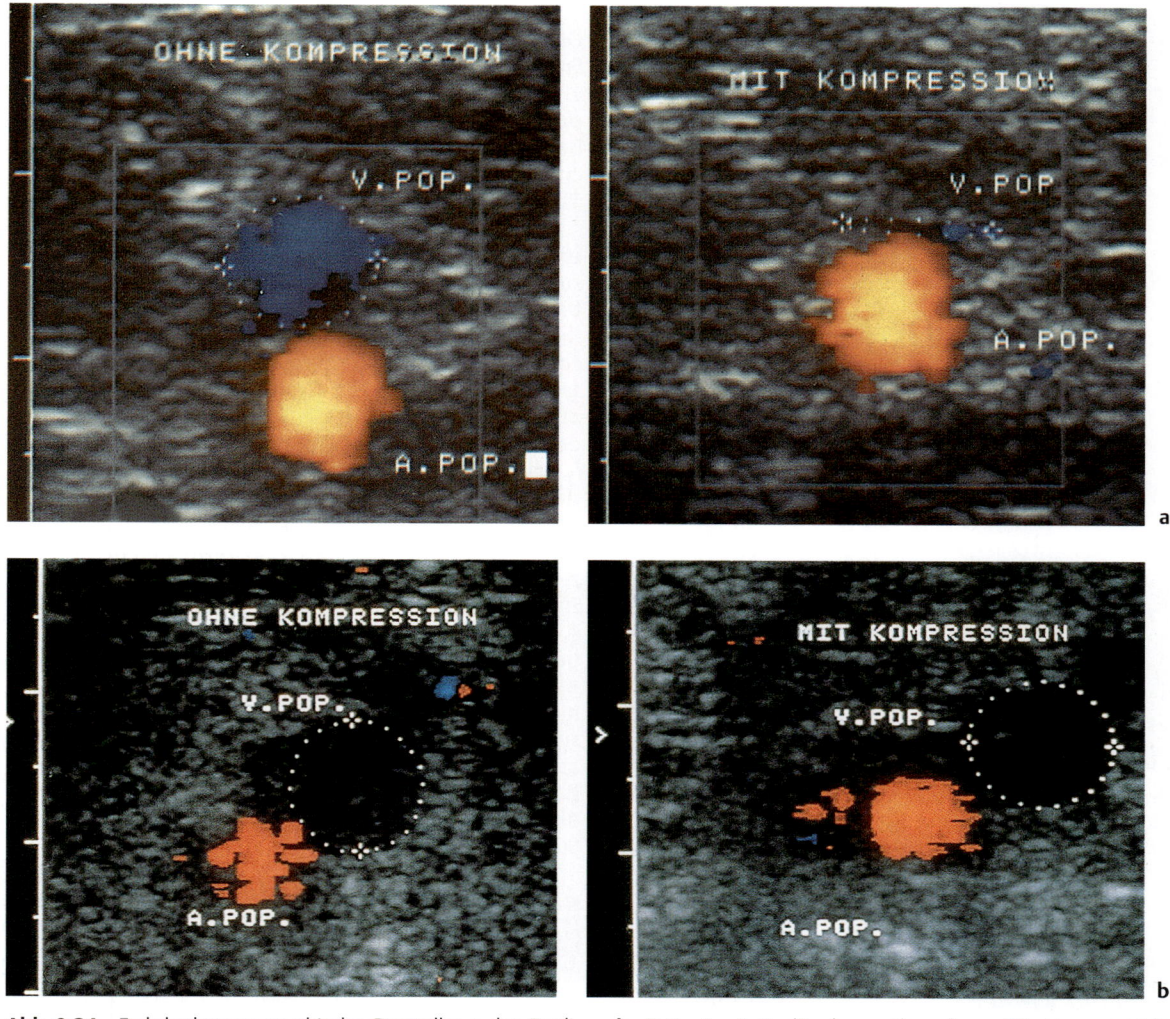

Abb. 9.24 Farbduplexsonographische Darstellung der Poplitealgefäße im Querschnitt.
a Beim Gesunden stellen sich die Vene (blau) und die Arterie (rot) regelrecht dar (ohne Kompression). Unter Sondendruck (mit Kompression) lässt sich die Vene vollständig komprimieren.

b Patient mit Poplitealvenenthrombose. Die Vene weist kein Flusssignal auf. Die thrombosierte Vene lässt sich unter Sondendruck nicht komprimieren.

Tiefe Becken- und Beinvenenthrombose

Klinik. Die Klinik der tiefen Venenthrombose bewegt sich zwischen den Extremen der *Phlegmasia coerulea dolens*, bei welcher eine Massenthrombose des ganzen venösen Querschnitts zu einer akralen Gangrän durch Anstieg des Gewebedrucks über den Kapillardruck führt, und der *inapparent* verlaufenden Form. Dazwischen liegt die Phlebothrombose, die anhand des Ödems, der lividen Verfärbung, der Petechien (bis zu flächenhaften subkutanen Blutungen) und der Druckschmerzhaftigkeit der Waden relativ leicht erkannt wird. Die Allgemeinsymptome stehen meist im Hintergrund, solange keine Lungenembolie aufgetreten ist. Subfebrile Temperaturen, mäßige Senkungsbeschleunigung und Leukozytose kommen vor.

Diagnostik. Die Frühdiagnose ist oft schwierig. Nach größeren Statistiken werden nur ca. 50–60% der Fälle aufgrund der *klinischen Untersuchung* richtig diagnostiziert. Hinweise ergeben die vergleichende Palpation der Wadenmuskelloge (subfasziales Ödem), die Beobachtung im Stehen (einseitige livide Verfärbung des Fußes, pralle Fußrückenvenen) sowie subkutan gelegene Kollateralvenen.

Der klinische Verdacht bedarf der weiteren *apparativen Abklärung* zur Sicherung oder zum Ausschluss der tiefen Venenthrombose. Hierbei kommen zum Direktnachweis der Thrombose vor allem die B-Bild-Sonographie (Kompressionssonographie) oder die Farbduplexsonographie (Abb. 9.24) zum Einsatz (Treffsicherheit ca. 95%). Untergeordnete Bedeutung haben einfachere apparative Verfahren zum Nachweis einer Becken-/Beinvenenthrombose wie die Dopplersono-

Schmerzen bei Erkrankungen der Gefäße

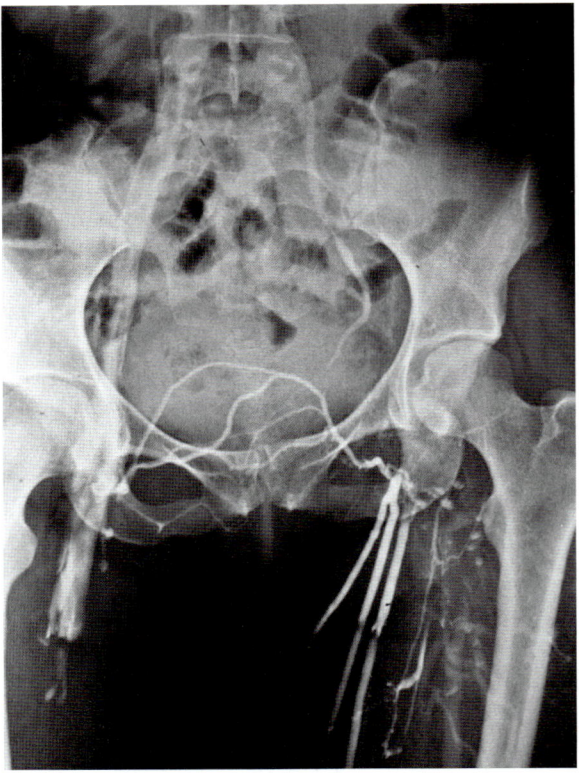

Abb. 9.25 Akute ileofemorale Venenthrombose links bei 20-jähriger Patientin mit Abfluss des Kontrastmittels über V. saphena magna und Pudendalvenen zur Gegenseite (antegrade Phlebographie vom Fußrücken aus).

Tabelle 9.3 Ursächliche Faktoren bei tiefer Venenthrombose

Thromboseauslöser	Thromboseprädisposition

– Operation
– Trauma
– Geburt
– Immobilisierung
– langes Sitzen
– Venenkompression
  (Venensporn, Tumor,
  Aeurysma, Hämatom)
	– Alter
	– frühere Thrombose
	– Varikose
	– Herzinsuffizienz
	  (Diuretika)
	– Übergewicht
	– Malignom
	– Ovulationshemmer
	– thrombophile Diathese

graphie oder plethysmographische Verfahren. Letztere Methoden erfassen als indirektes Verfahren eine durch eine Thrombose verursachte Störung des venösen Rückflusses. Der D-Dimer-Test kann bei negativem Testresultat eine Thrombose mit hoher Wahrscheinlichkeit ausschließen. Die Phlebographie wird vorwiegend in unklaren Fällen zur definitiven Diagnostik eingesetzt (Abb. 9.25). Sie ist obligatorisch vor einer eingreifenden Therapie wie der Thrombektomie oder der Fibrinolyse.

Formen. Am häufigsten ist die Unterschenkelvenenthrombose, die klinisch besonders schwierig zu diagnostizieren ist, da sie oft blande verläuft. Werden die Oberschenkelvenen mitbetroffen (aszendierende Form), erhöht sich nicht nur die Gefahr der Lungenembolie, sondern es ist auch später mit einer ausgeprägten chronisch venösen Insuffizienz zu rechnen. Beckenvenen- und Mehretagenthrombosen verursachen meist eindeutige Symptome, es sei denn, der Thrombus verlegt das venöse Lumen nur partiell.

Ursachen. Tab. 9.3 fasst die wichtigsten Faktoren zusammen, die das Auftreten einer tiefen Venenthrombose begünstigen. Die Kompressionswirkung, welche die rechte A. iliaca communis auf die linke V. iliaca communis ausübt, ist möglicherweise dafür verantwortlich, dass die tiefe Thrombose häufiger das linke als das rechte Bein befällt. Gelegentlich findet sich in derselben Gegend ein eigentliches fibröses Hindernis („Venensporn"). Im Rahmen von Traumata und Operationen ereignen sich weiterhin thrombotische Schübe, obwohl die medikamentöse Prophylaxe eine Reduktion der Inzidenz ermöglicht. Hüftgelenksoperationen z. B. gehören zu den häufigsten auslösenden Faktoren. Auf die Häufigkeit der Venenthrombosen bei den verschiedensten internistischen Grundleiden, besonders bei der Herzinsuffizienz, beim Myokardinfarkt, bei Apoplexien und bei malignen Tumoren, kann nicht genug hingewiesen werden. Differenzialdiagnostisch sind bei venöser Stase Stenosierungen der Venen von außen (Kompression durch Tumoren, Aneurysmen, Baker-Zysten oder große subfasziale Hämatome) und die Insuffizienz der Muskelpumpe bei Paresen (z. B. Status nach Poliomyelitis) zu erwägen.

> Insbesondere Thrombosen bei jungen Patienten ohne Nachweis einer auslösenden Ursache, bei rezidivierenden Thrombosen oder Thrombosen an unüblichen Lokalisationen (zerebral, viszeral) sollten weiterführende Gerinnungsuntersuchungen durchgeführt werden. Für die diesbezüglichen Abklärungen sei auf das Kapitel 15 verwiesen. Nicht selten verbirgt sich hinter einer Beinvenenthrombose ein malignes Grundleiden, welches bei ca. 8% der über 50-Jährigen zum Zeitpunkt der Diagnose oder im weiteren Verlauf diagnostiziert wird.

Armvenenthrombose (Thrombose par effort)

Entwickelt sich im Anschluss an Armarbeit (Tennis, Kegeln, lange Autofahrten usw.) ein schmerzhafter, livid verfärbter, ödematöser Arm, so liegt eine akute Armvenenthrombose vor. Meist sind bereits im Frühstadium Kollateralvenen im Schulterbereich sichtbar. Durch die Phlebographie lässt sich ein Verschluss der V. subclavia oder der V. axillaris nachweisen (Abb. 9.26). Diese Venen verlaufen in den Engpässen zwischen Klavikula und erster Rippe bzw. zwischen Sehne des M. pectoralis minor und dem Korakoid. Oft ist deshalb die Armvenenthrombose als Komplikation des neurovaskulären Schultergürtelsyndroms (S. 337) zu interpretieren (Paget-von-Schrötter-Syndrom). Vor allem bei phlebographisch atypischer Verschlusslokalisation sind Abflussbehinderungen durch Tumorkompression im Thoraxraum auszuschließen (radiologische Untersuchungen des Mediastinums).

Eine Armvenenthrombose kann auch als Folge eines Verweilkatheters auftreten, seltener im Rahmen eines internistischen Grundleidens.

Primäre Varikose

Definition und Epidemiologie. Unter diesem Begriff verstehen wir eine tubuläre oder sackförmige Erweiterung oberflächlicher und verbindender Venen, die in zivilisierten Ländern ungewöhnlich häufig vorkommt. In der Basler Studie fanden sich bei 30-jährigen Berufstätigen in 4% Varizen von klinischer Bedeutung, bei 60-Jährigen sogar in 23%. Krampfadern, die rein kosmetisch stören, sind noch wesentlich häufiger. Sitzende und stehende Lebensweise, hereditäre und hormonelle Faktoren begünstigen das Auftreten.

Einteilung. Im Hinblick auf eine optimale Therapie ist eine exakte Klassifizierung des vorliegenden Varizentyps anzustreben. Begriffe wie „Varicosis crurum" oder „variköser Symptomenkomplex" genügen nicht. Aufgrund von Inspektion und Palpation lassen sich eine Stammvarikose der V. saphena magna, der V. saphena parva sowie Nebenastvarikosen unterscheiden.
- *Kleinkalibrige Varizen,* die meist nur kosmetische Bedeutung besitzen, sind vom retikulären oder Besenreisertyp.
- Bei Klappeninsuffizienz der *gesamten V. saphena magna inklusive Mündungsklappe* in der Leistengegend kommt es unter Husten und Pressen zu einer Strömungsumkehr, die sich im Stehen palpatorisch als Anprall erfassen lässt. Ist die Wirbelbildung des regurgitierenden Blutes besonders ausgeprägt, hört man mit dem Stethoskop ein venöses Geräusch. Dieser Befund hilft, eine Vorwölbung in der Leistengegend nicht als Hernie, sondern als ausgesackte Mündung der V. saphena magna zu interpretieren. Auch der Test nach Trendelenburg eignet sich zur Diagnose der Klappeninsuffizienz des Magnastamms. Unter den apparativen Verfahren dient vor allem die Dopplersonographie zum Nachweis insuffizienter Klappen beider Saphenastämme.
- *Insuffiziente Vv. perforantes* rufen eine tastbare, oft druckdolente Faszienlücke hervor. Perifokal entwickeln sich bevorzugt Indurationen, die als sog. Hypodermitis eine oberfläche Thrombophlebitis vortäuschen können. Bei Muskelkompression oder -kontraktion entsteht eine zur Oberfläche gerichtete Flussspitze, die sich mit Dopplersonographie objektivieren lässt. Die Duplexsonographie ermöglicht eine noch bessere Detektion insuffizienter Vv. perforantes.

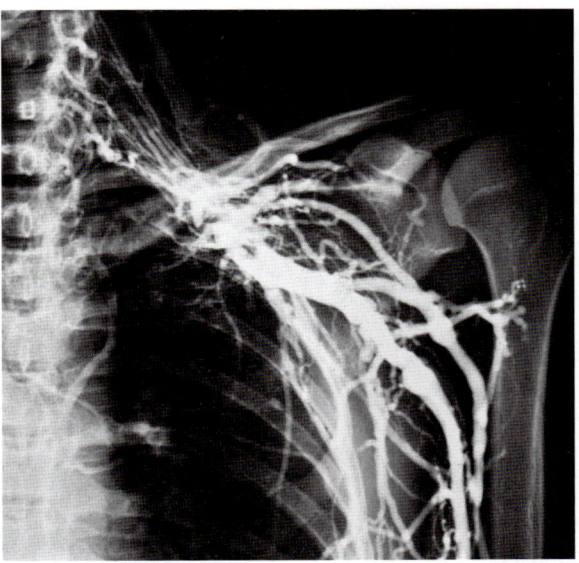

Abb. 9.26 Thrombotischer Verschluss der V. subclavia links bei Patientin mit kostoklavikulärem Kompressionssyndrom (Phlebographie des Armes).

Chronisch venöse Insuffizienz

Definition. Es handelt sich um eine chronische Rückflussstörung des venösen Blutes, die in etwa 20–25% einer berufstätigen Bevölkerungsgruppe vorliegt.

Klinik. Das Bild ist gekennzeichnet durch Schweregefühl und Schmerzen in den Beinen, besonders während des Stehens, und durch mehr oder weniger ausgeprägte Knöchel- und Unterschenkelödeme. Die Beschwerden vermindern sich in Beinhochlage. Nächtliche Wadenkrämpfe sind häufig. Bei der Inspektion, die am besten im Stehen erfolgt, fallen die livide Verfärbung der Füße sowie die prominenten und prallen Venen auf. In typischen Fällen findet sich die sog. Corona phlebectatica paraplantaris, ein Kranz gestauter Venen, der sich vom medialen zum lateralen Fußrand erstreckt. Braune Pigmentationen, depigmentierte Flecken (Atrophie blanche), die kapillarlosen Feldern entsprechen, indurierte Stellen und im Extremfall Ulzera, die bevorzugt in der medialen Knöchelgegend lokalisiert sind (sog. Cockett-Vv.-perforantes), ergänzen das Bild (Abb. 9.27 u. 9.28).

Pathogenese. Einer oder mehrere der folgenden fünf Faktoren liegen der chronischen venösen Insuffizienz zugrunde:
- mechanische Behinderung des venösen Rückstroms (Venenverschluss, partiell rekanalisiertes Lumen usw.),
- Insuffizienz der Klappen des tiefen Venensystems,
- Insuffizienz der Verbindungsvenenklappen,
- Insuffizienz der Klappen des oberflächlichen Venensystems,

9 Schmerzen bei Erkrankungen der Gefäße

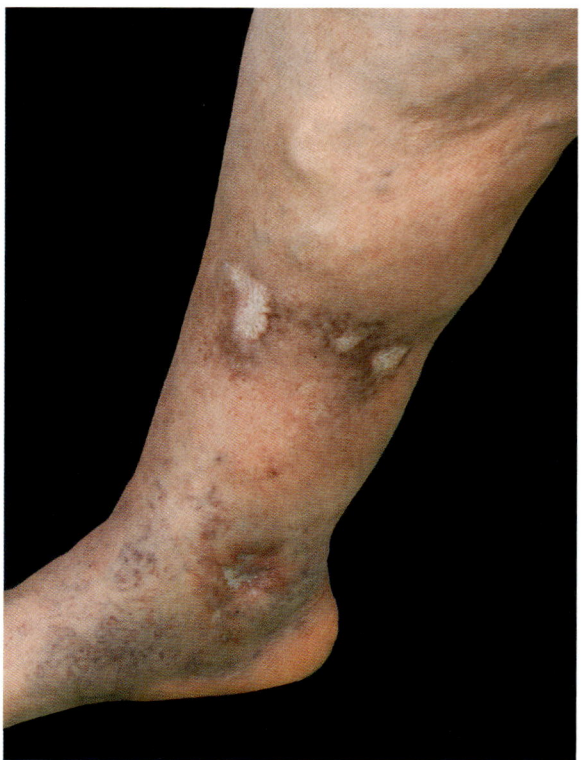

Abb. 9.27 Vollbild der chronisch venösen Insuffizienz mit Ödem, Hyperpigmentation, Atrophie-blanche-Flecken, livider Verfärbung und Corona phlebectatica paraplantaris.

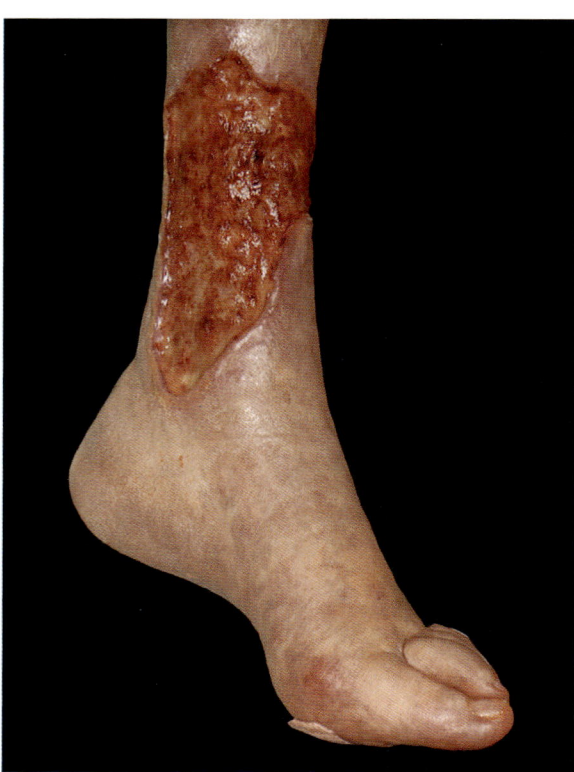

Abb. 9.28 Großes Ulcus cruris venosum an typischer Lokalisation (mediale Knöchel- und Unterschenkelgegend).

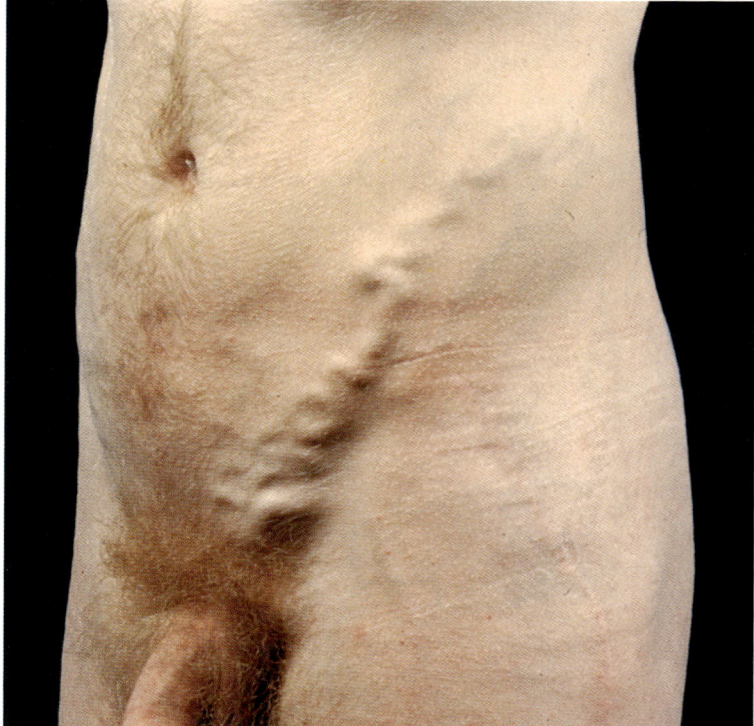

Abb. 9.29 Sekundäre Varizen bei jungem Mann mit Status nach linksseitiger Beckenvenenthrombose.

Neurovaskuläres Schultergürtel-Kompressionssyndrom

➤ Insuffizienz der Muskelpumpe bei Paresen oder ungenügender Gelenkfunktion.

> Die Erkrankung des oberflächlichen Venensystems allein, ohne dass einige Verbindungsvenen insuffizient sind, führt nicht zur Symptomatologie der chronisch venösen Insuffizienz.

Die Störung des venösen Rückstroms ist umso ausgeprägter, je ausgedehnter die Veränderungen sind und je mehr von den erwähnten fünf Faktoren mit im Spiel sind.

Neben der primären Varikose mit insuffizienten Vv. communicantes verursachen *postthrombotische Schäden* an den tiefen und verbindenden Venen eine chronisch venöse Insuffizienz. Nach einem thrombotischen Verschluss rekanalisieren die tiefen Venen häufig spontan. In diesen Fällen bleibt aber der Klappenapparat zerstört. Die Insuffizienz der tiefen Venen beherrscht das Bild. Sie lässt sich durch die Dopplerunteresuchung während des Pressens oder durch die retrograde (Press-)Phlebographie diagnostizieren. Dieselben Methoden führen zum Nachweis persistierender Verschlüsse oder Stenosen. Im Rahmen des postthrombotischen Syndroms entwickeln sich oft sog. *sekundäre Varizen* (Abb. 9.29). Sie entsprechen ausgesackten Kollateralen, die nach Beckenvenenverschlüssen in der Leisten- und Schamregion, nach Oberschenkelthrombosen im Einzugsgebiet der V. saphena magna lokalisiert sind. Beim postthrombotischen Syndrom ist zu beachten, dass nach Ablauf der akuten Phase oft ein symptomarmes Intervall beobachtet wird und erst später die venöse Rückflussstörung progredient verläuft (Gutachten).

Die erwähnten fünf Faktoren, die in der Pathogenese der chronisch venösen Insuffizienz eine Rolle spielen, führen im Stehen zu einer konstanten venösen Hypertonie. Der erhöhte Druck pflanzt sich auf die mikroskopisch kleinen Gefäße fort und schädigt den Kapillarkreislauf. Die Kapillaren werden erweitert und geschlängelt, was sich vitalmikroskopisch durch die intakte Haut hindurch direkt feststellen lässt. Durch Thrombosierung einzelner Kapillarknäuel kommt es zu einer Abnahme der Kapillarenzahl und zum Teil zur Ausbildung sog. *Atrophie-blanche-Flecken*, die dem Auge als weißliche Areale imponieren (s. Abb. 9.27) und im Zentrum keine Kapillaren enthalten. Bei reduzierter Kapillarenzahl lässt sich transkutan nur noch ein stark verminderter Sauerstoffdruck messen. Aufgrund dieser mikrovaskulären Ischämie bildet sich das *Ulcus cruris venosum*. Da nicht nur eine Mikroangiopathie der Blutkapillaren auftritt, sondern bei schweren Formen der chronisch venösen Insuffizienz auch eine lymphatische Mikroangiopathie (Fluoreszenz-Mikrolymphographie, indirekte Lymphographie mit Iotasul), sind die charakteristischen derben *Indurationsplatten* zum Teil durch lymphatische Stase hervorgerufen.

Beginnt die chronisch venöse Insuffizienz bereits im Schulalter oder in der Adoleszenz, ist an die *kongenitale Klappenagenesie* als mögliche Ursache zu denken. Auch andere Formen der *Angiodysplasie* mit den Kardinalsymptomen Naevus flammeus, Extremitätenhypertrophie, atypisch lokalisierten Varizen sind zu erwägen. Vor jeder aktiven Therapie erfordert dieses Krankheitsbild eine eingehende apparative und angiographische Abklärung, da arteriovenöse Fisteln, venöse Aneurysmen, Atresien tiefer Venenstämme und hypoplastische Lymphgefäße vorkommen.

9.4 Erkrankungen der Lymphgefäße

Die *akute Lymphangitis* ist als Schmerzursache nicht zu verkennen, wenn charakteristische rote Streifen zwischen einer peripher gelegenen Hautwunde (die allerdings manchmal schwierig zu finden ist) und den schmerzhaften zentralwärts gelegenen Lymphknotenschwellungen (Lymphadenitis) verlaufen.

Bei den chronischen *Lymphgefäßerkrankungen* ist das Ödem das führende Symptom. Schmerzen treten nur bei den recht häufigen, komplizierenden Erysipelschüben auf. Die Differenzialdiagnose ist im Kapitel 12 „Ödeme" besprochen.

9.5 Neurovaskuläres Schultergürtel-Kompressionssyndrom

Das neurovaskuläre Schultergürtelsyndrom zeigt insofern ein Mischbild zwischen organischer und funktioneller Störung, als zwar im Schultergürtelbereich ein anatomischer Engpass besteht, dieser aber nur in besonderer Armstellung funktionell wirksam wird (Kompression des Gefäß-Nerven-Bündels). Schmerzen, Parästhesien oder ein Gefühl von „eingeschlafen sein" in der befallenen oberen Extremität sind die wichtigsten Symptome. Die Beschwerden werden durch bestimmte Haltungen der Arme ausgelöst oder verstärkt (Schlafen mit abgewinkeltem Arm, Hochhalten der Arme beim Tragen eines Schirms usw.).

Diagnostik. Die Diagnose stützt sich auf die Reproduzierbarkeit der Erscheinungen, auf das Verschwinden der Pulse und auf das Auftreten von Geräuschen in der Supraklavikulargrube (Stenosierung der Arterien) bei typischer Stellung. Durch die akrale Pulsschreibung kann das Verschwinden der Pulse objektiv registriert werden (Armhochhalten in Henkelstellung mit und ohne Kopfdrehen zur kontralateralen Seite). Man denke daran, dass Symptome, die ausschließlich in unphysiologischen Extremstellungen auftreten, nur eine beschränkte Aussagekraft besitzen. Sie können auch bei Normalpersonen ausgelöst werden.

Ursache. Das Gefäß-Nerven-Bündel kann an drei Orten komprimiert werden:
➤ Skalenuslücke,
➤ kostoklavikulärer Raum und
➤ Ansatz der Pectoralis-minor-Sehne.

Weitaus am häufigsten ist die Kompression im kostoklavikulären Raum zwischen Klavikula und erster Rippe. In diesen Fällen erstaunt es nicht, dass nicht die Skalenotomie, sondern nur die Resektion der ersten Rippe die Symptome beseitigt. Halsrippen engen vor allem die Skalenuslücke ein. Dabei ist zu berücksichtigen, dass es auch Zervikalrippen ohne Beschwerden gibt. Die Kompression durch die Sehne des M. pectoralis minor ist selten und lässt sich nur arteriographisch in Funktionsstellung des Armes objektivieren.

Differenzialdiagnose. Differenzialdiagnostisch sind die Erkrankungen der Halswirbelsäule wichtig. Durch Hartspann der paravertebralen Muskulatur kann es zu Störungen der Motilität des Schultergürtels kommen und damit zu sekundären Erscheinungen im Sinne eines neurovaskulären Syndroms.

Komplikationen. In schweren Fällen können sowohl neurale als auch vaskuläre Komplikationen auftreten: motorische und sensible Paresen, Verschlüsse der A. und V. subclavia, poststenotische Aneurysmen, die manchmal zu rezidivierenden Embolien in die Armarterien führen.

9.6 Restless Legs

Die sog. „ruhelosen Beine" sind eine häufige Erscheinung, vorwiegend bei nervösen Personen, aber nicht eigentlich vaskulär bedingt. Sobald die Beine in eine ruhende Stellung kommen (Nachtruhe, Stillsitzen in Konzerten usw.), werden unangenehme Sensationen, manchmal auch eigentliche Schmerzen empfunden, welche bei Bewegung verschwinden. Gelegentlich liegt dem Syndrom eine neurologische Ursache oder ein Eisenmangel zugrunde. Meist können aber keine krankhaften Befunde erhoben werden. Das Phänomen spielt aber eine große praktische Rolle.

9.7 Morbus Sudeck

Im Frühstadium der pathogenetisch unklaren Erkrankung, die meist posttraumatisch auftritt, besteht ein überwärmtes teigiges, akral an den Extremitäten lokalisiertes Ödem mit ausgesprochenem Dauerschmerz. Im weiteren Verlauf (Stadium II) weicht die lokale Hyperthermie einer Hypothermie (vasospastische Vorgänge). Das Ödem ist nun blass oder leicht zyanotisch verfärbt. Die Schmerzen sind besonders bei Belastung intensiv (Gefahr der Invalidisierung). Diagnostisch hilft das Röntgenleerbild weiter. Typisch ist eine fleckförmige, selten diffuse, einseitige Osteoporose.

Literatur

Baron JA, Gridley G, Weiderpass E, Nyren O, Linet M. Venous thromboembolisms and cancer. Lancet 1998; 351: 1077–80.
Becquemin JP, Kovarsky S. Arterial emboli of the lower limbs: analysis of risk factors for mortality and amputation. Association Universitaire de Recherche en Chirurgie. Ann Vasc Surg 9 1995; Suppl: 32–8.
Bollinger A, Fagrell B. Clinical Capillaroscopy. A Guide to its Use in Clinical Research and Practice. Toronto Hogrefe & Huber 1990.
Bollinger A, Jäger K, Siegenthaler W. Microangiopathy of progressive systemic sclerosis, evaluation by dynamic fluorescence videomicroscopy. Arch intern Med 1986; 146: 1541.
Cohen JS. Erythromelalgia: new theories and new therapies. J Am Acad Dermatol 2000; 43: 841–7
Galland RB, Magee TR. Management of popliteal aneurysm. Br J Surg 2002; 89: 1382–5
Diehm C, Schuster A, Allenberg JR et al. High prevalence of peripheral arterial disease and co-morbidity in 6880 primary care patients: cross-sectional study. Atherosclerosis 2004; 172: 95–105.
Fraipont MJ, Adamson GJ. Chronic exertional compartment syndrome. J Am Acad Orthop Surg 2003; 11: 268–76.
Franzeck UK, Schalch I, Jäger KA, Schneider E, Grimm J, Bollinger A. Prospective 12-year follow-up study of clinical and hemodynamic sequelae after deep vein thrombosis in low-risk patients (Zurich-Study). Circulation 1996; 93: 74–9.
Hoffmann U, Franzeck UK, Bollinger A. Gibt es eine kutane Mikroangiopathie bei Diabetes mellitus? Dtsch Med Wschr 1994; 119: 36–40.
Hoffmann U, Vetter J, Rainoni L, Leu AJ, Bollinger A. Popliteal artery compression and force of active plantar flexion in young healthy volunteers. J Vasc Surg 1997; 26: 281–7.
Huch Böni RA, Brunner U, Bollinger A, Debatin JF, Hauser M, Krestin GP. Management of congenital angiodysplasia of the lower limb: magnetic resonance imaging and angiography versus conventional angiography. Br J Radiol 1995; 68: 1308–15.
Johnston SL, Lock RJ, Gompels MM. Takayasu arteritis: a review. J Clin Pathol 2002; 55: 481–6.
Kearon C. Natural history of venous thromboembolism. Circulation 2003; 107: I-22–I-30.
Lesage S, Earley CJ. Restless Legs Syndrome. Curr treat Options Neurol 2004; 6: 209–19.

Literatur

Leu AJ, Hoffmann U, Franzeck UK, Marty B, Bollinger A. Varikophlebitis und Thrombophlebitis saltans sive migrans. Dtsch Med Wschr 1996; 121: 527–31.

Leu AJ, Leu HJ, Franzeck UK, Bollinger A. Microvascular changes in chronic venous insufficiency – a review. Cardiovasc Surg 1995; 3: 237–45.

Libby P. Inflammation and atherosclerosis. Nature 2002; 420: 868–74.

Miller A, Salenius JP, Sacks BA, Gupta SK, Shoukimas GM. Noninvasive vascular imaging in the diagnosis and treatment of adventitial cystic disease of the popliteal artery. J Vasc Surg 1997; 26: 715–20.

Novak CB. Thoracic outlet syndrome. Clin Plast Surg 2003; 30: 175–88.

Nicolaides AN. The investigation of chronic venous insufficiency. A consensus statement. Circulation 2000; 102: e126–e163.

Olin JW. Thrombangiitis obliterans (Burger's disease) N Engl J Med 2000; 343: 864–9.

Prandoni P, Polistena P, Bernardi E, Cogo A et al. Upper-extremity deep vein thrombosis. Risk factors, diagnosis, and complications. Arch Intern Med 1997; 157: 57–62.

Rieger H, Schoop W. Klinische Angiologie. Berlin: Springer 1998.

Salvarani C, Cantini F, Boiardi L, Hunder GG. Polymyalgia rheumatica and giant-cell arteritis. N Engl J Med 2002; 347: 261–71.

Schwartzman RJ, Popescu A. Reflex sympathetic dystrophy. Curr Rheumatol Rep 2002; 4: 165–9.

Seligsohn U, Lubetsky A. Genetic susceptibility to venous thrombosis. N Engl J Med 2002; 344: 1222–31.

Sellmayer A, Limmert T, Schrepf R, Hoffmann U. High sensitivity C-reactive protein in cardiovascular risk assessment: CRP-mania or useful screening? Int Angiol 2003; 22: 15–23.

Strandness DE. Duplex scanning in vascular disorders. Philadelphia: Lippincott Williams & Wilkins 2002.

Tatò F. Diagnostische Strategien für die venöse Thromboembolie. Phlebologie 2003; 31: 150–5.

Transatlantic Inter-Society Consensus (TASC). Management of peripheral arterial disease (PAD). J Vasc Surg 2000; 31 (Suppl).

Weiss N, Keller C, Hoffmann U, Loscalzo J. Endothelial dysfunction and atherothrombosis in mild hyperhomocysteinemia. 2002; Vasc Med 7: 227–39.

Wells PS, Anderson DR, Rodger M et al. Evaluation of D-Dimer in the diagnosis of suspected deep-vein thrombosis. N Engl J Med 2003; 349: 1227–35.

Wigley FM. Clinical practice. Raynaud's Phenomenon. N Engl J Med 2002; 347: 1001–8.

Zavaleta EG, Fernandez BB, Grove MK, Kaye MD. St. Anthony's fire (ergotamine induced leg ischemia) – a case and review of the literature. Angiology 2001; 52: 349–56.

10 Schmerzen bei Erkrankungen der Gelenke

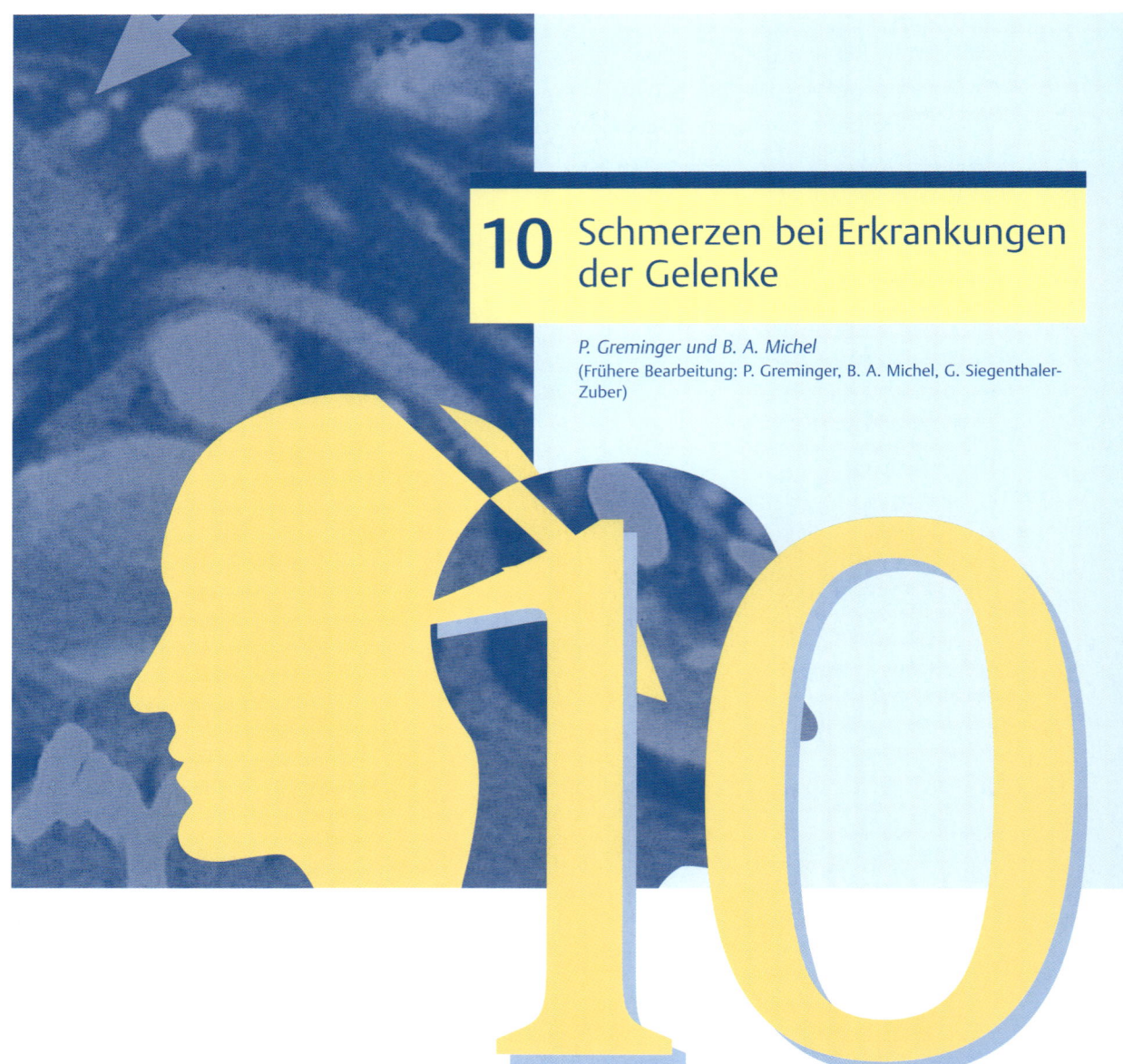

10 Schmerzen bei Erkrankungen der Gelenke

P. Greminger und B. A. Michel
(Frühere Bearbeitung: P. Greminger, B. A. Michel, G. Siegenthaler-Zuber)

Schmerzen bei Erkrankungen der Gelenke

10.1 Entzündliche rheumatische Gelenkaffektionen ... 342

Rheumatoide Arthritis (chronische Polyarthritis) ... 342

Felty-Syndrom ... 343
Morbus Still des Erwachsenen ... 343
Sjögren-Syndrom ... 343
Juvenile chronische Arthritis ... 344

Spondylarthropathien ... 345

Spondylitis ankylosans (Morbus Bechterew) ... 345
Psoriasisarthropathie ... 346
Reaktive Arthritis (Reiter-Syndrom) ... 347
Rheumatisches Fieber ... 347
Enterokolitische Arthropathien ... 347
Behçet-Syndrom ... 348
SAPHO-Syndrom ... 348
Undifferenzierte Spondylarthropathie ... 348

Arthropathien bei Stoffwechselkrankheiten ... 349

Arthritis urica ... 349
Chondrokalzinose (Pseudogicht) ... 350
Diffuse idiopathische skelettale Hyperostose (DISH) ... 350
Ochronose (Alkaptonurie) ... 351
Primäre Amyloidose ... 351
Hämochromatose ... 352
Morbus Wilson ... 352

Arthropathien bei verschiedenen Affektionen ... 352

Hämatologische Erkrankungen ... 352
Paraneoplastische Arthritiden ... 352
Arthropathien bei endokrinen Störungen ... 352
Arthropathien bei neurologischen Affektionen ... 352
Erkrankungen des Knorpels ... 352

10.2 Degenerative Gelenkerkrankungen ... 353

Arthrosen ... 353

Spondylarthrose, Spondylosis deformans ... 354

10.3 Weichteilrheumatismus ... 356

Fibromyalgie ... 356

Periarthropathien ... 356

Periarthropathia humeroscapularis ... 356
Andere lokalisierte Periarthropathien ... 357

10 Schmerzen bei Erkrankungen der Gelenke

Allgemeine differenzialdiagnostische Überlegungen bei Gelenkschmerzen

Das Symptom „Gelenkschmerz" muss klinisch überprüft werden, da das Gelenk nicht immer selbst Ausgangspunkt der Erkrankung ist. Gelegentlich können auch Veränderungen in den Weichteilen zu Gelenkbeschwerden führen. Bei Vorliegen einer Gelenkerkrankung finden sich in der Regel folgende Symptome:
- Schwellung (eventuell mit Erguss),
- Überwärmung,
- Druckschmerzhaftigkeit und
- Funktionsstörung.

Eine akute Monoarthritis muss immer an eine infektiöse Genese denken lassen und erfordert eine rasche Abklärung (vgl. Kapitel 4). Andere häufige akute Gelenkentzündungen finden sich bei Gicht und Pseudogicht (Kalziumpyrophosphatarthropathie), welche oft mit starker Hautrötung und Schmerzhaftigkeit einhergehen. Weitere Gelenkerkrankungen wie rheumatoide Arthritis, Kollagenosen (vgl. Kapitel 4) und Arthrosen nehmen meist bereits zu Beginn einen chronischen Verlauf. Gelenkentzündungen im Rahmen von Spondylarthropathien schließlich zeigen rezidivierend akute bis chronische Verläufe.

10.1 Entzündliche rheumatische Gelenkaffektionen

Rheumatoide Arthritis (chronische Polyarthritis)

Epidemiologie. Die rheumatoide Arthritis ist die häufigste entzündliche Gelenkerkrankung. Frauen erkranken 3-mal häufiger als Männer.

Klinik. Charakteristisch ist der *symmetrische Gelenkbefall*. Meist sind bereits früh Hand-, Fingergrund- und Mittelgelenke (Abb. 10.**1**) sowie Knie- und Zehengrundgelenke betroffen. Ein Befall der Fingerendgelenke ist sehr selten und muss an andere Gelenkerkrankungen wie Psoriasisarthropathie oder reaktive Arthritis denken lassen. Symptome der rheumatoiden Arthritis sind Gelenkschmerzen und Gelenkschwellungen, meist verbunden mit ausgeprägter und lang dauernder morgendlicher Steifigkeit und Kraftlosigkeit. Müdigkeit und allgemeines Krankheitsgefühl, mitunter auch subfebrile Temperaturen sind häufige Vorläufer der manifesten Erkrankung. Der Verlauf ist gekennzeichnet durch funktionelle Einschränkungen infolge *fortschreitender Gelenkzerstörung*. Gelenkfehlstellungen, Rheumaknoten sowie postentzündliche arthrotische Deformationen kennzeichnen das Spätstadium.

Extraartikuläre Manifestationen treten im späteren Krankheitsverlauf auf und umfassen Pleuroperikarditiden, Rheumaknoten an Hautdruckstellen oder intrapulmonal, Augenveränderungen, seltener eine Vaskulitis mit sensomotorischen Störungen oder eine Amyloidose.

Diagnostik. *Radiologische Veränderungen* lassen sich bereits früh an Händen und Füßen erkennen (dorsoventrale Aufnahmen). Radiologische Zeichen umfassen im frühen Stadium eine periartikuläre Weichteilschwellung, gelenknahe Demineralisation der Knochen, später eine Gelenkspaltverschmälerung mit randständigen Usuren sowie Subluxationen (Abb. 10.**2**). Eher selten treten Ankylosen auf. Eine Beteiligung der Halswirbelsäule ist häufig. Neben Spondylar-

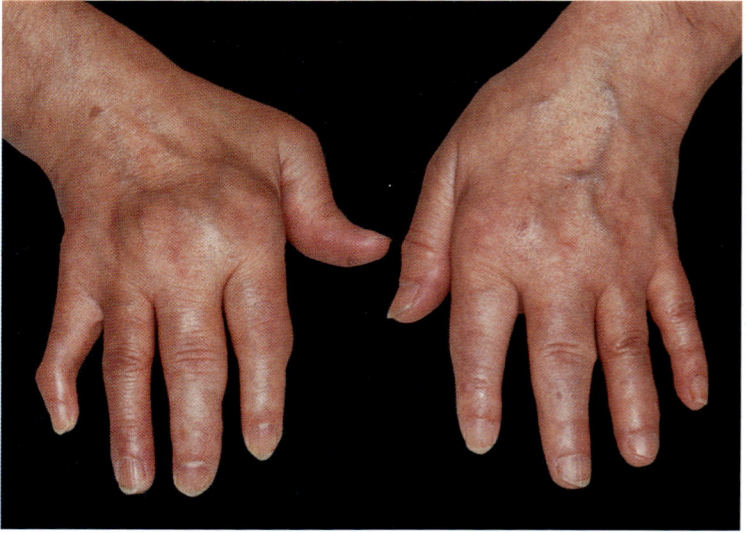

Abb. 10.1 Rheumatoide Arthritis mit Gelenkschwellung und beginnender ulnarer Deviation der Finger.

thritis, segmentaler Instabilität oder Ankylose kann die Entzündung zu Pannusbildung und Zerstörung der atlantodentalen Ligamente führen, so dass es zu atlantoaxialer Subluxation oder gar Myelonkompression kommen kann.

Im *Labor* finden sich meist eine erhöhte Blutsenkungsreaktion und ein erhöhtes CRP, eine normochrome normozytäre Anämie, eine Thrombozytose und ein erniedrigtes Serumeisen. Positive Rheumafaktoren treten oft erst im späteren Verlauf auf.

> Die Diagnose der rheumatoiden Arthritis ergibt sich aus Anamnese, klinischem Befund (Gelenkbefallsmuster) sowie Röntgen- und Laborbefunden.

Differenzialdiagnose. Differenzialdiagnostisch müssen berücksichtigt werden:
- Kollagenosen (insbesondere systemischer Lupus erythematodes und systemische Sklerose),
- Polymyalgia rheumatica (Patienten über 60 Jahre),
- die Parvovirus-Arthritis (meist selbstheilend) sowie
- die Fingerpolyarthrose (s. u.).

Seltener bieten reaktive Arthritiden Abgrenzungsschwierigkeiten (meist asymmetrischer, oligoartikulärer Gelenkbefall mit Enthesiopathien).

Felty-Syndrom

Dieses Syndrom tritt als seltene *Systemmanifestation der rheumatoiden Arthritis* auf und ist gekennzeichnet durch Hepatosplenomegalie, Leukopenie sowie oft therapierefraktäre Hautulzera der unteren Extremitäten. Sehr häufig sind dabei Rheumaknoten, Lymphadenopathie, hochtitrige Rheumafaktoren und antinukleäre Antikörper nachweisbar. Für eine genetische Disposition spricht die Assoziation mit HLA-DR4 bei über 90 % der betroffenen Patienten.

Morbus Still des Erwachsenen

Klinik. Der Morbus Still ist eine seltene *Sonderform der rheumatoiden Arthritis.* Männer und Frauen im Alter bis 40 Jahre sind gleich häufig betroffen. Diese in Schüben verlaufende entzündliche Erkrankung geht mit hohem Fieber (in der Regel über 39 °C) einher. Charakteristische Begleitsymptome sind Arthralgien bzw. Oligoarthritis (vorwiegend Handgelenke), Pharyngitis, Gewichtsverlust sowie typischerweise ein flüchtiges lachsfarbenes Exanthem an Stamm und proximalen Extremitäten.

Weitere Befunde sind eine Hepatosplenomegalie, eine Lymphadenopathie sowie im Labor eine hohe Blutsenkung, eine ausgeprägte Leukozytose und ein stark erhöhtes Serumferritin. Rheumafaktoren und antinukleäre Antikörper sind negativ.

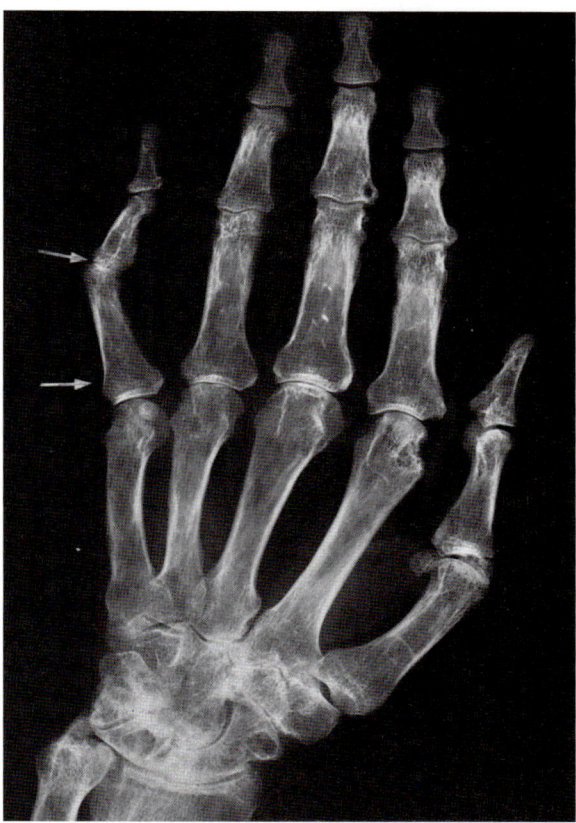

Abb. 10.2 Rheumatoide Arthritis mit ausgedehnten Usuren, Verödungen des Gelenkspaltes und typischer bandförmiger Osteoporose im Bereich der Gelenke.

Differenzialdiagnose. Differenzialdiagnostisch müssen andere Fieberursachen wie Infekte sowie entzündliche intestinale Erkrankungen wie Morbus Crohn oder Colitis ulcerosa in Erwägung gezogen werden.

Sjögren-Syndrom

Definition und Epidemiologie. Das Sjögren-Syndrom ist gekennzeichnet durch einen entzündlichen Befall von Tränen- und Speicheldrüsen, aber auch von Schleimdrüsen im Magen-Darm-Trakt und in den Luftwegen, was in der Regel eine *Sikkasymptomatik* zur Folge hat. Das Syndrom kann allein oder als Begleiterkrankung einer rheumatoiden Arthritis oder einer anderen Kollagenose vorkommen (Tab. 10.**1**). In über 90 % der Fälle sind Frauen im Alter von über 50 Jahren betroffen.

Tabelle 10.1 Sjögren-Syndrom

Sikkakomplex + Kollagenose	
Xerophthalmie, Xerostomie	chronische Polyarthritis Sklerodermie systemischer Lupus erythematodes Periarteriitis nodosa Dermatomyositis

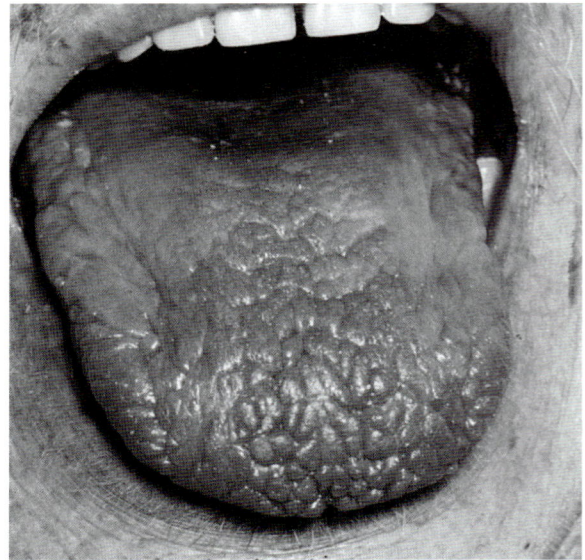

Abb. 10.3 Trockene, rissige, gewulstete Zunge bei Sjögren-Syndrom. 79-jährige Frau.

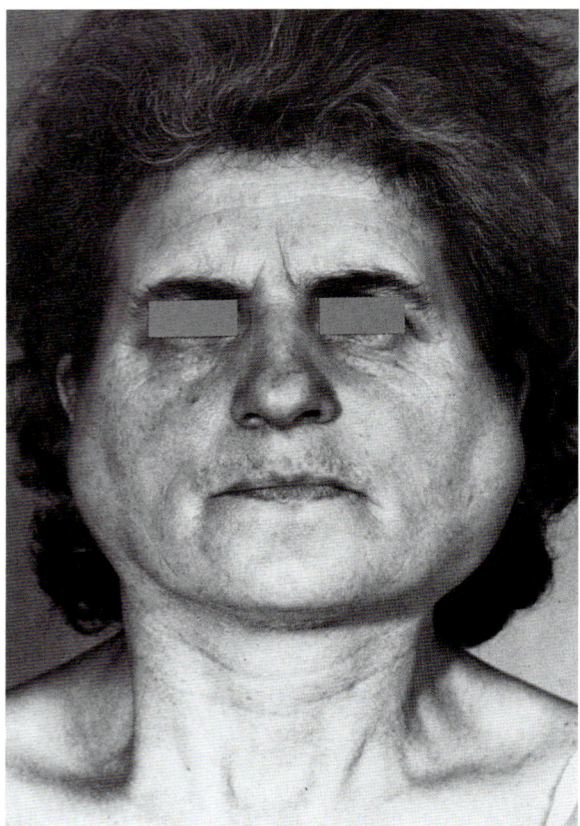

Abb. 10.4 Beidseitige Parotisschwellung bei Sjögren-Syndrom. 50-jährige Frau.

Klinik. Die Austrocknung führt zu den Hauptmanifestationen, nämlich
- der Xerophthalmie (Keratoconjunctivitis sicca mit Fremdkörpergefühl, Brennen und Rötung) sowie
- der Xerostomie (Abb. 10.3) mit behindertem Schluckakt, Heiserkeit, Hustenreiz und Entwicklung einer schweren Karies.

Charakteristisch sind rezidivierende, symmetrische schmerzhafte Schwellungen der Speicheldrüsen, insbesondere der Parotiden (Abb. 10.4). Die weiteren Symptome umfassen Müdigkeit, Fieber, Arthritiden wie bei rheumatoider Arthritis, aber auch reine Arthralgien, Lymphadenopathie, vaskulitische Ulzerationen vorwiegend der Beine sowie Neuropathien. Seltener ist eine Nierenbeteiligung (interstitielle Nephritis, tubuläre Azidose). Übergänge in maligne Lymphome kommen vor.

Diagnostik. Im Rahmen der Laboruntersuchungen zeigt sich meist eine stark erhöhte Blutsenkung. Auch eine Hypergammaglobulinämie und der Nachweis von Rheumafaktoren und Anti-SS-A(Ro)- sowie Anti-SS-B(La)-Antikörpern sind typische Befunde.

Differenzialdiagnose. Differenzialdiagnostisch sind eine Therapie mit Psychopharmaka (Mundtrockenheit), eine Sarkoidose und eine HIV-Infektion zu berücksichtigen. In Zweifelsfällen dienen der Schirmer-Test (Messung des Tränenflusses) sowie die Biopsie der Lippen zur Diagnosesicherung.

Juvenile chronische Arthritis

Einteilung. Die juvenile chronische Arthritis (JCA) wird gemäß der Erscheinungsform bei Krankheitsbeginn in 3 Formen unterteilt:
- Die *systemische Form* (Morbus Still) ist charakterisiert durch Fieberschübe mit lachsfarbenem, masernähnlichem Exanthem, Hepatosplenomegalie und Lymphadenopathie. Die arthritischen Beschwerden hinken oft hinterher.
- Bei der *polyartikulären* Form, bei der die Rheumafaktoren meist negativ sind, sind im Gegensatz zur rheumatoiden Arthritis der Erwachsenen häufig die Fingerendgelenke mit befallen.
- Bei der *oligoartikulären Form* schließlich kommt es im Alter unter 4 Jahren oft zu destruierenden Iridozyklitiden, während zu Beginn der Krankheit nach dem 8. Lebensjahr Klinik und Verlauf meist dem Morbus Bechterew ähneln. Kinder mit positiven antinukleären Antikörpern müssen wegen meist asymptomatischer Iridozyklitis regelmäßig augenärztlich untersucht werden.

Differenzialdiagnose. Differenzialdiagnostisch gilt es, ein akutes rheumatisches Fieber, eine bakterielle Polyarthritis, eine Tuberkulose oder eine Sarkoidose auszuschließen, wobei eine Gelenkpunktion oder eine Synovialbiopsie weiterhelfen können.

Entzündliche rheumatische Gelenkaffektionen

Spondylarthropathien

Gemeinsame Merkmale. Unter dem Begriff Spondylarthropathien werden die in Tab. 10.2 aufgeführten Erkrankungen zusammengefasst. Diese entzündlichen, meist chronisch verlaufenden muskuloskelettalen Erkrankungen sind durch gemeinsame klinische, radiologische, laborchemische und genetische Merkmale charakterisiert. Diese umfassen:
- eine periphere, meist oligoartikuläre Arthritis,
- den Befall von Wirbelsäule und Iliosakralgelenken,
- den Befall von Sehnen und Sehnenansätzen (Enthesiopathie),
- extraartikuläre Manifestationen (Auge, Haut, Schleimhäute, seltener Herz und Lunge) sowie
- eine familiäre Häufung und Assoziation mit HLA-B27.

Wegen fehlender Rheumafaktoren und Autoantikörper werden diese Spondylarthropathien oft auch als *seronegativ* gekennzeichnet.

Spondylitis ankylosans (Morbus Bechterew)

Klinik. Die Spondylitis ankylosans ist der häufigste Vertreter der Spondylarthropathien. Diese chronisch entzündliche Erkrankung befällt die Iliosakralgelenke sowie die Rippen- und Wirbelbogengelenke, was zu zunehmender Versteifung und Verknöcherung der betroffenen Gelenke führt. Von den peripheren Gelenken sind besonders häufig Hüfte und Schultern befallen, andere Gelenke sind seltener betroffen. Die systemische Beteiligung (Uveitis anterior, Aortitis mit Aorteninsuffizienz, apikale Lungenfibrose) ist seltener.

Männer erkranken etwas häufiger und schwerer als Frauen. Die ersten Symptome treten meist zwischen dem 20. und 40. Lebensjahr auf. Leitsymptome sind nächtliche tief sitzende Kreuz- oder Gesäßschmerzen, ausstrahlend gegen die Kniekehlen. Bewegung lindert die Schmerzen. Schmerzhafte Scherbewegungen im Iliosakralgelenk sind Ausdruck der Entzündung (Mennell-Zeichen). Der axiale Befall neigt zur frühen Versteifung mit typischer Fehlform: Hyperkyphose der Brustwirbelsäule bei Abflachung der Lendenwirbelsäule (Abb. 10.5). Häufig sind Fersenschmerzen als Folge der plantaren oder achillären Enthesiopathie. Der Hüftbefall führt zu früher Kontrakturtendenz.

Diagnostik. Meist findet sich eine erhöhte Blutsenkung. Das Röntgenbild der Iliosakralgelenke ist in der Regel typisch und zeigt beidseits eine Verschmälerung des Gelenkspaltes mit einem Nebeneinander von sklerosierenden und usurierenden Veränderungen (Abb. 10.6) sowie im Spätstadium eine Ankylose. Axial fällt eine zunehmende Verknöcherung der Längsbänder auf (Abb. 10.7).

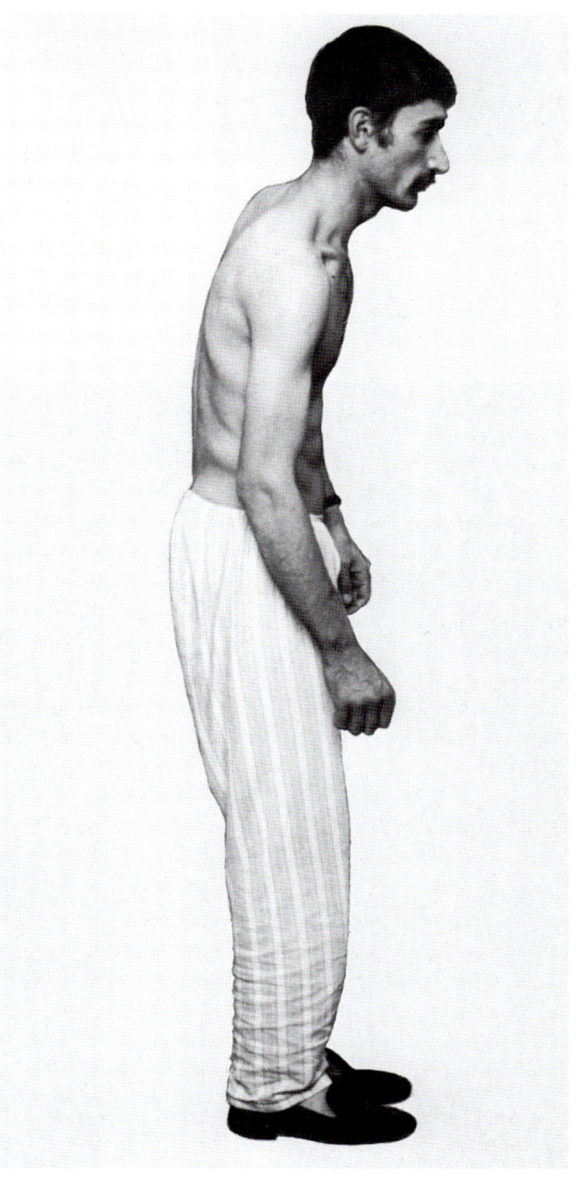

Abb. 10.5 Typische Haltung des Bechterew-Kranken.

Tabelle 10.2 Prozentuale Häufigkeit von HLA-B27 und von Sakroiliitis bei seronegativen Spondylarthropathien

	HLA-B 27 (%)	Sakroiliitis (%)
Spondylitis ankylosans (Morbus Bechterew)	95	100
reaktive Arthritis (Reiter-Syndrom)	70	30
Psoriasisarthropathie	50	20
enterokolitische Arthropathie	50	20
SAPHO-Syndrom	40	30
undifferenzierte Spondarthropathie	50	20

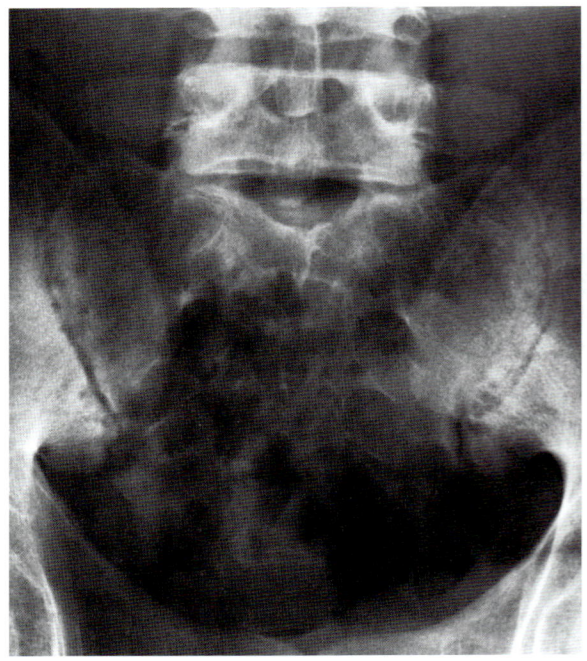

Abb. 10.6 Iliosakralgelenke bei Morbus Bechterew.

Abb. 10.7 Verknöcherte Längs- und Seitenbänder der Wirbelsäule bei Morbus Bechterew. ▷

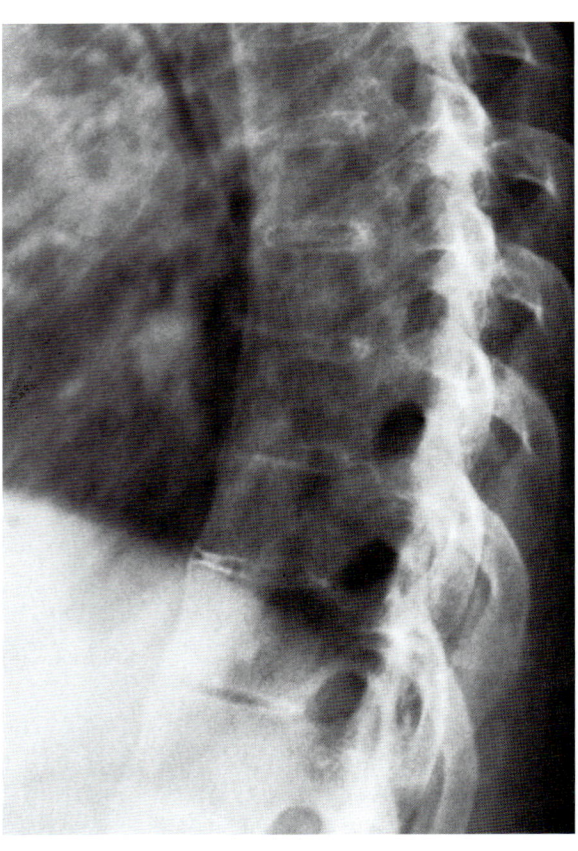

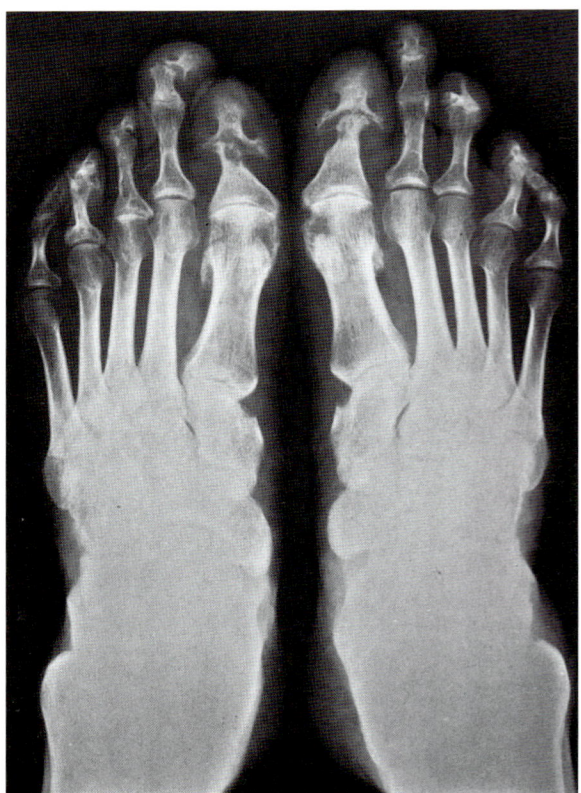

Abb. 10.8 Psoriasis arthropathica.

> Richtungsweisend für die Diagnose sind die typische Schmerzanamnese, die Klinik sowie die radiologische Untersuchung. Die Bestimmung des HLA-B27 erübrigt sich in der Regel.

Psoriasisarthropathie

Klinik. Die Psoriasisarthropathie zeigt charakteristischerweise einen *Befall im Strahl* mit Beteiligung von Grund-, Mittel- und Endgelenk (Wurstfinger, Daktylitis) sowie einen Transversalbefall der Endgelenke. Im Gegensatz zur rheumatoiden Arthritis ist die Gelenkschwellung oft derb und die Haut rötlich-livid verfärbt. Selten tritt die Arthritis nach dem Hautbefall auf, dies besonders bei Kindern. Der Röntgenbefund mit ankylosierenden neben anbauenden und abbauenden Prozessen ist jedoch oft so typisch, dass auch bei isolierter Arthritis die Diagnose gestellt werden kann (Abb. 10.8). Ein Nagelbefall mit „Tüpfeln", Ölflecken und Onycholyse findet sich oft bei Arthritis der Finger- bzw. Zehenendgelenke. Ein unruhiger Verlauf mit hochakuten Schüben und lang anhaltenden, mitunter vollständigen Remissionen ist typisch. Ein Befall der Wirbelsäule und der Iliosakralgelenke (meist einseitig betont) ist seltener als bei der Spondylitis ankylosans.

Differenzialdiagnose. Differenzialdiagnostisch sind die rheumatoide Arthritis (symmetrisches Gelenkbefallmuster ohne Befall der distalen Interphalangealgelenke), die Fingerpolyarthrose (s. u.), die reaktive Arthritis (vorausgegangene intestinale oder urogenitale Infektionen) sowie eine Kristallarthritis (Kristallnachweis im Gelenkpunktat) zu berücksichtigen.

Reaktive Arthritis (Reiter-Syndrom)

Definition. Das Reiter-Syndrom als Vollbild einer reaktiven Arthritis ist gekennzeichnet durch Arthritis, Urethritis und Konjunktivitis sowie gelegentlich durch mukokutane Läsionen. Befallen werden vorwiegend Männer im Alter zwischen 20 und 40 Jahren.

Auslöser. Die reaktive Arthritis nach enteralen Infekten trifft Frauen und Männer gleich häufig, nach urogenitalen Infekten erkranken Männer deutlich häufiger. Auslösende Mikroorganismen umfassen Salmonellen, Shigellen, Campylobacter, Yersinien, Brucellen sowie Chlamydien und Ureoplasmen. Im Gegensatz zur Infektarthritis können diese Mikroorganismen nicht aus dem Gelenk kultiviert werden.

Klinik. Erste Symptome einer reaktiven Arthritis treten wenige Wochen nach einer intestinalen oder urogenitalen Infektion auf. Neben Müdigkeit und gelegentlichem Fieber können unterschiedliche Manifestationen vorkommen: Am häufigsten finden sich eine akute asymmetrische Oligoarthritis der großen Gelenke der unteren Extremitäten, ein Befall einzelner Finger oder Zehen mit livider Hautverfärbung (sog. Daktylitis oder Wurstfinger), eine Spondylarthropathie mit frühmorgendlichen Kreuzschmerzen und Steifigkeit der Wirbelsäule oft zusammen mit einseitiger Iliosakralgelenkarthritis sowie entzündliche Veränderungen von Sehnenscheiden, Sehnen und Bändern. Extraartikuläre Symptome betreffen Haut und Schleimhäute (Keratoderma blennorrhagicum an Hand- und Fußsohlen, Erythema nodosum, orale Ulzerationen), Augen (meist Konjunktivitis) und den Urogenital- (sterile Urethritis, Balanitis, Zystitis) sowie den Magen-Darm-Trakt (Enteritis). Die sehr selten auftretenden Nagelveränderungen können von jenen bei Psoriasis nicht unterschieden werden.

Diagnostik. Die Stuhlkultur im Akutstadium sowie die PCR-Untersuchung im Serum bei enteralen Erregern und im Urin bei Chlamydien können den auslösenden Mikroorganismus aufdecken. Die Bestimmung des HLA-B27, obwohl in 70 % der Fälle positiv, trägt zur Diagnose wenig bei. Differenzialdiagnostisch ist in erster Linie eine Gonokokkenurethritis mit septischer Arthritis auszuschließen.

Rheumatisches Fieber

Das Paradebeispiel einer reaktiven Arthritis ist das rheumatische Fieber. Dieses Krankheitsbild stellt heute in Europa allerdings eine absolute Rarität dar. Als Folgekrankheit einer Infektion mit β-hämolysierenden Streptokokken der Gruppe A treten neben Fieber eine Polyarthritis mit vorwiegendem Befall der großen Gelenke, eine Karditis, im späteren Verlauf eine Chorea minor, ein flüchtiges Erythema anulare marginatum an Stamm und Oberschenkeln sowie subkutane rheumatische Knötchen auf.

> Der Antistreptolysintiter ist nur unter Berücksichtigung von Anamnese und Klinik zu werten, da er für ein rheumatisches Fieber nicht spezifisch ist.

Enterokolitische Arthropathien

Die Enterokolitiden Colitis ulcerosa und Morbus Crohn können bei 10–20 % der betroffenen Patienten mit entzündlichen Veränderungen der Wirbelsäule und der peripheren Gelenke einhergehen. Seltenere Ursachen für eine enterokolitische Arthropathie stellen der Morbus Whipple, gastrointestinale Bypass-Operationen und die gluteninduzierte Enteropathie (nichttropische Sprue) dar.

Klinik. Bei der *Colitis ulcerosa* tritt die Arthropathie meist nach der Darmsymptomatik auf. Beim *Morbus Crohn* hingegen ist der Befall der Gelenke nicht selten eine Erstmanifestation, wenn auch endoskopisch oft bereits entzündliche Veränderungen im Gastrointestinaltrakt nachweisbar sind.

Bei zusätzlichem Befall der Wirbelsäule oder der Iliosakralgelenke, welcher der Darmsymptomatik oft Jahre vorausgeht, können die klinischen und radiologischen Befunde nicht von einer klassischen Spondylitis ankylosans abgegrenzt werden. Die Aktivität der peripheren Gelenkentzündung spiegelt im Allgemeinen die intestinale Entzündungsaktivität wider. Die entzündlichen Veränderungen der Wirbelsäule scheinen jedoch unabhängig davon zu verlaufen. Im Gegensatz zur Spondylitis ankylosans dauert die Arthritis meist nur Tage bis einige Wochen und zeigt einen stark wandernden Charakter. Ebenso ist die Sakroiliitis bei Darmerkrankungen symptomarm und wird meist als Zufallsbefund bei radiologischen Untersuchungen entdeckt.

Systemische Manifestationen umfassen die Uveitis anterior (bis 10 %, meist mit Wirbelsäulenbefall), eine schmerzhafte Stomatitis ulcerosa, ein Erythema nodosum oder ein Pyoderma gangraenosum.

Beim *Morbus Whipple* können Arthralgien oder eine transiente nichtdestruierende Arthritis kleiner und großer Gelenke der Abdominalmanifestation um Jahre vorausgehen. Ein Wirbelsäulenbefall mit Iliosakralgelenkarthritis und Spondylarthritis ist äußerst selten. Bei Männern im mittleren Alter sollte bei jeder unkla-

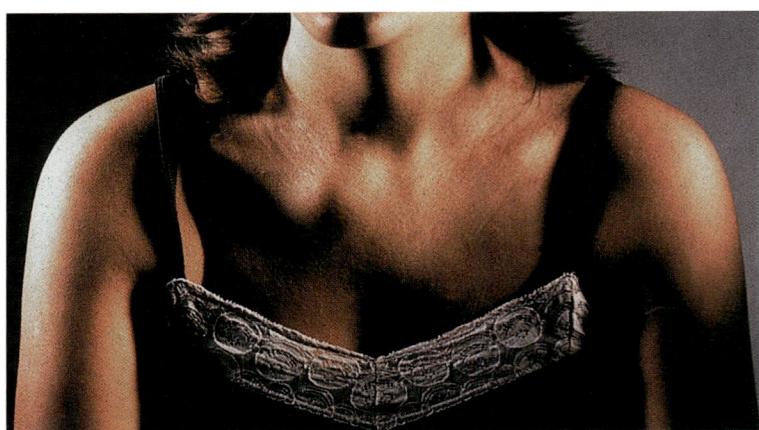

Abb. 10.9 SAPHO-Syndrom mit Schwellung der klavikulokostosternalen Region rechts.

ren Arthritis nach dem Bakterium Tropheryma whippelii gesucht werden. Klinische Leitsymptome für die Diagnose sind Abdominalbeschwerden mit Diarrhö und Gewichtsverlust, subfebrile Temperaturen, Lymphadenopathie, Uveitis, seltener Augenmuskelparesen und Enzephalopathie.

Behçet-Syndrom

Das Behçet-Syndrom wird heutzutage den Vaskulitiden zugeordnet. Rund die Hälfte bis zwei Drittel der mehrheitlich aus dem östlichen Mittelmeerraum und aus dem Fernen Osten stammenden Patienten mit dem Syndrom zeigt eine subakute bis chronische Synovitis der großen und kleinen Gelenke. Die Diagnose ist nur zu stellen, wenn mindestens 2 Hauptsymptome und eines der Begleitsymptome vorliegen.

Klinik. Hauptsymptome sind:
- Schleimhautulzerationen im Mund und/oder Magen-Darm-Trakt,
- Ulzerationen im Genitalbereich (Vulva, Penis, Skrotum),
- okuläre Manifestationen (Uveitis anterior, Hypopyon, retinale Vaskulitis).

Zu den Begleitmanifestationen gehören
- Hautbefall (Erythema nodosum, Follikulitis),
- Gelenkbefall (vorwiegend Knie- und Sprunggelenke),
- neurologische Symptome (Meningitis, Hirnnervenbefall),
- Gefäßveränderungen (venöse Thrombosen, arterielle Aneurysmen).

SAPHO-Syndrom

Definition. Der Begriff SAPHO bezeichnet die häufigsten Manifestationen dieses Syndroms: Synovitis, Akne, Pustulosis, Hyperostosis und Osteomyelitis. Männer und Frauen sind gleich häufig betroffen, die Erkrankung tritt in jedem Lebensalter auf.

Klinik. Ein Leitbefund dieses ursächlich nicht geklärten Syndroms ist eine meist einseitig betonte schmerzhafte Schwellung im klavikulokostosternalen Bereich (Abb. 10.**9**). Typisch und häufig ist die folgende Kombination:
- sternoklavikuläre Hyperostose,
- palmoplantare Pustulose,
- entzündlicher Wirbelsäulenbefall und
- periphere Oligoarthritis vorwiegend der großen Gelenke.

Die Manifestationen entwickeln sich oft nacheinander, wobei zwischen Haut- und Knochensymptomen Jahre verstreichen können. Tief sitzende Kreuzschmerzen, Wirbelsäulensteifigkeit und schmerzhafte Gelenkschwellungen sind – ähnlich wie bei anderen Spondylarthropathien – typisch. Die palmoplantare Pustulose ist gekennzeichnet durch gut abgrenzbare Bläschen oder Pusteln oder oberflächliche Schuppung der Hand- und Fußinnenflächen. Oft ist eine Abgrenzung gegenüber psoriatischen Hautveränderungen nicht möglich. Als Komplikation der klavikulokostären Hyperostose kann infolge Kompression eine Thrombosierung der V. subclavia oder V. cava superior auftreten.

Diagnostik. Diagnostisch charakteristisch ist die starke Aktivitätsanreicherung der betroffenen Gelenke und Knochen in der Skelettszintigraphie. Die Knochenveränderungen lassen sich radiologisch gelegentlich nicht von einer infektiösen Osteomyelitis oder Neoplasie abgrenzen und müssen deshalb entsprechend abgeklärt werden.

Undifferenzierte Spondylarthropathie

Etwa 30 % aller Patienten mit Spondylarthropathien können keiner spezifischen diagnostischen Gruppe zugeordnet werden, da die entsprechenden diagnostischen Manifestationen nicht in genügendem Umfang vorliegen. Oft handelt es sich dabei um Frühformen einer Untergruppe. Ein typisches Beispiel einer undifferenzierten Spondylarthropathie wäre ein 30-jähriger Mann mit nächtlichen tief sitzenden Kreuzschmerzen und einer Peritendinitis der Achillessehne.

Bei unauffälligen radiologischen Befunden erlauben die beiden Manifestationen keine eindeutige Zuordnung, sind aber Ausdruck einer Spondylarthropathie, welche demzufolge als undifferenziert klassifiziert wird.

Arthropathien bei Stoffwechselkrankheiten

Arthritis urica

Epidemiologie, Auslöser. Die *primäre Gicht* tritt bei Männern 10-mal häufiger auf als bei Frauen. Bei Ersteren liegt das Manifestationsalter zwischen 40 und 50 Jahren, bei Frauen in der Regel bei über 60 Jahren. Auslösender Faktor ist häufig ein opulentes Mahl mit vermehrter Purinzufuhr und/oder ein übermäßiger Alkoholkonsum.

Klinik. Der *klassische Gichtanfall* weckt den Patienten nachts aus tiefem Schlaf mit heftigen, zunehmenden Schmerzen im Großzehengrundgelenk. Dieses ist gerötet, geschwollen und extrem schmerzhaft. Subfebrile Temperaturen, Senkungsanstieg und Leukozytose sind die Regel. Ohne Therapie klingt der Anfall nach rund einer Woche spontan ab, wobei das Gelenk allerdings noch längere Zeit schmerzempfindlich bleiben kann. Andere Gelenke werden seltener betroffen. In diesen Fällen kommen als Differenzialdiagnose eine akute eitrige Arthritis, eine reaktive Arthritis oder eine Psoriasisarthropathie in Frage. Auch eine rheumatoide Arthritis kann akut beginnen. Im höheren Alter ist die Pseudogicht (Chondrokalzinose) häufiger.

In *späteren Stadien* kommt es zu Uratablagerungen in Sehnen, Schleimbeuteln und Gelenken, was als chronische tophöse Gicht bezeichnet wird (Abb. 10.**10**). Typisch sind auch Tophi an den Ohrmuscheln (Abb. 10.**11**).

Diagnostik. Radiologisch ist die Gicht durch die scharf ausgestanzten Usuren an den Knochenenden (Abb. 10.**12**) charakterisiert.

Die Diagnose der Gicht wird erhärtet durch den Nachweis eines deutlich erhöhten Harnsäurespiegels im Blut und – in Zweifelsfällen – von Harnsäurekristallen im Gelenkpunktat.

Pathogenese. Die Ursache der primären Gicht ist multifaktorieller Natur. Bei rund 20 % der Fälle findet man Enzymdefekte, die zu einer Überproduktion von Harnsäure führen. Bei den übrigen Patienten liegt eine Ausscheidungsstörung vor, die wahrscheinlich auf einer epithelialen Insuffizienz beruht.

> Gichtanfälle mit normalem oder nur geringgradig erhöhtem Harnsäurespiegel können vorkommen, besonders wenn eine Therapie mit urikosurisch wirkenden Medikamenten voranging.

Bei älteren Patienten muss in diesen Fällen allerdings immer an eine Pseudogicht (s. Chondrokalzinose) gedacht werden. Die Höhe des Harnsäurespiegels im Blut geht nicht parallel mit den klinischen Symptomen. Es hat sich jedoch gezeigt, dass ein großer Prozentsatz der Patienten mit einem Serumharnsäurespiegel von über 600 µmol/l früher oder später symptomatisch wird.

Komplikationen. Die wichtigste Komplikation der Gicht ist die *Gichtniere*. Sie ist Folge der Hyperurikämie und der vermehrten Uratausscheidung durch die Niere. Pathologisch-anatomisch findet man entzündliche interstitielle Infiltrate als Folge der Harnsäureablagerungen und einer eventuellen Pyelonephritis bei Nierensteinen sowie vaskuläre Veränderungen in Form einer Nephrosklerose. Da ein großer Prozentsatz der Gichtkranken eine Hypertonie aufweist, ist es oft schwierig zu ermitteln, ob die Niereninsuffizienz Folge der Hypertonie oder der Gicht ist. Andererseits führt die Gichtniere ihrerseits zur Hypertonie.

Da die Gicht bzw. die Hyperurikämie oft mit Diabetes, Hyperlipoproteinämie und Hypertonie einhergeht, wird sie als Risikoindikator betrachtet. Ob die Gicht allein ohne andere gleichzeitig vorhandene Risikofaktoren zur Koronarsklerose führen kann, ist umstritten.

Sekundäre Gicht. Gichtsymptome im Rahmen der sekundären Gicht können bei allen Krankheiten auftreten, die zu einem vermehrten Zelluntergang führen (z. B. myelo- und lymphoproliferative Erkrankungen) oder deren Therapie zu einer Hemmung der Harnsäureausscheidung führt (z. B. Diuretika). Weiterhin findet man eine sekundäre Hyperurikämie bei Ketose (Fasten, dekompensierter Diabetes mellitus, fettreiche Diät), Akromegalie, Hypo- und Hyperparathyreoidismus, CO-Vergiftung, Bleivergiftung, Myxödem und bei intravenöser Zufuhr von Fructose.

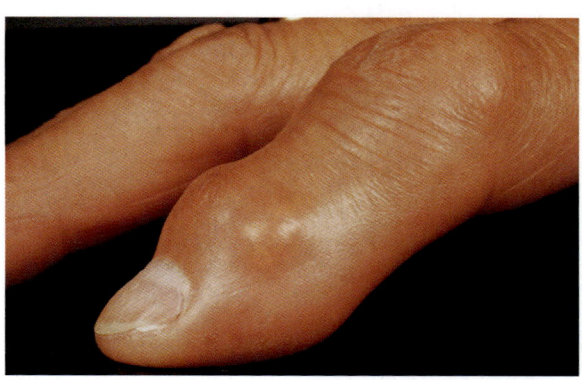

Abb. 10.10 Chronische tophöse Gicht am Zeigefinger.

10 Schmerzen bei Erkrankungen der Gelenke

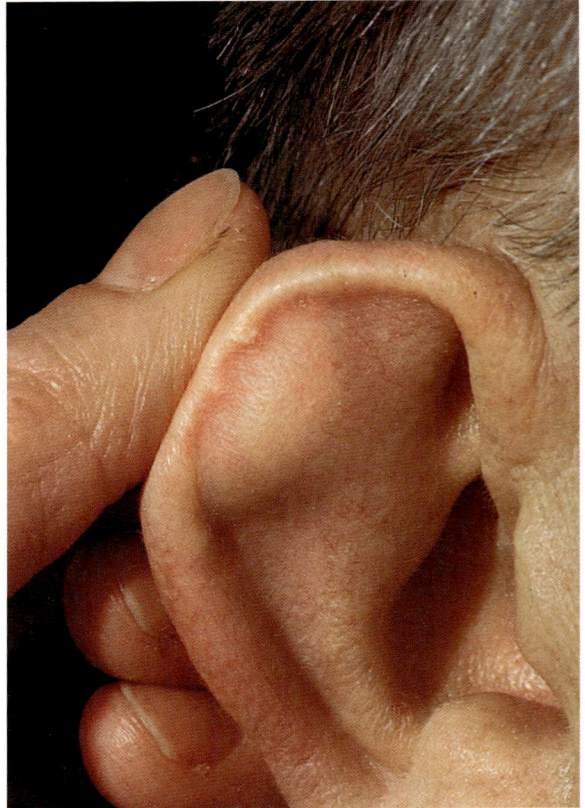

Abb. 10.11 Gichtknoten am Ohr. 72-jähriger Mann.

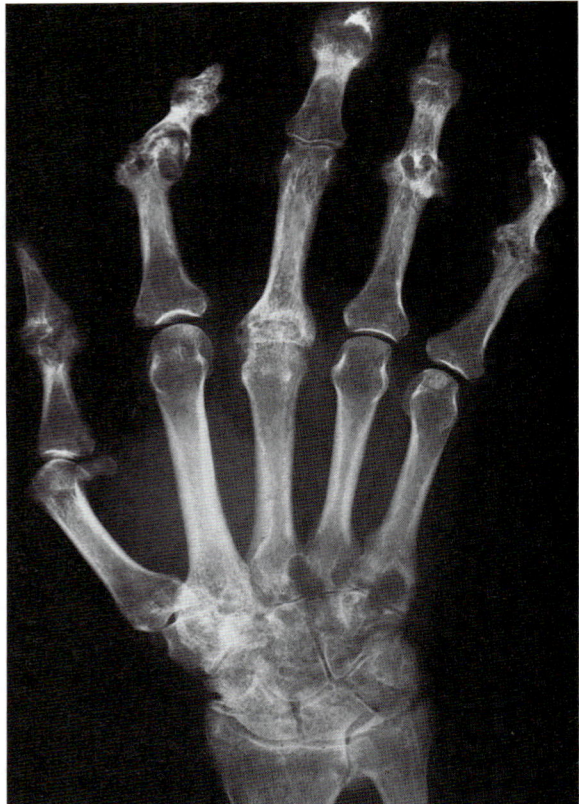

Abb. 10.12 Typisch zystisch ausgestanzte Knochendefekte bei Gicht.

Chondrokalzinose (Pseudogicht)

Es handelt sich um eine durch *Calciumpyrophosphatkristalle* (CPP) hervorgerufene Gelenkentzündung. Der akute Anfall kann klinisch kaum vom Gichtanfall unterschieden werden, betrifft jedoch vorwiegend große Gelenke. Die Gelenkpunktion erlaubt die Unterscheidung durch den Nachweis der CPP-Kristalle. Radiologisch finden sich die typischen Verkalkungen der Faserknorpel (Meniskus) und der oberflächlichen Schichten des Gelenkknorpels (Abb. 10.**13**).

Die Chondrokalzinose bevorzugt das mittlere und vor allem das höhere Lebensalter, ohne dass eine Geschlechtsbevorzugung zu finden ist. Häufig wird sie als *Begleitkrankheit* bei vorgeschädigten Gelenken (Osteoarthrose, posttraumatisch) oder bei Stoffwechselkrankheiten (Hyperparathyreoidismus, Hämochromatose, Morbus Wilson, Gicht, Ochronose) gefunden.

Ein Wirbelsäulenbefall ist selten und führt zu Verkalkungen der Zwischenwirbelscheiben. Der Verlauf ist klinisch stumm, es handelt sich meist um einen Zufallsbefund bei Röntgenaufnahmen der Wirbelsäule.

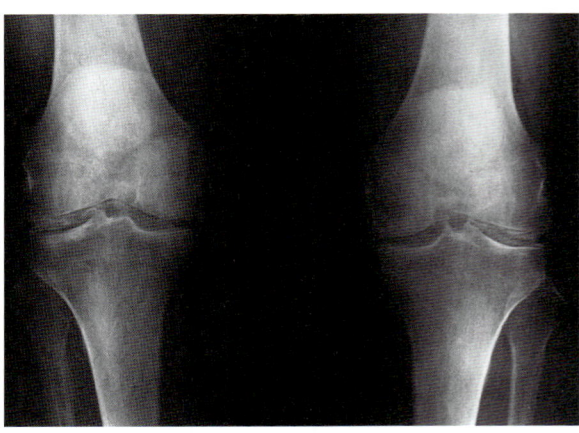

Abb. 10.13 Chondrokalzinose mit Meniskusverkalkungen.

Diffuse idiopathische skelettale Hyperostose (DISH)

Eine axiale Hyperostose wird meistens als radiologischer Zufallsbefund entdeckt. Sie ist charakterisiert durch eine überschießende Ossifikation mit ossärer Brückenbildung zwischen einzelnen Wirbelkörpern ohne Höhenminderung des entsprechenden Intervertebralraumes und beruht auf einer Ossifikation der

Entzündliche rheumatische Gelenkaffektionen

Longitudinalbänder. Sie befällt vorwiegend die rechte Seite der thorakalen Wirbelsäule, kann jedoch an jeder Stelle auftreten, mitunter auch an peripheren Gelenken.

Meistens führt die Hyperostose zu einer umschriebenen Versteifung, jedoch kaum zu Schmerzen. Im Schulterbereich können infolge einer Beeinträchtigung der Weichteile durch die Hyperostose am kaudalen Akromion bei Bewegungen allerdings erhebliche Beschwerden auftreten. Pathogenetisch liegt der Veränderung möglicherweise eine Stoffwechselstörung zugrunde, geht die Hyperostose doch oft mit einer verminderten Glukosetoleranz, einer Hyperlipidämie und einer Hyperurikämie einher.

Ochronose (Alkaptonurie)

Definition und Pathogenese. Es handelt sich um eine angeborene Stoffwechselstörung, bei der infolge Mangel an Homogentisinase der Phenylalaninabbau unvollständig ist. Sie verläuft jahrelang symptomlos und ist nur durch die Ausscheidung von Homogentisinsäure im Urin erkennbar. Der Urin hat bei der Entleerung eine normale Farbe, nimmt aber durch Oxidierung der Homogentisinsäure nach längerer Zeit an der Luft eine dunkelblaue Farbe an.

Klinik. Der Kranke und seine Familie werden regelmäßig durch schwarze Flecken, die der Harn an der Wäsche hinterlässt, auf diese Anomalie aufmerksam. Die Homogentisinsäure lagert sich vor allem in Knorpeln, Sehnen und Skleren ab und führt auch hier zu einer dunkelbraunen bis schwarzen Verfärbung, welche als Ochronose bezeichnet wird (Abb. 10.14). Erst Jahrzehnte später kommt es infolge Knorpelschädigung durch das Pigment zu einer Gelenkveränderung. Es treten dabei in erster Linie Veränderungen der Wirbelsäule, Ossifikationen der Sehnenansätze an Becken und Hüftgelenken sowie Koxarthrose, Gonarthrose und Omarthrose auf. Bei der Wirbelsäule wird von jeher auf eine schwere Sklerose der Wirbeldeckplatten mit Randwulstwucherungen an den Wirbelkanten bei hochgradiger Degeneration der Zwischenwirbelscheiben hingewiesen. Mehrschichtige horizontale Kalkeinlagerungen in den Bandscheiben werden als geradezu pathognomonisches Merkmal aufgefasst (Abb. 10.**15**).

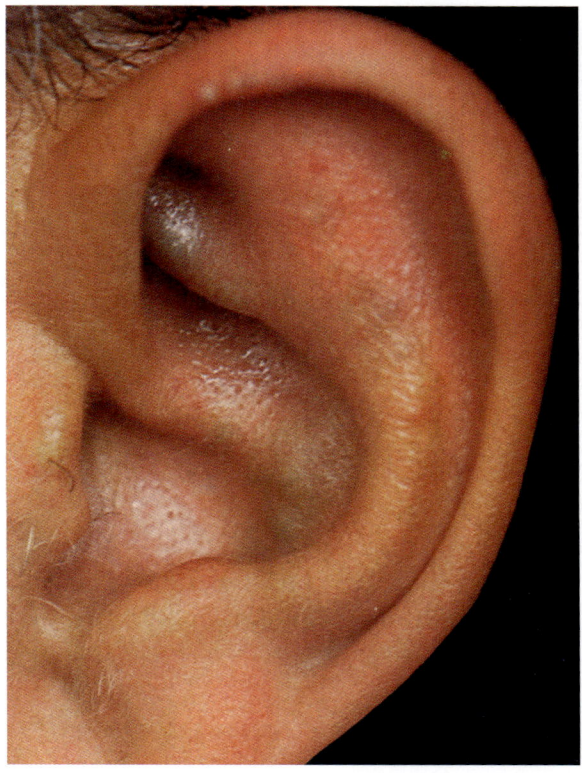

Abb. 10.14 Dunkelverfärbung der Ohrmuschel bei Ochronose.

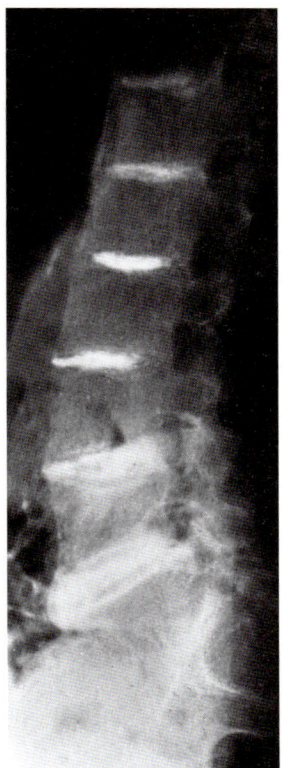

Abb. 10.15 Bandförmige Verkalkung der Zwischenwirbelschichten bei Ochronose.

Primäre Amyloidose

Die primäre Amyloidose kann zu Amyloidablagerung in Synovialzotten und im hyalinen Knorpel führen, welche wiederum Schmerzen, Steifigkeit, Schwellung und gelegentlich Bewegungseinschränkung des betroffenen Gelenkes verursachen. Differenzialdiagnostisch sind vor allem die rheumatoide Arthritis und andere Arthritiden, die ihrerseits zu einer sekundären Amyloidose führen können, auszuschließen.

Hämochromatose

Die Arthropathie bei Hämochromatose wird in der Regel erstmals im entzündlichen Stadium manifest. Bei rund 20 % der Patienten sind Gelenkbeschwerden das früheste Symptom der Erkrankung. Im weiteren Krankheitsverlauf weisen schließlich bis zu 90 % aller Patienten Gelenkbeschwerden auf.

Charakteristisch ist der Befall der Metakarpophalangealgelenke II und III. Klinisch besteht nicht nur eine Synovitis, sondern gelegentlich auch eine periartikuläre Weichteilschwellung mit Rötung und Überwärmung. Gelenknahe Zysten, unregelmäßige Konturierung des Gelenkspalts, Gelenkspaltverschmälerung und größere radial liegende Osteophyten sind typische radiologische Veränderungen. Die Labordiagnostik (einschließlich der Befunde der Leberbiopsie und Nachweis von Punktmutationen im HFE-Gen) wird in Kapitel 25 beschrieben.

Morbus Wilson

Beim Morbus Wilson (hepatolentikuläre Degeneration) steht die diffuse Osteoporose im Vordergrund. Es werden degenerative Veränderungen – besonders in den Kniegelenken –, paraartikuläre Verkalkungen sowie selten auch eine Osteochondritis dissecans beobachtet.

Arthropathien bei verschiedenen Affektionen

Hämatologische Erkrankungen

Schwere Gelenkveränderungen werden vor allem bei *Koagulopathien* gefunden. Daneben können aber auch hämolytische Anämien (Thalassämie, Sichelzellanämie), akute Leukämien und maligne Lymphome mit Arthritiden einhergehen (s. Kapitel 13, 14 und 15).

Paraneoplastische Arthritiden

Hypertrophische Osteoarthropathie. Zu den paraneoplastischen Arthritiden gehört in erster Linie die hypertrophische Osteoarthropathie, die oft schon vor der Manifestation eines Tumors auftritt. Sie ist durch folgende Symptome charakterisiert:
➤ Trommelschlegelfinger und Uhrglasnägel,
➤ Arthralgien und Arthritiden von Hand-, Ellbogen-, Sprung-, Knie- und Metakarpophalangealgelenken,
➤ radiologischer Nachweis einer periostalen Proliferation im Bereich der Diaphysen der Röhrenknochen,
➤ neurovegetative Symptome (Hyperhidrosis, Hyperthermie, periphere Vasodilatation),
➤ evtl. Gynäkomastie.

Das Vollbild findet sich am häufigsten beim Bronchialkarzinom. Daneben wird die Osteoarthropathie auch bei zahlreichen anderen intra- und extrathorakalen Erkrankungen beschrieben (s. Kapitel 3).

Arthropathien bei endokrinen Störungen

Endokrine Erkrankungen wie Akromegalie, Hyperparathyreoidismus sowie Hyper- und Hypothyreose können mit Arthropathien einhergehen. Bei lang dauernder Cortisontherapie, aber auch bei chronischem Alkoholismus, systemischem Lupus erythematodes und progressiver Sklerose kann eine Femurkopfnekrose auftreten.

Arthropathien bei neurologischen Affektionen

Die *neuropathischen Gelenkerkrankungen* beeindrucken durch ausgedehnte, kaum schmerzhafte Gelenkzerstörungen. Sie treten bei Störungen der Tiefen- und der Oberflächensensibilität auf, wobei es durch dauernde Mikrotraumen und Überdehnungen der Gelenkstrukturen zu einer Gelenkzerstörung, häufig begleitet von trophischen Störungen, kommt. Derartige Gelenkaffektionen werden bei der *Tabes dorsalis* und bei der *Syringomyelie* beobachtet.

Rund 10 % der Patienten mit *diabetischer Polyneuropathie* entwickeln eine neuropathische Arthropathie, besonders der Tarsal- und der Zehengrundgelenke, seltener der Fingergelenke.

Erkrankungen des Knorpels

Die *Polychondritis (relapsing polychondritis)* ist eine Kollagenose, die durch eine Entzündung und teilweise Destruktion von Knorpel, insbesondere im HNO-Bereich (Nase, Ohren, Trachea, Larynx), charakterisiert ist. Häufig zeigen betroffene Patienten eine asymmetrische Arthropathie an großen und kleinen Gelenken. Des Weiteren können eine Augenmitbeteiligung (Episkleritis, Uveitis), ein Herzklappenbefall (vor allem Aorteninsuffizienz) oder eine Nierenbeteiligung beobachtet werden. Die seltene Erkrankung kann isoliert oder zusammen mit einem systemischen Lupus erythematodes, einer rheumatoiden Arthritis oder einem multiplen Myelom auftreten.

Darüber hinaus kann eine Arthropathie auch Ausdruck einer *Osteochondritis dissecans* sein. Ursache ist eine mechanisch-traumatische Schädigung der Oberfläche des Gelenkknorpels. Am häufigsten ist das Kniegelenk betroffen, es folgen Hüftgelenk und seltener Ellbogengelenk.

10.2 Degenerative Gelenkerkrankungen

Arthrosen

Epidemiologie. Die Arthrose ist das häufigste Gelenkleiden mit bevorzugtem Auftreten zwischen dem 50. und 60. Lebensjahr. Die Häufigkeit nimmt mit dem Alter stark zu. Mit Ausnahme der Hüften überwiegen alle anderen Gelenklokalisationen bei Frauen. Am häufigsten betroffen sind Knie, Fingergelenke, Hüfte (Abb. 10.16) und die kleinen Wirbelgelenke.

Klinik. Nur ein Teil der Patienten mit radiologisch nachweisbarer Arthrose hat subjektive Beschwerden. Frühsymptome sind Schmerzen beim Anlaufen, bei Ermüdung und bei Belastung. Später können Nacht- und Dauerschmerzen auftreten, dies besonders bei aktivierter Arthrose. Dabei ist der Reizzustand oft mit Ergussbildung und Steifigkeitsgefühl verbunden. Die erosiv verlaufende Fingerpolyarthrose kann eine rheumatoide Arthritis vortäuschen (Tab. 10.3).

Klinisch fühlt sich die Gelenkkapsel verdickt an, eine mögliche Schwellung ist derb bis knöchern. Beim Vorliegen eines Reizzustandes ist das Gelenk schmerzhaft auf Druck und Dehnung (Endphasenflexionsschmerz). Die Bewegungseinschränkung entspricht dem Schweregrad der Arthrose. Instabilität und Achsenabweichungen wirken sich am Kniegelenk erschwerend aus. Ossäre Gelenkverdickungen treten bei der Fingerpolyarthrose früh auf und werden entsprechend der Lokalisation als Heberden-Knoten (Endgelenke), Bouchard-Knoten (Mittelgelenke) und Rhizarthrose (Daumenwurzelgelenke) bezeichnet (Abb. 10.17). Reibegeräusche sind Ausdruck einer rauen Gleitfläche des Gelenkes, jedoch kein Beweis für eine Arthrose.

Häufig wird die Arthrose von einer sekundären Periarthropathie mit schmerzhaften Veränderungen von Sehnen, Ligamenten und Muskeln begleitet. Diese sind besonders auf Druck äußerst schmerzhaft.

Diagnostik. Radiologisch finden sich Knorpelraumverschmälerung, Osteophyten, subchondrale Sklerose und Zysten. Humorale Entzündungszeichen sind keine nachweisbar.

Spätfolgen. Die Fingerpolyarthrose führt nur selten zu stärkeren Funktionseinschränkungen. Dies ist bei Knie- und Hüftarthrose viel eher der Fall. Die Koxarthrose geht bereits im Anfangsstadium mit einer Einschränkung der Innenrotation, später der Außenrota-

Tabelle 10.3 Differenzialdiagnose zwischen rheumatoider Arthritis und erosiver Fingerpolyarthrose

	Rheumatoide Arthritis	Polyarthrose
Alter	40–60 Jahre	50–70 Jahre
Geschlecht	M : F = 1 : 3	M : F = 1 : 10
Vererbung	(+)	++
Lokalisation	Hand-, Fingergrund- und -mittelgelenke	Fingerend-, Fingermittel- und Daumensattelgelenke
Gelenkschwellung	sulzig weich, nicht gerötet	derb bis hart, oft gerötet
Morgensteifigkeit	> 1/2 Stunde	< 1/2 Stunde
Röntgenbild	bandförmige Osteopenie, diffuse Gelenkspaltverschmälerung, Usuren am Kapselansatz	keine Osteopenie, fokale Gelenkspaltverschmälerung, Osteophyten, selten Usuren subchondral
Laborbefunde	Entzündungszeichen (erhöhte Senkung, Anämie, Thrombozytose), evtl. Rheumafaktor positiv	Normalwerte

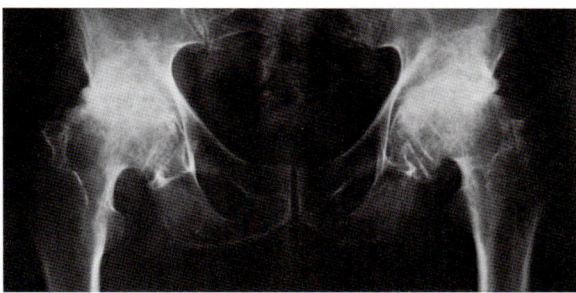

Abb. 10.16 Schwere doppelseitige Koxarthrose.

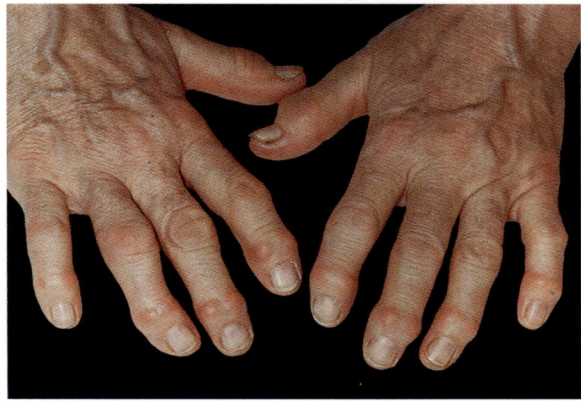

Abb. 10.17 Typische Heberden-Knötchen bei Arthrose. Im Gegensatz zur rheumatoiden Arthritis kommt es nicht zu einer Deformierung der Hände.

tion und Abduktion einher. Im Spätstadium sind alle Funktionen verschlechtert, zusätzlich führen Psoas- und Adduktorenkontrakturen infolge des Hohlkreuzes zu lumbalen Beschwerden. Im Gegensatz zur Arthrose äußert sich die Koxitis durch eine frühe schmerzhafte Einschränkung der Flexion. Bei rasch progredientem Verlauf sowie ungewöhnlichen Arthroselokalisationen wie Schulter- und Handgelenk ist differenzialdiagnostisch die Calciumpyrophosphatarthropathie (Chondrokalzinose) auszuschließen.

Sekundäre Arthrosen. Sekundäre Arthrosen entstehen auf Grund von mechanischen Einwirkungen, von Gelenkformveränderungen wie Osteonekrosen oder Dysplasien oder von metabolischen Erkrankungen, einschließlich Gicht oder Hämochromatose.

Spondylarthrose, Spondylosis deformans

Degenerative Veränderungen der kleinen Wirbelgelenke gehören zu den häufigsten Arthrosen. Meist sind Hals- und Lendenwirbelsäule betroffen. Degenerationen der Bandscheiben führen zu einer Verschmälerung des Intervertebralraumes und damit zu sekundären degenerativen Veränderungen am Wirbelkörper (Spondylose) sowie infolge übermäßiger Belastung in den Wirbelgelenken (Spondylarthrose).

Spondylarthrose der HWS. Stärkere degenerative Erscheinungen der Halswirbelsäule (Abb. 10.**18**) gehen immer mit einer eingeschränkten Beweglichkeit einher. Sie manifestieren sich in Nackenschmerzen, in von okzipital nach frontal ausstrahlenden Kopfschmerzen, aber auch als Brachialgien mit oder ohne radikuläre Ausfälle. Auch Schwindelgefühl und Ohrensausen können auftreten. Starke degenerative Veränderungen mit betonten Randwulstbildungen können den Wirbelkanal einengen und zur zervikalen Myelopathie oder zu segmentalen radikulären Ausfällen führen. Missempfindungen an Hand und Armen sind häufig und nicht immer segmental abgrenzbar. Akute Schmerzen können bei frischer Diskushernie auftreten, verbunden mit einer Blockierung und Zwangshaltung des Kopfes, entsprechender Schmerzausstrahlung und radikulären Ausfällen. Das seitliche Röntgenbild der Halswirbelsäule stellt die degenerativen Veränderungen gut dar, bei radikulären Ausfällen muss die Ursache mittels MRT oder CT abgeklärt werden.

Spondylarthrose der LWS. Degenerative Erkrankungen der Lendenwirbelsäule äußern sich meist als typische arthrotische Schmerzen bei Bewegungen nach längerer Ruheperiode (längerem Sitzen, Stehen, morgens

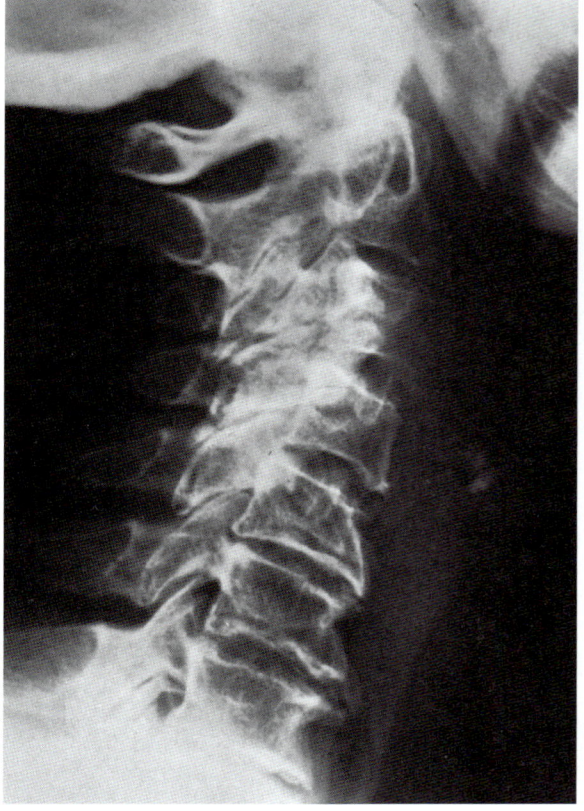

Abb. 10.18 Spondylosis cervicalis.

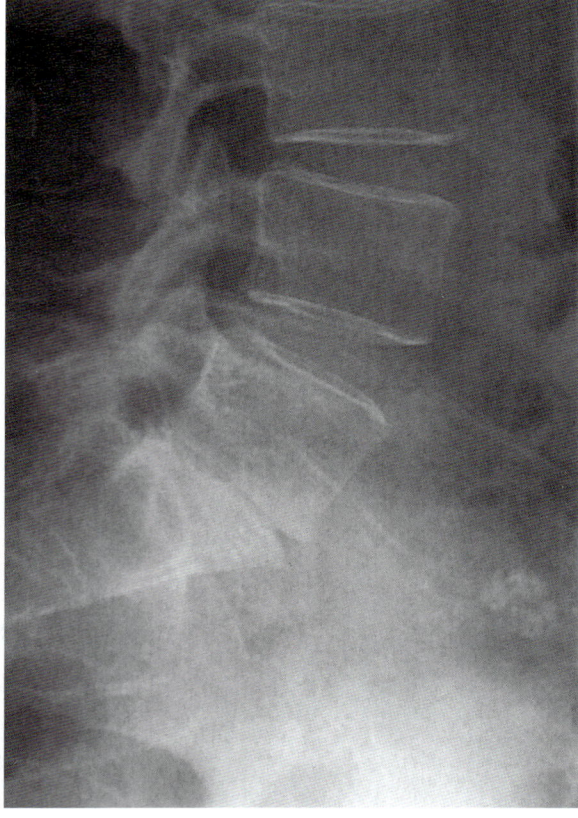

Abb. 10.19 Lumbale Osteochondrose.

Degenerative Gelenkerkrankungen

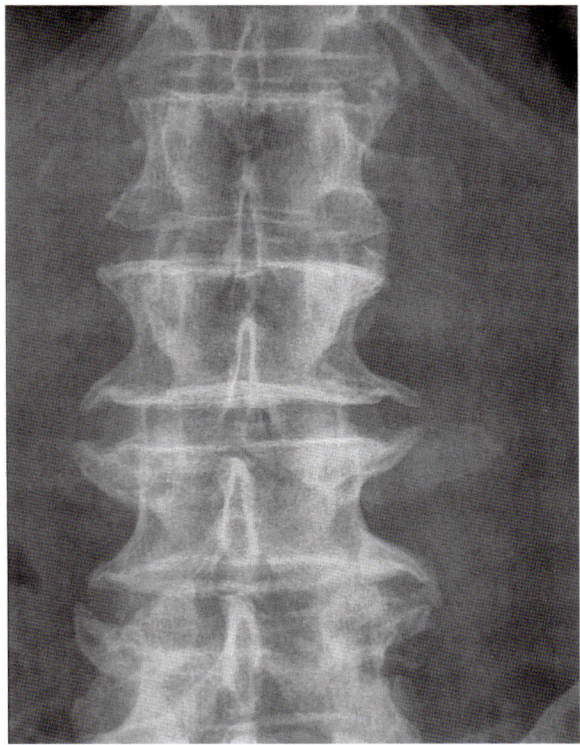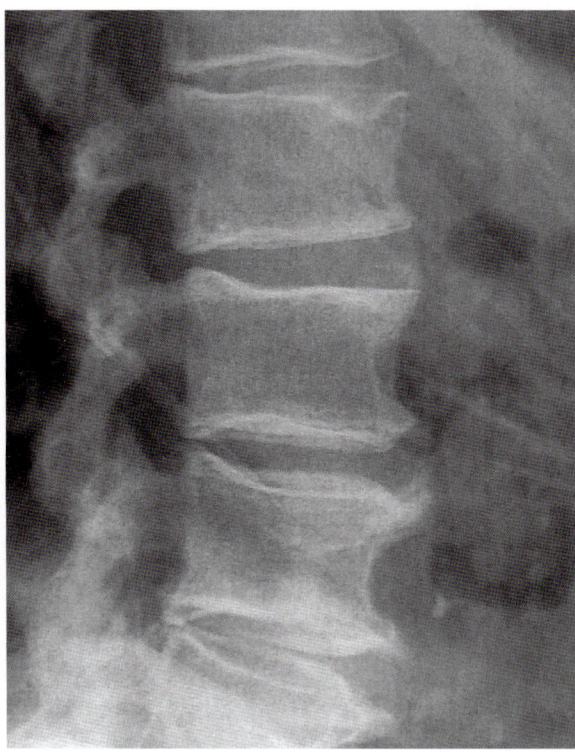

Abb. 10.20 Hyperostotische Spondylose der Lumbalwirbelsäule, a.-p. (**a**) und seitlich (**b**).

nach dem Liegen), aber auch nach größeren Belastungen (Arbeiten in gebückter Haltung).

Komplikationen. Dem Grad der degenerativen Veränderungen entsprechend ist die Beweglichkeit eingeschränkt und die paravertebrale Muskulatur verspannt. *Diskushernien* und *ossäre Veränderungen* können zu radikulären oder pseudoradikulären, sog. spondylogenen Schmerzsyndromen führen. Nach dem 60. Lebensjahr besonders häufig ist eine Verengung des Spinalkanals als Folge der degenerativen Veränderungen. Klinisch hinweisend sind diffuse in die Beine ausstrahlende Schmerzen verbunden mit Schwäche, welche den Patienten nach einer gewissen Gehstrecke zum Anhalten zwingen (Claudicatio spinalis).

Die *lumbale Diskushernie* geht mit akuten oder chronisch rezidivierenden heftigen lumbalen Schmerzen einher, ausstrahlend in ein oder beide Beine, sowie mit einer Blockierung der Lendenwirbelsäule, die nicht selten mit einer Ausweichskoliose verbunden ist. Husten- und Niessschmerz sind häufig. Klinisch finden sich ein positives Lasègue-Zeichen bei radikulären Ausfallerscheinungen betreffend Sensibilität, Motorik und Reflexe. Am häufigsten treten Prolapse der 4. und 5. lumbalen Bandscheiben auf.

Diagnostik. Die wichtigsten Hinweise für degenerative Veränderungen liefert das Röntgenbild (Abb. 10.**19**). Die klare Darstellung einer Wirbelgelenkarthrose gelingt meist nur mittels CT. Diese liefert zudem die nötigen Befunde bei Verdacht auf engen Spinalkanal oder Diskushernie. Die MRT ermöglicht im sagittalen Strahlengang eine Übersicht über die ganze Lendenwirbelsäule inklusive aller Bandscheibenräume.

Differenzialdiagnose. Von der sehr häufigen Spondylose zu unterscheiden ist die *axiale Hyperostose*, die mit Adipositas, meist auch Hyperurikämie, Glukoseintoleranz und Hyperlipidämie einhergeht (Abb. 10.**20**). Die Knochenneubildung ist viel plumper als bei gewöhnlicher Spondylose. Typisch ist die Hyperostose der Brustwirbelsäule, wo sie isoliert oder stark betont auf der rechten Seite auftritt. Männer sind weit häufiger betroffen als Frauen. Im Unterschied zur Spondylose zeigen sich im Frühstadium keine schwereren degenerativen Veränderungen, insbesondere fehlt die Verschmälerung der Intervertebralräume.

10 Schmerzen bei Erkrankungen der Gelenke

10.3 Weichteilrheumatismus

Fibromyalgie

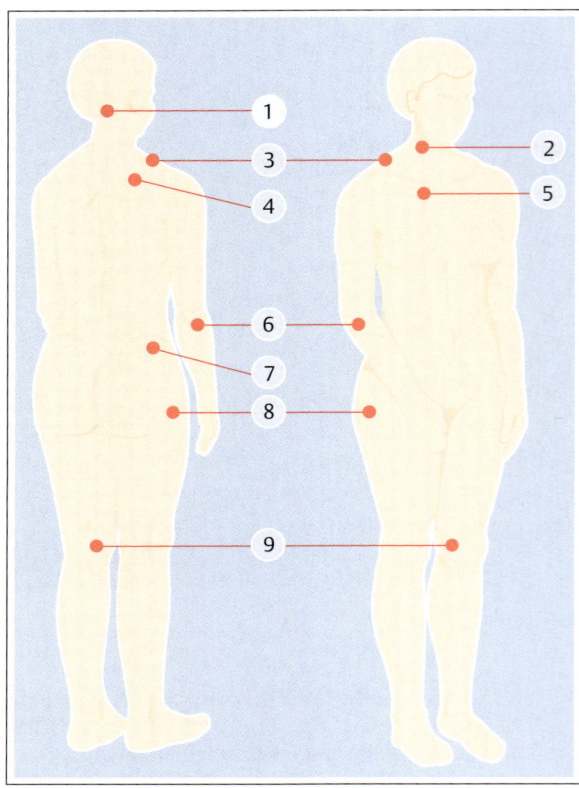

Abb. 10.21 Charakteristische Druckschmerzpunkte bei Fibromyalgie.
1 Ansatz Subokzipitalmuskulatur
2 Intertransversalraum C5/C6
3 Mitte des Oberrandes des M. trapezius
4 Ansatz des M. supraspinatus über Spina scapulae
5 lateral des 2. Kostosternalgelenkes
6 2 cm distal des Epicondylus radialis humeri
7 oberer äußerer Quadrant der Glutäalmuskulatur
8 dorsal des Trochanter major
9 mediales Fettpolster proximal des Kniegelenkspaltes

Definition. Beim Fibromyalgie-Syndrom handelt es sich um eine generalisierte Form des Weichteilrheumatismus, welcher überwiegend Frauen zwischen dem 30. und 50. Lebensjahr befällt.

Klinik. Diese sehr häufige *Tendomyalgie* ist gekennzeichnet durch großflächige, symmetrisch angelegte diffuse Schmerzen mit vegetativen Symptomen sowie charakteristischen schmerzhaften Druckpunkten an Muskeln und Muskelansätzen (Abb. 10.21). Begleitsymptome umfassen Müdigkeit, Schlafstörungen, Morgensteifigkeit, Colon irritabile, Kopfschmerzen und Depression.

Wahrscheinlich handelt es sich um eine gestörte Schmerzverarbeitung, allerdings ist der genaue Mechanismus unbekannt. Psychogene Teilfaktoren sind wahrscheinlich. Labor- und Röntgenbefunde sind normal.

Die *Druckschmerzpunkte* sind in der Regel streng symmetrisch lokalisiert. Typischerweise sind Kontrollpunkte deutlich weniger oder nicht druckdolent (z. B. andere Muskeln, Klavikula). Diese Kontrollpunkte sind besonders wichtig in der differenzialdiagnostischen Abgrenzung zum generalisierten Schmerzsyndrom oder anderen somatoformen Schmerzbildern. Andere abzugrenzende Krankheiten sind die Polymyalgia rheumatica, Wirbelsäulenerkrankungen, Myopathien und Kollagenosen. Differenzialdiagnostisch ebenso berücksichtigt werden müssen Erkrankungen des subkutanen Bindegewebes wie Pannikulose (knotige schmerzhafte Verhärtungen) oder Pannikulitiden im Rahmen von Pankreaserkrankungen oder einer Sarkoidose.

Periarthropathien

Periartikuläre schmerzhafte Veränderungen der Weichteile betreffen Bänder, Sehnenansätze, Muskeln und Schleimbeutel. Solche Periarthropathien sind besonders häufig im Bereich der großen Gelenke wie Schulter, Hüfte und Knie. Diese Weichteilveränderungen können infolge einer Gelenkerkrankung auftreten oder durch degenerative oder entzündliche Prozesse in den Weichteilgeweben selbst entstehen.

Periarthropathia humeroscapularis

Die Periarthropathia humeroscapularis ist eine außerordentlich häufige Erkrankung. Die Rotatorenmanschette spielt eine besondere Rolle, wobei die Muskeln einzeln oder in Kombination betroffen sein können. Ein subakromialer Engpass wie bei Hyperostose, degenerative Veränderungen, Verkalkungen (Abb. 10.22) oder eine Instabilität können zu schmerzhaften Bewegungen führen.

Diagnostik. In der klinischen Untersuchung können Erkrankungen der einzelnen Strukturen voneinander abgegrenzt werden: Schmerzhaftigkeit des M. supraspinatus bei Abduktion des M. infraspinatus in Außenrotation, des M. subscapularis in Innenrotation. Schmerzhaftigkeit und Kraftabschwächung sind Ausdruck der Entzündung bzw. Teilruptur der betroffenen Strukturen. Bei vollständiger Ruptur der Rotatorenmanschette tritt eine Pseudoparese auf, d. h. der Arm kann nur noch bis 30° abduziert werden. Bei Kapselschrumpfung kommt es zur sog. Schultersteife, welche langsam zu einer vollständigen Blockade der Schulter führen kann.

Neben dem Röntgenbild dient die dynamische Ultraschalluntersuchung der differenzierten Diagnostik.

Differenzialdiagnose. Differenzialdiagnostisch müssen eine Infektarthritis, eine Kristallarthropathie, aber auch extraartikuläre Ursachen wie ein Pneumothorax oder eine Tumorinfiltration berücksichtigt werden. Nicht immer leicht abzugrenzen sind Zervikobrachialgien infolge von degenerativen Erkrankungen der Halswirbelsäule oder die neuralgische Schulteramyotrophie, bei der nach Paresen gesucht werden muss.

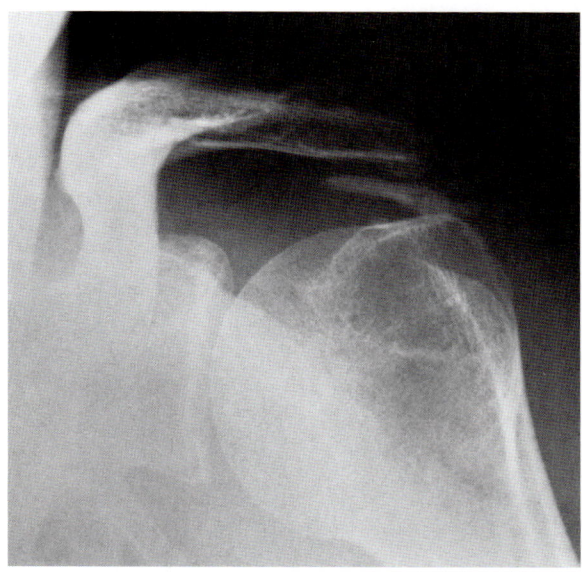

Abb. 10.22 Periarthropathia humeroscapularis (Verkalkung in der Sehne des M. supraspinatus).

Andere lokalisierte Periarthropathien

Andere lokalisierte Weichteilsyndrome betreffen den Ellbogen (Epicondylopathia humeri radialis: Tennisellbogen, Epicondylopathia humeri ulnaris: Golfellbogen), Tendosynovitiden (meist als Folge mechanischer Überlastung, aber auch als Erstmanifestation systemisch-rheumatischer Erkrankungen) oder Bursopathien. Letztere sind meist sehr schmerzhaft und stellen sich klinisch mit Druckschmerz, Schwellung und Rötung dar. Die Punktion trägt zur Klärung der Genese bei. Differenzialdiagnostisch müssen Geschwülste, Ganglien, Abszesse, Gicht oder Rheumaknoten abgegrenzt werden.

Literatur

Flores D, Marquez J, Garza M, Espinoza LR. Reactive arthritis: newer developments. Rheum Dis Clin North Am 2003; 1: 21.
Gerber NJ, Michel BA, So AKL, Tyndall A, Vischer TL. Rheumatologie in Kürze. Stuttgart: Thieme 1998.
Henriksson KG. Fibromyalgia – from syndrome to disease. Overwiew of pathogenetic mechanisms. J Rehabil Med 2003; 41 (suppl.): 89.
Krauer P, Maire R, Hofer HO, Flury R, Vetter W, Greminger P. Arthropathie bei Hämochromatose. Schweiz Rundschau Med 1993; 82: 1413.
Müller W, Zeidler H. Differentialdiagnosen rheumatischer Erkrankungen, 3. Aufl. Heidelberg: Springer 1998.
Mumenthaler M, Mattle H. Neurologie. 10. Aufl. Stuttgart: Thieme 1997.
Stafford L, Youssef PP. Spondylarthropathies: an overview. Intern Med J 2002; 32: 40.
Wolfe F. The prevalence and characteristics of fibromyalgia in the general population. Arthritis Rheum 1995; 38: 19.

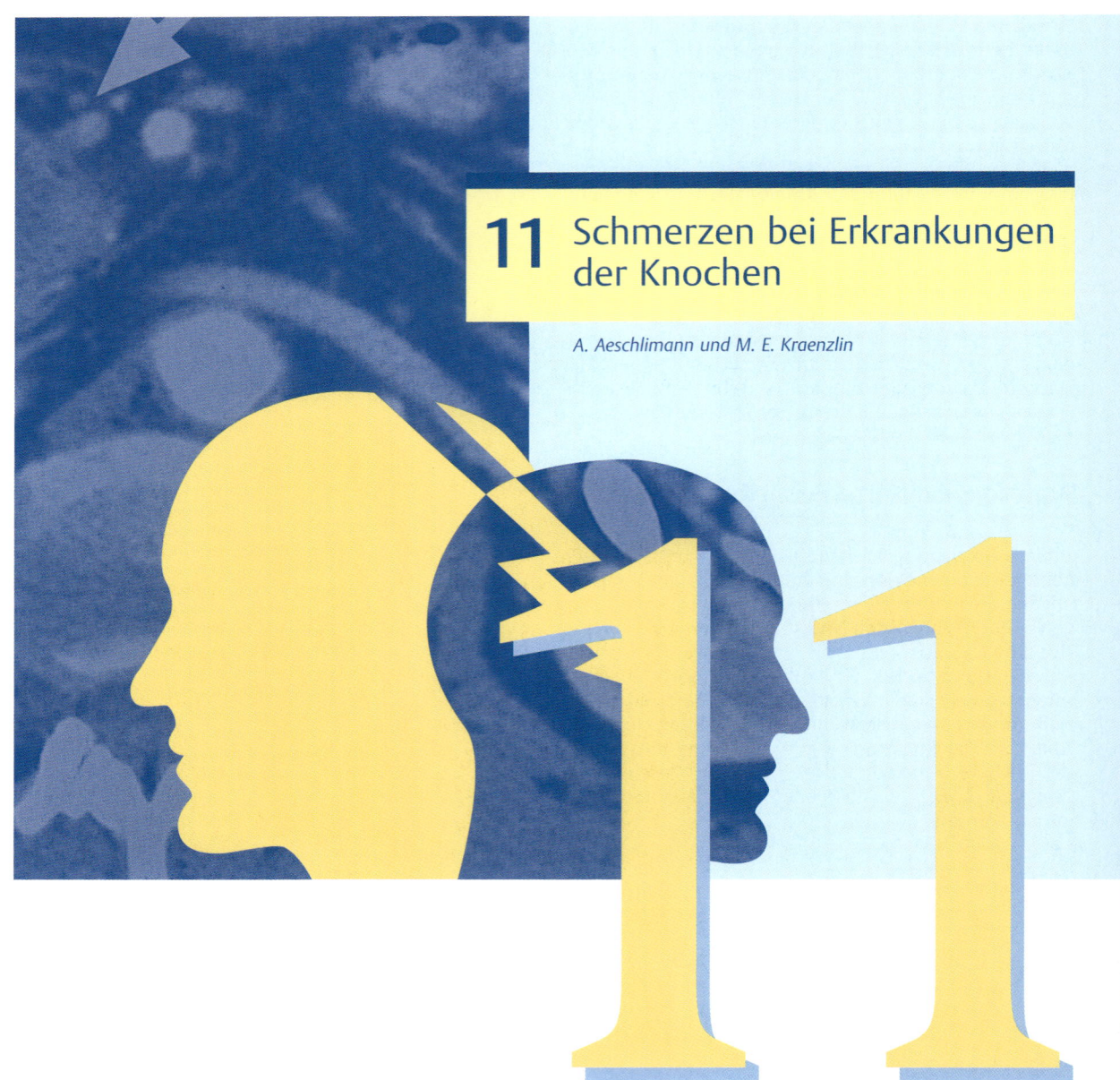

11 Schmerzen bei Erkrankungen der Knochen

A. Aeschlimann und M. E. Kraenzlin

Schmerzen bei Erkrankungen der Knochen

11.1 Lokalisierte Knochenveränderungen ... 360

Knochentumoren ... 360

Vom Knorpel ausgehende Knochentumoren ... 360
Knochen bildende Tumoren ... 362
Bindegewebige Tumoren ... 363
Myelogene Tumoren ... 364
Vaskuläre Tumoren ... 364
Histiozytäre Tumoren ... 364
Andere Tumoren ... 364
Tumoren unklarer Herkunft ... 364
Tumorähnliche Veränderungen ... 365

Morbus Gaucher ... 367

Mastozytose ... 367

Krankheiten mit Hyperostose ... 367

Osteonekrosen ... 368

Avaskuläre Nekrosen im Jugendlichen- und Wachstumsalter ... 369
Osteonekrosen im Erwachsenenalter ... 370

Paget-Erkrankung des Knochens ... 371

11.2 Generalisierte Knochenveränderungen ... 372

Osteoporose ... 372

Sekundäre Osteoporose ... 373

Osteomalazie ... 375

Hyperparathyreoidismus ... 379

Primärer Hyperparathyreoidismus ... 379
Sekundärer Hyperparathyreoidismus ... 380

11 Schmerzen bei Erkrankungen der Knochen

Diagnostik bei Knochenschmerzen

Schmerzcharakter. In der täglichen Praxis sind Schmerzen bei Erkrankungen der Knochen nicht ohne weiteres auf Grund der Anamnese alleine bzw. des klinischen Untersuchungsbefundes zu erkennen, denn oft sind diese kaum von Schmerzen des umgebenden Gewebes zu unterscheiden. Der ossäre Schmerzcharakter kann akut oder chronisch sein, belastungsabhängig oder in Ruhe auftreten, mit oder ohne Begleitsymptome vorhanden sein. Akute Schmerzen sind typisch bei primären oder sekundären Frakturen, z. B. bei Osteoporose oder im Rahmen einer pathologischen Fraktur. Chronische Schmerzen sind nicht selten von dumpfem Charakter und kommen bei zahlreichen Knochenerkrankungen vor wie Osteoporose, Osteomalazie, Morbus Paget oder multiples Myelom. Belastungsabhängige Schmerzen treten z. B. als typisches Zeichen bei einer Ermüdungsfraktur auf, Ruheschmerzen bei gewissen Tumoren, wie zum Beispiel dem Osteoidosteom. Lokalisierte wie auch systemische Knochenerkrankungen können aber über längere Zeit asymptomatisch bleiben, typischerweise bei der Osteoporose. Nach Begleitsymptomen muss stets gezielt gesucht werden, z. B. nach Verschlechterung des Allgemeinzustandes, nach Körpergewichtsverlust, nach Fieber oder verstärktem Schwitzen.

Die Anamnese und die klinische Untersuchung müssen bei Auftreten von Knochenschmerzen durch laborserologische Untersuchungen wie auch bildgebende Verfahren ergänzt werden.

Laboruntersuchungen. Welche laborserologischen Parameter am ehesten zur Diagnose beitragen, wird – je nach Lehrmeinung – unterschiedlich gewichtet. In der täglichen Praxis kann davon ausgegangen werden, dass zu einer Abklärung neben BSG, CRP, Blutbild, Leber- und Nierenparameter sowie Urinstatus folgende Parameter den Knochenmetabolismus am besten widerspiegeln: Calcium, Phosphor, alkalische Phosphatase (AP). Eine Hyperkalzämie lässt sich vor allem beim Hyperparathyreoidismus wie auch bei Metastasen objektivieren, die AP ist Ausdruck der Osteoblastenaktivität und somit erhöht bei Metastasen, Frakturen oder beim Morbus Paget. Die Bestimmung des Knochenisoenzyms der AP oder die gleichzeitige Bestimmung der Leucinaminopeptidase erlaubt eine Differenzierung zur hepatischen AP.

Bildgebung. Die bildgebenden Verfahren spielen bei der Differenzialdiagnose der verschiedenen Knochenerkrankungen eine zentrale Rolle. Die konventionelle Röntgenaufnahme erlaubt in der Regel eine erste Beurteilung, sie zeigt aber nicht selten einen unauffälligen Befund. Als Ergänzung müssen heute moderne Verfahren wie die MRT, die CT und die Szintigraphie hinzugezogen werden. Letztgenannte erlaubt bei metastasierenden Prozessen eine zuverlässige Beurteilung der Ausdehnung eines Prozesses, bei gewissen tumorösen Erkrankungen, wie z. B. beim multiplen Myelom kann aber die Szintigraphie negativ sein. Bei der Abklärung der Osteoporose hat sich in den letzten Jahren – trotz gewisser Einschränkungen in der Aussage – die Osteodensitometrie durchgesetzt. Bei Tumoren ist das Alter des Patienten wie auch die Lokalisation des Tumors (epi-/meta-/diaphysär?) für die Differenzialdiagnose hilfreich. In unklaren Fällen müssen aber die vermuteten Befunde schließlich durch eine histologische Untersuchung mittels Biopsie bestätigt werden.

11.1 Lokalisierte Knochenveränderungen

Knochentumoren

Knochentumoren werden nach histologischen Gesichtspunkten eingeteilt. Für die Nomenklatur (Tab. 11.1) werden hierbei sowohl die Zellstruktur wie auch die weiteren Charakteristika des Tumorgewebes herangezogen. Aus klinischer Sicht (Dignität) ist eine Unterscheidung in benigne oder maligne Formen nicht immer einfach, da Tumoren sich in Bezug auf das Wachstum sehr unterschiedlich verhalten können. Metastasen von Karzinomen (Abb. 11.**1**) sind die häufigsten sekundären Tumorformen und müssen, wie auch die Tumoren des hämatopoetischen Systems (Lymphome, Leukämien, multiples Myelom), insbesondere bei Knochenschmerzen stets differenzialdiagnostisch in Erwägung gezogen werden.

Vom Knorpel ausgehende Knochentumoren

Chondrome. Chondrome sind gutartige Tumoren, die in etwa der Hälfte der Fälle im Bereich von Händen und Füßen auftreten. Als *Enchondrome* werden Chondrome bezeichnet, die im Markraum des Knochens lokalisiert sind, *periostale (juxtakortikale) Chondrome* werden Chondrome genannt, die im periostalen Knochenanteil sizen. In der Regel sind sie asymptomatisch und werden als Zufallsbefund im konventionellen Röntgenbild entdeckt (Abb. 11.**2**). Hierbei zeigt sich in der Regel ein kleines osteolytisches Areal mit typischerweise binnenständigen Verkalkungen. Gering ausgeprägte Schmerzen, Schwellung oder das Auftreten einer pathologischen Fraktur sind aber möglich.

Differenzialdiagnostisch müssen Chondrome vor allem von einer Epidermoidzyste (bevorzugt im Bereiche der Endphalanx lokalisiert), von einer Knochen-

Lokalisierte Knochenveränderungen

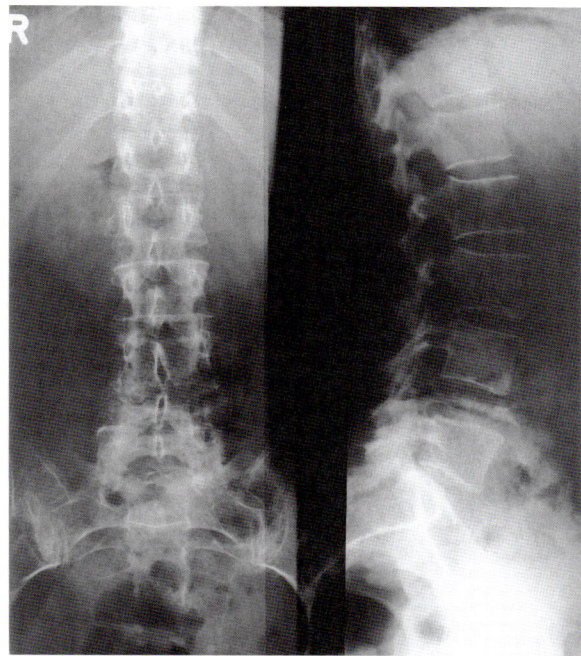

Abb. 11.1 Osteolytische Metastase mit pathologischer Wirbelkörperfraktur LWK4 bei Mammakarzinom.

Abb. 11.2 Enchondrom im proximalen Femur. ▷

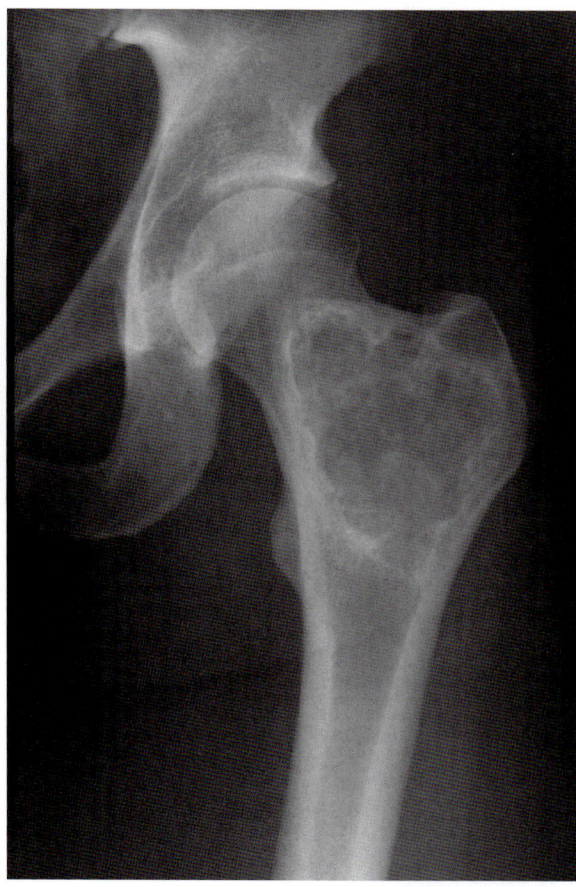

zyste und von einem Chondromyxoidfibrom abgegrenzt werden. Bei raschem Wachstum muss stets an eine *maligne Entartung* gedacht werden, insbesondere im Bereich der vorderen Brustwand. Hier ist eine Differenzierung zwischen Chondrom und sog. Low-Grade-Osteosarkom oft schwierig. Eine maligne Entartung wird ebenfalls gehäuft bei der familiären Form der Enchondromatose (Morbus Ollier) wie auch bei Patienten mit einem Maffuci-Syndrom (multiple Enchondrome und Hämangiome) beobachtet.

Chondroblastom. Chondroblastome sind vorwiegend epiphysär gelegene Tumoren, die nicht selten mit langsam progredientem Wachstum im 2. Lebensjahrzehnt auffallen. Ein lokal aggressives Wachstum wie auch gelegentliche Metastasierung (bevorzugt in den Lungen) ist möglich. Chondroblastome können Ursache von lokalisierten Schmerzen, Gelenkerguss und Bildung von Kontrakturen sein. Das Röntgenbild zeigt eine oft scharf begrenzte Osteolyse, gelegentlich mit Verkalkungen und periostaler Reaktion.

Die *Differenzialdiagnose* einer epiphysär gelegenen lytischen Läsion bei Patienten zwischen 10 und 30 Jahren umfasst nebst dem Chondroblastom u. a. die aneurysmatischen Knochenzysten, den Riesenzelltumor, den Brodie-Abszess, das Chondrosarkom und histiozytäre Tumoren.

Chondromyxoidfibrom. Bevorzugt in den unteren Extremitäten anzutreffen, entwickelt sich dieser sehr seltene Tumor (< 1 % aller Knochentumoren) meist als metaphysär gelegene exzentrische Osteolyse. Die histologische Typisierung ist oft nicht einfach, das Chondromyxoidfibrom muss vom klassischen Chondrom, vom Riesenzelltumor oder von einer Zyste unterschieden werden.

Osteochondrom. Das Osteochondrom (Abb. 11.**3**), auch als kartilaginäre Exostose bezeichnet, ist eine Knochenvorwölbung, die solitär oder multipel auftreten kann. Ein weiteres Wachstum nach dem Erreichen der Skelettreife oder eine außergewöhnliche Dicke der Knorpelkappe sollte stets an eine maligne Entartung denken lassen. Solitäre Formen sind in der Regel asymptomatisch, können aber manchmal als Schwellung empfunden werden oder – falls gelenknah gelegen – zu Bewegungseinschränkungen führen.

Multiple Exostosen treten häufig familiär, nicht selten bilateral und symmetrisch auf, vorwiegend in den langen Röhrenknochen, und können bis zu 50 an der Zahl betragen. Lokale Komplikationen durch Kompression, *maligne Entartung* (Chondrosarkom) sowie Wachstumsstörungen sind beschrieben worden, weshalb regelmäßige klinische sowie radiologische Kontrollen, vor allem im Wachstumsalter, indiziert sind.

11 Schmerzen bei Erkrankungen der Knochen

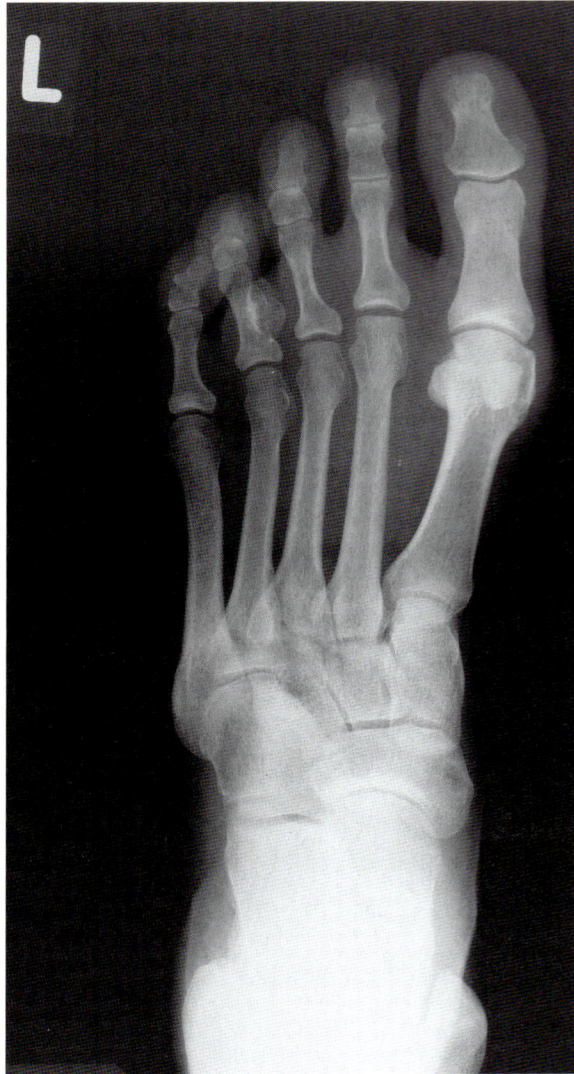

Abb. 11.3 Osteochondrom der Zehe.

Tabelle 11.1 Nomenklatur der Knochentumoren

Benigne* Tumoren	Maligne Tumoren
Knorpel bildende Tumoren	
Chondrom, Enchondrom Chondromyxoidfibrom Chondroblastom Osteochondrom	Chondrosarkom
Knochen bildende Tumoren	
Osteom Osteoidosteom Osteoblastom	Osteosarkom
Bindegewebige (fibrogene) Tumoren	
nichtossifizierendes Fibrom ossifizierendes Fibrom	Fibrosarkom malignes histiozytäres Fibrom
Myelogene Tumoren	
	Retikulumzellsarkom Lymphosarkom Myelom
Tumoren unklarer Ätiologie	
	Riesenzelltumor Ewing-Sarkom Adamantinom
Vaskuläre Tumoren	
Hämangiom Lymphangiom	Hämangioendotheliom Hämangioperizytom Hämangiosarkom
Andere Tumoren	
Chordom Neurolemnon (Schwannom, Neurinom) Langerhans-Zell-Histiozytose (eosinophiles Granulom)	
Tumorähnliche Veränderungen	
solitäre Knochenzyste Knocheninfarkt aneurysmatische Knochenzyste Gorham-Osteolyse fibröse Dysplasie	

* auch sog. „benigne" Tumoren können ein langsames bzw. in einzelnen Fällen aggressives Wachstum aufweisen (vgl. Text). In diesen Fällen muss stets an eine maligne Entartung gedacht werden.

Chondrosarkom. Das Chondrosarkom ist nach dem Osteosarkom der häufigste, vor allem im Becken- und Schultergürtel lokalisierte maligne Knochentumor. Im Bereich der vorderen Brustwand (Kostochondral- und Sternumbereich) ist das Chondrosarkom der am häufigsten auftretende maligne Tumor. Wie bei anderen malignen Knochentumoren ist eine Metastasierung möglich. In der Frühphase sind Chondrosarkome radiologisch oft schwierig vom gutartigen Chondrom zu unterscheiden. Die lytischen Läsionen sind eher schlecht abzugrenzen, infiltrieren die Weichteile und weisen oft Verkalkungen auf. Chondrosarkome können primär oder sekundär (maligne Entartung bei Osteochondrom, multiplen Exostosen, fibröser Dysplasie oder nach Bestrahlung) entstehen.

Knochen bildende Tumoren

Osteom. Osteome sind Hamartome, die bevorzugt am Schädelskelett bzw. in Nasennebenhöhlen auftreten. Extrakranielle Lokalisationen sind äußerst selten und müssen dann – insbesondere im Tibiabereich – vom paraostealen Osteosarkom unterschieden werden. Meistens sind Osteome asymptomatisch, voluminöse Formen können aber zu Kopfschmerzen, sinusitisähnlicher Symptomatik oder Kompressionserscheinungen führen.

Osteoidosteom. Das gutartige Osteoidosteom kann im ganzen Skelett vorkommen, ist aber bevorzugt in den langen Röhrenknochen der unteren Extremitäten diaphysär und metaphysär, seltener epiphysär gelegen. Die jungen Patienten berichten über intensive, nachts auftretende Schmerzen, die auf Salicylate oder nichtsteroidale Antirheumatika gut ansprechen. Dieses klinische Zeichen ist aber nicht spezifisch.

Radiologisch ist eine in der Regel weniger als 1,5 cm im Durchmesser messende, manchmal verkalkte zentrale Aufhellung (der sog. Nidus) mit peripherer Osteomsklerose hinweisend (Abb. 11.**4**). Durch die Skelettszintigraphie, vor allem aber die CT (Abgrenzung des Nidus), kann die Diagnose bestätigt werden.

Differenzialdiagnostisch muss das Osteoidosteom vor allem vom Osteoblastom, vom Brodie-Abszess, vom intrakortikalen Angiom, von der Mukoid- und von der aneurysmatischen Zyste abgegrenzt werden.

Osteoblastom. Osteoblastome sind viel seltener als das Osteoidosteom. Sie finden sich vor allem in der Metaphyse der langen Röhrenknochen (insbesondere Femur), in den Wirbelbogengelenk- und Dornfortsätzen der Wirbelsäule und am Fuß. Klinisch können Osteoblastome asymptomatisch oder Ursache von progredienten Schmerzen, einer Einschränkung der Gelenkbeweglichkeit oder eines Gelenkergusses sein.

Radiologisch sind blasige Strukturen (meist > 20 mm) mit wenig ausgeprägter Randsklerose nachweisbar (Abb. 11.**5**). Zentral lassen sich oft Verkalkungen erkennen. Nicht selten kommen aneurysmatische Knochenzysten als sekundäre Läsion vor.

Die in der Regel gutartigen Tumoren (maligne sekundäre Entartungen wurden beschrieben) müssen histologisch vom Osteosarkom unterschieden werden.

Osteosarkom. Das Osteosarkom ist der häufigste bösartige Knochentumor, der im ganzen Skelett auftreten kann, bevorzugt in den Metaphysen der langen Röhrenknochen. Osteosarkome können primär oder sekundär auftreten, z. B. im Rahmen eines Morbus Paget oder nach Bestrahlung. Rasch progrediente Schmerzen, eine lokale tumoröse Schwellung sowie eine erhöhte alkalische Phosphatase sind oft erste klinische Zeichen. Je nach Wachstum kann das radiologische Bild unterschiedlich sein; die ossären Strukturen sind unscharf abgegrenzt mit periostaler Reaktion als Zeichen der Aggressivität.

Bindegewebige Tumoren

Nichtossifizierendes Fibrom. Das asymptomatische nichtossifizierende Fibrom wird praktisch immer als Zufallsbefund entdeckt. Es handelt sich radiologisch um einen scharf begrenzten osteolytischen Herd, vorwiegend in Meta- und Diaphysen der langen Röhrenknochen, peripher insbesondere an der distalen Tibia lokalisiert (Abb. 11.**6**). Das nichtossifizierende Fibrom tritt bevorzugt in der Wachstumsphase bei Kindern und Jugendlichen auf. Bei multilokulärem Vorkommen muss eine Neurofibromatose in Erwägung gezogen werden. Größere Tumoren können Ursache von pathologischen Frakturen sein.

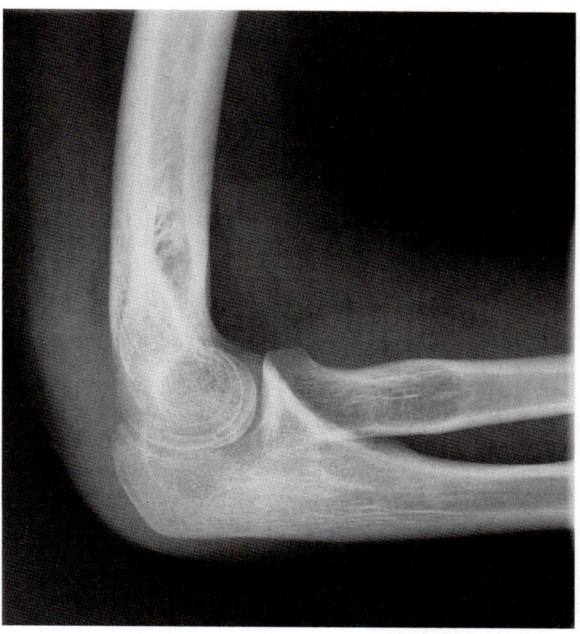

Abb. 11.4 Osteoidosteom mit typischem zentralem Nidus im Processus coronoideus de Ellbogens.

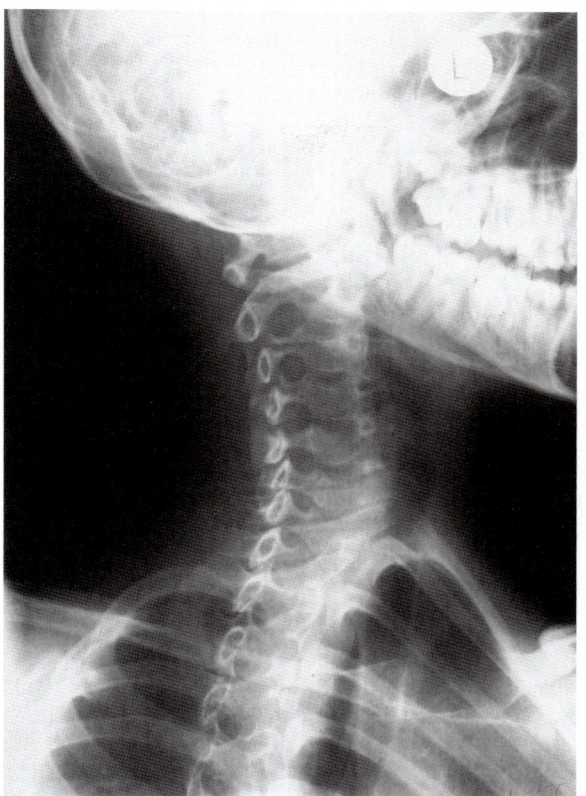

Abb. 11.5 Osteoblastom im Bereich des Gelenkfortsatzes von HWK5.

11 Schmerzen bei Erkrankungen der Knochen

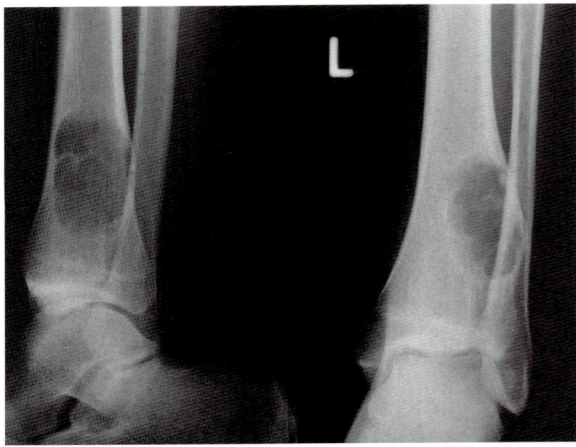

Abb. 11.6 Nichtossifizierendes Fibrom in der distalen Tibiametaphyse.

Ossifizierendes Fibrom. Es handelt sich um einen seltenen Tumor, dessen Zusammenhang mit der osteofibrösen Dysplasie und dem Adamantinom kontrovers diskutiert wird.

Fibrosarkom. Das Fibrosarkom ist ein seltener, vor allem bei Männern vorkommender Tumor, der primär oder sekundär nach Bestrahlung oder bei Morbus Paget auftreten kann. Klinisch und radiologisch zeigt der Tumor, der bevorzugt im Bereich der langen Röhrenknochen vorkommt, ein ähnliches Bild wie das Osteosarkom, von dem er nur histologisch unterschieden werden kann.

Malignes fibröses Histiozytom. Das maligne fibröse Histiozytom des Knochens wurde früher eher dem Osteosarkom bzw. Fibrosarkom zugeordnet, wird heute aber als klinisch-pathologische Entität betrachtet. Es ist ein seltener maligner osteolytischer Knochentumor, der sich vom Fibrosarkom histologisch durch die von Histiozyten dominierten Strukturen unterscheidet.

Myelogene Tumoren

Diese Tumoren, wie das multiple Myelom und die malignen Lymphome, werden ausführlich im Kapitel 14 besprochen.

Vaskuläre Tumoren

Hämangiom. Hämangiome sind typischerweise vertebral lokalisiert, finden sich aber auch in der Schädelkalotte oder in den langen Röhrenknochen. Sie können asymptomatisch oder Ursache lokalisierter, selten ausstrahlender Schmerzen sein. Bei Befall der Wirbelsäule treten bei Kompression neurologische Ausfälle wie periphere Dysästhesien, verminderter Vibrationssinn, Pyramidenzeichen, Sphinkterstörungen oder Lähmungserscheinungen auf.

Vor allem bei den asymptomatischen Formen ist das *radiologische Bild* mit der typischen grobsträhnigen trabekulären Struktur recht charakteristisch. Das Bild kann aber auch atypisch sein, so dass andere tumoröse Erkrankungen wie das Plasmozytom, eine Metastase, ein Lymphom oder ein Riesenzelltumor ausgeschlossen werden müssen.

Lymphangiom. Lymphangiome sind gutartige, in der Regel in Form multipler osteolytischer Defekte vorkommende Läsionen.

Hämangioendotheliom, -sarkom, -perizytom. Diese Tumoren sind sehr selten (< 1 % der malignen Knochentumoren).

Histiozytäre Tumoren

Langerhans-Zell-Histiozytose. Die Langerhans-Zell-Histiozytose ist die häufigste im Kindesalter auftretende Histiozytose. Im Erwachsenenalter kann sie als isolierte Läsion im Achsenskelett vorkommen. Als rundlich auftretender Tumor – auch als eosinophiles Granulom bezeichnet – tritt die Langerhans-Zell-Histiozytose vor allem bei jugendlichen Knaben zwischen 5 und 15 Jahren auf. Bei der multilokulären Lokalisation (*Letterer-Siwe-Syndrom*) treten systemische Manifestationen wie Hepatosplenomegalie, Lymphadenopathie, Leukopenie, Thrombozytopenie und Anämie auf.

Eine andere Form, die *Hand-Schüller-Christian-Affektion* weist neben multiplen Knochenläsionen auch einen Exophthalmus und einen Diabetes insipidus auf.

Die Skelettmanifestationen treten bevorzugt in flachen wie auch langen Röhrenknochen auf. Schmerzhafte Schwellungen führen die Patienten dann zum Arzt. Radiologisch finden sich einzelne oder multiple, unregelmäßig angeordnete osteolytische Veränderungen, die – je nach Lokalisation – zu verschiedenen Komplikationen führen wie Mastoiditis, Wirbelkörperzusammensinterung usw.

Andere Tumoren

Chordom. Das potenziell maligne Chordom entwickelt sich, ausgehend von Resten der Chorda, bevorzugt an der Schädelbasis oder im Os sacrum.

Tumoren unklarer Herkunft

Riesenzelltumor. Riesenzelltumoren treten bevorzugt bei Frauen zwischen dem 20. und 40. Lebensjahr auf. Bevorzugte Lokalisation sind die Metaphysen mit Ausdehnung bis in die Epiphyse im Kniebereich und am distalen Radius (Abb. 11.7). Die Dignität ist schwierig

Lokalisierte Knochenveränderungen

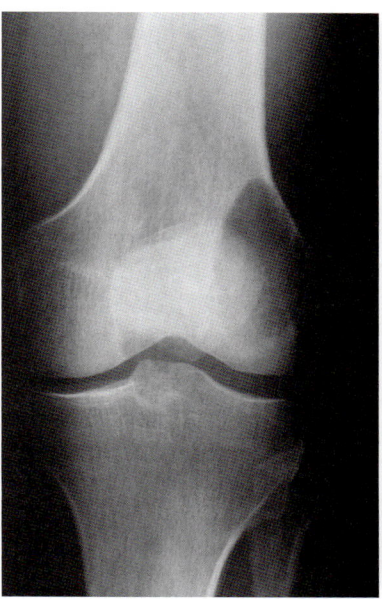
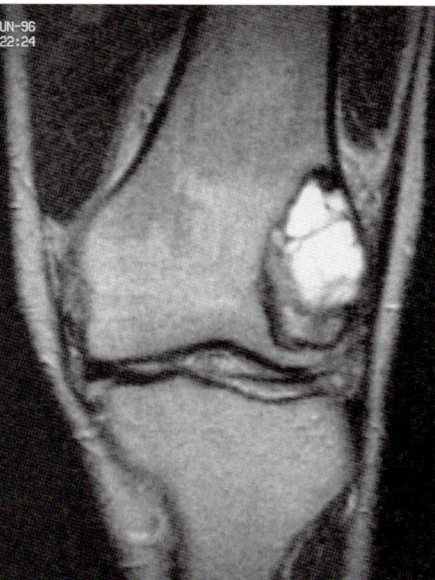

Abb. 11.7 Riesenzelltumor der distalen Femurmeta- und -epiphyse.
a Röntgenbild.
b MRT.

a

b

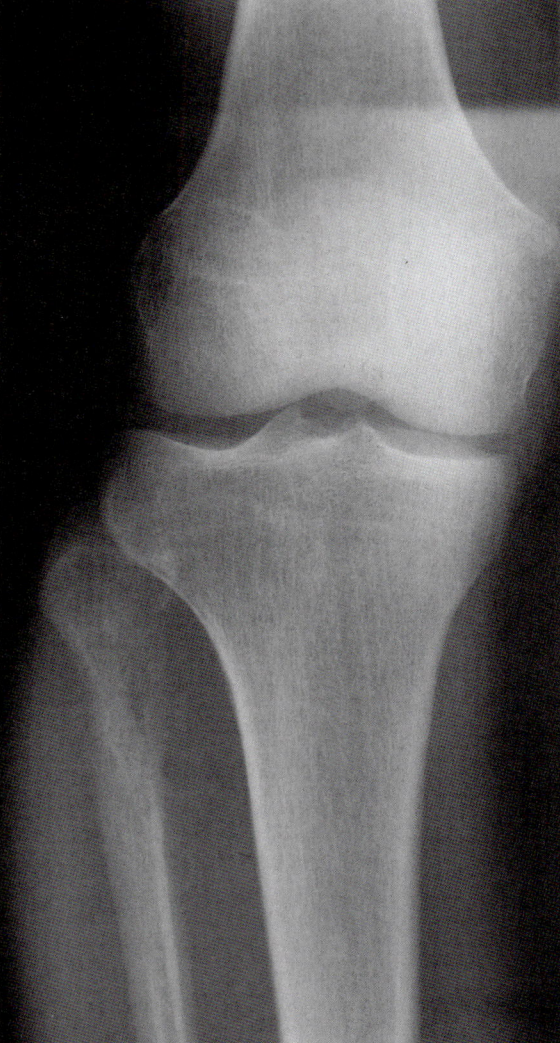

zu beurteilen. In 1–2 % der Fälle können sich Lungenmetastasen entwickeln.

Ewing-Sarkom. Das Ewing-Sarkom ist nach dem Osteosarkom und dem Chondrosarkom der dritthäufigste primäre maligne Knochentumor. Er tritt vor allem zwischen dem 10. und 25. Lebensjahr auf. Klinisch fallen initial Schmerzen auf, rasch begleitet von Schwellung und allgemeinen Krankheitssymptomen. Lungenmetastasen können nicht selten bereits bei Diagnosestellung vorliegen.

Das *radiologische Bild* kann unterschiedlich sein, typischerweise finden sich mottenfraßähnliche Destruktionen bzw. unregelmäßig angeordnete osteolytische Herde mit periostalen Reaktionen nebeneinander (Abb. 11.**8**). Gelegentlich zeigt sich ein der Osteomyelitis ähnliches Bild.

Adamantinom. Das Adamantinom ist unter den primären bösartigen Knochentumoren einer der seltensten. In den langen Röhrenknochen ist es bevorzugt diaphysär im Bereich der Tibia lokalisiert. Das Adamantinom (Ameloblastom) der Mandibula ist ebenfalls sehr selten.

Tumorähnliche Veränderungen

Solitäre Knochenzyste. Die solitäre Knochenzyste wird in der Regel zufällig radiologisch bei Jugendlichen entdeckt, bevorzugt in der Metaphyse von Femur und Humerus (Abb. 11.**9**). In der Regel verursachen Knochenzysten keine Beschwerden, können aber zu pathologischen Frakturen führen und entsprechend auch symptomatisch werden.

◁ **Abb. 11.8** Ewing-Sarkom im Bereich der Fibula.

11 Schmerzen bei Erkrankungen der Knochen

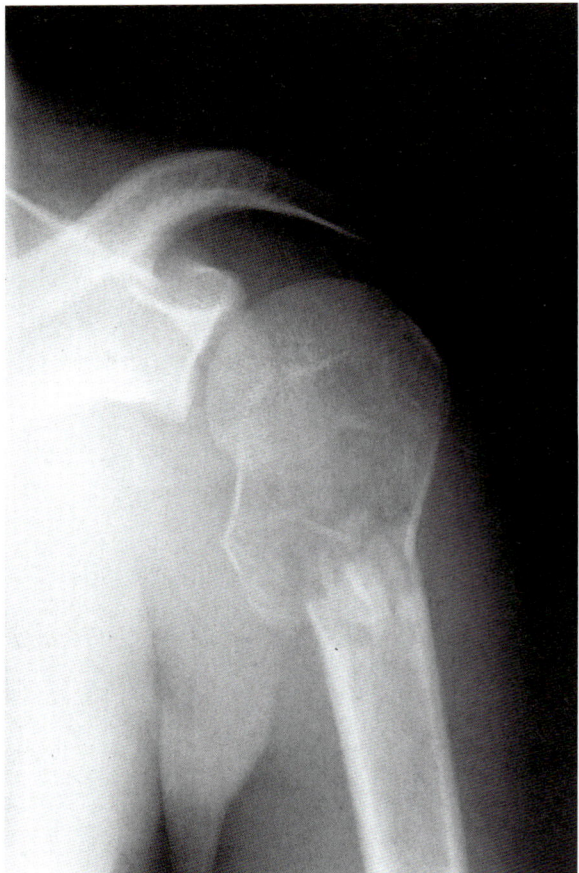

Abb. 11.9 Juvenile Knochenzyste mit pathologischer Fraktur am Humerus.

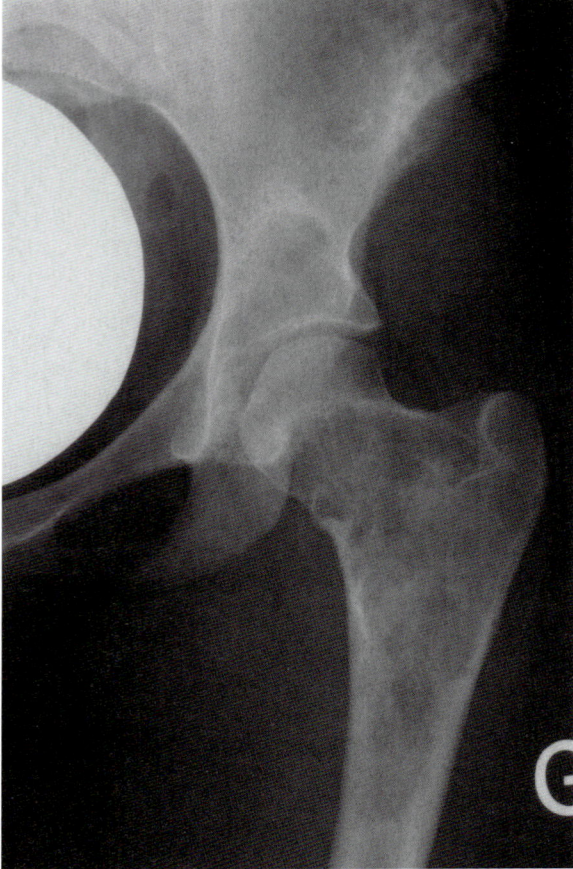

Abb. 11.11 Fibröse Dysplasie des linken proximalen Femurs und der Beckenschaufel.

Knocheninfarkt. Der asymptomatische Knocheninfarkt ist radiologisch in der Regel zentral metaphysär (in den unteren Extremitäten) lokalisiert und mit seiner sehr dichten, in der Regel 2 × 3 cm im Durchmesser betragenden bizarren Matrix („Knochen im Knochen") recht typisch (Abb. 11.**10**). Er kann isoliert, aber auch symmetrisch oder bilateral vorkommen.

Bei assoziiertem Auftreten mit epiphysär lokalisierten Osteonekrosen muss differenzialdiagnostisch an Dyslipidämien, Schwangerschaft, Ethylabusus, Kollagenosen, medikamentös induzierten Hyperkortizismus, Hämoglobinopathien oder an einen Morbus Gaucher gedacht werden.

Aneurysmatische Knochenzyste. Die aneurysmatische Knochenzyste ist ein benigner Knochentumor, der bevorzugt bei Jugendlichen (5–25 Jahre) diagnostiziert wird. In der Regel asymptomatisch, kann sie in einzelnen Fällen Schmerzen und eine lokale Schwellung verursachen. In der Anamnese lässt sich nicht selten ein Trauma eruieren.

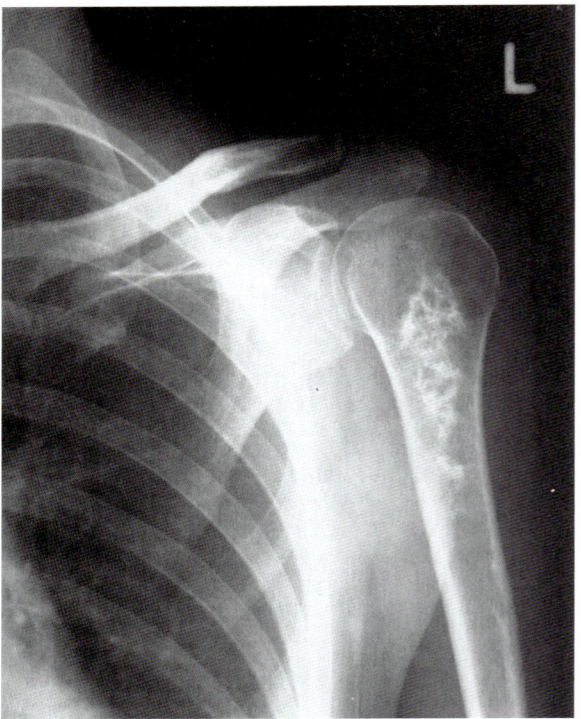

◁ **Abb. 11.10** Medullärer Knocheninfarkt im Humerus proximal metadiaphysär.

Radiologisch weisen aneurysmatische Knochenzysten mehrkammerige lytische Zonen auf, nicht selten mit Flüssigkeitsspiegel in den MRT-/CT-Bildern.

Bei den *sekundären Formen* (ca. 30 %) ist die aneurysmatische Knochenzyste mit einem anderen, in der Regel gutartigen Tumor assoziiert (Riesenzelltumor, Osteoblastom, Chondroblastom, fibröse Dysplasie u. a.).

Ein Aufbruch der begrenzenden Knochenschale wie auch Eindringen in die Weichteile ist möglich und muss an eine *maligne Entartung* denken lassen.

Gorham-Osteolyse. Die Gorham-Osteolyse ist eine seltene Knochenerkrankung, deren Ursache unbekannt ist. Bis heute wurden etwa 200 Fällen beschrieben. *Radiologisch* lässt sich eine lokoregionäre diffuse, unregelmäßige und inhomogene Osteolyse ohne Periostreaktion objektivieren. Schmerzen können auftreten, das Labor ist hingegen unauffällig.

Fibröse Dysplasie. Die fibröse Dysplasie kann lokal oder polyostotisch vorkommen, asymptomatisch verlaufen oder lokalisierte Schmerzen wie auch pathologische Frakturen verursachen. Männer sind etwa gleich häufig betroffen wie Frauen.

Radiologisch finden sich zystenähnliche Knochenaufhellungen mit Verdrängung der Kortikalis und Destruktion der Knochenarchitektur (Abb. 11.11). Bei ausgedehntem Befall kann die alkalische Phosphatase erhöht sein. Die fibröse Dysplasie zeigt eine langsame Progression die im Erwachsenenalter zum Stillstand kommt.

Die fibröse Dysplasie kann mit *extraskelettären Manifestationen* einhergehen, am häufigsten mit Café-au-lait-Flecken und Überfunktionen endokriner Organe (Pubertas praecox, Hyperthyreose, Wachstumshormonexzess, Hyperkortisolismus (Cushing-Syndrom) und einer renalen Tubulopathie mit Phosphatverlust (McCune-Albright-Syndrom).

Morbus Gaucher

Der Morbus Gaucher ist eine autosomal rezessiv vererbte sog. Sphingolipidose, bei der es wegen eines Enzymdefekts der Glukozerebrosidase zu einer Einlagerung von Glukozerebrosid in den phagozytären Zellen des retikuloendothelialen Systems kommt.

Beim *Typ I*, der auffallend häufig bei Ashkenazi-Juden beobachtet wird, sind vor allem Leber und Milz sowie Knochen- und Knochenmark betroffen. Die Skelettmanifestationen sind vielfältig, umfassen insbesondere unspezifische Knochen- und Gelenkschmerzen, Gelenkkontrakturen, Osteonekrosen, pathologische Frakturen, Pseudoosteomyelitis, Wirbelsäulenfehlform.

Bei dem sehr seltenen *Typ II* (infantile Form mit rascher Progredienz, oft tödlich in den ersten zwei Lebensjahren) und beim *Typ III* finden sich zusätzlich teils schwere neurologische Manifestationen.

Mastozytose

Bei der Mastozytose kommt es zu einer diffusen Infiltration von Mastzellen in verschiedene Organe (s. Kapitel 3), insbesondere Haut und Skelett. In der Haut (in seltenen Fällen kann die Erkrankung ohne Hautmanifestation auftreten) führt die Mastozytose zu einer Urticaria pigmentosa, in den Knochen zu lokalisierten lytischen und sklerosierenden Veränderungen sowie auch zu generalisierter Osteoporose.

Krankheiten mit Hyperostose

Hyperostosen können im Rahmen verschiedener Erkrankungen auftreten (z. B. Paget-Erkrankung, renale Osteodystrophie u. a.), von denen einige bereits in diesem Kapitel besprochen wurden.

Toxische Hyperostose. Diese kann durch Fluor, Phosphor, Beryllium, Arsen, Bismuth- und Strontiumintoxikation verursacht werden.

Osteopetrosis (Morbus Albers-Schönberg). Die Osteopetrosis ist eine seltene Erbkrankheit des Knochens. Es wird unterschieden zwischen der autosomal rezessiven Form (schwere Form) und der autosomal dominanten Form (leichtere Form).

Der Osteopetrosis (Marmorknochenkrankheit) liegt eine Osteoklasteninsuffizienz zugrunde, die Knochenmatrix kann nicht oder nur vermindert abgebaut werden, gleichzeitig ist die Funktion der Osteblasten nicht gestört. Es kommt damit zu einer gesteigerten Neubildung und Knochenmassezunahme. Trotz ausgeprägter Osteosklerose kann es durch Bildung von biomechanisch „minderwertigem" Knochen zu Frakturen kommen.

Die häufiger vorkommende *Osteopetrosis tarda* verläuft asymptomatisch und wird häufig zufällig radiologisch entdeckt. Symptome können sein: Anämie, verstärkte Kariesanfälligkeit und evtl. Frakturen. Die seltenere „kongenitale" oder maligne Form beginnt intrauterin und manifestiert sich postpartal mit Hepatosplenomagalie, Panzytopenie, Hirnnervenausfällen und Hydrozephalus.

Hypertrophe Osteoarthropathie. Die hypertrophe Osteoarthropathie Pierre-Marie-Bamberger geht einher mit ossifizierender Periostitis der langen Röhrenknochen (Tibia, Fibula, Humerus), Gelenkschmerzen, Trommelschlegelfingern und Uhrglasnägeln. Am häufigsten wird das Syndrom bei malignen Lungentumo-

11 Schmerzen bei Erkrankungen der Knochen

ren (in der Regel Bronchialkarzinom und Mesotheliom) beobachtet.

Bei der *Pachydermoperiostose* handelt es sich um eine autosomal dominant vererbte Form (auch Touraine-Solente-Golé-Syndrom genannt) mit Trommelschlegelfingern und -zehen, Hautveränderungen und Weichteilverdickung sowie periostaler Knochenneubildung am häufigsten an Radius, Ulna und Tibia.

Hyperostosis frontalis interna. Die Hyperostosis frontalis interna stellt eine Normvariante dar und ist damit benigne. Sie ist charakterisiert durch eine noduläre Verdickung der Tabula interna und tritt praktisch ausschließlich bei Frauen auf. Da gleichzeitig eine Virilisierung, Diabetes mellitus, Hypertonie und Adipositas bestehen wird eine endokrin-metabolische Ursache vermutet (*Morgagni-Syndrom*). Ähnliche radiologische Veränderungen können auch im Rahmen einer Akromegalie oder Paget-Erkrankung vorkommen.

Osteonekrosen

Definition. Osteonekrose bedeutet den mehr oder weniger umschriebenen Untergang der Zellen und des Gewebes des Knochens und Knochenmarkes.

Pathogenese. Die Ätiologie der Osteonekrosen ist vielfältig (z. B. Fraktur, Gefäßerkrankung, Stoffwechselstörungen, Medikamente etc.) (Tab. 11.2), und pathogenetisch steht die vaskuläre Komponente im Vordergrund, d. h. die Mikro- und Makrozirkulation ist gestört. Ein weiterer Faktor, der den Ablauf einer Osteonekrose verschlimmert, ist das Begleitödem, das zu einer Zunahme des intraossären Drucks (Kompression kleinerer Gefäße und Kapillaren) führt, welcher eine entscheidende Rolle bei der Entstehung der Osteonekrose zu spielen scheint. Eine Osteonekrose kann grundsätzlich in jedem Knochen und Knochenabschnitt auftreten. In der Regel werden die epiphysären Anteile des Knochens bevorzugt.

Klinik. Die Beschwerden sind variabel und unspezifisch, sie reichen von völliger Beschwerdefreiheit (Osteonekrose wird zufällig im Röntgenbild entdeckt) über Belastungsschmerzen bis zu Dauerschmerzen mit Gehunfähigkeit. Die Abklärung erfolgt mittels Einsatz des konventionellen Röntgenbildes. Sind hier schon die klassischen Zeichen der Osteonekrose vorhanden, sind weitere diagnostische Interventionen nicht notwendig.

Radiologische Befunde. Im Initialstadium zeigt das *konventionelle Röntgenbild* noch keine pathologischen Veränderungen. Im fortgeschrittenerem Stadium findet sich ein Nebeneinander von Aufhellungen und Sklerose, von einer oder mehreren subchondralen Frakturen und einer Fragmentation (Abb. 11.12).

Die *Knochenszintigraphie* reflektiert die Durchblutungssituation und den Knochenumbau und ist daher allenfalls zur Früherkennung durchblutungsgestörter Knochenareale geeignet. Sie zeigt im Frühstadium eine verminderte Radionuklidanreicherung an, und in der späteren Phase, d. h. in der reparativen Knochenneubildungsphase, kommt es infolge einer Revaskularisierung seitens des umgebenden Knochens zu einer verstärkten Aktivitätsanreicherung.

Die *MRT* ist die Methode mit der höchsten Sensitivität und Spezifität zur Darstellung von Knochenmarkveränderungen und ermöglicht eine genaue Lokalisation und Bestimmung der Größenausdehnung des Nekroseareals. Das Zeitintervall zwischen dem Auftreten von Symptomen und den im MRT erkennbaren Veränderungen ist nicht bekannt; es gibt Hinweise dafür, dass es 4–6 Wochen dauert, bis die Veränderungen im

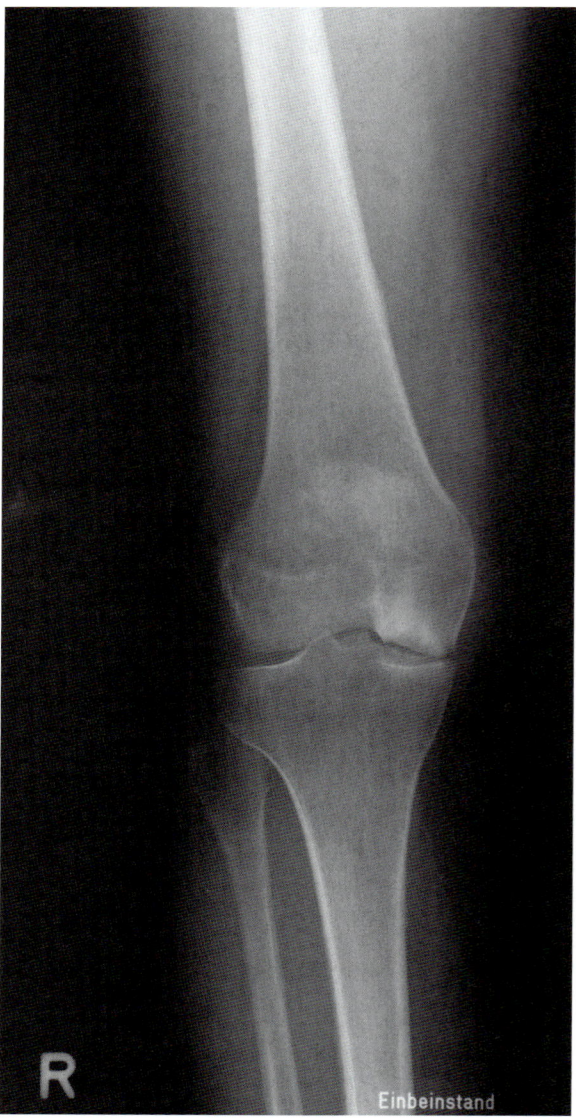

◁ **Abb. 11.12** Osteonekrose des medialen Femurkondylus.
a Röntgenbild. **Abb. 11.12 b** ▷

Lokalisierte Knochenveränderungen

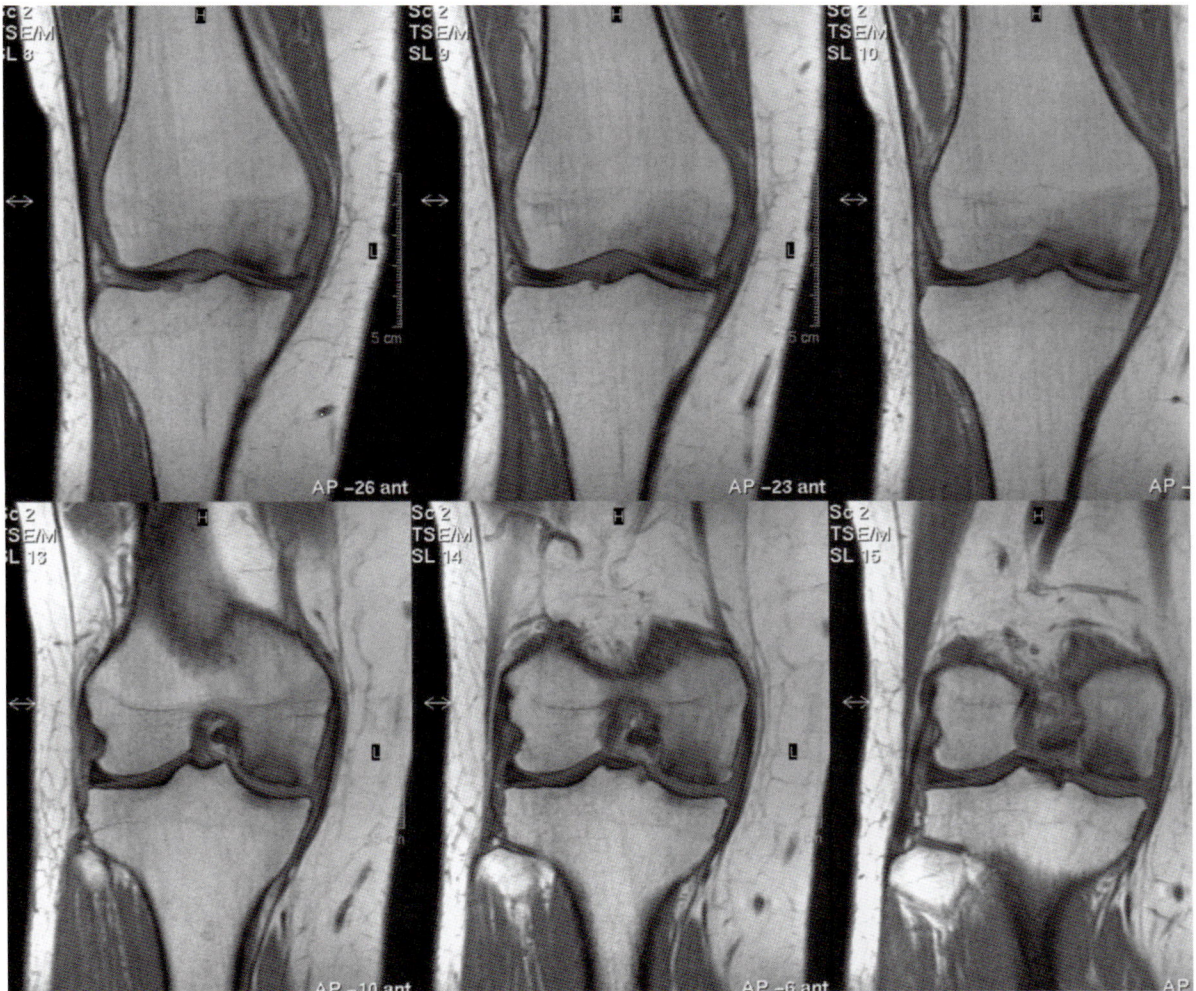

Abb. 11.12 Osteonekrose des medialen Femurkondylus. **b** MRT.

MRT sichtbar werden. Es kommt dann ein zentrales Nekroseareal mit einer reaktiven Randzone zum gesunden Knochen zur Darstellung.

Es gibt verschiedene Formen von Osteonekrosen.

Avaskuläre Nekrosen im Jugendlichen- und Wachstumsalter

Morbus Perthes (-Calvé-Legg-Waldenström). Die Osteonekrose betrifft den Femurkopf und tritt in der Regel zwischen dem 3. und 10. Lebensjahr auf. Nicht ungewöhnlich ist ein beidseitiger Befall (zeitlich um Monate verschoben). Die Ätiologie des Morbus Perthes ist unbekannt, genetische Faktoren scheinen eine Rolle zu spielen, es wird zum Teil auch eine traumatische Genese diskutiert.

Morbus Köhler. Beim Morbus Köhler handelt es sich um Osteonekrosen des Os naviculare (Köhler I) oder des Metatarsaleköpfchens II (Köhler II). Die Osteonekrose des Metatarsaleköpfchens II kommt vor allem bei jungen Mädchen vor, im aktiven Stadium treten Schmerzen und eine lokale Schwellung auf. Die Osteonekrose des Os naviculare und der Sesambeine der Großzehe (Köhler I) kommt wesentlich seltener vor.

Osgood-Schlatter-Erkrankung. Die aseptische Nekrose der Tuberositas tibiae tritt im Wachstumsalter auf und geht mit einer lokalen Schwellung und mit Schmerzen einher. In den meisten Fällen kommt es spontan zu einer Abheilung ohne zurückbleibende Defekte.

Kümmel-Verneuille-Erkrankung. Hierbei handelt es sich um eine aseptische Nekrose eines Wirbelkörpers mit raschem Kollaps. Radiologisch findet sich in der Mitte des Wirbelkörpers eine bandförmige Aufhellung (sog. Vakuumphänomen).

Morbus Scheuermann. Es ist heute immer noch nicht definitiv geklärt, ob der Morbus Scheuermann auf dem Boden umschriebener Osteonekrosen der Grund- und Deckplatten entsteht oder eine andere Genese hat

11 Schmerzen bei Erkrankungen der Knochen

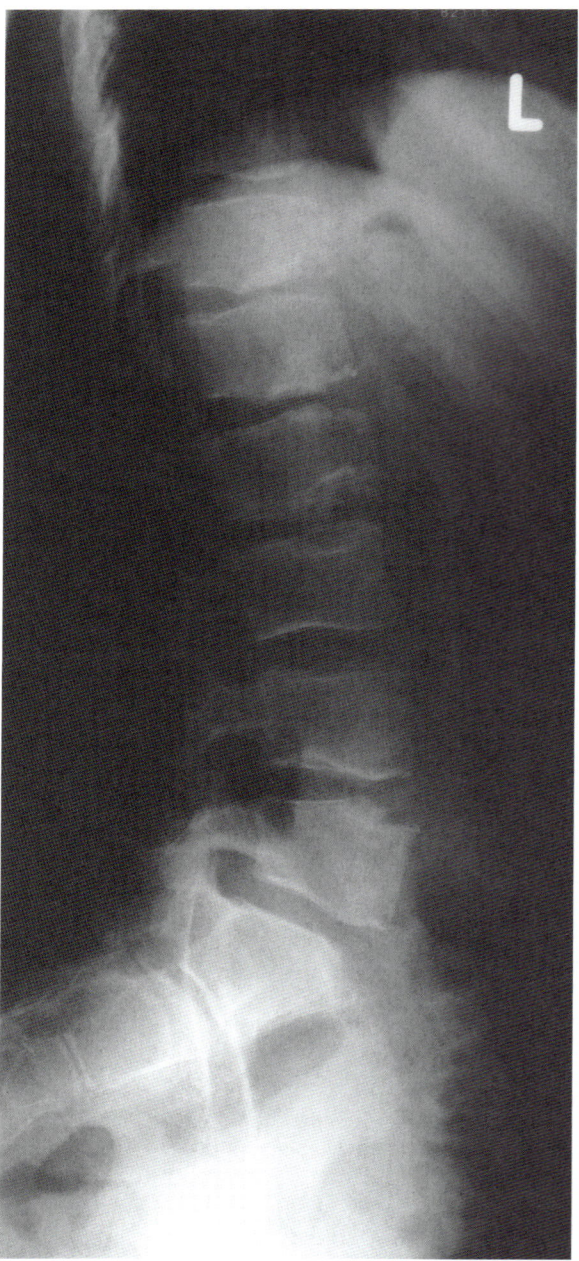

Abb. 11.13 Morbus Scheuermann mit typischen Schmorl-Knötchen.

Tabelle 11.2 Faktoren und Erkrankungen die eine pathogenetische Rolle bei der Osteonekrose spielen

Trauma	Iatrogen
– Frakturen	– Glucocorticoidtherapie
– Verbrennung	– Bestrahlung
– Verstauchung	– Hämodialyse
– Gefäßschädigung	– Organtransplantation
– arthroskopische Eingriffe	

Hämatologisch	Vaskulär/rheumatologisch
– Hämoglobinopathien (Sichelzellanämie, Thalassämie)	– Lupus erythematodes
– Koagulopathien (Thrombophilie)	– Polymyositis
– Polyzythämie	– rheumatoide Arthritis
– Hämophilie	– Raynaud-Krankheit
	– Riesenzellarteriitis

Metabolisch	Magen-Darm-Trakt
– Hyperlipidämie	– Pankreatitis
– Hyperkortisolismus	– entzündliche Darmkrankheiten
– Schwangerschaft	
– Morbus Gaucher	

Infektionen	Anderes
– Osteomyelitis	– Alkoholismus
– virale Infektionen	– Rauchen
– HIV	– Caisson-Krankheit

(Abb. 11.**13**). Als Folge dieser Erkrankung kann es zu einer fixierten Fehlhaltung (Kyphose) kommen. Die radiologischen Veränderungen im Sinne eines Morbus Scheuermann müssen aber nicht immer mit einer klinischen Symptomatik einhergehen.

Osteonekrosen im Erwachsenenalter

Avaskuläre (aseptische) Hüftkopfnekrose. Die Ätiologie ist nicht in allen Fällen geklärt, gehäuft kommt die Femurkopfnekrose vor bei hochdosierter Glucocorticoidbehandlung, Alkoholabusus, bei Patienten mit Leber- und Pankreaserkrankungen, bei Stoffwechselerkrankungen wie Hyperlipidämie, Morbus Gaucher, renaler Osteopathie, Hyperurikämie sowie bei rheumatoider Arthritis und Kollagenosen, Gerinnungsstörungen und Hämoglobinopathien (Sichelzellanämie) und bei Dekompressionstraumen (Caisson-Arbeiter und Sporttaucher).

Radiologische Zeichen sind subchondrale Verdichtung des Hüftkopfes, subchondrale Aufhellung und Fragmentation. Differenzialdiagnostisch müssen berücksichtigt werden bei der avaskulären Hüftkopfnekrose Erwachsener: Monarthritis, tumoröse Destruktion, transitorische Hüftgelenksosteoporose, Infekt.

Osteonekrose am Kniegelenk (Morbus Ahlbäck). Die spontane idiopathische Osteonekrose tritt in der Regel im Alter von 40–60 Jahren auf, und zwar 3-mal häufiger bei Frauen als bei Männern. In der Regel stellen sich die Schmerzen akut ein und sind im Kniebereich lokalisiert. Bei der klinischen Untersuchung findet sich meist eine lokalisierte Druckdolenz über dem betroffenen Femurkondylus oder Tibiakondylus. Eine Begleitsynovitis mit Gelenkerguss kann vorliegen.

Auch eine Arthroskopie des Kniegelenkes oder ein anderes Knietrauma kann zu einer Osteonekrose führen, und bei Patienten, die anhaltende Beschwerden

Lokalisierte Knochenveränderungen

nach Arthroskopie aufweisen, sollte mittels einer MRT-Untersuchung eine beginnende oder bereits vorhandene Osteonekrose ausgeschlossen werden.

Differenzialdiagnostisch sind bei der Osteonekrose eine Osteochondritis dissecans, eine aktivierte Arthrose, Meniskusläsionen, Stressfrakturen und eine transiente Osteoporose zu erwägen. Die Osteochondritis dissecans und die aktivierte Arthrose bereiten in der Regel langsam zunehmende Schmerzen. Schwieriger ist manchmal eine Meniskusläsion von einer Osteonekrose zu unterscheiden, hier kann aber die MRT-Untersuchung häufig Klarheit schaffen. Die transiente, regionale Osteoporose kann sich ebenfalls mit akutem Schmerzbeginn manifestieren.

Paget-Erkrankung des Knochens

Definition. Der Morbus Paget ist eine lokalisierte monoostotische oder polyostotische Erkrankung des Knochens, charakterisiert durch einen erhöhten Knochenumbau, Knochenhypertrophie und abnorme Knochenstruktur, welche bei symptomatischen Patienten zu Schmerzen und Knochendeformitäten führt. Die Komplikationen der Erkrankung betreffen den Knochen (Frakturen und neoplastische Veränderungen), Gelenke (sekundäre Arthrosen), und das Nervensystem (Nervenkompression).

Pathogenese und Epidemiologie. Der Prozess des lokal gesteigerten Knochenumbaus wird initiiert durch eine Steigerung des osteoklastenvermittelten Knochenabbaus mit anschließender kompensatorischer Zunahme der Knochenneubildung, was in einem unorganisierten Mosaik aus gewobenem und lamellärem Knochen des befallenen Skelettabschnittes resultiert. Diese Strukturveränderungen führen dazu, dass der Knochen an Größe zunimmt, weniger kompakt ist, stärker vaskularisiert ist und vor allem auch mehr zu Deformierung neigt oder zu Frakturen im Vergleich zum normalen Knochen.

Die *Ätiologie* der Paget-Erkrankung ist immer noch nicht definitiv geklärt. Es gibt Hinweise dafür, dass eine genetische Komponente involviert ist (15–30 % der Patienten weisen eine positive Familienanamnese bezüglich Paget-Erkrankung auf). Es gibt auch große ethnische und geographische Unterschiede bezüglich der Prävalenz der Paget-Erkrankung; am häufigsten kommt sie in Europa, Nordamerika, Australien und Neuseeland vor. Gleichzeitig besteht auch ein Nord-Süd-Gefälle: In England kann die Paget-Erkrankung je nach Region 6–8 % der Bevölkerung, die älter als 55 Jahre ist, betreffen und in Italien und Griechenland lediglich 0,5 %. Auf der anderen Seite gibt es auch Untersuchungen, die auf eine virale Infektion als Ursache der Paget-Erkrankung hinweisen.

Die Paget-Erkrankung kommt bei beiden Geschlechtern vor mit einer leichten Prädominanz bei Männern. Die Krankheit wird selten bei Individuen, die jünger als 25 Jahre sind, beobachtet, und man nimmt an, dass die Krankheit sich vor allem nach dem 40. Lebensjahr manifestiert.

Klinische Befunde und Komplikationen. Die klinischen Symptome und Zeichen sind sehr variabel und stark davon abhängig, welcher Teil des Skeletts befallen ist, sowie von der Aktivität des gestörten Knochenumbaus. Es wird heute angenommen, dass die meisten Patienten, bei denen eine Paget-Erkrankung vorliegt, asymptomatisch sind, aber ein nicht unwesentlicher Anteil leidet unter Beschwerden wie Knochenschmerzen, Probleme seitens einer sekundären Arthrose, Knochendeformitäten und auch neurologische Komplikationen (z. B. Kompression von Nervengewebe in der Nähe des befallenen Knochens). Die Komplikationen, die auftreten können sind in Tab. 11.3 zusammengefasst.

In den meisten Fällen besteht ein asymmetrischer Befall des Skelettes und die am häufigsten befallenen Skelettareale sind das Becken, der Femur, die Wirbelsäule, der Schädel und die Tibia. Klinische Beobachtungen lassen auch darauf schließen, dass in den meisten Fällen die bei der Diagnosestellung befallenen Skelettregionen im weiteren Verlauf die einzigen befallenen Anteile bleiben. Das Auftreten eines neu befallenen Skelettareals Jahre nachdem die Diagnose gestellt wurde, ist also sehr ungewöhnlich. Eine maligne Entartung (Osteosarkom) kann selten beobachtet werden.

Diagnose. Die Krankheit wird am häufigsten anhand einer erhöhten alkalischen Phosphatase diagnostiziert oder zufällig auf einem Röntgenbild, welches wegen eines anderen medizinischen Problems angefertigt wurde, entdeckt. Die Diagnostik des Morbus Paget basiert auf den klinischen Befunden. Die Sicherung der Diagnose erfolgt anhand des charakteristischen Röntgenbefundes. Die Aktivität der Erkrankung wird mit der Laboruntersuchung evaluiert (v. a. Erhöhung der alkalischen Phosphatase, Knochenabbauparameter Pyridinoline oder Telopeptide). Die Skelettszintigraphie wird benötigt, um weitere, möglicherweise klinisch blande Herde zu identifizieren.

Röntgenbefunde. Die radiologischen Kardinalbefunde sind:
- fortschreitende keilförmige Osteolyse,
- Betonung und Vergröberung des trabekulären Musters,

Tabelle 11.3 Komplikationen des Morbus Paget

- Schmerzen
- Skelettdeformitäten
- Sekundäre Arthrosen
- Frakturen
- Maligne Entartung (selten, in 0,7–1 %)
- Neurologische Komplikationen
- Kardiale Komplikationen (nur bei schwerem ausgedehntem Befall):
  - Herzinsuffizienz
  - Klappenstenosen
  - Überleitungsstörungen (AV-Block, Linksschenkelblock)

11 Schmerzen bei Erkrankungen der Knochen

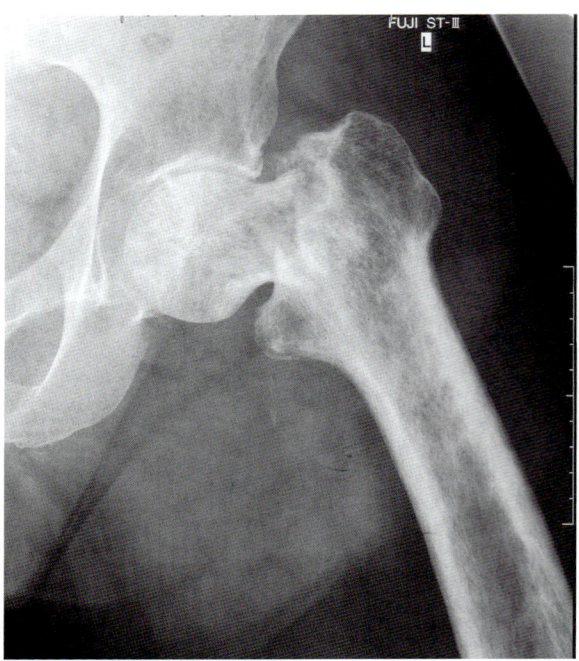

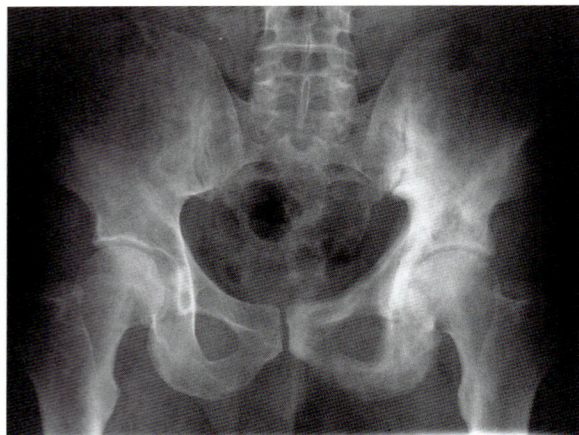

Abb. 11.15 Morbus Paget der Beckenschaufel und der Schambeinäste sowie beginnende sekundäre Koxarthrose.

◁ **Abb. 11.14** Morbus Paget des linken Femurs mit pathologischer Schenkelhalsfraktur.

- Verdickung der Kompakta mit Volumenzunahme des Knochens.

Radiologisch kann die Krankheit in 3 Stadien unterteilt werden, wobei diese nicht isoliert, sondern nebeneinander vorliegen (Abb. 11.**14** und 11.**15**):
- *lytisches Stadium:* meist scharf begrenzte Osteolyse mit umschriebener Aufhellung, mit Beteiligung der Kompakta,
- *kombiniertes Stadium:* osteolytische Areale und strähnig sklerotische Areale (Neubildung von lamellärem, mosaikartigem Knochengewebe) nebeneinander,
- *sklerotisches Stadium:* befallener Abschnitt erscheint fleckig, strähnig und durch die Volumenzunahme deformiert.

11.2 Generalisierte Knochenveränderungen

Osteoporose

Definition. Osteoporose ist eine systemische Skeletterkrankung, die infolge verminderter Knochenmasse und Qualität durch eine verminderte Widerstandsfähigkeit des Knochens charakterisiert ist, was mit einem erhöhten Frakturrisiko einhergeht.

Man unterscheidet grundsätzlich zwischen primären und sekundären Formen der Osteoporose (Tab. 11.**4**).

Epidemiologie und Bedeutung. Das Osteoporose-Fraktur-Lebenszeitrisiko beträgt für über 50-jährige Frauen 30–40%, für über 50-jährige Männer 15%. Die Inzidenz von Wirbelfrakturen liegt bei Frauen im Alter von 50–55 Jahren bei 5,8/1000/Jahr, bei Frauen über 75 Jahren bei 29/1000/Jahr, bei Männern im Alter von 50–55 Jahren bei 3,3/1000/Jahr, bei Männern über 75 Jahren bei 13,6/1000/Jahr. Die Inzidenz nichtvertebraler Frakturen beträgt bei Frauen über 50 Jahren 19/1000/Jahr, bei Männern über 50 Jahren 7,3/1000/Jahr. Die Frakturen sind assoziiert mit erhöhter Morbidität (Pflegebedürftigkeit 20%, auf fremde Hilfe angewiesen bis 50%) und Mortalität (20–25% für Frakturen des proximalen Femurs).

Pathophysiologie. Die Knochenmasse in einem bestimmten Alter ist davon abhängig, einerseits wie viel Knochenmasse in der Jugend aufgebaut wurde und andererseits wie viel im späteren Leben verloren geht, bei der Frau vor allem durch die Menopause, bei beiden Geschlechtern durch den Alterungsprozess oder zusätzliche Krankheiten, die den Knochenstoffwechsel beeinflussen. Die maximale Knochenmasse, die in der Regel gegen Ende des zweiten Lebensjahrzehntes erreicht wird, ist bei Frauen und Männern gleichermaßen abhängig von genetischen Faktoren, den Sexualhormonen, dem Lebensstil und der mechanischen Belastung (körperliche Aktivität) sowie der Exposition von Risikofaktoren (Tab. 11.**5**). Der genetische Einfluss

Generalisierte Knochenveränderungen

spielt beim Erreichen der maximalen Knochenmasse sicher die größte Rolle.

Die hauptsächlichen Ursachen für den Knochensubstanzverlust in der 2. Lebenshälfte, und damit für die Entstehung der Osteoporose, sind der Östrogenmangel in der Menopause (oder Hypogonadismus beim Mann), das Altern und die Alterungsprozesse, Lebensstil und Umweltfaktoren sowie Krankheiten, die zu einem vermehrten Knochensubstanzverlust führen (Tab. 11.**5**). Bei den Frauen überwiegt die primäre Form der Osteoporose infolge Menopause oder Alterns, und die sekundären Formen sind seltener. Bei Männern finden sich in ca. 50 % sekundäre Formen von Osteoporosen (Tab. 11.**4**).

Klinik. Osteoporose verläuft bis zum Auftreten von Frakturen symptomlos. Bei der manifesten Osteoporose steht der Schmerz, der im Zusammenhang mit der Fraktur zumeist akut auftritt, im Vordergrund. Dem akuten Schmerz folgen häufig chronische Rückenschmerzen, die auf schon- und fehlhaltungsinduzierte Muskelverspannungen zurückzuführen sind.

Bis heute ist nicht geklärt, in welchem Ausmaß bei einer Osteoporose Schmerzen auftreten können, bevor Frakturen aufgetreten sind. Es ist vorstellbar, dass Mikrofrakturen mit Einblutungen, Ödem und konsekutivem Periost- und Endostschmerz einhergehen.

Sekundäre Osteoporose

Für die sekundäre Osteoporose gilt die gleiche Definition wie für die primäre Osteoporose; es handelt sich um eine mit Frakturen einhergehende Verminderung von Knochenmasse, -struktur und -funktion. Bei den sekundären Osteoporoseformen lassen sich jedoch Grunderkrankungen (z. B. Hyperkortisolismus) oder den Knochenstoffwechsel negativ beeinflussende Faktoren (z. B. Medikamente) nachweisen, die für die Entstehung der Osteoporose verantwortlich sind. Die Häufigkeit der sekundären Osteoporose beträgt bei Frauen 15–20 %, im Gegensatz dazu ist sie bei Männern viel häufiger, in ca. 50 % der Fälle liegt bei den Letzteren eine sekundäre Osteoporose vor.

> Die Osteoporose kann auch die erste Manifestation einer Grunderkrankung, z. B. eines Plasmozytoms sein.

Sekundäre Osteoporose bei Endokrinopathien. Verschiedene Endokrinopathien können eine sekundäre Osteoporose verursachen:
- ➤ *Hypogonadismus:* In der Pathogenese der Osteoporose ist allgemein anerkannt, dass der Östrogenmangel eine zentrale Rolle einnimmt, aber auch beim Mann führt der Hypogonadismus fast regelmäßig zur Osteoporose. Speziell gilt es auch zu beachten, dass bei Männern mit einem Prostatakarzinom, bei welchem eine Orchiektomie oder eine Behandlung mit LHRH-Agonisten durchgeführt wird,

Tabelle 11.4 Formen der Osteoporose

Primäre Osteoporosen
- idiopathische juvenile Osteoporose
- postmenopausale Osteoporose
- senile Osteoporose

Sekundäre Osteoporosen
- *Endokrine Ursachen*
  - Hypogonadismus
  - Hyperkortisolismus (Steroidmedikation/Cushing-Syndrom)
  - Hyperthyreose
  - Hyperparathyreoidismus
  - Hyperprolaktinämie
  - Diabetes mellitus
- *Gastrointestinale Erkrankungen*
  - chronisch entzündliche Darmerkrankungen
  - Malabsorption
  - Malnutrition
  - primär biliäre Zirrhose
  - Laktoseintoleranz
- *Knochenmarkerkrankungen*
  - multiples Myelom (Plasmozytom)
  - diffuse Knochenmetastasierung
- *Rheumatologische und Bindegewebserkrankungen*
  - rheumatoide Arthritis
  - Osteogenesis imperfecta
  - Ehlers-Danlos-Syndrom
  - Marfan-Syndrom
  - Homocystinurie
- *Andere Ursachen*
  - Immobilisation
  - chronischer Alkoholismus
  - Organtransplantation
  - u. a.

Tabelle 11.5 Osteoporose-Risikofaktoren

Relatives Frakturrisiko (RR) ≥ 2	Relatives Frakturrisiko (RR) 1–2
- Alter > 65 Jahre - frühzeitige Menopause (< 45 Jahre) - Hypogonadismus beim Mann - bereits erlittene osteoporotische Fraktur - Schenkelhalsfraktur bei Verwandten 1. Grades - Corticosteroidtherapie - chronische Gastrointestinalerkrankung z. B. Sprue, Morbus Crohn - erhöhter Knochenabbau - Anorexia nervosa - BMI < 18 kg/m² - ausgeprägte körperliche Inaktivität - chronische Niereninsuffizienz - Organtransplantation	- Östrogenmangel - endogene Östrogenexposition < 30 Jahre - Calciumzufuhr < 500 mg/Tag - primärer Hyperparathyreoidismus - rheumatoide Arthritis - Morbus Bechterew - Therapie mit Antiepileptika - Hyperthyreose - Diabetes mellitus - Rauchen - Alkoholabusus

Diagnostik der Osteoporose

Konventionelles Röntgenbild. Ergibt die klinische Untersuchung die Verdachtsdiagnose einer Osteoporose, ist vor allem bei Verdacht auf das Vorliegen von Frakturen eine konventionelle Röntgenuntersuchung angezeigt. Die konventionelle Röntgendiagnostik ist nach wie vor Mittel der Wahl zur Dokumentation frakturbedingter Deformierungen und wird auch im Rahmen differenzialdiagnostischer Abklärungen eingesetzt. Das Röntgenbild kann Hinweise auf sekundäre Formen der Osteoporose ergeben, u. U. müssen zusätzlich ergänzende Untersuchungen, wie CT, MRT oder Knochenszintigraphie in Erwägung gezogen werden.

Radiologische Zeichen die an das Vorliegen einer Osteoporose denken lassen, sind: erhöhte Strahlentransparenz, strähnige Spongiosastruktur, Betonung der Deck- und Bodenplatten (Rahmenwirbel) sowie die Reduktion der kortikalen Dicke (Abb. 11.**16**). Die Diagnose einer Osteoporose kann aber ohne Vorliegen von Wirbelfrakturen anhand des Röntgenbildes nicht gestellt werden. Erst bei Knochensubstanzverlust von mehr als 30 % der Ausgangsmasse lässt sich eine Osteopenie/Osteoporose vermuten.

Densitometrie. Die Bestimmung des Mineralgehaltes des Knochens (Densitometrie, v. a. mit der Doppelröntgenabsorptiometrie [DEXA]) gilt zurzeit als beste Untersuchungsmethode, um das Frakturrisiko zu evaluieren. Der Zusammenhang zwischen Knochenmineralgehalt und Frakturrisiko ist belegt. Das Frakturrisiko nimmt mit abnehmender Knochenmasse zu. Eine Abnahme des Mineralgehaltes um eine Standardabweichung ist mit einem Risikogradienten von ca. 2 verbunden.

Densitometrische Klassifikation der Osteoporose (gilt nur für DEXA-Methode):
- *normal:* Knochendichtewerte innerhalb 1 Standardabweichung (SD) vom Mittelwert junger Erwachsener (T-Score ≥ –1),
- *Osteopenie:* Knochendichtewerte innerhalb 1 SD unter dem Mittelwert junger Erwachsener, aber weniger als 2,5 SD unterhalb des Wertes (T-Score –1 bis –2,5),
- *Osteoporose:* Knochendichtewerte 2,5 SD oder mehr unterhalb des Mittelwerts für junge Erwachsene (T-Score ≥ –2,5)

Labor. Die Laboruntersuchungen (Tab. 11.**6**) dienen v. a. dem Ausschluss oder Nachweis einer sekundären Osteoporose (die primäre Osteoporose ist eine Ausschlussdiagnose!) und Erfassung der Dynamik des Knochenumbaus. Ein erhöhter Knochenabbau ist als Frakturrisikofaktor zu werten. Bei der primären idiopathischen Osteoporose sind die Laborparameter in der Regel unauffällig. Sollten sich aus der allgemeinen Laboruntersuchung Verdachtsmomente für eine andere Erkrankung ergeben, sind weitere Abklärungen notwendig.

Tabelle 11.6 Laboruntersuchungen in der Abklärung der Osteoporose

Allgemein	Speziell
– Blutsenkung/CRP – Differenzialblutbild – Calcium/Phosphor – alkalische Phosphatase (ALP) – SGOT – Kreatinin – Gesamteiweiß	Serum: – Osteocalcin oder Knochenisoenzym der ALP (wenn Gesamt-ALP erhöht ist) – Parathormon bei Hyper- oder Hypokalzämie – 25-(OH)-Vitamin-D bei Hyper- oder Hypokalzämie – Eiweißelektrophorese bei erhöhter BSR – TSH – evtl. Tryptase (zum Nachweis oder Ausschluss einer Mastozytose) Urin/Serum: – Knochenresorptionsmarker

eine Osteoporose häufig auftritt und auch das Frakturrisiko deutlich erhöht ist.

▶ *Hyperkortisolismus:* Beim endogenen Hyperkortisolismus infolge eines Cushing-Syndroms oder eines Morbus Cushing wie auch bei der Langzeitbehandlung mit Glucocorticoiden ist das Osteoporoserisiko deutlich erhöht. Die Glucocorticoide greifen durch mehrere Mechanismen in den Knochenstoffwechsel ein. Eine direkte Wirkung ist die Hemmung der Osteoblastenaktivität. Infolge der sekundären Abnahme der Sexualhormonspiegel, eines möglichen gesteigerten renalen Calciumverlustes und u. U. durch die verminderte körperliche Aktivität infolge der Grundkrankheit kommt es zu einem gesteigerten Knochenabbau.

▶ *Hyperthyreose:* Die Hyperthyreose führt zu einem gesteigerten Knochenumbau mit negativer Bilanz, und eine lang dauernde Hyperthyreose kann zu einem signifikanten Knochensubstanzverlust führen. In der Regel wird die Diagnose der Hyperthyreose aber früh gestellt, und damit ist heutzutage eine manifeste Osteoporose bei Patienten mit Hyperthyreose selten. Auch eine Therapie mit Schilddrüsenhormonen kann ein Risikofaktor für eine Osteoporose darstellen, doch sind die Daten teilweise widersprüchlich. Im Allgemeinen gilt, dass prämenopausale Frauen und Männer unter einer Schilddrüsenhormontherapie kein erhöhtes Osteoporoserisiko aufweisen. Bei postmenopausalen Frauen, die u. U. gleichzeitig weitere Risikofaktoren aufweisen, kann das Osteoporoserisiko erhöht sein.

▶ *Hyperprolaktinämie:* Die Hyperprolaktinämie führt über eine Abnahme der Sexualhormonproduktion in den Gonaden zu einem erhöhten Osteoporoserisiko.

▶ *Diabetes mellitus:* Die komplexen metabolischen Veränderungen beim Diabetes mellitus führen zu Stoffwechselveränderungen, die auch den Knochen betreffen. Beim Diabetes mellitus Typ I besteht ein erhöhtes Osteoporoserisiko, im Gegensatz dazu scheint das Risiko beim Typ II nicht erhöht zu sein. Die Pathogenese ist multifaktoriell bedingt, der In-

Generalisierte Knochenveränderungen

sulinmangel, genetische Faktoren, Vitamin-D-Mangel und Störungen der Osteoblastenaktivität werden diskutiert.
➤ *Primärer Hyperparathyreoidismus:* s. unten.

Medikamentös induzierte sekundäre Osteoporose. Zu den Medikamenten, die zu einer sekundären Osteoporose führen können, gehören vor allem die Glucocorticoide (s. oben), hochdosiertes Heparin, LHRH-Analoga, Aromatasehemmer.

Transplantationsosteopathien. Die Osteopathie, die nach Organtransplantationen von Herz, Leber und auch Nieren auftritt, ist multifaktoriell bedingt. Einerseits können bereits die Grundkrankheit und deren Behandlung den Knochenstoffwechsel beeinflussen und andererseits kann die immunsuppressive Behandlung, die häufig auch die Verabreichung von Glucocorticoiden beinhaltet, zu einem vermehrten Knochensubstanzverlust führen.

Immunogen bedingte sekundäre Osteoporosen. Bei bestimmten Osteoporoseformen spielen auch immunologische Prozesse eine Rolle bei der Entstehung, z. B. bei der rheumatoiden Arthritis durch die vermehrte Zytokinaktivität im Rahmen des entzündlichen Prozesses. Bei den chronisch entzündlichen Darmerkrankungen ist es vor allem der Calcium- und Vitamin-D-Mangel, der pathogenetisch zum Tragen kommt.

Osteoporose bei Erbkrankheiten des Stützgewebes. Die *Osteogenesis imperfecta* (OI) ist eine Erbkrankheit, die mit einer Störung des Kollagenstoffwechsels einhergeht. Es werden heute 7 verschiedene Typen unterschieden (I–VII). In vielen Fällen wurde eine Mutation in einem der zwei Gene, die das Kollagen Typ I kodieren, nachgewiesen. Als Folge dieser Mutationen sind die Kollagensynthese und die Stabilität des Kollagenmoleküls vermindert. Der klinische Schweregrad der OI umfasst ein sehr großes Spektrum mit Formen, die bereits in der Zeit um die Geburt tödlich verlaufen, und sehr milden Formen, die zum Teil klinisch kaum diagnostiziert werden. Die klinische Hauptmanifestation sind Frakturen schon bei geringsten Traumata. Es zeigt sich häufig ein bimodales Auftreten der Frakturen mit einem Häufigkeitsgipfel in der Zeit vor der Pubertät und einem nach der Menopause. Klinische Zeichen sind neben der erhöhten Knochenbrüchigkeit blaue Skleren (in > 50 %), Schwerhörigkeit infolge Otosklerose, Zahndeformitäten, Kleinwuchs und Überdehnbarkeit der Bänder.

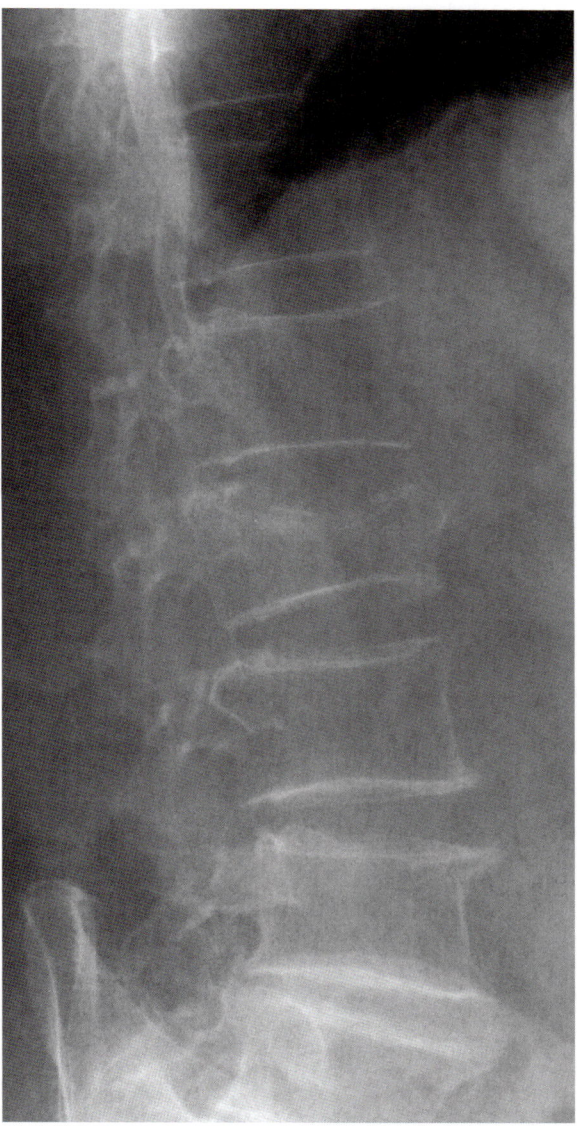

Abb. 11.16 Osteoporose: Betonung der Deck- und Bodenplatten (Rahmenstruktur) und Kompressionsfraktur von LWK2.

Andere Erbkrankheiten, die mit einer Osteoporose einhergehen können, sind die Homocystinurie, das Ehlers-Danlos-Syndrom und das Marfan-Syndrom.

Osteomalazie

Definition. Die Osteomalazie ist eine generalisierte Knochenstoffwechselerkrankung, charakterisiert durch eine verminderte Mineralisation, die in Anbetracht des permanenten Umbaus (Remodeling) des Knochens zu einer Akkumulation von unmineralisierter Matrix (Osteoid) führt. Dieses unmineralisierte Osteoid ist im Vergleich zu adäquat mineralisiertem Knochen mechanisch weniger widerstandsfähig.

Pathogenese. Der *Vitamin-D-Mangel* oder Störungen des Vitamin-D-Stoffwechsels sind die häufigsten Ursachen einer Osteomalazie. Die möglichen Ursachen, die zu einer Osteomalazie führen können, sind in Tab. 11.7 zusammengefasst.
Der Vitamin-D-Mangel kommt zustande durch eine verminderte Produktion von Vitamin D in der Haut (zu wenig Sonnenexposition), verminderter Vitamin-D-

11 Schmerzen bei Erkrankungen der Knochen

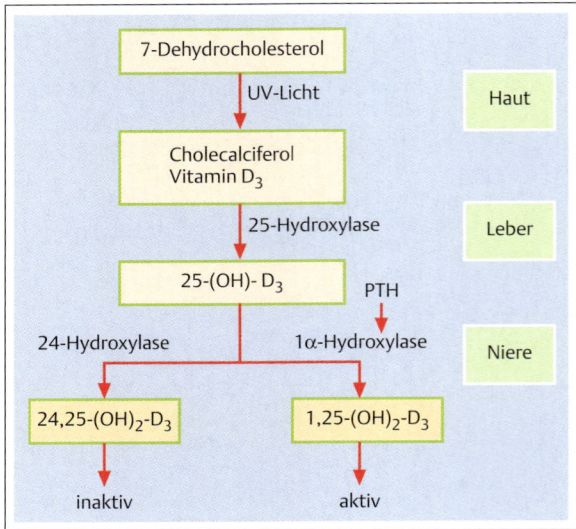

Abb. 11.17 Vitamin-D-Metabolismus.

Tabelle 11.7 Ursachen der Osteomalazie

Vitamin-D-Mangel
– verminderte Vitamin-D-Produktion in der Haut
– mangelnde Vitamin-D-Aufnahme in der Nahrung
– Malabsorption (gastrointestinale Erkrankung wie Sprue, Zöliakie, Morbus Crohn)
Verstärkter Verlust von Vitamin D
– Störung im Bereich des enterohepatischen Kreislaufes (gastrointestinale Erkrankungen wie Sprue, Zöliakie, Morbus Crohn)
– erhöhter Vitamin-D-Metabolismus (Antiepileptika, Phenobarbital, Rifampizin, Glutethimid)
Verminderte 25-Hydroxylierung
– Lebererkrankungen (primär biliäre Zirrhose, chronisch aktive Hepatitis, ethylische Leberzirrhose)
– Genmutation der 25-Hydroxylase (?)
– Isoniazid
Verminderte 1α-Hydroxylierung
– Niereninsuffizienz
– Ketoconazol
– Vitamin-D-abhängige Rachitis Typ I (VDDR-I) (Mutation der 1α-Hydroxylase)
Zielorganresistenz
– Vitamin-D-abhängige Rachitis Typ II (VDDR-II) (Vitamin-D-Rezeptor-Mutation)
– Phenytoin
Hypophosphatämie
– onkogene Osteomalazie
– X-linked hypophasphatämische Rachitis
– autosomale hypophosphatämische Rachitis
– Antazida (Phosphatbinder)
Renale Tubulopathien
– Fanconi-Syndrom
– renal tubuläre Azidose
Primäre Mineralisationsdefekte
– Hypophosphatasie
– Medikamente: Etidronat, Fluor

Aufnahme durch die Nahrung, Verminderung der Vitamin-D-Hydroxylierung (Aktivierung) oder Resistenz der biologischen Wirkung von 1,25-(OH)$_2$-D$_3$ (Tab. 11.**7** und Abb. 11.**17**).

▶ *Verstärkter Vitamin-D-Verlust:* Ein Vitamin-D-Mangel kann sich entwickeln, wenn die enterale Resorption von Vitamin D$_3$ infolge *gastrointestinaler Erkrankungen,* wie z. B. einer Zöliakie, gestört ist. Infolge der Darmkrankheit ist auch die Rückresorption der Vitamin-D-Metaboliten gestört (enterohepatischer Kreislauf des Vitamin D), was einen kontinuierlichen Verlust von Vitamin D bedeutet. Eine Osteomalazie kommt vor allem bei Erkrankungen vor, die auch mit einer Malabsorption einhergehen, wie Zöliakie, regionale Enteritis, Morbus Crohn, idiopathische Steatorrhö, Magenteilresektion mit Gastroenterostomie und Dünndarmresektion. Auch Leber- und Pankreaserkrankungen können zu einer Osteomalazie führen.

▶ *Beschleunigter Vitamin-D-Metabolismus:* Dieser kann durch eine Behandlung mit Antiepileptika oder Tuberkulostatika auftreten (Phenobarbital, Primidon, Phenytoin, Rifampicin und Glutethimid).

▶ *Verminderte Hydroxylierung:* Eine Störung der Vitamin-D-Hydroxylierung in der *Leber* kommt vor bei primär biliärer Zirrhose, ethylischer Leberzirrhose oder chronisch aktiver Hepatitis.

Eine besondere Form des Vitamin-D-Mangels besteht bei der *terminalen Niereninsuffizienz.* Die Phosphatretention, die Abnahme der 1α-Hydroxylase-Aktivität, die Retention von Mineralisationsinhibitoren, Azidose und Bildung einer abnormen Kollagenmatrix spielen beim Entstehen der renalen Osteopathie der Niereninsuffizienz eine Rolle. Die prädominante Form der Knochenbeteiligung bei Patienten mit einer chronischen Niereninsuffizienz stellt die Osteitis fibrosa cystica als Folge des sekundären Hyperparathyreoidismus dar. Die alleinige Osteomalazie ist bei Nierenpatienten seltener, häufig ist es eine Kombination der Mineralisationsstörung und der Auswirkung des sekundären Hyperparathyreoidismus. Die renale Osteopathie wird wegen ihrer Komplexität (Mischbild aus Osteomalazie, Osteoporose und Hyperparathyreoidismus) als eigenständiges Krankheitsbild aufgefasst.

Eine seltene Ursache für eine Osteomalazie ist die *Vitamin-D-abhängige Rachitis Typ I* (VDDR-I), auch Pseudo-Vitamin-D-Mangel-Rachitis genannt.

▶ *Zielorgan-Resistenz:* Eine Endorganresistenz gegenüber 1,25-(OH)$_2$-D$_3$ liegt vor bei der *Vitamin-D-abhängige Rachitis Typ II* (VDDR-II) infolge verminderter Rezeptorzahl, reduzierter Rezeptoraffinität oder gestörter Bindung des Hormon-Rezeptor-Komplexes an die DNS.

▶ *Hypophosphatämie:* Die Hypophosphatämie wird häufig beim Vitamin-D-Mangel gesehen als Folge des sekundären Hyperparathyreoidismus. Es gibt aber auch Formen von Osteomalazien, bei welchen der primäre Defekt die erniedrigten Phosphatserumspiegel darstellen, bei vollständig normalen Calciumserumspiegeln.

Die wichtigsten klinischen Erkrankungen, die zu einer Hypophosphatämie führen, sind vererbte Stö-

Generalisierte Knochenveränderungen

rungen des Phosphatstoffwechsels, und die häufigste davon ist die *X-linked hypophosphatämische Rachitis* (hereditäre Vitamin-D-resistente Rachitis/ Phosphatdiabetes). Die Erkrankung wird X-chromosomal vererbt, und eine inaktivierende Mutation im PHEX-Gen ist verantwortlich für den renalen Tubulusdefekt mit einem ausgeprägten renalen Phosphatverlust.

Eine seltene Form der hypophosphatämischen Osteomalazie ist die *onkogene Osteomalazie*. Tumoren, meist mesenchymalen Ursprungs, sezernieren eine noch nicht identifizierte phosphaturisch wirkende Substanz, auch Phosphotonin genannt. Die verursachenden Tumoren sind häufig klein, und die korrekte Diagnosestellung sowie Abgrenzung gegenüber der Vitamin-D-resistenten Rachitis ist manchmal schwierig.

➤ *Renale Tubulopathien:* Die renal-tubuläre Azidose führt häufig zu einer Osteomalazie. Der Defekt besteht in einer verminderten Rückresorption von Bicarbonat bzw. einer Unfähigkeit, Protonen zu sezernieren. Die Azidose per se kann den Mineralisationsprozess beeinflussen, und eine systemische Azidose führt zu einer verminderten tubulären Phosphatrückresorption. Gleichzeitig kann auch ein Salzverlust und als Folge davon ein sekundärer Hyperaldosteronismus bestehen.

Das *Fanconi-Syndrom* ist eine seltene Erkrankung, die mit verschiedenen Störungen der renal-tubulären Transportmechanismen einhergeht. Das Syndrom ist charakterisiert durch renalen Verlust von Phosphat, Bicarbonat, Glucose und Aminosäuren. Das Fanconi-Syndrom kann familiär auftreten oder im Rahmen von kongenitalen Erkrankungen wie Zystinose, hereditäre Fructoseintoleranz, Galaktosämie, Glykogenspeicherkrankheiten u. a. vorliegen. Weiterhin kann es mit erworbenen Krankheiten wie immunologischen Erkrankungen, Myelom und Nephropathien einhergehen. Die Osteomalazie kommt vor allem durch den Phosphatverlust und die renale tubuläre Azidose zustande.

➤ *Hypophosphatasie:* Der genaue Ablauf des Prozesses der Mineralisation ist immer noch nicht bis ins letzte Detail geklärt. Bei einer verminderten Produktion der alkalischen Phosphatase durch Osteoblasten, wie z. B. bei der vererbten Erkrankung der Hypophosphatasie, verläuft die Mineralisierung nicht normal, und es kommt zu einer Osteomalazie. Die Hypophosphatasie ist eine autosomal rezessiv vererbte Erkrankung, welche durch eine stark verminderte Bildung der alkalischen Phosphatase in der Leber und im Knochen charakterisiert ist.

Klinische Symptomatik. Die klinischen Symptome des Vitamin-D-Mangels und der Osteomalazie sind variabel und Folge der erniedrigten Serumcalciumspiegel und andererseits der verminderten Mineralisierung des Knochens sowie des Mangels an Vitamin D_3. Es kann zu Muskelschwäche, Tetanien, diffusen Knochenschmerzen und Frakturen kommen. Die Beschwerden und Symptome der Hypokalzämie sind vermehrte neuromuskuläre Erregbarkeit, einschließlich periorale Parästhesien, Parästhesien im Bereich der Finger und Zehen und spontane oder latente Tetanie.

Der Vitamin-D-Mangel führt häufig zu einer Muskelschwäche (Myopathie), vor allem im proximalen Bereich der Extremitäten (Watschelgang, steifer und kleinschrittiger Gang) und auch zu häufigeren Stürzen bei Älteren.

Die *Vitamin-D-abhängige Rachitis Typ I* (VDDR-I) manifestiert sich als schwere Form der Rachitis im Kindesalter mit einer hypokalzämischen Tetanie, Myopathie, einer motorischen Retardierung und verzögertem Wachstum. Begleitmanifestation ist eine Zahnschmelzhypoplasie.

Die von einer *Vitamin-D-abhängigen Rachitis Typ II* (VDDR-II) betroffenen Kinder sind bei Geburt normal, entwickeln die Erkrankung aber vor dem Alter von 2 Jahren. Bei $^2/_3$ der Betroffenen liegt auch eine deutliche Alopezie vor.

Das klinische Bild der *X-linked hypophosphatämischen Rachitis* ist sehr variabel und definiert durch eine Hypophosphatämie mit Osteomalazie und Kleinwuchs. Die Hypophosphatämie wird kurz nach der Geburt gesehen. Die charakteristische Deformität der langen Knochen (Röhrenknochen) kommt aber erst bei Gewichttragen (Laufen) zum Vorschein. Zu diesem Zeitpunkt wird häufig auch die Wachstumsretardierung bemerkt. Im Gegensatz zur Rachitis, die mit einer Hypokalzämie einhergeht, bestehen hier keine Zahnschmelzhypoplasie und keine proximale Myopathie.

Die klinische Symptomatik der *Hypophosphatasie* ist sehr variabel. Sie kann sich bereits im Kindesalter manifestieren mit Skelettdeformitäten und einer stark erhöhten Mortalität. Bei der Manifestation im späteren Leben ist die Erkrankung weniger stark ausgeprägt, führt zu Knochenschmerzen und allenfalls Frakturen.

Labordiagnostik. Die Laborbefunde bei der Osteomalazie sind abhängig von der Ursache, die zur Osteomalazie führte, in Tab. 11.8 zusammengefasst. Biochemisch ist die Osteomalazie charakterisiert durch erniedrigte oder im unteren Normbereich liegende Serumspiegel von Calcium und Phosphat und eine erhöhte Aktivität der alkalischen Phosphatase.

> Der Vitamin-D-Mangel wird mit der Bestimmung des 25-(OH)-D_3-Serumspiegels nachgewiesen, eine Bestimmung des 1,25-(OH)$_2$-Vitamin-D ist nur in speziellen Situationen notwendig.

Der sekundäre Hyperparathyreoidismus führt auch zu einer Steigerung der tubulären Rückresorption von Calcium und Verminderung der Rückresorption von Phosphat. Die Phosphatserumspiegel sind deshalb auch häufig erniedrigt, da gleichzeitig weniger Phosphat gastrointestinal absorbiert wird. Die Calciumausscheidung im Urin ist erniedrigt. Als Folge des sekundären Hyperparathyreoidismus wird der Knochenabbau stimuliert, und die Parameter des Knochenstoffwechsels können erhöht sein (Abbau- wie auch Anbauparameter).

Tabelle 11.8 Laborveränderungen bei den verschiedenen Ursachen der Osteomalazie

	Ca^{2+}	PO_4	ALP	PTH	25-(OH)-D	1,25-(OH)$_2$-D*
- Vitamin-D-Mangel	↓	↓	↑↑	↑–↑↑	↓	N–(↓)
- verminderte 25-Hydroxylierung	↓	↓	↑↑	↑–↑↑	↓	N–(↓)
Verminderte 1α-Hydroxylierung						
- VDDR-I	↓	↓	↑↑	↑	N–↓	↓↓
- Niereninsuffizienz	↓	↑	↑–↑↑	↑–↑↑	N	↓
Zielorganresistenz						
- VDDR-II	↓–↓↓	↓	↑↑	↑	N–↓	↑–N
Hypophosphatämie						
- X-linked hypophosphatämische Rachitis	N	↓↓	↑↑	N	N	(N)–↓
- onkogene Osteomalazie	N	↓↓	↑↑	N	N	(N)–↓
Renale Tubolopathien						
- Fanconi-Syndrom	N	↓–↓↓	↑	N–(↓)	N	N–↓
- renal tubuläre Azidose	N–(↓)	↓–(N)	↑	N	N	N
- Hypophosphatasie	N	N	↓–↓↓	↓–(N)	N	N

N: im Normbereich, (N): unterer Normbereich, ↑↓: erhöht bzw. erniedrigt, (↑↓): leicht erhöht bzw. erniedrigt, ↑↑↓↓: stark erhöht bzw. erniedrigt.
*Bestimmung nur in speziellen Situation notwendig (z. B. bei Verdacht auf gestörte 1α-Hydroxylierung oder Rezeptordefekt).

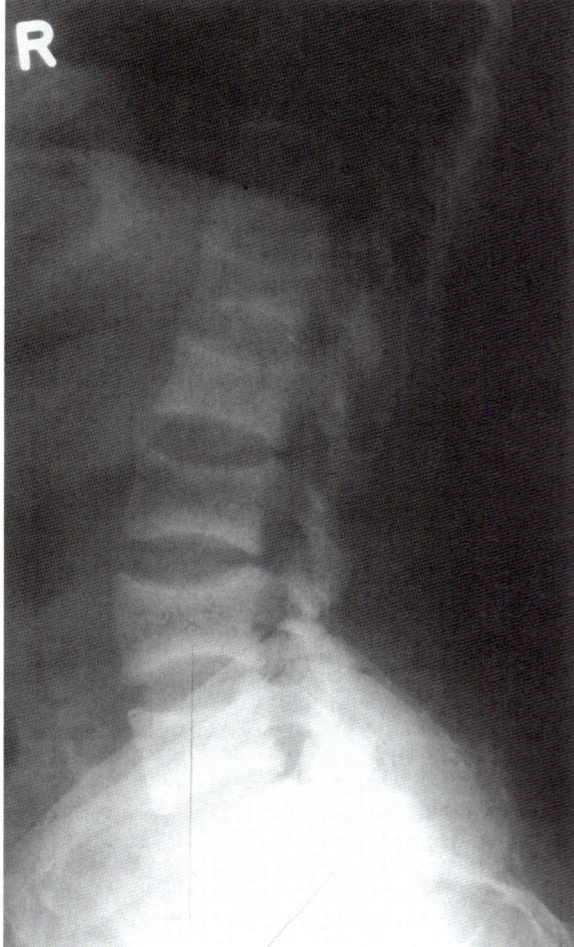

Bei gastrointestinalen Erkrankungen finden sich häufig zusätzliche Laborveränderungen, die auf eine Malabsorption hindeuten, so z. B. bei einer Sprue ein Eisenmangel mit hypochromer mikrozytärer Anämie.

Radiologische Befunde. Spezifische Veränderungen für eine Osteomalazie sind die *Looser-Umbauzonen* (Pseudofrakturen), verwaschene, milchglasartige Wirbelkörper und gelegentlich Zeichen des sekundären Hyperparathyreoidismus (subperiostale Resorptionen im Bereich der Phalangen, Knochenzysten oder Resorption im Bereich der distalen Endigungen der Röhrenknochen). Die Mineralstruktur imponiert als rarefiziert mit einer Verminderung der Kortikalisdicke (Abb. 11.**18**).

Im Bereich der *Wirbel* verdichten sich die unter den Grund- und Deckplatten gelegenen Strukturen infolge überschießender intraspongiöser Kallusbildung („Rugger-Jersey-Phänomen"). Bei länger dauernder Osteomalazie kommt es durch die Erweichung des Knochens zu einer konkaven Verformung der Wirbelkörper („Cod-Fish-Wirbel", Fischwirbel), die Bandscheiben scheinen verdickt und bikonvex. In schweren Fällen kann es zu Deformierungen stark belasteter Knochenabschnitte kommen (z. B. Femur). Gelegentlich sind auch die radiologischen Zeichen eines sekundären Hyperparathyreoidismus zu sehen.

Die *Skelettszintigraphie* zeigt häufig eine intensivere Nuklidanreicherung im gesamten Skelett, und im Bereich der Pseudofrakturen kommt es zu lokalisierten

◁ **Abb. 11.18** Osteomalazie mit verwaschener, milchglasartiger Struktur der Wirbelkörper und Verdichtung unter den Deck- und Bodenplatten.

Mehranreicherungen. Die Szintigraphie ist nicht pathognomonisch, und differenzialdiagnostisch ist auch an einen metastasierenden Prozess zu denken.

Bei der Suche nach den häufig kleinen Tumoren, die die *onkogene Osteomalazie* verursachen, muss in der Regel eine Ganzkörper-MRT- oder -CT-Untersuchung eingesetzt werden. Diese Tumoren können auch Somatostatinrezeptoren exprimieren, und daher wurde in letzter Zeit zur Tumorlokalisation auch eine In-111-Octreotid-Szintigraphie mit Erfolg eingesetzt.

Hyperparathyreoidismus

Primärer Hyperparathyreoidismus

Pathogenese. Der primäre Hyperparathyreoidismus und die tumorinduzierte Hyperkalzämie sind die häufigsten Ursachen für eine Hyperkalzämie. Unter den endokrinologischen Erkrankungen ist der primäre Hyperparathyreoidismus relativ häufig mit einer geschätzten Inzidenz von 1 : 500 bis 1 : 1000 anzutreffen. Der Altersgipfel liegt zwischen 40 und 80 Jahren, Frauen sind häufiger betroffen als Männer (3 : 1). Im Vergleich zu früher wird die Diagnose des primären Hyperparathyreoidismus heute öfter und früher gestellt.

Pathophysiologisch liegt beim primären Hyperparathyreoidismus eine Störung der Rückkoppelung des Parathormons durch das extrazelluläre Calcium vor (Set-Point des Calcium-sensing-Rezeptors erhöht). In über 80 % der Fälle liegt ein solitäres Adenom vor, in der Regel benigne; Karzinome hingegen sind sehr selten (< 1 %). In ca. 20 % der Fälle handelt es sich um eine Hyperplasie mehrerer Epithelkörperchen.

Der primäre Hyperparathyreoidismus kann als genetische Störung familiär gehäuft mit und ohne weitere Endokrinopathien auftreten. Die häufigste Ursache ist dann die autosomal dominant vererbte *multiple endokrine Neoplasie Typ I* (MEN I), bei der neben dem primären Hyperparathyreoidismus gehäuft Tumoren der Hypophyse, des endokrinen Pankreas und der Nebenniere auftreten.

Klinik. Die klinische Symptomatik des primären Hyperparathyreoidismus ist abhängig vom Ausmaß der Hyperkalzämie. Symptome, die auf die Hyperkalzämie zurückzuführen sind, beinhalten Elanverlust, Polyurie und Polydipsie, verminderten Appetit und Übelkeit.

> **!** Eine große Zahl der Patienten mit primärem Hyperparathyreoidismus ist aber asymptomatisch.

Neurologisch-psychiatrische Symptome umfassen Müdigkeit, Abgeschlagenheit, Verstimmungen, Konzentrationsschwäche. Bei ca. 15 % der Patienten mit einem primären Hyperparathyreoidismus kommt es zu einer Nephrolithiasis, selten zu einer Nephrokalzinose. Die ossäre Beteiligung mit der typischen Osteitis fibrosa cystica ist heute selten, es kommt viel mehr zu einem generalisierten Knochensubstanzverlust (Osteoporose), welcher mit einem erhöhten Frakturrisiko einhergeht.

Diagnose. Die Diagnose des primären Hyperparathyreoidismus wird gestellt durch den Nachweis einer Hyperkalzämie bei gleichzeitig normalem oder erhöhtem intaktem Parathormon-Serumspiegel (Parathormon inadäquat hoch in Relation zum Serumcalcium). Bei der humoralen Hyperkalzämie bei Tumoren („Parathormon related Peptide" [PTHrP] vermittelt) ist das Parathormon unterdrückt, und die heutigen Bestimmungsmethoden für das intakte Parathormon weisen keine Kreuzreaktivität des Parathormons mit dem PTHrP auf. Die einzigen Formen der Hyperkalzämie, die neben dem Hyperparathyreoidismus mit normalem Parathormon oder erhöhtem Parathormon einhergehen können, sind die ektope Produktion von Parathormon und eine Behandlung mit Lithium oder einem Thiaziddiuretikum. Diese zwei letzteren Möglichkeiten können aber mit der Anamnese eruiert werden.

Die *radiologischen Veränderungen* umfassen diffuse Demineralisationen (Osteoporose) sowie subperiostale Knochenresorptionen, besonders gut sichtbar im Bereich der Phalangen (Abb. 11.**19**). Ein pathognomoni-

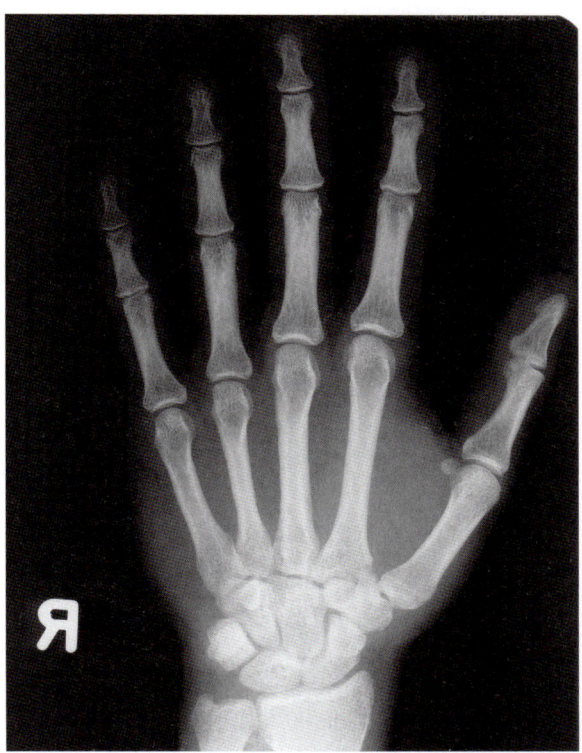

Abb. 11.19 Hyperparathyreoidismus mit subperiostalen Resorptionen der Phalangen.

Tabelle 11.9 Differenzialdiagnose des sekundären Hyperparathyreoidismus

Verminderte gastrointestinale Calciumabsorption
- verminderte Calciumzufuhr in der Nahrung
- Laktoseintoleranz
- verminderte Aufnahme des in der Nahrung zugeführten Calciums
- Pankreaserkrankungen (Fettmalabsorption)
- Zöliakie
- Vitamin-D-Mangel

Vermehrter Calciumverlust oder vermehrter Bedarf
- Knochen
  - im Wachstum
  - in der Erholungsphase nach Schwangerschaft und Stillen
  - Bisphosphonatbehandlung
- Stillen
- Niere
  - idiopathische Hyperkalzurie
  - Schleifendiuretika
- Weichteile
  - Rhabdomyolyse
  - Sepsis

Verminderte Parathormonwirkung
- chronische Niereninsuffizienz
- Pseudohypoparathyreoidismus (G-Protein-Mangel)

---

sches radiologisches Zeichen ist der Verlust der Lamina dura der Zähne. Da durch die heute frühe Diagnose der Hyperkalzämie und des primären Hyperparathyreoidismus häufig spezifische radiologische Zeichen des primären Hyperparathyreoidismus fehlen, sind Routine-Röntgenuntersuchungen nicht angezeigt, außer es besteht der klinische Verdacht auf eine bestimmte ossäre Läsion. Im Gegensatz dazu ist die *Knochendichtemessung* (Densitometrie) heute Bestandteil der Diagnostik des primären Hyperparathyreoidismus.

Sekundärer Hyperparathyreoidismus

Pathogenese. Der sekundäre Hyperparathyreoidismus tritt bei einem Abfall des Serumcalciums auf, d. h. der sekundäre Hyperparathyreoidismus ist eine normale Reaktion der Nebenschilddrüsen auf eine verminderte extrazelluläre Calciumkonzentration. Die Ursachen für einen sekundären Hyperparathyreoidismus sind vielfältig (Tab. 11.**9**).

Eine spezielle Stellung nimmt der sekundäre Hyperparathyreoidismus *bei Niereninsuffizienz* ein. Eine Skelettbeteiligung ist bei über 75% der Patienten mit einer chronischen Niereninsuffizienz zu beobachten, wenn die glomeruläre Filtrationsrate (GFR) unter 60 ml/min fällt. Es kommt zu einer Phosphatretention, welche zu einem Anstieg der Parathormonsekretion führt, und gleichzeitig nimmt mit der Niereninsuffizienz auch die 1α-Hydroxylase-Aktivität ab mit Folge der verminderten Bildung von 1,25-$(OH)_2$-Vitamin-D. Wahrscheinlich spielen auch die Azidose und die mögliche direkte toxische Schädigungen der Knochenzelle eine zusätzliche Rolle in der Pathogenese der renalen Osteodystrophie. Der sekundäre Hyperparathyreoidismus geht einher mit einer Hyperplasie aller Epithelkörperchen.

Am häufigsten ist die Knochenbeteiligung mit einem erhöhten Knochenumbau infolge des sekundären Hyperparathyreoidismus, gefolgt von der gemischten renalen Osteodystrophie (sekundärer Hyperparathyreoidismus und Mineralisationsstörung), der adynamischen Knochenerkrankung („adynamic bone disease") und Osteomalazie. Zusätzlich zur renalen Osteodystrophie können die Patienten mit einer terminalen Niereninsuffizienz auch eine Osteoporose entwickeln, die mit einem erhöhten Frakturrisiko einhergeht.

Diagnose. Die Diagnose des sekundären Hyperparathyreoidismus wird gestellt durch den Nachweis von normalem bis erniedrigtem Serumcalcium bei erhöhten Parathormonwerten. Bei Erkrankungen im Bereich des Magen-Darm-Traktes (z. B. Zöliakie) ist die Hypokalzämie häufig auch von einer Hypophosphatämie begleitet, im Gegensatz dazu ist sie bei der chronischen Niereninsuffizienz von einer Hyperphosphatämie begleitet.

Bei einem lang dauernden Bestehen des sekundären Hyperparathyreoidismus (z. B. bei der chronischen Niereninsuffizienz) kommt es zu einer Autonomie der Parathormonsekretion (*tertiärer Hyperparathyreoidismus*). Dieser ist charakterisiert durch erhöhte Serumcalciumwerte bei gleichzeitig erhöhten Serumwerten für das intakte Parathormon.

Die *radiologischen Befunde* sind ähnlich den Befunden beim primären Hyperparathyreoidismus, und bei gleichzeitigem Vitamin-D-Mangel ähneln sie den Befunden bei der Osteomalazie (s. o.).

Danksagung

Wir danken Dr. R. Züllig, Röntgeninstitut, 5400 Baden für die Röntgenbilder.

Literatur

Assouline-Dayan Y, Chang C, Greenspan A, Shoenfeld Y, Gershwin ME. Pathogenesis and natural history of osteonecrosis. Semin Arthritis Rheum 2002; 32: 94–124.
Berry JL, Davies M, Mee AP. Vitamin D metabolism, rickets, and osteomalacia. Semin Musculoskelet Radiol 2002; 6: 173–82.
Bertoni F, Bacchini P. Classification of bone tumors. Eur J Radiol 1998; 27 Suppl 1: S74–S76.
Bilezikian JP, Potts JT Jr., Fuleihan G et al. Summary statement from a workshop on asymptomatic primary hyperparathyroidism: a perspective for the 21st century. J Clin Endocrinol Metab 2002; 87: 5353–61.
Bilezikian JP, Silverberg SJ. Asymptomatic hyperparathyroidism. N Engl J Med 2004; 350: 1746–51.
Brown JP, Josse RG. 2002 clinical practice guidelines for the diagnosis and management of osteoporosis in Canada. CMAJ 2002; 167(10 suppl.): S1–S34.
Elder G. Pathophysiology and recent advances in the management of renal osteodystrophy. J Bone Miner Res 2002; 17: 2094–2105.
Howarth DM, Gilchrist GS, Mullan BP, Wiseman GA, Edmosnon JH, Schomberg PJ. Langerhans cell histiocytosis. Cancer 1999; 85: 2278–90.
Inoue YZ, Frassica FJ, Sim FH, Unni KK, Petersen IA, McLeod RA. Clinicopathologic features and treatment of postirradiation sarcoma of bone and soft tissue. J Surg Oncol 2000; 75: 42–50.
Kanis JA. Diagnosis and osteoporosis and assessment of fracture risk. Lancet 2002; 359: 1929–36.

Literatur

Kraenzlin ME. Osteomalazie. Swiss Med Wkly 2003; 754–63.

Lyles KW, Siris ES, Singer FR, Meunier PJ. A clinical approach to diagnosis and management of paget's disease of bone. J Bone Min Res 2001; 16: 1379–87.

Manet MP, Bossard P, Larédo JD. Les ostéomes ostéoides en l'an 2000. In: de Sèze S, Ryckewaert A, Kahn MF, Meyer O (eds.). L'Actualité rhumatologique 2000. Paris: Expansion Scientifique Française 2000; 127–40.

Mittermeyer V, Müller VE, Allolio B et al. DVO-Leitlinie Glukokortikoid-induzierte Osteoporose. Osteologie 2003; 12: 119–37.

Robbin MR, Murphey MD. Benign chondroid neoplasm of bone. Sem Musculoskel Radiol 2000; 4: 45–58.

Scheidt-Nave C, Baum E, Dören M, Hadji P, Minne H. DVO-Leitlinien Osteoporose bei postmenopausalen Frauen. Osteologie 2003; 12: 63–91.

Unni KK. Cartilaginous lesions of bone. J Orthop Sci 2001; 6: 457–72.

Watson RM, Roach NA, Dalinka MK. Avascular necrosis and bone marrow edema syndrome. Radiol Clin North Am 2004; 42: 207–19.

Wu CT, Inwards CY, O'Laughlin S, Rock MG, Beabout JW, Unni KK. Chondromyxoid fibroma of bone: a clinicopathologic review of 278 cases. Hum Pathol 1998; 29: 438–46.

Zeitlin L, Fassier F, Glorieux FH. Modern approach to children with osteogenesis imperfecta. J Pediatr Orthop B 2003; 12: 77–87.

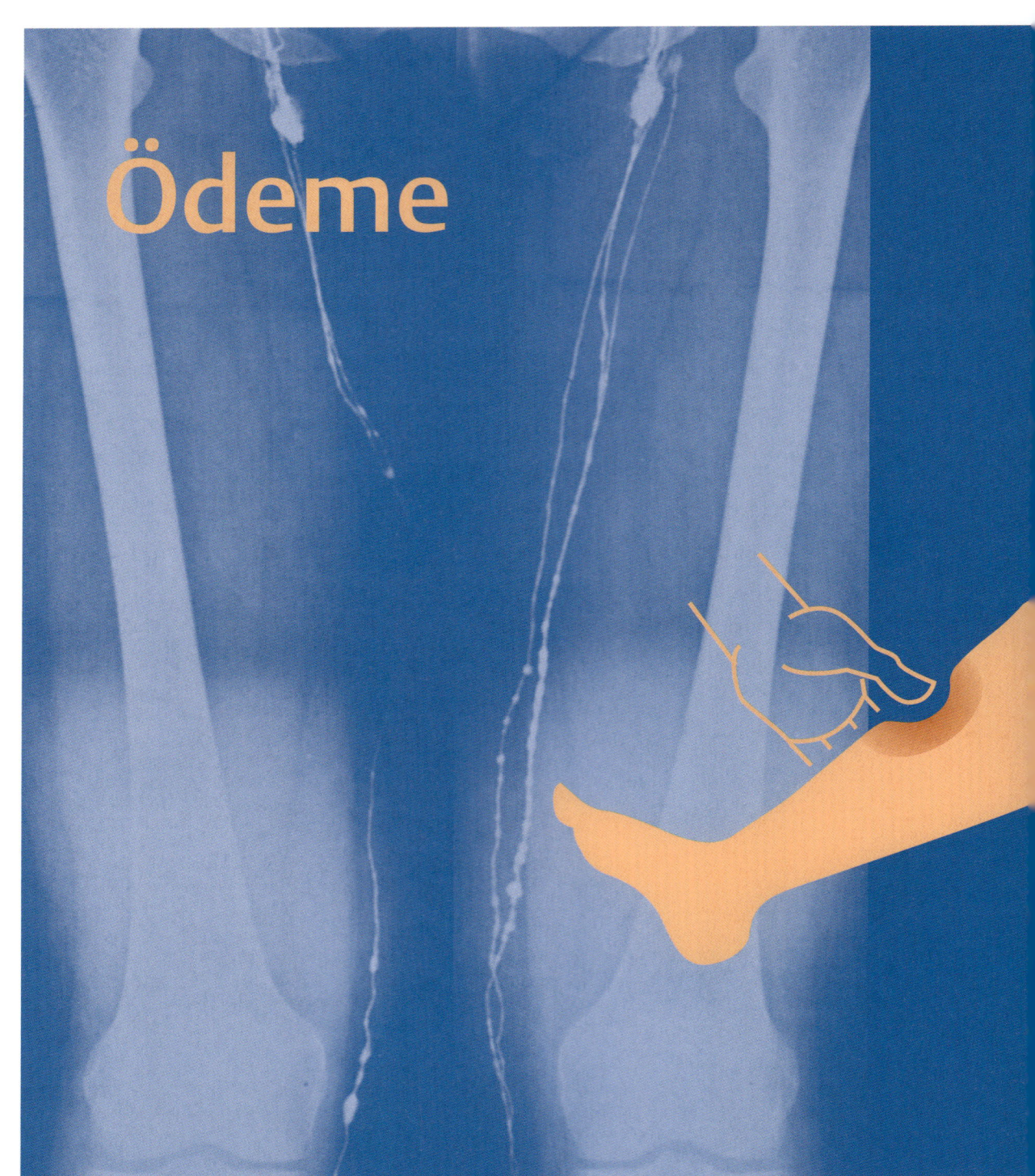
Ödeme

12 Generalisierte und lokalisierte Ödeme

U. Hoffmann und F. Tató
(Frühere Bearbeitung: U. Hoffmann, A. Bollinger und W. Siegenthaler)

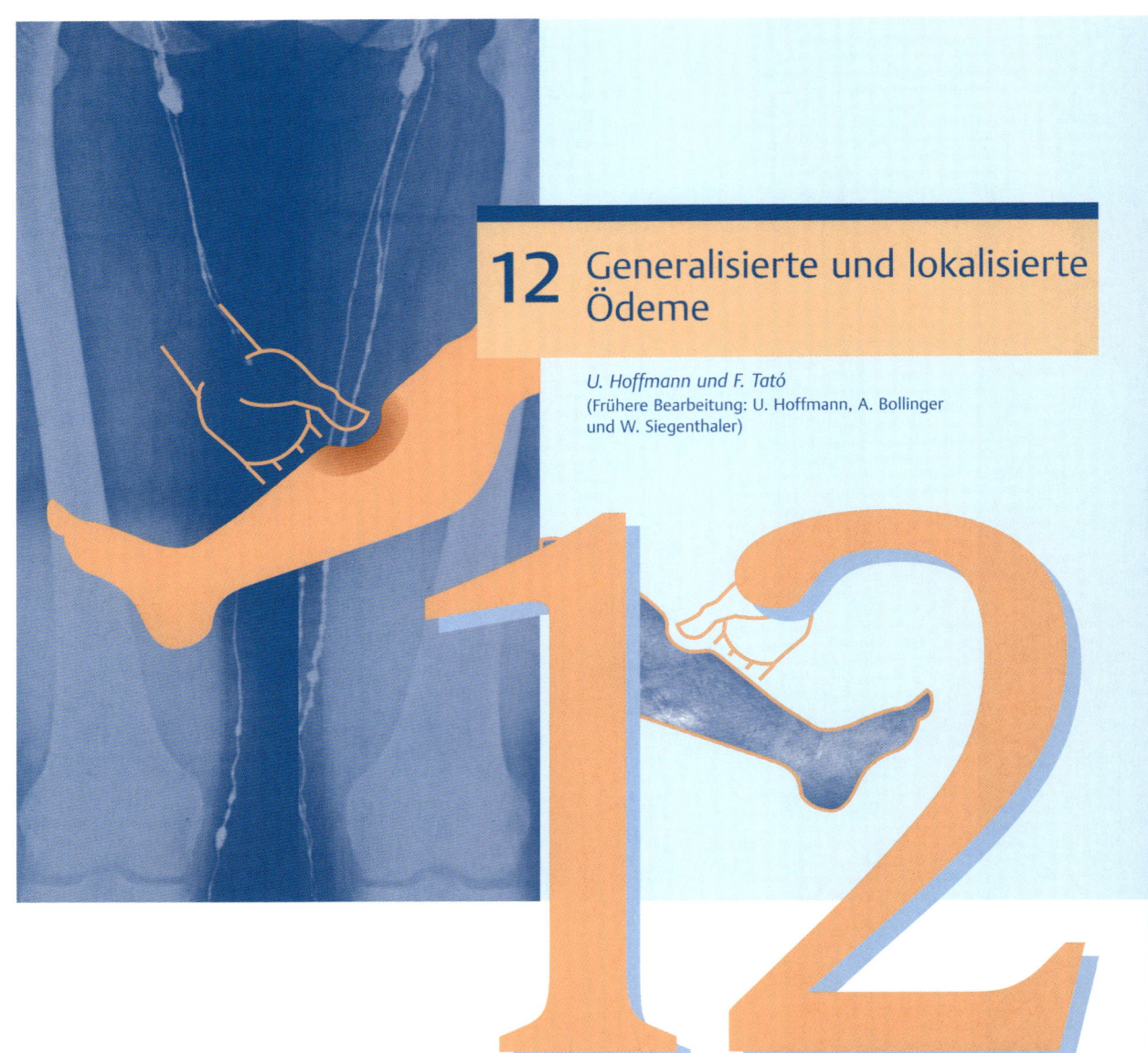

12 Generalisierte und lokalisierte Ödeme

U. Hoffmann und F. Tató
(Frühere Bearbeitung: U. Hoffmann, A. Bollinger und W. Siegenthaler)

Generalisierte und lokalisierte Ödeme

12.1 Generalisierte Ödeme — 386

Ödeme bei Herzinsuffizienz — 386
Hypoproteinämische Ödeme — 387
Ödeme bei Glomerulonephritis — 388
Endokrin bedingte Ödeme — 388
Ödeme bei Störungen der Elektrolyte — 389
Ödeme bei Sklerodermie — 389
Ödeme bei Diabetes mellitus — 389
Medikamentös bedingte Ödeme — 389

12.2 Lokalisierte Ödeme — 389

Phlebödem — 389
Lymphödem — 389
    Primäres Lymphödem — 389
    Sekundäres Lymphödem — 391
Lipödem — 392
Entzündliche Ödeme — 393
Kongenitale Angiodysplasie — 393
Urtikaria und Angioödem — 393
Ischämisches und postischämisches Ödem — 394
Ödem bei Sudeck-Dystrophie — 394
Höhenbedingte lokale Ödeme — 394
Ödeme durch Artefakte — 394

12 Generalisierte und lokalisierte Ödeme

Pathophysiologie und differenzialdiagnostische Überlegungen

Definition. Unter Ödembildung versteht man eine pathologische Ansammlung von Flüssigkeit im interstitiellen Raum.

Pathophysiologie. Normalerweise besteht ein Gleichgewicht zwischen der Menge von Flüssigkeit, Salzen und Eiweißen, welche das Kapillarlumen verlassen, und der Menge der zurücktransportierten Stoffe. Kleine Moleküle werden in erster Linie auf dem venulären Schenkel der Kapillaren rückresorbiert und erreichen so wieder die Blutbahn, während großmolekulare Eiweiße den Weg über die Lymphgefäße bevorzugen. Die bedeutungsvollsten pathophysiologischen Mechanismen, die zur Ödembildung führen, sind erhöhter venöser bzw. kapillarer Druck, gesteigerte Permeabilität der Kapillarwand und verminderte Drainageleistung des lymphatischen Systems. Mehrere pathogenetische Faktoren können im Einzelfall zusammenspielen. Das Interstitium kann mehrere Liter Flüssigkeit aufnehmen, bevor klinisch manifeste Ödeme auftreten. Voraussetzung für die Entstehung von Ödemen ist daher die renale Natrium- und Wasserretention.

Lokalisation. Im Hinblick auf die Differenzialdiagnose von Ödemen ergibt die Lokalisation erste Hinweise. Generalisierte Ödeme wecken den Verdacht auf eine Störung, die den gesamten Organismus betrifft. Klassische Beispiele sind Herzinsuffizienz und Hypoproteinämie. In diesen Fällen ist es wichtig, entsprechende Organbefunde, z. B. an Herz oder Nieren, als entscheidende Bausteine in die differenzialdiagnostischen Überlegungen einzubeziehen. Entwickelt sich aber ein Ödem lokal, d. h. betrifft es nur eine definierte Körperregion, so ist in erster Linie nach einer lokalen Ursache zu fahnden. Als Prototypen eines lokal verursachten Ödems seien Phlebödem, Lymphödem und Quincke-Ödem genannt.

Bei der Bewertung eines Ödems an den unteren Extremitäten ist zu beachten, dass Schwellungen geringeren Ausmaßes *physiologisch* sein können. Nach längerem ruhigem Sitzen (z. B. Auto, Flugzeug) oder Stehen treten bei vielen Personen diskrete bis mäßig ausgeprägte symmetrische Ödeme auf. Bekannt ist auch die prämenstruelle Schwellungsneigung.

> Eine weitgehende differenzialdiagnostische Eingrenzung kann bei Ödemen in der Regel schon durch eine sorgfältige Anamnese und Befunderhebung erreicht werden.

12.1 Generalisierte Ödeme

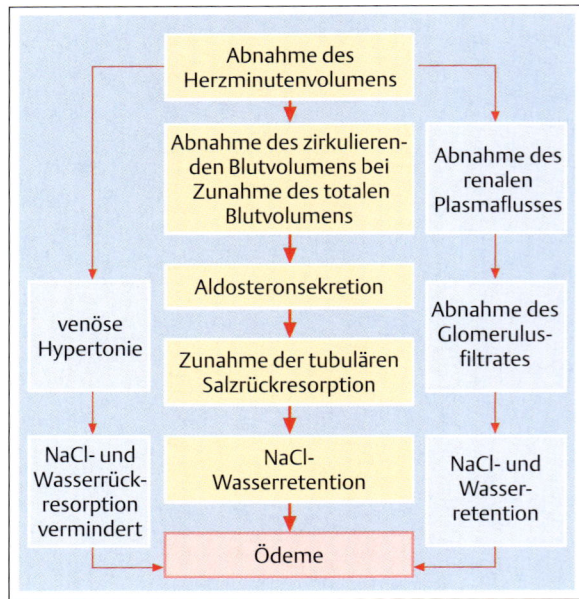

Abb. 12.1 Schematische Darstellung der verschiedenen an der Ödempathogenese bei Herzinsuffizienz beteiligten Faktoren.

Ödeme bei Herzinsuffizienz

Pathophysiologie. Die Linksherzinsuffizienz führt zum Anstieg des linksventrikulären enddiastolischen Druckes und im Extremfall zum Lungenödem. Kommt es zu einer Beeinträchtigung der rechtsventrikulären Funktion, so steigt der zentralvenöse Druck, klinisch erkennbar an der Halsvenenstauung. Die venöse Druckerhöhung überträgt sich bis auf die venuläre Seite der kapillaren Strombahn, so dass interstitielle Flüssigkeit vermindert reabsorbiert wird. Die Abnahme des Herzminutenvolumens aktiviert zudem humorale und neurohumorale Prozesse, welche zu einer vermehrten Wasser- und Salzretention der Nieren und damit zu einer Zunahme der extrazellulären Flüssigkeit führen (Abb. 12.1).

Klinik. Durch die Zunahme des interstitiellen Flüssigkeitsvolumens entwickeln sich leicht eindrückbare Ödeme (Abb. 12.2). Sie betreffen bevorzugt abhängige Körperpartien und treten beim mobilen Patienten als symmetrische Beinschwellung auf. Der bettlägerige Patient kann Ödeme an Rücken und Gesäß ausbilden. Bei schwerer biventrikulärer Herzinsuffizienz kann das Ödem auch die Genitalregion und gelegentlich die oberen Extremitäten betreffen. Es besteht dann häufig ein Pleura- oder Perikarderguss. Die chronische Leberstauung kann zusätzlich über eine verminderte Syntheseleistung zur Hypoproteinämie (s. unten) füh-

Generalisierte Ödeme

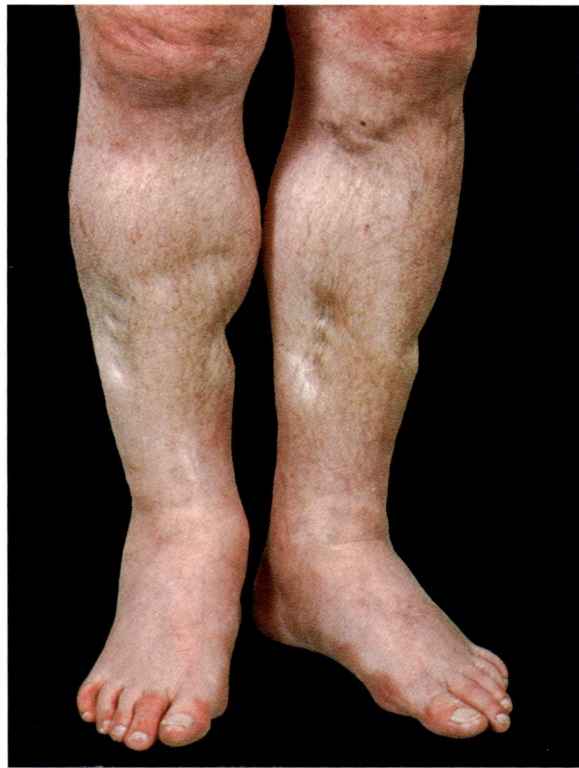
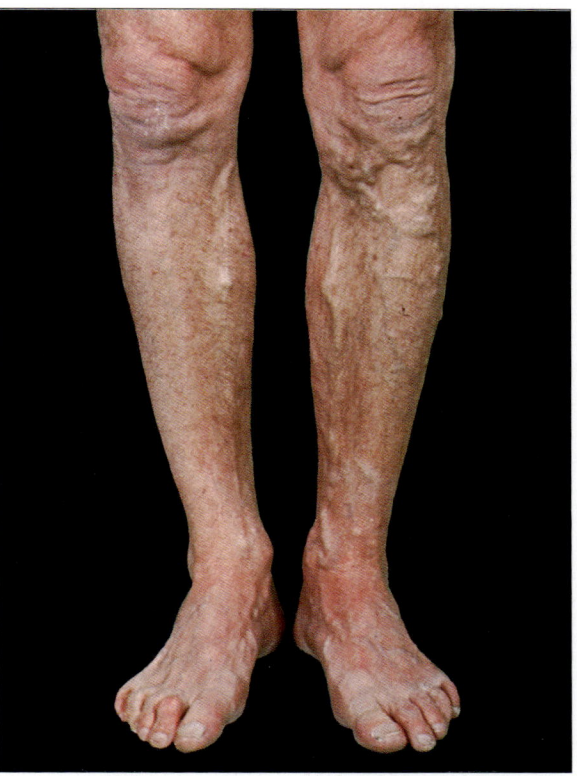

Abb. 12.2 Ausgeprägte Unterschenkel- und Knöchelödeme bei Patient mit Insuffizienz des rechten Herzens.
a Nach Kompression mit dem Finger treten tiefe Dellen auf.
b Unter Therapie mit Digitalisglykosiden und Diuretika sind die Ödeme verschwunden.

ren. Weitere Befunde, die auf eine valvuläre, myokardiale oder koronare Herzkrankheit schließen lassen, sichern die Diagnose.

Hypoproteinämische Ödeme

Klinik und Diagnostik. Im Gegensatz zum kardialen ist das hypoproteinämische Ödem nur wenig von der Körperlage abhängig. Das Gesicht, insbesondere die Augenlider, sind mitbeteiligt. Das Ödem ist ausgesprochen weich und lässt sich leicht eindrücken. Die Diagnose wird durch Bestimmung des Gesamteiweißes und durch die Eiweißelektrophorese erhärtet. Bei einer Reduktion des Gesamteiweißes auf 5 g/dl (50 g/l) und darunter bzw. des Plasmaalbumingehalts auf 1,5–2,5 g/dl (15–25 g/l) treten regelmäßig hypoproteinämische Ödeme auf. Bei Albuminwerten unter 2 g/dl (20 g/l) kommt es zu einer ausgeprägten Thromboseneigung, da auch der Plasmaspiegel von Antithrombin III absinkt.

Ursachen. Für hypoproteinämische Ödeme gibt es eine Reihe von Ursachen:
➤ *Nephrotisches Syndrom.* An erster Stelle der Erkrankungen, die hypoproteinämische Ödeme verursachen, steht das nephrotische Syndrom. Diagnostisch ausschlaggebend sind die ausgeprägte Proteinurie (> 3,5 g/d) und die Hypoproteinämie (< 2 g/dl). Besonders stark herabgesetzt sind die Serumalbumine, während die großmolekularen Eiweiße (vor allem α_2- und β-Globuline) weniger stark abfallen. Das Cholesterin ist erhöht. Neben der Hypoproteinämie werden in der Ödempathogenese noch andere Faktoren wie die Natriumretention und die Störung der kapillaren Permeabilität erwogen. Die möglichen Ursachen des nephrotischen Syndroms sowie dessen übrige Symptome werden im Kapitel 29 diskutiert.
➤ *Schwere Lebererkrankungen.* Diese gehen in der Regel mit mäßiger bis ausgeprägter Ödembildung einher, die auf einer Hypoproteinämie durch mangelnde Eiweißsynthese, besonders der Albumine, beruht. Eine Zunahme des Venendrucks im Einzugsgebiet der V. cava inferior kann mit eine Rolle spielen (Druck auf die intrahepatischen Anteile der unteren Hohlvene, venöse Abflussbehinderung bei Aszites). Die übrigen Symptome der Leberinsuffizienz (s. Kapitel 25) führen zur richtigen Diagnose.
➤ *Exsudative Gastroenteropathie.* Hypoproteinämische Ödeme sind hier das führende klinische Symptom. Bei diesem Krankheitsbild treten Plasmaproteine in das Darmlumen aus. Ist der enterale Eiweißverlust größer als die maximale Eiweißsynthesekapazität der Leber, kommt es zur Hypoproteinämie. Der intestinale Eiweißverlust betrifft im Gegensatz zur Nephrose alle Eiweißfraktionen. Diag-

12 Generalisierte und lokalisierte Ödeme

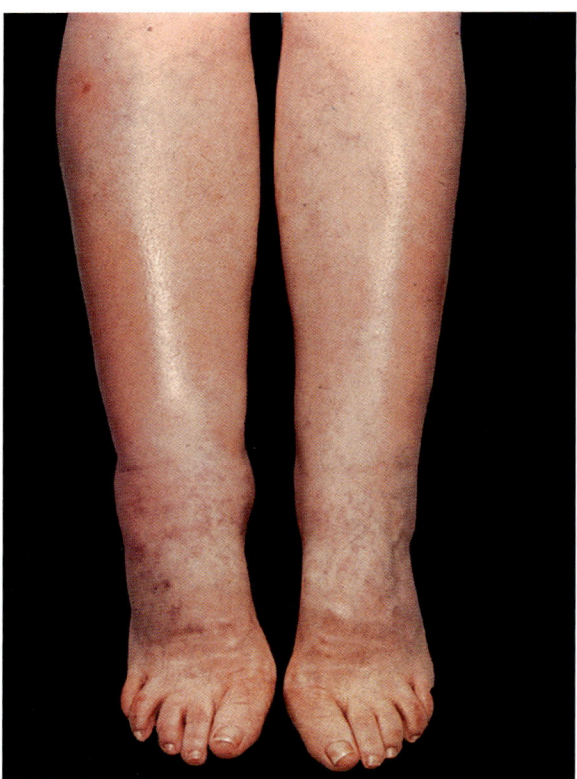

Abb. 12.3 Prätibiales Myxödem bei Patientin mit Hypothyreose.

nostisch wegweisend ist die Bestimmung von α_1-Antitrypsin in Serum und Stuhl (physiologischer Verlust < 2,6 mg/g Stuhlgewicht) oder die aufwändigere quantitative Bestimmung der fäkalen Ausscheidung von intravenös verabreichten radioaktiv markierten Makromolekülen (z. B. ^{51}Cr-Albumin).
Als Ursache für eine exsudative Gastroenteropathie kommen endoskopisch oder radiologisch leicht fassbare Erkrankungen wie z. B. die Colitis ulcerosa, Polyposen, die hypertrophe Gastropathie (Ménétrier-Syndrom) oder die idiopathische Sprue in Frage (s. Kapitel 27 und 28). Nur bei Störungen des intestinalen Lymphabflusses kann die Diagnose eines enteralen Eiweißverlustes Schwierigkeiten bereiten und einen ^{51}Cr-Albumin-Test und/oder eine Lymphographie erfordern. Bei der angeborenen intestinalen Lymphangiektase, die sich zum Teil erst im frühen Erwachsenenalter manifestiert, kommt es wegen einer lymphatischen Klappeninsuffizienz zu einem Reflux der chylushaltigen Lymphe und zu Chylus-Darm-Fisteln. Sekundär kann sich ein chylöser Reflux bei erworbenen Abflussstörungen entwickeln, z. B. im Rahmen abdomineller Tumoren.

▶ *Hungerödem.* Auch das Hungerödem sowie Ödeme bei kachektischen Zuständen wurden herkömmlicherweise zu den hypoproteinämischen gerechnet. Außerhalb eigentlicher Notzeiten liegt dieser Ödemform eine einseitige Ernährung zugrunde. Ein typisches Beispiel ist der chronische Alkoholiker, der seinen Kalorienbedarf weitgehend durch Kohlenhydrate deckt. Eine gezielte Anamnese über die Ernährungsweise schafft Klarheit.

▶ *Kwashiorkor.* In den Entwicklungsländern kommt es häufig zu einer besonderen Form der Mangelernährung, dem sog. Kwashiorkor. Nach Absetzen der Ernährung durch Muttermilch erhalten Kleinkinder fast ausschließlich Zerealien enthaltende Kost. Kümmerentwicklung und Ödembildung sind die Folge.

Ödeme bei Glomerulonephritis

Klinik. Bei akuten Glomerulonephritiden und bei anderen Ursachen von akutem Nierenversagen kann es auch ohne Vorliegen eines nephrotischen Syndroms zu Ödemen kommen. Die Beschaffenheit des Ödems weist ähnliche Charakteristika auf wie bei hypoproteinämischen Patienten. Das Ödem ist blass, leicht eindrückbar und bevorzugt das Gesicht. Es gibt Hinweise auf eine generalisierte Erhöhung der Kapillarpermeabilität bei Glomerulonephritis. In den meisten Fällen beruht die Ödemneigung bei Nierenversagen allerdings auf einer primären renalen Natrium- und Wasserretention.

Diagnostik. Diagnostisch wegweisend ist der Nachweis eines aktiven Urinsedimentes (Hämaturie, Erythrozytenzylinder, Dysmorphien) neben einer in der Regel nur mäßigen Proteinurie. Nicht selten bestehen eine akut oder subakut aufgetretene Hypertonie und eine eingeschränkte Nierenfunktion.

Endokrin bedingte Ödeme

Unter den endokrin bedingten Ödemen ist das Myxödem besonders wichtig. Selten entwickeln sich Ödeme im Rahmen eines *Hyperaldosteronismus*. Auch die *Überdosierung von Mineralocorticoiden*, z. B. bei der Therapie des Morbus Addison, oder die Anwendung von *Medikamenten mit mineralocorticoider Wirkung* (Carbenoxolon, Lakritze) kann zu Ödemen führen.

Myxödem. Das Myxödem bevorzugt die prätibiale Gegend (Abb. 12.**3**). Es lässt nach Fingerdruck meist keine Dellen zurück. In fortgeschrittenen Fällen, besonders wenn eine Strumektomie oder eine Radiojodtherapie vorangegangen ist, wird die Diagnose gelegentlich verpasst. Fehldeutungen sind hingegen bei larvierten Fällen häufig. Ungeklärte allgemeine Ermüdung, Gewichtszunahme, vermehrtes Frieren, trockene Haut, Vertiefung der Stimmlage und Low Voltage im EKG leiten auf die richtige Fährte. Durch geeignete Untersuchungen des Schilddrüsenstoffwechsels wird die Diagnose bestätigt. Pathophysiologisch bedeutsam ist die interstitielle Ablagerung von hydrophilen Mukopolysacchariden und als Folge eine verminderte lymphatische Drainage.
  Selten tritt ein prätibiales Myxödem, das oft mit einer rötlichen Verfärbung der Haut einhergeht, auch bei

Überfunktion der Schilddrüse auf. Dann sind die klinischen und hormonellen Befunde typisch für eine Hyperthyreose.

Ödeme bei Störungen der Elektrolyte

➤ *Hypokaliämische Ödeme* kommen vor allem bei chronischem Laxanzienabusus vor. Die Diagnose kann anhand der Anamnese, der allgemeinen Adynamie und der EKG-Veränderungen gestellt werden.
➤ *Abusus von Diuretika*, der häufig zur Gewichtsreduktion betrieben wird, kann ebenfalls Ödeme verursachen. Hier entwickeln sich die Ödeme erst nach Absetzen der Medikamente, was die betroffenen Patienten in einem Circulus vitiosus zur Wiedereinnahme der Medikamente veranlasst, falls nicht der Arzt die Situation durchschaut. Nach Absetzen der Diuretika persistiert das Ödem wenige Wochen bis Monate, bis es völlig verschwindet. Gleichzeitig normalisieren sich Hypokaliämie und erhöhte Plasmareninspiegel.
➤ *Ödeme durch hypertone und hypotone Hyperhydratation* sind iatrogen hervorgerufene Ödeme. Auf Zufuhr exzessiver Mengen von Infusionsflüssigkeit kommt es zu einer Steigerung des extravasalen Flüssigkeitsvolumens.

Ödeme bei Sklerodermie

In Einzelfällen gehen bei der Sklerodermie Ödeme den übrigen Symptomen der Krankheit voraus. Während sie zunächst noch relativ weich sein können, indurieren sie im weiteren Verlauf. Sie fühlen sich dann ausgesprochen derb an und sind schlecht eindrückbar. Die normale Hautfältelung, z. B. im Gesicht, verwischt. Pathogenetisch spielen Ablagerungen von hydrophilen Glycosaminoglykanen, lokale Entzündung und eine erhöhte mikrovaskuläre Permeabilität eine Rolle. Neueste Befunde deuten darauf hin, dass zudem eine lymphatische Mikroangiopathie besteht (s. Kapitel 9). Die übrigen Symptome wie sekundäres Raynaud-Syndrom, Lungenfibrose, Nierenbeteiligung und Schluckstörung erleichtern die Diagnose.

Ödeme bei Diabetes mellitus

Diabetiker neigen auch ohne Vorliegen einer Hypoproteinämie (Glomerulosklerose mit nephrotischem Syndrom) zur Ödembildung, besonders an den unteren Extremitäten. Dieser Befund beruht auf einer gesteigerten Durchlässigkeit der Kapillaren, wie durch Clearance-Untersuchungen mit radioaktiven Substanzen und durch die Fluoreszenz-Videomikroskopie belegt werden konnte (s. Kapitel 9).

Medikamentös bedingte Ödeme

Eine ganze Reihe von Medikamenten kann das Auftreten von Ödemen begünstigen oder auslösen. Besonders erwähnt seien die Nebennierenrindenhormone, einzelne Antihypertensiva (Hydralazine, α-Methyldopa, Minoxidil) und nichtsteroidale Antirheumatika. Relativ häufig führt auch die Therapie mit Calciumantagonisten zur Ödembildung.

12.2 Lokalisierte Ödeme

Abb. 12.**4** zeigt 6 verschiedene lokalisierte chronische Ödemformen und damit die klinische Differenzialdiagnose des dicken Beines.

Phlebödem

Bei der akuten tiefen Venenthrombose tritt ein subfasziales, häufig auch ein epifasziales, dolentes Ödem an der betroffenen Gliedmaße auf. Vor allem im Stehen imponiert es durch seine livide Farbe. Gestaute, prall anzufühlende Venen fallen im Seitenvergleich auf. Nach Ablauf der akuten Phase bildet sich im Verlauf von Monaten und Jahren, oft nach einer oligosymptomatischen Phase, eine chronisch venöse Insuffizienz aus (Abb. 12.**4a**), zu welcher durch Stehen oder Sitzen begünstigte Ödeme gehören (s. Kapitel 9).

Lymphödem

Im Gegensatz zum schmerzhaften „dicken blauen Bein" (Phlebödem) kann das schmerzlose Lymphödem als „dickes weißes Bein" bezeichnet werden (Abb. 12.**4b**). Das Ödem ist relativ derb, vor allem in den chronischen Stadien der Erkrankung. Typischerweise manifestiert es sich zuerst als kissenartige Fußrückenschwellung. Später kommt es zur säulenartigen Verformung des Beines (Knöcheltaille aufgehoben). Die dorsale Zehenhaut lässt sich mit zwei Fingern nur schwer anheben (positives Stemmer-Zeichen). Fakultativ werden an den Zehen verruköse Veränderungen beobachtet (schwere Formen).

Primäres Lymphödem

Formen und Stadien. Dem primären Lymphödem liegt eine angeborene Entwicklungsstörung zugrunde.

12 Generalisierte und lokalisierte Ödeme

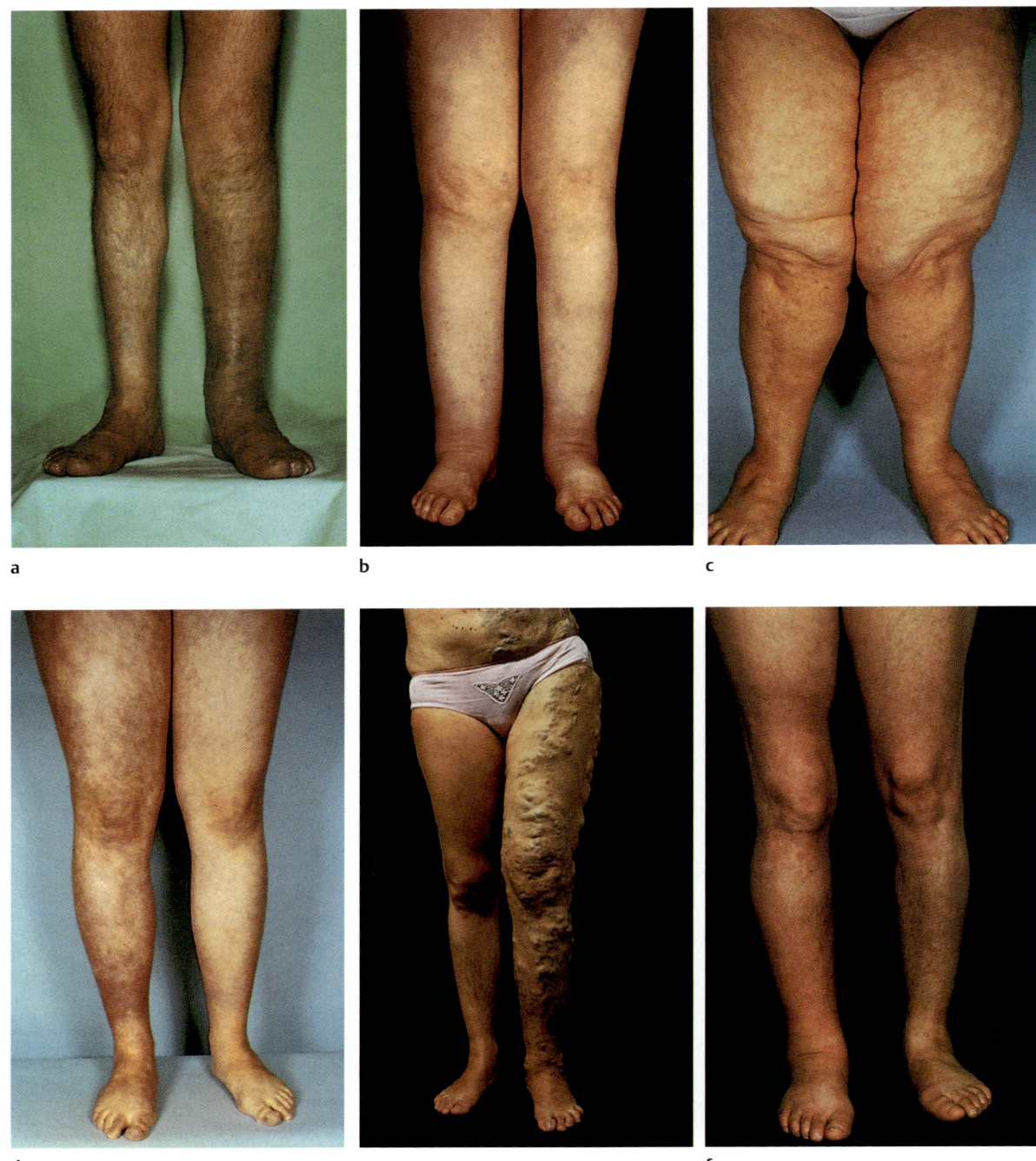

Abb. 12.4 Bilder von sechs Patienten mit verschiedenen Ödemformen.

a Phlebödem links bei kongenitaler Klappenagenesie. Livide Verfärbung und verstärkte Venenzeichnung.

b Doppelseitiges sekundäres Lymphödem mit säulenförmiger Deformation der Beine. Status nach operiertem und nachbestrahltem Vaginalkarzinom mit Befall der inguinalen Lymphknoten. Die kissenartige Fußrückenschwellung ist besonders links gut erkennbar.

c Lipödem. Bei dieser Patientin ist die Schwellung auf beide Oberschenkel beschränkt. Der kragenartige Abschluss des Ödems, der sich meist auf Knöchelhöhe befindet, liegt im Kniebereich.

d Acrodermatitis chronica atrophicans rechts im entzündlichen präatrophischen Stadium.

e Kongenitale Angiodysplasie mit Extremitätenhypertrophie (vermehrtes Längen- und Dickenwachstum), Naevus flammeus (Kniebereich), multiplen, kleinkalibrigen arteriovenösen Fisteln und atypischen Varizen.

f Selbststau des rechten Beines. Die breite Schnürfurche liegt oberhalb des rechten Knies. Die Schwellung beginnt abrupt distal dieser Stelle (aus Bollinger A, Franzeck UK. Dtsch med Wschr. 1991 14: 41).

Meist tritt es isoliert, seltener im Rahmen einer komplexen kongenitalen Angiodysplasie auf. Werden Kinder bereits mit einem ödematösen Bein geboren (selten), spricht man von einem *familiär-kongenitalen Typ Nonne-Milroy* mit autosomal dominantem Erbgang. Etwas häufiger ist die familiäre Form, die sich erst im späteren Leben manifestiert (*Typus Meige*).

Die übliche Form des primären Lymphödems ist die *sporadische Form*. Die Familienanamnese ergibt in diesen Fällen keine Hinweise. Das Ödem beginnt meist einseitig in der postpubertären Zeit. Im späteren Verlauf ist in 50 % der Fälle auch das kontralaterale Bein mit betroffen. Etwas mehr als 80 % der primären Lymphödeme treten vor dem 40. Lebensjahr auf. Bei Spätmanifestation spricht man von einer Tardumform. Das weibliche Geschlecht überwiegt mit ca. 80 %.

Je nach dem Schweregrad der Erkrankung werden 3 Stadien unterschieden:
- I: reversibles Lymphödem (Rückbildung nachts),
- II: irreversibles Lymphödem (fehlende Rückbildung nachts),
- III: Elephantiasis.

Diagnostik. Das Vorliegen eines primären Lymphödems lässt sich durch die *Lymphographie* beweisen. Kommen weniger als 4–6 Lymphgefäße am Unterschenkel bzw. weniger als 8–12 am Oberschenkel zur Darstellung, so spricht man von einer Hypoplasie (Abb. 12.**5**). Meist sind auch die Lymphknoten hypoplastisch angelegt. Seltener ist die totale Aplasie (Fehlen punktierbarer Lymphgefäße) oder die Lymphgefäßerweiterung mit Klappeninsuffizienz („variköse" Lymphgefäße). Da die Lymphographie mit Röntgenkontrastmittel relativ eingreifend ist, stützt sich die Diagnose meist allein auf die typischen klinischen Zeichen.

Szintigraphische Untersuchungen ersetzen zum Teil die herkömmliche Lymphographie. Die Diagnose kann auch durch einen pathologischen Farbstofftest, eine indirekte Lymphographie mit subkutaner Kontrastmittelapplikation oder eine *Fluoreszenz-Mikrolymphographie* (Abb. 12.**6**) untermauert werden. Mit dem letzteren, praktisch atraumatischen Verfahren stellen sich beim Patienten mit Lymphödem infolge der lymphatischen Stauung ausgedehntere Lymphkapillarnetze dar als beim Gesunden. Bei der Nonne-Milroy-Krankheit sind die kleinen Lymphgefäße aplastisch oder hyperplastisch.

Chylöses Lymphödem. Das chylöse Lymphödem stellt eine Sonderform dar. Reicht die Klappeninsuffizienz der Lymphgefäße bis zur Cisterna chyli, so kann die chylushaltige Lymphe aus dem Darm retrograd abfließen. Ein Lymphödem der Genitalien und der Beine kann die Folge sein. Vorwölbungen in der Leistengegend täuschen Hernien vor. Gelegentlich entleert sich milchige Lymphe aus oberflächlichen Bläschen (Lymphfisteln). Selten sammelt sich ein Chylaszites an. Beim sog. Syndrom der „gelben Nägel" finden sich neben einem Lymphödem der Extremitäten Pleuraergüsse.

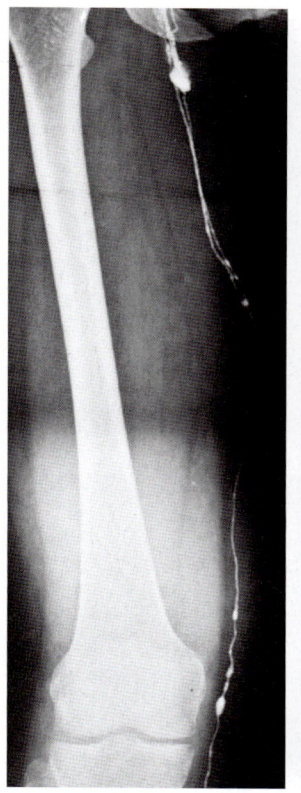
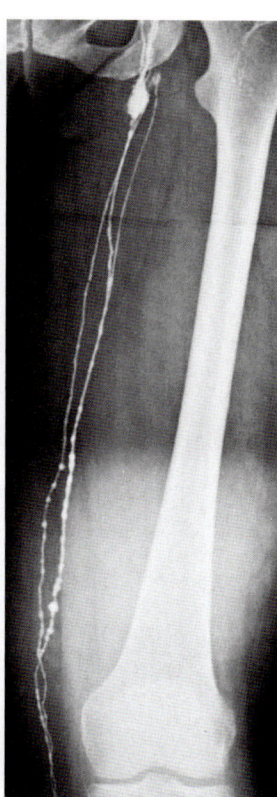

Abb. 12.5 Lymphographie mit wasserlöslichem Röntgenkontrastmittel bei Patientin mit doppelseitigem primärem Lymphödem. Anstelle von mindestens 8 Sammelrohren im Oberschenkelbereich stellen sich nur 1–2 dar (Hypoplasie).

Sekundäres Lymphödem

Ursachen. Beginnt die Beinschwellung jenseits des 40. Lebensjahres, muss stets ein sekundäres Lymphödem ausgeschlossen werden (Abb. 12.**4b**). Am häufigsten führen zu einem sekundären Lymphödem:
- Tumoren des kleinen Beckens (Uterus-, Ovarial-, Blasen-, Rektum- und Prostatakarzinome),
- maligne Lymphknotenaffektionen,
- rezidivierende bakterielle Lymphangitiden (Erysipel),
- direkte Traumata des anteromedialen Lymphgefäßbündels (Engpässe: medialer Kniebereich, Leiste),
- Bestrahlungen in der Leisten- und Beckengegend und
- die tropischen Filariainfektionen (Abb. 12.**7**).

Am Arm ist das Lymphödem nach Mastektomie am bekanntesten. Chronisch rezidivierende unspezifische Infektionen, die z. B. von einer Fußmykose ausgehen, können zu einer eigentlichen obliterierenden Lymphangiopathie führen.

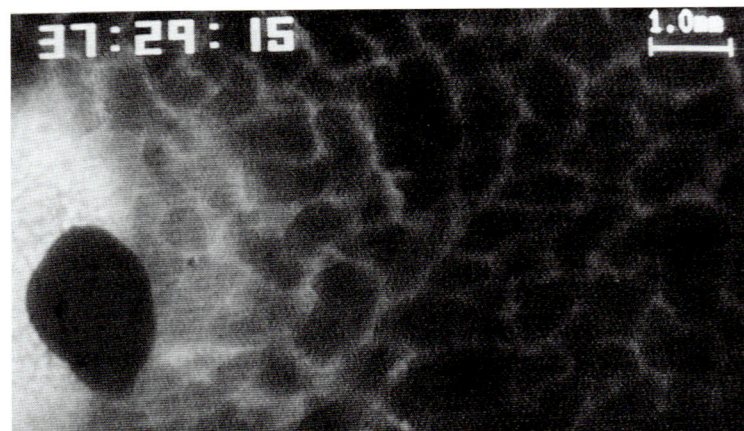

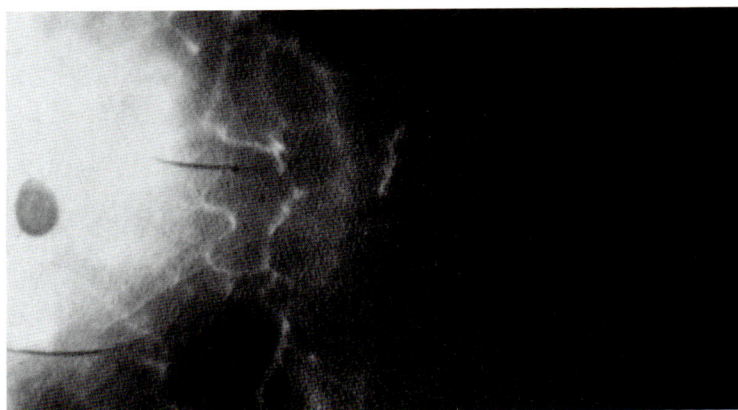

Abb. 12.6 Fluoreszenz-Mikrolymphographie.
a Bei einer jungen Patientin mit primärem Lymphödem füllt sich vom Farbstoffdepot (FITC-Dextran 150 000) am linken Bildrand ausgehend, ein ausgedehntes Netz oberflächlicher Lymphkapillaren an (Region des medialen Malleolus).
b Bei einer gesunden jungen Kontrollperson ist der dargestellte Netzanteil viel weniger ausgedehnt (Zeitpunkt der maximalen Ausbreitung), da der Abfluss in die tiefen Leiter unbehindert ist.

> Erst nach sorgfältigem Ausschluss aller Ursachen eines sekundären Lymphödems darf ein primäres Lymphödem mit später Erstmanifestation angenommen werden.

Klinik. Das sekundäre Lymphödem breitet sich meist von proximal nach distal aus (Oberschenkel zuerst und am stärksten betroffen), während bei der üblichen primären Form die entgegengesetzte Richtung typisch ist. Eine Ausnahme bildet die sog. hohe Aplasie im Rahmen des primären Geschehens (Aplasie oder Hypoplasie der Becken- und paraaortalen Lymphbahnen) mit kraniokaudaler Entwicklung.

Diagnostik. Neben einer genauen Anamnese kommen diagnostisch bildgebende Verfahren wie die Sonographie, ggf. die CT oder MRT zum Ausschluss raumfordernder Prozesse im Becken und Retroperitoneum zum Einsatz.

Komplikationen. Die häufigste Komplikation sowohl des primären als auch des sekundären Lymphödems ist das *Erysipel*, das durch den Lokalbefund (flächenhafte Rötung und Überwärmung) und durch die Allgemeinsymptome (Fieber und Schüttelfrost) leicht von der oberflächlichen Thrombophlebitis abzugrenzen ist. Offenbar begünstigt das besonders eiweißreiche Ödem die Ansiedlung pathogener Keime (vor allem Strepto- und Staphylokokken). Seltenere Komplikationen sind Lymphfisteln und das fast stets letal endende *angioplastische Sarkom* (Stewart-Treves-Syndrom).

Lipödem

Diese Erkrankung betrifft ausschließlich Frauen. Beide Beine sind durch symmetrisch ausgebildete Fettpolster aufgetrieben. Im Gegensatz zum Lymphödem bleibt der Fußrücken ausgespart (Abb. 12.**4c**). Die Ödeme sind nicht oder nur wenig eindrückbar und schmerzen bei der Palpation. Häufig, aber nicht immer, sind sie mit einer allgemeinen Adipositas vergesellschaftet. Orangenschalenähnliche Veränderungen der Haut („Zellulitis") begleiten das Bild.

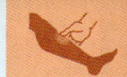

Lokalisierte Ödeme

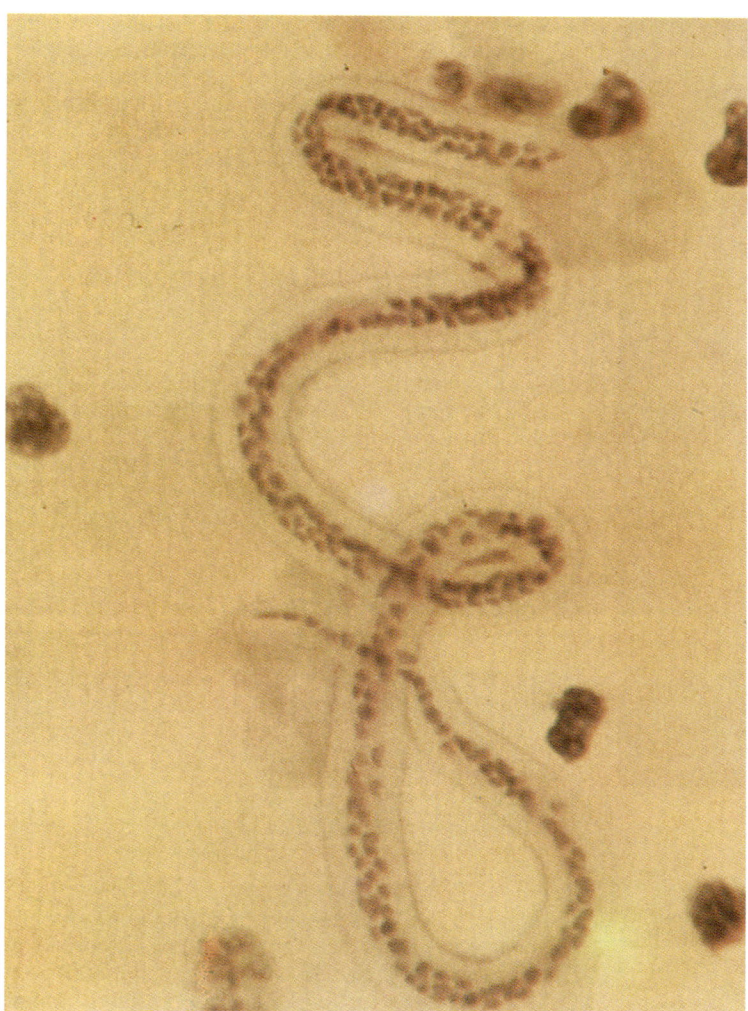

Abb. 12.7 Mikrofilarie einer Wuchereria bancrofti im Blut (Mikrofilaria nocturna). Zu ihrem Nachweis ist eine nächtliche Blutentnahme notwendig.

Entzündliche Ödeme

Die klassischen drei Hauptsymptome Rubor, Calor, Dolor kennzeichnen das entzündliche Ödem aufgrund einer *bakteriellen Infektion* (s. Kapitel 9).

Selten ist auch an eine tropische Parasitose zu denken. Die *Loa-Loa* ruft rezidivierende flüchtige Schwellungen an verschiedenen Körperstellen hervor. Gelegentlich lässt sich die Kontur einer Filarie direkt subkutan beobachten. Diagnostisch führen die ausgeprägte Eosinophilie, erhöhte Antikörpertiter oder der Direktnachweis von Filarien im Blut und oder eine Hautbiopsie weiter (Abb. 12.7).

Die *Acrodermatitis chronica atrophicans* gilt in ihrer ödematösen präatrophischen Phase als Quelle für Fehldiagnosen (Abb. 12.**4d**). Letztere umfassen so verschiedene Krankheiten wie Venenthrombose, Lymphödem, Arthritis oder multiple arteriovenöse Fisteln. Einfacher zu diagnostizieren ist die Affektion in der Spätphase, die durch eine pergamentpapierartige Hautatrophie gekennzeichnet ist. Der Krankheit liegt eine Borrelieninfektion (Borrelia burgdorferi) zugrunde.

Kongenitale Angiodysplasie

Ödeme bei Angiodysplasie beruhen auf atypischen Varizen bzw. Angiomen, ateriovenösen Fisteln oder Aplasie bzw. Hypoplasie der Lymphkollektoren. Davon abzugrenzen ist die Weichteilhypertrophie (Abb. 12.**4e**).

Urtikaria und Angioödem

Klinik. Diese umschriebene Ödemform ist durch ihre Flüchtigkeit (Dauer von Minuten bis Stunden), den plötzlichen Beginn an irgendeiner Körperstelle (Abb. 12.**8**) und den Juckreiz charakterisiert. Wenn nur die oberflächliche Kutis betroffen ist, spricht man von Urtikaria, bei Beteiligung der Subkutis und der Schleimhäute von Angioödem. Bevorzugt betroffen sind z. B. die Lippen und die Augenlider, wobei differenzialdiagnostisch an das ätiologisch unklare *Melkersson-Rosenthal-Syndrom* zu denken ist (rezidivierende Gesichtsschwellung, Fazialisparese, Lingua pli-

12 Generalisierte und lokalisierte Ödeme

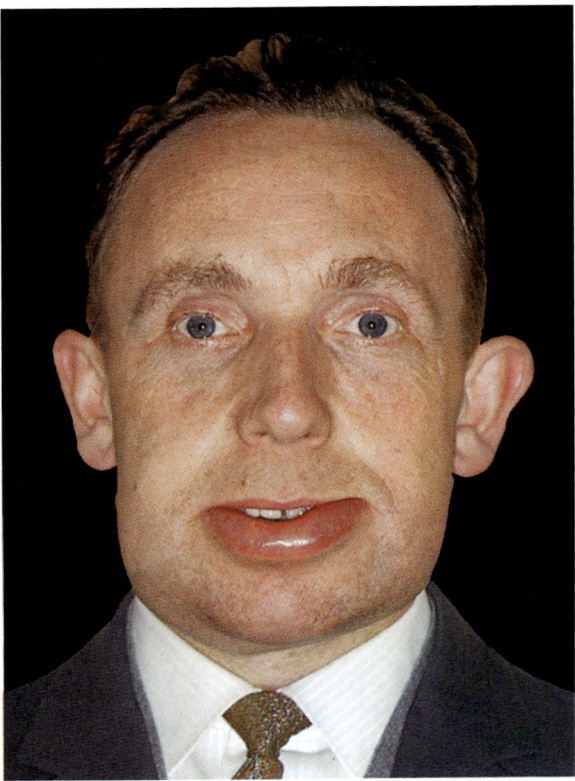

Abb. 12.8 Quincke-Ödem der Unterlippe.

cata). Das Angiödem der oberen Luftwege kann zu einer lebensgefährlichen Kompression der Glottis führen. Die intestinale Beteiligung geht mit Koliken und Erbrechen einher.
➤ Beim *allergischen Ödem (Quincke)* können eine Bluteosinophilie und eine IgE-Erhöhung den Zustand begleiten oder nachträglich auftreten. In vielen Fällen ist das auslösende Agens bekannt. Häufige medikamentöse Auslöser sind nichtsteroidale Antirheumatika, Acetylsalicylsäure, ACE-Hemmer, Röntgenkontrastmittel, Blutprodukte und Penicillin.
➤ Dem *medikamenteninduzierten Angioödem* können sowohl IgE-vermittelte Prozesse als auch zirkulierende Immunkomplexe und eine direkte Kaskadenaktivierung zugrunde liegen. Kutane und systemische Vaskulitiden und Paraproteinämien können ebenfalls mit Urtikaria und Angioödem einhergehen.
➤ Das *hereditäre Angioödem („angioneurotisches" Ödem)* ist eine kapilläre Permeabilitätsstörung aufgrund eines angeborenen, autosomal dominant vererbten Enzymmangels (C_1-Esterase-Inhibitor). Die Krankheit äußert sich in relativ umschriebenen Ödemschüben, die sich vor allem an den Extremitäten, im Gesicht, im Larynxbereich (Tod durch Ersticken in ca. 25 % der Fälle) und im Gastrointestinaltrakt abspielen. Neben der Familienanamnese ist für die Diagnose die Bestimmung des C_1-Esterase-Inhibitors entscheidend.

➤ **Erworbene Formen des C_1-Esterase-Inhibitor-Mangels** kommen bei lymphoproliferativen Erkrankungen und beim systemischen Lupus erythematodes vor. Hier fehlt naturgemäß die positive Familienanamnese. Sowohl die hereditäre als auch die erworbene Form gehen mit einer Komplementerniedrigung einher.

Ischämisches und postischämisches Ödem

Beide Formen dürften auf einer ischämischen Kapillarwandschädigung beruhen. Nach erfolgreicher chirurgischer Wiedereröffnung der arteriellen Strombahn kommt es zu einer akuten peripheren Drucksteigerung, die auf eine vorgeschädigte Endstrombahn trifft und das passagere postischämische Ödem auslöst.

Ödem bei Sudeck-Dystrophie

Da zu dieser posttraumatischen Schwellung hartnäckige Schmerzen gehören, wird sie im Kapitel 9 abgehandelt.

Höhenbedingte lokale Ödeme

Ödeme an Beinen, Handrücken und im Gesicht können im Rahmen der akuten Bergkrankheit (Kopfschmerz, Übelkeit, Schwindel, Schlafstörung) bei Aufenthalt in Höhen über 2500 m ü.M. mit einer Latenzzeit von 6–12 h auftreten. Bei Verbleiben in derselben Höhenregion verschwinden die Symptome in der Regel spontan. Wird trotz Beschwerden weiter aufgestiegen, kann ein bedrohliches Hirnödem oder Lungenödem entstehen.

Ödeme durch Artefakte

Bei unklaren Ödemen der Extremitäten ist auch an Artefakte zu denken. Durch *Selbststau* lässt sich eine ausgeprägte Schwellung erzeugen. Schnürfurchen an Oberarm und Oberschenkel sind diagnostisch wegweisend (Abb. 12.**4f**).
Das sog. *Klopfödem* wird durch Hämmern auf den Handrücken hervorgerufen (Rentenbegehren). Manchmal ist das Anlegen eines Gipsverbandes notwendig, um die Hand vor den Manipulationen zu schützen, das Ödem zum Abklingen zu bringen und damit die richtige Diagnose zu stellen.

Literatur

Amann-Vesti BR, Franzeck UK, Bollinger A. Microlymphatic aneurysms in patients with lipedema. Lymphology 2001; 34: 170–5.

Bollinger A, Franzeck UK. Das dicke Bein. Dtsch med Wschr 1992; 117: 541.

Bollinger A. Microlymphatics of human skin. Int J Microcirc Clin Exp 1993; 12: 1–15.

Brautigam P, Foldi E, Schaiper I, Krause T, Vanscheidt W, Moser E. Analysis of lymphatic drainage in various forms of leg edema using two compartment lymphoscintigraphy. Lymphology 1998; 31: 43–55.

Cambria RA, Gloviczki P, Naessens JM, Wahner HW. Noninvasive evaluation of the lymphatic system with lymphoscintigraphy: a prospective, semiquantitative analysis in 386 extremities. J Vasc Surg 1993; 18: 773–82.

Cho S, Atwood E. Peripheral edema. Am J Med 2002; 113: 580–6.

Dreyer G, Noroes J, Figueredo-Silva J, Piessens WF. Pathogenesis of lymphatic disease in bancroftian filariasis: a clinical perspective. Parasitol Today 2000; 16: 544–8.

Duewell S, Hagspiel KD, Zuber J, von Schulthess GK, Bollinger A, Fuchs WA. Swollen lower extremity: role of MR imaging. Radiology 1992; 184: 227–31.

Földi M, Kubik S: Lehrbuch der Lymphologie. 5. Aufl. München: Urban & Fischer 2003.

Hershko A, Hirshberg B, Nahir M, Friedman G. Yellow nail syndrome. Postgrad Med J 1997; 73: 466–8.

Hierholzer K, Finke R. Myxedema. Kidney Int Suppl. 1997; 59: S82–9.

Jentsch-Ullrich K, Leuner S, Kahl C, Arland M, Florschutz A, Franke A, Hoffkes HG. Angioödeme durch C1-Esterase-Inhibitor-Mangel. Dtsch Med Wochenschr 1998; 123: 737–40.

Leu AJ, Gretener SB, Enderlin S, Bruhlmann P, Michel BA, Kowal-Bielecka O, Hoffmann U, Franzeck UK. Lymphatic microangiopathy of the skin in systemic sclerosis. Rheumatology 1999; 38: 221–7.

Maggiorini M. Trekking und die Höhenkrankheit. Ther Umsch 2001; 58: 387–93.

Martin PY, Schrier RW. Sodium and water retention in heart failure: pathogenesis and treatment. Kidney Int Suppl. 1997; 59: 57–61.

Monnin-Delhom ED, Gallix BP, Achard C, Bruel JM, Janbon C. High resolution unenhanced computed tomography in patients with swollen legs. Lymphology 2002; 35: 121–8.

Orth SR, Ritz E. The nephrotic syndrome. N Engl J Med 1998; 338: 1202–11.

Pfister G, Saesseli B, Hoffmann U, Geiger M, Bollinger A. Diameters of lymphatic capillaries in patients with different forms of primary lymphedema. Lymphology 1990; 23: 140.

Rabe E. Das artifizielle Lympödem aus klinischer Sicht. Wien Med Wochenschr 1999; 149: 95.

Soong CV, Barros-B'Sa AA. Lower limb oedema following distal arterial bypass grafting. Eur J Vasc Endovasc Surg 1998; 16: 465–71.

Staub NC, Taylor AE. Edema New York: Raven Press 1984.

Streeten DH. Idiopathic edema. Curr Ther Endocrinol Metab 1997; 6: 203–6.

Szuba A, Rockson SG. Lymphedema: classification, diagnosis and therapy. Vasc Med 1998; 3: 145–56.

Tiwari A, Cheng KS, Button M, Myint F, Hamilton G. Differential diagnosis, investigation, and current treatment of lower limb lympedema. Arch Surg 2003; 138: 152–61.

Van Solingen RM, Evans J. Lyme disease. Curr Opin Rheumatol 2001; 13: 293–9.

Witte CL, Witte MH. Diagnostic and interventional imaging of lymphatic disorders. Int Angiol 1999; 18: 25–30.

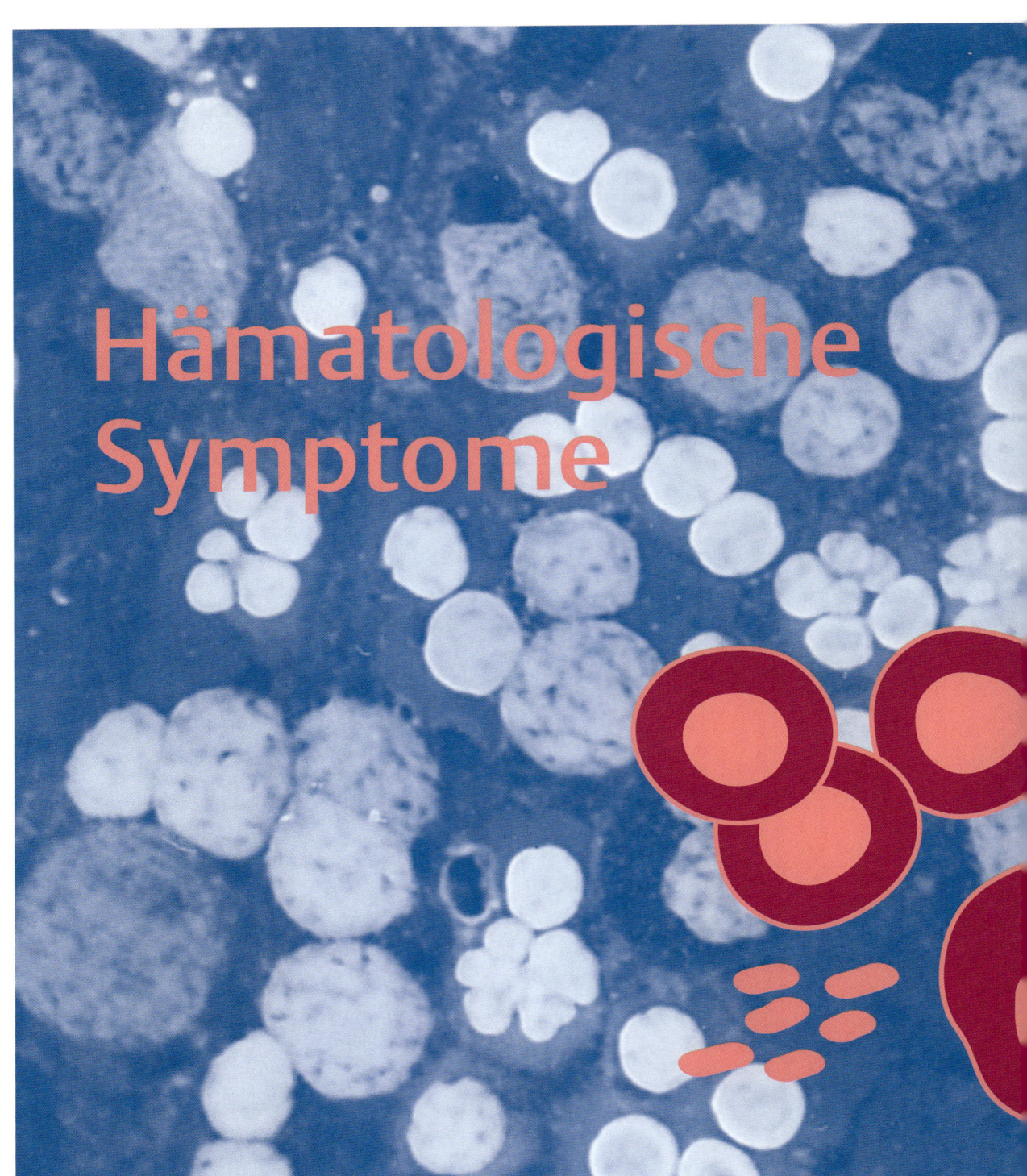

Hämatologische Symptome

13–15

13 Anämien
P. E. Peghini, A. Knuth und J. Fehr
(Frühere Bearbeitung: G. Keiser und K. Rhyner)

14 Neoplasien der Hämatopoese, maligne Lymphome, Lymphadenopathie und Splenomegalie
U. Schanz, D. Jäger und J. Fehr
(Frühere Bearbeitung: G. Keiser und R. Streuli)

15 Hämorrhagische und thrombophile Diathesen
E. Bächli und T. Bombeli
(Frühere Bearbeitung: K. Rhyner und R. Streuli)

13 Anämien

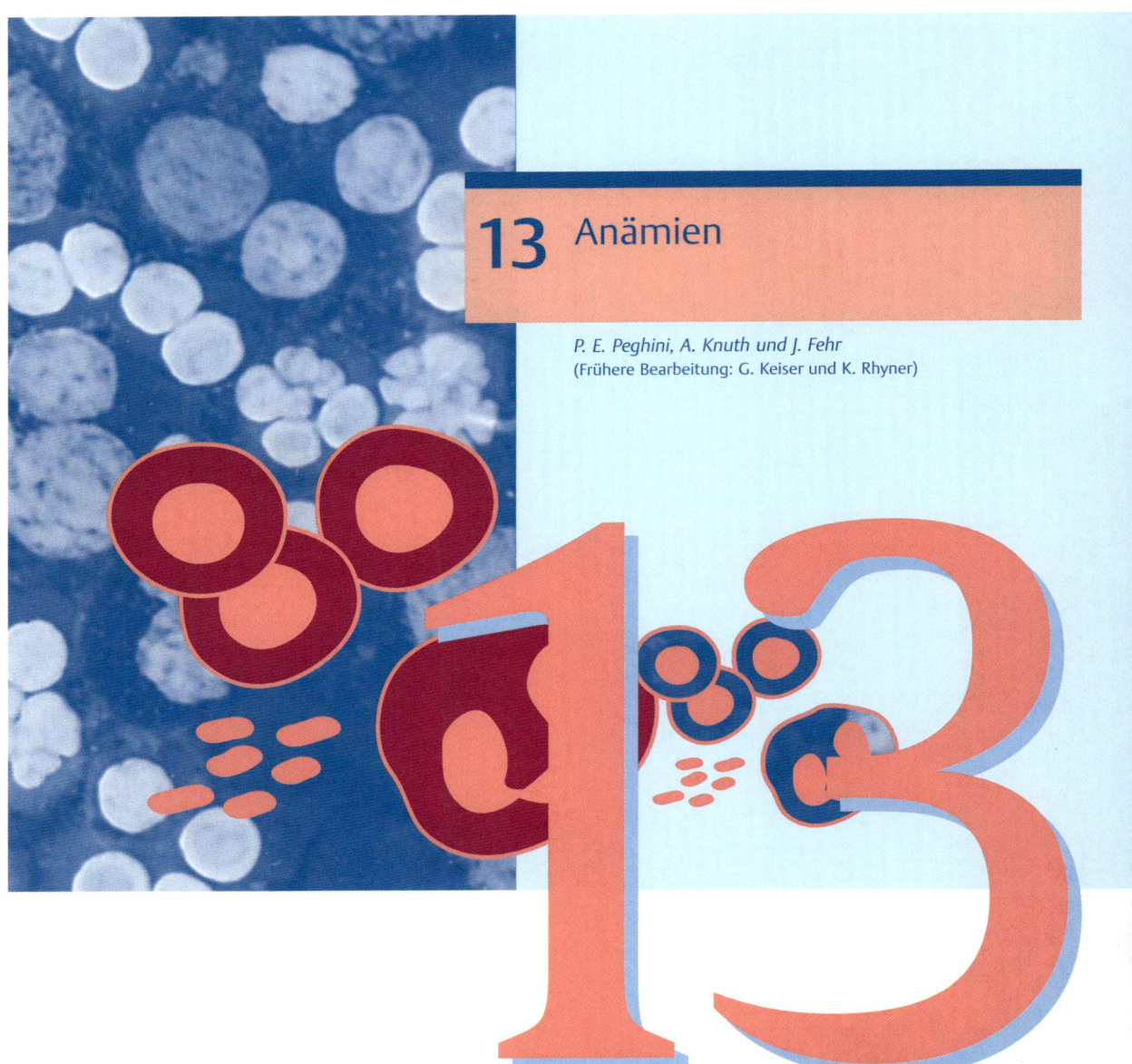

P. E. Peghini, A. Knuth und J. Fehr
(Frühere Bearbeitung: G. Keiser und K. Rhyner)

Anämien

13.1 Mikrozytäre hypochrome Anämien 404

Eisenmangelanämie 404
Anämie chronischer Erkrankungen 407
Weitere Störungen im Eisenstoffwechsel 408
Globinsynthesestörungen (Thalassämien) 408
Sideroachrestische Anämien 409

13.2 Makrozytäre Anämien 410

Perniziöse Anämie 410
Andere Vitamin-B_{12}-Mangel-Anämien 411
Folsäuremangel 411
Restgruppe makrozytärer Anämien 413

13.3 Hyporegeneratorische normochrome normozytäre Anämien 413

Renale Anämie 413
Hepatische Anämie 414
Endokrin bedingte Anämien 414
Aplastische Anämie 414
Erythroblastenaplasie („pure red cell aplasia") 415
Myelodysplastisches Syndrom 415
Infiltrative Knochenmarkprozesse 415
Plasmavolumenexpansion 415

13.4 Hämolytische Anämien 416

Exogene Hämolysen 417
Alloimmunhämolytische Anämie 418
Autoimmunhämolytische Anämie 418
Paroxysmale Kältehämoglobinurie 419
Paroxysmale nächtliche Hämoglobinurie (PNH) 419
Hämolyse mit Erythrozytenfragmentierung 419
   Thrombotisch thrombozytopenische Purpura (TTP) und hämolytisch urämisches Syndrom (HUS) 420
   Metastasierendes Karzinom 420
   Chemotherapie 420
   Organtransplantation 420
   Schwangerschaft 421
   Maligne Hypertonie 421
   Disseminierte intravasale Gerinnung 421
   Autoimmunerkrankungen 421
Hämoglobinopathien 421
Erythrozytenformvarianten 421
Erythrozytäre Enzymdefekte 422
   Enzymmangel im Pentosephosphatweg und im Glutathionmetabolismus 422

Anämien

Definitionen zur Anämie und Bemerkungen zur Labortechnik

Die Sauerstofftransportkapazität des Blutes ist abhängig von der Hb-Konzentration. Deshalb stellt dieser Wert die sinnvollste Größe zur Definition der Anämie dar. Die untere Normgrenze liegt historisch etwas höher als die in einer großen in den USA durchgeführten Studie ermittelten Werte. In den letzten Jahren haben deshalb viele Labors ihren Grenzwert nach unten korrigiert. Wir arbeiten mit einer Untergrenze von 12 g/dl bei Frauen und 13,5 g/dl bei Männern (Tab. 13.1). Eine Anämie liegt vor, wenn dieser Grenzwert unterschritten wird.

Zusätzlich werden der Hämatokrit und die Erythrozyten-(Ec-)Zahl bestimmt. Auch für diese Größen existieren Normwerte, ihre Bedeutung liegt aber mehr in der Berechnung der folgenden Indizes.

Erythrozytenindizes

- Mittleres korpuskuläres Volumen (MCV):

$$\text{MCV [fl]} = \frac{\text{Hämatokrit [\%]} \times 10}{\text{Erythrozytenzahl [Mill./mm}^3\text{]}}$$

Norm 80–100 fl

- Mittleres korpuskuläres Hämoglobin (MCH):

$$\text{MCH [pg]} = \frac{\text{Hämoglobin [g/dl]} \times 10}{\text{Ec-Zahl [Mill./mm}^3\text{]}}$$

Norm 26–34 pg

- Mittlere korpuskuläre Hämoglobinkonzentration (MCHC):

$$\text{MCHC (g/dl)} = \frac{\text{Hämoglobin [g/dl]} \times 100}{\text{Hämatokrit [\%]}}$$

Norm 32–36 g/dl Ec

Diese werden von den heute gebräuchlichen Geräten automatisch berechnet. Daneben erlaubt der Einsatz bestimmter durchflusszytometrischer Geräte, die die Eigenschaften der untersuchten Zellen mittels Laserlichtstreuung erfassen, zusätzlich die Bestimmung der Erythrozytenindizes durch Messung der einzelnen Erythrozyten. Dadurch kann die Verteilung dieser Werte innerhalb der untersuchten Probe ermittelt werden, was die Quantifizierung außerhalb der Norm liegender Subpopulationen erlaubt (z. B. hypochrome Erythrozyten in %). Dies erhöht die Sensitivität des Nachweises nicht normochromer oder nicht normozytärer Erythrozyten markant.

Retikulozyten. Für die Einteilung der Anämien sowie für die Wahl der weiteren diagnostischen Schritte ist der Anteil der Retikulozyten von Bedeutung und sollte deshalb früh in der Anämieabklärung ermittelt werden. Die Retikulozyten stellen die junge Fraktion der soeben ins Blut übergetretenen Erythrozyten dar. Ihr Anteil ist ein Maß für die Neuproduktion und somit für die *Knochenmarkleistung*.

Die retikuläre Substanz kann mittels der Brillantkresylblau-Färbung sichtbar gemacht werden. Sie besteht aus RNA und Mitochondrien, die im Erythroblasten noch vorkommen, nach dem Übertritt der roten Zelle ins Blut als Retikulozyt aber innerhalb von 1–2 Tagen abgebaut werden.

Die mikroskopisch ermittelten Werte für die Retikulozyten sind bis zu einem gewissen Grad untersucherabhängig. Eine automatisierte Zählung nach Färbung der retikulären Substanz mit Fluoreszenzfarbstoffen ist heute möglich und umgeht die untersucherabhängige Variabilität.

Ec-Kreatin. Eine weitere Möglichkeit der objektiven Messung der Knochenmarkleistung ist die Bestimmung des Ec-Kreatins. Dieser Wert gibt die durchschnittliche Kreatinkonzentration in µg/10^{10} Erythrozyten an. Da diese über die Lebensdauer des einzelnen Erythrozyten ständig abnimmt, gilt der Mittelwert als Maß für das durchschnittliche Alter der Erythrozyten. Ein Anstieg wird bei erhöhtem Umsatz beobachtet.

Tabelle 13.1 Normwerte

Test	Einheit	Männer	Frauen
Hämoglobin	g/dl	13,5–17,4	12,0–15,3
Hämatokrit	%	40–53	34–42
Erythrozyten	10^6/µl	4,4–5,5	4,0–5,0
Retikulozyten	‰	4–25	4–25
Retikulozyten	10^3/µl	17–125	17–125
MCV	fl	80–100	80–100
MCH	pg	26–34	26–34
MCHC	g/dl	31–36	31–36
Mikrozyten	%	0–1,5	0–1,5
Makrozyten	%	0–1,5	0–1,5
Hypochrome	%	0–1,5	0–1,5
Hyperchrome	%	0–1,5	0–1,5
Ferritin	ng/ml	15–300	15–300
Ec-Kreatin	µg/10^{10} Ec	37–93	37–93
Haptoglobin	mg/dl	40–190	40–190
Bilirubin	µmol/l	< 25	< 25
LDH	U/l	150–420	150–420
C-reaktives Protein	mg/l	< 3	< 3

Abb. 13.1 a–d Charakteristische morphologische Blutbildveränderungen.
a Normales Blutbild.
b Hypochrome Anämie bei Eisenmangel mit Anulozyten.
c Sphärozytose mit kleinen, runden Erytrozythen mit fehlender zentraler Aufhellung.
d Makrozytose bei ethylischer Leberzirrhose, vereinzelt angedeutete Target-Zellen.

Anämien

Einteilung der Anämien

Grundsätzlich können die Anämien nach zwei verschiedenen Systemen eingeteilt werden. Dem einen liegen die Morphologie (Abb. 13.**1**) und die Erythrozytenindizes zugrunde, dem anderen pathophysioloigsche Überlegungen. Da in der Praxis die Erythrozytenindizes immer den Ausgangspunkt für das weitere diagnostische Vorgehen bilden, werden wir hier von der ersten Einteilung ausgehen und die Mechanismen, die zur Anämie führen erst in zweiter Linie einfließen lassen.

Wir empfehlen früh im Abklärungsgang die Retikulozyten zu bestimmen. Hiermit lässt sich eine hämolytische Anämie einfach identifizieren. Aus dieser praktischen Überlegung heraus, möchten wir die hämolytischen Anämien, die normochrom normozytäre oder hypochrom makrozytäre Indizes aufweisen, als eigene Gruppe von den übrigen Anämien, die sich ausschließlich über die Erythrozytenindizes definieren, abgrenzen.

> Die mittlere korpuskuläre Hämoglobinkonzentration (MCHC), nicht der mittlere korpuskuläre Hämoglobingehalt (MCH), teilt die Anämien ein in hypochrom, normochrom und hyperchrom. Das mittlere korpuskuläre Volumen (MCV) teilt sie ein in mikrozytär, normozytär und makrozytär.

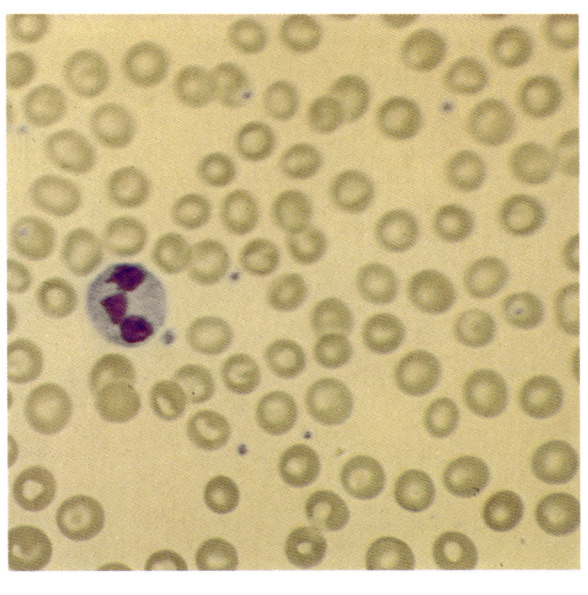

a

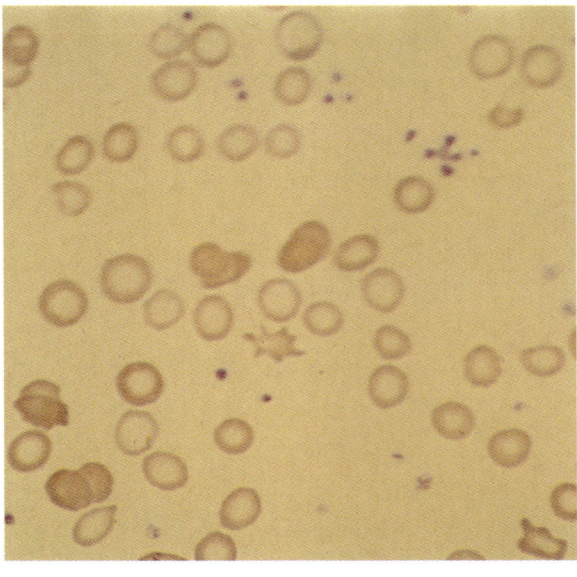

b

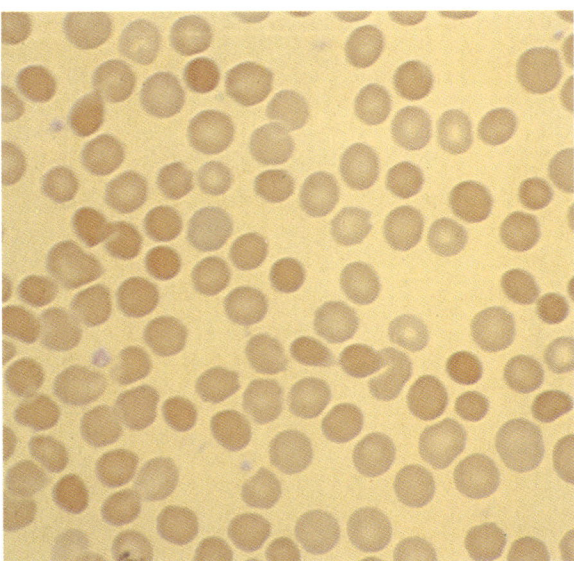

c

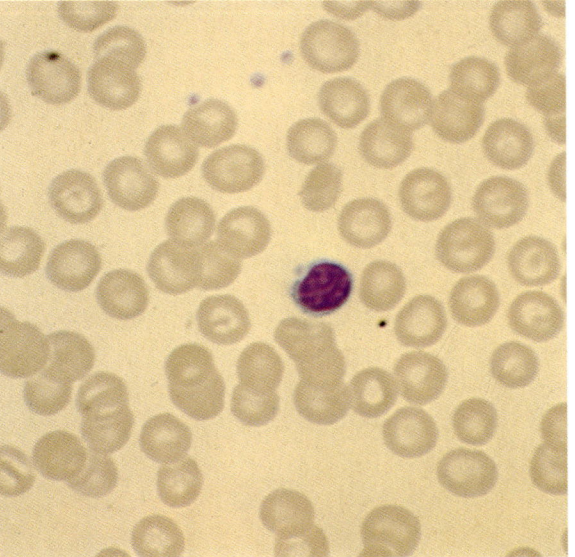

d

13 Anämien

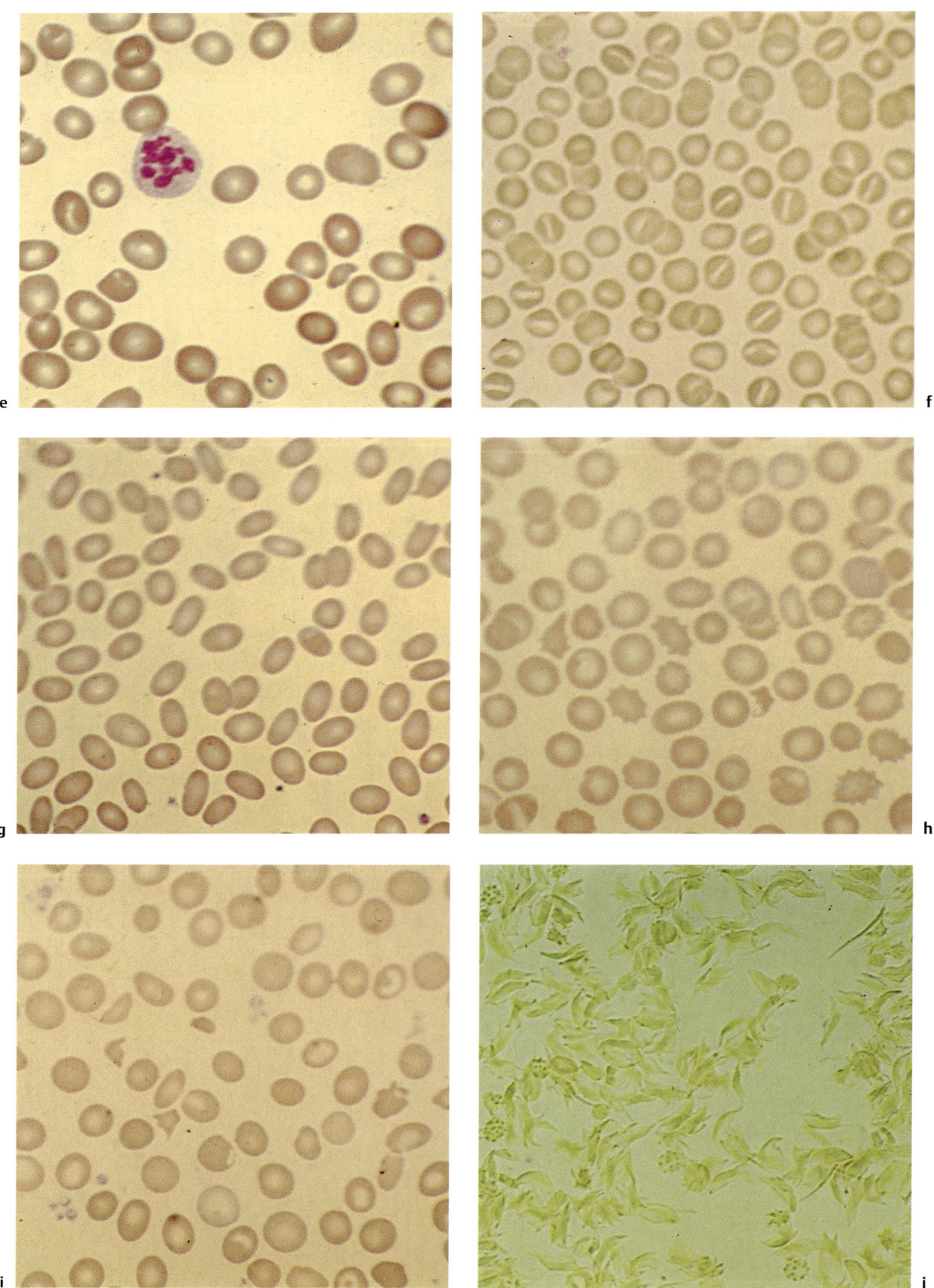

Anämien

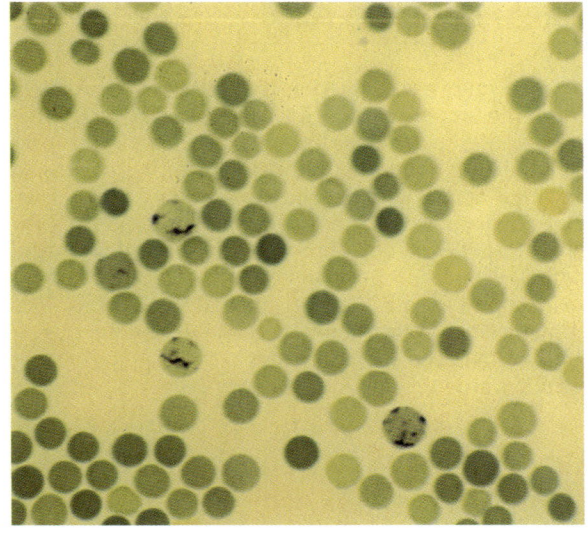
k

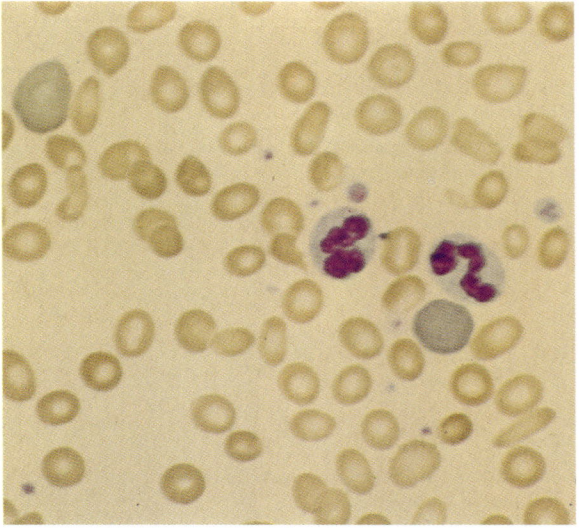
l

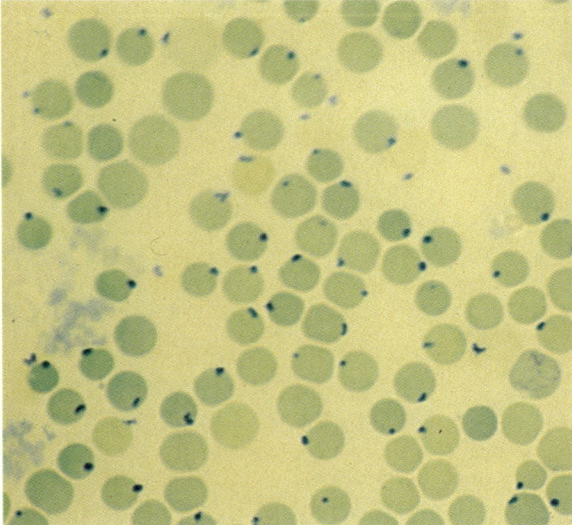
m

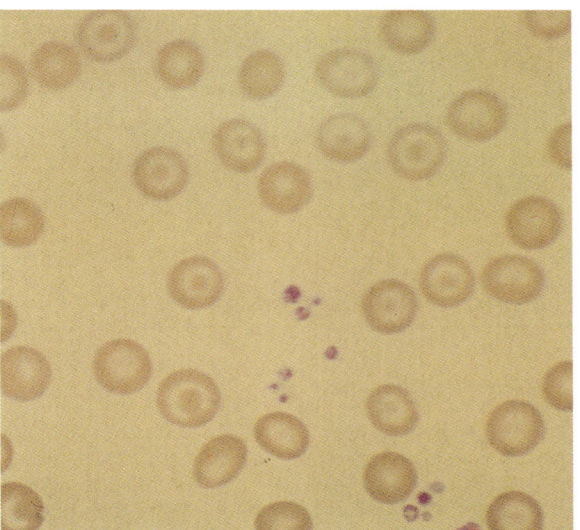
n

Abb. 13.1 e–n

- **e** Megalozytose bei perniziöser Anämie mit typischen großen ovalären Zellen und übersegmentiertem Neutrophilem.
- **f** Stomatozytose.
- **g** Ovalozytose.
- **h** Akanthozyten bei Leberzirrhose oder Urämie.
- **i** Fragmentozyten bei Verbrauchskoagulopathie.
- **j** Sichelzellen (Nativpräparat unter O_2-Abschluss).
- **k** Retikulozyten (Brillantkresylblau-Färbung).
- **l** Polychromatischer Erythrozyt (May-Grünwald-Färbung) entspricht Retikulozyt, noch RNS enthaltend.
- **m** Heinz-Innenkörper (Brillantkresylblau-Färbung), z. B. bei verminderter oxidativer Resistenz oder instabilem Hämoglobin.
- **n** Schießscheibenformen der Erythrozyten (target cell) bei Thalassämie.

13 Anämien

13.1 Mikrozytäre hypochrome Anämien

Tabelle 13.2 Pathogenetische Klassifikation der mikrozytären und hypochromen Anämien

Störungen des Eisenmetabolismus
- Eisenmangelanämie
- Anämie chronischer Erkrankungen
- *Selten:* Atransferrinämie, Shahidi-Nathan-Diamond-Syndrom, familiäre mikrozytäre Anämie mit verminderter Eisenabsorption und -metabolismus, Transferrinrezeptor-Antikörper, Aluminiumintoxikation, kongenitale Acoeruloplasminämie

Störungen der Globinsynthese
- Thalassämie
- Hämoglobin E
- Hämoglobin C

Störungen der Porphyrin- und Hämsynthese: sideroblastische Anämien
- hereditär
    - Koproporphyrinogen-Oxidase-Mangel
    - Häm-Synthetase-Mangel (Ferrochelatase)
    - verminderte Aminolävulin-Synthetase-Aktivität
- Vitamin-B_6-Mangel
- Störungen des Vitamin-B_6-Metabolismus durch Medikamente und Toxine
    - Isoniazid, Pyrazinamid, Chloramphenicol
    - Bleiintoxikation
- Kupfermangel

Neben einem verminderten MCV-Wert oder mindestens einer abnorm erhöhten mikrozytären Subpopulation ist diesen Anämien in pathophysiologischer Hinsicht die verminderte Hämoglobinsynthese gemeinsam, mit daraus resultierend erniedrigtem MCHC bzw. einer hypochromen Subpopulation. Voraussetzung für eine normale Hämoglobinbiosynthese ist die Verfügbarkeit der drei Komponenten Eisen, Protoporphyrin (= zusammen Häm-Molekül) und Globin. Anhand des Fehlens einer dieser Komponenten können die mikrozytären/hypochromen Anämien in drei Kategorien eingeteilt werden (Tab. 13.**2**).

Eisenmangelanämie

Eisenstoffwechsel

Der Eisentageszyklus ist in Abb. 13.**2** dargestellt. Der menschliche Organismus enthält 3–6 g (35–50 mg/kg) Eisen. Zwei Drittel dieses Eisens (2–4 g) sind im zirkulierenden Hb enthalten. Ein Drittel des Eisens (0,5–1,5 g) ist als Ferritin und Hämosiderin im RES der Milz, des Knochenmarks und der Leber, in Letzterer zusätzlich in den Parenchymzellen als Reserve abgelagert. Hämosiderin lässt sich mit der Berliner-Blau-Reaktion färberisch darstellen. Rund 120–150 mg Eisen befinden sich im Myoglobin. Das lebenswichtige Gewebeeisen (Atmungskette!) macht nur wenige Milligramm aus.

Eisenbindungskapazität. Eisen wird im Plasma nach Freigabe aus den Makrophagen einerseits, nach Aufnahme aus der Nahrung andererseits an *Transferrin* gebunden. Der Transferringehalt des Plasmas entspricht der totalen Eisenbindungskapazität (Serumeisen und ungesättigte Eisenbindungskapazität = TEBK); dieser kann auch direkt mittels immunologischer Methoden in mg/dl gemessen werden; normalerweise ist ein Drittel der TEBK gesättigt (= gesättigte Eisenbindungskapazität).
Im Plasma zirkulieren 3–4 mg Eisen. Für den Hb-Aufbau im Knochenmark werden täglich ca. 20 mg Eisen gebraucht. Pro Tag werden 6 g Hämoglobin synthetisiert. Nach dem Abbau des Hb wird das Eisen mit dem Transferrin in das RES geführt und von Makrophagen gespeichert, bis es für den Aufbau von Hb erneut benötigt wird. Nur geringe Mengen Eisen gelangen aus dem Plasma in nichterythropoetische Zellen.

Eisenbedarf. Der tägliche Bedarf an Eisen beträgt ca. 1 mg, bei der menstruierenden Frau 1–3 mg, der tägliche Eisenverlust (Darm und Haut) ca. 1 mg. Die Nahrung enthält durchschnittlich 10–15 mg Eisen, wovon 10–20 % im Duodenum und Jejunum resorbiert werden.

Eisenbilanz. Sie wird negativ bei
- vermehrtem Eisenverlust,
- vermehrtem Eisenbedarf,
- verminderter Eisenreserve,
- ungenügendem Eisenangebot oder
- einer Kombination der genannten Faktoren.

Eisenresorption. Die Resorption des Fe hängt von verschiedenen Faktoren ab.
- *Begünstigend sind:* zweiwertiges Fe^2, anorganisches Eisen, Säuren (HCl), Vitamin C, Eisenmangel, gesteigerte Erythropoese, Schwangerschaft und primäre Hämochromatose.
- *Hemmend sind:* dreiwertiges Fe^3, organisches Eisen, Laugen (Antazida), ausfällende Substanzen, Eisenüberschuss, verminderte Erythropoese, Infektionen und Deferoxamin.

Mikrozytäre hypochrome Anämien

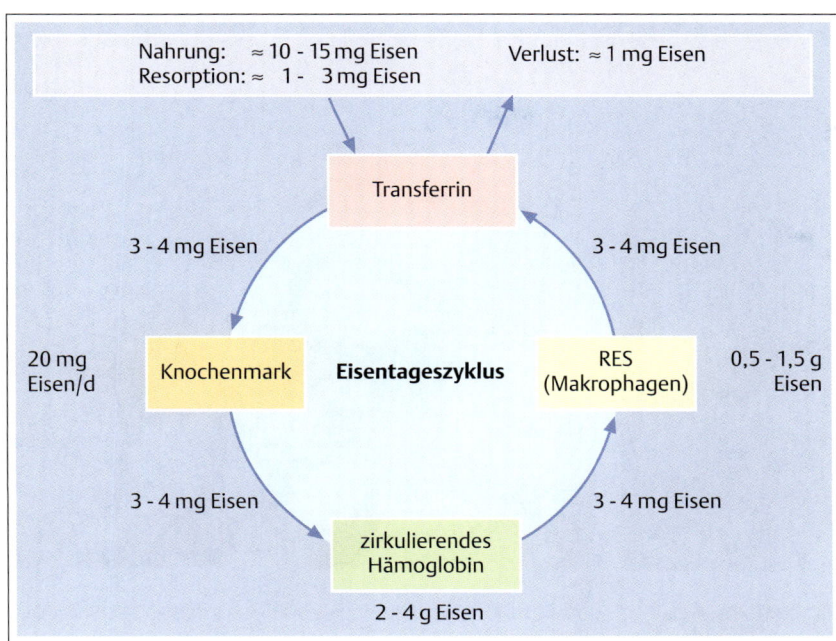

Abb. 13.2 Eisentageszyklus.

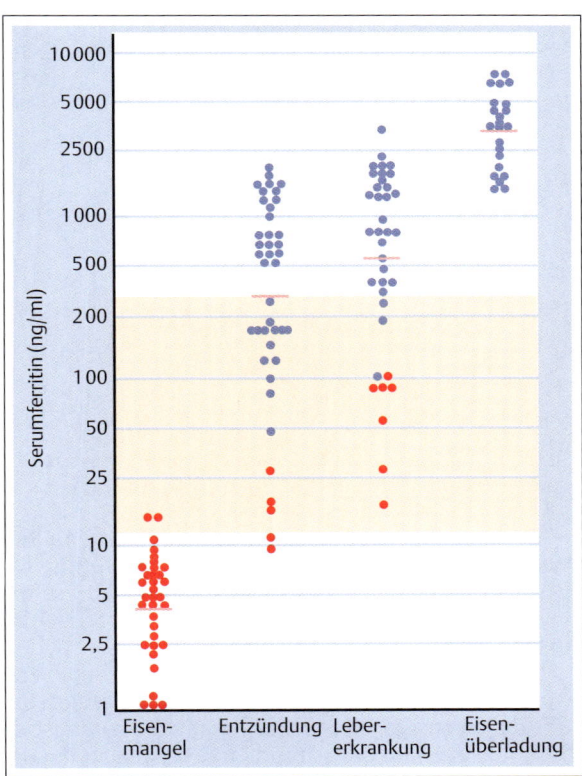

Abb. 13.3 Messung des Serumferritins bei unkomplizierter Eisenmangelanämie, Entzündung, Lebererkrankung und Eisenüberladung. Horizontale Linien: geometrischer Mittelwert für jede Gruppe. Rote Punkte: Patienten mit Eisenmangel. Blaue Punkte: Patienten ohne Eisenmangel. Der Normbereich ist schattiert.

Diagnose. Die Erythrozyten im Ausstrich sind klein und enthalten wenig Hämoglobin, sog. Anulozyten (Abb. 13.**1 b**). Eisen wird im Riesenmolekül Ferritin, in Makrophagen und der Leber gespeichert. Eine Eisenmangelanämie tritt erst auf, wenn die Eisenspeicher entleert sind. Deshalb ist der *Serumferritinwert,* der in einer erstaunlich engen quantitativen Beziehung zum Gesamtkörperferritin bzw. Gesamtkörpereisen steht, der bei weitem wichtigste Parameter in der Abklärung einer Eisenmangelanämie. Werte unterhalb des Normbereiches sind absolut spezifisch für einen Eisenmangel. Werte im unteren Normbereich schließen einen Eisenmangel jedoch nicht aus, da eine vermehrte Ferritinfreisetzung auch bei Entzündung, Leberschaden und Hämolyse stattfindet (Abb. 13.**3**). Eine CRP-Bestimmung muss deshalb jede Ferritinbestimmung begleiten. Liegen trotz normalem Ferritin und CRP eine Hypochromie und Mikrozytose vor, müssen auch Transaminasen und Retikulozyten bestimmt werden. Immerhin kann gesagt werden, dass auch bei Entzündung ein Ferritin > 100 µg/l einen Eisenmangel ausschließt. Bei Berücksichtigung der erwähnten Zustände mit falsch normalem Ferritin ist die Bestimmung von Serumeisen und Transferrin weitgehend überflüssig, zumal diese Parameter den gleichen Störfaktoren unterliegen. Bei den seltenen unklaren Fällen stellt die *Berliner-Blau-Färbung* des Makrophageneisens im Knochenmark den Goldstandard zur Beurteilung der Eisenreserven dar (Abb. 13.**4**).

Wie erwähnt, sind die prozentualen Anteile hypochromer und mikrozytärer Erythrozyten deutlich sensitiver als MCH und MCV. Typischerweise ist im Eisenmangel der prozentuale Anteil der hypochromen Erythrozyten fast immer höher als jener der mikrozytären. Im Gegensatz hierzu ist das Verhältnis bei Globinsynthesestörungen vom Typ der Thalassämien umgekehrt. Die Retikulozytenzahl ist vermindert bis nor-

13 Anämien

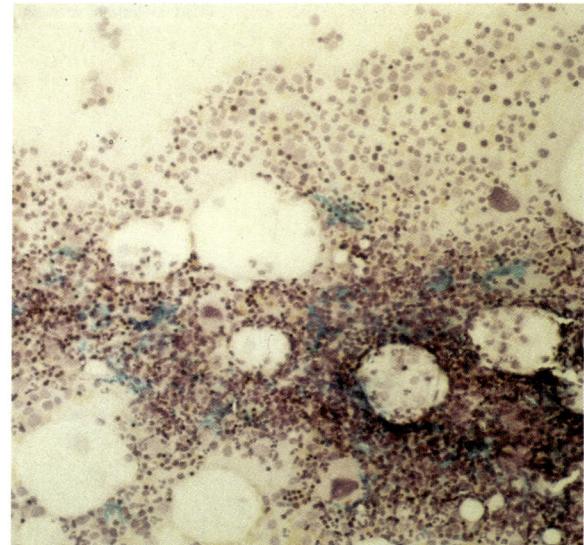

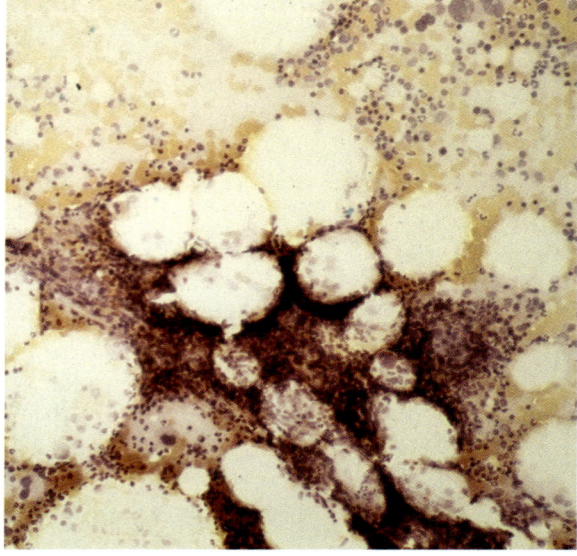

Abb. 13.4 Eisenfärbung des Markausstrichs (Berliner-Blau-Färbung).
a Normaler interstitieller Eisengehalt.
b Fehlender interstitieller Eisengehalt (Eisenmangelanämie).
c Gesteigerter interstitieller Eisengehalt (sideroblastische Anämie und Transfusionshämosiderose).

mal, gemessen am Grad der Anämie jedoch immer zu tief.

Ätiologie. Häufigste Ursache eines Eisenmangels ist ein chronischer Blutverlust. *Hypermenorrhö und okkulte gastrointestinale Blutungen* sind die Spitzenreiter. Ein Verdacht auf erhöhten menstruellen Blutverlust besteht, wenn der Blutfluss mit Tampons alleine nicht kontrolliert werden kann, mehr als 12 Binden pro Menstruation oder 4 Binden pro Tag verbraucht werden, Blutkoagula größer als 2 cm oder länger als während eines Tages abgehen, die Periode länger als 7 Tage dauert. Bei Eisenmangel ohne evidente Blutungsquelle ist eine endoskopische Abklärung des Gastrointestinaltraktes zum Ausschluss einer malignen Neoplasie angezeigt. Dies gilt auch für Frauen vor der Menopause, wenn keine eindeutige Hypermenorrhö vorliegt.

Weitere Möglichkeiten für einen chronischen Blutverlust stellen *rezidivierende Epistaxis,* Blutverlust im Rahmen eines i. v. Drogenabusus, insbesondere bei intraarterieller Applikation, sowie selten die faktitielle Anämie dar.

Der Eisenmangel bei *Dialysepatienten* kommt durch einen Verlust im Rahmen des Dialyseverfahrens, häufige diagnostische Blutentnahmen, eine urämische Thrombozytenfunktionsstörung mit konsekutiven Mikroblutungen sowie durch die Verabreichung von Aluminiumhydroxid zur Kontrolle der Hyperphosphatämie zustande.

Der *diätetische Eisenmangel* findet sich gehäuft bei Vegetariern, da Fleisch nicht nur Haupteisenlieferant ist, sondern auch die Eisenresorption fördert.

Ebenso fördert die Magensäure die Eisenresorption. Eine *Achlorhydrie* im Rahmen einer chronisch atrophischen Gastritis, nach Magenentfernung sowie nach Vagotomie führt zur Malabsorption. Die medikamentöse Säureblockade reicht in der Regel nicht aus zur Induktion einer Eisenmangelanämie.

Die Eisenresorption findet vor allem im *Jejunum* statt. Sie ist deshalb vermindert nach Bypass-Operationen wie z. B. Billroth II oder Y-Roux. Die glutensensitive Enteropathie und die tropische Sprue können ebenfalls zum Eisenmangel führen.

Der *erhöhte Eisenbedarf* in Schwangerschaft, Laktation und Wachstum kann einen Eisenmangel auslösen oder aggravieren.

Tab. 13.**3** fasst die Ursachen der Eisenmangelanämie zusammen.

Klinik. Neben den nachfolgend beschriebenen Laborveränderungen weist der Eisenmangel einige typische klinische Symptome auf:
➤ Blässe,
➤ Müdigkeit, psychische Labilität,
➤ Kopfschmerzen,
➤ Kälteintoleranz,
➤ Atrophie der Zungenschleimhaut (Abb. 13.**5**),
➤ Mundwinkelrhagaden (Abb. 13.**6**),
➤ Schluckstörungen (Plummer-Vinson-Syndrom),
➤ struppiges Haar und brüchige Nägel.

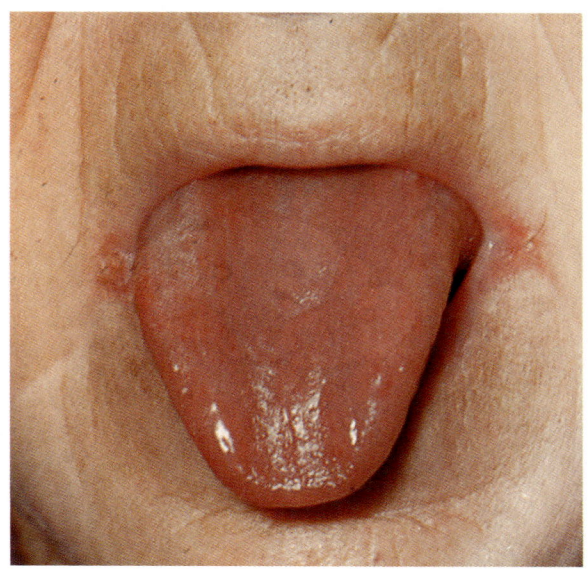

Abb. 13.5 Atrophische Zunge bei Eisenmangelanämie.

Berechnung einer ausreichenden Eisensubstitution

Intravenöse Substitution. Pro 1 g/dl Hb-Anstieg werden 200 mg Eisen benötigt. Das Speichereisen beträgt zusätzlich ca. 1000 mg.
• Die zu verabreichende Menge elementares Eisen beträgt also:
(Zielhämoglobin − aktuelles Hämoglobin [g/dl]) × 200 mg + 1000 mg

Diese Menge wird als Eisensaccharat 200-mg-weise wöchentlich bis maximal alle 2 Tage langsam intravenös injiziert.

Perorale Substitution. Die Berechnung des Bedarfs entspricht jener der intravenösen Substitution. Zusätzlich muss beachtet werden, dass nur 10–20 % des peroral zugeführten Eisens resorbiert werden, was im Vergleich zur intravenösen Substitution eine 5- bis 10fache Gesamtdosis ergibt.

• Eine Tagesdosis von 200 mg elementarem Eisen sollte angestrebt werden.

Tiefere initiale Dosen, die im Verlauf der Therapie gesteigert werden, vermindern die Häufigkeit von gastrointestinalen Nebenwirkungen und verbessern damit die Compliance. Mit diesem Schema ergibt sich meist eine Substitutionsdauer von 2–3 Monaten.

> Die Therapiekontrolle mittels Bestimmung des Serumferritins sollte nicht unter laufender Eisentherapie erfolgen, da der Wert falsch hoch ausfällt, sondern erst einen Monat nach Abschluss der Therapie.

Anämie chronischer Erkrankungen

Eine milde bis mäßige Anämie wird häufig bei Patienten mit infektiösen, entzündlichen oder neoplastischen Erkrankungen, die länger als 1–2 Monate andauern, beobachtet. Wir verzichten hier auf eine Aufzählung aller möglichen zugrunde liegenden Erkrankungen, da eine solche nie vollständig sein kann. Besonders häufig begegnet man dieser Form der Anämie bei Erkrankungen des rheumatischen Formenkreises sowie bei Tumoren, wobei eine Knochenmarkinfiltration nicht vorliegen muss. Die Bezeichnung „Anämie chronischer Erkrankungen" ist problematisch, da Markverdrängung, Blutverlust, Hämolyse, Niereninsuffizienz, Lebererkrankungen und endokrine Erkrankungen – obwohl ebenfalls chronisch – nicht gemeint sind. Das pathogenetische Hauptprinzip der hier gemeinten Anämie ist eine Entzündung mit entsprechender CRP-Erhöhung im Rahmen einer zugrunde liegenden Erkrankung, womit der Begriff *Entzündungsanämie* gerechtfertigter erscheint.

> Bei fehlender CRP-Erhöhung muss die Diagnose in Zweifel gezogen und eine andere Ursache, z. B. die verdrängende Knochenmarkinfiltration, gesucht werden.

13 Anämien

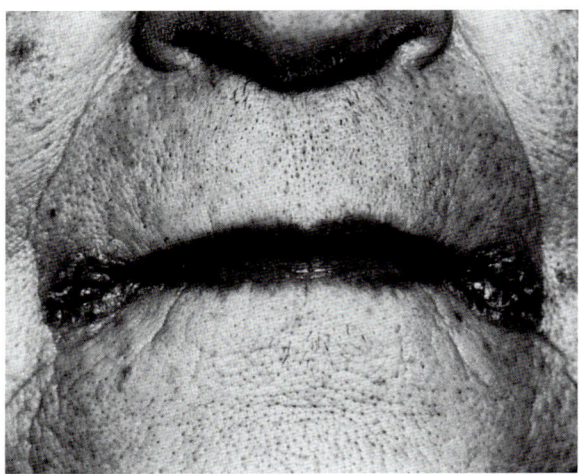

Abb. 13.6 Mundwinkelrhagaden bei Eisenmangelanämie.

Tabelle 13.3 Ursachen der Eisenmangelanämie

Blutverlust
- gastrointestinale Blutungen
  - Hämorrhoiden
  - Angiodysplasien des Kolons
  - hereditäre hämorrhagische Teleangiektasie (Morbus Osler-Weber-Rendu)
  - Ulcus pepticum
  - nichtsteroidale Entzündungshemmer
  - orale Antikoagulation
  - Hiatushernie
  - Meckel-Divertikel
  - Kolondivertikulose und -divertikulitis
  - intestinale Polypen
  - Karzinom
  - Colitis ulcerosa
  - Hakenwürmer: Necator americanus, Ancylostoma duodenale (tropische Gebiete, Mittelmeer)
  - Schistosoma mansoni, Schistosoma haematobium (bei letzterem Blutverlust via Urin)
  - Trichuris
- Menstruation
- häufige Blutspenden
- Erythrozyturie: Blasenkarzinom
- Hämoglobinurie
  - paroxysmale nächtliche Hämoglobinurie
  - Ec-Fragmentierung an prothetischen Herzklappen
- Anaemia factitia
- i. v. und i. a. Drogenabusus
- hereditäre hämorrhagische Teleangiektasie
- Hämodialyse
- nosokomialer Blutverlust durch repetitive Blutentnahmen

Diät

Malabsorption
- Achlorhydrie
- chronische atrophische Gastritis
  - Magenresektion und -Bypass
  - Vagotomie
- glutensensitive Enteropathie (= Zöliakie = nichttropische Sprue)
- tropische Sprue

Erhöhter Eisenbedarf
- Schwangerschaft, Laktation
- Wachstum

Diagnostik. Die Erythrozytenindizes sind entweder normal oder leicht hypochrom mikrozytär. Damit ist vor allem die Abgrenzung gegenüber der Eisenmangelanämie bzw. die Diagnose eines gleichzeitigen Eisenmangels bei Vorliegen einer chronisch entzündlichen Erkrankung problematisch. Der *Ferritinwert* ist bei Entzündung falsch hoch. Gemessen am Goldstandard Eisenfärbung im Knochenmark, zeigten jedoch in einer eigenen Untersuchung alle Patienten mit einem Ferritinwert < 30–40 µg/l einen Eisenmangel, während auch bei erhöhten Entzündungsparametern (CRP) ein Ferritin > 100 µg/l einen Eisenmangel ausschloss. Werte dazwischen sind nicht diagnostisch.

Als Unterscheidungsparameter wurde das Serumtransferrin vorgeschlagen, das bei der Eisenmangelanämie eher erhöht, bei der Entzündungsanämie eher erniedrigt ist. Nach unserer Erfahrung und jener anderer, ist die Unterscheidung jedoch nicht zuverlässig. Dasselbe gilt für den solublen Transferrinrezeptor. Somit bleibt in unklaren Fällen lediglich die Diagnose ex iuvantibus nach intravenöser Eisenapplikation oder die Eisenfärbung im Knochenmark.

Pathogenese. Der Entzündungsanämie liegt wahrscheinlich eine durch TNF und Il-6 vermittelte Makrophagenaktivierung zugrunde. Die Makrophagen produzieren vermehrt Ferritin, das Eisen bindet und in den Makrophagen zurückhält (sog. „Eisenblock"). Zusätzlich erfolgt eine inadäquat tiefe Erythropoetinausschüttung. Letzteres erklärt wohl, warum diese Form der Anämie zum Teil auf Erythropoetininjektionen anspricht. Wir möchten jedoch festhalten, dass gelegentliche Bluttransfusionen wesentlich kostengünstiger und zuverlässiger wirksam sind.

Weitere Störungen im Eisenstoffwechsel

Eine Reihe von Störungen im Eisenstoffwechsel erzeugt das Bild einer Eisenmangelanämie aufgrund einer *Eisenverwertungsstörung*. Die autosomal rezessiv vererbte Atransferrinämie manifestiert sich bereits in der Kindheit. Sie ist, wie die weiteren in Tab. 13.2 genannten Syndrome, extrem selten. Hingegen stellte früher die mikrozytäre Anämie im Rahmen der Aluminiumintoxikation durch kontaminiertes Dialysewasser oder aluminiumhaltige Phosphatbinder bei niereninsuffizienten Patienten bis zur Einführung entsprechender Gegenmaßnahmen ein recht häufiges Problem dar.

Globinsynthesestörungen (Thalassämien)

Diagnostik. Genau wie der Eisenmangel führen auch die Thalassämien durch die quantitativ verminderte Hämoglobinsynthese zur Mikrozytose und Hypochromie. Hier überwiegt die Mikrozytose die Hypochromie, dies im Gegensatz zum Eisenmangel. Auch diese Abschätzung ist anhand der Subpopulationen einfacher, wobei der prozentuale mikrozytäre Anteil nun größer ist als der hypochrome. Außerdem findet sich trotz Anämie häufig eine normale bis leicht erhöhte Erythrozytenzahl. Im Ausstrich zeigen sich häufig, jedoch bei der Minorform nicht durchwegs, die typischen Schießscheibenzellen (Abb. 13.**1 n**). Da bei der Thalassaemia major immer auch eine Hämolyse und eine ineffektive Erythropoese vorliegen, kommt es zur Expansion des hämatopoetischen Knochenmarks, was radiologisch zum Beispiel als der sog. Bürstenschädel zur Darstellung gebracht werden kann (Abb. 13.**7**).

Die Diagnose der β-*Thalassämie* wird durch eine Hb-Elektrophorese (heute meist High Performance Liquid Chromatography, HPLC) anhand des erhöhten HbA_2 gestellt. Demgegenüber weist die α-*Thalassämie* einen normalen (oder leicht erniedrigten) HbA_2-Anteil auf. Deshalb ist bei entsprechender Konstellation der Erythrozytenindizes und ihrer Subpopulationen, eine molekularbiologische Abklärung angezeigt.

Epidemiologie. Thalassämien finden sich bei Patienten aus dem Mittelmeerraum, aus Zentralafrika und aus Ostasien. Die Thalassämiegebiete decken sich in etwa mit dem Malariagürtel. Die Diagnosestellung ist nicht nur zur Vermeidung einer iatrogenen Eisenüberladung, sondern insbesondere im Hinblick auf die Vermeidung von Majorformen durch gezielte Beratung bei der Familienplanung wichtig. Aus demselben Grund ist auch eine Familienabklärung mittels Blutbild angezeigt.

Weitere Hb-Defekte. Bei den meisten qualitativen Hb-Defekten ist die Synthese quantitativ intakt, weshalb keine Mikrozytose auftritt. Ausnahmen von dieser Regel bilden Hb-Lepore, HbE und HbC. Eine Hypochromie ohne Mikrozytose findet sich bei den instabilen Hämoglobinen, da der Erythrozyt das Häm-Molekül nach Denaturierung des Hb verliert (s. a. Abschnitt 13.4 „Hämolytische Anämien").

Sideroachrestische Anämien

Diagnostik. Eine gestörte Häm-Synthese führt zur Anhäufung von Eisen in den Mitochondrien der Erythroblasten. Diese sind in der Eisenfärbung darstellbar und ergeben das typische Bild der Ringsideroblasten im Knochenmarkausstrich (Abb. 13.**8**), der zur Diagnosestellung erforderlich ist.

Ursachen. Als Ursache wurde eine Reihe von angeborenen Enzymmangelzuständen beschrieben, die jedoch therapeutisch kaum direkt angegangen werden können. Ringsideroblasten wurden zudem bei Alkoholikern beobachtet, wo sie wahrscheinlich auf eine toxische oder Vitamin B_6-inhibierende Wirkung des Alkohols selber zurückgehen. Das Tuberkulostatikum Isoniazid sowie wahrscheinlich auch Pyrazinamid und Cycloserin stören den Vitamin-B_6-Metabolismus, was ebenfalls zur Sideroachrestose führt. Auch unter Chloramphenicol wurde eine Anämie mit Ringsideroblasten beobachtet. In Einzelfällen wurde eine sideroachrestische Anämie bei Kupfermangel nach Gast-

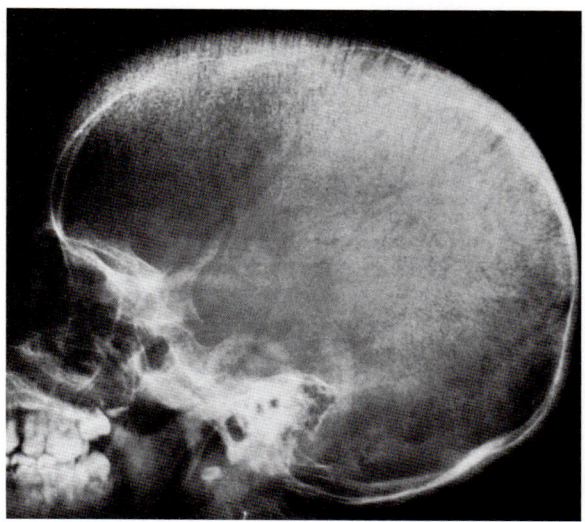

Abb. 13.7 Bürstenschädel bei Thalassaemia major.

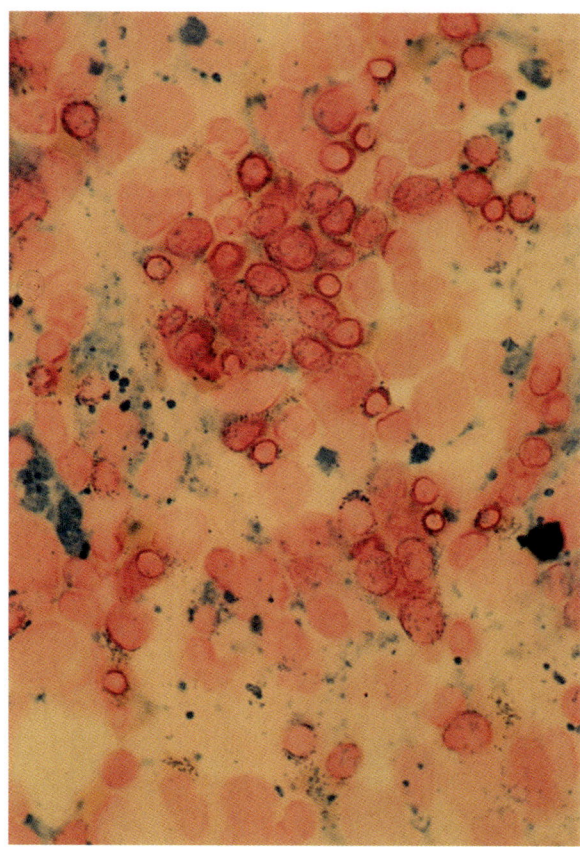

Abb. 13.8 Ringsideroblasten bei sideroachrestischer Anämie (Knochenmark).

rektomie oder bei prolongierter parenteraler Ernährung beobachtet. Eine Sideroachrestose wird auch bei einem Teil der myelodysplastischen Syndrome gesehen (s. Abschnitt 13.3 „Hyporegeneratorische normochrome normozytäre Anämien").

13 Anämien

> **Abklärung der mikrozytären hypochromen Anämie**
>
> 1. Ferritin und CRP werden bestimmt.
> 2. Bei erniedrigtem Ferritin liegt ein Eisenmangel vor.
> 3. Bei normalem, jedoch < 100 μg/l betragendem Ferritin und erhöhtem CRP ist ein Eisenmangel weiterhin möglich. Die Diagnose muss ex iuvantibus nach Eisenapplikation i. v. oder durch eine Knochenmarkuntersuchung mit Eisenfärbung gestellt werden.
> 4. Nach Ausschluss eines Eisenmangels liegt bei erhöhtem CRP oder entsprechender Grundkrankheit eine Entzündungsanämie vor.
> 5. Bei normalem CRP und Ferritin muss eine Hämoglobinelektrophorese durchgeführt werden.
> 6. Findet sich kein pathologisches Hämoglobin, folgt die Knochenmarkuntersuchung mit Frage nach Sideroachrestose.

13.2 Makrozytäre Anämien

Definition. Die makrozytären Anämien sind charakterisiert durch eine Erhöhung des MCV. Der Hämoglobingehalt nimmt proportional zum Erythrozytenvolumen zu, sodass die Hämoglobinkonzentration (MCHC) konstant bleibt, weshalb die makrozytären Anämien in der Regel normochrom sind. Im Blutausstrich findet sich jedoch häufig ein Verlust der zentralen Aufhellung, bedingt durch die Zunahme der Dicke des Erythrozyten, was zur eigentlich falschen Beschreibung als makrozytär-*hyperchrome* Anämie geführt hat.

Einteilung. Bezüglich Ursache wird unterteilt in eine Hauptgruppe, der eine DNS-Synthesestörung zugrunde liegt, und die deshalb megaloblastäre Vorstufen der Erythropoese im Knochenmark aufweist (Abb. 13.**9**), und eine heterogene Restgruppe von makrozytären Anämien.

Die DNS-Synthesestörung kommt meist durch einen Folsäure- und/oder Vitamin-B$_{12}$-Mangel oder eine toxisch medikamentöse Wirkung zustande. Beides führt zu einer verminderten Zellteilung, was bei gleich bleibender Zytoplasmaproteinproduktion automatisch zu größeren Zellen führt. Selten liegt als Ursache ein Gendefekt in der DNS-Synthese vor.

Perniziöse Anämie

Pathogenese. Die perniziöse Anämie kommt durch einen Mangel an Intrinsic Factor, einem von der Magenschleimhaut sezernierten Protein, das notwendig ist für die Vitamin-B$_{12}$-Resorption im terminalen Ileum, zustande. Der seltene *angeborene Intrinsic-Factor-Mangel* wird autosomal rezessiv vererbt und manifestiert sich in der frühen Kindheit; Konsanguinität der Eltern ist häufig. Der Vitamin-B$_{12}$-Mangel bei der adulten Form der perniziösen Anämie entsteht aufgrund einer *atrophischen Gastritis*.

> Ein hoher Prozentsatz der erwachsenen Bevölkerung zeigt in bioptischen Untersuchungen eine atrophische Gastritis, wobei nur ein kleiner Teil eine perniziöse Anämie entwickelt.

Klinik. Klassischerweise findet sich die Triade *Schwäche, Zungenbrennen und Parästhesien*. Die Zungenschleimhaut ist atroph, was als Lackzunge (Abb. 13.**10**) imponiert, zu einem Verlust der Geschmacksempfindung führt und unter der Bezeichnung Hunter-Glossitis beschrieben wurde. Auch Inappetenz, Gewichtsverlust, Vomitus, Flatulenz, Abdominalbeschwerden und Fieber treten auf. Im Nervensystem findet sich ein Myelinverlust mit konsekutiver Axondegeneration in den dorsalen und lateralen Bahnen des Rückenmarks (Hinterstrangataxie) sowie Degeneration der dorsalen Spinalwurzeln. Möglicherweise konsekutiv tritt eine Degeneration peripherer Nerven auf. Klinisch äußern sich diese Veränderungen in Dysästhesien, Parästhe-

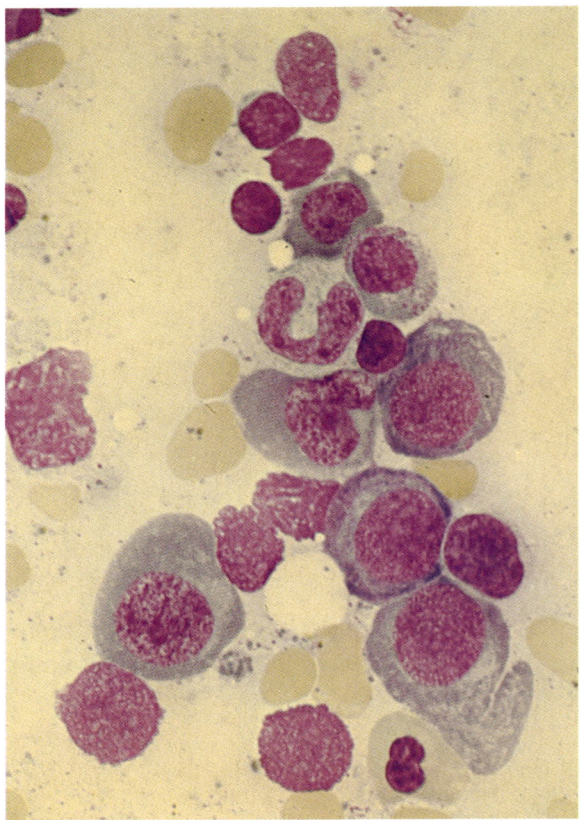

Abb. 13.9 Megaloblastäres Knochenmark mit stark gesteigerter Erythropoese.

sien, Gangstörungen, verminderter Lageempfindung und pathologischem Romberg-Test. Begleitende Autoimmunerkrankungen der Thyreoidea mit pathologischen TSH-Werten wurden bei nahezu der Hälfte der Patienten mit perniziöser Anämie gefunden.

Diagnostik. Die numerischen Blutparameter zeigen eine makrozytäre Anämie evtl. mit Leukopenie und Thrombozytopenie. Im Ausstrich finden sich Makroovalozytose, Anisozytose, Poikilozytose und übersegmentierte Granulozyten (Abb. 13.1 e).

Die LDH ist meist erhöht. Der *Vitamin-B_{12}-Serumspiegel* ist erniedrigt. Bei grenzwertigen Befunden kann ein funktioneller Vitamin-B_{12}-Mangel mittels Bestimmung des *Serumhomocysteins* nachgewiesen werden. Hier ist die Blutentnahme am nüchternen Patienten Bedingung, da der Wert nach Nahrungsaufnahme ansteigt. Da der Homocysteinspiegel auch beim Folsäuremangel erhöht ist, kann die Unterscheidung dieser beiden Zustände mittels Bestimmung des *Methylmalonat-Serumspiegels* oder der Ausscheidung im 24-Stunden-Urin erfolgen, da hier nur im Fall eines Vitamin-B_{12}-Mangels ein Anstieg erfolgt.

Im Knochenmark ist die Erythropoese vermehrt und makroblastär. Antiparietalzellantikörper werden bei Patienten mit perniziöser Anämie zwar signifikant häufiger gefunden, ihre hohe Prävalenz bei normalen Individuen (9,2 % bei über 55-jährigen Männern und 22,3 % bei über 55-jährigen Frauen) macht ihren diagnostischen Wert jedoch zunichte. Dagegen zeigen *Anti-Intrinsic-Factor-Antikörper* eine hohe Spezifität. Sie werden bei weniger als 1 % Gesunden gefunden, was trotz mangelhafter Sensitivität (nur 56 % der Patienten mit perniziöser Anämie sind positiv) die Bestimmung dieses Parameters rechtfertigt. Werden Anti-Intrinsic-Factor-Antikörper bei einem Patienten mit Vitamin-B_{12}-Mangel gefunden, dann steht die Diagnose perniziöse Anämie, und es kann auf einen Schilling-Test verzichtet werden. Werden jedoch keine Antikörper nachgewiesen, ist eine perniziöse Anämie nicht ausgeschlossen.

Der *Vitamin-B_{12}-Urinexkretionstest nach Schilling* weist die Resorptionsstörung aufgrund eines Intrinsic-Factor-Mangels als Ursache der B_{12}-Hypovitaminose nach. Bei Verabreichung der oralen B_{12}-Testdosis zusammen mit Intrinsic Factor normalisiert sich der Wert. Andere Ursachen des Vitamin-B_{12}-Mangels (Tab. 13.**4**) zeigen häufig eine geringere Verminderung der normalen Resorption und keinen Anstieg unter Zugabe von Intrinsic Factor. Fehlerquellen liegen in einer nicht korrekten Urinsammlung oder in einer Niereninsuffizienz, die die Vitamin-B_{12}-Ausscheidung verzögert.

Andere Vitamin-B_{12}-Mangel-Anämien

▶ Eine *vegetarische Diät,* der nicht nur Fleisch, sondern auch Milchprodukte und Eier fehlen, stellt eine seltene Ursache des Vitamin-B_{12}-Mangels dar. Auch Kinder solcher Mütter können bei Geburt oder während der Stillzeit an einem B_{12}-Mangel leiden.

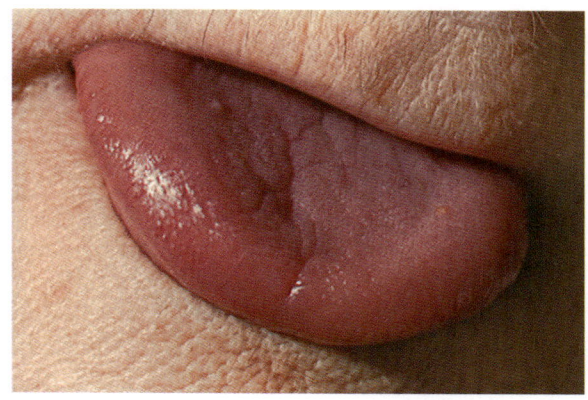

Abb. 13.10 Hunter-Glossitis bei perniziöser Anämie. 75-jährige Frau.

▶ Die *totale und subtotale Magenresektion* führen zur Entfernung oder Verminderung der Intrinsic Factor produzierenden Magenschleimhaut.
▶ Anatomische *Abnormitäten des Dünndarms* wie Dünndarmdivertikel, Anastomosen, Fisteln und blinde Schlingen oder Taschen, sowie eine kompromittierte Peristaltik bei Strikturen, Sklerodermie und Amyloidose führen zur bakteriellen Überwucherung. Die Mikroorganismen nehmen Vitamin B_{12} kompetitiv auf, was zum Mangel führen kann. Dann wird die megaloblastäre Anämie begleitet von Gewichtsverlust und Steatorrhö. Diagnostisch sind bildgebende Verfahren wichtig und evtl. quantitative Kulturen des Dünndarmsaftes oder $^{14}CO_2$-Atemtests nach Einnahme von ^{14}C-markierter Xylose oder Gallensalzen.
▶ Da Vitamin B_{12} vornehmlich im *terminalen Ileum* resorbiert wird, können Resektionen, Bypässe und der häufige Befall dieses Darmabschnittes bei Enteritis regionalis Crohn zum Mangel führen.
▶ 2–3 % der *Fischbandwurmträger* (Diphyllobotrium latum) weisen eine megaloblastäre Anämie infolge Vitamin-B_{12}-Mangels auf.
▶ *Tropische Sprue und Zöliakie* führen eher zum Folsäuremangel, ein Vitamin-B_{12}-Mangel ist jedoch möglich.
▶ Die familiäre selektive *Vitamin-B_{12}-Malabsorption Immerslund* manifestiert sich früh in der Kindheit und ist von einer Proteinurie begleitet. Pathogenetisch liegt bei diesem autosomal rezessiv vererbten Defekt wahrscheinlich das Fehlen eines ilealen Rezeptors für den Vitamin-B_{12}-Intrinsic-Factor-Komplex vor.
▶ Ca. 20–30 % der *HIV-Infizierten* weisen einen verminderten Vitamin-B_{12}-Spiegel auf, meist ohne Blutbildveränderungen. Pathogenese und Bedeutung dieses Befundes sind noch nicht geklärt.

Folsäuremangel

Klinik. Der Folsäuremangel manifestiert sich aus hämatologischer Sicht gleich wie der Vitamin-B_{12}-Mangel,

13 Anämien

Tabelle 13.4 Ursachen der makrozytären Anämie

DNA-Synthesestörung
– Vitamin-B_{12}-Mangel
– diätbedingt
– perniziöse Anämie
– Gastrektomie oder gastraler Bypass
– bakterielle Überwucherung bei Blind-Loop-Syndrom, Sklerodermie, Achlorhydrie
– Fischbandwurm
– familiäre selektive Vitamin-B_{12}-Malabsorption (Imerslund-Syndrom)
– exokrine Pankreasinsuffizienz
– Zollinger Ellison-Syndrom
– Hämodialyse
– Ileumresektion
– Enteritis regionalis
– Folsäuremangel
– diätbedingt
– erhöhter Bedarf: Schwangerschaft, Wachstum
– extensive Jejunumresektion
– kongenitale Folsäuremalabsorption
– kombinierter Vitamin-B_{12}- und Folsäuremangel
– tropische Sprue
– glutensensitive Enteropathie
– vererbte DNS-Synthesestörungen
– Orotazidurie
– Lesch-Nyhan-Syndrom
– thiaminresponsive megaloblastäre Anämie
– Enzymdefekte im Folsäuremetabolismus: Methyltetrahydrofolat-Transferase, Formiminotransferase, Dihydrofolatreduktase
– Transcobalamin-II-Mangel und abnormes Transcobalamin II
– Homocystinurie, Methylmalonylazidurie
– medikamentös und toxisch bedingte DNS-Synthesestörungen
– Folsäureantagonisten (Methotrexat, Trimethoprim)
– Purinanaloga (6-Mercaptopurin), Pyrimidinanaloga (Cytosin-Arabinosid)
– alkylierende Substanzen (Cyclophosphamid, Chlorambucil)
– Hydroxyurea
– Virostatika (Zidovudin)
– Antiepileptika (Phenytoin, Primidon, Carbamazepin, Phenobarbital)
– Arsen, Insektizide (Chlordane)
Erythroleukämie
Retikulozytose: Hämolyse, posthämorrhagische Anämie
Lebererkrankungen, obstruktiver Ikterus
Myelodysplastisches Syndrom
Osteomyelofibrose
Aplastische Anämie und „pure red cell aplasia"
Sideroachrestische Anämie
Hereditäre dyserythropoetische Anämie Typ 1
Hypothyreose
Benigne familiäre Makrozytose

nämlich mit einer makrozytären Anämie, hypersegmentierten Granulozyten und einem megaloblastären Knochenmark. Neurologische Veränderungen sind zwar beim Vitamin-B_{12}-Mangel häufiger, wurden aber auch beim Folsäuremangel beschrieben.

Ursachen. Auch für den Folsäuremangel kommen zahlreiche Ursachen in Betracht:
➤ Die mit Abstand häufigste Ursache des Folsäuremangels ist eine *Fehlernährung,* insbesondere eine mangelnde Aufnahme von Obst, Gemüse und tierischen Proteinen.

➤ Die Makrozytose bei *Alkoholikern* ist durch Folsäuremangel bedingt, der zum einen ebenfalls diätetisch, zum anderen aber durch eine Störung im Folsäuremetabolismus bedingt ist.
➤ Der erhöhte Bedarf in *Schwangerschaft und Wachstum,* aber auch bei vermehrter Zellproliferation im Rahmen hämolytischer Erkrankungen prädisponiert zum Folsäuremangel.
➤ *Antiepileptika* führen über einen bislang nicht geklärten Mechanismus zu einem meist nur milden Folsäuremangel. Es betrifft alle gängigen Substanzen (Phenytoin, Primidon, Carbamazepin und Phenobarbital).

Hyporegeneratorische normochrome normozytäre Anämien

➤ *Tropische Sprue und glutensensitive Enteropathie* (einheimische Sprue, Zöliakie) führen häufig zum kombinierten Folsäure- und Vitamin-B_{12}-Mangel, Letztere auch noch zum Eisenmangel, wobei jedoch der Folsäuremangel meist zuerst auftritt.
➤ Auf die seltenen vererbten *DNS-Synthese-Störungen,* die vor allem im pädiatrischen Krankengut eine Rolle spielen, werden wir hier nicht eingehen.
➤ Methotrexat und andere *Folsäureantagonisten* wirken über eine Hemmung der Dihydrofolatreduktase. Eine leichtere Hemmung dieses Enzyms erfolgt aber auch als Nebenwirkung bei anderen Substanzen: Proguanil (Paludrin, Malarone), Pyrimethamin (Daraprim, Fansidar), Triamteren (Dyrenium), Pentamidin (Pentacarinat) und Trimethoprim (Bactrim).

Restgruppe makrozytärer Anämien

Die „*pure red cell aplasia*" präsentiert sich typischerweise mit einer Makrozytose, kann aber auch normozytär sein. Sie ist der aplastischen Anämie verwandt und wird im Abschnitt 13.3 über die normochromen normozytären Anämien behandelt werden.

Eine seltene Ursache einer makrozytären Anämie ist die *kongenitale dyserythropoetische Anämie Typ I.* Sie wird im Rahmen der Knochenmarkuntersuchung diagnostiziert, wobei binukleierte Erythroblasten mit Chromatinbrücken zwischen den Kernen beobachtet werden (Abb. 13.**11**).

Anämien bei Lebererkrankungen, myelodysplastischem Syndrom, Osteomyelofibrose, Hypothyreose und die aplastische Anämie sind makro- oder normozytär und werden im Abschnitt der normozytären Anämien abgehandelt.

Chronischer Alkoholmissbrauch führt zur Makrozytose.

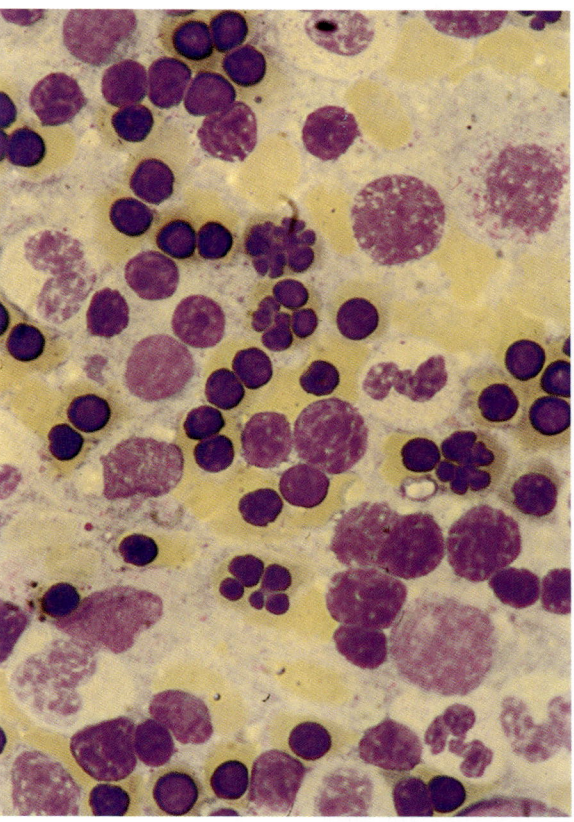

Abb. 13.11 Knochenmark bei kongenitaler dyserythropoetischer Anämie.

13.3 Hyporegeneratorische normochrome normozytäre Anämien

Wir möchten festhalten, dass einige der in diesem Abschnitt behandelten Anämien zwar meistens ein normales MCV und MCHC aufweisen, gelegentlich aber auch makrozytär oder mikrozytär hypochrom sein können, wobei insbesondere außerhalb der Normgrenzen liegende *Subpopulationen* häufig beobachtet werden.

Einteilung. Die sinnvollste Einteilung der normochromen normozytären Anämien stellt jene in hypo- und hyperregeneratorische Zustände dar. Hierzu ist eine *Retikulozytenzählung* erforderlich, wobei im ersten Fall ein verminderter oder normaler Anteil gezählt wird, während bei letzterem eine der Anämie adäquate Steigerung der Retikulozyten erwartet wird.

Hyperregeneratorische Zustände stellen lediglich die posthämorrhagische Anämie mit in der Regel klinisch manifester Blutung und die Hämolysen dar, die separat im Abschnitt 13.4 behandelt werden.

Die *hyporegeneratorischen* normochromen normozytären Anämien bestehen aus einer Mischung unterschiedlich stark verwandter Zustände (Tab. 13.**5**).

Renale Anämie

Vordergründig die *verminderte Erythropoetinproduktion,* danach auch toxische Wirkungen harnpflichtiger Substanzen auf das Knochenmark und eine leicht verkürzte Erythrozytenüberlebenszeit führen bei Niereninsuffizienz zu einer normochromen normozytären Anämie. Diese ist nicht abhängig von der Ursache der Niereninsuffizienz. Lediglich bei polyzystischer Nierenerkrankung bleibt die Erythropoetinproduktion oft erhalten oder kann sogar erhöht sein. Eine renale Anämie tritt frühestens bei einer Kreatinin-Clearance < 40 ml/min auf. Die Retikulozytenzahl ist im Normbereich oder leicht erhöht.

Tabelle 13.5 Hyporegenerative normochrome normozytäre Anämien

Renale Anämie
Hepatische Anämie
Endokrin bedingte Anämie – Hyper-/Hypothyreose – Morbus Addison – Eunuchoidismus – Panhypopituitarismus
Aplastische Anämie und „pure red cell aplasia"
Medikamentös und toxisch bedingte hyporegeneratorische Zustände – Chemotherapeutika in der onkologischen Therapie – Nukleosidanaloga in der HIV-Therapie (Zidovudin) – Immunsuppressiva (Mycophenolat, Sirolimus) – Benzolexposition – Strahlenunfall
Knochenmarkinfiltration – Leukämie – Myelom, Lymphom – Myelofibrose – Metastasen
Myelodysplastisches Syndrom
Dyserythropoetische Anämie

Wahrscheinlich ist bei Niereninsuffizienz zusätzlich die Mobilisierbarkeit des Speichereisens etwas gehemmt, wodurch trotz adäquater Eisenspeicher ein *funktioneller Eisenmangel* vorliegen kann. Bester Parameter für einen funktionellen Eisenmangel ist wieder die prozentuale Fraktion hypochromer Erythrozyten. In der Praxis hat sich die i. v. Verabreichung von Eisen bis zu einem Ferritin im oberen Normbereich oder leicht darüber bewährt. Bei einem Ausgangswert des Ferritins über 600 ng/ml sollte allerdings kein Eisen mehr i. v. verabreicht werden, da dadurch die Menge an freien Eisenradikalen zunimmt, was möglicherweise die Arteriosklerose fördern und Tumoren induzieren kann.

Hepatische Anämie

Drei Viertel der Patienten mit *Leberzirrhose* weisen eine Anämie auf. Komplikationen tragen zu ihrer Entstehung bei: alkoholtoxische Knochenmarksuppression, Folsäuremangel und Blutungen aus Ösophagusvarizen oder Hämorrhoiden. Aber auch bei Fehlen der genannten Komplikationen wird eine Anämie beobachtet. Sie kommt durch eine Kombination aus Hypervolämie bei Splenomegalie (Verdünnungseffekt), Hämolyse und verminderter Knochenmarkleistung zustande.

Wenige Patienten entwickeln eine schwerere hämolytische Anämie verbunden mit Auftreten von morphologisch veränderten Erythrozyten (Akanthozyten, „spur cells", Abb. 13.**1 h**). Die Trias Fettleber (mit oder ohne Zirrhose), akute hämolytische Anämie und Hyperlipoproteinämie (Typ V) bei Alkoholkrankheit wird auch als *Zieve-Syndrom* bezeichnet.

Diagnostik. Die Erythrozytenindizes sind in der Regel normal, nicht selten wird aber eine Makrozytose beobachtet, wobei diese in vielen Fällen durch Alkoholkonsum oder Folsäuremangel bedingt ist. Bei schwererer hepatisch bedingter Hämolyse finden sich die erwähnten Akanthozyten, Erythrozyten mit mehreren stachelartigen Ausziehungen, sowie eine Retikulozytose.

Endokrin bedingte Anämien

Eine normozytäre oder leicht makrozytäre Anämie wurde in 21–60 % der Patienten mit *Hypothyreose* gefunden. Sie kommt durch eine verminderte Erythrozytenproduktion im Knochenmark zustande und stellt möglicherweise eine physiologische Anpassung an den verminderten Sauerstoffverbrauch des Körpers in der Hypothyreose dar.

10–15 % der Patienten mit *Hyperthyreose* weisen ebenfalls eine Anämie auf. Ihre Pathogenese ist nicht geklärt. Das MCV ist normal oder leicht erniedrigt.

Nach der Pubertät liegen die Hb-Werte bei Männern höher als bei Frauen. Nach *Orchiektomie* fallen die Werte bei Männern in den weiblichen Normbereich. Wir konnten auch in zwei Fällen eine anderweitig nicht geklärte Anämie bei Einnahme von Antiandrogenen nach Prostatektomie bei Prostatakarzinom beobachten.

Eine leichte Anämie wird zudem bei *Morbus Addison* beobachtet. Eine *Hypophyseninsuffizienz* führt über die Verringerung der Hormone aus Schilddrüse, Nebennieren und Gonaden zur Anämie. Diese ist auf entsprechende Substitution reversibel.

Aplastische Anämie

Definition. Der Begriff aplastische Anämie ist reserviert für Panzytopenien mit verminderter Produktion aller drei Zellreihen im Knochenmark bei hypo- oder aplastischem Knochenmark und Fehlen einer offensichtlichen Ursache für die Aplasie. Aplasien im Rahmen von Chemotherapien oder anderen die Zellteilung verhindernden Medikationen fallen nicht in diese Kategorie.

Ursachen. Eine Reihe von *Medikamenten* wird für die Auslösung einer aplastischen Anämie verantwortlich gemacht, ohne dass diese der inhärenten Wirkung des Medikaments zuzuschreiben wäre. Bei wenigen Medikamenten ist der kausale Zusammenhang jedoch gut belegt, es sind dies Chloramphenicol, Phenytoin, Goldpräparate und möglicherweise die Sulfonamide.

Zunehmend wurden in letzter Zeit auch *Infektionen* als Ursache der aplastischen Anämie erkannt. So wurden zum Teil schwere Aplasien im Rahmen einer Non-A-non-B-non-C-Hepatitis oder akuten Mononukleose beschrieben.

> In etwa der Hälfte der aplastischen Anämien findet sich jedoch kein auslösender Faktor. Diese idiopathischen Fälle stellen die aplastische Anämie im engeren Sinne dar.

Diagnostik. Im Labor findet sich eine Panzytopenie. Die Erythrozytenindizes sind normal oder makrozytär, der Retikulozytenanteil ist nahe null. Die Diagnose wird anhand einer Knochenmarkpunktion gestellt. Differenzialdiagnostisch muss die Panzytopenie vor allem gegen ein hypozelluläres myelodysplastisches Syndrom (MDS) abgegrenzt werden. Dies geschieht durch die morphologische Untersuchung. Komplizierend kommt hinzu, dass eine aplastische Anämie in ein MDS übergehen kann, womit wohl auch Mischformen möglich sind.

Erythroblastenaplasie („pure red cell aplasia")

Dieses seltene, der aplastischen Anämie verwandte Krankheitsbild manifestiert sich in einer Anämie, die normozytär oder makrozytär ist und einen Retikulozytenanteil nahe null aufweist. Im Knochenmark findet sich zwar eine normale Zellularität, jedoch fehlen die Elemente der Erythropoese vollständig (Abb. 13.**12**).

Etwa 10–15% dieser Patienten haben ein *Thymom*, das ursächlich beteiligt ist. Gelegentlich findet sich eine Assoziation mit Autoimmunerkrankungen oder ein Parvovirus-B19-Infekt, ein großer Teil ist jedoch *idiopathisch*. Eigene Erfahrungen lehren uns, dass es wahrscheinlich auch eine „Erythroblastenhypoplasie" gibt, mit stark verminderter, aber nicht ausgelöschter Erythropoese. Wie die Aplasie kann auch diese „forme fruste" sehr wohl auf eine Cyclosporintherapie ansprechen.

Myelodysplastisches Syndrom

Definition. Das myelodysplastische Syndrom (MDS) ist eine klonale Knochenmarkstammzellerkrankung, die sich via ineffektive Hämatopoese (Zelluntergang im Knochenmark vor Eintritt in die Zirkulation im Sinne einer gesteigerten Apoptose) und Reifungsstörungen in Zytopenien in verschiedenen Kombinationen äußert. Es ist nicht selten die Ursache einer sonst unklaren Zytopenie, und die Häufigkeit nimmt mit dem Alter deutlich zu.

Diagnostik. Die Diagnose erfolgt morphologisch, wobei das geübte Auge bereits am Blutausstrich ein MDS recht präzise erkennen oder ausschließen kann. Für die Diagnosesicherung ist auch eine Knochenmarkuntersuchung notwendig. Wichtigstes diagnostisches Kriterium sind die morphologischen Dysplasiezeichen in einer, zwei oder allen drei Zellreihen. Die wichtigsten sind: Makrozytose, Tränenformen, abnormale oder fehlende Granulation der Neutrophilen sowie basophile Schlieren ohne CRP, pelgeroide Kernformen, agranuläre Thrombozyten oder Riesenthrombozyten. Im Mark finden sich bei entweder gesteigerter oder verminderter Gesamtzellularität Mikromegakaryozyten, Riesenstabkernige, Makroerythroblasten und aty-

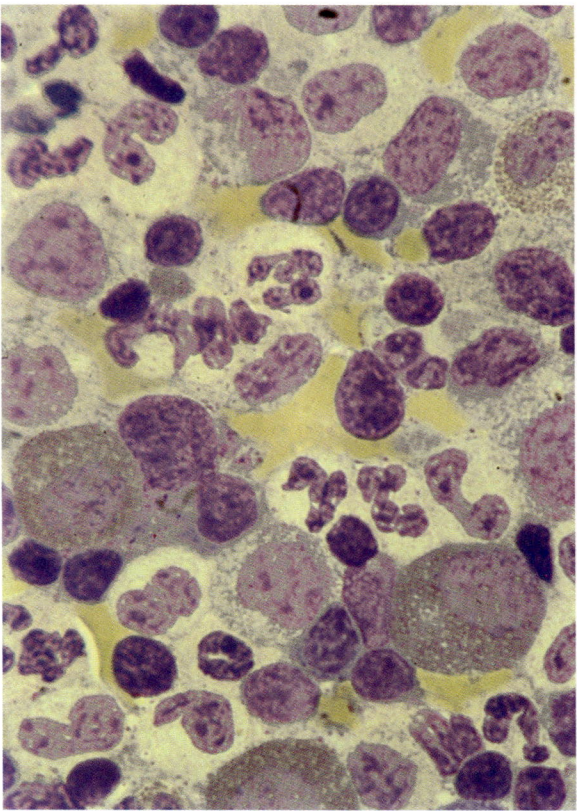

Abb. 13.12 Erythroblastenaplasie (pure red cell aplasia).

pische Erythroblastenkernformen. Auch eine Sideroachrestose mit Ausbildung von Ringsideroblasten kann im Rahmen eines MDS auftreten.

Infiltrative Knochenmarkprozesse

Sämtliche neoplastischen infiltrativen Prozesse des Knochenmarks, einschließlich metastasierende Tumoren, Lymphome, Leukämien und die Osteomyelofibrose führen zur hyporegeneratorischen Anämie. Hier kann nur die Knochenmarkpunktion die Diagnose ergeben (Abb. 13.**13**). Typischerweise findet sich jedoch in der Peripherie ein sog. leukoerythroblastäres Blutbild. Dieser Begriff bezeichnet die Ausschwemmung von Erythroblasten und Vorstufen der Myelopoese (Promyelozyten, Myelozyten und Metamyelozyten) meist nur im Bereich weniger Prozente.

Plasmavolumenexpansion

Selten liegt die Ursache einer verminderten Hämoglobinkonzentration in einer Plasmavolumenexpansion. Streng genommen liegt hier keine eigentliche Anämie vor, da die Erythrozytenmasse normal ist. Es handelt

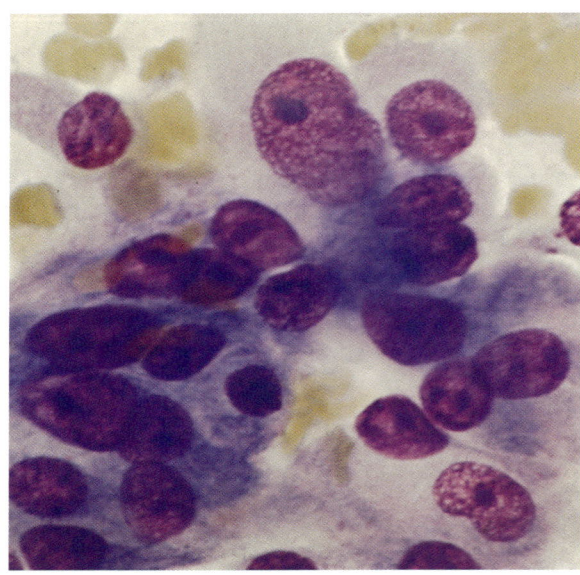

sich vielmehr um einen Verdünnungseffekt. Dieser Zustand wird bei Schwangerschaft, Splenomegalie, Herzinsuffizienz, Niereninsuffizienz und Hypoalbuminämie beobachtet. Bei Patienten mit Ödemen konnte eine Stunde nach Hinlegen eine Verminderung des Hämatokrits bis zu 16 % festgestellt werden.

Abb. 13.13 Tumorzellen im Sternalpunktat bei Mammakarzinom. Die Tumorzellen zeigen eine feine Kernstruktur und einen großen Nukleolus.

Abklärung der normochromen normozytären Anämie

1. Retikulozyten und Hämolyseparameter (Bilirubin, LDH, Erythrozytenkreatin, Haptoglobin) werden bestimmt.
2. Falls die Retikulozyten erhöht sind, liegt je nach Anamnese und Befund der Hämolyseparameter eine Blutung oder eine Hämolyse vor (bzgl. Hämolysen s. Kap 13.4).
3. Findet sich keine Retikulozytose, muss nach einer renalen (Kreatinin), hepatischen (Transaminasen) oder endokrinen (TSH, Morbus Addison) Ursache gesucht werden.
4. Liegen hierfür keine Hinweise vor, folgt die Knochenmarkuntersuchung mit Frage nach hypo-/aplastischer Anämie, Infiltration oder myelodysplastischem Syndrom.
5. Zuletzt muss eine Plasmavolumenexpansion mittels Messung des Erythrozyten- und des Plasmavolumens (Doppelvolumenbestimmung) ausgeschlossen werden.

13.4 Hämolytische Anämien

Definition. Sämtliche Anämien dieser großen und heterogenen Gruppe haben eine verkürzte Überlebenszeit der Erythrozyten gemeinsam. Dies führt sekundär zu einer regenerativen Retikulozytose. Die Ursachen und pathogenetischen Mechanismen, die zur Hämolyse führen sind sehr vielfältig (Tab. 13.**6**).

Diagnostik. Die hämolytischen Anämien präsentieren sich entweder normochrom normozytär oder im Rahmen der Retikulozytose hypochrom makrozytär. Zusätzlich finden sich die sog. Hämolysezeichen:
➤ Retikulozytose (Abb. 13.**1 k** u. **l**),
➤ LDH-Erhöhung,
➤ Erhöhung des Erythrozytenkreatins,
➤ Hyperbilirubinämie durch vermehrten Abbau von Hämoglobin,
➤ Verminderung der Konzentration des Haptoglobins durch Bindung an freies Hämoglobin.

Hierbei ist zu beachten, dass nur die Retikulozyten und das Ec-Kreatin zuverlässig ansteigen, während die übrigen angegebenen Parameter insbesondere bei extravasaler Hämolyse, d. h. Phagozytose der Erythrozyten im retikuloendothelialen System, im Normbereich bleiben können. Ein weiteres Zeichen ist die sog. Schleiersenkung (Abb. 13.**14**).

Klinik. Außer den allgemeinen Anämiesymptomen findet sich häufig ein Ikterus oder Subikterus, der insbesondere in den Skleren sichtbar ist. Bei schwerer Hämolyse mit Sättigung des Haptoglobins kommt es zur Hämoglobinurie mit entsprechender Rotfärbung des Urins.

Hämolytische Anämien

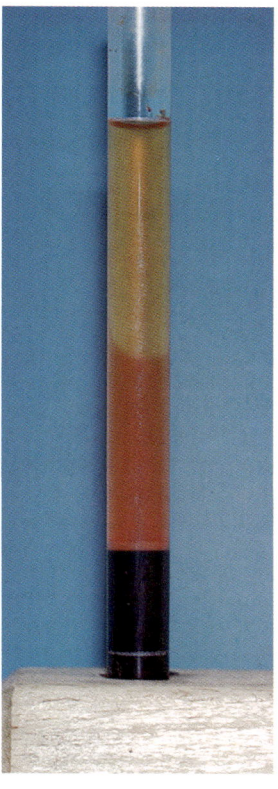

Abb. 13.14 Schleiersenkung bei hämolytischer Anämie. Die Zone der langsamer sedimentierenden Retikulozyten (Schleier) ist zwischen dem gelblichen Serum- und dem dunkelroten Erythrozytenbereich deutlich sichtbar.

Tabelle 13.6 Hämolytische Anämien

Erworbene hämolytische Anämien
- alloimmunhämolytische Anämien
  - Transfusionszwischenfall
  - Morbus haemolyticus neonatorum
- autoimmunhämolytische Anämie: Wärmeantikörper, paroxysmale Kältehämoglobinurie
- paroxysmale nächtliche Hämoglobinurie
- Erythrozytenfragmentierungssyndrome
- Infektionen
  - Malaria, Toxoplasmose, Leishmaniasis, Trypanosomiasis, Babesiose, Bartonellose, Clostridieninfektionen, Cholera, Typhus
- Chemikalien, Medikamente, Toxine
  - Oxidantien
  - nichtoxidative Chemikalien
  - Schlangen- und Insektengifte
- Hypopophosphatämie
- Lebererkrankung

Vererbte hämolytische Anämien
- Erythrozytenmembrandefekte
  - hereditäre Sphärozytose
  - hereditäre Ovalozytose
  - Abetalipoproteinämie (Akanthozytose)
  - hereditäre Stomatozytose
  - hereditäre Xerozytose
  - Lecithin-Cholesterin-Acetyltransferase-Mangel
  - Hämolyse mit hohem Phosphatidylcholin
  - Rh–null-Erkrankung
  - McLeod-Phänotyp
- Enzymmangel in der Erythrozytenglykolyse
  - Pyruvatkinase, Phosphoglucose-Isomerase, Phosphofructokinase, Triosephosphat-Isomerase, Hexokinase, Phosphoglyceratkinase, Aldolase, Diphosphoglyceratmutase
- Enzymmangel im Erythrozyten-Nukleotid-Metabolismus
  - Pyrimidin-5'-Nucleotidase, Adenosintriphosphatase, Adenylatkinase
  - Überschuss an Adenosindeaminase
- Enzymmangel im Pentosephosphatweg und im Glutathionmetabolismus
  - Glucose-6-phosphat-Dehydrogenase, Glutamylcystein-Synthetase, Glutathion-Synthetase, Glutathion-Reduktase
- Defekte der Globinsynthese
  - instabile Hämoglobine
  - Sichelzellanämie
  - andere Hämoglobinopathien (C, D, E)
  - Thalassämie und Hämoglobin H

Exogene Hämolysen

Anhand der Anamnese und klinischen Untersuchung können infektiöse und toxische Ursachen einer Hämolyse verdächtigt oder ausgeschlossen werden:
- Unter die *Infektionen* fallen die Malaria und die Bartonellose (Oroya-Fieber, Peru) die am Blutausstrich anhand der intraerythrozytären Parasiten zu diagnostizieren sind. Die Clostridium-perfringens-Septikämie ist mit septischem Abort, Cholangitis, Wundbrand, Leukämie, Endokarditis, arteriovenösen Malformationen des Gastrointestinaltraktes und der nekrotisierenden Enterokolitis des Neugeborenen assoziiert. Sie führt zu einer besonders rapid verlaufenden Hämolyse. Die Diagnose wird durch die Blutkultur gestellt. Zudem können viele weitere grampositive und -negative Keime zur Hämolyse führen.
- Eine Reihe von *Medikamenten und Chemikalien* führt bei Patienten mit verminderter Resistenz gegenüber oxidativem Stress zur Hämolyse (s. u.). Es gibt jedoch Substanzen, die auch normales Hämoglobin oxidativ zur Denaturierung bringen und damit eine Hämolyse auslösen können. Die am häufigsten beschriebenen Substanzen sind Naphthalin (Mottenkugeln), Nitrofurantoin (Furadantin), Salicylazosulfidin, Sulfamethoxypyridin, Aminosalicylsäure, Natriumsulfoxon, Dapson und Phenazopyridin.
- Über denselben Mechanismus führt eine Exposition gegenüber *100 %igem Sauerstoff* zu einer leichten Hämolyse, beispielsweise im Rahmen der mechanischen Beatmung.
- *Industrielle Gifte* wie Arsin, ein farb- und geruchloses Gas, das in der Metallverarbeitung (Ätzen, Bleibeschichtung, Galvanisierung) verwendet wird, Bestandteile von Epoxidharzen und Kupfer können bei akzidenteller Exposition zu einer lebensgefährlichen Hämolyse führen.
- *Spinnen- und Schlangengifte,* besonders dasjenige der Kobra, oder multiple Bienenstiche wurden als Ursache einer Hämolyse beschrieben.
- Eine *schwere Hypophosphatämie,* z. B. bei länger dauernder Therapie mit phosphatbindenden Anta-

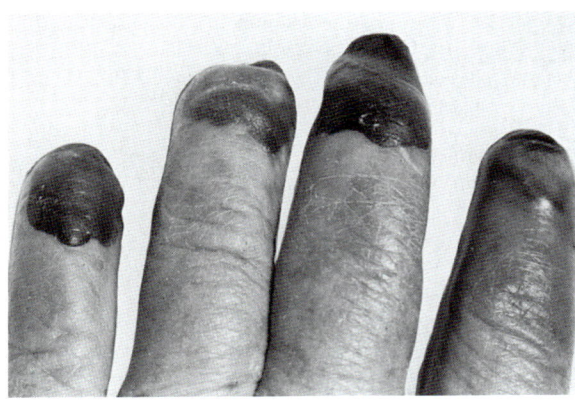

Abb. 13.15 Nekrotische Endglieder bei Kälteagglutininkrankheit. 61-jährige Patientin.

Tabelle 13.7 Mögliche Auslöser einer sekundären autoimmunhämolytischen Anämie

Autoimmunerkrankungen – systemischer Lupus erythematodes – rheumatoide Arthritis – Sklerodermie – Colitis ulcerosa
Chronische lymphatische Leukämie
Morbus Hodgkin
Non-Hodgkin-Lymphome
Multiples Myelom, Morbus Waldenström
Thymom
Dermoidzyste des Ovars
Teratome
Karzinome
Hypogammaglobulinämie
Dysglobulinämie
HIV-Infektion
Mycoplasma–pneumoniae-Infektion
Syphilis

Alloimmunhämolytische Anämie

Alloimmunhämolytische Anämien kommen durch Verwechslungen bei Bluttransfusion, Immunisierung durch multiple vorausgegangene Transfusionen oder aber in der Schwangerschaft, meist durch Rhesus-Immunisierung der Mutter, vor.

Autoimmunhämolytische Anämie

Diagnostik. Hinweise auf eine Immunhämolyse ergeben sich bereits aus der routinemäßigen Blutuntersuchung in Form eines Anteils mikrozytärer hyperchromer Zellen. Diese Zellen kommen im mikroskopischen Blutausstrich als Mikrosphärozyten zur Darstellung. Vor allem bei Agglutininen vom IgM-Typ lassen sich zudem häufig Erythrozytenagglutinate im Ausstrich beobachten. Bei sog. Kälteagglutininen, die ebenfalls meistens vom IgM-Typ sind, finden sich zudem selten Nekrosen an den Akren (Abb. 13.**15**). Die erste weiterführende Laboruntersuchung bei Hämolyse ist die Suche nach antierythrozytären Antikörpern (*Coombs-Test*). Ist er positiv, steht die Diagnose Autoimmunhämolyse.

Ursachenabklärung. Autoimmunhämolytische Anämien sind häufig sekundär, so dass eine Suche nach einer zugrunde liegenden Ursache gerechtfertigt ist. Neben einer auf die in Tab. 13.7 aufgeführten Krankheiten ausgerichteten Anamnese und körperlichen Untersuchung sollten immer auch eine Knochenmarkuntersuchung zum Ausschluss eines Lymphoms oder Multiplen Myeloms, eine Lupusserologie sowie mindestens ein Thoraxröntgen und ein Ultraschall des Abdomens mit Frage nach Neoplasie, Lymphomen und Splenomegalie durchgeführt werden. Die anderen aufgeführten Autoimmunerkrankungen müssen nur bei entsprechenden klinischen Symptomen serologisch abgeklärt werden. Eine selbstlimitierende, wenn auch zum Teil schwere Autoimmunhämolyse mit Kälteantikörpern vom IgM-Typ kann nach Infektionen mit Mycoplasma pneumoniae oder Epstein-Barr-Virus (Mononukleose) auftreten.

Über eine *medikamentös* ausgelöste Autoimmunhämolyse wurde wiederholt unter α-Methyldopa, Penicillin, Cephalosporinen, Tetracyclin, Tolbutamid, Chinidin und Stibophen berichtet. Zu einer Reihe von weiteren Medikamenten gibt es Einzelfallberichte mit unterschiedlich gutem Kausalitätsnachweis.

> Bei der Autoimmunhämolyse liegt häufig ein labiles Gleichgewicht zwischen Zellzerstörung und Zellersatz vor, das kippen und rasch tödlich verlaufen kann.

zida, bei intravenöser Alimentation ohne Phosphatzusatz und bei gravierender Fehl- oder Mangelernährung (z. B. Alkoholiker) kann neben Konfusion, Schwäche und Parästhesien auch eine hämolytische Anämie zur Folge haben.

Die oben angegebenen Ursachen einer hämolytischen Anämie sind zwar selten, können jedoch weitgehend anhand anamnestischer Angaben oder durch das Fehlen von Infektzeichen ausgeschlossen werden.

Hämolytische Anämien

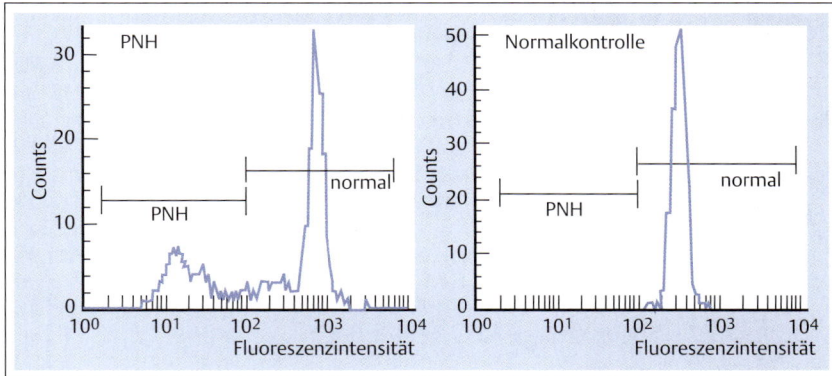

Abb. 13.16 Diagnose der paroxysmalen nächtlichen Hämoglobinurie mittels FLAER-Färbung und laservermittelter Fluoreszenzmessung der Zellen (fluorescence activated cell scanning = FACS).

Paroxysmale Kältehämoglobinurie

Bei der paroxysmalen Kältehämoglobinurie liegt ein Antikörper vor, der bei tiefen Temperaturen an die Erythrozyten bindet und Komplement aktiviert, was bei Wiedererwärmung zur Lyse führt. Er wurde 1904 von Donath und Landsteiner erstmals bei fortgeschrittener Syphilis beschrieben und trägt nun ihren Namen. Heute wird er nur noch selten nach anderen Infektionen oder idiopathisch gesehen.

Klinisch finden sich bei Kälteexposition Fieber, Rücken- oder Beinschmerzen, abdominale Krämpfe, Kopfschmerzen, Nausea, Erbrechen und Diarrhö. Der erste Urin nach der Episode ist dunkelrot. Der Antikörper muss durch Inkubation des Testblutes in der Kälte gesucht werden.

Paroxysmale nächtliche Hämoglobinurie (PNH)

Hierbei handelt es sich um eine mono- oder selten oligoklonale Expansion einer atypischen Stammzelle. Zugrunde liegt die Unfähigkeit dieser Zellen, den Glycosyl-Phosphatidyl-Inositol-Anker (GPI) herzustellen, der für die Verankerung einer Reihe von Proteinen in der Membran von Erythrozyten, Leukozyten und Thrombozyten notwendig ist. Dieser Defekt ist auf eine Mutation im Gen für das Enzym Phosphatidyl-Inositol-Glycan Klasse A (PIG-A) zurückzuführen. Unter den GPI-gebundenen Membranproteinen finden sich zwei Komplementinhibitoren: Decay Activating Factor (DAF), der die Inaktivierung von aktiviertem Komplementfaktor C3 fördert, und Membrane Inhibitor of Reactive Lysis (MIRL). Das Fehlen dieser Proteine an der Oberfläche der Erythrozyten verursacht eine verminderte Resistenz gegenüber komplementvermittelter Lyse.

Klinik. Es findet sich eine hämolytische Anämie schwankenden Ausmaßes mit entsprechender Retikulozytose. Führen die Exazerbationen zur Sättigung des Haptoglobins, dann kommt es zur Hämoglobinurie. Der dadurch entstehende Eisenverlust kann zusätzlich zum Eisenmangel führen. Die Leukozytenzahlen sind in der Anfangsphase normal, die Thrombozyten höchstens leicht vermindert. Im Verlauf können die Zytopenien zunehmen, die Krankheit kann aber auch in Remission gehen. Wichtig ist, dass die PNH thromboembolische Komplikationen verursacht, so dass insbesondere bei Thrombosen mit atypischer Lokalisation, z. B. Mesenterialvenen-, Pfortader-, Lebervenenthrombose, Hinweise für eine PNH gesucht werden müssen.

Diagnostik. Die Diagnose wurde bis vor einigen Jahren durch die vermehrte Sensibilität gegenüber *komplementvermittelter Hämolyse* erbracht. Eine Hämolyse wurde im Labor in Gegenwart von Komplement, z. B. durch Ansäuern (Ham-Test), ausgelöst. Seit einigen Jahren wird vermehrt das Fehlen der GPI-verankerten Proteine mittels *fluoreszenzvermittelter Immunzytometrie* (fluorescence activated cell scanning = FACS) angewendet, wobei mehrere Proteine getestet werden. Eine noch neuere Methode bedient sich eines Toxins des Bakteriums Aeromonas hydrophila, *Aerolysin*, das spezifisch an den GPI-Anker bindet. Durch Koppelung an einen Fluoreszenzfarbstoff kann diese Eigenschaft in der fluoreszenzvermittelten Zytometrie in der Diagnose der PNH ausgenutzt werden, indem normale Zellen das Toxin binden, was in einer messbaren Fluoreszenz resultiert, während PNH-Zellen keine solche Bindung aufweisen. Das fluoreszenzmarkierte Toxin erhielt die Bezeichnung FLAER. Typischerweise findet sich bei Patienten mit PNH eine positive und eine negative Zellpopulation (Abb. 13.**16**).

Hämolyse mit Erythrozytenfragmentierung

Eine eigene Gruppe stellen die Hämolysen mit Erythrozytenfragmentierung dar. Kardinalzeichen sind Fragmentozyten, die in Form von Sicheln, Helmen und Dreiecken vorkommen (Abb. 13.**1i**). Sie sind das Produkt eines mechanischen intravaskulären Erythrozytentraumas. Allerdings können sich die Erythrozyten nach mechanischem Membranverlust auch kugelig über dem nicht verminderten Inhalt umformen, wo-

Tabelle 13.8 Hämolysen mit Erythrozytenfragmentierung

Makroangiopathische Erythrozytenfragmentierung
- Herzklappen
- schwere Herzvitien
- Endokarditis mit großen Vegetationen
- TIPSS

Mikroangiopathische Erythrozytenfragmentierung
- HUS/TTP
- metastasierendes Karzinom
- Chemotherapie-assoziierte mikroangiopathische hämolytische Anämie
- Organtransplantation
- maligne Hypertonie
- disseminierte intravasale Gerinnung
- Riesenhämangiome

durch Sphärozyten entstehen, in der Durchflusszytometrie erkennbar als hyperchrome Subpopulation.

Ursachen. Mechanische Herzklappen, aber auch schwere Herzvitien, vor allem Aortenstenosen, oder Vegetationen bei Endokarditis und der transjuguläre intrahepatische portosystemische Stent (TIPSS) führen zu einer direkten mechanischen Fragmentierung.

Den angeführten Veränderungen an den großen Gefäßen sind die mikroangiopathischen Erythrozytenfragmentierungen gegenüberzustellen, die auch unter dem Begriff der mikroangiopathischen hämolytischen Anämie (MAHA) subsummiert werden.

Tab. 13.**8** fasst die Ursachen der Hämolyse mit Erythrozytenfragmentierung zusammen.

Thrombotisch thrombozytopenische Purpura (TTP) und hämolytisch urämisches Syndrom (HUS)

Klinik. TTP und HUS zeigen neben einer Hämolyse mit Fragmentozyten eine Niereninsuffizienz. Bei der TTP finden sich typischerweise zusätzlich eine Thrombozytopenie, Fieber und neurologische Störungen, die durch Mikroinfarkte im ZNS zustande kommen. Im Rahmen der Neigung zu Gefäßverschlüssen werden auch Myokardinfarkte beobachtet. Die Krankheitsbilder sind nicht scharf voneinander trennbar und Mischformen sind häufig.

Pathogenese. Beim HUS liegt eine Schädigung des Endothels kleiner Gefäße vor, wobei der Prozess vorwiegend renal abläuft. Dies führt einerseits zu Mikrothrombosen mit entsprechender Organschädigung, andererseits – wahrscheinlich via Ablagerung von Plättchen und erst sekundär auch von Fibrin – zum Verlust der glatten Endotheloberfläche mit konsekutiver Erythrozytenfragmentierung.

Ursachen. Das HUS kann durch *Infektionen* ausgelöst werden. Vor allem enterohämorrhagische E.-coli-Infektionen (Serotyp 0157:H7) und Shigella dysenteriae können bei Kleinkindern zu epidemieartigen Ausbrüchen von HUS führen. Daneben wurden aber auch andere Keime wie Streptococcus pneumoniae verantwortlich gemacht.

Bei der TTP spielt ein Fehlen der den *von-Willebrand-Faktor (vWF) spaltenden Protease* (ADAMTS13 = **A** **D**isintegrin **A**nd **M**etallo**p**rotease with **T**hrombo**s**pondin motif 13) eine Rolle, wobei eine familiär vererbte Form und eine durch einen Inhibitor vermittelte Form vorkommen. Der Inhibitor ist ein Immunglobulin, das die vWF-spaltende Protease hemmt. Dadurch werden die größten und gerinnungsphysiologisch aktivsten vWF-Multimere zu wenig gespalten, was zu einer vermehrten Aktivierung von Thrombozyten mit mikrovaskulärer Thrombosierung führt.

Diagnostik. Die Diagnose muss aus der Konstellation der klinischen Befunde und der Laborergebnisse gestellt werden. Letztere zeigen vor allem eine Urämie und Hämolysezeichen mit Fragmentozyten und obligat einer LDH-Erhöhung (intravasale Hämolyse). Nicht konstant vorhanden ist eine Thrombozytopenie und nur selten ein Gerinnungsfaktorenverbrauch, der zu einem erniedrigten Quick führen kann. Ein schwerer Faktoren- und Fibrinogenverbrauch spricht in dieser Situation eher für eine disseminierte intravasale Gerinnung. Tests zur Aktivitätsmessung der vWF-spaltenden Protease stehen in spezialisierten Laboratorien zur Verfügung.

Metastasierendes Karzinom

Bei generalisiert metastasierenden Karzinomen wird gelegentlich eine hämolytische Anämie mit Fragmentozyten beobachtet. Pathogenetisch wurde eine Fibrinablagerung in den Tumorgefäßen verantwortlich gemacht. Differenzialdiagnostisch muss an eine tumorassoziierte disseminierte intravasale Gerinnung gedacht werden.

Chemotherapie

Eine Reihe von antineoplastischen Substanzen kann eine mikroangiopathische Hämolyse hervorrufen. Weitaus am häufigsten, nämlich bei 2–10 % der behandelten Patienten, tritt diese Komplikation nach Mitomycin C auf, seltener nach Cisplatin, Carboplatin, Bleomycin oder Gemcitabin. Der Beginn liegt meist 4–8 Wochen nach der letzten Verabreichung. Als zusätzliche Besonderheit findet sich in diesen Fällen meist ein nichtkardiogenes Lungenödem.

Organtransplantation

Eine mikroangiopathische Hämolyse findet sich nach Transplantation von soliden Organen oder Knochenmark, wobei es bei Letzterer sowohl nach allogener als auch autologer Transplantation gesehen wird. Wichtige Risikofaktoren scheinen hier die Ganzkörperbestrahlung und die Verabreichung von potenziell endotheltoxischem Ciclosporin A zu sein.

Hämolytische Anämien

Schwangerschaft

Eine Gruppe von peripartal auftretenden Krankheitsbildern zeigt eine starke Verwandtschaft mit TTP/HUS: Präeklampsie, Eklampsie, HELLP-Syndrom (hemolysis, elevated liver enzymes, low platelets), Schwangerschafts-TTP und Postpartum-HUS. Bei allen handelt es sich um systemische Störungen, die in unterschiedlicher Intensität Leber, Niere, ZNS und Herz betreffen. Zusätzlich findet sich regelmäßig eine mikroangiopathische Hämolyse mit Fragmentozytenbildung. Für die Diagnosestellung gilt dasselbe wie für die TTP außerhalb der Gravidität.

Maligne Hypertonie

Der Mechanismus, der bei exzessiv hohem Blutdruck zur Erythrozytenfragmentierung führt, ist nicht geklärt, das Phänomen wird jedoch häufig bei der malignen Hypertonie beobachtet. Ein Teil der Patienten weist zusätzlich eine leichte Thrombozytopenie auf.

Disseminierte intravasale Gerinnung

Die disseminierte intravasale Gerinnung führt unabhängig von ihrer Ursache ebenfalls zur Erythrozytenfragmentierung. Diagnostisch wichtig sind ein Verbrauch von Fibrinogen und Gerinnungsfaktoren mit Verminderung von Quick und Fibrinogenspiegel, eine Thrombozytopenie und die Manifestationen der verschiedenen Endorganschäden.

Autoimmunerkrankungen

Eine mikroangiopathische Hämolyse wurde bei verschiedenen Erkrankungen des rheumatischen Formenkreises und Vaskulitiden beobachtet, z. B. Lupus erythematodes, rheumatoide Arthritis, Sjögren-Syndrom, Polyarteriitis nodosa, Polymyositis, Sklerodermie, Wegener-Granulomatose, Riesenzellarteriitis. Pathogenetisch wird eine endotheliale Immunkomplexablagerung mit konsekutiven Endothelveränderungen und Fibrinablagerung vermutet.

Hämoglobinopathien

Einteilung. Die Hämoglobinopathien lassen sich in zwei große Gruppen einteilen, bestehend aus den *quantitativen Globinsynthesestörungen*, die unter dem Begriff der Thalassämien zusammengefasst werden und im Abschnitt 13.1 „Mikrozytäre hypochrome Anämien" behandelt wurden, und den *qualitativen Störungen*. Bei Letzteren liegt meistens eine Genmutation mit konsekutivem Aminosäurenaustausch vor. Es finden sich aber auch Formen mit verkürzter (z. B. Hb Lyon, Hb Freiburg) oder verlängerter (z. B. Hb Constant Spring, Hb Icaria) Aminosäurenkette im Globinmolekül. Selbst fusionierte Hämoglobin-Gene wurden gefunden (z. B. Hb Lepore = Fusionsmolekül bestehend aus Hbδ und Hbβ). Insgesamt wurden bis heute über 600 Hb-Varianten beschrieben.

Pathogenese. Die *Thalassämien* zeichnen sich durch eine verminderte Produktion entweder der α- oder der β-Kette des Globinmoleküls aus. Dies kommt zustande durch Verlust von ganzen Hämoglobin-Genen oder durch Mutationen in der Promotorregion oder den Spleißstellen des entsprechenden Gens. Im Labor manifestieren sie sich mikrozytär hypochrom und wurden im Abschnitt 13.1 behandelt.

Die *qualitativ veränderten Hämoglobine* sind häufig instabil oder führen zu einer vermehrten Met-Hämoglobin-Bildung. Dadurch kommt es zur Denaturierung, wobei das Globin als (Heinz-)Innenkörper ausfällt (Abb. 13.1 m) und via Phagozytose im retikuloendothelialen System zur Hämolyse führt. Daneben gibt es Formen mit Sichelungstendenz der Erythrozyten (v. a. HbS und C) sowie solche mit erhöhter O_2-Affinität, was zur Polyglobulie führt.

Diagnostik. Die *Sichelzellanämie* wird durch den Sichelungstest (O_2-Abschluss, Abb. 13.1j) und/oder durch eine Hb-Elektrophorese (Abb. 13.17) (heutzutage meist Hb High Performance Liquid Chromatography) diagnostiziert.

Die verschiedenen *instabilen Hämoglobine* führen zu verschieden starker hämolytischer Anämie mit unterschiedlichen Erythrozytenparametern. Meist sind sie normochrom normozytär oder hypochrom und leicht mikrozytär. Im Ausstrich finden sich zusätzlich Anisochromasie, Poikilozytose und basophile Tüpfelung. Bei Verdacht auf ein instabiles Hämoglobin als Ursache einer Hämolyse ist ein erster Schritt die Durchführung einer Retikulozytenfärbung mit mikroskopischer Betrachtung, da in der hier vorgenommenen Brillantkresylblau-Färbung denaturiertes Hämoglobin an der Innenseite der Erythrozytenmembran als *Heinz-Innenkörper* sichtbar wird (Abb. 13.1 m). Einschränkend ist anzumerken, dass bei vielen Patienten Heinz-Innenkörper nur nach Splenektomie oder während einer akuten hämolytischen Phase nachgewiesen werden können. Weitere Abklärungsmaßnahmen stellen Tests zum Nachweis der verminderten Stabilität des Hämoglobins mittels Hitzedenaturierung oder Präzipitation mit Isopropanol dar. Wir ziehen eine Abklärung mittels *Tests zur oxidativen Lädierbarkeit* vor (Tab. 13.9), da damit sowohl diese Hb-Varianten als auch die entsprechenden Enzymdefekte (s. u.) zuverlässig entdeckt werden. In der Hb-Elektrophorese (bzw. HPLC) lassen sich die instabilen Hämoglobine nur zum Teil nachweisen (Abb. 13.17).

Erythrozytenformvarianten

Das Fehlen bestimmter Erythrozytenmembranproteine führt zur hereditären *Sphärozytose*, ein Phänomen, dem ein beschleunigter Membranschrumpfungsprozess zugrunde liegt. Die Diagnose erfolgt durch Nachweis einer

421

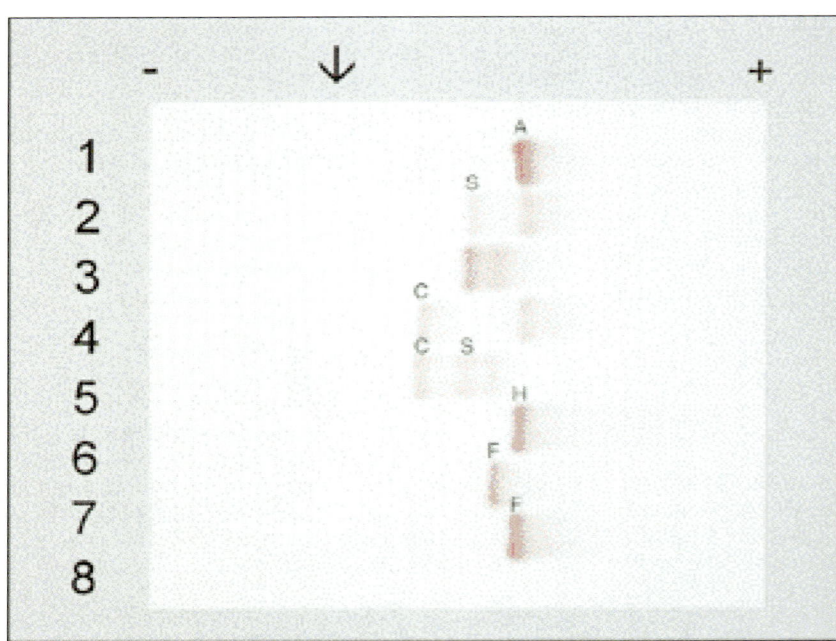

Abb. 13.17 Hämoglobinelektrophoresen:
1 = normal
2 = HbS heterozygot
3 = HbS homozygot
4 = HbC heterozygot
5 = HbS/HbC compound heterozygot
6 = Hb-H-α-Thalassämie
7 = β-Thalassaemia minor
8 = β-Thalassaemia major
(von Prof. A.R. Huber, Kantonsspital Aarau).

hyperchromen Erythrozytensubpopulation in der Durchflusszytometrie, der Sphärozyten im Ausstrich (Abb. 13.1 c) und anhand der verminderten osmotischen Resistenz. Eine Autoimmunhämolyse, die in der Regel ebenfalls einen Sphärozytenanteil aufweist, sollte mittels Coombs-Test ausgeschlossen werden.

Fließende Übergänge gibt es zur hereditären *Elliptozytose*, der ebenfalls z. T. sehr ähnliche Membranproteindefekte zugrunde liegen. Die Diagnose wird anhand der charakteristischen Ovalozyten im Ausstrich gestellt (Abb. 13.1 g).

Ein pathologischer Ionenmembrantransport stellt die Ursache der hereditären *Stomatozytose* (Abb. 13.1 f), der *Kryohydrozytose* und der *Xerozytose* dar. Stomatozyten finden sich aber auch bei der akuten Alkoholintoxikation, bei schweren hepatobiliären Erkrankungen und nach Verabreichung bestimmter Medikamente, z. B. Vincristin. Ist die Stomatozytose ausgeprägt, findet eine leichte Hämolyse statt.

Die *Akanthozytose* ist morphologisch durch stachelartige Zellfortsätze charakterisiert. Als Ursache wird eine Asymmetrie der beiden Schichten der Zellmembran zugunsten des inneren Anteils angenommen. Im Gegensatz zur *Echinozytose* sind die Stacheln ungleich lang und grob, und es finden sich weniger Stacheln pro Zelle. Im englischen Sprachraum werden diese Zellen als „spur cells" (spur = Sporn) bezeichnet. Eine Akanthozytose findet sich erworben bei Unterernährung, z. B. im Rahmen einer Anorexia nervosa, bei Hypothyreose, nach Splenektomie und bei schwerer hepatozellulärer Insuffizienz. Hereditäre Formen stellen die Abetalipoproteinämie und der McLeod-Phänotyp (= Fehlen des Kell-Blutgruppen-Antigens) dar. Die Diagnose erfolgt am Ausstrich. Der McLeod-Phänotyp kann blutgruppenserologisch ermittelt werden. Der Schweregrad der Hämolyse bei Akanthozytose variiert, kann jedoch zur Transfusionsbedürftigkeit führen.

Erythrozytäre Enzymdefekte

Enzymdefekte der Glykolyse oder des Nukleotidstoffwechsels (Tab. 13.6) können über verschiedene Mechanismen zur Hämolyse führen. Die Abklärung dieser Störungen ist schwierig und teuer und wegen der Seltenheit der einzelnen Krankheitsbilder und der Vielfalt der möglichen Gendefekte nur nach strenger Indikationsstellung und erst nach Ausschluss sämtlicher übriger zur Hämolyse führenden Zustände in Einzelfällen gerechtfertigt.

Enzymmangel im Pentosephosphatweg und im Glutathionmetabolismus

Pathogenese. Oxidative Substanzen (H_2O_2 und O_2^-) entstehen bei der Metabolisierung bestimmter Medikamente, bei der Reaktion zwischen Hämoglobin und Sauerstoff, und sie werden bei Infektionen von Leukozyten produziert.

Glutathion schützt die Zellen bei oxidativem Stress. Der Pentosephosphatweg ist die einzige Quelle des Erythrozyten für reduziertes Nicotinamid-Adenin-Dinucleotid-Phosphat (NADPH), das zur Reduktion von Glutathion benötigt wird. Enzymdefekte in diesem System führen zu einer vermehrten oxidativen Lädierbarkeit, was zur Hämoglobindenaturierung mit Heinz-Innenkörper-Bildung führt. Dies wiederum hat eine Hämolyse zur Folge.

Diagnostik. Zuerst sollte versucht werden, in einer Retikulozytenfärbung die Heinz-Innenkörper nachzuweisen. Auch hier sind aufgrund der diversen Enzymdefekte und ihrer Seltenheit genetische Tests nicht in erster Linie diagnostisch anzuwenden. Vielmehr kann die oxidative Lädierbarkeit im Labor mittels verschiedener Tests global ermittelt werden (Tab. 13.**9**). Der zugrunde liegende Enzymdefekt ist dann in den meisten Fällen nur noch von akademischem Interesse.

Tabelle 13.9 Tests zur Abklärung der vermehrten oxidativen Lädierbarkeit

- Sulf-Hämoglobin, spontan
- Sulf-Hämoglobin nach Vitamin-C-Exposition
- Innenkörperprovokation mit Acetylphenylhydrazin
- Hämolyse auf H_2O_2-Exposition

Abklärung des Verdachts auf Hämolyse

Anmerkung: Die Punkte 4 bis 9 können in der Reihenfolge je nach Vorbefunden auch variieren.

1. Sicherung der Hämolyse mittels Retikulozytenzählung, Ec-Kreatin (bester erythrozytärer Altersparameter) und Haptoglobin. Die LDH ist sehr sensitiv bei intravasaler, deutlich weniger sensitiv bei extravasaler Hämolyse.
2. Ein Sphärozytenanteil, bereits in der Durchflusszytometrie erkennbar an einer hyperchromen Subpopulation, schränkt die Differenzialdiagnose früh auf Autoimmunhämolyse, mechanische Hämolyse (Makro- oder Mikroangiopathie) und hereditäre Sphärozytose ein.
3. Der Ausschluss chemisch toxischer Hämolyse erfolgt mittels Anamnese.
4. Der Nachweis/Ausschluss einer autoimmunhämolytischen Anämie erfolgt mittels Coombs-Test.
5. Der Nachweis/Ausschluss eines Ec-Fragmentierungssyndroms (TTP/HUS, DIC, MAHA) wird anhand der klinischen und laborchemischen Begleitumstände sowie mittels Fragmentozytensuche geführt.
6. Der Nachweis/Ausschluss einer hereditären Ec-Formvariante erfolgt am Ausstrich und ggf. mittels Bestimmung der osmotischen Resistenz.
7. Eine vermehrte oxidative Lädierbarkeit wird mit den in Tab. 13.**9** aufgeführten Tests nachgewiesen/ausgeschlossen.
8. Der Nachweis/Ausschluss einer paroxysmalen nächtlichen Hämoglobinurie wird mittels Anamnese, Urinuntersuchung, FLAER-Test oder Immunphänotypisierung geführt.
9. Der Nachweis/Ausschluss eines instabilen Hämoglobins erfolgt mittels Heinz-Innenkörper in der Brillantkresylblau-Färbung (Retikulozytenfärbung), oxidativer Resistenz, Hitzedenaturierung, Isopropanol-Präzipitations-Test, evtl. Hb-Elektrophorese (Abb. 13.**17**).

Literatur

Andrews NC. Iron deficiency and related disorders. In: Greer JP, Foerster J, Lukens JN, Rodgers GM, Paraskevas F, Glader B (eds.). Wintrobe's Clinical Hematology. 11th ed. Philadelphia: Lea & Febiger 2004; Vol. 1, 979–1009.

Bächli E, Fehr J. Diagnose eines Vitamin-B12-Mangels: nur scheinbar ein Kinderspiel. Schweiz Med Wschr 1999; 129: 861–72.

Bridges KR. Sideroblastic anaemias. Br J Haematol 2002; 116: 733–43.

Brodsky RA, Mukhina GL, Li S, Nelson KL, Chiurazzi L et al. Improved detection and characterization of paroxysmal nocturnal hemoglobinuria using fluorescent aerolysin. Am J Clin Pathol 2000; 114: 459–66.

Delaunay J. The Hereditary Stomatocytoses: Genetic Disorders of the Red Cell Membrane Permeability to Monovalent Cations. Semin Hematol 2004; 41: 165–72.

Eber S, Lux SE. Hereditary Spherocytosis – Defects in Proteins That Connect the Membrane Skeleton to the Lipid Bilayer. Semin Hematol 2004; 41: 118–41.

Fernandez PM. Clinical presentation, natural course and prognostic factors. In: Schrezenmeier H, Bacigalupo A (eds.). Aplastic Anemia. Pathophysiology and treatment. Cambridge: Cambridge University Press 2000; 117–33.

Glader B. Anemia: General Considerations. In: Greer JP, Foerster J, Lukens JN, Rodgers GM, Paraskevas F, Glader B (eds.). Wintrobe's Clinical Hematology. 11th ed. Philadelphia: Lea & Febiger 2004; Vol. 1, 947–78.

Green BT, Rockey DC. Gastrointestinal Endoscopic Evaluation of Premenopausal Women With Iron Deficiency Anemia. J Clin Gastroenterol 2004; 38: 104–9.

Jeng MR, Glader B. Acquired nonimmune hemolytic disorders. In: Greer JP, Foerster J, Lukens JN, Rodgers GM, Paraskevas F, Glader B (eds.). Wintrobe's Clinical Hematology. 11th ed. Philadelphia: Lea & Febiger 2004; Vol. 1, 1223–46.

Kurzrock R. Myelodysplastic syndrome overview. Seminars in Hematology. 2002; 39, Suppl 2: 18–25.

Lipschitz DA, Cook JD, Finch CA. A clinical evaluation of serum ferritin as an index of iron stores. N Engl J Med 1974; 290: 1213.

Moake JL. Thrombotic Microangiopathies. N Engl J Med 2002; 347: 589–600.

Neff AT. Autoimmune hemolytic anemias. In: Greer JP, Foerster J, Lukens JN, Rodgers GM, Paraskevas F, Glader B (eds.). Wintrobe's Clinical Hematology. 11th ed. Philadelphia: Lea & Febiger 2004; Vol. 1, 1157–82.

14 Neoplasien der Hämatopoese, maligne Lymphome, Lymphadenopathie und Splenomegalie

U. Schanz, D. Jäger und J. Fehr
(Frühere Bearbeitung: G. Keiser und R. Streuli)

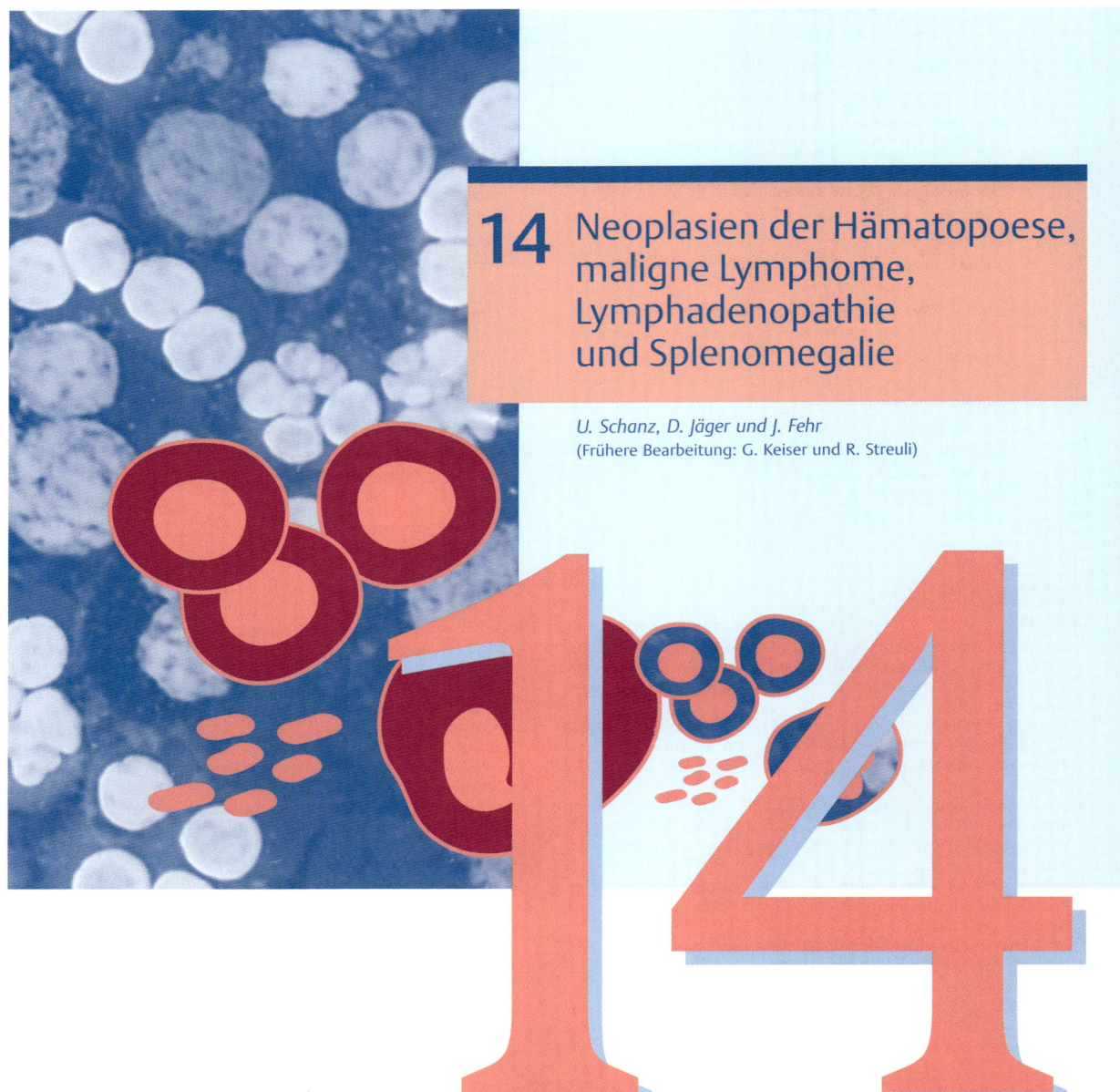

Neoplasien der Hämatopoese, maligne Lymphome, Lymphadenopathie und Splenomegalie

14.1 Neoplasien der Hämatopoese — 426

Leukämien — 426

Akute Leukämien — 426
- Akute lymphatische Leukämie (ALL) — 427
- Akute myeloische Leukämie (AML) — 427

Chronische Leukämien — 432
- Chronisch myeloische Leukämie (CML) — 432
- Chronisch lymphatische Leukämie (CLL) — 434

Haarzellleukämie (hairy cell leukemia, HCL) — 435

Myelodysplastische Syndrome (MDS) — 436

Myeloproliferative Syndrome (MPS) — 438

Polycythaemia vera (PV) — 438

Chronische idiopathische Myelofibrose (Osteomyelofibrose, OMF) — 438

Essenzielle Thrombozythämie — 439

14.2 Maligne Lymphome — 439

Hodgkin-Lymphom (Morbus Hodgkin) — 439

Non-Hodgkin-Lymphome (NHL) — 442

MALT-Lymphom — 444
Mantelzelllymphom — 444
Seltene Non-Hodgkin-Lymphome — 445

Multiples Myelom und Morbus Waldenström — 446

Multiples Myelom (Plasmazellmyelom) — 446

Morbus Waldenström (lymphoplasmazytisches Lymphom, Makroglobulinämie) — 448

14.3 Histiozytosen — 449

Langerhans-Zell-Histiozytose — 449
Nicht-Langerhans-Zell-Histiozytosen — 450
Maligne Histiozytosen — 450

14.4 Reaktive Lymphadenopathie und/oder Splenomegalie — 450

Lokalisierte Lymphadenopathie — 450

Generalisierte Lymphadenopathie mit oder ohne Splenomegalie — 451

14 Neoplasien der Hämatopoese, maligne Lymphome, Lymphadenopathie und Splenomegalie

14.1 Neoplasien der Hämatopoese

Allgemeine Betrachtungen

Die malignen Neoplasien der Hämatopoese umfassen folgende Krankheitsgruppen:
- die Leukämien,
- die myelodysplastischen Syndrome (MDS) und
- die myeloproliferativen Syndrome (MPS).

Pathogenese. Bei diesen Erkrankungen handelt es sich um unterschiedlich maligne, klonale Vermehrungen einer bestimmten Zelle bzw. Zellreihe im Knochenmark. Molekularbiologische Methoden, Chromosomenanomalien sowie der Nachweis von Oberflächen- oder Zytoplasmamarkern weisen auf die Klonalität dieser Erkrankungen hin.

Diagnostik. Je nach Stadium und Art der malignen hämatopoetischen Erkrankung stehen klinische oder hämatologische Veränderungen wie ein pathologisches Blutbild, Splenomegalie und/oder der Knochenmarkbefund im Vordergrund. Zytomorphologie, Zytochemie, Histologie, Immunphänotypisierung, chromosomale Veränderungen oder molekularbiologische Befunde spielen je nach Erkrankung bei der Diagnosestellung eine entscheidende oder nur untergeordnete Rolle.

Leukämien

Bei der Diagnose aller Leukämien spielen das Blutbild und die Morphologie, die Zytochemie und die Immunphänotypisierung eine entscheidende, chromosomale und molekularbiologische Veränderungen bei einzelnen Leukämieformen eine ergänzende Rolle. Die neoplastische Proliferation im Knochenmark hat je nach Leukämieart und Stadium der Krankheit eine mehr oder weniger ausgeprägte Verdrängung der normalen Hämatopoese zur Folge. Dies führt zur Ausbildung einer Anämie, Granulozytopenie und Thrombopenie von unterschiedlichem Ausmaß, welche die unspezifischen klinischen Symptome wie Blässe und Müdigkeit, Infektanfälligkeit und hämorrhagische Diathese zur Folge haben.

Einteilung. Die Leukämien lassen sich in 5 wichtigste Formen unterteilen:
▶ die akuten lymphatischen Leukämien (ALL),
▶ die akuten myeloischen Leukämien (AML),
▶ die chronisch myeloische Leukämie (CML),
▶ die chronisch lymphatische Leukämie (CLL),
▶ die Haarzellleukämie (hairy cell leukemia, HCL).

Alters- und Geschlechtsverteilung. Die Alters- und Geschlechtsverteilung ist in Abb. 14.1 zusammengestellt. Insbesondere das Alter kann wertvolle diagnostische Hinweise ergeben, im Einzelfall ist jedoch nur die Diagnose aus Blutbild und Knochenmark maßgebend.

Akute Leukämien

Klinik. Häufig beginnend mit unspezifischen Symptomen, entwickeln sich diese Leukämien (AML und ALL) innerhalb weniger Wochen sehr rasch und werden deshalb als akut bezeichnet. Blässe und Müdigkeit, hämorrhagische Diathese in Form von Petechien, Epistaxis, Gingivablutungen und Meno- und Metrorhagien bei Frauen werden häufig beobachtet. Bei gleichzeitiger Aktivierung der humoralen Gerinnung, wie sie bei einzelnen Leukämieformen vorkommt (typisch bei der Promyelozytenleukämie), können die Symptome der hämorrhagischen Diathese verstärkt auftreten und zusätzliche Suffusionen und Hämatome zur Folge haben. Häufig beginnt die Krankheit mit einer akuten Infektion, z. B. einer Pneumonie, einer Angina oder einer lebensbedrohlichen Sepsis. Gelegentlich, v. a. bei gewissen myeloischen Leukämien, treten eine Schwellung der Gingiva (leukämische Gingivainfiltration) oder knotige Veränderungen in der Haut (Chlorome) als erstes Symptom auf.

Diagnostik. Die Symptome der Anämie, der Granulozytopenie und/oder der Thrombopenie führen die Patienten meist zum Arzt. Das Blutbild mit einer erhöhten Anzahl an Leukozyten (10–50 × 10^9/l) bei gleichzeitiger normochromer, normozytärer Anämie (60–90 g/l) und einer ausgeprägten Thrombopenie (< 50 × 10^9/l) lassen die Diagnose einer akuten Leukämie häufig bereits vermuten. Allerdings werden nicht allzu selten Fälle mit normaler oder gar erniedrigter (typisch für die Promyelozytenleukämie) Leukozytenzahl oder mit nur diskreter oder fehlender Anämie und/oder Thrombopenie beobachtet. Es ist deshalb wichtig, immer ein Differenzialblutbild anzufertigen, welches meist die für die akute Leukämie typischen Blasten aufweist. Bei den aleukämischen Formen sind dagegen nur wenige oder keine Blasten im peripheren Blutbild zu beobachten, was die Wichtigkeit der Durchführung einer diagnostischen Knochenmarkpunktion für die Diagnose der akuten Leukämie unterstreicht. Das Knochenmark ist bei diesen wie auch bei den anderen Formen der AML und ALL in der Regel hyperzellulär und von Blasten durchsetzt.

> Die Diagnose einer akuten Leukämie muss immer zusammen mit dem Knochenmarkbefund (Aspiration und Biopsie) gestellt werden, das Blutbild allein genügt nicht.

Akute lymphatische Leukämie (ALL)

Klinik. Die ALL kommt überwiegend bei Kindern (75 % der ALL-Patienten sind unter 6 Jahre) und Jugendlichen vor (die B-ALL ist die häufigste Neoplasie bei Kindern überhaupt) und ist beim Erwachsenen eher selten (Abb. 14.1). Neben den allgemeinen Symptomen durch die Anämie, Granulozytopenie und Thrombopenie sind sehr oft Lymphknotenschwellungen, eine Hepato- und Splenomegalie sowie Knochenschmerzen und Arthralgien zu beobachten. Besonders bei der T-ALL tritt oft ein Mediastinaltumor (mediastinal bulk) durch Lymphknotenvergrößerungen auf. Der leukämische Befall des ZNS ist nicht selten, wenn meist auch bei der Erstdiagnose asymptomatisch; er muss immer mittels einer diagnostischen Lumbalpunktion gesucht werden.

Differenzialdiagnostisch müssen insbesondere bei Kindern immer *virale Erkrankungen,* wie z. B. das Pfeiffersche Drüsenfieber (Ebstein-Barr Virus, EBV), welche der ALL ähnliche Symptome und Blutbildveränderungen hervorrufen können, in Betracht gezogen bzw. ausgeschlossen werden.

Einteilung. Die ALL wird entsprechend der WHO in 2 Hauptformen unterteilt:
➤ die Vorläufer (precursor) B akute lymphoblastäre Leukämie (B-ALL) und
➤ die Vorläufer (precursor) T akute lymphoblastäre Leukämie (T-ALL).

Eine weitere Unterteilung sowohl der B-ALL als auch der T-ALL erfolgt mittels Nachweis der Expression von bestimmten zytoplasmatischen oder Oberflächenantigenen (Immunphänotypisierung) als auch von Immunglobulinkomponenten (Tab. 14.1). Die Einteilung der ALL hat sowohl prognostische als auch therapeutische Bedeutung. Den typischen Blutbild- und Knochenmarkbefund einer ALL zeigen die Abb. 14.2 und 14.3.

Akute myeloische Leukämie (AML)

Klinik. Im Unterschied zur ALL kommt die AML bei Kindern nur sehr selten vor und ist somit eine Erkrankung hauptsächlich des Erwachsenenalters. Die Mehrzahl aller Erkrankungsfälle tritt bei Patienten über 60 Jahren auf (Abb. 14.1). Die Symptomatik der AML ist v.a. bedingt durch die Anämie, Granulozytopenie und/oder die Thrombopenie. Lymphknotenschwellungen, Hepato- und Splenomegalie sowie ein ZNS-Befall sind selten und wenn, dann nur bei speziellen Subtypen der AML vorhanden. Sehr typisch für die Promyelozytenleukämie ist der Nachweis einer aktivierten oder gar einer manifesten disseminierten intravasalen Gerinnung (DIC).

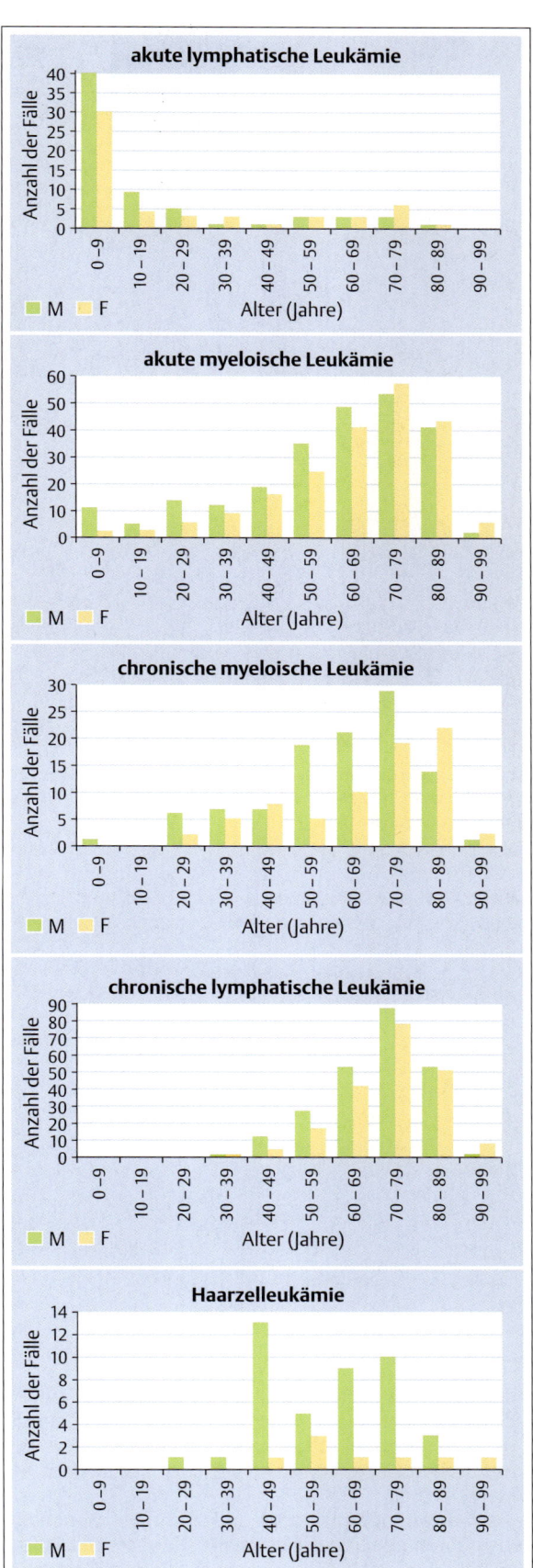

Abb. 14.1 Inzidenz der Leukämien im Kanton Zürich, ▷ 1985–1994 (Dr. G. Schüler, Kantonalzürcherisches Krebsregister). M (Männer), F (Frauen).

14 Neoplasien der Hämatopoese, maligne Lymphome, Lymphadenopathie und Splenomegalie

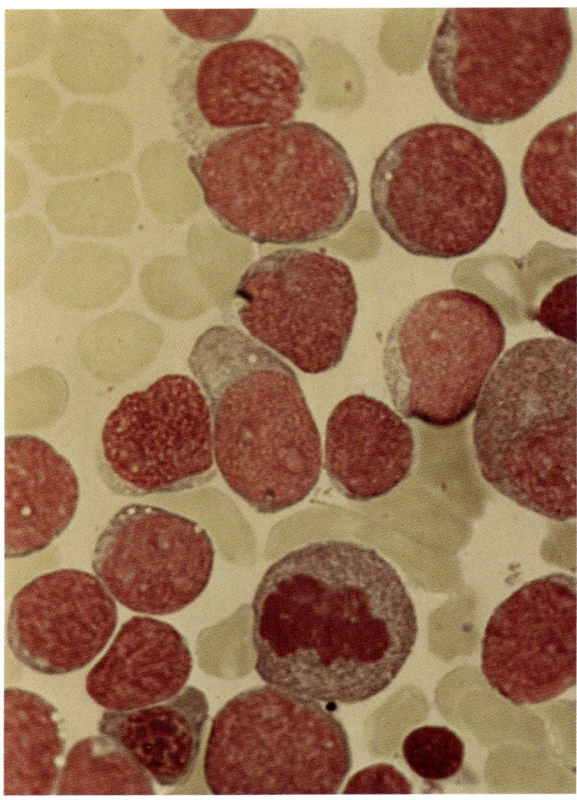

Abb. 14.2 Akute lymphatische Leukämie (ALL). Knochenmark: leukämische Zellen nur zum Teil mit Nukleolen. Peroxidasereaktion negativ.

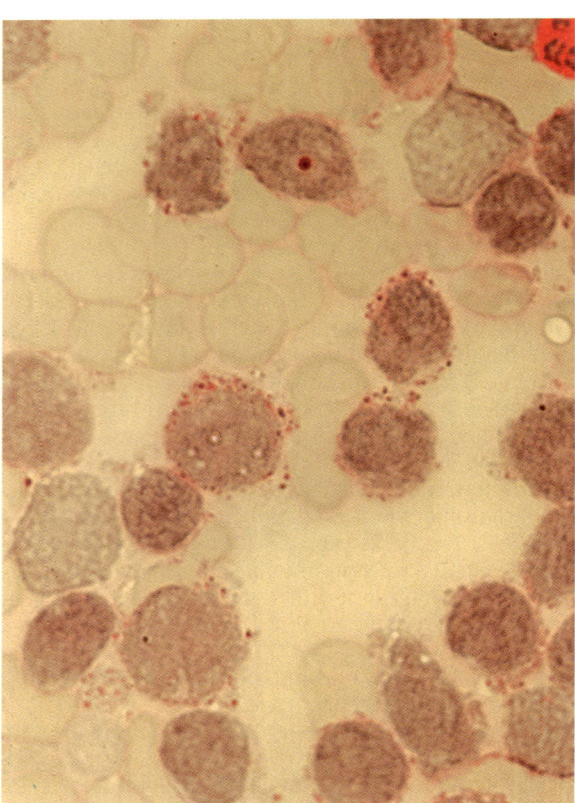

Abb. 14.3 ALL. PAS-Reaktion zeigt granuläre Positivität in einem Teil der Zellen.

Tabelle 14.1 Klassifikation der ALL nach EGIL (European Group for the Immunological Characterization of Leukemias)

Subtyp	EGIL	Marker	Häufige zytogenetische Anomalien
B-Zell-Typ		HLA DR+, TdT+, CD19+ und/oder CD79a+ und/oder CD22+	
– Pro-B-ALL	B-I	keine zusätzlichen Marker	t(4;11)(q21;q23)
– Common ALL	B-II	zusätzlich: CD10+	t(9;22)(q34;11) del(6q)
– Prä-B-ALL	B-III	zusätzlich: CD10±, cyIgM+	t(9;22)(q34;q11) t(1;19)(q23;p13)
– B-ALL	B-IV	zusätzlich: CD10±, sIgM+ oder cy λ- oder κ-Leichtketten, TdT evtl. negativ	t(8;14)(q24;q32) t(2;8)(p12;q24) t(8;22)(q24;q11)
T-Zell-Typ		cyCD3+ oder sCD3+	
– Prä-T-ALL	T-I	cyCD3+, CD7+	t/del(9p)
– T-ALL	T-II, III, IV	CD7+, CD2+ und/oder CD5+ und/oder CD8+, CD1a±	t(8;14)((q24;q11) t(10;14)(q24;q11) t(11;14)(p13;q11)

s = surface; cy = cytoplasmatic

Diagnostik. Im Blutbild und im Knochenmark finden sich hauptsächlich Blasten, Promyelozyten und vereinzelt Granulozyten, aber kaum Zwischenstufen der myeloischen Zellreihe, was als *Hiatus leucaemicus* bezeichnet wird.

Immunphänotypisierung und Chromosomenanalysen gehören neben der klassischen Knochenmarkmorphologie und -zytochemie heute zur Standarddiagnostik. Zudem wird die Chromosomenanalyse zur Einteilung der AML in der neuen WHO-Klassifizierung benötigt und hat eine große prognostische und damit auch eine therapeutische Bedeutung. Tab. 14.2 zeigt die häufigsten Chromosomenanomalien bei der AML.

Einteilung. Bis vor kurzem wurden die Leukämien über 25 Jahre erfolgreich nach der FAB-Klassifikation

Neoplasien der Hämatopoese

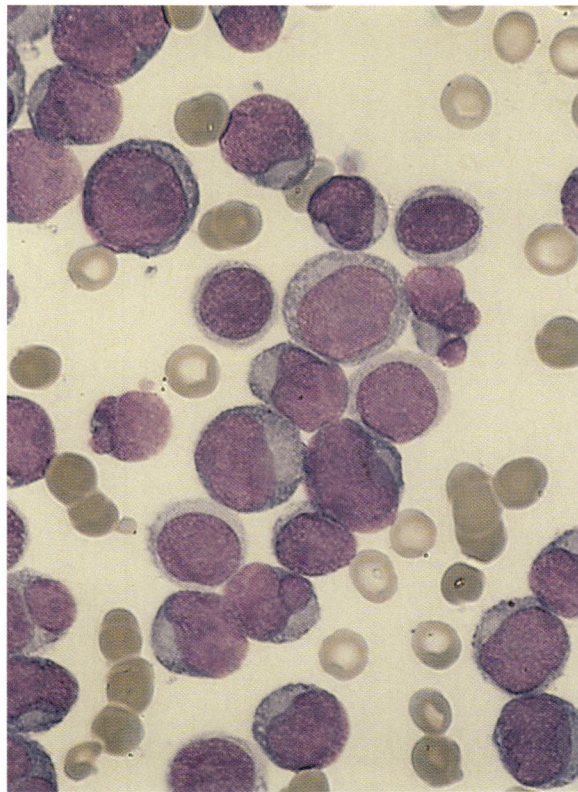

Abb. 14.4 Akute myeloische Leukämie (AML), Typ M1. Knochenmark: große polymorphe Blasten mit mehreren Nukleolen, Zytoplasma ohne erkenntliche Granulation.

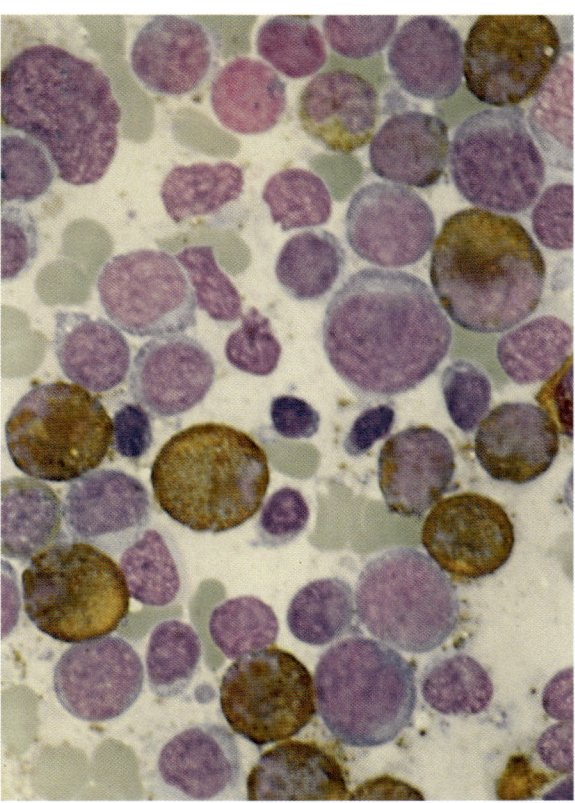

Abb. 14.5 AML, Typ M2. Peroxidasereaktion stark positiv.

Tabelle 14.2 Häufigste Chromosomenanomalien bei der akuten myeloischen Leukämie

FAB	Chromosomenanomalie
M0	
M1	t(9;22)(q34;q11.2)
M2	inv(3)(q21 q26), t(6;9)(p23;q34), t(8;21)(q22;q22), del(12)(p12)
M3	t(15;17)(q22;q21)
M4	inv(3)(q21 q26), t(6;9)(p23;q34), t(8;16)(p11;p13), t(8;21)(q22;q22), t(10;11)(p13;q23), del(12)(p12), inv(16)(p13 q22), t(16;16)(p13;q22), del(16)(q22)
M5	t(8;16)(p11;p13), t(9;11)(p21;q23), t(11;19)(q23;p13), t(10;11)(p13;q23),
M6	inv(3)(q21 q26), t(3;5)(q25.1;q34),
M7	t(1;22)(p13;q13),
myeloisch allgemein	t(3;21)(q26;q22), del(5)(q13 q33), (-5), del(7 q), (-7)

Außer bei der t(15;17), welche pathognomonisch für die AML M3 nach FAB ist, besteht bei den anderen zytogenetischen Aberrationen nur eine bedingte FAB-Klassen-Spezifität.

(French American British) anhand der Morphologie und Zytochemie der Leukämiezellen in 7 Formen eingeteilt. Neuerdings wird die WHO-Einteilung (World Health Organization) verwendet, welche anhand von Chromosomenanalysen, Dysplasiezeichen in der Hämatopoese, vorausgegangener leukämogener Chemotherapie und anderer Faktoren die AML in 4 Hauptgruppen mit mehreren Untergruppen aufteilt.

Zusätzlich gibt es eine Gruppe von akuten Leukämien unklaren Ursprungs (myeloisch oder lymphatisch), welche die undifferenzierte akute Leukämie, die bilineäre akute Leukämie und die biphänotypische akute Leukämie umfasst. Da diese unterschiedlichen Klassifizierungen heute häufig noch nebeneinander zur Anwendung kommen, sind beide in den Tab. 14.3 und 14.4 wiedergegeben. Die Abb. 14.4–14.11 zeigen

Tabelle 14.3 FAB-Klassifikation der akuten myeloischen Leukämien

M0 (myeloblastäre Leukämie ohne Reifung)	– Myeloblasten ohne Granula und Auer-Stäbchen – alle zytochemischen Reaktionen negativ – Häufigkeit < 5 %
M1 (myeloblastäre Leukämie mit minimaler Reifung)	– Myeloblasten mit keinen oder nur ganz wenigen Azurgranula und/oder Auer-Stäbchen – Zellkerne mit 1 oder mehreren Nukleolen – wenig Blasten peroxidasepositiv – Häufigkeit 15–20 %
M2 (myeloblastäre Leukämie mit Reifung)	– Reifung ausgeprägter und über das Promyelozytenstadium hinaus – 50 % der Knochenmarkzellen sind Myeloblasten oder Promyelozyten – relativ viele Leukämiezellen mit Azurgranula, z. T. mit Auer-Stäbchen – relativ viele Leukämiezellen sind peroxidasepositiv – Häufigkeit 25–30 %
M3 (hypergranuläre Promyelozytenleukämie)	– Mehrzahl der Knochenmarkzellen sind pathologische Promyelozyten, voll gepackt mit sehr großen Purpurgranula – einzelne Zellen mit reichlich Auer-Stäbchen (pathognomonisch) – Zellkerne von unterschiedlicher Form und Größe, oft nierenförmig oder zweilappig – Häufigkeit 10 %
M4 (myelomonozytäre Leukämie)	– granulozytäre und monozytäre Differenzierung vorhanden – Prozentsatz der monozytären Zellen im Knochenmark und Blut > 20 %, derjenige der Myeloblasten und Promyelozyten meistens auch > 20 % – Leukämiezellen z. T. mit spezifischer, z. T. unspezifischer Esterasefärbung positiv – Lysozymkonzentration im Serum erhöht – Häufigkeit 15 %

M5 (monozytäre Leukämie)	– M5a (wenig differenzierter Typ)
	  – 80 % der Knochenmarkzellen sind Monoblasten, deren Kern 1–3 große blasige Nukleolen enthält
	  – unspezifische Esterasereaktion positiv, Lysozymreaktion im Serum stark erhöht
	  – Häufigkeit 5 %
	– M5b (differenzierter Typ)
	  – 20 % der Leukämiezellen zeigen Reifung (Promonozyten!), Kern gewunden oder gekerbt
	  – Zahl der Monozyten im Blut höher als im Knochenmark
	  – unspezifische Esterase- und Lysozymkonzentration wie bei M5a
	  – Häufigkeit 5 %

M6 (Erythroleukämie)	– 50 % der Knochenmarkzellen sind megaloblastäre Erythrozytenvorläufer mit z. T. bizarren Kernformen – 30 % der Knochenmarkzellen sind Myeloblasten und Promyelozyten mit z. T. Auer-Stäbchen – Erythroblasten im Blut – PAS-Färbung der Erythroblasten positiv – Häufigkeit < 5 %
M7 (Megakaryoblastenleukämie)	– positive Reaktion mit Thrombozytenperoxidase und Antikörpern gegen Thrombozyten – Häufigkeit 3 %

Blut- und Knochenmarkausstriche der unterschiedlichen Leukämieformen.

Charakteristika einiger AML-Formen. Die verschiedenen Formen der akuten myeloischen Leukämie unterscheiden sich bezüglich ihrer Symptomatik und Klinik nicht wesentlich voneinander. Es gibt jedoch einige charakteristische Erscheinungsformen, die hier speziell Erwähnung finden sollen.

Die bereits erwähnte *Promyelozytenleukämie* (AML M3 nach FAB, AML mit t(15;17) nach WHO) weist eine aktivierte Gerinnung auf, und dies meist bereits bei Diagnosestellung. Sie nimmt unter Einleitung der Therapie in der Regel noch zu und sisitiert erst nach einigen Therapietagen bei rascher Reduktion der leukämischen Zellen.

Bei den *akuten myelomonzytären und monoblastären/monozytären Leukämien* (M4 und M5 a/b nach FAB) beobachtet man nicht selten leukämische Infiltrate der Gingiva und der Haut. Gelegentlich tritt auch eine Aktivierung der Gerinnung auf.

Die *akuten myelomonoblastären Leukämien* mit einer Inversion oder Translokation am Chromosom 16 (inv (16) oder t(16;16)) zeigen eine deutliche Blut- und v.a. Knochenmarkeosinophilie und weisen eine günstige Prognose auf.

Zu den akuten myeloischen Leukämien werden zudem neoplastische Veränderungen der Erythropoese und der Megakaryopoese, nämlich die *akute erythroblastische* und die seltene *megakaryoblastische* Leukämie gezählt.

Neoplasien der Hämatopoese

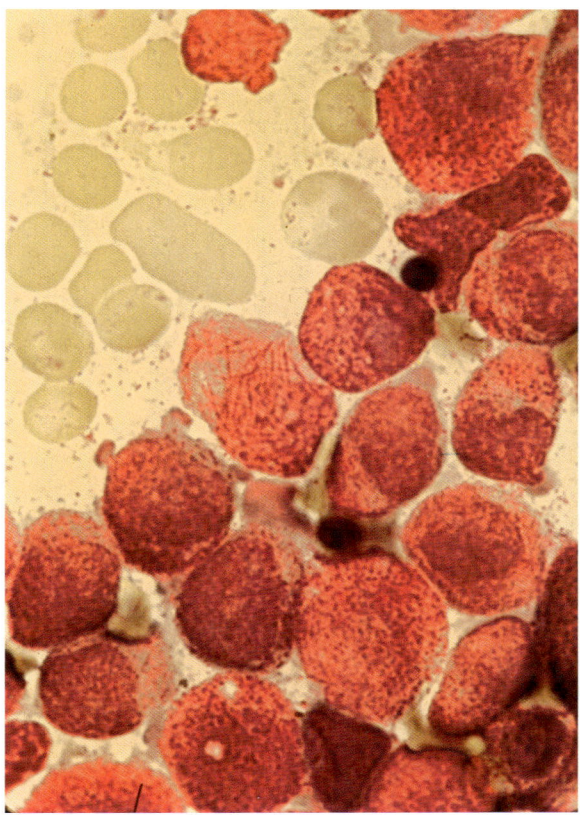

Abb. 14.6 AML, Typ M3 (Promyelozytenleukämie). Knochenmark: Kerne der pathologischen Promyelozyten durch reichlich grobe Granula fast völlig verdeckt. Eine Zelle mit sehr reichlich Auer-Stäbchen (pathognomonisch).

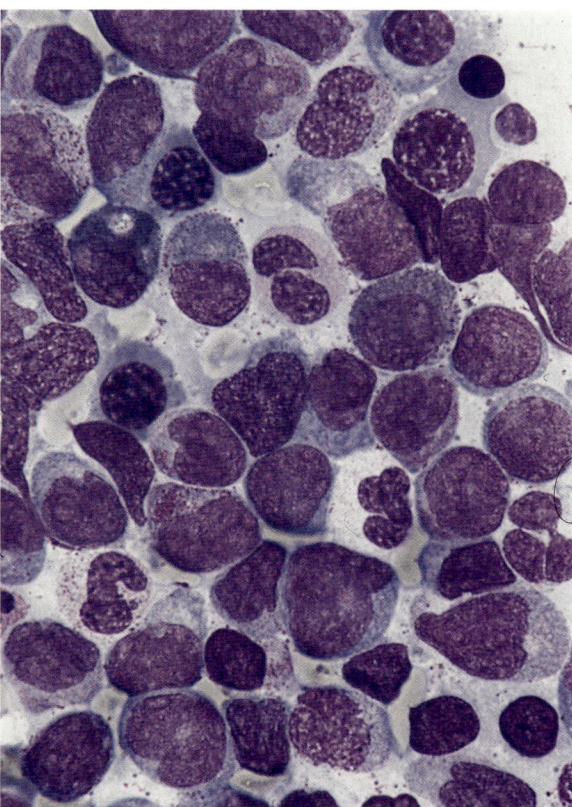

Abb. 14.7 Myelomonozytäre Leukämie, Typ M4. Knochenmark: unreife granulierte myeloische Zellen und breitplasmatische monozytoide Zellen mit gebuchtetem Kern.

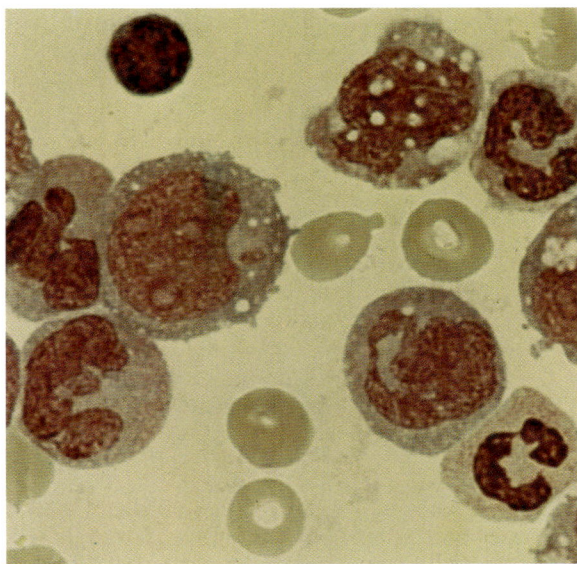

Abb. 14.8 Monozytenleukämie, Typ M5, differenzierte Form, Typ M5 b. Peripheres Blut.

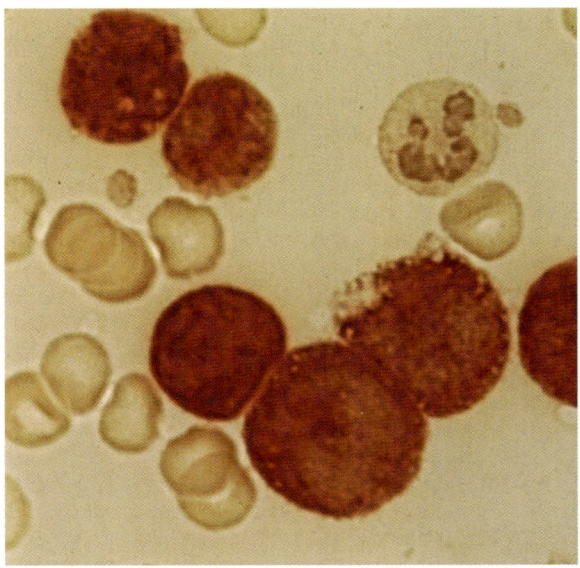

Abb. 14.9 Monozytenleukämie, Typ M5: differenzierte Form, Typ 5Mb. α-Naphthyl-Butyrat-Reaktion stark positiv (ein Granulozyt ist negativ).

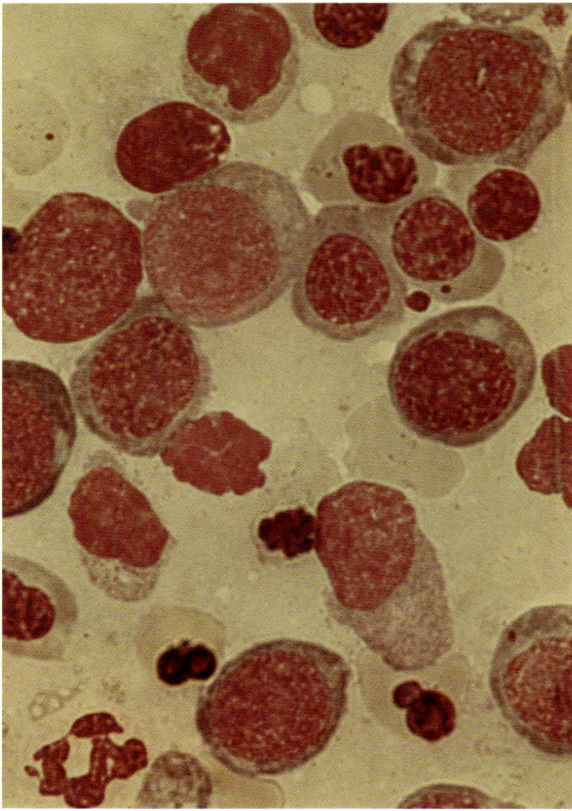

Abb. 14.10 Erythroleukämie, Typ M6. Knochenmark: großer Anteil erythropoetischer Zellen aller Reifungsstufen, makrozytär, mit Karyorrhexisformen.

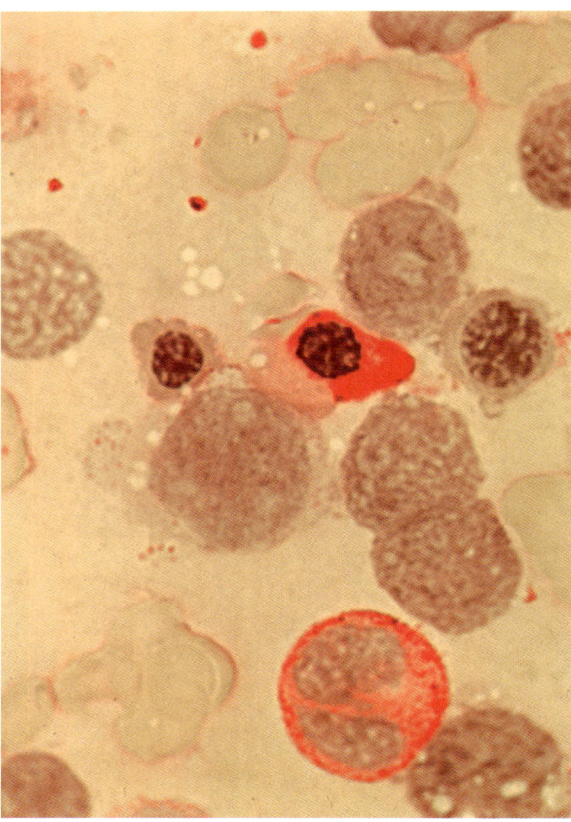

Abb. 14.11 Erythroleukämie, Typ M6. PAS-Reaktion zeigt abnorme Positivität in einem jüngeren zweikernigen und einem reifen einkernigen Erythroblast.

AML als Zweitneoplasie. Die wachsende Bedeutung dieser Formen der akuten myeloischen Leukämie findet ihren Niederschlag in der WHO-Klassifizierung, in der sie eine eigene Einheit bilden, die sog. therapieassoziierte AML. Mit zunehmender Zahl von Patienten, die nach Behandlung von Lymphomen und soliden Tumoren – häufig unter Anwendung einer Hochdosis-Chemotherapie mit autologer Stammzellretransfusion – als geheilt betrachtet werden, nimmt diese Leukämieform stetig zu. Zwei Typen, basierend auf dem auslösenden Agens werden unterschieden: Die Alkylanzien- und/oder Radiotherapie-assoziierte und die Topoisomerase-II-Inhibitor-assoziierte AML.

Die Alkylanzien- und/oder Radiotherapie-assoziierte AML tritt im Mittel meist 5–6 Jahre, mit einer Streubreite zwischen 10 und 192 Monaten, nach der Exposition auf. Das Risiko des Auftretens ist mit der kumulativen Dosis und dem Alter des Patienten verbunden. Meist geht der leukämischen Phase ein myelodysplastisches Syndrom (MDS) voraus. Zytogenetisch finden sich häufig unbalancierte Translokationen oder Deletionen am langen Arm der Chromosome 5 oder 7.

Die Topoisomerase-II-Inhibitor-assoziierte AML tritt meist nach einer kürzeren Latenz, im Mittel nach 3 Jahren mit einer Streubreite von 12–130 Monaten, bei Patienten aller Altersgruppen auf. Meist manifestiert sich diese AML ohne vorausgehendes MDS und weist die Charakteristika einer myelomonozytären oder monoblastischen Leukämie auf. Zytogenetisch finden sich häufig balancierte Translokationen am Chromosom 11 q23 (dem sog. MLL-[mixed lineage leukemia] Gen), meist t(9;11), t(11;19) oder t(6;11).

Chronische Leukämien

Chronisch myeloische Leukämie (CML)

> Die ausgeprägte Splenomegalie ist klinisch ein Leitsymptom der chronisch myeloischen Leukämie. Zusammen mit einer extremen Leukozytose (> 100 × 10^9/l) im peripheren Blutbild, das alle Vorstufen der Myelopoese aufweist, ergibt sich das voll ausgebildete Bild der CML.

Klinik. Die initialen Symptome einer CML sind oft unspezifisch und bestehen in vermehrter Müdigkeit, eingeschränkter Leistungsfähigkeit, Gewichtsverlust, Auftreten von Nachtschweiß und einer ausgeprägten Splenomegalie, die zu einem Druckgefühl im Abdomen führen kann. Trotz häufig vorhandener Thrombozytose zeigen Patienten mit einer CML kaum eine vermehrte Thrombobseneigung. 20–40 % aller Patienten sind bei der Diagnosestellung asymptomatisch, die Krankheit wird im Rahmen einer Routineuntersuchung, meist wegen einer anderen Erkrankung, anhand des Blutbildes gestellt.

Prognose. Wichtigste prognostische Faktoren zum Zeitpunkt der Diagnose der CML, welche die Dauer der chronischen Phase abschätzen lassen, sind:
- Alter,
- Milzgröße in cm unter dem Rippenbogen,
- Anzahl der Blasten in Prozent im peripheren Blutbild,
- Anzahl der Basophilen in Prozent im peripheren Blutbild,
- Anzahl der Eosinophilen in Prozent im peripheren Blutbild,
- Anzahl der Thrombozyten in 10^9/l im peripheren Blutbild.

Diese Parameter ergeben den sog. Hasford-Score, der im Internet unter http://www.pharmacoepi.de abrufbar und berechenbar ist.

Die chronisch myeloische Leukämie in ihrer sog. *chronischen Phase* geht im Durchschnitt nach 3–5 Jahren nach der Diagnose in eine akute Leukämie über, die man als *Blastenschub* bezeichnet. Dabei handelt es sich meist um eine akute myeloische, in einem Drittel aber um eine akute lymphatische Leukämie, die in der Regel therapierefraktär ist und meist innerhalb weniger Monate zum Tode führt. Dem Blastenschub geht meist 3–18 Monate ein Zustand voraus, der als *akzelerierte Phase* bezeichnet wird. Sie zeichnet sich durch ein zunehmend schlechteres Ansprechen auf die Therapie, Vergrößerung der Milz, Zunahme der Blasten im peripheren Blut und eine Verschlechterung des Allgemeinzustandes aus.

Diagnostik. In der *chronischen Phase* weist das Blutbild eine typische Vermehrung der Leukozyten, häufig über 100×10^9/l (in 50–70 %), mit Ausschwemmung aller Vorstufen der Myelopoese auf (Abb. 14.**12**). Es besteht eine Basophilie und die Granulozyten weisen eine niedrige oder fehlende alkalische Leukozytenphosphatase (LAP) auf. Nicht selten besteht gleichzeitig einer Thrombozytose von $600–700 \times 10^9$/l (in 15–34 %). Die meisten Patienten weisen eine milde Anämie auf. Das Knochenmark ist deutlich hyperzellulär durch die Vermehrung der Granulozyten und ihrer Vorläuferzellen, die Blastenzahl ist < 10 %, meist unter 5 %. Die Megakaryozyten sind kleiner als normal (charakteristische Mikromegakaryozyten) und haben hypolobierte Kerne. Ihre Zahl kann vermindert oder nicht selten gesteigert sein. Die Erythropoese tritt in den Hintergrund. Bis zu 40 % der Patienten weisen eine Vermehrung der Retikulinfasern bei Diagnosestellung auf.

Die Befunde in der *akzelerierten Phase* und im *Blastenschub* sind in Tab. 14.5 wieder gegeben.

Philadelphia-Chromosom. Bei der Diagnosestellung weisen 90–95 % der Patienten die charakteristische zytogenetische t(9;22)(q34;q11) Translokation auf. Diese

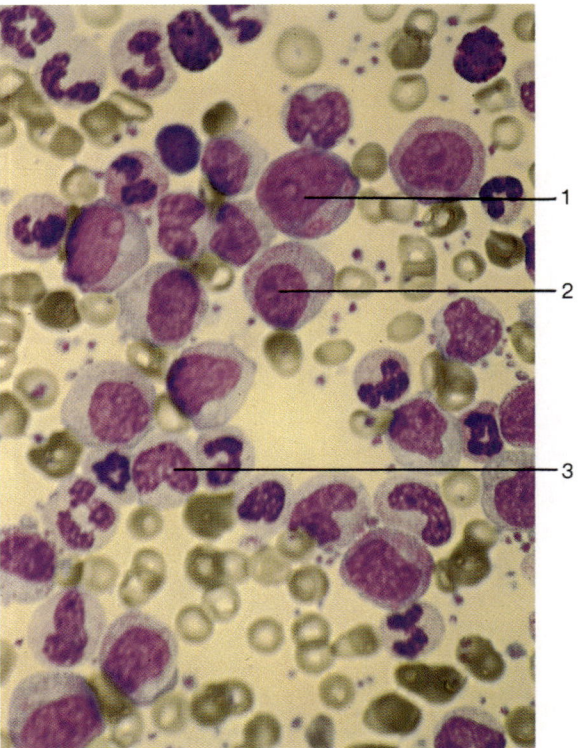

Abb. 14.12 Chronische myeloische Leukämie (1 Promyelozyt, 2 Myelozyt, 3 Metamyelozyt).

Tabelle 14.4 WHO-Klassifikation der akuten myeloischen Leukämien (AML)

Akute myeloische Leukämie mit typischen zytogenetischen Anomalien
– AML mit t(8;21)(q22;q22); (AML1/ETO)
– AML mit Knochenmarkeosinophile inv(16)(p13q22) oder t(16;16)(p13;q22); (CBFβ/MYH11)
– AML mit t(15;17)(q22;q12); (PML/RARα) (AML M3 nach FAB)
– AML mit 11 q23-(MLL-) Anomalien
Akute myeloische Leukämie mit multilineärer Dysplasie
– nach vorausgehendem myelodysplastischen oder myeloproliferativen Syndrom
– ohne vorausgehendes myelodysplastisches Syndrom
Akute myeloische Leukämie, therapieassoziiert
– Alkylanzien-assoziiert
– Topoisomerase-II-Inhibitoren-assoziiert
– Andere
Akute myeloische Leukämie, anderweitig nicht klassifizierbar
– AML ohne Reifung (AML M0 nach FAB)
– AML mit minimaler Reifung (AML M1 nach FAB)
– AML mit Reifung (AML M2 nach FAB)
– AML myelomonozytär (AML M4 nach FAB)
– AML monoblastär oder monozytär (AML M5 a oder M5 b)
– akute Erythroleukämie (AML M6 nach FAB)
– akute Megakaryoblastenleukämie (AML M7 nach FAB)
– akute Basophilenleukämie (AML M2Baso nach FAB)
– akute Panmyelose mit Myelofibrose
– myeloides Sarkom

14 Neoplasien der Hämatopoese, maligne Lymphome, Lymphadenopathie und Splenomegalie

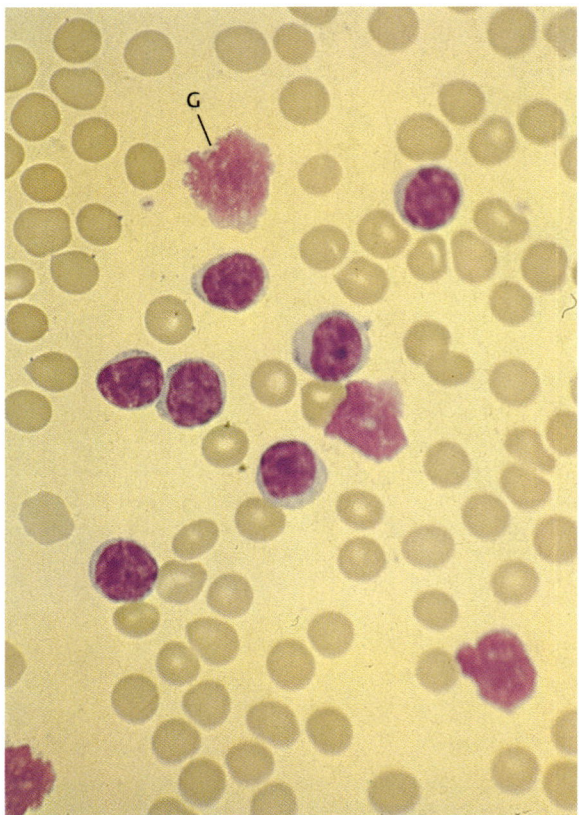

Abb. 14.13 Chronische lymphatische Leukämie (G = Gumprecht-Scholle).

Tabelle 14.5 CML: Befunde in der akzelerierten Phase und im Blastenschub

Akzeleration	Blastenschub
– 10–19 % Blasten im peripheren Blut oder Knochenmark – ≥ 20 % Basophile im peripheren Blut – < 100 × 10⁹/l Thrombozyten (nicht therapiebedingt) oder > 1000 × 10⁹/l Thrombozyten (therapierefraktär) – Zunahme der Milzgröße (therapierefraktär) – zusätzliche zytogenetische Aberrationen	– ≥ 20 % Blasten im peripheren Blut oder Knochenmark – extramedulläre Blastenproliferation

Translokation vereinigt Teile des BCR-(breakpoint cluster region) Gens auf Chromosom 22 mit Abschnitten des ABL-(Abelson leukemia virus) Gens auf dem Chromosom 9. Das veränderte (verkürzte) Chromosom 22 wird als Philadelphia-Chromosom bezeichnet; es enthält das für die Krankheit verantwortliche Fusionsgen, das als BCR-ABL bezeichnet wird. Die übrigen Fälle weisen entweder zusätzliche chromosomale Aberrationen oder eine sog. kryptische Translokation von 9q34 und 22q11 auf, welche nicht zytogenetisch, jedoch molekularbiologisch nachgewiesen werden kann.

Differenzialdiagnose. Die früher als Varianten, heute aber als eigenständige seltene Entitäten betrachten Formen juvenile CML (heute juvenile myelomonozytäre Leukämie), die chronische Neutrophilenleukämie, die chronische Eosinophilenleukämie und die auch Philadelphia-positive ALL seien hier nur der Vollständigkeit halber erwähnt.

Chronisch lymphatische Leukämie (CLL)

Klinik. Rund ein Viertel der Patienten sind bei der Diagnosestellung asymptomatisch und weisen lediglich eine absolute Lymphozytose im peripheren Blutbild auf. Häufig finden sich jedoch zusätzlich eine generalisierte Lymphadenopathie, eine Splenomegalie (jedoch nicht so ausgeprägt wie bei der CML), eine Hepatomegalie sowie eine Anämie und Thrombopenie. Außerdem können unspezifische Symptome wie Müdigkeit, vermehrte Infektanfälligkeit, Gewichtsverlust, Fieber und Nachtschweiß bestehen. Nicht selten wird die CLL begleitet von einer autoimmunhämolytischen Anämie vom Wärmeantikörpertyp.

Das typische Manifestationsalter der CLL liegt bei 60 Jahren.

Prognose. Die mittlere Überlebenszeit der CLL beträgt 7 Jahre, abhängig vom Stadium bei Diagnosestellung, der Lymphozytenverdoppelungszeit (< 12 Monate mit schlechter Prognose), der Zytogenetik (Trisomie 12 und 11q22–23-Deletionen mit schlechter, 13q14-Anomalien mit guter Prognose) und von Mutationen in der variablen Region der Ig-Gene (mit Mutation bessere, ohne Mutation schlechtere Prognose). Eine Transformation in ein High-Grade-Lymphom (Richter-Syndrom), meist ein diffus großzelliges B-Zell-Lymphom, findet lediglich in ca. 3–4 % der Fälle statt.

Diagnostik. Die Gesamtlymphozytenzahl ist immer erhöht, wobei in der Literatur unterschiedliche Meinungen vertreten sind, welche Zahl (> 5, 10 oder 15 × 10⁹/l) als diagnostisch für die CLL zu gelten hat. Im Blutausstrich sind mehrheitlich morphologisch typische kleine Lymphozyten (B-Lymphoyzten) mit verklumptem Chromatin ohne Nukleolen vorhanden, die mechanisch leicht lädierbar sind. Dies führt beim Ausstreichen des Blutes auf dem Objektträger zu den typischen Kernschatten, die als Gumprecht-Kernschollen bezeichnet werden (Abb. 14.**13**). Der Knochenmarkbefall kann follikulär, interstitiell oder in fortgeschrittenen Stadien diffus sein. Bei Letzteren findet sich meist eine deutliche Verdrängung der Hämatopoese.

Immunphänotypisch sind die Lymphozyten stark positiv für die Marker CD5 und CD23, nur schwach positiv für Oberflächenimmunglobuline, CD79b und CD22 und negativ für FMC7.

Die vergrößerten Lymphknoten und die Milz weisen eine aufgelöste follikuläre Architektur auf. Blass er-

Neoplasien der Hämatopoese

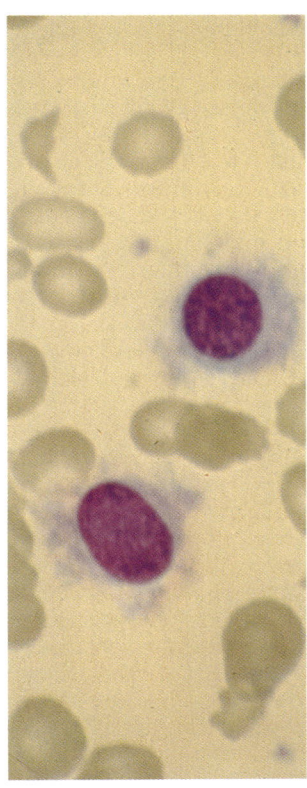 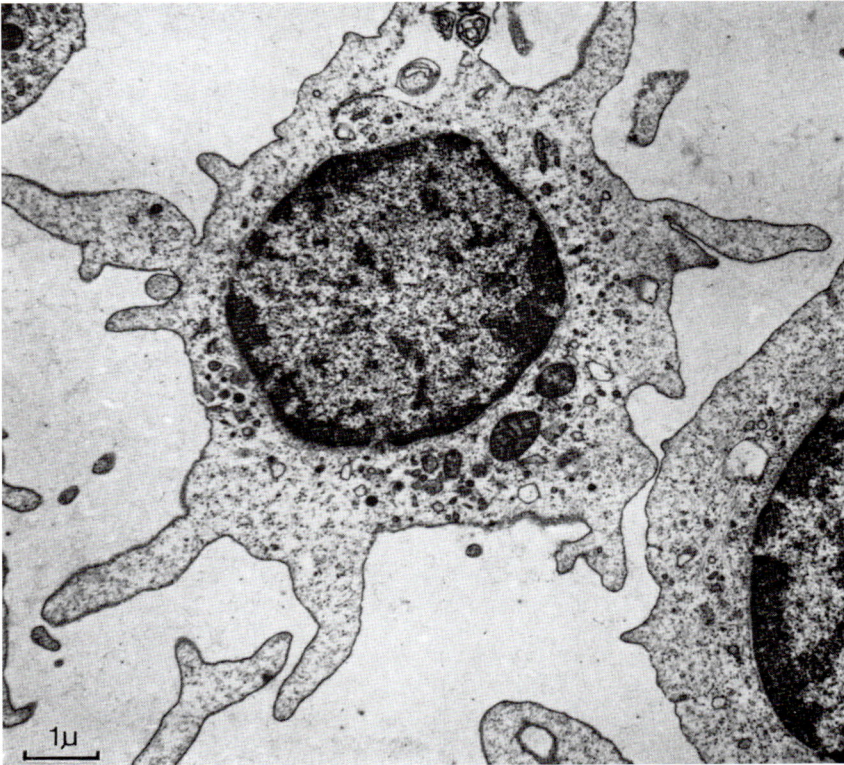

Abb. 14.14 Haarzellleukämie. Beachte die haarförmigen Protoplasmafortsätze.
a Blutbild.
b Elektronenoptisches Bild.

scheinende Areale enthalten größere Zellen, umgeben von den dunkler erscheinenden kleinen Lymphozyten

Stadieneinteilung. Tab. 14.6 zeigt die Stadieneinteilung nach Rai und nach Binet mit der mittleren Überlebenszeit.

Haarzellleukämie (hairy cell leukemia, HCL)

Klinik. Bei den meisten Patienten zeigen sich eine Splenomegalie und eine Panzytopenie mit einer charakteristischen Monozytopenie und nur wenigen peripher zirkulierenden Haarzellen. Die Haarzellleukämie ist selten, weist ein mittleres Manifestationsalter von 55 Jahren auf und kommt deutlich häufiger bei Männern als bei Frauen vor (Verhältnis 5 : 1).

Prognose. Die Prognose ist dank hoch effektiver therapeutischer Maßnahmen (Splenektomie, Interferon-α, Purinanaloge) sehr gut.

Diagnostik. Die Haarzellleukämie ist eine Neoplasie von kleinen B-Lymphozyten, die typische haarförmige Zytoplasmafortsätze aufweisen (Abb. 14.14). Die Haarzellen zeigen neben B-Zell-Antigenen eine starke Expression von CD103, CD25, CD11c und FMC7, sind negativ für CD5, CD10 und CD23 und weisen meist die charakteristische diffuse tartratresistente Saure-Phosphatase-Positivität auf. Im Knochenmark findet sich eine Vermehrung von Retikulinfasern, welche häufig zur Punctio sicca führt.

Tabelle 14.6 Stadieneinteilung der CLL nach Rai und nach Binet

	Klinische Befunde	Medianes Überleben (Jahre)
Rai-Stadien		
0	Lymphozyten $> 10 \times 10^9$/l	12,5
I	Lymphadenopathie	7
II	Splenomegalie ± Hepatomegalie	
III	Anämie < 110 g/l	1,5
IV	Thrombopenie $< 100 \times 10^9$/l	
Binet-Stadien		
A	< 3 vergrößerte Lymphknotenstationen, keine Anämie, keine Thrombopenie	12
B	≥ 3 vergrößerte Lymphknotenstationen, keine Anämie, keine Thrombopenie	7
C	Anämie < 100 g/l und/oder Thrombopenie $< 100 \times 10^9$/l	2

14 Neoplasien der Hämatopoese, maligne Lymphome, Lymphadenopathie und Splenomegalie

Myelodysplastische Syndrome (MDS)

Die myelodysplastischen Syndrome bilden eine sehr variable Gruppe von klonalen Erkrankungen der hämatopoetischen Stammzellen, welche eine ineffektive Hämatopoese und charakteristischerweise Dysplasien einer oder mehrerer myeloischer Zellreihen aufweisen. Die Zahl der Myeloblasten kann bis 19 % erhöht sein, ist sie 20 % oder mehr spricht man definitionsgemäß von einer akuten myeloischen Leukämie. Das MDS ist typischerweise eine Erkrankung älterer Menschen (mittleres Manifestationsalter 70 Jahre). Die Ursache der meisten MDS ist unklar (idiopathisch), es werden aber zunehmend sekundäre MDS nach Chemo- und Radiotherapie von malignen Erkrankungen, hauptsächlich mit Alkylanzien, beobachtet. Ihr Anteil macht bis 20 % aller MDS aus.

Einteilung. Bis vor kurzem wurden die MDS nach der FAB-Klassifikation in 5 Gruppen eingeteilt. Da diese Klassifikation teilweise auch heute noch verwendet wird, ist sie in Tab. 14.**7** wiedergegeben. Neuerdings werden aber die MDS entsprechend der von der WHO vorgeschlagenen Nomenklatur eingeteilt (Tab. 14.**8**). Zu den bereits in der FAB-Klassifikation bestehenden Gruppen wurden neu die refraktäre Zytopenie mit multilineärer Dysplasie, die refraktäre Zytopenie mit multilineärer Dysplasie und Ringsideroblasten, die nicht klassifizierbaren MDS und das MDS mit isolierter del(5q) zugefügt. Weggelassen wurde die chronisch myelomonozytäre Leukämie (CMML), welche neben dysplastischen auch häufig myeloproliferative Aspekte aufweist. Sie ist nun in der neuen Kategorie der myelodysplastischen/myeloproliferativen Erkrankungen zu finden.

Klinik. Die meisten Patienten weisen Symptome der Zytopenie wie Anämie, Neutropenie und/oder Thrombopenie auf. Organomegalien sind selten und gehören nicht zum typischen Bild des MDS.

Diagnostik. Eine oder mehrere Zellreihen im Blutausstrich oder im Knochenmark weisen Zeichen der Dysmorphie auf:

➤ *Erythropoese:* Erythroblasten mit Kernknospen und -brücken, Mehrkernigkeit, Karyorrhexis, megaloblastoiden Veränderungen. Daneben finden sich ein vakuolisiertes Zytoplasma und Ringsideroblasten.
➤ *Myelopoese:* Granulozyten von geringer Größe mit nukleärer Hypolobation (Pseudo-Pelger-Huet), Hypersegmentation und Hypogranulation.
➤ *Megakaryopoese:* hypolobierte Mikromegakaryozyten, nicht lobierte Kerne, stark größenvariable Megakaryozyten.

Das Knochenmark ist meist hyper- oder normozellulär, seltener hypozellulär, wobei in diesem Fall die Differenzialdiagnose zur aplastischen Anämie schwierig werden kann. Die peripheren Zytopenien sind Folge der ineffektiven Hämatopoese.

Differenzialdiagnostisch müssen vom MDS weitere nichtklonale Erkrankungen, die mit dysplastischen Veränderungen der Hämatopoese einhergehen können, abgegrenzt werden. Besonders erwähnt seinen hier der Vitamin-B$_{12}$- und der Folsäuremangel, Schwermetallvergiftungen (besonders Arsen), kongenitale dyserythropoetische Anämien, Virusinfektionen und reversible Veränderungen durch Chemotherapeutika und Granulocyte Colony stimulating Factor (G-CSF).

Zytogenetik. Eine Vielzahl von chromosomalen Störungen, die zum Teil mit charakteristischen morphologischen Veränderungen einhergehen, sind beim MDS beschrieben worden. Sie werden entsprechend ihrer prognostischen Bedeutung in 3 Gruppen, „good", „intermediate" und „poor" eingeteilt.

Prognose. Der prozentuale Anteil von Blasten im Knochenmark und die Anzahl der zytopenischen Zellrei-

Tabelle 14.7 FAB-Klassifikation des myelodysplastischen Syndroms

	Blasten im Blut	Blasten im Knochenmark	Leukämische Transformation	Durchschnittliche Überlebensdauer in Monaten (Streubreite)
Refraktäre Anämie (refractory anemia = RA)	< 1 %	< 5 %	11 % (0–20)	37 (19–64)
RA mit Ringsideroblasten (RS) (RA with ring sideroblasts = RARS)	< 1 %	< 5 % RS > 15 % der Erythroblasten	5 % (0–15)	49 (21–76)
RA mit vermehrt Blasten (RA with excess of blasts = RAEB)	< 5 %	5–20 %	23 (11–50)	9 (7–15)
RA mit vermehrt Blasten in Transformation (RAEB in transformation = RAEB-t)	> 5 %	20–30 % und/oder Auer-Stäbchen	48 % (11–75)	6 (5–12)
Chronische myelomonozytäre Leukämie (CMML)	< 5 % Monozyten > 1 × 10^9/l	< 20 %	20 % (3–55)	22 (8–60)

Neoplasien der Hämatopoese

Tabelle 14.8 WHO-Klassifikation der myelodysplastischen Syndrome (MDS)

	Blutbefund	Knochenmarkbefund
Refraktäre Anämie (RA)	- Anämie - keine oder nur wenige Blasten	- Dysplasie der Erythropoese - < 5 % Blasten - < 15 % Ringsideroblasten
RA mit Ringsideroblasten (RARS)	- Anämie - keine Blasten	- Dysplasie der Erythropoese - < 5 % Blasten - ≥ 15 % Ringsideroblasten
Refraktäre Zytopenie mit Mehrliniendysplasie (RCMD)	- Bi- oder Panzytopenie - keine oder nur wenige Blasten - < 1 × 10⁹/l Monozyten - keine Auer-Stäbchen	- Dysplasie in ≥ 10 % der Zellen in 2 oder mehr Zelllinien - < 5 % Blasten - < 15 % Ringsideroblasten - keine Auer-Stäbchen
RCDM mit Ringsideroblasten (RCDM-RS)	- Bi- oder Panzytopenie - keine oder nur wenige Blasten - < 1 × 10⁹/l Monozyten - keine Auer-Stäbchen	- Dysplasie in = 10 % der Zellen in 2 oder mehr Zelllinien - < 5 % Blasten - ≥ 15 % Ringsideroblasten - keine Auer-Stäbchen
RA mit Blastenvermehrung (excess of blasts)-1 (RAEB-1)	- Zytopenie - < 5 % Blasten - keine Auer-Stäbchen - < 1 × 10⁹/l Monozyten	- Ein- oder Mehrliniendysplasie - 5–9 % Blasten - keine Auer-Stäbchen
RA mit Blastenvermehrung (excess of blasts)-2 (RAEB-2)	- Zytopenie - 5–19 % Blasten - ± Auer-Stäbchen - < 1 × 10⁹/l Monozyten	- Ein- oder Mehrliniendysplasie - 10–19 % Blasten - ± Auer-Stäbchen
MDS, unklassifizierbar (MDS-U)	- Zytopenie - keine oder wenige Blasten - keine Auer-Stäbchen	- Einliniendysplasie - < 5 % Blasten - keine Auer-Stäbchen
MDS mit del(5 q)	- Anämie - normale oder gesteigerte Thrombozytenzahl - < 5 % Blasten	- normale oder gesteigerte Megakaryopoese mit hypolobierten Kernen - < 5 % Blasten - keine Auer-Stäbchen - isolierte del(5 q)

Tabelle 14.9 International Prognostic Scoring System (IPSS) für das myelodysplastische Syndrom (MDS)

Score	0	0,5	1,0	1,5	2,0
Blasten im Knochenmark	< 5 %	5–10 %	-	11–20 %	21–30 %*
Karyotyp	good	intermediate	poor		
Zytopenien	0–1	2–3			

Definitionen:

Karyotyp:
good = normal, -Y, del(5 q), del(20 q)
poor = komplexe (≥ 3 Anomalien) oder Chromosom-7-Anomalien
intermediate = alle anderen Anomalien

Zytopenien:
Hb < 100 g/l Neutrophile < 1,5 × 10⁹/l
Thrombozyten < 100 × 10⁹/l
* definitionsgemäß handelt es sich dabei bereits um eine AML

hen im peripheren Blut ergeben beim MDS zusammen mit den zytogenetischen Veränderungen einen Prognose-Index, der als „international prognostic scoring system (IPSS)" bezeichnet wird (Tab. 14.9). Je nach Score und Alter des Patienten (< 60 oder > 60 Jahre) ergibt sich eine unterschiedliche mittlere Überlebenszeit (Tab. 14.10).

Tabelle 14.10 International Prognostic Scoring System (IPSS) beim MDS: Alter und mittleres Überleben

Score	Medianes Überleben (Jahre) Alter < 60 Jahre	Medianes Überleben (Jahre) Alter > 60 Jahre
0	11,8	4,8
0,5–1,0	5,2	2,7
1,5–2,0	1,8	1,1
≥ 2,5	0,4	0,5

14 Neoplasien der Hämatopoese, maligne Lymphome, Lymphadenopathie und Splenomegalie

Myeloproliferative Syndrome (MPS)

Neben der chronisch myeloischen Leukämie, der chronischen Neutrophilenleukämie, der chronischen Eosinophilenleukämie und den nicht klassifizierbaren myeoloproliferativen Erkrankungen werden die folgenden 3 Krankheiten als myeloproliferative Syndrome im *engeren Sinne* bezeichnet:
➤ Polycythaemia vera (PV),
➤ chronische idiopathische Myelofibrose (Osteomyelofibrose, OMF),
➤ essenzielle Thrombozythämie (ET).

Die myeloproliferativen Syndrome sind klonale Erkrankungen der hämatopoetischen Stammzellen, welche sich durch die Proliferation einer oder mehrerer myeloischer (granulozytäre, erythroide oder megakaryozytäre) Zellreihen im Knochenmark auszeichnen. Die Proliferation führt zu einer erhöhten Zahl reifer Zellen der entsprechenden Zellreihe im peripheren Blut.

Polycythaemia vera (PV)

Die Polycythaemia vera ist gekennzeichnet durch die gesteigerte Proliferation der Erythro-, Myelo- und Megakaryopoese, ausgehend von einer klonalen Entartung einer hämatopoetischen Stammzelle. Im Blutbild finden sich entsprechend eine obligate Erhöhung des Hämoglobins bzw. des Hämatokrits, häufig kombiniert mit einer Thrombozytose und einer Neutrophilie (sog. trilineäre Proliferation).

Klinik. Unspezifische Beschwerden wie Ohrensausen, Schwindel, Kopfschmerzen, Hypertonie, Dyspnoe, unerklärbarer Gewichtsverlust, Visusstörungen und rasche Ermüdbarkeit sind häufig. Klinisch stehen die typische *rote Verfärbung* des Gesichtes (Plethora) und die rote Verfärbung der Schleimhäute und Konjunktiven im Vordergrund. Häufig besteht ein epigastrales Druckgefühl aufgrund einer deutlich palpablen *Splenomegalie* (50–80%) oder seltener einer zusätzlichen Hepatomegalie. Daneben können schmerzhafte Parästhesien der Handflächen und Fußsohlen, eine sog. *Erythromelalgie*, bestehen. Typisch ist auch eine erhöhte *Thromboseneigung* größerer arterieller und venöser Gefäße, welche zu zerebrovaskulären Insulten, TIA, akutem Koronarsyndrom, venösen Thromboembolien oder Verschlüssen der V. portae, der Mesenterialvenen und der V. lienalis führt. Neben der vermehrten Thromboseneigung kann, allerdings bedeutend weniger häufig, auch eine hämorrhagische Diathese mit Epistaxis und gastrointestinalen Blutungen beobachtet werden.

Die Symptome sind Ausdruck verschiedenartiger Veränderungen wie erhöhte Freisetzung von Entzündungsmediatoren, gestörte Mikrozirkulation, erhöhte Blutviskosität aufgrund des gesteigerten Erythrozytenvolumens und erhöhter Zellumsatz, welcher zur Splenomegalie führt und Gichtanfälle auslösen kann.

Diagnostik. Das Blutbild zeigt eine Vermehrung von normozytären normochromen Erythrozyten (Ausnahme bei Eisenmangel aufgrund rezdivierender Blutungen: mikrozytär und hypochrom), häufig eine Neutro- und Basophilie sowie eine Ausschwemmung von myeloischen Vorstufen und wenigen Erythroblasten und eine Vermehrung der Thrombozyten. Die Knochenmarkzellularität ist gesteigert bei einer morphologisch normalen Erythro- und Granulopoese. Die Megakaryopoese ist dagegen auffällig mit einer Cluster-Bildung um die Marksinuoide und einem pleomorphen Aspekt mit Auftreten von charakteristischen Mikromegakaryozyten. Eine Vermehrung der Retikulinfasern ist kein seltener Befund, eine eigentliche Markfibrose tritt hauptsächlich in späteren Verlaufsstadien auf.

Gemäß WHO sind folgende *Kriterien für die Diagnose* einer Polycythaemia vera ausschlaggebend:
➤ **A1:** Erhöhung des Erythrozytenvolumens über 25% des oberen Normwertes oder ein Hämoglobin bei Männern > 185 g/l und bei Frauen > 165 g/l,
➤ **A2:** Ausschluss von Ursachen einer sekundären Polyzythämie wie familiäre Erythrozytose oder Erhöhung des Erythropoetins (EPO) bei
– Hypoxie (pO$_2$ ≤ 92%),
– Hämoglobinopathien mit erhöhter Sauerstoffaffinität,
– EPO-Rezeptor-Mutationen,
– paraneoplastische EPO-Produktion,
➤ **A3:** Splenomegalie,
➤ **A4:** klonale Anomalien, welche nicht dem Philadelphia-Chromosom entsprechen,
➤ **A5:** spontane Bildung von erythroiden Kolonien in vitro
➤ **B1:** Thrombozytose > 400 × 10^9/l,
➤ **B2:** Leukozytose > 12 × 10^9/l,
➤ **B3:** gesteigerte Erythro- und Megakaryopoese im Knochenmark,
➤ **B4:** erniedrigte Serum-EPO-Spiegel

Die Diagnose einer Polycythaemia vera kann gestellt werden, wenn A1 und A2 sowie ein weiteres A- oder 2 B-Kriterien vorhanden sind.

Prognose und Verlauf. Mittels Aderlässen zur Senkung des Hämatokrits, antithrombotischen und zytoreduktiven Medikamenten lässt sich die Erkrankung meist gut kontrollieren, und ein langfristiges Überleben (> 10 Jahre) ist die Regel. Die Patienten können an Thrombosen oder Blutungen versterben oder die Krankheit kann in eine Osteomyelofibrose, ein MDS oder eine akute Leukämie übergehen.

Chronische idiopathische Myelofibrose (Osteomyelofibrose, OMF)

Die chronische idiopathische Myelofibrose ist eine klonale Erkrankung hämatopoetischer Stammzellen, die mit einer Knochenmarkfibrose und einer extramedullären Blutbildung einhergeht. Es finden sich nicht selten zytogenetische Aberrationen. Die Fibroblastenvermehrung ist nicht klonal und somit zytogenetisch unauffällig und wird als reaktives Geschehen angesehen.

Klinik. Die Patienten weisen oft eine Anämie oder Thrombozytose auf, unspezifische Symptome wie Fieber, Gewichtsverlust, Dyspnoe, Nachtschweiß, Müdigkeit oder hämorrhagische Diathese werden beobachtet. Die *Milz* (oft bis ins kleine Becken reichend) und die *Leber* sind aufgrund der extramedullären Hämatopoese *massiv vergrößert*. Seltener (10%) tritt eine Lymphadenopathie auf.

Diagnostik. Das Blutbild zeigt neben einer Anämie und einer Thrombozytose oder Thrombopenie typischerweise eine Ausschwemmung von myeloischen Vorstufen und Erythroblasten, was als *erythroleukämoides Blutbild* bezeichnet wird. Die Erythrozyten sind poikilozytotisch und zeigen typische tränentropfenartige Veränderungen (tear drops, Dakrozyten), und es finden sich ebenfalls charakteristische *Riesenthrombozyten* (Abb. 14.**15**). Eine Knochenmarkaspiration ist aufgrund der Fibrose meist nicht möglich (Punctio sicca), die diagnostisch unerlässliche Biopsie zeigt eine mehr oder weniger ausgeprägte Knochenmarkfibrose (Kollagenisierung). Die alkalische Leukozytenphosphatase ist erhöht.

Prognose und Verlauf. Das mittlere Überleben nach Diagnosestellung beträgt zwischen 3 und 5 Jahren. Knochenmarkversagen, thromboembolische Komplikationen, portale Hypertonie, Herzversagen oder ein Übergang in eine akute Leukämie sind die Haupttodesursachen.

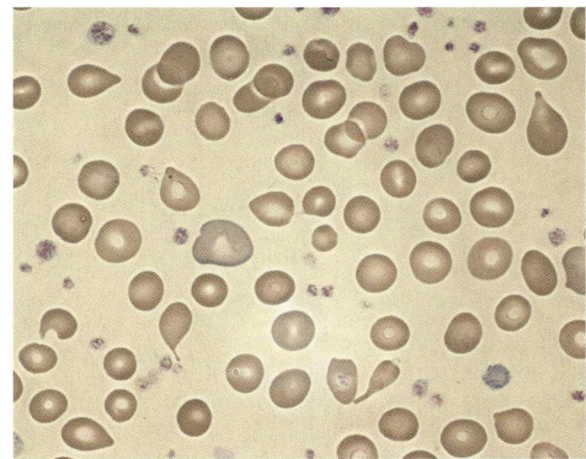

Abb. 14.15 Blutbild bei Osteomyelofibrose. Aniso- und Poikilozytose mit „Tränentropfen"-Erythrozyten, Riesenthrombozyten, z. T. hypogranulär.

Essenzielle Thrombozythämie

Siehe Kapitel 15 „Thrombozytose".

14.2 Maligne Lymphome

Allgemeine Betrachtungen

Folgende Erkrankungen werden zu den malignen Lymphomen gezählt:
- Hodgkin-Lymphom (Morbus Hodgkin),
- Non-Hodgkin-Lymphome (NHL),
- multiples Myelom,
- Morbus Waldenström.

Die Non-Hodgkin-Lymphome können je nach ihrer Ursprungszelle in T- oder B-Zell-Lymphome und je nach Ausreifungsgrad in reif- oder unreifzellige Lymphome unterschieden werden. Das Wachstum kann follikulär oder diffus sein. Das multiple Myelom und der Morbus Waldenström sind den reifzelligen B-Zell-Neoplasien zuzuordnen.

Hodgkin-Lymphom (Morbus Hodgkin)

Der Morbus Hodgkin nimmt unter den malignen Lymphomen eine Sonderstellung ein. Die eigentlichen neoplastischen Zellen, welche sich von den B-Zellen ableiten, stellen die verstreuten großzelligen, mononukleierten Hodgkin-Zellen und die multinukleären Reed-Sternberg-Riesenzellen (Abb. 14.**16**) dar. Sie sind umgeben von einer Vielzahl nicht neoplastischer, inflammatorischer und akzessorischer Zellen. Die Tumorzellen sind in der Regel von rosettenartig angeordneten T-Zellen umgeben. Heute werden zwei Hauptformen des Hodgkin-Lymphoms unterschieden:

- das klassische Hodgkin-Lymphom (CHL), welches 4 Subtypen umfasst, und
- das noduläre lymphozytenprädominante Hodgkin-Lymphom (NLPHL, Paragranulom).

Das CHL umfasst 95 % aller Hodgkin-Lymphome und tritt typischerweise im Alter zwischen 15 und 35 Jahren und nach dem 50. Lebensjahr auf, das NLPHL macht 5 % aller Hodgkin-Lymphome aus und kommt meist zwischen dem 30. und 50. Lebensjahr vor.

14 Neoplasien der Hämatopoese, maligne Lymphome, Lymphadenopathie und Splenomegalie

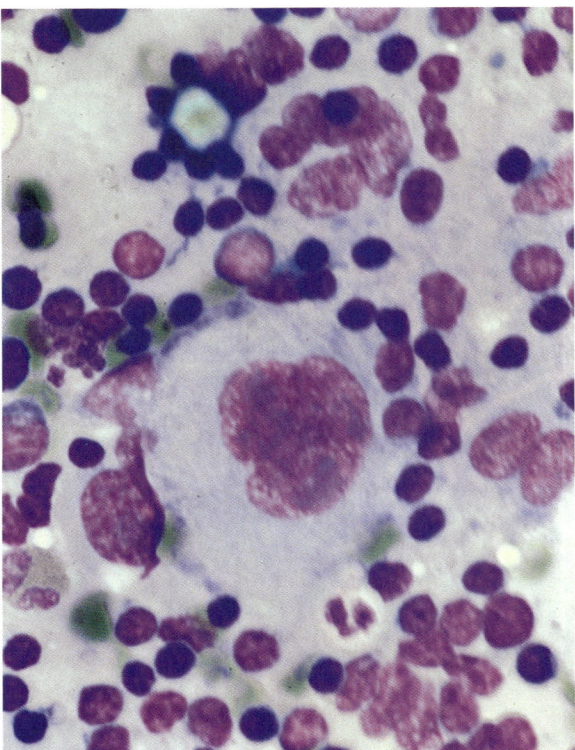

Abb. 14.16 Sternberg-Riesenzelle.

Klinik. Das Hodgkin-Lymphom kann sich klinisch auf 2 Arten manifestieren:
- Auftreten einer *schmerzlosen Lymphadenopathie*, meist im Bereich des Halses, welche langsam zunimmt. Die Lymphknoten sind derb, nicht dolent, gegenüber der Haut verschieblich und häufig miteinander verbacken. Neben der zervikalen Manifestation ist der mediastinale (Abb. 14.17) und axilläre Befall häufig. Die abdominalen und inguinalen Lymphknoten sind selten primär befallen. Die Patienten fühlen sich subjektiv wohl.
- Ein beachtlicher Teil der Patienten weist vor der Entdeckung einer Lymphadenopathie systemische Symptome, die man als *B-Symptome* bezeichnet, auf. Sie bestehen in nicht infektiösem Fieber über 38 °C, einem Gewichtsverlust (mehr als 10 % in 6 Monaten) und Nachtschweiß. Daneben kann ein generalisierter Pruritus auftreten, und selten beobachtet man nach Alkoholgenuss einen Schmerz in von der Krankheit befallenen Körperpartien, den sog. Alkoholschmerz.

Diagnostik. Die Diagnose eines Hodgkin-Lymphoms muss immer histomorphologisch erfolgen; die Zytologie ist meist wenig hilfreich und – vor allem bei reifzelligem Lymphom – häufig negativ. Die Klinik und die Laborbefunde können zwar recht typisch sein, sind aber nie beweisend für die Erkrankung. An Laborbefunden können sich eine erhöhte Blutsenkungsreak-

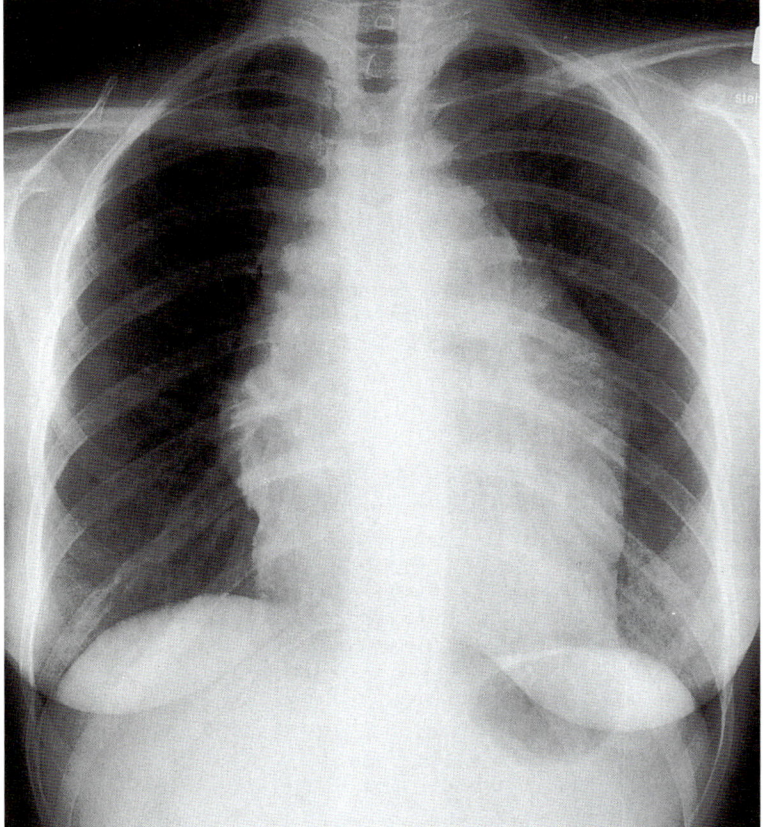

Abb. 14.17 Massiver Befall der mediastinalen Lymphknoten (bulky disease) bei Patientin mit Morbus Hodgkin.

Maligne Lymphome

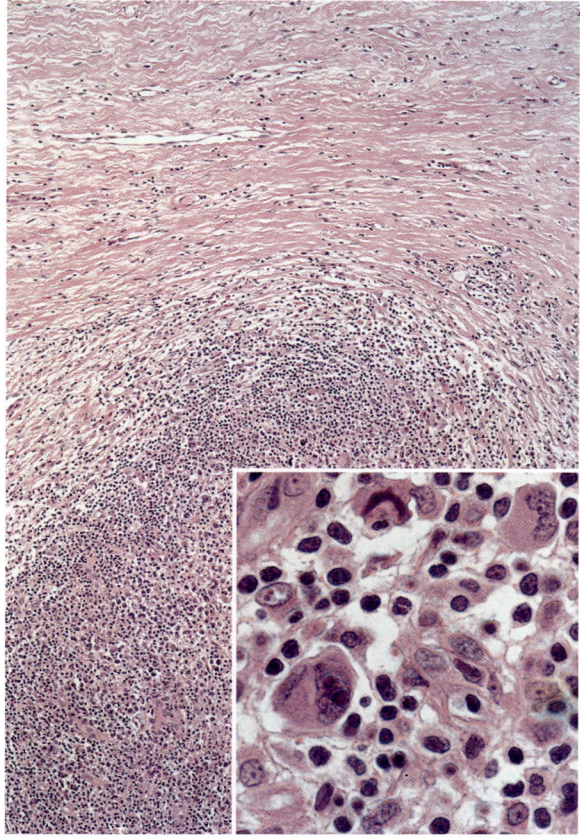

Abb. 14.18 Hodgkin-Lymphom, noduläre Sklerose; oben Sklerose, unten gemischte Zellularität. Kleines Bild: starke Vergrößerung mit Sternberg-Riesenzelle, Hodgkin- und lakunaren Zellen sowie Lymphozyten.

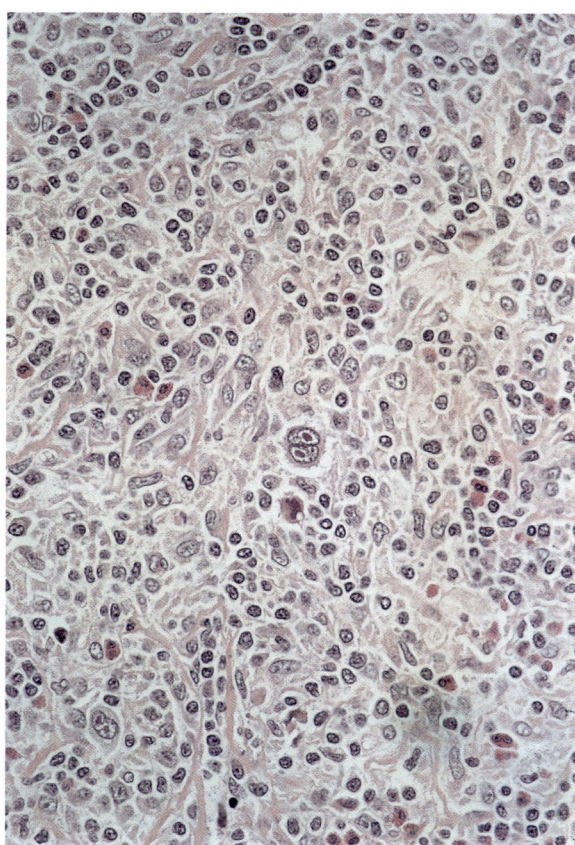

Abb. 14.19 Hodgkin-Lymphom, gemischtzellige Form (Lymphozyten, Histiozyten, eosinophile Granulozyten, lakunare Zellen, in der Mitte Sternberg-Riesenzelle).

tion, eine Erhöhung des CRP und der LDH finden, und das Differenzialblutbild kann eine Lymphopenie aufweisen. Gelegentlich findet sich auch eine Eosinophilie. Mit fortschreitender Erkrankung tritt eine Störung der T-Zellfunktion mit gehäuftem Auftreten von Herpes-zoster-Infektionen auf. Ein früher positiver Mantoux-Test kann negativ ausfallen.

Histologie. Die Diagnose wird in der Regel durch eine *Lymphknotenbiopsie* gestellt. Neben dem seltenen nodulären lymphozytenprädominanten Hodgkin-Lymphom handelt es sich meist um ein klassisches Hodgkin-Lymphom, bei welchem 4 Subtypen unterschieden werden können:
- klassische lymphozytenreiche Form,
- noduläre Sklerose,
- gemischtzellige Form,
- lymphozytenarme Form.

Die noduläre Sklerose (Abb. 14.**18**) macht ungefähr 70 % und die gemischtzellige Form (Abb. 14.**19**) ungefähr 20–25 % aller klassischen Hodgkin-Lymphom-Erkrankungen aus. Die lymphozytenarme Form ist am seltensten zu beobachten.

> Frühere prognostische Unterschiede der einzelnen Subtypen haben sich mit der Einführung moderner Therapien verwischt.

Stadien. Die ursprüngliche Ann-Arbor-Stadieneinteilung (Abb. 14.**20**) wird mit Modifikationen auch heute noch gebraucht. Die aktuellste ist die Cotswold-Einteilung:
- *Stadium I:* Beteiligung einer Lymphknotenstation oder eines lymphatischen Organs (Milz, Thymus, Waldeyer-Rachenring),
- *Stadium II:* Beteiligung von 2 oder mehr Lymphknotenstationen auf einer Seite des Zwerchfelles (das Mediastinum gilt als ein Ort),
- *Stadium III:* Lymphknotenstationen beidseits des Zwerchfelles sind befallen,
- *Stadium VI:* Befall von mehr als einem extranodalen Bereich (z. B. Knochenmark, Leber).

Hinter das Stadium werden die Buchstaben A (ohne Allgemeinsymptome), B (mit Allgemeinsymptomen), X (bulky disease = mehr als ein Drittel des Mediastinums einnehmend oder Lymphknotenstation > 10 cm), E (eine extranodale Lokalisation) gesetzt.

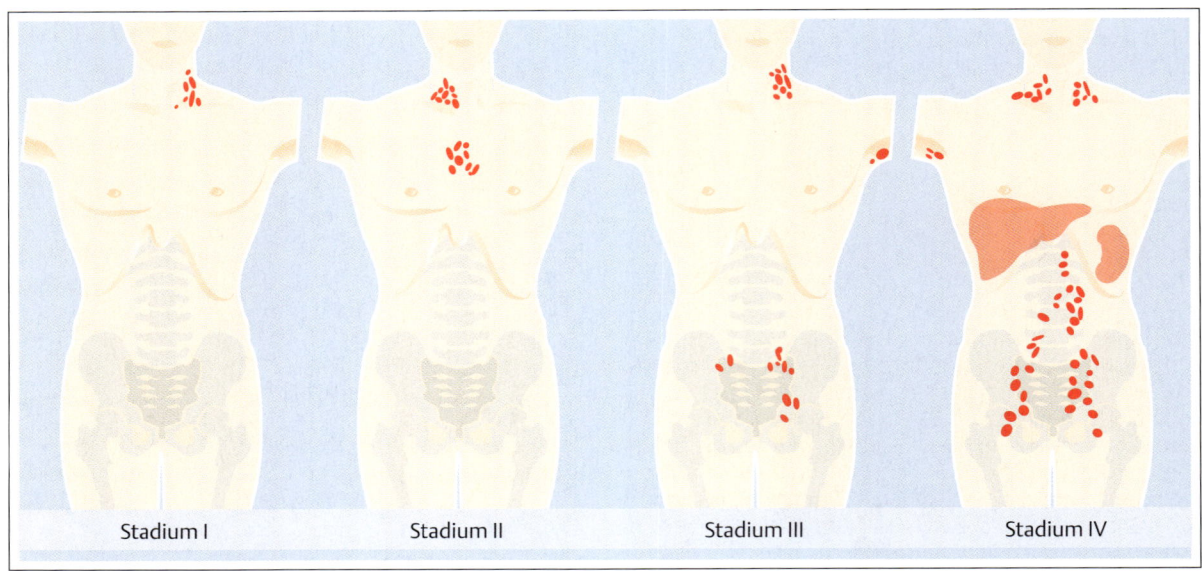

Abb. 14.20 Stadieneinteilung des Hodgkin-Lymphoms.

Non-Hodgkin-Lymphome (NHL)

Die NHL sind eine Gruppe von Erkankungen mit unterschiedlichem Malignitätsgrad. Entsprechend dem Überleben der unbehandelten Erkrankung kann man klinisch unterscheiden:
- niedrig maligne (indolente) Lymphome:
  - Überleben über viele Jahre,
- intermediär maligne (aggressive) Lymphome:
  - Überleben über Monate bis wenige Jahre,
- hoch maligne (hoch aggressive) Lymphome:
  - Überleben über Wochen.

Histologisch sind die NHL durch eine follikuläre oder diffuse Proliferation maligner lymphatischer Zellen,

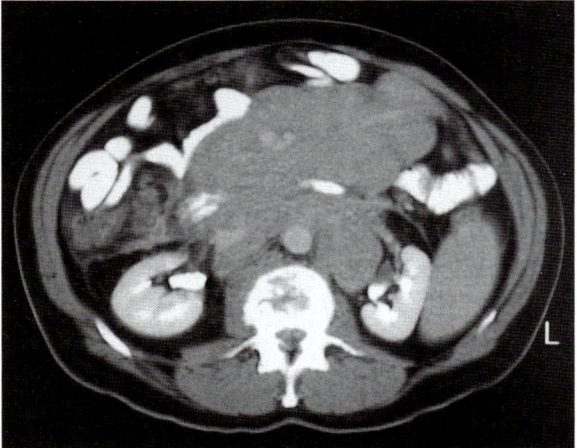

Abb. 14.21 Computertomographie des Abdomens bei einem Patienten mit Non-Hodgkin-Lymphom. Ummauerung der großen Gefäße durch bulky tumor (bt).

entweder von den T- oder B-Zellen abstammend, gekennzeichnet. Häufig sind die NHL bereits bei Diagnosestellung generalisiert und weisen nicht selten einen Knochenmarkbefall auf. Die Stadieneinteilung erfolgt gleich wie beim Hodgkin-Lymphom. Bei ungefähr 40 % der Patienten finden sich initial B-Symptome.

Eine Zunahme der NHL hat durch das gehäufte Auftreten bei Patienten mit erworbenen Immundefekten wie AIDS oder Organtransplantationen in den letzten Jahren stattgefunden.

Klinik. Die Mehrzahl der Patienten weist eine *periphere Lymphadenopathie* auf. Die Lymphknoten können weich bis mäßig derb und bei raschem Wachstum schmerzhaft sein. Häufig findet sich auch ein Befall der retroperitonealen, etwas seltener der mediastinalen Lymphkotenstationen. Eine Zunahme des Bauchumfanges, allenfalls mit Auftreten eines Aszites, kann erstes Symptom sein; das CT zeigt dann meist einen *Tumorbulk* der retroperitonealen und mesenterialen Lymphknoten (Abb. 14.**21**). Eine obere Einflussstauung als Ausdruck eines mediastinalen Bulks wird ebenfalls gelegentlich beobachtet.

Ein *primär extranodaler Befall* findet sich in 10–35 % der Patienten, wobei meist der Gastrointestinaltrakt, gefolgt von der Haut, betroffen ist. Das *primäre ZNS-Lymphom* wird durch das vermehrte Auftreten von HIV-Infektionen und dem zunehmendem Einsatz von immunsuppressiven Therapien immer häufiger.

Bei den *indolenten Lymphomen* können die Lymphknoten nicht selten initial wachsen, dann wieder verschwinden und an anderen Orten auftreten (sog. waxing and waining), der Befall von Leber und Milz ist meist ausgeprägter als bei den aggressiveren Lymphomen.

Maligne Lymphome

Diagnostik. Das Blutbild ist meist uncharakteristisch, bei Knochenmarkinfiltration bestehen häufig eine Anämie, eine Thrombopenie und eine Leukopenie. Lymphatische Tumorzellen können ins periphere Blut ausgeschwemmt werden.

> Die Diagnose eines NHL muss aus der Histologie eines befallenen Lymphknotens oder Organs gestellt werden.

Histologie und Klassifikation. Die Histologie leitet sich vom wachsenden Verständnis der normalen Lymphozytenentwicklung und Struktur der lymphatischen Organe ab. In den letzten 3 Jahrzehnten sind verschiedene Klassifikationen beschrieben worden. Es seien hier nur die Kiel-, die IWF- (International Working Formulation), die REAL- (revised European-American classification) und die WHO-Klassifikation erwähnt. Diese verschiedenen Klassifikationen sind Ausdruck des zunehmenden biologischen und molekularen Verständnisses der NHL. In den Tab. 14.**11** und 14.**12** werden die IWF- und die WHO-Klassifikationen für die NHL wiedergegeben. Die Einteilung der WHO entspricht mit geringen Modifikationen der REAL-Klassifikation.
Prinzipiell werden dabei unterschieden:
- Vorläufer-B- und -T-Zell-NHL (precursor B- and T-cell),
- reife B- und T-Zell-NHL (mature B- and T-cell) und
- NK-Zell-NHL.

Die Unterscheidung in B- und T-Zell- (und NK-Zell-) Lymphome ist heute mittels Bestimmung von *Oberflächenantigenen* problemlos möglich. Die wichtigsten sind:
- T-Zellen: CD2, CD3, CD4, CD7 und CD8,
- B-Zellen: CD5, CD19, CD20, CD22 und CD79a.

Eine Reihe von Lymphomen weist typische *zytogenetische Veränderungen*, z. B. t(14;18), t(11;14)(q13;q32), auf, deren molekularbiologisches Korrelat (BCL2, BCL1 (CYCLIN D1)) zum Teil bekannt ist. Der Nachweis von Oberflächen- und zytoplasmatischen Immunglobulinen ergänzt die Diagnostik weiter.

Das *histologische Spektrum* der NHL reicht vom indolenten Lymphom mit follikulärem Aufbau und reifen lymphatischen Zellen bis zum hoch aggressiven Lymphom mit unreifen lymphatischen Zellen und diffusem Wachstum (Abb. 14.**22**–14.**25**). Für die Behandlung ist jedoch nicht nur die genaue histologische Zuordnung wichtig, sondern die bereits erwähnte Unterteilung in niedrig maligne, intermediäre und hoch maligne NHL. Je maligner das Lymphom, desto aggressiver (allenfalls mittels zusätzlicher autologer Stammzelltransplantation) muss die Chemotherapie gewählt werden, umso besser ist aber in der Regel auch die Heilungsaussicht. Niedrig maligne Lymphome dagegen sind mit konventionellen Therapien kaum heilbar, es kann lediglich eine Verbesserung der Symptomatik erzielt werden. Versuche diese Erkrankungen mittels autologer oder allogener Stammzelltransplantation zu heilen, scheinen vielversprechend, sind aber noch als experimentell zu betrachten.

Einige NHL nehmen eine Sonderstellung ein, indem sie sich primär wie die CLL und die Haarzellleukämie als leukämisch manifestieren. Auch das lymphoblas-

Tabelle 14.11 IWF-Klassifikation der Non-Hodgkin-Lymphome

Low Grade	
A	follikulär, small lymphocytic, CLL
B	follikulär, small cleaved cell
C	follikulär, mixed small cleaved and large cell
Intermediate Grade	
D	follikulär, large cell
E	diffus, small cleaved cell
F	diffus, mixed small and large cell
G	diffus, large cell
High Grade	
H	large cell immunoblastic
I	lymphoblastic
J	small noncleaved, Burkitt
K	Übrige, Mycosis fungoides, histiocytic etc.

Tabelle 14.12 WHO-Klassifikation der Non-Hodgkin-Lymphome

B-Zell-NHL

Vorläufer-B-Zell-Neoplasien
- Vorläufer-(precursor) B-lymphoblastäres Lymphom

Reife B-Zell-Neoplasien
- small lymphocytic lymphoma, CLL
- B-Zell-Prolymphozytenleukämie
- lymphoplasmazytisches Lymphom (Morbus Waldenström)
- Marginalzonen-B-Zell-Lymphom der Milz
- Haarzellleukämie
- Plasmazellmyelom (multiples Myelom)
- extranodales Marginalzonen-B-Zell-Lymphom vom MALT-Typ
- nodales Marginalzonen-B-Zell-Lymphom
- follikuläres Lymphom
- Mantelzelllymphom
- diffuses großzelliges B-Zell-Lymphom
- Burkitt-Lymphom

T- und NK-Zell-NHL

Vorläufer-T-Zell-Neoplasien
- Vorläufer-(precursor) T-lymphoblastäres Lymphom

Reife T-Zell-Neoplasien
- T-Zell-Prolymphozytenleukämie
- T-cell large granular lymphocytic leukemia
- aggressives NK-Zell-Lymphom
- extranodales T-/NK-Zell-Lymphom
- hepatosplenisches T-Zell-Lymphom
- subkutanes pannuculitis–like T-Zell-Lymphom
- Mycosis fungoides/Sézary-Syndrom
- primär kutanes, anaplastisch großzelliges Lymphom
- peripheres T-Zell-Lymphom, anderweitig nicht klassifizierbar
- angioimmunoblastisches T-Zell-Lymphom
- anaplastisch großzelliges Lymphom

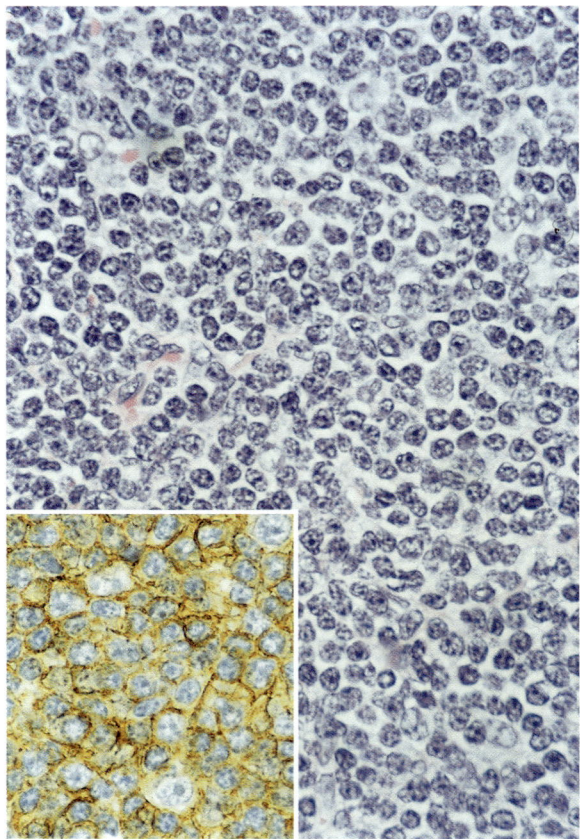

Abb. 14.22 NHL lymphozytär diffus = CLL (B-Zell-Typ). Kleines Bild: mit Oberflächenmarker CD 20.

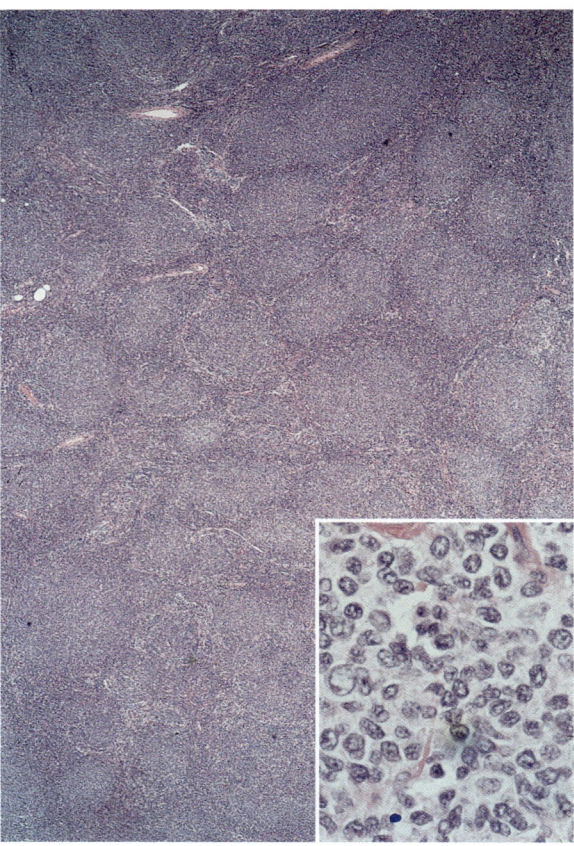

Abb. 14.23 NHL follikulär. Kleines Bild: Zytologie: wenig Zentroblasten, viele Zentrozyten.

täre (B- und T-Zell-) Lymphom hat eine Sonderstellung inne, da es bei diffusem, vorwiegendem Knochenmarkbefall einer ALL entspricht. Diese drei Formen werden im Abschnitt „Leukämien" behandelt. Das lymphoplasmazytische Lymphom (Morbus Waldenström) und die Plasmazellneoplasien (multiples Myelom) gehen meist mit der Produktion eines Paraproteins einher und werden im Abschnitt der Paraproteinämien abgehandelt.

MALT-Lymphom

Dem extranodalen Marginalzonen-B-Zell-Lymphom des mukosaassoziierten lymphatischen Gewebes (MALT = mucosa-associated lymphoid tissue) gehen häufig *chronisch entzündliche Prozesse,* wie z. B. Autoimmunerkrankungen, voraus. Beispiele sind die Helicobacter-pylori-assoziierte chronische Gastritis, das Sjögren-Syndrom oder die Hashimoto-Thyreoiditis.

Ungefähr 50 % dieser primär extranodal auftretenden Lymphome finden sich im Gastrointestinaltrakt und sind dann meistens im *Magen* lokalisiert. Andere häufige Manifestationsorte sind die Lunge, die Hals- und Nackenregion, das Auge, die Haut, die Schilddrüse und die Mamma. Die Besonderheit eines chronisch entzündlichen Stimulus, welcher zur Lymphomentstehung Anlass geben kann und der Nachweis, dass beim Helicobacter-pylori-induzierten Lymphom eine antibiotische Therapie die Neoplasie zum Verschwinden bringen kann, geben dieser Erkrankung eine pathogenetische Sonderstellung.

Mantelzelllymphom

Das Mantelzelllymphom tritt meist in den Lymphknoten auf; Milz und Knochenmark sind häufig mitbefallen. Eine extranodale Manifestation kann im Gastrointestinaltrakt beobachtet werden. In über 80 % der Fälle kann eine zytogenetische Veränderung in Form einer t(11;14)(q13;q32) nachgewiesen werden, welche zu einer CYCLIN D1-mRNA-Überexpression führt. Das mittlere Überleben beträgt 3–5 Jahre; eine Heilung mittels Chemotherapie ist meist nicht möglich.

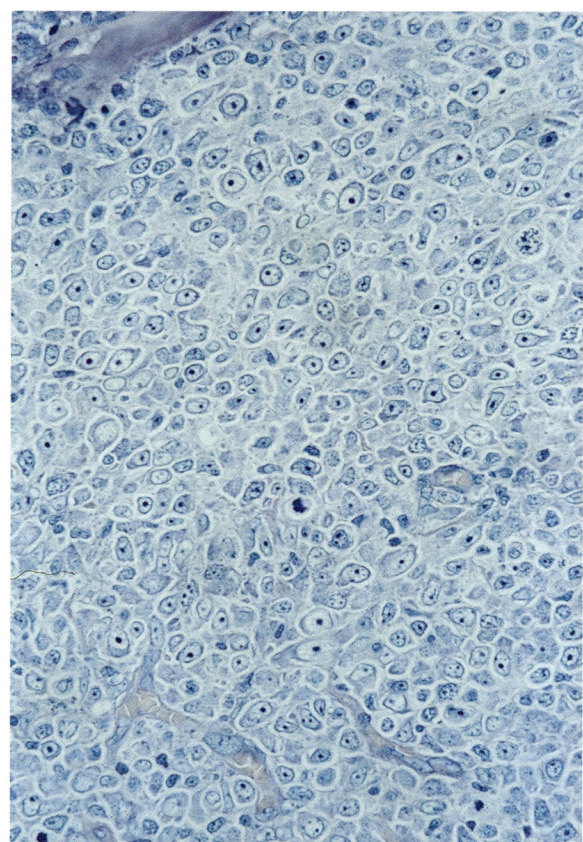 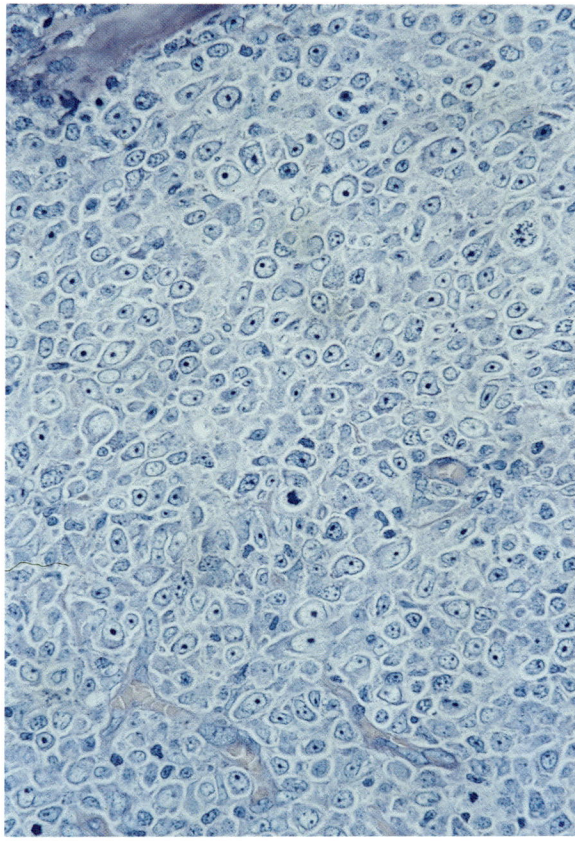

Abb. 14.24 NHL zentroblastisch, polymorpher Typ. Kleines Bild links: mit OF-Marker, negativ. Kleines Bild rechts: mit OF-Marker, stark positiv.

Abb. 14.25 NHL immunoblastisch (B). Typische Plasmoblasten mit großen Nukleolen. Abb. 14.**18**, 14.**19**, 14.**22**–14.**25** von Prof. R. Maurer, Institut für Pathologie, Stadtspital Triemli, Zürich.

Seltene Non-Hodgkin-Lymphome

Burkitt-Lymphom. Es tritt in 3 Formen auf, nämlich der *endemischen,* bei afrikanischen Kindern vorkommenden und mit dem Ebstein-Barr-Virus assoziierten, der *sporadischen* in den westlichen Ländern auftretenden und der *immundefektassoziierten* Form (meist HIV).

Mycosis fungoides/Sézary-Syndrom. Es handelt sich um 2 Varianten der gleichen Erkrankung. Die Mycosis fungoides ist charakterisiert durch ein chronisches *T-Zell-Lymphom der Haut,* während beim Sézary-Syndrom ein *generalisierter Befall* besteht, der neben der Haut andere Organe (Lymphknoten, viszerale Organe, Blut) einschließt. Die neoplastischen T-Zellen weisen die typischen zerebriformen Kerne auf.

Adultes T-Zell-Lymphom/-Leukämie. Diese Erkrankung ist in Japan, der Karibik und in Zentralafrika mit dem HTLV-1 (human T-cell leukemia virus) assoziiert. Verschiedene Varianten dieser klinisch aggressiven Erkrankung sind bekannt, wovon sich die akute in Form einer Leukämie und die lymphomatöse in Form eines malignen Lymphoms manifestiert.

Angioimmunoblastische Lymphadenopathie. Die Krankheit präsentiert sich mit einer generalisierten peripheren Lymphadenopathie, einer Hepatosplenomegalie und Hautausschlägen. Häufig bestehen gleichzeitig Ödeme, Pleuraergüsse, Aszites und Arthritiden. Neben systemischen Symptomen wie Fieber findet sich eine polyklonale Hypergammaglobulinämie. Die Lymphknotenarchitektur ist teilweise zerstört, es finden sich polymorphe kleine bis mittelgroße Lymphozyten, dazwischen reaktive Lymphozyten, Eosinophile, Histiozyten und Plasmazellen. Charakteristisch ist eine *Venolenproliferation mit verdicktem Endothel.* Diese als hyperreaktive Lymphozytenstimulation imponierende Lymphoproliferation ist meist schon per se monoklonal und transformiert häufig in ein aggressives T-Zell-Lymphom.

14 Neoplasien der Hämatopoese, maligne Lymphome, Lymphadenopathie und Splenomegalie

Multiples Myelom und Morbus Waldenström

Diese Erkrankungen, welche eine pathologische Vermehrung von Plasmazellen im Knochenmark (multiples Myelom) oder von lymphoplasmozytoiden Zellen in Lymphknoten, Milz und Knochenmark (Morbus Waldenström) aufweisen, werden praktisch obligat von einer *Paraproteinämie* (M-Gradient in der Serumelektrophorese) begleitet. Im Falle des multiplen Myeloms handelt es sich um ein IgG-, IgA-, IgD- oder IgE-Paraprotein, beim Morbus Waldenström um ein IgM-Paraprotein. Die Paraproteine setzen sich wie die normalen Immunglobuline aus je 2 schweren (heavy chains) und 2 leichten (light chains) Ketten zusammen. Die leichten Ketten können in 2 Typen Kappa-(κ) und Lambda-(λ) Ketten unterteilt werden. Zusätzlich werden in bis zu 15 % freie leichte (sog. *Bence-Jones-Protein* im Urin) oder ausnahmsweise nur leichte (light chain disease) oder schwere (heavy chain disease) Ketten, in ganz seltenen Fällen gar keine Immunglobuline (nichtsekretorisches Myelom) produziert.

Findet man lediglich ein Paraprotein (entsprechend dem sog. M-Gradienten in der normalen Eiweißelektrophorese) ohne Vermehrung von lymphoplasmozytoiden oder Plasmazellen im Knochenmark, spricht man von einer *monoklonalen Gammopathie*. Diese mit zunehmendem Alter häufig auftretende Anomalie muss – wegen ihrer Neigung zur Transformation in ein multiples Myelom oder einen Morbus Waldenström – kontinuierlich beobachtet werden.

Multiples Myelom (Plasmazellmyelom)

Klinik. Das multiple Myelom ist mit einem Anteil von ungefähr 15 % aller malignen hämatologischen Erkrankungen eine der häufigsten, zeigt eine zunehmende Häufung mit ansteigendem Alter und weist eine Inzidenz von 3–5 pro 100 000 Einwohner pro Jahr auf. Das mediane Alter bei Diagnosestellung liegt um die 70 Jahre, und es werden kaum Fälle bei unter 30-jährigen Patienten beobachtet. Die Erkrankung kann schleichend mit einer Abnahme der Leistungsfähigkeit, allgemeiner Schwäche, Anämiesymptomen, gehäuft auftretenden Infektionen und diffusen rheumatischen Beschwerden in Form von Knochenschmerzen beginnen.

> Häufig führen erst die Abklärung einer Anämie, einer Nierenfunktionsstörung oder von heftigen Knochenschmerzen (häufig mit Spontanfrakturen) zur Diagnose multiples Myelom.

Radiologische Diagnostik. Sehr häufig (über 60 % der Fälle) lassen sich radiologisch entweder umschriebene, ausgestanzte *osteolytische Herde* im Achsenskelett, dem proximalen Anteil der langen Röhrenknochen, den Rippen oder dem Schädel (Schrotschussschädel, Abb. 14.**26**) oder etwas seltener (20 %) eine *diffuse Osteoporose*, insbesondere der Wirbelsäule (Abb. 14.**27**) mit Impressionsfrakturen und gelegentlicher Kompression des Rückenmarkes nachweisen. Osteosklerotische Herde sind selten. Dem multiplen Myelom na-

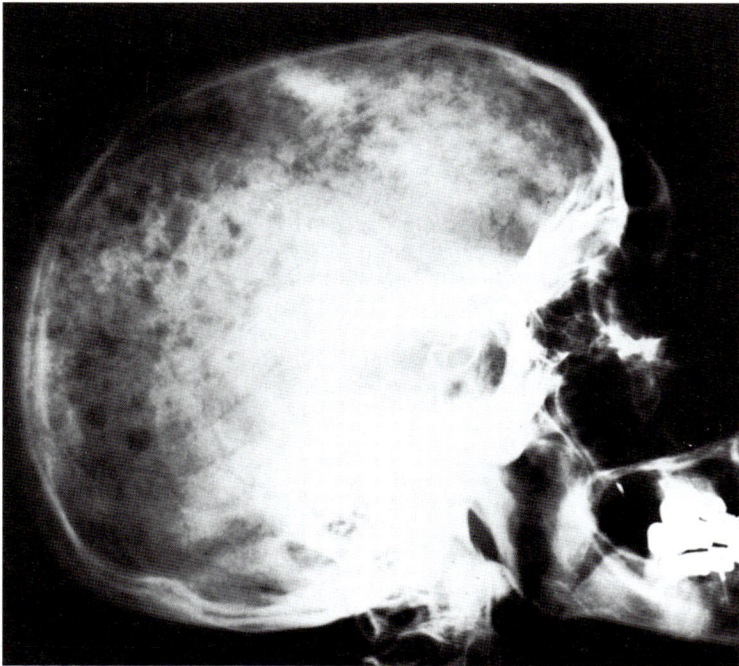

Abb. 14.26 Schrotschussschädel bei multiplem Myelom.

bestehend ist das sog. POEMS-Syndrom mit Polyneuropathie, Organomegalie (Splenomegalie), Endokrinopathie, M-Gradient und Hautveränderungen (skin), bei dem die Plasmazellproliferation aber ganz im Hintergrund bleibt.

Allgemeine und hämatologische Diagnostik. Der Nachweis einer Hypergammaglobulinämie mit einem schmalen Peak in der Gamma-, Beta- oder Alpha-Region der Serumelektrophorese (Abb. 14.**28**), dem *M-Gradienten,* welcher sich in der Immunelektrophorese als monoklonal erweist, ist diagnostisch entscheidend. Entsprechend der Imunglobulinvermehrung ist die Blutsenkungsreaktion stark beschleunigt. Zusätzlich (in 75%) können *leichte Ketten* im Urin (Bence-Jones Protein) nachgewiesen werden. Ungefähr 50% der Paraproteine gehören der IgG- (meist über 35 g/l), 20% der IgA- (meist über 20 g/l) und nur 2% der IgD-Klasse an. IgG- und IgA-Paraproteine weisen in 60–70% der Fälle eine ϰ-Kette, IgD-Paraproteine dagegen in bis zu 90% eine λ-Kette auf. Biklonale Gammopathien sind, wie auch das Fehlen eines Paraproteins (nichtsekretorisches Myelom) selten, das IgE-Myelom stellt eine Rarität dar. In 15% der Fälle findet sich eine monoklonale leichte Kette im Serum, die in der Serumelektrophorese unentdeckt bleiben kann und im Urin gesucht werden muss. Die Schwerkettenkrankheit stellt eine Seltenheit dar. Typischerweise sind die normalen Immunglobuline durch die Verdrängung durch den malignen Klon stark vermindert, was zum gehäuften Auftreten von bakteriellen Infektionen führt. Differenzialdiagnostisch kann selten ein Paraprotein auch bei der Hepatitis C, lymphoproliferativen und anderen Erkrankungen transient in Erscheinung treten.

Im Blutbild findet sich in der Regel eine Anämie, im Blutausstrich kann eine Geldrollenbildung aufgrund agglutinierender Eigenschaften des Paraproteins auffallen. Eine Leukopenie und Thrombopenie findet sich erst in fortgeschritteneren Stadien der Erkrankung. Die Anämie erklärt sich einerseits durch die Knochenmarkverdrängung und andererseits durch die häufig gestörte Nierenfunktion mit verminderter Erythropoetinbildung. Die Nierenfunktionsstörung kommt vorwiegend durch einen tubulären Schaden durch die Leichtkettenproteinurie zustande; eine zusätzliche Schädigung kann durch die oft nachweisbare Hyperkalzämie auftreten. Das Knochenmark weist eine deutliche diffuse Vermehrung (in typischen Fällen > 30%) von Plasmazellen auf, die entweder hochdifferenziert – von normalen Plasmazellen nicht unterscheidbar – sein können, oder aber verschiedene Grade der Entdifferenzierung bis hin zum plasmoblastischen Myelom zeigen können (Abb. 14.**29**). Seltener tritt das multiple Myelom streng monolokulär im Knochenmark oder extramedullär auf und wird dann als (isoliertes) Plasmozytom bezeichnet.

Differenzialdiagnose und Klassifikation. Vom klassischen multiplen Myelom müssen die *monoklonale Gammopathie* (MGP) und das *Smoldering Myeloma* (SMM) abgegrenzt werden. Bei der MGP findet sich ein mäßiger M-Gradient, der als Zufallsbefund z. B. bei der Abklärung einer erhöhten Blutsenkungsreaktion ge-

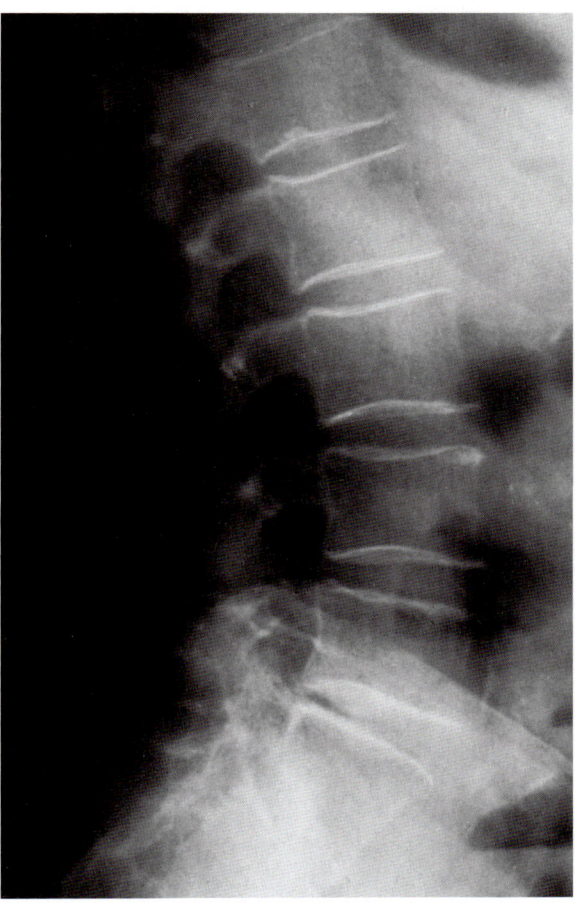

Abb. 14.27 Diffuse Osteoporose bei multiplem Myelom.

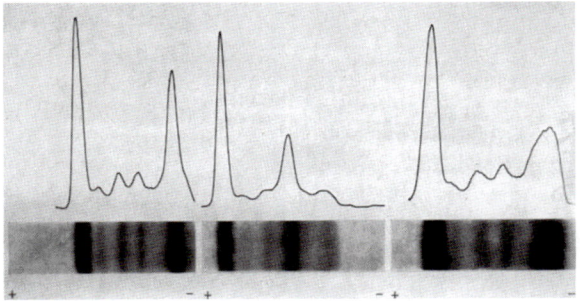

Abb. 14.28 Papierelektrophorese bei multiplem Myelom (M-Gradient im γ- und β-Bereich) und bei Leberzirrhose (breite γ-Zacke).

funden wird. Bei einem Teil der Patienten kann sich im Laufe der Jahre ein klassisches multiples Myelom oder ein Morbus Waldenström entwickeln. Das Smoldering Myeloma weist einen ausgeprägteren M-Gradienten auf, erfüllt die minimalen Kriterien für ein multiples Myelom, die Patienten sind aber vollständig asymptomatisch und weisen keine Knochenläsionen oder andere Zeichen des multiplen Myeloms auf. Die

14 Neoplasien der Hämatopoese, maligne Lymphome, Lymphadenopathie und Splenomegalie

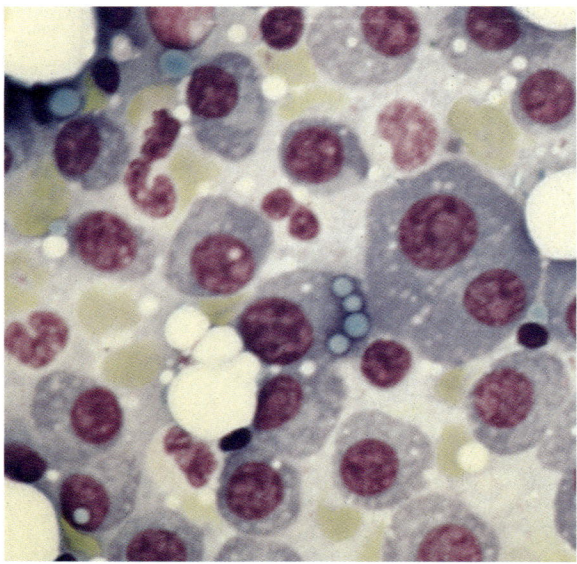

Abb. 14.29 Multiples Myelom mit stark polymorphen Plasmazellen im Markpunktat (Größenpolymorphie, Mehrkernigkeit, Plasmavakuolen = Russell bodies).

Tabelle 14.13 Kriterien für die monoklonale Gammopathie (MGP) und das „Smoldering Myeloma" (SMM)

	MGP	SMM
Plasmazellen im Knochenmark	< 10 %	10–30 %
M-Gradient	IgG < 35, IgA < 20 g/l, IgM	IgG > 35, IgA > 20 g/l
Osteolysen	keine	keine
Symptome	keine	keine

Tabelle 14.14 Kriterien für das Plasmazellmyelom (multiples Myelom)

Hauptkriterien	
Plasmazellen im Knochenmark > 30 % Plasmozytom in der Biopsie	
M-Gradient	Serum: IgG > 35 g/l, IgA > 20 g/l, IgD und IgE ohne untere Limite Urin: > 1 g/24 h Bence-Jones-Protein
Nebenkriterien	
Plasmazellen im Knochenmark 10–30 %	
M-Gradient	geringer als in Hauptkriterien
Osteolysen	
Verminderte normale Immunglobuline (< 50 % der Norm)	IgG < 6 g/l, IgA < 1,0 g/l, IgM < 0,5 g/l

Die Diagnose eines multiplen Myeloms kann gestellt werden, wenn
- 1 Haupt- und 1 Nebenkriterium *oder*
- 3 Nebenkriterien (wovon die beiden ersten Nebenkriterien obligat sind), vorhanden sind *und*
- der Patient symptomatisch ist.

Tab. 14.**13** zeigt die WHO-Kriterien für die MGP und das SMM, die Tab. 14.**14** gibt die diagnostischen Kriterien für das multiple Myelom wieder.

Stadieneinteilung des multiplen Myeloms. Das multiple Myelom kann nach Durie und Salmon in 3 Stadien eingeteilt werden. Die Stadien haben *prognostische Bedeutung*, so ist das mittlere Überleben im Stadium I > 60 Monate, im Stadium II 41 Monate und im Stadium III 23 Monate. Das gleichzeitige Auftreten einer Nierenfunktionsstörung verschlechtert die Prognose deutlich. Die Einteilung ist in Tab. 14.**15** dargestellt.

Die heutige Therapie kann zwar meist die Symptome vorübergehend lindern und die Überlebenszeit verlängern, ist in der Regel (inkl. autologer Stammzelltransplantation) aber nicht in der Lage, die Krankheit zu heilen.

Amyloidose. Bei jeder Paraproteinämie muss an das Vorliegen einer Amyloidose gedacht werden. Die primäre (idiopathische) und die Amyloidose als Folge eines multiplen Myeloms zeichnen sich durch das Vorliegen des sog. AL-(Amyloid light chain) Amyloidproteins aus, welches ein Produkt von alterierten Leichtketten darstellt. Es kann sich im Herzen, in der Leber, in den Nieren, im Darm, in den Nerven oder der Zunge ablagern und entsprechende Symptome wie Herz- und Niereninsuffizienz, Polyneuropathie u. a. verursachen. Die davon sich prinzipiell unterscheidende Amyloidose als Folge lang dauernder, meist unbehandelter chronisch entzündlicher Erkrankungen ist durch das Vorliegen des AA-(Amyloid A) Amyloidproteins gekennzeichnet. Darüber hinaus existieren sehr seltene familiäre Formen, welchen unterschiedliche Amyloidproteine zugrunde liegen.

Morbus Waldenström (lymphoplasmazytisches Lymphom, Makroglobulinämie)

Klinik und Diagnostik. Der Morbus Waldenström ist eine seltene Erkrankung, welche in einem mittleren Alter von 65 Jahren auftritt. Typisch ist das Vorliegen

Tabelle 14.15 Stadieneinteilung des Plasmazellmyeloms nach Durie und Salmon

Stadium I	
Hämoglobin (g/l)	> 100
Serumcalcium (mg/dl)	normal
M-Gradient (g/l)	IgG < 50, IgA < 30
Bence-Jones-Proteinurie (g/24 h)	< 4
Osteolysen	keine
Stadium II	
weder I noch III erfüllt	
Stadium III	
Hämoglobin (g/l)	< 85
Serumcalcium (mg/dl)	> 12
M-Gradient (g/l)	IgG > 70, IgA > 50
Bence-Jones-Proteinurie (g/24 h)	> 12
Osteolysen	> 3

eines IgM-Paraproteins (meist, aber nicht obligat > 20 g/l), welches bei 10–30 % der Patienten zum Auftreten eines *Hyperviskositätssyndroms* mit v. a. gestörter retinaler und zerebrovaskulärer Durchblutung führen kann. Charakteristisch ist der *Fundus paraproteinaemicus* mit dilatierten retinalen Venen und Fundusblutungen. Die häufig beobachtete *Blutungsneigung* kann durch das Vorliegen einer Thrombopenie und eines Hyperviskositätssyndroms sowie durch die Bindung des IgM-Paraproteins an Gerinnungsfaktoren und Thrombozyten bedingt sein. Paraproteinablagerungen in der Haut, dem Darm und den peripheren Nerven kommen vor und führen zu *Diarrhö und Polyneuropathie*. Das pathologische IgM kann entweder Kryoglobulin- oder Kälteagglutinineigenschaften aufweisen. Eine Kryoglobulinämie oder eine Autoimmunhämolyse vom Kälteantikörpertyp können die Folge sein.

Eine Anämie findet sich meist bei Diagnosestellung, eine Thrombopenie ist seltener und meist wenig ausgeprägt, allenfalls auch Folge einer Hypersplenie. Histologisch sind v. a. die Lymphknoten, die Milz und das Knochenmark mit lymphoplasmozytoiden Zellen (Abb. 14.30) diffus durchsetzt.

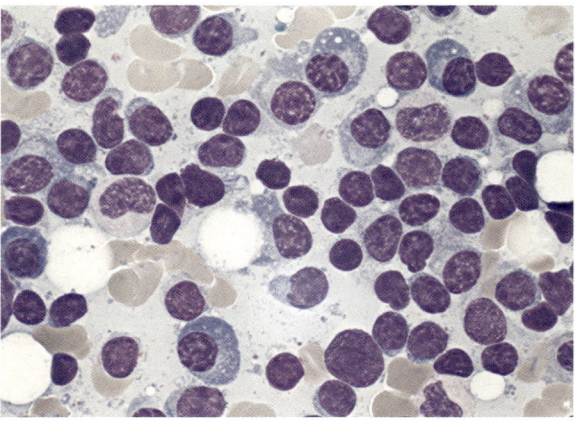

Abb. 14.30 Knochenmarkaspirat bei Morbus Waldenström mit lymphoplasmazellulärer Infiltration.

Die Prognose ist besser als beim multiplen Myelom, das mittlere Überleben beträgt 5 Jahre, und 20 % der Patienten überleben die Krankheit mehr als 10 Jahre.

14.3 Histiozytosen

Als Histiozytosen bezeichnet man unterschiedlichste benigne (reaktive) und maligne neoplastische Erkrankungen, deren Proliferationsgewebe aus ortsständigen, in verschiedenen Organen vorkommenden Makrophagen besteht, die ihrerseits von aus der Blutbahn ausgewanderten Monozyten abstammen. Bei den malignen Histiozytosen ergeben sich Überlappungen mit der akuten monozytären/monoblastären Leukämie (M5 a–b nach FAB, s. Abschnitt „Akute Leukämien"). Die Histiozytosen können in 3 Gruppen unterteilt werden:
- Langerhans-Zell-Histiozytose,
- Nicht-Langerhans-Zell-Histiozytosen und
- maligne Histiozytosen.

Langerhans-Zell-Histiozytose

Es handelt sich dabei um sehr seltene Erkrankungen, die vorwiegend im Kindesalter und bei jungen Erwachsenen auftreten. Entsprechend der heute bekannten einheitlichen Ursprungszelle, der Langerhans-Zelle, einer aus dem Makrophagensystem stammenden Antigen präsentierenden Zelle, wird die Unterteilung in eosinophiles Granulom, Hand-Schüller-Christian-Krankheit und Abt-Letterer-Siwe-Krankheit kaum mehr verwendet und statt dessen das Muster und Ausmaß des Organbefalles angegeben. Interessanterweise zeigen die proliferierenden Zellen meistens monoklonalen Charakter und reihen sich somit zwischen die rein reaktiven und die maligne-proliferativen Erkrankungen ein.

Rund zwei Drittel der Erkrankten weisen einen Befall nur eines, ein Drittel einen Befall mehrerer Organe auf.
- *Das eosinophile Granulom* ist eine lokalisierte Erkrankung, die hauptsächlich die Knochen des Schädels und die Mandibula, seltener die Wirbelsäule und das Becken oder die langen Röhrenknochen befällt. Radiologisch sind ausgestanzte Knochendefekte typisch. Spotanfrakturen können vorkommen.
- Bei der *Hand-Schüller-Christian-Krankheit* sind die Läsionen im Schädel und der Mandibula gleich wie beim eosinophilen Granulom, jedoch zahlreicher. Es kommt zum typischen radiologischen Bild des Landkartenschädels. Daneben können ein Exophthalmus und ein Diabetes insipidus auftreten, welche Folge einer Infiltration im Retrobulbärraum und im Bereich der Hypophyse sind. Zusätzlich sind oft die Lymphknoten, die Milz, die Leber und die Lungen befallen.
- Bei der akut disseminierten Form der Langerhans-Zell-Histiozytose, früher als *Abt-Letterer-Siwe-Krankheit* bezeichnet, präsentiert sich der Patient mit Fieber, Anämie und Thrombopenie, Hautinfiltraten, Vergrößerung von Lymphknoten, Leber und Milz.

Histologisch finden sich große ovoide mononukleäre Zellen mit einem gefalteten Kern und angedeutetem Nukleolus sowie mäßig viel schwach eosinophilem Zytoplasma. Daneben zeigen sich eingestreut Eosinophile und Lymphozyten. Typisch für die Krankheit ist der elektronenmikroskopische Nachweis der sog. Birbeck-Granula.

Nicht-Langerhans-Zell-Histiozytosen

Diese Gruppe umfasst eine Vielzahl von Erkrankungen, die sich durch eine Vermehrung von Histiozyten und Lymphozyten auszeichnen, welche aber nicht Langerhans-Zellen entsprechen. Besonders erwähnt seien hier nur die *familiäre hämophagozytotische Lymphohistiozytose* und das *reaktive Hämophagozytose-Syndrom*. Letzteres kann durch virale Infekte ausgelöst oder paraneoplastisch bei malignen Lymphomen und der akuten monoblastären Leukämie (AML M5 nach FAB) auftreten. Typisch ist die exzessive Phagozytose von Erythrozyten und Thrombozyten, weniger ausgeprägt auch von Granulozyten durch Makrophagen im Knochenmark, was zu einer peripheren Panzytopenie führt.

Maligne Histiozytosen

Zu dieser Gruppe gehören das seltene histiozytäre Sarkom, das Langerhans-Zell-Sarkom und andere sehr seltene maligne Erkrankungen der dendritischen Zellen.

14.4 Reaktive Lymphadenopathie und/oder Splenomegalie

Neben metastasierenden soliden Malignomen und den malignen hämatopoetischen Neoplasien kann eine Reihe von entzündlichen Erkrankungen zur Lymphadenopathie mit oder ohne Splenomegalie führen (s. auch Kapitel 4).

Untersuchung der Lymphknoten und der Milz

Vergrößerte Lymphknoten. Je nach Krankheit können Lymphknoten lokalisiert oder generalisiert vergrößert sein.

> Die Inspektion und die Palpation aller Lymphknotenstationen gehören zu jeder internistischen Untersuchung.

Wichtig bei der Palpation der Lymphknoten ist die Feststellung von:
- Größe,
- Konsistenz,
- Dolenz und
- Verschieblichkeit gegenüber der Unterlage.

Reaktiv (*infektiös oder entzündlich*) vergrößerte Lymphknoten können sehr unterschiedliche Größen aufweisen, sind in der Regel weich, meistens dolent und gegenüber der Unterlage verschieblich. Bei chronischem Verlauf können sie verbacken und mäßig derb sein, und die Verschieblichkeit kann fehlen. *Metastatisch* befallene Lymphknoten sind meist hart und indolent, oft noch verschieblich; vergrößerte Lymphknoten bei *malignen Lymphomen* sind meist weicher und ebenfalls indolent.

Splenomegalie. Die normale Milz ist vollständig unter dem Rippenbogen verborgen und ist nicht palpabel. Eine palpable Milz ist immer pathologisch, ihre Größe kann in Zentimetern unter dem Rippenbogen (Mitte des linken Rippenbogens bis zum kaudalen Pol der Milz) angegeben werden. Die Angabe in Querfingern unter dem Rippenbogen ist zu unzuverlässig und soll vermieden werden. Besser zur Bestimmung der Milzgröße ist die einfache Ausmessung des Längs- und Querdurchmessers im Rahmen einer Ultraschalluntersuchung. Eine Übersicht über den Grad der Milzvergrößerung bei verschiedenen Erkrankungen ist in der Abb. 14.**31** dargestellt.

Apparative Diagnostik. Zur Feststellung vergrößerter Lymphknoten, die der Palpation nicht zugänglich sind und zur Beurteilung der Milzgröße stehen verschiedene diagnostische Hilfsmittel zur Verfügung:
- Ultraschall,
- Thoraxröntgen zur Beurteilung mediastinaler und hilärer Lymphknotenvergrößerungen,
- CT,
- MRT,
- Positronenemissionstomographie (PET) für spezielle Fragestellungen.

Zytologie, Histologie. Ausser bei eindeutigen Fällen von reaktiver Lymphadenopathie, bei bekanntem diffus metastasierendem Tumor oder bei bereits im Knochenmark diagnostizierten hämatologischen Neoplasien, ist bei vergrösserten Lymphknoten wenn immer möglich eine Biopsie durchzuführen. Wegen ihrer häufigen Unzuverlässigkeit sollte sich eine Diagnose wenn immer möglich nicht alleine auf eine zytologische Untersuchung abstützen.

Lokalisierte Lymphadenopathie

Lokalisierte virale und bakterielle Infektionen der Haut, des Nasen-Rachen-Raumes etc. können zur reaktiven entzündlichen Schwellung der regionären Lymphknotenstationen führen. Der Palpation zugänglich sind die Lymphknoten des Halses, der Axilla, der Ellenbeuge und der Leiste. Die anderen Lymphknotenstationen sind nur durch bildgebende Verfahren nachzuweisen.

Erkrankungen, die häufig mit einer lokalisierten Lymphadenopathie einhergehen sind: die regionale

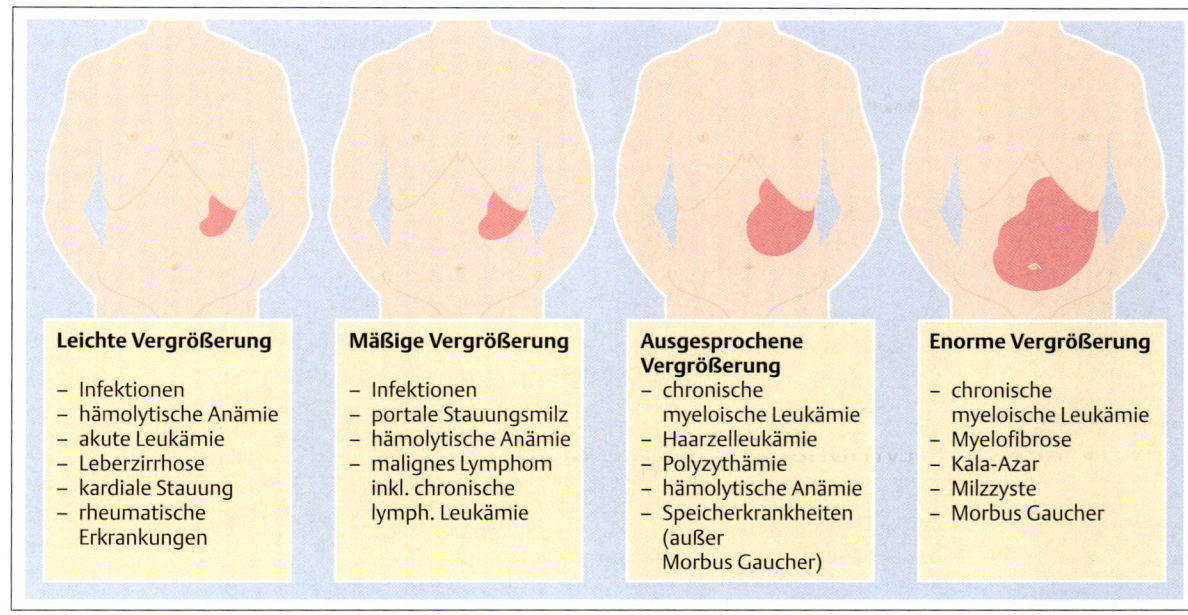

Abb. 14.31 Bedeutung der Milzgröße für die Differenzialdiagnose.

(banale, meist bakterielle) Lymphadenitis, die Tuberkulose, die Lues I, das Lymphogranuloma inguinale, die Katzenkratzkrankheit (Bartonella Henselae) und die Sarkoidose.

Generalisierte Lymphadenopathie mit oder ohne Splenomegalie

Systemische Infektionen wie die Toxoplasmose, die Mononukleose (EBV), die Zytomegalie (CMV) und die HIV-Infektion führen meist primär zur generalisierten Lymphadenopathie. Seltener kann eine lokalisierte Lymphadenopathie voraus gehen. Zusätzliche Symptome wie Fieber, Müdigkeit, Splenomegalie und Leberenzymerhöhungen sind häufig. Im Blutbild finden sich bei viralen Erkrankungen im Allgemeinen und besonders typisch bei der Mononukleose atypische Lymphozyten („Virozyten").

Diagnostik. Je nach Art des Erregers sind serologische Untersuchungen zum Nachweis von spezifischen Antikörpern, mikrobiologische Kulturen, der molekulargenetische Nachweis mittels PCR oder die Biopsie notwendig.

> Bestehen Zweifel an der entzündlichen Genese und Dignität der Lymphknotenschwellung, so ist immer eine Biopsie zur Durchführung einer histologischen Untersuchung zwingend erforderlich.

Literatur

Bene MC, Castoldi G, Knapp W, Ludwig WD, Matutes E, Orfao A, van't Veer MB. Proposals for the immunological classification of acute leukemias. European Group for the Immunological Characterization of Leukemias (EGIL). Leukemia 1995; 9: 1783–6.

Bennett JM, Catovsky D, Daniel MT, Flandrin G, Galton DA, Gralnick HR, Sultan C. Proposed revised criteria for the classification of acute myeloid leukemia. A report of the French-American-British Cooperative Group. Ann Intern Med 1985; 103: 620–5.

Binet JL, Auquier A, Dighiero G et al. A new prognostic classification of chronic lymphocytic leukemia derived from a multivariate survival analysis. Cancer 1981; 48: 198–206.

Degos L, Linch DC, Löwenberg B (eds.). Textbook of Malignant Haematolgy. Martin Dunitz Ltd. 1999.

Durie BG, Salmon SE. A clinical staging system for multiple myeloma. Correlation of measured myeloma cell mass with presenting clinical features, response to treatment, and survival. Cancer 1975; 36: 842–54.

Greer JP, Foerster J, Lukens JN, Rodgers GM, Paraskevas F, Glader B (eds.). Wintrobe's Clinical Hematology 11th ed. Lippincott Williams & Wilkins 2003.

Jaffe ES, Harris NL, Stein H, Vardiman JW (eds.). World Health Organization Classification of Tumours: Pathology & Genetics. Tumours of Haematopoietic and Lymphoid Tissues. IARC Press Lyon 2001.

Lister TA, Crowther D, Sutcliffe SB et al. Report of a committee convened to discuss the evaluation and staging of patients with Hodgkin's disease: Cotswolds meeting. J Clin Oncol 1989; 7: 1630–6.

Rai KR, Sawitsky A, Cronkite EP, Chanana AD, Levy RN, Pasternack BS. Clinical staging of chronic lymphocytic leukemia. Blood 1975; 46: 219–34.

Wiernik PH, Goldman JM, Durcher JP, Kyle RA (eds.). Neoplastic Diseases of the Blood. 4th ed. Cambridge: Cambridge University Press 2003.

15 Hämorrhagische und thrombophile Diathesen

E. Bächli und T. Bombeli
(Frühere Bearbeitung: K. Rhyner und R. Streuli)

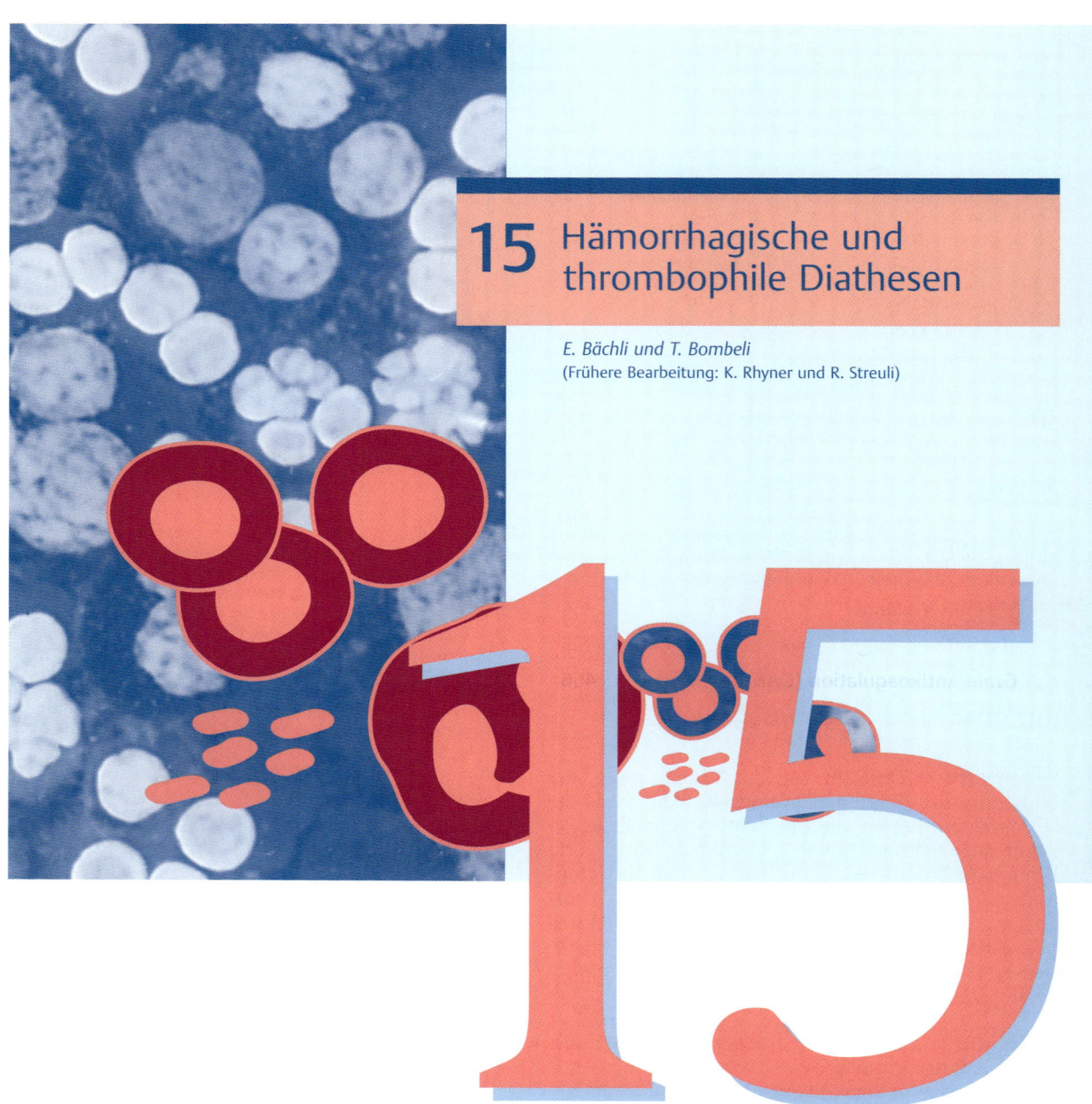

Hämorrhagische und thrombophile Diathesen

Bedeutung der Gerinnung bei Krankheitsprozessen	454

15.1 Hämorrhagische Diathese 456

Klinischer Zugang	457
Störungen der primären Hämostase	461

Angeborene Thrombozytopathien 461
Erworbene Thrombozytopathien 461
Thrombopenien 463
    Immunthrombopenie (ITP) 463
    Thrombopenie bedingt durch eine Produktionsstörung 464
    Hypersplenismus oder Pooling der Thrombozyten 464
    Thrombopenie durch einen vermehrten peripheren Verbrauch 464

Störungen der sekundären Hämostase	465

Hämophilie A und B 465
Von-Willebrand-Erkrankung 465
Vitamin-K-Mangel 466
Lebererkrankung 466
Orale Antikoagulation (OAK) 466
Heparine 467

Vaskuläre Blutungsneigung	467

Proliferative vaskuläre Störungen 467
    Morbus Osler-Rendu 468

Strukturdefekte 468
    Abnorme Zusammensetzung der Gefäßwand 468
    Infiltration der Gefäßwand 469
Traumatische Purpura 469
Entzündliche Störungen 469
    Purpura Schoenlein-Henoch 469
    Kryoglobuline 469

15.2 Thrombophile Diathese 470

Klinischer Zugang	470
Hereditäre Thrombophilien	471
Erworbene Thrombophilien	472

Antiphospholipid-Antikörper-Syndrom (APA-Syndrom) 472
Myeloproliferative Erkrankungen 472
Nephrotisches Syndrom 472
Tumorerkrankungen 473
Heparininduzierte Thrombopenie (HIT) 473

15.3 Mikrozirkulationsstörungen 474

Disseminierte intravasale Gerinnung (DIG)	474
Thrombotisch thrombozytopenische Purpura (TTP) und hämolytisch urämisches Syndrom (HUS)	474

15 Hämorrhagische und thrombophile Diathesen

Übersicht der Abkürzungen (in alphabetischer Ordnung):

AD	autosomal dominant
ADAMTS-13	a disintegrin and metalloprotease with thrombospondin motive", VWF-spaltende Protease
ALK-1	activin receptor like kinase 1
AML	akute myeloische Leukämie
APA	Antiphospholipid-Antikörper
APC	aktiviertes Protein C
aPTT	aktivierte partielle Thromboplastinzeit
BSS	Bernard-Soulier-Syndrom
EBV	Ebstein-Barr-Virus
EDTA	ethylen diamine tetraacetic acid (Antikoagulanz)
ET	essenzielle Thrombozythämie
CHS	Chediak-Higashi-Syndrom
DIG	disseminierte intravasale Gerinnung
F	Faktor
Fbg	Fibrinogen
GP IIbIIIa	Glycoprotein IIβIIIα
HIT	heparininduzierte Thrombopenie
HIV	human immunodeficiency virus
HPS	Hermansky-Pudlak-Syndrom
HUS	hämolytisch urämisches Syndrom
Ig	Immunglobuline
INR	international normalized ratio
ITP	Immunthrombopenie
LYST	Bezeichnung des Gens, dessen Veränderungen für das Chediak-Higashi-Syndrom verantwortlich sind
MRK	Membran-Rezeptor-Komplex
NMH	niedermolekulares Heparin
NSAR	nichtsteroidale Antirheumatika
OAK	orale Antikoagulation
PAI I	Plaminogen-Aktivator-Inhibitor Typ I
PS	Pentasaccharid, Fondaparinux (Arixtra)
PV	Polycythaemia vera
PF4	Plättchenfaktor 4
PFA-100	Platelet Function Analyser-100 (Vollblut-Durchfluss-Aggregometrie)
QPD	Quebec-Plättchendefekt
α- oder δ-SPD	Storage-Pool-Defekt (verminderte, fehlende oder nicht funktionierende Granula der Thrombozyten; 2 Subtypen: α- und δ-Granula)
tPA	Tissue-Plasminogen-Aktivator
TTP	thrombotisch thrombozytopenische Purpura
UFH	unfraktioniertes Heparin
Vit. K	Vitamin K
WASP	Wiskott-Aldrich-Syndrom-Protein
vWF	Von-Willebrand-Faktor

Bedeutung der Gerinnung bei Krankheitsprozessen

Erworbene Gerinnungsstörungen sind oft Ausdruck einer Grundkrankheit, welche die Balance zwischen Thrombose- und Blutungsneigung stört. Das Vorliegen einer Gerinnungsstörung erlaubt bei einigen Krankheiten Aussagen hinsichtlich der Prognose der Grundkrankheit. Eine disseminierte intravasale Gerinnung (DIG) bei einer Sepsis oder eine venöse Thrombose bei Tumorerkrankungen sind prognostisch ungünstige Zeichen.

Erstmals seit der Einführung des Thrombozytenaggregationshemmers Acetylsalicylsäure (Aspirin) und der Antikoagulanzien vom Heparin- und Cumarintyp sind in den letzten Jahren Medikamente mit neuen antithrombotischen Wirkmechanismen in die Klinik eingeführt worden. Diese beeinflussen die Thrombozytenfunktion als Adenosindiphospat-(ADP-) Rezeptor-Antagonisten (Clopidogrel) oder als Glycoprotein-II b-IIIa-Rezeptor-Antagonisten (Abciximab, Tirofiban). Eine neue Form der oralen Antikoagulation mit dem Thrombinhemmer Melagatran steht kurz vor der klinischen Zulassung. Die DIG bei einer Sepsis wird durch das humane rekombinante aktivierte Protein C (Drotrecogin Alfa [aktiviert]; Xigris) günstig beeinflusst.

Die angeborene Thromboseneigung ist in den letzten Jahren eingehend erforscht worden. Mit der Entdeckung der angeborenen Resistenz gegen aktiviertes Protein C (APC-Resistenz), der Faktor-V-Leiden-Genmutation und der Prothrombin-Genmutation können nun 60 % der familiären Thrombosefälle aufgeklärt werden. Zunehmend wurde erkannt, dass diese angeborenen venösen Thromboseneigungen oft erst symptomatisch werden, wenn gleichzeitig erworbene thrombogene Faktoren vorhanden sind (z. B. Immobilisation, Geburt, Alter, Östrogeneinfluss).

Prinzipien der laboranalytischen Erfassung von Gerinnungsstörungen

Die Grundlage für klinisch-therapeutische Maßnahmen von sowohl hämorrhagischen als auch thrombotischen Erkrankungen bildet eine umfassende und exakte Laboranalytik. Dabei ist es für die Diagnosestellung und Therapiebeurteilung oftmals nötig, nicht nur eine, sondern serielle Messungen vorzunehmen. Dies ist bei der DIG besonders zutreffend.

Globaltests. In der Regel werden als erstes Globaltests durchgeführt, welche den Gerinnungsprozess als Ganzes beurteilen. Erst in zweiter Linie werden spezifische Einzelanalysen angeordnet. Im Weiteren wird zwischen Tests für die primäre (thrombozytäre) und solche für die sekundäre (plasmatische) Hämostase unterschieden. Die klinisch am meisten angewandten Globaltests sind in Tab. 15.1 aufgelistet.

Spezifische Gerinnungsdiagnostik. Je nach Resultat solcher Globaltests erfolgt in zweiter Linie eine spezifische Gerinnungsdiagnostik. Wird z. B. aufgrund einer verlängerten Verschlusszeit in der Vollblut-Durchfluss-Aggregometrie (PFA-100) ein Verdacht auf einen Defekt in der primären Hämostase gestellt, erfolgt eine weitere Labordiagnostik mittels klassischer Thrombozytenaggregation

Hämorrhagische und thrombophile Diathesen

und Durchflusszytometrie. Die Thrombozytenaggregationstestung erlaubt eine Funktionsprüfung der Thrombozyten nach der Zugabe eines Agonisten (z. B. Kollagen, ADP). In der Durchflusszytometrie wird die Zusammensetzung der Oberflächenrezeptoren und der Gehalt an α- und δ-Granula der Thrombozyten gemessen. Bei einer Verlängerung der Prothrombinzeit oder der aktivierten partiellen Thromboplastinzeit (aPTT) müssen zur genaueren Spezifizierung der Gerinnungsstörung einzelne Gerinnungsfaktoren gemessen werden (Abb. 15.1 u. 15.2). Bei thrombotischen Erkrankungen müssen zusätzlich Gerinnungsaktivierungsmarker (meistens D-Dimere), Gerinnungsinhibitoren (z. B. Protein C, Protein S und Antithrombin) und Antiphospholipid-Antikörper bestimmt werden (s. Abschnitt „Thrombophile Diathese"). Die Abb. 15.1 und 15.2 zeigen das typische Vorgehen bei Vorliegen einer verlängerten Prothrombinzeit und aPTT. Eine schematische Darstellung der plasmatischen Gerinnung und Fibrinolyse finden sich in Abb. 15.3.

Tabelle 15.1 Übersicht der laboranalytischen Methoden zur Erfassung von Gerinnungsstörungen

	Test	Methode	Fassbare Störungen	Bemerkungen
Primäre Hämostase	Blutungszeit	5 × 1 mm langer Lanzettenschnitt am Unterarm (Simplate) bei leichter venöser Stauung von 40 mmHg; Norm < 8 min	verlängert bei: Thrombopenien, Thrombozytopathien, vWF-Erkrankungen, Vaskulopathien	wenig sensitiv für Störungen der primären Hämostase, wenig prädiktiv für intraoperative Blutungen
	Platelet-Function-Analyzer (PFA-100)	Bestimmung der Durchflusszeit von Vollblut bis eine Membran in einer Mikrokapillare durch Thrombozytenaggregate verstopft ist	verlängert bei: Thrombopenien, Thrombzytopathien, vWF-Erkrankungen	sehr sensitiv für Aspirin, vWF-Erkrankungen und schwere Thrombozytopathien
Primäre und sekundäre Hämostase	Thrombelastographie	mittels eines Sensors wird der thrombozytäre und plasmatische Gerinnungsprozess (Rigiditätszunahme) in vitro im Vollblut permanent aufgezeichnet	Kurve „hämorrhagisch" bei: Thrombopenien, Thrombozytopathien, Faktorenmangel, Antikoagulanzien. Kurve „fibrinolytisch" bei: Fibrinolysetherapie, DIG, Lebertransplantation. Kurve „thrombotisch" bei: Thrombozytosen, Gabe von Gerinnungsfaktoren, DIG u. a.	sehr sensitiv für Störungen der primären und sekundären Hämostase, relativ gut prädiktiv für intraoperative Blutungen, auch hyperfibrinolytische und prothrombotische Zustände gut erkennbar
Sekundäre Hämostase	Prothrombinzeit (Quick, INR)	Bestimmung der Zeit bis lösliches Fibrin gebildet ist nach Initiierung der Gerinnung durch Tissue-Factor (Gewebsthrombokinase), Phospholipide und Calcium	verlängert bei: hereditärem oder erworbenem Mangel an Fibrinogen, FII, FV, FVII und FX sowie Vitamin-K-Mangel (Cumarine)	Sensitivität für Faktorenmangel ist je nach Faktor unterschiedlich und hängt auch vom Reagens ab; sehr sensitiv für Vitamin-K-Mangel und damit für Cumarintherapie, bei Quick < 10 % sind Spontanblutungen zu erwarten
	aktivierte partielle Thromboplastinzeit (aPTT)	Bestimmung der Zeit bis lösliches Fibrin gebildet ist nach Initiierung der Gerinnung durch Kontaktaktivator (z. B. Ellagsäure), Phospholipide und Calcium	verlängert bei: hereditärem oder erworbenem Mangel an Fibrinogen, FII, FV, FVIII, FIX, FX, FXI, FXII, Heparintherapie	Sensitivität für Faktorenmangel ist je nach Faktor unterschiedlich und hängt auch vom Reagens ab; sehr sensitiv für unfraktioniertes Heparin

DIG: disseminierte intravasale Gerinnung, F: Faktor, INR: International Normalized Ratio, vWF: von-Willebrand Faktor

15 Hämorrhagische und thrombophile Diathesen

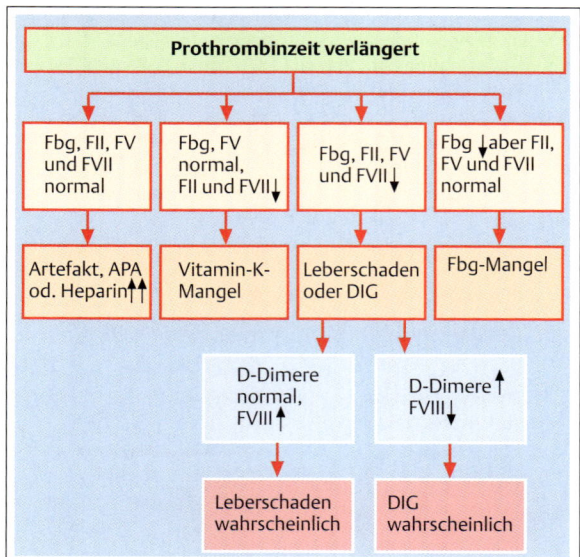

Abb. 15.1 Spezifische Gerinnungsdiagnostik: die weitere Abklärung einer verlängerten Prothrombinzeit (Quick). APA: Antiphospholipid-Antikörper; DIG: disseminierte intravasale Gerinnung; F: Faktor; Fbg: Fibrinogen.

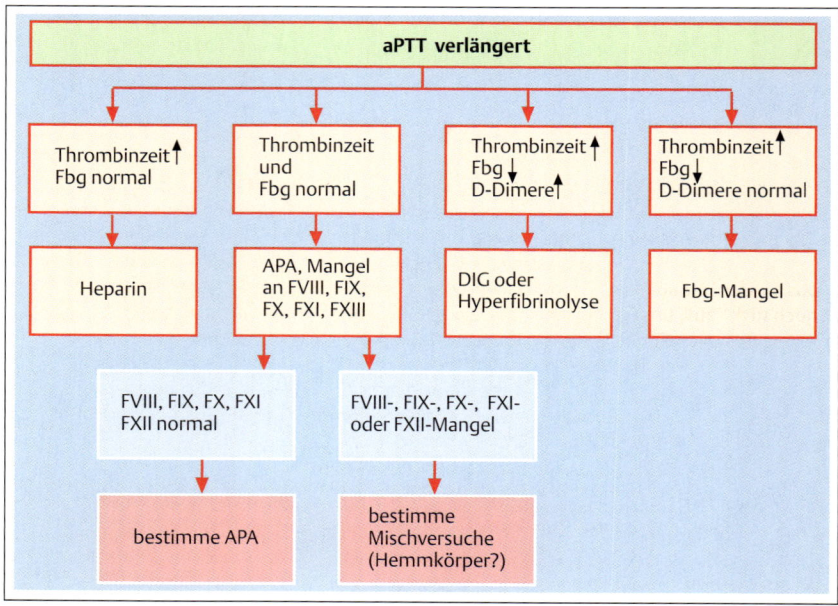

Abb. 15.2 Spezifische Gerinnungsdiagnostik: die weitere Abklärung einer verlängerten aktivierten partiellen Thromboplastinzeit (aPTT). APA: Antiphospholipid-Antikörper; DIG: disseminierte intravasale Gerinnung; F: Faktor; Fbg: Fibrinogen.

15.1 Hämorrhagische Diathese

Unter einer hämorrhagischen Diathese verstehen wir eine *vermehrte Blutungsneigung*. Wir unterscheiden angeborene und erworbene Blutungsneigungen und diese werden eingeteilt in Störungen der primären oder sekundären Hämostase und vaskuläre Störungen. Die primäre Hämostase wird beeinträchtigt durch Störungen der Thrombozytenzahl oder Thrombozytenfunktion und die sekundäre Hämostase durch Veränderung von plasmatischen Gerinnungsfaktoren. Vaskuläre Störungen führen über eine vermehrte Gefäßdurchlässigkeit zu einer Blutungsneigung. Im klinischen Alltag stehen erworbene Blutungsneigungen durch Medikamente oder Organerkrankungen wie z. B. eine Magenblutung unter Acetylsalicylsäuretherapie oder die Blutungsneigung bei Leberzirrhose im Vordergrund.

Anamnese, Blutungstyp und Laboruntersuchungen lassen die Schwere der Blutungsneigung erkennen und entsprechende Vorsichtsmaßnahmen ergreifen. Eine neu aufgetretene hämorrhagische Diathese im Erwachsenenalter ist oft Ausdruck des Zusammentreffens von mehreren pathogenetischen Faktoren. Eine

Hämorrhagische Diathese

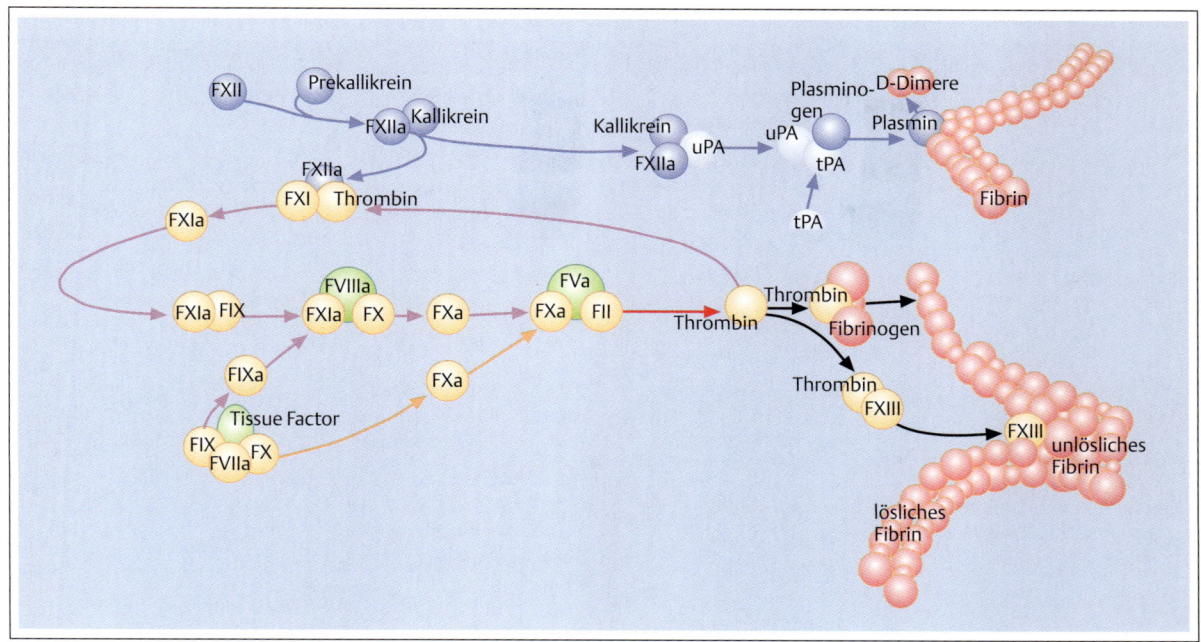

Abb. 15.3 Gerinnungs- und Fibrinolyseschema: 3 Phasen des Gerinnungsprozesses mit Bildung von Fibrin; daneben auch die Fibrinolyse, welche Fibrin wieder abbaut.
Phase 1 (Initiation, rote Pfeile): Aktivierter Faktor VII (FVIIa) bindet an vom Gewebe freigesetzten Tissue Factor (Gewebethrombokinase) und aktiviert dabei den FX zum FXa, welcher dann seinerseits mit Hilfe des FVa den FII zum FIIa (Thrombin) aktiviert. Dieser Faktorenkomplex (FXa, FVa und FII) wird Prothrombinasekomplex genannt.
Phase 2 (Amplifikation, violette Pfeile): Das in der Initiationsphase gebildete wenige Thrombin reicht noch nicht aus, um Fibrinogen zu Fibrin zu aktivieren. Durch einen positiven Feedback-Mechanismus aktiviert Thrombin den FXI zu FXIa, welcher dann FIX zu FIXa aktiviert. Gleichzeitig wird FIX auch durch den FVIIa/Tissue-Factor-Komplex aktiviert. Der so gebildete FIXa aktiviert dann mit Hilfe des FVIIIa den FX zu FXa. Dieser Faktorenkomplex (FIXa, FVIIIa, FX) wird Tenasekomplex genannt.
Phase 3 (Propagation und Stabilisation, blaue Pfeile): Das nun in großer Menge gebildete Thrombin aktiviert jetzt das Fibrinogen, welches dann spontan zu Einzelstrangketten (lösliches Fibrin) polymerisiert. Gleichzeitig aktiviert das Thrombin auch den FXIII zu FXIIIa, welcher dann die Einzelstrangketten zu einem stabilen Netz quer vernetzt (unlösliches Fibrin). Zudem unterhält Thrombin den Gerinnungsprozess durch laufende Aktivierung von FV und FVIII.
Fibrinolyse (graue Pfeile): Das Fibrin wird durch Plasmin abgebaut, wodurch verschieden große Fibrinfragmente entstehen. Ein in der Routinediagnostik häufig bestimmtes Fibrinabbauprodukt sind die D-Dimere (Dimer aus 2 D-Fragmenten von 2 Fibrinmolekülen). Plasmin entsteht aus der Aktivierung von Plasminogen, welches hauptsächlich durch Urokinase- (uPA) und Tissue-Plasminogen-Aktivator (tPA) aktiviert wird. Für die Freisetzung und Aktivierung von uPA und tPA sind mehrere Mechanismen verantwortlich (z. B. Aktivierung durch FXIIa und Kallikrein).
Verwendete Abkürzungen:
F: Faktor, uPA: Urokinase, tPA: Tissue-Plasminogen-Aktivator

gastrointestinale Blutung kann Ausdruck einer Kombination einer medikamentös induzierten Thrombozytenfunktionsstörung (z. B Acetylsalicylsäure, nichtsteroidale Antirheumatika) und einer lokalen Entzündung (Gastritis) oder Läsion (Ulkus) sein.

Klinischer Zugang

Die exakte Anamnese und körperliche Untersuchung sind ein wesentlicher Teil der Abklärung einer Blutungsneigung. Folgende Punkte sollten bei jeder Anamnese und körperlichen Untersuchung erfragt werden:

Familienanamnese:
- Frage nach Spontanblutungen oder Blutungskomplikationen bei Operationen oder Geburten bei Verwandten,
- Frage nach frühen Todesfällen bei Verwandten,
- das Vererbungsmusters sollte erfragt werden:
  – autosomal dominant (jede Generation ist von der Krankheit betroffen),
  – X-chromosomal (nur Knaben und Männer sind von der Krankheit betroffen),
- Frage nach dem Blutungstyp:
  – Schleimhautblutungen treten v. a. bei Störungen der primären Hämostase auf,
  – Nachbluten nach Operationen oder Trauma tritt v. a. bei Störungen der sekundären Hämostase auf.

15 Hämorrhagische und thrombophile Diathesen

Tabelle 15.2 Übersicht der verschiedenen Blutungstypen und der zu Grunde liegenden möglichen Gerinnungsstörungen

Blutungstyp	Beschreibung	Lokalisation	Gerinnungsstörung
Purpura (Abb. 15.4)	stecknadelkopfförmige punktförmige Blutung	oft in Gruppen, Arme	Thrombopathie, Thrombopenie
Petechien (Abb. 15.5 u. 15.6)	kleinfleckige Kapillarblutungen der Haut und Schleimhäute, größer als Petechien	v. a. untere Extremitäten, nicht zu verwechseln mit Teleangiektasien	Thrombopathie, Thrombopenie, Vaskulopathie
Suffusionen, Ekchymosen (Abb. 15.7)	flächenhafte Blutungen, oft nach leichten Traumen, keine palpable Blutansammlung	Vorderarme, Beine	Thrombopathie, Thrombopenie, Vaskulopathie
Hämatom (Abb. 15.8 u. 15.9)	Blutung in die Haut und Subkutis, zum Teil in den Muskel, palpable Blutung mit Schwellung	oft nach Traumen oder spontan in die Bauchhaut (z. B. bei Antikoagulation und Husten)	plasmatische Gerinnungsstörung
Einblutungen in Organe, z. B. Hämarthros (Abb. 15.10)	Schwellung, Funktionseinbusse	Gelenke (v.a. bei Hämophilie), Gehirn (z. B. Antikoagulation)	plasmatische Gerinnungsstörung

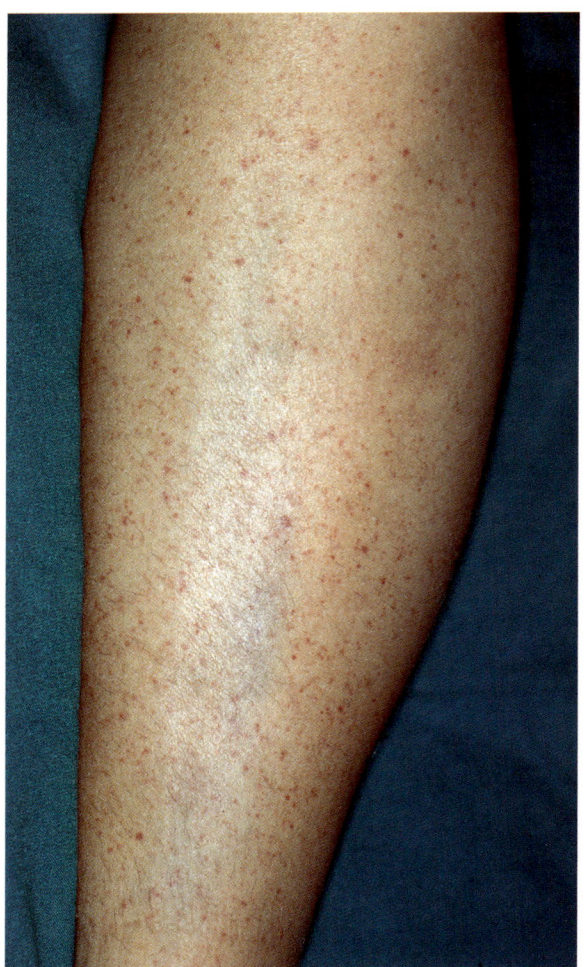

Abb. 15.4 Purpura am Unterschenkel bei einem Patienten mit Immunthrombopenie: feine flohstichartige Blutungen.

Persönliche Anamnese:
➤ Oft können Patienten die Schwere ihrer Blutungsneigung schwer einschätzen. Objektivierbare Einzelheiten wie der Transfusionsbedarf während einer Blutungskomplikation, oder ob später eine Eisenmangelanämie diagnostiziert wurde, müssen direkt erfragt werden.
➤ Die Frage nach dem Blutungstyp und dem Alter in dem die Blutung erstmals auftrat sind zum Abschätzen der Schwere der Blutung wichtig. Eine Übersicht der Blutungstypen findet sich in Tab. 15.2.
➤ Die genauen Umstände der Blutung müssen erfragt werden. Hinweis für eine angeborene hämorrhagische Diathese können folgende Angaben sein:
  - Blutungen seit der Kindheit,
  - schweres Nasenbluten seit der Kindheit,
  - Nachbluten nach Zahneingriffen und nach Tonsillektomie,
  - Menorrhagie seit der Menarche,
  - spontanes Auftreten einer Blutung in ein Organ (z. B. Hämarthros).
➤ Hinweise für eine erworbene hämorrhagische Diathese können folgende Angaben sein:
  - anamnestische Angaben, dass Medikamente, welche die Thrombozytenfunktion (z. B. Acetylsalicylsäure, NSAR, Antibiotika) oder die plasmatische Gerinnung (orale Antikoagulanzien, Heparin) beeinflussen, eingenommen wurden,
  - anamnestische Angaben, die auf eine Erkrankung hinweisen, die mit Gerinnungsstörungen einhergehen können; so sollte nach Lebererkrankungen, Infektionen oder Nierenerkrankungen gefragt werden.
➤ Der zeitliche Zusammenhang zwischen einer Verletzung und Blutung sollte erfragt werden:
  - Blutungen, die nach einer Verletzung nicht sofort sistieren, sprechen für eine Störung der primären Hämostase oder eine vaskuläre Störung,

Hämorrhagische Diathese

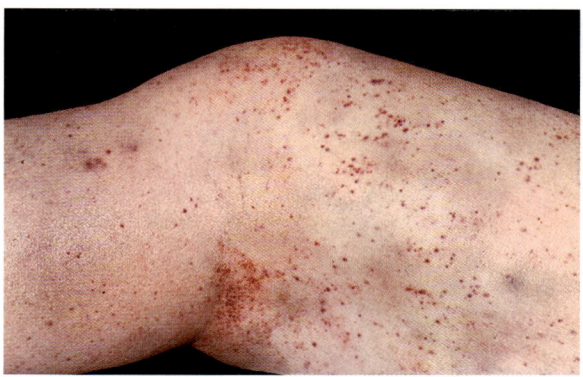

Abb. 15.5 Petechiale Hautblutungen bei Thrombopenie.

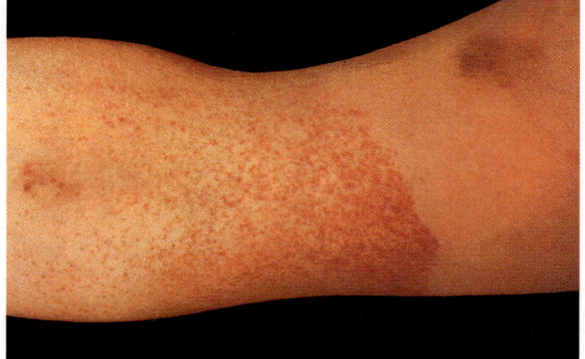

Abb. 15.6 Ausgeprägtes Rumple-Leede-Phänomen: vor allem positiv bei thrombozytären oder vaskulären Blutungsneigungen. Nach Anlegen einer Blutdruckmanschette und Kompression mit einem Druck zwischen arteriellem und diastolischem Blutdruck treten nach maximal 5 min petechiale Hautblutungen auf.

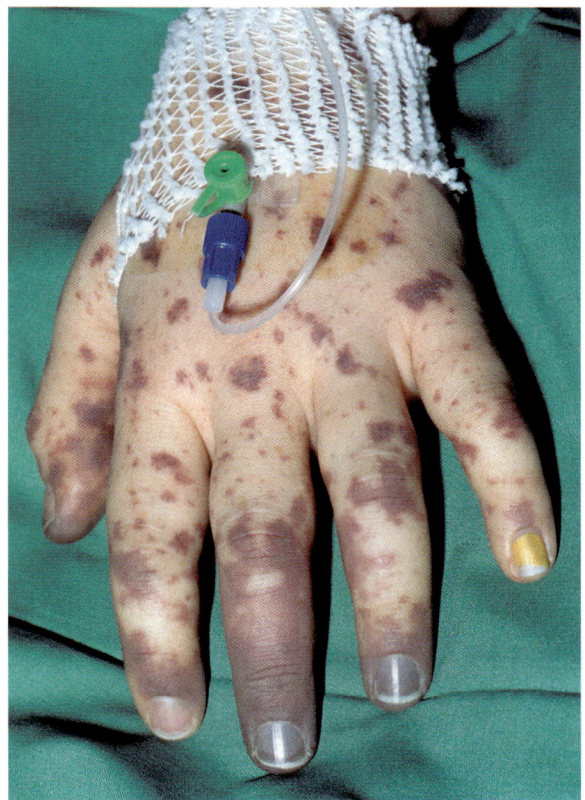

Abb. 15.7 Petechien und flächenhafte Hautblutungen (Suffusionen) sowie thrombotische Verschlüsse der Hautgefäße bei einer Patientin mit Meningokokkensepsis (sog. Purpura fulminans). Frische Fingerendgliednekrose am Mittelfinger.

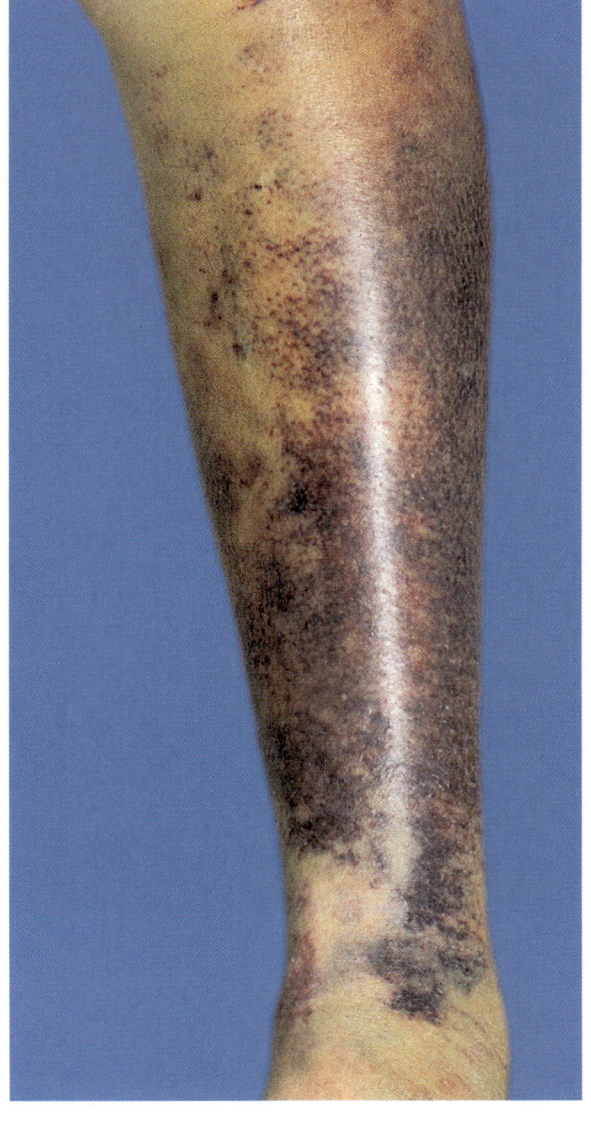

Abb. 15.8 Frisches Hämatom bei einer plasmatischen Gerinnungsstörung. Antikoagulanzienblutung in den Unterschenkel.

15 Hämorrhagische und thrombophile Diathesen

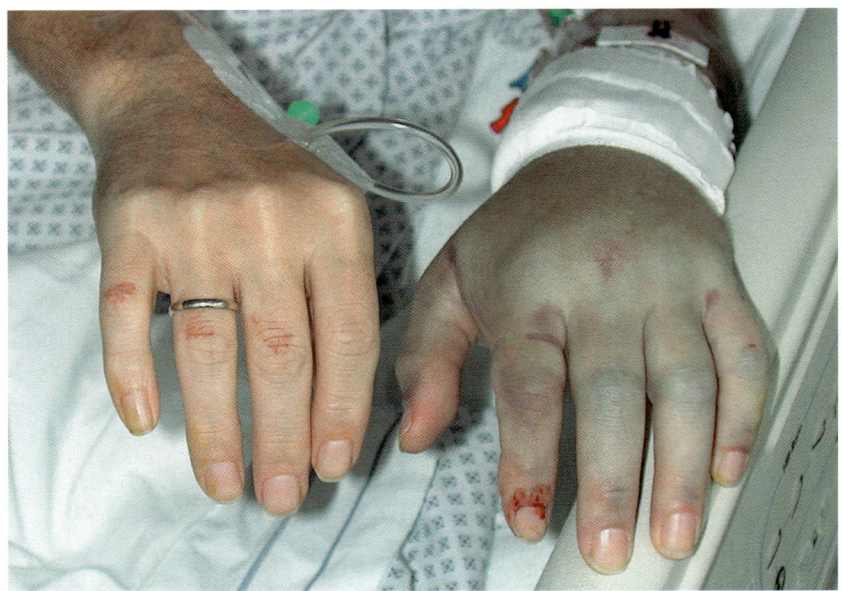

Abb. 15.9 Großes Hämatom der linken Hand bei einer kombinierten Störung der primären und sekundären Hämostase. Der Patienten hatte eine Abciximab-induzierte (chimärer Anti-GPIIb-IIIa-Rezeptor-Antikörper) Thrombopenie und erhielt gleichzeitig Acetylsalicylsäure, Clopidogrel und Heparin.

– Blutungen, die primär stillbar sind und nach Tagen oder Stunden nachbluten, sprechen für eine Störung der sekundären Hämostase.

Klinische Untersuchung:
➤ Die Lokalisation der Blutung und der Blutungstyp sollten genau dokumentiert werden (Tab. 15.**2**),
➤ es sollte nach Hinweisen für eine Leber- oder Nierenerkrankung gesucht werden.

Bei anamnestischen oder klinischen Hinweisen für eine Störung der primären Hämostase sollten die Blutungszeit und die Thrombozytenzahl bestimmt werden und eine PFA-100-Untersuchung erfolgen (Tab. 15.**1**). Bei Hinweisen auf eine Störung der sekundären Hämostase sollten folgende Laborwerte bestimmt werden: Quick (INR), aPTT, Fibrinogen, Thrombinzeit und D-Dimere. Abb. 15.**1** und 15.**2** geben eine Übersicht zu möglichen Befundkombinationen.

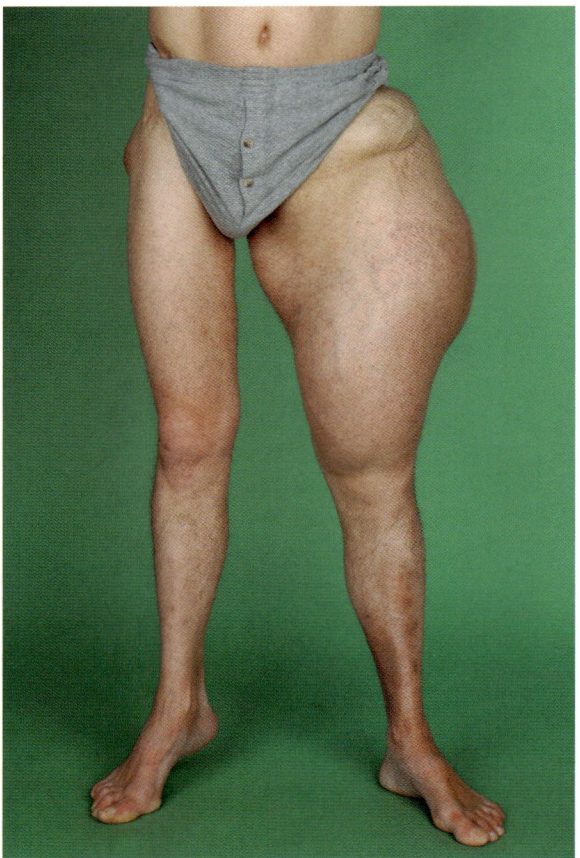

Abb. 15.10 Großer Pseudotumor der linken Hüfte und Leiste bei einem Patienten mit einer Hämophilie A. Der Pseudotumor ist bedingt durch chronisch rezidivierende Einblutungen in ein Hämatom oder Hämarthros.

Hämorrhagische Diathese

Störungen der primären Hämostase

Störungen der primären Hämostase sind bedingt durch angeborene oder erworbene Thrombozytenfunktionsstörungen, sog. *Thrombopathien,* oder durch eine erworbene oder angeborene verminderte Zahl der Thrombozyten, sog. *Thrombopenien.* Die angeborenen Thrombopathien sind selten und führen zu schweren Blutungsmanifestationen, die erworbenen Thrombozytenfunktionsstörungen sind ausgesprochen häufig und führen seltener zu schweren Blutungsmanifestationen. Die Thrombozytenfunktion ist beeinträchtigt bei tiefer Zahl (Thrombopenie) und selten bei zu hoher Zahl (Thrombozytose). Thrombozytosen können reaktiv bei Entzündungen, gewissen Tumoren und nach Splenektomie auftreten. Diese reaktiven Formen der Thrombozytosen sind bei Thrombozytenzahlen von über $1500 \times 10^9/l$ nicht mit Blutungen, sondern mit Thrombosen assoziiert. Thrombozytosen bei myeloproliferativen Erkrankungen, wie der essenziellen Thrombozythämie (ET) oder der Polycythaemia vera (PV), können unabhängig von der Thrombozytenzahl mit Blutungen einhergehen.

> Sowohl bei Thrombopenien als auch Thrombopathien wird die Blutungsmanifestation durch die Einnahme von Medikamenten, welche die Thrombozytenfunktion zusätzlich beeinträchtigen, deutlich verstärkt.

Angeborene Thrombozytopathien

Angeborene Thrombozytopathien sind im Vergleich zu den erworbenen Formen selten. Angeborene Thrombopathien sind entweder bedingt durch Veränderungen der Oberflächenrezeptoren (Rezeptorendefekte) oder durch Veränderungen der thrombozytären Granula (α- oder δ-Granula; sog. „storage pool defects" [SPD]). Eine Übersicht über die Störungen findet sich in Tab. 15.**3**. Einige der Formen können erworben sein und sind ebenfalls in der Tab. 15.**3** aufgeführt. Wichtig ist bei allen betroffenen Patienten, dass sie auf Medikamente, die die Thrombozytenfunktion beeinträchtigen (z. B. Acetylsalicylsäure, NSAR etc.) verzichten, da sich sonst die Blutungsneigung deutlich verstärkt.

Rezeptorendefekte (Tab. 15.**3**). Bei der *Thrombasthenie Glanzmann* und beim *Bernard-Soulier-Syndrom* (BSS) sind die heterozygoten Träger in der Regel asymptomatisch. Homozygote Träger haben eine lebenslange mukokutane Blutungsneigung mit Epistaxis, gastrointestinalen Blutungen, Menorrhagien und Hautblutungen. Beide Erkrankungen sind sehr selten.

Eine wichtige Differenzialdiagnose zum BSS ist die Immunthrombopenie (ITP). Patienten mit BSS, das fälschlicherweise als ITP diagnostiziert wird, haben eine deutliche Blutungsneigung trotz nur milder Thrombozytopenie. Nach Normalisierung der Thrombozytenzahl, z. B. nach Splenektomie, bleibt die Blutungsneigung bei der BSS bestehen und bei einer ITP verschwindet sie. Die Diagnose der Thrombasthenie Glanzmann oder des BSS wird mittels Durchflusszytometrie und Thrombozytenaggregation gestellt.

Storage-Pool-Defekte (SPD) (Tab. 15.**3**). In den α- oder δ-Granula der Thrombozyten werden gerinnungsaktive Substanzen gespeichert, die bei der Aktivierung der Thrombozyten frei gegeben werden.

Diese sehr seltenen angeborenen Störungen umfassen das *Gray-Platelet-Syndrom* und das *Quebec-Platelet-Syndrom* als α-SPD und das *Hermansky-Pudlak-Syndrom* und das *Chediak-Higashi-Syndrom* als δ-SPD. Meistens sind diese mit anderen Anomalien assoziiert, die in der Tab. 15.**3** aufgeführt sind. Die Thrombozytenfunktion ist beeinträchtigt, und die Blutungsneigung ist unterschiedlich ausgeprägt. Zur Diagnose benötigt man eine genaue klinische Untersuchung und Thrombozytenfunktionstests (PFA-100; Thrombozytenaggregation).

Erworbene Thrombozytopathien

Acetylsalicylsäure und NSAR. Bedingt durch die weit verbreitete Anwendung führt die Einnahme des Thrombozytenaggregationshemmers Acetylsalicylsäure zur häufigsten erworbenen Thrombopathie. Die Acetylsalicylsäure hemmt irreversibel die Funktion des thrombozytären Enzyms Cyclooxygenase Typ I, welches für die Thrombozytenaggregation entscheidend ist. Normale Thrombozyten überleben 14 Tage in der Zirkulation. Das bedeutet, dass 7 Tage nach der letzten Einnahme von Acetylsalicylsäure die Hälfte der Thrombozytenpopulation wieder funktionstüchtig ist und mit einer ausreichenden primären Hämostase gerechnet werden kann. Klinisch ist die Blutungsneigung nicht ausgeprägt. In der „Physicans Health Studie" wurden 22 071 Ärzte während 5 Jahren beobachtet, die entweder Acetylsalicylsäure (Aspirin) oder ein Plazebo einnahmen. Blutungen traten unter Aspirin in 27 % und in der Plazebogruppe in 20 % auf. Als relevant wurden Blutungen angesehen, die zu Bluttransfusionen führten. Dies war lediglich in 0,4 % der Aspirin- und in 0,3 % der Plazebogruppe der Fall. Aspirin führte jedoch zu signifikant mehr Hämatomen, Epistaxis und Meläna.

NSAR hemmen passager und selektiv die Cyclooxygenase I und II. Nach Sistieren dieser Medikamente erholt sich die Thrombozytenfunktion in Abhängigkeit von der Halbwertszeit des NSAR im Blut und in Abhängigkeit von der Thrombozytenregeneration.

Clopidogrel. Dieser ADP-Rezeptor-Antagonist, der oft in Kombination mit Aspirin oder alleine gegeben wird, führt zum identischen Blutungstyp wie die Acetylsalicylsäure. Obwohl die Thrombozytenaggregation durch Clopidogrel stärker gehemmt wird, bluten die Patienten nicht mehr als unter Aspirintherapie. Clopidogrel ist eine inaktive Vorläufersubstanz, die in der Leber in einen aktiven Metaboliten umgewandelt werden muss.

15 Hämorrhagische und thrombophile Diathesen

Tabelle 15.3 Angeborene Thrombozytopathien und Thrombopenien

Name	Vererbung	Defekt	Spezielles	Erworben
Morbus Glanzmann (Thrombasthenie Glanzmann)	AR	Fehlen oder Defekt des MRK GPIIbIIIa-Komplexes	Thrombozytenzahl normal, Morphologie normal	ITP, Morbus Hodgkin; Medikamente (Abciximab, Tirofiban)
Bernard-Soulier-Syndrom	AR	Defizienz des MRK GPIb-IX-V	Thrombopenie, Morphologie: hypo- bis agranuläre Riesenthrombozyten	AML, MDS, ITP, APA-Syndrom
Pseudo-von-Willebrand-Krankheit	AD	erhöhte Affinität des MRK GPIb-IX-V für vWF	Thrombozytenzahl normal bis leicht vermindert, Morphologie normal	nicht bekannt
Gray-Platelet-Syndrom	unklar	unbekannt	α-SPD, Thrombopenie, Morphologie: fehlende α-Granula: dies lässt die Thrombozyten „grau" erscheinen in der Pappenheim-Färbung	nicht bekannt
Hermansky-Pudlak-Syndrom (HPS)	AR	lysosomale Ceroid-Lipofuscin-Speicherkrankheit; HPS 1–4: 4 unterschiedliche Gene	okulokutaner Albinismus, Lungenfibrose, Colitis ulcerosa, Ceroid-Lipofuscin-Einlagerungen in Makrophagen, δ-SPD, Thrombozytenzahl normal, Morphologie normal	nicht bekannt
Chediak-Higashi-Syndrom (CHS)	AR	funktioneller Defekt der lysosomalen Organellen: Mutationen des LYST-Gens	Hypopigmentation der Haut, Iris, Haare, Neutropenie mit rezidivierenden Infekten, Lymphome, periphere Neuropathie; eosinophile Einschlusskörper in den Myeloblasten, δ-SPD, Thrombozytenzahl normal, Morphologie normal	nicht bekannt
Quebec-Platelet-Defekt (QPD)	AD	proteolytische Degradation des Inhaltes der α-Granula	α-SPD, leichte Thrombopenie, Morphologie normal	nicht bekannt
May-Hegglin-Anomalie	AD	unbekannt	Riesenthrombozyten, Einschlusskörperchen in Granulozyten, Thrombopenie	nicht bekannt
Wiskott-Aldrich-Syndrom	X-chromosomal rezessiv	Defekt des WASP	T-Lymphozyten-Defekt: rezidivierende Infekte, ekzematoide Dermatitis, Neoplasien; Thrombopathie: δ-SPD, z. T. MPK-Defekte, Thrombopenie	nicht bekannt

AD: autosomal dominant, AML: akute myeloische Leukämie, APA-Syndrom: Antiphospholipid-Antikörper-Syndrom, AR: autosomal rezessiv, GP: Glykoprotein, ITP: Immunthrombopenie, LYST: Name des Gens, dessen Mutationen für das CHS-Syndrom verantwortlich sind, MDS: myelodysplastisches Syndrom, MRK: Membranrezeptorkomplex, SPD: „Storage-Pool-Defekt", das bedeutet, dass die α- oder δ-Granula der Thrombozyten fehlen, vWF: Von-Willebrand-Faktor, WASP: Wiskott-Aldrich-Syndrom-Protein

Dipyridamol. Diese Substanz, die ebenfalls zur Thrombozytenaggregationshemmung eingesetzt wird, bewirkt eine vermehrte Ausschüttung von Adenosin aus den Erythrozyten und von Nitric Oxide und Prostacyclin aus den Endothelzellen. So kommt es indirekt zu einer Thrombozytenaggregationshemmung und zu einer peripheren Vasodilatation. Die Blutungsneigung unter Dipyridamoltherapie ist mild.

Niereninsuffizienz. Eine schwere Niereninsuffizienz beeinträchtigt die Thrombozytenfunktion, und die Blutungszeit ist verlängert. Blutungskomplikationen sind seit der Einführung der Erythropoetintherapie und Korrektur der renalen Anämie selten geworden. Diese Tatsache ist ein Hinweis dafür, dass eine Anämie per se ggf. zu einer Blutungsneigung beitragen kann. Die ungewöhnlichen Lokalisationen der Blutungen, wie hämorrhagische Perikarditis, Pleuritis und retroperitoneale Blutungen, sind ein Hinweis, dass nicht nur eine Thrombozytenfunktionsstörung vorliegt, sondern zusätzlich eine lokale Komponente, z. B. ein entzündlicher Prozess im Rahmen der Urämie, vorliegen muss.

Hämorrhagische Diathese

Thrombopenien

Eine Thrombopenie liegt vor bei einer Thrombozytenzahl von unter $100 \times 10^9/l$. Thrombopenien können durch eine Produktionsstörung, ein Pooling in der Milz oder durch einen vermehrten Verbrauch entstehen. Eine Pseudothrombopenie (s. u. muss ausgeschlossen werden.

Blutungen bei Thrombopenie. Folgende Grundsätze lassen sich zu Blutungen, die durch eine Thrombopenie bedingt sind, festhalten:
- Blutungstyp:
  - Purpura, Petechien, Suffusionen, Hämatome, Schleimhautblutungen (Tab. 15.**2**).
- Blutungsneigung:
  - *abhängig von der Thrombozytenzahl:* generell $< 50 \times 10^9/l$ Thrombozyten erhöhte Blutungsgefahr, unter $10 \times 10^9/l$ Thrombozyten erhebliche Blutungsgefahr;
  - *abhängig von der Genese der Thrombopenie:* bei peripherem Verbrauch zirkulieren junge funktionstüchtige Thrombozyten, bei der ITP nimmt die Blutungsgefahr erst unter $10 \times 10^9/l$ Thrombozyten deutlich zu;
  - *abhängig von der Medikamentenanamnese:* falls Medikamente eingenommen wurden, welche die Thrombozytenfunktion beeinträchtigen oder anderweitig die Gerinnung beeinflussen, steigt die Blutungsgefahr deutlich an.

Ausschluss von Pseudothrombopenien

EDTA-Pseudothrombopenie. Bei jeder neu entdeckten Thrombopenie sollte primär eine EDTA-Pseudothrombopenie ausgeschlossen werden. Durch das im Laborröhrchen enthaltene Antikoagulans EDTA (ethylen diamine tetraacetic acid) kommt es durch im Blut vorhandene calciumabhängige Antikörper zur Verklumpung der Thrombozyten. So werden in der automatisierten maschinellen Bestimmung falsch tiefe Thrombozytenwerte bestimmt. Bei der Betrachtung des Blutausstriches unter dem Mikroskop finden sich Thrombozytenhäufchen. Diese relativ häufig (0,1 % der Bevölkerung) vorkommende Anomalie hat keine pathogene Bedeutung, da die Antikörper nur beim Vorliegen eines Calcium bindenden Antikoagulans in vitro Thrombozyten binden.

Die EDTA-Pseudothrombopenie lässt sich einfach diagnostizieren und sollte nicht zu weiteren Abklärungen führen. Zur Diagnose sollten gleichzeitig ein EDTA- und Heparinröhrchen abgenommen und ein Blutausstrich angefertigt werden. Typischerweise findet sich im Heparinröhrchen eine normale Thrombozytenzahl. Die Thrombozytenzahl, die aus dem EDTA-Röhrchen bestimmt wurde, ist tief, und der entsprechende Ausstrich zeigt häufchenweise gruppierte Thrombozyten.

EDTA-induzierte und Abciximab-assoziierte Thrombopenie. Das Phänomen der Pseudothrombopenie hat seit der Einführung von Abciximab (Reopro), einem chimären human-murinen Antikörper gegen GPIIbIIIa auf der Thrombozytenoberfläche, welcher beim akuten koronaren Syndrom eingesetzt wird, eine zusätzliche Bedeutung erlangt. Es kann unter Abciximab-Therapie die harmlose EDTA-induzierte und Abciximab-assoziierte Thrombopenie auftreten, die mit den oben erwähnten Maßnahmen ebenfalls einfach diagnostiziert werden kann und keine therapeutischen Konsequenzen nach sich zieht. Diese harmlose Form ist von der schweren „echten" Abciximab-induzierten Thrombopenie, die zu lebensbedrohlichen Blutungen führen kann, abzugrenzen.

Immunthrombopenie (ITP)

Klinik. Die häufige ITP ist eine Autoimmunerkrankung, die charakterisiert ist durch einen vermehrten antikörperinduzierten peripheren Verbrauch der Thrombozyten mit konsekutiv verkürzter Überlebenszeit der Thrombozyten. Die ITP manifestiert sich häufig mit petechialen Hautblutungen, Schleimhautblutungen und Hämatomen. Schwere Blutungen treten meist erst bei Thrombozytenzahlen unter $10 \times 10^9/l$ auf. Patienten, mit Thrombozyten um $40 \times 10^9/l$ haben, falls sie keine die Thrombozytenfunktion beeinträchtigenden Medikamente eingenommen haben, keine Blutungsmanifestation und können vollständig asymptomatisch sein.

Diagnostik. Die ITP ist eine *Ausschlussdiagnose*. Es gibt keinen verlässlichen Test um die ITP-verursachenden antithrombozytären Antikörper im Blut nachzuweisen. Antithrombozytäre Antikörper sind auch bei anderen Erkrankungen, die mit einer Thrombopenie einhergehen, nachgewiesen worden und haben deshalb einen geringen diagnostischen Wert. Um eine ITP zu diagnozieren, sollten andere Erkrankungen, die mit einer Thrombopenie einhergehen können und im Weiteren besprochen werden, ausgeschlossen werden. Mit der morphologischen Untersuchung des Blutbildes sollten Riesenthrombozyten, ein myelodysplastisches Syndrom, eine thrombotisch thrombozytopenische Purpura/hämolytisch urämisches Syndrom (TTP/HUS) und eine EDTA-Pseudothrombopenie ausgeschossen werden.

Eine Knochenmarkuntersuchung zeigt eine normale oder gesteigerte Megakaryozytenzahl bei einer ITP und schließt Infiltration oder Verdrängung durch eine Neoplasie als Ursache der Thrombopenie aus. Die Milz ist nicht vergrößert bei der ITP. Eine Lebererkrankung mit eventueller portaler Hypertension als Ursache der ITP sollte ausgeschlossen werden. Virale Erkrankungen oder Autoimmunerkrankungen, die mit persistierenden oder passageren Thrombopenien einhergehen, sollten serologisch oder klinisch ausgeschlossen werden (HIV, Zytomegalievirus, Ebstein-Barr-Virus [EBV], Lupus erythematodes etc.). Das Antiphospholipid-Antikörper-(APA-) Syndrom geht typischerweise nicht mit Blutungen, sondern mit Thrombosen einher.

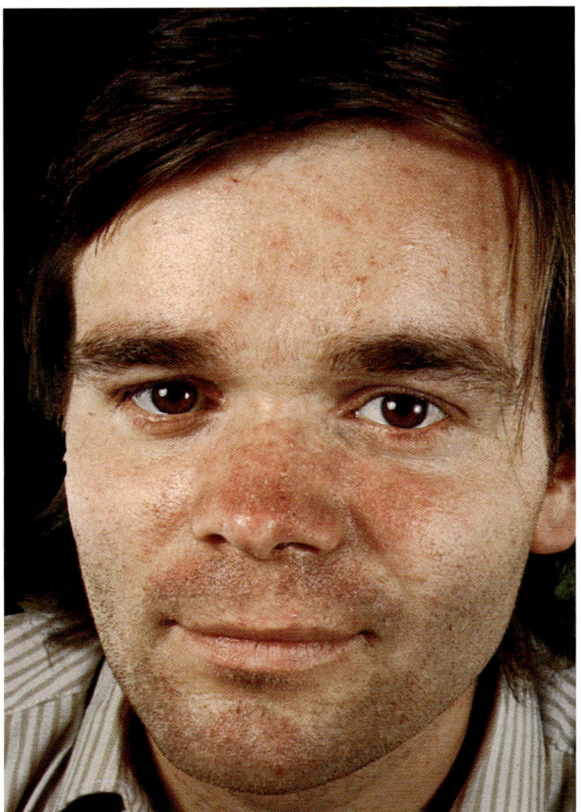

Abb. 15.11 Patient mit einem Wiskott-Aldrich-Syndrom. Ekzematoide Veränderung der Gesichtshaut mit diskreten Petechien.

May-Hegglin-Anomalie (Tab. 15.3). Diese seltene autosomal dominant vererbte Störung ist charakterisiert durch eine verminderte Megakaryopoese, Riesenthrombozyten, leichte Thrombopenie und Einschlusskörper in den Leukozyten. Der genetische Defekt ist unbekannt, und die klinische Blutungsneigung ist mild oder fehlt in 40 % der Patienten vollständig.

Das *Epstein-Syndrom, Fiechter-Syndrom* und *Alport-Syndrom* sind sehr seltene Syndrome, die assoziiert sind mit Riesenthrombozyten, Thrombopenie, manche mit leukozytären Einschlüssen. Diese Formen sind mit anderen Missbildungen (Nephritis, Taubheit etc.) assoziiert.

Wiskott-Aldrich-Syndrom (Tab. 15.3 u. Abb. 15.11). Diese sehr seltene X-chromosomal rezessiv vererbte Störung ist charakterisiert durch eine Immundefizienz, Mikrothrombopenie und ekzematöse Dermatitis. Noch nicht ausreichend charakterisierte Defekte des „Wiskott-Aldrich-Syndrom-Proteins" (WASP) führen zu Immundefizienz, Thrombopenie und Thrombozytenfunktionsstörung (Rezeptorendefekt und δ-SPD).

Die Blutungen treten meist bereits in der Jugend auf und sind schwer (Hirnblutungen). Schwer verlaufende bakterielle Infekte treten ab dem Kindesalter auf, und immer findet sich eine ekzematoide Dermatitis v. a. im Gesicht. Oft leiden die Patienten bereits im jungen Erwachsenenalter an Lymphomen. Seltener kommt es zu Autoimmunerkrankungen wie Colitis ulcerosa oder Vaskulitiden.

Hypersplenismus oder Pooling der Thrombozyten

Bereits unter physiologischen Umständen sind zwei Drittel der Thrombozyten in der Milz gespeichert. Alle Erkrankungen, die zu einer portalen Hypertonie oder Splenomegalie führen, können mit einer Thrombopenie durch verstärktes Pooling in der Milz einhergehen. Sowohl Infiltrationen der Milz durch Tumoren, Lymphome oder Speichererkrankungen (z. B. Morbus Gaucher) oder reaktive Splenomegalien bei Infekten (z. B. Leishmaniose, Malaria) können zu milden Thrombopenien führen.

Thrombopenie bedingt durch eine Produktionsstörung

Eine Knochenmarkinfiltration und Verdrängung der Megakaryopoese durch Neoplasien, Lymphome oder durch eine Leukämie kann zu einer isolierten Thrombopenie führen. Aplasierende Chemotherapien, eine aplastische Anämie, ein chronischer Ethylismus, eine paroxysmal nächtliche Hämoglobinurie oder ein schwerer Vitamin-B_{12}- oder Folsäuremangel können zu einer Knochenmarkinsuffizienz führen. Meist gehen sie jedoch mit Störungen der Myelo- und Erythropoese einher und führen selten zu isolierten Thrombopenien. Bei viralen Infekten (HIV, Varicella-Zoster-Virus, EBV, Parvovirus B19, Röteln etc.) ist die Megakaryopoese oft vermindert. Thrombopenien, die bei viralen Infekten auftreten, sind oft mild und führen selten zu klinisch relevanten Blutungen. Petechiale Hautblutungen, Schleimhautblutungen oder kutane Hämatome sind typisch. Falls zusätzlich Medikamente, welche die Thrombozytenfunktion beeinträchtigen, eingenommen wurden oder ein Infekt mit Fieber vorliegt, ist die Thrombozytenfunktion zusätzlich beeinträchtigt und die Blutungsmanifestationen sind schwerer.

Thrombopenie durch einen vermehrten peripheren Verbrauch

Die disseminierte intravasale Gerinnung (DIG), die thrombotisch trombozytopenische Purpura (TTP) und das hämolytisch urämische Syndrom (HUS) sind Paradebeispiele für einen nichtimmunogenen peripheren Thrombozytenverbrauch und werden im Abschnitt 15.4 besprochen.

Milde *mechanisch bedingte* Thrombopenien sind bei mechanischen Herzklappen oder vorübergehend nach Herzoperationen an der Herz-Lungen-Maschine bekannt.

In der *Schwangerschaft* tritt häufig (5 %) im 3. Trimenon eine milde Thrombopenie auf, die oft schwierig von einer ITP abzugrenzen ist. Nachdem andere Ursa-

Hämorrhagische Diathese

chen für eine Thrombopenie ausgeschlossen sind, helfen eine anamnestisch normale Thrombozytenzahl vor der Schwangerschaft und das Auftreten im 3. Trimenon zum Ausschluss einer ITP. Die schwangerschaftsinduzierte Thrombopenie verschwindet postpartal und hat keine Auswirkungen auf den Fetus – im Gegensatz zur ITP.

Medikamente können durch medikamenteninduzierte Antikörper gegen Thrombozyten zu Thrombopenien führen. Bei vielen Medikamenten sind Thrombopenien beschrieben, oft ist jedoch die Assoziation nicht gut belegt. Gut belegt sind Thrombopenien unter Chinidin, Trimethoprim-Sulfamethoxazol, Amiodaron, Sulfonylharnstoffen und Heparin. Diese Thrombopenien sind nach Absetzen des Medikamentes reversibel. Die klinisch wichtigen heparininduzierten Thrombopenien (HIT) sind im Abschnitt 15.3 beschrieben.

Die schweren *GP-IIbIIIa-Rezeptor-Antagonisten-induzierten* Thrombopenien treten in ca. 1–4 % der Patienten auf. Sie sind oft gravierend (< 10 × 10^9/l Thrombozyten) und führen, da GP-IIbIIIa-Rezeptor-Antagonisten bei akutem koronarem Syndrom zusammen mit Heparin, Clopidogrel und Acetylsalicylsäure eingesetzt werden, zu schweren Blutungen (Abb. 15.**9**).

Störungen der sekundären Hämostase

Veränderte Konzentrationen oder Funktionen von plasmatischen Gerinnungsfaktoren führen zu Störungen der sekundären Hämostase und somit zu einer vermehrten Blutungsneigung. Zu den häufigeren angeborenen Störungen gehören die Hämophilie A und B und die Von-Willebrand-Erkrankung. Bei allen plasmatischen Gerinnungsfaktoren sind sehr seltene kongenitale Mangelzustände beschrieben (FII, FV, FVII, FX, FXI, FXIII, Fibrinogen), die sich mit unterschiedlich schwerer Blutungsneigung präsentieren und hier nicht beschrieben werden. Zu den häufigen erworbenen Störungen gehören Lebererkrankungen, Vitamin-K-Mangel und die Antikoagulation. Die Abläufe der plasmatischen Gerinnung finden sich schematisch dargestellt in Abb. 15.**3**.

Hämophilie A und B

Pathogenese. Es handelt sich um eine X-chromosomal rezessiv vererbte Blutungsneigung, die durch einen verminderten *Faktor VIII* (Hämophilie A) oder *Faktor IX* (Hämophilie B) bedingt ist. Der Schweregrad ist vom Ausmaß der Verminderung der Konzentration der Gerinnungsfaktoren abhängig. Nur bei ca. 40 % der neugeborenen Knaben ist die Hämophilie in der Familie bekannt. Die Prävalenz ist 1 : 5000 bis 1 : 10 000 für die Hämophilie A und 1 : 25 000 bis 1 : 30 000 für die Hämophilie B.

Klinik. Schwere Formen der Hämophilie (Faktor VIII oder IX < 1 %) manifestieren sich mit spontanen Haut-, Gelenk- oder Muskelblutungen. Mittelschwere (Faktor VIII oder IX 1–4 %) und leichte Formen (Faktor VIII oder IX 5–40 %) weisen weniger spontane Blutungen auf, können aber zum Teil auch Stunden oder Tage nach einem Trauma oder einer Operation massiv nachbluten. Je leichter die Form ist, desto später können die Blutungsmanifestationen im Leben des Patienten auftreten. Bei leichten Formen kann es erst im Erwachsenenalter zu den ersten Manifestationen kommen. Die Hämophilie kann durch operative Eingriffe oder durch die Einnahme von Thrombozytenaggregationshemmern (Aspirin, Clopidogrel) demaskiert werden.

Erworbene Hemmkörperhämophilie. Die seltene erworbene Hemmkörperhämophilie muss vermutet werden, wenn sich dieser Blutungstyp im späten Erwachsenenalter oder postpartal erstmals manifestiert. Die Krankheit wird durch einen erworbenen Hemmkörper, meist gegen Faktor VIII, ausgelöst. Wie bei der klassischen Hämophilie finden sich eine verlängerte aPTT und ein normaler Quick-Wert.

Von-Willebrand-Erkrankung

Pathogenese und Einteilung. Der Von-Willebrand-Faktor (vWF) zirkuliert im Blut in Form von Multimeren von unterschiedlicher Größe. Der vWF ist einerseits das Transportprotein für den Faktor VIII und andererseits ist er für die Interaktion von Thrombozyten und subendothelialen Strukturen bei Gefäßläsionen entscheidend. Die Konzentration des vWF im Blut ist von vielen Faktoren abhängig. Die Konzentration steigt an bei Stress, in der Schwangerschaft, mit zunehmendem Alter und Entzündungen. Zusätzlich findet sich eine Abhängigkeit der vWF-Konzentration von der Blutgruppe (Blutgruppe 0 tiefer als bei allen Nicht-0-Blutgruppen).

Die Von-Willebrand-Erkrankung wird folgendermaßen eingeteilt:
- *Typ 1:* partieller quantitativer Mangel an vWF,
- *Typ 2A, B, M und N:* qualitative Abnormitäten des vWF:
  - A: verminderte hoch- und mittlelmolekulare Multimere,
  - B: Fehlen der hochmolekularen Multimere durch vermehrte Bindung an Thrombozyten, evtl. leichte Thrombopenie,
  - M: alle Multimere sind vorhanden, fehlerhafte Bindung an Thrombozyten,
  - N: verminderte Bindung an FVIII, tiefe FVIII-Konzentration,
- *Typ 3:* schwerer quantitativer vWF-Mangel mit fehlendem vWF.

Die Labordiagnostik des vWF-Mangels ist anspruchsvoll und ein Routine-Gentest steht noch nicht zur Verfügung. Der vWF-Mangel wird autosomal dominant (Typ 1, 2A, 2B, 2M) oder autosomal rezessiv (Typ 2A, 2N, 3) vererbt.

Klinik. Der Typ 1 ist mit einer Prävalenz von 0,5–1 % sehr häufig, die klinische Blutungsneigung ist meist mild. Der Typ 2 manifestiert sich mit einer relevanten Blutungsneigung. Der Typ 3 zeichnet sich durch eine schwere Blutungsneigung aus, die sich mit Muskelblutungen und Gelenkblutungen bereits im Kindesalter manifestiert. Schleimhautblutungen sind die typischen Manifestationen der vWF-Erkrankung. Epistaxis, verlängerte Blutungen aus Bagatelltraumata, Menorrhagie, vermehrtes Nachbluten nach Zahneingriffen und Hautblutungen sind die klassischen Manifestationen des vWF-Mangels vom Typ 1 und 2.

Erworbene Von-Willebrand-Erkrankung. Selten kommt es zu einer erworbenen von-Willebrand-Erkrankung im Erwachsenenalter. Diese Erkrankung ist bedingt durch einen Antikörper, welcher den vWF inaktiviert (monoklonale Gammopathie, multiples Myelom), oder es liegt eine vermehrte Expression des vWF-Rezeptors auf einem Tumor oder bei einer Thrombozytose bei einer ET vor, welcher zirkulierenden vWF bindet. Der Blutungstyp entspricht der angeborenen Form der vWF-Erkrankung.

Vitamin-K-Mangel

Pathogenese. Vitamin K ist ein lipophiles Vitamin und ein essenzieller Cofaktor der γ-Carboxylase. Dieses Leberenzym ist verantwortlich für eine Modifikation der Glutaminanteile der Gerinnungsfaktoren II, VII, IX, X, Protein Z, S und C. Die Glutaminanteile sind für die Funktion dieser Gerinnungsfaktoren entscheidend. Ein Vitamin-K-Mangel kann durch eine fehlende Zufuhr (parenterale Ernährung), durch Malabsorption von Fetten (z. B. zystische Fibrose, Pankreatitis), Unterbrechung des enterohepatischen Kreislaufes (z. B. Cholestase), Antibiotikatherapie oder Intoxikation mit Vitamin-K-Antagonisten (Cumarine, Rattengifte) entstehen.

Klinik. Die Blutungsneigung ist abhängig vom Quick-Abfall bzw. INR-Anstieg. Ab einem INR von 4–5 steigt das Blutungsrisiko exponentiell an. So finden sich bei einem INR von 2–3 3 % Blutungen pro 100 Patientenjahre, bei einem INR von 3–4,5 sind es 9,5 % Blutungen pro 100 Patientenjahre, bei einem INR von 4,5–6,9 40 % Blutungen pro 100 Patientenjahre und bei einem INR > 7 immerhin 200 % Blutungen pro 100 Patientenjahre. Die Blutungen treten nach Häufigkeit geordnet an folgenden Orten auf: Gastrointestinaltrakt, Gehirn, Haut, ableitende Harnwege und Nase. Bauchwandhämatome können bei hohen INR-Werten bereits nach minimalen Traumen, wie z. B. Husten, auftreten.

Lebererkrankung

Pathogenese. Sämtliche plasmatischen Gerinnungsfaktoren außer dem vWF, dem Plasminogen-Aktivator-Inhibitor-1, dem Tissue-Plasminogen-Aktivator (tPA) und wahrscheinlich auch dem FVIII werden in der Leber synthetisiert und abgebaut. Eines der Kriterien zur Abschätzung der Leberfunktion in der Child-Pugh-Klassifikation ist der Quick (s. Kapitel 25). Neben dem Quick, hat die Konzentration des FV, als nicht Vitamin-K-abhängiger in der Leber synthetisierter Faktor, prognostische Aussagekraft bei einem Leberversagen.

Folgende zu Gerinnungsstörungen führende Situationen können beim Leberversagen in verschiedener Kombination vorliegen:
- Oft liegt ein zusätzlicher Vitamin-K-Mangel vor, bedingt durch eine intra- oder extrahepatische Cholestase oder Malabsorption infolge portaler Hypertension.
- Es findet sich ein Abfall aller in der Leber synthetisierten Gerinnungsfaktoren in Abhängigkeit von deren Halbwertszeit.
- Beim Leberversagen werden dysfunktionale Proteine synthetisiert. So kann z. B. das so synthetisierte Dysfibrinogen nicht mehr polymerisieren und ein festes Gerinnsel bilden.
- Die portale Hypertonie führt zu einem Hypersplenismus mit Thrombopenie.
- Es findet sich eine Hyperfibrinolyse, bedingt durch einen Mangel an α1-Antiplasmin und einen Überschuss an tPA.
- Eine Verlustkoagulopathie kann entstehen durch einen Verlust von Fibrinogen in den Aszites.

Schwierig kann die Abgrenzung eines Leberversagens von einer DIG sein. Bei einer DIG werden sämtliche plasmatischen Gerinnungsfaktoren verbraucht, inklusive Faktor VIII und vWF. Beim Leberversagen sind der Faktor VIII und der vWF oft normal oder erhöht, da diese Faktoren nicht in der Leber, sondern im Endothel synthetisiert werden.

Klinik. Oft treten gastrointestinale Blutungen aus Ösophagus- oder Fundusvarizen bei portaler Hypertonie auf. Daneben kann es zu rektalen Blutungen, Epistaxis und Hautblutungen kommen.

Orale Antikoagulation (OAK)

Wirkmechanismus der Cumarine. Orale Antikoagulanzien gehören zur Substanzklasse der Cumarine, die als Vitamin-K-Antagonisten die γ-Carboxylase hemmen und so zu einer funktionellen Verminderung aller Vitamin-K-abhängigen Gerinnungsfaktoren führen. Cumarine werden zu 98 % an Plasmaproteine gebunden, über das Cytochrom P450 metabolisiert und haben unterschiedliche Halbwertszeiten (Phenprocoumon [Marcumar]: 168 h; Acenocoumarol [Sintrom]: 10 h). Die Therapie wird mit dem INR-Wert monitorisiert. Orale Antikoagulanzien können im therapeutischen Bereich (INR 2–3) und bei Überdosierungen (INR > 3) zu Blutungen führen.

> Falls ein Patient unter OAK im therapeutischen Bereich blutet, muss ein zusätzlicher Faktor, der zur Blutung beiträgt, gesucht werden.

Bei einer gastrointestinalen Blutung muss z. B. der Kolonpolyp, der Kolontumor, das Ulcus ventriculi oder duodeni gesucht werden. Durch die hohe Plasmaproteinbindung und den Metabolismus muss bei jedem zusätzlich verabreichten Medikament nach Interaktionen gesucht werden. Bei schlecht eingestelltem Quick sollte immer nach Naturheilmitteln gefragt werden. Johanniskraut, Ginseng, Ginko und Knoblauch sind nur einige Beispiele, die eine INR-Erhöhung verursachen können. Zu einem INR-Anstieg kommt es auch bei einer Beeinträchtigung der Leberfunktion (Herzinsuffizienz, Hepatitis etc.), bei einem zusätzlichen Vitamin-K-Mangel, bei Diarrhö oder einer Hyperthyreose. Vitamin K hebt die Wirkung der Cumarine auf. Nach Verabreichung von 10 mg Vitamin K intravenös bzw. peroral kann bei einem INR von 2–3 nach 12 h bzw. 24 h mit einer Normalisierung des Quick-Wertes gerechnet werden.

Blutungen unter Cumarinen. Die Blutungen treten in Abhängigkeit von der INR-Erhöhung auf und nehmen ab einem INR von 5 exponentiell zu (40 Blutungen/100 Patientenjahre). Bei einem INR von 2–3 treten 4,8 Blutungen/100 Patientenjahre auf, davon ist jede fünfte tödlich. Blutungen können prinzipiell überall auftreten und sind nach Häufigkeit geordnet bereits im Abschnitt „Vitamin-K-Mangel" aufgeführt. Blutungen treten v. a. in den ersten 3 Monaten nach Beginn der OAK auf (ein Drittel aller Blutungskomplikationen) und werden mit zunehmendem Alter häufiger (ab 70 Jahre doppelt so häufig). Die Cumarinnekrosen sind eine gefürchtete Komplikation, die bei Patienten mit einem Protein-S- oder Protein-C-Mangel in der Initialphase der OAK auftreten kann. Durch den raschen Abfall der Inhibitoren Protein S und C und den langsameren Abfall der anderen Vitamin-K-abhängigen prokoagulatorischen Gerinnungsfaktoren kommt es zu einem hyperkoagulabilen Zustand, der zu Hautnekrosen infolge Thrombosen der kutanen Gefäße führt (Abb. 15.**12**).

Thrombin-Inhibitor. Ein Vertreter einer neuen Substanzklasse, der perorale Thrombin-Inhibitor Melagatran, steht kurz vor der Zulassung. Die Wirksamkeit dieser Substanzklasse muss nicht mit einem Gerinnungstest kontrolliert werden. Als bereits bekannte Nebenwirkung tritt eine Hepatopathie auf. Wie bei allen Antikoagulanzien sind Blutungen als weitere Nebenwirkung zu erwarten.

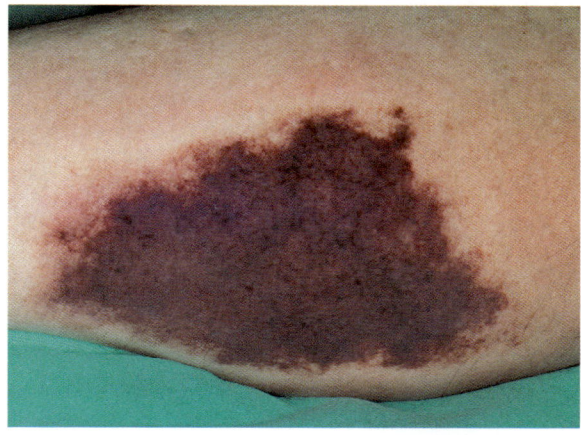

Abb. 15.12 Cumarinnekrose. Hautnekrose an der Oberschenkelinnenseite durch thrombosierte kutane und subkutane Gefäße bei einem Patienten mit Protein-C-Mangel nach Beginn einer oralen Antikoagulation mit einem Cumarinpräparat. Der Patient erhielt keine Heparintherapie, die das Auftreten der Cumarinnekrose verhindert hätte.

Heparine

Zu der Substanzklasse der Heparine werden die *unfraktionierten Heparine* (UFH) und die *niedermolekularen Heparine* gezählt (NMH). Eine neue Substanzklasse sind die synthetisch hergestellten *Pentasaccharide* (PS), die vom Wirkungsmechanismus den Heparinen ähnlich sind. Heparine inkl. PS binden an Antithrombin und inaktivieren Thrombin (UFH, NMH) oder Faktor Xa (UFH, NMH, PS). UFH besteht aus hochmolekularen Glycosaminoglykanen tierischer Herkunft und NMH aus verkürzten Glykosaminoglykanketten, die aus chemisch oder enzymatische behandeltem UFH hergestellt werden. PS (Fondaparinux, Arixtra) werden rein synthetisch hergestellt. Die Therapie mit UFH wird mittels Thrombinzeit oder aPTT überwacht. NMH und PS können mit den Routine-Gerinnungstests nicht monitorisiert werden. Bei Blutungskomplikationen empfiehlt sich ein spezieller Anti-Faktor-Xa-Test, der eine Überdosierung, z. B. bei Niereninsuffizienz, erfassen kann. Blutungen können bei therapeutischen Dosen aus vorbestehenden Läsionen (Ulcus ventriculi, Kolonkarzinom etc.) entstehen, und bei Überdosierung entspricht der Blutungstyp den bei der OAK beobachteten Formen.

Vaskuläre Blutungsneigung

Diese Blutungsneigung umfasst:
- proliferative vaskuläre Störungen,
- Strukturdefekte des die Gefäße umschließenden Gewebes,
- traumatische Störungen,
- entzündliche Störungen.

Proliferative vaskuläre Störungen

Durch eine lokalisierte oder generalisierte Vermehrung von fragilen Gefäßen kann es zu Blutungen kommen. Lokalisierte Formen von Gefäßvermehrungen umfassen alle Formen der Hämangiome, auf die hier nicht weiter eingegangen wird. Eine klinisch relevante und generalisierte Form ist der Morbus Osler-Rendu,

15 Hämorrhagische und thrombophile Diathesen

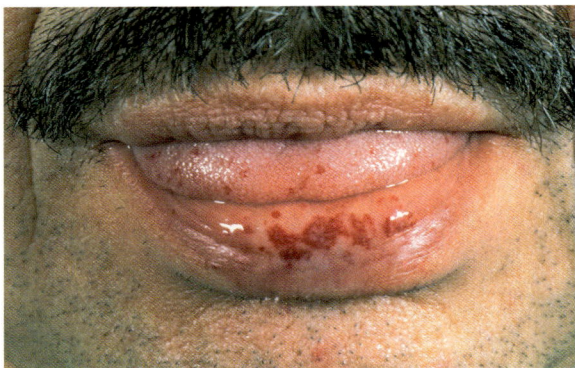

Abb. 15.13 Morbus Osler-Rendu. Telangiektesien an der Unterlippe und auf der Zunge.

Strukturdefekte

Erkrankungen, die das Gewebe um die Gefäße oder die Gefäßwand beeinträchtigen, können zu vermehrten Hautblutungen oder Blutungen in Organe führen. Folgende Störungen gehören in diese Gruppe:

Abnorme Zusammensetzung der Gefäßwand:
- Kollagendefekt:
    - angeboren: Ehlers-Danlos-Syndrom,
    - erworben: Glucocorticoidtherapie, Alter, Vitamin-C-Mangel,
- Elastindefekt:
    - angeboren: Pseudoxanthoma elasticum,
- Fibrillindefekt:
    - angeboren: Marfan-Syndrom.

Infiltration der Gefäßwand:
- angeboren: Morbus Fabry,
- erworben: Amyloidose.

der auch als hereditäre hämorrhagische Teleangiektasie bezeichnet wird.

Morbus Osler-Rendu (Abb. 15.13)

Pathophysiologie. Diese autosomal dominant vererbte Störung findet sich mit einer Häufigkeit von 1 : 18 000 in der normalen Bevölkerung. Es sind Mutationen in zwei Genen der Transforming-Growth-Factor-β-Superfamilie, für Endoglin oder ALK-1 (activin receptor like kinase 1), für die Krankheit verantwortlich. Typisch für diese Krankheit ist eine fokale Dilatation der postkapillären Venulen. Durch diese Missbildung kommt es zu arteriovenösen Shunts und zu vermehrten Blutungen aus diesen fragilen Gefäßen.

Klinik. Kutan und im Bereich der Schleimhäute (Lippen, Zunge etc.) sind oft Teleangiektasien sichtbar. Die Gefäßmissbildungen können aber in jedem Gefäßbett vorkommen. Die Patienten leiden oft an einer *chronischen Eisenmangelanämie* wegen rezidivierender gastrointestinaler Blutungen oder Epistaxis. Oft ist eine lebenslange Eisensubstitution notwendig.

Arteriovenöse Shunts in der Lunge können zu Hirnabszessen führen, da das Stromgebiet der Lunge seine Filterfunktion nicht wahrnehmen kann und umgangen wird. Neurologische Symptome können auch durch eine Einblutung in eine zerebrale Gefäßmissbildung oder alleine durch die raumfordernde Wirkung der missgebildeten Gefäße im Gehirn entstehen. Sind großvolumige Shunts vorhanden, kann es durch die Volumenbelastung zu einer Herzinsuffizienz (sog. „high output heart failure") kommen.

Differenzialdiagnostisch sollte diese Erkrankung gegen ein sog. *CREST-Syndrom,* das charakterisiert ist durch eine Calcinosis cutis, ein Raynaud-Phänomen, ösophageale Dysfunktion, Sklerodaktylie und Teleangiektasien, abgegrenzt werden. Beim CREST-Syndrom fehlt die Familien- und Blutungsanamnese und obligat findet sich eine Sklerodermie, die beim Morbus Osler-Rendu nicht vorliegt.

Abnorme Zusammensetzung der Gefäßwand

Kollagendefekt:
- *Ehlers-Danlos-Syndrom:* Das Ehlers-Danlos-Syndrom umfasst eine Gruppe von Erkrankungen, die mit Störungen der Kollagenproduktion einhergeht. Alle Formen haben eine Neigung zu kutanen Hämatomen. Der Typ IV kann zusätzlich zu spontanen Rupturen der mittelgroßen und großen Arterien führen.
- *Glucocorticoidtherapie:* Durch die Glucocorticoide kommt es zur verminderten Kollagensynthese und konsekutiver Hautatrophie mit vermehrter Neigung zu Suffusionen an Armen und Beinen. Besonders ausgeprägt sind diese Veränderungen beim Cushing-Syndrom.
- *Senile Purpura:* Mit zunehmendem Alter kommt es zur Atrophie des subkutanen Gewebes. Die flächenhaften Hautblutungen treten vor allem an den Handrücken und Vorderarmen auf. Oft bleiben größere bräunliche Flecken, die aufgrund der Hämosiderinablagerungen und durch wiederholte Blutungen entstehen.
- *Vitamin-C-Mangel:* Die fehlende Einnahme von Vitamin C führt nach 2–3 Monaten zu einer Fehlbildung von Kollagen. Typischerweise kommt es zu perifollikulären Blutungen und subperiostalen sowie Gingivablutungen.

Elastindefekt:
- *Pseudoxanthoma elasticum:* Bei dieser sehr seltenen autosomal rezessiven Erkrankung kommt es zu Fehlbildung der Elastinfasern in der Haut und in der arteriellen Gefäßwand. Typisch ist die Überdehnbarkeit der Haut an Hals und Axilla, zusätzlich finden sich Teleangiektasien und gelbliche Papeln in der Haut. Es besteht eine vermehre Blutungsneigung (kutan, gastrointestinal, urogenital und zerebral).

Hämorrhagische Diathese

Fibrillindefekt:
➤ *Marfan-Syndrom:* Diese autosomal dominant vererbte Krankheit mit defekter Fibrillinsynthese führt zu Großwuchs, langen Gliedern, Arachnodaktylie, Linsenluxation, Aortendissektion und vermehrter Blutungsneigung vor allem postoperativ.

Infiltration der Gefäßwand

➤ *Morbus Fabry* (Angiokeratom): Dieser sehr seltene X-chromosomal vererbte α-Galactosidase-Defekt führt zu einer vermehrten Ablagerung von Glykosphingolipiden in der Haut. Typisch sind rot-blaue Papeln zwischen Nabel und Knie.
➤ *Amyloid:* Amyloidinfiltrationen der Gefäßwand finden sich vor allem in den kutanen Gefäßen und periorbital. Nach minimalen Traumata wie Niesen oder Valsalva-Manöver kann es zu periorbitalen oder kutanen Blutungen kommen. Selten kann das Amyloid zusätzlich einen Gerinnungsfaktor binden und absorbieren (z. B. Faktor X). Dies kann die Blutungsneigung deutlich verstärken.

Traumatische Purpura

Bei empfindlichen Personen kann es durch große körperliche Anstrengungen, extreme Höhe, beim Husten oder Erbrechen zu einer Purpura kommen. Die Ursache dieser Störung ist unbekannt.

Entzündliche Störungen

Ablagerungen von Immunkomplexen in der Gefäßwand führen zu lokalen Blutungen, die in der Haut sichtbar sind als Purpura.

Purpura Schoenlein-Henoch (Abb. 15.14)

Pathogenese. Durch Ablagerungen von Immunkomplexen in der Gefäßwand (v. a. IgA) kommt es zu einer palpablen kutanen Purpura. Befallene Organe sind die Niere, der Gastrointestinaltrakt, die Haut und die Gelenke. Meist ist ein Auslöser dieser Krankheit nicht eruierbar.

Klinik. Die Krankheit kommt v. a. im Kindesalter und selten im Erwachsenenalter vor. Neben einem hämorrhagischen Exanthem kommt es zu Fieber, Arthralgien, Bauchschmerzen und Ödemen.
Folgende Befunde sprechen für das Vorliegen dieser Erkrankung:
➤ Palpable Blutungen, vor allem an den Beinen, am Gesäß und den Streckseiten der Arme,
➤ Arthritis, dabei sind vor allem Sprung-, Knie-, Finger- und Ellenbogengelenke betroffen,
➤ Bauchschmerzen, zum Teil mit blutigen Durchfällen,
➤ Makro- und Mikrohämaturie.

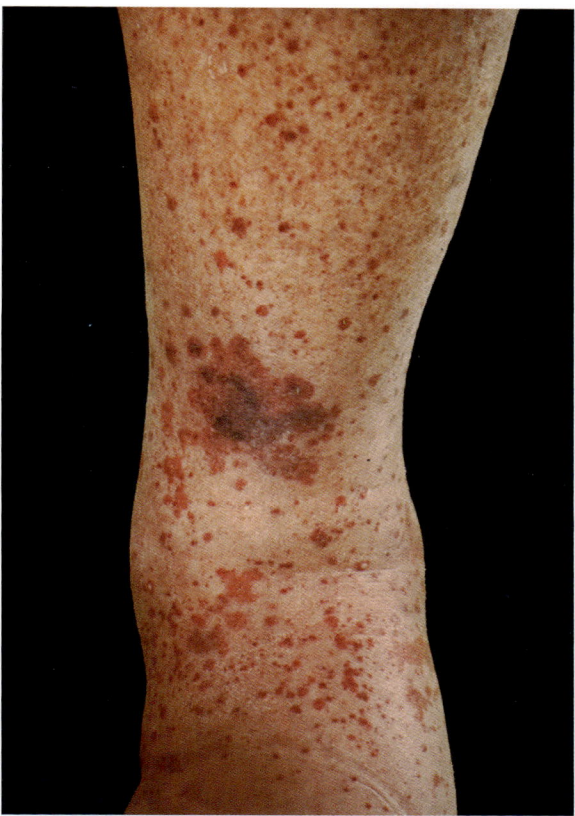

Abb. 15.14 Purpura Schoenlein-Henoch. Ältere Läsionen, die durch die Hämosiderinablagerungen bräunlich erscheinen und neuere Läsionen, die durch die frischen Einblutungen rötlich sind.

Kryoglobuline (Abb. 15.15)

Pathogenese. Kryoglobuline sind Serumeiweiße, die bei tiefen Temperaturen reversibel präzipitieren. An Gefäßwänden kommt es zu Immunkomplexablagerungen und zu einer Aktivierung von Komplement. Dies führt zu einer systemischen Vaskulitis, welche die kleinen und mittelgroßen Arterien und Venen befällt. Das Vorliegen von monoklonalem IgG oder IgM wird als isolierte Kyroglobulinämie bezeichnet und kommt bei multiplem Myelom, Morbus Waldenström und bei der chronisch lymphatischen Leukämie vor. Die häufigeren Formen sind die gemischten, bei denen IgG- und IgM-Fraktionen vorliegen und die im Zusammenhang mit einer Hepatitis-C-Infektion oder Autoimmunerkrankungen auftreten.

Klinik. 90 % der Patienten präsentieren sich mit einer palpablen Purpura an den Beinen, am Stamm und am Gesäß. Oft liegen gleichzeitig Arthralgien und ein Raynaud-Phänomen vor. Durch Beteiligung der kleinen Gefäße der Nerven kommt es bei 60 % der Patienten zu einer sensomotorischen Polyneuropathie vor allem der

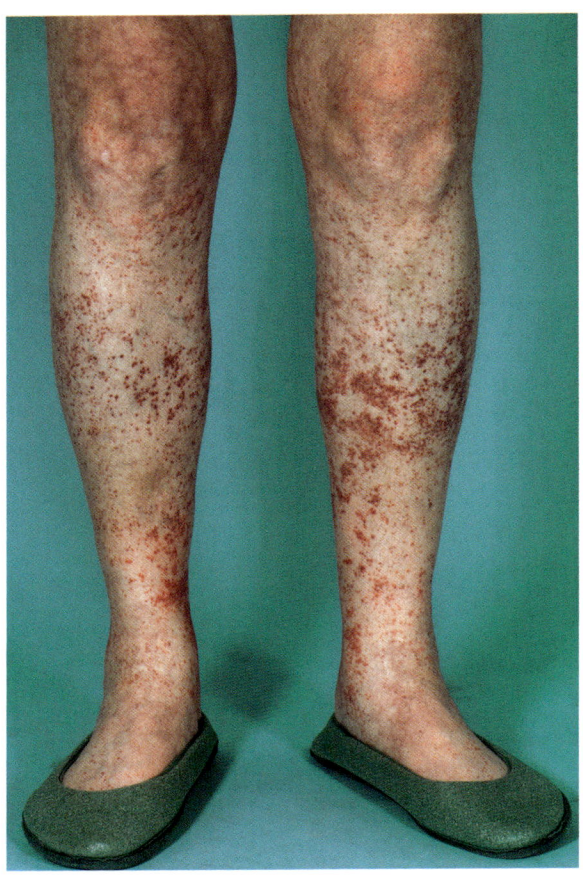

unteren Extremität. Nach Abheilen der Purpura bleiben bräunliche Verfärbungen zurück, welche Hämosiderinablagerungen in der Haut entsprechen. Falls es zu einer Nierenbeteiligung kommt, muss differenzialdiagnostisch eine Purpura Schoenlein-Henoch berücksichtigt werden.

◁ **Abb. 15.15** Hepatitis-C-induzierte Kryoglobulinämie mit kutaner Vaskulitis beider Unterschenkel.

15.2 Thrombophile Diathese

Unter Thrombophilie versteht man eine *erworbene oder hereditäre Gerinnungsstörung,* bei der das Auftreten von *thromboembolischen Erkrankungen* erhöht ist. Im engeren Sinne werden darunter vor allem laborchemisch fassbare Gerinnungsdefekte (z. B. Antithrombin-Mangel) verstanden, im erweiterten Sinne aber auch klinische Situationen oder Erkrankungen, die bekannterweise mit einem erhöhten Thromboembolierisiko assoziiert sind (z. B. Tumorerkrankungen). Da bei allen thrombophilen Diathesen venöse Thrombosen viel häufiger vorkommen als arterielle Thrombosen, wird unter diesem Begriff meist stillschweigend eine Neigung zu venösen Thrombosen verstanden.

Klinisch entscheidend ist, mittels Anamnese und Laboruntersuchungen herauszufinden, wie ausgeprägt eine thrombophile Diathese ist, d. h. wie groß das individuelle Risiko eines Patienten ist, eine erste oder ggf. auch rezidivierende Thromboembolien zu erleiden. Dementsprechend ist der Patient mit einer geeigneten Thromboseprophylaxe zu schützen.

Klinischer Zugang

Die Anamnese und die körperliche Untersuchung sind ein wichtiger Teil der Evaluation des individuellen Thromboserisikos. Sie sollten folgende Punkte erfassen:
- durchgemachte Thromboembolien (Lokalisation, Ausdehnung, situative Risiken wie Operationen, Immobilität etc.),
- Familienanamnese von Thromboembolien,
- Alter (die Inzidenz von venösen Thrombosen steigt mit dem Alter kontinuierlich an, mit 15–25 Jahren ist die Inzidenz ca. 0,01 % pro Jahr, mit > 55 Jahren ist die Inzidenz ca. 0,5 % pro Jahr),
- thrombogene Medikamente (z. B. östrogenhaltige Medikamente, Thalidomid u. a. m.);
- in der körperlichen Untersuchung ist auf Folgendes zu achten: Adipositas, Stammvarikosis der Beine, Ödeme (Herzinsuffizienz, nephrotisches Syndrom, postthrombotisches Syndrom).

Hereditäre Thrombophilien

In den letzten 20 Jahren wurden an die 30 Gerinnungsdefekte gefunden, bei denen initial eine Assoziation mit venösen und/oder arteriellen Thromboembolien postuliert wurde. Bisher zeigte sich aber nur bei einigen wenigen Gerinnungsdefekten ein konsistenter Zusammenhang mit Thromboembolien – und auch nur mit venösen Thromboembolien –, so dass sich nur die folgenden Parameter als klinisch bedeutsame Thrombophiliemarker für die Risikoevaluation etablieren konnten:
- Antithrombin-Mangel,
- Protein-C-Mangel,
- Protein-S-Mangel,
- APC-Resistenz bei der Faktor-V-Leiden-Mutation (R506Q),
- Prothrombin-Genmutation G20210A.

Klinik. Diese 5 Thrombophilien führen zu einem signifikant erhöhten Risiko für venöse Thrombosen. Patienten mit einem heterozygoten Defekt zeigen typischerweise venöse thromboembolische Komplikationen vor dem Erreichen des 40. Lebensjahres. Zwar sind tiefe Beinvenenthrombosen mit oder ohne Lungenembolien mit Abstand die häufigste Manifestation, doch wurde gezeigt, dass auch venöse Thrombosen anderer Lokalisationen, wie zerebrale Sinusvenen, Viszeralvenen und Venen der oberen Extremität, bei diesen Thrombophilien auftreten können. Außer bei Kindern wurde bislang bei all diesen 5 Thrombophilien keine Assoziation mit arteriellen Thrombosen gefunden. Wichtig zu wissen ist, dass hereditäre Thrombophilien nicht nur zu idiopathischen Thrombosen führen, sondern in ca. 50 % aller Fälle erst in einer klinischen Risikosituation (z. B. Immobilisation, postoperativ etc.) manifest werden.

Seit kurzem ist bekannt, dass diese hereditären Thrombophilien auch mit einem gehäuften Auftreten von geburtshilflichen Komplikationen assoziiert sind, wie habituelle Aborte, intrauteriner Fruchttod und Wachstumsstörungen des Kindes. Der zugrunde liegende Mechanismus ist wahrscheinlich eine Thrombosierung der Plazenta. Es gibt neuerdings auch Hinweise, dass hereditäre Thrombophilien ein Risikofaktor sein können für Frühabstoßungen von transplantierten Organen, vor allem von Nieren, bedingt durch das Auftreten von Mikrothrombosen im transplantierten Organ. Tab. 15.4 gibt einen Überblick über die Häu-

Tabelle 15.4 Übersicht der angeborenen Thrombophilien

	Typen	Häufigkeit und relatives Risiko bei Heterozygotie	Pathophysiologie	Klinische Merkmale
Antithrombin-Mangel	Typ I: quantitativer Mangel Typ II: qualitativer Defekt	Gesunde: 0,1–0,3 % Patienten: 1–2 % Risiko: 10- bis 15fach	Hemmung von Thrombin und FXa ist vermindert	schwerste Thrombophilie, homozygote Formen sind nicht überlebensfähig (außer Typ II), führt meist vor dem 25. Lebensjahr zu Thrombosen vor allem in großen Venen, Rezidivgefahr erhöht; erworbener Mangel bei Plasmaverlust, Leberinsuffizienz, Heparin, akuter Thrombose
Protein-C-Mangel	Typ I: quantitativer Mangel Typ II: qualitativer Defekt	Gesunde: 0,2–0,5 % Patienten: 2–3 % Risiko: 6- bis 10fach	Hemmung von FVa und FVIIIa ist vermindert	führt zu Thrombosen in großen Venen, aber auch zu oberflächlichen Thrombophlebitiden, Rezidivgefahr erhöht, Hautnekrosen möglich bei Cumarintherapie oder bei homozygotem Mangel; erworbener Mangel bei Vitamin-K-Mangel, Leberinsuffizienz, akuter Thrombose, Cumarinen
Protein-S-Mangel	Typ I: quantitativer Mangel Typ II: qualitativer Defekt Typ III: quantitativer Mangel an freiem Protein S	Gesunde: 0,2–0,5 % Patienten: 2–3 % Risiko: 2- bis 8fach	Hemmung von FVa und FVIIIa ist vermindert (Protein S ist ein Cofaktor von Protein C)	führt zu Thrombosen in großen Venen, aber auch zu oberflächlichen Thrombophlebitiden, Rezidivgefahr erhöht, Hautnekrosen möglich bei Cumarintherapie oder bei homozygotem Mangel; erworbener Mangel bei Vitamin-K-Mangel, Leberinsuffizienz, akuter Thrombose, Cumarinen, Östrogenen, Schwangerschaft
APC-Resistenz (Faktor-V-Leiden-Mutation)		Gesunde: 3–7 % Patienten: 25–30 % Risiko: 6- bis 8fach	Hemmung von FVa ist vermindert	häufigste Thrombophilie, führt zu Thrombosen in großen Venen, aber auch zu oberflächlichen Thrombophlebitiden, Erstmanifestation auch erst in höherem Alter möglich, Rezidivgefahr vermutlich nicht erhöht; erworbene APC-Resistenz bei FVIII-Erhöhung, Schwangerschaft, Antiphospholipid-Antikörpern
Faktor-II-Mutation G20210A		Gesunde: 1–3 % Patienten: 5–7 % Risiko: 3- bis 6fach	Synthese von FII ist gesteigert	zweithäufigste Thrombophilie mit geringem Thromboserisiko, führt zu Thrombosen in großen Venen, Rezidivgefahr vermutlich nicht erhöht

APC: aktiviertes Protein C, F: Faktor; G20219A: Mutation des Prothrombin-Gens an Position 20210, wo ein Glutamin (G) durch ein Alanin (A) ersetzt wird

figkeit, Risiken und typischen klinischen Merkmale dieser hereditären Thrombophilien.

Diagnostik. Folgende Parameter zeigten zwar in Studien mehrheitlich eine Assoziation mit venösen Thromboembolien, doch haben sie aufgrund technischer oder sozioökonomischer Aspekte (noch) nicht einheitlich in die Routinediagnostik Aufnahme gefunden:
- persistierend erhöhter Plasmaspiegel von FVIII, FIX oder FXI,
- persistierend erhöhter Plasmaspiegel von D-Dimeren,
- erhöhter Plasmaspiegel von Homocystein (Hyperhomocysteinämie), bedingt entweder durch einen Folsäuremangel oder eine Mutation in einem Enzym im Homocystein-Metabolismus (Methylentetrahydrofolat-Reduktase C677T),
- erhöhter Plasmaspiegel von Lipoprotein A.

Erworbene Thrombophilien

Es gibt verschiedene klinische Entitäten, die mit einem markant erhöhten Risiko für sowohl venöse als auch arterielle Thromboembolien verbunden sind.

> Sofern eine entsprechende Erkrankung nicht schon bekannt ist, muss bei einem Patienten mit Thrombosen im Rahmen einer Thrombophilieabklärung neben den hereditären Thrombophilien auch nach erworbenen thrombophilen Systemerkrankungen gesucht werden.

Antiphospholipid-Antikörper-Syndrom (APA-Syndrom)

Pathogenese. APA sind Autoantikörper, die gegen Phospholipid bindende Proteine gerichtet sind, an das vaskuläre Endothel und an Thrombozyten binden und durch deren Aktivierung einen prothrombotischen Zustand induzieren können. Auch sind zahlreiche Mechanismen beschrieben, wie APA die Gerinnungskaskade beeinflussen und schlussendlich die Thrombinbildung potenzieren können. Die klinisch wichtigsten APA sind: Anti-Beta-2-Glykoprotein-I-Antikörper, Anti-Cardiolipin-Antikörper, Anti-Phosphatidylserin-Antikörper und Anti-Prothrombin-Antikörper. Neben diesen APA wird in der Klinik meist auch die aPTT oder das Lupus-Antikoagulans (aPTT-ähnlicher Test) bestimmt, um zu beweisen, dass diese APA „gerinnungsaktiv" sind. Gewisse APA können in vitro die Gerinnungszeit verlängern und damit eine Antikoagulation vortäuschen; daher rührt der paradoxe Begriff „Lupus-Antikoagulans", obwohl APA zu Thrombosen führen.

Klinik. APA kommen entweder idiopathisch oder sekundär im Rahmen von verschiedenen Autoimmunerkrankungen vor (z. B. systemischer Lupus erythematodes, Sjögren-Syndrom, Morbus Behçet, rheumatoide Arthritis u. a. m.) und persistieren meist über Jahre. Transient vorkommende APA (z. B. nach viralen Infekten) sind klinisch nicht relevant. Wenn APA hochtitrig über Monate oder Jahre bestehen, führen sie zu einem hohen Risiko für folgende Komplikationen:
- venöse Thrombosen: vor allem untere Extremität, aber auch zerebral und viszeral,
- arterielle Thrombosen: vor allem zerebral (Schlaganfall, Multiinfarktsyndrom),
- habituelle Aborte: sowohl Früh- als auch Spätaborte,
- Thrombopenien: bedingt durch antithrombozytäre Antikörper,
- Herzklappenerkrankungen: sterile Endokarditiden, Mitralklappenprolaps.

Myeloproliferative Erkrankungen

Pathogenese. Von den myeloproliferativen Erkrankungen führen nur die *ET* und die *PV* zu einem erhöhten Thromboserisiko, während die chronisch myeloische Leukämie und die Osteomyelofibrose nicht mit einer Thromboseneigung vergesellschaftet sind. Als pathogenetisch wichtigste Mechanismen gelten sowohl bei der ET als auch bei der PV die Erhöhung der Thrombozytenzahl und die funktionelle Veränderung der Thrombozyten. Die Funktionsstörungen der Thrombozyten sind mannigfaltig und zeigen sich oft in einer spontanen Aggregationsfähigkeit, können aber durchaus auch zu einem Aggregationsdefekt und damit zu einer Blutungsneigung führen.

Klinik. Sowohl bei der ET als auch bei der PV sind *arterielle Mikrothrombosen* die häufigste thrombotische Manifestation. Klassisch sind dabei schmerzhafte Finger-/Zehen-Ischämien (sog. Erythromelalgie) und zerebrale Ischämien (Sehstörungen, Dysästhesien u. a. m.). Ebenso typisch sind Viszeralvenenthrombosen wie Budd-Chiari-Syndrom, Portal-, Mesenterial- und Milzvenenthrombosen. Studien zeigten, dass bei ca. 50 % aller Viszeralvenenthrombosen eine ET oder PV gefunden wird! Auch habituelle Aborte sind häufig. Insgesamt liegt die Thromboseinzidenz bei ET und PV ohne Therapie bei 20–60 % pro Jahr.

Nephrotisches Syndrom

Pathogenese. Trotz Beschreibung zahlreicher Gerinnungsstörungen, wie Verminderung der Gerinnungsinhibitoren (z. B. Antithrombin, Protein C, Protein S), Verminderung der fibrinolytischen Kapazität sowie Zunahme von Blutviskosität und Thrombozytenzah-

Thrombophile Diathese

len, ist die eigentliche Ursache der Thromboseneigung beim nephrotischen Syndrom nach wie vor unklar.

Klinik. Am häufigsten sind *Nierenvenenthrombosen,* die vor allem beim nephrotischen Syndrom im Rahmen einer Glomerulonephritis auftreten. Aber auch Thrombosen in anderen venösen Gefäßsystemen werden gehäuft gefunden. Studien zeigten, dass das Thromboserisiko besonders dann am größten zu sein scheint, wenn das Serumalbumin < 20 g/l, das Fibrinogen > 4,0 g/l oder das Antithrombin < 50 % ist.

Tumorerkrankungen

Pathogenese. Maligne Erkrankungen sind mit einem signifikant erhöhten Thromboserisiko vergesellschaftet. Die Ursachen dieser Thrombophilie sind vielfältig:

- *direkte Tumoreinwirkung* auf die Blutgefäße durch Invasion oder Kompression,
- *Gerinnungsaktivierung* durch die Tumorzellen; dabei ist die Expression von gerinnungsaktiven Substanzen wie Tissue-Faktor (das sog. Gewebethromboplastin) oder Cancer-Procoagulant auf den Tumorzellen mit konsekutiver prokoagulatorischer Aktivierung des Endothels bekannt,
- durch die *Hyperviskosität,* die durch eine paraneoplastische oder neoplastische Erythrozytose, Thrombozytose, Leukostase oder Paraproteinämie bedingt ist,
- durch *Chemotherapeutika,* die zu Endothelzellschädigungen, einer Gerinnungsaktivierung durch Tumorzerfall oder einer verminderten Synthese von Gerinnungsinhibitoren wie Antithrombin, Protein C und Protein S führen können.

Klinik. Die Inzidenz von venösen Thromboembolien bei Patienten mit malignen Erkrankungen liegt bei etwa 1–15 %, je nach Art des Tumors und der Chemotherapie. Zusätzlich muss nach dem Vorliegen von weiteren Risikofaktoren wie Immobilisation, Operationen, und venösen Kathetern gesucht werden. Unabhängig vom Tumortyp sind *venöse Thrombosen der unteren Extremität* und *Lungenembolien* die häufigste Manifestation. Durch direkte Tumoreinwirkung auf Blutgefäße können auch Thrombosen an sonst eher selteneren Lokalisationen entstehen (Sinusvenen, Portalvenen u. a. m.).

Das Thromboserisiko scheint bei Adenokarzinomen wie Kolon-, Magen-, Lungen-, Ovarial- und Mammakarzinomen am größten zu sein. Eine Assoziation mit arteriellen Thrombosen ist nicht belegt. Venöse Thrombosen können nicht selten auch eine Erstmanifestation eines Tumors sein. Mehrere Studien zeigten, dass die Inzidenz von neu diagnostizierten Tumoren bei Patienten mit venösen Thrombosen signifikant erhöht ist.

> ! Mit anderen Worten: eine Thrombose kann ein Frühzeichen einer malignen Erkrankung sein.

Treten bei einer Tumorerkrankung zusätzlich zu tiefen Venenthrombosen noch wandernde, therapieresistente Thrombophlebitiden auf, wird von einem Trousseau-Syndrom gesprochen.

Heparininduzierte Thrombopenie (HIT)

Pathogenese. Bei einer Heparintherapie können sich unter Umständen Autoantikörper bilden, welche stark prokoagulatorisch wirken und trotz (oder eben wegen) der Heparingabe zu schweren Thrombosen führen können. Der Pathomechanismus ist relativ gut erforscht: Heparin bindet von Thrombozyten freigesetzten Plättchenfaktor 4 (PF4) und induziert damit die Bildung von Anti-Heparin-PF4-Antikörpern, welche dann die Thrombozyten aktivieren und aggregieren und das Endothel von einem anti- in einen stark prokoagulatorischen Zustand versetzen. Durch diese antikörpervermittelte Thrombozytenaggregation kommt es einerseits zu Thrombosen und andererseits zu einer Thrombopenie.

Klinik. Eine HIT tritt vor allem nach Gabe von UFH und weniger bei NMH auf. Typischerweise treten die Antikörper und damit die Thrombopenie etwa 5–7 Tage nach Gabe von Heparin auf. Sind die Antikörper im Blut aber schon vorhanden (z. B. Heparingabe innerhalb der letzten 3 Monate), kann die Thrombopenie auch innerhalb eines Tages nach erneuter Heparinexposition auftreten. Meist beträgt der Thrombozytenabfall 50 % des Ausgangswertes mit Werten um 50×10^9/l. Trotzdem sind Blutungskomplikationen extrem selten. Eine HIT ist äußerst thrombogen und führt bei einem Großteil der Patienten zu *venösen oder arteriellen Thrombosen* oder zu einem raschen Fortschreiten einer schon bestehenden Thrombose. Ohne alternative antikoagulatorische Therapie beträgt die Thromboseinzidenz ca. 50–60 %. Für die Diagnose einer HIT sind also folgende Punkte nötig: Gabe von Heparin, Nachweis von Anti-Heparin-PF4-Antikörper und einer Thrombopenie, die nicht durch andere Ursachen erklärt werden kann.

Unter einer Heparintherapie kann auch eine *milde, transiente Thrombopenie* entstehen, welche nicht antikörpervermittelt ist. Eine solche Form der HIT, auch HIT Typ 2 genannt, führt meistens zu Thrombozytenwerten von $100–150 \times 10^9$/l, ist nicht mit Thrombosen assoziiert und ist klinisch völlig harmlos.

15.3 Mikrozirkulationsstörungen

Disseminierte intravasale Gerinnung (DIG)

Pathogenese. Eine DIG wird definiert als erworbene, nicht segmental begrenzte, globale intravasale Gerinnungsstörung, die zum Verbrauch von Thrombozyten und Gerinnungsfaktoren führt. Je nach Ursache kann der Gerinnungsprozess unterschiedlich getriggert werden (z. B. Bakterien, Tumorzellen, Fruchtwasser, Toxine etc.), doch spielen proinflammatorische Zytokine (z. B. Interleukin-6, TNF-α) zur Aufrechterhaltung und Generalisierung des Gerinnungsprozesses eine wesentliche Rolle.

Klinik. Es gibt eine Vielzahl von Krankheiten, die mit einer DIG assoziiert sein können. Wichtige Beispiele sind: Sepsis, schwere Traumen, maligne Tumoren, geburtshilfliche Komplikationen und große Operationen.
Klinisch können 2 Phasen unterschieden werden:
➤ *Ischämische Phase:* Aufgrund von Mikrothrombosierungen in kleinen Gefäßen kommt es zu Organschädigungen und damit zu Organinsuffizienzen (z. B. Nieren- und Leberinsuffizienz). In dieser Phase sind die Gerinnungsfaktoren oft noch normal oder nur leicht erniedrigt, doch sind Aktivierungsmarker (z. B. D-Dimere) stark erhöht. Im Verlauf der Krankheit weiter ansteigende D-Dimere bei gleichzeitig sinkendem Fibrinogen und sinkenden Thrombozyten gelten als wichtigste Indikatoren für eine fortschreitende DIG.
➤ *Hämorrhagische Phase:* Aufgrund des andauernden Verbrauchs von Thrombozyten und Gerinnungsfaktoren kommt es zu schweren Thrombopenien und Faktorenmangel, was zu einer schweren Blutungsneigung mit generalisierten Petechien, Suffusionen und Schleimhautblutungen führt (Abb. 15.7). Bei schwersten Verläufen wird das Blut komplett ungerinnbar, d. h. die Gerinnungsglobaltests wie Quick-Test und aPTT werden ungerinnbar und die einzelnen Gerinnungsfaktoren fallen auf nicht mehr bestimmbare Plasmaspiegel ab. Man spricht dann vom Defibrinierungssyndrom, welches eine sehr hohe Mortalitätsrate hat. In dieser Situation sind die Mikrothrombosierungen so stark fortgeschritten, dass es vor allem in Endarterien zu ischämischen Nekrosen kommt (z. B. Finger- und Zehennekrosen) (Abb. 15.7).

Thrombotisch thrombozytopenische Purpura (TTP) und hämolytisch urämisches Syndrom (HUS)

Pathogenese. Eine TTP ist eine disseminierte thrombotische Mikroangiopathie, die charakterisiert ist durch das Auftreten von fibrinarmen Thrombozytenaggregaten in der Mikrozirkulation. Die gesteigerte Thrombozytenaggregation kommt hauptsächlich durch Endothelschäden und übergroße vWF-Moleküle (ultra-large vWF) zustande. Die Ursache für das Auftreten von solch übergroßem vWF ist ein angeborener oder erworbener Mangel an der erst kürzlich entdeckten vWF-spaltenden Protease (*a d*isintegrin *a*nd *m*etalloprotease with *t*hrombospondin motive, ADAMTS-13).

Klinik. Klinisch ist eine TTP charakterisiert durch eine Thrombopenie, eine intravaskuläre Hämolyse mit Erythrozytenfragmentation (Fragmentozyten), neurologischen Defiziten, Nierenfunktionsstörungen und Fieber. Es werden ursächlich 2 Formen unterschieden:
➤ *Primäre TTP:* Es sind keine Begleiterkrankungen vorhanden; in der Regel liegt ein angeborener oder erworbener autoantikörperbedingter ADAMTS-13-Mangel vor.
➤ *Sekundäre TTP:* Es sind Begleiterkrankungen oder Umstände vorhanden, die mit einer TTP assoziiert sind, z. B. Malignome, Chemotherapien, Autoimmunerkrankungen (z. B. systemischer Lupus erythematodes), Präeklampsie, Infektionen u. a. m.; nicht immer muss ein autoantikörperbedingter ADAMTS-13-Mangel vorliegen.

Differenzialdiagnostisch muss das *hämolytisch urämische Syndrom* (HUS) abgegrenzt werden, welches der TTP analog ist, aber nur durch eine Nierenfunktionsstörung und keine neurologischen Defizite gekennzeichnet ist und klassischerweise nach einer Diarrhö mit E. coli oder nach Shigellen-Infektion auftritt. Klinisch ist die Unterscheidung zwischen TTP und HUS aber oft schwierig oder sogar unmöglich, da häufig Mischformen (TTP/HUS) vorkommen. Allerdings kommt beim klassischen HUS kein ADAMTS-13-Mangel vor, weshalb die Laborbestimmung dieser vWF-spaltenden Protease wichtig ist.

Literatur

Arnout J, Vermylen J. Current status and implications of autoimmune antiphospholipid antibodies in relation to thrombotic disease. J Thromb Haemost 2003; 1: 931–42.

Bauer KA. Management of thrombophilia. J Thromb Haemost 2003; 1: 1429–34.

Bernard GR, Vincent JL, Laterre PF, LaRosa SP, Dhainaut JF, Lopez-Rodriguez A, Steingrub JS, Garber GE, Helterbrand JD, Ely EW, Fisher CJ Jr.: Recombinant human protein C Worldwide Evaluation in Severe Sepsis (PROWESS) study group. Efficacy and safety of recombinant human activated protein C for severe sepsis. N Engl J Med 2001; 344: 699–709.

Bombeli T. Management von Thrombosen und Blutungen. Ein klinisches Vademecum. Hans Huber Verlag 2002.

Caine GJ, Stonelake PS, Rea D, Lip GY. Coagulopathic complications in breast cancer. Cancer 2003; 98: 1578–86.

Juul K, Tybjaerg-Hansen A, Schnohr P, Nordestgaard BG. Factor V Leiden and the risk for venous thromboembolism in the adult Danish population. Ann Intern Med 2004; 140: 330–7.

Nurden AT, Nurden P. Inherited defects of platelet function. Rev Clin Exp Hematol 2001; 5: 314–34.

Piccioli A, Vianello F, Prandoni P. Management of thrombosis in patients with hematologic malignancies. Curr Hematol Rep 2002; 1: 79–83.

Sorensen HT, Mellemkjaer L, Olsen JH, Baron JA. Prognosis of cancers associated with venous thromboembolism. N Engl J Med 2000; 343: 1846–50.

Spivak JL. Polycythemia vera: myths, mechanisms, and management. Blood 2002; 100: 4272–90.

Steering Committee of the Physicians' Health Study Research Group. Final report on the aspirin component of the ongoing Physicians' Health Study. N Engl J Med 1989; 321: 129–35.

Toh CH, Dennis M. Disseminated intravascular coagulation: old disease, new hope. BMJ 2003; 327: 974–7.

Tripodi A. Laboratory diagnosis of thrombophilic states: where do we stand? Pathophysiol Haemost Thromb 2002; 32: 245–8.

Tsai HM. Von Willebrand factor, ADAMTS13, and thrombotic thrombocytopenic purpura. J Mol Med 2002; 80: 639–47.

Warkentin TE, Heddle NM. Laboratory diagnosis of immune heparin-induced thrombocytopenia. Curr Hematol Rep 2003; 2: 148–57.

3 In der Halsregion lokalisierte Erkrankungen

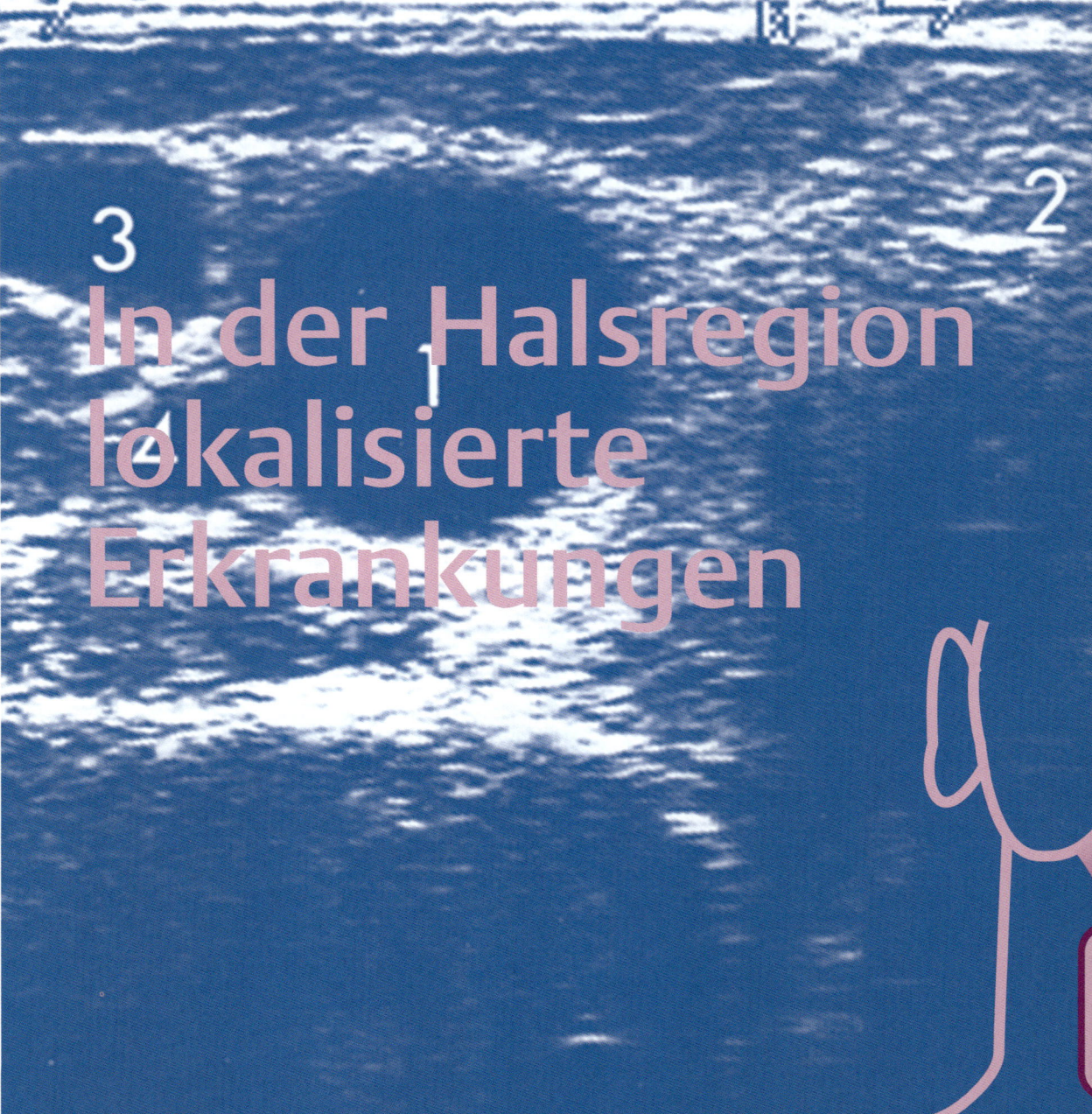

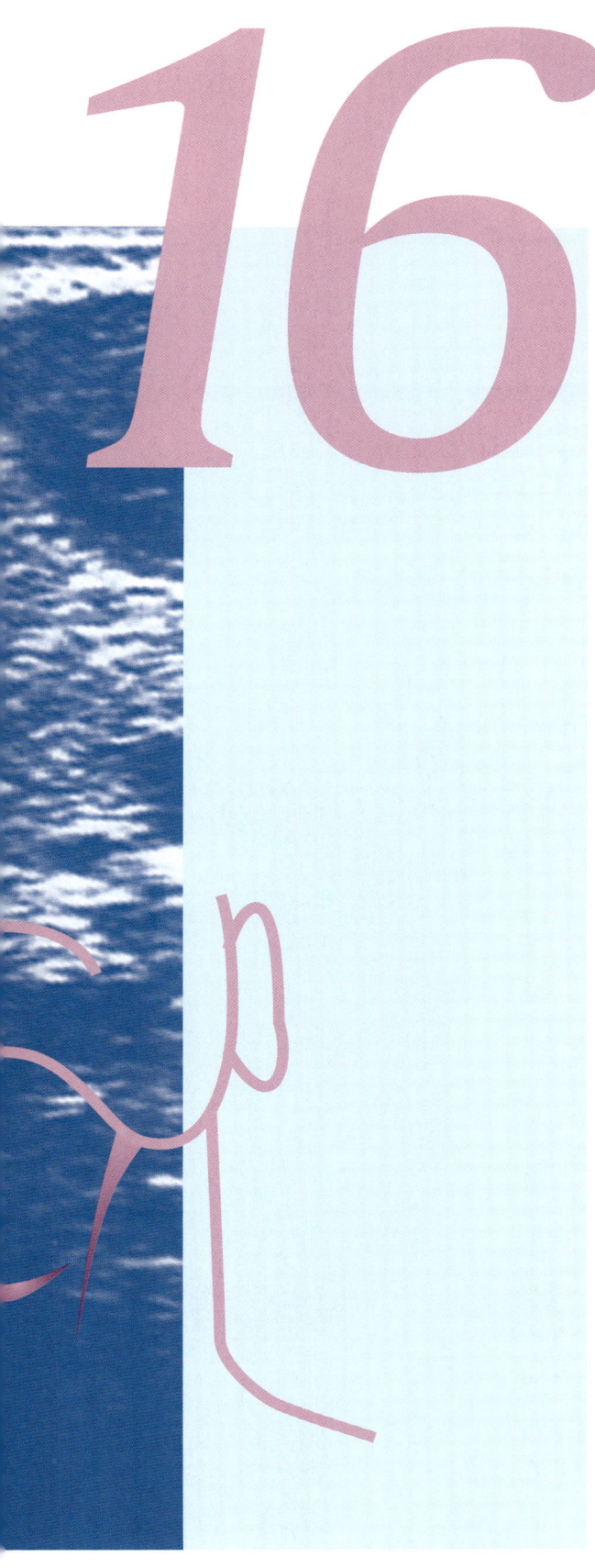

16 Erkrankungen in der Halsregion

G. A. Spinas und P. Ott
(Frühere Bearbeitung: H. Vetter und W. Vetter)

16 Erkrankungen in der Halsregion

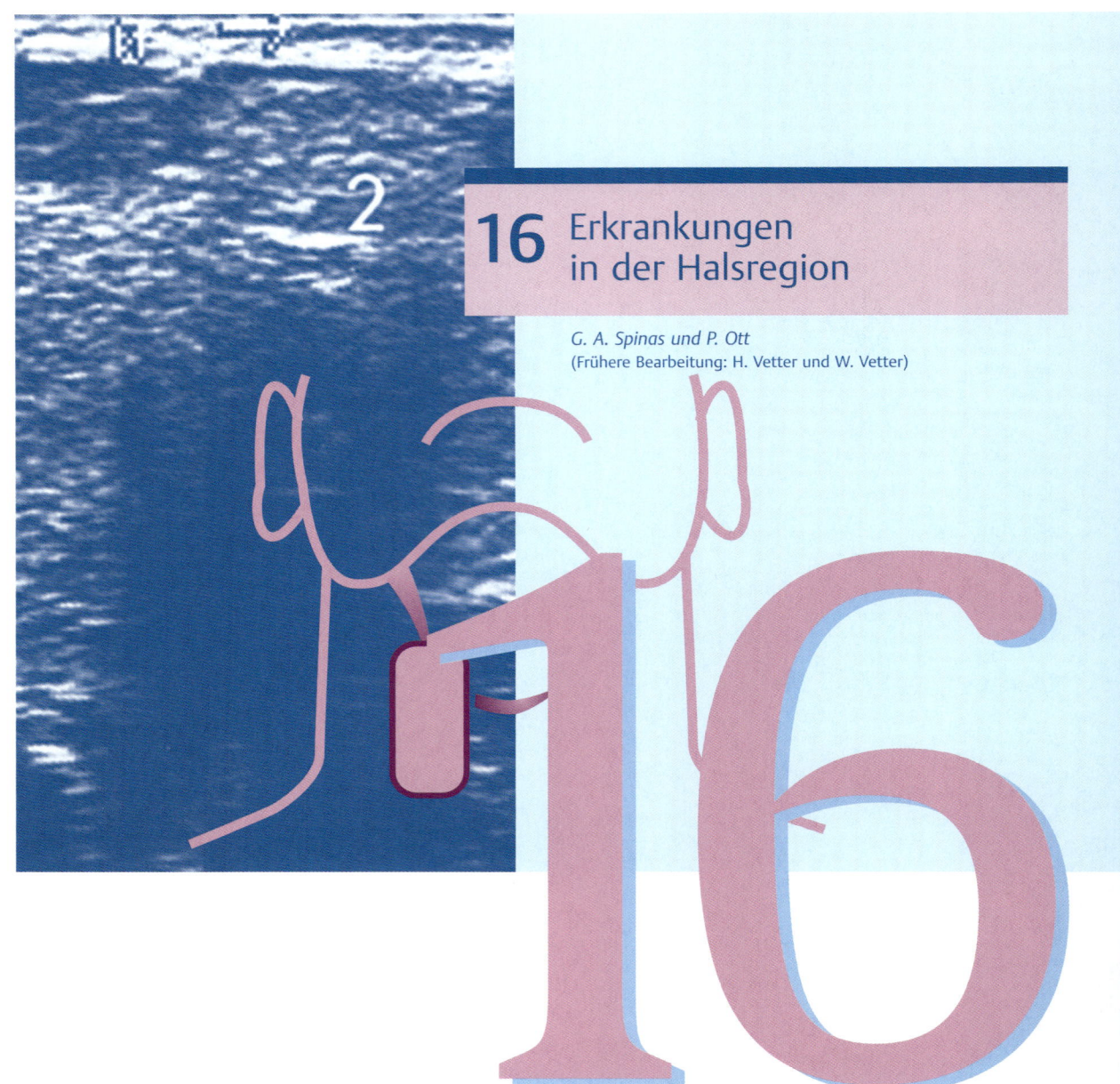

G. A. Spinas und P. Ott
(Frühere Bearbeitung: H. Vetter und W. Vetter)

Erkrankungen in der Halsregion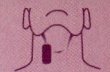

16.1 Fehlbildungen des äußeren Halses _480_

16.2 Entzündungen der Halsweichteile _481_

- Akute unspezifische Lymphadenitis colli — 482
- Spezifische Lymphadenitis colli — 482
- Chronische Lymphadenitis colli — 483
- Tiefe Halsinfektionen — 483

16.3 Tumoren des äußeren Halses _483_

- Gutartige Tumoren — 483
- Bösartige Tumoren — 484

16.4 Erkrankungen der Kopfspeicheldrüsen _484_

- Sialadenitiden — 485
- Sialadenosen — 485
- Sialome — 485

16.5 Erkrankungen der Schilddrüse _486_

Schilddrüsenvergrößerung (Struma) — 487

- Blande (euthyreote) Struma — 487
- Thyreoiditis — 488
  - Subakute Thyreoiditis — 488
  - Chronische Autoimmunthyreoiditis — 488
  - Andere Thyreoiditiden — 489
- Schilddrüsenknoten/Schilddrüsenmalignom — 489

Hyperthyreose — 490

- Morbus Basedow — 490
- Toxisches automones Adenom — 492
- Toxische multinoduläre Struma — 493

Hypothyreose — 493

- Neugeborenen-Hypothyreose — 493
- Erworbene Hypothyreose — 494

16.6 Erkrankungen der Parathyreoidea _495_

16 Erkrankungen in der Halsregion

Untersuchung und Differenzialdiagnose der zervikalen Schwellung

Der äußere Hals mit seinen konturbildenden Strukturen (Kopfnickermuskel, Trapezmuskel, Zungenbein, Kehlkopfskelett), dem Stütz- und Bewegungsapparat (Halswirbelsäule, Gelenke, Bänder, Muskulatur), den zahlreichen Lymphknotenstationen, den großen Halsgefäßen und Nerven sowie der Schilddrüse und den Nebenschilddrüsen ist der klinischen Untersuchung besonders gut zugänglich. In diesem Sinne spielen die genaue Inspektion und Palpation – neben der sorgfältig erhobenen Anamnese – differenzialdiagnostisch nach wie vor eine entscheidende Rolle. Bildgebende Verfahren, insbesondere die Sonographie, CT und MRT, sowie die feingeweblichen Untersuchungen mittels Feinnadelpunktion, Nadelbiopsie und offener Biopsie geben weitere und letztlich artdiagnostische Hinweise.

Die Erkrankungen des äußeren Halses können von allen erwähnten Halsstrukturen ausgehen oder die Schilddrüse bzw. die Nebenschilddrüsen betreffen und fallen in die Kompetenz verschiedener medizinischer Fachgebiete. Aus internistischer Sicht sind dabei zervikale Manifestationen von Systemerkrankungen abzugrenzen gegenüber Krankheitsbildern mit eigentlichem Ursprung im Halsbereich.

Zervikale Schwellungen. Die internistische Differenzialdiagnose befasst sich am Hals schwerpunktmäßig mit den verschiedenartigen zervikalen Schwellungszuständen. Diesbezüglich gilt die strikte Regel, dass jede länger als 4 Wochen bestehende zervikale Schwellung weiter abgeklärt werden muss. Es geht dabei vor allem um die Frühdiagnose bösartiger Geschwulsterkrankungen.

Die zervikale Schwellung umfasst primär die klassische Differenzialdiagnose von der *Fehlbildung* über die *Entzündung* bis zu den *Geschwulstbildungen* (Tab. 16.1) sowie den gesamten Formenkreis der *Schilddrüsen- und Nebenschilddrüsenerkrankungen* (Tab 16.3). Vorwiegend degenerative Krankheitsbilder des Stütz- und Bewegungsapparates sowie die Erkrankungen der Halsgefäße im Zusammenhang mit Herz-Kreislauf-Erkrankungen werden in den Kapiteln 10 und 20 besprochen.

Tabelle 16.1 Differenzialdiagnose der zervikalen Schwellung (ohne Schilddrüse)

Fehlbildungen
- laterale Halszyste (branchiogen)
- mediane Halszyste (Ductus thyreoglossus)
- vaskuläre Malformation (Hämangiome, Lymphangiome)
- dysontogenetische Geschwulst (Dermoid, Teratom)

Entzündungen
- akute unspezifische Lymphadenitis colli (regionäre Lymphadenitis, infektiöse Mononukleose, akute HIV-Infektion)
- spezifische Lymphadenitis colli (Lymphknotentuberkulose, atypische Mykobakteriose, Sarkoidose, Toxoplasmose, Katzenkratzkrankheit, Tularämie, Lues)
- chronische Lymphadenitis colli (Lymphadenopathie-Syndrom, HIV, Rosai-Dorfman-Syndrom, Castleman-Lymphom)
- tiefe Halsinfektion (Parapharyngealabszess, Halsphlegmone, nekrotisierende Fasziitis)

Tumoren des äußeren Halses
- benigne Tumoren (Lipom, Madelung-Fetthals, Vagusneurinom, Paragangliome)
- maligne Tumoren (Lymphknotenmetastasen, Lymphome)

16.1 Fehlbildungen des äußeren Halses

Der Formenkreis der Fehlbildungen beinhaltet im Wesentlichen die laterale und mediane Halszyste bzw. Halsfistel, vaskuläre Malformationen (Lymphangiom, Hämangiom), dysontogenetische Geschwulstbildungen (Teratom, Dermoid) sowie muskuloskelettale Fehlbildungen.

Laterale Halszyste. Bei der lateralen Halszyste (Abb. 16.1) handelt es sich um eine Fehlbildung des embryonalen Kiemenapparates (branchiogene Zyste), die häufig im frühen Erwachsenenalter als prallelastische, schmerzlose Schwellung zwischen Zungenbein und Kopfnickermuskel in Erscheinung tritt. Nicht selten erfolgt die Erstmanifestation im Rahmen einer akuten Entzündung der Zyste, wobei dann die Abgrenzung gegenüber einem andersartigen Halsabszess schwierig sein kann. Die Diagnose wird im typischen Fall klinisch gestellt und sonographisch bestätigt. Die Therapie besteht in der chirurgischen Zystenexstirpation.

Ergibt das Zystenpunktat oder die histopathologische Aufarbeitung des Operationspräparates überraschenderweise maligne Zellen, ist differenzialdiagnostisch in erster Linie an eine *zystisch veränderte Lymphknotenmetastase* bei okkultem Primärkarzinom im Kopf- und Halsbereich zu denken. Die maligne Entartung einer branchiogenen Zyste ist eine absolute Rarität.

Laterale Halsfistel. Diese ist ebenfalls branchiogener Natur und wird meist im frühesten Kindesalter erkannt. Aus einer äußeren Fistelöffnung am Vorderrand des Kopfnickermuskels tritt klares oder trübes Fistelsekret aus. Differenzialdiagnostisch ist allenfalls an eine *Lymphknotentuberkulose* oder eine *Aktinomykose* zu denken.

Mediane Halszyste (Abb. 16.2). Diese stellt ein Residuum des embryonalen Ductus thyreoglossus dar. Sie manifestiert sich als prallelastische, schmerzlose Schwellung in der Mittellinie zwischen Zungenbein und Kehlkopf, welche beim Schlucken nach oben steigt. Akute entzündliche Exazerbationen mit abszedierendem Durchbruch nach außen sind durchaus möglich. Die Diagnose wird im typischen Fall klinisch gestellt und sonographisch bestätigt.

Mediane Halsfistel. Sie entsteht vor allem durch abszedierende Entzündung mit Durchbruch nach außen oder iatrogen nach Zysteninzision. Die Fistelöffnung liegt typischerweise in der Mittellinie unmittelbar oberhalb des Schildknorpels.

Vaskuläre Malformationen. Hier sind das Hämangiom sowie das Lymphangiom zu erwähnen. Das *Hämangiom* ist eine gutartige, von Gefäßzellen ausgehende Neubildung und zeigt sich als rötlich-bläulich verfärbtes Hautareal mit teils exophytischem Wachstum. In ca. 80 % der Fälle kann mit einer spontanen Rückbildung gerechnet werden. Aus internistischer Sicht ist an die Möglichkeit weiterer Hämangiome im Bereich der inneren Organe zu denken. Das *Lymphangiom* (zystisches Hygrom) imponiert bei der Palpation als kissenartig weiche Schwellung. Es handelt sich um ektatische und zu zystischen Hohlräumen degenerierte Lymphgefäße. Mit einer spontanen Regression ist nicht zu rechnen; ein expansives Wachstum ist möglich. Insbesondere bei Kompressionserscheinungen auf die Nachbarorgane ist die chirurgische Therapie angezeigt.

Dysontogenetische Geschwülste. Im Halsbereich kommen an dysontogenetischen Geschwülsten *Dermoid* und *Teratom* vor, die im Erwachsenenalter selten sind. Sie treten als subkutan gelegene Tumoren in Erscheinung. Das *Teratom* zeigt radiologisch oft röntgendichte Einschlüsse, was differenzialdiagnostisch von Bedeutung ist. Es sollte vor allem im Erwachsenenalter wegen seines hohen malignen Entartungsrisikos („teratogenes Karzinom") operativ entfernt werden.

Muskuloskelettale Fehlbildungen. Der *Morbus Klippel-Feil* mit kongenitalen Halswirbelsynostosen, evtl. in Kombination mit hoher Spina bifida, ist die klinisch wichtigste muskuloskelettale Fehlbildung. Sie manifestiert sich als Kurzhals („Froschhals") mit Bewegungseinschränkung. Eine weitere Fehlbildung bei ca. 1 % der Bevölkerung ist das Vorliegen einer *Halsrippe*. Nur in etwa 10 % der Fälle kommt es zu einem *Halsrippensyndrom* (Naffziger-Syndrom) durch Kompression des Plexus brachialis sowie der A. und V. subclavia.

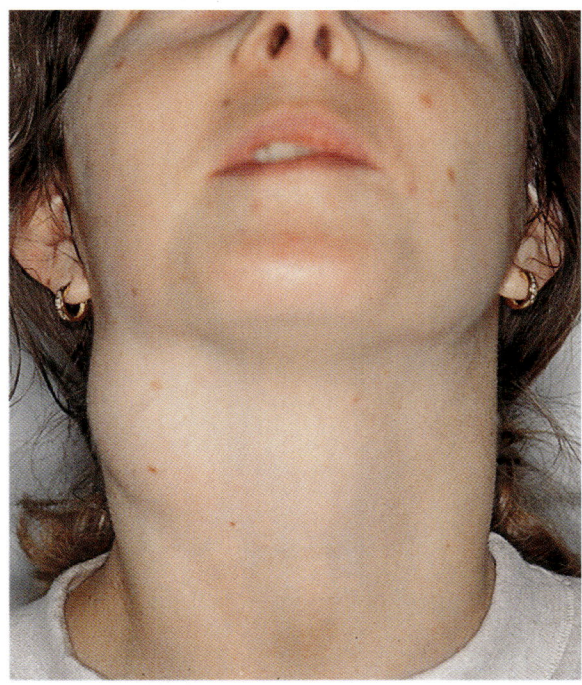

Abb. 16.1   Laterale Halszyste.

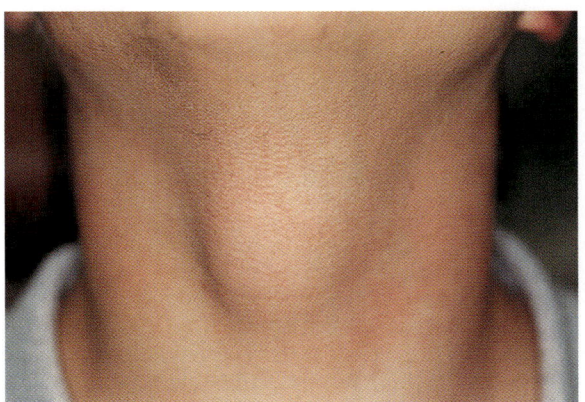

Abb. 16.2   Mediane Halszyste.

16.2 Entzündungen der Halsweichteile

Sie werden grundsätzlich eingeteilt in *oberflächliche* und *tiefe Entzündungen*. Erstere umfassen die Entzündungen der Haut und ihrer Anhangsgebilde sowie der zervikalen Lymphknoten; tiefe Entzündungen betreffen die eigentlichen Halseingeweide und sind wegen ihrer phlegmonösen und abszedierenden Propagierung innerhalb der Faszienlogen des Halses bis ins Mediastinum besonders gefährlich.

Während Affektionen der Haut und ihrer Anhangsgebilde hier nicht weiter berücksichtigt werden sollen, spielen die Entzündungen der *zervikalen Lymphknoten* in der internistischen Differenzialdiagnose eine wichtige Rolle. Nach dem Zeitmuster wird die akute Lymphadenitis mit einer Dauer unter 4 Wochen von der chronischen Lymphadenitis, die länger als 4 Wochen dauert, abgegrenzt. Ätiologisch können erregerbedingte von nichterregerbedingten Lymphadenitiden unterschieden werden. Schließlich spricht man im Gegensatz zur unspezifischen von der spezifischen Lymphadenitis, wenn der histopathologische Befund Rückschlüsse auf den Erreger bzw. das verursachende Agens zulässt (vgl. auch Kapitel 4).

16 Erkrankungen in der Halsregion

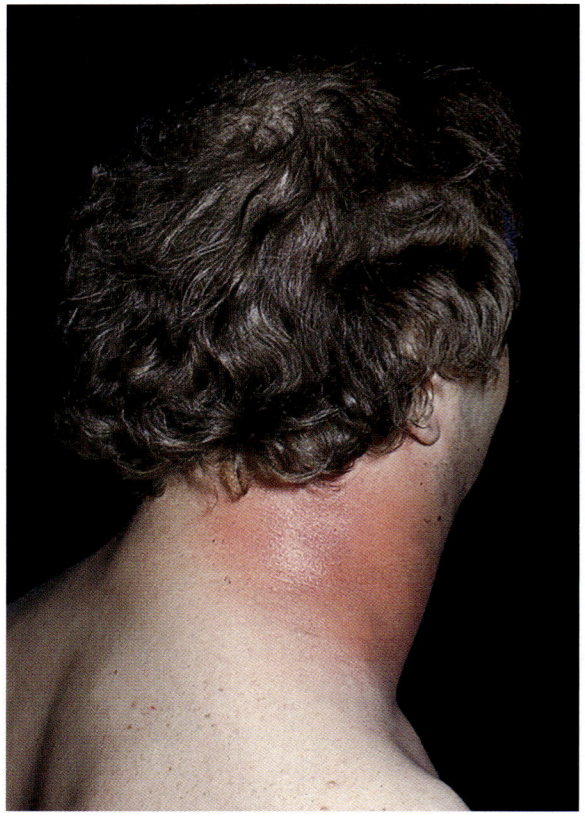

Abb. 16.3 Akute Lymphadenitis mit phlegmonöser Ausbreitung und Abszessbildung bei Streptokokkeninfekt der Tonsillen.

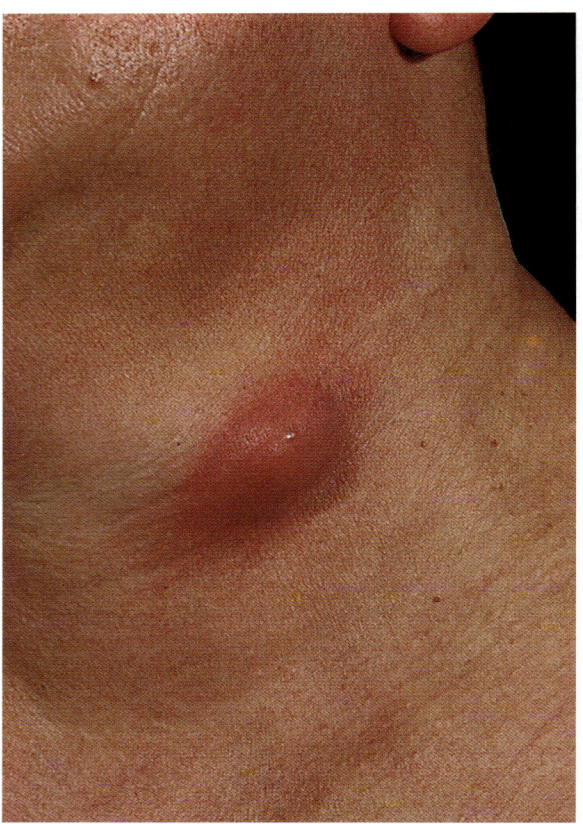

Abb. 16.4 Tuberkulöses Halslymphom.

Akute unspezifische Lymphadenitis colli

Ätiologie. Die akute, häufig schmerzhafte zervikale Lymphknotenschwellung tritt in erster Linie als *regionäre Lymphadenitis* (Abb. 16.**3**) bei einem Infekt tributärer Organe im Kopf- und Halsbereich auf. Dabei lässt die Kenntnis der Topographie der Lymphknotenstationen bereits einen Schluss auf den Ort des infektiösen Primärherdes zu. Häufig besteht ein allgemeines Krankheitsbild mit reduziertem Allgemeinzustand und Fieber.

Bei der *infektiösen Mononukleose* als Beispiel einer Virusinfektion (Ebstein-Barr-Virus) liegt meist eine besonders voluminöse und generalisierte Lymphadenitis vor in Verbindung mit einer akuten Gaumenmandelentzündung (Monozyten-Angina). Letztere ist durch konfluierende gräuliche Beläge auf den Tonsillen charakterisiert.

Im Rahmen der *akuten HIV-Infektion* kommt es nach einer Inkubationszeit von 1–3 Wochen zu einer generalisierten Lymphadenitis, verbunden mit grippalen Symptomen.

Diagnostik. Diagnostisch ist in erster Linie nach einer entzündlichen Primärerkrankung im Bereich der Kopfhaut, der Ohrmuschel und des äußeren Gehörganges, der Mundschleimhaut und des Zahnsystems sowie des Rachens mit den Tonsillenorganen zu suchen. Weitere Hinweise geben die Infektserologie und das Differenzialblutbild. Im Einzelfall wird die Diagnostik mittels Bildgebung und feingeweblicher Untersuchung weitergeführt.

Spezifische Lymphadenitis colli

Zervikale Lymphknotentuberkulose (Abb. 16.**4**). Diese tritt heute vorwiegend als postprimäre hämatogene Exazerbationserkrankung auf. Es ist deshalb immer nach einer Organtuberkulose, vor allem im Bereich der Lungen, zu suchen. Der oropharyngeale Primärkomplex wird heute nur noch selten beobachtet. In 20 % der Fälle liegt ein bilateraler zervikaler Lymphknotenbefall vor mit höchstens gering schmerzhafter Lymphknotenschwellung. Diese kann solitär oder multipel und bei der Palpation derb oder auch fluktuierend auftreten. Die bedeckende Haut kann gerötet oder livide verfärbt und mit der Unterlage verbacken sein und Fistelungen aufweisen. Die Diagnose ergibt sich aus dem Erregernachweis im Punktat oder Biopsat, welches ein hochspezifisches histologisches Bild zeigt (tuberkulöse epitheloidzellige Granulome mit Riesenzellen und zentraler Nekrose).

Differenzialdiagnose. Differenzialdiagnostisch ist in erster Linie an einen Infekt mit nichttuberkulösen, sog. *atypischen Mykobakterien* zu denken. Letztere spielen vor allem in der pädiatrischen Infektiologie eine bedeutende Rolle.

Bei der *Sarkoidose* (Morbus Boeck) kann es zu doppelseitigen, derben, indolenten zervikalen Lymphknotenschwellungen kommen bei kaum beeinträchtigtem Allgemeinzustand. Die Diagnose wird letztlich durch die histopathologische Untersuchung eines entnommenen Halslymphknotens mit ebenfalls epitheloidzelliger Granulombildung, jedoch ohne zentrale Nekrose, gesichert.

Die erworbene *Lymphadenitis toxoplasmotica* kann mit grippeähnlichen Symptomen einhergehen. Die Diagnose wird serologisch oder histopathologisch gesichert (Piringer-Kuchinka-Syndrom).

Die *Katzenkratzkrankheit* und die *Tularämie* führen zu einer retikulozytär-abszedierenden Lymphadenitis. Die Diagnose stützt sich wesentlich auf den anamnestischen Kontakt mit Katzen, aber auch mit Hunden und Nagetieren; sie wird histopathologisch gesichert.

Der *luetische Primäraffekt* im Mund- und Rachenbereich führt nach 1–2 Wochen zu einer schmerzlosen regionären Halslymphknotenschwellung. Diagnostisch kann der Erreger aus dem Primäraffekt mittels Dunkelfeldmikroskopie nachgewiesen werden.

Chronische Lymphadenitis colli

Diagnostik. Die auch als *zervikale Lymphadenopathie* bezeichnete, länger als 4 Wochen andauernde Halslymphknotenschwellung bereitet immer wieder diagnostische Schwierigkeiten. Innerhalb der zahlreichen in Frage kommenden Ursachen darf vor allem ein *bösartiges Geschwulstleiden* nicht übersehen werden.

> ▪ Die Indikation zur feingeweblichen Diagnostik mittels Feinnadelpunktion bzw. histopathologischer Untersuchung eines entfernten Lymphknotens muss großzügig gestellt werden, um eine maligne Tumorerkrankung nicht zu übersehen.

Serologische Untersuchungen sollten auf den einzelnen Patienten abgestimmt sein, wobei der erweiterten Anamnese diesbezüglich eine besondere Bedeutung zukommt. So ist zu fragen nach Fernreisen, Tierkontakten, Essgewohnheiten und beruflichem Umfeld.

Ätiologie. Im Rahmen der *HIV-Infektion* kommt es nach einigen Monaten zum sog. Lymphadenopathie-Syndrom mit schmerzloser Lymphknotenschwellung insbesondere im Nackenbereich.

Beim *Rosai-Dorfman-Syndrom* tritt bei Jugendlichen eine massive Halslymphknotenvergrößerung auf. Histopathologisch liegt eine hämophagozytische Sinushistiozytose vor. Die Ursache der Erkrankung ist unbekannt; der Verlauf ist in der Regel selbstlimitierend innerhalb einiger Wochen.

Beim *Castleman-Lymphom* handelt es sich histopathologisch um eine angiofollikuläre Lymphknotenhyperplasie mit zumeist gutartigem Verlauf.

Tiefe Halsinfektionen

Parapharyngealabszess. Dieser kann in der Folge einer abszedierenden Lymphadenitis oder eines Peritonsillarabszesses entstehen. Ursächlich ebenfalls in Frage kommen akute Infektionen im Bereich der Zähne und des Mundbodens (Angina Ludovici). Bei vorangegangener Mittelohrentzündung muss an einen otogenen Senkungsabszess gedacht werden (Bezold-Mastoiditis). Meist liegt ein allgemeines Krankheitsbild mit Fieber vor; die Funktion der Halsweichteile ist schmerzhaft eingeschränkt mit entsprechender Schonhaltung des Kopfes. Die klinische Verdachtsdiagnose wird mittels Sonographie oder CT gesichert.

Halsphlegmone. Bei der Halsphlegmone liegt eine diffuse Entzündung der Halsweichteile vor, die sich über den Parapharyngealraum bis in das Mediastinum mit der Folge einer vital bedrohlichen Mediastinitis ausbreiten kann. Ursächlich handelt es sich meist um einen fortgeleiteten Weichteilinfekt im Kopf- und Halsbereich. Eine sofortige Antibiotikabehandlung und allenfalls chirurgische Eröffnung der Halslogen sind vordringlich.

Nekrotisierende Fasziitis. Ein besonders schweres, oftmals kaum beherrschbares Krankheitsbild ist die nekrotisierende Fasziitis. Es handelt sich um einen subkutanen Streptokokken- oder auch Mischinfekt mit Anaerobiern mit dramatischer Verschlechterung des Allgemeinzustandes innerhalb weniger Stunden. Nur bei unverzüglichem Einsatz sämtlicher intensivmedizinischer, infektiologischer und chirurgisch drainierender Maßnahmen besteht eine Chance für das Überleben des Patienten.

16.3 Tumoren des äußeren Halses

Gutartige Neoplasien treten gegenüber den bösartigen Tumormanifestationen im Halsbereich in den Hintergrund. Differenzialdiagnostisch muss deswegen bei jeder neu aufgetretenen zervikalen Raumforderung auch an das Vorliegen eines Malignoms (zervikale Lymphknotenmetastasen, maligne Lymphome) gedacht und die entsprechende Abklärung forciert werden.

Gutartige Tumoren

Lipom. Die häufigste gutartige Geschwulst im Halsbereich imponiert palpatorisch als weicher, pseudofluktuierender, häufig gut abgrenzbarer Tumor. Es kann uni- oder multilokulär auftreten. Eine Sonderform

> Eine offene Biopsie ist bei Verdacht auf Paraganglioma caroticum wegen des hohen Blutungsrisikos zu unterlassen.

Bösartige Tumoren

Zervikale Lymphknotenmetastasen (Abb. 16.5). Hierbei handelt es sich in erster Linie um eine regionäre Metastasierung von Plattenepithelkarzinomen aus den tributären Organen der oberen Luft- und Speisewege. Die Metastasen stellen nicht selten die erste Manifestation des Tumorleidens dar mit unterschiedlich schnell wachsender, ein- oder beidseitiger Lymphknotenschwellung. Wesentlich seltener liegen Metastasen aus dem übrigen Kopf- und Halsbereich sowie von thorakalen, abdominalen und urogenitalen Malignomen vor. Die Anamnese berücksichtigt die entsprechenden Risikofaktoren (Nikotin- und Alkoholabusus). Mittels ystematischer Palpation aller Lymphknotenstationen werden Anzahl, Größe und Verschieblichkeit der pathologisch vergrößerten Lymphknoten bestimmt. Die Verdachtsdiagnose einer Lymphknotenmetastase kann mittels Feinnadelpunktion zytopathologisch mit hoher Wahrscheinlichkeit gesichert bzw. ausgeschlossen werden. Die Suche nach dem Primärtumor muss forciert werden.

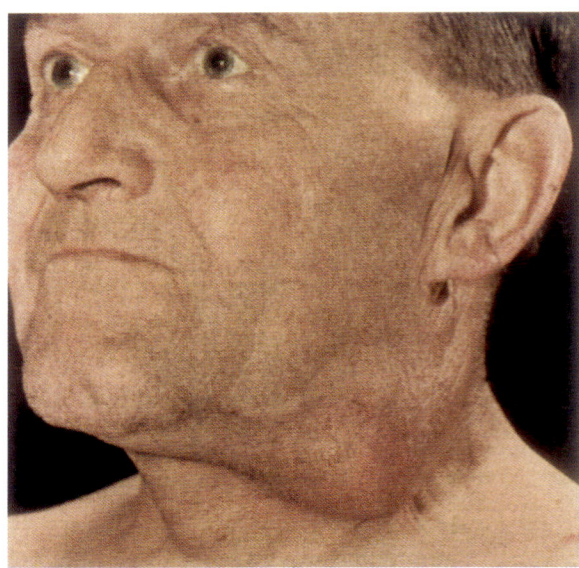

Abb. 16.5 Halslymphknotenmetastase bei Tonsillenkarzinom.

stellt der *Madelung-Fetthals* dar mit diffuser Fettvermehrung im Kinn- und Nackenbereich („Büffelhöcker"); ursächlich wird ein Zusammenhang mit exzessivem Alkoholabusus vermutet. Bei kosmetisch oder funktionell störendem Lipom bzw. Lipomatose ist die chirurgische Entfernung angezeigt.

Vagusneurinom. Unter den seltenen neurogenen Tumoren, die allerdings gehäuft im Halsbereich auftreten, ist vor allem das Vagusneurinom zu erwähnen. Es geht aus von den Schwann-Zellen („Schwannom"), wächst langsam und ist palpatorisch derb und teilweise schmerzhaft. Es kann typischerweise nur mediolateral, nicht aber kraniokaudal verschoben werden. Neben lokalen Schmerzen können Funktionsstörungen des N. vagus (Heiserkeit, Schluckbeschwerden) hinzukommen.

Paraganglioma caroticum. Es manifestiert sich als schmerzloser, gelegentlich pulsierender Tumor auf Höhe der Karotisbifurkation. Auch das Paraganglioma caroticum lässt sich nur mediolateral verschieben, ist prallelastisch bis derb und zeigt auskultatorisch häufig ein pulssynchrones Strömungsgeräusch. Bei der diagnostischen Bildgebung ist die Ausweitung der Karotisgabel sehr charakteristisch.

CUP-Syndrom. Eine nicht so seltene klinische Situation stellt das CUP-Syndrom (carcinoma with unknown primary) dar. Es handelt sich um die klinisch manifeste und histopathologisch gesicherte Lymphknotenmetastasierung bei trotz intensiver Suche nicht nachweisbarem, also unbekanntem Primärtumor. Dieser manifestiert sich allerdings häufig im weiteren Verlauf der Erkrankung.

Maligne Lymphome. Ungefähr 10–15 % aller malignen Lymphome treten primär durch einen Befall der zervikalen Lymphknoten in Erscheinung. Weitere Lymphommanifestationen sind im Bereich des lymphatischen Rachenringes (Tonsillenorgane) zu suchen. Anamnestisch ist nach B-Symptomen (Gewichtsverlust, Fieber, Nachtschweiß) zu fragen. Die Feinnadelpunktion ist häufig richtungsweisend für das Vorliegen eines malignen Lymphomes. Die definitive Diagnosestellung sowie die therapeutisch und prognostisch wichtige Zuteilung in entsprechende Untergruppen erfolgt histopathologisch anhand einer offenen Lymphknotenbiopsie.

16.4 Erkrankungen der Kopfspeicheldrüsen

Die Erkrankungen der großen Kopfspeicheldrüsen manifestieren sich zumeist als Drüsenschwellung. Die klinische Differenzialdiagnose orientiert sich am monoglandulären oder polyglandulären bzw. beidseitigen Drüsenbefall und grenzt die dolente von der indolenten Schwellung ab. Damit ist häufig bereits die Zuordnung zu einem der 3 Formenkreise von Speicheldrüsenerkrankungen, nämlich *Sialadenitis, Sialadenose und Sialom,* möglich (Tab. 16.2).

Sialadenitiden

Die akute einseitige, schmerzhafte Schwellung der Ohrspeicheldrüse mit allen klassischen Entzündungszeichen entspricht der *akuten eitrigen Parotitis*. In der Mundhöhle kann eine Schwellung des Ausführungsganges mit geröteter Papille und Eiteraustritt beobachtet werden. Die akute eitrige Entzündung der Unterkieferspeicheldrüse muss ursächlich an das zusätzliche Vorliegen eines Speichelsteines denken lassen. Die *Sialolithiasis submandibularis* äußert sich typischerweise durch eine akute schmerzhafte Drüsenschwellung im Zusammenhang mit der Nahrungsaufnahme.

Eine beidseitige schmerzhafte Speicheldrüsenschwellung kommt vor allem bei Virusinfektionen vor. Hier ist in erster Linie die *Parotitis epidemica* (Mumps, Ziegenpeter) mit ihren bekannten Komplikationen (Meningitis, Enzephalitis, Orchitis, Pankreatitis, einseitige Ertaubung) zu erwähnen. Ein vermehrt pädiatrisches Krankheitsbild ist die *chronisch rezidivierende Parotitis*, die gelegentlich die operative Entfernung der befallenen Drüse notwendig macht.

Als Sonderformen der chronischen Sialadenitis sind die „*Immunsialadenitiden*" zu erwähnen. Sie kommen vor als myoepitheliale Sialadenitis beim Sjögren-Syndrom sowie als epitheloidzellige Sialadenitis im Rahmen der Boeck-Sarkoidose (Heerfordt-Syndrom). Das erhöhte Risiko für die Entwicklung eines Non-Hodgkin-Lymphoms in und außerhalb der Parotis beim Sjögren-Syndrom ist im Auge zu behalten.

Sialadenosen

Die Sialadenose (Abb. 16.**6**) ist definiert als eine nicht entzündliche, nicht schmerzhafte, beidseitige Schwellung der großen Kopfspeicheldrüsen. Am häufigsten ist die Parotis betroffen. Inspektorisch und palpatorisch imponiert eine mehr oder weniger symmetrische, diffuse, weiche und indolente Drüsenschwellung. Ursächlich kommen *endokrine* (z. B. Diabetes mellitus, Klimakterium, Schilddrüsenfunktionsstörung), *dystroph-metabolische* (z. B. Vitaminmangel, chronischer Eiweißmangel, Essstörungen wie Anorexie und Bulimie) und *medikamentös bedingte* Sialadenosen (z. B. Antihypertensiva, Psychopharmaka) in Frage.

Sialome

Die überwiegend gutartigen Tumoren der Kopfspeicheldrüsen manifestieren sich als schmerzloser, weicher bis derber, gut verschieblicher Knoten mit langsamem Wachstum über Monate bis Jahre.

Gutartige Tumoren. Als häufigster gutartiger Tumor ist das *pleomorphe Adenom* (Mischtumor) der Parotis zu erwähnen (Abb. 16.**7**). Die Diagnose kann anhand der Anamnese sowie der klinischen Untersuchung vermu-

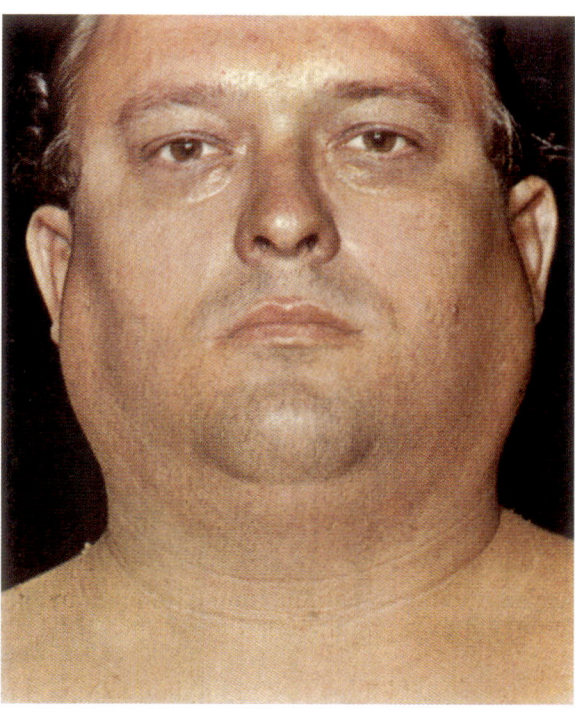

Abb. 16.6 Sialadenose.

Tabelle 16.2 Differenzialdiagnose der Speicheldrüsenschwellung

Sialadenitiden
- akute bakterielle Sialadenitis (marantische, Parotitis purulenta)
- akute virale Sialadenitis (Parotitis epidemica)
- chronisch rezidivierende Sialadenitis
- Sialolithiasis
- myoepitheliale Sialadenitis (Sjögren-Syndrom)
- epitheloidzellige Sialadenitis (Morbus Boeck, Heerfordt-Syndrom)

Sialadenosen
- endokrine Sialadenosen (Diabetes mellitus, Klimakterium, Schilddrüsendysfunktion)
- dystroph-metabolische Sialadenosen (Vitaminmangel, Anorexie, Leberzirrhose, Eiweißmangel, Bulimie)
- medikamentöse Sialadenose (Antihypertensiva, Psychopharmaka)

Sialome
- benigne Sialome (pleomorphes Adenom, Zystadenolymphom)
- maligne Sialome (Mukoepidermoidkarzinom, Azinuszellkarzinom, adenoidzystisches Karzinom, Non-Hodgkin-Lymphom)

tet werden; weitere Hinweise geben die Feinnadelpunktion und die Bildgebung.

> Auf eine offene Biopsie ist beim pleomorphen Adenom wegen der Gefahr einer Aussaat von Tumorzellen mit späteren multilokulären Tumorrezidiven unbedingt zu verzichten.

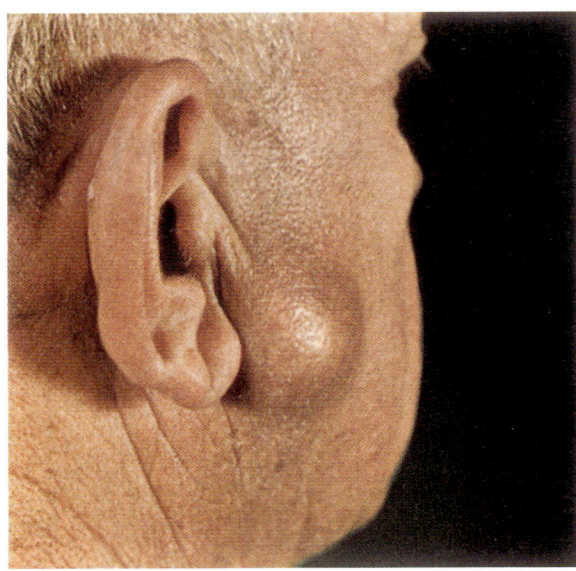

Abb. 16.7 Pleomorphes Adenom der Glandula parotis.

Ein plötzliches rasches Adenomwachstum mit Umgebungsinfiltration und Fazialisparese spricht für eine maligne Entartung, die in 3–5 % der Fälle nach längerem gutartigem Verlauf zu erwarten ist.

Fast ausschließlich bei älteren Männern (Raucher) findet sich das *Zystadenolymphom* (Warthin-Tumor), welches auch bilateral auftreten kann. Es handelt sich um einen weichen bis prallelastischen Tumor im Bereiche des Parotisunterpoles. Eine maligne Entartung ist nicht bekannt.

Bösartige Tumoren. Diese zeigen ein rasches Wachstum über Wochen bis Monate mit Tumorinfiltration in die Haut und die tieferen umgebenden Weichteile. Der Tumorknoten kann vor allem zu Beginn schmerzlos sein; palpatorisch ist er in der Regel derb und schlecht abgrenzbar. Die Fazialisparese bei einem Parotistumor ist immer ein signum mali ominis. Das Gleiche gilt für vergrößerte regionäre Lymphknoten. Von den zahlreichen histopathologisch definierten Malignomen mit teils erheblich unterschiedlicher Prognose seien als häufigste das Mukoepidermoidkarzinom, das Azinuszellkarzinom sowie das adenoidzystische Karzinom (früher Zylindrom) erwähnt. Das gehäufte Auftreten von Non-Hodgkin-Lymphomen in und außerhalb der Parotis im Rahmen des Sjögren-Syndromes wurde bereits erwähnt.

16.5 Erkrankungen der Schilddrüse

Erkrankungen der Schilddrüse äußern sich als diffuse oder noduläre Vergrößerungen der Schilddrüse entweder als
- blande (euthyreote) Struma oder
- mit Symptomen der Schilddrüsenunterfunktion (Hypothyreose) oder
- mit Symptomen der Schilddrüsenüberfunktion (Hyperthyreose) oder
- als Symptomenkomplex im Rahmen des Morbus Basedow mit endokriner Orbitopathie und selten prätibialem Myxödem.

Eine Vergrößerung der Schilddrüse kann inspektorisch und palpatorisch aufgrund der Verschieblichkeit der Schilddrüse beim Schluckakt leicht von ebenfalls im vorderen Halsbereich lokalisierten zervikalen branchiogenen Zysten, Dermoidzysten etc. unterschieden werden. Bei der Abklärung von Schilddrüsenerkrankungen muss sowohl eine *morphologische* als auch *funktionelle* Diagnostik vorgenommen werden.

Diagnostik bei Schilddrüsenerkrankungen

Morphologische Diagnostik
Die Inspektion und Palpation (beim Schlucken) wird in der Regel ergänzt durch eine Sonographie. Eine Schilddrüsenszintigraphie ist nur bei spezifischen Fragestellungen indiziert.

Sonographie. Mit Hilfe der Sonographie kann einerseits das Volumen der Schilddrüse bestimmt werden, andererseits kann das Echomuster gewisse ätiologische Hinweise auf die zugrunde liegende Pathologie liefern. Die Sonographie eignet sich sehr gut für den Nachweis von *Schilddrüsenknoten*. Unterschiedliche Schallmusterveränderungen weisen auf adenomatöse Knoten (isoechogene oder echoreiche Bezirke im Vergleich zum gesunden Schilddrüsengewebe), auf zellreiche kolloidarme Knoten und Schilddrüsenmalignome (echoarm), auf Zysten (echofrei, Abb. 16.**8**) oder auf Verkalkungen (echostark mit dahinter liegendem Schallschatten) hin.

Szintigraphie. Die Szintigraphie mittels ^{123}J oder ^{99m}Tc (Technetium-99 m-Pertechnetat) wird vor allem eingesetzt zur Identifikation heißer Bezirke (mit vermehrter Radionuklidaufnahme) bei *Hyperthyreose*; auch können damit *Schilddrüsenektopien* wie Zungengrundstruma (Abb. 16.**9**) oder retrosternale Strumaanteile erfasst werden. Die Jod-Szintigraphie hat ihren angestammten Platz bei der *Nachsorge* von Schilddrüsenkarzinomen.

Punktionszytologie. Die Durchführung einer Feinnadelpunktion ist bei jedem *kalten bzw. verdächtigen Schilddrüsenknoten* sowie gelegentlich bei Verdacht auf Thyreoiditis indiziert.

Erkrankungen der Schilddrüse

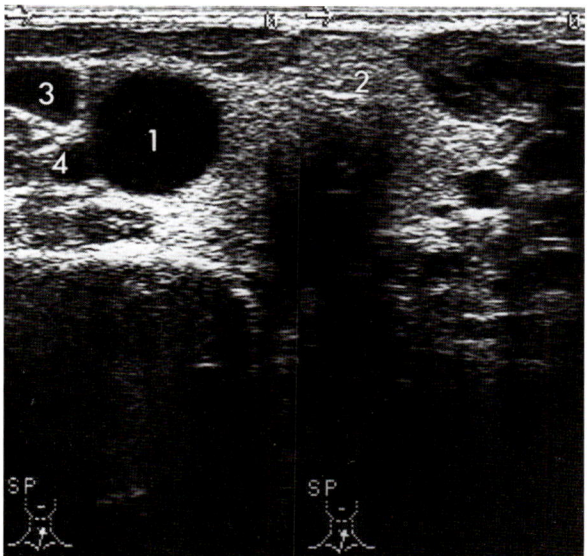

Abb. 16.8 Sonographische Darstellung einer Schilddrüsenzyste. Die echoarme Zyste (1) kommt mit dem umgebenden Schilddrüsengewebe (2) gut zur Darstellung. V. jugularis (3), A. carotis (4).

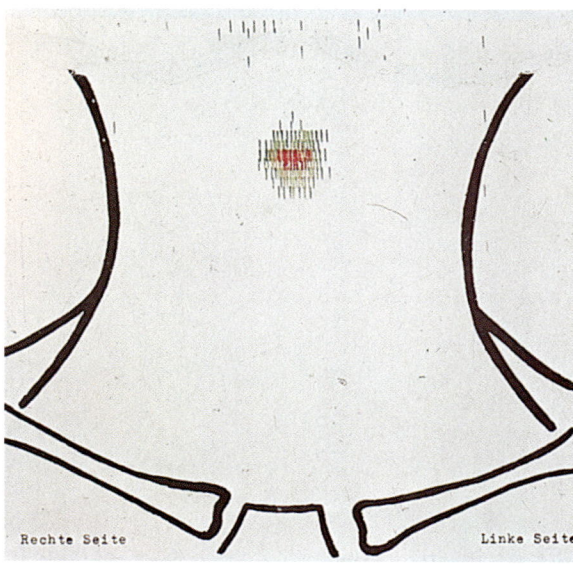

Abb. 16.9 Szintigraphische Darstellung einer Zungengrundstruma.

Funktionsdiagnostik

Für die Funktionsdiagnostik stehen heute sehr sensitive Tests zur Bestimmung des TSH sowie der freien Hormonkonzentrationen von Thyroxin (fT_4) und Trijodthyronin (fT_3) zur Verfügung. Die Bestimmung des totalen (an Trägerproteine gebundenen) T4 und T3 sowie der früher häufig angewandte TRH-Test sind nur bei spezifischen Fragestellungen indiziert.

TSH-Bestimmung. Die Bestimmung des thyreoideastimulierenden Hormons der Hypophyse (TSH) ist der Test der Wahl, um die Funktionslage der Schilddrüse zu evaluieren. Ein im Normbereich liegendes TSH lässt eine Schilddrüsendysfunktion ausschließen, ein erhöhtes TSH weist auf eine primäre Hypothyreose hin.

Bestimmung der Schilddrüsenhormonkonzentration. Heute stehen in praktisch allen Labors verlässliche Methoden zur Bestimmung der freien Konzentration der Schilddrüsenhormone (fT_4 und fT_3) zur Verfügung, so dass auf die Bestimmung des totalen (an Trägerproteine gebundenen) Thyroxins (T_4) und Trijodthyronins (T_3) verzichtet werden kann. Neben dem TSH genügt die Bestimmung des fT_4, um die Diagnose einer Hyperthyreose bzw. einer Hypothyreose zu sichern. In seltenen Fällen von Hyperthyreose liegt eine isolierte Erhöhung des fT_3 vor.

Schilddrüsenvergrößerung (Struma)

Verschiedene Ursachen (Tab. 16.3) können zu einer diffusen (Struma diffusa) oder knotigen Vergrößerung (Struma adenomatosa) der Schilddrüse führen.

Blande (euthyreote) Struma

Definition. Die blande Struma ist definiert als nicht entzündlich und nicht maligne bedingte diffuse oder knotige Schilddrüsenvergrößerung ohne Hyper- oder Hypothyreose.

Epidemiologie. Die blande Struma ist die häufigste Strumaform. Tritt sie bei mehr als 10% der Bevölkerung auf, wird von einer endemischen Struma gesprochen, ansonsten von sporadischer Struma.

Pathogenese. Der *Jodmangel* galt früher als Hauptursache der blanden Struma, welche vor der Jodierung des Speisesalzes in Gebieten mit unzureichender Jodversorgung (alpine Regionen) endemisch auftrat. Die Gefahr einer Kropfbildung entsteht bei einer täglichen Jodzufuhr von weniger als 50 μg (die von der WHO empfohlene optimale Jodversorgung beträgt 150–300 μg Jod/Tag).

Andere Ursachen für eine Kropfbildung sind angeborene Defekte der Schilddrüsenhormonsynthese mit Jodverwertungsstörungen (sog. „familiärer Kropf"), Einnahme strumigener Substanzen (Lithium, jodhaltige Medikamente z. B. Amiodaron, Tabletten mit Jod enthaltenden Meeresalgen, Kelptabletten), Einnahme von Thyreostatika, Perchlorat sowie thyreostatisch wirkenden Pflanzenstoffen (Thiocyanate in Maniokwurzeln, Kohlarten).

16 Erkrankungen in der Halsregion

Tabelle 16.3 Ursachen von Schilddrüsenvergrößerungen

Blande (euthyreote) Struma
– Jodmangel
– strumigene Substanzen
– Defekte der Hormonsynthese
– Schilddrüsenhormonresistenz
– ektope Schilddrüse
Thyreoiditiden
– subakute Thyreoiditis de Quervain
– chronische Autoimmunthyreoiditis (Hashimoto)
Neoplasien (benigne/maligne)
– Adenome (follikulär)
– Karzinome
Hyperthyreosen
– Morbus Basedow
– toxisches Adenom
– toxische Knotenstruma

Bei schwerem Jodmangel oder Jodverwertungsstörungen wird die Schilddrüsenhormonsynthese beeinträchtigt, was über einen negativen Feedback-Mechanismus die TSH-Sekretion stimuliert. Dies induziert vorerst eine diffuse Hyperplasie (Anpassungshyperplasie) des Schilddrüsengewebes, welche später in eine multinoduläre TSH-unabhängige (autonome) Struma übergehen kann mit fokalen Nekrosen und regressiven Veränderungen. Neben dem TSH spielen auch lokale Wachstumsfaktoren bei der Strumabildung eine Rolle.

Diagnostik. Für die Diagnose einer blanden Struma ist die Erhebung einer sorgfältigen Anamnese wichtig (Kropfendemiegebiet, familiäre Belastung, Medikamente etc.).

Klinik. Der Lokalbefund ist unterschiedlich ausgeprägt und kann von einer diffusen bis zu einer ausgedehnten knotigen Struma reichen. Bei ausgedehnten Strumen können *Kompressionssymptome* auftreten. Eine substernale Ausdehnung der Struma kann zu einer Einengung der Trachea mit Dyspnoe und inspiratorischem Stridor sowie zu Schluckbeschwerden führen, eine Kompression des N. laryngeus recurrens zu Heiserkeit. Die Ausdehnung einer retrosternalen Struma wird mittels konventionellem Röntgenbild oder CT erfasst.

Differenzialdiagnose. Differenzialdiagnostisch muss bei einer blanden Struma eine Thyreoiditis oder eine Schilddrüsenneoplasie ausgeschlossen werden (s. u.).

Thyreoiditis

Bei den entzündlichen Schilddrüsenerkrankungen unterscheidet man zwei Hauptformen, die subakute Thyreoiditis (de Quervain) und die chronische Autoimmunthyreoiditis (Hashimoto) mit ihren verschiedenen Spielformen.

Subakute Thyreoiditis

Pathogenese. Die subakute Thyreoiditis (Thyreoiditis de Quervain, Riesenzellthyreoiditis) ist eine akute, durch eine *virale Entzündung* hervorgerufene Erkrankung der Schilddrüse. Eine virale Genese wird angenommen, weil verschiedene Viren wie Mumpsvirus, Coxsackie-Virus, Epstein-Barr-Virus und Adenoviren in Biopsiepräparaten gefunden oder erhöhte Virusantikörpker während der akuten Phase der Erkrankung im Blut nachgewiesen wurden. Histologisch findet man diskrete inflammatorische Infiltrate der Schilddrüse mit Zerstörung des Parenchyms sowie typischerweise Riesenzellen (Phagozyten mit Einschlusskörpern?).

Klinik. Patienten mit subakuter Thyreoiditis klagen oftmals über allgemeine Symptome wie Fieber, Abgeschlagenheit und Müdigkeit sowie über unbestimmte Schmerzen im Hals mit Ausstrahlung in den Unterkiefer und gegen die Ohren. Die Schilddrüse ist mehr oder weniger geschwollen und druckschmerzhaft. Zu Beginn der Erkrankung klagen die Patienten häufig über Palpitationen, Nervosität, Wärmeintoleranz und Gewichtsverlust (klinische Zeichen einer passageren Hyperthyreose). Es besteht keine endokrine Ophthalmopathie.

Labor. Typischerweise finden sich eine stark beschleunigte Senkungsreaktion, ein erhöhtes CRP sowie eine meist nur gering ausgeprägte Leukozytose. Die Schilddrüsenhormonkonzentration variiert je nach Krankheitsstadium. Zu Beginn ist das fT_4 in der Regel erhöht und das TSH supprimiert (begleitet von einer verminderten ^{131}J-Aufnahme im Szintigramm); bei fortschreitender Krankheit können die peripheren Schilddrüsenhormonwerte in den hypothyreoten Bereich sinken und das TSH ansteigen, was von klinischen Symptomen der Hypothyreose begleitet sein kann. Üblicherweise normalisiert sich die Schilddrüsenfunktion und ganz selten persistiert die Hypothyreose. Die Schilddrüsenautoantikörper können mäßiggradig erhöht sein (s. u.).

Verlauf und Prognose. Die Dauer des Krankheitsverlaufs liegt zwischen 1 und 3 Monaten mit gelegentlicher Rezidivneigung bis zu einem Jahr. Der typische Verlauf ist gekennzeichnet durch eine initiale hyperthyreote Phase, gefolgt von einer Hypothyreose, die sich in den meisten Fällen spontan normalisiert.

Chronische Autoimmunthyreoiditis

Die chronische Autoimmunthyreoiditis (*Hashimoto-Thyreoiditis*) ist die häufigste Ursache von Hypothyreose und Struma in Gebieten mit ausreichender Jodversorgung und die häufigste Ursache für eine Kropfbildung bei Kindern und Jugendlichen überhaupt.

Die *Riedel-Struma* ist eine sehr seltene Variante der Hashimoto-Thyreoiditis bei der es zu einer chronisch fibrösen Destruktion der Schilddrüse kommt. Der fibröse Prozess kann auf die umgebenden Gewebe übergreifen und die Trachea komprimieren. Die Riedel-Struma ist von derber Konsistenz („eisenharte Struma") und muss von Schilddrüsenmalignomen abgegrenzt werden.

Pathogenese. Die Hashimoto-Thyreoiditis ist eine Autoimmunerkrankung bei der lymphozytäre Infiltrate das Schilddrüsengewebe zerstören. Als Ausdruck des Autoimmungeschehens finden sich im Serum stark erhöhte Titer von schilddrüsenspezifischen Autoantikörpern, die gegen die Schilddrüsenperoxidase (TPO-Autoantikörper, Synonym: mikrosomale Autoantikörper) sowie gegen das Thyreoglobulin (Tg-Autoantikörper) gerichtet sind. Die Krankheit tritt bevorzugt bei Frauen auf und ist häufig vergesellschaftet mit anderen endokrinen Autoimmunerkrankungen wie Morbus Addison, Diabetes mellitus Typ 1, Hypoparathyreoidismus, Vitiligo etc. In diesen Fällen spricht man von polyendokrinen Autoimmunsyndromen; diese sind familiär gehäuft und mit bestimmten Merkmalen des HLA-Komplexes assoziiert.

Klinik. Patienten mit einer Hashimoto-Thyreoiditis haben in der Regel eine diffus vergrößerte, indolente Struma, sind euthyreot oder leicht hypothyreot. Bei länger bestehender Krankheit entwickelt sich eine Hypothyreose (s. u.); die Schilddrüse ist derb und atroph.

Labor. Die Diagnose einer Hashimoto-Thyreoiditis wird gesichert durch den Nachweis *erhöhter Schilddrüsen-Autoantikörpertiter* (TPO-Autoantikörper, Tg-Autoantikörper). Bei lange bestehender Krankheit und atropher Schilddrüse können diese fehlen.

Prognose/Verlauf. Ohne Behandlung führt die chronische Autoimmunthyreoiditis Hashimoto zur *Hypothyreose*. Neben der klassischen Hashimoto-Thyreoiditis gibt es mildere Formen der Autoimmunthyreoiditis, die symptomlos verlaufen und nur anhand erhöhter Schilddrüsenautoantikörper bei euthyreoter Schilddrüsenfunktion nachgewiesen werden können (silent thyreoiditis) oder typischerweise 1–3 Monate postpartal auftreten (post-partum thyreoiditis).

Andere Thyreoiditiden

In seltenen Fällen kann die Schilddrüse selbst Sitz eines akuten Infektes (*akute Thyreoiditis*) oder einer Abszessbildung im Rahmen einer septikämischen Streuung sein. Die Schilddrüse ist dann geschwollen, schmerzhaft und die darüber liegende Haut ist gerötet. Die Diagnose kann mittels Feinnadelpunktion gesichert werden. Differenzialdiagnostisch muss ein Schilddrüsenabszess von einer infizierten Zyste des Ductus thyreoglossus abgegrenzt werden.

Tabelle 16.4 Ursachen von Schilddrüsenknoten

- Fokale Thyreoiditis
- Zysten (Schilddrüse, Nebenschilddrüse, Ductus thyreoglossus)
- Dominanter Knoten einer Knotenstruma
- Rezidivstruma
- Benigne Neoplasien:
  - follikuläre Adenome (mikro-, makrofollikulär)
  - seltene Formen: Lipome, Teratome, Hämangiome
- Schilddrüsenkarzinome:
  - differenzierte Karzinome (papillär, follikulär)
  - undifferenzierte (anaplastische) Karzinome
  - medulläre (C-Zell-)Karzinome
  - seltene Formen: Lymphome, Fibrosarkome, Plattenepithelkarzinome, Teratome, Metastasen

Schilddrüsenknoten/ Schilddrüsenmalignom

Klinik. Schilddrüsenknoten sind häufig. In den allermeisten Fällen handelt es sich um follikuläre Adenome, Schilddrüsenzysten, fokale Thyreoiditiden oder dominante Knoten einer Knotenstruma (Tab. 16.4).

Seltenerweise kann ein solitärer Schilddrüsenknoten aber auch Ausdruck eines Schilddrüsenmalignoms sein. Besonders verdächtig für das Vorliegen eines Schilddrüsenmalignoms sind harte knotige Veränderungen mit rascher Wachstumstendenz, Fixation der über dem Knoten liegenden Haut, fehlender Schluckverschieblichkeit, indolenter zervikaler, angulärer oder supraklavikulärer Lymphknotenschwellung, Heiserkeit infolge einer Rekurrensparese sowie Horner-Symptom-Komplex.

> An ein Schilddrüsenmalignom ist zu denken, wenn anamnestisch über eine Bestrahlung im Halsbereich, besonders des Thymus, berichtet wird.

Histologie. Die histologische Klassifizierung der Schilddrüsenkarzinome ist entscheidend für die Prognose und Therapie. Anhand der Histologie werden prognostisch günstige *differenzierte* Karzinome (papillär und follikulär) von den prognostisch ungünstigeren *undifferenzierten* Karzinomen unterschieden.

Eine Sonderform der Schilddrüsenkarzinome stellt das *medulläre Schilddrüsenkarzinom* (C-Zell-Karzinom) dar, welches durch eine erhöhte Serumcalcitonin-(und CEA-) Konzentration charakterisiert ist. Diagnostisch hinweisend können therapieresistente Durchfälle sein. Das medulläre Schilddrüsenkarzinom kann in 20 % der Fälle familiär vorkommen, wobei 4 familiäre Vererbungsmuster bekannt sind:
1. familiäres medulläres Karzinom ohne assoziierte Endokrinopathie,
2. im Rahmen einer multiplen endokrinen Neoplasie mit Phäochromozytom und Hyperparathyreoidismus (MEN-2A),

3. mit Phäochromozytom und multiplen Schleimhautneurinomen (MEN-2B),
4. mit Lichen cutaneus amyloidosis, einer pruritischen Hautläsion im Bereich des Oberkörpers (MEN-2A-Variante).

Diese familiären Syndrome gehen mit Mutationen im RET-Proto-Onkogen einher. Patienten und Familienangehörige sollten deshalb genetisch untersucht werden.
Seltene Formen eines Schilddrüsenmalignoms sind Sarkome, Lymphome, Plattenepithelkarzinome, Teratome etc.

Diagnostik. Jeder Schilddrüsenknoten sollte mittels *Sonographie* und *Punktionszytologie* abgeklärt werden. Eine Schilddrüsenszintigraphie ist nur bei klinischen oder laborchemischen Zeichen einer Hyperthyreose notwendig. Die Punktionszytologie hat, richtig durchgeführt, eine Treffsicherheit von über 90 % für die Diagnose eines Malignoms. Bei negativer Zytologie und weiterhin bestehendem klinischen Verdacht auf Schilddrüsenmalignom (Größenzunahme) muss evtl. wiederholt punktiert oder der Knoten chirurgisch entfernt werden.
Die Bestimmung der *Thyreoglobulinkonzentration* (bei differenziertem Schilddrüsenkarzinom) und des *Calcitonins* im Serum (bei medullärem Schilddrüsenkarzinom) können als Tumormarker für die Verlaufskontrolle und Nachsorge eingesetzt werden. Im Gegensatz zum Calcitonin eignet sich jedoch Thyreoglobulin nicht für die Primärdiagnostik bei Schilddrüsenkarzinomen.

Hyperthyreose

Definition. Die Hyperthyreose wird durch ein erhöhtes Angebot von Thyroxin und Trijodthyronin an die Körperzellen und dem daraus resultierenden klinischen Bild verursacht.

Ursachen von Hyperthyreose. Die häufigste Ursache einer Hyperthyreose ist der *Morbus Basedow* (Graves' disease). Weniger häufig ist eine *Autonomie* der Schilddrüse, die entweder durch ein toxisches Adenom oder durch eine toxische Knotenstruma hervorgerufen wird. Seltenere Ursachen sind Thyreoiditiden (passagere hyperthyreote Phase einer subakuten oder chronischen Thyreoiditis), jodinduzierte Hyperthyreosen durch Kontrastmittel oder Einnahme jodhaltiger Medikamente, erhöhte exogene Zufuhr von Schilddrüsenhormonen (Hyperthyreosis factitia), TSH-sezernierende Adenome des Hypophysenvorderlappens (sekundäre Hyperthyreose), Schilddrüsenhormonresistenz des Hypophysenvorderlappens, metastasierende Schilddrüsenkarzinome, eine übermäßige HCG-Produktion durch eine hydatidiforme Mole, welche einen TSH-ähnlichen Effekt auf die Schilddrüse hat und zu einer milden Hyperthyreose führen kann sowie die sog. Struma ovarii (Teratom des Ovars mit versprengtem Schilddrüsengewebe) (Tab. 16.5).

Tabelle 16.5 Ursachen von Hyperthyreose

- Morbus Basedow (Graves' disease)
- Toxisches (autonomes) Adenom
- Toxische multinoduläre Struma
- Hyperthyreote Phase einer subakuten oder chronischen Thyreoiditis
- Jodinduzierte Hyperthyreose (Kontrastmittel, Amiodaron)
- Seltene Formen: TSH-sezernierendes HVL-Adenom, T_3-/T_4-Resistenz des HVL, metastasierendes Schilddrüsenkarzinom, Struma ovarii, hydatidiforme Mole, Thyreotoxicosis factitia

Morbus Basedow

Pathogenese. Der Morbus Basedow (Graves' disease) ist eine *Autoimmunerkrankung,* die sich in wechselnder Ausprägung durch den Symptomenkomplex Hyperthyreose mit/ohne Struma, endokrine Ophthalmopathie (Exophthalmus) und Dermopathie (prätibiales Myxödem, Akropachie) manifestiert. Die Hyperthyreose wird durch Autoantikörper gegen den TSH-Rezeptor hervorgerufen (*TSH-Rezeptor-Antikörper, TRAK*). Histologisch können lymphozytäre Infiltrate im Schilddrüsenparenchym nachgewiesen werden. Bei 40 % der Patienten mit Morbus Basedow findet sich eine endokrine Ophthalmopathie, bei der durch infiltrierende Lymphozyten Fibroblasten in der Orbita und im orbitalen Fettgewebe aktiviert werden. Dabei kommt es zu einer Akkumulation von Glykosaminoglykanen (Mukopolysaccharide) mit konsekutiver Ödembildung und Verdickung der Augenmuskeln und des orbitalen Fettgewebes. Ähnliche autoimmunbedingte Mechanismen liegen dem bei etwa 2–3 % der Patienten mit Morbus Basedow vorkommenden prätibialen Myxödem zugrunde.
Der Morbus Basedow ist assoziiert mit bestimmten Klasse-II-Merkmalen des HLA-Komplexes (HLA-DR3) und anderen Autoimmunkrankheiten (Diabetes mellitus Typ 1, Morbus Addison, chronische Polyarthritis). Frauen sind 5-mal häufiger betroffen als Männer. Die Erkrankungshäufigkeit ist am größten zwischen dem 20. und 40. Lebensjahr.

Klinik. Das klinische Bild ist vielgestaltig und abhängig von der jeweils führenden Symptomatik. Bei klassisch ausgeprägtem Krankheitsbild mit *Hyperthyreose und diffus vergrößerter Schilddrüse* ist die Diagnosestellung einfach. Die Patienten sind nervös, unruhig, klagen über vermehrtes Schwitzen, Wärmeintoleranz, Herzklopfen, Gewichtsverlust trotz gesteigertem Appetit, Durchfall, Muskelschwäche sowie Schlaflosigkeit. Bei Frauen kann es zur Hypo-, Oligo- und Amenorrhö kommen. Die Patienten sind tachykard, weisen einen

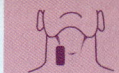

Erkrankungen der Schilddrüse

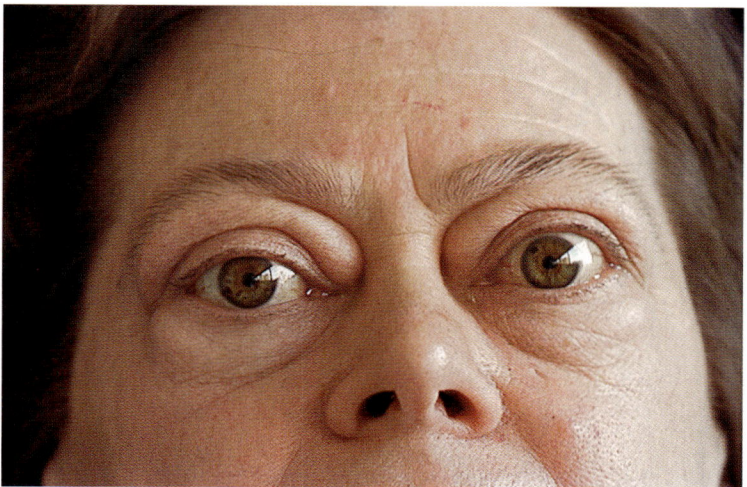

Abb. 16.10 Protrusio bulborum mit deutlichen Lidödemen bei Hyperthyreose.

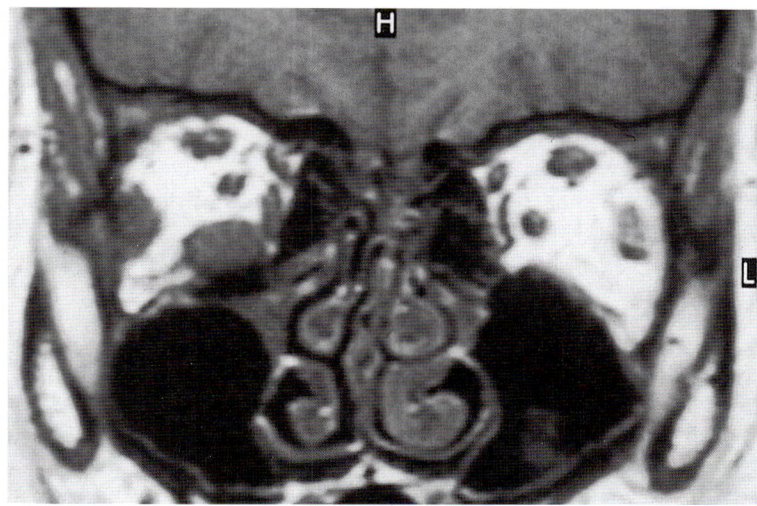

Abb. 16.11 MRT bei rechtsseitiger endokriner Ophthalmopathie. Die deutliche Schwellung der Augenmuskeln, insbesondere der Mm. rectus inferiores und laterales, wird gut sichtbar.

feinschlägigen Fingertremor auf, die Haut ist warm und feucht. Die Muskelschwäche kann gelegentlich derart ausgeprägt sein, dass sich die Patienten nicht ohne Hilfe aus der sitzenden Position erheben können („signe du tabouret").

Die *Augensymptome* können von einer leichten konjunktivalen Rötung über periorbitale Lidödeme (Abb. 16.**10**) und eine Protrusio bulbi (ein- oder beidseitig) bis zu Augenmuskelparesen und Chemose reichen. Die Schwellung der Augenmuskeln kann durch eine MRT der Orbita erfasst werden (Abb. 16.**11**). Damit kann insbesondere bei einseitigem Auftreten der endokrinen Ophthalmopathie (10 % der Patienten) diese gegenüber anderen intraorbitalen Pathologien (Lymphome, Hämangiome, angiomatöse Malformationen, Pseudotumor orbitae, Meningeome des N. opticus etc.) abgegrenzt werden. Die endokrine Ophthalmopathie tritt bei 10–15 % der Patienten einseitig auf und kann gelegentlich vor der Hyperthyreose bzw. ohne Hyperthyreose (euthyroid Graves' disease) sowie bei hypothyreoten Patienten vorkommen.

Das *prätibiale Myxödem* ist charakterisiert durch umschriebene myxomatöse Hautveränderungen, insbesondere im anterolateralen Bereich der Unterschenkel (Abb. 16.**12**), ist relativ selten (2–3 % der Patienten mit Morbus Basedow) und tritt häufig zusammen mit einer endokrinen Ophthalmopathie auf. Gelegentlich kann sich das Myxödem über den ganzen Unterschenkel erstrecken und die Füße mit einbeziehen (Elephantiasis). Zuweilen kann bei endokriner Ophthalmopathie und prätibialem Myxödem eine *Akropachie* (Hypertrophie der Röhrenknochen, distalen Knochenenden und Haut der Extremitäten mit Trommelschlegelfingern) und Onycholyse (Ablösen einzelner Fingernägel vom Nagelbett, Abb. 16.**13**) beobachtet werden.

Diagnostik. Die Diagnose einer Hyperthyreose kann gesichert werden durch den Nachweis einer erhöhten fT_4-Konzentration und eines supprimierten TSH. Liegt zusätzlich eine endokrine Ophthalmopathie vor, ist die Diagnose eines Morbus Basedow gesichert. Beim Fehlen von Augensymptomen kann die Diagnose durch

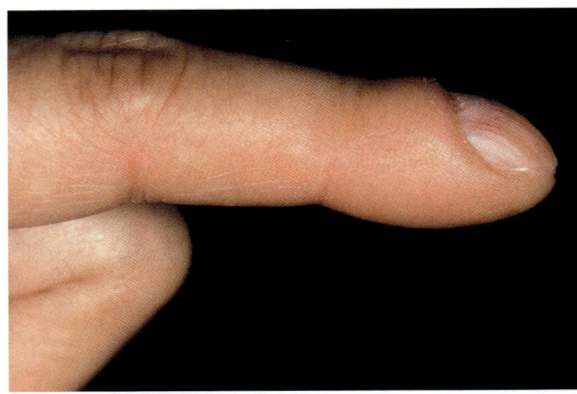

Abb. 16.13 Onycholyse bei Akropachie.

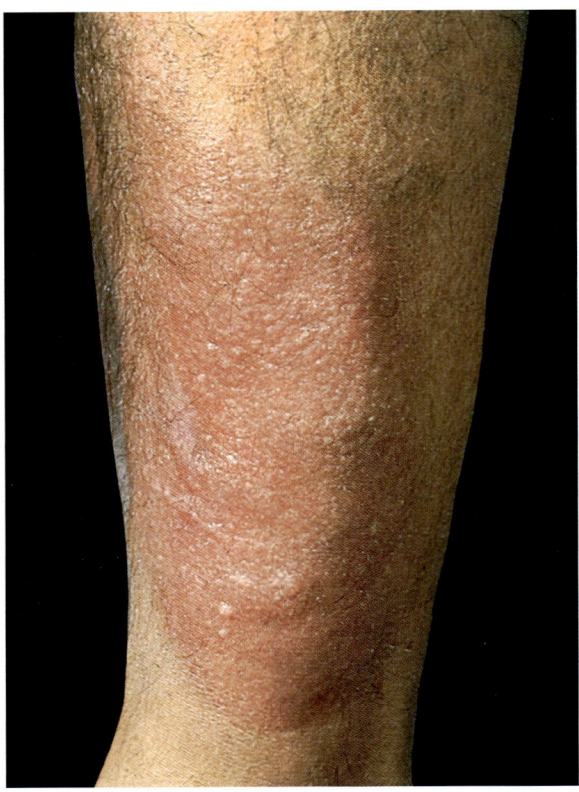

◁ **Abb. 16.12** Zirkumskriptes prätibiales Myxödem bei Morbus Basedow.

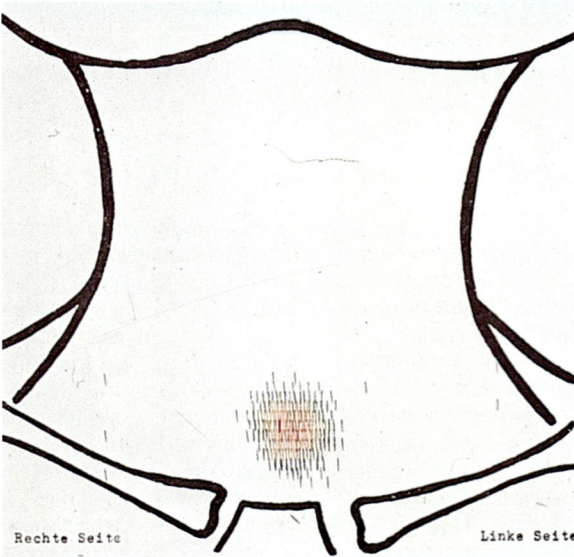

Abb. 16.14 Szintigraphische Darstellung eines dekompensierten Adenoms. Im Gegensatz zum szintigraphisch kompensierten Adenom kommt es hier nicht zur Darstellung des umgebenden Schilddrüsengewebes.

die Bestimmung von Autoantikörpern gegen den TSH-Rezeptor (TRAK) erhärtet werden.

Toxisches automones Adenom

Definition. Beim toxischen Adenom handelt es sich um einen Schilddrüsenbezirk (heißer Knoten), der autonom (TSH-unabhängig) Thyroxin bzw. Trijodthyronin sezerniert und zum klinischen Bild der Hyperthyreose führt. Meist liegt ein follikuläres Adenom vor, dessen Thyreozyten aufgrund einer Punktmutation im G-Protein des TSH-Rezeptors konstitutiv aktiviert sind.

Klinik. Es sind ältere (über 40-jährige) Patienten betroffen, bei denen ein entweder tastbarer, häufig aber nur im Ultraschall nachweisbarer Schilddrüsenknoten gefunden wird. Diese Patienten sind häufig *oligosymptomatisch*. Autonome Adenome werden nicht selten als Zufallsbefund bei der Abklärung von Herzrhythmusstörungen, Gewichtsverlust und unklaren Schwächezuständen gefunden.

Diagnostik. Die Diagnose wird gestellt anhand eines supprimierten TSH und erhöhter fT_4- und fT_3-Werte, wobei häufig das fT_3 stärker erhöht ist als das fT_4. Die Schilddrüsenszintigraphie zeigt typischerweise einen heißen (jodaviden) Bezirk (Abb. 16.**14**) und eine vollständige Suppression des übrigen Schilddrüsengewebes. Schilddrüsenautoantikörper sind nicht vorhanden.

Toxische multinoduläre Struma

Definition. Bei der toxischen Knotenstruma handelt es sich um eine multinoduläre Struma mit mehreren autonomen Bezirken (multifokale Autonomie), die zu einer Hyperthyreose führen.

Pathogenese. Die multifokale Autonomie entwickelt sich auf dem Boden einer vorbestehenden Knotenstruma (Jodmangel) und kann durch exogene Jodzufuhr (Röntgenkontrastmittel, Amiodaron) ausgelöst werden.
Amiodaron ist ein Antiarrhythmikum, das 37,3 % Jod enthält. Nach Aufsättigung wird es im Fettgewebe, im Myokard, in der Leber und in der Lunge gespeichert und hat eine Halbwertszeit von 50 Tagen.

Etwa 10 % der Patienten unter Amiodarontherapie entwickeln eine Hyperthyreose. Es werden zwei Formen der amiodaroninduzierten Hyperthyreose unterschieden:
➤ eine jodinduzierte Form (Typ I), welche vorwiegend bei Patienten mit vorbestehender Autoimmunthyreoiditis auftritt, und
➤ eine entzündlich-toxische Form (Typ II).

Klinik. Es handelt sich um meist ältere, oligosymptomatische Patienten mit einer Knotenstruma. Als Zeichen der Hyperthyreose finden sich Muskelschwäche, Gewichtsverlust und Herzrhythmusstörungen.

Diagnose. Wie beim toxischen Adenom ist das TSH supprimiert, das fT_4 häufig nur leicht und das fT_3 deutlich erhöht. Schilddrüsenautoantikörper und Augensymptome fehlen. Die Diagnose wird szintigraphisch gesichert, wobei sich typischerweise heiße (Jod aufnehmende) und kalte (degenerativ verändertes Schilddrüsengewebe) Knoten nachweisen lassen.

Hypothyreose

Definition. Bei der Hypothyreose besteht eine Minderversorgung des Körpers mit Schilddrüsenhormonen und daraus resultierendem Zustand eines Hypometabolismus.

Ursachen von Hypothyreose. Die Störung kann in der Schilddrüse selbst liegen (primäre Hypothyreose) oder aufgrund einer verminderten hypophysären TSH-Sekretion (sekundäre Hypothyreose) oder eines hypothalamischen TRH-Mangels (tertiäre Hypothyreose) zustande kommen (Tab. 16.**6**). Die primäre Hypothyreose ist die häufigste Form der Erkrankung, wobei man eine angeborene (kongenitale) Form, eine Neugeborenen-Hypothyreose und eine erworbene Form unterscheidet.
Die *kongenitale Hypothyreose* ist in der Mehrzahl der Fälle durch eine Anlagestörung (Aplasie, Hypoplasie oder Dysplasie der Schilddrüse) bedingt; seltener werden genetisch bedingte Hormonsynthesestörungen (Jodverwertungsstörungen, Enzymdefekte) oder eine periphere Schilddrüsenhormonresistenz beobachtet.
Als Ursache einer *Neugeborenen-Hypothyreose* kommt auch ein Jodmangel (endemischer Kretinismus) oder ein Jodexzess bzw. die mütterliche Einnahme von Thyreostatika während der Fetalzeit in Frage.
Die häufigste Ursache der *(erworbenen) primären Hypothyreose* stellt die chronische Autoimmunthyreoiditis (Hashimoto) dar. Als weitere Ursachen kommen in Frage: Z. n. Radiojodtherapie, Z. n. Strumektomie, exzessive Jodzufuhr (Kontrastmittel, Amiodaron), Lithiumtherapie, Thyreostatika sowie externe Röntgenbestrahlung der Halsregion. Seltenerweise kann eine subakute Thyreoiditis (de Quervain) zu einer Hypothyreose führen.
Eine *sekundäre Hypothyreose* aufgrund einer verminderten TSH-Sekretion wird in den meisten Fällen durch Hypophysenadenome, welche das Hormon produzierende Gewebe des Hypophysenvorderlappens verdrängen, hervorgerufen oder kann nach Hypophysenoperationen auftreten. Seltenere Ursachen sind eine postpartal auftretende Hypophysennekrose (Sheehan-Syndrom), ein Schädel-Hirn-Trauma oder ein „idiopathischer" TSH-Mangel.
Das klinische Bild der Hypothyreose wird durch den Zeitpunkt des Krankheitsbeginns bestimmt.

Neugeborenen-Hypothyreose

Neugeborenen- und Säuglingsalter. Die angeborenen und intrauterin erworbenen Hypothyreosen sind charakterisiert durch Wachstums- und Reifungsstörungen. Im Neugeborenen- und Säuglingsalter fallen Trinkschwäche, Obstipation, respiratorische Insuffizienz, Bewegungsarmut, Muskelhypotonie und Icterus prolongatus auf.

Tabelle 16.6 Ursachen von Hypothyreose

Primäre Hypothyreose
- Autoimmunthyreoiditis
- Radiojodtherapie, Strumektomie
- nach exzessiver Jodaufnahme

Sekundäre Hypothyreose
- HVL-Zerstörung
- HVL-Insuffizienz (partiell/total)

Tertiäre Hypothyreose
- Hypothalamusläsion

Neugeborenen-Hypothyreose
- angeborene Hypothyreose
- intrauterin erworbene Hypothyreose

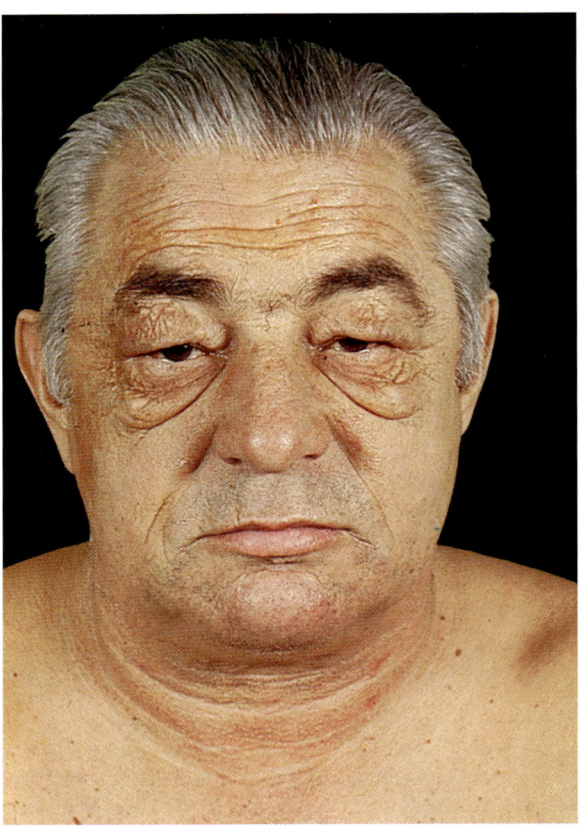

Abb. 16.15 Typisches Gesicht bei Myxödem. 61-jähriger Patient.

Erworbene Hypothyreose

Bei florider Hypothyreose ist die Diagnose naheliegend. Bei weniger ausgeprägten Fällen stehen jedoch diffuse uncharakteristische Beschwerden im Vordergrund.

Klinik. *Leitsymptome* der Hypothyreose sind rasche Ermüdbarkeit, Antriebsarmut, Konzentrations- und Gedächtnisschwäche, Kälteintoleranz, Obstipation, Gewichtszunahme ohne vermehrten Appetit. Frauen klagen über Zyklusunregelmäßigkeiten.

Die *Haut* ist trocken und kühl. Durch Einlagerung hydrophiler Glykosaminoglykane kommt es zu *Schwellungen* im Gesicht (vor allem periorbital, Abb. 16.**15**), an Hand- und Fußrücken sowie an den Unterarmen und prätibial Die *Stimme* wird tiefer und rauher, die Zunge ist vergrößert und die Sprache kloßig, die *Muskeleigenreflexe* sind verlangsamt und gelegentlich klagen die Patienten über Parästhesien im Bereich des N. medianus (Karpaltunnelsyndrom) sowie über Muskel- und Gelenkschmerzen.

Als typische Laborbefunde lassen sich eine Anämie infolge intestinaler Resorptionsstörungen von Eisen, Vitamin B_{12} und Folsäure nachweisen; das Serumcholesterin (verzögerter Abbau) und die CK sind erhöht.

Das klinische Bild der *sekundären (und tertiären) Hypothyreose* ist in der Regel weniger ausgeprägt. Häufig bestehen auch Hinweise auf Ausfälle anderer Hypophysenvorderlappenhormone wie des ACTH und der Gonadotropine. Es ist besonders zu beachten, dass bei hypophysär bedingter Hypothyreose und fehlenden klinischen Zeichen der Nebennierenrindeninsuffizienz diese unter der Substitutionstherapie mit Schilddrüsenhormonen manifest wird. Deshalb muss eine gleichzeitige Applikation von Glucocorticoiden in Betracht gezogen werden.

Diagnostik. Der wichtigste Parameter für die Diagnose einer Hypothyreose ist das *basale TSH*. Bei primärer Hypothyreose ist das TSH erhöht, bei sekundären/tertiären Formen erniedrigt (oder normal); das fT_4 ist bei allen Formen erniedrigt. Bei primärer Hypothyreose in Folge einer chronischen Autoimmunthyreoiditis (Hashimoto) können Autoantikörper gegen die Schilddrüsenperoxidase (TPO-Autoantikörper) sowie gegen Thyreoglobulin nachgewiesen werden

> Beim Vorliegen einer sekundären Hypothyreose soll mittels MRT ein Hypophysenadenom bzw. eine „empty sella" gesucht werden.

Hypothyreose im Kindesalter. Diese führt zu Wachstumsrückstand mit dysproportioniertem Kleinwuchs, Epiphysendysgenesie und verzögerter Dentition. Die Kinder fallen durch ein myxödematöses Gesicht mit groben Zügen auf und sind geistig und psychomotorisch retardiert. Innenohrschwerhörigkeit, Strabismus und ein spastischer Gang können dazukommen.

Endemischer Kretinismus. Als endemischer Kretinismus wird ein Krankheitsbild bezeichnet, das insbesondere aufgrund von Jodmangel (Kropfendemiegebiet) zu einer prä- und perinatalen Schilddrüseninsuffizienz führt. Im Vordergrund stehen hier irreversible Defekte des Zentralnervensystems (Schwachsinn, spastische Gehstörungen und Schwerhörigkeit) sowie des Skeletts.

16.6 Erkrankungen der Parathyreoidea

Erkrankungen der Nebenschilddrüsen wie primärer und sekundärer Hyperparathyreoidismus sowie Hypoparathyreoidismus werden in den Kapiteln 11 und 30 besprochen.

Literatur

Bahn RS. Pathophysiology of Grave's opthalmopathy. the cycle of disease. J Clin Endocrinol Metab 2003; 88: 1939.

Bartalena L, Bogazi F, Martino E. Amiodarone-induced thyrotoxicosis: a difficult diagnostic and therapeutic challenge. Clin Endocrinol 2002; 56: 23.

Boenninghaus HG, Lenarz T. Hals-Nasen-Ohren-Heilkunde, 11. Aufl. Berlin: Springer 2001.

Chen CR, Pichurin P, Nagayama Y, Latrofen F, Rapoport B, Mc Lachlan SM. The thyrotropin receptor autoantigen in Graves disease is the culprit as well as the victim. J Clin Invest 2003; 111: 1897.

Daniels GH. Amiodarone-Induced Thyrotoxicosis. J Clin Endocrinol Metab 2001; 86: 3.

Dayan CM, Daniels GH. Chronic autoimmune thyroiditis. New Engl J Med 1996; 335; 99.

Greenspan FS, Gardner DG. Basic and Clinical Endocrinology. 7th ed. McGraw Hill 2004.

Pearce EN, Farwell AP, Braverman LE. Thyroiditis. New Engl J Med 2003; 348: 26.

Probst R, Grevers G, Iro H (Hrsg.) Hals-Nasen-Ohren-Heilkunde, 2. Aufl. Stuttgart: Thieme 2004.

Schwarz KM, Fatourechi V, Ahmed DD, Pond GR. Dermopathy of Grave's disease (pretibial myxedema): long-term outcome. J Clin Endocrinol Metab 2002; 87: 438.

Thakker RV. Multiple endocrine neoplasia-syndromes of the twentieth century. J Clin Endocrinol Metab 1998; 83: 2617.

Weetman AP. Thyroid-associated eye disease. Pathophysiology. Lancet 1991; 383: 25.

Pneumologische Symptome

17–19

17 Husten, Auswurf und Dyspnoe
E. W. Russi und K. E. Bloch
(Frühere Bearbeitung: T. C. Medici)

18 Lungenverschattungen
K. E. Bloch und E. W. Russi
(Frühere Bearbeitung: T. C. Medici und W. Siegenthaler)

19 Hilusvergrößerung
E. W. Russi und K. E. Bloch
(Frühere Bearbeitung: T. C. Medici)

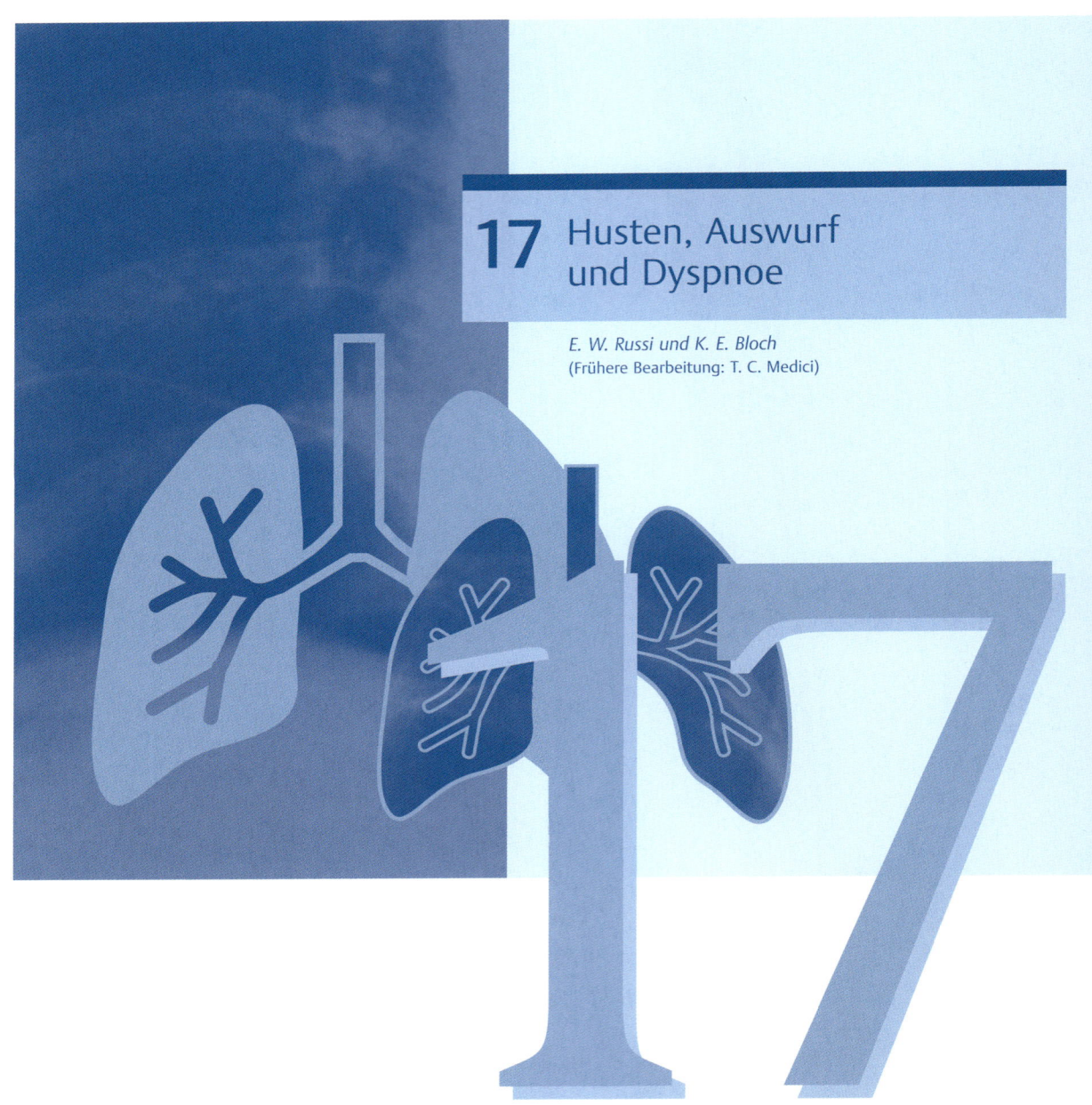

17 Husten, Auswurf und Dyspnoe

E. W. Russi und K. E. Bloch
(Frühere Bearbeitung: T. C. Medici)

Husten, Auswurf und Dyspnoe

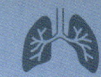

17.1	**Husten**	500
	Chronischer Husten	500
17.2	**Auswurf**	501
	Hämoptoe	501
17.3	**Dyspnoe**	502
	Respiratorische Insuffizienz	502
	Obstruktive Ventilationsstörung	505
	Restriktive Ventilationsstörung	505
	Pulmonale Dyspnoe	506
	Extrapulmonal bedingte Dyspnoe	507
	Kardiale Dyspnoe	507
	Diagnosegang und Kriterien zur Differenzierung	507
	Herabgesetzter O_2-Gehalt der Einatmungsluft	508
	Anämie	508
	Metabolische Azidose	508
	Panikreaktion (Hyperventilation)	508
	Erkrankungen mit extrapulmonaler Restriktion	508
	Störungen der Atemregulation	509

Klinische Krankheitsbilder	**512**
Larynx- und Trachealerkrankungen	512
Asthma bronchiale	512
Diagnostik und Befunde	514
Spezielle Asthmaformen	515
Bronchitis	516
Akute Bronchitis	516
Chronische Bronchitis und chronisch obstruktive Lungenkrankheit	516
Bronchitiden als Begleitkrankheit	517
Erkrankungen der kleinen Atemwege (Bronchiolen)	517
Lungenemphysem	518
Bronchiektasen	521
Zystische Fibrose (Mukoviszidose)	522
Primäre ziliäre Dyskinesie	523
Erworbene Immunmangelsyndrome („common variable immunodeficiency syndrome", CVI)	523
Allergische bronchopulmonale Aspergillose (APBA)	523
Obstruktives Schlafapnoe-Syndrom	524

17 Husten, Auswurf und Dyspnoe

Husten, Auswurf und Dyspnoe sind die Kardinalsymptome von Erkrankungen des Respirationstraktes. Häufig kommen sie alle zusammen vor. Oft steht, je nach zugrunde liegender Lungenkrankheit, eines im Vordergrund. So sind Husten und Auswurf bei chronischen Atemwegserkrankungen häufig (z. B. bei chronisch obstruktiver Lungenkrankheit, chronischer Bronchitis, Asthma bronchiale, Bronchiektasen). Je nach Schweregrad der Erkrankung, d. h. dem Grad des pulmonalen Funktionsdefizits, kommt als weiteres Symptom Dyspnoe dazu. Bei restriktiven Lungenkrankheiten steht demgegenüber die Atemnot häufig im Vordergrund, während ein unproduktiver Husten ein nicht selten lästiges Begleitsymptom darstellt. Infektionskrankheiten der Lunge verursachen oft Husten und Auswurf, der vor allem bei Bronchiektasen oder einem Lungenabszess voluminös sein kann. Gefäßerkrankungen, die eine Druckerhöhung im Lungenkreislauf bewirken, sind durch Dyspnoe gekennzeichnet. Eine typische Komplikation eines Bronchuskarzinoms ist blutiger Auswurf.

17.1 Husten

Pathophysiologie. Der Husten ist ein komplexer physiologischer Reflex, der durch Irritation von Hustenrezeptoren im Bereich der unteren und oberen Atemwege, der Nase und Nasennebenhöhlen ausgelöst wird. Er ist ein Schutzmechanismus gegen inhalative Noxen, ein wichtiger bronchialer Reinigungsmechanismus, ein Indikator für verschmutzte Luft und schließlich auch ein Kardinalsymptom von Lungenkrankheiten. Beim Gesunden ist der Husten die physiologische Antwort auf einen inhalativen Reiz, beim Kranken das häufigste und oft erste Symptom einer Lungenkrankheit. Es weist auf eine Störung der physiologischen mukoziliären Clearance hin, die ein intaktes respiratorisches Epithel und Bronchialsekret mit normalen rheologischen Eigenschaften voraussetzt. Häufigste Ursache für eine vorübergehende Störung der Clearance sind viral bedingte Entzündungen der unteren Atemwege. Häufigster Grund für eine permanente Lähmung der Clearance ist das Inhalieren von Zigarettenrauch.

Klinik. Man unterscheidet *akuten* von *chronischem* und *unproduktiven*, d. h. trockenen, von *produktivem*, mit Auswurf verbundenem Husten.

Akute Hustenepisoden sind in jedem Alter häufig und werden meistens durch eine Virusinfektion der Luftwege verursacht. Die selbstlimitierende Symptomatik erfordert keine weitere Abklärung und benötigt keine oder nur eine symptomatische Therapie.

Chronischer Husten, ein Husten, der definitionsgemäß länger als 3 Wochen persistiert, stellt nicht selten ein schwieriges differenzialdiagnostisches Problem dar.

Chronischer Husten

Ätiologie. Als Ursachen eines chronischen Hustens kommen je nach Alter, die in Tab. 17.1 aufgeführten Krankheiten in Frage.

Im *Kindesalter* sind es häufig protrahierte Virusinfekte oder eine bronchiale Hyperreaktivität nach einem Virusinfekt. Husten ist aber bei Kindern auch oft ein wichtiger Hinweis auf ein Asthma bronchiale. Nicht verpasst werden dürfen eine Fremdkörperaspiration, eine zystische Fibrose und weitere Lungenkrankheiten, die zu Wachstums- und Gedeihstörungen führen können.

Beim *Erwachsenen* sind die chronische Bronchitis als Folge des Rauchens, das Asthma bronchiale, die chronische Rhinosinusitis mit „Post-nasal Drip" und der gastroösophageale Reflux die häufigsten Ursachen von chronischem Husten. Weitere Ursachen sind das Bronchuskarzinom, die Tuberkulose und diffuse infiltrative Lungenprozesse. Chronischer Husten kann auch Ausdruck einer Linksherzinsuffizienz sein und als Nebenwirkung einer Behandlung mit ACE-Hemmern auftreten. Bei älteren Menschen kommen zudem rezidi-

Tabelle 17.1 Ursachen des chronischen Hustens

	Kinder	Erwachsene
Häufig	– Hyperreaktivität nach Virusinfekt – Asthma bronchiale – gastroösophagealer Reflux/pulmonale Aspiration – „Post-nasal Drip"	– chronische Bronchitis (Rauchen) – „Post-nasal Drip" – Asthma bronchiale – gastroösophagealer Reflux – Linksherzinsuffizienz
Selten	– Fremdkörperaspiration – Bronchiolitis nach Virusinfekt – zystische Fibrose – primäre ziliäre Dyskinesie	– ACE-Hemmer – rezidivierende Aspirationen – Bronchuskarzinom – Tuberkulose – Bronchiektasen – Pneumonien – interstitielle Lungenerkrankungen – psychogen

vierende Aspirationen und aspirierte Fremdkörper als Hustenursachen in Frage.

Bei Erkrankungen der Pleura, des Diaphragmas und Perikards ist Husten selten ein Hauptsymptom. Einzelbeschreibungen erwähnen die Auslösung von Husten durch Reizung des Trommelfells durch Haare im äußeren Gehörgang.

17.2 Auswurf

Pathophysiologie. Die Expektoration von Sputum, d. h. von Tracheobronchialsekret, das dem Speichel beigemischt ist, ist ein wichtiges Symptom von Erkrankungen des Respirationstraktes. Normalerweise bedeckt eine ca. 5 μm messende Schleimschicht die Atemwege und schützt das Bronchialepithel vor inhalierten Noxen. Die Sekretschicht wird kontinuierlich erneuert, durch die Flimmerhaare oralwärts transportiert und normalerweise verschluckt oder bei übermäßiger Produktion ausgehustet. Die Menge des pro 24 Stunden produzierten Sekrets beträgt etwa 100 ml.

Jede Schädigung der Bronchialschleimhaut, aber auch des Lungenparenchyms durch inhalierte Schadstoffe, Mikroorganismen oder Entzündungen bewirkt eine Zunahme der Sputumproduktion. Auswurf ist somit ein Hinweis auf eine Schädigung oder Entzündung im Bereich des Respirationstraktes und die meisten entzündlichen Krankheiten der Atemwege (Bronchitis, Asthma, Bronchiektasen) und des Lungenparenchyms (Pneumonie) sind durch Produktion von Sputum charakterisiert.

Aussehen und Zusammensetzung. Je nach Farbe unterscheidet man mukösen (weißlichen) von mukopurulentem und purulentem (gelblichem) Auswurf. Die Gelb- oder Grünverfärbung des Sputums entsteht durch das Freisetzen von Leukoproteinen und Leukoverdinen aus den zerfallenden Entzündungszellen, seien es neutrophile oder eosinophile Granulozyten und weniger durch Bakterienprodukte. Enthält das Sputum Blut, so färbt es sich von hellrot bis dunkelbraun, je nach Ausmaß und zeitlichem Ablauf der der Blutung.

Das Sputum besteht bis zu 95% aus Wasser und zu nur 5% aus organischen Bestandteilen, u. a. aus Substanzen wie großmolekularen Muzinen und sekretorischem IgA. Dazu kommen Substanzen, die aus dem Blut transsudiert oder exsudiert werden wie Albumin oder Fibrinogen. Außerdem enthält das Sputum Zellen, die vom Epithel abgeschilfert werden oder aus dem Blut stammen. Die aus diesen Zellen freigesetzten Zellprodukte und Mediatoren tragen weiterhin zur komplexen Zusammensetzung des Sekrets bei.

> Das Sputum ist das Produkt von Sekretions-, Transsudations-, Exsudations- und Exfoliationsvorgängen einer hochdifferenzierten Schleimhaut. Es spiegelt entzündliche und neoplastische Prozesse des Respirationstraktes wider.

Die zytologischen und bakteriologischen Untersuchungen des Sputums (Giemsa- und Gram-Präparat, Kultur) erlauben u. a. die Entzündung der Atemwege zu charakterisieren, neoplastische Prozesse aufzudecken und die für einen Infekt verantwortlichen Mikroorganismen (Bakterien, Pilze) zu identifizieren.

Hämoptoe

Klinik. Bei Auswurf von Blut spricht man von Hämoptoe. Eine Hämoptoe lässt sich in der Regel leicht von der Hämatemesis unterscheiden. Das Blut bei der Hämoptoe wird ausgehustet und ist hellrot. Bei der Hämatemesis wird das Blut erbrochen, die Farbe ist dunkel, nicht selten mit Speiseresten vermengt, manchmal angedaut („Kaffeesatzerbrechen").

Man unterscheidet zwischen geringen Blutbeimengungen auf dem Sputum („minor Haemoptoe") und Aushusten von reinem Blut („major Haemoptoe"). Blutbeimischungen auf dem Sputum werden häufig durch Läsionen einer entzündlich hämorrhagisch veränderten Schleimhaut verursacht. Sie sind bei bekannten Bronchiektasen oft selbstlimitierend und daher nicht auf jeden Fall abklärungsbedürftig.

Bei Rauchern bedarf aber auch eine „minor Haemoptoe" unbedingt einer weiteren Abklärung und ist bis zum Beweis des Gegenteils verdächtig auf das Vorliegen eines Bronchuskarzinoms. Eine „major Haemoptoe" entsteht durch Platzen einer Bronchialarterie in der Wand einer alten Tuberkulosekaverne, eines Aspergilloms oder eines Bronchuskarzinoms und muss im Hinblick auf eine sofortige Therapie (chirurgische Resektion, allenfalls Embolisation von Bronchialarterien) notfallmäßig lokalisiert werden. Die Gefahr, dass der Patient an einer durch Hämoptoe bedingten Asphyxie stirbt, hängt vom Ausmaß der Blutung ab, wobei eine adäquate Beurteilung anhand der ausgehusteten Blutmenge schwierig bis nicht möglich ist, da Teile des Blutes aspiriert oder verschluckt werden. Zudem kann eine „major Haemoptoe" mit mengenmäßig wenig ausgehustetem Blut Vorbote eines unvermittelt einsetzenden eigentlichen „Blutsturzes" sein.

Ätiologie. Folgende Ursachen müssen bei Hämoptoe erwogen werden:
- *Häufige Ursachen:* Bronchuskarzinom, Bronchialkarzinoid, Bronchiektasen, chronische Bronchitis, Tuberkulose, Aspergillom, Lungenabszess, Lungenembolie, Mitralstenose.
- *Seltene Ursachen:* Fremdkörper, Aortenaneurysma, Wegener-Granulomatose und weitere Vaskulitiden

mit pulmonaler Beteiligung (alveoläre Hämorrhagie), Bronchialzysten, arteriovenöse Fisteln, Lungenendometriose.

Diagnostisches Vorgehen. Zur Abklärung einer Hämoptoe sind *röntgenologische Untersuchung* der Thoraxorgane (vor allem die Spiral-CT) und die *Bronchoskopie* unerlässlich. Diese Methoden liefern komplementäre Informationen und erlauben meist eine Diagnose der zugrunde liegenden Erkrankung und eine Lokalisation der Blutungsquelle. Nicht selten findet man aber besonders bei Rauchern mit chronischer Bronchitis und unauffälligem CT bei der Bronchoskopie nur noch Blutreste und keine aktive Blutungsquelle mehr. Hier besteht kein weiterer Abklärungs- und Behandlungsbedarf, da Rezidive der Blutung selten sind.

17.3 Dyspnoe

Definition. Unter Dyspnoe versteht man das *subjektive* Gefühl von Atemnot oder Lufthunger. Anders ausgedrückt kann von *Dyspnoe* gesprochen werden, wenn ein Kranker die Notwendigkeit zu gesteigerter Atemtätigkeit subjektiv unangenehm empfindet.

Pathophysiologie. Pathophysiologisch entspricht die Dyspnoe einem Missverhältnis zwischen notwendigem Gaswechsel und der dazu erforderlichen Leistung der Atemmuskulatur. Dies kann durch die in Ruhe oder bei Arbeit gesteigerte Atemarbeit objektiviert werden. Dyspnoe wird aber auch empfunden, wenn eine normale Atemarbeit von einer insuffizienten Atemmuskulatur geleistet werden muss. Da definitionsgemäß die Dyspnoe eine subjektiv empfundene Wahrnehmung ist, kann sie der Untersucher nicht feststellen. Nur die Charakteristiken der veränderten Atmung, wie Tachypnoe, Orthopnoe, periodische Atmung usw., welche oft mit einer Dyspnoe einhergehen, sind erkennbar.

> **Grad der Dyspnoe**
>
> Eine gängige Skala zur Erfassung der Dyspnoe bei Lungenkrankheiten ist diejenige des British Medical Research Consil:
> - **Grad 0:** Dyspnoe nur bei starker körperlicher Belastung,
> - **Grad I:** Dyspnoe nur beim raschen Gehen,
> - **Grad II:** rasches Gehen wegen Dyspnoe nicht möglich,
> - **Grad III:** Anhalten wegen Dyspnoe nach 100 m Gehen nötig,
> - **Grad IV:** Verlassen des Hauses wegen Dyspnoe nicht möglich.

Ätiologie. Als Ursachen der Dyspnoe kommen pulmonale und extrapulmonale pathophysiologische Mechanismen und Krankheiten in Frage:
- ▶ **Pulmonale Ursachen der Dyspnoe:**
  - *obstruktive Lungenkrankheiten:* erhöhte Atemwegswiderstände durch Stenosen der oberen Atemwege, Asthma bronchiale, chronisch obstruktive Lungenkrankheit,
  - *restriktive Lungenkrankheiten:* infiltrative Lungenkrankheiten, Lungenfibrose, Z.n. Lungenresektion,
  - *vaskuläre Lungenerkrankungen:* Lungenembolien, pulmonalarterielle Hypertonie, pulmonaler Rechts-links-Shunt.
- ▶ **Extrapulmonale Ursachen der Dyspnoe:**
  - *extrapulmonale Restriktion:* ausgeprägte Adipositas, Kyphoskoliose, neuromuskuläre Erkrankungen mit Zwerchfelllähmung,
  - *kardiovaskuär bedingte Dyspnoe:* systolische und/oder diastolische Störung der Ventrikelfunktion, Herzklappenerkrankungen, pulmonalarterielle Hypertonie,
  - *weitere Ursachen:* hypobare Hypoxie, ausgeprägte Anämie, metabolische Azidose, Gravidität im letzten Trimenon, Atemregulationsstörungen (Panikreaktion mit Hyperventilation, idiopathische alveoläre Hypoventilation).

Respiratorische Insuffizienz

Oft besteht bei den Lungenkrankheiten, die zu Dyspnoe führen, eine respiratorische Insuffizienz. Es ist deshalb sinnvoll, die Differenzialdiagnose der respiratorischen Insuffizienz zu besprechen.

Definition. Die respiratorische Insuffizienz ist kein klinischer, sondern ein pathophysiologischer Begriff. Man versteht darunter eine Störung der Sauerstoffaufnahme mit oder ohne Störung der Kohlensäureabgabe durch die Lunge. Eine respiratorische Insuffizienz kann nur gestützt auf eine arterielle Blutgasanalyse schlüssig diagnostiziert werden. Man unterscheidet zwischen einer respiratorischen Partialinsuffizienz (pO_2 im arteriellen Blut < 60 mmHg bzw. 8,0 kPa) und einer respiratorischen Globalinsuffizienz (pCO_2 > 45 mmHg bzw. 6,5 kPa).

Partialinsuffizienz. Die Partialinsuffizienz ist durch eine arterielle Sauerstoffuntersättigung, aber normale oder niedrige CO_2-Werte im Blut in Ruhe gekennzeichnet

(Hypoxämie, Normo- oder Hypokapnie). Sie kann durch eine *Verteilungsstörung*, d. h. eine. *Ventilations-Perfusions-Inhomogenität,* eine *Diffusionsstörung* durch Reduktion der alveolokapillaren Oberfläche oder Verlängerung der Diffusionsdistanz, durch eine Verkürzung der Kontaktzeit zwischen Erythrozyten und Alveolargasen oder durch einen *Rechts-links-Shunt* bedingt sein.

Globalinsuffizienz. Bei einer Globalinsuffizienz ist die Elimination der Kohlensäure gestört, es besteht eine *alveoläre Hypoventilation.* Dadurch ist der arterielle CO_2-Partialdruck erhöht, was auch eine Hypoxämie zur Folge hat.

Differenzierung der Ursachen. Die verschiedenen Ursachen einer respiratorischen Insuffizienz lassen sich durch ihr Verhalten bei Interventionen bis zu einem gewissen Grad unterscheiden. Beim Vorliegen von *Shunts,* die selten durch pulmonale arteriovenöse Malformationen, häufiger durch eine ausgedehnte Pneumonie oder ein ARDS (adult respiratory distress syndrome) verursacht sein können, steigt typischerweise der pO_2 im arteriellen Blut selbst unter Atmung von 100 % Sauerstoff nur geringgradig an.

Ein prompter Anstieg des arteriellen pO_2 bei Erhöhung der inspiratorischen Sauerstoffkonzentration weist hingegen auf das Vorliegen einer *Verteilungsstörung,* einer *Diffusionsstörung* oder einer *alveolären Hypoventilation* hin. Unter körperlicher Belastung sinkt der arterielle pO_2 bei einer Diffusionsstörung und bei einem Shunt, verändert sich aber nicht oder steigt bei einer Verteilungsstörung oder bei gewissen Formen der alveolären Hypoventilation.

Ob eine Hypoxämie bei Vorliegen einer Hyperkapnie lediglich durch Hypoventilation oder zusätzlich durch eine Störung der Diffusion oder des Ventilations-Perfusions-Verhältnisses (Verteilungsstörung) bedingt ist, kann durch Berechnung des alveolo-arteriellen PO_2-Gradienten bestimmt werden. Ist dieser nicht erhöht ($\leq 2{,}7$ kpa bzw. ≤ 20 mmHg) ist die Hypoxämie vorwiegend oder ausschließlich auf die Hypoventilation zurückzuführen.

Fortgeschrittene Lungenerkrankungen gehen häufig mit einer *pulmonalen Hypertonie* einher. Diese beruht auf einer Verminderung des Lungengefäßquerschnittes durch Destruktion oder Obliteration der Arteriolen und Kapillaren bei einer infiltrativen Lungenkrankheit, einer Lungenfibrose oder einem sehr ausgeprägten Lungenemphysems („vanished lung"). Die alveoläre Hypoxie bewirkt eine lokoregionale Vasokonstriktion, die ihrerseits den pulmonalen Gefäßwiderstand erhöht. Diese Komponente der Druckerhöhung kann durch Sauerstoffzufuhr günstig beeinflusst werden. Es erstaunt, dass selbst bei fortgeschrittenem Lungenemphysem die pulmonalen Drücke und Widerstände in Ruhe häufig noch normal sind.

Diagnostik. Der respiratorischen Insuffizienz können die unten aufgeführten Lungenkrankheiten und pathophysiologischen Funktionsstörungen zugrunde liegen. Die klinischen Befunde allein erlauben es – außer bei stark fortgeschrittenen Stadien der Erkrankung – häufig nicht, eine genaue Diagnose zu stellen und auch nicht den Schweregrad der Beeinträchtigung zu quantifizieren. Dazu ist der Einsatz von Messmethoden nötig, allen voran der Spirometrie, welche die Differenzierung zwischen obstruktiver und restriktiver Ventilationsstörung ermöglicht.

Spirometrie

Die mit Spirometern erfassbaren Werte sind für die tägliche klinische Diagnostik von großer Bedeutung. Mit der *Spirometrie* werden sowohl *statische* als auch *dynamische Volumina* wie Vitalkapazität und Erstsekundenvolumen gemessen.

Die *Restriktion* ist funktionell durch eine Abnahme der Vitalkapazität und des Erstsekundenvolumens gekennzeichnet. Der Quotient aus Erstsekundenvolumen und Vitalkapazität bleibt aber normal, da beide Volumina gleichmäßig abnehmen.

Bei *Obstruktion* ist dagegen auch der Quotient aus Sekundenvolumen und Vitalkapazität erniedrigt, da das Erstsekundenvolumen mehr eingeschränkt ist als die Vitalkapazität (Abb. 17.**1**).

Durchführung der Spirometrie. Nach einer maximalen Einatmung wird der Luftfluss während einer forcierten Ausatmung, die mindestens 6 Sekunden dauern muss, gemessen. Daraus wird das über die Zeit integrierte Volumen berechnet. Durch eine graphische Darstellung wird die Raschheit, mit welcher die Luft ausgeatmet werden kann, anschaulich illustriert (Fluss-Zeit- und Fluss-Volumen Kurve) (Abb. 17.**1**).

Das in der ersten Sekunde ausgeatmete Luftvolumen (Erstsekundenvolumen, forciertes exspiratorisches Volumen in der ersten Sekunde [FEV_1]) wird in Litern, in Prozent des Sollwertes und in Prozent der forcierten Vitalkapazität (FEV_1/FVK) × 100 angegeben (Abb. 17.**1**). Die „langsame" Vitalkapazität (VK) wird bei einem nichtforcierten, langsamen inspiratorischen Manöver gemessen: der Proband atmet am Spirometer langsam maximal aus um dann so tief als möglich einzuatmen. Der sog. Tiffeneau-Quotient entspricht dem Verhältnis des FEV_1/VK. Die Werte sind in der Regel etwas tiefer als der FEV_1/FVK-Quotient.

Der beim forcierten Ausatmungsmanöver gemessene Spitzenfluss wird als *Peak Flow* bezeichnet und in Litern pro Sekunde oder Minute angegeben (Abb. 17.**1**). Nachdem der Spitzenwert erreicht ist, nimmt der exspiratorische Fluss allmählich auf null ab. Der abfallende Teil der Kurve ist unabhängig von der entwickelten Kraft der Atemmuskulatur, d. h. er ist anstrengungsunabhängig. Er ist nur durch die Geometrie der Atemwege, d. h. den Strömungswiderstand und die Retraktionskraft der Lunge bestimmt. Er spiegelt die Strömungsverhältnisse in den peripheren Atemwegen wider. Zur Charakterisierung der Fluss-Volumen-Kurve wird der Flusswert angegeben, welcher bei 50 % der forcierten Vitalkapazität (FVK) gemessen wird (MEF_{50}). Bei Verdacht auf eine Obstruktion der oberen Atemwege sollen zusätzlich forcierte Inspirationsmanöver durchgeführt werden (forciertes inspiratorisches Volumen in der ersten Sekunde: FIV_1 und MIF_{50}).

Zur Prüfung der möglichen Reversibilität einer Obstruktion wird die Spirometrie nach Inhalation eines Betaadrenergikums wiederholt.

Spirometriebefunde. *Obstruktive Ventilationsstörungen* sind durch einen erniedrigten FEV_1/FVK-Quotienten (unter 0,7 %) definiert. Die Beurteilung des Schweregrads einer Obstruktion erfolgt anhand der Reduktion des FEV_1 im Verhältnis zum Normalwert. Steigt das FEV_1 nach Inhalation eines Betaadrenergikums um mehr als 12 % und mehr als 0,2 l an, spricht man von einer reversiblen obstruktiven Ventilationsstörung.

Bei einer *restriktiven Ventilationsstörung* ist der Quotient normal oder erhöht. In unklaren Situationen, vor allem zur Diagnostik von kombinierten obstruktiv-restriktiven Ventilationsstörungen ist eine erweiterte Lungenfunktionsdiagnostik (Ganzkörperplethysmograph, Heliumverdünnung) zur Messung der nicht mobilisierbaren Lungenvolumina (Residualvolumen, funktionelle Residualkapazität) notwendig. Die Form der in- und exspiratorischen Fluss-Volumen-Kurve erlaubt eine Differenzierung zwischen variablen und fixen, extra- und intrathorakalen oberen Atemwegsstenosen (Abb. 17.**2**).

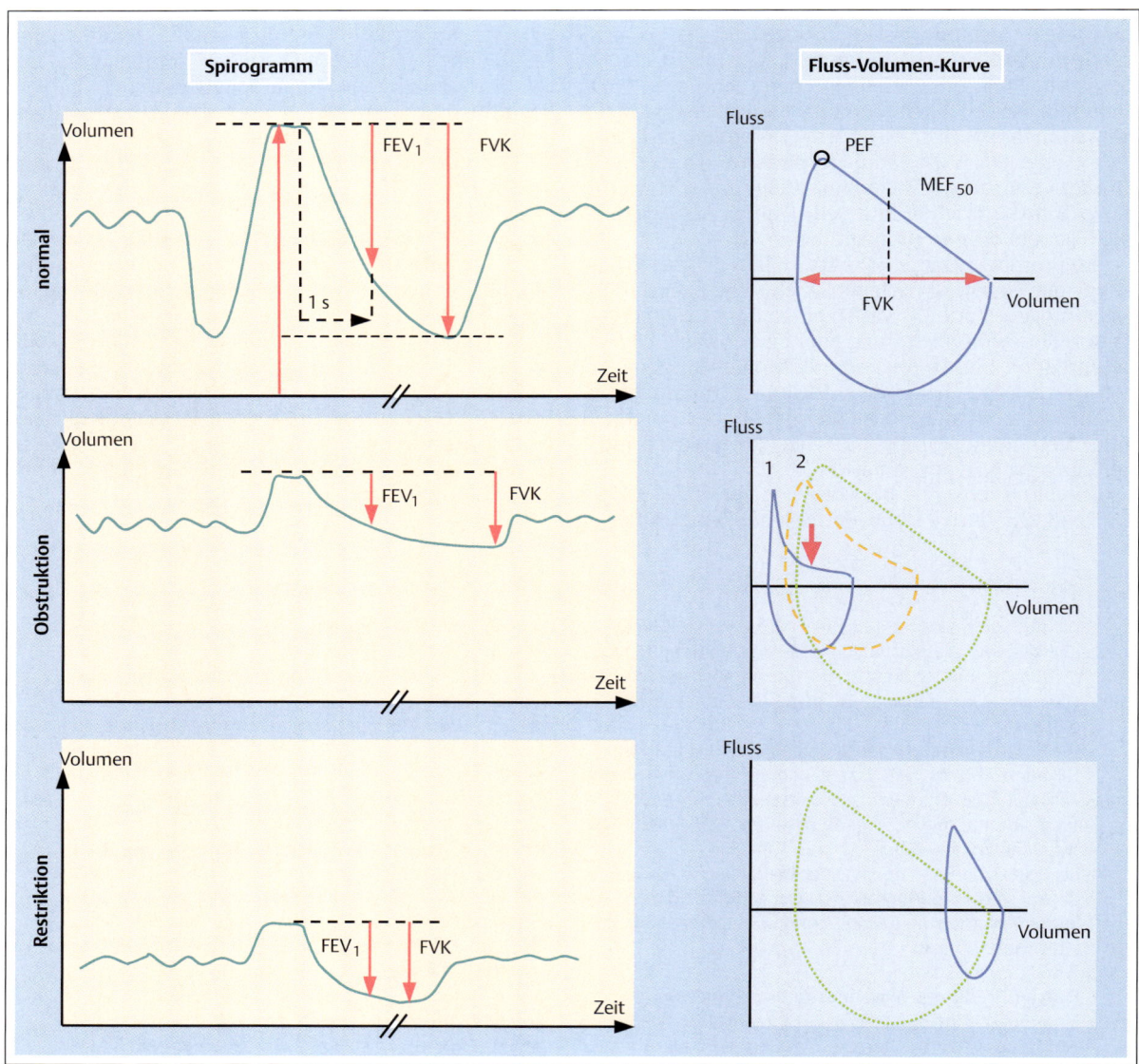

Abb. 17.1 Spirogramm und Fluss-Volumen Kurve bei normaler Lunge, bei Obstruktion und bei Restriktion.
FEV_1: Erstsekundenvolumen, d. h. jenes Lungenvolumen, das bei maximaler Exspiration innerhalb 1 Sekunde ausgeatmet wird.
FVK: forcierte Vitalkapazität: Volumen, das nach > 6 s maximaler Ausatmung gemessen wird.
PEF: peak expiratory flow: maximaler Atemfluss (l/s).
Bei obstruktiver Ventilationsstörung ist der Quotient FEV_1/FVK < 0,7, bei einer Restriktion sind beide Volumina, d. h. FEV_1 und FVK proportional erniedrigt und der Quotient FEV_1/FVK > 0,7. Beachte die charakteristischen Fluss-Volumen-Kurven bei Obstruktion: Fluss 1: vor, Fluss 2 nach Inhalation eines Betaadrenergikums: passend zu Asthma bronchiale.

Dyspnoe

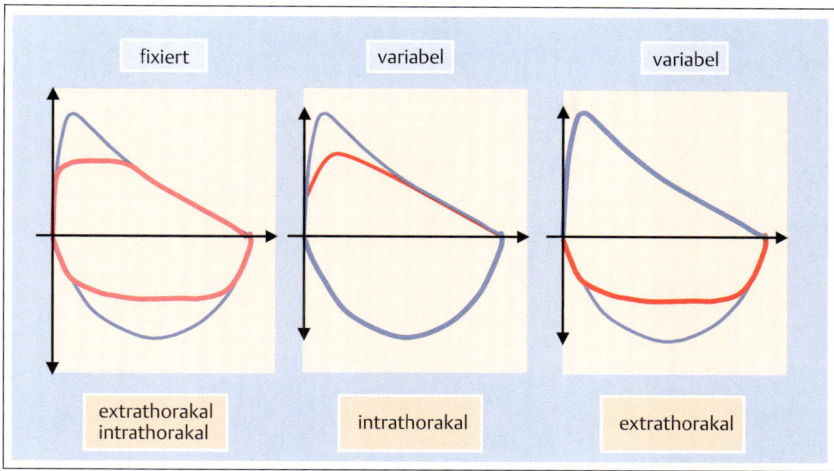

Abb. 17.2 Obere Atemwegsstenose. Der in- und/oder exspiratorische Fluss ist je nach Variabilität und Lokalisation der Stenose bei einer fixierten Stenose unabhängig von ihrer Lokalisation in- und exspiratorisch eingeschränkt. Bei einer extrathorakal lokalisierten variablen Stenose ist nur der inspiratorische Fluss, bei einer intrathorakal lokalisierten variablen Stenose nur der exspiratorisch Fluss eingeschränkt.

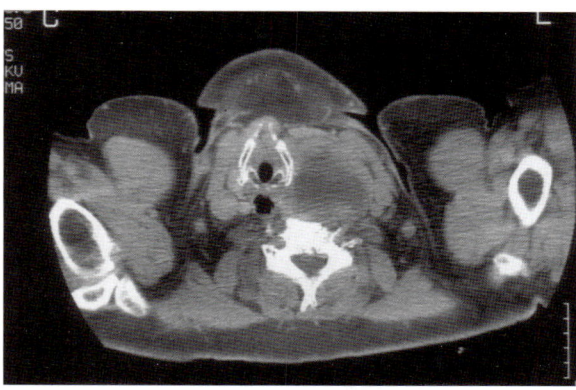

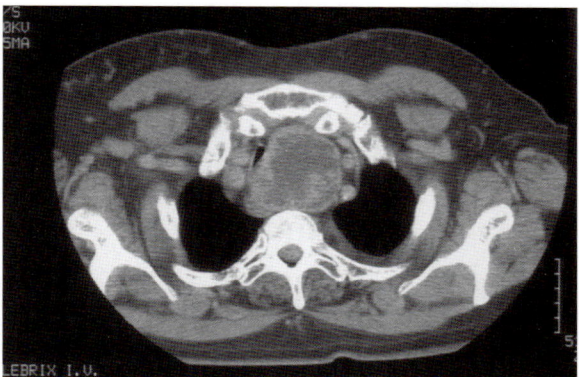

Abb. 17.3 Struma mit Einengung der Trachea.
a Extrathorakaler Anteil der Struma auf Höhe des Kehlkopfes.
b Retrosternaler Anteil der Struma, welche die Trachea verlagert und einengt.

Obstruktive Ventilationsstörung

Der *Strömungswiderstand* ist erhöht bei:
- Stenosen der oberen (Mund bis Larynx) und der zentralen unteren Atemwege (Trachea, Bronchien) (Abb. 17.**3** u. 17.**4**),
- chronisch obstruktiver Lungenkrankheit je nach im Vordergrund stehender Komponente der Erkrankung: chronisch obstruktive Bronchitis (zentrale und periphere Atemwege); Bronchiolitis (kleine periphere Atemwege: „small airways"); beim Vorliegen eines Lungenemphysems spielt zudem der exspiratorische Kollaps der im unelastischen Lungenparenchym nicht mehr ausgespannten kleinen Atemwege eine wichtige Rolle,
- Asthma bronchiale durch entzündlich bedingtes Ödem, Verstopfung der Atemwege durch Entzündungszellen und zähen Schleim sowie Verdickung der Wand der Bronchiolen.

Restriktive Ventilationsstörung

Folgende Krankheiten führen zur *Restriktion*:
- *pulmonal:* Atelektasen, Pneumonien, infiltrative Lungenkrankheiten und Lungenfibrosen verschiedenster Ätiologie, Pneumokoniosen, chirurgische Resektionen;
- *extrapulmonal:* Ergüsse, Pneumothorax, Kyphoskoliose, Thorakoplastik, Pleuraschwarte, neuromuskuläre Erkrankungen.

Diagnostisch weisen perkutorische und auskultatorische Befunde fast immer auf die richtige Fährte. Die Differenzialdiagnose wird nach den in Kapitel 18 „Lungenverschattungen" besprochenen Grundsätzen durchgeführt.

> Zur Unterscheidung der obstruktiven und restriktiven Lungenkrankheiten ist neben den klinischen und radiologischen Befunden, welche die Diagnose in vielen Fällen ermöglichen, eine Lungenfunktionsprüfung notwendig.

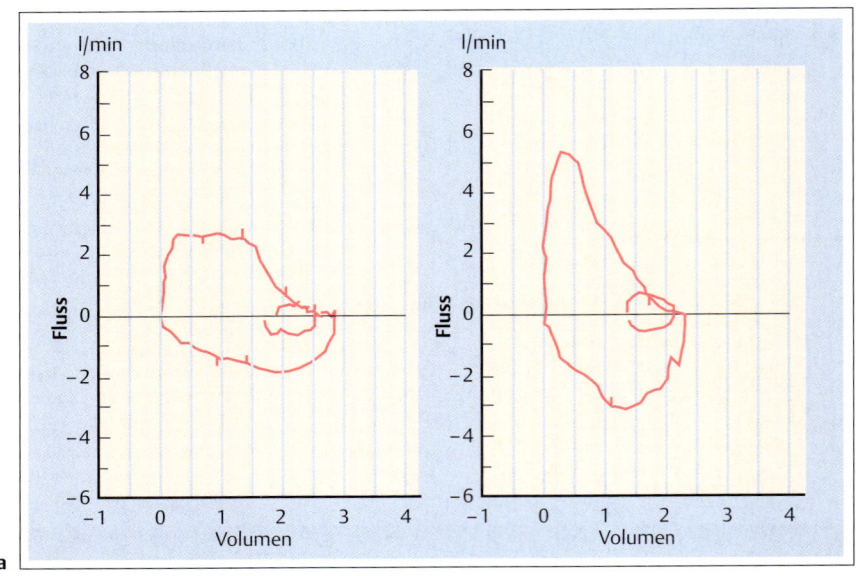

Abb. 17.4 Fluss-Volumen-Kurven.
a Vor chirurgischer Resektion der Struma. Es ist eine in- und exspiratorische Atemflussbehinderung sichtbar: fixierte Obstruktion.
b Nach Resektion der Struma ist der Atemfluss in- und exspiratorisch unbehindert.

Pulmonale Dyspnoe

Als Ursache einer pulmonalen Dyspnoe kommen folgende Krankheitskategorien in Frage:

Obstruktive Ventilationsstörungen. Bei diesen Erkrankungen sind *die Strömungswiderstände in-* und oder *exspiratorisch* erhöht (Stenosen der oberen Atemwege, Asthma bronchiale, chronisch obstruktive Lungenkrankheit).

Restriktive Ventilationsstörungen. Bei der pulmonal bedingten restriktiven Ventilationsstörung ist die Compliance der Lunge durch entzündliche oder narbige Lungenerkrankungen (Pneumonie, Fibrose), durch einen vermehrten Wassergehalt der Lunge (Lungenstauung) oder durch eine Neoplasie oder Atelektase vermindert. Die Ausdehnung der Lunge kann auch durch umgebende Strukturen behindert sein. Beispiele dafür sind: Kyphoskoliose, Pleuraerguss oder Schwarte und neuromuskuläre Erkrankungen, bei denen die Kraft zur In- und Exspiration reduziert ist oder fehlt (z. B. bei Muskeldystrophie, amyotropher Lateralsklerose). Diese extrapulmonalen Ursachen von restriktiven Ventilationsstörungen werden unter den extrapulmonalen Dyspnoeursachen besprochen.

Vaskuläre Lungenerkrankungen. Diese betreffen primär die Lungengefäße, wie z. B. Lungenembolien, primäre und sekundäre pulmonalarterielle Hypertonie (Appetitzügler, assoziiert mit anderen Erkrankungen: HIV, Sklerodermie, chronisch thromboembolisch).

Differenzierung und Diagnosegang. Der auskultatorische Nachweis von Giemen und Brummen über allen Lungenfeldern kann auf die mit erhöhten Strömungswiderständen einhergehende obstruktive Lungenkrankheit hinweisen, während die Auskultation bei der restriktiven Lungenkrankheit wenig ergiebig sein kann.

Die endgültige Differenzierung kann aber nur durch die *Lungenfunktionsanalyse* erfolgen. Bei der restriktiven Ventilationsstörung ergibt die Bestimmung der Lungenvolumina und Lungenkapazitäten niedrigere Werte. Bei der obstruktiven Ventilationsstörung sind dagegen die Ergebnisse der dynamischen Tests, welche die Stärke des Expirationsstoßes messen, pathologisch (Erstsekundenvolumen, Verhältnis zwischen Erstsekundenvolumen und Vitalkapazität, exspiratorische Flusswerte).

Die pulmonale Dyspnoe wird durch körperliche Belastung, aber in der Regel nicht durch Lagewechsel verstärkt. Eine seltene Ausnahme stellt die Platypnoe mit orthostatischer Hypoxämie dar (Orthodeoxie), d. h. eine Dyspnoe mit Hypoxämie, die in aufrechter Haltung ausgeprägter als im Liegen ist. Das *Platypnoe-Orthodeoxie-Syndrom* kommt bei Herzvitien mit Rechts-links-Shunt, intrapulmonalem Shunt (arteriovenöse Aneurysmen, Lungenembolien) und bei Z. n. Pneumonektomie vor. Im letzteren Fall ist die Ursache ein offenes Foramen ovale mit Rechts-links-Shunt, der im Stehen zunimmt.

Extrapulmonal bedingte Dyspnoe

Kardiale Dyspnoe

Ätiologie und Pathogenese. Man begegnet dieser Form von Dyspnoe bei der *Linksherzinsuffizienz*, die durch eine koronare, hypertensive oder eine valvuläre Herzerkrankung oder eine Erkrankung des Herzmuskels anderer Ätiologie (Kardiomyopathien) bedingt sein kann. Typischerweise besteht eine pulmonalvenöse Hypertonie durch Abflussbehinderung aus dem Lungenkreislauf. Dadurch erhöht sich auch der Druck in den Lungenkapillaren, und der Blutgehalt in allen Lungengefäßabschnitten vermehrt sich. Als Folge der Stauung nehmen die Lungen-Compliance, die Total- und Vitalkapazität ab, während die Atemwegswiderstände zunehmen. Das *akute interstitielle oder alveoläre Lungenödem* mit Austritt von Transsudat in die Alveolen führt zu einer starken Einschränkung der Compliance und zur deutlichen Hypoxämie durch Ventilations-Perfusions-Verteilungsstörung.

Flaches Liegen verstärkt die Lungenstauung durch eine Verschiebung des Blutes von den unteren Extremitäten und dem Splanchnikusgebiet in den Thorax, was den funktionstüchtigen rechten Ventrikel zu einem erhöhten Fördervolumen veranlasst, das aber vom leistungsschwachen linken Ventrikel nicht mehr weiterbefördert werden kann. Dadurch wird die Lungenstauung verstärkt. Dieser Mechanismus ist für die Orthopnoe und zum Teil auch für das charakteristischerweise nächtlich auftretende Asthma cardiale verantwortlich.

Klinik. Entsprechend den verschiedenen *Ursachen* finden sich verschiedene *Erscheinungsformen* der kardialen Dyspnoe. Diese können große Ähnlichkeiten mit pulmonaler Dyspnoe aufweisen. Bei kardialen und pulmonalen Erkrankungen tritt die Dyspnoe zunächst vorwiegend oder ausschließlich *während körperlicher Belastung* (Anstrengungsdyspnoe) auf. Die kardiale Atemnot wird durch Liegen (*Orthopnoe*) und während der Nacht nach dem Einschlafen verstärkt. Eine Zunahme der Atemnot während der Nacht kommt allerdings auch bei Patienten mit obstruktiven Lungenerkrankungen vor (s. u.).

Das *Atemmuster* ist bei der kardialen Dyspnoe *oberflächlich* und *rasch*, d. h. tachypnoisch (Reizung der J-[juxtakapillären] Rezeptoren durch interstitielles Ödem). Es unterscheidet sich oft nicht von demjenigen bei Lungenkrankheiten. Bei schwerer Herzinsuffizienz ist die Atmung oft periodisch (Cheyne-Stokes-Atmung). Dies wird zum Teil als intermittierende Dyspnoe empfunden, von vielen Patienten aber subjektiv nicht bemerkt. Die Cheyne-Stokes-Atmung ist ein schlechtes prognostisches Zeichen ist (s. u., Atemregulationsstörungen).

Auskultatorisch sind mehr oder weniger reichlich *inspiratorische Rasselgeräusche* (diskontinuierliche Nebengeräusche) vor allem über den basalen Lungenabschnitten zu hören. Nicht selten äußert sich eine Lungenstauung mit einem Ödem der Bronchialschleimhaut, das zu verlängertem Exspirium und Giemen führt (kontinuierliche und musikalische Nebengeräusche). Man spricht dann auch von „Asthma cardiale".

Diagnosegang und Kriterien zur Differenzierung

Auskultationsbefunde. Im Gegensatz zur pulmonalen Ursache bestehen bei der kardialen Dyspnoe feinblasige, nichtklingende, endinspiratorische Rasselgeräusche im Bereich der basalen Lungenabschnitte. Es ist aber darauf hinzuweisen, dass solche Rasselgeräusche auch für Lungenerkrankungen, vor allem Lungenfibrosen, typisch sind. Manchmal ist auch ein rechtsseitiger, seltener ein linksseitiger Erguss nachweisbar. Der II. Pulmonalton ist als Folge eines erhöhten Drucks in den Lungengefäßen sowohl bei pulmonalen wie kardialen Erkrankungen verstärkt. Die Herzauskultation kann aber weitere Hinweise auf eine Herzinsuffizienz geben (III. und IV. Herzton bzw. Galopp). Nicht zu verpassen ist eine Mitralstenose, die lange Zeit klinisch stumm ist und erst bei Belastung des Patienten durch eine sorgfältige Auskultation entdeckt wird.

Röntgen-Thorax. *Röntgenologisch* sind die Lungenfelder nicht abnorm hell, sondern im Bereich der Hili und der basalen Lungenabschnitte als Zeichen von gestauten Gefäßen und von Ödem häufig verschattet. Die kranialen Pulmonalgefäße sind bis in die Spitzen gut sichtbar: Man spricht von einer *Umverteilung* (s. auch Abb. 19.**1**). Außerdem findet man bei Herzerkrankungen, die zur Dilatation der Herzkammern führen, eine vergrößerte Herzsilhouette (Herz-Lungen-Quotient > 0,5).

Sputum. Das Sputum ist nicht zäh, sondern *dünnflüssig*, allenfalls schaumig und blutig tingiert (Lungenödem). Bei einer chronischen Lungenstauung kann es auch rostbraun verfärbt sein („Herzfehlerzellen").

Lungenfunktionstests. Bei Linksherzinsuffizienz nimmt die Vitalkapazität als Folge der Lungenstauung ab. Das Erstsekundenvolumen ist in der Regel proportional erniedrigt. Manchmal ist es allerdings disproportional erniedrigt (kombinierte obstruktive-restriktive Ventilationsstörung).

Labor. Eine Bestimmung des „Brain-Natriuretic Peptide" (BNP) Serumspiegels kann bei der Differenzialdiagnose der Dyspnoe hilfreich sein. Da das BNP bei Herzinsuffizienz praktisch immer erhöht ist, weisen normale Werte auf eine nichtkardiale Ursache der Dyspnoe hin. Andererseits können mäßig erhöhte BNP-Werte auch bei schweren Lungenkrankheiten mit pulmonaler Hypertonie vorkommen.

Apparative Diagnostik. Über radiologische, elektro- und echokardiographische Befunde des Herzens bei Stauungsinsuffizienz s. Kapitel 20.

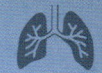

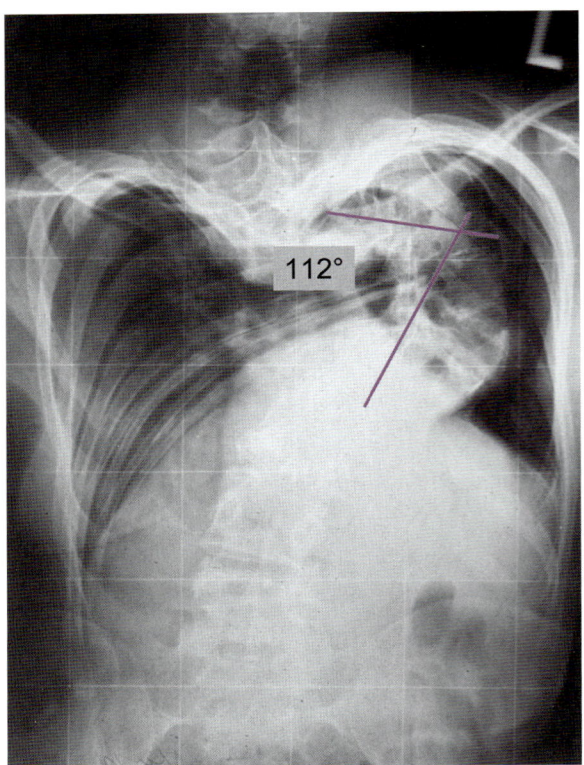

Abb. 17.5 Ausgeprägte idiopathische Kyphoskoliose bei einem 23-jährigen Mann, welche eine mittelschwere restriktive Ventilationsstörung verursacht.

> Die reinen Fälle von kardialer oder pulmonaler Insuffizienz bieten keine Differenzierungsschwierigkeiten. Die sich im Einzelfall häufig ergebende Unsicherheit rührt von den Kombinationsformen her.

Rechtsherzinsuffizienz. Eine Insuffizienz des rechten Ventrikels kann auch mit Dyspnoe einhergehen; nur ist diese Dyspnoe nicht durch die Rechtsinsuffizienz, sondern durch die Lungenkrankheit, welche die Belastung des rechten Ventrikels verursacht hat, bedingt und zeigt daher nicht den beschriebenen kardialen, sondern den pulmonalen Charakter.

Herabgesetzter O_2-Gehalt der Einatmungsluft

Die hypobare Hypoxie, die sich in einer Höhe ab etwa 3000 m ü. M. einstellt (inspiratorischer pO_2 100 mmHg, arterieller pO_2 60 mmHg), bewirkt eine alveoläre Hyperventilation, deren Wirksamkeit hinsichtlich Kompensation der Hypoxämie aber beschränkt ist. In 3500 Meter Höhe ist in Ruhe mit einer mittelschweren und in 5500 Meter Höhe mit einer schweren Hypoxämie zu rechnen. Durch Höhenakklimatisation im Verlauf von Stunden und Tagen kann die Dyspnoe deutlich verbessert werden.

Anämie

Akute Blutungen verursachen einen Volumenmangel, welcher zu einem hypovolämen Schock mit arterieller Hypotonie und konsekutivem Schwindel sowie Oligo-/Anurie führen kann. Bei Herz- und Lungengesunden wird eine chronische Anämie erstaunlich gut toleriert. Sie führt nur zur Atemnot bei Anstrengung, wenn sie sehr ausgeprägt ist.

Metabolische Azidose

Eine Vertiefung der Atmung, wie sie Kussmaul beschrieb und die seinen Namen heute noch trägt, wird durch eine Stimulation des Atemzentrums durch eine metabolische Azidose verursacht und bewirkt eine gesteigerte alveoläre Ventilation. Eine vertiefte Atmung, die auch beschleunigt sein kann, ist daher ein Hinweis auf eine mögliche Azidose. Als Ursachen kommen in Frage: ein ketoazidotisch entgleister Diabetes mellitus, eine Azidose bei Niereninsuffizienz sowie Intoxikationen (z. B. Vergiftungen mit Salicylsäure, Ethylenoxid in Frostschutzmitteln).

Panikreaktion (Hyperventilation)

Panikreaktionen oder Panikattacken gehen mit differenzialdiagnostisch wichtigen Beschwerden wie Thoraxschmerzen, einem Beklemmungsgefühl, Atemnot, dem Gefühl, nicht genügend durchatmen zu können, und Schwindelgefühl einher. Sie treten vor allem bei jüngeren Leuten während psychisch belastenden Situationen auf. Gelegentlich sind sie begleitet von einer Hyperventilation, d. h. einer im Verhältnis zum Stoffwechsel inadäquaten Ventilation, die sich mit Symptomen einer akuten respiratorischen Alkalose manifestiert. Sie bestehen vor allem in akralen und perioralen Parästhesien. Bei schweren Fällen können eigentliche tetanische Krämpfe („Pfötchenstellung") auftreten.

Erkrankungen mit extrapulmonaler Restriktion

Eine extrapulmonale Restriktion kann auf Pleurergüssen, Verschwartungen und Tumoren (z. B. Mesotheliom) der Pleura, Versteifungen und Deformationen des Brustkorbes und auf einer Schwäche der Atemmuskulatur (Zwerchfelllähmung) beruhen.

Kyphoskoliose. Idiopathische Kyphoskoliosen (Abb. 17.5) und Wirbelsäulenverkrümmungen als Folge von neuromuskulären Erkrankungen (nach Poliomyelitis) oder Operationen am Thorax im Kindesalter führen zur Deformation und Versteifung des Brustkorbes. Dies hat zudem (aus geometrischen Gründen) einen verminderten Wirkungsgrad der Atemmuskulatur zur Folge. Diese Faktoren bewirken eine Reduktion der ventilatorischen Reserve. Bei Fortschreiten der Kyphoskoliose genügt die Kraft der Atemmuskulatur nicht mehr zur Aufrechterhaltung einer adäquaten Ventilation. Es kommt zunächst vorwiegend während des Schlafes und bei körperlichen Anstrengungen, später permanent zur alveolären Hypoventilation. Dies manifestiert sich klinisch in Anstrengungsdyspnoe, allgemeiner Leistungseinbuße, Kopfschmerzen und Zeichen des chronischen Cor pulmonale mit Ödemen.

Zwerchfellparese und neuromuskuläre Ateminsuffizienz. Akutes Auftreten einer *doppelseitigen Zwerchfelllähmung* führt zur schweren Dyspnoe und manchmal zur lebensbedrohlichen Störung der Ventilation. Chronische Zwerchfelllähmungen werden dagegen oft erstaunlich gut toleriert. Eine *einseitige Zwerchfellparese* wird subjektiv meist kaum wahrgenommen, oder es besteht lediglich eine Anstrengungsdyspnoe. Bei der klinischen Untersuchung kann eine Zwerchfellparese vermutet werden, wenn das Abdomen bei der Inspiration eingezogen wird, im Gegensatz zur Auswärtsbewegung bei normaler Zwerchfellbewegung (paradoxe Atemexkursionen). Die Lungenuntergrenzen sind perkutorisch abnorm hoch, und das Atmungsgeräusch ist auskultatorisch vermindert. Typischerweise ist die Vitalkapazität bei Zwerchfellschwäche im Liegen mehr eingeschränkt als im Sitzen oder Stehen. Außerdem sind die maximalen Drücke, die beim Schnupfen durch die Nase (sog. „sniff nasal pressure") oder bei Einatmung gegen ein verschlossenes Mundstück erzeugt werden können (maximaler inspiratorischer Druck), reduziert. Mittels Ultraschalluntersuchung oder Durchleuchtung kann die gestörte Zwerchfellfunktion anhand der paradoxen Atembewegung dokumentiert werden.

Verschiedene Muskel- und Nervenerkrankungen, wie z. B. Muskeldystrophien, spinale Muskelatrophien, Motoneuronenerkrankungen (amyotrophische Lateralsklerose), Poliomyelitis anterior, Polyradikulitis, können zur *bilateralen Schwäche oder Lähmung der Zwerchfelle und der Atemhilfsmuskulatur* führen. Auch traumatische hohe Rückenmarksläsionen führen zur Lähmung der Atemmuskulatur. Bei rasch progredienter Erkrankung (z. B. Guillain-Barré-Syndrom) steht neben den Symptomen der Grunderkrankung die Dyspnoe im Vordergrund. Bei über Monate oder gar Jahre verlaufenden Erkrankungen (z. B. bei Muskeldystrophien oder beim Post-Polio-Syndrom) haben die Patienten Zeit, ihre körperlichen Aktivitäten der eingeschränkten ventilatorischen Reserve anzupassen. Sie empfinden lange keine ausgeprägte Dyspnoe, leiden aber unter Kopfschmerzen, Konzentrations- und Schlafstörungen sowie Zeichen des Cor pulmonale.

Der *einseitigen Zwerchfelllähmung* liegen meist eine Läsion des N. phrenicus durch ein Bronchuskarzinom, andere intrathorakale Tumoren und Entzündungen oder eine iatrogene Schädigung im Rahmen von Operationen (v. a. Herzchirurgie) zugrunde. Häufig findet man jedoch keine Ursache, d. h. es besteht eine sog. „idiopathische Zwerchfelllähmung", welche vor allem das rechte Zwerchfell betrifft.

> Die häufigste Ursache einer einseitigen Zwerchfelllähmung stellt das metastasierende Bronchialkarzinom dar.

Zwerchfellrelaxation. Von der Zwerchfelllähmung ist die Zwerchfellrelaxation, die angeboren ist, zu unterscheiden. Die Muskulatur ist atrophisch, das Zwerchfell sehr dünn. Das Zwerchfell kann sehr hoch stehen. Der N. phrenicus ist nicht geschädigt. Auch die Zwerchfellrelaxation kann sich bei der Inspiration paradox bewegen. Die Beschwerden sind uncharakteristisch und gering.

Störungen der Atemregulation

Pathophysiologie. Im Wachzustand wird die Funktion der Atmung einerseits durch einen autonomen Regelkreis gesteuert (metabolic control) und untersteht andererseits einer zusätzlichen Beeinflussung durch den Willen, Emotionen und Sinneseinflüsse (behavioural control). Im Schlaf entfällt diese zusätzliche Stimulation und die Atmung untersteht ausschließlich der autonomen metabolischen Kontrolle. Die hyperkapnische und hypoxische Stimulation der Ventilation ist während des Schlafes im Vergleich zum Wachzustand reduziert. Der Schlaf ist daher eine besonders vulnerable Phase für Störungen der Atemregulation, die sich oft zunächst vorwiegend oder ausschließlich während des Schlafes manifestieren. Krankheiten mit fortgeschrittener pulmonaler oder extrapulmonaler Ateminsuffizienz (z. B. chronisch obstruktive Lungenkrankheit, neuromuskuläre Erkrankungen) oder die Einnahme von Sedativa oder Narkotika (Benzodiazepine und Morphinderivate) können die Atemregulation *sekundär* beeinträchtigen. In der Regel führt dies zu einer alveolären Hypoventilation. Als *primär* werden Atemregulationsstörungen bezeichnet, denen keine andere bekannte Störung oder Erkrankung zugrunde liegt. Beispiele sind die unten beschriebenen Schlafapnoe-Syndrome und das seltene kongenitale, genetisch determinierte oder erworbene idiopathische zentrale alveoläre Hypoventilationssyndrom.

Schlafapnoe-Syndrome. Man unterscheidet das bei rund 4 % der Männer und 2 % der Frauen vorkommende *obstruktive* Schlafapnoe-Syndrom vom selteneren *zentralen* Schlafapnoe-Syndrom. Beiden gemeinsam ist das Auftreten von repetitiven Atempausen während des Schlafes, welche die Schlafqualität und die Tagesbefindlichkeit (vor allem durch vermehrte Einschlafneigung) beeinträchtigen. Da die Atmung im Wachzustand beim Schlafapnoe-Syndrom typischerweise völlig normal ist, kann die Diagnose bei der Untersuchung des wachen Patienten nicht gestellt werden. Sie kann aber auf Grund der Anamnese vermutet und durch Aufzeichnung von kardiorespiratorischen und neurophysiologischen Variablen während des Schlafes (Polysomnographie s. u.) bestätigt werden. Die klinischen Manifestationen, Diagnose und Therapie des obstruktiven Schlafapnoe-Syndroms werden weiter unten besprochen.

Das *zentrale Schlafapnoe-Syndrom* kann entweder primär, ohne erkennbare Ursache auftreten, oder im Rahmen einer Herzinsuffizienz (Cheyne-Stokes-Atmung, s. u.), nach einem zerebrovaskulären Insult oder bei anderen neurologischen Erkrankungen als sekundäre Form vorkommen. Die nächtliche Atemstörung kann die Schlafqualität beeinträchtigen (Einschlaf- und Durchschlafstörungen), zu intermittierender nächtlicher Dyspnoe führen und – als Folge des gestörten Schlafes – auch mit vermehrter Einschlafneigung am Tage verbunden sein. Oft sind die subjektiven Beschwerden allerdings wenig ausgeprägt. Die Behandlung besteht, falls möglich, in einer Therapie der Grundkrankheit. Weitere Therapieoptionen, die versucht werden können, deren Wirksamkeit aber nicht gut dokumentiert ist, bestehen in der Gabe von Theophyllin, Azetazolamid, Sauerstoff und einer nächtlichen Überdruckbeatmung.

Cheyne-Stokes-Atmung. Diese Atemregulationsstörung wird bei schwerer Herzinsuffizienz sowohl im Schlaf als auch im Wachzustand beobachtet. Es kommt zu periodischem An- und Abschwellen der Ventilation mit hyperventilatorischen Phasen und zentralen Apnoen oder Hypopnoen (Abb. 17.**6**). Der pathophysiologische Mechanismus ist nicht völlig klar. Eine vermehrte Ansprechbarkeit des Atemzentrums auf CO_2 mit Hyperventilation, eine verlängerte Kreislaufzeit und eine gestörte Atemmechanik durch Lungenstauung werden als Ursachen vermutet. Die Cheyne-Stokes-Atmung ist mit einer schlechten Prognose verbunden. Sofern die Möglichkeiten der medikamentösen Herzinsuffizienztherapie ausgeschöpft sind und eine Herztransplantation (noch) nicht möglich oder nicht indiziert ist, wird die Cheyne-Stokes-Atmung mit nächtlicher nichtinvasiver Überdruckbeatmung behandelt.

Adipositas-Hypoventilations-Syndrom. Dieses Syndrom umfasst neben einer ausgeprägten Adipositas eine chronische alveoläre Hypoventilation und obstruktive Schlafapnoen. Die ebenfalls gebräuchliche Bezeichnung „Pickwick-Syndrom" geht auf die treffliche Schilderung von Charles Dickens zurück, der in den „Pickwick Papers" einen dicken Jüngling („fat boy") beschrieb, der unter extremer Einschlafneigung litt. Als Folge der chronischen Hypoventilation entwickelt sich beim Adipositas-Hypoventilations-Sydrom ein Cor pulmonale. Die wichtigste Behandlung besteht in einer Gewichtsreduktion. Bis diese erreicht wird, empfiehlt sich eine nächtliche Überdruckbeatmung, die meist zur raschen Besserung der Symptome der Hypoventilation und Schlafapnoe führt.

Polysomnographie

Messmethode. Bei der Polysomnographie werden mehrere neurophysiologische (Elektroenzephalogramm, Elektromyogramm, Elektrookulogramm) und kardiospiratorische Variablen während einer Nacht aufgezeichnet (Abb. 17.**6**). Die Ventilation wird mittels Druck- oder Temperatursensoren am Naseneingang, Bewegungssensoren am Thorax und Abdomen sowie Pulsoxymetrie überwacht. Zusätzlich werden das Elektrokardiogramm, die Körperposition und – je nach Fragestellung – weitere Signale aufgezeichnet. Die im Schlaflabor durchgeführte Untersuchung erlaubt eine Beurteilung der Wechselwirkung zwischen dem Schlaf-/Wachzustand, Atmung und anderen physiologischen Vorgängen. Sie dient zur Abklärung von schlafbezogenen Atemstörungen und weiteren Schlafstörungen. Vereinfachte, ambulant durchführbare Untersuchungen mit tragbaren Geräten werden bei Patienten mit hoher Vortestwahrscheinlichkeit für das Vorliegen eines Schlafapnoe-Syndroms eingesetzt.

Beurteilung von Atemstörungen. Bei Erwachsenen wird eine mehr als 10 Sekunden dauernde, vollständige Atemunterbrechung als *Apnoe* bezeichnet. Eine *Hypopnoe* wird als vorübergehende, mindestens 10 Sekunden dauernde Reduktion der Ventilation auf weniger als die Hälfte des Ausgangswertes definiert. Sowohl Apnoen als auch Hypopnoen haben ähnliche physiologische Konsequenzen. Sie umfassen u. a. einen Abfall der arteriellen Sauerstoffsättigung, einen Anstieg der Kohlensäurespannung, Schwankungen der Herzfrequenz und des Blutdruckes und – je nach Art der Apnoe/Hypopnoe und der individuellen Empfindlichkeit – eine Weckreaktion.
Obstruktive Apnoen/Hypopnoen, die auf einem partiellen oder vollständigen intermittierenden Verschluss der oberen Atemwege beruhen, sind anhand der persistierenden (paradoxen) Bewegungen von Thorax und Abdomen während der Atempause erkennbar. Bei *zentralen* Apnoen/Hypopnoen fällt der Effort der Atemmuskulatur intermittierend aus oder ist stark reduziert (Abb. 17.**7**).
Das Ausmaß der schlafbezogenen Atemstörung wird durch die durchschnittliche Anzahl Apnoen und Hypopnoen pro Stunde Schlaf, den *Apnoe-Hypopnoe-Index*, durch die Anzahl von arteriellen Sauerstoffentsättigungen um mehr als 3 % oder 4 % und weitere Indizes quantifiziert. Die Diagnose der schlafassoziierten Hypoventilation erfordert eine Messung des pCO_2 durch arterielle Blutentnahme oder transkutane Messung.

Abb. 17.6 Polysomnographie.
a Polysomnographische Aufzeichnung bei einem Patienten mit Cheyne-Stokes-Atmung bei schwerer Herzinsuffizienz. Das zyklische An- und Abschwellen der Ventilation mit repetitiven zentralen Apnoen kann mittels Aufzeichnung der Druckkurve am Naseneingang (Nasendruck) und mittels ▷ Sensoren eines respiratorischen Induktionsplethysmographen (Thorax-Volumen, Abdomen-Volumen, Summe) erfasst werden. Die zyklischen Sauerstoffdesaturationen treten mit zeitlicher Verzögerung nach Ende der Apnoen auf.

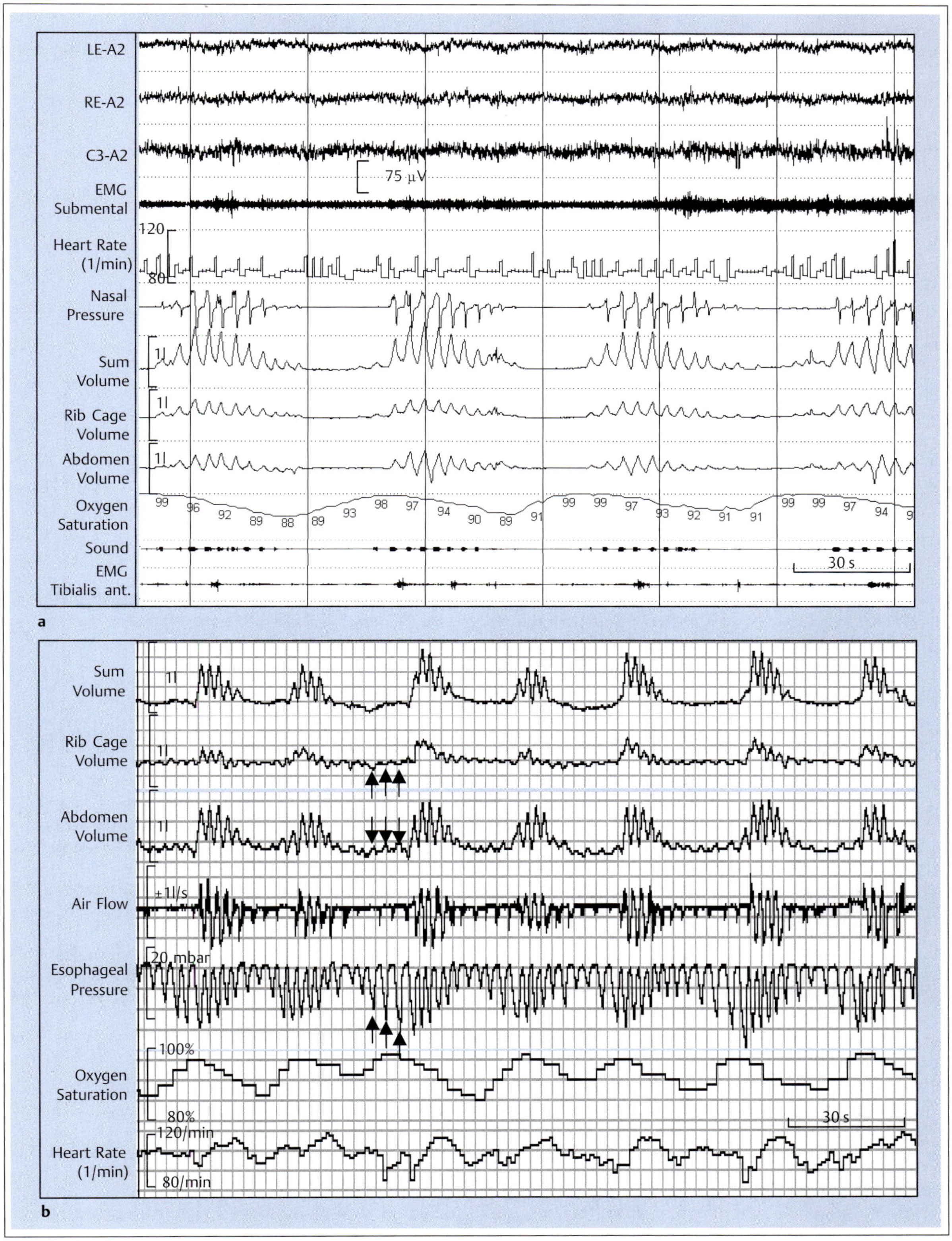

Dyspnoe

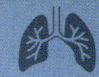

Jede Atemunterbrechung führt zu einer im EEG, EMG und EOG erkennbaren Weckreaktion.

b Polygraphische Aufzeichnung bei obstruktivem Schlafapnoe-Syndrom. Während jeder durch obere Atemwegsobstruktion bedingten Unterbrechung des Atemflusses kommt es zu zunehmenden pleuralen Druckschwankungen (Pfeile). Die Herzfrequenz sinkt im Verlauf der Apnoen ab und steigt während der Weckreaktionen überschießend wieder an. Die arterielle Sauerstoffsättigung zeigt zyklische Schwankungen.

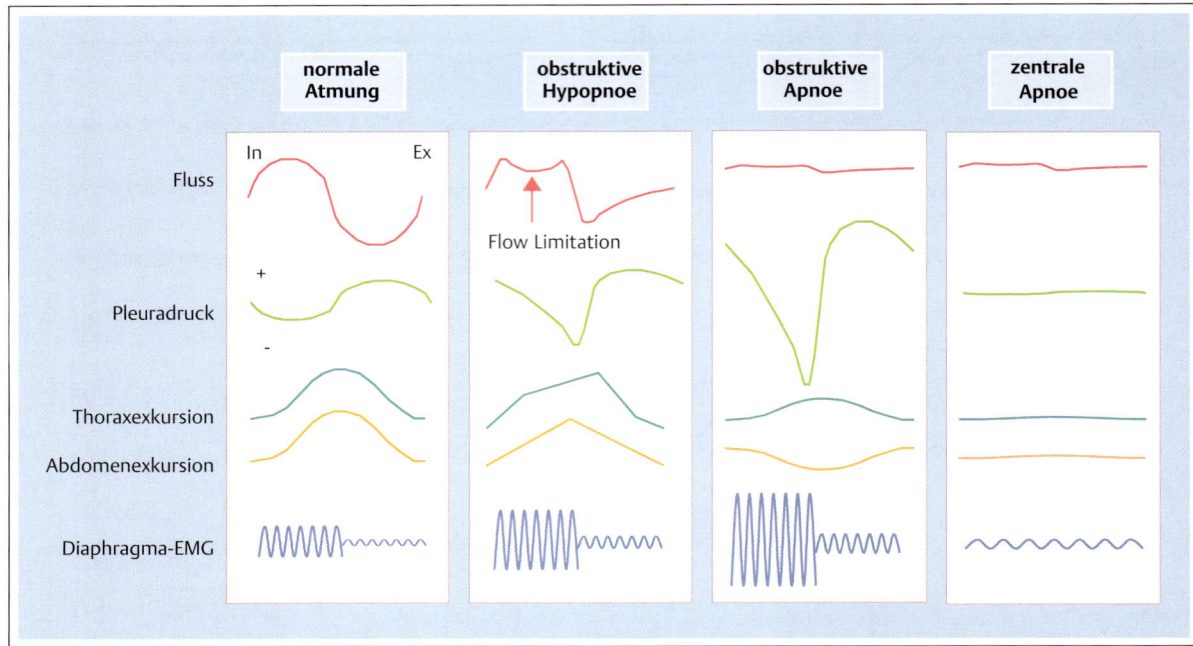

Abb. 17.7 Unter einer Apnoe oder Hypopnoe versteht man eine Unterbrechung oder eine Reduktion des Atemflusses während 10 s oder länger. Bei obstruktiven, auf einem partiellen oder vollständigen Verschluss der oberen Atemwege beruhenden Apnoen/Hypopnoen ist der Effort der Atemmuskulatur erhalten oder sogar gesteigert. Entsprechend ist die Amplitude des Zwerchfell-EMG erhöht und die pleuralen Druckschwankungen sind ausgeprägt. Typischerweise kommt es zu paradoxen thorakoabdominalen Atemexkursionen. Bei zentralen Apnoen sind dagegen weder eine Zwerchfell-EMG-Aktivität noch pleurale Druckschwankungen oder Bewegungen der Brustwand erkennbar.

Klinische Krankheitsbilder

Larynx- und Trachealerkrankungen

Larynx. Neben den *entzündlichen Veränderungen* am Kehlkopf (Epiglottitis, allergisch bedingtes Ödem) spielen funktionelle Störungen der Stimmbänder eine wichtige Rolle. Während eine einseitige *Stimmbandlähmung* (Rekurrensparese) üblicherweise lediglich eine heisere Stimme bewirkt, hat eine beidseitige Stimmbandlähmung schon bei kleinster Steigerung der Atmung durch Aufregung oder körperliche Belastung eine ausgeprägte Atemnot zur Folge. Über Atemnot klagen auch sonst gesunde Patienten, welche auf Grund von abnormen Bewegungen der Stimmbänder als Folge von Panikattacken asthmaähnliche Beschwerden empfinden. Diese schlecht verstandene Störung wird als *Stimmbanddysfunktion* („vocal cord dysfunction") bezeichnet. Die Diagnose wird erhärtet durch eine variabel pathologische Fluss-Volumen-Kurve und allenfalls eine Laryngoskopie, bei der ein pathologisches Verhalten der Stimmbänder bei Atemmanövern (z. B. Adduktion bei Inspiration) beobachtet werden kann.

Trachea. Folgende tracheale Pathologien sind Ursache einer oberen Atemwegsobstruktion:

- Kompression der Trachea durch eine Struma,
- eine narbige Stenose nach früherer Intubation,
- Malignome (Plattenepithelkarzinom, adenoid-zystisches Karzinom),
- eine tracheobronchiale Papillomatose oder eine Polychondritis.

Erfahrungsgemäß werden solche Erkrankungen über Jahre als Asthma fehlgedeutet. Diagnostisch wegweisend ist ein vom Patienten und Untersucher wahrgenommenes stridoröses Atemgeräusch.

Asthma bronchiale

Das Asthma bronchiale ist eine häufige Krankheit: Ungefähr 5–10 % der Erwachsenen leiden daran.

Definition. Das Asthma bronchiale ist eine entzündliche Erkrankung der Atemwege, die durch folgende Merkmale gekennzeichnet ist:

- eine spontan oder durch Pharmaka *reversible Atemwegsobstruktion*,
- eine bronchiale *Hyperreagibilität* gegen verschiedene chemische oder physikalische Stimuli.

Dyspnoe

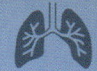

Diese Definition enthält das wesentliche pathophysiologische Merkmal, nämlich die Bronchialobstruktion, die grundsätzlich reversibel ist. Für die Obstruktion sind die *entzündliche Schwellung* der Bronchialschleimhaut, der *Bronchospasmus* und die Abschilferung von Entzündungszellen („desquamative eosinophile Bronchitis") zusammen mit der Produktion von zähem Schleim verantwortlich.

Bei allergischen Formen von Asthma lassen sich diese Komponenten durch eine inhalative Antigenprovokation unter Laborbedingungen simulieren. Wenige Minuten nach Inhalation des Antigens tritt eine Bronchialobstruktion auf, die spontan und auf Inhalation eines Betaadrenergikums wieder abklingt (bronchiale Frühreaktion: Bronchospasmus). Einige Stunden später entwickelt sich erneut eine bronchiale Obstruktion (bronchiale Spätreaktion), die viel länger anhält (bis 12 Stunden) und deren Entwicklung nur durch Vorbehandlung mit Entzündungshemmern (Steroiden, Leukotrien-Antagonisten) blockiert werden kann.

Asthmaformen und Pathogenese

Es können folgende Asthmaformen unterschieden werden (Tab. 17.**2**):
- allergisches *(„extrinsisches")* Asthma,
- nichtallergisches *(„intrinsisches")* Asthma,
- gemischte Asthmaformen.

Allergisch bedingtes Asthma. Dieses tritt im Rahmen einer Atopie, d. h. der Neigung auf Antigene mit einer überschießenden Produktion von IgE-Antikörpern zu reagieren, auf. Diese Form ist besonders häufig bei Kindern und Jugendlichen. Oft geht dem Asthma eine allergisch bedingte Rhinokonjunktivitis schon Jahre voraus (Heuschnupfen). Nach dem Kontakt des Antigens mit den an den Mastzellen fixierten IgE-Antikörpern kommt es zur Permeabilitätsänderung der Mastzellmembran mit Freisetzung von Histamin, Leukotrienen C4, D4, E4 und anderer Mediatoren, die ihrerseits einen Bronchospasmus und eine Entzündung sowie Hypersekretion verursachen.

Nichtallergisches Asthma. Die Pathogenese des nichtallergischen Asthmas ist viel weniger klar. Die Betroffenen reagieren nicht auf eine Exposition gegenüber Antigenen. Sehr häufig leiden sie an einer chronischen nichtallergischen Rhinosinusitis mit Polyposis nasi, nicht selten besteht eine Aspirinintoleranz („Samter-Trias").

Gemischte Formen. Häufig sind gemischte Asthmaformen, bei denen sowohl allergische wie nichtallergische Momente eine Rolle spielen.

Tabelle 17.2 Asthma bronchiale: klinische Differenzialdiagnose der beiden wichtigsten Formen

Merkmal	Allergisches Asthma bronchiale	Nichtallergisches Asthma bronchiale
Beginn	häufig im Kindes- und Jugendalter	meist im Kleinkindesalter und nach dem 30. Lebensjahr
Allergie in der Familienanamnese	häufig	selten
Atopie (Milchschorf, Rhinitis, Neurodermitis)	häufig	selten
Auslöser	Inhalationsallergene (Hausstaubmilbe, Pollen)	virale Infekte (RS-Virus, Adenoviren, Rhinoviren)
Dauer der Symptome	akut, Minuten bis Stunden (Anfallsasthma), selten tagelang, selten chronisch	oft Perioden- oder Dauerasthma, schwer, anhaltend, später chronisch
Nasennebenhöhleninfekte	relativ selten Polyposis selten	häufig, Polyposis, Riechminderung
Blut- und Sputumeosinophilie	häufig	häufig (hoch!)
Medikamentenempfindlichkeit (Aspirin u. a. Analgetika, Antiphlogistika)	selten	häufig (ca. 10–20 %!)
Reaktionstyp (immunologisch)	I und/oder III	I, IV (?)
Antikörper	IgE erhöht	negativ oder Normbereich
Gesamt-IgE	häufig erhöht	normal, ausnahmsweise erhöht
Hauttest mit Allergenextrakten (intrakutan, Prick-Test)	positiv nach ca. 15 min und nach 6–12 h Ödem (Arthus-Typ)	negativ
Inhalativer Provokationstest mit Allergenen	positiv	negativ oder unspezifische Reaktion auf Lösungsmittel
Hyposensibilisierung oder Allergenkarenz	möglich, wirksam	unwirksam

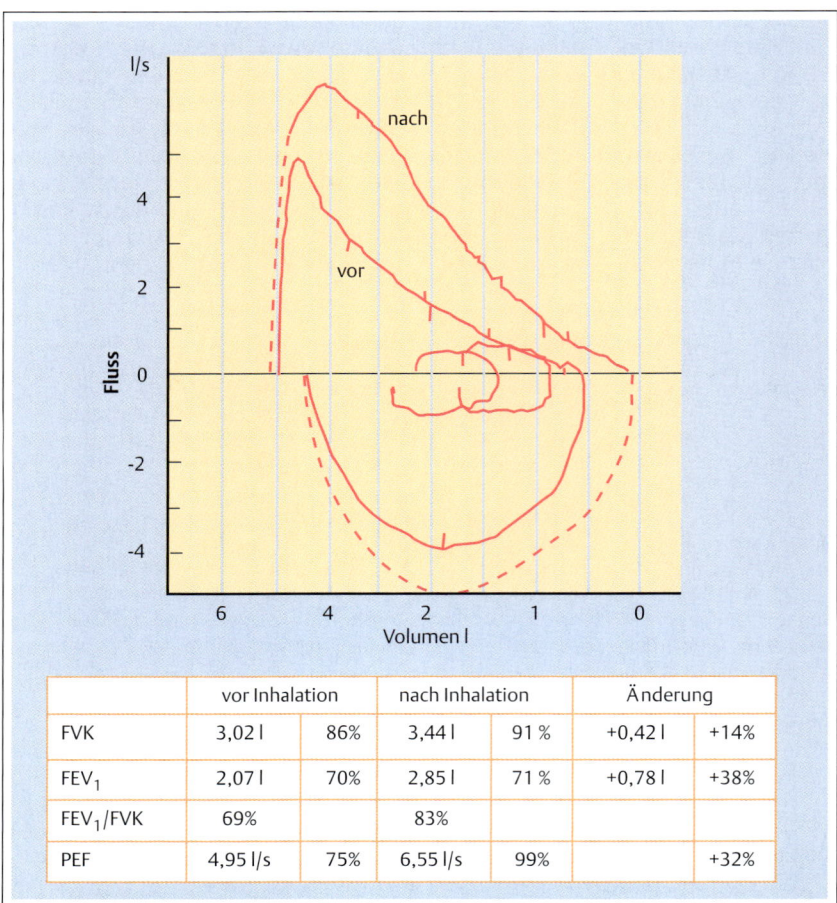

Abb. 17.8 Fluss-Volumen-Kurve und Werte der Spirometrie vor und nach Inhalation eines Beta-adrenergikums. Typischerweise kommt es zu einem starken Anstieg des Erstsekundenvolumens und zu einer fast vollständigen Normalisierung der Fluss-Volumen-Kurve.

	vor Inhalation		nach Inhalation		Änderung	
FVK	3,02 l	86%	3,44 l	91%	+0,42 l	+14%
FEV_1	2,07 l	70%	2,85 l	71%	+0,78 l	+38%
FEV_1/FVK	69%		83%			
PEF	4,95 l/s	75%	6,55 l/s	99%		+32%

Epidemiologie. Asthma ist die häufigste chronische Erkrankung im Kindesalter. Aber auch der Beginn eines Asthmas erst im Erwachsenenalter ist häufig. Als Faustregel gilt, dass Kinder meist an einer allergischen Asthmaform leiden, während bei Erwachsenen allergische und nichtallergische Formen von Asthma gesehen werden. Zusätzlich zum Asthma bronchiale kann eine chronische Bronchitis bestehen; die Differenzierung zwischen diesen beiden Atemwegserkrankungen ist nicht immer möglich.

Diagnostik und Befunde

Anamnese. Für die Diagnose von besonderer Bedeutung ist die Anamnese. Oft stellt sich heraus, dass der Patient auf bestimmte Umweltfaktoren (Pollen, Bettstaub, Mehlstaub usw.) mit typischen Asthmasymptomen reagiert: Anfälle von Dyspnoe und pfeifender Atmung, Husten und Auswurf. Der Asthmaanfall kann nachts auftreten oder sich monosymptomatisch nur als *paroxysmaler Husten* manifestieren („Husten-Asthma").

Klinische Untersuchung. Bei der klinischen Untersuchung fällt beim schweren Asthma eine Tachypnoe auf. Als Ausdruck der Obstruktion und Überblähung finden sich perkutorisch ein *Schachtelton* und tief stehende Lungengrenzen mit geringer Verschieblichkeit. Auskultatorisch ist das Exspirium verlängert (auf mehr als 4 s), und man hört musikalische exspiratorische Nebengeräusche (*Giemen und Pfeifen*).

Wird das Atemgeräusch leiser und verschwinden die Nebengeräusche bei fortbestehender Dyspnoe („*silent chest*"), weist das auf eine zunehmende Obstruktion hin. Diese beruht auch auf einer Bronchialobstruktion durch Schleim („mucus plugging"). Wird die Atemhilfsmuskulatur (Mm. sternocleidomastoidei und Mm. scaleni) eingesetzt, so ist die 1-Sekunden-Kapazität kleiner als 1 l. Ist der Patient zudem deutlich tachykard und stellt man einen Pulsus paradoxus fest, ist der Asthmaanfall lebensbedrohlich.

> Ist ein Asthmaanfall vollständig therapieresistent, spricht man von einem Status asthmaticus.

Spirometrie. Die *Lungenfunktion* zeigt eine stark eingeschränkte Vitalkapazität und ein stark eingeschränktes Erstsekundenvolumen sowie einen stark erniedrigten FEV_1/FVK-Quotienten (Abb. 17.8). Die Totalkapazität und das Residualvolumen sind erhöht. Untersucht man die Blutgase, so stellt man eine Hypoxämie und eine Hypokapnie (Hyperventilation) fest. Bei Zunahme der Obstruktion normalisiert sich der pCO_2 vorübergehend, um darauf weiter anzusteigen (Globalinsuffizienz).

Röntgen-Thorax. Radiologisch finden sich als Zeichen der Überblähung helle Lungenfelder, tief stehende Zwerchfellkuppen und horizontal gestellte Rippen. Das Thorax-Röntgenbild dient bei schweren Asthmaanfällen zum Ausschluss von Komplikationen (Pneumothorax, Schleimpfropf mit Atelektase).

Sputumdiagnostik. Die *mikroskopische zytologische Untersuchung* des Sputums zeigt beim Asthma bronchiale reichlich eosinophile Granulozyten, Charcot-Leyden-Kristalle und evtl. Curschmann-Spiralen. *Makroskopisch* unterscheidet sich das Asthmatikersputum in der Regel kaum vom Bronchitikersputum: Das Sputum kann beim Asthmatiker auch purulent erscheinen (durch eosinophile Granulozyten), ohne dass ein bakterieller oder viraler Infekt besteht.

Labor. Im Blut findet man häufig sowohl beim allergischen wie beim nichtallergischen Asthma eine *Eosinophilie*. Ist diese ausgeprägt (meist mehrere tausend Eosinophile/µl), muss differenzialdiagnostisch an eine Churg-Strauss-Vaskulitis oder an eine allergische bronchopulmonale Aspergillose gedacht werden.

Allergietestung. Eine Bestimmung des Gesamt-IgE macht keinen Sinn, da damit nicht zuverlässig zwischen allergischen und nichtallergischen Formen von Bronchialasthma unterschieden werden kann. Neben einer vertieften Anamnese mit der Frage nach auslösenden Momenten werden Hauttests durchgeführt (Prick). Falls diese positiv ausfallen, liegt eine Atopie vor, womit eine allergische Form von Asthma im klinischen Kontext möglich ist. In gewissen Situationen ist es sinnvoll, spezifische IgE-Antikörper im Serum des Patienten (RAST) nachzuweisen.

Neben allergenen und unspezifischen inhalativen Reizstoffen spielen als Ursache von Exazerbationen virale Infekte eine wichtige Rolle. Im Gegensatz zur COPD sind hingegen bakterielle Infekte als Auslöser eher ungewöhnlich.

Spezielle Asthmaformen

Spezielle Asthmaformen sind:
- das Anstrengungsasthma („exercise induced asthma"),
- das berufsbedingte Asthma,
- das physikalisch oder chemisch irritative Asthma,
- das Salicylat-Asthma,
- das durch gastroösophagealen Reflux ausgelöste Asthma und
- das sich nur als Husten präsentierende monosymptomatische Asthma: „Husten-Asthma".

Anstrengungsasthma. Körperliche Anstrengung kann sowohl bei allergischen wie nichtallergischen Asthmatikern eine Bronchialobstruktion induzieren. Änderungen der Temperatur und der Osmolarität im Bronchialbaum sind die unmittelbaren Auslöser der Bronchokonstriktion. Es handelt sich also beim Anstrengungsasthma nicht um eine pathophysiologisch spezielle Form von Asthma. Die Bronchialobstruktion tritt ungefähr 5 min nach einer körperlichen Anstrengung auf, erreicht nach 10 min den Höhepunkt und bildet sich nach 30–60 min zurück. Bei Kindern ist das Anstrengungsasthma besonders häufig, da Kinder im Gegensatz zu vielen Erwachsenen körperlich äußerst aktiv sind.

Berufsbedingtes und physikalisch oder chemisch irritatives Asthma. Eine weitere Form ist das berufsbedingte Asthma, das durch industrielle Stäube, Dämpfe und Gase hervorgerufen wird. Man schätzt, dass 2–15 % von Asthmatikern ein berufsbedingtes Asthma haben. Diesem liegt entweder eine durch IgE-Antikörper vermittelte Reaktion (Mehlstaub [Bäckerasthma], Proteasen, Platinsalze, Epoxydharze, Formaldehyd, Isocyanat usw.) zugrunde, oder es handelt sich um eine unspezifische Reizung der Atemwegsmukosa durch physikalische und chemische Noxen (Wärme, Kälte, inerte Stäube, Chlorverbindungen, SO_2, Naphthochinon, Vanadiumpentoxid usw.).

Asthma und gastroösophagealer Reflux. Pathogenetisch werden zwei Mechanismen diskutiert: einerseits die Aspiration kleinster Mengen von Magensaft, welche direkt einen Bronchospasmus auslösen, andererseits eine Bronchokonstriktion als reflektorische Folge der Reizung afferenter Vagusfasern im distalen Ösophagus durch den sauren Magensaft. Es gibt keine allen Kriterien der Wissenschaftlichkeit genügende Studie, welche die klinische Relevanz dieser möglichen Phänomene belegt. Die klinische Erfahrung bei Einzelfällen spricht aber dafür, dass bei gewissen Patienten ein gastroösophagealer Reflux Asthma triggert oder unterhält. Jedenfalls ist ein Therapieversuch bei Verdacht auf einen solchen Zusammenhang gerechtfertigt.

> ### Psyche und Asthma
>
> Obwohl viel über Psyche und Asthma geschrieben wurde, gibt es keine gesicherten Anhaltspunkte für eine primäre Psychogenese des Asthma bronchiale. Asthmatiker unterscheiden sich von Nichtasthmatikern weder in ihrer „unbewussten" seelischen Grundbefindlichkeit und Persönlichkeitsstruktur noch in ihrem Verhalten der Umwelt gegenüber. Ist dagegen einmal das Asthma da, so beeinflussen emotionale Impulse den Verlauf der Krankheit (z. B. Angst → Hyperventilation → Abnahme des pCO_2 und/oder Abkühlung der Bronchialschleimhaut → Freisetzung von Mediatoren aus Mastzellen → Bronchospasmus).

Bronchitis

Sie ist differenzialdiagnostisch vom Asthma bronchiale abzugrenzen. Man unterscheidet die akute von der chronischen Bronchitis, welche weiter in die sog. einfache chronische Bronchitis und in die chronisch obstruktive Lungenerkrankung (COPD: chronic obstructive pulmonary disease) unterteilt wird. Letztere unterscheidet sich von der einfachen chronischen Bronchitis durch eine bronchiale Obstruktion, deren Nachweis sich auf eine pathologische Spirometrie stützt.

Akute Bronchitis

Definition. Es handelt sich um eine akute Entzündung der Atemwege, die in der Regel durch Viren wie z. B. Myxoviren (z. B. Influenza A, B, C, Parainfluenza, RS-Viren), Adenoviren und Picornaviren (z. B. Rhinoviren) verursacht sind. Die Abgrenzung von der akuten Exazerbation einer chronischen Bronchitis (s. u.) erfolgt durch die Anamnese.

Klinik. Oft ist die akute Bronchitis eine Komponente der sog. *Erkältungskrankheit*, des „Common Cold", deren häufigste Symptome Schnupfen, Schluckschmerzen und Husten sind. Die Erkrankung tritt endemisch auf, es besteht jedoch eine Krankheitshäufung in den Wintermonaten. Bei den Erregern handelt es sich vor allem um Rhinoviren, doch können auch Myxo-, Paramyxo-, Adeno- und Rheoviren diese Erkrankung der oberen Atemwege verursachen. Differenzialdiagnostisch ist der Schnupfen unter anderem von allergischen und toxisch verursachten (gewerbliche Gifte) Entzündungen sowie funktionell vasomotorischen Störungen der Nasenschleimhaut abzugrenzen.

Chronische Bronchitis und chronisch obstruktive Lungenkrankheit

> Bei der chronischen Bronchitis handelt es sich um eine Erkrankung der Atemwege, die durch Husten und Auswurf gekennzeichnet ist. Als chronisch gilt das *tägliche* Vorkommen beider Symptome während mindestens *dreier aufeinander folgender Monate pro Jahr* im Verlaufe *von 2 aufeinander folgenden Jahren* (WHO 1961).

Diese Definition der chronischen Bronchitis ist weltweit gebräuchlich und hat sich nicht nur für epidemiologische Belange, sondern auch in der Praxis und Klinik bewährt. Eine Differenzierung der chronischen Bronchitis in eine einfache und eine obstruktive Form ist von prognostischer Bedeutung. Eine chronisch obstruktive Lungenkrankheit (chronic obstructive pulmonary disease, COPD) wird diagnostiziert, wenn eine nichtreversible chronische Atemwegsobstruktion ($FEV_1/FVK < 0{,}7\%$) vorliegt (Tab. 17.3).

Ätiologie und Pathogenese. Epidemiologische Studien zeigen, dass das *Tabakrauchen* die weitaus wichtigste, jedoch nicht einzige Ursache der chronischen Bronchitis ist. Es wird angenommen, dass für Beginn und Dauer der chronischen Bronchitis sowohl exogene als auch endogene Faktoren verantwortlich sind: die Ätiologie ist multifaktoriell. Zu den *exogenen* Faktoren zählen einerseits neben dem Tabakrauchen die Noxen Luftverschmutzung (SO_2, NO_x, O_3, Staub, Ruß), berufliche Exposition mit toxischen Substanzen sowie virale und bakterielle Infekte, andererseits die sozialen Verhältnisse wie Beruf, Wohnort und Größe der Familie. Die zum Teil noch unbekannten *endogenen* Faktoren umfassen außer Alter und Geschlecht genetische Faktoren.

Klinik. Die diagnostischen klinischen Kriterien sind
- *anamnestisch:* Angaben von Husten, Auswurf, selten mit Anfällen von Atemnot, oft nachts,
- *auskultatorisch:* verlängertes Exspirium, kontinuierliche und diskontinuierliche exspiratorische Nebengeräusche deuten auf eine bronchiale Obstruktion hin.

Spirometrie. Die Untersuchung der *Lungenfunktion* ergibt die typischen Befunde einer Obstruktion: Einschränkung vor allem des Erstsekundenvolumens und weniger auch der Vitalkapazität sowie des FEV_1/FVK-Quotienten.

Röntgen-Thorax. Der *Röntgenbefund* ist häufig normal. Pathologische Befunde umfassen eine vermehrte Lungenzeichnung („dirty chest"), Rarefizierung der Gefäßzeichnung und Überblähung, (Emphysem!).

Exazerbation. Ausgesprochen typisch bei chronischer Bronchitis sind rezidivierende Verschlechterungen. Exazerbationen sind bedingt durch virale und bakterielle Infekte sowie durch Umwelteinflüsse. Die Ursache bleibt in einem Drittel aber unbekannt. Häufige Exazerbationen verschlechtern die Lebensqualität des Patienten. Bei Patienten mit eingeschränkter Atemre-

Tabelle 17.3 Chronisch obstruktive Lungenkrankheit: Schweregradeinteilung nach GOLD*

Stadium I	leicht	$FEV_1/FVK < 70\%$	$FEV_1\% \geq 80\%\,Soll$
Stadium II	mittelschwer	$FEV_1/FVK < 70\%$	$50\% \leq FEV_1\% < 80\%\,Soll$
Stadium III	schwer	$FEV_1/FVK < 70\%$	$30\% \leq FEV_1\% < 50\%\,Soll$
Stadium IV	sehr schwer	$FEV_1/FVK < 70\%$	$30\% < FEV_1\%\,Soll$ oder $FEV_1 < 50\%\,Soll$ mit respiratorischer Insuffizienz

* GOLD: **Glo**bal initiative for chronic obstructive **l**ung **d**isease: www.goldcopd.com

serve sind Exazerbationen mit Atemnot in Ruhe oder bei geringster Belastung verbunden. Eine schwere, unbehandelte Exazerbation kann zur respiratorischen Erschöpfung und zum Exitus führen.

Auch sorgfältige Untersuchungen des Sputums lassen nicht in jedem Fall eine Sicherung einer bakteriellen Ursache einer Exazerbation zu. Auch zwischen den Exazerbationen sind die unteren Atemwege bei Patienten mit chronisch obstruktiver Lungenkrankheit mit Bakterien wie *Pneumokokken*, *Haemophilus influenzae* oder *Branhamella catarrhalis* besiedelt. Während einer bakteriell bedingten Exazerbation nimmt die Keimzahl zu, und das Sputum wird eitrig. Bei Patienten mit fortgeschrittener chronisch obstruktiver Lungenkrankheit spielen auch weitere gramnegative Bakterien wie *Pseudomonas aeruginosa* eine Rolle. Eine kulturelle Sputumuntersuchung kann bei Verdacht auf eine solche Exazerbationsursache Hinweise für die Wahl einer adäquaten antibiotischen Therapie geben.

Eine *chronische Bronchitis* kann auch durch Inhalation von Stäuben ausgelöst werden. Dies wird zum Beispiel bei Steinhauern (Silikatstaubexposition) und weiteren, mit starker *Staubexposition* verbundenen Berufen beobachtet. So erkranken Landwirte, die oft einer großen Menge von organischen Feinstäuben ausgesetzt sind, 9-mal häufiger an chronisch obstruktiver Bronchitis als Kontrollpersonen aus nichtlandwirtschaftlichen Berufen.

Bronchitiden als Begleitkrankheit

➤ Bei *Lungenemphysem* (s. u.) sind die Wechselbeziehungen zwischen Bronchitis und Lungenerkrankung besonders eng, da für beide Krankheiten ätiologisch gleiche Faktoren, nämlich Bestandteile des Tabakrauches, atmosphärische Verunreinigungen, infektiöse Erreger (Viren) u. a. verantwortlich sind. Dies gilt insbesondere für das zentrilobuläre Emphysem. Klinisch sind die Symptome und Befunde einer chronischen Bronchitis und des Emphysems vorhanden.
➤ Bei *Bronchiektasen* und *Lungenabszess*, s. u. und Kapitel 18.
➤ Bei *Linksherzinsuffizienz* sind basale end- bis mittelinspiratorische Rasselgeräusche und musikalische Nebengeräusche (Giemen) die typischen Auskultationsbefunde der *Stauungsbronchitis*.

> Bei jeder Lungenerkrankung kann eine Bronchitis als Begleiterscheinung vorkommen; besonders bei umschriebenen Bronchitiden ist stets nach einer Lungenerkrankung (Tumor!) zu fahnden.

Erkrankungen der kleinen Atemwege (Bronchiolen)

Bronchiolen sind kleine (< 2 mm Innendurchmesser) periphere Atemwege, deren Wände keinen Knorpel besitzen. Sie sind bei vielen verschiedenen Lungenerkrankungen mitbeteiligt. Bei Erwachsenen tragen sie, im Gegensatz zu Kindern, normalerweise wenig zum gesamten Atemwegswiderstand bei. Sind die peripheren Atemwege jedoch entzündlich verändert, kann es auch bei Erwachsenen zu einer erheblichen obstruktiven Ventilationsstörung kommen. Der früher verwendete unspezifische Begriff „small airways disease" ist heute nicht mehr gebräuchlich.

Einteilung. Die Einteilung der Erkrankungen der Bronchiolen erfolgt nach klinischen, ätiologischen und pathologisch-anatomischen Gesichtspunkten. Man unterscheidet *primäre Erkrankungen der Bronchiolen*, die sich vorwiegend in diesen peripheren Atemwegen abspielen (z. B. akute Bronchiolitis, konstriktive Bronchiolitis, diffuse Panbronchiolitis, respiratorische Bronchiolitis) von *interstitiellen Lungenerkrankungen mit bronchiolärer Beteiligung* (z. B. Bronchiolitis bei Hypersensitivitäts-Pneumonitis, Bronchiolitis assoziiert mit desquamativer interstitieller Pneumonitis bei Rauchern).

Akute Bronchiolitis. Diese bei *Kindern*, vor allem bis zu 2 Jahren, häufige Erkrankung beruht meist auf Infektionen durch das Respiratory-Syncytial-Virus (RSV), aber auch durch Influenza-, Parainfluenza- und weitere Viren sowie Mykoplasmen und Chlamydien. Die Erkrankung manifestiert sich mit Husten, Giemen, Tachypnoe und verlängertem Exspirium. Eine spezielle Form führt als Spätfolge zum unilateralen und lobären Emphysem (MacLeod-Syndrom).

Bei *Erwachsenen* ist die symptomatische akute Bronchiolitis seltener. Sie kann ebenfalls durch Virus- und Mykoplasmeninfekte der Atemwege verursacht werden und tritt im Rahmen der Inhalation von Reizgasen auf.

Konstriktive Bronchiolitis. Sie entspricht pathologisch-anatomisch einer konzentrischen Verengung von membranösen und respiratorischen Bronchioli durch peribronchioläre entzündliche Infiltrate, die schließlich zur vollständigen narbigen Obliteration führen. Lungenfunktionell besteht eine *irreversible obstruktive Ventilationsstörung* evtl. kombiniert mit einer meist weniger ausgeprägten Restriktion und einer Gasaustauschstörung. Das Thorax-Röntgenbild ist oft normal. Hingegen werden im CT (besonders bei Aufnahmen in Exspiration) typischerweise klar umschriebene Zonen mit stark unterschiedlicher Transparenz dargestellt (Mosaikmuster).

Die konstriktive Bronchiolitis tritt im Rahmen von *Kollagenosen* auf (chronische Polyarthritis, Sjögren-Syndrom), aber auch nach Virusinfekten, nach Inhalation von toxischen Gasen (NO_2, SO_2, O_3, Phosgen, aromatischen Diisocyanaten), nach Therapie mit Penicillamin und Gold und nach Knochenmark- (als Ausdruck einer Graft-versus-Host-Reaktion) und Lungentransplantation (im Rahmen einer akuten oder chronischen Abstoßung) auf. Außerdem wurde eine idiopathische Form beschrieben. Der Verlauf der konstriktiven Bronchiolitis ist oft progredient und führt zu Dyspnoe und Ateminsuffizienz.

Diffuse Panbronchiolitis. Es handelt sich um eine vor allem in Japan bei Patienten mit bestimmten HLA-Typen vorkommende idiopathische Erkrankung der kleinen Atemwege. Sie ist durch Symptome der chronischen Bronchitis, rezidivierende Sinusitiden und progressive respiratorische Insuffizienz gekennzeichnet ist. Differenzialdiagnostisch ist sie von Bronchiektasen und einer primär ziliären Dyskinesie sowie einer zystischen Fibrose abzugrenzen. Der Verlauf wird durch eine langfristige Verabreichung von Makrolidantibiotika günstig beeinflusst.

Respiratorische Bronchiolitis. Gewisse Raucher entwickeln diese spezifische Form einer Bronchiolitis, die durch Akkumulation von pigmentierten Makrophagen im Lumen der respiratorischen Bronchiolen gekennzeichnet ist, welche sich computertomographisch als Mikronoduli im Lungenparenchym manifestieren. Die respiratorische Bronchiolitis kann zusammen mit einer interstitiellen Pneumopathie (respiratory bronchiolitis-interstitial lung disease, RB-ILD) und mit einer desquamativen Form einer interstitiellen Pneumonitis (desquamative interstitial pneumonitis, DIP) auftreten. Die Symptome bestehen in diesen Fällen aus Husten, Auswurf und Anstrengungsdyspnoe. Auskultatorisch hört man inspiratorische Rasselgeräusche. Nach Sistieren des Inhalierens von Zigarettenrauch bilden sich die Veränderungen weitgehend zurück.

Kryptogene organisierende Pneumonie. Diese auch als „idiopathic bronchiolitis obliterans organizing pneumonia" (idiopathische BOOP) bezeichnete Erkrankung gehört zu den Lungenerkrankungen, bei denen sowohl das Parenchym als auch die Bronchiolen beteiligt sind. Die histologischen Veränderungen umfassen typischerweise polypoide intraluminale Zapfen von proliferierenden Fibroblasten und Myofibroblasten, welche die Bronchiolen, die Ductus alveolares und teilweise die Alveolen ausfüllen. Im Gegensatz zur konstriktiven Bronchiolitis sind die pathologischen Veränderungen somit nicht vorwiegend peri- sondern intraluminal lokalisiert. Dieses morphologische Muster ist zwar charakteristisch aber nicht spezifisch.

Sekundäre Formen der organisierenden Pneumonie treten bei Kollagenosen (z. B. chronische Polyarthritis), Infektionen, nach Einnahme von Medikamenten (Amiodaron), nach Aspiration sowie nach Radiotherapie der Lunge, aber auch der Mamma wegen eines Karzinoms auf.

Bei der *idiopathischen Form* finden sich hingegen keine solchen bekannten auslösenden Faktoren. Es sind meist ältere Patienten betroffen. Sie leiden unter nichtproduktivem Husten, Dyspnoe, Fieber, sowie Appetit- und Gewichtsverlust. Man hört inspiratorische Rasselgeräusche. Radiologisch treten bilateral fleckige Infiltrate oder Konsolidationen auf, deren Lokalisation im Verlauf der Erkrankung wechselt. Die Diagnose der idiopathischen BOOP erfordert einen Ausschluss von auslösenden Ursachen, insbesondere von Infektionen, mittels einer bronchoalveolären Lavage und in der Regel eine Lungenbiopsie. Die Erkrankung spricht meist gut auf eine mehrmonatige Therapie mit systemischen Corticosteroiden an.

Die *exogen allergische Alveolitis* und weitere *interstitielle bzw. diffus infiltrative Lungenkrankheiten* können ebenfalls mit Bronchiolitis einhergehen. Sie werden im Kapitel 18 näher besprochen.

Lungenemphysem

Definition. Das Lungenemphysem, eine Komponente der COPD, wird *pathologisch-anatomisch definiert* als permanente Erweiterung und Destruktion der verschiedenen Anteile des Azinus, der am Gasaustausch beteiligten morphologischen Einheit der Lunge. Intra vitam können diese anatomischen Veränderungen nur indirekt durch eine Synopsis von klinischen und funktionellen Befunden vermutet und durch radiologische Befunde (hochauflösende CT) untermauert werden. Typische funktionelle Befunde beim fortgeschrittenen Lungenemphysem umfassen die erhöhte Lungen-Compliance, welche mit einer Überblähung einhergeht, eine besonders exspiratorisch wirksame Bronchialobstruktion (Bronchialkollaps) sowie eine Diffusionsstörung (Abb. 17.**9**).

Emphysemformen

Je nachdem, welcher Teil des Azinus präferenziell betroffen ist, kann man pathologisch-anatomisch folgende Emphysemformen unterscheiden:
- zentrilobuläres oder zentriazinäres Emphysem: Befall des proximalen Azinus, der Bronchioli respiratorii,
- panlobuläres oder panazinäres Emphysem: Befall des gesamten Azinus,
- paraseptales oder periazinäres Emphysem: Befall des distalen Azinus, der Alveolen.

Diese histologische Einteilung ist nur von beschränkter klinischer Bedeutung.
Das *zentrilobuläre Emphysem* findet sich vorwiegend bei Rauchern und ist vor allem in den oberen Lungenzonen lokalisiert. Dies im Gegensatz zum *panlobulären Emphysem*, welches vor allem die unteren Zonen befällt und typischerweise bei homozygotem α_1-Antitrypsin-Mangel gesehen wird.

Von größerer Bedeutung im Hinblick auf chirurgische Therapiemaßnahmen (Reduktion des Lungenvolumens) ist die auf der Computertomographie (Abb. 17.**10**–17.**12**) basierende Einteilung des Emphysems in bullöse, heterogen verteilte, homogene, und intermediär-heterogene Formen. Als Bulla bezeichnet man eine nicht von einer speziellen Membran oder anderen Gewebeschicht umgebene Zone mit emphysematös destruiertem Lungengewebe mit einem Durchmesser von mehr als 3–5 cm.

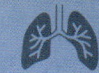

Dyspnoe

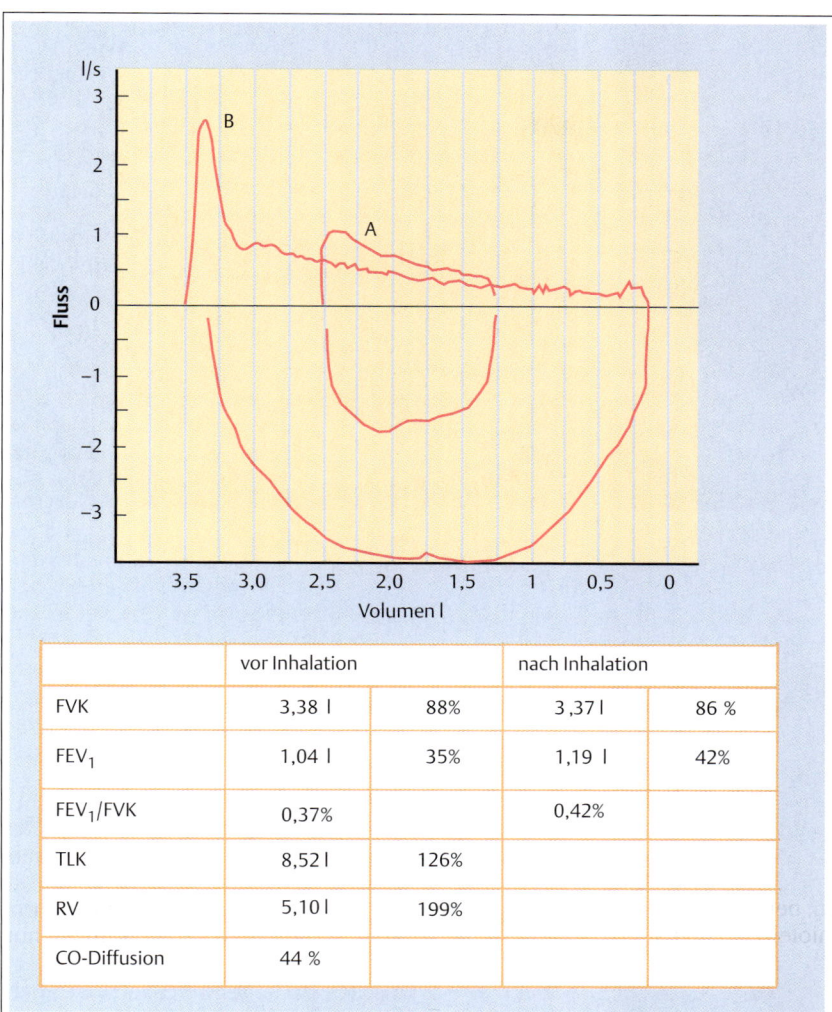

Abb. 17.9 Fluss-Volumen-Kurve und Werte der Spirometrie bei fortgeschrittener chronisch obstruktiver Lungenerkrankung mit Lungenemphysem. Die Fluss-Volumen-Kurve zeigt eine maximale Einschränkung der exspiratorischen Flusswerte (exspiratorischer Kollaps). Die Spirometrie dokumentiert eine schwere obstruktive Ventilationsstörung, die sich nach Inhalation kaum ändert, eine Überblähung und eine Einschränkung der CO-Diffusionskapazität. A: Ruheatmung. B: forcierte In- und Exspiration.

	vor Inhalation		nach Inhalation	
FVK	3,38 l	88%	3,37 l	86 %
FEV_1	1,04 l	35%	1,19 l	42%
FEV_1/FVK	0,37%		0,42%	
TLK	8,52 l	126%		
RV	5,10 l	199%		
CO-Diffusion	44 %			

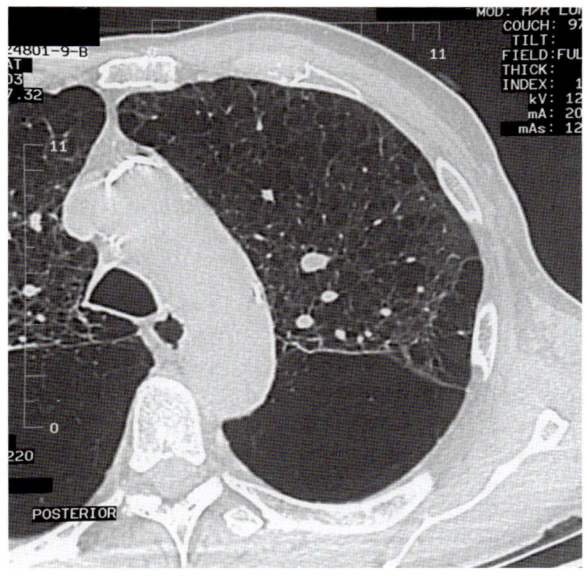

Abb. 17.10 Dünnschichtcomputertomogramm eines ausgesprochen heterogenen Lungenemphysems bei einem Raucher. Neben weniger emphysematös verändertem Lungengewebe finden sich völlig destruierte Lungenabschnitte.

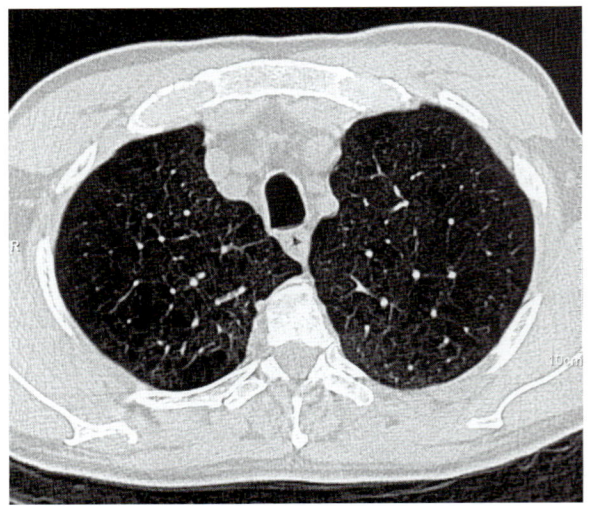
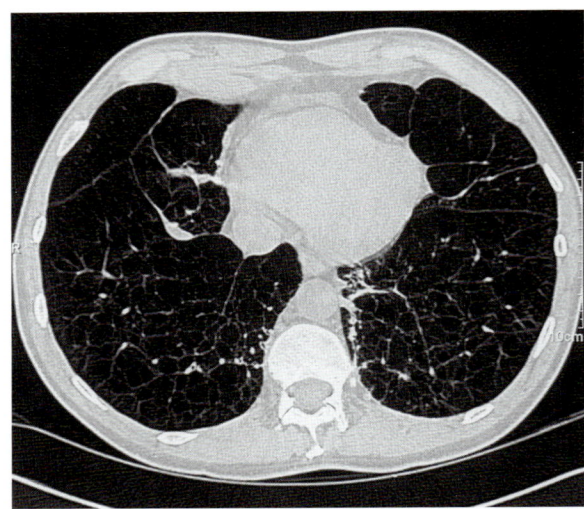

Abb. 17.11 Lungenemphysem bei α_1-Antitrypsin-Mangel.
a Die kranialen Lungenanteile sind noch relativ gut erhalten.
b Die basalen Lungenabschnitte sind dagegen stark emphysematös zerstört.

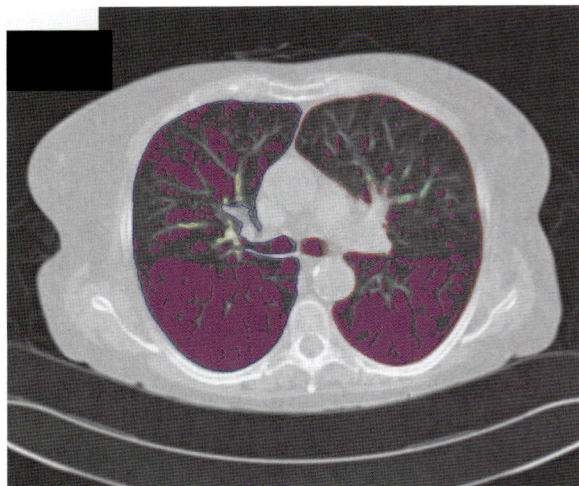

Abb. 17.12 Farbkodierte quantitative Computertomographie bei schwerem Lungenemphysem. Dichtewerten unter -910 HU ist die Farbe rosa zugeordnet.

Klinik. Das Lungenemphysem bildet zusammen mit der chronischen Bronchitis und der Bronchiolitis das pathologisch-anatomische Substrat der COPD. Bei einem individuellen Patienten sind diese drei Komponenten unterschiedlich ausgeprägt. Bei fortgeschrittenen Formen der COPD besteht meist ein ausgeprägtes Lungenemphysem.

Die meisten Patienten, die an einem ausgeprägten Emphysem leiden, präsentieren sich als sog. *Pink Puffer*. Die Atemnot steht bei diesen, in der Regel untergewichtigen und asthenisch gebauten Patienten stark im Vordergrund. Es findet sich keine oder nur eine geringe Hypoxämie, der arterielle pCO_2 ist nur bei fortgeschrittensten Formen erhöht (respiratorische Globalinsuffizienz). Erst bei körperlicher Belastung kommt es zu einem deutlichen Absinken des pO_2 und zu einem Anstieg des pulmonalen Drucks. Als Ausdruck der starken Lungenüberblähung wird das abgeflachte Zwerchfell als Atemmuskel ineffizient, und man beobachtet eine ausgeprägte inspiratorische Aktivierung der auxiliären Atemmuskulatur (Mm. sternocleidomastoidei und Mm. scaleni). Thorax und Abdomen bewegen sich bei der Atmung nicht synchron, sondern gegenläufig (paradoxes Atemmuster). Der Klopfschall über den Lungen ist hypersonor, die Lungen-Zwerchfell-Grenzen stehen tief und die absolute Herz- und Leberdämpfung ist aufgehoben.

Seltener ist der Phänotyp des sog. *Blue Bloaters*. Diese meist pyknischen Patienten sind deutlich übergewichtig und klagen auch bei stark eingeschränkter Lungenfunktion nicht über Atemnot. Es besteht eine respiratorische Globalinsuffizienz. Als Folge der chronischen Hypoxämie entwickelt sich eine Polyglobulie, welche ein Erkennen der Hypoxämie erleichtert. Die regelmäßig vorhandene pulmonale Hypertonie führt zum Cor pulmonale, das im dekompensierten Zustand aufgrund von Beinödemen, Aszites und Stauung der Halsvenen diagnostiziert wird. Bei diesem Typ Patient wird häufig eine Akzentuierung der Hypoxämie während des Schlafs beobachtet. Zudem besteht im Rahmen des Übergewichtes gehäuft ein assoziiertes obstruktives Schlafapnoe-Syndrom. Da der Atemantrieb beim Blue Bloater über die Hypoxämie getriggert ist, darf eine Sauerstofftherapie nur unter Überwachung des Patienten und der Blutgase (PCO_2 und pH) erfolgen.

Diagnostik. Nur mittelschwere bis schwere Formen eines Lungenemphysems lassen sich klinisch und auf einem konventionellen Thorax-Röntgenbild diagnostizieren. Ein sensitiver funktioneller Parameter ist die *reduzierte Diffusionskapazität*. Bei fortgeschrittenen Formen besteht eine irreversible Lungenüberblähung (Plethysmographie). Die sensitivste Methode, um eine Lungenemphysem zu diagnostizieren, ist die hochauflösende Dünnschicht-CT.

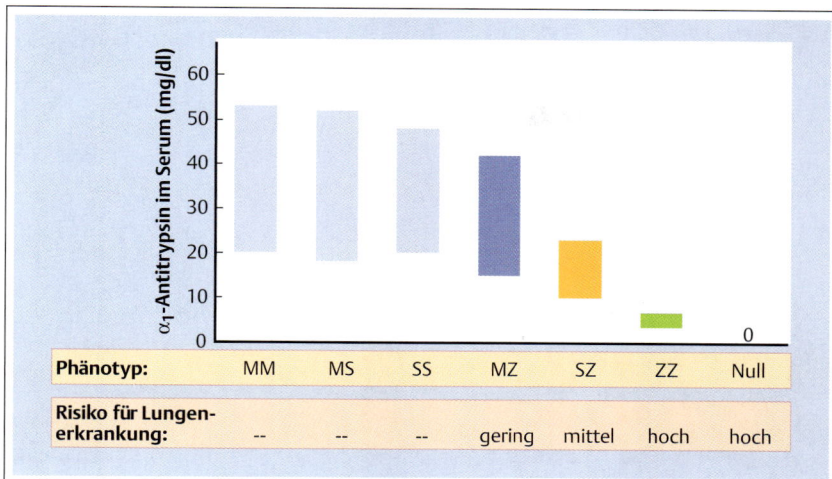

Abb. 17.13 Die α_1-Antitrypsin-Serumspiegel entsprechend dem α_1-Antitrypsin-Phänotyp. Klinisch bedeutungsvoll sind der homozygote Proteinase-Inhibitor-Mangel ZZ (PiZZ) und der heterozygote Proteinase-Inhibitor-Mangel (PiSZ).

Ätiologie. Wie bei der chronischen Bronchitis ist auch beim Lungenemphysem das Inhalieren von *Zigarettenrauch* die wichtigste Ursache. Weitere z. T. berufsbedingte inhalative Noxen spielen eine zusätzliche Rolle. Die homozygote Form (PiZZ) des kongenitalen α_1-Antitrypsin-Mangels stellt die einzige heute bekannte und etablierte genetische Störung dar, welche die Entwicklung eines Lungenemphysems bei Rauchern stark begünstigt. Der Mangel einer wichtigen protektiven *Antiprotease* führt zu einer Verschiebung des Gleichgewichtes zugunsten der das Lungengewebe zerstörenden *Proteasen*. Die Proteasen (Elastase, Kollagenase) stammen aus zerfallenden Neutrophilen, die vor allem bei Rauchern im Lungenparenchym sequestriert werden (neutrophile Alveolitis). Raucher mit einem homozygoten α_1-Antitrypsin-Mangel werden im Alter zwischen 40 und 50 Jahren invalid, Nichtraucher entwickeln erst im höheren Alter ein Lungenemphysem und haben eine normale Lebenserwartung (Abb. 17.13).

> Das Lungenemphysem ist eine wichtige Komponente der fortgeschrittenen chronisch obstruktiven Lungenkrankheit (COPD). Da im Einzelfall der Beitrag der einzelnen Pathologien (Bronchitis, Bronchiolitis, Emphysem) nur ungenau abgeschätzt werden kann, spricht man besser generell von COPD. Diese ist spirometrisch als irreversible obstruktive Ventilationsstörung klar definiert.

Lokalisiertes bullöses Emphysem. Bei dieser seltenen, nicht durch Rauchen verursachten Erkrankung finden sich, vorzugsweise in den Oberlappen, raumfordernde Bullae, welche das übrige nur wenig oder nicht durch Emphysem veränderte Lungengewebe komprimieren können.

Bronchiektasen

Definition. Zu den seltenen, klinisch aber nicht weniger bedeutsamen chronischen Atemwegserkrankungen gehören Bronchiektasen. Man versteht darunter eine fehlende Verjüngung und irreversible Dilatation von Bronchien. Typisch ist chronischer Husten, häufig verbunden mit Auswurf.

Ätiologie und Pathogenese. Man unterscheidet zwei Formen von Bronchiektasen: lokalisierte und generalisierte. Die *lokalisierten Formen* können einen oder mehrere Lungenlappen betreffen. Sie sind Folge eines meist in der Kindheit durchgemachten Infektes. Bei generalisierten Bronchiektasen muss als Ursache eine Systemerkrankung gesucht werden. Die Form der Bronchiektasen (tubulär, varikös, sackförmig) lässt nicht auf ihre Ätiologie schließen. Bei Bronchiektasen im Rahmen von Systemerkrankungen sind häufig auch die oberen Atemwege chronisch entzündlich verändert (chronische Rhinosinusitis). Hierzu gehören:

- zystische Fibrose (Mukoviszidose),
- primäre Ziliendyskinesien (Sonderform: Kartagener-Syndrom),
- "common variable immunodeficiency syndrome" (CVID) und angeborene Immunmangelsyndrome,
- Bronchiektasen im Rahmen eines Z. n. Bronchiolitis (z. B. bei rheumatoider Arthritis), bei allergischer bronchopulmonaler Aspergillose (APBA), Colitis ulcerosa, Zöliakie, Yellow-Nail-Syndrom.

Diagnostik. Die Leitsymptome chronischer Husten und Auswurf können auf das Vorliegen von Bronchiektasen hinweisen. Die für Bronchiektasen typische maulvolle morgendliche Expektoration ist nur bei schweren Fällen vorhanden. Fehlender Auswurf schließt Bronchiektasen nicht aus. Eine gefürchtete Komplikation ist die

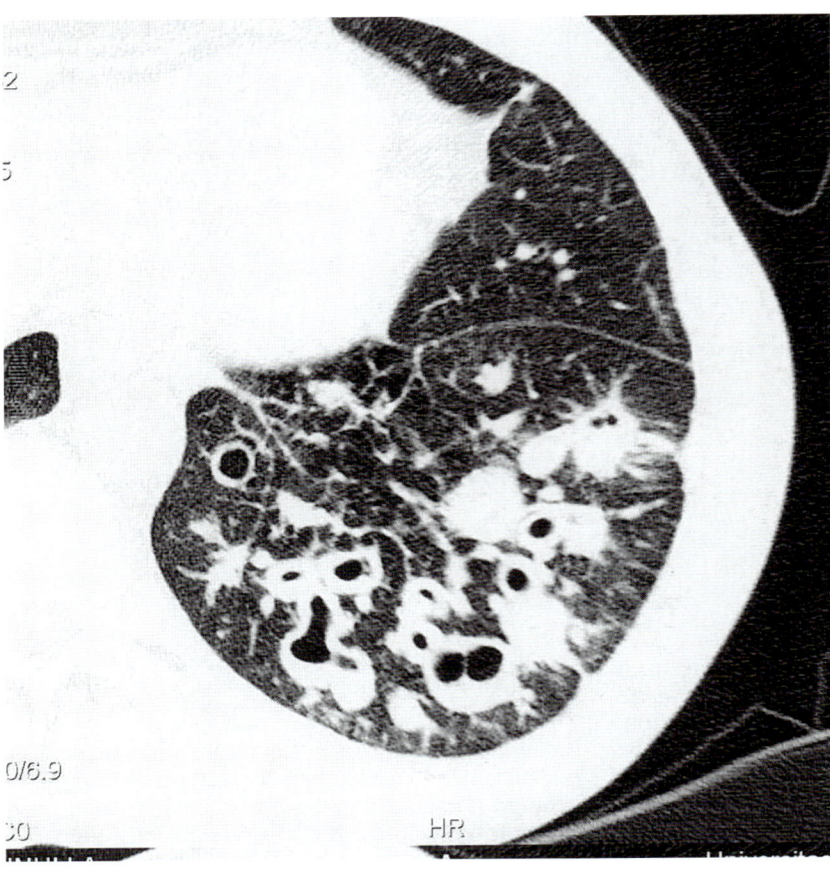

Abb. 17.14 Ausgeprägte Bronchiektasen im linken Unterlappen, z. T. völlig mit Sekret gefüllt.

„major Haemoptoe", da es sich um eine Blutung aus arrodierten Bronchialarterien handelt.

Der *Auskultationsbefund* ist typisch: Früh- bis mittelinspiratorische grobblasige Rasselgeräusche deuten auf Bronchiektasen vor allem dann hin, wenn sie streng lokalisiert vorhanden sind. Sind auch die kleinen Atemwege generalisiert entzündlich destruiert, kann klinisch eine Obstruktion vermutet und spirometrisch dokumentiert werden. Bei erheblichen entzündlich bedingten narbigen Veränderungen der Lungen ist spirometrisch eine gemischte obstruktive-restriktive Ventilationsstörung nachweisbar.

Das *Sputum* von Bronchiektasepatienten enthält häufig eine *Mischflora* aus Haemophilus influenzae, Diplococcus pneumoniae sowie Staphylococcus aureus. Bei langjährigem Bronchiektaseleiden finden sich häufig Pseudomonas aeruginosa oder andere gramnegative Bakterien (Stenotrophomonas maltophilia, Burkholderia cepacia, Achromobakter xylosoxidans). In regelmäßigen Abständen soll kulturell nach atypischen Mykobakterien, speziell nach Mycobacterium avium intracellulare gesucht werden.

In den meisten Fällen sind im gewöhnlichen *Thorax-Röntgenbild* streifige Verdichtungen, angedeutete tubuläre Strukturen oder zystenartige Gebilde sichtbar, die den Verdacht auf Bronchiektasen erwecken. Lokalisierte Bronchiektasen finden sich am häufigsten in den posterioren Unterlappensegmenten, im Mittellappen und in der Lingula. Diffuse Bronchiektasen sind häufig in den Oberlappen ausgeprägter als in den Unterlappen. Ein normales Thorax-Röntgenbild schließt aber wenig ausgeprägte (tubuläre) Bronchiektasen nicht aus. Die *CT* (in Hochauflösungstechnik) hat die Bronchographie zur Diagnostik von Bronchiektasen ersetzt (Abb. 17.**14**). Computertomographisch ist die Bronchiektase definiert als Bronchus, dessen Außendurchmesser größer ist als jener der begleitenden Lungenarterie. Oft ist die Bronchialwand verdickt. Die fehlende Verjüngung ist manchmal sichtbar, wenn ein Bronchus in der Ebene des computertomographischen Schnittbildes verläuft.

Zystische Fibrose (Mukoviszidose)

Häufigkeit und Pathogenese. Diese Erkrankung gehört zu den häufigsten autosomal rezessiven Erbleiden. Sie betrifft bei uns eine von 2000–3000 Lebendgeburten. Die Erkrankung beruht auf Mutationen (vor allem der ∆ 508-Mutation) eines auf Chromosom 7 lokalisierten Gens, dessen Produkt das sog. „cystic fibrosis transmembrane conductance regulator"-(CFTR-)Eiweiß ist. Es ist Bestandteil eines komplexen Chloridkanals, der in allen exokrinen Geweben gefunden wird. Der gestörte Chlorid- und Wassertransport ist die Ursache für visköse Sekrete in Lunge, Pankreas, Leber, Darm und

Reproduktionstrakt. Er ist auch für einen erhöhten Salzgehalt im Schweiß verantwortlich, was beim *Schweißtest* zur Diagnose der zystischen Fibrose genutzt wird. Zusätzliche diagnostische Tests umfassen genetische Analysen und transepitheliale elektrische Potenzialmessungen an der Nasenschleimhaut. Eine frühe Diagnose und moderne medizinische Behandlungskonzepte, die eine prompte antibiotische Behandlung bronchopulmonaler Infekte einschließt, haben zu einer erheblichen Verlängerung des medianen Überlebens auf aktuell über 30 Jahre geführt.

Klinik. Im Erwachsenenalter steht die *Lungenpathologie* mit Bronchiektasen, Bronchiolitis, rezidivierenden Bronchialinfekten und progredienter Verschlechterung der Lungenfunktion im Vordergrund. Die exo- und auch endokrine *Pankreasinsuffizienz* (Diabetes mellitus) machen weniger therapeutische Probleme. Die Bronchien und auch die Nasennebenhöhlen der meisten erwachsenen Patienten mit zystischer Fibrose sind mit Pseudomonas aeruginosa besiedelt, einem Keim, der auch durch intravenöse antibiotische Behandlung nur noch bezüglich Konzentration beeinflusst, aber nicht mehr ausgerottet werden kann.

Die Patienten sind durch einen *chronischen Husten und Auswurf* geplagt. Mit zunehmender Verschlechterung der Lungenfunktion entwickelt sich *Atemnot*. Patienten mit dieser Erkrankung sind trotz Substitution mit Pankreasenzymen meist untergewichtig. Bei fortgeschrittener Lungenerkrankung findet man einen überblähten Thorax und auskultatorisch Befunde, die zur Bronchialobstruktion und zu Bronchiektasen passen.

In praktisch allen Fällen sind *Trommelschlegelfinger und Uhrglasnägel* vorhanden. Ab und zu sind sie mit Schmerzen im gelenknahen Bereich langer Röhrenknochen assoziiert. Man spricht dann vom Syndrom der der *hypertrophen Osteoarthropathie* (Marie-Bamberger-Syndrom). Trommelschlegelfinger und Uhrglasnägel werden auch bei fortgeschrittenen Bronchiektasenleiden anderer Ätiologie gesehen. Ferner sind sie ab Kindheit typisch bei Patienten mit einem zyanotischen Herzfehler und bei Erwachsenen als paraneoplastische Manifestation eines nichtkleinzelligen Bronchuskarzinoms.

Primäre ziliäre Dyskinesie

Kartagener hat als erster Patienten mit chronischer Rhinosinusitis, Bronchiektasen und einem Situs inversus beschrieben. Diese auch heute noch als *Kartagener-Trias* bezeichnete Konstellation ist auf eine kongenitale Störung der Zilienstruktur und -funktion zurückzuführen. Man spricht heute von primärer ziliärer Dyskinesie (immotiles oder dysmotiles Ziliensyndrom). Diese autosomal rezessiv vererbte Erkrankung, die bei Männern und Frauen gleich häufig mit einer Prävalenz von 1 auf 20000–30000 gesehen wird, geht nur in der Hälfte der Fälle mit einem Situs inversus einher. Zugrunde liegen verschiedene ultrastrukturelle oder funktionelle Ziliendefekte, die eine Störung des Zilienschlages zur Folge haben. Die meisten Männer sind aufgrund von immotilen Spermien infertil und nur rund die Hälfte der Frauen wird schwanger bzw. kann ein lebendes Kind gebären. Die gestörte mukoziliäre Clearance prädisponiert zu chronischen Infekten der oberen und unteren Atemwege. Im Erwachsenenalter sind in der Regel Bronchiektasen zu diagnostizieren.

Von der primären ziliären Dyskinesie und zystischen Fibrose, die beide mit Infertilität einhergehen können, ist das nur bei Männern vorkommende *Young-Syndrom* abzugrenzen (Young 1970). Dieses Krankheitsbild ist durch die Kombination von chronischen sinopulmonalen Infekten mit Husten und Auswurf und Infertilität gekennzeichnet. Den Infekten liegen Bronchiektasen oder eine chronische Bronchitis, der Infertilität eine obstruktive Azoospermie zugrunde. Ultrastrukturell zeigen die Zilien *nicht* die typischen Veränderungen der ziliären Dyskinesie (Fehlen der Dynein-Arme, Transposition von Mikrotubuli usw.), sondern unspezifische Defekte als Folge des chronischen Infektes.

Erworbene Immunmangelsyndrome („common variable immunodeficiency syndrome", CVI)

Diese in der klinischen Präsentation heterogene immunologische Störung ist durch eine Hypogammaglobulinämie sowie rezidivierende Infekte der oberen und unteren Luftwege charakterisiert. Weitere Manifestationen bestehen aus einer Malabsorption mit Diarrhö, die mit einem gehäuften Auftreten von gastrointestinalen Lymphomen assoziiert ist. Die Pathophysiologie ist schlecht verstanden, besteht aber im Wesentlichen aus einer beeinträchtigten Differenzierung von B-Zellen mit gestörter Sekretion von Immunglobulinen. Für ein CVI-Syndrom typisch ist ein erniedrigter IgG-Serumspiegel, der fast immer assoziiert ist mit einem fehlenden oder tiefen IgA.

Allergische bronchopulmonale Aspergillose (APBA)

Diese Erkrankung soll gesucht werden bei Patienten, die unter einem schwierig zu behandelnden Asthma bronchiale leiden. Die zugrunde liegende Störung besteht in einer verstärkten IgE-vermittelten Immunantwort auf Aspergillen. Typisch sind eine Bluteosinophilie, ein stark erhöhter IgE-Titer sowie präzipitierende Antikörper gegen Aspergillen. Die Patienten husten kautschukartige Bronchialausgüsse, welche Aspergillen enthalten, aus. Im Thorax-Röntgenbild sieht man fingerartige Verschattungen und im CT können die für diese Erkrankung typischen zentralen Bronchiektasen gesehen werden.

Weitere seltene Erkrankungen des Bronchialbaums sind die *Tracheobronchomegalie* (Mounier-Kuhn-Syndrom) und das *William-Campell-Syndrom* (fehlende Knorpel). Andere rare Ursachen für bronchiale Beschwerden sind die *Polychondritis* und die *tracheobronchiale Papillomatose*.

17 Husten, Auswurf und Dyspnoe

Wie leicht fällt es Ihnen, in folgenden Situationen einzuschlafen?
Gemeint ist nicht nur das Gefühl müde zu sein, sondern auch wirklich einzuschlafen. Die Frage bezieht sich auf das übliche tägliche Leben der vergangenen Wochen. Auch wenn Sie einige der beschriebenen Tätigkeiten in letzter Zeit nicht ausgeführt haben, versuchen Sie sich vorzustellen, welche Wirkung diese auf Sie gehabt hätten. Wählen Sie aus der folgenden Skala die für die entsprechende Frage am besten zutreffende Zahl:

0 = würde nie einschlafen
1 = würde kaum einschlafen
2 = würde möglicherweise einschlafen
3 = würde mit großer Wahrscheinlichkeit einschlafen
(Zutreffendes bitte ankreuzen)

Sitzen und Lesen	○0	○1	○2	○3
Fernsehen	○0	○1	○2	○3
Sitzen an einem öffentlichen Ort (z.B. Theater, Sitzung, Vortrag)	○0	○1	○2	○3
Als Mitfahrer im Auto während einer Stunde ohne Halt	○0	○1	○2	○3
Abliegen, um auszuruhen am Nachmittag, wenn es die Umstände erlauben	○0	○1	○2	○3
Sitzen und mit jemandem sprechen	○0	○1	○2	○3
Ruhig sitzen nach Mittagessen ohne Alkohol	○0	○1	○2	○3
Im Auto beim Stopp an einer Verkehrsampel während einiger Minuten	○0	○1	○2	○3

Abb. 17.15 Epworth-Fragebogen zur Evaluation der Einschlafneigung.

Obstruktives Schlafapnoe-Syndrom

Das obstruktive Schlafapnoe-Syndrom verursacht zwar weder Husten, Auswurf noch ist Dyspnoe ein typisches Symptom, als häufige schlafbezogene Störung der Atemregulation mit einer Prävalenz von 4% der Männer und 2% der Frauen wird das Syndrom trotzdem an dieser Stelle besprochen. Es tritt vorwiegend bei habituellen Schnarchern auf und führt während des Schlafes durch einen repetitiven Kollaps der oberen Atemwege zu Hyopnoen und Apnoen mit Abfall der arteriellen Sauerstoffsättigung. Dies hat repetitive Weckreaktionen (arousals) zur Folge, welche die Erholungsfunktion des Schlafes beeinträchtigen. Der auf Grund der Atemstörung erhöhte Sympatikotonus hat außerdem kardiovaskuläre Auswirkungen. Im Wachzustand ist die Atmung dagegen normal. Das obstruktive Schlafapnoe-Syndrom ist somit eine *funktionelle Störung*. Faktoren, die das Risiko an Schlafapnoe zu erkranken erhöhen, sind das männliche Geschlecht und eine familiäre Disposition, die Adipositas, ein großer Halsumfang sowie anatomisch bedingte Engstellen in den oberen Atemwegen, z.B. durch vergrößerte Adenoide und Tonsillen (vor allem bei Kindern).

Ein obstruktives Schlafapnoe-Syndrom kann auch im Rahmen einer Hypothyreose oder Akromegalie auftreten.

Klinische Präsentation. Die Patienten klagen über eine ausgeprägte Einschlafneigung am Tage, über Konzentrationsschwierigkeiten, einen wenig erholsamen Schlaf, morgendliche Mundtrockenheit und Kopfschmerzen. Manchmal kommt es zu nächtlichem Erstickungsgefühl. Die Fremdanamnese bei den Angehörigen der Patienten ergibt in der Regel zyklisches Schnarchen und repetitive Atemaussetzer. Die Lebensqualität wird vor allem durch die Hypersomnie und die Beeinträchtigung der kognitiven Funktionen deutlich eingeschränkt. Die unmittelbar gefährlichsten Folgen des obstruktiven Schlafapnoe-Syndroms sind jedoch Unfälle im Straßenverkehr durch Einschlafen am Steuer. Das obstruktive Schlafapnoe-Syndrom ist zudem ein Risikofaktor für das Auftreten einer arteriellen Hypertonie und wahrscheinlich auch anderer kardiovaskulärer Erkrankungen wie Herzinfarkt und Schlaganfall.

Diagnose und Differenzialdiagnose. Die Diagnose wird auf Grund der typischen Anamnese vermutet (Abb. 17.15) und durch eine Schlafuntersuchung (Polysomnographie oder respiratorische Polygraphie) bestätigt (s. o.). Die Differenzialdiagnose umfasst das einfache, nicht mit Atem- oder Schlafstörungen verbundene Schnarchen, die zentrale Schlafapnoe und nächtliche Hypoventilation (s. o.) sowie andere Ursachen der Hypersomnie. Dazu gehören der Schlafmangel, internistische (z. B. nächtliche Dyspnoe bei obstruktiven Lungenkrankheiten und Herzinsuffizienz), neurologische (Parkinson-Syndrom) und psychiatrische Erkrankungen (Depressionen), welche die Schlafqualität beeinträchtigen, sowie die Narkolepsie. Diese ist durch die Tetrade unwiderstehliche Schlafattacken, Kataplexie (plötzlicher durch Emotionen ausgelöster Tonusverlust), hypnagoge Halluzinationen (traumähnliche Erlebnisse beim Einschlafen und Aufwachen) und Schlaflähmung charakterisiert.

Therapie. Die wichtigste Behandlung besteht in der nächtlichen nasalen Überdruckbeatmung (continuous positive airway pressure, CPAP). Diese pneumatische Schienung normalisiert die nächtliche Atmung und führt in der Regel rasch zur deutlichen Besserung der Schlafqualität und der Hypersomnie. Falls eine CPAP-Therapie nicht toleriert oder akzeptiert wird, kann eine Behandlung mit einer nachts eingesetzten Kieferspange durchgeführt werden. Sie wird so angefertigt, dass sie den Unterkiefer in einer Vorschubstellung hält und damit den Kollaps der oberen Atemwege verhindert. Chirurgische Eingriffe (z. B. die Adenoid- und Tonsillektomie, Uvulo-Palato-Pharyngoplastik und kieferchirurgische Operationen) kommen nur in speziellen Situationen zum Einsatz, wie z. B. bei Adenoid- oder Tonsillenhypertrophie (vor allem bei Kindern).

Literatur

Bloch KE, Georgescu CL, Russi EW, Weder W. Gain and subsequent loss of lung function after lung volume reduction surgery in cases of severe emphysema with different morphologic patterns. J Thorac Cardiovasc Surg 2002; 123: 845–54.

Bloch KE, Iseli A, Zhang JN, Xie X, Stoeckli PW, Russi EW. Randomized, controlled trial of two oral appliances for sleep apnea treatment. Am J Respir Crit Care Med 2000; 162: 246–51.

Bloch KE, Russi EW. Störungen der Ventilation. Swiss Medical Forum 2003; 22: 73–9.

Bloch KE. Office spirometry. Schweiz Rundschau Med (PRAXIS) 2003; 92: 1617–24.

Bradley TD, Floras JS. Sleep apnea and heart failure: Part I: obstructive sleep apnea. Circulation 2003; 107: 1671–8.

Bradley TD, Floras JS. Sleep apnea and heart failure: Part II: central sleep apnea. Circulation 2003; 107: 1822–6.

Fontana GA, Pistoleri N. Cough. 3: chronic cough and gastro-oesophageal reflux. Thorax 2003; 58: 1092–5.

Fraser RS, Müller NL, Colman N, Paré PD. Fraser and Paré's Diagnosis of Diseases of the Chest, 4th ed. Philadelphia: Saunders 1999.

Gibson RL, Burns JL, Ramsey BW. Pathophysiology and management of pulmonary infections in cystic fibrosis. Am J Respir Crit Care Med 2003; 168: 918–51.

Morice AH, Kastelik JA. Cough. 1: Chronic cough in adults. Thorax 2003; 58: 901–7.

National Emphysema Treatment Research Group. A randomized trial comparing lung-volume-reduction surgery with medical therapy for severe emphysema. N Engl J Med 2003; 348: 2059–73.

Pauwels RA, Buist AS, Calverley PM, Jenkins CR, Hurd SS. Global strategy for the diagnosis, management, and prevention of chronic obstructive pulmonary disease. NHLBI/WHO Global Initiative for Chronic Obstructive Lung Disease (GOLD) Workshop summary. Am J Respir Crit Care Med 2001; 163: 1256–76.

Russi EW, Brändli O, Bloch KE. Chronisch obstruktive Lungenkrankheit – Diagnostik und Therapie. Schweiz Med Forum 2002; 8: 163–5.

Russi EW, Leuenberger P, Brändli O et al. Management of chronic obstructive pulmonary disease: the Swiss Guidelines. Swiss Med Wkly 2002; 132: 67–78.

Ryu JH, Myers JL, Swensen SJ. Bronchiolar disorders. Am J Respir Crit Care Med 2003; 168: 1277–92.

Senn O, Brack T, Matthews F, Russi EW, Bloch KE. Randomized short-term trial of two auto CPAP devices vs. fixed CPAP for treatment of sleep apnea. Am J Respir Crit Care Med 2003; 168: 1506–11.

Thurnheer R, Engel H, Weder W et al. The role of lung perfusion scintigraphy in the evaluation of candidates for lung volume reduction surgery. Am J Respir Crit Care Med 1999; 159: 301–10.

West SB. Pulmonary Pathophysiology – The Essentials 5th ed. Baltimore: Williams & Wilkens 1998.

West SB. Respiratory Physiology – the Essential. 5th ed. Baltimore: Williams & Wilkins 1997.

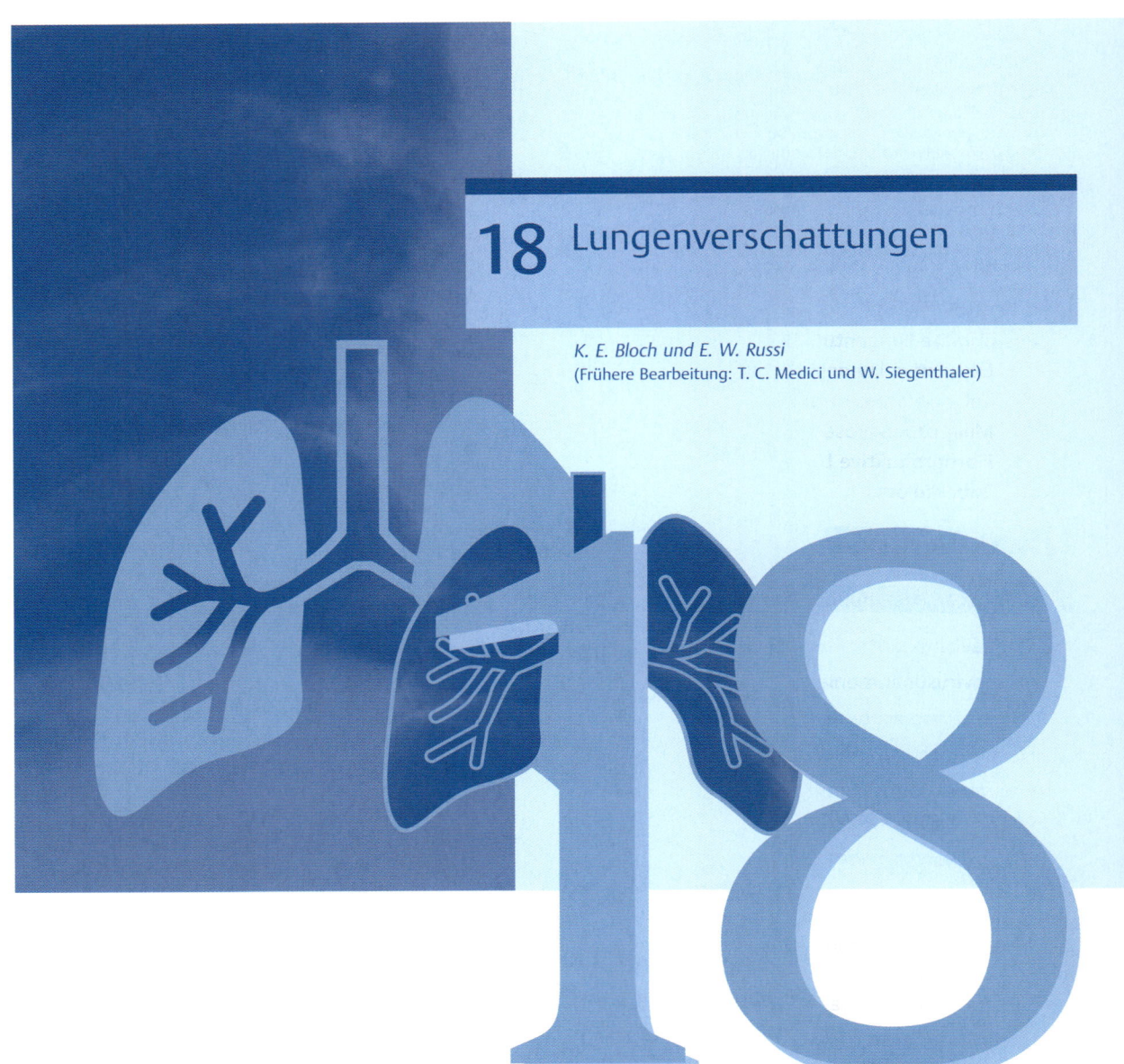

18 Lungenverschattungen

K. E. Bloch und E. W. Russi
(Frühere Bearbeitung: T. C. Medici und W. Siegenthaler)

Lungenverschattungen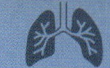

18.1 Infektiöse Lungeninfiltrate — 529

Bakterielle Pneumonien — 531

Einteilung — 531
Pneumonien durch grampositive Keime — 532
Pneumonien durch gramnegative und lichtmikroskopisch nicht identifizierbare Keime — 534
Pneumonien durch multiple grampositive und gramnegative anaerobe Keime („Mischflora") — 537

Lungentuberkulose — 538

Primärtuberkulose — 539
Postprimäre Lungentuberkulose — 539
    Exsudative Lungentuberkulose — 539
    Tuberkulöse Kaverne — 541
    Miliartuberkulose — 541
    Fibroproduktive Lungentuberkulose — 542
    Tuberkulom — 542

Atypische Mykobakteriosen — 543

Virale Pneumonien — 544

Grippeviruspneumonie — 544
Adenoviruspneumonie — 544
SARS (severe acute respiratory syndrome) — 544
Hantaviruspneumonie — 544
Pneumonien durch primär nichtpneumotrope Viren — 544

Pilzpneumonie — 545

Pilzinfekte bei gestörter Immunabwehr — 545
    Pneumonien durch Hefe- und Schimmelpilze — 545
    Pneumocystis-carinii-Pneumonie — 545
Endemische Pilzinfekte — 547
Allergische bronchopulmonale Aspergillose und Myzetom — 547

Parasitäre Pneumonien — 548

18.2 Nichtinfektiöse Lungeninfiltrate — 548

Physikalisch-chemische Pneumonie — 548
    Strahlenpneumonie — 549
    Lipoidpneumonie — 549
Stauungspneumonie — 549
Infarktpneumonie – Lungeninfarkt — 551
Peribronchiektatische Pneumonie — 553
Pneumonie durch bakterielle Superinfektion — 553
Chronische Pneumonien — 553
Weitere nichtinfektiöse Lungeninfiltrate — 553

18.3 Eosinophile Lungeninfiltrate — 554

Flüchtige eosinophile Infiltrate (Löffler) — 554
Pulmonale Eosinophilie bei Parasitosen und tropische pulmonale Eosinophilie — 554
Allergische bronchopulmonale Aspergillose — 554
Medikamentös induzierte pulmonale Eosinophilie — 555
Akute eosinophile Pneumonie — 555
Chronische eosinophile Pneumonie — 555
Eosinophiles Infiltrat mit Asthma — 555
Allergische Granulomatose und Angiitis (Churg-Strauss-Syndrom) — 555
Hypereosinophiles Syndrom — 556

18.4 Diffuse interstitielle Lungenerkrankungen/ Lungenfibrose — 556

Idiopathische interstitielle Pneumopathien — 557

Idiopathische Lungenfibrose — 558
Unspezifische interstitielle Pneumonie — 559
Kryptogene organisierende Pneumonie (idiopathische Bronchiolitis obliterans mit organisierender Pneumonie) — 561
Akute interstitielle Pneumonie (Hamman-Rich-Syndrom) — 562
Respiratorische Bronchiolitis mit interstitieller Pneumonie — 562
Desquamative interstitielle Pneumonie — 562
Lymphoide interstitielle Pneumonie — 562

18 Lungenverschattungen

Interstitielle Pneumopathien bei Kollagenosen	563

Toxische und medikamentös induzierte interstitielle Pneumopathien	564

Exogen allergische Alveolitis („extrinsic allergic alveolitis")	564

Pneumokoniosen	566
Silikose	566
Silikatosen	567

Diffuse granulomatöse Lungenkrankheiten	570

Seltene Pneumopathien	570
Alveolarzellkarzinom, bronchioalveoläres Karzinom, bronchioläres Karzinom, Lungenadenomatose	570
Lymphangiosis carcinomatosa	570
Kaposi-Sarkom	570
Lungenhämosiderose	570
Goodpasture-Syndrom	572
Antiphospholipid-Syndrom	573
Alveolarproteinose	573
Microlithiasis alveolaris	573
Langerhans-Zell-Histiozytose	573
Lymphangioleiomyomatose (LAM)	574
Wabenlunge	574

18.5 Lungenrundherde _____ 575

Solitäre Rundherde	576
Maligne Tumoren	576
Benigne Tumoren	578
Entzündliche Rundherde	578
Tuberkulom	579
Echinokokkose	579
Rundherde verschiedener Ätiologie	580

Multiple Rundherde	580
Metastasen	580
Wegener-Granulomatose	580
Arteriovenöse Aneurysmen	581

18.6 Kavernöse und zystische Lungenerkrankungen _____ 583

Tuberkulöse Kaverne	583

Lungenabszess	583
Lungenabszess infolge Aspiration	584
Lungenabszess als Komplikation von bakteriellen Pneumonien	584
Metastatische Lungenabszesse	584

Lungenzysten	584

Kavernöse und zystische Prozesse verschiedener Ätiologie	584

18.7 Atelektasen _____ 585

18.8 Mittellappensyndrom _____ 587

18.9 Verschattungen im Bereich der Herz-Zwerchfell-Winkel _____ 588

Zysten und Hernien	588
Lungensequestration	588

Infektiöse Lungeninfiltrate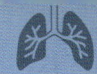

Radiologische Morphologie von Lungenverschattungen

Lungenverschattungen können auf einer Transsudation oder Exsudation von Flüssigkeit oder einer Ansammlung von entzündlichen, bindegewebigen oder neoplastischen Zellen im Lungenparenchym beruhen. Sie können auf Grund der klinischen Untersuchung vermutet werden, oft sind jedoch die Perkussion und Auskultation unergiebig. Die Diagnose einer Lungenverschattung erfordert definitionsgemäß eine *Röntgenuntersuchung*. Die folgende Diskussion bezieht sich auf das konventionelle Thorax-Röntgenbild. Eine wesentlich differenziertere Beurteilung der thorakalen anatomischen Strukturen ist anhand einer Computertomographie möglich, wobei eine spezielle Nomenklatur verwendet wird.

Bei der Differenzialdiagnose von Lungenverschattungen im Thorax-Röntgenbild sind deren Ausdehnung und Verteilung, sowie deren Muster von Bedeutung.

Ausdehnung. Anhand der Ausdehnung im Thoraxbild lassen sich *lokalisierte* (lobäre Pneumonie, Tuberkulom) von *diffusen* Verschattungen (fibrosierende Alveolitis, Pneumokoniosen) abgrenzen.

Muster der Infiltrate. Ist die Lungenstruktur im Bereich einer Verschattung weitgehend erhalten, handelt es sich in der Regel um *Lungeninfiltrate* durch eine Entzündung oder Neoplasie. Je nach Befall der Lungenstrukturen unterscheidet man *azinäre* und *interstitielle* Muster.
- *Azinäre Lungeninfiltrate:* Krankheiten mit Befall der Lungenazini (z. B. Pneumokokkenpneumonie) haben folgende Charakteristika:
  – homogene Verschattung,
  – Tendenz zum Konfluieren,
  – unscharfe Begrenzung,
  – Airbronchogramm,
  – kein Volumenverlust.
- *Interstitielle Lungeninfiltrate:* interstitielle Prozesse (z. B. fibrosierende Alveolitis) haben folgende Merkmale:
  – milchglasartige Trübung,
  – inhomogene Verschattung,
  – lineare (Kerley-A-, -B- und -C-Linien) und retikuläre Zeichnung,
  – Knötchenbildung,
  – „honeycomb lung" (Wabenlunge),
  – Volumenverlust.

Konsolidation. Bei einer Konsolidation handelt es sich um eine dichte Verschattung des Lungenparenchyms, innerhalb derer die Lungenstrukturen nicht mehr erkennbar sind. Dies kann z. B. bei einer Pneumonie oder einem Tumor der Fall sein.

Raumforderung. Wird das Lungenparenchym verdrängt, spricht man von einer Raumforderung, die neoplastisch oder entzündlich (z. B. durch einen Abszess) bedingt sein kann.

Knoten. Als Knoten oder Rundherde bezeichnet man rundliche, scharf begrenzte Verschattungen des Lungenparenchyms bis zu einer Größe von 3 cm. Sie können solitär oder multipel im Rahmen von Tumoren, Entzündungen und bei Exposition gegenüber anorganischen und organischen Stäuben auftreten (z. B. Silikose).

Verschattungen mit zentraler Aufhellung. Diese werden z. B. bei Abszessen (bakterielle Pneumonie mit Abszess, Kaverne bei Tuberkulose), Infarkten, Tumoren und Vaskulitiden (Wegener-Granulomatose) gefunden und beruhen auf einem nekrotischen Gewebezerfall.

Gemischtes Befallsmuster von Lungenverschattungen. Oft kommen bei einer Lungenkrankheit verschiedene radiologische Muster gleichzeitig vor.

Weitere diagnostische Kriterien. Bestimmte Kombinationen von radiologischen Befunden und deren Verteilung im Lungenparenchym sind für einige Lungenkrankheiten, vor allem in der hochauflösenden Computertomographie diagnostisch (z. B. Histiozytosis X, Lymphangioleiomyomatose, Aspergillom). Andere Erkrankungen manifestieren sich dagegen radiologisch vielfältig und unspezifisch, so dass keine sichere diagnostische Zuordnung möglich ist (z. B. Sarkoidose, Pneumopathie durch Amiodaron).

18.1 Infektiöse Lungeninfiltrate

Darunter verstehen wir Pneumonien, d. h. Entzündungen des Lungenparenchyms, die durch Mikroorganismen verursacht werden. Klinisch wird die Präsentation vor allem durch die Art des Erregers (Bakterien, Mykobakterien, Viren, Pilze, Parasiten) und zusätzlich durch die Abwehrlage des Patienten bestimmt. Die folgende Diskussion der einzelnen Krankheitsbilder ist nach der Art des Krankheitserregers gegliedert (Tab. 18.**1**).

Tabelle 18.1 Einteilung der entzündlichen Lungeninfiltrate

Infektiöse Pneumonien

Bakterielle Pneumonien
- durch grampositive Keime
  - Streptococcus pneumoniae (Pneumokokken Typ 1–90)
  - Streptokokken
  - Staphylokokken
  - Aktinomyzeten
  - Nokardien
- durch gramnegative und lichtmikroskopisch nicht identifizierbare Keime
  - Haemophilus influenzae
  - Klebsiellen
  - Branhamella (Moraxella) catarrhalis
  - Escherichia coli
  - Proteus
  - Pseudomonas
  - Serratia
  - Mycoplasma pneumoniae
  - Chlamydia pneumoniae
  - Chlamydia psittaci (Ornithose)
  - Brucellen (Bang-Pneumonie)
  - Legionella pneumophila
  - Rickettsien (Q-Fieber)
  - Bacillus anthracis
- durch grampositive und gramnegative Anaerobier (Bakteroides, Fusobakterium)
- durch Mycobakterium-tuberculosis-Komplex
  - M. tuberculosis
  - M. bovis
  - M. africanum
- durch atypische Mykobakteriosen
  - M.-avium-intracelluare-Komplex
  - M. kansasii
  - M. fortuitum, absecessus und chelonae

Virale Pneumonien
- Grippeviren
- Adenoviren
- Coronaviren (SARS)
- Hantaviren
- Pneumonien durch primär nicht pneumotope Viren (Masern-, Ebstein-Barr-Virus)

Pilzpneumonien
- Pilzinfekte bei gestörter Immunabwehr
  - Candidiasis (Moniliasis)
  - Aspergillose
  - Pneumocystis carinii
  - Mukormykose (Geotrichose)
  - Kryptokokkose (Torulose)
- endemische Pilzinfekte
  - Blastomykose
  - Histoplasmose
  - Kokzidioidomykose

Parasitäre Pneumonien
- Toxoplasma gondii

Nichtinfektiöse Pneumonien

Physikalisch-chemische Pneumonien

Pneumonien mit Eosinophilie

Entzündliche Lungeninfiltrate bei Kollagenosen

Als Folge von Kreislaufstörungen
- Lungenstauung bzw. Lungenödem (Stauungspneumonie)
- Infarktpneumonie

Infektiöse Lungeninfiltrate

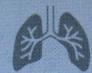

Bakterielle Pneumonien

Die bakteriellen Pneumonien stellen immer noch die häufigste zum Tode führende Infektionskrankheit dar – trotz breiter Anwendung von Antibiotika. Das Erregerspektrum variiert je nach Ort der Infektion (zu Hause, im Krankenhaus, in der Intensivstation), dem Alter der Patienten, Zusatzerkrankungen und der Immunitätslage. Von den bakteriellen Erregern verursachen *Pneumokokken, Haemophilus influenzae, gramnegative enterische Bazillen, Staphylokokken, Legionellen* die meisten bakteriellen Pneumonien. Zusammen mit *Mycoplasma pneumoniae, Chlamydia pneumoniae* und den *respiratorischen Viren* sind sie die häufigsten Erreger von Pneumonien, die *außerhalb des Krankenhauses* auftreten. Dagegen wird die Hälfte der Pneumonien hospitalisierter Patienten durch gramnegative Keime verursacht.

Einteilung

Nach Ort der Erkrankung und Immunitätslage. Für das diagnostische und therapeutische Vorgehen ist die Unterscheidung zwischen Pneumonien, die außerhalb des Krankenhauses („*community acquired pneumonia*") und solchen, die im Krankenhaus oder anderen Institutionen (z. B. Pflegeheim) erworben wurden („*hospital acquired pneumonia*") entscheidend.

Außerdem ist die *Immunitätslage* des Patienten von großer Bedeutung, da sich pulmonale Infektionen unter Immunsuppression sehr uncharakteristisch manifestieren können. Bei nicht immunkompromittierten Patienten verlaufen bakterielle Pneumonien in der Regel akut und sind meist mit Fieber, Husten und Auswurf verbunden. Jedoch erlauben weder die klinische Präsentation noch Laborbefunde noch die Art der Befunde im Thorax-Röntgenbild zuverlässige Rückschlüsse auf den Erreger. Insbesondere ist der Begriff *atypische Pneumonie* nicht zutreffend. Er ist nur noch von historischem Interesse. Man verstand darunter ursprünglich Pneumonien, die sich in ihrer Präsentation vom klassischen Bild einer Pneumokokkenpneumonie unterscheiden. Die ersten „atypischen" Erreger waren Mykoplasmen, später kamen Chlamydia psittaci und Chlamydia pneumoniae und schließlich Legionella pneumophila dazu. Da aber auch Pneumokokkenpneumonien völlig atypisch verlaufen können und sich im Einzelfall die klinischen und radiologischen Bilder, welche durch die verschiedenen Erreger verursacht werden, enorm überlappen, ist eine Einteilung in typische und in atypische Pneumonien nutzlos.

Nach Erreger. Die Einteilung von bakteriellen Pneumonien stützt sich auch auf die verursachenden Erreger. Allerdings ist eine zuverlässige Erregerdiagnostik aufwändig und in der Praxis kaum je möglich und sinnvoll. Selbst bei Pneumonien, welche zu einer Hospitalisation führen, kann der verantwortliche Mikroorganismus in weniger als der Hälfte der Fälle nachgewiesen werden.

Weitere Einteilungen. Sie berücksichtigen den *Infektionsweg* oder das *radiologische Muster*. Sie können einen gewissen Beitrag dazu leisten, das potenzielle Erregerspektrum einzugrenzen. So sind beispielsweise außerhalb des Krankenhauses erworbenen Aspirationspneumonien durch eine Mischflora von aeroben und anaeroben Bakterien bedingt, bei im Krankenhaus erfolgten Aspirationen sind vor allem gramnegative Krankenhauskeime zu berücksichtigen. Pneumonien, die hämatogen zustande kommen, sind häufig durch Staphylokokken verursacht. Ferner machen besondere Umstände Patienten für bestimmte Erreger besonders anfällig. Beispiele dafür sind: die HIV-Infektion (Pneumocystis carinii, Tuberkulose, M.-avium-Komplex), Agranulozytose durch aplasierende Chemotherapie (bakterielle Pneumonien, invasive Aspergilleninfekte), eine längere Medikation mit Corticosteroiden (Pneumocystis carinii), Mangel an Immunglobulinen (Infekte mit bekapselten Organismen).

Gebräuchlich, aber wenig hilfreich in Bezug auf mögliche Erreger ist eine radiologisch deskriptive Einteilung entsprechend dem radiologischen Muster und der Ausbreitung im konventionellen Thorax-Röntgenbild. Lokalisierte werden von diffusen Formen, einseitige von beidseitigen, lobäre von segmentalen Formen

---

Prognostische Faktoren bei der zu Hause erworbenen Pneumonie

Bei einem Patienten mit einer Pneumonie außerhalb des Krankenhauses muss in einem ersten Schritt der Schweregrad beurteilt und entschieden werden, ob eine Hospitalisation notwendig ist. Dabei sind folgende prognostische Faktoren von Bedeutung:
- Alter > 50 Jahre,
- Zusatzerkrankungen wie Neoplasie, Herzinsuffizienz, chronisch obstruktive Lungenkrankheit, zerebrovaskulärer Insult, Nieren- und Lebererkrankungen,
- Bewusstseinstrübung,
- Tachykardie > 125/min,
- Atemfrequenz ≥ 30/min,
- systolischer Blutdruck < 90 mmHg,
- Temperatur < 35° oder > 40°.

Ist keiner der oben erwähnten Risikofaktoren vorhanden, kann das Risiko für einen komplizierten Verlauf als gering eingestuft werden, und die Behandlung kann in der Regel zu Hause erfolgen.
Weitere Risikofaktoren sind folgende Zusatzbefunde:
- eine Azidose: arterieller pH < 7,35,
- Serumharnstoff > 30 mg/dl,
- Serumnatrium < 130 mmol/l,
- Serumglucose > 250 mg/dl,
- Hämatokrit < 30 %,
- Leukozytenzahl < 4000 × 10^6/l oder > 20 000 × 10^6/l,
- arterieller Sauerstoffpartialdruck: PaO2 < 60 mmHg,
- multilobäre Lungeninfiltrate,
- Pleuraerguss.

18 Lungenverschattungen

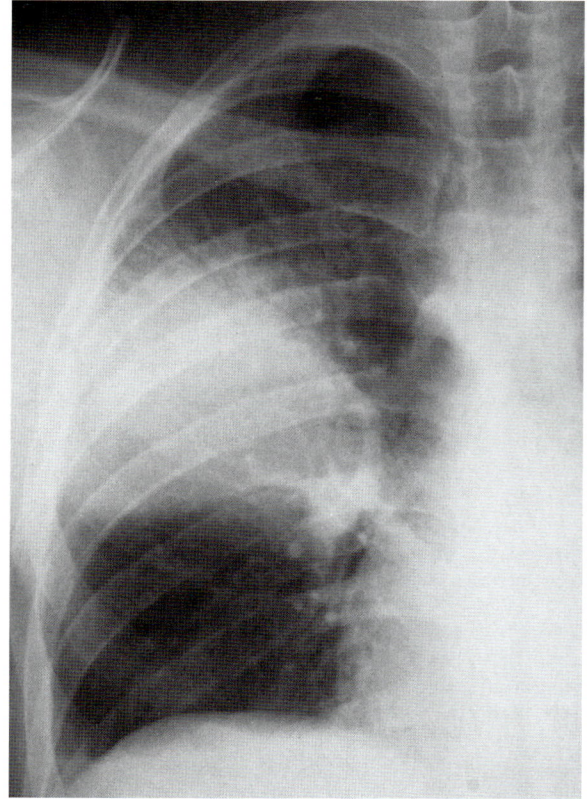 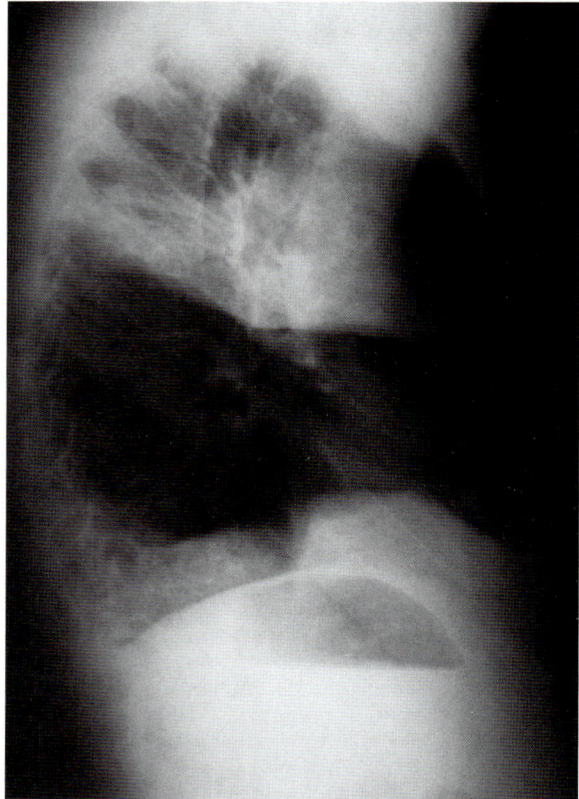

Abb. 18.1 Pneumokokkenpneumonie. Homogenes, konfluierendes Infiltrat, das fast den gesamten rechten Oberlappen einnimmt (lobäre Pneumonie). 32-jähriger Mann.
a p.-a.
b Seitliche Aufnahme.

unterschieden. Sind Infiltrate konfluierend und ist ein „Airbronchogramm" sichtbar, spricht man von einem azinären Verschattungsmuster, ist die radiologische Zeichnung scharf (linear, retikulär, nodulär) und ist kein „Airbronchogramm" sichtbar, so spricht man von einem interstitiellen Muster. Ein einzelner Abszess ist eine typische Komplikation einer Aspirationspneumonie, multiple Lungenabszesse sind klassisch für hämatogen bedingte Staphylokokkenpneumonien, Lungeninfarkte passen zu einer invasiven Aspergillose oder werden als Komplikation bei Pseudomonasinfekten gesehen.

Pneumonien durch grampositive Keime

Die Mehrzahl der bakteriellen Pneumonien wird durch grampositive Keime, d. h. vor allem durch *Streptococcus pneumoniae* (Pneumokokken), sowie durch *Staphylo- und Streptokokken* verursacht. Grampositive Pneumonieerreger sind auch die anaeroben Peptokokken und Peptostreptokokken, *Actinomyces israelii*, *Nocardia asteroides*, *Bacillus anthracis* und *Mycobacterium tuberculosis*.

Pneumokokkenpneumonie. Noch immer sind 20–60 % der bakteriellen Pneumonien, die außerhalb des Krankenhauses erworben werden, Pneumokokkenpneumonien, und es stirbt immer noch einer von 20 Patienten mit einer Pneumokokkenpneumonie an dieser Infektionskrankheit. Besonders gefährdet sind Patienten mit geschwächter Abwehr, Immunglobulinmangel, Hämoglobinopathien sowie nach Entfernen der Milz.

Klinisch entspricht das Krankheitsbild der Pneumokokkenpneumonie häufig der klassischen lehrbuchmäßigen Beschreibung: Beginn mit Schüttelfrost, hochrotem Gesicht, anfänglich oft mit atemabhängigen Thoraxschmerzen. In unbehandelten Fällen ist die Temperatur nur wenig remittierend um 39–40 °C. Die Pulsfrequenz ist der Temperatur entsprechend gesteigert.

Die folgenden *Befunde* können erhoben werden:
- *Körperliche Untersuchung:* perkutorisch Dämpfung, verstärkter Stimmfremitus; auskultatorisch Bronchialatmen und klingende, endinspiratorische Rasselgeräusche; häufig Herpes labialis,
- *Labor:* Leukozytose bis 30 000/µl (30 × 10^9/l) mit starker Linksverschiebung, ausgeprägte toxische Veränderungen der Neutrophilen und Lymphopenie,
- *röntgenologisch:* Das Infiltrat ist dicht, gleichmäßig, in der Regel ziemlich scharf begrenzt mit positivem

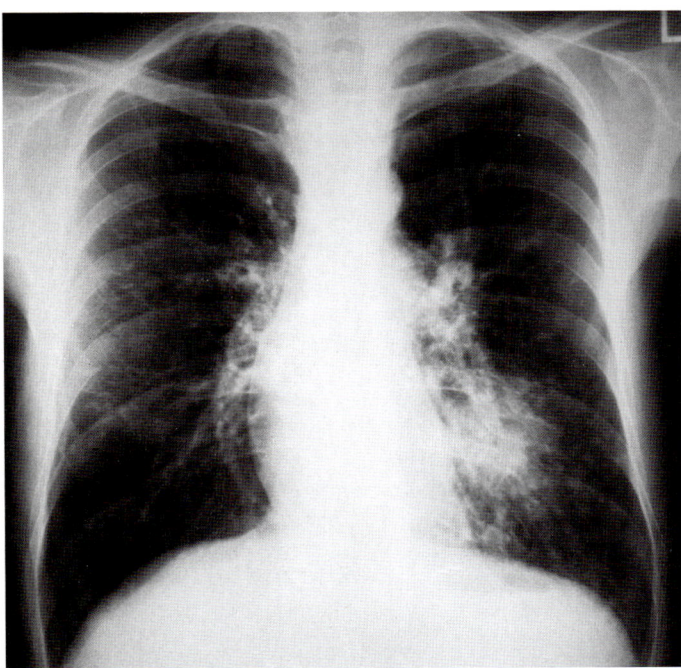

Abb. 18.2 Staphylokokkenpneumonie mit herdförmigen, konfluierenden Infiltraten im linken Mittel- und Unterfeld bei Hodgkin-Lymphom (lobuläre Pneumonie oder Bronchopneumonie). 33-jähriger Mann.

„Airbronchogramm", es kann ganze Lappen befallen (Abb. 18.1) oder auch nur einzelne Herde hervorrufen; seltener sind multiple zerstreute Herde.
- *Sputum:* Im rostfarbenen Sputum finden sich grampositive Diplokokken meist schon im Ausstrichpräparat. Werden Pneumokokken in sehr großen Mengen in eitrigem Sputum gefunden, sind sie für die Ätiologie beweisend. Sind die Befunde nicht so typisch, lässt der Nachweis von Pneumokokken im Sputum keine diagnostischen Schlüsse zu, weil Pneumokokken saprophytäre Besiedler des Nasen-Rachen-Raumes sind (Trägerrate 5–70%).
- *Blutkulturen:* Lassen sich in Blutkulturen, die bei schwer verlaufenden Pneumonien bei Aufnahme ins Krankenhaus abgenommen werden, Pneumokokken nachweisen, ist die Diagnose gesichert. Bei einem Viertel bis einem Drittel der mit Pneumokokkenpneumonien hospitalisierten Patienten kann eine Bakteriämie nachgewiesen werden.

Die *Resorption* des Infiltrates vollzieht sich innerhalb von 4–8 Wochen. Länger dauernde Resorptionszeiten sind auf andere Erkrankungen (Tuberkulose, Tumoren usw.) verdächtig. Bei Personen mit geschwächtem Allgemeinzustand kann die Resorption aber auch erst nach 2–3 Monaten beendet sein. Besonders Alkoholiker, Diabetiker und Patienten mit chronischen Atemwegserkrankungen zeigen diese Verlaufsform.

Als *Komplikationen* einer Pneumokokkenpneumonie kennen wir Atelektasen, verzögerte Resorption, Lungenabszess (in etwa 2%), Ergüsse, Empyeme und Perikarditis. Kleine Ergüsse kommen oft vor (60%), große sind selten (5%). Para- und metapneumonische Empyeme treten unter Antibiotika kaum mehr auf (0,8%). Metastatische, d. h. septische Prozesse wie Arthritis, Endokarditis und Meningitis sowie Peritonitis werden fast ausschließlich bei Immunsupprimierten oder bei Patienten, deren Milz funktionslos ist oder entfernt wurde, beobachtet.

Streptokokken- und Staphylokokkenpneumonien. Während Streptokokkenpneumonien bei Erwachsenen selten sind, machen Staphylokokkenpneumonien 3–5% der bakteriellen Pneumonien bei ambulanten Patienten aus. Dieser Wert steigt auf 6–24% bei hospitalisierten Patienten. Die Staphylokokkenpneumonie ist besonders als Komplikation der Grippe gefürchtet. Die seltenen Streptokokkenpneumonien kommen nach Grippeepidemien und bei Rekruten im Zusammenhang mit einer Streptokokkeninfektion des Nasen-Rachen-Raumes vor.

Diese Pneumonien weisen die allgemeinen klinischen Erscheinungen der bakteriellen Pneumonien auf. Sie verlaufen besonders schwer, und waren prognostisch bis zur Penicillinära sehr ernst. *Röntgenologisch* zeigen sie multiple diffuse, fein- bis grobfleckige Infiltratschatten über alle Lungenlappen verteilt (Bronchopneumonie, Abb. 18.2). Abszedierung ist häufig, vor allem bei Staphylokokkenpneumonie. Diagnostisch entscheidend sind positive Blutkulturen; sie sind in 20% der Staphylokokkenpneumonien positiv.

Lungenaktinomykose und Nokardiose. Klinisch ist die Lungenaktinomykose durch den langwierigen Verlauf mit Temperatursteigerungen, schleimig-eitrigem Auswurf, pleuralen Schmerzen, oft mit Leukozytose, gekennzeichnet. Die isolierte Lungenaktinomykose ist selten, häufig finden sich auch andere Lokalisationen, besonders im Bereich der Mundhöhle und des Kie-

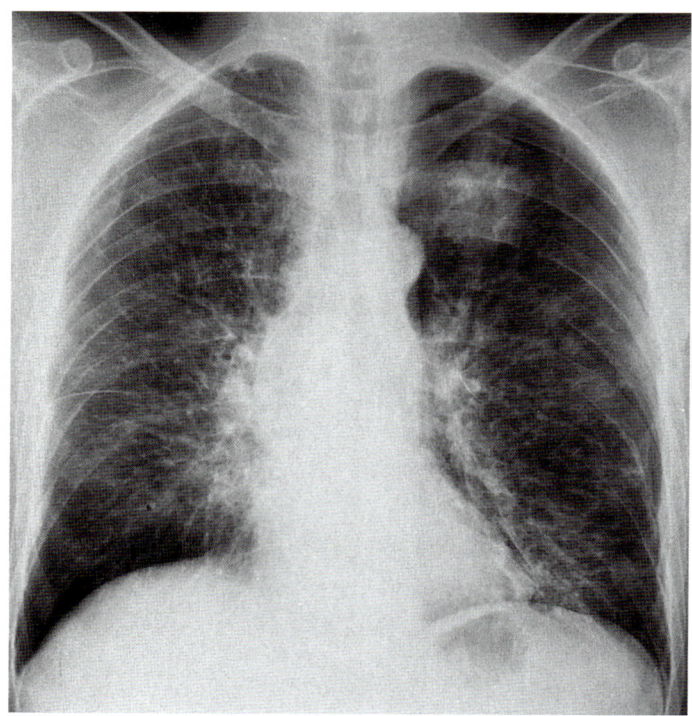

Abb. 18.3 Doppelinfektion mit Pneumocystis carinii und Nocardia asteroides bei Chemotherapie. 50-jähriger Mann.

fers. Radiologisch charakteristisch sind pleuranahe Herde, die auch die Brustwand infiltrieren und Lappengrenzen überschreiten können. Die Diagnose stützt sich auf den mikroskopischen und kulturellen Erregernachweis im Sputum oder Bronchialsekret (schwefelgelbe Granula [Drusen] = Aktinomyzeskolonien). Die endgültige Identifizierung durch direkte Immunfluoreszenz, Zellwandanalyse und den Nachweis von Stoffwechselprodukten dauert mehrere Wochen.

Die obligat aeroben *Nokardien* (Nocardia asteroides, Nocardia brasiliensis) verursachen pulmonale Nokardiosen (Bronchopneumonie, Lungenabszess). Sie treten vor allem bei Patienten mit eingeschränkter Immunabwehr und auch bei Alveolarproteinose auf (Abb. 18.**3**). Sie können sich gelegentlich auch als säurefeste Stäbchen anfärben.

Pneumonien durch gramnegative und lichtmikroskopisch nicht identifizierbare Keime

Dazu gehören Pneumonien, die durch Haemophilus influenzae, gramnegative Enterobakterien (Klebsiella pneumoniae, E. coli, Proteus, Enterobacter und Serratia) sowie Pseudomonas aeruginosa und Branhamella (Moraxella) catarrhalis verursacht werden. Auch bei den Erregern der Legionärskrankheit (Legionella pneumophila), des Q-Fiebers (Rickettsia) und der Bang-Krankheit (Brucella) handelt es sich um gramnegative Keime. Mycoplasma pneumoniae und Chlamydia pneumoniae, beides häufige Erreger, der zu Hause erworbenen Pneumonie, werden ebenfalls in diesem Abschnitt diskutiert. Sie sind aber lichtmikroskopisch wegen ihrer geringen Größe nicht zu diagnostizieren. Man schätzt, dass 9–20 % der Pneumonien, die außerhalb des Krankenhauses auftreten, und mehr als 40 % der Pneumonien bei hospitalisierten Patienten durch gramnegative Keime verursacht werden.

Haemophilus-influenzae-Pneumonien.
Haemophilus influenzae ist ein häufiger Erreger einer bakteriellen Pneumonie, der für 3–10 % der außerhalb des Krankenhauses erworbenen Pneumonien verantwortlich ist. Die Hämophiluspneumonie und die Klebsiellenpneumonie treten oft bei Patienten mit gleichen Grundkrankheiten auf, z. B. bei chronisch obstruktiver Lungenkrankheit. Im Sputum sind unbekapselte und bekapselte Haemophilus-influenzae-Typen nachweisbar.

Pneumonien durch gramnegative Enterobakterien.
Die *Klebsiellenpneumonie* ist neben der Hämophiluspneumonie die häufigste durch gramnegative Keime verursachte Pneumonie außerhalb der Klinik. Sie befällt vor allem Alkoholiker, Diabetiker und Patienten mit chronischen Atemwegserkrankungen. Sie unterscheidet sich klinisch kaum von der Pneumokokkenpneumonie. Die Diagnose erfolgt bakteriologisch durch den Nachweis von Klebsiella pneumoniae (gramnegativer bekapselter Diplobazillus) im Sputum oder im Blut (50–70 % positiv).

Infektiöse Lungeninfiltrate

Pseudomonas-aeruginosa-Pneumonie. Pneumonien durch Pseudomonas aeruginosa treten vor allem bei hospitalisierten, schwerkranken Patienten auf; 50% der im Krankenhaus erworbenen Pneumonien sind durch diese Keime mitverursacht. Diese Pneumonien – auch *nosokomiale* Pneumonien genannt – können als Folge einer Langzeittherapie mit Breitbandantibiotika, Immunsuppressiva und Zytostatika auftreten sowie bei der Anwendung von Respiratoren und Inhalationsgeräten, die häufig mit diesen Keimen kontaminiert sind. Die Sterblichkeit ist trotz resistenzgerechter Antibiotikatherapie hoch. Sie beträgt bei bakteriämischen Pseudomonasinfektionen 60–70%.

Mykoplasmenpneumonie. Auch Mykoplasmen gehören zu den häufigen Erregern der außerhalb der Klinik erworbenen Pneumonie (Schätzungen reichen von 3–35%). Mycoplasma pneumoniae wird durch Tröpfchen bei Husten im engen Kontakt übertragen. Deshalb kommen Mykoplasmenpneumonien gehäuft in Kindergärten, in Rekrutenschulen und Internaten vor. Die Inkubationszeit beträgt rund 3 Wochen. Es entwickelt sich keine lebenslängliche Immunität.

Mycoplasma-pneumoniae-Infektionen können einerseits asymptomatisch verlaufen, andererseits verschiedene respiratorische Erkrankungen, angefangen von der leichten Bronchitits bis hin zur schweren Pneumonie, verursachen. Die Erkrankung beginnt meist schleichend mit Kopfschmerzen, einem Malaise-Gefühl und erhöhter Körpertemperatur. Die Patienten leiden häufiger an Symptomen eines Infektes der unteren Atemwege wie einem lästigen, unproduktiven Husten. Weniger als 10% entwickeln eine eigentliche Pneumonie. Weitere Symptome umfassen eine Pharyngitis, eine Rhinosinusitis mit Rhinorrhö und Ohrenschmerzen, die als hämorrhagische bullöse Myringitis äußerst lästig sein können. Die physikalischen Befunde über der Lunge sind nicht selten normal oder nur diskret pathologisch.

Es gibt keine klinischen oder radiologischen Befunde, welche eine zuverlässige Diagnose einer Mykoplasmenpneumonie erlauben, insbesondere gibt es kein für eine Mykoplasmenpneumonie typisches Thorax-Röntgenbild. Am häufigsten finden sich sog. bronchopneumonische Infiltrate. Mykoplasmeninfekte können mit eindrucksvollen extrapulmonalen Manifestationen wie einer Hämolyse (Kälteagglutinine), Hautausschlägen, Gelenkbeschwerden einhergehen.

Der sehr kleine Erreger ist lichtmikroskopisch nicht erkennbar. Eine kulturelle Isolierung ist grundsätzlich möglich, wegen langsamen Wachstums der Organismen (einige Wochen) aber ohne Bedeutung im klinischen Alltag. Eine Infektion kann serologisch durch einen Komplementfixationstest nachgewiesen werden. Damit können IgM- („frühe Antikörper") und IgG-Antikörper gegen Mycoplasma pneumoniae nachgewiesen werden. Als positiv gilt ein 4facher Anstieg des Titers im Verlauf oder ein einzelner Titer von >1:32. Die Antikörpertiter steigen 7–9 Tage nach der Infektion an und erreichen ein Maximum nach 3–4 Wochen.

Chlamydienpneumonien. Chlamydien sind obligat intrazelluläre Bakterien, welche weltweit hauptsächlich Infekte des Genitaltraktes und der Augen (Chlamydia trachomatis) verursachen. Als Erreger von Pneumonien kommen vor allem *Chlamydia pneumoniae* und weniger häufig *Chlamydia psittaci* in Frage. Die Prävalenz von Pneumonien durch Chlamydia pneumoniae wird auf 4–6% geschätzt. Eine präzise Beurteilung ist jedoch schwierig, da die Diagnose oft nicht zuverlässig gestellt werden kann.

Die Chlamydia-pneumoniae-Pneumonie unterscheidet sich von Pneumonien mit anderen Erregern nicht durch eine typische klinische Präsentation. Typischerweise beginnen die Beschwerden nicht abrupt, und die Patienten klagen über *pharyngitische Symptome* und sind häufig heiser. Die radiologischen Infiltrate sind meist flau und können eine oder beide Lungen befallen.

Eine zuverlässige Diagnostik anhand von serologischen Tests ist nicht möglich, da die Durchseuchung mit diesen Bakterien hoch ist.

Legionellenpneumonie (Legionärskrankheit). Legionellen sind ubiquitär; vor allem kommen sie im Wasser von Sprinkler-, Luftreinigungs- und Befeuchtungsanlagen, Kühlaggregaten sowie im gewöhnlichen Leitungswasser vor, wo sie sich bis zu einem Jahr halten können. Die Infektion erfolgt aerogen durch Inhalation eines legionellenhaltigen Aerosols. Die Infektion führt nicht immer zur Krankheit: 1,5–20% der Gesunden haben zirkulierende Antikörper.

Die *Prävalenz* der Legionellenpneumonie variiert erheblich: 1–22,5% aller Pneumonien sind durch Legionella verursacht. Die Legionellenpneumonien kommen innerhalb und außerhalb der Klinik vor. Es erkranken mehr Männer als Frauen. Die Haupterkrankungszeit für die Legionellenpneumonie ist die Zeit von Juni bis November.

Symptome zu Beginn der Erkrankung sind Abgeschlagenheit, Gliederschmerzen, Kopfweh. Nach 1–2 Tagen treten Fieber, unproduktiver Husten, Brustschmerzen, Erbrechen, Bauchschmerzen, Durchfall und evtl. neurologische Ausfallsymptome auf. Im Blutbild besteht eine mäßige Leukozytose; außerdem kommen eine mäßige Proteinurie, Hämaturie, Hyponatriämie und Hypophosphatämie vor.

Radiologisch finden sich diffuse fleckförmige oder homogene konfluierende Verschattungen (Abb. 18.**4**). Pleuraergüsse sind in 50% vorhanden. Kavernen sind selten. Die Diagnose einer Legionelleninfektion wird *serologisch* mittels des indirekten Fluoreszenzantikörpertests gestellt. Am empfindlichsten ist der Antigennachweis mittels ELISA im Urin.

Rickettsienpneumonie. Es kommt nur das durch die *Coxiella burnetii*, ein gramnegativer Kokkenbazillus, hervorgerufene *Q-Fieber* in Frage. Das Q-Fieber wurde zwar in Queensland erstmals beschrieben, erhielt aber seinen Namen nicht deshalb sondern von „query-fever" (von fraglicher Ätiologie), da man zuerst nicht wusste, worum es sich handelte.

Da die Erreger in der Milch und Sekreten von Tieren vorkommen, sind Veterinäre, Bauern und Tierhändler

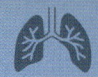

18 Lungenverschattungen

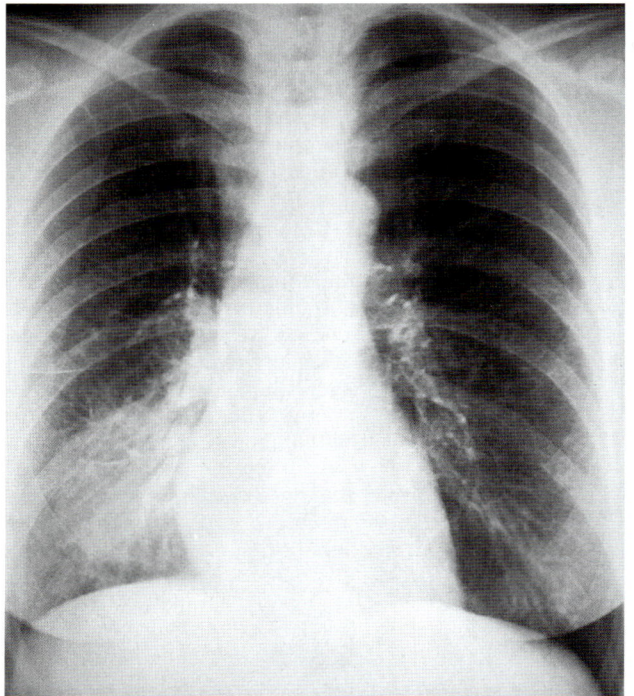
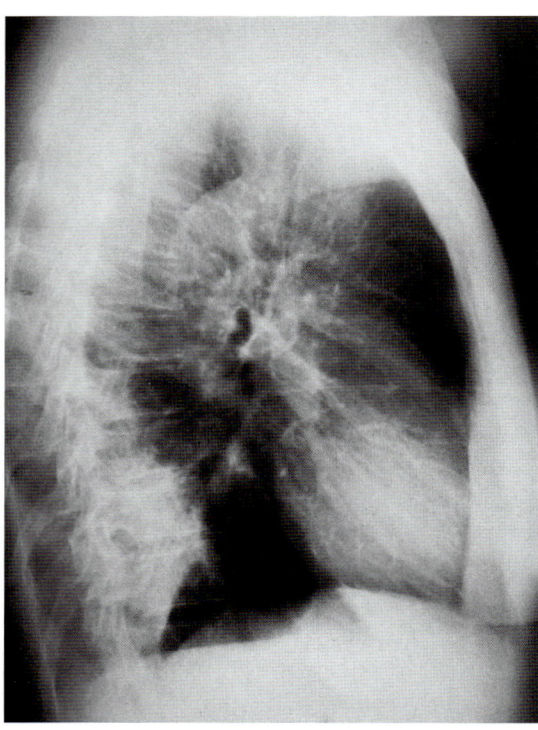

Abb. 18.4 Legionellenpneumonie. 51-jährige Frau.
a Auf der p.-a. Thoraxaufnahme ist das parakardiale Infiltrat scharf vom Herzschatten abgegrenzt. Es muss deshalb hinter dem Herzschatten liegen.
b Dies beweist die Seitenaufnahme (negatives Silhouettenphänomen).

gegenüber diesen exponiert. Es kann zu einer *grippeartigen Erkrankung* mit Fieber, Husten, Myalgien und Kopfschmerzen kommen. Manchmal besteht eine Bradykardie. Die Milz ist häufig vergrößert; auch Lymphknotenschwellungen am Hals, die leicht druckschmerzhaft sind, werden beobachtet. Die Differenzierung gegenüber der Mykoplasmenpneumonie ist oft weder nach dem *klinischen* Bild, dem *röntgenologischen* noch *histologischen* Befund möglich. Segmentale Parenchymkonsolidierungen, vornehmlich der Unterlappen, kommen häufig vor, doch werden auch fleckförmig konfluierende Infiltrate sowie milchglasartige Verschattungen beschrieben.

Differenzialdiagnostisch muss gelegentlich eine Mononucleosis infectiosa ausgeschlossen werden. Die Symptomatologie der Rickettsiosen ist eingehender in Kapitel 4 besprochen.

Brucellosepneumonie. Lungeninfiltrate beim Morbus Bang sind selten. Sie zeigen keinen typischen Aspekt. Mit Vorliebe sind sie im Bereich des Hilus lokalisiert. Die Diagnose wird aus dem positiven Ausfall der Agglutination gesichert. Bang-Symptomatologie s. Kapitel 4.

Branhamella-catarrhalis-Pneumonie. Branhamella oder Moraxella catarrhalis, ein gramnegativer Diplokokkus, kommt selten als Erreger einer Bronchopneumonie bei Patienten mit chronisch obstruktiver Lungenkrankheit oder bei Immunsupprimierten in Frage.

Psittakose – Ornithose. Diese Erkrankung ist eine Berufserkrankung von Veterinären, Zoopersonal und Angestellten von Geflügelfarmen. Die Krankheit wird durch *Chlamydia psittaci*, das der Familie der Chlamydiaceae angehört, hervorgerufen. Dieser und ähnliche Erreger können nicht nur beim Papagei und Wellensittich (*Psittakose*), sondern auch bei vielen anderen Vogelarten wie Hühnern, Tauben usw. nachgewiesen werden, so dass die Krankheit als *Ornithose* bezeichnet wurde.

Bei den durch Papageienarten übermittelten Erkrankungen sind die Verlaufsformen meistens schwer; die durch andere Vogelarten übertragene Erkrankung ist im Allgemeinen gutartiger. Die Inkubationszeit beträgt 10–14 Tage. Heftige Kopfschmerzen sind in den ersten Tagen häufig, in 25 % wird Nasenbluten beobachtet. Die Temperaturen schwanken um 39 °C. *Röntgenologisch* sind dichte, unregelmäßige Verschattungen beschrieben. Die Leukozytenzahl ist in der Regel nur mäßig erhöht, nach wenigen Tagen ist eine Leukopenie häufiger, die Linksverschiebung ist dagegen stark.

Die Diagnose beruht auf der anamnestischen Erfassung der Ansteckungsmöglichkeiten und vor allem dem positiven Ausfall *serologischer Tests* (Komplementfixationstest 1 : 16 oder mehr). Dieser Test ist aber erst 10–14 Tage nach Beginn der Erkrankung zu verwerten. Asymptomatische Infektionen mit positivem Antikörpernachweis sind häufig, vor allem bei Personen mit wiederholter Exposition. Auch leichte Atem-

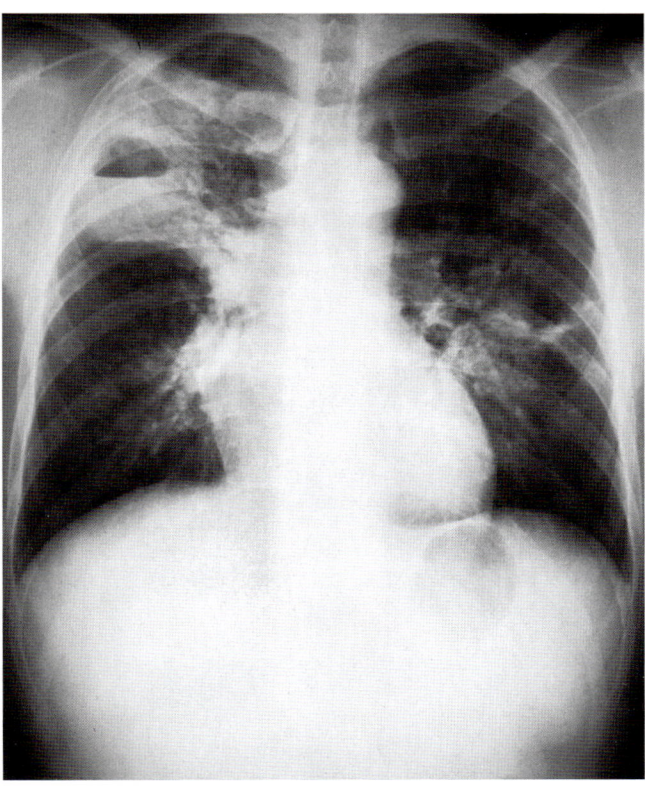

Abb. 18.5 Lungenabszess im rechten Oberfeld mit Flüssigkeitsspiegel. 25-jähriger Mann.

wegsinfekte und grippeähnliche Erkrankungen kommen vor.

Anthraxpneumonie. *Bacillus anthracis*, der Erreger des Milzbrandes, wird durch Kontakt mit Schafen, Ziegen, Rindern bzw. mit deren Haaren oder Wolle oder durch Genuss von kontaminiertem Fleisch übertragen. Die häufigste Form ist der kutane Befall. Gastrointestinale Manifestationen umfassen Bauchschmerzen, Diarrhö und lebensbedrohliche Blutungen. In letzter Zeit wurde Anthrax im Rahmen der biologischen Kriegsführung und des Terrorismus bekannt und berüchtigt, da die Inhalation von Anthraxsporen zu Pneumonien führt, die trotz Behandlung in der Regel tödlich verlaufen.

Pneumonien durch multiple grampositive und gramnegative anaerobe Keime („Mischflora")

Anaerobier- oder Aspirationspneumonie. Die Anaerobierpneumonie wird fast immer durch Aspiration von oropharyngealem Material verursacht. Selten kommt sie hämatogen zustande, beispielsweise bei bakterieller Streuung eines Abszesses im Abdomen. Sie tritt bei alten Patienten mit verminderten Reflexen der oberen Atemwege auf, bei chronischen Alkoholikern, die im Alkoholrausch aspirieren, bei Patienten mit Schluckstörungen aufgrund neurologischer Krankheiten oder mit schwer reduziertem Allgemeinzustand. Sie ist auch häufig nach Operationen im Bereich des Rachenraumes (z. B. Tonsillektomie).

Je nach Körperlage sind entweder die posterioren Segmente der Ober- und die apikalen Segmente der Unterlappen (bei liegenden Patienten) oder die basalen Segmente der Unterlappen, vor allem des rechten, befallen (bei sitzenden Patienten).

Radiologisch ist die Aspirationspneumonie durch die oben erwähnten speziellen Lokalisationen und eine Neigung zur Nekrose und Abszessbildung gekennzeichnet (Abb. 18.5). Empyeme sind nicht selten. Als Erreger kommen die aus Mund und Rachen stammenden Anaerobier wie Fusobakterien und Bacteroides in Frage.

Von der Aspirationspneumonie sind die Lungenveränderungen abzugrenzen, die durch die *massive Aspiration von Magensaft* verursacht werden. Die aspirierte Magensäure schädigt die Alveolen und verursacht ein sog. ARDS (acute respiratory distress syndrome) Der radiologische Befund ist rasch veränderlich (Abb. 18.**6**).

18 Lungenverschattungen

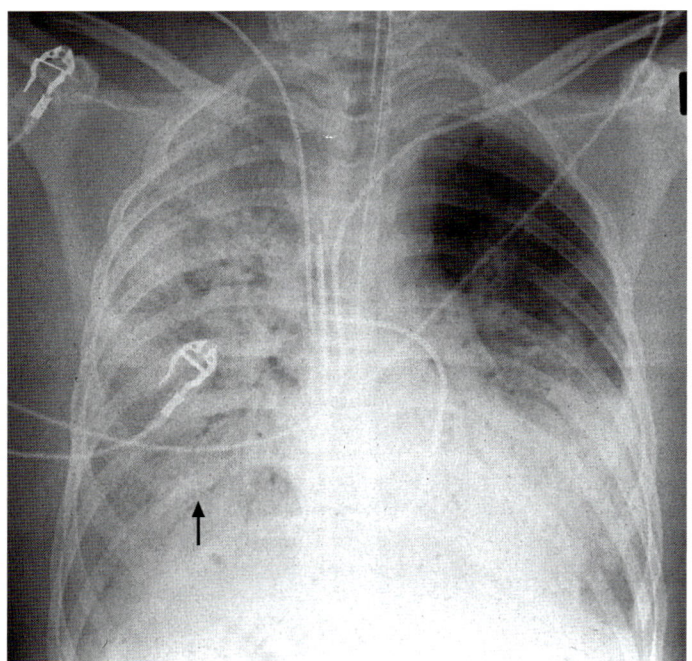

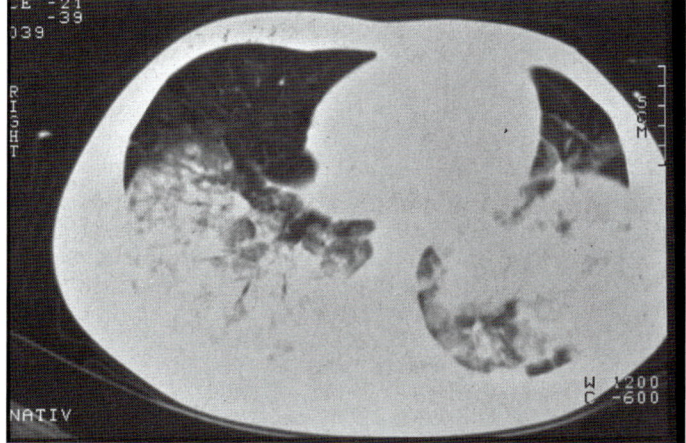

Abb. 18.6 Acute Respiratory Distress Syndrome (ARDS) bei Staphylokokkensepsis.
a Bilaterale Lungeninfiltrate und Konsolidationen mit „Airbronchogrammen" (Pfeil), endotrachealer Tubus.
b CT mit Konsolidation der dorsalen abhängigen Lungenzonen.

Lungentuberkulose

Nachweis der tuberkulösen Ätiologie. Der Beweis für die tuberkulöse Ätiologie einer Lungenverschattung ist der Nachweis von Tuberkelbakterien im Sputum oder in der Bronchialspülflüssigkeit oder Lavage (Ausstrich und Kultur). Sputumuntersuchungen sollen bis dreimal wiederholt und nötigenfalls durch Untersuchungen von bronchoskopisch entnommenem Bronchialsekret und Spül- oder Lavageflüssigkeit ergänzt werden.

Die Diagnose einer Tuberkulose stützt sich auch heute noch auf den *kulturellen Nachweis* des Mycobacterium-tuberculosis-Komplex (insbesondere M. tuberculosis und M. bovis). Die Differenzierung zwischen M. tuberculosis und anderen Mykobakterien (sog. atypischen Mykobakterien oder MOTT: mycobacteria other than tuberuclosis) ist mikroskopisch (Ziehl-Neelsen-, Auramin-Färbung) im Allgemeinen nicht möglich. Hier sind *molekularbiologische Nachweismethoden* (PCR = polymerase chain reaction, MTD = Genprobe amplified Mycobacterium tuberculosis direct test) wertvoll. Eine negative PCR bei mikroskopischem Nachweis von säurefesten Stäbchen spricht stark gegen eine Tuberkulose. Ein positiver Befund allein lässt aber eine Unterscheidung zwischen aktiver oder inaktiver Tuberkulose nicht zu.

> Andere *beweisende Kriterien* für die tuberkulöse Natur eines Lungeninfiltrates als den kulturellen Nachweis des Erregers gibt es nicht.

Infektiöse Lungeninfiltrate

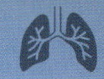

Die *allgemeinen klinischen Kriterien*, die für eine Tuberkulose sprechen, wie der schleichende Beginn, Hüsteln, Gewichtsverlust und Nachtschweiß sind *unspezifisch*. Die gleichen Symptome werden auch bei vielen nichttuberkulösen Lungenerkrankungen beobachtet. Der Nachweis einer Hautreaktion auf Tuberkulin (positiver Mantoux-Test) besagt lediglich, dass ein Patient mit Tuberkulose infiziert wurde (BCG-Impfung!), gibt aber keinen Aufschluss über die Aktivität der Erkrankung. Ferner können Patienten, deren Abwehr stark reduziert ist, einen falsch negativen Mantoux-Test aufweisen.

Einteilung. Wir unterscheiden zwischen *primärer* und *postprimärer* Tuberkulose, die sich in Form von akuten (vor allem bei der Primärtuberkulose) und chronischen tuberkulösen Infiltraten manifestieren kann.

Die *American Thoracic Society* benützt folgende Klassifikation für Personen, die mit Tuberkulösen in Kontakt stehen oder an Tuberkulose erkrankt sind:
➤ Stadium 0: nicht exponiert, nicht infiziert,
➤ Stadium 1: exponiert, nicht infiziert (Mantoux-Test negativ),
➤ Stadium 2: exponiert, infiziert (Mantoux-Test positiv),
➤ Stadium 3: tuberkulosekrank.

Primärtuberkulose

Die Primärtuberkulose kann heute in jedem Lebensalter auftreten, da die Durchseuchung der Bevölkerung abgenommen hat.

Klinik. Die Primärtuberkulose zeigt klinisch ein uncharakteristisches Bild; subfebrile Temperaturen, selten über 38 °C, können vorkommen. Die Diagnose einer Primärtuberkulose wird deshalb meist verpasst.

Labordiagnostik. Das *Blutbild* zeigt höchstens eine mäßige Linksverschiebung, in fast der Hälfte der Fälle eine Monozytose. Eine auffallende Lymphozytose oder -penie liegt nicht vor. Die *Senkungsreaktion* ist nur mäßig beschleunigt und das CRP ist wenig erhöht.

Tuberkulinreaktion. Die kutane Tuberkulinreaktion ist in der Regel stark positiv. Die Konversion der Tuberkulinprobe erfolgt zwischen 4 und 6 Wochen nach Infektion.

Röntgen-Thoraxaufnahme. Röntgenologisch typisch ist ein *bipolarer Herd* mit einem mehr oder weniger unscharf begrenzten (exsudativen) Lungenherd und einer lymphogen entstandenen Lymphknotenschwellung auf der gleichen Seite (*Ghon-Primärkomplex*).

Verlauf. Die Primärtuberkulose dauert nicht Tage, sondern Wochen oder Monate. Die meisten Fälle verlaufen inapperzept, doch kann es auch zur Einschmelzung des Primärherdes (*Primärherdphthise*) kommen. Eine weitere Manifestation der Primärtuberkulose ist die *Pleuritis exsudativa*.

Folgende Komplikationen können auftreten:
➤ Bronchuskompression,
➤ Lymphknotendurchbruch mit bronchogener Streuung und Entwicklung einer *tuberkulösen Bronchitis* und *käsigen* Pneumonie,
➤ eine hämatogene Aussaat kann eine *Miliartuberkulose* verursachen.

In den meisten Fällen heilt die Primärtuberkulose ohne Residuen aus, wenn nicht, können die Residuen verkalken. Bei mangelnder Rückbildung eines Primärherdes kann sich ein *Tuberkulom* entwickeln.

Postprimäre Lungentuberkulose

Definition. Man versteht darunter die Manifestationen einer Tuberkulose in einem früher tuberkulös infizierten Organismus, der eine entsprechende zelluläre Immunität aufgebaut hat (Reaktivierung).

Pathogenese. Die Erkrankung ist in der Regel Folge einer *endogenen Reaktivierung* von alten, radiologisch oft nicht erkennbaren Herden. Selten ist der direkte Übergang einer Primärtuberkulose in eine postprimäre Tuberkulose. Nicht so selten wie früher angenommen, wird die postprimäre Tuberkulose durch eine *exogene Reinfektion* verursacht.

Klinik. Die klinischen und radiologischen Manifestationen der postprimären Lungentuberkulose sind vielgestaltig. Meist besteht ein über Wochen andauernder Husten, begleitet von subfebrilen Temperaturen, Appetit- und Gewichtsverlust. Manchmal bestehen neben der Lungentuberkulose auch Manifestationen der Infektion in anderen Organen (tuberkulöse Lymphadenitis, Urogenitaltuberkulose, Meningitis, Senkungsabszess. Wir unterscheiden:
➤ *lokalisierte* Manifestationen (exsudative Lungentuberkulose, tuberkulöse Kavernen),
➤ *generalisierte* Manifestationen (Miliartuberkulose),
➤ *chronische, fibroproduktive* Herdbildung.

Exsudative Lungentuberkulose

Sie ist der Ausdruck einer erheblichen Infektion des Lungenparenchyms mit Tuberkelbakterien. Die Herde sind *exsudativ und konfluierend* mit käsigen (nekrotischen) Bezirken (käsige Pneumonie) und Kavernen (Abb. 18.**7** u. 18.**8**). Die Verkäsungen und der konsekutive kavernöse Zerfall der Kavernen werden vermutlich durch die ausgeprägte Hypersensitivitätsreaktion auf das Tuberkuloprotein verursacht. Typischerweise sind die apikalen und posterioren Segmente der Oberlappen und das apikale Segment der Unterlappen befallen. Immunsupprimierte Patieten (z. B. im Rahmen einer HIV-Infektion) zeigen oft ein uncharakteristisches Thorax-Röntgenbild mit evtl. hilärer oder mediastinaler Lymphadenopathie und Infiltraten auch in den Unterlappen, oft ohne Kavernen.

18 Lungenverschattungen

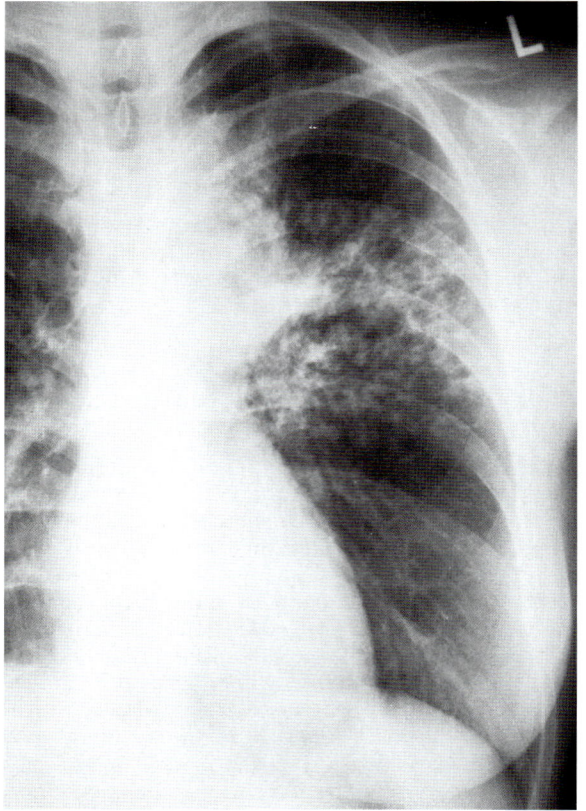
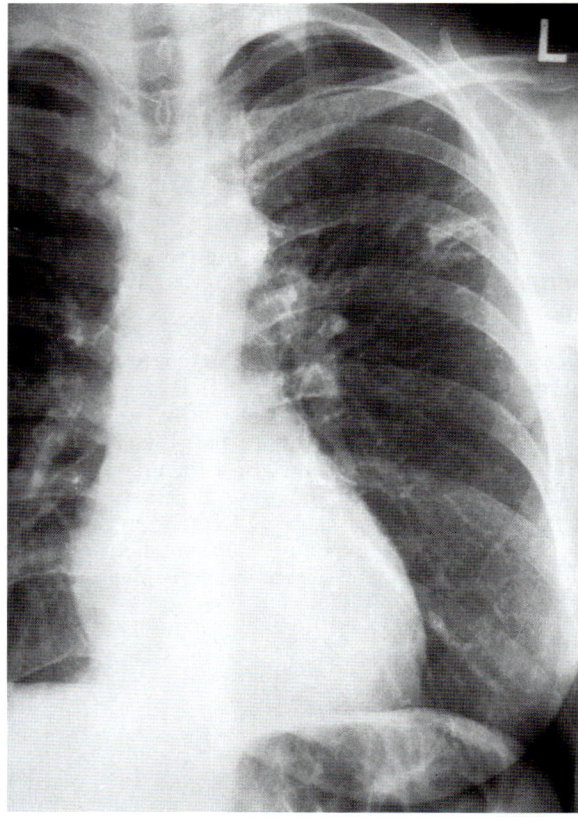

Abb. 18.7 Exsudative Lungentuberkulose mit fleckförmigen, zum Teil konfluierenden Herdbildungen. 39-jährige Frau.

a Vor Chemotherapie.
b Nach Chemotherapie.

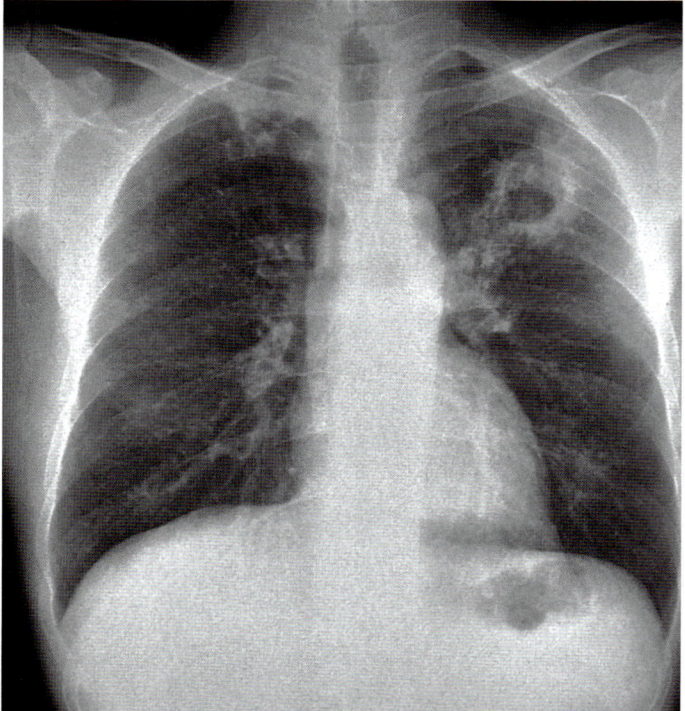

Abb. 18.8 Tuberkulöse Kaverne im linken Oberfeld. 43-jähriger Mann.

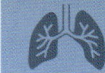

Infektiöse Lungeninfiltrate

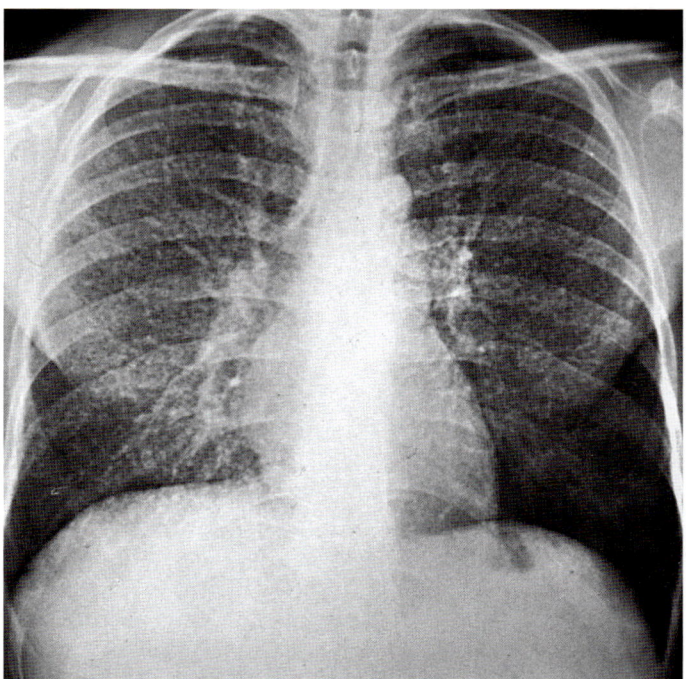

Abb. 18.9 Miliartuberkulose. Die miliaren Herde sind gleichmäßig über die Lunge verteilt.

Tuberkulöse Kaverne

Die Kaverne gilt als typische Manifestation einer postprimären Tuberkulose (Abb. 18.**8**). Es handelt sich um eine *dickwandige Höhlenbildung,* die meist in den apikalen und posterioren Oberlappensegmenten und in den apikalen Unterlappensegmenten lokalisiert ist.

Radiologische Diagnostik. Falls im Thorax-Röntgenbild eine Kaverne nicht eindeutig diagnostiziert werden kann, hilft ein CT weiter. Differenzialdiagnostisch muss ein Abszess (Flüssigkeitsspiegel), ein Aspergillom (Pilzball in einer vorbestehenden Höhle) und ein nekrotisch zerfallendes Plattenepithelkarzinom (dicke Kavernenwand) in Betracht gezogen werden.

Mikrobiologische Diagnostik. Liegt eine tuberkulöse Kaverne vor, lassen sich im Sputum meistens direkt mikroskopisch Tuberkelbakterien nachweisen. Eine mehrfach ausgeführte, in Bezug auf Tuberkelbakterien negative Sputumuntersuchung spricht stark gegen die tuberkulöse Ätiologie einer Kaverne. Bei negativem direktem Sputumbefund gelingt der Nachweis von Tuberkelbakterien manchmal erst in der Kultur oder allenfalls im Bronchialsekret oder im postbronchoskopischen Sputum.

Miliartuberkulose

Siehe auch Kapitel 4.

Pathogenese. Die Miliartuberkulose entsteht durch die hämatogene Aussaat von Tuberkelbakterien. Beim Kind kommt die Miliartuberkulose im Rahmen einer Primärinfektion vor, beim Erwachsenen meistens als Folge einer endogenen Reaktivierung, die durch eine *verminderte zelluläre Immunabwehr* (Mangelernährung, Alkoholismus, Diabetes, HIV-Infektion, hohes Alter) begünstigt wird. Sie kann akut oder chronisch und symptomarm verlaufen, dies vor allem beim alten Patienten, wo die Diagnose oft erst bei der Autopsie gestellt wird.

Röntgen-Thoraxaufnahme. Röntgenologisch ist die Miliartuberkulose unverkennbar. Es finden sich multiple diskrete „hirsekerngroße" (1–3 mm Durchmesser) *Knötchen,* die gleichmäßig über die gesamte Lunge verteilt sind (Abb. 18.**9**). Unter antituberkulöser Chemotherapie bilden sich die miliaren Herde meistens innerhalb von Wochen und Monaten ohne Residuen zurück. Ausnahmsweise kann ein Patient aber an einer Miliartuberkulose sterben, ohne dass auf dem Thoraxbild die typischen miliaren Herde vorhanden waren. Dies ist der Fall, wenn die Knötchen sehr klein sind (Durchmesser < 1 mm).

Differenzialdiagnose. Differenzialdiagnostisch kommen bei miliaren Lungenherden folgende Krankheiten in Frage:
➤ Sarkoidose,
➤ Silikose,
➤ allergische Alveolitis,
➤ Histiozytosis X,
➤ hämatogene Metastasierung,
➤ Mikrolithiasis alveolaris.

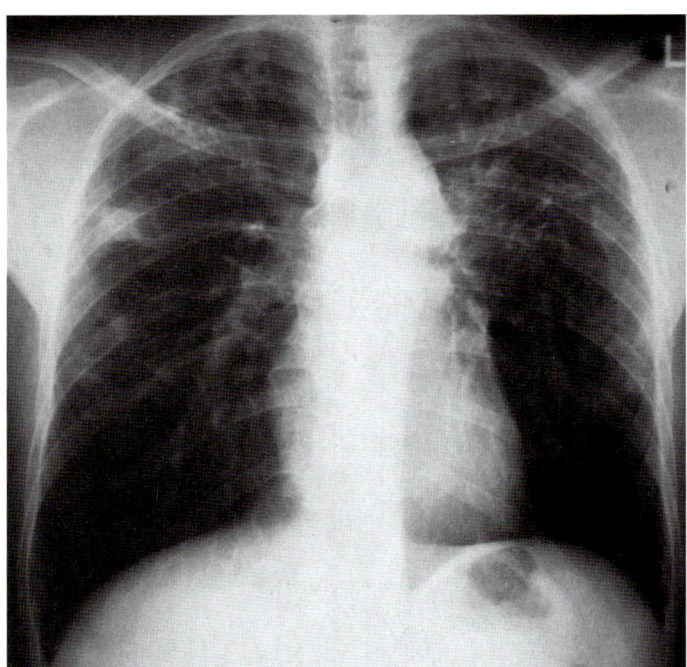

Abb. 18.10 Fibroproduktive Tuberkulose der Lunge mit multiplen Herden in beiden Spitzen-/Mittelfeldern. Der linke Hilus ist deutlich nach oben verzogen. 31-jähriger Mann.

Fibroproduktive Lungentuberkulose

Sie kann sich röntgenologisch vielfältig manifestieren. Im Gegensatz zu den akuten exsudativen Formen beherrschen nicht die diffusen weichen Infiltratschatten das Bild, sondern *strangförmige Veränderungen*, die teilweise verkalkt sind und zu Verziehungen führen, sowie Verkalkungen, vorwiegend lokalisiert in den Spitzen und Ober- sowie Mittelfeldern (Abb. 18.**10**). Bei diesen Formen ist der mikrobiologische Nachweis einer spezifischen Ätiologie nicht selten schwierig.

Tuberkulom

Eine besondere tuberkulöse Manifestation ist das sog. Tuberkulom, welches sich röntgenologisch als mäßig dichter, scharf begrenzter, etwa 0,5–4 cm messender *Rundschatten* äußert (Abb. 18.**11**). Gelappte Tuberkulome kommen vor; Verkalkungen sind häufig.

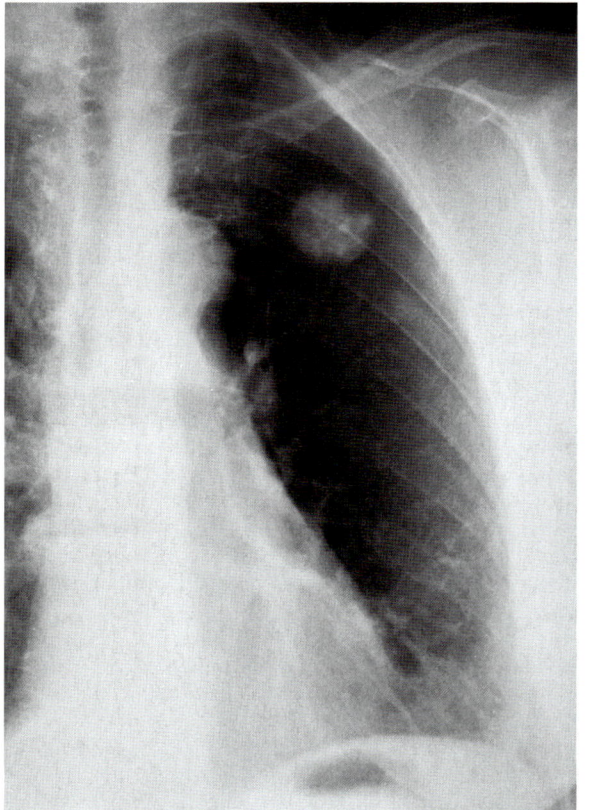

Abb. 18.11 Tuberkulom mit Verkalkungen. 74-jährige Frau.

Infektiöse Lungeninfiltrate

Atypische Mykobakteriosen

Ähnliche klinische Bilder wie bei der Lungentuberkulose können durch atpypische Mykobakterien, auch MOTT (*mycobacteria other than tubercle bacilli*) genannt, verursacht sein.

Diagnostik. *Radiologisch* können einzelne oder multiple Knötchen und Infiltrate im Lungenparenchym bestehen. Sofern Kavernen vorkommen, sind sie eher dünnwandig und mit geringerer Infiltration des angrenzenden Lungenparenchyms als bei M. tuberculosis. Der Verdacht, dass es sich um eine atypische Mykobakteriose handelt, besteht dann, wenn der Lungenprozess schlecht auf die übliche antituberkulöse Chemotherapie anspricht, der Patient früher eine Lungentuberkulose durchgemacht hat, unter einer chronischen Lungenkrankheit (z. B. Bronchiektasen, Lungenfibrose, chronisch obstruktive Lungenkrankheit) oder an einer HIV-Infektion leidet.

Der Nachweis atypischer Mykobakterien erfolgt *kulturell*. Für die Diagnose einer atypischen pulmonalen Mykobakteriose wird der 3-malige Nachweis des Erregers im Sputum oder der Nachweis in einer Biopsie gefordert.

Charakteristika der Erreger. Atypische Mykobakterien unterscheiden sich in verschiedener Weise von den Erregern der Tuberkulose: Im Gegensatz zu M. tuberculosis und bovis, die obligat menschenpathogen sind, sind die atypischen Mykobakterien Saprophyten, die ubiquitär in Erde und Wasser vorhanden sind und nur selten eine Infektion verursachen. In der Kultur wachsen einige schneller (*M. fortuitum* und *chelonae*) als die langsam wachsenden Tuberkelbakterien. Ebenfalls langsam wachsend sind *M. avium-intracellulare, M. kansasii, M. scrophulaceum, M. xenopi* und *M. szulgai*. Außerdem bilden sie Pigmente (*M. kansasii* und *scrophulaceum*).

Manifestationen. Von den atypischen Mykobakterien verursachen vor allem *M. kansasii* und *M. avium-intracellulare* eine Infektion der Lunge. Sehr selten sind *M. scrophulaceum, M. szulgai, M. simiae, M. fortuitum, M. chelonae* sowie *M. absessus* die Ursache eines Lungenprozesses.

Ein seltenes, aber recht typisches Krankheitsbild ist die Infektion mit M. avium-intracellulare (MAI) bei Patientinnen (es sind meist Frauen), die an *tubulären Bronchiektasen* leiden. Das Hauptsymptom besteht in chronischem, meist unproduktivem, lästigen Husten. Im hochauflösenden CT (HRCT) findet man neben den Bronchiektasen peribronchiale Infiltrate sowie „tree in budd" genannte Veränderungen (Abb. 18.**12**), welche radiologisch Ausdruck einer Infektion im Bereich der kleinen Atemwege sind.

Weitere Manifestationen der Infektion mit atypischen Mykobakterien sind: Lymphadenitis (*M. scrophulaceum*), Weichteilabszesse und Wundinfektionen (*M. fortuitum, M. chelonae*).

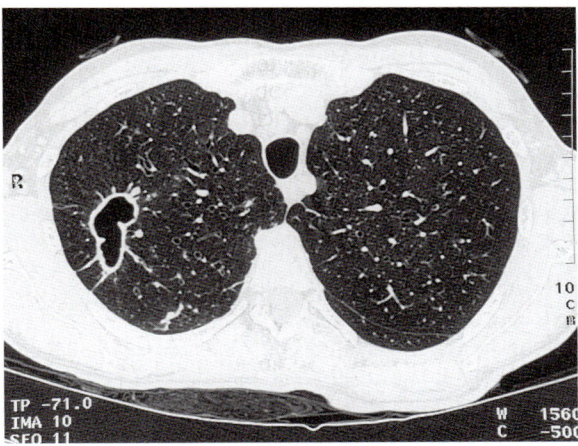
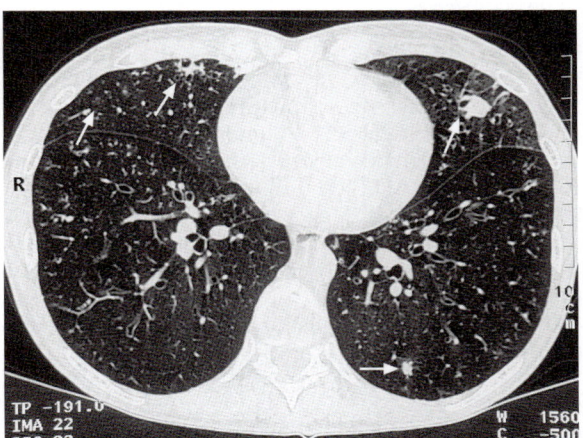

Abb. 18.12 Mycobacterium-avium-intracellurare-Infektion.
a Die Computertomographie zeigt eine Kaverne im rechten Oberlappen.
b Mehrere feinknotige und fleckige Infiltrate im Mittellappen, in der Lingula und im linken Unterlappen (Pfeile).

Virale Pneumonien

Grippeviruspneumonie

Die eigentliche, durch das *Influenzavirus* bedingte Pneumonie ist nicht so selten. Es wurden perakut tödlich verlaufende Grippepneumonien beschrieben, bei denen mikroskopisch und kulturell keine Bakterien nachweisbar waren, die Pneumonie also durch das Virus selbst verursacht war. Häufig ist das Virus aber nur Wegbereiter für eine *sekundäre bakterielle Pneumonie* mit Pneumokokken, Staphylo- und Streptokokken. Am häufigsten kommt es in Epidemiezeiten zu Staphylokokkenpneumonien.

Pneumonien durch *Paramyxoviren* (Parainfluenza-, Mumps-, Masern- und RS-Viren) sind bei Kindern häufig, beim Erwachsenen aber selten. *REO-Viren* machen beim Erwachsenen kaum Pneumonien, sie verlaufen unter dem Bild der „banalen Erkältung" („common cold infection").

Adenoviruspneumonie

Die Adenovirusinfektion macht in etwa 10–20 % pneumonische Infiltrate. Für die Diagnose geben die allgemeinen Symptome der Adenovirusinfektion den wichtigsten Hinweis. Besonders bei Rekruten ist die Adenoviruspneumonie häufig, weil erfahrungsgemäß etwa 50 % der Militärpersonen in militärischen Ausbildungszentren eine Adenovirusinfektion durchmachen.

Klinik und Diagnose. Akut auftretendes Fieber um 39 °C, Husten, Kopfschmerzen, Erbrechen, Meningismus, Pharyngitis, oft Konjunktivitis und Lymphknotenschwellungen gehen dem pneumonischen Infiltrat voraus. Im Blutbild besteht eine Leukozytose um 10 000/µl (10×10^9/l). Die Dauer des Fiebers beträgt durchschnittlich 2–3 Tage. Die Diagnose erfolgt durch den positiven Ausfall der Komplementbindungsreaktion mit Titeranstieg sowie den Virusnachweis in Sputum und Stuhl. Das Infiltrat ist flau, meist nicht sehr dicht (Abb. 18.**13**), der Auskultationsbefund im Allgemeinen gering.

SARS (severe acute respiratory syndrome)

Am 15. März 2003 erregten Fälle einer rasch progredienten respiratorischen Erkrankung, die in der Provinz Guangdong in China, im benachbarten Hong Kong, in Vietnam, in Singapur und in Kanada beobachtet wurden, weltweites Interesse. Die WHO bezeichnete das Krankheitsbild als „severe acute respiratory syndrome" (SARS) und koordinierte Bemühungen, Fälle zu identifizieren und mögliche Ansteckungsketten aufzudecken. Dank intensiver Forschung gelang es schließlich innerhalb weniger Monate, die Ursache aufzuklären, nämlich eine Infektion durch ein neuartiges Coronavirus. Es wurden diagnostische Methoden entwickelt und Methoden zur Behandlung etabliert.

Klinik. Die Erkrankung verläuft in *zwei Phasen* und beginnt mit Fieber (> 38 °C), Malaise, Myalgien und Kopfschmerzen. 3–7 Tage später treten Husten und Atemnot auf. Schließlich kann sich eine *respiratorische Insuffizienz,* die beatmungsbedürftig ist, entwickeln. Das Thorax-Röntgenbild zeigt bilaterale Infiltrate und in fortgeschrittenen Fällen weiße Lungen (ARDS, Abb. 18.**6**). Es ist offensichtlich, dass sich die Krankheit klinisch nicht von anderen, potenziell schwer verlaufenden Lungeninfekten, insbesondere nicht von einer Grippevirusinfektion, unterscheidet.

Diagnostik. Die Diagnose kann nur im epidemiologischen Kontext (Einreise aus einer Gegend mit bekannten SARS-Infektionen) vermutet werden. Der Nachweis des SARS-Erregers ist in spezialisierten Labors möglich. Es existiert zurzeit keine kausale, sondern nur eine *supportive Behandlung.* Die Mortalität ist altersabhängig und schwankt zwischen 10 % bei jüngeren Personen und bis zu 40 % bei über 60-Jährigen.

Hantaviruspneumonie

1993 wurden im Südwesten der USA Patienten mit einer akuten febrilen Erkrankung beobachtet, die innerhalb weniger Tage in eine respiratorische Insuffizienz mit Schock mündete. Der Verlauf war oft tödlich: Die Sterblichkeit betrug 50–70 %. Die nachfolgenden Untersuchungen ergaben, dass dieses Syndrom durch RNS-Viren der Bunyaviridae-Familie, die sog. Hantaviren, verursacht war. Reservoir dieser Viren waren Nagetiere; die Infektion erfolgte vermutlich durch Einatmen aerosilierter Exkremente. Eine Übertragung von Mensch zu Mensch wurde nicht beobachtet.

Die *Diagnose* wird durch den serologischen Nachweis von IgM-Antikörpern oder durch einen 4 fachen Titeranstieg von IgG-Antikörpern gestellt. *Differenzialdiagnostisch* ist das Krankheitsbild von anderen Viruserkrankungen, vor allem der Grippe, abzugrenzen.

Pneumonien durch primär nichtpneumotrope Viren

Auch nichtpneumotrope Viren können gelegentlich Pneumonien verursachen. Bekannt ist die *Masernpneumonie* (Abb. 18.**13**). Sie ist beim Beachten des typischen Exanthems einfach zu diagnostizieren. Schwieriger sind die *Mononucleosis-infectiosa-Pneumonie* und die Lungenentzündung bei *Erythema exsudativum multiforme, Hepatitis epidemica* und *Chorio-*

Infektiöse Lungeninfiltrate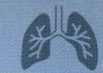

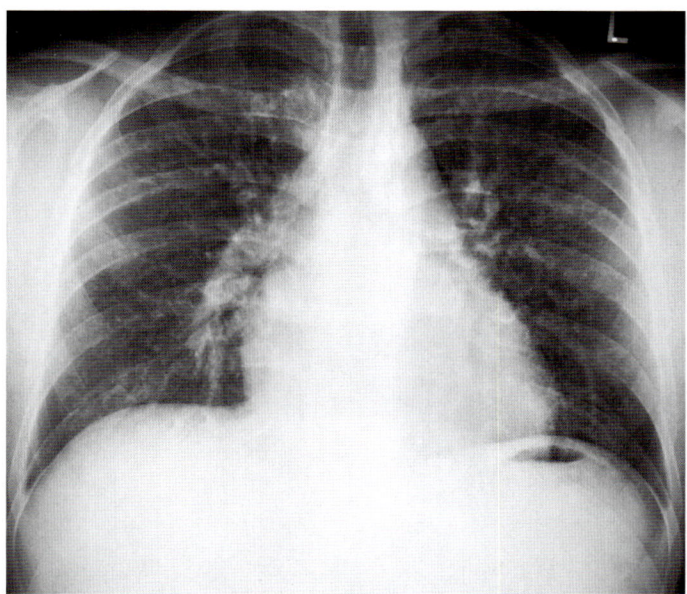

Abb. 18.13 Viruspneumonie. Die Mittel- und Unterfelder sind beidseits milchglasartig getrübt. Multiple feinste retikulonoduläre Verschattungen sind knapp erkennbar. Histologisch handelt es sich um eine Giant-cell interstitial pneumonia (GIP), eine interstitielle Pneumonie mit Riesenzellen. Der Befund ist für eine Masernvirusinfektion typisch.

meningitis zu erkennen, wenn man nicht an die Grundkrankheit denkt. Bei immunsupprimierten Patienten können auch das *Varicella-Zoster-Virus* und das *Zytomegalievirus* Ursache einer Pneumonie sein. Typisch für die Varizellenpneumonie sind miliare Herde, die verkalken.

Pilzpneumonie

Man unterscheidet Pilzinfektionen der Lunge, die fast ausschließlich bei *immunkompromittierten* Patienten auftreten (Agranulozytose, Neutropenie, Corticosteroide, AIDS) und solche, die *endemisch* vorkommen, d. h. an denen in bestimmten Gegenden auch sonst gesunde Personen erkranken. Außerdem gibt es *immunologische* Reaktionen auf eine Besiedlung des Bronchialbaumes und des Lungenparenchyms mit Pilzen (allergische bronchopulmonale Aspergillose: ABPA) sowie Übergangsformen mit semiinvasivem Verhalten.

Pilzinfekte bei gestörter Immunabwehr

Pneumonien durch Hefe- und Schimmelpilze

Die wichtigsten Erreger sind die Hefepilze *Candida* und *Cryptococcus* sowie die Schimmelpilze *Aspergillus* und *Mucor*. Sie sind weltweit verbreitet.

Diagnostik. Diese Pilzerkrankungen können ein sehr buntes röntgenologisches Bild (Abb. 18.**14**) machen, das am ehesten mit Bronchopneumonien, chronischen tuberkulösen Prozessen, interstitiellen Pneumopathien und einem Karzinom verwechselt werden kann. Da Pilze ubiquitär vorkommen, genügt der Nachweis von Pilzen im Sputum zur Diagnose einer Pilzinfektion der Lunge nicht. Das invasive Pilzwachstum muss anhand des klinischen Kontextes vermutet werden. Die definitive Diagnose kann nur durch den *histologischen* Nachweis in der Gewebeinfiltration und – wenn möglich – auch durch den kulturellen Nachweis des Erregers in bioptisch entnommenem Material gestellt werden.

Candidiasis und Aspergillose. Bei uns am häufigsten sind die Candidiasis (Moniliasis) und die Aspergilleninfektion. Diese Erkrankungen kommen, wie oben erwähnt, praktisch ausschließlich bei Patienten mit bekannter Störung der Immunabwehr vor. Die Behandlung dieser lebensbedrohlichen Infekte mit Fungistatika wird in der Regel ohne zeitlichen Verzug und ohne weitere Belastung der schwer kranken Patienten durch Biopsien eingeleitet. Bei invasiver Aspergillose findet man im CT der Lunge typischerweise multiple Verschattungen, die im weiteren Verlauf einschmelzen können. Bei Lungeninfiltraten und Wachstum von Candida in den Blutkulturen muss von einer Candidapneumonie ausgegangen werden.

Pneumocystis-carinii-Pneumonie

Die *Pneumocystis-carinii-Pneumonie* wird vor allem bei Patienten mit Malignomen und immunsuppressiver Therapie sowie als Komplikation bei *AIDS* beobachtet (Abb. 18.**3**). Rasch zunehmende Dyspnoe und milchglasartige, feinnoduläre, aber auch homogene und grobknotige Infiltrate erwecken den Verdacht auf das Vorliegen einer Pneumocystis-carinii-Pneumonie. Das Thorax-Röntgenbild kann zu Beginn der Erkrankung

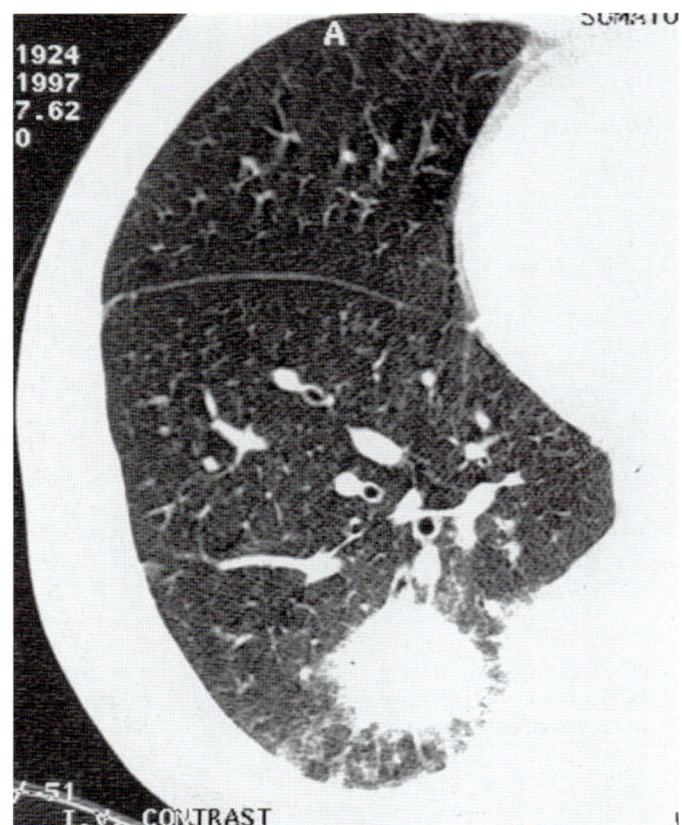
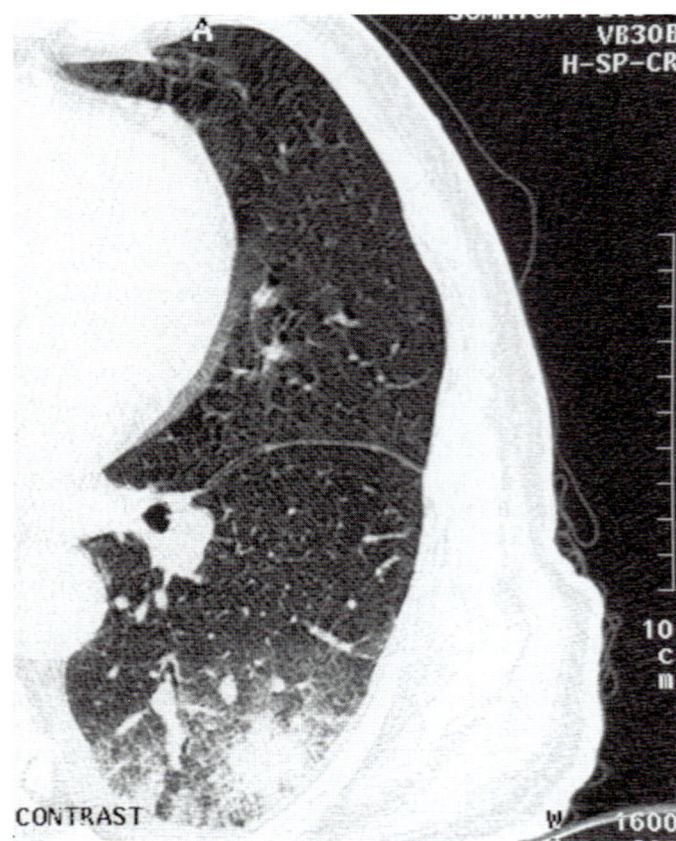

Abb. 18.14a u. b Invasive Aspergillose der Lunge mit unscharf begrenzten, pneumonischen Infiltraten in beiden Unterlappen.

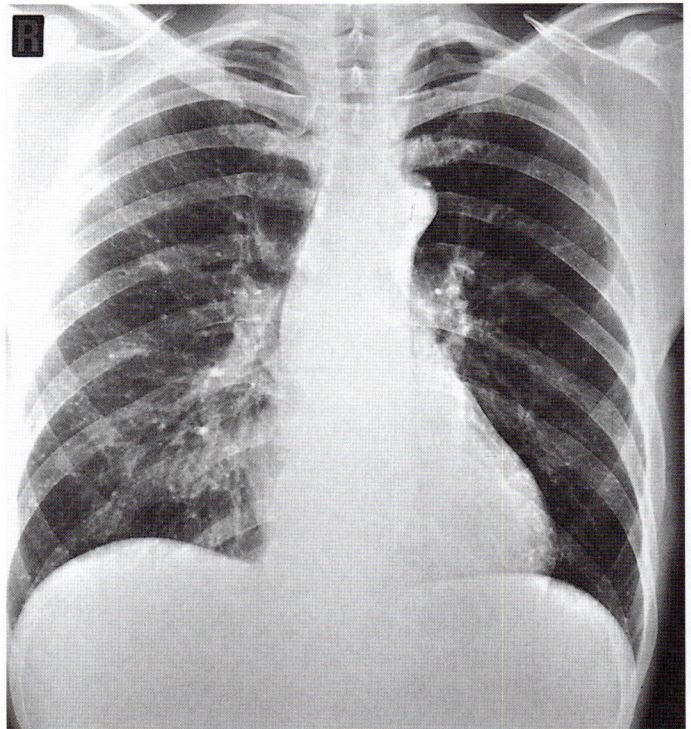
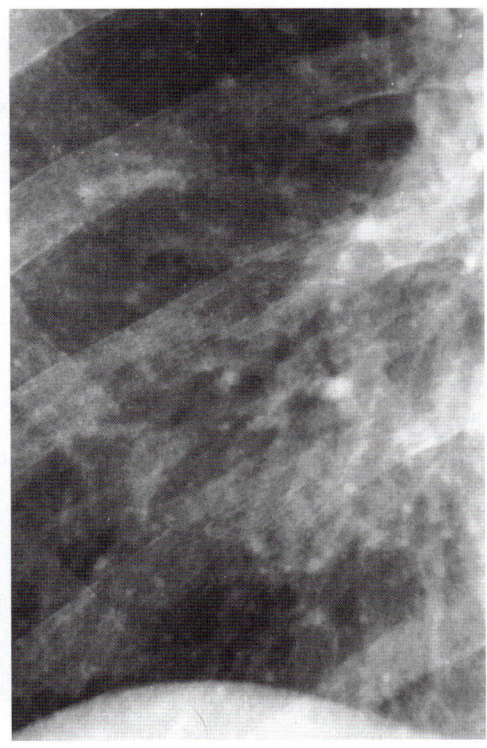

Abb. 18.15 a u. b Geheilte disseminierte Histoplasmose. Typisch dafür sind die multiplen verkalkten Herde in beiden Lungen und die verkalkten Hiluslymphknoten.

aber auch normal sein. Der direkte Nachweis der Pilze, die frei in den Alveolen oder phagozytiert in den Alveolarmakrophagen vorkommen, gelingt selten im spontan gelösten Sputum, eher dagegen im Reizsputum nach Inhalation von 2- bis 5%iger Kochsalzlösung. Die größte Ausbeute liefert die Untersuchung der über ein flexibles Bronchoskop durchgeführten Bronchiallavage und von transbronchial durchgeführten Lungenbiopsien.

Endemische Pilzinfekte

Die Erreger sind dimorphe Pilze *(Histoplasma, Coccidioides, Paracoccidioides, Blastomyces)*, die vorwiegend, aber nicht ausschließlich außerhalb Europas vorkommen. In Nordamerika haben die *Histoplasmose* und die *Kokzidioidomykose* eine große Bedeutung. Bei der Histoplasmose kann die Infektion inapperzept oder als akute Erkrankung verlaufen. Es können sich nach Abheilung verkalkte Herde im Lungenparenchym bilden (Abb. 18.**15**), die von *tuberkulösen Streuherden* oder einer durchgemachten *Varizellenpneumonie* differenziert werden müssen. Hauttests und positive Komplementbindungsreaktionen können die Diagnose stützen.

Allergische bronchopulmonale Aspergillose und Myzetom

Die Besiedelung der Lunge mit *Aspergillus fumigatus* kann zu immunologischen Reaktionen mit Hypersensitivität vom Typ I und III führen, die sich als *Asthma bronchiale* und *allergische bronchopulmonale Aspergillose* (S. 554) manifestieren. Das endobronchiale Pilzwachstum bei diesen Erkrankungen ist in der Regel ist *nicht invasiv*. Es tritt vor allem bei Atopikern, speziell bei Patienten mit einem allergischen Asthma bronchiale und Patienten mit zystischer Fibrose auf. Die diagnostischen Kriterien umfassen ein Asthma bronchiale, Bronchiektasen, wechselnde Lungeninfiltrate, ein erhöhtes Gesamt-IgE, spezifisches Anti-Aspergillen-IgE, Präzipitine und ein positiver Hauttest auf Aspergillen, den Erregernachweis im Sputum sowie eine Eosinophilie. Radiologisch typische Befunde sind fingerförmige Verschattungen charakteristische zentral lokalisierte Bronchiektasen.

Das *Aspergillom* (auch Myzetom, Pilzball) entwickelt sich als saprophytär wachsender Pilz in einer Höhle, vor allem in einer alten tuberkulösen Kaverne. Der radiologische Nachweis einer Höhle, an deren Wand ein rundliches Gebilde sitzt, über dem sich eine Luftsichel abzeichnet (Abb. 18.**16**), ist für das Aspergillom fast pathognomonisch. *Differenzialdiagnostisch* müssen ein Lungenabszess, ein einschmelzendes Bronchialkarzinom und Echinokokkenzysten in Betracht gezogen werden.

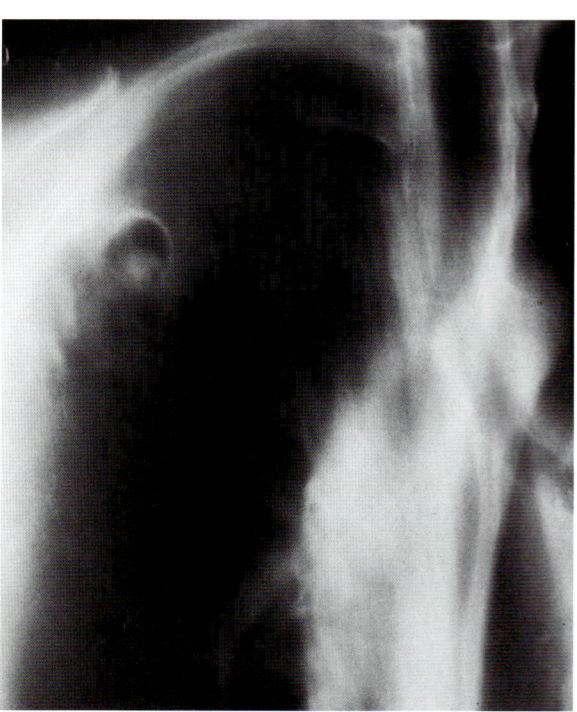

Abb. 18.16 Aspergillom der Lunge. Eine Lufthaube umgibt die in der tuberkulösen Kaverne befindliche Pilzkugel. 28-jähriger Mann.

Parasitäre Pneumonien

Viele Parasiten befallen die Lunge und rufen verschiedene Krankheiten hervor. So verursachen *Helminthen* (*Ascaris, Ancylostoma, Strongyloides* und *Filarien*) ein passageres oder chronisches eosinophiles Lungeninfiltrat, *Echinokokken* Lungenzysten und *Protozoen*, beispielsweise Toxoplasma gondii, beim immunsupprimierten Patienten eine interstitielle Pneumonie.

Differenzialdiagnose von Lungeninfiltraten bei HIV-Infizierten

Differenzialdiagnostisch müssen beim Vorliegen von Lungeninfiltraten bei HIV-Infizierten folgende Krankheiten als Ursachen erwogen werden:
- Tuberkulose,
- atypische Mykobakteriose,
- Infektionen mit opportunistischen Keimen (Pneumocystis carinii, Zytomegalie-, EB-Virus, Toxoplasmose, Pilze),
- Kaposi-Sarkom (S. 570),
- amikrobielle lymphozytäre interstitielle Pneumonie,
- lymphozytäre Granulomatose,
- Pneumonie mit üblichen bakteriellen Erregern.

18.2 Nichtinfektiöse Lungeninfiltrate

(s. Tab. 18.1)

Physikalisch-chemische Pneumonie

Bei allen Pneumonien, die ätiologisch nicht eindeutig als infektiös geklärt sind, müssen stets auch nichtinfektiöse physikalische oder chemische Ursachen in Betracht gezogen werden. So schädigen *ionisierende Strahlen* (Abb. 18.17), *Metalldämpfe* (Mangan, Cadmium, Quecksilber, Nickel, Eisen, Aluminium) und *Gase* (Stickoxide [s. Silofüllerkrankheit, S. 565], Schwefeldioxid, Ozon, Ammoniak, Phosgen, Chlorgas) Bronchiolen und Alveolen. Je nach dem Ausmaß der Exposition kommt es zur *Bronchiolitis* (oft obliterierend), zum *Lungenödem*, zur *Pneumonie* und schließlich *Fibrose*.

Nichtinfektiöse Lungeninfiltrate

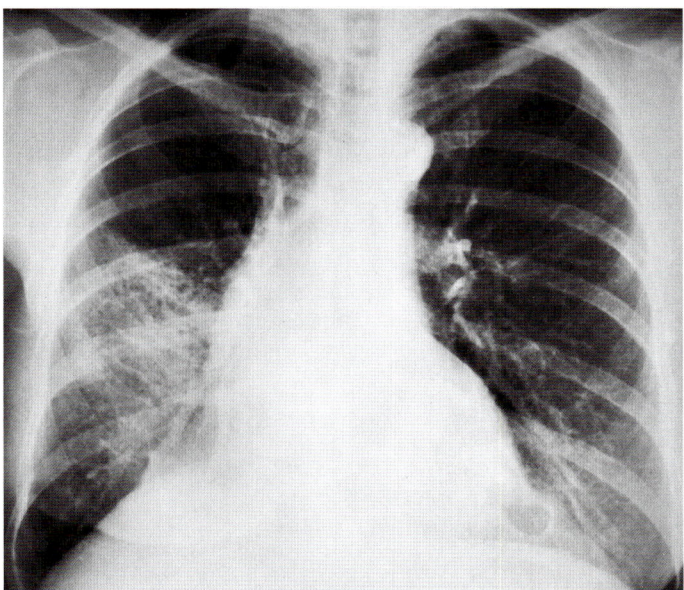

Abb. 18.17 Strahlenpneumonie im rechten Mittel- und Unterfeld. Status nach Radiotherapie wegen Mammakarzinoms. 54-jährige Frau.

Strahlenpneumonie

Schon kurz nach Entdeckung der Röntgenstrahlen wurden Strahlenschäden des Lungenparenchyms beobachtet. Asymptomatische Strahlenschädigungen sind häufiger als solche, die Symptome verursachen. Strahlenschädigungen treten auf nach Radiotherapie von Karzinomen der Mamma, der Bronchien und des Ösophagus sowie von Mediastinaltumoren (Thymom, Hodgkin- und Non-Hodgkin-Lymphome). Die Inzidenz der Strahlenpneumonie variiert entsprechend dem Bestrahlungsprotokoll und dem Bestrahlungsfeld und hat aufgrund der Modernisierung der Bestrahlungstechnologie stark abgenommen. Bei Mammakarzinomen werden in bis zu einem Drittel radiologische und in bis zu 10 % klinische Veränderungen beobachtet. Bei der Bestrahlung von Bronchuskarzinomen treten Symptome in 5–15 % der Fälle auf, hingegen werden in bis zu 40 % radiologische Abnormitäten gesehen.

Klinik. Die Strahlenpneumonie tritt 1–6 Monate nach Bestrahlungsende auf. Ein langsam sich entwickelnder trockener Husten, Fieber und Atemnot lassen die Diagnose vermuten. Viele Patienten bleiben symptomlos. Die Strahlenpneumonie dauert bis zu einem Monat. Sie heilt in den meisten Fällen ohne wesentliche Residuen ab. Selten entwickelt sich eine klinisch relevante *Fibrose*.

> Eine Strahlenfibrose kann auch ohne vorausgehendes akutes Stadium auftreten.

Diagnostik. *Funktionell* besteht eine restriktive Ventilationsstörung. *Radiologisch* findet sich eine herdförmige oder konfluierende Verschattung mit Volumenverlust (Abb. 18.17). Vor allem nach Bestrahlung eines Mammakarzinoms kann auch eine „Bronchiolitis obliterans organizing pneumonia" (BOOP) auftreten, die durch wechselnde uni- und bilaterale fleckige Infiltrate sowie Dyspnoe, Fieber, und einen reduzierten Allgemeinzustand gekennzeichnet ist.

Lipoidpneumonie

Ölige Substanzen, die zur Behandlung von Affektionen der oberen Luftwege gebraucht werden können durch jahrelange und repetitive Inhalationen in den Bronchialbaum gelangen und dort zu radiologischen Verschattungen, vor allem in den Unterlappen führen. Die Diagnose stellt sich aus der *Anamnese* und dem *Sputumbefund mit Fetttropfen*, welcher auch noch wochenlang nach Absetzen der Medikation nachweisbar sein kann.

Stauungspneumonie

Thorax-Röntgenaufnahme. Die „Stauungspneumonie" ist vorwiegend rechts lokalisiert, tritt aber auch beidseitig auf (Abb. 18.18) und entspricht einem *lokalisierten interstitiellen und alveolären Lungenödem* infolge postkapillärer pulmonaler Hypertension. Weitere radiologische Zeichen der pulmonalvenösen Stauung sind Erweiterungen der Pulmonalvenen in den oberen Lungenzonen („Umverteilung") sowie Auftreten von Kerley-A- und -B-Linien (erhöhter Lungenkapillardruck). Eine ausschließlich linksseitige Verschattung ist dagegen selten allein stauungsbedingt. Ein abgekapselter interlobärer Stauungserguss kann einen Rundschatten anderer Genese (Tumor) vortäuschen (Abb. 18.19). Eine seitliche Aufnahme und der Verlauf unter Behandlung der Herzinsuffizienz können die Situation („vanishing tumour") klären.

18 Lungenverschattungen

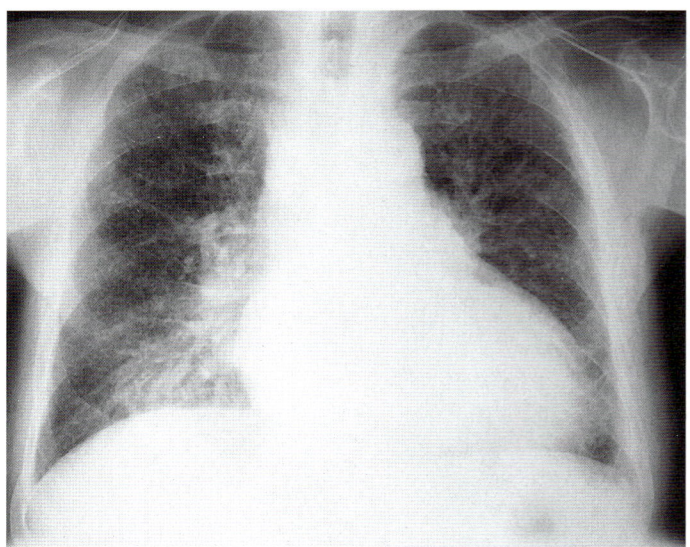

Abb. 18.18 „Stauungspneumonie" rechts bei Linksherzinsuffizienz.

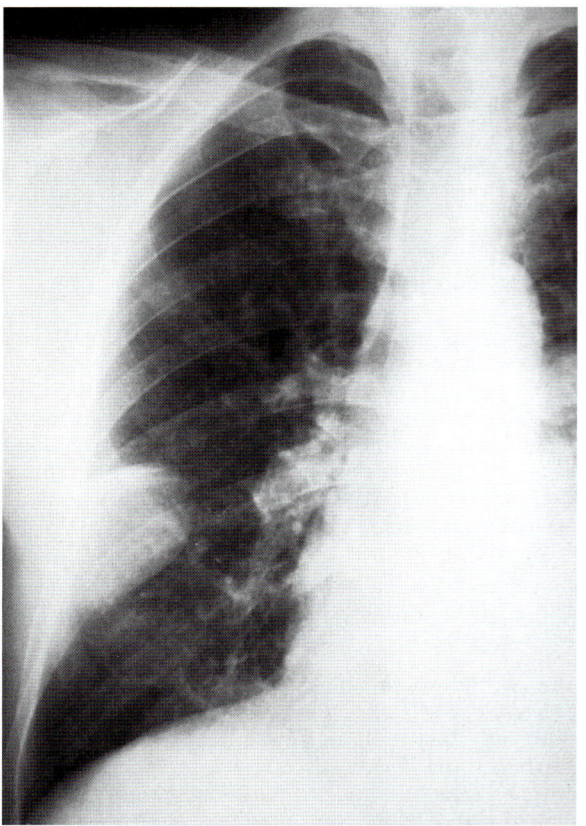

a

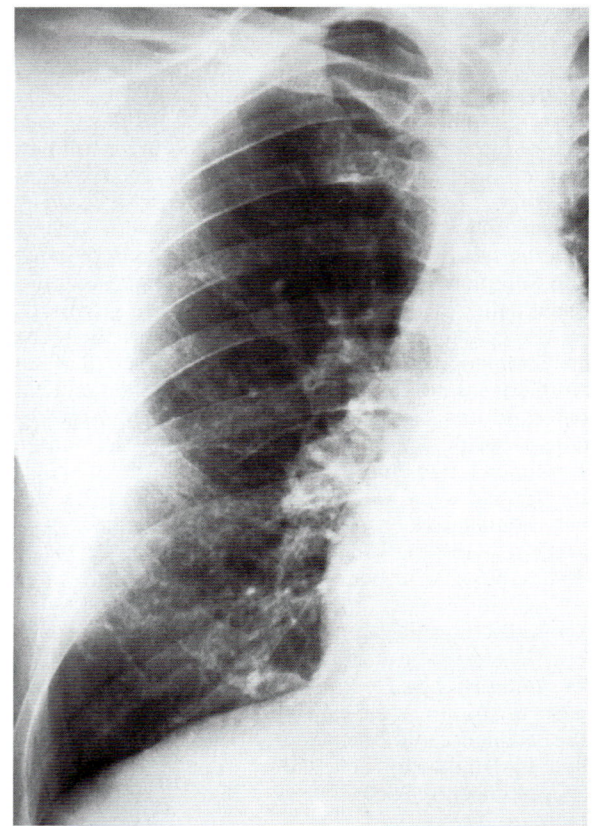

b

Abb. 18.19 Rechtsseitiger Interlobärerguss. 46-jähriger Mann.

a Vor Therapie.
b Nach Therapie (vanishing tumor).

Nichtinfektiöse Lungeninfiltrate

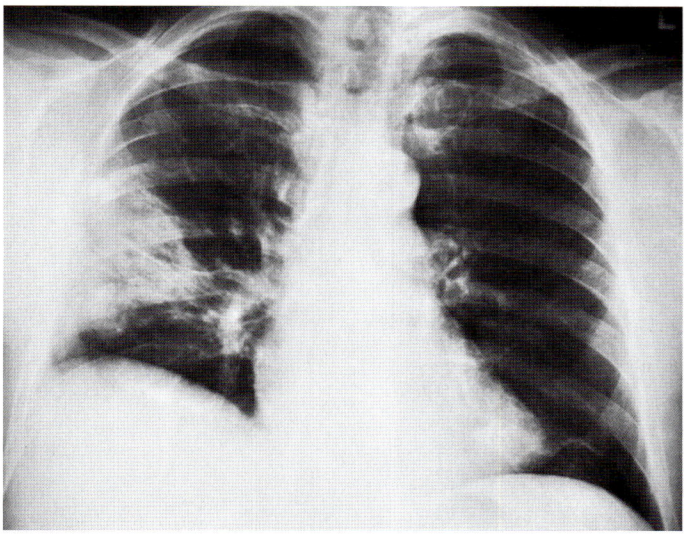

Abb. 18.20 Lungeninfarkt rechts mit dreieckförmiger Verschattung im Mittel- und Unterfeld. Zwerchfellhochstand, kleiner Pleuraerguss.

Auskultation. Auskultatorisch sind bei „Stauungspneumonie" immer auch die Zeichen einer „*Stauungsbronchitis*" mit Rasselgeräuschen festzustellen. Im Sputum lassen sich mit der Berliner-Blau-Färbung hämosiderinhaltige sog. *Herzfehlerzellen* nachweisen.

Infarktpneumonie – Lungeninfarkt

Definition. Bei der Infarktpneumonie handelt es sich um einen sekundär, meist aerogen infizierten Lungeninfarkt. Ist schon die Diagnose des unkomplizierten Infarktes nicht einfach, so ist jene der Infarktpneumonie noch schwieriger zu stellen, weil diese Komplikation sich klinisch und radiologisch oft kaum vom Lungeninfarkt unterscheidet (s. u.).

Pathogenese. Der Lungeninfarkt ist eine *seltene* Folge einer Lungenembolie (Abb. 18.**20** u. 18.**21**). Die Lunge wird über verschiedene Wege (Bronchien, Aa. bronchiales, A. pulmonalis) mit Sauerstoff versorgt, so dass ein massiver Sauerstoffmangel des Gewebes mit Gewebsuntergang nur selten eintritt. Bei vorbestehender Lungenstauung durch *Linksherzinsuffizienz* scheinen Infarkte häufiger vorzukommen. Da der Lungeninfarkt eine Zweiterkrankung ist, muss nach der Grundkrankheit gesucht werden. Fehlt eine erkennbare Emboliequelle (Thrombosen der tiefen Wadenvenen, Beckenvenen), besteht bei rezidivierenden Lungeninfarkten auch die Möglichkeit eines rechtsseitigen *Vorhoftumors*.

Klinik. Für eine Infarktpneumonie sprechen:
- rasche Verschlechterung des Befindens der Patienten,
- Persistieren von Fieber und Tachykardie,
- Zunahme der Leukozytose über 20000/µl (> 20 × 10^9/l) (ein unkomplizierter Lungeninfarkt kann eine Leukozytose bis zu 20000/µl [20 × 10^9/l] verursachen!),
- Auftreten von eitrigem Auswurf und
- Kavernen im Infiltrat.

Beim ausgedehnten Lungeninfarkt fehlt selten der initiale *Pleuraschmerz*, der respiratorisch verstärkt wird. Wegen der Schonung der betroffenen Thoraxseite bei der Atmung lassen sich die klassischen Auskultationszeichen einer Infiltration und pleuritisches Reiben meist erst in späteren Stadien feststellen. Im Vordergrund steht in der Regel eine plötzlich einsetzende *Dyspnoe* mit einem *Oppressions-* und *Angstgefühl*.

Die Herzfrequenz ist tachykard, der 2. Pulmonalton gelegentlich verstärkt. Galopprhythmus ist häufig. In schweren Fällen sinkt der Blutdruck ab, die Kranken sehen blass-zyanotisch aus.

Diagnostik. Wird helles bis dunkelrotes, *rein blutiges Sputum* expektoriert, stützt dies die Diagnose. Der *röntgenologische Aspekt* lässt oft den typischen keilförmigen Schatten mit hilusnaher Spitze und peripher gelegener breiter Basis vermissen. Die Verschattung kann konventionell röntgenologisch oft nicht von einer gewöhnlichen Bronchopneumonie unterschieden werden. Hingegen erlaubt die Spiral-Angio-CT den Nachweis von intravaskulären Emboli in den Lungenarterien und gleichzeitig eine differenzierte Beurteilung der Lungeninfiltrate (Abb. 18.**21**).

Die großen Lungeninfarkte, die das voll ausgebildete klinische Bild zeigen, werden in der Regel diagnostiziert; dagegen werden die kleineren Infarkte, bei denen der dramatische Beginn fehlt, sehr häufig nicht erkannt. Besteht eine Risikosituation für eine Embolie (bei Bettlägerigkeit, postoperativ), weist das Auftreten von Pleuraschmerzen, Infiltrat, Anämie, Erguss, Tachykardie, Fieberschüben, Leukozytose oder vorübergehende Dyspnoe auf einen Infarkt hin. *Blutchemisch* sind bei größeren Infarkten Bilirubin und Lactatdehydrogenase erhöht, selten die Transaminasen. Diese Veränderungen scheinen nicht die direkten Folgen des Lungeninfiltrats zu sein, sondern eher das Resultat einer Leberstauung. Die *Lungenfunktionstests* ergeben eine

18 Lungenverschattungen

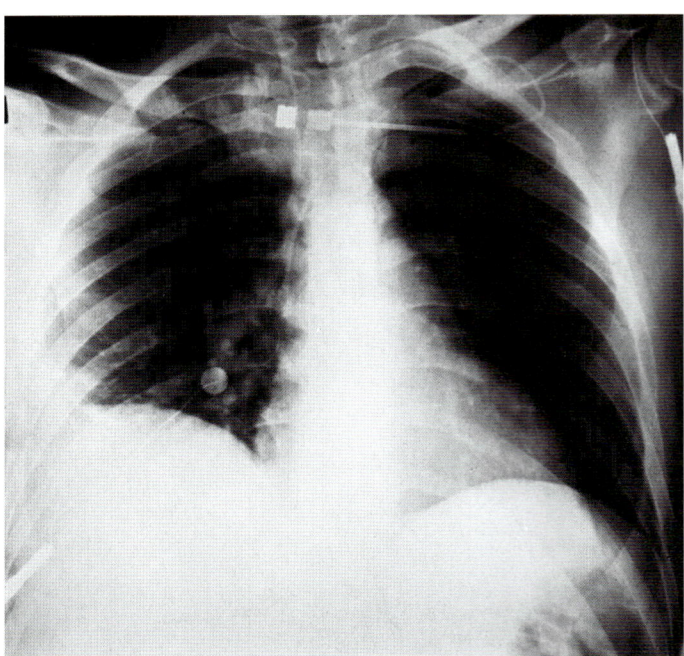

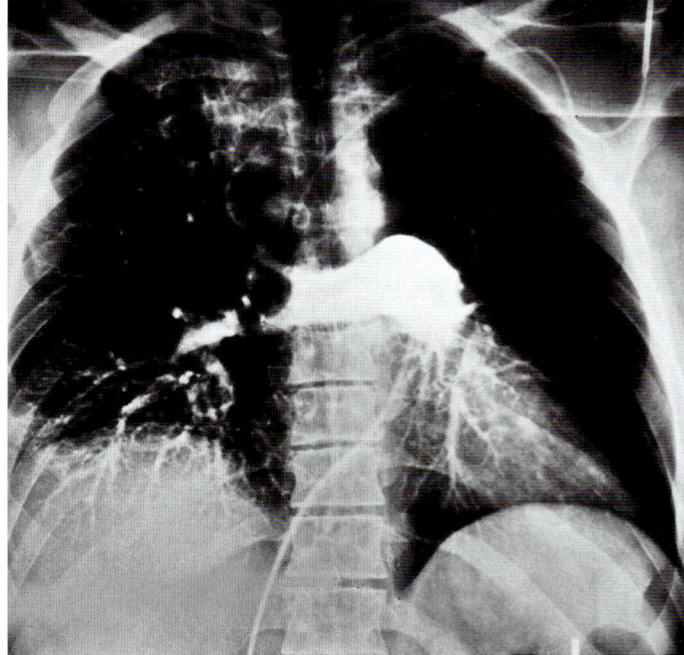

a

b

Abb. 18.21 Zentrale Lungenembolie.
a Im Übersichtsbild ist links die Lungenzeichnung aufgehoben; einseitig helle Lunge. Rechts Zwerchfellhochstand mit lateraler Verschattung (Pleuraerguss? Blutung?).
b Im Pulmonalisangiogramm totaler Verschluss mehrerer Äste der A. pulmonalis links, subtotaler Verschluss der rechten Äste.

Abb. 18.21 c ▷

Restriktion mit Einschränkung der Diffusionskapazität. Die Untersuchung der Blutgase zeigt eine Hypoxämie und respiratorische Alkalose infolge Hyperventilation.

Differenzialdiagnose. Differenzialdiagnostisch stehen bei Nachweis einer Lungenembolie mit Infiltrat die *Lungenblutung* als Folge des passageren Gefäßverschlusses durch einen Embolus, die *Atelektase* als Ausdruck des Surfactant-Verlustes und der *unkomplizierte Lungeninfarkt* im Vordergrund. Mögliche Fehldiagnosen der Infarktpneumonie sind *Herzinfarkt* (bei welchem weder die Dyspnoe noch der von der Respiration abhängige Pleuraschmerz das klinische Bild beherrschen), *Lungenödem* (das mit Zeichen der Herzinsuffizienz und nicht mit rein blutigem, sondern schaumighellrotem Sputum einhergeht), *Bronchopneumonie, Perikarditis*.

Nichtinfektiöse Lungeninfiltrate

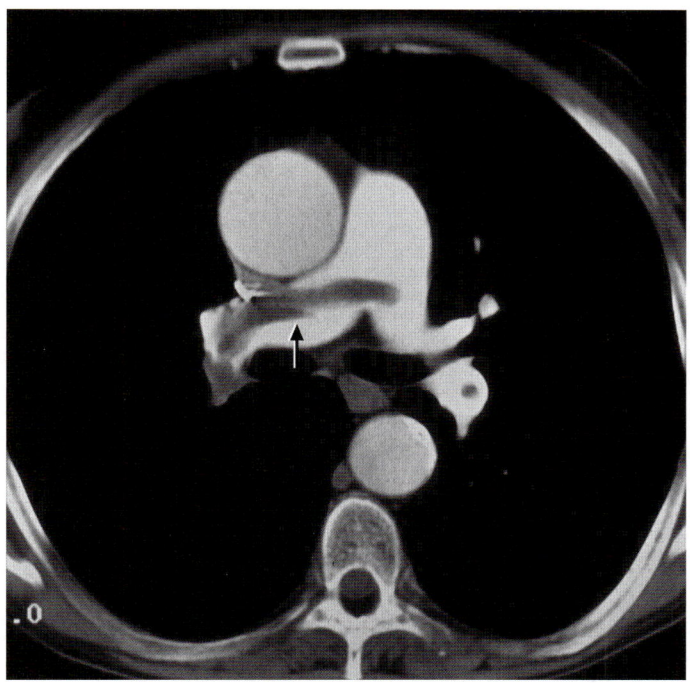

Abb. 18.21
c Bei einem anderen Patienten wurde eine zentrale Lungenembolie mittels Spiral-Angio-CT nachgewiesen (Pfeil = flottierender Embolus im Pulmonalishauptstamm und in der rechten Pulmonalarterie.

Peribronchiektatische Pneumonie

Sie zeichnet sich durch *Rezidive* an gleicher Stelle aus. Anamnestisch lassen sich meistens auch in den pneumoniefreien Perioden Husten und morgendlicher Auswurf eruieren. Auskultatorisch sind neben den pneumonischen Befunden meist noch grobblasige, in den Bronchiektasen entstehende Rasselgeräusche nachweisbar.

Röntgenologisch besteht kein diffuses homogenes Infiltrat, es liegen mehr streifige Verschattungen oder bronchopneumonische Herde vor. Die CT klärt die Ätiologie.

Pneumonie durch bakterielle Superinfektion

Bei jedem unklaren pneumonischen Prozess stellt sich stets die Frage, ob nicht eine *bakterielle Superinfektion* bei anderer Infektionskrankheit, anderen Grundkrankheiten (Malignomen, Kollagenosen u. a.) oder unter immunsuppressiver und zytostatischer Therapie vorliegt (Abb. 18.**3**). Pneumonische Infiltrate durch bakterielle Superinfektion sind besonders häufig bei Grippe, Typhus, Paratyphus, Masern, Rotz, allgemeiner Sepsis und Malaria.

Chronische Pneumonien

Es kann sich dabei um bakterielle Pneumonien mit abnorm langer, mehr als 8 Wochen dauernder Resorption handeln. In sehr seltenen Fällen kann sich infolge *Karnifikation* eine Lungenschrumpfung anschließen. Verantwortlich für dieses besondere Verhalten ist nicht der Erreger, sondern die Reaktion des Organismus. Eine verzögerte Abheilung einer Pneumonie wird bei älteren Patienten, bei chronisch obstruktiver Lungenkrankheit, Diabetes oder Alkoholabusus beobachtet. Liegen keine Ursachen für eine verzögerte Resorption vor, versteckt sich hinter dem Bild der chronischen Pneumonie in der Regel ein ernstes Grundleiden (Tumor, Tuberkulose, Bronchiektasen usw.). *Differenzialdiagnostisch* muss auch eine *Pneumoniekomplikation* (Empyem, Lungenabszess) in Erwägung gezogen werden. Auch chronische Aspirationen von oropharyngealem Material oder Mageninhalt, z. B. bei gastroösophagealem Reflux, können Ursache einer chronischen Pneumonie sein.

Weitere nichtinfektiöse Lungeninfiltrate

Eosinophile Lungeninfiltrate und Lungeninfiltrate bei Kollagenosen und anderen Systemkrankheiten sowie bei Exposition gegenüber anorganischen und organischen Stäuben werden in den Abschnitten 18.3 und 18.4 besprochen.

18.3 Eosinophile Lungeninfiltrate

Definition und Einteilung. Es handelt sich um eine heterogene Gruppe von Erkrankungen, welchen eine erhöhte Zahl von eosinophilen Granulozyten im Lungengewebe gemeinsam ist. Die Diagnose kann dann gestellt werden, wenn radiologisch Lungenveränderungen und eine Bluteosinophilie gefunden werden oder wenn bioptisch oder mittels bronchoalveolärer Lavage eine Gewebseosinophilie nachweisbar ist. Nicht in jedem Fall ist eine Bluteosinophilie vorhanden. Eosinophile Lungeninfiltrate können entsprechend Tab. 18.2 eingeteilt werden.

Flüchtige eosinophile Infiltrate (Löffler)

Drei Typen von Wurminfekten können im Rahmen der Larvenpassage durch die Lunge mit transienten eosinophilen Infiltraten und einer Eosinophilie einhergehen, bevor sich die Larven anschließend im unteren Gastrointestinaltrakt ansiedeln: *Ascaris lumbricoides* (ursprünglich von Wilhelm Löffler beschrieben), *Hakenwürmer* und *Strongyloides stercoralis*.

Klinik. Symptomatische Patienten klagen über einen unproduktiven Husten und uncharakteristisches Krankheitsgefühl. Häufig ist das Infiltrat nicht mit Beschwerden assoziiert. Das klassische eosinophile Infiltrat verschwindet innerhalb von 2 Wochen *(Flüchtigkeit)*.

Die *Eosinophilie* kann zwischen 7 und 70 % schwanken bei normalen oder sehr gering erhöhten Gesamtleukozytenzahlen. Die Eosinophilie ist oft nicht während der größten Infiltratdichte am ausgeprägtesten, sondern hinkt dem Röntgenbefund um einige Tage nach.

Da es sich bei den flüchtigen Infiltraten weitaus am häufigsten um *Askarisinfektionen* handelt, sind häufig Wurmeier im Stuhl vorhanden. Sie sind allerdings während der Infiltratdauer nicht nachweisbar, erscheinen aber in über 50 % der Fälle *2 Monate später,* wenn die Askarislarve ihren Entwicklungszyklus beendet hat.

Pulmonale Eosinophilie bei Parasitosen und tropische pulmonale Eosinophilie

Gewisse Parasiten (s. Tab. 18.2) gehen im Rahmen einer hämatogenen Streuung in die Lunge mit Eosinophilie und Infiltraten einher. Die tropische pulmonale Eosinophilie ist Ausdruck einer immunologischen Reaktion der Lunge auf Mikrofilarien von *Wuchereria bancrofti*.

Allergische bronchopulmonale Aspergillose

Pathogenese. Bei der *a*llergischen *b*ronchopulmonalen *A*spergillose (ABPA) handelt es sich um eine Hypersensitivitätsreaktion auf eine Besiedlung des Bronchialbaums mit Aspergillen bei Patienten mit Asthma. Wiederholte Episoden von Bronchialobstruktion, Entzündungen und Bildung von Schleimpfröpfen („mucoid impaction") führen schließlich zu (zentralen) Bronchiektasen und einer Fibrosierung des Lungenparenchyms.

Klinische Aspekte. In der Regel handelt es sich um Patienten mit einem langjährigen, häufig steroidabhängigen Asthma. Das Krankheitsbild wird auch bei Patienten mit zystischer Fibrose angetroffen. Die Patienten klagen über asthmatische Beschwerden, berichten über ein unspezifisches Malaisegefühl und husten Pfröpfe von gummiartiger Konsistenz aus.

Diagnostische Kriterien. Hauptkriterien sind:
- Anamnese von Asthma,
- kutane Sofortreaktion auf Aspergillenantigen,
- präzipitierende Serumantikörper gegen A. fumigatus,

Tabelle 18.2 Eosinophile Lungeninfiltrate

- Medikamentös induziert
  - Nitrofurantoin, L-Tryptophan, Phenytoin etc.
- Helminthen
  - flüchtige Infiltrate bei pulmonaler Larvenpassage (Löffler)
  - Parasiten mit direkter Infiltration der Lunge und massive Streuung: Paragonimus, Echinokokkose, Zystizerkose, Schistosomiasis, disseminierte Strongyloidiasis, Trichinosis, Hakenwürmer (z. B. Ankylostomiasis)
  - tropische Eosinophilien: Wuchereria bancrofti etc.
- Pilze (Aspergillen)
  - allergische bronchopulmonale Aspergillose
- Akute eosinophile Pneumonie
- Chronische eosinophile Pneumonie
- Asthma bronchiale
- Churg-Strauss-Syndrom
- Andere
  - hypereosinophiles Syndrom
  - im Rahmen einer Neoplasie

Eosinophile Lungeninfiltrate

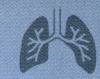

- Gesamt-Serum-IgE > 1000 ng/ml (1 U/ml = 2,4 ng/ml),
- Bluteosinophilie,
- Lungeninfiltrate,
- zentrale Bronchiektasen,
- spezifische IgE und IgG gegen A. fumigatus.

Wenn die ersten 3 Kriterien erfüllt sind, aber keine Bronchiektasen vorhanden sind, spricht man von einer seropositiven ABPA. Die Minimalkriterien für die Diagnose einer bronchiektatischen Form sind: Asthma, kutane Sofortreaktion auf Aspergillen, erhöhte IgE und zentrale Bronchiektasen.

Ein Prick-Test auf Aspergillen ist der erste diagnostische Schritt bei Verdacht auf eine ABPA. Bei negativem Resultat ist eine ABPA unwahrscheinlich. Nach einem positiven Prick-Test sollten das Serum-IgE und die präzipitierenden Antikörper gegen Aspergillen bestimmt werden. Eine ABPA ist unwahrscheinlich, wenn die totale IgE-Konzentration unter 1000 ng/ml liegt oder die präzipitierenden Antikörper negativ sind.

Das *Thorax-Röntgenbild* kann normal sein, oder es finden sich wandernde Infiltrate, fingerförmige Verschattungen („plugs"), minderbelüftete Lungenabschnitte oder eigentliche Atelektasen. Bronchiektasen werden mittels *CT* diagnostiziert oder ausgeschlossen.

Medikamentös induzierte pulmonale Eosinophilie

Eosinophile Lungeninfiltrate wurden nach Einnahme von verschiedenen Medikamenten beobachtet. Am häufigsten kommen sie nach nichtsteroidalen Entzündungshemmern, gewissen Antibiotika, L-Tryptophan und dem rekombinanten Granulozyten-Makrophagen-Stimulationsfaktor (GM-CSF) vor.

Akute eosinophile Pneumonie

Klinik. Die Symptome bestehen aus Fieber, unproduktivem Husten und Dyspnoe. Es kann sich eine respiratorische Insuffizienz entwickeln.

Diagnostik. Auskultatorisch können Rasselgeräusche vorhanden sein. Die Radiologie ist uncharakteristisch: ausgedehnte, beidseitige alveoläre und interstitielle Lungeninfiltrate, allenfalls Pleuraergüsse. Im Blut ist die Eosinophilenzahl kaum erhöht, dagegen eindeutig in der bronchoalveolären Lavageflüssigkeit (BAL). Funktionell besteht eine restriktive Ventilationsstörung mit eingeschränkter Diffusionskapazität. Die Ätiologie dieser Krankheit ist unbekannt. Unter Steroidtherapie kommt es meistens zur raschen Abheilung.

Chronische eosinophile Pneumonie

Klinik. Es handelt sich dabei um eine subaktue Erkrankung, die klinisch durch Fieber, Nachtschweiß, Gewichtsverlust, wenig produktiven Husten und Dyspnoe gekennzeichnet ist.

Diagnostik. *Radiologisch* finden sich unter Aussparung der zentralen Abschnitte dichte, peripher gelegene Infiltrate ohne segmentale Begrenzung („Bat-wing-Infiltrat"; fotografisches Negativ eines Lungenödems) (Abb. 18.**22**). Funktionell besteht eine restriktive Ventilationsstörung mit Hypoxämie. *Pathologisch-anatomisch* sind Alveolen und Interstitium mit Eosinophilen infiltriert und ausgefüllt. Das periphere Blutbild zeigt oft eine *Eosinophilie*. Unter Steroidbehandlung verschwinden sowohl die Symptome als auch die Störungen der Lungenfunktion sowie die radiologischen Befunde. Typisch für die Erkrankung ist das Wiederauftreten der Infiltrate genau an derselben Stelle nach Absetzen der Therapie.

Eosinophiles Infiltrat mit Asthma

Klinik. Eosinophile Lungeninfiltrate können bei Atopikern mit lang dauerndem Bronchialasthma auftreten. Neben den Symptomen des Asthmas (Atemnot, Husten) können Fieber, Abgeschlagenheit und pleuritische Schmerzen vorhanden sein.

Diagnostik. Im Blut besteht eine Eosinophilie. *Radiologisch* finden sich bilaterale und apikale Verschattungen, die rezidivieren. Die Ursache der eosinophilen Infiltrate bleibt meistens unklar. In jedem dieser Fälle müssen differenzialdiagnostisch eine allergische bronchopulmonale Aspergillose und eine Churg-Strauss-Vaskulitis in Erwägung gezogen werden.

Allergische Granulomatose und Angiitis (Churg-Strauss-Syndrom)

Das Churg-Strauss-Syndrom ist eine Vaskulitis, die bei Patienten mit einem meist langjährigen schweren Asthma, häufig assoziiert mit einer chronischen Rhinosinusitis, auftritt und durch eine deutliche Eosinophilie charakterisiert ist. Manifestationen der Vaskulitis finden sich am peripheren Nervensystem (Mononeuritis multiplex), an der Haut, am Herzen (eosinophile Myokarditis), am Magen-Darm Trakt, aber kaum je an den Nieren.

Diagnostik. Das Thorax-Röntgenbild ist häufig normal oder zeigt uncharakteristische Infiltrate. Es gibt keine spezifischen Laborbefunde. Die Eosinophilie ist in der Regel erheblich (mehrere Tausend/μl). Zudem finden sich unspezifische Zeichen der Entzündung wie eine normochrome Anämie, eine erhöhte Blutsenkung und

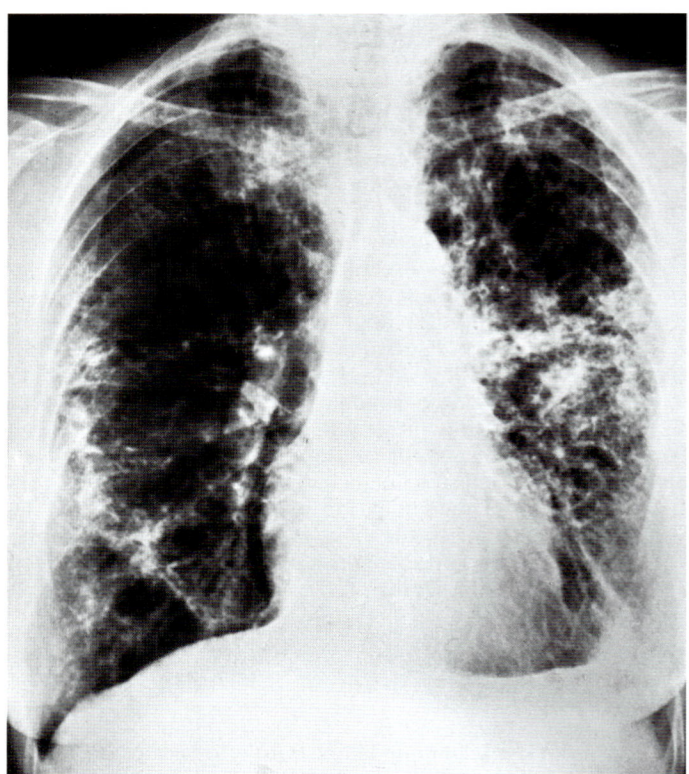

Abb. 18.22 Chronische eosinophile Pneumonie. Typisch sind die peripher gelegenen, zum Teil konfluierenden dichten Infiltrate ohne segmentale Anordnung. 61-jährige Frau.

ein erhöhtes CRP. Bei einigen Patienten findet man einen erhöhten pANCA-Titer im Blut.

Die Krankheit ist selten, darf aber keinesfalls verpasst werden, da der Spontanverlauf deletär sein kann. Der Verlauf unter Corticosteroiden ist günstig, nicht selten kommt es aber nach Absetzen der Behandlung zu einem Rezidiv.

Hypereosinophiles Syndrom

Die schwere, oft fatal verlaufende Krankheit ist durch eosinophile Infiltrate verschiedener Organe gekennzeichnet.

Diagnostische Kriterien.

➤ Eosinophilie im Blut: > 1500/µl und länger als 3 Monate,
➤ Zeichen und Befunde von Organfunktionsstörungen,
➤ keine andere Erklärung für die Eosinophilie.

Die Ursache der Erkrankung bleibt häufig unklar (kryptogen). Nicht selten kommt die Erkrankung im Rahmen einer Myeloproliferation vor. Bei gewissen Patienten entwickelt sich eine Endomyokardfibrose.

18.4 Diffuse interstitielle Lungenerkrankungen/Lungenfibrose

Definition. Die interstitiellen Lungenerkrankungen (auch diffuse parenchymatöse Lungenerkrankungen) sind eine ätiologisch heterogene Gruppe von Lungenkrankheiten, die durch gemeinsame klinische, funktionelle, radiologische und morphologische Befunde gekennzeichnet sind.

Einteilung. Die meisten Patienten mit diesen Krankheiten klagen über *Atemnot* und weisen *diffuse Lungenverschattungen* im Thoraxbild auf. Die Lungenfunktion dokumentiert eine *restriktive Ventilationsstörung*.

Es ist eine große Zahl verschiedener Ätiologien und Formen der interstitiellen Pneumopathien bekannt. Viele sind selten. Am häufigsten sind die interstitiellen Pneumopathien, die durch die Inhalation von anorganischen und organischen Stäuben verursacht werden, und die Sarkoidose. Die kryptogenen oder idiopathischen Formen und die interstitiellen Pneumopathien im Rahmen der Kollagenosen, Granulomatosen und Vaskulitiden sind seltener.

Man kann die interstitiellen Pneumopathien in solche mit *bekannter* und solche mit *unbekannter Ätiolo-*

Diffuse interstitielle Lungenerkrankungen/Lungenfibrose

gie, aber *definierter Histopathologie* einteilen (Abb. 18.23). Letztere treten entweder als Teilaspekt im Rahmen einer Systemerkrankung wie bei Sarkoidose, Kollagenose, Granulomatosen, Angiitiden und AIDS oder als isolierte Lungenkrankheit auf (kryptogene fibrosierende Alveolitis, interstitielle Pneumonie).

Pathogenese. Unabhängig von ihrer Ätiologie scheint die *Pathogenese* der interstitiellen Lungenkrankheiten auf ähnliche Weise abzulaufen. Zu Beginn kommt es zur Schädigung des Alveolarepithels oder Kapillarendothels – entweder *direkt* durch toxische Substanzen wie hochkonzentrierten Sauerstoff, Zytostatika (Bleomycin) oder *indirekt* durch immunologische Mechanismen oder toxische Radikale, die durch Entzündungszellen freigesetzt werden. Im Anschluss an die Schädigung des Alveolarepithels und Kapillarendo-

thels wandern Entzündungszellen und immunologisch kompetente Zellen ins Interstitium und die Alveolen ein; es entsteht eine *Alveolitis*, die typische erste Läsion jeder interstitiellen Pneumopathie (Sarkoidose, kryptogene fibrosierende und allergische Alveolitis, Asbestose, Kollagenosen).

Je nach Art und Stadium der Krankheit dominieren *lokal* die neutrophilen Granulozyten (fibrosierende Alveolitis), die T-Lymphozyten (Sarkoidose) oder die eosinophilen Granulozyten (chronische eosinophile Pneumonie). Unbehandelt kann die Alveolitis chronisch werden, in eine Fibrose und schließlich in eine Wabenlunge übergehen. Als Folge der reparativen Vorgänge im Anschluss an die Alveolitis sind die Fibrose und Wabenlunge das gemeinsame Endstadium jeder interstitiellen Lungenkrankheit.

Idiopathische interstitielle Pneumopathien

Ätiologie und Einteilung. Die Ätiologie der idiopathischen interstitiellen Pneumopathien ist definitionsgemäß unbekannt, und sie treten nicht im Rahmen von Systemkrankheiten auf. Man unterscheidet mehrere Untergruppen, die sich klinisch, radiologisch und histologisch unterscheiden. Dazu gehören in absteigender Häufigkeit (Abb. 18.23):

► die idiopathische Lungenfibrose (UIP),
► die unspezifische interstitielle Pneumonie (NSIP),
► die kryptogene organisierende Pneumonie (COP),

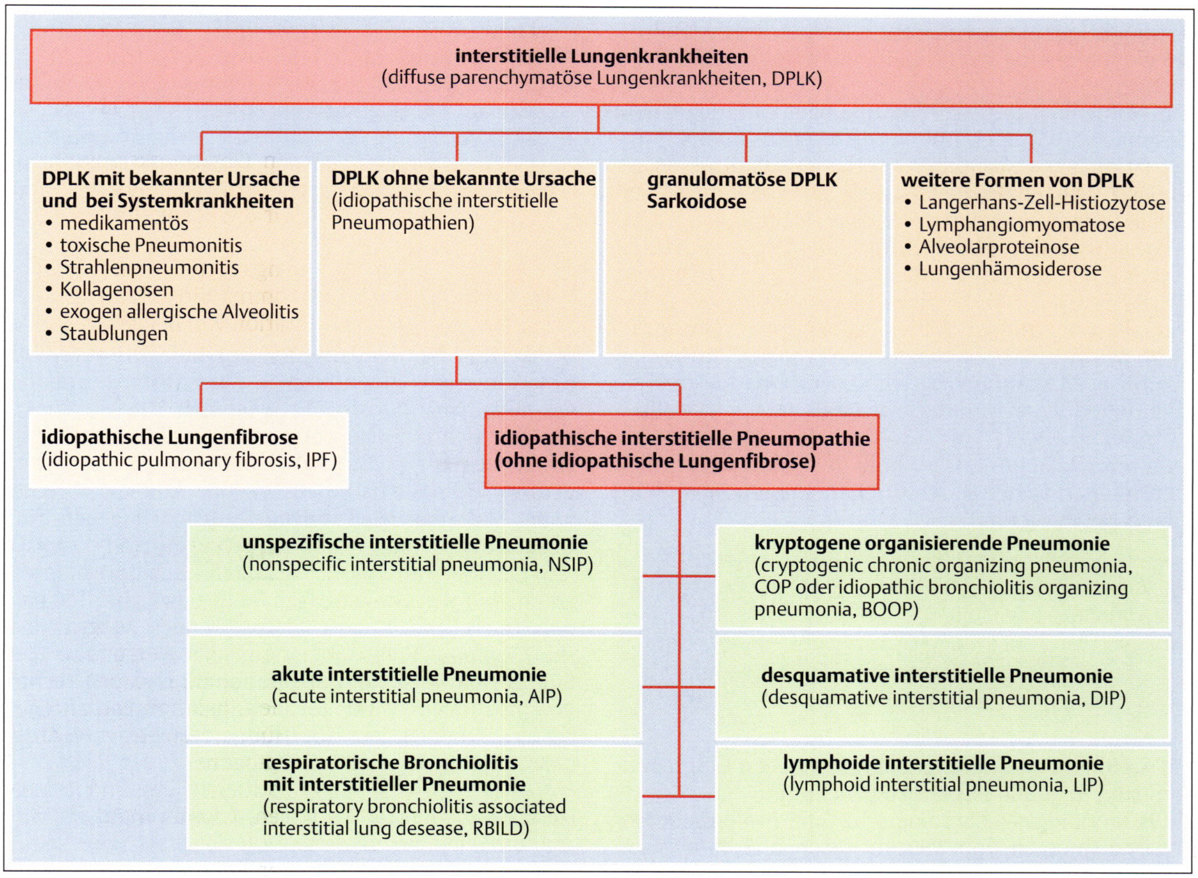

Abb. 18.23 Internationale Klassifikation der diffusen interstitiellen (parenchymatösen) Lungenerkrankungen (DPLK).

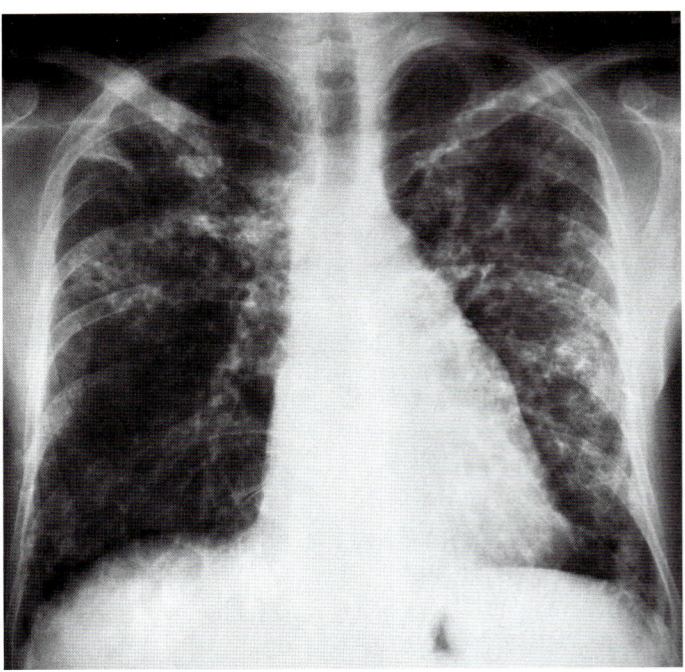

Abb. 18.24 Medikamentöse Lungenfibrose: Busulfanlunge. 46-jähriger Mann.

- die akute interstitielle Pneumonie (AIP),
- die mit respiratorischer Bronchiolitis assoziierte interstitielle Pneumonie (RBILD),
- die desquamative interstitielle Pneumonie (DIP),
- die lymphoide interstitielle Pneumonie (LIP).

Die Nomenklatur dieser Erkrankungen unterlag einem erheblichen Wandel und wurde kürzlich in einem internationalen Konsens den heutigen Erkenntnissen angepasst. Die englischen Namen und gebräuchlichen Abkürzungen sind zur besseren Orientierung in der Literatur in Abb. 18.**23** aufgeführt. Die idiopathischen interstitiellen Pneumopathien sind selten (Prävalenz 60–80 pro 100 000, Inzidenz 25–32 pro 100 000). Die Prävalenz der idiopathischen Lungenfibrose wurde auf 6–16 pro 100 000 geschätzt. Noch weniger häufig sind die unspezifische interstitielle Pneumopathie und die weiteren oben erwähnten Formen.

Differenzialdiagnose. Die Klinik der einzelnen Formen der idiopathischen interstitiellen Pneumonien wird unten beschrieben.

> An erster Stelle der Differenzialdiagnose stehen prolongiert verlaufende infektiöse Lungenkrankheiten wie Pneumocystis-carinii-Pneumonie, exogen allergische Alveolitiden, Systemerkrankungen und gewisse Berufserkrankungen.

Im Rahmen der differenzialdiagnostischen Überlegungen sind folgende Punkte zu beachten:
- Bakteriologische, virologische und serologische Untersuchungen von Sputum, Bronchialsekret, Lungenpunktions- oder Biopsiematerial und Blut beweisen oft die infektiöse Natur der Krankheit.
- Die sorgfältige Berufsanamnese ist von größter Wichtigkeit für die Erkennung der inhalationsbedingten interstitiellen Pneumopathien, der allergischen Alveolitis (Farmerlunge, Befeuchterlunge) und Pneumokoniosen (Silikose, Asbestose).
- Im Falle der allergischen Alveolitis weist die Anamnese auf die Diagnose hin.
- Eine Vertiefung der Anamnese kann potenziell pneumotoxische Pharmaka oder Bestrahlungen (Abb. 18.**24** u. 18.**25** sowie 18.**17**) aufdecken.

Idiopathische Lungenfibrose

Klinik. Das Alter der Patienten ist bei Beginn der Manifestation einer idiopathischen Lungenfibrose (*idiopathic pulmonary fibrosis, IPF*) meist über 50 Jahre. Es entwickeln sich eine langsam *zunehmende Atemnot* und ein *unproduktiver Husten*. Fieber, Malaise, Gewichtsverlust, Müdigkeit und Arthralgien können vorkommen, sind aber eher ungewöhnlich. Hingegen sind Uhrglasnägel und Trommelschlegelfinger typisch (25–50 % der Patienten). Auskultatorisch hört man vor allem über den Lungenbasen feinblasige, zum Teil ohrnahe Rasselgeräusche (Sklerosiphonie, „Velkro"-Rasseln). Zyanose, Rechtsüberlastung des Herzens bis zum Bild des chronischen Cor pulmonale und der Rechtsherzinsuffizienz sind Zeichen des fortgeschrittenen Leidens. Die mediane Überlebensrate beträgt ab Diagnosestellung lediglich 2,5–3,5 Jahre.

Funktionsdiagnostik. Funktionell findet man im Frühstadium eine *verminderte Diffusionskapazität,* später zunehmend *reduzierte Lungenvolumina,* wobei die Abnahme der Vitalkapazität noch stärker ausgeprägt ist

Diffuse interstitielle Lungenerkrankungen/Lungenfibrose

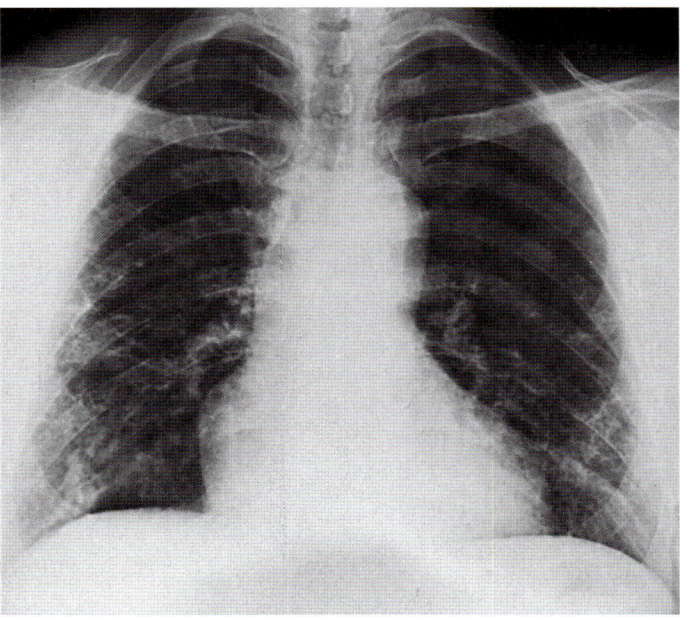

Abb. 18.25 Amiodaronlunge. In beiden Unterfeldern sowie in den peripheren Anteilen der Mittelfelder erkennt man retikulonoduläre, zum Teil weiche und konfluierende Infiltrate. 53-jähriger Mann.

als diejenige des Erstsekundenvolumens (restriktives Muster, Quotient zwischen Erstsekundenvolumen und Vitalkapazität hochnormal). Unter körperlicher Belastung sinkt der PaO$_2$, ein sensibler Indikator für das Vorliegen einer interstitiellen Pathologie. Mit fortschreitender Erkrankung entwickelt sich eine Ruhedyspnoe, und es besteht eine ausgeprägte Hypoxämie. Erst bei fortgeschrittensten Formen einer Lungenfibrose besteht eine Globalinsuffizienz.

Radiologie. Auf der Thoraxaufnahme findet man bilaterale, zunächst basal und peripher betonte retikuläre Infiltrate, manchmal bereits mit *Zysten und Wabenbildung*, und einen Volumenverlust der Lungen (Abb. 18.**26**). Im hochauflösenden CT sieht man vor allem retikuläre, basal betonte Verschattungen mit Zysten, aber wenig Milchglasverschattung. Die Lungenarchitektur ist massiv verändert; man erkennt Traktionsbronchiektasen und -bronchiolektasen. Das unspezifische Endstadium ist die Wabenlunge (honeycomb lung) (Abb. 18.**26 b** u. **c**).

Labor. Dieses ist unspezifisch. Es können Entzündungszeichen im Blut vorhanden sein (erhöhte Senkung und C-reaktives Protein). Auch sind Autoantikörper nachweisbar: in 37 % bzw. 45 % der Patienten mit fibrosierender Alveolitis antinukleäre, in 13 % antimitochondriale Antikörper und in 10 % Antikörper gegen glatte Muskulatur. Bei 31 % der Patienten wurde der Rheumafaktor nachgewiesen. Die Gammaglobuline sind oft vermehrt; Kryoglobulinämie kommt vor.

Histologie. Es besteht das Muster der „usual interstitial pneumonia" (UIP) mit Zerstörung der Lungenarchitektur durch *Honigwabenbildung, Fibrose*, unregelmäßige, fleckig verteilte Fibroblastenherde mit oft subpleuraler und paraseptaler Verteilung. Typischerweise ist die Verteilung der Befunde unregelmäßig, und die verschiedenen Stadien der Lungenzerstörung sind nebeneinander vorhanden. Die interstitielle Entzündung ist in der Regel wenig ausgeprägt, Granulome und Langerhans-Zellen fehlen. In der *Bronchialspülflüssigkeit* dominieren die neutrophilen Granulozyten, vereinzelt findet man auch Eosinophile, während Lymphozyten nicht vermehrt sind.

Diagnose. Die Diagnose wird auf Grund der klinischen und radiologischen Präsentation vermutet. In gewissen Fällen sind die radiologischen Veränderungen im hochauflösenden CT so typisch, dass auf eine histologische Untersuchung des Lungengewebes verzichtet werden kann. In anderen Fällen werden chirurgische Lungenbiopsien aus 2 im CT morphologisch unterschiedlich befallenen Stellen entnommen. Solche Biopsien werden heute mittels videoassistierter Thorakoskopie durchgeführt.

Unspezifische interstitielle Pneumonie

Klinik. Patienten mit dieser unspezifischen Form der interstitiellen Pneumonie (Englisch *non-specific interstitial pneumonia*, NSIP) sind jünger als diejenigen mit idiopathischer Lungenfibrose (40–50 Jahre). Der Beginn ist schleichend mit Dyspnoe und Husten. Eine Gewichtsabnahme tritt in der Hälfte der Patienten auf. Die NSIP ist ein „Sammeltopf" für anderweitig histopathologisch nicht klassifizierbare interstitielle Erkrankungen. Der Verlauf kann sich über mehrere Jahre erstrecken, und es kann auch zur Stabilisierung oder Besserung kommen. Das mediane Überleben ist deutlich besser als bei der UIP.

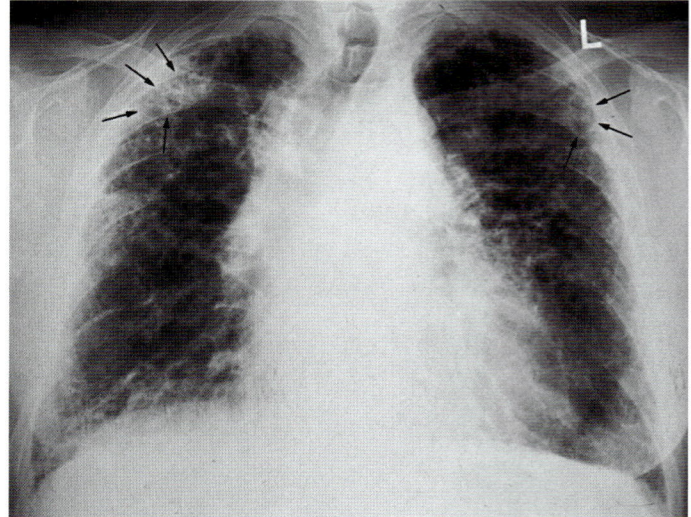
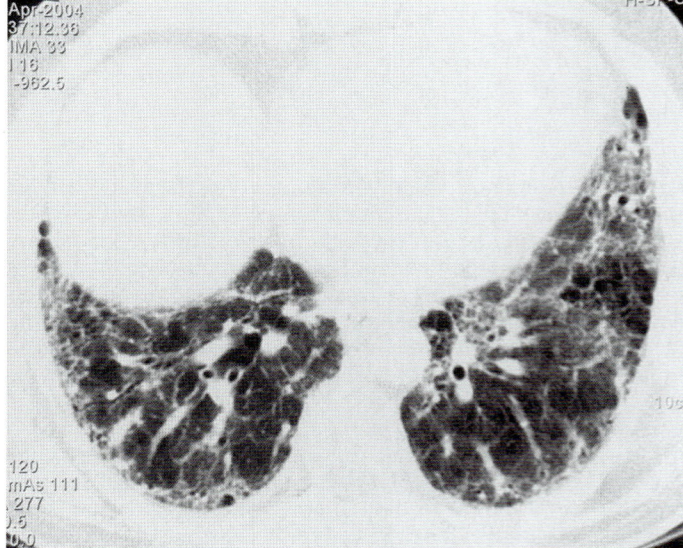
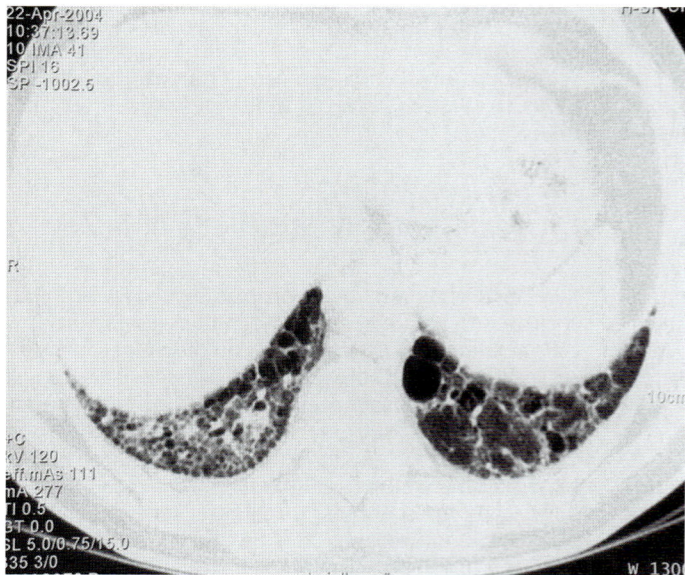

Abb. 18.26 Idiopathische Lungenfibrose.
a Bilateral retikulonoduläre Verschattungen und Volumenverlust im konventionellen Thorax-Röntgenbild.
b u. c In der hochauflösenden Computertomographie sind verdickte Interlobulärsepten, teilweise fleickige Infiltrate (**b**) und Honigwabenbildung (**c**) zu erkennen. Die Veränderungen sind in verschiedenen Zonen unterschiedlich ausgeprägt.

Diffuse interstitielle Lungenerkrankungen/Lungenfibrose

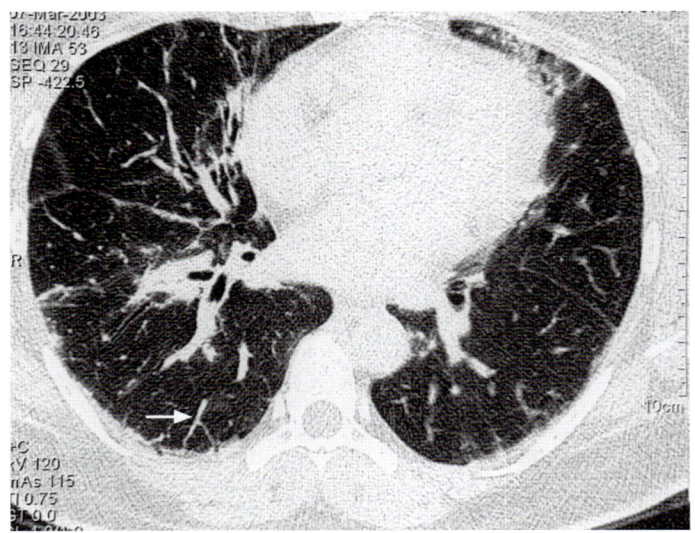

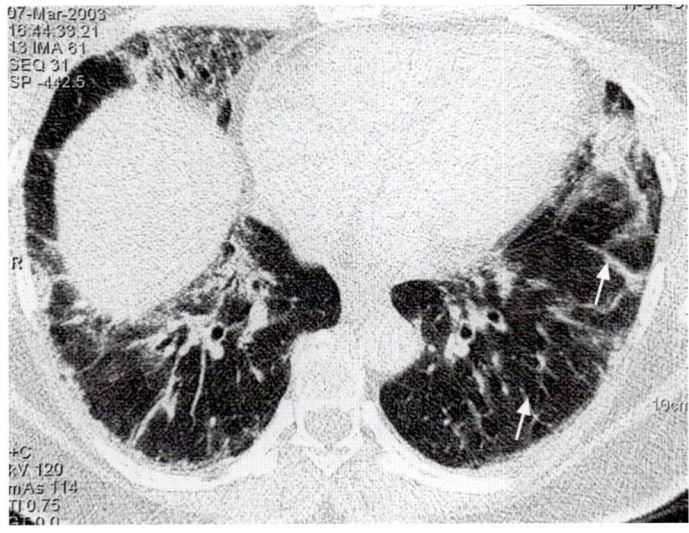

Abb. 18.27 a u. b Unspezifische interstitielle Pneumonie (NSIP). Es bestehen multiple, unscharf begrenzte Infiltrate, verdickte Interlobulärsepten (Pfeile) und Milchglastrübungen in beiden Lungen. Zysten oder Waben sind hingegen nicht zu sehen.

Diagnostik. Die *Auskultation* ergibt feine, diskontinuierliche inspiratorische Rasselgeräusche (Knistern). *Lungenfunktionell* konstatiert man eine restriktive Ventilations- und eine Diffusionsstörung mit respiratorischer Partialinsuffizienz in der Blutgasanalyse. Das *Thorax-Röntgenbild* zeigt bilaterale, basal betonte interstitielle und auch fleckige Infiltrate. Im *CT* bestehen eine milchglasartige Trübung, retikuläre interstitielle Verschattungen mit basaler Betonung, jedoch kaum Zysten oder Waben. Die Lungenarchitektur ist mehrheitlich erhalten (Abb. 18.**27**).

Histopathologie. Bei der NSIP besteht das entzündliche interstitielle Infiltrat vor allem aus Lymphozyten und Plasmazellen. Die Lungenstruktur ist weitgehend erhalten, die Fibrose ist nicht ausgeprägt. Die späteren Stadien sind durch regenerierende Alveolarepithelien, Auftreten von Fibroblasten im Interstitium und Alveolarexsudat sowie von kollagenen Fasern gekennzeichnet. Die Erkrankung befällt verschiedene Regionen der Lunge gleichmäßig. Dies ist ein typischer Unterschied zu UIP.

Kryptogene organisierende Pneumonie (idiopathische Bronchiolitis obliterans mit organisierender Pneumonie)

Epler und Mitarbeiter beschrieben 1983 die klinischen und funktionellen, radiologischen und histologischen Befunde einer idiopathischen interstitiellen Pneumonie, die im Zusammenhang mit einer Bronchiolitis obliterans auftrat. Sie nannten die Krankheit „*Bronchiolitis obliterans organizing pneumonia*" (*BOOP*). Heute wird anstelle von BOOP mehrheitlich der Begriff „cryptogenic organizing pneumonia" (COP) verwendet, auch zur klaren Abgrenzung gegenüber der konstriktiven Bronchiolitis.

Klinik. Hauptsymptome sind *Husten, Auswurf, Dyspnoe*, begleitet von Fieber, Nachtschweiß und Myalgien, die sich im Verlauf von 1–3 Monaten entwickeln. Es kommt zum Gewichtsverlust. Auskultatorisch hört man diskontinuierliche Rasselgeräusche, Trommelschlegelfinger fehlen.

Diagnostik. Die *Lungenfunktionsanalyse* ergibt eine restriktive Ventilationsstörung mit reduzierter Diffusionskapazität. Eine obstruktive Komponente ist trotz Vorliegens einer Bronchiolitis nicht nachweisbar oder wenig ausgeprägt.

Im *Labor* sind die Entzündungszeichen erhöht, und es besteht eine Leukozytose. Typischerweise treten im *Thorax-Röntgenbild* wechselnde, uni- oder bilaterale fleckförmige Infiltrate auf, die zur Konsolidation neigen. Es kommen auch Rundschatten und selten Pleuraergüsse vor. Unter Corticosteroiden kommt es zur raschen klinischen und radiologischen Besserung. Beim Absetzen der Therapie kann die Erkrankung aber rezidivieren.

Histologisch finden sich die entzündlichen Infiltrate nicht nur im Interstitium, sondern peribronchiolär im Bereich der membranösen und respiratorischen Bronchiolen. Typisch sind intrabronchioläre Gewebszapfen; die Lungenstruktur ist erhalten.

Differenzialdiagnose. Auf Grund der klinischen Präsentation ist die Erkrankung vor allem von *infektiösen Pneumonien* abzugrenzen. Manchmal wird die Diagnose erst gestellt, wenn eine vermeintliche bakterielle Pneumonie trotz Antibiotika über Wochen nicht abheilt. Auch *sekundäre Formen* der Bronchiolitis mit organisierender Pneumonie sind zu erwähnen. Sie werden im Rahmen verschiedener Systemkrankheiten beobachtet: so bei Kollagenosen (rheumatoide Arthritis, Lupus erythematodes), Colitis ulcerosa, Infektionskrankheiten (HIV-Infektion, Malaria, Viruserkrankungen), als Graft-versus-Host-Reaktion nach Organtransplantationen, bei myelodysplastischem Syndrom, Kryoglobulinämie, nach Inhalation von toxischen Gasen und als Folge von Medikamenten (Amiodaron, Cephalosporine, Bleomycin, Tryptophan, Sulfasalazin, Barbiturate, D-Penicillamin, Goldsalze etc.).

Akute interstitielle Pneumonie (Hamman-Rich-Syndrom)

Die 1935 von Hamman und Rich beschriebene Erkrankung beginnt akut mit grippeartigen Symptomen, Husten, Auswurf, und rasch progredienter Dyspnoe. Trotz intensiver Therapie, bestehend aus Corticosteroiden und Beamtung, sterben rund die Hälfte der Patienten mit „acute interstitial pneumonia" (AIP) innerhalb von 1–2 Monaten. Klinisch und radiologisch manifestiert sich die AIP als „acute respiratory distress syndrome" (ARDS) mit einem Verhältnis PaO_2/FiO_2 von weniger als 200 mmHg unter Beatmung und ausgedehnten bilateralen Konsolidationen. Histologisch findet sich ein diffuser Alveolarschaden mit verdickten Alveolarsepten, Organisation der Alveolen mit Entzündung und Fibrose sowie hyalinen Membranen. Differenzialdiagnostisch ist die idiopathische akute interstitielle Pneumonie vom ARDS bei Sepsis (Abb. 18.**6**), Schock und toxisch-medikamentösen Lungenschäden zu unterscheiden.

Respiratorische Bronchiolitis mit interstitieller Pneumonie

Diese mild verlaufende Form einer idiopathischen interstitiellen Lungenkrankheit (*respiratory bronchiolitis-associated interstitial lung disease, RBILD*) befällt vorwiegend Raucher, weniger häufiger Raucherinnen. Sie klagen über Dyspnoe und vermehrten Husten. Sofern das Rauchen eingestellt wird, kommt es in der Regel zur Besserung; ein Fortschreiten zur schweren Fibrose scheint nicht vorzukommen. Das Thorax-Röntgenbild ist gekennzeichnet durch eine Verdickung der zentralen und peripheren Bronchialwände, Milchglastrübungen und andere unspezifische Veränderungen: „dirty chest". Im CT sind zentrilobuläre Noduli und Milchglastrübung erkennbar, manchmal ein mosaikartiges Muster von umschriebenen Zonen mit verminderter und normaler Lungentransparenz in der Lungenperipherie. Histologisch sind eine Akkumulation von Makrophagen in den Alveolen und entzündliche Veränderungen der kleinen Bronchien typisch.

Desquamative interstitielle Pneumonie

Wie die RBILD kommt auch die „*desquamative interstitial lung disease*" (DIP) fast ausschließlich bei Rauchern vor. Die Symptome bestehen in Dyspnoe und Husten, ähnlich wie bei der RBILD, aber auch wie sie bei der chronischen obstruktiven Lungenkrankheit auftreten. Als Besonderheit entwickeln sich jedoch bei rund der Hälfte der Patienten mit DIP Trommelschlegelfinger. Die Prognose ist gut, bei Aufgabe des Rauchens und unter Corticosteroidtherapie kommt es in der Regel zur Remission. Radiologisch findet man Milchglastrübungen betont in den Unterlappen und im Lungenmantel, manchmal sind auch einige Zysten zu sehen. Sowohl in der Bronchiallavage als auch in der Lungenbiopsie fallen viele braune Makrophagen auf.

Lymphoide interstitielle Pneumonie

Die lymphoide interstitielle Pneumonie (*lymphoid interstitial pneumonia, LIP*) ist bei Frauen häufiger als bei Männern. Sie beginnt schleichend mit über Monate zunehmender Dyspnoe und Husten, radiologisch können eine Milchglastrübung und Zysten bestehen. Histologisch handelt es sich um lymphozytäre und plasmozytäre interstitielle Infiltrate. Häufig besteht als Zusatzerkrankung eine Autoimmunerkrankung (Hashimoto-Thyreoiditis, Sjögren-Syndrom, hämolytische Anämie) oder eine Kollagenose (rheumatoide Arthritis, Lupus erythematodes) oder ein AIDS, insbesondere bei Kindern.

Diffuse interstitielle Lungenerkrankungen/Lungenfibrose

Interstitielle Pneumopathien bei Kollagenosen

Die Lunge ist bei den Vaskulitiden und Kollagenkrankheiten häufig mitbeteiligt.

Pathogenese und Histologie. Man unterscheidet zwischen Lungenveränderungen, die im Rahmen der Erkrankung selbst auftreten (*primäre* Veränderungen) sowie infektiösen pulmonalen Komplikationen als Folge der Erkrankung oder der eingesetzten Therapie und pulmonalen Nebenwirkungen der Medikamente (*sekundäre* Veränderungen).

Pathologisch-anatomisch handelt es sich bei den *primären* Lungenveränderungen einerseits um eine *interstitielle Pneumonie,* die sich in keiner Weise von kryptogenen Formen unterscheidet. Sie kommt v.a. bei chronischer Polyarthritis, Sklerodermie, Dermatomyositis und Lupus erythematodes vor. Andererseits werden *Gefäße* betroffen (*Vaskulitis*), und es kann zu Nekrosen, Granulomen oder zur Fibrose kommen. Typische Folge eines Gefäßbefalls ist die *sekundäre pulmonale Hypertonie,* die bei der Sklerodermie, dem systemischen Lupus erythematodes und dem Sjögren-Syndrom vorkommt. Als Folge einer alveolären Kapillaritis kann sich die Grundkrankheit in Form einer *alveolären Hämorrhagie* manifestieren. Lungenblutungen werden bei der Wegener-Granulomatose, dem systemischen Lupus erythematodes und bei Kryoglobulinämien beobachtet.

Sekundäre Lungenveränderungen sind meistens infektiöser Natur; sie sind entweder die Folge der Krankheit (Aspirationspneumonie bei Dermatomyositis, Sklerodermie) oder der immunsuppressiven Therapie (bakterielle Infekte, Pneumocystis-carinii-Pneumonie). Typische Vertreter, die medikamentöse Lungenschäden induzieren, sind Methotrexat und Goldpräparate.

Röntgen-Thoraxaufnahme. Das radiologische Muster lässt gewisse diagnostische Rückschlüsse zu. Führt die Kollagenose zu einer interstitiellen Pneumonie oder Hämorrhagie, finden sich eine milchglasartige Trübung und diffuse und feinnoduläre Infiltrate. Besteht eine Lungenfibrose, sind die Lungenvolumina reduziert, und es sind eine basale Retikulation und Honeycombing vorhanden (Abb. 18.28). Sind vorwiegend die Gefäße befallen und kommt es zur Bildung von Granulomen, sind diffus verstreute, unscharf begrenzte Herde unterschiedlicher Größe vorhanden, die sich oft unter dem Bild multipler Rundherde präsentieren, welche einschmelzen können (S. 580).

Extrapulmonale Manifestationen. *Klinisch* weisen die *extrapulmonalen Manifestationen* der Kollagenosen (Haut-, Gelenkerscheinungen, Herz- und Ösophagusbefall) auf die Ätiologie hin: So sind Schluckbeschwerden für eine Sklerodermie typisch, das schmetterlingsförmige Gesichtserythem für den Lupus erythematodes. Zu den für die Kollagenosen spezifischen serologischen und immunologischen Befunde s. Kapitel 4.

Differenzialdiagnose. Extrapulmonale Symptome und Befunde sowie immunologische Untersuchungen helfen mit, die *interstitiellen Pneumopathien* bei *Kollagenosen* von den *kryptogenen Formen* abzugrenzen. Die Unterscheidung zur *Sarkoidose* fällt in den Frühstadien leicht. Später, wenn die Sarkoidose zur Fibrose geführt hat, ist eine Differenzierung oft nicht mehr möglich. Seltene Krankheiten, die mit diffusen Lungenverschattungen einhergehen und differenzialdiagnostisch in Betracht gezogen werden müssen, sind:
- Wegener-Granulomatose,
- idiopathische Lungenhämosiderose,

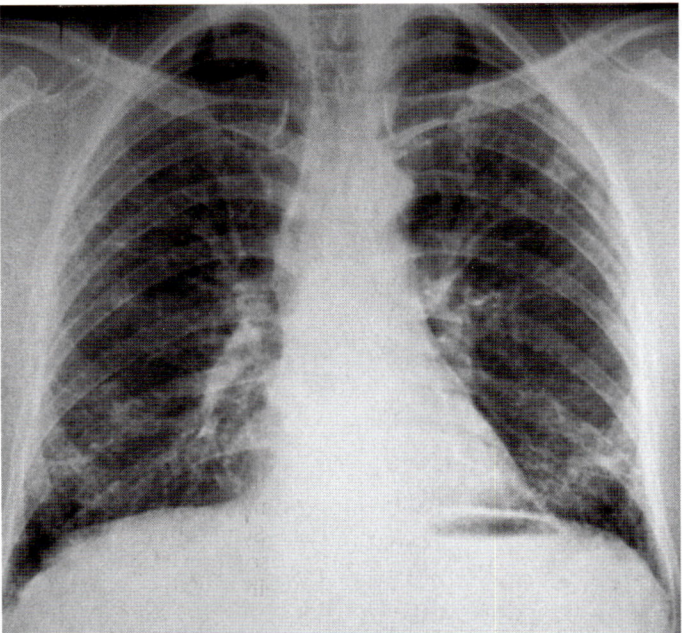

Abb. 18.28 Sklerodermielunge. 46-jähriger Mann.
a Retikulonoduläre Verschattungen in beiden Lungen.

Abb. 18.28 b ▷

18 Lungenverschattungen

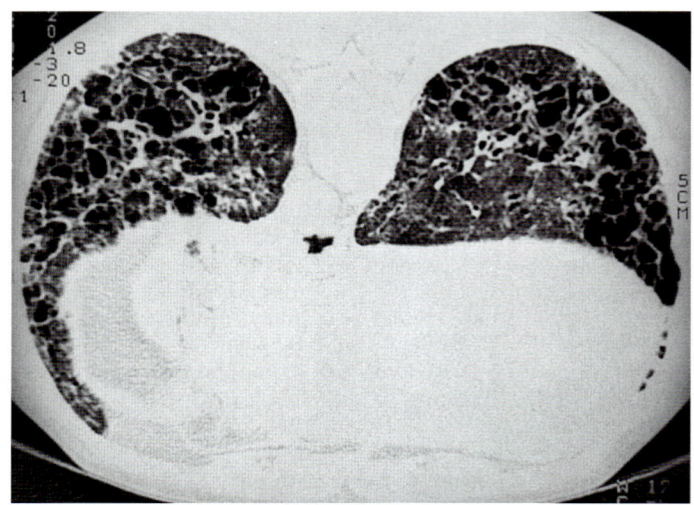

Abb. 18.28
b Erst im CT kommt das generalisierte Honeycombing der basalen Lungenabschnitte zur Darstellung.

- Goodpasture-Syndrom,
- Alveolarproteinose,
- Lymphangioleiomatose und
- Microlithiasis alveolaris.

Neben den klinischen Befunden bringen die bronchoalveoläre Lavage mit Suche nach infektiösen Erregern und die histologische Untersuchung bioptisch entnommenen Lungengewebes oft die Klärung. Auch an *Malignome*, die die Lunge diffus befallen, ist zu denken, so an das *Alveolarzellkarzinom* der Lunge, die *Lymphangiosis carcinomatosa, Lymphome* und *Leukämien*.

Toxische und medikamentös induzierte interstitielle Pneumopathien

Sie treten als Folge einer medikamentösen Behandlung mit verschiedenen Therapeutika und nach Inhalation von toxischen Gasen oder nach Einnahme gewisser Substanzen auf. Siehe auch Abschnitt 18.2.

Medikamentös bedingte Lungenfibrosen

Die Zahl der Pharmaka, die eine Lungenfibrose verursachen, ist beträchtlich:
- fast alle Zytostatika (u. a. Bleomycin, Busulfan, Cyclophosphamid, Methotrexat),
- antibakterielle Chemotherapeutika (Furadantin, Salazopyrin),
- Ganglienblocker (Hexamethonium, Mekylamin),
- Diphenylhydantoin, Methysergid, Practolol, Ergotamin- und Goldpräparate sowie
- das Antiarrhythmikum Amiodaron.

Einerseits handelt es sich um eine rein toxische, dosisabhängige Reaktion des Lungengewebes (Sauerstoff, Zytostatika), andererseits sind immunologische Mechanismen für die Entstehung der Alveolitis oder Lungenfibrose verantwortlich (Furadantin usw.).

Exogen allergische Alveolitis („extrinsic allergic alveolitis")

Pathogenese. Zu den interstitiellen Lungenerkrankungen mit bekannter Ätiologie gehören die Hypersensitivitätsreaktionen der Lunge, die durch Inhalation von organischen Substanzen verursacht werden. Es ist unbekannt, warum nur bei gewissen Personen entzündliche, nicht asthmatische Reaktionen in den kleinen Atemwegen (Bronchiolitis) und im Alveolarraum (Alveolitis) auftreten, während dies bei anderen Personen trotz vergleichbarer Exposition nicht der Fall ist.

In der Literatur sind über hundert verschiedene Ursachen einer exogen allergischen Alveolitis beschrieben. Die Krankheiten werden entsprechend der Tätigkeit bzw. Exposition der betroffenen Personen benannt. Die aufgeführte Liste ist sehr unvollständig und enthält vorab Beispiele von in unseren Breitengraden vorkommenden Typen von Alveolitiden:
- Vogelhalter-, Vogelzüchterlunge: Exkremente von Papageien, Wellensittichen etc.,

Diffuse interstitielle Lungenerkrankungen/Lungenfibrose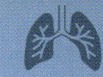

- Taubenzüchterlunge: Exkremente von Tauben,
- Farmerlunge: thermophile Aktinomyzeten (Micropolyspora faeni, Micromonospora vulgaris),
- Befeuchterlunge,
- Champignonzüchterlunge,
- Käsewäscherlunge: Aspergillus fumigatus und clavatus: allergische bronchopulmonale Aspergillose, Penicillium casei,
- Salamiwäscherlunge: Penicillium candidum,
- Sägearbeiterlunge, Ahornrindenschälerkrankheit: Cryptostroma corticale,
- Suberosis: Korkstaub.

Es werden immer wieder Patienten gesehen, bei denen alle diagnostischen Elemente für eine exogen allergische Alveolitis vorhanden sind, bei denen aber keine der in der Literatur beschriebenen typischen Expositionen besteht. Hier ist in erster Linie an feuchte und verschimmelte Wohnräume zu denken.

Klinik. Man unterscheidet akute, subakute und chronische Formen der Erkrankung, die sich entsprechend klinisch unterscheiden. Das Leitsymptom besteht in einer *langsam progredienten Anstrengungsdyspnoe*. Bei akuten und subakuten Krankheitsverläufen findet sich ein klarer zeitlicher Zusammenhang mit der Exposition (z. B. Abklingen der Symptome über das arbeitsfreie Wochenende). Solche Patienten klagen dann auch über Symptome einer systemischen Entzündung wie Fieber, Malaise, Gliederschmerzen und Gewichtsverlust. Bei der Auskultation kann man feine, diskontinuierliche Nebengeräusche hören. Nicht selten sind aber die Befunde über den Lungen normal!

Diagnostik. Im *Blutbild* kann eine Leukozytose (Neutrophilie) bestehen. Meist fehlt eine Eosinophilie. Die Störung des Gasaustausches ist ein funktioneller Frühbefund und wird anhand eines Abfalls der mittels Pulsoxymetrie transkutan gemessenen Sauerstoffsättigung und einer Reduktion der Kohlenmonoxid-Diffusionskapazität festgestellt. Nicht immer findet man eine restriktive Ventilationsstörung.

Das konventionelle *Thorax-Röntgenbild* kann unauffällig sein, oder man sieht über beiden Lungen eine verminderte Transparenz und unscharf begrenzte kleine Knötchen. Typisch, ja pathognomonisch ist bei gewissen Fällen das hochauflösende *CT*. Die typischen Elemente bestehen aus milchglasartiger Trübung (Alveolitis) und zentroazinären Knötchen, welche dem radiologischen Äquivalent einer Bronchiolitis entsprechen. Bei fortgeschrittenen Formen, typischerweise der Farmerlunge (indolente Landwirte), findet man eine Lungenfibrose, die sich radiologisch von Fibrosen anderer Ätiologie nicht unterscheiden lässt.

Die Diagnose stützt sich vor allem auf die *Anamnese und Klinik* (typische Exposition; Expositionskarenz und Reexposition mit Verbesserung bzw. Verschlechterung der Symptome und der lungenfunktionellen Befunde).

Die *bronchoalveoläre Lavage* ist bei akuten und subakuten Formen durch eine ausgeprägte Lymphozytose (> 60%), eine leichte Eosinophilie (unter 20%) und vereinzelte Mastzellen gekennzeichnet. Der CD4/CD8-Lymphozyten-Quotient ist erniedrigt (< 0,5).

> Die Kombination von klinischen, funktionellen und CT-radiologischen Befunden ist meist sehr suggestiv für das Vorliegen einer exogen allergischen Alveolitis, die als gesichert gelten darf, wenn die bronchoalveoläre Lavage typische Befunde ergibt.

Bei zweifelhaften Fällen ist eine transbronchiale oder allenfalls eine chirurgische Lungenbiopsie nötig. Typische histologische Elemente sind: Bronchiolitis, Granulome, entzündliche alveoläre Infiltrate und bei chronischen Formen fibrotische Anteile.

Die Sensitivität und Spezifität von präzipitierenden Antikörpern ist eher gering. Ihre Bestimmung ist deshalb meist nicht hilfreich.

Differenzialdiagnose. In der Landwirtschaft sind differenzialdiagnostisch folgende Krankheitsbilder zu erwägen: *Asthma bronchiale, eine chronisch obstruktive Lungenkrankheit* durch Inhalation von organischem Feinstaub, die *Silofüllerkrankheit* und das *akute Staubfieber*.

Beim akuten Staubfieber oder „*organic dust toxic syndrome*" (ODTS), das sich klinisch kaum von der Farmerlunge unterscheidet, handelt es sich um eine grippeartige toxische Erkrankung nach Exposition mit hohen Konzentrationen von organischem Feinstaub. 4–8 Stunden nach der Exposition treten Fieber, Kopfweh, Malaise, Myalgien, Schüttelfrost, Husten und Dyspnoe auf. Das Thoraxbild und die Lungenfunktion sind meistens normal, und selbst bei wiederholter Reexposition kommt es zu keinen strukturellen Veränderungen der Lunge. Auslöser der febrilen Episoden, die mit einer passageren neutrophilen Alveolitis einhergehen, sind Endotoxine der im Staub vorkommenden Bakterien (u. a. Enterobacter agglomerans). Die Krankheit ist selbstlimitierend und pathogenetisch mit dem *Metallrauchfieber* verwandt.

Bei Patienten mit Anstrengungsdyspnoe, normalen pulmonalen Untersuchungsbefunden und einer verminderten Diffusionskapazität bei normalen Lungenvolumina ist an eine *pulmonale Hypertonie* zu denken, die einfach mittels Echokardiographie diagnostiziert oder ausgeschlossen werden kann.

18 Lungenverschattungen

Pneumokoniosen

Silikose

Pathogenese. Für die Diagnose einer Silikose ist die Exposition mit *freier Kieselsäure*, die allein silikotische Lungenveränderungen hervorzurufen vermag, Voraussetzung. Der Exposition mit freier Kieselsäure, vorwiegend in quarzhaltigem Material, sind folgende Berufsarten ausgesetzt:
- Stollen- und Tunnelarbeiter,
- Bergwerksarbeiter,
- Sandstrahler,
- Steinbrucharbeiter,
- Gussputzer, Former, Kernmacher,
- Gießer,
- Sandsteinhauer,
- Arbeiter der keramischen Industrie (Porzellan und Steingut),
- Feilenschleifer in Natursandstein,
- Arbeiter der Putzmittelindustrie,
- Ofenarbeiter.

In den westlichen Industrienationen Europas und in den USA werden aufgrund der schon seit Jahren durchgeführten prophylaktischen Maßnahmen kaum mehr neue Fälle von Silikosen beobachtet. Der Gehalt des Staubes an Quarz (SiO_2) bedingt die Reizwirkung, die zur Alveolitis, zum silikotischen Granulom und zur Fibrose führt. Bei Mineuren und Sandstrahlern können die Lungenveränderungen schon nach 2–4 Jahren auftreten, und sie schreiten bei Vertretern dieser Berufe auch besonders rasch fort. Bei Steinhauern betragen die Latenzzeiten für Grad I über 5 Jahre. In der Regel verlaufen die Silikosen während Jahren bis Jahrzehnten fortschreitend. Es wurden aber bei massiver Silikatexposition akut verlaufende Formen von Silikosen beobachtet, die im Verlauf von Monaten bis 1–2 Jahren zum Tode führten.

Als Gießersilikose wird die Staublungenerkrankung der Gießereiarbeiter bezeichnet. Es handelt sich dabei um eine sog. *Mischstaubsilikose*, d. h. um Lungenveränderungen nach Inhalation von kristalliner Kieselsäure, Eisen- und Kohlepartikeln, also um eine sog. *Sidero-Siliko-Anthrakose* (Abb. 18.**29** u. 18.**30**). Die Prognose ist wesentlich günstiger als bei der reinen Silikose. Die mittlere Expositionszeit beträgt über 30 Jahre.

Klinik. Bei den langsam fortschreitenden Silikosen ist das erste Zeichen oft eine chronische *Bronchitis* mit Husten, Auswurf, Giemen und Pfeifen. Subjektiv beherrscht die *Dyspnoe* das Bild. Die Prüfung der Lungenfunktion zeigt vor allem die Befunde einer *Obstruktion* verschiedenen Schweregrades, während die Restriktion in den Hintergrund tritt.

> Die Diagnose der Silikose wird anhand der anamnestisch eruierten Exposition und des Röntgenbildes gestellt.

In Zweifelsfällen kann die Diagnose im bioptisch entnommenen Lungengewebe bestätigt werden durch den Nachweis der Kieselsäure mittels Veraschung oder der Quarzkristalle mittels Polarisationsmikroskopie.

Differenzialdiagnose. Bei jeder Silikose ist differenzialdiagnostisch nach einer *aufgepropften Tuberkulose* zu

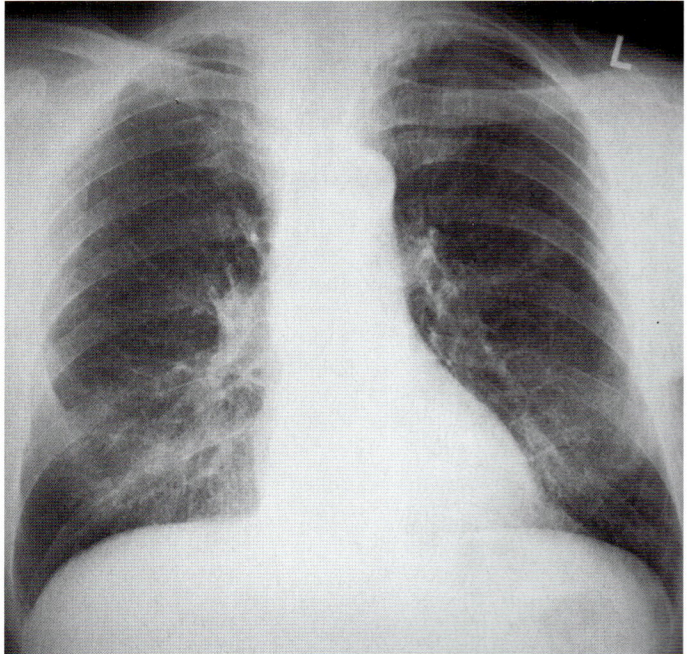

Abb. 18.29 Leichte Silikose (Grad I) mit feiner, fleckig-retikulärer Zeichnung in den seitlichen Partien der Mittelfelder. 65-jähriger Mann.

Diffuse interstitielle Lungenerkrankungen/Lungenfibrose

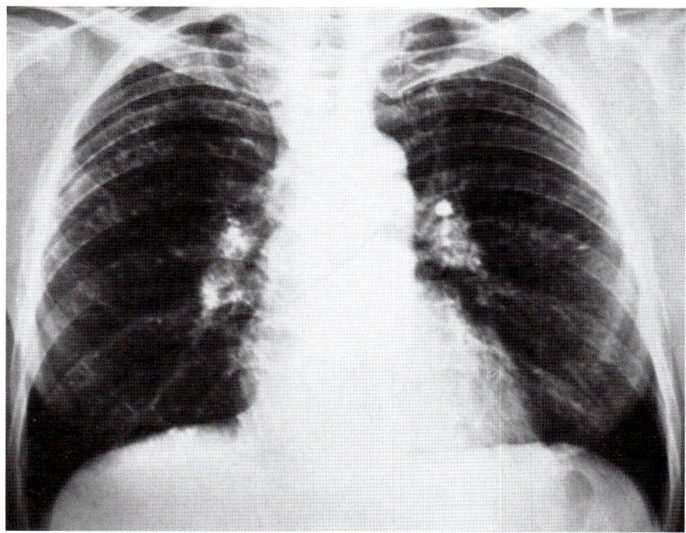

Abb. 18.30 Mittelschwere Silikose (Grad II). Multiple feinfleckige Herde im Lungenmantel. Verkalkte Hiluslymphknoten beidseits. 60-jähriger Mann.

Radiologische Einteilung der Silikose

Einteilung in 4 Stadien. Röntgenologisch wird die Silikose je nach Schwere in 4 Stadien eingeteilt, wobei die Übergänge fließend sind und die Beurteilung daher etwas willkürlich erscheint.

- *Silikose Grad 0–I:* (beginnende Silikose): streifig oder netzförmig verstärkte Lungenzeichnung, evtl. vergrößerter Hilusschatten, eben erkennbare feinste Verdichtungsherde bis 1,5 mm Durchmesser.
- *Silikose Grad I:* Vergrößerung und Verdichtung der Hilusschatten mit feiner, fleckig-retikulärer Zeichnung (2–4 mm Durchmesser) in den seitlichen Partien der Mittel- und Oberfelder (Abb. 18.**29**).
- *Silikose Grad II:* dicht stehende noduläre Verschattungen (4–6 mm Durchmesser) in beiden Lungen, vor allem in der Peripherie und Intermediärzone der Mittelfelder (Schneegestöber, Schrotkornlunge) (Abb. 18.**30**).
- *Silikose Grad III:* konfluierende, homogene Verschattungen, harte Streifen, kleinfleckige Knötchen, Schrumpfungen und Verziehungen, überhelle Zone (Emphysem), pleurale Adhäsionen, Ballungen (Abb. 18.**31**).

ILO-Klassifikation. Die internationale Arbeitsbehörde (International Labour Office) hat eine Klassifikation geschaffen (ILO 1970/1972), nach welcher *international* die röntgenologischen Stadien eingeteilt werden. Sie kann auf alle Formen der Pneumokoniosen, auch Asbestose usw., angewendet werden.

Die *Art der Verschattung* wird durch die Buchstaben p, q, r, s, t und u angegeben:

- p = punktförmig bis 1,5 mm Durchmesser,
- q = miliar bis 3 mm Durchmesser,
- r = nodulär bis 10 mm Durchmesser,
- s = feine,
- t = mittlere,
- u = große.

Die *Dichte* der Knoten und Streifen wird mit 1, 2 und 3 bezeichnet:

- 1 = spärliche Dichte der Knötchen,
- 2 = relativ gleichmäßige Verteilung der Knötchen über die Lungenfelder,
- 3 = dichter Knötchenbesatz, wobei die Lungenstruktur nicht mehr zu erkennen ist.

Knötchen können zu großen Schwielenfeldern zusammenschrumpfen. *Schwielen* werden entsprechend ihrer Ausdehnung mit A, B oder C nach der ILO-Klassifikation angegeben:

- A = Schwiele < 5 cm Durchmesser,
- C = Schwiele > ein Drittel eines Lungenfeldes,
- B = zwischen A und C.

forschen. Röntgenologisch sprechen massive Ballungen (Abb. 18.**31**) und besonders Kavernen für Tuberkulose. Entscheidend ist der Tuberkelbakteriennachweis im Sputum oder Bronchialsekret.

Caplan-Syndrom: 1953 beschrieb Caplan grobknotige Lungenveränderungen bei Kohlenbergwerksarbeitern, die zum Teil an einer chronischen Polyarthritis litten. Im Gegensatz zu Pneumokoniosen entwickelten sich die Knoten rasch, kamen einzeln oder multipel vor, und hatten einen Durchmesser von 0,5–5 cm. Histopathologische Untersuchungen zeigten, dass es sich nicht um pneumokoniotische Ballungen, sondern um Rheumaknoten der Lunge handelt. Solche Lungenveränderungen werden in etwa 30% von Patienten mit einer Pneumokoniose und einer chronischen Polyarthritis beobachtet.

Silikatosen

Pathogenese. Der Silikose ähnliche Erkrankungen, die aber nicht durch freie Kieselsäure, sondern durch silikathaltige Stäube hervorgerufen werden, sind die Sili-

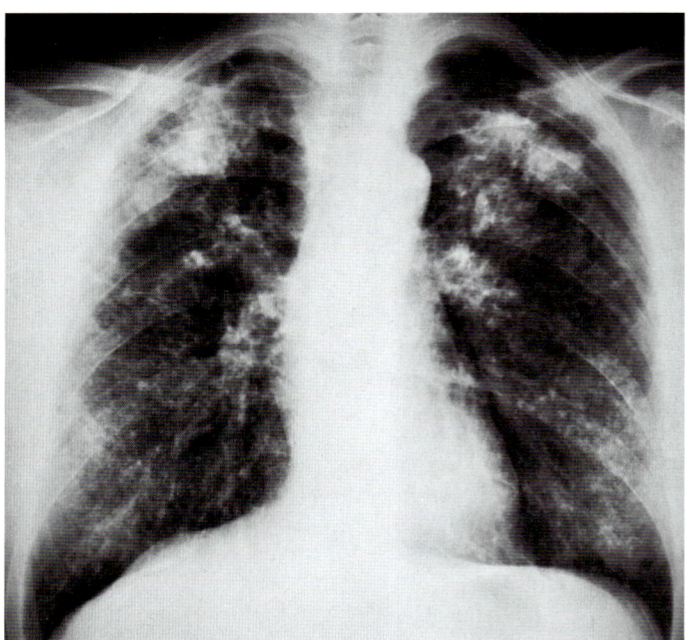

Abb. 18.31 Schwere Silikose mit Ballungen in beiden Spitzen-/Oberfeldern (Grad III). 45-jähriger Mann.

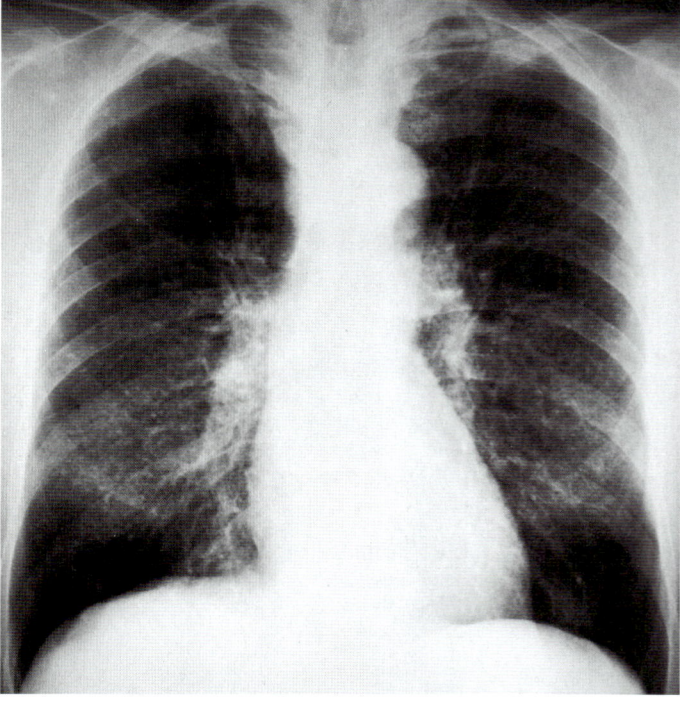

Abb. 18.32 Pneumokoniose durch seltene Erden: Thoriumlunge. 67-jähriger Mann.

katosen, zu denen die folgenden Erkrankungen gehören:
- die Asbestose,
- die Kaolinlunge (Porzellanarbeiter),
- die Mikalunge (Glimmer),
- die Aluminiumlunge,
- die Talkumlunge,
- die Berylliose und
- die Ockerstaublunge.

Die Talkumlunge kommt vorwiegend bei Gummiarbeitern vor. Auch zählt man die *Siderose* bei Schweißern und Walzwerkarbeitern (Fe_2O_3) und die Pneumokoniosen durch Schwerspat (Bariumsulfat, Barytose), Zinnoxide (Stannose), seltene Erden (Cer, Scandium, Yttrium, Lanthan, Thorium [Inhalation von Rauch- und Kohlebogenlampe, Abb. 18.**32**]) und Hartmetall (Wolfram, Tantal, Titan) zu dieser Gruppe.

Viele Silikatosen unterscheiden sich weder *funktionell* noch *röntgenologisch* von den Silikosen.

Diffuse interstitielle Lungenerkrankungen/Lungenfibrose

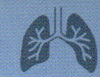

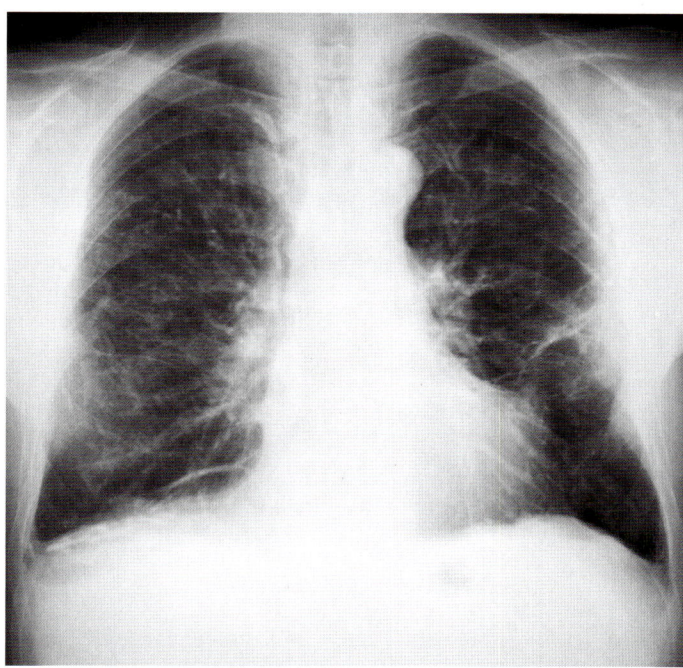

Abb. 18.33 Asbestose der Lunge. Vermehrte retikuläre Lungenzeichnung im rechten Mittel- und Unterfeld sowie im linken Mittelfeld. Verkalkte Pleuraplaques über dem rechten Zwerchfell. 69-jähriger Mann.

Asbestose. Da die Asbestose keine Granulome, sondern eine Fibrose verursacht, ruft sie vor allem streifige Schattenbilder hervor, besonders in den Unterfeldern und parakardial (Abb. 18.33).

> Im Gegensatz zu anderen Staublungenerkrankungen prädisponiert die Asbestose nicht zu Tuberkulose, wohl aber zu Bronchialkarzinom, Mesotheliom der Pleura und des Peritoneums sowie zu Karzinomen des Magen-Darm-Traktes.

Neben der Lungenfibrose macht Asbest benigne Pleuraveränderungen: rezidivierende asymptomatische Pleuraergüsse als früheste Manifestation und verkalkte Pleuraplaques, vor allem der Pleura diaphragmatica (Abb. 18.33).

Im Sputum von Patienten mit Asbestose können sog. „*Asbestkörperchen*" nachgewiesen werden, deren Anzahl mit der Expositionsdauer und Konzentration korrelieren soll. Bei diesen Strukturen handelt es sich um Asbestfasern, an denen nach Phagozytose durch die Makrophagen Ferritin angelagert wurde und die deshalb leicht durch Eisenfärbungen nachweisbar sind (ferruginous bodies). Solche *Ferruginous Bodies* kommen nicht nur bei Asbestose, sondern bei den verschiedensten Pneumokoniosen vor.

Berylliose. Die Berylliose imitiert röntgenologisch die Sarkoidose. Betroffen sind Arbeiter der Fluoreszenzlampenfabrikation und der Atomenergieindustrie. Je nach klinischem Verlauf wird eine *akute* von einer *chronischen* Form unterschieden. *Pathohistologisch* handelt es sich bei der *akuten* Berylliose um eine organisierende interstitielle Pneumonie ähnlich einer Viruspneumonie. Die *chronische* Berylliose hingegen ist durch disseminierte Granulome in Lunge, Leber, Milz und Lymphknoten gekennzeichnet. Die Granulome unterscheiden sich nicht von Sarkoidgranulomen.

Differenzialdiagnose der Pneumokoniosen. Differenzialdiagnostisch sind die Pneumokoniosen von Lungenkrankheiten, die mit *kleinfleckigen Lungenveränderungen* einhergehen, abzugrenzen, also von:
- Tuberkulose, besonders der Miliartuberkulose (Abb. 18.9),
- Sarkoidose (miliarer Morbus Boeck) (s. Abb. 19.4),
- exogen allergische Alveolitis,
- Viruspneumonien (Abb. 18.13),
- Bronchopneumonien (Abb. 18.2),
- Histoplasmose (Abb. 18.15),
- "Stauungslunge" (Abb. 18.18),
- Lymphangiosis carcinomatosa (Abb. 18.35),
- Alveolarzellkarzinom (Abb. 18.34),
- Kaposi-Sarkom der Lunge (Abb. 18.36),
- Lymphome und Leukämien,
- Bronchiektasen,
- Mukoviszidose (Abb. 18.38),
- Kollagenosen, Granulomatosen und Vaskulitiden (Morbus Wegener)
- Hämosiderose bei Mitralstenose, idiopathische Hämosiderose,
- Amyloidose,
- Speicherkrankheiten (Morbus Gaucher, Morbus Niemann-Pick),
- Langerhans-Zell-Histiozytose.

Diffuse granulomatöse Lungenkrankheiten

Hier ist vor allem die *pulmonale Sarkoidose* von Bedeutung. Da sie sich vorwiegend mit hilärer Lymphknotenvergrößerung präsentiert, wird sie im Kapitel 19 besprochen.

Seltene Pneumopathien

Alveolarzellkarzinom, bronchioalveoläres Karzinom, bronchioläres Karzinom, Lungenadenomatose

Klinik. Das bronchioalveoläre Karzinom ist ein seltenes Lungenkarzinom (2–6% aller Lungenkarzinome). Es muss bei lang andauernden Lungenverschattungen in Betracht gezogen werden. Das bronchioalveoläre Karzinom kann sich in einer lokalisierten Form als peripherer Rundherd präsentieren, der als Zufallsbefund entdeckt wird. Auch bei der diffusen Form mit multiplen Rundherden, Infiltraten („chronische Pneumonie") oder Konsolidation größerer Lungenbezirke kann die Krankheit über Monate oder gar Jahre verlaufen. Das subjektive Befinden ist anfänglich im Vergleich zum eindrücklichen röntgenologischen Befund auffallend wenig gestört. In späteren Stadien sind infolge der *starken Schleimsekretion* ein hartnäckiger Husten und schwere Dyspnoe häufig. Die produzierten Schleimmengen können zu Sputummengen von über einem Liter täglich führen. Manche Patienten haben nur einen unproduktiven Husten.

Diagnostik. Im Sputum oder Bronchialsekret lassen sich manchmal Tumorzellen nachweisen. Diese einförmigen, leicht ovalen Adenokarzinomzellen unterscheiden sich zytologisch nicht von Zellen von Lungenmetastasen eines Adenokarzinoms des Magen-Darm-Traktes (Kolon, Pankreas). Das Röntgenbild ist nicht typisch. Je nachdem, ob es sich um ein *lokalisiertes* oder *diffuses* Alveolarzellkarzinom handelt, kommen lokalisierte Rundherde oder multiple diffuse konfluierende Herdschatten und konsolidierte Bezirke vor (Abb. 18.**34**). Am häufigsten besteht bei fortgeschrittenem Befall eine großfleckige bis diffuse Verschattung mit unscharfer Herdbegrenzung in einer oder beiden Lungen.

Lymphangiosis carcinomatosa

Die Lymphangiosis carcinomatosa (Abb. 18.**35**) bildet kleinfleckige Verschattungen, die in der Regel ungleichmäßig über alle Lungenfelder verteilt sind.

Diese kleinfleckigen Verschattungen sind meist nicht aus Knötchen zusammengesetzt, sondern sie sind streifenförmig. Durch häufige Kreuzung solcher Streifenbildung entsteht der Eindruck einer *netzförmigen* Tüpfelung.

Differenzialdiagnostisch ist die Lymphangiosis carcinomatosa von *miliarer tuberkulöser Aussaat*, den *Pneumokoniosen*, der *Sarkoidose*, den miliaren *bronchopneumonischen Prozessen* und *der Lungenstauung* bei Herzinsuffizienz abzugrenzen.

Kaposi-Sarkom

Das Kaposi-Sarkom der Lunge gehört zu den malignen, im Rahmen einer HIV-Infektion (AIDS) und nach Organtransplantation auftretenden Neoplasien. Es besteht eine Assoziation mit einer Infektion mit humanem Herpesvirus 8 (HHV-8).

Befunde. Die klinischen und radiologischen Befunde sind von anderen opportunistischen Pneumonien kaum unterscheidbar. Symptome sind *Atemnot, trockener Husten, Hämoptysen,* Fieber, Malaise und Gewichtsverlust. Die radiologischen Befunde sind unspezifisch: ohne Prädilektion treten diffuse oder lokalisierte retikulonoduläre Infiltrate in verschiedenen Lungenbezirken auf (Abb. 18.**36**). In 25% besteht eine mediastinale Lymphadenopathie. Das Röntgenbild kann auch normal sein, vor allem beim endobronchialen Befall. Hämorrhagische Ergüsse kommen vor (40%). Ist die Bronchialschleimhaut befallen, findet man bronchoskopisch multiple rotviolette Herde in Trachea und Bronchien.

Differenzialdiagnose. Differenzialdiagnostisch sind opportunistische Pneumonien, Tuberkulose und atypische Mykobakteriosen, die oft zusammen vorkommen, in Erwägung zu ziehen.

Lungenhämosiderose

Man unterscheidet zwischen primärer und sekundärer Lungenhämosiderose. Die *primäre idiopathische Lungenhämosiderose* ist eine seltene Krankheit unbekannter Ätiologie, die vorwiegend bei Kindern, aber auch Erwachsenen, vor allem Männern, vorkommt. Sie verläuft schubweise oder akut mit Hämoptoe, pneumonischen Symptomen und mit einer hypochromen Anämie. Das Leiden ist differenzialdiagnostisch von der *sekundären Lungenhämosiderose* bei kardialer Stauung (Mitralstenose) abzugrenzen. Eine sekundäre Siderose tritt auch auf nach rezidivierenden Lungenblutungen als Folge eines Goodpasture-Syndroms, einer rasch progredienten Glomerulonephritis, von Kollagenosen (Lupus erythematodes), Vaskulitiden (Wegener-Granulomatose, allergische Granulomatose und Churg-Strauss-Vaskulitis, Antiphospholipid-Syndrom) sowie

Diffuse interstitielle Lungenerkrankungen/Lungenfibrose

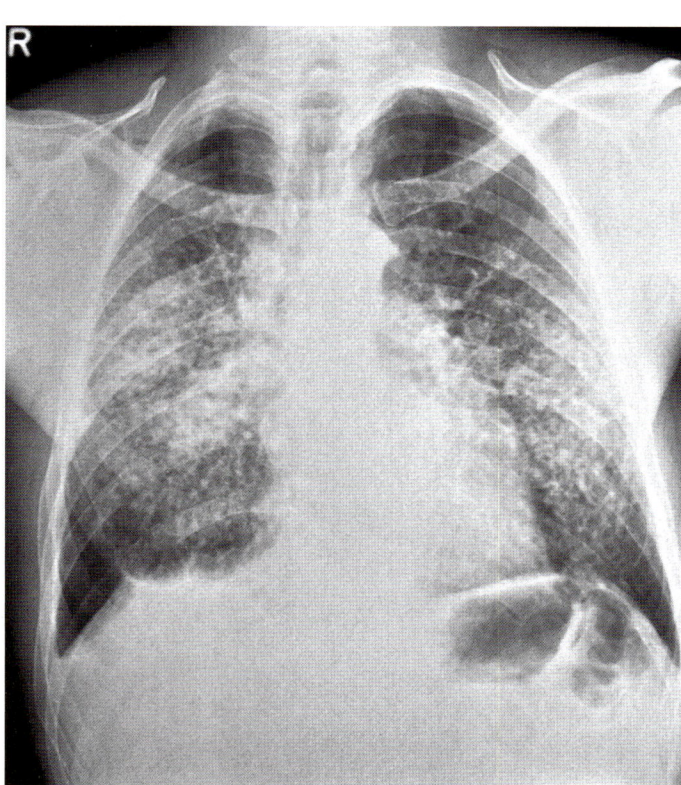
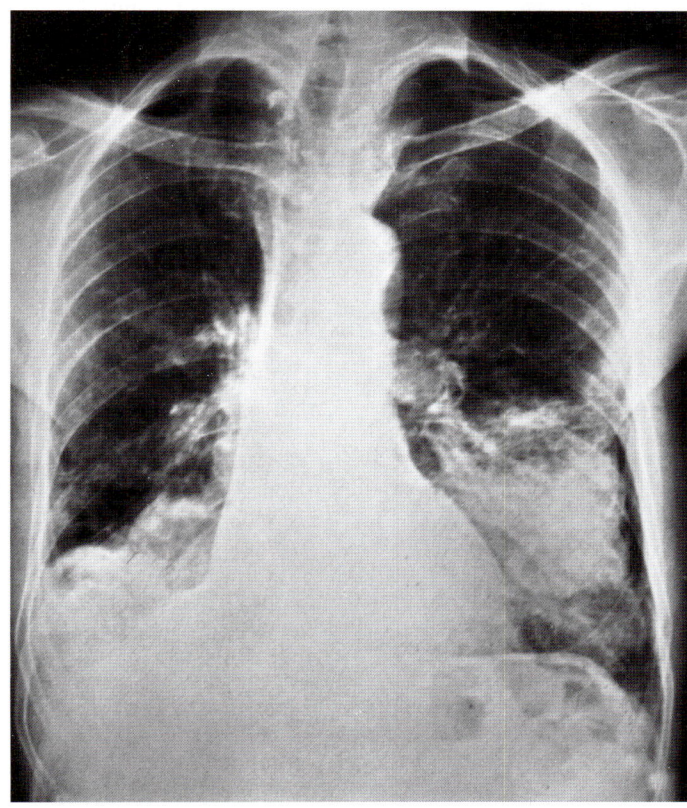

Abb. 18.34 Alveolarzellkarzinom.
a Diffuser Typ.
b Lokalisierter Typ.

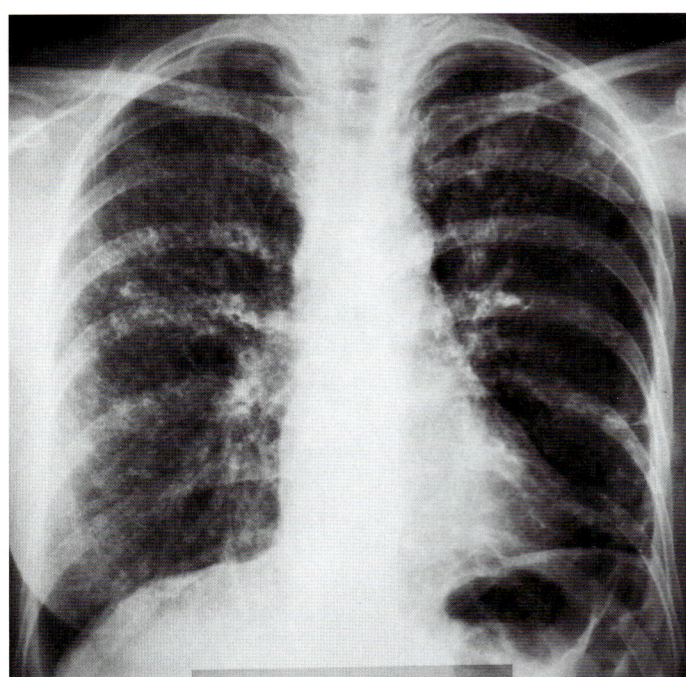

Abb. 18.35 Lymphangiosis carcinomatosa vor allem der rechten Lunge (Status nach operiertem Mammakarzinom). 62-jährige Frau.

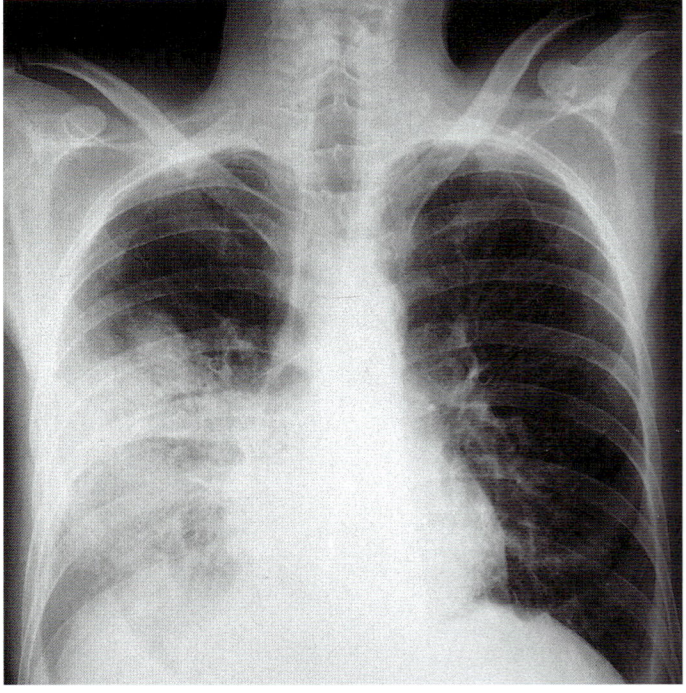

Abb. 18.36 Kaposi-Sarkom der rechten Lunge. Feinfleckiges, zum Teil konfluierendes Infiltrat im Bereich des Mittelfeldes. Das Unterfeld ist durch einen Begleiterguss noch teilweise verschattet. 34-jähriger Mann.

nach Intoxikation mit Säureanhydriden (Trimellitinsäureanhydrid) und Isocyanaten sowie D-Penicillamin.

Goodpasture-Syndrom

Pathogenese. Dem Goodpasture-Syndrom liegt eine Autoimmunerkrankung zugrunde. Diese ist durch eine Hypersensitivitätsreaktion vom Typ II gekennzeichnet mit Produktion von zirkulierenden zytotoxischen Antikörpern (IgM, IgG), die gegen die Basalmembranen der Lunge und Niere gerichtet sind. Eine Assoziation einerseits mit HLA-DRw2-Antigenen, andererseits mit Influenza-A_2-Virus-Infektion wurde beobachtet, ebenso eine familiäre Häufung. Am häufigsten sind Männer (75%) im 3. Lebensjahrzehnt betroffen.

Klinik. *Hämoptysen* als Zeichen der diffusen Lungenblutung sind das wichtigste Symptom. Schwere hypochrome Anämie und Hyposiderinämie sind die Folgen. *Nierensymptome* (Proteinurie und Hämaturie) können in Einzelfällen erst Wochen oder Monate nach der Lungensymptomatologie auftreten.

Diagnostik. *Röntgenologisch* sind im frischen Schub flächenhafte Infiltrate zu sehen. *Funktionell* besteht eine restriktive Ventilationsstörung. Im Sputum oder Bronchialsekret finden sich viele mit Eisen beladene Makrophagen (Herzfehlerzellen). *Differenzialdiagnostisch* kommen folgende Krankheiten, die mit rezidivierenden Lungenblutungen einhergehen, in Frage: Kollagenosen (Lupus erythematodes), Vaskulitiden (Wegener-Granulomatose, allergische Granulomatose und Angiitis, Antiphospholipid-Syndrom, Purpura-Schoenlein-Henoch, Kryoglobulinämie, Behçet-Syndrom) und die idiopathische Lungenhämosiderose.

Antiphospholipid-Syndrom

Bei Patienten mit einem Antiphospholipid-Syndrom kann auch die Lunge befallen sein. So wurden pulmonale Thromboembolien als Folge der Gerinnungsstörung, pulmonale Hypertonie und diffuse Lungenblutungen infolge Immunkomplexkapillaritis beobachtet.

Alveolarproteinose

Pathogenese. Die pulmonale alveoläre Proteinose (PAP), auch pulmonale alveoläre Phospholipoproteinose genannt, ist eine diffuse Erkrankung des Lungenparenchyms, welche durch eine Anschoppung der Alveolen durch amorphes, PAS-positives Material gekennzeichnet ist. Entzündliche Veränderungen fehlen oder sind stark im Hintergrund; die Lungenarchitektur bleibt erhalten. Das Material besteht vorwiegend aus Phospholipid- und Apoprotein-Komponenten des Surfactant. Als Ursache der primären (idiopathischen) Form der Erkrankung wird eine Funktionsstörung der Alveolarmakrophagen und eine Interaktionsstörung mit dem „Granulocyte-Macrophage Coloni stimulating Factor" (GM-CSF) vermutet. Von der *idiopathischen Form* sind die *sekundäre Formen*, wie sie bei hämatologischen Erkrankungen gesehen werden, abzugrenzen.

Klinik. Die Symptome bestehen aus einer langsam progredienten *Anstrengungsdyspnoe und Husten*, der von Auswurf gelatinösen Materials begleitet sein kann. Die klinischen Befunde sind häufig normal oder bestehen aus Rasselräuschen. Es kann aufgrund der gestörten Phagozytose der Alveolarmakrophagen zu opportunistischen pulmonalen Infekten (z. B. mit Nokardien oder atypischen Mykobakterien) kommen.

Diagnostik. Das *Thorax-Röntgenbild* zeigt typischerweise beidseitige zentripetale, in den Mittel- und Unterfeldern der Lunge lokalisierte azinäre Infiltrate. Das HR-CT ist charakterisiert durch flächige, milchglasartige Trübungen, die in Kombination mit verdickten intra- und interlobulären Septen in polygonaler Anordnung als „crazy-paving"-Muster bezeichnet werden.

Die Diagnose wird mittels *bronchoalveolärer Lavage* oder transbronchialer *Lungenbiopsie* gestellt. Die BAL-Flüssigkeit ist typischerweise von opaleszierendem Aussehen (Eier-Shampoo). Die Alveolarmakrophagen sind vollgestopft mit PAS-positivem Material.

Microlithiasis alveolaris

Eigenartig und selten ist das (häufig familiäre) Krankheitsbild der *Microlithiasis alveolaris miliaris pulmonum*, bei dem bis zu 80 % aller Lungenalveolen mit Mikrolithen (calciumhaltige Lungensteine) ausgefüllt sind. Manchmal sind solche Mikrolithen im Sputum nachweisbar. *Dyspnoe und Zyanose* sind nach jahrelangem Verlauf die wichtigsten klinischen Symptome. Die Lungenfunktionsanalysen zeigen eine restriktive Ventilationsstörung. Im Endstadium nach Jahren (jüngste Fälle 25 Jahre) oder erst Jahrzehnten (älteste Beobachtung 72 Jahre) kann ein Cor pulmonale auftreten.

Langerhans-Zell-Histiozytose

Nomenklatur. Da heute die im Mittelpunkt der Erkrankung stehende Zelle – die Langerhans-Zelle – identifiziert ist, sollte nicht mehr von *Histiozytose X*, sondern von der *Langerhans-Zell-Histiozytose* (allenfalls vom *eosinophilen Granulom der Lunge*) gesprochen werden. Ebenso sind die Bezeichnungen Abt-Letterer-Siwe-Erkrankung, Hand-Schuller-Christian-Erkrankung und der Begriff diffuse Retikuloendotheliose veraltet. Entscheidend ist, ob ein einzelnes Organ oder verschiedene Organe (diffuse Erkrankung) betroffen sind, da davon die Prognose und die Behandlungsstrategie abhängen.

Pathogenese. Die Langerhans-Zell-Histiozytose der Lunge ist eine seltene interstitielle Lungenkrankheit, die fast ausschließlich junge erwachsene (20–40 Jahre) Raucher befällt. Das *Rauchen* scheint einen entscheidenden ätiologischen Faktor darzustellen. Die Langerhans-Zelle, eine differenzierte Zelle der Monozyten-Makrophagen-Zellreihe, steht histologisch im Zentrum und kann elektronenmikroskopisch anhand der sog. *Birbeck-Granula* (X-bodies) und immunhistochemisch anhand der positiven Färbung des *S100-Proteins* identifiziert werden.

Klinik und Diagnostik. Die Krankheit kann sich als radiologischer Zufallsbefund oder als Ursache eines *Pneumothorax* präsentieren. Bei symptomatischen Patienten steht unproduktiver *Husten und Atemnot* bei Anstrengung im Vordergrund. Die klinischen Untersuchungsbefunde sind meist normal, und bei frühen Krankheitsformen ist in der Regel nur die *Diffusionskapazität* pathologisch. Die *radiologischen Befunde* kön-

18 Lungenverschattungen

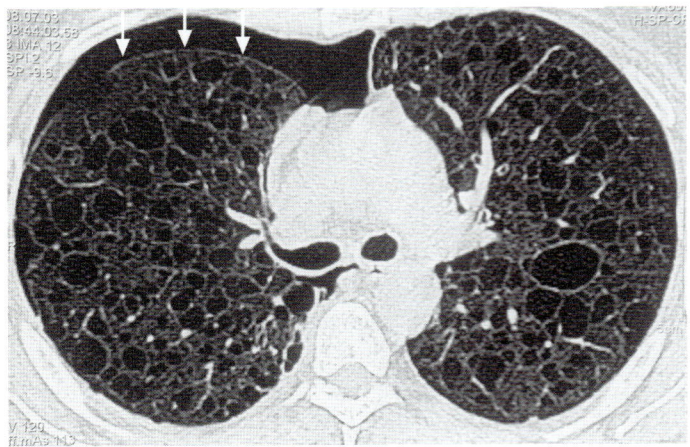

Abb. 18.37 Lymphangioleiomyomatose mit Durchsetzung des gesamten Lungenparenchyms mit multiplen Zysten, Pneumothorax (Pfeile).

nen ausgesprochen charakteristisch sein und bestehen aus retikulonodulären Infiltraten, unscharf begrenzten sternförmigen Knötchen, die zentral zerfallen können, zystischen Aufhellungen in den Oberfeldern, fehlender Schrumpfung und Aussparung der kostophrenischen Winkel. Das hochauflösende CT ist in solchen Fällen pathognomonisch.

Die häufigsten *extrapulmonalen Manifestationen* der Erkrankung bestehen aus zystischen Knochenläsionen (4–20%) und einem Diabetes insipidus (15%).

Lymphangioleiomyomatose (LAM)

Pathogenese. Es handelt sich um eine sehr seltene Lungenerkrankung unbekannter Ätiologie, die ausschließlich bei Frauen im gebärfähigen Alter vorkommt. Die Erkrankung ist pathologisch-anatomisch charakterisiert durch die Proliferation von atypischen glatten Muskelzellen um bronchovaskuläre Strukturen und im Interstitium. Ein weiterer typischer Aspekt ist die diffuse zystische Dilatation der terminalen Atemwege.

Klinik. Durch diese Dilatationen der terminalen Atemwege lassen sich die klinischen Aspekte und *Komplikationen* erklären:
- eine progrediente Anstrengungdyspnoe aufgrund einer obstruktiven Ventilationsstörung,
- rezidivierende Pneumothoraces durch Einreißen zystischer Strukturen,
- Chylothorax durch Leck von Lymphe in den Pleuraraum, sehr selten Chyloptoe.

Die Krankheit verläuft progressiv. Die mediane Überlebenszeit beträgt unter 10 Jahren.

Diagnostik. Die *radiologischen Befunde* der hochauflösenden CT sind in der Regel pathognomonisch (Abb. 18.37). In der *Histologie* färben sich die LAM-Zellen charakteristischerweise mit HMB-45, einem monoklonalen Antikörper, an.

Häufig sind renale, retroperitoneale oder intraabdominale Angioleiomyomatome.

Differenzialdiagnostisch kommen folgende Krankheiten in Frage: idiopathische Lungenfibrose, allergische Alveolitis, Langerhans-Zell-Histiozytose, zystische Formen der Sarkoidose und das Lungenemphysem. Die autosomal dominant vererbte *tuberöse Sklerose* verursacht eine identische Lungenerkrankung.

Wabenlunge

Bei der Waben- oder Zystenlunge ist das normale Lungengewebe durch dünnwandige Hohlräume ersetzt (einkammerige und multiple, mehrere Millimeter messende Waben oder Zysten). Die meisten Zysten sind angeboren, manche entstehen aber auch sekundär nach Entzündungen mit Sekretstauungen und Überblähung (Bronchiolitis). Über Lungenzysten s. S. 584.

> **Waben und Zysten**
>
> Die beiden Begriffe *Waben* und *Zysten* sind im deutschen Sprachgebrauch nicht scharf voneinander abgegrenzt. Entscheidend ist die Größe der Höhlenbildung. Die Zysten sind größer, die Waben kleiner. Im angloamerikanischen Sprachgebrauch wird der Begriff Wabenlunge, Honeycomb Lung, nur für die sekundären Formen gebraucht, während er im deutschen Sprachgebrauch sowohl für die primären (angeborenen) wie auch für die sekundären Formen verwendet wird.

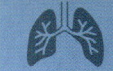

Lungenrundherde

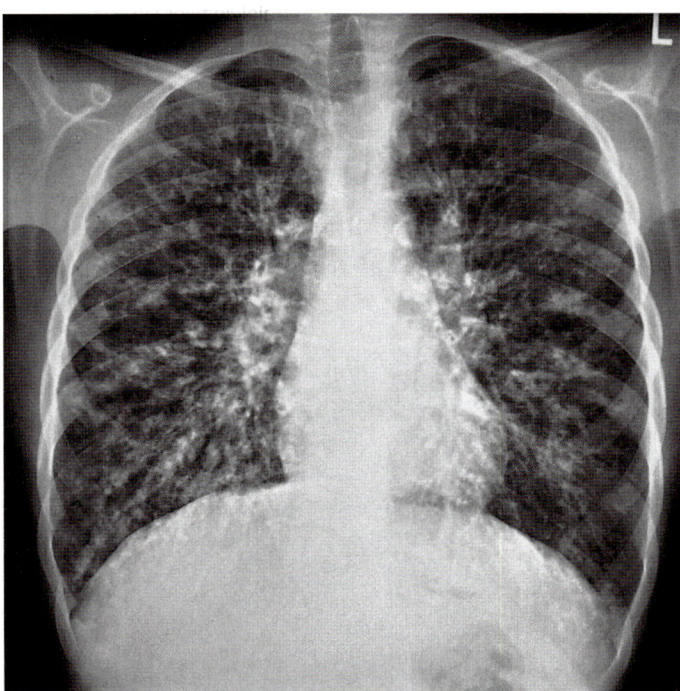

Abb. 18.38 Mukoviszidose. Überblähter Thorax. Die Lunge ist mit klein- bis mittelgroßfleckigen Herden und retikulären Verschattungen übersät. Prominente Hili (Cor pulmonale!). Vereinzelt sind Zysten erkennbar. 21-jähriger Mann.

Die Diagnose Wabenlunge (Honeycomb Lung) stützt sich auf den *röntgenologischen Nachweis* multipler Zysten oder Waben (Abb. 18.**26**). Eine weitergehende ätiologische Abklärung ist oft unergiebig. Beim Erwachsenen ist die Differenzierung primäre oder sekundäre Wabenlunge nicht mehr möglich. Die sekundäre Wabenlunge tritt nach den verschiedensten Grundkrankheiten auf: So gehen die *interstitiellen Pneumopathien* oft in eine Wabenlunge über, ebenso die *chronische Bronchiolitis obliterans*, die *Mukoviszidose* (Abb. 18.**38**) und die *Lymphangiomyomatose*.

18.5 Lungenrundherde

Definition. Unter einem pulmonalen *Rundherd* versteht man eine rundliche, bis 3 cm im größten Durchmesser messende, mehr oder weniger scharf begrenzte Verschattung im Lungenparenchym, die von der Pleura und vom Hilus abgegrenzt ist. Eine Verschattung von mehr als 3 cm Durchmesser bezeichnet man dagegen als *Raumforderung*, da sich die Differenzialdiagnose von derjenigen kleinerer Rundherde unterscheidet. Die Wahrscheinlichkeit, dass ein Rundherd neoplastisch ist, steigt mit der Größe. Rundherde machen selten Symptome; sie werden meistens zufällig anlässlich einer Untersuchung mit Thoraxbild entdeckt.

Diagnostik. Die *prinzipielle diagnostische Frage* lautet stets: Handelt es sich um *benigne* oder *maligne Rundherde*? Ist der Träger jung, d. h. unter 30 Jahren, sind Rundherde meistens benigne. Dabei handelt es sich entweder um Missbildungen (bronchogene Zyste, arteriovenöse Fistel) oder benigne Tumoren (Dermoid, Hamartom) oder Infektionen (Tuberkulom, Histoplasmose, Echinokokkose, Lungenabszess). Selten sind Rundherde traumatisch bedingt (Hämatom, Abb. 18.39). Ist der Patient älter, d. h. über 40 Jahre, sind die Ursachen der Rundherde meistens Malignome: Bronchialkarzinom, Metastasen, Non-Hodgkin-Lymphom usw.

Die *radiologische Charakteristik* des Rundherdes, ob solitär oder multiple, scharf begrenzt oder gelappt, verkalkt oder nicht, homogen oder zerfallend, ist nicht diagnostisch, sondern erlaubt lediglich, die Differenzialdiagnose etwas einzuengen. So sprechen *Verkalkungen* eher für einen benignen Prozess (Tuberkulom), obwohl es auch Bronchialkarzinome gibt, die Verkalkungen aufweisen (Narbenkarzinom). Von hoher Bedeutung sind *serielle Thoraxbilder:* Verdopplungszeiten der Rundherde von weniger als 7 oder mehr als 465 Tagen sprechen für eine benigne Läsion. Gesichert wird die Diagnose entweder durch die direkte Punktion der Rundherde (transthorakal oder transbronchial) oder durch die chirurgische Entfernung mit anschließender histologischer Untersuchung des Materials; dies vor allem beim solitären Rundherd.

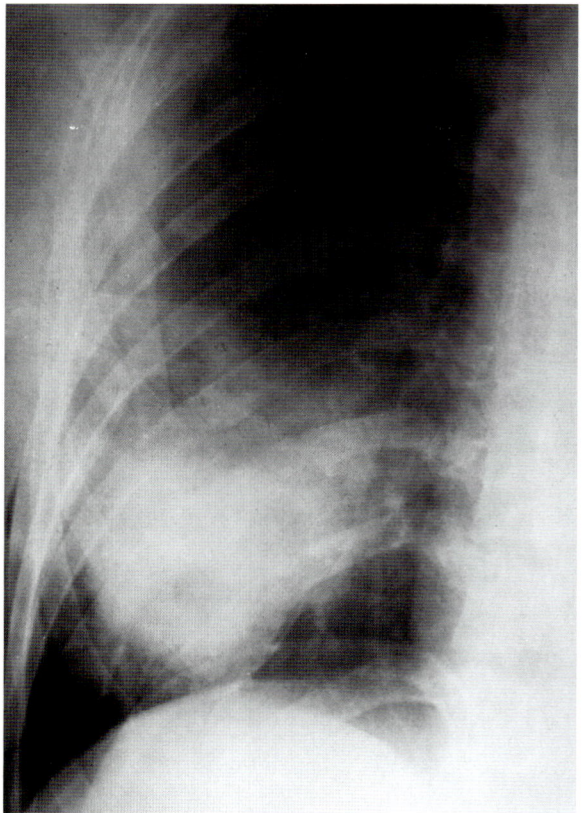 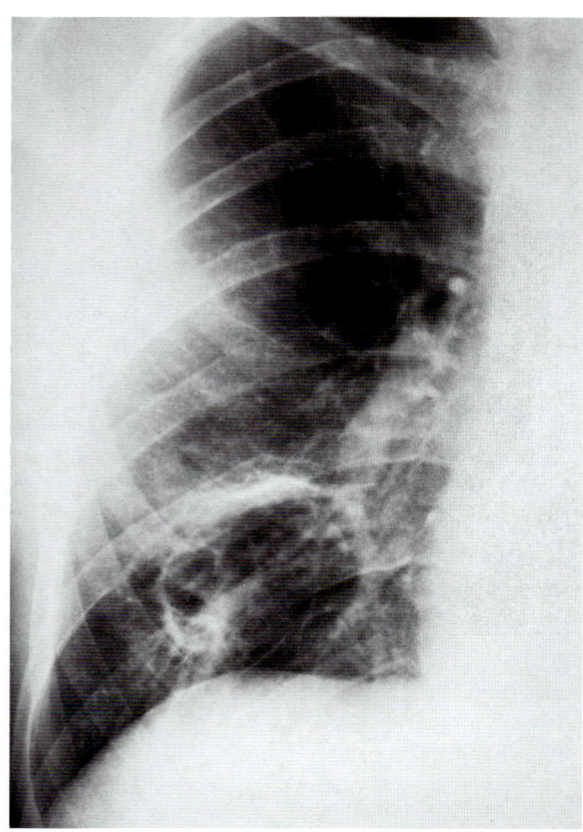

Abb. 18.39 Traumatisches Hämatom.
a Traumatisches Hämatom der Lunge.
b Nach Resorption hat sich eine Pseudozyste gebildet.

Solitäre Rundherde

Ätiologie. Bei einem solitären Rundherd (1–3 cm Durchmesser) im Röntgenbild sind folgende Möglichkeiten in Betracht zu ziehen: Malignome, Granulome, Hamartome und weitere benigne Läsionen verschiedenster Ätiologie. Die Ätiologie ist stark vom Alter, von den Rauchgewohnheiten, von der Herkunft bzw. dem Wohnort, vom radiologischen Aspekt und von weiteren Faktoren abhängig. So ist die Wahrscheinlichkeit, dass ein solitärer pulmonaler Rundherd bei einem Raucher im Alter von 60 Jahren einem Bronchuskarzinom entspricht sehr hoch, während diese Diagnose bei einem jungen Nichtraucher unwahrscheinlich ist.

Diagnostisches Vorgehen. Beim Abklärungsgang sind neben der vermuteten Diagnose und Differenzialdiagnose des Rundherdes der Allgemeinzustand des Patienten, mögliche Zusatzerkrankungen, die pulmonalen funktionellen Reserven und weitere Faktoren entscheidend. Bei Verdacht auf Malignität eines solitären Rundherdes ist in der Regel die thorakoskopisch durchgeführte Entfernung des Herdes mit Schnellschnittuntersuchung notwendig. Je nach Befund der histologischen Untersuchung kann anschließend bei Bedarf eine Resektion erfolgen (in der Regel Lobektomie). Das Problem der bronchoskopischen Abklärung und der transthorakalen Nadelpunktion liegt in der hohen Rate falsch negativer Befunde und in der relativ kleinen Chance affirmativ eine nichtmaligne Erkrankung (z. B. Granulom bei Infektion, Hamartom) zu diagnostizieren. Da die thorakoskopische Biopsie eine sehr kleine Mortalität und eine niedrige Morbidität aufweist, wird sie deshalb großzügig eingesetzt. Ist aufgrund der Größe des Herdes und der weiteren Umstände ein Malignom wenig wahrscheinlich, können wiederholte volumetrische Vermessungen mittels CT zuverlässige Aufschlüsse über das Wachstum eines Herdes und damit über seine Dignität liefern.

Maligne Tumoren

Bronchialkarzinom. Bei den malignen Tumoren überwiegt das Bronchialkarzinom. Diagnostisch entscheidende Gesichtspunkte sind: Anamnese (Rauchen), radiologischer Verlauf (sofern dokumentiert), mögliche Hinweise auf Metastasen in Lymphknoten und Leber, Bronchoskopie, Zytologie und Histologie, der bei der

Lungenrundherde

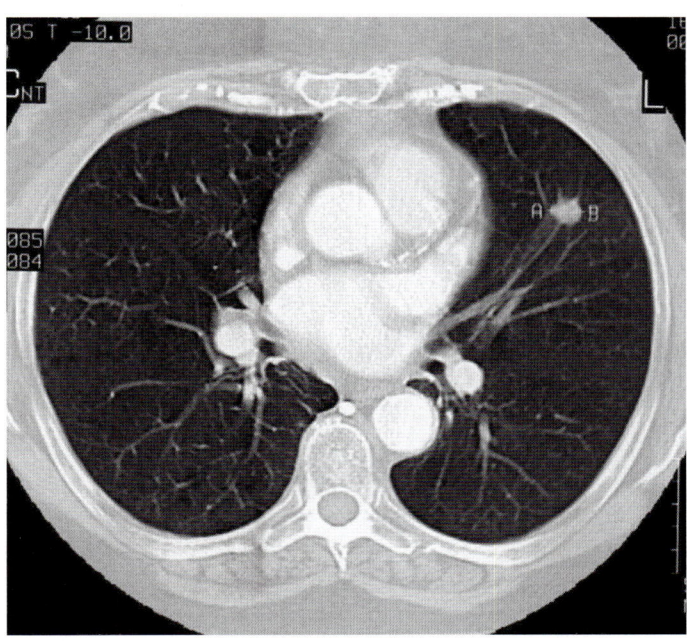

Abb. 18.40 Solitärer Lungenrundherd in der Lingula.

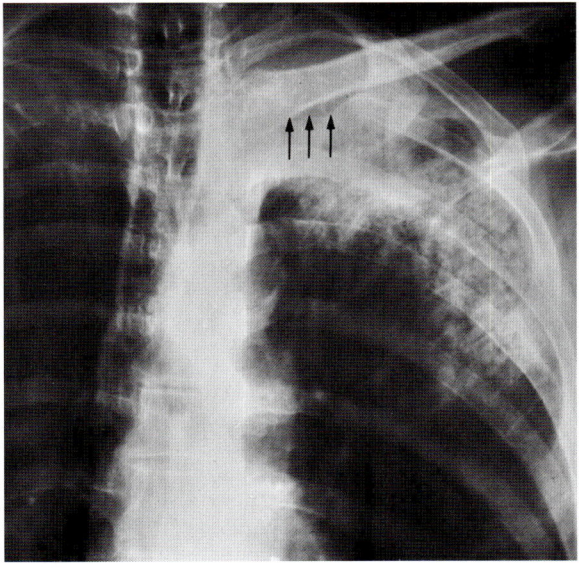

Abb. 18.41 Pancoast-Tumor. Peripheres Bronchialkarzinom der linken Lungenspitze mit Zerstörung der 3. Rippe.

Bronchoskopie entnommenen Sekrete und Biopsien. Als Einschränkung gilt, dass Karzinome gelegentlich eine außerordentlich langsame Wachstumstendenz zeigen und dass sie, wenn sie unter dem Bild eines Rundherdes auftreten, in der Regel bronchoskopisch ein negatives Resultat ergeben. Maligne Rundherde sind vor allem in den Oberlappen lokalisiert, weisen eine unscharfe Begrenzung auf, zeigen in 2–10 % Einschmelzungen, vor allem beim Plattenepithelkarzinom, verkalken jedoch selten (Abb. 18.**40**). *Karzinom* und *Tuberkulose* sind zudem nicht selten kombiniert vorhanden (Narbenkarzinom!).

Pancoast-Tumor. Geschwülste der oberen Lungenfurche, sog. Pancoast- oder Sulcus-superior-Tumoren, machen typische Symptome: Schultergürtelschmerzen, in späteren Stadien Lähmung der Hand mit Muskelatrophie und den Horner-Symptomenkomplex. Sehr oft zeigen sich Rippenzerstörungen (Abb. 18.**41**). Histologisch handelt es sich beim Pancoast-Tumor um alle Formen der Bronchialkarzinome, nämlich Plattenepithel-, Adeno-, groß- und kleinzellige Karzinome.

Hodgkin-Lymphom. Besonders das *Hodgkin-Lymphom* macht Lungenverschattungen: solitäre und multiple Rundherde sowie große konfluierende Infiltrate; sie sind einem tuberkulösen Prozess oder einem Bronchialkarzinom oder sekundär pneumonischen Infiltratbildungen ähnlich. Erleichtert wird die Diagnose durch die Tatsache, dass die Lunge nur selten isoliert befallen ist. Über die klinische Symptomatologie des Hodgkin-Lymphoms s. Kapitel 14.

Malignes Lymphom. Selten ist das isolierte primäre maligne Lymphom der Lunge. Die *Differenzialdiagnose* umfasst *Bronchialkarzinom* und *chronische Pneumonie*. Die Diagnose wird erst durch den bioptischen Befund gestellt, wobei histologisch die Abgrenzung zwischen primärem malignem Lymphom und kleinzelligem Bronchialkarzinom Schwierigkeiten bereiten kann.

Husten, Schmerzen, Hämoptoe, Oppressionsgefühl bei wenig hervortretenden Allgemeinsymptomen sind die wichtigsten klinischen Erscheinungen. Radiologisch ist das primär maligne Lymphom der Lungen am häufigsten als isolierte, mit dem Mediastinum *nicht* in Verbindung stehende, mehr oder weniger scharf begrenzte Verschattung gekennzeichnet.

Das primäre maligne Lymphom gehört mit dem Pseudolymphom, der *lymphoiden interstitiellen Pneumonie*, der *lymphomatoiden Granulomatose* und dem *Plasmazellgranulom* zu den primären lymphoprolifera-

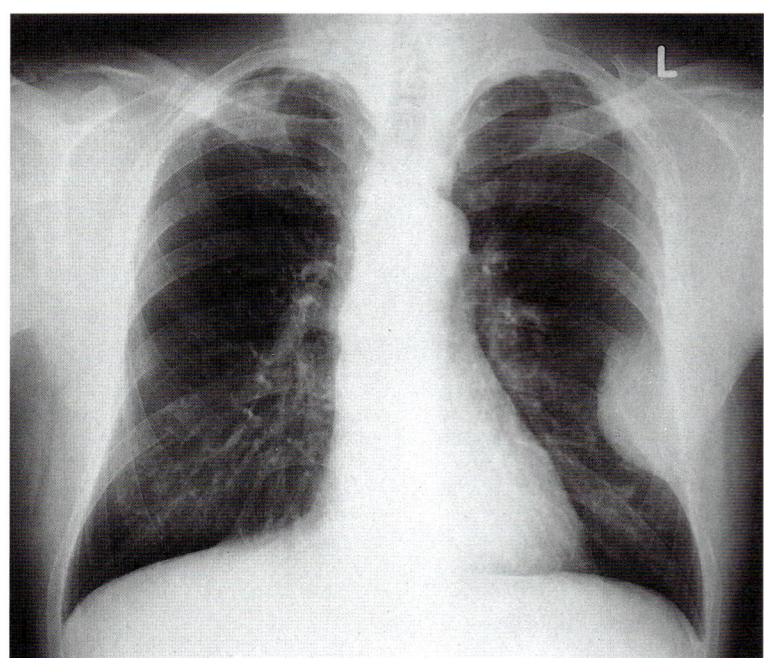

Abb. 18.42 Multiples Myelom im Bereich der linken Lunge. 56-jähriger Mann.

tiven Erkrankungen der Lunge. Während das Plasmazellgranulom eine benigne Erkrankung ist, können die übrigen lymphoproliferativen Erkrankungen in ein malignes Lymphom entarten. Klinisch sind die Krankheiten oft schwer abzugrenzen; zur Diagnose ist eine histologische Untersuchung des Biopsiematerials erforderlich.

Lungenmetastasen und weitere maligne Tumoren. Metastasen (3–5 % aller solitären Rundherde), *bronchioalveoläres Karzinom* sowie das *multiple Myelom* (Abb. 18.**42**) sind weitere Ursachen eines malignen solitären Rundherdes.

Benigne Tumoren

Sie verlaufen *symptomlos* und werden meist als Zufallsbefunde bei Röntgenuntersuchungen entdeckt. *Fibrome, Lipome, Chondrome, Osteome, Hamartome* zeichnen sich durch scharf begrenzte Schattenbildungen aus; sie wachsen außerordentlich langsam, d. h. während Jahren, und zeigen häufig Kalkherde. Sie haben ihren Ausgangspunkt in der Regel in der Peripherie, während die *Neurinome* vom hinteren, *Dermoide* und *Teratome* vom vorderen Mediastinum ausgehen und eine beträchtliche Größe erreichen können. Kein Wachstum, völliges Wohlbefinden und Fehlen aller humoralen Veränderungen erlauben in den meisten Fällen die Diagnose eines benignen Tumors. Die Art des Tumors kann allerdings nur vermutet werden.

Manche *gutartigen* oder *semimalignen Lungentumoren* (Karzinoid) wachsen *endobronchial* und verursachen Husten, Atelektasen und Pneumonien. Selten sind sie Ursache endokrinologischer Krankheitsbilder: Karzinoidsyndrom bei Bronchialkarzinoiden und Hypoglykämien bei intrathorakalen mesodermalen Tumoren.

Entzündliche Rundherde

Entzündliche Rundherde sind entweder *immunologischer* oder *infektiöser* Natur.

Immunologische Ursachen. Immunologisch verursacht ist der entzündliche Lungenrundherd bei *Granulomatosen* und *Angiitiden* (Wegener-Granulomatose) sowie *Kollagenosen*. Auch der *nekrobiotische Rundherd* (Rheumaknoten) bei chronischer Polyarthritis, der oft subpleural in den Unterfeldern gelegen ist, multipel und zusammen mit einem Pleuraerguss auftreten kann, gehört in diese Kategorie.

Infektiöse Ursachen. Ursachen eines solitären entzündlichen Rundherdes sind:
- bakterielle Infekte (Tuberkulose, Klebsiellenpneumonie, Aspirationspneumonie, Aktinomykose),
- Pilzinfektionen (Aspergillose, Histoplasmose, Infektionen mit Nocardia asteroides, Coccidioides immitis, Blastomyces dermatidis und Cryptococcus neoformans) und
- Parasitosen (Echinokokkose, Filariose).

Von diesen sind in der *täglichen Praxis* in Zentraleuropa vor allem das Tuberkulom und die Echinokokkose bedeutsam.

Lungenrundherde

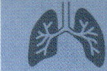

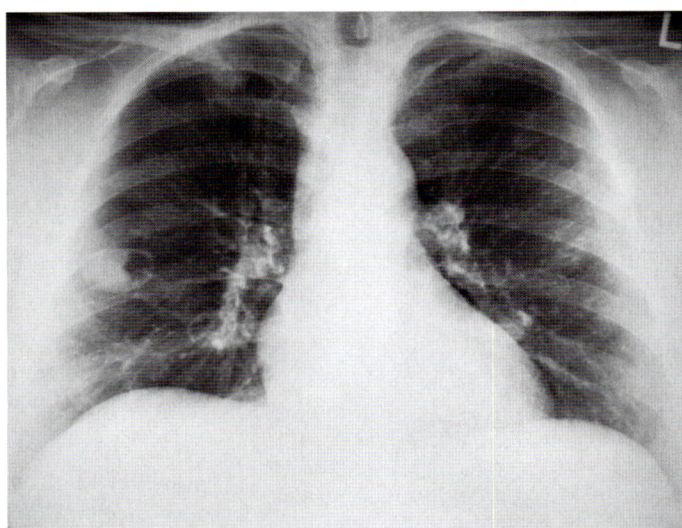

Abb. 18.43 Echinokokkose der Lunge. Es sind mindestens 3 Zysten (2 rechts, 1 parakardial links) erkennbar. Die linke Zyste weist einen Flüssigkeitsspiegel auf, die große rechts eine Aufhellung. 42-jähriger Mann.

Die Diagnose stützt sich auf die Lokalisation in den Oberlappen, die aber keineswegs bindende Schlüsse zulässt; evtl. zeigen sich zentrale Einschmelzung, Nachweis von Kalk (ein wesentliches, aber ebenfalls nicht pathognomonisches Argument, Abb. 18.11) und „Satellitenläsionen", d. h. kleine diskrete Veränderungen in der Umgebung des Tuberkuloms (in 80 %), in der Regel fehlende Wachstumstendenz. Die Tuberkulinprobe ist meistens positiv. Je größer das Tuberkulom, desto größer ist die Möglichkeit, dass es noch aktiv ist.

Echinokokkose

Scharf umschriebene *solitäre* oder *multiple Rundherde* (Abb. 18.43) erwecken Verdacht auf eine Echinokokkose, wenn der Patient aus einem Endemiegebiet stammt und evtl. über Husten oder Pleuraschmerzen klagt.

Diagnose. Klinisch sprechen für Echinokokkose: Eosinophilie (nur in etwa 20–25 %) und vor allem positiver Ausfall der indirekten immunfluoreszenzserologischen Tests, welche die Weinberg-Reaktion (Komplementfixationstest) und die Kutanprobe (Casoni-Test) an diagnostischer Aussagekraft wesentlich übertreffen. Selten wird im Röntgenbild eine schmale schalenförmige Aufhellung oberhalb der Verdichtung beobachtet. Bleibt nach Aushusten des Zysteninhalts ein rundlicher luftgefüllter Hohlraum zurück, ist die Echinokokkusdiagnose höchst wahrscheinlich. Bei Ruptur einer Zyste kommt es oft infolge Antigenaussaat zu anaphylaktischen Reaktionen mit schwerer Bluteosinophilie (cave Punktion!). Bewiesen wird der Echinokokkus durch den Nachweis von charakteristischen Echinokokkenhäkchen im Sputum (Abb. 18.44), der aber äußerst selten gelingt. Beim Aushusten von Membranen lässt sich durch Beigabe von 10 %iger (1,8 mol/l) Kalilauge unter dem Mikroskop die charakteristische Parallelstreifung nachweisen.

Nach dem Röntgenbild müssen *gutartige Tumoren* und *maligne Geschwülste* ausgeschlossen werden. Bei

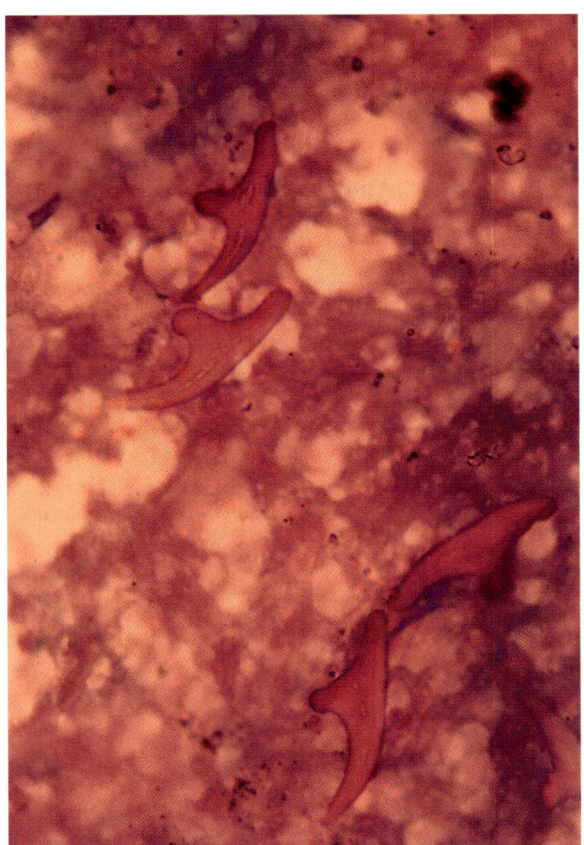

Abb. 18.44 Echinokokkenhäkchen nach Aushusten im Sputum. 45-jährige Frau.

Tuberkulom

> In fast 90 % der entzündlichen Rundherde handelt es sich um Tuberkulome.

verkalkten Echinokokkenzysten kommt differenzialdiagnostisch auch ein großer *tuberkulöser Herd* in Frage.

Rundherde verschiedener Ätiologie

Interlobärergüsse, vor allem zwischen Mittellappen und Ober- sowie Unterlappen (Abb. 18.**19**) und *intrapulmonale Hämatome* können sich als Rundherd manifestieren. Diese Verschattungen werden auch als *Vanishing Tumors* oder *Phantomtumoren* bezeichnet, da sie mit oder ohne Therapie rasch verschwinden. Selten ist ein Rundherd durch die chronische Verabreichung von ölhaltigen Nasentropfen verursacht (*Lipoidpneumonie*), oder es liegt ihm eine *Amyloidose* zugrunde. Auch können *Missbildungen* als Rundherde in Erscheinung treten. Am besten bekannt sind *bronchogene Zysten*, selten ist die Ursache eine *Lungensequestration, arteriovenöse Fistel* oder eine *Varikose der Lungenvenen*.

Multiple Rundherde

Die Ursachen von multiplen Rundherden entsprechen weitgehend jenen der solitären Rundherde mit Ausnahme des Bronchialkarzinoms, das selten multizentrisch auftritt. Neben *Malignomen*, d. h. vor allem Metastasen, können *Infektionskrankheiten* (Tuberkulome, septische Staphylokokkenabszesse, Echinokokken, Histoplasmose), *Immunopathien* (Wegener-Granulomatose, rheumatische Polyarthritis, Sarkoidose), *Pneumokoniosen* (Silikose) und *Missbildungen* (bronchogene Zysten, arteriovenöse Fisteln) multiple Rundherde verursachen.

Metastasen

Finden sich multiple nicht verkalkte, scharf begrenzte Rundherde, handelt es sich meistens um Metastasen eines malignen Tumors (Abb. 18.**45**). Klinisch stehen oft nicht die Symptome, die durch die Lungenmetastasen verursacht werden, im Vordergrund, sondern jene des Primärtumors. Besonders häufig finden sich Lungenmetastasen bei:

- Kolon- und Magenkarzinom,
- Hypernephrom,
- Hodentumoren,
- Sarkome,
- Mammakarzinom,
- Prostatakarzinom,
- Thyreoideakarzinom,
- Pankreaskarzinom.

Wegener-Granulomatose

Die Wegener-Granulomatose ist durch nekrotisierende Granulome des oberen Respirationstraktes (bei 90 % der Patienten), meist multiple 0,5–9 cm messende Lungenrundherde (90 %), die in bis zu 50 % kavernös zerfallen, und Nierensymptome (80 %) charakterisiert. Der Lungenbefall (Abb. 18.**46**) kann aber auch wie ein

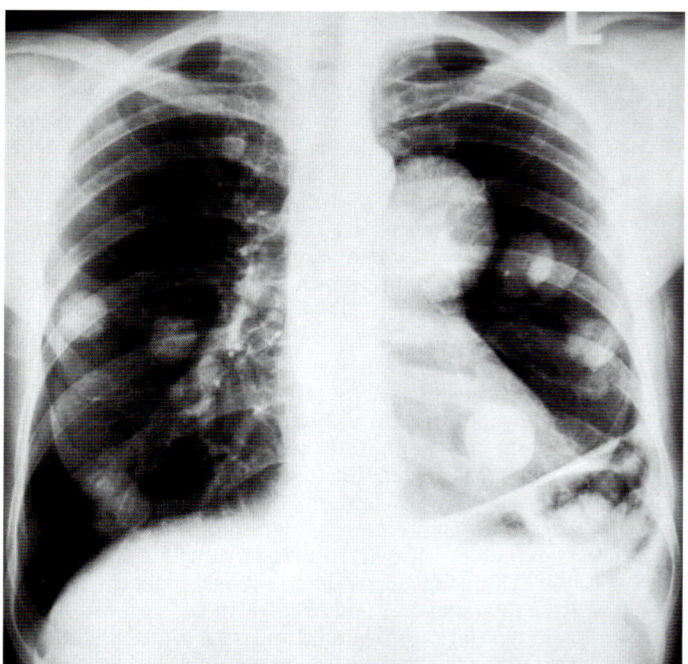

Abb. 18.45 Multiple Lungenmetastasen eines Nebennierenrindenkarzinoms. 54-jähriger Mann.

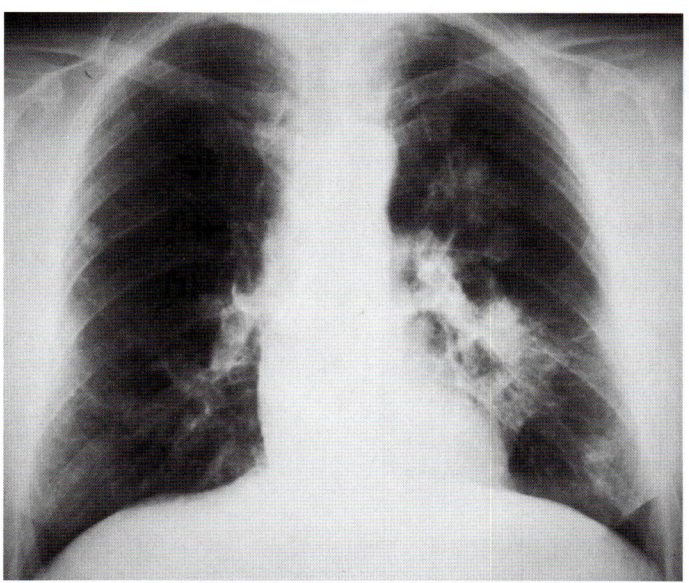

Abb. 18.46 Wegener-Granulomatose mit multiplen schlecht begrenzten Rundherden in der linken Lunge. Rechts Einzelherd im Mittelfeld. 63-jähriger Mann.

pneumonisches Infiltrat aussehen. Fieberschübe sind häufig.

Die *Diagnose* wird durch den Nachweis *zirkulierender cANCA* (Sensitivität 96%; Spezifität > 90% bei aktiver Erkrankung) und die *Biopsie* des befallenen Organs (auch Nasenschleimhaut) sowie deren histopathologische Untersuchung, die nekrotisierende Granulome und/oder eine Entzündung der kleinen Gefäße (Arterien, Venen, Kapillaren) ergibt, gestellt.

Weitere pulmonale Granulomatosen

Aufgrund klinischer und pathologisch-anatomischer Befunde werden 5 pulmonale Granulomatosen und Angiitiden unterschieden.

- Neben der klassischen *Wegener-Granulomatose* kommt eine *„limitierte Wegener-Granulomatose"* vor, die keinen Befall des oberen Respirationstraktes und auch keine fokale Glomerulonephritis aufweist.
- Die *„lymphomatoide Granulomatose"*, ein T-Zell-Lymphom, gekennzeichnet durch eine ausgeprägte lymphoretikuläre Proliferation, befällt Lunge, Niere, Haut und das ZNS.
- Die *„nekrotisierende sarkoidähnliche Granulomatose"* und
- die *„bronchozentrische Granulomatose"* scheinen nur die Lunge zu befallen. Der *„bronchozentrischen Granulomatose"* liegt eine allergische bronchopulmonale Aspergillose zugrunde.

Arteriovenöse Aneurysmen

In seltenen Fällen sind die Rundherde durch arteriovenöse Aneurysmen bedingt. Zyanose, Polyglobulie, Trommelschlegelfinger, Dyspnoe und Hämoptoe sind die wichtigsten Begleitsymptome. Ob und wie ausgeprägt eine Zyanose vorliegt, hängt vom Schweregrad der Hypoxämie, d. h. der Größe des Rechts-links-Shunts und damit von der Größe und Zahl der arteriovenösen Malformationen ab. Diese können sich radiologisch als einzelne Lungenrundherde (Abb. 18.**47**) oder als zahllose, z. T. winzige diffuse Veränderungen manifestieren. In der Regel ist das Spiral-CT mit Kontrastmittel diagnostisch, in Zweifelsfällen kommt die pulmonale Angiographie zum Einsatz (Abb. 18.**48**). Diese erlaubt den kathetertechnischen Verschluss von Gefäßen.

Ein Drittel bis die Hälfte der Patienten mit arteriovenösen Lungenaneurysmen haben Gefäßmissbildungen auch in anderen Organen: Sie leiden an der *familiären hereditären Teleangiektasie* (Rendu-Osler-Weber, Abb. 18.**48**). Demgegenüber weisen nur 20% der Patienten mit der Rendu-Osler-Weber-Krankheit Lungenaneurysmen auf. Bekannte Komplikationen der pulmonalen arteriovenösen Missbildungen sind Hämoptoe, zerebrovaskulärer Insult und Hirnabszesse.

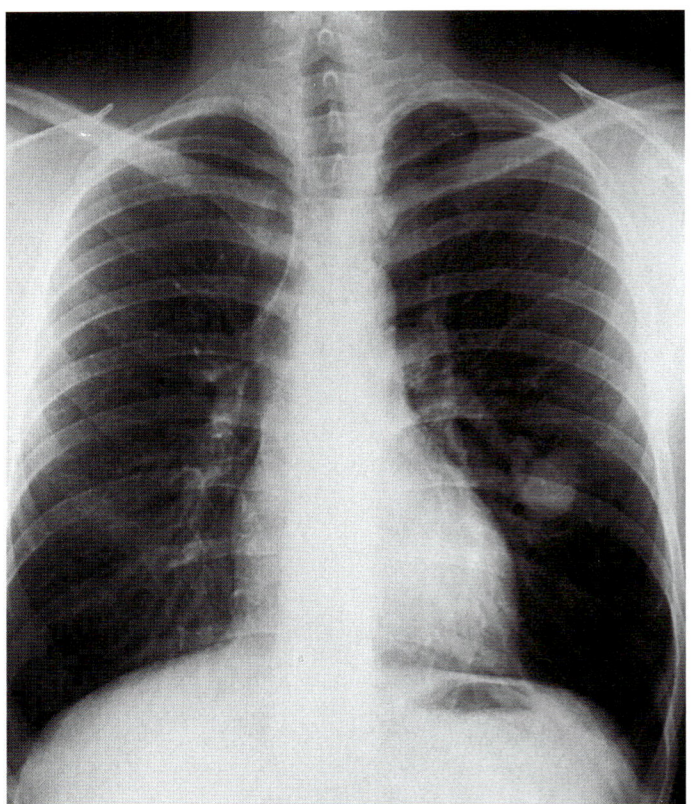

Abb. 18.47 Solitäres arteriovenöses Aneurysma der linken Lunge. 20-jähriger Mann.

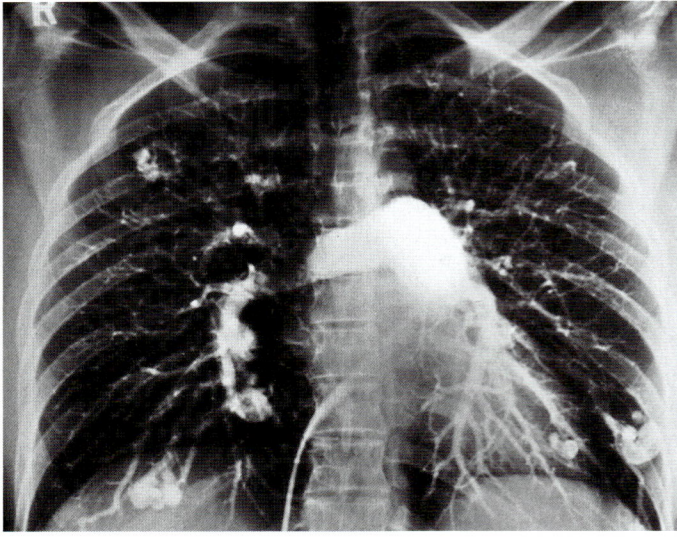

Abb. 18.48 Multiple arteriovenöse Aneurysmen der Lunge bei familiärer hereditärer Teleangiektasie (Morbus Rendu-Osler-Weber). Die Pulmonalisangiographie beweist die aneurysmatische Natur der Rundherde. 27-jährige Frau.

18.6 Kavernöse und zystische Lungenerkrankungen

Definitionen. Definitionsgemäß handelt es sich bei einer *Kaverne* um einen durch Gewebeeinschmelzung entstandenen Hohlraum in der Lunge. Dagegen versteht man unter einer *Zyste* oder einer *Bulla* einen lufthaltigen, dünnwandigen, avaskulären Hohlraum, der entweder angeboren oder erworben ist. Die Kaverne entsteht meistens durch zentrale Nekrose eines Lungeninfiltrates oder von Rundherden; der nekrotische Teil wird ausgehustet. So entstehen die tuberkulöse Kaverne und die Höhle der abszedierenden Pneumonie.

Pathogenese. Kavernöse Prozesse treten solitär oder multipel auf. Bei solitären Prozessen denke man in erster Linie an eine kavernöse Tuberkulose (Abb. 18.**8**), ein zerfallendes Bronchialkarzinom (2–10% der Bronchialkarzinome zerfallen) oder einen unspezifischen (nichttuberkulösen) Lungenabszess (Abb. 18.**5**). Als Ursache multipler Prozesse kommen septische Abszesse, eine Wegener-Granulomatose, Metastasen eines Malignoms (bis zu 4% der Lungenmetastasen zerfallen) in Frage.

Krankheitsbilder. Zu den zystischen Lungenerkrankungen gehören einerseits angeborene bronchogene Zysten, deren flüssiger Inhalt ausgehustet wurde, zystische Bronchiektasen und die Zystenlunge. Diese ist von der Wabenlunge (Honeycomb Lung) zu unterscheiden, die erworben und das Endstadium der Lungenfibrose ist. Andererseits sind zystische Prozesse erworben, wie z.B. die großen Bullae, deren Ursachen ein Emphysem (bullöses Emphysem), Lungenabszess oder Tuberkulose sowie Zysten bei Echinokokkose oder Paragonimiase sein können. Die Unterscheidung zwischen Kaverne und Zyste oder Blase ist oft schwierig, manchmal sogar unmöglich, vor allem dann, wenn es sich um einen Spätzustand eines kavernösen Lungenprozesses handelt. So kann eine gereinigte tuberkulöse Kaverne wie eine Zyste oder Blase aussehen.

Tuberkulöse Kaverne

Siehe S. 541.

Lungenabszess

Ursachen. Man unterscheidet zwischen Abszessen, die als Komplikation einer Pneumonie entstehen, und solchen, die Folge einer hämatogenen Streuung in die Lunge sind. Grundsätzlich kann jede Pneumonie abszedieren, entsprechend dem Erregerspektrum ist dies aber selten oder häufig. Klassisch ist der Lungenabszess im Rahmen einer Aspirationspneumonie, bei der u.a. anaerobe Bakterien eine Rolle spielen. Solche Abszesse sind fast immer singulär. Abszesse, die durch eine hämatogene bakterielle Streuung entstehen, sind multipel in beiden Lungen lokalisiert. Typisch sind derartige Abszesse im Rahmen einer Rechtsherzendokarditis durch Staphylococcus aureus.

Klinik. Ein *solitärer Lungenabszess* manifestiert sich mit *Husten und Auswurf,* der bei Anaerobierinfekt übel riechen kann. Häufig ist die Körpertemperatur nur wenig oder nicht erhöht. Die entzündlichen Blutveränderungen unterscheiden sich nicht von jenen bei anderen pulmonalen Infekten. Im Grampräparat findet man eine Mischflora, bestehend aus grampositiven und gramnegativen Stäbchen und Kokken.

Patienten mit *hämatogenen Lungenabszessen* husten, klagen bei peripher die Pleura berührenden Abszessen über Thoraxschmerzen oder haben keine pulmonalen Symptome. Die Symptomatik besteht aus *Fieber,* verursacht durch die systemische Entzündung, Schüttelfrost im Rahmen der septischen Streuungen und bei Trikuspidalklappenendokarditis allenfalls Bauchschmerzen und Beinödeme, welche durch einen erhöhten zentralvenösen Druck verursacht sind.

Diagnostik. Die physikalischen Zeichen sind immer sehr spärlich. Die Diagnose wird radiologisch im klinischen Kontext gestellt. Bei hämatogen verursachten Lungenabszessen, speziell bei einer Rechtsherzendokarditis sind die Blutkulturen in der Regel positiv.

Röntgenologisch ist die Abszesshöhle, die sich durch eine Aufhellung auszeichnet, von breiten Rändern umgeben (Abb. 18.**5**). Fast immer ist ein Flüssigkeitsspiegel nachzuweisen. Hämatogene Lungenabszesse enthalten meist keine Flüssigkeit.

Differenzialdiagnose. Die Differenzierung eines Lungenabszesses von einer *tuberkulösen Kaverne* ist in der Regel durch den Tuberkelbakteriennachweis möglich. Eine Kaverne unterscheidet sich von einem Abszess radiologisch durch eine dickere Wand und das Fehlen eines Luft-Flüssigkeits-Spiegels. Bei kavernösen Einschmelzungen sind differenzialdiagnostisch in Betracht zu ziehen: ein Bronchuskarzinom (vor allem ein nekrotisch zerfallendes Plattenepithelkarzinom), ein Aspergillom und ein bronchopulmonaler Sequester. Differenzialdiagnostische Schwierigkeiten bereiten können eine infizierte Lungenemphysemblase, eine infizierte bronchogene Zyste und ein Pleuraempyem, das durch eine Fistel Anschluss an den Bronchialbaum gefunden hat.

Lungenabszess infolge Aspiration
(s. auch Aspirationspneumonie)

Die Aspiration von Speichel oder Mundinhalt bei Schluckstörungen aufgrund neurologischer Krankheiten, im epileptischen Anfall, im Alkoholrausch oder bei bewusstseinsgetrübten Patienten mit herabgesetzten Rachenreflexen sind klassische Risiken für die Entwicklung eines Lungenabszesses. Häufig findet sich eine ausgeprägte Parodontitis bei ungepflegtem Gebiss, und zu denken ist auch an die Aspiration eines Fremdkörpers.

> Die Lokalisation der Abszesse ist typisch: Erfolgt die Aspiration im Liegen, entwickeln sich Abszesse in den posterioren Segmenten des Oberlappens oder den apikalen Segmenten der Unterlappen; erfolgt sie im Sitzen, sind die Abszesse vor allem in den basalen Segmenten des rechten Unterlappens lokalisiert.

Die für den Abszess verantwortlichen Erreger entstammen der anaeroben Mundflora: gramnegative Bazillen wie Bacteroides fragilis, oralis, corrodens und melaninogenicus und Fusobacterium nucleatum; grampositive Kokken wie Peptostreptokokken oder Peptokokken und grampositive Bazillen wie Propionibacterium sp., Eubacterium sp.

Lungenabszess als Komplikation von bakteriellen Pneumonien

Er tritt bei Pneumonien durch Staphylokokken, gramnegative Bakterien (Friedländer-Pneumonie) und Anaerobier, aber nur selten bei einer Pneumokokkenpneumonie auf.

Metastatische Lungenabszesse

Typisch sind die multiplen Abszesse bei hämatogener Streuung z. B. aus infizierten Beckenvenen oder – wie oben beschrieben – bei einer Rechtsherz-, meistens einer Triskuspidalklappenendokarditis.

Amöbenabszess. Eine besondere Form eines metastatischen Lungenabszesses ist der Amöbenabszess. Er ist in 95 % im rechten Unter- und Mittellappen lokalisiert und entsteht in der Regel durch direkte Infektion der Lungen mit *Entamoeba histolytica* durch die Penetration eines subphrenischen Leberabszesses. Bei Infektion der Pleura bildet sich ein Empyem. In 15 % von Amöbenabszessen der Leber kommt es zur Infektion der Pleura und der Lunge.

Die Diagnose eines Amöbenprozesses kann im Sputum durch den mikroskopischen Nachweis der Trophozoiten oder Zysten erfolgen. Besteht eine Fistel zum Leberabszess, hustet der Patient schokoladenfarbiges Material aus.

Lungenzysten

Unkomplizierte solitäre oder multiple Zysten machen klinisch keine Symptome und stellen röntgenologische Zufallsbefunde dar. Sie sind durch ihre äußerst zarte Wandung ohne umgebendes Infiltrat gekennzeichnet. Tritt eine Zyste nach einem pulmonalen Infekt auf, spricht man von einer *Pneumatozele*.

Selten, aber differenzialdiagnostisch wichtig ist die bronchogenen Zyste. Ihre häufigste Lokalisation ist im Bereich des Lungenhilus. Die häufigste Komplikation ist eine Superinfektion.

Kavernöse und zystische Prozesse verschiedener Ätiologie

Weitere Ursachen von kavernösen und zystischen Lungenprozessen, die in der *Differenzialdiagnose* berücksichtigt werden müssen, sind:
- Bronchiektasen,
- Lungensequestration,
- Echinokokkose,
- Aktinomykose,
- Nokardiose,
- endemische Pilzerkrankungen (Histoplasmose, Kokzidioidomykose, Kryptokokkose),
- opportunistische Pilzerkrankungen (invasive Aspergillose),
- Wegener-Granulomatose,
- chronische Polyarthritis (nekrobiotische Rheumaknoten),
- sehr selten Sarkoidose, Hodgkin- und Non-Hodgkin-Lymphom, hämatogene Metastasen,

Auch können *Zysten* die Folge von Thoraxverletzungen bzw. eines ARDS (acute respiratory distress syndrome) sein. Diese *Zysten* sind dünnwandig und werden auch als Pneumatozele bezeichnet.

Aspergillom. Kavernen können durch Aspergillen bronchogen besiedelt werden. Es bildet sich dann ein intrakavitäres saprophytisch wachsendes Aspergillom, eine Pilzkugel, die aus Myzelien, zellulärem Debris, Fibrin und Mukus besteht.

Der radiologische Befund ist typisch (Abb. 18.**16**): Innerhalb einer meist im Oberlappen gelegenen Höhle stellt sich eine von Luft umgebene (Lufthaube), frei beweglich, kugelige Verschattung dar. Das Aspergillom kann Kalk enthalten. Oft werden Aspergillome zufällig entdeckt, da sie wenig Symptome machen. Eine gefürchtete Komplikation ist aber die Hämoptoe. Sie entsteht durch Platzen arterieller Gefäße, welche die Aspergillomwand versorgen. Die Diagnose eines Aspergilloms wird mittels CT gestellt. Der Nachweis von Aspergillen im Sputum und Antikörper im Serum sind nicht geeignet, diese Diagnose zu stellen oder auszuschließen.

18.7 Atelektasen

Als Atelektase bezeichnet man Lungengewebe ohne Luft. Atelektasen kann man anhand ihrer Pathogenese oder ihrer Ausdehnung charakterisieren.

Pathogenese. Man spricht von einer *obstruktiv* bedingten Atelektase, wenn Luft bei verschlossenen Atemwegen aus dem nichtbelüfteten distalen Lungengewebe resorbiert wird. Die Geschwindigkeit der Entwicklung einer Atelektase hängt vor allem vom Ausmaß der kollateralen Ventilation ab. Die Obstruktion eines Lappenbronchus erzeugt eher eine Atelektase als die Obstruktion eines Segmentbronchus, da die kollaterale Ventilation zwischen Lungensegmenten besser ist als jene zwischen Lungenlappen.

Obstruktive Atelektasen treten bei folgenden Erkrankungen auf:
- bei Tumoren in den Bronchien (am häufigsten Bronchialkarzinom [Abb. 18.**49** u. 18.**50**], Karzinoid [S. 578]); Atelektasen eines Segmentes oder eines Lungenlappens machen selbst keine Beschwerden; es ist die Ursache (z. B. Bronchuskarzinom), welche Symptome (Hämoptoe, Husten) verursacht;
- bei Verlegung der Bronchien durch einen Schleimpfropf (mucoid impaction, S. 554),
- bei Obstruktion der Bronchien durch Fremdkörper. An einen Fremdkörper ist immer zu denken, vor allem bei Kindern und älteren Patienten. Da das aspirierte Material oft nicht röntgendicht ist, muss der Fremdkörper radiologisch nicht zu sehen sein. Fremdkörper sitzen häufiger im rechten als im linken Bronchialbaum.

Nichtobstruktive Atelektasen entstehen durch:
- Verlust des Kontaktes zwischen Pleura viszeralis und parietalis (Pneumothorax, Pleuraerguss),
- Kompression (Raumforderung); Kompressionsatelektasen spielen diagnostisch eine geringere Rolle, da das Bild in der Regel durch die Grundkrankheit geprägt ist (Pleuraerguss),
- Stabilitätsverlust durch Mangel an Surfactant (Frühgeburt, ARDS) und
- narbige Verziehungen.

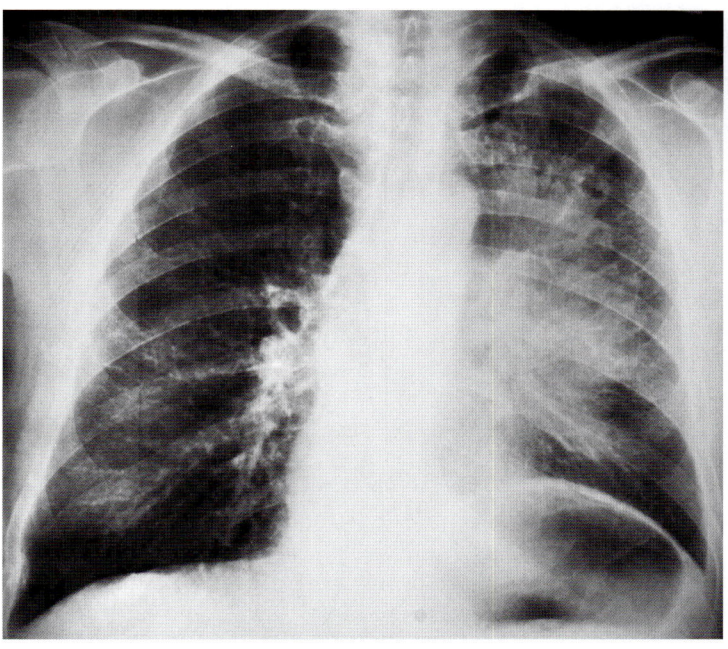
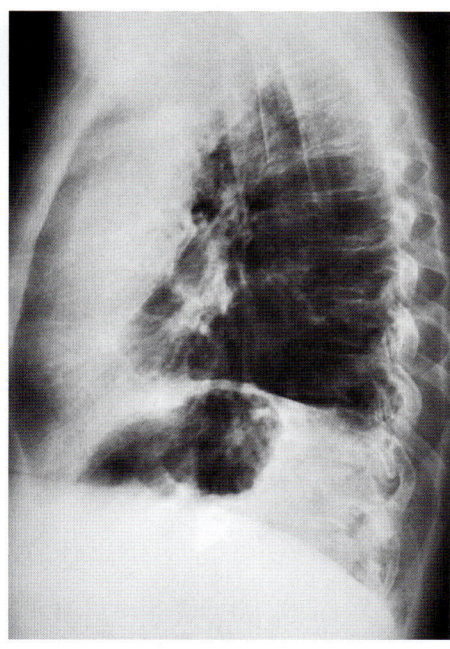

Abb. 18.49 Atelektase des linken Oberlappens wegen zentralen Bronchialkarzinoms.
a Im p.-a. Bild ist die linke Herzkontur durch den atelektatischen Oberlappen verwischt („positives" Silhouettenzeichen).
b Im Seitbild ist die Lappengrenze nach ventral verschoben. Fehlendes „Airbronchogramm". Zwerchfellhochstand links. 70-jähriger Mann.

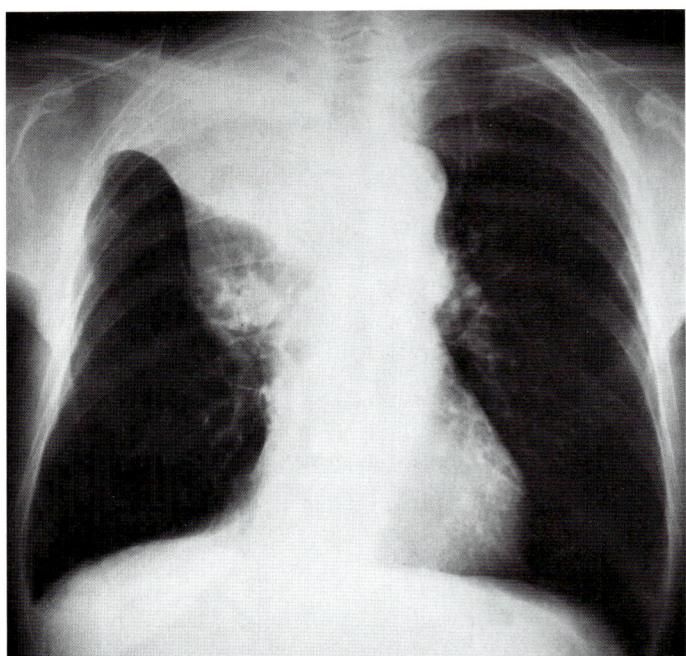

Abb. 18.50 Atelektase des rechten Oberlappens wegen zentralen Bronchialkarzinoms. Die Fissur zwischen Ober- und Mittellappen ist nach oben verschoben. Fehlendes „Airbronchogramm". 69-jähriger Mann.

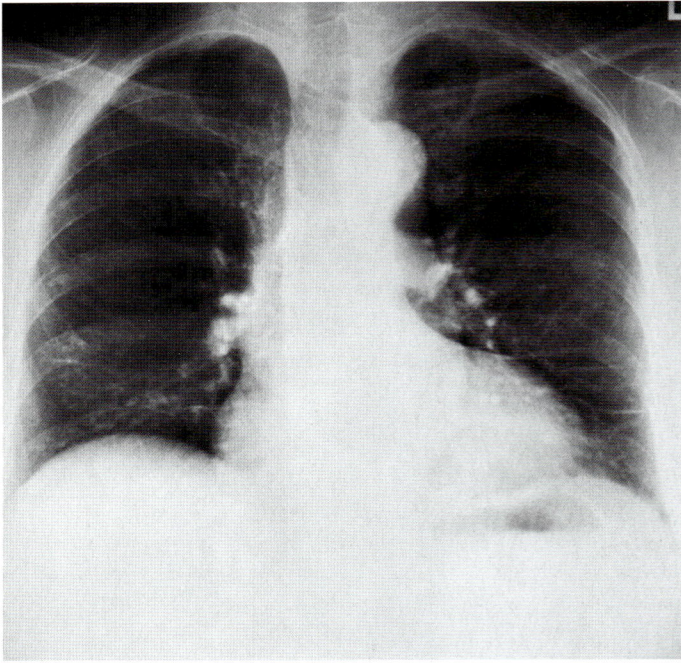

Abb. 18.51 Streifenatelektasen in Form horizontaler Streifenschatten im linken und rechten Unterfeld bei hoch stehenden Zwerchfellen. 67-jährige Frau.

Die häufigsten Atelektasen sind die *Streifen-* oder *Plattenatelektasen* (Abb. 18.**51**):
- sie entstehen fast ausschließlich als Folge *eingeschränkter Zwerchfellexkursionen* und werden vor allem in der postoperativen Phase nach zwerchfellnahen Eingriffen beobachtet
- sie können aber auch als eine der unspezifischen radiologischen Veränderungen im Rahmen einer Lungenembolie gesehen werden.

Eine Sonderform ist die sog. *Rundatelektase*, wie man sie bei asbestbedingten Pleuraveränderungen sehen kann.

Diagnostik. Durch die *physikalisch-klinischen* Untersuchungsmethoden kann die Diagnose Atelektase nur gestellt werden, wenn große Lungenbezirke betroffen sind.
Röntgenologisch achtet man auf Aspekte der Atelektase selbst (z. B. Oberlappenkollaps) und eventuell

sichtbare Ursachen (Raumforderung). Die wichtigsten radiologischen Zeichen sind:
- lokalisierte Verschattung,
- Verlagerung einer Fissur,
- Volumenverlust.

Weitere radiologische Hinweise auf eine Atelektase sind:
- Elevation des Zwerchfells,
- Verlagerung des Mediastinums inklusive Trachea,
- Verlagerung des Hilus,
- Verminderung des interkostalen Abstandes und
- Fehlen eines „Airbronchogramms".

Zur Beurteilung von Atelektasen sind gute anatomische Kenntnisse nötig. Massive Atelektasen zeichnen sich im Röntgenbild durch eine homogene Verschattung aus, die sich aber durch die Art der Schattenbildung nicht von anderen Prozessen abgrenzen lässt.

Von *Mikroatelektase* spricht man, wenn eine Störung des Gasaustauschs vorliegt, die durch nichtbelüftete Lungenbezirke zustande kommt, welche aber in einem Thorax-Röntgenbild nicht sichtbar sind.

18.8 Mittellappensyndrom

Definition. Es handelt sich um rezidivierende, vom Mittellappen ausgehende Beschwerden mit Husten, Infektionen in Kombination mit radiologisch nachweisbaren Infiltraten bzw. einer Belüftungsstörung des Mittellappens.

Pathogenese. Der Mittellappen macht nur etwa 10 % des gesamten Lungenvolumens aus. Im Vergleich zu den anderen Lungenlappen hat er eine größere Tendenz zum Atelektasieren. Dies lässt sich durch folgende Besonderheiten dieses Lungenteils erklären:
- Der Mittellappen hat in der Regel keine kollaterale Ventilation, da er vom angrenzenden Ober- und Unterlappen der rechten Lunge durch eine komplette Fissur getrennt ist.
- Der Mittellappen wird durch einen relativ langen Bronchus, der mit einem spitzen Abgangswinkel vom Intermediärbronchus abzweigt, versorgt.
- Zudem ist der Mittellappen von einem Kranz von Lymphknoten, die anschwellen können, umgeben.

Auslöser. Die Verschattung im Bereich des rechten Mittelfeldes kommt durch Atelektasen, selten durch eine Schrumpfung des Mittellappens zustande (Abb. 18.52). Die Vergrößerung von obstruierenden peribronchialen Lymphknoten durch eine Tuberkulose ist heute eine seltene Ursache, häufiger ist eine tumoröse Obstruktion. Nicht selten ist aber der Mittellappenbronchus offen. Erfahrungsgemäß spielen sich im Mittellappen wie in der Lingula, einem Teil des linken Oberlappens, besonders häufig Infekte ab, was sich radiologisch mit tubulären Bronchiektasen und narbigen Veränderungen äußern kann.

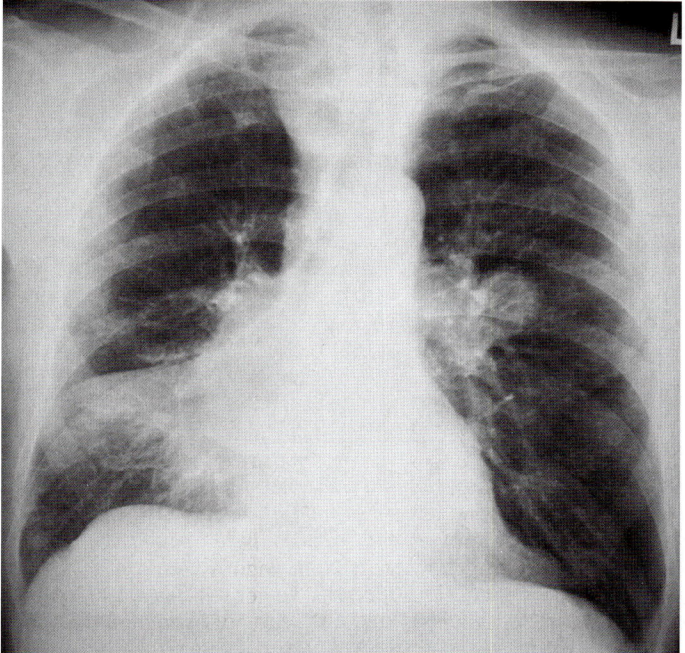

Abb. 18.52 Mittellappensyndrom bei zentralem Bronchialkarzinom.
a Der atelektatische luftleere Mittellappen verwischt die rechte Herzkontur auf der p.-a. Aufnahme („positives" Silhouettenphänomen).

Abb. 18.52 b ▷

18 Lungenverschattungen

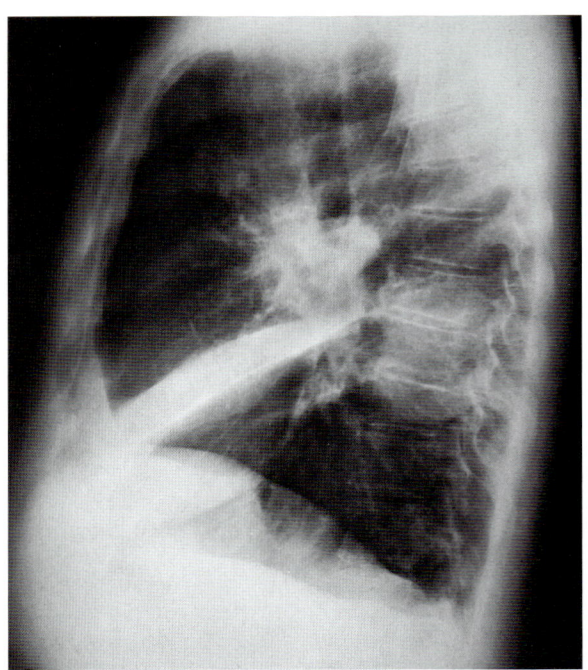

Abb. 18.52
b Erst das Seitbild beweist, dass es sich um eine Atelektase des Mittellappens handelt. 66-jähriger Mann.

18.9 Verschattungen im Bereich der Herz-Zwerchfell-Winkel

Ursachen. Verschattungen im Bereich des rechten und linken Herz-Zwerchfell-Winkels sind Hinweise auf eine Pathologie des medialen Segmentes des Mittellappens, des anterioren Segmentes des rechten Unterlappens oder des inferioren Segmentes der Lingula. Streifenförmige Verschattungen sind verdächtig auf Bronchiektasen in diesen Lungenabschnitten. Eine unscharfe Begrenzung der Spitze des linken Ventrikels kommt häufig durch pleuroperikardiale Adhäsionen zustande. Hier hilft das seitliche Thorax-Röntgenbild weiter.

Liegt eine homogene, scharf begrenzte Verschattung vor, muss zwischen einem neoplastischen Prozess, der seinen Ausgangspunkt von der Lunge, den Bronchien, dem Mediastinum, dem Perikard, der Pleura und dem Zwerchfell nehmen kann, und zystischen Gebilden, Hernien oder Zwerchfellrupturen differenziert wurden.

Hernien und Rupturen. Eine Herniation von abdominalen oder retroperitonealen Strukturen in den Thoraxraum kann durch eine kongenitale oder eine meist traumatisch erworbene Lücke entstehen.

Die häufigste nichttraumatische Hernie ist die *Hiatushernie* (Hiatus oesophageus). Bei Erwachsenen findet man nicht selten eine in der Regel asymptomatische, aus Fett bestehende *Bochdalek-Hernie*. Die Verschattung ist posteromedial gelegen und ist differenzialdiagnostisch von anderen paravertebralen Prozessen abzugrenzen. Seltener ist die *Morgagni-Hernie*, die retro- oder parasternal gelegen ist, durch erhöhten abdominalen Druck entsteht (abdominale Adipositas, Trauma) und Omentum-, Leber- oder Darmanteile enthalten kann.

Der häufige, klinisch belanglose *Zwerchfellbuckel* kann als Formanomalie der Zwerchfellwölbung einen pathologischen Prozess vortäuschen.

Zysten und Hernien

Mesotheliale Zyste (Perikardzyste). Die runden bis ovalen, einige Zentimeter messenden dünnwandigen Zysten enthalten klare, strohgelbe Flüssigkeit und sind meistens im kardiophrenischen Winkel (rechts häufiger als links) lokalisiert. Die Zysten sind in der Regel symptomlos und werden oft als Zufallsbefund entdeckt (s. Abb. 19.**21**).

Lungensequestration

Bei anamnestisch rezidivierenden bronchopulmonalen Infekten und einer posterobasalen Verschattung im Thorax-Röntgenbild sowie Hinweisen, dass sich der Infekt immer an der gleichen Stelle abspielt, muss an das Vorliegen eines Sequesters gedacht werden. Dabei handelt es sich um eine Entwicklungsanomalie der Lunge, die aus einem funktionslosen Lungenabschnitt besteht, welcher keine Verbindung zum Bronchialbaum hat und von Blut aus dem Systemkreislauf gespeist wird.

Man unterscheidet zwischen einem *intralobären* Sequester (75%), bei dem das sequestrierte Lungengewebe im Parenchym eines normalen Lappens liegt und nicht von einer eigenen Pleura umgeben ist, und einem *extralobären* Sequester (25%), der von einer eigenen viszeralen Pleura umgeben ist. Die wichtigste Differenzialdiagnose sind postinfektiöse Bronchiektasen, die ebenfalls am häufigsten in den posterobasalen Abschnitten der Lungenunterlappen lokalisiert sind.

Die *Diagnose* eines Sequesters kann – bei entsprechendem Verdacht – in der Regel computertomographisch gestellt werden, indem das arterielle Versorgungsgefäß, welches in der Regel aus der Aorta abgeht, dargestellt wird.

Literatur

Allen JN, Davis WB. Eosinophilic lung diseases. Am J Respir Crit Care Med 1994; 150: 1423–38.

American Thoracic Society/European Respiratory Society: International multidisciplinary consensus classification of the idiopathic interstitial pneumonias. Am J Respir Crit Care Med 2002; 165: 277–304.

American Thoracic Society: Diagnosis and treatment of disease caused by nontuberculous mycobacteria. Am J Respir Crit Care Med 1997; 156: S1–S25.

American Thoracic Society: Diagnostic standards and classification of tuberculosis in adults and children. Am J Respir Crit Care Med 2000; 161: 1376–95.

American Thoracic Society: Guidelines for the management of adults with community-acquired pneumonia. Am J Respir Crit Care Med 2001; 163: 1730–54.

American Thoracic Society: Hospital acquired pneumonia in adults: diagnosis, assessment of severity, initial antimicrobiol therapy and preventive strategies. Am J Respir Crit Care Med 1996; 153: 1711–25.

American Thoracic Society: Idiopathic pulmonary fibrosis: diagnosis and treatment. Am J Respir Crit Care Med 2000; 161: 646–64.

American Thoracic Society: Statement on sarcoidosis. Am J Respir Crit Care Med 1999; 160: 737–55.

Andersen P. Pathogenesis of lower respiratory tract infections due to Chlamydia, Mycoplasma, Legionella and viruses. Thorax 1998; 53: 302–7.

Arcasoy SM, Jett JR. Superior pulmonary sulcus tumors and pancoast syndrome. New Engl J Med 1997; 337: 1370–6.

Bartlett JG, Mundy LM. Community acquired pneumonia. N Engl J Med 1995; 333: 1618–24.

Boehler A, Speich R, Russi EW, Weder W. Lung transplantation for lymphangioleimomyomatosis. N Engl J Med 1996; 335: 1775–80.

British Thoracic Society. Guidelines to the management of adults with community acquired pneumonia. Thorax 2001; 56 (suppl IV):iv1–iv64.

Brown PD, Lerner SA. Community-acquired pneumonia. Lancet 1998; 352: 1295–1302.

Burns A. Pulmonary vasculitis. Thorax 1998; 53: 220–7.

Duchin JS, Koster F, Peters CJ et al. and Hanta Study Group. Hantavirus pulmonary syndrome: A clinical description of 17 patients with a newly recognised disease. N Engl J Med 1994; 330: 949–55.

European Respiratory Society: guidelines for the management of adults community-acquired lower respiratory tract infections. Eur Respir J 1998; 11: 986–91.

Fein MJ, Auble TE, Yealy DM et al. A prediction rule to identify low-risk patients with community-acquired pneumonia. N Engl J Med 1997; 336: 243–50.

Ferrer J. Pleural tuberculosis. Eur Respir J 1997; 10: 942–7.

Goldhaber SZ. Pulmonary embolism. N Engl J Med 1998, 339: 93–104.

Goldstein LS, Kavuru MS, Curtis P, Christie HA, Farver C, Stoller JK. Pulmonary alveolar proteinosis. Clinical features and outcome. Chest 1998; 114: 1357–62.

Gossage JR, Kanj G. Pulmonary arteriovenous malformations. Am J Respir Crit Care Med 1998; 158: 643–61.

Henschke CI, Ankelevitz DF, Libby D, McCauley D, Pasmantier M, Smith JP. Computed tomography screening for lung cancer. Clin Chest Med 2004; 23: 49–57.

Hoffman GS, Kerr GS, Leavitt RS, Hallahan CW, Lebovics RS, Travis WD. Wegener Granulomatosis: an analysis of 158 patients. Ann Intern Med 1992; 116: 488–98.

Jenette JG, Falk RJ. Small vessel vasculitis. N Engl J Med 1997; 337: 1512–23.

Langford CA, Hoffman GS. Wegener's granulomatosis. Thorax 1999; 54: 629–37.

Libby DM, Smith JP, Altorki NK, Pasmantier MW, Yankelevitz D, Henschke CI. Managing the small pulmonary nodule discovered by CT. Chest 2004; 125: 1522–9.

Lungenliga Schweiz – Bundesamt für Gesundheit: die Tuberkulose in der Schweiz. Schweiz Med Forum 2003; 3: 485–559.

Rüegger M. Lungenschäden durch Metalle. Schweiz Med Wochenschr 1995; 125: 467–74.

Stout J, Yu VL Legionellosis. New Engl J Med 1997; 337: 682–7.

Wagner GR. Asbestosis and silicosis. Lancet 1997; 349: 1311–5.

Wang BM, Stern EJ, Schmitt RA, Pierson DA. Diagnosing pulmonary alveolar proteinosis. A review and an update. Chest 1997; 111: 460–6.

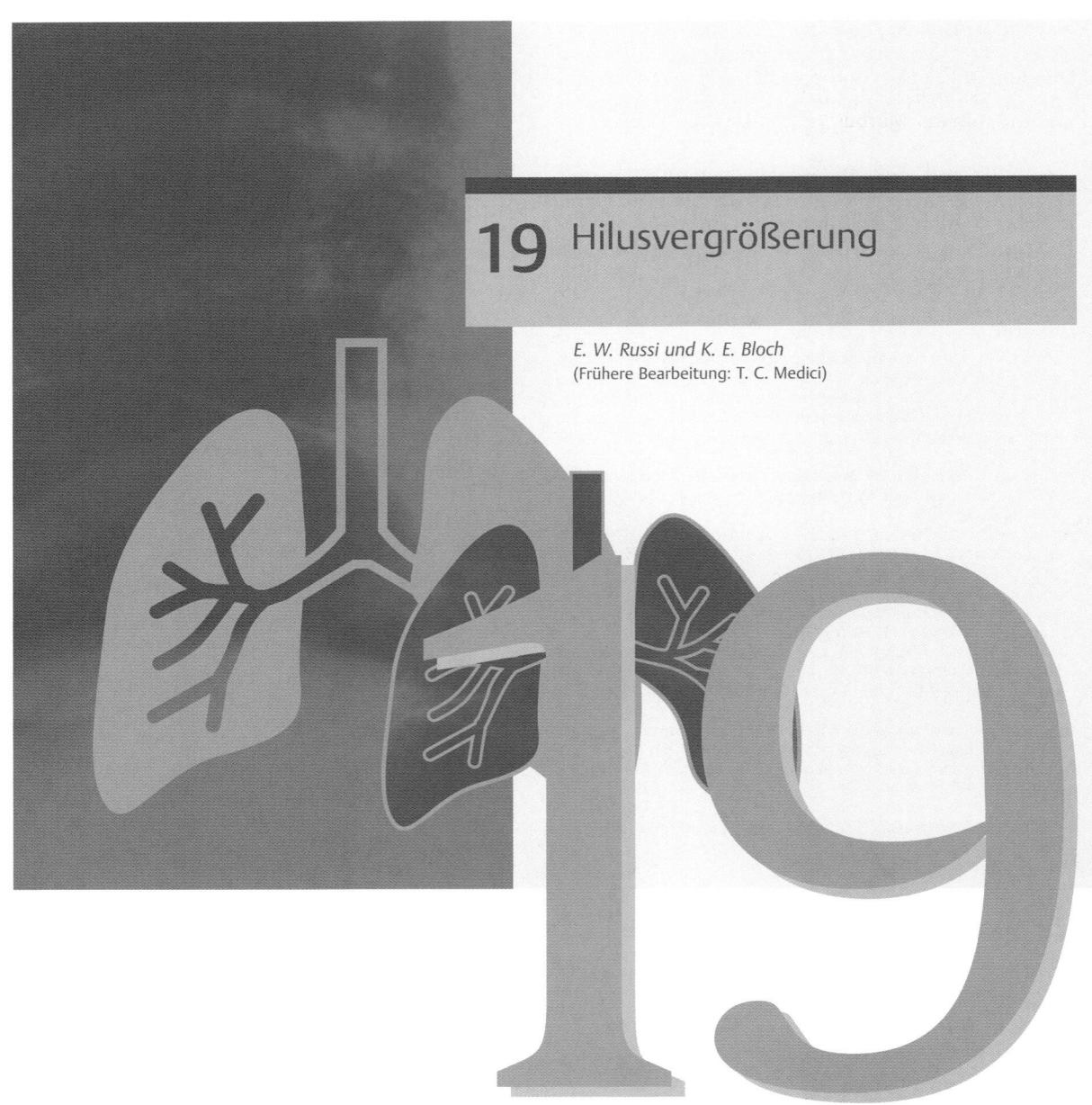

19 Hilusvergrößerung

E. W. Russi und K. E. Bloch
(Frühere Bearbeitung: T. C. Medici)

Hilusvergrößerung

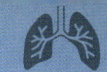

19.1 Doppelseitige Hilusvergrößerung — 593

Lungenstauung — 593

Hilusvergrößerung durch erweiterte Pulmonalarterien — 593

Sarkoidose (Morbus Boeck) — 593
- Boeck-Manifestation an anderen Organen — 597
- Akuter Morbus Boeck (Löfgren-Syndrom) — 598
- Diagnose der Sarkoidose — 598

Hodgkin- und Non-Hodgkin-Lymphome — 599

Leukämien — 600

Hiluslymphknotenvergrößerungen bei anderen Krankheiten — 600

19.2 Einseitige Hilusvergrößerung — 600

Bronchialkarzinom — 600

Karzinoid (neuroendokrines Karzinom) — 603

Gutartige Tumoren — 604

Hiluslymphknotentuberkulose — 606

19.3 Verbreiterung des Mediastinums — 606

Mediastinaltumoren — 606

Struma intrathoracica — 608

Entzündungen des Mediastinums — 608

Seltene Ursachen einer Mediastinalerkrankung — 609

19 Hilusvergrößerung

Klinik und Diagnostik der Hilusvergrößerung

Lymphknoten, Gefäße und *Bronchien* machen den Hilus aus. Die Vergrößerung des Hilus wird daher durch eine Veränderung dieser Strukturen verursacht.

Klinik. Klinisch ist eine Hilusvergrößerung nicht festzustellen: Sie verursacht für sich alleine keine spezifischen Symptome und bei der klinischen Untersuchung keine eindeutig feststellbaren Befunde außer bei einer sehr großen vom Hilus ausgehenden Raumforderung, die evtl. als Dämpfung perkutiert werden kann. Die Beschwerden und Befunde werden durch die zugrunde liegende Erkrankung bestimmt (z. B. Infektionskrankheit, Bronchuskarzinom, Gefäßmissbildung). Ist die Hilusvergrößerung mit einer Bronchialobstruktion oder einer Infiltration des Lungenparenchyms verbunden, können entsprechende Befunde auskultiert werden: *Bronchialatmen*, diskontinuierliche Nebengeräusche (*Rasselgeräusche*) über der entsprechenden Region der Lunge, Herz- oder *Gefäßgeräusch*. Evtl. können *extrathorakale Lymphstationen*, die im Rahmen der Erkrankung ebenfalls vergrößert sind, palpiert werden.

Diagnostik. Die Diagnose der Hilusvergrößerung wird daher *radiologisch* gestellt; die *Differenzierung* ist unter Berücksichtigung der klinischen Befunde oft möglich (Tab. 19.1). In der konventionellen Röntgen-Thoraxaufnahme ist die Beurteilung, ob ein Hilus noch normal konfiguriert oder pathologisch vergrößert ist, schwierig. Der rechte Hilus ist normalerweise prominenter als der linke, der zum Teil vom Herzschatten überlagert ist. Zur genauen Beurteilung von Hilusprozessen ist heute die *Computertomographie (mit Kontrastmittel)* das Standardverfahren.

Einteilung. Differenzialdiagnostisch ist eine Einteilung in *einseitige* und *doppelseitige Hilusvergrößerungen* gerechtfertigt, obwohl manche Krankheiten sowohl mit einseitiger wie doppelseitiger Verschattung der Hilusgegend einhergehen können.

Tabelle 19.1 Synoptische Darstellung der Differenzialdiagnose der wichtigsten Hilusvergrößerungen

	Sarkoidose	Tuberkulose	Hodgkin-Lymphom	Non-Hodgkin-Lymphom
Alter	jugendlich	jugendlich	jugendlich	jedes Alter
Hiluslymphome	symmetrisch	asymmetrisch	asymmetrisch	asymmetrisch
Lungenbeteiligung	diffus kleinfleckig-streifig	gelegentlich umschrieben	15–40 % grobfleckig, nodulär	bis zu 50 %
Beteiligung des Mediastinums	häufig	selten	häufig (bis zu 61 %)	häufig
Fieber	selten (nur bei Löfgren-Syndrom)	subfebril	subfebril bis hochfebril (Pel-Ebstein)	gelegentlich
Allgemeinbefinden	wenig gestört	wenig gestört	wenig gestört bis starkes Krankheitsgefühl	unterschiedlich
Andere Lymphknoten	28–73 %	sehr selten	30–50 %	95 %
Splenomegalie	10–18 %	sehr selten	12–48 %	30 %
Blutsenkungsreaktion	normal bis mäßig erhöht (nur bei Löfgren-Syndrom)	normal bis mäßig erhöht	mäßig bis stark erhöht	mäßig bis stark erhöht
CRP	normal	erhöht	normal	normal
Blutbild	normal oder Leukopenie	normal oder Linksverschiebung Monozytose	Lymphopenie Eosinophilie	uncharakteristisch
Tuberkulintest	negativ, seltener positiv	stark positiv	in der Regel positiv (durchgemachte Tbc), später negativ wegen Störung der zellulären Immunität	

19.1 Doppelseitige Hilusvergrößerung

Lungenstauung

Stauungshili (Abb. 19.**1**) werden durch erweiterte Lungenvenen, die strahlenförmig von der Peripherie gegen den Hilus ziehen, verursacht. Die Abgrenzung des Hilusgebietes vom Lungengewebe ist unscharf, was eine Differenzierung von tumorösem Gewebe möglich macht. Die Verdichtung nimmt fächerförmig und allmählich gegen die Peripherie hin ab; beide Seiten sind in der Regel gleichmäßig betroffen. Bei röntgenologisch ausgeprägten Stauungshili finden sich als Ausdruck der Lungenstauung *auskultatorisch* fein- bis mittelblasige endinspiratorische Rasselgeräusche über beiden Lungen, besonders im Bereich der unteren Abschnitte und auf der rechten Seite. Die Differenzialdiagnose wird erleichtert, wenn Hinweise auf eine Herzerkrankung vorliegen: Symptome der Herzinsuffizienz, Herzvergrößerung und abnorme Konfiguration, auskultatorisch Zeichen eines Vitiums und Galopprhythmus.

Ursachen. Die Lungenstauung ist Folge eines Versagens des *linken* Ventrikels aufgrund einer hypertensiven oder ischämischen Herzerkrankung, einer Kardiomyopathie oder eines Aorten- oder Mitralvitiums. Seltenere Erkrankungen, die eine vermehrte pulmonale Venenzeichnung verursachen, sind ein Vorhofmyxom oder eine primäre Erkrankung der Lungenvenen („veno-occlusive disease").

Hilusvergrößerung durch erweiterte Pulmonalarterien

(s. auch kongenitale Herzfehler, Kapitel 21)

Eine Hilusvergrößerung mit scharfen Konturen durch Erweiterung der Pulmonalarterien kommt vor:
- bei Vitien mit vermehrtem pulmonalem Durchfluss wegen Links-rechts-Shunt (Vorhofseptumdefekt, Ventrikelseptumdefekt),
- bei pulmonaler Druckerhöhung (pulmonale Hypertonie, Abb. 19.**2**),
- Eisenmenger-Komplex (Kapitel 21),
- Aneurysma der A. pulmonalis.

Je älter die Kranken sind, um so unwahrscheinlicher ist ein kongenitales Vitium.

Sarkoidose (Morbus Boeck)

> Die häufigste Ursache einer beidseitigen Hilusvergrößerung bei einer asymptomatischen Person (radiologischer Zufallsbefund) ist die Sarkoidose, eine „benigne" Granulomatose.

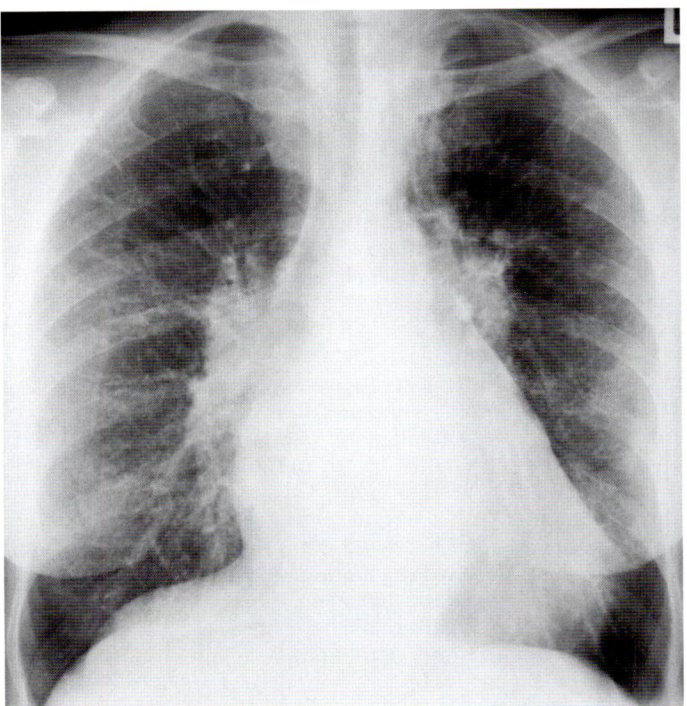

Abb. 19.1 Beidseitige Stauungshili bei kombiniertem Mitralvitium. Die Lungengefäße sind im Spitzen-/Oberfeldbereich deutlich sichtbar, es besteht eine „Umverteilung". 65-jährige Frau.

19 Hilusvergrößerung

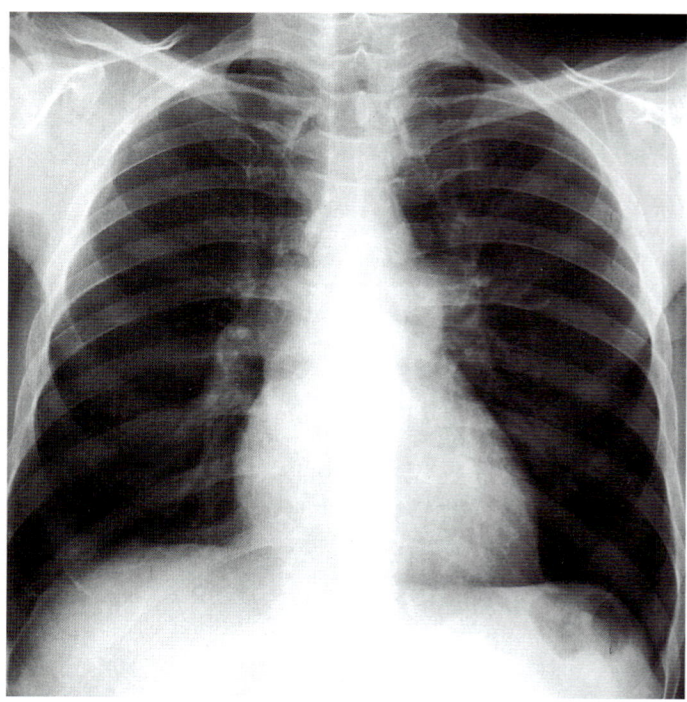

Abb. 19.2 Primäre pulmonale Hypertonie. Hili sind beidseitig vergrößert durch dilatierte Äste der A. pulmonalis. Der Durchmesser der deszendierenden rechten A. pulmonalis beträgt mehr als 16 mm. Helle Lungenfelder mit Kalibersprung der Gefäße. 54-jähriger Mann.

Ätiologie. Die Ätiologie der Sarkoidose ist bis heute unbekannt. Früher wurde sie als Folge einer tuberkulösen Erkrankung mit besonderer Immunitätslage des Organismus, später als eine besondere Reaktion auf verschiedene exogene Noxen wie Kiefernpollen etc. betrachtet. Die Inhalation von Staub des Erdalkalimetalles Beryllium erzeugt ein Krankheitsbild, das sich von einer Sarkoidose nicht unterscheidet. Zurzeit besteht die Ansicht, dass die Sarkoidose durch einen lokalen Exzess und eine *Hyperaktivität von T-Helfer-Lymphozyten* verursacht wird, wobei die auslösenden Stimuli unbekannt sind. Inwieweit Viren (Ebstein-Barr-Virus, Herpesviren, Zytomegalievirus) pathogenetisch eine Rolle spielen, bleibt unklar. Da eine familiäre Häufung der Sarkoidose und eine erhöhte Prävalenz der Erkrankung bei Schwarzen und bei Patienten mit gewissen HLA-Typen beobachtet werden, werden auch genetische Faktoren in der Entstehung postuliert.

Pathogenese. *Immunologisch* ist die Sarkoidose durch eine Immundysregulation gekennzeichnet, die sich in der Lunge anders als im Blut manifestiert.

In der *Lunge* werden Makrophagen und vorwiegend CD4-positive T-Helfer-Lymphozyten aktiviert. Diese setzen Interferon γ, Interleukin 2 und weitere Zytokine frei, was die Proliferation von T-Zellen zusätzlich stimuliert. Die Makrophagen produzieren Tumornekrosefaktor α, Interleukin 12, Interleukin 15 und Wachstumsfaktoren. Das Verhältnis der alveolären T_4-/T_8-Lymphozyten wird zugunsten der T_4-Zellen verschoben: In der Bronchialspülflüssigkeit beträgt der Quotient > 3,5 statt normalerweise um 2. Die in großer Zahl vorhandenen aktivierten T-Lymphozyten stimulieren die lokalen B-Zellen, die mit einer gesteigerten Antikörpersynthese reagieren. Daraus resultiert die bei der Sarkoidose beobachtete Hypergammaglobulinämie.

Im Gegensatz zu den hochaktiven immunologischen Phänomenen in der Lunge, findet man im *Blut* eine Lymphopenie mit verminderter Zahl zirkulierender T-Lymphozyten. Ihre zytotoxischen Eigenschaften und Produktion von IL1 und IL2 sind deutlich herabgesetzt. Die Folge dieser im Blut sich abspielenden Phänomene ist eine kutane Anergie als Ausdruck der verminderten T-Zell-Immunantwort (negative Tuberkulinreaktion).

Diagnostik. *Röntgenologisch* spricht eine völlig symmetrische polyzyklische Vergrößerung der Hiluslymphknoten für eine Sarkoidose (Abb. 19.3). Zusätzlich schmetterlingsförmig über die Mittelfelder verteilte kleinfleckige Infiltrate eines „Lungen-Boeck" machen die Diagnose wahrscheinlich (Abb. 19.4). Bei den Lungenherden handelt es sich um feine, in beiden Lungen verteilte Fleckschatten, die von den nodulären Verschattungen einer Miliartuberkulose (Abb. 18.9) oder Silikose (Abb. 18.**30**) zu unterscheiden sind.

Bei 75–90 % der Patienten mit Sarkoidose findet sich eine bilaterale Hilusvergrößerung, die in ungefähr 50 % mit einer radiologisch sichtbaren Lungenbeteiligung vergesellschaftet ist. In dieser Gruppe kommt es in 70–80 % zu einer vollständigen radiologischen Remission, obwohl die Hilusvergrößerung bis zu 15 Jahre lang unverändert bestehen kann. 16–25 % der Patienten mit Sarkoidose weisen nur einen Lungenbefall ohne Hilusbeteiligung auf. Bestehen die Lungenveränderungen länger als 2 Jahre, so ist eine Remission die Ausnahme. Ungefähr 20 % der Sarkoidosepatienten entwickeln eine Lungenfibrose (Abb. 19.**5**). Die Fibrose ist typischerweise in den Lungenoberlappen akzentuiert.

Doppelseitige Hilusvergrößerung

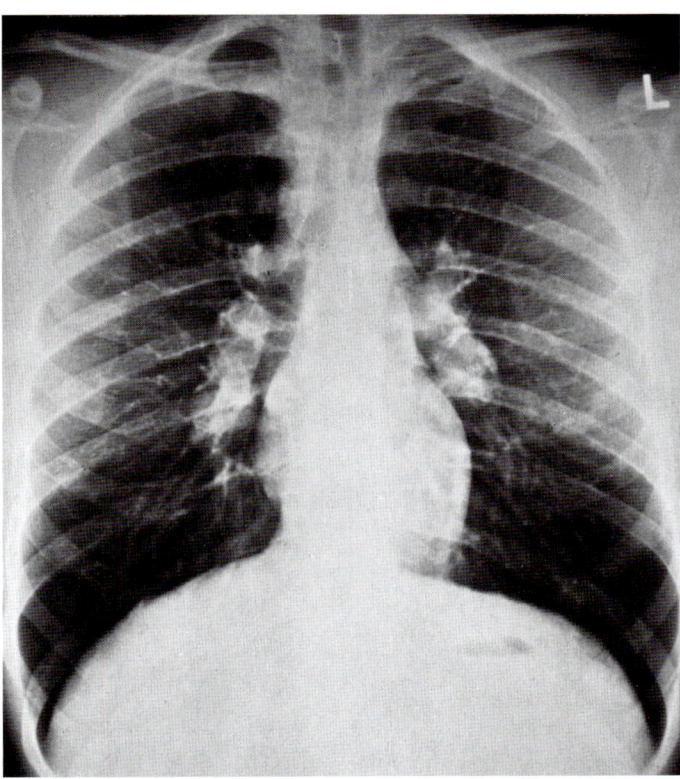

Abb. 19.3 Morbus Boeck, Stadium I. Die Hiluslymphknoten sind beidseits deutlich vergrößert, das Lungenparenchym ist unauffällig.

Stadieneinteilung der pulmonalen Sarkoidose

Die *pulmonale Sarkoidose* wird anhand des konventionellen Thorax-Röntgenbildes in verschiedene Stadien eingeteilt. Es ist zu beachten, dass die Stadieneinteilung nicht der pathophysiologischen Evolution dieser generalisierten Systemerkrankung entspricht.
Pathologisch-anatomische Befunde und Lungenfunktionsuntersuchungen sowie die Ergebnisse der zytologischen Untersuchung der bronchoalveolären Lavage zeigen, dass schon in einem frühen Krankheitsstadium die Lunge und andere Organe diffus befallen sein können – oft bei unauffälligem Thoraxbild! Die Sarkoidose beginnt als *diffuse Alveolitis*, die zytologisch durch eine Vermehrung von T-Helfer-Lymphozyten in der Bronchiallavageflüssigkeit gekennzeichnet ist. Eine Klassifizierung der Erkrankung in verschiedene Stadien ist pathophysiologisch somit fraglich.

Einteilung nach Wurm (1958) und Siltzbach (1974):
- (Stadium 0: Hilus und Lunge frei),
- Stadium I: Befall der Hiluslymphknoten, Lunge frei,
- Stadium II: Befall der Lymphknoten und der Lunge,
- Stadium III: Lungenfibrose.

Einteilung nach Scadding (1967):
- (Gruppe 0: Hilus und Lunge frei),
- Gruppe I: Befall der Hiluslymphknoten, Lunge frei,
- Gruppe II: Befall der Hiluslymphknoten und der Lunge,
- Gruppe III: Befall der Lunge ohne Lymphknotenvergrößerung,
- Gruppe IV: Lungenfibrose (Lungenbefall von 2 Jahren und mehr).

Histologisch liegt beim Morbus Boeck ein Granulom mit Epitheloid- und Riesenzellen vor, bei dem die Verkäsung fehlt. Nekrosen können vorkommen. Das Knötchen ist jedoch nicht pathognomonisch, finden sich doch „sarcoid-like lesions" sowohl in von Morbus Hodgkin oder Tumormetastasen befallenen Lymphknoten als auch bei chronischen Entzündungen (unter anderem Tbc, Lues, Pilzerkrankungen, Beryliose, allergische Alveolitis, Katzenkratzkrankheit, primär biliäre Zirrhose, Colitis ulcerosa, Morbus Crohn, infektiöse Hepatitis, granulomatöse Arteriitiden, lymphomatoide Granulomatosen) und bei der gewöhnlichen Fremdkörperreaktion.

Klinik. Die Sarkoidose kann *klinisch akut* (Löfgren-Syndrom), *subakut* oder chronisch beginnen und verlaufen. Die chronische Form weist oft Phasen gesteigerter Krankheitsaktivität auf. Man spricht dann von „aktiver" Sarkoidose.

Etwa 50 % aller Patienten mit Sarkoidose sind bei Stellung der Diagnose symptomlos. Handelt es sich *nicht* um ein Löfgren-Syndrom (s. u.), ist das radiologische Stadium I klinisch stumm: Die Hiluslymphome wurden bei einer radiologischen Untersuchung zufällig entdeckt. Auch verursacht der Befall des Lungenparenchyms oft keine Symptome; nur 20–30 % der Patienten klagen über unproduktiven Husten und Dys-

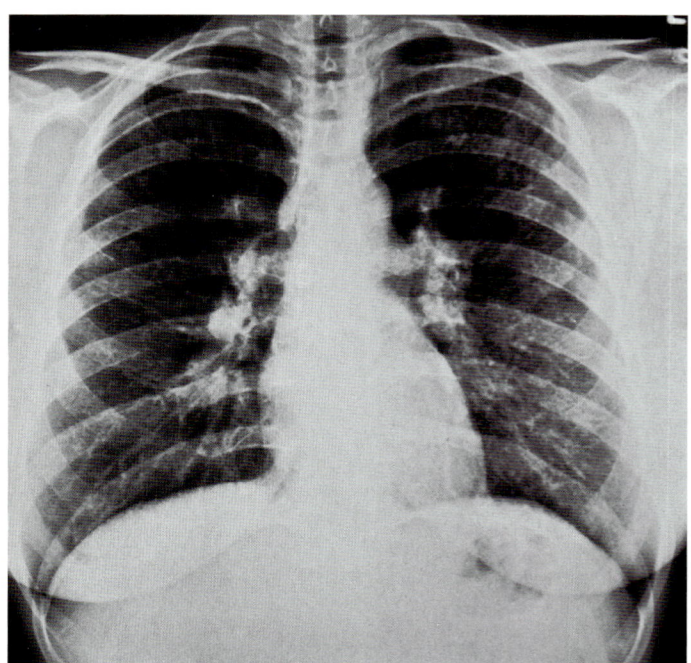

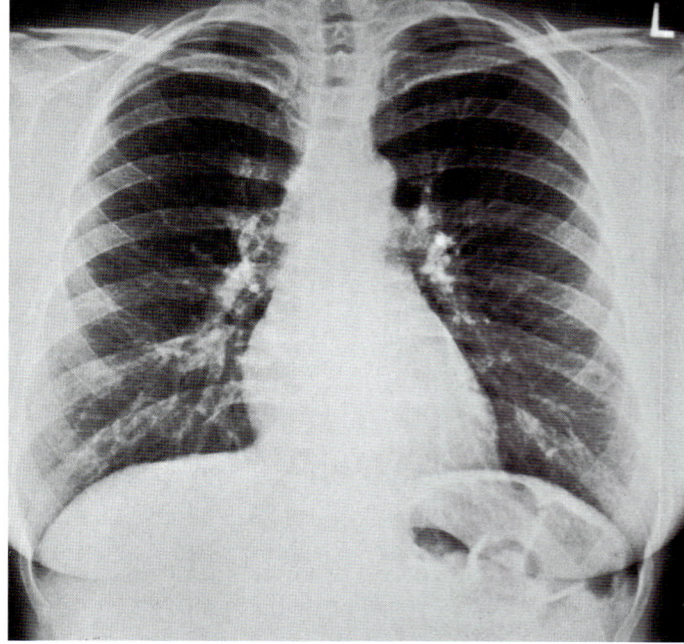

Abb. 19.4 Morbus Boeck, Stadium II.
a Befall der Hiluslymphknoten und des Lungenparenchyms. Die Granulome sind in der Lungenperipherie gut sichtbar.
b Nach 2 Jahren Rückbildung des Lungenbefalls und der Hiluslymphome ohne Therapie. 42-jährige Frau.

pnoe, die bei der Lungenfibrose aber das klinische Bild prägen. Die physikalische Lungenuntersuchung kann bei Befall des Lungenparenchyms abnorm sein; sie ist es immer beim Vorliegen einer Fibrose.

Lungenfunktion und Laborbefunde. Die Lungenfunktion ist meistens beeinträchtigt: Bei radiologisch unauffälligem Lungenparenchym ist als Frühsymptom die Diffusionskapazität herabgesetzt. Je ausgeprägter der Lungenbefall und die Fibrose, desto deutlicher die restriktive Ventilationsstörung. Typisch ist eine kombiniert *restriktiv-obstruktive Ventilationsstörung,* da bei der Sarkoidose häufig der Bronchialbaum in den Entzündungsprozess einbezogen ist. In unterschiedlicher Häufigkeit werden eine Hypergammaglobulinämie und eine mäßige Hyperkalzämie gefunden. Eine Hyperkalziurie ist häufig (10–60%), während eine Nephrokalzinose mit Niereninsuffizienz selten ist. Noch seltener ist eine Nierenbeteiligung mit Boeck-Knötchen.

Doppelseitige Hilusvergrößerung

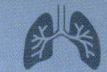

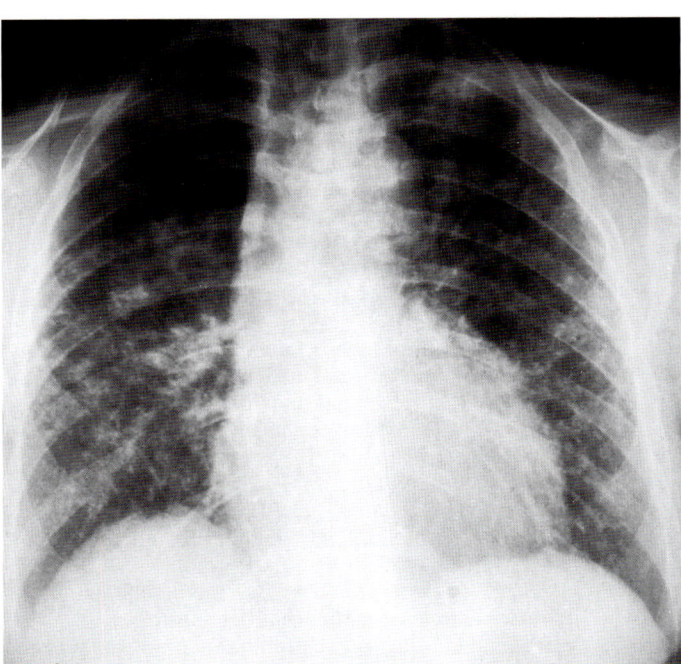

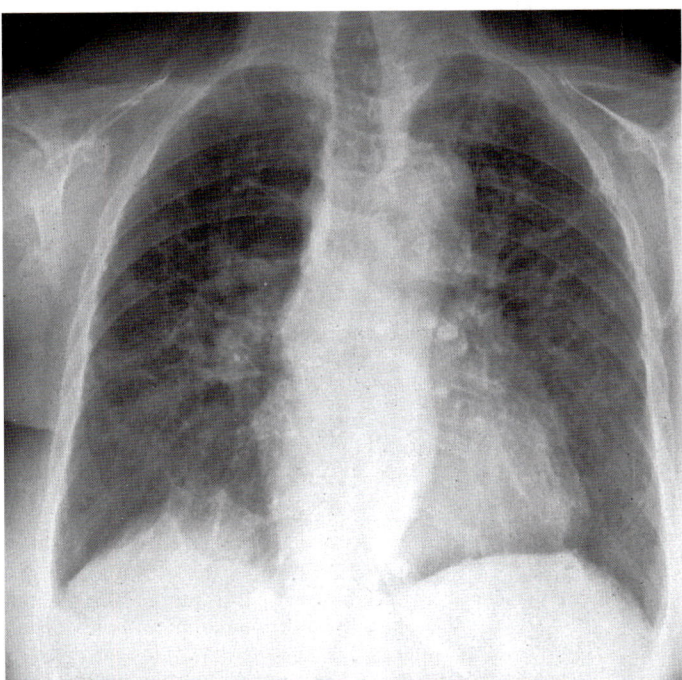

Abb. 19.5 Morbus Boeck, 25-jähriger Verlauf.
a Stadium III nach Scadding: Befall des Lungenparenchyms ohne Hiluslymphome.
b 1997 Zunahme der retikulonodulären Verschattungen, Zwerchfellhochstand rechts als Folge der Schrumpfung (Lungenfibrose), verkalkte Hiluslymphknoten. 65-jährige Frau.

Boeck-Manifestation an anderen Organen

Die Sarkoidose ist eine Systemerkrankung (Abb. 19.**6**). Neben der Lunge, die zu 90 % befallen ist, wurden fast alle Organe als Sitz von Boeck-Knötchen beschrieben: *Leber* und *Milz* sind in je 70 %, das Herz in bis zu 76 % (!) und die Muskulatur in 20 % der Fälle befallen.
- Der Befall des *Nervensystems* (Neurosarkoidose) führt gelegentlich zu Paresen der basalen Hirnnerven, Befall des Rückenmarks und peripherer Nerven.
- Die *Leberbeteiligung* ist klinisch meist symptomlos, kann aber mit einer Erhöhung der Transaminasen einhergehen. Selten kommt es zur portalen Hypertonie.
- Der Befall des *Herzens* manifestiert sich mit tachykarden oder bradykarden Rhythmusstörungen, einem Blockbild im EKG oder als Kardiomyopathie.
- In manchen Fällen ist die *Haut* involviert, selten in Form eines subkutanen Sarkoids *Darier-Roussy* (Abb. 19.**7**). Als *Lupus pernio* bezeichnet man blasse,

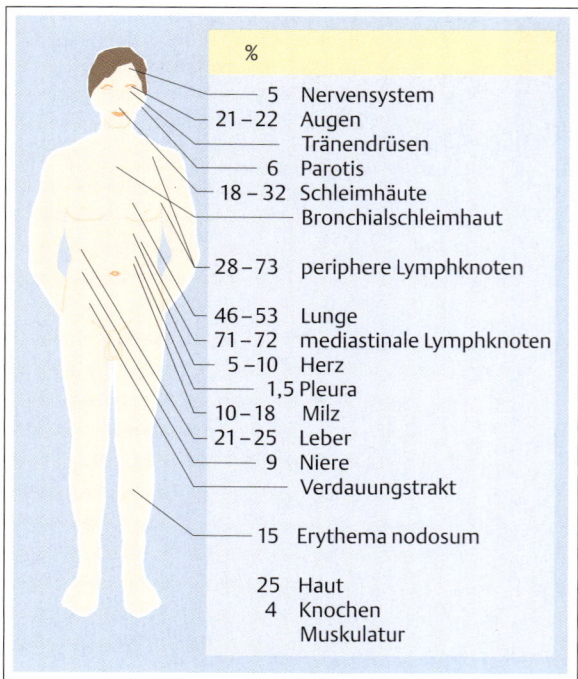

Abb. 19.6 Organmanifestationen der Sarkoidose. Angaben zum klinischen Befall in % (nach Mayock, Silzbach u. Newman).

men) weist auf die Erkrankung dieser Organe hin.
- Bekannt, aber selten ist die *Ostitis multiplex cystoides* (Jüngling). In besonders ausgeprägten Fällen lassen sich bereits klinisch Auftreibungen an den Fuß- und Handendphalangen beobachten, die einer Spina ventosa ähnlich sind. Röntgenologisch sind die an den Phalangen lokalisierten zystischen Aufhellungen kennzeichnend.

Akuter Morbus Boeck (Löfgren-Syndrom)

Klinik. Der akute Morbus Boeck kann febril, gelegentlich sogar hochfebril und in Schüben mit Leukozytose verlaufen. Die Blutsenkungsreaktion ist hoch. Die Hauptsymptome sind vorwiegend an den unteren Extremitäten auftretende, meist symmetrische *Gelenkschwellungen* und ein doppelseitiges, seltener ein einseitiges *Erythema nodosum*. Die doppelseitige *Hilusschwellung* (Abb. 19.3) ist obligat; lediglich in 1–3 % tritt die Hilusschwellung einseitig auf.

Die *Gelenkbeteiligung* bei Morbus Boeck kann sich in verschiedenen Formen manifestieren:
- als Schwellung und Schmerzen an *verschiedenen Gelenken (Arthralgien)* von einigen Tagen bis 2 Monaten Dauer mit vorangehendem oder gleichzeitigem *Erythema nodosum* und *Hilusschwellung*,
- als *mono-* oder *polyartikuläre Arthritis* mit *schubweisem Verlauf*,
- als *persistierende poly-* oder seltener *monoartikuläre Arthritis*, möglicherweise mit Gelenkdeformierungen.

Diagnose der Sarkoidose

> Die Diagnose der Sarkoidose beruht auf einer Konstellation von mit der Erkrankung vereinbaren Symptomen, klinischen und radiologischen Befunden und dem Ausschluss anderer Ursachen, die mit ähnlichen Befunden einhergehen können.

Computertomographie. Oft liefert das CT des Thorax wertvolle Hinweise. Es zeigt einerseits die typische bilaterale Vergrößerung von multiplen hilären und mediastinalen Lymphknoten ohne hypodense Zonen, eine Verdickung und Noduli im Bereich des bronchovaskulären Bündels, feinnoduläre, oberlappenbetonte und zum Teil pleuranahe Lungenparenchyminfiltrate, verdickte Interlobulärsepten und Milchglastrübungen. In fortgeschrittenen Fällen kann es zur Konglomeration von Noduli, Parenchymdestruktion, Schrumpfung und Fibrose kommen. Andererseits kann die Computertomographie andere diagnostisch wegweisende Befunde zeigen, wie z. B. eine Einschmelzung von Lymphknoten bei Tuberkulose oder ein infiltrativ-destruktives Wachstum bei malignen Tumoren. Bei völlig typischen Präsentationen (asymptomatische Sarkoidose radiologisch Stadium I, Löfgren-Syndrom) kann auf eine histologische Sicherung der Diagnose verzichtet werden.

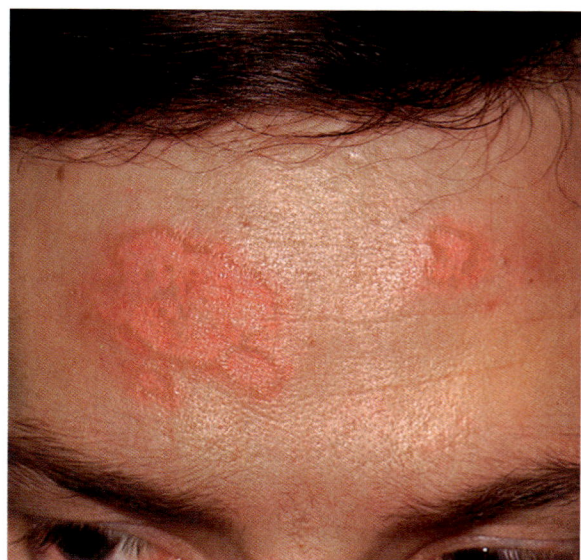

Abb. 19.7 Morbus Boeck der Haut.

indurierte Plaques, die an Nase, Wangen, Lippen und Ohren im Rahmen einer chronischen Sarkoidose auftreten. Demgegenüber wird das *Erythema nodosum* bei akuter Sarkoidose beobachtet (Löfgren-Syndrom, s. u.).
- Das sog. *Heerfordt-Syndrom* oder *Febris uveoparotidea* (Parotitis mit Fazialisparese und Augensympto-

Doppelseitige Hilusvergrößerung

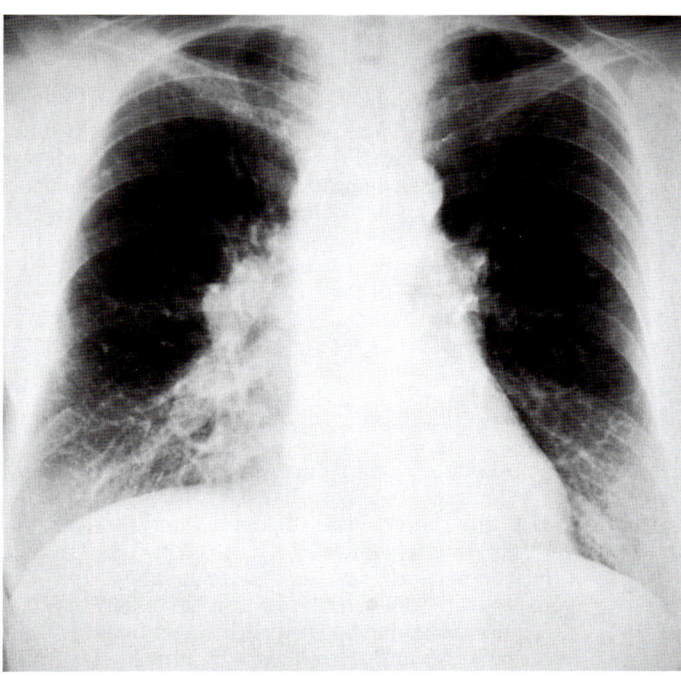

Abb. 19.8 Hodgkin-Lymphom mit deutlichen rechtsseitigen Hiluslymphomen. Auch der linke Hilus ist vergrößert. 54-jährige Frau.

Histologie. In weniger typischen Fällen ist eine histologische Verifizierung nötig. Bei palpablen Lymphknoten können diese biopsiert werden. Eine transbronchiale Lungenbiopsie in Kombination mit einer Biopsie der Bronchialschleimhaut zeigt selbst ohne radiologisch nachgewiesenen Befall des Lungenparenchyms in über der Hälfte der Fälle nichtverkäsende Granulome. Falls diese Untersuchung kein konklusives Resultat liefert, sind chirurgische Biopsien, z. B. durch Mediastinoskopie oder Thorakoskopie, zur Klärung der Diagnose notwendig. Das Biopsiematerial sollte auch mikrobiologisch aufgearbeitet werden, um eine möglicherweise vorliegende Infektionskrankheit zu erfassen.

Nichtinvasive Tests. Zu den nichtinvasiven Tests, die die Diagnose der Sarkoidose unterstützen, gehören die *bronchoalveoläre Lavage* (BAL) und die *Galliumszintigraphie*. Hingegen ist die Bestimmung des Angiotensin-I-Converting-Enzyms (ACE-) im peripheren Blut weder spezifisch noch sensitiv. Die Galliumszintigraphie, eine Methode, die u. a. aus Kostengründen nicht routinemäßig eingesetzt wird, ist dann typisch, wenn eine symmetrische Anreicherung in den mediastinalen Lymphknoten und den beiden Parotiden nachweisbar ist. Die BAL zeigt häufig eine T-Zell Lymphozytose (s. o.).

Während der *negativen Mantoux-Reaktion* früher eine ausschlaggebende Bedeutung beigemessen wurde, sind in den letzten Jahren auch bioptisch gesicherte Boeck-Fälle mit positivem Ausfall der Tuberkulinproben beobachtet worden (nach manchen Statistiken 30–50 % der Boeck-Fälle). Je aktiver die Sarkoidose, desto häufiger ist die Mantoux-Reaktion negativ; je chronischer die Krankheit, desto häufiger ist sie positiv.

Die Kveim-Reaktion, bei der die Hautreaktion auf die subkutane Injektion einer sterilen Suspension von menschlichem Boeck-Gewebe beobachtet wurde, hat aufgrund der Tatsache, dass Kveim-Reagens nicht allgemein erhältlich ist, keine klinische Bedeutung.

Hodgkin- und Non-Hodgkin-Lymphome

Das Hodgkin-Lymphom (Abb. 19.**8**) und auch das Non-Hodgkin-Lymphom manifestieren sich meist *doppelseitig, aber asymmetrisch*, was im Thorax-Röntgenbild einen einseitigen Befall vortäuschen kann. Ein wirklich einseitiger Befall (CT) ist ungewöhnlich. Die Diagnose kann leicht gestellt werden, wenn für Biopsien gut zugängliche extrathorakale Lymphknoten vergrößert sind. Veränderungen des Blutbildes weisen auf eine Infiltration des Knochenmarks hin. Ein Hodgkin-Lymphom wird besonders dann vermutet, wenn ein intermittierender Fiebertypus (Pel-Ebstein) vorliegt (s. Kapitel 4), Pruritus besteht und im Blutbild eine hochgradige Lymphopenie und eine Eosinophilie gefunden werden.

> Die histologische Untersuchung ist für die Diagnose, Klassifizierung und Prognose von Lymphomen entscheidend.

Falls keine peripheren Lymphknotenvergrößerungen vorhanden sind und eine Knochenmarkbiopsie nicht diagnostisch ist, wird Material zur histologischen Diagnostik mittels *Mediastinoskopie* entnommen. Eine wichtige Differenzialdiagnose ist die *Castleman-Erkrankung*, eine angiofollikuläre Lymphknotenhyperplasie, eine lymphoproliferative Erkrankung, die mit dem HIV und dem humanen Herpesvirus-8 (HHV-8) assoziiert sein kann.

Leukämien

Leukämien zeigen gelegentlich Hiluslymphknotenvergrößerungen. Die Diagnose ergibt sich aus dem Blutbild bzw. dem Knochenmarkbefund.

Hiluslymphknotenvergrößerungen bei anderen Krankheiten

In seltenen Fällen können Hiluslymphknotenvergrößerungen auch bei anderen Krankheiten mit allgemeiner Lymphknotenschwellung, besonders bei Jugendlichen, beobachtet werden (Mononucleose, Rubeolen usw.).

19.2 Einseitige Hilusvergrößerung

Bei einseitiger Hilusvergrößerung ist neben malignen Lymphomen vor allem das Bronchialkarzinom in Erwägung zu ziehen. Seltenere Ursachen sind Metastasen oder eine Hiluslymphknotentuberkulose.

Bronchialkarzinom

Epidemiologie. Das Bronchialkarzinom ist weltweit die *häufigste Krebstodesursache* bei Männern und Frauen. Der wichtigste Risikofaktor für die Entwicklung eines Lungenkrebses ist das Inhalieren von Zigarettenrauch. Patienten, die beruflich gewissen Stäuben und Dämpfen ausgesetzt sind (Asbest, Kohlenwasserstoffe etc.) haben ein zusätzliches Risiko.

Man unterscheidet zwischen kleinzelligen (25%) und nichtkleinzelligen (75%) Bronchuskarzinomen. Letztere umfassen Plattenepithelkarzinom, großzelliges Karzinom und Adenokarzinom. Diese Differenzierung, die durch eine zytologische und/oder histologische Untersuchung getroffen wird, ist prognostisch und für die Therapie entscheidend. Die nichtkleinzelligen Karzinome werden – falls nicht mediastinale Lymphknoten auf der Gegenseite befallen sind und keine extrathorakalen Metastasen bestehen – bei genügender funktioneller Reserve (Lungenfunktion) chirurgisch entfernt. Kleinzellige Karzinome setzen früh Mikrometastasen, die häufig mit den zurzeit zur Verfügung stehenden diagnostischen Methoden nicht fassbar sind, und werden deshalb meist primär mit Chemotherapie, allenfalls in Kombination mit einer Bestrahlung, behandelt.

Prognose. Die Prognose des Bronchialkarzinoms hat sich trotz moderner Therapiekonzepte in den letzten zwei Jahrzehnten nur unwesentlich verbessert. 5 Jahre nach Diagnosestellung leben im Durchschnitt höchstens noch 15% der Patienten.

Röntgen-Thoraxaufnahme. *Röntgenologisch* lassen sich verschiedene Manifestationen unterscheiden. Das *zentrale* Bronchialkarzinom (Abb. 19.9) zeigt sich als hiläre oder mediastinale einseitige Raumforderung, allenfalls zusammen mit einer Atelektase. Das *periphere* Lungenkarzinom manifestiert sich als solitärer Lungenrundherd (< 3 cm Durchmesser, von Lungenparenchym umgeben und von der Pleura und dem Mediastinum abgesetzt), als Infiltrat (Adenokarzinom, speziell bronchioloalveoläres Karzinom) oder als Raumforderung (> 3 cm), welche in die Lungenspitze oder die Thoraxwand vorwachsen kann.

> Bei Rauchern ist jeder Lungenrundherd, jede länger bestehende infiltrative Lungenveränderung, jede Hilusvergrößerung und jede solide Lungenverschattung verdächtig auf das Vorliegen eines Bronchuskarzinoms.

Eine Übersicht über die *verschiedenen Lokalisationen* des Bronchialkarzinoms und häufige Fehldiagnosen gibt Abb. 19.10.

Klinik. Die klinischen Symptome (Tab. 19.2) bestehen aus einer neu auftretenden und länger als wenige Wo-

Tabelle 19.2 Häufigkeit der Symptome bei Bronchialkarzinom (nach Hyde)

Symptome	Zu Beginn %	Im Verlauf %
Husten	29–87	48–84
Gewichtsabnahme	3–69	36–42
Dyspnoe	8–58	23–42
Thoraxschmerzen	30–60	28–58
Hämoptoe	6–57	9–63
Lymphadenopathie	22–23	15–20
Knochenschmerzen	7–25	–
Hepatomegalie	21–22	–
Trommelschlegelfinger	12–21	–
Zerebrale Symptome	3–13	–
Einflussstauung	4–7	–
Heiserkeit	1–18	1–4
Dysphagie	1–5	2–6
Respiratorische Infekte	–	18–46

Einseitige Hilusvergrößerung

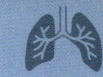

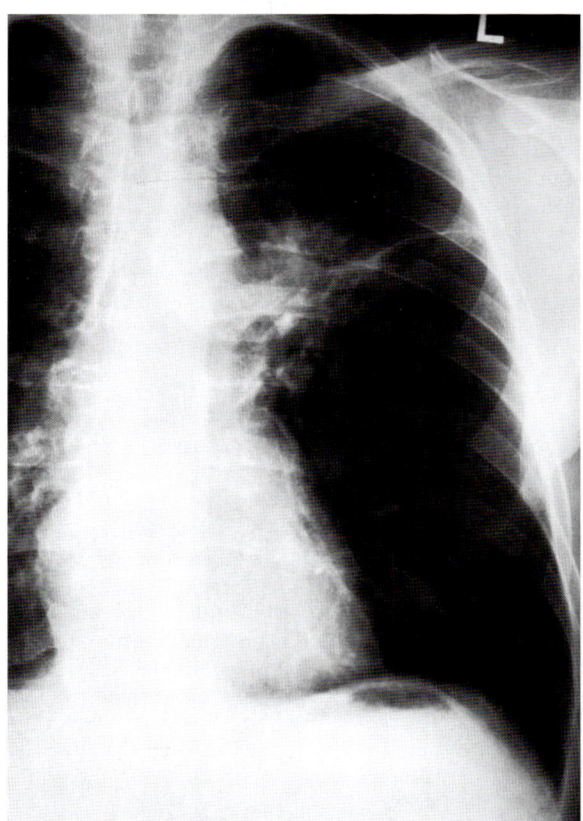

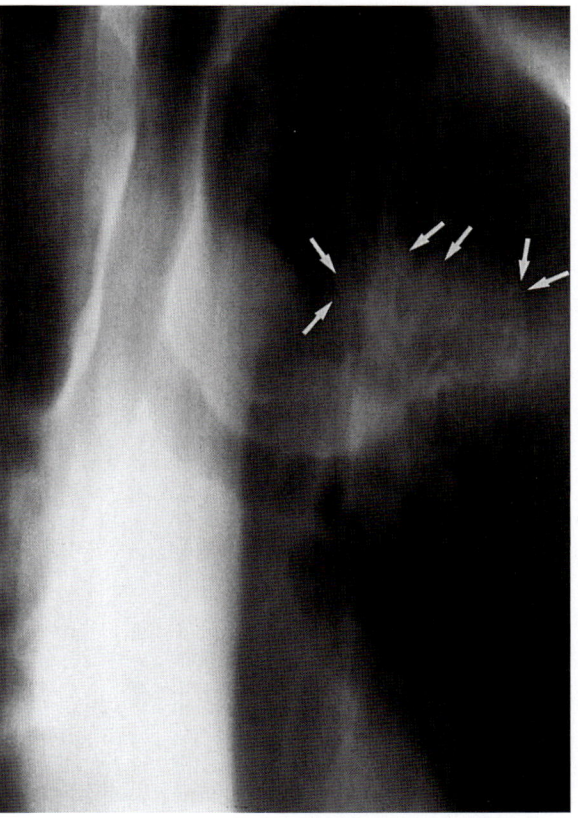

Abb. 19.9 Zentrales Bronchialkarzinom. 47-jähriger Mann.
a p.-a. Aufnahme.

b Auf der Schichtaufnahme sind typische Krähenfüße zu erkennen, die am Rande des Tumors in das Lungenparenchym hineinragen.

chen dauernden *Bronchitis* oder bei Rauchern mit einer chronischen Bronchitis in einer Änderung der bronchitischen Beschwerden i. S. einer Zunahme des Hustens, Verfärbung des Sputums („minor" Hämoptoe), neuem Auftreten von Atemnot oder einer Verschlimmerung der Atemnot (Atelektase). Bei einem Karzinom, das sich als solitärer Lungenrundherd präsentiert, fehlen Symptome in der Regel völlig. Die Leitsymptome können aber auch aus einer tumorunspezifischen *Allgemeinsymptomatik* mit ungewolltem Gewichtsverlust und Adynamie, *Folgen lokaler Komplikationen* des Tumors (Thorax- oder Schulterschmerzen, obere Einflussstauung, Heiserkeit bei Rekurrensparese) oder Symptomen seitens extrathorakaler Metastasen (vergrößerte Lymphknoten, Kopfschmerzen, Rückenschmerzen) bestehen.

Das kleinzellige Bronchuskarzinom präsentiert sich häufig mit einem großen intrathorakalen Tumorvolumen, Plattenepithelkarzinome neigen zum nekrotischen Zerfall. Im Übrigen gibt es aber keine klinischen Befunde, welche eine zuverlässige Unterscheidung zwischen kleinzelligen und nichtkleinzelligen Lungenkarzinomen erlauben. Typische Metastasenlokalisationen sind: Nebennieren, Knochen, Gehirn und Leber.

Diagnostik. Die Befunde im *Labor* sind unspezifisch. Eine Anämie, eine Erhöhung der alkalischen Phosphatase oder eine Hyperkalzämie sind Hinweise auf eine Metastasierung des Tumorleidens. Beim kleinzelligen Bronchuskarzinom ist eine Erhöhung der LDH Hinweis auf eine ausgedehnte Metastasierung, u. a. ins Knochenmark.

Je proximaler ein Bronchialkarzinom im Bronchialbaum lokalisiert ist, desto größer ist die Chance, dass bereits im *Sputum* Tumorzellen nachweisbar sind (Abb. 19.**11**). Allerdings ist in den meisten Fällen, vor allem auch zur Festlegung des Tumorstadiums (Staging), eine *Bronchoskopie* notwendig. Die mit flexiblen Instrumenten am sedierten Patienten durchgeführte Untersuchung ist schonend und erlaubt einen Einblick bis in die subsegmentalen Aufzweigungen. Je nach Lokalisation des Tumors kann dieser direkt unter Sicht oder unter Röntgenbildverstärkerkontrolle mit einer Zange biopsiert werden. Material für zytologische Untersuchung wird durch Bürstenabstrich, Spülung oder durch Feinnadelpunktion gewonnen. So sind insbesondere bestimmte mediastinale und hiläre Lymphknoten einer transbronchialen Feinnadelaspiration zugänglich, was auch ein Staging erlaubt.

Ob ein peripher gelegenes Karzinom bzw. ein solitärer Lungenrundherd zuerst transthorakal punktiert wird oder durch eine videoassistierte *Thorakoskopie* biopsiert wird, hängt von der Vortestwahrscheinlichkeit, ob ein Karzinom vorliegt, und von den lokalen Ge-

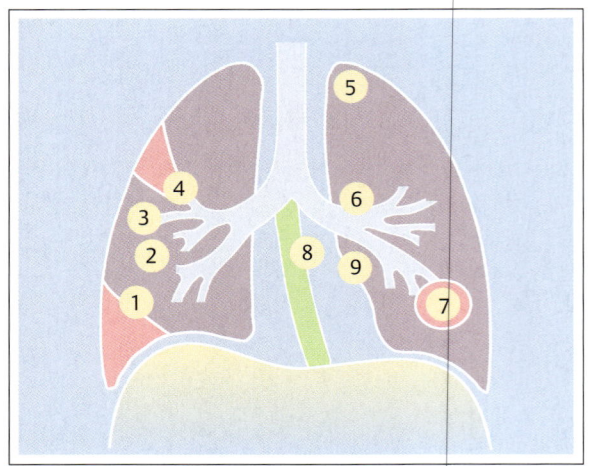

Abb. 19.10 Die verschiedenen Lokalisationen bei Bronchialkarzinom und die für diese Lokalisationen charakteristischen Fehldiagnosen: 1 Pleuraerguss (statt peripheres Karzinom mit Pleuritis carcinomatosa), 2 Tuberkulose (statt karzinomatöser Rundherd), 3 chronische Pneumonie (statt karzinomatöses Infiltrat), 4 Atelektase (statt Bronchusverschluss durch Karzinom), 5 Neuritis (statt Pancoast-Tumor), 6 gutartiger Hilustumor (statt zentral gelegenes Bronchialkarzinom), 7 Lungenabszess (statt zerfallenes Bronchialkarzinom), 8 Ösophaguskarzinom (statt in den Ösophagus einwachsendes Bronchialkarzinom), 9 Perikarditis und Myokarditis (statt in das Perikard und Myokard eingewachsenes Bronchialkarzinom).

gebenheiten ab. Dabei ist zu berücksichtigen, dass negative Punktionsergebnisse (ohne Kariznomzellen) ein Malignom nicht ausschließen.

Histologie. Die Histologie des Bronchialkarzinoms verteilt sich wie folgt: Plattenepithelkarzinom (20–30 %), Adenokarzinom (30–40 %), großzelliges Karzinom (10 %) und kleinzelliges Karzinom (20 %). Wahrscheinlich aufgrund von veränderten Rauchgewohnheiten (Filterzigaretten) hat sich in den letzten 25 Jahren eine Abnahme der zentral gelegenen Plattenepithelkarzinome zugunsten von peripher gelegenen Adenokarzinomen ergeben. Patienten – üblicherweise sehr starke Raucher, z. T. mit übermäßigem Alkoholkonsum –, die ein Plattenepithelkarzinom der oberen Atemwege entwickeln (Pharynx-, Larnyxkarzinom), leiden in bis zu 10 % der Fälle an einem metasynchronen Plattenepithelkarzinom der Lunge oder an einem Karzinom des Ösophagus.

Grading. Die histopathologische Charakterisierung des Bronchialkarzinoms (Grading) bestimmt zusammen mit dem klinischen Stadium (Staging) die Therapie und Prognose (Tab. 19.3). Die Stadieneinteilung der Bronchialkarzinome, die die Tumorausbreitung reflektiert, erfolgt nach dem TNM-System der UICC (Tab. 19.4) mit Ausnahme des kleinzelligen Karzinoms (Tab. 19.5). Im angloamerikanischen Schrifttum wird die Stadieneinteilung in I–IV gebraucht, die in der Tabelle integriert ist. Diese Einteilung gilt auch für alle anderen Karzinome.

Paraneoplastische Syndrome. Ungewollter Gewichtsverlust und Adynamie sind häufige paraneplastische Symptome. Die hypertrophe Osteoarthropathie (Abb. 19.12) mit Uhrglasnägeln und Trommelschlegelfingern ist sehr typisch für ein nichtkleinzelliges Bronchuskarzinom. Vor allem beim kleinzelligen Karzinom werden

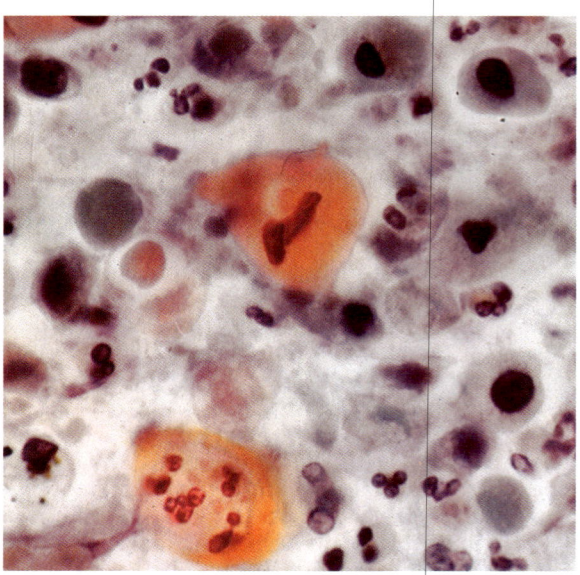

Abb. 19.11 Tumorzellen im Sputum: verhornendes Plattenepithelkarzinom. Papanicolaou, Vergrößerung ca. 300 fach.

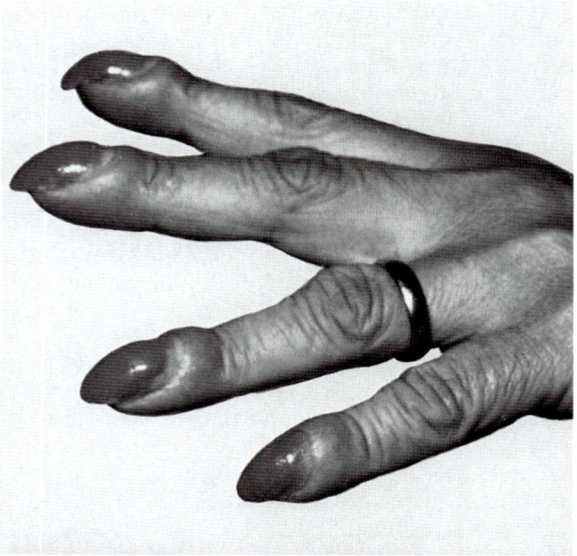

Abb. 19.12 Trommelschlegelfinger und Uhrglasnägel (hypertrophe Osteopathie = Marie-Bamberger-Syndrom) bei kleinzelligem Bronchialkarzinom. 76-jährige Frau.

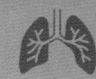

Einseitige Hilusvergrößerung

Tabelle 19.3 Relative 5-Jahres-Überlebensraten in Abhängigkeit vom histologischen Typ und Stadium 1978–1986 (nach Travis 1995)

Histologischer Typ	n	Alle Stadien (%)	Lokaler Befall (%)	Regionaler Befall (%)	Fernmetastasen (%)
Alle Bronchialkarzinome	87 128	13,9	39,6	14,4	1,5
Plattenepithelkarzinom	26 407	15,4	34,3	14,9	1,5
Adenokarzinom	20 991	16,6	49,9	16,1	1,5
Großzelliges Karzinom	7 592	11,4	34,8	13,2	1,6
Kleinzelliges Karzinom	15 656	4,6	12,3	7,5	1,4

Tabelle 19.4 TNM-Stadieneinteilung der Bronchialkarzinome*

Stadien	
Okkultes Karzinom	$T_x N_0 M_0$
Stadium 0	Tis = Carcinoma in situ
Stadium IA	$T_1 N_0 M_0$
Stadium IB	$T_2 N_0 M_0$
Stadium IIA	$T_1 N_1 M_0$
Stadium IIB	$T_2 N_1 M_0 T_3 N_0 M_0$
Stadium IIIA	$T_3 N_1 M_0 T_1 N_2 M_0 T_2 N_2 M_0 T_3 N_2 M_0$
Stadium IIIB	$T_4 N_0 M_0 T_4 N_1 M_0 T_4 N_2 M_0 T_1 N_3 M_0 T_2 N_3 M_0 T_3 N_3 M_0 T_4 N_3 M_0$
Stadium IV	jedes T, jedes N, M1

Definitionen	
T	**Primärtumor**
T_0	kein Primärtumor nachweisbar
T_x	Tumornachweis durch maligne Zellen im Sputum oder in der Bronchialspülflüssigkeit
Tis	Carcinoma in situ
T_1	Tumor maximal 3 cm groß, intrapulmonal
T_2	Tumor > 3 cm, mindestens 2 cm distal der Karina oder mit Befall der viszeralen Pleura, Atelektasen, poststenotischer Pneumonie
T_3	Tumor > 3 cm und weniger als 2 cm distal der Karina oder mit direkter Infiltration von Thoraxwand, Zwerchfell, mediastinaler Pleura, Perikard
T_4	Tumor von beliebiger Größe mit Infiltration von Mediastinum, Herz, großen Gefäßen, Ösophagus, Wirbelkörper, Trachea, Hauptkarina oder mit malignem Pleuraerguss
N	**regionale Lymphknoten**
N_x	regionale Lymphknoten nicht beurteilbar
N_0	kein regionaler Lymphknotenbefall
N_1	Lymphknotenbefall peribronchial und ipsilateral hilär
N_2	Lymphknotenbefall ipsilateral mediastinal und subkarinär
N_3	Lymphknotenbefall kontralateral hilär und mediastinal, ipsilateral und kontralateral supraklavikulär und Befall von Skalenuslymphknoten
M	**Fernmetastasen**
M_x	Fernmetastasen nicht beurteilbar
M_0	kein Nachweis von Fernmetastasen
M_1	Nachweis von Fernmetastasen

* Klassifikation nach dem TNM-System (Tumor, Nodes, Metastasis) der UICC, Revision 1997 (Mountain)

weitere paraneoplastische Komplikationen wie Myopathie, Cushing-Syndrom etc. beobachtet.

Karzinoid (neuroendokrines Karzinom)

Das Karzinoid gehört zu den neuroendokrinen Tumoren, deren Spektrum von der gut differenzierten, nicht metastasierenden Neubildung bis zum hochmalignen kleinzelligen Bronchialkarzinom reicht. Es macht ähnliche Symptome wie ein Bronchialkarzinom, und zwar deshalb, weil die Mehrzahl der Tumoren von den Haupt- und Segmentbronchien ausgeht (Abb. 19.**13**). Hartnäckiger, trockener Reizhusten und Hämoptoe sind typische Symptome. Betroffen werden vorwiegend jüngere Frauen. Die Diagnose kann von erfahrenen Endoskopiker meist bereits aufgrund des makroskopischen Aspektes gestellt werden.

19 Hilusvergrößerung

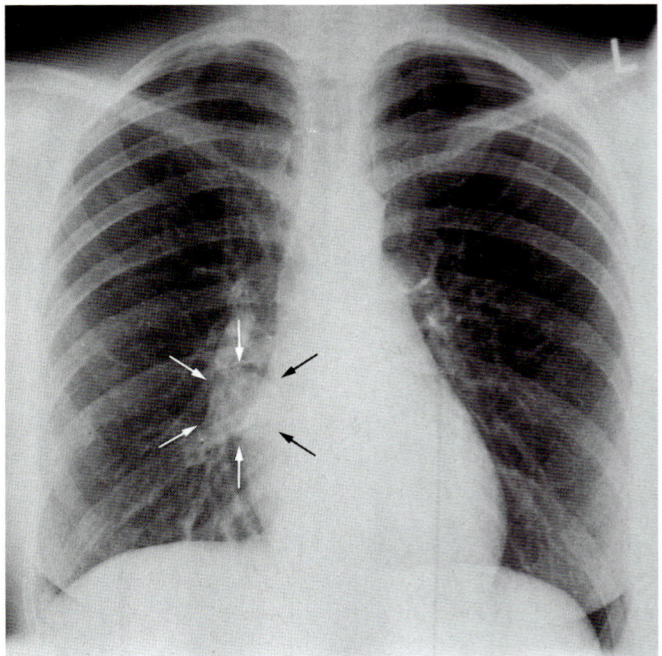
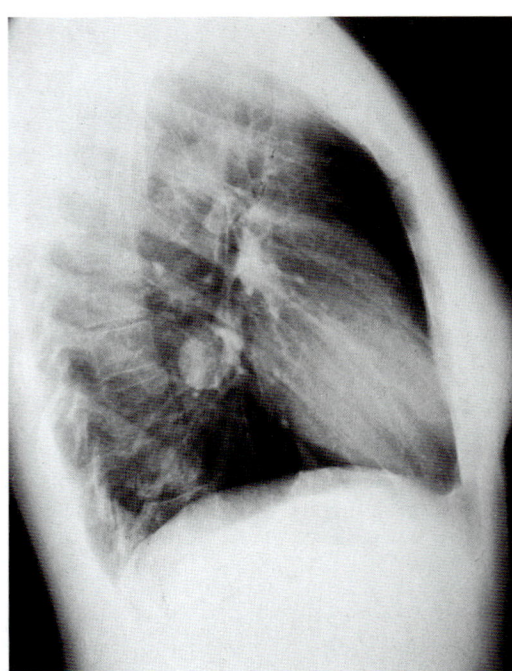

Abb. 19.13 Bronchialkarzinoid.
a Der Tumor liegt am unteren rechten Hiluspol.
b Er kommt im Seitenbild deutlich als zentraler Rundherd zur Darstellung. 23-jährige Frau.

Tabelle 19.5 Einteilung der kleinzelligen Bronchialkarzinome nach klinischen Befunden

„Limited disease" (LD)
– Begrenzung auf Hemithorax mit oder ohne Mediastinalbeteiligung
– keine größere Obstruktion
– kein V.-cava-superior-Syndrom
– keine Rekurrensparese
„Extensive disease" (ED)
– beide Thoraxhälften beteiligt und/oder Pleuraerguss und/oder Atelektase
– V.-cava-superior-Syndrom
– Rekurrensparese

Ähnliche Symptome wie das Karzinoid verursachen Tumoren, die von den Drüsen der Bronchialschleimhaut ausgehen, die sog. *mukoepidermoiden Tumoren*. Sie umfassen benigne und maligne Formen. Der häufigste Typ ist das adenoid-zystische Karzinom (Zylindrom), das 20–35 % der Trachealtumoren ausmacht. Männer und Frauen sind gleich häufig betroffen.

Gutartige Tumoren

Gutartige Tumoren machen meist *keine* klinischen Symptome: röntgenologisch sind sie scharfrandig begrenzt. Sie werden fast immer zufällig bei Reihen- oder Allgemeinuntersuchungen entdeckt. Es sind vorwiegend vom vorderen Mediastinum ausgehende *Teratome* (Abb. 19.**14** u. Abb. 19.**20**) oder im hinteren Mediastinum entstehende *Sympathikusneurinome* (Abb. 19.**15**). Gelegentlich lassen sich unregelmäßige Verkalkungen feststellen, was die *dermoide* Natur beweist.

Thymome. Zu wenig bekannt ist, dass Thymome nicht nur im vorderen oberen Mediastinum vorkommen, sondern sich auch als Hilustumoren präsentieren können. Sie treten in jedem Alter auf, vorwiegend ein-, aber auch doppelseitig und können maligne entarten (ungefähr 25 %) (Abb. 19.**16**). Eine *Myasthenie* wird in 10–50 % beobachtet, während bei *Myasthenia gravis* nur in 8–10 % ein Thymom vorliegt. Bei manchen Kranken wird der Tumor zufällig entdeckt, andere Patienten klagen über Druckgefühl, Husten, Dyspnoe. Auch Einflussstauung wurde beschrieben.

Chondrom. Das Chondrom ist knollenförmig gelappt und liegt intrapulmonal, was bei der Durchleuchtung durch Drehen festgestellt werden kann. *Echinokokken* im Hilusbereich kommen differenzialdiagnostisch selten in Betracht.

Dermoidzysten. Dermoidzysten (Abb. 19.**14**) können schwierige diagnostische Probleme stellen, wenn keine schattengebenden Gebilde (Zähne) nachweisbar sind und eine scharfe Umrandung infolge Atelektasen und Kompression der Lunge fehlt.

Perikarddivertikel. Auf der rechten, seltener linken Seite täuscht manchmal ein Perikarddivertikel eine Hi-

Einseitige Hilusvergrößerung

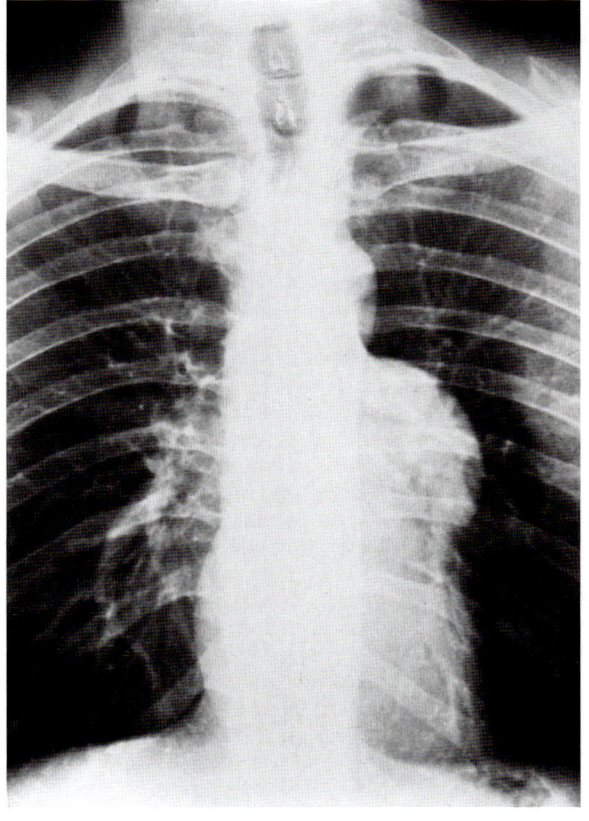

Abb. 19.14 Dermoidzyste im Bereich des linken Hilus. 34-jähriger Mann.

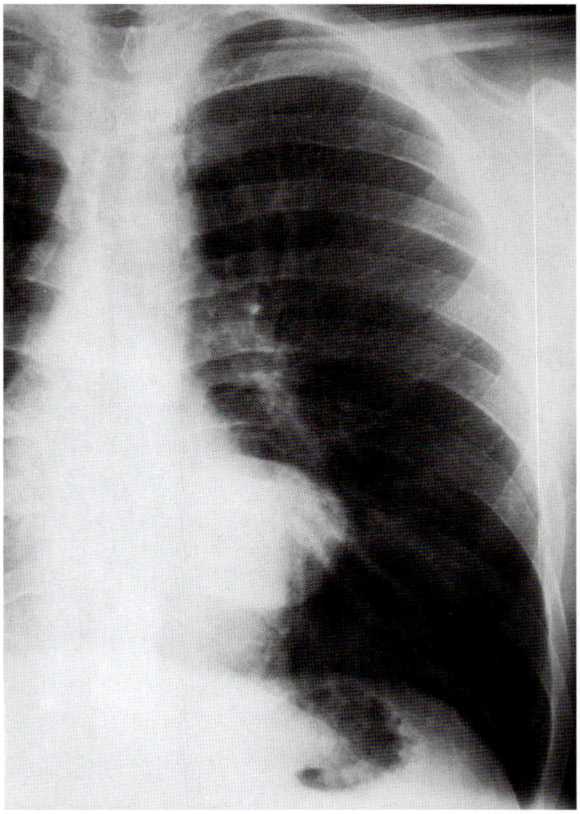

Abb. 19.15 Neurinom, operativ bestätigt. 21-jähriger Mann.

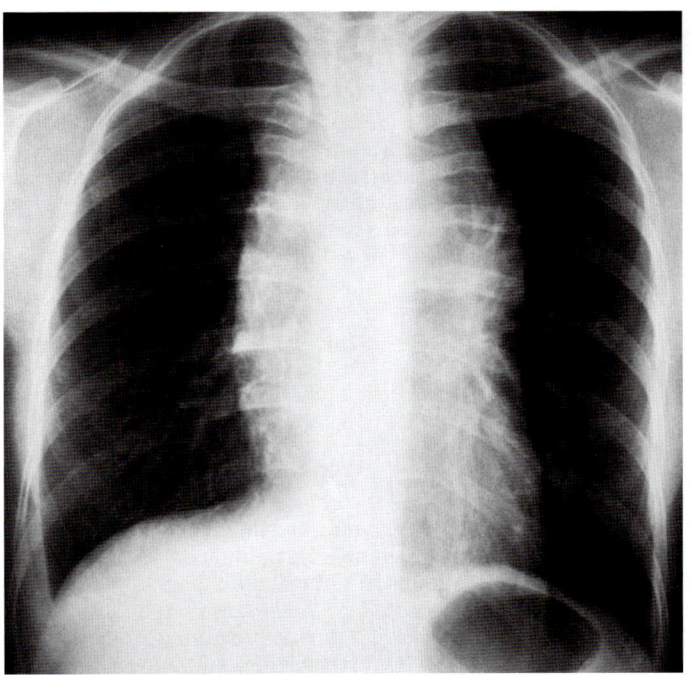

Abb. 19.16 Thymuskarzinom. Das obere und mittlere Mediastinum ist beiderseits deutlich verbreitert. Hili nicht mehr abgrenzbar. 35-jährige Frau.

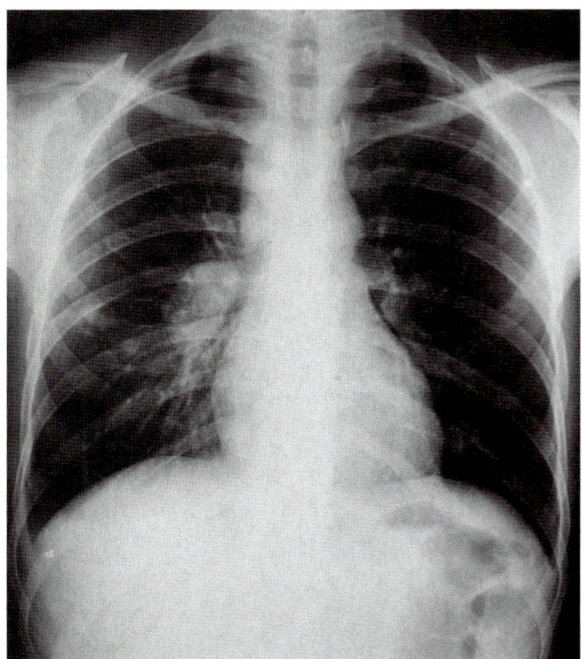

Abb. 19.17 Hiluslymphknotentuberkulose bei HIV-Infektion. 30-jähriger Mann.

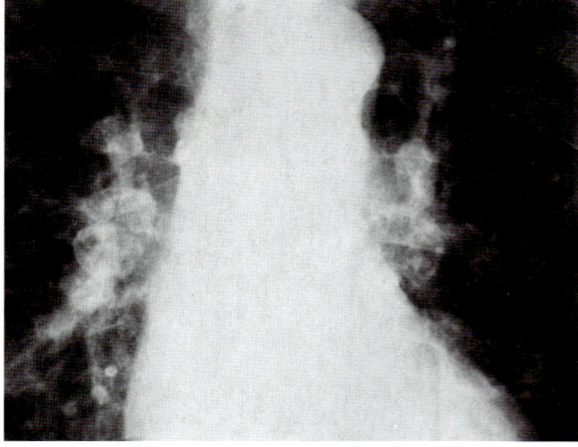

Abb. 19.18 Verkalkte Hili („Eierschalenhili") bei Silikose.

lusgeschwulst vor. Das Perikarddivertikel ist ebenfalls scharf begrenzt; es liegt aber etwas tiefer und hat eine je nach Respirationsstellung variable Form. Bei Exspiration tritt die Verschattung hervor, während sie bei tiefer Inspiration fast ganz verschwindet. Die computertomographische Untersuchung ermöglicht, Perikarddivertikel von Blutgefäßen und aneurysmatischen Gebilden zu unterscheiden.

Hiluslymphknotentuberkulose

Röntgen-Thoraxaufnahme. Die floride Hiluslymphknotentuberkulose ist durch *knollige, scharf abgegrenzte Hiluslymphknoten* (Abb. 19.**17**) charakterisiert, die meist *einseitig* vorkommen. Der Lungenherd kann noch vorhanden oder nur noch als verstärkte Lungenzeichnung sichtbar sein. Eine Ausbreitung mit Befall der mediastinalen Lymphknoten wird vor allem bei Immunsupprimierten infolge HIV-Infektion beobachtet.

Diagnostik. Der Nachweis von Tbc-Bakterien im Sputum oder Bronchialsekret gelingt fast nie, ausgenommen bei Durchbruch ins Bronchialsystem. Dagegen sind die Tuberkelbakterien im bronchoskopisch entnommenen Punktat der vergrößerten Lymphknoten direkt, kulturell oder mittels PCR meistens nachweisbar. Die Lymphknoten zeigen im Computertomogramm häufig zentral hypodense Zonen.

Differenzialdiagnose. Ein gleichzeitiges *Erythema nodosum* spricht bei vergrößerten Hili eher für *Morbus Boeck* als für Hiluslymphknotentuberkulose. Die *Mantoux-Reaktion* fällt in der Regel positiv aus. Besondere Schwierigkeiten bereiten *ausheilende* oder *abgeheilte* tuberkulöse Hiluslymphknotenveränderungen. Der Hilus ist dann ohne scharfe Begrenzung. Alle subjektiven oder objektiven Krankheitszeichen können fehlen. Besonders in diesen Fällen kann die Aktivität des Prozesses nur durch Serienbilder beurteilt werden. Verkalkungen im Hilusbereich sprechen für eine Tuberkulose, können aber auch bei Morbus Boeck (Abb. 19.**5 b**) oder *Silikosen* (Abb. 19.**18**) vorkommen. Die tuberkulösen Hiluslymphome sind vor allem vom einseitigen „Hilus-Boeck" und vom *Hodgkin-Lymphom* (Abb. 19.**8**), manchmal schwer zu unterscheiden.

19.3 Verbreiterung des Mediastinums

Zur Beurteilung und Diagnostik von Mediastinalerkrankungen ist die Computertomographie die Methode der Wahl. Bei Mediastinalverschattungen (Abb. 19.**19**) kommen differenzialdiagnostisch neben den autochthonen Mediastinalgeschwülsten Missbildungen und Erkrankungen der großen thorakalen Gefäße (s. Kapitel 9) sowie Lymphknotenmetastasen beim Bronchialkarzinom, Hypernephrom, Seminom, Hodenteratom usw. in Frage.

Mediastinaltumoren

Klinik. Für die Diagnose eines Mediastinaltumors sind neben dem röntgenologischen und computertomographischen Befund sowie der klinischen Symptomatologie auch *Folgen lokaler Einwirkungen* zu beachten:
▶ *Einwirkungen auf das Nervensystem:* Interkostalneuralgie, Rekurrensparese, Vagusbeteiligung,

Verbreiterung des Mediastinums

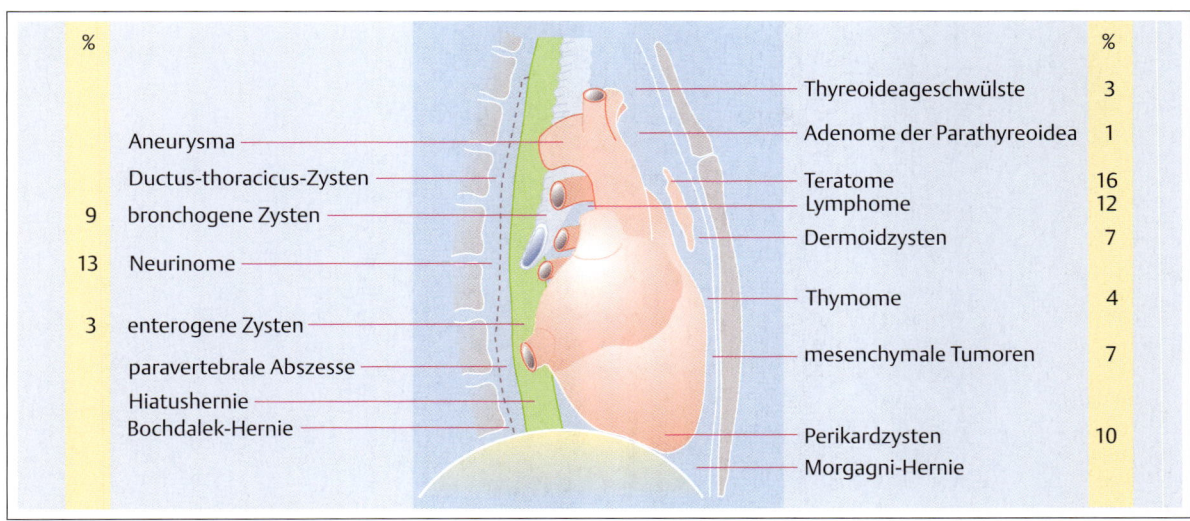

Abb. 19.19 Lokalisation, Art und Häufigkeit der Mediastinalverschattungen.

Sympathikusdrucksymptome (Horner-Symptomenkomplex), Anisokorie, Speichelfluss, Halbseitenrötung des Gesichts. Diese Erscheinungen sind auf malignes Wachstum verdächtig.
- **Venöse Abflussbehinderung:** obere Einflussstauung, Zyanose, Ödeme. Die ödematöse Schwellung kann sich auf das Gesicht ausdehnen; die Venen im Gesicht, am Thorax und oberen Abdomen können stark erweitert sein (*V.-cava-superior-Syndrom*). Liegt eine obere Einflussstauung vor, sind maligne Tumoren im Mediastinum (kleinzelliges Bronchuskarzinom, malignes Lymphom) die häufigste Ursache. Seltener kommen ein Aortenaneurysma, lokalisierte Thrombophlebitiden mit Thrombenbildung und chronische Mediastinitiden verschiedener Ätiologie in Frage.
- **Einwirkungen auf die Mediastinalorgane:** Reizhusten, hämorrhagisches Sputum, Dyspnoe, Schluckbeschwerden, kardiale Symptome.

Diagnostik. Röntgenologische, keineswegs pathognomonische Zeichen, die lediglich Hinweise geben sind:
- scharf umschriebene rundliche Herde: gutartig;
- unregelmäßige Begrenzung: bösartig;
- vorne lokalisiert: Teratome (Abb. 19.**20**), Thymome, Dermoidzysten, Lymphome, intrathorakale Struma, Pleuroperikardzysten;
- in der Mitte lokalisiert: Lymphome, bronchogene und perikardiale Zysten, Lipome;
- hinten lokalisiert: Sympathikusneurinome, bronchogene Zysten, Meningozele, Ösophagustumoren;
- Knochenschatten oder Zähnchen in der Verschattung: Teratom;
- atemsynchrone Verschiebung: intrathorakale Struma;
- Knochenveränderungen (Wirbelsäule, Rippen): Neurinome, Aortenaneurysma oder maligne Tumoren.

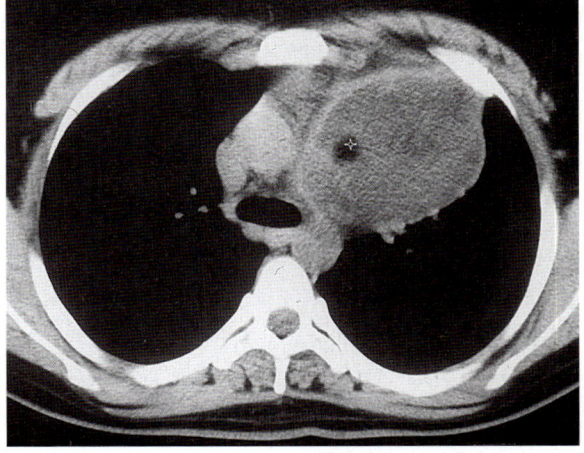

Abb. 19.20 CT eines Mediastinalteratoms ausgehend vom vorderen Mediastinum. 18-jährige Frau.

> Die Diagnose muss bei jedem Mediastinaltumor durch Biopsie gesichert werden (perkutane oder thorakoskopische Tumorbiopsie, Mediastinoskopie, Thorakotomie).

Einteilung und Häufigkeit. Man teilt die Mediastinalgeschwülste nach ihrer *Lokalisation* (vorderes, mittleres, hinteres Mediastinum) oder ihrer *embryologischen Histogenese* ein. Auch werden *echte* Tumoren von *Pseudotumoren* abgegrenzt. Die echten Tumoren gehen entweder vom Meso-, Ekto- oder Endoblast aus, oder es sind Mischgeschwülste.

Von den benignen *Mesoblasttumoren* sind Lipome am häufigsten, dann folgen Fibrome, Lymphangiome und Myome. Die malignen Formen (Liposarkome, Fibrosarkome, Leiomyosarkom) sind selten. Häufiger sind dagegen maligne Lymphome.

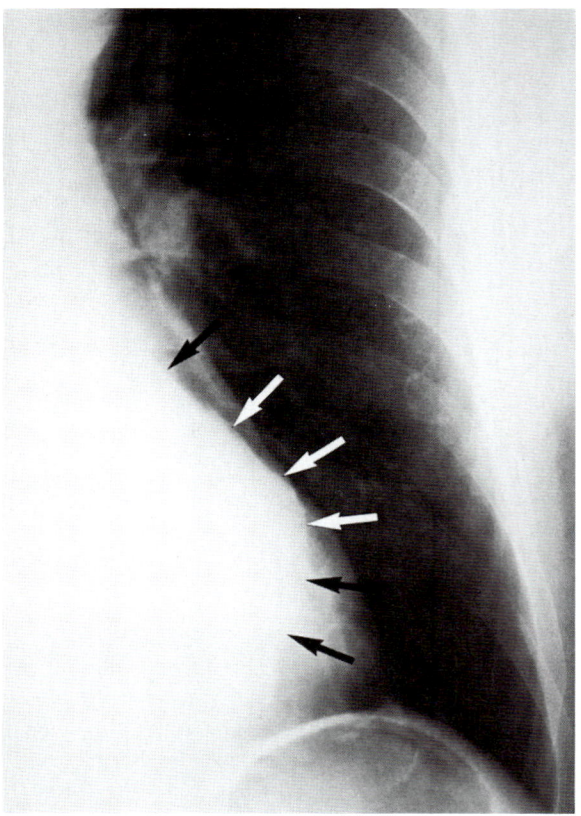 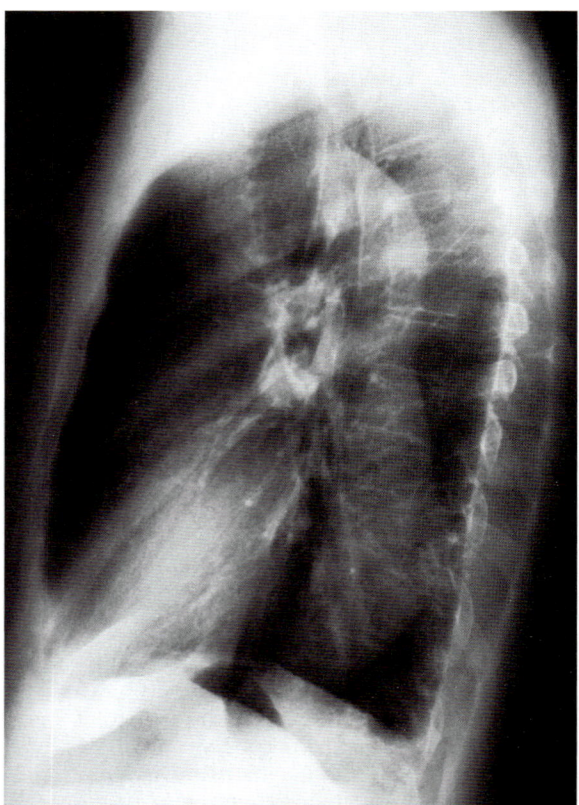

Abb. 19.21 Perikard- oder Springwater-Zyste. 29-jähriger Mann.
a Sie liegt im p.-a. Bild der rechten Herzkontur an.
b Im Seitenbild erkennt man, dass sie ganz vorn liegt und an die Thoraxwand grenzt.

Bei den *Ektoblasttumoren* sind die Neurome (Neurinom, Ganglioneurom, Neurofibrom) etwa gleich häufig wie die Thymome. Ein persistierender Thymus macht ebenfalls scharfrandige, allerdings meist weniger dichte Verschattungen. Tumoren des Thymus gehen in 10–50% mit einer Myasthenie einher. Weniger bekannt ist, dass bei Thymustumoren, die in 25% maligne sind, paraneoplastische Syndrome (aplastische Anämie, Thrombozytopenie, Leukopenie, Hypogammaglobulinämie, Cushing-Syndrom) gehäuft sind.

Bei *leukämischen Mediastinaltumoren* bereitet die Diagnose aus dem Blutbild meistens keine Schwierigkeiten, da es sich um akute oder chronische Leukämien mit typischen Blutveränderungen handelt. *Metastasen* können ebenfalls primäre Mediastinalgeschwülste vortäuschen.

Zu den *Pseudotumoren* zählen Bronchial-, Lungen-, Perikardzysten (Abb. 19.**21**), mediastinale Strumen, tuberkulöse Lymphome, Morbus Boeck, Aortenaneurysma, Megaösophagus, Senkungsabszesse und Phlegmonen.

Struma intrathoracica

In der Regel besteht ein Zusammenhang mit einer extrathorakalen Struma. Auch Verdrängung und Einengung der Trachea sprechen für eine Struma thoracica (Abb. 19.**22**). Trotzdem können die Diagnose allein anhand des Röntgenbildes und die Abgrenzung von anderen Prozessen, beispielsweise einem Aneurysma des Truncus brachiocephalicus, schwierig sein. Entscheidend ist die szintigraphische Radiojoduntersuchung mit ^{131}J oder die Computertomographie. Die klinischen Erscheinungen der intrathorakalen Struma sind atypisch (Dyspnoe usw.); sie erlauben keine Differenzierung von anderen Prozessen. Hyper- oder Hypothyreose fehlen meistens.

Entzündungen des Mediastinums

Mediastinalphlegmone und Senkungsabszess. Bei Mediastinaltumoren mit Fieberzuständen sind auch ein tuberkulöser Senkungsabszess oder eine Mediastinalphlegmone in Betracht zu ziehen.

Während die Mediastinalphlegmone ein schweres Krankheitsbild verursacht (Leukozytose mit meist to-

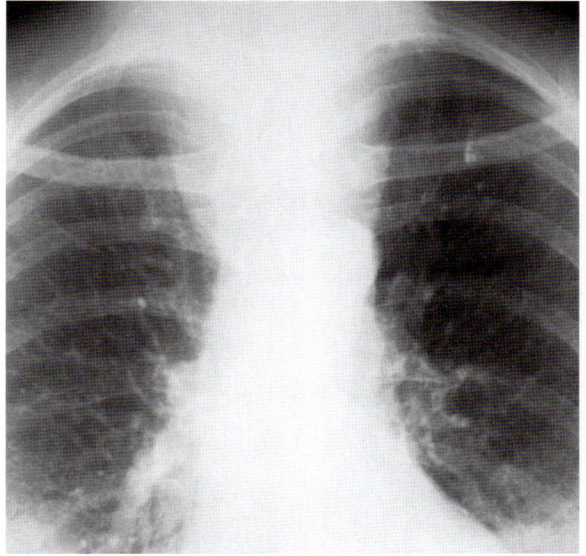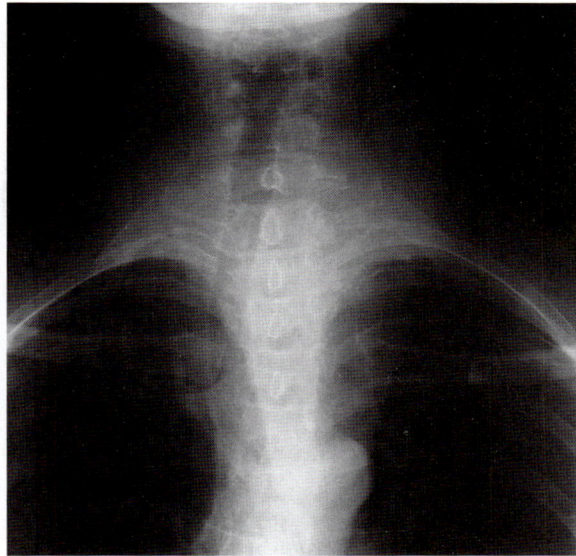

Abb. 19.22 Intrathorakale Struma.
a p.-a. Aufnahme.
b Die Verdrängung der Trachea ist auf dem Tomogramm gut erkennbar. 62-jährige Frau.

xisch veränderten Neutrophilen), sind Senkungsabszess und Tumoren oft schwer gegeneinander abgrenzbar. Röntgenologisch nachweisbare tuberkulöse Wirbelveränderungen helfen die Diagnose zu klären.

Auf die *abszedierende Lymphknotentuberkulose*, die besonders bei HIV-Infizierten beobachtet wird, wurde hingewiesen. Die Abszesse entstehen nach der Primärinfektion aus einer Hiluslymphknotentuberkulose, können protrahiert verlaufen oder akut in die umgebenden Organe einbrechen.

Seltene Ursachen einer Mediastinalerkrankung

Megaösophagus. Als seltener Befund sei ein doppelseitig verbreiteter Mediastinalschatten erwähnt, der durch einen Megaösophagus vorgetäuscht werden kann. Schluckbeschwerden bestimmen dieses Krankheitsbild, das wie andere Megaorgane konstitutionell bedingt ist. Symptome können aber auch fehlen. Durch die röntgenologische Ösophagusdarstellung wird die Ursache der Mediastinalverschattung geklärt.

Idiopathische mediastinale Fibrose. So wird eine der idiopathischen retroperitonealen Fibrose (Ormond-Krankheit) analoge Fibrosierung des oberen Mediastinums bezeichnet. Erstes klinisches Symptom ist eine obere Einflussstauung (Obstruktion der V. cava superior). Radiologisch ist das Mediastinum verbreitert. Die Diagnose erfolgt durch Ausschluss anderer Erkrankungen oder bioptisch. Eine spontane oder durch Steroide bedingte Rückbildung ist möglich.

Literatur

American Thoracic Society. Statement on sarcoidosis. Am J Respir Crit Care Med 1999; 160: 736–55.
Briner VA, Müller A, Gebbers JO. Die Neurosarkoidose. Schweiz Med Wochenschr 1998; 128: 799–810.
Cordier JF, Chaileux E, Langue D et al. Primary pulmonary lymphomas. A clinical study of 70 cases in non-immunocompromised patients. Chest 1993; 103: 201–8.
Doll R, Peto R, Wheatley K et al. Mortality in relation to smoking: 40 years' observations on male British doctors. Brit Med J 1994; 309: 901–11.
Kantrow SP, Meyer KC, Kidd P, Raghu G. The CD4/CD8 ratio in BAL fluid is highly variable in sarcoidosis. Eur Respir J 1997; 10: 2716–21.
Kulke MH, Mayer RJ. Carcinoid tumors. New Engl J Med 1999; 340: 858–68.
Mountain CF. Revision in the international system for staging lung cancer. Chest 1997; 111: 1710–7.
Newman LS, Rose CS, Maier LA. Sarcoidosis. New Engl J Med 1997; 336: 1224–34.
Radin AI. Primary pulmonary Hodgkin's disease. Cancer 1990; 65: 550–63.
Rizzato G. Clinical impact of bone and calcium metabolism changes in sarcoidosis. Thorax 1998; 53: 425–9.
Thompson KP, Utz JP, Rosenow EC, Myers JL, Swensen J. Pulmonary lymphoproliferative disorders. Mayo Clin Proc 1993; 68: 804–17.

Kardiale Symptome

20-24

20 Durch kardiovaskuläre Erkrankungen bedingte Dyspnoe
F. R. Eberli
(Frühere Bearbeitung: W. Rutishauser, H. O. Hirzel, O. M. Hess und H. P. Krayenbühl)

21 Zyanose
E. Oechslin
(Frühere Bearbeitung: W. Rutishauser und H. O. Hirzel)

22 Herzrhythmusstörungen
C. Scharf und F. Duru
(Frühere Bearbeitung: M. Rothlin und E. Fischer)

23 Hypertonie
P. Greminger, C. Schmid und R. Wüthrich
(Frühere Bearbeitung: U. Kuhlmann und W. Siegenthaler)

24 Hypotonie
P. Greminger und C. Schmid
(Frühere Bearbeitung: U. Kuhlmann und W. Siegenthaler)

20 Durch kardiovaskuläre Erkrankungen bedingte Dyspnoe

F. R. Eberli
(Frühere Bearbeitung: W. Rutishauser, H. O. Hirzel, O. M. Hess und H. P. Krayenbühl)

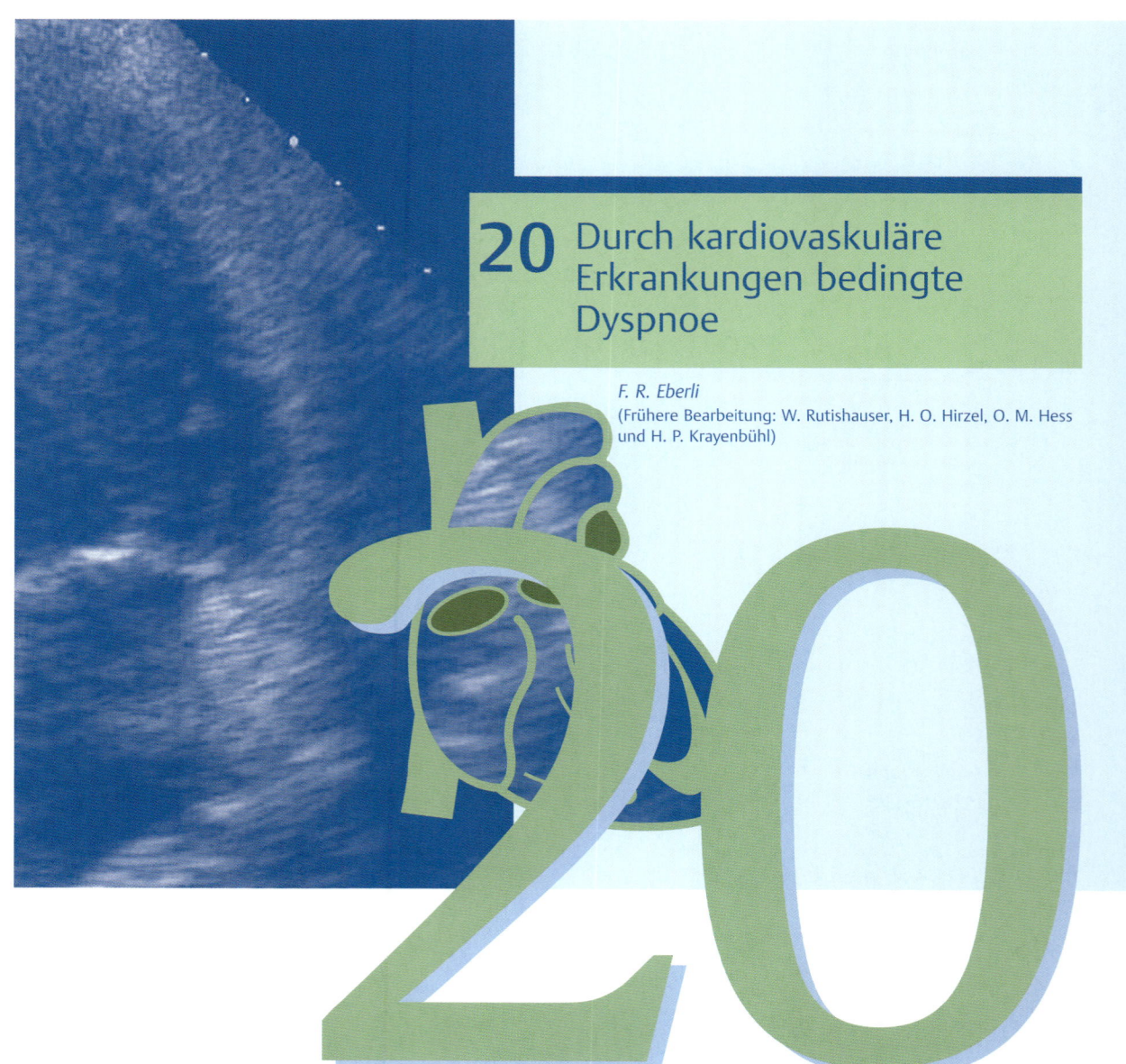

Durch kardiovaskuläre Erkrankungen bedingte Dyspnoe

20.1 Differenzialdiagnostische Kriterien — 615

Hinweise aus Anamnese und Symptomen — 615
EKG und Thorax — 615
Laboruntersuchungen — 617
Herzinsuffizienz als Ursache der Dyspnoe — 617

20.2 Symptome der Herzinsuffizienz und anderer Erkrankungen des Herzens — 618

Dyspnoe — 618
Zeichen der Venenstauung — 619
Allgemeine Symptome — 619

20.3 Klinische Untersuchung und Befunde — 620

Allgemeine Untersuchung — 620
    Puls — 620
    Volumenstatus — 620
    Perfusionsstatus — 621
    Rasselgeräusche, exspiratorisches Giemen — 621
Kardiale Untersuchung — 622
    Inspektion und Palpation — 622
    Systematische Auskultation — 622

20.4 Apparative Diagnostik — 628

Laboruntersuchungen — 628
EKG — 628
Thorax-Röntgenbild — 629
Echokardiographie — 632
    Dopplerechokardiographie — 633
    Transösophageale Echokardiographie — 635
    Kontrastechokardiographie — 636
    Intrakardiale Echokardiographie — 636
Computertomographie — 636
MRT (magnetic resonance tomography) — 636
Belastungstest — 637
Herzkatheter — 637

20.5 Akute Herzinsuffizienz — 638

Lungenödem und kardiogener Schock — 640
Lungenödem — 640
Kardiogener Schock — 642

20.6 Chronische Herzinsuffizienz — 643

20.7 Ursachen der Herzinsuffizienz — 644

Differenzialdiagnose der durch Druckbelastung hervorgerufenen Herzinsuffizienz — 644
Pathophysiologische Einführung — 644
Arterielle Hypertonie — 646
Pulmonale Hypertonie — 646
Aortenstenose — 651
Pulmonalstenose — 653

Differenzialdiagnose der durch Volumenbelastung hervorgerufenen Herzinsuffizienz — 655
Pathophysiologische Einführung — 655
Akute Aorteninsuffizienz — 655
Chronische Aorteninsuffizienz — 657
Akute Mitralinsuffizienz — 660
Chronische Mitralinsuffizienz — 661
Mitralklappenprolaps — 664
Trikuspidalinsuffizienz — 664
Pulmonalinsuffizienz — 665
Herzinsuffizienz infolge erhöhten Herzminutenvolumens (High Output Failure) — 665

Differenzialdiagnose der durch Füllungsbehinderung hervorgerufenen Herzinsuffizienz — 667
Pathophysiologische Einführung — 667
Mitralstenose — 667
Vorhofmyxom — 670
Trikuspidalstenose — 670
Perikardtamponade — 671
Pericarditis constrictiva — 672

20 Durch kardiovaskuläre Erkrankungen bedingte Dyspnoe

Definition und Klassifikation der Kardiomyopathien 673
Hypertrophe Kardiomyopathie 673
Restriktive Kardiomyopathie 676
    Ursachen der restriktiven Kardiomyopathie 678
Differenzialdiagnose der durch Kontraktionsschwäche hervorgerufenen Herzinsuffizienz 681
Dilatative Kardiomyopathie 681
    Ursachen der dilatativen Kardiomyopathie 681
    Differenzialdiagnose der dilatativen Kardiomyopathie 682

Arrhythmogene rechtsventrikuläre Kardiomyopathie 682
Isolierte Non-Compaction des linken Ventrikels 683
Myokarditis 683
    Riesenzellmyokarditis 685
Ischämische Kardiomyopathie 685
Differenzialdiagnose der durch Herzrhythmusstörungen hervorgerufenen Herzinsuffizienz 686
Tachykardieinduzierte Kardiomyopathie 686
Bradykardieinduzierte Kardiomyopathie 686

Differenzialdiagnostische Kriterien

Pathophysiologie der kardialen Dyspnoe

Die kardiale Dyspnoe ist ein Kardinalsymptom der Herzinsuffizienz. Die vom Patienten subjektiv empfundene Atemnot kann dabei vom Gefühl, etwas mehr atmen zu müssen bis hin zum Erstickungsgefühl reichen. Die kardiale Dyspnoe wird in den allermeisten Fällen durch eine Lungenstauung verursacht. Durch eine Störung der Pumpleistung des Herzens kommt es zu einem ungenügenden Abfluss des Blutes aus dem pulmonalvenösen System und damit zu einem Anstieg des pulmonalkapillären Druckes. Das vermehrte Flüssigkeitsvolumen in der Lunge führt zu einem Anschwellen des Lungengewebes und der Bronchialschleimhäute sowie zu einer Abnahme der Dehnbarkeit (Compliance) der Lunge. Mit zunehmender Stauung kommt es auch zu Flüssigkeitsaustritt in die Alveolen, je nach Schweregrad von den basalen Lungenanteilen bis zu den apikalen Anteilen. Im ausgeprägtesten Fall, dem akuten Lungenödem, ist in der ganzen Lunge der Alveolarraum mit Flüssigkeit gefüllt und kann die Flüssigkeit als schaumiges Sekret über die oberen Luftwege austreten.

20.1 Differenzialdiagnostische Kriterien

Es ist wichtig, zwischen der *akuten* und der *chronischen Dyspnoe* zu unterscheiden. Die chronische kardiale Dyspnoe stellt in der Regel wenig differenzialdiagnostische Probleme. Die akute Dyspnoe ist gelegentlich schwer von der pulmonalen Dyspnoe zu unterscheiden. Differenzialdiagnostische Hilfsmittel sind eine genaue Dyspnoeanamnese, eine sorgfältige kardiale und pulmonale Anamnese, die klinische Untersuchung im Hinblick auf eine Herzinsuffizienz oder andere kardiale Erkrankungen, die Laboruntersuchungen und die apparativen Tests wie EKG, Thoraxröntgen und Echokardiographie.

> Orthopnoe und paroxysmale nächtliche Dyspnoe sind typisch für eine kardiale Ursache der Dyspnoe.

Hinweise aus Anamnese und Symptomen

Sowohl die kardiale als auch die pulmonale Dyspnoe manifestieren sich am häufigsten als Anstrengungsdyspnoe und führen in der Regel zu einer oberflächlichen schnellen Atmung (Tachypnoe). Patienten beschreiben gelegentlich die Atemnot bei der pulmonalen Dyspnoe als Schwierigkeit, richtig einatmen zu können und als Unfähigkeit, genügend Luft einzuatmen. Kardiale Patienten beschreiben die Dyspnoe mehr als Lufthunger und Erstickung. Dekonditionierte Patienten bezeichnen die Dyspnoe einfach als „schweres Atmen". Im Gegensatz zur pulmonalen Dyspnoe verstärkt sich die kardiale Dyspnoe im Liegen (Orthopnoe). Sehr spezifisch sind auch anamnestische Berichte über eine paroxysmal nächtliche Dyspnoe, welche praktisch nur bei der kardialen Dyspnoe vorkommt.

In der *klinischen Untersuchung* finden sich bei der kardialen Dyspnoe häufig diskontinuierliche, nicht klingende Nebengeräusche (feuchte Rasselgeräusche) an der Lungenbasis oder – je nach Schweregrad – über der ganzen Lunge. Daneben bestehen häufig trockene Rasselgeräusche, das sog. Giemen, welches als kontinuierliches Geräusch von klingendem Charakter vor allem im Exspirium imponiert (Asthma cardiale). Giemen tritt bei stärkerer Stauung auf und findet sich gehäuft bei paroxysmaler nächtlicher Dyspnoe. *Anamnestische Hinweise* auf eine kardiale Ursache der Dyspnoe sind Angaben von Angina pectoris, eines durchgemachten Myokardinfarktes, einer Hypertonie, Hypercholesterinämie oder eines Diabetes. Ebenfalls für eine kardiale Ursache sprechen Angaben über eine mit oder vor der Dyspnoe aufgetretene verminderte Leistungsfähigkeit, einhergehend mit Völlegefühl, Gewichtszunahme und Nykturie. Für eine pulmonale Genese der Dyspnoe sprechen anamnestische Hinweise auf eine obstruktive Lungenerkrankung, Asthma, Heuschnupfen, Atemnotanfälle, Husten und eitriger Auswurf. Das Vorliegen einer Zyanose, eines Fassthoraxes, grobblasiger Rasselgeräusche und eines akzentuierten 2. Herztons sprechen ebenfalls für eine pulmonale Ätiologie der Dyspnoe. Ein 3. Herzton, ein deutliches Herzgeräusch und feuchte Rasselgeräusche über den Lungenfeldern als Zeichen der Linksherzinsuffizienz sowie gestaute Halsvenen oder ein positiver hepatojugulärer Reflux und periphere Ödeme als Zeichen der Rechtsherzinsuffizienz deuten auf eine kardiale Ursache der Dyspnoe hin. Ebenso weist eine Hypotonie oder eine kalte Peripherie auf eine kardiale Ursache der Dyspnoe hin.

EKG und Thorax

EKG. Ein normales EKG schließt eine relevante Einschränkung der linksventrikulären Funktion praktisch aus. Ein pathologisches EKG beweist keine kardiale Ursache, kann aber wichtige Hinweise auf eine kardiale Erkrankung geben. Pathologische EKG-Veränderungen, welche bei einer Herzinsuffizienz häufig anzutreffen sind, sind Zeichen eines neuen oder alten Myokardinfarktes, Zeichen der massiven links- oder rechtsventrikulären Hypertrophie, tachykarde Rhythmusstörungen oder Bradyarrhythmien wie AV-Blockierungen. Bei Verdacht auf ein Anginaäquivalent als Dyspnoeursache soll ein Belastungs-EKG durchgeführt werden.

Röntgenthorax. Im Thoraxbild deuten Kardiomegalie oder Zeichen der Lungenstauung und des Lungen-

20 Durch kardiovaskuläre Erkrankungen bedingte Dyspnoe

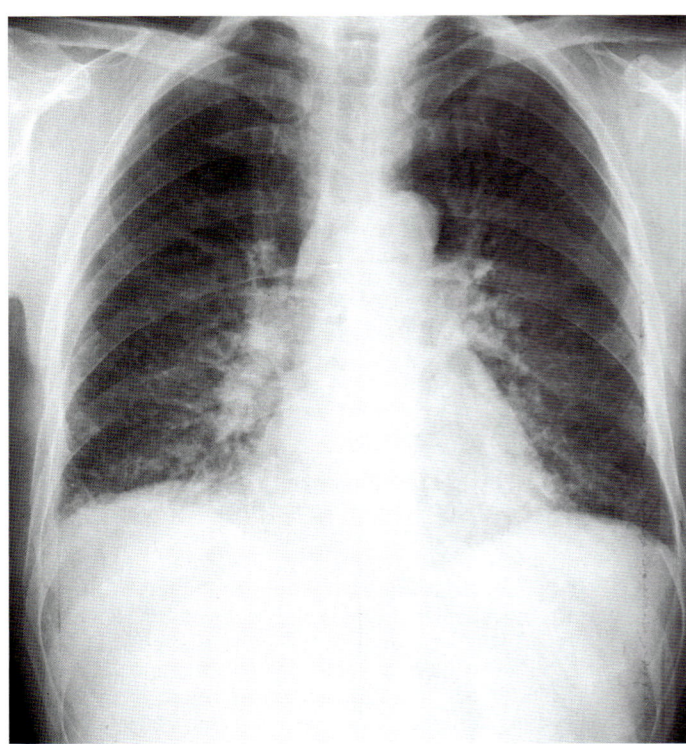

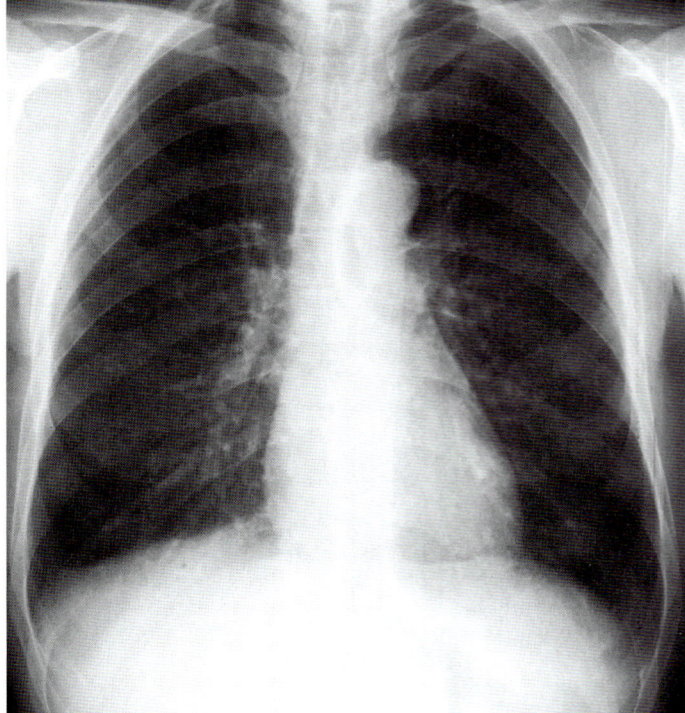

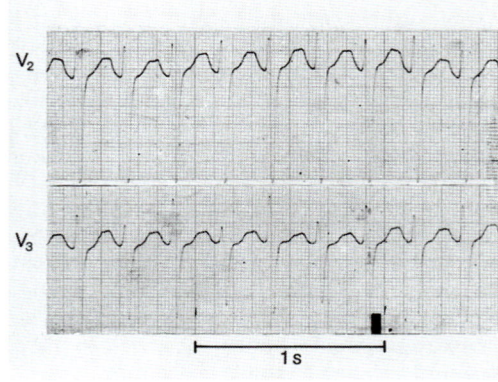

Abb. 20.1 Massive Lungenstauung ohne Herzvergrößerung.
a 52-jähriger Patient mit 2 Tage andauernder supraventrikulärer Tachykardie.
b Thoraxbild desselben Patienten 2 Tage nach medikamentöser Konversion der supraventrikulären Tachykardie zu normokardem Sinusrhythmus.
c Supraventrikuläre Tachykardie mit einer Frequenz von 235 Schlägen/min zum Zeitpunkt der massiven Lungenstauung. Dargestellt sind die EKG-Ableitungen V_2 und V_3. In Ableitung V_3 ist ein elektrischer Alternans vorhanden.

ödems auf eine kardiale Ursache der Dyspnoe hin. Bei der reinen diastolischen Dysfunktion ist die Herzgröße aber oft normal oder gar gering (kleines, konzentrisch hypertrophes Herz der älteren Patienten). Trotzdem finden sich Zeichen der Lungenstauung und des Lungenödems. Eine akute Dekompensation des hypertrophen Ventrikels kann z. B. durch ein tachykardes Vorhofflimmern oder eine andere Tachykardie getriggert werden (Abb. 20.**1**).

Differenzialdiagnostische Kriterien

Laboruntersuchungen

BNP. Erhöhte Füllungsdrücke im Herzen, welche zu einer Dyspnoe führen, führen auch zu einer Produktion des atrialen und des *Brain natriuretic Peptide* (BNP). Wenn eine starke Erhöhung des BNP (BNP > 400 pg/ml oder NT-BNP > 1600 pg/ml) gemessen wird, ist eine kardiale Dyspnoe sehr wahrscheinlich. Während normale Werte (BNP < 100 pg/ml; NT-BNP < 300 pg/ml) eine kardiale Ursache fast sicher ausschließen. Die Höhe des BNP-Wertes korreliert zudem recht gut mit dem Schweregrad der Herzinsuffizienz. Es gibt wenige Ursachen für eine Erhöhung der BNP-Werte außer einer Herzinsuffizienz. Leicht erhöhte BNP-Werte finden sich bei der pulmonalen Hypertonie, der Lungenembolie und dem akuten Koronarsyndrom. Ebenfalls leicht erhöht sind BNP-Werte bei einer allgemeinen Volumenüberlastung wie der dialysepflichtigen Niereninsuffizienz oder im Leberversagen bei der Leberzirrhose. Falsch tiefe BNP-Werte können bei starker Adipositas gemessen werden.

Gezielte Untersuchungen. Neben BNP geben bei entsprechenden anamnestischen oder klinischen Hinweisen gezielte Laboruntersuchungen wichtige ätiologische Hinweise: Bei Verdacht auf eine Myokardischämie als Ursache der Dyspnoe die Marker für die Myokardischämie (Creatinkinase, CK-MB, Troponin, Myoglobin), bei Verdacht auf eine chronische Stauung die Leberenzyme und das Bilirubin. Eine nichtkardiale Ursache der Dyspnoe ist wahrscheinlicher bei einer Anämie, Polyglobulie und Zeichen der akuten bakteriellen Infektion.

Blutgase. Die Blutgasanalyse ist bei der chronischen kardialen Dyspnoe und der pulmonalen Hypertonie häufig fast normal. Bei der akuten kardialen Dyspnoe findet sich oft eine Hypoxämie. Eine respiratorische Partial- oder Globalinsuffizienz spricht für eine pulmonale Genese der Dyspnoe.

Tabelle 20.1 Differenzialdiagnostische Unterscheidung der systolischen und der diastolischen Herzinsuffizienz (modifiziert nach Givertz et al. In: Braunwald, Zipes, Libby (eds.). Heart Disease 6th. ed.)

Parameter	Systolisch	Diastolisch
Anamnese		
Koronare Herzkrankheit	+++	++
Hypertonie	++	++++
Diabetes	++	++
Valvuläre Herzkrankheit	++++	+
Paroxysmale Dyspnoe	++	+++
Befunde		
Abgeschwächte Herztöne	++++	+
3. Herzton	+++	–
4. Herzton	+	+++
Mitralinsuffizienz	+++	+
Feuchte Rasselgeräusche	++	+++
Halsvenenstauung	+++	++
Thorax-Röntgenbild		
Kardiomegalie	+++	–/+
Lungenstauung	+	+++
Elektrokardiogramm		
Linksventrikuläre Hypertrophie	++	++++
Q-Welle	++	+
Niederspannung	+++	
Echokardiogramm		
Konzentrische LV-Hypertrophie	++	++++
Linksventrikuläre Dilatation	++	+
Eingeschränkte Auswurffraktion	++++	–
Zeichen des erhöhten LVEDP	++	++++
Abnorme LV-Füllung	++	++++

Herzinsuffizienz als Ursache der Dyspnoe

Die wichtigste Ursache für eine Dyspnoe ist eine Herzinsuffizienz. Die akute Dyspnoe kann durch eine akute oder durch eine akut dekompensierte chronische Herzinsuffizienz zustande kommen. Die Herzinsuffizienz stellt keine eigenständige Erkrankung dar, sondern umfasst eine Vielzahl von Krankheiten, welche zu einer Pumpfunktionsstörung des Herzens führen.

Die Pumpfunktionsstörung kann die *systolische* Funktion oder die *diastolische Funktion* des Herzens betreffen (Tab. 20.1). Die systolische Dysfunktion bezeichnet die Unfähigkeit des Herzens, sich normal zu kontrahieren. Die systolische Pumpfunktionsstörung führt zu einer Belastungsintoleranz und Abnahme der Durchblutung der Peripherie. Die diastolische Dysfunktion ist charakterisiert durch die Unfähigkeit eines oder beider Ventrikel, sich normal zu füllen. Die diastolische Füllungsbehinderung trägt wesentlich zur Entstehung der kardialen Dyspnoe bei (Tab. 20.2).

Klinisch unterschiedlich manifestieren sich die Insuffizienz des *linken Ventrikels* und die des *rechten Ventrikels*. Die Linksherzinsuffizienz oder die biventrikuläre Herzinsuffizienz führt primär zur Lungenstauung und Dyspnoe. Die Rechtsherzinsuffizienz führt zu einer Stauung in das venöse System des Körpers und manifestiert sich in erhöhten Venenfüllungsdrücken und peripheren Ödemen (Tab. 20.2).

In der Regel bewirkt die Herzinsuffizienz eine Abnahme des Herzminutenvolumens. Es kommt zum sog. *Low Output*. Gelegentlich entsteht eine Herzinsuffizienz aber durch ein sehr hohes Herzminutenvolumen (z. B. bei arteriovenösen Fisteln). Wir sprechen dann von einem *High Output Failure*.

Tabelle 20.2 Symptome und Befunde der Links- und der Rechtsherzinsuffizienz

	Linksherzinsuffizienz	Rechtsherzinsuffizienz

Symptome	Vorwiegend durch diastolische Dysfunktion:
	    Dyspnoe
	    Asthma cardiale
	    Lungenödem
	    Hämoptoe
	Vorwiegend durch systolische Dysfunktion:
	    Belastungsintoleranz
	    Müdigkeit
	    verminderte körperliche und zerebrale Leistung
	    Cheyne-Stokes-Atmung
	    Nykturie
		Halsvenenstauung
		– Periphere Ödeme
		– Beinödeme
		– Handrückenödeme
		– Augenlider
		– Anasarka
		Übelkeit, Erbrechen
		Oberbauchschmerzen
		Nykturie

Befunde	Zeichen der Lungenstauung: – feuchte Rasselgeräusche – Giemen – Herzfehlerzellen im Sputum 4. Herzton (präsystolischer Galopp) 3. Herzton (protodiastolischer Galopp) kalte Peripherie Oligurie	Zeichen der Venenstauung – erhöhter zentralvenöser Druck – positiver hepatojugulärer Reflux – Stauungsleber bis Cirrhose cardiaque Aszites Proteinurie 4. Herzton
Befunde bei Links- und Rechtsherzinsuffizienz	Tachypnoe Tachykardie periphere Ausschöpfungszyanose Kardiomegalie Pleuraergüsse Kachexie	

20.2 Symptome der Herzinsuffizienz und anderer Erkrankungen des Herzens

Dyspnoe

Die Dyspnoe ist ein Kardinalsymptom der Herzerkrankungen, insbesondere der Linksherzinsuffizienz. Abhängig vom Schweregrad der Herzinsuffizienz ist die Dyspnoe verschieden ausgeprägt und kann sich in unterschiedlicher Form präsentieren.

Tabelle 20.3 NYHA-Klassifikation

NYHA-Klassifikation	
I	Herzerkrankung ohne Einschränkung der körperlichen Aktivität und ohne Symptome
II	leichte Einschränkung der körperlichen Aktivität, mittelschwere körperliche Belastung führt zu Symptomen
III	deutliche Einschränkung, Symptome bei leichter Belastung im täglichen Leben
IV	Symptome der Herzinsuffizienz schon in Ruhe

Belastungsdyspnoe. Die chronische Herzinsuffizienz führt zur belastungsinduzierten Dyspnoe. Sie wird nach der Klassifikation der New York Heart Association in 4 Schweregrade eingeteilt (Tab. 20.**3**).

Orthopnoe. Durch Hinlegen kommt es zu einer Erhöhung des venösen Rückflusses zum Herzen und zu einer Hochlagerung des Zwerchfells. Beides verstärkt die Dyspnoe beim herzinsuffizienten Patienten. Er erwacht deshalb mit Atemnot und Husten. Eine *Hochlagerung des Oberkörpers* verbessert die Symptomatik. Die vom Patienten eingenommene Hochlagerung (Anzahl der Kissen erfragen!) während des Schlafens ist ein guter Hinweis auf den Schweregrad der Herzinsuffizienz.

Die Orthopnoe ist relativ sensitiv, aber nicht spezifisch für die Herzinsuffizienz. Sie kann auch bei der obstruktiven Lungenerkrankung, bei ausgedehntem Aszites und bei ausgedehntem Pleuraerguss irgendeiner Ursache vorkommen. Die Orthopnoe tritt wenige Minuten nach dem Hinlegen auf und verschwindet mit dem Aufsitzen innerhalb von Minuten.

Paroxysmale nächtliche Dyspnoe. Die paroxysmale nächtliche Dyspnoe wird verursacht durch ein *intra-*

Symptome der Herzinsuffizienz und anderer Erkrankungen des Herzens

pulmonales, intraalveoläres Ödem und wird häufig begleitet von einem Bronchospasmus, der durch eine Stauung der Bronchialmukosa bedingt ist. Es findet sich deshalb häufig ein *Giemen,* und es kommt zum sog. Asthma cardiale. Mit der Dyspnoe geht häufig ein Husten einher, der jedoch meist nach der Dyspnoe auftritt. Der Patient erwacht von der paroxysmal nächtlichen Dyspnoeattacke nach 2–4 Stunden Schlaf, muss aufsitzen und nach Luft ringen. Die Dyspnoe verschwindet anders als bei der Orthopnoe nicht sofort mit dem Aufrichten bzw. Aufstehen, sondern häufig erst, nachdem überflüssiges Sekret abgehustet werden kann. Warum die paroxysmale Dyspnoe vor allem nachts auftritt, ist nicht vollständig geklärt, es wird aber vermutet, dass die nächtliche Depression des Atemzentrums und der tiefe adrenerge Status dazu beitragen. Wie die Cheyne-Stokes-Atmung ist die paroxysmale nächtliche Dyspnoe *sehr spezifisch* für Patienten mit chronischer schwerer Herzinsuffizienz.

Husten. Husten ist ebenfalls eine Folge der Lungenstauung und tritt deshalb auch unter Anstrengung oder gelegentlich beim Hinlegen auf. Wenn Husten unter Nachlast senkender oder diuretischer Therapie nicht abnimmt, muss an eine zusätzliche pulmonale Erkrankung oder an eine Nebenwirkung der ACE-Hemmer gedacht werden.

Sprechdyspnoe und Ruhedyspnoe. Diese sind beide Zeichen einer schweren Herzinsuffizienz, wobei im einen Fall bereits die Anstrengung des Sprechens zu Dyspnoe führt, im anderen schon in Ruhe eine Dyspnoe auftritt.

Asthma cardiale. Durch das stauungsbedingte Anschwellen der Bronchialschleimhaut kommt es zum Asthma bronchiale mit dem typischen exspiratorischen Giemen („Pfeifen"). Das Asthma cardiale ist häufig mit *Dyspnoe und Husten* vergesellschaftet. Es kann relativ schwierig sein, einen Herzasthmatiker von einem Lungenasthmatiker zu unterscheiden. Beim Herzasthmatiker sind aber häufig andere Zeichen der Links- und Rechtsherzinsuffizienz vorhanden, wie *basale feuchte Rasselgeräusche* und ein erhöhter Halsvenendruck, und die exspiratorische Atembehinderung steht weniger im Vordergrund. Beim kardialen Asthma sind die Blutgase häufig im Normbereich, im Gegensatz zum Asthma pulmonale, bei dem häufig eine Hypoxie, Hyperkapnie und eine respiratorische Azidose vorliegen.

Zeichen der Venenstauung

Abdominale Symptome. Bei der Rechtsinsuffizienz (Tab. 20.2) kommt es zu einem Rückstau des venösen Blutes in den Körper. Während die Halsvenenstauung keine Symptome macht, verursacht der Rückstau des Blutes in die Leber und die damit verbundene Spannung der Leberkapsel Oberbauchschmerzen.

Bei der chronischen Herzinsuffizienz kann der Schmerz verschwinden, obwohl die Leber vergrößert bleibt. Eine chronische Stauung der Leber kann zur *Cirrhose cardiaque* führen. Das Anschwellen der Schleimhäute im Magen-Darm-Trakt führt zu einem Völlegefühl und Inappetenz, gelegentlich auch zu Übelkeit. Das *Übelkeitsgefühl* mit Appetitlosigkeit kann zudem verstärkt werden durch eine beeinträchtigte intestinale Resorption infolge der Stauungsgastritis, durch zentrale Ursachen bei zerebraler Minderdurchblutung sowie eine mögliche Digitalisintoxikation.

Allgemeine Symptome

Belastungsintoleranz. Die herabgesetzte Arbeitskapazität ist neben der Dyspnoe das zweitwichtigste Symptom der Herzinsuffizienz. Die Ursachen dafür sind multifaktoriell, aber das Einsetzen der Belastungsdyspnoe und die Unfähigkeit des Herzens, das Herzminutenvolumen zu steigern, sind die wichtigsten Ursachen. Eine Dekonditionierung der Skelett- und Atemmuskulatur und ein veränderter Metabolismus in diesen Muskelgeweben tragen ebenfalls dazu bei.

Müdigkeit und Schwäche. Müdigkeit und Schwäche gehen einher mit der zunehmenden Dekonditionierung in der Herzinsuffizienz. Wenn sie unabhängig von der Zunahme der Herzinsuffizienz auftreten, müssen andere Ursachen wie Hypovolämie, Hyponatriämie oder eine Betablockernebenwirkung ausgeschlossen werden.

Zerebrale Symptome. Bei schwerer Herzinsuffizienz, besonders bei älteren Personen mit zerebraler Arteriosklerose, kann die reduzierte zerebrale Perfusion zu einer Veränderung der mentalen Leistungsfähigkeit führen. Die Patienten können unter Konzentrationsschwierigkeiten, Schlaflosigkeit, Kopfweh, Gedächtnisverlust, Verwirrung und Angst leiden. Die durch die Nykturie bedingte Schlaflosigkeit trägt ihrerseits zur Verstärkung der Symptome bei.

Cheyne-Stokes-Atmung. Die verlängerten Kreislaufzeiten bewirken ein verzögertes Feedback zwischen Alveolargasen und zentraler Atemregulation. Bei der schweren Herzinsuffizienz kommt es daher zu einer Cheyne-Stokes-Atmung mit einer periodisch zu- und abnehmenden Frequenz und Atemtiefe.

Nykturie. Bei der Herzinsuffizienz werden tagsüber die Nieren zugunsten anderer Organe vermindert durchblutet. Bei körperlicher Ruhe hingegen können durch die verstärkte Nierenperfusion die tagsüber entstandenen Ödeme rückresorbiert werden, und es kommt daher zu einer gesteigerten nächtlichen Harnproduktion.

20.3 Klinische Untersuchung und Befunde

Allgemeine Untersuchung

Bei der allgemeinen körperlichen Untersuchung beim herzkranken Patienten ist ein besonderes Augenmerk auf die Vitalzeichen (Puls, Blutdruck, Atemfrequenz und Temperatur), den Volumenstatus und den Perfusionsstatus zu legen. Auch die Inspektion der Haut (Zyanose, Clubbing, Mikroembolien bei infektiöser Endokarditis, Spannung der Haut bei Ödemen) sind wichtig. Zusammen mit der Anamnese, den Symptomen und den kardialen Befunden können sich daraus wichtige Hinweise auf die Ätiologie und den Schweregrad der kardialen Erkrankung ergeben. Die wichtigsten Symptome und Befunde der Rechts- und Linksinsuffizienz sind in (Tab. 20.2) zusammengefasst.

Puls

Pulsqualität. Der Charakter des Pulses wird bestimmt durch das Schlagvolumen und die Steifigkeit der Arterienwand. Die Pulsqualität sollte an der A. carotis geprüft werden.
- Ein *schwacher Puls* (Pulsus parvus) wird bei allen Zuständen palpiert, bei denen es zu einer Verminderung des linksventrikulären Schlagvolumens gekommen ist oder bei denen eine kleine Blutdruckamplitude vorliegt. Die wichtigsten Zustände sind die Hypovolämie, die Mitral- oder Aortenstenose, die Pericarditis constrictiva und ein kürzlich durchgemachter Myokardinfarkt.
- Ein *verlangsamter Anstieg* des Pulses (Pulsus tardus) wird bei einer Obstruktion des aortalen Ausflusses festgestellt. Die verkalkte schwere Aortenstenose führt also zu einem Pulsus parvus et tardus.
- Einen *hebenden, evtl. zweigipfligen* Puls palpiert man bei der schweren Aorteninsuffizienz und bei einer hypertrophen obstruktiven Kardiomyopathie.
- Der *Pulsus paradoxus* kommt bei der Perikardtamponade und anderen Zuständen vor (s. Kapitel 6).
- Als *Pulsus alternans* bezeichnet man das Phänomen von aufeinander folgenden schwachen und starken Pulsschlägen bei identischen Pulsintervallen. Ein Pulsus alternans tritt häufig im Anschluss an eine Tachykardie oder nach Extraschlägen bei einer schweren dekompensierten Hypertonie, Herzinsuffizienz oder Aortenstenose auf.

Gefäßwand. Die Zunahme der Steifigkeit der Arterienwand bei arteriosklerotischen Patienten (bei der Hypertonie oder bei älteren Patienten) verhindert ein Dämpfen der Pulswelle. Deshalb kann bei diesen Patienten bei einem normalen Schlagvolumen ein hebender Puls oder bei vermindertem Schlagvolumen, z. B. bei der Aortenstenose, ein normaler Puls palpiert werden.

Tachykardie. Bei Patienten mit Herzinsuffizienz besteht häufig eine Tachykardie. Andererseits kann eine tachykarde Rhythmusstörung eine Herzinsuffizienz verursachen (Abb. 20.1). Eine besondere Bedeutung hat dabei das *tachykarde Vorhofflimmern*. Herzerkrankungen, welche mit einer ausgeprägten diastolischen Dysfunktion einhergehen, führen zu einer Volumen- und Druckbelastung des Vorhofs, die das Auftreten eines Vorhofflimmerns begünstigen. Das Auftreten des Vorhofflimmerns wird von diesen Patienten jedoch schlecht ertragen, weil durch das Wegfallen der atrialen Kontraktion die Ventrikelfüllung um etwa 20% abnimmt. Dadurch kann es zu einer akuten Dekompensation eines bisher asymptomatischen Herzvitiums (z. B. Aortenstenose, Mitralstenose, hypertrophe Kardiomyopathie, restriktive Kardiomyopathie) kommen.

Volumenstatus

Füllung der Jugularvene. Die Füllung der *Jugularvene* ist abhängig vom rechtsatrialen Druck, und die venöse Stauung kann anhand des Füllungszustandes der rechten Jugularvene abgeschätzt werden. Von der Mitte des rechten Vorhofs bis zum Oberrand des Sternums beträgt der Abstand, und damit die Höhe der Flüssigkeitssäule, praktisch immer 5 cm. Wenn die Halsvene bei 45° auf der Höhe des Schlüsselbeins kollabiert, beträgt der zentralvenöse Druck 8 cm (5 cm + 3 cm). Bleiben die Halsvenen kranialwärts gefüllt, ist der Venendruck erhöht. Durch Bestimmen der Höhe des Kollapses beim langsamen Aufrichten des Patienten kann der rechte Vorhofdruck recht gut abgeschätzt werden.

Jugularvenenpuls. Während der Inspiration fällt der Jugularvenenpuls typischerweise ab, weil durch den negativen Druck im Thorax mehr Blut in das intrathorakale Venensystem verschoben wird. Wenn das Venensystem bereits stark gefüllt ist und das Herz wegen einer Pumpstörung das einströmende Blutvolumen während der Inspiration nicht auswerfen kann, steigt der Jugularvenenpuls atypischerweise an. Dies wird als *Kussmaul-Zeichen* bezeichnet. Das Kussmaul-Zeichen ist zu finden bei der Trikuspidalinsuffizienz, der Pericarditis constrictiva, dem Rechtsherzversagen, dem Rechtsherzinfarkt und bei schwerer biventrikulärer Herzinsuffizienz.

Eine einseitige, nicht pulsatile Stauung der Jugularvene deutet auf eine Einflussbehinderung der oberen Hohlvene hin (z. B. wegen eines Lymphoms oder einer Thrombose). Auf der linken Seite kann durch eine anatomische, nicht relevante Abknickung der V. anonyma die Jugularvene gestaut sein.

Veränderungen des Venenflusses. Eine starke *Erhöhung des Jugularvenenpulses* liegt bei der Rechtsinsuffizienz und der biventrikulären Herzinsuffizienz vor. Sie findet sich auch bei der Perikardtamponade, bei der Pericarditis constrictiva, der Endomyokardfibrose und wenn der rechte Ventrikel wegen verschiedener Ätiologien hypertroph ist. Ein ausgeprägter Venenpuls mit fehlendem Kollaps besteht bei der Trikuspi-

Klinische Untersuchung und Befunde

dalinsuffizienz. Wenn der Vorhof sich gegen eine geschlossene Trikuspidalklappe kontrahiert, entsteht eine gigantische a-Welle des Venenpulses, welche als riesiger Venenpuls am Hals beobachtet werden kann (*Vorhofpfropfung* oder *Cannon-Wave*). Dies kann bei einem Knotenrhythmus bei jedem Schlag und beim totalen AV-Block oder nach ventrikulären Extrasystolen in unregelmäßigen Abständen beobachtet werden kann.

Hepatojugulärer Reflux. Der hepatojuguläre Reflux erlaubt es, ein latentes Rechtsherzversagen, aber auch eine Überfüllung des linken Vorhofs festzustellen. Der genaue Mechanismus, wie das akute Linksherzversagen zum positiven hepatojugulären Reflux beiträgt, ist nicht geklärt. Bei Verdacht auf Herzinsuffizienz und nicht offensichtlich gestauten Halsvenen soll der hepatojuguläre Reflux folgendermaßen geprüft werden:

Während einem eine Minute langen, kontinuierlichen Druck auf das Abdomen (Druck auf die Leber) wird das Venenspiel der rechten äußeren Jugularvene beobachtet. Der Patient muss dazu in eine Position gebracht werden, die für die Beobachtung der venösen Pulsationen optimal ist (eine 45°-Stellung ist häufig nicht optimal). Beim Gesunden führt die abdominelle Druckerhöhung initial zum Anstieg des Jugularvenendruckes, der jedoch bei normaler Atmung innerhalb weniger Sekunden wieder abfällt. Bei einem Stau auf Vorhofebene bleibt hingegen der jugularvenöse Druck erhöht, weil das Herz das vermehrte Blutangebot nicht abzuführen vermag.

Hepatomegalie. Die chronische Stauung führt zu einer Vergrößerung der Leber und kann einhergehen mit einem Spannungsgefühl im rechten Oberbauch. Die Hepatomegalie kann sich vor dem Auftreten von offensichtlichen peripheren Ödemen entwickeln. Die Leberstauung kann auch eine Bilirubin- und Transaminasenerhöhung verursachen, und im ausgeprägten Falle bildet sich ein Ikterus aus. Bei lang dauernder, schwerer Rechtsherzinsuffizienz und Stauung kann sich eine *Cirrhose cardiaque* entwickeln. Eine Hepatomegalie mit von außen sichtbaren Palpitationen findet sich bei der Trikuspidalinsuffizienz (pulsierende Leber!).

Eindellbare periphere Ödeme. In der Anfangsphase der Herzinsuffizienz kommt es vorwiegend nach längerer Belastung und am Abend zur Ausbildung peripherer Ödeme, später persistieren diese dauerhaft. Die Ödeme treten in der Regel symmetrisch an beiden unteren Extremitäten auf und sind eindellbar. Verursacht wird die Ödembildung in erster Linie durch die Erhöhung des venösen Druckes bei der Rechtsherzinsuffizienz. Das Ausmaß der Ödeme korreliert aber schlecht mit dem Ausmaß des systemvenösen Druckes. Eine erniedrigte Nierenperfusion und eine vermehrte Ausschüttung des antidiuretischen Hormons tragen über die Aktivierung des Renin-Angiotensin-Systems zu einer Wasser- und Salzrestriktion und so zur Ödembildung bei. Bei zunehmender Herzinsuffizienz nehmen die Ödeme zu. In einem späten Stadium der Herzinsuffizienz sind Ödeme am ganzen Körper zu finden *(Anasarka)*.

Pleuraergüsse. Der Pleuraraum drainiert in den Systemkreislauf und Pulmonalkreislauf. Bei Anstieg des venösen Druckes in beiden Kreisläufen kommt es zum Pleuraerguss. Häufig ist der Pleuraerguss beidseitig, manchmal kommt er isoliert rechts vor.

Aszites. Eine langzeitige Erhöhung des systemisch venösen Druckes führt zu einer Erhöhung des hepatovenösen Druckes. Dadurch kann es zur Ausbildung eines Aszites kommen. Bei der Trikuspidalinsuffizienz und der Pericarditis constrictiva kommt es frühzeitig zur Aszitesbildung und häufig ohne einhergehende massive periphere Ödeme.

Perfusionsstatus

Bei Patienten mit schwerer, fortgeschrittener Herzinsuffizienz hat sich die Erhebung eines Perfusionsstatus als hilfreich erwiesen für das Abschätzen der Prognose und als Hilfsmittel für die Therapieeinleitung (Tab. 20.4). Die einfache klinische Abschätzung erlaubt es, eine Aussage zu machen über das Herzminutenvolumen und die Drücke im pulmonalvenösen System.

Eine *warme, normal durchblutete Peripherie* zeigt meist ein normales Herzminutenvolumen an, während eine *kalte Peripherie* eine schlechte systolische Pumpfunktion und eine Verminderung des Herzminutenvolumens repräsentiert. Bei Zeichen der Lungenstauung oder der venösen Stauung im Herzen spricht man von einem *feuchten Status*.

> Eine Hypoperfusion (kalte Peripherie) verbunden mit Stauungszeichen (= feuchter Status) bei der chronischen Herzinsuffizienz hat eine schlechte Prognose und verlangt eine sofortige Hospitalisation und eine vasodilatierende und diuretische Therapie.

Rasselgeräusche, exspiratorisches Giemen

Feuchte, inspiratorisch auftretende Rasselgeräusche (feinblasig, diskontinuierlich, nicht klingend), initial über der rechten Lungenbasis, nachfolgend über der gesamten Lungenbasis und im fortgeschrittenen Sta-

Tabelle 20.4 Klinische Präsentation der schweren fortgeschrittenen Herzinsuffizienz

		Überwässerung in Ruhe	
		nein	ja
Hypoperfusion in Ruhe	nein	warm und trocken	warm und feucht
	ja	kalt und trocken	kalt und feucht

Ein Perfusionsstatus *warm und trocken* mit warmer Peripherie und fehlenden Zeichen der Lungen- oder venösen Stauung hat eine gute Prognose. Wenn hingegen eine kalte Peripherie mit deutlichen Stauungszeichen gefunden wird (Perfusionsstatus *kalt und feucht*) ist die Prognose deutlich eingeschränkt.

Tabelle 20.5 Palpitation von Schwirren bei Herzklappenfehlern

Zeitpunkt	Mögliche Ursache des Schwirrens	Lokalisation des Schwirrens
Systole	Aortenstenose	suprasternal und/oder 2./3. ICR rechts parasternal
	Pulmonalstenose	suprasternal und/oder 3. ICR links parasternal
	Ventrikelseptumdefekt	4. ICR links
	Mitralinsuffizienz Fallot-Tetralogie	Herzspitze linker unterer Sternumrand
Diastole	Aorteninsuffizienz	rechter Sternumrand, Herzspitze

Tabelle 20.6 Zusammenfassung der Herzuntersuchung

Inspektion und Palpation des Präkordiums
Präkordialer Impuls
Herzspitzenstoß (Lokalisation, Qualität)
Schwirren

Systematische Auskultation
Herztöne: S1, S2
Extratöne: S3, S4
– frühdiastolische Töne
– Klappenöffnungstöne
– Austreibungstöne
– mittsystolischer Klick
Herzgeräusche

Charakteristika der Geräusche
Zeitpunkt und Dauer
– systolisch/diastolisch/systodiastolisch
– früh-, mittel-, spätsystolisch respektive -diastolisch
Tonhöhe
– hoch, mittel- bis tieffrequent
Intensität:
– Grad I: kaum hörbar im ruhigen Raum
– Grad II: leise, aber klar hörbar
– Grad III: mittellaut
– Grad IV: laut, assoziiert mit einem Schwirren
– Grad V: sehr laut mit palpablem Schwirren
– Grad VI: sehr laut mit nicht auf der Brust aufgesetztem Stethoskop hörbar
Muster
– Crescendo, Decrescendo
Qualität
– rau, reibend, hauchend, vibrierend, musikalisch, Maschinengeräusch
Lokalisation
Ausstrahlung
– in Axilla, Karotiden, Rücken
Atmungsbedingte Variation

dium über der ganzen Lunge verteilt, sind charakteristisch für die *Lungenstauung,* bedingt durch die Linksherzinsuffizienz. Ein exspiratorisches Giemen oder Brummen infolge der stauungsbedingten Schwellung der Bronchialschleimhäute oder bedingt durch eine vermehrte Sekretion aus der Bronchialschleimhaut ist typisch für das *Asthma cardiale.* Beim *Lungenödem* werden die Rasselgeräusche brodelnd, grobblasig, zischend und können von weitem gehört werden. Außerdem gehen sie oft mit einem exspiratorischen Giemen einher.

Der Patient mit länger bestehender Herzinsuffizienz steigert kompensatorisch die pulmonale lymphatische Drainage, so dass oft keine Rasselgeräusche mehr auszukultieren sind trotz des erhöhten pulmonalkapillären Druckes und symptomatischer Dyspnoe.

Kardiale Untersuchung

Inspektion und Palpation

Zu Beginn der kardialen Untersuchung wird das Präkordium inspiziert und palpiert. Es wird nach einem präkordialen Impuls, dem Herzspitzenstoß und Schwirren gesucht.

Präkordialer Impuls. Eine Vergrößerung des rechten Ventrikels kann sich in abnormen Pulsationen im Bereich der unteren Sternumhälfte und des 4. und 5. Interkostalraums (ICR) links parasternal manifestieren (rechtsventrikulärer „Heave" oder „Lift"). Auch bei schwerer Mitralinsuffizienz können (spät-)systolische präkordiale Pulsationen auftreten. Sie werden durch die Verschiebung der Herzkammern nach vorn bei massiver systolischer Expansion des linken Vorhofs hervorgerufen (linksatrialer „Lift").

Spitzenstoß. Der Herzspitzenstoß befindet sich normalerweise im 5., evtl. im 4. ICR medioklavikulär. Pathologisch ist ein verbreiterter (> 2 cm) und *hebender Spitzenstoß,* wie er bei der schweren linksventrikulären Hypertrophie und beim Spitzenaneurysma nach Infarkt auftritt. Die *Verlagerung* nach unten (in den 6. ICR) ist immer pathologisch; auch die Verlagerung des Spitzenstoßes außerhalb der Medioklavikularlinie in Rückenlage ist nicht normal. Sie zeigt eine Herzvergrößerung an, wenn nicht abnorme Lageverhältnisse des Herzens vorliegen (Thoraxdeformitäten, besonders bei Trichterbrust und Kyphoskoliose, Zwerchfellhochstand rechts).

Schwirren. Ein lautes Herzgeräusch mit einer Intensität ab dem Grad IV führt wegen des hohen Anteils an niederfrequenten Schwingungen zu einer tastbaren Vibration, d. h. zu einem Schwirren des Thoraxes. Es kann in der Systole und Diastole auftreten. Die häufigsten Klappenstörungen, die ein Schwirren bewirken, sind in der (Tab. 20.**5**) aufgeführt.

Systematische Auskultation

Es bewährt sich, eine genaue Routine für die Herzauskultation zu entwickeln und beizubehalten (Tab. 20.**6**). Dabei sollen alle Herzareale systematisch auskultiert werden, und zwar in Rückenlage, linker Seitenlage und in sitzender Position nach vorne übergeneigt. Es wird

zuerst in Atemruhelage auskultiert und nachher die Atemvariabilität der Geräusche und Herztöne untersucht. Die verschiedenen Klappen projizieren ihre Töne auf unterschiedliche anatomische Stellen auf dem Thorax und lassen sich dort am deutlichsten auskultieren. 5 Auskultationsareale können bezeichnet werden:
1. Aortenareal: 2. ICR rechts parasternal,
2. Pulmonalareal: 2. ICR links parasternal,
3. Erb-Punkt: 3. ICR links parasternal,
4. Trikuspidalareal: 4. und 5. ICR rechts parasternal,
5. Mitralareal: Spitze des Herzens im 5. ICR in der Medioklavikularlinie.

Ebenfalls sollte am Rücken infraskapulär auskultiert werden.

Herztöne. Bei der Auskultation der Herztöne ist auf die Spaltung der Herztöne, die Lautstärke sowie auf Extratöne zu achten.

Differenzialdiagnostische Bedeutung der Herztöne

1. Herzton. Der 1. Ton kommt durch den Klappenschluss bzw. die Segelanspannung der Mitralis und Trikuspidalis zustande. Normalerweise schließt die Mitral- etwas früher als die Trikuspidalklappe, daher besteht der 1. Ton aus 2, bei Jugendlichen meist nachweisbaren Hauptkomponenten. Physiologischerweise ist die Spaltung deutlicher im Exspirium und verschwindet im Inspirium.

Pathologische Spaltung des 1. Herztons. Eine weite Spaltung des 1. Tones erfolgt, wenn die Trikuspidalkomponente verzögert wird (Rechtsschenkelblock, Trikuspidalstenose). Wenn die Mitralklappe sich verspätet schließt (Linksschenkelblock, Mitralstenose), kann entweder ein besonders lauter 1. Ton oder bei schweren Fällen eine umgekehrte Spaltung mit einer hinter die Trikuspidalkomponente fallenden Mitralkomponente (Abb. 20.**2a**) auftreten.
Ein gespaltener 1. Ton kann auch durch einen zusätzlichen *Austreibungston* entweder in der Aorta (Aortenvitien, Dilatation und Elongation der Aorta bei Hypertonie) oder in der A. pulmonalis (bei pulmonaler Hypertonie, kongenitalen Vitien) vorgetäuscht werden.
Bei *künstlichen Klappen in aortaler Position* entsteht zu Beginn der Austreibung ein hochfrequenter metallischer Klick, welcher durch das Aufschlagen der Kugel oder Scheibe auf die Klappenhalterung zustande kommt (Abb. 20.**3**). Bei aortalen Bioprothesen ist der Austreibungsklick leise oder er fehlt.

Pathologische Lautstärke des 1. Herztons. Klinisch wichtig ist die unterschiedliche Lautstärke des ersten Herztons. Ein lauter, paukender 1. Herzton ist typisch für die *nicht verkalkte* Mitralstenose. Ebenfalls laut kann der 1. Herzton bei der Hyperthyreose oder der Anämie sein. Umgekehrt ist der 1. Herzton leise bei der schwer verkalkten Mitralstenose und bei einer eingeschränkten linksventrikulären Funktion (langsamer Druckanstieg im LV!). Die Lautstärke variiert zudem mit dem PQ-Intervall. Ein lauter 1. Herzton ist bei einem kurzen PQ-Intervall, ein leiser bei einem langen PQ-Intervall zu hören.

2. Herzton. Der 2. Ton entsteht durch die beim Schluss erfolgende Anspannung der Semilunarklappen. Physiologischerweise erfolgt der Schluss der Pulmonalklappe etwas *nach* der Aortenklappe. Die Spaltung ist deutlicher im Inspirium, sie wird bei der Exspiration eng bzw. verschwindet. Die Diskriminationsgrenze einer Spaltung mit dem Stethoskop (Ohr) liegt bei einem Intervall von 0,02 Sekunden.

Pathologische Spaltung des 2. Herztons. Eine besonders breite Spaltung des 2. Tones tritt bei Verspätung des Pulmonalklappenschlusses auf. Eine paradoxe Spaltung kommt bei starker Verzögerung des Aortenklappenschlusses zustande (Abb. 20.**2b**).
Die *Verspätung des Pulmonalklappenschlusses* kann bei Rechtsschenkelblock, Pulmonalstenose und Vorhofseptumdefekt auftreten. Bei Rechtsschenkelblock bleibt die physiologische Atemvariation erhalten, bei großem Vorhofseptumdefekt variiert die Spaltung bei Atmung nicht mehr, und bei Pulmonalstenose ist der 2. Ton abgeschwächt.
Die *Verspätung des Aortenklappenschlusses* führt zur umgekehrten oder paradoxen Spaltung des 2. Herztons, d. h. die Spaltung wird paradoxerweise weiter mit der Exspiration und enger mit der Inspiration. Dies kann beim Linksschenkelblock und bei der schweren Aortenstenose gehört werden.

Pathologische Lautstärke des 2. Herztons. Der 2. Herzton ist leise bei der schweren Aortenstenose. Ein normaler 2. Herzton bei vermuteter Aortenstenose muss an eine Ausflussbehinderung unter- oder oberhalb der Aortenklappe denken lassen. Der 2. Herzton kann sehr laut sein bei systolischer Hypertonie, besonders bei gleichzeitig bestehender Dilatation der Aortenwurzel. Eine laute pulmonale Komponente des 2. Herztons ist typisch für die pulmonale Hypertonie.

Extratöne. Vom gespaltenen 2. Ton sind die Extratöne abzugrenzen:
- *Frühdiastolische Extratöne:* Der bekannteste frühdiastolische Extraton ist der hochfrequente Mitralöffnungston. Ebenfalls ein frühdiastolischer Ton ist der tieferfrequente Perikardton *(pericardial knock)* (s. Abb. 20.**50**). Ein Vorhofmyxom kann einen tieffrequenten „Plop" produzieren.
- Der *Mitralöffnungston* (frühdiastolischer hochfrequenter Ton) tritt etwa 0,06–0,12 s nach dem Aortenklappenschluss auf. Er ist typisch für die wenig verkalkte, schwere Mitralstenose. Ein hochfrequenter Mitralöffnungston ist regelmäßig auch bei künstlichen Kugel- und Scheibenklappen in mitraler Position vorhanden (Abb. 20.**3**). Wie der Austreibungsklick bei künstlicher Aortenklappe ist der mitrale Öffnungston bei künstlicher Mitralklappe ein wichtiger Hinweis auf ein regelrechtes Funktionieren der Klappenprothese. Bei Bioprothesen ist ein Mitralöffnungston nur selten hörbar.
- Der *protodiastolische Galopp* ist ein *physiologischer* 3. Ton bei Jugendlichen. Beim Erwachsenen ist er *pathologisch* und ist typischerweiser vorhanden bei der linksventrikulären Herzinsuffizienz und der Mitralinsuffizienz. Er signalisiert eine systolische linksventrikuläre Dysfunktion.

- Wie der 3. Ton ist auch der *4. Ton* (Vorhofton), der zum *präsystolischen Galopp* führt, ein Kammerfüllungston. (Abb. 20.**4**). Er kommt zustande, wenn die Druckwelle der kräftigen Vorhofkontraktion auf einen steifen Ventrikel trifft. Er signalisiert daher eine diastolische Dysfunktion. Er fehlt beim Vorhofflimmern oder bei Patienten mit schlecht kontrahierenden großen Vorhöfen. Ein 4. Herzton findet sich am häufigsten bei Zuständen mit erhöhtem linksventrikulärem Füllungswiderstand, bedingt durch eine verminderte Ventrikeldehnbarkeit (arterielle Hypertonie, Aortenstenose, Koronarsklerose, Kardiomyopathien). Ein 4. Herzton kann auch bei der Ischämie gehört werden als Folge der ischämiebedingten Zunahme der Kammersteifigkeit. Das Auftreten eines rechtsseitigen 4. Herztons ist bei der pulmonalen Hypertonie und der Pulmonalstenose möglich. Ein 4. Herzton wurde aber auch bei *chronischer Volumenbelastung* ohne Erhöhung des Füllungswiderstandes nachgewiesen (schwere Anämie, Hyperthyreose, große periphere arteriovenöse Fisteln). Ein 4. Herzton ist immer pathologisch.
- Fallen ein pathologischer 3. und 4. Ton (protodiastolischer und präsystolischer Galopp) zusammen, so spricht man von *Summationsgalopp*. Dieses Ereignis stellt sich bei ausgesprochener Tachykardie ein.
- In der Mitte zwischen 1. und 2. Herzton ist gelegentlich ein kurzer hochfrequenter Extraton hörbar, ein sog. *mesosystolischer Klick* (Abb. 20.**5**). Relativ häufig folgt ihm ein telesystolisches Geräusch. Ein mesosystolischer Klick kommt durch die plötzliche Anspannung des Mitralapparates (Klappensegel, Chordae tendineae oder Papillarmuskel) bei *systolischem Prolaps* eines oder beider Mitralsegel zustande. Das telesystolische Geräusch ist Ausdruck einer unmittelbar nach dem Klick einsetzenden mitralen Regurgitation. Ist nur ein mesosystolischer Klick ohne telesystolisches Geräusch vorhanden, geht der Mitralklappenprolaps ohne oder nur mit minimaler mitraler Regurgitation einher (Abb. 20.**5**).

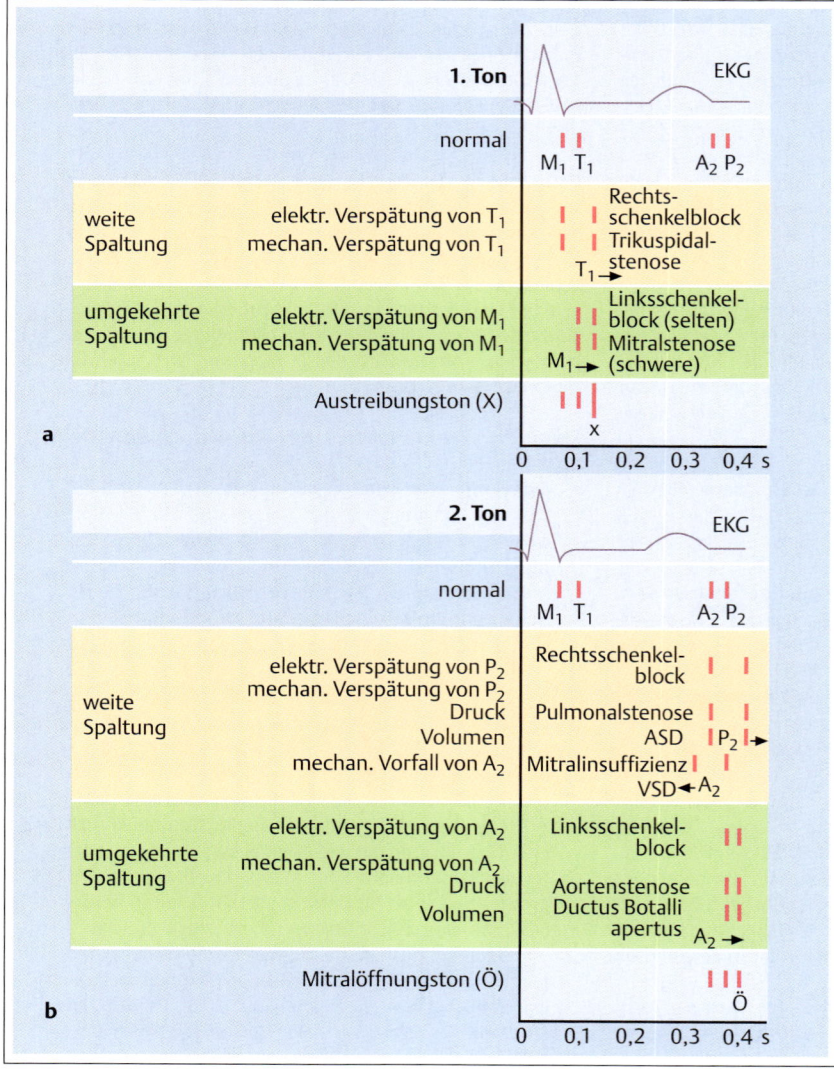

Abb. 20.2 Schematische Darstellung diagnostisch bedeutungsvoller Variationen der Herztöne. ASD = Vorhofseptumdefekt; VSD = Ventrikelseptumdefekt.
a Variationen des 1. Tones.
b Variationen des 2. Tones.

Klinische Untersuchung und Befunde

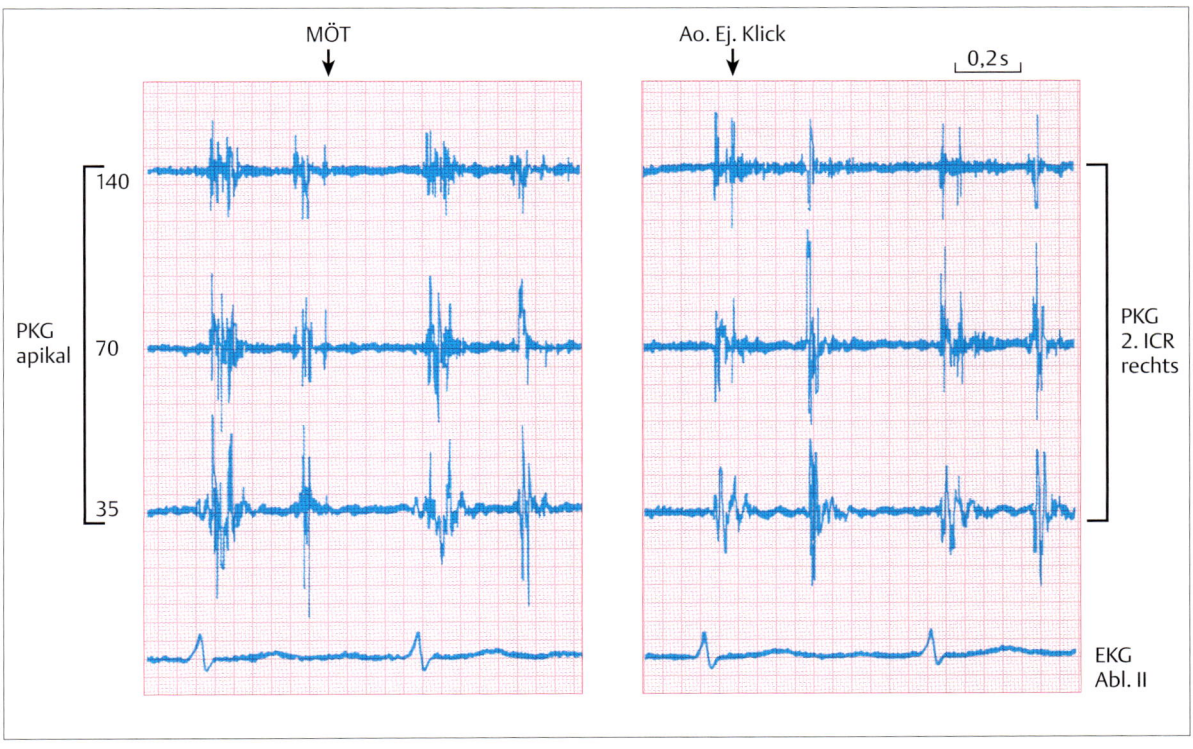

Abb. 20.3 Phonokardiogramm (PKG) in verschiedenen Frequenzen (35, 70, 140 Hz) bei Björk-Shiley-Klappen in mitraler und aortaler Position; 55-jährige Frau. An der mitralen Klappe entsteht ein hochfrequenter Öffnungston (MÖT), an der aortalen Klappe ein hochfrequenter frühsystolischer Austreibungston (Ao. Ej. Klick), gefolgt von einem protomesosystolischen Austreibungsgeräusch.

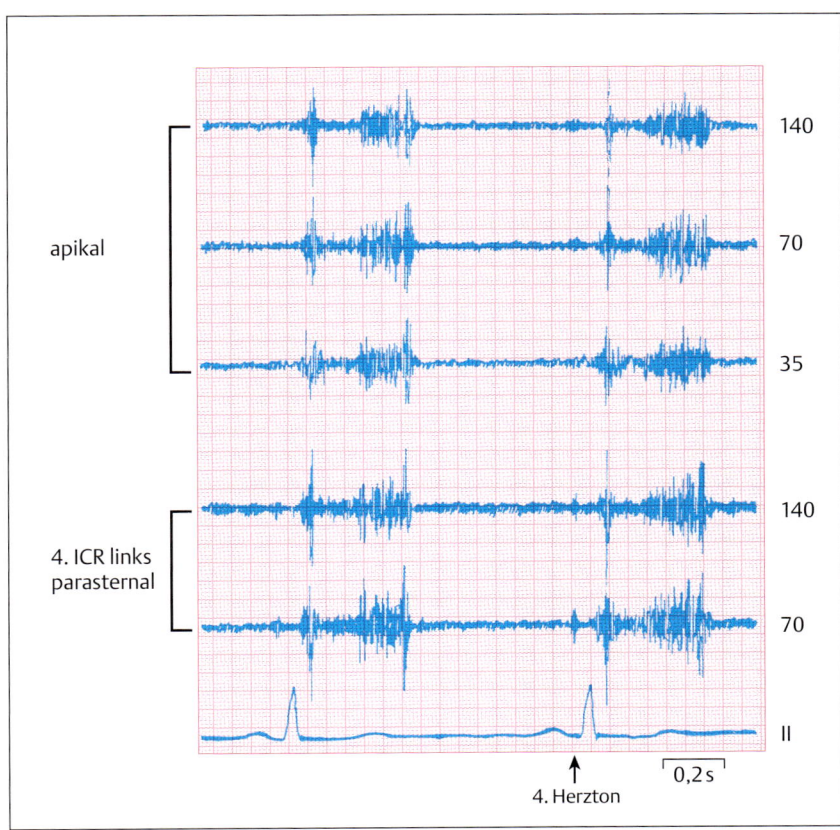

Abb. 20.4 Phonokardiogramm einer telesystolischen Mitralinsuffizienz bei ischämisch bedingter Papillarmuskeldysfunktion. 59-jährige Patientin mit Verschluss der rechten Koronararterie und hochgradiger Stenose am R. interventricularis anterior. Mäßige mitrale Regurgitation. Es besteht ein 4. Herzton.

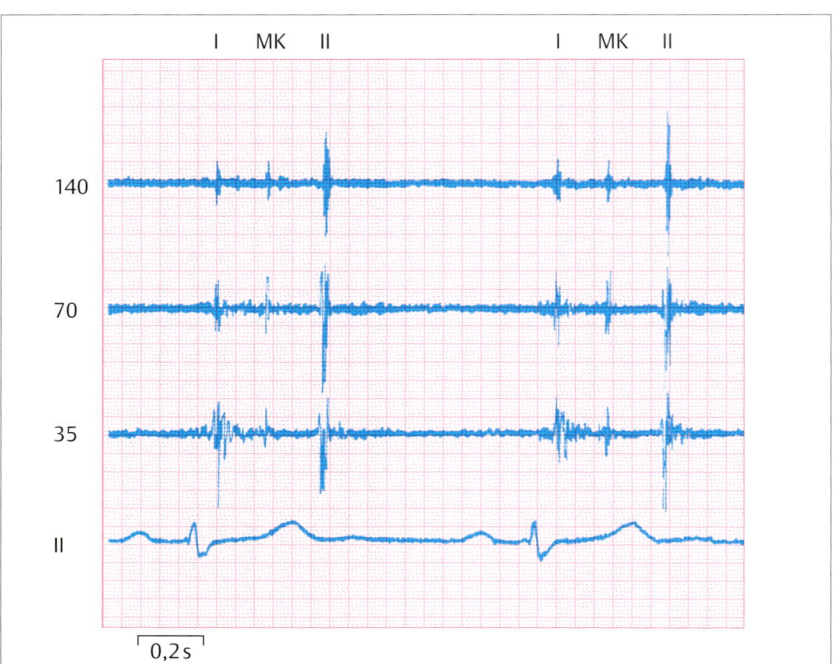

Abb. 20.5 Mesosystolischer Klick (MK) bei 37-jähriger Frau mit Mitralklappenprolaps.

Einige Hinweise für die differenzialdiagnostische Bewertung der Geräusche bei Herzklappenfehlern

Die Grundprinzipien, welche bei der Beurteilung systolischer und diastolischer Geräusche zu beachten sind, werden in Abb. 20.**6** schematisch dargestellt.

Systolische Geräusche. Systolische Austreibungsgeräusche werden am häufigsten verursacht durch Klappensklerose oder Klappenstenosen. Bei der *Aortensklerose* ist das frühsystolische Austreibungsgeräusch an der Basis hörbar, und es strahlt in der Regel nicht aus. Bei der *Aorten- und Pulmonalstenose* reicht das Geräusch fast über die ganze Systole, beginnt aber nicht unmittelbar nach dem 1. Ton und hat den typischen Crescendo-Decrescendo-Charakter. Das Geräusch der Aortenstenose wird in die Karotiden und als höherfrequentes, musikalisches Geräusch in die Herzspitze fortgeleitet. Ebenfalls ein systolisches Austreibungsgeräusch entsteht bei einer großen Austreibungsgeschwindigkeit im linksventrikulären Ausflusstrakt, wie sie bei der *hypertrophen Kardiomyopathie* mit oder ohne Stenose vorliegt. Diese Austreibungsgeräusche sind sehr variabel unter verschiedenen hämodynamischen Bedingungen (Tab. 20.**7**). Typischerweise nimmt das Geräusch der hypertroph obstruktiven Kardiomyopathie (HOKM) stark an Intensität zu, wenn der Patient von einer kauernden in eine stehende Position übergeht. Bei der HOKM kann zudem das systolische Geräusch eine Kombination aus einem systolischen Austreibungsgeräusch im LV-Ausflusstrakt und aus einem systolischen Rückströmungsgeräusch über die insuffiziente Mitralklappe sein. Das systolische Geräusch der *Aortenisthmusstenose* ist mehr spätsystolisch und reicht etwas über den 2. Aortenton hinaus.

Vor allem bei jungen Menschen und in der Schwangerschaft oder nach einer sportlichen Anstrengung kann ein benignes oder funktionelles systolisches Strömungsgeräusch auskultiert werden (Tab. 20.**8**).

Das häufigste systolische Rückströmungsgeräusch ist das der *Mitralinsuffizienz*, welches holosystolisch und typischerweise bandförmig ist. Die Aortenkomponente des 2. Tones wird überdeckt. Bei sehr schwerer Mitralinsuffizienz hat das holosystolische Geräusch deutlichen Decrescendo-Charakter. An der Spitze ist auch ein ausschließlich spätsystolisches Geräusch nicht selten (bei Mitralklappenprolaps). Das *Ventrikelseptumdefektgeräusch* schließt unmittelbar an den 1. Ton an.

Diastolische Geräusche. Das diastolische Decrescendo-Geräusch bei *Aorteninsuffizienz* schließt unmittelbar an die aortale Komponente des 2. Tones an (Sofortgeräusch). Bei der *Pulmonalinsuffizienz* mit pulmonaler Hypertonie tritt das diastolische Decrescendo-Geräusch unmittelbar nach der Pulmonalkomponente des 2. Tones auf. Bei der organischen Pulmonalinsuffizienz ohne Drucksteigerung in der A. pulmonalis ist die Maximalintensität des diastolischen Geräusches von P$_2$ leicht abgesetzt, und es zeigt keine typische Decrescendo-Konfiguration. Es weist zuerst einen kurzen Crescendo-Abschnitt auf, um dann in eine Decrescendo-Form überzugehen. Der Frequenzgehalt der Pulmonalinsuffizienz ist abhängig vom Druck in der Pulmonalarterie. Das Geräusch ist tieffrequent bei der kongenitalen Pulmonalinsuffizienz (normale Drücke) und hochfrequent bei der Pulmonalinsuffizienz und gleichzeitiger pulmonaler Hypertonie (hohe Druckdifferenz).

Bei *Mitral-* und *Trikuspidalstenose* setzt das diastolische Geräusch (Rollen) erst nach Öffnung der Atrioventrikularklappen ein. Ein spätes diastolisches Geräusch kann auch beim *Vorhofmyxom* gehört werden und bei vermehrtem Fluss über eine nichtstenosierte AV-Klappe, wie beim großen ASD, VSD oder schwerer Mitralinsuffizienz.

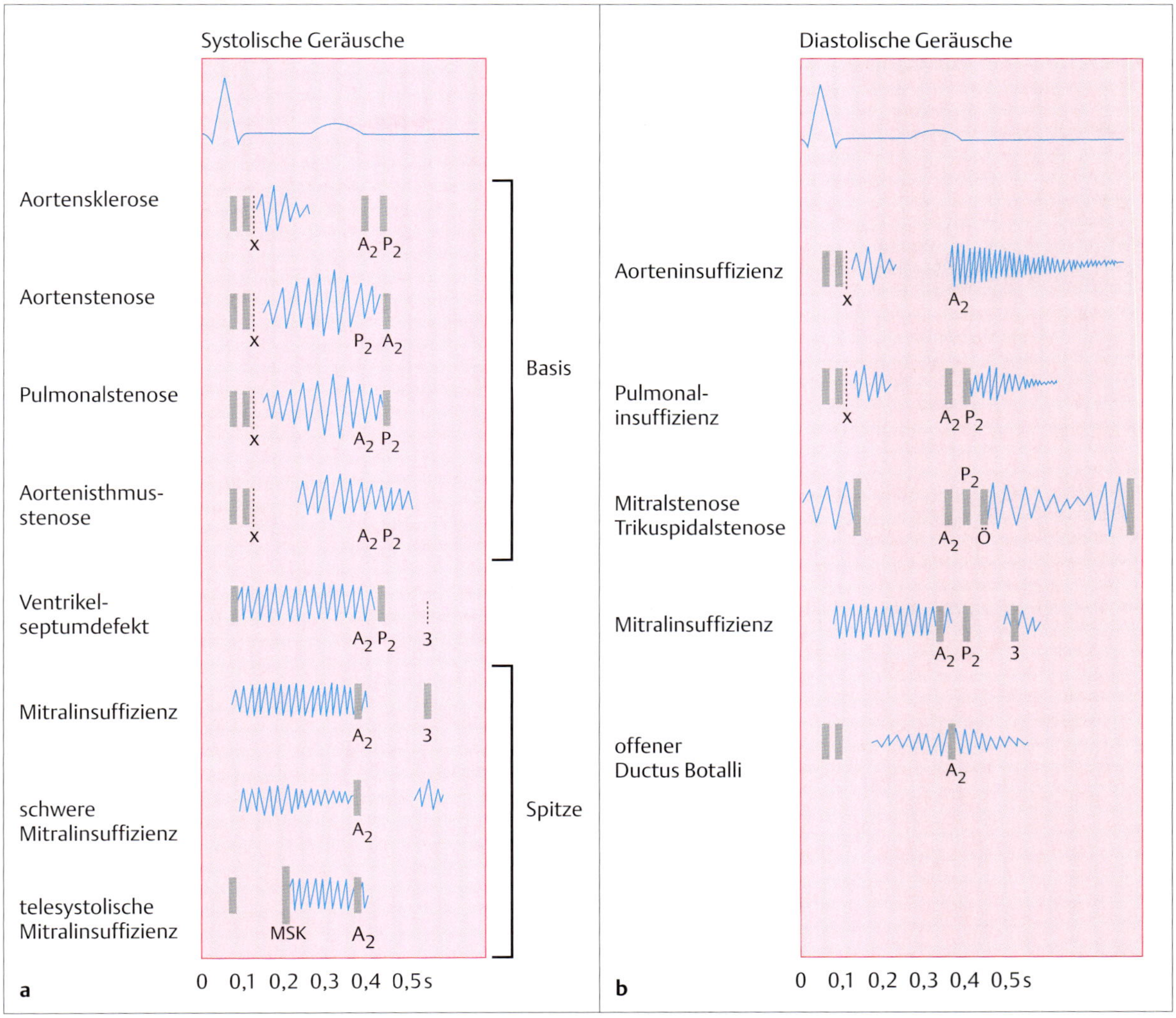

Klinische Untersuchung und Befunde

Abb. 20.6 a u. b Schematische Darstellung der systolischen (**a**) und diastolischen Geräusche (**b**) X = Austreibungsklick, A_2 = Aortenkomponente, P_2 = Pulmonalkomponente, Ö = Mitralöffnungston oder Trikuspidalöffnungston, MSK = mesosystolischer Klick, 3 = 3. Herzton.

Systolisch-diastolische Geräusche. Das durchgehende systolisch-diastolische Geräusch mit Punctum maximum im 2. Interkostalraum links infraklavikulär ist für einen *offenen Duktus Botalli* fast beweisend. Andere Ursachen für ein lautes systodiastolisches Geräusch beim Erwachsenen sind ein kombiniertes Aortenvitium, eine Koarktatio, eine Sinus-Valsalva-Ruptur, ein membranöser Ventrikelseptumdefekt und gleichzeitige Aorteninsuffizienz, arteriovenöse Fisteln und aortopulmonale Verbindungen. Auch Venengeräusche (Nonnensausen) sind zu bedenken. Die Venengeräusche lassen sich differenzialdiagnostisch dadurch abgrenzen, dass sie während der Valsalva-Pressprobe verschwinden und postpressorisch an Intensität zunehmen.

Herzgeräusche. Die Herzgeräusche werden charakterisiert nach dem Zeitpunkt und der Dauer ihres Auftretens, der Tonhöhe, der Intensität, dem Muster, der Qualität und der Lokalisation. Zusätzlich werden die Ausstrahlung und die atmungsbedingte Variation beurteilt (Tab. 20.6). Nach Erheben dieser Charakteristika kann eine differenzialdiagnostische Abgrenzung erfolgen (Abb. 20.6). Grundsätzlich werden 3 Arten von Geräuschen unterschieden:

- das systolische Geräusch,
- das diastolische Geräusch und
- das kontinuierliche systodiastolische Geräusch.

Bei den *systolischen Geräuschen* unterscheidet man systolische Austreibungsgeräusche und systolische Rückströmungsgeräusche. Die systolischen Austreibungsgeräusche entstehen während der Austreibungsphase der Ventrikelkontraktion, d. h. sie beginnen in

Tabelle 20.7 Differenzialdiagnostische Abgrenzung der häufigsten systolischen Geräusche mittels einfacher Manöver

Vitium	Inspiration	Aufstehen	Kauern
Mitralinsuffizienz	=	= oder ↓	(↑)
Mitralklappenprolaps	↑ *	↑ *	↓ #
Aortenstenose	=	↓	(↑)
Ventrikelseptumdefekt	=	=	= oder ↑
HOKM	=	↑ ↑	↓ ↓
Trikuspidalinsuffizienz	↑ ↑	(↓)	(↑)

= keine wesentliche Veränderung; (↑) keine bis leichte Zunahme; (↓) keine bis leichte Abnahme; ↑ Zunahme; ↑ ↑ deutliche Zunahme; ↓ Abnahme; ↓ ↓ deutliche Abnahme.
* Klick früher und Geräusch länger; # Klick später und Geräusch kürzer

Tabelle 20.8 Kennzeichen des funktionellen Austreibungsgeräusches

- Weich
- Protomesosystolisch
- Spindelförmig
- Hörbar am linken Sternalrand und leise am Apex
- Keine Ausstrahlung
- Keine anderen kardialen Abnormalitäten

der frühen bis mittleren Systole und sind in der Regel vom 1. Herzton abgesetzt und enden vor dem 2. Herzton. Systolische Austreibungsgeräusche haben meist ein Crescendo-Decrescendo-Muster (spindelförmig). Die systolischen Rückströmungsgeräusche (z. B. über eine insuffiziente Mitralklappe) beginnen meist mit dem 1. Herzton und sind bis in den 2. Herzton hinein hörbar. Sie sind typischerweise bandförmig und pansystolisch.

Bei den *diastolischen Geräuschen* unterscheiden wir früh- und mittel- bis spätdiastolische Geräusche. Die frühdiastolischen Geräusche entstehen beim Zurückfließen des Blutes über eine insuffiziente Klappe, am häufigsten die Aortenklappe. Diese diastolischen Rückströmungsgeräusche sind meist hochfrequent, hauchend und haben ein Decrescendo-Muster. Im Gegensatz zu den frühdiastolischen Rückströmungsgeräuschen entstehen die mittel- bis spätdiastolischen Geräusche durch den diastolischen Vorwärtsfluss über den atrioventrikulären (AV) Klappen (Mitral- und Trikuspidalklappe). Sie beginnen erst nach dem Öffnen der AV-Klappe und nachdem der Druck im Ventrikel unter den Vorhofdruck abgefallen ist. Sie sind typischerweise tieffrequent (diastolisches Rollen).

20.4 Apparative Diagnostik

Laboruntersuchungen

Neben der Bestimmung des Brain natriuretic Peptides sollte bei jedem Patienten, der sich mit vermuteter Herzinsuffizienz präsentiert, eine Blutuntersuchung durchgeführt werden. Ein vollständiges Blutbild, Elektrolyte, Nieren- und Leberwerte sollten bestimmt werden. Eine *Anämie* kann eine Dyspnoe verursachen (high output failure) oder eine Herzinsuffizienzsymptomatik verstärken. Eine *Polyzythämie* findet sich bei einem zyanotischen Herzvitium, aber auch bei Lungenerkrankungen.

Ein Diabetes muss ausgeschlossen werden. Kreatinin- und Proteinwerte im Urin geben Hinweise auf eine hypoperfusionsbedingte Nierenschädigung. Die Hyponatriämie kann Hinweis sein auf eine schwere Dekompensation einer Herzinsuffizienz. Das Kalium muss vor der Therapieeinleitung bekannt sein, weil es durch die Therapie (Diuretika, ACE-Hemmer) direkt verändert wird. Bei Hinweisen auf eine Schilddrüsenfunktionsstörung als Ursache der Herzinsuffizienz müssen die Schilddrüsenhormone gemessen werden, bei Verdacht auf eine Hämochromatose der Eisenstatus inkl. Ferritin. Bei Verdacht auf Amyloidose wird ein Paraprotein im Urin gesucht, eine Serum- und Urineiweißelektrophorese durchgeführt, und es sind evtl. eine Myokardbiopsie oder eine Biopsie des subkutanen Fettgewebes und eine Knochenmarkpunktion nötig. Bei Erkrankung aus dem rheumatischen Formenkreis werden entsprechende spezielle Autoantikörper gesucht.

EKG

Da es sich bei der Herzinsuffizienz um ein Syndrom und nicht um eine spezifische Erkrankung handelt, gibt es keine typischen EKG-Veränderungen. Die meisten Patienten mit kardialer Dyspnoe zeigen aber ein pathologisches EKG aufgrund der zugrunde liegenden Erkrankungen (z. B. Myokardischämie, Schenkelblöcke, Rhythmusstörungen).

Häufig treten Zeichen der *Linksherz- oder Rechtsherzüberlastung* auf (Tab. 20.**9**): Bei der links- bzw. rechtsventrikulären Hypertrophie verschiebt sich die elektrische Herzachse nach links respektive nach rechts. Die Zunahme der links- bzw. rechtsventrikulären Muskelmasse führt in den links- bzw. rechtsgerichteten Ableitungen zu einer Zunahme der R-Amplitude. Reziprok verhalten sich die Ableitungen, die dem hypertrophierten Ventrikel abgewendet sind (tiefe S-Zacken).

Die Quantifizierung dieser Amplitudenzunahme (mittels Sokolow-Lyon-Index oder Cornell-Kriterien) erlaubt eine ungefähre Abschätzung des Ausmaßes der LV-Hypertrophie. Die Zunahme der Wandstärke führt auch zu Erregungsleitungsverzögerungen und ST-Strecken-Veränderungen. Die ST-Strecke senkt sich dabei, von einem erniedrigten J-Punkt ausgehend, gegen ein asymmetrisch invertiertes T. Typische EKG-Beispiele bei linksventrikulärer und rechtsventrikulärer Hypertrophie sind in Abb. 20.**28** und Abb. 20.**22** dargestellt.

Tabelle 20.9 Häufige EKG-Befunde bei Linksherz- und Rechtsherzhypertrophie

EKG bei Linksherzhypertrophie	EKG bei Rechtsherzhypertrophie
Linkslagetyp, überdrehte Linkslage	Rechtslagetyp - SI-QIII-Typ, S1-S2-S3-Typ
Hohe R-Zacken in V_6	R in V_1 > 0,5 mV oder R>S
Positiver Links-Sokolow-Lyon-Index: - S in V_1 + R in V_5 oder R in V_6 > 3,5 mV	Positiver Rechts-Sokolow-Lyon-Index: - R in V_1 + S in V_5 > 1,05
Repolarisationsstörungen V_3–V_6 ST-Strecken-Senkung von > 0,1 mV Asymmetrische T-Negativierung	Repolarisationsstörungen V_1(–V_4) ST-Strecken-Senkung Asymmetrische T-Negativierung
Zunahme der QRS-Dauer (> 110 ms)	
	P pulmonale: - hohe P-Wellen in (I), II, III, avF - P-Welle in II > 0,25 mV - negative P-Welle in avL

Thorax-Röntgenbild

Das Thorax-Röntgenbild ist hilfreich im Erfassen von Veränderungen der Herzgröße und Form und von Zeichen der Lungenstauung und Pleuraergüssen. Die Thoraxaufnahmen werden im postero-anterioren Strahlengang und im lateralen Strahlengang aufgenommen. Bei im Liegen aufgenommenem Thoraxbild wird der Herzschatten vergrößert wegen der Divergenz der Röntgenstrahlen beim antero-posterioren Strahlengang.

Herzgröße. Die Herzgröße wird mit dem *Herz-Lungen-Quotienten* beschrieben (Abb. 20.**7**). Es handelt sich dabei aber um keine exakte Methode, und die Beurtei-

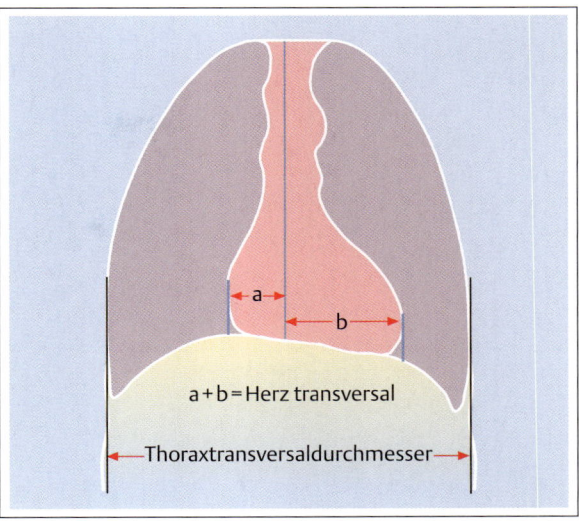

Abb. 20.7 Die Bestimmung des Herz-Lungen-Quotienten = Herztransversaldurchmesser : Thoraxtransversaldurchmesser.

lung kann nur unter Berücksichtigung der Gesamtsituation (Körpergröße, Körpergewicht, Zwerchfellstand) erfolgen. Das Verhältnis von größtem Herzdurchmesser (errechnet aus den Teildurchmessern Mitte rechts und Mitte links) (Abb. 20.**7**) zur maximalen Thoraxbreite beträgt normalerweise nicht über 0,5. Der Herz-Lungen-Quotient hat sich vor allem zur Bewertung von Änderungen der Herzgröße beim gleichen Patienten bewährt.

Die *Herzlage* kann zu einer Vergrößerung des Herzschattens führen, ohne dass eine Herzvergrößerung vorliegt. Dies ist besonders beim quer gestellten Herzen möglich. Auch bei der Rechtsskoliose entsteht der Eindruck eines linksvergrößerten Herzens. Eine mediastinale Masse, ein Fettbürzel im Spitzenbereich und ein Pectus excavatus (Abb. 20.**8**) können eine scheinbare Kardiomegalie vortäuschen. Eine Vergrößerung des Herzschattens tritt auch beim chronischen Perikarderguss auf. Hier fehlen aber meist die Zeichen der Lungenstauung (Abb. 20.**9**). Gelegentlich findet sich eine Kardiomegalie ohne Einschränkung der Herzfunktion, z. B. beim Sportlerherz oder selten bei einem Vorhofseptumdefekt.

> Es sollte immer beachtet werden, dass eine radiologische Kardiomegalie gleichzeitig durch verschiedene Ursachen (Ventrikeldilatation, Ventrikelaneurysma, Perikarderguss) bedingt sein kann.

Vergrößerung einzelner Herzhöhlen. Eine Vergrößerung des *linken Ventrikels*, insbesondere bei einer Druckbelastung desselben, bewirkt initial eine Vergrößerung der Ausflussbahn, welche durch eine Verlängerung nach unten (Zunahme um einen Interkostalraum) und kugelige Abrundung der linken Ventrikelkontur gekennzeichnet ist. Im Verlauf kommt es zu einer Dilatation und einer Verbreiterung des Herzens nach links, einer Vertiefung der Herzbucht und Abrundung der oberen Kontur nach links außen. Das Herz nimmt eine

20 Durch kardiovaskuläre Erkrankungen bedingte Dyspnoe

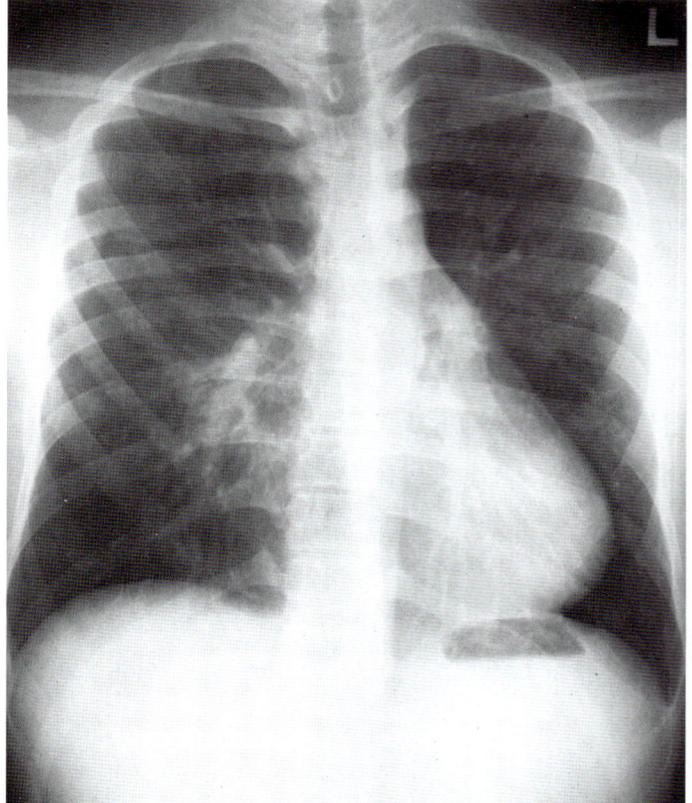
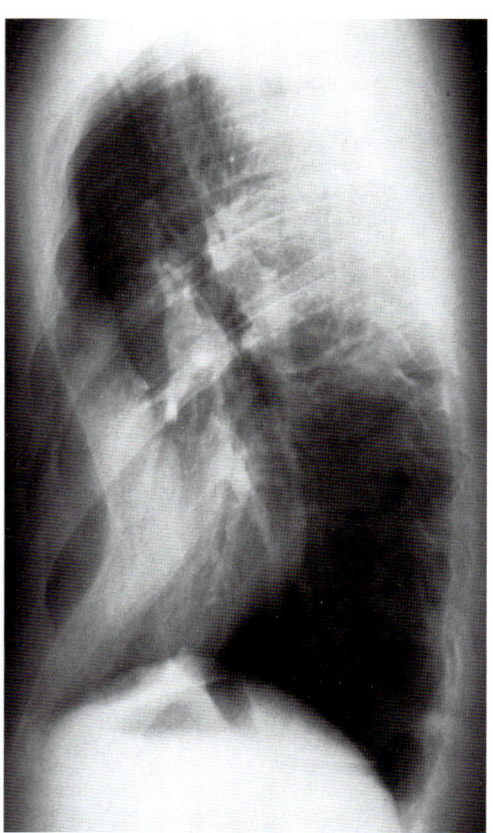

Abb. 20.8 Häufige Fehldiagnose: Pectus excavatus.
a Ein vergrößertes Herz wird durch Verlagerung des Herzens bei Trichterbrust vorgetäuscht. 19-jähriger Patient.
b Thoraxseitenbild des gleichen Patienten, deutliche Trichterbrust.

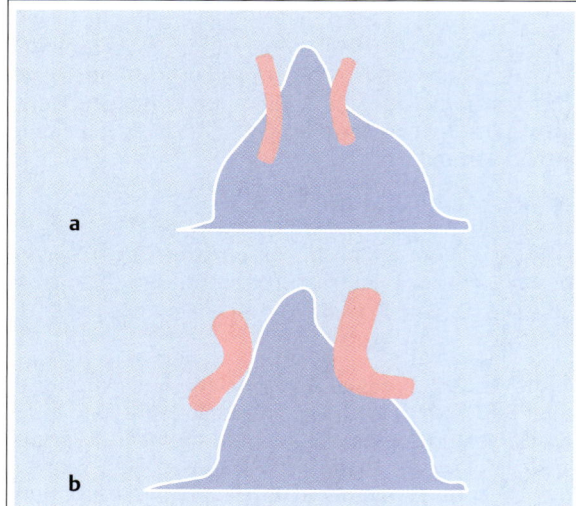

Abb. 20.9 Radiologische Differenzialdiagnose im p.-a. Thoraxbild.
a Perikarderguss, Hili überdeckt.
b Herzinsuffizienz, Hili nach lateral verlagert und vergrößert.

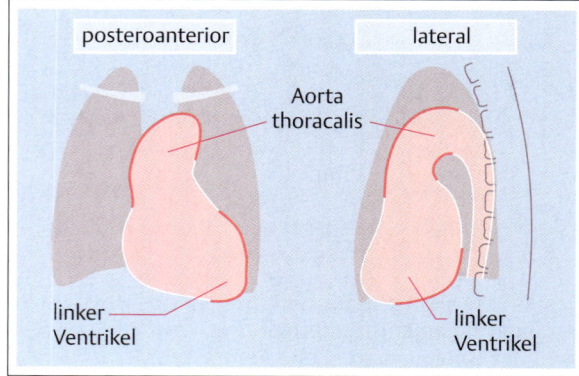

Abb. 20.10 Aortale Konfiguration (Hypertonieherz). Der linke Ventrikel ist vergrößert, die Aorta thoracalis ist verbreitert und elongiert.

Apparative Diagnostik

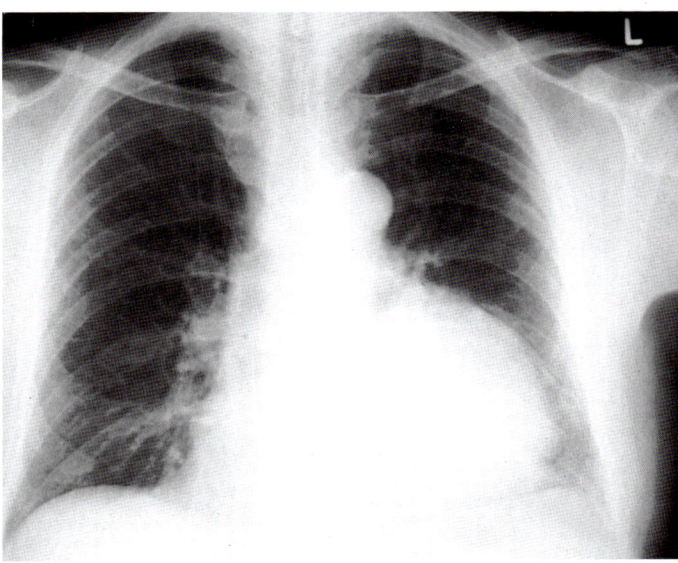

Abb. 20.11 Herzwandaneurysma bei 65-jährigem Mann.

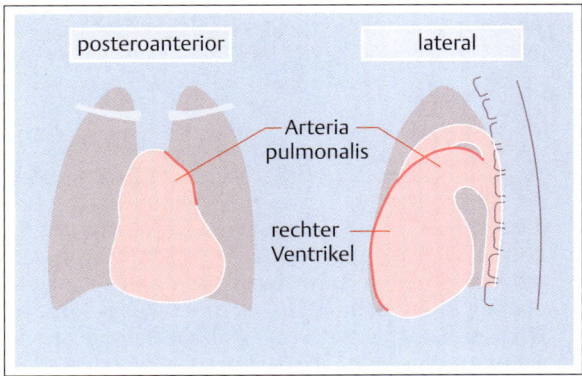

Abb. 20.12 Konfiguration des Herzens bei Vergrößerung des rechten Ventrikels.

aortale Konfiguration, die sog. „Entenform" an (Abb. 20.**10**). Es besteht dann eine exzentrische Hypertrophie des linken Ventrikels. Eine lang dauernde Hypertonie oder eine dekompensierte Aortenstenose bewirkt eine hochgradige Vergrößerung des linken Ventrikels. Die ausgeprägteste exzentrische Hypertrophie und damit linksventrikuläre Vergrößerung findet sich bei der chronischen schweren Aorteninsuffizienz (s. Abb. 20.**32**). Unregelmäßige Ausbuchtungen der Herzkontur im Bereich des linken Ventrikels sprechen für ein Herzwandaneurysma (Abb. 20.**11**).

Eine Vergrößerung des *linken Vorhofs* manifestiert sich als Kernschatten, eine Aufspreizung des Bifurkationswinkels der Trachea (= Karina), eine Vergrößerung des linken Vorhofohres, das die linke Herzkontur verstreichen lässt, und eine Doppelkontur im Bereich des rechten Vorhofes. Im Seitenbild ist der Retrokardialraum auf Höhe des Vorhofes eingelenkt (s. Abb. 20.**37**).

Eine Hypertrophie oder eine nur leichte Vergrößerung des *rechten Ventrikels* führt zu keiner Veränderung des p.-a. Thoraxbildes. Die ausgeprägte rechtsventrikuläre Dilatation dagegen manifestiert sich in einer Hebung und Abrundung der linken Herzkontur (Abb. 20.**12**). Die Herzspitze ist im Gegensatz zur linksventrikulären Hypertophie aber nicht verlängert. Im Seitenbild wird der Retrosternalraum (dreieckförmiger Raum zwischen Sternum und ventraler Herzkontur) ausgefüllt. Im p.-a. Bild ist zudem die Herzkontur verstrichen, und meist liegt auch eine Dilatation der A. pulmonalis vor, welche sich prominent in der linken Herzkontur abbildet (s. Abb. 20.**21**).

Eine Vergrößerung des *rechten Atriums* zeigt sich als zunehmender Schatten von der rechten Herzseite gegen das rechte Lungenfeld.

Bei chronischer Herzinsuffizienz, namentlich infolge einer dilatativen Kardiomyopathie oder fortgeschrittener koronarer Herzkrankheit, kommt es zu einer mehr oder weniger stark ausgeprägten *Vergrößerung aller Herzhöhlen* (Abb. 20.**13**).

Pulmonale Stauungszeichen. Die pulmonale Stauung führt zu einer Überfüllung der pulmonalen Gefäße, die sich in einem *Dickerwerden der apikalen Gefäße* manifestiert. Bei Shuntvitien (z. B. Vorhofseptumdefekt) kann eine Hyperzirkulation der Lunge vorliegen ohne gleichzeitige Zeichen der Herzinsuffizienz. Mit zunehmendem Anstieg des pulmonalkapillären Druckes kommt es zu einem Austritt der Flüssigkeit zuerst ins Interstitium, dann in die Alveolen, welche sich als *interstitielles oder alveoläres Ödem* nachweisen lässt. Bei der chronischen Herzinsuffizienz kann kompensatorisch die Lungendrainage massiv erhöht sein, so dass es auch bei großem kapillären Flüssigkeitsaustritt zu keiner Zunahme der extravaskulären Flüssigkeit kommt und im Röntgenbild kein interstitielles oder alveoläres Ödem nachweisbar ist. Bei akut aufgetretener Lungenstauung ist das Lungenödem viel häufiger.

▶ *Lungenstauung Stadium 1: Lungenstauung ohne Ödem:* Im Röntgenbild lässt sich beim Patienten in aufrechter Körperhaltung eine basoapikale Umverteilung feststellen. Normalerweise herrschen hy-

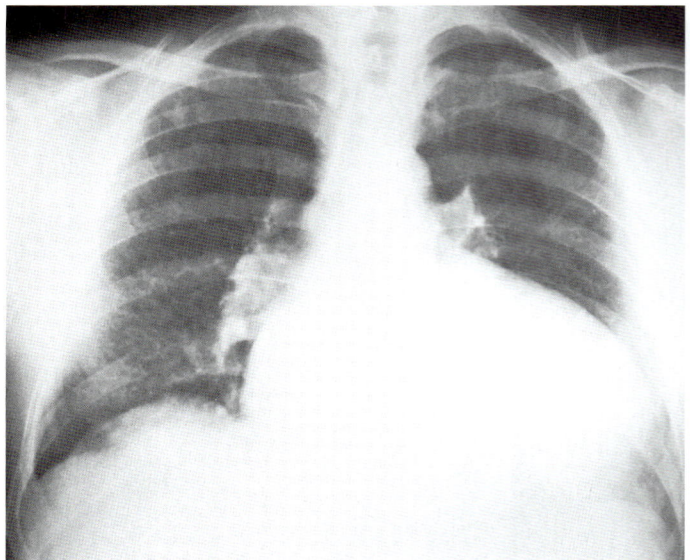 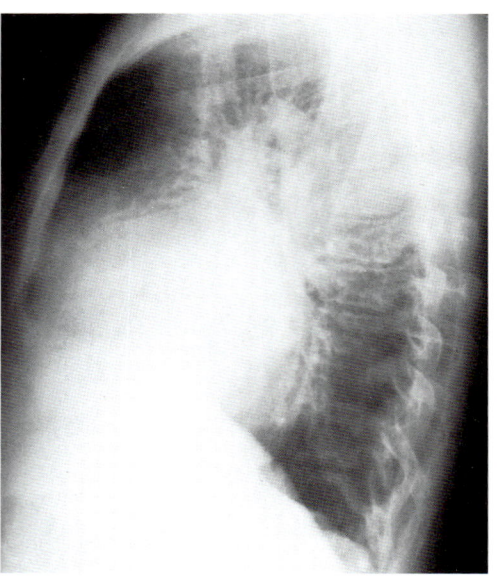

Abb. 20.13 Massive Vergrößerung aller Herzhöhlen bei dilatativer Kardiomyopathie. 49-jähriger Mann. Bei der Herzkatheteruntersuchung konnte keine Mitralinsuffizienz nachgewiesen werden. Koronararterien normal.

a Die Vergrößerung des linken Ventrikels und des rechten Vorhofs kommt im p.-a. Bild zur Darstellung.
b Die Vergrößerung des rechten Ventrikels und des linken Vorhofs ist im Seitenbild zu erkennen.

drostatisch bedingte Druckunterschiede zwischen den oberen und unteren Lungenabschnitten. Die kranialen Abschnitte haben kollabierte Venen und in den basalen Abschnitten finden sich die gefüllten, erweiterten Venen. Durch den erhöhten pulmonalvenösen Druck steigt der Druck in allen Lungenabschnitten an, so dass auch die Pulmonalvenen im Oberlappen zunehmend erweitert werden (normales Verhältnis apikal zu basal = 1 : 3, bei Stauung Verhältnis Gefäßdurchmesser apikal zu basal 1: 1). Mit ansteigendem Druck kommt es zu einer Vergrößerung und Lateralverschiebung der Hili, und die Gefäßzeichnung der Lungenfelder wird insgesamt prominenter (Abb. 20.**9**).

➤ *Stadium 2: interstitielles Lungenödem:* Wenn die Kapazität der Lungengefäße überschritten wird, kommt es zur Entwicklung eines interstitiellen Ödems. Durch die Flüssigkeitsansammlung um die Bronchiolen, Arteriolen und Venulen kann es zentral zum Verlust von Gefäßgrenzen kommen. Die Verdickung der Interlobärsepten durch Ödeme führt zur Entstehung von parallel zueinander verlaufenden horizontalen Linien in den basalen peripheren Abschnitten oberhalb des kostodiaphragmalen Sinus, den *Kerley-B-Linien* (Abb. 20.**14**). Kerley-Linien kommen durch die Verbreiterung der Lymphgefäße und eine Verdickung der sie einschließenden Interlobärspalten zustande. Werden Kerley-Linien beobachtet, liegt der pulmonalkapilläre Druck über 25 mmHg (normal 8–10 mmHg). Gegenüber streifenförmigen Atelektasen zeichnen sich die Kerley-Linien durch eine schärfere Begrenzung aus. Sie sind auch schmaler.

➤ *Stadium 3: alveoläres Lungenödem:* Beim Einreißen der Tight Junctions zwischen den Alveolarzellen kommt es zur Ausbildung eines alveolären Ödems und so zu röntgenologischen milchglasartigen Verschattungen. Das kardial bedingte akute Lungenödem tritt initial hilär auf und breitet sich von dort über die Lunge aus. Es wird deshalb auch als Schmetterlingsödem bezeichnet. Gelegentlich ist es aber diffus über die Lungenfelder verteilt. Zusätzlich finden sich in diesem Stadium auch zunehmend pleurale Ergüsse.

Echokardiographie

Die Echokardiographie, die Ultraschalluntersuchung des Herzens, ist die wichtigste bildgebende nichtinvasive Untersuchung des Herzens. Die Echokardiographie erlaubt es nicht nur, die Strukturen des Herzens, sondern auch deren Funktion zu beschreiben. Gleichzeitig lässt sich mittels *Dopplerechokardiographie* der Blutfluss im Herz feststellen und die Blutflussgeschwindigkeit über den Klappen messen, und somit lassen sich indirekt die Druckgradienten über den Klappen berechnen. Die Untersuchung erfolgt in den meisten Fällen nichtinvasiv durch die Verabreichung des Ultraschalls durch den Thorax (= transthorakale Echokardiographie). Es werden eine *M-Mode-Echokardiographie* und eine *zweidimensionale Echokardiographie* durchgeführt. Die M-Mode-Echokardiographie erlaubt es, die exakten Dimensionen der Wände, des Septums und der Herzhöhlen aufzuzeichnen. Die zweidimensionale Echokardiographie liefert instan-

Apparative Diagnostik

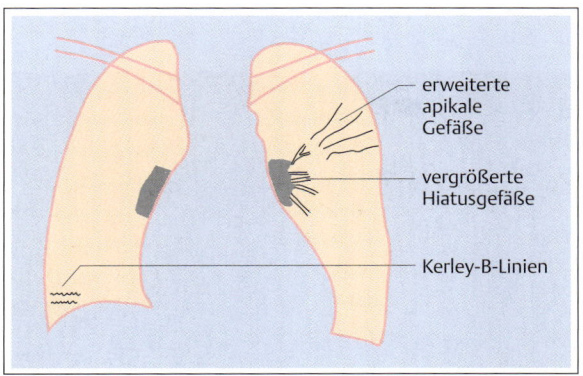

Abb. 20.14 Schwere Lungenstauung mit interstitiellem Lungenödem. Es finden sich apikal erweiterte Gefäße, vergrößerte Gefäße der Hili und Kerley-B-Linien.
a Schema.
b Thoraxbild.
c Kerley-B-Linien als Ausdruck der pulmonalen Stauung.

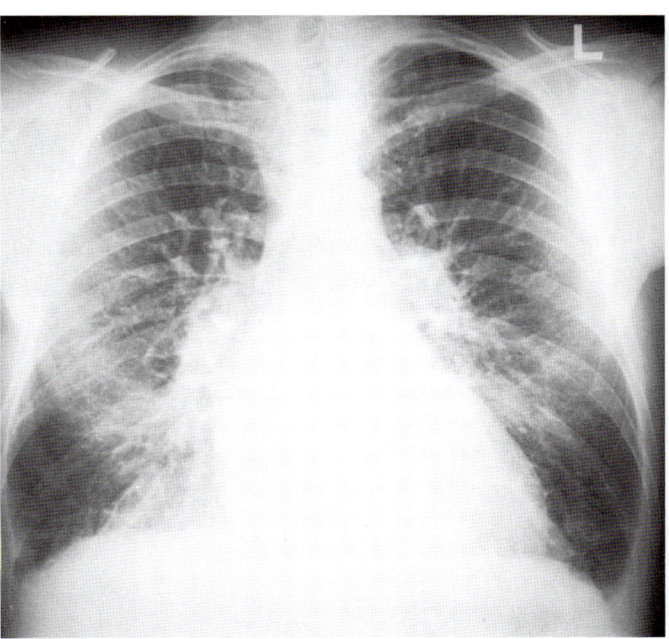
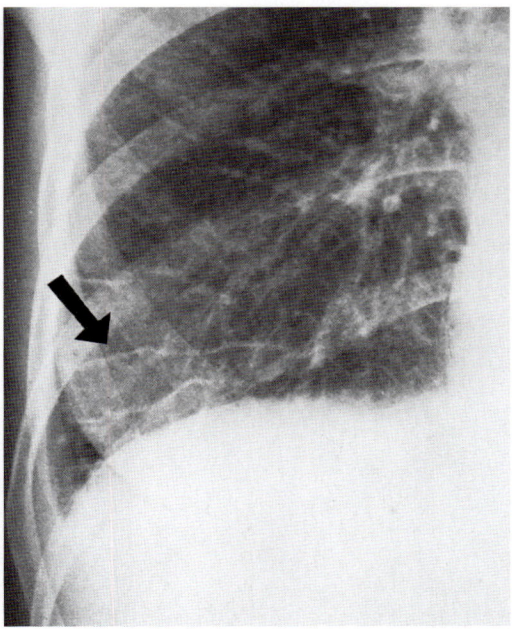

tane zweidimensionale Schnittbilder durch das Herz (Abb. 20.15). Sie erlaubt es, nicht nur die Dimensionen der Herzhöhlen, sondern auch anatomische Varianten und Pathologien aufzuzeichnen. Es ist die einfachste und schnellste Art, eine Information über die Funktion des Herzens zu erhalten. Regionale Wandbewegungsstörungen, wie sie während der Ischämie bzw. während dem Herzinfarkt auftreten, können so erfasst werden. Dies wird in der *Stress-Echokardiographie* ausgenützt, bei der nach einer physiologischen Belastung (Laufband- oder Fahrradergometer) oder unter Dobutamininfusion Wandbewegungsstörungen als Zeichen der Ischämie gesucht werden. Die Stress-Echokardiographie hat sich der Szintigraphie im Nachweis von Myokardischämien als ebenbürtig erwiesen. Viele kardiale Pathologien und Kardiomyopathien werden heutzutage ausschließlich mittels Echokardiograpie diagnostiziert. Des Weiteren ist die Echokardiographie exzellent im Nachweis eines Perikardergusses und dessen funktionellen Auswirkungen, in der Suche nach Vegetationen bei der Endokarditis sowie im Nachweis von Thromben oder Tumoren im Bereich des Herzens.

Dopplerechokardiographie

Prinzip. Die Dopplerechokardiographie macht sich die physikalische Eigenschaft zunutze, dass ein Ton, der auf ein sich bewegendes Objekt auftrifft, eine Veränderung der Wellenlänge bzw. *Frequenzverschiebung* erfährt. Die Erythrozyten sind die sich bewegenden Objekte im Blut, welche den Ultraschall reflektieren. Über den Vergleich der ausgesandten mit der reflektierten Frequenz kann unter Anwendung der Dopplerformel die Geschwindigkeit der Erythrozyten berechnet werden. Die Frequenzverschiebung des reflektierten Ultraschalls erlaubt es, nicht nur die Geschwindigkeit, sondern auch die Flussrichtung des Blutes (Erythrozyten!) zu bestimmen. Je größer die Geschwindigkeit, umso größer ist auch die Frequenzverschiebung. Die Frequenzverschiebung wird auch gebraucht, um den Blutfluss farblich zu kodieren: Konventionsgemäß werden Blutflüsse auf den Transducer (Ultraschallkopf) zu mit roter Farbe, Blutflüsse vom Transducer weg mit blauer Farbe kodiert. Dadurch können der normale Blutfluss, Regurgitationen oder Shunts (z. B. Ventrikelseptumdefekt) visuell dargestellt werden.

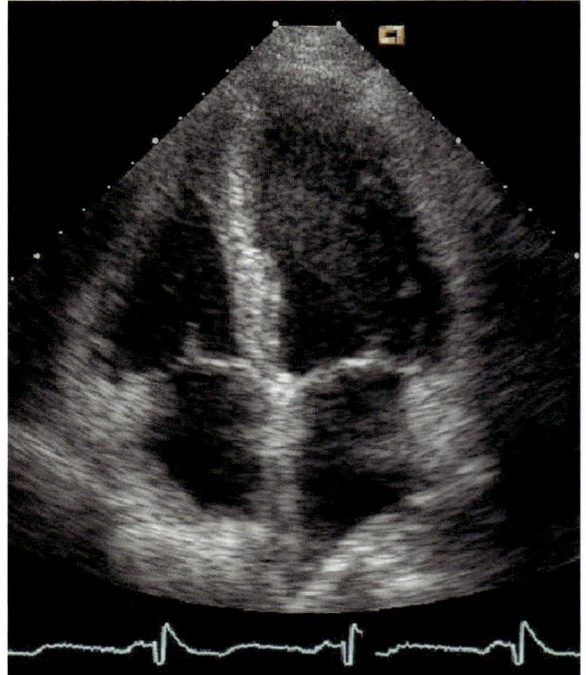
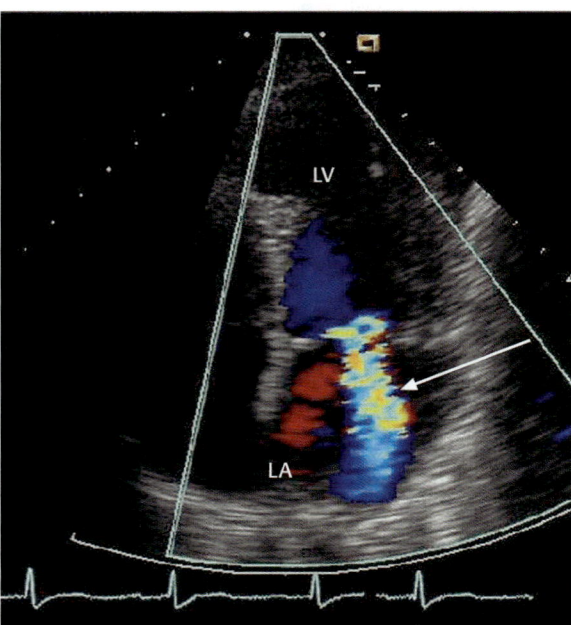

Abb. 20.15 Echokardiographische Darstellung des Herzens im apikalen Vierkammerblick.
a 2-D-Echokardiographie unmittelbar nach Schluss der Mitral- und Trikuspidalklappe vor Beginn der Systole.
b Schema der wichtigsten Strukturen am Herzen.
c Regurgitationsjet vom linken Ventrikel in den linken Vorhof (Pfeil), dargestellt mittels Farbdopplerechokardiographie.

Klappenstenosen. Die Geschwindigkeitsbeschleunigung über Einengungen (z. B. stenosierte Herzklappen) wird benutzt, um den *Schweregrad* der Stenosierung zu berechnen. Dabei kommt die sog. modifizierte Bernoulli-Gleichung zur Anwendung, welche erlaubt, aus den Blutflussgeschwindigkeiten einen *Druckgradienten* abzuleiten.
Modifizierte Bernoulli-Gleichung:

Druckgradient (mmHg) = 4 × (Flussgeschwindigkeit in m/s)^2

Anhand der mittels Dopplerechokardiographie errechneten Druckgradienten und der mittels zweidimensionaler Echokardiographie berechneten Klappenöffnungsfläche ist es möglich, nichtinvasiv Aortenklappenstenosen, Mitralklappenstenosen und Pulmonalstenosen zu messen und wenn nötig einer Operation zuzuführen.

Klappeninsuffizienzen. Die Dopplerechokardiographie erlaubt es aber auch, die maximale Geschwindigkeit des Blutflusses über eine insuffiziente Klappe zu messen. Die maximale Geschwindigkeit des Regurgitationsjets ist wiederum proportional zum Druckgradienten zwischen zwei Kammern. Dies wird ausgenützt, um nichtinvasiv den Druckgradienten zwischen dem rechten Ventrikel und dem rechten Vorhof bei bestehender Trikuspidalinsuffizienz zu messen. In den meisten Fällen ist es so möglich, nichtinvasiv den Druck im Lungenkreislauf abzuschätzen (Abb. 20.**16**). Mittels Farbdopplerechokardiographie wird aber auch die Breite des Ursprungs des Regurgitationsjets gemessen, um den Schweregrad einer Aorteninsuffizienz, Mitralinsuffizienz oder einer Trikuspidalinsuffizienz semiquantitativ abzuschätzen.

Hämodynamische Studien. Die Dopplerechokardiographie erlaubt es darüber hinaus auch genaue hämody-

Apparative Diagnostik

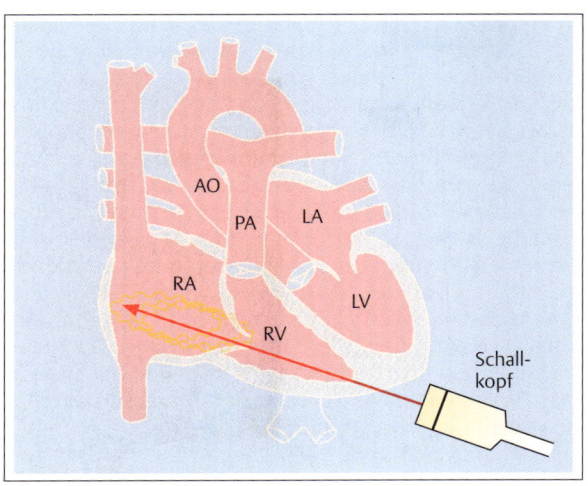

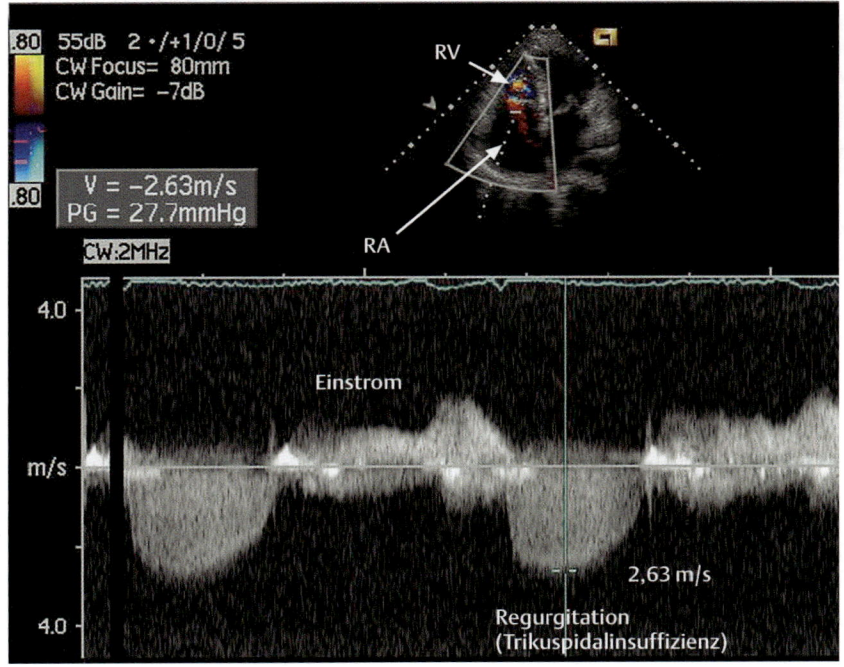

Abb. 20.16 Dopplerechokardiographisch Messung des Druckgradienten zwischen rechtem Ventrikel und rechtem Vorhof.
a Schema: Der CW-Doppler (CW = continuous wave) wird von der Herzspitze durch den rechten Ventrikel über die Trikuspidalklappe in den Vorhof gelegt.
b Dopplerechokardiographie. Die Geschwindigkeit des einströmenden Blutes sowie des Regurgitationsjets bei vorliegender Trikuspidalinsuffizienz wird registriert. Die Geschwindigkeit des Regurgitationsjets (2,63 m/s) ist proportional zum Druckgradienten zwischen RV und RA und berechnet sich auf 28 mmHg (Druckdifferenz zwischen RV – RA = 4 × Geschwindigkeit^2 = 4 × 2,63^2 = 27,7 mmHg). Dies entspricht einem normalen systolischen RV-Druck.

namische Studien durchzuführen, indem das Flussmuster des Bluteinstroms über die verschiedenen AV-Klappen, in den verschiedenen Herzhöhlen und im Venensystem registriert werden können und ihre Veränderung mit der Atmung oder mit der Lage direkt dokumentiert werden können. Dies wird angewandt bei der Unterscheidung zwischen konstriktiver und restriktiver Pathophysiologie, zur Diagnose einer Perikardtamponade (s. Abb. 6.**20**, Kapitel 6) und zur Beurteilung von pathophysiologischen Konsequenzen von kongenitalen Vitien.

Transösophageale Echokardiographie

Bei der transösophagealen Echokardiographie wird die Ultraschallsonde über den Ösophagus hinter das Herz geführt. Die Sonde kommt damit direkt hinter dem linken Vorhof und dem Herzen zu liegen. Durch den Wegfall der Knochenstrukturen entstehen qualitativ hochwertige Echokardiographiebilder. Die transösophageale Echokardiographie kommt zur Anwendung bei der Suche nach einer Endokarditis, der Beurteilung einer Dysfunktion von Klappenprothesen und bei der Suche nach kardialen Emboliequellen. Die transösophageale Echokardiographie erlaubt es auch, die Morphologie der AV-Klappen genau einzusehen. Einen besonderen Stellenwert hat sie in der Beurteilung der Pathologien der Aortenwurzel, der aszendierenden Aorta, des Aortenbogens und der thorakalen deszendierenden Aorta. Bei Verdacht auf eine Aortendissektion ist die transösophageale Echokardiographie die Untersuchungsmethode der Wahl. Bei der Beurteilung von kongenitalen Vitien wird sie bei besonderer Frage-

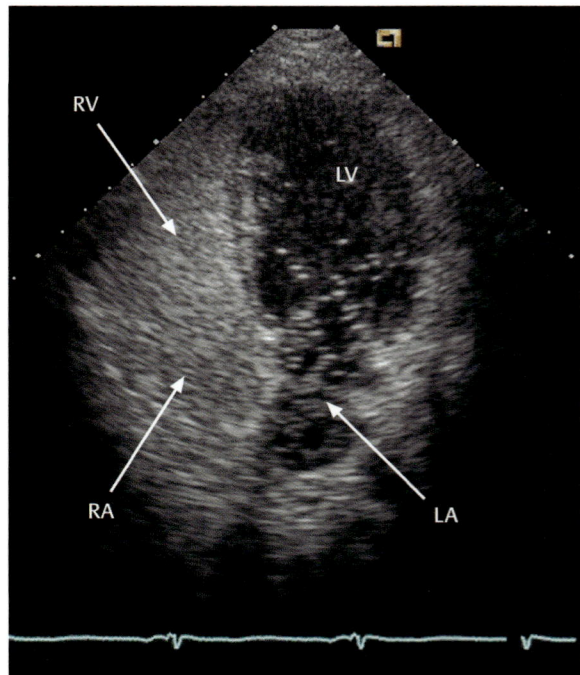

Abb. 20.17 Kontrastechokardiographie zur Darstellung eines Rechts-links-Shunts. Mit Luft geschüttelte Kochsalzlösung wird intravenös gespritzt. Die Mikro-Bubbles sind echodicht. Der rechte Vorhof (RA) und der rechte Ventrikel (RV) sind mit Bubbles vollständig gefüllt. Nach dem Valsalva-Manöver ist es zum Übertritt von Blut und Bubbles in den linken Vorhof (LA) und linken Ventrikel (LV) gekommen. Dies ist beweisend für einen Rechts-links-Shunt.

Neben dem Einsatz bei *Shuntvitien* wird diese Technik auch angewandt, um ein *offenes Foramen ovale* zu suchen. Über ein offenes Foramen ovale können kleine Embolien oder Gasbläschen aus dem venösen System in das arterielle System gelangen, also zu einer paradoxen Embolie führen. Nach einem kryptogenen Schlaganfall wird deshalb mittels Kontrastechokardiographie ein offenes Foramen ovale gesucht, um eine paradoxe Embolie entweder auszuschließen oder beim Vorliegen eines offenen Foramen ovale eine entsprechende Therapie einzuleiten. Dabei wird der sog. *Bubble-Test* durchgeführt. Beim Bubble-Test wird geschüttelte Kochsalzlösung venös gespritzt, und wenn sich der rechte Vorhof angefüllt hat, wird nach einem Valsalva-Manöver nach einem Übertritt der Bubbles in den linken Vorhof gesucht (Abb. 20.17).

Zur Kontrastmittelechokardiographie wurden aber auch spezielle Zucker- oder Eiweißlösungen entwickelt.

Intrakardiale Echokardiographie

Neuerdings wird der Ultraschallkopf auch auf Herzkatheter montiert, und es können intrakardiale Echokardiographien durchgeführt werden. Die intrakardialen Echokardiographien sind von der Qualität her der transösophagealen Echokardiographie vergleichbar. Sie werden vor allem bei perkutanen Verschlüssen von Shuntvitien (perkutaner Verschluss von Vorhofseptumdefekten Typ II) eingesetzt.

Computertomographie

Die Computertomographie (CT) kann zur Visualisierung der Herzkammern eingesetzt werden. Ihr größtes Anwendungsgebiet ist jedoch nach wie vor die *Diagnostik der großen Arterien,* insbesondere der Aorta, bei vermuteter Aortendissektion. Zunehmend können mittels CT auch sehr kleine Strukturen dargestellt werden. Bereits heute können damit nichtinvasiv Stenosen in den Kranzarterien visualisiert werden. Das Spiral-CT mit Kontrastmittelgabe wird heute zunehmend anstelle von Perfusions-Ventilations-Szintigraphien eingesetzt, um akute Lungenembolien zu diagnostizieren.

MRT (magnetic resonance tomography)

Die Magnetresonanz wird in zunehmendem Maße für die Kardiologie gebraucht. Die Magnetresonanz erlaubt es ebenfalls sehr genau, die Strukturen und die Anatomie des Herzens und der zuführenden Arterien und Venen darzustellen. Gleichzeitig können ebenfalls Blutflüsse gemessen werden. Es können auch Perfusionsunterschiede im Myokard dargestellt werden, weshalb die MR-Untersuchung ebenfalls zum *Ischämienachweis* eingesetzt werden kann (s. Abb. 6.12, Kapitel 6).

stellung angewandt; viele Fragen können durch den erfahrenen Untersucher mittels transthorakaler Echokardiographie beantwortet werden.

Kontrastechokardiographie

Im normalen Echokardiogramm ist Blut bzw. sind die Erythrozyten nicht sichtbar. Es ist aber gelegentlich wichtig, Blut sichtbar zu machen, z. B. zur besseren Abgrenzung des Endokards oder zum Nachweis von Shunts. Durch die Injektion spezieller Ultraschallkontrastmittel kann man das normalerweise unsichtbare Blut im Echokardiogramm sichtbar machen. Das mit dem Kontrastmittel angefärbte Blut präsentiert sich auf dem Bildschirm als weißes „Schneegestöber". Das billigste Kontrastmittel ist *geschüttelte Kochsalzlösung,* wobei durch Schütteln der Spritze (z. B. 16 ml NaCl 0,9 % und 4 ml Luft) mikroskopisch kleine Luftbläschen in Kochsalzlösung gelöst werden (Mikro-Bubbles). Nach Entfernung der überstehenden Luft wird die geschüttelte Kochsalzlösung in eine Armvene injiziert. Durch den Verlauf der Bubbles können leicht intrakardiale Shunts visualisiert werden, es können aber auch die Grenzen der Kammern klarer dargestellt werden.

Apparative Diagnostik

Belastungstest

Da eine Belastungsintoleranz ein integraler Bestandteil der Herzinsuffizienz und vieler Herzerkrankungen ist, ist ein Abschätzen der maximalen Belastung bei den Patienten wichtig im Hinblick auf das Festlegen des Schweregrads der Herzerkrankung, der Prognose der Herzkrankheit und der Beurteilung des Verlaufs unter Therapie.

Drei Belastungstests kommen zurzeit im klinischen Alltag routinemäßig zur Anwendung: die Ergometrie mittels Fahrrad oder Laufband, die Spiroergometrie und der 6-Minuten-Gehtest. Es ist aber wichtig festzustellen, dass alle diese Tests nicht alleine das kardiale Leistungsvermögen erfassen. Die Arbeitskapazität ist neben der kardialen Leistungsfähigkeit abhängig von der Lungenfunktion, der Sauerstofftransportkapazität (Hämoglobingehalt des Blutes) und dem Trainingszustand des Patienten. Dies muss bei der Beurteilung der Resultate in Betracht gezogen werden.

Ergometrie. Die ergometrische Bestimmung der *submaximalen Arbeitskapazität* erfolgt in der Regel an einem geeichten Fahrrad- oder Laufbandergometer. Die submaximale Arbeitskapazität entspricht der Leistung, welche bei der sog. submaximalen Herzfrequenz von 170/min in einem relativen Steady State in Bezug auf Pulsfrequenz und Atmung erreicht werden kann. Die *submaximale Pulsfrequenz* sinkt mit zunehmendem Alter ab. Als Faustregel lässt sie sich errechnen als:

Submaximale Pulsfrequenz = 210 minus Alter (in Jahren).

Die Sollwerte für die submaximale Arbeitskapazität basieren auf den Untersuchungen von großen Normalkollektiven (Abb. 20.**18**). Sie sind abhängig von Alter, Geschlecht und Körpergröße. Es hat sich bewährt, die von einem Patienten geleistete effektive Arbeitskapazität in Prozent des Sollwertes anzugeben. Als pathologisch gilt ein Wert von weniger als 80% des Sollwertes.

Spiroergometrie. Bei der Spiroergometrie wird die Belastung durchgeführt unter gleichzeitiger Messung der Sauerstoffaufnahme. Das erlaubt es, die *anaerobe Schwelle,* d. h. den Punkt während der Belastung, bei welchem der respiratorische Quotient ansteigt und Lactat produziert wird, festzustellen. Die Belastung wird durchgeführt bis zu dem Zeitpunkt, bei dem die maximale Sauerstoffaufnahme nicht mehr weiter steigt, oder bis der Patient wegen Dyspnoe oder Erschöpfung abbrechen muss. Der Normwert für die *maximale Sauerstoffaufnahme* ist 25 ml/kg/min. Die Einschränkung der maximalen Sauerstoffaufnahme ist ein gutes Maß für das Ausmaß der Herzinsuffizienz und wird als objektive Größe gebraucht, um die Notwendigkeit einer Herztransplantation abzuschätzen.

6-Minuten-Gehtest. Da sich die Belastung im täglichen Leben für den Patienten von der Belastung, welche er während einer maximalen Arbeitskapazität leisten muss, unterscheidet, hat sich der 6-Minuten-Gehtest als ergänzende Untersuchung etabliert. Es wird dabei die

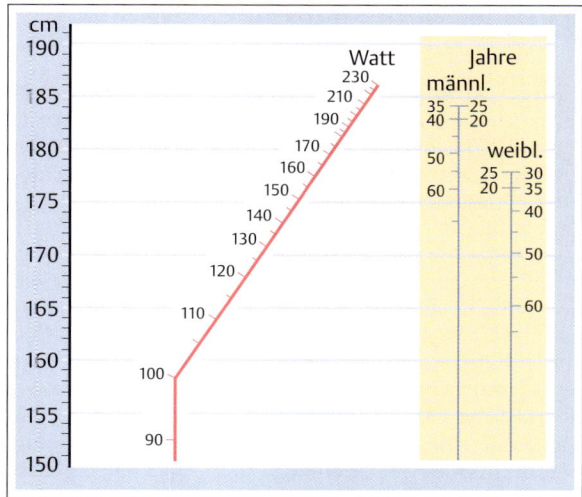

Abb. 20.18 Nomogramm zur Bestimmung der submaximalen Arbeitskapazität.

Arbeitskapazität des Patienten *unterhalb der anaeroben Schwelle* während einer konstanten Belastung abgeschätzt. Es wird gemessen, wie weit der Patient auf ebener Strecke in 6 Minuten marschieren kann. Der Patient darf während dieser 6 Minuten auch anhalten und sich erholen. Die zurückgelegte Gehstrecke ist ein Maß für die Leistungsfähigkeit des Patienten. Der Test kommt insbesondere bei schwer herzkranken Patienten und bei Patienten mit pulmonaler Hypertonie zur Anwendung.

Herzkatheter

Eine vollständige Herzkatheteruntersuchung umfasst eine Linksherzkatheteruntersuchung mit Druckmessung und linksventrikulärer Angiographie, eine Rechtsherzkatheteruntersuchung und eine Koronarangiographie. Damit lassen sich die *Hämodynamik* und die *Kontraktilität,* die *Volumina* und die *Auswurffraktion* des linken Ventrikels genau messen. Wichtig ist die Diagnose oder der Ausschluss der *koronaren Herzkrankheit* mittels Koronarangiographie. Die Rechtsherzkatheteruntersuchung mit gleichzeitiger Oxymetrie erlaubt das Messen des *Herzminutenvolumens* und der *Widerstände* im systemischen und pulmonalen Kreislauf. Diagnostisch wird die Herzkatheteruntersuchung häufig in Ergänzung zur Echokardiographie eingesetzt.

Zunehmend werden mittels Herzkatheter aber auch *therapeutische Eingriffe* vorgenommen. So ist die Mitralvalvuloplastie heute bei der Mitralstenose, auch bei teilweise verkalkten Klappen, Therapie der ersten Wahl. Eine Operation kommt nach Versagen des perkutanen Eingriffs oder bei sehr stark verkalkten Klappen zur Anwendung. Die Pulmonalstenose wird praktisch ausschließlich perkutan behandelt. Auch kongenitale Shuntvitien werden bei günstiger Anatomie heute perkutan verschlossen. Dies gilt für den Vorhofseptumdefekt Typ II, den offenen Duktus Botalli und das offene Foramen ovale.

20.5 Akute Herzinsuffizienz

Klinisch ist es sinnvoll, zwischen akuter und chronischer Herzinsuffizienz zu unterscheiden. Die akute Herzinsuffizienz ist häufig ein dramatisches Ereignis, welches eine sofortige Hospitalisation und Behandlung nötig macht. Die Patienten präsentieren sich mit akut aufgetretener Leistungsintoleranz und oft mit Ruhedyspnoe als Ausdruck eines akuten Lungenödems. Im Extremfall entwickeln sie schnell einen kardiogenen Schock. Die Patienten haben Angst, sind unruhig und evtl. verwirrt. Die Ursache liegt in der Schnelligkeit, mit der eine Pathologie am Herzen entstanden ist. Bei einem schnellen Auftreten z. B. einer Volumenüberlastung hat das Herz keine Möglichkeit, kompensatorische Mechanismen (Dilatation, Hypertrophie, neurohumorale Anpassungen) zu entwickeln. So führt z. B. der Abriss eines Mitralsegels wegen mukoider Degeneration oder bei infektiöser Endokarditis zu einer sofortigen schweren Mitralinsuffizienz. Das Regurgitationsvolumen wird in den normal großen linken Vorhof gepresst, in dem notgedrungen die Füllungsdrücke massiv ansteigen müssen, gelegentlich bis zum Druckausgleich zwischen Atrium und Ventrikel in der Systole. Diese hohen Drücke werden direkt in das pulmonalvenöse System übertragen, und es kommt zum sofortigen massiven Lungenödem. Im Gegensatz dazu kann eine schwere chronische Mitralinsuffizienz, welche zu einer Dilatation des linken Vorhofs geführt hat, mit einer nur mittelschweren Erhöhung des linksatrialen Druckes ohne wesentliche v-Welle einhergehen, und der Patient bleibt jahrelang ohne wesentliche Symptome leistungsfähig.

Ursachen. Eine akute Herzinsuffizienz kann durch eine akute Druck- oder Volumenbelastung des systemi-

Tabelle 20.10 Ursachen der akuten Herzinsuffizienz

Akute Druckbelastung (erhöhte Nachlast, mechanische Flussbehinderung)
- systemische Hypertonie
  - hypertensive Krise
  - Dekompensation einer lange bestehenden Hypertonie
- pulmonale Hypertonie
  - Lungenembolie
- mechanische Flussbehinderung
  - Thrombose einer mechanischen Klappenprothese
  - Vorhofmyxom

Akute Volumenbelastung
- akute Mitralinsuffizienz
  - partieller oder vollständiger Papillarmuskelabriss bei akutem Myokardinfarkt, infektiöser Endokarditis, myxomatöser Degeneration
  - Dysfunktion einer Mitralklappenprothese
- akute Aorteninsuffizienz
  - Aortendissektion
  - infektiöse Endokarditis
  - Ruptur eines Sinus-Valsalva-Aneurysmas
  - Prolaps einer Segeltasche
  - paravalvuläres Leck bei aortaler Klappenprothese
- akute Trikuspidalinsuffizienz
  - traumatisch
  - infektiöse Endokarditis
- Ventrikelseptumdefekt nach Myokardinfarkt
- iatrogene Volumenüberlastung
- Niereninsuffizienz
- Gravidität

Akute Füllungsbehinderung
- Thrombus einer mitralen oder trikuspidalen Klappenprothese
- akute Perikarditis
- Perikardtamponade

Akute Kontraktilitätsstörung
- akutes Pumpversagen bei Myokardischämie
- Myokarditis
- Abstoßung nach Herztransplantation
- Intoxikationen
- Medikamentenüberdosierung (z. B. Calciumantagonisten)

Herzrhythmusstörungen
- supraventrikuläre und ventrikuläre Tachykardien
- bradykarde Rhythmusstörungen (z. B. totaler AV-Block)

Akute Herzinsuffizienz

schen oder pulmonalen Kreislaufs, eine Füllungsbehinderung des Herzens, eine akute Abnahme der Kontraktilität des Myokards oder durch Rhythmusstörungen verursacht sein. Die häufigsten Ursachen sind in (Tab. 20.10) gelistet. Als häufigste Ursache muss als erstes die *Myokardischämie* mittels EGK und Enzymmessung gesucht werden. Zu beachten ist, dass eine akute Herzinsuffizienz in den meisten Fällen zu einer nichtischämischen, meist subendokardial gelegenen Myokardschädigung und damit zu einer leichten Erhöhung des Troponins (s. Tab. 6.12, Kapitel 6) führen kann. Deshalb darf eine leichte Troponinerhöhung nicht mit einer durch eine Koronarstenose bedingten Ischämie gleichgesetzt werden.

Differenzialdiagnostische Betrachtungen zur akuten und akut dekompensierten Herzinsuffizienz

Die akute Herzinsuffizienz mit schnell aufgetretener Ruhedyspnoe ist gelegentlich schwer von *nichtkardialer akuter Dyspnoe* zu unterscheiden. Differenzialdiagnostisch müssen ein akuter Asthmaanfall, eine Exazerbation einer chronisch obstruktiven Lungenerkrankung, der Pneumothorax, eine Pneumonie, die Lungenembolie, das Acute Respiratory Distress Syndrom (ARDS) und ein Larynxödem in Betracht gezogen werden. Auch eine metabolische Azidose aus verschiedenen Gründen (diabetische Ketoazidose, Urämie, Vergiftungen und Medikamentenüberdosis) kann ähnliche Symptome bereiten. Eine hysterische Hyperventilation muss ebenfalls abgegrenzt werden.

Von der akuten Herzinsuffizienz wird die *akute Dekompensation der chronischen Herzinsuffizienz* abgegrenzt. Von einer akuten Dekompensation einer Herzinsuffizienz sprechen wir, wenn eine chronisch stabile Herzinsuffizienz oder chronisch stabile Herzerkrankung akut dekompensiert.

> ■ Die akute dekompensierte Herzinsuffizienz wird meistens ausgelöst durch eine reversible oder behandelbare Ursache. Es ist daher wichtig, diese Ursache zu identifizieren.

Die häufigsten Gründe für eine Dekompensation sind eine neu aufgetretene Myokardischämie oder eine Arrhythmie, eine systemische Infektion oder ein Nichteinhalten der chronischen Medikation bzw. ein zusätzliches Einnehmen von Medikamenten, welche eine Dekompensation durch eine Flüssigkeitsansammlung hervorrufen können (z. B. nichtsteroidale antiinflammatorische Medikamente, Steroide). Ebenso kommt die Einnahme von Medikamenten oder anderen Substanzen, die einen negativ inotropen Effekt haben (Calciumkanalblocker oder Alkohol), in Frage. Gelegentlich führt eine schlecht kontrollierte Hypertonie zu einer akuten Dekompensation. Auch andere medizinische Ursachen, wie eine Anämie oder eine Stoffwechselstörung, z. B. eine Hyperthyreose, können eine Dekompensation einer Herzinsuffizienz auslösen.

Die akute Herzinsuffizienz, die akut dekompensierte Herzinsuffizienz und die chronische Herzinsuffizienz lassen sich häufig anhand von Anamnese, Symptomen und Befunde voneinander abgrenzen (Tab. 20.11). Patienten mit akuter Herzinsuffizienz haben häufig ausgeprägte Symptome des Rückwärtsversagens (Lungenödem, Dyspnoe und Orthopnoe). Patienten mit akuter dekompensierter Herzinsuffizienz beklagen zusätzlich oft eine Müdigkeit und Schwäche als Ausdruck der verminderten Perfusion. Sie haben vor der Dekompensation häufig Gewicht zugenommen wegen einer Volumenüberladung und Zunahme der peripheren Ödeme. Eine Beurteilung des Perfusionsstatus und des Volumenstatus (Tab. 20.4) ist wichtig und hilfreich für die Einleitung der adäquaten Therapie.

Tabelle 20.11 Differenzialdiagnostische Abgrenzung von akuter, akut dekompensierter und chronischer Herzinsuffizienz (modifiziert nach Givertz et al. In: Braunwald, Zipes, Libby (eds.). Heart Disease 6th. ed.)

Symptom oder Befund	Akute Herzinsuffizienz	Akut dekompensierte Herzinsuffizeinz	Chronische Herzinsuffizienz
Schweregrad der Symptome	ausgeprägt	ausgeprägt	mild
Lungenödem	häufig	häufig	selten
Periphere Ödeme	selten	häufig	häufig
Gewichtszunahme	keine oder wenig	häufig	häufig
Flüssigkeitsretention	wenig	deutlich bis ausgeprägt	wenig bis deutlich
Kardiomegalie	ungewöhnlich	typisch (außer diastolische Dysfunktion)	typisch (außer diastolische Dysfunktion)
Systolische Ventrikelfunktion (Auswurffraktion)	herabgesetzt, normal oder hyperkontraktil	herabgesetzt	herabgesetzt
Sympathikusaktivierung	ausgeprägt	ausgeprägt	leicht (bis ausgeprägt)
Reversible Ursache	meistens	häufig	gelegentlich

Lungenödem und kardiogener Schock

Das Lungenödem und der kardiogene Schock sind die zwei dramatischsten klinischen Manifestationen der akuten Herzinsuffizienz. Beide verlangen eine schnelle Diagnose und Therapie.

Lungenödem

Pathophysiologie und Definition. Normalerweise besteht ein kontinuierlicher Austausch von Flüssigkeit zwischen dem vaskulären Bett und dem Interstitium der Lunge. Die zu Beginn der Kapillare ausgetretene Flüssigkeit (Transsudat) wird durch den intravaskulären kolloidosmotischen (onkotischen) Druck rückresorbiert oder über die Lymphgefäße drainiert. Zum Lungenödem kommt es, wenn der Flüssigkeitsaustritt die Rückresorption in die Kapillaren und die Drainagekapazität der Lymphgefäße übersteigt. Die Rate der Rückresorption wird durch den intravaskulären und interstitiellen onkotischen Druck bestimmt. Der normale pulmonalkapilläre Druck beträgt 8–12 mmHg und der onkotische Druck des Plasmas um 25 mmHg. Diese Druckdifferenz garantiert die vollständige Rückresorption der Flüssigkeit. Wenn der hydrostatische intravaskuläre, d. h. der pulmonalkapilläre Druck, gegen 18–25 mmHg ansteigt, entsteht zuerst ein interstitielles, bei höheren Drücken ein alveoläres Ödem (Abb. 20.**19**).

Zu einem Lungenödem kommt es auch bei einer Schädigung der alveolar-kapillären Membran oder beim Abfall des onkotischen Druckes. Eine ungenügende Lymphdrainage ist selten eine Ursache für ein Lungenödem. Umgekehrt kann eine kompensatorisch erhöhte Lymphdrainage beim Patienten mit Herzinsuffizienz ein klinisch manifestes Lungenödem bei hohen pulmonalkapillären Drücken verhindern.

Je nach Ausprägung der Flüssigkeitsakkumulation können *3 Stadien* des Lungenödems unterschieden werden:

➤ Im ersten Stadium wird der überschüssige Flüssigkeitsaustritt von der Lymphdrainage noch vollständig drainiert.
➤ Das Stadium 2 umschreibt das *interstitielle Ödem.*
➤ Das Stadium 3 ist das *alveoläre Lungenödem.* Dieses entsteht durch das Einreißen der Alveolarmembran, welches den Austritt von Flüssigkeit und Proteinen in den Alveolarraum erlaubt.

Symptome und Befunde. Das voll ausgeprägte Lungenödem ist ein bedrohliches Ereignis bei linksventrikulärer Herzinsuffizienz. Gewöhnlich entwickelt der Patient innerhalb kürzester Zeit eine extreme Dyspnoe, wird ängstlich und kann schaumig weißes oder blutig tingiertes bis pinkfarbiges Sputum aushusten. Der Patient sitzt gerade aufgerichtet oder steht (Verringerung der Stauung an der Lungenspitze), ist stark tachypnoeisch und unterstützt die Atmung durch seine Atemhilfsmuskulatur. Er atmet laut, die Nasenflügel sind erweitert. Interkostale und supraklavikuläre Einziehungen zeigen, dass ein hoher negativer intrapleuraler Druck für die Inspiration erforderlich ist.
Meist bestehen eine *Tachykardie* und eine *Hypertonie* (außer bei zusätzlich assoziiertem kardiogenem Schock), was die Linksherzinsuffizienz weiter verstärkt und so zu einer Verstärkung der Lungenödemsymptomatik führt. Vielfach ist der Patient kaltschweißig, bleich und evtl. zyanotisch. Eine warme Peripherie spricht gegen eine kardiale Ursache des Lungenödems.
Auskultatorisch sind brodelnde, grobblasige feuchte Rasselgeräusche, Giemen und Pfeifen feststellbar. Die kardiale Auskultation ist wegen der Lungengeräusche erschwert, evtl. können ein 3. Herzton und ein ausgeprägter 2. Herzton (verstärkte Pulmonaliskomponente) gehört werden.

Diagnostik. Die Diagnose des akuten Lungenödems ergibt sich aus der klinischen Präsentation, der Lungenauskultation und dem Thorax-Röntgenbild. Differenzialdiagnostische Schwierigkeiten bereitet meist nicht die Diagnose des Lungenödems, sondern das Erkennen der Ursache des Lungenödems (Tab. 20.**12**). Zudem muss in vielen Fällen eine genaue Differenzialdiagnose zurückgestellt und eine sofortige symptomatische Therapie eingeleitet werden. Nach Stabilisierung der klinischen Situation kann dann eine sorgfältige Aufarbeitung beginnen.
Hilfreich ist es grundsätzlich, das kardiogene vom nichtkardiogenen Lungenödem zu unterscheiden. Eine

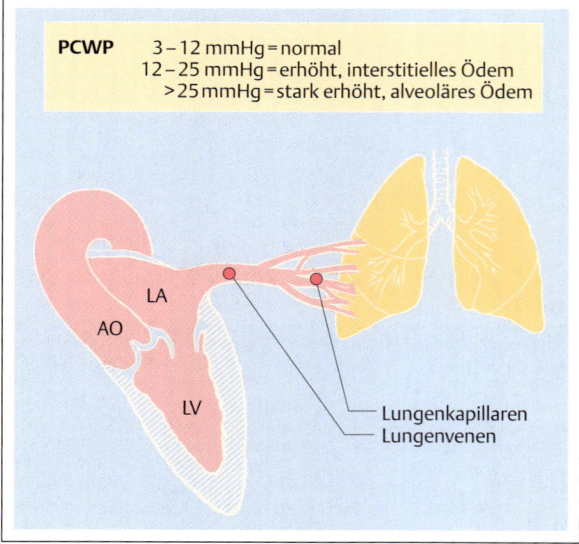

Abb. 20.19 Pulmonalkapillärer Druck und Lungenstauung. Das Herz ist in Diastole gezeichnet mit offener Mitralklappe, um zu illustrieren, dass während der Systole der linke Ventrikel (LV), der linke Vorhof (LA) und die Lungenvenen eine gemeinsame Kammer bilden, welche ins Kapillarbett übergeht. Daher bestimmt der linksventrikuläre diastolische Druck den pulmonalen Kapillardruck und ist verantwortlich für das Vorliegen oder Fehlen einer Lungenstauung oder eines Lungenödems. Ao = Aorta.

Akute Herzinsuffizienz

genaue Anamnese mit Frage nach kardialer oder pulmonaler Vorerkrankung und nach kardialen Medikamenten kann wichtige Informationen liefern. In einigen Fällen werden die klinische Situation und damit die Ursache offensichtlich sein, z. B. nach Rauchinhalation, Beinahe-Ertrinken, Heroin oder Cocainüberdosis, übermäßiger Infusion von Flüssigkeit. Ansonsten soll spezifisch nach möglichen Toxinen (Gase, Medikamente, Drogen), möglicher Aspiration, Bestrahlung und Infektionen gefragt werden.

Die *kardiale Auskultation* kann wichtige Hinweise auf Klappenvitien oder eine kongenitale Missbildung als kardiale Ursache geben. Periphere Ödeme, eine Hepatomegalie und gestaute Halsvenen als Zeichen der Rechtsherzinsuffizienz sind wichtige Hinweise auf eine vorbestehende Herzinsuffizienz.

Die *Laboruntersuchungen* geben Hinweise auf eine Infektion, Elektrolytstörungen, eine mögliche Niereninsuffizienz und Hypoproteinämie. Die *Blutgasanalyse* ist wichtig, um das Ausmaß der Hypoxämie des Patienten zu überprüfen. In etwa der Hälfte der Patienten bestehen wegen der Hyperventilation eine Hypokapnie und eine Alkalose. In den anderen Fällen liegt eine Eukapnie oder gar eine Hyperkapnie, häufig verbunden mit einer Azidose, vor.

Die *Echokardiographie* und die *Rechtsherzkatheteruntersuchung* erlauben es bei Unklarheiten in den meisten Fällen, eine kardiale Ursache des Lungenödems zu finden oder auszuschließen. Das Einlegen eines Rechtsherzkatheters, meist eines Swan-Ganz-Katheters mit einem Ballon an der Spitze, ermöglicht es, durch Messen des pulmonalkapillären Verschlussdruckes, des sog. *Wedge-Druckes*, festzustellen, ob eine Erhöhung des pulmonalvenösen Druckes und damit wahrscheinlich eine kardiale Ursache des Lungenödems vorliegt. Dabei muss aber berücksichtigt werden, dass nach Einleiten der Therapie, der pulmonalkapilläre Druck schon wieder normal sein kann, während das Lungenödem klinisch und radiologisch noch weiter besteht, da die Resorption der Flüssigkeit Zeit benötigt. *Oxymetrie* und *Druckmessungen in allen Herzkammern* erlauben zudem, auch spezifische kardiale Ursachen zu erkennen. Dabei ist eine pathologisch hohe v-Welle (1,5-mal der mittlere Wedge-Druck) ein Hinweis auf eine neu aufgetretene Mitralinsuffizienz.

Das *nichtkardiale Lungenödem* kann aufgrund des Thoraxbildes vermutet werden, wenn die Infiltrate mehr peripher als perihilär angeordnet sind. In der Oxymetrie findet sich beim nichtkardialen Lungenödem häufig ein großes intrapulmonales Shuntvolumen, und die aspirierte Lungenflüssigkeit weist einen hohen Proteingehalt auf. Allerdings kann auch das kardiale Lungenödem zu einer Schädigung der alveolarkapillären Membran führen, und die Befunde sind dementsprechend oft nicht eindeutig.

Ursachen. Grundsätzlich kann jede Herzerkrankung, die zu einer Pumpfunktionsstörung oder einer Einflussbehinderung führt, akut oder bei akuter Dekompensation ein Lungenödem verursachen. Die weitaus *häufigsten Ursachen* für ein akutes kardiales Lungenödem sind aber die *Hypertonie, eine Mitralinsuffizienz*

Tabelle 20.12 Ursachen des Lungenödems geordnet nach ursächlichen Mechanismen

Erhöhter pulmonalkapillärer Druck
- kardiale Ursachen (s. Tab. 20.10 „Ursachen der akuten Herzinsuffizienz")
  - akute Druckbelastung (z. B. Hypertonie)
  - akute Volumenbelastung (z. B. Mitralinsuffizienz, Aorteninsuffizienz)
  - Füllungsbehinderung (z. B. Mitralstenose)
  - akutes Pumpversagen (z. B. akute Ischämie)
- nichtkardiale Ursachen
  - Fibrose der Pulmonalvenen, Stenose der Pulmonalvenen (kongenital oder iatrogen, pulmonale venookklusive Krankheit)
- exzessive iatrogene Flüssigkeitsinfusion

Alveolar-kapillärer Membranschaden
- infektiöse (virale, bakterielle, parasitäre) Pneumonie
- inhalierte Toxine (z. B. Rauch, Phosgen, Ozon, Chlor, Nitrogendioxid)
- Toxine (Schlangengift, bakterielle Endotoxine)
- Aspiration von Magensäure
- vasoaktive Substanzen (Histamine, Kinine)
- disseminierte intravasale Gerinnung
- immunologische Reaktion (Hypersensitivitätspneumonie)
- Urämie
- Bestrahlungspneumonie
- adult respiratory distress syndrome (ARDS)
- akute hämorrhagische Pankreatitis

Verminderter onkotischer Druck
- Hypoalbuminämie bei Niereninsuffizienz, Hepatopathie, Enteropathie, Ernährungsmangel

Lymphatische Insuffizienz
- Lymphangiomatosis carcinomatosa
- fibrosierende Lymphangitis (z. B. Silikose)
- nach Lungentransplantation

Erhöhter negativer interstitieller Druck
- nach schneller Expansion eines Pneumothorax

Komplexe oder unbekannte Mechanismen
- Höhenlungenödem
- neurogenes Lungenödem (z. B. nach Trauma, Epilepsie, subarachnoidaler Blutung)
- Narkotikaüberdosis (z. B. Heroin, Methadon)
- Lungenembolie (sehr selten)
- Eklampsie
- nach Kardioversion
- nach Narkose
- nach kardiopulmonalem Bypass
- bradykarde Rhythmusstörungen (z. B. totaler AV-Block)

und eine myokardiale Ischämie. Das Lungenödem bei Hypertonie ist im Alter besonders häufig, und kommt bei Frauen häufiger vor. Die Hypertonie führt zu einer konzentrischen Hypertrophie des linken Ventrikels, dessen Steifigkeit weiter durch die altersbedingte Fibrose erhöht wird (früher bezeichnet als hypertensive hypertrophe Kardiomyopathie der alten Frau). Typischerweise findet sich dabei ein normal großes Herz bei alveolärem Lungenödem. Diese Form des Lungenödems ist ein klassisches Beispiel für eine rein diastolische Dysfunktion als Ursache der Lungenstauung (Tab. 20.1). Aber auch die Hypertonie, die zu einer exzentrischen Hypertrophie und einer Einschränkung der Pumpfunktion geführt hat, kann sich mit einem Lungenödem manifestieren. Die Ischämie kann anhand der Anamnese und des EKG häufig diagnostiziert werden. Die akute Mitralinsuffizienz ist oft schwerer zu erfassen. Das sonst typische holosystolische Rückströmungsgeräusch der Mitralinsuffizienz kann verkürzt sein, weil es während der Systole bereits zu einem Druckausgleich zwischen Vorhof und Ventrikel kommt. Bei einem Papillarmuskelabriss kann das Geräusch ganz fehlen. Es besteht dann eine sog. „stumme Mitralinsuffizienz".

Sonderformen des Lungenödems. Einige Formen des Lungenödems können nicht klar einem der bekannten Mechanismen zugeordnet werden (Tab. 20.**12**). Die meisten dieser Formen können aufgrund der Umstände und der Anamnese aber identifiziert werden. Das *Höhenlungenödem* tritt bei sonst gesunden, meist jungen Menschen auf, wenn sie schnell auf eine Höhe von über 2500 m aufsteigen und dann eine große körperliche Anstrengung verrichten. Obwohl der hypoxiebedingte Anstieg der Pulmonalarteriendrücke sicher wesentlich zur Entstehung beiträgt, ist noch nicht geklärt, warum bei gleich hohen Drücken einige Patienten ein Höhenödem entwickeln und andere nicht. Genetische Prädisposition und immunologische Faktoren spielen eine Rolle.

Ein *neurogenes* Lungenödem tritt bei einer Anzahl zerebraler Erkrankungen (Trauma, Epilepsie, subarachnoidale Blutung) auf. Man nimmt an, dass eine zentrale Stimulation des Sympathikus eine Verschiebung von Blut aus dem systemischen in den pulmonalen Kreislauf bewirkt, welche sekundär zu einem Anstieg des pulmonalkapillären Druckes führt.

Das Lungenödem in Zusammenhang mit einer *Präeklampsie* oder einer *Eklampsie* wird in etwa 3 % der Eklampsiepatientinnen gefunden. Es ist häufiger bei älteren Multipara mit einer vorbestehenden Hypertonie. Es geht einher mit einer hohen Morbidität und Mortalität der Mutter und des Kindes.

Das Lungenödem nach *Heroinüberdosierung* ist wahrscheinlich bedingt durch eine Membranschädigung. Andere *Narkotika,* die ein Lungenödem verursachen können, sind Methadon, Morphium, Cocain und Dextropropoxyphen.

Ein Lungenödem *nach einer Narkose* ist möglicherweise auf eine Medikamentennebenwirkung, aber wahrscheinlicher auf andere Ursachen wie Laryngospasmus, Hypoxie oder einen hyperadrenergen Zustand zurückzuführen.

Eine Reihe von *viralen, bakteriellen oder parasitischen Infektionen* (z. B. Hantavirus) können ein nicht kardiales Lungenödem verursachen. Meist gehen dem infektiösen Lungenödem Fieber, Husten, Malaise und gastrointestinale Symptome voraus.

Kardiogener Schock

Pathophysiologie und Definition. Ein Kreislaufschock kann durch eine kardiale und eine ganze Reihe nichtkardialer Krankheiten verursacht sein. Der Kreislaufschock ist ein *Zustand inadäquater Gewebeperfusion,* welche ohne Therapie zu einer irreversiblen Schädigung der Organe und so zum Tod führt. Das primäre hämodynamische Problem ist nicht die oft vorhandene Hypotonie, sondern die inadäquate Gewebeperfusion. Die meisten Patienten mit Kreislaufschock entwickeln die Organminderperfusion über einen Zeitraum von mehreren Stunden.

Man definiert 3 Stadien dieser Schockentwicklung:
➤ Im *ersten Stadium* finden sich als Zeichen der Kompensationsmechanismen eine Sympathikusaktivierung mit beginnender peripherer Vasokonstriktion (kalte Extremitäten) und Tachykardie bei relativ beschwerdearmem, oft noch normotonen Patienten.
➤ Im *Stadium 2* zeigen sich erste Symptome der Hypoperfusion der Organe. Der Blutdruck ist jetzt meist reduziert, es besteht eine Tachykardie, und der Patient ist unruhig. Es liegt eine metabolische Azidose vor, und die Urinproduktion fällt unter 20 ml/Stunde. Man spricht vom *Präschock.*
➤ Im *Stadium 3* ist die Organminderperfusion ausgeprägt. Die Extremitäten sind kalt, die Harnproduktion ist minimal oder fehlend, und der hypotone, tachykarde Patient wird zunehmend somnolent oder komatös. Falls bei voll ausgeprägtem Schockzustand nicht rasch ein adäquates Herzminutenvolumen aufgebaut werden kann, kommt es zu einem „Teufelskreis" mit kompensatorisch vermehrter Vasokonstriktion und damit zu einer noch ausgeprägteren Minderperfusion der Organe.

Ursachen des Kreislaufschocks. Die häufigste Ursache des Schocks ist eine kardiale. Dabei können grundsätzlich wiederum alle Krankheiten, die eine akute Herzinsuffizienz (Tab. 20.**10**) oder ein chronisches dekompensierendes kardiales Leiden verursachen, zu einem kardiogenen Schock führen.

Die *häufigste Ursache* ist der *ausgedehnte Myokardinfarkt* mit linksventrikulärem Pumpversagen. Ein kardiogener Schock kompliziert etwa 5 % aller Myokardinfarkte. Daneben führen auch der ausgedehnte *rechtsventrikuläre Myokardinfarkt* und die *mechanischen Komplikationen* (Ventrikelseptumdefekt, Papillarmuskelabriss, Ventrikelruptur) (s. Kapitel 6) zum kardiogenen Schock. Ein rechtsventrikulärer Infarkt muss vermutet werden bei gestauten Halsvenen, fehlenden Zeichen der Lungenstauung im Thoraxbild und Hypotonie bei einem inferioren Myokardinfarkt. Patienten mit vorwiegend rechtsventrikulärem Infarkt oder mit Ventrikelseptumruptur präsentieren sich initial mit Zeichen des niedrigen Herzminutenvolumens und der Rechtsinsuffizienz. Patienten mit linksventrikulärem Pumpversagen oder mit Papillarmuskelabriss präsentieren sich initial mit ausgeprägter Dyspnoe und Lungenödem. Die mechanischen Komplikationen und das linksventrikuläre Pumpversagen treten generell bei großen Myokardinfarkten auf. Die Ausnahme bildet der ischämische Papillarmuskelabriss, welcher auch bei kleinen Mykardnekrosen im Bereich des Papillarmuskels vorkommen kann. Die mechanischen Komplikationen sind häufiger bei älteren, weiblichen Patienten mit erstmaligem Myokardinfarkt. Mechanische Komplikationen haben durch die Reperfusionstherapie (Lyse oder primäre Angioplastie) an Häufigkeit (ca. 2% der Infarkte) abgenommen, treten aber früher im Infarktverlauf auf. Während beim unbehandelten Myokardinfarkt mechanische Komplikationen in der Regel nach einigen Tagen (um 7 Tage) nach dem Infarkt auftreten, erleiden die Mehrzahl der reperfundierten Patienten die mechanische Komplikation in den ersten 12–48 h nach der Reperfusion.

Von den anderen kardialen Ursachen sind die *Klappeninsuffizienzen* die häufigsten Krankheiten, die zu einem kardiogenen Schock führen. Eine schwere Mitralinsuffizienz infolge einer partiellen oder vollständigen Sehnenfadenruptur bei myxomatöser Mitralklappe oder infektiöser Endokarditis und eine akute Aorteninsuffizienz infolge einer Endokarditis oder einer Aortendissektion sind zu bedenken.

Bei Patienten mit prothetischer Herzklappe ist eine Malfunktion der Klappe bis zum Beweis des Gegenteils die Ursache des kardiogenen Schocks. Eine Dekompensation einer schweren Aortenstenose, einer Mitralstenose oder die mechanische Obstruktion der Ventrikelfüllung durch ein Vorhofmyxom sind weitere mögliche Ursachen des kardiogenen Schocks.

Diagnostik. Die Anamnese, das EKG und die klinische Untersuchung ergeben meistens die Diagnose. Bei unklaren Fällen erlaubt in der Regel die transthorakale oder die transösophageale Echokardiographie die Klärung. Niedrige oder normale rechts- und linksventrikuläre Füllungsdrücke bei der Rechtsherzkatheteruntersuchung sprechen gegen eine kardiale Ursache des Schocks.

Differenzialdiagnose. Vom kardiogenen Schock gilt es die anderen Schockformen zu unterscheiden. Der *hypovoläme Schock* nach Trauma, Verbrennung, starker Diarrhö oder Erbrechen und nach Knochenbrüchen ist aufgrund der Begleiterkrankungen in der Regel einfach abzugrenzen. Bei Verdacht auf einen hypovolämen Schock ohne äußere Zeichen der Blutung, muss eine intestinale Blutung oder eine andere innere Blutung gesucht werden.

Der *septische Schock* ist am häufigsten bei gramnegativen Bakteriämien. Die oft warme Peripherie, Zeichen der Infektion im Blutbild und eine metabolische Azidose machen die Diagnose wahrscheinlich.

Seltenere Ursachen des Kreislaufschocks sind eine Anaphylaxie, eine Drogen- oder Medikamentenüberdosierung, eine Addison-Krise und ein Myxödem. Wichtig ist daran zu denken, dass eine gewisse Einschränkung der Pumpfunktion des Herzens auch bei allen nichtkardiogenen Schocks beobachtet werden kann. Dies ist wahrscheinlich bedingt durch die Freisetzung von Zytokinen (TNF-α), NO oder Endotoxinen.

20.6 Chronische Herzinsuffizienz

Definition. Die Herzinsuffizienz ist ein Zustand, bei dem das Herz nicht in der Lage ist, die peripheren Organe in Ruhe oder unter Belastung ausreichend mit Blut zu versorgen. Klinisch wird eine Herzinsuffizienz diagnostiziert, wenn Zeichen der Lungenstauung oder der systemischen venösen Stauung (gestaute Halsvenen, Hepatomegalie, Ödeme) vorliegen. Bei der klinischen und apparativen Untersuchung finden sich ein Umbau (*Remodeling*) und eine pathologische systolische oder diastolische Dysfunktion des linken Ventrikels oder der anderen Herzhöhlen und meist eine Abnahme des Herzminutenvolumens. Die Herzinsuffizienz ist in der Regel ein progressives Syndrom.

Prävalenz. Der Schweregrad wird anhand der NYHA-Klassifizierung beschrieben (Tab. 20.**3**). Bei der chronischen Herzinsuffizienz handelt es sich um die häufigste kardiale Erkrankung in den Industrieländern. Sie betrifft weltweit mehrere Millionen Patienten und nimmt mit der Alterung der Gesellschaft weiter zu. Die Prävalenz bei 50- bis 59-jährigen Patienten beträgt 1%, bei den 80- bis 89-Jährigen 5–10%. Trotz großer therapeutischer Fortschritte beinhaltet die Herzinsuffizienz immer noch eine hohe Morbidität und Mortalität. Die Herzinsuffizienz ist der häufigste Einweisungsgrund ins Krankenhaus. Bei einer Herzinsuffizienz der NYHA-Klasse III–IV beträgt die Letalität 20–40% pro Jahr. Viele Patienten versterben an ventrikulären Arrhythmien oder an einem Myokardinfarkt.

Ursachen. Viele verschiedene Herzkrankheiten und Mechanismen können zur Herzinsuffizienz führen. Die wichtigsten Erkrankungen und Mechanismen sind in der Tab. 20.**13** aufgeführt. Die häufigste Ursache ist die *koronare Herzkrankheit* (> 50%) gefolgt von der *hypertensiven Herzkrankheit* (> 20%), den *Kardiomyopathien* (5–10%) und den *valvulären Herzerkrankungen* (5%). Die genaue ätiologische Diagnose ist wichtig für eine adäquate gezielte Therapie. In einigen Fällen kann die Krankheit dauerhaft geheilt, in anderen nur medikamentös gebessert werden. Aber auch in diesen Fällen ist das Verstehen der Ätiologie und der Pathophysiologie wichtig um eine logische und gezielte medikamentöse Therapie vorzunehmen.

20 Durch kardiovaskuläre Erkrankungen bedingte Dyspnoe

Tabelle 20.13 Ursachen der chronischen Herzinsuffizienz

Ursachen	Beispiele
Druckbelastung	Hypertonie – arterielle Hypertonie – pulmonale Hypertonie Obstruktion des ventrikulären Ausflusses – Aortenstenose – Pulmonalstenose
Volumenbelastung	Klappeninsuffizienzen – Aorteninsuffizienz – Mitralinsuffizienz – Trikuspidalinsuffizienz – Pulmonalinsuffizienz Vermehrter Blutfluss – Shuntvitien (z. B. ASD, VSD, PDA) – erhöhter Blutbedarf der Peripherie (High-Output-Failure)
Füllungsbehinderung	Stenosen der Segelklappen – Mitralstenose – Trikuspidalstenose – Tumoren (z. B. Vorhofmyxom) Perikardveränderungen – Perikardtamponade – Pericarditis constrictiva Myokardveränderungen – hypertrophe Kardiomyopathie – restriktive Kardiomyopathie (z. B. Myokardfibrose, Amyloidose, Sarkoidose, Fabry-Krankheit)
Kontraktionsschwäche	Globale Myokarderkrankung – Kardiomyopathien (z. B. dilatative, medikamentös induzierte) – Myokarditis Segmentale Myokarderkrankung – Myokardischämie, koronare Herzkrankheit
Herzrhythmusstörungen	Tachykarde Rhythmusstörungen Bradykarde Rhythmusstörungen (z. B. AV-Block, Sick-Sinus-Syndrom)

20.7 Ursachen der Herzinsuffizienz

Differenzialdiagnose der durch Druckbelastung hervorgerufenen Herzinsuffizienz

Pathophysiologische Einführung

Eine Druckbelastung im systemischen oder pulmonalen Kreislauf kann verursacht sein durch eine Erhöhung des Kreislaufdruckes oder durch eine mechanische Behinderung des Ausflusses aus dem linken oder dem rechten Ventrikel. Die pathophysiologischen Auswirkungen dieser Druckbelastung sind zu einem großen Teil unabhängig von der Ursache der Druckerhöhung. Die Druckerhöhung belastet die Myozyten, welche Mehrarbeit leisten müssen und den Sauerstoffverbrauch steigern. Das Herz reagiert auf diese Mehrbelastung zunächst mit mehreren kompensatorischen Mechanismen. Erst wenn diese kompensatorischen Möglichkeiten überwältigt werden durch das Weiterbestehen oder die Zunahme der Druckbelastung, kommt es zur Dekompensation und zum Pumpversagen im jeweiligen Ventrikel (Abb. 20.**20**).

Konzentrische Hypertrophie. Im linken Ventrikel bewirkt eine Druckerhöhung zuerst eine Myozytenhypertrophie, d. h. die bestehenden Myozyten vergrößern sich im Querdurchmesser. Es kommt zu einer *konzentrischen Hypertrophie des linken Ventrikels*. Diese konzentrische Hypertrophie des linken Ventrikels bewirkt eine Normalisierung der Wandspannung, denn nach dem Gesetz von Laplace wird die Wandspannung in einem kugeligen Hohlraum bestimmt durch den Druck (P) mal dem Radius (R) geteilt durch die doppelte Wanddicke (h), also Wandspannung = $P \times R/2\,h$. Die Normalisierung der Wandspannung bewirkt auch eine Normalisierung des Sauerstoffverbrauchs. Diese vorteilhafte Energetik wird

Ursachen der Herzinsuffizienz

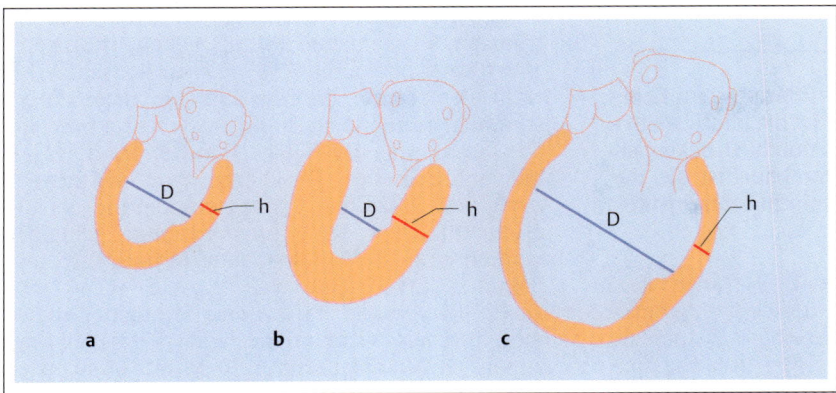

Abb. 20.20 Adaptation und Maladaptation des linken Ventrikels bei Druckbelastung. Eine Druckbelastung des Herzens führt zu einer konzentrischen Hypertrophie des linken Ventrikels mit Abnahme des intraventrikulären Durchmessers (D) und Zunahme der Wanddicke (h). Im Stadium der konzentrischen Hypertrophie kommt es zu einer Abnahme des linksventrikulären Volumens und einer Abnahme der Dehnbarkeit des linken Ventrikels. Bei einer Dekompensation des druckbelasteten Herzens kommt es zur zunehmenden Dilatation des hypertrophen Ventrikels unter gleichzeitiger Abnahme der Pumpfunktion.
a Normales Herz.
b Konzentrische Hypertrophie.
c Exzentrische Hypertrophie (Dilatation und Dekompensation).

noch unterstützt durch den Umbau der Myozyten und der kontraktilen Proteine. So kommt es zu einer Isoenzymverschiebung des Myosins (*z. B. beta myosin heavy chain*), welche die Myozyten energetisch günstiger arbeiten lässt. Die Entwicklung einer konzentrischen Hypertrophie ist also günstig bezüglich Energetik und systolischer Funktion. Sie bewirkt aber eine Abnahme der Dehnbarkeit und Elastizität (Abnahme der *Compliance*) des linken Ventrikels und führt zu einer Störung der diastolischen Funktion. Der Ventrikel wird auch zunehmend steifer durch eine Zunahme der interstitiellen Fibrose bei druckbelasteten Herzkammern.

Klinisch ist dieses Stadium der konzentrischen Hypertrophie gekennzeichnet durch Symptome der *diastolischen Dysfunktion*. Insbesondere bei Anstrengung kommt es zur Lungenstauung und Dyspnoe bei noch normal großem linkem Ventrikel und normaler Auswurffraktion. Der Patient kann auch Angina pectoris verspüren wegen einer Abnahme der koronaren Flussreserve (s. Kapitel 6). Aus noch unbekannten Gründen ist die Hypertrophie häufig im Bereich des Septums am stärksten ausgeprägt. Es kommt zur *asymmetrischen Septumhypertrophie*. Diese ist in wechselndem Ausmaß bei fast allen Patienten mit schwerer Aortenstenose nachweisbar. Im Rahmen der Hypertonie wird sie vor allem bei konzentrischer Hypertrophie bei Frauen gefunden. Die asymmetrische Septumhypertrophie kann zur systolischen Vorwärtsbewegung des vorderen Mitralsegels (*systolic anterior motion = SAM*) führen, welche einen kompletten Mitralklappenschluss verhindert. Daraus resultiert eine *Mitralinsuffizienz*.

Exzentrische Hypertrophie. Bei weiter bestehender Druckbelastung entwickelt sich eine zunehmende exzentrische Hypertrophie. Die Myozyten werden nun nicht nur dicker, sondern auch länger. Es kommt durch die fortbestehende Druckbelastung auch zur Apoptose und damit zum *Zelluntergang im Myokard*. Die abgestorbenen Myozyten werden durch fibrotisches Gewebe ersetzt. Morphologisch wird der Ventrikel nun zunehmend größer, und gleichzeitig nimmt die Dehnbarkeit weiter ab. Schließlich kommt es zu einer *Abnahme der Kontraktilität* des Myokards. In diesem Stadium finden sich unter Belastung und gelegentlich auch in Ruhe Zeichen der diastolischen Dysfunktion, d. h. Lungenstauung und Dyspnoe, und gleichzeitig Zeichen der *systolischen Pumpfunktionsstörung* mit einer deutlichen Leistungsintoleranz. Die Dilatation des linken Ventrikels führt in den meisten Fällen auch zu einer Dilatation des Mitralanulus und damit zu einer *Mitralinsuffizienz.* Die zunehmende Mitralinsuffizienz führt über eine zunehmende Volumenbelastung zu einer weiteren Zunahme der Wandspannung und Abnahme der Kontraktilität.

Insbesondere bei mechanischer Flussbehinderung, d. h. bei der Aortenstenose und der Pulmonalstenose, ist die Auswurffraktion aber nicht nur reduziert wegen der Abnahme der Kontraktilität der Myozyten, sondern vornehmlich auch wegen der stark *erhöhten Nachlast.* Die überlasteten Myozyten vermögen trotz noch erhaltener Kontraktilität gegen den hohen Druck keine Verkürzung zu realisieren. Dementsprechend ist die Auswurffraktion reduziert. Man spricht vom sog. *Afterload Mismatch.* Wenn die Nachlast reduziert werden kann, z. B. durch einen Aortenklappenersatz, kann sich die Pumpfunktion des linken Ventrikels wieder erholen. Eine deutliche Besserung wird häufig sofort nach der Operation beobachtet, bis es allerdings zur vollständigen Normalisierung der Auswurffraktion oder der Ventrikelgeometrie kommt, braucht es viele Monate bis mehrere Jahre. Dabei nimmt zuerst die myozytäre Hypertrophie ab, während eine Regression der starken interstitiellen Fibrose lange Zeit braucht. In diesem Stadium überwiegen wiederum klinisch die Zeichen der diastolischen Dysfunktion mit Lungenstauung und Dyspnoe bei Belastung.

Arterielle H...

Die Ursachen d... tel 23 beschrie... sache einer M... tung. Nach de... häufigste Ursa... zienz.

Symptome. Der hypertone Patient ist lange Zeit asymptomatisch. Infolge der diastolischen Dysfunktion kommt es zunehmend zur anstrengungsabhängigen Dyspnoe. Bei starker konzentrischer Hypertrophie kann es im Extremfall zum *akuten Lungenödem* kommen (s. Abschnitt „Lungenödem"). Neben dem akuten Lungenödem kann es durch eine massive Drucksteigerung zur *hypertensiven Krise* kommen. Bei der hypertensiven Krise finden sich neben den Zeichen der Lungenstauung zusätzlich Zeichen von mikrovaskulären Schäden in anderen Organen. Damit diese auftreten ist in der Regel ein diastolischer Blutdruck von über 150 mmHg nötig. Es kommt in diesem Stadium zu *mikrovaskulärem Schaden, Hämorrhagien und Exsudaten*, insbesondere in den Augen (Retinablutung, Papillenödem), im Zerebrum (Kopfschmerzen, Verwirrung, Somnolenz, Sehverlust und Epilepsien) und in der Niere (Oligurie und Azotämie) sowie zu gastrointestinalen Symptomen wie Übelkeit und Erbrechen. Die hypertensive Krise verlangt eine sofortige Blutdrucksenkung.

Die hypertensive Krise muss *differenzialdiagnostisch* abgegrenzt werden von: akutem Linksherzversagen, Urämie, einem zerebrovaskulären Insult, einer Subarachnoidalblutung, einem Hirntumor, einem Schädel-Hirn-Trauma, einer Epilepsie, von Kollagenkrankheiten, Medikamentennebenwirkungen oder einer Hyperkalzämie.

Wenn es zur linksventrikulären Dekompensation infolge einer arteriellen Hypertonie kommt, beklagt der Patient die typischen Symptome einer Herzinsuffizienz. Dabei sind die Zeichen der Linksherzinsuffizienz zuerst im Vordergrund, später kommen die Zeichen der Rechtsherzinsuffizienz mit Stauung im venösen System, Hepatomegalie und Beinödemen hinzu.

Kardiale Befunde. Bei der Palpation fällt der *hebende, verbreiterte Spitzenstoß* auf. In der Auskultation findet man einen *lauten 2. Herzton* (verstärkter Aortenton) und häufig einen *4. Herzton* als Zeichen der diastolischen Dysfunktion. In einem späteren Stadium kann auch ein 3. Herzton dazukommen. Häufig findet sich ein *systolisches Austreibungsgeräusch*. Wenn gleichzeitig eine Mitralinsuffizienz besteht, findet sich auch das typische systolische Rückströmungsgeräusch über der Herzspitze. Bei dekompensierter Herzinsuffizienz liegen zusätzlich die Zeichen der Rechtsherzinsuffizienz vor.

Apparative Diagnostik.
- *EKG:* Das EKG zeigt die typischen Zeichen der linksventrikulären Hypertrophie (s. Tab. 20.9). Allerdings sind die Hypertrophiezeichen im EKG nicht sehr zuverlässig.
- *Echokardiographie:* Heutzutage wird die linksventrikuläre Muskelmasse mittels Echokardiographie zuverlässig bestimmt. Die Echokardiographie erlaubt es nicht nur, die Muskelmasse genau zu bestimmen, sondern auch die Auswurffraktion und die diastolische Dysfunktion mittels Dopplergradienten zu bestimmen. Ebenso kann das Ausmaß einer evtl. subaortalen Flussbehinderung bei der asymmetrischen Septumhypertrophie gemessen werden und das Vorliegen einer Mitralinsuffizienz dokumentiert werden.
- *Thorax-Röntgenbild:* Das Thorax-Röntgenbild zeigt die typischen Zeichen der Linkshypertrophie oder zunehmenden Dilatation (s. Abschnitt „Apparative Diagnostik") (s. Abb. 20.**10**).

Pulmonale Hypertonie

Definition und Einführung. Die pulmonale Hypertonie wird definiert als eine anhaltende Erhöhung des mittleren pulmonalarteriellen Druckes (> 25 mmHg in Ruhe oder > 30 mmHg unter Belastung) oder des systolischen Druckes (> 35 mmHg in Ruhe oder > 55 mmHg unter Belastung).

Die schwere pulmonale Hypertonie ist eine seltene Krankheit. Sie tritt auf als *idiopathische Krankheit* oder kann *assoziiert* sein mit vielen pulmonalen, kardialen oder systemischen Erkrankungen. Sie führt zu einer *Druckbelastung des rechten Ventrikels* und kann eine exzentrische Hypertrophie mit Dilatation des rechten Ventrikels bewirken. Ein Herz mit hypertrophierten, dilatierten rechtsseitigen Herzhöhlen als Folge einer pulmonalen Drucksteigerung bezeichnet man auch als Cor pulmonale.

Die Inzidenz der idiopathischen pulmonalen Hypertonie beträgt 1–2 Fälle/Mio./Jahr. Frauen sind häufiger betroffen als Männer. Viele andere Krankheiten können eine pulmonale Hypertonie bewirken oder auslösen (Tab. 20.**14**). Sowohl die idiopathische als auch die anderen Formen der pulmonalen Hypertonie werden oft nicht oder spät diagnostiziert. Bei Patienten mit pulmonaler Hypertonie ist die Leistungsfähigkeit stark eingeschränkt und die Lebenserwartung wesentlich verkürzt. Nach Diagnosestellung leben die Patienten meistens nur noch wenige Jahre.

Symptome und Befunde. Patienten mit pulmonaler Hypertonie präsentieren sich oft mit unspezifischen Symptomen (Tab. 20.**15**).

> Die klinische „Trias" Dyspnoe bei (fast) normalem Thorax-Röntgenbild, praktisch normaler Lungenfunktion und normalen Blutgasen legt den Verdacht auf eine pulmonale Hypertonie nahe.

Dyspnoe, Müdigkeit und Synkopen sind Zeichen der fehlenden Fähigkeit, das Herzminutenvolumen unter Anstrengung zu steigern, und sind die häufigsten Symptome. Das *Raynaud-Phänomen* kommt oft vor

Ursachen der Herzinsuffizienz

Tabelle 20.14 Klinische Klassifikation der pulmonalen Hypertonie (Venedig 2003)

1. **Pulmonalarterielle Hypertonie**
   - 1.1 Idiopathische pulmonal-arterielle Hypertonie
   - 1.2 Familiäre pulmonale Hypertonie
   - 1.3 Pulmonale Hypertonie assoziiert mit
     - 1.3.1 Kollagenkrankheit
     - 1.3.2 Kongenitalem Links-Rechts-Shunt
     - 1.3.3 Portaler Hypertonie
     - 1.3.4 HIV-Infektion
     - 1.3.5 Medikamente und Toxine
     - 1.3.6 Andere (Schilddrüsenerkrankungen, Glykogenspeicherkrankheiten, Gaucher-Krankheit, hereditäre hämorrhagische Teleangiektasie, Hämoglobinopathien, myeloproliferative Syndrome, Splenektomie)
   - 1.4 Assoziiert mit signifikanter Lungenvenen- und kapillarkrankheit
     - 1.4.1 Pulmonale venookklusive Krankheit
     - 1.4.2 Pulmonalkapilläre Hämangiomatose
   - 1.5 Persistierende pulmonale Hypertonie des Neugeborenen
2. **Pulmonale Hypertonie bei Linksherzkrankheit**
   - 2.1 Linksseitige atriale oder ventrikuläre Herzkrankheit
   - 2.2 Linksseitige Klappenerkrankung
3. **Pulmonale Hypertonie assoziiert mit Lungenkrankheit und/oder Hypoxämie**
   - 3.1 Chronisch obstruktive Lungenkrankheit
   - 3.2 Interstitielle Lungenkrankheit
   - 3.3 Schlafapnoe-Syndrom
   - 3.4 Alveoläre Hypoventilation
   - 3.5 Chronische Höhenkrankheit
   - 3.6 Pathologische Entwicklung
4. **Pulmonale Hypertonie wegen chronisch thrombotischer und/oder embolischer Krankheit**
   - 4.1 Thromboembolische Obstruktion der proximalen Lungenarterien
   - 4.2 Thromboembolische Obstruktion der distalen Lungenarterien
   - 4.3 Nichtthrombotische Lungenembolien (Tumor, Parasiten, Fremdmaterial)
5. **Verschiedene Ursachen**
   Sarkoidose, Histiozytose X, Lymphangiomatose, Kompression der Lungengefäße (z. B. durch Adenopathie, Tumor oder fibrosierende Mediastinitis)

Tabelle 20.15 Symptome und Befunde bei der pulmonalen Hypertonie

Symptome der pulmonalen Hypertonie
- Dyspnoe (60 %)
- Müdigkeit
- Angina pectoris
- Präsynkope und Synkope
- Raynaud-Symptomatik (10 %)
- Palpitationen (30 %)
- selten: Husten, Hämoptoe, Heiserkeit

Befunde der pulmonalen Hypertonie
- lauter 2. Herzton mit Akzentuierung des P2
- Halsvenenstauung
- präkordialer Impuls rechts (vorhanden in 38 %)
- Hepatomegalie
- periphere Ödeme
- Aszites
- systolisches Rückströmungsgeräusch der Trikuspidalinsuffizienz (spätes Zeichen)
- zentrale oder periphere Zyanose (spätes Zeichen)

---

bei Patienten, bei denen die pulmonale Hypertonie assoziiert ist mit einer Autoimmunkrankheit. Der Mechanismus für die Entstehung der *Angina pectoris* ist nicht sicher geklärt (s. Kapitel 6). Ein seltenes Symptom ist die Heiserkeit. Sie wird verursacht durch die Kompression des linken N. recurrens durch die dilatierte A. pulmonalis (Ortner-Syndrom). Die Symptome der pulmonalen Hypertonie sind oft schwierig von den Symptomen der assoziierten pulmonalen oder kardialen Krankheiten zu unterscheiden. Spezifische Symptome dieser Krankheiten geben jedoch bei vielen Patienten Hinweise auf die Ursache der pulmonalen Hypertonie.

Die klinischen Befunde sind im Wesentlichen auf das kardiovaskuläre System reduziert und sind die Zeichen der *pulmonalen Drucksteigerung* mit anschließender Dekompensation und *Rechtsherzinsuffizienz* (Tab. 20.**15**). Ein deutlicher Venenpuls am Hals deutet auf eine Trikuspidalinsuffizienz hin, welche spät im Verlauf auftritt. Ebenso ist eine zentrale oder periphere Zyanose Zeichen einer weit fortgeschrittenen Krankheit. Trommelschlegelfinger sind nicht typisch für die pulmonale Hypertonie. Sie deuten vielmehr auf eine kardiale Erkrankung hin. Bei der *Lungenauskultation* können wichtige Hinweise auf die Ätiologie der pulmonalen Hypertonie gefunden werden. Ein Giemen deutet auf eine chronisch obstruktive Lungenerkrankung hin, basale Rasselgeräusche auf eine kardiale Erkrankung oder eine interstitielle Lungenerkrankung, und hochfrequente Strömungsgeräusche über der Lunge sind zu finden bei der pulmonalen Hypertonie infolge einer thromboembolischen Krankheit.

Apparative Diagnostik.
- ► *Thorax-Röntgenbild:* Charakteristisch für die pulmonale Hypertonie (über 90 % der Fälle) ist eine Vergrößerung der Pulmonalarterien und eine Vergrößerung der hilären Gefäße bei gleichzeitiger Rarefizierung der peripheren Lungengefäße. Das sensitivste Zeichen für eine pulmonale Hypertonie im Thorax-Röntgenbild ist ein vergrößerter Durchmesser der rechten deszendierenden Pulmonalarterie (über 15 mm) (Abb. 20.**21**).
- ► *EKG:* Im EKG finden sich in über 50 % der Patienten Zeichen der rechtsventrikulären Hypertrophie (s. Tab. 20.**9**) (Abb. 20.**22**).
- ► *Lungenfunktionstest:* Ein Lungenfunktionstest ist notwendig beim Verdacht auf eine pulmonale Hypertonie. Die Befunde sind häufig fast normal. Es findet sich gelegentlich eine milde restriktive ventilatorische Störung, eine milde Hypoxämie und eine milde Hypokapnie. Nur gelegentlich ist die Diffusionskapazität stark erniedrigt.
- ► *Echokardiographie:* Bei Verdacht auf eine pulmonale Hypertonie ist die Echokardiographie das diagnostische Mittel der Wahl. Mittels Echokardiographie kann man qualitativ und quantitativ

20 Durch kardiovaskuläre Erkrankungen bedingte Dyspnoe

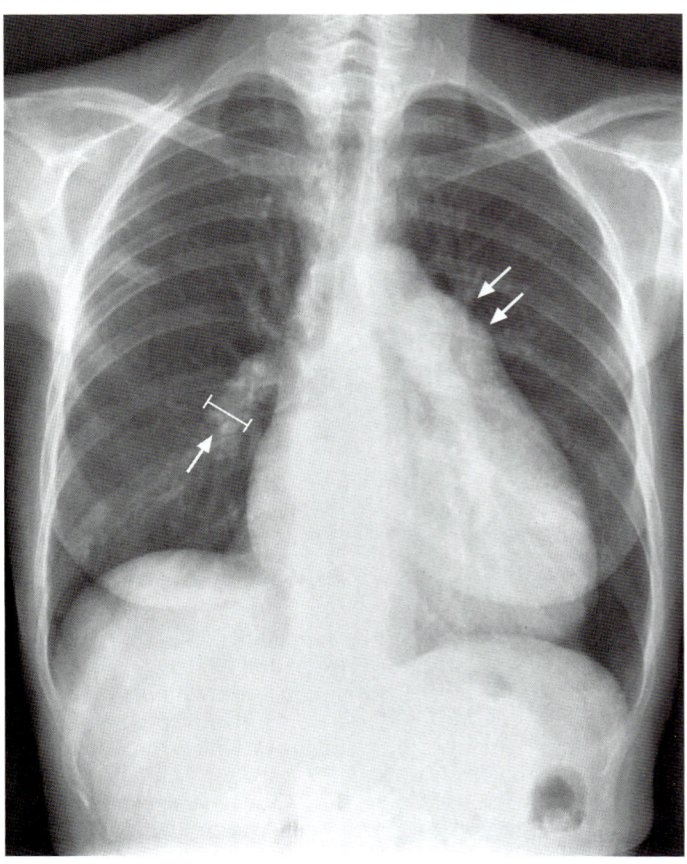

Abb. 20.21 Thoraxbild bei pulmonaler Hypertonie. Zu erkennen ist die globale Herzdilatation mit dem prominenten Pulmonalissegment (2 Pfeile) und die Dilatation der rechten Unterlappenarterie (1 Pfeil). Die Lungenfelder sind völlig unauffällig.

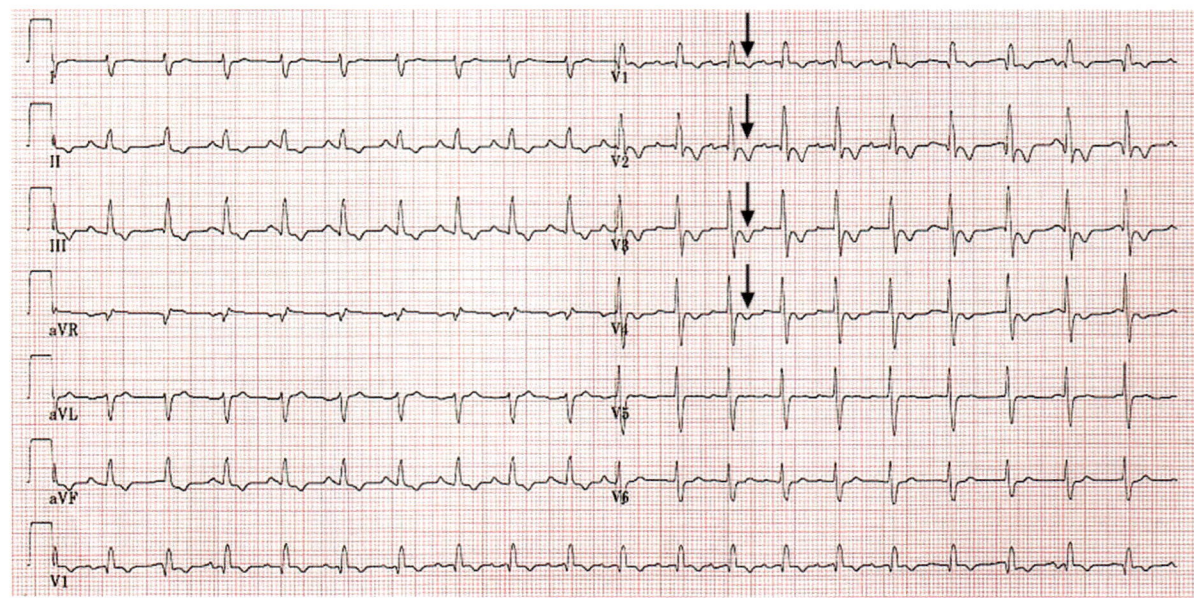

Abb. 20.22 EKG bei pulmonaler Hypertonie. Typisch ist die Rechtslage, ebenso die rechtsventrikuläre Verzögerung (inkompletter Rechtsschenkelblock und persistierendes S bis V_6). Auch die bogenförmigen (schneeschaufelartigen) ST-Strecken-Senkungen in V_1–V_4 und die ST-Strecken-Senkung in II, III und aVF sind typisch.

den Schweregrad der pulmonalen Hypertonie abschätzen (s. Abb. 20.16). Bei schwerer pulmonaler Hypertonie kommt es zu einer Abflachung des intraventrikulären Septums und zu einer paradoxen Bewegung des Septums während der Systole (Abb. 20.23). Wenn eine Pulmonalinsuffizienz vorliegt, kann mittels Dopplerechokardiographie auch der mittlere pulmonale Arteriendruck abgeschätzt werden. Die Echokardiographie wird auch eventuelle kardiale Ursachen für eine pulmonale Hypertonie finden. Dies sind insbesondere atriale und ventrikuläre Shuntvitien, kongenitale Herzkrankheiten, Klappenerkrankungen und eine verminderte LV-Funktion mit erhöhten pulmonalvenösen Drücken. Die Echokardiographie steht im Zentrum der diagnostischen Abklärung (Abb. 20.24).

➤ *Labor:* Die Laboruntersuchungen sind ein wichtiges differenzialdiagnostisches Hilfsmittel. Bei Vorliegen einer pulmonalen Hypertonie ohne klare Ätiologie muss immer eine HIV-Infektion ausgeschlossen werden. Andere chronische virale Infektionen, wie die Hepatitis B und C, können über eine Lebererkrankung eine pulmonale Hypertonie verursachen. Autoimmunerkrankungen, z. B. die progressive systemische Sklerose, die Polymyositis und Dermatomyositis, der systemische Lupus erythematodes und die rheumatoide Arthritis sollen mittels Autoantikörpern (Antizentromer, Anti-Scl-70, Anti-U1-snRNP, Anti-Jo-1, Anti-dsDNA, Anti-SM) und mittels Rheumafaktor gesucht werden, falls klinische Hinweise auf eine solche Erkrankung vorliegen. Schilddrüsenaffektionen müssen mittels TSH-Bestimmung ausgeschlossen werden.

Einteilung der pulmonalen Hypertonie. Die pulmonale Hypertonie wurde früher eingeteilt in eine primäre pulmonale Hypertonie und eine sekundäre pulmonale Hypetonie. Die primäre pulmonale Hypertonie umschrieb die pulmonale Hypertonie, für welche keine Ursache gefunden wurde. Es wurde aber erkannt, dass diese Form der pulmonalen Hypertonie familiär auftreten und durch Risikofaktoren oder andere Krankheiten ausgelöst werden kann. Charakteristisch für diese Formen der pulmonalen Hypertonie ist eine ähnliche morphologische Veränderung im Bereich der Arteriolen der pulmonalen Gefäße. Der Begriff primäre und sekundäre pulmonale Hypertonie wurde deshalb aufgegeben und nun unterscheidet man diese Form der pulmonalarteriellen Hypertonie von den pulmonalarteriellen Hypertonien, die durch andere Krankheiten verursacht sind (Tab. 20.14).
In die erste Kategorie fallen somit:
➤ die idiopathische pulmonale Hypertonie (früher primäre pulmonale Hypertonie)
➤ die familiäre pulmonale Hypertonie,
➤ die pulmonale Hypertonie assoziiert mit anderen Krankheiten und Risikofaktoren,
➤ die pulmonale Hypertonie verbunden mit gleichzeitiger Krankheit der Lungenvenen oder Kapillaren sowie
➤ die persistierende pulmonale Hypertonie der Neugeborenen (Tab. 20.14).

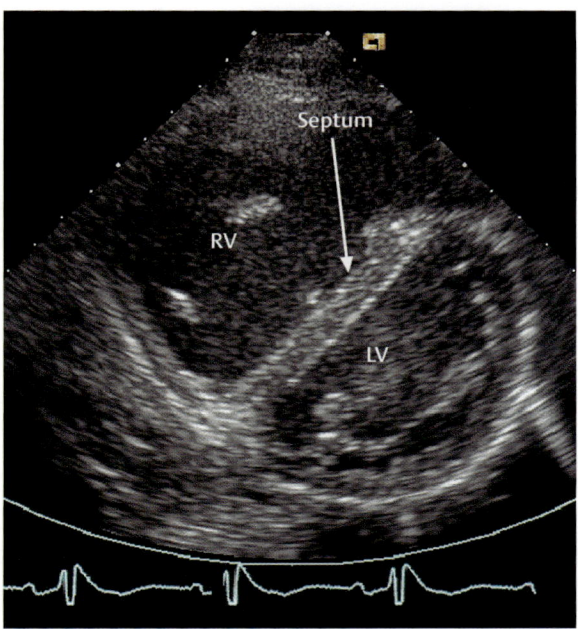

Abb. 20.23 Pulmonale Hypertonie. Durch die pulmonale Hypertonie kommt es zur Abflachung des interventrikulären Septums. Im zweidimensionalen Echobild (parasternale kurze Achse) verliert der linke Ventrikel (LV) seine runde Form und erscheint nun D-förmig. Der rechte Ventrikel (RV) ist stark dilatiert.

Risikofaktoren. Gewisse Risikofaktoren begünstigen das Auftreten einer pulmonalen Hypertonie. Dazu gehören *Medikamente und Toxine* wie Aminorex, Fenfluramin, Dexfenfluramin und das toxische Rapsöl. Wahrscheinlich sind auch Amphetamine, L-Tryptophan, Cocain und gewisse Chemotherapeutika Auslöser einer pulmonalen Hypertonie. Als Risikofaktor werden auch das weibliche Geschlecht sowie die Schwangerschaft und eine systemische Hypertonie betrachtet. Im Jahre 1967 wurde in der Schweiz erstmals die Assoziation zwischen einem Appetitzügler (Aminorex) und dem Auftreten der pulmonalen Hypertonie festgestellt. Nach Absetzen des Appetitzüglers kann die pulmonale Hypertonie verschwinden, persistiert in einigen Fällen jedoch, und der Verlauf kann ähnlich dem der idiopathischen pulmonalen Hypertonie sein.

Assoziierte Krankheiten. Krankheiten, die mit der pulmonalen Hypertonie assoziiert sind, sind die HIV-Infektion, die portale Hypertonie, Kollagenkrankheiten und kongenitale systemische Links-rechts-Shunts. Alle diese Krankheiten führen aber nicht *per se* zu einer pulmonalen Hypertonie. Sie scheinen vielmehr bei Patienten mit einer entsprechenden *genetischen Prädisposition* die pulmonale Hypertonie auszulösen. Die Prävalenz einer pulmonalen Hypertonie bei der HIV-Infektion, bei der portalen Hypertonie und nach Appetitzügler liegt nämlich nur zwischen 1 und 2 %.

Ein kongenitales Shuntvitium auf Ventrikelebene führt gehäuft zu einer pulmonalen Hypertonie. Dagegen ist eine pulmonale Hypertonie bei einem Links-

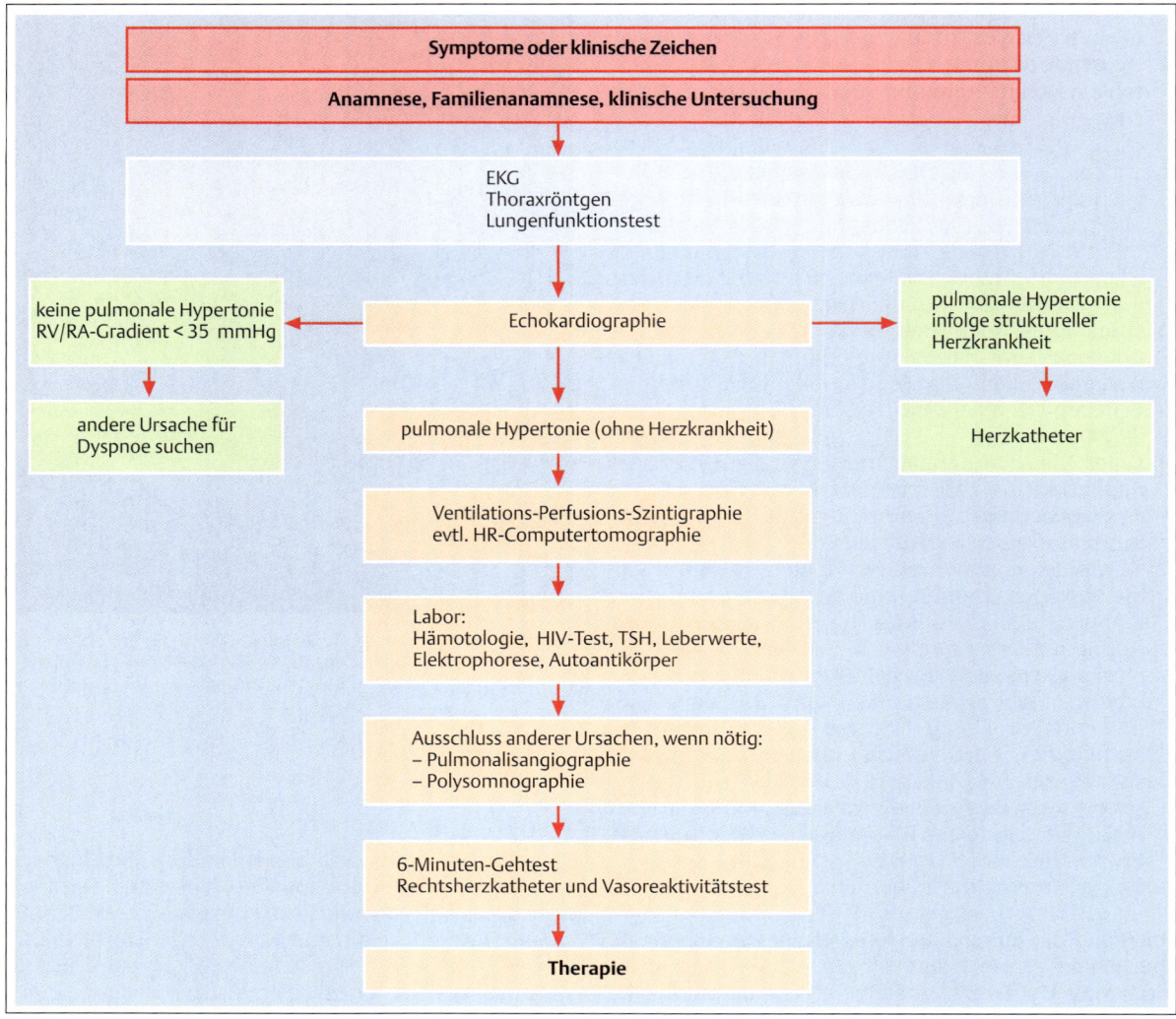

Abb. 20.24 Diagnostisches Vorgehen bei pulmonaler Hypertonie.

rechts-Shunt auf Vorhofebene (ASD, falsch mündende Lungenvenen) relativ selten (< 5 % der Patienten).

Zugrunde liegende andere Erkrankungen. Die Ätiologie der durch andere Erkrankungen ausgelösten pulmonalarteriellen Hypertonie ist oft einfacher zu finden. Die gründliche Anamnese gibt in vielen Fällen bereits Hinweise auf die zugrunde liegenden Ursachen oder die disponierenden Faktoren. Bei Vorliegen einer Orthopnoe und eines positiven hepatojugulären Refluxes besteht mit größter Wahrscheinlichkeit eine pulmonalarterielle Hypertonie infolge einer *Linksherzinsuffizienz*. Diese beiden Symptome fehlen bei der idiopathischen pulmonalarteriellen Hypertonie.

Patienten mit *Leberzirrhose und portaler Hypertonie* entwickeln in 2 % eine pulmonale Hypertonie. Die portopulmonale Hypertonie ist gekennzeichnet durch eine mehr oder weniger ausgeprägte pulmonale Widerstandserhöhung und eine starke pulmonale Drucksteigerung. Häufiger ist die Leberzirrhose assoziiert mit dem sog. *hepatopulmonalen Syndrom*, bei dem es durch die dilatierten pulmonalen Kapillaren und Shuntgefäße zu einer starken Erhöhung des Herzminutenvolumens und zu einer Druckerhöhung im pulmonalen Kreislauf kommt, jedoch nicht zu einer wesentlichen Erhöhung des pulmonalen Widerstandes. Das hepatopulmonale Syndrom ist assoziiert mit Teleangiektasien (Spider naevi), Trommelschlegelfingern und Belastungsdyspnoe.

Eine *chronisch rezidivierende Lungenembolie* kann zu einer pulmonalen Hypertonie führen. Differenzialdiagnostisch lässt sie sich von einer idiopathischen pulmonalen Hypertonie einfach anhand der in der Lungenszintigraphie, dem Spiral-CT oder einer Pulmonalisangiographie gefundenen segmentalen Ausfälle unterscheiden. Wichtig ist zu wissen, dass auch die idiopathische pulmonale Hypertonie einhergeht mit lokaler Thrombenbildung in den distalen Pulmonalarterien. In der Lungenszintigraphie können daher diskrete periphere Ausfälle auch bei der idiopathischen pulmonalarteriellen Hypertonie gefunden werden. Die Entstehung lokaler Thromben trägt wahrscheinlich zur Progression der pulmonalen Hypertonie bei. Daher werden alle Patienten mit pulmonaler Hypertonie antikoaguliert.

Aortenstenose

Ätiologie und Pathophysiologie. Bei der Aortenklappenstenose kommt es zu einer valvulären Obstruktion des linksventrikulären Ausflusstraktes. Beim Erwachsenen ist bis zum 70. Lebensjahr die häufigste Ursache eine *verkalkte bikuspide Aortenklappe*. Die kongenitale bikuspide Aortenklappe kommt bei etwa 1–2 % der Bevölkerung vor und ist häufiger bei Männern anzutreffen. Die bikuspiden Klappen verkalken von der Basis her aufgrund der inkompletten Öffnung. Nach dem 70. Lebensjahr ist die häufigste Ursache die *degenerative senile Aortenklappenverkalkung*. 3 % der Patienten über 75 Jahre haben eine schwere Aortenstenose. Die Aortenklappenstenose aufgrund einer rheumatischen Klappenerkrankung ist in den industrialisierten Ländern selten geworden. Sehr seltene Ursachen für eine Aortenklappenstenose sind der Morbus Paget, die Alkaptonurie und die rheumatoide Arthritis.

Die Aortenstenose entwickelt sich oft langsam, und es kommt zu einer allmählichen Zunahme der Druckbelastung des linken Ventrikels. Der linke Ventrikel adaptiert sich, indem er eine zunehmende *Hypertrophie* entwickelt. Dadurch kann er lange Zeit das Herzminutenvolumen aufrechterhalten. Die linksventrikuläre Hypertrophie führt aber einerseits zu einer Erhöhung des koronaren Blutflusses in Ruhe und damit zu einer verminderten koronaren Flussreserve, was für die *Angina-pectoris-Symptomatik* der Patienten unter Belastung verantwortlich ist. Gleichzeitig bewirken die konzentrische Hypertrophie und die zunehmende interstitielle Fibrose eine Abnahme der linksventrikulären Dehnbarkeit, und es entsteht eine diastolische Dysfunktion, welche für die *Dyspnoesymptomatik* der Patienten verantwortlich ist. Schließlich kann der Ventrikel die erhöhte Druckbelastung nicht mehr überwinden; er *dilatiert*, und die Kontraktilität des Myokards nimmt ab. Das Herzminutenvolumen sinkt, was bei Anstrengungen zu einer Minderdurchblutung des Gehirns und damit zu Synkopen führen kann. Das verminderte Herzminutenvolumen ist auch für die Leistungsintoleranz der Patienten verantwortlich.

Symptome und Befunde. Die häufigsten Symptome sind in Tab. 20.**16** zusammengefasst. Das Auftreten von Symptomen ist gewöhnlich ein Zeichen für das Vorliegen einer schweren Aortenstenose. Nach dem Auftreten von Symptomen sinkt die Lebenserwartung dramatisch ab und beträgt in der Regel weniger als 5 Jahre. Nach Auftreten einer Herzinsuffizienz ist die mittlere Überlebenszeit bei nichtoperierten Patienten weniger als 2 Jahre. Die *Dyspnoe* wird häufig ausgelöst durch Krankheiten oder Zustände, welche die diastolische Füllung behindern. Typische Beispiele sind eine Tachykardie oder ein Vorhofflimmern. *Angina pectoris* geben

Tabelle 20.16 Symptome und Befunde der Aortenstenose

Symptome der Aortenklappenstenose
Leichte und mittelgradige Aortenstenosen: – oft asymptomatisch Schwere Aortenstenose: – Anstrengungsdyspnoe – Angina pectoris – Synkope bei Anstrengung – plötzlicher Herztod – Episoden eines akuten Lungenödems – systemische Embolien – gastrointestinale Blutungen
Befunde der Aortenklappenstenose
– systolisches spindelförmiges raues Austreibungsgeräusch – Pulsus parvus et tardus (nicht bei atherosklerotischer Gefäßwandverkalkung!) – hebender, verbreiterter evtl. nach links unten verlagerter Herzspitzenstoß – Zeichen der Lungenstauung

75 % der Patienten mit schwerer Aortenstenose an. Etwa 50 % dieser Patienten werden normale Kranzarterien haben. Die *Synkope* ist oft durch eine verminderte zerebrale Perfusion bedingt, kann aber auch durch eine inadäquate Barorezeptorenantwort oder durch intermittierende Arrhythmien ausgelöst werden. Grauwerden und Schwindel sind Zeichen einer *belastungsabhängigen Hypotonie*. Selten kann sich eine Aortenstenose auch durch eine systemische Embolisation von Mikrothromben oder von Calcium aus der Klappe manifestieren. Ebenso kann eine gastrointestinale Blutung auf eine Aortenstenose hinweisen. Angiodysplasien des Kolons sind häufig bei Aortenstenosen.

Die typischen Befunde sind in Tab. 20.**16** zusammengefasst. Das *systolische spindelförmige Austreibungsgeräusch* ist das wichtigste klinische Zeichen der Aortenstenose (Abb. 20.**25**). Das Austreibungsgeräusch ist harsch und laut über dem Erb-Punkt. Je schwerer die Stenose, desto länger und intensiver ist das Geräusch. Es strahlt in die Karotiden aus und wird auch gegen die Herzspitze fortgeleitet, wo es einen deutlich musikalischeren Charakter annimmt. Dieses fortgeleitete Geräusch ist schwer von einer gleichzeitig bestehenden Mitralinsuffizienz zu unterscheiden. Über der Spitze kann gelegentlich auch ein 4. Herzton auskultiert werden. Der 2. Herzton bei der Aortenstenose kann sehr leise sein, bei schwerer Aortenstenose kann er praktisch ganz fehlen. Die forcierte Vorhofkontraktion bei versteiftem linkem Ventrikel führt zur Entstehung des 4. Herztones. Sofern die Klappen bei der valvulären Aortenstenose noch beweglich sind, beginnt das systolische Geräusch mit einem Austreibungsklick. Parasternal und im Jugulum findet sich häufig ein Schwirren.

Der Pulsanstieg bei der Aortenstenose ist verzögert. Die Druckkurve zeigt ein *Hahnenkammbild* (Abb. 20.**26**). Dies führt zum typischen Pulsus parvus et tardus. Der *Herzspitzenstoß* ist verbreitert und hebend. Bei Vorliegen einer linksventrikulären Dilatation ist er nach lateral und unten verlagert (Abb. 20.**27**).

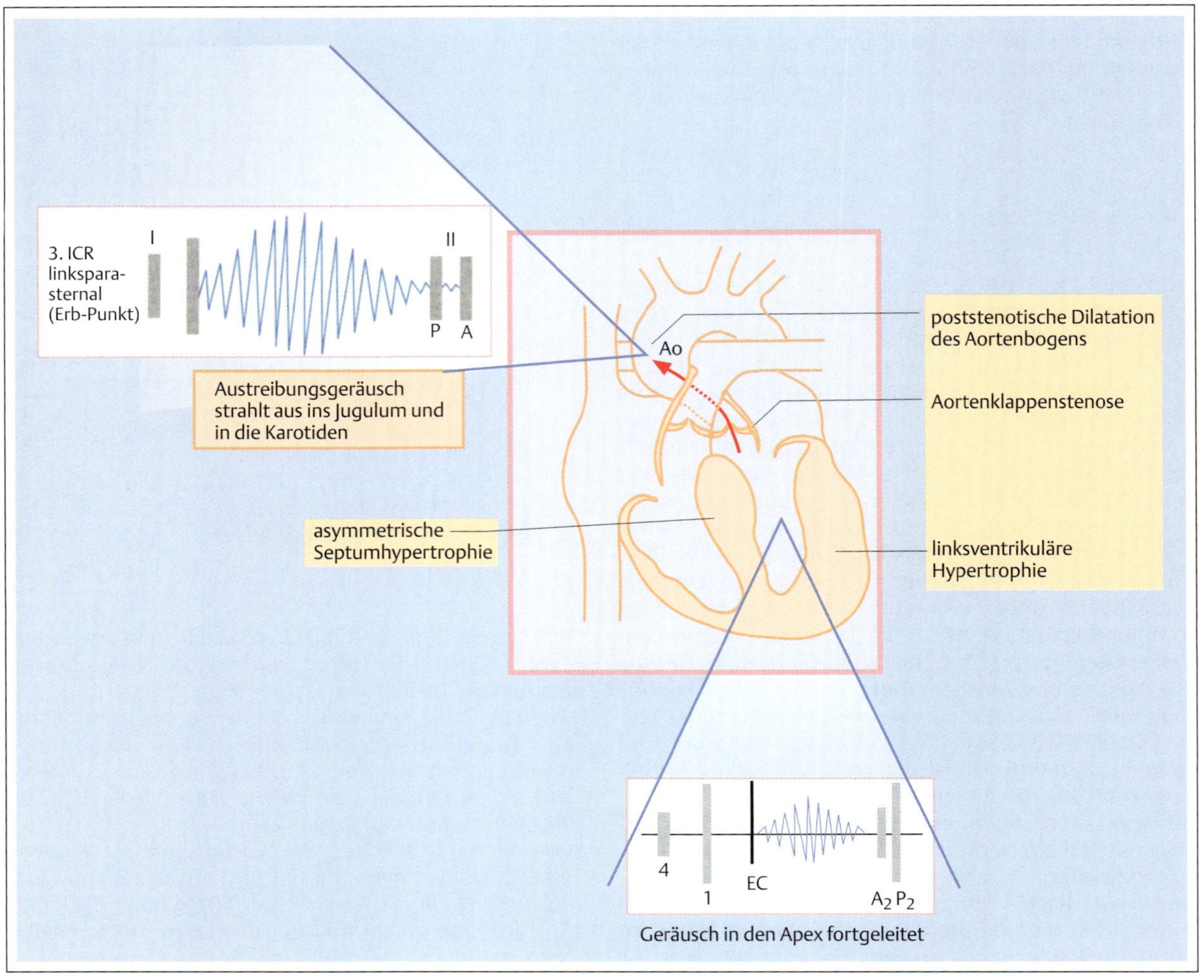

Abb. 20.25 Schema der Aortenstenose. Ao = Aorta; EC = Ejection Click. Das spindelförmige Austreibungsgeräusch ist über dem Erb-Punkt am besten hörbar. Es wird auch in die Herzspitze fortgeleitet. Es besteht eine linksventrikuläre Hypertrophie und häufig eine asymmetrische Septumhypertrophie.

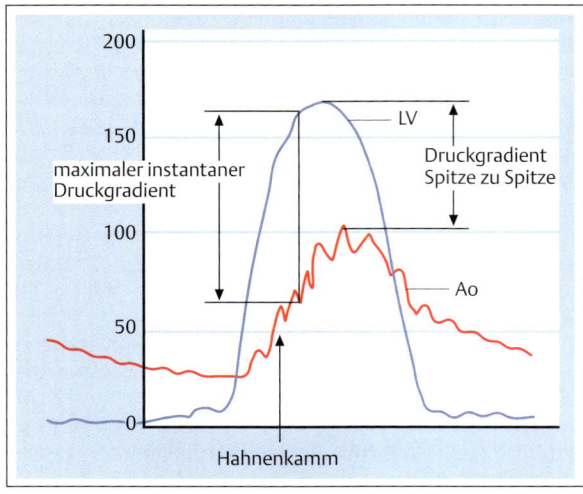

Abb. 20.26 Druckkurven bei Aortenstenose. Dargestellt sind der linksventrikuläre Druck (LV) und der gleichzeitig gemessene Aortendruck (Ao). In der Aorta steigt der Druck verzögert an (Hahnenkammbildung), und es besteht ein deutlicher Druckgradient. Invasiv wird der Druckgradient von Spitze zu Spitze gemessen und der mittlere Druckgradient ausgerechnet. Dopplerechokardiographisch wird der maximale instantane Druckgradient gemessen. Deshalb sind Spitzendruckgradienten – echokardiographisch und invasiv bestimmt – immer unterschiedlich. Der mittlere Druckgradient ist bei beiden Methoden identisch.

Ursachen der Herzinsuffizienz

Apparative Diagnostik.
- *EKG:* (Abb. 20.**28**) Im EKG zeigen sich in der Regel Zeichen der linksventrikulären Hypertrophie. Die ST-Strecken-Senkungen, der sog. „LV-Strain", finden sich bei schwerer Hypertrophie.
- *Thorax-Röntgenbild:* Im Thorax-Röntgenbild können in der lateralen Position meist im mittleren Drittel des Herzschattens Verkalkungen festgestellt werden. Wegen der konzentrischen Hypertonie ist der linke Ventrikel abgerundet (Abb. 20.**27**). Das Herz ist in der Regel normal groß. Wenn eine Kardiomegalie vorliegt, besteht eine LV-Dysfunktion oder eine gleichzeitige Aorteninsuffizienz.
- *Echokardiographie:* Die Echokardiographie wird eine schwer veränderte Aortenklappe mit Verkalkungen zeigen. Das Ausmaß der linksventrikulären Hypertrophie und der häufigen asymmetrischen Septumhypertrophie kann bestimmt werden. Häufig findet sich eine poststenotische Dilatation der Aorta.
  Mittels *Dopplerechokardiographie* kann der Spitzendruckgradient (instantaner Spitzendruckgradient) gemessen werden (Abb. 20.**29**). Dieser Druckgradient ist höher als der in der Herzkatheteruntersuchung gemessene Spitzendruckgradient zwischen Aorta und linkem Ventrikel (Abb. 20.**26**). Der mittlere Druckgradient kann berechnet werden. Mittels *Planimetrie* kann auch echokardiographisch die Aortenklappenöffnungsfläche abgeschätzt werden. Ein mittlerer Druckgradient von über 50 mmHg und eine Aortenklappenöffnungsfläche unter 0,8 cm² gelten als schwere Aortenstenose. Es ist zu bedenken, dass bei Abnahme der linksventrikulären Funktion der Druckgradient ebenfalls abnimmt und auch bei schwerer Aortenstenose der mittlere Druckgradient weniger als 50 mmHg betragen kann.
- *Herzkatheteruntersuchung:* Eine Herzkatheteruntersuchung ist bei einer aussagekräftigen Echokardiographie zur Diagnosestellung einer Aortenstenose nicht mehr nötig. In unklaren Fällen muss der linke Ventrikel über die stenosierte Klappe sondiert und der Druckgradient gemessen werden (Abb. 20.**26**). Die invasive Untersuchung ist zur präoperativen Abklärung aber wichtig, um eine begleitende koronare Herzkrankheit zu diagnostizieren.

Operationsindikationen. Die Operationsindikation ist gegeben bei allen symptomatischen Patienten mit schwerer Aortenstenose. Asymptomatische Patienten sollen operiert werden, wenn eine LV-Dysfunktion vorliegt oder es zu Hypotonien unter Belastung kommt.

Pulmonalstenose

Ätiologie und Pathophysiologie. Die Pulmonalstenose ist praktisch immer *angeboren*. Dabei ist die Pulmonalklappe typischerweise ohne Kommissuren angelegt und erscheint in der Angiographie oder Echokardiographie gewölbt (dome-shaped). Im Verlauf der Jahre kommt es zur fibrösen Verdickung oder Verkalkung

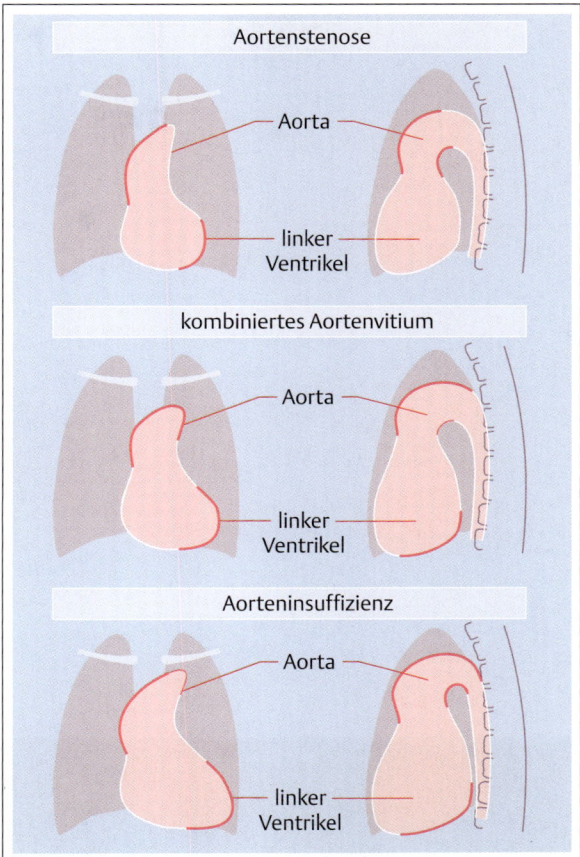

Abb. 20.27 Konfiguration des Herzens bei Aortenvitien im posteroanterioren (linke Reihe) und im seitlichen (rechte Reihe) Thoraxbild. Bei der Aortenstenose ist der linke Ventrikel nicht vergrößert, jedoch an der Spitze abgerundet. Die Aorta ascendens ist poststenotisch dilatiert. Bei der Aorteninsuffizienz ist der linke Ventrikel deutlich dilatiert und verlängert. Die Aorta ist dilatiert und elongiert. Beim kombinierten Aortenvitium ist die Vergrößerung des linken Ventrikels weniger stark ausgeprägt als bei der reinen Aorteninsuffizienz. Die Aorta ist im Aszendensbereich dilatiert und mäßig elongiert.

der abnormen Klappe. Gleichzeitig bildet sich eine zunehmende *sekundäre hypertrophe subpulmonale Stenose* aus. Eine solche infundibuläre Pulmonalstenose infolge muskulärer Hypertrophie findet sich auch bei einigen anderen Vitien, z. B. dem Ventrikelseptumdefekt, der Tetralogie nach Fallot und dem „Double Outlet rechten Ventrikel" (s. Kapitel 21). Neben der valvulären und der subvalvulären infundibulären Pulmonalstenose gibt es seltenerweise supravalvuläre (Strikturen in der Pulmonalarterie) und subinfundibuläre (anomale Muskelbänder im rechten Ventrikel) Stenosen. Die seltenen Ursachen einer nicht kongenitalen pulmonalen Stenose sind rheumatisches Fieber und das Karzinoidsyndrom.

Symptome und Befunde. Pulmonalstenosen bleiben oft lange asymptomatisch. Die Leitsymptome sind *An-*

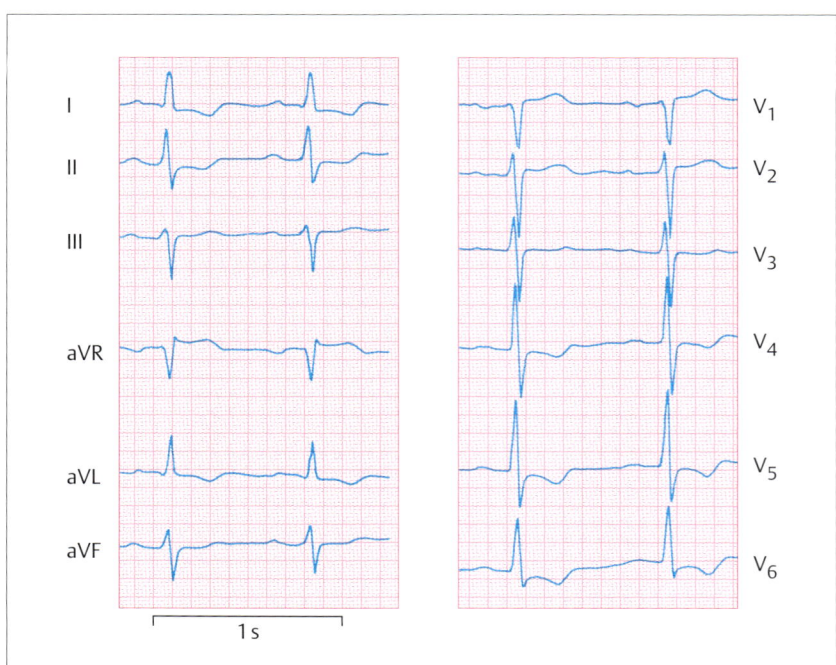

Abb. 20.28 EKG bei Aortenstenose. Linkslagetyp mit ausgesprochener Repolarisationsstörung links präkordial und in I und aVL (Strain).

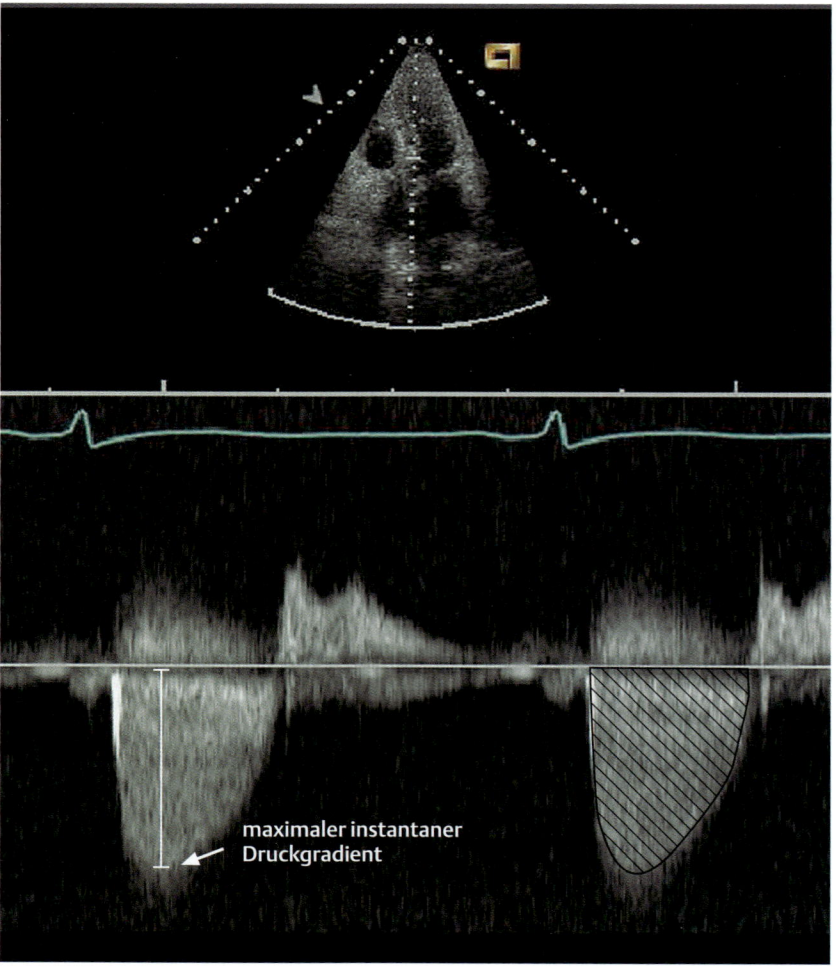

Abb. 20.29 Aortenstenose: Messen des Druckgradienten mittels Dopplerechokardiographie. Die mittels Dopplerechokardiographie bestimmte maximale Geschwindigkeit beträgt 4 m/s. Nach der Bernoulli-Gleichung errechnet sich damit ein maximaler instantaner Druckgradient von 64 mmHg ($4 \times 4^2 = 64$ mmHg). Zur Bestimmung des mittleren Druckgradienten wird der mittlere Druck über dem gesamten Dopplersignal berechnet (schraffierte Fläche).

strengungsdyspnoe und Müdigkeit als Ausdruck der Unfähigkeit des Herzens, angesichts der Obstruktion im rechtsventrikulären Ausflusstrakt das Herzminutenvolumen zu steigern (Tab. 20.17). Orthopnoe tritt nicht auf bei der Pulmonalstenose, da der pulmonalvenöse Druck normal ist.

Das Austreibungsgeräusch ist dem Geräusch der Aortenstenose sehr ähnlich (s. Abb. 20.6). Das Feststellen der rechtsventrikulären Vergrößerung kann differenzialdiagnostisch weiterhelfen. Wenn ein ASD oder ein offenes Foramen ovale vorliegt, kommt es zum Rechts-links-Shunt, was sich in einer Zyanose und evtl. Trommelschlegelfingern manifestiert.

Apparative Diagnostik.
- *EKG:* Im EKG finden sich Zeichen der rechtsventrikulären Dilatation (P pulmonale) und der rechtsventrikulären Hypertrophie (s. Tab. 20.9).
- *Thorax-Röntgenbild:* Es zeigen sich Zeichen der rechtsatrialen und rechtsventrikulären Vergrößerung und prominente Pulmonalarterien. Es fehlen Zeichen der Hyperperfusion der Lunge. Gelegentlich besteht auch eine Minderdurchblutung der peripheren Lungengefäße.
- *Echokardiographie:* Die Echokardiographie ist das diagnostische Mittel der Wahl. Die zweidimensionale Echokardiographie wird die Morphologie der Pulmonalklappe und die Lokalisation und Obstruktion visualisieren.
Mittels *Dopplerechokardiographie* kann der Druckgradient über der Pulmonalklappe gemessen werden, welcher bei der schweren Pulmonalstenose (Klappenöffnungsfläche < 0,5 cm²) über 80 mmHg beträgt.
- *Herzkatheteruntersuchung:* Die valvuläre Pulmonalstenose wird heute in den meisten Fällen durch eine perkutane Valvuloplastie behandelt. Nach der Sprengung der Klappe kommt es beim Erwachsenen durch eine Abnahme der Größe des rechtsventrikulären Ausflusstraktes zu einer Zunahme der infundibulären muskulären Stenose, was häufig eine vorübergehende Betablockertherapie nötig macht.

Tabelle 20.17 Symptome und Befunde der Pulmonalstenose

Symptome der Pulmonalstenose
- oft asymptomatisch
- Anstrengungsdyspnoe
- Leistungsintoleranz
- anstrengungsabhängige Müdigkeit
- Palpitationen
- Präsynkopen und Synkopen (selten)
- Angina pectoris (selten)
Befunde der Pulmonalstenose
- systolischer Austreibungsklick
- weit gespaltener 2. Herzton
- raues, spindelförmiges Austreibungsgeräusch
- Schwirren links parasternal (3. ICR)
- rechtsventrikulärer Impuls
- Halsvenenstauung
- Zyanose, Trommelschlegelfinger (bei ASD oder PFO)

Differenzialdiagnose der durch Volumenbelastung hervorgerufenen Herzinsuffizienz

Pathophysiologische Einführung

Chronische Volumenüberlastung. Eine Volumenbelastung des Herzens kann bedingt sein durch die Insuffizienz einer Herzklappe oder durch einen erhöhten Blutfluss infolge einer kardialen oder systemischen Erkrankung. Eine chronische Volumenüberlastung kann oft über lange Zeit ohne Symptome ertragen werden. Die Volumenüberlastung führt zu einer *Dilatation der Herzhöhle(n)* und zu einer *Hypertrophie des Myokards*. Durch den erhöhten Füllungsdruck (= erhöhte Vorlast) wird aufgrund des Frank-Starling-Mechanismus die Kontraktilität des Myokards erhöht. Trotz kontinuierlicher Dilatation des linken Ventrikels kann dadurch über lange Zeit ein normales Schlagvolumen und Vorwärtsvolumen aufrechterhalten werden. Die erhöhte Vorlast und Nachlast wird aber schließlich das Myokard schädigen und zu einer *Abnahme der Kontraktilität* führen. Es kommt zur Dekompensation und zur *Links- und/oder Rechtsherzinsuffizienz*. Die hier beschriebenen Kompensationsmechanismen sind am typischsten bei der chronischen Aorteninsuffizienz zu finden, welche sehr lange gut toleriert wird und auch bei großen sportlichen Leistungen keine Symptome bereitet. Die Aorteninsuffizienz ist das Herzvitium, bei dem die größten linksventrikulären Volumen und die größte linksventrikuläre Masse gefunden werden können. Die chronische Mitralinsuffizienz ist gekennzeichnet durch das Pendelvolumen zwischen linkem Vorhof und linkem Ventrikel und kann ebenfalls lange asymptomatisch sein.

Akute Volumenbelastung. Demgegenüber führt die akute Volumenbelastung in der Regel zur sofortigen *akuten Herzinsuffizienz* (s. Tab. 20.10). Bei der akuten Aorteninsuffizienz kommt es zu einem sofortigen starken Anstieg der Vorlast und Nachlast des Ventrikels, welcher die Kontraktionskraft des Myokards übersteigt. Es kommt zum Vorwärts- und Rückwärtsversagen. Bei der akuten Mitralinsuffizienz kommt es zum Rückwärtsversagen mit Lungenstauung.

Akute Aorteninsuffizienz

Pathophysiologie. Bei der akuten Aorteninsuffizienz bewirkt das „plötzliche" aortale Regurgitationsvolu-

Tabelle 20.18 Symptome und Befunde der akuten Aorteninsuffizienz

Symptome der akuten Aorteninsuffizienz
– Diaphorese
– schwere Leistungseinschränkung
– Dyspnoe
Die akute schwere Aorteninsuffizienz ist gewöhnlich assoziiert mit einem Lungenödem und/oder kardiogenen Schock

Befunde der akuten Aorteninsuffizienz
– Tachykardie
– Hypotonie
– kurzes hochfrequentes Diastolikum
– Tachypnoe

men einen starken Anstieg des diastolischen linksventrikulären Füllungsdruckes bis hin zum Ausgleich mit dem diastolischen aortalen Blutdruck. Durch das während der Diastole einströmende Blut in den linken Ventrikel kommt es zu einem vorzeitigen Schluss der Mitralklappe. Dies führt zu einer Behinderung des linksventrikulären Einflusses und zu einer Lungenstauung. Die kompensatorische Tachykardie ihrerseits verkürzt die Diastole weiter und verschlechtert so die ventrikuläre Füllung zusätzlich.

Symptome und Befunde. Die Symptome und Befunde der akuten Herzinsuffizienz sind in Tab. 20.18 zusammengefasst. Die Abgrenzung gegenüber der chronischen Aorteninsuffizienz bereitet meist keine Schwierigkeiten (Tab. 20.19). Die Symptome der akuten Aorteninsuffizienz sind häufig überlagert durch die Krankheit, welche die akute Aorteninsuffizienz verursacht hat. So kann eine *starke Leistungsintoleranz* auch bei einer Endokarditis vorliegen.

Bei der Auskultation ist zu beachten, dass das für die Aorteninsuffizienz typische *diastolische Rückströmungsgeräusch* meist kurz ist und bei starker Tachykardie fehlen kann. Die vaskulären Befunde der chronischen Aorteninsuffizienz (wie die weite Blutdruckamplitude) fehlen bei der akuten Aorteninsuffizienz gänzlich.

Apparative Diagnostik.
➤ *EKG:* Das EKG kann bis auf die Tachykardie normal sein.
➤ *Thorax-Röntgenbild:* Es zeigt häufig eine unauffällige Herzsilhouette, hingegen pulmonale Stauungszeichen bis hin zum Lungenödem.
➤ *Echokardiographie:* Sie ist wichtig für die Diagnose der Aorteninsuffizienz und die ihr zugrunde liegende Ursache (Abb. 20.30). Auch der vorzeitige Mitralklappenschluss kann dargestellt werden.

Ursachen. Die häufigste Ursache einer akuten Aorteninsuffizienz ist die *infektiöse Endokarditis*. Bei der *Aortendissektion* kann eine akute Aorteninsuffizienz entstehen durch die Distorsion der Aortenwurzel und damit des Klappenapparates. Eine seltene Ursache ist der Prolaps einer abnormen Aortenklappe in den linken Ventrikel. Dies tritt auch auf bei einem perimembranösen Ventrikelseptumdefekt, bei dem die Abstützung der Aortenklappe nicht normal gegeben ist. Sehr selten sind traumatische Rupturen oder Rupturen einer kongenitalen fenestrierten Aortenklappe.
Seltenerweise kann die *Ruptur eines Sinus Valsalvae* der Aorteninsuffizienz ähnliche Symptome hervorrufen. Grundsätzlich kann bei einer Ruptur der Sinus Valsalvae in jede Herzkammer hineinbrechen. Dies führt zur akuten Volumenüberlastung der jeweiligen Kammer. Die häufigste Lokalisation ist der rechte Ventrikel, gefolgt vom rechten Vorhof. Die Ruptur des Sinus Val-

Tabelle 20.19 Unterscheidung von akuter und chronischer Aorteninsuffizienz

	Akute Aorteninsuffizienz	Chronische Aorteninsuffizienz
Pulsus celer et altus	–	+++
Blutdruckamplitude	normal oder nur leicht ↑	↑ ↑ ↑
Herzfrequenz	↑ ↑	normal
Aortales Diastolikum	bis Mitte der Diastole	durchgehend über ganze Diastole
Austin-Flint-Geräusch	kurz	durchgehend mit präsystolischer Akzentuierung
Feuchte Rasselgeräusche (Lungenstauung)	+++	+
EKG:		
– Repolarisationsstörungen	++	+++
– Linkshypertrophie	–	+++
Thoraxbild:		
– Kardiomegalie	(+)	+++
– Lungenstauung	+++	+
Echokardiogramm:		
– LV-Dilatation	(+)	+++
– vorzeitiger Mitralklappenschluss	häufig	selten

Ursachen der Herzinsuffizienz

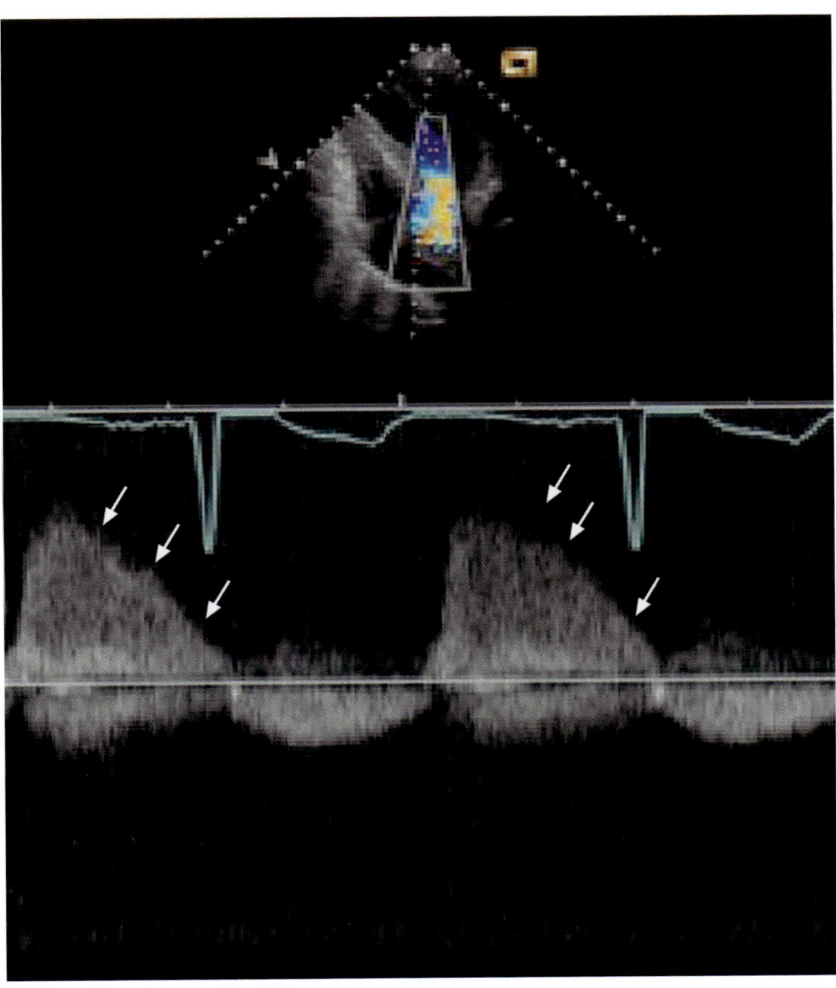

Abb. 20.30 Akute Aorteninsuffizienz. Dopplerechokardiographisch wird die Geschwindigkeit des Regurgitationsjets (Pfeile) aus der Aorta in den linken Ventrikel gemessen. Im Gegensatz zur chronischen Aorteninsuffizienz (Abb. 20.31) steigt der diastolische Druck im LV massiv an, und dadurch nehmen die Geschwindigkeit (Pfeile) und das Volumen der Regurgitation während der Diastole ab. Dies erklärt das Verschwinden des diastolischen Rückströmungsgeräusches.

salvae geht meist einher mit einem sofortigen kardiogenen Schock.

Chronische Aorteninsuffizienz

Vorkommen. Die chronische Aorteninsuffizienz macht etwa 5 % der Klappenvitien im Erwachsenenalter aus. Sie ist gehäuft bei Männern anzutreffen. Die Aorteninsuffizienz ist mit anderen Klappenvitien und anderen angeborenen kardialen Missbildungen häufig vergesellschaftet. Zum Beispiel gehört eine biskuspide Aortenklappe mit Aorteninsuffizienz fast obligat zur Aortenisthmusstenose. Die rheumatische Mitralstenose ist häufig mit einer Aorteninsuffizienz vergesellschaftet.

Symptome. Die Aorteninsuffizienz bleibt lange sehr symptomarm (Tab. 20.20). Das häufigste Symptom ist die *Anstrengungsdyspnoe*. Manchmal manifestiert sich die chronische Aorteninsuffizienz aber zuerst als paroxysmale nächtliche Dyspnoe. Die *Angina pectoris* ist wie bei allen Vitien, die mit einer linksventrikulären Hypertrophie einhergehen, wahrscheinlich Ausdruck der verminderten koronaren Flussreserve. Fast pathognomonisch ist eine nächtliche Angina pectoris verbunden mit Diaphorese, welche in linker Seitenlage bei erhöhtem Vagotonus auftritt.

Befunde. Der hauptsächliche klinische Befund ist das *hauchende diastolische Rückströmungsgeräusch* (Abb. 20.31). Bei der Aorteninsuffizienz, welche durch Klappendeformitäten zustande kommt, ist es am besten links parasternal zu hören. Wenn die Aorteninsuffizienz auf einer Dilatation der Aorta ascendens beruht, ist das diastolische Rückströmungsgeräusch rechts parasternal am lautesten. Manchmal ist das Geräusch nur in vornüber geneigter Stellung zu hören.

Über der Herzspitze kann ein *raueres präsystolisches Geräusch* auskultiert werden (das sog. Austin-Flint-Geräusch). Es ist dem diastolischen Geräusch der Mitralstenose sehr ähnlich. Es entsteht wahrscheinlich durch ein Flattern des anterioren Mitralsegels oder

20 Durch kardiovaskuläre Erkrankungen bedingte Dyspnoe

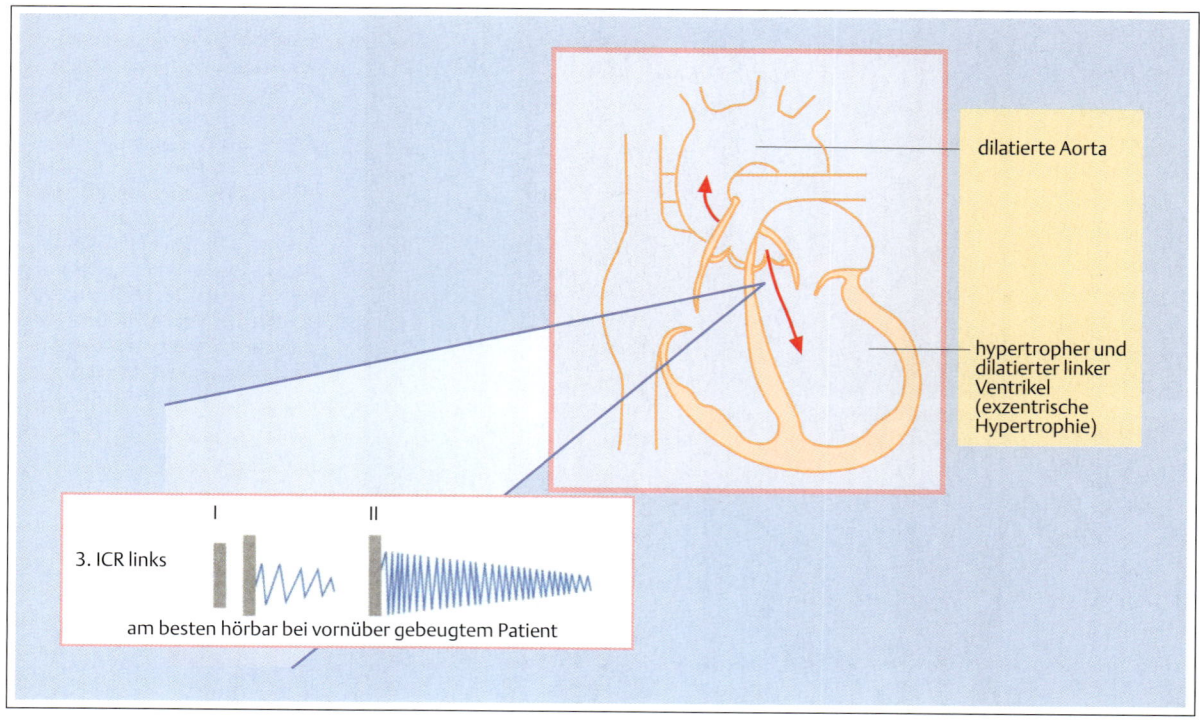

Abb. 20.31 Schema der Aorteninsuffizienz. Das diastolische Rückströmungsgeräusch wird am besten links parasternal gefunden. Es ist häufig begleitet von einem systolischen Austreibungsklick und einem systolischen Strömungsgeräusch. Der linke Ventrikel ist vergrößert und bei entsprechender Pathologie auch die Aorta ascendens. In der Echokardiographie zeigt der Farbdoppler den Regurgitationsjet.

durch die relative Mitralstenose, welche beim Zudrücken des anterioren Mitralsegels durch den Regurgitationsjet entsteht.

Neben dem diastolischen Rückströmungsgeräusch ist häufig ein *systolisches Austreibungsgeräusch* zu hören. Dies ist nicht Ausdruck einer gleichzeitig bestehenden Aortenstenose, sondern entsteht durch die Turbulenzen, welche das große Schlagvolumen im linksventrikulären Ausflusstrakt produzier.

Das große Schlagvolumen führt zu eindrücklichen Befunden an den *Pulsen*. Der Puls ist schnell und hoch. Die Weite der *Blutdruckamplitude* korreliert recht gut mit dem Schweregrad der Aorteninsuffizienz. Bei normaler Blutdruckamplitude ist eine schwere Aorteninsuffizienz ausgeschlossen. Die *ausgeprägten Pulsationen* kommen durch das große Vorwärtsvolumen in der Systole und die diastolische Rückwärtsbewegung des Blutes zustande. Diese ausgeprägten Pulsationen lassen den ganzen Körper pulsieren (Homo pulsans). Viele typische Befunde haben im Lauf der Zeit Eigennamen bekommen (Tab. 20.**20**). Alle diese Pulszeichen sind Ausdruck der reinen Aorteninsuffizienz und finden sich nicht beim kombinierten Aortenvitium. Der Pulsus celer findet sich auch bei anderen Krankheitsbildern, welche mit einer Hyperzirkulation einhergehen. Dies sind der offene Ductus Botalli, ausgedehnte AV-Fisteln, der Morbus Paget, die Hyperthyreose und septisches Fieber.

Apparative Diagnostik.
- *EKG:* Im EKG zeigen sich eine Linkslage und Zeichen der Linkshypertrophie. Wenn gleichzeitig eine Vorhofvergrößerung vorliegt, finden sich breite zweigipflige P in der Ableitung II.
- *Thorax-Röntgenbild:* In Abhängigkeit vom Schweregrad der Aorteninsuffizienz ist der linke Ventrikel vergrößert und die Herzspitze nach unten und lateral verschoben (s. Abb. 20.27). Die Herzspitze kann gelegentlich unter das Zwerchfell verschoben sein (Abb. 20.**32**). Bei entsprechender Pathologie ist die Aorta ascendens stark dilatiert.
- *Echokardiographie:* Die Echokardiographie erlaubt es, den diastolischen Rückfluss in den linken Ventrikel mittels Dopplerechokardiographie zu visualisieren (Abb. 20.33). Bei der schweren Aorteninsuffizienz findet sich ein holodiastolischer Rückfluss auch in der Aorta descendens (Abb. 20.34). Mittels Echokardiographie werden die LV-Dimensionen bestimmt und im Verlauf kontrolliert. Wenn die LV-Dilatation um mehr als 15 % innerhalb eines Jahres zunimmt oder der enddiastolische Durchmesser über 75 mm und der endsystolische über 55 mm beträgt, ist auch beim asymptomatischen Patienten die Indikation zur Operation gegeben. In der Echokardiographie lässt sich auch das Flattern des anterioren Mitralsegels aufzeichnen.
- *Herzkatheteruntersuchung und Aortographie:* Diese können hilfreich sein, um den Schweregrad der

Ursachen der Herzinsuffizienz

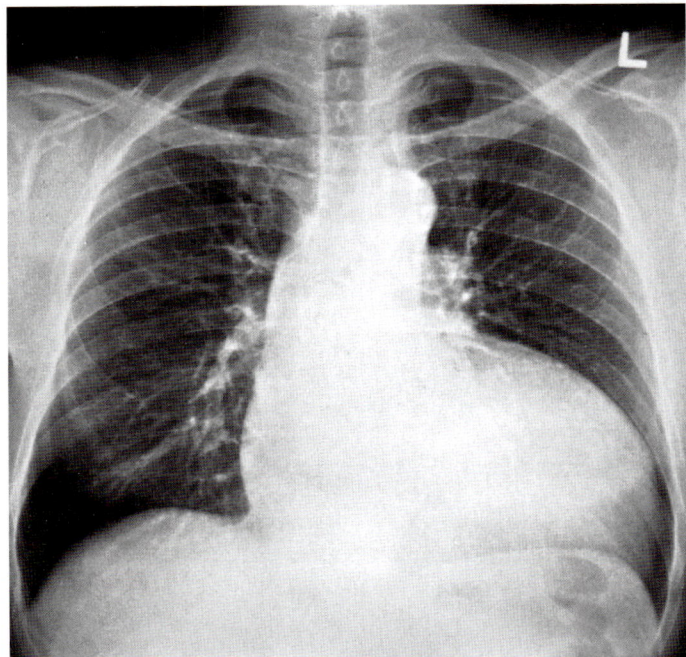

Abb. 20.32 Schwere Aorteninsuffizienz (Regurgitationsfraktion 52 %) und weit fortgeschrittene linksventrikuläre Dilatation mit Lungenstauung. 51-jähriger Patient, rheumatisches Fieber im Alter von 17 Jahren. Herz-Lungen-Quotient 0,64. Linksventrikuläre Austreibungsfraktion mit 32 % stark eingeschränkt.

Aorteninsuffizienz genau festzulegen und Drücke und Auswurffraktion genau zu bestimmen.

Ursachen und Differenzialdiagnose. Die chronische Aorteninsuffizienz wird entweder durch eine Pathologie der Aortenwurzel und Aorta ascendens oder durch eine Pathologie der Aortenklappen verursacht. Die häufigste Ursache der chronischen Aorteninsuffizienz im Erwachsenenalter ist ein *Aneurysma verum* der Aorta ascendens. Auch eine *aortale Ektasie* (Aneurysma der Sinus Valsalvae) kann zur Aorteninsuffizienz führen. Bindegewebserkrankungen wie das Marfan-Syndrom, das Ehler-Danlos-Syndrom, das Pseudoxanthoma elasticum oder die Osteogenesis imperfecta gehen häufig mit einer Aorteninsuffizienz einher. Die syphilitische Aortitis ist praktisch verschwunden. Eine Distorsion der Aortenwurzel durch den Morbus Bechterew führt ebenfalls zur Aorteninsuffizienz.

Bei den Pathologien der Aortenklappe ist die *bikuspide Klappe* die häufigste Ursache der Aorteninsuffizienz (Abb. 20.**35**). Die Zerstörung der Aortenklappe durch eine *infektiöse Endokarditis* oder als Spätfolge des rheumatischen Fiebers sind weitere Ursachen. Seltener sind myxomatöse Degenerationen, der systemische Lupus erythematodes, die rheumatoide Arthritis, die Jaccoud-Arthropathie, die Takayasu-Krankheit, die Whipple-Krankheit oder der Morbus Crohn.

Differenzialdiagnostisch muss das hauchende diastolische Rückströmungsgeräusch von der Pulmonalinsuffizienz unterschieden werden. Eine reine Pulmonalinsuffizienz ist selten. Häufig ist die Pulmonalinsuffizienz assoziiert mit anderen kongenitalen Krankheiten und damit von der Aorteninsuffizienz zu unterscheiden.

Tabelle 20.20 Symptome und Befunde der chronischen Aorteninsuffizienz

Symptome der chronischen Aorteninsuffizienz
Leichte bis mittelschwere Aorteninsuffizienz: – oft asymptomatisch – Bewusstsein des Herzschlages – Palpitationen – Thoraxschmerzen in Linksseitenlage (Herzschlag gegen Brustwand) Schwere Aorteninsuffizienz: – Anstrengungsdyspnoe (häufigstes Symptom) – Orthopnoe – paroxysmale Dyspnoe – Angina pectoris bei Anstrengung

Befunde der chronischen Aorteninsuffizienz

– weite Blutdruckamplitude
– ausgeprägte Pulsationen:
  – schneller Pulsanstieg und rascher Kollaps (Wasserhammerpuls)
  – Kapillarpulsationen im Nagelbett oder Lippe – Quincke-Zeichen
  – Pulsieren des Halses und des Kopfes – De Musset-Zeichen
  – systolische Pulsationen der Uvula – Müller-Zeichen
  – femorale Geräusche – Traube-Zeichen (Pistolenschuss)
  – systodiastolisches Geräusch in der A. femoralis – Duroziez-Zeichen
– hauchendes diastolisches Rückströmungsgeräusch (Hauptbefund)
– apikales, mittdiastolisches Geräusch (Austin-Flint-Geräusch)
– systolisches Austreibungsgeräusch
– 3. (4.) Herzton
– hebender, nach unten lateral verlagerter Herzspitzenstoß

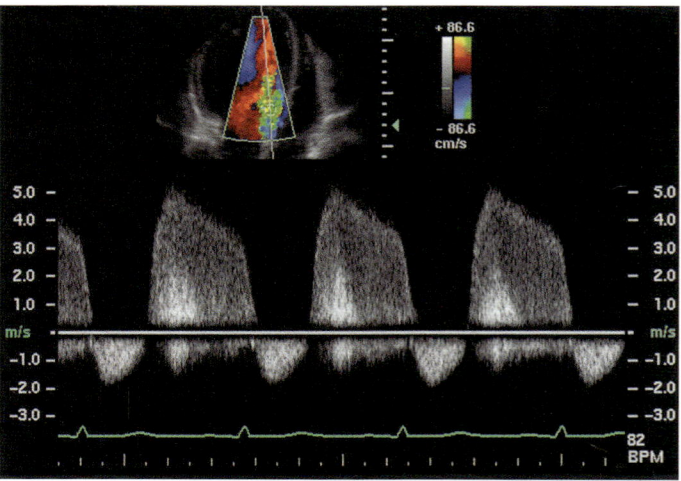

Abb. 20.33 Dopplerechokardiographie bei Aorteninsuffizienz. Oben: Farbdopplerechokardiographie während der Diastole einer mittelschweren Aortenklappeninsuffizienz bei einem 24-jährigen Patienten. Auf dem radialen Strahl ist das Sampling Volume für den unteren Teil der Abbildung als weißer Punkt im Ausflusstrakt des linken Ventrikels sichtbar. Unten: Ordinate: Geschwindigkeit des Blutes im Sampling Volume. Abszisse: EKG und Zeitmarken von 0,1 s. Man erkennt, dass das Maximum der Rückströmungsgeschwindigkeit in der frühen Diastole liegt (5 m/s), während die maximale systolische Geschwindigkeit an diesem Ort weniger als 2 m/s beträgt. BPM = Beats per minute (= Herzfrequenz 82/min).

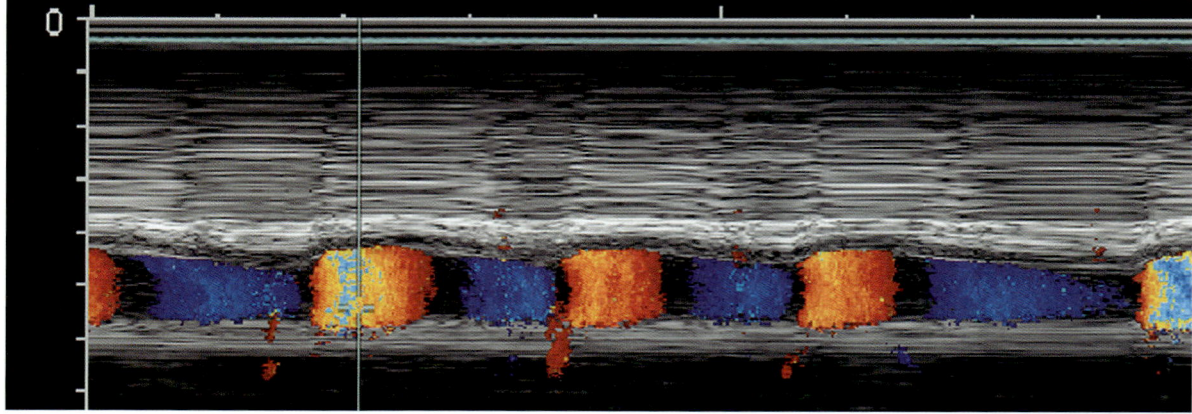

Abb. 20.34 Fluss in der Aorta abdominalis bei schwerer Aorteninsuffizienz. Bei schwerer Aorteninsuffizienz fließt das Blut in der Systole vorwärts (rote Farbe). Während der Diastole kommt es zur Flussumkehr. Das Blut fließt zurück zum Herzen (blaue Farbe). Dies trägt zum schnellen Anstieg und Abfall der Pulse bei der Aorteninsuffizienz bei.

Akute Mitralinsuffizienz

Das akute Auftreten einer Mitralinsuffizienz führt über eine massive Erhöhung des linksatrialen Druckes zur *pulmonalvenösen Stauung* und zum *Lungenödem* bis hin zum kardiogenen Schock. Pathophysiologie, Symptomatik und Befunde sind im Abschnitt 20.5 „Akute Herzinsuffizienz" beschrieben. Wichtig ist, dass durch den Druckanstieg im linken Vorhof die Regurgitation in der zweiten Hälfte der Systole abnimmt und dadurch das systolische Rückströmungsgeräusch verkürzt wird. Gelegentlich kann es ganz fehlen (stumme Mitralinsuffizienz).

Apparative Diagnostik.
- *EKG:* Das EKG kann Hinweise auf einen Myokardinfarkt als Ursache der akuten Mitralinsuffizienz geben.
- *Thorax-Röntgenbild:* Dieses wird dominiert von den Zeichen des Lungenödems.
- *Echokardiographie:* Sie ist das diagnostische Mittel der Wahl, wird die Regurgitation zeigen und wichtige Hinweise auf die Ätiologie geben.

Ursachen. Die häufigste Ursache der akuten Mitralinsuffizienz ist ein partieller oder vollständiger Sehnenfadenabriss, bedingt entweder durch eine *infektiöse Endokarditis* oder *mukoide Degeneration bei Mitralklappenprolaps*. Als Folge eines Myokardinfarktes kann es zum Abriss des Papillarmuskels kommen oder gelegentlich zu einer geometrischen Verschiebung des Klappenapparates, der eine Koaptation der Segel verhindert.
Selten entsteht durch die Ischämie eine vorübergehende Malfunktion des Papillarmuskels. In einem solchen Fall kann die akute Mitralinsuffizienz vorübergehender Natur sein, d. h. während der belastungsinduzierten Ischämie auftreten und nach Abklingen der Ischämie wieder verschwinden.

Ursachen der Herzinsuffizienz

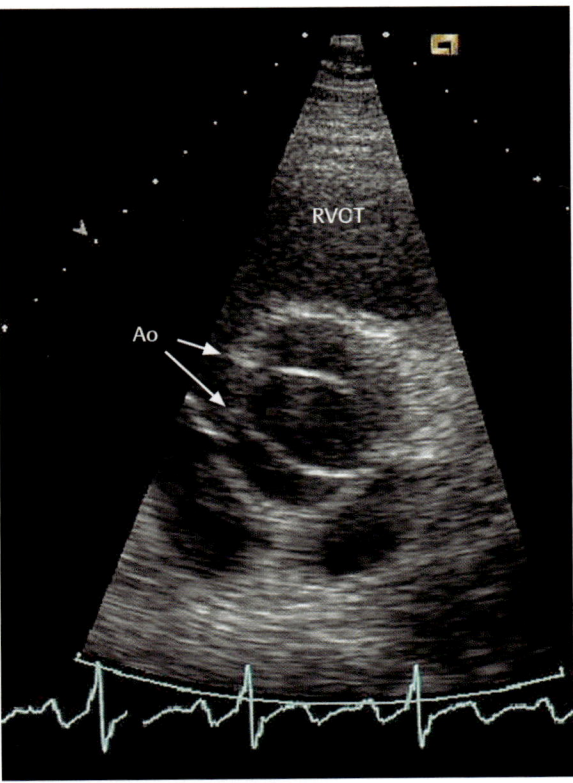

Abb. 20.35 Bikuspide Aortenklappe. Im Querschnitt durch die Aortenwurzel stellt sich die Aortenklappe mit den drei Taschen in der Regel wie ein Mercedes-Stern dar. Bei der bikuspiden Klappe erscheinen nur zwei Taschen (Pfeile). Manchmal erkennt man eine Raphe der nicht vollständig angelegten dritten Aortentasche. Ao = Aorta, RVOT = rechtsventrikulärer Ausflusstrakt.

Tabelle 20.21 Symptome und Befunde der chronischen Mitralinsuffizienz

Symptome der chronischen Mitralinsuffizienz
– Müdigkeit, Schwäche und Leistungsintoleranz (häufigstes Symptom)
– Dyspnoe, Orthopnoe, evtl. begleitet von Husten
– Palpitationen
– systemische Embolisation (selten)
– Hämoptyse (selten)

Befunde der chronischen Mitralinsuffizienz
– arrhythmischer Puls (Vorhofflimmern, -flattern)
– lateral verschobener und hebender Herzspitzenstoß
– apikales, hochfrequentes holosystolisches Rückströmungsgeräusch, fortgeleitet in Axilla (Hauptbefund)
– abgeschwächter 1. Herzton
– 3. Herzton
– apikales systolisches Schwirren
– feuchte Rasselgeräusche über der Lunge
– Halsvenenstauung, Ödeme, Hepatomegalie, Aszites (später Befund)

Chronische Mitralinsuffizienz

Pathophysiologie. Die chronische Mitralinsuffizienz ist ein völlig anderes Krankheitsbild als die akute Mitralinsuffizienz. Die chronische Mitralinsuffizienz führt zu einer *allmählichen Dilatation* des linken Vorhofs und des linken Ventrikels ohne wesentliche Druckerhöhung im Vorhof und verursacht daher lange Zeit keine Symptome (Abb. 20.**36**). Wenn Symptome einsetzen, kommen sie oft schleichend. Die chronische Volumenüberlastung schädigt das Myokard und *vermindert die Kontraktilität*. Da bei der Mitralinsuffizienz ein Teil des Blutes vom linken Ventrikel in den linken Vorhof (= System mit tiefer Impedanz) ausgeworfen werden kann, bleibt diese Kontraktionsschwäche lange Zeit verborgen. Die Auswurffraktion erscheint normal. Wenn die Auswurffraktion schließlich abfällt, besteht bereits eine schwere Einschränkung der Kontraktilität. Diese eingeschränkte Kontraktilität wird manifest nach einer Klappenersatzoperation. Die Auswurffraktion kann postoperativ absinken. Daher sind Patienten mit stark dilatiertem linkem Ventrikel und schwer eingeschränkter Auswurffraktion (< 30 %) oft nicht mehr operabel. Es gilt daher, auch asymptomatische Patienten mit schwerer Mitralinsuffizienz regelmäßig mittels Echokardiographie zu kontrollieren und bei Hinweisen auf eine LV-Dilatation oder Abnahme der Kontraktilität eine operative Sanierung zu erwägen.

Symptome und Befunde. Die ersten und häufigsten Symptome sind eine vermehrte *Müdigkeit* und eine *Leistungsintoleranz* (Tab. 20.**21**). Schließlich treten *Dyspnoe* und andere typische Symptome der Linksherzinsuffizienz auf. Die Symptome können akzentuiert werden durch ein *Vorhofflimmern,* welches in einem großen Prozentsatz der Patienten wegen der ausgeprägten Dilatation des linken Vorhofs im Verlauf der Krankheit einsetzt. *Systemische Embolien* sind gelegentlich das erste Symptom der schweren Mitralinsuffizienz. Die Thromben entstehen im großen Vorhof, meist im Bereich des Vorhofohrs, auch ohne dass ein Vorhofflimmern vorliegt.

Das *hochfrequente holosystolische Rückströmungsgeräusch* an der Herzspitze, das häufig über den 2. Herzton reicht und das in die Axilla fortgeleitet wird, ist der wichtigste klinische Befund bei der Mitralinsuffizienz. Bei Ruptur der Sehnenfäden kann das Geräusch einen lauten, schrillen, Möwenschrei-ähnlichen Charakter annehmen. Ein prolabierendes Segel (*flail leaflet*) kann ein sehr musikalisches Geräusch produzieren. Differenzialdiagnostisch muss das Rückströmungsgeräusch der Mitralinsuffizienz vom fortgeleiteten Austreibungsgeräusch der Aortenstenose unterschieden werden. Dieses ist meist auch musikalisch, behält aber den spindelförmigen Charakter. Ein hochfrequentes holosystolisches Geräusch an der Herzspitze kann auch durch aberrierende Sehnenfäden verursacht sein. Der häufig vorhandene 3. Herzton ist nicht unbedingt Zeichen der schlechten LV-Funktion, sondern kommt durch das große einströmende Blutvolumen zustande.

20 Durch kardiovaskuläre Erkrankungen bedingte Dyspnoe

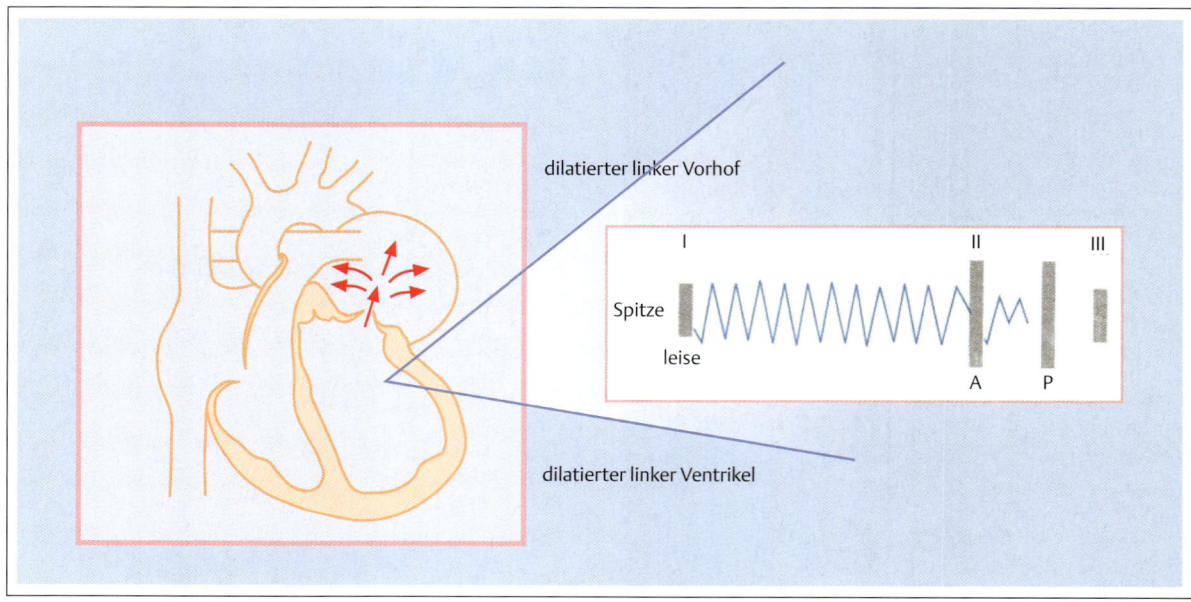

Abb. 20.36 Schema der Mitralinsuffizienz. Das holosystolische Geräusch wird am besten über dem Apex gehört. Es strahlt in die Axilla aus. Der 3. Herzton ist bei schwerer Mitralinsuffizienz praktisch immer vorhanden. Der linke Vorhof und der linke Ventrikel sind dilatiert.

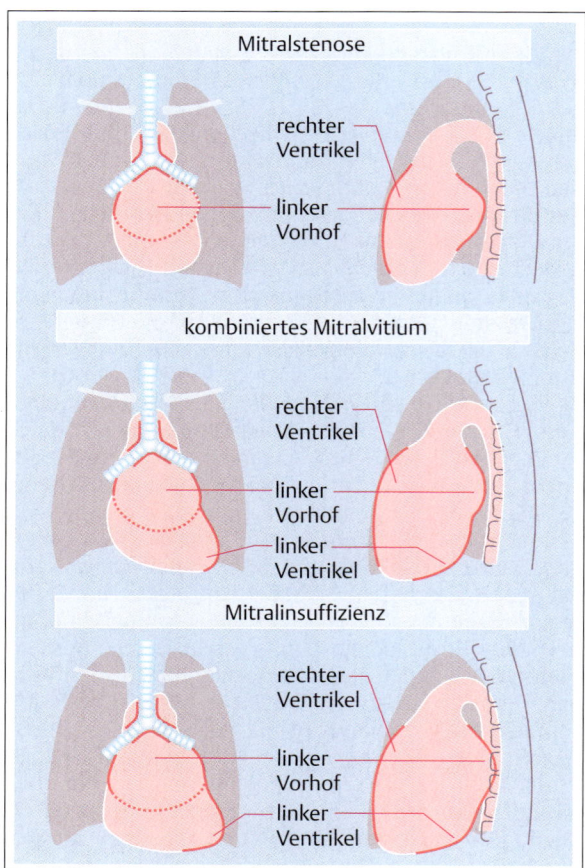

Apparative Diagnostik.

- *EKG:* Im EKG finden sich die Zeichen der Vergrößerung des linken Vorhofs mit einem biphasischen P in V_1. Bei einem Drittel der Patienten zeigen sich auch Zeichen der linksventrikulären Hypertrophie. Häufig liegt ein Vorhofflimmern vor.
- *Thorax-Röntgenbild:* Bei der Mitralinsuffizienz sind die Zeichen der linksventrikulären Dilatation und der linksatrialen Vergrößerung oft deutlich sichtbar (Abb. 20.**37**). Gelegentlich können Anulusverkalkungen im lateralen Strahlengang gesehen werden (Abb. 20.**38**). Bei Auftreten der Linksherzinsuffizienz und Dekompensation finden sich die Zeichen der Lungenstauung.
- *Echokardiographie:* Die Echokardiographie gibt Informationen über die Anatomie der Mitralklappe, der Sehnenfäden und des subvalvulären Apparates. Am besten wird die Mitralklappe, insbesondere im Hinblick auf ihre operative Rekonstruktion, mittels

◁ **Abb. 20.37** Konfiguration des Herzens bei Mitralvitien im posteroanterioren (linke Reihe) und im seitlichen (rechte Reihe) Thoraxbild. Bei der Mitralstenose ist der linke Vorhof vergrößert. Die Aufzweigung (Karina) der Trachea ist gespreizt (Winkel zwischen linkem und rechtem Hauptbronchus mehr als 90°). Der rechte Ventrikel zeigt bei schwerer Mitralstenose eine Vergrößerung (im Seitbild sichtbar!). Bei der Mitralinsuffizienz ist zusätzlich zur Vergrößerung des linken Vorhofs, der Karinaspreizung und der Vergrößerung des rechten Ventrikels eine deutliche Vergrößerung des linken Ventrikels vorhanden. Beim kombinierten Mitralvitium ist die Vergrößerung des linken Ventrikels nur mäßig ausgeprägt.

len Abfalls sind die eindrücklichsten Befunde. Das Rückströmungsgeräusch parasternal ist abhängig vom Druck im rechten Ventrikel (Abb. 20.41). Bei niedrigem Druck ist es kurz und frühsystolisch, bei hohem Druck im rechten Ventrikel wird es holosystolisch und kann eine Mitralinsuffizienz vortäuschen.

Apparative Diagnostik.
➤ *EKG:* Das EKG zeigt häufig die Zeichen der Rechtshypertrophie und der rechtsatrialen Vergrößerung.
➤ *Thorax-Röntgenbild:* Es ist je nach Schweregrad der Trikuspidalinsuffizienz und der zugrunde liegenden Pathologie verändert. Meist besteht jedoch eine deutliche Dilatation des rechten Vorhofs.
➤ *Echokardiographie:* Hier zeigen sich meist eine RV-Dilatation und eine paradoxe Septumbewegung.

Ursachen. Eine Trikuspidalinsuffizienz ist in den meisten Fällen sekundär die Folge einer *RV-Dilatation*. Die RV-Dilatation kann verursacht sein durch eine Linksherzinsuffizienz oder Pathologien der rechten Seite wie Pulmonalstenose, primäre pulmonale Hypertonie, Eisenmenger-Krankheit oder Cor pulmonale. Eine *primäre oder organische Trikuspidalinsuffizienz* findet sich bei der rheumatischen Herzkrankheit, der myxomatösen Degeneration der Trikuspidalklappe, beim Karzinoidsyndrom oder der Epstein-Anomalie. Eine bakterielle Endokarditis der Trikuspidalklappe tritt vorwiegend bei i. v. Drogenabusus auf (Abb. 20.42). Ein stumpfes Thoraxtrauma kann zur Ruptur eines Sehnenfadens und damit zur Trikuspidalinsuffizienz führen.

Pulmonalinsuffizienz

Die Pulmonalinsuffizienz ist selten ein isoliertes Phänomen. Sie wird gewöhnlich durch eine Lungenarteriendilation bei *pulmonaler Hypertonie* hervorgerufen. Die isolierte Pulmonalinsuffizienz wird extrem gut toleriert. Müdigkeit und Symptome der Rechtsinsuffizienz werden gelegentlich berichtet. Bei der Auskultation findet sich bei der organischen Pulmonalinsuffizienz ein *tieffrequentes, harsches diastolisches Rückströmungsgeräusch* im Bereich des linken oberen Sternalrandes. Bei einer sekundären Pulmonalinsuffizienz ist das Geräusch hochfrequenter und hauchend und wird Graham-Steell-Geräusch genannt.

Eine triviale Pulmonalklappeninsuffizienz wird häufig bei normalen Individuen im Rahmen der Dopplerechokardiographie gefunden und ist klinisch unbedeutend.

Herzinsuffizienz infolge erhöhten Herzminutenvolumens (High Output Failure)

Pathophysiologie. In seltenen Fällen kann eine Krankheit, die mit einem hohen Herzminutenvolumen ein-

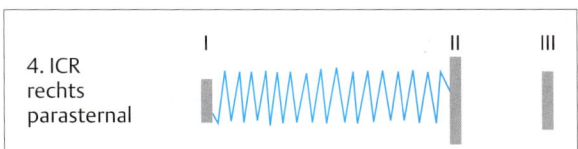

Abb. 20.41 Phonokardiogramm bei Trikuspidalinsuffizienz.

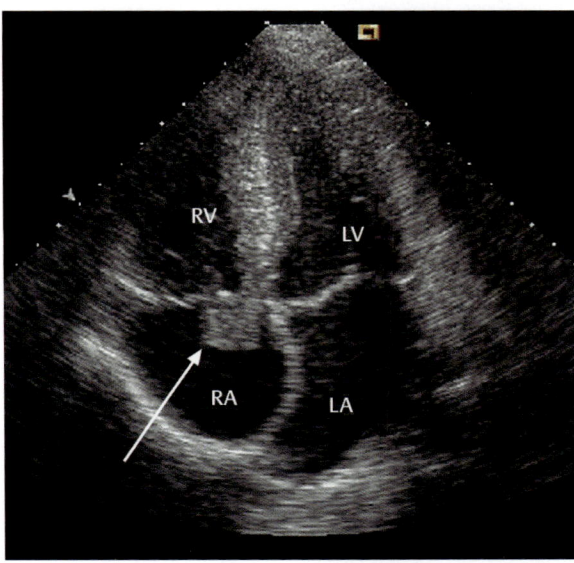

Abb. 20.42 Endokarditis der Trikuspidalklappe. Der apikale Vierkammerblick zeigt eine große, mindestens 2 cm messende Vegetation auf der Trikuspidalklappe (Pfeil). Die Endokarditis hat zur Zerstörung des septalen Trikuspidalsegels mit schwerer Trikuspidalinsuffizienz und Druckerhöhung im rechten Vorhof geführt (Wölbung des Septums nach links). RV = rechter Ventrikel, LV = linker Ventrikel, RA = rechter Vorhof, LA = linker Vorhof.

Tabelle 20.23 Symptome und Befunde bei Trikuspidalinsuffizienz

Symptome der Trikuspidalinsuffizienz
– Müdigkeit
– Anorexie
– schmerzhafte abdominelle Schwellung
Befunde der Trikuspidalinsuffizienz
– gestaute Halsvenen
– prominente systolische Pulsation der Jugularvene
– hochfrequentes systolisches Rückströmungsgeräusch im 4. ICR und parasternal
– rechtsventrikulärer Impuls
– systolische Pulsation der vergrößerten Leber
– Aszites, periphere Ödeme

hergeht, zur Herzinsuffizienz führen. In diesen Fällen kommt die chronische Überlastung nicht durch eine kardiale, sondern durch eine *systemische oder vaskuläre Erkrankung* zustande (Tab. 20.24). Das Herzminutenvolumen beträgt dabei meist mehr als das Zweifa-

Tabelle 20.24 Differenzialdiagnose der chronischen Herzinsuffizienz wegen erhöhten Herzminutenvolumens (High Output Failure)

- Systemische arteriovenöse Fisteln
  - kongenitale Fisteln (hereditäre hämorrhagische Teleangiektasie, Hämangiome)
  - erworbene (posttraumatisch, iatrogen, Hämodialysefisteln)
- Hyperthyreose
- Anämie
- Beriberi (Vitamin-B_1-Mangel)
- Leberzirrhose
- Morbus Paget
- Multiples Myelom
- Hyperkinetisches Herzsyndrom
- Hautkrankheiten (z. B. Psoriasis)

Tabelle 20.25 Symptome und Befunde bei High Output Failure

Symptome bei High Output Failure
- Leistungsintoleranz
- Anstrengungsdyspnoe
- Palpitationen
- schmerzhafte Schwellung des Abdomens

Befunde bei High Output Failure
- Tachykardie (90–100/min)
- weite Blutdruckamplitude
- systolisches Geräusch über Femoralarterie (Pistolenschuss = Traube-Zeichen)
- systolische Strömungsgeräusche über Karotiden
- venöse Strömungsgeräusche (Nonnensausen)
- systolisches Austreibungsgeräusch
- gestaute Halsvenen, Beinödeme, Hepatomegalie
- Lungenstauung

che der Norm (*normal Cardiac Index* > 2,5–4,0 l/min/m²). Allen diesen Zuständen ist gemeinsam, dass die Peripherie ungenügend mit Sauerstoff versorgt werden kann und deshalb das Herzminutenvolumen erhöht werden muss. Trotz des tiefen peripheren Widerstandes sind das sympathische Nervensystem und das Renin-Angiotensin-System aktiviert, und das antidiuretische Hormon ist erhöht wie bei der Herzinsuffizienz. Diese neurohumoralen Anpassungen und die Volumenüberlastung führen zur *allmählichen Dilatation* des Herzens und zum Pumpversagen. Beschleunigt wird das Auftreten einer Herzinsuffizienz durch zusätzliche kardiale Erkrankungen, z. B. eine koronare Herzkrankheit. Bei Auftreten eines *High Output Failures* muss deshalb eine zusätzliche kardiale Erkrankung gesucht werden.

Symptome und Befunde. Die Symptome (Tab. 20.25) sind denen der Herzinsuffizienz mit niedrigem Herzminutenvolumen vergleichbar und die erhobenen Befunde denen der Vitien mit chronischer Volumenüberlastung (z. B. der Aorteninsuffizienz) sehr ähnlich. Shuntvitien des Herzens oder Vitien mit chronischer Volumenüberlastung müssen deshalb ausgeschlossen werden, bevor die Diagnose einer Krankheit mit *High Output Failure* gestellt werden kann.

Ätiologie. Die häufigste Ursache für eine anhaltende Erhöhung des Herzminutenvolumens sind *vaskuläre Erkrankungen*, welche mit einem arteriovenösen Shunt einhergehen (Tab. 20.24). Daneben führen vor allem auch metabolische Erkrankungen und Erkrankungen der Knochen zu einer Erhöhung des Herzminutenvolumens.

➤ *Systemische arteriovenöse Fisteln:* Die Größe der arteriovenösen Fisteln und des Shunts sowie das Ausmaß der Erniedrigung des peripheren Widerstandes sind proportional zur Erhöhung des Herzminutenvolumens. Die *angeborenen* arteriovenösen Fisteln umfassen die *kutanen Hämangiome* bis hin zu den riesigen Hämangiomen, die eine ganze Extremität in ihrem Wachstum stören können (z. B. Kasabach-Merritt-Syndrom). Wenn sich bei der hereditären hämorrhagischen Teleangiektasie (Morbus Osler-Weber-Rendu) AV-Fisteln im Bereich der Lunge und Leber bilden, so kann ebenfalls ein *High Output Failure* entstehen. Die *erworbenen* arteriovenösen Fisteln entstehen entweder *posttraumatisch* (z. B. Stichverletzung der Femoralgefäße) oder *iatrogen* (z. B. nach Herzkatheter oder nach chirurgischer Shuntbildung für die Hämodialyse). Beim Patienten, der wegen einer Niereninsuffizienz dialysiert wird, ist das Auftreten einer Herzinsuffizienz aber oft multifaktoriell. Das hohe Volumen durch den Shunt, die Anämie und die Überwässerung tragen ebenso dazu bei, wie die durch die Verkalkung des Mitralanulus auftretende Mitralinsuffizienz.

➤ *Anämie:* Auch wenn eine Anämie schwer ist, verursacht sie alleine nur selten eine Herzinsuffizienz. Das Herzminutenvolumen fängt erst an zu steigen, wenn der Hämatokrit unter 25 % oder das Hb unter 7 g/dl abgefallen ist. Eine Herzinsuffizienz kann entstehen, wenn der Hämatokrit längere Zeit unter 15 % oder das Hb unter 5 g/dl verbleibt.

➤ *Hyperthyreose:* Das Schilddrüsenhormon erhöht den Metabolismus, senkt den peripheren Widerstand, erhöht die Kontraktilität des Herzens und damit den Sauerstoffverbrauch. Alle diese Veränderungen können beim Patienten mit einer zusätzlichen Herzerkrankung eine Herzinsuffizienz auslösen. Eine Herzinsuffizienz bei hyperthyreotem Zustand kann auch durch das Auftreten eines (tachykarden) Vorhofflimmerns begünstigt werden.

➤ *Morbus Paget:* Über 33 % der Knochen müssen befallen sein, damit das erhöhte Herzminutenvolumen eine Herzinsuffizienz mit verursachen kann.

➤ *Hyperkinetisches Herzsyndrom:* Dieses schlecht definierte Syndrom wurde bei jungen Patienten beschrieben. Typisch sind eine Tachykardie und ein erhöhter Blutdruck. Die Patienten beklagen Herzklopfen, gelegentlich Thoraxschmerzen und eine Leistungsintoleranz. Eine Herzinsuffizienz gehört aber nicht zum Syndrom.

Differenzialdiagnose der durch Füllungsbehinderung hervorgerufenen Herzinsuffizienz

Pathophysiologische Einführung

Die Füllungsbehinderung einer oder beider Ventrikel führt zu einer *Stauung im Bereich der Vorhöfe,* welche hypertrophieren und dilatieren. Die Ventrikel sind meist klein und haben eine normale systolische Funktion. Bei einigen Krankheitsbildern (z. B. hypertroph obstruktive Kardiomyopathie) steht die diastolische Dysfunktion pathophysiologisch im Vordergrund, während bei anderen (z. B. der Mitralstenose) das mechanische Hindernis die Ursache der Füllungsbehinderung ist. Die entstehenden Symptome sind unabhängig von der Art der Füllungsbehinderung denen der diastolischen Dysfunktion ähnlich (s. Tab. 20.1) Allen Krankheiten, die mit einer Füllungsbehinderung einhergehen, ist zudem die große Abhängigkeit der Ventrikelfüllung von der Vorhofkontraktion gemeinsam. Wenn die atriale Kontraktion durch ein Vorhofflimmern wegfällt, nimmt die Ventrikelfüllung dramatisch (meist über 20%) ab. Dies führt meist zu einer massiven Zunahme der Symptome oder kann gar eine akute Herzinsuffizienz auslösen.

Mitralstenose

Ätiologie und Pathophysiologie. Die Ätiologie der Mitralstenose ist zu 99% eine *rheumatische Herzerkrankung.* Dieselbe führt zu einer *Verdickung und Verschmelzung der Mitralsegel* und bewirkt ein Verkleben und Verkürzen der Chordae. Schließlich kommt es zur Verkalkung der Klappe und des subvalvulären Apparates (Abb. 20.**43**). Wenn an der Mitralklappe die normale Klappenöffnungsfläche von 5 auf < 2 cm² abnimmt, entsteht ein Druckgradient zwischen linkem Vorhof und linkem Ventrikel (Abb. 20.**44**). Dies bewirkt eine *Lungenstauung* bei körperlicher Anstrengung und bei Tachykardie. Bei schwerer Mitralstenose können die Symptome schon bei kleinen Anstrengungen auftreten. Der erhöhte Druck im linken Vorhof führt zudem zur pulmonalvenösen Druckerhöhung und zur Ausbildung einer *pulmonalen Hypertonie.* Diese pulmonale Hypertonie kann durch den Umbau der Pulmonalarterien fixiert werden, und es entsteht eine „zweite Stenose", welche nun den rechten Ventrikel belastet. Schließlich bildet sich eine *Rechtsinsuffizienz* aus.

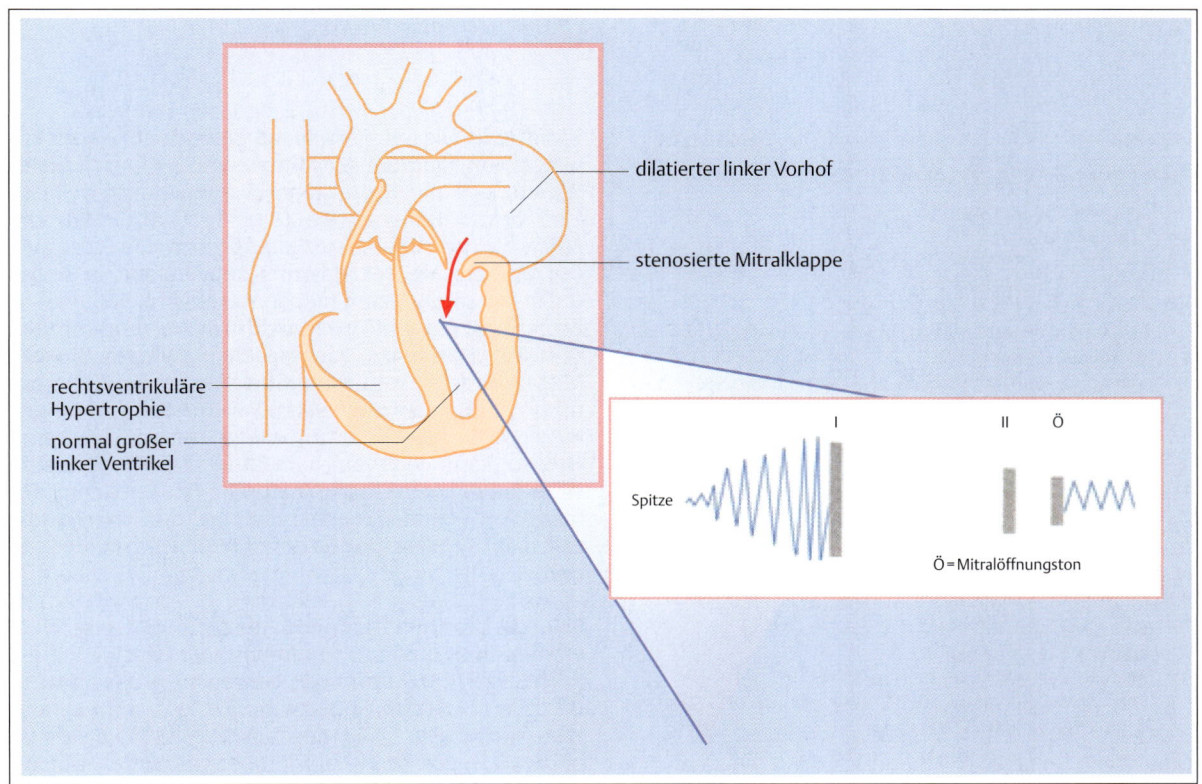

Abb. 20.43 Schema der Mitralstenose.

20 Durch kardiovaskuläre Erkrankungen bedingte Dyspnoe

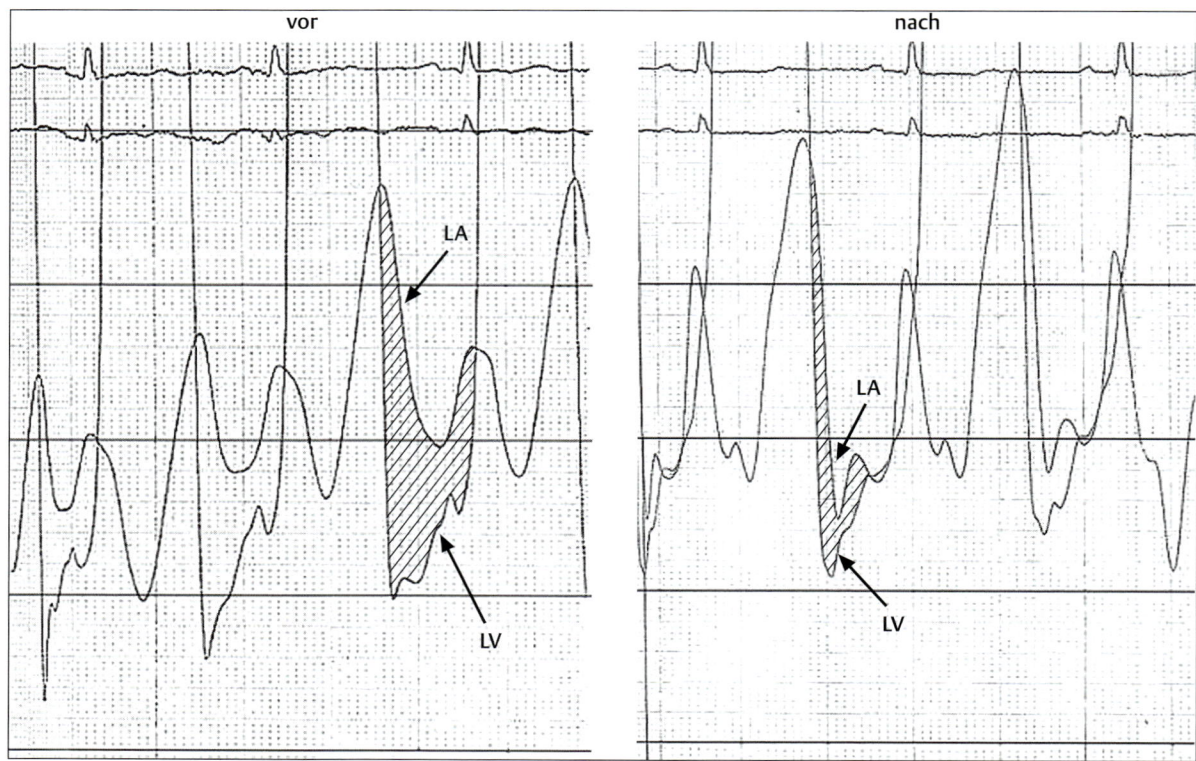

Abb. 20.44 Druckgradient über Mitralklappe vor und nach Valvuloplastie. Vor der Valvuloplastie besteht ein mittlerer Druckgradient (schraffierte Fläche) über der Mitralklappe von 11 mmHg. Die Klappenöffnungsfläche berechnet sich auf 0,9 cm². Nach der Valvuloplastie findet sich nur noch ein minimaler Druckgradient zwischen LV und LA.

Tabelle 20.26 Symptome und Befunde der Mitralstenose

Symptome der Mitralstenose
– Dyspnoe (Lungenstauung), evtl. begleitet von Husten und Giemen
– Müdigkeit (herabgesetztes Herzminutenvolumen)
– Ödeme, Aszites (Rechtsherzversagen)
– Palpitationen (Vorhofflimmern)
– Hämoptysis (Lungenstauung, Lungenembolie)
– Heiserkeit (selten)
– Symptome thromboembolischer Komplikationen
Befunde der Mitralstenose
– Vorhofflimmern
– Auskultation
– paukender 1. Herzton
– mitraler Öffnungston
– lauter 2. Herzton (bei pulmonaler Hypertonie)
– diastolisches Strömungsgeräusch mit präsystolischer Verstärkung (diastolisches Rollen)
– Facies mitralis
– Zeichen der Lungenstauung
– Zeichen der pulmonalen Hypertonie
– Zeichen der Rechtsherzinsuffizienz bei lang anhaltender schwerer Mitralstenose

Symptome. Die Symptome und Befunde sind stark abhängig vom Stadium der Mitralstenose. Klinisch manifestiert sich die Mitralstenose am häufigsten durch eine *belastungsabhängige Dyspnoe* (Tab. 20.**26**). Die *Müdigkeit* und die *Leistungsintoleranz* sind Ausdruck der Unfähigkeit, das Herzminutenvolumen in Anbetracht der stenosierten Klappe zu steigern. *Systemische Embolisationen* sind gelegentlich das erste Symptom der Mitralstenose. Unentdeckte, asymptomatische Mitralstenosen manifestieren sich manchmal dramatisch mit einem Lungenödem, wenn ein Vorhofflimmern die diastolische Fließzeit massiv verkürzt. Ebenso kann sich eine unentdeckte Mitralstenose während der Schwangerschaft oder bei der Geburt infolge der Volumenüberlastung und der Tachykardie erstmals mit einer akuten Herzinsuffizienz manifestieren.

Befunde. Während anfänglich die Befunde diskret sind, werden mit Zunahme der Stenose die Drücke und die Kräfte, die die Mitralsegel bewegen, größer. Damit wird der 1. Herzton ungewöhnlich laut, man spricht vom *paukenden 1. Herzton*. Der *Mitralöffnungston* ist bei der beweglichen Klappe immer vorhanden. Mit zunehmender Stenose rückt er näher an den 2. Herzton. Bei sehr schwer verkalkter, immobiler Klappe können sowohl der 1. Herzton als auch der Mitralöffnungston manchmal nicht mehr gehört werden.

Ursachen der Herzinsuffizienz

> Der Mitralöffnungston ist für das Vorliegen einer Mitralstenose fast pathognomonisch.

Der turbulente Fluss der Ventrikelfüllung produziert ein charakteristisches niederfrequentes spätdiastolisches Geräusch *(diastolisches Rollen)*. Manchmal ist auch ein diastolisches Schwirren zu spüren. Das diastolische Rollen ist am besten in der Linksseitenlage mit der Glocke des Stethoskops auskultierbar. Das Geräusch wird durch die Vorhofsystole präsystolisch verstärkt. Zu Beginn der Erkrankung ist dieses präsystolische Geräusch manchmal der einzige abnormale Auskultationsbefund. Je schwerer die Stenose wird, desto länger wird jedoch das diastolische Geräusch.

Bei Auftreten einer pulmonalen Hypertonie kann es aufgrund der Dilatation der A. pulmonalis zur Ausbildung einer *Pulmonalinsuffizienz* kommen. Die Pulmonalinsuffizienz kann als *hochfrequentes frühdiastolisches Rückströmungsgeräusch* parasternal auskultiert werden (Graham-Steell-Geräusch).

Holosystolische Rückströmungsgeräusche finden sich bei einer gleichzeitig bestehenden Mitralinsuffizienz oder bei Auftreten einer Trikuspidalinsuffizienz bei starker rechtsventrikulärer Dilatation.

Die typische *Facies mitralis* mit geröteten Wangen (Teleangiektasien) und zyanotischen Lippen (erniedrigter Auswurf) kann oft nicht nachgewiesen werden und ist daher nur von beschränktem diagnostischem Wert.

Apparative Diagnostik.
- *EKG:* Bei leichtgradiger Mitralstenose ist das EKG normal. Bei schwerer Mitralstenose zeigt das EKG das typische P mitrale (Abb. 20.**45**), bei Auftreten einer pulmonalen Hypertonie zusätzliche Zeichen der rechtsventrikulären Hypertrophie.
- *Thorax-Röntgenbild:* Die Vergrößerung des linken Vorhofes ist das wichtigste Zeichen (s. Abb. 20.**37**). Bei sehr starker Vergrößerung erscheint der linke Vorhof als Doppelkontur am Rand des rechten Vorhofes und kann sogar rechts randbildend werden. Im Seitenbild kommt es aufgrund des vergrößerten linken Vorhofes zur Einengung des Retrokardialraumes und zur Verlagerung des Ösophagus. Eine sehr ausgeprägte Vergrößerung des linken Vorhofes ist jedoch nur vorhanden, wenn gleichzeitig eine signifikante Mitralinsuffizienz vorliegt.
Die Lungenfelder zeigen die Zeichen der pulmonalvenösen Stauung mit einer Gefäßumverteilung, einem interstitiellen Ödem und Kerley-B-Linien. Bei Ausbildung einer pulmonalen Hypertonie wird die Pulmonalarterie größer und dilatiert.
- *Echokardiographie:* Mithilfe der Echokardiographie kann die Diagnose der Mitralstenose definitiv gestellt werden (Abb. 20.**46**). Die Echokardiographie liefert Angaben über das Ausmaß der Klappenbeweglichkeit bzw. der Klappenverkalkung, die Größe des linken Vorhofes und der Morphologie des subvalvulären Apparates. Mittels der 3-D-Echokardiographie kann die Klappenöffnungsfläche planime-

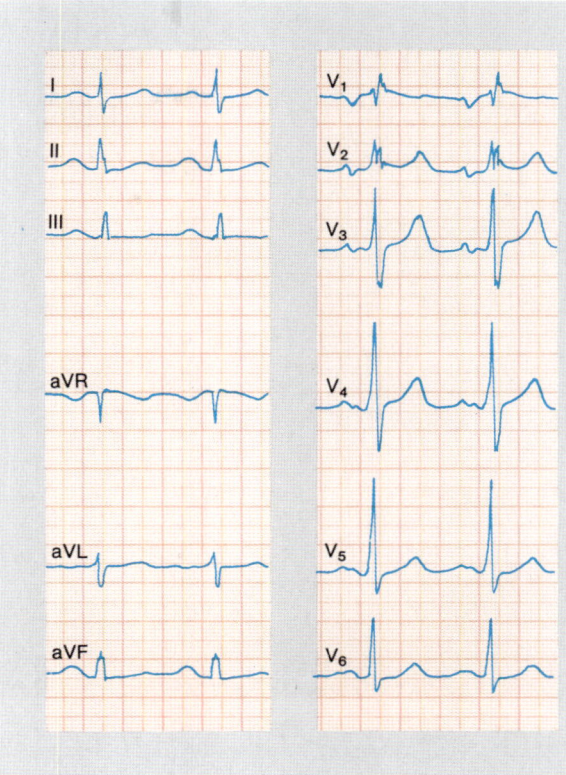

Abb. 20.45 Schwere Mitralstenose (Klappenöffnungsfläche 0,4 cm²). Typisches P mitrale mit Verbreiterung des P in II (> 0,12 s in II), doppelgipfliges P in V_5 und V_6, biphasisches P in V_1–V_3. Inkompletter Rechtsschenkelblock.

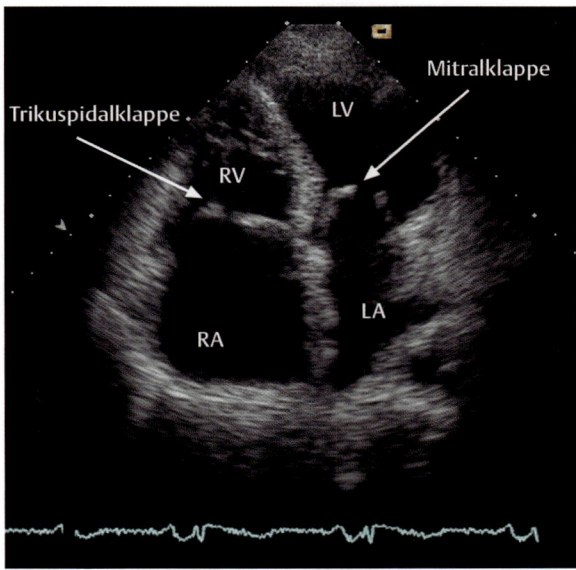

Abb. 20.46 Echokardiographie bei Mitralstenose. Das Bild zeigt das Vorwölben (Doming) der nicht verkalkten, aber verdickten und fusionierten Mitralsegel vom linken Vorhof (LA) in den linken Ventrikel (LV). Es besteht auch eine Trikuspidalstenose mit Verdickung der Trikuspidalsegel und weniger ausgeprägtem Doming. Der rechte Vorhof (RA) und der linke Vorhof (LA) sind dilatiert.

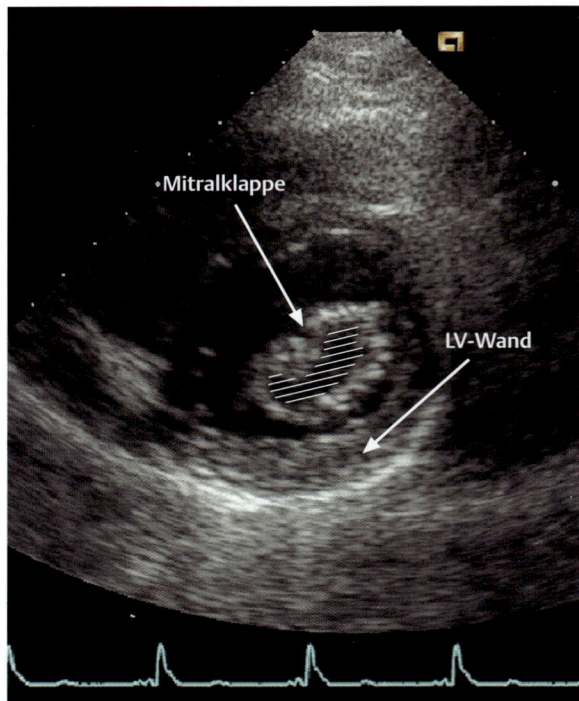

Abb. 20.47 Mitralstenose: Ausmessen der Klappenöffnungsfläche. Zweidimensionaler Querschnitt durch den linken Ventrikel auf Höhe der Mitralöffnung. Die verdickten Ränder der Mitralsegel sind gut erkennbar. Die Klappenöffnungsfläche (schraffierte Fläche) wird durch Planimetrieren bei der größten Öffnung (enddiastolisch) bestimmt.

triert werden (Abb. 20.**47**). Dopplerechokardiographisch kann zudem der Druckgradient über der Mitralklappe bestimmt werden. Im Rahmen der echokardiographischen Untersuchung kann auch das Ausmaß der rechtsventrikulären Belastung und mittels Dopplerechokardiographie die Höhe einer evtl. pulmonalen Hypertonie festgestellt werden.
➤ *Herzkatheteruntersuchung:* Die Herzkatheteruntersuchung ist häufig zur Diagnosestellung nicht notwendig. Sie wird heute meist als therapeutisches Mittel eingesetzt. Die Mitralvalvuloplastie ist die Therapie der ersten Wahl auch bei zum Teil verkalkten Mitralsegeln und Mitralstenosen, welche chirurgisch oder perkutan schon einmal behandelt wurden (Abb. 20.**44**). Schwer verkalkte Mitralstenosen und Mitralstenosen mit zusätzlicher signifikanter Mitralinsuffizienz müssen nach wie vor operativ saniert werden.

Differenzialdiagnose. Wichtigste Differenzialdiagnose ist eine Füllungsbehinderung durch einen Tumor im linken Vorhof. Darüber hinaus kann ein Cor triatriatum, eine kongenitale Missbildung mit Membran im linken Vorhof, eine Mitralstenose vortäuschen.
Andere Krankheiten, die mit einer Füllungsbehinderung des Herzens einhergehen, wie die Pericarditis constrictiva oder eine hypertroph obstruktive Kardiomyopathie, bereiten aufgrund ihrer spezifischen klinischen Symptome oft keine differenzialdiagnostischen Probleme.

Vorhofmyxom

Eine Füllungsbehinderung des linken Ventrikels kann auch durch einen Tumor im linken Vorhof entstehen. Im Erwachsenenalter sind dies in 75 % der Fälle Vorhofmyxome. Vorhofmyxome sind gestielte Tumoren, die durch Prolabieren in die Mitralklappe eine Mitralstenose vortäuschen können (Abb. 20.**48**). Fast pathognomonisch sind die wechselnden Beschwerden (Dyspnoe, Herzklopfen, Zyanose, Synkope) bei Veränderung der Körperlage, d. h. die Symptome treten in bestimmten Stellungen auf und können durch Lagewechsel zum Verschwinden gebracht werden.

Befunde und Symptome. Die Auskultation ergibt neben dem diastolischen Geräusch einen *dumpfen systolischen Extraton,* verursacht durch den Prolaps des Tumors während der Systole. Durch Positionswechsel ändert sich der Auskultationsbefund an Intensität, was bei einer Mitralstenose nicht vorkommt. Die Diagnose wird durch die Echokardiographie gestellt, welche die sichere Abgrenzung gegen die Mitralstenose erlaubt.
Das Vorhofmyxom geht einher mit *nichtkardialen systemischen Symptomen* wie Fieber (50 %), Gewichtsverlust (25 %), Schwindel und Präsynkopen (20 %), Anämie, Entzündungszeichen und Splenomegalie. Die chronischen Entzündungszeichen sind bedingt durch die Produktion von entzündlichen *Zytokinen* des Tumors selbst. Vorhofmyxome können zu systemischen Embolien von Tumormaterial oder Thromben führen. Diese meist multiplen Embolisationen können eine Vaskulitis oder eine infektiöse Endokarditis vortäuschen.

Trikuspidalstenose

Ursachen. Die Trikuspidalstenose ist eine seltene Klappenkrankheit. Wenn sie auftritt, ist sie fast immer *rheumatischer Genese* und tritt zusammen mit den anderen rheumatischen Erkrankungen auf (Abb. 20.**46**). Die Trikuspidalklappe ist allerdings nur in 5 % der rheumatischen Herzerkrankungen befallen. Die zweithäufigste Ursache einer Trikuspidalstenose ist das *Karzinoidsyndrom.*

Symptome und Befunde. Da der rechte Vorhof ein Niederdrucksystem ist, bewirkt schon ein kleiner Druckgradient (> 2 mmHg) eine Einflussstauung und verursacht Symptome. Die Symptome *(Müdigkeit, Leistungsintoleranz)* sind oft lange vorbestehend. Bei einer reinen Trikuspidalstenose kann der Patient trotz Ödemen und Zyanose flach liegen, da keine Lungenstauung vorliegt. Meist sind aber die Symptome der anderen rheumatischen Herzerkrankungen (Mitralstenose, Aortenstenose) dominant.

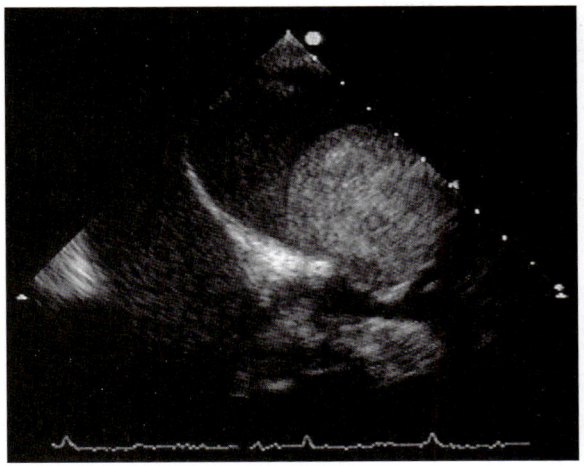

Abb. 20.48 Vorhofmyxom.
a Transösophageales Echokardiogramm, Schnittbild eines 68-jährigen Patienten mit linksseitigem Vorhofmyxom in Diastole. Oben linker Vorhof, unten linker Ventrikel. Das kugelförmige Myxom sitzt in Diastole in der Mitralklappe und beeinträchtigt damit den Mitraldurchfluss.

b Farbdopplerechokardiographie des gleichen Patienten in Systole. Das Myxom ist zurück im linken Vorhof. Es besteht ein minimaler „flammenförmiger" Mitralrückfluss bei sonst geschlossener Mitralklappe.

Bei der klinischen Untersuchung fallen die Zeichen der *Rechtsherzinsuffizienz* (Venenstauung, Hepatomegalie, Ödeme, Aszites, Zyanose) auf. Die gestauten Halsvenen zeigen einen prominenten diastolischen Puls (a-Welle der Vorhofkontraktion). Auskultatorisch ist gelegentlich ein Öffnungston hörbar (Abb. 20.49). Das *diastolische Geräusch* ist etwas hochfrequenter als das der Mitralstenose und am besten am unteren Sternalrand rechts und links zu hören. Die vergrößerte Leber kann eine präsystolische Pulsation zeigen.

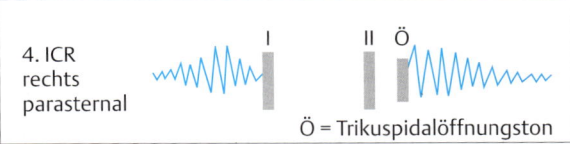

Abb. 20.49 Phonokardiogramm bei Trikuspidalstenose.

Apparative Diagnostik. Im EKG und im Thoraxbild finden sich die Zeichen der rechtsatrialen oder biatrialen Vergrößerung. Die Echokardiographie zeigt die verdickten verklebten Segel der Trikuspidalklappe, und mittels Dopplerechokardiographie kann der Druckgradient über der Trikuspidalklappe gemessen werden.

Perikardtamponade

Im Anschluss an eine Perikarditis unterschiedlicher Ätiologie (s. Tab. 6.**13**, Kapitel 6) kann es zum Auftreten eines Perikardergusses kommen (s. Kapitel 6.3). Der Erguss kann zu einer Füllungsbehinderung der Ventrikel (= Perikardtamponade) führen.

Symptome und Befunde. Die Symptome der Tamponade sind eine *Leistungsintoleranz und Dyspnoe*. Als hauptsächliche Befunde finden sich eine Tachykardie, eine schmale Blutdruckamplitude, (meist) eine Hypotonie, ein Pulsus paradoxus, eine Halsvenenstauung mit inspiratorischem Anstieg der Halsvenen (Kussmaul-Zeichen) und eine Hepatomegalie. „Pulsus paradoxus" ist eine falsche Bezeichnung für die Verstärkung des physiologischen inspiratorischen Abfalls des systolischen Blutdrucks. Der inspiratorisch größere Einstrom in den rechten Ventrikel verschiebt das Septum leicht nach links und führt zu einer relativen Unterfüllung des linken Ventrikels während der Inspiration. Dieses physiologische Muster wird bei der Tamponade oder bei jeder anderen Kompression des linken Ventrikels verstärkt, und der inspiratorische Abfall beträgt dann über 10 mmHg (Pulsus paradoxus). Der Pulsus paradoxus ist nicht pathognomonisch für die Tamponade. Er kommt auch vor bei der Pericarditis constrictiva, der restriktiven Kardiomyopathie, bei einer COPD, einer Schwangerschaft oder der morbiden Adipositas.

Apparative Diagnostik. Das EKG zeigt typischerweise eine Niederspannung oder einen elektrischen Alternans (s. Kapitel 6). Im Thoraxbild findet sich eine Kardiomegalie (s. Abb. 6.**19**, Kapitel 6). Die Echokardiographie erlaubt es, das Ausmaß des Ergusses und das Ausmaß der Kompression der Herzhöhlen zu bestimmen (s. Abb. 6.**20**, Kapitel 6).

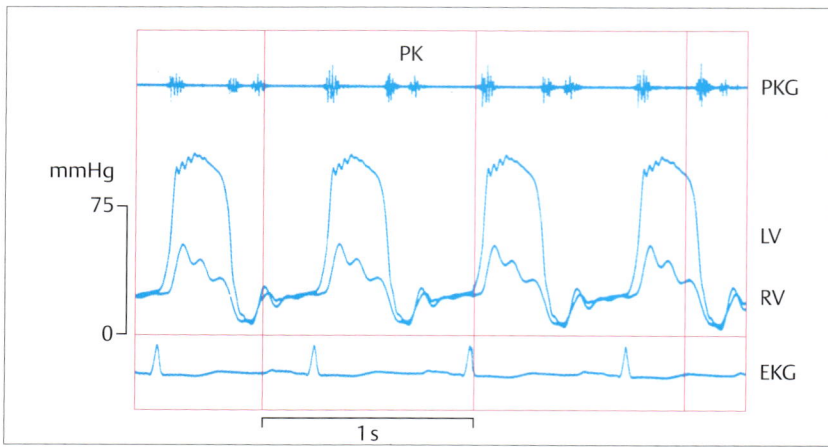

Abb. 20.50 Linksventrikulärer (LV) und rechtsventrikulärer (RV) Druck bei schwerer verkalkter Pericarditis constrictiva. Der diastolische Druckverlauf ist in den beiden Ventrikeln während der Diastole identisch. Es besteht ein frühdiastolischer „Dip", gefolgt von einem diastolischen Plateau. Der Perikardton (pericardial knock; PK) ist im Phonokardiogramm (PKG) deutlich sichtbar. Er fällt zusammen mit dem Dip im Druckverlauf. Zeitlinien in Abständen von 1 s.

Pericarditis constrictiva

Ätiologie. Die Pericarditis constrictiva ist mit dem Verschwinden der *Tuberkulose* deutlich seltener geworden. Die für die tuberkulöse Pericarditis constrictiva typischen Verkalkungen finden sich somit auch nur noch in der Hälfte der Pericarditis-constrictiva-Fälle. Die häufigsten Ursachen einer Pericarditis constrictiva sind heute die *virale Perikarditis* und die Langzeitfolgen der *Bestrahlung* maligner Tumoren. Andere Ursachen sind Z. n. Herzoperation, Hämoperikard und Urämie. Wichtig ist zu wissen, dass einige Patienten mit viraler Perikarditis durch eine Phase von transienter Pericarditis constrictiva gehen, die im Verlauf von Monaten spontan wieder verschwindet.

> An die Pericarditis constrictiva wird häufig differenzialdiagnostisch nicht gedacht. Grundsätzlich soll bei jedem Patienten mit Rechtsherzinsuffizienz und kleinem Herzen eine Pericarditis constrictiva vermutet werden.

Pathophysiologie. Die Konstriktion der rechten und linken Herzkammer erhöht die Drücke in den Vorhöfen. Sie dilatieren und hypertrophieren. Nach Öffnen der Semilunarklappen kommt es daher zu einem schnellen Einstrom des Blutes in den Ventrikel. Der schnelle Einstrom wird abrupt durch die Konstriktion gebremst, dadurch entsteht der Extraton (*pericardial knock*) (Abb. 20.**50**). Die weitere Ventrikelfüllung bringt ein Ansteigen der Füllungsdrücke auf das gleiche Niveau in allen Herzhöhlen. Der enddiastolische Druckausgleich in den Herzhöhlen ist typisch für die Pericarditis constrictiva.

Symptome und Befunde. Die wichtigsten Symptome und Befunde sind in Tab. 20.27 zusammengestellt. Der „pericardial knock" liegt zeitlich ähnlich (0,08–0,12 s nach A_2) wie der Mitralöffnungston, ist jedoch von tieferer Frequenz und weist eine respiratorische Variabilität auf.

Apparative Diagnostik. Im EKG findet sich meist eine periphere Niederspannung. Im Thoraxbild schließt das Fehlen der typischen Verkalkungen (Abb. 20.**51**) eine Pericarditis constrictiva nicht aus. Die Echokardiographie zeigt das verdickte Perikard und dopplerechokardiographisch findet sich das typische Füllungsmuster der Pericarditis constrictiva. Bei der postinfektiösen Konstriktion sind die Vorhöfe dilatiert, bei der postaktinischen sind sie meist fibrotisch verändert und bleiben klein. Gelegentlich kann mittels MRT und CT das verdickte Perikard ebenfalls dargestellt werden.

Differenzialdiagnose Konstriktion vs. Restriktion. Es kann gelegentlich schwierig sein, die konstriktive Perikarditis von der restriktiven Kardiomyopathie zu unterscheiden. Die klinische Symptomatik ist dieselbe und die apparativen Befunde sind ähnlich. Komplexe dopplerechokardiographische Vergleiche und hämodynamische Messungen im Herzkatheterlabor bringen meist eine Klärung.

Der beste Parameter ist der *atemabhängige Verlauf des systolischen Druckes im rechten und linken Ventrikel*. Bei der Pericarditis constrictiva verlaufen die beiden Drücke diskordant, d. h. mit der Inspiration steigt der systolische Druck im RV an und sinkt im LV, mit der Exspiration kommt es zu einem Anstieg des systolischen Druckes im LV und zu einem Absinken im RV. Bei der res-

Tabelle 20.27 Symptome und Befunde der Pericarditis constrictiva

Symptome der Pericarditis constrictiva
– Müdigkeit
– Leistungsintoleranz
– Schwellung des Abdomens
– Anstrengungsdyspnoe
Befunde der Pericarditis constrictiva
– Tachykardie
– gestaute Halsvenen (evtl. Kussmaul-Zeichen)
– Hepatomegalie, Aszites
– periphere Ödeme
– lauter frühdiastolischer Extraton (pericardial knock)

Ursachen der Herzinsuffizienz

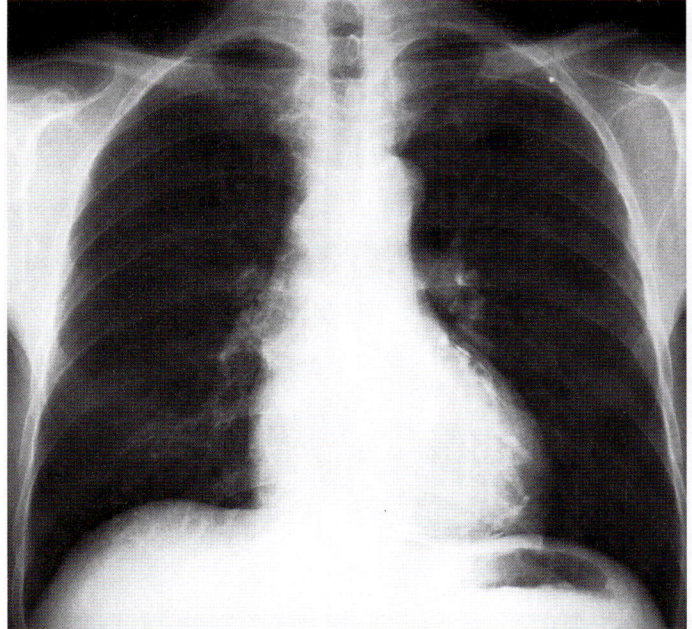
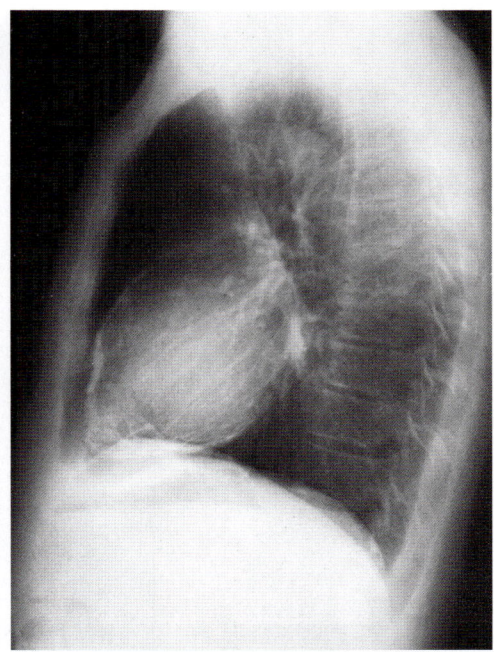

Abb. 20.51 Thorax bei Pericarditis constrictiva (Panzerherz)
a Im p.-a. Thoraxbild sind die Kalkspangen am kaudalen Herzumfang sowie an der lateralen Kontur knapp sichtbar.
b Laterales Thoraxbild. Die anterior, apikal und inferior lokalisierten Kalkplatten kommen viel besser zur Darstellung als im p.-a. Thoraxbild.

triktiven Kardiomyopathie verlaufen die beiden Drücke während der Atmung konkordant. Bei der invasiven Druckmessung findet sich bei beiden eine schnellere Ventrikelfüllung, gefolgt von einem diastolischen Plateau (Dip-Plateau-Phänomen) (Abb. 20.**50**). Bei der Pericarditis constrictiva sind die diastolischen Drücke in allen Herzhöhlen gleich, und der systolische rechtsventrikuläre Druck ist < 40 mmHg. Bei der restriktiven Kardiomyopathie sind die diastolischen Drücke links höher als rechts (> 5 mmHg), und in der Regel liegt der systolische rechtsventrikuläre Druck deutlich über 40 mmHg. Zudem kann die Auswurffraktion bei der restriktiven Kardiomyopathie eingeschränkt sein, während sie bei der Pericarditis constrictiva in der Regel erhalten ist.

Definition und Klassifikation der Kardiomyopathien

Kardiomyopathien sind Krankheiten des Myokardiums, die zu einer Funktionsstörung des Herzens führen. Sie werden anhand von anatomischen und physiologischen Besonderheiten in 5 Kategorien eingeteilt (Tab. 20.**28** u. Abb. 20.**52**).

Die dilatative Kardiomyopathie ist für ca. 60 %, die hypertrophe Kardiomyopathie für ca. 30 %, die restriktive und die arrhythmogene Kardiomyopathie des RV für 10–20 % sowie die nichtklassifizierbare Kardiomyopathie für ca. 1–2 % der Gesamtheit der Kardiomyopathien verantwortlich.

Viele Krankheiten können eine Kardiomyopathie auslösen (Tab. 20.**29**). Die durch eine spezifische Krankheit verursachte Kardiomyopathie lässt sich meist einer, manchmal auch zwei Kategorien der anatomischen und physiologischen Einteilung zuordnen. Wenn möglich soll die Ursache identifiziert werden, weil eine eventuell durchführbare spezifische Therapie die Prognose wesentlich beeinflussen kann.

Hypertrophe Kardiomyopathie

Ätiologie und Pathophysiologie. Die hypertrophe Kardiomyopathie ist eine *genetische Krankheit*, die charakterisiert ist durch die Hypertrophie des linken und manchmal beider Ventrikel (Abb. 20.**53**). Die auslösende Mutation betrifft das sarkomerische Troponin oder Myosin und wird autosomal dominant vererbt. Mehr als 100 verschiedene Mutationen auf 5 Chromosomen sind bis jetzt bekannt.

Tabelle 20.28 Klassifikation der Kardiomyopathien

1. Dilatative Kardiomyopathie
2. Hypertrophe Kardiomyopathie
3. Restriktive Kardiomyopathie
4. Arrhythmogene rechtsventrikuläre Kardiomyopathie
5. Unklassifizierbare Kardiomyopathien
   – Fibroelastosis
   – Non-Compaction des linken Ventrikels
   – systolische Dysfunktion ohne Dilatation
   – mitochondriale Kardiomyopathien
   – Hypertonie

20 Durch kardiovaskuläre Erkrankungen bedingte Dyspnoe

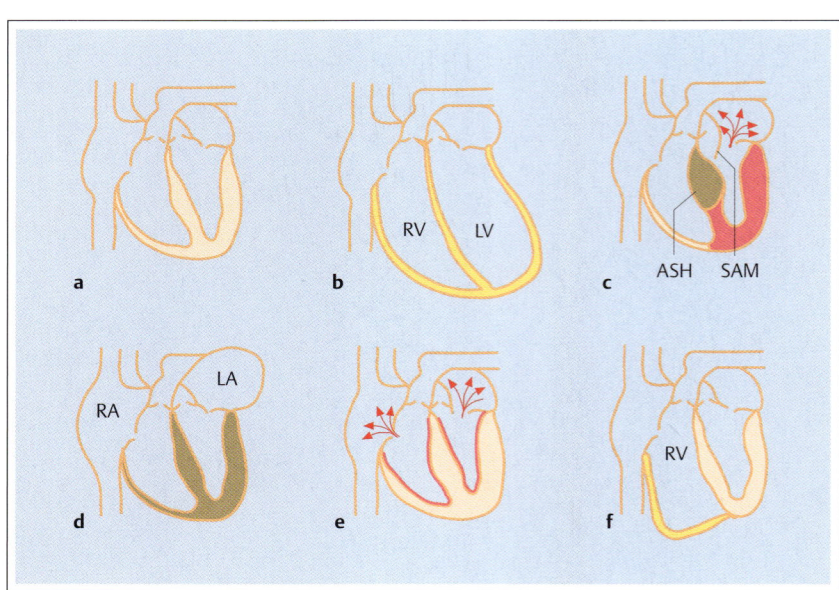

Abb. 20.52 Schematische Darstellung der Kardiomyopathien.
- **a** Normales Herz.
- **b** Dilatative Kardiomyopathie.
- **c** Hypertrophe Kardiomyopathie mit Hypertrophie des linken Ventrikels und asymmetrischer Septumhypertrophie (ASH). Die systolische anteriore Bewegung (SAM) des Mitralsegels führt zur Mitralinsuffizienz.
- **d** Restriktive Kardiomyopathie mit Dilatation beider Vorhöfe.
- **e** Obliterative Form der restriktiven Form der Kardiomyopathie mit Übergreifen auf die Trikuspidal- und Mitralklappe.
- **f** Arrhythmogene rechtsventrikuläre Kardiomyopathie (weitere Erklärungen s. Text).

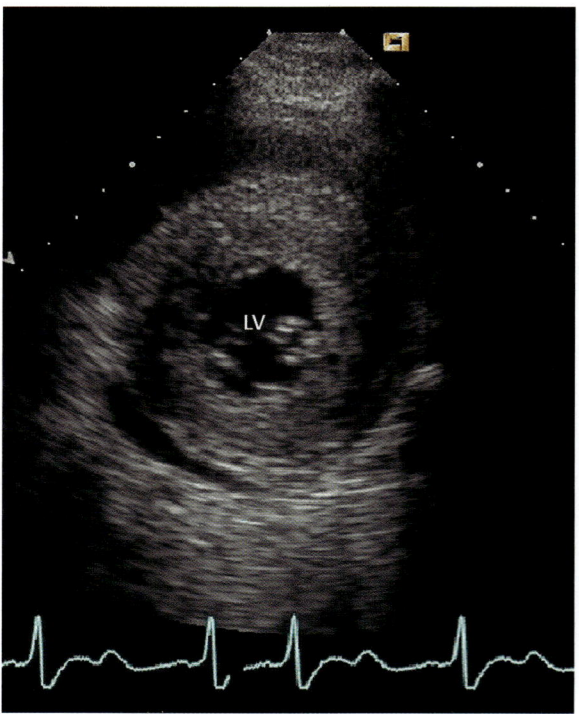
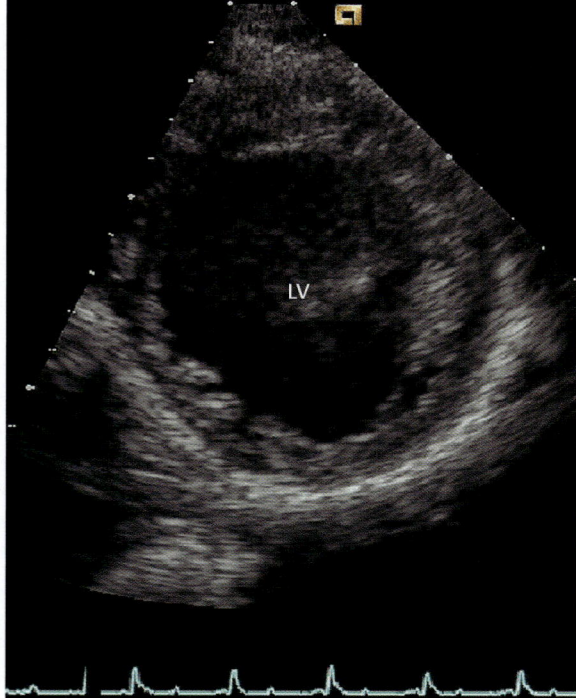

Abb. 20.53 Hypertrophe und dilatative Kardiomyopathie.
- **a** Der echokardiographische Querschnitt des linken Ventrikels (LV) zu Beginn der Systole zeigt bei der hypertrophen Kardiomyopathie eine stark verdickte Wand mit kleinem enddiastolischem Durchmesser des linken Ventrikels (konzentrische Hypertrophie).
- **b** Bei der dilatativen Kardiomyopathie ist der Ventrikel dilatiert und die Ventrikelwand verdünnt.

Morphologisch kommt es zu einer Änderung der normalen Muskelfaseranlage. Statt in parallelen Bündeln werden die Muskelfasern ungeordnet angelegt. Die entstehende Hypertrophie ist unterschiedlich im Ventrikel verteilt. Die 3 wichtigsten Erscheinungen sind:

➤ eine generelle Hypertrophie (hypertrophe nichtobstruktive Kardiomyopathie),
➤ eine Hypertrophie des Septums im Bereich des Ausflusstraktes mit Obstruktion der Ausflussbahn (hypertroph obstruktive Kardiomyopathie) und
➤ eine vor allem die Herzspitze betreffende Form (apikale hypertrophe Kardiomyopathie) (Abb. 20.**54**).

Ursachen der Herzinsuffizienz

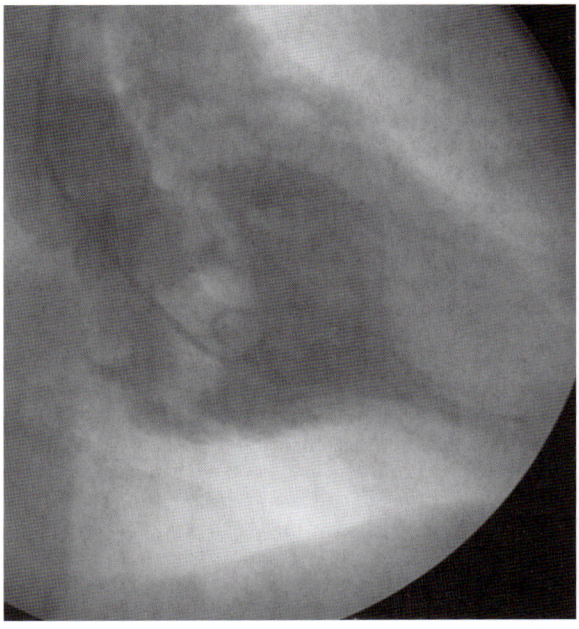

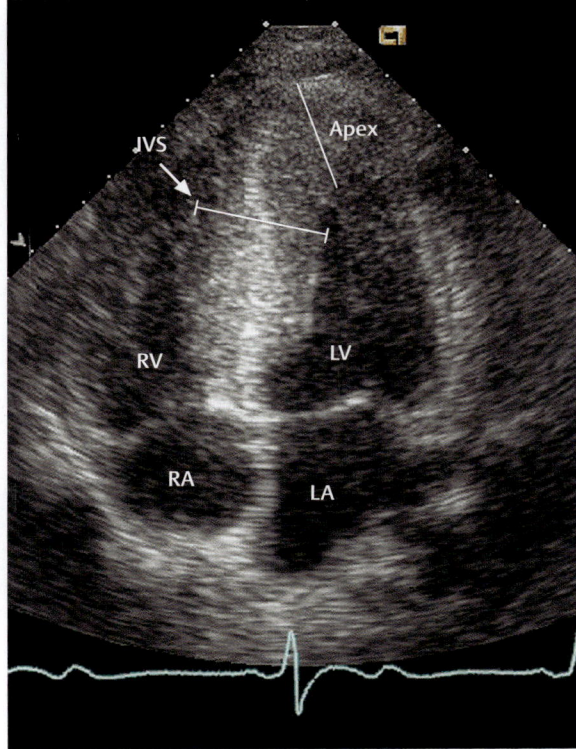

Abb. 20.54 Apikale hypertrophe Kardiomyopathie.
a In der LV-Angiographie erkennt man die apikale Hypertrophie, welche zu einer typischen Obliteration des linken Ventrikels am Apex führt. Es entsteht eine schaufelförmige Form (Spade Form).
b In der Echokardiographie erkennt man die massive Verbreiterung des intraventrikulären Septums (IVS) und die massive Hypertrophie am Apex. RV = rechter Ventrikel, LV = linker Ventrikel, RA = rechter Vorhof, LA = linker Vorhof.

Bei allen Formen führt die Hypertrophie zu einer *diastolischen Dysfunktion mit Füllungsbehinderung* des Ventrikels und entsprechender Stauung in das pulmonalvenöse System. Bei der hypertroph obstruktiven Kardiomyopathie kommt es durch die asymmetrische Septumhypertrophie zu einer Ausflussbehinderung und zusätzlich durch die systolische Vorwärtsbewegung des Mitralsegels *(systolic anterior motion = SAM)* zu einer Öffnung der Mitralklappe und einer Mitralinsuffizienz (Abb. 20.**55**). Sowohl die Obstruktion des Ausflusses als auch die zusätzliche Mitralinsuffizienz tragen bei diesen Patienten zu den Symptomen und zum Auftreten der Herzinsuffizienz bei. Bei wenigen Patienten kann eine hypertrophe Kardiomyopathie im Verlauf der Jahre dilatieren und in ihrer Spätform einer dilatativen Kardiomyopathie gleichen.

Symptome und Befunde. Die Symptome der hypertrophen Kardiomyopathie sind den Symptomen der Aortenstenose ähnlich (Tab. 20.30). Auch das *systolische Austreibungsgeräusch* hat einen ähnlichen Charakter. Die Unterscheidung gelingt anhand des kräftigen Pulses und der deutlichen Änderung des Austreibungsgeräusches bei verschiedenem Füllungszustand des Ventrikels (s. Tab. 20.7). Die Auskultation im Stehen und Kauern erlaubt eine Unterscheidung des Geräusches gegenüber dem der Aortenstenose und der Mi-

Tabelle 20.29 Einteilung der Kardiomyopathien nach spezifischer Ätiologie

1. Ischämische Kardiomyopathie
2. Valvuläre Kardiomyopathie
3. Hypertensive Kardiomyopathie
4. Inflammatorische Kardiomyopathie
   a. infektiös (Chagas, HIV, Enterovirus, Adenovirus, CMV, bakteriell)
   b. autoimmun
   c. idiopathische Myokardentzündung
5. Metabolische Kardiomyopathie
   a. endokrin (Thyreotoxikose, Hypothyreoidismus, Diabetes mellitus, Akromegalie, Morbus Addison, Phäochromozytom)
   b. Speicherkrankheiten (Hämochromatose, Amyloidose, Glykogenspeicherkrankheiten, Hurler-Syndrom, Fabry-Krankheit, Sarkoidose)
   c. Mangelkrankheiten (Kaliummangel, Magnesiummangel, Anämie, Beriberi, Kwashiorkor)
6. Systemerkrankungen (systemischer Lupus erythematodes, Polyarteriitis nodosa, Sklerodermie, Dermatomyositis, Sarkoidose)
7. Muskuläre Dystrophie (Morbus Duchenne, Morbus Becker, myotone Dystrophie)
8. Neuromuskuläre Krankheiten (Friedreich-Ataxie, Noonan-Syndrom, Lentiginosis)
9. Sensitivitäts- und toxische Reaktionen (Alkohol, Cocain, Katecholamine, Anthracyclin, Bestrahlung)
10. Peripartale Kardiomyopathie

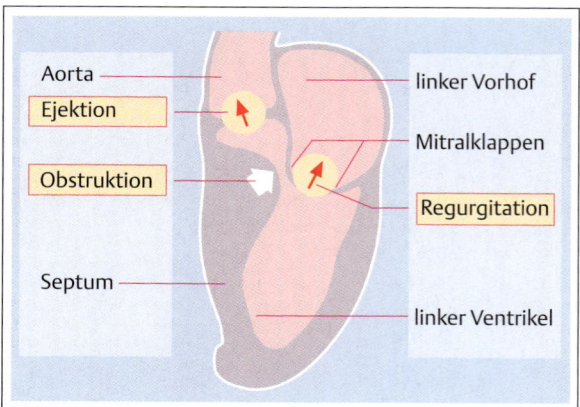

Abb. 20.55 Schematische Darstellung der hypertroph obstruktiven Kardiomyopathie. Bei der hypertroph obstruktiven Kardiomyopathie kommt es zu einer vorwiegenden Hypertrophie des basalen Septums. Dadurch entsteht eine Obstruktion des linksventrikulären Ausflusstraktes, und gleichzeitig wird das anteriore Mitralsegel nach vorne gezogen. Dadurch wird das Mitralsegel geöffnet und es entsteht eine zum Teil schwere Mitralinsuffizienz.

Tabelle 20.30 Symptome und Befunde der hypertrophen Kardiomyopathie

Symptome der hypertrophen Kardiomyopathie
– Anstrengungsdyspnoe
– Orthopnoe, paroxysmale nächtliche Dyspnoe
– Angina pectoris
– Schwindel
– Präsynkope/Synkope bei Anstrengung
– plötzlicher Herztod

Befunde der hypertrophen Kardiomyopathie
– kräftiger, zweigipfliger Puls
– kräftiger, hebender Spitzenstoß
– 4. Herzton
– mesosystolisches Austreibungsgeräusch
– holosystolisches Rückströmungsgeräusch am Apex (bei Vorliegen einer Mitralinsuffizienz)

tralinsuffizienz. Zu beachten ist, dass auch die nichtobstruktiven Formen der hypertrophen Kardiomyopathie häufig mit einem systolischen Austreibungsgeräusch einhergehen, das sich ebenfalls dynamisch verändern lässt. Die Obstruktion des Ausflusstraktes kann daher nur mittels Dopplerechokardiographie oder mittels invasiver Druckmessungen nachgewiesen werden.

Der *plötzliche Herztod* durch ventrikuläre Arrhythmien als Folge der hypertroph obstruktiven Kardiomyopathie tritt typischerweise bei Jugendlichen während oder nach einer größeren sportlichen Anstrengung auf. Die Risikofaktoren für das Auftreten eines plötzlichen Herztodes sind:

➤ Anamnese von überlebtem Herzstillstand oder anhaltender Kammertachykardie,
➤ wiederholte Synkopen,
➤ ungünstiger Genotyp und familiäre Belastung,
➤ belastungsabhängige Hypotonie,
➤ häufige und anhaltende Kammertachykardien im 24-Stunden-EKG,
➤ eine massive linksventrikuläre Hypertrophie.

Hochrisikopatienten wird prophylaktisch ein Defibrillator eingelegt.

Apparative Diagnostik.
➤ *EKG:* Prominente Q-Zacken in II, III, aVF und I, aVL, V_2–V_6 sind Ausdruck der septalen Depolarisation des hypertrophen Myokards. Da diese Q den Q-Zacken bei einem durchgemachten Infarkt sehr ähnlich erscheinen, spricht man von einem *Pseudoinfarktbild* (Abb. 20.56). Bei der apikalen Form der hypertrophen Kardiomyopathie sind ST-Senkungen und große, tief negative T-Wellen in den anterioren Ableitungen typisch (Abb. 20.57).
➤ *Echokardiographie:* Die Echokardiographie ist unerlässlich für die Diagnose. Sie kann die Verteilung und das Ausmass der linksventrikulären Hypertrophie, sowie den subvalvulären dynamischen Druckgradienten in Ruhe und nach Provokation messen. Die systolische Vorwärtsbewegung des Mitralsegels kann visualisiert werden und eine evtl. Mitralinsuffizienz festgestellt und quantifiziert werden.

Differenzialdiagnose. Die *hypertensive Herzkrankheit* kann zu einer Hypertrophie des linken Ventrikels mit asymmetrischer Septumhypertrophie und Obstruktion des linksventrikulären Ausflusstraktes führen, die morphologisch nicht von einer hypertroph obstruktiven Kardiomyopathie zu unterscheiden ist. Die Diagnose einer hypertrophen Kardiomyopathie darf daher nur bei normotonen Patienten gestellt werden.

Obwohl Klinik und Befunde sehr ähnlich sind, erlaubt die Echokardiographie bei der *Aortenstenose* die verdickte und verkalkte Aortenklappe sowie den Aufbau des Druckgradienten über dieser Klappe darzustellen und so die Unterscheidung zu treffen. Allerdings hat ein größerer Prozentsatz der Patienten mit Aortenstenose ebenfalls eine asymmetrische Septumhypertrophie und einen gewissen dynamischen subvalvulären Gradienten.

Restriktive Kardiomyopathie

Ätiologie und Pathophysiologie. Bei der restriktiven Kardiomyopathie führt die Erkrankung des Myokards oder Endokards zu einer Füllungsbehinderung eines oder beider Ventrikel (Abb. 20.52). Das Herz ist meist nicht dilatiert und nicht hypertrophiert. Die systolische Funktion ist zumindest zu Beginn der Erkrankung erhalten.

Die restriktive Kardiomyopathie wird meist durch infiltrative Krankheiten und Speicherkrankheiten verursacht (Tab. 20.29). Die wichtigsten Krankheiten sind die Amyloidose, ein Zustand nach Radiotherapie, die Sarkoidose, die Hämochromatose und die Fabry-Krankheit. Die idiopathische restriktive Kardiomyopathie ist sehr selten. Die restriktive Kardiomyopathie

Ursachen der Herzinsuffizienz

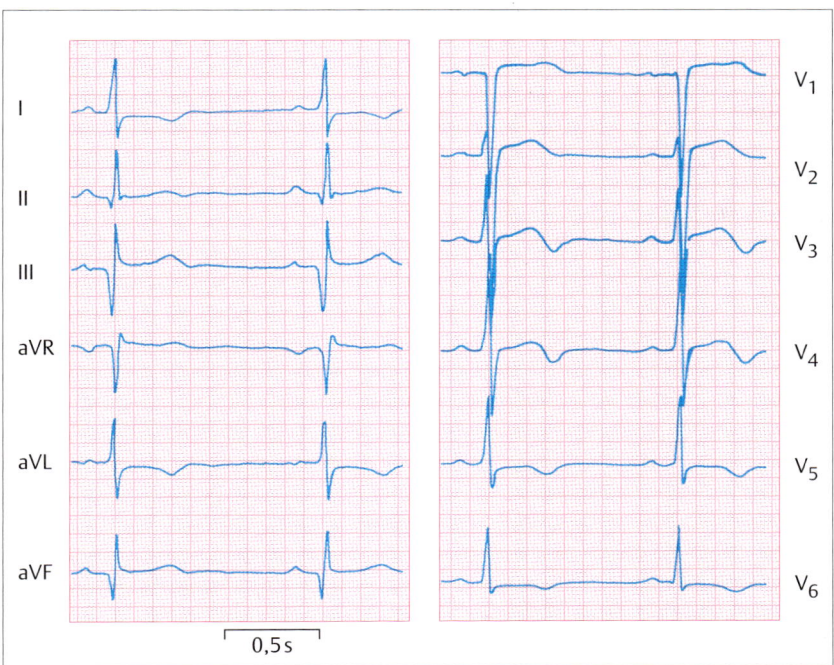

Abb. 20.56 EKG bei hypertropher obstruktiver Kardiomyopathie eines 29-jährigen Patienten. Man beachte die negativen T-Wellen in V_3–V_6, I und aVL. Typisch sind die tiefen Q-Zacken in III und aVF (Pseudoinfarktbild. Differenzialdiagnose: Hinterwandinfarkt).

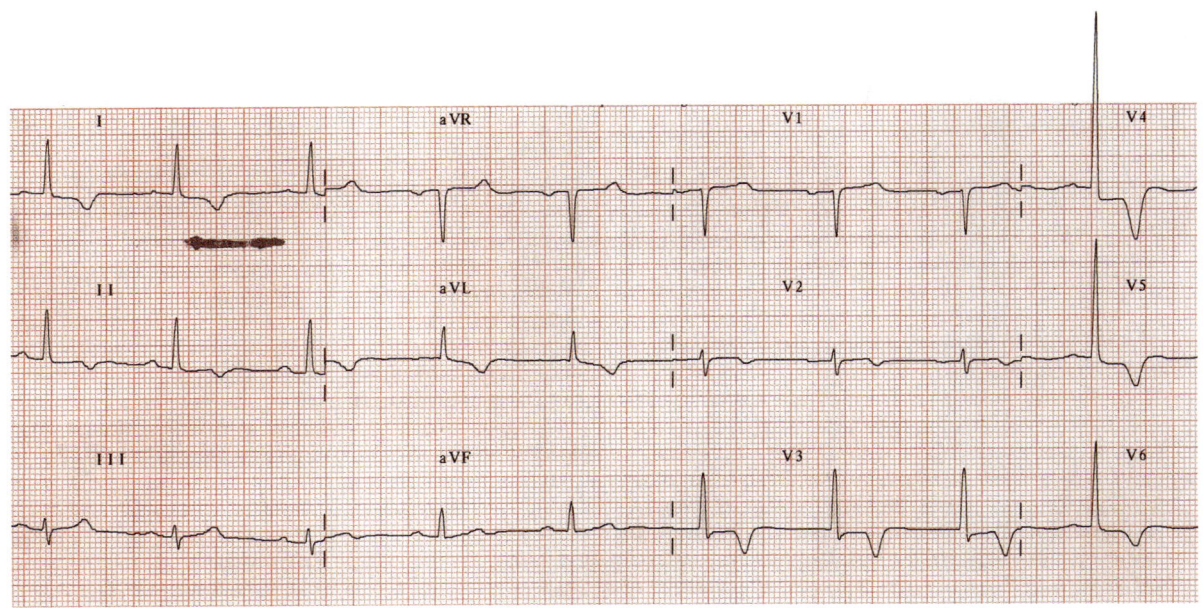

Abb. 20.57 EKG bei apikaler hypertropher Kardiomyopathie. Typisch sind die ST-Strecken-Senkungen in V_3–V_6 mit tief negativen T-Wellen in diesen Ableitungen.

kann aber auch durch Vernarbung des Endomyokards, welche gewöhnlich beide Ventrikel betrifft, zustande kommen. Meist sind auch die Mitral- und Trikuspidalklappen betroffen. Die wichtigsten Krankheiten, die diese Form der restriktiven, obliterierenden Kardiomyopathie verursachen, sind eine Endomyokardfibrose und die eosinophile Endocarditis parietalis Löffler.

Tabelle 20.31 Symptome und Befunde der restriktiven Kardiomyopathie

Symptome der restriktiven Kardiomyopathie
– Müdigkeit
– Leistungsintoleranz
– Anorexie
– Angina pectoris (Amyloidose!)
– Symptome thromboembolischer Komplikationen
– Anstrengungsdyspnoe
– Orthopnoe, paroxysmale nächtliche Dyspnoe

Befunde der restriktiven Kardiomyopathie
– Sinustachykardie
– Beinödeme
– gestaute Halsvenen
– Hepatomegalie, Aszites
– Lungenstauung (Rasselgeräusche, Pleuraergüsse)

Symptome und Befunde. Die Behinderung der Ventrikelfüllung führt zur Volumen- und Druckbelastung in den Vorhöfen. Die Vorhöfe sind dementsprechend mittelgradig bis stark dilatiert. Bei den Symptomen stehen deshalb bei den meisten restriktiven Kardiomyopathien die *Zeichen der Rechtsinsuffizienz* im Vordergrund (Tab. 20.**31**). Allerdings können auch *Anstrengungsdyspnoe und Orthopnoe* vorkommen. Bei der Amyloidose können Angina-pectoris-Beschwerden das erste Symptom sein.

Bei den Befunden überwiegen wiederum die Zeichen der Rechtsinsuffizienz. Bei der Auskultation finden sich oft ein *3. und/oder 4. Herzton und Rückströmungsgeräusche* der Mitral- und Trikuspidalinsuffizienz.

Apparative Diagnostik.

- *EKG:* Im EKG finden sich gehäuft supraventrikuläre und ventrikuläre Arrhythmien. Vorhofflimmern ist die häufigste Arrhythmie. Häufig besteht eine periphere Niederspannung, unspezifische ST-/T-Veränderungen und Überleitungsstörungen (Linksschenkelblock, AV-Blockierungen).
- *Thorax-Röntgenbild:* Das Thoraxbild kann eine Lungenstauung bei leicht vergrößertem LV und dilatierten Vorhöfen zeigen.
- *Echokardiographie:* Diese Untersuchung kann diagnostisch sein bezüglich der Ätiologie (z. B. Amyloidose). Mittels Dopplerechokardiographie kann das restriktive Füllungsmuster nachgewiesen werden. Meist können auch eine Dilatation der Vorhöfe und im Spätstadium eine Einschränkung der Pumpfunktion des linken Ventrikels nachgewiesen werden.
- *Laboruntersuchungen:* Diese können wichtige Hinweise auf die Ätiologie geben (z. B. Hyperkalzämie bei der Sarkoidose, erhöhtes Eisen bei der Hämochromatose).

Ursachen der restriktiven Kardiomyopathie

Amyloidose. Bei der Amyloidose werden extrazellulär Fibrillen, Untereinheiten von Serumproteinen, im Herzen abgelagert. Bei der *primären* Amyloidose bestehen sie aus Fragmenten der monoklonalen Leichtkettenproteine, welche aus den Plasmazellen bei Plasmozytom oder multiplem Myelom stammen. Bei der *sekundären* Amyloidose sind es Fragmente des Serumamyloids A, welches bei chronischen Entzündungen gefunden wird. Im hohen Alter (über 80-Jährige) wird oft Amyloid im Myokard abgelagert (*senile* Amyloidose). Der kardiale Befall bei der primären Amyloidose führt zu deutlich ausgeprägterem Pumpversagen als bei der sekundären Amyloidose. Die senile Amyloidose wird eher Rhythmusstörungen (Vorhofflimmern) verursachen.

Die Amyloideinlagerung macht die Herzkammern steifer, woraus eine *diastolische Dysfunktion* resultiert. Durch Ersatz der Myofibrillen durch Amyloid kommt es allmählich zur Einschränkung der systolischen Funktion. Im Extremfall besteht ein sog. *Stiff-Heart-Syndrom,* eine Kombination aus schwerer restriktiver Füllungsbehinderung und Pumpfunktionsstörung.

Die *Klinik* wird zumindest anfänglich dominiert durch *Zeichen der Rechtsinsuffizienz.* Synkopen sind häufig. *Angina pectoris* entsteht durch die Ablagerung des Amyloids auf der Höhe der kleinen Arteriolen und dementsprechend sind die Kranzarterien bei der Koronarangiographie normal. Wenn Angina pectoris das präsentierende Symptom ist, tritt sie oft 1–2 Jahre vor Manifestwerden der Amyloidose an einem anderen Organ auf.

Hinweise auf eine Amyloidose im *EKG* sind eine periphere Niederspannung und AV-Blockierungen. In der *Echokardiographie* finden sich häufig eine Verdickung des Ventrikelmyokards und ein dickes intraatriales Septum. Das Amyloid im Myokard erscheint grobschollig mit hellen Einlagerungen („*Sparkling*") (Abb. 20.**58**). Die Amyloidose kann vermutet werden bei Vorliegen einer Anämie, Proteinurie und Knochenschmerzen. Die Paraproteine können im 24-Stunden-Urin und in der Serumimmunelektrophorese gefunden werden. Die Diagnose wird erhärtet durch Nachweis von Amyloidablagerungen im abdominalen Fett, Rektum oder den Nieren. Die Myokardbiopsien geben die endgültige Diagnose, sind aber nicht immer notwendig für eine Diagnosestellung.

Bestrahlungsfolgen. Vor 1990 wurde bei verschiedenen Malignomen das vordere Mediastinum mit über 40 Gy bestrahlt. Dies führte zu Schäden am Perikardium, Myokardium und den Kranzgefäßen. Typischerweise manifestieren sich diese Schäden nach über 10 Jahren. Am häufigsten findet sich eine Pericarditis constrictiva, aber auch eine restriktive Kardiomyopathie ist nicht selten. Im Gegensatz zu den meisten anderen restriktiven Kardiomyopathien sind hier auch die Vorhöfe mit betroffen. Die strahleninduzierte koronare Herzkrankheit erschwert oft das Krankheitsbild.

Sarkoidose. Obwohl in etwa 25 % der Fälle ein Befall des Perikards oder des Myokards durch die Sarkoidose gefunden wird, tritt eine kardiale Symptomatik nur bei wenigen Patienten auf. Die häufigsten klinischen Erscheinungen sind eine Perikarditis, Arrhythmien und Überleitungsstörungen. In seltenen Fällen kommt es zu einer restriktiven oder zu einer dilatativen Kardiomyopathie. Die Sarkoidose befällt vorwiegend die basalen Anteile des linken Ventrikels. Ein bioptischer Nachweis ist daher oft schwierig. Eine Sarkoidose kann auch zu einer pulmonalen Hypertonie führen.

Hämochromatose. Die Ablagerung von Eisen im Sarkolemm der kardialen Myozyten führt über verschiedene Mechanismen zur Funktionsstörung des Herzens. Eine restriktive Kardiomyopathie ist die häufigste Störung, die durch die Hämochromatose verursacht wird. Das Ausmaß der Kardiomyopathie ist direkt abhängig von der Menge des eingelagerten Eisens. Wenn eine Herzinsuffizienz auftritt, so kommt es rasch zu einer Verschlechterung mit biventrikulärem Herzversagen, peripheren Ödemen und Hepatomegalie.

Fabry-Krankheit. Die Fabry-Krankheit ist eine X-chromosomal rezessiv vererbte Glykolipidspeicherkrankheit. Die Fabry-Krankheit verursacht typischerweise eine *Neuropathie* und *Hautläsionen* (Angiokeratome). Eine Herzbeteiligung führt zu einer ventrikulären Hypertrophie, zu Überleitungsstörungen und zur koronaren Herzkrankheit. Der Patient beklagt oft Palpitationen, Angina pectoris und Dyspnoe. Die kardiale Mitbeteiligung wird diagnostiziert durch Messen der α-Galactosidase-Konzentration im Serum, welche tief ist. Die Ablagerungen des Glykolipids können in der Myokardbiopsie nur mittels Elektronenmikroskop nachgewiesen werden.

Karzinoid. Ist beim Karzinoidsyndrom das Herz befallen, ist die Krankheit weit fortgeschritten. Im Allgemeinen liegen Lebermetastasen vor. Im Vordergrund steht die *Rechtsinsuffizienz*, bedingt einerseits durch Füllungsbehinderung der rechten Kammer infolge der Endokardverdickung und andererseits durch die Trikuspidalinsuffizienz. Gelegentlich ist die Trikuspidalklappe auch stenotisch verändert. Die Pulmonalklappe und selten die Mitralklappe können ebenfalls befallen sein. Die rechtsseitigen Herzhöhlen sind in der Regel nur leicht vergrößert, da die Endokardverdickung einer Dilatation entgegenwirkt. Die rechtsseitigen Füllungsdrücke sind jedoch stark erhöht. Während des Karzinoid-Flushs kann es zu Koronarspasmen mit Prinzmetal-Angina kommen. Im EKG finden sich eine periphere Niederspannung, eine Vorhofüberlastung rechts und eine rechtsventrikuläre Hypertrophie mit Rechtsschenkelblock.

Endomyokardfibrose. Die Endomyokardfibrose ist eine restriktiv obliterierende Krankheit. Sie ist endemisch im tropischen und subtropischen Afrika. Die Fibrose betrifft den Einflusstrakt und die Spitze eines oder beider Ventrikel. Die Beteiligung des rechten Ventrikels führt häufig zu einer Obliteration der Kammer durch fibröses Gewebe oder Thromben (Abb. 20.**59**). Die Tri-

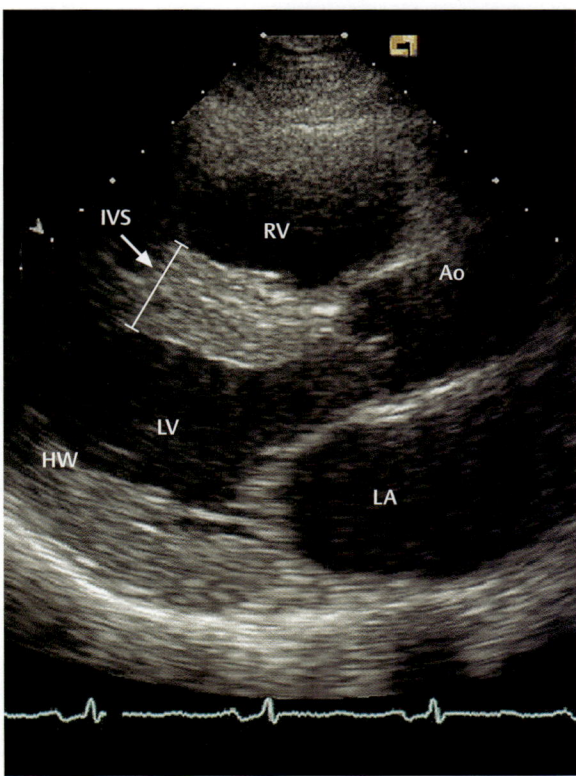

Abb. 20.58 Parasternaler Längsschnitt bei einem Patienten mit Amyloidose. Die Hinterwand (HW) und das intraventrikuläre Septum (IVS) sind verdickt. Das Amyloid ist echodicht, weshalb das Myokard sich echodicht darstellt. RV = rechter Ventrikel, LV = linker Ventrikel, RA = rechter Vorhof, LA = linker Vorhof, Ao = Aorta.

kuspidal- und die Mitralklappen sind meist mitbefallen, und es besteht eine Trikuspidal- und Mitralinsuffizienz. Je nach Befall der Herzhöhlen steht eine Rechts- oder eine Linksherzinsuffizienz im Vordergrund. Thromboembolische Komplikationen sind häufig. Die Krankheit ist unaufhaltsam progredient. Die Diagnose wird mittels Echokardiographie oder Angiographie gestellt.

Eosinophile fibroblastische Endokarditis Löffler. Eine lang anhaltende Eosinophilie kann zu einer Endomyokarderkrankung führen. Dabei kommt es meist zu einer endokardialen Verdickung beider Ventrikel. Oft besteht zumindest initial zusätzlich eine entzündliche eosinophile Myokarditis. Das Endokard kann mehrere Millimeter dick werden und Thromben können aufgelagert sein. Die Patienten präsentieren sich oft mit Fieber, Husten und Herzinsuffizienz. Thromboembolische Komplikationen sind häufig.

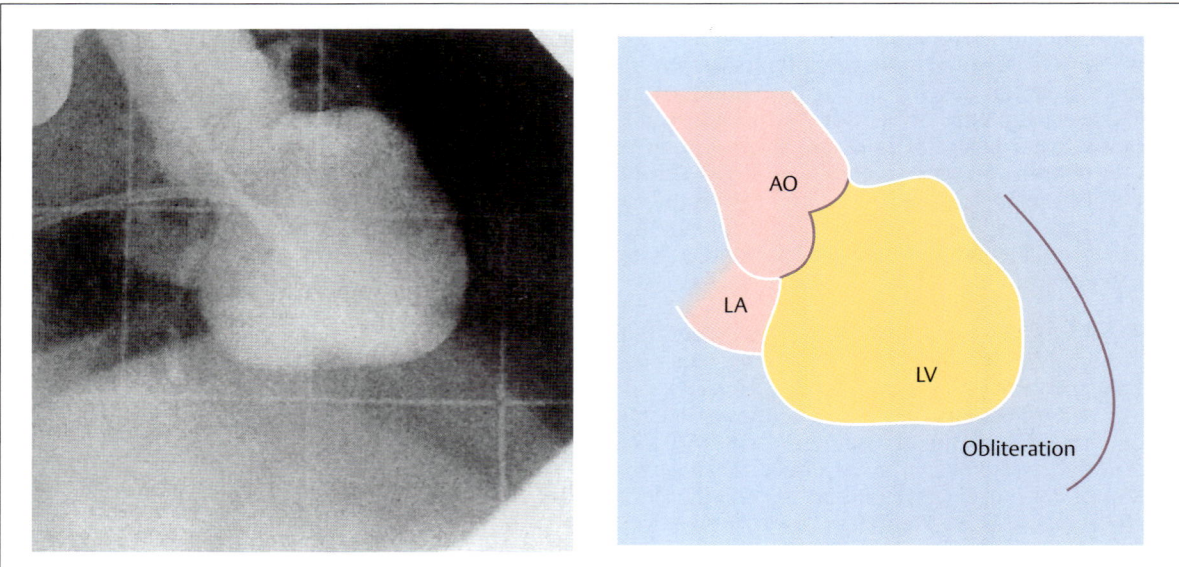

Abb. 20.59 35-jährige Patientin mit biventrikulärer Endomyokardfibrose.

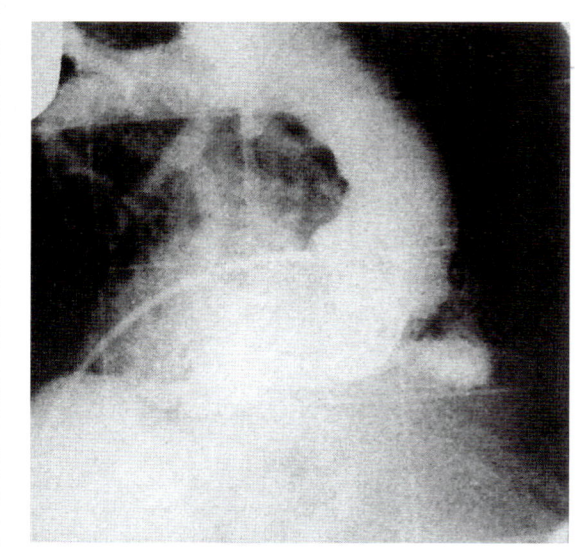
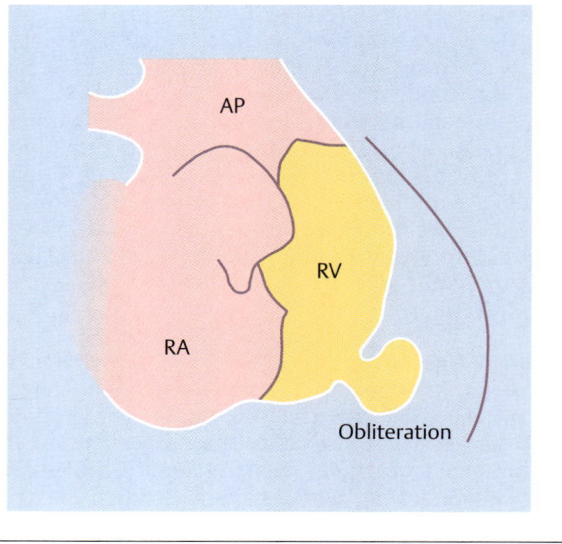

a Linksventrikuläres Angiokardiogramm: Die Spitze des linken Ventrikels ist obliteriert. Die innere Oberfläche des linken Ventrikels ist abnorm glatt; die Trabekelstruktur ist verschwunden. Es besteht eine leichte Mitralinsuffizienz. LV = linker Ventrikel, LA = linker Vorhof, AO = Aorta ascendens.

b Rechtsventrikuläres Angiokardiogramm: Das Kavum des rechten Ventrikels ist auf ein schlauchförmiges Gebilde reduziert. Im obliterierten Teil ist eine Restlakune vorhanden. Es besteht eine mittelschwere Trikuspidalinsuffizienz. RV = rechter Ventrikel, RA = rechter Vorhof, AP = A. pulmonalis.

Ursachen der Herzinsuffizienz

Differenzialdiagnose der durch Kontraktionsschwäche hervorgerufenen Herzinsuffizienz

Dilatative Kardiomyopathie

Die dilatative Kardiomyopathie ist gekennzeichnet durch die Dilatation eines oder beider Ventrikel, deren Wände normal oder ausgedünnt sind und deren Kontraktilität stark eingeschränkt ist (s. Abb. 20.**52 b** u. Abb. 20.**53 b**). Die systolische Pumpfunktion des Herzens ist das pathophysiologische Merkmal. Histologisch finden sich ein Verlust an Myozyten, eine interstitielle Fibrose und oft unspezifische Entzündungszellen.

Symptome und Befunde. Die Patienten beklagen die typischen Symptome der *Rechts- und Linksinsuffizienz* (s. Tab. 20.**2**). Die Symptome der *Lungenstauung* (Anstrengungsdyspnoe, Orthopnoe, paroxysmale nächtliche Dyspnoe) und die *Leistungsintoleranz* als Ausdruck des tiefen Herzminutenvolumens (low output) stehen im Vordergrund. Die systemvenöse Stauung und die Anorexie als Zeichen der Rechtsinsuffizienz sind häufig auch vorhanden. Eine Angina-pectoris-Symptomatik fehlt hingegen. Thromboembolische Komplikationen sind nicht ungewöhnlich, und Arrhythmien, die zu Schwindel, Synkopen und plötzlichem Tod führen, sind gefürchtet.

Bei der Untersuchung zeigen sich die Zeichen der biventrikulären Herzinsuffizienz. Meistens bestehen ein *3. und 4. Herzton* und häufig finden sich eine Mitralinsuffizienz und eine Trikuspidalinsuffizienz. Die manchmal schwere Mitralinsuffizienz kommt durch die Dilatation des Mitralanulus zustande. Sie kann differenzialdiagnostisch gelegentlich Schwierigkeiten bereiten (s. u.). Je nach Schweregrad der Herzinsuffizienz bestehen zudem Zeichen der *peripheren Minderdurchblutung* mit kühler Haut und peripherer Zyanose (s. Tab. 20.**4**).

Apparative Diagnostik.
➤ *EKG:* Im EKG ist häufig ein Linksschenkelblock oder eine andere Überleitungsstörung vorhanden. Das 24-Stunden-EKG und das Belastungs-EKG zeigen manchmal gefährliche ventrikuläre Arrhythmien.
➤ *Thorax-Röntgenbild:* Im Thoraxbild imponieren die Kardiomegalie und die Lungenstauung (s. Abb. 20.**13** u. 20.**14**). Differenzialdiagnostisch muss man an einen Perikarderguss denken, der mittels Echokardiographie ausgeschlossen werden muss.
➤ *Echokardiographie:* Sie gibt Auskunft über das Ausmaß der Ventrikeldilatation (s. Abb. 20.**53 b**), der Einschränkung der Pumpfunktion und das Ausmaß der Mitralinsuffizienz und Trikuspidalinsuffizienz. Die pulmonale Hypertonie kann abgeschätzt werden und eventuell vorhandene Thromben im Vorhof und Ventrikel können visualisiert werden.
➤ *Herzkatheteruntersuchung:* Bei der Herzkatheteruntersuchung werden das tiefe Herzminutenvolumen, die erhöhten peripheren Widerstände und die pulmonale Hypertonie gefunden.
➤ *Biopsie:* Es zeigt sich meist eine unspezifische Fibrose. Der Wert der Biopsie für die Erkennung der Ätiologie ist momentan noch nicht geklärt.

Ursachen der dilatativen Kardiomyopathie

Die dilatative Kardiomyopathie kann durch eine Vielzahl von Krankheiten verursacht werden (s. Tab. 20.**29**). In ca. 50 % der Fälle bleibt die Ätiologie unklar, und man spricht von einer idiopathischen Form der dilatativen Kardiomyopathie. Ein großer Prozentsatz der anderen Kardiomyopathien ist genetisch bedingt oder die Folge einer viralen Myokarditis. Bei den genetisch bedingten dilatativen Kardiomyopathien handelt es sich um autosomal dominant vererbte Genmutationen, die das Cytoskeleton und die Myozyten betreffen (z. B. Dystrophin, Lamin A und C, Emerin und Metavinculin).

Virale Kardiomyopathie. Eine virale Infektion ist die häufigste Ursache einer Myokarditis (Tab. 20.**32**). Eine durchgemachte virale Myokarditis dürfte für viele ungeklärte dilatative Kardiomyopathien verantwortlich sein. Die wichtigsten Viren, die das Myokardium befallen, sind: Coxsackie-Viren, Influenza-, ECHO-, Adeno-, Zytomegalie- und HI-Viren.
➤ *HIV-Kardiomyopathie:* Das HI-Virus kann am Herzen eine Kardiomyopathie, eine Perikarditis und eine pulmonale Hypertonie verursachen. Ein ausgedehnter Perikarderguss kann bei diesen Patienten eine Kardiomyopathie vortäuschen. Patienten mit HIV-Infektion können, wahrscheinlich bedingt durch die Protease-Inhibitoren-induzierte Hypercholesterinämie, eine akzelerierte Koronarsklerose entwickeln. Die koronare Herzkrankheit kann die Kardiomyopathie zusätzlich verschlechtern. Eine dilatative Kardiomyopathie bei der HIV-Infektion hat eine schlechte Prognose.
➤ *Chagas-Krankheit:* Die Chagas-Krankheit wird durch das Trypanosoma cruzi verursacht und ist die häufigste Ursache für die dilatative Kardiomyopathie in Zentral- und Südamerika. Nach einer akuten Myokarditis geht die Krankheit in eine chronische Form und im Endstadium in eine dilatative Kardiomyopathie über. Arrhythmien sind außerordentlich typisch für die Chagas-Krankheit. In der Echokardiographie oder in der LV-Angiographie nachgewiesene apikale linksventrikuläre Aneurysmen sind pathognomonisch für diese Erkrankung.
➤ *Lyme-Disease:* Etwa 10 % der durch Borrelia burgdorferi infizierten Patienten erkranken an einer Myokarditis. Die häufigste Manifestation sind AV-Blockierungen und Schenkelblockbilder. Selten führt die Lyme-Karditis zu einer Kardiomyopathie.

Toxische Kardiomyopathie. Sowohl Drogen als auch Medikamente können eine Kardiomyopathie verursachen oder beeinflussen. Am wichtigsten sind Alkohol,

Cocain, Amphetamine, Chemotherapeutika und Bestrahlungen.
- *Alkohol:* Alkohol hat einen kardiodepressiven Effekt, der bei manchen Patienten zu einer Kardiomyopathie führt. Obwohl es eine gewisse Dosisabhängigkeit gibt, ist unklar, warum einige Patienten eine Kardiomyopathie entwickeln und andere nicht. Für die Entwicklung einer alkoholischen Kardiomyopathie scheint es eine Prädisposition zu geben. Bei der alkoholischen Kardiomyopathie kann die Alkoholabstinenz eine dramatische Verbesserung der linksventrikulären Funktion bringen. Da Alkohol auch eine Kardiomyopathie anderer Ätiologie verschlimmern kann, ist es wichtig, dass alle Patienten mit Kardiomyopathie alkoholabstinent bleiben.
- *Cocain:* Cocain kann eine koronare Herzkrankheit, eine pulmonale Hypertonie und eine Kardiomyopathie verursachen. Obwohl die Kardiomyopathie seltener ist als die koronare Herzkrankheit, sollte bei ungeklärten Kardiomyopathien an eine cocaininduzierte Form gedacht werden.
- *Medikamente:* Eine medikamentös induzierte Kardiomyopathie kommt insbesondere vor nach Chemotherapeutika, z. B. Antracyclin, Adriamycin. Das Trastuzumab ist ein neues Mittel gegen Brustkrebs (monoklonaler Antikörper gegen ErbB-2-Rezeptor), welches eine Kardiomyopathie induzieren kann oder die Empfindlichkeit für eine Antracyclintoxizität heraufsetzt.

Peripartale Kardiomyopathie. Die peripartale Kardiomyopathie ist eine seltene Ursache einer dilatativen Kardiomyopathie und die Pathognese ist unklar. Sie wird diagnostiziert, wenn die Kardiomyopathie im letzten Schwangerschaftsmonat oder bis 5 Monate nach Geburt auftritt. Eine andere Ursache muss allerdings sorgfältig ausgeschlossen werden. Wenn die Patientin vorher schon ein Herzleiden hatte, kann die Diagnose nicht mehr gestellt werden.

Differenzialdiagnose der dilatativen Kardiomyopathie

Mitralinsuffizienz. Die Dilatation des linken Ventrikels führt zu einer Dilatation des Anulus, welche gelegentlich eine schwere Mitralinsuffizienz nach sich zieht. Es ist daher häufig unmöglich zu unterscheiden, ob es sich bei der Kardiomyopathie um eine dilatative Kardiomyopathie mit sekundärer Mitralinsuffizienz handelt oder ob eine schwere Mitralinsuffizienz mit dem sekundären Absinken der Ventrikelfunktion einhergeht. Ein Abnehmen oder fast vollständiges Verschwinden der Mitralinsuffizienz unter nachlastsenkender Therapie spricht für das Auftreten einer sekundären Mitralinsuffizienz.

Koronare Herzkrankheit. Eine schwere Dreigefäßerkrankung oder eine Hauptstammstenose kann gelegentlich eine diffuse, globale Einschränkung der linksventrikulären Funktion verursachen, welche morphologisch nicht von der dilatativen Kardiomyopathie unterschieden werden kann. In etwa 5% der Patienten mit ungeklärter dilatativer Kardiomyopathie und Risikofaktoren für eine koronare Herzkrankheit findet sich in der invasiven Untersuchung dann auch tatsächlich eine schwere koronare Herzkrankheit. Eine Revaskularisation kann hier eine Besserung der Kardiomyopathie bringen. Gelegentlich steht das Ausmaß der Pumpfunktionsstörung in keinem Verhältnis zur vorliegenden koronaren Herzkrankheit (z. B. Eingefäßerkrankung). In einem solchen Fall ist es wahrscheinlicher, dass bei der dilatativen Kardiomyopathie gleichzeitig eine koronare Herzkrankheit besteht.

Arrhythmogene rechtsventrikuläre Kardiomyopathie

Die arrhythmogene rechtsventrikuläre Kardiomyopathie (früher arrhythmogene rechtsventrikuläre Dysplasie) ist eine seltene und einzigartige Kardiomyopathie. Sie ist charakterisiert durch den *Ersatz* von Teilen oder des gesamten rechtsventrikulären Myokards *durch Fett und fibröses Gewebe.* Diese Läsionen sind vorwiegend an der Spitze, am Einflusstrakt und am Ausflusstrakt des rechten Ventrikels lokalisiert. Gelegentlich ist auch der linke Ventrikel davon betroffen. Die extreme Erscheinung oder möglicherweise eine eigenständige Variante der arrhythmogenen rechtsventrikulären Kardiomyopathie ist die *Uhl-Krankheit.* Dabei ist der ganze rechte Ventrikel durch fibrotisches Material ersetzt und die Ventrikelwand erscheint pergamentdünn (Abb. 20.**60**). Von der arrhythmogenen rechtsventrikulären Kardiomyopathie sind vor allem Männer betroffen. Mehrere genetische Defekte sind identifiziert. Eine Häufung der arrhythmogenen rechtsventrikulären Kardiomyopathie findet sich in Italien und auf der griechischen Insel Naxos.

Symptome und Befunde. Die Kardiomyopathie macht lange Zeit keine Symptome, und gelegentlich wird die Kardiomegalie als Zufallsbefund im Thorax-Röntgenbild gefunden. Als erste Symptome treten oft gefürchtete *ventrikuläre Arrhythmien* auf. Leider ist nicht selten der *plötzliche Herztod* die Erstmanifestation. Die Arrhythmien sind von rechtsventrikulärem Charakter. Im EKG finden sich ein verbreiterter QRS-Komplex, ein inkompletter oder kompletter Rechtsschenkelblock und T-Inversionen über der Vorderwand. Etwa 30% der Patienten zeigen eine Epsilonwelle (= eine Welle unmittelbar nach dem QRS-Komplex in V_1). In der Echokardiographie zeigt sich je nach Krankheitsstadium eine lokalisierte Dyskinesie oder eine milde bis schwere Dilatation des rechten Ventrikels (Abb. 20.**60 b**). Mittels MRT lassen sich in der Regel die Fetteinlagerungen im rechten Ventrikel darstellen.

Ursachen der Herzinsuffizienz

Isolierte Non-Compaction des linken Ventrikels

Die linksventrikuläre Non-Compaction ist eine seltene unklassifizierte Kardiomyopathie, welche durch das Fehlen der Entwicklung eines kompakten Myokards intrauterin zustande kommt. Morphologisch bestehen tiefe intratrabekuläre Recessi, welche auf einer dünnen, kompakten Außenschicht aufgelagert sind. Diese Trabeculae sind vor allem im Apex des linken Ventrikels zu finden (Abb. 20.**61**). Angiographisch ergibt sich eine Doppelkontur mit Kontrastmittel im Bereich der Trabeculae und im Bereich des sich kontrahierenden Ventrikels. Diese Kardiomyopathie präsentiert sich häufig mit Herzinsuffizienz oder mit ventrikulären Arrhythmien. Ein großer Prozentsatz erleidet thromboembolische Komplikationen.

Myokarditis

Ätiologie. Die akute Myokarditis ist eine akute, entzündliche und potenziell reversible Krankheit, welche durch viele Infektionen ausgelöst werden kann (Tab. 20.**32**). Die Entzündung wird einerseits vermittelt durch die Erreger selbst und andererseits durch die Toxine, welche von den Erregern ausgehen. Die virale Myokarditis ist die häufigste Form und das Coxsackie-B-Virus und die Influenza-A- und -B-Viren sind die mit Abstand häufigsten viralen Erreger. Die Myokarditis kann bis einige Wochen nach der akuten viralen Infektion auftreten.

Symptome und Befunde. Die klinische Präsentation ist sehr variabel. Meist heilt die Myokarditis ohne Folgen ab. Im schlimmsten Fall entwickelt sich aber eine *akute fulminante Myokarditis*, welche zur sofortigen akuten Herzinsuffizienz und zum kardiogenen Schock führt. Meist stehen dabei die Zeichen des Rechtsherzversagens und des abfallenden Herzminutenvolumens im Vordergrund. Einige wenige Patienten werden sich mit dem Bild einer *dilatativen Kardiomyopathie* und den typischen klinischen Zeichen der Linksherzinsuffizienz lange nach durchgemachter Myokarditis präsentieren.

Bei einer akuten, floriden Myokarditis sind die Symptome *Müdigkeit, Kurzatmigkeit, Anstrengungsdyspnoe, Palpitationen und Thoraxschmerzen*. Grippeähnliche Symptome sind meist vorausgegangen, werden aber vom Patienten in der Regel nicht erinnert. Wenn gleichzeitig eine Perikarditis besteht, beklagen die Patienten Thoraxschmerzen, die einer Myokardischämie ähnlich sind (s. Kapitel 6).

Bei der Untersuchung finden sich eine *Tachykardie*, gelegentlich ein *3. Herzton* und ein *systolisches Austreibungsgeräusch*. Im Fall einer akuten Herzinsuffizienz liegen die typischen Zeichen der biventrikulären Herzinsuffizienz vor.

Apparative Diagnostik.
- *EKG:* Im EKG finden sich unspezifische ST-Strecken-Veränderungen. Atriale und ventrikuläre Rhythmusstörungen sind häufig. 20% der Patienten zeigen einen Linksschenkelblock. Transiente AV-Blocks können einen plötzlichen Herztod verursachen. Beim Vorliegen einer Perikarditis finden sich die typischen perikarditischen EKG-Veränderungen (s. Abb. 6.**18**, Kapitel 6).
- *Laboruntersuchungen:* Bei den meisten, jedoch nicht bei allen Patienten sind die kardialen Enzyme erhöht. Im Stadium der dilatativen Kardiomyopathie sind jedoch die kardialen Enzyme in der Regel normal.

Tabelle 20.32 Ursachen einer akuten infektiösen Myokarditis (modifiziert nach AJ Boyle in: E. Topol (ed.) Textbook of cardiovascular medicine 2002)

Viren
Enteroviren:
- Coxsackie-A-Virus
- Coxsackie-B-Virus
- ECHO-Virus
- Poliovirus

Herpesviren:
- Zytomegalievirus
- Epstein-Barr-Virus
- Herpes-simplex-Virus
- Varicella-Zoster-Virus

Human Immunodeficiency Virus

Andere Viren:
- Hepatitisviren B und C
- Adenovirus
- Influenzaviren A und B
- Rabiesvirus
- Parvovirus
- Masernvirus
- Rubellavirus

Bakterien
Chlamydia pneumoniae
Chlamydia psittaci
Corynebacterium diphtheriae
Tropheryma whippelii (Whipples's Disease)
Neisseria meningitidis
Mycoplasma pneumoniae
Legionella pneumophila
Brucella melitensis
Salmonella typhi
Vibrio cholerae

Spirochäten
Borrelia burgdorferi (Lyme Disease)
Treponema pallidum (Syphilis)
Leptospira interrogans

Rickettsien
Rocky Mountain spotted Fever
Q-Fieber
Ehrlichiose

Pilze
Aspergillus
Candida albicans
Histoplasma capsulatum
Cryptococcus neoformans
Coccidioides immitis
Mucormycosis

Parasiten
Trypanosoma cruzi (Chagas-Krankheit)
Toxoplasma gondii
Trichinella spiralis

20 Durch kardiovaskuläre Erkrankungen bedingte Dyspnoe

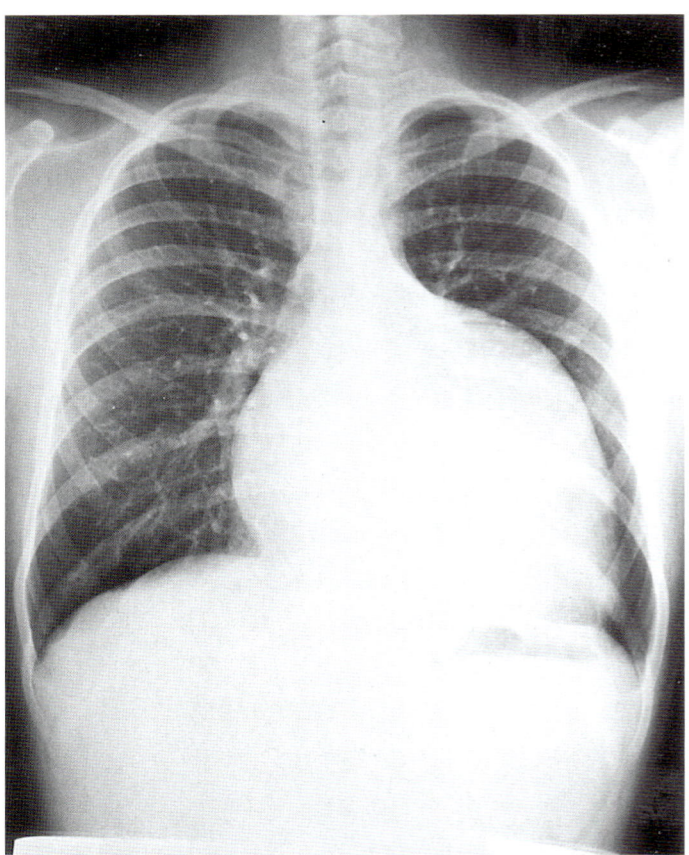

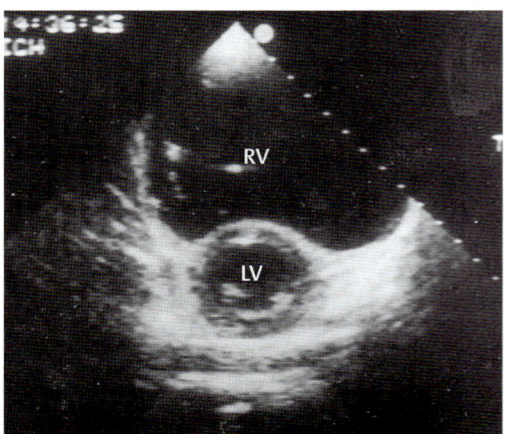

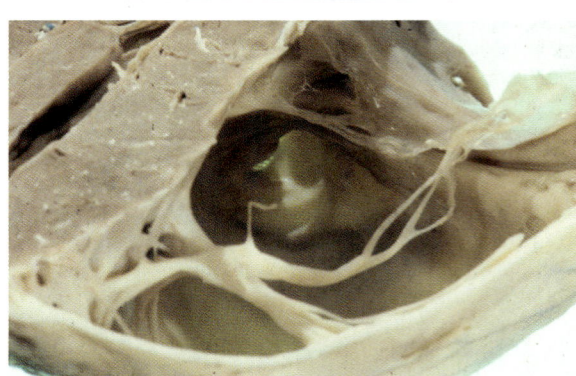

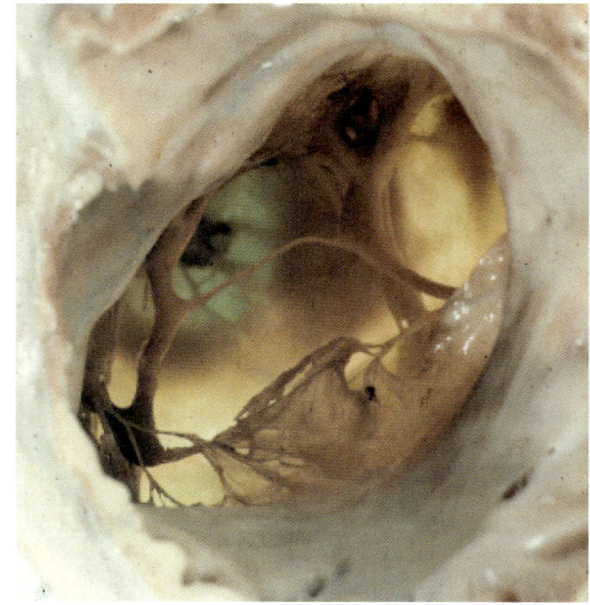

Abb. 20.60 Arrhythmogene rechtsventrikuläre Kardiomyopathie.
a Thoraxbild mit grotesker Dilatation des rechten Ventrikels, der links randbildend ist.
b Die Echokardiographie zeigt die massive Dilatation des rechten Ventrikels (RV) bei normal großem linkem Ventrikel (LV).
c Es findet sich ein dilatierter rechter Ventrikel mit dünner Wand. Der linke Ventrikel ist normal beschaffen.
d Der Blick durch die Trikuspidalklappe zeigt, wie papierdünn der rechte Ventrikel ist. Diese extreme Form der rechtsventrikulären Form der Kardiomyopathie wird als Morbus Uhl bezeichnet.

➤ *Thorax-Röntgenbild:* Das Thoraxbild zeigt bei der akuten Myokarditis viele Variationen. Bei der chronischen Myokarditis, welche zur dilatativen Kardiomyopathie geführt hat, finden sich die Kardiomegalie und die Lungenstauung.
➤ *Echokardiographie:* Die Echokardiographie zeigt ebenfalls alle Merkmale einer dilatativen Kardiomyopathie und kann nur in bestimmten Fällen (z. B. Chagas-Disease mit intraventrikulären Aneurysmen) spezifisch diagnostische Hinweise geben. In etwa 15% finden sich wandständige Thromben.
➤ *Biopsie:* Die Diagnose wird durch eine Endomyokardbiopsie erhärtet. Im akuten Stadium finden sich in der Histologie mononukleäre Zellinfiltrate und Myokardnekrosen. Im subakuten oder chronischen Stadium zeigen sich eine interstitielle Fibrose und unspezifische Entzündungszellen. Mittels PCR (Polymerase Chain Reaction) können spezifische virale Pathogene nachgewiesen werden. Für die Therapie haben diese allerdings bis jetzt wenig Bedeutung.

Riesenzellmyokarditis

Die Riesenzellmyokarditis ist eine seltene Krankheit, welche durch das Auftreten von *mehrzelligen Riesenzellen im Myokard* charakterisiert ist. Sie kann einer viralen Myokarditis ähneln. Die Ätiologie ist unbekannt, aber die Krankheit tritt gehäuft auf bei systemischen Erkrankungen wie der Sarkoidose und dem systemischen Lupus erythematodes. Wahrscheinlich handelt es sich um eine *Autoimmunreaktion.* Der Verlauf ist fulminant und eine Transplantation ist oft indiziert.

Ischämische Kardiomyopathie

Die chronische koronare Herzkrankheit ist die häufigste Ursache einer Herzinsuffizienz in industrialisierten Ländern. In der Regel führt eine ausgedehnte Narbe zur *Aneurysmabildung* im infarzierten Gebiet (Abb. 20.**62**) bei gleichzeitiger *Dilatation des gesamten linken Ventrikels* (s. Abb. 20.**11**). Durch die Dilatation steigt die Wandspannung (und die Nachlast), was die bereits eingeschränkte Pumpfunktion weiter einschränkt. Es resultiert ein *Low Output* und eine *pulmonalvenöse Stauung.* Die Patienten präsentieren sich mit den typischen Zeichen der systolischen und diastolischen Dysfunktion und den Symptomen der Linksherzinsuffizienz (s. Tab. 20.**2**).

Das ungünstige Remodeling (Dilatation des linken Ventrikels) wird begünstigt durch das Vorliegen einer Ischämie im nichtinfarzierten Teil des Ventrikels, durch einen Diabetes mellitus und durch eine ungenügende medikamentöse Senkung der Nachlast. Die Diagnose einer ischämischen Ursache der Kardiomyopathie ist *elektrokardiographisch* und mittels *Koronarangiographie* einfach zu stellen (s. Kapitel 6). Schwierig ist die Differenzierung zwischen Infarktnarbe und „*hibernating myocardium*". *Hibernating Myocardium* bezeichnet jenen Teil des Myokards, der aufgrund einer Minderperfusion keine Kontraktion erbringen kann, dessen Myozyten aber noch viabel sind. Nach einer Revaskularisation erholt sich die Funktion in diesem Gebiet vollständig. Mittels nuklearmedizinischer Untersuchung (Thallium-Szintigraphie) oder mittels positiver Emissionstomographie (PET) kann die Viabilität nachgewiesen werden.

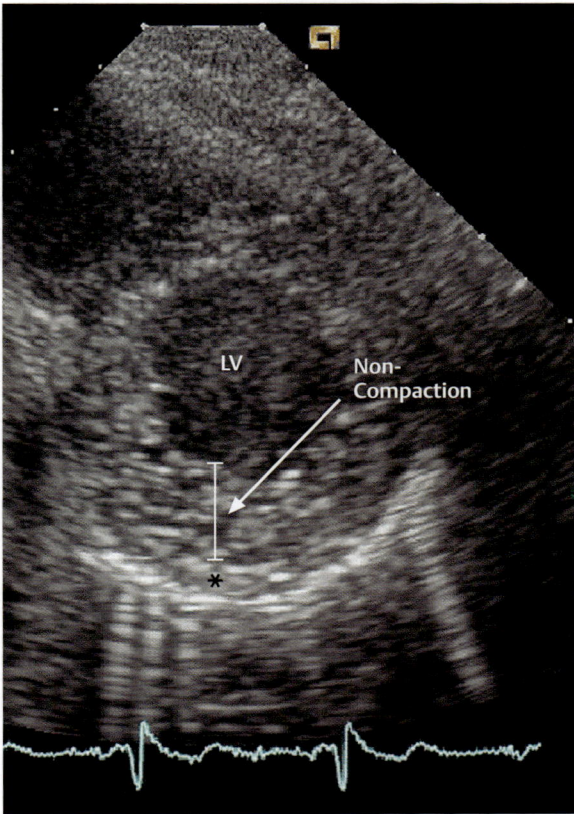

Abb. 20.61 Non-Compaction des linken Ventrikels. Bei dieser seltenen Kardiomyopathie findet sich im echokardiographischen Querschnitt eine Zweischichtigkeit des Myokards: eine epikardiale kompakte Schicht (*) und eine stark verdickte endokardiale, nichtkompakte Schicht mit vielen Trabekeln und intertrabekulären Spalten (Recessus), die vom linksventrikulären Kavum mit Blut gefüllt werden. Die Dicke der nichtkompakten Schicht muss mindestens das Doppelte der Dicke der kompakten Schicht betragen (per definitionem). Die befallenen Wandabschnitte sind hypokinetisch. Die Auswurffraktion kann je nach Krankheitsstadium normal oder stark eingeschränkt sein.

20 Durch kardiovaskuläre Erkrankungen bedingte Dyspnoe

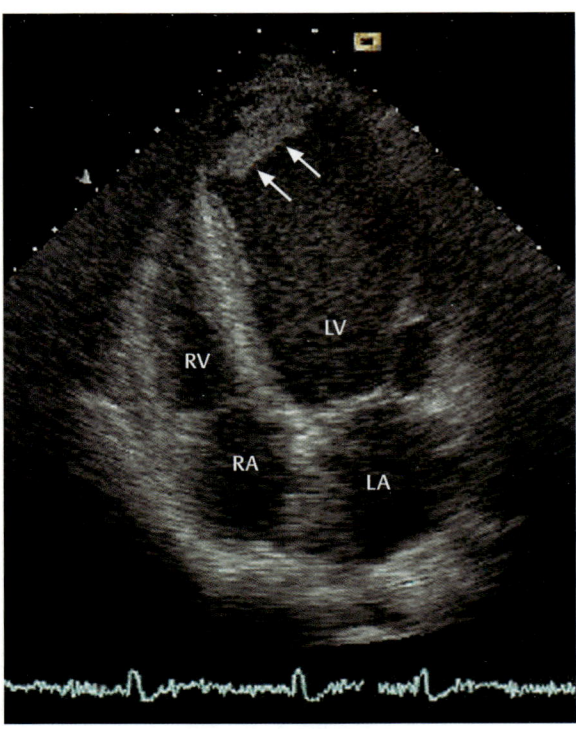

Abb. 20.62 Ischämische Kardiomyopathie. Bild eines Herzens nach durchgemachtem großem Vorderwandinfarkt. Der linke Ventrikel (LV) ist dilatiert, und der Infarkt hat zur Ausbildung eines Aneurysmas an der Herzspitze geführt. Im Aneurysma hat sich ein Thrombus gebildet (kleine Pfeile). Die Auswurffraktion ist insgesamt stark eingeschränkt.

Differenzialdiagnose der durch Herzrhythmusstörungen hervorgerufenen Herzinsuffizienz

Tachykardieinduzierte Kardiomyopathie

Praktisch jede anhaltende *supraventrikuläre Tachyarrhythmie* kann eine reversible linksventrikuläre Dysfunktion oder Kardiomyopathie auslösen (s. Abb. 20.1). Bei einer ventrikulären Tachykardie ist dies seltener. Die Pathogenese der Kardiomyopathie ist nicht restlos geklärt, dürfte aber wegen eines Abfalls der Energiereserven, einer tachykardieinduzierten subendokardialen Ischämie, einer Störung der Betarezeptoren und anderer Faktoren zustande kommen.

Vorhofflimmern ist die häufigste Rhythmusstörung, die mit einer Kardiomyopathie vergesellschaftet ist. Zum einen kann das Vorhofflimmern eine vorbestehende Kardiomyopathie verschlechtern, meist bedingt durch eine schlechtere diastolische Füllung des Ventrikels wegen Wegfall der atrialen Kontraktion und gleichzeitiger Tachykardie. Zum anderen kann das tachykarde Vorhofflimmern selber zu einer dilatativen Form der Kardiomyopathie führen. Bei scheinbar idiopathischer Kardiomyopathie kann in solchen Fällen eine Kardioversion oder eine Frequenzkontrolle zu einer dramatischen Verbesserung der Pumpfunktion führen. Umgekehrt kann bei Patienten mit dilatativer Kardiomyopathie ein sekundäres Vorhofflimmern die Pumpfunktion weiter verschlechtern.

Bradykardieinduzierte Kardiomyopathie

Ein *erworbener totaler AV-Block* ist das klassische Beispiel einer bradykarden Rhythmusstörung, welche zu einer Abnahme der Pumpfunktion infolge verminderter Herzfrequenz führt. Der Schweregrad der Symptomatik ist abhängig vom Ausmaß der Bradykardie. Typischerweise kommt es zur *Belastungsdyspnoe* bei leichter bis mittelschwerer Belastung wegen des ungenügenden Anstiegs der Herzfrequenz. Bei extremer Bradykardie können bereits in Ruhe Zeichen der Herzinsuffizienz nachgewiesen werden.

Verschiedene *supraventrikuläre Reizbildungs- und Reizleitungsstörungen,* wie der Sinusstillstand, ein sinuatrialer Block, ein Sick-Sinus-Syndrom und ein bradykardes Vorhofflimmern, können ebenfalls zu einer Pumpfunktionsstörung führen.

Danksagung

Die echokardiographischen Aufnahmen der Abbildungen 20.**15a**, 20.**15c**, 20.**16b**, 20.**17**, 20.**23**, 20.**29**, 20.**30**, 20.**34**, 20.**35**, 20.**40**, 20.**42**, 20.**46**, 20.**47**, 20.**53a u. b**, 20.**54b**, 20.**58**, 20.**61** und 20.**62** wurden freundlicherweise von Prof. R. Jenni und PD Dr. E. Oechslin, Universitätsspital Zürich, zur Verfügung gestellt.

Literatur

Alpert JS, Dalen JE, Rahimtoola SH. Valvular Heart Disease. 3rd ed. Lippincott Williams & Wilkins 2000.

Alpert JS, Ewy GA. Manual of Cardiovascular Diagnosis and Therapy. 5th ed. Lippincott Williams & Wilkins 2002.

Apstein CS. The diagnosis, treatment, and prognosis of diastolic dysfunction. www.uptodate.com 2004.

Bonow RO, Carabello B, de Leon AC, Edmunds Jr H, Fedderly BJ, Freed MD. Guidelines for the Management of Patients With Valvular Heart Disease. Circulation 1998; 98:1949–84.

Borer JS, Bonow RO. Contemporary Approach to Aortic and Mitral Regurgitation. Circulation 2003; 108: 2432–8.

Braunwald E, Zipes DP, Libby P. Heart Disease. A Textbook of Cardiovascular Medicine. 6th. ed. Philadelphia: Saunders 2001.

British Cardiac Society Guidelines and Medical Practice Committee, approved by the British Thoracic Society and the British Society of Rheumatology. Recommendations on the management of pulmonary hypertension in clinical practice. Heart 2001; 86: 1:1–13.

Brown CA, O'Connell JB. Myocarditis and Idiopathic Dilated Cardiomyopathy. Am J Med 1995; 99: 309–14.

Chatterjee K. Auscultation of cardiac murmurs. www.uptodate.com 2004.

Colucci WS. Cardiogenic pulmonary edema. www.uptodate.com 2004.

Colucci WS. Evaluation of the patient with suspected heart failure. www.uptodate.com 2004.

Constant Jules. Bedside Cardiology. 4th ed. Little, Brown and Company 1993.

CVMstat[R]-A Comprehensive Handheld-Based Approach to Cardio Vascular Medicine. In: Roffi M, Meier B, Topol EJ (eds.). Handheldmed Inc., Little Rock, AR, USA, 2004.

Dujardin KS, Enriquez-Sarano M, Schaff HV, Bailey KR, Seward JB, Tajik AJ et al. Mortality and Morbidity of Aortic Insufficiency in Clinical Practice: A Long-Term Follow-Up Study. Circulation 1999; 99: 1851–7.

Eberli FR, Zimmerli M, Karadag B. Mitral Regurgitation. In: Roffi M, Meier B, Topol EJ (eds.): CVMstat[R]-A Comprehensive Handheld-Based Approach to Cardio Vascular Medicine. Handheldmed Inc., Little Rock, AR, USA, 2004.

Haghighat A, Loh E, Parmley WW. High-output heart failure. www.uptodate.com 2004.

Haslet C. Chilves ER, Boon NA, Colledge NR, Hunter JAA. Davidsons's Principles and Practice of Medicine. 19th ed. Edingburgh: Churchill Livingstone 2002.

Hurrell DG, Nishimura RA, Higano ST, Appleton CP, Danielson GK, Holmes DR, Tajik AJ. Value of Dynamic Respiratory Changes in Left and Right Ventricular Pressures for the Diagnosis of Constrictive Pericarditis. Circulation 1996; 93: 2007–13.

Iung B, Gohlke-Bärwolf C, Tornos P, Hall R, Butchart E, Vahanian A. Recommendations on the management of the asymptomatic patient with valvular heart disease. Eur Heart J 2002; 23: 1253–66.

Nohria A, Tsang SW, Fang JC, Lewis EF, Jarcho JA, Mudge GH, Stevenson LW. Clinical Assessment Identifies Hemodynamic Profiles That Predict Outcomes in Patients Admitted With Heart Failure. J Am Coll Cardiol 2003; 41: 1797–1804.

Oechslin EN, Jost CH, Rojas JR, Kaufmann PA, Jenni R. Long-term follow-up of 34 adults with isolated left ventricular noncompaction: a distinct cardiomyopathy with poor prognosis. J Am Coll Cardiol 2000; 36: 493–500.

Oh JK, Seward JB, Tajik AJ. The Echo Manual. 2nd ed. Lippincott Williams & Wilkins 1999.

Olschewski H, Seeger W. Pulmonale Hypertonie: Pathophysiologie, allgemeine Maßnahmen und Entwicklung einer pulmonal selektiven Therapie. UNI-MED Verlag AG 2000.

Richardson P, McKenna W, Bristow M, Maisch B, Mautner B, O'Connell J, Olsen E, Thiene G, Goodwin J, Gyarfas I, Martin I, Nordet P. Report of the 1995 World Health Organization/International Society and Federation of Cardiology Task Force on the Definition and Classification of Cardiomyopathies. Circulation 1996; 93: 841–2.

Runo JR, Loyd JE. Primary pulmonary hypertension. The Lancet 2003; 361: 1533–44.

Sagrista-Sauleda J, Permanyer-Miralda G, Candell-Riera J, Angel J, Soler-Soler J. Transient Cardiac Constriction: An Unrecognized Pattern of Evolution in Effusive Acute Idiopathic Pericarditis. Am J Cardiol 1987; 59: 961–6.

Schwartzstein RM. Apporach to the patient with dyspnea. www.uptodate.com 2004.

Schwartzstein RM. Physiology of dyspnea. www.uptodate.com 2004.

Simonneau G, Nazzareno G, Rubin LJ et al. Clinical Classification of Pulmonary Hypertension. J Am Coll Cardiol 2004; 43: 5S–12S.

21 Zyanose

E. Oechslin
(Frühere Bearbeitung: W. Rutishauser und H. O. Hirzel)

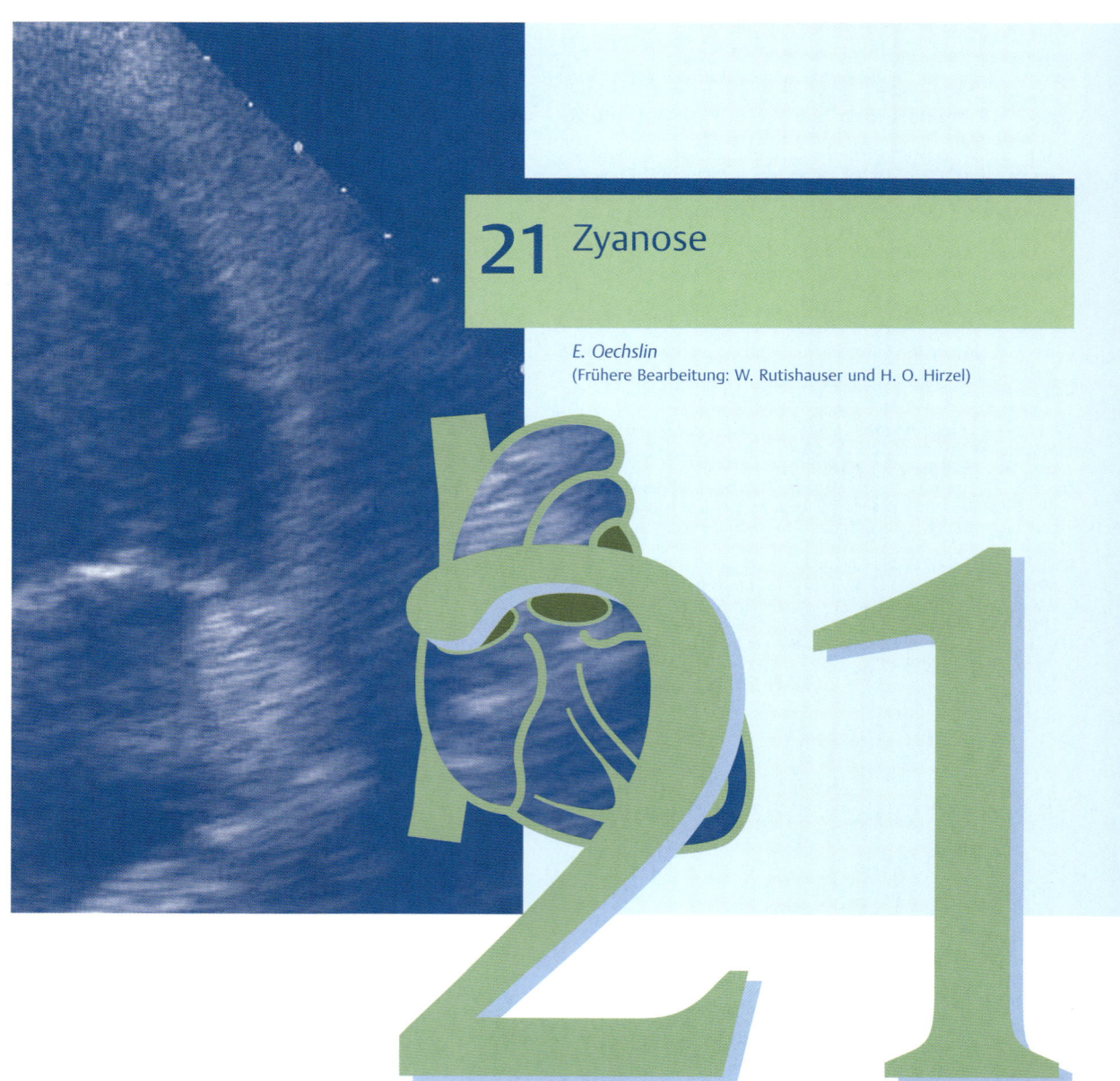

Zyanose

21.1 Hämoglobinzyanose 691

Zentrale Zyanose 694
Klinische Untersuchung 694
Apparative Untersuchungen 695

Kardiale Zyanose 696
Konotrunkale Anomalien 696
Tetralogie nach Fallot 696
Truncus arteriosus communis 698
Pulmonalatresie 698
Trikuspidalatresie 699
Transposition der großen Arterien mit VSD 702
Komplette d-Transposition der großen Arterien 702
Kongenital korrigierte Transposition der großen Arterien 704
Atrioventrikulärer Septumdefekt 706
Double Inlet Ventricle 708
Aortopulmonale Verbindungen 709
Ventrikelseptumdefekt 710
Eisenmenger-Syndrom 713
Vorhofseptumdefekt 713
Vitien mit normaler Lungendurchblutung und ohne Obstruktion im pulmonalen Ausflusstrakt: Ebstein-Anomalie 715

Pulmonale Zyanose 717
Chronische pulmonale Zyanose 718
Akute pulmonale Zyanose 718

Periphere Zyanose 719
Periphere kardiale Zyanose 719
Periphere Zyanose bei Blutveränderungen 719
Periphere lokale Zyanose 719

21.2 Hämiglobinzyanose 719

Methämoglobinämie 719
Hereditäre Methämoglobinämien 720
Hämoglobinopathie M 720
NADPH-Methämoglobin-Reduktase-Mangel 720
Hämoglobine mit niedriger O_2-Affinität 720
Toxische Methämoglobinämien 720
Sulfhämoglobinämien 721

21.3 Pseudozyanose 721

21 Zyanose

In diesem Kapitel verwendete Abkürzungen und Begriffe:

AO	Aorta ascendens
ASD	Vorhofseptumdefekt
AV	atrioventrikulär
AVSD	atrioventrikulärer Septumdefekt
EKG	Elektrokardiogramm
LA	linker Vorhof
LPA	linke Pulmonalarterie
LV	linker Ventrikel
MAPCAs	major aorto-pulmonary collateral arteries
PA	Pulmonalarterie
RA	rechter Vorhof
RV	rechter Ventrikel
TGA	Transposition der großen Arterien
VSD	Ventrikelseptumdefekt
Blalock-Taussig-Shunt	Anastomose zwischen der A. subclavia und ipsilateraler Pulmonalarterie zur Erhöhung des pulmonalen Blutflusses
Fontan-Zirkulation	univentrikuläre Zirkulation mit einem morphologisch rechten oder linken Ventrikel als Systemventrikel; System- und Lungenkreislauf sind getrennt; das systemvenöse Blut fließt passiv durch die Lungen (kein Ventrikel zwischen dem rechten Vorhof bzw. den Vv. cavae und der Lungenarterie
Potts-Shunt	direkte Anastomose zwischen Aorta descendens und linker Pulmonalarterie zur Erhöhung des pulmonalen Blutflusses
Waterston-Shunt	direkte Anastomose zwischen Aorta ascendens und rechter Pulmonalarterie zur Erhöhung des pulmonalen Blutflusses

Anamnese, klinische Untersuchung und Definitionen

Zyanose ist kein Symptom, sondern ein klinischer Befund und wird sowohl vom Patienten als auch von seinen Angehörigen bereits in Ruhe oder erst bei Belastung beobachtet. Sie impliziert Veränderungen in verschiedenen Organsystemen (Multisystemerkrankung). Die Anamnese, die klinische Untersuchung mit den charakteristischen Befunden, das EKG, das Thorax-Röntgenbild und die Farbdopplerechokardiographie sind die Eckpfeiler in der differenzialdiagnostischen Beurteilung von zyanotischen Patienten.

Die Anamnese und die gewissenhafte, systematische klinische Untersuchung sind die Wegweiser bei der Differenzierung der Zyanose (Abb. 21.1), wobei der Inspektion der Finger, Zehen und Schleimhäute eine zentrale Bedeutung in der Abgrenzung zwischen zentraler und peripherer Zyanose zukommt (Tab. 21.1). Die Anamnese ist ein Interview, eine klinische Kunst für sich und wegweisend für die Differenzialdiagnose!

Die Wahrnehmung und der Schweregrad einer Zyanose sind beeinflusst von verschiedenen Faktoren: natürliche oder pathologische (Ikterus!) Pigmentierung der Haut, Kapillardichte, Dicke der Epidermis, Raumlicht. Bei dunkel pigmentierten Patienten kann deshalb eine Zyanose verpasst und erst diagnostiziert werden, wenn die Sauerstoffsättigung < 80 % ist. Die Zyanose ist am ausgeprägtesten an den Lippen, Finger- und Zehennägeln, Zunge und Mundschleimhaut, wobei die Mundschleimhaut und die Konjunktiven zuverlässiger sind als die Haut in der Beurteilung und Diagnose einer Zyanose.

Definitionen.
Die *echte* Zyanose präsentiert sich durch eine dunkelblaue Verfärbung der Haut oder der Schleimhäute, verursacht durch eine Hypoxämie mit stark erhöhtem Gehalt von reduziertem Hämoglobin. Sie unterteilt sich in *Hämoglobin-* und *Hämiglobin*zyanose (Abb. 21.1).

Die *Pseudozyanose* unterscheidet sich von der echten Zyanose durch eine Blauverfärbung der Haut, die weder durch eine Hypoxämie noch durch eine periphere Vasokonstriktion verursacht ist. Sie ist bedingt durch Pigmentation oder Ablagerungen exogener Substanzen wie Metalle (Silbernitrate, Silberjodid, Silber, Blei) oder Medikamente (Amiodaron, Chloroquin, Phenothiazine).

Die *zentrale* Zyanose manifestiert sich durch eine Blauverfärbung sowohl der Haut (Finger, Zehen) als auch der Schleimhäute und ist entweder *kardial* oder *pulmonal* bedingt.

Die *periphere* Zyanose ist verursacht durch eine periphere Vasokonstriktion mit konsekutivem langsamem Blutfluss, vermehrter Sauerstoffausschöpfung und erhöhtem Gehalt an reduziertem Hämoglobin im kapillären und venösen Gefäßbett.

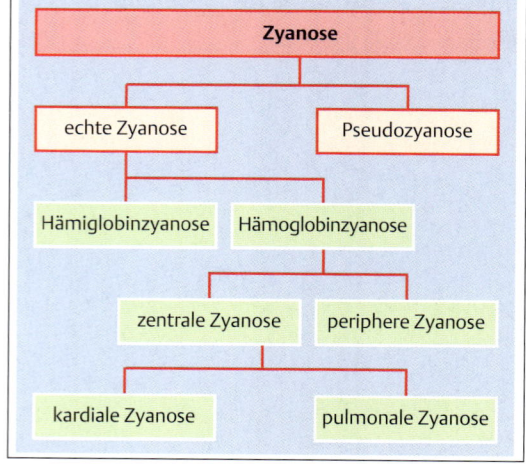

Abb. 21.1 Algorithmus der Zyanose

Hämoglobinzyanose

Tabelle 21.1 Zugang zum zyanotischen Patienten

Anamnese
- Familienanamnese: angeborene Herzfehler und pulmonale Erkrankungen?
- Seit wann besteht die Zyanose?
- Zyanose in Ruhe oder bei Anstrengung?
- Chirurgische Eingriffe?
  - Eingriffe an der Lunge/Thoraxwand
  - Shunt-Operation (Blalock-Taussig-Shunt, Waterston- oder Potts-Shunt)
  - Fontan-Zirkulation oder Glenn-Shunt: arteriovenöse Missbildungen in den Lungen
- Risikofaktoren: Nikotin, Berufsanamnese (toxische Substanzen?)
- Systemanamnese: Leberzirrhose (arteriovenöse Missbildungen in den Lungen)

Inspektion
- Zyanose der Lippen/Finger/Zehen und der Schleimhäute?
- Differenzielle Zyanose: fehlende Zyanose der oberen Körperhälfte, Zyanose der unteren Extremitäten?
- Narben (thorax- oder herzchirurgische Eingriffe)?
  - laterale Thorakotomienarbe: Lungenresektion, Blalock-Taussig-Shunt
  - anterolaterale Thorakotomienarbe rechts: Waterston-Shunt
  - posterolaterale Thorakotomienarbe links: Potts-Shunt
  - mediane Sternotomiennarbe: herzchirurgischer Eingriff
- Thoraxform
  - fassförmiger Thorax (Lungenemphysem)
  - Voussure cardiaque
  - Kyphoskoliose

Palpation
- Schwirren?
- Präkordialer Impuls?
- Kalte oder warme Akren?

Auskultation
- Herz:
  - Präsentation des 1. und 2. Herztones
  - Systolikum und/oder Diastolikum
  - kontinuierliches Geräusch
  - pulmonaler Öffnungston (Click)
- Lunge:
  - abgeschwächtes Atemgeräusch
  - verlängertes Exspirium
  - kontinuierliche/diskontinuierliche Atemgeräusche

21.1 Hämoglobinzyanose

Pathophysiologie. Die Hämoglobinzyanose ist die wichtigste Form der Zyanose und ist charakterisiert durch einen erhöhten Gehalt des Blutes an reduziertem (nicht oxygeniertem) Hämoglobin. Die Zyanose wird offensichtlich, wenn der Gehalt von 5 g reduziertem Hämoglobin pro 100 ml Blut erreicht wird (Abb. 21.2).

Der *absolute* Gehalt an reduziertem Hämoglobin ist für die erkennbare Ausprägung der Zyanose viel wichtiger als der *relative* Gehalt, und das hat wichtige klinische Konsequenzen: Der relative Anteil von reduziertem Hämoglobin ist bei einer Anämie (z. B. 10 g Hämoglobin/100 ml Blut) sehr hoch, bezogen auf den totalen Hämoglobingehalt, der absolute Gehalt von 5 g reduziertem Hämoglobin/100 ml Blut wird aber nicht erreicht. Dieser Patient präsentiert sich deshalb nicht mit einer offensichtlichen Zyanose, obwohl seine Sauerstoffsättigung mit 79 % sehr tief ist. Bei einem Hämoglobingehalt von 20 g pro 100 ml Blut kann der Patient wegen des hohen absoluten Gehalts an reduziertem Hämoglobin stark zyanotisch sein, obwohl seine Sauerstoffsättigung 85 % beträgt.

Assoziierte Befunde. Die zentrale Zyanose (Abb. 21.2) ist eine Multisystemerkrankung, bei der sämtliche Manifestationen in die differenzialdiagnostischen Überlegungen einbezogen werden müssen:
- Die *sekundäre Erythrozytose,* stimuliert durch die erhöhte Produktion von Erythropoetin, ist eine physiologische Antwort auf die chronische Hypoxämie. Die konsekutive, isolierte Erhöhung der Erythrozytenzahl, des Hämoglobins und des Hämatokrits ist ein Adaptationsmechanismus zur verminderten Sauerstoffversorgung des Gewebes. Die sekundäre Erythrozytose unterscheidet sich deshalb grundlegend von der Polycythaemia vera (s. Kapitel 14).
- Die *Dilatation der Arteriolen und Kapillaren* ist besonders gut erkennbar an den konjunktivalen Gefäßen (Abb. 21.3).

21 Zyanose

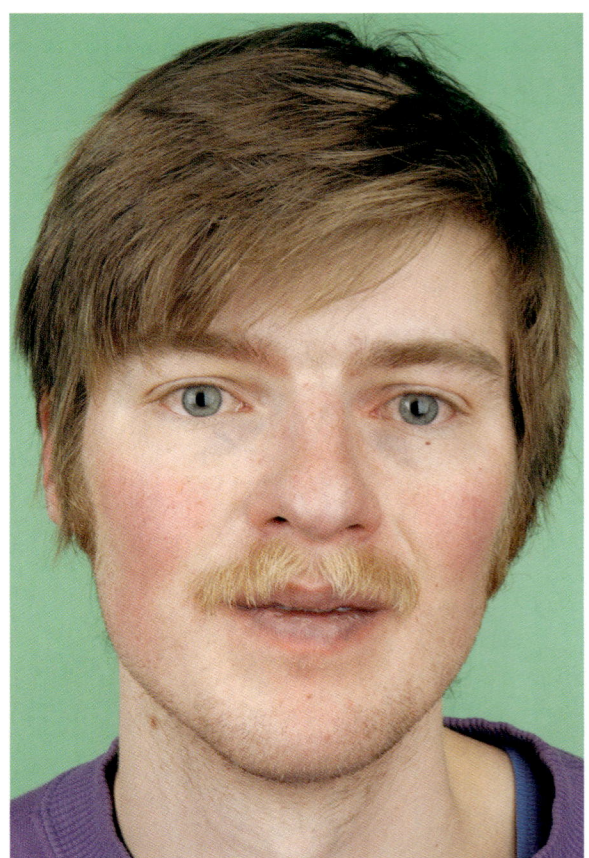

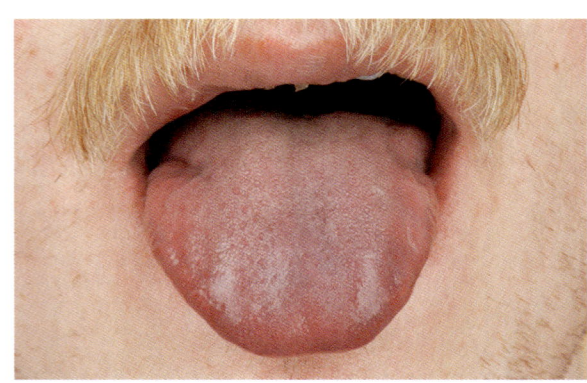

Abb. 21.2 Zentrale Zyanose bei einem 32-jährigen Mann (atrioventrikuläre Konkordanz und ventrikuloarterielle Diskordanz mit d-TGA, nichtrestriktivem subaortalem VSD und offenem Ductus arteriosus Botalli.
a Zyanotische Lippen und Wangen, Hyperämie der Kunjunktiven.
b Zyanose der Zunge.

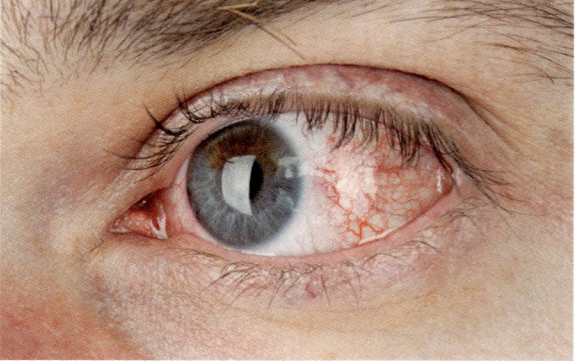

Abb. 21.3 Dilatierte, hyperämische konjunktivale Gefäße bei einem 34-jährigen Mann mit Eisenmenger-Syndrom bei großem VSD.

▶ *Trommelschlegelfinger und -zehen* sowie *Uhrglasnägel* (Abb. 21.**4**): Sie beschreiben eine kolbige Auftreibung der Endglieder der Finger und Zehen infolge Proliferation von Bindegewebe und Periost, insbesondere der dorsalen Anteile (Uhrglasnägel). Diese Pathologie der Endglieder ist nicht spezifisch für eine Hämoglobinzyanose, sondern sie wird auch bei anderen Erkrankungen beobachtet: idiopathisch, hereditär oder erworben (Malignome der Lungen, Bronchiektasen, Lungenabszess, zystische Fibrose, Mesotheliom, Leberzirrhose, schwere ulzerative Kolitis usw.).
▶ *Zusätzliche wichtige Befunde:* Herzinsuffizienz, Rhythmusstörungen, Hämoptoe, thromboembolische Komplikationen, Infekte (Hirnabszess?), Gichtanfall, Kyphoskoliose (v.a. bei zyanotischen Vitien), Cholezystolithiasis, Varicosis cruris (Abb. 21.**5**).

Hämoglobinzyanose

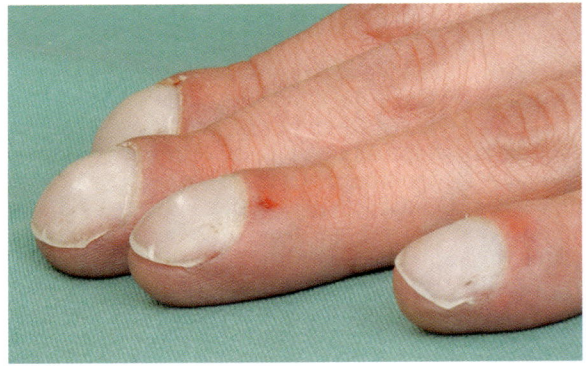
a

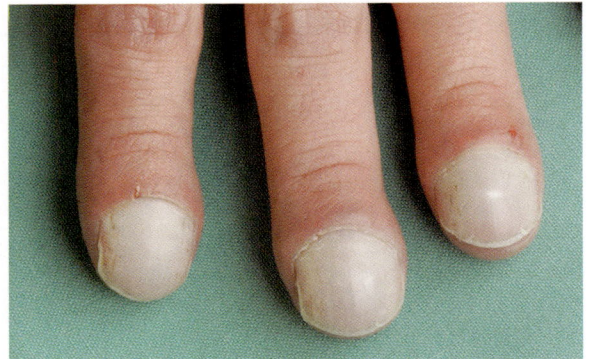
b

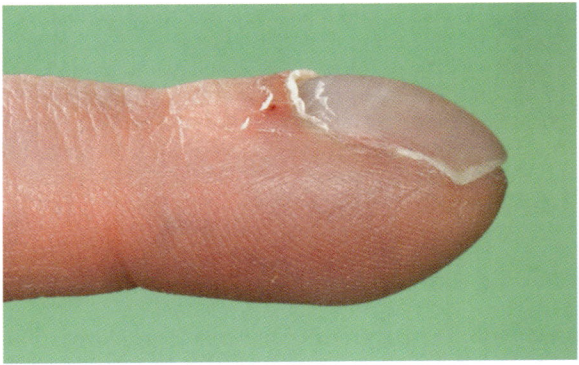
c

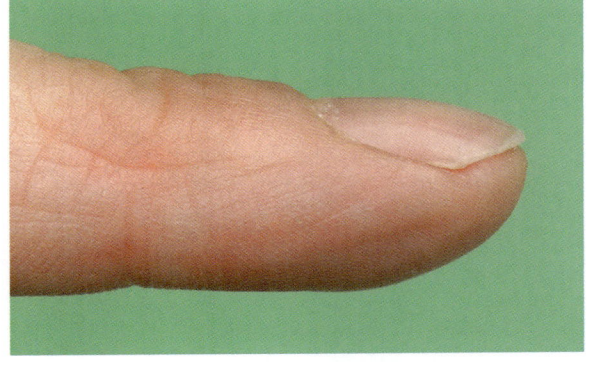
d

Abb. 21.4 a–c Zentrale Zyanose mit Uhrglasnägeln und Trommelschlegelfingern.

d Normaler Finger zum Vergleich.

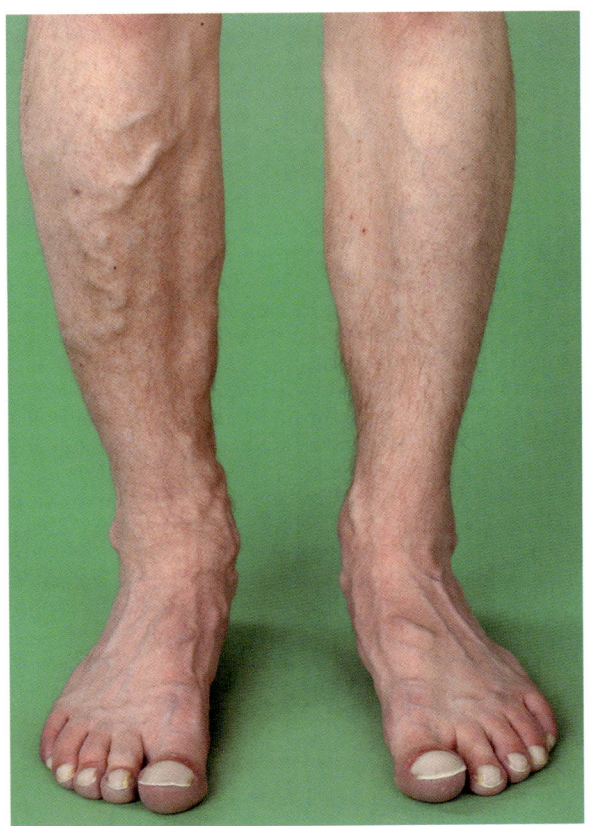

Abb. 21.5 Ausgeprägte Varikose und Petechien (v.a. rechter Unterschenkel), Uhrglasnägel und Trommelschlegelzehen mit Zyanose (derselbe Patient wie in Abb. 21.2).

21 Zyanose

Zentrale Zyanose

Die zentrale Zyanose ist charakterisiert durch eine verminderte Sauerstoffsättigung mit Zyanose sowohl der Haut als auch der Schleimhäute, wobei der Vergleich zwischen Zungen- und Hautfarbe ein hilfreiches Kriterium ist: Bei der zentralen Zyanose sind sowohl die Zunge als auch die Haut zyanotisch, während bei der peripheren Zyanose die Zunge rosig bleibt (Abb. 21.2).

Die *Methode von Lewis* ist nützlich in der Differenzierung zwischen zentraler und peripherer Zyanose: Wenn das Ohrläppchen nach der Massage bis zum Auftreten von Kapillarpuls blau bleibt, so liegt beim Patienten eine zentrale Zyanose vor. Zentrale und periphere Zyanose können auch kombiniert auftreten. Trommelschlegelfinger und Uhrglasnägel und/oder warme Akren sind meistens Befunde einer zentralen Zyanose (Abb. 21.4).

Ursachen. *Kardiale und pulmonale Erkrankungen,* angeboren oder erworben, sind die häufigsten Ursachen der zentralen Zyanose (Tab. 21.2). In seltenen Fällen kann ein Sauerstoffmangel in der Einatmungsluft zu einer zentralen Zyanose führen. Die Anamnese und die klinische Untersuchung ermöglichen die Differenzierung; es können auch gemischte Formen vorkommen (Tab. 21.1).

Klinische Untersuchung

Anamnese. Die Differenzierung zwischen pulmonaler und kardialer Zyanose ist anhand der Anamnese nicht schwierig. Die Anamnese beginnt mit dem Verlauf der Schwangerschaft und der peripartalen Periode: Ein angeborener Herzfehler wird heute nicht selten bereits nach der Geburt wegen eines Geräusches oder Zyanose vermutet und diagnostiziert. Eine Zyanose kann sich aber auch erst im Kindes-, Teenager-, selten im Erwachsenenalter entwickeln, z. B. bei der Entwicklung eines Eisenmenger-Syndroms oder bei zunehmendem Rechts-links-Shunt bei einem perimembranösen Ventrikelseptumdefekt, assoziiert mit einer schweren infundibulären Pulmonalstenose. Die meisten Patienten mit kongenitalen Vitien sind seit ihrer Kindheit in der Leistungsfähigkeit eingeschränkt im Vergleich zu ihren Alterskollegen, oder sie werden offensichtlich zyanotisch während der körperlichen Belastung.

Die Systemanamnese ist wegweisend bei der Differenzierung zwischen pulmonaler und kardialer Zyanose (z. B. Mukoviszidose mit zusätzlichen pulmonalen und gastrointestinalen Beschwerden). Die Berufsanamnese (z. B. Staubexposition) ist ebenfalls hilfreich bei der Differenzierung zwischen pulmonaler und kardialer Zyanose. Die Familienanamnese ist wichtig, weil sie belastet sein kann mit angeborenen Herzfehlern oder Mukoviszidose in der Verwandtschaft (Tab. 21.1).

Inspektion. Bei der Inspektion findet sich neben den Trommelschlegelfingern, den Uhrglasnägeln (Abb. 21.4) und allenfalls hyperämischen Konjunktiven (Abb. 21.3) häufig eine *Voussure cardiaque.* Sie präsentiert sich mit einer buckligen Vorwölbung des ventralen Thorax und wird verursacht durch den hypertrophen, volumen- und/oder druckbelasteten retrosternal bzw. links parasternal liegenden Ventrikel (je nach Vitium ein morphologisch rechter oder linker Ventrikel).

Tabelle 21.2 Ursachen der zentralen Hämoglobinzyanose

Sauerstoffmangel in der Einatmungsluft
- Höhenaufenthalt

Kardiale Ursachen

Vitien mit normaler oder verminderter Lungendurchblutung
- Vitien *mit Obstruktion* im pulmonalen Ausflusstrakt (subvalvulär, valvulär, supravalvulär)
  - isolierte, schwere Pulmonalstenose
  - VSD mit Pulmonalstenose (valvulär/subvalvulär)
  - Tetralogie nach Fallot
  - ventrikuloarterielle Diskordanz mit d-Transposition der großen Arterien, VSD und Pulmonalstenose
  - atrioventrikuläre und ventrikuloarterielle Diskordanz (l-Transposition der großen Arterien) mit VSD und Pulmonalstenose
  - Pulmonalatresie mit VSD und aortopulmonalen Kollateralen/chirurgischem Shunt
  - Pulmonalatresie mit intaktem Ventrikelseptum und aortopulmonalen Kollateralen/chirurgischem Shunt
  - Trikuspidalatresie mit ASD und VSD
- Vitien *ohne Obstruktion* im pulmonalen Ausflusstrakt
  - Ebstein-Anomalie, assoziiert mit ASD Typ II

Vitien mit vermehrter Lungendurchblutung (Eisenmenger-Syndrom)
- Isolierte Vitien *ohne Obstruktion* im pulmonalen Ausflusstrakt
  - nichtrestriktiver VSD
  - ASD (meistens nicht Ursache, sondern Koinzidenz bei genetischer Prädisposition zur pulmonalvaskulären Erkrankung)
- Komplexe Vitien *ohne Obstruktion* im pulmonalen Ausflusstrakt
  - Trikuspidalatresie mit ASD und VSD
  - AVSD
  - ventrikuloarterielle Diskordanz (d-Transposition der großen Arterien) mit nichtrestriktivem VSD
  - atrioventrikuläre und ventrikuloarterielle Diskordanz (l-Transposition der großen Arterien) mit VSD
  - Truncus arteriosus communis
  - falsche Mündung der Lungenvenen
  - singulärer Vorhof
- Aortopulmonale Verbindungen (*nichtrestriktiv*)
  - offener Ductus arteriosus Botalli
  - aortopulmonales Fenster
  - aortopulmonale Kollateralen (MAPCAs) bei Pulmonalatresie
  - chirurgisch angelegte aortopulmonale Verbindungen (Waterston- oder Potts-Anastomose)

Pulmonale Ursachen
- Ventilationsstörung: obstruktiv/restriktiv
- Diffusionsstörung
- Vaskuläre Ursachen

ASD: Vorhofseptumdefekt, AVSD: atrioventrikulärer Septumdefekt, MAPCAs: major aorto-pulmonary collateral arteries, VSD: Ventrikelseptumdefekt

Hämoglobinzyanose

Thoraxdeformitäten (fassförmiger Thorax, Zwerchfelltiefstand, Kyphoskoliose) sind vereinbar mit einer pulmonalen oder gemischten (pulmonalen und kardialen) Zyanose; bei Patienten mit zyanotischen Herzfehlern findet sich häufig eine Kyphoskoliose. Zusammen mit der Anamnese kann die Lokalisation der *Narben* ein wichtiger Hinweis für durchgeführte Operationen (z. B. Shunt-Operationen) sein (Tab. 21.**1**).

Palpation. Das *systolische Schwirren*, verursacht durch Turbulenzen infolge hoher Blutflussgeschwindigkeit von einem Hochdruck- in ein Niederdruckkompartiment, findet sich bei einem restriktiven (drucktrennenden) Ventrikelseptumdefekt sowie einer schweren Pulmonal- oder Aortenstenose. Ein *diastolisches Schwirren* kann bei einer Pulmonalinsuffizienz im Rahmen einer schweren pulmonalarteriellen Hypertonie palpiert werden.

Auskultation. Die Auskultation ist wegweisend für die Differenzierung zwischen pulmonaler und kardialer Zyanose. Die Auskultation von kongenitalen Vitien ist schwierig, weil nicht selten keine isolierten, sondern komplexe kardiale Anomalien und somit verschiedene Geräuschphänomene gleichzeitig vorliegen.
Systolische, vom 1. Herzton abgesetzte Geräusche entstehen bei subvalvulären, valvulären oder supravalvulären Stenosen im rechts- und/oder linksventrikulären Ausflusstrakt, meistens an den stenotischen Semilunarklappen (Aorten- und Pulmonalklappe). Austreibungsgeräusche im rechtsventrikulären Ausflusstrakt nehmen bei der Inspiration an Intensität zu wegen des verstärkten Rückflusses von systemvenösem Blut zum rechten Herzen. Unmittelbar dem 1. Herzton folgende, meistens bandförmige und holosystolische Geräusche werden durch insuffiziente Atrioventrikularklappen (Trikuspidal- oder Mitralklappe) oder einen Shunt auf Ventrikelebene verursacht. Je größer der Ventrikelseptumdefekt, desto leiser das Systolikum; bei Druckausgleich zwischen dem rechten und linken Ventrikel ist sogar gar kein Systolikum mehr hörbar!
Insuffiziente Semilunarklappen verursachen *diastolische Geräusche* (z. B. hochfrequentes Diastolikum bei Pulmonalinsuffizienz im Rahmen der pulmonalarteriellen Hypertonie).
Kontinuierliche Geräusche entstehen durch einen raschen Blutfluss in einem Gefäß (Shunt, Kollaterale, stenosiertes Gefäß) oder Blutfluss von einem Hochdruck- in ein Niederdruckkompartiment (z. B. bei der Ruptur eines kongenitalen Sinus-Valsalva-Aneurysmas in den linken oder rechten Vorhof). Kontinuierliche Geräusche sind wirklich kontinuierlich (während der ganzen Systole und Diastole) oder das Geräusch geht über den 2. Herzton hinaus, endet aber vor dem 1. Herzton. Ein offener Ductus arteriosus Botalli, ein offener Waterston-Shunt oder ein offener Blalock-Taussig-Shunt sind klassische Beispiele für kontinuierliche Geräusche.

Das Ohr muss dem *2. Herzton* besondere Aufmerksamkeit schenken. Die erste Frage ist, ob eine aortale und pulmonale Komponente oder nur eine solitäre Komponente (z. B. bei Pulmonalatresie, Truncus arteriosus communis, schwerer Pulmonalstenose) hörbar ist. Die Beurteilung der aortalen und pulmonalen Komponente des 2. Herztons gibt Hinweise auf die zugrunde liegende Pathophysiologie des kongenitalen Vitiums. Die Spaltung des 2. Herztones ist verbreitert bei:

▶ einem späteren Beginn der rechtsventrikulären Systole (z. B. Rechtsschenkelblock),
▶ Verlängerung der rechtsventrikulären Systole (z. B. Vorhofseptumdefekt),
▶ dynamischer Stenose im rechtsventrikulären Ausflusstrakt (infundibuläre Pulmonalstenose) oder
▶ Verkürzung der linksventrikulären Systole (z. B. Ventrikelseptumefekt, Mitralinsuffizienz).

Die schwere pulmonalarterielle Hypertonie – ohne Shunt-Vitium – präsentiert sich mit einer deutlich verbreiterten Spaltung des 2. Herztons und einer lauten pulmonalen Komponente. Der 2. Herzton besitzt bei einer sekundären pumonalarteriellen Hypertonie je nach Pathophysiologie des Shunt-Vitiums ein charakteristisches Muster: beim Vorhofseptumdefekt ist er weit gespalten, allenfalls sogar fix gespalten; beim großen Ventrikelseptumdefekt ist er sehr eng gespalten oder die beiden Komponenten verschmelzen und hören sich wie ein einzelner Ton an (die beiden Ventrikel funktionieren als „Einheit", als eine Kammer); beim offenen Ductus arteriosus Botalli ist er normal oder eng gespalten.

Ein *pulmonaler Öffnungston* ist bei pulmonaler Hypertonie oder bei Dilatation des Pulmonalishauptstammes häufig auskultierbar. Im Gegensatz zur valvulären Pulmonalstenose variiert er bei der pulmonalen Hypertonie oder bei Dilatation des Pulmonalishauptstammes nicht mit der Atmung und ist etwas tiefer, im 4./5. Interkostalraum links, besser hörbar.

> Ein einfacher „Sauerstoff-Test" kann zwischen pulmonaler und kardialer Zyanose differenzieren. Durch die nasale Applikation und somit Anreicherung von Sauerstoff in der Einatmungsluft verbessert sich die Sauerstoffsättigung bei der pulmonalen Zyanose, während bei der kardialen Zyanose keine Verbesserung beobachtet wird.

Apparative Untersuchungen

EKG. Das EKG ist wenig hilfreich bei der Differenzierung, weil die Veränderungen sowohl bei der pulmonalen als auch bei der kardialen Zyanose unspezifisch sein können. Bei beiden Formen können elektrokardiographische Zeichen der Rechtsherzbelastung wegen pulmonaler Hypertonie gefunden werden (P pulmonale, Rechtstyp). Ein überdrehter Linkstyp ist typisch für einen AV-Kanal. Die Ebstein-Anomalie ist häufig assoziiert mit einem Wolff-Parkinson-White-Syndrom (nicht selten bestehen mehrere akzessorische Bahnen). Bei der kongenital korrigierten TGA ist die Q-Inversion ein typischer EKG-Befund (Q-Zacke in V_1, fehlende Q-Zacke in V_6).

Thorax-Röntgen. Bei der Interpretation des Thorax-Röntgenbildes dürfen nicht nur der Herzschatten und das Lungenfeld (mit den vaskulären und nichtvaskulären Strukturen) beurteilt werden. Eine vollständige Beurteilung beinhaltet extrathorakale Weichteilschatten, Thoraxform, Wirbelsäulendeformitäten, die Lage der Magenblase (abominaler Situs solitus oder Situs inversus?) und den Verlauf des Aortenbogens bzw. der Aorta descendens (Arcus aortae dexter?). Ein Arcus aortae dexter (die deszendierende thorakale Aorta kreuzt den rechten Hauptbronchus) ist bei gleichzeitig linksseitiger Magenblase nicht selten assoziiert mit konotrunkalen Anomalien (z. B. Tetralogie nach Fallot bis 25 %, Pulmonalatresie, Truncus arteriosus communis bei 50 %).

Die Beurteilung der Lungengefäßstrukturen muss folgende Fragen beantworten:
➤ Normale Lungengefäßzeichnung.
➤ *Verstärkte Lungengefäßzeichnung* (azyanotische und zyanotische Shunt-Vitien): Der Durchmesser der rechten absteigenden Lungenarterie ist größer als 17 mm; der Durchmesser eines Astes einer Lungenarterie ist größer als jener des Begleitbronchus.

> Anämie, Schwangerschaft, Hyperthyreose und pulmonale AV-Fisteln können eine verstärkte Lungengefäßzeichnung und somit ein Shunt-Vitium vortäuschen.

➤ *Diffus oder asymmetrisch verminderte Lungengefäßzeichnung* (z. B. Tetralogie nach Fallot, schwere infundibuläre Pulmonalstenose mit Ventrikelseptumdefekt, Lungenemphysem). Bei den zyanotischen Vitien muss zwischen jenen mit und ohne Ventrikelseptumdefekt (Ebstein-Anomalie, schwere Pulmonalstenose) differenziert werden.
➤ *Zeichen der pulmonalarteriellen Hypertonie* (z. B. Eisenmenger-Syndrom): Kalkeinlagerung in den zentralen erweiterten Lungenarterien, periphere Gefäßabbrüche und Kaliberschwankungen.

Farbdopplerechokardiographie. Sie ist heute die Methode der Wahl zur definitiven Beschreibung der Anatomie des Herzens: herznahe System- und Lungenvenen, große Arterien, AV-Klappen und Semilunarklappen sowie Myokard und seine Funktion, Vorhof- und Ventrikelseptumdefekte, abnorme Verbindungen usw. Ein in angeborenen Herzfehlern speziell ausgebildeter und erfahrener Untersucher kann mittels Farbdopplerechokardiographie viele hämodynamische Fragen beantworten, so dass die Herzkatheteruntersuchung an diagnostischer Bedeutung verloren hat. Die Farbstoffverdünnungskurve durch die Injektion von Farbstoff in eine Armvene wird heute nicht mehr durchgeführt.

CT und MRT. Diese beiden Untersuchungsmethoden werden vor allem zur Charakterisierung von pulmonalen Erkrankungen angewendet.

Kardiale Zyanose

Die kardiale Zyanose ist verursacht durch einen Rechts-links-Shunt auf atrialer, ventrikulärer oder arterieller Ebene (Tab. 21.**2**):
➤ **Vitien mit normaler oder verminderter Lungendurchblutung:** Diese Herzfehler sind häufig assoziiert mit einer Stenose im pulmonalen Ausflusstrakt; meistens ist sie subvalvulär und/oder valvulär lokalisiert; selten findet sie sich supravalvulär (z. B. bei Tetralogie nach Fallot, chirurgisches Banding der Pulmonalarterie).
➤ **Vitien mit vermehrter Lungendurchblutung:** Isolierte oder komplexe kardiale Anomalien mit einem Shunt auf atrialer, ventrikulärer oder arterieller Ebene verursachen wegen der fehlenden Obstruktion im pulmonalen Ausflusstrakt eine Hyperämie des Lungengefäßbettes mit Entwicklung einer pulmonalvaskulären Erkrankung (Eisenmenger-Syndrom).

Konotrunkale Anomalien

Die Migration von Zellen aus der Neuralleiste ist in der embryonalen Entwicklung entscheidend für die konotrunkale Septierung und somit normale Entwicklung des pulmonalen und aortalen Ausflusstraktes. Bei Migrationsstörung der Neuralleistenzellen entstehen konotrunkale Anomalien: Truncus arteriosus communis, Pulmonalatresie, Tetralogie nach Fallot, unterbrochener Aortenbogen, Trikuspidalatresie, Single Ventricle oder Double Outlet Right Ventricle mit d-Transposition der großen Arterien, isolierter Ventrikelseptumdefekt. CATCH-22 – eine Mikrodeletion auf dem Chromosom 22 q11 – wird autosomal dominant vererbt und präsentiert sich mit einem breiten klinischen Spektrum (DiGeorge-Syndrom, Shprintzen-Syndrom und Velo-Cardio-Faziales Syndrom); bei den Herzfehlern finden sich vor allem konotrunkale Anomalien (CATCH: **c**ardiac defect; **a**bnormal facies; **t**hymic hypoplasia; **c**left palate; **h**ypocalcemia).

Bei den meisten angeborenen Herzfehlern ist für den weiteren Verlauf und die therapeutischen (chirurgischen) Möglichkeiten entscheidend, ob sie sich *mit* oder *ohne Stenose im pulmonalen Ausflusstrakt* präsentieren (Tab. 21.**2**)

Tetralogie nach Fallot

Anatomie. Im Jahre 1888 publizierte Etienne-Louis Arthur Fallot in seiner klassischen Arbeit „L'Anatomie Pathologique de la Maladie Bleue" die pathologisch-anatomischen Charakteristika eines Herzfehlers, die eigentlich bereits 200 Jahre früher durch den Anatomen Niels Stensen beschrieben wurden (Abb. 21.**6**):
➤ Ventrikelseptumdefekt,
➤ Pulmonalstenose (je nach Ausprägung subvalvulär, valvulär und supravalvulär),
➤ reitende Aorta (über dem Ventrikelseptumdefekt),
➤ konzentrische Hypertrophie des rechten Ventrikels.

Diese 4 Charakteristika resultieren von einem Malalignment des infundibulären Septums mit dem muskulären trabekulären Septum. Das Malalignment erfolgt durch die anteriore Positionierung des infundibulären Septums, weshalb zwingend ein Ventrikelseptumdefekt, eine infundibuläre Pulmonalstenose und eine biventrikulär über dem Ventrikelseptum reitende Aorta entstehen. Nicht selten besteht ein kleiner Vorhofseptumdefekt (Abb. 21.**6**).

Klinik. Das klinische Spektrum ist sehr breit: Ventrikelseptumdefekt mit reitender Aorta und nur leichter Pulmonalstenose oder schwerer Pulmonalstenose bzw. sogar Pulmonalatresie am extremen Ende des Spektrums. Die zentrale Zyanose ist bedingt durch den Rechts-links-Shunt bei nichtrestriktivem Ventrikelseptumdefekt. Die Pathophysiolgoie und somit das Auftreten der zentralen Zyanose werden aber bestimmt durch den *Schweregad der Stenose im rechtsventrikulären Ausflusstrakt.* Die zunehmende Zyanose wegen progredienter Stenose im rechtsventrikulären Ausflusstrakt, insbesondere durch die Hypertrophie im Infundibulum, ist die klassische klinische Präsentation. Die Kauerstellung („Squatting") zur Erhöhung des Systemwiderstandes und somit Verbesserung der Lungendurchblutung ist eine typische Stellung während dem Anfall einer Zyanose (blue spell).

Obwohl die Stenose im pulmonalen Ausflusstrakt stark variiert, bietet sie dem Lungengefäßbett stets genügend Schutz vor der Entwicklung einer pulmonalvaskulären Erkrankung (pulmonalarterielle Hypertonie). Eine Ausnahme bilden Patienten mit einer Pulmonalatresie und großen aortopulmonalen Kollateralen (MAPCAs: **m**ajor **a**orto-**p**ulmonary **c**ollateral **a**rteries), die nicht drucktrennend und nicht schützend gegen eine pulmonalvaskuläre Erkrankung mit konsekutiver pulmonalarterieller Hypertonie wirken können.

Obwohl das pathologisch-anatomische Spektrum der Obstruktion im rechtsventrikulären Ausflusstrakt und somit das klinische Spektrum sehr breit sind, wird die Tetralogie nach Fallot seit vielen Jahren im Kindesalter diagnostiziert und auch sehr erfolgreich operiert, weshalb in den westlichen Ländern kaum mehr Erwachsene mit einer nicht operierten Tetralogie nach Fallot gesehen werden. Wenn die Stenose im rechtsventrikulären Ausflusstrakt leicht ist und eine balancierte Physiologie des Lungen- und Systemblutflusses besteht, sind die Patienten nur leicht zyanotisch und können sich ausnahmsweise erst im Erwachsenenalter präsentieren. Eine Tetralogie nach Fallot kann im Erwachsenenalter gelegentlich auch bei Immigranten mit zentraler Zyanose diagnostiziert werden.

Auskultation. Neben den typischen klinischen Zeichen der zentralen Zyanose besteht bei der Auskultation eine inverse Beziehung zwischen dem Schweregrad der Stenose im rechtsventrikulären Ausflusstrakt und der *Lautstärke bzw. Länge des Systolikums:* Je schwerer die Stenose, desto größer der Rechts-links-Shunt durch den nichtrestriktiven Ventrikelseptumdefekt und desto leiser und kürzer das Systolikum. Wegen der Dilatation der Aorta ascendens auskultiert man nicht sel-

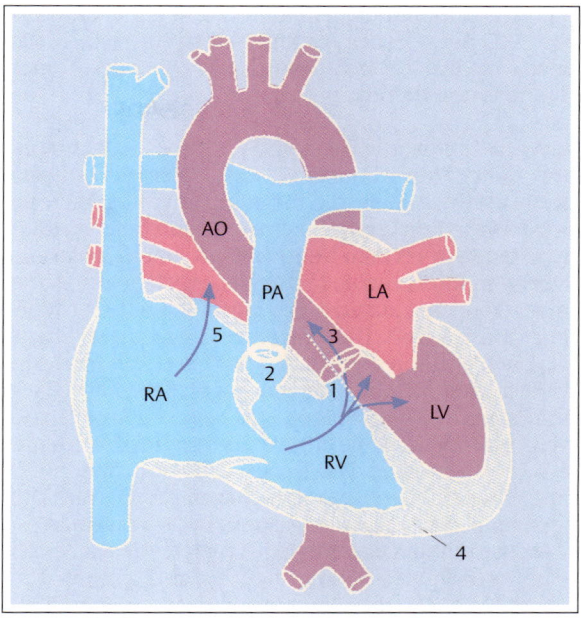

Abb. 21.6 Tetralogie nach Fallot. 1 subaortaler VSD, 2 infundibuläre und valvuläre Pulmonalstenose, 3 über dem VSD reitende Aorta, 4 Hypertrophie des RV, 5 ASD Typ II.

ten einen aortalen Öffnungston und ein Diastolikum wegen konsekutiver Aorteninsuffizienz.

Eine zunehmende Zyanose kann nicht nur durch eine progrediente Stenose im rechtsventrikulären Ausflusstrakt, sondern auch durch eine zunehmende Stenose oder sogar einen Verschluss von aortopulmonalen Shunts verursacht sein. Diese Shunts – Blalock-Taussig-Shunt, Waterston- oder Potts-Shunt – werden im Kindes- oder Erwachsenenalter als Palliation zur Verbesserung der Lungendurchblutung und der zentralen Zyanose angelegt. Bei der Auskultation muss bei einem angelegten *Shunt* immer auch nach einem *kontinuierlichen Geräusch* gesucht werden. Die Drosselung der Lungenperfusion ist bei Waterston- und Potts-Shunts schwierig. Sie sind deshalb häufig nicht restriktiv (d. h. ungenügend drucktrennend zwischen System- und Lungenkreislauf), so dass die Lungen mit Blut „überflutet" werden. Als Komplikation kann sich bei diesen Shunts neben Distorsionen der rechten bzw. linken Pulmonalarterie eine pulmonalarterielle Hypertonie als Ursache der progressiven Zyanose entwickeln. Somit sind diese Patienten keine Kandidaten mehr für einen reparativen herzchirurgischen Eingriff. Wegen der schwerwiegenden Langzeitprobleme werden der Waterston- und Potts-Shunt heute nicht mehr angelegt.

EKG. Im EKG finden sich bei Patienten mit nicht operierter Fallot-Tetralogie eine Abweichung der QRS-Achse nach rechts und eine rechtsventrikuläre Hypertrophie. Weil der rechte Vorhof nicht vergrößert ist und seine Kontraktionen nicht verstärkt sind, finden sich nicht die klassischen Zeichen der rechtsatrialen Belastung. Die P-Welle kann etwas „spitz" erscheinen, ihre Amplitude ist aber selten erhöht. Wenn als Palliation ein aortopulmonaler Shunt angelegt ist, kann sich das EKG wegen der Volumenbelastung des linken Ventrikels mit Zeichen der linksventrikulären Hypertrophie präsentieren.

Röntgen-Thorax. Die Herzkonfiguration – „coeur en sabot" oder „Holzschuhherz" – ist typisch, wird aber kaum noch gesehen (die meisten Patienten sind operiert). Diese Konfiguration entsteht durch den großen, hypertrophen rechten Ventrikel mit einem horizontal liegenden interventrikulären Septum, dem ein kleiner linker Ventrikel aufsitzt. Die Herzsilhouette ist meistens normal groß. Die zentralen Lungenarterien sind konkav. Bei unoperierten zyanotischen Patienten findet sich eine verminderte Lungengefäßzeichnung, insbesondere in den mittleren und äußeren Anteilen besteht eine deutlich geringere Lungengefäßzeichnung. Je nach angelegten Shunts als Palliation finden sich eine unilateral verstärkte Lungengefäßzeichnung, Rippenusuren (Blalock-Taussig-Shunt) oder einseitige Zeichen der pulmonalarteriellen Hypertonie (Waterston- oder Potts-Shunt). Häufig zeigt sich als Folge der Thorakotomie auch eine Deformation der 4. oder 5. Rippe. Bei 25 % der Patienten mit Tetralogie nach Fallot besteht ein Arcus aortae dexter. Die aszendierende Aorta ist häufig nicht nur wegen des erhöhten Blutflusses dilatiert, sondern auch wegen pathologischer Struktur der Aortenwand (Media).

Echokardiogramm. Diese kann die pathologisch-anatomischen Charakteristika mit allen Variationen darstellen; die Farbdopplerechokardiographie kann auch die Hämodynamik beschreiben.

Truncus arteriosus communis

Anatomie. Der Truncus arteriosus communis ist eine seltene Anomalie, bei der eine solitäre Arterie (Truncus) über einem subtrunkalen, nichtrestriktiven Ventrikelseptumdefekt die Herzbasis verlässt, den Ausflusstrakt bildet sowie den Koronarien, den Lungen- und Systemarterien als „Mutterarterie" dient. Die solitäre Semilunarklappe (Trunkusklappe!) kann aus 2–6 Taschen bestehen, nicht selten ist sie quadrikuspid und kann stenotisch und/oder insuffizient sein. Der Truncus arteriosus communis ist der Prototyp der konotrunkalen Anomalien und deshalb häufig mit CATCH-22 assoziiert.

Vier Typen werden unterschieden:
▶ *Typ I:* Ein solitärer kurzer Lungenarterienhauptstamm entspringt aus dem Truncus und teilt sich in die rechte und linke Lungenarterie (Abb. 21.7 a).
▶ *Typ II:* Es gibt keinen Pulmonalishauptstamm. Die rechte und linke Lungenarterie entspringen separat aus dem Truncus, wobei ihre Ostien sehr nahe beieinander liegen (Abb. 21.7 b).
▶ *Typ III:* Es gibt keinen Pulmonalishauptstamm. Die rechte und linke Lungenarterie entspringen aus dem Truncus, wobei ihre Ostien weit voneinander entfernt liegen. Typ II und III werden heute auch als eine Kategorie klassifiziert (Abb. 21.7 b).
▶ *Typ IV:* Es gibt keine Pulmonalarterienäste. Die Lunge wird über große aortopulmonale Kollateralen perfundiert (MAPCAs). Dieser Typ wird auch als Variation der Pulmonalatresie mit Ventrikelseptumdefekt diskutiert (Abb. 21.7 c).

Sehr häufig ist der Truncus arteriosus mit einem Arcus aortae dexter assoziiert.

Die Pathophysiologie und somit auch der Langzeitverlauf werden bestimmt durch die Größe der Pulmonalarterien und den Lungengefäßwiderstand. Im Langzeitverlauf entwickelt sich meistens eine pulmonalarterielle Hypertonie (Eisenmenger-Reaktion) mit zunehmender Zyanose.

Klinik und Auskultation. Sie ist im Langzeitverlauf charakterisiert durch eine Eisenmenger-Reaktion mit allen klinischen Befunden der zentralen Zyanose. Bei der Auskultation findet sich nach dem normalen 1. Herzton ein *lauter trunkaler Öffnungston,* verursacht innerhalb des stark dilatierten Trunkus. Der Charakter des 2/6- bis 4/6-lauten Systolikums wird bestimmt durch eine möglicherweise assoziierte Trunkusstenose. Der 2. Herzton ist singulär und laut! Ein Diastolikum findet sich bei einer Trunkusinsuffizienz. Im Langzeitverlauf kann sich eine Herzinsuffizienz entwickeln.

EKG. Das EKG zeigt eine deutliche rechtsatriale Belastung und eine rechtsventrikuläre Hypertrophie infolge der pulmonalarteriellen Hypertonie.

Röntgen-Thorax. Das Thorax-Bild präsentiert sich bei den Erwachsenen mit einer Eisenmenger-Reaktion meistens mit einer verminderten Lungengefäßzeichnung, einem prominenten Pulmonalarterienhauptstamm und einer großen rechten und linken Pulmonalarterie (Abb. 21.8 a). Ein Arcus aortae dexter ist häufig (bis 50 %).

Echokardiogramm. Das Echokardiogramm zeigt den großen Truncus arteriosus communis, der über dem subtrunkal gelegenen Ventrikelseptumdefekt reitet (Abb. 21.8 b). Das Echokardiogramm zeigt einen fehlenden pulmonalen Ausflusstrakt ohne Nachweis einer zweiten Semilunarklappe.

Pulmonalatresie

Anatomie. Die Pulmonalatresie – mit oder ohne Ventrikelseptumdefekt – ist charakterisiert durch eine fehlende anatomische Verbindung zwischen dem rechten Ventrikel und der Lungenarterie (Atresie der Pulmonalklappe mit oder ohne Atresie des Pulmonalishauptstammes). Die Lungenperfusion ist vollkommen abhängig von einem offenen Ductus arteriosus Botalli und allenfalls zusätzlichen aortopulmonalen Kollateralen.

Klinik und Auskultation. Bei den zyanotischen Patienten (mit typischen Befunden der zentralen Zyanose) auskultieren sich ein *singulärer 2. Herzton und ein kontinuierliches Geräusch,* v. a. am Rücken durch die aortopulmonalen Kollateralen oder einen offenen Ductus

Hämoglobinzyanose

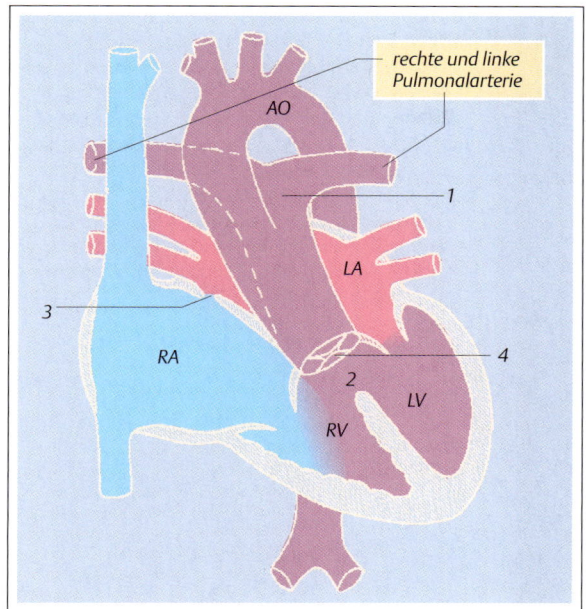
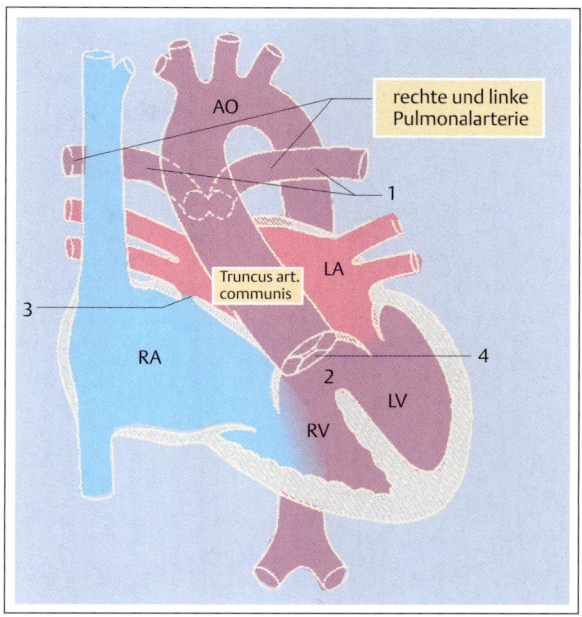
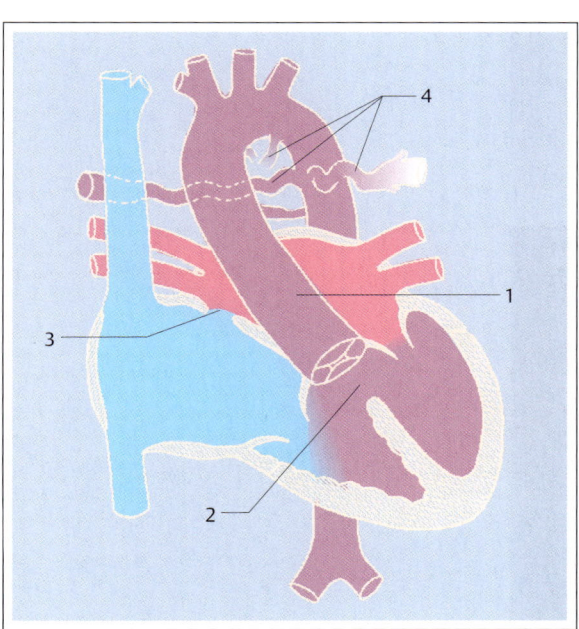

Abb. 21.7 Truncus arteriosus communis.
a Truncus arteriosus Typ I: 1 kurzer Pulmonalishauptstamm, aus dem Truncus arteriosus communis entspringend, 2 subtrunkaler VSD, 3 ASD Typ II, 4 Trunkusklappe.
b Truncus arteriosus Typ II–III: 1 rechte und linke Pulmonalarterie entspringen direkt aus dem Truncus arteriosus communis, 2 subtrunkaler VSD, 3 ASD Typ II, 4 Trunkusklappe.
c Truncus arteriosus Typ IV: 1 Truncus arteriosus communis ohne Abgabe einer Pulmonalarterie, 2 subtrunkaler VSD, 3 ASD Typ II, 4 aortopulmonale Kollateralen (MAPCAs: major aorto-pulmonary collateral arteries).

arteriosus Botalli. Dem trunkalen Öffnungston folgt nicht selten ein Austreibungsgeräusch. Bei einer schweren pulmonalarteriellen Hypertonie infolge eines nichtrestriktiven offenen Ductus arteriosus Botalli finden sich deutlich dilatierte zentrale Lungenarterien, eine Hyperzirkulation der Lungen mit peripheren Kalibersprüngen und Gefäßabbrüchen (Abb. 21.9).

Trikuspidalatresie

Anatomie. Die Trikuspidalatresie ist charakterisiert durch

- eine fehlende Verbindung zwischen dem morphologisch rechten Vorhof und dem morphologisch rechten Ventrikel,
- Hypoplasie des rechten Ventrikels,
- interatriale Verbindung (meistens offenes Foramen ovale, selten Vorhofseptumdefekt),
- Ventrikelseptumdefekt und
- einen morphologisch linken Ventrikel mit einer morphologischen Mitralklappe.

Die Verbindung zwischen dem System- und Lungenkreislauf erfolgt durch die Verbindung auf atrialer und ventrikulärer Ebene (Abb. 21.10). Das klinische Bild, die

21 Zyanose

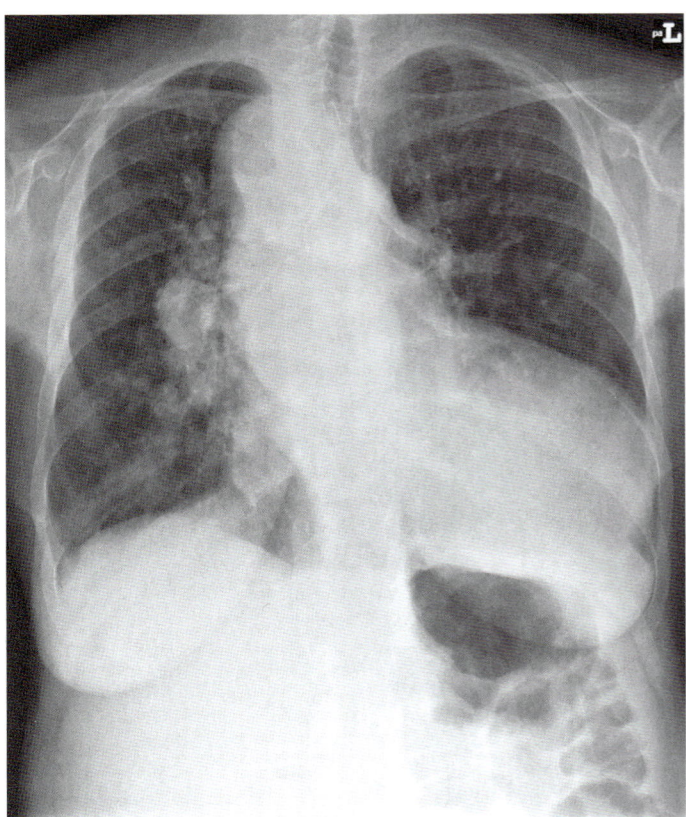

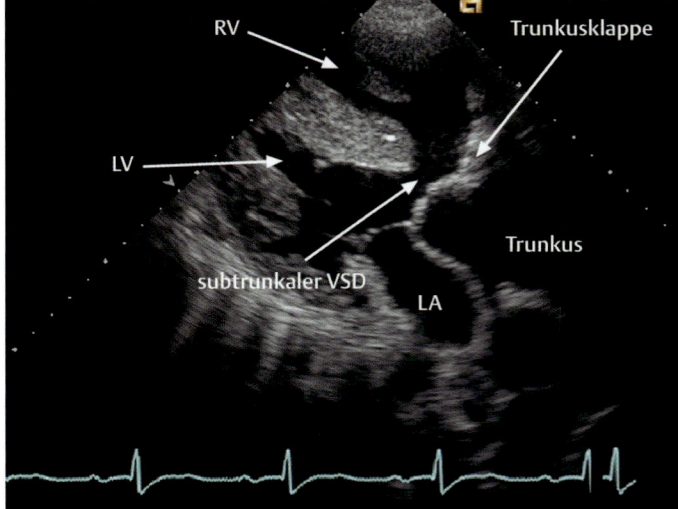

Abb. 21.8 Truncus arteriosus Typ II bei einer 46-jähringen Frau.
a Massive Kardiomegalie, aneurysmatisch erweiterte zentrale Lungengefäße, Kaliberschwankungen und Kalibersprünge im peripheren Lungenfeld, Arcus aortae dexter(!), Spreizung der Carina, linksseitige Magenblase.
b Parasternale Längsachse derselben Patientin: subtrunkaler nichtrestriktiver VSD, stark dilatierter Trunkus mit an den Taschenrändern verdickter Trunkusklappe, konzentrisch hypertropher linker Ventrikel.

Pathophysiologie und somit der Langzeitverlauf werden bestimmt durch das Vorhandensein einer subvalvulären oder valvulären Pulmonalstenose.

In 90 % der Fälle sind die großen Arterien in normaler Stellung (keine Transpositionsstellung), assoziiert mit einem restriktiven Ventrikelseptumdefekt bzw. Foramen bulboventriculare zum hypoplastischen rechten Ventrikel (Abb. 21.**10a**). Somit besteht eine Subpulmonalstenose mit Restriktion des pulmonalen Blutflusses. Bei einer balancierten Lungenperfusion (genü-gender, aber nicht exzessiver pulmonaler Blutfluss) ist die Langzeitprognose gut.

Bei Transpositionsstellung der großen Arterien (10 % der Patienten) besteht meistens ein nichtrestriktiver Ventrikelseptumdefekt ohne Stenose im pulmonalen Ausflusstrakt und somit mit konsekutiver Lungenüberflutung (Abb. 21.**10b**).

Klinik. Sie wird durch das anatomische Substrat im pulmonalen Ausflusstrakt geprägt (valvuläre/subvalvuläre

Hämoglobinzyanose

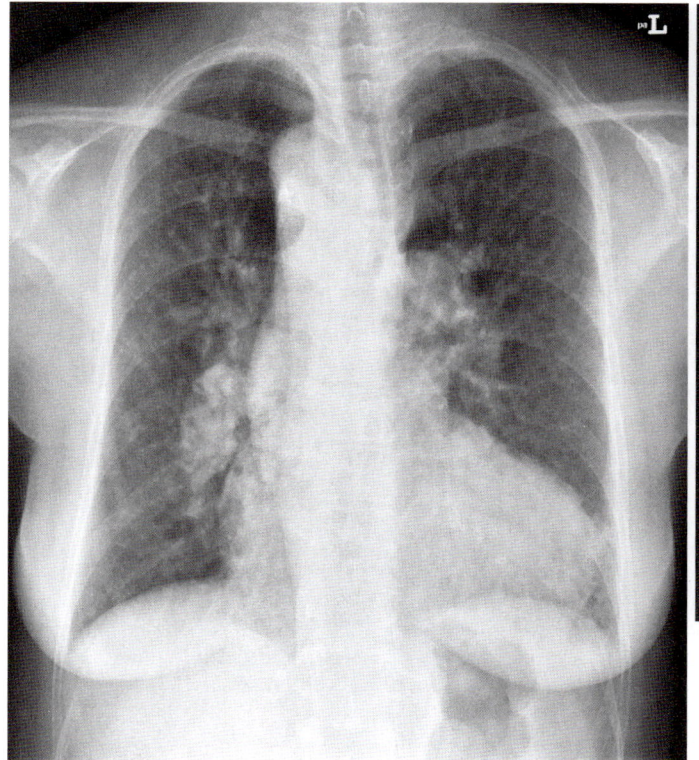
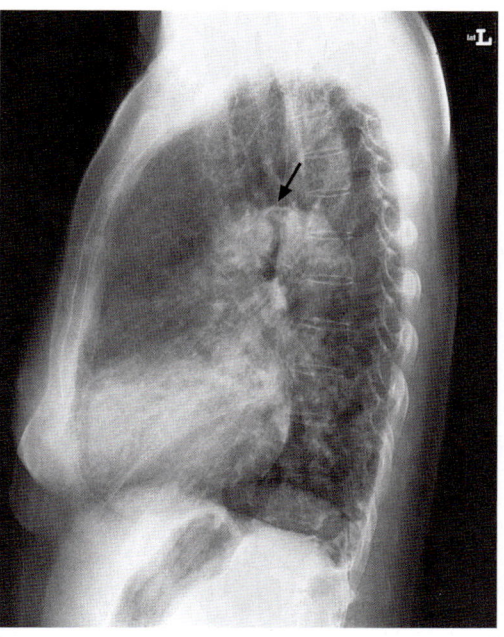

Abb. 21.9 Pulmonalatresie mit VSD, aortopulmonalen Kollateralen und nichtrestriktivem offenem Ductus arteriosus Botalli bei einer 47-jährigen Frau.
a Nach beiden Seiten vergrößerte Herzsilhouette, Arcus aortae dexter, stark dilatierte zentrale Lungengefäße, periphere pulmonalvaskuläre Veränderungen mit Gefäßabbrüchen und Kaliberschwankungen, linksseitige Magenblase.
b Verkalkung im Bereich des Ductus arteriosus Botalli (Pfeil).

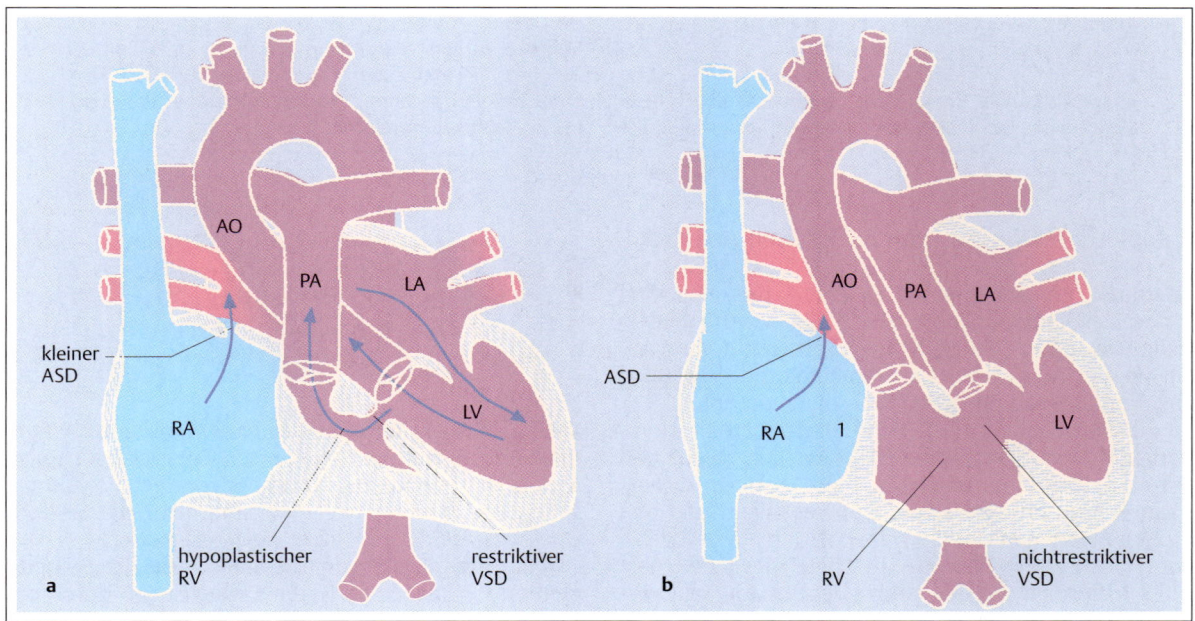

Abb. 21.10 Trikuspidalatresie mit ASD und VSD.
a Normale Stellung der großen Arterien, restriktiver VSD, Stenose im pulmonalen Ausflusstrakt.
b Transpositionsstellung der großen Arterien, nichtrestriktiver VSD, keine Stenose im pulmonalen Ausflusstrakt.

Pulmonalstenose? restriktiver Ventrikelseptumdefekt?). Durch die Mischung von system- und pulmonalvenösem Blut im linken Vorhof präsentieren sich die Patienten mit einer *Zyanose,* deren Ausmaß abhängig ist von der Restriktion im pulmonalen Ausflusstrakt. Bei einer Stenose im pulmonalen Ausflusstrakt ist die Zyanose ausgeprägter als ohne Stenose.

Auskultation. Die Auskultation wird bestimmt durch das anatomische Substrat nach der Mitralklappe. Nach dem *singulären 1. Herzton* (Mitralklappe) auskultiert sich ein *holosystolisches Geräusch* sowohl beim restriktiven als auch beim nichtrestriktiven Ventrikelseptumdefekt. Wenn sich bei Patienten mit Transpositionsstellung der großen Arterien eine pulmonalvaskuläre Erkrankung und eine pulmonale Hypertonie entwickelt haben, nimmt der pulmonale Blutfluss ab: Das Systolikum wird leiser und kürzer bzw. es verschwindet. Wenn eine Subpulmonalstenose besteht, findet sich ein midsystolisches Geräusch, dessen Länge und Lautstärke sich mit dem Schweregrad der Pulmonalstenose invers ändert: Je schwerer die Stenose, desto mehr Blut fließt in die Aorta und desto kürzer und leiser wird das Systolikum. Bei Patienten mit Transpositionstellung der großen Arterien ist der 2. Herzton laut (weil sich die Aorta anterior befindet).

EKG. Das EKG zeigt einen Linkstyp mit einer deutlichen rechtsatrialen Belastung und einer linksventrikulären Hypertrophie (diagnostisch bei Vorhandensein einer zentralen Zyanose).

Röntgen-Thorax. Mithilfe des Thorax-Bildes kann man unterscheiden zwischen erhöhter und normaler bzw. reduzierter pulmonaler Zirkulation.

Bei Trikuspidalatresie mit Transpositionsstellung der großen Arterien und einem nichtrestriktiven Ventrikelseptumdefekt finden sich neben der *verstärkten Lungengefäßzeichnung* ein *vergrößerter rechter und linker Vorhof* (Abb. 21.**11 a**) Das vaskuläre Band im oberen Mediastinum ist wegen der Transpositionsstellung schmal. Bei zunehmender pulmonalvaskulärer Erkrankung nimmt die Lungengefäßzeichnung ab.

Wenn keine Transpositionsstellung besteht, findet sich neben der Verbreiterung der rechtsseitigen Herzsilhouette (*Vergrößerung des rechten Vorhofes*) eine *verminderte Lungengefäßzeichnung* wegen der Obstruktion im pulmonalen Ausflusstrakt; die Aorta ist prominent.

Farbdopplerechokardiographie. Das Echokardiogramm ist diagnostisch und kann alle pathologisch-anatomischen Strukturen beschreiben (Abb. 21.**11 b**).

Transposition der großen Arterien mit VSD

Terminologie der Transposition der großen Arterien

Bei der Transposition der großen Arterien wird zwischen d-(dextro-) und l-(laevo-) Transposition der großen Arterien unterschieden. Die Verbindung zwischen Vorhof und Ventrikel wird als atrioventrikuläre Verbindung, jene zwischen Ventrikel und großen Arterien als ventrikuloarterielle Verbindung. Die atrioventrikulären und ventrikuloarteriellen Verbindungen können konkordant oder diskordant sein.

Atrioventrikuläre Konkordanz und ventrikuloarterielle Diskordanz: Der rechte Vorhof ist mit dem morphologisch rechten Ventrikel bzw. der linke Vorhof mit dem morphologisch linken Ventrikel und der morphologisch rechte Ventrikel mit der Aorta bzw. der morphologisch linke Ventrikel mit der Lungenarterie konnektiert.

Atrioventrikuläre und ventrikuloarterielle Diskordanz: Der rechte Vorhof ist mit dem morphologisch linken Ventrikel und der morphologisch linke Ventrikel mit der Lungenarterie konnektiert bzw. der linke Vorhof mit dem morphologisch rechten Ventrikel und der morphologisch rechte Ventrikel mit der Aorta konnektiert.

Komplette d-Transposition der großen Arterien

Anatomie. Bei der kompletten d-TGA bestehen eine *atrioventrikuläre Konkordanz* und eine *ventrikuloarterielle Diskordanz* (der morphologisch rechte Ventrikel ist mit der Aorta und der morphologisch linke Ventrikel mit der Pulmonalarterie verbunden, Abb. 21.**12**). Eine d-TGA entsteht, weil sich der embryonale Herzschlauch nach rechts dreht: Die Aorta liegt rechts und anterior der Pulmonalarterie. Diese isolierte diskordante Verbindung zwischen den Ventrikeln und den großen Arterien macht die Transposition physiologisch komplett: Es bestehen zwei parallele Kreisläufe (Abb. 21.**13**)! Diese Physiologie ist mit dem Leben nicht vereinbar! Kinder können die ersten Lebenstage ohne Intervention nur überleben, wenn eine Verbindung auf atrialer, ventrikulärer oder arterieller Ebene besteht (ASD, VSD oder offener Ductus arteriosus Botalli).

> Nur ein assoziiertes Shunt-Vitium erlaubt Kindern mit atrioventrikulärer Konkordanz, ventrikuloarterieller Diskordanz und d-TGA ohne Operation das Erwachsenenalter zu erreichen.

Klinik und Auskultation. Diese Patienten mit assoziiertem Shunt-Vitium sind zyanotisch. Die meisten Patienten mit dieser Anatomie sind aber operiert (Vorhofumkehr nach Senning oder Mustard, arterielle Switch-Operation) und somit nicht mehr zyanotisch.

Die Pathophysiologie, die Klinik und die Befunde werden bei nicht operierten Erwachsenen durch die assoziierten Vitien bestimmt: Ventrikelseptumdefekt, Stenose im pulmonalen linksventrikulären Ausflusstrakt (in 15%), offener Ductus arteriosus Botalli. Neben den typischen Befunden der zentralen Zyanose finden

Hämoglobinzyanose

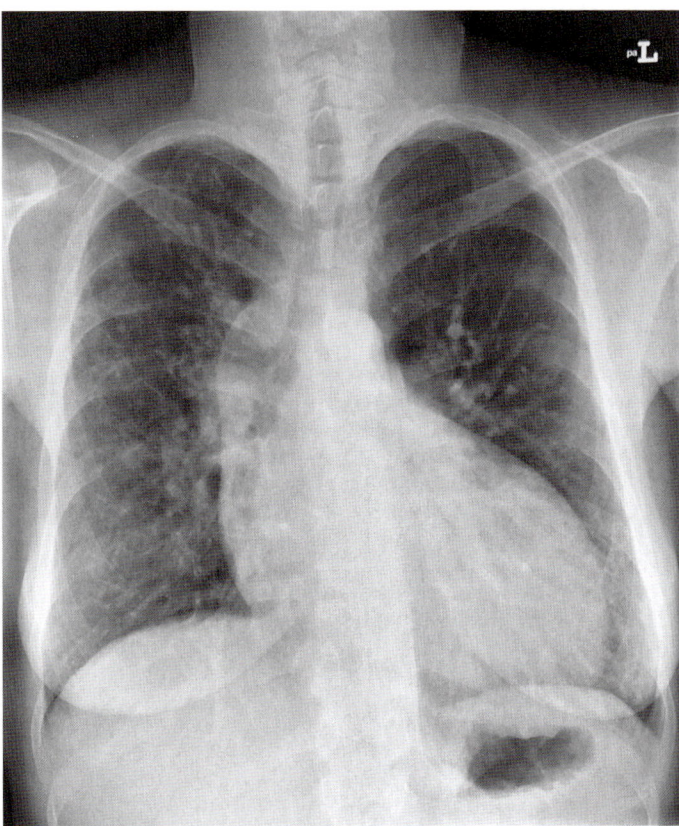

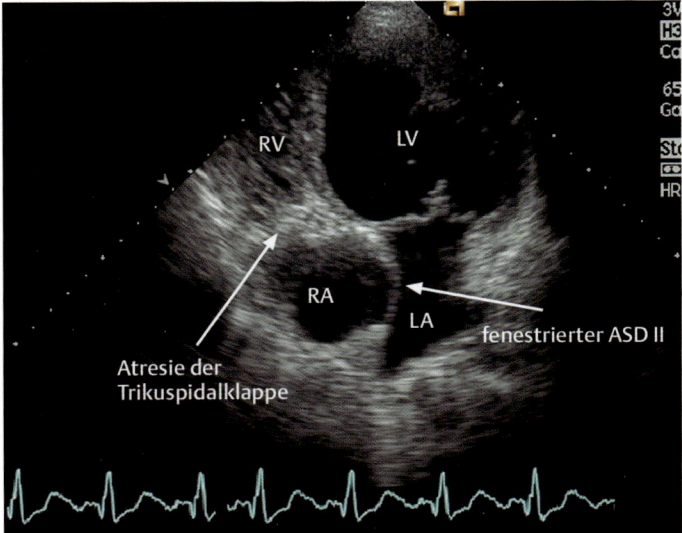

Abb. 21.11 Trikuspidalatresie mit ASD, VSD und Transpositionsstellung der großen Arterien bei einer 31-jährigen Frau.
a Nach beiden Seiten vergrößerte Herzsilhouette, verstärkte Lungengefäßzeichnung, periphere Gefäßabbrüche, schlanker Aortenbogen, linksseitig deszendierende Aorta, linksseitige Magenblase.
b Apikaler Vierkammerschnitt in der frühen Systole: fenestrierter ASD Typ II und nach links gewölbtes Vorhofseptum.

sich bei der Auskultation ein *pulmonaler Öffnungston* und ein *lauter, eng gespaltener 2. Herzton* durch die anterior liegende Aorta. Die Größe des Ventrikelseptumdefektes, die Stenose im pulmonalen Ausflusstrakt bzw. ein offener Ductus arteriosus Botalli charakterisieren die systolischen und diastolischen Geräusche.

Röntgen-Thorax. Das Thorax-Bild zeigt in der lateralen Projektion einen ausgefüllten retrosternalen Raum (anterior der Pulmonalarterie liegende Aorta) und in der posteroanterioren Projektion ein schmales Gefäßband. Das Herz selbst kann je nach assoziiertem Vitium normal groß oder stark vergrößert sein. Eine normale oder eine reduzierte Lungengefäßzeichnung ist vereinbar mit einer Stenose im pulmonalen Ausflusstrakt. Ein Aneurysma der Pulmonalarterie und eine verstärkte Lungengefäßzeichnung mit Kalibersprüngen im peripheren Lungenfeld zeigen sich bei vermehrter Lungen-

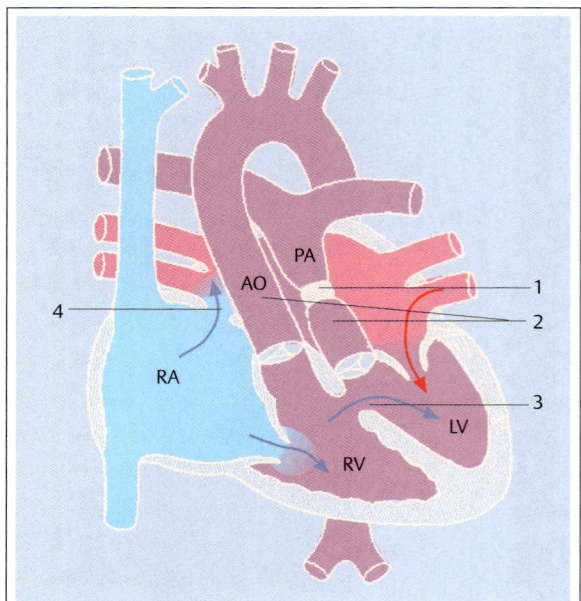

Abb. 21.12 Atrioventrikuläre Konkordanz und ventrikuloarterielle Diskordanz mit d-TGA (komplette TGA): 1 Banding der Pulmonalarterie zur Drosselung der Lungendurchblutung, 2 Transpositionsstellung der großen Arterien, 3 VSD, 4 ASD Typ II.

durchblutung infolge eines großen Shunts und pulmonalarterieller Hypertonie (Abb. 21.14).

EKG. Im EKG finden sich je nach Pathophysiologie Zeichen der rechts-/linksatrialen Belastung bzw. rechts-/linksventrikulären Hypertrophie.

Farbdopplerechokardiographie. Das Echokardiogramm kann die vollständige Anatomie des Herzens beschreiben und ist die diagnostische Methode der Wahl.

Kongenital korrigierte Transposition der großen Arterien

Anatomie. Die atrioventrikuläre Verbindung beider Vorhöfe zu den Ventrikeln und die ventrikuloarterielle Verbindung beider Ventrikel zu den Arterien sind diskordant. Diese doppelte Diskordanz führt wieder zu einer seriellen Anordnung des System- und Lungenkreislaufs, („physiologischen Korrektur" der TGA) und ermöglicht ein Überleben ohne assoziierte Vitien: Diese Patienten sind nicht zyanotisch. Die großen Arterien sind in l-Transpositionsstellung: Der embryonale Herzschlauch dreht sich nach links mit l-TGA (die Aorta liegt links und anterior der Pulmonalarterie).

Klinik. Die kongenital korrigierte TGA ist dennoch häufig (90 %) assoziiert mit zusätzlichen Vitien (Abb. 21.**15**), die die Klinik und das Ausmaß der Zyanose bestimmen: Ventrikelseptumdefekt (50–75 %), Stenose im pulmonalen Ausflusstrakt (75 %), Ebstein-Deformation der Trikuspidalklappe (50 %). Die Befunde der Auskultation werden bestimmt durch die assoziierten Vitien (s. komplette TGA).

EKG. Das EKG zeigt 3 Charakteristika:
▶ AV-Überleitungsstörung,
▶ QRS- und T-Wellen-Charakteristika (Q-Inversion) und
▶ Veränderungen der P-Welle, QRS-Formation und T-Welle je nach assoziiertem Vitium.

Die *AV-Überleitungsstörung* (AV-Block I., II. oder III. Grades) erklärt sich durch die abnorme Anlage des Reizleitungssystems (anteriorer Ursprung des AV-Knotens und anteriorer langstreckiger Verlauf des His-Bündels im anterioren Anteil des Septums). Die jährliche Inzidenz eines neu auftretenden AV-Blocks beträgt im Erwachsenenalter 2 %, weshalb bei einem neuen

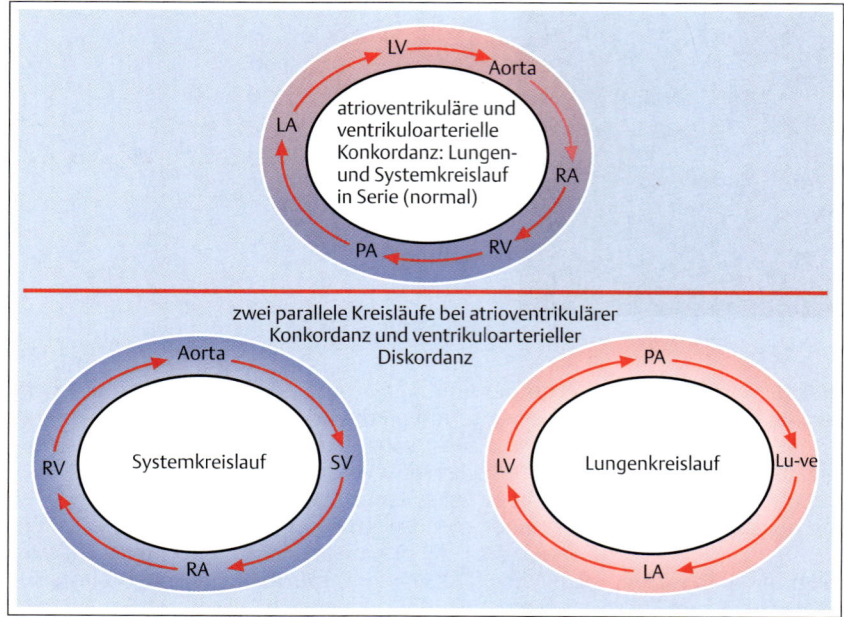

Abb. 21.13 Pathophysiologie bei atrioventrikulärer Konkordanz und ventrikuloarterieller Diskordanz mit d-TGA (komplette TGA). LA: linker Vorhof, Lu-ve: Lungenvenen, LV: linker Ventrikel, PA: Lungenarterie, RA: rechter Vorhof, RV: rechter Ventrikel, SV: Systemvenen.

Hämoglobinzyanose

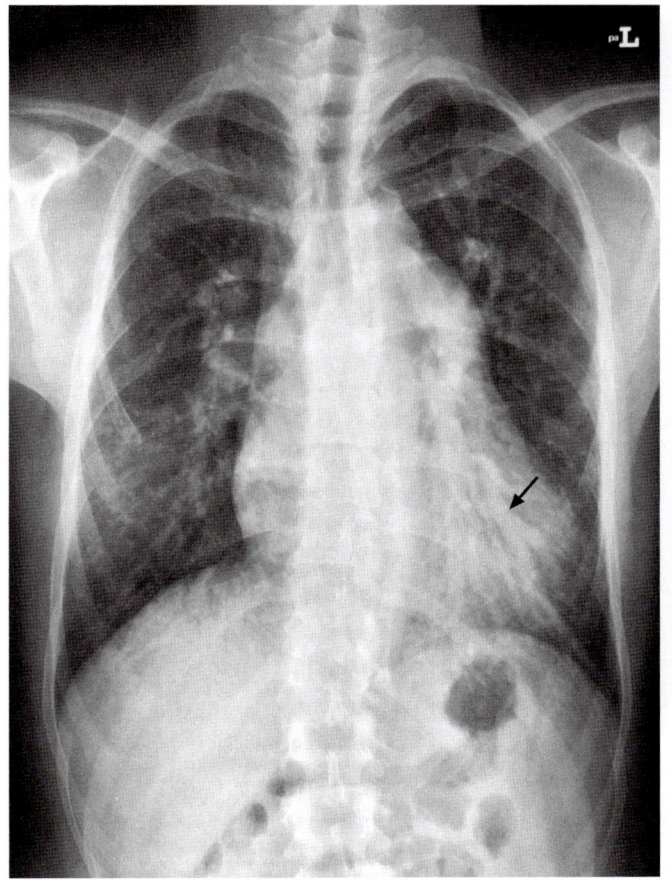

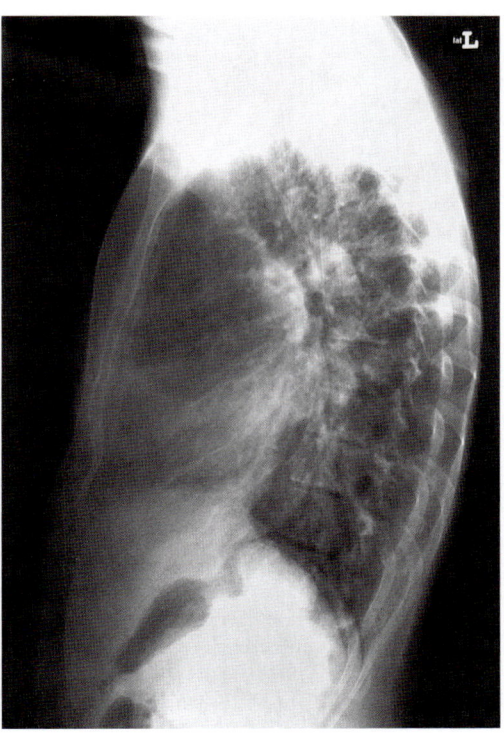

Abb. 21.14 Atrioventrikuläre Konkordanz und ventrikuloarterielle Diskordanz mit d-TGA, VSD und nichtrestriktivem offenem Ductus arteriosus Botalli bei einem 32-jährigen Mann (selber Patient wie in Abb. 21.2).

a Starke Dilatation der zentralen Lungenarterien und ihrer Äste (Pfeil), Zeichen der pulmonalarteriellen Hypertonie mit peripheren Kaliberschwankungen und Gefäßabbrüchen. Fleckige Verschattung im rechten Mittelfeld (Blutung).
b Ausgefüllter Retrosternalraum durch die TGA.

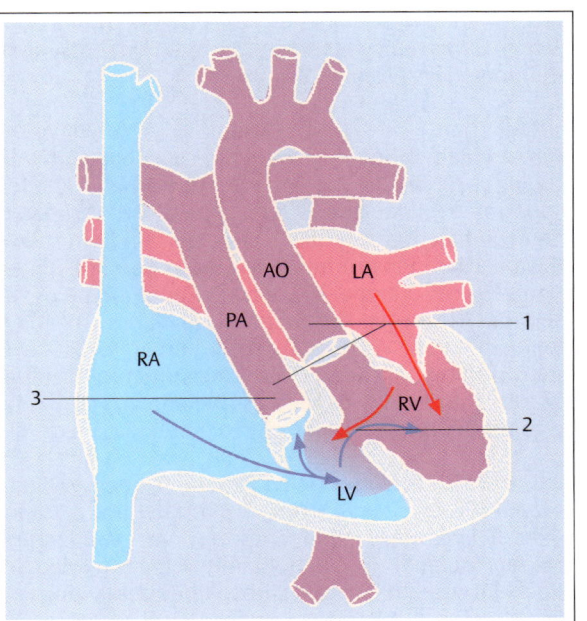

Abb. 21.15 Kongenital korrigierte TGA (1) mit VSD (2) sowie subvalvulärer und valvulärer Pulmonalstenose (3).

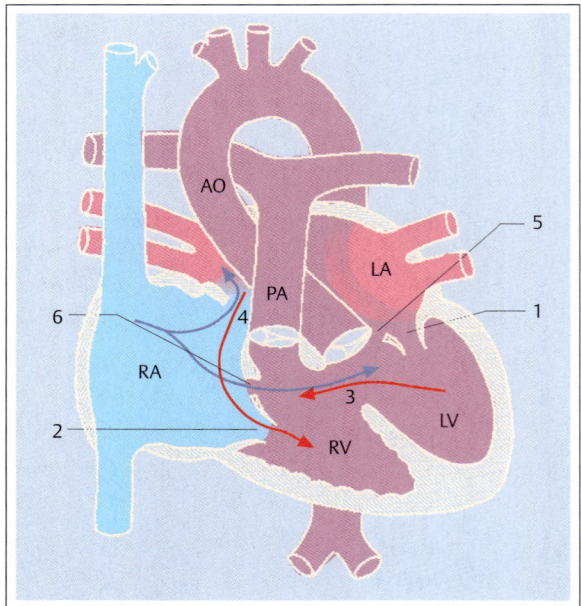

Abb. 21.16 Atrioventrikulärer Septumdefekt (AVSD). 1 linksseitige AV-Klappe, 2 rechtsseitige AV-Klappe, 3 Inlet-Septum-Defekt, 4 ASD Typ I, 5 Cleft in der linksseitigen AV-Klappe, 6 Cleft in der rechtsseitigen AV-Klappe.

AV-Block III. Grades (insbesondere bei Patienten unter 60 Jahre) die kongenital korrigierte TGA zur Differenzialdiagnose gehört.

Die *Q-Inversion* erklärt sich durch die Inversion des rechten und linken Tawara-Schenkels mit umgekehrter Aktivierung des Septums von rechts nach links (im Gegensatz zum Herzen mit normaler Anatomie): Q-Zacke in V_1, fehlende Q-Zacke in V_6! Wie bei allen Transpositionen findet sich in V_1 eine hohe R-Welle. Bei einer Ebstein-Malformation der Trikuspidalklappe sind nicht selten akzessorische atrioventrikuläre Bahnen assoziiert (Delta-Welle vor allem in V_1).

Röntgen-Thorax. Im Thorax-Bild fehlt das Pulmonalissegment; das Gefäßband ist schmal (p.-a. Projektion) und der retrosternale Raum wird durch die anterior liegende Aorta ausgefüllt (laterale Projektion). Assoziierte Vitien implizieren zusätzliche Befunde (normale, verminderte oder vermehrte Lungengefäßzeichnung; Zeichen der pulmonalarteriellen Hypertonie).

Atrioventrikulärer Septumdefekt

Anatomie. Der atrioventrikuläre Septumdefekt (AVSD) umfasst ein großes Spektrum, verursacht durch eine embryonale Entwicklungsstörung des Endokardkissens – früher auch AV-Kanal oder Endokardkissendefekt genannt.

Das vollständige Fehlen des atrioventrikulären Septums mit einer gemeinsamen atrioventrikulären (AV-) Verbindung und einer gemeinsamen AV-Klappe ist das anatomische Kennzeichen (Abb. 21.**16**). Beide AV-Klappen haben beim normal entwickelten Herzen zwei getrennte fibröse Ringe (Anuli), die gegeneinander versetzt sind: Der Trikuspidalklappenanulus liegt leicht apikal vom Mitralklappenanulus. Beim AVSD haben die 5 AV-Segel einen gemeinsamen fibrösen Ring und liegen auf gleicher Ebene. Morphologische Variationen der fünf AV-Segel resultieren in verschiedenen AVSD-Typen:
➤ *Partieller AVSD:* Ostium-primum-Defekt, getrennte rechts- und linksseitige AV-Klappen, Cleft (Spalt) in der linksseitigen AV-Klappe, intaktes Inlet-Septum.
➤ *Intermediärer AVSD:* Ostium-primum-Defekt, getrennte rechts- und linksseitige AV-Klappen und restriktiver VSD im Inlet-Septum.
➤ *Kompletter AV-Kanal:* Ostium-primum-Defekt, nichtrestriktiver VSD im Inlet-Septum, gemeinsame AV-Klappe (mit verschiedenen Variationen, Abb. 21.**16**).

Der Verlauf beim *partiellen und intermediären AVSD* ist vergleichbar mit einem großen Vorhofseptumdefekt Typ II, außer dass die Symptome wegen der linksseitigen AV-Klappeninsuffizienz („Mitralinsuffizienz") früher auftreten können.

Patienten mit einem *kompletten AV-Kanal* entwickeln im Verlauf eine schwere pulmonalarterielle Hypertonie (Eisenmenger-Syndrom). Durch ein Banding der Pulmonalarterie wird der Blutfluss durch die Lungen gedrosselt und das Lungengefäßbett vor der Entwicklung einer pulmonalvaskulären Erkrankung geschützt. Patienten mit Down-Syndrom – erhöhte Inzidenz von kongenitalen Herzvitien – präsentieren sich vor allem mit einem VSD oder AVSD (bis 70% der Patienten mit einem AVSD haben ein Down-Syndrom!). Sie haben auch eine genetische Prädisposition zur Entwicklung einer pulmonalvaskulären Erkrankung, die durch die obstruktive Ventilationsstörung der oberen Luftwege mit konsekutiver chronischer Hypoventilation zusätzlich begünstigt wird.

Klinik. Die Klinik beim kompletten AVSD ist geprägt durch die Entwicklung einer schweren pulmonalarteriellen Hypertonie (Eisenmenger-Syndrom) mit allen Befunden der zentralen Zyanose.

Auskultation. Die Auskultation ist charakterisiert durch einen *solitären 1. Herzton* (gemeinsame AV-Klappe), durch die Zeichen der pulmonalarteriellen Hypertonie (*pulmonaler Öffnungston; lauter, verbreiterter, auch fixiert gespaltener 2. Herzton*) und ein mesodiastolisches Einströmungsgeräusch durch die gemeinsame AV-Klappe. Die aortale Komponente des 2. Herztons ist wegen des *langen Systolikums* (AV-Klappeninsuffizienz, VSD) häufig nicht hörbar, so dass sich nur die pulmonale Komponente auskultieren lässt. Das Systolikum der AV-Klappeninsuffizienz strahlt häufig gegen das Sternum (und nicht in die Axilla) aus.

EKG. Das EKG zeigt bei vielen Patienten einen *AV-Block I. Grades* (wegen verzögerter intraatrialer und intranodaler Reizleitung und inferoposteriorer Verlagerung des AV-Knotens); im Verlauf kann sich ein totaler AV-Block entwickeln. Typisch ist der überdrehte Linkstyp der QRS-Achse mit einer dominanten S-Zacke in aVF

Hämoglobinzyanose

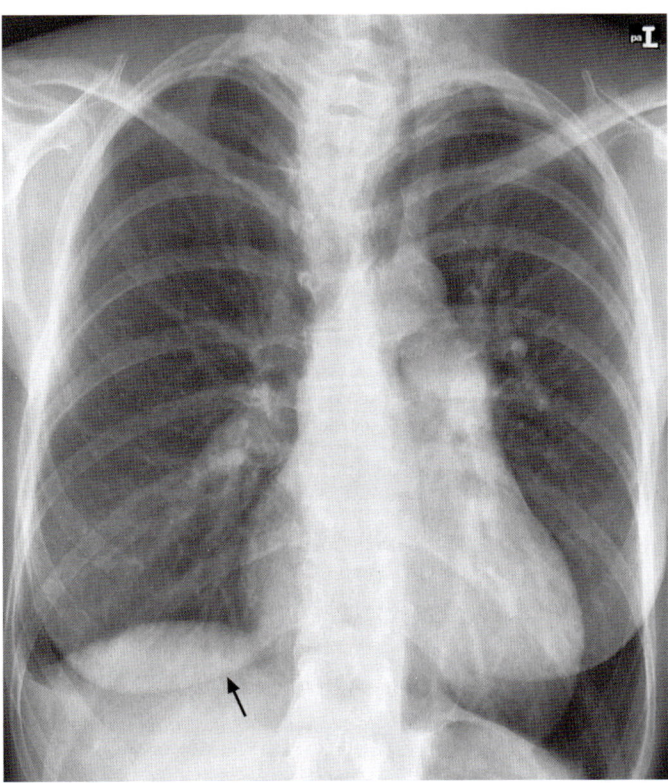

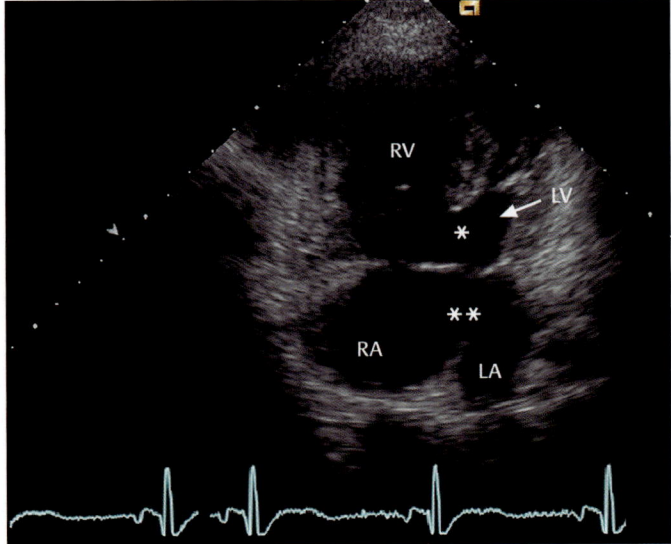

Abb. 21.17 AVSD bei einer 36-jährigen Frau mit Down-Syndrom.
a Dilatierte zentrale Lungenarterie, leichte Hyperzirkulation der Lungen, verbreiterte rechts- und linksseitige Herzsilhouette. Pfeil: Markierung der 11. Rippe, die 12. Rippe ist nicht angelegt (typischer Befund bei Down-Syndrom).
b Apikaler Vierkammerschnitt (midsystolisches Standbild): dilatierte rechtsseitige Herzhöhlen mit exzentrisch hypertrophem rechtem Ventrikel. * Inlet-Septum-Defekt, ** ASD Typ I.

(abnorme Aktivierungssequenz der Ventrikel infolge abnormer Anlage des rechten und linken Tawara-Schenkels)! Gleichzeitig findet sich eine rechtsventrikuläre Hypertrophie.

Thorax-Bild. Das Thorax-Bild ist bei Erwachsenen charakterisiert durch die Pathophysiologie: Breite zentrale Lungenarterien, periphere Gefäßabbrüche bzw. Kalibersprünge reflektieren die *pulmonalvaskuläre Erkrankung* (Eisenmenger-Syndrom); je nach Höhe des Lungengefäßwiderstandes und Ausmaß der Lungendurchblutung besteht eine vermehrte Lungengefäßzeichnung. Die Herzsilhouette ist häufig verbreitert. Bei einer zusätzlichen schweren Mitralinsuffizienz finden sich auch Zeichen der pulmonalvenösen Stauung. Beim Down-Syndrom kann die 12. Rippe fehlen (Abb. 21.17 a), das Manubrium sterni kann eine doppelte Ossifikation zeigen.

Farbdopplerechokardiographie. Die Echokardiographie beschreibt die Anatomie und Hämodynamik (Abb. 21.17 b).

21 Zyanose

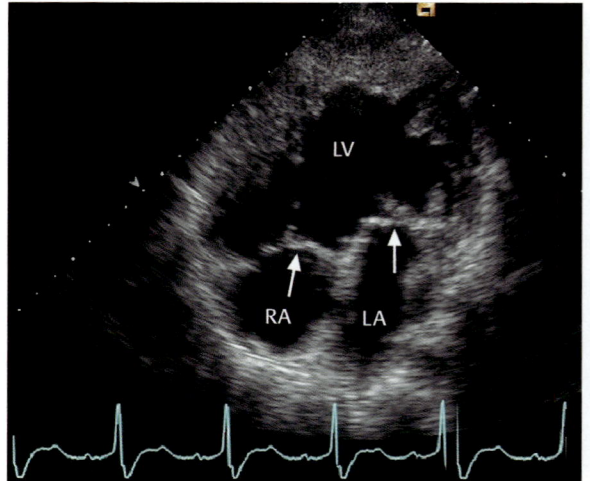
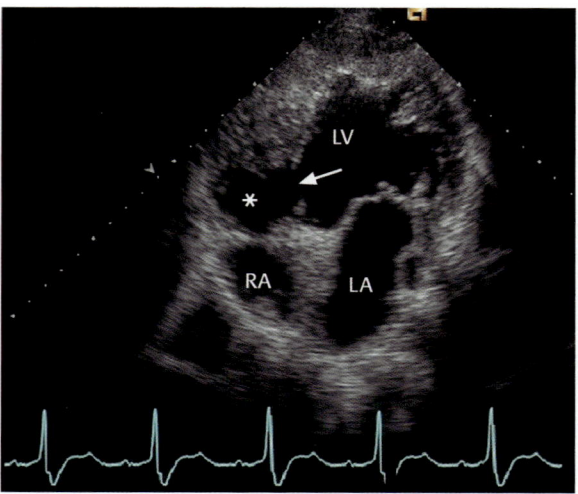
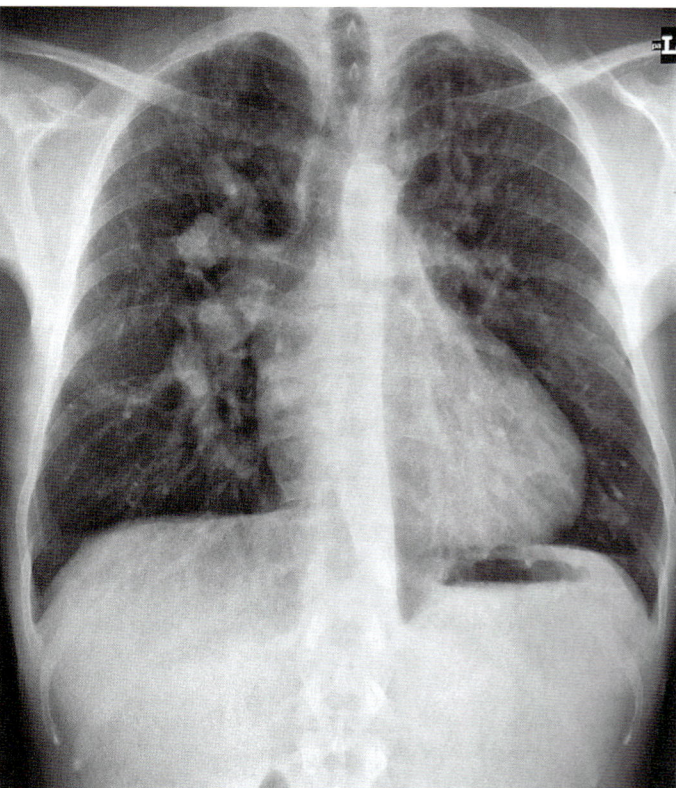

Abb. 21.18 Double Inlet Left Ventricle mit d-TGA bei einem 42-jährigen Mann. Keine Obstruktion im pulmonalen und aortalen Ausflusstrakt.
a Apikaler Vierkammerschnitt: Beide Vorhöfe sind über zwei AV-Klappen mit einem morphologisch linken Ventrikel konnektiert. Pfeile: rechts- und linksseitige AV-Klappen.
b Modifizierter apikaler Vierkammerschnitt: nichtrestriktiver VSD (Pfeil) zur subaortalen Outlet Chamber (*).
c Stark dilatierte Lungenarterien, deutliche Zeichen der pulmonalarteriellen Hypertonie (Kaliberschwankungen, Gefäßabbrüche), Verdrängung der Trachea nach rechts, Arcus aortae sinister, linksseitige Magenblase.

Double Inlet Ventricle

Anatomie. Die Verbindung beider Vorhöfe zu einem dominanten Ventrikel ist definiert als Double Inlet Ventricle (Definition: über 50% beider AV-Klappen sind mit dem dominanten Ventrikel konnektiert). Diese (univentrikuläre) atrioventrikuläre Verbindung kann entweder durch zwei getrennte AV-Klappen oder durch eine gemeinsame AV-Klappe erfolgen. Meistens besteht die AV-Verbindung zu einem morphologisch linken Ventrikel (Double Inlet Left Ventricle in 80–90%, Abb. 21.**18a**), seltener zu einem morphologisch rechten Ventrikel. Somit kommt es zu einer Mischung des system- und pulmonalvenösen Blutes auf ventrikulärer Ebene. Die ventrikuloarterielle Verbindung kann konkordant oder diskordant sein, wobei sie über einen nichtrestriktiven oder restriktiven Ventrikelseptumdefekt und Outlet Chamber (= keine atrioventrikuläre Verbindung) erfolgt (Abb. 21.**18b**). Das Vorhandensein einer valvulären oder subvalvulären Pulmonalstenose bestimmt die Pathophysiologie in den Lungen: Eine Pulmonalstenose ist häufig und schützt somit das Lungengefäßbett vor der Entwicklung einer pulmonalvaskulären Erkrankung.

Hämoglobinzyanose

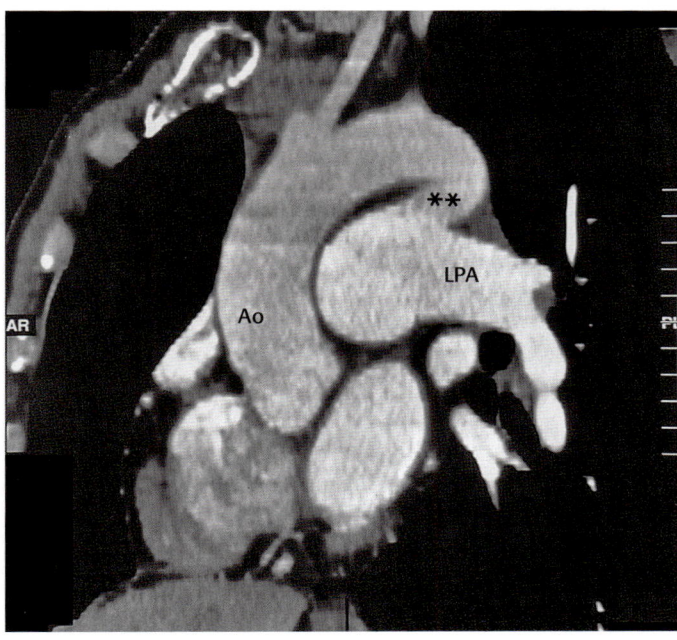

Abb. 21.19 Nichtrestriktiver offener Ductus arteriosus Botalli (**) mit Eisenmenger-Syndrom bei einem 29-jährigen Mann. Ao: Aorta ascendens, LPA: linke Pulmonalarterie.

Klinik. Die Klinik mit der *zentralen Zyanose* wird bestimmt durch die Pathophysiologie (Schweregrad der Pulmonalstenose und Ausmaß der Lungendurchblutung) und die assoziierten Vitien. Bei einer balancierten Physiologie (mittelschwere bis schwere valvuläre/subvalvuläre Pulmonalstenose, keine Obstruktion im aortalen Ausflusstrakt) kann die Zyanose nur leicht sein und die Patienten erreichen ohne größere Probleme das Erwachsenenalter. Wenn eine Stenose im pulmonalen Ausflusstrakt fehlt, entwickelt sich nach der Herzinsuffizienz im Kindesalter wegen des großen Links-rechts-Shunts eine zunehmende schwere Zyanose wegen der pulmonalvaskulären Erkrankung.

Auskultation. Der *1. Herzton* ist *singulär*. Der Charakter des *Systolikums* wird bestimmt durch das Vorhandensein einer Stenose im pulmonalen und/oder aortalen Ausflusstrakt. Ein protosystolisches Decrescendo-Geräusch, verursacht durch den hohen Fluss durch die Outlet Chamber, findet sich bei einem großen Links-rechts-Shunt ohne Stenose im pulmonalen Ausflusstrakt. Der pulmonale Öffnungston – bei einer mobilen stenotischen Pulmonalklappe schwach hörbar wegen des posterior lokalisierten Pulmonalisstammes – fehlt bei einer subvalvulären Obstruktion.

Die systolischen Geräusche durch eine subvalvuläre Stenose im pulmonalen Ausflusstrakt sind am besten parasternal links im mittleren und kaudalen Anteil hörbar. Ihre Länge und Lautstärke variieren invers mit dem Schweregrad der Stenose: Je schwerer die Subpulmonalstenose, desto größer der Rechts-links-Shunt in die Aorta und desto leiser und kürzer das Systolikum. Eine subvalvuläre Aortenstenose durch ein restriktives Foramen bulboventriculare verursacht ein Mesosystolikum.

Der *2. Herzton* ist bei fehlender pulmonaler Hypertonie normal gespalten. Die Spaltung des 2. Herztons verschwindet bei pulmonalarterieller Hypertonie (wie beim nichtrestriktiven VSD) und bei einer subvalvulären Aortenstenose. Bei Transpositionsstellung der großen Arterien ist die aortale Komponente laut (anteriore Lage der Aorta).

Zwei verschiedene *diastolische Geräusche* können auskultiert werden: Bei einem großen pulmonalen Blutfluss verursacht der große Fluss durch die AV-Klappen ein mesodiastolisches Einströmungsgeräusch. Bei zunehmender pulmonalarterieller Hypertonie verschwindet das mesodiastolische Geräusch; es auskultiert sich ein hochfrequentes frühes Diastolikum (Graham-Steell-Geräusch der Pulmonalinsuffizienz).

Röntgen-Thorax. Die Befunde des Thorax-Bildes werden charakterisiert durch die Pathophysiologie: reduzierter/normaler Lungenblutfluss bei balancierter Physiologie bzw. Stenose im pulmonalen Ausflusstrakt oder erhöhter Lungenblutfluss und massiv dilatierte zentrale Lungenarterien bei fehlender pulmonaler Obstruktion (Abb. 21.18 c).

Farbdopplerechokardiographie. Sie kann die Anatomie und Hämodynamik abschließend definieren (Abb. 21.18 a u. b).

Aortopulmonale Verbindungen

Anatomie. Große, nichtrestriktive aortopulmonale Verbindungen mit Entwicklung einer pulmonalvaskulären Erkrankung können angeboren oder erworben sein.

Angeborene Verbindungen sind aortopulmonales Fenster (Verbindung zwischen Aorta ascendens und rechter Pulmonalarterie), Ductus arteriosus Botalli (Abb. 21.19) und große aortopulmonale Kollateralen (z. B. bei Pulmonalatresie).

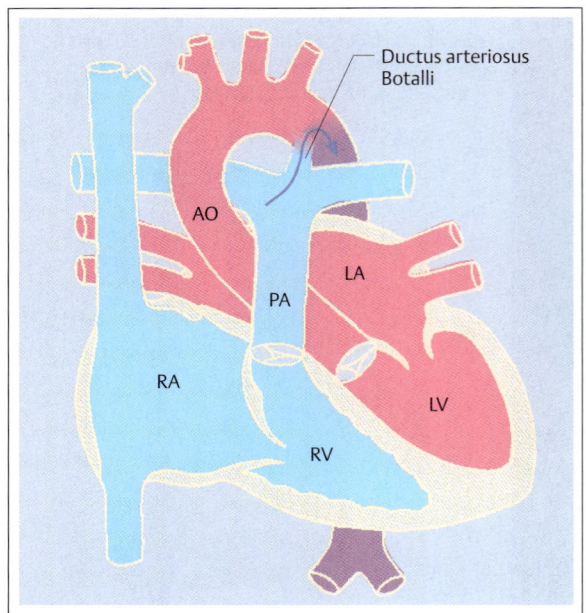
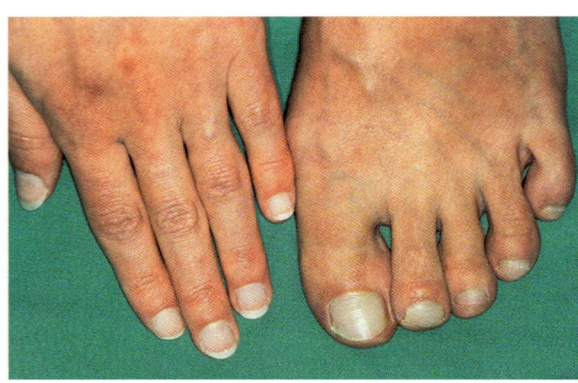

Abb. 21.20 Differenzielle Zyanose bei Eisenmenger-Syndrom infolge eines offenen Ductus arteriosus Botalli.
a Rechts-links-Shunt durch den großen Ductus arteriosus Botalli unmittelbar distal der A. subclavia links: Die oberen Extremitäten sind nicht zyanotisch, die unteren Extremitäten sind zyanotisch.
b Eisenmenger-Syndrom infolge eines offenen Ductus arteriosus Botalli bei einer 32-jährigen Frau. Im Gegensatz zur rechten Hand ist der linke Fuß zyanotisch!

Erworbene aortopulmonale Verbindungen sind chirurgisch angelegte Shunts: Waterston- und Potts-Shunt. Beide Shunts sind direkte aortopulmonale Anastomosen zur Verbesserung der Lungenperfusion und der Zyanose bei Herzfehlern mit Restriktion des pulmonalen Blutflusses infolge einer hämodynamisch relevanten Stenose im pulmonalen Ausflusstrakt. Der *Waterston-Shunt* ist eine Anastomose zwischen Aorta ascendens und rechter Pulmonalarterie, der *Potts-Shunt* eine Anastomose zwischen Aorta descendens und linker Pulmonalarterie. Beide Shunts werden wegen Spätkomplikationen nicht mehr durchgeführt (es finden sich aber heute noch Erwachsene mit diesen Shunts!): Neben der Distorsion der Lungenarterie im Bereich der Anastomose ist die Drosselung der Lungenperfusion durch diese direkte aortopulmonale Verbindung schwierig, so dass sich nicht selten eine pulmonalvaskuläre Erkrankung mit sekundärer pulmonalarterieller Hypertonie entwickelt (meistens einseitig, entsprechend dem Shunt).

Klinik. Die Klinik ist charakterisiert durch eine *zentrale Zyanose.* Zudem können sich wegen der Volumenbelastung des Systemventrikels eine Kardiomegalie und eine Herzinsuffizienz entwickeln. Ein Eisenmenger-Syndrom infolge eines offenen Ductus arteriosus Botalli präsentiert sich mit dem charakteristischen Befund der *differenziellen Zyanose* (Abb. 21.**20**): Bei Shunt-Umkehr wegen des hohen Lungengefäßwiderstandes gelangt sauerstoffarmes Blut distal der linken A. subclavia in die untere Köperhälfte, so dass die Fingernägel und das Gesicht nicht zyanotisch sind (ohne Trommelschlegelfinger und Uhrglasnägel), die unteren Extremitäten aber zyanotisch sind (mit Uhrglasnägeln und Trommelschlegelzehen). Je nach Mündung des Ductus arteriosus kann sauerstoffarmes Blut auch in die linke A. subclavia fließen mit Entwicklung einer leichten Zyanose, Uhrglasnägeln und Trommelschlegelfingern an der linken Hand, während die rechte Hand und die Mundschleimhaut rosig sind.

EKG. Das EKG zeigt bei einem isolierten aortopulmonalen Shunt mit vorwiegendem Links-rechts Shunt eine *linksventrikuläre Belastung.* Erst im späteren Verlauf, nach Etablierung der pulmonalarteriellen Hypertonie und Shunt-Umkehr, findet sich im EKG eine *rechtsatriale Belastung* mit Zeichen der rechtsventrikulären Hypertrophie.

Röntgen-Thorax. Das Thorax-Bild zeigt beim aortopulmonalen Fenster bzw. beim Ductus arteriosus Botalli eine verstärkte pulmonale Vaskularität mit prominentem Pulmonalissegment bzw. hilusnahen Lungenarterien. Die Hypervaskularität nimmt mit zunehmendem Lungengefäßwiderstand ab, wobei die typischen Veränderungen der pulmonalarteriellen Hypertonie auftreten (Abb. 21.21). Im Seitbild finden sich häufig Verkalkungen im Bereich des Ductus arteriosus Botalli (Abb. 21.**9 b**). Neben Malformation der 4./5. Rippe (Folge der Thorakotomie) zeigt das Lungenparenchym bei den chirurgisch angelegten Shunts meistens *einseitig* Veränderungen durch die pulmonalarterielle Hypertonie.

Ventrikelseptumdefekt

Anatomie und Pathophysiologie. Ventrikelseptumdefekte werden klassifiziert nach der Lokalisation:
- perimembranöser VSD, lokalisiert im Septum membranaceum, mit Ausdehnung ins Inlet- oder Outlet-Septum;
- muskulärer VSD (vollkommen begrenzt durch Myokard) und

Hämoglobinzyanose

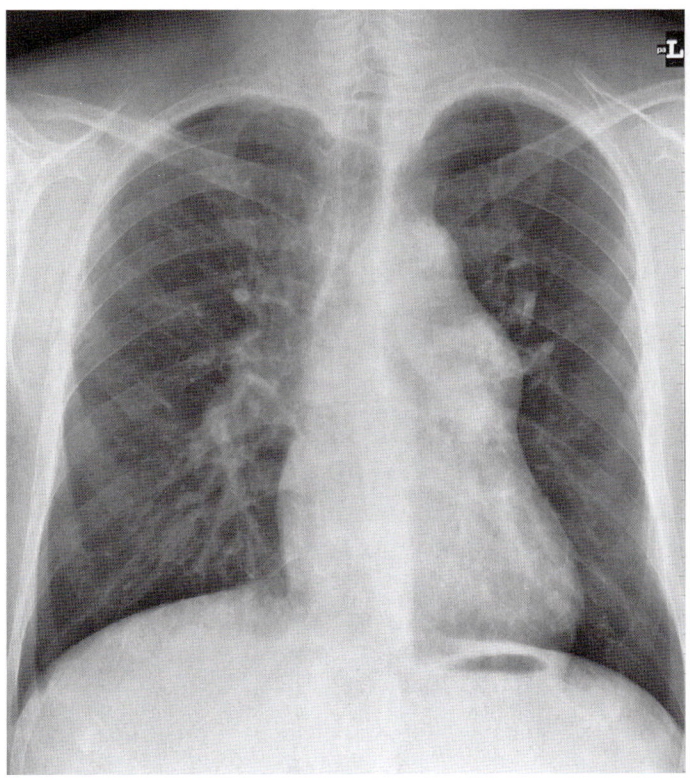

Abb. 21.21 Thoraxbild des Patienten von Abb. 21.**19**. Stark dilatierte zentrale Lungenarterien, Gefäßabbrüche und Kaliberschwankungen in der Peripherie.

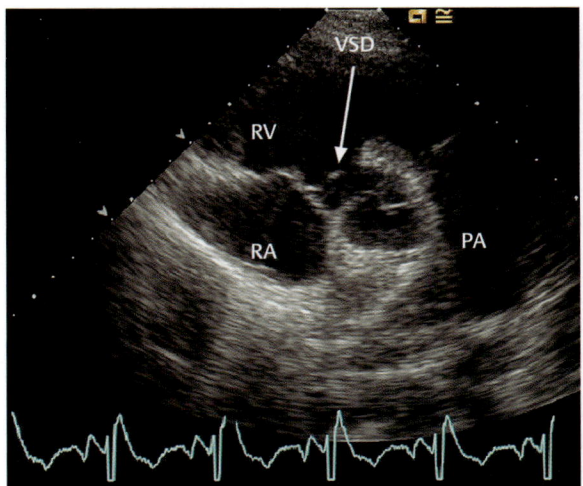

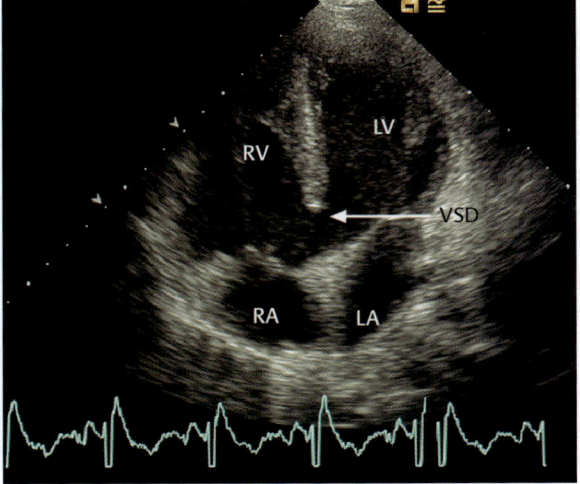

Abb. 21.22 Perimembranöser nichtrestriktiver, bis ins Inlet-Septum reichender VSD bei einer 26-jährigen Frau.
a Parasternale kurze Achse mit dem perimembranösen VSD (Pfeil).
b Apikaler Vierkammerschnitt mit dem bis ins Inlet-Septum reichenden VSD (Pfeil).

➤ doubly committed VSD (lokalisiert im Outlet-Septum mit fibrinöser Kontinuität zur Aorten- und Pulmonalklappe).

Bei allen Formen der VSD wird unterschieden zwischen restriktiven und nichtrestriktiven VSD:
➤ restriktiver VSD mit hohem Druckgradienten zwischen dem rechten und linken Ventrikel (drucktrennend!); der Shunt ist klein (Qp : Qs < 1,5 : 1,0) und verursacht keine hämodynamische Belastung;
➤ partiell restriktiver VSD mit hämodynamisch relevantem Shunt (Qp : Qs 1,5–2,5 : 1,0) mit zunehmender Volumenbelastung des linken Ventrikels;
➤ nichtrestriktiver VSD mit Druckausgleich zwischen beiden Ventrikeln und Entwicklung eines Eisenmenger-Syndroms (Abb. 21.**22**).

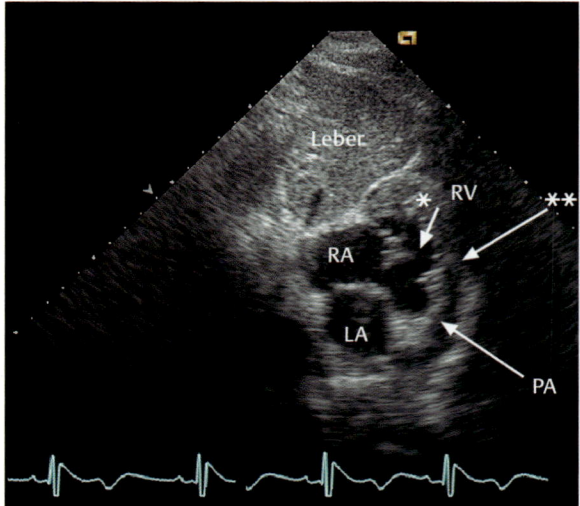

Abb. 21.23 Perimembranöser VSD mit schwerer infundibulärer Pulmonalstenose bei einer 19-jährigen Frau.
a Subkostales midsystolisches Standbild mit dem perimembranösen VSD (Pfeil mit einem Stern) und der schweren Stenose im Infundibulum (Pfeil mit 2 Sternen).
b Die Farbdopplerechokardiographie dokumentiert einen turbulenten Fluss, beginnend im Infundibulum (Pfeil), der bis in den Pulmonalishauptstamm und beide Lungenarterien reicht (derselbe Schnitt wie in a).

Beim perimembranösen und doubly committed VSD ist nicht selten der fibröse Stützapparat der Aortenklappe bzw. Pulmonalklappe unvollständig entwickelt, so dass ein Prolaps mit Insuffizienz der Semilunarklappen entstehen kann. Der perimembranöse VSD kann mit einer Stenose im rechtsventrikulären Ausflusstrakt assoziiert sein, was wichtige pathophysiologische Konsequenzen hat: Die Lunge ist geschützt vor der Entwicklung eines Eisenmenger-Syndroms (Abb. 21.23).

Klinik. Die Klinik wird bestimmt durch die Pathophysiologie.

> Der restriktive VSD verursacht keine Symptome, der partiell restriktive VSD führt im Verlauf zu einer Volumenbelastung und Größenzunahme des linken Ventrikels mit Anstrengungsdyspnoe, aber ohne Zyanose. Der nicht restriktive VSD endet im klassischen Eisenmenger-Syndrom.

Der partiell restriktive VSD oder der nichtrestriktive VSD können mit einer mittelschweren bis schweren *infundibulären Pulmonalstenose* assoziiert sein, womit das Lungengefäßbett vor einem erhöhten Blutfluss, Druckbelastung und Entwicklung einer pulmonalvaskulären Erkrankung (plexiforme Arteriopathie) geschützt ist (Abb. 21.23). Die infundibuläre Stenose kann im Verlauf durch die zunehmende Hypertrophie des infundibulären Myokards sogar zunehmen, wobei die Zyanose durch den Rechts-links-Shunt auf Ventrikelebene zunimmt. Im Gegensatz zu Patienten mit einem Eisenmenger-Syndrom können zyanotische Patienten mit einem VSD, assoziiert mit einer schweren infundibulären Pulmonalstenose, operiert werden (keine plexiforme Arteriopathie der Lungenarterien!).

Auskultation. Die Auskultation wird bestimmt durch die Pathophysiologie. Der *restriktive VSD* verursacht ein *lautes hochfrequentes Crescendo-Systolikum* mit dem Punctum maximum im 3.–4. Interkostalraum parasternal links („viel Lärm um nichts"). Ein VSD mit einer Volumenbelastung des linken Ventrikels verursacht ein ähnliches Geräusch; zusätzlich auskultiert man ein diastolisches, tieffrequentes mitrales Einströmungsgeräusch und/oder einen dritten Herzton über dem Apex wegen des erhöhten Blutflusses über der Mitralklappe. Bei Insuffizienz einer Semilunarklappe besteht zusätzlich ein hochfrequentes Diastolikum vom Decrescendo-Charakter. Die klinischen Befunde des nichtrestriktiven VSD werden unter Eisenmenger-Syndrom diskutiert.

EKG. Das EKG ist beim restriktiven VSD normal. Ein VSD mit *Volumenbelastung* des linken Ventrikels zeigt eine *linksatriale und linksventrikuläre Volumenbelastung und Hypertrophie* (Sokolow-Index als Hypertrophiekriterium erst ab dem 35. Lebensjahr anwenden!).

Wenn sich ein *Eisenmenger-Syndrom* mit rechtsventrikulärer Hypertrophie entwickelt hat, dreht die frontale QRS-Achse nach rechts, und es finden sich Zeichen der *rechtsventrikulären Hypertrophie*. Derselbe EKG-Befund zeigt sich auch bei einem VSD, assoziiert mit einer schweren infundibulären Pulmonalstenose.

Differenzialdiagnostisch grenzt sich der VSD mit einer infundibulären dynamischen Pulmonalstenose durch ein lautes, langes, bis zum 2. Herzton reichendes Crescendo-Systolikum (Punctum maximum im 2.–3. Interkostalraum rechts) sowie durch eine normale oder verminderte Lungengefäßzeichnung im Thorax-Röntgenbild vom nichtrestriktiven VSD mit Eisenmenger-Syndrom ab.

Hämoglobinzyanose

Thorax-Röntgenbild. Der Befund ist ebenfalls charakterisiert durch die Pathophysiologie. Die Lungengefäßzeichnung reflektiert das Ausmaß der Lungendurchblutung und der pulmonalen Hypertonie: normale oder verminderte Lungendurchblutung bei VSD mit schwerer infundibulärer Pulmonalstenose; verstärkte Lungendurchblutung bei partiell restriktivem oder nichtrestriktivem VSD ohne (!) Pulmonalstenose. Die zentralen Lungenarterien sind erweitert, die peripheren Lungengefäße zeigen Abbrüche und Kalibersprünge, und die Lungengefäßzeichnung nimmt beim voll ausgebildeten Eisenmenger-Syndrom wegen Abnahme des Links-rechts-Shunts bzw. Shunt-Umkehr wieder ab. Im Gegensatz zur schweren pulmonalarteriellen Hypertonie, assoziiert mit einem Vorhofseptumdefekt, ist die Herzsilhouette nicht verbreitert. Bei Volumenbelastung des linken Ventrikels zeigt sich eine zunehmende Verbreiterung der Herzsilhouette.

Farbdopplerechokardiographie. Die Farbdopplerechokardiographie ist die Methode der Wahl zur Beschreibung der Anatomie und Physiologie (Abb. 21.**23**).

Eisenmenger-Syndrom

> ### Eisenmenger-Komplex und Eisenmenger-Syndrom
>
> Victor Eisenmenger beschrieb im Jahre 1897 erstmals die klinischen und pathologisch-anatomischen Charakteristika der irreversiblen pulmonalarteriellen Hypertonie bei einem 32-jährigen zyanotischen Mann mit einem nichtrestriktiven perimembranösen VSD. Paul Wood publizierte 60 Jahre später die klinischen und physiologischen Charakteristika bei 127 Patienten mit Eisenmenger-Physiologie.
> Den Begriff *Eisenmenger-Komplex* reservierte er für die schwere pulmonalarterielle Hypertonie infolge eines hohen Lungengefäßwiderstandes (> 800 dyn.s.cm^{-5}) mit Shunt-Umkehr (Rechts-links-Shunt) oder bidirektionalem Shunt durch einen großen VSD. Da jede große Verbindung zwischen System- und Lungenzirkulation zu ähnlichen pathophysiologischen Veränderungen führen kann, wenn der Lungengefäßwiderstand stark erhöht ist und weil die Lokalisation des Shunts klinisch schwierig ist, verwendete er den Begriff Eisenmenger-Syndrom.
> *Eisenmenger-Syndrom* definierte er als pulmonalarterielle Hypertonie mit Shunt-Umkehr oder bidirektionalem Shunt auf atrialer, ventrikulärer oder arterieller Ebene, um alle Vitien zu beschreiben, deren Pathophysiologie mit dem Eisenmenger-Komplex vergleichbar ist. Der Begriff Eisenmenger-Syndrom beschreibt deshalb die pulmonalvaskulären Veränderungen mit stark erhöhtem Lungengefäßwiderstand als Folge einer nichtrestriktiven Kommunikation zwischen System- und Lungenkreislauf auf atrialer, ventrikulärer oder arterieller Ebene (Tab. 21.**2**).

Entwicklung. Das Eisenmenger-Syndrom etabliert sich in der Regel in den ersten zwei Lebensjahren bei einem Shunt auf ventrikulärer oder aortopulmonaler Ebene. Zunächst liegt in der Regel eine Herzinsuffizienz vor wegen ventrikulärer Volumenbelastung. Wegen Abnahme des Lungengefäßwiderstandes in den ersten Monaten besteht vorwiegend ein Links-rechts-Shunt mit Zyanose während der Belastung. Der Links-rechts-Shunt und die Zeichen der Herzinsuffizienz nehmen mit Zunahme des Lungengefäßwiderstandes wieder ab, wobei gleichzeitig die Zyanose wegen der Shunt-Umkehr zunimmt.

Klinik. Die Klinik ist bei ausgebildetem Eisenmenger-Syndrom charakterisiert durch die *zentrale Zyanose,* präkordialen Impuls und allenfalls palpablen 2. Herzton.

Auskultation. Dem pulmonalen Öffnungston folgt ein *pulmonales Austreibungsgeräusch.* Dem 2. Herzton kann ein hochfrequentes Diastolikum (Pulmonalinsuffizienz) folgen. Zusätzliche Befunde werden durch die zugrunde liegende Anatomie und Pathophysiologie bestimmt (s. einzelne Vitien).

EKG und Röntgen-Thorax. Diese werden ebenfalls bestimmt durch die zugrunde liegende Anatomie und Pathophysiologie des Vitiums (s. einzelne Vitien). Das EKG zeigt meistens eine *rechtsatriale Belastung* sowie eine *rechtsventrikuläre Hypertrophie.* Im Thorax-Bild finden sich deutlich *erweiterte zentrale Lungenarterien,* teils mit Verkalkungen, sowie *Gefäßabbrüche und Kaliberschwankungen* in der Peripherie (Abb. 21.**24**). Wenn ein Links-rechts-Shunt dominant ist, besteht eine Plethora der Lungen, die mit Abnahme des Links-rechts-Shunts und Shunt-Umkehr wieder abnimmt.

Farbdopplerechokardiographie. Sie ist die diagnostische Methode der Wahl zur Charakterisierung der Anatomie und Pathophysiologie.

Vorhofseptumdefekt

Formen. Der Vorhofseptumdefekt wird im Erwachsenenalter am häufigsten diagnostiziert und wird bei Frauen häufiger gefunden als bei Männern. Folgende Formen werden unterschieden:

▶ **ASD Typ II:** Defekt in der Fossa ovalis. Obwohl die Fossa ovalis vom Septum primum gebildet wird, wird er ASD Typ II genannt (Abb. 21.**25**). Er ist der häufigste ASD und kann die wirklichen Grenzen der Fossa ovalis überschreiten.

▶ **ASD Typ I:** Der ASD Typ I ist Teil des AVSD und ist bedingt durch eine Fehlbildung des atrioventrikulären Septums infolge Entwicklungsstörung des Endokardkissens. Er ist superior begrenzt durch die inferiore Grenze der Fossa ovalis und inferior begrenzt durch das superiore und inferiore Brückensegel. Zu-

21 Zyanose

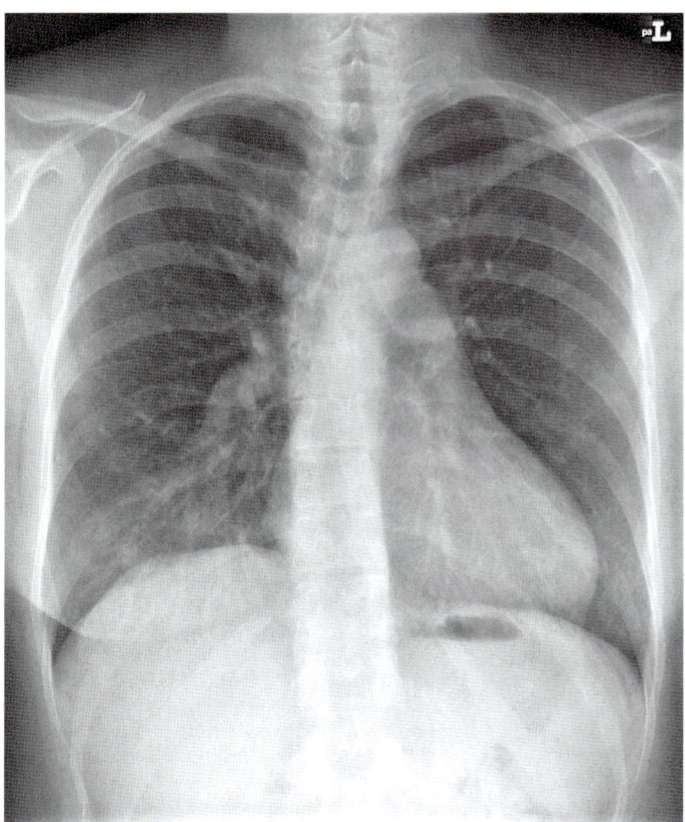

Abb. 21.24 Eisenmenger-Syndrom bei einer 54-jährigen Frau mit einem perimembranösen VSD.

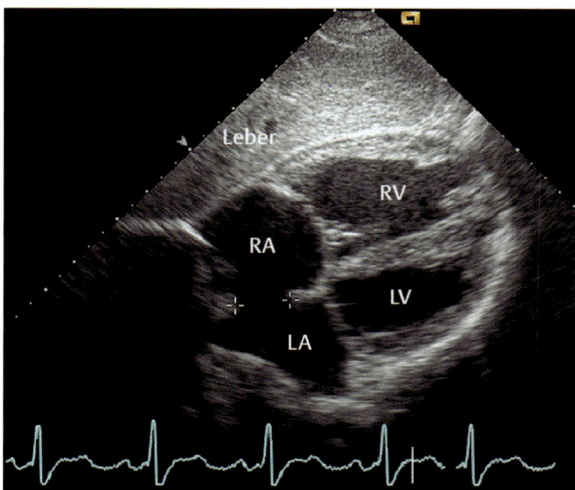

Abb. 21.25 Schwere pulmonalarterielle Hypertonie und ASD Typ II bei einem 31-jährigen Mann (subkostaler Schnitt). + + Begrenzung des ASD Typ II (27 mm im Durchmesser), RV: exzentrisch hypertropher rechter Ventrikel.

sätzliche Malformationen s. unter „Atrioventrikulärer Septumdefekt".
▶ *Sinus-venosus-Defekt:* Der Defekt ist eine Folge der Entwicklungsstörung (fehlende Septierung) im Bereich des embryonalen Sinus venosus. Es werden zwei Formen unterschieden:

– Beim *superioren* Sinus-venosus-Defekt besteht eine hoch sitzende superiore interatriale Verbindung im Bereich der V. cava superior, die die Fossa ovalis überreitet. Bei dieser Form besteht häufig eine partielle (selten totale) Fehlmündung der rechtsseitigen Lungenvenen (meistens die rechte obere Lungenvene) in die V. cava superior.
– Beim *inferioren* Sinus-venosus-Defekt besteht eine interatriale Verbindung im Bereich der V. cava inferior (sehr selten).
▶ *Sinus-coronarius-Defekt:* Bei dieser Form besteht eine Verbindung zwischen dem Sinus coronarius und dem linken Vorhof (sehr selten). Bei seiner extremen Form drainiert eine linksseitig persistierende V. cava superior wegen der fehlenden Wand des Sinus coronarius direkt in den linken Vorhof.

Ein Vorhofseptumdefekt kann mit einer valvulären Pulmonalstenose, einem Mitralklappenprolaps oder der Ebstein-Anomalie assoziiert sein.

Pathophysiologie. Die Volumenbelastung der rechtsseitigen Herzhöhlen infolge Links-rechts-Shunt wird bestimmt durch die Größe des Defektes. Mit zunehmendem Alter (5.–6. Lebensdekade) können sich bei hämodynamisch relevantem Shunt eine pulmonalarterielle Hypertonie und eine diastolische Dysfunktion des rechten Ventrikels mit Anstieg des rechtsventrikulären Füllungsdruckes entwickeln. Der Links-rechts-Shunt nimmt deshalb mit zunehmendem Alter ab und kann sogar bidirektional werden.

Hämoglobinzyanose

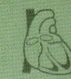

Eine schwere pulmonalvaskuläre Erkrankung mit deutlich erhöhtem Lungengefäßwiderstand kann aufgrund neuester Erfahrungen und Erkenntnisse nie alleine durch einen interatrialen Shunt verursacht und erklärt werden. Bei Patienten mit einer schweren Erhöhung des Lungengefäßwiderstandes besteht eine *genetische Prädisposition* zur Entwicklung einer pulmonalvaskulären Erkrankung auf dem Boden eines „hyperreaktiven Lungengefäßbettes" (Abb. 21.**25**). Die pathologischen Veränderungen mit Entwicklung von plexiformen Läsionen werden *getriggert* durch den erhöhten Blutfluss infolge des Shunts, aber der interatriale Shunt ist nie alleine die Ursache. Auch Patienten mit Down-Syndrom oder mit Transpositionsstellung der großen Arterien haben eine genetische Prädisposition zur Entwicklung einer pulmonalvaskulären Erkrankung.

Klinik. Patienten mit einem hämodynamisch nicht relevanten Links-rechts-Shunt ohne Volumenbelastung und Dilatation des rechten Ventrikels verneinen Symptome. Die Diagnose erfolgt bei diesen Patienten zufällig im Rahmen der Abklärung eines Systolikums oder einer anderen Erkrankung.

Bei einem hämodynamisch relevanten Links-rechts mit Dilatation des rechten Vorhofes und rechten Ventrikels können die Patienten über eine *raschere Ermüdbarkeit* und sogar *Anstrengungsdyspnoe* klagen.

Wenn eine schwere pulmonalarterielle Hypertonie entsteht (selten, vor allem bei genetischer Prädisposition), entwickelt sich ein bidirektionaler Shunt oder eine Shunt-Umkehr, die Patienten sind zunehmend symptomatisch und werden zyanotisch.

Bei einem Sinus-coronarius-Defekt sind die Patienten früher zyanotisch, weil systemvenöses Blut direkt in den linken Vorhof drainiert wird.

Der präkordiale Impuls ist bei einer Volumen- oder Druckbelastung des rechten Ventrikels erhöht.

Auskultation. Je nach Schweregrad des Links-rechts-Shunts auskultiert man ein *proto-/mesosystolisches Geräusch* (Punctum maximum im 2.–3. Interkostalraum links) als Ausdruck des erhöhten Blutflusses durch die Pulmonalklappe („relative Pulmonalstenose"). Der *2. Herzton* ist deutlich verbreitert gespalten mit Betonung der pulmonalen Komponente. Wenn der Shunt groß ist, ist die atemvariable Spaltung aufgehoben, und der 2. Herzton bleibt im In- und Exspirium konstant gespalten. Ein tieffrequentes diastolisches Einströmungsgeräusch kann über der Trikuspidalklappe auskultiert werden (erhöhter trikuspidaler Einfluss).

EKG. Das EKG zeigt nicht selten einen partiellen *Rechtsschenkelblock* (seltener einen kompletten Rechtsschenkelblock). Ein Vorhofrhythmus ist häufig assoziiert mit einem superioren Sinus-venosus-Defekt. Wenn eine schwere pulmonalarterielle Hypertonie besteht, finden sich ein *P pulmonale* und eine *rechtsventrikuläre Hypertrophie*. Ein *überdrehter Linkstyp* ist ein elektrokardiographischer Hinweis für einen ASD Typ I bzw. AVSD.

> Bei Patienten über 50 Jahre kann ein Vorhofflimmern das erste Symptom eines hämodynamisch relevanten ASD sein.

Röntgen-Thorax. Das Thorax-Bild zeigt bei einem relevanten Shunt eine Vergrößerung des rechten Vorhofes, ein prominentes Pulmonalissegment und eine verstärkte Lungengefäßzeichnung mit oder ohne periphere Gefäßveränderungen im Sinne einer pulmonalvaskulären Erkrankung (Abb. 21.**26**). Der Aortenbogen kann klein sein bzw. klein erscheinen wegen des großen Pulmonalissegmentes.

Farbdopplerechokardiographie. Sie ist die Methode der Wahl zur Beschreibung der Anatomie und Hämodynamik.

Vitien mit normaler Lungendurchblutung und ohne Obstruktion im pulmonalen Ausflusstrakt: Ebstein-Anomalie

Wilhelm Ebstein beschrieb im Jahre 1864 eine Malformation der Trikuspidalklappe bei einem 19-jährigen Arbeiter, der seit Kindheit zyanotisch war, sich über Palpitationen beklagte und an einer Herzinsuffizienz verstarb. Die nach ihm benannte Ebstein-Anomalie ist charakterisiert durch:

➤ Apikale Verlagerung des Ansatzes des septalen und posterioren Trikuspidalsegels vom atrioventrikulären fibrösen Ring von > 8 mm/m² Körperoberfläche (Abb. 21.**27**). Somit ist das Orificium der Trikuspidalklappe ins rechtsventrikuläre Cavum verlagert und die rechtsseitigen Herzhöhlen bestehen morphologisch aus 3 Komponenten:
  - *wahrer rechter Vorhof* (Abb. 21.**27**: Fläche des anatomischen rechten Vorhofes bis zum anatomischen Trikuspidalanulus),
  - *atrialisierter rechter Ventrikel*, der anatomisch und elektrisch zum rechten Ventrikel, funktionell aber zum rechten Vorhof gehört (Abb. 21.**27**: Fläche zwischen Trikuspidalanulus und Orificium der Trikuspidalklappe),
  - *funktioneller rechter Ventrikel* (Abb. 21.**27**); je größer die apikale Verlagerung, desto größer der atrialisierte Anteil des rechten Ventrikels und desto kleiner der funktionelle rechte Ventrikel.
➤ Missbildung des anterioren Trikuspidalsegels (sehr lang, adhärent zum Endokard).
➤ Stenosen im rechtsventrikulären Ausflusstrakt (häufig).

Je nach Schweregrad der trikuspidalen Malformation findet sich eine leichte bis schwere Trikuspidalinsuffizienz. Ein offenes Foramen ovale oder ein ASD Typ II ist bei Patienten mit Ebstein-Anomalie in bis zu 50 % assoziiert (interatrialer Shunt). Zudem können sich in bis zu 25 % der Patienten multiple akzessorische Bahnen (WPW-Syndrom) finden.

Gelegentlich können andere kongenitale Vitien mit einer Ebstein-Anomalie der Trikuspidalklappe assozi-

21 Zyanose

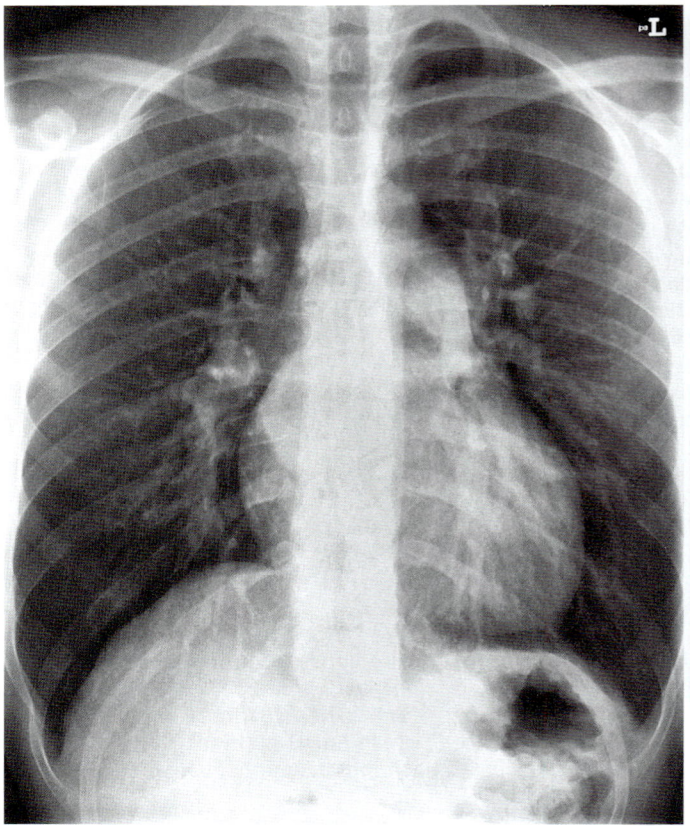
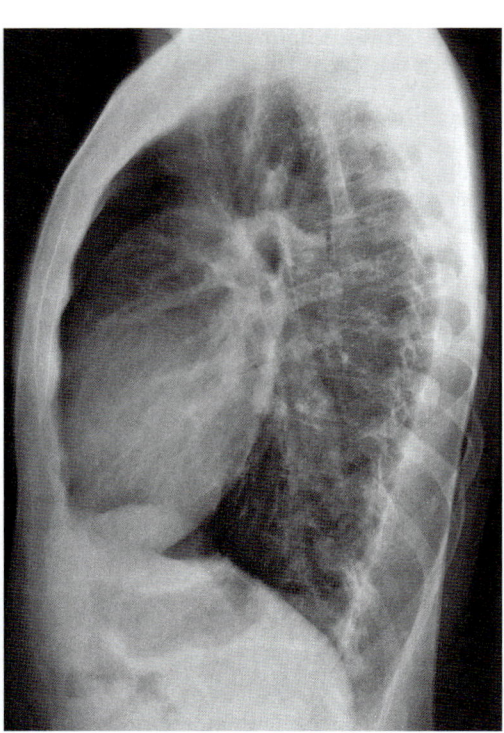

Abb. 21.26 Thoraxaufnahmen des 31-jährigen Mannes von Abb. 21.**25**.
a Vergrößerung des rechten Vorhofes. Starke Dilatation der zentralen Lungengefäße, deutliche Zeichen der pulmonalarteriellen Hypertonie.
b Verkleinerung des Retrosternalraumes durch Weichteilschatten (dilatierter rechter Ventrikel).

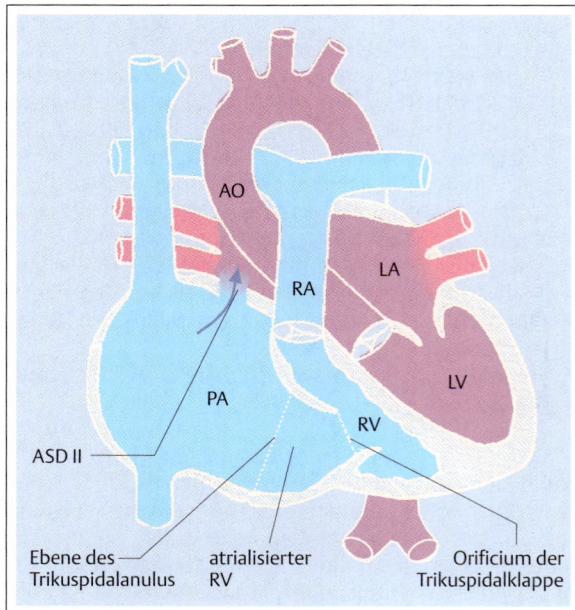

Abb. 21.27 Ebstein-Anomalie: apikale Verlagerung des Ansatzes des septalen und posterioren Trikuspidalsegels.

iert sein: kongenital korrigierte TGA, VSD, Tetralogie nach Fallot.

Klinik. Entsprechend des sehr breiten morphologischen Spektrums ist auch die klinische Präsentation sehr unterschiedlich. Sehr schwere Formen der Ebstein-Anomalie sind mit dem Leben nicht vereinbar, die Feten sterben bereits intrauterin oder die Neugeborenen sterben in den ersten Lebenstagen. Andererseits werden sehr leichte, asymptomatische Formen als Zufallsbefund bei einer echokardiographischen Untersuchung gefunden.

Dazwischen gibt es je nach Schweregrad der morphologischen Veränderungen unterschiedliche Symptome: *Ermüdbarkeit, Anstrengungsdyspnoe, Palpitationen* (Vorhofflattern, Vorhofflimmern). Bei einem interatrialen Shunt kann sich die Ebstein-Anomalie auch mit einer Zyanose präsentieren, zusätzlich verstärkt durch die Stenose im rechtsventrikulären Ausflusstrakt.

Obwohl eine schwere Trikuspidalinsuffizienz besteht, kann der Halsvenenpuls wegen Dämpfung der v-Welle im stark dilatierten rechten Vorhof normal sein. Die a-Welle ist ebenfalls selten sichtbar.

Hämoglobinzyanose

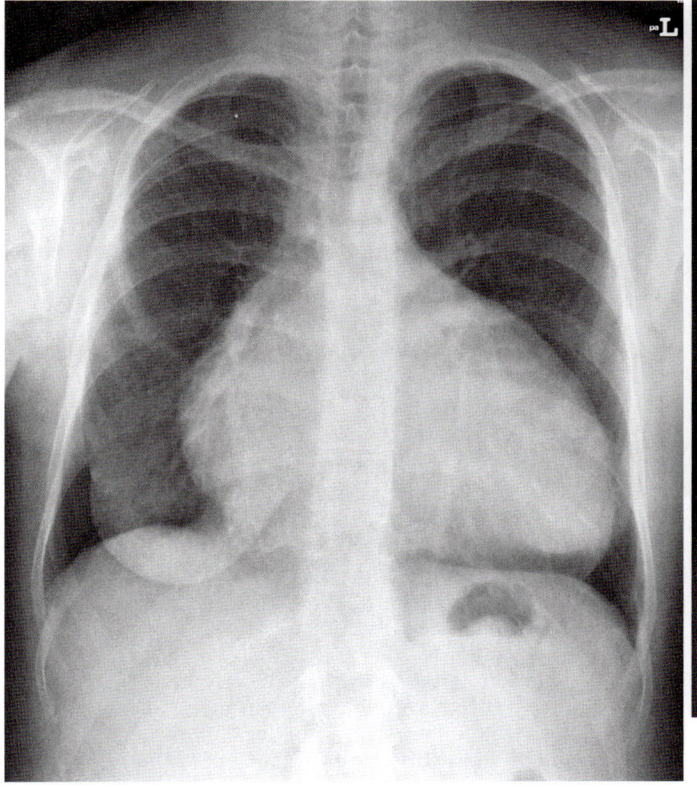
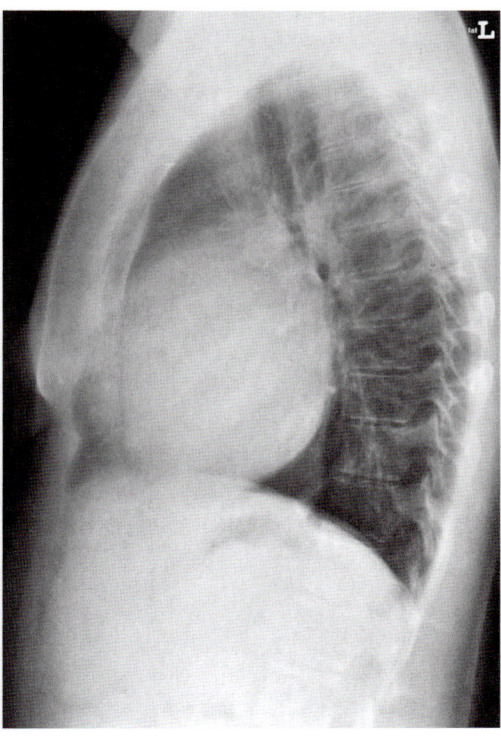

Abb. 21.28 Ebstein-Anomalie mit ASD Typ II bei einer 23-jährigen Frau.
a Nach beiden Seiten stark vergrößerte Herzsilhouette („kugelige Konfiguration"), normale Lungengefäßzeichnung! Schlanker Aortenbogen!
b Der Retrosternalraum ist durch das stark dilatierte rechte Herz ausgefüllt.

Auskultation. Der *Sail-Sound* ist typisch: Die erste Komponente des gespaltenen 1. Herztones entspricht dem Mitralklappenschluss; die zweite, verzögerte Komponente wird verursacht durch das lange anteriore Trikuspidalsegel mit seinen großen Exkursionen. Ein ²/₆- bis ³/₆-*lautes Systolikum* (Trikuspidalinsuffizienz) kann hörbar sein; typischerweise wird das Systolikum mit der Inspiration wegen des funktionell kleinen rechten Ventrikels nicht lauter. Der 2. Herzton kann solitär klingen (pulmonale Komponente nicht hörbar wegen des tiefen Pulmonalarteriendruckes); selten ist er wegen des Rechtsschenkelblockes auch breit gespalten. Ein 3. und/oder 4. Herzton sowie ein trikuspidaler Öffnungston können hörbar sein.

EKG. Es kann charakteristisch sein (breite und hohe P-Wellen), es kann sich aber auch mit verschiedenen anderen Bildern präsentieren: rechtsatriale Belastung, Verlängerung der PQ-Zeit, intraventrikuäre Reizleitungsstörungen (Rechtsschenkelblock), tiefe Q-Wellen in V_1–V_4 und in den inferioren Ableitungen. Nicht selten findet sich ein WPW-Syndrom (wobei mehrere akzessorische Bahnen bestehen können).

Röntgen-Thorax. Das Thorax-Bild kann eine beinahe *normale bis grotesk vergrößerte Herzsilhouette* zeigen (Abb. 21.28). Die rechtsatriale Silhouette ist praktisch immer vergrößert. Die Lungengefäßzeichnung ist bei einer schweren Form wegen des reduzierten pulmonalen Blutflusses vermindert und das Gefäßband ist schmal (kleiner Pulmonalishauptstamm und Aorta ascendens).

Farbdopplerechokardiographie. Sie ist die Methode der Wahl zur Beschreibung der Anatomie und Pathophysiologie (Abb. 21.29).

Pulmonale Zyanose

Die pulmonale Zyanose hat verschiede Ursachen (s. auch Kapitel 17).

Ventilationsstörung. Alle Formen der akuten oder chronischen Hypoventilation führen zu einer zentralen pulmonalen Zyanose. Die Hypoventilation kann partiell oder global sein. Bei der respiratorischen Partialinsuffizienz mit Hypoventilation einzelner Lungenab-

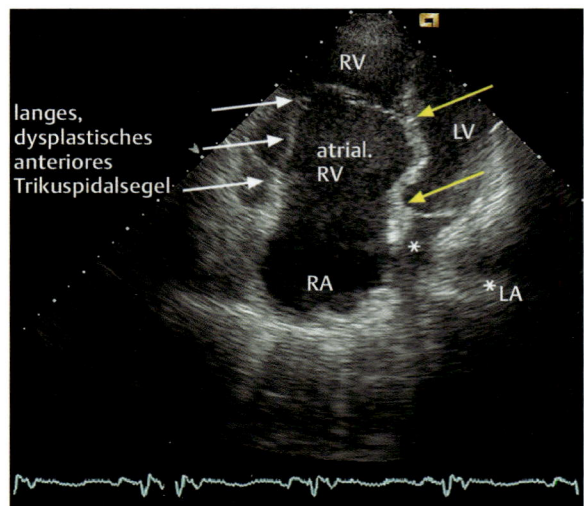

Abb. 21.29 Ebstein-Anomalie bei einer 60-jährigen Frau mit ASD Typ II. Apikaler Vierkammerschnitt mit der typischen echokardiographischen Morphologie. Gelbe Pfeile: ausgeprägte apikale Verlagerung des Ansatzes des septalen Trikuspidalsegels, * linker Vorhof.

schnitte besteht eine arterielle Hypoxämie, die Hyperkapnie (Erhöhung des arteriellen pCO_2) fehlt. Bei der respiratorischen Globalinsuffizienz besteht sowohl eine arterielle Hypoxämie als auch eine Hyperkapnie.

Diffusionsstörung. Bei allen pulmonalen Erkrankungen ist auch das Lungenparenchym betroffen mit Verminderung der Gasaustauschfläche und/oder Behinderung der Diffusion. Erkrankungen mit Veränderungen des Lungenparenchyms (interstitielle Prozesse) und Prozesse mit Verminderung der ventilierten und perfundierten Lungenabschnitte führen zu einer Diffusionsstörung.

Vaskuläre Ursachen. Hier liegt die primäre Pathologie im arteriellen, kapillären und/oder venösen Gefäßbett (meistens kombiniert). In diese Gruppe gehören auch arteriovenöse Shunts (angeboren oder erworben).

Mischbilder. Die verschiedenen Pathologien sind häufig nicht einzeln, sondern kombiniert ursächlich an der pulmonalen Zyanose beteiligt. Eine ventilatorische Verteilungsstörung ist immer mit einer Perfusionsstörung verbunden und umgekehrt (Ventilations-Perfusions-Missverhältnis: Schlecht ventilierte Lungenabschnitte werden schlecht perfundiert und umgekehrt).

Chronische pulmonale Zyanose

Eine restriktive oder obstruktive Ventilationsstörung kann zu einer zentralen Zyanose führen. Eine primäre Ventilationsstörung als Ursache für die Lungenerkrankung führt sekundär immer auch zu einer Diffusionsstörung und zu einer Pathologie im Lungengefäßbett mit Entwicklung einer pulmonalarteriellen Hypertonie. Andererseits impliziert eine primäre Diffusionsstörung im weiteren Verlauf auch eine Ventilationsstörung der Lungen.

Primär parenchymatöse Ursachen. Die primäre Pathologie besteht in Veränderungen des Lungenparenchyms (Alveolen, Interstitium usw.). Sekundär entstehen auch vaskuläre Veränderungen, die die pulmonale Zyanose verstärken.
➤ *Intrapulmonale Ursachen:* alle Formen der Lungenfibrose, Atelektase, entzündliche Lungenerkrankungen (infektiös und nichtinfektiös), Pneumokoniosen, Tumoren, Lungenemphysem, Asthma bronchiale, chronische Bronchitis usw.
➤ *Extrapulmonale Ursachen:* chronische Pleuraergüsse, Tumoren, Thorax- und Wirbelsäulendeformität, Myopathien mit Beeinträchtigung der Atemmuskulatur (angeborene oder entzündliche Muskelerkrankungen), Zwerchfellparese, Adipositas (Pickwick-Syndrom), verschiedene Formen des Schlafapnoe-Syndroms.

Primär vaskuläre Ursachen.
➤ *Arteriell:* chronisch rezidivierende Lungenembolien (thromboembolisch), pulmonalarterielle Hypertonie (idiopathisch, sekundär durch z. B. Appetitzügler).
➤ *Venös:* chronische schwere Herzinsuffizienz, schwere Mitralstenose. Die schwere Herzinsuffizienz verursacht immer eine periphere Zyanose durch die starke Verminderung des Herzminutenvolumens, die zentrale Zyanose ist häufig wenig ausgeprägt (s. Kapitel Herzinsuffizienz).
➤ *Arteriovenöse Shunts:* angeborene arteriovenöse Missbildungen in der Lunge (Morbus Osler); erworbene arteriovenöse Missbildungen bei Leberzirrhose, Fontan-Zirkulation (univentrikuläre Zirkulation ohne Ventrikel zwischen dem rechten Vorhof und der Lungenarterie), Glenn-Anastomose (Anastomose zwischen V. cava superior und rechter Pulmonalarterie bei bestimmten angeborenen Herzfehlern). Der Schweregrad der Zyanose ist abhängig von der Größe und der Anzahl der intrapulmonalen Shunts.

Akute pulmonale Zyanose

➤ *Akute Verlegung der Atemwege:* Aspiration, Laryngospasmus, Asthmaanfall.
➤ *Primär parenchymatöse Ursachen:* Pneumothorax, Spannungspneumothorax (mit oberer Einflussstauung!), Hämatothorax (Trauma).
➤ *Vaskuläre Ursachen:* akute Thromboembolie, Fettembolie, akutes Lungenödem (Herzinsuffizienz, akute Mitralinsuffizienz bei Papillarmuskelabriss, toxisches Lungenödem usw.).

Hämiglobinzyanose

Periphere Zyanose

Die periphere Zyanose ist verursacht durch eine periphere Vasokonstriktion mit konsekutivem langsamem Blutfluss, vermehrter Sauerstoffausschöpfung und erhöhtem lokalem Gehalt von reduziertem Hämoglobin im kapillären und venösen Blut. Die arterielle Sauerstoffsättigung ist normal. Die häufigste Ursache ist die physiologische Vasokonstriktion bei jeglicher Art von Kälteexposition (Luft, Wasser).

Periphere kardiale Zyanose

Die Reduktion des Herzminutenvolumens jeglicher Ursache führt zu einer erhöhten Sauerstoffausschöpfung in den Kapillaren mit konsekutiver Zyanose der Akren, insbesondere bei Kälteexposition. Die häufigste Ursache ist die *myokardiale Insuffizienz* im Rahmen einer myokardialen oder valvulären Herzerkrankung (s. Kapitel 20). Jeder *Schock* mit sekundärer Beeinträchtigung der myokardialen Funktion kann ebenfalls zu einer peripheren Zyanose führen.

Periphere Zyanose bei Blutveränderungen

Präzipitation von Kryoglobulinen oder Kälteagglutininen bei der *Kryoglobulinämie* bzw. erhöhtem *Kälteagglutinationstiter* oder Erythrozytenverklumpungen in den Kapillaren bei der *Polyglobulie* können selten eine Blutstase mit peripherer Ausschöpfungszyanose verursachen.

Periphere lokale Zyanose

Die periphere lokale Zyanose ist durch eine lokale, periphere arterielle oder venöse Gefäßpathologie verursacht. Wenn eine periphere Arterie vollständig verschlossen ist, ist die Extremität marmoriert (und nicht zyanotisch!). Die lokale *arteriell* verursachte Zyanose bei arteriellen Durchblutungsstörungen ist in der Regel nur leicht. Die *venös* bedingte periphere Zyanose wegen Stase im venösen Gefäßbett kann sehr ausgeprägt sein, z. B. bei tiefer Bein- oder Beckenvenenthrombose, Einflussstauung wegen Tumoren usw.

Akrozyanose, Erythrocyanosis crurum, Livedo. Diese schwer erklärbaren und schwer verständlichen lokalen peripheren Zyanosen sind durch eine atonisch-hypertone Dysregulation der venös-kapillären Strombahn bedingt.
- *Akrozyanose:* blaurote Verfärbung der Akren bei vegetativer Dystonie, insbesondere bei Wasser- und Kälteexposition,
- *Eryhtrocyanosis crurum:* blaurote, nicht oder wenig schmerzhafte Verfärbung der Unterschenkel mit teigiger Schwellung bei jungen Frauen oder sekundär bei neurologischen Erkrankungen (Status nach Poliomyelitis, Querschnittläsion usw.),
- *Livedo:* fleck-, streifen- oder netzförmige periphere Zyanose bei funktionell oder organisch bedingter venöser Stauung jeglicher Ursache.

Neurovaskuläre Schultergürtelsyndrome, Brachialgien. Neben der Schmerzsymptomatik und neurologischen Befunden wegen Kompression eines Nervenplexus oder einzelner Nerven als Hauptbefunde können Kompressionssyndrome jeglicher Art eine periphere lokale Zyanose aufweisen: Scalenus-anterior-Syndrom, akzessorische Halsrippe, Thoracic-Outlet-Syndrom, Klippel-Feil-Syndrom usw.

21.2 Hämiglobinzyanose

Methämoglobinämie

Pathogenese. Während im Hämoglobin das Eisen in zweiwertiger Form vorliegt, ist es beim Hämiglobin (Methämoglobin) zur dreiwertigen Form oxidiert. Das Hämiglobin ist nicht mehr zum Sauerstofftransport fähig.

Bei Gesunden wird ständig ein kleiner Teil Hämoglobin (Hb_{II}) in den Erythrozyten spontan zu Hämiglobin (Hb_{III}) oxidiert und enzymatisch durch die NADPH-Methämoglobin-Reduktase wieder in Hb_{II} zurückgeführt. Der physiologische Hämi- bzw. Methämoglobingehalt variiert beim Erwachsenen zwischen 0,1 und 0,6 % (beim Raucher bis zu 10 % und mehr des Gesamthämoglobins). Eine Vermehrung des Methämoglobingehaltes findet sich bei gesteigerter Oxidation und verminderter Reduktion (Abb. 21.**30**).

Enthält das Blut über 1,5 g/100 ml Methämoglobin, spricht man von *Methämoglobinämie*. Bei diesem Grenzwert beginnt die Zyanose sichtbar zu werden. Bei höheren Konzentrationen nimmt das Hautkolorit einen blaugrauen bis grünlichen Ton an und kontrastiert meistens mit dem allgemeinen Wohlbefinden. Klinische Symptome wie Schwindel, Müdigkeit oder Tachykardie werden erst bei einem Methämoglobingehalt von über 40 % des Gesamthämoglobins manifest. Als Letaldosis werden 70–80 % Methämoglobin angegeben.

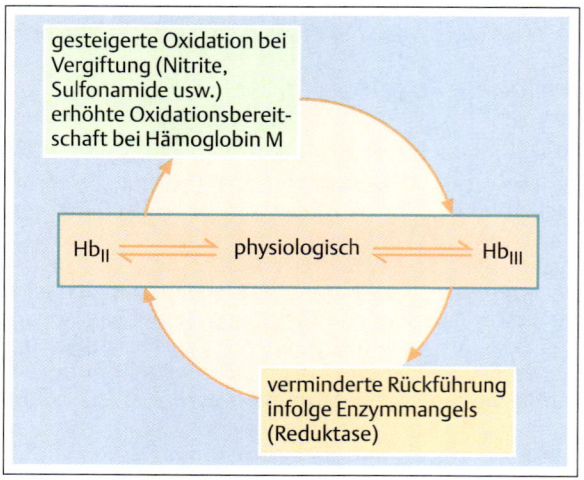

Abb. 21.30 Beziehung zwischen Hämoglobin und Hämiglobin.

Hereditäre Methämoglobinämien

Bei diesen seltenen hereditären Krankheitsbildern tritt die meist deutliche Zyanose typischerweise schon bei der Geburt oder kurz danach auf. Gegen das Vorliegen eines zyanotischen Herzvitiums spricht das Fehlen sonstiger Symptome. Da indes das fetale Hämoglobin gegenüber Methämoglobinbildnern wesentlich empfindlicher ist, muss bei Säuglingen unbedingt eine toxische Genese der Zyanose ausgeschlossen werden (Heinz-Innenkörper). Allgemeinbefinden, Leistungsfähigkeit und Lebenserwartung sind kaum beeinträchtigt, die Bildung von Uhrglasnägeln und Trommelschlegelfingern wurde nicht beobachtet.

Hämoglobinopathie M

Bei diesen autosomal dominant vererbten Krankheitsbildern liegt ein Teil des Hämoglobins als pathologisches Hämoglobin M vor. Durch die andersartige Aminosäuresequenz der β-Ketten im Hämmolekül verschiebt sich das Gleichgewicht zwischen Hb_{II} und Hb_{III} in Richtung des oxidierten Zustandes (Hb_{III}). Der Nachweis von HbM erfolgt spektroskopisch oder mittels der Hämoglobinelektrophorese.

NADPH-Methämoglobin-Reduktase-Mangel

Bei diesem seltenen autosomal rezessiven Erbleiden bedingt der Mangel an NADPH-Methämoglobin-Reduktase ein Ansteigen des Methämoglobingehalts auf 15–30 % des Gesamthämoglobins.

Hämoglobine mit niedriger O_2-Affinität

Diese sehr seltenen autosomal dominant vererbten Leiden weisen Hämoglobine mit verminderter O_2-Affinität auf. Vor allem die Hb-Kansas- und Hb-Beth-Israel-Hämoglobinopathie zeigen klinisch eine Zyanose. Trotz normaler Sauerstoffspannung ist das arterielle Blut in diesen Fällen nur etwa zu 50 % mit Sauerstoff gesättigt.

Toxische Methämoglobinämien

Ursachen. Verschiedene chemische Substanzen und eine Reihe von Medikamenten begünstigen direkt oder indirekt den Oxidationsvorgang:
- Nitrite (als Nahrungsmittelzusatz, Amylnitrit, Nitroglycerin),
- Nitrate (Silbernitrat, Bismutum subnitricum, nitrathaltiges Pökelsalz),
- Nitrobenzol (Parfüm- und Sprengstoffindustrie),
- Nitrosegase (autogenes Schweißen),
- Chlorate (Kaliumchlorat),
- Analgetika (Phenacetin, Acetanilid usw.),
- Sulfonamide,
- Anilinderivate (Farbstoffe),
- Lokalanästhetika vom Amidtyp (Lidocain).

Klinik. Folgende Kriterien weisen bei Vorliegen einer unklaren Zyanose auf eine toxische Methämoglobinbildung hin:
- zeitlicher Zusammenhang zwischen Auftreten der Zyanose und Einnahme eines Methämoglobinbildners,
- flüchtiger Charakter der Zyanose, sofern das toxische Agens nicht chronisch eingenommen wird,
- abnorm dunkelbraune Farbe des frisch entnommenen Blutes, welches sich durch Schütteln an der Luft nicht aufhellt wie gewöhnliches venöses Blut,
- Heinz-Innenkörper in den Erythrozyten, die sich mit Spezialfärbung bei den meisten erworbenen Methämoglobinämien im Blutausstrich finden lassen,
- Ausbildung einer hämolytischen Anämie in einzelnen Fällen, besonders bei Säuglingen.

Spezielle Diagnostik und Differenzialdiagnostik

Methylenblau. Als diagnostischer Test und zugleich therapeutische Maßnahme bei toxischer und angeborener Methämoglobinämie bei NADPH-Cytochrom-b5-Reduktase-(Diaphorase-)Mangel, nicht aber bei der Hämoglobinopathie M bewirkt Methylenblau, langsam (über 5 min) i. v. in einer Dosierung von 1–2 mg/kg Körpergewicht als 0,1- bis 1 %ige Lösung verabreicht, eine je nach Schweregrad teilweise oder vollständige Rückbildung der Hb_{III}-Zyanose. Eine zweite Dosis von 2 mg/kg Körpergewicht kann nachgespritzt werden, wenn die Zyanose nicht innerhalb 1 Stunde verschwunden ist.

Kumulative Dosen über insgesamt 7 mg/kg Körpergewicht können zu Atemnot, Herzschmerzen, Unruhe, Angstgefühlen, Tremor und zu einer Hämolyse führen. Bei gleichzeitigem Vorliegen eines Glucose-6-Phosphatdehydrogenase-Mangels ist Methylenblau allerdings kontraindiziert, da es eine schwere Hämolyse auslösen kann! *Ascorbinsäure* hat denselben Effekt, ist jedoch weniger wirksam. Die Diagnose wird gesichert durch den *spektroskopischen Nachweis* von Methämoglobin, das bei 630 nm eine spezifische Absorptionsbande aufweist.

Differenzialdiagnostische Probleme zwischen peripherer Zyanose und einer Methämoglobinzyanose können sich vor allem beim kreislaufkranken Patienten, der mit Nitroglycerin behandelt wird, auf der Intensivstation bei Verabreichung von Nitroprussidnatrium oder aber bei der Verätzungstherapie mit Silbernitrat ergeben. Trotz der weiten Verbreitung diesbezüglich toxischer Substanzen ist die Methämoglobinämie ein seltenes Krankheitsbild. Es ist denkbar, dass die Prädilektion dazu auf einem zusätzlichen Enzymdefekt beruhen könnte.

Sulfhämoglobinämien

Sehr selten kann es nach Einnahme von Phenacetin, Sulfonamiden, bei Schwefelwasserstoffvergiftungen und im Zusammenhang mit gastrointestinalen Störungen (Obstipation) zur Bildung des spektroskopisch nachweisbaren Sulfhämoglobins (irreversibel oxidativ aufgespaltenes Häm) kommen. Die schmutzig bräunlich-violette Hautverfärbung wird schon bei sehr geringem Sulfhämoglobingehalt sichtbar, und das Blut erscheint grünlich verfärbt.

21.3 Pseudozyanose

Eine abnorme Färbung der Haut selbst durch Pigmentation oder Ablagerung körperfremder Substanzen wird gelegentlich als Pseudozyanose bezeichnet. Von den exogenen Substanzen, die in Haut und Schleimhäuten abgelagert werden, sind besonders Silber (Argyrosis) und Gold (Chrysiasis) sowie Arsen (*Arsenmelanose*) zu erwähnen.

Literatur

Brickner ME, Hillis LD, Lange RA. Congenital heart disease – second of two parts. N Engl J Med 2000; 342: 334–42 (Erratum published in: N Engl J Med 2000; 342: 988).

Cantor WJ, Harrison DA, Moussadji JS et al. Determinants of survival and length of survival in adults with Eisenmenger syndrome. Am J Cardiol 1999; 84: 677–81.

Colman J, Oechslin E, Taylor D. A glossary for adult congenital heart disease. In: Gatzoulis MA, Webb GD, Daubeny PEF (eds.). Diagnosis and management of adult congenital heart disease. 1st ed. London: Churchill Livingstone 2003; pp. 497–508; oder www.isaccd.org/profres/a.php

Constant J. Essential of Bedside Cardiology. 2nd ed. Totowa: Humana Press Inc. 2003.

Crystal RG, West JB, Weibel ER, Barnes PJ. The lung. 2nd ed. Philadelphia: Lippincott-Raven 1997.

Daliento L, Somerville J, Presbitero P et al. Eisenmenger syndrome. Factors relating to deterioration and death. Eur Heart J 1998; 19: 1845–55.

Deanfield J, Thaulow E, Warnes C et al. Management of grown-up congenital heart disease. Task Force on the management of grown-up congenital heart disease, European Society of Cardiology. Eur Heart J 2003; 24: 1035–84.

Friedman WF, Silverman N. Congenital heart disease in infancy and childhood. In: Braunwald E, Zipes DP, Libby P (eds.). Heart disease, a textbook of cardiovascular medicine. 6th ed. Philadelphia: WB Saunders 2001; pp. 1505–91.

Gatzoulis MA, Webb GD, Daubeny PEF. Diagnosis and management of adult congenital heart disease. 1st ed. London: Churchill Livingstone 2003.

Murray JF, Nadel JA. Textbook of respiratory medicine. 2nd ed. Philadelphia: Saunders 1997.

Oechslin E. Eisenmenger's syndrome. In: Gatzoulis MA, Webb GD, Daubeny PEF (eds.). Diagnosis and management of adult congenital heart disease. 1st ed. London: Churchill Livingstone 2003; pp. 363–77.

Perloff JK, Child JS (eds.). Congenital heart disease in adults. 2nd ed. Philadelphia: WB Saunders 1998.

Perloff JK, Rosove MH, Sietsema KE, Territo MC. Cyanotic congenital heart disease: a multisystem disorder. In: Perloff JK, Child JS (eds.). Congenital heart disease in adults. 2nd ed. Philadelphia: WB Saunders 1998; pp. 199–266.

Perloff JK. Clinical recognition of congenital heart disase. 5th ed. Philadelphia: Saunders 2003.

Therrien J, Dore A, Gersony W et al. Canadian Cardiovascular Society Consensus Conference 2001 update: recommendations for the management of adults with congenital heart disease – part I. Can J Cardiol 2001; 17: 940–59.

Therrien J, Gatzoulis M, Graham T et al. Canadian Cardiovascular Society Consensus Conference 2001 update: recommendations for the management of adults with congenital heart disease – part II. Can J Cardiol 2001; 17: 1029–50.

Therrien J, Warnes C, Daliento L et al. Canadian Cardiovascular Society Consensus Conference 2001 update: recommendations for the management of adults with congenital heart disease – part III. Can J Cardiol 2001; 17: 1135–58.

Therrien J, Webb GD. Congenital heart disease in adults. In: Braunwald E, Zipes DP, Libby P (eds.). Heart disease, a textbook of cardiovascular medicine. 6th ed. Philadelphia: WB Saunders 2001; pp. 1592–1621.

Vongpatanasin W, Brickner ME, Hills LD, Lange RA. The Eisenmenger syndrome in adults. Ann Intern Med 1998; 128: 745–55.

Wood P. The Eisenmenger syndrome or pulmonary hypertension with reversed central shunt. BMJ 1958; ii: 701–9, 755–62.

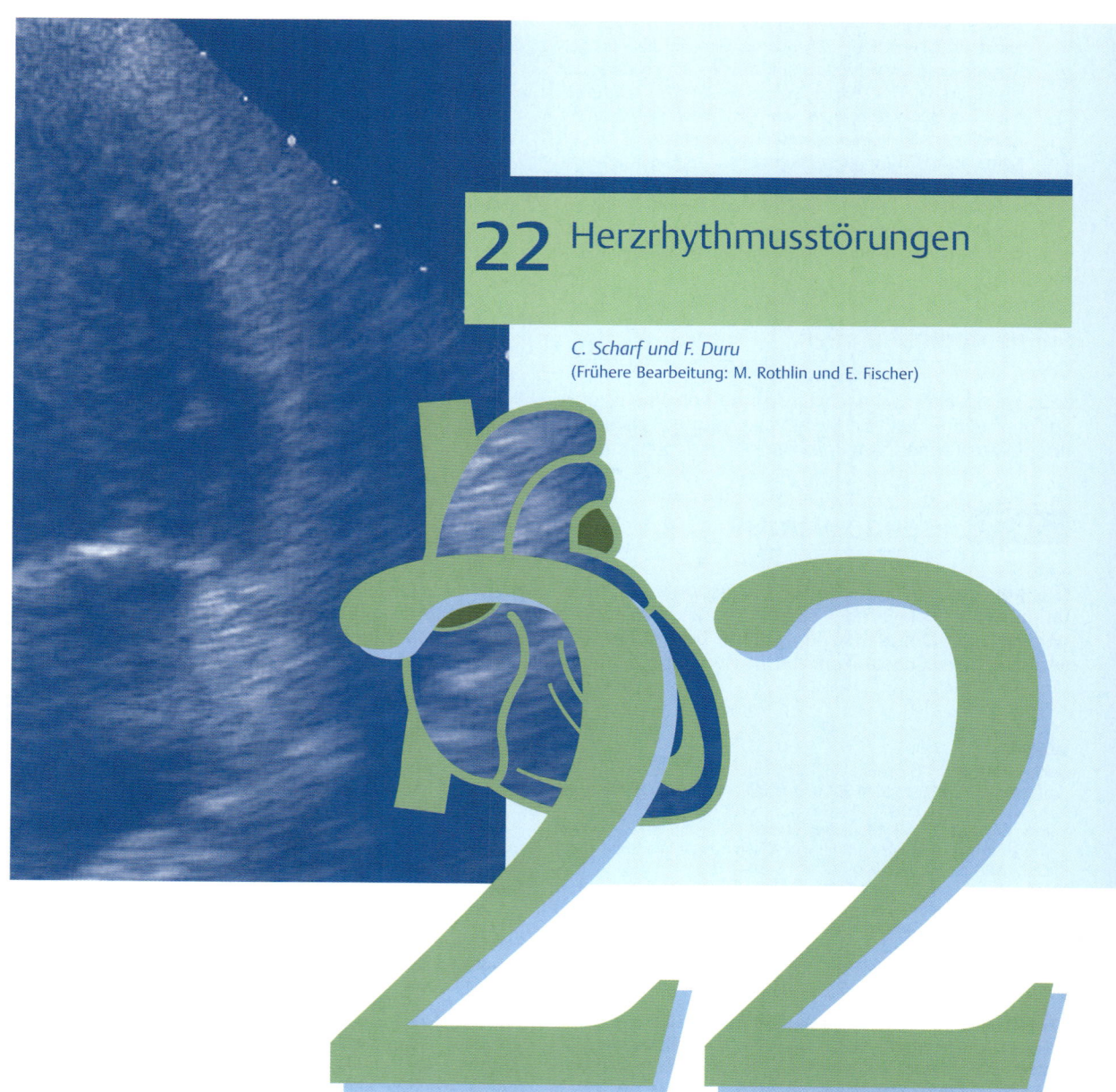

22 Herzrhythmusstörungen

C. Scharf und F. Duru
(Frühere Bearbeitung: M. Rothlin und E. Fischer)

Herzrhythmusstörungen

22.1 Allgemeine Differenzialdiagnose der Herzrhythmusstörungen _____ 724

Anamnese _____ 724
Klinische Untersuchung _____ 724
Elektrokardiogramm _____ 725
Zusätzliche Hilfsmittel zur Arrhythmiediagnostik _____ 725

22.2 Bradyarrhythmien _____ 726

Sinusknotendysfunktion _____ 726
Atrioventrikulärer Block _____ 726
    AV-Block I. Grades _____ 726
    AV-Block II. Grades _____ 726
    AV-Block III. Grades _____ 727
    Spezifische Differenzialdiagnose des vagotonen zum organischen AV-Block _____ 727
Bradykardien bei akutem Myokardinfarkt _____ 729

22.3 Junktionale Rhythmen _____ 729

22.4 Extrasystolen _____ 729

Supraventrikuläre Extrasystolen _____ 729
Ventrikuläre Extrasystolen _____ 730

22.5 Tachyarrhythmien _____ 731

Schmalkomplex-Tachykardien _____ 731

Sinustachykardie _____ 731
Atriale Tachykardie _____ 732
Vorhofflattern _____ 732
Vorhofflimmern _____ 733
AV-Knoten-Reentry-Tachykardie _____ 734
AV-Reentry-Tachykardien mit antegrader Leitung über den AV-Knoten _____ 735

Breitkomplex-Tachykardien _____ 735

AV-Reentry-Tachykardie mit antegrader Leitung über das akzessorische Bündel _____ 736
Monomorphe Kammertachykardie _____ 736
Polymorphe Kammertachykardie und Torsade de pointe _____ 737
Kammerflimmern, der plötzliche Herztod _____ 738
Tachykardie bei Herzschrittmacher _____ 738
Vorgetäuschte Tachykardie durch Artefakt _____ 738

Entstehung von Herzrhythmusstörungen

Der normale Herzschlag wird im Sinusknoten gebildet (Impulsformation) und über das Reizleitungssystem (Vorhof, AV-Knoten, His-Bündel und Purkinje-System) in die Herzkammern geleitet (Impulsleitung). Definitionsgemäß liegt ein *Sinusrhythmus* vor, wenn die P-Welle den größten positiven Ausschlag in Ableitung II hat und von einem QRS-Komplex gefolgt ist (Ausnahme bei AV-Block). Rhythmen mit einem anderen Ursprungsort als dem Sinusknoten werden *ektop* genannt. Der normale Sinusrhythmus ist nicht absolut regelmäßig, sondern seine Frequenz schwankt physiologischerweise z. B. bei der respiratorischen Arrhythmie oder bei vagalen/sympathikotonen Einflüssen.

Bradykarde Herzrhythmusstörungen entstehen durch ein Ausbleiben der normalen Impulsformation (z. B. Sinusstillstand) oder eine Blockierung der normalen Impulsleitung (z. B. AV-Block). *Tachykarde* Herzrhythmusstörungen (Arrhythmien) entstehen entweder durch eine abnorme Impulsformation (z. B. bei fokalen Arrhythmien) oder durch eine abnorme Impulsleitung (Reentry-Tachykardie) oder durch eine Kombination der beiden (z. B. bei Vorhofflimmern). Daraus resultieren Herzrhythmusstörungen aller Art und Frequenz (von langsam bis schnell, von regelmäßig bis absolut unregelmäßig). Die Ursache von Herzrhythmusstörungen ist meist unbekannt (primäre Herzrhythmusstörungen), oder es liegt eine Herzerkrankung bzw. Systemerkrankung (sekundäre Herzrhythmusstörungen) vor.

22.1 Allgemeine Differenzialdiagnose der Herzrhythmusstörungen

Anamnese

Eine exakte Anamnese ist der Schlüssel zu jeder Diagnose, auch bei Herzrhythmusstörungen.

Familienanamnese. Die Familienanamnese bezüglich plötzlichen Herztods sollte erhoben werden wegen der Möglichkeit vererbter Rhythmusstörungen wie Langes-QT-Syndrom, Brugada-Syndrom oder Kardiomyopathie. Bei unklaren Diagnosen von verstorbenen Verwandten können EKG oder Krankenakten wertvolle Hinweise auf die Art der familiären Erkrankung liefern.

Persönliche Anamnese. Wenn in der persönlichen Anamnese strukturelle Herzerkrankungen, wie z. B. Z. n. Myokardinfarkt oder eine Kardiomyopathie vorhanden sind, sind Herzrhythmusstörungen eher gefährlich. Umgekehrt sind Rhythmusstörungen bei strukturell normalem Herzen meist ungefährlich.

> Die meisten Rhythmusstörungen sind harmlos bei Gesunden mit normalem Herzen. Bei einer organischen Herzerkrankung können Rhythmusstörungen jedoch potenziell lebensbedrohlich sein.

Das *Alter* beim erstmaligen Auftreten der Rhythmusstörung kann wertvolle Hinweise liefern: Tachykardien durch akzessorische Bahnen (WPW oder retrograd leitend) sind meistens bereits im Kindes- und Jugendalter symptomatisch, atriale Tachykardien treten eher im Erwachsenenalter auf und AV-Knoten-Reentry-Tachykardien können in jedem Alter auftreten.

Paroxysmale supraventrikuläre Tachykardien haben einen *plötzlichen Beginn* und ein *plötzliches Ende* – wie wenn ein Lichtschalters angeht – und sind häufig von starkem Harndrang gefolgt, hervorgerufen durch Ausschüttung von atrialem natriuretischem Peptid (ANP). Eine graduelle Beschleunigung der Rhythmusstörung (warming up) oder Verlangsamung (cooling down) deutet auf einen autonomen Fokus hin, z. B. bei atrialer Tachykardie.

Hat der Patient eine *Synkope* in der Anamnese, ist die Herzrhythmusstörung potenziell gefährlich, erst recht bei Patienten mit struktureller Herzerkrankung (Kapitel 31). Cave: Auch eine *Epilepsie* kann sekundär sein, d. h. als Folge einer Hypoxie im Rahmen einer Herzrhythmusstörung auftreten.

Klinische Untersuchung

Zentrale und periphere Pulszählung. Bei Patienten mit Herzrhythmusstörungen kann das Zählen des Pulses – zentral mit Stethoskop und peripher – bereits wichtige Hinweise geben auf hämodynamische Relevanz (z. B. Pulsdefizit) und Synchronizität von Vorhof und Ventrikelkontraktion (stark wechselnde Intensität des 1. Herztones bei fehlender AV-Synchronizität). Gleichzeitig können in der klinischen Untersuchung kardiale Grunderkrankungen, z. B. Vitien, erfasst werden, welche in einem direkten Zusammenhang mit der Rhythmusstörung stehen können.

Ein regelmäßiger Ruhepuls mit einzelnen Aussetzern lässt auf das Vorliegen von Extrasystolen mit kompensatorischen Pausen schließen, welche meist belanglos sind.

Besteht eine absolute Pulsarrhythmie verbunden mit einem Pulsdefizit, d. h. einem höheren Puls bei Herzauskultation als bei Palpation an der A. radialis, kann bereits ohne EKG die Diagnose eines Vorhofflimmerns gestellt werden.

Allgemeine Differenzialdiagnose der Herzrhythmusstörungen

Die Pulsfrequenz an sich lässt noch keinen Schluss auf die Art der Rhythmusstörung und deren Gefährlichkeit zu. Kammertachykardien sind zwar häufig schnell und führen zu Synkopen, vor allem bei Patienten mit vorbestehenden Herzkrankheiten, sie können aber auch langsamer sein, so dass sie vom Patienten über Stunden und Tage toleriert werden. Sie erfordern jedoch in jedem Fall eine notfallmäßige Behandlung und Überwachung. Umgekehrt sind supraventrikuläre Tachykardien häufiger bei Patienten mit normalem Herz, werden deshalb besser toleriert und können vom Patienten mit Husten, Pressen oder Karotismassage beendet werden.

Karotismassage. Die Karotismassage – der Patient sollte dabei an einem EKG-Monitor überwacht werden – ist integraler Bestandteil der körperlichen Untersuchung. Der hierbei hervorgerufene Vagotonus hat nicht nur diagnostische Bedeutung durch Verlangsamung von Sinus- und AV-Knoten, sondern kann auch unmittelbar therapeutisch die Rhythmusstörung terminieren, sofern der AV-Knoten Teil des elektrischen Erregungskreises (Reentry) ist. Zudem können Arrhythmien verlangsamt werden, wenn es sich um fokale autonome Tachykardien (z. B. atriale Tachykardien) handelt, oder sie können demaskiert werden, wie z. B. die Flatterwellen beim Vorhofflattern mit rascher und aberranter Überleitung. Auch zur Abklärung von Bradykardien sollte die Karotismassage (Tab. 22.1) durchgeführt werden, um gefährliche Bradykardie-induzierte Blockierungen des Reizleitungssystems zu erfassen, welche eine schlechte Prognose haben (Kapitel 31).

Elektrokardiogramm

Bei einer systematischen Analyse des EKG wird die Frequenz und Beziehung von Vorhof (P-Wellen) und Ventrikel (QRS-Komplexe) zueinander verglichen. Anschließend sollten Größe, Breite und Achse der P-Wellen und QRS-Komplexe bestimmt werden. Auch die Repolarisationsphase (ST-/T-Segment) sollte interpretiert werden und allenfalls vorhandene U-Wellen sollten gesucht werden. Schließlich gehört eine Ausmessung des längsten QT-Intervalles dazu, da auch dieses für die Entstehung von Arrhythmien eine große Rolle spielen kann. Neben der Diagnose der Arrhythmie kann das 12-Ableitungs-EKG wichtige Informationen über frühere oder aktuelle Herzinfarkte, über pulmonale oder systemische Hypertonie, Kardiomyopathien, Perikarditis und kongenitale Anomalien geben.

Zusätzliche Hilfsmittel zur Arrhythmiediagnostik

Belastungs-EKG (Ergometrie). Eine EKG-Ableitung bei körperlicher Belastung (Laufband, Fahrrad) kann belastungsinduzierte Arrhythmien provozieren oder Hinweise für den Frequenzanstieg des Sinusknotens geben (chronotrope Kompetenz) bzw. die Leitungseigenschaften akzessorischer Bahnen (Delta-Welle bei WPW) aufzeigen.

Langzeit-EKG (Holter-EKG). Wenn eine Herzrhythmusstörung nur intermittierend (paroxysmal) auftritt, kann ein Langzeit-EKG über 24 oder 48 Stunden weiterhelfen, sofern die symptomatische Arrhythmie während dieser Zeit auch wirklich wieder auftritt. Dabei ist zu beachten, ob die Rhythmusstörung auch wirklich mit den Symptomen im Tagebuch korreliert.

Ereignisrekorder. Bei seltenen Arrhythmien kann auch über mehrere Tage oder Wochen ein Ereignisrekorder mit oberflächlicher EKG-Ableitung, z. B. über eine Armbanduhr, eingesetzt werden. Werden sehr seltene, aber potenziell gefährliche Rhythmusstörungen, z. B. mit Synkope, gesucht, kann ein Ereignisrekorder auch subkutan pektoral implantiert werden. Dieser kann automatisch das EKG unter und über einer programmierbaren Pulsgrenze aufzeichnen (z. B. unter 40/min oder über 160/min). Zusätzlich sind patientenaktivierte Aufzeichnungen möglich, so dass z. B. ein normales EKG während entsprechenden Symptomen eine extrakardiale Genese dieser Symptome beweist.

Elektrophysiologische Untersuchung. Die elektrophysiologische Stimulation ist eine invasive Untersuchung zur definitiven Diagnose bei Patienten mit unklarer Arrhythmie oder Synkope. Zusätzlich wird sie aus therapeutischer Indikation zur Behandlung von supraventrikulären und ventrikulären Tachykardien mittels Radiofrequenzablation durchgeführt. Eine Dokumentation der Rhythmusstörungen mittels einer der nichtinvasiven oben genannten Methoden sollte vorher aber unbedingt versucht werden.

Weitere diagnostische Hilfsmittel für Einzelfälle. Die Kipptisch-Untersuchung (tilt table) kann eine neurokardiogene Synkope provozieren, welcher – sofern sie mit den klinischen Symptomen korreliert – diagnostische Bedeutung zukommt. Darüber hinaus können EKG-Intervalle weiter analysiert werden für die nichtinvasive Risikobeurteilung verschiedener Patientengruppen: die Herzfrequenzvariabilität als Maß für die sympathikovagale Innervation, das signalgemittelte EKG, T-Wellen-Alternans, Herzfrequenzturbulenz usw.

Tabelle 22.1 Durchführung einer Karotissinusmassage

- Karotisauskultation beidseitig (Ausschluss Karotisstenose – absolute Kontraindikation!)
- Nur einseitige Massage: ipsilateraler Puls der A. temporalis soll tastbar bleiben
- Kontinuierliche EKG-Überwachung
- Massagedauer etwa 5 s
- Bereitschaft für akute Behandlung, falls Hypotension, transiente Bradykardien sowie ventrikuläre Tachykardien auftreten

22.2 Bradyarrhythmien

Eine Bradykardie ist häufig, bei Gesunden kann sie nachts bis 30/min betragen und beim Sportler in Ruhe sogar tagsüber auftreten. Eine Indikation zur Behandlung besteht nur bei korrelierenden Symptomen.

Sinusknotendysfunktion

Vor allem bei älteren Patienten kann die Sinusknotenfunktion pathologisch beeinträchtigt sein (sick sinus syndrome), was sich vor allem in einem fehlenden Frequenzanstieg bei Belastung äußert (chronotrope Inkompetenz), aber auch in Sinuspausen über 3 Sekunden und Frequenzsprüngen über 15%. Besteht gleichzeitig eine atriale Tachyarrhythmie wird von einem *Brady-Tachykardie-Syndrom* gesprochen.

Die genaue Unterscheidung zwischen *Sinusstillstand* (Ausbleiben der Impulsformation) und *sinuatrialem Block* (fehlende Impulsleitung) hat wenig klinische Bedeutung. Wichtiger ist die Korrelation zu möglichen Symptomen wie Anstrengungsdyspnoe, Schwindel, Synkopen oder Palpitationen, da dann eine Indikation zur Schrittmacherimplantation besteht.

Sekundäre Ursachen der Sinusknotendysfunktion sind Hypo- oder Hyperthyreose, Medikamente, Elektrolytstörungen oder ein Schlafapnoe-Syndrom (Tab. 22.2).

Bei Patienten mit Sinusknotendysfunktion kann in ca. 20% der Fälle auch eine Dysfunktion des AV-Knotens beobachtet werden, da die Ursachen dieselben sind. Sinusknotendysfunktion, meistens transienter Art, wird häufig nach Konversion von schnellen atrialen Rhythmen (atriale Tachykardie, Vorhofflattern oder Vorhofflimmern) beobachtet.

> Sinusknotendysfunktion ist nur therapiebedürftig, wenn sie mit entsprechenden Symptomen korreliert.

Tabelle 22.2 Ursachen für Bradyarrhythmien

- Medikamente (Betablocker, Digitalis, Calciumantagonisten von Verapamil-Typ, andere Antiarrhythmika)
- Erhöhter Vagotonus (z. B. Valsalva-Pressversuch, Karotisdruck)
- Elektrolytstörungen (z. B. Hyperkaliämie)
- Koronare Herzerkrankung (Z. n. Myokardinfarkt)
- Myokarditis (z. B. rheumatisches Fieber)
- Infektiöse Endokarditis
- Andere infektiöse Krankheiten (z. B. Borreliose, Tuberkulose, Toxoplasmose, Chagas-Erkrankung)
- Infiltrative Erkrankungen (Amyloidose, Sarkoidose, Hämochromatose)
- Mechanische Ursachen (nach Herzoperationen oder traumatisch)
- Tumormetastasen
- Degenerative Veränderungen
- Kongenitale Anomalien des Reizleitungssystems
- Neuromuskuläre Erkrankungen

Atrioventrikulärer Block

Blockierungen des AV-Knotens bei Sinusrhythmus werden unterteilt in 3 Grade: beim AV-Block I. Grades kommt es zu einer Verlängerung des PQ-Intervalls, beim AV-Block II. Grades werden einzelne P-Wellen nicht übergeleitet und beim AV-Block III. Grades werden keine P-Wellen übergeleitet.

AV-Block I. Grades

Der AV-Block I. Grades ist eine Verlängerung der PQ-Zeit über 200 ms, hervorgerufen durch Vagotonie, Alter oder Medikamente, und ist meist unbedeutend. Ist er ständig vorhanden, muss an eine pathologische AV-Knoten-Funktion oder an eine kongenitale Anomalie gedacht werden. Ein AV-Block I. Grades kann bei Patienten mit signifikanter intraventrikulärer Reizleitungsstörung (Schenkelblock) ein Hinweis auf eine schwere Erkrankung des gesamten Reizleitungssystems unterhalb des AV-Knotens sein. Eine sehr lange PQ-Zeit über 300 ms kann zur Vorhofkontraktion gegen geschlossene AV-Klappen führen, was sich mit Palpitationen, Präsynkopen und Leistungsintoleranz bemerkbar macht.

AV-Block II. Grades

Ein AV-Block II. Grades bedeutet, dass weniger QRS-Komplexe als P-Wellen vorhanden sind, diese aber weiterhin eine Beziehung zueinander haben. Je nach Entstehungsort und vor allem aus prognostischen Gründen wird der AV-Block II. Grades in 2 Typen unterteilt:

Typ 1. Beim Typ 1 (*Typ Wenckebach*) besteht bei der Hälfte der Patienten die typische progrediente PQ-Verlängerung bis zur Blockierung (Abb. 22.1). Als diagnostisches Kriterium ist die PQ-Zeit nach der blockierten P-Welle verkürzt. Die progrediente Verkürzung der RR-Intervalle, genannt Wenckebach-Periodik, resultiert aus der verlangsamten Progression der PQ-Verlängerung. Der Entstehungsort ist meist der AV-Knoten, welcher unter vagalem Einfluss eine Leitungsverzögerung hat; eine Progression zum höhergradigen AV-Block ist selten.

> Der AV-Block II Typ Wenckebach zeichnet sich durch eine progrediente Verlängerung des PQ-Intervalles aus und wird diagnostiziert anhand der PQ-Verkürzung nach der Pause sowie der Wenckebach-Periodik der RR-Intervalle (Abb. 22.1).

Bradyarrhythmien

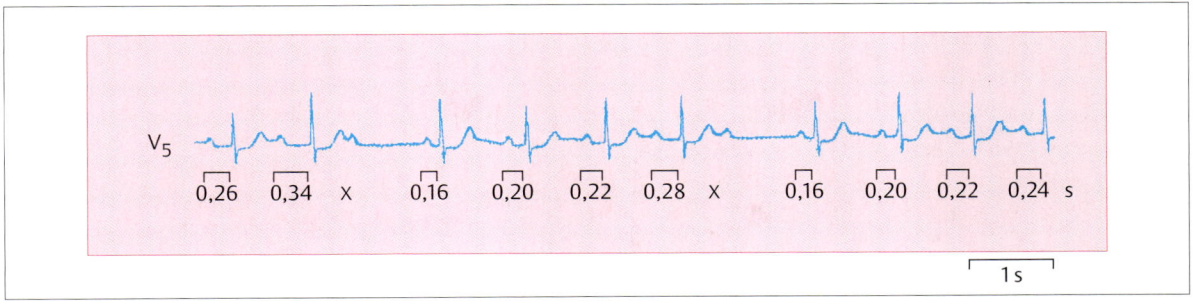

Abb. 22.1 AV-Block II. Grades Typ Wenckebach. Progrediente Zunahme der PQ-Zeiten bis zum vollständigen Ausfall der AV-Überleitung (X).

Typ 2. Im Gegensatz dazu besteht beim Typ 2 (Mobitz) ein evtl. wechselndes Überleitungsverhältnis der P-Wellen zum Ventrikel (3:2, 4:3 usw.) *ohne* PQ-Verlängerung *vor* bzw. Verkürzung *nach* der Pause. Der Entstehungsort ist unterhalb des AV-Knotens (His oder infra-His) und die Progression zum totalen AV-Block häufig. Wegen des hohen Sympathikotonus ist die Sinusfrequenz meist erhöht, die PQ-Zeit ist kürzer und variiert nicht.

Differenzierung. Beim AV-Block II. Grades mit 2:1-Überleitung kann die Differenzialdiagnose dieser beiden Typen schwierig sein und wird meist nur möglich, wenn Beginn und Ende des Blocks sowie weitere Hinweise in die Betrachtung mit einbezogen werden: beim nodalen Block Typ Wenckebach bestehen häufig Zeichen der erhöhten vagalen Aktivität (Sinusbradykardie), beim infranodalen Block Typ Mobitz besteht im Gegensatz dazu ein erhöhter Sympathikotonus (Sinustachykardie).

AV-Block III. Grades

Der AV-Block III. Grades bedeutet, dass die Vorhofaktivität nicht mehr auf den Ventrikel übergeleitet wird. Wenn keine Ersatzzentren einsetzen, was allerdings eher selten der Fall ist, resultiert eine Asystolie. Ersatzrhythmen sind meist regelmäßig und – je nach Enstehungsort – schmal (junktionaler Rhythmus), haben ein Rechts- bzw. Linksschenkelblockbild (linker bzw. rechter Tawara-Schenkel) oder sind plump wie Extrasystolen (Kammermyokard).

Cave: AV-Blockierungen treten auch bei Vorhofflattern und Vorhofflimmern auf. Beim Vorhofflattern leitet ein gesunder AV-Knoten die Flatterwellen im Verhältnis 2:1 über, was in einer typischen Ventrikelfrequenz von ca. 130–150/min resultiert. Langsamere Frequenzen bei 3:1- oder 4:1-Überleitung sind meist das Resultat einer verlangsamten AV-Knotenleitung, hervorgerufen durch Medikamente oder Erkrankung des Reizleitungssystems. Treten bei Vorhofflimmern statt der absoluten Arrhythmie plötzlich regelmäßige Kammerfrequenzen auf, muss von einem totalen AV-Block ausgegangen werden.

> Regelmäßige Kammerfrequenzen bei Vorhofflimmern müssen an einen totalen AV-Block mit Ersatzrhythmus denken lassen!

Die höhergradigen AV-Blockierungen sind meist idiopathisch bzw. durch eine Degeneration des Reizleitungssystems bedingt. Sekundäre Ursachen sollten je nach klinischer Gesamtsituation gesucht werden (Tab. 22.**2**)

Spezifische Differenzialdiagnose des vagotonen zum organischen AV-Block

Vagotoner AV-Block. Typischerweise kann beim herzgesunden Patienten ein starker Vagotonus sowohl im Sinusknoten als auch im AV-Knoten eine Bradykardie und sogar Pausen über mehrere Sekunden erzeugen. Da der vagale Einfluss durch den Sympathikus potenziert wird, treten solche Ohnmachten vor allem bei starker emotioneller Erregung, Schmerz oder starker Hitze auf. Im EKG zeigen sich Folgen des vagalen Einflusses, d. h. *gleichzeitige* Sinusknotenverlangsamung *und* AV-Blockierung (AV-Block I. Grades oder II. Grades Typ Wenckebach). Dies ist der Schlüssel zur Diagnose im EKG (Abb. 22.2). Nach der Pause können Reflextachykardien auftreten. Klassische Symptome sind eine protrahierte Hypotension nach dem Ereignis, welche zu Unwohlsein, Blässe, Schwitzen und Übelkeit führt. Diese Episoden sind lästig, aber ungefährlich.

Organischer AV-Block. Im Gegensatz dazu sind Pausen, hervorgerufen durch einen pathologischen Zustand, also eine Erkrankung des Reizleitungssystems, gefolgt von einem starken Sympathikotonus. Zum Beispiel führt der organische AV-Block wegen der Hypotension zu einer *Sympathikusstimulation und gleichzeitigen Sinustachykardie* (diagnostische Verkürzung des P-P-Abstandes während des AV-Blocks, Abb. 22.**3**). Nach Ende der AV-Blockierung haben die Patienten einen hochnormalen Blutdruck und fühlen sich beschwerdefrei (Tab. 22.**3**).

22 Herzrhythmusstörungen

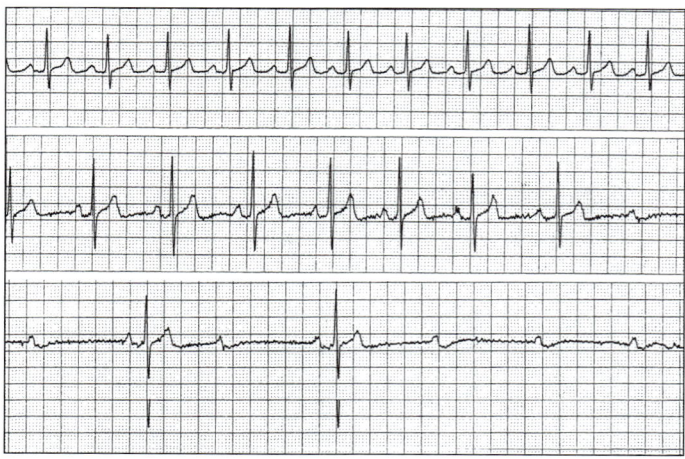

Abb. 22.2 Vagotoner AV-Block. Rhythmusstreifen während einer Blutentnahme mit Synkope. Initial Sinustachykardie bei emotionaler Erregung, welche anschließend langsamer wird (zunehmender Vagotonus wegen Schmerz, Anblick von Blut) und darauf folgend totaler AV-Block. Diagnostisch ist die persistierende relative Sinusbradykardie (langsamer als vor dem Block) während des totalen AV-Blocks.

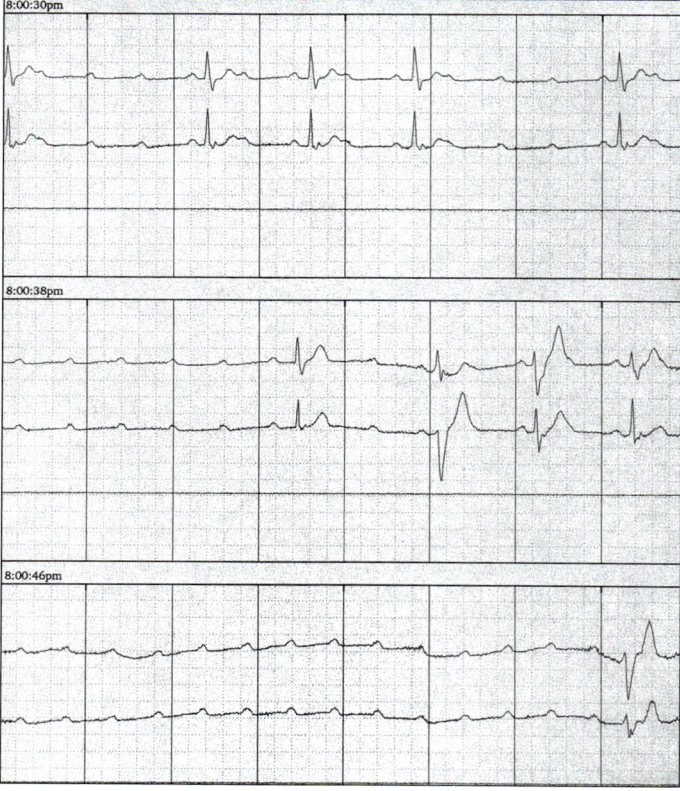

Abb. 22.3 Organischer AV-Block. Initial hochgradiger AV-Block mit 2:1- bis 4:1-Überleitung, gefolgt von totalem AV-Block auf Grund einer Erkrankung des Reizleitungssystems. Eine vagotone Ursache kann ausgeschlossen werden wegen der gleichzeitigen Sinustachykardie, welche auf eine maximale Stimulierung des Sympathikus hinweist (Frequenz 150/min).

Tabelle 22.3 Differenzialdiagnose des vagotonen zum organischen AV-Block

	Vagotoner AV-Block	Organischer AV-Block
Ort des Blocks	AV-Knoten	His-/Purkinje-Bündel
Häufigste Ursache	Vagotonie	organisch (Ischämie, Fibrose)
Prognose	gut	schlecht
Sinusfrequenz beim Auftreten	tief	höher
Folgen bei erhöhter Herzfrequenz	bessere Leitung	schlechtere Leitung
Folgen einer Karotissinusmassage	schlechtere Leitung	bessere Leitung
Retrograde AV-Knoten-Leitung	nie	kann vorhanden sein
PQ-Variation	wenn > 100 ms	wenn < 50 ms

Bradykardien bei akutem Myokardinfarkt

Bradyarrhythmien (Sinusbradykardie bis zum AV-Block III. Grades), hervorgerufen durch Vagotonie (Morphingabe, Infarktschmerz), werden häufig während der Fibrinolyse und Reperfusion beobachtet, vor allem bei inferioren Infarkten. Wenn die akute Ischämie zur Sinusknotendysfunktion führt, liegt meist ein sehr proximaler Verschluss der rechten Kranzarterie oder des Ramus circumflexus der linken Kranzarterie vor. Das hohe Septum mit dem His-Bündel und den Tawara-Schenkeln wird von den ersten septalen Ästen des Ramus interventricularis anterior (RIVA) der linken Kranzarterie versorgt. Deshalb ist ein *höhergradiger AV-Block bei anteriorem Myokardinfarkt* ein Alarmzeichen, da häufig ein ganz proximaler Verschluss des RIVA vorliegt mit entsprechend hohem Risiko der Progression zum totalen AV-Block. Weitere Zeichen von ausgedehnter Myokardnekrose im Bereich des Reizleitungssystems sind neu aufgetretene Schenkelblockbilder.

22.3 Junktionale Rhythmen

Als subsidiäres Schrittmacherzentrum kann die AV-Knoten-Region die Schrittmacherfunktion bei Verlangsamung des Sinusknotens (kranker Sinusknoten, Vagotonie) oder als Folge abnormer Impulsformation (Digitalisintoxikation, Katecholamine, Fibrinolyse, herzchirurgische Eingriffe) übernehmen. Retrograde P-Wellen lassen einen junktionalen Rhythmus vermuten, eine graduelle Verlangsamung nach Karotismassage kann beobachtet werden, und eine Akzeleration ist möglich (Abb. 22.4). Vor allem beim Jugendlichen können auch akzelerierte junktionale Rhythmen beobachtet werden; die Diagnose kann aber häufig erst durch eine elektrophysiologische Stimulation bewiesen werden.

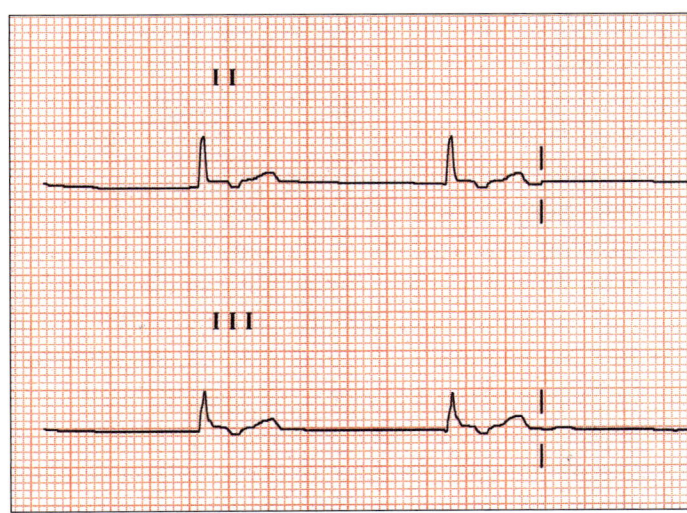

Abb. 22.4 Junktionaler Rhythmus. Beachte die retrograden P-Wellen nach dem schmalen QRS-Komplex, welche auf einen junktionalen Ursprung (im Bereich des AV-Knotens) hindeuten.

22.4 Extrasystolen

Einzelschläge infolge abnormer Impulsformation werden Extrasystolen genannt und können überall entstehen (Vorhof, Ventrikel, Reizleitungssystem). Extrasystolen sind relativ häufig auch bei Herzgesunden. Sie treten entweder einzeln auf, alternierend mit einem Sinusschlag (Bigeminus) zwei Sinusschlägen (Trigeminus) usw., oder in Gruppen von 2 (couplet) oder 3 (triplet) Schlägen. Durch Extrasystolen bedingte Symptome sind sehr individuell und variabel. Bei vielen Patienten sind die Extrasystolen asymptomatisch, bei anderen können die Extrasystolen sehr störende Symptome (Herzstolpern, Beklemmungsgefühl, Angstzustände mit Dyspnoe und Hyperventilation, usw.) verursachen.

Supraventrikuläre Extrasystolen

Die supraventrikulären Extrasystolen haben ihren Ursprung im Vorhof, im Vorhofmyokard oder im AV-Knoten und zeigen sich im Oberflächen-EKG als vorzeitig einfallende P-Wellen, welche normal, biphasisch oder negativ sind je nach ihrem Ausgangspunkt (Abb. 22.5). Die QRS-Komplexe sind normal oder verbreitert infolge aberranter Überleitung. Häufig wird die Überleitung der supraventrikulären Extrasystolen blockiert, so dass eine Pause entsteht, welche wegen der nachfolgenden Sinuspause zusätzlich verlängert wird.

22 Herzrhythmusstörungen

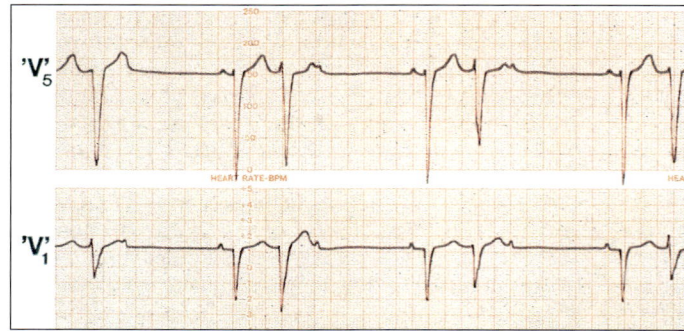

Abb. 22.5 Supraventrikuläre Extrasystolen mit Pause. Frühzeitig einfallende supraventrikuläre Extrasystolen sind die häufigste Ursache für Pausen. Beachte die blockierten P-Wellen. Diese Art von AV-Blockierung ist physiologisch.

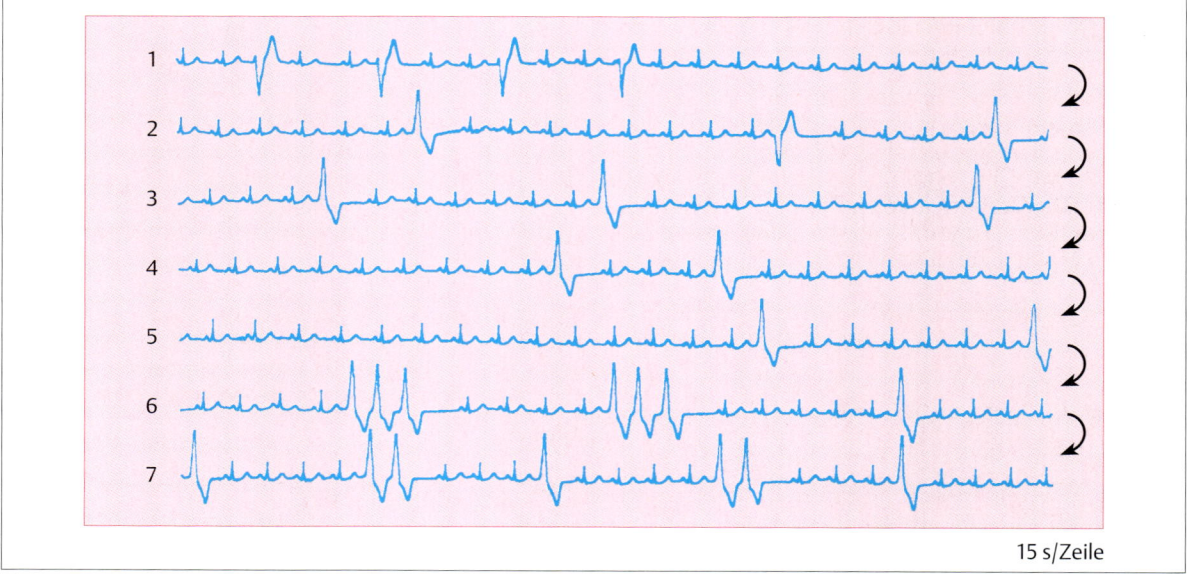

Abb. 22.6 Ventrikuläre Extrasystolen (Ableitung V₅ mit fortlaufender Registrierung). Der Ausschnitt des Langzeit-EKG zeigt verschiedene Formen von ventrikulären Extrasystolen (VES): singuläre polymorphe (polytope) VES in Zeile 1–7; paarige VES (Couplets) in Zeile 7; 3er Salven in Zeile 6.

> ! Der häufigste Grund für Pulspausen sind blockierte supraventrikuläre Extrasystolen.

Supraventrikuläre Extrasystolen haben keine prognostische Bedeutung, können aber andere anhaltende Tachyarrhythmien induzieren.

Ventrikuläre Extrasystolen

Die ventrikulären Extrasystolen (VES) unterscheiden sich von den Vorhofextrasystolen in folgenden Punkten (Abb. 22.**6**):

- keine Beziehung zur Vorhofaktion (keine konstant vorhergehende P- oder P'-Welle),
- Veränderung der QRS-Achse (Breite und Morphologie),
- Repolarisationsänderungen (T-Welle entgegengesetzt dem QRS-Vektor),
- kompensatorische Pause.

Einzelne VES haben entgegen früherer Meinungen kaum prognostische Bedeutung, erst recht nicht bei fehlender struktureller Herzerkrankung. Bei mehr als 3 VES nacheinander spricht man von einer Kammertachykardie, welche bei Patienten mit koronarer Herzkrankheit oder hypertropher Kardiomyopathie einen Risikofaktor darstellt.

22.5 Tachyarrhythmien

Die tachykarden Rhythmusstörungen werden nach ihrem Ursprungsort unterteilt in *supraventrikuläre* und *ventrikuläre Tachykardien* (Tab. 22.**4**). Die Symptomatik dieser beiden Gruppen von Rhythmusstörungen ist grundsätzlich ähnlich (Schwindel, Herzrasen, Präsynkope und Synkope). Wenn eine Tachykardie stundenlang hämodynamisch gut toleriert wird, kann es sich ebenso gut um eine Kammertachykardie wie um eine supraventrikuläre Tachykardie handeln! Einzig *spezifische Phänomene* wie Termination nach vagalen Manövern (Eiswasser trinken, Karotismassage, Valsalva-Manöver) deuten auf eine Beteiligung des AV-Knotens bei spezifischen supraventrikulären Tachykardien hin (AV-Knoten-Reentry-Tachykardie, AV-Reentry-Tachykardie).

Zur Unterscheidung von supraventrikulären und ventrikulären Tachykardien kann die *Anamnese* entscheidende Hinweise liefern: Ein Myokardinfarkt in der Anamnese bzw. sichtbar als Q-Zacke im EKG (auch während der Tachykardie sichtbar!) erhöht die Wahrscheinlichkeit für eine ventrikuläre Tachykardie bedeutend. Umgekehrt kann eine jahrzehntelange Anamnese teils seit der Jugend auf eine supraventrikuläre Tachykardie hindeuten.

Da im klinischen Alltag die Einteilung nach der QRS-Breite am wichtigsten ist, wird die Differenzialdiagnose im Folgenden dementsprechend gegliedert.

Tabelle 22.4 Klinische Unterscheidung der Tachykardien

	Paroxysmale supraventrikuläre Tachykardie	Kammertachykardie (KT)
Symptome	Palpitationen Diaphorese Nausea Schwitzen Dyspnoe verstärkte Diurese selten Synkope	Palpitationen Diaphorese Nausea Schwitzen Dyspnoe – häufig bei Synkope
Strukturelle Herzerkrankung	selten	häufig
Hereditäre Ursachen	kaum	gelegentlich
Adenosin und vagale Stimulation	beendet häufig (oder demaskiert Vorhofarrhythmie)	beendet selten
QRS-Vektor	ähnliche Achse wie Sinusrhythmus	andere Achse als Sinusrhythmus
Q-Zacken während Tachykardie	selten	häufig bei KHK und Infarkt
QRS-Breite	schmal wie Sinusrhythmus selten Aberration	meist > 140 ms selten schmaler (septale KT)
Fusionsschläge	nie	wenn vorhanden, beweisend
AV-Synchronie	fast immer	fakultativ

Schmalkomplex-Tachykardien

Schmalkomplex-Tachykardien haben definitionsgemäß eine QRS-Breite unter 120 ms und entsprechen praktisch immer einer supraventrikulären Tachykardie (Abb. 22.**7**).

Sinustachykardie

Die Sinustachykardie hat dieselbe P-Wellen-Morphologie wie ein normaler Sinusschlag, eine Achse von ca. 60° und einen graduellen Frequenzanstieg bzw. -abfall. Sinustachykardien sind sehr häufig und haben oft *sekundäre Ursachen* wie Herzinsuffizienz, Schmerz, Lungenembolie, Hypoxämie, Anämie, Hyperthyreose, zentralnervöse und andere Störungen, die mit einer gesteigerten adrenergen Stimulation einhergehen. Auch *Medikamente* können Tachykardien auslösen (Antihypertensiva, Betablockerentzug, Drogen). Sehr selten wird eine intrinsische Überempfindlichkeit des Sinusknotens für endogene Katecholamine beobachtet (inadäquate Sinustachykardie), welche nach Ausschluss sämtlicher sekundärer Ursachen anhand eines pathologisch starken Frequenzanstiegs nach minimaler körperlicher Belastung diagnostiziert wird (z. B. Puls über 150/min nach 10 Kniebeugen).

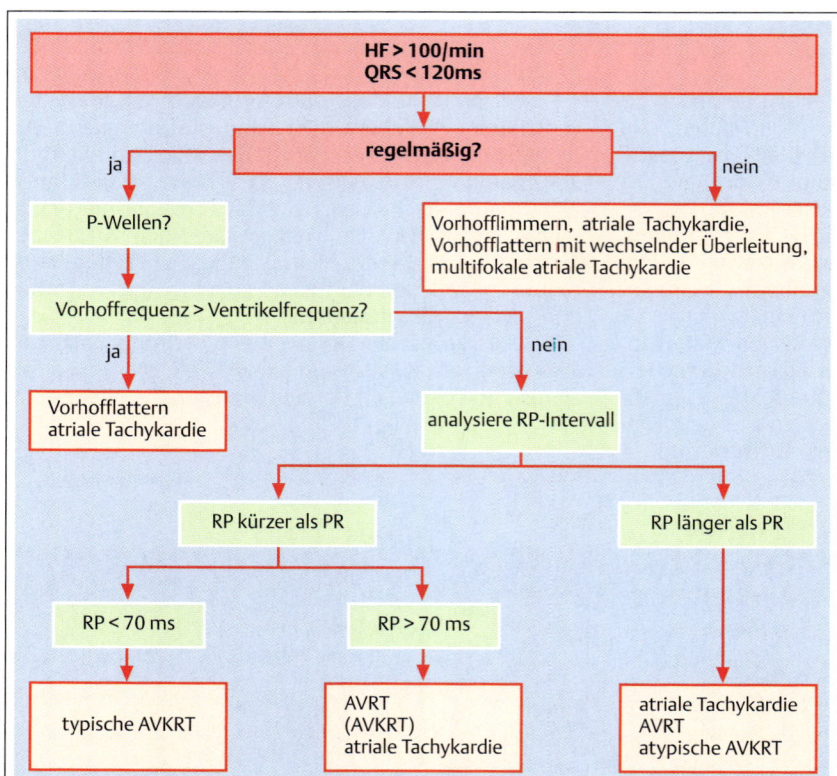

Abb. 22.7 Differenzialdiagnose der Schmalkomplex-Tachykardien. HF: Herzfrequenz, RP: Abstand von der R-Zacke zur P-Welle während der Tachykardie, AVKRT: AV-Knoten-Reentry-Tachykardie, AVRT: AV-Reentry-Tachykardie.

Atriale Tachykardie

Die atriale Tachykardie hat meist eine Vorhoffrequenz zwischen 150 und 250/min und eine andere P-Wellen-Morphologie als der normale Sinusschlag (Abb. 22.**8**). Die Ableitung mit der initial negativen P-Welle deutet auf den Ursprungsort hin (V_1 rechts; I, aVL links). Patienten mit atrialer Tachykardie haben häufig auch einzelne atriale Extrasystolen vom gleichen Fokus (gleiche P-Wellen-Morphologie) und können unregelmäßig sein.

Atriale Tachykardien können von einem oder mehreren Ursprungsorten herrühren und persistieren. Im letzten Falle handelt es sich um eine sog. *multifokale atriale Tachykardie,* welche häufig durch sekundäre Ursachen bedingt ist und mit einer Dilatation der Vorhöfe einhergeht (Druck- oder Volumenüberlastung des Vorhofs, Fibrose bei Hypertonie, Hyperthyreose). Atriale Tachykardien können auch in den Lungenvenen entstehen und die Vorstufe zum Vorhofflimmern darstellen. In diesem Fall handelt es sich um kurze Serien von unregelmäßigen schnellen Vorhoferregungen, welche länger oder auch kürzer über wenige Sekunden auftreten.

Vorhofflattern

Beim Vorhofflattern ist die Vorhoffrequenz meist höher (220–350/min) und wird mehr oder weniger regelmäßig übergeleitet. Im Gegensatz zur atrialen Tachykardie entsteht das Vorhofflattern immer durch eine *abnorme Impulsleitung* (Makro-Reentry), welche typischerweise in etwa 80% der Fälle den ganzen rechten Vorhof umfasst. Bei Patienten mit Narben im Vorhof, z.B. nach Operationen, können die Kreise des Reentry auch um die Narben herum entstehen. Die P-Wellen sind deshalb sägezahnartig und im Gegensatz zur atrialen Tachykardie ohne isoelektrische Zwischenlinie, da praktisch immer gewisse Anteile des Vorhofes gerade elektrisch erregt werden. Negative P-Wellen in den inferioren Ableitungen (II, aVF, III) deuten auf eine kaudokraniale Erregung des Vorhofseptums hin, welche bei der häufigsten Reentry-Form im Gegenuhrzeigersinn auftritt (Abb. 22.9).

Überleitung. Die Überleitung über den AV-Knoten ist meistens 2:1, so dass der Puls typischerweise starr um 130–150/min verharrt. Bei erhöhter Katecholaminwirkung oder unter Einwirkung von Klasse-1-Antiarrhythmika kann eine 1:1-Überleitung zu einer lebensbedrohlichen Tachykardie führen, welche bei Aberration breite QRS-Komplexe aufweist. Umgekehrt kann bei Ermüdung, Erkrankung, Karotismassage oder Medikamenten die AV-Knoten-Leitung auf 3:1 oder 4:1 gebremst werden, so dass die Flatterwellen demas-

Tachyarrhythmien

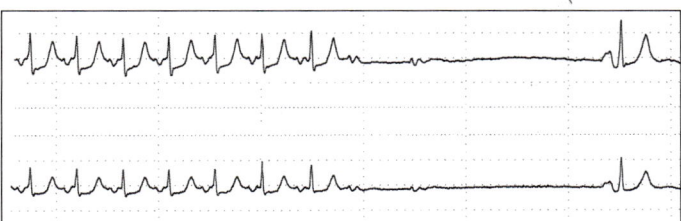

Abb. 22.8 Atriale Tachykardie. Die ektope atriale Tachykardie hat eine andere P-Wellen-Konfiguration als der nachfolgende Sinusschlag. Auch fokale Arrhythmien im Vorhof oder Ventrikel können durch Adenosin beendet werden. Adenosin bewirkt auch einen AV-Block, welcher hier 2 Schläge vor dem Ende der Tachykardie auftritt.

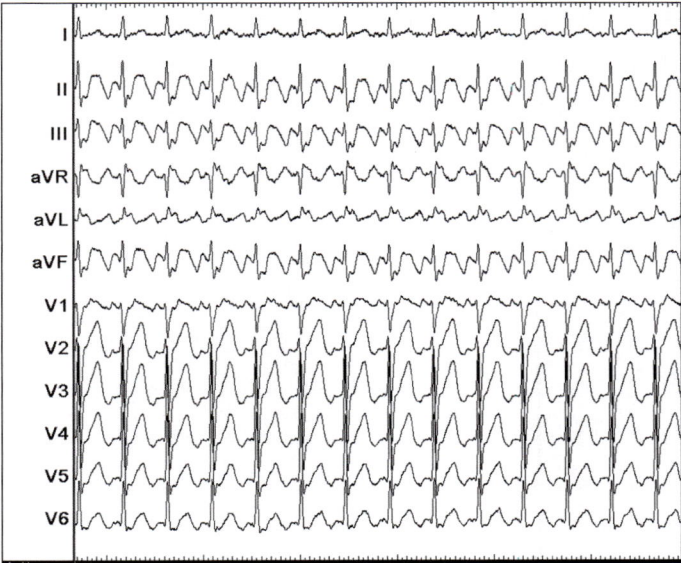

Abb. 22.9 Typisches Vorhofflattern. Die negativen Flatterwellen in den inferioren Ableitungen (II, III, aVF) deuten auf eine Aktivierung des rechten Vorhofes im Gegenuhrzeigersinn hin.

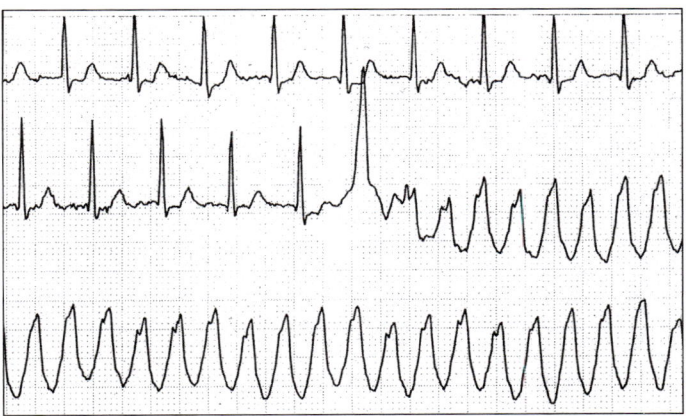

Abb. 22.10 Vorhofflattern mit 2:1- und 1:1-Überleitung mit Aberration. Im ersten Abschnitt des Rhythmusstreifens ist eine regelmäßige Schmalkomplex-Tachykardie zu sehen mit einer Frequenz um 150/min und angedeuteten P-Wellen vor dem QRS-Komplex und in der ST-Strecke. Die nachfolgende Breitkomplex-Tachykardie hat *exakt* die doppelte Frequenz, was kein Zufall sein kann. Demzufolge handelt es sich um Vorhofflattern mit 2:1- und 1:1-Überleitung. Eine Verbreiterung des QRS-Komplexes (Aberration) ist relativ häufig bei 1:1-Überleitung und kann die Unterscheidung zur Kammertachykardie erschweren.

kiert werden (Abb. 22.**10**). Die Kammerfrequenz bleibt aber immer in einem bestimmten Verhältnis und hat wiederholt identische Intervalle, was ein wichtiger Unterschied zum Vorhofflimmern ist. Eine Heilung ist durch Radiofrequenzablation möglich, wobei der Reentry-Kreis an seiner engsten Stelle unterbrochen wird.

Vorhofflimmern

Vorhofflimmern ist *eine der häufigsten Arrhythmien* insgesamt und wird bei 7% der Bevölkerung über 60 Jahren gefunden (Abb. 22.**11**). Im Gegensatz zum Vorhoffflattern ist die Kammerfrequenz beim Vorhofflimmern absolut unregelmäßig auf Grund der chaotischen Flimmerwellen (Frequenz über 300/min). Nur bei maximaler Überleitungsfrequenz (hoher Katecholaminspiegel) kann eine regelmäßige Überleitung vorgetäuscht werden. Jeder absolut arrhythmische Rhythmus ist deshalb bis zum Beweis des Gegenteils ein Vor-

22 Herzrhythmusstörungen

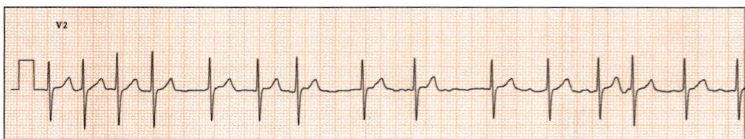

Abb. 22.11 Vorhofflimmern. Beachte die absolute Arrhythmie und die fehlenden P-Wellen

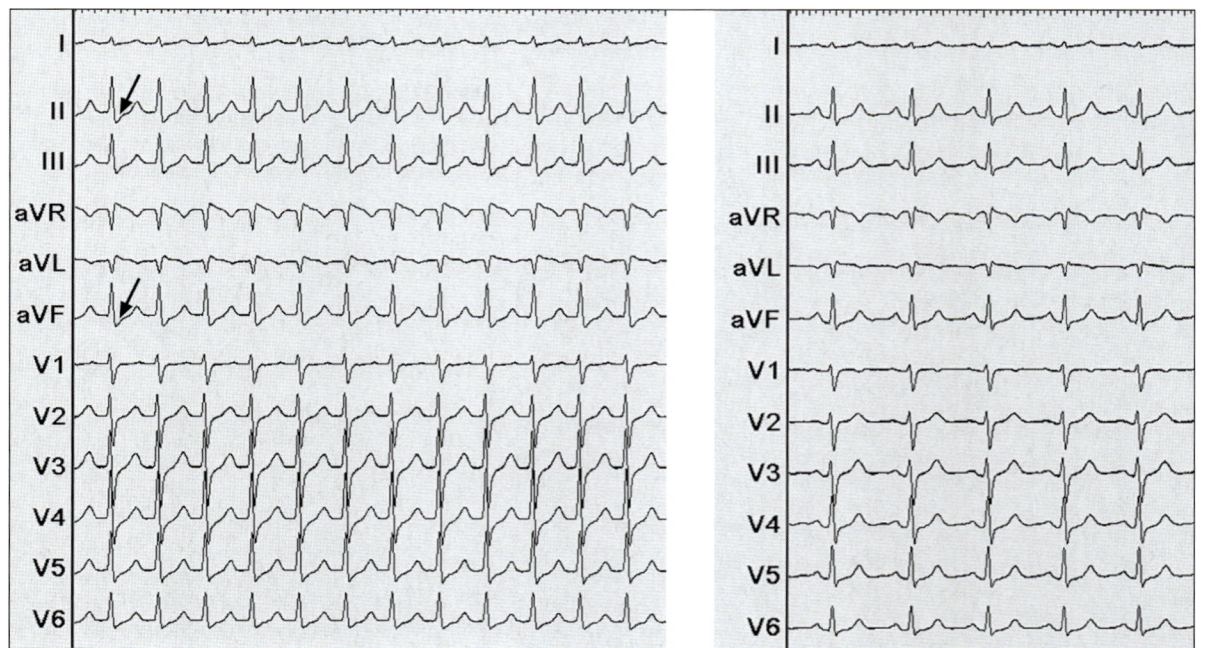

Abb. 22.12 a AV-Knoten-Reentry-Tachykardie. Beachte die retrograden P-Wellen als kleine negative S-Welle in II, III, aVF (Pfeile). **b** Zum Vergleich das EKG im Sinusrhythmus.

Tabelle 22.5 Ursachen von Vorhofflimmern

- Lungenvenentachykardie
- Hypertensive Herzkrankheit
- Herzinsuffizienz
- Ischämische Herzkrankheit
- Sinusknotensyndrom
- Kardiomyopathien
- Rheumatische Mitralvitien
- Hyperthyreose
- Myokarditis/Perikarditis
- Präexzitationssyndrom
- Alkohol, Coffein
- Nach Kardiochirurgie
- Lungenerkrankungen

hofflimmern, auch wenn keine P-Wellen sichtbar sind und auch wenn der QRS-Komplex verbreitert ist. Umgekehrt schließen exakt regelmäßige QRS-Komplexe ein Vorhofflimmern aus (DD: Vorhofflattern, junktionaler Rhythmus).

Das Vorhofflimmern wird unterteilt in *paroxysmal* (anfallsartig) und *persistierend* (kann nur mit Kardioversion in Sinusrhythmus gebracht werden, keine Spontankonversionen). Das paroxysmale Vorhofflimmern kann viele Ursachen haben (Tab. 22.**5**). Häufig können auch Vorhofflimmern, atriale Tachykardien und Vorhofflattern beim selben Patienten auftreten und sich gegenseitig induzieren.

AV-Knoten-Reentry-Tachykardie

Viele Menschen haben physiologischerweise *zwei Bahnen im AV-Knoten,* eine schnelle und eine langsame. Durch eine kreisende Erregung (Reentry) über diese beiden Bahnen entsteht die AV-Knoten-Reentry-Tachykardie, welche etwa 60 % aller paroxysmalen supraventrikulären Tachykardien ausmacht. Die typische Form führt zu einer praktisch simultanen Erregung von Vorhof und Ventrikel, was zu einer Vorhofkontraktion bei geschlossenen Atrioventrikularklappen führt. Dies wird von Patienten als starkes Klopfen in den Halsvenen verspürt. Im Anschluss an die Tachykardie setzt die typische Diurese ein.

Im EKG können die *retrograden P-Wellen* als kleine positive Zacke gerade hinter dem RS-Komplex in Ableitung V_1 erahnt werden, was ein Bild ähnlich einem inkompletten Rechtsschenkelblock ergibt. Man sollte deshalb die QRS-Komplexe im Sinusrhythmus und bei Tachykardie sorgfältig miteinander vergleichen, um eventuell versteckte P-Wellen zu erkennen (Abb. 22.**12**). In diesem Falle lassen sich schmale und in den inferioren Ableitungen negative P-Wellen beobachten, welche auf eine Vorhoferregung vom AV-Knoten aus nach oben und nach beiden Seiten gleichzeitig hinweisen.

Die atypische Form, welche bei Reentry in der entgegengesetzten Richtung beim gleichen Patienten beobachtet werden kann, hat einen langen RP-Abstand (RP länger als PR). Die Tachykardie ist *katecholaminabhängig* und kann typischerweise durch vagale Manöver (Valsalva, Karotisdruck, Adenosininjektion) beendet werden. Einzelne Patienten mit AV-Knoten-Reentry-Tachykardien weisen bei Sinusrhythmus ein verkürztes PQ-Intervall (< 120 ms) auf.

AV-Reentry-Tachykardien mit antegrader Leitung über den AV-Knoten

Bei diesen Patienten bestehen neben dem AV-Knoten zusätzliche *akzessorische Bündel*, welche eine elektrische Verbindung zwischen dem Ventrikel und dem Vorhof darstellen. Diese können rechts oder links einzeln oder mehrfach lokalisiert sein. Etwa 60 % dieser Verbindungen leiten nur retrograd (vom Ventrikel in den Vorhof), 40 % bidirektional, sowie 10 % nur antegrad. Die Bezeichnung WPW-Syndrom gilt jedoch nur für antegrad leitende akzessorische Bündel, welche somit zu einer Präexzitation (Delta-Welle) führen (Breitkomplex-Tachykardie).

Physiologischerweise ist aber eine Reentry-Tachykardie mit antegrader Leitung über den AV-Knoten und retrograder Leitung über die akzessorische Bahn weit häufiger (Abb. 22.**13**). Diese Tachykardien haben eine normale QRS-Morphologie und häufig eine abgesetzte negative P-Welle mindestens 60 ms nach dem QRS-Komplex. Gelegentlich wird eine *elektrische Alternans*, d. h. ein Wechseln der Größe identisch schmaler QRS-Komplexe beobachtet.

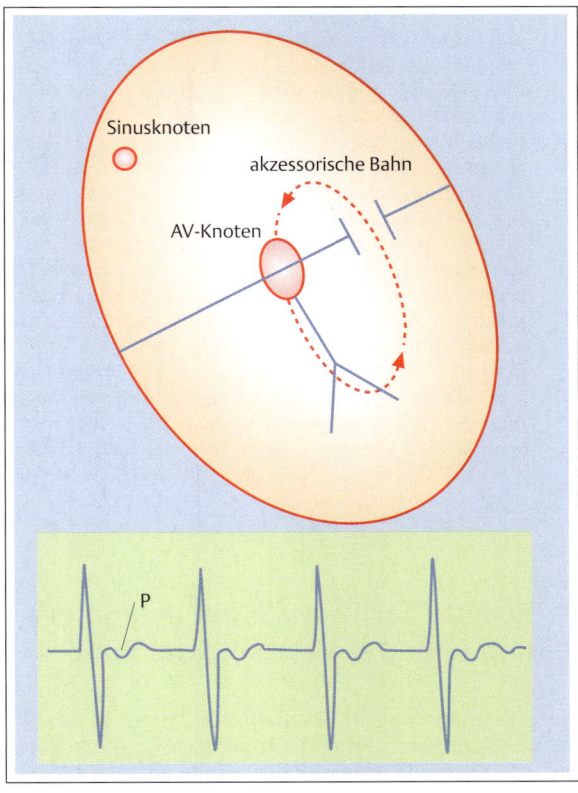

Abb. 22.13 AV-Reentry-Tachykardien mit antegrader Leitung über den AV-Knoten.

Breitkomplex-Tachykardien

Differenzialdiagnose der Breitkomplex-Tachykardien

Breitkomplex-Tachykardien umfassen differenzialdiagnostisch in 80 % die Kammertachykardie und in 20 % supraventrikuläre Tachykardien mit Aberration, vorbestehendem Schenkelblock oder Präexzitation (WPW-Syndrom). Die Differenzialdiagnose dieser Tachykardien ist äußerst wichtig, hat doch jede dieser Diagnosen eine komplett verschiedene Therapie und Prognose. Grundsätzlich empfiehlt sich ein strukturiertes Vorgehen nach folgenden Punkten:

Anamnese: Bei Patienten nach *Myokardinfarkt* ist eine Kammertachykardie wahrscheinlicher als alle anderen Möglichkeiten. Notabene kann eine Narbe eines transmuralen Myokardinfarktes leicht an den signifikanten Q-Zacken in der entsprechenden Ableitung erkannt werden, auch während der Tachykardie. Ein vorher abgeleitetes EKG im Sinusrhythmus ist äußerst wichtig für das Erkennen von Delta-Wellen und evtl. vorbestehenden Reizleitungsstörungen, Schenkelblockbildern usw.

Verhältnis von Vorhof- und Ventrikelerregung: Man bestimme das Verhältnis (Assoziation) von P-Wellen und QRS-Komplexen. Zwar hat etwa ein Drittel aller Kammertachykardien eine retrograde Leitung durch den AV-Knoten, welche zu regelmäßigen assoziierten P-Wellen führt, umgekehrt aber sprechen dissoziierte P-Wellen (AV-Dissoziation) diagnostisch für eine Kammertachykardie. Als diagnostischer Test empfiehlt sich bei jeder unklaren Tachykardie die *Karotismassage*, welche die AV-Knoten-Leitung verlangsamt und so eine diagnostische Dissoziation der Vorhof- und Ventrikelerregung bewirkt. Ein weiterer Beweis für die AV-Dissoziation und somit für die Kammertachykardie ist das Vorhandensein einer intermittierenden antegraden AV-Knoten-Leitung, welche zu *Fusions-* und *Capture-Schlägen* führt.

Ort und Ablauf der Ventrikelerregung: Man bestimme die *Achse des QRS-Komplexes* während der Tachykardie. Diese definiert den Ursprungsort der Ventrikelerregung und kann äußerst hilfreich zur Diagnose sein. Eine Achse zwischen 180 und 270° (oder -90)°, also nach links oben in der frontalen Ebene, bedeutet, dass die Erregung von rechts unten, d. h. dem Apex des Ventrikels, kommt und kaum eine Aberration sein kann.

Dauer der Ventrikelerregung: Bei der Interpretation der *QRS-Breite* sind einige grundsätzliche Überlegungen im Zusammenhang mit der Anamnese wichtig. Je kränker ein Ventrikel und sein Reizleitungssystem, desto breiter und fraktionierter wird der QRS-Komplex im Sinusrhythmus und erst recht bei Erhöhung der Frequenz. Das heißt, dass eine Erhöhung der Herzfrequenz (Sinustachykardien oder atriale Tachykardien) beim kranken Herz eine Verbreiterung der QRS-Komplexe bewirkt (Aberration) und umgekehrt, dass eine Kammertachykardie bei sonst gesundem Herz (idiopathische Kammertachykardie) einen relativ schmalen QRS-Komplex haben kann (bis 110 ms). Zudem können QRS-Verbreiterungen physiologischerweise auftreten bei unregelmäßigen Schlagfolgen (long – short) oder nach Extrasystolen und sich dann fortsetzen durch retrograde Invasion des Reizleitungssystems und so Breitkomplex-Tachykardien vortäuschen.

Der Einfachheit halber sei hier als *Faustregel* für den klinischen Alltag festgehalten, dass eine extreme Verbreiterung des QRS-Komplexes, d. h. über 140 ms bei Rechtsschenkelblockbild und über 160 ms bei Linksschenkelblockbild für eine Kammertachykardie spricht. Umgekehrt gilt auch, dass eine Tachykardie, welche einen schmaleren QRS-Komplex hat als der Sinusrhythmus mit vorbestehender Reizleitungsstörung, aus dem Ventrikel (septumnah) kommen muss.

Weitere diagnostische Hinweise: Eine absolute Arrhythmie der Tachykardie deutet auf ein Vorhofflimmern mit Aberration oder ein WPW-Syndrom hin. Die morphologischen Kriterien zur Differenzialdiagnose Kammertachykardie versus supraventrikuläre Tachykardie sind in Tab. 22.4 zusammengefasst.

> Im Zweifelsfalle empfiehlt es sich, die für den Patienten gefährlichere Kammertachykardie anzunehmen und entsprechend zu handeln, d. h. eine Elektrokonversion durchzuführen.

AV-Reentry-Tachykardie mit antegrader Leitung über das akzessorische Bündel

Diese Tachykardie tritt ebenfalls bei Patienten mit akzessorischer Bahn auf (*WPW-Syndrom*), die Erregung verläuft aber genau umgekehrt wie in Abb. 22.13 dargestellt: antegrad über die akzessorische Bahn und retrograd über den AV-Knoten. Deshalb besteht eine maximale Präexzitation, da der gesamte Ventrikel über das akzessorische Bündel erregt wird. Morphologisch hat die Tachykardie eine maximale QRS-Breite – denn der Ventrikel wird von epikardial aktiviert – und kann aussehen wie eine Kammertachykardie, welche aus einem Fokus an der Insertionsstelle entspringen würde. Diese Tachykardien können auch wechselnde Intervalle aufweisen, wenn mehrere akzessorische Bündel involviert sind bzw. sich die AV-Knoten-Leitung retrograd ändert. Eine Beendigung der Tachykardie kann gelegentlich durch Karotismassage oder vagale Manöver erreicht werden, wenn die retrograde Leitung über den AV-Knoten blockiert ist.

Differenzialdiagnostisch muss an ein Vorhofflattern bzw. eine atriale Tachykardie mit Leitung über die akzessorische Bündel gedacht werden. Wird diesen Patienten aus diagnostischen oder therapeutischen Gründen Adenosin i. v. verabreicht, sollte unbedingt ein externer Defibrillator in Griffnähe sein. Häufig kann es nämlich durch die Adenosingabe zu einem AV-Block kommen, zu einer Induktion von Vorhofflimmern (typische proarrhythmische Wirkung von Adenosin) und zu einer ungebremsten Überleitung des Vorhofflimmerns auf den Ventrikel über das akzessorische Bündel, welches nicht die schützenden verzögernden (dekrementale) Leitungseigenschaften hat wie der AV-Knoten. Wie bereits bemerkt, ist deshalb eine *Elektrokonversion* immer die sicherste und effizienteste Art eine Breitkomplex-Tachykardie zu beenden.

Monomorphe Kammertachykardie

Monomorphe Kammertachykardien haben eine konstante Frequenz und Morphologie, entstehen meist durch eine abnorme Impulsleitung (Reentry) in einem Substrat (z. B. Infarktnarbe, Abb. 22.14). Es sind *potenziell lebensbedrohliche Arrhythmien,* besonders beim Vorliegen einer strukturellen Herzkrankheit.

Eine Kammertachykardie bei koronarer Herzkrankheit hat häufig eine Q-Zacke, wenn sie am Ort des alten Infarktes entsteht. Der Vektor der Tachykardie (QRS-Achse) sollte also mit der Infarktlokalisation vereinbar sein. Zum Beispiel ist eine negative Konkordanz über den Brustwandableitungen (negative QS-Komplexe in V_1–V_6) diagnostisch für eine Kammertachykardie aus einer apikalen Infarktnarbe. Die Erregung des linken Ventrikels, welche nicht über das normale Reizleitungssystem verläuft, zeigt eine charakteristische Verzögerungen (Beginn R-Welle bis negatives Maximum S-Zacke in den Brustwandableitungen über 100 ms). Tab. 22.6 fasst die Kriterien zur Diagnose einer Kammertachykardie zusammen.

Tabelle 22.6 Kriterien zur Diagnose der Kammertachykardie

- Ventrikuloatriale Dissoziation
- Fusionsschläge
- QRS-Breite > 140 ms (> 160 ms bei LSB-Konfiguration)
- QRS-Lagetyp: Nordwestachse (180–270°)
- Fehlen eines RS-Komplexes in V_1 und V_6
- RS-Intervall < 100 ms in einer Brustwandableitung
- Morphologie Kriterien:
    - *RSB-Muster:* monophasischer oder biphasischer QRS-Komplex in V_1
        - falls V_1 triphasisch, R > R'
        - R/S-Quotient < 1 in V_6
    - *LSB-Muster:* breite R-Zacke in V_1 (< 40 ms) mit Kerbung der S-Zacke
        - kleine Q-Zacke mit großer R-Zacke oder ein QS-Komplex in V_6

Tachyarrhythmien

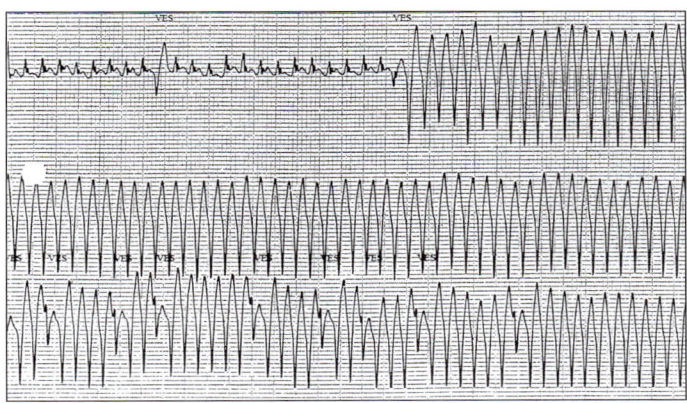

Abb. 22.14 Kammertachykardie mit Fusionsschlägen. Initial besteht eine Sinustachykardie mit Schenkelblock, welche bei Belastung in eine monomorphe Kammertachykardie übergeht. Die Belastung wird abgebrochen, und bei Erholung mit Abfall der Sinusfrequenz gibt es während einer kurzen Zeit die Möglichkeit einer anterograden AV-Knoten-Leitung, so dass Schmalkomplex-Fusionsschläge entstehen. Diese sind der Beweis für eine Kammertachykardie.

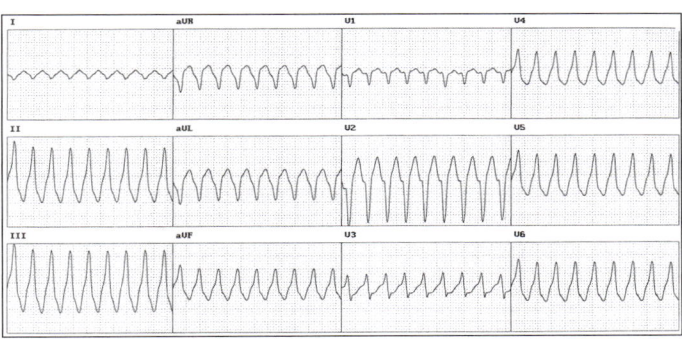

Abb. 22.15 Idiopathische Kammertachykardie. Dieser Patient hat ein strukturell normales Herz, seine Kammertachykardie ist ungefährlich. Die positive Achse in II, III, aVF und die Negativität in V_1 deuten auf einen Ursprung oben rechts hin (im Ausflusstrakt des rechten Ventrikels).

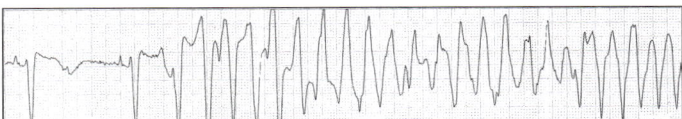

Abb. 22.16 Polymorphe Kammertachykardie bei verlängertem QT-Intervall (Torsade de pointe). Initial besteht ein AV-Block II. Grades mit 2:1-Überleitung. Das lange RR-Intervall (ca. 1500 ms = Herzfrequenz 40) zeigt gleichzeitig ein langes QT-Intervall (> 800 ms), das korrigierte QT-Intervall beträgt 530 ms. Nach dem zweiten normalen QRS-Komplex führt eine ventrikuläre Extrasystole in der vulnerablen Phase der T-Welle zu den gefürchteten Torsades de pointe.

Auch ohne definitive Differenzialdiagnose kann wegen hämodynamischer Probleme eine unverzügliche Therapie mittels Elektrokonversion nötig sein. Die Ursache (Substrat) der monomorphen Kammertachykardie ist am häufigsten eine Infarktnarbe mit abnormer Impulsleitung. Da diese nicht beseitigt werden kann, sollten die Patienten im Hinblick auf die Rezidivgefahr aufgeklärt werden.

Idiopathische Kammertachykardien bei strukturell normalem Herzen können monomorph sein, da sie von einem einzigen Fokus, z. B. im rechtsventrikulären Ausflusstrakt (Linksschenkelblockbild mit inferiorer Achse, Abb. 22.**15**) oder im posterioren Faszikel des linken Ventrikels (Rechtsschenkelblockbild mit superiorer Achse) ausgelöst werden. Die Frequenz kann je nach autonomer Innervation variieren, sie ist teils mit körperlicher Anstrengung oder Vagotonus assoziiert.

Polymorphe Kammertachykardie und Torsade de pointe

Polymorphe Kammertachykardien haben wechselnde Vektoren, Morphologien und Intervalle und sind meistens durch Ischämie bedingt (Abb. 22.**16**). Wenn der QRS-Vektor um eine Spitze *(pointe)* dreht *(torsade)* und definitionsgemäß ein verlängertes QT-Intervall vorliegt, spricht man von *„torsade de pointe"*. Diesen Arrhythmien folgt häufig eine Pause, und sie werden von einem kurzen Intervall initiiert *(long/short cycles* führen zu einer Dispersion der Refraktärzeiten im Ventrikel).

22 Herzrhythmusstörungen

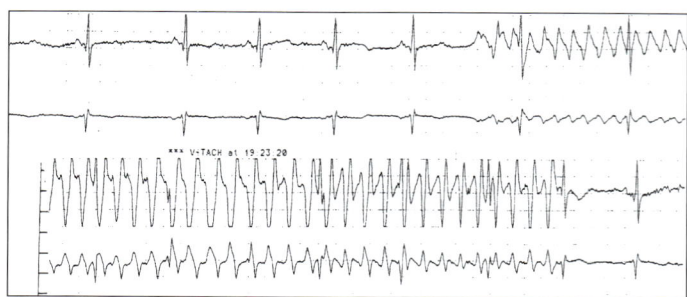

Abb. 22.17 Durch Artefakt vorgetäuschte Tachyarrhythmie. Ein Artefakt kann man daran erkennen, dass der zuvor normale QRS-Komplex während des Artefaktes im gleichen Abstand verfolgt werden kann.

Kammerflimmern, der plötzliche Herztod

Ein Kammerflimmern wird diagnostiziert wenn keine abgrenzbaren QRS-Komplexe bestehen. Da die Pumpleistung bei dieser Arrhythmie auf Null absinkt, ist eine unverzügliche elektrische Defibrillation nötig. Eine Kammertachykardie kann in Kammerflimmern übergehen, aber Kammerflimmern kann auch spontan aus verschiedensten Ursachen entstehen (Tab. 22.**7**).

Tabelle 22.7 Arrhythmien als Ursache für plötzlichen Herztod

80 % Kammerarryhthmien bei:
– koronarer Herzkrankheit
– Kardiomyopathie (hypertrophe obstruktive und nicht-obstruktive Kardiomyopathie, dilatative Kardiomyopathie, arrhythmogene rechtsventrikuläre Dysplasie, Vitien)
– Anomalien der Ionenkanäle bei strukturell normalem Herz (Langes-QT-Syndrom, Brugada-Syndrom)
– Erworbene QT-Verlängerung (Medikamente, Bradykardie)
– Idiopathisches Kammerflimmern
20 % Bradyarrhythmien bei AV-Block ohne Ersatzrhythmus

Tachykardie bei Herzschrittmacher

Auch bei Patienten mit Herzschrittmacher können dieselben Tachykardien auftreten wie bei allen übrigen Patienten. Daneben gibt es die spezifische *schrittmacherbedingte Tachykardie*, welche typischerweise stimulierte QRS-Komplexe hat und die obere programmierte Schrittmacherfrequenz aufweist. Diagnostisch ist die Beendigung mittels Magnetauflage (welche den Schrittmacher temporär auf die tiefere Magnetfrequenz einstellt) ohne Rezidiv bei Entfernung des Magnets. *Differenzialdiagnostisch* muss an ein Vorhofflimmern mit maximaler Überleitung durch den Schrittmacher gedacht werden, welches nach Entfernen des Magneten wieder tachykard wird.

Vorgetäuschte Tachykardie durch Artefakt

Artefakte im EKG können echten Arrhythmien täuschend gleichen. Die Entlarvung gelingt, wenn sich der QRS-Komplex während der vermeintlichen Tachykardie in gleichen Abständen als kleine Zacke verfolgen lässt und wenn gleichzeitig der Puls gemessen wird (Abb. 22.**17**).

Literatur

Adan V, Crown LA. Diagnosis and treatment of sick sinus syndrome. Am Fam Physician 2003; 67: 1725–32.

Barold SS. Atrioventricular block revisited. Compr Ther 2002; 28: 74–8.

Cain ME, Luke RA, Lindsay BD. Diagnosis and localization of accessory pathways. Pacing Clin Electrophysiol 1992; 15: 801–24.

Calkins H, Shyr Y, Frumin H et al. The value of the clinical history in the differentiation of syncope due to ventricular tachycardia, atrioventricular block, and neurocardiogenic syncope. Am J Med 1995; 98: 365–73.

Collins KK, Dubin AM. Detecting and diagnosing arrhythmias in adults with congenital heart disease. Curr Cardiol Rep 2003; 5: 331–5.

Harrigan RA, Pollack ML, Chan TC. Electrocardiographic manifestations: bundle branch blocks and fascicular blocks. J Emerg Med 2003; 25: 67–77.

Hayden GE, Brady WJ, Pollack M et al. Electrocardiographic manifestations: diagnosis of atrioventricular block in the Emergency Department. J Emerg Med 2004; 26: 95–106.

Hudson KB, Brady WJ, Chan TC et al. Electrocardiographic manifestations: ventricular tachycardia. J Emerg Med 2003; 25: 303–14.

Josephson ME, Wellens HJ. Differential diagnosis of supraventricular tachycardia. Cardiol Clin 1990; 8: 411–42.

Juang JM, Huang SK. Brugada syndrome – an under-recognized electrical disease in patients with sudden cardiac death. Cardiology 2004; 101: 157–69.

Kalbfleisch SJ, el-Atassi R, Calkins H et al. Differentiation of paroxysmal narrow QRS complex tachycardias using the 12-lead electrocardiogram. J Am Coll Cardiol 1993; 21: 85–9.

Kass RS, Moss AJ. Long QT syndrome: novel insights into the mechanisms of cardiac arrhythmias. J Clin Invest 2003; 112: 810–5.

Lip GY, Watson RD. ABC of atrial fibrillation. Differential diagnosis of atrial fibrillation. BMJ. 1995; 311: 1495–8.

Littmann L, Monroe MH, Kerns WP 2nd et al. Brugada syndrome and „Brugada sign": clinical spectrum with a guide for the clinician. Am Heart J 2003; 145: 768–78.

Steurer G, Gursoy S, Frey B et al. The differential diagnosis in the electrocardiogram between ventricular tachycardia and preexcited tachycardia. Cardiol Clin 1994; 17: 306–8.

Van Hare G, Waldo AL. The atrial flutter reentrant circuit: Additional pieces of the puzzle. Circulation 1996; 28: 130–6.

Wellens HJ. The value of the ECG in the diagnosis of supraventricular tachycardias. Eur Heart J 1996; 17: 10–20.

Zimetbaum P, Josephson ME. Evaluation of patients with palpitations. N Engl J Med 1998; 338: 1369–73.

23 Hypertonie

P. Greminger, C. Schmid und R. Wüthrich
(Frühere Bearbeitung: U. Kuhlmann und W. Siegenthaler)

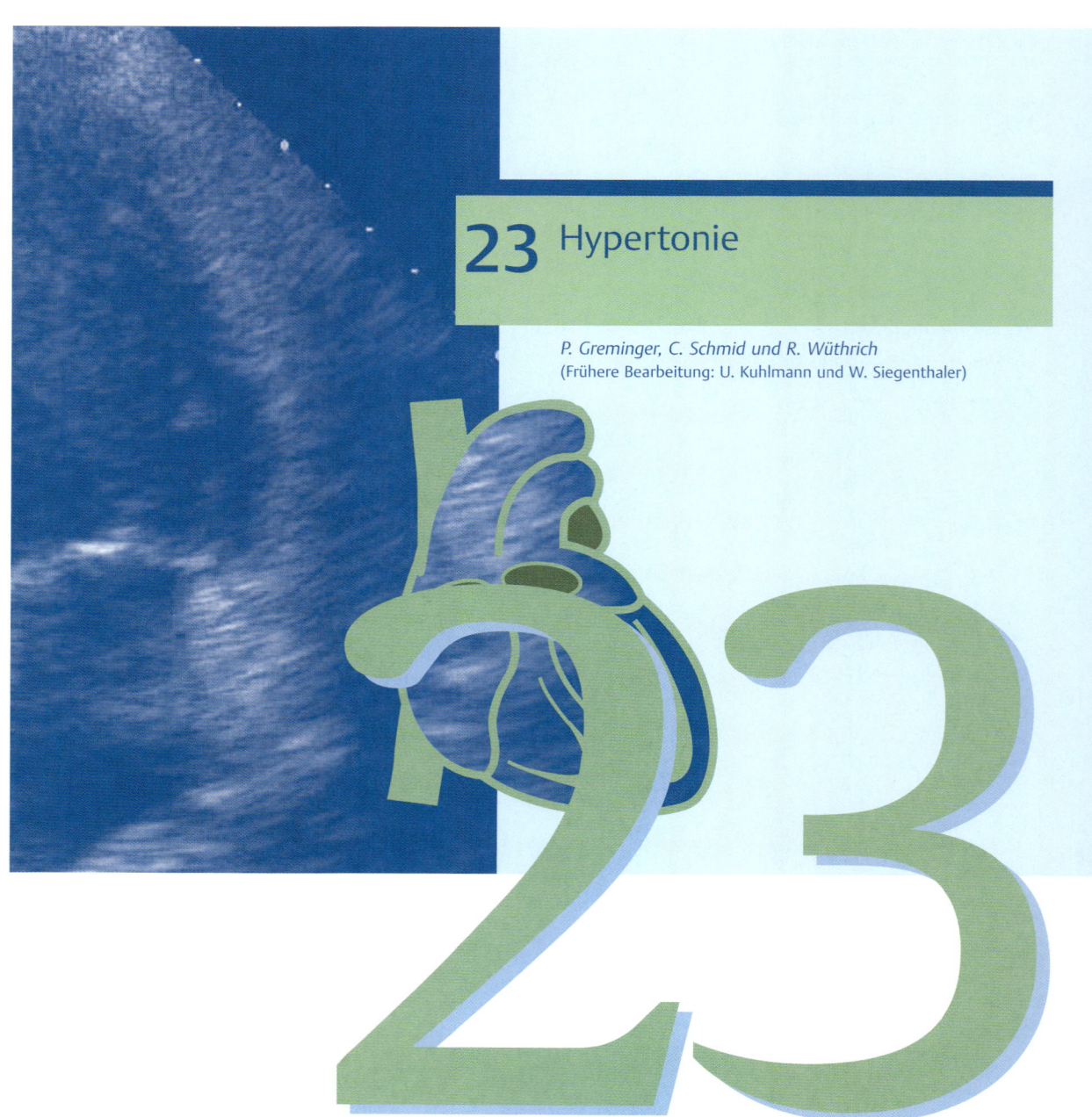

Hypertonie

23.1 Abklärungsgang bei Hypertonie — 742

Erfassung sekundärer Hypertonieformen — 742
Risikostratifikation — 744

23.2 Primäre (essenzielle) Hypertonie — 744

23.3 Sekundäre Hypertonien — 745

Renale Hypertonien — 745

Doppelseitige renoparenchymatöse Erkrankungen — 745
Einseitige renoparenchymatöse Erkrankungen — 745
Renovaskuläre Hypertonie — 746

Endokrine Hypertonien — 747

Mineralokortikoidhypertonie — 748
  Primärer Hyperaldosteronismus (Conn-Syndrom) — 748
  Sonderformen — 749
Phäochromozytom — 749
Cushing-Syndrom — 751
  ACTH-abhängiges Cushing-Syndrom — 752
  ACTH-unabhängiges Cushing-Syndrom — 753
Akromegalie — 753
Genetik der Hypertonie und seltene monogenetische Formen — 754

Kardiovaskuläre Hypertonien — 755

Aortenisthmusstenose — 755
Hypertonie infolge eines erhöhten Schlag- oder Herzminutenvolumens — 756

Schwangerschaftshypertonie — 756

Exogene Hypertonien — 757

Hypertonie

Die arterielle Hypertonie zählt einerseits zu den am häufigsten gestellten Diagnosen in der ärztlichen Praxis und ist andererseits einer der wichtigsten Risikofaktoren für die Entwicklung kardiovaskulärer Erkrankungen. Deshalb sollte bei jedem Patienten (gerade auch bei Fällen mit Bagatellerkrankungen) eine Blutdruckmessung erfolgen. Findet sich dabei ein erhöhter Wert, so gestaltet sich das weitere Procedere in der Regel wie folgt:

➤ Sicherstellung der Diagnose „Hypertonie" durch wiederholte Blutdruckmessungen,
➤ Nachweis oder Ausschluss einer sekundären Hypertonieform,
➤ Evaluation des Gesamtrisikos für das Auftreten eines kardiovaskulären Ereignisses durch Bestimmung der anderen Risikofaktoren und damit Abwägen der Indikation für oder gegen eine antihypertensive Behandlung und schließlich (bei gegebener Indikation)
➤ Einleitung, Überwachung und allenfalls Modifikation der antihypertensiven Therapie.

Definition und Klassifikation

Definition und Klassifikation der verschiedenen Hypertonieschweregrade gemäß WHO und ISH (International Society of Hypertension) sind in Tab. 23.1 wiedergegeben. Da das Risiko eines kardiovaskulären Ereignisses mit steigendem Blutdruck kontinuierlich zunimmt, werden sowohl Normotonie (optimal, normal, hoch normal) wie Hypertonie (mild, mäßig, schwer) in verschiedene Grade unterteilt. Die oberste Grenze der Normotonie beträgt 139/89 mmHg. Die vorwiegend bei älteren Menschen zu beobachtende isoliert systolische Hypertonie muss als Sonderform beachtet werden.

Falls systolischer und diastolischer Wert einen unterschiedlichen Schweregrad ergeben, so sollte der höhere Grad gewählt werden. Während früher dem diastolischen Wert eine höhere Beachtung geschenkt wurde, zeigen neuere epidemiologische Studien, dass sowohl systolischer als auch diastolischer Blutdruck von prognostischer Bedeutung sind, weshalb für die Einteilung auch beide Werte betrachtet werden müssen. Beim älteren Menschen ist zudem die Höhe der Blutdruckamplitude (systolischer minus diastolischer Wert) mit dem Auftreten kardiovaskulärer Ereignisse assoziiert. Allerdings ist die Bedeutung dieses Parameters als unabhängiger prognostischer Faktor noch nicht abschließend geklärt.

Die genannte Klassifikation basiert auf in der Praxis mittels Oberarmmessgerät erhobenen Werten. Für die ambulante 24-Stunden-Blutdruckmessung sowie für Selbstmessungen gelten tiefere Zahlen. Allerdings existieren dafür (noch) keine international anerkannten Normwerte. Trotzdem erfreuen sich diese beiden Methoden im Praxisalltag immer größerer Beliebtheit. Sie sind insbesondere entscheidend für den Nachweis einer sog. „Weißkittel"-Hypertonie (Patienten mit hohen Werten beim Arztbesuch, aber normalen Werten in der automatischen Messung oder in der Selbstmessung).

Tabelle 23.1 Definition und Klassifikation der Hypertonie gemäß WHO (Werte in mmHg)

Kategorie	systolisch	diastolisch
Normotonie		
– optimal	< 120	< 80
– normal	120–129	80–84
– hoch normal	130–139	85–89
Hypertonie		
– Grad 1 (mild)	140–159	90–99
– Grad 2 (mäßig)	160–179	100–109
– Grad 3 (schwer)	≥ 180	≥ 110
– isoliert systolische Hypertonie	≥ 140	< 90

23.1 Abklärungsgang bei Hypertonie

Ist ein erhöhter Blutdruckwert durch wiederholte Messungen in der Praxis oder mittels einer 24-Stunden-Blutdruckmessung bestätigt, so dienen die nun folgenden Untersuchungsmaßnahmen (sog. Basisabklärungsprogramm) einerseits der Erfassung von potenziell heilbaren sekundären Hypertonieformen und andrerseits der Risikostratifikation. Letztere ist notwendig zur Festlegung von Therapieindikation und Behandlungsziel. Anamnese, Körperstatus und Laboruntersuchungen sollten parallel auf beide Abklärungspfade ausgerichtet sein (Abb. 23.1).

Erfassung sekundärer Hypertonieformen

Der Anteil von sekundären Hypertonieformen beträgt je nach untersuchtem Kollektiv (Hausarztpraxis, Poliklinik oder spezialisiertes Zentrum) zwischen 4 und 8 % (Tab. 23.2). Den größten Anteil machen die meist nur medikamentös und nicht kausal behandelbaren chronischen Nierenparenchymerkrankungen aus, so dass lediglich 1–2 % aller Hochdruckpatienten eine heilbare Form aufweisen. Dieser Tatsache muss bei der Hypertonieabklärung Rechnung getragen werden.

Abklärungsgang bei Hypertonie

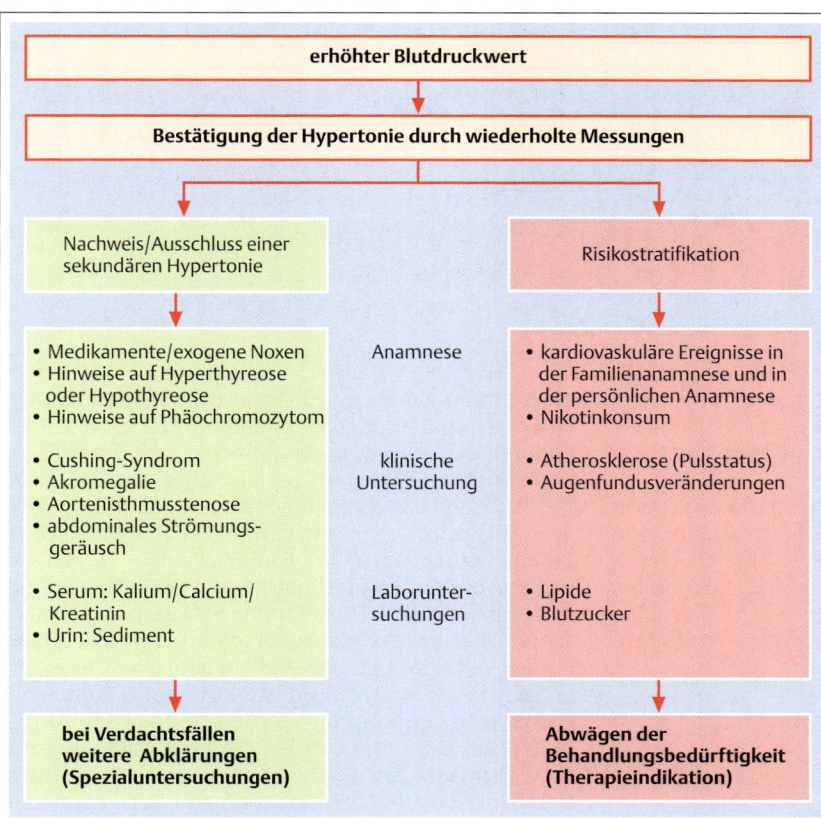

Abb. 23.1 Vorgehen bei Nachweis eines erhöhten Blutdruckwertes.

Bei einer rationalen Diagnostik zum Nachweis oder Ausschluss einer sekundären Hypertonie sollte der Abklärungsaufwand in einem vernünftigen Verhältnis zur Prävalenz der gesuchten Hypertonieform stehen.

Tabelle 23.2 Primäre und sekundäre Hypertonie

Primäre (essenzielle) Hypertonie	92–96 %
Sekundäre Hypertonieformen	4–8 %
– renoparenchymatös	3–5 %
– renovaskulär	0,5–1 %
– endokrin	0,5–1 %
– alle anderen	< 0,5 %
Heilbare Hypertonieformen	1–2 %

Basisabklärung. Mittels Anamnese, klinischer Untersuchung und einfacher Laboruntersuchungen (Abb. 23.1) kann bereits ein großer Anteil der sekundären Hypertonien diagnostiziert oder zumindest vermutet werden.

Anamnese: Folgende Punkte müssen berücksichtigt werden:
➤ Medikamenteneinnahme (Ovulationshemmer, nichtsteroidale Antirheumatika u. a.),
➤ exogene Noxen (Alkohol u. a.),
➤ Zeichen der Hyperthyreose und Hypothyreose,
➤ Zeichen des Phäochromozytoms (S. 749).

Klinische Untersuchung: Hier sind es insbesondere Befunde
➤ des Cushing-Syndroms (S. 751),
➤ der Akromegalie (S. 753),
➤ der Aortenisthmusstenose (S. 755) und
➤ das abdominale Strömungsgeräusch,
die gezielt gesucht werden müssen.

Laborwerte: Zu den obligaten einfachen Laboruntersuchungen gehören
➤ Serumwerte von Kreatinin, Kalium und Calcium sowie
➤ der Urinstatus.

Weiterführende Diagnostik. Besteht aufgrund dieser Basisabklärung der Verdacht auf eine sekundäre Hypertonieform, so sind in der Regel weitergehende Untersuchungen zur Diagnosesicherung indiziert (z. B. Abdomensonographie bei renaler Hypertonie oder zusätzliche Labordiagnostik und Bildgebung bei endokriner Hypertonie). Liegen jedoch – wie in den weitaus meisten Fällen – keine Hinweise für eine zugrunde liegende Erkrankung vor, so kann ohne weitere Abklärungen je nach Risikostratifikation eine antihypertensive Therapie eingeleitet werden. Es muss

Tabelle 23.3 Risikostratifikation: Endorganschäden und manifeste kardiovaskuläre Erkrankungen

Organ	Endorganschäden	Manifeste Erkrankungen
Herz	linksventrikuläre Hypertrophie	Angina pectoris, Myokardinfarkt, Herzinsuffizienz
ZNS	sonographischer Nachweis von atherosklerotischen Plaques in den hirnversorgenden Arterien	ischämischer Insult, hämorrhagischer Insult, transient ischämische Attacke
Niere	Mikroalbuminurie	Proteinurie, Niereninsuffizienz
Periphere Gefäße	sonographischer Nachweis von atherosklerotischen Plaques	periphere arterielle Verschlusskrankheit
Retina		hypertensive Retinopathie (Exsudate, Blutungen)

betont werden, dass auch bei Hypertonikern in jüngerem Alter und bei solchen mit ausgeprägter Druckerhöhung die essenzielle Hypertonie die häufigste Form darstellt.

Wichtigste Indikation für eine über das Basisprogramm hinausgehende Abklärung ist eine anderweitig nicht zu erklärende Therapieresistenz. Die in diesen Fällen am häufigsten diagnostizierten, d. h. im initialen Abklärungsgang also nicht erkannten Ursachen sind die Nierenarterienstenose und der primäre Aldosteronismus.

Risikostratifikation

Die Risikostratifikation basiert auf dem Schweregrad der Hypertonie und dem Vorhandensein zusätzlicher Risikofaktoren wie einer positiven Familienanamnese, einer Dyslipidämie, eines Diabetes mellitus und/oder eines Nikotinabusus. Zudem kommt ggf. vorliegenden Endorganschäden oder manifesten kardiovaskulären Erkrankungen eine große Bedeutung zu (Tab. 23.3). Der Aufwand zur Erhebung einer vollständigen Risikostratifikation ist relativ gering. Die *Anamnese* muss bereits durchgemachte kardiovaskuläre Ereignisse (insbesondere Myokardinfarkt und Apoplexie) beim Patienten und bei seiner Familie erfassen. In der *klinischen Untersuchung* gilt es vor allem, mittels sorgfältiger Palpation von Pulsen und Suche nach Strömungsgeräuschen eine manifeste Atherosklerose zu diagnostizieren. In der *Laboruntersuchung* müssen Lipide und Blutzucker bestimmt werden. Weitere Abklärungsuntersuchungen (Echokardiographie mit Frage nach Herzhypertrophie, Duplexsonographie u. a.) können in Einzelfällen zur Optimierung der Risikoabschätzung notwendig sein.

23.2 Primäre (essenzielle) Hypertonie

Pathogenese. Mehr als 90 % aller Patienten mit Bluthochdruck weisen eine essenzielle Hypertonie auf (Tab. 23.**2**). Der ihr zugrunde liegende pathogenetische Mechanismus ist nicht geklärt. Es sind allerdings eine Reihe von hereditären (u. a. Defekte der zellulären Elektrolyttransportsysteme) und erworbenen (u. a. Übergewichtigkeit und Salzkonsum) Faktoren bekannt, die alleine oder in gegenseitiger Wechselwirkung zur Blutdruckerhöhung beitragen.

Einteilung. Je nach Blutdruckwert wird die Hypertonie in verschiedene Schweregrade eingeteilt (Tab. 23.**1**). Es muss betont werden, dass die Diagnose einer Hypertonie, insbesondere einer milden Form, nicht unbedingt einer Indikation für eine antihypertensive Therapie gleichkommt. Es gilt vielmehr, das individuelle Risiko für das Auftreten eines kardiovaskulären Ereignisses möglichst gut zu erfassen, weshalb die oben geschilderte Risikostratifikation entscheidend für die Behandlungsindikation ist.

Zu beachten gilt es auch die vor allem bei älteren Menschen zu beobachtende *isoliert systolische Hypertonie.* Erhöhte systolische Werte im Alter sind Ausdruck der verminderten Dehnbarkeit der Arterienwand, v. a. der Aorta. Auch diese Hochdruckform geht mit einem erhöhten Risiko für das Auftreten von kardiovaskulären Ereignissen einher.

Klinik. Die allermeisten Patienten mit essenzieller Hypertonie sind asymptomatisch. Gelegentlich wird über unspezifische Symptome wie Kopfschmerzen, Schwindel, Sehstörungen und/oder Dyspnoe berichtet. Bei langjähriger unentdeckter oder unbehandelter Hypertonie können allerdings Symptome infolge hypertensiver Schädigung auftreten, wobei folgende klinische Manifestationen beobachtet werden können:
- *Zentralnervensystem:* transient ischämische Attacke, ischämischer oder hämorrhagischer Insult,
- *Herz:* Angina pectoris, Myokardinfarkt und Herzinsuffizienz,
- *Nieren:* Nephrosklerose mit Proteinurie und Niereninsuffizienz,
- *periphere Gefäße:* arteriosklerotische Stenosen und Verschlüsse.

23.3 Sekundäre Hypertonien

In Tab. 23.4 ist die große Anzahl von möglichen Ursachen einer Hypertonie wiedergegeben. Wie bereits mehrmals erwähnt, sind diese bei weniger als 10 % aller Hypertoniker für die Drucksteigerung verantwortlich (Tab. 23.2). Im Folgenden werden die für die Praxis relevanten Erkrankungen wie die renalen und die wichtigsten endokrinen und kardiovaskulären Formen diskutiert. Krankheitsbilder, bei denen die Klinik durch andere Leitsymptome als den hohen Blutdruck geprägt ist, werden in den entsprechenden Kapiteln besprochen.

Tabelle 23.4 Sekundäre Hypertonieformen

Renale Hypertonien	Kardiovaskuläre Hypertonien

– doppelseitige renoparenchymatöse Erkrankungen
  – akute und chronische Glomerulonephritis
  – chronisch interstitielle Nephritis
  – Zystennieren
  – diabetische Nephropathie
  – Systemerkrankungen mit Nierenbeteiligung
– einseitige renoparenchymatöse Erkrankungen
  – kongenitale Hypoplasie
  – vesikoureteraler Reflux
  – einseitige Hydronephrose
  – Strahlennephritis
– renovaskulär (ein- oder doppelseitig)
  – arteriosklerotische Nierenarterienstenose
  – fibromuskuläre Dysplasie
  – seltene Ursachen
– Z.n. Nierentransplantation
– Renin produzierender Tumor
	– Aortenisthmusstenose
	– erhöhtes Herzminutenvolumen
	
	Neurogene Hypertonien
	– erhöhter Hirndruck
	– Schlafapnoe-Syndrom
	– akute Porphyrie
	– Bleiintoxikation
	
	Schwangerschaftshypertonie
	
	Exogene Hypertonien
	Ovulationshemmer
	nichtsteroidale Antirheumatika
	Sympathomimetika
	Erythropoetin
	Cyclosporin
	Tacrolimus
	Alkohol
	Amphetamine
	Cocain
	anabole Steroide

Endokrine Hypertonien – Cushing-Syndrom – primärer Hyperaldosteronismus und andere Formen des Mineralokortikoidüberschusses – Phäochromozytom – Hyperthyreose – Hypothyreose – primärer Hyperparathyreoidismus – Akromegalie	

Renale Hypertonien

Doppelseitige renoparenchymatöse Erkrankungen

Die Nierenparenchymerkrankungen sind die häufigste Ursache für einen sekundären Hochdruck. Sie sind für rund 5 % aller Hypertonien verantwortlich. In der Basisabklärung lenken ein erhöhtes Serumkreatinin, eine Proteinurie und/oder ein pathologisches Urinsediment den Verdacht auf eine renoparenchymatöse Hypertonie. Die Durchführung weiterer diagnostischer Maßnahmen (abdominale Sonographie, Bestimmung zusätzlicher Laborparameter, Nierenbiopsie) richtet sich nach nephrologischen Kriterien. Die verschiedenen in Frage kommenden Nephropathien werden ausführlich in Kapitel 29 diskutiert.

Ein Sonderfall eines renalen Hochdrucks stellt die Hypertonie nach *Nierentransplantation* dar, der meist eine multifaktorielle Genese zugrunde liegt (vorbestehende Hypertonie, Transplantatinsuffizienz und Volumenretention, Cyclosporin und/oder eine Stenose der Transplantatarterie).

Einseitige renoparenchymatöse Erkrankungen

Auch einseitige Nierenparenchymerkrankungen (z. B. kongenitale Hypoplasie oder nichtvaskuläre Schrumpfniere infolge rezidivierender Infekte bei vesikoureteralem Reflux) können mit einer Hypertonie einhergehen. Da sie oft einen normalen Serumkreatininwert und einen unauffälligen Urinsedimentbefund zeigen, gelingt ihr Nachweis in der Regel nur mittels Sonographie (s. Kapitel 29).

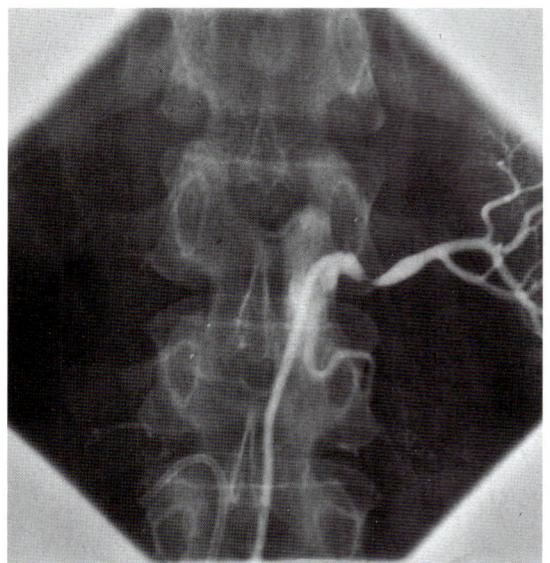
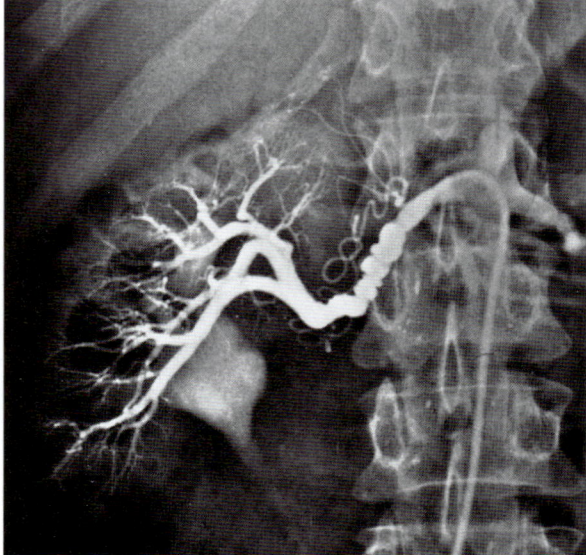

Abb. 23.2 Angiographische Darstellung von Nierenarterien.
a Arteriosklerotische Stenose der linken Nierenarterie.
b Fibromuskuläre Dysplasie der rechten Nierenarterie mit den typischen perlschnurkettenartigen Veränderungen.

Renovaskuläre Hypertonie

Die renovaskuläre Hypertonie stellt zwar die häufigste heilbare sekundäre Hypertonieform dar, ist aber nur bei knapp 1 % aller Hypertoniker für die Drucksteigerung verantwortlich. Deshalb weichen die Empfehlungen, bei welchen Hypertonikern mit welchem Verfahren eine Nierenarterienstenose gesucht werden soll, erheblich voneinander ab.

Formen. Anhand vorwiegend radiologischer Kriterien differenzieren wir zwischen (Tab. 23.**5**):
- arteriosklerotischer Stenose,
- fibromuskulärer Dysplasie und
- seltenen Ursachen.

Die *arteriosklerotische Stenose* tritt bevorzugt am Gefäßabgang aus der Aorta und im proximalen Drittel auf (Abb. 23.**2a**). Häufig finden sich gleichzeitig arteriosklerotische Veränderungen in der Aorta und in der Beckenstrombahn.

Die *fibromuskuläre Dysplasie* kommt überwiegend bei Frauen vor, befällt bevorzugt die rechte Seite und ist meistens im mittleren und distalen Drittel der Nierenarterie lokalisiert. Radiologisch finden sich bei der Mediadysplasie, dem häufigsten fibromuskulären Umbauprozess, perlschnurkettenartige Veränderungen (Abb. 23.**2b**). Seltener sind kurzstreckige fibromuskuläre Verengungen oder auch relativ lange gleichmäßige Stenosierungen. Neben den Nierenarterien können auch andere Gefäße (Karotiden, viszerale Gefäße und Beckenstrombahn) von der fibromuskulären Dysplasie betroffen sein.

Diagnostik. Verschiedene anamnestische und klinische Hinweise lassen an das Vorliegen einer Nierenarterienstenose denken wie
- eine kurze Hochdruckanamnese,
- eine generalisierte Arteriosklerose und/oder
- ein periumbilikales oder am Rippenbogen auskultierbares Strömungsgeräusch.

Allerdings ist keiner dieser Befunde pathognomonisch für eine Stenose. So findet sich beispielsweise auch bei rund 10 % der Patienten mit essenzieller Hypertonie ein Strömungsgeräusch. Da diese Hochdruckform ungleich häufiger als die renovaskuläre Hypertonie vorkommt, ist die Wertigkeit des Auskultationsbefundes erheblich limitiert.

Zum Nachweis oder Ausschluss einer Nierenarterienstenose werden deshalb meistens sog. *Screening-Untersuchungen* (Tab. 23.**6**) eingesetzt, denen sich dann je nach Resultat zur Diagnosesicherung eine selektive Nierenarterienangiographie anschließt. Leider kann die praxisrelevante Frage nach der Wahl des primär anzuwendenden Screening-Verfahrens nicht eindeutig beantwortet werden, da kein Verfahren einen entscheidenden Vorteil aufweist. In der täglichen Routine werden die verschiedenen Untersuchungen je nach personeller und apparativer Ausrüstung in Klinik

Tabelle 23.5 Ursachen der renovaskulären Hypertonie

Arteriosklerotische Stenose	60–70 %
Fibromuskuläre Dysplasie	30–40 %
Seltene Ursachen – Nierenarterienembolie – Nierenarterienaneurysma – arteriovenöse Fistel – Arteriitis – Coarctatio abdominalis – Neurofibromatose	< 1 %

und Praxis deshalb in ganz unterschiedlichem Maß eingesetzt.

Die *Duplexsonographie* kombiniert die sonographische Darstellung des Gefäßes (Abb. 23.3) mit den Dopplersignalen (Abb. 23.4). Damit kann eine Stenosierung lokalisiert und zudem ihre hämodynamische Relevanz erfasst werden. Die Untersuchung ist allerdings zeitaufwändig, technisch oft schwierig (insbesondere bei Adipositas oder bei Darmgasüberlagerung) und erfordert eine große Erfahrung des Untersuchers.

Die *Spiral-CT-Angiographie* erlaubt mittels intravenöser Kontrastmittelverabreichung eine bildliche Darstellung der Nierenarterien und ist deshalb untersucherunabhängig. Allerdings wird eine relativ große Kontrastmittelmenge benötigt. Nicht mit der Gefahr einer kontrastmittelinduzierten Nephropathie behaftet ist die *Magnetresonanz-Angiographie*, die deshalb vor allem im Abklärungsgang von niereninsuffizienten Patienten ihren Platz gefunden hat. *Szintigraphische Verfahren* und der *Captopril-Test* werden in der Regel nur noch bei speziellen Fragestellungen eingesetzt.

Wegen der niedrigen Prävalenz der Nierenarterienstenose sollte ein Screening-Verfahren nicht routinemäßig, sondern nur bei Vorhandensein eines oder mehrerer der folgenden *Verdachtskriterien* zur Anwendung gelangen:

➤ bei einer Therapieresistenz trotz adäquat dosierter Kombinationsbehandlung und guter Compliance,
➤ bei einer progredienten, nicht durch einen Parenchymschaden zu erklärenden Niereninsuffizienz,
➤ bei einer Niereninsuffizienz nach Einnahme eines ACE-Hemmers oder eines Blockers des Angiotensin-II-Rezeptors und
➤ bei einer zufällig entdeckten einseitig verkleinerten Niere.

> Liegt bei einem Hypertoniepatienten keines der genannten Kriterien vor, so ist in Anbetracht der dann sehr niedrigen Wahrscheinlichkeit für das Bestehen einer Nierenarterienstenose ein gänzlicher Verzicht auf die Durchführung von Screening-Untersuchungen gerechtfertigt.

Die *angiographische Darstellung* der Nierenarterien (Abb. 23.2) stellt nach wie vor den „Gold-Standard" in der Diagnostik der renovaskulären Hypertonie dar und wird wegen der erwähnten Unzulänglichkeiten der verschiedenen Screening-Verfahren von etlichen Autoren als einzig sinnvolle Abklärungsuntersuchung angesehen.

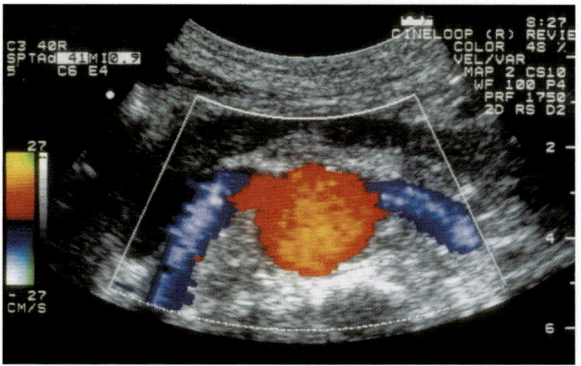

Abb. 23.3 Farbkodierte Duplexsonographie der Aorta und von zwei nichtstenosierten Nierenarterien (Querschnitt).

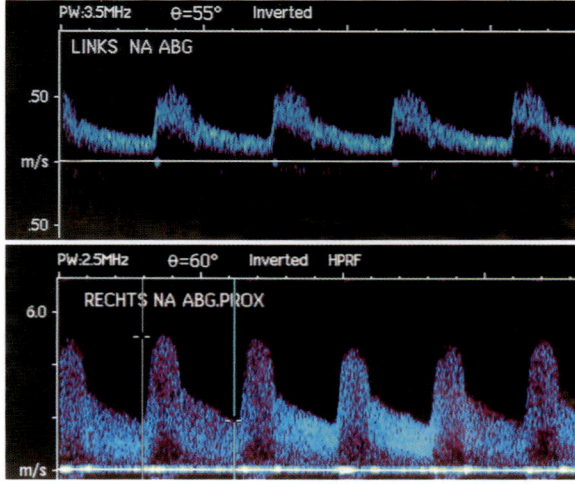

Abb. 23.4 Gepulste Dopplersignale von Nierenarterien. Oben: Normalbefund. Unten: massiv gesteigerte systolische Spitzengeschwindigkeit und stark verbreitertes Frequenzband als Ausdruck einer hämodynamisch relevanten Nierenarterienstenose.

Tabelle 23.6 Screening-Verfahren bei Verdacht auf Nierenarterienstenose

- Duplexsonographie
- Spiral-CT-Angiographie
- MR-Angiographie
- Isotopennephrographie (mit oder ohne Captopril)
- Captopril-Test (mit Bestimmung der Reninaktivität)

Endokrine Hypertonien

Viele endokrine Erkrankungen gehen mit einer arteriellen Hypertonie einher. Häufig ist das *metabolische Syndrom*, das durch eine Insulinresistenz (oft mit gestörter Glukosetoleranz oder Diabetes mellitus Typ 2), (viszerale) Adipositas, Dyslipidämie und Endotheldysfunktion sowie die arterielle Hypertonie charakterisiert ist. Das Syndrom kann erfasst werden, wenn beim Patienten nicht nur Bauchumfang (auf Nabelhöhe gemessen), Body Mass Index (BMI) und Blutdruck, sondern auch einfache Laborparameter wie Plasmaglucose, Lipide (Triglyceride, HDL-Cholesterin) und evtl. auch Harnsäure registriert werden und nach einer Mikroalbuminurie gesucht wird. Das metabolische Syndrom wird an anderer Stelle besprochen.

> ### Endokrine Erkrankungen mit Hypertonie als eines der Leitsymptome
>
> Bei drei seltenen endokrinen Krankheitsbildern gehört der erhöhte Blutdruck zu den Leitsymptomen: Beim *primären Hyperaldosteronismus*, beim *Phäochromozytom* und beim *Cushing-Syndrom*. Bei Verdacht ist ein gezielter Einsatz von Screening-Untersuchungen indiziert. Beim Phäochromozytom ist es gelegentlich eine charakteristische Anamnese, beim Cushing-Syndrom sind es in der Regel typische klinische Befunde, beim primären Hyperaldosteronismus oft der Laborbefund einer Hypokaliämie, die Hinweis auf eines dieser Krankheitsbilder sein können.
>
> Schließlich führt auch die *Akromegalie* (vgl. Kapitel 3) in etwa der Hälfte der Fälle zu einer arteriellen Hypertonie, speziell bei längerer Krankheitsdauer, also bei Patienten, die in der Regel eine klinisch erkennbare Krankheit haben.
>
> Es sei an dieser Stelle erwähnt, dass sich mehrere (früher teils umstrittene) psychosoziale und psychische kardiovaskuläre Risikofaktoren wie Stress und Depression via neuroendokriner Mechanismen (u. a. vermehrte Sekretion von Katecholaminen und Glucocorticoiden) auf das Herz-Kreislauf-System auswirken können. Insulinresistenz/Hyperinsulinämie und arterielle Hypertonie sind dabei mögliche Vermittler des kardiovaskulären Risikos. In der Regel sind aber diese „Anpassungsstörungen" (gelegentlich mit Hormonwerten außerhalb der Labornorm) einfach und klar abzugrenzen von Erkrankungen, die primär organisch fassbar endokrine Organe wie die Nebennieren betreffen.

Mineralokortikoidhypertonie

Charakteristischerweise führt ein primärer Exzess an Mineralocorticoiden zu einer arteriellen Hypertonie. Bei diesen Krankheitsbildern werden in der Zona glomerulosa zuviel Aldosteron oder in der gesamten Nebenniere zuviel Mineralocorticoide gebildet, ohne dass ein erhöhtes Angiotensin II (infolge Aktivierung des Renin-Angiotensin-Systems) dafür verantwortlich wäre. Der Mineralokortikoidexzess geht also mit einer supprimierten Plasmareninaktivität, einem *verminderten aktiven Renin* sowie Angiotensin II einher.

Wesentlich häufiger ist allerdings bei Patienten mit Hypertonie ein sekundärer Hyperaldosteronismus, bei dem die *Reninaktivität erhöht* ist. Das Renin-Angiotensin-Aldosteron-System ist charakteristischerweise aktiviert bei Patienten mit essenzieller Hypertonie, die mit Diuretika behandelt werden, bei renovaskulärer Hypertonie und andern Hypertonieformen. Ebenso gilt es, die Aktivierung des Renin-Angiotensin-Aldosteron-Systems bei Patienten, die viel Flüssigkeit durch den Magen-Darm-Trakt verlieren (Erbrechen, Diarrhö, Laxanzien), abzugrenzen (oft ohne Hypertonie, aber evtl. mit Hypokaliämie und typischerweise mit Hypokaliurie).

Primärer Hyperaldosteronismus (Conn-Syndrom)

Klinik. Die „autonome" adrenale Überproduktion von Aldosteron (primärer Hyperaldosteronismus oder Conn-Syndrom), ob einseitig oder bilateral, manifestiert sich fast immer in einer arteriellen Hypertonie, die bisweilen sehr hartnäckig sein kann, zusätzlich oft durch Hypokaliämie (und metabolische Alkalose) und deren Folgen. Letztere kann allerdings auch wenig ausgeprägt sein oder fehlen (bei etwa 20 % der Patienten), insbesondere bei natriumarmer Ernährung und bei Patienten mit ACE-Hemmer- oder Angiotensin-II-Rezeptorantagonisten-Therapie. Anamnestisch und klinisch sind Blutdruck- und Kaliumwerte sowie deren Folgen im Verlauf (Frage nach Vorwerten) zu eruieren. Als Folge der Hypertonie können Kopfschmerzen und andere Symptome auftreten, bei längerfristig zu hohen Blutdruckwerten sind oft Auswirkungen auf Augen, Herz und Nieren festzustellen. Als Folge einer Hypokaliämie können Müdigkeit, allgemeine Schwäche, Polyurie/Polydipsie, Muskelschwäche, Parästhesien und neuromuskuläre Übererregbarkeit (Tetanie) auftreten (differenzialdiagnostisch abzugrenzen von Hyperventilation und Hypokalzämie oder Magnesiummangel).

Diagnostik. Bei persistierend tiefem Kalium kann durch eine *Urinuntersuchung* (entweder im Sammelurin über 24 Stunden oder in einem Nüchtern-Spot-Urin) beurteilt werden, ob bei Patienten – nach Absetzen der Diuretika – nicht nur eine Hypokaliämie, sondern, in Bezug auf das verminderte Plasmakalium, auch eine Hyperkaliurie besteht.

Die ersten Suchtests zur Abklärung eines möglichen primären Hyperaldosteronismus machen nicht unbedingt kompliziertere Funktionsanalysen beim unbehandelten Hypertoniker erforderlich, sondern beruhen einerseits auf dem Nachweis *erhöhter Aldosteronwerte* (vor allem im Blut, allenfalls auch im Urin), die auch durch hohe Natriumzufuhr (z. B. > 200 mmol/Tag im Steady State bei konstantem Körpergewicht; durch Analyse des 24-Stunden-Urins überprüfbar) nicht supprimierbar sind. Andererseits stützt sich die Diagnostik vor allem auf den Nachweis einer *erniedrigten Plasmareninaktivität,* die auch in aufrechter Körperhaltung und nach Diuretikagabe supprimiert bleibt. Durchgesetzt hat sich die Bestimmung des *Plasmaaldosteron-/Plasmarenin-Aktivität-Quotienten,* wobei dieser durch die meisten Antihypertensiva beeinflusst wird. Beim therapierten Patienten sind daher diesbezügliche Kenntnisse erforderlich (Betablocker supprimieren, Diuretika und ACE-Hemmer stimulieren die Plasmareninaktivität bzw. das aktive Renin). Zu berücksichtigen ist auch, dass beim Kriterium des Quotienten der Nenner, also die Plasmareninaktivität oder das aktive Renin, im tiefen Bereich oft (analytisch bedingt) unzuverlässige Ergebnisse liefert, weshalb die Unterscheidung zwischen primärem Mineralokortikoidexzess und „low renin hypertension" (vor allem, wenn das Plasmaaldosteron nicht hoch ist) immer wieder zu Kontroversen Anlass gibt. Dies ist auch einer der Gründe dafür, dass die Häufigkeit der Mineralokortikoidhypertonie sehr unterschiedlich eingeschätzt wird (mit Literaturangaben von wenigen Promille bis zu mehreren Prozent der Hypertoniepatienten). Es erklärt auch die unterschiedlichen Angaben zur Häufigkeit von Patienten mit Mineralokortikoidhypertonie ohne Hypokaliämie.

Lokalisationsdiagnostik. Beim Patienten, bei dem ein primärer Hyperaldosteronismus zweifelsfrei nachgewiesen ist, stellt sich die Frage, ob ein (in der Regel unilaterales) Adenom oder eine (in der Regel bilaterale) Hyperplasie vorliegt. Dabei ist zu berücksichtigen, dass einzig die anspruchsvolle und invasive *Nebennierenvenenkatheterisierung mit Aldosteronbestimmung* im seitengetrennt entnommenen Nebennierenvenenblut eine sehr hohe (> 95%) Aussagekraft hat. Bildgebende Verfahren wie die CT oder die MRT geben in der Regel gute Hinweise (im Falle größerer Adenome), leider aber oft auch Anlass zu Fehlinterpretationen und erfolglosen, unnötigen Operationen, zumal Inzidentalome der Nebennieren recht häufig sind, wesentlich häufiger als Aldosteron produzierende Adenome.

Weitere Möglichkeiten sind die Durchführung einer *Nebennierenszintigraphie* (in der Regel nach Suppression mit Dexamethason) oder eines *Orthostase-Tests*, bei dem Blutentnahmen beim ruhenden Patienten am frühen Morgen sowie nach Aktivität zur Bestimmung von Aldosteron, Plasmareninaktivität und Cortisol durchgeführt werden. Die „Aktivität" sollte – wie ursprünglich vorgeschlagen worden war – in 4-stündigem Herumgehen bestehen, da dies aussagekräftiger ist als der auf 2 h verkürzte Test. Der Test erbringt den Hinweis auf ein Adenom, das oft ACTH-abhängig ist (Aldosteron und Cortisol fallen dann im Verlauf des Vormittags ab), bzw. auf eine bilaterale Hyperplasie, bei der oft eine stärkere Renin-Angiotensin-Abhängigkeit besteht, weshalb Aldosteron ebenso wie Angiotensin II ansteigt.

Sonderformen

Eine seltene Sonderform des primären Mineralokortikoidexzesses ist der *Glucocorticoid-supprimierbare Hyperaldosteronismus* (GSA oder GRA; heute als familiärer Hyperaldosteronismus Typ 1 bezeichnet; autosomal dominant vererbt), bei dem ACTH das für den letzten Schritt der Aldosteronbiosynthese verantwortliche Enzym stimuliert (s. auch Tab. 23.**10**).

Bei einigen Formen des primären Mineralokortikoidexzesses ist nicht Aldosteron selbst, sondern sind *andere Mineralocorticoide* für die Hypertonie und die Hypokaliämie verantwortlich, so z. B. das Deoxycorticosteron (DOC). Es gibt Adenome, die überwiegend DOC produzieren.

DOC ist auch verantwortlich für die Hypertonie beim *11β-Hydroxylase-Defekt*. Dieser Defekt ist zwar selten, aber nach dem 21-Hydroxylase-Mangel die zweithäufigste Form von kongenitaler adrenaler Hyperplasie (CAH)/adrenogenitalem Syndrom (AGS), und wie dieser durch Screening (auch neonatal) mit der Be-

stimmung von 17α-Hydroxyprogesteron erfassbar. Der 11β-Hydroxylase-Defekt führt zu einer Hypertonie und verminderter Reninaktivität.

Eine mögliche Ursache einer Hypertonie mit supprimierter Reninaktivität ist auch die *Zufuhr* von (Nicht-Aldosteron-) Mineralocorticoiden, z. B. von Fludrocortison.

Beim scheinbaren *„Pseudo-Mineralokortikoidexzess"* (apparent mineralocorticoid exzess, AME) (Tab. 23.**10**) ist ebenfalls nicht Aldosteron für die Hypertonie und Hypokaliämie verantwortlich, sondern Cortisol. Eine entsprechende Konstellation ergibt sich auch bei Patienten, die *Lakritzabusus* betreiben. Lakritze ist in zahlreichen Süßwaren, Kaugummis, Naturheilmitteln oder als Zusatz in Nahrungsmitteln vorhanden. Die aktive Komponente, Glyzyrrhizinsäure, hemmt die Inaktivierung von Cortisol zu Cortison durch die 11β-Hydroxysteroid-Dehydrogenase und setzt damit den renalen Mineralocorticoidrezeptor übermäßig dem Cortisol aus. Die Reninaktivität ist supprimiert, das Aldosteron ebenso.

Auch im Falle *übermäßiger Cortisolproduktion* im Rahmen bestimmter Cushing-Formen, vor allem infolge maligner Tumoren, die ektop ACTH produzieren, findet die Konversion von Cortisol zu Cortison ungenügend statt, so dass die Hypokaliämie (oft mit ausgeprägter Muskelschwäche) und Hypertonie gegenüber dem klinisch-optisch diagnostizierbaren Cushing-Syndrom (Hautatrophie, Fettumverteilung) ganz in den Vordergrund tritt. Das Urincortisol ist stark erhöht.

Schließlich gibt es auch die Konstellation einer schweren Hypertonie mit Hypokaliämie und supprimierter Reninaktivität und damit Verdacht auf Mineralokortikoidexzess, bei der nicht die Hormone und die sie konvertierenden Enzyme, sondern die *Niere* als Zielorgan *Ursache der Störung* ist, so z. B. beim Liddle-Syndrom (s. u.).

Abgrenzung. Wie erwähnt, sind hypokaliämische Hypertonien mit *sekundärem Hyperaldosteronismus,* bei dem die Reninwerte erhöht sind und die Krankheitsursache somit also nicht in den Nebennieren zu suchen ist, wesentlich häufiger (Diuretika, Ovulationshemmer, renovaskuläre Hypertonien, maligne Hypertonien u. a.).

Phäochromozytom

Phäochromozytome produzieren, speichern und sezernieren *Katecholamine*. Sie sind überwiegend im Nebennierenmark lokalisiert; Katecholamin produzierende Tumoren, die von chromaffinen Zellen ausgehen, finden sich auch extraadrenal (als Paragangliome), so im Bereich des Glomus caroticum, gelegentlich auch im Bereich postganglionärer sympathischer Neurone (Ganglioneurome).

Klinik. Der erhöhte Blutdruck ist meist das oder zumindest ein *Leitsymptom* bei Patienten mit Phäochromozytomen.

> Einer Hypertonie liegt allerdings nur bei knapp 1‰ aller Patienten ein Phäochromozytom zugrunde.

Die Hypertonie manifestiert sich bei diesen Patienten meist mit dauernd erhöhten Blutdruckwerten, oft auch (bei etwa einem Drittel der Patienten) zusätzlich oder ausschließlich in Form von Blutdruckkrisen, eigentlichen *Attacken.* Typische Symptome sind Kopfschmerzen, Herzklopfen und -flattern und profuses Schwitzen, außerdem Angst. Bei schweren Formen kommt es zu Proteinurie, Retinopathie und Enzephalopathie. Neben Palpitationen, Hyperhidrose und Tremor treten gelegentlich ein thorakales Engegefühl oder Bauchschmerzen auf, manchmal Nausea oder Erbrechen. Die Gesichtsfarbe kann sich akut verändern, öfter wird eine Blässe, seltener ein Flush beobachtet. Es kommt auch zu EKG-Veränderungen, Angina pectoris, allenfalls Herzinfarkt, Lungenödem, Krampfanfällen. Häufig sind dabei Angstattacken, die im Gegensatz zur häufigeren Hyperventilation dann nicht Auslöser, sondern Folge der exzessiven Katecholaminsekretion sind.

Differenzialdiagnose. Bei Patienten mit den anamnestischen Angaben von Herzklopfen, Dyspnoe, Parästhesien, Zittern, Schwächegefühl, Gefühl des Kontrollverlustes und Angst sind differenzialdiagnostisch zahlreiche Möglichkeiten in Betracht zu ziehen: neben der häufigeren *Hyperventilation* im Rahmen von Panikattacken eine *Hyperthyreose, Epilepsien, Migräne, kardiale Leiden, Elektrolytstörungen* (Hypokalzämie, Hypomagnesiämie, Hypokaliämie, welche ebenfalls eine neuromuskuläre Übererregbarkeit verursachen) *Cocain-* oder *Sympathikomimetikaabusus,* möglicherweise auch eine Hypoglykämie mit adrenergen Symptomen, wobei bei Dominanz sympathisch vermittelter Symptome die Abwesenheit von neuroglykopenen Symptomen eher an eine *reaktive Hypoglykämie* als an ein Insulinom denken lässt.

Diagnostik. An ein Phäochromozytom ist insbesondere zu denken bei hartnäckiger, therapierefraktärer Hypertonie oder bei Patienten mit Blutdruckkrisen (evtl. mit Blutzuckeranstieg), außerdem beim Befund von Inzidentalomen der Nebennieren. Eine bewährte Screening-Methode besteht in der *Bestimmung der Katecholamine* (Noradrenalin und Adrenalin) und der *Metanephrine* und *Normetanephrine* im angesäuerten 24-Stunden-Urin, evtl. (falls ein geeignetes Labor zur Verfügung steht) auch im Plasma. Bei dringendem Verdacht sind die Analysen zu wiederholen.

Lokalisationsdiagnostik. Bei gesichertem Katecholaminexzess ist in der Regel ein Tumor mit bildgebenden Verfahren – oft schon mit einem *Ultraschall* – leicht zu finden, zumal die Tumoren oft recht groß sind. Im Übrigen ist die *CT* die Untersuchungsmethode der Wahl. Die *MRT* hat allerdings den Vorteil, dass bei bekannten Nebennierentumoren unbekannter Dignität und Funktion die Eigenschaften des Tumors besser beurteilt werden können (Abgrenzung gegenüber anderen Adenomen). Gelegentlich ist auch eine *Szintigraphie* (mit Metaiodobenzylguanidine) hilfreich, insbesondere für die Darstellung extraadrenaler Tumoren oder für die Suche nach Metastasen. Jeweils etwa 15 % der Phäochromozytome sind familiär, bilateral (häufiger die familiären) bzw. multipel oder maligne. Formen familiärer Phäochromozytome sind in der Tab. 23.7 aufgeführt.

Inzidentalom. Falls sich in einem Abdomen-CT, das aus anderen Motiven durchgeführt wurde, ein Nebennierentumor findet (Inzidentalom), ist grundsätzlich auch an die Möglichkeit eines Phäochromozytoms zu denken, zumal klinisch die Diagnose eines Phäochromozytoms kaum mit Sicherheit verworfen werden kann. Der Blutdruck ist sorgfältig zu überprüfen (evtl. einschließlich 24-Stunden-Blutdruckmessung), evtl. sind auch biochemische Screening-Analysen gerechtfertigt.

Nachdem bereits frühere Untersuchungen darauf hinwiesen, dass bei zahlreichen Patienten, bei denen zu Lebzeiten kein Phäochromozytom diagnostiziert wurde, autoptisch ein Phäochromozytom nachgewiesen werden kann, wird immer häufiger über Patienten mit Nebenniereninzidentalom berichtet, bei denen trotz sorgfältiger Abklärung keine erhöhten Blutdruckwerte nachzuweisen sind und dennoch schließlich ein Phäochromozytom operiert wird. Aus diesem Grunde wird auch die Häufigkeit der Hypertonie bei Patienten mit Phäochromozytom von ursprünglich über 90 % nach unten korrigiert. Anhand eines MR-Befundes kann die Diagnose Phäochromozytom allerdings auch

Tabelle 23.7 Familiäre Formen von Phäochromozytomen

Multiple endokrine Neoplasie Typ 2 (A oder B) – Ret-Protoonkogen-Mutation (Chromosom 10) (konstitutive Aktivierung der Tyrosinkinase vom Rezeptortyp)	– zusätzlich in der Regel C-Zell-Hyperplasie/ medulläres Schilddrüsenkarzinom (Leittumor bei MEN 2; Calcitoninerhöhung?) – 2A: gelegentlich Lichen amyloidosus – 2B: pathognomonische Dysmorphie + Hauttumoren
von-Hippel-Lindau-Erkrankung – Tumor-Suppressor-Gen	– zusätzlich oft vaskuläre Missbildungen in Auge (Retinaangiome) und Hirn (Hämangioblastome) – zystische Missbildungen – gehäuft Nierenkarzinome
Neurofibromatose (von Recklinghausen) Typ 1	– typische Hautveränderungen
Succinat-Dehydrogenase-Komplex – SDH-B-, -C-, -D-Mutationen	– oft extraadrenale Tumoren (Paragangliome)

morphologisch-bildgebend als unwahrscheinlich eingestuft werden und damit eine unnötige Operation vermieden werden.

Cushing-Syndrom

Ursache des endogenen Cushing-Syndroms (Hyperkortisolismus oder Hyperkortizismus) ist die exzessive adrenale Produktion von Glucocorticoiden.

Iatrogenes Cushing-Syndrom. Die häufigste Form des Cushing-Syndroms, das iatrogene Cushing-Syndrom, führt charakteristischerweise deutlich *seltener* zur *arteriellen Hypertonie* als die endogenen Formen. Zur pharmakologischen Therapie (Unterdrückung von Entzündungen und Immunreaktionen) werden überwiegend Steroidpräparate verwendet, die eine erhöhte Aktivität am Glucocorticoidrezeptor, aber nur geringe Aktivität am Mineralocorticoidrezeptor aufweisen. Während also gewisse Symptome wie psychische Veränderungen, Gewichtszunahme, Hautatrophie, Osteoporose, Osteonekrose, Diabetes mellitus, Katarakte u. a. bei iatrogenem Cushing-Syndrom wie bei anderen Cushing-Formen deutlich und vergleichbar gehäuft auftreten, gilt dies für die arterielle Hypertonie nur bedingt.

Klinik. Eine arterielle Hypertonie findet sich bei etwa 80 % der Patienten mit endogenem Cushing-Syndrom.
Eine Überproduktion von Glucocorticoiden kann in Abhängigkeit einer vermehrten ACTH-Produktion (hypophysär/eutop = Morbus Cushing oder ektop/paraneoplastisch) oder ACTH-unabhängig (primär adrenale Störung) erfolgen. Grundsätzlich sind dabei ähnliche Symptome zu erwarten, zumal die meisten Symptome Folge des Hyperkortisolismus (und nicht der eventuell vermehrten ACTH-Sekretion) sind. Eine Überproduktion von Androgenen (Testosteron) kann allerdings bei Frauen Symptome verursachen, gelegentlich sind auch Mineralocorticoidwirkungen (nicht nur Hypertonie, auch Hypokaliämie, vgl. Mineralokortikoidhypertonie) vorhanden.
Einige Symptome sind bei Patienten mit Cushing-Syndrom besonders häufig festzustellen (Tab. 23.**8**), so ein *breites, rotes Gesicht, eine Stammfettsucht und psychische Veränderungen*. Bei den wenigen Patienten (die Prävalenz des Cushing-Syndroms beträgt nur etwa 2 : 10^5) mit typischen klinischen Zeichen wie einem „Knick in der Lebenslinie", mit Libidoverlust, Stimmungsschwankungen, Reizbarkeit, Nervosität, Abnahme von Gedächtnis- und Konzentrationsfähigkeit, Schlafstörungen, Wahrnehmungsstörungen, evtl. Psychose, Gewichtszunahme, stammbetonter Adipositas, Fettgewebsplus im supraklavikulären und Nackenbereich, Rubeosis und Vollmondgesicht (Abb. 23.**5**), Ekchymosen, Striae rubrae (Abb. 23.**6**), Suffusionen (Abb. 23.**7**), verletzlicher Haut, Hautatrophie, Muskelschwäche, Osteoporose, evtl. auch Nierensteine oder Thrombosen ist die Diagnose klar.

Diagnostik. Bei Patienten mit der typischen Klinik wird die Diagnose durch einen stark erhöhten *Cortisolwert*

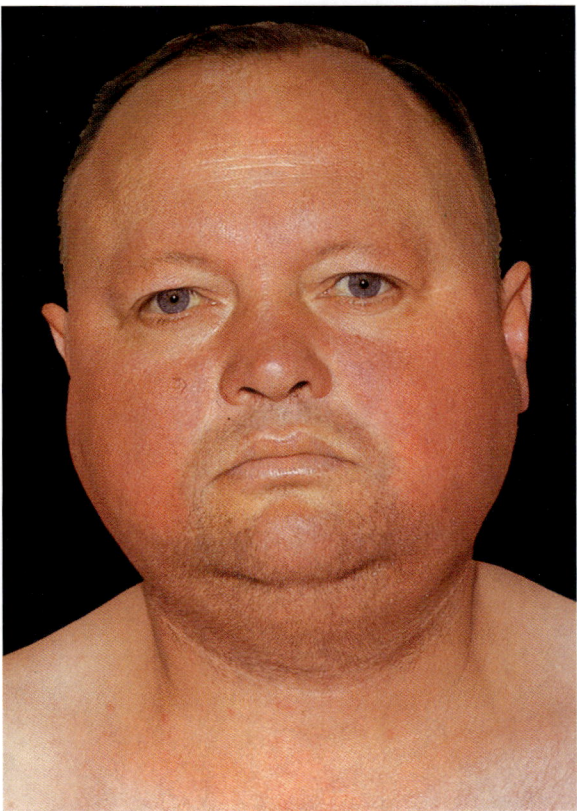

Abb. 23.5 Gesicht bei Cushing-Syndrom.

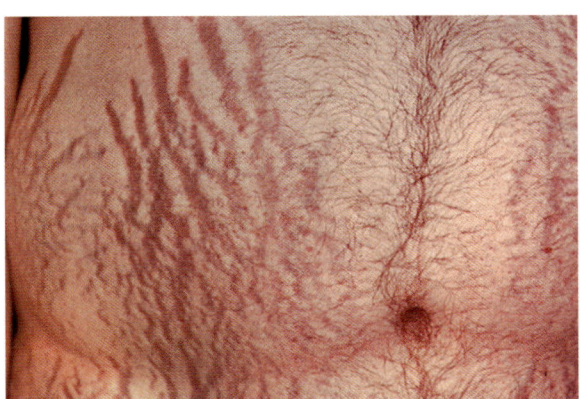

Abb. 23.6 Striae rubrae.

im 24-Stunden-Urin bestätigt. Es gibt allerdings sehr viel mehr Patienten, die sich mit Hypertonie, Gewichtszunahme, Diabetes und Depression präsentieren. Bei diesen (Depression und Diabetes finden sich auch bei Ethylabusus) kann die Cortisolproduktion auch als Folge und nicht als Ursache der Krankheit gesteigert sein (Pseudo-Cushing). Ein *Screening* ist speziell angezeigt bei Patienten mit typischen Zeichen (Fettgewebsumverteilung mit auffallenden Polstern in Temporal- und Supraklavikulargruben sowie nuchal;

Es lohnt sich, eine sorgfältige *Anamnese* aufzunehmen, die auch mögliche psychische Veränderungen miterfasst und alte Fotografien zu betrachten, um Änderungen der Gesichtszüge wahrnehmen zu können.

Die Bestimmung des *(freien) Cortisols im 24-Stunden-Urin* kann als Standardtest für die Diagnose des Cushing-Syndroms bezeichnet werden. Die Analyse des Cortisols im Urin ist zwar anspruchsvoller als jene im Blut, doch liefern viele Laboratorien heutzutage zuverlässige Ergebnisse. Es ist sinnvoll, im gleichen Urin das Kreatinin zu messen, um abzuschätzen, ob die Sammlung komplett ist. Allerdings wird eine gewisse Erhöhung des Urincortisols durchaus im Rahmen eines *Pseudo-Cushing-Zustandes* (oder bei ausgeprägter Polyurie) gefunden. Eine überaktive hypothalamisch-hypophysäre Nebennierenrindenachse ist bei Ethylabusus, Depression, Angsterkrankungen, Anorexie, Bulimie, morbider Adipositas, Schlafapnoe-Syndrom, schlecht eingestelltem Diabetes, schweren Infektionskrankheiten (z. B. Endokarditis oder Enzephalitis) oder Nierenversagen häufig. Dennoch muss bei Verdacht auf ein Cushing-Syndrom in erster Linie eine einfache Labordiagnostik (in der Regel zum Ausschluss eines Cushing-Syndroms) und nicht eine Diagnostik mit bildgebenden Verfahren angestrebt werden.

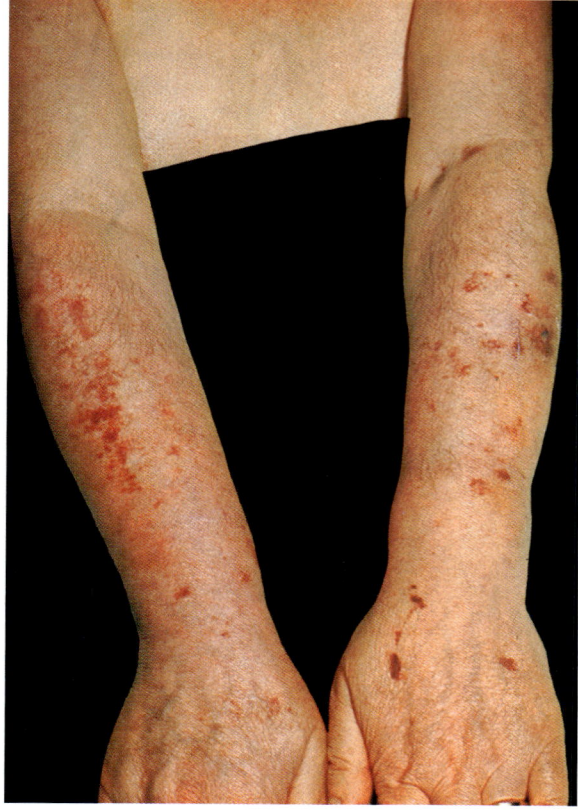

Abb. 23.7 Suffusionen an Vorderarmen bei Cushing-Syndrom.

> Inzidentalome der Hypophyse und der Nebennieren sind sehr viel häufiger als endogene Cushing-Syndrome.

Tabelle 23.8 Häufige Symptome bei Patienten mit Cushing-Syndrom

Symptom	Häufigkeit
Plethora des Gesichts	90 %
Gewichtszunahme, stammbetonte Adipositas	70–90 %
Müdigkeit, (Muskel-)Schwäche	60 %
Hautveränderungen (Atrophie, Fragilität)	60 %
Hypertonie	80 %
Kopfschmerzen	50 %
Störungen von Libido, Menstruation, Potenz	90 %
Neuropsychiatrische Symptome (Stimmungsschwankungen, Depression)	70–90 %
Rückenschmerzen, Osteoporose	40–60 %
Diabetes mellitus, verminderte Glukosetoleranz	30–80 %
Nierensteine	20 %

Screening. Zum Screening eignen sich die *Bestimmung des Cortisols im 24-Stunden-Urin* (mit gleichzeitiger *Kreatininbestimmung*), ein *kleiner Dexamethason-Hemmtest* (bei dem der Patient um Mitternacht oder kurz zuvor 1 mg Dexamethason schluckt und am folgenden Morgen um 8.00 Uhr das Plasmacortisol gemessen wird), oder – bei stationären Patienten – die Bestimmung des Cortisols um Mitternacht. Falls diese Labormethode zur Verfügung steht, kann bei ambulanten Patienten das *Speichelcortisol um Mitternacht* bestimmt werden (bei Gesunden sind die Cortisolwerte in der Nacht tief). Alle diese Tests sind gelegentlich falsch positiv bei Patienten mit Pseudo-Cushing-Syndrom. Falls zum Screening auf ein möglicherweise vorliegendes Cushing-Syndrom strengere Cut-offs angewendet werden, geht der Spezifitätsgewinn zu Lasten eines Sensitivitätsverlustes.

ACTH-abhängiges Cushing-Syndrom

Bei diesen Formen produzieren beide Nebennieren zuviel Cortisol und es geht darum, die Quelle der exzessiven ACTH-Sekretion zu identifizieren.

Morbus Cushing. Am häufigsten (bei drei Vierteln der Patienten mit Cushing-Syndrom) finden sich Adenome im Hypophysenvorderlappen (Morbus Cushing), wobei diese Tumoren oft derart klein sind (meist Mikroadenome, < 1 cm Durchmesser), dass sie mit nichtinvasiven bildgebenden Verfahren wie *MRT* häufig nicht

Hautatrophie, Osteoporose, Muskelschwäche). Ebenso ist bei Patienten mit hartnäckiger Hypertonie und Inzidentalomen der Nebennieren ein Glukokortikoidexzess auszuschließen.

Sekundäre Hypertonien

Tabelle 23.9 Familiäre Formen von Nebennierenrindentumoren (Beispiele)

Multiple endokrine Neoplasie Typ 1 (MEN 1) – Menin-Mutation (Chromosom 11) – Tumor-Supressor-Gen-Mutation	– oft inaktive Nebennierenrindenadenome – primärer Hyperparathyreoidismus (Leiterkrankung bei MEN 1; Hyperkalzämie?) – neuroendokrine Tumoren von Darm und Pankreas (z. B. Gastrinome), Hypophysenadenome, Hauttumoren (Angiofibrome, Kollagenome)
Kongenitale adrenale Hyperplasie oder adrenogenitales Syndrom (CAH/AGS) – CYP21B, CYP11B1 (u. a. seltenere)	– Störung der Geschlechtsreifung – 17α-Hydroxyprogesteron ↑ – Hypotonie oder Hypertonie
Carney-Komplex – PRKAR1A Li-Fraumeni-Syndrom – p53	– (insbesondere Vorhof-)Myxome, Schwannome, Lentigines, Nävi u. a. – Mammakarzinome – Schilddrüsenkarzinome – Gliome, Sarkome
McCune-Albright-Syndrom (MAS) – $G_s\alpha$-(GNAS1-) Mutation	– Osteopathie: fibröse Dysplasie – Dermatopathie: Café-au-lait-Flecken – Endokrinopathie: Pubertas praecox, Hyperthyreose

sicher zu identifizieren sind. Die MRT führt leider sehr häufig auch zum Auffinden von klinisch nicht relevanten Befunden und Tumoren; Inzidentalome der Hypophyse sind wesentlich häufiger als ACTH-sezernierende Adenome. Daher ist vor einer geplanten neurochirurgischen (fast immer transsphenoidal möglichen) Hypophysenintervention eine *Katheteruntersuchung* zur seitengetrennten Bestimmung des ACTH (vor- und nach CRF-Stimulation) im Venenblut aus Sinus cavernosus oder Sinus petrosus inferior anzustreben.

Paraneoplastisches Cushing-Syndrom. Seltener findet sich eine Erhöhung des ACTH bei Patienten mit paraneoplastischem Cushing; bei diesen Tumorpatienten wird (teilweise terminal, evtl. unerkannt) ACTH *ektop* gebildet, z. B. in einem kleinzelligen Bronchuskarzinom. Diese Patienten haben gelegentlich eine kurze Anamnese, oft eine ausgeprägte Muskelschwäche und eine Hypokaliämie bei exzessiven Cortisolwerten (vgl. Abschnitt „Mineralokortikoidhypertonie"). Es gibt auch (anfänglich okkulte) Karzinoide, die ektop ACTH (selten auch CRF) bilden und die sich in erster Linie durch das Cushing-Syndrom manifestieren. Die betroffenen Patienten haben oft einen protrahierten Krankheitsverlauf, und die Diagnose kann schwierig sein.

ACTH-unabhängiges Cushing-Syndrom

Bei diesen Formen sind die Nebennieren selbst Ursache für die „autonome" (ACTH-unabhängige) Cortisolüberproduktion, weshalb hier (bei nachgewiesenem, nichtiatrogenem Cushing-Syndrom und supprimiertem ACTH) bildgebende Verfahren des Abdomens indiziert sind (CT).

Ausschluss eines Inzidentaloms. Nebennierentumoren werden sehr selten aufgrund einer sorgfältigen Palpation gefunden, am häufigsten aber anhand eines bildgebenden Verfahrens, das aus andern Motiven eingesetzt wurde (Inzidentalome; der Bildbefund ist dabei eine neue diagnostische Herausforderung) und seltener zur Lokalisation der Hormonquelle bei gesichertem Hormonexzess. In der klassischen Endokrinologie erfolgt aus guten Gründen zuerst die Funktionsdiagnostik. Die Prävalenz von *Inzidentalomen* der Nebennieren wird, basierend auf computertomographischen Untersuchungen auf 2–4 %, aufgrund von autoptischen Untersuchungen auf 4–8 % der Erwachsenen geschätzt, wobei die Häufigkeit mit dem Alter steigt. Davon haben einige wenige Prozent einen endokrin aktiven Tumor und weniger als einer von 1000 Patienten ein Nebennierenrindenkarzinom. Bei geringem Verdacht auf ein (evtl. subklinisches) Cushing-Syndrom aufgrund eines Cortisol produzierenden Adenoms kann ein kleiner Dexamethasonhemmtest durchgeführt werden, um die Diagnose (was häufiger sein wird) auszuschließen (bei korrekter Suppression).

Diagnostik. Bei primär adrenalem Cushing-Syndrom wird auch eine *hohe Dexamethasondosis* (8 mg; ebenfalls als kurzer Hemmtest über Nacht durchführbar, analog dem 1-mg-Suppressionstests) die Cortisolproduktion nicht unterdrücken. Am häufigsten wird dann in einer *CT- oder MRT-Untersuchung* ein unilateraler Nebennierentumor gefunden. Es gibt allerdings auch bilaterale Formen, bei denen speziell an seltene genetisch bedingte Erkrankungen gedacht werden muss, z. B. an ein Carney-Komplex-Syndrom (Echokardiographie: Vorhofmyxom?), bei dem ohne Hormon/Ligand die Nebennieren zuviel Cortisol produzieren, oder an eine aberrante Regulation (aufgrund ektoper adrenaler Peptidhormonrezeptoren) durch ADH/Lysin-Vasopressin, GIP, LH/HCG u. a. Peptide, die dann an Stelle des unterdrückten ACTH die Aktivität der Nebennierenrinden stimulieren. Einige Formen sind in Tab. 23.9 aufgeführt.

Akromegalie

Die Akromegalie beruht auf einer übermäßigen Wachstumshormonproduktion bei Erwachsenen. Vor Abschluss von Pubertät und Knochenreifung (oft mit wegen eines sekundären Hypogonadismus verzögerter

Pubertät) kommt es zu Gigantismus, also einem Wachstum, das über das genetisch zu erwartende Potenzial (abzuschätzen anhand der Größe der Eltern) des Patienten hinausgeht. Die Akromegalie (s. auch Kapitel 3) ist eine seltene Erkrankung mit einer geschätzten Prävalenz von etwa 5 auf 10^5. Es vergehen in der Regel mehrere Jahre bis die Diagnose gestellt wird, gelegentlich auch einige Jahre bis die Patienten geheilt sind.

Klinik. Bei etwa der Hälfte der Patienten besteht zum Zeitpunkt der Diagnosestellung eine *arterielle Hypertonie*, wobei überwiegend ältere Patienten mit längerer Akromegalieanamnese (die in der Regel kleinere, langsamer wachsende Tumoren aufweisen) davon betroffen sind und etwas seltener jüngere Patienten, die zum Zeitpunkt der Diagnosestellung oft eine kürzere Anamnese und größere Adenome haben. Wie der Name der Krankheit besagt, ist die *Vergrößerung der Akren* (Gesicht: prominente Supraorbitalwülste, Nase, Kinn; Hände: dickere Finger, Ring passt nicht mehr; Füße: größere Schuhnummer erforderlich) Leitsymptom der Krankheit, das bei fast allen Patienten nachzuweisen ist. Die Patienten können aber unter sehr verschiedenen Symptomen leiden, was Anlass für Konsultationen bei mehreren Ärzten und Spezialisten geben kann (Augenärzten, Zahnärzten, Neurologen, Rheumatologen u. a.). Meist bestehen folgende Symptome:

- eine Weichteilschwellung und eine Splanchnomegalie, speziell auch eine große Zunge, eine Verdickung und ein Spannungsgefühl der Haut, vermehrtes Schwitzen,
- Arthropathie, Neuropathie, öfter ein Karpaltunnelsyndrom,
- Schnarchen, Schlafapnoe-Syndrom (mit vermehrter Tagesschläfrigkeit bei etwa der Hälfte der Patienten; öfter obstruktiv, gelegentlich aber auch zentral bedingte Schlafapnoen),
- eine Insulinresistenz, eine Hypertriglyzeridämie und eine Hyperglykämie (also ein Diabetes mellitus),
- eine Kardiomegalie und eine Kardiomyopathie (häufiger mit, gelegentlich auch ohne Hypertonie),
- außerdem Menstruationsstörungen, eine verminderte Libido,
- bisweilen Kopfschmerzen und neuroophthalmologische Symptome (Gesichtsfeldausfälle oder Visusbeeinträchtigung),
- gehäuft sind auch eine Vergrößerung der Schilddrüse sowie der Prostata, außerdem Kolonpolypen.

Es bestehen also gewisse Gemeinsamkeiten mit dem metabolischen Syndrom, insbesondere die erhöhte Morbidität und Mortalität an *kardiovaskulären Erkrankungen* (Makroangiopathie) und eine ausgeprägte *Insulinresistenz*, auch wenn bei diesen Patienten die Gewichtszunahme nicht Folge einer vermehrten Fettmasse, sondern Ausdruck einer Zunahme an Magermasse und Wassergehalt des Körpers ist.

> Diese seltene Krankheit ist in der Regel klinisch diagnostizierbar. Es lohnt sich, die Änderung des Gesichts im Verlauf der Zeit anhand mitgebrachter (oder mitzubringender) Fotografien zu beurteilen.

Häufiger wird die Diagnose aufgrund der überschüssigen Wachstumshormonsekretion gestellt; seltener sind Tumorausdehnung und kaum je Hypophyseninsuffizienz Anlass zur Diagnose einer Akromegalie.

Diagnostik. Die Diagnose wird im Labor bestätigt durch den Nachweis erhöhter Wachstumshormonwerte (GH) und IGF-1-Werte (Insulin like Growth Factor 1) Die Bestimmung des insulinähnlichen Wachstumsfaktors 1, also von *IGF-1 im Serum,* ist wohl der beste und einfachste Screening-Parameter zur Diagnose einer Akromegalie und auch sehr geeignet zur Beurteilung der Aktivität der Akromegalie im Verlauf, während die erhöhten, durch Glucosebelastung nicht supprimierbaren *Wachstumshormonwerte* die Diagnose bestätigen. IGF-1 kann allerdings normal oder selten sogar niedrig sein (nicht erhöht trotz Akromegalie) bei Leberzirrhose, entgleistem Diabetes mellitus, Hypothyreose (primär oder sekundär), schwerer Mangelernährung oder schweren Infekten. Unter derartigen Umständen wird die Leber als wichtigster IGF-1-Produzent nicht in der Lage sein, normal auf Wachstumshormon zu reagieren und vermehrt IGF-1 zu sezernieren.

Im *oralen Glucosebelastungstest* kommt es in der Regel zum erwarteten, bei Akromegalie teilweise übersteigerten Anstieg der Plasmaglucose, wobei das Wachstumshormon im Gegensatz zum Gesunden nicht unterdrückbar ist. Falls klinisch eine Akromegalie besteht und die Diagnose im Labor nachgewiesen ist, wird fast immer bei einer *Magnetresonanzuntersuchung* ein Hypophysenadenom gefunden (GH wird fast nie ektop produziert); sehr selten beruht die Akromegalie auf einer krankhaften Stimulation der Hypophyse durch einen GRF-produzierenden Tumor.

Genetik der Hypertonie und seltene monogenetische Formen

Essenzielle Hypertonie. Die arterielle Hypertonie oder eine Prädisposition zur arteriellen Hypertonie ist teilweise vererbbar, was durch Zwillingsstudien illustriert wird. Bei der häufigen essenziellen Hypertonie kann eine Assoziation mit diversen Polymorphismen vermutet werden, wobei die Situation komplex (polygen) und unklar bleibt; für den klinischen Alltag sind derzeit genetische Tests (noch?) nicht brauchbar. Eine familiäre Häufung eines Bluthochdrucks findet sich bei der essenziellen Hypertonie und beim metabolischen Syndrom.

Sekundäre Hypertonien

Tabelle 23.10 Genetisch bedingte Hypertonieformen (Beispiele)

Liddle-Syndrom – Natriumkanalmutationen, β- oder γ-Untereinheit, MIM 177200	– gesteigerte Natriumrückresorption – Kaliumverlust, Hypokaliämie, Alkalose – Suppression des Renin-Angiotensin-Aldosteron-Systems, Aldosteron ↓
Glucocorticoid-(Dexamethason) supprimierbarer Hyperaldosteronismus – GRA/GSA = familiärer Hyperaldosteronismus Typ 1 – chimärisches Gen (Promotor, proximal CYP11B1, distal CYP11B2)	– Aldosteronproduktion (wie 11β-Hydroxylase) unter ACTH-Kontrolle – Aldosteron ↑, 18-Hydroxycorticosteron ↑, Plasmareninaktivität ↓
Scheinbarer Mineralokortikoidexzess – HSD11B2 (AME) (11β-Hydroxysteroid-Dehydrogenase-Typ-2-Mangel), MIM 218030	– Umwandlung (Inaktivierung) von Cortisol in Cortison gestört (vgl. Lakritzabusus: Glyzyrrhizinsäure hemmt Enzym) – Kalium ↓, Plasmareninaktivität ↓, Aldosteron ↓
Pseudo-Hypoaldosteronismus Typ 2 (mindestens 3 Formen)	– gesteigerte Natriumrückresorption – Hyperkaliämie – Suppression des Renin-Angiotensin-Aldosteron-Systems, Aldosteron ↓
Schwangerschaftsexazerbierte Hypertonie – Mineralocorticoidrezeptormutation	– Progesteron kann Mineralocorticoidrezeptor stimulieren
Gewisse AGS-Formen – v.a. 11β-Hydroxylase-Mangel (CYP11B1) – 17α-Hydroxylase-(CYP17)-17,20-Lyase-Mangel	– Störung der Geschlechtsreifung – DOC ↑, 17α-Hydroxyprogesteron ↑, PRA ↓
PPARγ-Mutation	– Insulinresistenz, Hyperinsulinämie

Monogene Hypertonieformen. Es gibt allerdings auch einige wenige ursächlich aufgeklärte, seltene monogene Hypertonieformen, wie der *Glucocorticoid-supprimierbare Hyperaldostenismus* (GSA oder GRA, heute als familiärer Hyperaldosteronismus Typ 1 bezeichnet, wie schon im Abschnitt „Mineralokortikoidhypertonie" erwähnt), außerdem bestimmte AGS-Formen (*11β-Hydroxylase-Mangel* mit Überproduktion von Deoxycorticosteron, DOC) und das Liddle-Syndrom.

Das *Liddle-Syndrom* basiert auf Mutationen der β- oder γ-Einheiten von epithelialen Natriumkanälen, welche zu einer konstitutiven Aktivierung derselben führen, womit vermehrt Natrium rückresorbiert wird, was zu schwerer therapieresistenter Hypertonie führt. Dabei sind Renin und Angiotensin supprimiert. Die Krankheit ist prinzipiell korrigierbar durch Ersatz des krankheitsverursachenden Organs, also durch eine Nierentransplantation.

Es gibt außerdem *familiär auftretende Phäochromozytome und Cushing-Formen* (s. dort) sowie weitere seltene Formen genetisch bedingter Hypertonie. Einige davon sind in Tab. 23.**10** aufgelistet, wobei diese (teils schon erwähnt) sehr deutlich illustrieren, dass die Nebennierenrindenhormone (speziell jene mit Aktivität am Mineralocorticoidrezeptor) hinsichtlich der produzierten Menge und ihrer Wirkung auf die Nieren von ganz zentraler Bedeutung bei der Steuerung des Blutdrucks sind. So betreffen viele dieser (unvollständig) aufgelisteten Mutationen die Nebennieren oder die Nieren.

Eine der Ausnahmen bildet die weniger bekannte Hypertonie bei den seltenen *Mutationen des PPAR-γ*, also jenes Rezeptors, dessen Bedeutung bei der Kontrolle der Insulinsensitivität bekannt geworden ist. Für diese Patienten ist also im Gegensatz zu Patienten mit Insulinrezeptordefekten nicht nur eine extreme Insulinresistenz mit Hyperinsulinämie (wie bei Typ A: oft mit polyzystischen Ovarien, Hirsutismus, Akanthosis nigricans), sondern bei gestörter Endothelfunktion auch eine Hypertonie typisch.

Kardiovaskuläre Hypertonien

Zu den eigentlichen kardiovaskulären Hypertonieformen zählen wir eine Druckerhöhung infolge Aortenisthmusstenose oder infolge eines erhöhten Herzminutenvolumens. Die vorwiegend systolische Hypertonie bei älteren Menschen hat ihren pathogenetischen Ursprung zwar auch im Kreislaufsystem (Aortensklerose), wird aber, da sie nur medikamentös und nicht wie die beiden obigen chirurgisch behandelbar ist, meist der primären Hypertonie zugerechnet.

Aortenisthmusstenose

Bei dieser angeborenen kardiovaskulären Missbildung wird je nach Lokalisation der Stenose und ihrer Beziehung zum Ductus arteriosus Botalli zwischen einer *präduktalen* (infantiler Typ) und einer *postduktalen* (Erwachsenentyp) Stenose unterschieden. Erstere Form führt wegen ihres Schweregrades bereits im Säuglings- oder Kindesalter zu Symptomen.

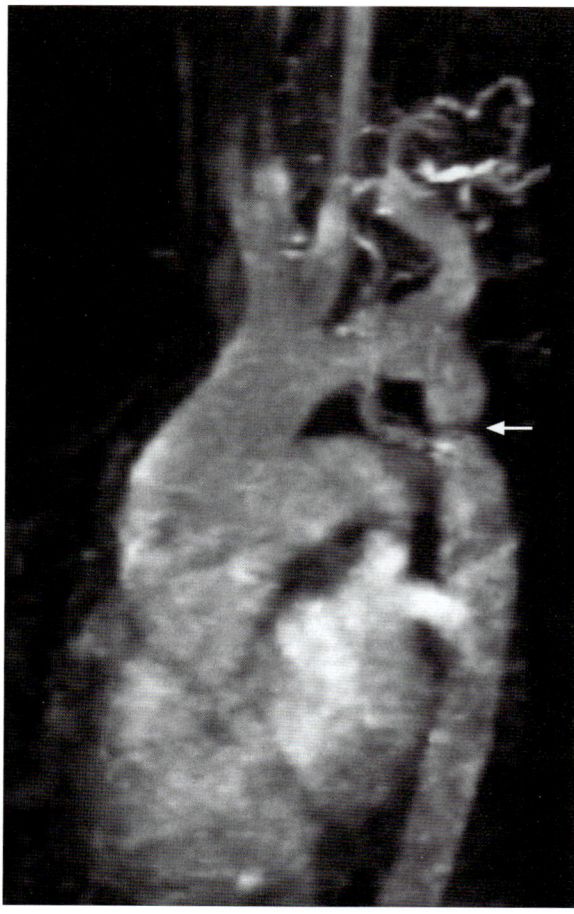

Abb. 23.8 Dreidimensionale MR-Angiographie (seitliche Ansicht) bei einem 36-jährigen Patienten mit Aortenisthmusstenose (Pfeil).

Liegt der Abgang der linken A. subclavia im stenosierten Aortenbereich, sind nur auf der rechten Armseite erhöhte Blutdruckwerte messbar. Zusätzlich zur Isthmusstenose können weitere Missbildungen vorliegen (bikuspide Aortenklappen mit valvulärer Stenose oder Insuffizienz und offener Ductus Botalli).

Diagnostik. Die Aortenisthmusstenose ist eine der wenigen sekundären Hypertonien, die allein durch eine klinische Untersuchung diagnostiziert werden können. Deshalb müssen diese klinischen Zeichen, insbesondere bei jungen Hypertonikern, sorgfältig gesucht werden. Bei einer klinischen Verdachtsdiagnose folgen bildgebende Verfahren.

Bei der *klinischen Untersuchung* sind besonders wichtig:
- *Pulspalpation:* kräftige Pulse an den oberen und abgeschwächte oder kaum tastbare Pulse an den unteren (Femoralis- und Fußpulse) Extremitäten,
- *Blutdruckmessung:* hypertone Blutdruckwerte an den oberen und erniedrigte Werte an den unteren Extremitäten, je nach Stenoselokalisation evtl. auch Hypotonie am linken gegenüber dem rechten Arm,
- *Auskultation:* spindelförmiges Geräusch am Rücken interskapulär paravertebral links, bei zusätzlichen Missbildungen (wie oben aufgeführt) weitere Auskultationsbefunde.

An *bildgebenden Verfahren* werden eingesetzt:
- Thorax-Röntgenbild: Rippenusuren als Ausdruck des Kollateralkreislaufs und gelegentlich sichtbare Einkerbungen an der Aorta descendens unterhalb des Aortenbogens,
- Echokardiographie,
- dreidimensionale MR-Angiographie (Abb. 23.8).

Klinik. Die *postduktale Stenose* wird im Erwachsenenalter angetroffen. Durch die Stenosierung der Aorta ist im proximal der Stenose gelegenen Gefäßabschnitt eine Hypertonie und in den distalen Gefäßen eine Hypotonie nachweisbar.

> Der Schweregrad der Hypertonie wird durch das Ausmaß der Stenose, die Bildung von Kollateralen und die Kontraktilität des linken Ventrikels bestimmt.

Hypertonie infolge eines erhöhten Schlag- oder Herzminutenvolumens

Eine *Aorteninsuffizienz* und ein *totaler atrioventrikulärer Block* können über ein erhöhtes Herzminutenvolumen zur Blutdrucksteigerung führen. Die Diagnose kann mit einfachen Mitteln (klinische Untersuchung, EKG, evtl. Echokardiographie) gestellt werden. Diese Krankheitsbilder werden an anderer Stelle ausführlich abgehandelt.

Schwangerschaftshypertonie

Beim Nachweis erhöhter Blutdruckwerte während einer Schwangerschaft muss insbesondere zwischen einer schwangerschaftsinduzierten und einer chronischen, bereits vor der Gravidität bekannten Hypertonie unterschieden werden. Zudem kommt dem Nachweis einer Proteinurie eine zentrale Bedeutung zu. Abklärung und Therapie der in Tab. 23.11 aufgeführten Hochdruckformen erfolgen in der Regel interdisziplinär durch Internisten und Geburtshelfer.

Tabelle 23.11 Klassifikation von mit einer Hypertonie einhergehenden Erkrankungen während der Schwangerschaft (SSW = Schwangerschaftswoche)

Begriff	Befunde
Schwangerschaftshypertonie	diastolischer Blutdruck > 90 mmHg nach der 20. SSW
Schwangerschaftsproteinurie	signifikante Proteinurie (> 0,5 g/24 h) nach der 20. SSW
Schwangerschaft mit Hypertonie und Proteinurie	Präeklampsie
Chronische Hypertonie mit Pfropfpräeklampsie	signifikante Proteinurie bei chronischer Hypertonie
Nicht klassifizierbare Hypertonie	keine Blutdruckwerte vor der 20. SSW bekannt

Exogene Hypertonien

Bei jedem Hypertoniepatienten muss in der Anamnese nach *Medikamenten und Noxen* gefragt werden, die für den Hochdruck (mit)verantwortlich sein könnten. Die in Tab. 23.**4** aufgeführten Substanzen können über verschiedene pathogenetische Mechanismen zur Blutdrucksteigerung führen. Für die Praxis am bedeutendsten ist eine Volumenzunahme infolge Hemmung der Prostaglandinsynthese durch *nichtsteroidale Antirheumatika* oder infolge Stimulation des Reninsystems durch *orale Kontrazeptiva*. Das weitere Vorgehen – Ersatz des Antirheumatikums durch ein anderes Analgetikum oder alternative Form der Kontrazeption versus Zugabe eines Antihypertensivums – muss im Einzelfall entschieden werden.

Von den exogenen Noxen spielen *Alkohol, Amphetamine und Cocain* eine praktisch wichtige Rolle. Sie alle können über eine Stimulation des Sympathikus zur Hypertonie führen. Wegen des rasch auftretenden massiven Blutdruckanstiegs mit möglichen zerebrovaskulären und kardialen Ereignissen stellt die durch Cocain verursachte eine zwar seltene, aber sehr gefährliche exogene Hypertonieform dar.

Literatur

Alcazar JM, Rodicio JL. How to handle renovascular hypertension. European Society of Hypertension Scientific Newsletter 2001; 2: 5–7.
Boscaro M, Barzon L, Fallo F, Sonino N. Cushing's syndrome. Lancet 2001; 357: 783–91.
Bravo EL. Pheochromocytoma. Cardiol Rev 2002; 10: 44–50.
De Backer G, Ambrosioni E, Borch-Johnsen K et al. European guidelines on cardiovascular disease prevention in clinical practice. Eur Heart J 2003; 24: 1601–10.
Espiner EA, Ross DG, Yandle TG, Richards AM, Hunt PJ. Predicting surgically remedial primary aldosteronism: Role of adrenal scanning, posture testing, and adrenal vein sampling. J Clin Endocrinol Metab 2003; 88: 3637–44.
Greminger P. Rationale Diagnostik der Hypertonie. Schweiz Rundschau Med 2003; 92: 2087–93.
Kaplan NM. Kaplan's clinical hypertension, 8th ed. Philadelphia: Lippincott Williams & Wilkins 2002.
Kreier F, Yilmaz A, Kalsbeek A, Romijn JA, Sauerwein HP, Fliers E, Buijs RM. Hypothesis: Shifting the equilibrium from activity to food leads to autonomic unbalance and the metabolic syndrome. Diabetes. 2003; 52: 2652–6.
Lamberts SWJ, van der Lely AJ, de Herder WW. Clinical and medical diagnosis of acromegaly. Metabolism 1995; 44: 15–7.
Mansmann G, Lau J, Balk E, Rothberg M, Miyachi Y, Bornstein SR. The clinically inapparent adrenal mass: update in diagnosis and management. Endocrine Reviews 2004; 25: 309–40.
Nieman LK. Diagnostic Tests for Cushing's syndrome. Ann N.Y. Acad Sci 2002; 970: 112–8.
O'Shaughnessy KM, Karet FE. Salt handling and hypertension. J Clin Invest 2004; 113: 1075–81.
Raff H, Findling J. A Physiologic Approach to diagnosis of the Cushing syndrome. Ann Intern Med 2003; 138: 980–91.
Rosmond R, Dallman MF, Björntorp P. Stress-Related Cortisol Secretion in men: Relationships with abdominal obesity and endocrine, metabolic and hemodynamic abnormalities. J Clin Endocrinol Metab 1998; 83: 1853–9.
Seiler L, Rump L, Schulte-Mönting J, Slawik M, Borm K, Pavenstädt H, Beuschlein F, Reincke M. Diagnosis of primary aldosteronism: value of different screening parameters and influence of antihypertensive medication. Eur J Endocrinol 2004; 150: 329–37.
Staessen JA, Wang J, Bianchi G, Birkenhäger WH. Essential hypertension. Lancet 2003; 361: 1629–41.
Stewart PM. Mineralocorticoid hypertension. Lancet 1999; 353: 1341–7.
Zanchetti A. For the Guidelines Committee. Journal of Hypertension 2003; 21: 1011–53.

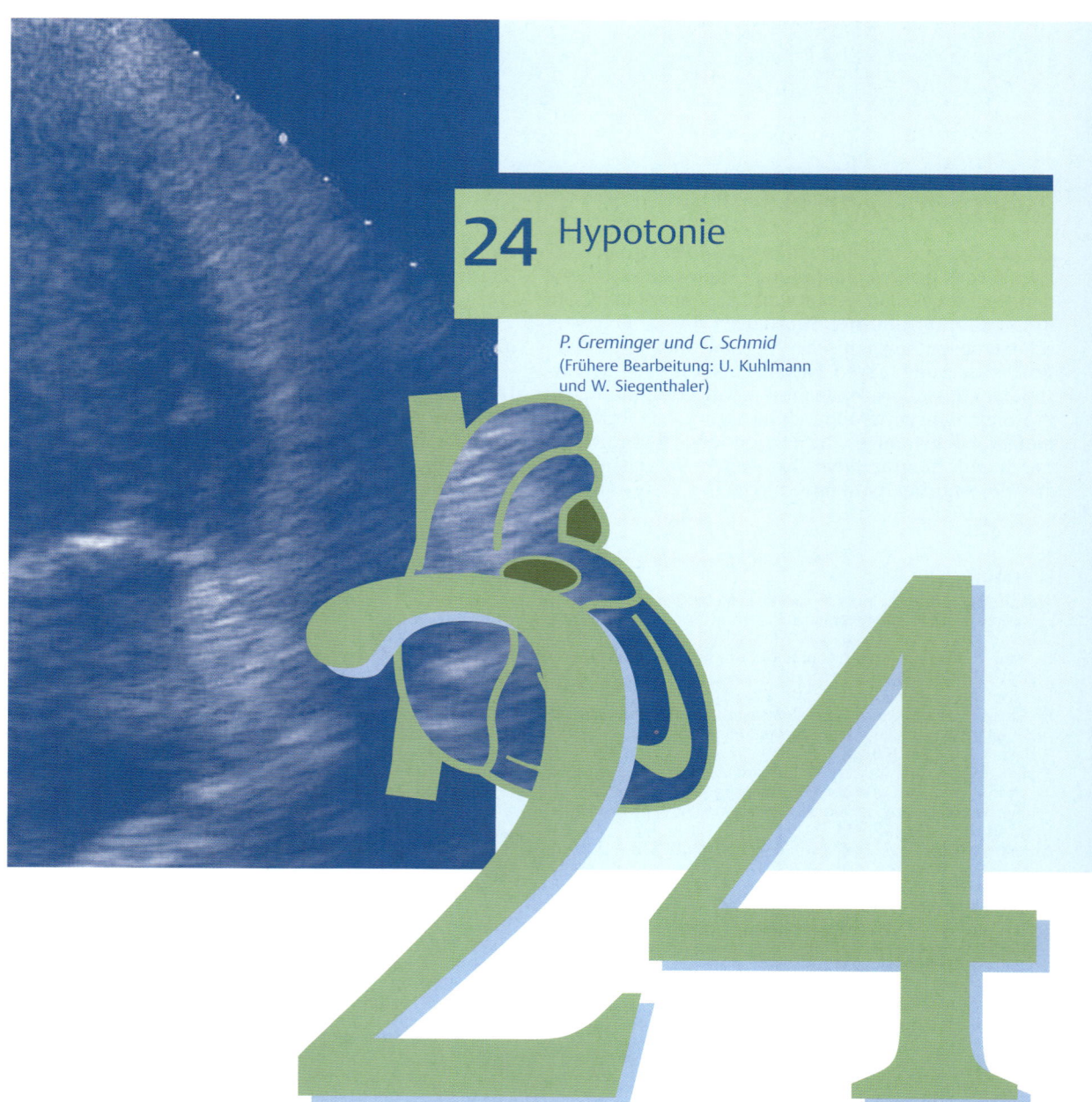

24 Hypotonie

P. Greminger und C. Schmid
(Frühere Bearbeitung: U. Kuhlmann und W. Siegenthaler)

Hypotonie

24.1 Primäre (essenzielle) Hypotonie _____ 760

24.2 Sekundäre Hypotonien _____ 760

> Endokrine Hypotonien _____ 760

    Hypotonie im Rahmen endokriner Erkrankungen _____ 760

    Primäre Nebennierenrindeninsuffizienz (Morbus Addison) _____ 761

    Sekundäre Nebennierenrindeninsuffizienz/ Hypophysenvorderlappeninsuffizienz _____ 763

    Krankheitsbilder mit assoziierten endokrinen Störungen _____ 765

    Genetisch bedingte Formen der Hypotonie _____ 766

> Renale Hypotonien _____ 767

> Kardiale Hypotonien _____ 767

> Neurogene Hypotonien _____ 767

> Hypovolämische Hypotonien _____ 767

> Exogene Hypotonien _____ 767

24 Hypotonie

Überblick und Einteilung

Im Gegensatz zur Hypertonie liegen für die Definition der *Hypotonie* keine international anerkannten Werte vor. Für den klinischen Alltag hat sich ein Grenzwert von 100 mmHg systolisch bewährt, d. h. dass tiefere Werte als Hypotonie bezeichnet werden können. Für das Krankheitsbild der *orthostatischen Hypotonie* ist nicht der absolute Blutdruckwert sondern das Ausmaß des Abfalls beim Positionswechsel vom Liegen zum Stehen von Bedeutung (Kapitel 31). In Analogie zur Einteilung der Hypertonie wird auch bei der Hypotonie eine Unterteilung in eine *primäre Form* und in *sekundäre Formen* (Tab. 24.1) vorgenommen. Bei Letzteren ist die Hypotonie als Symptom im Rahmen einer Grundkrankheit mit Befall von Nebennieren, Nieren, Herz oder Nervensystem anzusehen. In diesen Fällen muss beachtet werden, dass der Schweregrad der Hypotonie mit dem Blutdruckwert vor Erkrankungsbeginn korreliert, weshalb bei einem Patienten mit vorbestehender Hypertonie eine Hypotonie fehlen kann. Als eigenständiges Krankheitsbild ist der meist mit einer Hypotonie einhergehende *Schock* zu werten. Darunter versteht man ein Syndrom, das durch eine reduzierte Gewebeperfusion mit verminderter Sauerstoffversorgung gekennzeichnet ist, was zu Endorganschäden und schließlich zu einem Multiorganversagen mit sehr hoher Letalitätsrate führen kann. Pathogenetisch werden verschiedene Formen des Schocks unterschieden (hypovolämisch, kardiogen, septisch, anaphylaktisch u. a.), die in den entsprechenden Kapiteln abgehandelt werden.

Tabelle 24.1 Sekundäre Hypotonieformen

Endokrine Hypotonien
- Nebennierenrindeninsuffizienz
  - primär (Morbus Addison)
  - sekundär (Panhypopituitarismus)
- im Rahmen anderer endokriner Erkrankungen
- genetisch bedingte Formen

Renale Hypotonien

Kardiale Hypotonien
- Herzinsuffizienz
- Rhythmusstörungen (tachykard und bradykard)
- Füllungsbehinderung des linken Ventrikels
- Aortenstenose

Neurogene Hypotonien
- primär autonome Dysfunktion
- sekundär autonome Dysfunktion

Hypovolämische Hypotonien
- Dehydratation
- Blut- oder Plasmaverlust

Exogene Hypotonien
- Antihypertensiva
- Nitrate
- Sildenafil
- Sedativa
- Hypnotika
- Substanzen mit dopaminerger Wirkung

24.1 Primäre (essenzielle) Hypotonie

Die Diagnose einer primären Hypotonie, die auch als konstitutionelle Hypotonie bezeichnet wird, darf erst nach Ausschluss von sekundären Formen gestellt werden. Betroffen sind vorwiegend jugendliche schlanke Menschen, wobei das weibliche Geschlecht deutlich überwiegt. Der sowohl im Liegen wie im Stehen tiefe Blutdruck kann gänzlich asymptomatisch verlaufen oder aber mit mehr oder weniger ausgeprägten orthostatischen Beschwerden verbunden sein.

Es muss betont werden, dass im klinischen Alltag in der Regel nicht tiefe Blutdruckwerte, sondern die von den Patienten bei einem Positionswechsel subjektiv oft als sehr unangenehm empfundenen orthostatischen Beschwerden zu weiteren Abklärungen und allenfalls zu therapeutischen Maßnahmen Anlass geben. Pathophysiologische Mechanismen und klinisches Bild der orthostatischen Hypotonie werden ausführlich in Kapitel 31 (Schwindel und synkopale Zustände) diskutiert.

24.2 Sekundäre Hypotonien

Endokrine Hypotonien

Hypotonie im Rahmen endokriner Erkrankungen

Iatrogene Hypotonie. Im Rahmen der häufigeren endokrinen Krankheiten ist eine Hypotonie eher selten. Eine iatrogene Hypotonie kann aber zusätzliche Probleme verursachen oder zum Problem werden bei Patienten mit vorbestehenden Krankheiten, wie eine Schenkelhalsfraktur infolge Sturz beim Patienten mit Osteoporose oder eine Orthostase beim hypertonen Diabetiker. Speziell ältere Patienten, deren systolische Hypertonie mit bestimmten Pharmaka (Tab. 24.1, Exogene Hypotonien) behandelt wird, sind dafür anfällig. Bei älteren Patienten bedeutet eine orthostatische Hypotonie auch ein erhöhtes Risiko für einen Herzinfarkt.

Sekundäre Hypotonien

Tabelle 24.2 Nebennierenrindenhormone

Produktionsort	Zona glomerulosa	Zona fasciculata
Hormon (Hauptvertreter)	Aldosteron	Cortisol
Hauptwirkung	mineralocorticoid: – renale Natriumretention ↑ – Ausscheidung von Kalium ↑, H⁺ ↑	glucocorticoid: – Gluconeogenese ↑ – Eiweißabbau ↑ – antiphlogistisch – immunsuppressiv
Wichtig bei	Salzmangel	Stress
Stimuliert v.a. durch	Angiotensin II Kalium	ACTH
Abhängig von	Natriumzufuhr Körperposition	Tageszeit
Laborbefunde bei Mangel	Aldosteron ↓ Kalium ↑, metabolische Azidose Natrium ↓ (ADH ↑)	Cortisol ↓, (DHEA-S ↓) Plasmaglucose ↓ Eosinophile ↑, Lymphozyten ↑
Laborbefunde bei primärer Insuffizienz	Plasmareninaktivität ↑	ACTH ↑

Diabetes mellitus. Der Diabetes mellitus (Typ 2) ist ja insbesondere im Rahmen des metabolischen Syndroms charakteristischerweise mit einer Hypertonie assoziiert, ebenso oft (Typ-1- und Typ-2-Diabetes) im späteren Verlauf bei Einschränkung der Nierenfunktion. Tiefe Blutdruckwerte sind am häufigsten iatrogen. Seltener treten sie auch auf bei schwerer hyperglykämischer Entgleisung mit Hypovolämie, gelegentlich auch im Rahmen einer autonomen Neuropathie, die im Gegensatz zu anderen mit Hyperglykämie assoziierten Spätschäden wie Retinopathie und periphere Polyneuropathie seltener gezielt gesucht wird, aber Ursache hartnäckiger orthostatischer Beschwerden sein kann. Der Blutdruck ist ebenfalls oft tief bei Patienten mit hyporeninämischem Hypoaldosteronismus, bei Patienten, die trotz normaler Nierenfunktion auffallend hohe Plasmakaliumwerte aufweisen, ohne dass ihr Renin-Angiotensin-Aldosteron-System aktiviert wäre.

Schilddrüsenerkrankungen. Auch im Rahmen von Schilddrüsenkrankheiten ist die Hypotonie deutlich seltener als die Hypertonie. Die Hyperthyreose führt oft zur isoliert systolischen Blutdruckerhöhung (mit großem Schlagvolumen) und Tachykardie, die Hypothyreose zur Erhöhung des peripheren Widerstandes und diastolischen Hypertonie mit Bradykardie. Falls bei Patienten mit einer primären Erkrankung der Schilddrüse eine Hypotonie gefunden wird, ist dies in der Regel Folge einer schwereren Herzkrankheit, andernfalls muss nach einer anderen Ursache gefahndet werden. So ist auch an ein autoimmunes Polyendokrinopathie- (oder polyglanduläres) Syndrom (APS 2) zu denken, bei dem auch die Nebennieren betroffen sind, also zusätzlich ein Morbus Addison besteht. Bei Verdacht ist das Morgencortisol zu überprüfen, evtl. sind weitere Tests angezeigt (s. u.). Im Übrigen ist bei Verdacht auf eine sekundäre (zentrale) Hypothyreose das fT_4 zu bestimmen und an eine Hypophyseninsuffizienz mit ACTH- (und Cortisol-) Mangel zu denken.

Hyperparathyreoidismus und Phäochromozytom. Hypotone Episoden treten gelegentlich auch auf bei Patienten mit primärem Hyperparathyreoidismus (bei vermindertem Plasmavolumen infolge Dehydratation als Folge der Hyperkalzämie) und bei Phäochromozytom, bei dem die Hypersekretion der Katecholamine zu Vasokonstriktion und Verminderung des Plasmavolumens führt, so dass ein akuter Abfall der Katecholamine (bei herunterregulierten Katecholaminrezeptoren) zu schweren symptomatischen Hypotonien führen kann.

Nebennierenrindeninsuffizienz. Die klassische endokrine Ursache einer Hypotonie, die unbedingt zu erkennen und (unverzüglich und dankbar) zu behandeln ist, ist die Nebennierenrindeninsuffizienz. Ein schwerer Mangel an Glucocorticoiden und an Mineralocorticoiden führt fast immer zur arteriellen Hypotonie (Tab. 24.2).

Bei der *primären Form* (Morbus Addison) ist die Erkrankung in den Nebennieren lokalisiert, was bei sinkenden Blutcortisolspiegeln zu einem Anstieg des ACTH führt, oft auch zu einer Aktivierung des Renin-Angiotensin-Systems (speziell bei Salzverlust infolge ungenügender Aldosteronproduktion). Bei den *sekundären Formen* steigt dagegen trotz Cortisolmangels das ACTH nicht erwartungsgemäß an, es fehlt also am Stimulus für die inneren Zonen der Nebennierenrinden, während die überwiegend Angiotensin-II- und kaliumabhängige Aldosteronproduktion in der Zona glomerulosa weitgehend erhalten bleibt. Bei der sekundären und tertiären Nebennierenrindeninsuffizienz betrifft die Krankheit die Hypophyse bzw. den Hypothalamus (Hypophyseninsuffizienz).

Die primäre Nebennierenrindeninsuffizienz (Prävalenz ca. $1:10^4$) ist demnach abzugrenzen von der zentralen sekundären (und/oder tertiären) Nebennierenrindeninsuffizienz (Prävalenz ca. $2:10^4$).

Primäre Nebennierenrindeninsuffizienz (Morbus Addison)

Klinik. Die Symptome der primären Nebennierenrindeninsuffizienz sind Folge der verminderten Produktion von Glucocorticoiden, evtl. auch eines Mineralocorticoidmangels und – seltener – eines Androgen-

24 Hypotonie

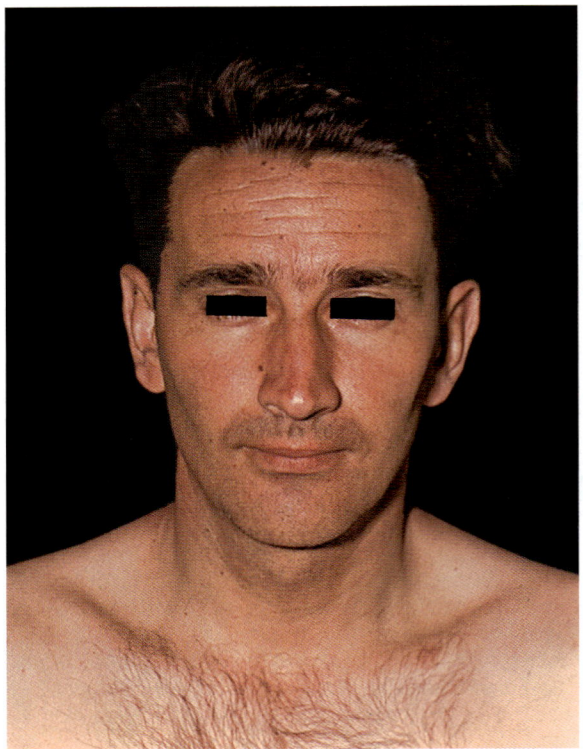

Abb. 24.1 Morbus Addison mit Hautpigmentierung, 49-jähriger Mann.

Tabelle 24.3 Häufige Symptome bei Patienten mit Morbus Addison

Schwäche, verminderte Belastbarkeit	100 %
Gewichtsverlust	90–100 %
Zunehmende Pigmentierung der Haut	90–100 %
Hypotonie	80–90 %
Nausea, Inappetenz	80–90 %
Abdominalschmerzen	30–40 %
Hypoglykämie	30–40 %
Salzhunger	20 %

mangels (vor allem bei Frauen, deren Gonaden wenig männliche Geschlechtshormone produzieren), außerdem Folgen einer vermehrten Produktion von ACTH.

Fast immer bestehen eine *ausgeprägte Müdigkeit* und *Abnahme der Leistungsfähigkeit*. Es kommt zu allgemeiner Schwäche (Adynamie), Muskelschwäche, starker Ermüdbarkeit (im Lauf des Tages verstärkt) und einer verminderten Belastungstoleranz und einer eigentlichen Stressintoleranz.

In der Regel kommt es zu einer *Abnahme von Appetit und Körpergewicht*. Nausea, Übelkeit, gelegentlich Bauchschmerzen, Erbrechen oder Durchfall sind häufige Symptome. Mit der Verminderung der Glucocorticoide ist der Appetit fast immer vermindert und der Aufbau von Energiespeichern (Glykogen und Fett, bei angepasster verminderter Insulinsekretion) und deren Mobilisation (Glukoneogenese, Glykogenolyse und Lipolyse) beeinträchtigt. Der Gewichtsverlust kann bei *Salzverlust und Dehydratation* akzentuiert auftreten, und eine schwere Hypotonie kann die Folge sein. Oft bestehen daher vermehrt Salzhunger, orthostatische Beschwerden und eine Nykturie. Gelegentlich treten auch eine Hypoglykämie und die dabei typischen Symptome auf, häufiger adrenerge, gelegentlich auch neuroglykopene Symptome. Auch eine Hyponatriämie (bei Hypovolämie wird vermehrt ADH sezerniert) ist ein häufiger Befund; gelegentlich wird eine Hyperkalzämie beobachtet.

Die *hohen ACTH-Werte* führen bei länger dauernder Erkrankung zu *verstärkter Pigmentierung* der Haut (Abb. 24.**1** und 24.**2**) und der Schleimhäute. Die vermehrte Bräunung betrifft mehr oder weniger die ganze Haut, nicht nur licht- und druckexponierte Stellen, die Falten der Hohlhand und frische Narben, sondern auch das Genitale und (oft fleckförmig angeordnet, blaubraun erscheinend) die Mundschleimhaut, Zahnfleisch und Zunge. Unter zusätzlichen belastenden Einflüssen oder Krankheiten können sich die Patienten auch mit schwerer (Addison-) Krise präsentieren (s. Kapitel 32). Tab. 24.**3** fasst die häufigen Symptome des Morbus Addison zusammen.

> Ausgeprägte Ermüdbarkeit, Schwäche, Inappetenz, Gewichtsverlust und zunehmende Hautpigmentierung sowie die arterielle Hypotonie sind besonders oft vorkommende Symptome bei Morbus Addison.

Klinische Differenzialdiagnose. Bei den Leitsymptomen von *Gewichtsabnahme* und allgemeiner *Schwäche* ist u. a. auch an eine Anorexie, eine Myasthenie, eine Thyreotoxikose, an eine Polymyalgia rheumatica, einen chronischen Alkoholismus oder sonstigen Drogenabusus, eine Tuberkulose, einen Diabetes mellitus (Insulinmangel), an eine Sprue oder an eine maligne Neoplasie zu denken.

Bei vermehrter *Pigmentierung* ist auch an eine Gravidität oder an Ovulationshemmer zu denken, sodann an eine Hämochromatose, eine Leberzirrhose, eine chronische interstitielle Nephritis bei Analgetikaabusus oder an eine Osteomyelosklerose.

Diagnose. Zur Bestätigung der Verdachtsdiagnose eines Morbus Addison gehört der Nachweis eines verminderten Plasmacortisolwerts. Am besten erfolgt die Analyse (ohne vorherige Applikation von Glucocorticoiden) am frühen Morgen (zwischen 6.00 und 8.00 Uhr, also zu der Tageszeit, wo Gesunde einen hohen Plasmacortisolwert haben), verbunden mit der gleichzeitigen Bestimmung von ACTH (bei Morbus Addison stark erhöht) und/oder einem Stimulationstest mit synthetischem ACTH (Synacthen). Letzteres wird in der Regel in einer Dosis von 0,25 mg i. v. verabreicht, wobei das Cortisol zuvor als Basalwert (am aussagekräftigsten morgens) und 60 min nach Injektion bestimmt wird. Es gibt zahlreiche Modifikationen der Sti-

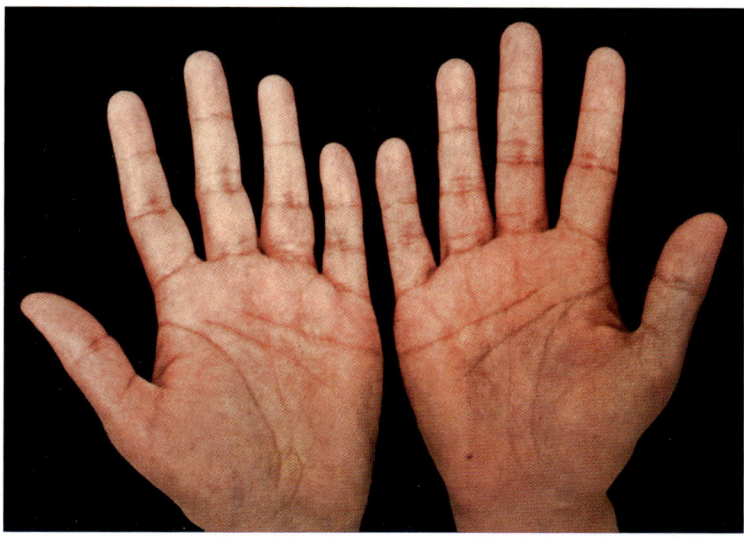

Abb. 24.2 Morbus Addison mit Pigmentierung der Handlinien.

mulationstests, im Falle der primären Nebenniereninsuffizienz sind komplizierte Analysen in der Regel allerdings nicht notwendig.

Ursachen. Während bis vor wenigen Jahrzehnten die *Tuberkulose* die häufigste Ursache der primären Nebennierenrindeninsuffizienz war, ist dies bei uns nun die *Autoimmunadrenalitis,* also jene Autoimmunkrankheit, bei der die Nebennieren ohne klinisch manifeste Entzündung zugrunde gehen (Morbus Addison im engeren Sinne, eine chronische Krankheit mit schleichendem Beginn). Die 21-Hydroxylase-Autoantikörper sind dabei oft positiv. Weitere Ursachen sind in Tab. 24.**4** dargestellt.

Ein *isolierter Mineralokortikoidmangel* ist selten; falls er primär ist, bestehen bei tiefem Aldosteron (und fehlender Stimulierbarkeit desselben) eine arterielle Hypotonie, eine Hyperkaliämie mit metabolischer Azidose und eine erhöhte Plasmareninaktivität.

Etwas häufiger ist ein *isolierter sekundärer Hypoaldosteronismus,* der sog. hyporeninämische Hypoaldosteronismus, der gelegentlich bei länger dauerndem Diabetes mellitus mit autonomer Insuffizienz, bei Nierenkrankheiten und im Rahmen von Krankheiten des Nervensystems, bei Amyloidose oder hin und wieder idiopathisch gefunden wird und der ebenfalls zu tiefem Blutdruck und zu einer Hyperkaliämie und hypochlorämischer metabolischer Azidose führt.

Sekundäre Nebennierenrindeninsuffizienz/ Hypophysenvorderlappeninsuffizienz

Iatrogene sekundäre Nebennierenrindeninsuffizienz. Vor Erörterung der zahlreichen Sonderformen sei an erster Stelle betont, dass bei der isolierten sekundären Nebennierenrindeninsuffizienz, also bei erworbenem

Tabelle 24.4 Ursachen der primären Nebennierenrindeninsuffizienz

- Autoimmunadrenalitis
  - isoliert oder
  - im Rahmen von APS 1 (zusätzlich oft mukokutane Candidiasis und Hypoparathyreoidismus, evtl. Autoimmunhepatitis u. a.) oder
  - im Rahmen von APS 2 (zusätzlich oft Autoimmunhypothyreose, evtl. Diabetes mellitus Typ 1, Autoimmungastritis evtl. mit Perniziosa, Zöliakie, Vitiligo u. a.)
- beidseitige Nebennierenrindentuberkulose
- Adrenoleukodystrophie: X-chromosomal vererbt, ABCD1-Mutation, Akkumulation langkettiger (> 24 C-Atome) Fettsäuren
- Pilzadrenalitis: Histoplasmose, Kryptokokkose, Blastomykose (Ketokonazoltherapie)
- AIDS: opportunistische Infekte wie CMV, im Rahmen einer HIV-Erkrankung
- metastasierende Karzinome, vor allem Lunge, Mamma, Nieren, Lymphome
- Medikamente: Mitotane, Aminoglutethimid, Etomidate, Ketokonazol, Suramin
- akute Nebennierensuffizienz: Hämorrhagie, Nekrose, Thrombose, primäres Antiphospholipid-Syndrom, Meningokokkensepsis
- kongenitale Formen, z. B. DAX-1 (mit hypogonadotropem Hypogonadismus) oder StAR-(Lipoid-CAH) Mutationen etc.

selektivem ACTH-Mangel – speziell natürlich beim klinischen Aspekt eines iatrogenen Cushing-Syndroms – an eine vorausgegangene pharmakologische Glucocorticoidtherapie gedacht werden muss, die aus vorerst unklaren Gründen plötzlich sistiert wurde oder derer sich vielleicht der Patient gar nicht bewusst war (sekundärer *Glucocorticoidmangel nach Steroidtherapieentzug*).

Hypophysenvorderlappeninsuffizienz. Im Übrigen muss bei Patienten mit sekundärer Nebennierenrindeninsuffizienz immer nach einer *Hypophyseninsuffizienz*

Tabelle 24.5 Symptome und Diagnostik der Hypophysenvorderlappeninsuffizienz

Hormon	Symptome eines Ausfalls	Diagnostik
Wachstumshormon (Growth Hormone = GH oder somatotropes Hormon = STH)	– bei Kindern Zwergwuchs – Abnahme wasserhaltiger Körperkompartimente (Lean Body Mass ↓), Magermasse ↓, Muskelmasse ↓ – Fetteinlagerung ↑ – Müdigkeit ↑, Leistungsfähigkeit ↓, Ausdauer ↓ – Konzentrationsfähigkeit ↓, Lebensqualität ↓	IGF-1 ↓ (bei jüngeren Patienten mit schwerem Mangel fast immer vermindert) GH vermindert und nicht stimulierbar
Gonadotropine (luteinisierendes Hormon = LH und follikelstimulierendes Hormon = FSH)	– Körper-(inkl. Scham-/Sekundär-)behaarung ↓ – Ausfall der lateralen Augenbrauen – Hautdicke und -turgor ↓ (Fältelung ↑) – depressive Stimmung – Infertilität, Libidoverlust – ♀: Amenorrhö, Dyspareunie, Mammaatrophie – ♂: erektile Dysfunktion, Potenzverlust, Hodenatrophie, Muskelmasse und -kraft ↓ – langfristig: vorzeitige Osteoporose	Estradiol ↓ (♀) bzw. Testosteron ↓ (♂) ohne Anstieg der Gonadotropine
Thyreotropes Hormon (thyreoideastimulierendes Hormon = TSH)	– Kälteintoleranz, Frieren – raue, trockene Haut, Schwitzen ↓, Hautdicke ↑ – Gewicht ↑, Obstipation – Antriebslosigkeit, Müdigkeit, Schlafbedürfnis ↑, Gedächtnis ↓, Lethargie, Depression – Bradykardie, Hypertonie	fT_4 ↓, fT_3 ↓ ohne adäquaten TSH-Anstieg (TSH normal, evtl. leicht ↑, evtl. ↓)
Adrenokortikotropes Hormon (ACTH)	– Blässe – Schwäche, Adynamie, Resistenzlosigkeit, Müdigkeit, Apathie – Bauchschmerzen, Nausea, Erbrechen in Stresssituationen, Inappetenz, Gewichtsverlust, Hypoglykämie – Schwindel, Hypotonie	Cortisol ↓ ohne adäquaten ACTH-Anstieg

gefahndet werden (Tab. 24.5). Falls diese erworben ist, stellt sich auch die Frage, ob als lokale Folge des ursächlichen Krankheitsprozesses Kopfschmerzen, Sehstörungen oder eine Einschränkung des Gesichtsfeldes bestehen oder ob auch der *Hypophysenhinterlappen* betroffen ist, wobei im Allgemeinen die Hypernatriämie und vermehrter Durst (Polydipsie bei Polyurie) Leitsymptome des *Diabetes insipidus zentralis* (ADH-Mangel) sind und nicht eine arterielle Hypotonie.

Charakteristischerweise sind Ausfälle von Wachstumshormon und Gonadotropinen wesentlich häufiger als Ausfälle der lebenswichtigeren TSH-Schilddrüsen- und ACTH-Nebennierenrinden-Achse. Ausgesprochen selten ist schließlich ein *Prolaktinmangel,* der sich kaum je manifestiert, mit Ausnahme der Unfähigkeit zu stillen (Agalaktie, typisch bei Sheehan-Syndrom, d. h. postpartaler Infarzierung des Hypophysenvorderlappens). Beim Mann gibt es keine anamnestisch fassbaren Symptome im Falle eines Prolaktinmangels. Dennoch ist die Bestimmung des Prolaktins besonders hilfreich zur Abklärung bei Verdacht auf hypothalamisch-hypophysäre Störungen, da eine Prolaktinerhöhung nicht nur (im Falle stark erhöhter Werte) diagnostisch für ein Prolaktinom, sondern auch (bei mäßig erhöhten Werten) Hinweis für eine Störung der dopaminergen Hemmung Prolaktin produzierender Zellen sein kann.

Klinik. Typisch ist bei Hypophysenpatienten im Gegensatz zu den Addison-Patienten die ausgesprochene Blässe der Haut (Fehlen des Melaninpigmentes bei ACTH-/MSH-Mangel, außerdem verminderte Durchblutung der Haut) am ganzen Körper, die in keinem Verhältnis steht zur vermuteten, aber höchstens diskreten Anämie (Abb. 24.3).

Der *Ernährungszustand* ist sehr variabel, oft normal, gehäuft findet sich allerdings eine Adipositas (bei Mangel von Wachstumshormon, Gonadotropinen und TSH) und nur selten eine Kachexie (bei schwerem ACTH-Mangel).

Die *Blutdruckwerte* sind ebenfalls sehr unterschiedlich bei Patienten mit Hypophysenvorderlappeninsuffizienz. Oft sind sie normal, gehäuft sind sie (wie das Körpergewicht) erhöht, wohl infolge des erhöhten peripheren Gefäßwiderstandes, später auch infolge der Arteriosklerose, die bei Mangel an Wachstumshormon, Gonadotropinen und TSH gehäuft auftritt, während die Hypotonie (möglich bei ACTH- und Cortisolmangel) eher selten ist.

> Die Hypotonie ist bei der Hypophysenvorderlappeninsuffizienz seltener als bei der primären Nebennierenrindeninsuffizienz, da bei ACTH-Mangel die Aldosteronproduktion aufrechterhalten bleibt.

Ursachen. Mögliche Folgen und Ursachen einer Hypophysenvorderlappeninsuffizienz sind in Tab. 24.5 und

24.6 dargestellt. In der Regel ist eine MRT-Untersuchung des Schädels und der Hypophyse indiziert; am häufigsten wird dabei ein Tumor entdeckt.

Der *isolierte* oder speziell ausgeprägte (bei Patienten ohne Panhypopuitarismus) *ACTH-Mangel* lässt an eine medikamentöse Ursache (wie eingangs erwähnt, vor allem Glucocorticoide, evtl. auch Opiate), allenfalls an eine Autoimmunhypophysitis denken; Letztere ist gelegentlich vergesellschaftet mit anderen Autoimmunkrankheiten.

Diagnostik. Wichtig ist, dass bei Patienten mit Hypophysenerkrankungen oder Hirnläsionen, so z. B. nach Trauma (Unfall, Hirntumoroperation), neben den Elektrolyten, die im Zusammenhang mit gestörter Produktion von ADH und natriuretischen Peptiden eine etwaige Entgleisung des Salz- und Wasserhaushalts anzeigen können, die Cortisol-(und Thyroxin-) produktion überprüft wird. Neben einfachen Cortisolmessungen, allenfalls ergänzt durch kurze Synacthen-Tests, gibt es etwas aussagekräftigere, v.a. aber kompliziertere Stimulationstests, welche aufwändiger und mit mehr Gefahren für den Patienten (z. B. Epileptiker, Patienten mit koronarer Herzkrankheit) verbunden sind, wie z. B. die Insulinhypoglykämie. Zahlreiche dieser Tests, die sämtliche Hypophysenachsen prüfen, werden überwiegend in Krankenhäusern oder bei Spezialisten durchgeführt.

Krankheitsbilder mit assoziierten endokrinen Störungen

Viele Krankheiten und Syndrome sind mit Anpassung oder Störungen endokriner Systeme assoziiert; bei einigen von ihnen wird gelegentlich auch eine Hypotonie gefunden. Die in diesem Abschnitt erwähnten Krankheitsbilder sind vergleichsweise häufig, aber nicht als Syndrome aufzufassen, bei denen der Befall endokriner Organe Ursache der Störung ist. Nur selten ist die Hypotonie dabei Leitsymptom.

Chronisches Müdigkeitssyndrom und posttraumatische Belastungsstörung. Nicht selten konsultieren Patienten zahlreiche Ärzte wegen unerklärbarer Müdigkeit, Schwäche und Stressintoleranz, verminderter Belastbarkeit, Trainingsmangel sowie Konzentrations- und Schlafstörungen. Diese länger andauernden Störungen treten gelegentlich auf im Anschluss an eine virale Erkrankung (EBV) oder an bedrohlich traumatische Erfahrungen, Erlebnisse oder Misshandlungen. Diese häufigen, aber schwierig zu erfassenden und definierenden Krankheitsbilder (zu Beginn des 20. Jahrhunderts war die „Neurasthenie" eine häufige Diagnose) werden als chronisches Müdigkeitssyndrom (im angelsächsischen Sprachraum: chronic fatigue syndrome = CFS) und posttraumatische Belastungsstörung (engl.: posttraumatic stress disorder = PTSD) bezeichnet und erinnern durch einzelne Symptome an Folgen eines Cortisolmangels. Obschon gewisse endokrine Störungen der hypothalamisch-hypophysären Nebennierenrindenachse dabei beschrieben werden (relativer Cor-

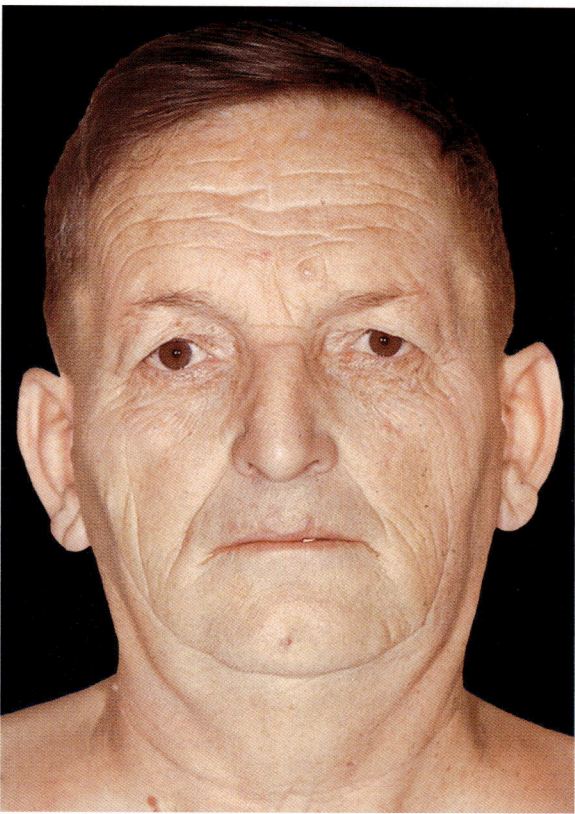

Abb. 24.3 Gesicht bei Panhypopituitarismus: blass, pigmentlos, wächsern, alabasterartig gefältelte Haut. Fehlen der lateralen Augenbrauen.

Tabelle 24.6 Ursachen der Hypophyseninsuffizienz

- Hypophysentumoren (v.a. Makroadenome, also Tumoren mit Durchmesser ≥ 10 mm)
- Z. n. (Hypophysen-)Apoplexie
- Z. n. Operation
- Z. n. Schädel-Hirn-Trauma (posttraumatisch)
- Z. n. Bestrahlung
- perihypophysäre (para- und supra-selläre) Tumoren:
  - Kraniopharyngeome, Germinome, Meningeome, (Optikus-)Gliome, Ependymome, Chordome, (Rathke-)Zysten, „empty sella"
- infiltrative Krankheiten (granulomatöse, infektiös/entzündliche und Speicherkrankheiten):
  - Histiozytose, Sarkoidose
  - Tuberkulose, Mykose, Morbus Whipple, Abszesse
  - Hämochromatose
  - lymphozytäre (Autoimmun-)Hypophysitis
- Metastasen (v.a. Mamma- und Lungenkarzinome), oft auch mit Diabetes insipidus
- kongenitale Formen:
  - zahlreiche Formen, zum Teil Missbildungen, Folge seltener Genmutationen; Manifestation meist schon im Kindesalter

tisolmangel), sind sie wohl nicht Ursache, sondern eher Folge der Störung. Eine eigentliche primäre oder sekundäre Nebennierenrindeninsuffizienz organischer Ursache ist nicht nachzuweisen, und in der Regel

Tabelle 24.7 Genetisch bedingte Hypotonieformen (Beispiele)

Gitelman-Syndrom – MIM 263800 – Natrium-Chlorid-Cotransporter, NCCT	– Kalium ↓, Alkalose – Plasmareninaktivität ↑, Aldosteron ↑ – Magnesium ↓, Hypokalziurie – SLC12A3-Mutation
Bartter-Syndrome – mindestens 4 Formen, einige davon antenatal manifest mit Polyhydramnion, postpartal schwerem Volumenverlust, evtl. zusätzlich Taubheit	– Kalium ↓, Alkalose – Plasmareninaktivität ↑, Aldosteron ↑ – Prostaglandin-E_2-Überproduktion – Hyperkalziurie
Pseudo-Hypoaldosteronismus Typ 1 – 2 Formen: MIM 177735, MIM 264350 – Mutation am Mineralocorticoidrezeptor – Mutation am ENaC-Kanal	– Aldosteron ↑ – Kalium ↑, Azidose
Aldosteron-Synthetase-Mangel	– Aldosteron ↓
Bestimmte CAH-/AGS-Formen – am häufigsten: 21-Hydroxylase-Mangel – seltener: 3β-Hydroxysteroid-Dehydrogenase-Mangel, Lipoidhyperplasie	– Aldosteron ↓ (Formen mit Salzverlust) – Hydroxyprogesteron ↓ – CYP21A2-Mutation
Dopamin-β-Hydroxylase-Mangel – orthostatische Hypotonie	– Adrenalin ↓ und Noradrenalin ↓ in Plasma und Urin

bringt eine Nebennierenrinden-„Hormonersatzbehandlung" nur teilweise und vorübergehend Erleichterung.

Anorexia mentalis. Primärsymptome bei der Anorexia mentalis (nervosa) sind eine gewollte exzessive *Gewichtsabnahme, Überaktivität* und ein *hypogonadotroper Hypogonadismus* (bei Frauen Amenorrhö). Die Patientinnen (es sind häufiger Frauen) sind stark abgemagert, betreiben oft einen Diuretika- und Laxanzienabusus und haben häufig Elektrolytstörungen (Hypokaliämie). Die Willensstärke und die Aktivierung der ACTH- und Cortisolproduktion (wie auch bei Patienten mit Stress und Depression) stehen im starken Gegensatz zum ACTH- und Glucocorticoidmangel bei Patienten mit kompletter Hypophysenvorderlappeninsuffizienz, die infolge des ACTH- und Glucocorticoidmangels (also endokrin bedingt) an Gewicht abnehmen. Das Plasmacortisol ist bei Anorexie nicht vermindert, das freie Plasmacortisol oft gar erhöht.

Genetisch bedingte Formen der Hypotonie

Diese Krankheiten sind sehr selten, abgesehen von der häufigsten Form, der *kongenitalen adrenalen Hyperplasie* (CAH im englischen Sprachraum, im deutschen Sprachraum als adrenogenitales Syndrom = AGS bezeichnet), dem 21-Hydroxylase-Mangel. Einige ihrer molekulargenetischen Ursachen sind erst im Verlauf der vergangenen Jahre teilweise aufgeklärt worden.

Monogene Hypotonieformen. Bei den monogenetisch bedingten Hypotonieformen (Tab. 24.**7**) zeigt sich ein auffallendes Spiegelbild zu den Ursachen der Hypertonie, indem diese Gendefekte insbesondere die Nebennierenrindenhormone, deren Produktion und Wirkung auf die Nieren sowie genetische Defekte von Ionenkanälen und Transportern, die in der Niere exprimiert werden, betreffen.

Nicht immer bestätigt sich also, dass ein bekannter oder nicht eingestandener Diuretikakonsum die Ursache der Hypotonie und der Hypokaliämie ist; die Krankheit kann durchaus auch endogen bedingt sein (*Gitelman-* oder *Bartter-Syndrome* als vererbte Tubulopathien, die zu Salzverlust, Hypokaliämie und metabolischer Alkalose führen). Beim (häufigeren) Gitelman-Syndrom ist im Gegensatz zum Bartter-Syndrom der distale Tubulus des Nephrons betroffen, der Thiazid-sensitive NaCl-Cotransporter (SLC12A3), weshalb eine Hypokalziurie typisch ist. Der Phänotyp ist gelegentlich mild, die Diagnose wird oft erst im Kindes-, Adoleszenten- oder Erwachsenenalter gestellt bei Patienten mit (neuro-)muskulären Symptomen oder aufgrund einer überraschend ausgeprägten *Hypokaliämie* bei einer Laboruntersuchung. Typischerweise besteht eine Hypomagnesiämie; gehäuft wird eine Chondrokalzinose gefunden. Bei diesen Formen vermag der sekundäre Hyperaldosteronismus mit ausgeprägter Aktivierung des Renin-Angiotensin-Systems den Blutdruckabfall teilweise zu kompensieren, wobei allerdings der Plasmakaliumabfall verstärkt wird.

Eine gestörte Wirkung oder eine gestörte Produktion von Aldosteron wie beim *Pseudo-Hypoaldosteronismus* und bei bestimmten *Steroidhormon-Biosynthese-Defekten* (CAH/AGS) kann ebenfalls Ursache einer Hypotonie infolge übermäßigen Salzverlusts sein.

Ein *schwerer Katecholaminmangel* ist eine seltene Ursache einer Hypotonie, die sich insbesondere in orthostatischen Problemen äußert. Im Gegensatz zum adrenalektomierten Patienten, der mit der Substitution der Nebennierenrindenhormone eine gute Lebensqualität hat und bei dem das isolierte Adrenalindefizit kaum ins Gewicht fällt, ist bei Patienten mit Dopamin-β-Hydroxylase-Mangel die Unfähigkeit zur Produktion von Adrenalin und Noradrenalin Ursache schwerer Symptome.

Renale Hypotonien

Erkrankungen der Nieren (s. Kapitel 29) führen sehr oft zu einer Hypertonie. In seltenen Fällen können sie aber auch eine Hypotonie bedingen. Insbesondere ein *nephrotisches Syndrom* mit massivem Eiweißverlust oder ein durch eine *chronisch interstitielle Nephritis* bedingter Natrium- und Wasserverlust können erniedrigte Blutdruckwerte zur Folge haben. Schließlich kann auch ein Perikarderguss infolge urämischer Perikarditis oder eine Dysfunktion des autonomen Nervensystems bei urämischer Polyneuropathie zur Hypotonie führen.

Kardiale Hypotonien

Eine primär kardial bedingte Verminderung des Herzminutenvolumens, die je nach zeitlicher Dynamik des Auftretens asymptomatisch bleiben, mit Schwindel einhergehen oder sogar zur Synkope führen kann, wird beobachtet bei:
- einer Einschränkung der myokardialen Kontraktilität bei ausgeprägter Herzinsuffizienz,
- tachykarden und bradykarden Rhythmusstörungen,
- einer Füllungsstörung des linken Ventrikels infolge Perikarderguss, akuter Lungenembolie, chronischem Cor pulmonale oder Mitralstenose,
- bei einer schweren Aortenstenose.

Klinik und Differenzialdiagnose der verschiedenen Krankheitsbilder werden ausführlich in den Kapiteln 20 und 22 diskutiert.

Neurogene Hypotonien

Die physiologische Regulation beim Positionswechsel vom Liegen zum Stehen, Störungen dieser Regulation (orthostatische Hypotonie) sowie die verschiedenen neurologischen Krankheitsbilder, die zu dieser Dysregulation führen können, werden in Kapitel 31 „Schwindel und synkopale Zustände" besprochen.

Hypovolämische Hypotonien

Sowohl eine Dehydratation als auch ein Blut- oder Plasmaverlust können erniedrigte Blutdruckwerte bedingen. Eine *Dehydratation* kann Folge sein von:
- Erbrechen und/oder Diarrhö,
- Salz- und Wasserverlust in den dritten Raum bei Peritonitis oder Ileus,
- renalem Salz- und Wasserverlust bei Diuretikamedikation, osmotischer Diurese und gewissen Nierenerkrankungen (v.a. chronisch interstitielle Nephritis).

Blutverluste (vorwiegend akute Blutungen aus dem Gastrointestinaltrakt) führen meistens unter dem Bild eines hypovolämischen Schocks zu einem rasch auftretenden Blutdruckabfall. Demgegenüber entwickelt sich eine Hypotonie infolge von *Plasmaverlusten* (bei Peritonitis, Pleuritis, Pankreatitis u. a.) in der Regel langsamer.

Exogene Hypotonien

Unter den zu einer Hypotonie führenden Medikamenten spielen *Antihypertensiva* die wichtigste Rolle. Im Sitzen oder Liegen werden allerdings nur in seltenen Fällen erniedrigte Blutdruckwerte gemessen, außer es liegt ein zusätzlicher die Hypotonie begünstigender Faktor vor. Von ungleich größerer Bedeutung ist hingegen eine symptomatische orthostatische Hypotonie (bei normalen Werten im Sitzen), die insbesondere bei älteren Menschen unter antihypertensiver Medikation beobachtet werden kann.

Unter den weiteren Substanzen, die zu tiefen Blutdruckwerten oder zu orthostatischer Hypotonie führen können, sind *Nitrate, Sedativa, Hypnotika* und Substanzen mit *dopaminerger Wirkung* (z. B. im Rahmen der Behandlung des Parkinson-Syndroms) zu nennen.

Literatur

Arlt W, Allolio B, Adrenal insufficiency. Lancet 2003; 361: 1881–93.
Evengard B, Schacterle RS, Komaroff AL. Chronic fatigue syndrome: new insights and old ignorance. J Int Med 1999; 246: 455–69.
Fairburn CG, Harrison PJ. Eating disorders. Lancet 2003; 361: 407–16.
Grubb BP, Kosinski DJ, Kanjwal Y. Orthostatic Hypotension: Causes, classification, and treatment. PACE 2003: 26; 892–901.
Lamberts SWJ, de Herder WW, van der Lely AJ. Pituitary insufficiency. Lancet 1998; 352: 127–34.
Mathias CJ. Autonomic diseases: Clinical features and laboratory evaluation. J Neurol Neurosurg Psychiatry 2003; 74 (S3): 31–41.
Peters M, Jeck N, Reinalter S, Leonhardt A, Tönshoff B, Klaus G, Konrad M, Seyberth J. Clinical presentation of genetically defined patients with hypokalemic salt-losing tubulopathies. Am J Med 2002; 112: 183–90.
Reid S, Chalder T, Cleare A, Hotopf M, Wessely S. Chronic fatigue syndrome. Brit med J 2000; 320: 292–6.
Speiser PW, White PC. Congenital adrenal hyperplasia. N Engl J Med 2003; 349: 776–88.
Tomlinson JW, Holden N, Hills RK et al. Association between premature mortality and hypopituitarism. Lancet 2001; 357: 425–31.
Yehuda R. Post-traumatic stress disorder. N Engl J Med 2002; 346, 108–14.

Gastrointestinale Symptome

25–28

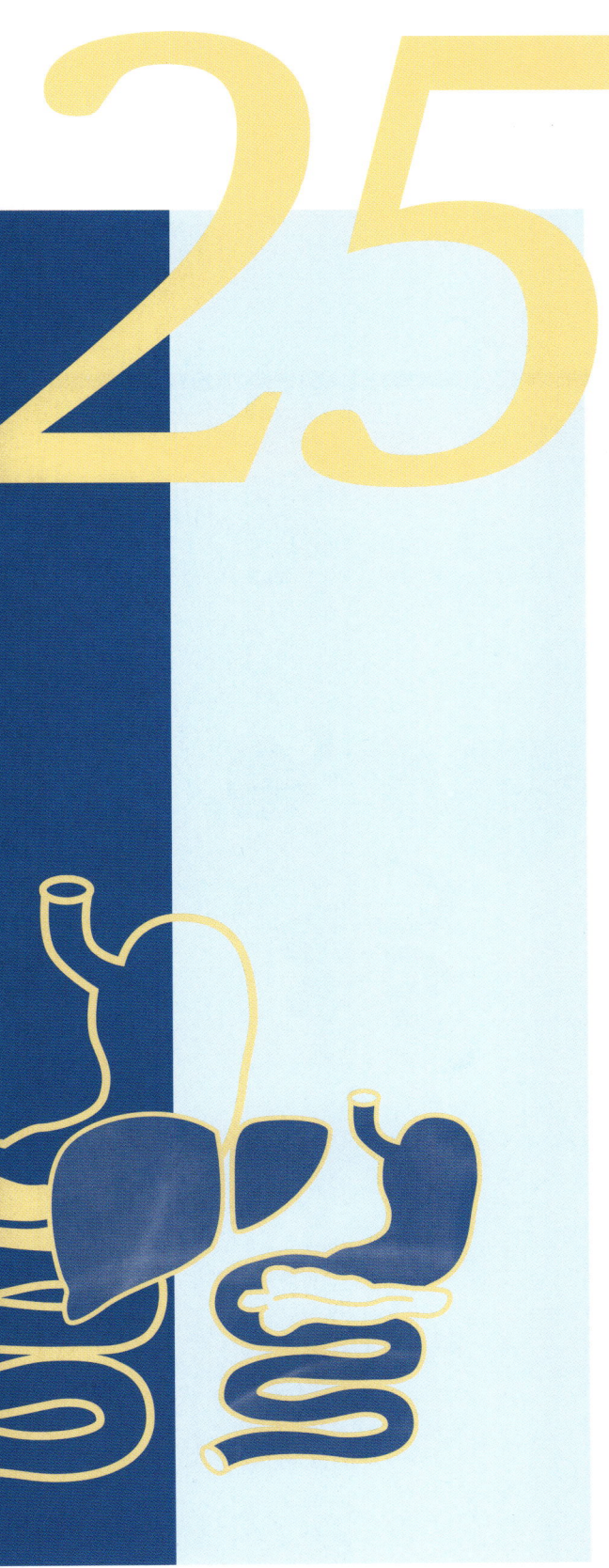

25 Ikterus
D. Moradpour und H. E. Blum
(Frühere Bearbeitung: D. Moradpour, R. W. Ammann und H. E. Blum)

26 Dysphagie
M. Fried und W. Schwizer
(Frühere Bearbeitung: M. Fried und R. Ammann)

27 Diarrhöen
M. Fried, P. Bauerfeind und B. Müllhaupt
(Frühere Bearbeitung: M. Fried und R. Ammann)

28 Obstipation
M. Fried und M. Thumshirn
(Frühere Bearbeitung: M. Fried und R. Ammann)

25 Ikterus

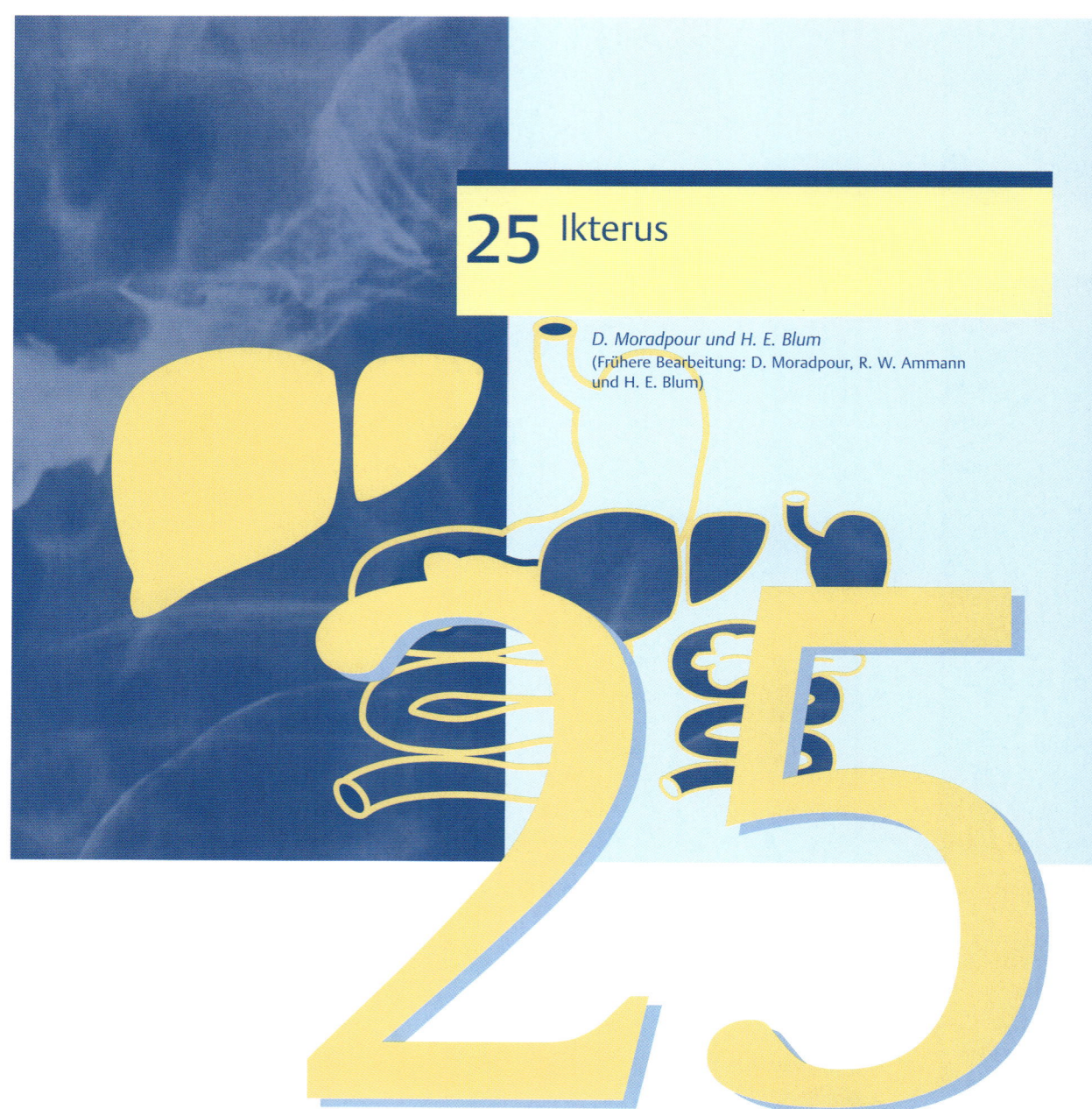

D. Moradpour und H. E. Blum
(Frühere Bearbeitung: D. Moradpour, R. W. Ammann und H. E. Blum)

Ikterus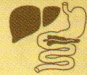

25.1 Allgemeine Differenzialdiagnose des Ikterus 773

Differenzialdiagnostische Überlegungen 773

Ikterus durch gesteigerte Bilirubinproduktion 773
Ikterus durch Verdrängung des Bilirubins aus der Albuminbindung 773
Ikterus durch verminderte hepatische Aufnahme des Bilirubins 773
Ikterus durch verminderte hepatische Speicherung des Bilirubins 775
Ikterus durch Störung der Glukuronidierung des Bilirubins 775
Ikterus durch Störung der Bilirubinsekretion 775
Klinische Einteilung des Ikterus 775

Klinische Symptome 776

Laborbefunde 778

Parameter der hepatozellulären Schädigung 778
Cholestaseparameter 779
Parameter der hepatozellulären Syntheseleistung 779
Urinbefunde 779
Immunglobuline 779
Quantitative Leberfunktionstests 780
Tumormarker 780
Autoantikörper 780
Hepatitisserologie 781

Bildgebende Verfahren 781

Leberbiopsie 781

25.2 Spezielle Differenzialdiagnose des Ikterus 782

Isolierte nichthämolytische Hyperbilirubinämien 782

Unkonjugierte Hyperbilirubinämie 782
Konjugierte Hyperbilirubinämie 782

Virushepatitis 783

Hepatitis A 784
Hepatitis B 784
Hepatitis C 787
Hepatitis D 787
Hepatitis E 787

Autoimmunhepatitis 788

Toxische und medikamentöse Hepatopathien 788

Alkoholische Hepatopathien 788
    Alkoholische Fettleber 788
    Alkoholische Hepatitis 789
    Alkoholische Leberzirrhose 790

Leberzirrhose 790

Aszites 793
Portale Hypertension 794
Leberinsuffizienz 797
Hepatische Enzephalopathie 797
Hepatorenales Syndrom 797
Hepatopulmonales Syndrom 798

Stoffwechselerkrankungen der Leber 798

Hämochromatose 798
Morbus Wilson 799
α_1-Antitrypsin-Mangel 799

Hepatovenöse Ursachen von Lebererkrankungen 800

Stauungsleber 800
Budd-Chiari-Syndrom 800
Veno-occlusive Disease 800

25 Ikterus

Cholestatischer Ikterus — 800

Intrahepatische Cholestase — 800
- Schwangerschaftsikterus — 801
- Postoperativer Ikterus — 802
- Intrahepatische Cholestase bei schweren Infektionskrankheiten — 802
- Medikamentös induzierte cholestatische Hepatopathien — 802

Primär biliäre Zirrhose — 802

Primär sklerosierende Cholangitis — 803

Extrahepatische Cholestase — 804
- Steinverschluss — 804
- Tumorverschluss — 804
- Weitere Ursachen für einen Verschlussikterus — 804

Cholangitis — 805

Raumfordernde Leberprozesse — 805
- Lebertumoren — 806
- Echinokokkose — 807
- Leberabszess — 808

25.1 Allgemeine Differenzialdiagnose des Ikterus

Definition, Physiologie

Definition. Unter Ikterus versteht man die Gelbfärbung von Körperflüssigkeiten und Geweben durch eine Zunahme des *Bilirubins*. Bei einer Serumkonzentration über 2,0–2,5 mg/dl (34–43 µmol/l) ist eine gelbliche Verfärbung der Skleren (s. Abb. 3.**67**), bei Konzentrationen über 3,0–4,0 mg/dl (51–68 µmol/l) auch der Haut erkennbar.

Die gelbrote Verfärbung der Haut bei exzessivem Verzehr von Karotten bzw. Tomaten ist vom Ikterus durch die fehlende Gelbfärbung der Skleren leicht unterscheidbar. Gleiches gilt für die durch Medikamente (z. B. Mepacrin, Busulfan) verursachte Gelbfärbung der Haut.

Bilirubinstoffwechsel. Die Klassifikation der verschiedenen Ikterusformen und die korrekte Interpretation der Laborbefunde leiten sich von der Physiologie und Biochemie des Bilirubinstoffwechsels ab (Abb. 25.1). Der Hauptanteil des Bilirubins (80 %) entsteht im retikuloendothelialen System beim *Abbau des Hämoglobins,* das aus gealterten Erythrozyten freigesetzt wird. Weitere Bilirubinquellen sind Myoglobin, Zytochrome, andere Häm enthaltende Enzyme und ein kleiner, sich rasch umsetzender Pool an freiem Häm. Täglich werden etwa 300 mg (0,5 mmol) Bilirubin gebildet. Das sog. „Shunt-Bilirubin" (frühmarkiertes Bilirubin) entsteht aus dem Hämoglobin von Erythrozyten und Erythrozytenvorstufen, die vorzeitig im Knochenmark abgebaut werden. Diese normalerweise geringe Fraktion nimmt stark zu bei ineffektiver Erythropoese (Dyserythropoese).

Im Blut wird das Bilirubin an Albumin gebunden. Nur eine minimale Menge liegt in freier Form vor. Nach der Aufnahme in die Hepatozyten wird das Bilirubin an Bilirubin bindende Proteine (Y-Protein [= Ligandin = Glutathion-S-Transferasen] und Z-Protein) gebunden, von der mikrosomalen Bilirubin-UDP-Glucuronyltransferase mit Glucuronsäure konjugiert und damit wasserlöslich gemacht. Die Sekretion von Bilirubindiglucuronid in den Gallekanalikulus erfolgt hauptsächlich durch die MRP2-(multidrug resistance-associated protein 2) Pumpe. Das mit der Galle ausgeschiedene Bilirubindiglucuronid kann weder in der Gallenblase noch im Darm resorbiert werden. Im terminalen Ileum und Kolon wird Bilirubindiglucuronid durch bakterielle Enzyme in Urobilinogen umgewandelt, aus dem durch Oxidation Urobilin und Sterkobilin entstehen. Urobilinogen wird im terminalen Ileum und Kolon resorbiert, über die Pfortader der Leber zugeleitet und erneut über die Galle ausgeschieden (*enterohepatischer Kreislauf*). Dabei können kleine Mengen von Urobilinogen der hepatischen Extraktion entgehen und renal ausgeschieden werden.

Differenzialdiagnostische Überlegungen

Die durch eine Hyperbilirubinämie und das klinische Symptom des Ikterus gekennzeichneten Störungen können bei verschiedenen Schritten des Bilirubinstoffwechsels auftreten. Häufig liegen mehrere Defekte kombiniert vor.

Ikterus durch gesteigerte Bilirubinproduktion

Häufigste Ursache dieser Ikterusform ist eine *Hämolyse*. Der hämolytische Ikterus ist im Allgemeinen mild. Bei Serumbilirubinwerten von über 4–5 mg/dl (68–86 µmol/l) besteht der Verdacht auf eine zusätzliche hepatobiliäre Erkrankung. Es handelt sich überwiegend um *unkonjugiertes Bilirubin.* Entsprechend fehlt eine Bilirubinurie. Urobilinogen hingegen ist im Urin oft vermehrt. Richtungsweisend sind Zeichen der Hämolyse (Retikulozyten ↑, LDH ↑, Haptoglobin ↓, evtl. Hb ↓). Die Leberwerte sind meistens normal.

Selten kommt es beim Abbau *ausgedehnter Hämatome* (z. B. Trauma, Lungeninfarkt) zu einer transienten Hyperbilirubinämie.

Bei *hämatologischen Erkrankungen* mit vorzeitigem Abbau abnormer Erythrozytenvorstufen im Knochenmark (Dyserythropoese, z. B. bei perniziöser Anämie, Bleivergiftung und myelodysplastischem Syndrom) kommt es zu einer Zunahme des „*Shunt-Bilirubins*". Die klinische Symptomatik ist durch die Anämie infolge der gestörten Erythrozytenreifung geprägt. Im Gegensatz zum hämolytischen Ikterus ist die Retikulozytenzahl normal oder vermindert und das Haptoglobin normal.

Ikterus durch Verdrängung des Bilirubins aus der Albuminbindung

Einige endogene (z. B. langkettige Fettsäuren) und exogene Substanzen (in erster Linie Medikamente, z. B. Sulfonamide, Ampicillin, Indometacin), die an Albumin gebunden werden, können Bilirubin aus der Albuminbindung verdrängen.

Ikterus durch verminderte hepatische Aufnahme des Bilirubins

Zu einer verminderten Aufnahme von Bilirubin in die Leberzellen kommt es bei reduzierter Durchblutung der Sinusoide, z. B. bei Rechtsherzinsuffizienz oder portokavalen Shunts. Die Bilirubinaufnahme kann auch durch verschiedene endogene (z. B. Gallensäuren) und

25 Ikterus

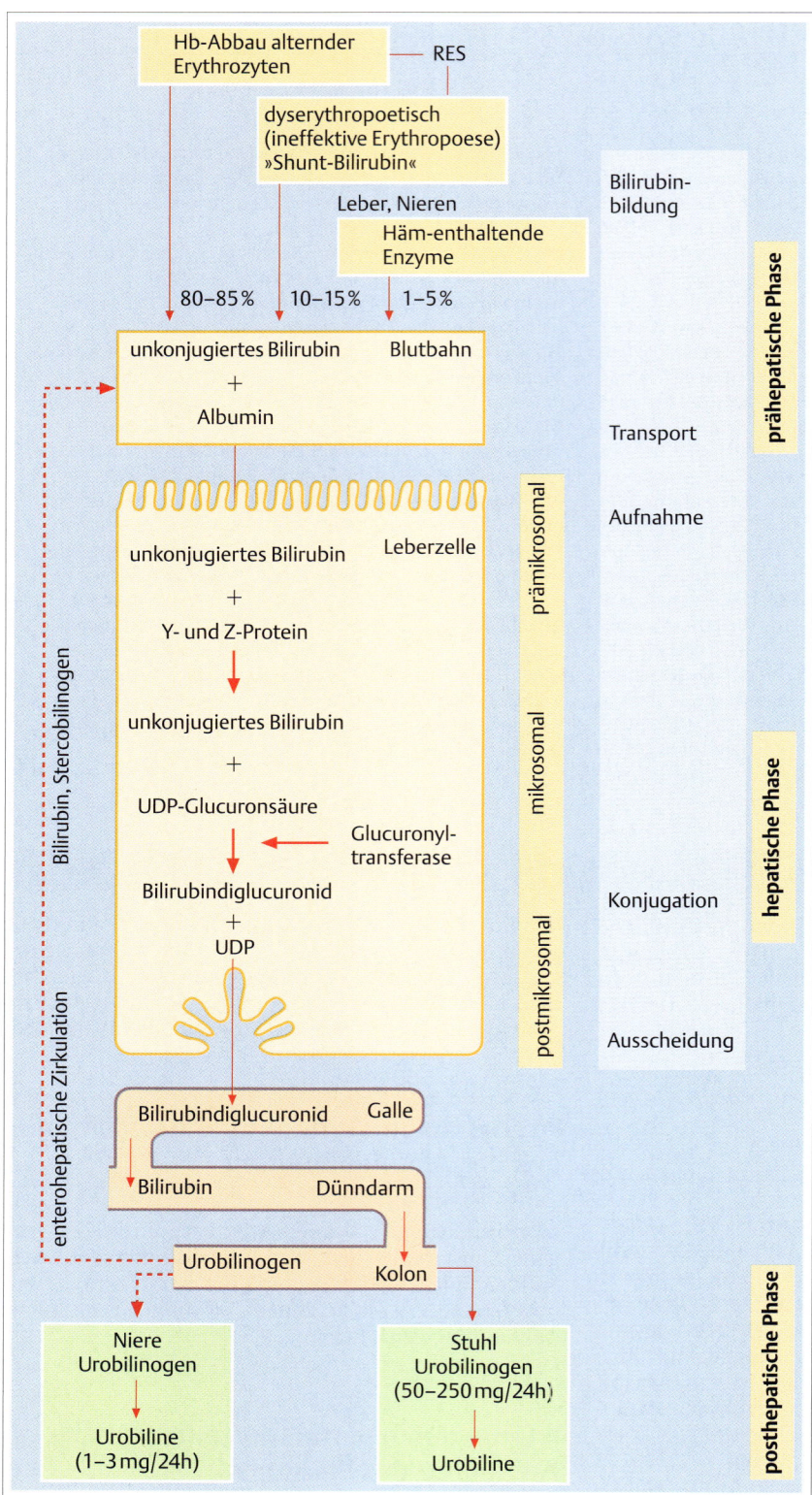

Abb. 25.1 Bilirubinstoffwechsel. UDP, Uridindiphosphat.

Allgemeine Differenzialdiagnose des Ikterus

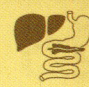

exogene Substanzen (z. B. Chinidin, Ajmalin, Bromsulphthalein, Indozyaningrün) kompetitiv gehemmt werden. Beim Gilbert-Syndrom ist in einigen Fällen die Bilirubinaufnahme in die Leberzellen vermindert.

Ikterus durch verminderte hepatische Speicherung des Bilirubins

Verschiedene endogene (z. B. langkettige Fettsäuren) und exogene Substanzen (z. B. Bromsulphthalein, Indozyaningrün, Röntgenkontrastmittel) können um die Bindung an die intrazellulären Bilirubin bindenden Proteine konkurrieren. Ein genetischer Defekt der intrahepatischen Bilirubinbindungsproteine wird beim Rotor-Syndrom vermutet.

Ikterus durch Störung der Glukuronidierung des Bilirubins

Störungen der Bilirubinkonjugation können durch eine erworbene Enzymhemmung oder durch genetische Enzymdefekte verursacht sein. Erworbene Störungen der Bilirubinkonjugation beruhen auf exogenen (z. B. Ethinylestradiol, Chloramphenicol) und endogenen Substraten (z. B. Schilddrüsenhormone bei Hyperthyreose), die bei ihrer Biotransformation mit Bilirubin um die Glucuronyltransferase konkurrieren oder diese unspezifisch hemmen. Auch beim *Neugeborenenikterus* und *Brustmilchikterus* ist die Bilirubinkonjugation gestört. Die Pathogenese dieser Ikterusformen ist aber komplex. Zu den genetischen Enzymdefekten gehören das Crigler-Najjar-Syndrom Typ I und II sowie das Gilbert-Syndrom.

Ikterus durch Störung der Bilirubinsekretion

Die Ausscheidung von Bilirubin aus der Leberzelle in die Gallenkanalikuli ist der limitierende Schritt im Bilirubinstoffwechsel. Die Glukuronidierung des Bilirubins hingegen ist eine relativ stabile Funktion mit hoher Reservekapazität. Der Ikterus bei *hepatozellulärer Schädigung* im Rahmen akuter und chronischer Leberkrankheiten ist deshalb gekennzeichnet durch eine überwiegende Zunahme des konjugierten Bilirubins. Infolge der Bilirubinurie (immer konjugiert) ist der Urin tiefbraun gefärbt. Die Stuhlfarbe hängt vom Grad der Hepatozytenschädigung ab: je ausgeprägter die Schädigung, um so mehr entfärbt sich der Stuhl. Das Verschwinden der Urobilinogenurie ist deshalb Zeichen einer besonders schweren Leberschädigung.

Mit *intra- und extrahepatischer Cholestase* einhergehende Erkrankungen gehören auch in diese Gruppe. Bei biliärer Obstruktion ist vor allem das konjugierte Bilirubin im Serum erhöht. Beim kompletten Verschluss der Gallenwege ist der Stuhl entfärbt (acholisch) und Urobilinogen im Urin nicht nachweisbar, da kein Bilirubin in den Darm gelangt. Ist bei sonst normaler Leber nur der rechte oder linke Gallengang verlegt, wird durch Steigerung der Bilirubinsekretion der Gegenseite eine Kompensation ohne Auftreten einer Hyperbilirubinämie erreicht. Genetische Defekte der Bilirubinexkretion an der kanalikulären Membran liegen beim Dubin-Johnson- und Rotor-Syndrom vor. Beide Syndrome sind selten, die anderen Leberfunktionen sind normal, der Verlauf ist gutartig.

Klinische Einteilung des Ikterus

Ausgehend von der Pathophysiologie der verschiedenen Ikterusformen können diese klinisch unterteilt werden in (Tab. 25.1):
➤ hämolytische (prähepatische),
➤ hepatozelluläre (parenchymatöse) und
➤ cholestatische (posthepatische) Formen.

Am Anfang der differenzialdiagnostischen Klassifizierung des Ikterus steht die Bestimmung des indirekt und direkt reagierenden Bilirubins im Serum mit der Diazoreaktion. Näherungsweise entspricht das *indirekt* reagierende Bilirubin dem *unkonjugierten*, das *direkt* reagierende dem *konjugierten* Bilirubin.

Unkonjugierte Hyperbilirubinämie. Bei vorwiegend unkonjugierter Hyperbilirubinämie muss durch Prüfung der Hämolyseparameter in erster Linie ein *hämolytischer Ikterus* ausgeschlossen werden. Der hämolytische Ikterus ist nur mäßig ausgeprägt. Eine Anämie ist nicht obligat. Sie tritt erst bei ungenügender Kompensation der verkürzten Erythrozytenlebensdauer durch die Steigerung der Erythropoese auf.

Eine seltene Form der überwiegend unkonjugierten Hyperbilirubinämie ist der Ikterus bei *Dyserythropoese*.

Eine verminderte hepatische Bilirubinaufnahme ist Ursache der vorwiegend unkonjugierten Hyperbilirubinämie bei einem verminderten Bilirubinangebot an die Leberzellen infolge einer *Rechtsherzinsuffizienz* oder bei spontanen oder therapiebedingten *portokavalen Shunts*.

Die häufigste Ursache einer vorwiegend unkonjugierten Hyperbilirubinämie beim Erwachsenen ist das *Gilbert-Syndrom*. Die Diagnose basiert im Wesentlichen auf dem Ausschluss anderer Ursachen einer unkonjugierten Hyperbilirubinämie.

Extrem selten ist beim Erwachsenen ein *Crigler-Najjar-Syndrom Typ II* mit Einschränkung der Bilirubinglukuronidierung bei sonst völlig normaler Leberfunktion.

Konjugierte Hyperbilirubinämie. Die vorwiegend konjugierten Hyperbilirubinämien beruhen ganz überwiegend auf *hepatobiliären Erkrankungen*. Hier ist wegen der therapeutischen Konsequenzen die vordringlichste diagnostische Aufgabe, zwischen *obstruktiver* und *nichtobstruktiver* Cholestase zu unterscheiden.

25 Ikterus

Tabelle 25.1 Wichtigste Ursachen des Ikterus

Hämolytischer Ikterus

Hepatozellulärer Ikterus
- Isolierte nichthämolytische Hyperbilirubinämien
    - unkonjugierte Hyperbilirubinämien (Crigler-Najjar-Syndrom Typ I und II, Gilbert-Syndrom)
    - konjugierte Hyperbilirubinämien (Dubin-Johnson-Syndrom, Rotor-Syndrom)
- Virale und andere infektiöse Hepatitiden
    - akute Hepatitis A, B, C, D, E
    - chronische Hepatitis B, C, D
    - Epstein-Barr-Virus-Infektion, Zytomegalievirus-Infektion, Parvovirus-B19-Infektion
    - Leptospirose, Q-Fieber etc.
- Autoimmunhepatitis
- Toxische und medikamentöse Hepatopathien
    - z. B. Alkohol, Knollenblätterpilzintoxikation (Amanita phalloides)
    - INH u.v.a.
- Leberzirrhose
    - hepatitisch
    - alkoholisch
    - Hämochromatose, Morbus Wilson, α_1-Antitrypsin-Mangel etc.
- Hepatovenöse Ursachen
    - Stauungsleber
    - Budd-Chiari-Syndrom, Veno-occlusive Disease

Cholestatischer Ikterus
- Intrahepatische Cholestase
    - hepatozellulär (z. B. virale oder alkoholische Hepatitis)
    - medikamentös (z. B. Chlorpromazin)
    - intrahepatische Schwangerschaftscholestase
    - familiäre rezidivierende benigne Cholestase
    - primäre oder sekundäre biliäre Zirrhose
    - primäre oder sekundäre sklerosierende Cholangitis
    - Sepsis
    - postoperativer Ikterus
- Extrahepatische Cholestase
    - Cholelithiasis
    - Tumor (Gallengangskarzinom, Papillenkarzinom, Pankreaskopfkarzinom)
    - postoperative oder postentzündliche Striktur
    - Pankreatitis (evtl. mit Pseudozyste)
    - Parasiten (Fasciola hepatica, Ascaris lumbricoides, Clonorchis sinensis, Opisthorchis viverrini)
    - Gallenwegsanomalien (Atresie, Choledochuszyste etc.)

Bei obstruktiver, in der Regel durch eine Behinderung des Galleabflusses in den extrahepatischen Gallenwegen bedingter Cholestase sind invasive (endoskopisch- bzw. radiologisch-interventionelle oder chirurgische) Maßnahmen indiziert, um das mechanische Hindernis zu beseitigen. Diese Maßnahmen sind hingegen nicht sinnvoll bei nichtobstruktiver, durch gestörte hepatozelluläre Gallesekretion oder Obstruktion der kleinen intrahepatischen Gallenwege bedingter Cholestase.

Grundlage der *Diagnostik* sind Anamnese, klinische Untersuchung und einige wenige laborchemische Tests (GOT, GPT, alkalische Phosphatase, γ-GT). Für die weitere Differenzialdiagnose steht als nichtinvasives Verfahren die Sonographie zur Verfügung, die in der Regel bei obstruktiver Cholestase eine Erweiterung der großen extrahepatischen Gallenwege anzeigt. Die eindeutige Unterscheidung zwischen obstruktiver und nichtobstruktiver Cholestase und eine ätiologische Zuordnung (vor allem Stein versus Tumor) erbringen die endoskopische retrograde Cholangiopankreatikographie (ERCP) und, wenn diese nicht durchgeführt werden kann, die perkutane transhepatische Cholangiographie (PTC) oder die Magnetresonanzcholangiographie (MRC). Bei der ERCP resp. PTC können Biopsien zur histologischen Untersuchung entnommen und therapeutische Eingriffe (endoskopische Papillotomie, Einlage von Gallengangsendoprothesen bzw. Drainagen) durchgeführt werden.

Sehr selten sind genetische Störungen der Bilirubinexkretion beim Erwachsenen: *Dubin-Johnson-Syndrom* und *Rotor-Syndrom*. Charakteristisch ist dabei die wechselnd starke Zunahme des konjugierten Bilirubins im Serum bei normalen übrigen laborchemischen Funktionstests. Auch die Leberhistologie ist normal, abgesehen von der Ablagerung eines braunschwarzen Pigments beim Dubin-Johnson-Syndrom.

Fremdstoffe, in erster Linie *Toxine und Medikamente*, können bei mehreren Schritten in den Bilirubinstoffwechsel eingreifen. Je nach dem Angriffspunkt sind vorwiegend unkonjugierte oder vorwiegend konjugierte Hyperbilirubinämien die Folge. Die Diagnose beruht in der Regel auf einer sehr sorgfältigen Medikamenten- und Umweltanamnese (berufliche Exposition). Der Beweis wird durch den Rückgang des Ikterus nach Elimination des Fremdstoffs erbracht.

Klinische Symptome

Anamnese. Wichtige anamnestische Hinweise sind Bluttransfusionen oder Verabreichung von Blutprodukten vor Einführung des anti-HCV-Screenings (Hepatitis C), intravenöser Drogenabusus (Hepatitis B, C und D), sexuelle Kontakte (Hepatitis B und D), Auslandsaufenthalte (Hepatitis A und E, Amöbenabszess), Alkoholabusus sowie Toxin- oder Medikamentenexposition.

Heftige *Schmerzattacken* sind besonders typisch für die Cholelithiasis. Bei akuter Stauungsleber oder Lebermetastasen mit Infiltration der Leberkapsel kommt es ebenfalls zu starken Schmerzen. Druckgefühl bis mäßig starke Schmerzen werden beobachtet bei Leberabszess, Cholangitis, Hepatitis oder Echinokokkose. Schmerzloser Ikterus legt einen extrahepatischen Tumorverschluss nahe.

Palpation. Die Palpation des unteren Leberrandes in Verbindung mit der perkutorischen Bestimmung der Leber-Lungen-Grenze ermöglicht eine Beurteilung der Lebergröße. Wird das normale Maß von 9–12 cm deutlich überschritten, liegt eine Hepatomegalie vor, die der weiteren Abklärung bedarf. Auch die Konsistenz der Leber und die Leberoberfläche können bei günstigen Untersuchungsbedingungen beurteilt werden. Eine vergrößerte, mäßig derb palpable Gallenblase

Allgemeine Differenzialdiagnose des Ikterus

spricht für Tumorverschluss (*Courvoisier-Zeichen*). Eine palpable Splenomegalie besteht oft beim hämolytischen und beim hepatozellulären, nicht aber beim cholestatischen Ikterus. Die Kombination von Leber- und Milzvergrößerung (Hepatosplenomegalie) wird beobachtet bei Leberkrankheiten mit portaler Hypertension, Beteiligung des retikuloendothelialen Systems beider Organe, z. B. im Rahmen einer Speicherkrankheit oder einer hämatologischen oder lymphatischen Systemerkrankung, bei bakteriellen septischen Erkrankungen und verschiedenen Virusinfektionen. Die palpatorische Beurteilung von Leber und Milz dient heute vor allem einer Erstorientierung und der Erfassung grober Abweichungen von der Norm. Die *Sonographie* erlaubt eine exakte Beurteilung der Leber und Milz sowie die Unterscheidung zwischen einer diffusen und einer durch fokale Prozesse verursachten Lebervergrößerung.

Fieber. Fieber ist uncharakteristisch, kommt bei Hepatitis und den anderen infektiösen Ikterusformen oft vor Beginn oder gleichzeitig mit Auftreten des Ikterus vor. Auch der medikamentös induzierte Ikterus beginnt gelegentlich mit einem Fieberschub. Cholangitis macht oft intermittierende Temperatursteigerungen.

Aszites. Aszites kommt mit Ausnahme des hämolytischen Ikterus bei allen Ikterusformen vor, am häufigsten bei der Leberzirrhose. Aszitesmengen unter 1 l sind durch klinische Untersuchung schwer feststellbar. Wesentlich sensitiver ist die Sonographie (100–200 ml). Aszites kann vorgetäuscht werden durch Gravidität, große Ovarialzysten, Retentionsblase, Fettansatz sowie Meteorismus verschiedenster Ursache.

Pruritus. Pruritus ist typisches Zeichen der intra- oder extrahepatischen Cholestase und kann dem Ikterus oft über längere Zeit vorausgehen (z. B. bei primär biliärer Zirrhose). Er kann schwerste Grade erreichen, so dass das Allgemeinbefinden extrem beeinträchtigt wird. Betroffen vom Juckreiz sind vor allem die Extremitäten, Fußsohlen und Handinnenflächen, seltener der Stamm, sehr selten Gesicht und Genitale. Blutungen und Infektionen der Haut entstehen sekundär als Folge von Kratzeffekten.

Ausscheidungen. Acholischer Stuhl ist charakteristisch für kompletten Verschlussikterus. Gleichzeitig kommt es durch vermehrte Bilirubinausscheidung im Harn zur Dunkelfärbung des Urins.

Allgemeinsymptome. Allgemeinsymptome wie bei einem grippalen Infekt mit Abgeschlagenheit, Kopfschmerzen und Arthralgien vor Beginn des Ikterus sprechen für Hepatitis. Uncharakteristische, seit mehreren Wochen bestehende oder zunehmende allgemeine Beschwerden mit Inappetenz und Gewichtsverlust sprechen für Tumorverschluss.

Hautveränderungen. Bei akuter Hepatitis können bei 5–20 % der Patienten bereits im Prodromalstadium *Exantheme* auftreten. Es handelt sich dabei um urtikarielle Exantheme oder Exantheme, die Masern- oder Scharlachexantheme imitieren. Immunkomplexe und Kryoglobuline können bei Hepatitis B und C zu vaskulitischen Hautveränderungen (z. B. Purpura) führen. Im Kindesalter, vor allem bei Jungen zwischen 2 und 4 Jahren, kann die Hepatitis B von einer *Akrodermatitis papulosa eruptiva (Gianotti-Crosti-Syndrom)* begleitet sein, meist assoziiert mit ausgeprägter Leber- und Lymphknotenschwellung, aber ohne Ikterus.

Chronische Leberkrankheiten sind häufig von sehr verschiedenartigen Hautveränderungen begleitet (s. Abschnitt „Leberzirrhose"). Sehr typisch sind sternförmige Teleangiektasien (*Spider naevi*), welche vor allem an lichtexponierten Stellen im Abflussgebiet der V. cava superior, also Gesicht, Vorderarmen, Handrücken, Nacken und oberer Thoraxvorderwand lokalisiert sind. Bei Druck mit dem Glaspatel oder gezielter Kompression der zentralen Arteriole verschwindet die Gefäßzeichnung oder blasst deutlich ab. Spider naevi sind nicht nur bei Leberkrankheiten zu beobachten, sondern können auch während der Schwangerschaft, unter oralen Kontrazeptiva, aber auch bei Gesunden auftreten.

In den Kreis der vaskulären Hautveränderungen gehört auch das *Palmarerythem*, vor allem am Daumen- und Kleinfingerballen, aber auch an den Fingern unter Aussparung der Handinnenfläche. Auch das Palmarerythem kann u. a. bei Lebergesunden in der Schwangerschaft, unter oralen Kontrazeptiva und bei Hyperthyreose gelegentlich beobachtet werden.

Auch *trophische Hautveränderungen* sind bei chronischen Leberkrankheiten typisch. Sie manifestieren sich als „Geldscheinhaut", charakterisiert durch eine extrem dünne Haut mit Verlust des subkutanen Fettgewebes, starker Fältelung und feinsten Teleangiektasien.

Behaarung. Der *Behaarungstyp* ist beim chronisch Leberkranken, besonders bei Leberzirrhose, häufig durch weitgehenden Schwund oder Verlust der Brust-, Abdominal-, Axillar- und Schambehaarung verändert. Ursache sind wahrscheinlich Veränderungen im Hormonstatus, welche sich auch als *Gynäkomastie* manifestieren können.

Nagelveränderungen. Veränderungen der Nägel sind bei chronischen Leberkrankheiten häufige Symptome: weißliche Streifung der Nägel, opake Nägel mit dünnem Nagelfalz, Koilonychie bei Hämochromatose oder bläuliche Verfärbung der Lunulae bei Morbus Wilson. Uhrglasnägel und Trommelschlegelfinger kommen auch bei chronischen Leberkrankheiten vor.

Muskelatrophie. Bei der Inspektion des chronisch Leberkranken fällt häufig ein Schwund besonders der Extremitätenmuskulatur auf, der mit einer Zunahme des Leibesumfanges durch Aszites kontrastiert.

Hämorrhagische Diathese. Sowohl bei schweren akuten wie auch bei chronischen Leberkrankheiten bestehen häufig Zeichen einer hämorrhagischen Diathese.

Weitere spezielle Symptome. Einige Hautveränderungen geben Hinweise auf spezifische Leberkrankheiten,

z. B. gräulich-bräunliche Hyperpigmentierung bei Hämochromatose, *Xanthelasmen* bei länger bestehender primär biliärer Zirrhose mit ausgeprägter Hypercholesterinämie, Porphyrindermatose vor allem bei Porphyria cutanea tarda. Für die portale Hypertonie ist eine vermehrte Venenzeichnung der vorderen Bauchdecke ein wichtiger Hinweis. Die Venen der vorderen Bauchwand können prall gefüllt und auch palpabel sein (*Caput medusae*).

> Da viele Leberkrankheiten Rückwirkungen auf andere Organe oder Organsysteme haben und umgekehrt primär extrahepatische Krankheiten (z. B. Rechtsherzinsuffizienz, hämatologische oder lymphatische Systemerkrankungen) die Struktur und Funktion der Leber beeinflussen können, sollte die Beurteilung der klinischen Symptome immer im Kontext einer vollständigen klinischen Untersuchung erfolgen.

Laborbefunde

Der effiziente Einsatz klinisch-chemischer Laboruntersuchungen setzt voraus, dass gezielt und rational diejenigen Parameter ausgewählt werden, die zur Klärung der diagnostischen Fragestellung beitragen können (Tab. 25.**2** und 25.**3**).

Parameter der hepatozellulären Schädigung

Die wichtigsten Marker einer hepatozellulären Schädigung sind
➤ Glutamat-Oxalacetat-Transaminase (GOT; = Aspartataminotransferase, AST) und
➤ Glutamat-Pyruvat-Transaminase (GPT; = Alaninaminotransferase, ALT).

Während die GOT zytoplasmatisch und mitochondrial lokalisiert ist, ist die GPT rein zytoplasmatisch lokalisiert. Ein rein mitochondrial lokalisiertes Enzym ist die Glutamatdehydrogenase (GLDH). Bei erhöhten Transaminasen, insbesondere GOT, müssen extrahepatische Ursachen (u. a. Herzinfarkt, Muskelerkrankungen, Trauma) ausgeschlossen werden. Die GLDH hingegen ist weitgehend leberspezifisch. Der GOT : GPT-Quotient ist typischerweise > 2 bei alkoholischer Hepatopathie und < 1 bei Virushepatitiden. Die höchsten Transaminasenwerte finden sich bei akuter Hepatitis (GOT und GPT über das Zehnfache der Norm). Bei Verschlussikterus steigen die Transaminasen immer an, bleiben aber in der Regel auf Werten unter 10 facher Norm. Leicht bis mäßig erhöhte Transaminasen müs-

Tabelle 25.2 Klinisch-chemische Diagnostik bei hepatobiliären Erkrankungen

Leitbefunde	Laborparameter
Hepatozelluläre Schädigung	GOT (AST), GPT (ALT), GLDH
Cholestase	alkalische Phosphatase, γ-GT, LAP
Hepatozelluläre Syntheseleistung	Gerinnungsfaktoren (Quick-Wert), Serumalbumin, Cholinesterase

GOT = Glutamat-Oxalacetat-Transaminase; GPT = Glutamat-Pyruvat-Transaminase; AST = Aspartataminotransferase; ALT = Alaninaminotransferase; GLDH = Glutamatdehydrogenase; γ-GT = γ-Glutamyltranspeptidase; LAP = Leucinaminopeptidase

Tabelle 25.3 Laborbefunde bei verschiedenen Hepatopathien

Hepatopathie	Serumbilirubin	Transaminasen	Alkalische Phosphatase	Quick-Wert	γ-Globuline
Gilbert-Syndrom	unkonjugiert	normal	normal	normal	normal
Dubin-Johnson-Syndrom	konjugiert	normal	normal	normal	normal
Akute Hepatitis	vorwiegend konjugiert	↑↑↑	↑	normal – ↓↓↓	normal
Chronische Hepatitis	vorwiegend konjugiert	↑ – ↑↑	normal – ↑	normal – ↓	normal – ↑↑↑
Leberzirrhose	vorwiegend konjugiert	normal – ↑	normal – ↑	normal – ↓↓	↑↑
Cholestase	vorwiegend konjugiert	↑ – ↑↑	↑↑↑	normal – ↓↓ (normal nach i. v. Vitamin K)	normal
Raumforderung	vorwiegend konjugiert	normal – ↑	↑↑	normal – ↓ (spät)	normal

Allgemeine Differenzialdiagnose des Ikterus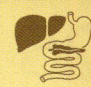

sen an verschiedene Störungen denken lassen (z. B. alkoholische und andere toxische Leberschäden, medikamentöse Hepatopathien, chronische Virushepatitis, Leberzirrhose, Stauungsleber).

Cholestaseparameter

Als klinisch-chemische enzymatische Parameter für die Cholestase dienen die *alkalische Phosphatase* und die *γ-Glutamyltranspeptidase* (γ-GT). Die Leucinaminopeptidase (LAP) und die 5'-Nukleotidase sind 2 weitere Cholestase anzeigende Enzyme. Im Gegensatz zur γ-GT und LAP wird die alkalische Phosphatase zusätzlich zur Leber auch in anderen Organen (vor allem Osteoblasten, d. h. erhöhte Werte z. B. bei Kindern und Jugendlichen, bei Skelettmetastasen, Morbus Paget, Hyperparathyreoidismus) gebildet.

> Die γ-GT oder die LAP erlauben somit eine Differenzierung zwischen hepatobiliären und ossären Ursachen einer erhöhten alkalischen Phosphatase.

Die Bestimmung von ossären und hepatischen Isoenzymen der alkalischen Phosphatase ist grundsätzlich möglich, aber aufwändig und selten erforderlich. Gleichzeitige Erhöhung der alkalischen Phosphatase und der γ-GT oder LAP macht eine hepatobiliäre Erkrankung sehr wahrscheinlich, während eine Erhöhung der alkalischen Phosphatase bei normaler γ-GT oder LAP eine hepatobiliäre Ursache praktisch ausschließt. Sehr hohe Serumkonzentrationen der alkalischen Phosphatase finden sich beim Verschlussikterus und bei der bakteriellen Cholangitis.

Mäßige Erhöhungen finden sich bei fast allen Formen primär hepatozellulärer Erkrankungen, z. B. bei akuter und chronischer Hepatitis, Fettleber und Leberzirrhose. Erhöhte Werte bestehen ferner bei raumfordernden Leberprozessen (z. B. Metastasen, hepatozelluläres Karzinom, Leberabszess) und infiltrativen oder granulomatösen Lebererkrankungen (z. B. Sarkoidose, Miliartuberkulose).

Die γ-GT ist sehr empfindlich, aber wenig spezifisch, so dass die Interpretation erhöhter Werte oft schwierig ist.

Das *Serumcholesterin* kann bei Cholestase stark erhöht sein, was typischerweise bei der primär biliären Zirrhose zur Ausbildung von Xanthelasmen führen kann.

Parameter der hepatozellulären Syntheseleistung

Nützliche Parameter zur Bewertung der hepatozellulären Syntheseleistung sind
- Gerinnungsfaktoren,
- Serumalbumin und
- Cholinesterase.

Wegen ihrer leberspezifischen Synthese und ihrer kurzen Serumhalbwertszeit von wenigen Stunden sind die Gerinnungsfaktoren bei akuten Hepatopathien besonders geeignet. Hierbei ist in der Regel die Bestimmung der Prothrombinzeit (Quick-Wert) ausreichend. Die Prothrombinkonzentration kann auch bei ungenügender Resorption von Vitamin K, z. B. beim Verschlussikterus, vermindert sein. In diesem Fall steigt der Quick-Wert nach intravenöser Gabe von 5–10 mg Vitamin K innerhalb von 12–24 Stunden an. Fehlender Anstieg der Prothrombinkonzentration nach intravenöser Gabe von Vitamin K spricht für eine schwere hepatozelluläre Schädigung, z. B. schwere Hepatitis oder Leberzirrhose.

> **Leber-Screening**
>
> Zum Leber-Screening reicht die Bestimmung der 3 Parameter (Tab. 25.**2**)
> - GPT oder GOT (hepatozelluläre Schädigung),
> - alkalische Phosphatase oder γ-GT (Cholestase) und
> - Quick-Wert (hepatozelluläre Syntheseleistung) in der Regel aus.
>
> Sind alle 3 Parameter normal, so ist mit größter Wahrscheinlichkeit eine klinisch relevante hepatobiliäre Erkrankung ausgeschlossen. Wichtige Ausnahme sind Patienten mit inaktiver Leberzirrhose oder metabolischen Lebererkrankungen im Frühstadium.

Urinbefunde

Bilirubin ist im Urin nachweisbar bei konjugierter Hyperbilirubinämie, also bei hepatozellulärem oder cholestatischem Ikterus sowie beim seltenen Dubin-Johnson- und Rotor-Syndrom. Bilirubinurie schließt eine Hämolyse als einzige Ikterusursache aus. Fällt bei positiver Bilirubinprobe im Urin der Nachweis von Urobilinogen negativ aus, muss ein vollständiger Verschluss der Gallenwege angenommen werden.

Immunglobuline

Vor allem die Leberzirrhose, aber auch die chronische Hepatitis mit hoher Entzündungsaktivität (besonders typisch bei Autoimmunhepatitis), geht mit einer polyklonalen Vermehrung der γ-Globuline einher.

Quantitative Leberfunktionstests

Zur Prüfung der metabolischen Kapazität und der durchblutungsabhängigen Clearance stehen quantitative Leberfunktionstests zur Verfügung, die aber nur in ausgewählten Fällen indiziert sind. Beispiele sind der *MEGX-Test*, der auf dem Metabolismus von Lidocain durch oxidative Deethylierung zu Monoethylglyzinxylidid (MEGX) basiert, und die *Indozyaningrün-(ICG-) Clearance*. Die Bestimmung der Ammoniumkonzentration im Plasma als Messgröße des hepatischen Harnstoffmetabolismus wird vielfach unkritisch eingesetzt. Die alleinige Ammoniumbestimmung ermöglicht weder das Ausmaß der hepatischen Dekompensation noch den Grad der hepatischen Enzephalopathie zu bestimmen.

Tumormarker

Im Zusammenhang mit primären und sekundären fokalen Leberveränderungen sind u. a. die Tumormarker
- α-Fetoprotein (AFP),
- Carcinoembryonic Antigen (CEA) und
- Carbohydrate Antigen 19–9 (CA 19–9) von Bedeutung.

α-**Fetoprotein.** Normalwerte für AFP liegen unter 10 µg/l. Erhöhte Werte bis 500 µg/l finden sich während der Schwangerschaft sowie bei akuter und chronischer Hepatitis und Leberzirrhose. Werte über 500 µg/l sind diagnostisch für das hepatozelluläre Karzinom (HCC) bzw. für Keimzelltumoren, bei denen meist gleichzeitig das β-Humanchoriongonadotropin (β-HCG) erhöht ist. Neben absolut erhöhten AFP-Werten kann der kontinuierliche AFP-Anstieg auch bei Werten unter 100 µg/l Hinweis auf das Vorliegen eines HCC und Anlass zu weiterführender Diagnostik sein. Das AFP ist bei ca. 70% der Patienten mit HCC erhöht.

Tabelle 25.4 Autoantikörper bei primär biliärer Zirrhose, primär sklerosierender Cholangitis und Autoimmunhepatitis

Primär biliäre Zirrhose	AMA (M2)
Primär sklerosierende Cholangitis	pANCA
Autoimmunhepatitis Typ I	ANA (evtl. + SMA, LMA)
Autoimmunhepatitis Typ II	LKM-1
Autoimmunhepatitis Typ III	SLA/LP
Ticrynafen-induzierte Hepatitis	LKM-2
Hepatitis-D-assoziierte Autoimmunhepatitis	LKM-3

AMA = antimitochondriale Antikörper; pANCA = perinukleärer Anti-Neutrophilen-Zytoplasma-Antikörper; ANA = antinukleäre Antikörper; SMA = Anti-smooth-muscle-antigen-Antikörper; LMA = Anti-Leberzellmembran-Antigen-Antikörper; LKM = Anti-liver-kidney-microsomes-Antikörper; SLA = Anti-soluble-liver-cell-antigen-Antikörper; LP = Anti-Leber-Pankreas-Antikörper

CEA. CEA ist der klassische Tumormarker für kolorektale Karzinome. Wie bei den meisten Tumormarkern liegt auch hier der diagnostische Wert in erster Linie in der Verlaufsbeobachtung und Therapiekontrolle, z. B. nach chirurgischer Resektion des Primärtumors oder unter Chemotherapie bei metastasierendem kolorektalem Karzinom.

CA 19–9. Erhöhte CA 19–9-Werte finden sich typischerweise beim Pankreaskarzinom, aber auch unspezifisch bei Cholestase.

Autoantikörper

Immunologische Tests erlauben die Abgrenzung der primär biliären Zirrhose (PBC) und der Autoimmunhepatitis von viral und toxisch bedingten Lebererkrankungen. Folgende Autoantikörper sind von Bedeutung (Tab. 25.**4**):

- *Antimitochondriale Antikörper (AMA)*: Hochtitrige, meist der IgG-Klasse angehörende AMA sind bei >95% der Patienten mit primär biliärer Zirrhose nachweisbar. AMA weisen diverse Antigenspezifitäten auf, wobei sich die Antikörper bei primär biliärer Zirrhose typischerweise gegen das M2-Antigen (E2-Untereinheit der Pyruvatdehydrogenase) richten. Verschiedene chronische Lebererkrankungen wie die primär sklerosierende Cholangitis (PSC), die Sarkoidose, andere granulomatöse Lebererkrankungen und medikamentös induzierte cholestatische Hepatitiden können eine primär biliäre Zirrhose vortäuschen, gehen jedoch nicht mit AMA-Positivität einher.
- Bei primär sklerosierender Cholangitis findet sich ein atypischer, perinukleär betonter Anti-Neutrophilen-Zytoplasma-Antikörper (pANCA).
- *Antinukleäre Antikörper (ANA)*: Zahlreiche biochemisch unterschiedliche Zellkernstrukturen wurden als Antigene für ANA identifiziert. ANA sind typischerweise deutlich erhöht beim systemischen Lupus erythematodes oder Mischkollagenose (Sharp-Syndrom). Ein hochtitriger ANA, oft in Verbindung mit einem Anti-smooth-muscle-antigen-(SMA-) oder Leberzellmembranantigen-(LMA-) Antikörper ist charakteristisch für die Autoimmunhepatitis Typ I, die früher auch als „lupoide Hepatitis" bezeichnet wurde. Verschiedene Erkrankungen, z. B. auch chronische Virushepatitiden, gehen mit niedrigtitrigen ANA einher.
- Antikörper gegen Antigene aus glatten Muskelzellen (*Anti-smooth-muscle-antigen-[SMA-] Antikörper*): Der hochtitrige IgG-Anti-SMA-Antikörpernachweis, insbesondere mit Spezifität für den Aktinbestandteil der glatten Muskulatur, hat für die Diagnose einer Autoimmunhepatitis einen wichtigen Stellenwert. Häufig sind diese Anti-SMA-Antikörper mit anderen Autoantikörpern, z. B. ANA, assoziiert. Niedrigtitrige Anti-SMA-Antikörper und AMA finden sich in wechselndem Ausmaß bei vielen chronischen Lebererkrankungen sowie als Begleitreaktion bei Virusinfekten, malignen Tumoren,

Allgemeine Differenzialdiagnose des Ikterus

Kollagenosen und chronisch entzündlichen Darmerkrankungen.
➤ Antikörper gegen mikrosomale Antigene aus Leber und Niere (*Anti-liver-kidney-microsomes-[LKM-] Antikörper*): Es werden 3 Subtypen der LKM-Antikörper unterschieden:
– *LKM-1-Antikörper* findet man bei Autoimmunhepatitis Typ II, die gelegentlich zusätzlich mit einer Hepatitis-C-Virus-(HCV-) Infektion assoziiert ist. Die HCV-negative Autoimmunhepatitis Typ II weist einige klinische Besonderheiten auf, die für ihre eigenständige Ätiologie und Pathogenese sprechen. Neben dem frühen Manifestationsalter (50% schon im Kindesalter) und der recht monospezifischen Autoimmunität gegen ein spezifisches Epitop auf Zytochrom-P450-IID6 zeichnet sich diese Erkrankung durch eine schlechte Prognose und besonders häufige Assoziation mit Autoimmunerkrankungen anderer Organe aus.
– *LKM-2-Antikörper* treten spezifisch bei einer durch das Diuretikum Ticrynafen (Tielinic acid) induzierten Hepatitis auf.
– *LKM-3-Antikörper* treten in bis zu 20% bei chronischer Hepatitis D auf.

Weitere Autoantikörper, die in Assoziation mit Autoimmunhepatitis nachgewiesen wurden, sind u. a. Antikörper gegen lösliche Leberantigene (*Anti-soluble-liver-cell-antigen-[SLA-] Antikörper*) und gegen zytosolisches Antigen in Leber und Pankreas (*Anti-LP-Antikörper*), lebermikrosomale Antikörper (*Anti-LM-Antikörper*) und Antikörper gegen den Asialoglykoproteinrezeptor (*Anti-ASGPR-Antikörper*).

Hepatitisserologie

Siehe Abschnitt „Virushepatitis", S. 783.

Bildgebende Verfahren

➤ Die *Sonographie* ist die Methode der Wahl zur Diagnose von Cholelithiasis, akuter Cholezystitis, extrahepatischer Cholestase, umschriebenen Raumforderungen im Bereich von Leber und Pankreas sowie von kleineren Aszitesmengen.
➤ Die *Computertomographie* ist als Ergänzungsmethode wertvoll, vor allem zur Differenzierung unklarer Herdbefunde (Metastase, HCC, Abszess, Hämangiom, fokale noduläre Hyperplasie, Adenom). Zur Erfassung und Differenzierung diffuser Leberparenchymerkrankungen sind beide Methoden weniger gut geeignet. So schließen normale Befunde eine diffuse Lebermetastasierung oder einen mikronodulären zirrhotischen Umbau nicht aus.
➤ Die *Duplexsonographie* ist besonders wertvoll bei der Frage nach portaler Hypertension, Pfortaderthrombose und Budd-Chiari-Syndrom. Zudem erlaubt sie eine rasche und zuverlässige Aussage über die Funktionsfähigkeit eines portosystemischen Shunts sowie die Organdurchblutung nach Lebertransplantation.
➤ Die *Kernspintomographie* ergibt bei Hämochromatose typische Befunde („schwarze Leber"), trägt aber wesentlicher zur weiteren Differenzierung unklarer Herdbefunde und zur Beurteilung der Gallenwege bei.
➤ Zur sicheren Erfassung diffuser Leberparenchymerkrankungen sind *Laparoskopie* bzw. *Leberbiopsie* unter Sonographiekontrolle die Methoden der Wahl.
➤ Zur differenzierten Beurteilung der Gallenwege, insbesondere bei extrahepatischer Cholestase, haben sich die *endoskopische retrograde Cholangiopankreatikographie (ERCP)*, die *perkutane transhepatische Cholangiographie (PTC)* und die *Magnetresonanz-Cholangiographie (MRC)* bewährt. Die ERCP und die PTC ermöglichen gleichzeitig diagnostische und therapeutische Interventionen.
➤ Die *Leberangiographie* ist u. a. bei der Darstellung hypervaskularisierter Lebertumoren von Bedeutung. Bei der seltenen Hämobilie ist sie neben der Duplexsonographie diagnoseweisend. Große Bedeutung hat die Angiographie im Rahmen kathetertechnischer Interventionen, wie z. B. der *transarteriellen Chemoembolisation (TACE)* und des *transjugulären intrahepatischen portosystemischen Shunts (TIPS)*.

Leberbiopsie

Gewebe zur histologischen Untersuchung kann mittels sonographisch kontrollierter Leberpunktion (Menghini-Technik), unter laparoskopischer Sicht oder transjugulär gewonnen werden. Fokale Prozesse können ultraschall- oder CT-gesteuert punktiert werden. Bei vielen diffusen oder granulomatösen Leberveränderungen, insbesondere auch bei der Leberzirrhose in Frühstadien, kann die Diagnose nur histologisch gesichert werden. Weitere wichtige Indikationen zur Leberbiopsie sind z. B. unklar erhöhte Leberwerte, das Grading und Staging bei chronischen Hepatitiden und die Diagnostik der nichtalkoholischen Steatohepatitis.

25.2 Spezielle Differenzialdiagnose des Ikterus

Isolierte nichthämolytische Hyperbilirubinämien

Die isolierten nichthämolytischen Hyperbilirubinämien umfassen eine Gruppe vorwiegend genetischer Erkrankungen mit (außer beim Crigler-Najjar-Syndrom Typ I) gutartigem Verlauf. Diese können unterteilt werden in die unkonjugierten und konjugierten Hyperbilirubinämien (Tab. 25.**5**).

Unkonjugierte Hyperbilirubinämie

Crigler-Najjar-Syndrom Typ I. Ursächlich liegt ein vollständiger Defekt der Bilirubin-UDP-Glucuronyltransferase zugrunde. Symptome treten bereits kurz nach der Geburt auf. Die Prognose ist sehr ungünstig (Kernikterus).

Crigler-Najjar-Syndrom Typ II. Hier liegt eine verminderte, durch Phenobarbital induzierbare Aktivität der Bilirubin-UDP-Glucuronyltransferase vor. Der Ikterus manifestiert sich meist im ersten Lebensjahr, manchmal auch erst in der 2. Lebensdekade. Die meisten Patienten sind asymptomatisch, bei einigen sind jedoch neurologische Störungen und Intelligenzdefekte beobachtet worden.

Gilbert-Syndrom (Icterus juvenilis intermittens Meulengracht). Die Pathogenese dieses Syndroms ist komplex und nur unvollständig aufgeklärt. Eine verminderte Expression der Bilirubin-UDP-Glucuronyltransferase 1 aufgrund einer Abnormität in der Promotorregion spielt eine zentrale Rolle. Die Serumbilirubinkonzentrationen schwanken, übersteigen aber in der Regel nicht 3–4 mg/dl (51–68 µmol/l). Fasten oder interkurrente Erkrankungen können die Hyperbilirubinämie verstärken. Meist wird der Ikterus zufällig entdeckt. Abgesehen von uncharakteristischen Beschwerden (Müdigkeit, abdominelle Beschwerden, Inappetenz), die mit dem Ikterus nicht in Beziehung stehen, sind die Träger des Defektes symptomlos. Die Leberfunktionstests und die Leberhistologie sind normal, auffällig ist lediglich eine vermehrte Ablagerung von Lipofuszin. Die Prognose ist gut. Eine Therapie ist nicht erforderlich.

Konjugierte Hyperbilirubinämie

Dubin-Johnson. Das Dubin-Johnson-Syndrom ist eine autosomal rezessiv vererbte Erkrankung, bei der es aufgrund einer Störung der hepatischen Bilirubinexkretion (Mutation im MRP2-Gen) zu einer milden Erhöhung des konjugierten Bilirubins auf 2–5 mg/dl (34–86 µmol/l) kommt. Alle anderen Leberfunktionen sind normal. Das Syndrom wird meistens in der Pubertät als Zufallsbefund entdeckt. Oft wird die Störung auch erst im Rahmen einer Schwangerschaft oder unter oralen Kontrazeptiva bemerkt. Charakteristisch ist die Ablagerung eines braunschwarzen Pigments im Lebergewebe.

Rotor-Syndrom. Die Symptomatik des Rotor-Syndroms entspricht weitgehend der des Dubin-Johnson-Syndroms, es fehlt jedoch eine Pigmentablagerung im Lebergewebe. Eine Differenzierung dieser beiden Syndrome ist durch orale Cholezystographie möglich (Darstellung der Gallenblase beim Rotor-, nicht aber beim Dubin-Johnson-Syndrom).

Tabelle 25.5 Differenzialdiagnose der genetisch bedingten isolierten nichthämolytischen Hyperbilirubinämien

	Crigler-Najjar-Syndrom Typ I	Crigler-Najjar-Syndrom Typ II	Morbus Gilbert	Dubin-Johnson-Syndrom	Rotor-Syndrom
Serumbilirubin	↑↑↑, unkonjugiert 340–860 µmol/l 20–50 mg/dl	↑↑, unkonjugiert < 340 µmol/l < 20 mg/dl	↑, unkonjugiert < 68 µmol/l < 4 mg/dl	↑, konjugiert 34–86 µmol/ 2–5 mg/dl	↑, konjugiert 34–86 µmol/ 2–5 mg/dl
UGT-Aktivität	0	↓↓ (< 10 %)	↓ (60–70 %)	normal	normal
Vererbung	AR	AR	AR	AR	AR
Manifestationsalter	kurz nach der Geburt	erstes Lebensjahr bis 2. Dekade	nach Pubertät, meist männlich	sehr variabel, meist 2. Dekade	variabel, meist Kindesalter
Prognose	sehr ungünstig (Kernikterus)	i.d.R. gut	sehr gut	gut	gut
Prävalenz	selten	selten	häufig (2–7 %)	selten	selten
Histologie	normal	normal	normal (Lipofuszin)	braun-schwarzes Pigment	normal

UGT = Bilirubin-UDP-Glucuronyltransferasen; AR = autosomal rezessiv

Spezielle Differenzialdiagnose des Ikterus

Virushepatitis

Differenzialdiagnose. Bei den Erkrankungen mit vorwiegender Leberzellschädigung (hepatozellulärer Ikterus) ist die Differenzialdiagnose zwischen Virushepatitis, Autoimmunhepatitis und toxischen bzw. medikamentösen Hepatopathien am wichtigsten. Während bei toxischen Schädigungen in der Regel ein hepatitisähnliches Bild mit entsprechenden biochemischen Veränderungen besteht, verläuft die medikamentöse Hepatopathie entweder ähnlich wie eine Hepatitis oder wie ein cholestatisches Syndrom. Unter den Toxinen spielt der *chronische Alkoholabusus* bei weitem die wichtigste Rolle. In der klinischen Praxis gilt es daher bei jeder hepatozellulären Schädigung primär zu unterscheiden zwischen alkoholischer und nichtalkoholischer Hepatopathie. Das breite Spektrum der alkoholinduzierten Hepatopathien (asymptomatische Fettleber, alkoholische Hepatitis, alkoholische Leberzirrhose) mit den unterschiedlichen klinischen und biochemischen Befunden muss dabei immer vor Augen stehen.

Chronische Hepatitis – Definition und Einteilung. Chronische Hepatitis ist definiert als Hepatitis von mindestens 6 Monaten Dauer. Die frühere Klassifikation der chronischen Hepatitis in chronisch persistierende Hepatitis und chronisch aktive oder aggressive Hepatitis wurde abgelöst durch eine neue Klassifikation, die basiert auf der Ätiologie, der entzündlichen Aktivität (Grading) und dem Fibrosierungsgrad (Fibrose, Zirrhose → Staging) (Tab. 25.**6**).

Erreger der Virushepatitis. Bis heute sind 5 verschiedene Erreger der Virushepatitis identifiziert: Hepatitis-A-Virus (HAV), Hepatitis-B-Virus (HBV), Hepatitis-C-Virus (HCV), Hepatitis-Delta-Virus (HDV) und Hepatitis-E-Virus (HEV) (Tab. 25.**7**). Neben diesen primär hepatotropen Viren gibt es verschiedene nicht primär hepatotrope Viren, die im Rahmen einer systemischen Infektion eine Begleithepatitis hervorrufen können, u. a. Zytomegalievirus (CMV), Epstein-Barr-Virus (EBV), Herpes-simplex-Virus (HSV), Coxsackie-Viren und Masernvirus.

Tabelle 25.6 Klassifikation der chronischen Hepatitis auf der Basis von Ätiologie und Pathogenese (modifiziert nach Desmet V et al. Hepatology 1994; 19: 1513–1520)

Hepatitistyp	HBsAg	anti-HCV (HCV-RNA)	anti-HDV (HDV-RNA)	Autoantikörper
B	+	–	–	–
C	–	+	–	2–10 % anti-LKM-1
D	+	–	+	10–20 % anti-LKM-3
Autoimmunhepatitis Typ I Typ II Typ III	 – – –	 – – –	 – – –	 ANA (evtl. + SMA, LMA) LKM-1 SLA/LP
Medikamentös	–	–	–	einige: ANA, LKM, LM
Kryptogen	–	–	–	–

Tabelle 25.7 Hepatitis A–E

	Hepatitis A	Hepatitis B	Hepatitis C	Hepatitis D	Hepatitis E
Virus	HAV RNA	HBV DNA	HCV RNA	HDV RNA	HEV RNA
Suchtest	anti-HAV	HBsAg oder anti-HBc	anti-HCV	anti-HDV	anti-HEV
Übertragung	enteral	parenteral, sexuell, perinatal	parenteral	parenteral	enteral
Inkubationszeit (Tage)	15–49	25–160	21–84	60–110	10–56
Akute Hepatitis	+	+	+	+	+
Fulminante Hepatitis	sehr selten	selten (ca. 1 %)	sehr selten	gelegentlich	selten (20 % in Schwangerschaft)
Chronische Hepatitis [%]	–	1–10	55–85	2–7 bei Koinfektion, > 70 bei Superinfektion	–
Zirrhose bei chronischer Hepatitis [%]	–	ca. 20–30	ca. 4–20	ca. 30–60	–
HCC	–	+	+	+	–

Ikterus

Übertragung. HAV- und HEV-Infektionen werden enteral übertragen, sind meist mit einer akuten ikterischen Hepatitis assoziiert und werden nicht chronisch. HBV, HCV und HDV werden parenteral übertragen und führen häufig zu einer chronischen Hepatitis mit potenzieller Progression zu einer Leberzirrhose und Entwicklung eines HCC.

Hepatitis A

Erreger, Übertragung, Epidemiologie. Das HAV ist ein kleines RNA-Virus, das zur Familie der Picornaviren gehört. Die HAV-Infektion wird meist enteral (fäkal-oral) durch kontaminiertes Wasser, verunreinigte Nahrungsmittel oder Kontakt mit HAV-Infizierten übertragen. Die Hepatitis A ist besonders in Ländern mit niedrigem sozioökonomischem Standard endemisch. Dort werden vor allem Kinder infiziert. Für die Bevölkerung westlicher Länder ist die Hepatitis A zunehmend eine Erkrankung des Erwachsenenalters und eine typische Reisekrankheit.

Serologie. Die Diagnostik der Hepatitis A basiert auf dem Nachweis von Antikörpern gegen HAV. Die Präsenz von anti-HAV-IgM beweist eine akute Hepatitis A. Mit Ausheilung der Hepatitis A verschwindet anti-HAV-IgM bei gleichzeitigem Anstieg von anti-HAV-IgG, welches in der Regel lebenslang persistiert und vor einer Reinfektion schützt (Abb. 25.**2** u. Tab. 25.**8**).

Klinik. Die Hepatitis A ist meist eine akute, selten eine protrahiert verlaufende Erkrankung. Sie wird nie chronisch; auch ein asymptomatischer Trägerstatus ist nicht bekannt. Bei Kindern verläuft die HAV-Infektion meist asymptomatisch oder mild. Beim Erwachsenen hingegen kommt es nach einer Inkubationszeit von durchschnittlich 25 Tagen (15–49 Tage) meist zu einer klinisch symptomatischen akuten Hepatitis. Neben Müdigkeit, Abgeschlagenheit, Kopfschmerzen, Inappetenz, Nausea und Brechreiz sind die ersten und häufigsten klinischen Zeichen eine Dunkelfärbung des Urins, Hellfärbung des Stuhls und Auftreten eines Ikterus. Normalerweise sind die klinischen Zeichen und Symptome innerhalb von 2–3 Wochen regredient. Gelegentlich werden protrahierte oder rezidivierende Verläufe beobachtet; diese sind jedoch klinisch meist mild und heilen immer aus. Die Hepatitis A kann auch primär cholestatisch verlaufen mit über Monate anhaltendem Ikterus und Pruritus bei nur mäßig erhöhten Transaminasen. Fulminante Verläufe der Hepatitis A sind sehr selten und werden vor allem bei Drogenabhängigen und älteren Patienten beobachtet.

Hepatitis B

Erreger, Übertragung, Epidemiologie. Das HBV ist ein kleines DNA-Virus, das zur Familie der Hepadnaviren gehört. Die Prävalenz der HBV-Infektion zeigt deutliche geographische Unterschiede. Sie ist besonders häufig in China, Südostasien und Teilen Afrikas. Regionen mit intermediärer Prävalenzrate sind Zentral-, Ost- und Südeuropa, Mittlerer Osten, Japan und Südasien. In Nordamerika und Westeuropa ist die Prävalenzrate relativ niedrig (< 1 %). Die HBV-Infektion wird in Regionen mit hoher Prävalenz meistens perinatal oder frühkindlich übertragen. In Nordamerika und Westeuropa erfolgt die Ansteckung überwiegend im Erwachsenenalter durch parenterale oder sexuelle Transmission. Besondere Risikogruppen sind intravenös Drogenabhängige und Homosexuelle.

Serologie. Der wichtigste serologische Marker der akuten und chronischen HBV-Infektion ist das *HBsAg* (Abb. 25.**2** u. Tab. 25.**8**).

Tabelle 25.8 Hepatitisviren: Interpretation serologischer und molekularer Befunde

Virus	Marker	Interpretation
HAV	anti-HAV-IgM	akute HAV-Infektion
	anti-HAV-IgG	abgelaufene HAV-Infektion, Immunität gegen HAV, Impfantwort
HBV	HBsAg	HBV-Infektion
	HBeAg	replikative HBV-Infektion
	anti-HBc-IgM	akute oder chronische HBV-Infektion
	anti-HBc-IgM + -IgG	chronische HBV-Infektion
	anti-HBc-IgG	abgelaufene HBV-Infektion
	HBsAg + anti-HBe	nichtreplikative HBV-Infektion, replikative Infektion mit HBV-Mutante
	anti-HBs + anti-HBe	abgelaufene HBV-Infektion, Immunität gegen HBV
	anti-HBs	abgelaufene HBV-Infektion, Impfantwort
	HBV-DNA	replikative HBV-Infektion
HCV	anti-HCV	aktive oder abgelaufene HCV-Infektion
	HCV-RNA	replikative HCV-Infektion
HDV	anti-HDV-IgM	akute HDV-Infektion
	anti-HDV-IgM + -IgG	chronische HDV-Infektion
	anti-HDV-IgG	abgelaufene HDV-Infektion
HEV	anti-HEV	akute oder abgelaufene HEV-Infektion

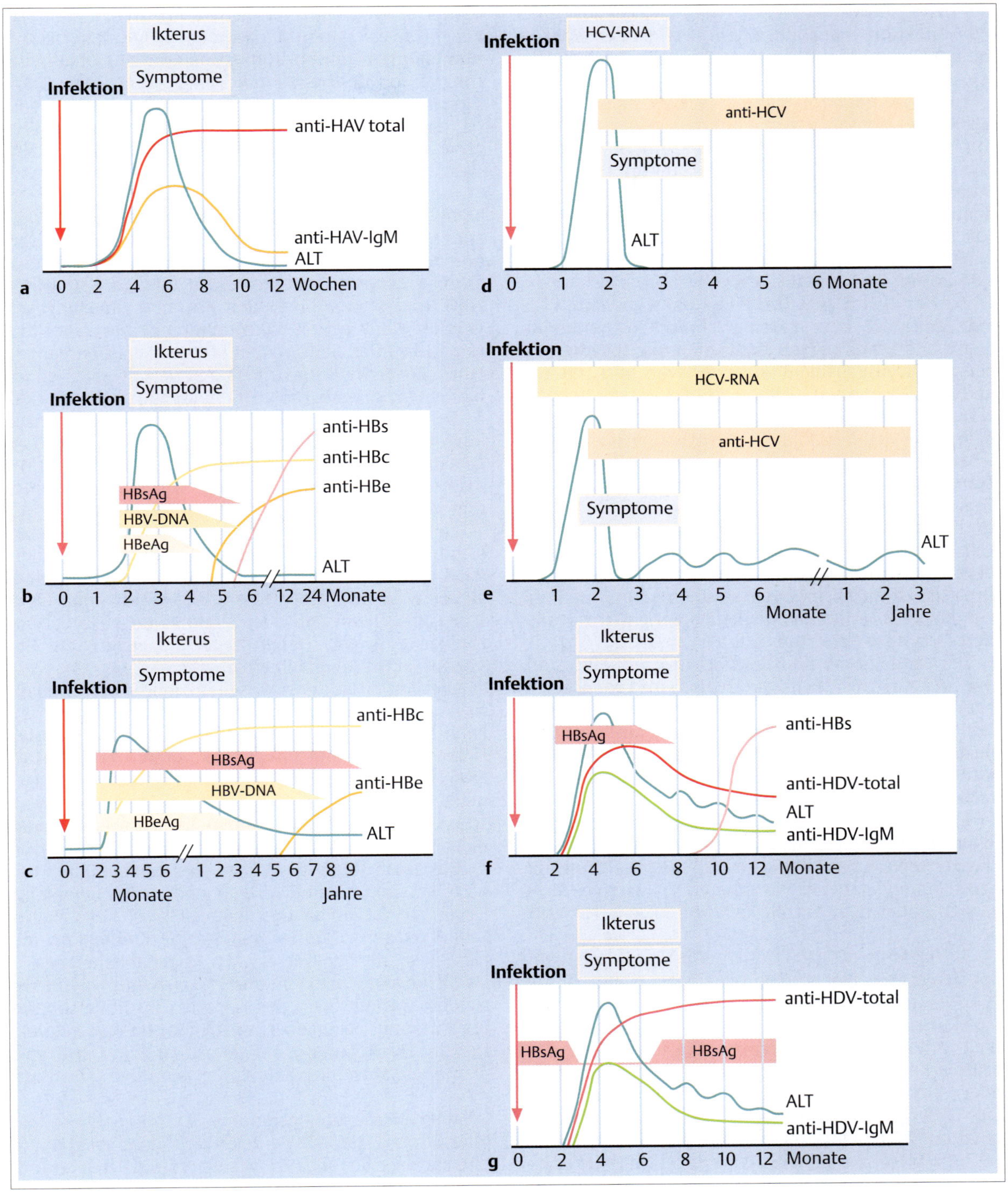

Spezielle Differenzialdiagnose des Ikterus

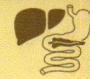

Abb. 25.2 Klinischer, laborchemischer und serologischer Verlauf der Hepatitiden A, B, C, D (Ikterus, Transaminasen, Virusserologie und DNA-/RNA-Nachweis).

- a Hepatitis A.
- b Akute Hepatitis B.
- c Chronische Hepatitis B.
- d Akute Hepatitis C.
- e Chronische Hepatitis C.
- f HBV-HDV-Koinfektion.
- g HDV-Superinfektion.

Der HBsAg-Nachweis alleine sichert die Diagnose einer HBV-Infektion und ist der Screening-Test der Wahl bei Patienten mit klinischen oder laborchemischen Hinweisen auf eine Hepatitis.

In den seltenen Fällen mit einer HBV-Infektion trotz HBsAg-Negativität (z. B. bei fulminanter Hepatitis B mit rascher Viruselimination und Serokonversion zu anti-HBs oder bei HDV-Superinfektion mit transienter Suppression der HBV-Infektion) und für klinisch-epidemiologische Untersuchungen eignet sich auch *anti-HBc* als Screening-Test, da praktisch alle Personen mit einer aktiven oder abgelaufenen HBV-Infektion anti-HBc-positiv sind und bleiben.

Bei der *akuten Hepatitis B* ist HBsAg kurz vor, während und noch kurz nach der klinischen Krankheitsphase und Erhöhung der Transaminasen nachweisbar bei gleichzeitig frühem Auftreten von anti-HBc-IgM und nachfolgend -IgG. HBeAg als Hinweis auf hohe Virusreplikation und Infektiosität findet sich meist in der Frühphase der Erkrankung. Mit Abklingen der klinischen Symptome und Normalisierungstendenz der Transaminasen kommt es zunächst zum Verschwinden von HBeAg bzw. HBsAg und im weiteren Verlauf zur Serokonversion zu anti-HBe bzw. anti-HBs. Eine anhaltende Hepatitisaktivität mit nachweisbarer HBV-DNA trotz Verlust von HBeAg bzw. Serokonversion zu anti-HBe ist im Allgemeinen Ausdruck einer Infektion mit einer HBV-Mutante, die kein HBeAg mehr produziert (sog. „pre-core stop codon"-Mutante).

Die serologische Konstellation mit anti-HBc, anti-HBe und anti-HBs ist charakteristisch für eine *abgelaufene Hepatitis B* und zeigt Immunität gegen eine HBV-Reinfektion an. Hochsensitive molekulare Analysen zeigen jedoch, dass HBV-DNA im Serum über viele Monate bis Jahre nach einer klinisch und serologisch abgelaufenen akuten Hepatitis B persistieren kann.

Bei der *chronischen HBV-Infektion* persistiert HBsAg in der Regel über Jahre oder Jahrzehnte mit oder ohne Serokonversion von HBeAg zu anti-HBe. Die Transaminasen können dabei im Normbereich („inactive HBsAg carrier") oder aber erhöht sein (chronische Hepatitis B).

Als *Impfantwort* nach Hepatitis-B-Vakzinierung findet sich als einziger serologischer Marker anti-HBs.

Molekulare Nachweisverfahren. HBV-DNA kann prinzipiell mittels Signalverstärkung nach molekularer *Hybridisierung* („signal amplification" → „hybrid capture" oder „branched DNA"-Assay) oder *Amplifikation* der Ziel-DNA („target amplification" → Polymerasekettenreaktion [PCR] oder „transcription-mediated amplification" [TMA]) nachgewiesen werden. Die Detektionsgrenze liegt bei Hybridisierungsverfahren bei 10^5–10^6 Genomkopien/ml und für die PCR bei ca. 10^2 Genomkopien/ml.

Für praktische Zwecke (Infektiosität, Hepatitisaktivität, Erfolgsbeurteilung unter/nach antiviraler Therapie) ist nach aktuellem Kenntnisstand das Resultat eines Hybridisierungsverfahrens mit einer Nachweisgrenze von 10^5 Genomkopien/ml relevant. Molekulare Nachweisverfahren spielen heute eine wichtige Rolle bei der Diagnostik und dem Therapiemonitoring der chronischen HBeAg-negativen/anti-HBe-positiven Hepatitis B. Weiterhin von Bedeutung sind diese Tests beispielsweise beim Management HBV-infizierter Patienten unter Immunsuppression oder zur Objektivierung einer Resistenzentwicklung unter Lamivudin-Therapie. Die Bestimmung von *HBV-Genotypen* (A–G) hat derzeit hinsichtlich natürlichem Verlauf und Therapie der Hepatitis B noch keinen gesicherten Stellenwert.

Klinik. Der klinische Verlauf der HBV-Infektion ist unter anderem abhängig vom Alter des Patienten. Bei Neugeborenen oder Kindern verläuft die HBV-Infektion meist asymptomatisch, geht jedoch in über 90 % in einen HBV-Trägerstatus über. Bei Erwachsenen hingegen verläuft die Infektion häufig symptomatisch als akute Hepatitis B und heilt in über 90 % aus. Bei Übergang in eine chronische Hepatitis B entwickelt sich jedoch häufig eine Leberzirrhose mit hohem Risiko eines HCC.

Beim *Erwachsenen* kommt es nach einer Inkubationszeit von etwa 75 Tagen (25–160 Tage) häufig zu einer klinisch symptomatischen akuten Hepatitis. Normalerweise sind die klinischen Zeichen und Symptome innerhalb von 3–6 Wochen regredient.

Der *inaktive HBsAg-Carrier-Status* ist eine Sonderform der chronischen HBV-Infektion, die besonders nach perinataler bzw. frühkindlicher Infektion beobachtet wird und durch HBsAg-Positivität ohne klinische, laborchemische oder signifikante histologische Hinweise auf eine Hepatitis gekennzeichnet ist. Der Verlauf ist im Allgemeinen günstig.

Die Unterscheidung zwischen einer akuten Hepatitis B und der *Exazerbation einer chronischen Hepatitis B* kann klinisch sehr schwierig sein, da auch in diesen Fällen anti-HBc-IgM positiv sein kann. Die anti-HBc-IgM-Titer sind bei einer akuten Hepatitis B im Allgemeinen höher als bei einer Exazerbation einer chronischen Hepatitis B, quantitative Tests sind aber noch nicht validiert und nicht allgemein verfügbar.

Die akute Hepatitis B kann in seltenen Fällen (ca. 1 %) einen fulminanten Verlauf nehmen. Die *fulminante Hepatitis B* ist die häufigste virale Ursache des akuten Leberversagens. Häufig besteht eine Koinfektion mit HDV, besonders bei intravenös Drogenabhängigen.

Die *fibrosierende cholestatische Hepatitis* ist eine besondere Verlaufsform der Hepatitis B, die besonders bei Patienten nach Lebertransplantation und Reinfektion des Transplantates auftreten kann und zum Transplantatversagen innerhalb von etwa einem Jahr führt.

Extrahepatische Manifestationen. Extrahepatische Manifestationen der HBV-Infektion können bei akuter und chronischer Hepatitis B auftreten, z. B. ein Serumkrankheit-ähnliches Syndrom mit Fieber, Arthralgien und Urtikaria, hämatologische Veränderungen (aplastische Anämie), Vaskulitiden (z. B. Panarteriitis nodosa), Glomerulonephritis und periphere Polyneuropathien.

Spezielle Differenzialdiagnose des Ikterus

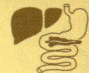

Hepatitis C

Erreger, Übertragung. Das HCV ist ein umhülltes RNA-Virus, das zur Familie der Flaviviren gehört. Die HCV-Infektion wird meist parenteral übertragen, vor Einführung des anti-HCV-Screenings am häufigsten durch Transfusion von Blut oder Blutprodukten, heute am häufigsten durch intravenösen Drogenabusus. Im Vergleich zur HBV-Infektion sind Mutter-Kind-Übertragung und sexuelle Transmission selten. In der klinischen Praxis sind sog. sporadische Fälle, bei denen eine Infektionsquelle nicht bekannt ist, häufig.

Serologie. Zur Diagnostik der Hepatitis C stehen heute sensitive und spezifische *Enzymimmunoassays (EIA) der 3. Generation* zur Verfügung (Abb. 25.**2** u. Tab. 25.**8**). Der *rekombinante Immunoblotassay (RIBA)* als serologischer Bestätigungstest wird nur noch in speziellen Situationen empfohlen, z. B. bei positivem EIA im nichtklinischen Setting oder bei anti-HCV-positiven Personen mit negativem HCV-RNA-Nachweis (DD falsch positiver EIA oder Status nach durchgemachter Hepatitis C).

Anti-HCV wird durchschnittlich 7–8 Wochen nach einer Infektion positiv. Bei einer *akuten Hepatitis C* ist anti-HCV nur bei 50–70 % der Patienten nachweisbar. Bei V. a. eine akute Hepatitis C sollte deshalb der qualitative Nachweis von HCV-RNA mittels reverser Transkription und PCR (RT-PCR) erfolgen. So kann schon 1–2 Wochen nach Infektion HCV-RNA nachgewiesen werden.

Nach erfolgreicher HCV-Elimination können anti-HCV-Antikörper lange Zeit erhalten bleiben oder langsam verschwinden. Bei Patienten, die eine *chronische Hepatitis C* entwickeln, bleiben anti-HCV-Antikörper konstant nachweisbar. Bei HCV-infizierten Patienten mit schwerer Immunsuppression oder bei Dialysepatienten können auch EIA der 3. Generation selten einmal negativ ausfallen. Nur in diesen Situationen ist der HCV-RNA-Nachweis für die Primärdiagnostik der chronischen Hepatitis C von Bedeutung.

Molekulare Nachweisverfahren. Der Nachweis von HCV-RNA mittels RT-PCR wird für die Bestätigung der Diagnose einer *chronischen Hepatitis C* eingesetzt und ist für die Beurteilung des *Therapieerfolges* von zentraler Bedeutung. Zur Therapieplanung und -überwachung sind die Analyse des HCV-Genotyps und die Virusquantifizierung mittels quantitativer RT-PCR oder bDNA-Assay wichtig.

Klinik. Die akute Hepatitis C mit einer Inkubationszeit von etwa 50 Tagen (21–84 Tage) verläuft meist klinisch inapparent. Nur etwa 25 % der Verläufe sind ikterisch. Die akute Hepatitis C geht bei 55–85 % der Patienten in eine chronische Infektion über. Innerhalb von 20 Jahren entwickeln etwa 4–20 % der Patienten mit chronischer Hepatitis C eine Leberzirrhose und auf dem Boden einer Zirrhose häufig ein HCC. Ein fulminanter Verlauf ist bei der Hepatitis C extrem selten. Extrahepatische Manifestationen sind u. a. essenzielle gemischte Kryoglobulinämie, Glomerulonephritis, eine Sjögren-Syndrom-ähnliche Keratoconjunctivitis sicca und B-Zell-Non-Hodgkin-Lymphome.

Hepatitis D

Erreger, Übertragung, Epidemiologie. Das HDV ist ein RNA-Viroid, das sich nur in der Gegenwart einer HBV-Infektion propagieren kann. Die HDV-Infektion wird meist parenteral durch Blut oder Blutprodukte, seltener auch sexuell übertragen. Sie ist endemisch im Mittelmeerraum, wo 20–30 % der HBsAg-positiven Personen Antikörper gegen HDV (anti-HDV) haben. Die HDV-Infektion wird auch häufig bei Hochrisikogruppen wie intravenös Drogenabhängigen und Hämophilen beobachtet.

Serologie. Die Diagnose basiert auf dem Nachweis von anti-HDV bei gleichzeitiger Positivität für HBsAg (Abb. 25.**2** u. Tab. 25.**8**).

Klinik. Die akute Hepatitis D entwickelt sich entweder nach *Koinfektion*, bei der das Inokulum HBV und HDV enthält, oder nach *Superinfektion*, bei der ein Patient mit chronischer HBV-Infektion mit HDV infiziert wird. Der natürliche Verlauf dieser beiden Formen ist sehr unterschiedlich. Nach einer Inkubationszeit von etwa 70 Tagen (60–110 Tage) kommt es meist zu einer klinisch symptomatischen akuten Hepatitis. Nach der *akuten HBV-HDV-Koinfektion* sind die klinischen Zeichen und Symptome bei 90–95 % der Patienten innerhalb von 2–10 Wochen regredient. Bei 20–30 % der Patienten ist der klinische Verlauf jedoch biphasisch mit einem nochmaligen Anstieg der Transaminasen. Die zweite Phase kann im Einzelfall sehr schwer verlaufen und in eine fulminante Hepatitis D übergehen. Eine Chronifizierung der Hepatitis D wird in dieser Situation nur bei 2–7 % der Patienten beobachtet.

Die *HDV-Superinfektion* verläuft ebenfalls bei 10–20 % der Patienten fulminant oder subfulminant. Diagnostisch wichtig ist das rasche und hochtitrige Auftreten von anti-HDV bei anti-HBc-Positivität, jedoch häufig transient nicht nachweisbarem HBsAg. Anders als die Koinfektion geht die Superinfektion in 70–95 % in einen chronischen Verlauf über. Die chronische Hepatitis D verläuft in der Regel schwerer und eine Leberzirrhose tritt häufiger und früher auf als bei Patienten mit chronischer HBV-Infektion ohne HDV.

Hepatitis E

Erreger, Übertragung. Das HEV ist ein kleines RNA-Virus. Die Diagnostik der HEV-Infektion basiert auf dem serologischen Nachweis von Antikörpern gegen HEV (anti-HEV) (Tab. 25.**8**). In Europa und Nordamerika ist die Suche nach anti-HEV indiziert bei Patienten, die aus HEV-Endemiegebieten stammen oder kommen, klinisch und laborchemisch eine akute ikterische Hepatitis haben und anti-HAV-IgM-negativ bzw. anti-HAV-IgG-positiv sind.

Klinik. Der klinische Verlauf der HEV-Infektion ist in der Regel akut und selbstlimitierend. Nach einer Inkubationszeit von 10–56 Tagen kommt es zu einer meist klinisch symptomatischen akuten Hepatitis. Normalerweise sind die klinischen Zeichen und Symptome innerhalb von 2–3 Wochen regredient. Die HEV-Infektion kann jedoch insbesondere bei schwangeren Frauen im 3. Trimenon fulminant verlaufen und ist dann mit einer Mortalität von 10–20% assoziiert. Chronische Verläufe oder ein asymptomatischer HEV-Carrier-Status sind unbekannt.

Neben den Hepatitisviren A–E wurde ein dem HCV nahe verwandtes, ebenfalls parenteral übertragenes Virus identifiziert, das als Hepatitis-G-Virus (HGV) oder *GB-Virus-C (GBV-C)* bezeichnet wird. Das HGV oder GBV-C scheint aber nicht hepatotrop zu sein und eine ätiologische Beziehung zu akuten oder chronischen Hepatitiden konnte bisher nicht gezeigt werden. Ähnliches gilt für das erstmals bei einem japanischen Patienten mit den Initialen TT identifizierte *TT-Virus* (TTV).

Autoimmunhepatitis

Pathogenese. Es handelt sich um eine meist chronisch verlaufende Hepatitis, in deren Pathogenese Autoimmunprozesse eine zentrale Rolle spielen. Die Krankheit tritt überwiegend bei Frauen auf und ist häufig mit Autoimmunkrankheiten anderer Organe assoziiert.

Immunologische Diagnostik. Verschiedene Autoantikörper können zur Differenzierung serologisch unterschiedlicher Subgruppen der Autoimmunhepatitis eingesetzt werden (s. Tab. 25.4). Es ist derzeit aber noch unklar, ob dieser serologischen Differenzierung eine ätiologische, therapeutische oder prognostische Bedeutung zukommt.

- ANA, evtl. mit SMA und LMA, sind charakteristisch für die Autoimmunhepatitis *Typ I*.
- Die Autoimmunhepatitis *Typ II* ist charakterisiert durch gegen Zytochrom-P450-II-D6 gerichtete LKM-1-Antikörper.
- Zytosolische Autoantikörper wie anti-SLA und anti-LP sind charakteristisch für Autoimmunhepatitis *Typ III*.
- Gewisse *medikamentös induzierte* Hepatitiden (Ticrynafen, Dihydralazin, Carbamazepin) sind immunvermittelt und weisen häufig Autoantikörper auf, z. B. ANA, LKM (LKM-2 bei Ticrynafen-induzierter Autoimmunhepatitis) und LMA.

Klinik. Die Krankheit beginnt meist schleichend, selten unter dem Bild einer akuten Hepatitis. Frauen sind viermal häufiger betroffen als Männer, wobei die Erstdiagnose in der Regel zwischen dem 15. und 24. Lebensjahr oder mit einem zweiten Häufigkeitsgipfel zwischen dem 45. und 55. Lebensjahr gestellt wird. Subjektiv stehen initial meist Müdigkeit, Oberbauchschmerzen oder Oligo- bis Amenorrhö im Vordergrund. Die Transaminasen sind immer erhöht, bei symptomatisch Kranken häufig auf mehr als das Zehnfache der Norm. Obligat sind eine starke Beschleunigung der Blutsenkungsreaktion und eine polyklonale Hypergammaglobulinämie. Diagnostisch sind der Nachweis von hohen Autoantikörpertitern vom Typ ANA, SMA oder LKM-1. Die Diagnose der Autoimmunhepatitiden ist wichtig, weil diese immunsuppressiv behandelt werden, während die chronischen Virushepatitiden B und C mit z. B. Interferon-α behandelt werden. Interferon-α hingegen kann zur Verschlechterung der Autoimmunhepatitis, eine immunsuppressive Behandlung zur Verschlechterung der Virushepatitis führen.

Toxische und medikamentöse Hepatopathien

Toxische und medikamentös induzierte Hepatopathien sind häufig und können sich in einem sehr breiten Spektrum von Erkrankungen äußern. Typische Beispiele medikamentöser Hepatopathien sind in Tab. 25.**9** aufgeführt. Wichtig in diesem Zusammenhang ist eine detaillierte Anamnese unter Berücksichtigung von naturheilkundlichen Medikamenten und Phytotherapeutika (z. B. Schöllkraut). Unter den Toxinen spielt Alkohol die größte Rolle.

Alkoholische Hepatopathien

Das Spektrum der alkoholischen Hepatopathien umfasst die Fettleber, die Hepatitis und die Leberzirrhose.

Alkoholische Fettleber

Klinik und Diagnostik. Die alkoholische Fettleber ist die früheste und häufigste Reaktion der Leber auf übermäßigen Alkoholkonsum. Üblicherweise steht klinisch eine asymptomatische Hepatomegalie im Vordergrund. Seltener kann die Leber druckdolent sein, und es können Inappetenz, Nausea und Erbrechen hinzukommen. Schwere Leberfunktionsstörungen sind möglich, aber sehr selten. Laborchemisch stehen die Zeichen der Cholestase mit im Vergleich zur alkalischen Phosphatase überproportional erhöhter γ-GT im Vordergrund. Die Transaminasen können leicht erhöht sein. Palpatorisch ist die Leber weich, solange keine Fibrose bzw. ein zirrhotischer Umbau vorliegt. Sonographisch zeigt sich eine vergrößerte Leber mit verdichteter Binnenstruktur (Abb. 25.**3**). Die alkoholische Fettleber ist nach Alkoholabstinenz meist innerhalb

Spezielle Differenzialdiagnose des Ikterus

Tabelle 25.9 Medikamentös induzierte Hepatopathien (modifiziert nach Zimmerman HJ, Ishak KG. Gastroenterol Clin North Am 1995; 24: 739–757)

Leberschaden	Simuliertes Syndrom	GOT/GPT	Alkalische Phosphatase	Beispiele
Hepatozellulär				
Entzündung	akut: akute Hepatitis	↑ – ↑↑↑	↑	INH, Diclofenac, Paracetamol
	chronisch: Autoimmunhepatitis	↑ – ↑↑	↑	Nitrofurantoin, Methyldopa
Steatose	akut (mikrovesikulär): Reye-Syndrom			intravenöses Tetracyclin, Valproat
	chronisch (makrovesikulär): alkoholische Fettleber	↑	↑ – ↑↑	Methotrexat, Glucocorticoide
Zirrhose				Methotrexat, Amiodaron
Cholestase				
kanalikulär (bland)		normal	↑ – ↑↑↑	anabole und kontrazeptive Steroide
hepatokanalikulär	primär biliäre Zirrhose	↑	↑ – ↑↑↑	Chlorpromazin, Ajmalin, Erythromycin
duktal	primär sklerosierende Cholangitis	↑	↑ – ↑↑↑	intraarterielles 5-Fluorouracil
Granulome				Sulfonamide, Allopurinol, Amiodaron
Vaskulär				
Peliosis hepatis		↑	↑↑	anabole und kontrazeptive Steroide
Budd-Chiari-Syndrom	Stauungsleber	↑ – ↑↑	variabel	orale Kontrazeptiva
Veno-occlusive Disease				Hochdosischemotherapie im Zusammenhang mit KMT
portale Hypertension				Vitamin-A-Intoxikation
Lebertumoren				
Adenom				orale Kontrazeptiva, alkylierte Steroide
HCC				Alkohol
malignes Hämangioendotheliom				Vinylchlorid, Östrogene

weniger Wochen reversibel. Bei fortgesetztem Alkoholabusus kann es auch ohne manifeste Hepatitis zum Übergang in eine Zirrhose kommen, wobei die perivenuläre Fibrose als histologisch typische präzirrhotische Läsion angesehen wird.

Differenzialdiagnose. Die Differenzialdiagnose der *makrovesikulären*, im Allgemeinen gutartigen Lebersteatose umfasst neben Alkohol in erster Linie die nichtalkoholische Fettleber („nonalcoholic fatty liver", NAFL), die typischerweise mit Adipositas, Diabetes mellitus und Hyperlipidämie assoziiert ist. Eine makrovesikuläre Verfettung kann auch bei endo- oder exogenem Glucocorticoidexzess, Eiweißmangelernährung oder längerem Fasten, totaler parenteraler Ernährung und unter Einnahme gewisser Medikamente (z. B. Tamoxifen, Amiodaron) auftreten. Diese sind abzugrenzen von bedrohlichen Zuständen mit *mikrovesikulärer* Verfettung, z. B. im Rahmen des Reye-Syndroms, der akuten Schwangerschaftsfettleber (s. S. 802) oder nach Verabreichung gewisser Medikamente (Valproat, intravenöses Tetracyclin).

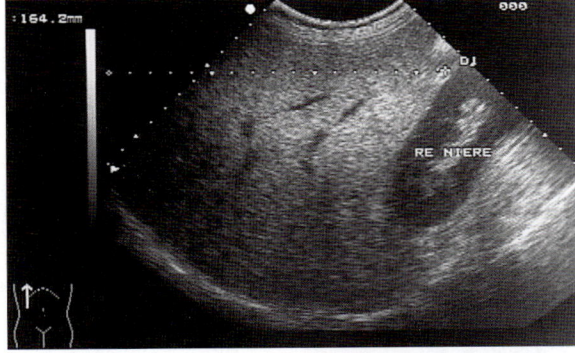

Abb. 25.3 Sonographischer Befund bei Fettleber. Vergrößerte Leber mit verdichteter Binnenstruktur (Leber deutlich heller als das Nierenparenchym) und dorsaler Schallabschwächung.

Alkoholische Hepatitis

Klinik und Diagnostik. Die alkoholische Hepatitis ist charakterisiert durch schmerzhafte Hepatomegalie, Ikterus, Fieber und Leukozytose. In schweren Fällen können Zeichen des Leberversagens (Aszites, hepatische Enzephalopathie, gastrointestinale Blutung) hinzukommen. Laborchemisch ergeben sich Zeichen der hepatozellulären Schädigung mit erhöhten Transaminasen, kombiniert mit erhöhten Cholestaseparametern. Das GOT : GPT-Verhältnis ist typischerweise, aber nicht immer > 2. Hyperlipidämie und makrozytäres Blutbild, evtl. Anämie, sind typischerweise vorhanden. Gelegentlich besteht zusätzlich eine Thrombopenie. Die akute alkoholische Hepatitis kann sehr bedrohlich verlaufen, in der Mehrzahl der Fälle ist der Verlauf jedoch subakut-chronisch und prognostisch günstig, sofern der Alkoholabusus sistiert wird. Andernfalls erfolgt Übergang in Zirrhose.

Ähnliche Erscheinungen macht das *Zieve-Syndrom*, das gekennzeichnet ist durch die Trias Hyperlipidämie (vor allem Triglyceride und Cholesterin), Ikterus und hämolytische Anämie. Viele Autoren bezweifeln die Eigenständigkeit dieses Syndroms, da fließende Übergänge zur alkoholischen Hepatitis bestehen.

Differenzialdiagnose. Ein klinisch, laborchemisch und histologisch der alkoholischen Steatohepatitis ähnliches Bild wird nicht selten ohne Alkoholabusus bei Patienten mit Adipositas, Diabetes mellitus, Hyperlipidämie oder z. B. nach jejunoilealem Bypass beobachtet *(nichtalkoholische Steatohepatitis, NASH)*. Die NASH stellt eine Erkrankung im Spektrum der sog. „nonalcoholic fatty liver disease" (NAFLD) und heute nach Ausschluss von Alkoholabusus und Hepatitis C eine der häufigsten Ursachen pathologisch erhöhter Leberwerte dar. Auch die NASH kann im Laufe der Zeit in eine Leberfibrose und -zirrhose übergehen.

Alkoholische Leberzirrhose

Siehe Abschnitt „Leberzirrhose".

Leberzirrhose

Definition und Pathogenese. Die Leberzirrhose stellt die Folge ätiologisch sehr verschiedenartiger in der Regel chronischer Leberkrankheiten dar.

Gemeinsames Kriterium sind Nekrose des Leberparenchyms, noduläre Regenerate und Fibrose mit einer daraus resultierenden Störung der Leberarchitektur und Gefäßversorgung (Abb. 25.**4**). Das klinische Spektrum reicht vom asymptomatischen Patienten über chronische Krankheitszeichen bis zu akut lebensbedrohlichen Komplikationen der Krankheit. Verschiedene Ätiologien der Leberzirrhose sind in Tab. 25.**10** aufgeführt. Virushepatitis und Alkoholabusus haben ätiologisch die größte Bedeutung. Morphologisch unterscheidet man makro- und mikronoduläre Zirrhosen, wobei eine sichere Aussage über die Ätiologie aufgrund dieser Kriterien nicht möglich ist.

Einteilung. Eine Zirrhose im Frühstadium kann klinisch asymptomatisch sein. Eine klinisch manifeste Zirrhose kann *aktiv* mit ausgeprägten Zeichen der Zellschädigung und -nekrose (deutlich erhöhte Transaminasen und γ-Globuline, Ikterus, Fieber, Gewichtsverlust etc.) oder *inaktiv* sein. Von dekompensierter Zirrhose spricht man bei ausgeprägten Folgeerscheinungen der Krankheit, die in der Regel spontan nicht reversibel sind (Aszites, gastrointestinale Blutung, hepatische Enzephalopathie).

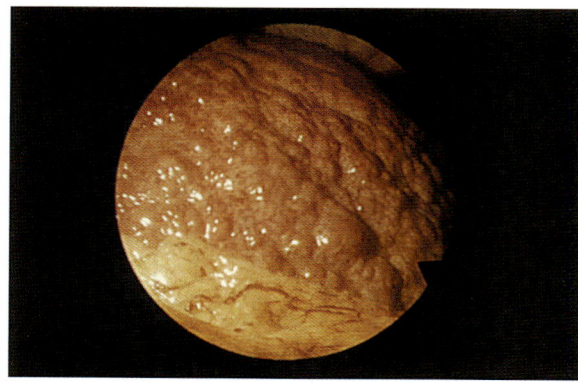

Abb. 25.4 Laparoskopischer Befund bei Leberzirrhose (aus Gerok W, Blum HE, Hrsg. Hepatologie. 2. Auflage. 1995. Urban und Schwarzenberg, München).

Tabelle 25.10 Ätiologie der Leberzirrhose

- Medikamentös und toxisch
  - z. B. Alkohol, Methotrexat, Amiodaron
- Chronische Virushepatitis B, C, D
- Nichtalkoholische Steatohepatitis
- Autoimmunhepatitis
- Biliäre Krankheiten
  - primäre und sekundäre biliäre Zirrhose
  - primäre und sekundäre sklerosierende Cholangitis
  - „vanishing bile duct syndrome"
- Hereditäre Stoffwechselkrankheiten
  - Hämochromatose
  - Morbus Wilson
  - α1-Antitrypsin-Mangel
  - Glykogenspeicherkrankheit Typ I und IV
  - Galaktosämie
  - hereditäre Fruktoseintoleranz
  - zystische Fibrose und andere
- Zirkulatorische Störungen
  - chronische Rechtsherzstauung, Pericarditis constrictiva
  - Veno-occlusive Disease
  - Budd-Chiari-Syndrom
- Kryptogen

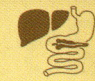

Spezielle Differenzialdiagnose des Ikterus

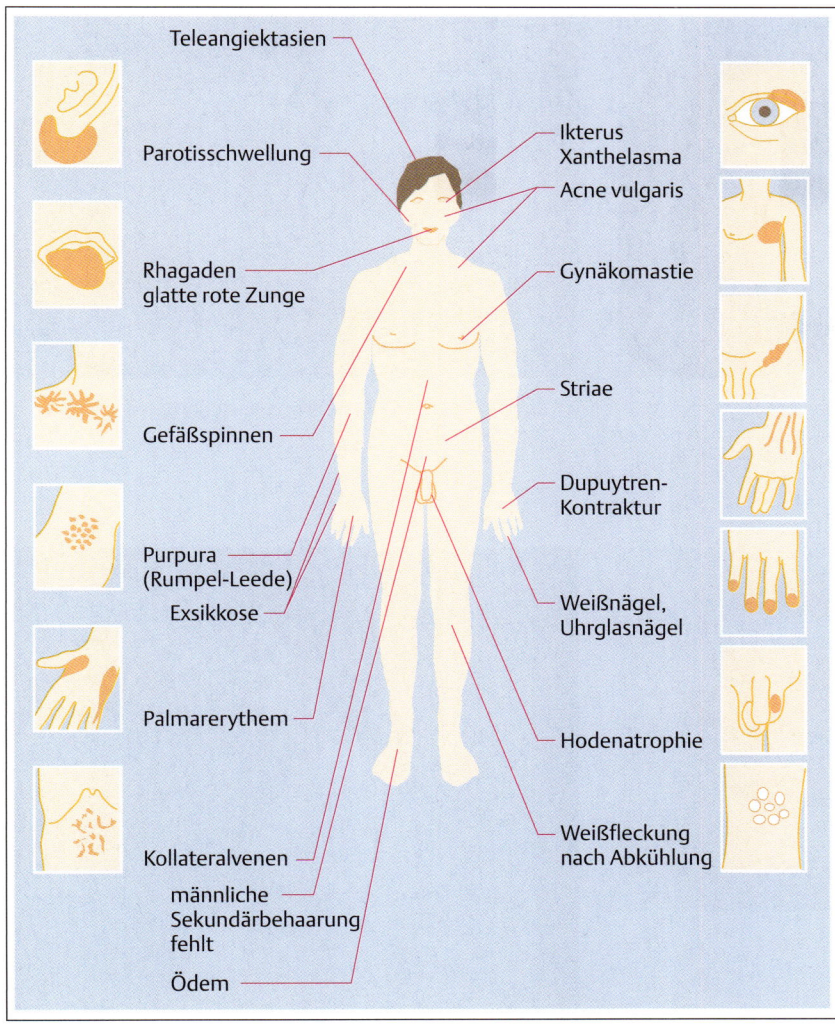

Abb. 25.5 Klinische Zeichen der Leberzirrhose.

Klinik. Vor allem in den Frühstadien werden vom Kranken in der Regel sehr uncharakteristische Symptome wie eingeschränkte Leistungsfähigkeit und rasche Ermüdbarkeit sowie unbestimmte gastrointestinale Beschwerden angegeben. Die Leber ist anfangs häufig vergrößert. Dadurch stellt sich die Differenzialdiagnose gegenüber der Fettleber, die palpatorisch jedoch weicher ist.

Im Stadium der *kompensierten Zirrhose* sind Zeichen der Leberinsuffizienz durch klinische Symptome, laborchemische Untersuchungen und Zeichen der portalen Hypertension nachweisbar. Oft finden sich typische, bei der Inspektion nachweisbare Symptome und Hautveränderungen (Abb. 25.**5**–25.**7**). Der Palpationsbefund ergibt eine derbe, nicht druckempfindliche Leber. Meistens besteht eine Splenomegalie. Die Mehrzahl der Patienten ist anikterisch oder weist ein nur gering erhöhtes Bilirubin auf. Auch die Transaminasen sind meist normal oder nur unbedeutend erhöht, die alkalische Phosphatase hingegen kann leicht bis mäßig erhöht sein. Besonders charakteristisch ist die Serumproteinelektrophorese mit deutlicher polyklonaler Hypergammaglobulinämie und in Spätstadien zusätzlich einer Hypalbuminämie. Je mehr die Leberfunktion eingeschränkt ist und sich die Leberzirrhose dem Zustand der Dekompensation nähert, umso stärker ist die Syntheseleistung beeinträchtigt.

Im *dekompensierten Stadium* treten die Zeichen der portalen Hypertension besonders hervor. Aszites und – früher auftretend, aber ebenfalls als Stauungssymptom zu deuten – Meteorismus beherrschen das Bild. Die Leber ist jetzt verkleinert und oft wegen Aszites nicht mehr zu palpieren (Abb. 25.**8** u. 25.**9**). Die Milz ist groß. Der venöse Kollateralkreislauf ist in ausgeprägten Fällen meist sichtbar und zeigt sich über dem Abdomen als *Caput medusae*, endoskopisch als *Ösophagusvarizen* und in vereinzelten Fällen in plötzlich auftretenden *Hämorrhoiden*. Häufige Todesursachen sind Komplikationen der portalen Hypertension (Ösophagusvarizenblutung), terminale Leberinsuffizienz und das HCC.

Die *hepatische Enzephalopathie*, die sich in Verwirrtheitszuständen, Stupor, grobschlägigem Tremor (*flapping tremor*) äußert, ist bei Leberzirrhose häufig und kann lange Zeit andauern bzw. fluktuierend auftreten, bevor es zu einem Koma kommt. Auslösende Faktoren s. S. 797.

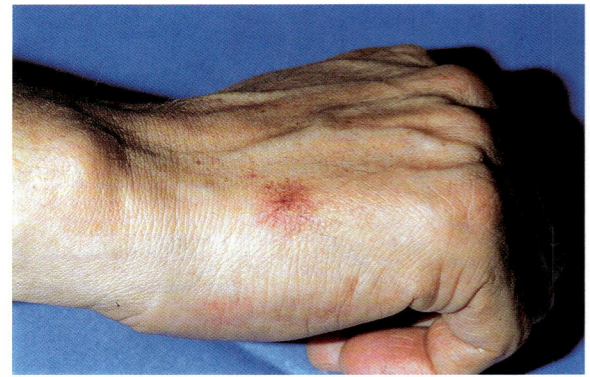
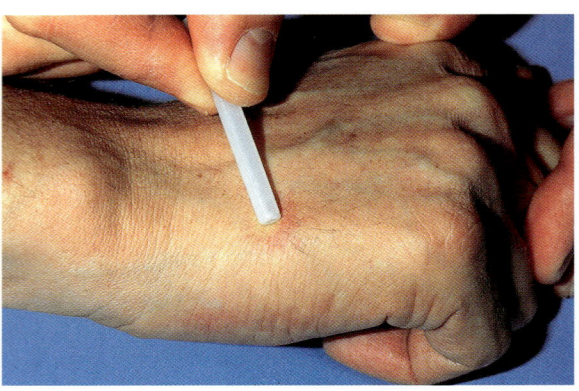

Abb. 25.6 Hauterscheinungen bei Leberzirrhose.
a Spider naevus (Gefäßspinne, Sternnävus) mit typischer zentraler Arteriole, von welcher die Gefäße sternförmig abgehen.
b Abblassen der Gefäßzeichnung nach Kompression der zentralen Arteriole.

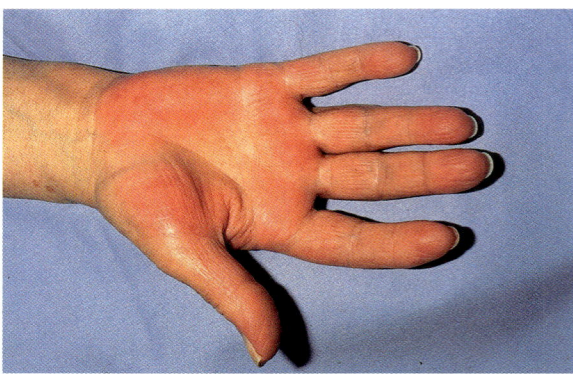

Abb. 25.7 Hauterscheinung bei Leberzirrhose. Palmarerythem.

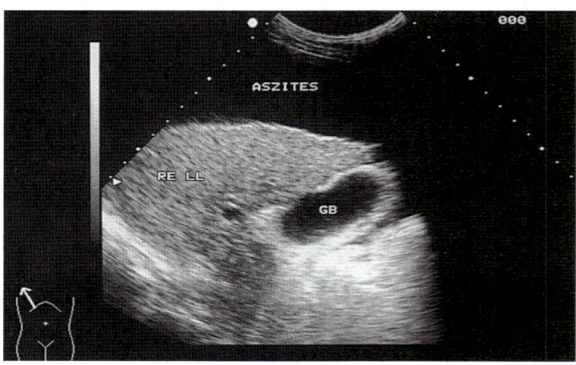

Abb. 25.8 Sonographischer Befund bei dekompensierter Leberzirrhose mit Aszites. Kleine Leber mit höckriger Oberfläche. RE LL = rechter Leberlappen; GB = Gallenblase.

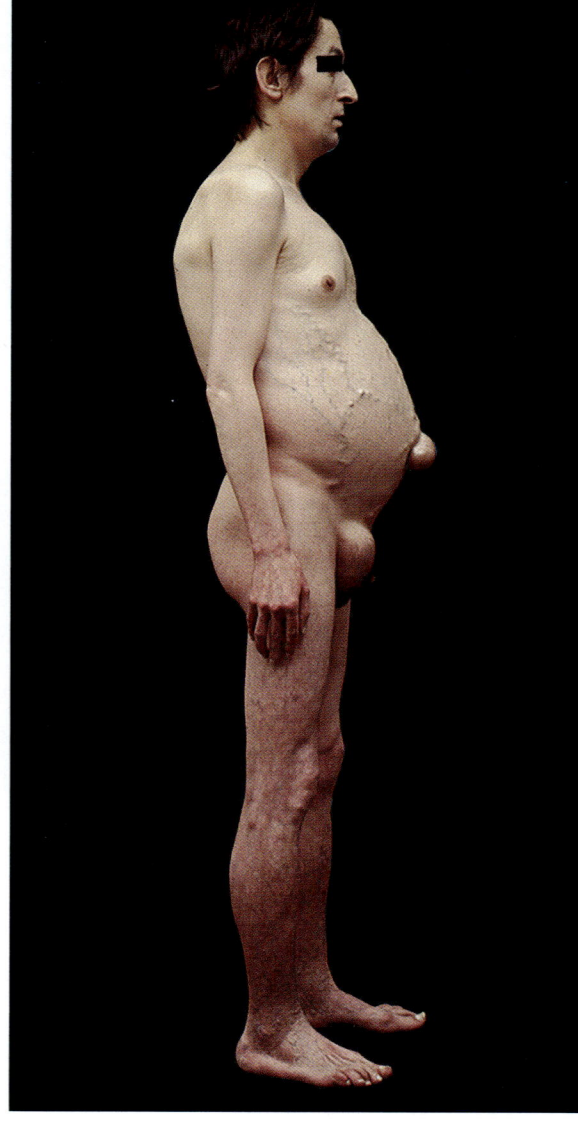

Abb. 25.9 Patient mit Leberzirrhose. Aszites, Nabel- und Leistenhernie, Umgehungskreislauf, Gynäkomastie, Schwund der männlichen Sekundärbehaarung.

Spezielle Differenzialdiagnose des Ikterus

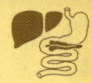

Andere häufige Komplikationen sind Infektionen (spontane bakterielle Peritonitis, Sepsis, Tuberkulose), metabolische Störungen, (medikamenteninduziertes) Nierenversagen, Hypersplenismus, Magen- und/oder Duodenalulzera und Cholelithiasis (Pigmentsteine).

Klassifikation nach Schweregrad. Die Schwere der Leberzirrhose wird durch die *Child-Pugh-Klassifikation* erfasst, in die neben klinischen Parametern die Syntheseleistung (Albumin, Quick-Wert) sowie die Exkretionsfunktion (Bilirubin) der Leber eingehen (Tab. 25.11).

Tabelle 25.11 Child-Pugh-Klassifikation der Leberzirrhose

Punkte	1	2	3
Albumin g/dl	> 3,5	2,8–3,5	< 2,8
Bilirubin mg/dl (µmol/l)	< 2,0 (< 34)	2,0–3,0 (34–51)	> 3,0 (> 51)
Quick %	> 70	40–70	< 40
Aszites	kein	mäßig	viel
Enzephalopathie	keine	Grad I–II	> Grad II

Child A: 5–6 Punkte; Child B: 7–9 Punkte; Child C: 10–15 Punkte

Aszites

In der Regel ist Aszites Symptom einer fortgeschrittenen Erkrankung. Bei Vorliegen von größeren Mengen von Aszites können erhebliche Beschwerden auftreten, wobei Dyspnoe, abdominelle Schmerzen, Immobilität und größere Hernien an vorgebildeten Bruchpforten dominieren.

Verschiedene Formen des Aszites und ihre Ursachen sind in Tab. 25.12 aufgeführt. Die häufigsten Ursachen sind Leberzirrhose und maligne Tumoren.

Bewertung klinischer Befunde.
- *Splenomegalie* spricht für eine Leberzirrhose (portale Hypertension).
- *Gleichzeitiger Pleuraerguss* ist häufig und kann bei allen Aszitesursachen vorkommen, weil Aszitesflüssigkeit über kleine Zwerchfelldefekte in den Pleuraraum gelangen kann. Am häufigsten ist diese Kombination bei kardialer Stauung, Leberzirrhose (hepatischer Hydrothorax), Kollagenosen (Polyserositis bei systemischem Lupus erythematodes), malignen Tumoren mit diffuser Metastasierung und *Meigs-Syndrom* (benigner Ovarialtumor mit Aszites und Pleuraerguss).
- Die Kombination von Aszites mit *peripheren Ödemen* weist auf Stauung (kardial, V. cava inferior) oder Hypalbuminämie verschiedener Ursachen hin.

Spontane bakterielle Peritonitis (SBP). Sie tritt bei Aszites im Rahmen einer dekompensierten Leberzirrhose auf. Im Unterschied zur sekundären bakteriellen Peritonitis liegt keine Perforation im Magen-Darm-Trakt vor. Das Spektrum der Symptome kann von der völligen Beschwerdefreiheit bis zum charakteristischen Vollbild der Peritonitis reichen. Die SBP muss vor allem auch dann erwogen werden, wenn sich der Allgemeinzustand des Patienten aus sonst unerklärbaren Gründen verschlechtert oder wenn der Aszites auf Kochsalzrestriktion und diuretische Therapie nicht mehr anspricht. Andere Zeichen der Peritonitis wie Fieber, Schmerzen oder die Défense musculaire sind unzuverlässige Kriterien und fehlen häufig. Diagnostisch wegweisend ist der Nachweis eines Transsudates mit > 500 Leukozyten/µl bzw. > 250 polymorphen Leukozyten/µl. Bei Patienten mit bekannter Leberzirrhose und zunehmend schlechter therapierbarem Aszites

Tabelle 25.12 Verschiedene Formen des Aszites und ihre Ursachen

Aszites bei portaler Hypertension
- *prähepatisch:* vor allem Pfortaderthrombose (im Allgemeinen kein Aszites)
- *intrahepatisch:* vor allem Leberzirrhose
- *posthepatisch:* vor allem Budd-Chiari-Syndrom und Veno-occlusive Disease

Kardialer Aszites
- Rechtsherzinsuffizienz (Cor pulmonale)
- Pericarditis constrictiva

Maligner Aszites
- Peritonealkarzinose
- intraabdominelle Tumoren (HCC, Metastasenleber, Mesotheliom, maligne Lymphome etc.)

Entzündlicher Aszites
- spontane bakterielle Peritonitis
- sekundäre bakterielle Peritonitis
- tuberkulöse Peritonitis
- Kollagenosen
- genitale Infektionen (Chlamydien)

Pankreatogener Aszites
- akute oder chronische Pankreatitis (Pseudozyste)

Seltene Aszitesformen
- schwere Hypalbuminämie (nephrotisches Syndrom, Morbus Ménétrier etc.)
- Mesenterialvenenthrombose
- Urämie
- Hypothyreose
- chylöser Aszites
- Hämoperitoneum (z. B. Trauma)
- Meigs-Syndrom und andere

muss neben der SBP differenzialdiagnostisch an eine Progredienz der Lebererkrankung, ein HCC, eine Pfortaderthrombose oder eine Tuberkulose gedacht werden.

Untersuchung der Aszitesflüssigkeit

Die diagnostische Aszitespunktion mit Bestimmung von Eiweißgehalt, Zellzahl (inkl. Differenzierung) und mikrobiologischer sowie ggf. zytologischer Untersuchung erlaubt in den meisten Fällen eine Differenzierung der verschiedenen Aszitesformen (Tab. 25.**13**).

Transsudat vs. Exsudat. Anhand des Eiweißgehaltes unterscheidet man Transsudate und Exsudate. *Transsudate* (Eiweißgehalt < 30 g/l, spez. Gewicht 1,005–1,018, serös) sprechen für kardiale Stauung oder portale Hypertension. Ebenfalls für eine portale Hypertension spricht ein Serum-Aszites-Albumingradient ≥ 11 g/l. *Exsudate* (Eiweißgehalt > 30 g/l, spez. Gewicht > 1,018, zellreich) sprechen für maligne Tumoren, Infektionen, Kollagenosen oder pankreatogenen Aszites. Exsudate können serös, fibrinös, hämorrhagisch oder chylös sein. Hämorrhagisches Exsudat spricht für Malignom, seltener Tuberkulose, Trauma oder Pankreatitis.

Maligner und infektiöser Aszites. Der maligne Aszites wird durch den zytologischen Nachweis maligner Zellen im Punktat bewiesen. Bei infektiösem Aszites ist die bakteriologische Untersuchung sehr wichtig, auch wenn sie besonders bei der spontanen bakteriellen Peritonitis meistens negativ ausfällt. Der pankreatogene Aszites lässt sich von den übrigen Formen durch seinen hohen Amylasegehalt gut abgrenzen.

Chylöser Aszites und pseudochylöser Aszites. *Chylöser Aszites* zeigt einen behinderten Abfluss des Chylus durch den Ductus thoracicus an, meist als Folge von Neoplasie, Entzündung, Tuberkulose, Trauma oder idiopathisch. In tropischen Gegenden kommt auch die Filariasis als ätiologischer Faktor in Betracht.
Vom echten chylösen Aszites ist der *pseudochylöse Aszites* (niedriger Triglyceridgehalt) abzugrenzen. Hier kommt die milchige Trübung vorwiegend durch Eiweißveränderungen zustande (z. B. bei geplatzten Ovarialzysten).

Muzinöser, schleimiger Aszites (Gallertbauch). Dieser findet sich vor allem beim Pseudomyxoma peritonei, ausgehend von der Appendix (Mukozele) oder von Ovarialzysten.

Portale Hypertension

Klinik. Kardinalsymptome der portalen Hypertension sind:
- Aszites,
- Splenomegalie,
- Ausbildung von Kollateralkreisläufen.

Diese Symptome sind je nach dem Sitz der Blockierung im Pfortaderbereich verschieden stark ausgebildet. Die Entwicklung von Kollateralkreisläufen im Bereich des Abdomens (Caput medusae, Abb. 25.**10**), des Magens und vor allem des Ösophagus (Varizenbildung) sowie des Rektums (Hämorrhoiden, klinisch sehr selten von Bedeutung) wird bei allen Formen beobachtet (Abb. 25.**11** u. 25.**12**). Bei Wiedereröffnung der V. umbilicalis kann ein Strömungsgeräusch paraumbilikal auskultierbar sein (*Cruveilhier-von-Baumgarten-Syndrom*).

Der Aszites ist vor allem ausgeprägt bei Leberzirrhose und beim Budd-Chiari-Syndrom. Bei der Pfortaderthrombose hingegen fehlt Aszites meistens bzw. stellt eine Spätkomplikation dar.

Pathogenese und Diagnostik. Die Einteilung der portalen Hypertension nach der Lokalisation der Ursache

Tabelle 25.13 Differenzialdiagnose häufiger Aszitesformen

	Makroskopisch	Eiweiß (g/l)	Leukozyten(/μl)	Weiterführende Diagnostik
Leberzirrhose	strohfarben oder ikterisch	< 30	< 250 v. a. mesothelial	
Spontane bakterielle Peritonitis	strohfarben, ikterisch, trüb	< 30	> 500 > 250 PMN	Bakteriologie
Sekundäre bakterielle Peritonitis	trüb oder eitrig	> 30	v. a. PMN	Bakteriologie
Maligner Aszites	strohfarben, hämorrhagisch, muzinös oder chylös	> 30	> 1000	Zytologie
Tuberkulöser Aszites	klar, trüb, hämorrhagisch oder chylös	> 30	> 1000 meist > 70 % Lymphozyten	Laparoskopie, Peritonealbiopsie
Pankreatogener Aszites	trüb, hämorrhagisch oder chylös	variabel, oft > 30	variabel, meist < 1000	Amylase

PMN = polymorphonukleäre Leukozyten

Spezielle Differenzialdiagnose des Ikterus

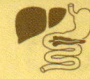

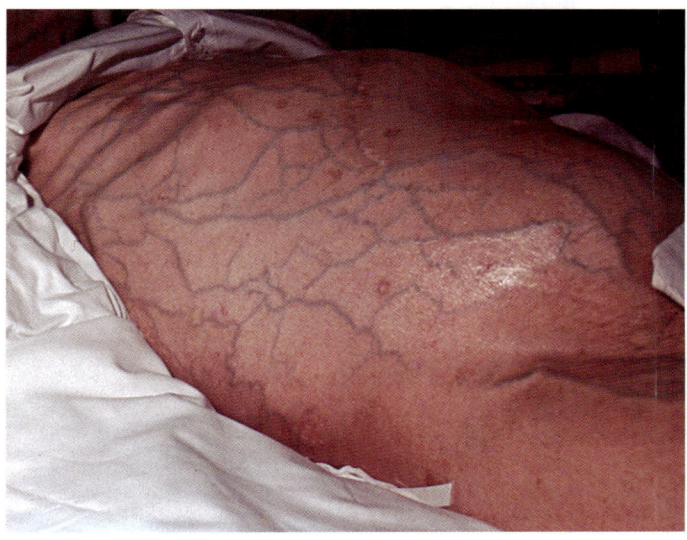

Abb. 25.10 Caput medusae bei chronischem Budd-Chiari-Syndrom.

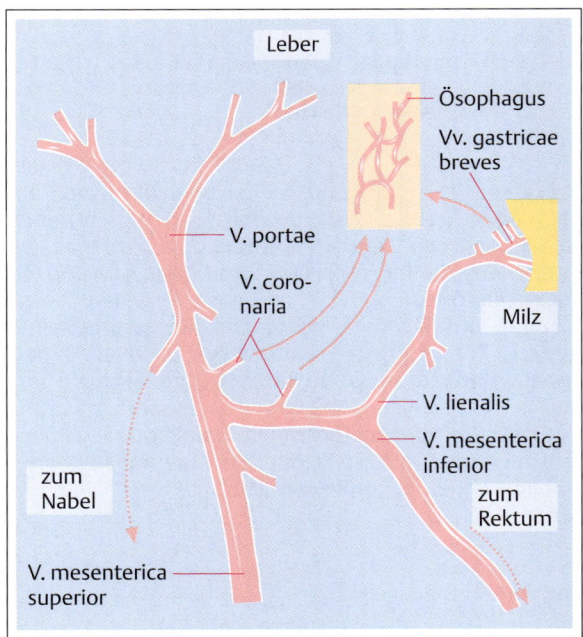

Abb. 25.11 Schematische Darstellung der wichtigsten Kollateralkreisläufe bei portaler Hypertension.

zeigt schematisch Abb. 25.**13**. Zu einer portalen Hypertension kommt es, wenn die Strombahn im Bereich der Pfortader (prähepatisch), der Leber (intrahepatisch) oder der Lebervenen (posthepatisch) eingeengt oder verlegt ist. Angelpunkt für die Einteilung bilden die Sinusoide des Leberläppchens. Mit der Duplexsonographie sind eine portale Hypertension und die Lokalisation der Ursache meistens nachweisbar. Eine angiographische (indirekte Spleno- oder Mesenterikoportographie) oder invasiv-hämodynamische Abklärung (freier und geblockter Lebervenendruck, portosystemischer Druckgradient) ist nur selten notwendig. Die Zuordnung der wichtigsten Erkrankungen zu den verschiedenen Formen der portalen Hypertension zeigt Tab. 25.**14**.

Prähepatische Ursachen. Eine *Pfortaderthrombose* ist die häufigste Ursache einer prähepatisch bedingten portalen Hypertension. Diese kann auftreten u. a. als Folge einer neonatalen Nabelveneninfektion oder später erworbener Infektionen oder Entzündungen im Abdominalbereich (Appendizitis, Pankreatitis, Colitis ulcerosa, Morbus Crohn etc.), bei Leberzirrhose, HCC, Pankreaskarzinom, myeloproliferativem Syndrom, Kollagenosen, retroperitonealer Fibrose, Trauma, Gerinnungsstörungen mit Hyperkoagulabilität oder postoperativ, z. B. nach Splenektomie.

Die Verdachtsdiagnose einer Pfortaderthrombose ergibt sich bei Ösophagus- und/oder Magenfundusvarizen, evtl. mit oberer gastrointestinaler Blutung, aber ohne Hinweis für eine Lebererkrankung. Bei prähepatisch bedingter portaler Hypertension, z. B. durch einen thrombotischen Verschluss der Pfortader, ist die Leberfunktion nicht oder nur geringfügig beeinträchtigt, da die verminderte portovenöse Durchströmung über den arteriellen Zufluss kompensiert werden kann. Darüber hinaus können sich bei der blanden Pfortaderthrombose Kollateralen zu intrahepatischen Portalästen (sog. *kavernöse Transformation*) entwickeln, die eine Teilkompensation gewährleisten.

Intrahepatische Ursachen. Bei den intrahepatisch bedingten Formen kann nach dem Ort des Strömungswiderstandes unterschieden werden zwischen präsinusoidaler, sinusoidaler und postsinusoidaler portaler Hypertension.

Eine *intrahepatisch-präsinusoidale* Widerstandserhöhung wird meist durch Granulome oder Infiltrate mit sekundärer Fibrosierung in den Periportalfeldern verursacht (*Sarkoidose, hämatologische und lymphatische Systemerkrankungen, Kollagenosen*). Die *Schistosomiasis* ist in einigen Ländern eine der häufigsten Ursachen der portalen Hypertension. Die in den Portalfeldern abgelagerten Eier des Parasiten führen zu tuberkelähnlichen Granulomen mit Narbenbildung. Dadurch entsteht ein präsinusoidales Strömungshindernis. Bei der *kongenitalen Leberfibrose* (Mikrozystenleber) kommt das präsinusoidale Strömungshindernis

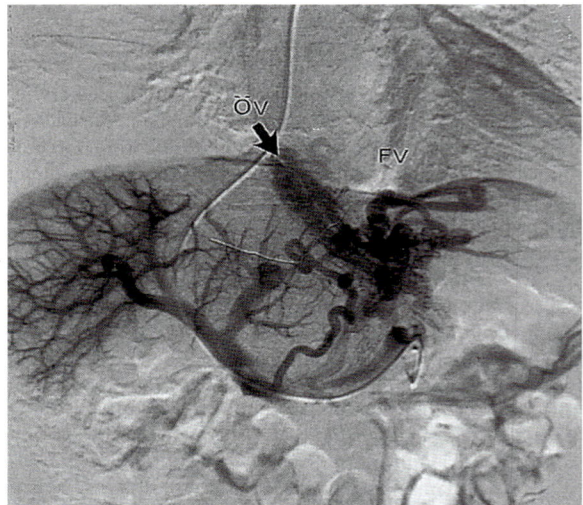 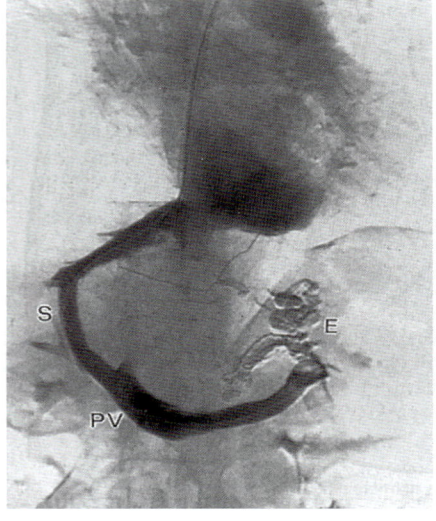

Abb. 25.12 Angiographische Darstellung des Portalsystems vor und nach Anlage eines TIPS.
a Darstellung von Varizenkonvoluten, die aus der V. gastrica sinistra entspringen (ÖV = Ösophagusvarizen; FV = Fundusvarizen).
b Nach Implantation eines TIPS sind die Varizen nicht mehr perfundiert. Die portale Leberdurchblutung hat durch den Shunt deutlich abgenommen (PV = Portalvene; S = Stentshunt; E = mit Histoacryl embolisierte Kollateralen) (aus Gerok W, Blum HE, Hrsg. Hepatologie. 2. Auflage. 1995. Urban und Schwarzenberg, München).

durch Fibrosierungen in den Periportalfeldern zustande. Die Verdachtsdiagnose kann gestellt werden, wenn neben der portalen Hypertension und ihren Folgen Nierenzysten nachweisbar sind. Die Diagnose wird durch die Leberbiopsie gesichert. Bei der *nodulären regenerativen Hyperplasie*, welche u. a. mit Kollagenosen, lymphoproliferativen Erkrankungen und mit der Einnahme gewisser Medikamente (anabole Steroide, Zytostatika) assoziiert sein kann, kann es zu einer präsinusoidalen portalen Hypertension kommen. Die *idiopathische portale Hypertension* ist in Indien und Japan häufig und ist gekennzeichnet durch einen Pfortaderhochdruck mit Splenomegalie und Kollateralenbildung bei offener Pfortader, normaler Leberstruktur und unauffälligen Leberfunktionsproben. Histologisch finden sich periportale Fibrosierungsreaktionen sowie eine Verdickung der Pfortaderwand und ihrer Äste (Portalvenensklerose).

Eine *intrahepatisch-sinusoidale* Widerstandserhöhung ist die häufigste Ursache einer portalen Hypertension und tritt meist im Rahmen einer *Leberzirrhose* auf.

Die *intrahepatisch-postsinusoidale* portale Hypertension wird durch ein Strömungshindernis in den intrahepatischen Venen verursacht.

Tabelle 25.14 Krankheiten mit portaler Hypertension

Lokalisation der Ursache	Erkrankungen häufig	selten
– Prähepatisch	Pfortaderthrombose	arterioportovenöse Fisteln
– Intrahepatisch		
– präsinusoidal	primär biliäre Zirrhose	Schistosomiasis Sarkoidose lymphoproliferative Erkrankungen kongenitale Leberfibrose idiopathische portale Hypertension noduläre regenerative Hyperplasie
– sinusoidal	Leberzirrhose alkoholbedingte Leberschädigung	
– postsinusoidal	Leberzirrhose alkoholbedingte Leberschädigung	Veno-occlusive Disease Budd-Chiari-Syndrom
– Posthepatisch	Rechtsherzinsuffizienz Trikuspidalinsuffizienz Pericarditis constrictiva	Budd-Chiari-Syndrom Fehlbildungen der Lebervenen oder der V. cava Thrombose der Lebervenen oder der V. cava Kompression der Lebervenen (Tumor)

Posthepatische Ursachen. Für die posthepatische portale Hypertension ist die häufigste Ursache eine *Rechtsherzinsuffizienz*. Bei *Pericarditis constrictiva* sind die Symptome der portalen Hypertension oft schon früh nachweisbar, ohne dass diagnoseweisende Kreislaufstörungen (Pulsus paradoxus) vorliegen müssen. Im Vordergrund steht die frühzeitige Aszitesbildung (Ascites praecox), die in der Regel von Hypalbuminämie begleitet wird.

Bei einem Aszites ohne periphere Ödeme und mit normaler Leberfunktion sollte immer an die Möglichkeit einer Pericarditis constrictiva gedacht werden, die chirurgisch erfolgreich therapiert werden kann.

Leberinsuffizienz

Die Leberinsuffizienz kann im Prinzip bei jeder schweren diffusen Leberschädigung auftreten. Sie ist gekennzeichnet durch eine Verschlechterung aller Leberfunktionen und geht einher mit verschiedenen Graden der hepatischen Enzephalopathie.

Rasche Verschlechterung des Allgemeinzustandes, Inappetenz, Apathie, Verwirrung, Tremor, Foetor hepaticus und Hypovolämie weisen auf eine Leberinsuffizienz hin. In der Regel tritt Ikterus auf, der sich rasch vertieft. Die Transaminasen und der Quick-Wert fallen; Vitamin K ist ohne Einfluss.

Hauptursachen für die akute Leberinsuffizienz sind die virale, toxische, medikamentöse und akute alkoholische Hepatitis. Bei fortgeschrittener Zirrhose ist der Verlauf mehr schleichend und oft sehr wechselhaft.

Hepatische Enzephalopathie

Definition. Unter diesem Begriff werden die Veränderungen des Bewusstseinszustandes zusammengefasst, die im Verlauf eines schweren Leberleidens auftreten können.

Pathogenese. Die Pathogenese ist nur teilweise geklärt. Toxische Substanzen aus dem Intestinaltrakt, die durch die insuffiziente Leber nicht mehr entgiftet werden oder via Kollateralkreislauf die Leber umgehen und ins Gehirn gelangen (vor allem nach portokavalem Shunt oder TIPS), stellen einen Teilfaktor dar. Zu hoher Eiweißgehalt der Nahrung, gastrointestinale Blutungen, Störungen des Elektrolythaushaltes (Hypokaliämie [Diuretika!]), Hypovolämie und Applikation von Sedativa können bei vorbestehender Leberinsuffizienz eine hepatische Enzephalopathie auslösen.

Klinik. Die hepatische Enzephalopathie äußert sich je nach Ausprägung in Verwirrtheitszuständen, Verlangsamung der intellektuellen Funktionen und eingeschränkter Konzentrationsfähigkeit, später Delirien, herabgesetzter Ansprechbarkeit und schließlich Koma. Typisch ist der *„flapping tremor"*. Schriftproben eignen sich besonders gut, um eine beginnende hepatische Enzephalopathie zu verfolgen. Das EEG zeigt typische

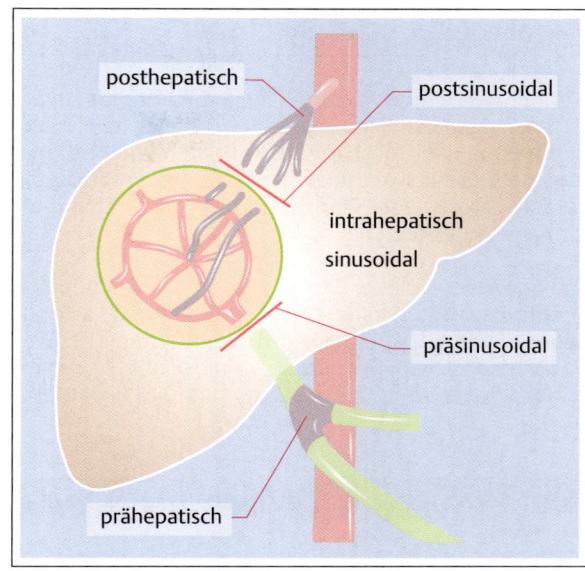

Abb. 25.13 Schematische Darstellung der Lokalisation des Strömungshindernisses bei verschiedenen Formen der portalen Hypertension; (1) prähepatisch, (2) intrahepatisch-präsinusoidal, (3) intrahepatisch-sinusoidal, (4) intrahepatisch-postsinusoidal, (5) posthepatisch.

Veränderungen. Differenzialdiagnostisch sind bei Alkoholikern ein Delirium tremens, eine akute alkoholische Halluzinose und das Subduralhämatom auszuschließen. Kranke mit Delirium tremens sind in der Regel aktiver und ängstlicher, weisen einen feineren und allgemeineren Tremor auf, zeigen eine geordnetere Sprache und erscheinen weniger stuporös. Zudem fehlen beim Delirium tremens die schweren Leberfunktionsstörungen.

Hepatorenales Syndrom

Definition. Als hepatorenales Syndrom bezeichnet man ein fortschreitendes oligurisches Nierenversagen bei Patienten mit schweren Lebererkrankungen mit portaler Hypertension und fehlenden klinischen, klinisch-chemischen und pathologisch-anatomischen Hinweisen auf andere Ursachen für eine Niereninsuffizienz.

Pathogenese. Zentral in der Pathogenese des hepatorenalen Syndroms ist eine renale Vasokonstriktion. Durch ausgeprägte Wasser- und Natriumretention kommt es zur Oligurie mit Ausscheidung eines nahezu natriumfreien Urins. Im Gegensatz zum prärenalen Nierenversagen führt die Expansion des Plasmavolumens beim hepatorenalen Syndrom nicht zu einer Verbesserung der Nierenfunktion.

Hepatopulmonales Syndrom

Ist eine arterielle Hypoxämie bei Patienten mit Leberzirrhose nicht durch eine primäre Lungen- oder Herzerkrankung oder mechanische Ursachen wie Pleuraerguss oder Aszites zu erklären, spricht man in Analogie zum hepatorenalen Syndrom von einem hepatopulmonalen Syndrom.

Pathogenese. Für die Genese des hepatopulmonalen Syndroms sind in erster Linie intrapulmonale arteriovenöse Shunts und ein gestörtes Ventilations-Perfusions-Verhältnis von Bedeutung. Zyanose und Trommelschlegelfinger sind häufige Symptome bei hepatopulmonalem Syndrom, die meisten Patienten haben jedoch keine ausgeprägten pulmonalen Beschwerden. Sauerstoffsättigung des Blutes im Stehen (Orthodeoxie) oder Platypnoe (Dyspnoe in aufrechter Körperhaltung, die sich im Liegen bessert) sind typisch, können aber auch bei anderen pulmonalen oder kardialen Erkrankungen vorkommen. Als Ursache wird eine verstärkte Perfusion der dilatierten Blutgefäße in den schlechter ventilierten basalen Lungenabschnitten im Stehen angesehen, was zu einer Zunahme des Shuntvolumens und der Ventilations-Perfusions-Verteilungsstörung führt. Intrapulmonale Shunts können durch eine Kontrastmittelechokardiographie oder durch eine Lungenperfusionsszintigraphie nachgewiesen werden.

Stoffwechselerkrankungen der Leber

Mehrere hereditäre Stoffwechselerkrankungen können zur Leberzirrhose führen (Tab. 25.**10**). Besonders wichtig sind die hereditäre Hämochromatose, der Morbus Wilson und der α_1-Antitrypsin-Mangel.

Hämochromatose

Definition und Epidemiologie. Die *hereditäre Hämochromatose* ist eine autosomal rezessiv vererbte Störung des Eisenstoffwechsels. Ursächlich ist in den meisten Fällen eine Mutation des HFE-Gens. Mit einer Prävalenz homozygoter Genträger von 1 : 400 und einer Penetranz der manifesten Erkrankung von 1 : 500 bis 1 : 4000 stellt sie die häufigste vererbte Lebererkrankung dar. Von der hereditären Hämochromatose als primär vererbter Form sollten *sekundäre Formen der Eisenüberladung* der Leber, wie bei chronischer hämolytischer Anämie, chronischer Virushepatitis oder erhöhtem Alkoholkonsum klar abgegrenzt werden.

Pathogenese. Zentral in der Pathogenese der hereditären Hämochromatose ist eine pathologisch *gesteigerte intestinale Eisenresorption,* die zur Eisenüberladung mit konsekutiver Dysfunktion verschiedener Organe, insbesondere der Leber, des Pankreas und des Herzens führt. Die Frühdiagnose ist von großer Bedeutung, da die rechtzeitige Einleitung einer Aderlassbehandlung das Auftreten irreparabler Organschäden verhindern kann und zu einer normalen Lebenserwartung führt.

Klinik. Die Krankheit manifestiert sich häufiger bei Männern als bei Frauen, hauptsächlich im Alter zwischen 40 und 60 Jahren. Die Erkrankten berichten über unspezifische Symptome wie Müdigkeit und Abgeschlagenheit, abdominelle Beschwerden, Gelenkschmerzen und Impotenz. Von den verschiedenen Organbeteiligungen äußert sich neben der *Leberzirrhose* klinisch in den ersten Stadien vor allem die *Pankreasbeteiligung* im Sinne einer diabetischen Stoffwechselstörung. Eine *Osteoarthropathie* liegt häufig vor. Eine Hypophyseninsuffizienz wird gelegentlich beobachtet. Terminal steht meist die *Kardiomyopathie* mit Arrhythmien und Herzinsuffizienz im Vordergrund. Die Hodenatrophie ist besonders stark ausgeprägt. Gräulichbräunliche Hyperpigmentierung der Haut (Bronzediabetes) und der Schleimhäute mit typischer rauchgrauer Verfärbung an der Innenfläche der Hände weist auf Hämochromatose hin. Die Häufigkeit eines HCC ist etwa 40-mal höher als in der Normalbevölkerung.

Diagnostik. Charakteristisch für die Hämochromatose sind eine stark *erhöhte Transferrinsättigung* von $\geq 60\%$ ($>80\%$ beweisend) sowie *erhöhtes Serumferritin* (>700 µg/dl) (Tab. 25.**15**). Ferritin kann als Akut-Phase-Protein unspezifisch erhöht sein. Beweisend ist ein erhöhter Eisengehalt in der Leberbiopsie ($>4,5$ mg/g [>80 µmol/g] Trockengewicht; Lebereisenindex = µmol/g Trockengewicht/Lebensalter $>2,0$).

Der Lebereisengehalt kann auch bei sekundären Hämosiderosen erhöht sein, ein Lebereisenindex von $>2,0$ unterscheidet die hereditäre Hämochromatose jedoch von sekundären Siderosen.

Mittels PCR können einfach und schnell Punktmutationen in für die Erkrankung verantwortlichen HFE-Gen nachgewiesen werden: ca. 85 % der Erkrankten sind homozygot für die C282Y-Mutation. Die Mehrzahl der übrigen Patienten ist heterozygot für die C282Y-

Tabelle 25.15 Eisenindizes bei hereditärer Hämochromatose

	Normal	Hereditäre Hämochromatose
Serumeisen [µg/dl]	60–160	> 160
Transferrinsättigung [%]	< 45	≥ 60
Serumferritin [µg/dl]	< 300	> 700
Eisengehalt der Leber (mg/g [µmol/g] Trockengewicht)	< 1,7 [< 30]	> 4,5 [> 80]
Lebereisenindex	< 1	> 2

Lebereisenindex = Eisengehalt der Leber [µmol/g Trockengewicht]/Lebensalter

und die H63D-Mutation (sog. „compound heterozygotes") oder haben eine Mutation in einem anderen für den Eisenstoffwechsel bedeutsamen Gen.

Morbus Wilson

Definition und Pathogenese. Der Morbus Wilson ist eine autosomal rezessiv vererbte Kupferstoffwechselstörung mit abnormer Kupferablagerung und einer dadurch bedingten toxischen Schädigung verschiedener Organe, insbesondere der Leber und des Zentralnervensystems. Ursächlich sind Mutationen der Kupfer transportierenden P-Typ-ATPase (ATP7B-Gen auf Chromosom 13), welche für die biliäre Kupferexkretion verantwortlich ist.

Klinik. Die klinische Symptomatik ist in ihrer Ausprägung sehr variabel, so dass der Morbus Wilson differenzialdiagnostisch als Ursache jeder unklaren Hepatopathie, insbesondere bei jüngeren Patienten in Betracht gezogen werden muss. Der oft nur mittels Spaltlampe nachweisbare bräunlich-grünliche *Kayser-Fleischer-Kornealring* ist pathognomonisch (Abb. 25.**14**).

Der Morbus Wilson manifestiert sich meist zwischen dem 5. und 30. Lebensjahr. Der typische Patient präsentiert sich mit einer *chronischen Lebererkrankung und/oder neurologischen bzw. neuropsychiatrischen Symptomen*. Die zerebrale Kupferakkumulation führt zu einer Schädigung insbesondere der Basalganglien und des Thalamus. Diese äußert sich in extrapyramidalen, zerebellären und pseudobulbären Symptomen, typischerweise Tremor, Dysarthrie und Ataxie. Selten kommt es zu einem fulminanten Leberversagen, das charakteristischerweise von einer Coombs-negativen Hämolyse begleitet wird. Zusätzliche Symptome sind Sonnenblumenkatarakt, Nierenfunktionsstörungen, Kardiomyopathie, Osteoporose und -malazie, Hyperpigmentierung und Azurlunulae.

Diagnostik. Die Diagnose wird gesichert durch:

- Nachweis des Kayser-Fleischer-Kornealrings,
- vermindertes Serumcoeruloplasmin (< 200 mg/l)
- vermindertes Serumkupfer (< 3 μmol/l) und erhöhtes freies Kupfer (> 3,9 μmol/l),
- erhöhte Kupferausscheidung im Urin (> 100 μg/24 h), vor allem nach D-Penicillamin-Applikation (1500–3000 μg 6 h nach Gabe),
- erhöhten Kupfergehalt in der Leber (> 250 μg/g Trockengewicht).

Der Kayser-Fleischer-Kornealring findet sich praktisch bei allen Patienten mit neurologischen Symptomen

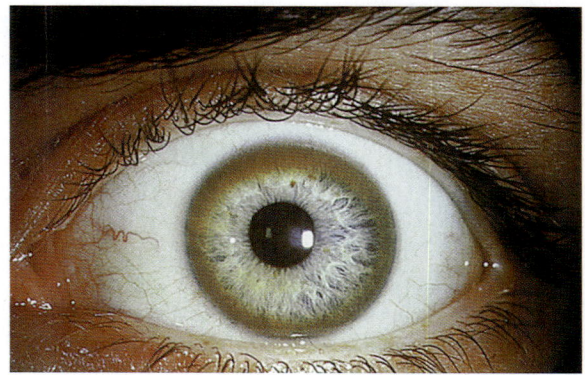

Abb. 25.14 Kayser-Fleischer-Kornealring bei Morbus Wilson (aus Gerok W, Blum HE), Hrsg. Hepatologie. 2. Auflage. 1995. Urban und Schwarzenberg, München).

und bei 55–70 % der Patienten mit ausschließlich hepatischer Erkrankung. Gelegentlich findet er sich auch bei mit einer Akkumulation von Kupfer einhergehender chronischer Cholestase, wie z. B. bei primär biliärer Zirrhose.

α_1-Antitrypsin-Mangel

Der α_1-Antitrypsin-Mangel ist eine seltene Erkrankung, die sich klinisch vor allem bei Kindern mit Hepatopathie und Lungenobstruktion präsentiert. Im Erwachsenenalter manifestiert sich die Erkrankung durch eine Leberzirrhose mit häufigem Übergang in ein HCC. Bislang sind über 60 biochemische Varianten von α_1-Antitrypsin bekannt. Die häufigsten Typen sind die Proteinase-Inhibitor-Varianten (Pi) M, S und Z. Die Erkrankung tritt bei der homozygoten Form von PiZZ und in milderem Ausmaß bei der heterozygoten Form PiSZ auf. Die Penetranz des Gendefekts ist äußerst variabel. Bei Erwachsenen mit dem Genotyp PiZZ führt der Mangel bei etwa 15 % der Betroffenen zu einer Leberzirrhose. Eine chronisch obstruktive Lungenerkrankung ist die häufigste Krankheitsmanifestation des α_1-Antitrypsin-Mangels.

Diagnostisch für den α_1-Antitrypsin-Mangel ist das Fehlen oder die Verminderung der α_1-Globuline, da α_1-Antitrypsin den Hauptteil dieser Serumproteinfraktion ausmacht. Eine Differenzierung der verschiedenen Typen erfolgt durch isoelektrische Fokussierung. Die verschiedenen genetischen Varianten können auch auf DNA-Ebene nachgewiesen werden.

Hepatovenöse Ursachen von Lebererkrankungen

Hepatovenöse Ursachen von Lebererkrankungen umfassen die Stauungsleber, das Budd-Chiari-Syndrom und die Veno-occlusive Disease.

Stauungsleber

Die Stauungsleber muss differenzialdiagnostisch gegenüber der Leberzirrhose abgegrenzt werden. Bei gleichzeitiger Herzinsuffizienz ist es oft schwierig zu unterscheiden, ob die feststellbare Lebervergrößerung Folge einer Herzinsuffizienz ist oder ob umgekehrt die Herzinsuffizienz als Folge einer gemeinsamen Erkrankung von Herz und Leber gewertet werden muss. So werden z. B. bei Alkoholikern Leberparenchym und Herzmuskel geschädigt (alkoholbedingte Kardiomyopathie). Andererseits kann eine chronische Rechtsherzinsuffizienz zum zirrhotischen Umbau der Leber führen.

Die *akute Stauungsleber* ist wegen der Kapselspannung oft schon spontan, aber stets auf Druck schmerzhaft. Die Leber kann eine sehr starke Größenzunahme aufweisen. Die Transaminasen können deutlich ansteigen. Richtungweisend sind die Zeichen der Rechtsherzinsuffizienz (gestaute Halsvenen, sonographisch nachweisbare Erweiterung der Lebervenen und fehlender inspiratorischer Kollaps der V. cava inferior).

Budd-Chiari-Syndrom

Pathogenese und Diagnostik. Eine massive, stark druckdolente Hepatomegalie mit rasch sich entwickelndem Aszites ist typisch für das Budd-Chiari-Syndrom (BCS) mit partiellem oder komplettem Verschluss der Lebervenen oder der V. cava inferior zwischen Lebervenenmündung und rechtem Vorhof durch Thrombus, Tumor oder Web. Es kann eine akute von einer chronischen Form unterschieden werden.

Diagnostisch ist in der Regel die Duplexsonographie. Differenzialdiagnostisch müssen vor allem die akute Rechtsherzinsuffizienz und eine Pericarditis constrictiva ausgeschlossen werden.

Klinik. Beim *akuten BCS* ist die rechtzeitige Ausbildung von Umgehungskreisläufen nicht möglich. Hierdurch kann es zur Stase im gesamten Splanchnikusgebiet mit Ausbildung eines fulminanten hypoxischen Leberversagens und rasch zunehmendem Aszites kommen, manchmal verbunden mit Ileus.

Bei langsam progredientem *chronischem BCS* führen die fortgesetzten zentrolobulären Nekrosen allmählich zur Zirrhose, wobei weniger die Einschränkung der Leberfunktion als vielmehr die Schwere des Aszites im Vordergrund steht. Das chronische BCS kann gelegentlich oligo- oder sogar asymptomatisch verlaufen.

Ursachen. Das BCS wurde bei myeloproliferativem Syndrom (insbesondere Polycythaemia vera), verschiedenen Gerinnungsstörungen mit Hyperkoagulabilität, unter oralen Kontrazeptiva, bei paroxysmaler nächtlicher Hämoglobinurie, Antiphospholipid-Syndrom, Schwangerschaft, Infektionen (Amöbenabszess, Echinokokkose) oder Tumoren (HCC, Nierenzellkarzinom) beobachtet. Oft bleibt die Ursache unklar (idiopathisches BCS).

Veno-occlusive Disease

Bei der Lebervenenverschlusskrankheit (Endophlebitis hepatica obliterans, Veno-occlusive Disease, VOD) sind die kleinen abführenden Venen durch Thromben eingeengt oder verschlossen. Die VOD ist eine häufige Ursache einer Leberfunktionsstörung nach Hochdosischemotherapie im Rahmen von Knochenmarktransplantationen. Sie tritt innerhalb von 3 Wochen, meist jedoch innerhalb der ersten Tage nach Transplantation auf. Klinische Symptome sind Ikterus, rechtsseitige Oberbauchschmerzen, bedingt durch eine Hepatomegalie, und plötzliche Gewichtszunahme (Aszites). Die Duplexsonographie führt meist zur Diagnose. Die Histologie ist beweisend. Die VOD kommt u. a. auch nach Bestrahlung der Leber und bei myeloproliferativem Syndrom vor.

Cholestatischer Ikterus

Beim cholestatischen Ikterus ist die Unterscheidung zwischen *nichtobstruktiver* (meist intrahepatischer) und *obstruktiver* (meist extrahepatischer) *Cholestase* wegen der sich daraus ergebenden therapeutischen Konsequenzen klinisch vordringlich (Tab. 25.**16**).

Intrahepatische Cholestase

Unter diesem Begriff werden alle Formen von Cholestase zusammengefasst, die ihre *Ursache in der Leber* haben. Allen gemeinsam ist die Störung der Ausscheidung von konjugiertem Bilirubin, deren Ursache auf Stufe der Leberzelle (postmikrosomal, d. h. nach der Konjugation zu Bilirubindiglucuronid), der Gallenkapillaren, der Ductuli oder der größeren intrahepatischen Gallengänge liegen kann (Abb. 25.**15**).

Allen Formen außer den intrazellulären (Dubin-Johnson-Syndrom) gemeinsam sind klinische (Pruritus) und biochemische Zeichen der Cholestase (erhöhte alkalische Phosphatase, γ-GT, evtl. Cholesterin). Im Gegensatz zur extrahepatischen Cholestase fehlen Schmerzen, Cholangitis und vor allem eine Erweiterung der extrahepatischen Gallenwege.

Spezielle Differenzialdiagnose des Ikterus

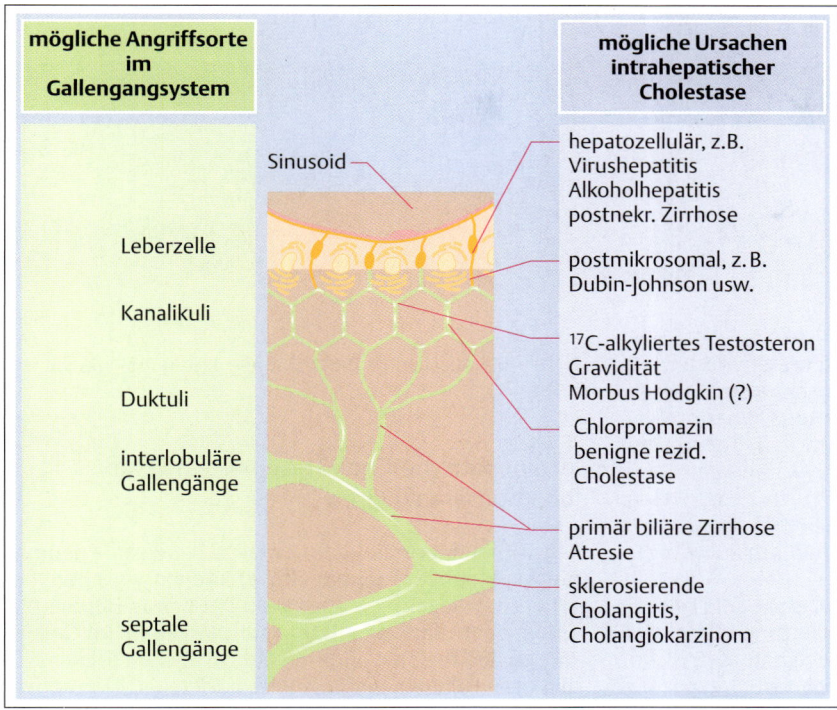

Abb. 25.15 Klassifikation der intrahepatischen Cholestase nach den verschiedenen Ursachen im Gallengangsystem (nach Sherlock).

Tabelle 25.16 Differenzialdiagnose der Cholestase

Obstruktiv bedingte Cholestase	Nichtobstruktiv bedingte Cholestase
– Extrahepatische Obstruktion 　– Cholelithiasis 　– Cholangiokarzinom 　– Papillenkarzinom 　– Pankreaskopfkarzinom 　– Pankreatitis, Pankreaspseudozyste 　– Parasitosen (z. B. Fasziolosis, Askaridiasis) 　– primär sklerosierende Cholangitis 　– Duodenaldivertikel 　– Gallengangsatresie 　– Mirizzi-Syndrom – Intrahepatische Obstruktion 　– intrahepatische Tumoren oder Metastasen 　– intrahepatische Gallensteine (Hepatolithiasis) 　– primär sklerosierende Cholangitis 　– Entzündung oder Fibrose im Bereich der Portalfelder 　– Cholangiokarzinom	– Medikamente und andere Fremdstoffe (Östrogene, Phenothiazine, gewerbliche Toxine u.v.a.) – schwere bakterielle Infekte (Sepsis) – intrahepatische Schwangerschaftscholestase – familiäre intrahepatische Cholestasen (Byler-Syndrom, Alagille-Syndrom) – akute und chronische Hepatitiden – primär biliäre Zirrhose – andere Formen der Leberzirrhose – postoperativer Ikterus – totale parenterale Ernährung – Speicherkrankheiten – granulomatöse und infiltrative Prozesse (Sarkoidose, Malignome) – familiäre rezidivierende benigne Cholestase – intrahepatische biliäre Atresie

Schwangerschaftsikterus

Bei Auftreten eines Ikterus in der Schwangerschaft müssen schwangerschaftsspezifische von den häufigeren Ursachen unterschieden werden, die auch außerhalb der Schwangerschaft mit einem Ikterus einhergehen können (z. B. Virushepatitis, medikamentöse Hepatitis, Cholelithiasis). Physiologischerweise kommt es während der Schwangerschaft zu einem Abfall des Serumalbumins als Folge des erhöhten Plasmavolumens und zu einem Anstieg der alkalischen Phosphatase, die aus der Plazenta stammt. Spider naevi und Palmarerythem können vorkommen, verschwinden aber wieder nach der Entbindung.

Schwangerschaftsspezifische Ursachen. Typische schwangerschaftsspezifische Ursachen für einen Ikterus sind Hyperemesis gravidarum, intrahepatische Schwangerschaftscholestase, akute Schwangerschaftsfettleber, (Prä)Eklampsie und das HELLP-Syndrom (hemolysis, elevated liver enzymes, low plateled counts) (Tab. 25.17).

▶ Bei der *Hyperemesis gravidarum* stehen Nausea und Erbrechen im Vordergrund. Eine milde Hyperbiliru-

Tabelle 25.17 Schwangerschaftsspezifische Ursachen eines Ikterus (modifiziert nach Knox TA, Olans LB. N Engl J Med 1996; 335: 569–576)

Erkrankung	Ikterus	Trimester	Häufigkeit
Hyperemesis gravidarum	mild	1 (oder 2)	0,3–1,0 %
Intrahepatische Schwangerschaftscholestase	häufig nur Pruritus	2 oder 3	0,1–0,2 %
Akute Schwangerschaftsfettleber	häufig	3	0,008 %
(Prä)Eklampsie	selten, spät	2 oder 3	5–10 %
HELLP-Syndrom	selten, spät	3	0,1 %

binämie wird häufig beobachtet, verschwindet aber normalerweise mit normokalorischer Ernährung.
➤ Die *intrahepatische Schwangerschaftscholestase* manifestiert sich typischerweise im 3. Trimenon mit Pruritus. Ein Ikterus kann 1–4 Wochen später auftreten, fehlt aber auch häufig. Pruritus und Ikterus sistieren unmittelbar nach der Entbindung, haben jedoch die Tendenz, bei einer erneuten Schwangerschaft zu rezidivieren.
➤ Die *akute Schwangerschaftsfettleber* ist eine seltene, durch mikrovesikuläre Leberverfettung charakterisierte, gegen Ende der Schwangerschaft auftretende Erkrankung mit sehr ernster Prognose. Nausea, Erbrechen und Oberbauchschmerzen werden innerhalb von 1–2 Wochen von Ikterus gefolgt. Unbehandelt entwickelt sich häufig ein fulminantes Leberversagen mit oft fatalem Ausgang. Ein sofortiger Schwangerschaftsabbruch ist deshalb therapeutisch erforderlich.
➤ Die *(Prä)Eklampsie* ist gekennzeichnet durch die Trias Ödeme, Hypertonie, und Proteinurie (EPH-Gestose) im späten 2. oder im 3. Trimenon. Diese sowie neurologische Symptome stehen im Vordergrund. Leberinfarkte und subkapsuläre Hämatome sowie Leberversagen können selten komplizierend auftreten.
➤ Das *HELLP-Syndrom* ist eine Komplikation der schweren Präeklampsie. Dem Syndrom liegt eine mikroangiopathische hämolytische Anämie mit erhöhten Transaminasen und Thrombopenie zugrunde. Die Veränderungen treten im 3. Trimenon auf und sind in den ersten 2 Tagen nach der Entbindung am ausgeprägtesten. Ein Ikterus tritt nur selten auf.

Postoperativer Ikterus

Die möglichen Ursachen und pathogenetischen Faktoren eines postoperativ auftretenden Ikterus sind komplex und umfassen u. a. erhöhten Anfall von Bilirubin aus dem Abbau transfundierter Erythrozyten, Resorption von Hämatomen, medikamentöse Einflüsse und hämodynamische Faktoren. Der benigne postoperative Ikterus tritt meist nach größeren Operationen bereits in den ersten 3 postoperativen Tagen auf, erreicht zwischen dem 8. und 10. Tag ein Maximum mit einer vorwiegend konjugierten Hyperbilirubinämie von 5–25 mg/dl (86–428 µmol/l) und klingt nach 14–18 Tagen ab. Die Transaminasen sind normal bis mäßig erhöht, die alkalische Phosphatase leicht bis mäßig erhöht.

Intrahepatische Cholestase bei schweren Infektionskrankheiten

Schwere bakterielle Infektionen (z. B. Sepsis, Pneumonie, Leptospirose, Salmonellose) können vor allem bei Kindern, gelegentlich aber auch bei Erwachsenen, mit einem cholestatischen Ikterus einhergehen. Im Gegensatz zu den meisten anderen Ikterusformen finden sich in diesen Fällen in der Regel ein stark toxisch verändertes Blutbild und zudem Symptome der Grundkrankheit.

Medikamentös induzierte cholestatische Hepatopathien

Zahlreiche Medikamente können zu einer intrahepatischen Cholestase führen. Prinzipiell unterscheidet man die *kanalikuläre (blande)* und die *hepatokanalikuläre (cholangiolitische)* Form. Bei der kanalikulären Form steht die reine Cholestase im Vordergrund. Typische auslösende Medikamente sind Östrogene, insbesondere Ethinylestradiol, und kontrazeptive oder C17-alkylierte anabole Steroide. Bei der hepatokanalikulären Form kommt es zusätzlich zu einer portalen Entzündung mit erhöhten Transaminasen. Typische auslösende Medikamente sind Phenothiazine, insbesondere Chlorpromazin, Ajmalin, Thyreostatika und Erythromycin. Im Gegensatz zur kanalikulären Form tritt diese Form der medikamentös induzierten cholestatischen Hepatopathie meist dosisunabhängig innerhalb der ersten 4 Wochen nach Behandlungsbeginn auf. Das Prodromalstadium ist kurz, mit Allgemeinerscheinungen wie bei einer Hepatitis, aber meist weniger intensiv. Initial werden oft febrile Temperaturen beobachtet. Der Ikterus ist nach Absetzen des auslösenden Medikamentes im Allgemeinen selbstlimitierend, kann in seltenen Fällen aber auch über mehrere Monate protrahiert verlaufen.

Primär biliäre Zirrhose

Bei der *biliären Zirrhose* werden primäre und sekundäre Formen unterschieden. Jede chronische intra-

oder extrahepatische Cholestase kann sekundär zu einer biliären Zirrhose führen. Davon abgegrenzt wird die primär biliäre Zirrhose.

Definition. Die primär biliäre Zirrhose (PBC) ist eine durch Destruktion der *kleinen intrahepatischen Gallengänge* charakterisierte, chronisch-progressive cholestatische Lebererkrankung ungeklärter Ätiologie, der wahrscheinlich ein Autoimmunprozess zugrunde liegt. Betroffen sind vorwiegend Frauen im Alter zwischen 35 und 70 Jahren.

Klinik. Erstes Symptom ist oft ein hartnäckiger Pruritus, der den anderen Erscheinungen um Jahre vorausgehen kann. Typisch sind zudem Hepatomegalie, eine deutlich erhöhte alkalische Phosphatase und die praktisch pathognomonischen *antimitochondrialen Antikörper* mit M2-Spezifität, die in 95 % der Fälle gefunden werden und eine sehr hohe Spezifität aufweisen. Müdigkeit, braune Pigmentation an den belichteten Hautstellen (Melanose), Skelettschmerzen (Osteoporose) und Arthralgien kommen oft vor. Ikterus ist Zeichen einer fortgeschrittenen PBC.

Diagnostik. Die Laborbefunde sind durch erhöhte Cholestaseparameter, Hypercholesterinämie und im späteren Verlauf konstante Hyperbilirubinämie gekennzeichnet. Bei lang dauernder schwerer Hypercholesterinämie treten Xanthelasmen und Hautxanthome auf. Erhöhte Immunglobuline, insbesondere IgM, werden häufig beobachtet. Die PBC ist häufig assoziiert mit anderen Autoimmunkrankheiten, z. B. Sjögren-Syndrom, Sklerodermie oder CREST-Syndrom. Die Leberhistologie ist diagnostisch.

Primär sklerosierende Cholangitis

Definition. Die primär sklerosierende Cholangitis (PSC) ist eine durch segmentale Entzündung und Fibrose der *intra- und/oder extrahepatischen Gallengänge* gekennzeichnete chronische cholestatische Lebererkrankung ungeklärter Ätiologie. Sie führt über eine fortschreitende Stenosierung und Obliteration der betroffenen Gallengänge zur sekundären biliären Zirrhose.

Epidemiologie. 70 % der Betroffenen sind Männer, das durchschnittliche Manifestationsalter liegt bei 40 Jahren. 50–75 % haben gleichzeitig eine chronisch entzündliche Darmerkrankung, meist eine Colitis ulcerosa. Umgekehrt findet man bei 2–4 % der Patienten mit Colitis ulcerosa eine PSC.

Klinik. Der Beginn der Erkrankung ist meist schleichend. Müdigkeit, Pruritus, Ikterus und Hepatomegalie können präsentierende Symptome sein. Die alkalische Phosphatase ist erhöht, wobei die Werte im Verlauf schwanken können. Ein atypischer *perinukleärer Anti-Neutrophilen-Zytoplasma-Antikörper (pANCA)* kommt in 70–85 % der Fälle vor und ist für die Erkrankung sehr spezifisch. Entscheidend für die Diagnose ist die ERC, die typischerweise diffus verteilte Strikturen mit Befall

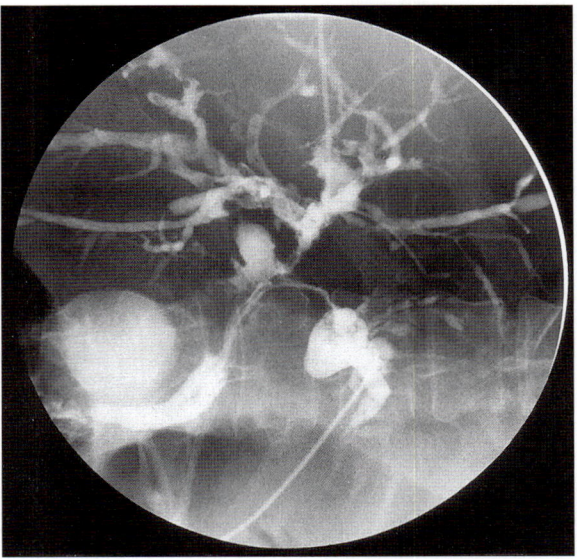

Abb. 25.16 Perkutane transhepatische Cholangiographie bei 40-jährigem Patienten mit primär sklerosierender Cholangitis. Die intrahepatischen Gallenwege zeigen multiple Stenosierungen und dilatierte Segmente.

der intra- und extrahepatischen Gallengänge zeigt (Abb. 25.**16**). Cholelithiasis ist gehäuft. Rezidivierende Cholangitiden sind typische Komplikationen. Die Inzidenz von Cholangiokarzinomen ist gehäuft.

Differenzialdiagnose. Differenzialdiagnostisch müssen die PBC, Cholangiokarzinome, Gallengangsstrikturen nach intraarterieller Chemotherapie mit 5-Fluorouracil, die im Rahmen einer HIV-Infektion auftretende Cholangiopathie und *sekundäre sklerosierende Cholangitiden*, z. B. als Folge postoperativer Strikturen oder angeborener struktureller Veränderungen der Gallenwege ausgeschlossen werden.

Syndrom der schwindenden Gallengänge. PBC und PSC können in das sog. Syndrom der schwindenden Gallengänge *(vanishing bile duct syndrome, VBDS)* münden. Dieses ätiologisch und pathogenetisch heterogene Syndrom ist durch Destruktion der kleinen intrahepatischen Gallengänge mit abnormer Dilatation oder fibrotischer Veröffnung und quantitativer Abnahme charakterisiert. Verschiedene Entwicklungsstörungen und erworbene Störungen gehören in diese Gruppe. Zu Ersteren gehört z. B. die *Caroli-Krankheit*, die durch sackförmige Erweiterungen der großen segmentalen intrahepatischen Gallengänge charakterisiert ist. In den dilatierten, zystenähnlichen Arealen stagniert der Gallefluss, und es kommt dadurch zur Sludge- und Steinbildung. Beim *Caroli-Syndrom* sind die Ektasien der großen Gallengänge mit einer portalen Fibrose verbunden, die zur portalen Hypertension führen kann. *Erworbene* mit einem VBDS einhergehende Erkrankungen sind neben PBC und PSC u. a. Abstoßungsreaktion nach Lebertransplantation, Graft-versus-Host-Disease, Sarkoidose, zystische Fibrose, Zytomegalievirus-Infektion (besonders bei Immunsuppression), Kryptospori-

25 Ikterus

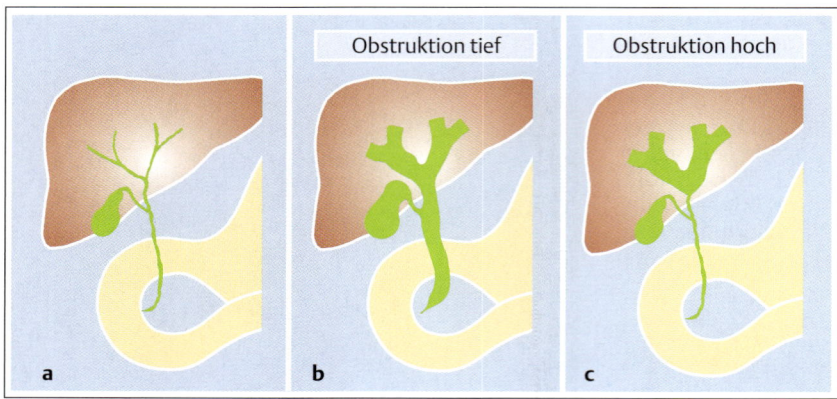

Abb. 25.17 Schematische Darstellung typischer Sonographiebefunde.
a Bei intrahepatischer Cholestase.
b u. **c** Bei extrahepatischer Cholestase.

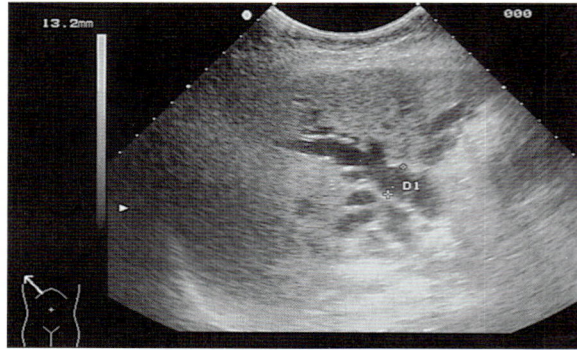

Abb. 25.18 Extrahepatischer Verschlussikterus. Sonographischer Befund bei einer 85-jährigen Patientin mit Klatskin-Tumor und deutlich erweiterten Gallenwegen.

dien-Infektion bei AIDS, Histiozytosis X, Morbus Hodgkin und verschiedene Medikamente (z. B. Chlorpromazin).

Extrahepatische Cholestase

Klinik. Bei dieser Form wird der Gallefluss durch ein mechanisches Hindernis im Bereich der Gallenwege kompromittiert. Die Leber ist oft vergrößert und druckdolent, die Milz hingegen normal groß. Biochemisch überwiegen die Zeichen der Cholestase (deutlich erhöhte alkalische Phosphatase, γ-GT und Bilirubin). Die Transaminasen sind häufig leicht bis mäßig erhöht. Eine sichere Unterscheidung zwischen intra- und extrahepatischem cholestatischem Ikterus ist aufgrund der Leberwerte und -biopsie oft nicht möglich. Beim totalen Verschluss ist im Urin Bilirubin positiv und Urobilinogen negativ; der Stuhl ist entfärbt.

Diagnostik. Diagnostisch entscheidend sind der sonographische Nachweis erweiterter Gallenwege (Abb. 25.**17** u. 25.**18**) und der Nachweis und die Artdiagnose des Abflusshindernisses im Bereich der extrahepatischen Gallenwege mittels ERCP bzw. PTC (Abb. 25.**19**).

Steinverschluss

Steinträger sind vorwiegend adipöse Frauen, Multipara und Diabetiker über 40 Jahre. In etwa ¾ der Fälle gehen einer zu Ikterus führenden Steineinklemmung Gallekoliken voraus. Die *Choledocholithiasis* wird meist von einer *Cholezystitis* begleitet, so dass die Gallenblasengegend oft druckempfindlich ist. Fieber und Schüttelfrost weisen auf eine *Cholangitis* hin. Beim Gallensteinverschluss folgt der Ikterus dem initialen Schmerz oder Schüttelfrost nach 12–24 h. Im Gegensatz zum Tumor ist der Steinverschluss selten während längerer Zeit vollständig, so dass Urobilinogen im Urin und im Stuhl in der Regel wechselnd positiv und negativ ausfällt. Beim Steinverschluss ist der Stuhl in der Regel nicht oder nur kurzfristig acholisch im Gegensatz zum Tumorverschluss. Das Serumbilirubin erreicht keine exzessiven Werte.

Tumorverschluss

Pankreaskopfkarzinome, Karzinome der Papilla Vateri und Gallengangskarzinome können schon im frühen Stadium zu einem durch Verschluss bedingten cholestatischen Ikterus führen. Dieser ist oft, aber keineswegs immer, schmerzlos. Andererseits kann auch ein Steinverschluss schmerzlos verlaufen.

Ist die Gallenblase palpabel oder gar sichtbar, beruht die Stauung typischerweise auf einem Tumorverschluss (*Courvoisier-Zeichen*). Beim Steinverschluss hingegen fehlt das Courvoisier-Zeichen, da die im Rahmen der Cholelithiasis und Cholezystitis entzündlich veränderte und geschrumpfte Gallenblase sich nicht mehr erweitern kann.

Weitere Ursachen für einen Verschlussikterus

▶ *Strikturen der Gallenwege* werden gelegentlich als Komplikationen nach Gallenblasenoperationen beobachtet. Hierdurch kann es zu wiederholten Cholangitisschüben kommen.
▶ *Papillenstenosen*, vorwiegend bei Cholelithiasis oder postoperativ, können zu intermittierender

Spezielle Differenzialdiagnose des Ikterus

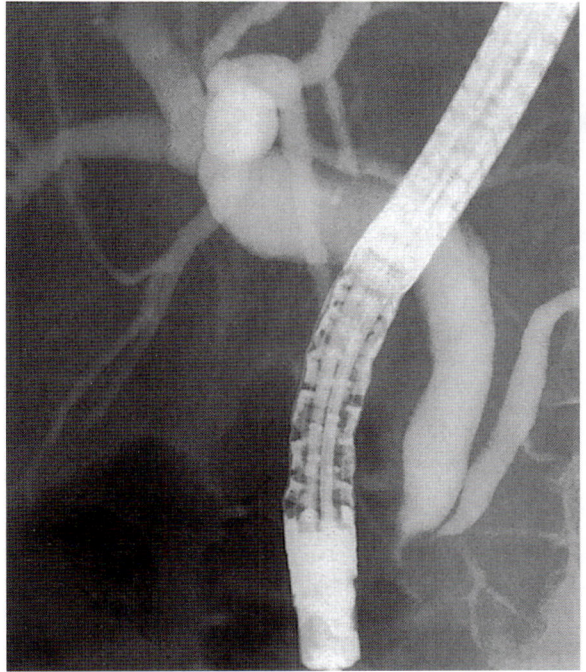

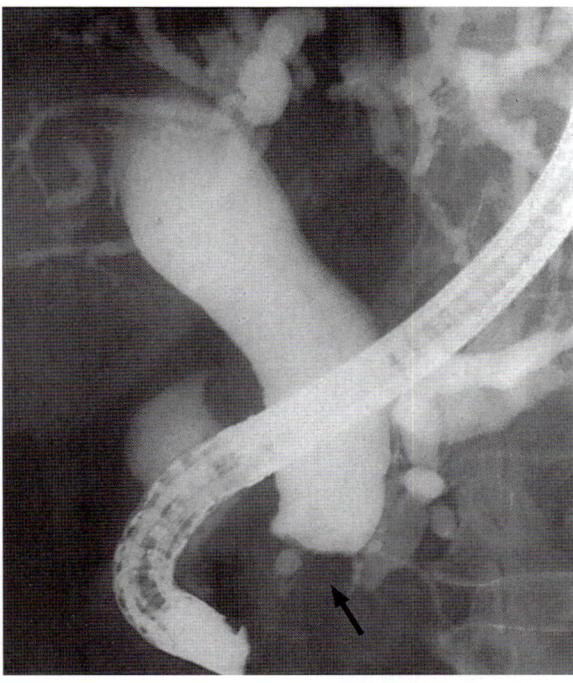

Abb. 25.19 Extrahepatischer Verschlussikterus.
a ERCP-Befund bei Papillitis stenosans mit konischer Einengung des Papillenlumens und deutlicher Dilatation der intra- und extrahepatischen Gallenwege sowie des Ductus pancreaticus (wirsungianus).

b ERCP-Befund bei Papillenkarzinom mit stufenförmiger Einengung des Lumens (Pfeil) und ausgeprägter Dilatation der intra- und extrahepatischen Gallenwege sowie des Ductus pancreaticus (wirsungianus) (aus Gerok W, Blum HE, Hrsg. Hepatologie. 2. Auflage. 1995. Urban und Schwarzenberg, München).

Cholestase und evtl. rezidivierender Pankreatitis führen.
- Seltene weitere Ursachen sind *kongenitale Missbildungen* im Bereich des Ductus choledochus bzw. der Papilla Vateri, z. B. Choledochuszysten, Choledochozele, Duodenaldivertikel.
- Im Rahmen von *Pankreatitisschüben* wird ein Cholestasesyndrom gehäuft beobachtet (Kompression des distalen intrapankreatischen Ductus choledochus).
- In seltenen Fällen kommt es zu einem Verschluss durch *Parasiten,* z. B. Fasciola hepatica (weltweit verbreitet, vor allem Lateinamerika, Mexiko und USA), Ascaris lumbricoides (weltweit verbreitet, vor allem in tropischen Ländern), Clonorchis sinensis (China, Japan und Südostasien) und Opisthorchis viverrini (Thailand).

Cholangitis

Schmerzen, Schüttelfrost und Ikterus, die sog. *Charcot-Trias,* sind die Leitsymptome der Cholangitis. Häufig besteht nicht das Vollbild, insbesondere Schmerzen können fehlen. Die bakterielle Cholangitis entsteht auf dem Boden einer Stauung der extrahepatischen Gallenwege, vor allem bei Steinverschluss oder Striktur.

Bei Tumorverschluss wird sie seltener beobachtet. Selten bilden Parasiten die Ursache für eine Cholangitis.
Erhöhte Entzündungs- und Cholestaseparameter fehlen praktisch nie. Meistens sind auch die Transaminasen mäßig erhöht. Die Leber ist vergrößert und druckdolent. Die Schübe klingen spontan oder unter antibiotischer Therapie innerhalb weniger Tage ab. Rezidive sind die Regel, solange die Ursache der Stauung weiter besteht. Komplikationen der Cholangitis sind vor allem Leberabszesse, Sepsis und bei chronisch rezidivierendem Verlauf die Ausbildung einer *sekundären biliären Zirrhose.*

Raumfordernde Leberprozesse

Pathogenese. Die meisten fokalen Leberprozesse können abhängig von Lokalisation und Ausdehnung zu einem *partiellen oder vollständigen Verschlusssyndrom* führen. Ein kompletter Verschluss beider Hepatikusäste führt zum vollständigen Verschlusssyndrom (gleichzeitiger Anstieg von Bilirubin und Cholestaseparametern). Verschluss eines Hepatikusastes oder dessen Verzweigungen bedingt ein partielles Verschlusssyndrom (normales Bilirubin, erhöhte Cholestaseparameter).

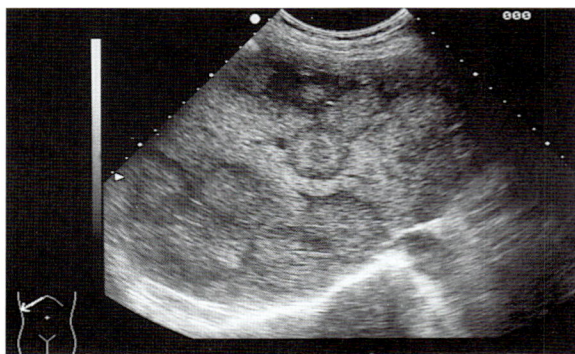

Abb. 25.20 Multiple Lebermetastasen eines nichtkleinzelligen Bronchialkarzinoms bei einem 58-jährigen Patienten (Sonographie).

Ätiologie. Bei vollständigem und partiellem Verschlusssyndrom ist u. a. zu denken an Lebermetastasen (vor allem bei kolorektalem Karzinom, Bronchial-, Mamma- und Magenkarzinom, malignem Melanom sowie Karzinoiden), HCC, das vorwiegend auf dem Boden einer Leberzirrhose entsteht, Infiltration durch ein malignes Lymphom oder Leukämie, Leberabszesse und Echinokokkuszysten.

Die Frage, ob bei einem partiellen oder vollständigen Verschlusssyndrom ein metastasierender Tumor vorliegt, stellt sich häufig. Die Symptome des Primärtumors können völlig fehlen (z. B. beim Pankreaskarzinom im Korpus- oder Schwanzbereich, beim Magenkarzinom und beim Kolonkarzinom, vor allem im rechten Hemikolon). Oftmals allerdings sind die Lebermetastasen Spätmanifestation eines seit längerer Zeit bekannten Karzinoms.

Diagnostik. Laborchemisch ist eine *hohe alkalische Phosphatase* besonders typisch. Die Transaminasen können geringgradig erhöht sein. Ein Ikterus findet sich dagegen nur bei massiver Metastasierung. Mittels Sonographie oder CT sind raumfordernde Leberprozesse meist nachweisbar und durch sonographisch gezielte Punktion histologisch differenzierbar.

Lebertumoren

Tumoren der Leber sind entweder primär hepatische oder sekundär metastatische Läsionen (Abb. 25.20). Gelegentlich kommt es auch zur Infiltration der Leber von außen durch einen extrahepatischen Tumor, z. B. durch ein Gallenblasenkarzinom.

Benigne Tumoren. Häufige benigne Tumoren sind Leberzelladenom, fokale noduläre Hyperplasie (FNH) und das kavernöse Hämangiom.

Adenome und FNH werden überwiegend bei Frauen im Alter von 20–45 Jahren im Zusammenhang mit der Einnahme oraler Kontrazeptiva beobachtet. Während das Leberzelladenom in ein HCC übergehen kann, wird die FNH nicht als Prämalignom betrachtet und erfordert kein aktives therapeutisches Vorgehen. Die FNH kann sich nach Absetzen der oralen Kontrazeptiva zurückbilden, der kausale Zusammenhang zwischen FNH und oralen Kontrazeptiva wird aber – im Gegensatz zum Adenom – kontrovers diskutiert. Eine sichere Differenzierung von Adenom und FNH ist meist nur histologisch möglich.

Das *kavernöse Hämangiom* ist der häufigste benigne Tumor der Leber und wird meistens als Zufallsbefund im Rahmen einer Ultraschalluntersuchung aus anderer Indikation gefunden. Therapeutische Konsequenzen, außer dem ebenfalls empfohlenen Absetzen oraler Kontrazeptiva, haben nur große, symptomatische Tumoren. Selten kann ein großes Hämangiom zu Thrombopenie und Hypofibrinogenämie führen (*Kasabach-Merritt-Syndrom*).

Maligne Tumoren. Von den malignen Lebertumoren ist das *hepatozelluläre Karzinom (HCC)* am wichtigsten. Männer sind häufiger betroffen als Frauen. In 60–90 % liegt eine Leberzirrhose vor. Bekannte Risikofaktoren sind chronische Hepatitis B, C und D, Aflatoxinexposition, Alkoholabusus und hereditäre Stoffwechselkrankheiten wie z. B. Hämochromatose und α_1-Antitrypsin-Mangel. Auffallend selten kommt ein HCC bei Morbus Wilson, primär biliärer Zirrhose und Autoimmunhepatitis vor. Die klinische Präsentation des HCC ist unspezifisch. Neben weitgehend asymptomatischen Verläufen berichten Patienten gelegentlich über Druckgefühl im Oberbauch, Inappetenz, Gewichtsabnahme und Müdigkeit. Auch können HCC-bedingte Pfortaderthrombose mit Varizenblutung, neu aufgetretener Aszites oder andere Dekompensationszeichen einer bekannten Leberzirrhose erste Symptome darstellen. Ikterus gilt als prognostisch schlechtes Zeichen.

> Um ein HCC in einem möglichst frühen, subklinischen und potenziell kurativ behandelbaren Stadium zu erfassen, sind regelmäßige (alle 6 Monate) Kontrollen der Risikopatienten mit Sonographie und Bestimmung von AFP erforderlich.

In Ergänzung zum Ultraschall spielt die CT eine wichtige Rolle, bei der das Kontrastmittelverhalten mit zunehmender Kontrastierung in der frühartieriellen Phase typisch ist (Abb. 25.21). Bei HCC-verdächtigen Herden ohne signifikante AFP-Erhöhung sollte die Diagnose histologisch gesichert werden.

Das Hepatoblastom kommt bei Kindern vor dem 3. Lebensjahr vor.

Das Cholangiokarzinom kommt entweder intrahepatisch im Bereich der kleinen bzw. großen Gallenwege oder extrahepatisch im Bereich der Gallengänge (Gallengangskarzinom) vor. Bei einem Cholangiokarzinom im Bereich der Hepatikusgabel spricht man von einem Klatskin-Tumor. Das Cholangiokarzinom tritt am häufigsten im 6. Lebensjahrzehnt auf. Es ist gelegentlich assoziiert mit einer PSC und mit Infestationen der Gallenwege durch Leberegel (Clonorchis sinensis, Opisthorchis viverrini), besonders in Asien. Das Gallenblasenkarzinom wird meist erst in fortgeschrittenen Stadien diagnostiziert.

Spezielle Differenzialdiagnose des Ikterus

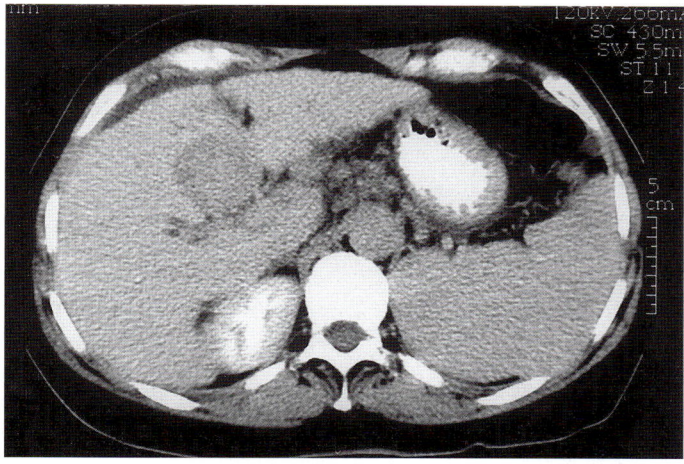

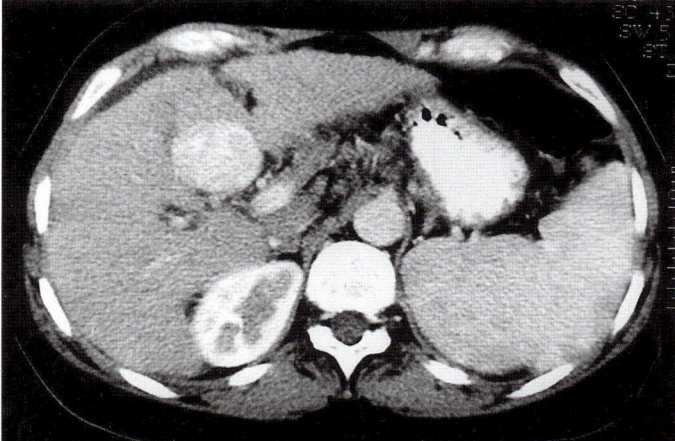

Abb. 25.21 Hepatozelluläres Karzinom bei einem 70-jährigen Patienten mit Leberzirrhose auf dem Boden einer chronischen Hepatitis C.
a In der nativen CT hypodense Darstellung des HCC.
b In der dynamischen CT in der früharteriellen Phase deutliche Kontrastmittelaufnahme durch den Tumor.

Das maligne Hämangioendotheliom (Hämangiosarkom) ist sehr selten und kommt u. a. in Assoziation mit Thoriumdioxid (Thorotrast, von 1930 bis etwa 1955 als Röntgenkontrastmittel verwendet), Arsen und Vinylchloridmonomeren (Plastikindustrie) vor.

Echinokokkose

Erreger, Übertragung, Epidemiologie. Man unterscheidet 2 Erreger der Echinokokkose:
➤ *Echinococcus granulosus* (zystische Echinokokkose) und
➤ *Echinococcus multilocularis* (alveoläre Echinokokkose).

Der E. granulosus ist am weitesten verbreitet und kommt vor allem in Viehzucht treibenden Ländern vor. Hauptwirt ist der Hund, Zwischenwirte können Schaf, Schwein, Rind, Fuchs, Rotwild und der Mensch sein. Der E. multilocularis ist endemisch in umschriebenen Gebieten Süddeutschlands, der Ostschweiz, ferner in Kanada, den USA, Russland, China und Japan. Hauptwirt ist der Fuchs, gelegentlich der Hund, Zwischenwirt die Feldmaus. Der Mensch kann als Zwischenwirt infiziert werden. Die Übertragung auf den Menschen erfolgt durch Kontakt mit eierhaltigem Kot und Speichel infizierter Hunde (E. granulosus) oder durch Verzehr kontaminierter Beeren und Gemüse (E. multilocularis).

Klinik. Beide bilden *Zysten* in der Leber und in anderen Organen (z. B. Lunge, Gehirn, Milz). Die Zysten wachsen langsam und führen erst nach Jahren zu klinischen Symptomen. Diese und lokale Komplikationen werden von Lage und Größe der Zysten bestimmt. Der E. granulosus wächst verdrängend und bleibt häufig lange Zeit symptomlos. Der E. multilocularis ist durch die Ausbildung multipler kleiner Zysten gekennzeichnet, die infiltrierend und metastatisch wachsen.

Diagnostik. Eine Eosinophilie findet sich nur ausnahmsweise bei beiden Formen. Mittels Sonographie und CT ist es meist möglich, zwischen E. granulosus und E. multilocularis zu unterscheiden (Abb. 25.**22**). Die serologische Differenzierung gelingt bei 85% der Patienten. Bei Punktion können anaphylaktische Reaktionen auftreten, außerdem besteht die Gefahr der Verschleppung.

25 Ikterus

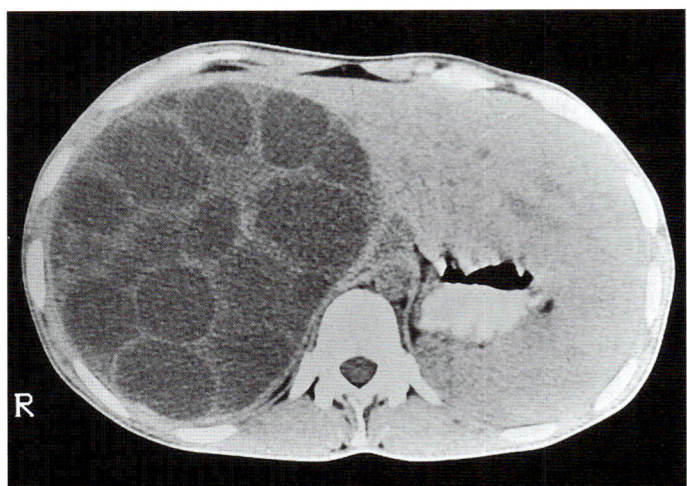

Abb. 25.22 Echinokokkose.
a Echinococcus cysticus.
b Echinococcus multilocularis. Tumorartige Ausbreitung im rechten Leberlappen und reichlich schollige Verkalkungen.

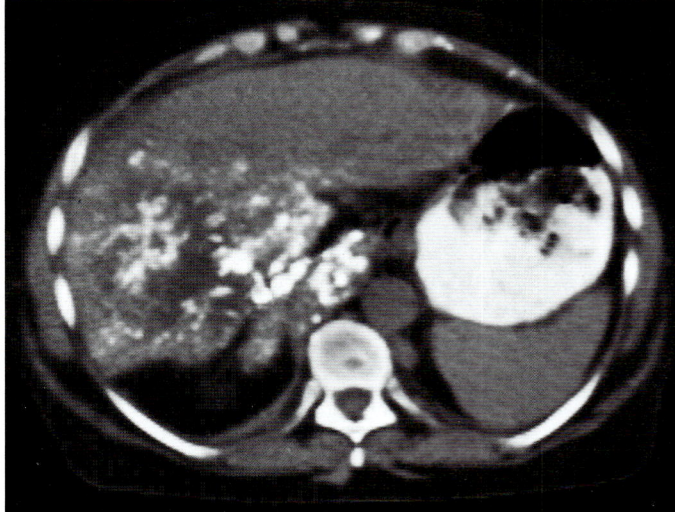

Leberabszess

Der Leberabszess ist am besten als Komplikation der *Amöbiasis* und der *bakteriellen Cholangitis* bekannt. Fieber und Schmerzen sind in der Regel die ersten Symptome. Die Leber ist vergrößert, deutlich druck- und klopfdolent. Transaminasen und alkalische Phosphatase sind in der Regel geringgradig erhöht bei gleichzeitiger Leukozytose und erhöhter Blutsenkungsreaktion. Sonographie und CT sind diagnostisch (Abb. 25.**23**). Die Unterscheidung eines Amöbenabszesses von einem bakteriellen Leberabszess ist serologisch und mittels sonographisch gezielter Punktion möglich. Bei über 50 % der betroffenen Patienten mit Amöbenabszess ist eine klinisch manifeste Amöbenenteritis vorausgegangen.

Abb. 25.23 Amöbenabszess.

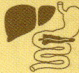

Literatur

Ammann RW, Eckert J. Cestodes: Echinococcus. Gastroenterol Clin North Am 1996; 25: 655-89.

Angulo P. Nonalcoholic fatty liver disease. N Engl J Med 2002; 346: 1221-31.

Bosma PJ. Inherited disorders of bilirubin metabolism. J Hepatol 2003; 38: 107-17.

Carrell RW, Lomas DA. Alpha1-antitrypsin deficiency – a model for conformational diseases. N Engl J Med 2002; 346: 45-53.

Cohen J, Edelman RR, Chopra S. Portal vein thrombosis: a review. Am J Med 1992; 92: 173-82.

Czaja AJ, Freese DK. Diagnosis and treatment of autoimmune hepatitis. Hepatology 2002; 36: 479-97.

Desmet V, Gerber M, Hoofnagle JH, Manns M, Scheuer PJ. Classification of chronic hepatitis: diagnosis, grading and staging. Hepatology 1994; 19: 1513-20.

European Association for the Study of the Liver. Consensus conference on hepatitis B. J Hepatol 2003; 39: S3-S25.

Ganem D, Prince AM. Hepatitis B virus infection – natural history and clinical consequences. N Engl J Med 2004; 350: 1118-29.

Gines P, Guevara M, Arroyo V, Rodés J. Hepatorenal syndrome. Lancet 2003; 362: 1819-27.

Gitlin N. Wilson disease. Gastroenterology 2003; 125: 1868-77.

Harrison SA, Bacon BR. Hereditary hemochromatosis: update for 2003. J Hepatol 2003; 38: S14-S23.

International Autoimmune Hepatitis Group Report: review of criteria for diagnosis of autoimmune hepatitis. J Hepatol 1999; 31: 929-38.

Kaplan MM. Primary biliary cirrhosis. N Engl J Med 1996; 335: 1570-80.

Knox TA, Olans LB. Liver disease in pregnancy. N Engl J Med 1996; 335: 569-76.

Larrey D. Drug-induced liver diseases. J Hepatol 2000; 32 (Suppl 1): 77-88.

Lee YM, Kaplan MM. Primary sclerosing cholangitis. N Engl J Med 1995; 332: 924-33.

Lieber CS. Medical disorders of alcoholism. N Engl J Med 1995; 333: 1058-65.

Llovet JM, Beaugrand M. Hepatocellular carcinoma: present status and future prospects. J Hepatol 2003; 38: S136-S149.

Menon KVN, Shah V, Kamath PS. The Budd-Chiari syndrome. N Engl J Med 2004; 350: 578-85.

Moradpour D, Blum HE. Hepatitis C. Ther Umsch 2004; 61: 493-498.

Nash JA, Cohen SA. Gallbladder and biliary tract disease in AIDS. Gastroenterol Clin North Am 1997; 26: 323-35.

National Institutes of Health Consensus Development Conference Statement: Management of hepatitis C: 2002. Hepatology 2002; 36 (Suppl 1): S2-S20.

Pratt DS, Kaplan MM. Evaluation of abnormal liver-enzyme results in asymptomatic patients. N Engl J Med 2000; 342: 1266-71.

Spangenberg HC, Zuber-Jerger I, Mohr L, Thimme R, Blum HE. Diagnostik und Therapie des hepatozellulären Karzinoms. Dtsch Med Wochenschr 2004; 129: 368-72.

Zimmerman HJ, Ishak KG. General aspects of drug-induced liver disease. Gastroenterol Clin North Am 1995; 24: 739-57.

Standardwerke

Gerok W, Blum HE (Hrsg.). Hepatologie. 2. Auflage. München: Urban und Schwarzenberg 1995.

Sherlock S, Dooley J. Diseases of the liver and biliary system. 11th ed. Oxford, UK: Blackwell Science 2002.

Zakim T, Boyer TD (eds.). Hepatology – a textbook of liver disease. 4th ed. Philadelphia, PA: Saunders 2003.

26 Dysphagie

M. Fried und W. Schwizer
(Frühere Bearbeitung: M. Fried und R. Ammann)

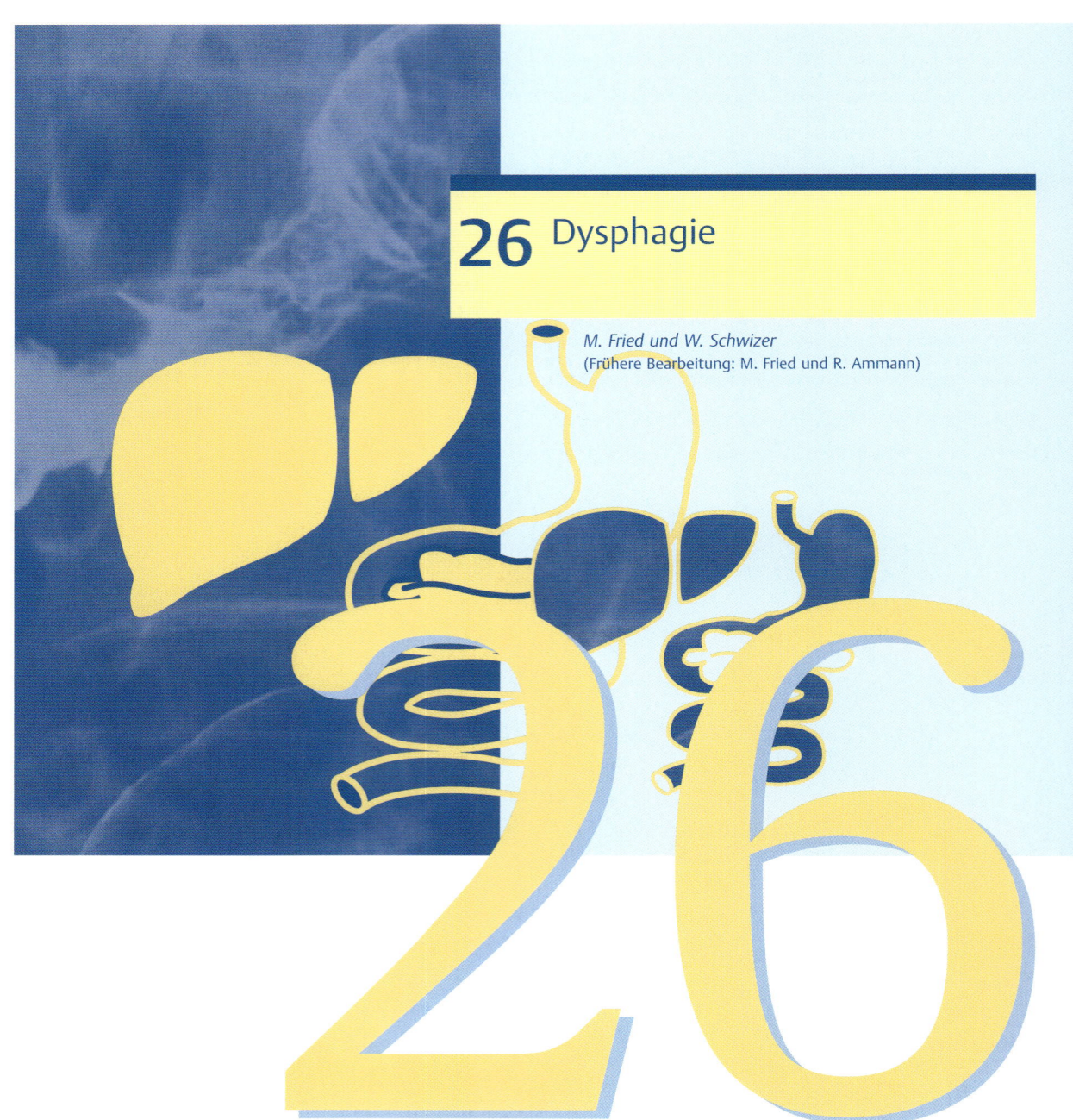

Dysphagie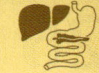

26.1 Mechanische Läsionen _____ 812

- Ösophagustumoren 812
- Mediastinale Prozesse 813
- Peptische Stenosen 813
- Membranen und Ringe 813
- Zenker-Divertikel 814

26.2 Neuromuskuläre Motilitätsstörungen _____ 814

- Achalasie 814
- Diffuse Motilitätsstörungen des Ösophaguses 816

26.3 Schleimhautläsionen (Odynophagie) _____ 816

- Ösophagusulkus 816
- Ösophagitis 816

26 Dysphagie

Schluckbeschwerden, ösophageale Dysphagie

Bei Patienten mit Schluckbeschwerden sind folgende Störungen zu unterscheiden:
- *Schluckschmerzen:* Schmerzen im Rachenbereich beim Schluckakt auch ohne Bolus, z. B. Angina lacunaris.
- *„Verschlucken" (oropharyngeale Dysphagie):* Transportstörung des Bolus im Rachenbereich, häufig kombiniert mit Hustenanfällen und Aspiration (meist im Rahmen eines bekannten neurologischen oder muskulären Grundleidens) oder nasaler Regurgitation.
- *Dysphagie (ösophageale):* Passagebehinderung für feste bzw. feste und flüssige Nahrung, oft kombiniert mit Würgreiz, Erbrechen, evtl. mit Aspiration. Die Dysphagie ist ein Alarmsymptom und verlangt nach einer sofortigen Klärung der Ursache.
- *Odynophagie:* Schmerzen bei Boluspassage entlang des Ösophagus, vor allem bei Ösophagitis, Ösophagusulkus, Trauma.

Davon abzugrenzen ist:
- *Globusgefühl (auch Globus pharyngeus oder „hystericus"):* Fremdkörpergefühl (Kloß) im Halsbereich zwischen den Mahlzeiten, ohne Dysphagie oder Odynophagie und ohne eine zugrunde liegende Krankheit (Ösophagitis, Achalasie, Motilitätsstörung).

Klinik der ösophagealen Dysphagie. Die Hauptursachen für die ösophageale Dysphagie sind aus Abb. 26.1 ersichtlich. Die Anamnese liefert wichtige Hinweise für die Abgrenzung der unterschiedlichen Formen von Schluckstörungen und hinsichtlich der vermutlichen Ursache bei Vorliegen einer ösophagealen Dysphagie. Die für die vorläufige Klassifikation entscheidenden Fragen sind in Abb. 26.1 zusammengestellt. Bei schwerer Passagebehinderung und Stase im Ösophagus kommt es häufig zu nächtlicher Regurgitation und Aspiration. Chronisch rezidivierender Husten oder Pneumonien sind nicht seltene Begleitsymptome z. B. bei Zenker-Divertikel oder Achalasie; sie übertreffen gelegentlich die ösophageale Symptomatik.

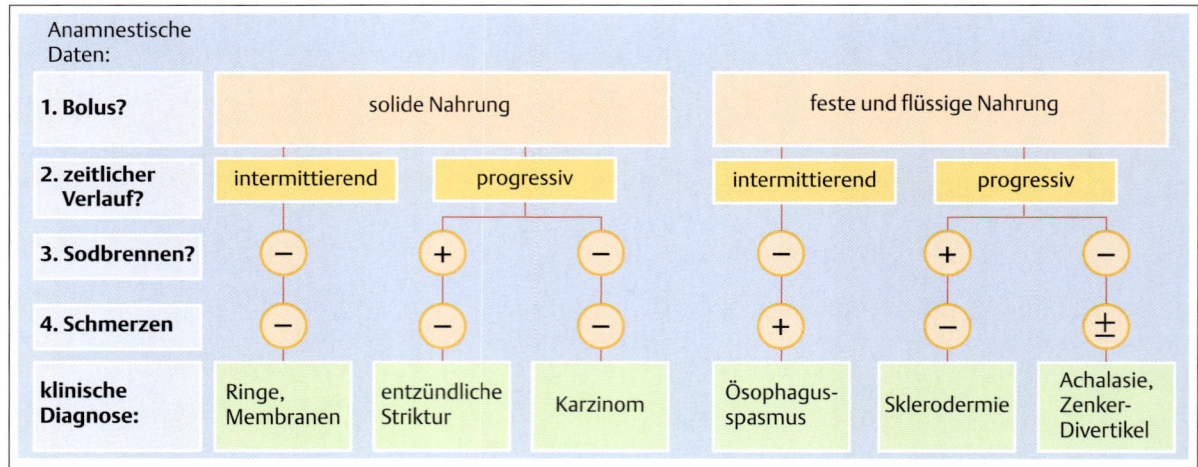

Abb. 26.1 Differenzialdiagnose bei Dysphagie: vier anamnestische Kardinalfragen.

26.1 Mechanische Läsionen

Ösophagustumoren

Ösophaguskarzinom. Das Ösophaguskarzinom (Plattenepithelkarzinom, Adenokarzinom) wird in vielen Fällen auf Grund der typischen *Anamnese* (schnell zunehmende Schluckbehinderung, zuerst feste Speisen, dann Flüssigkeiten; Gewichtsverlust, Appetitlosigkeit, Anämie) erkannt. Das Plattenepithelkarzinom tritt vorwiegend bei Alkoholikern und schweren Rauchern auf, während das Adenokarzinom vorwiegend bei älteren Männern (> 60 Jahre) mit einer langjährigen gastroösophagealen Refluxkrankheit beobachtet wird. Das Plattenepithelkarzinom wird häufig im proximalen Ösophagus gefunden, während das Adenokarzinom vor allem den distalen Ösophagus befällt. Das Kardiakarzinom kann ähnliche Beschwerden bei Übergreifen auf den unteren Ösophagus (histologisch Adenokarzinom) verursachen wie das Ösophaguskarzinom.

Mechanische Läsionen

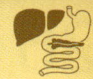

> Jede neu aufgetretene Dysphagie ist primär auf ein Karzinom verdächtig und sollte immer durch eine Endoskopie abgeklärt werden.

Die diagnostisch wichtigste Methode ist die *Endoskopie* (Abb. 26.2). Mit bei der Endoskopie entnommenen Biopsien wird die Diagnose histologisch gesichert. Die Röntgenuntersuchung ist vor allem bei Frühformen wenig sensitiv. Erst im Spätstadium treten durch Schädigung der Nachbarorgane weitere Erscheinungen hinzu:
- *Heiserkeit* und *Aphonie* (Rekurrensschädigung),
- *Horner-Syndrom* (Sympathikusschädigung),
- Dyspnoe (Kompression der Trachea, ösophagotracheale Fisteln).

Leiomyome. Die seltenen Leiomyome können ebenfalls Schluckbeschwerden verursachen, die im Gegensatz zum Ösophaguskarzinom allmählich (Jahre) zunehmen. Das Allgemeinbefinden ist aber meist nicht gestört. Im endoskopischen Bild findet sich eine Impression, im Allgemeinen keine Schleimhautläsion, weil der Tumor submukös liegt.

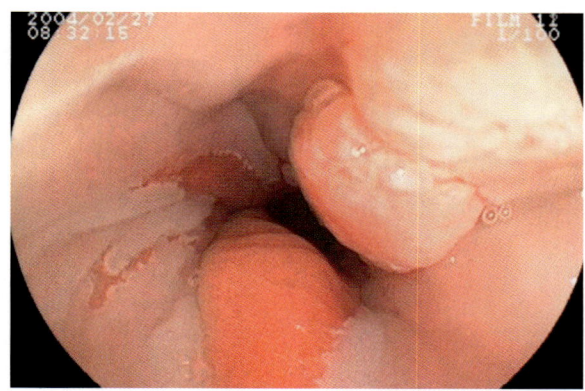

Abb. 26.2 Adenokarzinom des Ösophagus mit Lumeneinengung bei 62-jährigem Mann mit Anamnese einer jahrzehntelangen Refluxerkrankung.

Mediastinale Prozesse

Mediastinale Prozesse, vor allem *Neoplasien* bzw. *Gefäßanomalien* (z. B. Aortenaneurysma oder sog. Dysphagia lusoria), sind seltene Ursachen für Dysphagie. Dysphagie bei Struma ist verdächtig auf Malignität bzw. massive retrosternale Verlagerung.

Peptische Stenosen

Refluxösophagitis. Die entzündliche Stenose (peptische Stenose) ist eine Komplikation der *gastroösophagealen Refluxkrankheit* (GERD = gastroesophageal reflux disease). Der entzündlichen Stenose gehen typischerweise Sodbrennen, saures Aufstoßen und epigastrisch-retrosternale Schmerzen um Jahre voraus. Die peptische Stenose tritt häufiger im Alter und bei Männern auf. Nur etwa 30–40 % der Patienten mit einer chronischen Refluxkrankheit entwickeln eine Ösophagitis, die Mehrheit leidet an der nichterosiven Form (NERD = non erosive reflux disease). Die Refluxkrankheit ist häufig kombiniert mit einer axialen Hiatusgleithernie. Nur die chronische, schwere ulzeröse Refluxösophagitis kann bei ungenügender Therapie zur narbigen Stenose im Bereich des gastroösophagealen Übergangs mit Dysphagie führen.

Barrett-Ösophagus. Die Zylinderzellmetaplasie im Bereich des unteren Ösophagus (Barrett-Epithel, Barrett-Ösophagus) ist eine Komplikation der Refluxkrankheit. Früher glaubte man, dass diese Veränderungen die Folge einer langjährigen Refluxkrankheit sind, neuere Beobachtungen legen dagegen nahe, dass sich eine Barrett-Mukosa aus unbekannten Gründen meist innerhalb kurzer Zeit (< 1 Jahr) bilden könnte. Ulkusbildung und narbige Striktur sind bei Barrett-Ösophagus häufig. Der Barrett-Ösophagus ist eine *Präkanzerose*. Die jährliche Inzidenzrate für die Entwicklung eines Adenokarzinoms beträgt 0,5 %. Eine endoskopische Überwachung des Barrett-Ösophagus kann bei fehlender Dysplasie auf ein Intervall von 3–4 Jahren ausgedehnt werden.

Seltene Ursachen. Seltene Ursachen für entzündliche Stenosen sind
- *Trauma*, z. B. Verätzung, vor allem durch Laugen, im Ösophagus impaktierte Tabletten, Strahlentherapie,
- *Operationen*, z. B. Heller-Operation ohne Fundoplicatio bei Achalasie, gastroösophageale Anastomosen,
- *dermatologische Erkrankungen*, z. B. Pemphigus vulgaris, Epidermiolysis bullosa hereditaria,
- *Sklerodermie* mit Befall des Ösophagus; hier sind Motilitätsstörungen und Refluxösophagitis für Dysphagie und evtl. narbige Stenosen verantwortlich.

Diagnostik. Endoskopische (Abb. 26.3) und röntgenologische Untersuchungen sind zur Objektivierung von Lage, Ausmaß und Ursache der Stenose einzusetzen.

Membranen und Ringe

Ösophagusringe sind zirkuläre Mukosastenosen auf Höhe des gastroösophagealen Überganges von wenigen Millimetern Dicke (Schatzki-Ring) oder elastische Muskelringe im distalen Ösophagus. *Membranen* (Webs) sind meist semizirkulär, exzentrisch und werden im oberen Ösophagus beobachtet. Ösophagusringe verursachen eine intermittierende Dysphagie für feste Speisen, während Patienten mit einer Membran häufig asymptomatisch sind. Die Genese dieser Strukturen ist ungeklärt. Sie können kongenital (Muskelringe) oder im Rahmen von Eisenmangelzuständen (Membranen bei Plummer-Vinson-Syndrom) auftreten.

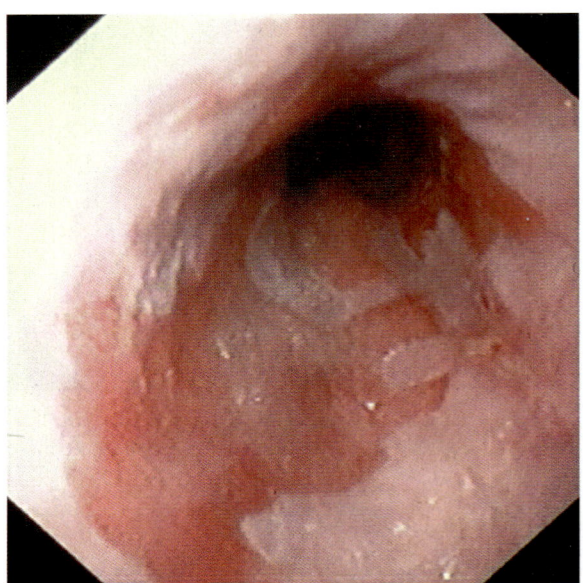

Abb. 26.3 Barrett-Ösophagus mit lachsfarbenem Epithel im unteren Ösophagus bei 64-jährigem Mann.

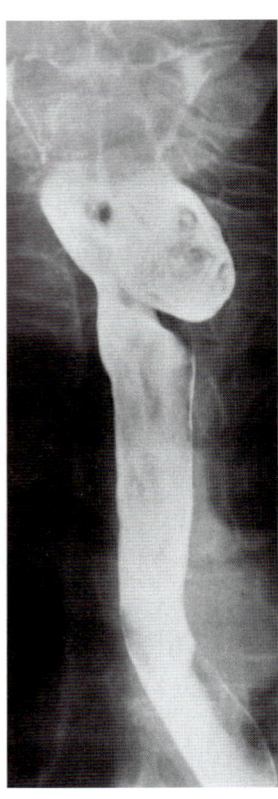

Abb. 26.4 Großes Zenker-Divertikel im Bereich des zervikalen Ösophagus. 73-jähriger Mann.

Zenker-Divertikel

Das Zenker-Divertikel ist ein Divertikel oberhalb des M. cricopharyngeus im posterioren Halsbereich, entsteht an einer präformierten Schwachstelle in der Muskelwand des Hypopharynx und kommt meist bei alten Patienten vor. Die Diagnose erfolgt radiologisch anhand des typischen Befunds (Abb. 26.4) sowie mittels der Videofluoroskopie. Kleine Zenker-Divertikel verursachen dysphagische Beschwerden, während es bei größeren Divertikeln zu Regurgitation von Nahrung, Gurgeln im Hals oder Aspirationspneumonien kommen kann. Im Gegensatz zum *Pulsionsdivertikel* (Zenker) führen *Traktionsdivertikel* im mittleren und unteren Ösophagus kaum zu Beschwerden.

26.2 Neuromuskuläre Motilitätsstörungen

Achalasie

Epidemiologie. Die Achalasie (Inzidenz 1 : 100000) führt unbehandelt sekundär zu einem Megaösophagus (Ausnahme: vigoröse Achalasie), tritt gehäuft im 3.–6. Dezennium auf und befällt Männer und Frauen mit gleicher Frequenz.

Pathophysiologie. Die Ursache der Erkrankung ist unbekannt. Der Achalasie liegt eine funktionelle Obstruktion im Bereich des unteren Ösophagussphinkters zugrunde, beim Schluckakt bleibt eine physiologische Relaxation des Sphinkters aus. Das Ausbleiben der Relaxation beruht vor allem auf einer *entzündlichen Degeneration der inhibitorischen Neurone* in der Ösophaguswand, seltenerweise assoziert mit einer Störung der vagalen Innervation. Bei der Chagas-Krankheit (Lateinamerika, Erreger: Trypanosoma cruzi), die zu Megaösophagus führt, fehlen die intramuralen Ganglienzellen vollständig.

Klinik und Diagnostik. Dysphagie für feste Speisen und Flüssigkeiten ist das Hauptsymptom. Daneben kommt es häufig zu Gewichtsverlust, Husten, retrosternalen Schmerzen und Regurgitation von unverdauter Nahrung. Auch Magenbrennen ist nicht selten! Die Diagnose beruht auf typischer Klinik, radiologischem Befund, Endoskopie (Ausschluss einer organischen Läsion) und insbesondere der *Ösophagusmanometrie* (Abb. 26.5) mit dem Nachweis einer Hochdruckzone, fehlender Relaxation des unteren Ösophagussphinkters sowie Aperistalsis.

Neuromuskuläre Motilitätsstörungen

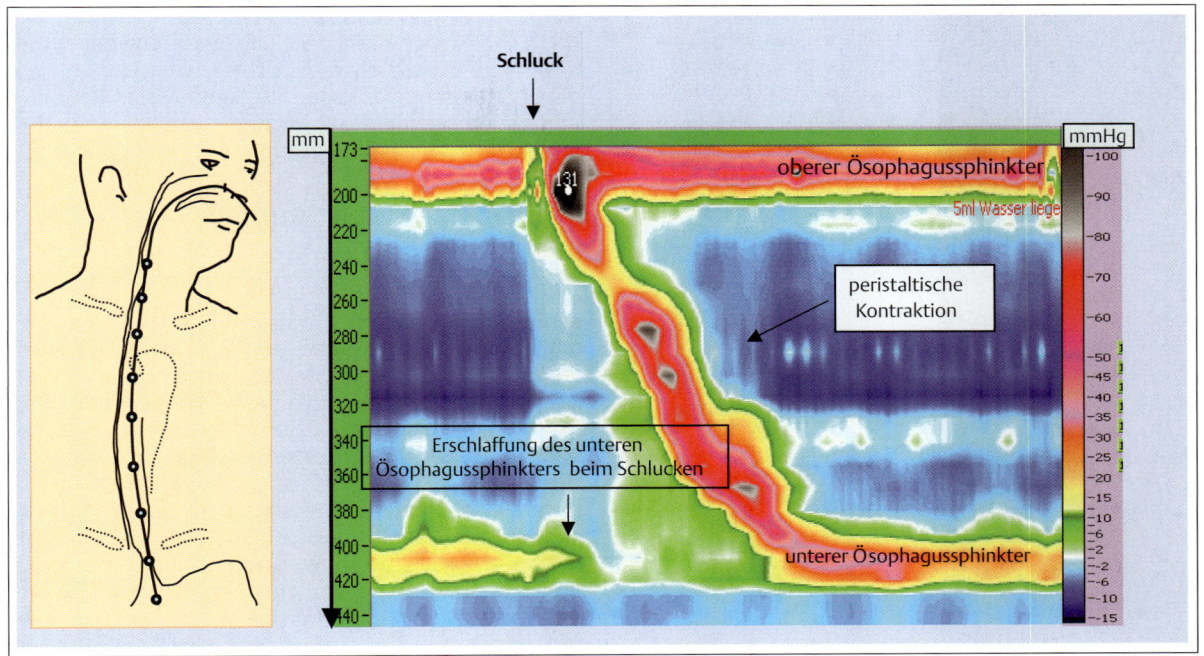

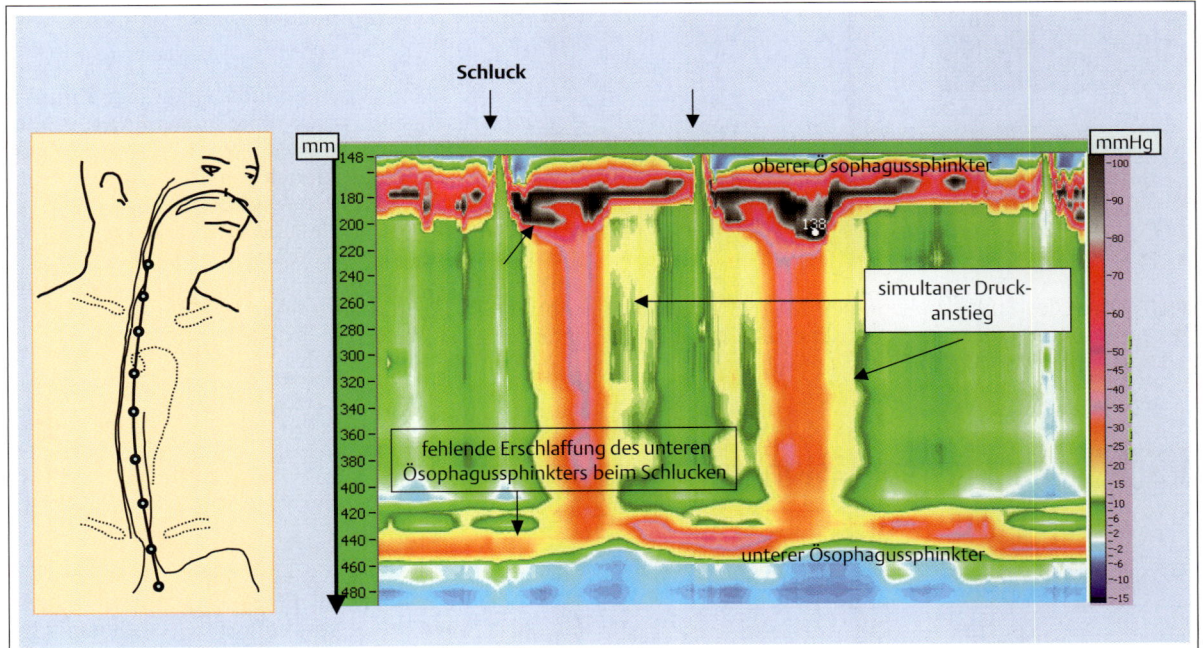

Abb. 26.5 Manometrisches Bild eines normalen Schluckaktes und bei Achalasie.
a Farbkodierte Isobar-Darstellung eines normalen Schluckaktes (hohe Drücke in rot und schwarz, tiefe Drücke in blau und gelb). Beim Schlucken öffnen sich gleichzeitig der obere und untere Ösophagussphinkter. Der Bolus wird widerstandsfrei durch die peristaltische Kontraktion durch den Ösophagus in den Magen transportiert.
b Farbkodierte Isobar-Darstellung eines Schluckaktes bei Achalasie. 35-jähriger Mann mit Dysphagie seit 18 Monaten. Beim Schlucken öffnet sich nur der obere Ösophagussphinkter, der untere Ösophagussphinkter ist geschlossen. Der Bolus bleibt im Ösophagus und führt zu einem simultanen Druckanstieg im tubulären Ösophagus.

26 Dysphagie

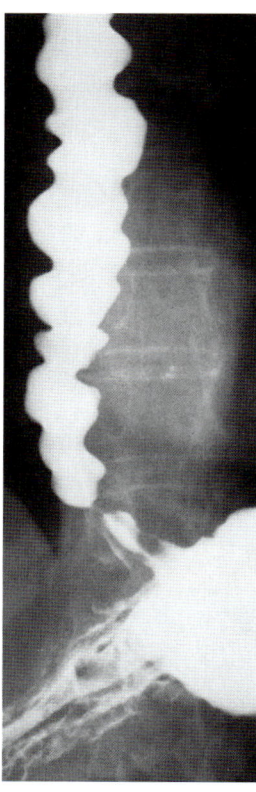

Abb. 26.6 Tertiäre Kontraktionen des Ösophagus mit Pseudodivertikelbildung (Korkenzieherösophagus). 75-jähriger Mann.

! Die Diagnosesicherung muss bei der Achalasie immer mittels der Manometrie erfolgen!

Die Passage des Endoskopes in den Magen ist bei der Achalasie unbehindert, der endoskopische Befund ist meistens normal. Eine medikamentöse Therapie der Achalasie ist nicht effizient. Eine Besserung der Symptome wird durch Schwächung des Sphinkters mittels pneumatischer Dilatation, intrasphinktärer Botulinuminjektion oder laproskopischer Myotomie erreicht

Diffuse Motilitätsstörungen des Ösophaguses

Klinik. Eine Dysphagie für feste und flüssige Mahlzeiten kann durch spastische Störungen der Ösophagusmotiliät (diffuse Ösophagusspasmen, „Nutcracker"-Ösophagus, hypertensiver unterer Ösophagussphinkter) verursacht werden. Eine Achalasie mit Leitsymptom Dysphagie kann kombiniert sein mit diffusem Ösophagusspasmus (zusätzlich krampfartige retrosternale Schmerzen: „vigorous achalasia"). Ösophagusspasmen können auch ohne Nahrungsaufnahme, zeitweise nachts, auftreten und sind differenzialdiagnostisch abzugrenzen von einer Angina pectoris (kein Belastungsschmerz, EKG). Ösophagusspasmen und Koronarspasmen können aber auch simultan auftreten. Spasmen können durch verschiedene Stimuli ausgelöst werden (Säurereflux, Stress, heiße oder kalte Speisen).

Diagnostik. Manometrisch findet man bei diffusen Spasmen einen simultanen segmentalen intraösogealen Druckanstieg, während beim Nutcracker-Ösophagus im distalen Anteil eine Peristaltik mit sehr hohen Amplituden (> 150 mmHg) beobachtet wird. Typischer radiologischer Befund des diffusen Ösophagusspasmus sind tertiäre Kontraktionen mit Pseudodivertikelbildung zwischen den Kontraktionsringen (Abb. 26.**6**). Die tertiären Kontraktionen sind oft nur intermittierend kurzfristig sichtbar.

26.3 Schleimhautläsionen (Odynophagie)

Ösophagusulkus

Plötzlich einsetzende Odynophagie ist verdächtig auf ein *medikamentös induziertes* Ösophagusulkus (vor allem nach Tetracyclinen, nichtsteroidalen Antirheumatika, Eisen- und Kaliumchloridpräparaten, Anticholinergika). Einnahme der Medikamente vor dem Schlafengehen ohne Flüssigkeit begünstigt lange Verweildauer der Medikamente im Ösophagus und lokale Schleimhautschädigung.

Die Diagnose wird endoskopisch gestellt. Die Abheilung unter antisekretorischer Therapie erfolgt meist prompt innerhalb einer Woche.

Weitere mechanische Ursachen. Verletzungen des Ösophagus nach Schlucken von Fremdkörpern (z. B. Hühnerknochen) können zu einer Odynophagie führen. Ebenfalls kann eine vorübergehende Odynophagie nach einer endoskopischen Behandlung (besonders Sklerotherapie) von Ösophagusvarizen auftreten.

Ösophagitis

Weitere Ursachen für Odynophagie (mit oder ohne Dysphagie) sind Ösophagitiden bei *Candidiasis* (vor allem bei immunkompromittierten Patienten, z. B. HIV-Infektion), *Herpesviren und Zytomegalie.* Eine Ösophagitis mit schmerzhaftem Schluckvorgang kann auch Folge einer Radiotherapie oder einer Chemotherapie sein.

Literatur

Allgemeine Werke der Gastroenterologie s. auch Kapitel 7 „Schmerzen im Bereich des Abdomens".

American Gastroenterological Association. Medical position statement on management of oropharyngeal dysphagia. Gastroenterology 1999; 116: 2: 452–4.

Kahrilas PJ. Gastroesophageal reflux disease. JAMA. 1996; 276: 983.

Katz PO, Castell JA. Nonachalasia Motility Disorders. In: Castell DO, Richter JE (eds.). The Esophagus. 3rd ed. Lippincott Williams & Willkins 1999.

Richter JE. Dysphagia, odynophagia, heartburn, and other esophageal symptoms. In: Feldmann M, Friedmann LS, Sleisenger MH (eds.). Sleisenger and Fordtran's gastrointestinal and liver disease: Pathophysiology/Diagnosis/Management. 7th ed. 2002; 1: 93–101.

Schwizer W, Borovicka J, Fried M, Inauen W. Motilitätsstörungen und Untersuchungsmethoden des Oesophagus. Schweiz Med Wochenschr 1993; 123: 8–14.

Spechler, SJ. Barrett's esophagus. Semin Gastrointest Dis 1996; 7: 51.

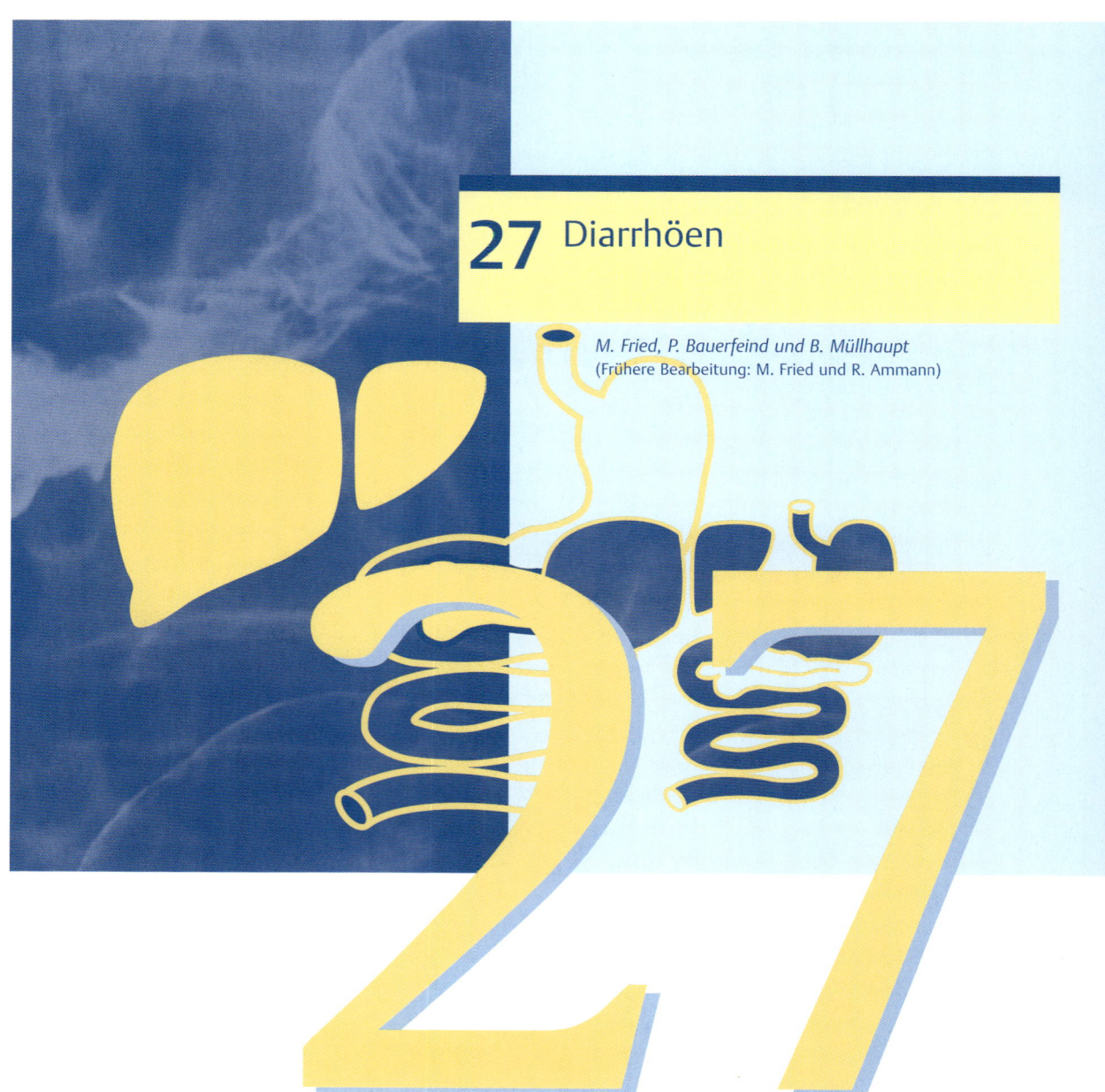

27 Diarrhöen

M. Fried, P. Bauerfeind und B. Müllhaupt
(Frühere Bearbeitung: M. Fried und R. Ammann)

Diarrhöen

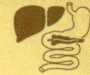

27.1 Akute Diarrhöen — 821

Überlegungen zum praktischen Vorgehen — 821
Infektiöse und parasitäre Durchfälle — 821
Antibiotikaassoziierte Kolitis (pseudomembranöse Kolitis) — 821
Toxisch bedingte Durchfälle — 821

27.2 Chronische Diarrhöen — 823

Leiden mit makromorphologischen Läsionen, vor allem im Kolon — 823

Colitis ulcerosa — 823
Venerische Anorektalleiden — 824
Ischämische (Entero-)Kolitis — 825
Ileocolitis Crohn (segmentäre ulzerogranulomatöse Entzündung) — 825
Darmtuberkulose — 827
Maligne Dünndarmtumoren — 827
Benigne Dünndarmtumoren — 827
Kolorektale Karzinome — 828
Dickdarmpolypen — 828
Hereditäre kolorektale Karzinome — 829
Divertikulose und Divertikulitis — 830

Leiden ohne morphologische Läsionen im Kolon — 831

Lactasemangel der Dünndarmmukosa — 831
Psychogene Durchfälle — 831

Malassimilationssyndrom (Maldigestion und Malabsorption) — 831

Überlegungen zu Pathogenese und praktischem Vorgehen — 831
Primäre Malabsorption — 832
    Zöliakie (einheimische Sprue) — 832
    Tropische Sprue — 834
Maldigestion und sekundäre Malabsorption — 834
    Steatorrhö bei Gallensäureverlustsyndrom — 834
    Morbus Whipple — 834
    Bakterielle Überwucherung — 835
    Kurzdarmsyndrom — 835
    Intestinale Lymphangiektasie — 836

Endokrin bedingte Durchfälle — 836

Erkrankungen des endokrinen Systems — 836
Endokrin aktive Tumoren — 836
    Karzinoidsyndrom — 836
    Verner-Morrison-Syndrom (VIPOM) — 837

27 Diarrhöen

Definition, Pathophysiologie, Einteilung

Definition. Bei der Diarrhö sind zu unterscheiden
- die „richtige Diarrhö", d. h. zu häufig, zu flüssig und mengenmäßig zu viel (über 250–300 g täglich),
- die „falsche Diarrhö", d. h. zu häufige, flüssige, aber wenig voluminöse Stuhlentleerungen, vorwiegend bei stenosierenden Prozessen im distalen Kolon mit Koprostase und sekundärer Verflüssigung des Stuhles,
- die gehäufte Entleerung von vorwiegend normal geformten Stuhlfraktionen (z. B. Colon irritabile, Proktitis).

Vom Laien werden alle 3 Formen als Diarrhö bezeichnet. Durch gezielte Anamnese muss der Arzt die 3 Formen differenzieren, da die „falsche Diarrhö" pathogenetisch eine spezielle Gruppe darstellt und häufig mit akuter Obstipation kombiniert auftritt (s. Kapitel 28). Die letzte Gruppe stellt entweder eine Variation im physiologischen Rahmen dar oder weist auf einen krankhaften Prozess im Rektosigmoid hin. Eine Diarrhö muss von einer Inkontinenz (unkontrollierte Entleerung von Rektuminhalt) abgegrenzt werden, ein häufiges und nicht selten unerkanntes Problem.

Pathophysiologie. Die wichtigsten Ursachen der Diarrhö sind in der Tab. 27.1 angeführt. Pathophysiologisch lassen sich 5 Hauptgruppen von Diarrhö unterscheiden (Tab. 27.1). Bei zahlreichen Durchfallleiden spielen aber gleichzeitig verschiedene pathogenetische Mechanismen eine Rolle.

Diarrhö ist einerseits ein typisches Symptom von gewissen Kolonerkrankungen, die, sofern sie chronisch sind, diagnostisch einfach durch Endoskopie erfasst werden können, z. B. Kolitis, Morbus Crohn, Karzinom. Wesentlich schwieriger ist u.U. die Erfassung und Klassifikation von Diarrhö bei Dünndarmerkrankungen. Eine „Dünndarmdiarrhö" kommt bei morphologisch intaktem Kolon nur zustande, wenn die physiologische Eindickungsfunktion des Kolons versagt. Diese Störung entsteht entweder durch Flüssigkeitsexzess aus dem Ileum (vor allem sekretorische Pathogenese, Tab. 27.1) oder durch ein Überangebot an osmotisch wirksamen Substanzen (z. B. Exzess an Gallensäuren, Laxanzien, Hydroxyfettsäuren, unverdaute Nahrungsstoffe, z. B. Lactose) (osmotische Pathogenese, Tab. 27.1).

Klinische Einteilung. In der klinischen Praxis unterscheiden wir die akute (Tage bis Wochen) und die chronische bzw. chronisch rezidivierende Diarrhö (mehr als 3 Wochen), wobei die Zeitspanne von 3 Wochen arbiträr ist. Diese Unterscheidung hat sich für klinische Belange bewährt und soll als Basis für die folgenden Ausführungen dienen.

Tabelle 27.1 Pathogenetische Mechanismen der Diarrhö

Osmotisch
(Stopp der Diarrhö bei Fasten)
- intestinaler Disaccharidasemangel (z. B. Lactoseintoleranz)
  - primär genetisch (Kinder)
  - erworben idiopathisch (Erwachsene)
  - sekundär, z. B. infektiös-entzündlich, bei Zöliakie, Postgastrektomie, Blindschlingensyndrom
- Monosaccharidmalabsorption, z. B. Glucose-Galactose-Malabsorption
  - u. a. sekundär bei kindlich-infektiöser Diarrhö
- künstliche Süßstoffe, z. B. Sorbitol, Mannitol
- Laxanzien, z. B. Lactulose, Mg-Salze, Phosphatsalze

Sekretorisch
(Diarrhö persistiert trotz Fasten)
- mikrobielle Enterotoxine, z. B. E. coli, Vibrio cholerae, Rota-, Norwalkviren, Kryptosporidien und Staphylokokken, Clostridium perfringens
- chemische Noxen, z. B. Coffein, Theophyllin, Diuretika, gewisse Laxativa, Alkohol
- Hormone, z. B. Gastrin (Zollinger-Ellison), VIP (Verner-Morrison), Serotonin (Karzinoid), Prostaglandin/Calcitonin (medulläres Schilddrüsenkarzinom)
- endogene Noxen, z. B. Dihydrogallensäuren (Ileumausfall, -befall), Hydroxyfettsäuren (Spruesyndrom)
- Tumor: sezernierende villöse Adenome

Exsudativ
(Mukosaschaden)
- bakteriell-parasitär, z. B. Shigellen, Salmonellen, Amöben, Lamblien, AIDS
- entzündlich, z. B. antibiotikaassoziierte Diarrhö, Zöliakie, Morbus Crohn, Morbus Whipple, Colitis ulcerosa, Ischämie
- kongenital, z. B. Chloriddiarrhö
- chemische Noxen, z. B. Zytostatika

Motorisch
- Colon irritabile
- Postvagotomie
- Cholinergika
- Hyperthyreose
- diabetische Enteropathie
- Karzinoid

Verschiedenes
- intestinale Obstruktion
- intestinale Distension
- Pfortaderhochdruck

27.1 Akute Diarrhöen

Überlegungen zum praktischen Vorgehen

Symptomatische Therapie. Bei akuten Durchfallkrankheiten sind vor allem infektiöse, parasitäre, toxische, medikamentöse und allergische Ursachen in Betracht zu ziehen. Akute Diarrhöen sind häufig und mehrheitlich banal bzw. selbstlimitierend. Dahinter versteckt sich eine Vielzahl verschiedener Ursachen (s. Tab. 27.**1**). Bei akuter Diarrhö stellt sich in erster Linie die Frage, ob eine Abklärung durchzuführen sei oder ob es nicht sinnvoller ist, primär in Unkenntnis der Ursache symptomatisch zu behandeln und je nach Verlauf, vor allem bei Therapieresistenz, eine Abklärung sekundär durchzuführen. Ausmaß, Art und Dauer der Durchfälle sowie Allgemeinsymptome sind dabei zu berücksichtigen.

Primäre Abklärung. Eine primäre Abklärung bei akuter Diarrhö ist nur *ausnahmsweise* indiziert, vor allem bei
- blutigen Stühlen,
- schweren Allgemeinsymptomen, vor allem Status febrilis, Exsikkose, Apathie,
- literweisen Stuhlentleerungen,
- schwerem anderem Grundleiden,
- Tropenrückkehrern,
- Berufstätigen in der Nahrungsmittelbranche,
- Durchfallerkrankungen von Kollektiven,
- Säuglingen und Kleinkindern,
- antibiotikaassoziierter Kolitis (infektiöse und parasitäre Diarrhöen s. Kapitel 4, „Status febrilis").

Infektiöse und parasitäre Durchfälle

Einteilung. Bei akuter *infektiöser* Diarrhö unterscheidet man 2 Hauptgruppen:
- die nichtentzündlichen (v.a. toxininduzierten) Formen vom „Choleratyp" und
- die entzündlich invasiven Formen vom „Dysenterietyp".

Nichtentzündliche Formen. Befallen ist meist der *Dünndarm*. Typische Merkmale der nichtentzündlichen Formen sind häufige, wässerige Durchfälle, die rasch zu Hypotension, Schock und Azidose führen und in der Regel nicht mit Fieber einhergehen. Hauptsächliche Erreger sind Vibrio cholerae, enterotoxigene E. coli (ETEC), Rota- und Norwalkviren. Giardia und Kryptosporidien sind die häufigsten Parasiten, die ein ähnliches, mehrheitlich weniger akutes Krankheitsbild hervorrufen. Bei allen diesen Erregern sind *keine Leukozyten* im Stuhl nachzuweisen.

Entzündliche Form. Hier ist meist das *Kolon* befallen. Bei den entzündlich invasiven Formen sind die Stühle weniger voluminös, vorwiegend eitrig-blutig, und im Stuhl sind *reichlich Leukozyten* zu finden. Bauchschmerzen und Fieber sind häufige Begleitsymptome. Haupterreger sind Shigellen, Campylobacter jejuni, enteritische Salmonellen, Yersinia enterocolitica, enteroinvasive E. coli und Clostridium difficile (nach Antibiotikatherapie!). Bei Tropenrückkehrern ist auch an Entamoeba histolytica zu denken.

Nahrungsmittelintoxikation. Akuter Brechdurchfall (i.d.R. innerhalb von 6 Stunden nach Nahrungszufuhr, Erkrankung der „Tischgemeinschaft") deutet auf eine Nahrungsmittelvergiftung, bedingt durch Toxine von *bakteriell kontaminierter Nahrung* (u. a. Staphylococcus aureus, Clostridium perfringens, Bacillus cereus). Der Erregernachweis ist in kontaminierten Nahrungsmitteln möglich. Durchfälle, verbunden mit Fieber, Arthritiden und Erythema nodosum, sind typisch für die Yersiniose.

Erregernachweis. Bei infektiösen Diarrhöen gelingt der Erregernachweis nur in etwa 40–60 % der Fälle. Als Erreger der akuten Diarrhö finden sich im europäischen Raum durchschnittlich in je 14 % Salmonellen und Campylobacter, in 4,3 % Clostridium difficile, in 3,4 % Rotaviren und in je 2,5 % Shigellen und Protozoen.

Bei Tropenrückkehrern (und bei AIDS- bzw. immuninkompetenten Patienten) ist ein Befall mit pathogenen Protozoen wesentlich häufiger. Eine Übersicht der *Parasiten*, die mit Diarrhö einhergehen können, zeigt Tab. 27.**2**.

Antibiotikaassoziierte Kolitis (pseudomembranöse Kolitis)

Etwa 5–25 % der Individuen, die mit Breitspektrumantibiotika behandelt werden, entwickeln eine Diarrhö innerhalb von 2–20 Tagen. Die Diarrhö ist mehrheitlich bedingt durch die Toxine A und B von *Clostridium difficile*, ein Bakterium, das bei Suppression der normalen Darmflora proliferiert. Der Schweregrad des klinischen Krankheitsbildes und der Diarrhö ist sehr unterschiedlich; schwere Verläufe mit tödlichem Ausgang kommen vor. Der Endoskopiebefund (in etwa 80 % im linken Hemikolon) variiert von diffuser Schleimhautrötung bis zu schweren pseudomembranös-erosiven Läsionen. Die Diagnose wird bestätigt durch den Nachweis von Clostridium-difficile-Toxin im Stuhl.

Toxisch bedingte Durchfälle

Die toxisch bedingten Durchfälle können durch endogene und exogene Substanzen verursacht sein.

Endogene Toxine. Endogene Toxine führen vor allem bei der *Urämie* zu Diarrhö (Ausscheidungskolitis). Die

Tabelle 27.2 Diarrhö bei parasitären Erkrankungen

	Vorkommen	Infektionsweg
Parasiten, die häufig Diarrhö hervorrufen		
Protozoen		
Entamoeba histolytica	v.a. Tropen	fäkal-oral
Giardia duodenalis	ubiquitär	fäkal-oral
Isospora belli	Tropen	fäkal-oral
Balantidium coli	weltweit	fäkal-oral
Trematoden		
Schistosoma mansoni	v.a. Afrika, Südamerika	perkutan
Schistosoma japonicum	Ferner Osten	perkutan
Nematoden		
Trichirus trichiura	ubiquitär	fäkal-oral
Strongyloides stercoralis	Tropen, Subtropen	perkutan
Parasiten, die besonders bei AIDS-Patienten Diarrhö hervorrufen		
Cyclospora (blau-grüne Alge)	ubiquitär	fäkal-oral
Kryptosporidien	ubiquitär	fäkal-oral
Mikrosporidien	ubiquitär	fäkal-oral
Parasiten, die gelegentlich Diarrhö hervorrufen		
Protozoen (Kokzidiose), Plasmodium falciparum (Malaria tropica)		
Trematoden (fernöstliche Distomatosen, Bandwürmer, v.a. Hymenolepsis nana, Taenia saginata, Taenia solium, Diphyllobothrium latum)		
Nematoden (Ascaris lumbricoides, Ankylostoma duodenale, Trichinella spiralis)		

bei schweren *Infektionskrankheiten* sehr häufig zu beobachtenden Durchfälle beruhen zum Teil ebenfalls auf diesem Mechanismus.

Exogene Toxine. Von den exogenen Giften sind die *Arsen-* und *Quecksilberintoxikationen* am häufigsten Ursache von massiven Durchfällen.

Wenn man an die Möglichkeit einer *Arsenintoxikation* bei unklaren Durchfällen denkt, ist die Diagnose durch den chemischen Arsennachweis in Haaren und Nägeln einfach zu erbringen. Bei akuten Fällen weisen manchmal der grüne Farbstoff im Erbrochenen und Knoblauchgeruch die Richtung.

Bei der *Quecksilberintoxikation* geht vor allem die *akute Vergiftung* mit häufigen und oft blutigen, durch HgS schwarz gefärbten, diarrhöischen Stühlen einher. Diese Durchfälle sind im Beginn nur typisch bei oraler Zufuhr des Quecksilbers. (Im Gegensatz zur Inhalation von Hg-Dämpfen bzw. Einnahme von Hg-Salzen ist metallisches Quecksilber im Darm weitgehend harmlos.) Sonst treten blutig-schleimige Durchfälle erst später als Ausdruck einer Ausscheidungskolitis auf.

Pilzvergiftungen. Pilzvergiftungen sind bei akutem Brechdurchfall in Betracht zu ziehen. Treten die Symptome innerhalb von 1–3 Stunden nach Pilzgenuss auf, handelt es sich meist um eine harmlose Intoxikation durch verdorbene Pilze oder die seltene Trehalose-Intoleranz. Lebensgefährlich ist jedoch die Vergiftung mit Amanita phalloides (Knollenblätterpilz), die 6–10 Stunden nach Pilzgenuss einsetzt, mit Abdominalkoliken und Brechdurchfall einhergeht und häufig nach einer symptomlosen Phase zu einer akuten, oft tödlichen Lebernekrose führt.

Medikamente. Auch viele *Medikamente* führen zu Durchfällen (z. B. Eisenpräparate, Mg-haltige Antazida, Colchizin, Zytostatika, Biguanide, Ganglienblocker).

> Nie sollte unterlassen werden, eingehend nach Einnahme von Abführmitteln zu fahnden. Abführmittel sind, so paradox es klingt, eine häufige Ursache von Diarrhö bei Menschen, die wegen ihrer Durchfälle den Arzt aufsuchen. Auch an eine vom Patienten vorgetäuschte Diarrhö durch Zugabe von Wasser oder Urin zum Stuhl sollte gedacht werden.

Nahrungsmittelallergien. Wie andere Organe wird auch der Darm bei Allergien betroffen, was aber selten ist (< 5% der nahrungsmittelbedingten Diarrhöen). Abruptes Einsetzen, kurze Dauer der Diarrhö und wiederholtes, zeitlich eng gekoppeltes Auftreten der Diarrhö mit Exposition auf ein bestimmtes Nahrungsmittel sind typisch (z. B. Meeresfrüchte, Eier, Erdbeeren). Oft bestehen zusätzliche Manifestationen an anderen Organen, vor allem der Haut (Erythem, Quincke-Ödem, Urtikaria). Die Diagnose basiert auf typischer Anamnese, Eliminationsdiät, evtl. Expositionsversuch und Hauttests. Bei der eosinophilen Gastroenteritis wird eine allergische Genese diskutiert. Abdominalschmerzen, verbunden mit blutigen Durchfällen, werden gelegentlich bei der Purpura Schoenlein-Henoch beobachtet.

27.2 Chronische Diarrhöen

Chronische Durchfälle (> 3 Wochen) sind nur selten infektiös-bakteriell bedingt.

> Chronische Diarrhö ist ein relativ häufiges Symptom, dem eine Vielzahl von Ursachen zugrunde liegen kann.

Funktionelle und organische Diarrhö. Eine Unterteilung der Ursachen in größere Kategorien aufgrund praktischer klinischer Überlegungen ist aus Tab. 27.**3** ersichtlich. Die gezielte Anamnese gestattet in der Regel eine erste grobe Orientierung und vorläufige Unterteilung des Kollektivs in funktionelle (häufig) und organische Diarrhö (relativ selten) (Tab. 27.**4**).

Durchfälle, die auch nachts auftreten, mit Gewichtsverlust einhergehen oder Blutbeimengungen aufweisen, bedürfen in allen Fällen einer raschen, eingehenden Abklärung. Die Vermutungsdiagnose von funktioneller Diarrhö ist andererseits sehr wahrscheinlich, falls es sich um jugendliche Patienten (unter 40 Jahren) mit sehr langer Vorgeschichte in gutem Allgemein- und Ernährungszustand handelt und die klinische Abklärung inklusive Koloskopie und Laborroutineuntersuchung (Blutsenkung, Hämoglobin, Leukozyten, Stuhluntersuchung auf Darmparasiten) normal ausfällt.

Tabelle 27.3 Ursachen der chronischen Diarrhö (Hauptkategorien aus klinischer Sicht)

Funktionelle Störungen
- vor allem Colon irritabile

Organische Ursachen
- entzündliche Prozesse (vor allem Colitis ulcerosa, Morbus Crohn, ischämische Prozesse, Tbc)
- Neoplasien (oft Diarrhö alternierend mit Obstipation, vor allem Kolonkarzinom)
- Malassimilationssyndrom (Malabsorption und Maldigestion)
- endokrin-humorale Ursachen (z. B. Hyperthyreose, Karzinoid, Inselzelltumoren, Diabetes)
- diverse Ursachen (z. B. Parasitosen, Laxanzien, Lactoseintoleranz, AIDS)

Tabelle 27.4 Unterteilung der chronischen Diarrhöen aufgrund der Anamnese

Anamnese	Funktionelle Diarrhö	Organische Diarrhö
Dauer	jahrelang, oft intermittierend	im Allgemeinen Wochen bis Monate
Rhythmus	vor allem morgens und postprandial	Tag und Nacht
Gewicht	stabil	absinkend
Stuhlbeschaffenheit	breiig, flüssig, oft mit zähem Schleim	evtl. blutig-eitrig oder massig-fettig

Leiden mit makromorphologischen Läsionen, vor allem im Kolon

Colitis ulcerosa

Klinik. Die Colitis ulcerosa kann in Frühstadien gegenüber verschiedenen infektiösen Enterokolitiden, z. B. bei Campylobacter jejuni, E. coli, Salmonellose, Shigellen, Clostridium difficile, Entamoeba histolytica, schwierig abzugrenzen sein, da Durchfälle von blutig-schleimigem Charakter und intermittierende Temperaturen die führenden Symptome sein können (mehrfache Suche nach pathogenen Keimen und Parasiten). Später bietet die Differenzierung kaum Schwierigkeiten. Betroffen sind vor allem Patienten zwischen dem 15. und 50. Lebensjahr, Frauen etwas häufiger als Männer, meist beginnt die Erkrankung im Jugendalter. Die Diarrhö ist oft schmerzlos, kann aber gelegentlich mit Tenesmen einhergehen. *Rektaler Blutabgang* ist ein häufiges Symptom, *Schleim und Eiter* werden häufig mit Blut vermischt, oft auch ohne Stuhlbeimengung ausgeschieden. Bei ausschließlichem Befall des Rektums besteht häufig keine Diarrhö. In diesen Fällen wird geformter Stuhl mit Blutauflagerungen entleert (cave: Verwechslung mit Hämorrhoiden!). In den meisten Fällen bestehen eine Anämie von hypochromem Charakter, eine Senkungserhöhung, eine Leukozytose oder eine Linksverschiebung (außer bei ausschließlichem Rektumbefall).

Diagnostik. Die wichtigste diagnostische Methode zur Feststellung einer Colitis ulcerosa ist die *Koloskopie* insbesondere von Rektum und Sigma (Rektum im Gegensatz zum Morbus Crohn immer primär befallen). Die Endoskopie zeigt eine tiefrote, feingranulierte, glanzlose Schleimhaut ohne Gefäßzeichnung, welche schon bei geringster Berührung blutet. Größere Schleimhautdefekte (Ulzera resp. Erosionen) lassen sich endoskopisch vor allem in höheren Kolonabschnitten (exklusive Rektum) beobachten (Abb. 27.**1**). Im Gegensatz zum Morbus Crohn sind die *Schleimhautveränderungen* im befallenen Abschnitt *kontinuierlich* und gleichmäßig verteilt. Die Ausdehnung des Prozesses wird in der Regel endoskopisch festgestellt.

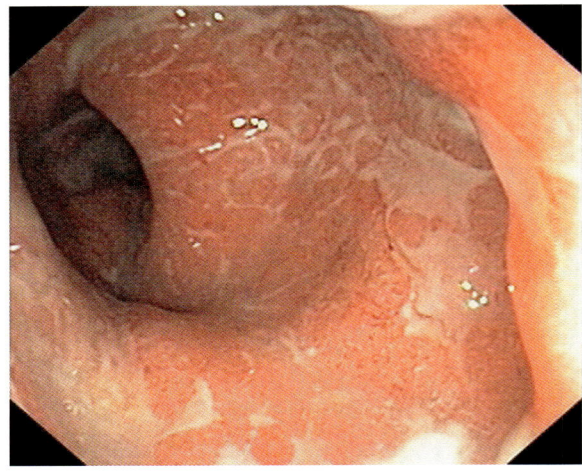

Abb. 27.1 Colitis ulcerosa mit multiplen flachen Ulzera im Rektum bei 73-jährigem Mann.

Mit zunehmender Dauer der Krankheit kommt es zu einer zunehmenden Schrumpfung des Organs mit Verschmälerung und Verkürzung des befallenen Kolonteils.

Komplikationen und Verlauf. Der Verlauf ist meist ausgesprochen *schubweise.* Neben perakuten Fällen mit plötzlichem Beginn, hohen septischen Temperaturen und massiven Durchfällen werden verhältnismäßig mild verlaufende Formen, bei denen ohne besondere Beschwerden abgesetzte, schleimig-blutige Stühle das einzige Symptom bilden, beobachtet.

Allgemeine *Komplikationen* betreffen in erster Linie Augen (vor allem Iridozyklitis, Episkleritis), Haut (Erythema nodosum, Pyoderma gangraenosum) und Gelenke (Polyarthralgien, Sakroileitis). Seltener sind Stomatitis, Arteriitis, Pericholangitis u. a. m.

Gefürchtete *lokale Komplikationen* sind Perforation, massive Blutungen und das toxische Megakolon. Das *Risiko der Karzinomentwicklung* ist deutlich erhöht, vor allem bei Patienten mit diffusem Kolonbefall und über 10-jährigem Verlauf (Karzinomrisiko bei 15-jährigem Verlauf etwa 5–8 %, bei 20-jährigem Verlauf etwa 12 %).

> Bei langjährigem (mehr als 8–10 Jahre) diffusem Kolonbefall werden heute regelmäßige Koloskopiekontrollen und Stufenbiopsien zur Früherfassung eines Karzinoms und von Schleimhautdysplasien empfohlen.

Toxisches Megakolon. Massive Dilatation des Kolons (über 6 cm Breite) in der Abdomenleeraufnahme weist auf ein toxisches Megakolon, das mit klinisch schwersten Krankheitszeichen, aufgetriebenem Abdomen und Subileuserscheinungen einhergeht und eine lebensbedrohliche Komplikation der Colitis ulcerosa darstellt. Perforation ist eine häufige Komplikation des Megakolons.

Differenzialdiagnose. Die Diagnose Colitis ulcerosa basiert auf
- typischer Klinik,
- charakteristischem endoskopischem Befund und
- Ausschluss von Krankheiten bekannter Ätiologie mit vergleichbaren klinisch-endoskopischen Befunden.

Differenzialdiagnostisch sind dabei vor allem folgende Affektionen auszuschließen:
- Ileocolitis Crohn,
- bakteriell-parasitäre Entzündungen (Amöbenruhr, Tuberkulose),
- ischämische Kolitits,
- Kolitis nach Radiotherapie,
- pseudomembranöse Kolitis (s. antibiotikaassoziierte Kolitis),
- venerische Proktitis (Gonorrhö, Chlamydien, Herpes), die Abgrenzung zur Procititis ulcerosa ist schwierig,
- Kollagenkolitis und mikroskopische Kolitis; hier ist die Endoskopie normal.

Gelegentlich verursacht eine „banale" infektiöse Enterokolitis, z. B. Campylobacter jejuni, vorübergehend das Bild einer hämorrhagischen Kolitis.

Für die Unterscheidung von Colitis ulcerosa und Morbus Crohn spielen neben der Klinik in erster Linie die Beurteilung von Art und Verteilungsmuster der Schleimhautläsionen die entscheidende Rolle, was mittels Endoskopie (und Biopsie) möglich ist (Abb. 27.2). Gelegentlich ist die Abgrenzung beider Erkrankungen schwierig, Mischformen kommen vor.

Venerische Anorektalleiden

Geschlechtskrankheiten mit Primärmanifestationen im Anorektalbereich sind vor allem bei Homosexuellen nicht selten. Die Mehrzahl der sexuell übertragbaren Erkrankungen sind *nichtspezifische Infektionen,* wie z. B. Herpes simplex, Condylomata accuminata, Molluscum contagiosum. Die *Lues* kann sich als Primäreffekt oder in Form von Condylomata lata perianal manifestieren. *Chlamydien und Gonorrhö* verursachen eine hämorrhagische Proktitis (Abstrich, Kultur), das Lymphogranuloma venereum eine ulzerogranulomatöse Proktitis. Bei Homosexuellen (u. a. HIV-Erkankung) sind auch sexuell übertragbare „banale" Erreger wie Protozoen und Pilze (z. B. Amöben, Kryptosporidien, Candida) in Betracht zu ziehen.

Die Entzündung bei *Lymphogranuloma venereum* bleibt im Allgemeinen auf das Rektum limitiert und zeigt, falls nicht adäquat behandelt, ausgesprochene Neigung zu Schrumpfung mit Ausbildung von Strikturen 4–5 cm oberhalb des Analrings. Die Schleimhautbiopsie ergibt unspezifische granulomatös-entzündliche Veränderungen.

Differenzialdiagnostisch sind vor allem Karzinom, Morbus Crohn und Tuberkulose auszuschließen. Diagnostisch wichtig ist der kulturelle und serologische Nachweis einer Chlamydieninfektion.

Chronische Diarrhöen

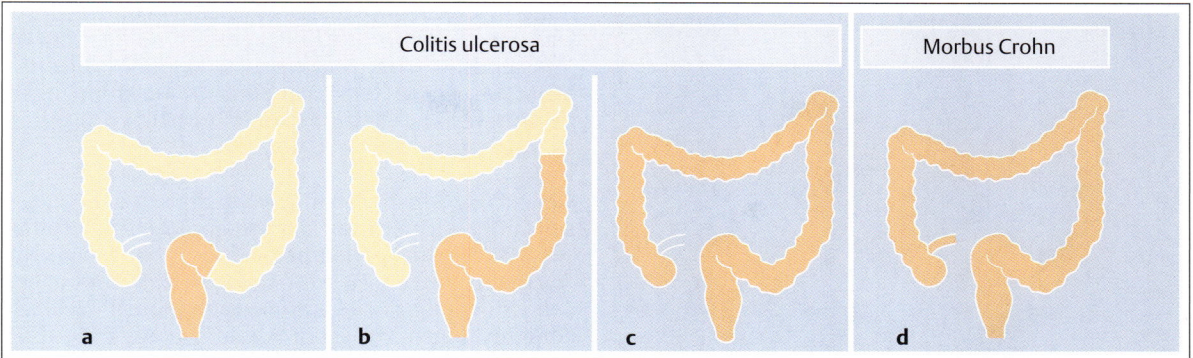

Abb. 27.2 Verteilungsmuster der Läsionen und typische Klinik bei Colitis ulcerosa und Morbus Crohn.
a Blut (aufgelagert) und geformter Stuhl.
b und **c** Blut mit Stuhl vermischt und Diarrhö, dabei **c** häufig mit Entzündungszeichen (hohe Senkung, Leukozytose, Linksverschiebung, gelegentlich Fieber).
d „skip lesions", Blut meistens fehlend und Diarrhö, Entzündungszeichen (hohe Senkung, Leukozytose, Linksverschiebung, evtl. Fieber).

Ischämische (Entero-)Kolitis

Pathogenese. Durchfälle mit Blut werden auch beobachtet bei ischämischer (Entero-)Kolitis (Abb. 27.3), welche Folge von *obliterierender Angiopathie* der den Darm versorgenden Gefäße (Truncus coeliacus, A. mesenterica superior, A. mesenterica inferior) und deren Verbindung ist oder die trotz offener Gefäße infolge verminderter mesenterialer Perfusion auftreten kann, z. B. nach Herzinfarkt, Schock, Herzinsuffizienz. Entsprechend der Gefäßversorgung des Kolons sind meist das Sigma, die linke Flexur und das Colon descendens betroffen. Die Diagnose einer ischämischen Kolitis ist wahrscheinlich, wenn die Symptomatologie während oder unmittelbar nach einem *Schockereignis* einsetzt oder wenn gleichzeitig *postprandiale Schmerzen* im Abdomen bestehen.

Nach Graft-Operationen wegen Aorta- bzw. A.-iliaca-Verschlüssen, bei welchen die A. mesenterica inferior geopfert wird, sind ebenfalls Durchfälle beschrieben, wenn die verbleibenden Abdominalgefäße insuffizient werden. Auch beim *A.-iliaca-Steal-Syndrom* wurden entsprechende Beobachtungen gemacht. Ischämische Kolitiden werden ferner selten beobachtet bei Frauen unter Ovulationshemmern, bei Patienten mit Gerinnungsstörungen, bei einer Vaskulitis sowie proximal von stenosierenden Prozessen im Rektosigmoid, z. B. Karzinomen. Auch bei Langstreckenläufern wurde eine ischämische Kolitis beobachtet.

> Isolierte Ulzera im Sigma, in der linken Flexur oder im Colon descendens können auf eine ischämische Kolitis hinweisen.

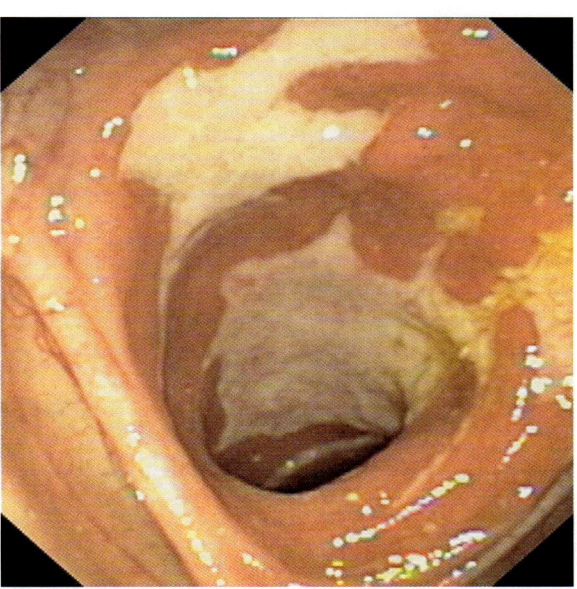

Abb. 27.3 Ischämische Kolitis. Tiefe, scharf abgegrenzte Kolonulzera bei 87-jähriger Patientin.

Ileocolitis Crohn (segmentäre ulzerogranulomatöse Entzündung)

Befallsmuster. Der ätiologisch ungeklärte chronische ulzerogranulomatöse, transmurale Entzündungsprozess (Morbus Crohn) befällt segmentär vor allem die rechte Kolonhälfte und das terminale Ileum, kann aber disseminiert kürzere und längere Segmente des Kolons, Dünndarms, Magens, Duodenums und Ösophagus mitbetreffen. Typisch ist die Aufeinanderfolge von makrokopisch normalen und entzündeten Bezirken („skip lesions"). In etwa 30–35 % ist nur der Dünndarm

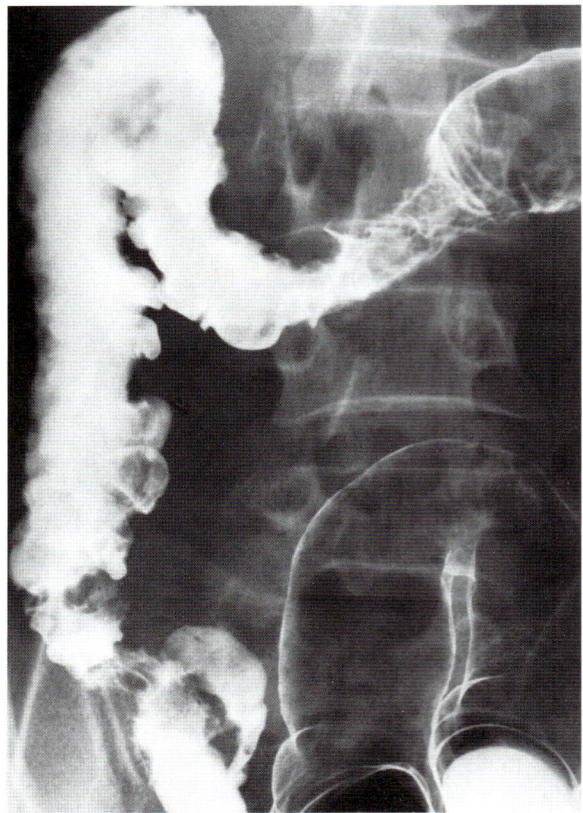

Abb. 27.4 Segmentärer Morbus Crohn der rechten Kolonhälfte unter Mitbefall des terminalen Ileums. Tiefe intramurale Fissur im Colon transversum und pseudodivertikelartige Ausstülpungen gesunder Wandbezirke im Colon ascendens.

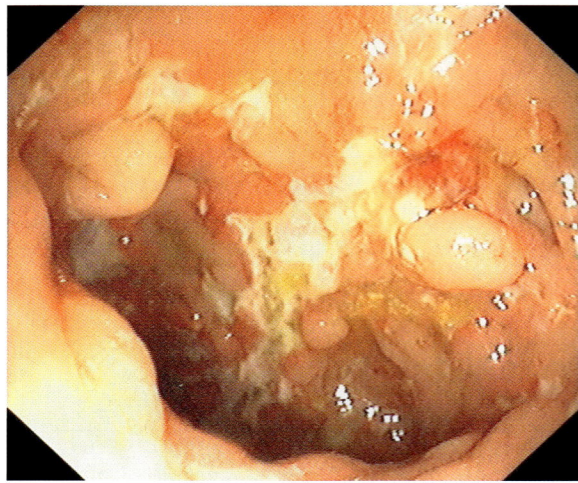

Abb. 27.5 Morbus Crohn bei 17-jähriger Patientin mit seit Jahren bestehenden krampfartigen Bauchschmerzen und rezidivierenden Diarrhöen. Längliche, tiefe, z. T. fissurale Ulzera im Transversum mit Deformation des Kolons.

(Enteritis regionalis), in 40–45 % Ileum und rechtes Kolon und in etwa 15–20 % nur das Kolon befallen (Abb. 27.**2 d** u. 27.**4**). Im Gegensatz zur Colitis ulcerosa bleibt das distale Kolon, vor allem das Rektum, mehrheitlich verschont (Rektoskopie normal!). Häufig ist die Analgegend befallen.

Klinik. Das Krankheitsbild gleicht klinisch demjenigen der Colitis ulcerosa mit der wesentlichen Ausnahme, dass die Durchfälle mehrheitlich nicht blutig sind. *Abdominalschmerzen, Fieber, Gewichtsverlust* sind neben den Durchfällen die Kardinalsymptome. Perianale Komplikationen, vor allem Fisteln, werden in 30–50 % der Fälle beobachtet.

Systemmanifestationen. Gelegentlich treten Systemmanifestationen auf, vor allem Polyarthralgien und Morbus Bechterew, Hautveränderungen, z. B. Erythema nodosum, und Augensymptome, z. B. Iridozyklitis.

Labor. Erhöhte Blutsenkung und ein hohes C-reaktives Protein, Linksverschiebung, toxische Granulationen bei leichter bis mäßiger Leukozytose, Thrombozytose und eine mäßige Infektanämie fehlen selten. Hypoproteinämie infolge exsudativer Enteropathie und Hinweise auf Malabsorption (Steatorrhö, Vitamin-B_{12}-Mangel) sind bei ausgedehntem Ileumbefall zu beobachten.

Verlauf. Typisch für den Morbus Crohn ist der *chronische Verlauf* über Jahre mit Exazerbationen und längeren oligosymptomatischen Intervallen. Akute lebensbedrohliche Komplikationen wie bei Colitis ulcerosa kommen kaum vor, Blutungen und Perforationen sind Ausnahmen. Dagegen sind v.a. bei Dünndarmbefall *Stenoseerscheinungen* mit Ileussymptomatik nicht selten; transmurale innere *Fisteln* und lokale Abszesse werden gelegentlich beobachtet.

Diagnostik. Die Diagnose Morbus Crohn basiert auf dem Nachweis der typischen endoskopischen (Abb. 27.**5**) und radiologischen Veränderungen (Verteilungsmuster s. Abb. 27.**2 d**; segmentärer, diskontinuierlicher Darmbefall; große, tiefe, lineare Ulzera; Pflastersteinaspekt der Läsionen).

Differenzialdiagnose. Klinisch und endoskopisch bzw. radiologisch ähnliche Bilder wie bei Morbus Crohn können auftreten bei zur Chronizität neigenden bakteriellen Infekten, z. B. Aktinomykose, Tuberkulose, Yersinien, Campylobacter, nach Medikamenteneinnahme, z. B. nichtsteroidalen Antirheumatika, bei malignen Lymphomen, Divertikulitis oder intestinaler Ischämie. Bei einem ersten (akuten) Schub ist daher der Morbus Crohn mit Zurückhaltung zu diagnostizieren. Postoperative Lokalrezidive im Anastomosenbereich treten bei Morbus Crohn – im Gegensatz zur Colitis ulcerosa – in über 50 % der Fälle auf.

Darmtuberkulose

Klinik. Bei der Darmtuberkulose, die vorzugsweise in der *Ileozökalgegend* sitzt, sind *Durchfälle, Abdominalschmerzen und Gewichtsverlust* die Regel. Die Darmtuberkulose kommt im Westen kaum je als isolierte Erkrankung, sondern fast nur als Komplikation einer schweren Lungentuberkulose zur Beobachtung. Mit der Einführung der Tuberkulostatika ist sie in weiten Teilen der Welt praktisch verschwunden. Bei der Untersuchung lässt sich oft eine Resistenz im rechten Unterbauch palpieren. Anämie, toxisches Blutbild und Blutabgang im Stuhl fehlen selten.

Diagnostik. Für die Diagnose zu verwerten sind in erster Linie die Lungenveränderungen mit positivem Sputumbefund, endoskopische und radiologische Veränderungen mit Schrumpfung von Zökum und Colon ascendens, Wandinfiltration, Ulzeration und Deformation des Schleimhautreliefs (Abb. 27.**6**). *Histologische Resultate* der endoskopischen Biopsie und vor allem der kulturelle Nachweis von Tuberkelbazillen aus der Schleimhautbiopsie sind weitgehend diagnostisch. Differenzialdiagnostisch muss das Leiden vor allem von der Colitis ulcerosa und dem Morbus Crohn abgegrenzt werden.

Maligne Dünndarmtumoren

Epidemiologie. Tumoren des Dünndarms sind sehr selten. Karzinome kommen am häufigsten im *Duodenum* vor, etwas seltener in distalen Abschnitten. Im Gegensatz dazu entstehen *maligne Lymphome* eher in den distalen Abschnitten des Dünndarmes. *Karzinoide* und gastrointestinale Stromatumoren (GIST) sind weitere maligne Tumoren des Dünndarms.

Klinik. Symptome bei malignen und benignen Dünndarmtumoren entstehen, wenn deren Größe und Lokalisation zur vollständigen oder teilweisen Obstruktion führen: Eine Obstruktion verursacht *Ileussymptome* wie postprandiale Koliken, Nausea und Erbrechen. Bei malignen Dünndarmtumoren kann es zu Blutungen (Anämie) und Perforation kommen. Tumoren, die nicht zu Obstruktion führen, sind entweder asymptomatisch oder verursachen unspezifische Bauchschmerzen, deren Assoziation zum Tumor oft unklar bleibt.

Diarrhö ist nur dann mit malignen Dünndarmtumoren assoziiert, wenn es sich um einen endokrin aktiven *neuroendokrinen Tumor* handelt (s. dort).

Dünndarmlymphome können vor Auftreten einer Obstruktion eine Diarrhö und B-Symptomatik (Gewichtsverlust, Fieber, Nachtschweiß, Anämie, Blutbildveränderungen) verursachen.

Vor allem bei HIV-positiven Patienten muss auch an *Kaposi-Sarkome* gedacht werden (manifestieren sich oft durch Blutung, seltener durch Obstruktion).

Diagnostik. Bei Obstruktion durch den Tumor zeigt die radiologische Untersuchung (CT oder Abdomenüber-

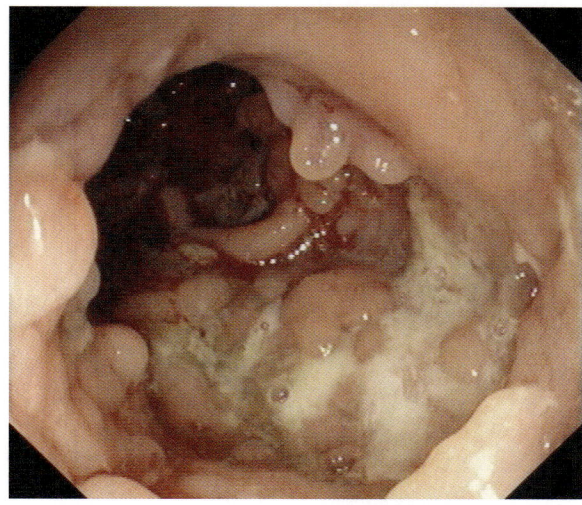

Abb. 27.6 Ileozökaltuberkulose. Ulzera mit Eiter belegt und multiple Pseudopolypen im Ileum. 42-jähriger Patient aus Tibet, seit Jahren irrtümlich als Morbus Crohn diagnostiziert.

sichtsaufnahme) *Zeichen des Ileus* oberhalb des Tumors (dilatierter Dünndarm, Flüssigkeitsspiegel). Mit Hilfe der normalen Gastroskopie können lediglich Duodenaltumoren dargestellt und biopsiert werden.

Bei unspezifischen Bauchbeschwerden und/oder Verdacht auf Dünndarmtumor ohne Obstruktion (B-Symptomatik, Anämie bei negativer Gastroskopie und Koloskopie) können einige der folgenden weiteren diagnostischen Methoden eingesetzt werden: radiologische Dünndarmuntersuchungen (klassischer Dünndarmdoppelkontrast, CT- oder MR-Dünndarmuntersuchung, Enteroskopie und Kapselendoskopie). Die *radiologischen Methoden* erlauben die Diagnose nur bei relativ großen Tumoren. Die *Enteroskopie* ermöglicht die Diagnostik in ungefähr einem Drittel des oberen Dünndarmes. Eine meist vollständige visuelle Darstellung des Dünndarmes ist durch die moderne nichtinvasive *Kapselendoskopie* möglich. Radiologie und Kapselendoskopie lassen oft nur eine Verdachtsdiagnose zu, da eine Biopsie nicht möglich ist. In diesen Fällen erlaubt oft nur die *Chirurgie* eine Diagnose und häufig eine gleichzeitige Therapie.

Benigne Dünndarmtumoren

Über die Hälfte aller Dünndarmtumoren, wie *Adenome, Leiomyome, Lipome und Angiome,* sind gutartig. In den meisten Fällen sind diese Tumoren asymptomatisch und werden zufällig intraoperativ oder bei der Autopsie entdeckt. Symptomatisch werden sie nur dann, wenn ihre Größe zur Obstruktion des Dünndarmes führt.

Diarrhöen

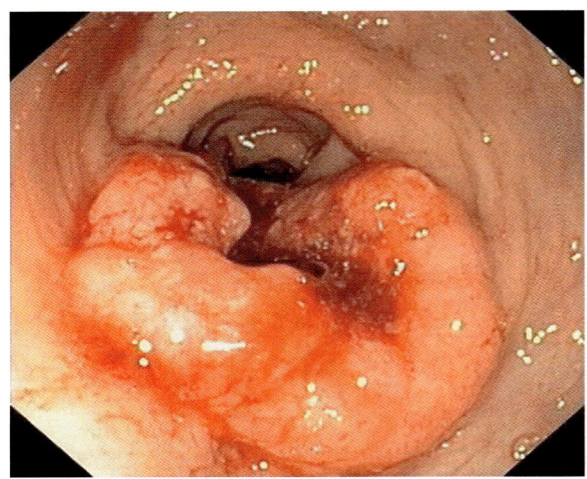

Abb. 27.7 Kolonkarzinom, schüsselförmig wachsend, im Sigma (pT3N1). 58-jährige Patientin mit Blutabgang ab ano seit 3 Monaten.

Vor der vollständigen Obstruktion wird oft über Veränderungen des Stuhlganges mit Wechsel zwischen Obstipation und Durchfällen berichtet. Stuhlveränderungen können mit Blähungen, kollernden Darmgeräuschen und kolikartigen Beschwerden einhergehen. Beim Rektumkarzinom kann es zum „Symptom des falschen Freundes" (ungewollter Stuhlabgang bei Wind) kommen. Dieses Symptom ist aber unspezifisch.

> Jede, vor allem neu aufgetretene Stuhlunregelmäßigkeit im Alter von über 40 Jahren muss, wenn keine anderen Ursachen vorliegen, den Verdacht auf ein Kolonkarzinom lenken.

In seltenen Fällen manifestiert sich ein Kolonkarzinom primär durch die Metastasen der Leber (je nach Ausprägung vergrößerte Leber, Ikterus). In diesen Fällen führt die Bildgebung (Ultraschall, CT, MRT) meist zur Diagnose.

Ebenfalls selten sind Fieber und Sepsis Erstmanifestationen des Kolonkarzinoms, wahrscheinlich ausgelöst durch Darmbakterien, welche durch den Tumor in die Blutbahn gelangen.

Kolorektale Karzinome

Epidemiologie. Kolorektale Karzinome sind die zweit- bis dritthäufigsten malignen Erkrankungen in der westlichen Welt. Das Risiko, an einem Kolonkarzinom zu erkranken, beträgt lebenslang etwa 5 %. Die Inzidenz steigt linear mit dem Alter.

Klinik. Die meisten Kolonkarzinome sind bis zu einem späten Stadium asymptomatisch. Ein guter Allgemeinzustand schließt ein Kolonkarzinom nicht aus. Bauchschmerzen, unabhängig von der Stuhlpassage sind fast nie zu beobachten. Sehr große Tumoren können gelegentlich palpatorisch erfasst werden.

Bei fortgeschrittenen kolorektalen Karzinomen kann es zur *Blutung* aus der Tumoroberfläche, zu *Anämie* oder Blutabgang ab ano kommen.

> Ungeklärte Anämie und/oder rektaler Blutabgang sind immer suspekt auf ein kolorektales Karzinom und müssen endoskopisch abgeklärt werden.

Der okkulte Blutverlust kann vor Auftreten von Symptomen zur Erkennung von kolorektalen Karzinomen genützt werden (Test auf okkultes Blut im Stuhl). Dieser Test darf nur als Screening-Test bei asymptomatischen Patienten verwendet werden. Patienten mit Anämie oder anamnestisch Blut im Stuhl müssen immer endoskopiert werden, ein Test auf okkultes Blut im Stuhl ist hier überflüssig.

Fortgeschrittene Karzinome führen gelegentlich zur teilweisen oder vollständigen Obstruktion des Dickdarmlumens. Die vollständige Obstruktion hat einen Dickdarmileus zur Folge (akutes Abdomen mit geblähten Dick- und Dünndarmschlingen oberhalb der Obstruktion, Erbrechen, Nausea, Bauchschmerzen).

Diagnostik. Bei Verdacht auf ein Kolonkarzinom (Alarmsymptome wie Anämie, Blut ab ano, Stuhlunregelmäßigkeiten) muss eine Koloskopie durchgeführt werden (Abb. 27.**7**). Eine radiologische Diagnostik (Kontrasteinlauf) ist nur noch als zusätzliche Diagnostik bei vollständiger Obstruktion sinnvoll (Passage des Endoskopes nicht möglich). Falls eine Koloskopie nicht möglich ist, steht heute die sog. virtuelle Koloskopie (CT- oder MR-Kolonographie) zur Verfügung. Nur sehr tief sitzende Rektumkarzinome können gelegentlich mittels digitaler Palpation erfasst werden. Als Screening-Methode ist dies allerdings ungeeignet, da nur sehr wenige Karzinome in diesem Bereich palpatorisch erfassbar sind.

> Der serologische CEA-Test und der Test auf okkultes Blut im Stuhl (nur Screening-Methode bei asymptomatischen Patienten) sind für die Diagnose des Kolonkarzinoms ungeeignet.

Dickdarmpolypen

Epidemiologie. Fast 50 % der westlichen Bevölkerung entwickelt im Laufe des Lebens Polypen im Kolon oder Rektum (Abb. 27.**8**). Histologisch lassen sich kolorektale Polypen in zwei Hauptgruppen einteilen:
- harmlose, nicht neoplastische, sog. hyperplastische Polypen, die in den allermeisten Fällen keine Entartungstendenz haben,
- neoplastische adenomatöse Polypen (tubuläre, villöse oder tubulovillöse Adenome). Etwa 10 % dieser Polypen entwickeln sich im Verlauf von 5–10 Jahren zu kolorektalen Karzinomen und sind deshalb als *Präkanzerosen* zu betrachten.

Chronische Diarrhöen

Daneben können als Rarität hämartöse juvenile Polypen im Dickdarm auftreten.

Klinik. Kolorektale Polypen sind asymptomatisch. Nur bei großen Polypen kann es – ähnlich wie bei einem kolorektalen Karzinom – zu Obstruktionserscheinungen (veränderte Stuhlgewohnheiten, kolikartige Beschwerden) oder Blutungen kommen. Villöse Adenome können sich selten durch schleimige Durchfälle und – als Rarität – in Form einer Hypokaliämie manifestieren.

Diagnostik. Die Diagnose kolorektaler Polypen erfolgt üblicherweise durch die *Koloskopie.* Da die meisten Polypen asymptomatisch sind, werden sie häufig als Zufallsbefund bei einer Koloskopie entdeckt, die aufgrund von Beschwerden durchgeführt wird, welche unabhängig von den Polypen aufgetreten sind, wie z. B. Reizdarmsymptome. Idealerweise kommt es zur Entdeckung der Polypen im Rahmen von Screening-Untersuchungen (asymptomatische Patienten). Screening-Untersuchungen werden heute in vielen Ländern bei asymptomatischen Personen ab 50 Jahren empfohlen.

Werden bei einer Koloskopie Polypen gefunden, können die meisten noch in der gleichen Untersuchung vollständig abgetragen werden. Dies erlaubt die histologische Diagnostik, die für die Prognose von Bedeutung ist. Patienten, bei denen einmal Kolonpolypen entdeckt wurden, neigen zur erneuten Bildung von Polypen und müssen deshalb koloskopisch nachkontrolliert werden.

> Kolorektale Adenome stellen Präkanzerosen dar, deren endoskopische Entfernung 80 % der kolorektalen Karzinome verhindern kann.

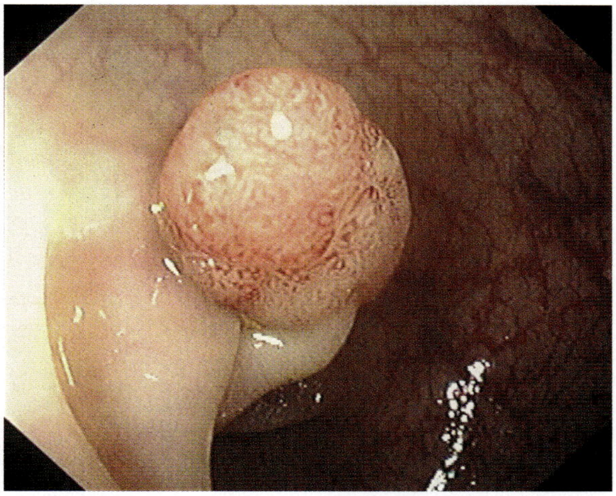

Abb. 27.8 Gestielter adenomatöser Sigmapolyp.

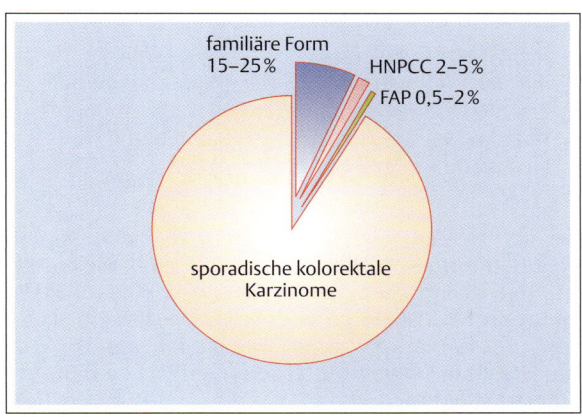

Abb. 27.9 Genetische Ursachen von Kolonkarzinomen. HNPCC = hereditäres nichtpolypöses kolorektales Karzinom, FAP = familiäre adenomatöse Polyposis.

Hereditäre kolorektale Karzinome

Bei einer Reihe von genetischen Veränderungen kann es vermehrt zu Kolonpolypen und Kolonkarzinomen kommen. Die Symptome und deren Diagnostik entsprechen denen bei sporadisch auftretenden Polypen oder kolorektalen Karzinomen.

Unter diesen seltenen Erkrankungen (Abb. 27.9) ist das *Lynch-Syndrom* oder das *HNPCC* (hereditäres nichtpolypöses kolorektales Karzinom) am häufigsten (3–5 %). Es wird autosomal dominant vererbt. Kolonkarzinome treten bei den betroffenen Patienten meistens im Alter von 45 Jahren auf. Andere Malignome (Endometrium, ableitende Harnwege, Ovar, Magen, u. a.) können durch die gleiche Mutation hervorgerufen werden.

Die zweithäufigste Form (0,5–1 %) hereditärer Kolonkarzinome ist die *familiäre Polypose* (FAP). Die Ursache ist eine Mutation im APC-Gen auf dem Chromosom 5. Auch diese Veränderung wird autosomal dominant vererbt. Die Patienten entwickeln nach der Pubertät hunderte bis tausende von Kolonpolypen, die in nahezu allen Fällen zum Karzinom führen. Deshalb sollte bei diesen Patienten die *prophylaktische totale Kolektomie* in jungen Jahren durchgeführt werden.

Eine Variante der familiären Polypose ist das *Gardner-Syndrom,* welches durch die Kombination von Kolonpolypen und mesenchymalen Tumoren vor allem Fibrome, Osteome und Desmoide gekennzeichnet ist. Im Alter über 45 Jahre kann es bei einem Teil der FAP-Patienten zu malignen Veränderungen im Bereich der Papilla Vateri kommen. Klinisch manifestiert sich das Papillenkarzinom durch einen extrahepatischen Ikterus.

Das *Turcot-Syndrom* (Adenome kombiniert mit Hirntumoren), das *Cronkhite-Canada-Syndrom* (Hamartome mit Alopezien, Onychodystrophie) und das *Peutz-Jeghers-Syndrom* (Hamartome im gesamten Magen-Darm-Trakt und periorale Pigmentierungen) sind weitere hereditäre Erkrankungen, die mit dem gehäuften Auftreten von kolorektalen Karzinomen assoziiert sind.

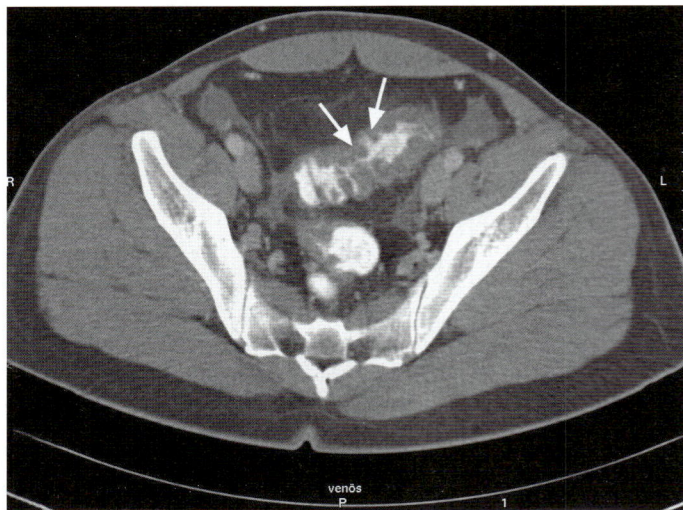

Abb. 27.10 Sigmadivertikulitis (CT-Bild nach Kontrastmittelgabe). 33-jähriger Mann (ungewöhnlich jung) mit zweitem Schub einer akuten Divertikulitis. Entzündlich verdickte Wand mit verplumpten Divertikelhälsen. Aufnahme freundlicherweise überlassen von PD Dr. S. Wildermuth, Institut für Diagnostische Radiologie, Universitätsspital Zürich.

> ! Bei Auftreten von kolorektalen Karzinomen oder Polypen bei Patienten unter 50 Jahren an hereditäre kolorektale Karzinome denken! Immer Familienanamnese erheben!

Bei den beiden wichtigsten familiären kolorektalen Karzinomformen (HNPCC und FAP) kann in vielen Fällen mit genetischen Untersuchungen eine typische Mutation nachgewiesen werden. Bei positivem Nachweis der Mutation sollten Familienangehörige, zunächst ersten Grades, mittels eines einfachen Bluttests untersucht werden.

Divertikulose und Divertikulitis

Epidemiologie. Ein großer Teil der westlichen Bevölkerung entwickelt mit zunehmendem Alter Divertikel im Dickdarm. Männer und Frauen sind annähernd gleich betroffen. Bei etwa 1 % dieser Patienten kann eine Divertikulitis entstehen.

Klinik. Die Divertikulose ist asymptomatisch. Häufig wird die Diagnose als Zufallsbefund bei einer Koloskopie entdeckt. Es besteht eine epidemiologische Assoziation von Divertikulose und *Obstipation,* wobei die ursächlichen Zusammenhänge unklar sind.
Die Divertikulitis, die meist im Sigma vorkommt, ist eine *lokale bakterielle Entzündung,* wahrscheinlich ausgehend von einer Mikroperforation im Bereich eines oder mehrerer Divertikel. Es entsteht je nach Ausdehnung und Lokalisation der Entzündung eine peritoneale Reizung. Gelegentlich kann es zur Perforation kommen und damit zu einer eitrigen diffusen Peritonitis und Abszessbildung. In den meisten Fällen bildet sich eine lokale, meist linksseitige Reizung aus, man spricht auch von einer „linksseitigen Appendizitis".

Komplikationen. Eine häufige Komplikation der Divertikulose ist die *Blutung* aus einem Divertikel. Bei einem Teil der Patienten mit Divertikulose entwickelt sich vor allem im Sigma eine *Stenose,* wahrscheinlich als Folge von rezidivierenden Divertikulitiden, die auch asymptomatisch verlaufen sein können. Die Stenose selbst kann zu veränderten Stuhlgewohnheiten (Wechsel von Obstipation und Diarrhö) führen. Bei einer ausgeprägten Stenose kann es zu einem Subileus kommen mit kolikartigen Schmerzen und Blähungen.
Als seltene Komplikation können entzündete Divertikel, die in der Nähe der Blase liegen, zu Schmerzen beim Urinieren (Dysurie) oder sogar zu einer *Fistelbildung* vom Darm in die Blase führen. Bei Letzterem ist ein Durchtritt von Darmgasen in die Blase möglich (Pneumaturie). Ebenso wurde eine linksseitige Hydronephrose als Komplikation einer akuten Divertikulitis des Sigmas beschrieben.

Diagnostik. Die unkomplizierte Divertikulose wird meist als Zufallsbefund bei einer Koloskopie oder einem Kolonkontrasteinlauf entdeckt. Die Divertikulitis ist aber keine endoskopische Diagnose; am besten kann die akute Divertikulitis mit einer *CT* erkannt werden (Abb. 27.**10**). Alternativ können Ultraschall oder MRT eingesetzt werden. Hinweisend sind vor allem eine verdickte Darmwand und, falls vorhanden, ein Abszess.

Chronische Diarrhöen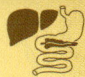

Leiden ohne morphologische Läsionen im Kolon

Lactasemangel der Dünndarmmukosa

Bei unklaren Durchfällen ist auch die Möglichkeit eines Lactasemangels in Erwägung zu ziehen. Beim Säugling ist ein kongenitaler Lactasemangel bekannt.

Eine *erworbene Milchintoleranz* kann *beim Erwachsenen* häufig als Folge eines erworbenen intestinalen Lactasedefizits auftreten. Bei einer erworbenen Milchintoleranz treten (bei guter Verträglichkeit in der Kindheit) nach reichlich Milchgenuss unbestimmte Bauchbeschwerden, Flatulenz, Meteorismus, Krämpfe, Durchfälle auf. Als Test wird eine orale Lactosebelastung mit 50 g Lactose gegeben und der H_2-Gehalt in der Atemluft bestimmt. Ein Anstieg des Wasserstoffgehaltes der Ausatmungsluft (bakterieller Abbau der Lactose) über 20 ppm weist auf einen Lactasemangel im Dünndarm hin. Nach Elimination größerer Milchmengen aus der Nahrung tritt Beschwerdefreiheit ein.

Außer dieser idiopathischen Form wird die Lactoseintoleranz relativ häufig als *Sekundärerscheinung* bei verschiedenen Erkrankungen im Darmbereich, z. B. nichttropischer Sprue, Morbus Crohn und Colitis ulcerosa, beobachtet.

Weitere seltenere Disaccharidasedefizite sind: Isomaltose-Saccharose-Intoleranz (kongenital, nur bei Kindern) und Trehaloseintoleranz (sehr selten nach Pilzgenuss: Pilztrehalose).

Psychogene Durchfälle

Durchfälle als Ausdruck eines *Angstzustandes* bzw. einer Angstneurose sind ein bekanntes Vorkommnis (Examensangst usw.). Betroffen sind meist Individuen, die auch sonst sensibel auf äußere Reize reagieren. Diese Diarrhöen sind ein besonders eindrückliches Beispiel gestörter psychosomatischer Regulationen. Manchmal lässt sich bei genauerem Befragen feststellen, dass Durchfälle von chronischer Obstipation abgelöst werden. Die psychogene Diarrhö gehört in den gleichen Formenkreis wie das Colon irritabile. Im Gegensatz zum Reizkolon fehlen Abdominalschmerzen.

Malassimilationssyndrom (Maldigestion und Malabsorption)

Überlegungen zu Pathogenese und praktischem Vorgehen

Chronische unblutige Diarrhö und Gewichtsverlust sind vor allem dann auf ein Malassimilationssyndrom verdächtig, wenn zusätzlich typische Mangelsymptome nachzuweisen sind, z. B. makrozytäre hypochrome Anämie, Ödeme (Hypoproteinämie), Tetanie, Knochenschmerzen (Calcium- bzw. Vitamin-D-Malabsorption), hämorrhagische Diathese (Vitamin-K-Mangel), Glossitis und periphere Neuropathie (Vitamin-B-Komplex-Mangel).

Pathogenese. Das Malassimilationssyndrom kann bedingt sein durch eine Vielzahl verschiedener Störungen im Verdauungsprozess. Die Auswirkungen sind für alle Formen identisch und beruhen auf dem mehr oder weniger massiven Verlust oral zugeführter lebenswichtiger Nahrungsstoffe mit dem Stuhl. Die verschiedenen Ursachen des Malassimilationssyndroms können in 2 Hauptgruppen (Maldigestion und Malabsorption) und verschiedene Untergruppen eingeteilt werden (Tab. 27.**5**).

Maldigestion resultiert aus mangelhafter Enzym- und/oder Gallesekretion (Störung der Hydrolyse von Kohlenhydrat, Eiweiß, Fett in niedermolekulare Spaltprodukte bzw. der Emulgierung der Fette).

Charakteristisch für die *Malabsorption* ist eine Störung der Aufnahme der Spaltprodukte der Nahrung aus dem Darmlumen in die Blut- und Lymphbahnen. Hauptursachen sind:

➤ Schleimhauterkrankungen (z. B. Zöliakie, Morbus Crohn),
➤ verminderte Absorptionsfläche (z. B. Dünndarmresektion),
➤ verminderte Kontaktzeit (z. B. Karzinoidsyndrom) oder
➤ gestörter Blut- bzw. Lymphabfluss mesenterial (z. B. Angina abdominalis bzw. Mesenteriallymphknotenprozess, z. B. Tuberkulose, malignes Lymphom).

Klinik. Das sicherste fassbare Kriterium des Malassimilationssyndroms ist die *Steatorrhö*, d. h. eine Stuhlfettausscheidung von mehr als 7 g/24 h bei einer täglichen Fettzufuhr von 100 g. Die sehr seltenen Malabsorptionsleiden mit isolierter Aufnahmestörung einzelner Nahrungsbestandteile, vor allem bei angeborenen Defekten der Dünndarmschleimhaut, werden auf diese Weise nicht erfasst (z. B. Disaccharidasemangel, Aminosäuremalabsorption, z. B. Hartnup-Erkrankung, Glucose-Galactose- bzw. Chloridtransportstörung usw.). Steatorrhö ist sehr wahrscheinlich bei voluminösen Stuhlentleerungen von über 300 g/d. Große, massive, übel riechende und fettglänzende Stühle sind, falls vorhanden, ein wichtiger Hinweis.

Diagnostik. Bei Verdacht auf ein Malassimilationssyndrom ist das diagnostische Vorgehen auf folgende 2 Fragen ausgerichtet:
➤ Liegt ein Malassimilationssyndrom vor? (biochemischer Nachweis oder Ausschluss der Steatorrhö)
➤ Wenn ja, was ist seine Ursache? (vor allem morphologische Abklärung des Dünndarms mittels Endo-

Tabelle 27.5 Ursachen des Malassimilationssyndroms

Maldigestion	
– gastrisch (z. B. Status nach Magenresektion)	– Gallensäureverlust
– hepatobiliär (z. B. Cholestase)	– pankreatisch (z. B. chronische Pankreatitis)
Malabsorption	
Primär[1]	
– Zöliakie (Sprue)[1]	
– tropische Sprue[1]	
Sekundär	– endokrin–humoral (selten)
– postoperativ	– Hyperthyreose
– Kurzdarmsyndrom	– diabetische Enteropathie
– Kurzschlüsse, z. B. gastrokolische Fistel, Gastroileostomie[2]	– Morbus Addison
– Strikturen[2]	– Karzinoid
– Blindsacksyndrom[2]	– Zollinger-Ellison-Syndrom
– entzündlicher oder neoplastischer Befall von Darm oder Mesenterium	– Verner-Morrison-Syndrom
– Morbus Whipple[1]	– medulläres Thyreoideakarzinom
– Morbus Crohn[2]	– Ganglioneuromatose
– infektiöse Enteritis (temporär)	– generalisierte Mastozytose
– Parasitosen	– Verschiedenes (sehr selten)
– „Kollagensprue"[1]	– Amyloidose
– Status nach Röntgenbestrahlung	– Sklerodermie
– eosinophile (allergische) Gastroenteritis[1]	– Divertikulose des Dünndarms[2]
– malignes Lymphom oder Tuberkulose	– Abetalipoproteinämie[1]
	– Hypogammaglobulinämie[1]
	– intestinale Lymphangiektasie[1]
	– mesenteriale Durchblutungsstörung
	– Medikamente (z. B. Laxanzien, Colestyramin, Neomycin, Zytostatika)
	– idiopathische intestinale Pseudoobstruktion

[1] mit typischem Dünndarmbiopsiebefund
[2] mit typischem Röntgenbefund

skopie mit Biopsie, Radiologie sowie evtl. Pankreasabklärung)

Blutbild und „Dünndarmprofil". Für die Diagnose und Differenzialdiagnose des Malassimilationssyndroms wichtig sind Blutbild und „Dünndarmprofil". Bei der Zöliakie fehlt die *Anämie* fast nie, in oligosymptomatischen Formen kann die Anämie sogar das einzige Krankheitssymptom darstellen. Typischerweise liegt eine perniziosiforme Anämie vor, kombiniert mit Zeichen des Eisenmangels (Malabsorption von Eisen, Folsäure und evtl. Vitamin B_{12}). Die Differenzialdiagnose zur primären perniziösen Anämie ist einfach (bei Sprue: keine Mukosaatrophie im Magenfundus, keine Antikörper gegen Parietalzellen). Als Ausdruck einer Milzatrophie finden sich in etwa 50 % der Zöliakiefälle Howell-Jolly-Körperchen.

Das *Dünndarmprofil* umfasst die wichtigsten biochemischen Parameter, die bei Malabsorption häufig pathologisch ausfallen, vor allem Verminderung von Serumeiweiß, Calcium, Phosphat, Eisen, Cholesterin, Prothrombin sowie eine Erhöhung der alkalischen Phosphatase (Osteomalazie). Bei Maldigestion fehlen in der Regel ausgeprägte Veränderungen von Blutbild und Dünndarmprofil.

Primäre Malabsorption

Zöliakie (einheimische Sprue)

Pathogenese. Der Sprue des Erwachsenen liegt pathogenetisch wie bei der Zöliakie der Kinder eine *gluteninduzierte Enteropathie* zugrunde (Gluten bzw. Gliadin = Polypeptid verschiedener Getreidearten, vor allem Weizen, Roggen, Gerste). Gluten führt bei entsprechend empfindlichen Individuen (genetische Prädisposition) zu einer wahrscheinlich immunologisch-allergisch vermittelten Schleimhautschädigung (Atrophie) des Dünndarms, die unter Glutenentzug meist vollständig reversibel ist. Neuere Screening-Untersuchungen in Europa haben gezeigt, dass die Zöliakie mit einer Prävalenz von 1 : 130 bis 1 : 300 eine der häufigsten genetischen Erkrankungen ist. Die Erkrankungswahrscheinlichkeit von Verwandten 1. Grades liegt zwischen 10 und 20 %. Die Erkrankung befällt gleichermaßen beide Geschlechter vorwiegend im mittleren Lebensalter, und es besteht Tendenz zu schubweisem Verlauf.

Klinik. Bei voll ausgebildetem Krankheitsbild mit *schwerer Diarrhö, massiver Gewichtsabnahme,* allgemeiner Schwäche und *typischen Mangelsymptomen* drängt sich die Diagnose auf. Sie findet bei gezielter Abklärung rasch ihre Bestätigung. Bei kurzer Vorgeschichte kann das klinische Bild vor allem im schweren

Chronische Diarrhöen

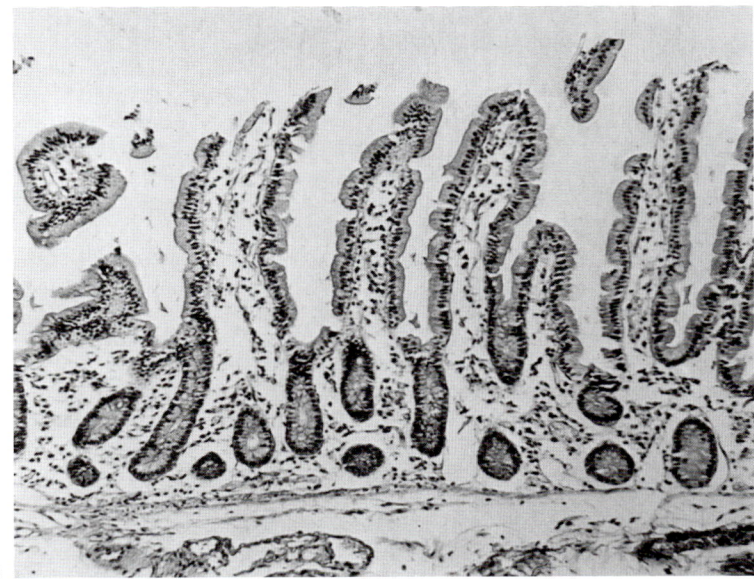

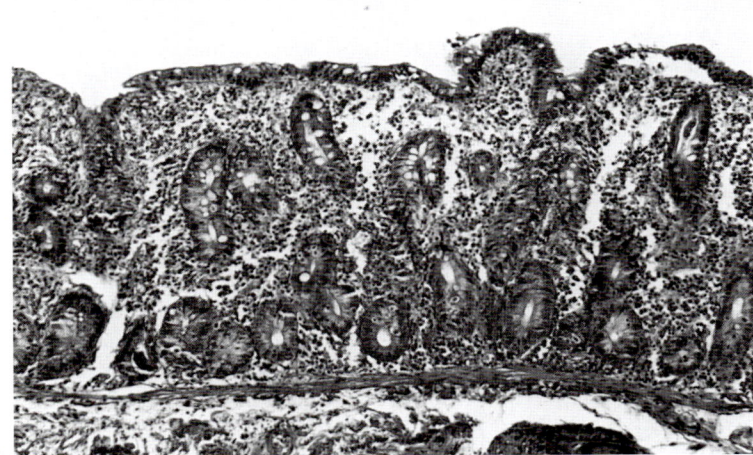

Abb. 27.11 Histologisches Bild der Dünndarmschleimhaut.
a Normalbefund.
b Sprue: Die Dünndarmzotten fehlen, Lymphozyteninfiltrate.

Schub als Neoplasie verkannt werden. Das Spruesyndrom ist durch entsprechende Abklärung differenzialdiagnostisch von einer Hyperthyreose, Anorexia mentalis, schwerem Laxanzienabusus, Morbus Addison, Morbus Crohn und von der Leberzirrhose abzugrenzen.

Bis zu 10-mal häufiger ist die *atypische oder klinisch stumme Sprue* mit später Manifestation und oft mono- oder oligosymptomatischen Krankheitsverläufen. Sie wird oft lange Zeit als Eisenmangelanämie oder Osteomalazie ungeklärter Ursache verkannt, bis eine Malabsorption erwogen und bewiesen wird. Bei etwa 5–10 % der Zöliakiepatienten treten keine Durchfälle auf; gelegentlich besteht sogar Tendenz zur Obstipation. Die wichtigste Komplikation einer unbehandelten Zöliakie ist das erhöhte Risiko für intestinale Malignome, insbesondere für das T-Zell-Lymphom.

Sonderformen, die nicht auf eine glutenfreie Diät ansprechen, sind die refraktäre Sprue, die ulzerative Jejunitis und die sehr seltene kollagene Sprue.

Bei der *körperlichen Untersuchung* fallen bei schweren Formen neben der Kachexie vor allem das aufgetriebene, „teigige" Abdomen, Beinödeme, Hypotonie und vermehrte Hautpigmentation auf (kein Schleimhautbefall im Gegensatz zum Morbus Addison). Im schubfreien Intervall fehlen diese Hinweise.

Diagnostik. Die Diagnose wird mit Hilfe der Dünndarmbiopsie (z. B. endoskopisch im distalen Duodenum) (Abb. 27.11) und des serologischen Nachweises von Autoantikörpern gesichert. Die IgA- und IgG-Antigliadin-Antikörper sind von ungenügender Spezifität und Sensitivität, so lassen sich Anti-Gliadin-IgA-Antikörper bei bis zu 90 % gesunder älterer Erwachsener nachweisen. Dagegen bieten die *Endomysium-Antikörper* eine sehr hohe Sensitivität und Spezifität. Das Autoantigen der Endomysium-Antikörper ist die Gewebetransglutaminase, ein körpereigenes Enzym, das vor wenigen Jahren identifiziert wurde. Durch den Nachweis spezifischer IgA- und IgG-Transglutaminase-Antikörper konnte die Sensitivität und Spezifität der Antikörpertests nochmals verbessert werden.

> Die typische Klinik, passende serologische Tests und histologische Veränderungen in der Dünndarmbiopsie sind für die Zöliakie beweisend, insbesondere wenn unter glutenfreier Kost ein Abfall der Antikörptertiter und eine Verbesserung der Klinik eintritt.

Differenzialdiagnose. Weitgehend identische Biopsiebefunde finden sich bei tropischer Sprue und bei Hypogammaglobulinämie mit Spruesyndrom. Sprueähnliche Biopsiebefunde lassen sich ferner bei einer Reihe anderer intestinaler Störungen nachweisen (z. B. nach Magenresektion, bei verschiedenen Parasitosen, nach gewissen Medikamenten), doch sind diese in der Regel herdförmig, nicht so diffus und homogen wie bei der nichttropischen Sprue. Bei den anderen Ursachen des Malassimilationssyndroms ergibt die Dünndarmbiopsie entweder einen normalen Befund (vor allem Maldigestion, postoperative bzw. humoral-endokrine Spruesyndrome) oder aber andersartige typische Veränderungen, wie z. B. bei Morbus Whipple, Amyloidose, intestinaler Lymphangiektasie, Abetalipoproteinämie.

Tropische Sprue

Es handelt sich um eine Infektionskrankheit (Erreger unbekannt), die vor allem im Fernen Osten, in Indien, Zentralamerika und Puerto Rico beobachtet wird. Das klinische Bild unterscheidet sich nur unwesentlich von der Zöliakie. Gutes Ansprechen auf Antibiotika!

Maldigestion und sekundäre Malabsorption

Steatorrhö ohne die oben erwähnten typischen bioptischen Befunde im Dünndarm ergibt den Verdacht auf eine sekundäre Malabsoprtion oder auf eine Maldigestion (Tab. 27.**5**).

Die acholische Steatorrhö bei *Gallenwegsverschluss* ist durch den gleichzeitigen Ikterus leicht zu erkennen. Typisch für die pankreatogene Steatorrhö infolge *chronischer Pankreatitis* sind der Nachweis von Pankreasverkalkungen, eine exokrine Pankreasinsuffizienz und eine diabetische Glucosetoleranzkurve sowie eine normale Dünndarmbiopsie.

Steatorrhö bei Gallensäureverlustsyndrom

Pathogenese, enterohepatischer Kreislauf. Voraussetzung für die Fettabsorption im Darm ist die Emulgierung der Fette mit Hilfe der Gallensäure (Mizellenbildung). Die Fettabsorption ist daher eng gekoppelt mit dem Gallensäuremetabolismus (Abb. 27.**12**). Gallensäuren werden in der Leber gebildet, über die Gallenwege ins Duodenum ausgeschieden und im Ileum größtenteils absorbiert (sog. enterohepatischer Kreislauf). Der Gallensäurepool von etwa 4 g durchläuft diesen Kreislauf durchschnittlich 6-mal täglich. Der physiologische Gallensäureverlust ins Kolon von etwa 0,5 g täglich wird normalerweise ersetzt durch entsprechende Synthese in der Leber.

Ausfall eines Teils oder des gesamten Ileums (Morbus Crohn, Status nach Ileumresektion) führt zu einem Gallensäureverlustsyndrom. Bei *umschriebenem Ileumausfall* (weniger als 100 cm) treten reichlich Gallensäuren ins Kolon über, die wie Laxanzien wirken und Diarrhöen induzieren. Die Leber kann aber diesen Verlust durch vermehrte Synthese von Gallensäuren weitgehend kompensieren. Damit bleibt die für eine adäquate Fettemulgierung kritische Gallensäurekonzentration im Duodenum erhalten, und es resultiert nur eine geringgradige Steatorrhö (unter 20 g Fett/24 h) (Abb. 27.**12 b**) (kompensiertes Gallensäureverlustsyndrom).

Bei *ausgedehnter Ileumresektion* (über 100 cm) oder -erkrankung kann der Gallensäureverlust durch die Leber nicht mehr kompensiert werden. Das Absinken der Gallensäurekonzentration im Duodenum unter das kritische Minimum führt zu einer massiven Steatorrhö (Abb. 27.**12 c**) (Therapie: mittellangkettige Triglyceride [MKT] und Vitaminsubstitution). Ileumausfall ist gehäuft vergesellschaftet mit Cholelithiasis (Cholesterinübersättigung der Galle infolge verminderten Gallensäurepools) und mit Oxalatnephrolithiasis (erhöhte Oxalatabsorption intestinal infolge Ca-Bindung durch Fettsäuren im Darm).

Eine dritte Art von Störung resultiert bei *massiver bakterieller Besiedlung des Dünndarms* (z. B. Dünndarmdivertikulose, Blindsacksyndrom, Motilitätsstörungen des Dünndarms), die zu einer Dekonjugation der Gallensäuren führt (s. unten). Damit entfällt die Fähigkeit der Gallensäuren zur Mizellenbildung, und es resultiert eine Steatorrhö, die durch Antibiotikatherapie rückgängig gemacht werden kann (Abb. 27.**12 d**).

Morbus Whipple

Der Morbus Whipple ist eine seltene *Infektionskrankheit,* die sich klinisch unter dem Bild des Spruesyndroms manifestiert. Die rechtzeitige Erfassung dieser früher immer letal verlaufenden Krankheit ist wichtig, da sie heute heilbar ist. Der Erreger des Morbus Whipple konnte nämlich mittlerweile identifiziert und kultiviert werden. Es handelt sich um einen grampositiven Erreger, der gentechnisch identifiziert und *Tropheryma whippelii* benannt wurde. Unter Antibiotikatherapie können lang dauernde Remissionen bzw. Heilungen erzielt werden.

Die Erkrankung befällt vor allem Männer mittleren Alters. Den klinischen Manifestationen des Spruesyndroms gehen typischerweise polyarthritische Beschwerden oft um Jahre voraus. Die Diagnose basiert auf dem Nachweis der pathognomonischen *PAS-positiven Makrophagen in der Dünndarmschleimhaut.* Der

Chronische Diarrhöen

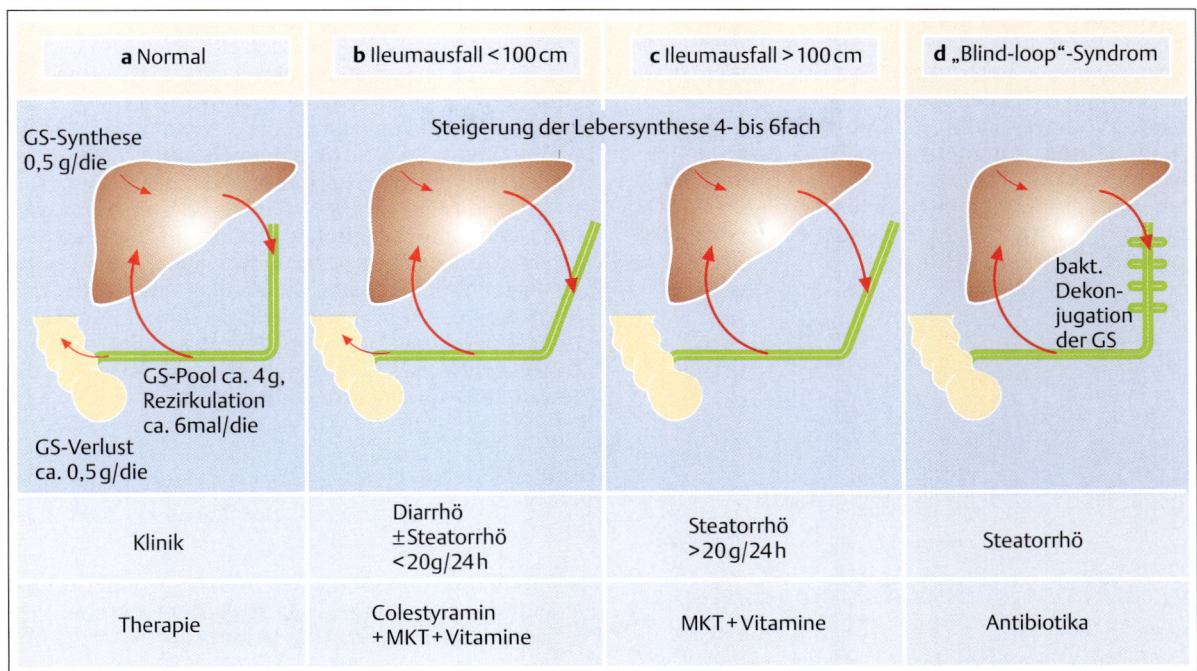

Abb. 27.12 Schema des enterohepatischen Kreislaufs der Gallensäuren.
a Unter nomalen Bedingungen.
b–d Unter verschiedenen krankhaften Bedingungen (GS = Gallensäuren, MKT = mittellangkettige Triglyceride).

Keim kann auch mit einer PCR-Methode direkt nachgewiesen werden. Bei der Laparotomie oder bei der Oberbauchsonographie fallen vor allem die deutlich vergrößerten mesenterialen Lymphknoten auf.

Bakterielle Überwucherung

Pathogenese. Der obere Dünndarm enthält praktisch keine Bakterien, während die Anzahl im Ileum stark ansteigt, jedoch noch nicht den Grad der Besiedelung des Kolons erreicht. Am häufigsten findet man eine bakterielle Überwucherung des Dünndarms nach Ileozökalresektionen oder Anlage einer blinden Dünndarmschlinge. Andere seltene Ursachen für eine bakterielle Überwucherung sind ausgedehnte Dünndarmdivertikel, Dünndarmfisteln oder -stenosen und schwere Störungen der Dünndarmmotilität, z. B. im Rahmen einer Sklerodermie.

Die im Dünndarm vermehrt angesiedelten Bakterien dekonjugieren die Gallensäuren, was zu einer Malabsorption der Triglyceride führt und damit zur Steatorrhö (Abb. 27.**12 d**). Daneben haben die dekonjugierten Gallensäuren auch einen direkten toxischen Effekt auf die Funktion der Dünndarmmukosa; es kommt zur Hemmung der Resorption von Natrium durch die Enterozyten. Darüber hinaus kann die bakterielle Überwucherung auch zu einem Vitamin-B_{12}-Mangel führen.

Klinik. Patienten mit einer bakteriellen Fehlbesiedelung können asymptomatisch bleiben oder Zeichen eines unterschiedlich schweren Malabsorptionssyndroms aufweisen. Leitsymptome sind Diarrhö mit Steatorrhö und eine Vitamin-B_{12}-Mangelanämie.

Diagnostik. Der diagnostische Goldstandard ist die *quantitative Bakterienkultur* des endoskopisch entnommenen Jejunalsaftes, wobei ein Keimnachweis von mehr als 10^5 Bakterien als pathologisch gilt. Alternativ kann die Diagnose auch mit einem H_2-Atemtest (Gabe von 75 g Glucose) gestellt werden, ein einfacher aber unspezifischer Test.

Therapeutisch wäre die Behandlung der Grundkrankheit die ideale Therapie. Dies ist jedoch häufig nicht möglich, weshalb meistens eine antibiotische Therapie zur Beseitigung der bakteriellen Überwucherung notwendig ist. Bei einigen Patienten kann damit für mehrere Monate eine Verbesserung erreicht werden, während bei anderen bereits nach wenigen Wochen ein Rezidiv auftritt.

Kurzdarmsyndrom

Eine ausgedehnte intestinale Resektion kann zu einer sekundären Malabsorption (Kurzdarmsyndrom) führen (Tab 27.**5**) Die ungenügende Absorption entsteht durch die Reduktion der Absorptionsfläche, die verkürzte Darmtransitzeit und den Gallensäureverlust nach ausgedehnter Ileumresektion. Dank der großen Anpassungsfähigkeit des Restdarmes gelingt es meist, durch einen langsamen Nahrungsaufbau eine ausreichende perorale Ernährung wiederherzustellen. Der Genuss von Milchprodukten ist zu vermeiden, da bei ausgedehnten Resektionen ein sekundärer Lactasemangel vorliegen kann. Die Substitution fettlöslicher Vitamine und Spurenelemente bei Steatorrhö sowie die Substitution von Vitamin B_{12} nach einer ausgedehnten Ileumresektion sind von besonderer Bedeutung. Mittelkettige Triglyceride können zu einer Besserung der Diarrhö führen.

Intestinale Lymphangiektasie

Die intestinale Lymphangiektasie ist durch eine Obstruktion der Lymphgefäße charakterisiert. Diese Erkrankung kann kongenital oder sekundär nach einem Abdominaltrauma, bei Malignomen, einer chronischen Pankreatitis oder einer schweren Herzinsuffizienz auftreten. Die Folge ist eine Beeinträchtigung des Chylomikronen- und Lipoproteinabtransportes. Dies führt zu einer Fettmalabsorption und zu einem erhöhten intestinalen Proteinverlust. Die Kombination Steatorrhö, Hypalbuminämie und Lymphozytopenie weist auf eine Lymphangiektasie hin. Die Diagnose wird aus der Dünndarmbiopsie gestellt. Die Therapie ist gegen die zugrunde liegende Erkrankung gerichtet.

Endokrin bedingte Durchfälle

Erkrankungen des endokrinen Systems

- Als Ausdruck hormonaler Störungen sind Durchfälle bei *Hyperthyreose* ein besonders häufiges Symptom. Gelegentlich findet sich Steatorrhö.
- *Nebenschilddrüseninsuffizienz* führt ebenfalls gelegentlich zu Durchfällen. Bei Durchfällen mit Hypokalzämie wird aber immer in erster Linie eine Sprue ausgeschlossen werden müssen (Dünndarmbiopsie).
- Durchfälle sind ferner ein seltenes Symptom bei der *Nebenniereninsuffizienz (Addison-Krankheit)*.
- Auch bei *schwerem, insulinpflichtigem Diabetes mellitus* treten gelegentlich Durchfälle auf. Sie sind nicht pankreatogen bedingt, sondern Folge einer diabetischen Neuropathie mit Befall des autonomen Nervensystems. Meistens finden sich in diesen Fällen außer einer peripheren Neuropathie weitere Hinweise auf eine Dysregulation des vegetativen Nervensystems im Sinne einer autonomen Neuropathie (z. B. Impotenz, Blasenatonie, Orthostase, gestörte Schweißsekretion). Die *diabetische Enteropathie* zeigt deutliche Abhängigkeit von der Schwere des Diabetes. Eine chronische Pankreatopathie (chronische Pankreatitis, Pankreaskarzinom) als Ursache von Diabetes und Steatorrhö muss selbstverständlich ausgeschlossen werden.

Endokrin aktive Tumoren

Diarrhö ist ein Hauptsymptom bei verschiedenen (seltenen) endokrin aktiven Tumoren des Pankreas (Gastrinom bei Zollinger-Ellison-Syndrom; Vipom oder Verner-Morrison-Syndrom) und des Darmtraktes (neuroendokrine Tumoren, Karzinoid)). Gemeinsame Merkmale dieser Tumoren sind:
- gleiche Abstammung (Neuralleiste),
- typische morphologische und histochemische Merkmale,
- Produktion verschiedener Polypeptidhormone nach gleichem Prinzip (APUD-System = Amino-Precursor-Uptake-Decarboxylation).

Karzinoidsyndrom

Klinik. Hier treten *Durchfälle* oft als erstes, den übrigen Erscheinungen jahrelang vorausgehendes Symptom auf, im späteren Verlauf bei $^3/_4$ der Fälle. Die Aufmerksamkeit des Arztes wird aber meistens erst durch den *Flush* (Abb. 27.**13**) auf die Möglichkeit eines Karzinoidsyndroms gelenkt. Der vasomotorische Anfall ist oft von Diarrhö, Darmspasmen und asthmatischer Beklemmung begleitet und wird durch alimentäre oder emotionale Reize ausgelöst. Der Flush ist für das Syndrom pathognomonisch und wird kaum je vermisst. Ein weiteres typisches Spätsymptom ist die *fibröse Endokardose* mit valvulärer Insuffizienz oder Stenose, die ausschließlich das rechte Herz betrifft (*Hedinger-Syndrom*). Manche Karzinoidträger haben als hervorstechendes Symptom *Asthma-bronchiale-Beschwerden*.

Pathophysiologie. Das Karzinoidsyndrom wird verursacht durch sekretorisch aktive, metastasierende neuroendokrine Tumoren (Karzinoide) des Magen-Darm-Kanals, selten durch neuroendokrine Tumoren der Gonaden (Gonadenkarzinoide: zystische Ovarial- und Hodenteratome mit Karzinoidgewebe) oder hilusnahe neuroendokrine Tumoren der Bronchien (Bronchuskarzinoide; in diesem Fall können die Endokardveränderungen das linke Herz erfassen).

Der *Primärtumor*, einzeln oder multipel, liegt meistens im *terminalen Ileum*. Die neuroendokrinen Dünndarmtumoren geben gelegentlich Anlass zu Stenosen mit Ileuserscheinungen, selten zur Blutung. Bei den gastrointestinalen und bronchialen neuroendokrinen Tumoren treten die charakteristischen klinischen Erscheinungen wie der Flush in der Regel erst auf, wenn *Lebermetastasen* vorhanden sind. Das Karzinoidsyndrom befällt überwiegend 40- bis 70-Jährige (75%) ohne Prädilektion für ein Geschlecht.

> Gelegentlich treten Karzinoidsymptome im Rahmen eines paraneoplastischen Syndroms bei Karzinomen von Lungen, Pankreas, Magen, Leber auf.

Bei generalisierter *Mastozytose* werden gelegentlich Durchfälle und selten Steatorrhö beobachtet, die evtl. mit der vermehrten Freisetzung von Histamin in der Dünndarmschleimhaut in Zusammenhang stehen.

Diagnostik. Das beim Karzinoidsyndrom im Tumorgewebe gebildete *5-Hydroxytryptamin* oder *Serotonin* ist für die Diagnose bedeutsam. Meistens ist der 5-Hydroxytryptamin-Spiegel im Blut erhöht. Einfacher ist aber die Bestimmung der *5-Hydroxyindolessigsäure* (Endprodukt des Serotoninabbaus) im 24-Stunden-Urin, die stets stark vermehrt gefunden wird.

Verner-Morrison-Syndrom (VIPOM)

Die Durchfälle beim seltenen nicht Insulin sezernierenden Pankreasadenom (Verner-Morrison-Syndrom) sind durch VIP (vasoactive intestinal polypeptide) bedingt. Dieses Syndrom (WDHA-Syndrom) ist charakterisiert durch massive wässerige Durchfälle (10 l und mehr) („pankreatische Cholera"), Hypokaliämie und Achlorhydrie (trotz histologisch normaler Magenschleimhaut). Häufig ist eine diabetische Stoffwechsellage vorhanden. Wie beim Gastrinom (Zollinger-Ellison-Syndrom) finden sich im Pankreas ein oder mehrere Nicht-β-Zell-Adenome oder eine diffuse Inselzellhyperplasie, deren operative Entfernung zur Heilung des Leidens führt. Auch diese Tumoren können aber benigne oder maligne sein. Die Abgrenzung gegenüber dem Zollinger-Ellison-Syndrom ist einfach (Serumgastrinspiegel). Cave: Hypokaliämie und Diarrhö sind viel häufiger bedingt durch Laxanzienabusus.

Literatur

Allgemeine Werke s. auch Kapitel 7 „Schmerzen im Bereich des Abdomens".

Fine KD, Schiller LR. AGA technical review on the evaluation and management of chronic diarrhea. Gastroenterology 1999; 116: 1464–86.
Guerrant RL, Bobak DA. Bacterial and protozoal gastroenteritis. N Engl J Med 1991; 325: 327–40.

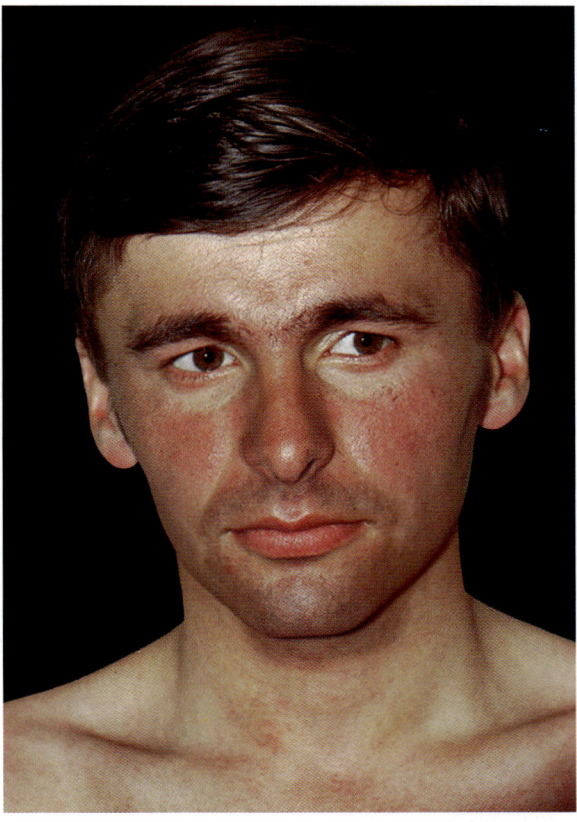

Abb. 27. 13 Patient mit metastasierendem Dünndarmkarzinoid während Flush.

Guerrant RL, Van Gilder T, Steiner TS et al. Practice guidelines for the management of infectious diarrhea. Clin Infect Dis 2001; 32: 331–51.
Kaufmann M, Fried M. Enzymdefekte und Malabsorption. In: Adler, Beglinger, Manns, Müller-Lissner, Schmiegel (Hrsg.). Klinische Gastroenterologie und Stoffwechsel Heidelberg: Springer 2000.
Kaufmann M, Risti B, Fried M. Die Whipple-Erkrankung. Internist 1996; 37: 895–902.
Lynch HT, de la Chapelle A. Genomic Medicine: Hereditary colorectal cancer. N Engl J Med 2003; 348: 919–32.
Müllhaupt B, Fried M. Chronisch-infektiöse Darmkrankheiten. In: Adler, Beglinger, Manns, Müller-Lissner, Schmiegel (Hrsg.). Klinische Gastroenterologie und Stoffwechsel Heidelberg: Springer 2000.
Ransohoff DF, Sandler RS. Screening for Colorectal Cancer. N Engl J Med 2002; 346: 40–4.
Thielman NM, Guerrant RL. Acute infectious diarrhea. N Engl J Med 2004; 350: 38–47.

28 Obstipation

M. Fried und M. Thumshirn
(Frühere Bearbeitung: M. Fried und R. Ammann)

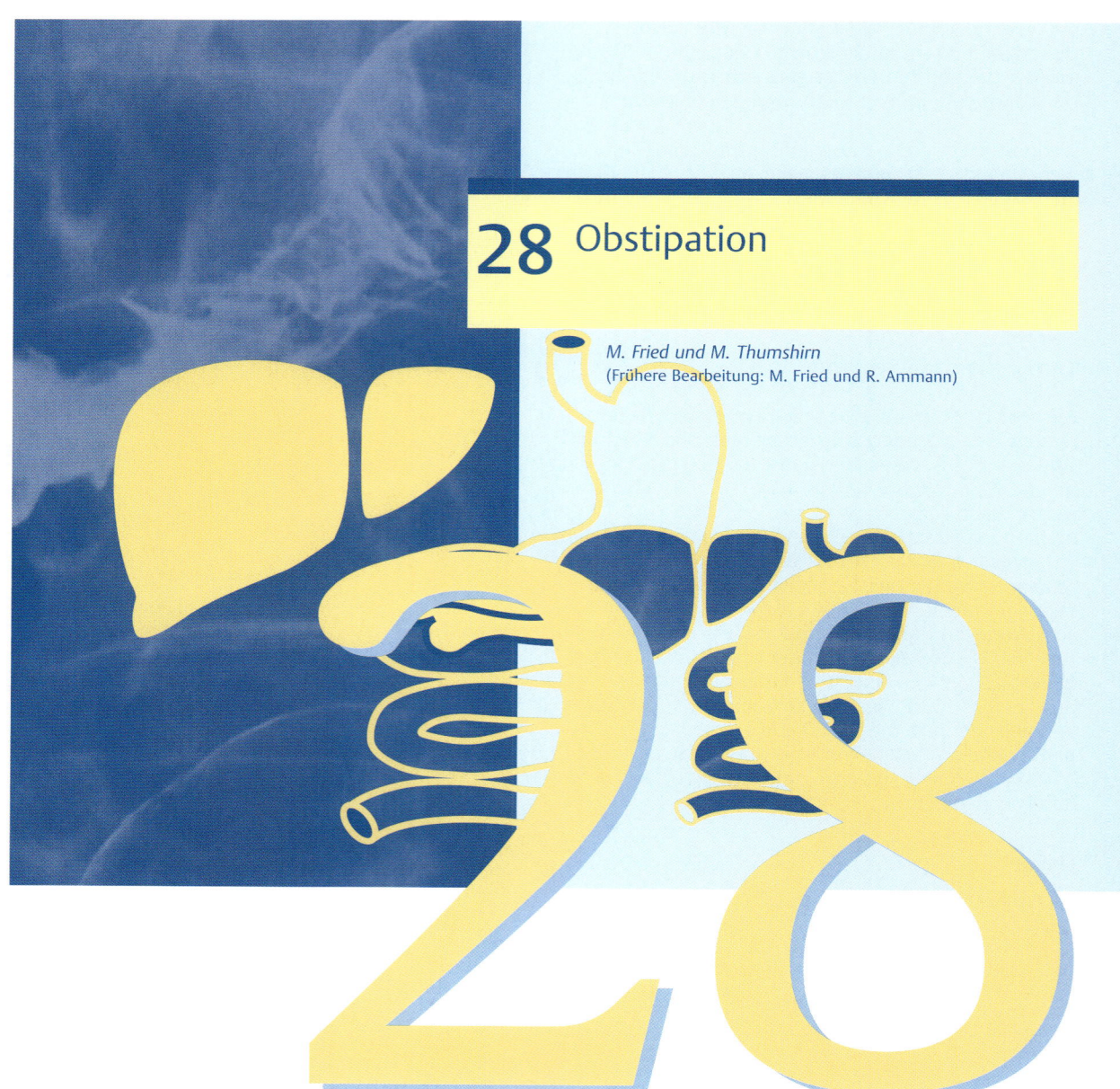

Obstipation

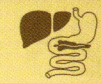

28.1 Akute Obstipation _____ 840

28.2 Chronische funktionelle Obstipation _____ 840

28.3 Vorübergehende Obstipation _____ 841

28.4 Anorektale Funktionsstörungen _____ 842

28.5 Megakolon und Megarektum _____ 842

28 Obstipation

Definition, Pathophysiologie, Einteilung

Definition. „Zu selten, zu wenig, zu hart" sind die Stuhlentleerungen des Patienten, der den Arzt wegen Verstopfung aufsucht. Für den klinischen Alltag kann die Obstipation als eine Defäkationsfrequenz von 2-mal oder weniger pro Woche, meist mit vermehrtem Pressen, definiert werden. Bei der Definition der Obstipation muss berücksichtigt werden, dass seltene, z. B. 2–3 Stuhlentleerungen pro Woche bzw. kleine Stuhlmengen durchaus physiologisch sein können, unter anderem abhängig von Art und Menge der zugeführten Nahrung.

Einteilung. Klinisch muss unterschieden werden zwischen
- der akuten und
- der chronischen funktionellen Obstipation (Dauer der Beschwerden > 3 Monate).

Jede akut einsetzende, anhaltende Störung der Stuhlentleerung gehört in die Gruppe der „akuten" Obstipation und bedarf dringend einer raschen, eingehenden Abklärung. Dazu ist auch die „paradoxe Diarrhö" oder „getarnte" Obstipation zu zählen, die durch Stagnation und sekundäre Verflüssigung des Stuhles in der distalen Kolonhälfte zustande kommt.

Pathophysiologie. Pathophysiologisch gibt es folgende Möglichkeiten, die zur Verzögerung der Stuhlentleerung führen können:

- mechanisches Hindernis, z. B. Kolonkarzinom, Analkarzinom, Divertikulitis;
- Störung der Motorik, z. B. Medikamente (Opiate, Antidepressiva), Hypothyreose, Gravidität, Hypokaliämie, Blei, Porphyrie;
- Störungen der neuralen Regulation (zentral oder peripher), z. B. Reizdarmsyndrom, Hirschsprung-Krankheit, Psychosen;
- Störung des Defäkationsrhythmus, z. B. schmerzhafte Defäkation (Analfissur), Milieuwechsel (Reisen), beruflicher Stress;
- ballaststoffarme Kost, Flüssigkeitsverluste, z. B. Anorexia mentalis, schwere Grunderkrankung.

Bei allen Obstipationsformen ist das Erfassen von Alarmsymptomen durch sorgfältige Anamnese und Untersuchung wichtig.

> Gewichtsverlust, Blutabgang ab ano, Anämie, Beschwerdebeginn nach dem 45. Lebensjahr sowie eine positive Familienanamnese für kolorektale Tumoren erhöhen das Risiko, an einem kolorektalen Tumor bzw. einer Kolitis erkrankt zu sein.

28.1 Akute Obstipation

Bei akuter Obstipation muss besonders im höheren Lebensalter in erster Linie nach einem stenosierenden Kolonprozess wie *Kolonkarzinom* und *Divertikulitis* gesucht werden. Abdominalschmerzen und zunehmender Meteorismus sind zusätzliche Hinweise auf eine Stenose im Kolonbereich. Auch größere Kolonpolypen können ähnliche Beschwerden verursachen. Extraintestinale Prozesse, vor allem Urogenitaltumoren, sowie Strikturen und Fremdkörper im Rektum sind weitere mögliche Ursachen.

Im Übrigen sind bei allen Fällen von akuter Obstipation zusätzliche Ursachen, vor allem akute und anale Erkrankungen (z. B. Analfissur, Hämorrhoidalthrombose), Medikamente (z. B. Opiate, Anticholinergika, Antidepressiva, calciumhaltige Antazida,) und plötzliche Änderung der Lebensgewohnheiten (Reise) bzw. der Ernährung (Krankheit, geringe Flüssigkeitszufuhr) durch gezielte Anamnese auszuschließen (s. auch „Vorübergehende Obstipation", S. 841).

28.2 Chronische funktionelle Obstipation

Die sehr häufige chronische Obstipation ist das Resultat einer Kombination verschiedener pathophysiologischer Mechanismen, wobei Störungen der Darmmotorik (wie beim Reizdarmsyndrom), des Defäkationsrhythmus und der Ernährung sich gegenseitig verstärken. Der Obstipation liegt oft eine *verlangsamte Passage* durch das gesamte Kolon zugrunde (slow transit). Durch die Messung der Passage von röntgendichten Markern kann eine verzögerte Transitzeit festgestellt und der Schweregrad der Obstipation quantifiziert werden (Abb. 28.1). Chronische Obstipation kann auch Folge einer *anorektalen Funktionsstörung* sein (sog. outlet obstruction).

Pathogenese. Der Transport der Stuhlmasse im Kolon erfolgt schubweise durch phasische Massenbewegungen, die sich über den Tag verteilt in größeren Zeitabständen wiederholen. Die Transitzeit vom Zökum bis zum Anus beträgt normalerweise etwa 12 Stunden. Diese unwillkürlichen Massenbewegungen werden durch interne Reflexe ausgelöst, u. a. durch den sog. gastrokolischen Reflex. Gelangt die Stuhlmasse in den

Rektosigmoidbereich, entsteht das Gefühl des Stuhldrangs. Wiederholt *willkürliche Unterdrückung* dieses Defäkationsreizes führt zum Erlöschen dieses wichtigen Signals und kann Ursache der chronischen Obstipation sein. Als weitere Faktoren können *ballaststoffarme Ernährung, mangelnde körperliche Betätigung* und *Stressfaktoren* des Alltags wie Angst und hektische Lebensweise die normale Kolonmotorik hemmen und die Entwicklung einer chronischen Obstipation begünstigen.

Im Einzelfall ist es schwierig, einen isolierten Faktor ursächlich für die chronische Obstipation verantwortlich zu machen. Obstipation ist häufig bei Patienten mit Reizdarmsyndrom (obstipationsdominantes Reizdarmsyndrom), das sich von der funktionellen Obstipation durch das Vorhandensein von abdominellen Beschwerden oder Schmerzen, die sich nach Stuhlgang bessern, sowie durch Blähungen und gelegentlich auch durch Episoden mit Diarrhö (Reizdarmsyndrom mit alternierend Obstipation – Diarrhö) unterscheidet.

Therapie. Die Therapie ist darauf ausgerichtet, alle Faktoren gleichzeitig zu beeinflussen, vor allem: Wiedererziehung des Defäkationsrhythmus, Vergrößerung der Stuhlmenge (ballaststoffreiche Ernährung, Verabreichung von Füll- und Quellstoffen) und genügend körperliche Betätigung.

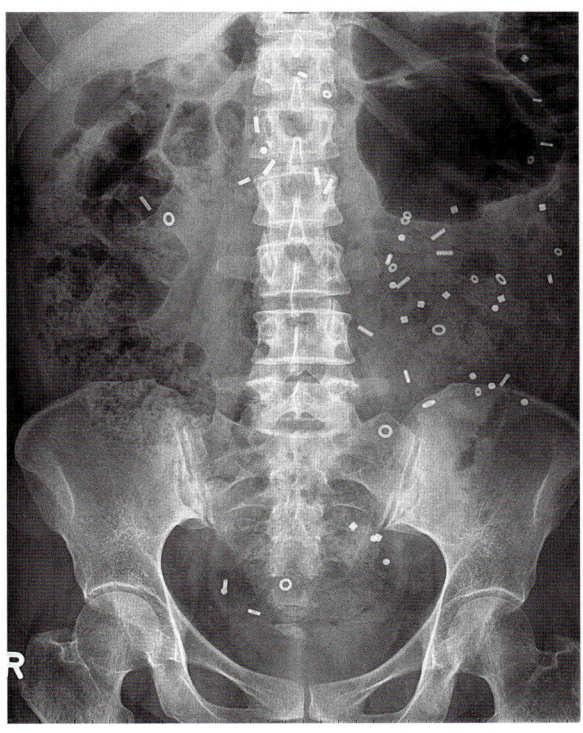

Abb. 28.1 Bestimmung der Kolonpassagezeit mit röntgendichten Markern. Schwere Obstipation mit Retention von 52 von 60 Markern nach 6 Tagen. 44-jährige Patientin.

28.3 Vorübergehende Obstipation

Neben der chronischen, jahre- bis jahrzehntelang andauernden Obstipation gibt es vorübergehende Formen, welche meist mit anderen Krankheiten als Begleiterscheinung im Zusammenhang stehen:
- *Hormonelle Faktoren* werden für die chronische Obstipation bei Gravidität und bei Hypothyreose verantwortlich gemacht.
- Häufig ist die Obstipation *reflektorisch* bedingt. Bei Gallenstein- und hauptsächlich Nierensteinkoliken, bei Ulkus und akuter Pankreatitis ist eine oft sehr hartnäckige passagere Verstopfung eine übliche Begleiterscheinung.
- Peritonitis, Meningitis, Parkinsonismus, Arteriosclerosis cerebri, Hirn- und Rückenmarkläsionen, akute Depression sind oft mit einer Verstopfung vergesellschaftet.
- Sehr häufig ist die hartnäckige Verstopfung bei *exogener* (z. B. Blei, Opiate) und *endogener Intoxikation* (z. B. Porphyrie).
- Verschiedene *Medikamente*, vor allem Opiate, Anticholinergika, Antazida, Eisenpräparate, Tranquilizer und Ganglienblocker können Ursache von Verstopfung sein.

Intestinales Pseudoobstruktionssyndrom. Das intestinale Pseudoobstruktionssyndrom mit Symptomen und Befunden der Kolonobstruktion *ohne* nachweisbare mechanische Obstruktion tritt akut oder chronisch rezidivierend auf. Obstipation ist bei chronisch rezidivierenden Formen häufig. Es werden primäre (idiopathische) und sekundäre Formen unterschieden (bei neurologischen Leiden, Sklerodermie, Muskeldystonie, Endokrinopathien wie Hypoparathyreoidismus, Myxödem, retroperitonealen Malignomen, Psychosen, Medikamenten).

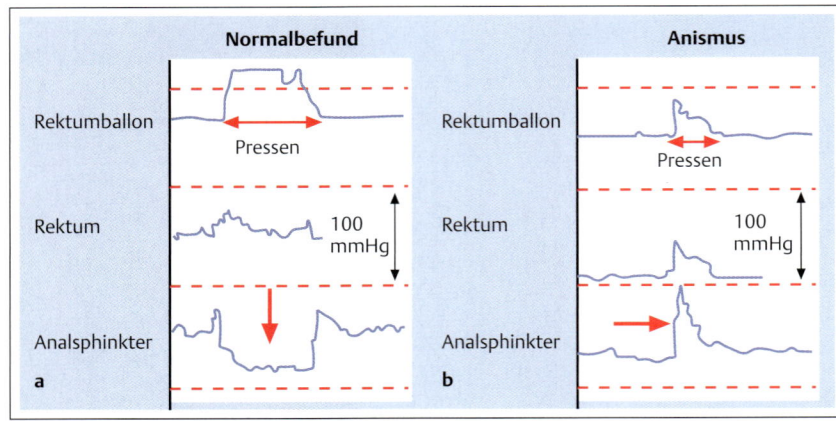

Abb. 28.2 Analmanometrie.
a Normalbefund.
b Analmanometrie bei einer 35-jährigen Patientin mit Anismus. Bei Anismus zeigt sich beim Pressen statt einer Relaxation (Druckabfall) eine paradoxe Kontraktion (Druckanstieg) des Analsphinkters.

28.4 Anorektale Funktionsstörungen

Eine funktionelle Obstruktion des Defäkationsweges findet sich beim *Anismus* (Abb. 28.2) und der *Beckenbodendysfunktion*. Diese Störungen können nur mit funktionellen Untersuchungsmethoden (Analmanometrie, funktionelle proktologische Untersuchung; Defäkographie) erkannt werden.

Beim Anismus kommt es beim Defäkationsvorgang zu einer Kontraktion statt der normalen Relaxation des Analsphinkters.

Bei der Beckenbodendysfunktion liegt eine Schwäche der Beckenbodenmuskulatur (z. B. bei Frauen nach mehreren vaginalen Entbindungen) vor. Beim Pressvorgang verhindern eine das physiologische Maß überschreitende Beckenbodensenkung („descending perineum syndrome") und eine verminderte Öffnung des anorektalen Winkels die normale Rektumentleerung.

28.5 Megakolon und Megarektum

Bei Megakolon ist die Verstopfung das wichtigste klinische Symptom. Von der kongenitalen aganglionären Hirschsprung-Krankheit sind die erworbenen Formen von Megakolon mit normalem Ganglienplexus abzugrenzen. Radiologisch findet sich typischerweise ein diffus massiv dilatiertes Kolon.

Morbus Hirschsprung. Die Hirschsprung-Krankheit lässt sich als eine meist im Säuglings- oder Kleinkindalter in Erscheinung tretende Obstruktion im distalen Kolon oder Rektum, die mit Obstipation und der Entwicklung einer permanenten Vergrößerung des Abdomens einhergeht, definieren. Die *Ursache* der Obstruktion liegt in einer durch das Fehlen der intramuralen Ganglienzellen im Bereich des Rektums oder Rektosigmoids bedingten Spastizität und fehlenden Relaxation dieses Abschnitts. Die Diagnose erfolgt durch Analmanometrie (Fehlen des anorektalen inhibitorischen Reflexes) und histologische Untersuchung (Biopsien) des verengten Darmabschnitts. Röntgenologisch ist das Rektum segmentär verengt mit einer sekundären Dilatation der proximalen Kolonabschnitte.

Erworbenes Megakolon. Bei den erworbenen Formen von Megakolon fehlt das verengte aganglionäre Darmsegment. Im Erwachsenenalter beobachtet man gelegentlich ein Megakolon bei psychotischen Patienten (vor allem bei Schizophrenie, Depression). Eine Reihe verschiedener Grundleiden kann im Erwachsenenalter zu einem Megakolon führen, vor allem Sklerodermie, Myotonien, Parkinson-Erkrankung, Amyloidose, Myxödem, Porphyrie, Chagas-Krankheit. Ein größerer Teil bleibt ätiologisch ungeklärt: idiopathisches Megakolon.

> Bei jedem Megakolon im Erwachsenenalter muss ein stenosierender, entzündlicher oder neoplastischer Prozess im Rektosigmoidbereich ausgeschlossen werden.

Das Dolichokolon (verlängertes, nichtdilatiertes Kolon) hat im Gegensatz zum Megakolon keinen Krankheitswert (außer beim seltenen intermittierenden Kolonvolvulus vor allem des Sigmas, seltener des Zökums).
Toxisches Megakolon s. Kapitel 27.

Literatur

Allgemeine Werke über Gastroenterologie s. Kapitel 7 „Schmerzen im Bereich des Abdomens".

Lembo A, Camilleri M. Chronic constipation. N Engl J Med 2003; 349: 1360–8.

Lennard-Jones JE. Constipation. In: Sleisenger and Fordtran's gastrointestinal and liver disease: Pathophysiology/Diagnosis/Management/edited by Mark Feldmann, Scharschmidt J, Sleisenger MH. 7 th ed. 2002; 1181.

Rao SS. Constipation: evaluation and treatment. Gastroenterol Clin North Am 2003; 32: 659–83.

Rao SS. Dyssynergic defecation. Gastroenterol Clin North Am 2001; 30: 97–114.

Thompson WG, Longstreth GF, Drossman DA, Heaton KW, Irvine AJ, Muller-Lissner SA. Functional bowel disorders and fnctional abdominal pain. Gut 1999; 45: Suppl 2: II–43–47.

Nephrologische Symptome

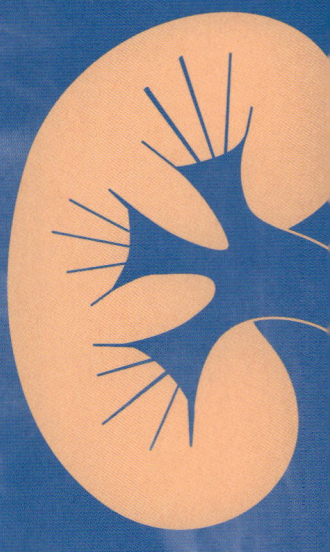

29–30

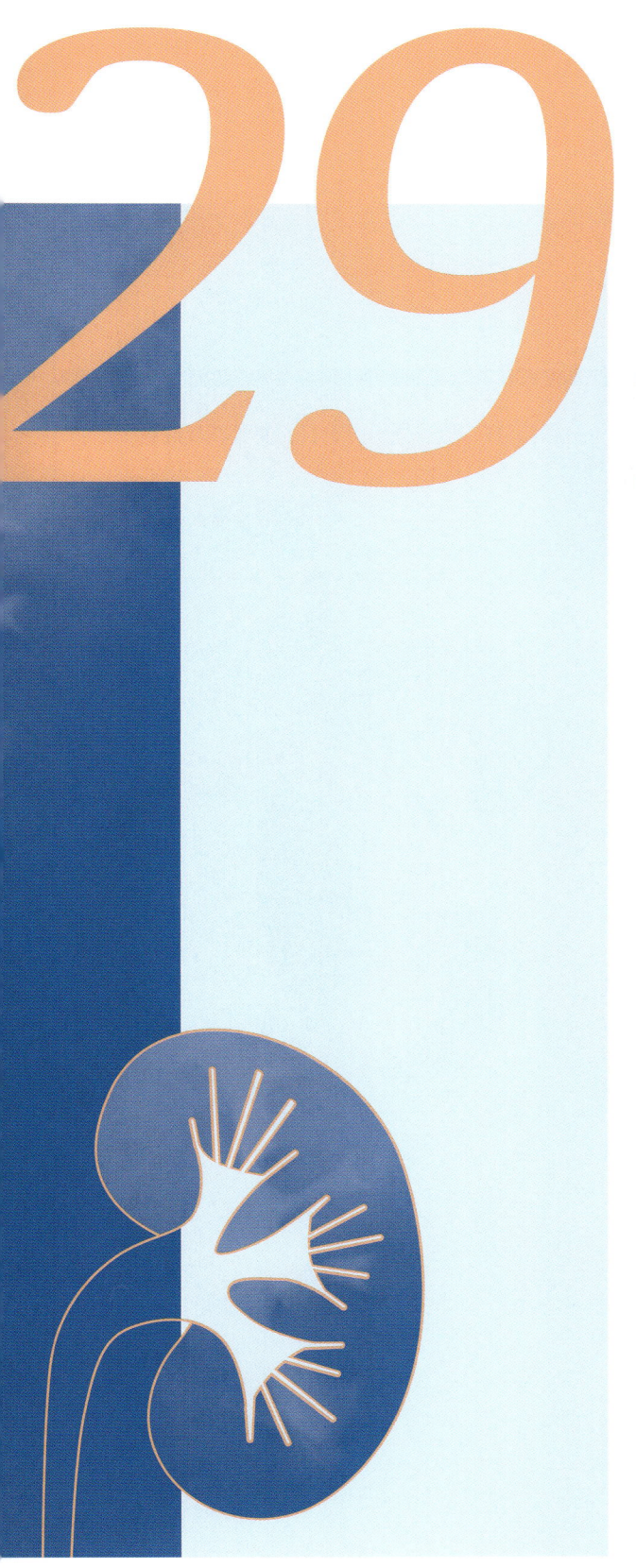

29 Abnorme Nierenfunktion
R. P. Wüthrich und H.-P. Marti
(Frühere Bearbeitung: U. Kuhlmann)

30 Störungen des Wasser-, Elektrolyt- und Säure-Base-Haushaltes
T. Fehr und R. P. Wüthrich
(Frühere Bearbeitung: U. Kuhlmann und W. Siegenthaler)

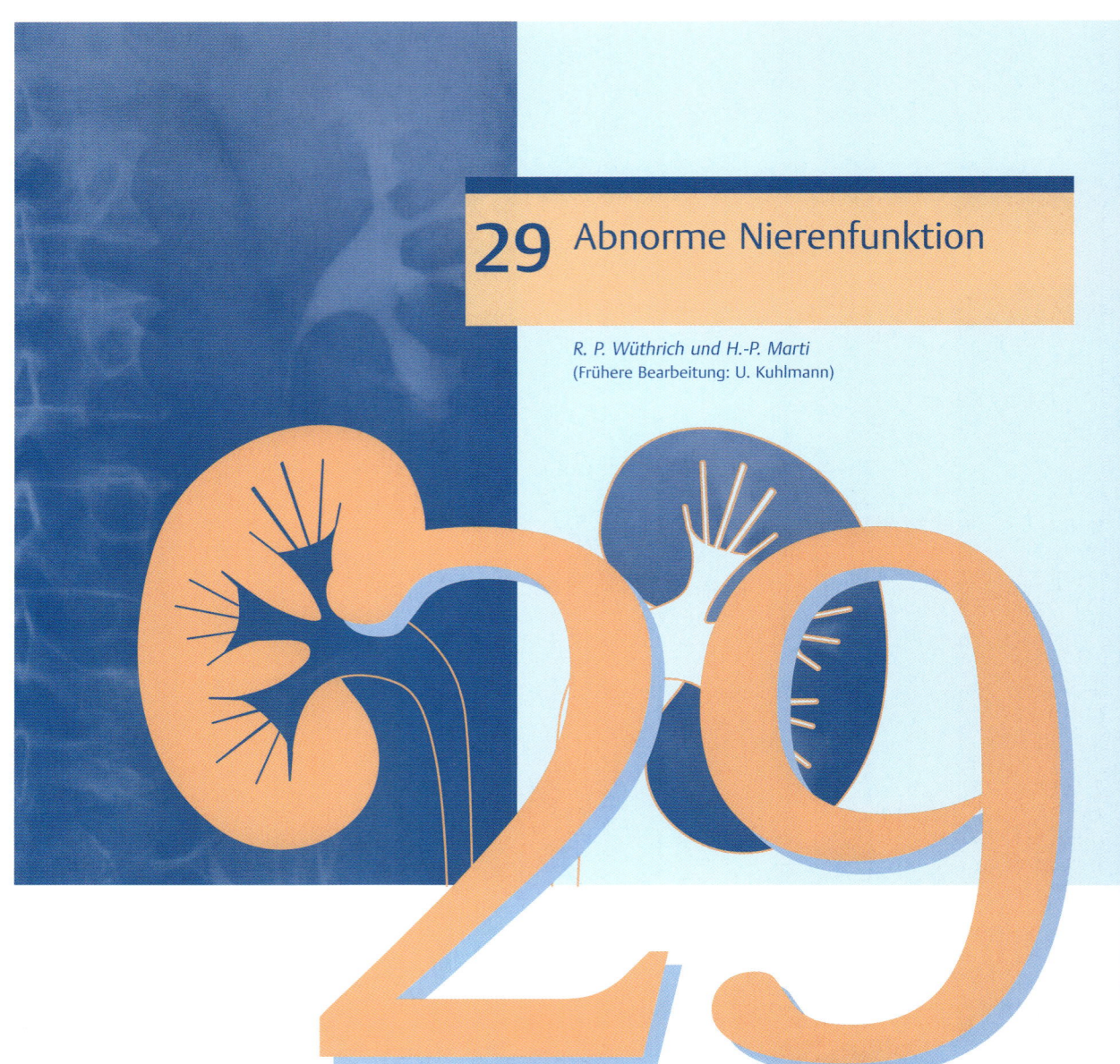

29 Abnorme Nierenfunktion

R. P. Wüthrich und H.-P. Marti
(Frühere Bearbeitung: U. Kuhlmann)

Abnorme Nierenfunktion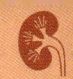

29.1 Symptome und Zeichen einer gestörten Nierenfunktion 849

Serologische Untersuchungen 849

Schätzung und Messung der glomerulären Filtrationsrate 850

29.2 Differenzialdiagnose von pathologischen Urinbefunden 851

Gewinnung und Verarbeitung von Urinproben 851

Physikalische Urinuntersuchung 851
- Urinfarbe 852
- Urin-pH 852
- Urinvolumen 852
- Spezifisches Gewicht und Osmolalität 852

Chemische Urinanalyse 853
- Glukosurie 853
- Ketonurie 853
- Proteinurie 853
- Nachweis von Bilirubin und Urobilinogen im Urin 855
- Nitritnachweis zur Diagnose von Harnwegsinfekten 856

Mikroskopische Untersuchung des Urinsediments 857
- Erythrozyten 857
- Leukozyten 857
- Epithelzellen 859
- Zylinder 859
- Kristalle 859

29.3 Differenzialdiagnose bei reduzierter glomerulärer Filtrationsrate 862

Akute Niereninsuffizienz (ANI) 862

Prärenales Nierenversagen 862

Postrenales Nierenversagen durch Obstruktion 863

Intrarenales Nierenversagen 863
- Akute Tubulusnekrose 864

Diagnostisches Prozedere und Differenzialdiagnose der ANI 865

Chronische Niereninsuffizienz (CNI) 867

Klinik der chronischen Niereninsuffizienz 869
- Allgemeinsymptome 869
- Hämatologische Veränderungen 869
- Kardiovaskuläre Manifestationen 869
- Neurologische und muskuläre Veränderungen 870
- Dermatologische Veränderungen 870
- Renale Osteodystrophie 870
- Gastrointestinale Symptome 871
- Malnutrition 871
- Störungen des Wasser-, Elektrolyt- und Säure-Base-Haushalts 872
- Infekte 873
- Malignome 873

29.4 Differenzialdiagnose von nephrologischen Syndromen 875

Glomeruläre Syndrome und Glomerulopathien 875

Akutes nephritisches Syndrom 876
- Poststreptokokken-Glomerulonephritis als paradigmatisches Beispiel eines akuten nephritischen Syndroms 877
- Membranoproliferative Glomerulonephritiden 877
- Schoenlein-Henoch-Purpura 877

Nephrotisches Syndrom 878
- Minimal-Change-Glomerulonephritis 880
- Fokal segmentale Glomerulosklerose 880
- Membranöse Glomerulonephritis 880
- Diabetische Nephropathie 880

Rasch progrediente Glomerulonephritiden (RPGN) 882
- Morbus Wegener 883
- Mikroskopische Polyangiitis 883
- Churg-Strauss-Syndrom 883
- Panarteriitis nodosa 883
- Goodpasture-Syndrom 884

Asymptomatische Urinabnormitäten 885
- IgA-Nephropathie 886
- Angeborene Erkrankungen mit Hämaturie 886

Chronische Glomerulonephritis 888

29 Abnorme Nierenfunktion

Tubulointerstitielle Nephritiden — 888

Akute tubulointerstitielle Nephritis — 889
Chronische interstitielle Nephritis — 890
    Analgetikanephropathie — 890
    Chronische Pyelonephritis — 892
    Strahlennephritis — 892
    Balkannephritis — 892

Harnwegssyndrome — 892

Harnwegsinfekte — 892

Harnwegsobstruktion — 894
    Hydronephrose — 894
    Nephrolithiasis und Nephrokalzinose — 895

Differenzialdiagnose von pathologischen Sonographiebefunden — 897

Zystische Nierenerkrankungen — 897
    Polyzystische Nierenerkrankungen — 898
Nierentumoren — 898

Symptome und Zeichen einer gestörten Nierenfunktion

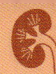

In diesem Kapitel verwendete Abkürzungen:

ANI	akute Niereninsuffizienz	GN	Glomerulonephritis
ANCA	antineutrophile zytoplasmatische Antikörper	HUS	hämolytisch-urämisches Syndrom
ANAK	antinukleäre Antikörper	NSAR	nichtsteroidale Antirheumatika
ATN	akute Tubulusnekrose	PKD	polycystic kidney disease
CNI	chronische Niereninsuffizienz	RPGN	rasch progrediente Glomerulonephritis
GFR	glomeruläre Filtrationsrate	SLE	systemischer Lupus erythematodes

29.1 Symptome und Zeichen einer gestörten Nierenfunktion

Überblick und praktisches diagnostisches Vorgehen

Das Spektrum von Symptomen und Zeichen bei Nierenerkrankungen ist sehr breit. Weil die Nieren neben der Ausscheidungsfunktion verschiedenste weitere Funktionen im Stoffwechsel wahrnehmen, äußern sich Nierenerkrankungen in vielfältiger Weise. Nierenerkrankungen können isoliert auftreten und sich klinisch z. B. als nephrotisches oder nephritisches Syndrom manifestieren oder aber im Rahmen von systemischen Erkrankungen entstehen, wie z. B. beim Lupus erythematodes (Lupusnephritis) oder beim Diabetes mellitus (diabetische Nephropathie).

In Tab. 29.1 sind die verschiedenen nephrologischen Syndrome und deren wichtigste Charakteristika beschrieben. Störungen des Elektrolyt- und Wasserhaushalts werden nicht hier, sondern im Kapitel 30 besprochen. Gewisse Nierenerkrankungen können mit markanter klinischer Symptomatik einhergehen, z. B. Flankenschmerzen und Koliken bei Patienten mit Nierensteinen. In vielen Fällen äußern sich Nierenerkrankungen oder aber auch Erkrankungen der ableitenden Harnwege nur in Form von pathologischen Urinbefunden. Geradezu heimtückisch manifestieren sich gewisse langsam progrediente chronische Nierenerkrankungen erst in einem späten Stadium der weit fortgeschrittenen Niereninsuffizienz. Nicht selten zeigen solche Patienten trotz einem Verlust der glomerulären Filtrationsrate von mehr als 80 % keine oder nur unspezifische Symptome wie vermehrte Müdigkeit oder Inappetenz.

Diagnostisches Vorgehen. Bei der Untersuchung von Patienten mit vermuteten nephrologischen Problemen stellen sich folgende Fragen:
- Ist eine ätiologische Zuordnung der renalen Erkrankung möglich (primäre oder sekundäre Nephropathie)?
- Handelt es sich um eine akute oder chronische Nierenerkrankung?
- Hat die bestehende Erkrankung bereits zu einer Einschränkung der Nierenfunktion geführt?

Diese Fragen lassen sich häufig durch eine gründliche Anamnese, die klinische Untersuchung und durch einfache Laborbefunde beantworten.

Bei möglichem Vorliegen einer Nierenerkrankung soll ein minimales, standardisiertes Laborprogramm durchgeführt werden. Dazu gehört insbesondere die detaillierte mikroskopische und chemische Urinanalyse. Die Blutuntersuchungen beinhalten Blutbild, Kreatinin, Harnstoff, Harnsäure, Elektrolyte, Calcium, Phosphat, alkalische Phosphatase, Gesamteiweiß, Albumin und Eiweißelektrophorese.

Erst der pathologische Ausfall einer oder mehrerer dieser Untersuchungen gibt Anlass zu weiteren Abklärungen, die dann je nach Anamnese und Klinik folgende Untersuchungen beinhalten:
- Analyse des 24-Stunden-Urins (insbesondere Proteinurie/Albuminurie),
- eine mikrobiologische Harnuntersuchung,
- pH-Messung und Blutgasanalyse bei Verdacht auf Störungen des Säure-Base-Haushalts,
- eine immunologische Diagnostik (Komplementfaktoren, antinukleäre Faktoren, ANCA, anti-GBM-Antikörper, Rheumafaktor, Kryoglobuline),
- Untersuchungen der Nierenfunktion (Kreatinin-Clearance, andere Clearance-Messverfahren),
- bildgebende Verfahren (Sonographie und Farbduplexsonographie, CT, MRT, Isotopennephrogramm, retrograde Darstellung der ableitenden Harnwege, digitale Subtraktionsangiographie),
- Nierenbiopsie (Lichtmikroskopie, Immunfluoreszenz, Elektronenmikroskopie).

Serologische Untersuchungen

Erniedrigte Komplementfaktoren (CH50, C3, C4) im Rahmen einer Glomerulonephritis (GN) finden sich bei postinfektiösen Glomerulonephritiden (Poststreptokokken-GN, GN bei Endokarditis), membranoproliferativer GN, GN bei Kryoglobulinämie (oft im Rahmen einer Hepatitis C) und systemischem Lupus erythematodes.

Antinukleäre Faktoren finden sich insbesondere bei systemischem Lupus erythematodes, Sjögren-Syndrom und Systemsklerose. Bei der Lupusnephritis sind auch anti-DNS-Antikörper nachweisbar. Antikörper gegen zytoplasmatische Bestandteile von Granulozyten (ANCA) lassen bei nachweisbarer Nierenerkrankung an das Vorliegen einer systemischen Vaskulitis denken. Dabei sind gegen Proteinase-3 gerichtete cANCA relativ spezifisch für das Vorliegen einer Wegener-Granulomatose, hingegen finden sich gegen Myeloperoxidase gerichtete pANCA vor allem bei der mikroskopischen Polyangiitis. Anti-GBM-Antikörper sind typisch für das Vorliegen eines Goodpasture-Syndroms, einer seltenen Form der rasch progredienten Glomerulonephritis.

Abnorme Nierenfunktion

Tabelle 29.1 Wichtigste nephrologische Syndrome

Syndrom	Charakteristika
Erkrankungen in den Nieren	
Nephritisches Syndrom	Hypertonie, Ödeme, Proteinurie, Hämaturie (dysmorphe Erythrozyten, Erythrozytenzylinder)
Nephrotisches Syndrom	Ödeme, Proteinurie, Hypalbuminämie, Lipidurie, Hyperlipidämie, Hyperkoagulabilität
Rasch progrediente Glomerulonephritis	nephritisches Urinsediment, Hypertonie, rasch progrediente Niereninsuffizienz
Urämisches Syndrom	Inappetenz, Müdigkeit, Pruritus, Übelkeit, Erbrechen, Dysästhesien
Isolierter pathologischer Urinbefund	asymptomatisch (Hämaturie, Leukozyturie, Proteinurie)
Erkrankungen in den ableitenden Harnwegen	
Nierensteine	Flankenschmerzen und Koliken, Klopfdolenz der Nierenlogen, Hämaturie
Harnwegsinfekte	trüber Urin, Dysurie, Pollakisurie, Leukozyturie, Bakteriurie; bei Pyelonephritis zusätzlich Fieber, Schüttelfrost und Flankenschmerzen

Kryoglobuline können ohne offensichtliche Ursache (essenzielle Kryoglobulinämie) oder sekundär bei verschiedenen Erkrankungen (atypischen Pneumonien, Lymphomen, Hepatitis C) auftreten und eine Glomerulonephritis und systemische Vaskulitis auslösen.

Schätzung und Messung der glomerulären Filtrationsrate

Chronische Nierenerkrankungen verlaufen häufig progredient. Deshalb ist es wichtig, den Verlauf einer chronischen Nierenerkrankung anhand der glomerulären Filtrationsrate zu überwachen. Dazu stehen verschiedene Schätz- und Messverfahren zur Verfügung.

Bei chronischer Niereninsuffizienz kommt es zur Retention von verschiedenen Substanzen. Zu den typischen Retentionswerten gehören Kreatinin und Harnstoff und in neuerer Zeit auch das niedermolekulare Eiweiß Cystatin C. Am einfachsten erfolgt die Verlaufsbeobachtung der Nierenfunktion anhand des Serumkreatinins. Kreatinin entsteht aus dem Abbau von Kreatin aus der Muskulatur und durch die Ernährung mit Fleisch. Bei konstantem Anfall von Kreatinin ist die renale Ausscheidung überwiegend von der glomerulären Filtrationsrate (GFR) abhängig, weshalb der Kreatininwert ein Indikator der Nierenfunktion ist.

Kreatinin-Clearance. In der Praxis wird zur Abschätzung der glomerulären Filtrationsrate häufig die Cockcroft-Gault-Formel verwendet. Danach errechnet sich die Kreatinin-Clearance folgendermaßen:

$$Cl_{Kreatinin} = \frac{(150 - \text{Alter}) \times \text{kg Körpergewicht}}{\text{Serumkreatinin } [\mu mol/l]}$$

Bei Frauen wird der errechnete Wert wegen der niedrigeren Muskelmasse mit dem Faktor 0,85 multipliziert. Diese Formel erfasst insbesondere den mit dem Alter einhergehenden Nierenfunktionsverlust und kann deshalb auch zur Dosisanpassung von Medikamenten bei älteren Patienten verwendet werden. Bei sehr adipösen Patienten sollte beim Gewicht das ideale Körpergewicht eingesetzt werden.

Im klinischen Alltag wird aber auch häufig die Messung der Kreatinin-Clearance durchgeführt. Dazu bedarf es der Sammlung des 24-Stunden-Urins. Für die Ermittlung der Kreatinin-Clearance gilt folgende Formel:

$$Cl_{Kreatinin} = \frac{U \times V}{P}$$

U = Urinvolumen in ml/min, V = Konzentration des Kreatinins im Urin in µmol/l, P = Konzentration des Kreatinins im Serum in µmol/l.

Als *Normwerte* der Kreatinin-Clearance gelten bei Erwachsenen:
- Männer: 95–140 ml/min,
- Frauen: 75–125 ml/min.

Clearance-Werte werden aus Gründen der Vergleichbarkeit jeweils auf 1,73 m² Körperoberfläche normiert.

> Bei Bestimmung der Kreatinin-Clearance muss berücksichtigt werden, dass Kreatinin nicht nur glomerulär filtriert wird, sondern bei zunehmender Einschränkung der Nierenfunktion auch eine tubuläre Kreatininsekretion einsetzt. Dies führt bei Niereninsuffizienz zur Überschätzung der GFR durch Messung falsch hoher Clearance-Werte.

29.2 Differenzialdiagnose von pathologischen Urinbefunden

Die Untersuchung des Urins stellt ein bewährtes labormedizinisches Verfahren dar und hat auch in der heutigen Zeit keinesfalls an Bedeutung verloren. Während früher die Untersuchung des Urins nur durch Benutzung der Sinne möglich war, um Farbe, Trübung, Geruch und Geschmack zu beurteilen, so wurden in neuerer Zeit zahlreiche komplexe Methoden entwickelt, um aus dem Urin diagnostische Schlüsse zu ziehen. Dank ihrer methodischen Einfachheit und diagnostischen Aussagekraft hat die Untersuchung des Urins und des Urinsedimentes auch heute noch einen sehr hohen Stellenwert in der ambulanten und stationären Medizin. Eine sorgfältige Urinanalyse ist denn auch oft informativer als aufwändige und teure technische Untersuchungen.

Gewinnung und Verarbeitung von Urinproben

Urin wird kontinuierlich von den Nieren gebildet. In den Glomeruli werden täglich ca. 180 Liter Primärharn aus dem Plasma filtriert (Ultrafiltrat), aus welchem dann Glucose, Elektrolyte, Aminosäuren, Wasser und andere anorganische und organische Substanzen rückresorbiert werden. Aus diesem Ultrafiltrat entsteht schließlich eine tägliche Urinmenge von ca. 1–2,5 l. Urin besteht im Wesentlichen aus Wasser und Elektrolyten sowie aus organischen Substanzen, welche aus dem Eiweißabbaustoffwechsel stammen, wie z. B. Harnstoff. Daneben werden im Urin zahlreiche organische Strukturen ausgeschieden, einschließlich Erythrozyten, Leukozyten, Epithelzellen, Zylinder und Kristalle.

Spontanurin. Urin wird entweder als Spontanurin in Portionen gewonnen oder als 24-Stunden-Urin gesammelt. Bei der Gewinnung von Spontanurin eignet sich der *erste Morgenurin* vor allem für bakteriologische Untersuchungen sowie für die Aufdeckung einer geringfügigen Proteinurie, da der erste Morgenurin konzentriert ist. Im *zweiten Morgenurin* können die zellulären Bestandteile wie etwa Zylinder wesentlich besser beurteilt werden, weil sie weniger degradiert sind als im sauren, konzentrierten ersten Morgenurin. Bei der Gewinnung von Spontanurinproben sollte die sog. *Mittelstrahltechnik* eingesetzt werden, um eine Verunreinigung durch die äußeren Genitalien zu vermindern. In der Praxis ist es jedoch oft schwierig, von den Patienten einen genügend sauberen Urin zu erhalten. Das Ausmaß der genitalen Verunreinigung kann am besten durch die Bestimmung der Zahl der Plattenepithelien im Urinsediment abgeschätzt werden. Gerade bei der Interpretation von bakteriologischen Resultaten muss darauf geachtet werden, dass keine Verunreinigung der Spontanurinprobe vorliegt.

24-Stunden-Urin. Die Sammlung des 24-Stunden-Urins ist in der Praxis manchmal problematisch. Bei ungenügender Instruktion sammeln viele Patienten den 24-Stunden-Urin nur ungenau. Der 24-Stunden-Urin dient vor allem dazu, die *Proteinurie* zu quantifizieren und die Kreatinin-Clearance zu bestimmen oder eine Kalziurie oder Urikosurie zu dokumentieren. Wenn die 24-Stunden-Urinsammlung nicht möglich ist, kann alternativ im Spontanurin die Konzentration von Eiweiß und Kreatinin gemessen werden, um recht genau den Grad einer Proteinurie pro 24 Stunden zu ermitteln. Um die Proteinurie in g/24 h zu erhalten, kann folgende Formel verwendet werden:

$$\text{Proteinurie (g/24 h)} = \frac{\text{Urineiweiß (g/l)}}{\text{Urinkreatinin (mmol/l)}} \times 11{,}3$$

Die zeitgerechte Verarbeitung des Urins ist sehr wichtig, damit möglichst frischer Urin untersucht werden kann. Ist die unmittelbare Verarbeitung nicht möglich, so kann der Urin allenfalls im Kühlschrank bei 4 °C für einige Stunden asserviert werden. Wird der Urin bei Zimmertemperatur gelagert, so können zahlreiche Veränderungen auftreten, einschließlich Erhöhung des pH-Wertes durch Ammoniakbildung aus Harnstoff, Verminderung des Glucosegehaltes durch bakteriellen Abbau, Verflüchtigung von Ketonen und Desintegration von Erythrozyten und Erythrozytenzylindern.

Teststreifen. Die Untersuchung des Urins mit Teststreifen (Stix) hat die Technik der Urinuntersuchung erheblich vereinfacht. Dabei darf nicht vergessen werden, dass der Teststreifen in erster Linie eine Screening-Methode darstellt. Damit kann eine Proteinurie (Ausnahme Mikroalbuminurie und Bence-Jones-Proteinurie), eine (Mikro-)Hämaturie oder ein Harnwegsinfekt (positiver Nachweis von Nitrit und Leukozyten) grob erfasst werden. Positive Ableseresultate bedürfen einer weiteren Abklärung, dies gilt insbesondere für den Nachweis von Blut oder Leukozyten im Urin.

Physikalische Urinuntersuchung

Die physikalischen Eigenschaften des Urins, einschließlich Trübung, Farbe, Geruch, Volumen, spezifischem Gewicht und pH geben schon eine ganze Anzahl von interessanten diagnostischen Informationen (Tab. 29.**2**). Normaler Urin ist klar und durchsichtig. Wird der Urin längere Zeit stehen gelassen, so können amorphe Phosphate, Urate und Karbonate ausfallen, wodurch der Urin trüb wird. Pyurie, Hämaturie, Bakteriurie und Lipidurie bewirken ebenfalls eine Urintrübung. Durch Schütteln entsteht im Urin normalerweise etwas Schaum, der jedoch nach kurzer Zeit wieder verschwindet. Persistierender Schaum bei blassgelbem Urin kann ein Indiz für eine Proteinurie sein.

Abnorme Nierenfunktion

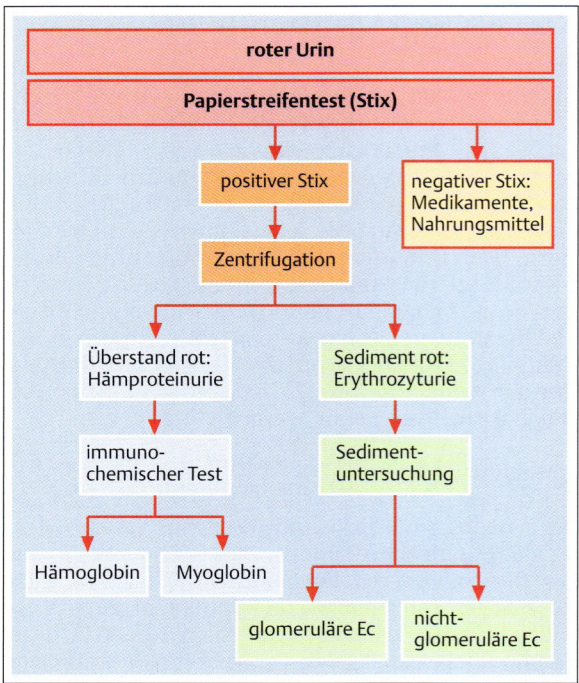

Abb. 29.1 Differenzialdiagnostische Überlegungen und Abklärungen beim Auftreten von rotem Urin.

Urinfarbe

Die normale *gelbe* Farbe des Urins wird durch sog. Urochrome verursacht. Die Exkretion dieser Urochrome bleibt auch bei variabler Diurese konstant. Bei Polyurie wird deshalb ein farbloser oder blassgelber Urin vorgefunden, bei Oligurie ein dunkelgelber Harn. *Roter* oder *brauner* Urin kann Folge einer Hämaturie, einer Hämoglobinurie oder einer Myoglobinurie sein. Die Differenzierung erfolgt nach Zentrifugation und Mikroskopie (Abb. 29.1). Das Fehlen von Erythrozyten im Sediment bei positivem Streifentest spricht für eine Hämoglobinurie (häufig auch rötliche Farbe des Serums durch Hämolyse) oder Myoglobinurie (normal gefärbtes Serum, Erhöhung der Kreatinkinase). Nahrungsmittel und Medikamente, wie z. B. Randen oder Rifampicin, können den Urin ebenfalls rötlich verändern. Roter Urin könnte auch eine Blutbeimengung durch Menstruation darstellen. *Rosa* gefärbter Urin kann durch große Mengen von amorphen Uraten entstehen (sog. „Ziegelmehl"). *Dunkelbrauner* oder *gelb-oranger* Urin weist auf eine Bilirubinurie hin. *Schwarzer* Urin findet sich bei Ausscheidung von Melanin bei metastasierendem Melanom oder bei Alkaptonurie (sehr selten). *Weißlicher* (und trüber) Urin kann ein Hinweis sein auf Pyurie, vaginale Kontamination mit Plattenepithelien und Schleim, Kristallurie, Lipidurie, Chylurie (selten, z. B. bei Filariose).

Urin-pH

Der Urin-pH-Wert ist ein Maß der Protonenkonzentration im Urin, normalerweise liegt er zwischen 5 und 6. Mit dem Streifentest kann der Urin-pH-Wert zwischen 4,5 und 8 gemessen werden. Dabei muss berücksichtigt werden, dass nur frischer Urin untersucht werden sollte, weil der pH spontan bei Zimmertemperatur alkalisch wird. Ein pH-Wert > 7,5–8 sollte an das Vorliegen einer *Harnwegsinfektion* mit harnstoffspaltenden Erregern denken lassen (häufig auch positiver Nitrittest). Ein alkalischer pH findet sich auch bei der *metabolischen Alkalose*. Bei Vorliegen einer *metabolischen Azidose* sollte der Urin-pH-Wert < 5 sein, ansonsten muss eine Störung der renalen Säureelimination im Sinne einer renal-tubulären Azidose vermutet werden.

Urinvolumen

Oligurie (weniger als 400 ml pro Tag) und Polyurie (mehr als 3 l pro Tag) weisen auf zahlreiche renale Erkrankungen hin. Eine *Anurie* (fehlende Urinproduktion) wird bei postrenaler Abflussstörung (Blasen- oder Prostataproblematik) sowie bei beidseitiger Unterbrechung der Nierendurchblutung z. B. bei Aortendissektion beobachtet. Eine *Oligurie* wird bei schwerem Flüssigkeits- oder Blutverlust und Dehydratation sowie beim akuten und beim fortgeschrittenen chronischen Nierenversagen gesehen. Eine *Polyurie* wird bei Diabetes mellitus, Diabetes insipidus oder psychogener Polydypsie gefunden. Die Urinmenge kann in Extremfällen bis zu 15 l täglich betragen.

Spezifisches Gewicht und Osmolalität

Spezifisches Gewicht und Urinosmolalität erfassen die Konzentrationsfähigkeit der Niere. Das *spezifische Ge-*

Tabelle 29.2 Physikalische Untersuchung des Urins

Parameter	Normwert	Pathologische Befunde
Trübung	klar	trüb (Infekt, Lipidurie, Kristallurie)
Farbe	leicht gelb	rot (Hämaturie) dunkelbraun (Bilirubin)
Menge	1000–2500 ml	< 400 ml (Oligurie) > 3000 ml (Polyurie)
Spezifisches Gewicht	1,005–1,030	< 1,005 (Polydipsie; Diabetes insipidus) > 1,030 (Exsikkose, präranale Niereninsuffizienz, Kontrastmittel)
pH-Wert	5,0–6,0	> 6,0 (Harnwegsinfekt, renal tubuläre Azidose, metabolische Alkalose)

Differenzialdiagnose von pathologischen Urinbefunden

wicht des Urins kann mittels Urometer, Refraktometer oder einfach mittels Teststreifen ermittelt werden. Normalerweise variiert das spezifische Gewicht zwischen 1,005 (stark verdünnter Urin) und 1,030 (stark konzentrierter Urin). Unabhängig vom Konzentrationsgrad des Urins können dichte Partikel wie etwa Glucose, Eiweiß oder Röntgenkontrastmittel das spezifische Gewicht des Urins erhöhen. *Isosthenurie* bedeutet gleiche Dichte im Serum und Urin, sie liegt bei 1,010 (entsprechend 285 mOsm/kg H_2O). Patienten mit fortgeschrittenem chronischem Nierenversagen haben oft eine Isosthenurie.

Die mittels Osmometer bestimmte *Urinosmolalität* variiert von 50–100 mmol/kg bei reichlicher Flüssigkeitszufuhr mit Suppression der ADH-Freisetzung bis zu 1400 mmol/kg im Rahmen einer Durstperiode mit nachfolgender maximaler ADH-Freisetzung. Die Bestimmung der Urinosmolalität kommt zur Anwendung bei der Abklärung polyurisch-polydiptischer Syndrome im Rahmen des Durstversuches, bei der Abklärung einer unklaren Hyponatriämie und in der Differenzialdiagnose des akuten Nierenversagens.

Chemische Urinanalyse

Im Urin kann mittels Teststreifen und laborchemischen Verfahren eine Vielzahl von anorganischen und organischen Stoffen bestimmt werden. Die semiquantitative oder die quantitative Bestimmung im Spontan- oder im 24-Stunden-Urin liefert wichtige diagnostische Hinweise auf metabolische und renale Erkrankungen.

Teststreifen beinhalten bis zu 10 verschiedene Analysen, welche neben den chemischen Parametern (Glucose, Eiweiß, Hämoglobin, Ketone, Bilirubin, Urobilinogen, Nitrit) auch den pH, das spezifische Gewicht sowie Blut und Leukozyten nachzuweisen vermögen (Tab. 29.**3**). Die Bestimmung mittels Teststreifen ist *semiquantitativ*. Im Sinn der Automatisierung können Teststreifen auch photometrisch mit speziellen Geräten ausgewertet werden, die Auswertung bleibt aber semiquantitativ.

Im *Spontan-* wie auch im *24-Stunden-Urin* kann die Konzentration von bestimmten Molekülen präzise *quantitativ* bestimmt werden. Die Bestimmung ist im klinischen Alltag im Spontanurin einfacher durchzuführen als im 24-Stunden-Urin, aber in der Aussage insofern limitiert, als jede gemessene Konzentration von der gleichzeitig ausgeschiedenen Wassermenge (und damit vom Urinvolumen) abhängig ist. Dieser Faktor kann mittels Sammlung des 24-Stunden-Urins korrigiert werden.

Glukosurie

Glucose wird im Teststreifen mittels *Glucoseoxidase* nachgewiesen. Dieser Test ist spezifisch für Glucose. Ein positives Resultat kann einen Diabetes mellitus oder eine renale Glukosurie anzeigen. Die renale Glukosurie kann entweder primär durch Mutationen im Na^+-Glucosetransporter im proximalen Tubulus bedingt oder sekundär durch tubuläre Schädigung verursacht sein. Beim Fanconi-Syndrom (generalisierte Störung der Funktionen des proximalen Tubulus) bestehen neben der renalen Glukosurie ebenfalls eine Bikarbonaturie, ein Phosphatdiabetes und eine Aminoazidurie.

Ein falsch positiver Nachweis von Glucose im Urin kann durch peroxidhaltige oder andere stark oxidierende Reinigungsmittel entstehen. Falsch negative Resultate entstehen durch hohe Dosen von Vitamin C, wobei heute die meisten Teststreifen den Einfluss von Ascorbinsäure beseitigt haben.

Ketonurie

Unter dem Sammelbegriff Ketone versteht man die Stoffe Aceton, Acetoacetat und β-Hydroxybuttersäure. Ketone entstehen aus dem Intermediärstoffwechsel der Fette. Normalerweise sind sie nicht im Urin vorhanden. Die Teststreifenreaktion mit *Nitroprussid* erfasst vor allem Acetoacetat und nur in geringem Maß Aceton, nicht jedoch β-Hydroxybuttersäure. Ketone im Urin werden bei diabetischer oder bei alkoholischer Ketoazidose und bei Hungerzustand oder chronisch rezidivierendem Erbrechen gefunden.

Proteinurie

Verschiedenste Eiweiße können im Urin nachgewiesen werden, wobei *Albumin* wegen seiner Bedeutung bei der Früherkennung von Nierenerkrankungen das wesentlichste Protein darstellt. Im Screening mittels Teststreifen wird das Auftreten einer pathologischen Albuminurie routinemäßig erfasst.

Die glomeruläre Basalmembran ist ein Filter, dessen Poren durch einen Siebeffekt höhermolekulare Proteine wie Albumin, Transferrin und Immunglobuline zurückhalten, für niedermolekulare Eiweißkörper wie freie Leichtketten (κ oder λ) oder Peptidhormone hingegen durchlässig sind (Abb. 29.**2**). Der Siebeffekt der

Tabelle 29.3 Chemische Untersuchung des Urins mittels Teststreifen

Parameter	Normwert	Pathologische Befunde
Glucose	negativ	+ bis ++++ (Diabetes mellitus, renale Glukosurie)
Eiweiß	negativ	+ bis +++ (glomeruläre Schädigung)
Aceton	negativ	+ bis +++ (Ketoazidose, Hungerzustand)
Bilirubin	negativ	+ bis +++ (Hepatitis; Zirrhose; Verschlussikterus)
Urobilinogen	schwach positiv	+ bis ++++ (Leberzellschaden; Hämolyse)
Nitrit	negativ	positiv (gramnegativer Harnwegsinfekt)

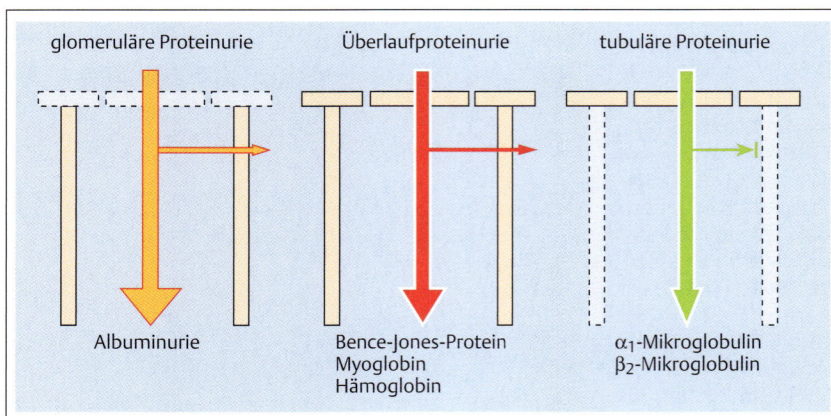

Abb. 29.2 Schematische Darstellung der verschiedenen Proteinurieformen. Die glomeruläre Proteinurie entsteht durch eine Schädigung im Bereich der glomerulären Filterbarriere. Die Überlaufproteinurie entsteht durch übermäßiges Anfallen von niedermolekularen Eiweißen wie Leichtketten, Myoglobin und Hämoglobin im Blut. Die tubuläre Proteinurie entsteht durch verminderte tubuläre Rückresorption von normal filtrierten niedermolekularen Eiweißen (α_1-Mikroglobulin, β_2-Mikroglobulin).

glomerulären Kapillaren hängt einerseits vom molekularen Radius und andererseits von der Ladung der entsprechenden Proteine ab. Die in das Tubuluslumen gelangenden Proteine werden zu 90 % tubulär rückresorbiert und in den proximalen Tubuluszellen katabolisiert, so dass es erst nach Überschreiten des Rückresorptionsvermögens der proximalen Tubuli zu einer manifesten Proteinurie kommt.

Benigne und orthostatische Proteinurie. Die normale (physiologische) Gesamteiweißausscheidung im Urin beträgt zwischen 40 und 150 mg/Tag. Bei körperlicher Anstrengung oder Fieber kann diese Grenze gelegentlich überschritten werden, die Menge sollte aber immer < 0,5 g/24 h betragen (*benigne* Proteinurie). Eine sog. *orthostatische* Proteinurie kann gelegentlich bei Jugendlichen in der Wachstumsperiode festgestellt werden. Die Proteinurie tritt tagsüber durch längeres Stehen auf und kann im Nachturin nicht mehr nachgewiesen werden. Die orthostatische Akzentuierung der Eiweißausscheidung ist auch bei den meisten Patienten mit einer pathologischen Proteinurie nachweisbar (Vergleich Tag- und Nachturin).

Mikroalbuminurie. Die reguläre Teststreifenmethode erfasst vor allem größere Mengen von Albumin (> 300 mg/Tag). Eine Mikroalbuminurie (Albumin im Bereich von 30–300 mg/Tag) und die Ausscheidung von *Immunglobulinen* (leichte κ- und λ-Ketten = Bence-Jones-Proteine) werden in der Regel mit der Teststreifenmethode nicht erfasst. Zur Erfassung einer Mikroalbuminurie kann aber ein speziell sensitiver Teststreifen verwendet werden. Durch zusätzliche Kreatininmessung per Streifentest kann auch anhand des Quotienten [Albumin/Kreatinin] die Albuminurie pro 24 h geschätzt werden. Bei der Früherkennung einer diabetischen Nephropathie können diese speziellen Streifentests sehr hilfreich sein. Sie müssen aber zur Bestätigung mehrfach wiederholt werden.

Glomeruläre Proteinurie. Die Art und die Menge von Urineiweißen haben vielfältige klinische Bedeutung. Tab. 29.4 und Abb. 29.2 zeigen die Einteilung der Proteinurie nach pathophysiologischen Gesichtspunkten. Die glomeruläre Proteinurie entsteht durch eine Schädigung des glomerulären Filterapparats und ist häufiges Leitsymptom bei primären und sekundären Nierenerkrankungen.

Man kann die glomeruläre Proteinurie auch schematisch in *selektiv* und in *nichtselektiv* unterteilen. *Selektiv* bedeutet, dass vermehrt mittelgroße anionische Proteine mit Molekulargewicht 50 000–80 000 Dalton (wie etwa Albumin) auftreten, ein Hinweis darauf dass die glomeruläre Basalmembran nur geringfügig geschädigt ist, z. B. bei Minimal-Change-Glomerulonephritis (Lipoidnephrose). *Nichtselektiv* bedeutet, dass neben Albumin auch Proteine mit einer Molekularmasse von > 100'000 Dalton im Urin auftauchen (IgG), was für einen ausgedehnteren Schaden in den Glomeruli spricht, z. B. bei stärker entzündlichen Glomerulonephritiden.

Das Ausmaß der Proteinurie reflektiert oft den Grad der glomerulären Schädigung (Tab. 29.5). Der selektive Nachweis von geringen Mengen von Albumin im Urin (Mikroalbuminurie) beim Diabetiker deutet auf ein frühes Stadium einer diabetischen Nephropathie hin.

Tabelle 29.4 Einteilung der Proteinurie nach pathophysiologischen Gesichtspunkten

Klassifikation	Art des ausgeschiedenen Proteins und Pathophysiologie
Glomeruläre Proteinurie	normale Plasmaproteine bei defektem glomerulärem Filter (Hauptfraktion: Albumin)
Überlaufproteinurie	vermehrt gebildetes und filtriertes niedermolekulares Protein (z. B. monoklonale Leichtketten, Myoglobin, Hämoglobin) läuft in den Endharn über, wenn die tubuläre Absorptionsrate überschritten wird; Niere primär strukturell und funktionell intakt
Tubuläre Proteinurie	normale niedermolekulare Plasmaproteine erscheinen wegen verminderter tubulärer Rückresorptionskapazität im Endharn; Niere strukturell (z. B. interstitielle Nephropathie) oder funktionell (z. B. Fanconi-Syndrom) gestört

Große, nichtselektive Mengen von Eiweiß (Albumin und Globuline) im Bereich von mehreren g/24 h zeigen eine ausgeprägte glomeruläre Schädigung an, z. B. im Rahmen einer membranösen Glomerulonephritis oder einer fokal-segmentalen Glomerulosklerose.

Wenn die Proteinurie < 3,5 g/24 h beträgt, so bewirkt diese normalerweise keine oder nur geringe klinische Zeichen. Wenn die Proteinurie im *nephrotischen Bereich* liegt (> 3,5 g/24 h), kann der Urin schaumig werden. Zusätzlich kann eine Lipidurie bestehen, welche den Urin milchig trüb erscheinen lässt. Parallel zum Ausmaß der Proteinurie entwickeln Patienten mehr oder weniger ausgeprägte Ödeme. Ein schweres nephrotisches Syndrom mit massiven Ödemen, Pleuraergüssen und Aszites (Anasarka) geht einher mit einer Albuminurie > 10 g/Tag und einer Hypalbuminämie < 20–30 g/l.

Überlaufproteinurie. Eine Überlaufproteinurie (Overflow-Proteinurie) tritt ohne primäre Nierenschädigung in Anwesenheit abnormer Eiweiße im Blut auf, die dann glomerulär filtriert werden. Übersteigt die Filtration dieser Eiweiße (insbesondere Bence-Jones-Protein, Hämoglobin und Myoglobin) das tubuläre Rückresorptionsvermögen, kommt es zur Überlaufproteinurie.

Nach einer Bence-Jones-Proteinurie muss mit speziellen Methoden gefahndet werden, da sie mit den Streifentests häufig verpasst wird. Eine positive Sulfosalicylsäureprobe gilt bei negativem Streifentest als Hinweis für das Vorliegen einer Bence-Jones-Proteinurie, die dann mittels Immunfixation/Immunelektrophorese nachgewiesen werden sollte. Eine Bence-Jones-Proteinurie findet sich bei folgenden Erkrankungen:
- multiples Myelom,
- Morbus Waldenström,
- AL-Amyloidose,
- Light-Chain-Deposition-Erkrankung,
- Lymphome,
- Fanconi-Syndrom im Erwachsenenalter.

Plasmazelldyskrasien können von manifester Albuminurie (bis hin zu einem klinisch ausgeprägten nephrotischen Syndrom) begleitet sein, wenn durch Ablagerung von Leichtketten in der glomerulären Basalmembran deren Permeabilität gestört ist. Dies wird vor allem bei der Light-Chain-Deposition-Erkrankung gesehen.

> Während eine Proteinurie bis zu 3,5 g/Tag verschiedene Ursachen haben kann, kommen für die große Proteinurie (> 3,5 g/Tag) ausschließlich eine glomeruläre Proteinurie oder eine Überlaufproteinurie als Ursache in Frage.

Zur Differenzierung hilft die *Urinelektrophorese*, die eine Identifikation einer Bence-Jones-Proteinurie erlaubt und einen Eindruck über die an der Proteinurie beteiligten klein- und größermolekularen Fraktionen vermittelt (Abb. 29.3).

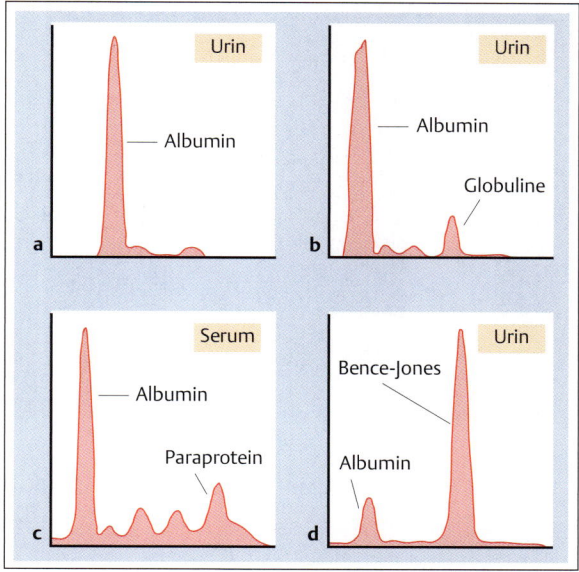

Abb. 29.3 Urin- und Serumeiweißelektrophorese.
a Urineiweißelektrophorese bei selektiver Albuminurie.
b Urineiweißelektrophorese bei nichtselektiver Proteinurie.
c Serumeiweißelektrophorese bei einem Patienten mit Morbus Waldenström (monoklonale Gammopathie vom Typ IgM κ).
d Urineiweißelektrophorese zu c. Es zeigt sich deutlich eine Mikroglobulinurie vom Typ Bence-Jones (leichte Ketten κ).

Tubuläre Proteinurie. Die tubuläre Proteinurie resultiert aus einem ungenügenden tubulären Resorptionsvermögen bei normalen, glomerulär gefilterten Eiweißmengen. Im Urin treten vermehrt niedermolekulare Plasmaproteine auf, wie etwa α_1- und β_2-Mikroglobulin. Zugrunde liegende Erkrankungen sind üblicherweise *interstitielle Nephropathien* oder das *Fanconi-Syndrom*.

Nachweis von Bilirubin und Urobilinogen im Urin

Wenn *Bilirubin* mittels Teststreifen nachgewiesen wird, so deutet dies auf einen erhöhten Serumspiegel von konjugiertem (direktem) Bilirubin hin. Dies könnte das erste Anzeichen einer Lebererkrankung sein und wird häufig früher als der klinische Ikterus entdeckt. Bilirubin tritt im Urin auf bei Hepatitis, Le-

Tabelle 29.5 Einteilung der Albuminurie

Bereich	Spontanurin mg/l	mg/mmol	Sammelurin (24 h) mg/24 h	μg/min
Normalbuminurie	< 20	< 2	< 30	< 20
Mikroalbuminurie	20–200	2–20	30–300	20–200
Makroalbuminurie	> 200	> 20	> 300	> 200

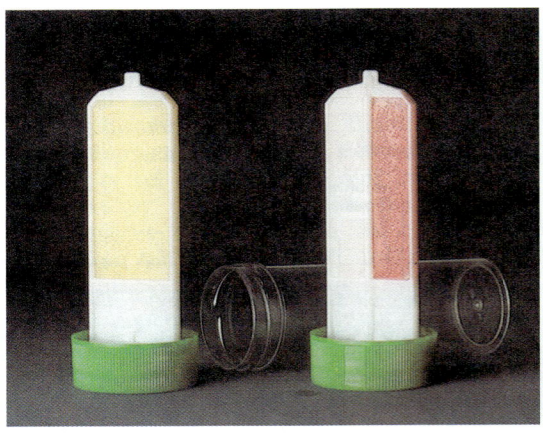
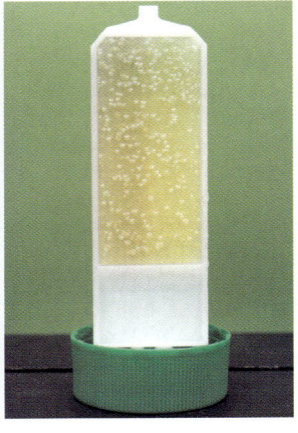
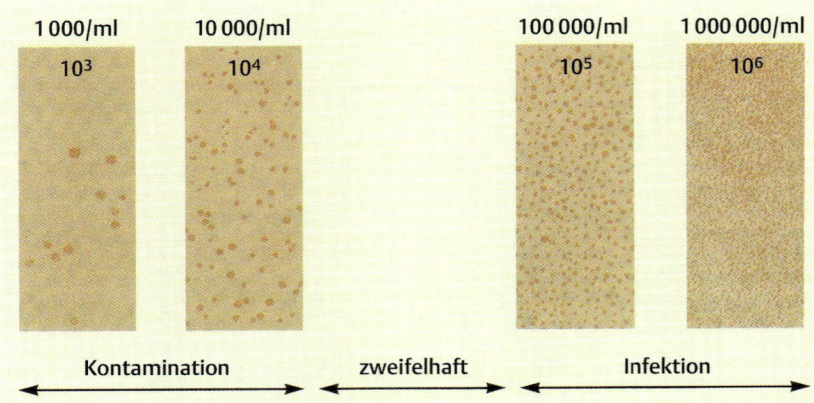

Abb. 29.4 Urinkultur.
a Uricult mit verschiedenen Nährböden auf Vorder- und Rückseite.
b Positives Kulturresultat mit 10^5 monomorphen weißlichen Kolonien.
c Schaubilder, anhand derer bei positivem Uricult die Keimzahl abgeschätzt werden kann.

berzirrhose und Cholestase. Bei hämolytischem Ikterus wird Bilirubin im Urin kaum nachgewiesen, da im Serum durch die Hämolyse unkonjugiertes Bilirubin entsteht, welches nicht filtriert wird.

Urobilinogen entsteht im Darm durch Reduktion von Bilirubin, wird enterohepatisch rückresorbiert und danach im Urin ausgeschieden. Geringe Mengen von Urobilinogen werden im Urin physiologischerweise nachgewiesen. Erhöhte Werte werden bei Leberschädigung und hämolytischer Anämie beobachtet, nicht jedoch beim Verschlussikterus. Dadurch wird eine Abgrenzung des Verschlussikterus vom hepatischen Ikterus möglich.

Nitritnachweis zur Diagnose von Harnwegsinfekten

Der Nitritnachweis mittels *Teststreifen* ist von Bedeutung bei der Diagnose von bakteriellen Harnwegsinfekten. Die meisten gramnegativen Bakterien können Nitrat zu Nitrit umwandeln. Grampositive Bakterien und Candida bewirken keine Umwandlung von Nitrat in Nitrit. Wenn Bakterien sich in nicht frischen Urinproben vermehren, so kann die Nitritprobe positiv werden, ohne dass ein Infekt vorliegt.

Mikrobiologische Urinuntersuchung. Diese erfolgt zur Bestätigung eines Harnwegsinfektes. Zur Anwendung gelangen heute fast ausschließlich *Eintauchnährböden*, die auf jeder Seite eine Agarbeschichtung aufweisen, auf der die wichtigsten Erreger wachsen (Abb. 29.**4a** u. **b**). Die Nährböden werden kurz in das Uringefäß eingetaucht. Untersucht wird üblicherweise sauber aufgefangener Mittelstrahlurin. Nach Abtropfen des Urins erfolgt eine Bebrütung bei 37 °C für 24 Stunden. Einzelheiten der Technik sind den Beipackzetteln der kommerziellen Systeme zu entnehmen, die auch Schaubilder enthalten, anhand derer die Keimzahl ermittelt werden kann (Abb. 29.**4c**). Zwei Drittel der Patienten mit Harnwegsinfekten haben 10^5 oder mehr Keime/ml im Urin. Niedrigere Keimzahlen finden sich vor allem bei Frauen mit akuten Harnwegsinfekten. Eine gleichzeitig bestehende Leukozyturie oder Pyurie weist ebenfalls auf eine Infektion hin.

Erreger. Bei den meisten Patienten wird die Infektion durch eine einzige Spezies hervorgerufen. Das Wachstum mehrerer Keime ist verdächtig auf eine Kontamination. Ferner finden sich Mischkulturen bei Patienten mit Fisteln und bei Dauerkatheterträgern. Die meisten Harnwegsinfekte werden durch gramnegative Enterobakterien hervorgerufen. Bei 70–95 % der ambulanten Patienten mit Harnwegsinfekt wird *Escherichia coli* vorgefunden. Proteus mirablilis, Klebsiella pneumoniae, Citrobacter freundii, Enterobacter cloacae und Serratia marcescens finden sich sehr viel seltener. Wei-

Differenzialdiagnose von pathologischen Urinbefunden

tere 5–20% der Harnwegsinfekte bei ambulanten Patienten werden durch *koagulasenegative Staphylokokken* verursacht und 1–2% durch *Enterokokken* (beides grampositive Keime). *Pilze* (Candida albicans) wie auch Pseudomonas aeruginosa treten bei Diabtikern und Immunsuprimierten gehäuft auf.

Mikroskopische Untersuchung des Urinsediments

Die mikroskopische Analyse des zentrifugierten Urinsedimentes gibt wichtige Hinweise auf Krankheitsprozesse in der Niere und dem Urogenitaltrakt. Die Untersuchung des Sedimentes ist deshalb besonders nützlich zur Diagnose von Harnwegsinfekten, Glomerulonephritiden und tubulointerstitiellen Nephropathien.

Am besten wird das Sediment mittels Phasenkontrastmikroskopie bei 100- und 400facher Vergrößerung untersucht. Mit polarisiertem Licht können doppelt brechende Elemente wie Harnsäurekristalle, Lipidtröpfchen oder ovale Fettkörnchen (Malteserkreuze) nachgewiesen werden.

Im Urinsediment wird nach folgenden Bestandteilen gefahndet:
➤ Erythrozyten und deren Morphologie, Leukozyten und Epithelzellen,
➤ Erythrozyten-(Hämoglobin-)Zylindern,
➤ Leukozyten-, Epithel- und gemischten Zellzylindern,
➤ breiten und granulierten Zylindern,
➤ bakteriellen Keimen, Trichomonaden, pathognomonischen Kristallen (Cystin) und Plattenepithelzellen als Hinweis auf eine vaginale Kontamination der Urinprobe.

> Ein normales Urinsediment enthält nur wenige Erythrozyten (< 5/Gesichtsfeld) und nur wenige Leukozyten (< 5/Gesichtsfeld) bei 400facher Vergrößerung.

Wenige Plattenepithelzellen und einige hyaline Zylinder können ebenfalls im normalen Urinsediment vorkommen wie auch Spermatozoen. Größere Mengen von Erythrozyten und Leukozyten werden bereits mit dem Teststreifen erfasst. Deshalb ist es wichtig, das Teststreifenresultat mit dem Sedimentbefund zu vergleichen. Wenn im Teststreifen die Hämoglobinprobe positiv ist, hingegen im Urin keine Erythrozyten gefunden werden, so muss an eine Myoglobinurie gedacht werden; die Erythrozyten könnten aber auch lysiert worden sein.

Erythrozyten

Wenn Erythrozyten in größeren Mengen im Urin auftreten, so besteht eine *Mikro-* oder gar eine *Makrohämaturie*. Sind die Erythrozyten *eumorph*, so stammen sie meist aus den ableitenden Harnwegen und können durch Tumoren, Steine oder Infekte in den Urin gelangen (Abb. 29.5 a). *Dysmorphe* Erythrozyten deuten auf einen glomerulären Ursprung hin. Dabei sollte der Prozentsatz von dysmorphen Erythrozyten > 70% sein. Die Spezifität dieses Befundes ist aber nicht sehr hoch. *Akanthozyten* als Sonderform der dysmorphen Erythrozyten mit bläschenartigen Ausstülpungen sind bei einer Konzentration von > 5% der Erythrozyten im Urin sehr suspekt auf das Vorliegen einer Glomerulonephritis (Abb. 29.5 b). Finden sich einer oder mehrere *Erythrozytenzylinder* im Sediment zusammen mit dysmorphen Erythrozyten, so ist die Diagnose einer glomerulären Erkrankung (meist Glomerulonephritis) gesichert (Abb. 29.5 c). Tab. 29.6 fasst die Kriterien zur Unterscheidung einer glomerulären von einer nichtglomerulären Hämaturie zusammen.

Tabelle 29.6 Unterscheidung zwischen glomerulärer und nichtglomerulärer Hämaturie

	Glomeruläre Hämaturie	Extraglomeruläre Blutungsursache
Dysmorphe Erythrozyten	> 70%	< 70%
Akanthozyten	> 5%	< 5%
Erythrozytenzylinder	+	–
Proteinurie	+	–

Leukozyten

Treten vermehrt Leukoyzten im Urin auf, so kann dies ein Hinweis auf einen Harnwegsinfekt sein (Abb. 29.6 a). Bei manifestem Infekt sind die Leukozyten oft in Haufen verklumpt, dazu können auch Bakterien sowie ein positiver Nitrit- und Leukozytenesterase-Nachweis mittels Teststreifen vorgefunden werden. Eine Beimengung von Plattenepithelzellen spricht für eine vaginale Kontamination (Abb. 29.6 b). Werden auch *Leukozytenzylinder* (Abb. 29.6 c) im Sediment vorgefunden, so ist dies ein Hinweis, dass die Infektion in den Nieren lokalisiert ist (Pyelonephritis). Eine vermehrte Ausscheidung von *eosinophilen Leukozyten* wird insbesondere bei der medikamentös bedingten akuten interstitiellen Nephritis beobachtet.

Eine *sterile Leukozyturie* (kein Keimwachstum auf konventionellen Eintauchnährböden) kann auf eine Infektion mit atypischen Keimen hinweisen, z. B. mit Chlamydien oder mit Mykobakterien (Urogenitaltuberkulose). Eine sterile Leukozyturie findet sich ferner bei tubulointerstitiellen Erkrankungen (akute und chronische interstitielle Nephritis, Analgetikanephropathie).

29 Abnorme Nierenfunktion

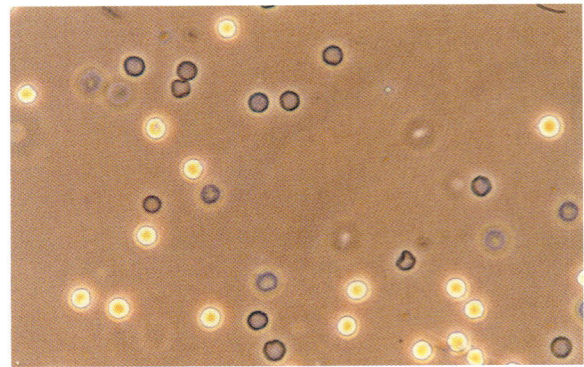
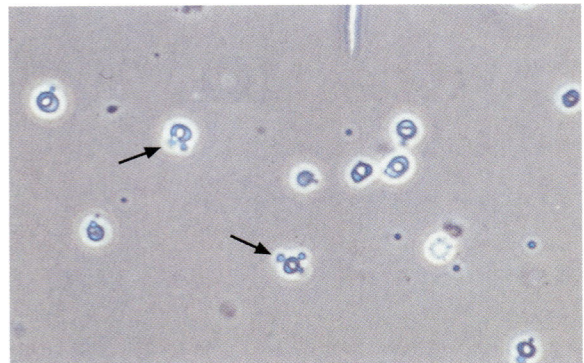
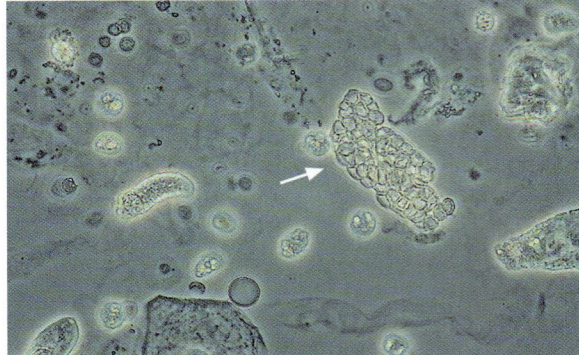

Abb. 29.5 Typische Urinsedimentbefunde bei Hämaturie.
a Eumorphe Erythrozyten.
b Akanthozyten, eine charakteristische Form von dysmorphen Erythrozyten mit „ohrenförmigen" Ausstülpungen (Mickymaus-Form).
c Erythrozytenzylinder.

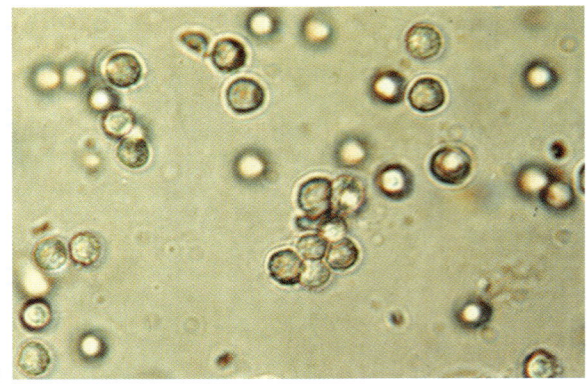
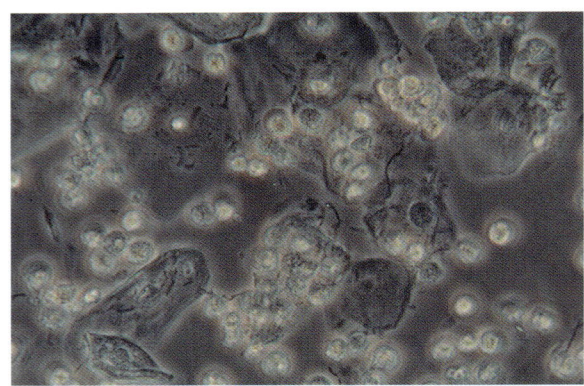
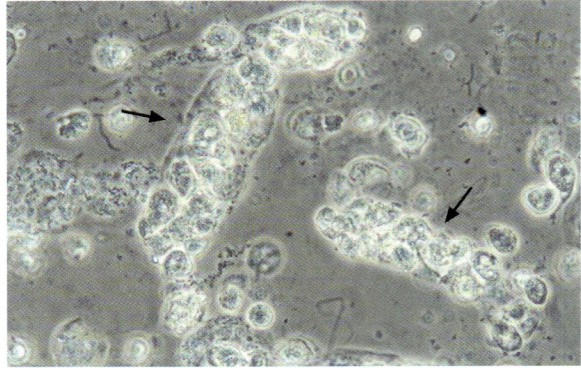

Abb. 29.6 Typische Urinsedimentbefunde bei Leukozyturie.
a Mehrere Leukozyten, zum Teil in Haufen.
b Durch den Genitalbereich verunreinigter Urinsedimentbefund mit Plattenepithelzellen und Leukozyten.
c Typische Leukozytenzylinder.

Differenzialdiagnose von pathologischen Urinbefunden

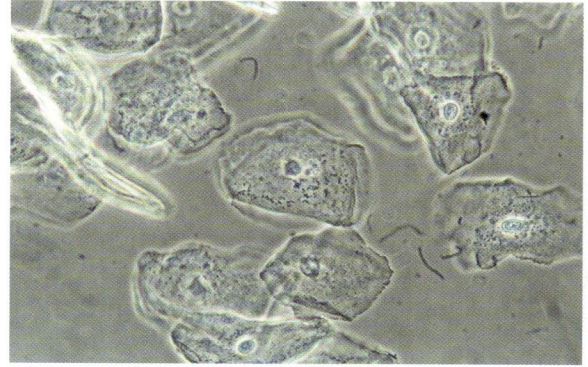
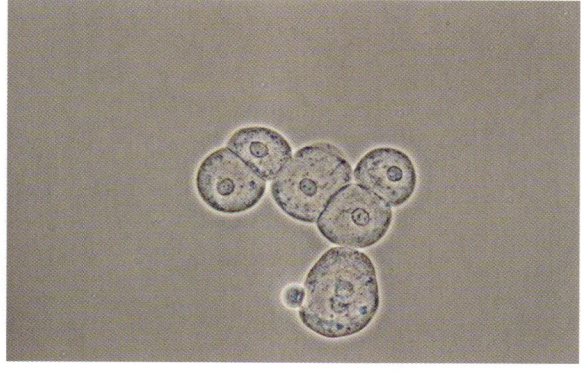
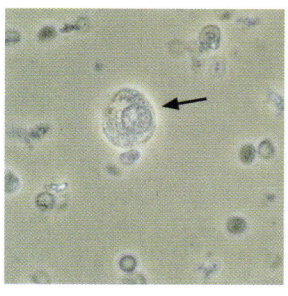
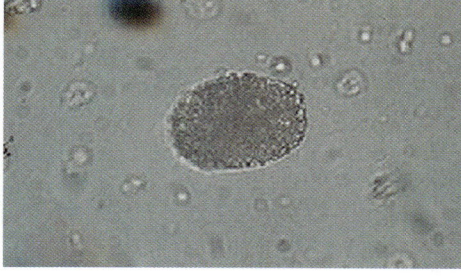
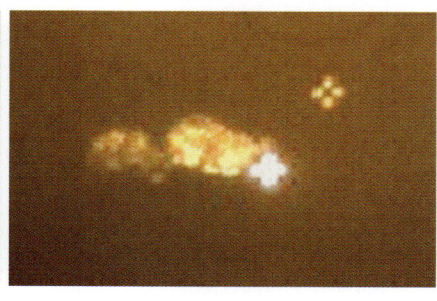

Abb. 29.7 Verschiedene Epithelzellen.
a Große polygonale Plattenepithelzellen mit pyknotischem Kern, zum Teil in Haufen.
b Rundepithelzellen mit kleinem Kern, in Haufen, aus dem Übergangsepithel der ableitenden Harnwege stammend.
c Selten auftretende Tubuluszelle mit großem Kern.
d Fettkörnchenzelle („oval fat body") bei nephrotischem Syndrom.
e Typische Malteserkreuze bei Lipidurie.

Epithelzellen

Im Urinsediment können verschiedene Epithelzellen auftreten. Diese können von Tubuli, dem Nierenbecken, den Ureteren, der Blase, Urethra oder Vagina stammen. Man unterscheidet *Plattenepithelzellen* (groß, polygonal, mit pyknotischem Kern, aus dem Genitalbereich stammend; Abb. 29.7 a), *Übergangsepithelzellen* (runde Epithelzellen mit kleinem Kern, aus dem Urothel stammend; Abb. 29.7 b) sowie *Nieren- oder Tubulusepithelzellen* (kleine Rundepithelzellen mit größerem Kern, aus den Nephronen stammend; Abb. 29.7 c). Tubulusepithelzellen können fettig degenerieren, wobei dann Cholesterintröpfchen im Zytoplasma auftreten (sog. ovale Fettkörperchen- oder *Fettkörnchenzellen* Abb. 29.7 d). Unter polarisiertem Licht finden sich in diesen die typischen *Malteserkreuze* (Abb. 29.7 e).

Zylinder

Zylinder sind Ausgüsse der Tubuluslumina. Im Sediment können verschiedene Zylinder auftreten. Die Bedeutung der Zylinder hängt von ihrer Struktur und ihrem Zellinhalt ab. Die hyaline Matrix besteht fast ausschließlich aus Tamm-Horsfall-Mukoprotein, welches im aufsteigenden Teil der Henle-Schleife gebildet wird.

Dieses Protein geliert leicht im sauren Urin und bei hoher Salzkonzentration im distalen Tubulus und im Sammelrohr zu *hyalinen Zylindern* (Abb. 29.8 a), deren Auftreten insbesondere bei geringer Harnflussrate beobachtet wird. *Granulierte Zylinder* (Abb. 29.8 b) haben Auflagerungen aus Zelldetritus, Fett oder aggregierten Serumproteinen. Azelluläre hyaline und granulierte Zylinder können auch in normalem Urin vorgefunden werden. Zellzylinder sind durch Einlagerungen von Zellen in die hyaline Matrix gekennzeichnet und weisen praktisch immer auf eine renal-parenchymatöse Erkrankung hin. So ist der Nachweis von *Erythrozytenzylindern* beweisend für das Vorliegen einer Glomerulonephritis. *Leukozytenzylinder* werden bei Pyelonephritis und bei interstitieller Nephritis gefunden. *Epithelzylinder* (Abb. 29.8 c) weisen auf eine tubuläre Schädigung hin. *Wachszylinder* (Abb. 29.8 d) und breite Zylinder sind ein Hinweis auf fortgeschrittenes chronisches Nierenversagen.

Kristalle

Verschiedene Kristalle können im normalen Urinsediment vorkommen. Oft haben die Kristalle keine pathologische Bedeutung. Nur selten bilden sich Kristalle innerhalb der Nieren. In den meisten Fällen entstehen sie durch Präzipitation aus der Urinprobe infolge von Abkühlung und pH-Veränderungen. Um Urinkristalle si-

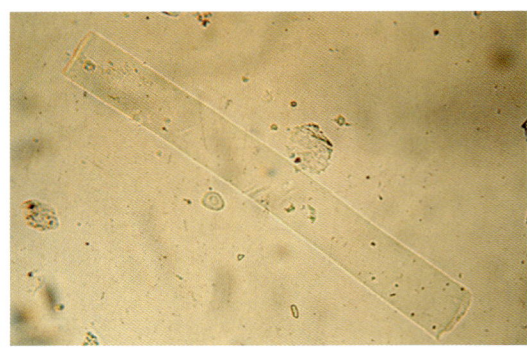
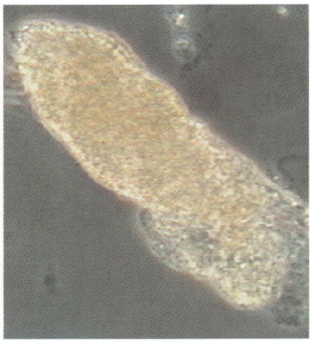

Abb. 29.8 Verschiedene Urinzylinder.
a Hyaliner Zylinder.
b Feingranulierter Zylinder.
c Epithelzylinder.
d Breiter, gekerbter Wachszylinder.

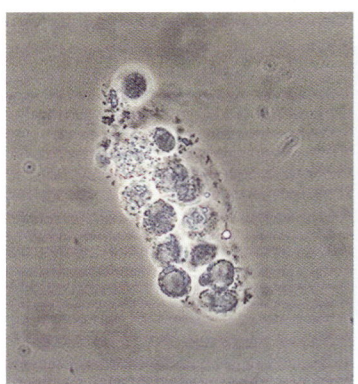
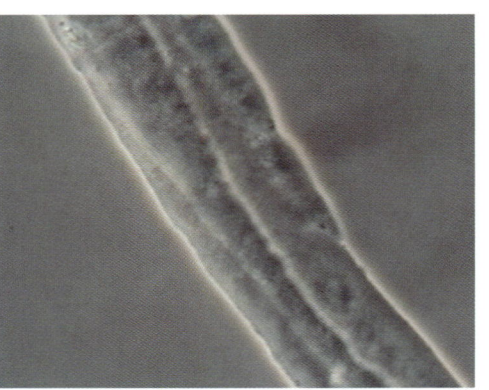

cher zu identifizieren, ist es notwendig, den Urin-pH zu kennen. In saurem Urin finden sich am häufigsten Oxalatkristalle, Harnsäurekristalle und amorphe Urate. In alkalischem Urin präzipitieren vor allem amorphe Phosphate, Tripelhosphatkristalle und Calciumphosphate.

Die am häufigsten vorkommenden *Oxalatkristalle* (Briefumschläge; Abb. 29.**9 a**) finden sich auch bei gesunden Personen und bei Einnahme von hohen Dosen von Vitamin C. Sie finden sich gehäuft im Rahmen einer rezidivierenden Calciumoxalat-Nephrolithiasis, bei dem seltenen Krankheitsbild der Oxalose und bei akutem Nierenversagen im Rahmen einer Ethylenglykolintoxikation. *Harnsäurekristalle* (Abb. 29.**9 b**) wie auch *amorphe Urate* können bei der Uratnephropathie und beim Tumorlysesyndrom in großen Mengen im Urin vorgefunden werden. Sehr selten, aber pathognomonisch für das Krankheitsbild der Zystinurie ist das Auftreten der typischen hexagonal geformten *Cystinkristalle* (Abb. 29.**9 c**). *Tripelphosphate* (Sargdeckel; Abb. 29.**9 d**) sieht man bei chronischen Entzündungen der Niere und Harnwege. Sie legen eine entsprechende Genese bei Auftreten einer Urolithiasis nahe. Die seltenen *Leucinkristalle* (kugelförmig, braungelb gefärbt; Abb. 29.**9 e**) und *Tyrosinkristalle* (nadelförmig, in Büscheln oder Rosetten auftretend) kommen meistens gemeinsam bei schweren Leberparenchymstörungen vor.

Verschiedene *Medikamente* können als Urinkristalle imponieren und in seltenen Fällen gar ein akutes kristallbedingtes Nierenversagen verursachen. Sulfonamide wie Sulfadiazin oder im HIV-Bereich eingesetzte Medikamente wie Indinavir können die verschiedensten Kristallformen im Urin bilden (Abb. 29.**9 f**).

Schließlich kann eine Vielzahl von Artefakten im Urin gefunden werden, einschließlich Staub, Fasern und Haaren. Stärkekörner aus Latexhandschuhen haben ebenfalls eine charakteristische Morphologie.

Praktischer Wert von Urinsedimentbefunden

Die Untersuchung des Urinsediments kann einerseits zur präzisen Diagnose von zahlreichen Erkrankungen führen (z. B. Pyelonephritis, Glomerulonephritis, Zystinurie). Andererseits kann durch die serielle Urinsedimentuntersuchung auch frühzeitig z. B. der Übergang einer prärenalen Niereninsuffizienz in eine akute Tubulusnekrose erkannt werden (Auftreten von zahlreichen granulierten und Epithelzylindern), oder es kann die Nierenvenenthrombose beim schweren nephrotischen Syndrom vermutet werden durch Entdecken einer zusätzlichen Mikrohämaturie oder Erythrozytenzylindrurie.

Befundkonstellationen. Oft sind es nicht einzelne abnorme Parameter im Urinstatus (Teststreifenuntersuchung und mikroskopische Analyse des Sedimentes), welche zu einer spezifischen Diagnose führen, sondern es ist die Gesamtkonstellation von Urinbefunden, welche eine klinische Diagnose erlauben. Einige typische Konstellationen sind in Tab. 29.**7** zusammengestellt.

Differenzialdiagnose von pathologischen Urinbefunden

Tabelle 29.7 Typische Urinkonstellationen

Harnwegsinfekt	– Nitrit positiv – Leukozyten massenhaft, z. T. in Klumpen – wenige Erythrozyten – Bakterien – Leukozytenzylinder bei Pyelonephritis
Mikrohämaturie	– wenig Eiweiß – viel Hämoglobin – eumorphe oder z. T. dysmorphe Erythrozyten – keine Leukozyten
Nephrotisches Syndrom	– massiv Eiweiß – keine bis wenige Erythrozyten und Leukozyten – hyaline Zylinder, Wachszylinder – Fetttröpfchen, Fettkörnchenzellen und Fetttröpfchenzylinder – Malteserkreuze
Nephritisches Syndrom	– Eiweiß ++ bis +++ – viel Hämoglobin – dysmorphe Erythrozyten, Akanthozyten und Erythrozytenzylinder
Akute Tubulusnekrose	– evtl. leichte renale Glukosurie – kein Eiweiß – keine Erythrozyten und Leukozyten – viele granulierte Zylinder, Epithelzylinder, evtl. pigmentierte Zylinder
Akute interstitielle Nephritis	– wenig Eiweiß – Leukozyturie, Leukozytenzylinder – Erythrozyturie – Eosinophilurie

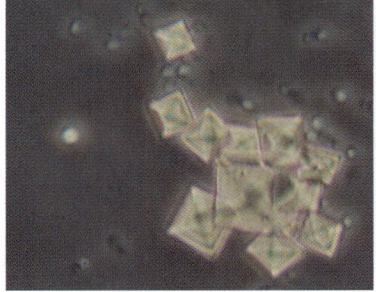
a

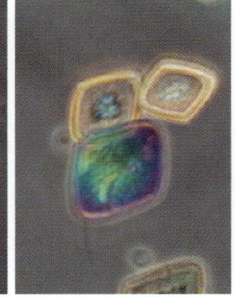
b

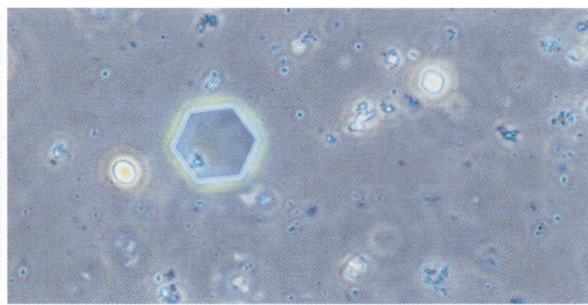
c

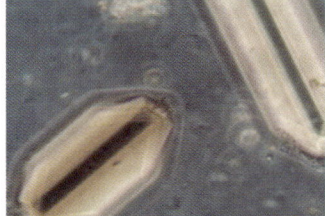
d

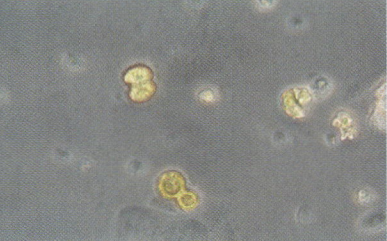
e

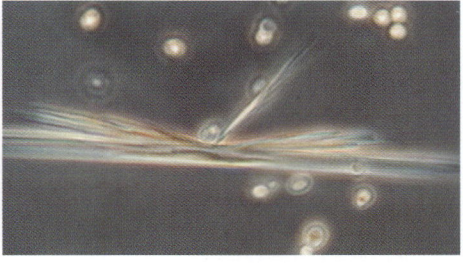
f

Abb. 29.9 Verschiedene Urinkristalle.
a Typische Oxalatkristalle (Briefkuvertform).
b Rhombenförmige, im polarisierten Licht farbig erscheinende Harnsäurekristalle.
c Charakteristische hexagonale Cystinkristalle.
d Tripelphospatkristalle.
e Leucinkristalle.
f Indinavir-Kristalle bei antiretroviraler Therapie.

29.3 Differenzialdiagnose bei reduzierter glomerulärer Filtrationsrate

Die Nieren können isoliert in ihrer Funktion beeinträchtigt werden oder bei Krankheiten einzelner anderer Organe und bei Systemerkrankungen mitbetroffen sein. Außerdem können primäre Nierenleiden unmittelbare Auswirkungen auf die Funktion anderer Organe mit teilweise komplexen Krankheitsbildern haben. Das Spektrum der Nephropathien reicht von akuten lebensbedrohlichen Zuständen bis zu chronischen, lange nicht feststellbaren Erkrankungen.

Ein frühzeitiges Erkennen der oft mit diskreten Symptomen wie Hypertonie, Ödeme, Proteinurie und Hämaturie beginnenden Nierenkrankheiten ist von großer Wichtigkeit. Dies ermöglicht eine rechtzeitige Diagnosestellung, idealerweise noch vor einer signifikanten Abnahme der Nierenfunktion. Die frühe und korrekte Diagnose ist wichtig für die Therapieplanung und hat Einfluss auf die Prognose.

Akute Niereninsuffizienz (ANI)

Definition. Die akute Niereninsuffizienz (ANI) ist ein klinisches Syndrom, charakterisiert durch eine rasche – innerhalb von Stunden bis Wochen sich ereignende – Abnahme der glomerulären Filtrationsrate (GFR) mit Ansteigen von Kreatinin und Harnstoff und Störungen des Wasser-, Elektrolyt- und Säure-Base-Haushalts. Meist ist die ANI asymptomatisch und wird erst auf Grund von Laboruntersuchungen diagnostiziert. Eine Oligurie (Abnahme der Urimenge auf < 400 ml/Tag) ist nicht obligat, tritt aber in etwa der Hälfte der Fälle ein. Die ANI ist meist reversibel, aber mit einer signifikanten Morbidität und Mortalität assoziiert auf Grund der oft schweren Grunderkrankungen und der Komplikationen.

Einteilung. Obwohl die ANI Ausdruck verschiedenster Erkrankungen sein kann, wird sie zwecks Diagnose und Management in 3 Kategorien eingeteilt (Abb. 29.**10**):
➤ prärenal, durch renale Hypoperfusion,
➤ intrarenal (intrinsisch, renoparenchymatös), durch in der Niere liegende Prozesse,
➤ postrenal, durch Obstruktion.

Bei der prärenalen und intrarenalen ANI wird weiter zwischen *oligurischer* ANI mit schlechterer Prognose und *nichtoligurischer* ANI unterschieden. Die postrenale ANI kann auf Grund der Obstruktion des Harnflusses auch mit einer Abnahme der Diurese und mit der Ausbildung von Oligurie oder Anurie verbunden sein. Bei subtotaler Obstruktion kann aber auch eine normale Urinmenge oder gar eine Polyurie vorliegen.

Die Tab. 29.8 ordnet dieser Einteilung der ANI (Abb. 29.**10**) die wichtigsten Krankheitsbilder zu.

Prärenales Nierenversagen

An ein prärenales Nierenversagen durch eine *renale Minderperfusion*, die häufigste Form einer ANI, ist zu denken bei:
➤ Auftreten einer in Tab. 29.**8** aufgeführten Erkrankung,
➤ Nachweis folgender Urinbefunde:
  – normales Urinsediment (keine Hämaturie oder Proteinurie),
  – hohe Urinosmolalität und tiefes Urinnatrium (< 10 mmol/l) bzw. niedrige fraktionelle Natriumexkretion (FE_{Na^+} < 1 %) bei gleichzeitiger Oligurie.

Beim prärenalen Nierenversagen ist die Integrität des Nierenparenchyms erhalten. Diese Form der ANI ist reversibel, sofern die zugrunde liegende Ursache rechtzeitig behoben wird. Ansonsten kann die prärenale Niereninsuffizienz in eine akute Tubulusnekrose übergehen (ATN).

Ursachen. Die wichtigsten Ursachen sind Erbrechen, Durchfall, unzureichende Flüssigkeitsaufnahme, Fieber und Einnahme von Diuretika. Weitere Ursachen sind Herzinsuffizienz, Leberfunktionsstörung oder septischer Schock. Selten liegen beidseitige Nierenarterienstenosen vor, wobei diese oft auch der intrarenalen ANI zugeordnet werden.

Schwierigkeiten bei der Diagnosestellung entstehen gelegentlich dann, wenn Patienten mit prärenaler Niereninsuffizienz klinische Zeichen der Überwässerung (Ödeme) aufweisen, obwohl das effektiv zirkulierende Blutvolumen (Intravasalraum) vermindert ist. Diese

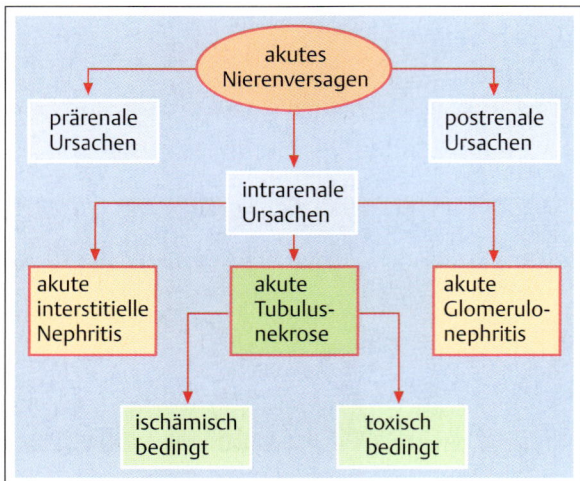

Abb. 29.10 Einteilung des akuten Nierenversagens in die Hauptkategorien prä-, intra- und postrenales akutes Nierenversagen und weitere Differenzierung des intrarenalen Nierenversagens.

Differenzialdiagnose bei reduzierter glomerulärer Filtrationsrate

Tabelle 29.8 Wichtigste Ursachen des akuten Nierenversagens

Prärenale Erkrankungen
- intravaskuläre Volumendepletion
  - ungenügende Flüssigkeitsaufnahme
  - gastrointestinale Blutungen und Flüssigkeitsverluste (Erbrechen/Durchfall)
  - renale Verluste (Diuretika, Diabetes insipidus, osmotische Diurese)
  - Verluste durch die Haut/Schleimhäute (Verbrennungen, Hyperthermie) oder in den dritten Raum (Pankreatitis, Crush-Syndrom)
- erniedrigtes Herzminutenvolumen
  - schwere Herzinsuffizienz
  - Lungenembolien
- systemische Vasodilatation
  - Sepsis
  - Anaphylaxis
  - Antihypertensiva
  - hepatorenales Syndrom
- gestörte Autoregulation der Nierendurchblutung und GFR:
  - ACE-Hemmer/Angiotensin-II-Rezeptor-Antagonisten bei Stenosen der Nierenarterien oder der intrarenalen Arterien
  - NSAR bei renaler Hypoperfusion

Intrarenale Erkrankungen
- glomeruläre Erkrankungen
  - akute Glomerulonephritis (z. B. Poststreptokokken-Glomerulonephritis)
  - rasch progrediente Glomerulonephritis mit extrakapillärer Proliferation (Halbmondbildung)
- vaskuläre Erkrankungen
  - Vaskulitiden, z. B. Wegener-Granulomatose, mikroskopische Polyangiitis
  - Cholesterinembolien (spontan, nach Katheterinterventionen oder durch Antikoagulation ausgelöst)
  - hämolytisch-urämisches Syndrom
  - maligne Hypertonie, Sklerodermie
  - Nierenarterienstenosen bzw. Verschlüsse, Nierenvenenthrombosen
- tubulointerstitielle Erkrankungen
  - akute Tubulusnekrose (ATN) ischämisch (Blutungen, Hypotonie) oder toxisch (NSAR, Aminoglykoside, Kontrastmittel, Zytostatika wie Cisplatin, Rhabdomyolyse)
  - akute tubulointerstitielle Nephritis (Antibiotika, NSAR und andere Medikamente)
  - akute bilaterale Pyelonephritis
- intratubuläre Obstruktion
  - durch Harnsäurekristalle (Zellzerfall bei Chemotherapie: Tumorlysesyndrom), Calciumoxalat oder leichte Ketten (multiples Myelom: „cast nephropathy")

Postrenales Nierenversagen
- Prostatavergrößerung (Hyperplasie, Karzinom)
- Malignome im kleinen Becken, Lymphome
- Urolithiasis (beidseitig oder in funktioneller Einzelniere)
- Blasenatonie (neurogene Blase, Blasendysfunktion durch Medikamente)
- retroperitoneale Fibrose (Morbus Ormond)

Konstellation findet sich insbesondere bei Patienten mit Herzinsuffizienz und Leberzirrhose (DD: hepatorenales Syndrom) und wird durch Diuretikagabe verstärkt.

Postrenales Nierenversagen durch Obstruktion

Ursachen. Ursache für ein postrenales Nierenversagen ist die komplette oder partielle bilaterale Obstruktion oder die einseitige Obstruktion des Harnflusses, falls die nichtobstruierte Niere gleichzeitig selber eine vorbestehende Nephropathie aufweist.

Prostataerkrankungen oder Tumoren im kleinen Becken sind die häufigsten Ursachen eines postrenalen Nierenversagens, selten kann eine neurogene Blasenstörung oder die retroperitoneale Fibrose (Morbus Ormond) zur beidseitigen Hydronephrose Anlass geben. Die Diagnose erfolgt durch den sonographischen Nachweis des Harnaufstaus mit Erweiterung des Nierenbeckenkelchsystems.

Intrarenales Nierenversagen

Ursachen. Die wichtigste intrarenale Ursache des akuten Nierenversagens ist die akute Tubulusnekrose; primäre Schädigungen der Glomeruli (Glomerulonephritis), des Tubulointerstitiums (tubulointerstitielle Nephritis) und der Blutgefäße (Vaskulitis, Gabe von ACE-Hemmern bei Stenosen der intrarenalen Arterien/Arteriolen) sowie Kollagenosen können ebenfalls zu einem akuten Nierenversagen führen (Tab. 29.**8**).

An dieser Stelle soll näher auf das Krankheitsbild der akuten Tubulusnekrose (ATN) eingegangen werden. Glomerulonephritiden und tubulointerstitielle Nephritiden werden an anderer Stelle in diesem Kapitel besprochen werden.

863

29 Abnorme Nierenfunktion

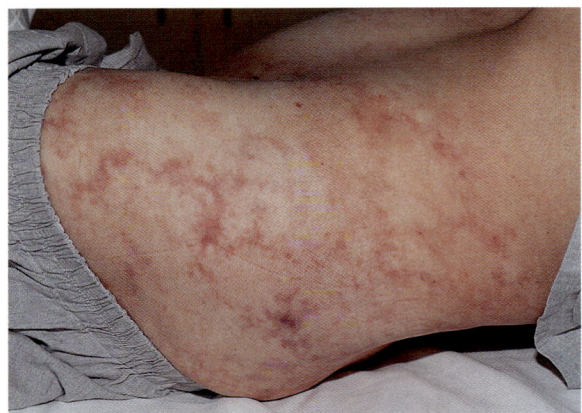

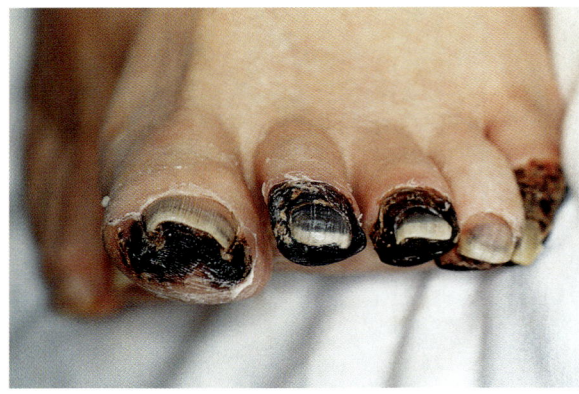

Abb. 29.11 Klinische Symptome bei Cholesterinembolien nach Koronarangiographie.
a Livedo reticularis.
b Nekrosen im Bereich der Zehen; es kam zur Entwicklung einer fortgeschrittenen Niereninsuffizienz innerhalb von 3 Wochen nach Katheteruntersuchung.

Akute Tubulusnekrose

Die ATN stellt im Rahmen der intrarenalen ANI mit einem Anteil von über 75% die häufigste Ursache dar. Die zwei Hauptursachen einer ATN sind die folgenden:
➤ renale Ischämie,
➤ Einwirkung von exogenen oder endogenen Toxinen.

Ischämie. Die ischämiebedingte akute Tubulusnekrose ist generell Folge einer arteriellen Hypotonie. Klinisch sind dies Perioden von erniedrigtem Blutdruck bis zu eigentlichen Schockzuständen, meist im Rahmen von Herzversagen (Reanimation), Blutungen, intravasalen Flüssigkeitsverlusten, Sepsis oder Kreislaufinstabilitäten während Operationen.

Die Wahrscheinlichkeit einer ATN wird umso höher, je ausgeprägter und anhaltender arterielle Hypotoniephasen ablaufen. Ein besonders großes Risiko für die Ausbildung einer ATN findet sich bei Eingriffen am offenen Herzen und bei Patienten mit Ikterus.

Exogene Toxine. Die toxische ATN tritt häufig im Rahmen einer Sepsis und nach Anwendung nephrotoxischer Antibiotika auf (insbesondere Aminoglykoside, Amphotericin B). Auch Zytostatika (z. B. Cisplatin), nichtsteroidale Entzündungshemmer (z. B. Diclofenac) und Röntgenkontrastmittel können zur ATN führen, wobei insbesondere Patienten mit eingeschränkter Nierenfunktion, Diabetiker mit Nephropathie und Patienten mit multiplem Myelom einem erhöhten Risiko ausgesetzt sind.

Bei akutem Nierenversagen nach invasiver angiographischer Katheteruntersuchung stellt sich die Differenzialdiagnose zwischen Kontrastmitteltoxizität und atheroembolischer Nierenerkrankung (Cholesterinembolien). Protrahiertes Einsetzen des akuten Nierenversagens nach Tagen oder seltener Wochen bis Monaten mit progredientem Kreatininanstieg, Eosinophilie und erhöhter Lactatdehydrogenase (LDH), Livedo reticularis der Haut (Abb. 29.11 a), digitalen Nekrosen (Abb. 29.11 b) sowie ophthalmoskopisch sichtbaren Emboli in den Retinagefäßen sprechen für das Vorliegen von Cholesterinembolien und gegen ein kontrastmittelbedingtes Nierenversagen (Tab. 29.9).

Seltenere Ursachen für eine nephrotoxische ANI sind Intoxikationen mit Lösungsmitteln (Tetrachlorkohlenstoff, Glykole) und Schwermetallen.

Endogene Toxine. *Rhabdomyolyse* und *schwere Hämolyse* können ebenfalls mit einem akuten Nierenversagen einhergehen. Erhöhung der Muskelenzyme (Creatinkinase, Aldolase) und der Nachweis einer Myoglobinurie deuten auf eine Rhabdomyolyse, ein hämolytisches Serum, Abfall des Hämoglobinwertes und eine deutliche Erhöhung der LDH im Serum auf eine Hämolyse hin.

Tabelle 29.9 Differenzialdiagnose des akuten Nierenversagens nach Angiographie

	Kontrastmitteltoxizität	Cholesterinembolien
Pathogenese	Vasokonstriktion und direkte Tubulustoxizität	Okklusion renaler Arteriolen durch Mikroemboli, konsekutive entzündliche Reaktion
Auftreten	ca. 1–3 Tage nach Kontrastmittelapplikation	ca. 5 Tage bis 4 Wochen (selten Monate) nach Katheterintervention (Angiographie)
Begleitsymptome	keine (sehr selten allergisches Exanthem)	Livedo reticularis, digitale Nekrosen, Embolien in Retinagefäßen
Spezifisches Labor	keines	Eosinophilie, Erhöhung der LDH, oft verminderte Komplementwerte (C3, C4)
Verlauf	gute Rückbildung	selten vollständige Rückbildung, meist stationär oder progredient

Differenzialdiagnose bei reduzierter glomerulärer Filtrationsrate

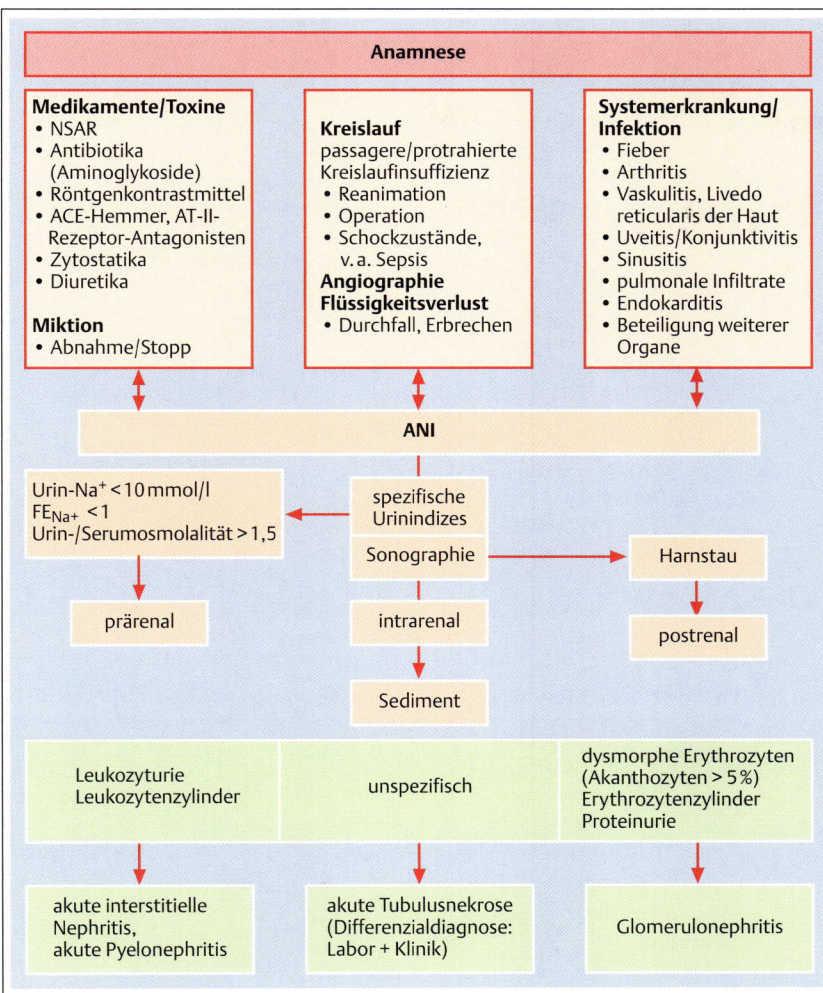

Abb. 29.12 Schematische Darstellung der Differenzialdiagnose bei akuter Niereninsuffizienz.

Diagnostisches Prozedere und Differenzialdiagnose der ANI

Die in Tab. 29.8 aufgeführten verschiedenen Formen der ANI können in den meisten Fällen folgendermaßen voneinander abgegrenzt werden:
➤ Anamnese und Klinik,
➤ körperliche Untersuchung,
➤ Urinanalyse: Mikroskopie/Streifentests des Urinsediments, biochemische Befunde,
➤ Blutuntersuchungen (Tab. 29.**10**),
➤ radiologische Abklärungen,
➤ Nierenbiopsie.

Anamnese und Klinik. Ungefähr die Hälfte aller Patienten mit ANI sind *chirurgische Patienten,* bei denen im Rahmen einer perioperativen Hypotonie, Blutung oder Sepsis (Aminoglykoside!) ein akutes Nierenversagen auftritt. Weitere häufigere Ursachen der ANI sind die Verabreichung *nephrotoxischer Medikamente* (nephrotoxische Antibiotika wie Aminoglykoside, Zytostatika, nichtsteroidale Entzündungshemmer) oder vorausgegangene Kontrastmittelapplikation, insbesondere bei Patienten mit vorbestehender Niereninsuffizienz (z. B. diabetische Nephropathie). *Systemerkrankungen* wie etwa Vaskulitiden können mit einer raschen Abnahme der GFR innerhalb von Tagen bis Wochen einhergehen.

Die zu erfragenden Symptome sind in Abb. 29.**12** aufgezeigt: Fieber, Arthralgie (mit/ohne Arthritis), Muskelschmerzen, Purpura, Livedo reticularis, Uveitis/Konjunktivitis, Sinusitis, pulmonale Infiltrate und Gewichtsabnahme müssen zur weiterführenden immunologischen Diagnostik (ANCA, ANA, anti-GBM-Antikörper, Kryoglobuline usw.) führen. Dabei muss aber beachtet werden, dass Systemerkrankungen auch asymptomatisch und auf die Nieren limitiert ablaufen können.

Körperliche Untersuchung. Zeichen eines erniedrigten effektiv zirkulierenden arteriellen Blutvolums oder eines Extrazellulärvolumendefizits sind verminderte Füllung der Halsvenen, arterielle Hypotonie und verminderter Hautturgor. Zeichen der Überwässerung durch verminderte Ausscheidungsfunktion der Nieren

Abnorme Nierenfunktion

Tabelle 29.10 Wichtigste Laboruntersuchungen bei der akuten Niereninsuffizienz

Messgröße	Ursache/Differenzialdiagnose
Urin	
Hämaturie, Erythrozytenzylinder, Proteinurie	Glomerulonephritis
Natrium, Osmolalität	prärenale ANI *versus* ATN (s. Tab. 29.11)
Blut	
Kreatinin ↑	GFR ↓ (Kreatininanstieg über die Norm meist erst bei Abnahme der GFR ≥ 50%)
Harnstoff ↑	GFR ↓, Dehydratation, Proteinkatabolismus, gastrointestinale Blutung
Na^+, K^+, Cl^-, pH/Bicarbonat/pCO_2	Elektrolytentgleisung, metabolische Azidose/Alkalose
Blutbild	Leukozytose (Infekt), Anämie (Hämolyse), Thrombozytopenie (hämolytisch-urämisches Syndrom, Sepsis)
Harnsäure ↑	Dehydratation, Zellzerfall (Chemotherapie)
Calcium ↑	multiples Myelom (auch Proteine ↑) oder anderes Malignom, übermäßige Vitamin-D-Zufuhr, Thiazide
Creatinkinase ↑	Rhabdomyolyse
LDH ↑	Cholesterinembolien, Hämolyse
Lipase ↑, Amylase ↑	Pankreatitis
Elektrophorese	monoklonale Gammopathie
Blutkultur	Infekt (Sepsis, Endokarditis etc.)
Autoantikörper (ANA, anti-DNA, ANCA, anti-GBM), Kryoglobuline, Antistreptolysin-O-Titer	SLE, Vaskulitis, Goodpasture-Syndrom, Kryoglobulinämie, Poststreptokokken-GN

Tabelle 29.11 Indizes zur Unterscheidung zwischen prärenaler akuter Niereninsuffizienz (ANI) und akuter Tubulusnekrose (ATN)

	Urin Na^+ (mmol/l)	fraktionelle Na^+-Exkretion in % (FE_{Na^+})*	Urinosmolalität (mOsm/kg)	Osmolalität Urin : Plasma
Prärenale ANI	< 10	< 1	> 500	> 1,5
ATN	> 20	> 2	< 250	< 1,1

* $FE_{Na^+} = \dfrac{[U]_{Na^+} \times [P]_{Kreatinin}}{[P]_{Na^+} \times [U]_{Kreatinin}} \times 100$

sind Stauung der Halsvenen, arterielle Hypertonie und Ödeme (Ödeme der Unterschenkel, Lungenödem). Hinweise auf Systemerkrankungen geben zusätzlich die oben erwähnten Haut- und Gelenkveränderungen. Bei der Untersuchung des Abdomens muss nach einer Retentionsblase mittels Palpation und Perkussion gesucht werden.

Urinanalyse. Die Urinanalyse umfasst die Untersuchung des Urinsediments mittels Teststreifen und/oder Mikroskopie sowie diverse biochemische Parameter.

Im *Urinsediment* zeigen entzündliche Erkrankungen der Glomeruli mit raschem Abfall der GFR (z. B. akute postinfektiöse Glomerulonephritis, rasch progrediente Glomerulonephritis mit Halbmondbildung) eine glomeruläre (deformierte Erythrozyten im Phasenkontrastmikroskop) Mikrohämaturie und pathognomonische Erythrozytenzylinder. Bei der akuten tubulointerstitiellen Nephritis und der Pyelonephritis ist die Leukozyturie, oft mit Leukozytenzylindern diagnostisch wichtig. Im Rahmen der Pyelonephritis könnten in der Regel zusätzlich Bakterien gesehen werden. Bei der akuten Tubulusnekrose ist das Urinsediment in der Praxis meist unergiebig, es können aber auch granulierte Zylinder und Tubulusepithelien gesehen werden.

Im Rahmen der *biochemischen Urinanalyse* ermöglicht die Bestimmung der Osmolalität, des Natriums und der fraktionellen Natriumexkretion insbesondere bei der oligurischen ANI eine Unterscheidung zwischen prärenaler Niereninsuffizienz und akuter Tubulusnekrose (Tab. 29.11). Als Reaktion auf das verminderte intravasale Flüssigkeitsvolumen sind bei prärenaler Niereninsuffizienz generell die tubuläre Rückresorption von Natrium und Wasser gesteigert. Deshalb wird ein konzentrierter Harn mit niedrigem Natriumgehalt ausgeschieden. Bei der akuten Tubulusnekrose sind jedoch die tubulären Funktionen gestört, der Urin ist nicht oder kaum konzentriert und enthält viel Natrium. In diesem Sinn zeigt bei der prärenalen Niereninsuffizienz der konzentrierte Urin eine Osmolalität über 350–400 mOsm/kg. Bei der akuten Tubulusnekrose mit fehlender tubulärer Konzentrierungsfähigkeit entspricht die Osmalität des Urins in etwa derjenigen des Plasmas oder Serums (Isosthenurie). Im Weiteren spricht insbesondere bei der Oligurie eine fraktionierte Natriumausscheidung (FE_{Na^+}) > 2% für eine akute Tubulusnekrose und eine solche < 1% für eine prärenale Niereninsuffizienz (Tab. 29.11).

Blutuntersuchungen. Die wichtigsten Blutanalysen sind in der Tab. 29.10 zusammengefasst. Bei einer un-

Differenzialdiagnose bei reduzierter glomerulärer Filtrationsrate

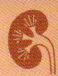

klaren ANI muss unbedingt eine Systemerkrankung ausgeschlossen werden.

Radiologische Abklärungen. Mittels der *Sonographie* der Nieren und ableitenden Harnwege kann eine postrenale Ursache der akuten Niereninsuffizienz in den weitaus meisten Fällen gefunden oder ausgeschlossen werden. Die Bestimmung der Nierengröße gibt zudem Aufschlüsse, ob (gleichzeitig) eine chronische Niereninsuffizienz mit verkleinerten Nieren vorliegt. Im Weiteren lassen sich Durchblutungsstörungen nachweisen wie Verschlüsse oder Stenosen der Nierenarterien.

Eine Alternative oder Ergänzung zur Sonographie bilden die MRT oder die CT.

Nierenbiopsie. Eine histologische Untersuchung der Nieren wird bei der ANI nur selten durchgeführt. Die Nierenbiopsie ist nach Ausschluss einer prä- oder postrenalen Ursache indiziert, wenn die renal-parenchymatöse Ätiologie unklar bleibt, inbesondere beim Verdacht auf eine entzündliche Systemerkrankung, wie ANCA-positive Vaskulitis, Goodpasture-Syndrom oder systemischer Lupus erythematodes, und bei akuter interstitieller Nephritis.

Chronische Niereninsuffizienz (CNI)

Definition. Die chronische Niereninsuffizienz (CNI) resultiert aus einer über längere Zeit bestehenden, meist irreversiblen Reduktion der glomerulären, tubulären und endokrinen Funktionen der Nieren. Die CNI ist vergesellschaftet mit Beeinträchtigungen von:
➤ Exkretion von Stoffwechselabbauprodukten,
➤ Ausscheidung von Säure, Elektrolyten und Wasser,
➤ Bildung/Sekretion von Hormonen wie Erythropoetin und aktives Vitamin D_3 (1,25-$(OH)_2$-D_3).

Stadieneinteilung. Der Schweregrad der chronischen Nierenkrankheiten, darin eingeschlossen die CNI, kann gemäß neuerer Einteilung in den Richtlinien der Kidney/Dialysis Outcome Quality Initiative (K/DOQI) in 5 Stadien eingeteilt werden, wie in der Tab. 29.**12** dargestellt. Das Management von Patienten mit CNI bildet heutzutage den Schwerpunkt in der klinischen Nephrologie.

Folgen. Die *eingeschränkte GFR* manifestiert sich mit der Abnahme der endogenen Kreatinin-Clearance und Anstieg des Serumkreatinins. Weitere Folgen der GFR-Verminderung sind eine Erhöhung des Harnstoffs, des anorganischen Phosphats, der Harnsäure und des Magnesiums im Serum. Eine Retention von Natrium und Wasser führt zur Ausbildung von Ödemen und zur renalen arteriellen Hypertonie.

Die *tubuläre Funktionseinbuße* äußert sich insbesondere in einer verminderten renalen Ausscheidung von Säuren (H^+-Ionen) und Kalium (metabolische Azidose und potenziell lebensgefährliche Hyperkaliämie) sowie oft in der Abnahme der Fähigkeit zur Urinkonzentration.

Die *Verminderung der endokrinen Funktionen* der Niere ist mitverantwortlich für die Entwicklung der renalen Anämie (Erythropoetinmangel) und der renalen Osteodystrophie (gestörter Vitamin-D-Metabolismus).

Ursachen. Erworbene und kongenitale Nephropathien können für eine CNI verantwortlich sein (Tab. 29.**13** u. Abb. 29.**13**). In der westlichen Welt führen hauptsächlich die folgenden Nierenkrankheiten zum fortgeschrittenen Nierenversagen:
➤ diabetische Nephropathie,
➤ arterielle Hypertonie mit Nephroangiosklerose, Nierenarterienstenosen,
➤ Glomerulonephritiden,
➤ tubulointerstitielle Nephritiden,
➤ hereditäre Nephropathien, insbesondere autosomal dominante polyzystische Nierenerkrankung (ADPKD).

Insbesondere die *diabetische Nephropathie* ist im Zunehmen begriffen, wie das Beispiel USA zeigt. Anamnese, klinische und laborchemische Befunde erlauben nur in Einzelfällen eine präzise Diagnose (Tab. 29.**13**). Auf Grund therapeutischer und prognostischer Überlegungen sollte wann immer möglich frühzeitig eine klare Diagnose – oft mittels einer Nierenbiopsie – erhoben werden. Hinsichtlich einer Nierentransplanta-

Tabelle 29.12 Stadien der chronischen Nierenerkrankungen (1–5) inklusive CNI (2–5) gemäß K/DOQI-Guidelines

Stadium	Nierenschädigung	GFR ml/min/1,73 m²	Klinische Präsentation
1	Nephropathie mit normaler GFR	≥ 90	Hämaturie, Proteinurie, Hypertonie auf Grund der Nephropathie
2	leichte Niereninsuffizienz	60–89	s. oben
3	mäßige Niereninsuffizienz	30–59	sekundärer Hyperparathyreoidismus
4	schwere Niereninsuffizienz	15–29	renale Anämie
5	fortgeschrittene oder terminale Niereninsuffizienz; Nierenersatzverfahren muss in Erwägung gezogen werden	< 15	zunehmende Na^+/Wasser-Retention, metabolische Azidose, Inappetenz, Nausea/Erbrechen, Hyperkaliämie, Enzephalopathie

29 Abnorme Nierenfunktion

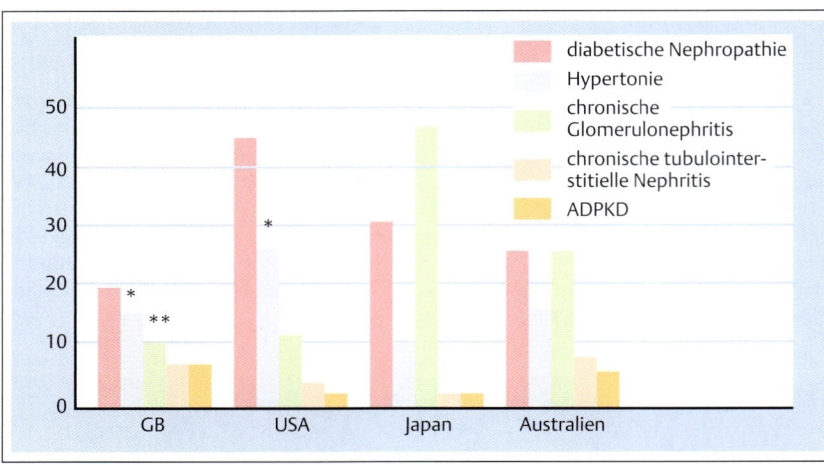

Abb. 29.13 Häufigste Ursachen der fortgeschrittenen oder terminalen Niereninsuffizienz (Prozentangaben). *einschließlich Nierenarterienstenosen; **nur nachgewiesene Glomerulonephritiden. Restliche, nicht aufgezeichnete Ursachen: Verschiedenes oder Ursache nicht bekannt (Quellen: USRDS 2003, Annual data report; ANZDATA Registry Report 2003; The UK Renal Registry Report 2003; Iseki et al. Kidney Int 2002; 61: 668–75).

Tabelle 29.13 Hinweise auf die Ursache einer chronischen Niereninsuffizienz durch Anamnese, Klinik und Abklärungen

	Anamnese	Klinik	Befunde
Primäre Glomerulopathien	häufig stumm	Hypertonie, Ödeme	– Sonographie: Parenchymalterationen – Urin: Erythrozytenzylinder, Mikrohämaturie (dysmorphe Erythrozyten), Proteinurie (> 3 g/Tag = Beweis eines glomerulären Schadens)
Systemerkrankungen mit sekundären Glomerulopathien			
Diabetes mellitus Typ 1	langjähriger Diabetes mellitus	Hypertonie, Ödeme, Retinopathie, Neuropathie	– Sonographie: im Vergleich zur reduzierten GFR gut erhaltene Nierengröße – Urin: Proteinurie (Mikroalbuminurie)
Autosomal dominante polyzystische Nierenerkrankung	meist positive Familienanamnese	vergrößerte Nieren beiderseits (oft palpabel)	– Sonographie: Nachweis von Zysten und vergrößerten Nieren – extrarenale Befunde
Nephroangiosklerose	langjährige Hypertonie	Fundus hypertonicus	– linksventrikuläre Hypertrophie im EKG/Echokardiogramm
Obstruktive Nephrouropathie	Miktionsbeschwerden, Nykturie, Pollakisurie	vergrößerte Prostata, palpables Karzinom, Überlaufblase	– Sonographie: Nachweis einer Urinabflussstörung
Alport-Syndrom	familiäre Häufung von Niereninsuffizienz typischerweise mit Schwerhörigkeit	Innenohrschwerhörigkeit, Augendefekte (z.B Lentikonus)	– Audiometrie – Ophthalmoskopie
Chronische tubulointerstitielle Nephritis	langjähriger Analgetikaabusus	Analgetikaabususyndrom, gastrointestinale Beschwerden (Ulzera)	– Konzentrationsfähigkeit des Urins ↓ – (partielle) renal tubuläre Azidose – Papillennekrosen
Multiples Myelom	Knochenschmerzen, Infekte	evtl. Spontanfrakturen	– BSR ↑ – Paraproteine im Blut/Urin, Hyperkalzämie, Anämie – typischer Knochenmarkbefund (Plasmazellen ↑)

tion ist es zudem von größter Wichtigkeit zu wissen, ob eine Nephropathie vorliegt, die im Transplantat wieder auftreten und es beeinträchtigen kann (z. B. fokal-segmentale Glomerulosklerose, FSGS).

Klinik der chronischen Niereninsuffizienz

Allgemeinsymptome

Spezifische Symptome für eine CNI gibt es nicht. Bei leicht oder mäßig eingeschränkter Nierenfunktion sind die Patienten häufig symptomlos oder klagen über unspezifische Beschwerden wie Leistungsintoleranz und Müdigkeit. Häufig wird die Niereninsuffizienz zufällig im Rahmen einer Urinuntersuchung (Proteinurie oder Mikrohämaturie) oder im Rahmen einer Hypertonieabklärung oder Abklärung einer anderen Krankheit erstmals diagnostiziert.

Bei der fortgeschrittenen Niereninsuffizienz treten Symptome wie Appetitlosigkeit, Pruritus, gastrointestinale und neuromuskuläre Beschwerden und bei unbehandelter renaler Osteopathie auch Knochenschmerzen auf (Abb. 29.**14**). Zahlreiche weitere Symptome können durch die zur Niereninsuffizienz führende Grundkrankheit bedingt sein, wie z. B. Gelenkschmerzen beim systemischen Lupus erythematodes.

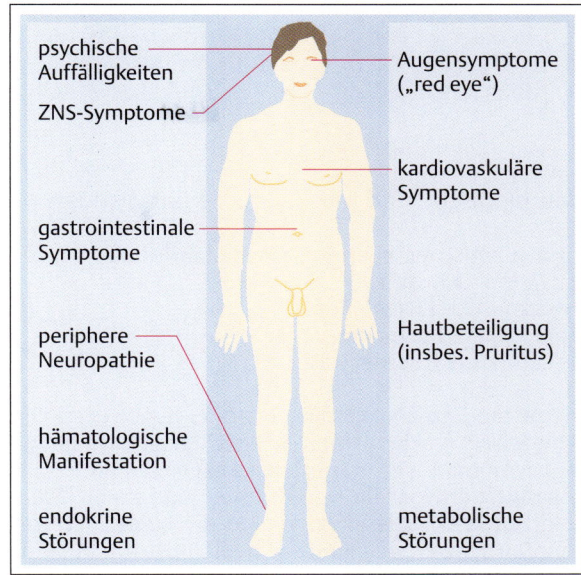

Abb. 29.14 Organbeteiligung bei chronischer Niereninsuffizienz im Rahmen der Urämie.

Hämatologische Veränderungen

Anämie. Praktisch alle Patienten mit chronischer Niereninsuffizienz und Abnahme der Kreatinin-Clearance auf ≤ 35 ml/min entwickeln eine *normochrome normozytäre Anämie*. Eine beginnende Anämie kann aber bereits bei einer GFR von < 50–60 ml/min festgestellt werden. Bei der ADPKD ist die Anämie oft weniger stark ausgeprägt, während Diabetiker oder Patienten mit tubulointerstitieller Nephritis tendenziell früher eine Anämie entwickeln. Klinische Symptome der Anämie sind Müdigkeit, Schwindel und Dyspnoe. Häufig verstärkt sich eine schon bestehende Angina pectoris bei koronarer Herzkrankheit.

Die Ursachen der Anämie bei CNI sind vielfältig:
- verminderte renale Synthese von Erythropoetin (Hauptursache),
- Blutverluste infolge Blutungsneigung (s. u.) sowie häufiger Blutentnahmen,
- gleichzeitiger Eisenmangel bei ca. einem Viertel bis Drittel der Patienten,
- ferner: Hämolyse, Ostitis fibrosa bei Hyperparathyreoidismus.

Die Anämie trägt zur kardialen Dysfunktion bei, indem das konsekutiv erhöhte Herzminutenvolumen eine linksventrikuläre Hypertrophie begünstigt. Mittels subkutaner Erythropoetingabe kann die Anämie gut behandelt werden (Ziel: Hb um 11,5–12,5 g/dl).

Blutungsneigung. Eine weitere hämatologische Manifestation stellt die Blutungsneigung im Sinn einer *hämorrhagischen Diathese* als Folge einer gestörten Thrombozytenfunktion dar. Diese kann zu einem okkulten gastrointestinalen Blutverlust führen. Zusätzlich kommen auch verstärkte Menstruationsblutungen, Epistaxis und Blutungen aus Wunden vor.

Kardiovaskuläre Manifestationen

Die wichtigsten kardiovaskulären Komplikationen der chronischen Niereninsuffizienz sind: koronare Herzkrankheit (gefördert durch ein erhöhtes Calcium-Phosphat-Produkt), urämische/hypertensive Kardiomyopathie und renale Hypertonie (Flüssigkeitsretention) sowie die urämische Perikarditis. Außerdem ist die früh im Verlauf der CNI auftretende Dyslipidämie ein wichtiger kardiovaskulärer Risikofaktor.

Hypertonie. Die meisten Patienten mit einer CNI sind hypertensiv, oft auch wegen Flüssigkeitsretention. Eine gute Blutdruckeinstellung mit Werten ≤ 130/80 mmHg oder gar ≤ 125/75 mmHg bei Proteinurie > 1 g/d verlangsamt die Progression der CNI und ist ebenfalls protektiv für das Herz-Kreislauf-System. Auf die eigentliche renale Hypertonie wird im Kapitel 23 näher eingegangen.

Urämische Perikarditis. Thorakale Schmerzen weisen auf das Vorliegen einer urämischen Perikarditis hin. Weitere diagnostische Kriterien sind in erster Linie perikardiales Reiben und echokardiographischer Nachweis eines begleitenden Perikardergusses. Eine Vergrößerung der Herzsilhouette im Thorax-Röntgenbild ist erst bei Ausbildung eines massiven Perikardergusses zu erwarten. Auch die für eine Perikarditis typischen ST-Hebungen im EKG können oft fehlen. Meistens verläuft die Perikarditis asymptomatisch und wird erst anlässlich der Herzauskultation oder in der Echokardiographie festgestellt.

> Die Diagnosestellung einer urämischen Perikarditis ist wichtig, da diese eine absolute Dialyseindikation darstellt.

Neurologische und muskuläre Veränderungen

Zu den typischen neurologischen Manifestationen der schweren CNI zählen:
- urämische Enzephalopathie,
- periphere Polyneuropathie,
- autonome Neuropathie.

Urämische Enzephalopathie. Apathie, Konzentrationsschwäche, Myoklonus und Schlaflosigkeit sind häufig Frühsymptome der urämischen Enzephalopathie. Unbehandelt entwickeln sich Krämpfe und Koma. Dank rechtzeitigem Dialysebeginn sind die beiden letztgenannten schweren Symptome heutzutage kaum mehr anzutreffen.

Störungen des peripheren Nervensystems. Bezüglich des peripheren Nervensystems zeigt sich eine distal betonte, gemischte sensomotorische Polyneuropathie. Die urämische Polyneuropathie ist eine Komplikation der fortgeschrittenen Niereninsuffizienz (GFR meist < 10 ml/min), wobei sie oft sogar erst im Dialysestadium auftritt. Im Vordergrund stehen sensible Symptome wie brennende oder stechende Dysästhesien. Motorische Ausfälle wie Fußheberschwäche sind selten.

Einige Patienten klagen über das eigentliche Burning-Feet- und Restless-Legs-Syndrom. Dazu gehören Parästhesien und ausgeprägte Berührungsempfindlichkeit der Fußsohlen (burning feet) bzw. vorwiegend nächtlich auftretende unangenehme stechende Sensationen im Bereich der unteren Extremitäten, die sich nach Bewegung der Beine bessern und häufig die Patienten zum Aufstehen und Herumlaufen zwingen (restless legs). Differenzialdiagnostisch muss dabei auch an Folgendes gedacht werden: Diabetes mellitus, Panarteriitis nodosa, Amyloidose (z. B. Karpaltunnelsyndrom durch Kompression des N. medianus im Rahmen einer Ablagerung von β_2-Mikroglobulin) oder multiples Myelom.

Autonome Neuropathie. Die klinischen Auswirkungen der autonomen Neuropathie sind sehr variabel. Manifestationen sind abgeschwächte kardiovaskuläre Reflexe während der Hämodialyse mit konsekutiven Hypotonien unter Flüssigkeitsentzug. Ferner könnten sexuelle Dysfunktionen bei Männern vorkommen.

Urämische Myopathie. Die urämische Myopathie umfasst funktionelle und teils auch strukturelle Muskelstörungen als Folge der Urämie und kommt erst bei der schweren Niereninsuffizienz zum Vorschein, vorwiegend im Dialysestadium. Sie manifestiert sich mit Muskelschwäche, Muskelverlust, rascher Ermüdbarkeit und Leistungsintoleranz. Die genaue Pathogenese bleibt noch ungeklärt. Die urämische Myopathie kann verstärkt werden durch eine gleichzeitig sich entwickelnde Polyneuropathie und therapeutisch korrigierbare Faktoren wie Hyper- und Hypokaliämie oder selten Phosphatdepletion infolge Überdosierung von Phosphatbindern.

Dermatologische Veränderungen

Die möglichen Auswirkungen der chronischen Niereninsuffizienz auf die Haut sind häufig und für die betroffenen Patienten manchmal äußerst belastend. Im Vordergrund stehen:
- diffuse bräunliche Pigmentierung („urämisches Kolorit"),
- Pruritus,
- Ekchymosen durch vermehrte Blutungsneigung,
- bullöse Veränderungen (Pseudoporphyrie oder selten Medikamentennebenwirkung), insbesondere bei hämodialysierten Patienten.

Sehr störend kann der *generalisierte Pruritus* sein, der besonders während des Dialysestadiums auftritt und die Lebensqualität stark beeinträchtigen kann. Ursächlich wird eine Histaminfreisetzung etwa im Rahmen einer Deposition von Calciumphosphat in der Haut in Erwägung gezogen. Die Parathyreoidektomie bei gleichzeitigem Hyperparathyreoidismus kann zur Linderung führen. Zusätzlich kann eine trockene Haut mit Ichthyose und Lichenifizierung zum Pruritus beitragen.

Renale Osteodystrophie

Die im Rahmen einer CNI auftretenden ossären Veränderungen werden mit dem Begriff der renalen Osteodystrophie (Osteopathie) umfasst. Die renale Osteodystrophie wird folgendermaßen unterteilt:
- *Ostitis fibrosa:* High-Turnover-Osteopathie wegen Hyperparathyreoidismus mit vermehrter Aktivität von Osteoblasten und Osteoklasten,
- *Osteomalazie:* Low-Turnover-Osteopathie mit vermehrtem unmineralisiertem Osteoid (Mineralisationsdefekt), meist auf Grund von Mangel an aktivem Vitamin D,
- *adyname oder aplastische Knochenerkrankung:* verminderter Knochen-Turnover, meist durch übermäßige Behandlung mit Vitamin-D-Präparaten oder auf Grund von Aluminiumablagerungen,
- *gemischte renale Osteodystrophie,*
- *dialysebedingte Amyloidose:* Ablagerung von β_2-Mikroglobulin.

Bei Dialysepatienten kommen am häufigsten die Ostitis fibrosa und die adyname Knochenerkrankung vor. Die Entstehung der einzelnen Entitäten ist unterschiedlich (Abb. 29.**15**).

Ostitis fibrosa und sekundärer Hyperparathyreoidismus. Mit der Abnahme der GFR kommt es zu einer Phosphatretention wegen der verminderten Phosphatfiltration. Die konsekutive Erhöhung des Parathormons im Rahmen eines sekundären Hyperparathyreoidismus (GFR-Abnahme gegen 30 ml/min) ist adäquat und hält das Phosphat im Normbereich durch die Hemmung der proximal tubulären Phosphatresorption. Fällt die GFR unter 20 ml/min kommt es aber zur Hyperphosphatämie und der sekundäre Hyperparathyreoidismus wird maladaptiv.

Neben dem direkten Effekt der Hyperphosphatämie auf die Stimulation des Parathormons gibt es noch weitere Faktoren, welche den Hyperparathyreoidismus fördern, vor allem die Hypokalzämie durch Abnahme des Calcitriols (1,25-Dihydroxy-Vitamin-D) mit verminderter enteraler Calciumresorption und vermindertem Efflux von Calcium aus dem Knochen. An der Parathyreoidea kommt es im Verlauf schließlich zu einer diffusen oder nodulären Hyperplasie. Außerdem tritt wegen der Hyperphosphatämie auch eine Verminderung der Synthese der Calciumrezeptoren (calcium-sensing receptors) an dieser Drüse auf. Im Labor ist zudem eine erhöhte alkalische Phosphatase als Zeichen der gesteigerten Osteoblastenaktivität anzutreffen.

Osteomalazie. Diese ist charakterisiert durch einen verminderten Knochen-Turnover mit Abnahme der Osteoklasten und Osteoblasten sowie eine Zunahme an unmineralisiertem Knochen (Osteoid). Hauptursache ist eine Aluminiumintoxikation durch früher gebräuchliche ausschließlich aluminiumhaltige Phosphatbinder. Ein möglicher Zusatzfaktor stellt die Calcitrioldefizienz dar.

Adyname Knochenerkrankung. Der Knochen-Turnover ist stark reduziert, aber im Gegensatz zur Osteomalazie liegt keine verstärkte Bildung von Osteoid vor. Die genaue Ursache dieser Osteopathie ist unklar. Diskutiert werden übermäßige medikamentöse Suppression des Parathormons mit Vitamin-D-Präparaten, in einzelnen Fällen eine Aluminiumdeposition und zirkulierende urämische Toxine.

Klinische Symptomatik. Auf Grund der heute möglichen effektiven Prävention der renalen Osteodystrophie, insbesondere der Ostitis fibrosa, sind klinische Symptome seltener anzutreffen. Im Vordergrund stehen unspezifische Knochenschmerzen im Bereich des Rückens, der Hüfte und der Beine, die unter Belastung zunehmen.

Gastrointestinale Symptome

Zahlreiche gastrointestinale Beschwerden können durch eine fortgeschrittene Niereninsuffizienz bedingt sein:
- urämischer Fötor,
- Übelkeit, Erbrechen, Sodbrennen,
- Neigung zu Obstipation mit konsekutiver Divertikulose/Divertikulitis,
- gastrointestinale Blutungen,
- selten Bild eines „akuten Abdomens".

Insbesondere Übelkeit, Appetitlosigkeit und Erbrechen treten im prädialytischen Stadium der Niereninsuffizienz auf und bessern sich nach Einleitung der Dialysebehandlung.

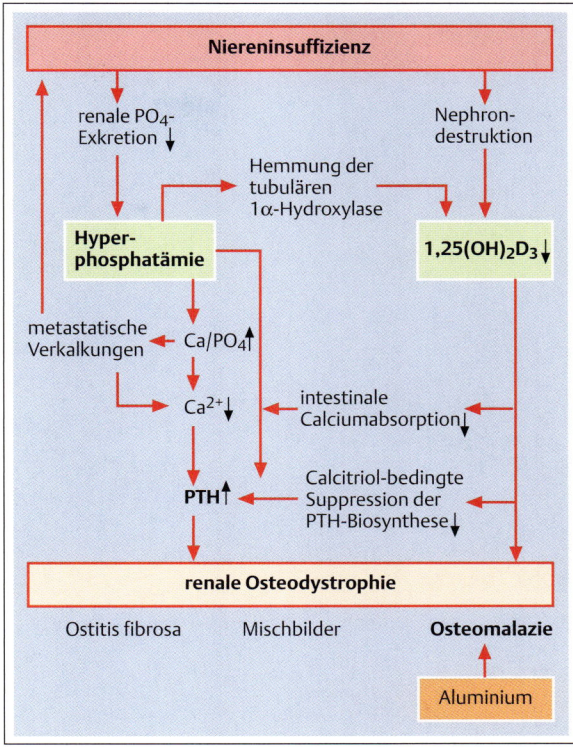

Abb. 29.15 Entstehungsmechanismen der renalen Osteodystrophie, insbesondere der Entwicklung des sekundären Hyperparathyreoidismus und der Osteomalazie.

> Durch einen rechtzeitigen Dialysebeginn sollte es aber nur in Ausnahmefällen zu diesen Beschwerden kommen!

Gastrointestinale Blutungen können auch auf Angiodysplasien im Magen, Dünndarm und Kolon zurückgeführt werden.

Akutes Abdomen. Beim Symptomenkomplex eines akuten Abdomens müssen neben Pathologien wie Appendizitis, Cholezystitis, Pankreatitis, Ileus und Ulkuserkrankung folgende weitere Erkrankungen in Betracht gezogen werden:
- Divertikulitis und Kolonperforation (Risikofaktor: chronische Obstipation),
- familiäres Mittelmeerfieber mit rezidivierenden Abdominalschmerzen und Niereninsuffizienz infolge sekundärer Amyloidose,
- systemischer Lupus erythematodes mit Serositis,
- (retroperitoneale) Blutungen infolge Zystenruptur bei ADPKD,
- mesenteriale Ischämie bis Infarkt.

Malnutrition

Die Malnutrition ist ein häufiges Problem bei der Niereninsuffizienz und trägt insbesondere zur hohen Mortalität der Dialysepatienten bei. Ursachen sind Ap-

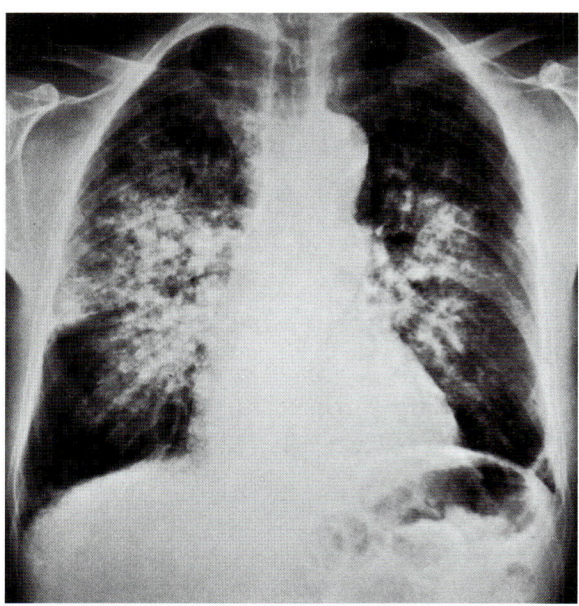

Abb. 29.16 „Fluid lung" mit bihilärer, schmetterlingsartiger Lungenstauung.

unter 10 ml/min noch gewährleistet. Dies wird dadurch möglich, dass die Nieren entsprechend den Erfordernissen einen durch tubuläre Wiederaufnahme regulierten variablen Anteil des filtrierten Natriums und Wasser ausscheiden können. Die Anpassungsbreite der Nieren bezüglich Flüssigkeitsausscheidung ist wegen der eingeschränkten Dilutions- und Konzentrationsfähigkeit bei ausgeprägter Niereninsuffizienz jedoch stark eingeschränkt. Mit zunehmender Verschlechterung der Nierenfunktion schwankt die Urinosmolalität in engen Grenzen um 300 mOsm/l, d. h. sie entspricht etwa der Plasmaosmolalität. Eine zu hohe Zufuhr an freiem Wasser kann deshalb zur Verdünnungshyponatriämie und eine verminderte Zufuhr zu einer Hypernatriämie führen.

Eine Abnahme des extrazellulären Volumens mit Verminderung der Nierendurchblutung kann zum weiteren Abfall der GFR Anlass geben. Ebenso gefährlich ist eine übermäßige Salz- und Wasserzufuhr mit der Gefahr der Hyperhydratation. Die Überwässerung kündigt sich durch eine steigende Gewichtskurve an, bis schließlich periphere Ödeme oder ein Lungenödem (Abb. 29.**16**) auftreten. Subjektive Leitsymptome sind (nächtlicher) Husten und besonders Dyspnoe.

Hyperkaliämie. Mit dem Auftreten einer Hyperkaliämie ist meist erst bei schwerer Niereninsuffizienz mit einer GFR von ≤ 10 ml/min zu rechnen. In selteneren Fällen, wie beim hyporeninämen Hypoaldosteronismus oder generell bei der renal tubulären Azidose Typ IV, kann die Hyperkaliämie auch schon früher auftreten, etwa bei einer GFR von < 30 ml/min. Die Hyperkaliämie kann zahlreiche Ursachen haben, die in Tab. 29.**14** aufgeführt sind und anamnestisch und laborchemisch oft voneinander unterschieden werden können.

Eine zur Niereninsuffizienz dysproportionale Hyperkaliämie wird bei Patienten mit hyporeninämischem Hypoaldosteronismus (insbesondere bei Diabetes mellitus), Hyperkatabolismus oder Azidose angetroffen.

Klinisch kann sich die schwere Hyperkaliämie (meist > 7 mmol/l) in erster Linie durch Schwäche der Skelettmuskeln und EKG-Veränderungen (zunächst spitze und hohe T-Wellen) mit Herzrhythmusstörungen manifestieren.

Metastatische Verkalkungen. Organschäden durch metastatische Verkalkungen entstehen bei der Hyperphosphatämie und meist normalem oder hohem Calcium, mit großer Sicherheit bei einem Calcium-Phosphat-Produkt von > 5,7 mmol^2/l^2. Calciumphosphatablagerungen erfolgen vaskulär, periartikulär (Abb. 29.**17**) mit arthritischen Symptomen und viszeral (Skelettmuskel, Myokard, Lungen, Kornea, Konjunktiven, Haut).

Metabolische Azidose. Mit zunehmender Niereninsuffizienz ist die tubuläre Bildung von Ammonium (NH_4^+)-Ionen eingeschränkt, so dass die renale Ausscheidung für H^+-Ionen ungenügend wird. Insbesondere bei tubulointerstitiellen Nephropathien kommt es zusätzlich zu einem Bicarbonatverlust. Dadurch

petitlosigkeit, Azidose (Proteinkatabolismus) und Insulinresistenz. Hinweise sind Gewichtsverlust, Abnahme der Muskelmasse und tiefer Albuminspiegel im Serum. Dadurch kann das Serumkreatinin sogar fallen, was oft irrtümlich als Verbesserung der Nierenfunktion gedeutet wird.

Störungen des Wasser-, Elektrolyt- und Säure-Base-Haushalts

Natrium und Wasser. Eine ausgeglichene Natrium- und Wasserbilanz ist bei den meisten Patienten bis zur Entwicklung einer Niereninsuffizienz mit einer GFR von

Tabelle 29.14 Häufige Ursachen der Hyperkaliämie bei Niereninsuffizienz

Exzessive Kaliumzufuhr
– bei Diätfehlern (inklusive Ersatzsalze)
– parenterale Ernährung
Abnahme der distalen tubulären Kaliumsekretion
– GFR ↓ (insbesondere bei Oligurie)
– hyporeninämischer Hypoaldosteronismus (insbesondere bei diabetischer Nephropathie)
– renal tubuläre Azidose Typ IV
– Kalium sparende Diuretika (Spironolacton), NSAR, ACE-Hemmer, Angiotensin-II-Rezeptor-Antagonisten
Verteilungsstörungen (intra-/extrazellulär)
– metabolische oder respiratorische Azidose
– Betablocker
– Insulinmangel
Zelluläre Kaliumfreisetzung
– Rhabdomyolyse
– Tumorlysesyndrom (Zellzerfall unter Chemotherapie)

Differenzialdiagnose bei reduzierter glomerulärer Filtrationsrate

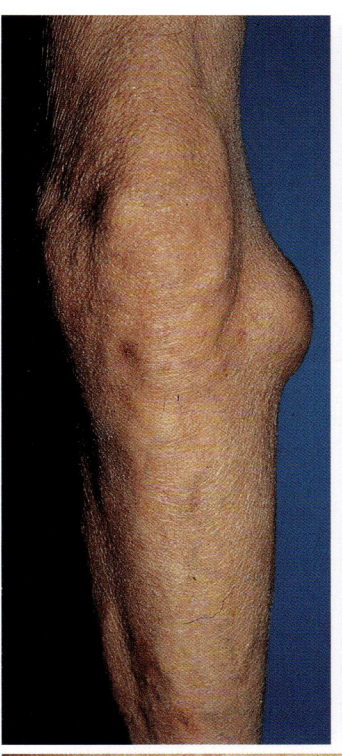
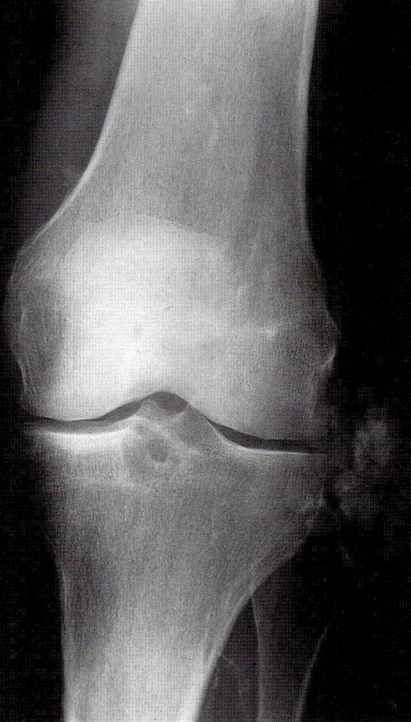
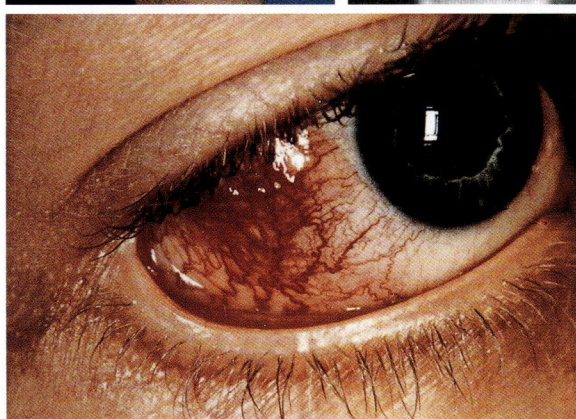

Abb. 29.17 Metastatische Verkalkungen.
a Zirka 4 × 4 cm messender Tumor im Bereich des lateralen Tibiakopfes.
b Das Röntgenbild zeigt eine ausgeprägte Kalksalzbeladung des Tumors im Sinne einer metastatischen Verkalkung bei entgleistem Calciumphosphathaushalt.
c Konjunktivitis durch Calciumphosphatablagerungen bei erhöhtem Calciumphosphatprodukt eines Patienten mit terminaler Niereninsuffizienz.

entwickelt sich eine metabolische, renal tubuläre Azidose, die an einem erniedrigten pH-Wert und zu tiefen Bicarbonatspiegeln erkennbar werden kann.

Die klinischen Beschwerden sind meist geringfügig mit Atemnot als Leitsymptom. Die Azidose verstärkt aber die Hyperkaliämie, hemmt den Proteinanabolismus und fördert die Freisetzung von Calcium aus dem Knochen, wo H⁺-Ionen gepuffert werden.

Infekte

Infekte stellen nach den kardiovaskulären Ursachen die zweithäufigste Todesursache bei Patienten mit fortgeschrittener Niereninsuffizienz dar. Ätiologisch im Vordergrund stehen die häufigen vaskulären Punktionen und Einlagen von zentralvenösen Leitungen für die Dialysen und anderseits eine Schwächung des Immunsystems. Die Urämie stellt gewissermaßen eine „chronische Immunsuppression" dar mit Defekten im zellulären und humoralen Immunsystem.

Malignome

Patienten mit CNI leiden im Vergleich zu Nierengesunden aus immunologischen Gründen (s. o.) häufiger an malignen Erkrankungen. Speziell bei Dialysepatienten wurde in verschiedenen Untersuchungen eine höhere Inzidenz einer Reihe von Malignomen beschrieben, wie z. B. Karzinome der Nieren, der Harnblase und der Schilddrüse.

Spezielle Beachtung erfordern Patienten mit erworbener zystischer Nierenerkrankung (acquired cystic

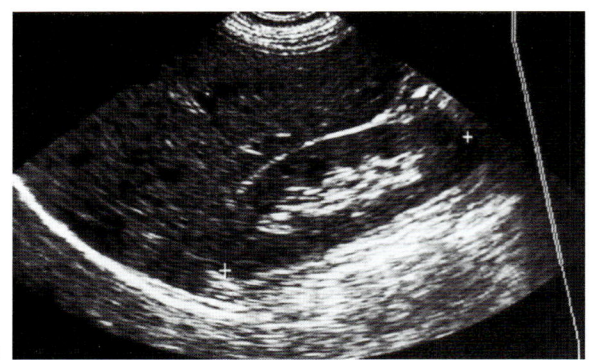
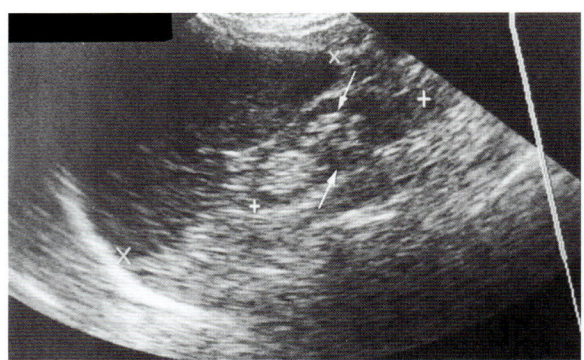

Abb. 29.18 Sonographische Größenbestimmung der Nieren.
a Normal große Niere (11,2 cm) mit entsprechend breitem Parenchymsaum.
b Geschrumpfte Niere (7,7 cm) mit verschmälertem Parenchymsaum (Pfeile) bei chronischer Niereninsuffizienz infolge chronischer Glomerulonephritis.

kidney disease). Diese Erkrankung beinhaltet makroskopische renale Zysten und ist eine Konsequenz der CNI jeglicher Ursache mit einer Prävalenz von gegen 100 % nach 10 Jahren Dialysebehandlung. Die maligne Transformation ist die gefürchtetste Komplikation und ist für etwa 80 % der Nierentumoren bei urämischen Patienten verantwortlich.

Diagnostik und differenzialdiagnostische Überlegungen bei Niereninsuffizienz

Zentral bei der Diagnostik der Nierenkrankheiten ist folgender Grundsatz:

> Alle diagnostischen und therapeutischen Schritte müssen zum Ziel haben, eine reversible Ursache der Niereninsuffizienz bzw. eine behandelbare Grunderkrankung (z. B. entzündliche Systemerkrankung, Infekt, maligner Tumor oder Medikamentennebenwirkung) zu suchen und falls möglich zu therapieren.

Dabei sollte zwischen akuter und chronischer Niereninsuffizienz als Ursache der verminderten Nierenfunktion unterschieden werden.

Unterscheidung zwischen akuter und chronischer Nephropathie. Die in Tab. 29.15 aufgeführten anamnestischen, laborchemischen und radiologischen Maßnahmen ermöglichen oft diese Unterscheidung.
Insbesondere die Anamnese, der sonographische Nachweis kleiner Nieren (Abb. 29.18), radiologische Zeichen eines sekundären Hyperparathyreoidismus (Röntgenaufnahmen der Hände und der akromioklavikulären Gelenke), laborchemische Hinweise auf das Vorliegen einer renalen Osteopathie (Erhöhung der alkalischen Phosphatase) sowie mit Einschränkung eine normozytäre normochrome Anämie sprechen für ein *chronisches Nierenleiden*. Weitere Klärung kann durch eine Nierenbiopsie erfolgen.
Außerdem muss beachtet werden, dass sich eine ANI auf eine CNI aufpfropfen kann. Dies ist bei chronisch niereninsuffizienten Patienten im Verlauf ihrer Erkrankung ein häufiges Geschehen (z. B. Kontrastmittelapplikation bei diabetischer Nephropathie). Tab. 29.16 zeigt die wichtigsten therapierbaren Erkrankungen, die eine bereits bestehende Nierenfunktionseinschränkung verschlechtern können. Weiterhin finden sich in dieser Tabelle diagnostische Maßnahmen zum Ausschluss der genannten Erkrankungen.

Tabelle 29.15 Differenzierung zwischen akuter und chronischer Niereninsuffizienz

Parameter	Akute Niereninsuffizienz	Chronische Niereninsuffizienz
Kreatinin im Serum/Plasma	deutlicher Kreatininanstieg innerhalb von Tagen (bis wenige Wochen)	konstanter, langsamer Kreatininanstieg über Monate bis Jahre
Nierensonographie	normal große Nieren	verkleinerte Nieren mit verschmälertem, verdichtetem Parenchym (Ausnahmen: ADPKD, evtl. Diabetes mellitus)
Anämie	Fehlen einer Anämie spricht für eine ANI	renale Anämie (normochrom normozytär)
Renale Osteopathie (Hyperparathyreoidismus)	keine Zeichen einer renalen Osteopathie	periostale Usuren im Bereich der Hände und der Akromioklavikulargelenke (Röntgen), Erhöhung der alkalischen Phosphatase im Blut

Differenzialdiagnose von nephrologischen Syndromen

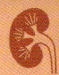

Tabelle 29.16 Potenziell reversible Ursachen einer GFR-Verminderung bei chronischer Niereninsuffizienz

Ursachen	Diagnostik
Prärenal (renale Minderperfusion)	
– Herzinsuffizienz/Perikarderguss	Klinik, Echokardiographie
– Volumenmangel (z. B. Diuretika, Durchfall, Erbrechen)	Klinik, Medikamentenanamnese
– renovaskuläre Erkrankungen (beidseitige Nierenarterienstenosen, Aortenaneurysma, Embolie)	Anamnese und Klinik, Sonographie, CT/MRT, Angiographie
Intrarenal	

– nephrotoxische Agenzien
  – Antibiotika (Aminoglykoside)
  – NSAR
  – Kontrastmittel
	Medikamentenanamnese, klinische Zeichen einer akuten interstitiellen Nephritis (z. B. Exanthem)

– Systemerkrankungen
  – mit glomerulärer Beteiligung (SLE, Morbus Wegener, ANCA-positive Vaskulitis mit rasch progredienter Glomerulonephritis, Sarkoidose)
  – mit maligner Hypertonie (z. B. progressive Systemsklerose)
	Klinik und immunologische Befunde, Nierenbiopsie

– Infektionen (z. B. Endokarditis) mit Immunkomplexnephritis, virale Erkrankungen	Klinik, Blutkulturen, Auskultation, Echokardiogramm, Serologie
– infiltrative Erkrankungen (Lymphome, Sarkoidose)	Nierenbiopsie
– Hyperkalzämie mit Polyurie und/oder Nephrokalzinose	Suche nach Ursache (z. B. Myelom, Hyperparathyreoidismus, Thiazide, Vitamin D)
– Analgetikanephropathie	Anamnese, Papillennekrosen
Postrenal	
– Nephrourolithiasis	Sonographie, CT, retrograde Urographie
– Papillennekrosen (z. B. Analgetikanephropathie, diabetische Nephropathie)	Abdomenleeraufnahme, Sonographie, CT
– retroperitoneale Fibrose	BSR ↑, CT, MRT
– Prostatahypertrophie/Karzinom	PSA, Sonographie, CT, MRT
– gynäkologische Tumoren	klinische Untersuchung, Sonographie, CT, MRT

29.4 Differenzialdiagnose von nephrologischen Syndromen

Nephrologische Erkrankungen werden durch eine Vielzahl von Schädigungsmechanismen verursacht. Diese können einerseits die Glomerula befallen und sog. *Glomerulopathien* oder Glomerulonephritiden im eigentlichen Sinn verursachen. Andererseits kann sich die schädigende Wirkung im tubulointerstitiellen Raum entfalten und Erkrankungen wie die akute oder chronische *tubulointerstitielle Nephritis* (TIN) verursachen. Arterielle und venöse *Nierengefäßveränderungen* mit konsekutiven Durchblutungsstörungen verursachen eine Vielzahl von Nierenfunktionsstörungen. Weiter können Pathologien in den *ableitenden Harnwegen* entstehen und zu nephrologisch-urologischen Erkrankungen mit eigener Symptomatik führen.

Glomeruläre Syndrome und Glomerulopathien

Definition. Glomerulopathien sind entzündliche oder nichtentzündliche Erkrankungen der Glomeruli und gehen in variablem Ausmaß mit einer Hämaturie, Proteinurie, Hypertonie und Abnahme der glomerulären Filtrationsrate (GFR) einher.

Einteilung. Die Einteilung der Glomerulopathien ist nach ätiologischen, pathogenetischen, histopathologischen und klinischen Gesichtspunkten möglich. Glomerulopathien können

▶ als *idiopathische primäre* Glomerulopathie ohne fassbare Ursache und ohne Beteiligung anderer Organsysteme auftreten oder
▶ als *sekundäre* Glomerulopathie auftreten. Hier erfolgt die Erkrankung der Glomeruli im Rahmen unterschiedlichster Systemerkrankungen und Vaskulitiden, bei Infektionen, Medikamentenexposition und Tumorerkrankungen.

Bei beiden Formen der Glomerulopathie findet die Schädigung der Glomeruli durch immunologische oder nichtimmunologische Mechanismen statt.

Immunologische Faktoren. Die meisten Glomerulopathien werden durch immunologische Vorgänge ausgelöst, wobei insbesondere die Ablagerung von *Antigen-Antikörper-Komplexen* in den glomerulären Kapillaren oder deren Mesangium bedeutsam ist. Sehr viel seltener erfolgt die Zerstörung der Kapillaren durch Antikörper gegen Bestandteile der glomerulären Basal-

Tabelle 29.17 Klinische Erscheinungsbilder von Glomerulopathien

Akutes nephritisches Syndrom	– Hämaturie mit dysmorphen Erythrozyten (Akanthozyten), Erythrozytenzylinder, Proteinurie – akutes Nierenversagen, Hypertonie, Ödeme
Nephrotisches Syndrom	– ausgeprägte Proteinurie > 3,5 g/24 h, Lipidurie – Ödeme, Hypalbuminämie, Hyperlipidämie, Neigung zu Thrombosen und Infekten
Rasch progrediente Glomerulonephritis (RPGN)	– Hämaturie, Proteinurie – Nierenversagen mit > 50 % Funktionsverlust innerhalb von Wochen bis Monaten, Hypertonie
Asymptomatische Urinbefunde	– isolierte Hämaturie und/oder Proteinurie
Chronische Glomerulonephritis	– unspezifische Urinbefunde

membran (rasch progrediente Glomerulonephritis, Goodpasture-Syndrom) oder durch zelluläre Immunreaktionen. Diese immunologischen Vorgänge führen schließlich über verschiedene Mediatorsysteme zu den pathologisch-anatomischen Grundmustern glomerulärer Läsionen (Exsudation, intra- und extrakapilläre Proliferation, Verdickung der Basalmembranen, Nekrose und Sklerose). Diese so entstehenden glomerulären Veränderungen bewirken die klinischen und laborchemischen Befunde der Glomerulopathien.

Nichtimmunologische Faktoren. Glomerulopathien nichtimmunologischer Genese finden sich beim Diabetes mellitus (Kimmelstiel-Wilson-Läsion in den Glomeruli), AL-Amyloidose, hämolytisch-urämischem Syndrom, hereditärer Nephritis (Alport-Syndrom) und Morbus Fabry (hereditärer α-Galactosidase-Mangel).

Die glomeruläre Schädigung bewirkt eine erhöhte Durchlässigkeit der glomerulären Kapillaren und führt zu pathologischen Urinbefunden mit Hämaturie, Proteinurie und Zylindrurie. Der Untergang von Nephronen infolge Proliferation, Nekrose oder Fibrose hat zusätzlich die Entwicklung einer renalen Hypertonie und einer zunehmenden Niereninsuffizienz zur Folge.

Klinische Syndrome. Je nach vorherrschenden klinischen und laborchemischen Befunden bzw. nach Krankheitsverlauf lassen sich 5 verschiedene, teilweise gleichzeitig vorkommende klinische Syndrome definieren, die bei primären und sekundären Glomerulopathien beobachtet werden können (Tab. 29.17):
➤ das akute nephritische Syndrom,
➤ das nephrotische Syndrom,
➤ die rasch progrediente Glomerulonephritis (RPGN),
➤ die asymptomatische Hämaturie/Proteinurie,
➤ die chronische Glomerulonephritis.

Wichtigstes differenzialdiagnostisches Prinzip bei Nachweis eines dieser 5 klinischen Syndrome ist der Ausschluss einer sekundären Glomerulopathie im Rahmen von Systemerkrankungen, Infektionen oder Malignomen.

Akutes nephritisches Syndrom

Klinik. Das akute nephritische Syndrom ist charakterisiert durch:
➤ plötzlichen Erkrankungsbeginn, häufig nach vorausgehenden Infekten,
➤ Auftreten eines nephritischen Sediments (Mikro- oder Makrohämaturie, dysmorphe Erythrozyten und Erythrozytenzylinder) und einer variablen Proteinurie,
➤ Abnahme der glomerulären Filtrationsrate,
➤ Natrium- und Wasserretention mit Volumenexpansion und Hypertonie,
➤ Ödembildung und Oligurie.

Die Flüssigkeitsretention erfolgt aufgrund der verminderten glomerulären Filtrationsrate und kann neben den Ödemen eine Dyspnoe/Orthopnoe aufgrund einer Lungenstauung sowie eine oft schwere Hypertonie verursachen. Die Nieren können transient anschwellen und Klopfdolenz und Flankenschmerzen aufweisen. Der Urin kann dunkelrot oder dunkelbraun erscheinen aufgrund der nephronalen Hämaturie. Die Proteinurie ist nicht massiv und liegt nur selten im nephrotischen Bereich.

Das akute Nierenversagen kann zeitweise einen schweren Verlauf nehmen und zu einer transienten Dialysebedürftigkeit führen. Nicht immer jedoch sind alle Krankheitszeichen, d. h. das Vollbild eines akuten nephritischen Syndroms, nachweisbar. Bei fokaler bzw. segmentaler Begrenzung der Glomerulopathien findet sich unter Umständen nur eine glomeruläre Hämaturie.

Ätiologie. In Tab. 29.18 sind die Ursachen des akuten nephritischen Syndroms zusammengestellt. Es handelt sich dabei um:
➤ Infektionen,
➤ Autoimmunerkrankungen und Vaskulitiden,
➤ primär idiopathische Glomerulonephritiden.

Das Spektrum der *postinfektiösen Glomerulonephritiden* hat sich in den letzten Jahrzehnten deutlich verändert. Das Auftreten der klassischen Poststreptokokken-Glomerulonephritis wird in westlichen Ländern nur noch selten beobachtet, hingegen sind Glomerulonephritiden im Rahmen von *Infekten mit Staphylokokken und gramnegativen Erregern* häufiger und verlaufen zum Teil schwer. Diese postinfektiösen Glomerulonephritiden kommen – im Gegensatz zur klassischen Poststreptokokken-Glomerulonephritis – insbesondere bei älteren Menschen mit gestörter Immunkompetenz sowie bei Alkoholikern, Diabetikern und Drogenabhängigen vor. Der Infektionsort kann sehr variabel sein und ist nicht nur im Oropharynx und der Haut

Differenzialdiagnose von nephrologischen Syndromen

lokalisiert (Lunge, Endokard, multiple Infektlokalisationen). Die Prognose ist in den letzten Jahren schlechter geworden.

> Als Kriterien eines ungünstigen Verlaufs gelten Alter > 50 Jahre, Auftreten einer Purpura und Endokarditis als Grundkrankheit.

Poststreptokokken-Glomerulonephritis als paradigmatisches Beispiel eines akuten nephritischen Syndroms

Die Poststreptokokken-Glomerulonephritis ist häufiger bei Kindern als bei Erwachsenen, kann aber in jeder Altersgruppe auftreten. Sie kommt auch häufiger bei Männern vor als bei Frauen. Es handelt sich um eine akut auftretende und meist spontan abklingende Immunkomplexnephritis, die nach einem symptomfreien Intervall von 6–30 Tagen im Anschluss an einen Infekt mit β-hämolysierenden Streptokokken der Gruppe A auftritt. Pharyngitis und Impetigo, seltener Otitis media und infizierte Hautulzera sind auslösende Erkrankungen.

Laborbefunde. Laboruntersuchungen zeigen eine *Proteinurie*, die meist weniger als 3,5 g/24 h beträgt, sowie ein nephritisches Sediment. Die Retentionsparameter (Kreatinin und Harnstoff) sind sehr oft erhöht. Die Komplementwerte CH50 und C3 – und in geringerem Maß C4 – sind vermindert. Auch können Kryoglobuline und zirkulierende Immunkomplexe gefunden werden. Ansteigende Anti-Streptolysin-O-(ASLO-) sowie Anti-DNase-B-Antikörpertiter sind charakteristisch, werden aber nicht immer zuverlässig vorgefunden.

Histologie. Histologisch findet sich in der Nierenbiopsie bei Poststreptokokken-Glomerulonephritis eine diffus proliferative Glomerulonephritis mit Infiltration von Neutrophilen und Monozyten in den Glomeruli (Abb. 29.**19a**). In der Immunfluoreszenzfärbung lassen sich granuläre Ablagerungen von IgG und C3 nachweisen (Abb. 29.**19b**). Bei der elektronenmikroskopischen Untersuchung finden sich elektronendichte subepitheliale Ablagerungen in Form von Haufen (sog. „humps"); diese sind ein typisches Merkmal der Poststreptokokken-Glomerulonephritis (Abb. 29.**19c**).

Differenzialdiagnose. Differenzialdiagnostisch müssen bei Verdacht auf Poststreptokokken-Glomerulonephritis alle mit einem akuten nephritischen Syndrom einhergehenden Glomerulonephritiden in Erwägung gezogen werden. Häufig weisen Fieber und die Mitbeteiligung anderer Organsysteme auf das Vorliegen einer Systemerkrankung oder einer Systemvaskulitis hin. Fieber in Kombination mit einem nephritischen Syndrom findet sich zudem bei zahlreichen anderen Infekten. Eine häufig übersehene Ursache eines nephritischen Syndroms ist die bakterielle Endokarditis. Die wiederholte Abnahme von Blutkulturen ist insbesondere bei suspektem kardialem Auskultationsbefund erforderlich.

Tabelle 29.18 Wichtigste Ursachen des akuten nephritischen Syndroms

Para- und postinfektiöse Ursachen
– akute Poststreptokokken-Glomerulonephritis (nach Rachen- oder Hautinfekt mit β-hämolysierenden Streptokokken der Gruppe A)
– Glomerulonephritis im Rahmen von anderen akuten Rachen- oder Hautinfekten
– Glomerulonephritis bei akuter und subakuter bakterieller Endkarditis
– Glomerulonephritis bei viszeralen Abszessen
– Glomerulonephritis bei infiziertem ventrikuloatrialem Shunt („Shuntnephritis")
– Immunkomplexnephritis bei anderen bakteriellen, viralen (Hepatitis C und B) oder parasitären Infekten
Autoimmune Ursachen
– systemische Vaskulitiden (Purpura Schoenlein-Henoch)
– systemischer Lupus erythematodes
– Kryoglobulinämie
Primäre idiopathische Glomerulonephritiden
– IgA-Nephritis und andere mesangial-proliferative Glomerulonephritiden
– membranproliferative Glomerulonephritis

Membranoproliferative Glomerulonephritiden

Die membranoproliferativen Glomerulonephritiden sind eine seltene Ursache des nephritischen Syndroms. Klinisch äußern sie sich sowohl mit schwerer Proteinurie als auch mit einem nephritischen Urinsediment. Diese mit einer starken glomerulären Entzündung einhergehende Erkrankung kann sich sowohl mit einem nephritischen wie auch (aufgrund der starken Proteinurie) einem nephrotischen Syndrom mit Ödemen äußern. Diese schubweise verlaufenden Glomerulonephritiden können primär auftreten, werden aber auch sekundär im Rahmen von systemischen Immunkomplexerkrankungen gesehen, wie z. B. bei der Lupusnephritis oder bei Kryoglobulinämie. Letztere entsteht häufig bei einer Infektion mit dem Hepatitis-C-Virus. Im Labor kann typischerweise ein Komplementverbrauch nachgewiesen werden (erniedrigtes C3 und C4).

Schoenlein-Henoch-Purpura

Dieses Krankheitsbild ist charakterisiert durch eine akut auftretende, palpable Purpura (Abb. 29.**20**), Arthralgien und Arthritiden, Bauchschmerzen, Darmblutungen und Nierenbefall. Dieser äußert sich in einem nephritischen Sediment. Bioptisch findet sich eine Immunkomplexnephritis mit IgA- und Komplementablagerungen. Die Erkrankung ist häufig bei Kindern, wird aber auch im Erwachsenenalter gesehen. Nach einer akuten Phase heilt sie spontan innerhalb von Wochen bis Monaten aus. Chronische Verläufe werden aber beschrieben, vor allem bei Erwachsenen. Die Diagnose kann bioptisch auch in der Haut gesichert werden durch Nachweis einer leukozytoklastischen Vaskulitis mit IgA-Ablagerungen.

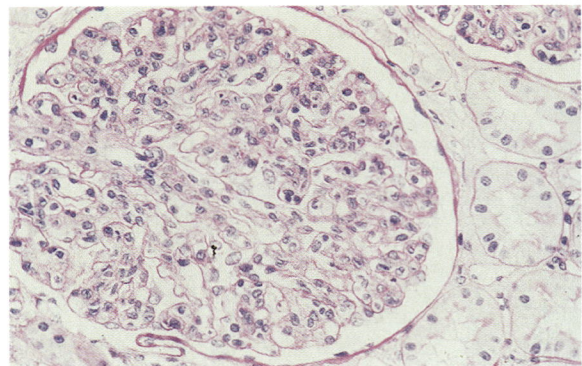

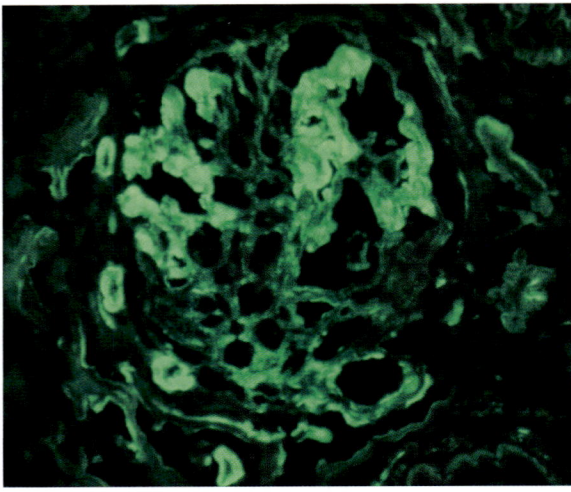

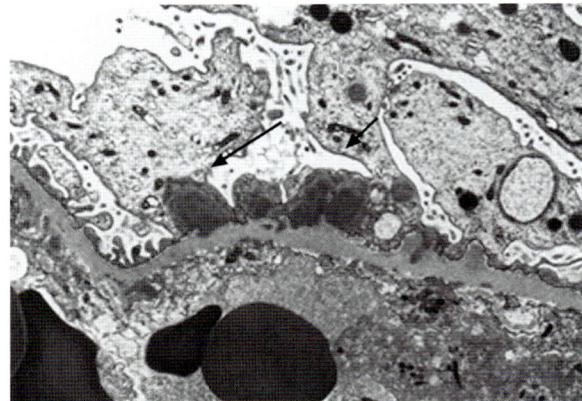

Abb. 29.19 Nierenbiopsiebefunde bei Poststreptokokken-Glomerulonephritis.
a Lichtmikroskopischer Befund mit exsudativer Glomerulonephritis.
b Immunfluoreszenzfärbung mit Immunkomplexablagerungen (IgG).
c Elektronenmikroskopischer Befund mit den typischen subepithelial gelegenen, elektronendichten Depots („humps").

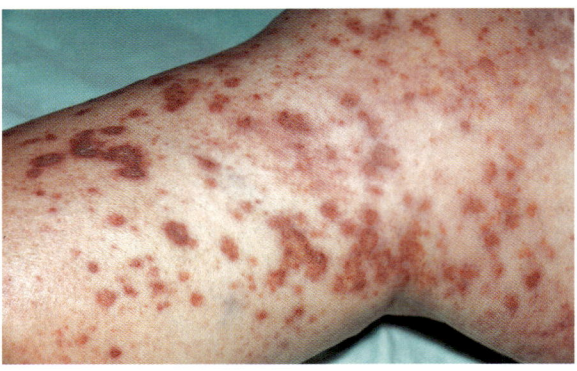

Abb. 29.20 Palpable Purpura bei Schoenlein-Henoch-Vaskulitis.

Nephrotisches Syndrom

Klinik. Das nephrotische Syndrom ist definiert durch *massive Proteinurie, Hypalbuminämie und Ödeme*. Ursache des nephrotischen Syndroms ist die erhöhte Permeabilität der glomerulären Kapillaren für Plasmaeiweiße mit konsekutiver Albuminurie. Im klinischen Alltag spricht man von einem nephrotischen Syndrom wenn die Proteinausscheidung mehr als 3,5 g/24 h beträgt. Neben dieser schweren Proteinurie gehören auch Hypalbuminämie, Hyperlipidämie sowie Lipidurie zum nephrotischen Syndrom. Eine Proteinurie dieses Ausmaßes kann lange Zeit ohne Symptome bleiben. Erst wenn der Eiweißverlust durch die Nieren die kompensatorisch gesteigerte Proteinsyntheseleistung der Leber übersteigt, entwickeln sich die klinischen Folgen der Proteinurie. Dazu zählen:

- Ödeme (Knöchel- und Unterschenkelödeme, Lidödeme, Aszites),
- Hyperlipoproteinämie und Folgeerkrankungen,
- Neigung zu Thrombosen und thromboembolischen Komplikationen,
- Verlust von Immunglobulinen im Urin mit Neigung zu Infekten,
- prärenale Azotämie, Diuretikaempfindlichkeit und selten akutes Nierenversagen.

Die *Ödeme* entstehen durch verminderten onkotischen Druck im Plasma, wodurch Flüssigkeit vom vaskulären Kompartiment ins Interstitium gelangt. Die daraus resultierende Verminderung des intravaskulären Volumens stimuliert das Renin-Angiotensin-Aldosteron- und das sympathische Nervensystem und bewirkt somit die Freisetzung von ADH. Daraus resultiert eine vermehrte Salz- und Wasserretention durch die Niere, was die Ödembildung weiter begünstigt. Ödeme bei nephrotischen Patienten sammeln sich nicht nur lageabhängig an Knöcheln und Unterschenkeln, sondern finden sich auch in der periorbitalen Gegend (Abb. 29.**21**) und an den Händen. Diese letzteren Körperpartien sind meist nicht ödematös bei Patienten, welche

Ödeme im Rahmen von Herz- oder Leberinsuffizienz haben.

> Wichtig ist die Unterscheidung der Ödeme beim nephrotischen Syndrom von Ödemen im Rahmen eines nephritischen Syndroms.

Die Tab. 29.**19** zeigt weitere klinische und laborchemische Befunde, die die Differenzialdiagnose zwischen diesen beiden Ödemformen ermöglichen.

Die *Hyperlipidämie* beim nephrotischen Syndrom entsteht durch gesteigerte hepatische Lipoproteinsynthese und ist charakterisiert durch erhöhtes Cholesterin (VLDL, LDL) und auch erhöhte Triglyceride. Die Hyperlipidämie geht einher mit einer Lipidurie; diese manifestiert sich im Urinsediment als freie Fettkörnchen oder in degenerierten Tubuluszellen als sog. Fettkörnchenzellen. Im polarisierten Licht imponieren diese Fetttröpfchen als sog. Malteserkreuze. Eine lange bestehende Hyperlipidämie im Rahmen des nephrotischen Syndroms stellt ein Risiko für Atherosklerose dar.

Beim schweren nephrotischen Syndrom gehen neben Albumin verschiedene andere Plasmaeiweiße verloren. Der Verlust von *Immunglobulinen* und gewissen *Komplementproteinen* (Faktor B und Faktor D) prädisponieren nephrotische Patienten zu bakteriellen Infekten, insbesondere zu Pneumokokkenpneumonie und -peritonitis.

Der renale Verlust von 25(OH)-Vitamin-D-bindendem Globulin bedingt einen *Vitamin-D-Mangel* mit Neigung zu Hypokalzämie, Osteomalazie, sekundärem Hyperparathyreoidismus und renaler Osteodystrophie. Der renale *Transferrinverlust* kann zu einer mikrozytären Anämie führen welche schlecht auf Eisensubstitution anspricht.

Ferner besteht beim schweren nephrotischen Syndrom ein *hyperkoagulabler Zustand,* der zu einer Nierenvenenthrombose oder gar einer Thrombose der V. cava inferior führen kann. Lungenembolien im Rahmen dieser Thrombosen treten beim nephrotischen Syndrom ebenfalls gehäuft auf. Der hyperkoagulable Zustand wird zum einen durch den renalen Verlust des antikoagulatorisch wirkenden Antithrombin III erklärt, zum anderen durch die relative Erhöhung anderer Gerinnungsfaktoren wie Fibrinogen, Faktor V, VII, VIII und X. Die durch den hyperkoagulablen Zustand bedingte *Nierenvenenthrombose* äußert sich klinisch in einseitigen Flankenschmerzen, asymmetrischem Beinödem, Varikozele links (die linke Testikularvene drainiert in die linke Nierenvene), Lungenembolien, Makrohämaturie und verminderte glomeruläre Filtrationsrate (GFR).

Durch Abnahme des Plasmavolumens ist ein Abfall der glomerulären Filtrationsrate möglich (*prärenale Azotämie*). In seltenen Fällen kann es beim nephrotischen Syndrom zu *akutem Nierenversagen* kommen, welches durch Minderperfusion infolge *Hypovolämie* und durch intrarenale Ödembildung bei schwerer Hypalbuminämie erklärt wird. Die Hypovolämie bei nephrotischem Syndrom führt weiterhin selten zu Hypotonie und Schockzuständen und erklärt auch die Diuretikaempfindlichkeit einiger Patienten.

Ätiologie. Tab. 29.**20** führt die häufigsten Ursachen des nephrotischen Syndroms auf. Es kann wiederum zwischen primären und sekundären Glomerulopathien unterschieden werden.

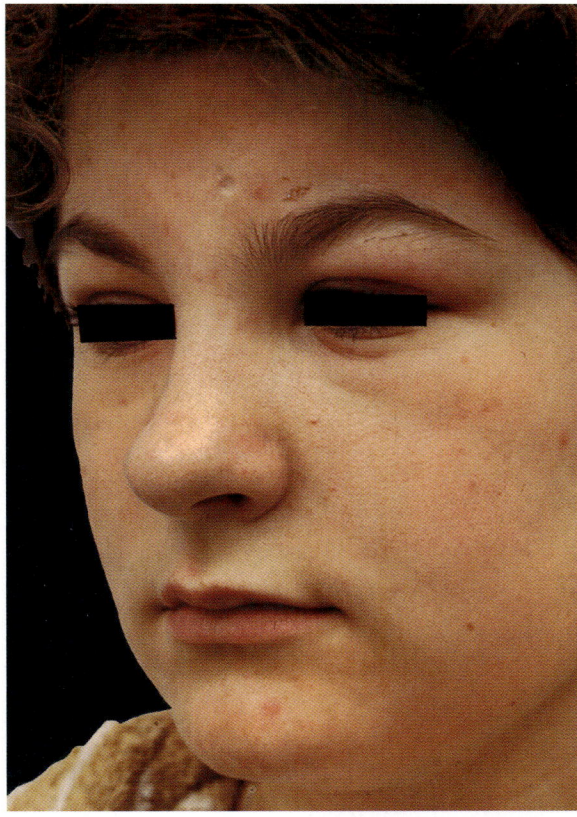

Abb. 29.21 Periorbitale Ödeme bei nephrotischem Syndrom.

Tabelle 29.19 Differenzialdiagnose der Ödeme bei nephrotischem Syndrom und akutem nephritischem Syndrom

	Akutes nephritisches Syndrom	Nephrotisches Syndrom
Ödem	+ bis ++	++ bis +++
Hypertonie	häufig	seltener
Proteinurie	mäßig	ausgeprägt
Urinsediment	aktiv (Hämaturie, dysmorphe Erythrozyten, Erythrozytenzylinder)	je nach Läsion unauffällig oder leichte Mikrohämaturie
Nierenfunktion	vermindert	normal oder vermindert
Serumalbumin	normal oder leicht vermindert	deutlich erniedrigt
Serumcholesterin	normal	erhöht

Tabelle 29.20 Ursachen des nephrotischen Syndroms

Primäre Glomerulopathien (primäres nephrotisches Syndrom)
- Minimal-Change-Glomerulonephritis (Lipoidnephrose)
- fokale und segmentale Glomerulosklerose
- membranöse Glomerulonephritis
- membranoproliferative Glomerulonephritis
- hereditäre Formen: kongenitales nephrotisches Syndrom vom finnischen Typ

Sekundäre Glomerulopathien (sekundäres nephrotisches Syndrom)
- Infektionen
    - *bakteriell:* Poststreptokokken-Glomerulonephritis, infektiöse Endokarditis, kongenitale und sekundäre Syphilis, Infekte von ventrikuloatrialen Shunts bei Hydrozephalus, Lepra
    - *viral:* Hepatitis B und C, Mononukleose, Zytomegalie, Varizellen, HIV-Infektion
    - *Protozoen:* Malaria (insbesondere Malaria quartana), Toxoplasmose
    - *Parasiten:* Schistosomiasis, Filariose, Trypanosomeninfekte, Echinokokken
- Medikamente: Gold, Penicillamin, nichtsteroidale Antirheumatika, Quecksilber, Captopril, Lithium
- Systemerkrankungen: Lupus erythematodes, Sharp-Syndrom („mixed connective tissue disease" [MCTD]), rheumatoide Arthritis, Dermatomyositis, Purpura Schoenlein-Henoch, primäre und sekundäre AmyU4<loidose, Kryoglobulinämie, Sarkoidose, Dermatitis herpetiformis
- Stoffwechselerkrankungen: Diabetes mellitus Typ 1 und Typ 2, familiäres Mittelmeerfieber (Amyloidose)
- Maligne Tumoren: Morbus Hodgkin, Non-Hodgkin-Lymphome, chronische lymphatische Leukämie, Plasmazelldyskrasien (AL-Amyloidose, Light-Chain-Deposition-Erkrankung), Karzinome in Lunge, Magen, Kolon, Mammae und Nieren
- allergische Reaktionen: Insektenstiche, Serumkrankheit, Pollenallergie
- genetische Erkrankungen: Alport-Syndrom, Morbus Fabry, Nail-Patella-Syndrom, Sichelzellanämie
- Verschiedenes: Präklampsie, vesikoureteraler Reflux, IgA-Nephritis, chronisches Transplantatversagen

Minimal-Change-Glomerulonephritis

Die Minimal-Change-Glomerulonephritis ist die häufigste Ursache des nephrotischen Syndroms im Kindesalter. Die Erkrankung kann aber auch im Erwachsenenalter und bei älteren Patienten auftreten. Die Erkrankung ist charakterisiert durch eine massive Proteinurie, die meist „selektiv" ist, d. h. vor allem als Albuminurie in der Eiweißelektrophorese imponiert.

Die Nierenfunktion ist meist normal, es kann sich aber bei schwersten Verläufen ein akutes Nierenversagen entwickeln. In der Nierenbiopsie finden sich lichtmikroskopisch unauffällige Glomeruli („minimal change"), die Immunfluoreszenzfärbung ist negativ und elektronenmikroskopisch kann zwar eine Fusion der Fußfortsätze festgestellt werden, aber keine Ablagerung von Immunkomplexen.

Spontanremissionen sind recht häufig. Die Erkrankung spricht auch sehr gut auf eine Behandlung mit Steroiden an. Bei Erwachsenen ist der Verlauf ernster und das Ansprechen auf die Therapie schlechter. Bei diesen Patienten gilt es, sekundäre Ursachen wie z. B. lymphoproliferative Erkrankungen auszuschließen. Andere Ursachen der Minimal-Change-Glomerulonephritis sind Gabe von nichtsteroidalen Antirheumatika oder Allergien.

Fokal segmentale Glomerulosklerose

Die fokal segmentale Glomerulosklerose (FSGS) kann als primäre Glomerulopathie auftreten, oder sie entsteht sekundär im Rahmen einer HIV-Erkrankung, bei Heroinabusus, im Rahmen von Lymphomerkrankungen oder selten bei massiver Adipositas. Das histologische Merkmal der FSGS wird auch im fortgeschrittenen Stadium vieler Glomerulonephritiden oder auch als Folge glomerulärer Überlastung (Hyperfiltration) gesehen.

Patienten mit FSGS weisen ein ausgeprägtes nephrotisches Syndrom auf. Das Urinsediment ist meist zellarm, kann aber eine Mikrohämaturie zeigen. Patienten mit FSGS sind hyperton und entwickeln eine über mehrere Jahre progrediente Niereninsuffizienz. Innerhalb von 10 Jahren wird etwa die Hälfte der Patienten mit primärer FSGS terminal niereninsuffizient. Rascher verlaufende Formen sind bekannt. Das Ansprechen auf Immunsuppression ist nicht gut, es zeigt sich in vielen Fällen eine Steroidresistenz.

Membranöse Glomerulonephritis

Die membranöse Glomerulonephritis findet sich bei 30–50 % aller Biopsien von Erwachsenen mit nephrotischem Syndrom. Sie kann primär (idiopathisch) auftreten oder wird sekundär im Rahmen einer Lupusnephritis, bei Infekten (Hepatitis B), bei Medikamenten wie Gold und D-Penicillamin und im Rahmen von Tumorerkrankungen gesehen. Klinisch äußert sich die Erkrankung mit Ödemen und Proteinurie. Eine Hypertonie findet sich bei 25–40 % der Patienten. Das Urinsediment ist oft zellarm, kann aber eine Mikohämaturie mit dysmorphen Erythrozyten zeigen. Die Erkrankung kann spontan remittieren, häufiger aber persistieren, und es kann sich über mehrere Jahre eine chronische Niereninsuffizienz entwickeln.

Histopathologisch findet sich in der Nierenbiopsie eine Verbreiterung der Kapillarschlingen in den Glomeruli, welche aufgrund von Immunkomplexablagerungen in der glomerulären Basalmembran entsteht (Abb. 29.**22**). In der Immunfluoreszenzfärbung werden IgG und C3 nachgewiesen. Die Komplementwerte im Serum sind bei membranöser Glomerulonephritis immer normal, obwohl es sich um eine Immunkomplexerkrankung handelt.

Diabetische Nephropathie

Die bei Diabetes mellitus auftretende diabetische Nephropathie ist eine häufige Ursache des nephrotischen Syndroms und der terminalen Niereninsuffi-

Differenzialdiagnose von nephrologischen Syndromen

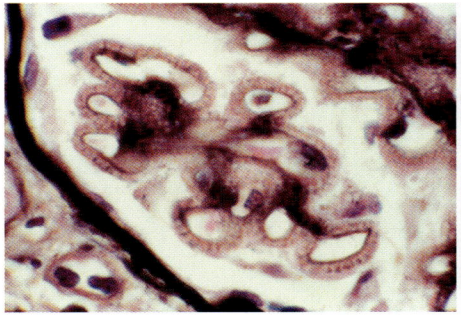
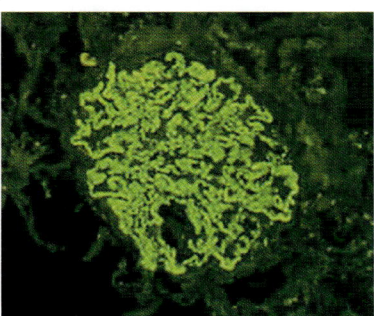
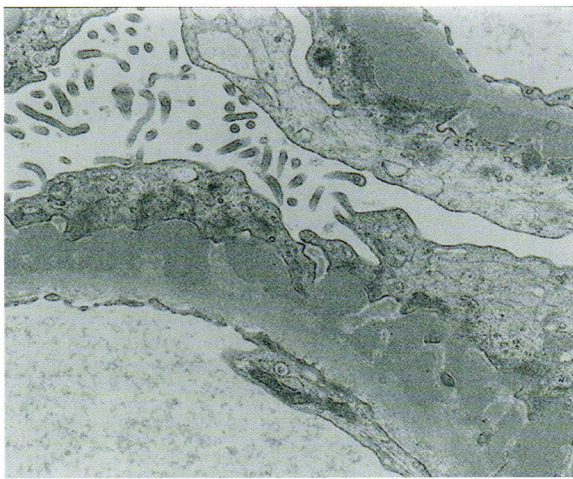

Abb. 29.22 Nierenbiopsiebefunde bei membranöser Glomerulonephritis.
a Lichtmikroskopischer Befund mit Verdickung der Basalmembran und deutlichen „spikes" als Ausdruck der Ablagerung von Immunkomplexen.
b Immunfluoreszenzfärbung mit Immunkomplexablagerungen (IgG) in der Basalmembran.
c Elektronenmikroskopischer Befunde mit typischen elektronendichten Ablagerungen in der Basalmembran.

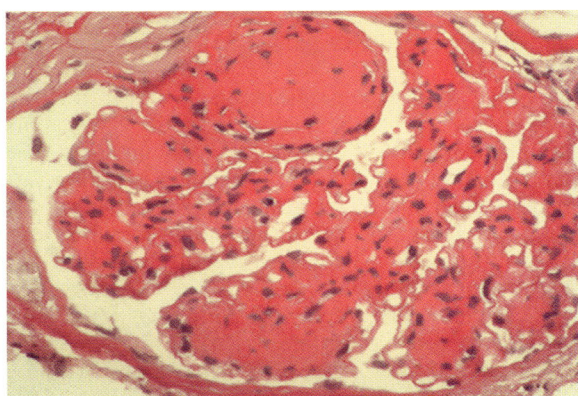

Abb. 29.23 Diabetische Nephropathie (noduläre Glomerulosklerose Kimmelstiel-Wilson).

zienz bei Erwachsenen. Etwa 30–45 % der Typ-1-Diabetiker entwickeln nach 10- bis 30-jähriger Krankheitsdauer eine Proteinurie und einige Jahre später eine Niereninsuffizienz. Bei Typ-2-Diabetiker entsteht ebenfalls häufig nach langen Jahren mit schlecht eingestelltem Diabetes und Hypertonie eine diabetische Nephropathie. Die Schädigung der Glomeruli erfolgt durch nichtimmunologische Mechanismen und ist histopathologisch charakterisiert durch die noduläre Glomerulosklerose (Kimmelstiel-Wilson) (Abb. 29.**23**).

Verlauf. Obwohl erste pathologisch-anatomische Veränderungen der Nieren bereits 1–3 Jahre nach Beginn des Diabetes sichtbar werden, ist mit dem Auftreten einer ausgeprägten Proteinurie mit nephrotischem Syndrom nach ca. 10- bis 20-jähriger Krankheitsdauer zu rechnen (Tab. 29.**21**). Vorausgehen kann eine Mikroalbuminurie (Albuminexkretion von 30–300 mg/Tag), deren Nachweis das spätere Auftreten einer Nephropathie ankündigt und prognostisch ernst zu nehmen ist. Nach dem Auftreten einer konstanten Proteinurie kommt es langsam zu einer progredienten Abnahme der GFR und der Entwicklung einer terminalen Niereninsuffizienz. Durch den frühzeitigen Einsatz von Angiotensin-Converting-Enzym-Inhibitoren oder Angiotensin-II-Rezeptor-Antagonisten kann die Progredienz des Nierenversagens wesentlich verlangsamt werden, womit sich das Auftreten der terminalen Niereninsuffizienz künftig in spätere Lebensabschnitte verschieben dürfte.

Diagnostik. Die Diagnose einer diabetischen Nephropathie kann bei Typ-1- und Typ-2-Diabetikern mit einer Proteinurie, einer Hypertonie, einem nephrotischen Syndrom und einer progredienten Abnahme der glomerulären Filtrationsrate nach 10- bis 30-jährigem Krankheitsverlauf ohne zusätzliche diagnostische Maßnahmen gestellt werden. Der gleichzeitige Nachweis einer *diabetischen Retinopathie* untermauert die Diagnose. Bei Typ-2-Diabetikern mit bioptisch nachge-

Tabelle 29.21 Stadien der diabetischen Nephropathie

Stadium	Bezeichnung	Zeitverlauf	GFR	Blutdruck	Albuminurie
I	Hyperfiltration	bei Diagnose	↑	Typ 1 meist ⟺ Typ 2 oft ↑	keine
II	Latenz	0–5 Jahre	⟺	⟺ bis ↑	keine
III	Mikroalbuminurie	5–10 Jahre	⟺ bis ↓	⟺ bis ↑	30–300 mg/24 h
IV	Makroalbuminurie	10–15 Jahre	↓	↑ bis ↑↑	> 300 mg/24 h
V	Niereninsuffizienz	15–30 Jahre	↓↓ bis ↓↓↓	↑ bis ↑↑	Proteinurie oft im nephrotischen Bereich

Tabelle 29.22 Klassifikation der immunologisch bedingten RPGN

ANCA-Vaskulitis
- cANCA: Morbus Wegener
- pANCA: mikroskopische Polyangiitis
- selten: Churg-Strauss-Syndrom, Panarteritis nodosa

Anti-GBM-Nephritis
- renal limitiert
- pulmorenales Syndrom (Goodpasture-Syndrom)
- nach Transplantation auftretende Anti-GBM-Nephritis bei Patienten mit Alport-Erkrankung

Immunkomplexglomerulonephritis
- infektiöse und postinfektiöse Glomerulonephritiden
- Autoimmunerkrankungen (Lupusnephritis, Kryoglobulinämie, Purpura Schoenlein-Henoch)
- primäre Glomerulonephritiden (IgA-Nephritis, membranoproliferative Glomerulonephritis)

Idiopathische pauci-immune RPGN

> Ein rascher Abfall der GFR bzw. ein progredienter Kreatininanstieg im Rahmen einer RPGN ist als medizinischer Notfall zu betrachten und muss rasch weiter abgeklärt werden.

wiesener diabetischer Nephropathie können Fundusveränderungen aber weniger ausgeprägt sein oder gar fehlen. Eine nicht durch den Diabetes mellitus bedingte Nephropathie sollte in Betracht gezogen werden bei Auftreten einer Proteinurie vor 10- oder nach 30-jährigem Krankheitsverlauf eines Typ-1-Diabetes, bei Fehlen anderer diabetischer Sekundärkomplikationen und bei asymmetrischer Nierengröße und raschem Abfall der GFR bzw. Anstieg des Kreatinins nach Therapiebeginn mit ACE-Hemmern, insbesondere bei Typ-2-Diabetikern (Verdacht auf Nierenarterienstenose).

Rasch progrediente Glomerulonephritiden (RPGN)

Das Syndrom der rasch progredienten Glomerulonephritis (RPGN) ist charakterisiert durch eine subakute Verschlechterung der GFR bis hin zur Dialysepflichtigkeit innerhalb von Wochen bis Monaten. Die Erkrankung kann rein renal limitiert auftreten oder kann andere Organsysteme befallen, z. B. in der Form eines pulmorenalen Syndroms.

Klinik. Die Leitsymptome einer RPGN beinhalten:
- nephritischer Sedimentbefund mit glomerulärer Hämaturie, Erythrozytenzylindern und variabler Proteinurie (üblicherweise < 3,5 g/Tag),
- rascher Abfall der GFR mit Auftreten einer progredienten Niereninsuffizienz innerhalb von Wochen,
- sonographisch normal große Nieren,
- lichtmikroskopische Läsion der extrakapillären Proliferation mit Halbmondbildung,
- auf eine heterogene Pathogenese hinweisende unterschiedliche immunfluoreszenzoptische Befunde,
- häufig auf eine zugrunde liegende Vaskulitis oder Autoimmunerkrankung hinweisende klinische (Arthralgien, Purpura, pulmonale Symptome) und immunologische (ANCA, anti-GBM-Antikörper, ANA) Befunde,
- geringe Spontanheilungstendenz.

Patienten mit RPGN zeigen oft nur unspezifische Symptome mit schlechtem Allgemeinzustand, Gewichtsverlust und Fieber. Da als Ursache der RPGN meist eine Vaskulitis oder Autoimmunerkrankung vorliegt, können aber neben der Niere verschiedene andere Organsysteme mitbeteiligt sein, einschließlich Haut, Gelenke, obere Atemwege, Lunge, weitere viszerale Organe sowie peripheres und zentrales Nervensystem. Klinisch äußert sich die extrarenale Symptomatik mit Arthralgien, Augensymptomen (Iritis, Uveitis, Skleritis), Rhinitis und Nasennebenhöhlenentzündungen, Neuritis multiplex und palpabler Purpura. Treten im Rahmen der RPGN zusätzliche Lungeninfiltrate bzw. Hämoptoe auf, stellt sich die prognostisch bedeutsame Differenzialdiagnose zwischen pulmorenalem Syndrom bei ANCA-positiver Vaskulitis und Goodpasture-Syndrom.

Ätiologie. Die Ursachen der RPGN sind vielfältig. Es muss eine breite Differenzialdiagnose gestellt werden. Die notfallmäßig durchzuführende immunologische Diagnostik und der immunfluoreszenzoptische Befund (Nierenbiopsie) ermöglichen die in Tab. 29.22 und Tab. 29.23 dargestellte Differenzialdiagnose.

Die RPGN im eigentlichen Sinn beinhaltet die *mikroskopische Polyangiitis* (pANCA positiv), den *Morbus Wegener* (cANCA positiv), die *Anti-GBM-Nephritis* sowie weitere idiopathische Formen mit oder ohne Immunkomplexablagerung in den Glomeruli. Bei jedem klinischen Verdacht auf das Vorliegen einer RPGN (aktives Sediment, rasche GFR-Verminderung) sollte neben der immunologischen Diagnostik bei fehlenden Kontraindikationen eine Nierenbiopsie angestrebt werden. Histopathologisch ist die RPGN charakterisiert durch eine extrakapillär proliferative Glomerulonephritis mit Halbmondbildung. In der Immunfluoreszenzfärbung der Niere werden meist keine Immunkomplexe nachgewiesen (sog. pauci-immune Glomerulonephritiden). Bei der Anti-GBM-Nephritis können lineare Ablagerungen von Antikörpern entlang der glomerulären Basalmembran nachgewiesen werden.

Tabelle 29.23 Erweiterte Differenzialdiagnose der RPGN

Erkrankung	Charakteristika
Hämolytisch-urämisches Syndrom	– hämolytische Anämie mit Nachweis von Fragmentozyten – LDH und Bilirubin erhöht – Thrombopenie – subakutes Nierenversagen
Nierenkrise bei Sklerodermie	– im Rahmen einer systemischen Sklerose
Cholesterinembolien	– ausgelöst durch vaskuläre Kathetereingriffe oder im Rahmen von Antikoagulanzieneinsatz bei Patienten mit schwerer Atheromatose

Morbus Wegener

Der Morbus Wegener (Wegener-Granulomatose) stellt eine nekrotisierende Vaskulitis von mittelgroßen und kleinen Gefäßen dar. Die Erkrankung tritt meist zwischen dem 50. und 70. Lebensjahr auf und kommt bei Männern etwas häufiger vor als bei Frauen. Die Nieren können isoliert befallen sein, öfter aber sind der Hals-Nasen-Ohren-Bereich sowie die Lungen mitbefallen. Die Erkrankung kann sich in weiteren Organen manifestieren, einschließlich der Gelenke (Arthralgien und Arthritiden), Muskeln (Myalgien, Myositis), der Augen (Konjunktivitis, Episkleritis, Uveitis), der Haut (palpable Purpura und Ulzerationen), dem Nervensystem (Mononeuritis multiplex) und dem Herzen (Peri- und Myokarditis, Rhythmusstörungen).

Verlauf. Zu Beginn der Erkrankung können unspezifische Beschwerden dominieren. Die Erkrankung wird oft durch einen Infekt der oberen Atemwege ausgelöst. Generelle Symptome wie Müdigkeit, Inappetenz, leichtes Fieber, Gelenk- und Muskelschmerzen nehmen einen protrahierten Verlauf, und die Symptome des oberen Respirationstrakts persistieren. Chronische Sinusitis, Rhinitis, Otitis media sowie destruktive Veränderungen des Nasenseptums mit Bildung einer Sattelnase sind typische Zeichen des granulomatösen Befalls im HNO-Bereich. Eine im Röntgenbild imponierende atypische pulmonale Infiltration kann einen Infekt vortäuschen und die Diagnose der Wegener-Granulomatose verzögern. Chronische bronchitische Beschwerden sowie Lungenblutungen mit Hämoptoe können über Wochen fortbestehen. Erst im weiteren Verlauf tritt dann die renale Symptomatik auf mit Entwicklung einer RPGN.

Laborbefunde. Serologisch können beim Morbus Wegener neben unspezifischem Anstieg der Entzündungsparameter (BSR, CRP) cANCA (Abb. 29.**24a**) nachgewiesen werden (Antikörper gegen Proteinase 3). Die Komplementwerte (C3, C4) sind normal. Die Nierenbeteiligung kann initial mild sein, kann sich aber rasch im Sinne einer RPGN verschlechtern mit Anstieg der Retentionsparameter im Serum. Das Urinsediment zeigt eine Proteinurie, welche meist im nicht-nephrotischen Bereich liegt, sowie ein nephritisches Sediment. Zur Sicherung der Diagnose sollte eine Nierenbiopsie oder eine Biopsie von anderen befallenen Geweben durchgeführt werden. In den Nieren finden sich neben der extrakapillär proliferativen Glomerulonephritis oft granulomatöse Läsionen.

Mikroskopische Polyangiitis

Die mikroskopische Polyangiitis (Polyarteriitis) ist eine pauci-immune (d. h. ohne Immunkomplexbildung und Komplementverbrauch entstehende) Vaskulitis von kleinen Gefäßen (Kapillaren, Arteriolen, Venulen). Sie manifestiert sich häufig isoliert in den Nieren mit Proteinurie, nephritischem Sediment und RPGN. Der Befall der Lungenkapillaren ist häufig (ca. 50% der Fälle) und äußert sich in Lungenblutungen. Es besteht hingegen kein granulomatöser Befall der oberen und unteren Atemwege. Mehr als 70% der Patienten mit mikroskopischer Polyangiitis weisen pANCA auf (Abb. 29.**24b**).

Churg-Strauss-Syndrom

Das der Wegener-Granulomatose nahe stehende Churg-Strauss-Syndrom ist durch zusätzliche asthmatische Beschwerden, pulmonale Infiltration mit Eosinophilie und Erhöhung der IgE charakterisiert. Der Nierenbefall ist seltener beim Churg-Strauss-Syndrom als beim Morbus Wegener. Es finden sich in ca. 60% der Fälle pANCA und nur in 10% cANCA, bei weiteren 30% der Fälle sind die ANCA negativ.

Panarteriitis nodosa

Die Polyarteriitis (Panarteriitis) nodosa (PAN) stellt eine systemische nekrotisierende Arteriitis der viszeralen Gefäße dar. Die Erkrankung ist sehr selten. Sie kann mit Hepatitis B assoziiert sein. Neben den Nierengefäßen sind bei der PAN weitere viszerale Gefäße beteiligt. Im

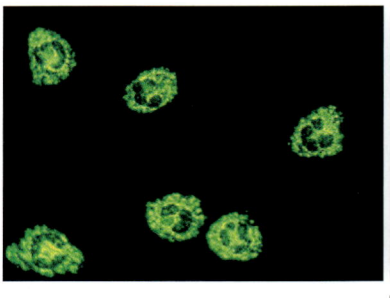 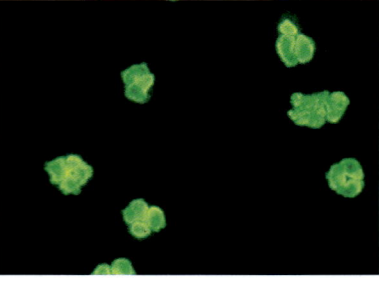 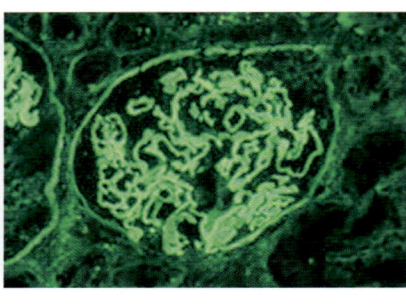

Abb. 29.24 Indirekte Immunfluoreszenzfärbung mit dem Serum von Patienten mit RPGN.
a Positive zytoplasmatische Färbung von Neutrophilen (cANCA).
b Positive perinukleäre Färbung von Neutrophilen (pANCA).
c Positive anti-GBM-Antikörper-Färbung in einer Nierenbiopsie bei einem Patienten mit Goodpasture-Syndrom.

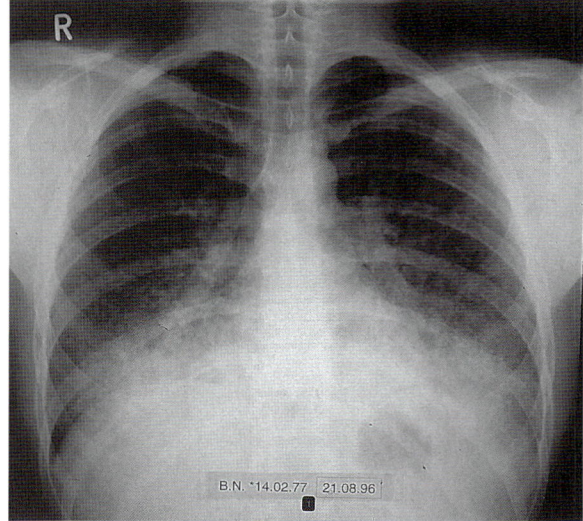 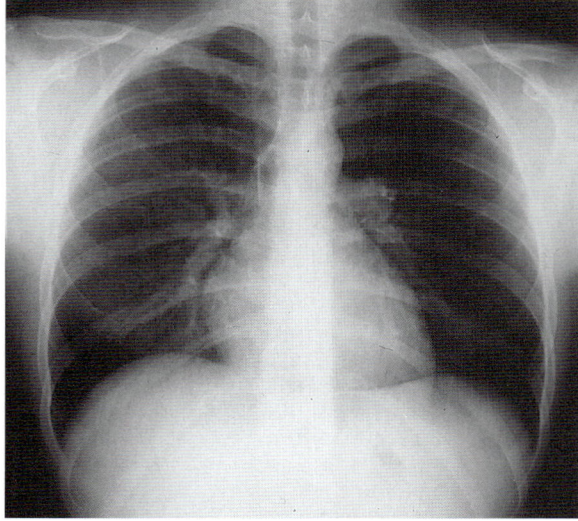

Abb. 29.25 Lungeninfiltrate bei 19-jährigem Patienten mit Goodpasture-Syndrom.
a Vor Therapie.
b Nach Therapie.

Gegensatz zur mikroskopischen Polyangiitis verursacht die PAN keine RPGN und keine Lungenblutungen. Die noduläre Entzündung der mittleren Gefäße führt zur Ausbildung von Pseudoaneurysmen in den Nieren und anderen viszeralen Organen (Darm). Diese Aneurysmen können spontan rupturieren und zu Infarkten sowie schweren Hämorrhagien führen (Hämaturie, Flankenschmerzen, Darmblutung). Patienten mit PAN weisen oft eine renovaskulär bedingte Hypertonie auf.

Goodpasture-Syndrom

Beim Goodpasture-Syndrom handelt es sich um eine Autoimmunerkrankung mit Bildung von Antikörpern gegen ein in den glomerulären Basalmembranen (GBM) lokalisiertes Antigen (Anti-GBM-Antikörper). Als Antigen konnte das C-terminale Ende der α_3-Kette des Typ-IV-Kollagens identifiziert werden. Diese seltene Erkrankung trifft v. a. Männer zwischen dem 20. und 40. Lebensjahr und ist gekennzeichnet durch:

- die Entwicklung einer rasch progredient verlaufenden Glomerulonephritis mit progredientem Kreatininanstieg und aktivem Urinsediment,
- Auftreten von Lungenblutungen mit Hämoptoe und radiologischem Nachweis von rasch wechselnden Infiltraten (Abb. 29.**25**),
- Nachweis zirkulierender Anti-GBM-Antikörper,
- lichtmikroskopischer Nachweis einer extrakapillär proliferativen Glomerulonephritis mit Halbmondbildung (seltener fokal oder segmental proliferative Glomerulonephritis) und immunfluoreszenzoptischer Nachweis linearer IgG-Ablagerungen entlang der glomerulären Basalmembranen (Abb. 29.**24 c**),
- eine geringe Spontanheilungstendenz mit Auftreten einer dialysepflichtigen Niereninsuffizienz bei > 80 % der Patienten innerhalb eines Jahres ohne rechtzeitige aggressive Therapie.

Klinisch ist die Lunge sehr oft mitbefallen, was sich vor allem mit Hämoptoe (alveoläre Blutung) und rasch wechselnden Infiltraten äußert (Abb. 29.**25**). Die Hämoptoe kann der Entwicklung der Glomerulonephritis vorausgehen. An das Vorliegen eines Goodpasture-Syndroms sollte bei jedem Patienten mit akuter Glomerulonephritis (aktives Sediment), akutem Nierenversagen mit raschem Kreatininanstieg und pulmonalen Blutungen gedacht werden.

Differenzialdiagnose. Differenzialdiagnostisch kommt bei dieser Kombination von Symptomen, die auch unter dem Begriff des pulmorenalen Syndroms zusammengefasst wird, vor allem eine ANCA-positive Vaskulitis (Wegener-Granulomatose oder mikroskopische Polyangiitis) in Frage. Die Bestimmung der ANCA und der Anti-GBM-Antikörper muss rasch erfolgen. Ferner sollte eine Nierenbiopsie durchgeführt werden, da die immunfluoreszenzoptischen Befunde bei Auftreten von RPGN und Lungenblutungen eine Differenzialdiagnose zwischen Vaskulitis und Goodpasture-Syndrom ermöglichen.

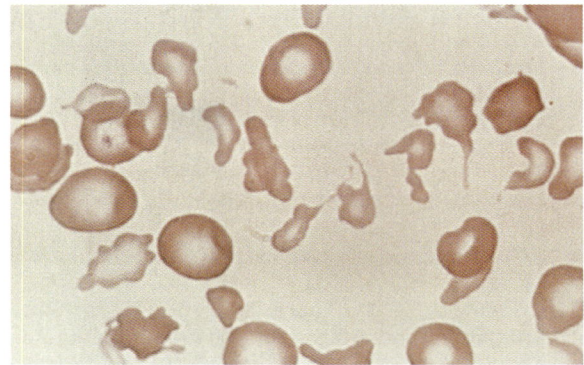

Abb. 29.26 Fragmentozyten bei hämolytisch-urämischem Syndrom.

Differenzialdiagnose der RPGN und Ausschluss anderer Erkrankungen mit rascher GFR-Verminderung

Es gibt neben den o. g. weitere Erkrankungen, welche differenzialdiagnostisch von der RPGN abgegrenzt werden müssen. Laboruntersuchungen wie ANCA, Anti-GBM-Antikörper, Antikörper gegen DNA, Kryoglobuline, Marker einer Streptokokkeninfektion, Hepatitisserologie, Komplementfaktoren sind bei der Differenzialdiagnose der RPGN hilfreich. Die Durchführung einer Nierenbiopsie ist hilfreich bei atypischen RPGN.

Cholesterinembolien. Diese können meistens anamnestisch und klinisch von einer RPGN abgegrenzt werden. Sie treten insbesondere bei Männern nach dem 60. Lebensjahr auf, bei denen eine vorbestehende Hypertonie und eine Arteriosklerose bekannt sind. Das Krankheitsbild ist charakterisiert durch eine progrediente Nierenfunktionsverschlechterung, die sich in der Regel 1–3 Wochen nach Katheteruntersuchungen der Aorta, kardiovaskulären Operationen oder Einleitung einer Antikoagulation entwickelt. Klinisch finden sich Ähnlichkeiten zum Krankheitsbild der systemischen Vaskulitis mit Nachweis einer Livedo reticularis (Abb. 29.**11 a**) und Mikroembolien im Bereich der Zehen (Abb. 29.**11 b**). Immunologische Befunde (ANCA) fehlen jedoch, allerdings können die Komplementfaktoren im Rahmen der Cholesterinembolien erniedrigt sein, und auch das Auftreten einer Eosinophilie ist möglich.

Sklerodermie. Die progressive Systemsklerose ist eine heterogene Erkrankung mit unklarer Ätiologie, welche charakterisiert ist durch unkontrollierte Bindegewebsvermehrung in der Haut und in den Viszeralorganen. Zusätzlich sind die kleinen Gefäße verdickt und verengt. Der Nierenbefall kann mild sein (leichte Proteinurie, leichte Kreatininerhöhung), kann aber auch im Sinn einer Sklerodermie-Nierenkrise rasch progredient zu einer dialysebedürftigen Niereninsuffizienz mit hypertensiver Entgleisung führen.

Hämolytisch-urämisches Syndrom (thrombotische Mikroangiopathie). Dieses Krankheitsbild ist durch negative immunologische Befunde, ausgeprägte Hämolyse, den Nachweis von Fragmentozyten (Abb. 29.**26**) im Blutausstrich und die begleitende Thrombopenie abgrenzbar.

Asymptomatische Urinabnormitäten

Häufige Manifestationsformen der Glomerulopathien sind *Proteinurie* und/oder *Hämaturie* bei sonst asymptomatischen Patienten. Diese Befunde werden meistens zufällig bei Untersuchungen des Urins mittels Teststreifen erhoben. Seltener suchen die Patienten den Arzt wegen einer rezidivierenden selbst bemerkten Makrohämaturie auf.
Möglich ist das Auftreten
➤ einer isolierten Proteinurie bei normalem Urinsediment,
➤ einer glomerulären Hämaturie mit oder ohne Proteinurie.

Tab. 29.**24** fasst die wichtigsten Differenzialdiagnosen dieser asymptomatischen Urinbefunde zusammen.

Tabelle 29.24 Differenzialdiagnose der asymptomatischen Proteinurie und der Mikrohämaturie

Proteinurie	Mikrohämaturie
– Transiente Proteinurie bei Fieber oder körperlicher Anstrengung – Orthostatische Proteinurie – Chronische Glomerulonephritis	– IgA-Nephritis – Alport-Syndrom – Thin-Basement-Membrane-Erkrankung – Nail-Patella-Syndrom – Hyperkalziurie/Hyperurikosurie

Isolierte Proteinurie. Eine isolierte, milde Proteinurie (< 2 g/24 h) bei normalem Urinsediment und ohne begleitende Ödeme und Hypertonie sollte mehrfach bestätigt und quantifiziert werden. In Abhängigkeit von

der Körperlage kann die milde Proteinurie eingeteilt werden in:
➤ *transiente oder intermittierende Proteinurie:* harmloser Befund, meistens Nachweis der Proteinurie bei Fieber oder nach körperlicher Aktivität,
➤ *orthostatische Proteinurie,* bei der eine Lageabhängigkeit besteht und im Morgenurin nach nächtlicher Bettruhe die Eiweißausscheidung deutlich abnimmt,
➤ *persistierende, lageunabhängige Proteinurie.*

Die 3 Formen der Proteinurie können mit oder ohne strukturelle Veränderungen an den glomerulären Kapillaren vorkommen. Wegen der guten Langzeitprognose erübrigt sich meist eine morphologische Differenzierung mittels Nierenbiopsie.

Glomeruläre Hämaturie mit oder ohne Proteinurie. Bei Nachweis einer Mikro- oder Makrohämaturie gelten als sichere Zeichen für das Vorliegen einer glomerulären Hämaturie:
➤ der Nachweis von Erythrozytenzylindern im Sediment,
➤ das Auffinden von > 70 % dysmorpher Erythrozyten bzw. > 5 % Akanthozyten bei der Untersuchung des Urins im Phasenkontrastmikroskop,
➤ eine begleitende Proteinurie von > 2 g/Tag.

Differenzialdiagnose der nichtglomerulären Blutungsquelle. Ist keines dieser Begleitphänomene bei bestehender Hämaturie nachweisbar, ist die Suche nach nichtglomerulären renalen und extrarenalen Blutungsquellen unumgänglich. Die erforderliche Diagnostik ist abhängig vom *Alter* des Patienten. Bei allen Patienten, bei denen Anamnese, physikalische Untersuchung und Beurteilung des Urinsediments keinen sicheren Hinweis auf eine Blutungsquelle im Bereich der ableitenden Harnwege liefern, empfiehlt sich die Durchführung einer *Sonographie* zum Ausschluss von Tumoren, Zysten und Konkrementen.

Bei *jungen Patienten* (< 35 Jahre) sind Tumoren der Harnwege eine Rarität. Deshalb erfolgt bei Patienten unter 35 Jahren primär der Ausschluss einer *metabolischen Ursache* der Hämaturie (Hyperkalzurie und Hyperurikosurie). Lässt sich bei Verwandten 1. Grades ebenfalls eine Mikrohämaturie nachweisen, ist das Vorliegen einer Nephropathie mit Verschmälerung der glomerulären Basalmembranen oder eines Alport-Syndroms möglich. Die Indikation zu weiteren Abklärungen wie i. v. Urogramm (Markschwammnieren?) und Nierenbiopsie (häufigste Diagnose IgA-Nephropathie) sollte zurückhaltend gestellt werden.

> Bei Patienten über 35 Jahre dienen die Untersuchungen vor allem dem Ausschluss eines Tumors im Bereich der ableitenden Harnwege, insbesondere bei Risikopatienten (Analgetikaabusus, Nikotin).

Kann ein Tumor durch die genannten Untersuchungen ausgeschlossen werden, empfiehlt sich die weitere Untersuchung wie bei jüngeren Patienten mit Ausschluss einer metabolischen Ursache der Hämaturie.

Differenzialdiagnose der glomerulären Hämaturie. Die Diagnose einer glomerulären Hämaturie eröffnet eine breite Differenzialdiagnose, da sich praktisch alle glomerulären Erkrankungen zu Beginn allein durch eine Hämaturie manifestieren können. Zu nennen sind insbesondere:
➤ *proliferative* Erkrankungen der Glomeruli,
➤ *nichtproliferative* Erkrankungen der Glomeruli,
➤ *familiäre* Erkrankungen mit glomerulärer Hämaturie.

IgA-Nephropathie

Häufige Ursache der glomerulären Hämaturie ist die IgA-Nephropathie (Maladie de Berger). Diese Erkrankung tritt vorwiegend bei Männern zwischen dem 20. und 30. Lebensjahr auf. Oft wird im Rahmen einer Routineuntersuchung eine Mikrohämaturie festgestellt, oder die Patienten suchen den Arzt wegen einer rezidivierend auftretenden Makrohämaturie auf, welche typischerweise 2–3 Tage nach unspezifischen Infekten der oberen Luftwege auftritt.

IgA-Nachweis. Bei etwa 50 % der Patienten mit IgA-Nephropathie sind erhöhte IgA-Spiegel im Serum messbar. Dieser Befund ist jedoch nicht pathognomonisch für dieses Leiden, da IgA-Erhöhungen auch bei chronischen Alkoholikern und Patienten mit systemischem Lupus erytematodes und Purpura Schoenlein-Henoch gefunden werden. Ähnliches gilt für extrarenale IgA-Ablagerungen in der Haut. Einige der Patienten mit IgA-Nephropathie entwickeln im Laufe ihrer Erkrankung eine chronische Niereninsuffizienz, eine renale Hypertonie oder seltener auch ein nephrotisches Syndrom. Die Sicherung der Diagnose ist nur durch eine Nierenbiopsie möglich. Histopathologisch findet sich eine mesangial proliferative Glomerulonephritis mit immunfluoreszenzoptischem Nachweis von IgA im Mesangium (Abb. 29.**27**).

Differenzialdiagnose. Aufgrund des typischen zeitlichen Verlaufes ist die Differenzialdiagnose zur akuten Poststreptokokken-Glomerulonephritis einfach. Bei der IgA-Nephritis tritt die Hämaturie 2–3 Tage nach Infekten der oberen Luftwege auf, bei der Poststreptokokken-Glomerulonephritis beträgt das Intervall zwischen Streptokokkeninfekt und renalen Symptomen 6–28 Tage. Die bei der akuten Poststreptokokken-Glomerulonephritis zusätzlich zu beobachtenden klinischen (Ödeme, Hypertonie) und laborchemischen Befunde (Erhöhung des Antistreptolysintiters, Verminderung der Komplementfaktoren) erleichtern die Differenzialdiagnose zur IgA-Nephritis.

Angeborene Erkrankungen mit Hämaturie

Alport-Syndrom. Die hereditäre Nephritis (Alport-Syndrom) ist eine familiär auftretende progredient verlau-

Differenzialdiagnose von nephrologischen Syndromen

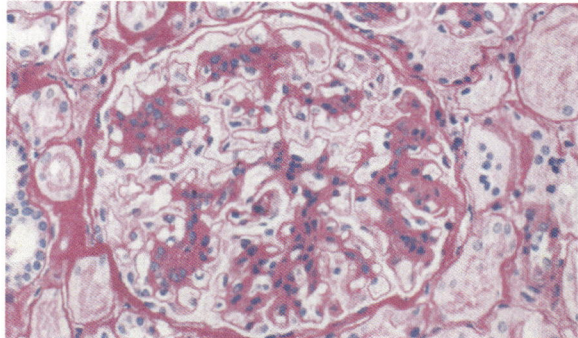
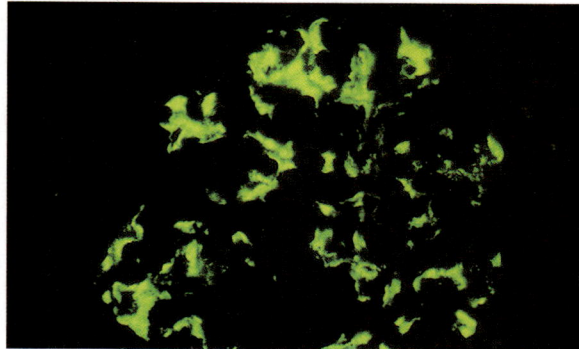
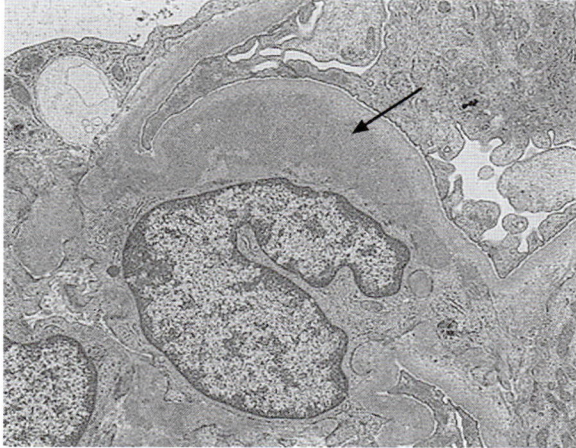

Abb. 29.27 Nierenbiopsiebefunde bei IgA-Nephritis.
a Lichtmikroskopischer Befund mit vermehrter Matrix und Proliferation.
b Immunfluoreszenzoptischer Nachweis von mesangialem IgA.
c Mesangiale Ablagerung von elektronendichtem Material.

fende Nephropathie, die häufig mit einer Innenohrschwerhörigkeit und anderen extrarenalen Symptomen einhergeht (Tab. 29.25). Die Erkrankung wird vorwiegend X-chromosomal vererbt und äußert sich in strukturellen Veränderungen der glomerulären Basalmembran infolge einer gestörten Bildung des Typ-IV-Kollagens. Schwere Verläufe des Krankheitsbildes mit Entwicklung eines nephrotischen Syndroms und/oder einer progredienten Niereninsuffizienz werden bei Männern häufiger als bei Frauen beobachtet. Die Diagnose einer hereditären Nephritis beruht auf:
➤ der positiven Familienanamnese (Nephropathie, Schwerhörigkeit insbesondere bei männlichen Familienmitgliedern),
➤ dem gepaarten Auftreten von Nephropathie mit den in Tab. 29.25 genannten extrarenalen Symptomen,
➤ der Audiometrie, die eine klinisch nicht in Erscheinung tretende Hochtonschwerhörigkeit aufzudecken vermag und
➤ der Nierenbiopsie mit typischen elektronenmikroskopisch sichtbaren laminären Aufsplitterungen der glomerulären Basalmembranen und dem Nachweis lipidhaltiger Schaumzellen im Interstitium.

Thin-Basement-Membrane-Nephropathie. Patienten, bei denen eine persistierende Hämaturie familiär auftritt (benigne familiäre Hämaturie) können eine Thin-Basement-Membrane-Nephropathie aufweisen. Charakteristisch für diese benigne Erkrankung sind:

Tabelle 29.25 Klinische Manifestationen der hereditären Nephritis (Alport-Syndrom)

Renale Symptome
– Mikro- und Makrohämaturie
– Proteinurie/nephrotisches Syndrom
– langsam progrediente Niereninsuffizienz
Extrarenale Manifestationen
– Ohren: Innenohrschwerhörigkeit, vor allem im Hochtonbereich
– Augen: Katarakt, Myopie durch Lenti- und Keratokonus

➤ Vorliegen einer glomerulären Hämaturie bei Patienten mit normaler Nierenfunktion und nur geringer Proteinurie (< 1,5 g/Tag),
➤ gelegentliches Auftreten von Flankenschmerzen,
➤ ein familiäres Auftreten der Erkrankung.

Ähnlich wie beim Alport-Syndrom findet sich eine Verschmälerung der glomerulären Basalmembranen als Ursache der Hämaturie. Möglicherweise handelt es sich bei diesem Leiden um eine Variante des Alport-Syndroms mit besserer Prognose.

Nail-Patella-Syndrom. Beim Nail-Patella-Syndrom handelt es sich um eine angeborene Erkrankung mit Veränderungen an Knochen, Nägeln und Nieren. Klinisch finden sich dysplastische oder hypoplastische Nägel an Fingern und Zehen, fehlende oder verkleinerte Patella und andere ossäre Dysplasien (iliac horns) sowie renale Veränderungen (histologisch unspezifische Glomerulosklerose und mesangiale Hyperzellularität). Die Nierenbeteiligung äußert sich in Form einer milden Proteinurie und Hämaturie, die meistens im jugendlichen Alter erstmals entdeckt wird. Selten ist das Auftreten eines nephrotischen Syndroms, in etwa 10 % der Fälle, oder die Entwicklung einer terminalen Niereninsuffizienz.

Chronische Glomerulonephritis

Klinik. Die chronische Glomerulonephritis ist mögliche Folge aller primären und sekundären Glomerulopathien. Der Begriff deutet auf eine Persistenz der beschriebenen klinischen Syndrome hin. Häufiges Endstadium einer chronischen Glomerulonephritis ist die Entwicklung einer terminalen Niereninsuffizienz.

Bei einigen Patienten ist eines der oben genannten klinischen Syndrome seit Jahren bekannt und die glomeruläre Läsion evtl. bioptisch definiert. Bei zahlreichen Patienten ist die Anamnese jedoch stumm. Die Krankheit wird dann zufällig bei Einstellungs- und Versicherungsuntersuchungen oder bei Checkups diagnostiziert, da ein auffallender Urinbefund (Hämaturie, Proteinurie) registriert wird. Vereinzelt findet der Erstkontakt mit dem Arzt erst im Stadium der Niereninsuffizienz wegen zunehmender Anämie, Hypertonie oder anderer Urämiesymptome statt. Nur in seltenen Fällen wird anamnestisch eine vor Jahren durchgemachte akute Glomerulonephritis angegeben.

Prognose. Ist zum Zeitpunkt der Diagnosestellung bereits ein Kreatininanstieg bei sonographisch nachweisbarer Schrumpfung der Nieren messbar, so ist die Prognose schlecht, und es ist mit dem Auftreten einer dialysebedürftigen terminalen Niereninsuffizienz innerhalb von Monaten oder Jahren zu rechnen. Gelegentlich werden Patienten mit kompensierter Niereninsuffizienz jedoch auch über wesentlich längere Zeiträume bei fehlender oder geringer Neigung zur Progredienz beobachtet.

Diagnostik. Im Frühstadium einer chronischen Glomerulonephritis dienen die bei den oben besprochenen „klinischen Syndromen" aufgeführten diagnostischen Maßnahmen vor allem zum Ausschluss einer therapierbaren Grundkrankheit (systemischer Lupus erythematodes, Infekt, Medikamentenexposition). Im Endstadium der chronischen Glomerulonephritis bei ultrasonographischem Nachweis von Schrumpfnieren erübrigt sich die weitere Diagnostik mittels Nierenbiopsie, da die Therapie sich auf symptomatische Maßnahmen beschränkt und histologisch keine Klassifikation der Nephropathie mehr möglich ist.

Tubulointerstitielle Nephritiden

Zahlreiche Noxen und Erkrankungen können zu einer vorwiegenden Schädigung der Tubuli und des Niereninterstitiums führen. Anders als bei den meisten Glomerulopathien ist die Ursache einer tubulointerstitiellen Nephritis (TIN) häufig anamnestisch oder klinisch fassbar. Die wichtigsten Ursachen der interstitiellen Nephropathie sind in Tab. 29.**26** aufgeführt.

Einteilungen. Anhand des zeitlichen Ablaufes ist eine Einteilung der interstitiellen Nephropathie möglich in die *akute* interstitielle Nephritis und *chronische* interstitielle Nephritis. Ferner können TIN als *primäre* Erkrankungen auftreten, oder aber *sekundär* im Rahmen von Systemkrankheiten entstehen, z. B. bei einer Sarkoidose. Bei vielen glomerulären Erkrankungen, welche mit einer schweren glomerulären Entzündung einhergehen, tritt im Verlauf eine sekundäre TIN als sog. interstitielle Begleitnephritis auf, so z. B. bei der Lupusnephritis oder bei der IgA-Nephritis. Das Ausmaß dieser Begleitnephritis beeinflusst die Prognose vieler Glomerulopathien und bestimmt wesentlich die Progredienz des Nierenversagens.

Diagnostik. Die Diagnose einer interstitiellen Nephritis gelingt durch den Nachweis einer in Tab. 29.**26** aufgeführten *Noxe* oder *Grunderkrankung*. Hinweise auf eine TIN geben auch *gestörte Tubuluspartialfunktionen*, wie die eingeschränkte H$^+$-Ionen-Exkretion mit hyperchlorämischer metabolischer Azidose oder die beeinträchtigte Kaliumsekretion im distalen Tubulus mit Hyperkaliämie sowie auch ein eingeschränktes Konzentrationsvermögen (Urinosmolalität in der Regel < 400 mOsm/l) mit Polyurie und Nykturie. Ferner lie-

Tabelle 29.26 Ursachen der tubulointerstitiellen Nephropathien

Medikamente
– Analgetika (chronische interstitielle Nephritis)
– allergische akute interstitielle Nephritis
Infektionen
– Protozoen (Toxoplasmose)
– Bakterien (Diphtherie, Streptokokken, Brucellose)
– Rickettsien
– Viren (v. a. Zytomegalie-, Epstein-Barr-, Hantavirus)
Elektrolytstörungen
– hyperkalzämische Nephropathie
– hypokaliämische Nephropathie
– Uratnephropathie
Andere seltene Ursachen
– akut interstitielle Nephritis mit Uveitis (TINU-Syndrom)
– Sichelzellanämie
– Strahlennephritis
– Balkannephropathie
– Nephritis durch chinesische Kräuter
– Sarkoidose
– Sjögren-Syndrom
– systemischer Lupus erythematodes

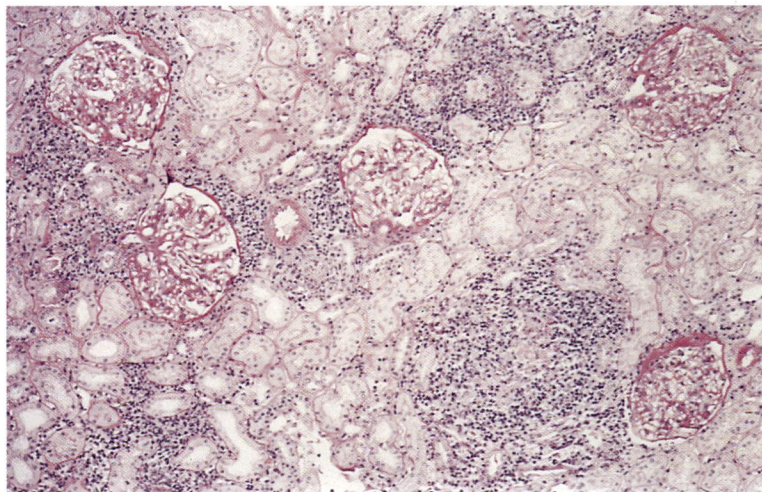

Abb. 29.28 Mononukleäre Infiltrate im Interstitium bei medikamentös bedingter akuter interstitieller Nephritis.

gen typische *Urinbefunde* vor, welche charakterisiert sind durch eine nur geringe Proteinurie und im Sediment vor allem eine Leukozyturie (Tab. 29.**27**).

Akute tubulointerstitielle Nephritis

Ursachen. Akute TIN werden durch Medikamente im Sinn einer allergischen Reaktion ausgelöst oder entwickeln sich im Rahmen von Infekten. Nicht immer kann die Ursache einer primären TIN eruiert werden. Die medikamentös bedingte TIN tritt als *dosisunabhängige* Hypersensitivitätsreaktion auf und ist häufig mit extrarenalen Manifestationen gekoppelt. Davon zu unterscheiden ist eine *dosisabhängige* toxische Läsion des Niereninterstitiums, z. B. durch Aminoglykosidantibiotika oder Amphotericin B.

Dosisunabhängige Hypersensitivitätsreaktion. Tab. 29.**28** zeigt die wichtigsten Medikamente, die dosisunabhängig über eine verzögerte Hypersensitivitätsreaktion zur interstitiellen Nephritis führen können. Das Krankheitsbild ist charakterisiert durch:
- das Auftreten eines oligurisch (60 %) oder nichtoligurisch (40 %) verlaufenden akuten Nierenversagens nach Medikamentenexposition,
- klinische und laborchemische Hinweise auf eine Hypersensitivitätsreaktion (Fieber, Exanthem, Arthralgien, Eosinophilie, IgE-Erhöhung, Ausscheidung von Eosinophilen im Urin),
- sonographisch vergrößerte Nieren mit inhomogener, verdichteter Parenchymstruktur,
- den Ausfall tubulärer Partialfunktionen,
- Besserung der Nierenfunktion nach Absetzen des auslösenden Medikamentes in vielen Fällen.

Diagnose. Die Diagnose ist einfach, wenn Medikamentenexposition, akutes Nierenversagen und Zeichen einer systemischen allergischen Reaktion wie Fieber, makulopapulöses Exanthem, Arthralgien und Eosinophilie zusammentreffen (Tab. 29.**29**). Finden sich Eosi-

Tabelle 29.27 Urinbefunde bei interstitieller Nephritis

Urinsediment	wenig Zellen, vereinzelt Erythrozyten, Leukozyturie, Leukozytenzylinder, Epithelzylinder, Eosinophilurie
Proteinurie	< 1,5 g/Tag
Urinelektrophorese	Ausscheidung niedermolekularer Eiweiße wie β_2-Mikroglobulin
Glucose	Glukosurie

Tabelle 29.28 Medikamente als Ursache der akuten interstitiellen Nephritis

Antibiotika
– Penicillinderivate (insbesondere Methicillin, aber auch Ampicillin, Oxacillin, Nafcillin)
– Cephalosporine
– Rifampicin
– Cotrimoxazol und andere Sulfonamide
– Ciprofloxacin und andere Gyrasehemmer
Diuretika
– Thiazide
– Furosemid, Bumetanid, Torasemid
Nichtsteroidale Antirheumatika
Andere Medikamente
– Allopurinol
– Cimetidin, sehr selten andere H_2-Blocker
– Antikoagulanzien
– Ticlopidin
– Mesalazin

nophile im Urin, muss insbesondere bei gleichzeitigem Auftreten extrarenaler Manifestationen das Vorliegen einer akuten interstitiellen Nephritis in Betracht gezogen werden. Tubuläre Proteinurie < 1,5 g/Tag, Hämaturie, Leukozyturie und Eosinophile im Urin stützen die Diagnose. In Zweifelsfällen sollte eine Nierenbiopsie angestrebt werden. Diese zeigt typischerweise eine mononukleäre tubulointerstitielle Infiltration mit Nachweis von Eosinophilen (Abb. 29.**28**).

Tabelle 29.29 Klinik, Labor und morphologische Befunde bei medikamentös bedingter akuter interstitieller Nephritis

Klinik
- Medikamentenexposition
- Hypersensitivitätssymptome: Exanthem, Fieber, Arthralgien
- akutes oligurisch oder nichtoligurisch verlaufendes Nierenversagen

Labor
- Blut: Kreatininanstieg, Eosinophilie
- Urin: Hämaturie, Leukozyturie, Leukozytenzylinder, Eosinophilurie, Proteinurie (< 1,5 g/24 h)

Sonographie
Nachweis normal großer oder vergrößerter Nieren mit vermehrter Dichte und Verbreiterung des Parenchymsaums

Pathologie
- interstitielle Infiltrate, bestehend aus Lymphozyten/Plasmazellen und Eosinophilen (Abb. 29.**27**)
- interstitielles Ödem
- in der Regel negative Immunfluoreszenz
- normale Glomeruli

Tabelle 29.30 Analgetikaabusussyndrom

Nephropathie
- pathologisch-anatomischer Befund
  - chronisch interstitielle Nephritis
  - Papillennekrosen, evtl. mit obstruktiver Uropathie
- klinische Manifestationen
  - langsam progrediente Niereninsuffizienz
  - Harnwegsinfekte und Urosepsis
  - renal tubuläre Azidose
  - renaler Natriumverlust
  - renale Hypertonie

Urothelkarzinom

Gastrointestinale Symptome
- Ulzera und Erosionen mit Komplikationen (gastrointestinale Blutungen, Perforationen)

Anämie
- renale Anämie bei Niereninsuffizienz
- gastrointestinaler Blutverlust mit Eisenmangel
- Hämolyse
- Met- und Sulfhämoglobinbildung

Psychologisch-psychiatrische Manifestationen
- Kopfschmerzen und andere chronische Schmerzzustände ohne fassbare Ursache
- Depression

Typisches Hautkolorit

Verlauf. Das akute Nierenversagen tritt Tage bis Wochen nach Einnahme des Medikaments auf. Eine Dosisabhängigkeit besteht nicht. Der Verlauf ist allerdings nicht immer typisch. Bei jedem akuten Nierenversagen unklarer Ätiologie sollte deshalb die Möglichkeit einer akuten interstitiellen Nephritis in die Differenzialdiagnose insbesondere dann einbezogen werden, wenn die Einnahme eines der in Tab. 29.**28** angegebenen Medikamente vorausgegangen ist.

TINU-Syndrom. Das Syndrom der akuten tubulointerstitiellen Nephritis und *Uveitis* (TINU-Syndrom) wird vor allem bei jungen Mädchen gesehen und ist charakterisiert durch:
- allgemeine Entzündungszeichen,
- anteriore bilaterale Uveitis,
- akut auftretende tubulointerstitielle Nephritis mit tubulärer Proteinurie, Leukozyturie, Glukosurie, Aminoazidurie und Abfall der GFR.

Histologisch findet sich in den Nieren eine TIN mit interstitiellen mononukleären Infiltraten. Die eingeschränkte Nierenfunktion bessert sich spontan oder unter Steroidtherapie innerhalb von Wochen bis Monaten.

Chronische interstitielle Nephritis

Zu den chronischen interstitiellen Nephritiden gehören vor allem die
- Analgetikanephropathie,
- chronische bakterielle Pyelonephritis,
- Balkannephropathie und
- Strahlennephritis.

Analgetikanephropathie

Die Analgetikanephropathie ist eine chronisch interstitielle Nephritis, die durch *Papillennekrosen* (Abb. 29.**29 a**) und *Urothelkarzinome* (Abb. 29.**29 b**) kompliziert wird und bei exzessiver und lang dauernder Einnahme von analgetisch wirkenden Mischpräparaten auftritt. Diese enthielten früher Phenacetin, das in neuerer Zeit ersetzt wurde durch das weniger nephrotoxische Paracetamol in Kombination mit Acetylsalicylsäure sowie Coffein oder Codein. Die Erkrankung entwickelt sich in der Regel nach Einnahme von mehreren Kilogramm dieser Mischpräparate über einen Zeitraum von 5–10 Jahren oder länger. Eine langjährige Einnahme von NSAR kann ebenfalls zu einer chronischen Niereninsuffizienz führen.

Analgetikaabusussyndrom. Die Zufuhr dieser Substanzen in großen Mengen führt nicht nur zu renalen Veränderungen. Gleichzeitige Veränderungen im Bereich des *Gastrointestinaltrakts,* die ausgeprägte *Anämie* und die *psychischen Auffälligkeiten* dieser Patienten haben zum Begriff des Analgetikaabusussyndroms geführt (Tab. 29.**30**).

Renale Symptome. Renale Symptome wie kolikartige Schmerzen durch abgehende Papillen und Dysurie bei komplizierenden Harnwegsinfekten treten häufig erst spät im Rahmen der Analgetikanephropathie auf, so dass die meisten Patienten den Arzt mit Symptomen der zunehmenden Niereninsuffizienz aufsuchen.

Zu den renalen Symptomen und objektiven Befunden gehören:
- *Koliken* mit oder ohne Dysurie infolge abgehender Papillen, evtl. verbunden mit Obstruktion der ableitenden Harnwege,
- rezidivierend *Dysurie*, bedingt durch Harnwegsinfekte,

Differenzialdiagnose von nephrologischen Syndromen

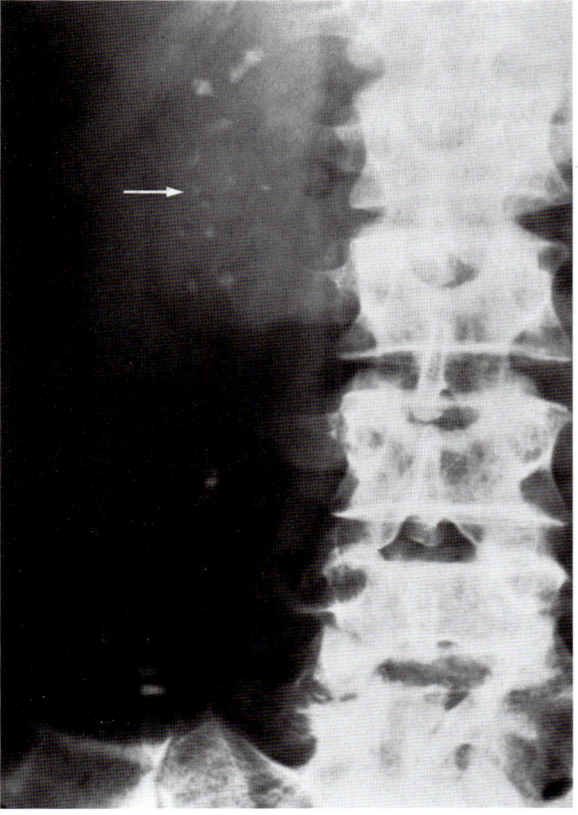
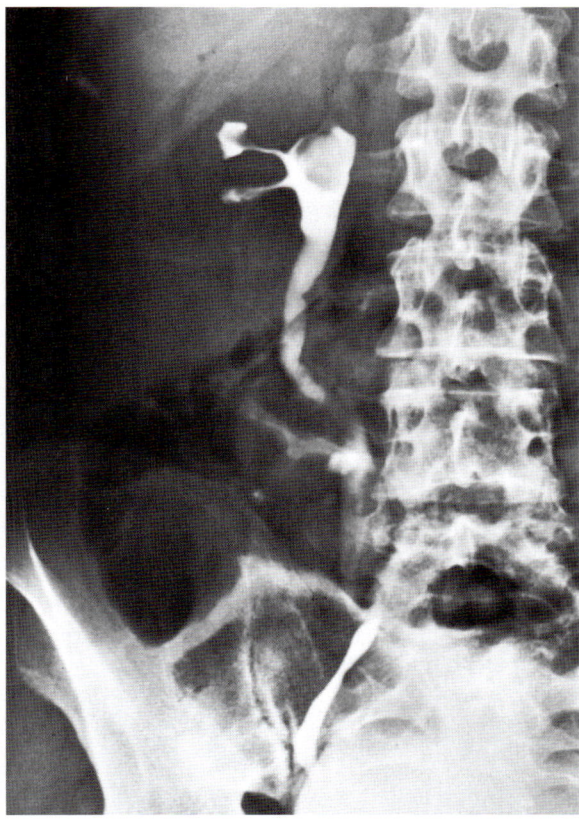

Abb. 29.29 Analgetikaabususyndrom.
a Multiple verkalkte Papillennekrosen bei interstitieller Nephritis nach langjährigem Analgetikaabusus.
b Rechtsseitiges Nierenbeckenkarzinom bei Analgetikanephropathie.

- *sterile Leukozyturie* (Frühsymptom),
- leichte *tubuläre Proteinurie*,
- progrediente *Abnahme der GFR* bei fortgeschrittener interstitieller Nephritis,
- Symptome der *zunehmenden Niereninsuffizienz*.

Extrarenale Symptome. Vor Auftreten renaler Symptome können Beschwerden seitens anderer Organe auf einen möglichen Analgetikaabusus hinweisen. Zum Analgetikaabususyndrom gehören die in Tab. 29.**30** aufgeführten Symptome. 70–80% der Patienten sind Frauen im mittleren Lebensalter, die häufig vorgealtert und psychisch auffällig wirken. Sie klagen über multiple Beschwerden, Schmerzen unterschiedlicher Lokalisation, jedoch insbesondere über *Kopfschmerzen* und *gastrointestinale Symptome*. Diese sind durch den in den analgetischen Mischpräparaten enthaltenen Acetylsalicylsäureanteil bedingt, der zu Erosionen bzw. Ulzerationen im Magen oder Duodenum führen kann. Chronische okkulte oder manifest werdende *Blutungen* aus dem Gastrointestinaltrakt erklären die bei Analgetikaabusus häufig ausgeprägte *Anämie*. Die Langzeiteinnahme von Salicylaten erhöht die Blutungsneigung durch Hemmung der Thrombozytenaggregation. So kann als Regel gelten, dass eine ausgeprägte Anämie bei nur mäßiggradiger Kreatininerhöhung zur Suche nach einem Analgetikaabusus veranlassen sollte.

Harnwegstumoren. Patienten mit Analgetikaabusus entwickeln gehäuft Tumoren der ableitenden Harnwege (Nierenbecken, Ureter, Harnblase; Abb. 29.**29 b**). Insgesamt ist damit zu rechnen, dass 10% dieser Patienten Harnwegstumoren entwickeln, wobei absolut gesehen das Blasenkarzinom der häufigste Tumor ist.

> Jede Mikrohämaturie nichtglomerulären Ursprungs (keine Erythrozytenzylinder bzw. dysmorphe Erythrozyten im Sediment nachweisbar) bzw. eine Makrohämaturie ohne gleichzeitige Papillennekrose sollte zum Ausschluss eines Tumors veranlassen.

Die Urinzytologie führt häufig schon zur Diagnose, wobei dann je nach Nierenfunktion zur Lokalisationsdiagnostik die Sonographie des Nierenbeckens und der Blase, die CT, die Zystoskopie und die retrograde Darstellung der ableitenden Harnwege zur Anwendung kommen.

Chronische Pyelonephritis

Hinweise für die Diagnose einer chronisch bakteriellen Pyelonephritis ergeben sich durch:
- typische *radiologische Befunde* mit Kelchdeformierungen und destruierenden Veränderungen des Nierenparenchyms,
- Nachweis einer *chronischen Bakteriurie,*
- klinische und laborchemische Hinweise für das Vorliegen einer *tubulointerstitiellen Nephritis.*

Bei den meisten Patienten mit chronisch bakterieller Pyelonephritis liegt eine renale Grunderkrankung vor, die sekundär zur bakteriellen Besiedelung führt. Insbesondere sind die *Refluxnephropathie* bzw. *obstruktive Uropathien* mit Störungen des Urinflusses im Bereich der ableitenden Harnwege oder auch ein Analgetikaabusus zu nennen. Es ist dabei häufig schwer zu entscheiden, ob die sekundäre bakterielle Besiedelung des Niereninterstitiums oder die zugrunde liegende Erkrankung für die Symptome der chronischen Pyelonephritis verantwortlich sind. Richtig ist sicher, den Begriff der chronisch bakteriellen Pyelonephritis als Symptomdiagnose zu nutzen und nach prädisponierenden Faktoren zu suchen.

Strahlennephritis

Eine Bestrahlung der Nieren (> 2000–2500 rad = 20–25 Gy) führt zu glomerulären, tubulären und vaskulären Veränderungen, die nach einem Zeitraum von 6 Monaten bis zu 10 Jahren die Entwicklung einer Strahlennephritis mit ausgeprägter interstitieller Fibrose nach sich ziehen. Asymptomatische Proteinurie, renale Hypertonie bzw. progrediente Abnahme der Nierenfunktion sind die Symptome der Strahlennephritis, die *akut* 6–12 Monate nach Bestrahlung auftreten kann oder aber als *chronische* Strahlennephritis nach Jahren mit einer progredienten Abnahme der Nierenfunktion einhergeht.

Früher wurde die Strahlennephritis gelegentlich nach Bestrahlung von retroperitonealen Lymphomen, metastasierenden Hodentumoren, Wilms-Tumoren der Nieren und Ovarialtumoren beobachtet. Zunehmende Anwendung chemotherapeutischer Maßnahmen bzw. Eingrenzung des Bestrahlungsfeldes haben dazu geführt, dass die Strahlennephritis heute nur noch selten gesehen wird

Balkannephritis

Diese in Bulgarien, Rumänien und Jugoslawien im Verlaufe der Donau und ihrer Nebenflüsse endemisch auftretende chronisch interstitielle Nephritis führt zwischen dem 30. und 60. Lebensjahr zur Niereninsuffizienz. Die Ätiologie dieser Erkrankung ist unklar. Klinisch steht die langsam progrediente Niereninsuffizienz im Vordergrund, das gehäufte Auftreten von Urothelkarzinomen zeigt Ähnlichkeiten zur Analgetikanephropathie.

Harnwegssyndrome

Erkrankungen der ableitenden Harnwege können sich anhand von bestimmten Symptomen und klinischen Befunden äußern. Häufig liegt bei Erkrankungen der ableitenden Harnwege komplizierend eine Infektproblematik vor mit eigener Symptomatik (Fieber, Schüttelfrost, Flankenschmerzen, Dysurie, Pyurie). Schematisch kann die Symptomatik des *oberen Harntrakts* (Nierenbeckenkelchsystem und Ureter) von derjenigen des *unteren Harntrakts* unterschieden werden.

Die *akute* unilaterale oder bilaterale Obstruktion des oberen Harntrakts führt zu einer Symptomatik von Koliken, Oligoanurie und Niereninsuffizienz (die beiden Letzteren jedoch nur bei beidseitiger Pathologie). *Chronisch* sich entwickelnde Obstruktionen verursachen keine Schmerzen. Es bestehen aber oft eine Hyperkaliämie und ein nephrogener Diabetes insipidus aufgrund einer gestörten tubulären Funktion. Die beidseitige Obstruktion führt zu einem chronisch progredienten Nierenversagen.

Die Symptomatik im unteren Harntrakt ist oft gekennzeichnet durch Blasenentleerungsstörungen. Die Miktion kann aufgrund von Obstruktion oder aufgrund einer neurologischen Problematik gestört sein.

Harnwegsinfekte

Zystitis, Vaginitis, Urethritis und Prostatitis. Infektionen der Blase äußern sich klinisch in der Trias *Dysurie, häufiges Wasserlassen und Harndrang.* Suprapubische Blasenschmerzen sowie Hämaturie können ebenfalls auftreten. Diese Symptomatik wird meist bei Infekten, seltener aber auch bei Blasensteinen und Blasentumoren vorgefunden. Die Zystitis kann isoliert, oder in Kombination mit einer Pyelonephritis oder allenfalls einer Prostatitis auftreten. Zystitiden treten meist bei jungen und sexuell aktiven Frauen auf (sog. Honeymoon-Zystitis). Die akute Zystitis muss von der *Vaginitis* unterschieden werden, welche sich mit Juckreiz, Dyspareunie, Ausfluss und Dysurie bemerkbar macht. Die *Urethritis* wird vor allem durch Gonokokken (Neisseria gonorrhoeae) und Chlamydien verursacht. Klinisch äußert sie sich durch schmerzhaften urethralen Ausfluss sowie Schmerzen beim Wasserlösen (Dysurie). Die *Prostatitis* kann akut, oft aber auch chronisch auftreten. Sie ist charakterisiert durch Beckenbodenschmerzen, Tenesmen und Dysurie.

Harnwegsinfekte gelten als *unkompliziert,* wenn sie durch gewöhnliche Keime verursacht werden (meist E. coli) und bei sonst gesunden, nichtschwangeren jungen Frauen auftreten. Harnwegsinfekte gelten als *kom-*

Differenzialdiagnose von nephrologischen Syndromen

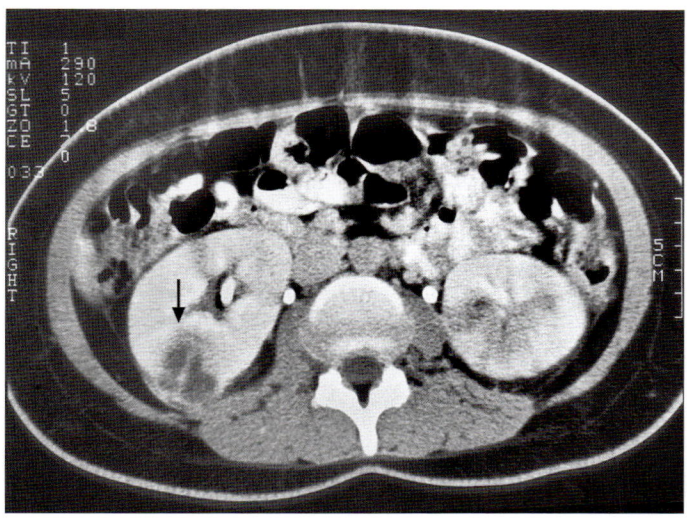

Abb. 29.30 Rechtsseitiger Nierenabszess (CT mit Kontrastmittel).

pliziert, wenn ungewöhnliche Erreger kultiviert werden (Pseudomonas, Candida, resistente gramnegative Keime), wenn die Zystitis in der Schwangerschaft auftritt, wenn sich eine Pyelonephritis entwickelt und wenn eine strukturelle Abnormität der Harnwege oder der Nieren vorliegt.

Pyelonephritis. Zu den klinischen Symptomen einer akuten Pyelonephritis zählen hohes Fieber und Schüttelfrost, schweres Krankheitsgefühl, Nausea, Erbrechen und Schmerzen in der betroffenen Nierenloge. Bei Auftreten einer akuten Pyelonephritis muss zwischen einer akuten *unkomplizierten* Pyelonephritis, die v.a. bei Frauen auftritt, und einer *komplizierten* akuten Pyelonephritis, der meistens eine strukturelle oder funktionelle Störung im Urogenitaltrakt oder eine geschwächte Abwehrlage zugrunde liegt, unterschieden werden.

Der unkomplizierten Pyelonephritis der Frau gehen meistens dysurische Beschwerden als Zeichen eines harmlosen Harnwegsinfektes voraus, bis es dann plötzlich zum Auftreten von Fieber, Schüttelfrost, Flankenschmerzen und schwerem Krankheitsgefühl kommt. Auslösende Erreger sind überwiegend Escherichia coli mit Nachweis von > 10^5 Keimen/ml (Eintauchnährböden), bei ca. 30 % der Patientinnen finden sich < 10^5 Keime/ml. Pyurie und systemische Infektionszeichen wie Leukozytose, BSR-Beschleunigung und Erhöhung des C-reaktiven Proteins sind regelhaft nachweisbar.

Komplizierte Harnwegsinfekte. Diese finden sich häufiger bei Männern als bei Frauen. Mögliche Ursachen sind:
- Obstruktion im Bereich der ableitenden Harnwege durch Nierensteine oder Tumoren,
- liegende Harnblasen- oder Ureterenkatheter,
- metabolische Störungen und beeinträchtigte Immunkompetenz (Diabetes mellitus, Niereninsuffizienz, Nierentransplantation) und
- funktionelle Störungen wie neurogene Harnblase und vesikoureteraler Reflux.

Bei älteren Männern ist als Ursache einer Obstruktion häufig eine *Prostataerkrankung* zu finden, die durch sonographische Restharnbestimmung, Palpationsbefund, Bestimmung des prostataspezifischen Antigens und bei Tumorverdacht durch eine transrektale Sonographie und Stanzbiopsie weiter abgeklärt wird.

Infizierte Nierenzysten sowie *intrarenale Abszesse* (Abb. 29.**30**) und perirenale Abszesse manifestieren sich klinisch sehr ähnlich wie eine akute Pyelonephritis, wobei die Infektsymptomatik protrahiert verläuft. Bei allen 3 Erkrankungen können Bakteriurie und Leukozyturie fehlen, so dass ein Erregernachweis manchmal nur in den Blutkulturen gelingt. Intrarenale Abszesse entstehen meistens durch eine hämatogene bakterielle Streuung und sind v.a. durch Staphylokokken bedingt.

Xanthogranulomatöse Pyelonephritis. Bei der xanthogranulomatösen Pyelonephritis handelt es sich um eine bakteriell bedingte *granulomatöse Zerstörung einer Niere* mit Gewebseinschmelzung und Ausdehnung auf die Nierenkapsel und das Nachbargewebe. Betroffen sind überwiegend Frauen im mittleren Lebensalter, die über Flanken- und Rückenschmerzen klagen und rezidivierende Harnwegsinfekte angeben. Zum Zeitpunkt der Untersuchung sind Schwäche, Gewichtsverlust und allgemeine Entzündungszeichen vorherrschend. Nur die Hälfte der Patienten klagt über Symptome eines unteren Harnwegsinfektes und zeigt pathologische Urinbefunde.

Ätiologisch liegt bei dieser Erkrankung meist eine *komplette oder partielle Obstruktion* des Harnabflusses durch einen Stein oder einen Tumor vor. Eine geänderte immunologische Abwehrlage bzw. atypische Virulenz der Erreger wird als Erklärung für den klinischen Verlauf und die granulomatöse Gewebereaktion herangezogen. Die klinische und histologische Abgrenzung zur Tuberkulose kann äußerst schwierig sein.

Malakoplakie und megalozytäre interstitielle Nephritis. Von der xanthogranulomatösen Pyelonephritis werden vor allem anhand von histopathologischen Krite-

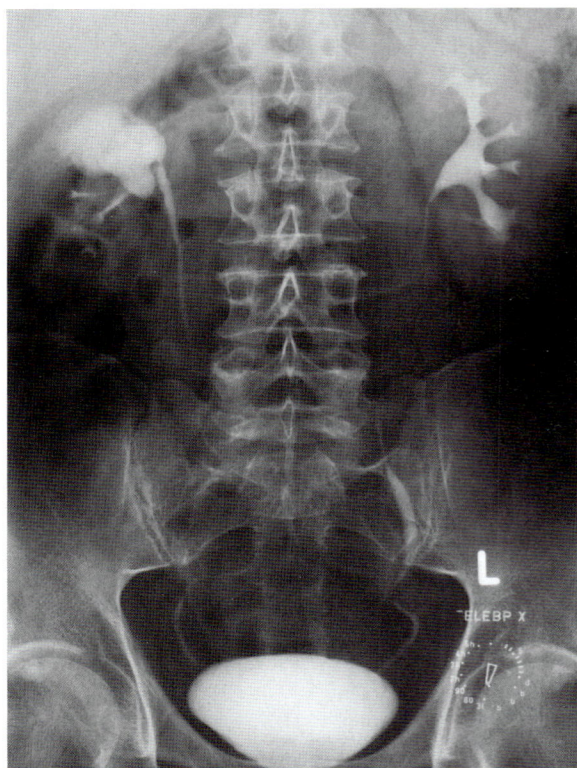

Abb. 29.31 Intravenöses Pyelogramm bei rechtsseitiger Nierentuberkulose. Abschnürung der oberen Kelchgruppe mit Kavumbildung.

scheidung von Tuberkelbakterien nur bei 40 % liegt. Neuerdings kommt bei der Diagnostik der Tuberkulose der indirekte Erregernachweis durch Polymerasekettenreaktion zum Einsatz. Diagnostisch wertvoll ist zudem das i. v. Urogramm (Abb. 29.**31**), in dem man kavitäre Papillenläsionen, Strikturen, Einengungen an Kelchen und ableitenden Harnwegen sowie Narbenbildung und intrarenale Kalzifikationen sieht.

Harnwegsobstruktion

Hydronephrose

Eine Hydronephrose entwickelt sich als Folge einer chronischen Harnwegsobstruktion, die bei Einseitigkeit meistens supravesikal erfolgt. Infiziert sich eine hydronephrotische Niere, so kommt es meist unter hohem Fieber, Schüttelfrost und starken Schmerzen zur Entwicklung einer *Pyonephrose*. Die wichtigsten Ursachen einer einseitigen Hydronephrose sind in Abhängigkeit vom Alter:
➤ bei *Kindern* angeborene Fehlbildungen am Übergang zwischen Nierenbecken und Ureter bzw. Ureter und Blase,
➤ bei *jungen Erwachsenen* eine Urolithiasis,
➤ bei *älteren Patienten* Prostatakarzinom mit Verlegung der Ureterenmündung, andere Tumoren im kleinen Becken (z. B. Kolonkarzinome) oder Retroperitonealraum, ferner Nierensteine und die retroperitoneale Fibrose (meistens beidseitige Hydronephrose).

Einseitige Hydronephrose. Diese entwickelt sich durch:
➤ *Verlegung des Ureterlumens:* So führen abgehende Steine, Blutgerinnsel oder renale Papillen zur akuten Verlegung des Ureters, hingegen entwickelt sich die Hydronephrose verzögert bei Strikturen oder Neubildung lumeneinengender Tumoren (Urothelkarzinome),
➤ *Druck von außen auf den Ureter:* Zu nennen sind vaskuläre Läsionen wie Aortenaneurysma und aberrierende Gefäße, Tumoren im kleinen Becken, entzündliche oder maligne gastrointestinale Erkrankungen, entzündliche oder maligne Prozesse im Retroperitonealraum.

Beidseitige Hydronephrose. Diese tritt vor allem auf bei:
➤ Retroperitonealfibrose (Morbus Ormond),
➤ neurogener Blase,
➤ Einnahme von Medikamenten, welche die Blasenfunktion stören,
➤ tief liegenden Tumoren,
➤ Prostataerkrankungen,
➤ Harnröhrenstrikturen.

Klinik und Diagnostik. Bei rascher Entwicklung einer einseitigen Hydronephrose stehen Schmerzen im Vordergrund, die bei Obstruktion im oberen Ureter in das Nierenlager lokalisiert werden, bei Obstruktion des unteren Ureters hingegen ins Genitale ausstrahlen. Die

rien die Malakoplakie und die megalozytäre interstitielle Nephritis unterschieden. Die Malakoplakie stellt eine ungewöhnliche Entzündungsantwort auf einen Infekt im Nierenbeckenkelchsystem dar (meist durch E. coli). Die Erkrankung wird histologisch aufgrund der Michaelis-Gutman-Bodies diagnostiziert.

Urogenitaltuberkulose. Bei der Urogenitaltuberkulose können Mykobakterien hämatogen zum Zeitpunkt der Primärmanifestation einer Lungentuberkulose in die Nieren streuen. Meistens heilen in der Nierenrinde entstehende Granulome spontan ab. Sie können jedoch früh oder nach längerer Latenzzeit von 20–30 Jahren in das Tubulussystem einbrechen und dann zu einer verkäsenden Entzündung führen. Die Ausbreitung erfolgt entlang der ableitenden Harnwege, dabei können Prostata, Samenblase und Nebenhoden mitbefallen werden.

Klinisch dominieren *Symptome einer unteren Harnwegsinfektion* mit Miktionsbeschwerden, Pyurie und/oder Hämaturie. Der Urin ist bei den konventionellen Untersuchungen mit Eintauchnährböden steril, der Tuberkulintest ist meistens positiv. Eine Leukozyturie ohne Bakteriurie wird als sterile Leukozyturie bezeichnet und gibt Anlass zur weiteren Abklärung.

Die *Diagnose* einer Urogenitaltuberkulose wird durch spezielle Urinkulturen gesichert. Üblicherweise werden 3–6 Morgenurine untersucht, da die Inzidenz positiver Befunde durch die intermittierende Aus-

Differenzialdiagnose von nephrologischen Syndromen

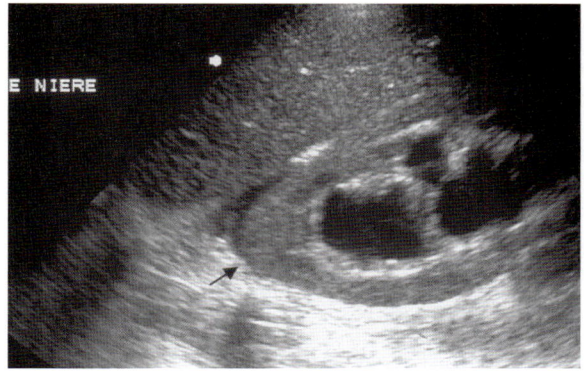
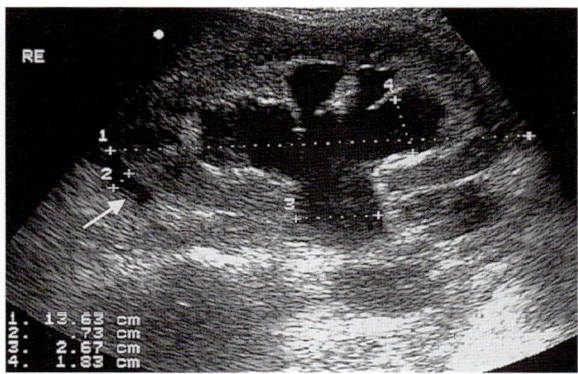
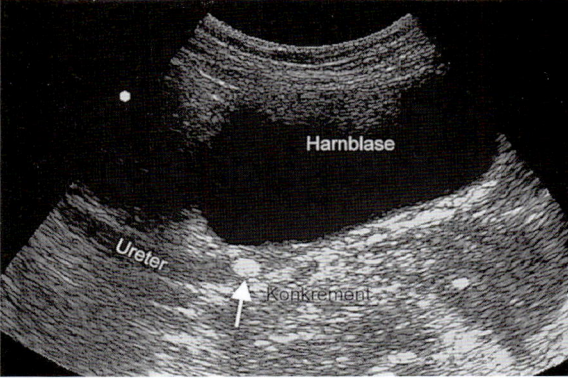

Abb. 29.32 Sonographischer Befund bei einem Patienten mit einer akuten Nierenkolik rechts.
a u. **b** Nachweis eines akuten Harnaufstaus rechts mit Fornixruptur (Flüssigkeitssaum von 7–10 mm).
c Ursache ist ein ca. 8 × 5 mm großes Konkrement prävesikal ca. 5–8 mm vor dem Ostium gelegen (Pfeil).

Diagnose wird typischerweise ultrasonographisch gestellt (Abb. 29.**32**). Bei der Ursachensuche kommen zusätzlich Abdomenleeraufnahme und CT zum Einsatz. Mit Hilfe dieser 3 Untersuchungsmethoden wird in über 90 % der Fälle die Ursache einer Harnwegsobstruktion aufgedeckt, der Nachweis intraluminaler Ursachen einer Hydronephrose erfolgt zudem durch das i. v. Urogramm.

Nephrolithiasis und Nephrokalzinose

Nephrolithiasis. Häufig sind Nierensteine asymptomatisch und werden zufällig bei der sonographischen oder radiologischen Untersuchung des Abdomens entdeckt. Zum Auftreten einer Nierenkolik kommt es, wenn sich Steine aus der Verankerung lösen und in die Ureteren gelangen. Eine Nierenkolik beginnt plötzlich und steigert sich innerhalb von 15–30 Minuten in einen stetig zunehmenden unerträglichen Schmerz, der mit Übelkeit und Erbrechen einhergehen kann. Dieser Schmerz wird zunächst im Bereich des Nierenlagers angegeben, mit der Steinpassage durch den Ureter wandert der Schmerz nach unten und führt kurz vor Übertritt des Konkrementes in die Blase zu Harndrang und gelegentlich heftigen Schmerzen in Skrotum und Hoden, Glans penis oder Schamlippen. Erreicht der Stein die ureterovesikale Verbindung, können sich Dysurie und Harndrang einstellen. Mit Eintritt des Steins in die Blase verschwindet die Nierenkolik spontan. Eine Steinpassage verursacht immer eine Mikrohämaturie, gelegentlich wird das Auftreten einer Makrohämaturie beobachtet.

> Differenzialdiagnostisch ist zu bedenken, dass eine Nierenkolik nicht nur durch eine Steinpassage, sondern auch durch den Abgang von Blutkoageln (z. B. bei Nierentumoren oder nach Nierenbiopsie), Detritus (z. B. Nierentuberkulose) und Papillennekrosen bedingt sein kann.

Nephrokalzinose. Im Gegensatz zur Nephrolithiasis mit Steinbildungen in den Hohlsystemen der Nieren und in den ableitenden Harnwegen spricht man bei Auftreten *intrarenaler Kalzifikationen* von einer Nephrokalzinose (Abb. 29.**33**). Die Präzipitation von Calciumsalzen erfolgt typischerweise beidseits in papillennahen Tubulusabschnitten bzw. im Nierenparenchym und ist im Allgemeinen symptomfrei, so dass sie häufig zufällig oder im Rahmen eines Steinabgangs entdeckt wird. Der Nachweis einer Nephrokalzinose öffnet insbesondere die Differenzialdiagnose zwischen:
- primärem Hyperparathyreoidismus,
- distaler renal tubulärer Azidose (RTA),
- Markschwammnieren (Abb. 29.**34**) und
- Analgetikanephropathie.

Steinzusammensetzung und -ursache. Bei *rezidivierender Steinbildung* schließt sich eine Abklärung der möglichen Steinursache an. Grundlage der differenzialdiag-

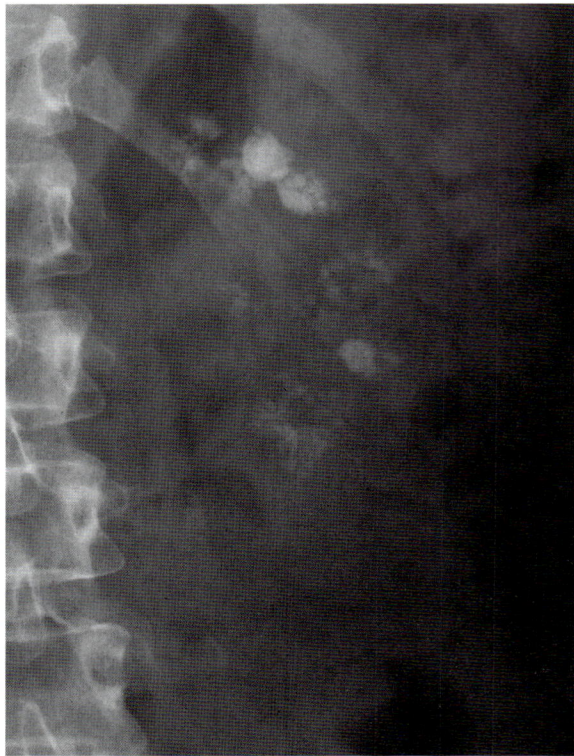

Abb. 29.33 Typische Nephrokalzinose bei renal tubulärer Azidose im Rahmen eines Sjögren-Syndroms. Abdomenleeraufnahme. Die traubenförmig gruppierten Verkalkungen sitzen vor allem in den medullären Anteilen der Niere.

nostischen Überlegungen bildet die Analyse bereits abgegangener oder die mutmaßliche Natur der noch nicht abgegangenen Konkremente (Röntgendichte, begleitende Kristallurie, begleitender Harnwegsinfekt usw.).

Nach ihrer Zusammensetzung unterscheidet man:
- *Calciumsteine*, die überwiegend Oxalat und Phosphat enthalten: 75 %,
- *Struvitsteine* bei Harnwegsinfekten (sekundäre Phosphatsteine): 10–15 %,
- *Harnsäuresteine*: 10–15 %,
- *Cystinsteine*: < 1 %.

Calciumnephrolithiasis ist am häufigsten, wobei der Urin-pH ausschlaggebend ist, ob Calciumoxalat- oder Calciumphosphatsteine gebildet werden. Da die meisten Patienten einen sauren Urin ausscheiden, überwiegt die Bildung von Calciumoxalatsteinen. Bei Patienten mit rezidivierenden Calciumphosphatsteinen sollte nach Ursachen eines alkalischen Urins gesucht werden (Infektion mit Harnstoff spaltenden Bakterien, Hyperparathyreoidismus, renal tubuläre Azidose und Applikation von Acetazolamid). Risikofaktoren für die Entstehung einer Calciumnephrolithiasis sind Hyperkalzurie, Hyperoxalurie, Hypozitraturie und Hyperurikosurie.

Harnsäuresteine entstehen überwiegend bei Ausscheidung eines sauren Urins, bei niedrigem Urinvolumen und nachweisbarer Hyperurikosurie. Die Hyperurikosurie ist meistens diätetisch durch eine hohe Proteinzufuhr bedingt, kann jedoch auch bei einem Teil der Gichtpatienten mit endogener Überproduktion von Harnsäure beobachtet werden.

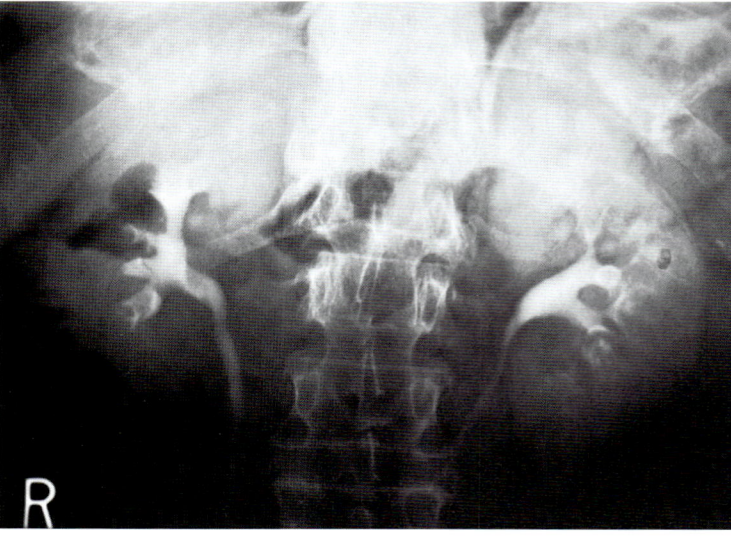

Abb. 29.34 Intravenöses Urogramm bei Markschwammnieren: Insbesondere auf der linken Seite zeigen sich kontrastmittelgefüllte Hohlräume im Bereich der Papillenspitzen und Verkalkungen.

Differenzialdiagnose von nephrologischen Syndromen

Struvitsteine kommen überwiegend bei Frauen vor. Typischerweise entstehen im Rahmen von Infekten mit Urease bildenden Bakterien Nierenausgusssteine (Abb. 29.**35**). Zur Bildung von Urease, welche Harnstoff in Ammoniak spaltet und somit den Urin-pH-Wert auf > 7 ansteigen lässt, sind insbesondere Proteus, Klebsiellen, Citrobacter, Pseudomonas und selten Escherichia coli fähig.

Cystinsteine entstehen bei Patienten mit dem autosomal rezessiv vererbbaren Krankheitsbild der Zystinurie. Die Diagnose stützt sich auf den Nachweis von Cystinkristallen im konzentrierten Morgen-Nüchtern-Urin (Abb. 29.**9**c), eine korrekte Nierensteinanalyse, den Nachweis einer erhöhten renalen Ausscheidung von Cystin, Arginin, Ornithin und Lysin.

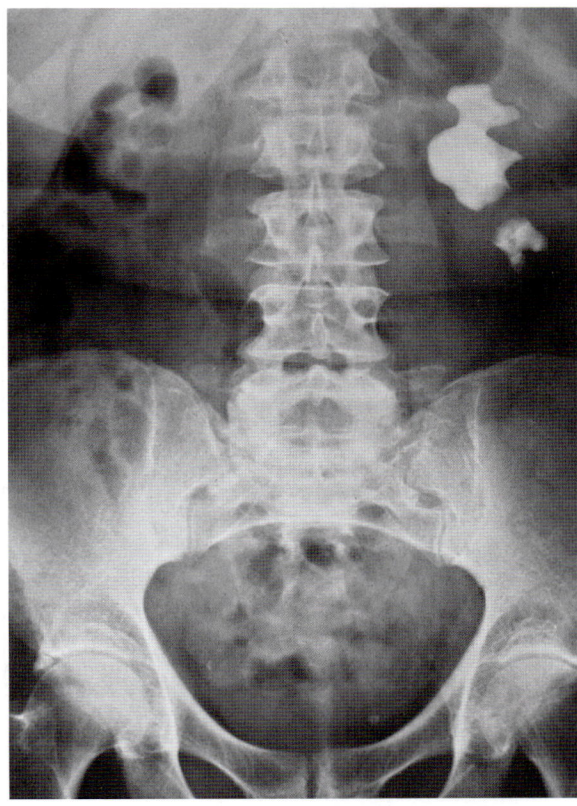

Abb. 29.35 Nierenbeckenausgussstein links bei Stenose am pyeloureteralen Übergang (Abdomenleeraufnahme).

Differenzialdiagnose von pathologischen Sonographiebefunden

Zystische Nierenerkrankungen

Verschiedene Nierenerkrankungen manifestieren sich in der Form von Zystenbildung in einer oder in beiden Nieren. Tab. 29.**31** fasst die verschiedenen Zystenformen zusammen.

Solitäre oder einfache Nierenzysten. Als Zufallsbefund bei der Sonographie werden recht häufig Nierenzysten diagnostiziert. Einfache Nierenzysten sind oft solitär oder in nur geringer Zahl vorhanden und finden sich ein- oder doppelseitig. Im Gegensatz zu den Zysten, die im Rahmen von polyzystischen Nierenerkrankungen auftreten, führen sie meistens nicht zu einer Vergrößerung der Nieren und beeinträchtigen auch die Ausscheidungsfunktion nicht. Selten werden solitäre Nierenzysten so groß, dass sie palpiert werden können bzw. zu lokalen Komplikationen führen.

Sonographische Verlaufskontrollen haben gezeigt, dass bei Patienten mit chronischer Niereninsuffizienz oder bei Dialysepatienten häufig eine *sekundäre Zystenbildung* in den Schrumpfnieren auftritt. Es handelt sich dabei um eine erworbene zystische Transformation der Nieren. Das Ausmaß der Zystenbildung korreliert mit der Dauer der Niereninsuffizienz. Nach langjähriger Dialyse findet sich bei etwa 90 % aller Patienten eine multiple Zystenbildung. Der sonographische Befund (kleine Nieren mit Zysten) erlaubt die Differenzialdiagnose zu Zystennieren.

Tabelle 29.31 Zystenerkrankungen der Nieren

Solitäre Nierenzyste
Zystenbildung bei chronischer Niereninsuffizienz

Polyzystische Nierenerkrankung
– autosomal dominante Form
    – im Rahmen des von-Hippel-Lindau-Syndroms
    – assoziiert mit tuberöser Sklerose
– sporadische Form
– autosomal rezessive Form

Nephronophthisekomplex – juvenile Nephronophthise – medulläre zystische Nierenerkrankung
Markschwammnieren

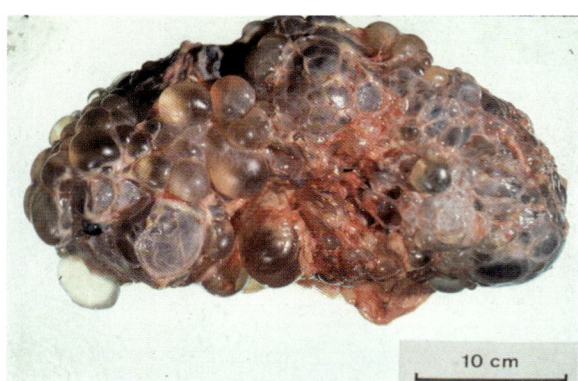

Abb. 29.36 Autosomal dominant vererbte Zystennieren (Nephrektomiepräparat).

Polyzystische Nierenerkrankungen

Eine ausgeprägte Zystenbildung mit Vergrößerung beider Nieren und progredienter Funktionsverschlechterung weist auf eine vererbte Form von zystischer Nierenerkrankung hin. Die *autosomal dominant vererbte Form* manifestiert sich zwischen dem 20. und 50. Lebensjahr, die *autosomal rezessive Form* bereits bei Geburt oder im Kindesalter. Von diesen beiden polyzystischen Nierenerkrankungen muss die *Nephronophthise* unterschieden werden, eine Erkrankung, welche meist im Adoleszentenalter zu terminaler Niereninsuffizienz führt.

Autosomal dominant vererbte polyzystische Nierenerkrankung. Diese führt zu ausgeprägter Zystenbildung in beiden Nieren (Abb. 29.**36**). Mutationen in den Genen PKD1 oder PKD2 bedingen diese Erkrankung. Die Genprodukte von PKD1 und PKD2, Polycystin-1 und -2, weisen eine Malfunktion in den Nieren auf, die zur Zystenbildung im Verlauf des Erwachsenenlebens führt. Typisch ist die positive Familienanamnese der Zystennieren mit Auftreten einer terminalen Niereninsuffizienz bei einem Eltern- oder Großelternteil, bei Geschwistern (50 %) oder Onkeln und Tanten.

Die Durchsetzung des Nierenparenchyms mit Zysten führt in der Regel zur *deutlichen Vergrößerung* der Nieren, die häufig tastbar ist und auch als Tumor fehlgedeutet werden könnte. Weitere Symptome entstehen durch lokale Komplikationen des Leidens. Zu nennen sind:
- rezidivierende Flankenschmerzen,
- Hämaturie und Zysteneinblutungen,
- rezidivierende Harnwegs- und Zysteninfektionen,
- renale Hypertonie,
- progrediente Niereninsuffizienz.

Schmerzen und/oder Hämaturie veranlassen zur renalen Diagnostik mit Durchführung einer Sonographie oder einer CT (Abb. 29.**37**), die zusammen mit der positiven Familienanamnese zur Diagnose führt.

Die autosomal dominant vererbte polyzystische Nierenerkrankung ist charakterisiert durch eine ganze Reihe von *extrarenalen Manifestationen*. So finden sich zystische Veränderungen in anderen Organen wie Leber, Milz und Pankreas (Abb. 29.**37**). *Aneurysmen der Zerebralarterien* entwickeln sich bei 4–10 % der Patienten und stellen sicherlich die bedrohlichste Begleiterscheinung der polyzystischen Nierenerkrankung dar, indem das Risiko einer Subarachnoidalblutung erhöht ist. Auch das gehäufte Auftreten von *Herzklappendysfunktionen* wie Mitralklappenprolaps und Aorteninsuffizienz ist bei Patienten mit polyzystischer Nierenerkrankung beschrieben worden. Schließlich treten eine Kolondivertikulose sowie umbilikale und inguinale Hernien gehäuft im Zusammenhang mit der polyzystischen Nierenerkrankung auf.

Autosomal rezessive polyzystische Nierenerkrankung. Die autosomal rezessiv vererbte Erkrankung ist charakterisiert durch Zystenbildung in utero und führt meist konnatal oder im Frühkindesalter zur terminalen Niereninsuffizienz. Auf das Alter bezogen, sind die Nieren in utero und im Frühkindesalter vergrößert. Überlebt das Kind und kann eine Dialysebehandlung durchgeführt werden, so sind die Nieren eher klein. Darüber hinaus ist die Erkrankung begleitet von einer kongenitalen Leberfibrose. Mutationen im Gen PKDH1 sind für die Erkrankung verantwortlich.

Nephronophthisekomplex. Bei dieser Erkrankung finden sich angeborene Zystenbildungen im Bereich der Rinden-Mark-Grenze und des Rindenmarks mit interstitieller Fibrose und sekundärer Glomerulosklerose. Es werden 2 Varianten mit unterschiedlichem Vererbungsmodus und Manifestationsalter beschrieben:
- Die *juvenile Nephronophthise* führt als autosomal rezessiv vererbte Erkrankung bereits im Kindes- oder Adoleszentenalter zur Niereninsuffizienz. Extrarenale Manifestationen werden insbesondere an den Augen (Retinitis pigmentosa, tapetoretinale Degeneration, Kolobom) beobachtet.
- Die autosomal dominant vererbte *medulläre zystische Nierenerkrankung* manifestiert sich im Erwachsenenalter durch eine progrediente Niereninsuffizienz weist meist keine extrarenalen Organbeteiligungen auf.

Sonographisch sind bei der medullären zystischen Nierenerkrankung die Nieren verkleinert, Zysten werden wegen ihrer geringen Größe häufig nicht erfasst. Die Diagnose beruht meistens auf der positiven Familienanamnese und dem typischen klinischen Verlauf mit Fehlen anderer Ursachen für das Auftreten einer progredienten Niereninsuffizienz.

Nierentumoren

Neben den zystischen Raumforderungen können sonographisch in der Niere verschiedene benigne oder maligne Raumforderungen festgestellt werden. Zu den malignen Tumoren zählen die *Nierenzellkarzinome* (Adenokarzinome; früher „Hypernephrome" genannt), die *Nephroblastome* (Wilms-Tumoren, überwiegend in der Altersgruppe < 6 Jahren auftretend) und die *Urothelkarzinome*. Daneben sind auch Metastasen von an-

Differenzialdiagnose von nephrologischen Syndromen

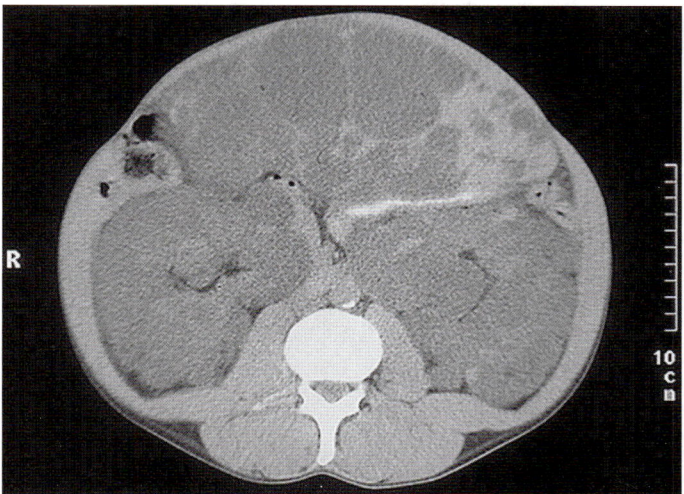

Abb. 29.37 Abdominelle Computertomographie bei einem Patienten mit autosomal dominanten Zystennieren: multiple Zysten in den Nieren und der Leber.

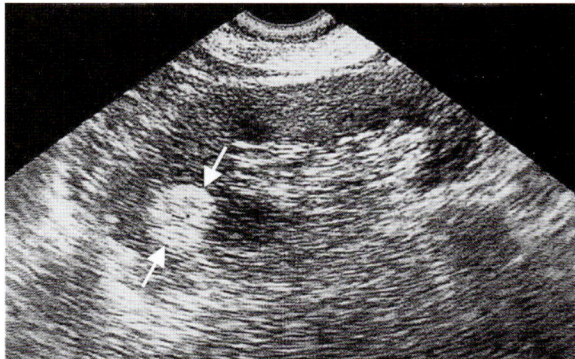

Abb. 29.38 Nachweis eines gutartigen Nierentumors mittels Sonographie: Angiomyolipom am kranialen Pol der rechten Niere.

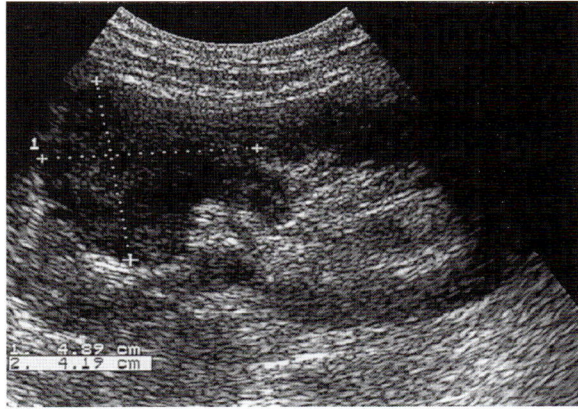

Abb. 29.39 Sonographischer Befund eines Nierenzellkarzinoms im mittleren/oberen Drittel der rechten Niere. Maximale Größe 4,1 × 4,8 cm. Der sich echoarm und inhomogen darstellende Tumor ist polyzyklisch, unregelmäßig und unscharf begrenzt.

deren Primärtumoren möglich. Angiomyolipome (Abb. 29.**38**) und Onkozytome zählen zu den gutartigen Nierentumoren.

Nierenzellkarzinome. Sie können sich durch eine Hämaturie und/oder durch Flankenschmerzen bemerkbar machen, selten sind sie bei der klinischen Untersuchung tastbar. Die Tumordiagnose erfolgt meistens im Rahmen
- der Abklärung einer nichtglomerulären Mikro- oder Makrohämaturie oder unklarer abdomineller Beschwerden,
- einer Abdomensonographie (Abb. 29.**39**) aus anderen Indikationen,
- der Primärtumorsuche bei nachgewiesener Metastasen (z. B. Abdomen-CT, Abb. 29.**40**).

Nur in seltenen Fällen tritt das Nierenzellkarzinom bilateral auf. Nierenzellkarzinome können mit *paraneoplastischen Syndromen* einhergehen. Hierzu zählen:
- Erythrozytose (ektope Erythropoetinbildung im Tumor),
- Hyperkalzämie durch Bildung PTH-ähnlicher Peptide,
- Leberfunktionsstörungen mit erniedrigtem Quick-Wert, erhöhter alkalischer Phosphatase und vermindertem Serumalbumin (*Stauffer-Syndrom*).

Die Abgrenzung zwischen zystischem Tumor und solitärer Zyste kann manchmal schwierig sein.

> Es sollte immer dann an das Vorliegen eines Tumors gedacht werden sollte, wenn sonographisch inhomogene Strukturen, Binnenechos und Verkalkungen nachweisbar sind.

Im Zweifelsfall ermöglicht die CT mit Kontrastmittelgabe oder die MRT die Differenzialdiagnose zwischen Zyste und Tumor.

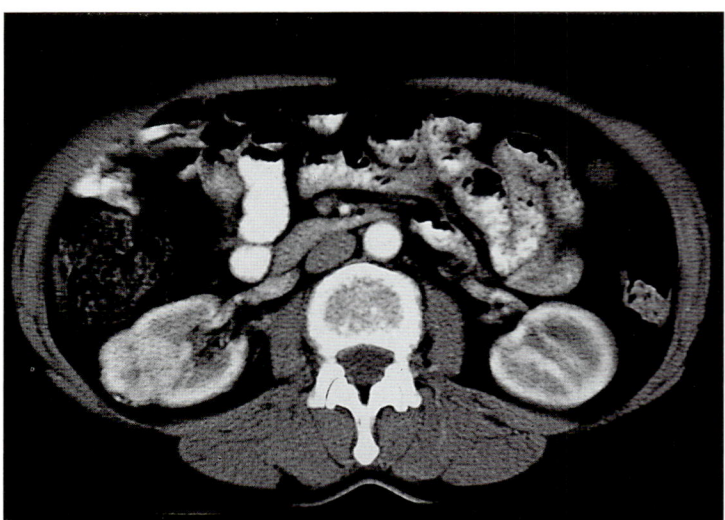

Abb. 29.40 Computertomographische Darstellung eines Nierenkarzinoms. Hypervaskularisierter Tumor am lateralen Umfang des mittleren Nierendrittels der rechten Niere. Arterielle Perfusionsphase nach i. v. Bolusinjektion von Kontrastmittel.

Phakomatosen. Solide Raumforderungen in der Niere können auch bei Phakomatosen auftreten, vor allem beim *Von-Hippel-Lindau-Syndrom* und bei der *tuberösen Sklerose*.

Beim autosomal dominant vererbten Von-Hippel-Lindau-Syndrom (VHL) treten gehäuft Nierenzellkarzinome auf. Die Erkrankung ist charakterisiert durch retinale Angiome, Hämangioblastome im Kleinhirn und im Rückenmark, Phäochromozytom sowie angiomatöse oder zystische Läsionen in den Nieren, der Leber, dem Pankreas, den Lungen, der Haut und dem Nebenhoden. In 75% der Fälle treten die Nierenzellkarzinome bei VHL bilateral auf.

Die tuberöse Sklerose ist eine fortschreitende neurologische und dermatologische Erkrankung. Viele Patienten haben Zysten in den Nieren. Angiomyolipome der Niere sind bei dieser Erkrankung häufig und können bluten, wenn sie sehr groß sind (> 4 cm). Gehäuft treten auch Nierenzellkarzinome bei tuberöser Sklerose auf.

Urothelkarzinome. Diese entwickeln sich in den ableitenden Harnwegen, also im Nierenbecken, den Ureteren und der Blase. Sie treten insbesondere bei Patienten mit Analgetikanephropathie und bei Nikotinabusus auf. Typischerweise entwickeln sich die Tumoren nach ca. 15- bis 25-jährigem Analgetikaabusus und machen sich durch das Auftreten einer Mikro- oder Makrohämaturie bemerkbar. Bei bekannter Analgetikanephropathie sollten diese Symptome zur Durchführung einer Sonographie, eines i. v. Urogramms der ableitenden Harnwege und einer Urinzytologie führen sowie ggf. eine erweiterte Diagnostik mit Zystoskopie und retrograder Pyelographie zur Folge haben.

Nephroblastome. Diese Tumoren treten insbesondere in den ersten Lebensjahren auf und sind im Erwachsenenalter eine Seltenheit. Aufgrund ihrer erheblichen Größe fällt bei den betroffenen Kindern häufig zunächst der abdominelle Palpationsbefund auf, während Hämaturie, Schmerzen und Fieber in ihrer Bedeutung zurücktreten.

Literatur

Baker RJ, Pusey CD. The changing profile of acute tubulointerstitial nephritis. Nephrol Dial Transplant 2004; 19: 8–11.
Bushinsky DA. Nephrolithiasis. J Am Soc Nephrol 1998; 9: 917–24.
Cairns HS. Management of mild to moderate chronic renal failure. Clin Med 2003; 3: 499–503.
D'Amico G, Bazzi C. Pathophysiology of proteinuria. Kidney Int 2003; 63: 809–25.
De Broe ME, Elseviers MM. Analgesic nephropathy. N Engl J Med 1998, 338: 446–52.
Delvecchio FC, Preminger GM. Medical management of stone disease. Curr Opin Urol 2003; 13: 229–33.
Esson ML, Schrier RW. Diagnosis and treatment of acute tubular necrosis. Ann Intern Med 2002; 137: 744–52.
Fogazzi GB, Ponticelli C, Ritz E. The urinary sediment: an integrated view. 2nd ed. Oxford: Oxford University Press 1999.
Gines P, Guevara M, Arroyo V, Rodes J. Hepatorenal syndrome. Lancet 2003; 362: 1819–27.
Ginsberg JM, Chang BS, Matarese RA, Garella S. Use of single voided urine samples to estimate quantitative proteinuria. N Engl J Med 1983; 309:1543–6.
Grossfeld GD, Wolf JS Jr, Litwan MS, Hricak H, Shuler CL, Agerter DC, Carroll PR. Asymptomatic microscopic hematuria in adults: summary of the AUA best practice policy recommendations. Am Fam Physician 2001; 15: 1145–54.
Harris PC. Molecular basis of polycystic kidney disease: PKD1, PKD2 and PKHD1. Curr Opin Nephrol Hypertens 2002; 11: 309–14.
Hricik DE, Chung-Park M, Sedor JR. Glomeruonephritis. N Engl J Med 1998; 339: 888–99.
Johnson RJ, Feehally J. Comprehensive Clinical Nephrology. 2nd ed. Edinburgh: Mosby 2003.
Kribben A, Herget-Rosenthal S, Pietruck F, Philipp Th. Das akute Nierenversagen – eine Übersicht. Dtsch Med Wochenschr 2003; 128: 1231–6.
Levey AS, Coresh J, Balk E, Kausz AT, Levin A, Steffes MW, Hogg RJ, Perrone RD, Lau J, Eknoyan G; National Kidney Foundation. National Kidney Foundation practice guidelines for chronic kidney disease: evaluation, classification, and stratification. Ann Intern Med 2003; 139: 137–47.
Maisonneuve P, Agodoa L, Gellert R et al. Cancer in patients on dialysis for end-stage renal disease: an international collaborative study. Lancet 1999; 354: 93–9.
Malinoski DJ, Slater MS, Mullins RJ. Crush injury and rhabdomyolysis. Crit Care Clin 2004; 20: 171–92.
Martin KJ, Olgaard K, Coburn JW et al. Diagnosis, assessment, and treatment of bone turnover abnormalities in renal osteodystrophy. Am J Kidney Dis 2004; 43: 558–65.
Mertens PR, Floege J. IgA-Nephropathie: Die häufigste Glomerulonephritis-Form. Dtsch Med Wochenschr 2003; 128: 1242–6.
National Kidney Foundation. DOQI kidney disease outcome quality initiative. Am J Kidney Dis 2002; 39: S1–S266.

Literatur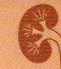

Orth SR, Ritz E. The nephrotic syndrome. N Engl J Med 1998; 338: 1202–11.

Rathmell WK, Godley PA. Renal cell carcinoma. Curr Opin Oncol 2004; 16: 247–52.

Remuzzi G, Schieppati A, Ruggenenti P. Nephropathy in patients with type 2 diabetes. N Engl J Med 2002; 346: 1145–51.

Rizk D, Chapman AB. Cystic and inherited kidney diseases. Am J Kidney Dis 2003; 42: 1305–17.

Sayer JA, Carr G, Simmons NL. Nephrocalcinosis: molecular insights into calcium precipitation within the kidney. Clin Sci (Lond) 2004; 106: 549–61.

Sturmer T, Elseviers MM, De Broe ME. Nonsteroidal anti-inflammatory drugs and the kidney. Curr Opin Nephrol Hypertens 2001; 10: 161–3.

Teichman JM. Acute renal colic from ureteral calculus. N Engl J Med 2004; 350: 684–93.

Thadhani R, Pascual M, Bonventre JV. Acute renal failure. N Engl J Med 1996; 334: 1448–60.

Wada J, Sugiyama H, Makino H. Pathogenesis of IgA nephropathy. Semin Nephrol 2003; 23: 556–63.

Wilson PD. Polycystic kidney disease. N Engl J Med 2004; 350: 151–64.

Yamagata K, Yamagata Y, Kobayashi M, Koyama A. A long-term follow-up study of asymptomatic hematuria and/or proteinuria in adults. Clin Nephrol 1996; 45: 281–8.

Zager RA. Rhabdomyolysis and myohemoglobinuric acute renal failure. Kidney Int 1996; 49: 314–26.

30 Störungen des Wasser-, Elektrolyt- und Säure-Base-Haushaltes

T. Fehr und R. P. Wüthrich
(Frühere Bearbeitung: U. Kuhlmann und W. Siegenthaler)

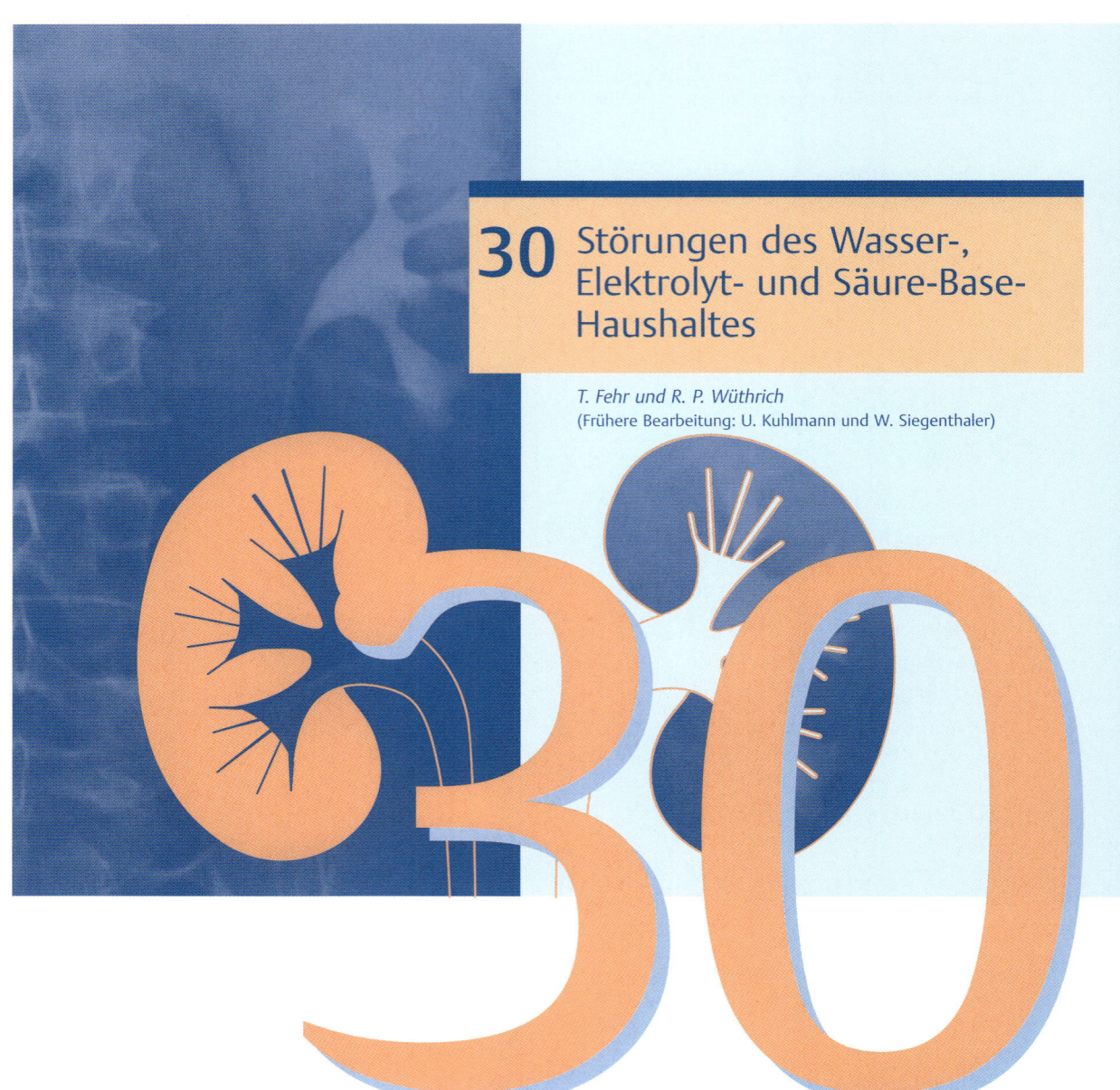

Störungen des Wasser-, Elektrolyt- und Säure-Base-Haushaltes

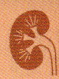

30.1 Störungen des Natrium- und Wasserhaushaltes — 905

Physiologische Grundlagen — 905
- Flüssigkeitsverteilungsräume — 905
- Prinzipien der Osmoregulation — 906
- Prinzipien der Volumenregulation — 906

Störungen des Volumenhaushaltes (Volumendefizit und -überschuss) — 909
- Definition, Diagnose und Klinik — 909
- Volumenmangel (bei primär normalem Serumnatrium) — 910
- Volumenüberschuss (bei primär normalem Serumnatrium) — 910

Störungen des Wasserhaushaltes und der Osmoregulation (Hypo- und Hypernatriämie) — 911
- Definition, Diagnose und Klinik — 911
- Hyponatriämie ($P_{Na} < 135$ mmol/l) — 911
  - Hypovolämische Hyponatriämie — 912
  - Euvolämische Hyponatriämie — 913
  - Hypervolämische Hyponatriämie — 914
- Hypernatriämie ($P_{Na} > 145$ mmol/l) — 915
  - Hypovolämische Hypernatriämie — 915
  - Euvolämische Hypernatriämie — 915
  - Hypervolämische Hypernatriämie — 916

30.2 Störungen des Kaliumhaushaltes — 917

Physiologische Grundlagen — 917
- Kaliumverteilung und interne Kaliumbilanz — 917
- Kaliumausscheidung und externe Kaliumbilanz — 917
- Steroidbiosynthese — 918

Hypo- und Hyperkaliämie — 919
- Definition, Diagnose und Klinik — 919
- Hypokaliämie ($P_K < 3{,}5$ mmol/l) — 920
  - Hypokaliämie durch verminderte Zufuhr — 920
  - Hypokaliämie durch transzelluläre Shifts (interne Bilanzstörung) — 921
  - Hypokaliämie durch vermehrte Verluste — 921
- Hyperkaliämie ($P_K > 5{,}0$ mmol/l) — 922
  - Hyperkaliämie durch übermäßige Zufuhr — 922
  - Hyperkaliämie durch transzelluläre Shifts (interne Bilanzstörung) — 922
  - Hyperkaliämie durch verminderte Ausscheidung — 923

30.3 Störungen des Säure-Base-Haushaltes — 925

Physiologische Grundlagen — 925
- Grundlagen zum Säure-Base-Haushalt — 925
- Stufen der Säure-Base-Regulation — 925
- Regulation der renalen Säureausscheidung — 926

Azidose und Alkalose — 927
- Definitionen, Diagnose und Klinik — 927
- Metabolische Azidose — 928
  - Entstehungsmechanismen und Bedeutung der Serumanionenlücke — 928
  - Normochlorämische metabolische Azidosen (erhöhte Anionenlücke) — 929
  - Hyperchlorämische metabolische Azidosen (normale Anionenlücke) — 931
- Metabolische Alkalose — 932
  - Entstehungsmechanismen und Bedeutung der Urinchloridkonzentration — 932
  - Chloridsensitive metabolische Alkalosen — 933
  - Chloridresistente metabolische Alkalosen — 934
  - Metabolische Alkalose durch exogene Alkalizufuhr — 934
- Respiratorische Azidose — 935
  - Akute und chronische Störungen — 935
  - Differenzialdiagnose der respiratorischen Azidose — 936
- Respiratorische Alkalose — 937
  - Akute und chronische Störungen — 937
  - Differenzialdiagnose der respiratorischen Alkalose — 938

30.4 Störungen des Calcium-, Phosphat- und Magnesiumhaushaltes — 938

Physiologische Grundlagen — 938

Spezielle Eigenschaften von Calcium, Phosphat und Magnesium — 938
Regulation des Calcium- und Phosphathaushaltes — 939

Störungen des Calciumhaushaltes — 940

Definition, Diagnose und Klinik — 940
Hypokalzämie ($P_{Ca} < 2{,}1$ mmol/l) — 942
    Zustände mit Hypoparathyreoidismus — 942
    Zustände mit Hypovitaminose D — 943
    Calciumsequestration im Knochen und im Gewebe — 943
    Renaler Calciumverlust — 944
Hyperkalzämie ($P_{Ca} > 2{,}6$ mmol/l) — 944
    Zustände mit Hyperparathyreoidismus — 944
    Zustände mit Hypervitaminose D — 945
    Zustände mit vermehrter Knochenresorption — 945
    Renale Calciumretention — 945
    Andere Ursachen — 945

Störungen des Phosphathaushaltes — 947

Definition, Diagnose und Klinik — 947
Hypophosphatämie ($P_{Ph} < 1$ mmol/l) — 949
    Zustände mit Hyperparathyreoidismus — 949
    Verminderte intestinale Absorption — 949
    Zellshifts — 950
    Renaler Phosphatverlust — 950
Hyperphosphatämie ($P_{Ph} > 1{,}5$ mmol/l) — 951
    Zustände mit Hypoparathyreoidismus — 951
    Vermehrte intestinale Absorption — 951
    Zellshifts — 951
    Renale Phosphatretention — 951

Störungen des Magnesiumhaushalts — 952

Definition, Diagnose und Klinik — 952
Hypomagnesiämie ($P_{Mg} < 0{,}7$ mmol/l) — 952
    Verminderte Zufuhr — 952
    Verteilungsstörungen — 952
    Extrarenaler Mg-Verlust — 953
    Renaler Mg-Verlust — 953
Hypermagnesiämie ($P_{Mg} > 1{,}2$ mmol/l) — 954
    Übermäßige Zufuhr — 954
    Verteilungsstörung — 954
    Renale Mg-Retention — 954

30.1 Störungen des Natrium- und Wasserhaushaltes

Physiologische Grundlagen

Für das Verständnis von Störungen im Natrium- und Wasserhaushalt, welche sich in Änderungen des Volumenstatus, der Serumosmolalität und des Serumnatriums äußern, sind physiologische Grundkenntnisse unabdingbar. Diese sind hier in kurzer Form beschrieben.

Flüssigkeitsverteilungsräume

Entstehung von Elektrolytstörungen. Der menschliche Körper kann in verschiedene Flüssigkeitskompartimente eingeteilt werden, die jeweils eine charakteristische Konzentration verschiedener Elektrolyte aufweisen (Tab. 30.1). Elektrolytstörungen, welche immer im Serum gemessen werden, können somit prinzipiell auf drei verschiedene Arten entstehen (Abb. 30.1): durch eine *Änderung der absoluten Zufuhr,* durch eine *Verschiebung zwischen verschiedenen Kompartimenten (Shift)* und durch eine *Änderung der absoluten Ausfuhr.*

Die Niere ist das Hauptorgan für die Elektrolytausscheidung, weshalb es Sinn macht, in der Differenzialdiagnose *renale und extrarenale Ausscheidungsstörungen* zu unterscheiden. Die renale Ausscheidung einer Substanz X kann durch Bestimmung der *fraktionellen Exkretion (FE)* aus dem Spoturin abgeschätzt werden. Die fraktionelle Exkretion ist definiert als die über den Urin ausgeschiedene Menge einer Substanz X dividiert durch die gesamte glomerulär filtrierte Menge von X. Konzentrationen einer Substanz X in Plasma/Serum und im Urin werden fortan immer als P_X bzw. U_X abgekürzt. Die Formel zur Berechnung der fraktionellen Exkretion lautet dann:

$$FE_X = \frac{(U_X \times P_{Kreatinin})}{(P_X \times U_{Kreatinin})}$$

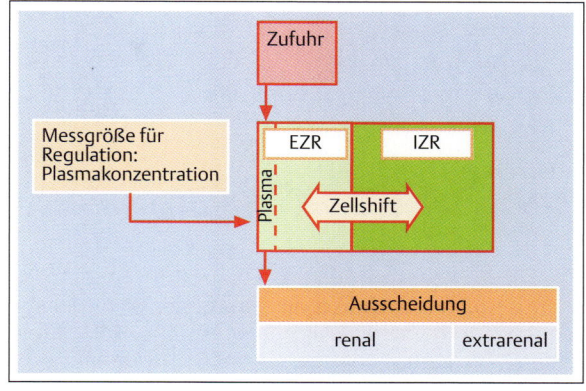

Abb. 30.1 Prinzipielle Pathogenese von Elektrolytstörungen. Elektrolytstörungen können auf drei Arten entstehen: durch Störung der Zufuhr, durch Verschiebung zwischen Kompartimenten (vor allem Intra- und Extrazellulärraum, IZR und EZR) sowie durch Störung der Ausscheidung.

Größe der Kompartimente. Im Durchschnitt setzt sich das Körpergewicht eines erwachsenen Menschen zu etwa 60 % aus Wasser und zu 40 % aus Feststoffen zusammen. Bei einem mittleren Körpergewicht von 70 kg verteilt sich das Wasser wie folgt auf die verschiedenen Kompartimente (Abb. 30.2):
➤ *Intrazellulärvolumen* (IZV): 40 % (28 l),
  – davon Blutzellen: 3 % (2 l);
➤ *Extrazellulärvolumen* (EZV): 20 % (14 l),
  – intravasaler Raum (Plasma): 5 % (3,5 l),
  – interstitieller Raum: 15 % (10,5 l).

Das *Blutvolumen* setzt sich aus dem Volumen von Plasma und Blutzellen zusammen und beträgt etwa 8 % des Körpergewichtes.

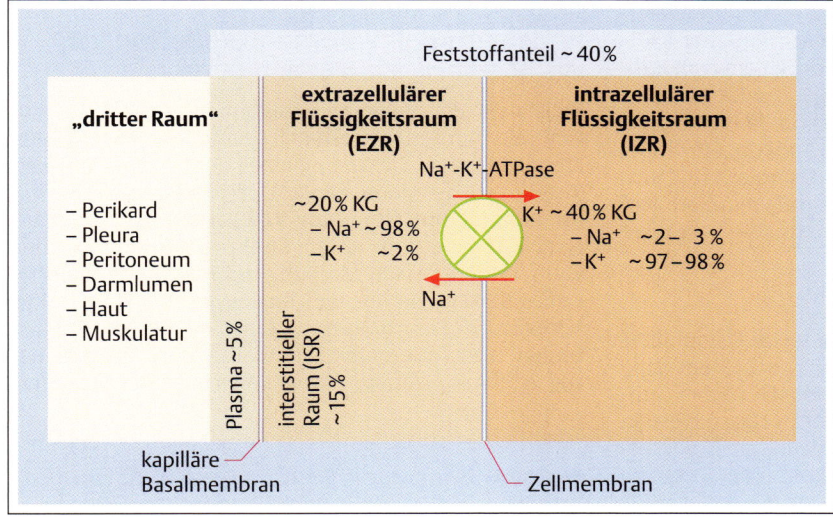

Abb. 30.2 Wasser- und Kationenverteilung im erwachsenen Organismus. Wasser in Prozent des Körpergewichts, Kationen in Prozent des Gesamtkörperbestandes.

Tabelle 30.1 Elektrolytzusammensetzung in verschiedenen Kompartimenten (in meq/l)

Ionen	Plasma	Interstitielle Flüssigkeit	Intrazelluläre Flüssigkeit
Kationen			
Natrium	142	145	12
Kalium	4,3	4,4	140
Calcium (ionisiert)	2,5	2,4	4
Magnesium (ionisiert)	1,1	1,1	34
Anionen			
Chlorid	104	117	4
Bicarbonat	24	27	12
Phosphat	2,0	2,3	40
Proteine	14	0	50
Andere	5,9	6,2	84

In besonderen klinischen Situationen kann es zur Sequestration von Flüssigkeit in seröse Hohlräume (Pleura, Perikard, Peritoneum) oder in traumatisierte Gewebe (Muskulatur, Retroperitonealraum) kommen. Man spricht dann von einem *transzellulären dritten Raum,* welcher unter physiologischen Bedingungen vernachlässigbar ist, aber in bestimmten Krankheitssituationen mehrere Liter Flüssigkeit umfassen und die Volumenhomöostase wesentlich beeinflussen kann.

Jedes Flüssigkeitskompartiment weist eine charakteristische Elektrolytverteilung auf, welche in der Tab. 30.**1** zusammengefasst ist. Unter physiologischen Bedingungen ist die Summe von osmotischem Druck (charakterisiert durch die Osmolalität) und onkotischem Druck in allen Kompartimenten identisch, was stabile Volumenverhältnisse garantiert. Es ist jedoch wichtig zu verstehen, dass Volumen und Osmolalität grundsätzlich unabhängig voneinander und mit je eigenen Hormonsystemen reguliert werden.

Prinzipien der Osmoregulation

Intra- und Extrazellulärraum sind durch die Zellmembran getrennt, welche für Wasser und Harnstoff frei permeabel, für Elektrolyte und Eiweiße jedoch impermeabel ist. Der osmotische Druck in einem Kompartiment wird durch die Gesamtkonzentration aller löslichen Elemente bestimmt und kann durch die *Osmolalität* beschrieben werden. Im homöostatischen Gleichgewicht ist sie in allen Kompartimenten identisch und korreliert direkt mit der Serumnatriumkonzentration, welche einfach zu messen ist. Die Osmolalität (Osm) ist in engen Grenzen (285–290 mosm/l) reguliert und kann mit folgender Formel approximativ bestimmt werden:

$P_{Osm} = 2 \times P_{Na} + P_{Glucose} + P_{Harnstoff}$

Wenn die errechnete und die gemessene Osmolalität wesentlich voneinander abweichen, so besteht eine sog. *osmotische Lücke,* für die osmotisch aktive Substanzen, welche nicht in der Formel erfasst werden (wie Alkohole, Glykole und Medikamente), verantwortlich sein können (s. dazu Abschnitt „Metabolische Azidose").

Regelkreis der Osmoregulation. Der Regelkreis für die Osmoregulation ist in Abb. 30.**3** dargestellt. Die Osmolalität im Extrazellulärraum wird in den Osmorezeptorzellen des Hypothalamus gemessen (afferenter Schenkel). Die Osmoregulation erfolgt über eine Anpassung der Wasseraufnahme und der renalen Wasserausscheidung durch zwei Effektormechanismen (efferenter Schenkel):

➤ Hyperosmolalität führt zur *Aktivierung des Durstgefühls* und damit zur vermehrten Wasseraufnahme.
➤ Hyperosmolalität induziert die *Sekretion von antidiuretischem Hormon (ADH, Vasopressin)* im Hypothalamus, welches über die Aktivierung des Vasopressin-Rezeptors Typ 2 im Sammelrohr (V_2-Rezeptor) die renale Wasserausscheidung reduziert. Umgekehrt wird durch Hypoosmolalität die ADH-Sekretion unterdrückt, was via Aktivierung von Wasserkanälen (sog. Aquaporinen) im Sammelrohr zur vermehrten Wasserausscheidung führt.

> Die tägliche Urinmenge kann von 0,5 bis 15–20 l variiert werden und garantiert eine stabile Serumosmolalität. Schwankungen liegen im Bereich von nur ± 2 %.

Prinzipien der Volumenregulation

Regelkreis der Volumenregulation. Die Stabilität des EZV und damit des Kreislaufs mit adäquater Perfusion lebenswichtiger Organe ist einer der fundamentalsten Regelkreise der Homöostase. Der Regelkreis für die Volumenregulation ist in Abb. 30.**4** dargestellt. Da das Extrazellulärvolumen nicht direkt bestimmt werden kann, erfolgt dessen Messung indirekt durch die *arteriellen Barorezeptoren,* welche hauptsächlich im linken Ventrikel, im Aortenbogen sowie im Karotissinus zu finden sind (afferenter Schenkel). Diese messen das sog. *effektive arterielle Blutvolumen,* also den Füllungs-

Abb. 30.4 Schematische Darstellung des Regelkreises für die ▷ Volumenregulation. ANP = atriales natriuretisches Peptid.

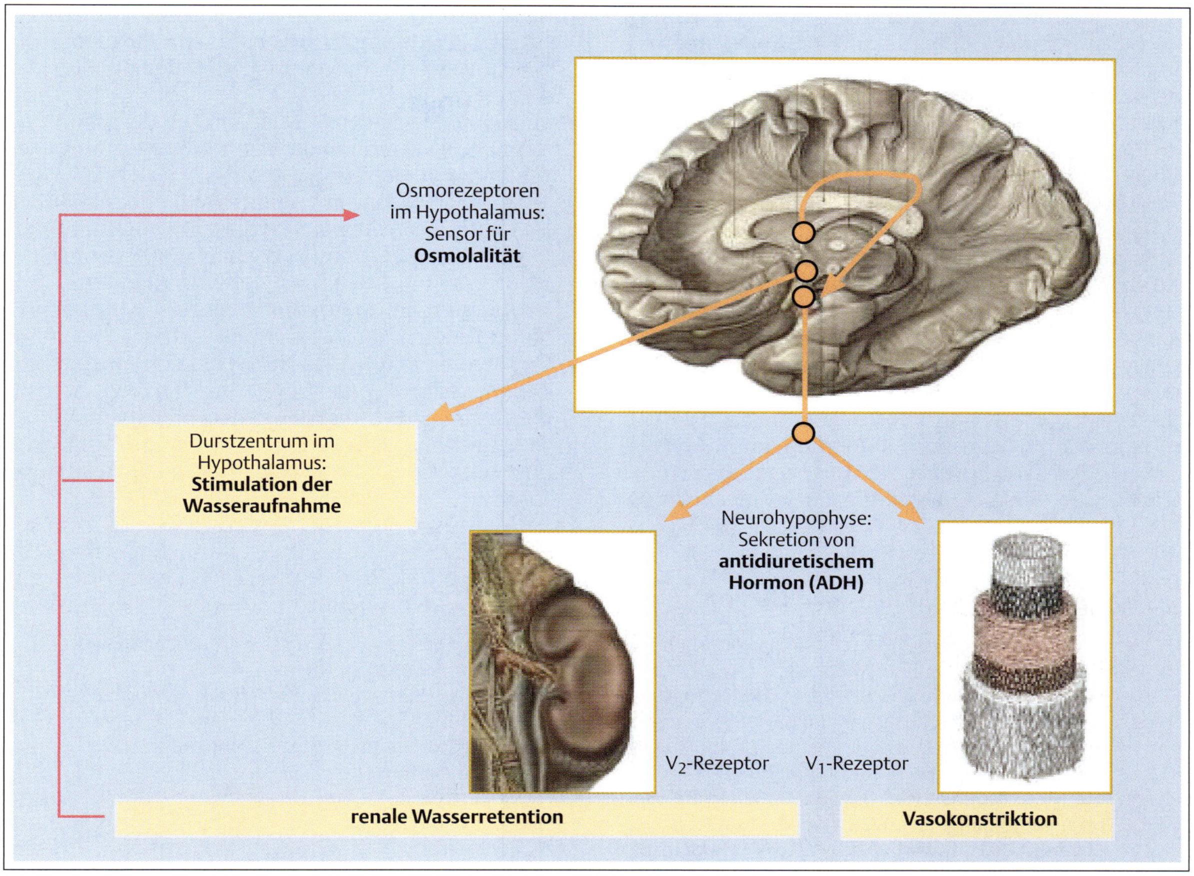

Störungen des Natrium- und Wasserhaushaltes

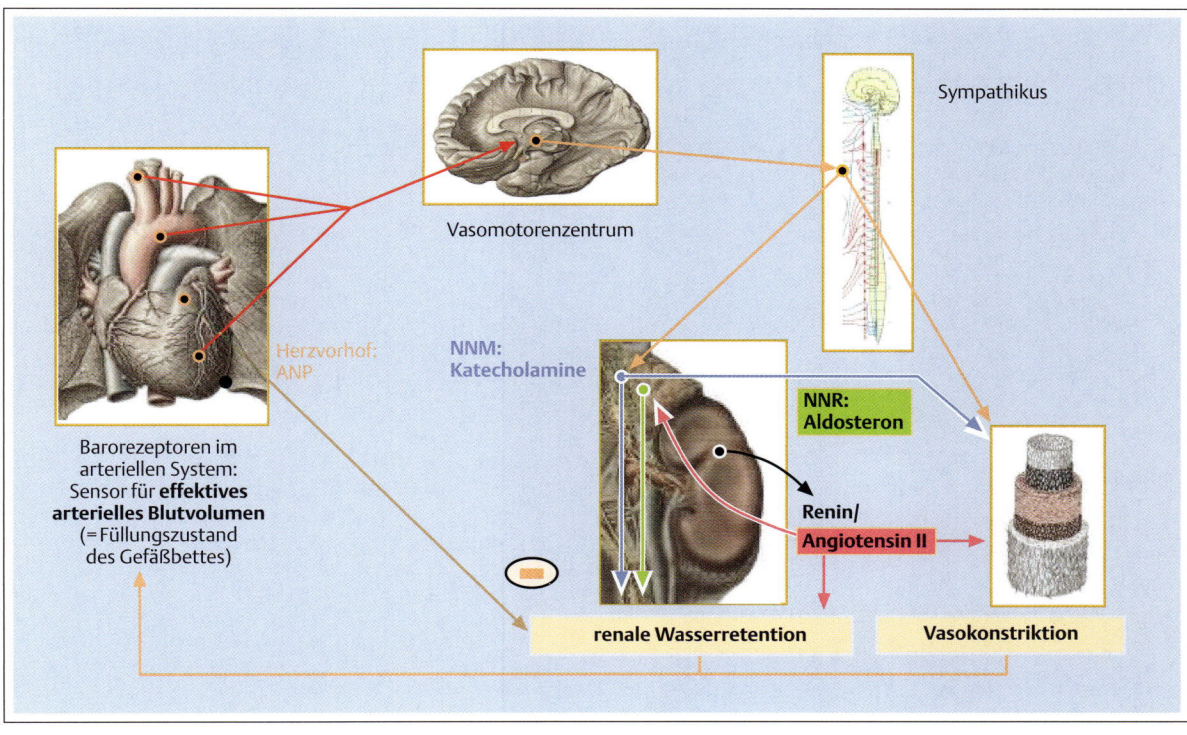

Abb. 30.3 Schematische Darstellung des Regelkreises für die Osmoregulation.
V_1-/V_2-Rezeptor: Vasopression-Rezeptor vom Typ 1 (an Gefäßen) und 2 (in Zellen des Sammelrohrs).

zustand des arteriellen Gefäßbettes und des Herzens, welcher durch das EZV und den Gefäßtonus determiniert wird. Unter physiologischen Bedingungen sind effektives arterielles Blutvolumen und EZV eng korreliert, können aber in bestimmten klinischen Situationen voneinander abweichen (z. B. bei Ödemerkrankungen mit Anstieg des EZV und Abfall des effektiven arteriellen Blutvolumens).

Das EZV wird hauptsächlich durch das *Gesamtkörpernatrium* bestimmt. Ein Anstieg des Gesamtkörpernatriums, welches sich vorwiegend im EZV befindet, führt zu einer Volumenexpansion, ein Abfall hingegen zu einer Volumenkontraktion. Die Volumenregulation erfolgt deshalb über eine Anpassung der renalen Natriumausscheidung (efferenter Schenkel). Diese wird durch verschiedene hormonelle Systeme gesteuert:

➤ Hypovolämie führt zur Aktivierung der Barorezeptoren. Das *sympathische Nervensystem* wird stimuliert, was direkt und indirekt über Katecholaminausschüttung zu einem Anstieg des Gefäßtonus führt. Gleichzeitig stimulieren *Katecholamine* die Natriumrückresorption im proximalen Tubulus der Niere.

➤ Hypovolämie führt zur renalen Hypoperfusion und damit zur Sekretion von *Renin* im juxtaglomerulären Apparat der Niere. Renin stimuliert die Synthese von bioaktivem Angiotensin II und schließlich von Aldosteron. *Angiotensin II* ist ein potenter Vasokonstriktor und fördert ebenfalls die Natriumrückresorption im proximalen Tubulus. *Aldosteron* hingegen wirkt am Sammelrohr, wo es Natriumrückresorption und Kaliumsekretion bewirkt.

➤ Hypervolämie führt zur Sekretion von *atrialem natriuretischem Peptid (ANP)* im Herzen, welches durch eine Steigerung der glomerulären Filtrationsrate und eine Hemmung der proximal tubulären Natriumrückresorption die Natriumausscheidung fördert.

Überblick über Volumen- und Osmoregulation

Volumen- und Osmoregulation sind einander in Tab. 30.2 gegenübergestellt. Als Grundregel gilt:
- **Die Niere reguliert das EZV über die Natriumausscheidung.** Die klinische Messgröße ist U_{Na}. Volumendefizit wird durch Natriumretention, Volumenüberschuss durch vermehrte Natriurese korrigiert.
- **Die Niere reguliert die Osmolalität über die Wasserausscheidung.** Die klinische Messgröße ist P_{Na}. Hyperosmolalität wird durch Wasserretention, Hypoosmolalität durch vermehrte Wasserausscheidung korrigiert.

Somit können Störungen im Natrium- und Wasserhaushalt wie folgt eingeteilt werden:
- Extrazellulärvolumendefizit (bei primär normalem Serumnatrium),
- Extrazellulärvolumenüberschuss (bei primär normalem Serumnatrium),
- Hyponatriämie,
- Hypernatriämie.

Tabelle 30.2 Überblick über Volumen- und Osmoregulation

	Volumenregulation	Osmoregulation
Was wird gemessen? (Input)	– effektives arterielles Blutvolumen	– Plasmaosmolalität
Messinstrument (Sensor = afferenter Schenkel)	– arterielle Barorezeptoren (linker Ventrikel, Aortenbogen, Karotissinus)	– hypothalamische Osmorezeptoren
Was wird reguliert? (Output)	– renale Natriumausscheidung	– renale Wasserretention – Wasseraufnahme
Regulationsinstrument (Effektor = efferenter Schenkel)	– proximale Natriumrückresorption via Katecholamine und Angiotensin II – Natriumrückresorption im Sammelrohr via Aldosteron	– Wasserretention im Sammelrohr via ADH – Wasseraufnahme via Durstgefühl

Störungen des Volumenhaushaltes (Volumendefizit und -überschuss)

Definition, Diagnose und Klinik

Zunahme oder Verminderung von Gesamtkörpernatrium und -wasser zu gleichen Teilen. Diese Störungen führen zu einer Expansion oder Kontraktion des EZV, was typischerweise Kreislaufsymptome des Volumenmangels („Exsikkose") oder Volumenüberschusses („Überwässerung") zur Folge hat und im klinischen Alltag außerordentlich häufig vorkommt. Die klinische Beurteilung des Volumenstatus eines Patienten ist deshalb zentral im differenzialdiagnostischen Prozess, das Thorax-Röntgenbild und gewisse Laboruntersuchungen helfen dabei weiter. Diese Befunde sind in Tab. 30.3 zusammengefasst.

Klinik. *Symptome des Volumenmangels* sind orthostatische Hypotonie, Tachykardie, kollabierte Halsvenen als Zeichen eines tiefen zentralvenösen Druckes, trockene Haut und Schleimhäute, Oligurie und Verwirrung. Im Gegensatz dazu führt die *Volumenexpansion* zu Hypertonie, Anstieg des Körpergewichtes, Ausbildung von Ödemen und Auftreten von Dyspnoe mit feuchten Rasselgeräuschen über der Lungenbasis.

Diagnostik. Das *Thorax-Röntgenbild* zeigt beim Volumenüberschuss eine Zunahme der Herzgröße, eine Lungenstauung und die Ausbildung von Pleuraergüssen. In der Intensivmedizin erlaubt die Messung des zentralvenösen Druckes eine zuverlässige Beurteilung des Volumenstatus.

Laboruntersuchungen können bei der Suche nach einem Volumendefizit weiterhelfen. Anstieg von Hämatokrit und Serumalbumin sind aber unzuverlässige Parameter und können vor allem zur Verlaufsbeurteilung herbeigezogen werden. Da ein Volumenmangel in der Niere mit Natriumretention korrigiert wird, ist ein Abfall des Urinnatriums ein zuverlässiger Hinweis für ein Volumendefizit. Im Spoturin liegen $U_{Na} < 20$ mmol/l und $U_{Osm} > 600$ mosm/l. Die *fraktionelle Natriumexkretion FE_{Na}* erlaubt die Differenzialdiagnose des prärenalen zum renalen Nierenversagen beim oligurischen Patienten und liegt unter 1% bei der Volumendepletion. Sie wird wie folgt berechnet:

$$FE_{Na} = \frac{(U_{Na} \times P_{Kreatinin})}{(P_{Na} \times U_{Kreatinin})}$$

Tabelle 30.3 Zeichen von extrazellulärem Volumenmangel und Volumenüberschuss

		Volumenmangel	Volumenüberschuss
Klinische Befunde			
	Kardiopulmonales System	– orthostatischer Blutdruckabfall (> 15–20 mmHg systolisch) – orthostatischer Pulsanstieg (> 15–20 Schläge/min) – leere Halsvenen (bei 45° in Rückenlage) – Schock bei schwerem Volumenmangel	– Hypertonie – gefüllte Halsvenen und positiver hepatojugulärer Reflux – auskultatorisch Lungenstauung
	Haut und Schleimhäute	– verminderter Hautturgor (stehende Hautfalte) – trockene Schleimhäute	– Ödeme – Zunahme des Körpergewichtes
Thorax-Röntgenbild			
	Herz	– schlanker Herzschatten	– Herzgröße ↑
	Lunge und Pleura		– unscharfe Lungengefäßzeichnung, Lungenödem – Pleuraergüsse
Laborbefunde			
	Blut	– Hämatokrit ↑ – Serumalbumin ↑	– Hämatokrit ↓ – Serumalbumin ↓
	Urin	– $U_{Na} < 20$ mmol/l – fraktionelle Natriumexkretion $FE_{Na} < 1\%$	
Hämodynamik			
	Drücke	– zentralvenöser Druck ↓ – pulmonalkapillärer Wedge-Druck ↓ – mittlerer arterieller Blutdruck ↓	– zentralvenöser Druck ↑ – pulmonalkapillärer Wedge-Druck ↑ – mittlerer arterieller Blutdruck ↑
	Herzminutenvolumen	– Herzminutenvolumen ↓	– Herzinsuffizienz: Herzminutenvolumen ↓ – Übrige: Herzminutenvolumen ↑
	Peripherer Widerstand	– peripherer Widerstand ↑	– peripherer Widerstand ↓

Tabelle 30.4 Differenzialdiagnose des Volumenmangels

Extrarenale Ursachen ($U_{Na} < 20$ mmol/l)	Renale Ursachen ($U_{Na} > 20$ mmol/l)

– Mangelnde Salz- und Wasseraufnahme
– Flüssigkeitssequestration in dritten Raum
  – Muskelverletzung (Crush), Rhabdomyolyse
  – innere Blutungen
  – Pankreatitis, Peritonitis, Ileus, Sepsis
– Gastrointestinale Verluste
  – Erbrechen, nasogastrische Sonde
  – Diarrhö, Fisteln
  – Blutungen
– Verluste über die Haut
  – starkes Schwitzen
  – Verbrennungen
– Äußere Blutungen
	– Osmotische Diurese
	  – schwere Hyperglykämie
	– Medikamente
	  – chronischer Diuretikaabusus
	– Renale Salzverlustsyndrome
	  – interstitielle Nephropathien
	  – postobstruktive Diurese
	  – renal tubuläre Azidose
	  – angeborene Salzverlustsyndrome (Bartter und andere)
	– Zustände mit Mineralokortikoiddefizit (Tab. 30.**12**)

Tabelle 30.5 Differenzialdiagnose des Volumenüberschusses

EZV ↑, effektives arterielles Blutvolumen ↑	EZV ↑, effektives arterielles Blutvolumen ↓

– Primäre Nierenerkrankungen
  – akute Glomerulonephritis
  – akutes und chronisches Nierenversagen
– Zustände mit Mineralokortikoidüberschuss (Tab. 30.**11**)
	– Ödemkrankheiten mit sekundärem Hyperaldosteronismus
	  – Herzinsuffizienz
	  – nephrotisches Syndrom
	  – Leberzirrhose
	  – schwere Hypalbuminämie (nutritiv)

allen Formen von Mineralokortikoidmangel (s. dazu Abschnitt 30.2 „Störungen des Kaliumhaushaltes"). Die Differenzialdiagnose des Volumenmangels wird in Tab. 30.**4** zusammengefasst.

Volumenüberschuss (bei primär normalem Serumnatrium)

Wenn die Nettozufuhr von Natrium und Wasser die Ausscheidung übersteigt, kommt es zur Volumenexpansion. Übersteigt diese 2–4 l, treten *Ödeme* auf. Pathogenetisch können zwei prinzipiell verschiedenen Situationen unterschieden werden (Tab. 30.**5**):
➤ Anstieg des EZV bei *erhöhtem* effektivem arteriellem Blutvolumen im Rahmen einer übermäßigen Salz- und Wasserzufuhr und gleichzeitig verminderter renaler Ausscheidung,
➤ Anstieg des EZV bei *vermindertem* effektivem arteriellem Blutvolumen im Rahmen von klassischen Ödemerkrankungen (Herzinsuffizienz, Leberzirrhose und nephrotisches Syndrom).

Volumenüberschuss durch *vermehrte Zufuhr* kann bei übermäßiger Infusionstherapie iatrogen verursacht sein, meist aber nur dann, wenn auch die *Ausscheidung vermindert* ist. Dies ist klassischerweise der Fall bei Patienten mit akuter oder chronischer Niereninsuffizienz und renaler Salz- und Wasserretention. Das Renin-Angiotensin-Aldosteron-System ist bei diesen Patienten unterdrückt, und sie neigen zu Hypertonie als Ausdruck des erhöhten effektiven arteriellen Blutvolumens. Dasselbe gilt für alle Zustände mit primärem Mineralokortikoidüberschuss (zum Beispiel Conn-Syndrom). Da diese gleichzeitig mit Störungen im Kaliumhaushalt einhergehen, werden sie im Abschnitt 30.2 „Störungen des Kaliumhaushaltes" besprochen.

Bei den *klassischen Ödemerkrankungen* liegt jedoch primär eine verminderte Füllung des Gefäßsystems vor. Bei der Herzinsuffizienz ist dies durch das verminderte Herzminutenvolumen bedingt, beim nephrotischen Syndrom hingegen durch die Hypoproteinämie mit Flüssigkeitsverlust in den interstitiellen Raum. Bei der Leberzirrhose entsteht die verminderte Füllung des Gefäßsystems durch Dilatation des splanchnischen Gefäßbettes und durch Aszitesbildung. Diese Patienten haben ein sekundär aktiviertes Renin-Angiotensin-Aldosteron-System *(sekundärer Hyperaldosteronismus)*, und sie neigen zu Hypotonie als Ausdruck des erniedrigten effektiven arteriellen Blutvolumens. Gleichzeitig kommt es infolge des Hyperaldosteronismus zur Natrium- und Wasserretention mit Ödembildung. Diese Zustände gehen recht häufig auch mit einer Hyponatriämie einher, weil das erniedrigte effektive arterielle Blutvolumen eine nichtosmotische Stimulation der ADH-Sekretion bewirkt. Die Gefahr dafür ist besonders groß bei gleichzeitiger Therapie mit Thiazid-Diuretika.

Volumenmangel (bei primär normalem Serumnatrium)

Volumenmangelzustände mit Abfall des effektiven arteriellen Blutvolumens entwickeln sich durch Nettoverluste von Natrium und Wasser. Drei Mechanismen können grundsätzlich dazu beitragen:
➤ *mangelnde Zufuhr* von Natrium und Wasser,
➤ Flüssigkeitsverschiebung durch *Sequestration* und
➤ vermehrte renale oder extrarenale *Verluste*.

Renale Verluste treten im Rahmen von primären Nierenerkrankungen mit direkter Tubulusschädigung auf, aber auch indirekt durch osmotische Diurese oder bei

Störungen des Wasserhaushaltes und der Osmoregulation (Hypo- und Hypernatriämie)

Definition, Diagnose und Klinik

Anstieg oder Abfall des Serumnatriums bedeutet Störungen im Wasserhaushalt und in der Osmoregulation. Hyponatriämie (P_{Na} < 135 mmol/l; schwer: < 125 mmol/l) bedeutet Wasserüberschuss, Hypernatriämie (P_{Na} > 145 mmol/l; schwer: > 155 mmol/l) Wassermangel im Extrazellulärraum, dies immer im Verhältnis zum gleichzeitigen Natriumbestand. Beide Störungen können jedoch mit einem Nettovolumengewinn oder -verlust einhergehen, so dass es differenzialdiagnostisch entscheidend ist, gleichzeitig auch den Volumenstatus solcher Patienten zu beurteilen.

Diagnostik. Die Natriumkonzentration wurde früher mittels Flammenphotometrie im gesamten Plasmavolumen (d. h. einschließlich der Lipide und Proteine) gemessen. Dies hatte zur Folge, dass massiv erhöhte Konzentrationen von Blutlipiden (z. B. bei Hypertriglyzeridämie) oder Plasmaproteinen (z. B. bei Paraproteinämie) infolge Expansion des Gesamtplasmavolumens zu falsch tiefen Serumnatriumwerten führten (sog. *Pseudohyponatriämie*). Die Serumosmolalität war aber bei diesen Patienten normal. Mit der Einführung von ionenselektiven Elektroden im Routinelabor wurde dieses Problem eliminiert.

Die Ansammlung von *osmotisch aktiven, nicht membrangängigen Substanzen* im Extrazellulärraum führt zur Nettoverschiebung von Wasser vom Intra- in den Extrazellulärraum als Korrektur der Hyperosmolaliät. Wir sprechen in diesem Fall von einer *Translokationshyponatriämie*. Die Serumosmolalität ist bei solchen Patienten erhöht. Wichtigstes Beispiel dafür ist die Hyperglykämie. Zu beachten gilt schließlich, dass die Ansammlung von *osmotisch aktiven, membrangängigen Substanzen* die Serumnatriumkonzentration nicht verändert, weil sich diese Substanzen im Intra- und Extrazellulärraum gleichmäßig verteilen. Wichtigstes Beispiel dafür ist der Harnstoff bei der Azotämie. Die Serumosmolalität ist bei diesen Patienten ebenfalls erhöht. In Tab. 30.6 sind die wichtigsten Beispiele für diese Spezialsituationen angeführt. Sie unterstreichen die Wichtigkeit der Serumosmolalitätsbestimmung beim Patienten mit Hyponatriämie.

Klinik. Störungen in der Serumosmolalität und Serumnatriumkonzentration führen zu Volumenverschiebungen zwischen Intra- und Extrazellulärraum. Die Folge davon ist Zellschwellung bei der Hypo- und Zellschrumpfung bei der Hypernatriämie. Weil das Hirn in einer volumenstabilen Knochenkalotte eingebettet ist, erträgt es Volumenschwankungen im Rahmen solcher Störungen oder deren zu rascher Therapie schlecht. *Neurologische und psychiatrische Symptome* sind deshalb der gemeinsame klinische Nenner von beiden Störungen. Kopfweh, Nausea und Erbrechen, Verwirrung, Delir, Lethargie und Koma kommen bei beiden Störungen vor. Die Hyponatriämie geht mit Muskelschwäche, die Hypernatriämie eher mit Spastizität und Hyperreflexie einher.

> Ein akutes Hirnödem kann bei der akut auftretenden Hyponatriämie oder bei der zu schnellen Korrektur einer Hypernatriämie auftreten und zum Tod führen.

Hyponatriämie (P_{Na} < 135 mmol/l)

Hyponatriämie bedeutet Wasserüberschuss im Extrazellulärraum. In der differenzialdiagnostischen Beurteilung muss gleichzeitig der Volumenstatus einbezogen werden. Es können 3 verschiedene Zustände unterschieden werden, deren Differenzialdiagnose in Tab. 30.7 dargestellt wird:

▶ *hypovolämische Hyponatriämie:* Defizit an Gesamtkörperwasser und -natrium, wobei proportional mehr Salz als Wasser verloren gegangen ist,
▶ *euvolämische Hyponatriämie:* mäßiger Überschuss an Gesamtkörperwasser ohne Ödembildung mit klinisch normalem Volumenstatus,

Tabelle 30.6 Osmotisch aktive Substanzen, Serumnatrium und Serumosmolalität

	Gruppe 1	Gruppe 2	Gruppe 3
Serumosmolalität	unverändert	erhöht	erhöht
Serumnatrium	erniedrigt	erniedrigt	unverändert
Beispiele	– Blutlipide (Hypertriglyzeridämie) – Proteine (Paraproteinämie)	– Glucose – Mannitol – Glycin – Maltose (mit i. v. Immunglobulin)	– Harnstoff (Azotämie) – Alkohole (Methanol, Ethanol, Isopropanol) – Glykole (Ethylenglykol)
Zustand	isotone Hyponatriämie Pseudohyponatriämie*	hypertone Hyponatriämie Translokationshyponatriämie	Hyperosmolalität mit normalem Serumnatrium

* Wurde bei der Natriumbestimmung mit Flammenphotometrie beobachtet, ist nach Einführung von ionenselektiven Elektroden nicht mehr relevant.

Tabelle 30.7 Differenzialdiagnose der hypotonen Hyponatriämie

Hypovolämische Hyponatriämie	Euvolämische Hyponatriämie	Hypervolämische Hyponatriämie
Flüssigkeitsverschiebung in dritten Raum - Muskelverletzung (Crush), Rhabdomyolyse - Pankreatitis, Peritonitis, Ileus, Sepsis **Extrarenale Verluste** - *Haut:* schwere Verbrennungen - *Gastrointestinaltrakt:* Erbrechen mit metabolischer Alkalose, Diarrhö **Renale Verluste** - *osmotische Diurese:* Glukosurie, Ketonurie, Bikarbonaturie - *Diuretika:* speziell Thiazide! - *renale Salzverlustsyndrome:* interstitielle Nephropathien, zystische Nierenerkrankungen, proximale renal tubuläre Azidose, angeborene tubuläre Störungen - zerebrales Salzverlustsyndrom - Zustände mit Mineralokortikoiddefizit (Tab. 30.**12**)	**Übermäßige Wasseraufnahme** - primäre psychogene Polydipsie **Syndrom der inadäquaten ADH-Sekretion (SIADH)** - *ZNS-Erkrankungen:* Tumoren, entzündliche Erkrankungen (Meningitis, Enzephalitis, Abszess), Schädel-Hirn-Trauma, ischämischer und hämorrhagischer Insult, Guillain-Barré-Syndrom, akute Psychose - *Tumorerkrankungen:* Bronchial- und Pankreaskarzinom, Lymphome - *Lungenerkrankungen:* entzündliche Erkrankungen (Pneumonie, Abszess, Tuberkulose, Aspergillose), Asthma bronchiale, zystische Fibrose, respiratorische Insuffizienz - *Medikamente:* ADH-Analoga (Desmopressin DDAVP, Oxytocin), Chlorpropramid, Vincristin, Cyclophosphamid, Carbamazepin, trizyklische Antidepressiva, Antipsychotika, nichtsteroidale Antirheumatika - postoperativer Zustand, andere Stress- und Schmerzzustände **Endokrine Erkrankungen** - Glukokortikoidmangel - Hypothyreose **Reset-Osmostat** - Schwangerschaft - chronische Malnutrition	**Ödemkrankheiten mit sekundärem Hyperaldosteronismus** - Herzinsuffizienz - nephrotisches Syndrom - Leberzirrhose **Akute und chronische Niereninsuffizienz**

▶ **hypervolämische Hyponatriämie:** Überschuss an Gesamtkörperwasser und -natrium, wobei proportional mehr Wasser als Salz retiniert wurde.

Wichtig zum Verständnis der hypovolämischen Hyponatriämie sowie der hypervolämischen Hyponatriämie im Rahmen von Ödemerkrankungen mit sekundärem Hyperaldosteronismus ist die Tatsache, dass ADH bei Abfall des effektiven arteriellen Blutvolumens *nichtosmotisch* stimuliert wird; dies ist Ausdruck der Priorität von Volumen- über Osmoregulation. Solche Störungen werden deshalb primär durch Korrektur des Volumenstatus bzw. des effektiven arteriellen Blutvolumens (z. B. durch Verbesserung des Herzminutenvolumens) therapiert, während die euvolämische Hyponatriämie primär durch Wasserrestriktion behandelt wird.

Hypovolämische Hyponatriämie

Ursachen. *Renale und extrarenale Salz- und Wasserverluste* kommen dafür in Frage. Differenzialdiagnostisch kann U_{Na} für diese Unterscheidung herangezogen werden.

▶ Eine $U_{Na} < 20$ mmol/l spricht für extrarenalen Verlust entweder im Gastrointestinaltrakt, über die Haut bei schweren Verbrennungen oder in einen dritten Raum bei Sepsis, Pankreatitis oder Peritonitis.

▶ Liegt die $U_{Na} > 20$ mmol/l, spricht das für einen renalen Verlust. Dieser kann indirekt durch osmotische Diurese, Zustände mit Mineralokortikoidmangel (s. Abschnitt 30.2) oder Diuretikamedikation bedingt sein oder direkt aus Erkrankungen der Niere resultieren (interstitielle Nephritis, Zystennieren, Analgetikanephropathie).

Diuretikamedikation. Im klinischen Alltag ist die hypovoläme Hyponatriämie im Rahmen der Diuretikamedikation am häufigsten und tritt dann auf, wenn diese Medikation trotz ungenügender Wasser- und Salzzufuhr oder bei vermehrtem extrarenalem Verlust im Rahmen von akuten Erkrankungen (wie z. B. einer Diarrhö) nicht angepasst wird. Dabei ist wichtig zu erkennen, dass speziell *Thiaziddiuretika* dazu prädestinieren. Thiazide blockieren den Natriumtransport im distalen Tubulus. Wie alle anderen Diuretika beeinträchtigen sie damit die Urinverdünnung, dies jedoch

Störungen des Natrium- und Wasserhaushaltes

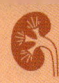

ohne den interstitiellen Konzentrationsgradienten in der renalen Medulla, welcher in der Henle-Schleife aufgebaut wird, zu verändern. *Schleifendiuretika* hingegen haben ihren Wirkort in der aufsteigenden Henle-Schleife und beeinträchtigen deshalb Urinverdünnung *und* -konzentration, da sie den Aufbau des interstitiellen Konzentrationsgradienten hemmen. Kommt es nun zur nichtosmotischen ADH-Stimulation, wird im Rahmen von Thiazidmedikation viel effizienter Wasser retiniert als bei Medikation mit Schleifendiuretika, wodurch eine schwere Hyponatriämie in kurzer Zeit entstehen kann!

Euvolämische Hyponatriämie

Ursachen. Die häufigste Ursache dieser Störung ist das *Syndrom der inadäquaten ADH-Sekretion (SIADH, Schwartz-Bartter-Syndrom).* Differenzialdiagnostisch kommen ZNS-Erkrankungen, pulmonale Erkrankungen, Tumorerkrankungen und Medikamente mit ADH-stimulierender oder ADH-ähnlicher Wirkung in Frage. Für alle diese Erkrankungen ist der gemeinsame Nenner die gestörte renale Wasserausscheidung infolge erhöhter ADH-Aktivität. Die typische Laborkonstellation umfasst:

- Hyponatriämie,
- tiefe Serumosmolalität,
- ungenügende Urinverdünnung ($U_{Osm} > 300$ mosm/l),
- Hypourikämie.

Tiefe Harnsäurewerte sind ein sensitiver Parameter zur Abgrenzung eines SIADH vom subklinischen Volumenmangel (z. B. im Rahmen eines Diuretikaabusus oder seltener eines zerebralen oder renalen Salzverlustsyndroms), der mit Hyperurikämie einhergeht.

Es ist wichtig, daran zu erinnern, dass die *postoperative Phase* ein Zustand mit inadäquater ADH-Sekretion ist. Wenn Patienten direkt nach einer Operation mit hypotonen Kochsalz- oder mit Glucoseinfusionen volumensubstituiert werden, ist die Gefahr einer akuten schweren Hyponatriämie besonders groß. Eine besondere Risikogruppe stellen junge Frauen im gebärfähigen Alter nach gynäkologischen oder geburtshilflichen Operationen dar.

Differenzialdiagnose. In der Differenzialdiagnose des SIADH sollten *endokrine Ursachen* ausgeschlossen werden (speziell Glukokortikoidmangel und Hypothyreose). Die Pathogenese der Hyponatriämie im Rahmen dieser Erkrankungen ist unklar. Laborchemisch

Differenzialdiagnostisches Vorgehen bei Hyponatriämie

Die differenzialdiagnostischen Überlegungen beim Patienten mit Hyponatriämie sind in Abb. 30.5 dargestellt. Die wichtigsten Parameter sind die Osmolalität im Serum, der Volumenstatus und schließlich die Urinosmolalität und -natriumkonzentration.

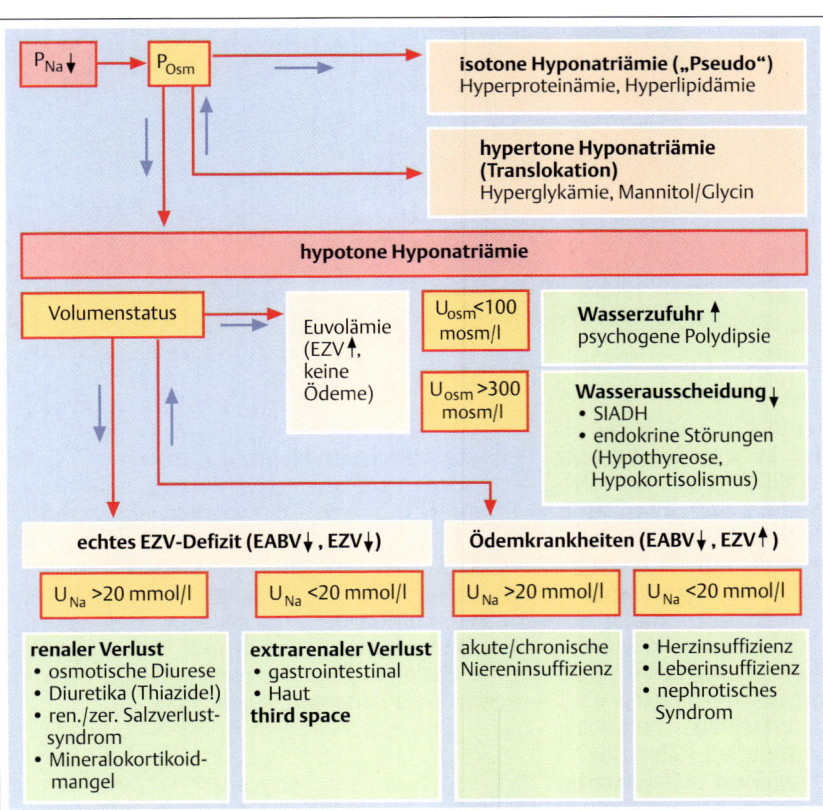

Abb. 30.5 Diagnostisches Vorgehen bei Hyponatriämie. EABV = effektives arterielles Blutvolumen.

Tabelle 30.8 Differenzialdiagnose der Hypernatriämie

Hypovolämische Hypernatriämie	Euvolämische Hypernatriämie	Hypervolämische Hypernatriämie

Extrarenale Verluste
– *Haut:* starkes Schwitzen, schwere Verbrennungen
– *Gastrointestinaltrakt:* Diarrhö, Sonden und Fisteln
 	
Renale Verluste
– *osmotische Diurese:* entgleister Diabetes mellitus, osmotische oder Schleifendiuretika
– *Renale Salzverlustsyndrome:* interstitielle Nephropathien, zystische Nierenerkrankungen, nach Obstruktion und akutem Nierenversagen
	Verminderte Wasseraufnahme
	– Patienten mit eingeschränktem Zugang zu Flüssigkeit (Kinder, schwer kranke und alte Patienten)
	– fehlendes Durstgefühl (hirnorganische Störung im Durstzentrum)
	
	Extrarenale Verluste
	– *Lungen:* Hyperventilation bei metabolischer Azidose, Fieber und maschineller Beatmung
	– *Haut:* Schwitzen, Fieber
	
	Renale Verluste bei zentralem Diabetes insipidus
	– *angeboren:*
	  dominant: Mutation im Vasopressin-Gen
	  rezessiv: Wolfram-Syndrom (DIDMOAD: Diabetes insipidus, Diabetes mellitus, optic atropy, deafness)
	– *erworben:* ZNS-Erkrankungen (Trauma, Tumor, Entzündungen, granulomatöse Erkrankungen, Aneurysma, Guillain-Barré-Syndrom)
	
	Renale Verluste bei nephrogenem Diabetes insipidus
	– *angeboren:*
	  X-linked: Mutationen im Gen des V_2-Rezeptors für ADH
	  rezessiv: Mutationen im Gen des Wasserkanals Aquaporin-2
	– *erworben:* interstitielle Nierenkrankheiten (Analgetika, Zystennieren, Obstruktion, Myelom, Sarkoidose), chronische Niereninsuffizienz, Elektrolytstörungen (Hypokaliämie, Hyperkalzämie), Medikamente (Lithium, Tetracycline, Amphotericin)
	
	Renale Verluste bei Gestationsdiabetes insipidus (Vasopressinase)
		Übermäßige Salzzufuhr
		– hypertone Infusionslösungen (speziell $NaHCO_3$)
		– hypertone Dialyse
		– NaCl-Tabletten
		
		Endokrine Erkrankungen
		– primärer Hyperaldosteronismus
		– Hyperkortisolismus

identisch mit dem SIADH ist eine Störung, welche als *Reset-Osmostat* bezeichnet wird. Es liegt eine normale Osmorezeptorantwort vor, aber die Schwelle zur ADH-Sekretion liegt tiefer. Die Patienten weisen eine stabile milde Hyponatriämie im Bereich von 125–130 mmol/l auf. Typische Ursachen dafür sind die Schwangerschaft (via humanes Choriongonadotropin aus der Plazenta) und die chronische Malnutrition.

Das SIADH muss schließlich differenzialdiagnostisch von der *primären psychogenen Polydipsie* abgegrenzt werden. Bei Zufuhr von Wassermengen über 15–20 l pro Tag wird die renale Wasserausscheidungskapazität überfordert, und es entwickelt sich eine Hyponatriämie. Die Unterscheidung vom SIADH erfolgt einfach durch die Bestimmung der Urinosmolalität, welche bei der Polydipsie < 100 mosm/l liegt.

Hypervolämische Hyponatriämie

Diese tritt bei den klassischen *Ödemerkrankungen* (Herzinsuffizienz, nephrotisches Syndrom, Leberzirrhose) auf, entsteht durch die Kombination von sekundärem Hyperaldosteronismus und nichtosmotischer ADH-Sekretion bei erniedrigtem effektivem arteriellem Blutvolumen und geht mit tiefer U_{Na} einher. Die Differenzialdiagnose ist meist einfach im klinischen Kontext des Patienten.

Hypernatriämie ($P_{Na} > 145$ mmol/l)

Hypernatriämie bedeutet Wassermangel im Extrazellulärraum im Verhältnis zum Natriumbestand und geht immer mit Hyperosmolalität einher. Wie bei der Hyponatriämie können unter Berücksichtigung des Volumenstatus des Patienten 3 Zustände unterschieden werden, deren Differenzialdiagnose in Tab. 30.**8** zusammengefasst ist:
- *hypovolämische Hypernatriämie:* Defizit an Gesamtkörperwasser und -natrium, wobei proportional mehr Wasser als Salz verloren gegangen ist,
- *euvolämische Hypernatriämie:* mäßiger Überschuss an Gesamtkörpernatrium ohne Ödembildung mit klinisch normalem Volumenstatus,
- *hypervolämische Hypernatriämie:* Überschuss and Gesamtkörperwasser und -natrium, wobei proportional mehr Salz als Wasser retiniert wurde.

Hypernatriäme Störungen sind selten, da der Durstmechanismus bei freier Verfügbarkeit von Flüssigkeit die Wasserverluste über Haut, Gastrointestinaltrakt und Atmung effizient kompensiert. Betroffen von dieser Störung sind deshalb vor allem kleine Kinder, ältere und schwer kranke Patienten, welche Flüssigkeit nicht selber zuführen können, und Patienten mit hirnorganischen Veränderungen im Bereich des Durstzentrums.

Hypovolämische Hypernatriämie

Die Ursachen dieser Störung sind *renale und extrarenale Verluste,* wobei der Wasserverlust den Salzverlust übersteigen muss. Extrarenale Verluste können wiederum über den Gastrointestinaltrakt (Diarrhö, Erbrechen, Fisteln) oder über die Haut (Schwitzen, Verbrennungen) auftreten und gehen mit $U_{Na} < 20$ mmol/l einher. Renale Verluste treten vor allem im Rahmen der ketoazidotischen oder hyperosmolaren diabetischen Entgleisung auf, aber auch bei primären Nierenerkrankungen (postobstruktiv oder in der polyurischen Phase des akuten Nierenversagens).

Euvolämische Hypernatriämie

Geht lediglich Wasser verloren ohne Natrium, bleibt der Volumenstatus weitgehend stabil, weil Wasser aus dem Intrazellulärraum in den Extrazellulärraum nachgeschoben wird und damit das EZV und das effektive arterielle Blutvolumen annähernd konstant bleiben. Differenzialdiagnostisch unterscheiden wir ungenügende Wasserzufuhr und extrarenale sowie renale Wasserverluste.

Ursachen. *Ungenügende Zufuhr* kommt lediglich vor bei Patienten ohne Zugang zu freier Flüssigkeit („too small, too old, too sick") und bei Patienten mit direkten hirnorganischen Störungen im Durstzentrum. Extranale reine Wasserverluste treten vor allem über die *Lungen* und die *Haut* auf (Hyperventilation bei Azi-

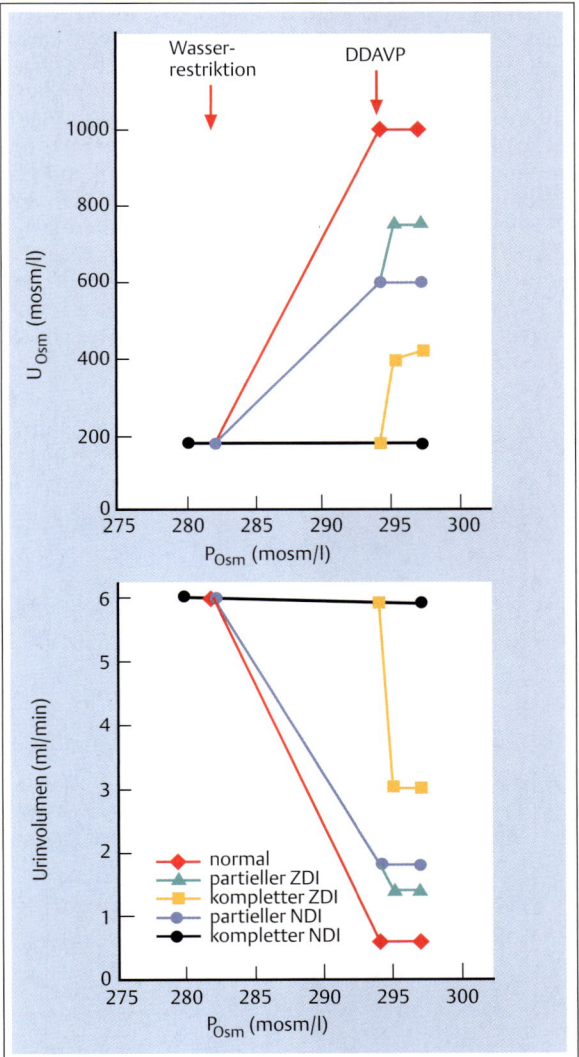

Abb. 30.6 Schematische Darstellung eines Durstversuches. Der Durstversuch wird verwendet zur Unterscheidung des zentralen (ZDI) vom nephrogenen (NDI) Diabetes insipidus. Gezeigt wird der Verlauf der Urinosmolaliät sowie des Urinvolumens nach einer Phase von Wasserrestriktion und anschließender Gabe eines synthetischen Analogons von ADH (DDAVP).

dose, Fieber, Schwitzen), renale Verluste bei den verschiedenen Formen des *Diabetes insipidus.* Die Unterscheidung erfolgt durch Bestimmung von U_{Osm}. Bei extrarenalen Verlusten ist der Urin konzentriert mit $U_{Osm} > 800$ mosm/l, beim Diabetes insipidus hingegen verdünnt mit $U_{Osm} < 300$ mosm/l.

Diabetes insipidus. Der Diabetes insipidus ist charakterisiert durch Polyurie und Polydipsie und wird durch Mangel an ADH-Wirkung verursacht. Wir unterscheiden den *zentralen* Diabetes insipidus mit mangelnder *ADH-Sekretion* vom *nephrogenen* Diabetes insipidus mit mangelnder *ADH-Wirkung.* Der Erstere kommt angeboren oder erworben im Rahmen von verschiedenen zentralnervösen Erkrankungen als komplette oder partielle Form vor. Er kann mit der Gabe von exogenem Vasopressin in Form von Desmopressin (DDAVP) korrigiert werden. Im Gegensatz dazu spricht der nephrogene Diabetes insipidus nicht auf Desmopressin an. Er kommt als kongenitale Erkrankung vor (Mutationen im ADH-Rezeptor oder Wasserkanal), aber auch erworben im Rahmen von chronischen (speziell interstitiellen und zystischen) Nierenerkrankungen, bei verschiedenen Elektrolytstörungen (Hypokaliämie, Hyperkalzämie) sowie durch gewisse Medikamente (Lithium). Eine Sonderform ist der Diabetes insipidus im Rahmen der *Schwangerschaft*, bei welchem die Sekretion von Vasopressinase in der Plazenta zum beschleunigten Abbau von ADH führt.

Hypervolämische Hypernatriämie

Diese Störung ist meistens durch *iatrogene Überladung* mit hypertonen Kochsalzlösungen bedingt. Dies kann im Rahmen von überschießender $NaHCO_3$-Gabe bei metabolischer Azidose oder kardiopulmonaler Reanimation oder bei hypertoner Dialyse geschehen.

Seltener kommen *endokrine Störungen* wie ein primärer Hyperaldosteronismus oder Hyperkortisolismus in Frage.

> Die Differenzialdiagnose zwischen zentralem und nephrogenem Diabetes insipidus wird in der Regel mit Hilfe eines *Durstversuches* und nachfolgender subkutaner Gabe von 5 IE Vasopressin gestellt.

Typische Resultate eines solchen Tests sind in Abb. 30.**6** (s. Seite 915) gezeigt.

Differenzialdiagnostisches Vorgehen bei Hypernatriämie

Die differenzialdiagnostischen Überlegungen beim Patienten mit Hypernatriämie sind in Abb. 30.**7** dargestellt. Die wichtigsten Parameter sind der Volumenstatus und schließlich die Urinosmolalität und -natriumkonzentration.

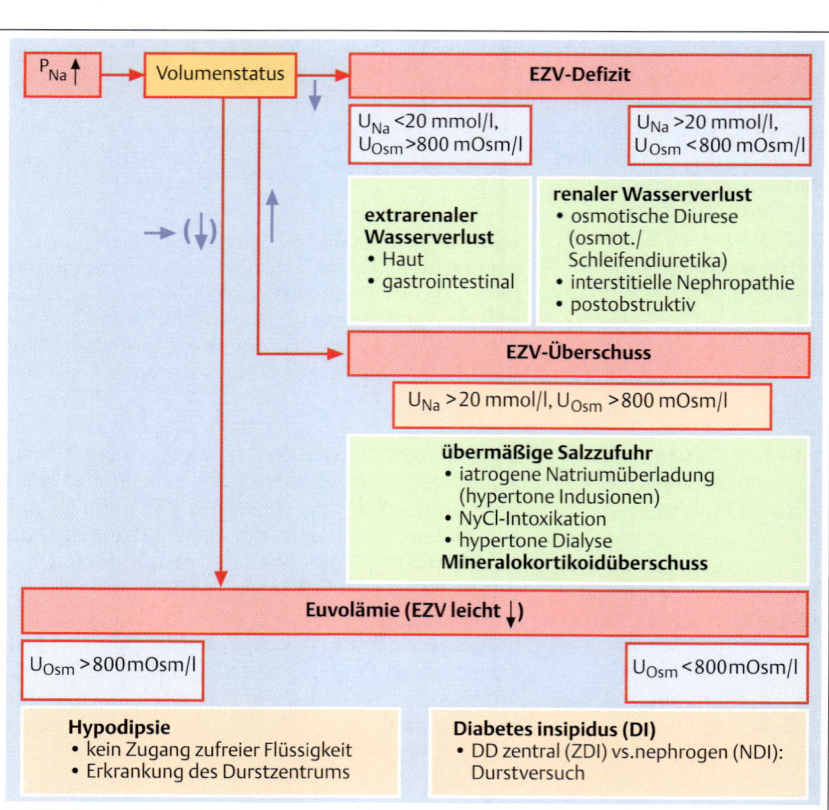

Abb. 30.7 Diagnostisches Vorgehen bei Hypernatriämie.

30.2 Störungen des Kaliumhaushaltes

Physiologische Grundlagen

Kaliumverteilung und interne Kaliumbilanz

Wie aus der Darstellung zu Beginn des Abschnittes 30.1 hervorgeht, ist Kalium das *Hauptkation im Intrazellulärraum,* wo sich etwa 98% des Gesamtkörperkaliums befinden (Abb. 30.**2** u. Tab. 30.**1**). Kaliumionen bestimmen zur Hauptsache die intrazelluläre Osmolalität. Durch den Gradienten über der Zellmembran beeinflussen sie jedoch auch – zusammen mit Calcium und Magnesium – wesentlich die neuromuskuläre Erregbarkeit und den elektrochemischen Gradienten für zahlreiche Transportprozesse in der Niere und im Gastrointestinaltrakt.

Kaliumshifts. Die Plasmakaliumkonzentration ist in engen Grenzen reguliert (3,5–5 mmol/l). Kurzfristige Änderungen in der Plasmakaliumkonzentration werden durch Kaliumshifts zwischen Intra- und Extrazellulärraum kompensiert. Umgekehrt können unter pathologischen Umständen solche Shifts zu Störungen der Plasmakaliumkonzentration führen. Folgende Faktoren bestimmen die transzellulären Kaliumshifts und damit die interne Kaliumbilanz:

- *Der Säure-Base-Haushalt:* Bei Azidose strömen Protonen entlang dem Konzentrationsgradienten in die Zelle. Zur Aufrechterhaltung der Elektroneutralität treten dafür Kaliumionen aus der Zelle aus. Bei Alkalose passiert das umgekehrte. Somit ist Hyperkaliämie meist mit Azidose, Hypokaliämie mit Alkalose assoziiert.
- *Verschiedene Hormonsysteme:* Insulin und Katecholamine führen zum Einstrom von Kalium in die Zellen, Ersteres durch Stimulation des Natrium-Protonen-Austausches, Zweitere durch Stimulation der Na-K-ATPase via betaadrenerge Rezeptoren. Beide Effekte werden bei Hyperkaliämie therapeutisch genutzt.
- *Die Osmolalität:* Ein Anstieg der Osmolalität im Extrazellulärraum führt zum Ausstrom von Wasser und Kaliumionen aus der Zelle. Als Faustregel gilt: pro 10 mosm/l steigt die Kaliumkonzentration um 0,6 mmol/l an.

Kaliumausscheidung und externe Kaliumbilanz

Außer durch transzellulären Shift können Störungen im Kaliumhaushalt prinzipiell durch eine *Änderung der Zufuhr und/oder der Ausscheidung* auftreten, was die externe Kaliumbilanz beeinflusst. Die Kaliumausscheidung ist äußerst effizient und erfolgt zu 90% über die Niere und zu 10% über den Darm. Eine Hyperkaliämie durch vermehrte Zufuhr tritt deshalb in der Regel nur dann auf, wenn auch die Ausscheidung eingeschränkt ist wie z. B. bei der Niereninsuffizienz. Umkehrt wird eine Hypokaliämie durch mangelnde Zufuhr vor allem dann beobachtet, wenn die Kalium sparenden Mechanismen in der Niere gestört sind wie z. B. beim Einsatz von Diuretika.

Regulation in der Niere. Grundsätzlich lässt sich sagen, dass beim Auftreten von Kaliumstörungen – schwere Störungen in der Zufuhr oder in der internen Bilanz einmal ausgeschlossen – eine *Regulationsstörung in der Niere* vorliegt. Die Kaliumausscheidung in der Niere ist von zwei Parametern abhängig: von der *mineralokortikoiden Aktivität* und vom *distalen Natriumangebot.* Nur wenn sich beide Parameter in der gleichen Richtung ändern, tritt eine Kaliumstörung auf. Dieses Prinzip wird in Abb. 30.**8** dargestellt. Hormone mit mineralokortikoider Wirkung (vor allem Aldosteron) haben zwei hauptsächliche Wirkungen im Sammelrohr: eine Stimulation der basolateralen Na-K-ATPase und eine Stimulation des luminalen Natriumkanals. Der Nettoeffekt ist eine vermehrte Natriumrückresorption kombiniert mit einer vermehrten Kaliumausscheidung. Ein vermehrtes Angebot von Natrium im Sammelrohr führt ebenfalls zu einer Zunahme der Rückresorption in diesem Tubulussegment und – aus Elektroneutralitätsgründen – zum Kaliumverlust.

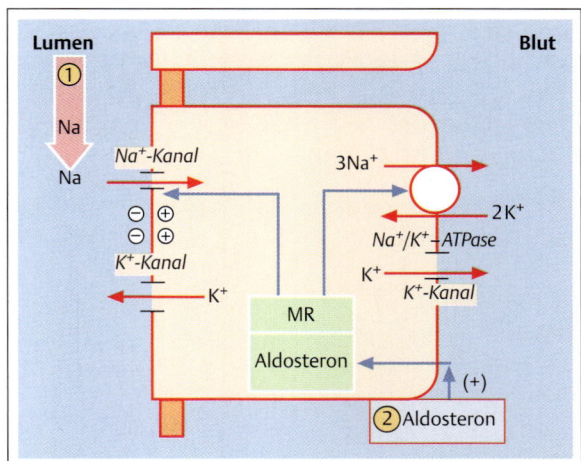

Abb. 30.8 Mechanismen der Kaliumausscheidung im Sammelrohr. Eine renale Kaliumausscheidungsstörung kann nur auf 2 Arten entstehen: durch eine Änderung des distalen Natriumangebotes (1) oder durch eine veränderte mineralokortikoide Aktivität (2). MR = Mineralokortikoidrezeptor.

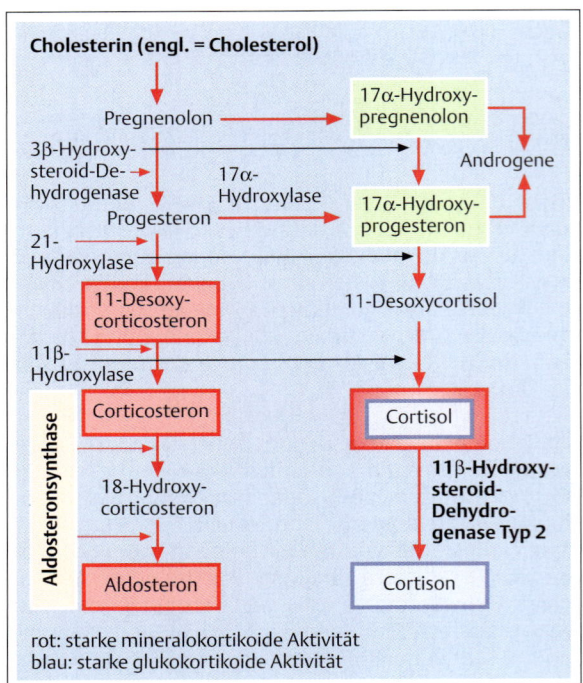

Abb. 30.9 Schematische Darstellung der Steroidbiosynthese. Gezeigt werden die Syntheseschritte für Aldosteron und Cortison mit den relevanten Enzymen.

sammengefasst und werden in den nachfolgenden Abschnitten systematisch diskutiert.

Säure-Base-Störungen führen nicht nur zu transzellulären Shifts, sondern modulieren auch die genannten Mechanismen der Kaliumausscheidung im distalen Nephron. Als Faustregel gilt: Alkalose begünstigt, Azidose hemmt die Kaliumausscheidung im distalen Nephron.

Steroidbiosynthese

Aldosteron. Das wichtigste Hormon mit mineralokortikoider Aktivität ist Aldosteron. Es wird in der *Nebennierenrinde* synthetisiert. Seine Sekretion wird einerseits durch Aktivierung des Renin-Angiotensin-Aldosteron-Systems bei renaler Hypoperfusion, andererseits direkt durch Hyperkaliämie stimuliert. Neben Aldosteron haben jedoch andere Steroidhormone ebenfalls mineralokortikoide Wirkung. Für das Verständnis von Kaliumstörungen müssen wir uns deshalb kurz die Biosynthese der Steroidhormone vor Augen führen. Die entsprechenden Stufen und verantwortlichen Enzyme sind in Abb. 30.9 dargestellt.

11-Desoxycorticosteron. Das wichtigste mineralokortikoide Hormon neben Aldosteron ist 11-Desoxycorticosteron. Im Weiteren ist wichtig zu erkennen, dass Cortisol mit gleicher Affinität an den mineralokortikoiden Rezeptor bindet wie Aldosteron. Dies wird jedoch verhindert durch ein Enzym, die 11β-Hydroxysteroid-Dehydrogenase Typ 2 (11β-HSD2), welche Cortisol unmittelbar in Cortison umwandelt, welches nur glukokortikoide Wirkung besitzt, aber kaum an den mineralokortikoiden Rezeptor bindet. Angeborene und erworbene Störungen mit verminderter 11β-HSD2-Aktivität führen deshalb zu Mineralokortikoidüberschuss.

> Über die Natriumausscheidung und die mineralokortikoide Aktivität ist somit die Kaliumhomöostase auch an den Volumenhaushalt gekoppelt.

Die prinzipiellen pathogenetischen Möglichkeiten einer Kaliumausscheidungstörung sind in Tab. 30.9 zusammengefasst und werden in den nachfolgenden Abschnitten systematisch diskutiert.

Tabelle 30.9 Determinanten der renalen Kaliumausscheidung

Pathophysiologie (primäre Störung)	Klinische Situationen Volumen	Beispiel	Determinante Distales Natriumangebot	Mineralokortikoid aktivität	Kaliumhomöostase Renale Kaliumausscheidung	Serumkalium
EZV-Defizit	↓↓	Blutung	↓	↑	→	→
EZV-Überschuss	↑↑	NaCl-Infusion	↑	↓	→	→
Mineralokortikoiddefizit	↓	Morbus Addison	↓	↓↓	↓	↑
Mineralokortikoidüberschuss	↑	Morbus Conn	↑	↑↑	↑	↓
Vermindertes distales Natriumangebot	↑	Niereninsuffizienz	↓↓	↓	↓	↑
Erhöhtes distales Natriumangebot	↓	Diuretika	↑↑	↑	↑	↓

Doppelpfeile geben die primäre Störung an.

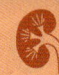

Störungen des Kaliumhaushaltes

Hypo- und Hyperkaliämie

Definition, Diagnose und Klinik

Von einer *Hypokaliämie* sprechen wir bei einem Abfall der Serumkaliumkonzentration < 3,5 mmol/l (schwer: < 2,5 mmol/l), von *Hyperkaliämie* bei einem Anstieg > 5,0 mmol/l (schwer: > 6 mmol/l). Interne und externe Bilanzstörungen können damit nicht unterschieden werden, sondern müssen differenzialdiagnostisch wie nachfolgend dargestellt voneinander abgegrenzt werden.

Diagnostik. Bei der Analyse von Kaliumstörungen sollte immer auch an einen Artefakt im Rahmen der Bestimmung gedacht werden. Während die Messtechnik mittels ionenselektiver Elektroden wenig artefaktanfällig ist, kann die Präanalytik Kaliumwerte wesentlich beeinflussen. Bei der *Pseudohyperkaliämie* steigen die Kaliumwerte durch Zytolyse in vitro an. Dies wird bei sehr hohen Zellzahlen (Thrombozytose, chronisch myeloische Leukämie), bei In-vitro-Hämolyse (lange Transportzeiten ins Labor) sowie bei schwierigen Blutentnahmen (Staubindenhyperkaliämie) beobachtet. Umgekehrt kann eine *Pseudohypokaliämie* durch transzelluläre Shifts bei intravenöser Insulingabe kurz vor der Blutentnahme und ebenfalls bei hohen Zellzahlen und langen Stehzeiten bei Raumtemperatur auftreten.

Die Beurteilung der *renalen Kaliumausscheidung* erfolgt approximativ anhand der Kaliumkonzentration im Spoturin (U_K). Es ist jedoch wichtig zu erkennen, dass diese auch durch die renale Natrium- und Wasserausscheidung beeinflusst wird und somit bei gleichzeitigen Störungen in diesem Bereich nur beschränkt beurteilbar ist.

Klinik. Aufgrund der eingangs erwähnten Funktionen von Kalium als Hauptkation im Intrazellulärraum sind die klinischen Symptome von Kaliumstörungen vor allem durch Änderungen in der *neuromuskulären Erreg-*

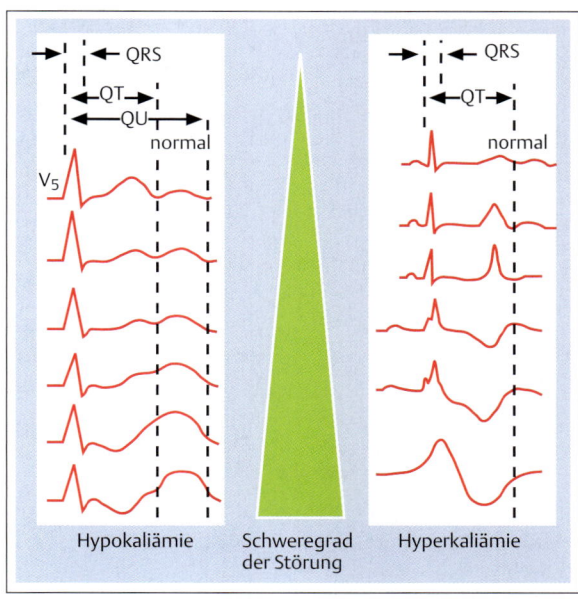

Abb. 30.10 Typische EKG-Veränderungen bei Kaliumstörungen in Abhängigkeit ihres Schweregrades. Typisch für die Hypokaliämie ist die Ausbildung einer U-Welle, typisch für die Hyperkaliämie sind eine QRS-Verbreiterung sowie die Verlängerung des QT-Intervalles.

barkeit gekennzeichnet, welche sich an der Skelettmuskulatur, der glatten Muskulatur und am Herzmuskel manifestieren. Generell führt Hypokaliämie zu einem Anstieg des Membranpotenzials und somit zu verminderter, Hyperkaliämie jedoch zu einer Abnahme des Membranpotenzials und damit zu erhöhter Erregbarkeit. In Tab. 30.10 sind diese Symptome für beide Störungen systematisch zusammengefasst. Die typischen EKG-Veränderungen bei Hypo- und Hyperkaliämie sind in Abb. 30.**10** dargestellt.

Tabelle 30.10 Zeichen von Kaliumstörungen

	Hypokaliämie	Hyperkaliämie
Allgemeinsymptome	– Müdigkeit, Adynamie – Nausea, Erbrechen	– Müdigkeit – Nausea, Erbrechen
Skelettmuskulatur	– Muskelschwäche – reduzierter Muskeltonus → Hyperpolarisationsblock mit Paralyse – Rhabdomyolyse (schwere Fälle)	– rasche Ermüdbarkeit – gesteigerte Erregbarkeit → Depolarisationsblock mit Paralyse
Glatte Muskulatur	– Obstipation, Ileus – Blasenmotilitätsstörung	– Ileus
Herzmuskulatur	– erhöhte Digitalisempfindlichkeit – Arrhythmien (bis Asystolie) – EKG: T-Abflachung, U-Welle	– verminderte Digitalisempfindlichkeit – Arrhythmien (bis Kammerflimmern) – EKG: überhöhte T-Welle, QRS-Verbreiterung, Blockbilder
Andere Störungen	– metabolische Alkalose – nephrogener Diabetes insipidus – Glukoseintoleranz	– metabolische Azidose

Tabelle 30.11 Differenzialdiagnose der Hypokaliämie

Hypokaliämie durch verminderte Zufuhr	
– Malnutrition: Kwashiorkor, Anorexie/Bulimie, chronischer Alkoholismus u. a. – Malabsorption: Sprue, Morbus Crohn u. a. *Achtung: meist nur relevant bei gleichzeitigem renalem oder extrarenalem Verlust von Kalium!*	

Hypokaliämie durch transzelluläre Shifts (interne Bilanzstörung)	
Zustände mit erhöhter Zellproliferation – rasch wachsende Tumoren (Lymphome, Leukämien, kleinzelliges Bronchuskarzinom) – Vitamin-B_{12}-Therapie der schweren Perniziosa – Therapie der schweren Malnutrition (Refeeding-Syndrom)	**Kaliumverschiebung EZR → IZR** – metabolische Alkalose – Insulin – Katecholamine (endogen: Stress, Delirium tremens; exogen: betaadrenerge Stimulatoren, Vasopressoren) – Hyperthyreose – andere Medikamente (Theophyllin, Chloroquin, Verapamil) – *genetische Störung:* familiäre periodische hypokaliämische Lähmung (Auslöser: körperliche Anstrengung, Kohlenhydratnahrung)

Hypokaliämie durch vermehrte extrarenale Verluste	
Gastrointestinaltrakt – Diarrhö, enterale Fisteln – Laxanzien, Ionenaustauscher	**Haut** – massives Schwitzen

Hypokaliämie durch vermehrte renale Verluste	

Erhöhtes distales Natriumangebot/Hypotonie
Erworbene Störungen
– Diuretikatherapie (= häufigste Ursache): alle Klassen außer Kaliumsparer
– Bikarbonaturie:
  – metabolische Alkalose
  – proximale renal tubuläre Azidose
– andere Anionen im Urin: Penicilline, Ketone
– Magnesiummangel (meist medikamentöser Ursache: Diuretika, Aminoglykoside, Cisplatin, Amphotericin B, Foscarnet)
 	
Genetische Störungen
– Bartter-Syndrom (mit Hyperkalziurie und leichter Hypomagnesiämie; verschiedene Formen)
– Gitelman-Syndrom (mit Hypokalziurie und deutlicher Hypomagnesiämie)
	Mineralokortikoidüberschuss/Hypertonie
	Erworbene Störungen
	– hyperreninämischer Hyperaldosteronismus:
	  – Nierenarterienstenose
	  – Renin produzierender Tumor
	– hyporeninämischer Hyperaldosteronismus:
	  – Aldosteron sezernierendes Nebennierenrindenadenom (Conn)
	  – bilaterale adrenale Hyperplasie
	– „Pseudohyperaldosteronismus":
	  – Hyperkortisolismus (hypophysär, adrenal, ektopisch)
	  – erworbener 11β-HSD2-Mangel (Lakritzkonsum, Carbenoxolon)
	  – Desoxycorticosteron produzierender Tumor
	  – iatrogene Mineralo- und Glukokortikoidtherapie
	
	Genetische Störungen
	– hyporeninämischer Hyperaldosteronismus: Glukokortikoid-supprimierbarer Hyperaldosteronismus GRA (Fusionsgen der Aldosteronsynthetase mit dem Promotor der 11β-Hydroxylase)
	– „Pseudohyperaldosteronismus":
	  – Liddle-Syndrom (aktivierende Natriumkanalmutation im distalen Nephron)
	  – aktivierende Mineralokortikoidrezeptormutation (S810L)
	  – angeborener 11β-HSD2-Mangel (apparent mineralocorticoid excess, AME)
	  – Aldosteronbiosynthesedefekte mit Ansammlung von Desoxycorticosteron (11β-/17α-Hydroxylase-Mangel)

Hypokaliämie ($P_K < 3{,}5$ mmol/l)

Eine Übersicht über Ursachen der Hypokaliämie wird in Tab. 30.**11** gezeigt.

Hypokaliämie durch verminderte Zufuhr

Diese Form der Hypokaliämie kann bei allen Formen von *Malnutrition und/oder Malabsorption* auftreten. Beispiele sind Kwashiorkor, Anorexie/Bulimie, chronischer Alkoholismus und generalisierte Malabsorptionssyndrome bei Sprue, Morbus Crohn und anderen. Die Kalium sparenden Mechanismen der Niere sind jedoch äußerst effizient, so dass eine Hypokaliämie bei

Störungen des Kaliumhaushaltes

mangelnder Zufuhr meist nur dann auftritt, wenn auch die *Ausscheidung* in der Niere *erhöht* ist wie z. B. bei gleichzeitigem Diuretikagebrauch.

Hypokaliämie durch transzelluläre Shifts (interne Bilanzstörung)

Pathogenetisch können zwei Situationen unterschieden werden:
➤ *Zustände mit massiv erhöhter Zellproliferation,* bei welchen Kalium zur Zellneubildung verbraucht wird. Beispiele dafür sind rasch wachsende Lymphome oder akute Leukämien. Der gleiche Mechanismus spielt eine Rolle bei der Therapie der schweren perniziösen Anämie und der schweren Malnutrition. Im zweiten Fall sprechen wir vom sog. Refeeding-Syndrom, welches erstmals bei Überlebenden der Konzentrationslager im zweiten Weltkrieg, später aber auch bei mangelernährten Patienten nach langen Intensivstationaufenthalten beschrieben wurde.
➤ Eine *Kaliumverschiebung vom Extra- in den Intrazellulärraum bei konstanter Zellzahl* wird in folgenden Situationen beobachtet: Insulintherapie (speziell bei der diabetischen Entgleisung), Alkalose, endogene und exogene Katecholamine, Hyperthyreose und bestimmte Medikamente (Theophyllin). Als genetische Störung ist die *familiäre periodische hypokaliämische Lähmung* bekannt. Verschiedene Mutationen in Natrium-, Calcium- und Kaliumkanälen wurden dafür beschrieben. Gemeinsam ist die klinische Beobachtung, dass unter Einfluss von adrenergen Stimuli (wie Sport) und Insulinsekretion (bei kohlehydratreicher Nahrung) eine Hypokaliämie mit Lähmungssymptomatik provoziert wird.

Hypokaliämie durch vermehrte Verluste

Unter physiologischen Umständen wird nur 10 % des Kaliums extrarenal im Gastrointestinaltrakt ausgeschieden. *Diarrhö* unterschiedlicher Ursache (infektiös, Malabsorption, etc.) kann jedoch zu vermehrtem Kaliumverlust und Ausbildung einer Hypokaliämie führen. In selteneren Fällen sind Medikamente dafür verantwortlich (Laxanzienabusus, Überdosierung von Kalium bindenden Ionenaustauschern). Zur Unterscheidung von renalem und extrarenalem Kaliumverlust kann die Kaliummessung im Urin beigezogen werden.

> Die weitaus häufigste Ursache einer Hypokaliämie ist der renale Kaliumverlust.

Wie eingangs erwähnt, beeinflussen nur zwei Parameter die renale Kaliumausscheidung: distales Natriumangebot und Mineralokortikoidaktivität. Bei Hypokaliämie können Störungen mit primär erhöhtem distalem Natriumangebot (und somit EZV-Kontraktion und Hypotonie) von Störungen mit primärem Mineralokortikoidüberschuss (und somit EZV-Expansion und Hypertonie) unterschieden werden.

Hypokaliämie mit normalem oder erniedrigtem Blutdruck (erhöhtes distales Natriumangebot). Das distale Natriumangebot ist erhöht bei Gabe von *Diuretika* aller Klassen. Therapie mit Schleifen- und Thiazid-Diuretika stellt die häufigste Ursache einer Hypokaliämie überhaupt dar. Das distale Natriumangebot nimmt jedoch auch bei Verlust von Anionen im Urin zu, welche Natrium als Kation mitnehmen. Dazu gehören die *Bikarbonaturie* bei metabolischer Alkalose und proximaler renal tubulärer Azidose Typ 2 sowie die Therapie mit *hochdosierten Penicillinen*. Schließlich führt der *Magnesiummangel* durch eine Hemmung der Natriumrückresorption in der Henle-Schleife zum erhöhten distalen Natriumangebot und damit Kaliumverlust.

Eine Reihe von angeborenen Störungen des renalen Natriumtransportes führt zu erhöhtem distalem Natriumangebot und somit Kaliumverlust. Der genetische Defekt bei verschiedenen Formen des *Bartter-Syndroms* liegt in der Henle-Schleife und ist mit der chronischen Gabe von Schleifendiuretika vergleichbar. Die Erkrankung ist klinisch schwerwiegend und manifestiert sich bereits im Kinderalter. Im Gegensatz dazu liegt die Störung beim *Gitelman-Syndrom* im distalen Tubulus und ist mit einer chronischen Thiazidgabe vergleichbar. Hypomagnesiämie ist eine häufige Begleitstörung bei dieser Erkrankung, welche oft erst im Erwachsenenalter diagnostiziert wird.

Hypokaliämie mit erhöhtem Blutdruck (Mineralokortikoidüberschuss). Zustände mit *Hyperaldosteronismus* führen zu EZV-Expansion, Hypertonie und Hypokaliämie. Dazu gehören die erworbenen Formen mit hyperreninämischem Hyperaldosteronismus bei Nierenarterienstenose und mit hyporeninämischem Hyperaldosteronismus bei Nebennierenrindenadenom (Conn-Syndrom) oder bilateraler diffuser Hyperplasie der Nebennierenrinde.

Differenzialdiagnostisch muss hier an eine interessante genetische Störung gedacht werden, bei welcher ein neues Fusionsgen der Aldosteronsynthetase mit dem Promotor der 11β-Hydroxlase (vgl. Abb. 30.**9**), welcher unter der Kontrolle von ACTH steht, beschrieben wurde. Damit stimuliert ACTH die Produktion von Aldosteron anstelle von Cortisol. Da jedoch Aldosteron kein negatives Feedback auf die ACTH-Produktion ausübt, kommt es zum Hyperaldosteronismus. Diese Störung kann durch Dexamethason-Therapie behoben werden, weshalb sie unter dem Namen *Glukokortikoid-suppressibler Hyperaldosteronismus* bekannt ist.

Es gibt eine Reihe von Störungen mit Mineralokortikoidüberschuss, aber tiefen Aldosteronwerten *("Pseudohyperaldosteronismus")*. Erworbene Formen sind Hyperkortisolismus bei hypophysärem oder adrenalem Cushing-Syndrom sowie der erworbene 11β-Hydroxsteroid-Dehydrogenase(11β-HSD2-)Mangel bei Lakritzkonsum. *Angeborene Formen* wurden beschrieben im Rahmen einer aktivierenden Mutation im Natriumkanal des distalen Nephrons (Liddle-Syndrom), einer aktivierenden Mutation des Mineralokortikoidrezeptors sowie bei angeborenem 11β-HSD2-Mangel („apparent mineralocorticoid excess" AME).

Differenzialdiagnostisches Vorgehen bei Hypokaliämie

In der Abb. 30.11 wird das differenzialdiagnostische Vorgehen bei Hypokaliämie zusammengefasst. Wichtigste Parameter sind dabei die Urinkaliumausscheidung und der Blutdruck. Bei Störungen mit erhöhtem distalem Natriumangebot kann die Urinchloridkonzentration weiterhelfen, bei Mineralokortikoidüberschuss die Renin- und Aldosteronbestimmung.

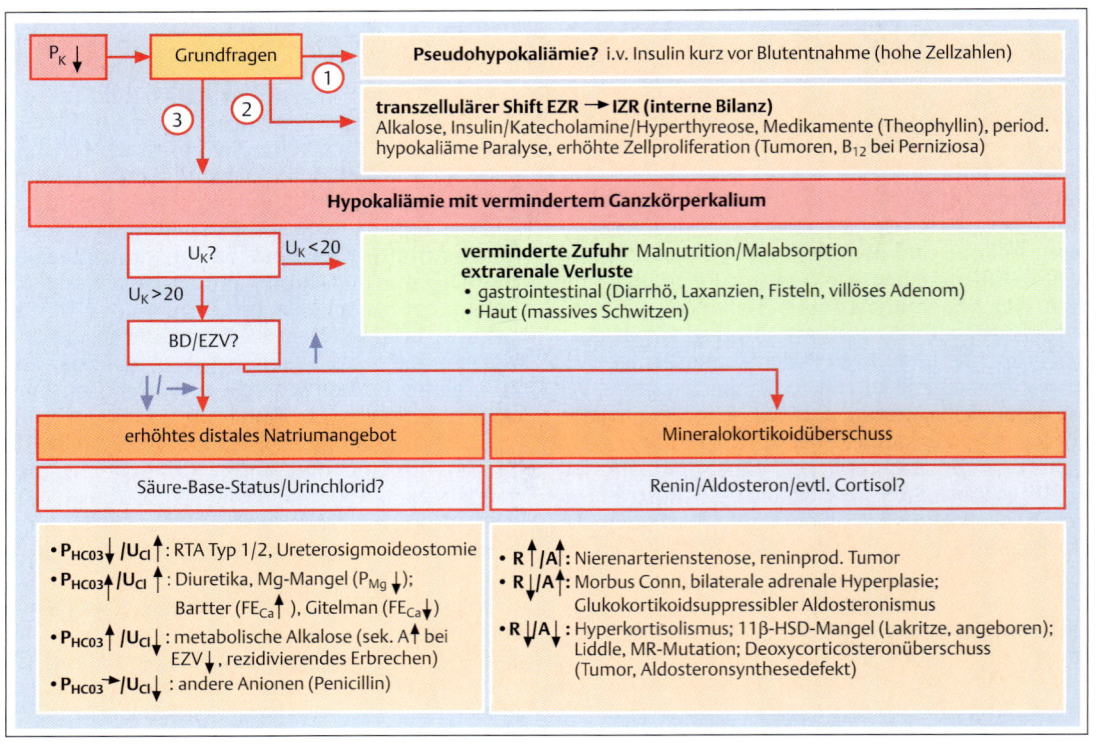

Abb. 30.11 Diagnostisches Vorgehen bei Hypokaliämie.

Hyperkaliämie ($P_K > 5{,}0$ mmol/l)

Eine Übersicht über Ursachen der Hyperkaliämie wird in Tabelle 30.12 gezeigt.

Hyperkaliämie durch übermäßige Zufuhr

Übermäßige Zufuhr von Kalium kann mit der *Nahrung* oder mit *Medikamenten* erfolgen. Kaliumreiche Speisen sind vor allem Früchte (Bananen, Trauben, Zitrusfrüchte, Trockenfrüchte) und Schokolade. Im Weiteren sind alle Streuwürzen reich an Kalium. Therapeutisch kann die Überdosierung von Kaliumchlorid oder Kaliumcitrat zur Hyperkaliämie führen. Gewisse Infusionslösungen (wie Hochdosis-Penicillin) sowie Bluttransfusionen sind reich an Kalium.

Wie für die Hypokaliämie gilt jedoch auch für die Hyperkaliämie, dass Änderungen der Zufuhr nur dann zu einer relevanten Störung führen, wenn gleichzeitig die *Ausscheidung über die Nieren* beeinträchtigt ist, also vor allem bei vorbestehender chronischer Niereninsuffizienz.

Hyperkaliämie durch transzelluläre Shifts (interne Bilanzstörung)

Analog zur Hypokaliämie können pathogenetisch zwei Mechanismen unterschieden werden:

➤ *Zustände mit massivem Zellzerfall:* Klassische Beispiele dafür sind die massive Hämolyse, die Rhabdomyolyse inklusive maligne Hyperthermie sowie das Tumorlyse-Syndrom im Rahmen der Therapie von Leukämien und Lymphomen mit hohem Tumorvolumen. Klassisch sind dabei kombinierte Elektrolytstörungen mit Hyperkaliämie, Hyperphosphatämie, Hypokalzämie und Hyperurikämie.

➤ Eine *Kaliumumverteilung vom Intra- in den Extrazellulärraum bei konstanter Zellzahl* erfolgt in folgenden Situationen: metabolische und respiratorische Azidose, Insulinmangel, Medikamente (Betablocker, Digoxin, depolarisierende Muskelrelaxanzien wie Succinylcholin). Als genetische Störung ist die *familiäre periodische hyperkaliämische Lähmung* bekannt, bei welcher eine Natriumkanalmutation zur anstrengungsinduzierten Hyperkaliämie mit Paralysesymptomen führt.

Störungen des Kaliumhaushaltes

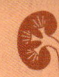

Tabelle 30.12 Differenzaldiagnose der Hyperkaliämie

Hyperkaliämie durch erhöhte Zufuhr
– kaliumreiche Nahrung (Früchte, Trockenfrüchte, Schokolade, Streuwürzen) – orale Kaliumchlorid- oder Kaliumcitrattherapie – kaliumhaltige Infusionen (Hochdosis-Penicillin, Bluttransfusionen) *Achtung: meist nur relevant bei gleichzeitig verminderter renaler Kaliumausscheidung!*

Hyperkaliämie durch transzelluläre Shifts (interne Bilanzstörung)	
Zustände mit erhöhtem Zellzerfall – massive Hämolyse – Rhabdomyolyse – maligne Hyperthermie – Tumorlyse-Syndrom	**Kaliumverschiebung IZR → EZR** – metabolische Azidose – Insulinmangel – Medikamente: Betablocker, Digoxin, Succinylcholin – *genetische Störung:* familiäre periodische hyperkaliämische Lähmung (Auslöser: körperliche Anstrengung)

Hyperkaliämie durch verminderte renale Ausscheidung	

Vermindertes distales Natriumangebot
Erworbene Störungen
– akute und chronische Niereninsuffizienz (= häufigste Ursache)
  – parenchymatös
  – postrenal
 	
Genetische Störung
– Pseudohypoaldosteronismus Typ 2 = Gordon-Syndrom (aktivierende Mutation der Proteinkinase WNK im distalen Nephron → vermehrte Na-Rückresoprtion = „umgekehrtes Gitelman-Syndrom")
	Mineralokortikoiddefizit
	Erworbene Störungen
	– hyperreninämischer Hypoaldosteronismus:
	  – Nebennierenrindeninsuffizienz mit kombiniertem Mineralo- und Glukokortikoidmangel = Morbus Addison (autoimmun, Tuberkulose)
	  – selektiver Mineralokortikoidmangel durch Medikamente (ACE-Hemmer, Angiotensinrezeptorblocker, Heparine!)
	– hyporeninämischer Hypoaldosteronismus (oft kombiniert mit renal tubulärer Azidose Typ 4 und leichter Niereninsuffizienz)
	  – diabetische Nephropathie
	  – tubulointerstitielle Erkrankungen
	  – Medikamente: NSAR
	– Aldosteronresistenz
	  – Schädigung der Sammelrohre im Rahmen von tubulointerstitiellen Nephropathien, Sichelzellanämie, Amyloidose, obstruktiver Nephropathie u. a.
	  – Medikamente: Kalium sparende Diuretika (Na-Kanalblocker: Amilorid, Triamteren; Mineralokortikoidrezeptorblocker: Spironolacton), Digoxin (Na-K-ATPase-Blocker)
	
	Genetische Störungen
	– hyperreninämischer Hypoaldosteronismus:
	  – kombinierter Mineralo- und Glukokortikoidmangel bei verschiedenen Formen des adrenogenitalen Syndromes mit bilateraler adrenaler Hyperplasie (3β-Hydroxysteroiddehydrogenase-/21-Hydroxylase-/11β-Hydroxylase-Defekt)
	  – selektiver Aldosteronmangel (Aldosteronsynthetasedefekt)
	– Pseudohypoaldosteronismus (Aldosteronresistenz)
	  – Pseudohypoaldosteronismus Typ 1A (dominant; inaktivierende Mineralokortikoidrezeptormutation)
	  – Pseudohypoaldosteronismus Typ 1B (rezessiv; inaktivierende Natriumkanalmutation = „umgekehrtes Liddle-Syndrom")

Hyperkaliämie durch verminderte Ausscheidung

Über 90 % des Kaliums wird über die Nieren ausgeschieden, weshalb Ausscheidungsstörungen immer renal bedingt sind. Wie bereits diskutiert, bestimmen die beiden Parameter distales Natriumangebot und Mineralokortikoidaktivität die renale Kaliumausscheidung. Im Rahmen einer Hyperkaliämie können somit Zustände mit primär vermindertem distalem Natriumangebot von Zuständen mit primärem Mineralokortikoiddefizit unterschieden werden.

Hyperkaliämie durch Störungen mit vermindertem distalem Natriumangebot. Klassisches Beispiel für das reduzierte distale Natriumangebot sind alle Formen der *parenchymatösen und postrenalen akuten und chronischen Niereninsuffizienz*. Der Verlust an Nephronen führt zur Reduktion der glomerulären Filtrationsrate und schlussendlich zu einer Reduktion der Natriurese mit Natrium- und Wasserretention und Hypertonie. Die oft gleichzeitig vorhandene Azidose verschärft zudem die Hyperkaliämie. Im Unterschied dazu führt die Volumendepletion mit prärenaler Niereninsuffizienz normalerweise nicht zur Hyperkaliämie, da die Kaliumausscheidung durch den sekundären Hyperaldosteronismus unterstützt wird.

Als angeborene genetische Störung mit reduziertem distalem Natriumangebot ist das *Gordon-Syndrom* (Pseudohypoaldosteronismus Typ 2) zu nennen, bei welchem eine aktivierende Mutation einer Proteinkinase im distalen Tubulus zur vermehrten Natriumrückresorption führt, funktionell also ein „umgekehrtes Gitelman-Syndrom" vorliegt.

Hyperkaliämie durch Zustände mit Mineralokortikoiddefizit. Differenzialdiagnostisch können Zustände mit echtem Hypoaldosteronismus von solchen mit Aldosteronresistenz unterschieden werden.

Ein *hyperreninämischer Hypoaldosteronismus* liegt vor bei einer Zerstörung der Nebennierenrinde. Klinisch besteht ein kombinierter Mineralokortikoid- und Glukokortikoidmangel (Morbus Addison) mit hyperkaliämischer Azidose, Hypotonie und Hyponatriämie. Gewisse Medikamente führen zur selektiven Blockade der Aldosteronachse (ACE-Hemmer, Angiotensinrezeptorblocker, Heparin!). Von diesem Krankheitsbild muss der *hyporeninämische Hypoaldosteronismus* abgegrenzt werden, der vor allem bei diabetischer Nephropathie und interstitiellen Nierenerkrankungen auftritt oder medikamentös durch nichtsteroidale Antirheumatika bedingt ist und typischerweise die Kombination von Hyperkaliämie mit renal tubulärer Azidose Typ 4, Hypertonie und oft leicht eingeschränkter Nierenfunktion zeigt. Pathogenetisch wird eine Schädigung des juxtaglomerulären Apparates postuliert.

Genetische Formen des Hypoaldosteronismus werden bei den verschiedenen Formen des adrenogenitalen Syndroms sowie beim isolierten Aldosteronsynthetasemangel beobachtet (vgl. Abb. 30.**9** u. Tab. 30.**12**).

Vom echten Hypoaldosteronismus können *Zustände mit Mineralokortikoidresistenz* abgegrenzt werden. Erworbene Störungen sind Nierenerkrankungen mit Schädigung der Sammelrohre (tubulointerstitielle Nephropathien, Sichelzellerkrankung, Amyloidose, obstruktive Nephropathie). Medikamente, die mit der Kaliumauscheidung im distalen Nephron interferieren, sind Kalium sparende Diuretika, Mineralokortikoidrezeptorblocker (Spironolacton) und Digoxin. *Genetische Störungen* mit Mineralokortikoidresistenz werden als *Pseudohypoaldosteronismus Typ 1A* (Mineralokortikoidrezeptormutation) und *Typ 1B* (inaktivierende Mutation des distalen Natriumkanals) bezeichnet.

Differenzialdiagnostisches Vorgehen bei Hyperkaliämie

Die Abb. 30.**12** zeigt das differenzialdiagnostische Vorgehen bei Hyperkaliämie. Die wichtigsten Parameter zur Analyse sind die Nierenfunktion, der Aldosteronspiegel und der Blutdruck. Eine Reninbestimmung kann in speziellen Situationen hilfreich sein.

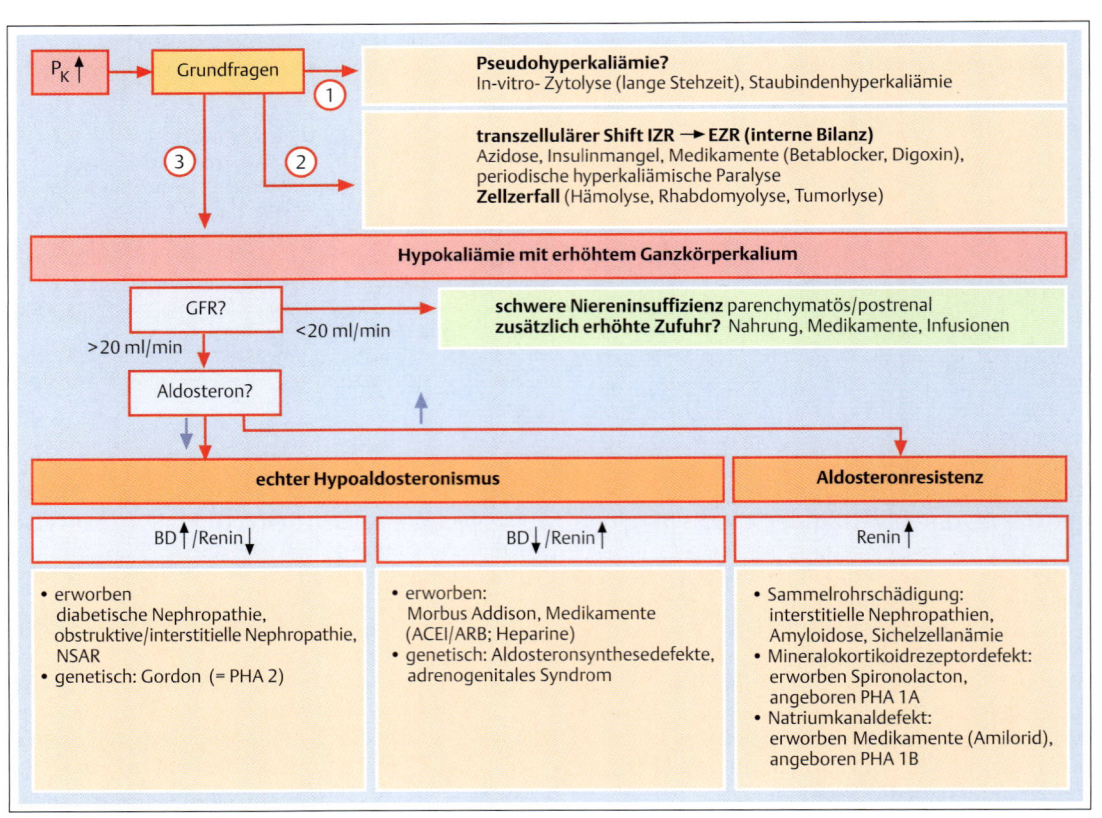

Abb. 30.**12** Diagnostisches Vorgehen bei Hyperkaliämie.

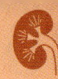

30.3 Störungen des Säure-Base-Haushaltes

Physiologische Grundlagen

Grundlagen zum Säure-Base-Haushalt

Der Säuregrad einer Flüssigkeit ist bestimmt durch ihren Gehalt an freien Protonen (H^+) und wird angegeben als pH-Wert, welcher sich wie folgt berechnet:

$$pH = -\log [H^+]$$

Der pH-Wert ist abhängig vom Konzentrationsverhältnis von Säuren (= Protonenspender) und Basen (= Protonenakzeptoren) in dieser Flüssigkeit. Chemisch kann dieses Gleichgewicht wie folgt geschrieben werden:

$$[HA] \leftrightarrow [H^+] + [A^-]$$

(HA = Säure, A^- = Base)

Die Stärke einer Säure wird durch ihren spezifischen pK_a-Wert charakterisiert, welcher mit dem pH-Wert in folgender Beziehung steht:

$$pH = pK_a + \log \frac{[A^-]}{[HA]}$$

Unter physiologischen Bedingungen fallen im Körper sowohl Säuren wie Basen an, einerseits durch Zufuhr aus der Nahrung, andererseits durch Metaboliten aus dem Intermediärstoffwechsel. Insgesamt übertrifft jedoch der Säureanfall die Baseproduktion, so dass ohne spezifische Protonenausscheidungsmechanismen der Körper allmählich übersäuern würde. Die Tab. 30.13 gibt Informationen über den quantitativen Anfall von Säure. Der Hauptanteil fällt als *Kohlensäure* an, welche zu Kohlendioxid umgewandelt und dann abgeatmet wird (s. u.).

> Als Faustregel gilt, dass der Nettoanfall von Säure, welche über die Niere ausgeschieden wird, ungefähr 1 mmol H^+/kg KG oder 60–100 mmol/d beträgt.

Stufen der Säure-Base-Regulation

Die Stabilität des pH-Wertes ist entscheidend für viele vitale Funktionen. Insbesondere ist die normale Funktion der meisten Enzyme von einem stabilen pH-Wert abhängig. Der physiologische pH-Wert liegt zwischen *7,35 und 7,40*, was einer Protonenkonzentration von 40–45 nmol/l entspricht. Ein pH-Wert unter 6,8 (entsprechend $[H^+] >$ 160 nmol/l) oder über 7,8 (entsprechend $[H^+] <$ 16 nmol/l) ist in der Regel nicht mehr mit dem Leben vereinbar.

Übermäßiger Anfall von Säuren oder Basen wird vom Organismus durch 3 *„Verteidigungslinien"* abgewehrt, welche in Tab. 30.14 zusammengefasst sind. Wir unterscheiden dabei temporäre (Puffersysteme) und definitive Regulationssysteme (echte Ausscheidung von Säure oder Base).

Intrazelluläre und extrazelluläre Puffersysteme. Als erste Verteidigungslinie können intrazelluläre und extrazelluläre Puffersysteme akuten Anfall von Säure oder Base abfangen und deren Effekt auf den pH ab-

Tabelle 30.13 Normale Säure-Base-Bilanz

Säure	Säureanfall (mmol/d)	Primäre Ausscheidung
Volatile Säuren – CO_2 – Lactat (wird metabolisiert zu CO_2)	15 000–20 000 750–1500	pulmonal pulmonal
Fixe Säuren – Schwefelsäure – Phosphate – Salzsäure – Organische Säuren	60–100	renal

Tabelle 30.14 Kompensationsmechanismen für Säure-Base-Störungen

Stufe	Mechanismus	Verwendetes Puffersystem	Puffer- oder Ausscheidungskapazität	Zeitbedarf
1	**Puffersysteme** – intrazellulär – extrazellulär	Protein inkl. Hämoglobin, organische Phosphate Bikarbonatsystem	~ 1000 mmol	min bis h
2	**Respiratorische Kompensation** – Ventilation	Bikarbonatsystem	> 20 000 mmol/d	6–12 h
3	**Renale Kompensation** – Bikarbonatrückresorption – Säureexkretion	Bikarbonatsystem Ammonium, Phosphat, andere titrierbare Säuren	30–350 mmol/d	2–5 Tage

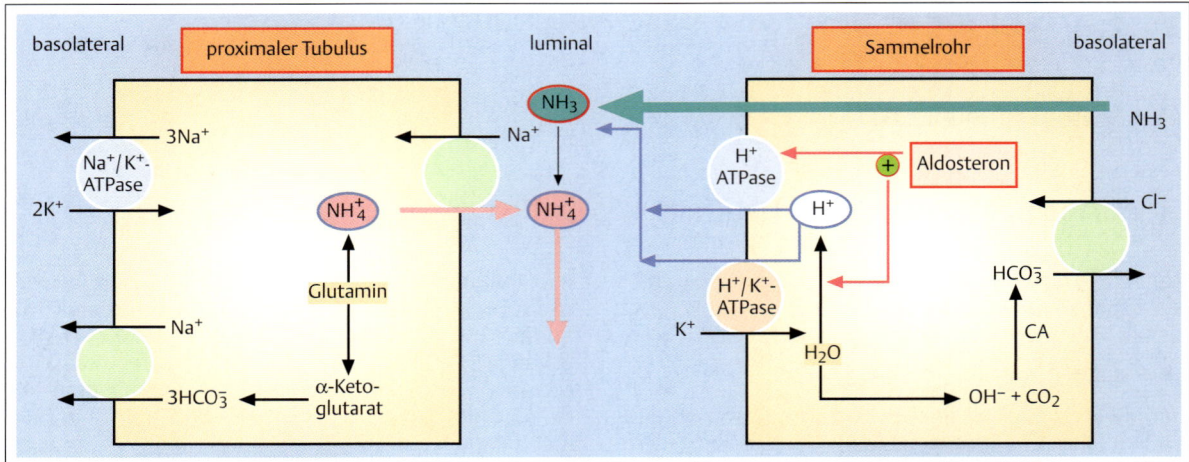

Abb. 30.13 Mechanismen der renalen Ammoniumausscheidung. Die relevanten Kanäle und Pumpen sind gezeigt: auf der linken Seite für den proximalen Tubulus, auf der rechten Seite für das Sammelrohr. Im proximalen Tubulus werden Ammoniumionen direkt ausgeschieden, während im Sammelrohr Ammoniak (NH_3) durch die Zelle diffundiert und auf der luminalen Seite protoniert wird. (CA = Carboanhydrase.)

dämpfen. Puffersysteme entfalten ihre Wirkung innerhalb von Minuten bis wenigen Stunden. Die wichtigsten Systeme und ihr quantitativer Beitrag zur Gesamtpufferkapazität sind:
- EZR: Bikarbonat 40 % (vgl. unten: respiratorische Kompensation),
- IZR: Proteine inkl. Hämoglobin 35 % (vor allem die basische Aminosäure Histidin), organische Phosphate 25 %.

Die totale Pufferkapazität im Organismus beträgt ungefähr 1000 mmol H^+, liegt also deutlich unter dem täglichen totalen Säureanfall (vgl. Tab. 30.**13**), was die Bedeutung von effizienten Ausscheidungsmechanismen unterstreicht.

Respiratorische Kompensation. Als zweite Verteidigungslinie gegen Säureanfall kann die respiratorische Kompensation genannt werden. Sie benutzt ebenfalls das Bikarbonatpuffersystem und entfaltet ihre Wirkung innerhalb von 6–12 Stunden. Das Bikarbonatsystem ist ein offenes System, über welches CO_2 via die Lunge abgeatmet und damit definitiv ausgeschieden werden kann. Wie aus Tab. 30.**13** hervorgeht, wird über dieses System die meiste Säure aus dem Intermediärstoffwechsel ausgeschieden. Die Beziehung zwischen zwischen CO_2 und pH kann mit der *Henderson-Hasselbalch-Gleichung* beschrieben werden:

$$pH = pK_a(H_2CO_3) + \log \frac{[HCO_3^-]}{[H_2CO_3]} = 6{,}1 + \log \frac{[HCO_3^-]}{0{,}03 \times pCO_2}$$

Aus dem Gesagten folgt jedoch, dass die respiratorische Kompensation nur bei primär metabolischen Störungen wirksam ist und dass über diesen Weg nur volatile, aber keine fixen Säuren ausgeschieden werden können (vgl. Tab. 30.**13**).

Renale Kompensation. Die dritte Verteidigungslinie ist die renale Kompensation von Säure-Base-Störungen.

Sie entfaltet ihre volle Wirkung erst nach 2–5 Tagen. Im Gegensatz zur respiratorischen Kompensation können sowohl metabolische wie respiratorische Störungen renal kompensiert werden und auch fixe Säuren ausgeschieden werden. Die Niere benutzt dazu verschiedene Mechanismen:
- tubuläre Rückresorption von Bikarbonat,
- tubuläre Ausscheidung von Säure durch Protonierung von Ammoniak und titrierbarer Säure (titrable acid TA: vor allem Phosphat) im Urin.

Die *Nettoausscheidung von Säure im Urin* (net acid excretion, NAE) kann wie folgt beschrieben werden (physiologische Normwerte werden in Klammern angegeben):

$$NAE(80\ mmol) = NH_4^+(40\ mmol) + TA(40\ mmol) - HCO_3^-(0\ mmol)$$

Aus dieser Formel geht hervor, dass das Bikarbonatsystem keinen Beitrag zur Nettosäureauscheidung leistet, sondern lediglich der Regeneration von glomerulär filtriertem Bikarbonat dient. Im Falle der proximalen renal tubulären Azidose ist jedoch der Bikarbonatverlust das pathogenetische Prinzip der Azidoseentstehung.

Regulation der renalen Säureausscheidung

Da die titrierbare Säure im Urin (im Wesentlichen Phosphat) einen pK_a-Wert von 6,8 hat und in der Menge nicht reguliert werden kann, ist deren Kapazität zur Säureausscheidung bereits bei einem Urin-pH von 6,0 gesättigt und mit 40 mmol/d limitiert.

Ammoniogenese. Daraus folgt, dass die Ammoniogenese der Hauptmechanismus für die Regulation der renalen Säureausscheidung ist. Diese kann zwischen 30 und 300 mmol/d variiert werden. In Abb. 30.**13** sind die Mechanismen der Ammoniogenese im proximalen

Tubulus (links) und im Sammelrohr (rechts) dargestellt. Während im proximalen Tubulus Ammoniak intrazellulär protoniert und als Ammonium ausgeschieden wird, erfolgt die Protonierung von diffundiertem Ammoniak im Tubuluslumen. Protonen werden distal aktiv ins Tubuluslumen transportiert mittels einer H^+-ATPase und einer H^+/K^+-ATPase in der luminalen Membran. Drei wesentliche Parameter beeinflussen die Ammoniogenese:

- *Abfall des extrazellulären pH:* stimuliert proximale und distale Mechanismen,
- *Aldosteron:* stimuliert die distale H^+- und H^+/K^+-ATPase-Aktivität,
- *Abfall der Plasmakaliumkonzentration:* stimuliert die distale H^+/K^+-ATPase-Aktivität (ΔP_K von +0,6 mmol/l $\Rightarrow$ Δ pH von -0,1)

Azidose und Alkalose

Definitionen, Diagnose und Klinik

Bei einem Nettosäureanfall mit Abfall des extrazellulären pH unter 7,35 sprechen wir von einer *Azidose.* Analog führt der Nettoanfall von Alkali (oder Nettoverlust von Säure) zu einem Anstieg des extrazellulären pH, und wir sprechen bei einem pH von über 7,40 von einer *Alkalose.*

Die Störungen im Säure-Base-Haushalt können aufgrund ihrer Entstehungsweise eingeteilt werden in:
- *einfache Störungen:*
  - respiratorische Störungen mit primärer Veränderung des pCO_2: respiratorische Azidose/Alkalose,
  - metabolische Störungen mit primärer Veränderung von [HCO_3^-]: metabolische Azidose/Alkalose,
- *komplexe Störungen:*
  - Kombination von einer metabolischen und einer respiratorischen Störung,
  - Kombination von zwei metabolischen Störungen,
  - Tripelstörungen (zwei metabolische und eine respiratorische oder drei metabolische Störungen).

Arterielle Blutgasanalyse. Säure-Base-Störungen werden mit Hilfe der arteriellen Blutgasanalyse aus arteriellem Vollblut diagnostiziert. Dabei gilt es zu beachten, dass damit der *pH im Extrazellulärraum* gemessen wird. Intrazelluläre pH-Werte sind normalerweise tiefer (im Bereich von 7,1 anstelle von 7,4) und wahrscheinlich physiologisch bedeutsamer. Da jedoch eine weitgehend lineare Beziehung zwischen dem intrazellulären und extrazellulären pH besteht, ist die arterielle Blutgasanalyse für klinische Bedürfnisse genügend.

Einfache Säure-Base-Störung. Diese liegt vor, wenn
- pCO_2 und [HCO_3^-] sich in der gleichen Richtung ändern,
- die Kompensation der Störung im erwarteten Bereich liegt.

Die Tab. 30.**15** zeigt die Befunde der Blutgasanalyse bei den 4 *Grundstörungen* des Säure-Base-Haushaltes, wobei Doppelpfeile die primäre Veränderung angeben. Wie eingangs erwähnt, erfolgt die respiratorische Kompensation von metabolischen Störungen innerhalb von einigen Stunden, während die renale Kompensation von respiratorischen Störungen Tage in Anspruch nimmt. Deshalb müssen bei der Analyse von Kompensationsmechanismen bei den respiratorischen Störungen akute und chronische Formen unterschieden werden. Die *Beurteilung der Kompensation* kann auf mehrere Arten erfolgen:
- mit Hilfe von empirisch ermittelten Formeln, die in Tab. 30.**15** zusammengefasst sind,

Tabelle 30.15 Grundstörungen des Säure-Base-Haushaltes und deren Kompensation

Störung		pH	pCO_2	[HCO_3^-]	Erwartete Kompensation	Maximale Kompensation
Respiratorische Azidose	akut	↓	↑↑	(↑)	$\Delta[HCO_3^-] = 0{,}1 \times \Delta pCO_2$	30 mmol/l
	chronisch	↓	↑↑	↑	$\Delta[HCO_3^-] = 0{,}35 \times \Delta pCO_2$	45 mmol/l
Respiratorische Alkalose	akut	↑	↓↓	(↓)	$\Delta[HCO_3^-] = 0{,}2 \times \Delta pCO_2$	18 mmol/l
	chronisch	↑	↓↓	↓	$\Delta[HCO_3^-] = 0{,}4 \times \Delta pCO_2$	15 mmol/l
Metabolische Azidose		↓	↓	↓↓	$\Delta pCO_2 = 1{,}2 \times \Delta[HCO_3^-]$	10 mmHg
Metabolische Alkalose		↑	↑	↑↑	$\Delta pCO_2 = 0{,}6 \times \Delta[HCO_3^-]$	65 mmHg

Doppelpfeil gibt die primäre Störung an.

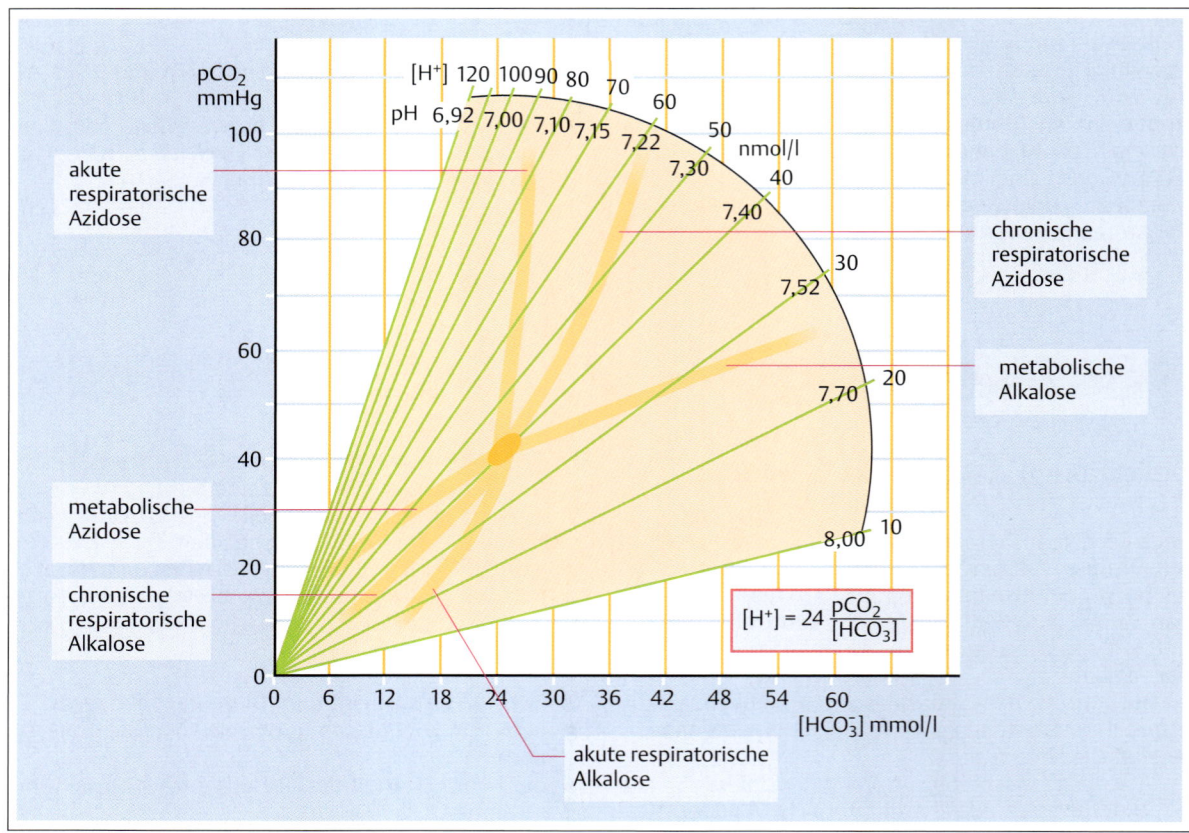

Abb. 30.14 Nomogramm zur Beurteilung von Säure-Base-Störungen. Das abgebildete Diagramm beruht auf der Henderson-Gleichung. Finden sich die Schnittpunkte von pCO_2 und HCO_3^- auf den dunkel dargestellten Abschnitten des Diagramms, sind am ehesten die dort angegebenen einfachen Störungen des Säure-Base-Haushaltes anzunehmen. Schnittpunkte außerhalb der dunkel markierten Bereiche deuten auf gemischte Störungen im Säure-Base-Haushalt hin. Das Diagramm darf nur unter gleichzeitiger Berücksichtigung von Anamnese und klinischen Daten interpretiert werden.

➤ Mit Hilfe von Säure-Base-Nomogrammen, wie in Abb. 30.**14** dargestellt,
➤ im Fall von metabolischen Störungen mit $[HCO_3^-]$ zwischen 10 und 40 mmol/l kann eine einfache Faustregel zur Beurteilung der respiratorischen Kompensation angewendet werden:

$[HCO_3^-] + 15 = pCO_2$
$\qquad\qquad\quad = $ pH (Nachkommastellen)

Beispiel: Eine metabolische Azidose mit $[HCO_3^-] = $ 15 mmol/l ist adäquat respiratorisch kompensiert, wenn der pCO_2 30 mmHg und der pH 7,30 betragen.

Komplexe Säure-Base-Störung. Liegt die Kompensation einer Säure-Base-Störung aufgrund von dieser Analyse nicht im erwarteten Bereich, muss nach einer komplexen Störung gesucht werden. In Tab. 30.**16** werden typische Bespiele mit ihren Befunden in der arteriellen Blutgasanalyse zusammengefasst.

Zur genaueren Analyse von Säure-Base-Störungen und deren Ursache sind oft *sekundäre Messgrößen* unabdingbar. Dazu gehören Elektrolyte in Serum und Urin sowie – davon abgeleitet – die Berechnung der Anionenlücke in Serum und Urin. Tab. 30.**17** gibt eine Übersicht dazu. Die differenzialdiagnostische Verwendung wird in den folgenden Abschnitten dargestellt.

Klinik. Die klinische Symptomatik von Säure-Base-Störungen hängt vom Typ der Störung, von der zugrunde liegenden Ursache und den begleitenden anderen Elektrolytstörungen ab. In Tab. 30.**18** sind die von der Ätiologie unabhängigen Symptome der 4 Grundstörungen zusammengefasst.

Metabolische Azidose

Entstehungsmechanismen und Bedeutung der Serumanionenlücke

Von einer metabolischen Azidose sprechen wir dann, wenn die arterielle Blutgasanalyse einen sauren pH < 7,35 zeigt mit tiefem Serumbikarbonat und kompensatorischem Abfall des pCO_2, bedingt durch die respiratorische Kompensation (Kussmaul-Atmung; Tab. 30.**15**). Pathophysiologisch gibt es grundsätzlich zwei Möglichkeiten zur Entstehung einer metabolischen Azidose:

Störungen des Säure-Base-Haushaltes

Tabelle 30.16 Repräsentative Beispiele für komplexe Säure-Base-Störungen

Typ der Störung	Klinische Situation	pH	pCO$_2$	[HCO$_3^-$]	P$_{Na}$	P$_K$	P$_{Cl}$	Anionenlücke
Metabolische und respiratorische Alkalose	Herzinsuffizienz und Diuretika	7,60	40	38	131	3,6	77	16
Metabolische Alkalose und respiratorische Azidose	COPD und Diuretika	7,44	55	36	135	3,8	84	15
Metabolische Azidose und respiratorische Alkalose	Salicylatvergiftung	7,56	15	13	140	3,5	106	21
Metabolische Azidose und respiratorische Azidose	Leberversagen und respiratorische Insuffizienz	7,18	44	16	133	5,7	100	17
Metabolische Azidose und metabolische Alkalose	Alkoholismus mit chronischem Erbrechen und Laktatazidose	7,36	31	17	132	4,0	89	26
Gemischte normo- und hyperchlorämische metabolische Azidose	diabetische Ketoazidose	7,12	16	5	137	3,6	114	18

Beispiele nach Androgue und Madias sowie Emmet

- Nettozufuhr (extrarenal: endogen/exogen) und/oder Retention von Säure (renal),
- Nettoverlust von Bikarbonat (extrarenal oder renal).

In Tab. 30.**19** wird die Differenzialdiagnose von metabolischen Azidosen anhand ihres Entstehungsmechanismus in der Übersicht dargestellt.

Serumanionenlücke. Zur klinischen Differenzialdiagnose einer unklaren metabolischen Azidose kann die Serumanionenlücke (SAG) herangezogen werden (Definition: Tab. 30.**17**). In der Abb. 30.**15** wird die Entstehung der Serumanionenlücke schematisch gezeigt. Wir verstehen darunter die Differenz zwischen nicht gemessenen Anionen und Kationen im Serum, welche im Normalfall 12 ± 2 mmol/l beträgt (Ionogramm A). Im Falle einer metabolischen Azidose mit Nettobikarbonatverlust, bleibt diese Differenz konstant. Aus Elektroneutralitätsgründen wird jedoch Chlorid retiniert, und es kommt somit zu einer *hyperchlorämischen metabolischen Azidose mit normaler Serumanionenlücke* (Ionogramm B). Im Gegensatz dazu führt die vermehrte Zufuhr oder Retention von Säure in fast allen Fällen (Ausnahme: HCl) zu einer Zunahme der nicht gemessenen Anionen wie zum Beispiel Lactat, Citrat, Ketokörper in äquimolarem Verhältnis zum Bikarbonatabfall. Die Folge ist eine *normochlorämische Azidose mit erhöhter Serumanionenlücke* (Ionogramm C). Liegt schließlich eine erhöhte Anionenlücke vor, welche aber kleiner ist als der Nettoabfall des Serumbikarbonats, liegt eine *kombinierte normo- und hyperchlorämische metabolische Azidose* vor (Ionogramm D). Bei der Analyse der Serumanionenlücke ist zu beachten, dass sich diese mit der Serumproteinkonzentration ändert, da ein Teil der nicht gemessenen Anionen Proteine sind.

Tabelle 30.17 Messgrößen zur Analyse des Säure-Base-Haushaltes

Primäre Messgrößen	Berechnung
- pH - pCO$_2$ - [HCO$_3^-$] - Respiratorische Kompensation metabolischer Störungen	[HCO$_3^-$] + 15 = pCO$_2$ = pH (Nachkommastellen!)
Sekundäre Messgrößen	**Berechnung**
- Serumelektrolyte (Na, K, Cl, Ca) - Urinelektrolyte (Na, K, Cl) - Anionenlücke im Serum (SAG) - Anionenlücke im Urin (UAG)	[Na$^+$] − ([Cl$^-$] + [HCO$_3^-$]) [Na$^+$] + [K$^+$] − [Cl$^-$]

> Als Faustregel gilt, dass die Serumanionenlücke um 2,5 mmol/l abfällt pro Abfall von 10 g/l Serumalbumin.

Normochlorämische metabolische Azidosen (erhöhte Anionenlücke)

Alle Azidosen in dieser Gruppe sind gekennzeichnet durch endogene oder exogene Zufuhr von Säure. Es muss deshalb nach dem unbekannten nicht gemessenen Anion gesucht werden. Die häufigsten und klinisch wichtigsten Formen sind:

30 Störungen des Wasser-, Elektrolyt- und Säure-Base-Haushaltes

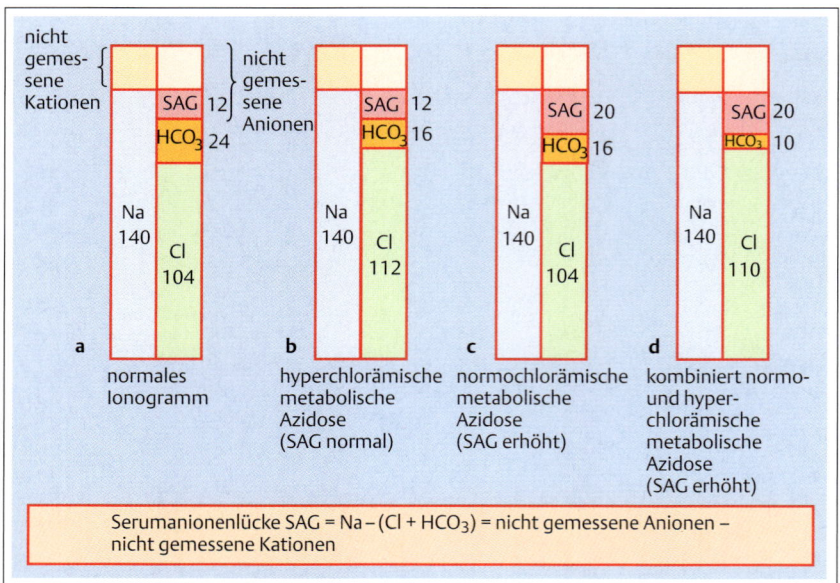

Abb. 30.15 Entstehung der Serumanionenlücke (SAG) anhand von Ionogrammen. Kationen sind links, Anionen rechts aufgeführt.

Serumanionenlücke SAG = Na − (Cl + HCO$_3$) = nicht gemessene Anionen − nicht gemessene Kationen

Tabelle 30.18 Zeichen von Säure-Base-Störungen

Metabolische Störungen

Metabolische Azidose
Pulmonal
- respiratorische Kompensation (Kussmaul-Atmung)

Kardiovaskulär
- verminderte Katecholaminwirkung (negative Inotropie, Vasoplegie)
- ventrikuläre Arrhythmien (assoziierte Kaliumstörungen!)

Neurologisch
- Lethargie bis Koma

Skelett (chronisch)
- Demineralisation (Osteoporose, Osteomalazie, Osteitis fibrosa bei Hyperparathyreoidismus)
- Wachstumsverzögerung
- Nephrokalzinosis/Urolithiasis

Metabolische Alkalose
Pulmonal
- respiratorische Kompensation (Hypoventilation)

Kardiovaskulär
- Symptome des EZV-Defizites (Hypotonie, Schwäche)
- ventrikuläre Arrhythmien (assoziierte Kaliumstörungen!)

Neurologisch (ähnlich Hypokalzämie)
- Parästhesien, Krämpfe bis Tetanie
- Verwirrung, Sopor

Respiratorische Störungen

Respiratorische Azidose
Kardiovaskulär
- Vasodilatation: rote warme Haut, Hyperzirkulation
- Hypertonie
- Arrhythmien
- *schwer:* myokardiale Depression

Neurologisch
- Angst, motorische Unruhe
- Kopfweh (Hirndruck ↑)
- Verwirrung, Koma (CO$_2$-Narkose)

Renal/metabolisch
- Salz- und Wasserretention (Sympathikus, Renin-Angiotensin-Aldosteron-System und ADH sind aktiviert)
- *schwer:* Vasokonstriktion/Hypoperfusion

Respiratorische Alkalose
Kardiovaskulär
- Thoraxschmerzen (Koronarspasmen: Prinzmetal-Angina!, Ösophagusspasmen)
- Arrhythmien (Hypokaliämie!)

Neurologisch (pCO$_2$ <20)
- Parästhesien, Krämpfe (Hypokalzämie)
- Schwindel, Angst, Verwirrung, Halluzinationen, Absencen

Metabolisch (Zellshifts)
- Hypokaliämie
- Hypophosphatämie
- Hypokalzämie

▶ **Diabetische Ketoazidose:** Sie ist charakterisiert durch die Anhäufung von Ketokörpern, die im Zustand des Insulinmangels unter vermehrtem Glukagoneinfluss aus freien Fettsäuren gebildet werden. Es handelt sich dabei um *Acetoacetat* und *β-Hydroxybutyrat*. Ketokörper werden mit Teststreifen im Urin bestimmt. Dabei sind folgende 2 Punkte zu beachten
- Teststreifen messen nur Acetoacetat; da jedoch in schweren Formen der Ketoazidose vor allem β-Hydroxybutyrat anfällt, kann der Teststreifen paradoxerweise negativ ausfallen.

Störungen des Säure-Base-Haushaltes

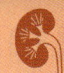

Tabelle 30.19 Differenzialdiagnose der metabolischen Azidose

Metabolische Azidose durch vermehrten Säureanfall	Metabolische Azidose durch Bikarbonatverlust

Vermehrte Säurezufuhr – endogener Anfall*
 – Ketoazidose
   – diabetisch
   – Fastenzustand
 – Laktatazidose
   – L-Laktatazidose Typ A (mit Hypoxämie): Schock, respiratorische Insuffizienz, schwere Anämie, CO-Vergiftung, Phäochromozytom
   – L-Laktatazidose Typ B (ohne Hypoxämie): Leberversagen, mitochondriale Toxine (Zyanid), Medikamente (Biguanide!), Tumoren, Hypermetabolismus (Extremsport, Grand-mal-Anfälle), zahlreiche angeborene Stoffwechselstörungen (z. B. Glykogenosen)
   – D-Laktatazidose: bakterielle Überwucherung im Kolon
	Extrarenaler Bikarbonatverlust
	 – Diarrhö
	 – externe Drainage von Galle/Pankreassaft
	 – Ureterosigmoideostomie

Vermehrte Säurezufuhr – exogener Anfall*
 – Hyperalimentation mit Aminosäurelösungen
 – Intoxikationen
   – Salizylat
   – Alkohole und Glykole	

Verminderte renale Säureausscheidung – Nierenversagen* – hypokaliämische distale RTA Typ 1 – hyperkaliämische RTA Typ 4 bei hyporeninämischem Hypoaldosteronismus	**Renaler Bikarbonatverlust** – hypokaliämische proximale RTA Typ 2 – generalisiertes proximal tubuläres Syndrom = Fanconi-Syndrom

* Störungen mit normochlorämischer metabolischer Azidose mit erhöhter Anionenlücke; alle übrigen sind hyperchlorämische Azidosen mit normaler Anionenlücke. RTA = renal tubuläre Azidose

Ketonurie führt zur Volumendepletion. Daraus folgt, dass der Urinstreifen vor allem in der Frühphase der ketoazidotischen Entgleisung mit normaler Nierenfunktion und bei der Therapie mit Volumengabe positiv ist. In der schweren Form der Ketoazidose mit Volumendepletion und prärenalem Nierenversagen nimmt jedoch auch die Ketonurie ab, und das Testresultat täuscht eine metabolische Verbesserung vor.

▶ **Ketoazidose im Fastenzustand:** Mildere Formen der Ketoazidose durch vermehrten Fettabbau werden im chronischen Hungerzustand sowie beim chronischen Alkoholismus beobachtet, und Acetoacetat ist hier der vorwiegend gefundene Ketokörper.

▶ **Laktatazidose:** Im Zustand der Gewebehypoxie erfolgt der Abbau von Glucose und Alanin über den anaeroben Glykolyseweg. Das Endprodukt dieses Stoffwechselweges ist L-Lactat, welches die erhöhte Anionenlücke ausmacht.
  – Alle Ursachen von Hypoxie (respiratorisch, Schock, CO-Vergiftung u. a.) können dazu führen, und wir sprechen dann von einer *Laktatazidose Typ A*.
  – *Laktatazidosen vom Typ B* ohne Gewebehypoxie werden beobachtet bei Zyanidvergiftung, Biguanidmedikation, Leberversagen und anderen.
  – Eine spezielle Form ist die *D-Laktatazidose*, bei welcher das Stereoisomer D-Lactat von einer veränderten Darmflora produziert wird. Dieser Metabolit wird in den gängigen klinischen Lactat-Tests nicht erfasst und muss bei Verdacht speziell gemessen werden.

▶ **Exogene Säurezufuhr:** Eine metabolische Azidose durch Säurezufuhr wird einerseits bei der Hyperalimentation mit Aminosäurelösungen beobachtet, andererseits bei einer Reihe von Vergiftungen. Die häufigsten sind *Salicylat- und Alkohol-/Glykolvergiftungen*. Bei den Letzteren ist Format (Anion der Ameisensäure) als Endmetabolit aus dem Alkohol-/Glykolabbau das nicht gemessene Anion. Eine erhöhte osmotische Lücke ist in dieser Situation oft der Schlüssel zur Diagnose. Bei der Ethylenglykolvergiftung werden zudem Calciumoxalatkristalle im Urin gefunden.

▶ **Verminderte Säureausscheidung:** Diese tritt vor allem bei der *chronischen Niereninsuffizienz* mit Abfall der glomerulären Filtrationsrate unter 20 ml/min auf. Dabei werden Schwefelsäure, Phosphorsäure und organische Säuren retiniert, welche die erhöhte Anionenlücke bedingen.

Hyperchlorämische metabolische Azidosen (normale Anionenlücke)

▶ **Renale Ursachen:** Tritt eine hyperchlorämische metabolische Azidose bei Nierenerkrankungen auf, sprechen wir von einer renal tubulären Azidose (RTA).
  – Die *proximale renal tubuläre Azidose vom Typ 2* kommt durch vermehrten Bikarbonatverlust im proximalen Tubulus zustande. Bikarbonaturie führt zu vermehrter Natriurese und damit zur Volumendepletion und via erhöhtes distales Natriumangebot auch zur Hypokaliämie.

– Im Gegensatz dazu ist bei der *distalen renal tubulären Azidose vom Typ 1* die Säuresekretion im distalen Nephron gestört. Sie ist oft assoziiert mit Polyurie (renaler Diabetes insipidus) sowie mit Nephrolithiasis und Nephrokalzinose infolge des gleichzeitigen renalen Calciumverlustes.
– Patienten mit hyporeninämischem Hypoaldosteronismus im Rahmen einer diabetischen oder interstitiellen Nierenerkankung weisen typischerweise eine hyperkaliämische hyperchlorämische metabolische Azidose auf, und wir sprechen dann von einer *hyperkaliämischen renal tubulären Azidose Typ 4*.

➤ **Extrarenale Ursachen:** Mineralokortikoide stimulieren die distale renale Säuresekretion. Somit führen alle Zustände von *Mineralokortikoidmangel* zur hyperchlorämischen metabolischen Azidose, welche typischerweise mit Hyperkaliämie kombiniert ist (s. dazu Abschnitt „Hyperkaliämie"). Im Gegensatz dazu ist Bikarbonatverlust das pathogenetische Prinzip von *gastrointestinalen Ursachen* der hyperchlorämischen metabolischen Azidose. Dazu gehören zum Beispiel Diarrhö, Fisteln oder die Ureterosigmoidostomie.

Zur Unterscheidung der renal tubulären Azidosen von extrarenalen Ursachen der hyperchlorämischen metabolischen Azidose kann die *Urinanionenlücke (UAG)* herangezogen werden (Definition: Tab. 30.**17**). Sie ist ein Maß für die Fähigkeit der Niere, Säure auszuscheiden und beträgt normalerweise +30 bis 50 mmol/l. Im Zustand der metabolischen Azidose sollte sie bei funktionierender renaler Kompensation negativ werden. Bleibt sie positiv, ist das ein Zeichen für eine tubuläre Dysfunktion und somit für eine renal tubuläre Azidose.

Differenzialdiagnostisches Vorgehen bei metabolischer Azidose

Das Vorgehen bei metabolischer Azidose ist in Abb. 30.**16** gezeigt. Neben der Blutgasanalyse sind Elektrolyte zur Berechnung von Serum- und evtl. Urinanionenlücke notwendig. Die verschiedenen Formen der renal tubulären Azidose sind in Tab. 30.**20** gegenübergestellt.

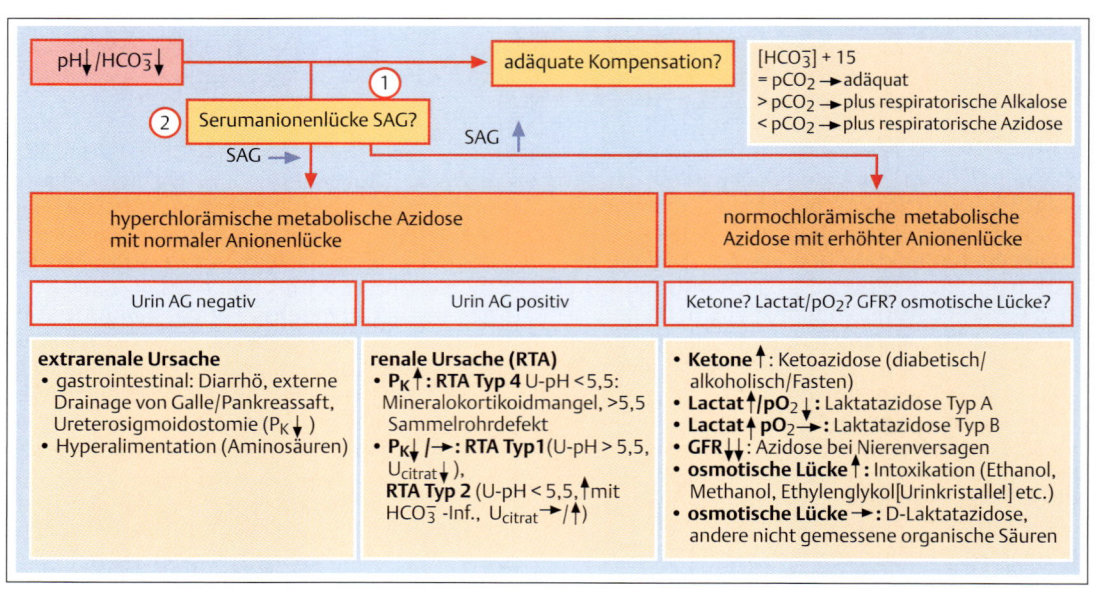

Abb. 30.16 Diagnostisches Vorgehen bei metabolischer Azidose.

Metabolische Alkalose

Entstehungsmechanismen und Bedeutung der Urinchloridkonzentration

Von einer metabolischen Alkalose sprechen wir, wenn die arterielle Blutgasanalyse einen alkalischen pH > 7,40 zeigt mit erhöhtem Serumbikarbonat und kompensatorischem Anstieg des pCO_2, bedingt durch die respiratorische Kompensation (Hypoventilation; Tab. 30.**15**). Pathophysiologisch gibt es grundsätzlich zwei Möglichkeiten zur Entstehung einer metabolischen Alkalose:
➤ Nettozufuhr von Bikarbonat,
➤ Nettoverlust von Säure (extrarenal oder renal).

In Tab. 30.**21** wird die Differenzialdiagnose von metabolischen Alkalosen anhand ihres Entstehungsmechanismus in der Übersicht dargestellt. Da die Alkaliausscheidung in der Niere sehr effizient ist, persistiert eine metabolische Alkalose nur dann, wenn mindestens einer der folgenden Faktoren zusätzlich wirksam ist: *EZV-Defizit, Hypokaliämie oder Hyperaldosteronismus*.

Störungen des Säure-Base-Haushaltes

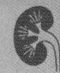

Tabelle 30.20 Differenzialdiagnose der hyperchlorämischen metabolischen Azidose

Störung	RTA Typ 1	RTA Typ 2	RTA Typ 4	Extrarenal
Pathogenese	verminderte distale Urinansäuerung	proximal tubulärer HCO_3^--Verlust	Mineralokortikoidmangel	extrarenaler HCO_3^--Verlust
P_K	↓	↓	↑	↓
TTKG*	↑	↑	↓	↓
$P_{HCO_3^-}$	<10–12	14–20	>15	>15
Urin pH	>5,5	<5,5 ohne Therapie, >5,5 mit Therapie	variabel	<5,5
$FE_{HCO_3^-}$	<3% (Erwachsene) 5–10% (Kinder)	>15% mit Therapie	10–15%	<5%
HCO_3^--Dosis für Therapie (mmol/kg/d)	1–2 (Erwachsene) 4–10 (Kinder)	10–15	1–3	$0,5 \times kg\ KG \times \Delta HCO_3$
SAG	→	→	→	→
UAG	positiv	positiv	stark positiv	negativ
U_{Citrat}	↓	↑	↓	→
Ursachen	- Angeborene Form mit Hyperkalziurie, Urolithiasis und Nephrokalzinose - Erworbene Formen bei: Nephrokalzinose (primärer Hyperparathyreoidismus, Markschwammniere), Hypergammaglobulinämie (Sjögren, Kryoglobuline), Medikamenten (Amphothericin B, Analgetika), tubulointerstitiellen Nephropathien, Sichelzellanämie	**Isolierte Form** - angeboren Carboanhydrasemangel - erworben Azetazolamid **Im Rahmen eines Fanconi-Syndroms** - angeboren - erworben bei Dysproteinämien inklusive Myelom, Zystinose, Morbus Wilson, Medikamenten (Ifosfamid), tubulointerstitiellen Nephropathien	- alle Formen des Mineralokortikoidmangels (vgl. dazu Tab. 30.12) - am häufigsten: hyporeninämischer Hypoaldosteronismus bei diabetischer und interstitieller Nephropathie	- Diarrhö - externe Drainage von Galle/Pankreassaft - Ureterosigmoidostomie

RTA = renal tubuläre Azidose
TTKG = transtubulärer Kaliumgradient = $(P_{Osm}/U_{Osm}) \times (U_{Krea}/P_{Krea})$
SAG = Serumanionenlücke, UAG = Urinanionenlücke
FE_{HCO_3} = Fraktionelle Exkretion von Bikarbonat

Urinchloridkonzentration U_{Cl}. Zur klinischen Differenzialdiagnose einer unklaren metabolischen Alkalose kann die Urinchloridkonzentration U_{Cl} herangezogen werden. Chloriddepletion ist der wichtigste pathogenetische Mechanismus zur Entstehung der metabolischen Alkalose, weil die Ausscheidung von Bikarbonat über den Urin die Rückresorption eines anderen Anions, nämlich Chlorid, verlangt. Liegt U_{Cl} unter 20 mmol/l, liegt eine Chloriddepletion meist kombiniert mit einem EZV-Defizit vor, und zur Korrektur der Alkalose muss Natriumchlorid gegeben werden. Wir sprechen dann von einer *chloridsensitiven metabolischen Alkalose* im Gegensatz zur *chloridresistenten Form*, wenn U_{Cl} über 20 mmol/l liegt.

Chloridsensitive metabolische Alkalosen

Es muss nach einem Chloridverlust gesucht werden, welcher renal oder extrarenal erfolgen kann.
➤ **Extrarenaler Chlorid- und Säureverlust:** Dieser wird bei Verlust von Magensaft (rezidivierendes Erbrechen, speziell bei Anorexie/Bulimie; nasogastrische Sonde; *gastrische Alkalose = häufig!*) oder chloridreichem Dünndarmsekret (Chloriddiarrhö beim villösen Adenom und bei der kongenitalen Chloriddiarrhö; selten) beobachtet.
➤ **Renaler Chloridverlust:** Die Hauptursache hier sind *Diuretika*. Unter andauernder Diuretikatherapie ist U_{Cl} > 20 mmol/l, fällt aber bei Absetzen derselben prompt ab.

30 Störungen des Wasser-, Elektrolyt- und Säure-Base-Haushaltes

> ❗ Diuretikaabusus ist die absolut häufigste Ursache einer metabolischen Alkalose, welche infolge von gleichzeitig vorliegendem EZV- und Kaliumdefizit persistiert.

Es liegt ebenfalls ein renaler Chloridverlust vor bei der chronischen Hyperkapnie, bei welcher im Rahmen der renalen Kompensation Bikarbonat gespart und Chlorid ausgeschieden wird. Bei der Korrektur der chronischen Hyperkapnie kommt es deshalb zur *posthyperkapnischen Alkalose,* welche mit Chloridgabe korrigiert werden kann.

Chloridresistente metabolische Alkalosen

▶ **Erhöhte renale Säureausscheidung:** Bei allen Störungen mit primärem *Mineralokortikoidüberschuss* kommt es zu einer Stimulation der distalen Säureauscheidung und damit zur Alkalose. Diese Erkrankungen sind typischerweise mit EZV-Überschuss, Hypertonie und Hypokaliämie kombiniert (s. dazu Abschnitt „Hypokaliämie"). Sie sprechen aufgrund ihrer Pathogenese nicht auf Chloridgabe an.

▶ **Renaler Chloridverlust:** Ein solcher wird beobachtet, wenn die tubuläre Chloridrückresorption gestört ist. Das ist der Fall bei fortgesetztem *massivem Diuretikaabusus* einerseits, und bei angeborenen Störungen der Chloridtransporter im Rahmen von *Bartter- oder Gitelman-Syndromen* andererseits. Bei allen diesen Störungen liegen ein EZV-Defizit sowie ein Kalium- und Magnesiummangel als Begleitfaktoren vor, welche eine Alkalose persistieren lassen.

Metabolische Alkalose durch exogene Alkalizufuhr

Eine exogene Alkalizufuhr kann mittels Bikarbonatinfusionen bei der übermäßigen Azidosekorrektur, aber auch mit Alkali-Tabletten (Natriumbikarbonat, Natrium- und Kaliumcitrat) erfolgen. Eine spezielle Form ist das Milch-Alkali-Syndrom (s. dazu Abschnitt „Störungen des Calciumhaushaltes"). Es ist jedoch wichtig zu erkennen, dass auch hier eine Alkalose nur zustande kommt, wenn ein Zusatzfaktor die Alkaliausscheidung behindert. Dies kommt vor im Rahmen der chronischen Niereninsuffizienz oder bei normaler Nierenfunktion im Rahmen eines Chlorid- und EZV-Defizits oder eines schweren Kaliumdefizits.

Differentialdiagnostisches Vorgehen bei metabolischer Alkalose

Das Vorgehen bei metabolischer Alkalose ist in Abb. 30.17 gezeigt. Wichtigste differenzialdiagnostische Parameter sind die Anamnese (Medikamente!), die Urinchloridkonzentration und der Blutdruck.
Das Vorliegen einer hypokaliämischen metabolischen Alkalose mit Hypotonie bei jüngeren Patienten führt oft zur differenzialdiagnostischen Abgrenzung zwischen chronischen Essstörungen (Anorexie/Bulimie) und Abusus von Diuretika und/oder Laxanzien. Da alle diese potenziellen Ursachen primär oft nicht zugegeben werden, müssen Laborwerte zu Hilfe genommen werden. Urinelektrolyte sind dafür hilfreich, und die entsprechende Konstellation ist in Tab. 30.22 dargestellt.

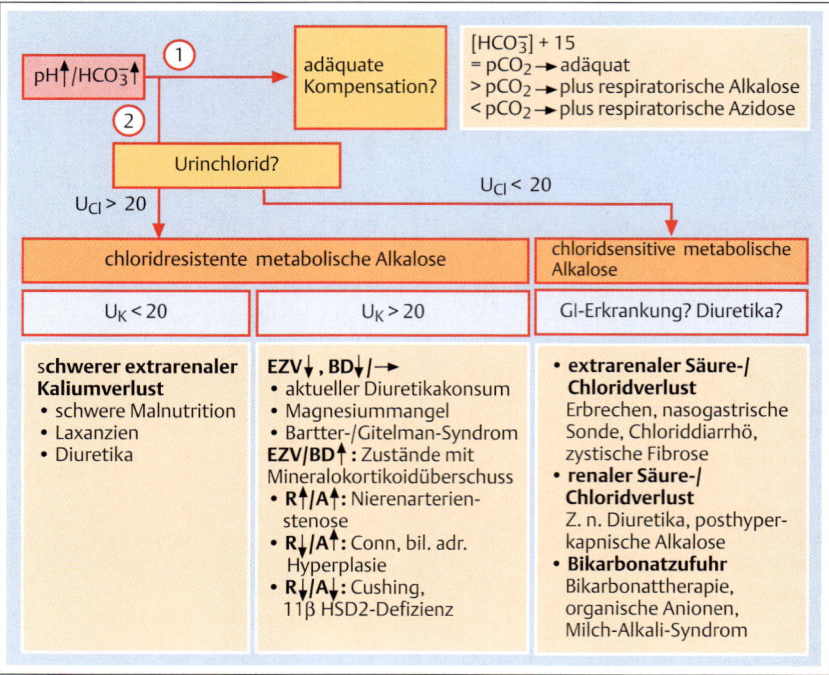

Abb. 30.17 Diagnostisches Vorgehen bei metabolischer Alkalose.

Tabelle 30.21 Differenzialdiagnose der metabolischen Alkalose

Metabolische Alkalose durch vermehrten Säureverlust	Metabolische Alkalose durch Bikarbonatzufuhr

Extrarenaler Säure- und/oder Chloridverlust*
– gastrische Alkalose: Magensaftverlust (HCl = Chlorid- und Säureverlust!)
  – rezidivierendes Erbrechen (Alkoholismus, Anorexie/Bulimie)
  – Magensaftdrainage
– Chloriddiarrhö
  – kongenital
  – villöses Adenom
– Chloridverlust über die Haut
  – zystische Fibrose
	Exogene Bikarbonatzufuhr
	– Bikarbonattherapie einer metabolischen Azidose: „overshoot alkalosis" nach Keto- oder Laktatazidose
	– organische Anionen, die zu Bikarbonat metabolisiert werden
	  – Citrat 1:3 (Blutkonserven, Hämofiltration/-dialyse mit regionaler Antikoagulation, Kaliumcitrat)
	  – Lactat/Acetat 1:1 (Ringer-Lösung, Hämodialyse/-filtration)
	– Milch-Alkali-Syndrom (vgl. Abschnitt 30.4)

Renaler Säure- und/oder Chloridverlust
– Zustände mit Mineralokortikoidüberschuss (Tab. 30.**11**) mit Stimulation der distalen Säureausscheidung; der sekundäre Hyperaldosteronismus bei EZV-Defizit ist ein wichtiger Faktor für die Erhaltung der metabolischen Alkalose
– renale Chlorid- und Kaliumdepletion*
  – Diuretika (vor allem Schleifendiuretika und Thiazide)
  – angeboren: Bartter-/Gitelman-Syndrom
– posthyperkapnische Alkalose*
nach Korrektur einer chronischen respiratorischen Azidose
	Renale Bikarbonatretention
	– keine primäre Störung, da Bikarbonat normalerweise zu 100 % rückresorbiert wird
	– Niereninsuffizienz mit Bikarbonatretention ist jedoch ein wichtiger Faktor für die Erhaltung der metabolischen Alkalose

* chloridsensitive Formen der Alkalose; bei Bartter-/Gitelman-Syndromen ist der Chloridverlust jedoch meist so groß, dass er therapeutisch nicht kompensiert werden kann.

Tabelle 30.22 Urinbefunde bei hypokaliämischer metabolischer Alkalose und EZV-Defizit

Störung		U_{Na}	U_K	U_{Cl}	Urin-pH
Anorexie/Bulimie		↑*	↑*	↓↓	alkalisch
Diuretikaabusus	fortgesetzt abgesetzt	↑ ↓	↑ ↓	↑ ↓	variabel normal
Laxanzienabusus		↓	↓	↓	normal
Bartter-/Gitelman-Syndrom		↑	↑	↑	normal

* bei ausgeprägter metabolischer Alkalose

Respiratorische Azidose

Akute und chronische Störungen

Von einer respiratorischen Azidose sprechen wir dann, wenn die arterielle Blutgasanalyse einen sauren pH < 7,35 zeigt mit hohem pCO_2 und kompensatorischem Anstieg des Serumbikarbonats im Rahmen der renalen Kompensation (Tab. 30.**15**). Pathophysiologisch gibt es grundsätzlich folgende Möglichkeiten zur Entstehung einer respiratorischen Azidose:

➤ Atemregulationsstörungen mit Hypoventilation,
➤ atemmechanische Störungen des Thorax (skelettär, neuromuskulär),
➤ Gasaustauschstörungen (Ventilation und/oder Diffusion),
➤ Lungenperfusionsstörungen,
➤ mechanische Hypoventilation („permissive hypercapnia").

Weil die renale Kompensation, also die Adaptation zu vermehrter Säureausscheidung, einige Tage Zeit braucht, müssen wir akute und chronische Formen der respiratorischen Azidose unterscheiden. Schwere Azidosen entstehen entweder bei schwerwiegenden akuten Störungen oder bei der Dekompensation von chronischen Störungen („acute on chronic respiratory failure"). Bei Patienten mit chronischer respiratorischer Insuffizienz besteht eine chronische Hyperkapnie, und der Hauptatemantrieb ist die arterielle Sauerstoffspannung. Unkontrollierte Sauerstoffgabe oder Medikation mit atemsuppressiver Wirkung (wie zentrale Analgetika und Hypnotika) führen deshalb bei diesen Patienten zu schwerer CO_2-Retention und Azidose bis hin zur CO_2-Narkose.

Tabelle 30.23 Differenzialdiagnose von akuten und chronischen respiratorischen Störungen

Respiratorische Azidose	
Akut	Chronisch
Atemregulationsstörungen (ZNS)	
– Sedativa (Opiate) – O_2-Gabe bei chronischer Hyperkapnie – Kreislaufstillstand	– (O)SAS = (obstruktives) Schlaf-Apnoe-Syndrom – ZNS-Erkrankungen (Tumor)
Atemmechanikstörungen (Muskeln, Thoraxwand)	
– Guillain-Barré-Syndrom – Myastheniekrise – periodische Paralyse – schwere Hypokaliämie, Hypophosphatämie – instabiler Thorax (Rippenserienfraktur)	– RM-Läsionen: amyotrophe Lateralsklerose, Post-Polio-Syndrom, MS, andere – Muskeldystrophie – Kyphoskoliose – extreme Adipositas, ausgeprägter Aszites
Gasaustauschstörungen (Ventilation, Diffusion)	
– Bolusaspiration – Laryngospasmus, akuter Asthmaanfall – akutes Lungenödem, Pneumonie, ARDS – Pneumothorax	– Trachealstenose – COPD/ Emphysem – Lungenfibrosen
Perfusionsstörungen	
– zentrale Lungenembolie – Kreislaufstillstand	– schwere pulmonale Hypertonie
Kontrollierte mechanische Hypoventilation („permissive hypercapnia", z. B. bei ARDS)	
Respiratorische Alkalose	
Akut	Chronisch
Atemregulationsstörungen (ZNS)	
– psychogene Hyperventilation – zerebrovaskulärer Insult, Meningoenzephalitis – akuter Schmerz – Fieber/Sepsis – Kompensation einer metabolischen Azidose (Ketoazidose, Leberversagen, Salicylatintoxikation) – Methylxanthine	– Schwangerschaft/Lutealphase (Progesteron) – Ponstumor
Extrapulmonale Ursachen einer Hypoxämie	
– akute Herzinsuffizienz mit Lungenödem – Schock – schwere Anämie	– chronische Herzinsuffizienz – zyanotische Herzvitien – Höhenkrankheit – schwere Anämie
Pulmonale Ursachen einer Hypoxämie	
– Aspiration – Pneumonie – nichtkardiogenes Lungenödem – Lungenembolie	– chronische Lungenerkrankungen im Stadium der Partialinsuffizienz (Lungenfibrosen, chronisch obstruktive Lungenerkrankung und andere)
Kontrollierte mechanische Hyperventilation (z. B. bei Hirndruck)	

Differenzialdiagnose der respiratorischen Azidose

Die verschiedenen Ursachen einer respiratorischen Azidose sind in Tab. 30.**23** zusammengefasst. Wie erwähnt, gehen viele Erkrankungen, welche zur respiratorischen Azidose führen, auch mit arterieller Hypoxämie einher und führen zu einer metabolischen Säurebelastung im Rahmen einer Laktatazidose. Diese Kombination kann zu lebensbedrohlichen Azidosen führen.

Bei der *kontrollierten alveolären Hypoventilation* im Rahmen der Therapie eines „acute respiratory distress syndrome" (ARDS) wird eine Hyperkapnie bewusst in Kauf genommen („permissive hypercapnia"). Sie erlaubt eine lungenschonende Beatmung mit niedrigeren Beatmungsdrücken und somit weniger Barotraumata.

Störungen des Säure-Base-Haushaltes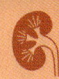

Universalschema zur Differenzialdiagnose von Säure-Base-Störungen

Formen von Säure-Base-Störungen. Wie bereits erwähnt, können wir einfache und komplexe Säure-Base-Störungen unterscheiden. Bei den komplexen Störungen beobachten wir gemischt respiratorische und metabolische Störungen oder kombinierte metabolische Störungen. Sind diese additiv, d. h. zwei Azidosen oder zwei Alkalosen kombiniert, dann führt dies zu schweren bis lebensbedrohlichen pH-Veränderungen, während sich eine Azidose und eine Alkalose gegenseitig partiell oder seltener ganz neutralisieren. Komplexe Tripelstörungen treten vor allem bei schwer kranken Patienten auf der Intensivstation auf.

Systematische Analyse von Säure-Base-Störungen. In Abb. 30.**18** wird ein systematischer Weg zur Analyse der arteriellen Blutgasanalyse gezeigt, welcher die Diagnose je der gegebenen Säure-Base-Störung erlaubt. Die Analyse erfolgt immer in 4 Schritten:

- **pH:** Azidose oder Alkalose?
- **[HCO_3^-]:** primär respiratorische oder metabolische Störung?
- **Erwartete Kompensation (Nomogramm oder Formeln):** einfache oder komplexe Störung?
- **Δ[HCO_3^-], ΔSAG (Serumanionenlücke):** Differenzialdiagnose komplexer Säure-Base-Störungen

Die Tab. 30.**16** zeigt verschiedene Beispiele kombinierter Säure-Base-Störungen, an welchen dieser Analysegang geübt werden kann. Ist der Typ der Störung einmal diagnostiziert, muss nach der Ursache gesucht werden. Die Tab. 30.**19**–30.**23** geben die dazu notwendigen Informationen.

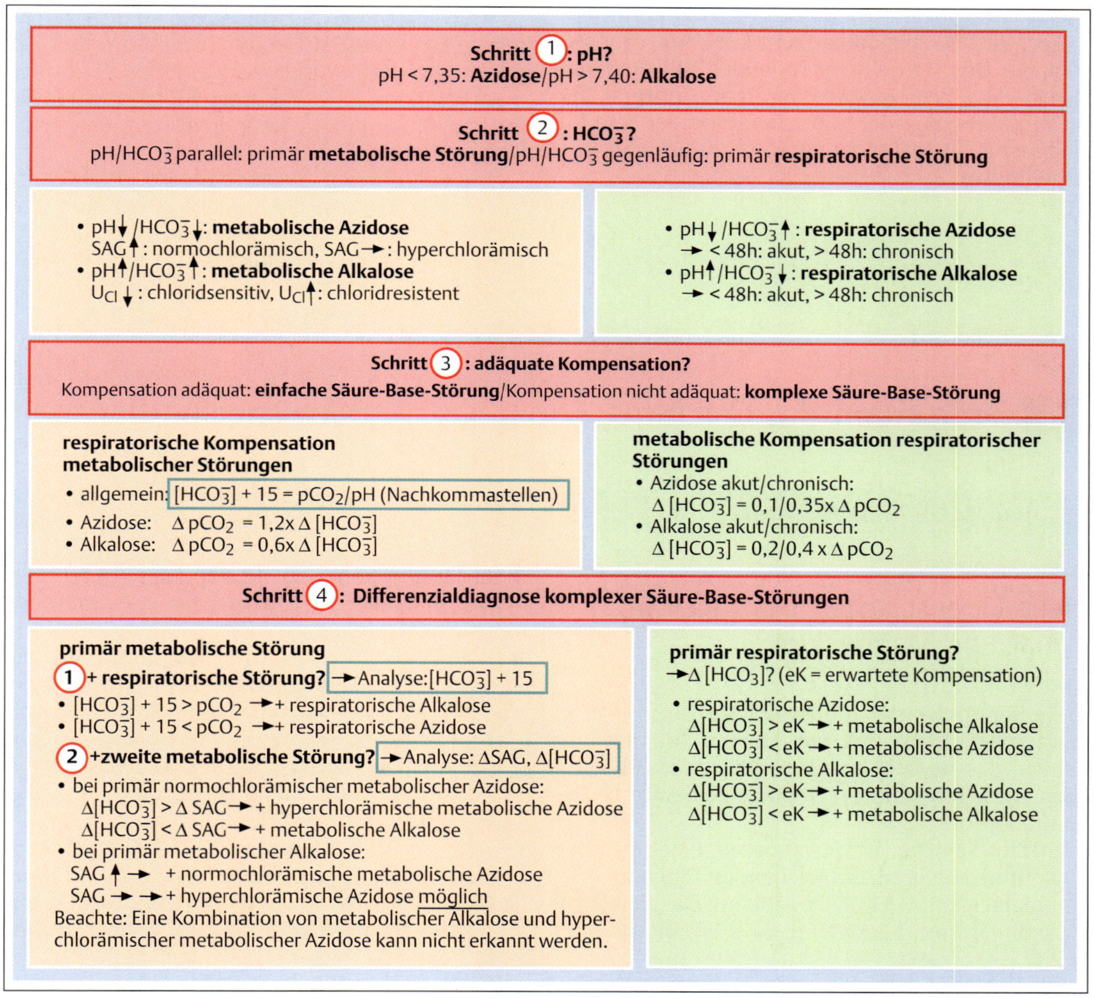

Schritt ①: pH?
pH < 7,35: **Azidose**/pH > 7,40: **Alkalose**

Schritt ②: HCO_3^-?
pH/HCO_3^- parallel: primär **metabolische Störung**/pH/HCO_3^- gegenläufig: primär **respiratorische Störung**

- pH↓/HCO_3^-↓: **metabolische Azidose**
  SAG↑: normochlorämisch, SAG→: hyperchlorämisch
- pH↑/HCO_3^-↑: **metabolische Alkalose**
  U_{Cl}↓: chloridsensitiv, U_{Cl}↑: chloridresistent

- pH↓/HCO_3^-↑: **respiratorische Azidose**
  → < 48h: akut, > 48h: chronisch
- pH↑/HCO_3^-↓: **respiratorische Alkalose**
  → < 48h: akut, > 48h: chronisch

Schritt ③: adäquate Kompensation?
Kompensation adäquat: **einfache Säure-Base-Störung**/Kompensation nicht adäquat: **komplexe Säure-Base-Störung**

respiratorische Kompensation metabolischer Störungen
- allgemein: [HCO_3^-] + 15 = pCO_2/pH (Nachkommastellen)
- Azidose: ΔpCO_2 = 1,2x Δ [HCO_3^-]
- Alkalose: ΔpCO_2 = 0,6x Δ [HCO_3^-]

metabolische Kompensation respiratorischer Störungen
- Azidose akut/chronisch:
  Δ [HCO_3^-] = 0,1/0,35x Δ pCO_2
- Alkalose akut/chronisch:
  Δ [HCO_3^-] = 0,2/0,4 x Δ pCO_2

Schritt ④: Differenzialdiagnose komplexer Säure-Base-Störungen

primär metabolische Störung
① + respiratorische Störung? → Analyse: [HCO_3^-] + 15
- [HCO_3^-] + 15 > pCO_2 → + respiratorische Alkalose
- [HCO_3^-] + 15 < pCO_2 → + respiratorische Azidose

② + zweite metabolische Störung? → Analyse: ΔSAG, Δ[HCO_3^-]
- bei primär normochlorämischer metabolischer Azidose:
  Δ[HCO_3^-] > Δ SAG → + hyperchlorämische metabolische Azidose
  Δ[HCO_3^-] < Δ SAG → + metabolische Alkalose
- bei primär metabolischer Alkalose:
  SAG ↑ → + normochlorämische metabolische Azidose
  SAG → → + hyperchlorämische Azidose möglich

Beachte: Eine Kombination von metabolischer Alkalose und hyperchlorämischer metabolischer Azidose kann nicht erkannt werden.

primär respiratorische Störung?
→ Δ [HCO_3^-]? (eK = erwartete Kompensation)
- respiratorische Azidose:
  Δ[HCO_3^-] > eK → + metabolische Alkalose
  Δ[HCO_3^-] < eK → + metabolische Azidose
- respiratorische Alkalose:
  Δ[HCO_3^-] > eK → + metabolische Azidose
  Δ[HCO_3^-] < eK → + metabolische Alkalose

Abb. 30.18 Universalschema zur systematischen Analyse von Säure-Base-Störungen.

Respiratorische Alkalose

Akute und chronische Störungen

Von einer respiratorischen Alkalose sprechen wir dann, wenn die arterielle Blutgasanalyse einen alkalischen pH > 7,40 zeigt mit tiefem pCO_2 und kompensatorischem Abfall des Serumbikarbonats im Rahmen der renalen Kompensation (Tab. 30.**15**). Pathophysiologisch gibt es grundsätzlich folgende Möglichkeiten zur Entstehung einer respiratorischen Alkalose:

➤ Atemregulationsstörungen mit Hyperventilation,
➤ extrapulmonale Ursachen einer Hypoxämie,

- pulmonale Ursachen einer Hypoxämie,
- mechanische Hyperventilation.

Primär die Hyperkapnie und sekundär die Hypoxämie sind die kräftigsten Stimulatoren der alveolären Ventilation. Tritt eine Hypoxämie unter 60 mmHg auf, führt dies zu einer alveolären Hyperventilation mit konsekutivem Abfall des pCO_2 und damit zur respiratorischen Alkalose. Die Hypokapnie ihrerseits limitiert wieder die Hyperventilation. Weil die renale Kompensation, also die Adaptation zu vermehrter Alkaliausscheidung, einige Tage Zeit braucht, müssen wir akute und chronische Formen der respiratorischen Alkalose unterscheiden.

Eine spezielle Form liegt vor bei der *pseudorespiratorischen Alkalose* im Rahmen des schweren Kreislaufversagens. Ein schwerer Abfall des Herzminutenvolumens führt zu Gewebehypoxie und schwerer venöser Hyperkapnie. Der arterielle pH ist jedoch aufgrund der erhaltenen oder gesteigerten Ventilation normal bis erhöht. Eine Messung der zentralvenösen Sauerstoffspannung ist deshalb bei Patienten im Kreislaufversagen unabdingbar.

Differenzialdiagnose der respiratorischen Alkalose

Die verschiedenen Ursachen einer respiratorischen Azidose sind in Tab. 30.**23** zusammengefasst. Die häufigste Ursache der respiratorischen Alkalose ist die *akute psychogene Hyperventilation*. Sie ist benigne und die Patienten sprechen in der Regel auf beruhigende Einflüsse an. Die psychogene Hyperventilation kann jedoch auch unter dem eindrücklichen klinischen Bild der Hyperventilationstetanie mit Parästhesien, Muskelzittern und Karpopedalspasmen auftreten. Diese Symptome werden einerseits durch zerebrale Hypoperfusion im Rahmen des akuten pH-Anstiegs, andererseits durch Elektrolytverschiebungen (Hypokalzämie) erklärt.

Klinisch bedeutungsvoll ist die Abgrenzung der primären Hyperventilation mit respiratorischer Alkalose gegenüber der sekundären Hyperventilation im Rahmen der Kompensation einer metabolischen Azidose (Kussmaul-Atmung). Sie erfolgt mit der arteriellen Blutgasanalyse (Tab. 30.**15**).

Die *kontrollierte alveoläre Hyperventilation* ist häufig bei der mechanischen Beatmung und ist zum Teil Ausdruck des Versuches, eine metabolischen Azidose oder arterielle Hypoxämie zu korrigieren. Außerdem wird sie zur Therapie von Erkrankungen mit erhöhtem intrazerebralem Druck angewendet.

30.4 Störungen des Calcium-, Phosphat- und Magnesiumhaushaltes

Physiologische Grundlagen

Spezielle Eigenschaften von Calcium, Phosphat und Magnesium

In diesem Kapitel werden die zweifach positiv geladenen (divalenten) Ionen Calcium (Ca) und Magnesium (Mg) sowie das negativ geladene Phosphat (Ph) besprochen. Diese Ionen haben wichtige gemeinsame Eigenschaften:

- Ihr größter Speicher ist der *Knochen*. Eine negative Bilanz führt somit zur schleichenden Osteoporose/Osteomalazie infolge Knochenabbaus. Der Anteil im Extrazellulärraum beträgt für Ca 0,1 %, Ph 1 % und Mg 2 %.
- Sie sind entscheidend für *wichtige Lebensprozesse*: Ca und Mg für die Erregbarkeit von Membranen, Ca für die Aktivierung des Blutgerinnungs- und des Komplementsystems, Mg für die Funktion zahlreicher Enzyme, Ph für den zellulären Energiehaushalt (Adenosintriphosphat ATP; NADP), die Signaltransduktion (Inosintriphosphat IP$_3$) sowie als Baustoff für Nukleinsäuren. Schließlich beeinflusst Ph die Sauerstoffaffinität von Hämoglobin über die 2,3-Disphosphoglycerat (2,3-DPG)-Konzentration in Erythrozyten.
- Im Serum kommen sie *frei, komplexiert* oder *proteingebunden* vor, was bei der Messmethodik berücksichtigt werden muss.
- Die *Regulation erfolgt in der Niere,* und zwar *vor* dem Sammelrohr (im Gegensatz zu Natrium, Wasser, Kalium und Säure, welche hauptsächlich im Sammelrohr reguliert werden). Ph wird hauptsächlich im proximalen Tubulus, Mg in der Henle-Schleife und Ca im distalen Tubulus reguliert. Parathormon (PTH) beeinflusst alle drei Ionen, doch vor allem Ca und Ph. Die Faktoren, welche die renale Ausscheidung beeinflussen, sind in Tab. 30.**24** zusammengestellt. Allen drei Ionen ist gemeinsam, dass ein EZV-Defizit zu natriumabhängiger vermehrter Rückresorption und damit verminderter Ausscheidung führt. Umgekehrt führen die meisten Diuretika über eine vermehrte Natriurese zum Verlust dieser drei Ionen, was therapeutisch genutzt werden kann. Eine wichtige Ausnahme dazu bilden die Thiazide, welche die Ca-Ausscheidung hemmen.

Störungen des Calcium-, Phosphat- und Magnesiumhaushaltes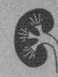

Tabelle 30.24 Einflussfaktoren auf die renale Ausscheidung divalenter Ionen

Ion	Tubuläre Reabsorption ↑ /Exkretion ↓	Tubuläre Reabsorption ↓ /Exkretion ↑

Ca	- EZV-Defizit (via FE_{Na} ↓)
	- PTH ↑
	- Hypokalzämie (via PTH ↑)
	- Hyperphosphatämie (via P_{Ca} ↓)
	- metabolische Alkalose
	- *Medikamente:*
	  Thiazide, K-sparende Diuretika, Lithium
		- EZV-Überschuss (via FE_{Na} ↑)
		- PTH ↓
		- Hyperkalzämie (via PTH ↓)
		- Hypophosphatämie (via P_{Ca} ↑)
		- metabolische Azidose
		- *Medikamente:*
		  Schleifen- und proximal wirksame Diuretika

Ph	- EZV-Defizit (via FE_{Na} ↓) - PTH ↓ - Hyperkalzämie (via PTH ↓) - Hypophosphatämie (via P_{Ca} ↑) - chronische metabolische Alkalose	- EZV-Überschuss (via FE_{Na} ↑) - PTH ↑ - Hypokalzämie (via PTH ↑) - Hyperphosphatämie (via P_{Ca} ↓) - chronische metabolische Azidose - *Medikamente:* alle Diuretika (außer K-sparende)
Mg	- EZV-Defizit (via FE_{Na} ↓) - PTH ↑ - Hypokalzämie (via PTH ↑) - Hyperphosphatämie (via P_{Ca} ↓) - Hypomagnesiämie	- EZV-Überschuss (via FE_{Na} ↑) - PTH ↓ - Hyperkalzämie (via PTH ↓) - Hypophosphatämie (via P_{Ca} ↑) - Hypermagnesiämie - *Medikamente:* alle Diuretika (außer K-sparende), Aminoglykoside, Amphotericin, Cisplatin, Cyclosporin

Tabelle 30.25 Regulation des Calcium-Phosphat-Stoffwechsels

Faktor	Regulation		Wirkung	
	Stimuliert/erhöht durch	Gehemmt/gesenkt durch	Effekt an Zielorganen	Nettowirkung
Serumcalcium*	PTH, 1,25-$(OH)_2$-Vitamin D_3	P_{Ph} ↑	- hemmt PTH-Sekretion - hemmt tubuläre Ca-Resorption	P_{Ph} ↓
Serumphosphat	1,25-$(OH)_2$-Vitamin D_3	P_{Ca} ↑	- stimuliert PTH-Sekretion - hemmt 1-Hydroxylase (renale 1,25-$(OH)_2$-Vitamin-D_3-Synthese ↓)	P_{Ca} ↓
PTH	P_{Ph} ↑	P_{Ca} ↑ 1,25-$(OH)_2$-Vitamin D_3	- stimuliert 1-Hydroxylase (renale 1,25-$(OH)_2$-Vitamin-D_3-Synthese ↑) - stimuliert tubuläre Ca-Resorption - hemmt tubuläre Phosphatresorption - stimuliert Ca- und Ph-Resorption aus Knochen	P_{Ca} ↑ /P_{Ph} ↓
1,25-$(OH)_2$-Vitamin D_3*	PTH	P_{Ph} ↑	- hemmt PTH-Sekretion - fördert Ca- und Ph-Absorption aus Darm - fördert Knochenmineralisation	P_{Ca} ↑ /P_{Ph} ↑

* Calcium und aktives Vitamin D haben spezifische Rezeptoren, die bei bestimmten Krankheitsbildern nicht funktionell sind: der Ca-sensing Receptor (CSR) auf Nebenschilddrüse und Tubuluszellen, der Vitamin-D-Rezeptor (VDR) auf der Nebenschilddrüse.

Regulation des Calcium- und Phosphathaushaltes

Während für die Regulation von Magnesium kein spezielles Hormonsystem zur Verfügung steht, wird der Calcium- und Phosphatstoffwechsel auf komplexe Weise gesteuert. Die Hauptregulatoren sind das *Parathormon (PTH)* und das *aktive 1,25-$(OH)_2$-Vitamin D_3* (1,25-$(OH)_2$-D_3). Sie wirken an den Zielorganen *Niere* (tubuläre Ca- und Ph-Rückresorption), *Darm* (intestinale Ca- und Ph-Absorption) sowie *Knochen* (Ca- und Ph-Freisetzung). Regulierte Größen sind Serumcalcium und -phosphat, wobei für Ca ein spezifischer Rezeptor, der „calcium-sensing receptor" (CSR), bekannt ist, welcher auf den Zellen der Nebenschilddrüse und des distalen Tubulus exprimiert wird. In Tab. 30.**25**

30 Störungen des Wasser-, Elektrolyt- und Säure-Base-Haushaltes

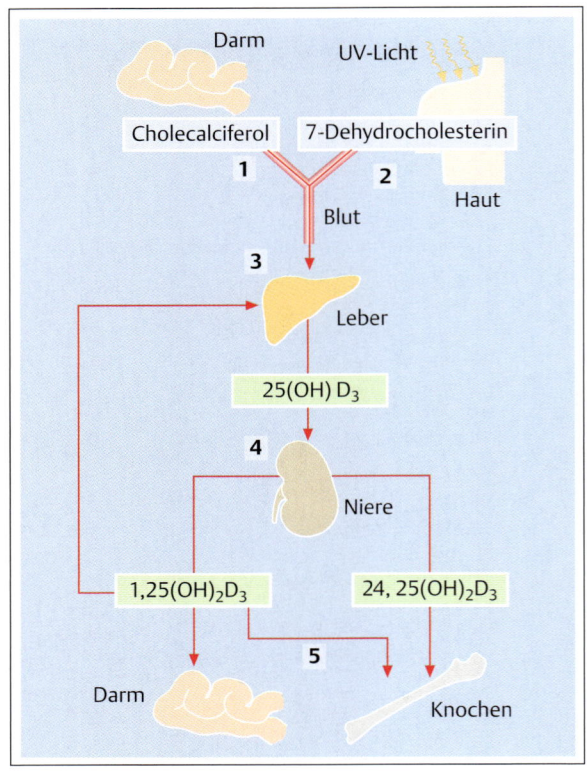

Abb. 30.19 Schematische Darstellung der Vitamin-D-Synthese.
(1) Aufnahme von fettlöslichem Cholecalciferol (Vitamin D_3) im Darm, (2) Synthese von Cholecalciferol aus 7-Dehydrocholesterin in der Haut unter Einfluss von UV-Strahlung, (3) 25-Hydroxylierung in der Leber → 25-OH-D_3, (4) 1-Hydroxylierung in der Niere → 1,25-$(OH)_2$-D_3 = bioaktives Vitamin D_3, (5) Bindung an den Vitamin-D-Rezeptor (VDR) am Zielorgan.

sind die Einflussfaktoren der Ca- und Ph-Regulation mit ihrer Stimulation und Wirkung zusammengefasst. Abb. 30.**19** zeigt schematisch die Aktivierungsschritte von Vitamin D_3 bis zum aktiven 1,25-$(OH)_2$-Vitamin D_3 auf. Sie finden in der Haut, in der Leber und in der Niere statt.

Störungen des Calciumhaushaltes

Definition, Diagnose und Klinik

Da die Calciumkonzentration einen wesentlichen Einfluss auf die Membranerregbarkeit speziell auch am Herzen hat, sind die Calciumserumspiegel eng reguliert. Wir sprechen von einer *Hyperkalzämie* bei Anstieg des Serumcalciums über 2,6 mmol/l und von einer *Hypokalzämie* bei Abfall des Serumcalciums unter 2,1 mmol/l.

Diagnostik. Ca ist im Serum zu ~ 50 % proteingebunden. Die Konzentration des Gesamtcalciums kann deshalb nur in Kenntnis des Serumalbumins interpretiert werden. Der ionisierte, biologisch aktive und regulierte Anteil des Ca liegt bei ~ 1,2 mmol/l. Liegt eine *Hypalbuminämie* vor, muss die Calciumkonzentration folgendermaßen erfasst werden:
➤ direkte Messung des ionisierten (freien) Ca mittels Blutgasanalyse,
➤ Korrektur des Serumcalciumwertes entsprechend der Hypalbuminämie nach folgender Formel:

$$\Delta[Ca]\ (mmol/l) = 0{,}02 \times \Delta[Albumin]\ (g/l)$$

Klinik. Die klinischen Symptome und Zeichen von Calciumstörungen sind Ausdruck der essenziellen Funktion dieses Ions für die Regulation der Membranerregbarkeit. Die Tab. 30.**26** gibt eine systematische Übersicht dazu. Generell führt eine Hypokalzämie zu vermehrter, eine Hyperkalzämie zu verminderter Membranerregbarkeit. Ca und Ph können im Serum komplexieren. Steigt das sog. Calcium-Phosphat-Produkt ($[Ca] \times [Ph]$) im Serum über 4,8 $(mmol/l)^2$, kann es zur Ablagerung von Calciumphosphatkristallen in Organen und Weichteilen kommen (Nephrokalzinose; Tuffsteinlunge; Kalziphylaxie: metastatische Kalzifikationen in Gefäßen, Sehnen, Gelenken und Fettgewebe).

Ursachen. Pathophysiologisch können Calciumstörungen auf 4 verschiedene Arten entstehen (Abb. 30.**20**):
➤ Störung der Parathormonfunktion/-regulation,
➤ Störung des Vitamin-D-Metabolismus und der intestinalen Absorption,
➤ Störung des Knochenstoffwechsels,
➤ Störung der renalen Calciumausscheidung.

Die Differenzialdiagnose dazu ist in Tab. 30.**27** für Hypokalzämie und in Tab. 30.**28** für Hyperkalzämie zusammengefasst und wird im Folgenden besprochen.

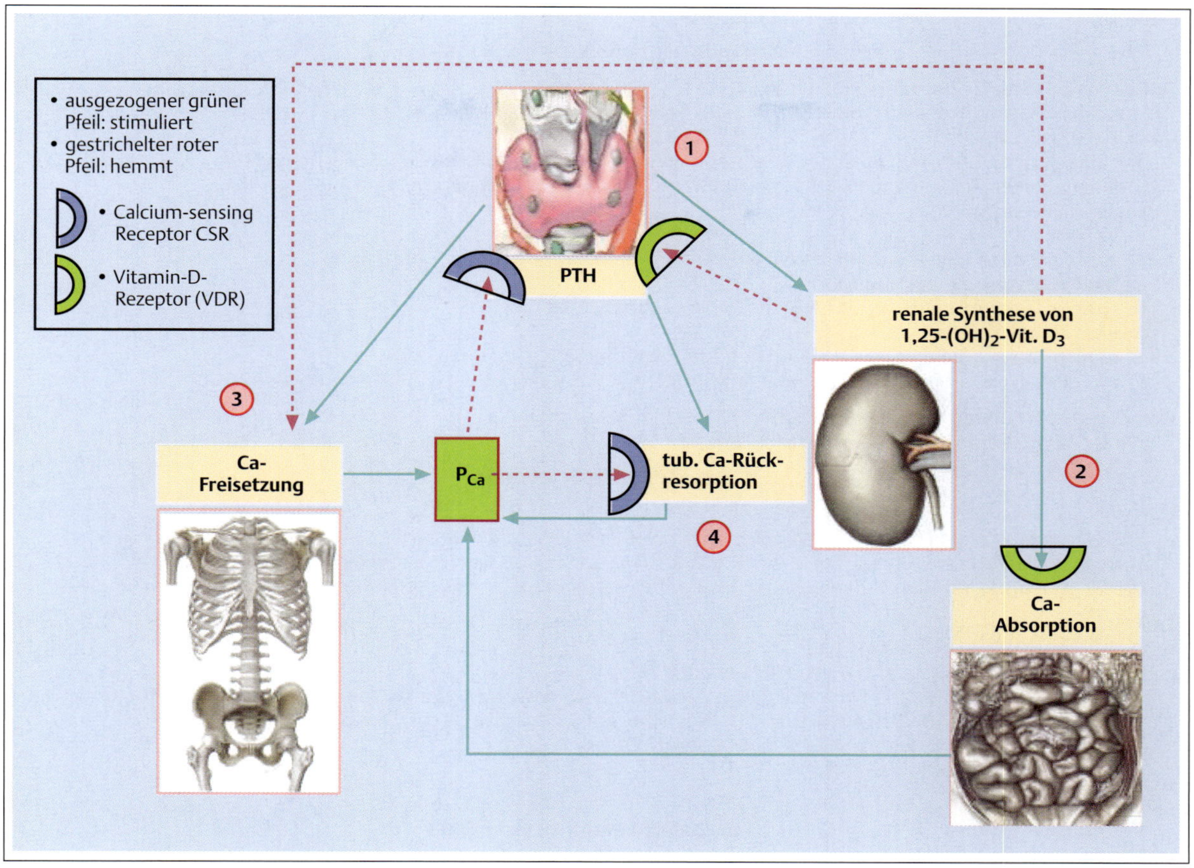

Störungen des Calcium-, Phosphat- und Magnesiumhaushaltes

Abb. 30.20 Prinzipielle Pathogenese von Calciumstörungen. Störungen im Calciumhaushalt können auf 4 Arten entstehen: (1) Störung der Parathormon-(PTH-)Sekretion, (2) Störung im Bereich des Vitamin D und der intestinalen Ca-Absorption, (3) Störungen des Knochenmetabolismus und (4) Störung der renalen Ca-Ausscheidung.

Tabelle 30.26 Zeichen von Calciumstörungen

Hypokalzämie	Hyperkalzämie
Kardiovaskulär – Hypotonie, Herzinsuffizienz (negative Inotropie) – EKG: QT-Verlängerung, Tachyarrhythmien	**Kardiovaskulär** – Hypertonie, positive Inotropie – EKG: QT-Verkürzung, Bradykardie
Neurologisch-psychiatrisch – Müdigkeit, Muskelschwäche – Parästhesien, Muskelkrämpfe (Chvostek-, Trousseau-Zeichen) bis zur Tetanie, Laryngospasmus – Verwirrung, Halluzinationen, Depression, Paranoia – idiopathischer Hypoparathyreoidismus: Basalganglienverkalkung	**Neurologisch-psychiatrisch** – Müdigkeit, Muskelschwäche – Hyporeflexie – Depression, Unruhe, Verwirrung, Somnolenz, Koma
	Gastrointestinal – Nausea und Erbrechen, Obstipation, Gewichtsverlust/Anorexie – primärer Hyperparathyreoidismus: Ulkus, akute Pankreatitis **Renal** – Polyurie (Nephrokalzinose) → nephrogener Diabetes insipidus – Urolithiasis (bei Hyperkalziurie)
Weichteile (bei chronischer Hypokalzämie) – trockene Haut, brüchige Fingernägel, verminderte Behaarung (Axilla, Intimbereich), Zahnhypoplasie – Katarakt	**Skelett und Weichteile** – bei erhöhtem Calcium-Phosphat-Produkt Ausbildung von metastatischen Verkalkungen: Konjunktivitis, Gelenk-, Sehnen-, Weichteilverkalkungen, Arterienverkalkung – Pruritus

Tabelle 30.27 Differenzialdiagnose der Hypokalzämie

Zustände mit Hypoparathyreoidismus

Echter Hypoparathyreoidismus mit tiefem PTH
- iatrogen: Thyreoidektomie, Parathyreoidektomie, Halsbestrahlung
- metabolische Ursachen
  - akute Hyperphosphatämie (iatrogen, akutes Nierenversagen bei Rhabdomyolyse oder Tumorlyse)
  - Magnesiumdepletion (kombiniert Hypoparathyreoidismus und PTH-Resistenz)
- autoimmune Ursachen
  - isoliert
  - assoziiert mit anderen Autoimmunerkrankungen (Perniziosa, Addison)
- infiltrative Erkrankungen (selten!):
  Neoplasien, Granulomatosen, AA-Amyloidose, Hämochromatose
- angeboren
  - primäre Parathyreoideaaplasie (DiGeorge); PTH-Gendefekt
  - familiäre hyperkalziurische Hypokalzämie (aktivierende Mutation des Ca-sensing receptors)

Pseudohypoparathyreoidismus mit erhöhtem PTH (PTH-Resistenz)
- Typ Ia (Albright-Osteodystrophie), Ib, Ic; II

Zustände mit Hypovitaminose D

Exogene Ursachen
- ungenügende Vitamin-D-Zufuhr/-Absorption (meist kombiniert mit ungenügender Calciumzufuhr):
  Malnutrition, Malabsorption (speziell mit Steatorrhö), lang dauernde Cholestase, Post-Gastrektomie
- Verlust von Vitamin D und Bindungsprotein: nephrotisches Syndrom, exsudative Enteropathie

Endogene Ursachen
- ungenügende Vitamin-D-Aktivierung
  - 1. Aktivierungsschritt (Haut): fehlende Sonnenexposition
  - 2. Aktivierungsschritt (25-Hydroxylierung in der Leber): Hepatopathien, Antikonvulsiva (Phenytoin, Barbiturate)
  - 3. Aktivierungsschritt (1-Hydroxylierung in der Niere): chronische Niereninsuffizienz, Hyperphosphatämie
- Vitamin-D-Resistenz (= Vitamin-D-abhängige Rachitis, VDDR)
  - VDDR Typ I: 1-Hydroxylase-Mutation
  - VDDR Typ II: Vitamin-D-Rezeptor-Mutation

Verminderte Knochenresorption

- benigne Konditionen
  - „hungry bone disease": nach Parathyreoidektomie, Therapie der schweren Rachitis/Osteomalazie
  - Medikamentenüberdosierung: Bisphosphonate, Calcitonin
- maligne Konditionen
  - ausgeprägte osteoplastische Metastasierung, z. B. bei Prostata- und Mammakarzinom
  - Calcitoninproduktion bei medullärem Schilddrüsenkarzinom

Renaler Calciumverlust

- tubuläre Schädigung
  - polyurische Phase des akuten Nierenversagens (nach Obstruktion, Tubulusnekrose)
  - alle Ursachen des Fanconi-Syndroms (generalisierte proximal tubuläre Dysfunktion)
- medikamentös: Schleifendiuretika
- genetisch: Bartter-Syndrom

Varia

- Calciumchelation
  - im Gewebe: akute Pankreatitis (Saponifikation von Fetten)
  - im Blut: Massentransfusion mit Citratblut, Zyto- und Plasmapherese
  - medikamentös: Foscarnet
- andere Ursachen: Sepsis, akute respiratorische Alkalose

Hypokalzämie ($P_{Ca} < 2{,}1$ mmol/l)

Zustände mit Hypoparathyreoidismus

Der *echte Hypoparathyreoidismus* mit tiefem PTH-Spiegel muss vom *Pseudohypoparathyreoidismus* mit PTH-Resistenz unterschieden werden. Letzterer ist selten und kommt im Rahmen von angeborenen Störungen wie der Albright-Osteodystrophie vor. Ebenfalls selten, aber pathophysiologisch interessant ist der Hypoparathyreoidismus im Rahmen einer primären aktivierenden Mutation des „calcium-sensing receptor" (CSR), welche eine Hyperkalzämie vortäuscht und somit zur Hemmung der PTH-Sekretion führt. Das Krankheitsbild heißt *familiäre hyperkalziurische Hypokalzämie*.

Am häufigsten sind jedoch Störungen der Parathyreoideae selbst. PTH-Mangel infolge von *chirurgischen Interventionen* (Thyreoidektomie, Parathyreoidektomie) oder nach *Bestrahlung* im Halsbereich ist hier zu nennen. Auch *metabolische Störungen* (Hyperphosphatämie und Hypomagnesiämie) führen zum Hypoparathyreoidismus mit Hypokalzämie. Die Hypomag-

Störungen des Calcium-, Phosphat- und Magnesiumhaushaltes

Differenzialdiagnostisches Vorgehen bei Hypokalzämie

In der Abb. 30.21 ist das diagnostische Vorgehen bei Hypokalzämie dargestellt. Die wichtigsten Parameter zur Analyse sind das Serumalbumin (Ausschluss einer Pseudohypokalzämie), der PTH- und der Vitamin-D_3-Spiegel. Beachte dabei: Zustände mit Hypoparathyreoidismus sind gekennzeichnet durch *Hyperphosphatämie*, während Zustände mit Hypovitaminose D eine *Hypophosphatämie* aufweisen. Eine wichtige und häufige Ausnahme dazu ist die chronische Niereninsuffizienz, wo aufgrund der gestörten renalen Phosphatausscheidung typischerweise die Konstellation eines sekundären Hyperparathyreoidismus mit Hyperphosphatämie und Hypokalzämie vorliegt.

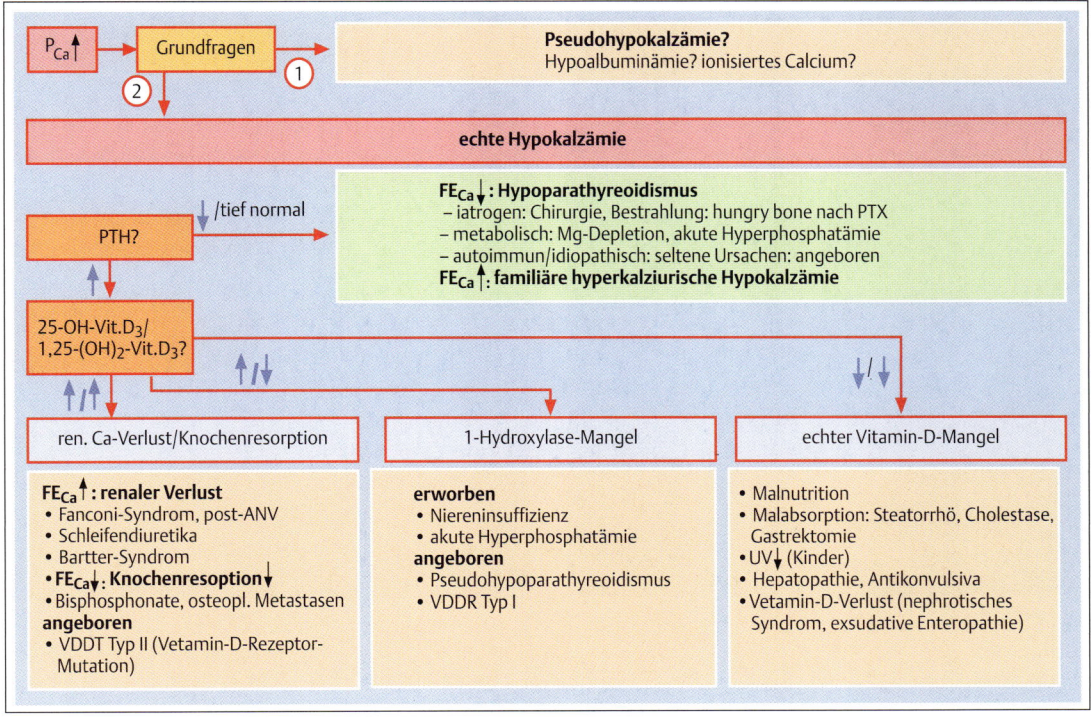

Abb. 30.21 Diagnostisches Vorgehen bei Hypokalzämie.

nesiämie bewirkt gleichzeitig eine PTH-Sekretions-Störung und eine PTH-Resistenz und führt zusammen mit der Hypokalzämie zur Tetanie. Schließlich können diverse autoimmune und infiltrative Erkrankungen zur Zerstörung der Parathyreoideae führen (Tab. 30.27).

Zustände mit Hypovitaminose D

In Abb. 30.19 sind die verschiedenen Schritte zur Synthese von bioaktivem 1,25-$(OH)_2$-Vitamin D_3 zusammengefasst. Zu jedem dieser Schritte sind Störungen bekannt, welche zur Hypovitaminose D führen können. Schwere *Malnutrition und/oder Malabsorption* beeinträchtigen die Zufuhr von Vitamin D_3 wie auch von Calcium selber, während das *nephrotische Syndrom* zum Verlust von Vitamin D und seinem Bindungsprotein führt (Vitamin-D-Mangel-Rachitis).

In Tab. 30.27 sind die Ursachen einer ungenügenden Aktivierung von Vitamin D auf drei verschiedenen Stufen genannt. Speziell zu erwähnen, da sehr häufig, sind die *chronische Niereninsuffizienz* und die *Hyperphosphatämie*. Bei beiden ist die 1-Hydroxylierung von Vitamin D_3 gestört. Die Hyperphosphatämie führt außerdem zu einer vermehrten Komplexierung von Ca und damit zur Hypokalzämie. Daraus resultiert die klassische Konstellation eines *sekundären Hyperparathyreoidismus mit Hyperphosphatämie und Hypokalzämie.*

Selten sind die *angeborenen Störungen* des Vitamin-D-Metabolismus entweder mit einer Mutation der 1-Hydroxylase (Vitamin-D-abhängige Rachitis oder Vitamin-D-dependent Rickets, VDDR Typ 1) oder mit einer Mutation des Vitamin-D-Rezeptors (Endorganresistenz, VDDR Typ 2).

> Die Folgen einer Hypovitaminose D sind die verminderte intestinale Calciumresorption mit Hypokalzämie sowie eine gestörte Knochenmineralisation mit Veränderungen der Rachitis bei Kindern und Osteomalazie bei Erwachsenen.

Calciumsequestration im Knochen und im Gewebe

Wir sprechen von einer „hungry bone disease", wenn vermehrt Calcium im Knochen eingebaut wird. Dies geschieht einerseits bei Therapie einer Rachitis mit Vi-

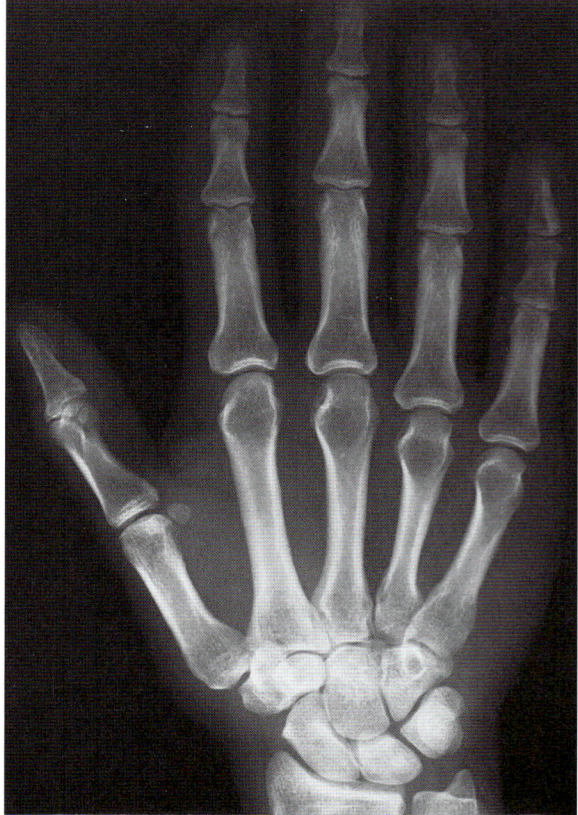
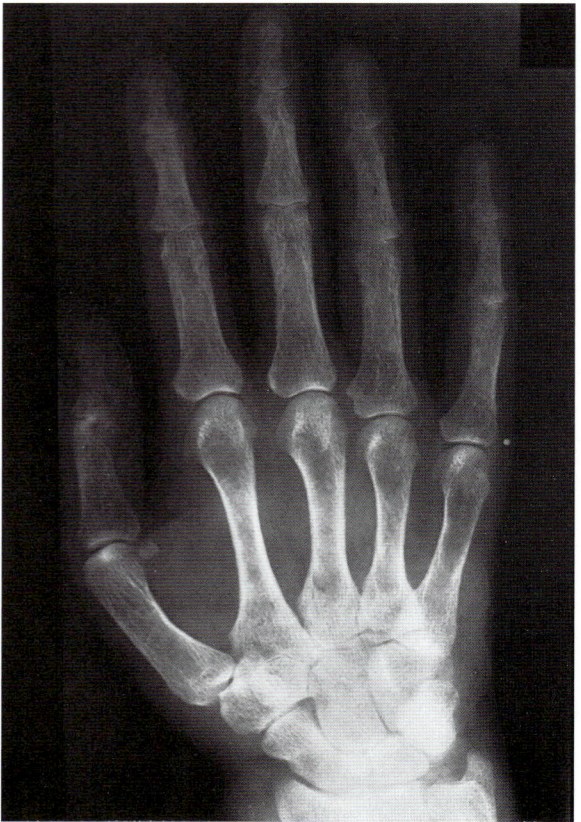

Abb. 30.22 Handröntgenbild bei Hyperparathyreoidismus.
a Normale Hand.
b Handskelett bei primärem Hyperparathyreoidismus mit subperiostaler Knochenresorption an den Phalangen und Aufsplitterung der Kortikalis.

tamin D oder nach Parathyreoidektomie bei Hyperparathyreoidismus, wo die entleerten Calciumspeicher im Knochen wieder aufgefüllt werden. Eine Überdosierung von Bisphosphonaten oder eine ausgeprägte osteoplastische Metastasierung kann ebenfalls zu Hypokalzämie durch Einlagerung von Ca in den Knochen führen. Sequestration von Calcium im Weichteilgewebe wird bei der akuten Pankreatitis, im Blut bei Transfusion von citratreichen Konserven beobachtet. Die Pathogenese der Hypokalzämie im Rahmen einer Sepsis sowie im Rahmen der akuten respiratorischen Alkalose (Hyperventilation) ist dagegen unklar.

Renaler Calciumverlust

Ein renal tubulärer Calciumverlust wird am häufigsten im Rahmen einer *Medikation mit Schleifendiuretika* beobachtet und ist dann mit Hypokaliämie, Hypomagnesiämie und Alkalose verbunden. Alle Nierenerkrankungen mit proximal tubulärem Schaden (Fanconi-Syndrom) können jedoch auch einen renalen Calciumverlust bewirken. Schließlich führt die Azidose respiratorischer oder metabolischer Art zum Calciumverlust in der Niere.

Hyperkalzämie ($P_{Ca} > 2{,}6$ mmol/l)

Zustände mit Hyperparathyreoidismus

Der *primäre Hyperparathyreoidismus* im Rahmen eines Adenoms oder einer diffusen Hyperplasie aller 4 Drüsen sowie der *autonome (tertiäre) Hyperparathyreoidismus* bei langjähriger Niereninsuffizienz sind häufige Ursachen einer Hyperkalzämie. Selten sind dagegen *genetische Störungen* im Rahmen einer multiplen endokrinen Neoplasie (MEN) oder bei Vorliegen einer inaktivierenden Mutation des „calcium-sensing receptors", welche den Calcium-Feedback zu den Parathyreoideae unterbricht (familiäre hypokalziurische Hyperkalzämie).

Der Hyperparathyreoidismus ist klassischerweise assoziiert mit Hypophosphatämie und Nephrolithiasis. Seltener werden Ulcus duodeni, Pankreatitis und Hypertonie beobachtet. Im Knochen sind die typischen Veränderungen der Fibroosteoklasie zu erkennen (subperiostale Resorptionszonen im Röntgenbild; Abb. 30.**22**). Die Diagnose erfolgt durch Nachweis des erhöhten PTH-Wertes.

Tritt eine Hyperkalzämie bei Patienten mit Malignomen, aber ohne Nachweis von Knochenmetastasen auf, so sprechen wir von einer *humoralen Hyperkalzämie,* welche durch die Produktion eines PTH-ähnlichen Peptides (PTH-related peptide, PTHrP) bedingt ist. Dieses Peptid bindet direkt an den PTH-Rezeptor in der Niere und führt auch zu vermehrter Calciumfreisetzung aus dem Knochen. Die PTH-Sekretion wird durch die resultierende Hyperkalzämie supprimiert. Diese Situation ist therapeutisch und prognostisch von Patienten mit Knochenfernmetastasierung zu unterscheiden, da sich die humorale Hyperkalzämie bei erfolgreicher Entfernung des Tumors vollständig zurückbildet.

Zustände mit Hypervitaminose D

Am häufigsten ist hier die übermäßige *exogene Vitamin-D_3-Zufuhr.* Dies ist vor allem dann der Fall, wenn aktives 1,25-$(OH)_2$-Vitamin D_3 eingesetzt wird zur Therapie eines sekundären Hyperparathyreoidismus im Rahmen der Niereninsuffizienz. Da diese Patienten oft gleichzeitig eine Hyperphosphatämie aufweisen und dafür calciumhaltige Phosphatbinder bekommen, ist die Gefahr der metastatischen Kalzifikation in Weichteilen und Organen besonders groß. Seltener ist die *endogen erhöhte 1,25-$(OH)_2$-Vitamin-D_3-Produktion* durch Makrophagen bei granulomatösen Erkrankungen (speziell bei Sarkoidose!) sowie durch Tumorzellen bei malignen Erkrankungen (speziell bei Lymphomen!).

Zustände mit vermehrter Knochenresorption

Eine rasche Mobilisation von Calcium aus dem Knochen erfolgt bei der *lang dauernden Immobilisation* und kann bei ungenügender Hydrierung zur Urolithiasis im Rahmen einer massiven Hyperkalziurie führen (z. B. im Rahmen eines Post-Polio-Syndroms). Am häufigsten wird jedoch eine vermehrte Knochenresorption im Rahmen von *malignen Erkrankungen* beobachten, einerseits durch massive osteolytische Metastasierung (Abb. 30.**23**) und andererseits durch Produktion von Osteoklasten-aktivierenden Faktoren wie Tumornekrosefaktor, Interleukin-1 und -6 und Transforming Growth Factor. Letztere kann durch Steroidtherapie gehemmt werden.

Renale Calciumretention

Die renal tubuläre Calciumausscheidung ist vermindert bei allen Zuständen mit *EZV-Defizit,* da die Calciumrückresorption an jene von Natrium gekoppelt ist. Die Hyperkalzämie führt ihrerseits via Polyurie zum EZV-Defizit, was einen „circulus vitiosus" auslöst. Klinisch bedeutsam ist die Hemmung der Calciumausscheidung durch *Thiazide.* Diese kann zur Hyperkalzämie führen, wiederum verstärkt durch ein Diuretika-induziertes EZV-Defizit, wird aber auch therapeutisch genutzt bei der Urolithiasis mit calciumhaltigen Konkrementen.

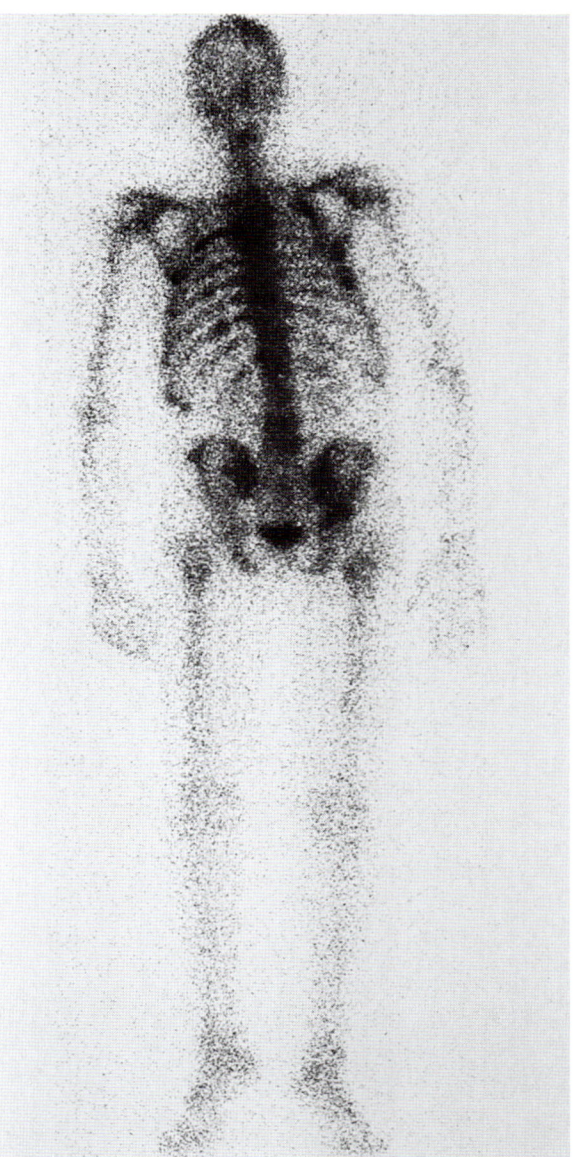

Abb. 30.23 Skelettszintigramm bei metastasierendem Prostatakarzinom. Multiple Skelettmetastasen in Becken, Rippen, Wirbelsäule und Schädel sind erkennbar.

Andere Ursachen

Verschiedene *endokrine Erkrankungen* führen zu einer milden Hyperkalzämie, deren Pathogenese meist unklar ist. Sie sind in Tab. 30.**28** aufgelistet.

Eine spezielle Situation liegt vor beim *Milch-Alkali-Syndrom,* welches durch die exzessive Zufuhr von Milch und Calciumcarbonat-haltigen Antazida zum Beispiel im Rahmen einer gastroduodenalen Ulkuskrankheit ausgelöst wird. Es ist gekennzeichnet durch Hyperkalzämie, leichte Hyperphosphatämie, tiefes PTH und metabolische Alkalose, welche wiederum via Überlaufbikarbonaturie zum EZV-Defizit und zur Hypokaliämie führt. Die Therapie besteht im Stopp der Alkalizufuhr und Volumenexpansion.

Tabelle 30.28 Differenzialdiagnose der Hyperkalzämie

Zustände mit Hyperparathyreoidismus

Mit erhöhtem PTH (echter Hyperparathyreoidismus)
- primärer Hyperparathyreoidismus
  erworben: 85% Adenom, 10% Hyperplasie, 5% Karzinom
  genetisch: multiple endokrine Neoplasie MEN
    - MEN 1 (Parathyreoideaadenom, Hypophysentumoren, Gastrinom)
    - MEN 2A (Parathyreoideaadenom, Phäochromozytom, medulläres Schilddrüsenkarzinom)
- tertiärer Hyperparathyreoidismus (bei Nierenversagen)
- Lithium
- familiäre hypokalziurische Hyperkalzämie (inaktivierende Mutation des Ca-sensing Receptors)

Mit erniedrigtem PTH (Pseudohyperparathyreoidismus)
- humorale Hyperkalzämie im engeren Sinne
  durch PTH-related Peptide (PTHrP) bedingt: paraneoplastisch bei Lungen-, Mamma-, Nieren-, Schilddrüsenkarzinom

Zustände mit Hypervitaminose D

Exogene Vitamin D-Zufuhr
- Übersubstitution/Intoxikation mit Vitamin D
- Therapie des sekundären Hyperparathyreoidismus mit 1,25-OH-Vitamin D_3 in Gegenwart einer eingeschränkten Nierenfunktion (oft zusammen mit calciumhaltigen Phosphatbindern)

Endogene Vitamin-D-Produktion
- granulomatöse Erkrankungen (Calcitriolproduktion in Makrophagen)
    - Sarkoidose
    - Tuberkulose, Lepra, Histoplasmose, Candida
    - Silikose, Berylliose
- paraneoplastische Calcitriolproduktion
    - Morbus Hodgkin, T-Zell-Lymphome
    - Leiomyoblastome

Vermehrte Knochenresorption

Benigne Konditionen
- lang dauernde Immobilisation
- Vitamin-A-Intoxikation

Maligne Konditionen
- paraneoplastische Produktion von Osteoklasten-aktivierenden Faktoren (OAF) wie TGF/TNF/IL-1/-6 bei multiplem Myelom und Lymphomen
- direkte Knocheninvasion mit Osteolyse bei ausgeprägter Knochenmetastasierung, z. B. bei Prostatakarzinom oder Morbus Paget

Renale Calciumretention

- alle Konditionen mit EZV-Defizit (Mechanismus: an Na-Rückresorption gekoppelte Ca-Rückresorption)
- Thiaziddiuretika
- familiäre hypokalziurische Hyperkalzämie (inaktivierende Mutation des Ca-sensing Receptors)

Varia

vermehrte exogene Calciumzufuhr
  - Milch-Alkali-Syndrom
  - iatrogen: Therapie mit calciumhaltigen Phosphatbindern bei Niereninsuffizienz (oft zusammen mit Vitamin D_3)
endokrine Erkrankungen
  Hyperthyreose, Phäochromozytom, Morbus Addison, Akromegalie

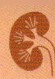

Störungen des Calcium-, Phosphat- und Magnesiumhaushaltes

Differenzialdiagnostisches Vorgehen bei Hyperkalzämie

Dieses ist in der Abb. 30.**24** systematisch dargestellt. PTH und Vitamin D sind die wichtigsten differenzialdiagnostischen Parameter. Merke dazu: Die häufigsten Ursachen einer Hyperkalzämie sind:
- der primäre Hyperparathyreodismus;
- maligne Erkrankungen; hier kann die Hyperkalzämie zahlreiche Ursachen haben: paraneoplastische Produktion von PTHrP (humorale Hyperkalzämie i.e.S.), Osteoklasten-aktivierenden Faktoren oder 1,25-$(OH)_2$-Vitamin D_3; osteolytische Metastasierung;
- die fortgeschrittene Niereninsuffizienz mit tertiärem Hyperparathyreoidismus und/oder Therapie mit calciumhaltigen Phosphatbindern und 1,25-$(OH)_2$-Vitamin D_3.

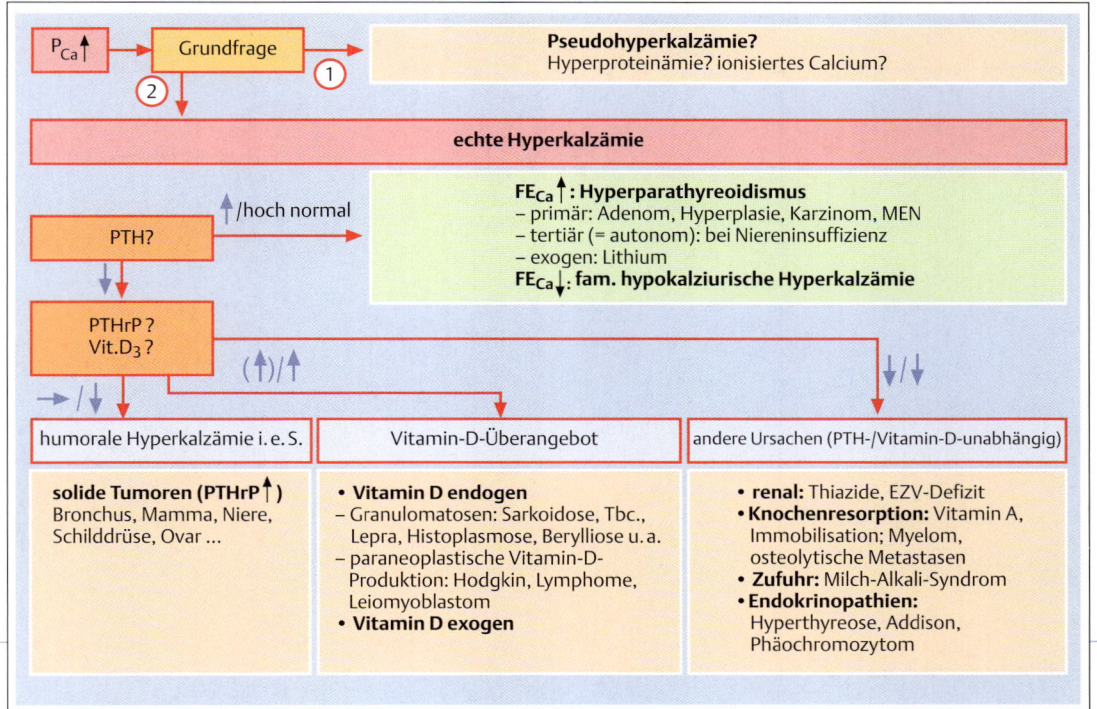

Abb. 30.24 Diagnostisches Vorgehen bei Hyperkalzämie.

Störungen des Phosphathaushaltes

Definition, Diagnose und Klinik

Phosphat ist ein wichtiges intrazelluläres Anion und ist unabdingbar im Energiestoffwechsel der Zelle sowie für die Nukleinsäuresynthese. Wir sprechen von einer *Hyperphosphatämie* bei Anstieg des Serumphosphates über 1,5 mmol/l und von einer *Hypophosphatämie* bei Abfall des Phosphats unter 1,0 mmol/l.

Klinik. Die klinischen Symptome und Zeichen von Phosphatstörungen sind in Tab. 30.**29** gezeigt. Die *Hyperphosphatämie* führt vor allem zu metabolischen Störungen. Eine Hypokalzämie wird ausgelöst durch verschiedene Mechanismen: Hemmung der 1-Hydroxylase in der Niere mit verminderter Synthese von 1,25-$(OH)_2$-Vitamin D_3 sowie direkte Komplexierung von Ca im Plasma. Die Folge davon ist ein sekundärer Hyperparathyreoidismus. Im Rahmen der chronischen Niereninsuffizienz wird dieser mit calciumhaltigen Phosphatbindern und 1,25-$(OH)_2$-Vitamin D_3 behandelt. Steigt das Serumcalcium in diesem Rahmen an, kann es zur Kombination von Hyperphosphatämie und Hyperkalzämie mit Gefahr der Calcium-Phosphat-Ablagerung im Gewebe kommen (vgl. dazu Abschnitt „Hyperkalzämie").

Die *Hypophosphatämie* dagegen führt aufgrund der biologischen Funktionen von Phosphat (vgl. dazu Abschnitt 30.4 „Physiologische Grundlagen") zu Störungen in den Geweben, die rasch proliferieren (Knochenmark) oder viel Energie verbrauchen (Skelettmuskel, Herzmuskel, Hirn), sowie zur Mineralisationsstörung im Knochen (hypophosphatämische Rachitis).

Ursachen. Pathophysiologisch können Phosphatstörungen auf 4 verschiedene Arten entstehen (Abb. 30.**25**):

30 Störungen des Wasser-, Elektrolyt- und Säure-Base-Haushaltes

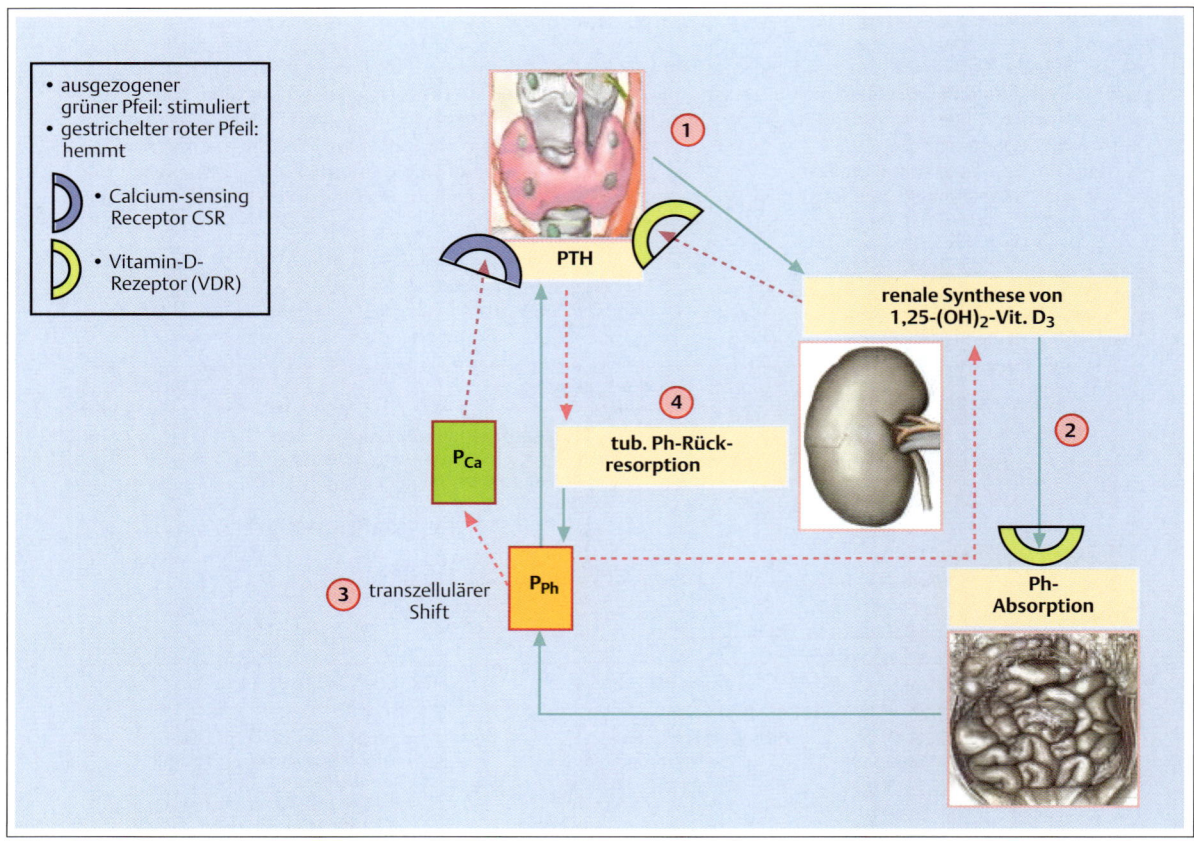

Abb. 30.25 Prinzipielle Pathogenese von Phosphatstörungen. Störungen im Phosphathaushalt können auf 4 Arten entstehen: (1) Störung der Parathormon-(PTH-)Sekretion, (2) Störung im Bereich des Vitamin D und der intestinalen Ph-Absorption, (3) transzelluläre Shifts und (4) Störung der renalen Ph-Ausscheidung.

Tabelle 30.29 Zeichen von Phosphatstörungen

Hypophosphatämie	Hyperphosphatämie
Muskulär – Skelettmuskelschwäche – myokardiale Dysfunktion	**Neuromuskulär** – (neuromuskuläre Symptome der Hypokalzämie → Tab. 30.**26**)
Neurologisch (selten) – Parästhesien – Dysarthrie, Ataxie, Verwirrung, Krämpfe (metabolische Enzephalopathie)	
Hämatologisch – Hämolyse – Leukozytendysfunktion – Thrombopenie und Thrombozytendysfunktion	
Knochen – hypophosphatämische Form der Rachitis	**Weichteile** – bei gleichzeitiger Hyperkalzämie: metastatische Organ- und Weichteilverkalkungen (Kalziphylaxie)
Metabolisch – Hyperkalziurie – Hypermagnesiurie, Hypomagnesiämie	**Metabolisch** – Hypokalzämie → sekundärer Hyperparathyreoidismus

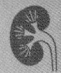

Störungen des Calcium-, Phosphat- und Magnesiumhaushaltes

Tabelle 30.30 Differenzialdiagnose der Phosphatstörungen

Hypophosphatämie	Hyperphosphatämie

Zustände mit Hyperparathyreoidismus
– echter Hyperparathyreoidismus
  – primär, autonom (tertiär)
  – genetisch (multiple endokrine Neoplasie MEN)
– paraneoplastisch (vemittelt durch PTHrP)
	Zustände mit Hypoparathyreoidismus
	– echter Hypoparathyreoidismus
	  – iatrogen
	  – metabolisch (Mg-Depletion, Hyperkalzämie)
	  – autoimmun
	  – infiltrativ
	  – angeboren
	– Pseudohypoparathyreoidismus (PTH-Resistenz)

Verminderte interstinale Absorption
– absolute verminderte Zufuhr
– überschießende Therapie mit Phosphatbindern/Antazida
– Zustände mit Hypovitaminose D
  – Malnutrition
  – Malabsorption
  – genetisch: Vitamin-D-abhängige Rachitis Typ I/II
	Vermehrte interstinale Absorption
	– absolut erhöhte Zufuhr (oft iatrogen)
	  Phosphatsalze, phosphathaltige Einläufe
	– Zustände mit Hypervitaminose D:
	  überschießende Therapie mit Vitamin D bei Niereninsuffizienz

Zellshifts
– rasche Zellproliferation
  – Leukämien/Lymphome
  – Therapie der schweren perniziösen Anämie
– Refeeding-Syndrom
– alkoholische/diabetische Ketoazidose (Therapie)
– chronische respiratorische Alkalose
– Hormone:
  Insulin, Katecholamine, Androgene, Anabolika
– Varia:
  „toxic shock syndrome", schwere Verbrennungen
	Zellshifts
	– rascher Zellzerfall:
	  Rhabdomyolyse, Tumorlyse, Hämolyse, katabole Zustände mit Gewebszerstörung (Sepsis, maligne Hyperthermie), Mesenterialinfarkt
	– chronische respiratorische Azidose

Renaler Phosphatverlust
– erworbene tubuläre Störungen
  (mit/ohne Fanconi-Syndrom)
  – nach Tubulusnekrose/Obstruktion/Nierentransplantation
  – onkogene Osteomalazie (paraneoplastische Produktion von FGF23 „Phosphatonin")
– angeborene tubuläre Störungen:
  hypophosphatämische Vitamin-D-resistente Rachitis
  (Phosphatdiabetes): autosomal dominant, X-linked,
  McCune-Albright-Syndrom
– EZV-Expansion
– Diuretika
– Corticosteroide
	Renale Phosphatretention
	– akutes und chronisches Nierenversagen
	  – Abfall der glomerulären Filtrationsrate < 30%
	  – mit sekundärem Hyperparathyreoidismus
	
	– EZV-Defizit
	– Bisphosphonattherapie
	– Akromegalie, Hypothyreose

➤ Störung der Parathormonfunktion/-regulation,
➤ Störung des Vitamin-D-Metabolismus und der intestinalen Absorption,
➤ Zellshifts,
➤ Störung der renalen Phosphatausscheidung.

Die Differenzialdiagnose dazu ist in Tab. 30.**30** für Hypo- und Hyperphosphatämie zusammengefasst und wird im Folgenden besprochen.

Hypophosphatämie (P_{Ph} < 1 mmol/l)

Zustände mit Hyperparathyreoidismus

PTH stimuliert die tubuläre Calciumrückresorption, hemmt aber gleichzeitig die Phosphatrückresorption. Die klassische Konstellation beim *primären Hyperparathyreoidismus* ist deshalb die Kombination von Hyperkalzämie und Hypophosphatämie. Die Ursachen sind dieselben wie bereits bei der Hyperkalzämie besprochen (s. dort u. Tab. 30.**28**).

Verminderte intestinale Absorption

Die intestinale Absorption ist vermindert einerseits bei absolut *verminderter Zufuhr* (z. B. Anorexie, chronischer Alkoholismus), aber auch bei allen Erkrankungen mit *Malabsorption* (z. B. Sprue, Morbus Crohn). *Antazida* komplexieren Phosphat im Darm und führen zu dessen Verlust.

Bioaktives 1,25-$(OH)_2$-Vitamin D_3 bewirkt die Absorption von Ca und Ph im Darm. Alle Formen der *Hypovitaminose D* (wie im Abschnitt zur Hypokalzämie

949

besprochen) führen deshalb auch zur Hypophosphatämie und somit zu den schweren Knochenmineralisationsstörungen der Rachitis und Osteomalazie (s. Abschnitt Hypokalzämie u. Tab. 30.**27**).

Zellshifts

Akute Zellshifts von Phosphat werden in folgenden Situationen beobachtet:
- Ernährung nach langer Fastenzeit (sog. „*Refeeding-Syndrom*") und parenteraler Hyperalimentation. Bei Kalorienzufuhr in dieser Situation kommt es zur raschen Zellproliferation und damit zum Verbrauch der Elektrolyte Phosphat, Kalium und Magnesium. Die Kombination von Hypophosphatämie, Hypokaliämie und Hypomagnesiämie ist deshalb typisch für diese Situation und muss aggressiv substituiert werden.
- *Insulintherapie der akuten diabetischen Entgleisung*. Die Ketoazidose führt zum massiven Kalium- und Phosphatverlust über die Niere, welche maskiert sind durch das EZV-Defizit mit gleichzeitig eingeschränkter Nierenfunktion. Bei Therapie mit Insulin und Volumen kommt es zur raschen Korrektur der Azidose und der Nierenfunktion mit promptem Shift von Kalium und Phosphat in den Intrazellulärraum. Diese Elektrolyte müssen deshalb in der Anfangsphase regelmäßig bestimmt und intensiv substituiert werden, da meist ein beträchtliches Ganzkörperdefizit vorliegt.
- *Respiratorische Alkalose*.
- *Rasche Zellproliferation* bei Malignomen und bei der Therapie der schweren perniziösen Anämie.

Renaler Phosphatverlust

Dieser kommt am häufigsten vor im Rahmen einer *Therapie mit Diuretika* einerseits und im Rahmen von *proximal tubulären Störungen* nach Tubulusnekrose, obstruktiver Nephropathie und Nierentransplantation andererseits. Diese Situationen haben alle ein gutes Erholungspotenzial, und die Indikation der Phosphatsubstitution ist deshalb umstritten.

Selten sind die angeborene Form der *hypophosphatämischen Vitamin-D-resistenten Rachitis* (auch Phosphatdiabetes genannt) und die *onkogene Osteomalazie*. Als gemeinsames pathogenetisches Prinzip wurde eine Störung im Metabolismus des phosphaturischen Hormons „fibroblast growth factor 23" (FGF23) gefunden. Bei der hypophosphatämischen Rachitis ist der Abbau von FGF23 aufgrund einer Mutation im Molekül selber oder im abbauenden Enzym gestört, bei der onkogenen Osteomalazie wird FGF23 paraneoplastisch im Tumor produziert.

Differenzialdiagnostisches Vorgehen bei Hypophosphatämie

Dieses ist in Abb. 30.**26** dargestellt. Die fraktionelle Exkretion von Phosphat grenzt renalen Verlust von extrarenalen Formen ab, und PTH sowie Vitamin D helfen weiter zur Feindiagnose.

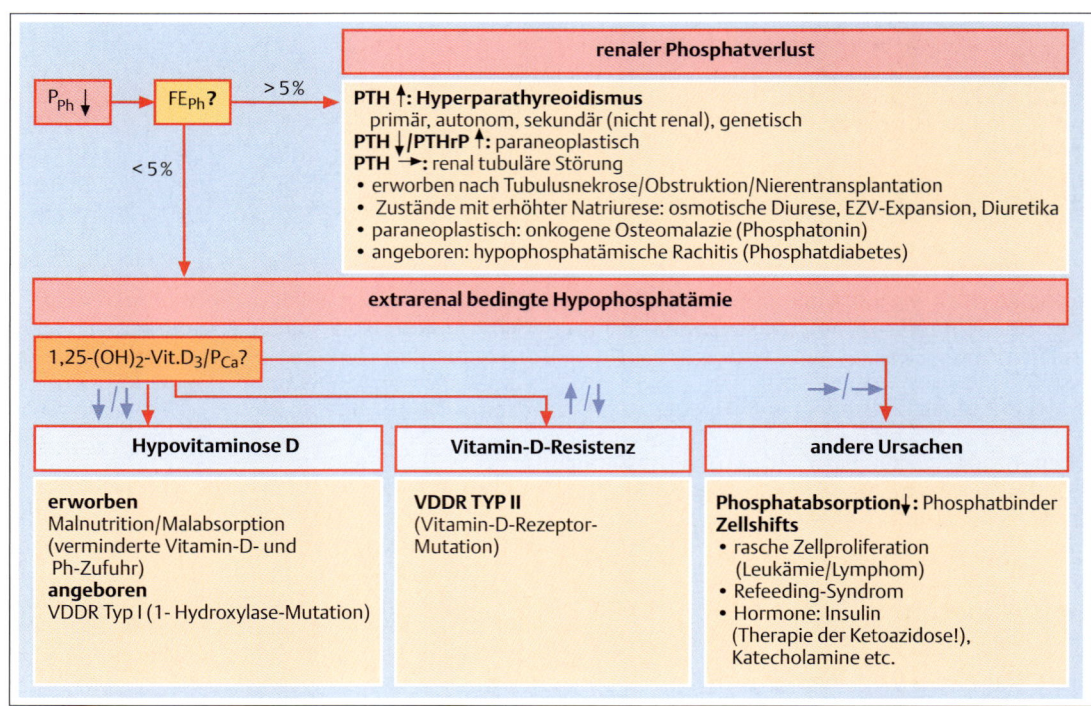

Abb. 30.26 Diagnostisches Vorgehen bei Hypophosphatämie.

Störungen des Calcium-, Phosphat- und Magnesiumhaushaltes

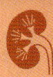

Hyperphosphatämie ($P_{Ph} > 1{,}5$ mmol/l)

Zustände mit Hypoparathyreoidismus

Die Konstellation Hypokalzämie und Hyperphosphatämie ist typisch für alle Zustände mit *Hypoparathyreoidismus,* wie sie im Abschnitt „Hypokalzämie" besprochen wurden. Die Pathogenese ist eine erhöhte tubuläre Phosphatrückresorption.

Vermehrte intestinale Absorption

Diese erfolgt einerseits *iatrogen* im Rahmen einer *Phosphatübersubstitution* oder im Rahmen einer *Überdosierung von Vitamin D.* Da jedoch die renale Phosphatausscheidung sehr effizient ist, tritt eine Hyperphosphatämie meist nur im Rahmen einer gleichzeitig vorhandenen Niereninsuffizienz auf. Phosphathaltige Laxanzien und Einläufe sind dabei gefährlich.

Zellshifts

Akute Zellshifts von Phosphat werden in folgenden Situationen beobachtet:
- *Akuter Zellzerfall:* Hämolyse, Rhabdomyolyse, Tumorlyse, katabole Zustände (maligne Hyperthermie), Mesenterialinfarkt;
- *respiratorische Azidose.*

Renale Phosphatretention

Dies ist die weitaus häufigste Ursache einer Hyperphosphatämie und tritt im Rahmen aller Formen von *akuter und chronischer Niereninsuffizienz* auf. Bei einem Abfall der glomerulären Filtrationsrate unter 30 ml/min ist mit einem Anstieg des Serumphosphates zu rechnen. Über eine Hemmung der Vitamin-D-Synthese und direkte Komplexierung von Ca kommt es zur Hypokalzämie und zum sekundären Hyperparathyreoidismus.

Eine erhöhte tubuläre Phosphatrückresorption wird außerdem bei *Hypothyreose* und *Akromegalie* beobachtet, wobei die Pathogenese unklar ist.

Differenzialdiagnostisches Vorgehen bei Hyperphosphatämie

Dieses ist in Abb. 30.27 dargestellt. Die Kreatininbestimmung ist der erste Schritt, PTH und Vitamin D helfen weiter bei Hyperphosphatämie mit normaler Nierenfunktion.

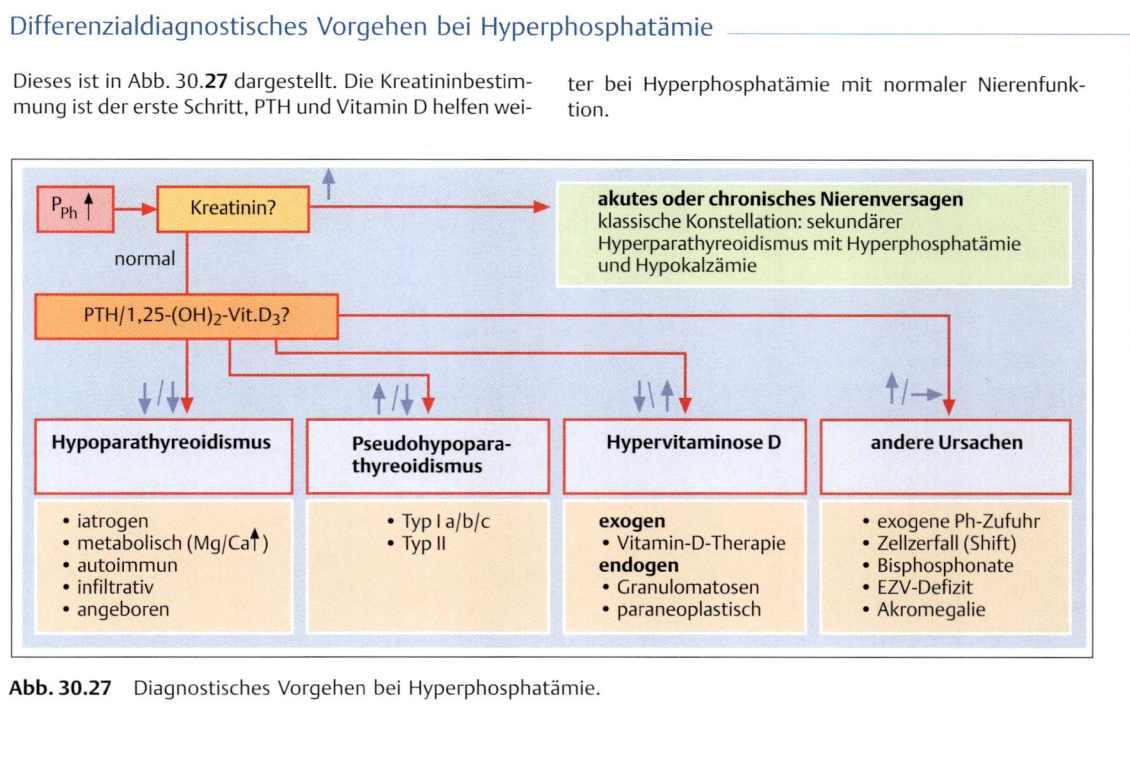

Abb. 30.27 Diagnostisches Vorgehen bei Hyperphosphatämie.

Störungen des Magnesiumhaushalts

Definition, Diagnose und Klinik

Magnesium ist das einzige der besprochenen Elektrolyte, das kein eigenes humorales Regulationssystem besitzt. PTH hat zwar einen Einfluss auf die Magnesiumausscheidung wie auch Mg auf die PTH-Sekretion, es besteht jedoch kein strikter Regulations-Feedback, was umso erstaunlicher ist, als Magnesium sowohl für die Membranerregbarkeit wie auch für zahlreiche intrazelluläre Funktionen (Kofaktor für viele Enzyme: Regulation von Nukleinsäure- und Proteinsynthese) eine wichtige Rolle spielt. Die renale Magnesiumausscheidung wird stimuliert durch Hyperkalzämie, Hypophosphatämie und die Hypermagnesiämie selber (Tab. 30.**24**).

Von einer *Hypomagnesiämie* sprechen wir, wenn der Magnesiumspiegel im Serum unter 0,8 mmol/l abfällt, von einer *Hypermagnesiämie*, wenn er über 1,2 mmol/l ansteigt.

Diagnostik. Ähnlich wie beim Calcium besteht das Problem, dass ein Teil des Mg im Serum proteingebunden (~ 30%) und ein Teil komplexiert (~ 15%) vorliegt. Alternative Bestimmungsmethoden wie Messung des intrazellulären Mg in Erythrozyten oder Messung des ionisierten Mg wurden evaluiert ohne klaren Vorteil einer Methode, weshalb Total-Mg im Serum noch immer der Standardtest ist. Eine Umrechnungsformel für die *Hypalbuminämie* wurde ebenfalls vorgeschlagen und lautet:

$$\Delta \,[Mg]\,(mmol/l) = 0{,}005 \times \Delta\,[Albumin]\,(g/l)$$

Klinik. Die klinischen Symptome und Zeichen von Magnesiumstörungen sind vor allem durch die Störung der *Membranerregbarkeit* an Herz- und Skelettmuskel sowie Nervensystem geprägt und in Tab. 30.**31** synoptisch dargestellt. Magnesiumstörungen sind meist begleitet von anderen Elektrolytstörungen (vor allem Kalium und Calcium). Da diese sich ebenfalls auf das neuromuskuläre System auswirken, sind die Symptome oft nicht klar voneinander zu trennen.

Ursachen. Pathophysiologisch können Magnesiumstörungen wie in Abb. 30.**1** dargestellt, eingeteilt werden: Störungen der Zufuhr, Störungen der Verteilung und Störungen der renalen und extrarenalen Ausscheidung. Die Differenzialdiagnose ist in Tab. 30.**32** aufgeführt.

Hypomagnesiämie ($P_{Mg} < 0{,}7$ mmol/l)

Verminderte Zufuhr

Diese wird beobachtet bei allen Formen der *Malnutrition* wie Kwashiorkor, Anorexie und chronischer Alkoholismus. Aber auch bei *Malabsorptionssyndromen* wie Sprue oder ausgeprägtem Morbus Crohn kann es zur Hypomagnesiämie kommen. Speziell bei Steatorrhö werden die divalenten Ionen Ca und Mg an die nichtresorbierbaren Fettsäuren gebunden und gehen damit verloren.

Verteilungsstörungen

Verschiebungen von Mg vom Extra- in den Intrazellulärraum treten – analog zu Kalium und Phosphat – in folgenden Situationen auf:
➤ Refeeding-Syndrom,
➤ Therapie der diabetischen oder alkoholischen Ketoazidose,
➤ akute respiratorische Alkalose (Hyperventilation).

Tabelle 30.31 Zeichen von Magnesiumstörungen

Hypomagnesiämie	Hypermagnesiämie
Kardiovaskulär - Hypertonie - QT-Verlängerung, ST-Senkung - ventrikuläre Arrhythmien - verstärkte Digitalistoxizität	**Kardiovaskulär** - Hypotonie, flushing - QRS-Verbreiterung, Bradykardie, Überleitungsstörungen - Kreislaufstillstand
Neuromuskulär - Hyperreflexie, Tremor - Krämpfe bis Tetanie	**Neuromuskulär** - Hypo- bis Areflexie - Verwirrung bis Koma - Hypoventilation

Metabolisch
- Hypokalzämie
  (Hypoparathyreoidismus/PTH-Resistenz)
- Hypokaliämie
  (Hemmung der Na-Rückresorption in Henle-Schleife → vermehrtes distales Na-Angebot)	

Störungen des Calcium-, Phosphat- und Magnesiumhaushaltes

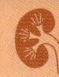

Tabelle 30.32 Differenzialdiagnose der Magnesiumstörungen

Hypomagnesiämie	Hypermagnesiämie

Verminderte Zufuhr
– Malnutrition:
  Kwashiorkor, Anorexie, chronischer Alkoholismus
	Erhöhte Zufuhr
	– iatrogen
	  – intravenöse Mg-Substitution (Eklampsie, koronare Herzkrankheit)
	  – Mg-haltige Abführmittel (nur bei eingeschränkter Nierenfunktion)
	– Milch-Alkali-Syndrom

Verteilungsstörungen – „hungry bone disease" nach operativer Therapie eines primären/autonomen Hyperparathyreoidismus – Refeeding-Syndrom – Therapie der alkoholischen und diabetischen Ketoazidose – respiratorische Alkalose – Varia: akute Pankreatitis, akut intermittierende Porphyrie	**Verteilungsstörungen** – ausgedehnte osteolytische Metastasierung (selten) – endokrine Störungen (Mechanismen?): NNR-Insuffizienz, Akromegalie, Hypothyreose

Renaler Magnesiumverlust
– erworbene tubuläre Störungen (mit/ohne Fanconi-Syndrom)
  – nach Tubulusnekrose/Obstruktion/Transplantation
  – Medikamente: Amphotericin B, Cisplatin, Aminoglykoside
– angeborene tubuläre Störung
  – Gitelman-Syndrom, Bartter-Syndrom
  – Paracellin-Defekt
  – familiäre hyperkalziurische Hypokalzämie (aktivierende Mutation des Ca-sensing Receptors)
– alle Zustände mit gesteigerter Natriurese
  – EZV-Expansion
  – Diuretika (speziell Thiazide!)
  – osmotische Diurese (Hyperglykämie),
  – Hyperkalzämie, metabolische Alkalose u. a.
	Renale Magnesiumretention
	– akutes/chronisches Nierenversagen (verstärkt bei EZV-Defizit)
	– familiäre hypokalziurische Hyperkalzämie (inaktivierende Mutation des Ca-sensing Receptors)

Extrarenaler Magnesiumverlust – alle Malabsorptionssyndrome (mit chronischer Diarrhö und Steatorrhö): Sprue, Morbus Crohn, ausgedehnte Darmresektion – intestinale Fisteln – Laxanzienabusus	**Extrarenale Magnesiumretention** (inexistent)

Verschiebungen vom Extrazellulärraum in den Knochen oder in die Weichteile treten – analog zu Calcium – auf bei:
➤ "hungry bone disease" (nach Parathyreoidektomie oder bei Therapie der Rachitis mit Vitamin D),
➤ akuter Pankreatitis.

Extrarenaler Mg-Verlust

Dieser erfolgt über den Gastrointestinaltrakt im Rahmen von chronischer Diarrhö, bei Laxanzienabusus oder Fisteln.

Renaler Mg-Verlust

Ein renaler Mg-Verlust kann vor allem in folgenden Situationen beobachtet werden:
➤ *proximal tubuläre Schädigung* (mit/ohne Fanconi-Syndrom), z. B. nach Tubulusnekrose,
➤ *angeborene tubuläre Störungen:* Gitelman-Syndrom (ausgeprägt), Bartter-Syndrom (weniger ausgeprägt), Paracellin-Defekt,
➤ *alle Zustände, die mit vermehrter Natriurese verbunden sind*, da die Mg-Rückresorption an jene von Natrium geknüpft ist, z. B. osmotische Diuresen (Glukosurie), Hyperkalziurie, Bikarbonaturie, Diuretikatherapie.

Differenzialdiagnostisches Vorgehen bei Hypomagnesiämie

Dieses ist in Abb. 30.**28** dargestellt. Wichtig ist, an die Hypomagnesiämie zu denken, da Mg meist nicht routinemäßig bestimmt wird. Die Hypomagnesiämie ist oft mit anderen Elektrolytstörungen (Hypokaliämie, Hypokalzämie) assoziiert und mitunter auch ein pathogenetischer Faktor derselben, so dass sich diese nur durch gleichzeitige Korrektur eines Magnesiumdefizites behandeln lassen.

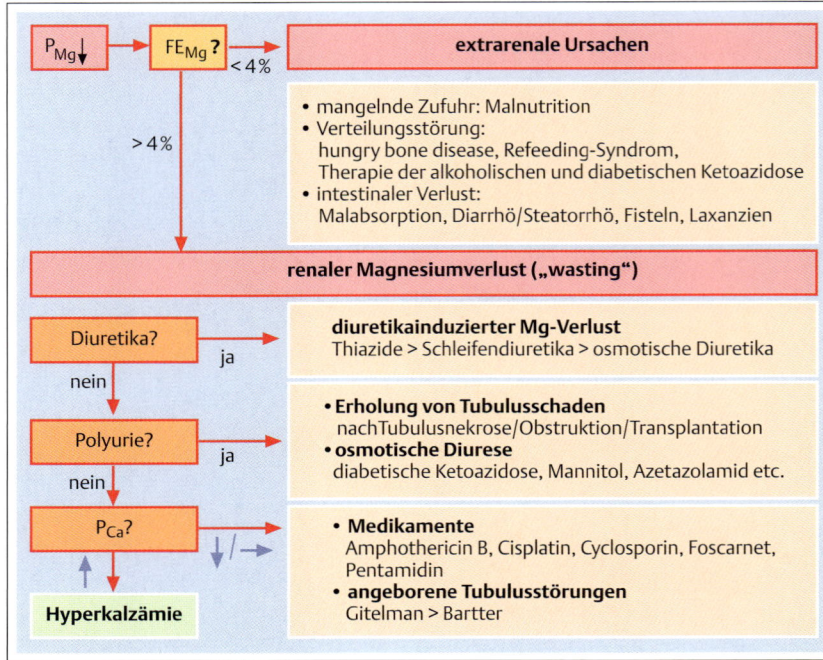

Abb. 30.28 Diagnostisches Vorgehen bei Hypomagnesiämie.

Hypermagnesiämie ($P_{Mg} > 1{,}2$ mmol/l)

Übermäßige Zufuhr

Eine Hypermagnesiämie ist selten und tritt fast nur dann auf, wenn übermäßig Mg von außen zugeführt wird. *Iatrogen* erfolgt Mg-Zufuhr in großen Mengen im Rahmen der Therapie einer Eklampsie. Mg-haltige Abführmittel sowie Milch im Rahmen eines Milch-Alkali-Syndroms sind weitere Quellen von exogenem Mg. Doch wie beim Phosphat gilt hier, dass eine Hypermagnesiämie nur dann auftritt, wenn gleichzeitig die Nierenfunktion eingeschränkt ist und/oder ein EZV-Defizit besteht.

Verteilungsstörung

Hypermagnesiämie kann selten bei einer ausgedehnten osteolytischen Metastasierung sowie im Rahmen verschiedener endokriner Erkrankungen, vor allem bei der Nebennierenrindeninsuffizienz, auftreten. Bei der Letzteren ist die Pathogenese unklar.

Renale Mg-Retention

Die *akute und chronische Niereninsuffizienz* kann – bei exogener Mg-Zufuhr – zur Hypermagnesiämie führen. Eine seltene *genetische Ursache* ist die familiäre hypokalziurische Hyperkalzämie mit einer inaktivierenden Mutation des „calcium-sensing receptors" (vgl. dazu Abschnitt „Hyperkalzämie").

Differenzialdiagnostisches Vorgehen bei Hypermagnesiämie

Dieses ist in Abb. 30.**29** gezeigt. Am wichtigsten sind der Ausschluss einer Niereninsuffizienz und eines Morbus Addison sowie die Suche nach exogenen Quellen von Mg.

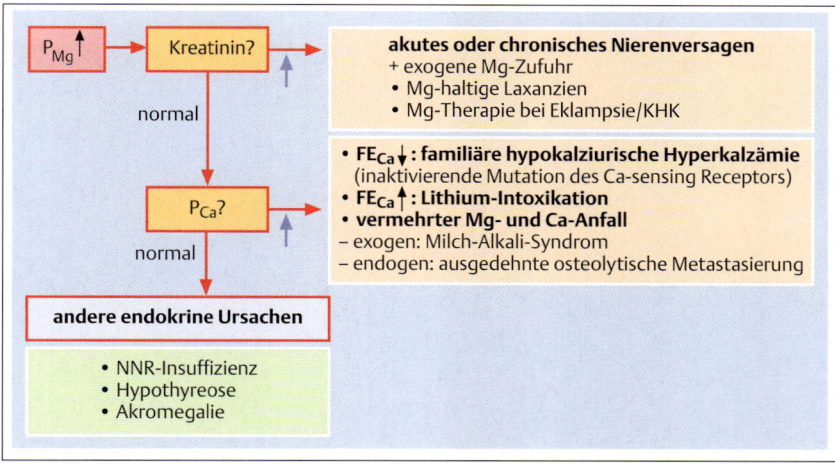

Abb. 30.29 Diagnostisches Vorgehen bei Hypermagnesiämie.

Literatur

Natrium und Wasser

Androgue HJ, Madias NE. Hypernatremia. N Eng J Med 2000; 342: 1493–9.
Androgue HJ, Madias NE. Hyponatremia. N Eng J Med 2000; 342: 1581–9.
Bleich M, Greger R. Mechanism of action of diuretics. Kid Int 1997; 51, S59: S11–15.
Brater DC. Diuretic therapy. N Eng J Med 1998; 339: 387–95.
Kumar S, Berl T. Electrolyte Quintet: Sodium. Lancet 1998; 352: 220–8.
Orth SR, Ritz E. The nephrotic syndrome. N Eng J Med 1998; 338: 1202–11.
Robertson GL. Antidiuretic hormone – normal and disordered function. Endocrin Metab Clin North Am 2001; 30: 671–94.
Schrier RW et al. Pathogenesis and management of sodium and water retention in cardiac failure and cirrhosis. Semin Nephrol 2001; 2: 157–72.

Kalium

Clark BA, Brown RS. Potassium homeostasis and hyperkalemic syndromes. Endocrin Metab Clin North Am 1995; 24: 573–91.
Gennary FJ. Hypokalemia. N Eng J Med 1998; 339: 451–7.
Halperin ML. Electrolyte Quintet: Potassium. Lancet 1998; 352: 135–40.
Shaer AJ. Inherited primary renal tubular hypokalemic alkalosis: a review of Gitelman and Bartter syndromes. Am J Med Sci 2001; 322: 316–32.
Stewart PM. Mineralocorticoid hypertension. Lancet 1999; 353: 1341–7.
Warnock DG. Renal genetic disorders related to K and Mg. Ann Rev Physiol 2002; 64: 845–76.

Säure/Base

Androgue HJ, Madias NE. Management of life-threatening acid-base-disorders (Part one – Acidosis). N Eng J Med 1998; 338: 26–34.
Androgue HJ, Madias NE. Management of life-threatening acid-base-disorders (Part two – Alkalosis). N Eng J Med 1998; 338: 107–11.
Epstein SK, Singh N. Respiratory Acidosis. Respiratory Care 2001; 46: 366–83.
Foster GT et al. Respiratory Alkalosis. Respiratory Care 2001; 46: 384–91.
Gluck SL. Electrolyte Quintet: Acid-base. Lancet 1998; 352: 474–9.
Ishihara K, Szerlip H. Anion Gap Acidosis. Seminars in Nephrology 1998; 18: 83–97.
Krapf R et al. Chronic respiratory alkalosis. N Eng J Med 1991; 324: 1394–1401.
Palmer BF, Alpern RJ. Metabolic Alkalosis. J Am Soc Nephrol 1997; 8: 1462–9.
Swenson ER. Metabolic acidosis. Respiratory Care 2001; 46: 342–53.

Calcium, Phosphat und Magnesium

Agus ZS. Hypomagnesemia. J Am Soc Nephrol 1999; 10: 1616–22.
Bastepe M, Jüppner H. Pseudohypoparathyroidism. Endocrin Metab Clin North Am 2000; 29: 569–89.
Bliezikian JP, Silverberg SJ. Asymptomatic primary hyperparathyroidism. N Eng J Med 2004; 350: 1746–51.
Brown EM. Familial hypocalciuric hypercalcemia. Endocrin Metab Clin North Am 2000; 29: 503–22.
Bushinsky DA, Monk RD. Electrolyte Quintet: Calcium. Lancet 1998; 352: 306–11.
Carlstedt F, Lind L. Hypocalcemic syndromes. Crit Care Clin 2001; 17: 139–53.
Cole DE et al. Inherited disorders of renal magnesium handling. J Am Soc Nephrol 2000; 11: 1937–47.
Crook MA et al. The importance of the refeeding syndrome. Nutrition 2001; 17: 632–63.
Deftos LJ. Hypercalcemia in malignant and inflammatory diseases. Endocrin Metab Clin North Am 2002; 31: 141–58.
DiMeglio LA et al. Disorders of phosphate metabolism. Endocrinol Metab Clin North Am 2000; 29: 591–609.
Konrad M et al. Insights into the molecular nature of magnesium homeostasis. Am J Physiol Renal Physiol 2004; 286: F599–605.
Laitinen K et al. Transient hypoparathyroidism during acute alcohol intoxication. N Eng J Med 1991; 324: 721–7.
Strewler GJ. The parathyroid hormone-related peptide. Endocrin Metab Clin North Am 2000; 29: 629–45.
Subramanian R et al. Severe Hypophosphatemia: pathophysiologic implications, clinical presentation and treatment. Medicine 2000; 79: 1–8.
Weisinger JR, Bellorin-Font E. Electrolyte Quintet: Magnesium and Phosphorus. Lancet 1998; 352: 391–6.

Neurologische Symptome

31–32

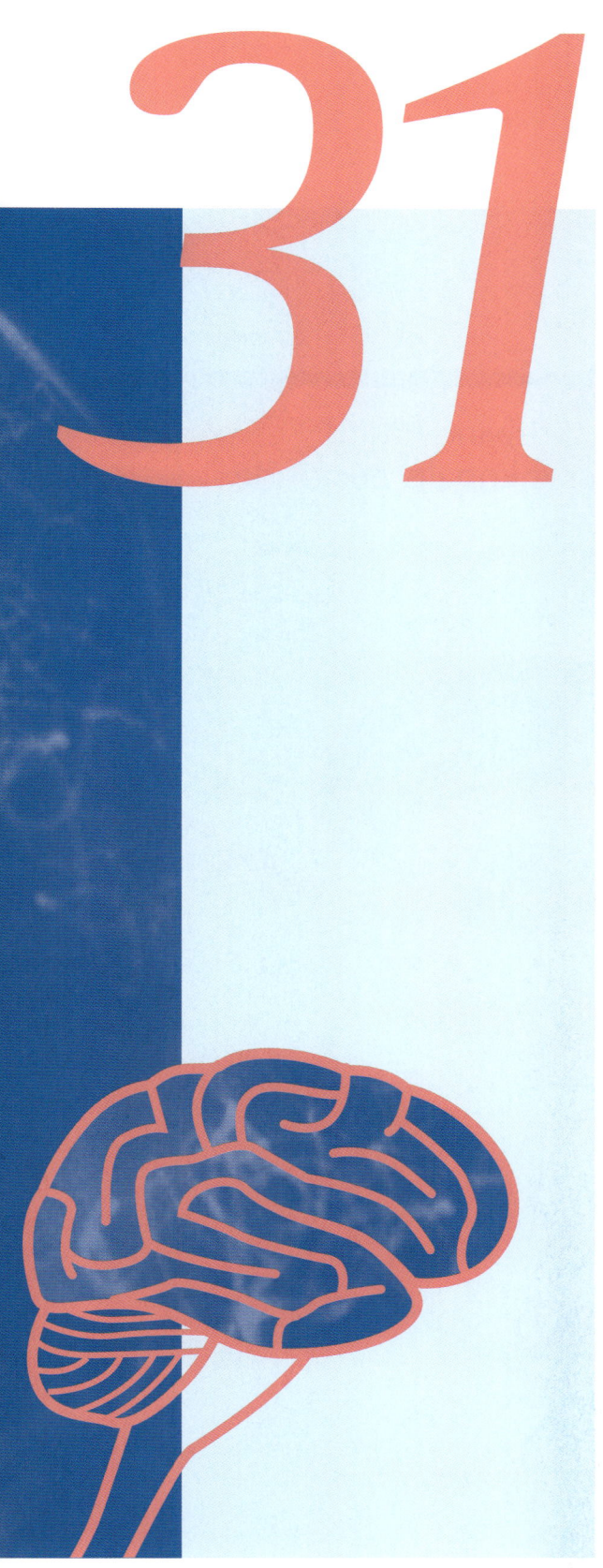

31 Schwindel und synkopale Zustände

U. Schwarz, C. Scharf und P. Greminger
(Frühere Bearbeitung: U. Schwarz, J. Steurer, R. Candinas [Schwindel], P. Greminger, W. Siegenthaler, G. Siegenthaler-Zuber [Synkopale Zustände])

32 Komatöse Zustände

P. Greminger, G. Spinas, C. Bassetti und H. Kupferschmidt
(Frühere Bearbeitung: P. Greminger und G. Siegenthaler-Zuber)

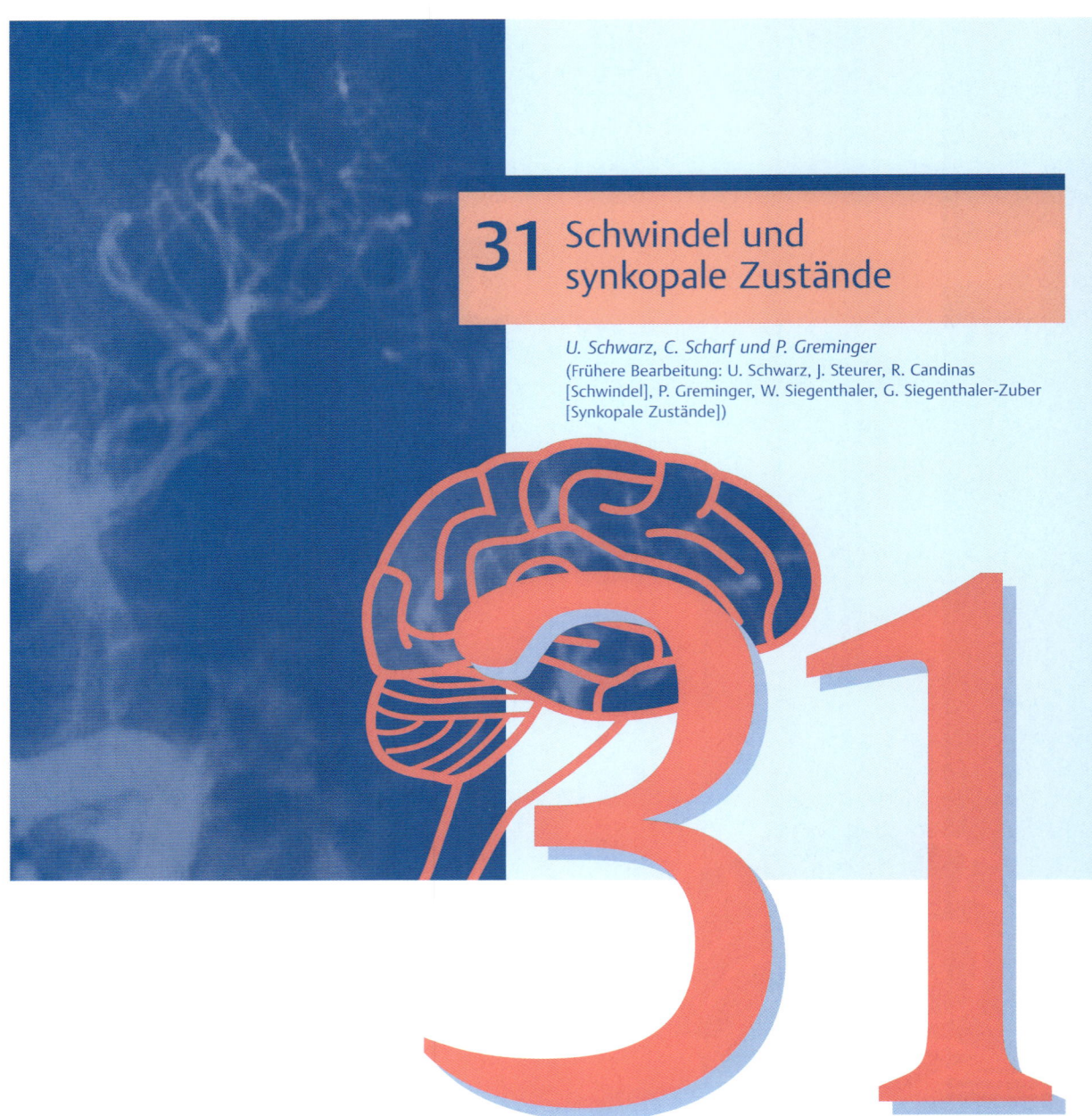

31 Schwindel und synkopale Zustände

U. Schwarz, C. Scharf und P. Greminger
(Frühere Bearbeitung: U. Schwarz, J. Steurer, R. Candinas [Schwindel], P. Greminger, W. Siegenthaler, G. Siegenthaler-Zuber [Synkopale Zustände])

Schwindel und synkopale Zustände

Schwindel, Bewusstseinsstörung, Synkope im Überblick		961
31.1	**Anamnese des Schwindels**	**964**
	Art des Schwindels	964
	Dauer des Schwindels	965
	Auftreten des Schwindels	966
31.2	**Differenzialdiagnose der Augenbewegungsstörungen**	**966**
	Paresen der Augenmuskelnerven	970
	Supranukleäre Blickparesen	972
	Sakkaden	975
	Nystagmus und Ocular Tilt Reaction	975
31.3	**Physiologischer Reizschwindel**	**978**
	Bewegungskrankheit	978
	Höhenschwindel	978
31.4	**Peripher-vestibulärer Schwindel**	**978**
	Benigner paroxysmaler Lagerungsschwindel (benign positional paroxysmal vertigo, BPPV)	979
	Akuter einseitiger partieller Ausfall des N. vestibularis (Neuritis vestibularis)	980
	Morbus Ménière	980
	Vaskuläre Kompression des N. vestibularis	980
	Perilymphfistel	981
	Bilaterale Vestibulopathie	981
	Traumatischer Schwindel	981
31.5	**Zentral-vestibulärer Schwindel**	**982**
	Zerebrale Ursachen	982
	Basilarismigräne	982
	Vestibuläre Migraine	982
	Vestibuläre Epilepsie	982
	Propriozeptiver und multisensorischer Schwindel	983
	Paroxysmale Dysarthrophonie und Ataxie	983
	Psychogener Schwindel	983
	Phobischer Schwankschwindel	983
31.6	**Abklärungsgang bei Synkopen**	**984**
31.7	**Kardiale Synkopen**	**986**
	Bradykarde Rhythmusstörungen	986
	Tachykarde Rhythmusstörungen	986
	Tachykarde Rhythmusstörungen im Rahmen einer strukturellen Herzerkrankung	986
	Tachykarde Rhythmusstörungen ohne strukturelle Herzerkrankung	986
	Entleerungsstörungen des linken Ventrikels	988
	Füllungsstörungen des linken Ventrikels	988
31.8	**Vaskuläre Synkopen**	**988**
	Reflektorische vaskuläre Ursachen	988
	Vasovagale (= neurokardiogene) Synkope	988
	Pressorisch-postpressorische Synkope	989
	Karotissinussyndrom	989
	Orthostatische Dysregulation	989
	Neurogene Synkope	989

31 Schwindel und synkopale Zustände

Organische vaskuläre Ursachen (zerebrovaskuläre Ursachen) 989

Transiente ischämische Attacken 989
Aortenbogensyndrom 990
Arterielle Embolien 990
Subclavian-Steal-Syndrom 990

31.9 Zerebrale Synkopen 990

Zerebrale Anfälle und Epilepsien 990

Pathogenese und Begriffsbestimmungen 990
Einteilung und Klinik der Epilepsieformen 991
    Fokale Anfälle 991
    Generalisierte Anfälle 993
    Spezielle Anfallsformen 993
Diagnose und Differenzialdiagnose 993

Narkolepsie 994

Eklampsie 995

Mentale Ausnahmezustände im Rahmen von Verhaltensanomalien 995

Schwindel und synkopale Zustände

Schwindel, Bewusstseinsstörung, Synkope im Überblick

Schwindel. Mit dem Begriff Schwindel bezeichnet der Mensch eine Unsicherheit im räumlich-zeitlichen Gefüge zwischen sich und seiner Umgebung und drückt damit eine gestörte Befindlichkeit aus, die auf ein physiologisches oder pathologisches Versagen in der Verarbeitung von *afferenten, sensorischen oder propriozeptiven Reizen,* oder aber der *Integration* dieser multisensorischen Informationen zu einem angemessenen *Raumgefühl* zurückgeführt werden kann (Abb. 31.**1**). Schwindel ist somit ein (multi-) sensorisches Ausfallsyndrom, dem unterschiedlichste pathogenetische Mechanismen und/oder Ätiologien zugrunde liegen können. Wegen der engen funktionellen Koppelung der beteiligten Strukturen äußert es sich aber trotz deren neuroanatomisch weiter Verteilung klinisch durch eine Reihe ähnlicher Störungen (Abb. 31.**2**)

- in der vorwiegend kortikal generierten *Wahrnehmung* der *Körperposition* und/oder *Körperbewegung*: Gefühl von unkontrollierbaren Eigenbewegungen wie Drehen, Schwanken, Liftfahren, Hinfallen;
- in der vorwiegend kortikal generierten *Wahrnehmung* der *visuellen Umgebung*: Gefühl, als ob sich die Welt selbständig drehen würde, schräg oder auf dem Kopf steht; unscharfes Sehen; gestörte Fixation;
- im *Vegetativum*: Nausea durch Reizung des medullären Brechzentrums, Schwitzen;

sowie mit den klinischen Zeichen einer
- *optomotorischen Störung*: pathologischer Nystagmus,
- *Anomalie der Haltereflexe*: Rumpf-, Stand- und Gangataxie.

Da dem Schwindel somit eine Vielzahl von therapeutisch sehr unterschiedlichen anzugehenden und/oder möglicherweise dringend interventionspflichtigen (*Thrombose der A. basilaris*) Ursachen zugrunde liegen können, ist es wichtig, die Lokalisation der Störung rasch zu eruieren. Mit einer sorgfältigen Anamnese und neurologischen, insbesondere auch neurootologischen und neuroophthalmologischen Untersuchung können dabei
- peripher-vestibuläre und
- zentral-vestibuläre Läsionen

im Allgemeinen differenzialdiagnostisch gut abgegrenzt werden.

Bewusstseinsstörung. Diffuser, ungerichteter Schwindel („Trümmel", „Sturm im Kopf", Ohnmachtgefühl) ist eine der häufigsten Teilbeschwerden, die Zustände einleiten oder begleiten, welche mit einer mehr oder weniger ausgeprägten *Bewusstseinsstörung* bis zum *Bewusstseinsverlust* einhergehen. *Normales Bewusstsein* kann – und darf – nicht alleine auf der Grundlage neurophysiologischer Grundlagen definiert werden. Es ist aber allgemein anerkannt, dass es zu dessen Unterstützung normaler neuronaler Erregungsabläufe und glialer Verhältnisse bedarf
- im zerebralen Kortex,
- im Dienzephalon, insbesondere Thalamus und Hypothalamus,

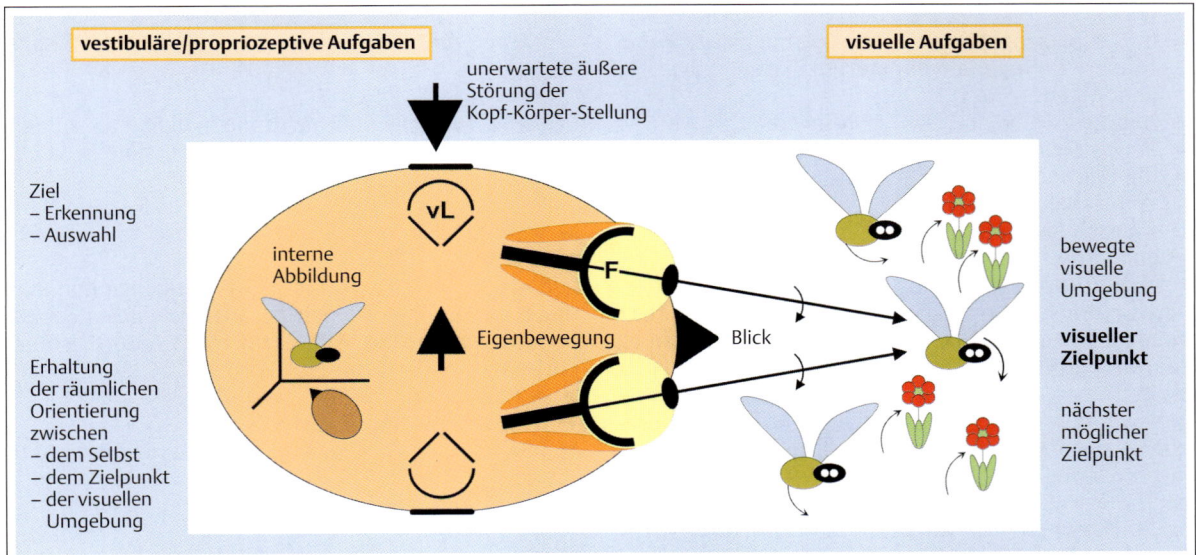

Abb. 31.1 Bedeutung des optomotorischen Systems. Das multimodale, visuelle, vestibuläre und propriozeptive optomotorische System dient der Erhaltung der räumlichen Orientierung sowie Auswahl und Erkennung von visuellen Zielen trotz vielfältiger sensorischer Konflikte und Störungen. Dabei muss der gewählte Zielpunkt immer stabil auf der Fovea (F) abgebildet bleiben (Blickachse) und im Gehirn jederzeit eine genaues virtuelles Abbild der räumlichen Beziehungen zwischen allen Komponenten erstellt werden. vL = vestibuläres Labyrinth, F = Fovea.

31 Schwindel und synkopale Zustände

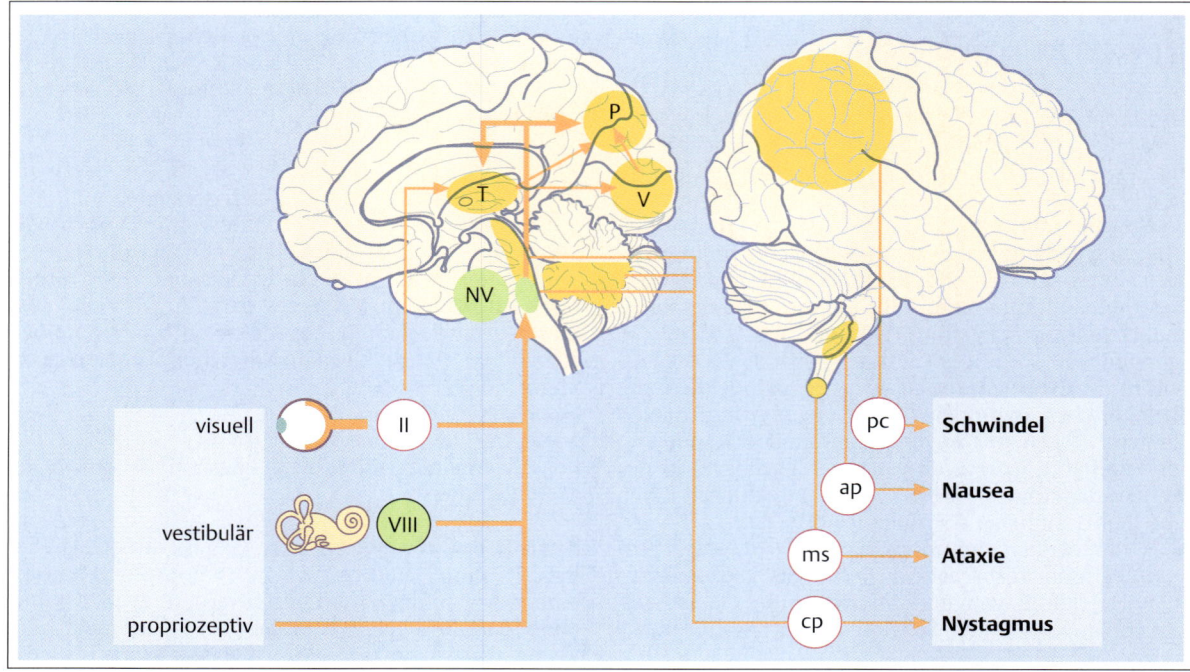

Abb. 31.2 Kardinale Störungen des Schwindels. Neuroanatomische Strukturen, die bei der Entstehung der kardinalen Störungen bei peripher- und zentral-vestibulären Syndromen beteiligt sind. Der Ncl. vestibularis (NV) erhält afferente Signale aus dem visuellen, vestibulären und propriozeptiven System. Die Signale werden zentral v. a. an den Thalamus (T) und parietotemporale Areale (P) des Kortex verteilt. Der visuelle Kortex (V) erhält Afferenz über den Thalamus (T) und ist ebenfalls mit dem parietalen Kortex (P) verbunden. Schraffiert sind die Läsionsorte, die typische Beschwerden oder klinische Zeichen verursachen. Das peripher-vestibuläre System besteht aus den Labyrinthen, den Nn. vestibularis (VIII) und den Nuclei vestibularis (NV). pc = parietaler Kortex, ap = Area postrema, ms = Medulla spinalis, cp = Hirnstamm, I = N. opticus, VIII = N. vestibularis, T = Thalamus, V = visueller Kortex, P = parietotemporale Areale.

- in der mesenzephalen Formatio reticularis, insbesondere im aszendierenden retikulären aktivierenden System (ARAS),

womit die zwei wichtigsten Teilaspekte
- *Bewusstseinsklarheit* (Luzidität) und
- die *Wachheit* (Vigilanz)

aufrechterhalten werden.
Klinisch lassen sich
- *qualitative* und
- *quantitative*

Bewusstseinsstörungen unterscheiden (vgl. Tab. 31.**1**), denen unterschiedliche pathologische Mechanismen zugrunde liegen und die oftmals in Kombination z. B. als Bild einer schweren *Enzephalopathie* vorliegen. Wegen der unterschiedlichsten therapeutischen Konsequenzen müssen dabei vordringlich *Intoxikationen*, insbesondere Medikamente, Stoffwechselstörungen, *neurochirurgische Krankheiten* (Hydrozephalus, zerebrale Hämorrhagie, Tumoren) sowie *neurologische Krankheiten* (Meningoenzephalitis, zerebrale Ischämie) ausgeschlossen werden.

Die quantitativen Bewusstseinsstörungen erfassen verschiedene Grade der Vigilanzminderung (*Somnolenz, Sopor*) bis zur Bewusstlosigkeit, die als *Koma* über Stunden bis Jahre andauern kann, und können im Wesentlichen die gleichen Ursachen haben (s. dazu Kapitel 32).

Synkope. Demgegenüber tritt die Synkope als anfallsartige, kurz dauernde und spontan reversible Bewusstlosigkeit auf, die
- kardial,
- vaskulär oder
- zerebral

bedingt sein kann (vgl. Tab. 31.**10**). Synkopen kommen durch ein Funktionsdefizit der *mesenzephalen Formatio reticularis* zustande, das seinerseits Ausdruck einer vorübergehenden Störung
- der Sauerstoffzufuhr,
- des zellulären Stoffwechsels oder
- hirnelektrischer Abläufe mit Blockierung ihrer Aktivität

ist.

Unter den vielen Ursachen für eine Synkope kommt den *zerebralen* (epileptischen oder hirnelektrischen) *Anfällen* besondere Bedeutung zu, obwohl sie sich insgesamt nur selten in Form einer (isolierten) Synkope im strengen Sinn manifestieren und sich aufgrund der Familien- und persönlichen Anamnese, des klinisch zu

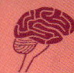

Schwindel und synkopale Zustände

Tabelle 31.1 Auswahl klinischer Formen der Bewusstseinsstörung

Qualitative Störungen betreffen die Bewusstseinsklarheit (Luzidität). Die Untersuchung der Orientiertheit soll sich nicht nur auf die trivialen Fragen nach aktuellem Datum, Ort, und dem Grund der Hospitalisation beschränken. Illusionäre Verkennungen kommen auch bei Gesunden immer wieder vor. Halluzinatorische Verkennungen haben für die Betroffenen (u.U. Angst erregenden) Realitätscharakter und können mit oder ohne Einsicht in deren Unwirklichkeit ablaufen. Ein vollständiger Zerfall, z. B. im Rahmen einer schweren toxischen (medikamentösen), metabolischen, hypoxischen oder septischen Enzephalopathie, kann zu zwei neurologisch wichtigen Zustandsbildern, dem Delirium und/oder dem Korsakow-Syndrom, führen. Psychiatrische Krankheitsbilder sind nicht berücksichtigt. Quantitative Störungen betreffen die Wachheit (Vigilanz).

Qualitative Störungen	
Desorientiertheit	
zeitlich	auch weltgeschichtliche Kenntnisse prüfen
örtlich	auch geographische Kenntnisse prüfen
autopsychisch	auch ganzen Lebenslauf prüfen
Verkennungen	
Illusion	ein realer Sinnesreiz (visuell, auditiv, olfaktorisch, somatosensorisch) wird vom entsprechenden primären sensorischen Kortex fehlinterpretiert
Halluzination	vom Gehirn autonom produzierte Sinnestäuschungen ohne entsprechende reale Sinnesreize
Zerfall	
Delirium	– desorientiert – (visuelle) Halluzinationen – psychomotorisch (ängstlich-aggressiv) agitiert, erethisch
Korsakow-Syndrom	– desorientiert – Merkfähigkeitsstörung – Konfabulationen
Quantitative Störungen	
Synkope	anfallsartige, kurz dauernde und spontan reversible Bewusstlosigkeit
Somnolenz	pathologische Schläfrigkeit mit Weckbarkeit in einen normalen Bewusstseinszustand
Sopor	pathologische Schläfrigkeit ohne Weckbarkeit in einen normalen Bewusstseinszustand
Koma	Zustand mit geschlossenen Augen ohne Reaktion auf *innere* – kognitive – emotionelle – vegetative und/oder *äußere* – schmerzhafte Reize

beobachtenden räumlich-zeitlichen Ablaufs (Anfallssemiologie) sowie zusätzlicher klinischer und elektrophysiologischer (EEG) Befunde während und vor allem auch nach dem Anfall (der grundsätzlich auch ohne Bewusstlosigkeit ablaufen kann) im Allgemeinen rasch gegenüber anderen Ursachen abgrenzen lassen. Hierbei handelt es sich um eine pathogenetisch und ätiologisch äußerst inhomogene Gruppe von
➤ akzidentellen Zuständen (*Gelegenheitsanfall*) im Rahmen einer akuten Erkrankung (Enzephalitis oder aber toxisch, metabolisch sowie hypoxische Enzephalopathie)
  – sistieren üblicherweise nach Abklingen der Ursache,
  – treten nur bei bestimmten Gelegenheiten auf (*Fieber, Schlafentzug, Medikamente, Alkohol, Drogen*, inklusive deren *Entzug*),
➤ definierten Krankheiten (*Epilepsie*)
  – wiederholte (mindestens zwei) *unprovozierte* zerebrale Anfälle.

Deren einzige Gemeinsamkeit besteht in einer Störung der neuronalen Interaktion mit pathologischen Erregungsmustern in Form von akut einsetzenden, übermäßigen Entladungen (*Hypersynchronisation*), die zu Beginn entweder *fokal* (allenfalls mit darauf folgender *sekundärer Generalisierung*) oder *primär generalisiert* auftreten können.

 Der zerebrale (epileptische) Anfall ist ein passagerer Zustand und keine Krankheit!

Bei zerebralen Anfällen sind die rasche Diagnose und die Einleitung einer Therapie ohne Zeitverzug für die Betroffenen wegen der erheblichen *sozialen Auswirkungen* (z. B. Fahrverbot, Schwangerschaft) von größter Bedeutung und sollten in aller Regel von Fachleuten für Neurologie/Epileptologie durchgeführt und begleitet werden.

31 Schwindel und synkopale Zustände

31.1 Anamnese des Schwindels

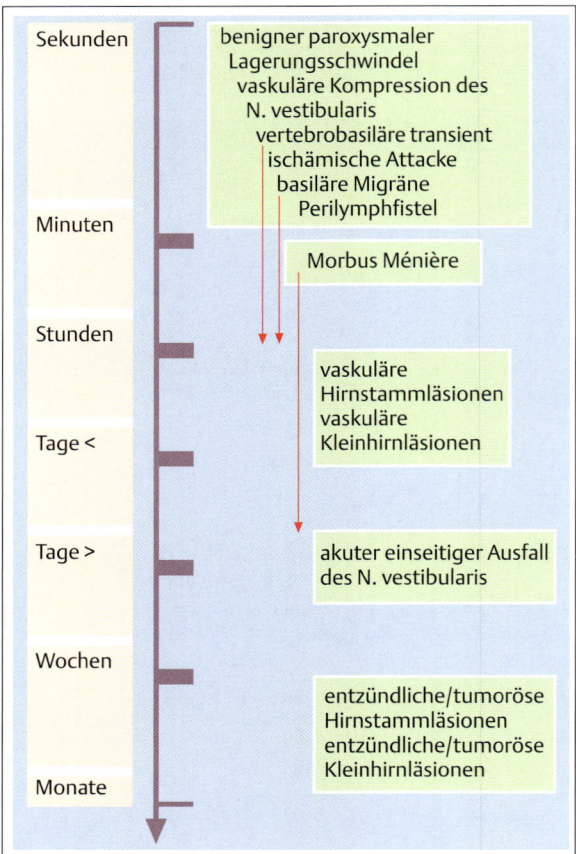

Abb. 31.3 Krankheitsdauer peripher- und zentral-vestibulärer Störungen (Auswahl).

Typischerweise ist die Beschreibung der Beschwerden, die den Patienten „schwindlig" machen, bunt und zum Teil bizarr. Schwere bis invalidisierende körperliche Missempfindungen, z. B. Vomitus und Stürze bei einem akuten einseitigen Labyrinthausfall oder einem zerebralen Infarkt in der dorsolateralen Medulla oblongata (Wallenberg-Syndrom) mit Ausfall zentralvestibulärer Strukturen, sowie einfühlbare Angst können die Erhebung der *Anamnese* zusätzlich erschweren. Sie ist aber nach wie vor das wichtigste Werkzeug bei der Erarbeitung der Differenzialdiagnose und muss in jedem Fall sorgfältig durchgeführt werden. Besondere Beachtung soll den Elementen *Art, Dauer* (Abb. 31.**3**) und *Auftreten* des Schwindels geschenkt werden, die auch die Grundlage zur weiteren klinischen Klassifikation bilden.

Art des Schwindels

Eine Richtungsangabe (Drehschwindel, Liftschwindel, Vertigo) ist mit einer der wichtigsten Hinweise auf eine *peripher-vestibuläre Störung* (Labyrinth, N. vestibularis, Ncl. vestibularis), ist aber häufig vom Patienten nicht sicher und konstant zu eruieren und kann sich wegen der rasch einsetzenden kompensatorischen zentralvestibulären Mechanismen zudem in kurzer Zeit u. U. mehrfach ändern.

Gleichzeitig auftretende auditive Symptome wie Tinnitus oder Hypakusis weisen auf eine zusätzliche *Störung der Cochlea* (Morbus Ménière), des N. cochlearis oder Teilen des Ncl. cochlearis hin.

Im Gegesatz dazu ist bei den *zentral-vestibulären Störungen* der Schwindel oft weniger intensiv und meistens ungerichtet (Schwankschwindel, Kippschwindel).

Bei zusätzlichen transienten neurologischen Begleitsymptomen, wie
▶ Kopfschmerzen,
▶ visuelle Illusionen und/oder Halluzinationen,
▶ motorische Automatismen,
▶ komplexe vegetative Störungen: Puls- und/oder Blutdruckabfall, gastrisches Missempfinden, Urin- und/oder Stuhlabgang,
▶ quantitative Bewusstseinsstörungen: Somnolenz, Sopor, Koma,

muss an *zerebrale Anfälle* oder an eine *Migräne* (evtl. sans migraine) vor allem in parietotemporookzipitalen Arealen gedacht werden. Hierbei ist der Schwindel als Aura zu werten.

Ein sehr diskreter, gerichteter oder ungerichteter Schwindel kann Ausdruck einer *zerebellären Störung* sein; hier sind die zusätzlichen neurologischen Hirnstammsymptome und -Befunde, insbesondere optomotorische Störungen, aber meistens ebenfalls rasch wegweisend.

Der diffus beschriebene und oft wechselhaft ausgeprägte *okuläre Schwindel* findet sich bei Läsionen der efferenten Optomotorik mit Doppelbildern. Dabei

Anamnese des Schwindels

spielen neben den Doppelbildern vor allem Scheinbewegungen beim Blick in die Zugrichtung des gelähmten Muskels oder Nervs eine Rolle.

Differenzialdiagnostisch müssen
- akute oder subakute *Paresen der Augenmuskelnerven* (Tab. 31.**2** u. 31.**3**),
- *neuromuskuläre Übertragungsstörungen* (Myasthenia gravis pseudoparalytica, Tab. 31.**4**)
- *Augenmuskelparesen* oder
- Störungen der *brechenden Medien* mit inkongruenten Netzhautabbildungen (asymmetrische Refraktionsanomalie, Katarakt)

in Betracht gezogen werden.

Bei Störungen der *sensiblen Afferenzen* auf allen Stufen, i. S. v.
- Polyneuropathie,
- Polyradikulo(neuro)pathie und
- Myelopathie mit Befall der Hinterstränge

kommt es bei Augenschluss (Wegfall der visuellen Kontrolle) häufig akut zu immobilisierendem Schwindel mit dramatischer Stand- und Gangunsicherheit, die bis zu Stürzen führen kann.

Dauer des Schwindels

Kurze Schwindelattacken. Bei attackenweise auftretendem, *Sekunden bis höchstens Minuten* dauerndem Schwindel müssen insbesondere
- *benigner paroxysmaler Lagerungsschwindel,*
- transiente *zerebrovaskuläre Störungen* v. a. im vertebrobasilären Stromgebiet (meist normale neurologische Befunde im Intervall)
  - im Bereich des Innenohrs oder N. vestibularis: *A. cerebelli inferior anterior* (AICA),
  - im Bereich des Pons und Zerebellums: perforierende Äste aus der *A. cerebelli inferior posterior* (PICA),
- komplex partielle zerebrale *Anfallsleiden,*
- *Basilarismigränen,*
- *vestibuläre Migränen* (selten auch pathologische Befunde im Intervall)

in Betracht gezogen werden.

Länger anhaltender Schwindel. Ein *Minuten bis Stunden* anhaltender Schwindel von decrescendo-artigem Charakter findet sich hauptsächlich beim *Morbus Ménière.* Hier sind insbesondere zusätzliche auditive Symptome (Tinnitus, Hypakusis) und Klagen über ein „Druckgefühl" im betroffenen Ohr wegweisend.

Zu *Stunden bis Tage* anhaltendem Schwindel kann es vor allem bei zentral-vestibulären Störungen im Hirnstamm
- bei etablierten *zerebrovaskulären Läsionen* (Wallenberg-Syndrom nach PICA Verschluss),
- während eines Schubes einer *multiplen Sklerose*

kommen, wobei meistens zusätzliche fokale neurologische Ausfälle bestehen und diagnostisch hilfreich sind.

Ein *über Tage* nur langsam abklingender, perakut einsetzender Schwindel findet sich typischerweise bei einem *akuten einseitigen Vestibularis- oder Labyrinthausfall.*

Anhaltender Schwindel. Zu anhaltendem, teilweise wechselhaft ausgeprägtem Schwindel kann es im Verlauf von *chronischen Prozessen* kommen (Abb. 31.**3**) sowohl
- im *peripher-vestibulären System:*
  - heredodegenerative oder autoimmunassoziierte Krankheiten beider Labyrinthe (Cogan-Syndrom I mit rezidivierenden Schwindelepisoden, Hörverlust, Keratitis, oft Vaskulitis, selten Aorteninsuffizienz),
  - Tumoren des N. vestibularis, vor allem im Kleinhirnbrückenwinkel (Akustikusneurinom, Neurofibromatose 2)
- als auch im Rahmen *zentral-vestibulärer Läsionen* in Kleinhirn und Pons:
  - heredodegenerative, spezifisch entzündliche oder immunologische (multiple Sklerose) Krankheiten,
  - ischämische sowie paraneoplastische (Mammakarzinom) Krankheiten,
  - spinozerebelläre Degeneration,
  - olivopontozerebelläre Atrophie (OPCA),
  - Arnold-Chiari-Malformation,
- mit Befall des *extrapyramidalen Systems:*
  - Morbus Parkinson,
  - kortikobasale Degeneration,
  - progressive supranukleäre Parese (PSP),
  - Multisystematrophie (MSA)
- oder mit einer *demenziellen Entwicklung* bei:
  - chronischen zerebrovaskulären Krankheiten mit Rarefizierung (Leukoaraiosis) von subkortikalem neuronalem Stützgewebe und vaskulärer Demenz,
  - (heredodegenerativen) kortikalen Degenerationen,
  - Morbus Alzheimer, Morbus Pick, „frontal lobe atrophy".

Auftreten des Schwindels

Schwindel kann schon in Ruhe (akuter einseitiger partieller Ausfall des N. vestibularis oder Labyrinthes), erst während oder nach Kopfbewegungen (benigner paroxysmaler Lagerungsschwindel) oder nur in einem bestimmten Kontext (phobischer Attackenschwindel) auftreten. Hierbei sind auch die optomotorischen Untersuchungsbefunde vor, während und nach einem Provokationsmanöver (Lage, Lagerung, Kopfschütteln) lokalisatorisch von großer Bedeutung.

31.2 Differenzialdiagnose der Augenbewegungsstörungen

Die Stabilisierung des Blickes im Raum ist mit eine der wichtigsten Aufgaben der multisensorischen Informationsverarbeitung. Die Augenmuskeln müssen dabei stets so gesteuert werden, dass einerseits das ganze visuelle Umfeld bei Eigenbewegungen stationär auf der Retina abgebildet bleibt, und andererseits rasch präzise Bewegungen durchgeführt werden können, die die Fovea auf ein neues Objekt richten. Abb. 31.**4** zeigt die wesentlichen Elemente dieser Steuerung, die insgesamt als *Optomotorik* bezeichnet wird. Bei allen peripher-vestibulären und vielen zentralen neurologischen Ursachen des Schwindels kommt es zu charakteristischen Störungen dieser Kontrolle, und der Ort der Läsion kann durch eine sorgfältige Prüfung der Optomotorik meistens sehr präzise ermittelt werden.

Die *funktionelle Untersuchung* ist den bildgebenden Verfahren dabei häufig überlegen, da die Störungen vielfach infratentoriell im Pons, Zerebellum oder dem Labyrinth lokalisiert sind. Wegen ihrer immensen klinischen Bedeutung ist dabei eine gute Kenntnis der

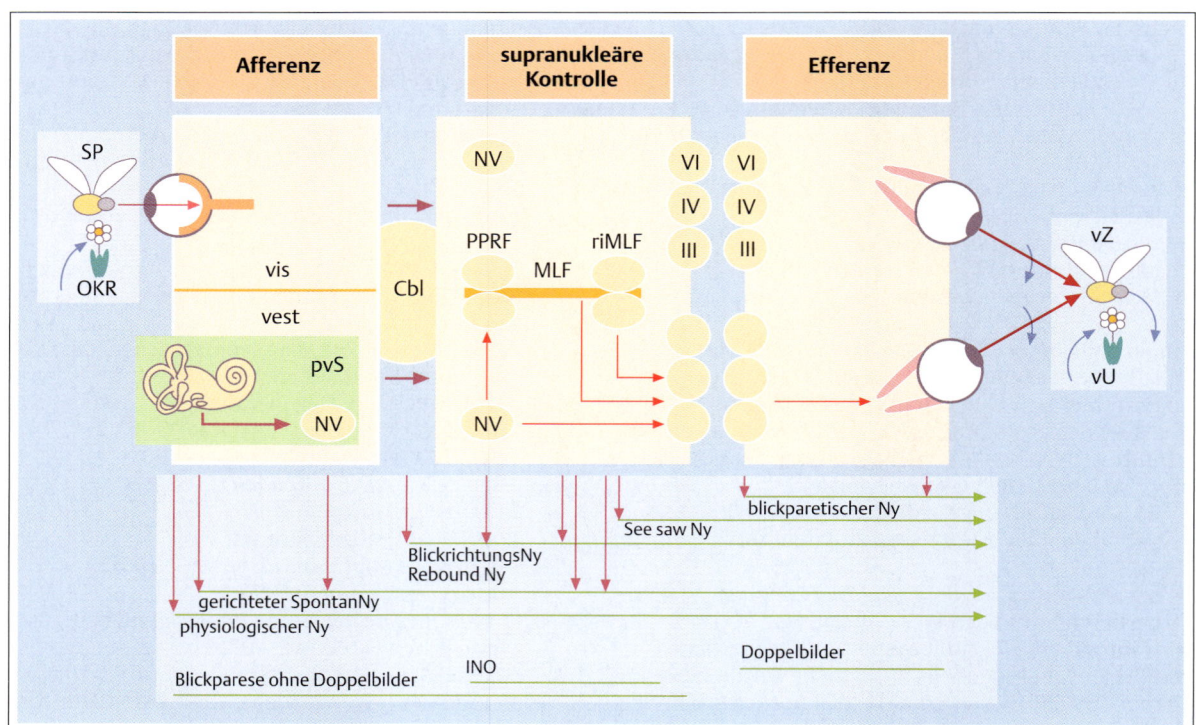

Abb. 31.4 Synopsis des optomotorischen Systems.
Die visuellen (vis) und vestibulären (vest) Afferenzen werden kortikal und subkortikal multisensorisch integriert und geben Signale an die supranukleäre Kontrolle, die ein adäquates Augenmuster generiert. Diese Struktur organisiert die Impulse, die jeder Augenmuskel erhalten muss, damit eine geordnete Blickbewegung durchgeführt wird. Sie ist die gemeinsame motorische Endstrecke für alle kortikalen oder subkortikalen Systeme, die Augenbewegungen erzeugen. Beispiel: Beim Verfolgen des visuellen Zielpunktes (vZ) bewegt sich die visuelle Umgebung (vU) in die Gegenrichtung, was einen optokinetischen Reiz erzeugt. Es ist Aufgabe der sensorischen Integration, zwischen diesen zwei gegenläufigen visuellen Reizen zu entscheiden und die Signale für die gewählte Augenbewegung an die supranukleäre Kontrolle zur Ausführung weiterzugeben. vZ = visueller Zielpunkt, vU = visuelle Umgebung, SP = langsame Augenfolgebewegung, OKR = optokinetischer Reflex, pvS = peripher-vestibuläres Systems, Cbl = Zerebellum, NV = Ncl. vestibularis, PPRF = paramediane pontine Formatio reticularis, MLF = Fasciculus longitudinalis medialis, riMLF = rostrale interstitielle Kerngruppe des MLF, III = N. oculomotorius, IV = N. trochlearis, VI = N. abducens, INO = internukleäre Ophthalmoplegie.

Differenzialdiagnose der Augenbewegungsstörungen

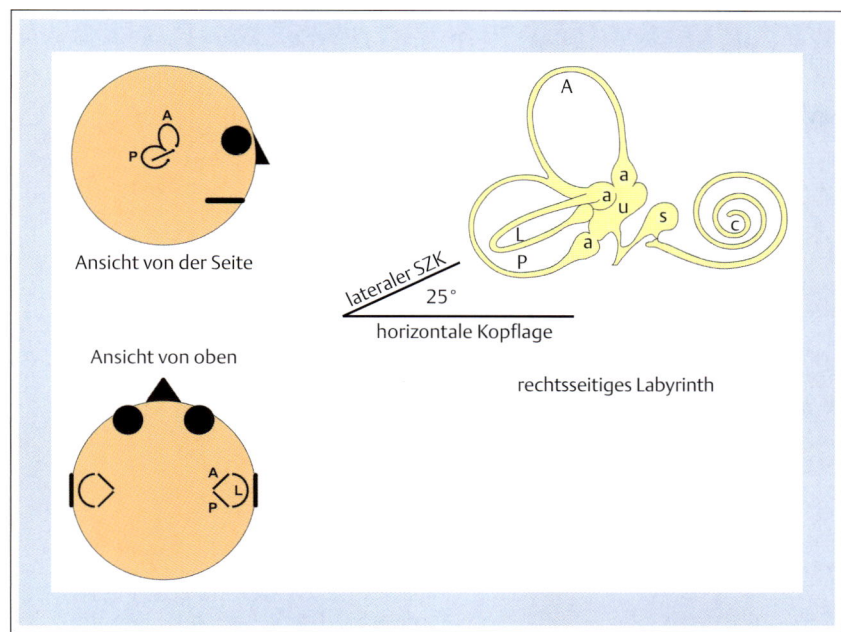

Abb. 31.5 Anatomie des vestibulären Labyrinths und der Kochlea.
Haarzellen in den Ampullen der semizirkulären Kanäle reagieren auf Winkelbeschleunigungen, diejenigen im Utrikulus und Sakkulus auf lineare Beschleunigungen entsprechend ihrer Ausrichtung. A = anteriorer semizirkulärer Kanal (SZK), L = lateraler SZK, P = posteriorer SZK, a = Ampulle, c = Kochlea, u = Utrikulus, s = Sakkulus.

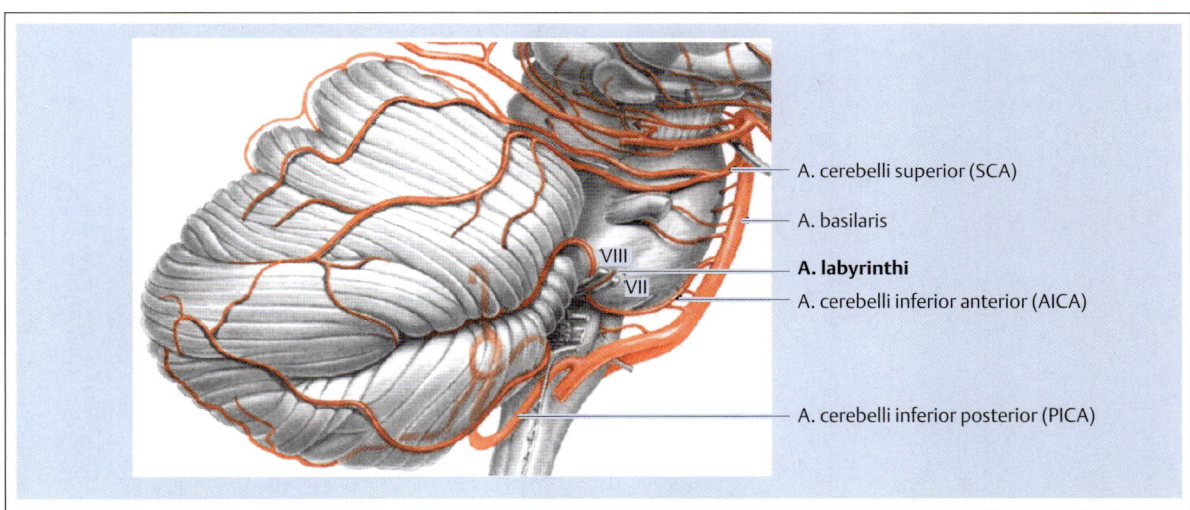

Abb. 31.6 Hauptäste der arteriellen Blutversorgung des Hirnstammes und Kleinhirns.

Anatomie der vestibulären und kochleären Organe (Abb. 31.5) sowie der Blutversorgung in diesem Bereich (Abb. 31.6 u. 31.7) unerlässliches Rüstzeug, da sich damit insbesondere die vielfältigen klinischen Bilder der vestibulär bedingten Störungen gut herleiten lassen. Abb. 31.8 u. 31.9 zeigen synoptisch den Untersuchungsgang, der die Efferenzen, den Kontrollmechanismus und letztlich die sensorische Verarbeitung prüft. Bei Läsionen auf allen Stufen kann es zu Schwindelbeschwerden kommen.

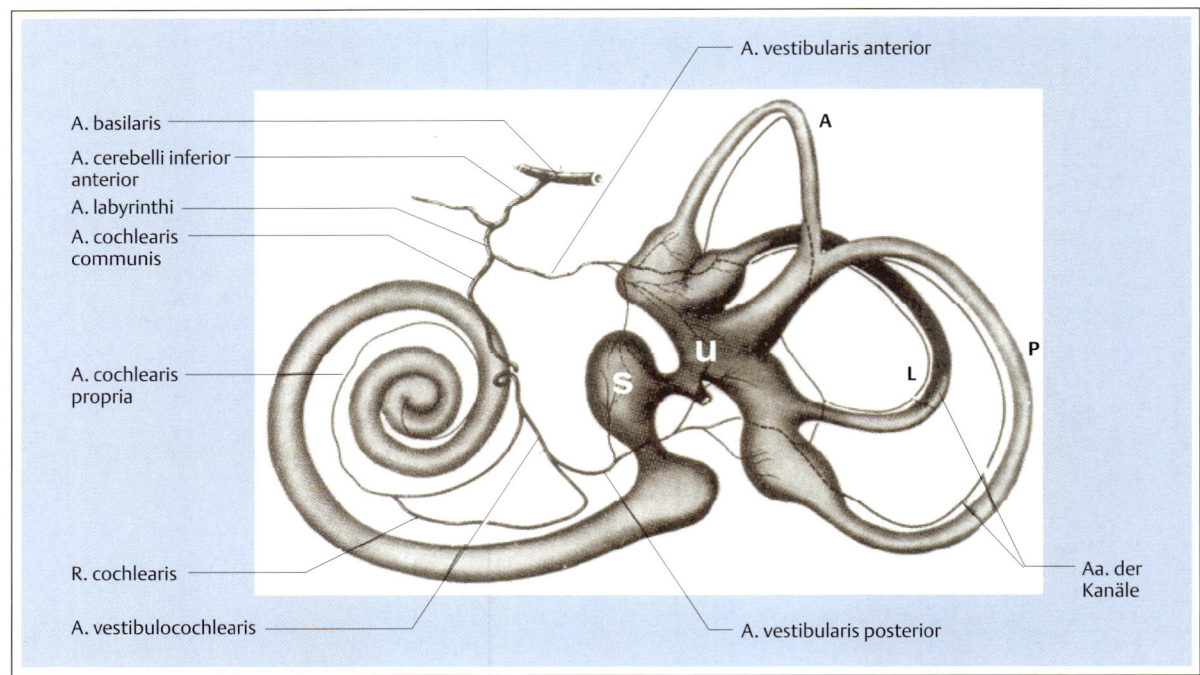

Abb. 31.7 Arterielle Blutversorgung des Labyrinths. Der Verschluss von Endästen kann einzelne semizirkuläre Kanäle, den Utrikulus, den Sakkulus und/oder die Kochlea betreffen und zu verschiedensten peripher-vestibulären und/oder auditiven Störungen führen. A = anteriorer semizirkulärer Kanal (SZK), L = lateraler SZK, P = posteriorer SZK, u = Utrikulus, s = Sakkulus.

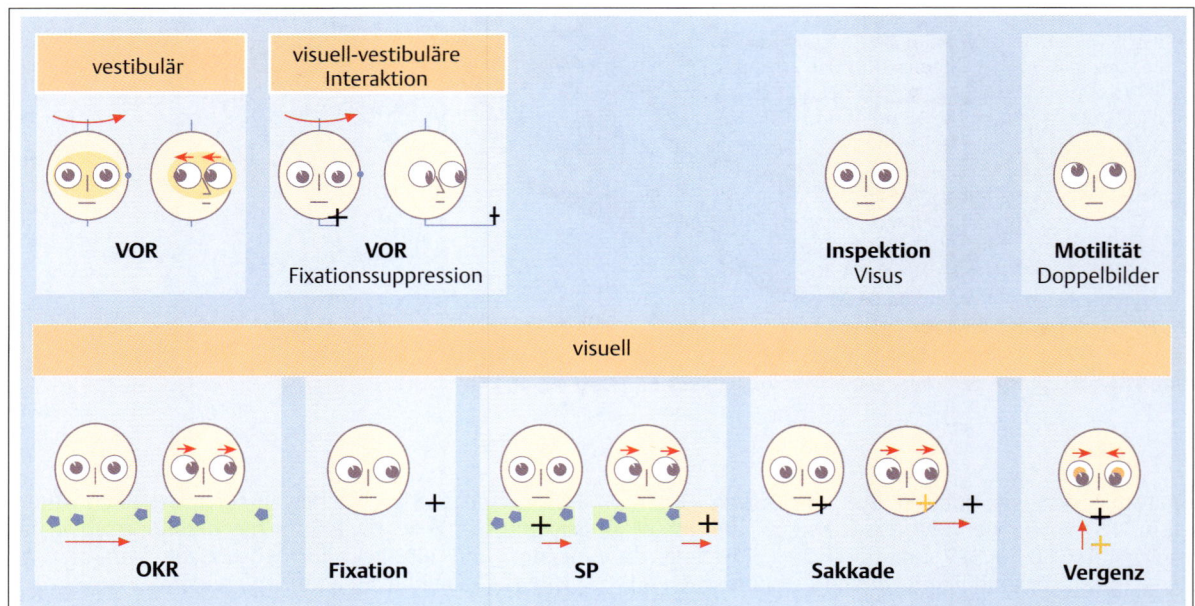

Abb. 31.8 Untersuchung des optomotorischen Systems. Es werden visuell und vestibulär erzeugte Augenbewegungen untersucht.
Inspektion: Man achtet auf eine Fehlstellung der Augen oder einen Spontannystagmus und prüft den Visus. **Motilität:** Die Augen sollen in alle Richtungen frei beweglich sein. Es darf keine Doppelbilder geben. **VOR:** Der Patient wird unter der Frenzel-Brille (schraffierte Fläche) rotiert, womit ein physiologischer vestibulookulärer Nystagmus erzeugt wird. Damit wird das peripher-vestibuläre System geprüft. Die Frenzel-Brille hat den Zweck, die Fixation aufzuheben. **OKR:** Ein großes visuelles Reizmuster erzeugt einen physiologischen optokinetischen Nystagmus, was v. a. die Integrität von subkortikalen visuellen Systemen untersucht. Beim VOR und OKR ist auf konjugierte Augenbewegungen und normale Rückstellsakkaden zu achten. **Fixation:** Die Augen müssen ruhig auf einen exzentrischen Zielpunkt gerichtet bleiben. Damit kann ein Blickrichtungsnystagmus aufgedeckt werden. **VOR-Fixationssuppression:** Der Pa-

Differenzialdiagnose der Augenbewegungsstörungen

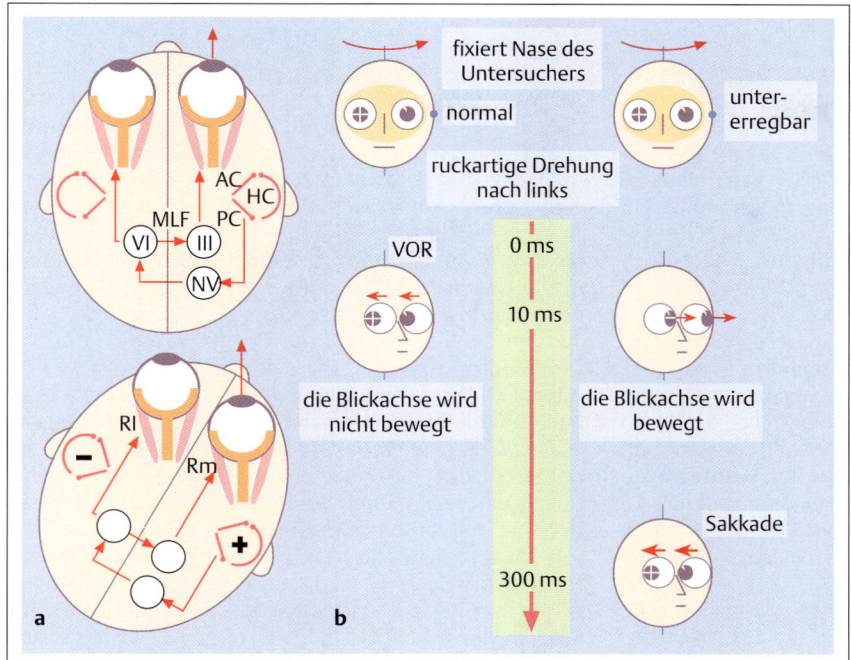

Abb. 31.9 Kopf-Impuls-Test.
a Vestibulär ausgelöste Augenbewegungen bei Kopfbewegungen (VOR). Bei einer Kopfdrehung nach rechts wird im rechten horizontalen Bogengang (HC) mit der Endolymphe eine Gegenströmung mit Auslenkung der Cupula erzeugt. Es kommt zu einem Impulsanstieg im rechten N. und Ncl. vestibularis (NV), der direkt Neurone im gegenüberliegenden Abduzenskern (VI) stimuliert, was zu einer Aktivierung des linken M. rectus lateralis (Rl) führt. Der Abduzenskern aktiviert gleichzeitig über den Fasciculus longitudinalis medialis (MLF) den Kern des N. oculomotorius auf der Gegenseite, womit auch der rechte M. rectus medialis kontrahiert wird. Es resultiert eine schnelle, kompensatorische, konjugierte Augenbewegung nach links. Damit bleibt die Blickachse im Raum stabil (Pfeil). AC = vorderer Bogengang, HC = seitlicher Bogengang, PC = hinterer Bogengang, NV = Ncl. vestibularis, III = Kern des N. oculomotorius, VI = Kern des N. abducens, MLF = Fasciculus longitudinalis medialis, Rm = M. rectus medialis, Rl = M. rectus lateralis.

b Mit dem Kopf-Impuls-Test wird einseitig die Funktion des vestibulären Systems geprüft. Bei normaler Funktion des peripher-vestibulären Apparates kommt es mit kürzester Latenz zu einer vestibulären Kompensation während einer ruckartigen Drehung. Der Untersucher kann keine Blickinstabilität feststellen. Bei einer Unterfunktion weicht die Blickachse in Drehrichtung des Kopfes ab (Pfeile), und der Patient muss eine Einstellsakkade machen, um wieder auf den Zielpunkt zu gelangen. Diese Augenbewegung wird wegen der längeren Latenz des Sakkadengenerators vom Untersucher gesehen.

tient fixiert einen Punkt, der sich mit seinem Kopf stationär bewegen lässt (z. B. ausgestreckte Arme und Fixation eines Daumennagels). Bei schneller Rotation des Kopfes müssen die durch den vestibulookulären Reflex (VOR) erzeugten kompensatorischen Augenbewegungen unterdrückt werden können. Ein Versagen kann ein Hinweis für eine zerebelläre Störung sein. **SP** (smooth pursuit): Im Gegensatz zum OKR wird ein kleiner Zielpunkt langsam vor einem stationären visuellen Hintergrund bewegt. Die damit erzeugten Augenbewegungen müssen geschmeidig sein. Damit werden die kortikale visuelle Verarbeitung und zerebelläre Kontrolle der Bewegung geprüft. Ein auffälliges Rucken kann pathologisch sein. **Sakkaden:** Der Patient wird aufgefordert, rasch von einem exzentrischen Punkt zu einem anderen zu schauen. Es wird auf Reaktionszeit, Geschwindigkeit und Präzision geachtet. Störungen können Hinweise auf Läsionen v. a. im Hirnstamm oder Zerebellum geben. **Vergenz:** Mit einem Wechsel der Fixationsdistanz können die Nn. oculomotorius isoliert geprüft werden, was bei der Abgrenzung einer internukleären Ophthalmoplegie ein wichtiger Befund ist.
VOR = vestibuloockulärer Reflex, OKR = optokinetischer Reflex, SP = langsame Augenfolgebewegungen (das Band verschiebt sich im Gegensatz zum OKR nicht, nur der Zielpunkt wird über den Hintergrund gezogen). Die VOR-Fixationssuppression ist eine Kombination des VOR und der Fixation, wobei vestibuläre Impulse unterdrückt werden müssen.

Paresen der Augenmuskelnerven

Sie sind charakteristischerweise von Doppelbildern begleitet, sofern ein Auge nicht amblyop (z. B. vorbestehender Strabismus) ist. Abb. 31.**10** fasst die wichtigsten klinischen Befunde zusammen. Tab. 31.**2** u. 31.**3** zeigen die vielfältige Ätiologie und die Differenzialdiagnosen dieser peripheren Lähmungen auf, wobei bei akuten Störungen wegen der therapeutischen Konsequenzen immer auch eine beginnende Myasthenia gravis ausgeschlossen werden sollte (Tab. 31.**4**).

Abduzensparese. Bei der Abduzensparese (VI) kommt es zu einem Ausfall des *M. rectus lateralis* mit typischer Fehlstellung des gelähmten Auges nach medial und ungekreuzten horizontalen Doppelbildern, die beim Blick zur paretischen Seite zunehmen. Bei Läsionen im Kerngebiet kommt es aus anatomischen Gründen neben einer Mitbeteiligung des N. facialis zusätzlich zu einer pontinen Blickparese, da der Kern eine große Zahl von Neuronen enthält, die mit der paramedianen pontinen Formatio reticularis (PPRF) verbunden sind und der supranukleären Augenbewegungskontrolle dienen.

Trochlearisparese. Eine leichte Trochlearisparese (IV) ist häufig schwer zu dokumentieren. Wegen der fehlenden Intorsion des Auges durch den *M. obliquus superior* kommt es zu verkippten Doppelbildern, die der Patient vor allem beim Blick nach innen und unten (z. B. Lesen, Treppen steigen) feststellt. Bei einer ausgeprägten Parese kommt es zu einer auffälligen kompensatorischen Kopfschiefhaltung gegen das gesunde Auge (*Bielschowski-Zeichen*). Entsprechend nehmen die Doppelbilder beim Aufrichten oder Schrägstellen in die Gegenrichtung deutlich zu. Die Abgrenzung zu einer Okulomotoriusparese kann schwierig sein.

Okulomotoriusparese. Die vollständige, externe und interne Okulomotoriusparese (III) ist durch eine schräg nach außen und leicht nach unten gerichtete *Augenfehlstellung, eine Ptosis und Mydriasis* (Befall der autonomen Fasern) gekennzeichnet. Es kommt zu horizontalen gekreuzten Doppelbildern. Neben einem Infarkt der Vasa nervorum beim Diabetiker oder Hypotoniker (als häufigste Ursachen) muss bei jeder akut aufgetretenen Parese des N. oculomotorius eine Myasthenia gravis pseudoparalytica sowie auch ein Aneurysma im Bereich der A. carotis interna (ICA), A. communicans posterior (PCoA) oder A. cerebri posterior (PCA) in Betracht gezogen werden (*ophthalmoplegisches Aneurysma*).

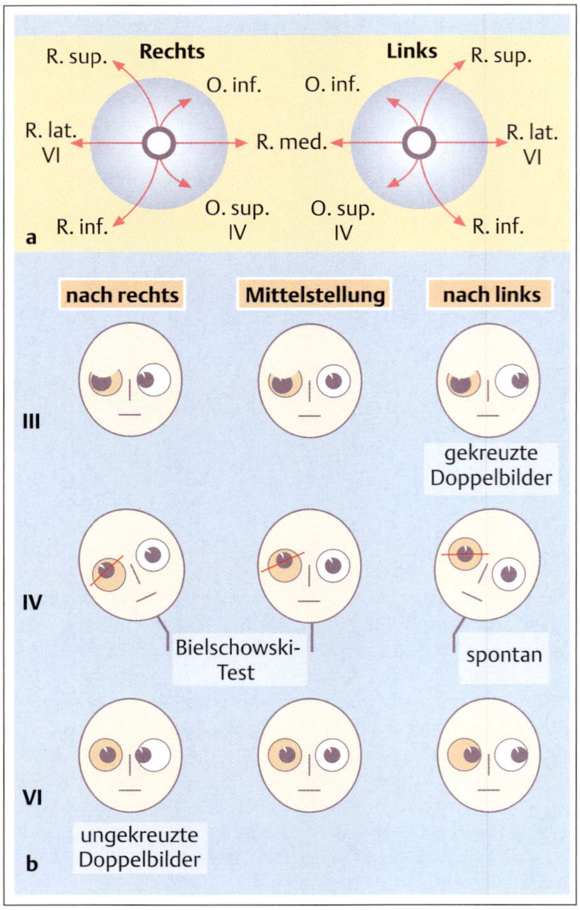

Abb. 31.10 Synopsis der Paresen der Augenmuskelnerven.
a Die Zugrichtung der Augenmuskeln. In Mittelstellung der Augen wirken bei der Hebung die Mm. rectus superior und obliquus inferior, bei der Senkung die Mm. rectus inferior und superior zusammen. Der M. obliquus superior dreht als Nebenfunktion den vertikalen Meridian einwärts (Zykloinversion). R = M. rectus, O = M. obliquus.
b Augenstellung und Richtung der Doppelbilder bei einer isolierten Parese des rechten N. oculomotorius (III), N. trochlearis (IV) und N. abducens (VI). Bei einer vollständigen Parese des N. oculomotorius kommt es zu einer Ptose. Auffällig bei einer Parese des N. trochlearis ist v. a. die Kopfstellung, womit die fehlende Inversion durch den M. obliquus superior ausgeglichen wird. Die Linie über dem rechten Auge markiert den vertikalen Meridian. Bei einer Drehung zur Gegenseite nehmen die Doppelbilder zu (Bielschowski-Test). III = N. oculomotorius, IV = N. trochlearis, VI = N. abducens.

Differenzialdiagnose der Augenbewegungsstörungen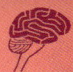

Tabelle 31.2 Ätiologie der Paresen der Augenmuskelnerven
Geordnet nach anatomischen Abschnitten im Verlauf der Nerven. Mit Ausnahme der durch Infarkte der Vasa nervorum im Bereich der Fissura orbitalis superior und dem Sinus cavernosus bedingten Parese des N. oculomotorius lassen sich Läsionen dieser Ätiologie beim N. trochlearis und N. abducens topographisch meist nicht zuordnen. Die ophthalmoplegische Migräne sowie die immunassoziierte Neuropathie können alle Nerven entlang des ganzen infranukleären extrazerebralen Verlaufs befallen. III = N. oculomotorius, IV = N. trochlearis, VI = N. abducens, ICA = A. carotis interna, AICA = A. cerebelli inferior anterior, PICA = A. cerebelli inferior posterior, PCoA = A. commuicans posterior, **x** betrifft spezifisch oder sehr häufig diesen Nerv, **+** betrifft bevorzugt diesen Nerv, **=** betrifft meistens mehrere Nerven gleichzeitig.

Lokalisation	III	IV	VI
Unbestimmt/Multifokal			
– ophthalmoplegische Migräne			+
– Infarkt (Diabetes mellitus/ Hypertension)			
– Neuropathie (postinfektiös/postvakzinal)	=	=	=
Orbita			
– Infekt	=	=	=
– bakteriell			
– Pilze			
– Infiltrat	=	=	=
– Augenmuskelkrankheit			
– Granulom			
– Tumor			
– Trauma			+
Fissura orbitalis superior/ Sinus cavernosus			
– Vaskulitis (Arteriitis cranialis)	=	=	=
– Infarkt (Diabetes mellitus/ Hypertension)	x		
– Apoplexie der Hypophyse	+		
– Thrombose	=	=	=
– Aneurysma/Dissektion der ICA	=	=	=
– direkte/durale arteriovenöse Fistel zur ICA	=	=	=
– Infekt			
– Herpes zoster	=	=	=+
– Sinusitis sphenoidalis	+		
– Mukozele	+		
– Tumor			
– Glandula pinealis		+	
– Ependymom		+	
– Hypophysenadenom	+		+
– nasopharyngeales Karzinom	+		+
– Meningeom	=	=	=
– Metastase/Lymphom	=	=	=
– paraneoplastisches Syndrom	=	=	=
– Tolosa-Hunt-Syndrom	=	=	=
Tentorium			
– Hirndrucksteigerung	=	=	=
– Hydrozephalus			
– Pseudotumor cerebri			+
– Sinusvenenthrombose			+
– supratentorielle/transtentorielle Inherniation			
– Trauma			

Lokalisation	III	IV	VI
Os petrosus			
– Thrombose des Sinus petrosus inferior			x
– Aneurysma			x
– arteriovenöse Malformation			x
– persistierende A. trigemina			x
– Infekt			x
– Mastoiditis			
– Spitze des Os petrosus			
– foraminale Inherniation	=	=	=+
– Trauma			x
– Lumbalpunktion			+
– spinale/epidurale Anästhesie			
– Myelographie			
– ventrikuloatrialer Shunt			+
Subarachnoidalraum			
– Blutung			
– Infarkt (Diabetes mellitus)	x		
– Aneurysma der PCoA	+		
– Kompression durch AICA, PICA, A. basilaris			x
– Meningitis infektiös/ neoplastisch	=	=	=
– Tumor			
Faszikulär			
– multiple Sklerose			
– Blutung			
– Infarkt			
– Tumor			
Nukleär			
– Wernicke-Enzephalopathie			+
– Infarkt			
– Infekt			
– Tumor			
– Trauma			
– später Obliquus-superior-Myokymien		x	
– kongenitale Hypoplasie			
– Möbius-Syndrom			x
– Duane-Syndrom			x

Tabelle 31.3 Wichtige Differenzialdiagnosen der Augenmuskelnervenparesen

Strabismus concomitans
Vergenzspasmus
Hirnstammläsion mit supranukleärer optomotorischer Störung – internukleäre Ophthalmoplegie (INO) – Skew Deviation
Störung der neuromuskulären Reizübertragung – Myasthenia gravis – Lambert-Eaton-Syndrom – Botulismus
Myopathie – chronisch progressive externe Ophthalmoplegie (CPEO) – mitochondriale Zytopathie – Kearns-Sayre-Syndrom – myotone Dystrophie – okulopharyngeale Dystrophie – myotubuläre Myopathie
Endokrine Ophthalmopathie – Morbus Basedow
Kongenitale Muskelhypoplasie/Muskelaplasie
Restriktive Ophthalmopathie
Orbitatumor – Metastase – Lymphom
Trauma – Blow-out-Fraktur der Orbita

Tabelle 31.4 Klinische Manifestation der okulären Myasthenia gravis
Die Beschwerden und Befunde sind v.a. zu Beginn der Krankheit sehr wechselhaft und nehmen typischerweise gegen Abend oder nach körperlicher Belastung zu.

Ptosis – gelegentlich mit einem Lidzucken (Cogan's eyelid twitch sign) – nicht pathognomonisch
Fixationsinstabilität – mit Drift in die Primärposition und Korrektursakkade – kann einen zentral bedingten Blickrichtungsnystagmus vortäuschen
Doppelbilder – kann einen Strabismus vortäuschen – kann eine Parese eines/mehrerer Augenmuskelnerven vortäuschen – kann eine Blickparese vortäuschen (internukleäre Ophthalmoplegie, INO)
Sakkadendysmetrie – Hypometrie bei großen Exkursionen – Hypermetrie bei kleinen Exkursionen – nach Gabe von Edrophonium (Tensilon) häufig hypermetrisch
Sakkadenverlangsamung

Supranukleäre Blickparesen

Fasciculus longitudinalis medialis. Die 6 Augenmuskelnerven werden durch die supranukleäre Verschaltung ihrer Kerne über den Fasciculus longitudinalis medialis (MLF) gekoppelt, damit die Bewegungen konjugiert ablaufen (Abb. 31.**11** u. 31.**4**). Der MLF zieht dorsal des Pons entlang zum pontomesenzephalen Übergang und verteilt die Signale beider Ncl. vestibularis (NV) und Ncl. praepositus hypoglossi (PPH) sowie des Zerebellum und Kortex an die motorischen Kerne. Er verbindet zudem die paramediane pontine Formatio reticularis (PPRF) und den rostralen interstitiellen Kern des MLF (riMLF), der in der mesenzephalen Formatio reticularis (MRF), dem oberen Blickzentrum, liegt (Abb. 31.**11 a**). Bei Läsionen der PPRF oder ihrer kortikalen Afferenzen kommt es zu einer Blickparese ohne Doppelbilder (Abb. 31.**11 b**).

Bei einer Läsion des MLF kommt es zu einer *internukleären Ophthalmoplegie* (*INO*). Im typischen Fall findet man eine ipsilaterale Adduktionshemmung (M. rectus medialis) und einen kontralateralen Abduktionsnystagmus, da der N. abducens und damit der M. rectus lateralis das Signale normal erhält und ungebremst versucht, den Blick auf seine Seite zu wenden. Die Konvergenz ist erhalten, sofern die Läsion den Kern des N. oculomotorius nicht mit einbezieht (Abb. 31.**11**). Die Richtung der Parese und zusätzliche optomotorische Befunde lassen im Allgemeinen den Ort der Läsion gut eingrenzen.

Sind neben supranukleären Verbindungen auch Kerne oder myelinisierte, intrapontin gelegene Faszikel der Nerven gestört, wie es z. B. bei der multiplen Sklerose oft vorkommt, findet man *komplexe optomotorische Ausfallsyndrome* mit zentralen und peripheren Anteilen, wobei klinisch dann immer nur die peripherste Lähmung sicher lokalisiert werden kann. Tab. 31.**5** zeigt die wichtigsten Ursachen für eine internukleäre Ophthalmoplegie.

Kortex. Der motorische und prämotorische Kortex gibt stets binokuläre Impulse an die supranukleären Strukturen im Hirnstamm. Bei einem Ausfall kommt es zur Blickparese nach kontralateral mit *Déviation conjugée,* da die Augen tonisch zur Herdseite gezogen werden (Abb. 31.**11**), bei einer Reizung (zerebraler Anfall) zu einer konjugierten Blickwendung zur Gegenseite der kortikalen Läsion. Abb. 31.**11** und 31.**12** zeigen synoptisch die wichtigsten Strukturen, die an der Entstehung von visuell und vestibulär induzierten Augenbewegungen beteiligt sind. Dabei sind neben den motorischen Arealen insbesondere auch diejenigen visuellen und polysensorischen Regionen beteiligt, die die visuomotorische Transformation durchführen (V1, V5, ppc in Abb. 31.**12**).

Differenzialdiagnose der Augenbewegungsstörungen

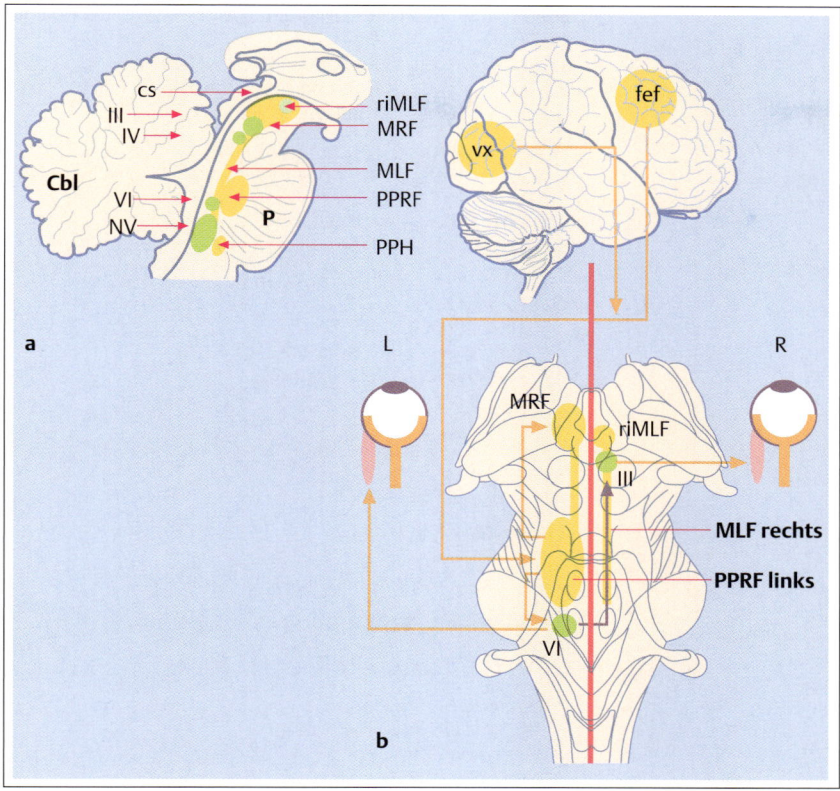

Abb. 31.11 Wichtige subkortikale optomotorische Strukturen und ihre Verbindungen.
a Schema des Hirnstammes mit supranukleären Strukturen und Augenmuskelkernen, die bei der Generierung von Augenbewegungen wichtig sind. Der Fasciculus longitudinalis medialis (MLF) verteilt sowohl afferente, visuelle und vestibuläre Signale (cs, NV) wie auch Signale der blickmotorischen Zentren (PPRF, MRF) an die Kerne der Augennerven (III, IV, VI). Die kaudal gelegene paramediane pontine Formatio reticularis (PPRF) generiert ipsilaterale horizontale Sakkaden. Der im rostralen Blickzentrum (MRF) gelegene interstitielle Kern des Fasciculus longitudinalis medialis (riMLF) programmiert vertikale und torsionelle Sakkaden.
b Schema der Steuerung von willkürlichen Blickbewegungen über die paramediane pontine Formatio reticularis (PPRF). Das frontale Augenfeld (fef) sendet Impulse zur gegenüberliegenden PPRF, wo sie an die mesenzephale Formatio reticularis (MRF) und an den ipsilateralen Abduzenskern (VI) weitergeleitet werden. Der Abduzenskern seinerseits aktiviert den M. rectus lateralis und leitet das Signal nach Kreuzung über den gegenüberliegenden Fasciculus longitudinalis medialis (MLF) an den kontralateralen Kern des N. oculomotorius, der den M. rectus medialis innerviert. Bei einer Läsion des Augenfeldes kommt es zu einer kontraversiven, bei einer Läsion der PPRF zu einer ipsiversiven Blickparese ohne Doppelbilder. Eine Läsion des MLF führt zu einer internukleären Ophthalmoplegie. Cbl = Zerebellum, P = Pons, III = N. oculomotorius, IV = N. trochlearis, VI = N. abducens, cs = Colliculus superior, NV = Ncl. vestibularis, riMLF = rostraler interstitieller Kern des Fasciculus longitudinalis medialis, MRF = mesenzephale Formatio reticularis, MLF = Fasciculus longitudinalis medialis, PPRF = paramediane pontine Formatio reticularis, PPH = Ncl. praepositus hypoglossi, fef = frontales Augenfeld, vx = visueller Kortex.

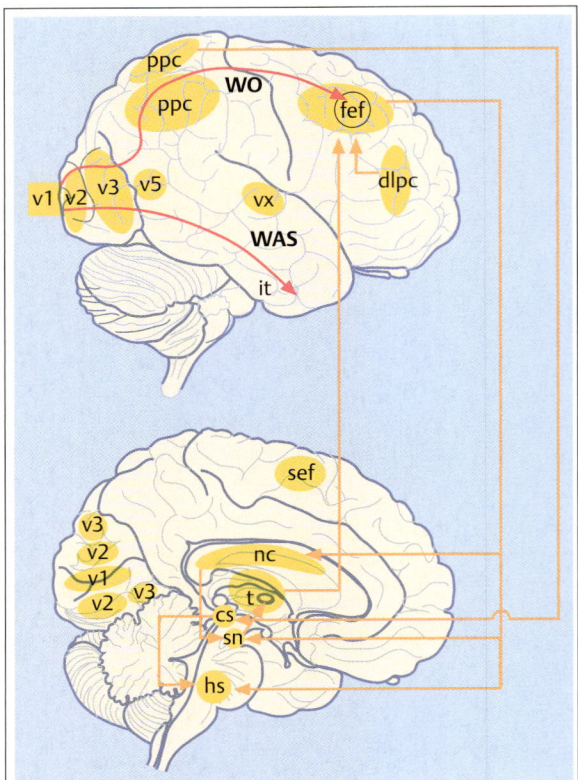

Abb. 31.12 Wichtige kortikale optomotorische Strukturen und ihre Verbindungen.
Schema der Steuerung von visuell induzierten und willkürlichen Blickbewegungen über den Kortex und das extrapyramidale System. Der primäre visuelle Kortex (v1) analysiert die Signale aus dem Thalamus (Corpus geniculatum laterale) und zerlegt das retinale Bild in einfache graphische Elemente wie Form, Farbe, Disparität und Bewegung, die über zwei grundsätzlich unterschiedliche Wege weiterverarbeitet werden. Im WAS-Pfad werden die statischen Elemente (Form, Farbe) über v4 (nicht gezeichnet) in den inferotemporalen Kortex (it) weitergeleitet. Im WO-Pfad werden die für Augenbewegungen wichtigen Elemente der Position und Geschwindigkeit über den polysensorischen posterioren parietalen Kortex (ppc) mit weiteren Afferenzen (vx) verarbeitet und an die frontalen Augenfelder (fef) übermittelt, wo letztlich kortikale Augenbewegungen generiert werden. Das frontale Augenfeld aktiviert direkt oder indirekt über den Colliculus superior (cs) blickmotorische Zentren im Hirnstamm (hs). Gleichzeitig werden Signale in die Substantia nigra (sn) abgegeben, die einerseits über den Thalamus (t) wieder zurückgeführt werden und andererseits in den Nucleus caudatus (cn) gelangen. Damit wird bei jeder Augenbewegung auch das extrapyramidale System aktiviert. Der dorsolaterale präfrontale Kortex (dlpc) und das supplementäre Augenfeld (sef) spielen u. a. eine wichtige Rolle bei der Generierung und Memorisierung von Sakkaden und werden ebenfalls über das frontale Augenfeld aktiviert. v1 = primärer visueller Kortex, v2–v5 = extrastriärer visueller Kortex, it = inferotemporaler Kortex, ppc = posteriorer parietaler Kortex, fef = frontales Augenfeld, dlpc = dorsolateraler präfrontaler Kortex, sef = supplementäres Augenfeld, vx = vestibulärer Kortex, cs = Colliculus superior, sn = Substantia nigra, t = Thalamus, Cn = Nucleus caudatus, hs = blickmotorische Zentren im Hirnstamm.

Tabelle 31.5 Ätologie der internukleären Ophthalmoplegie (INO)

Demyelinisation
- multiple Sklerose
- postaktinisch

Zerebrovaskuläre Läsion im Hirnstamm
- Lues

Infekt
- Meningoenzephalitis
- Lues

Raumforderung
- Subduralhämatom
- Hydrozephalus/Syringobulbie
  - Arnold-Chiari-Malformation
- supratentorielle arteriovenöse Malformation
- Neoplasie
  - Tumor im Hirnstamm und/oder IV. Ventrikel
  - Infiltration
  - paraneoplastisches Syndrom

Degenerative Krankheit
- progressive supranukleäre Parese (PSP)
  - Steele-Richardson-Olszewski-Syndrom

Nutritive Störungen
- Wernicke-Enzephalopathie
- perniziöse Anämie

Metabolische Störungen
- hepatische Enzephalopathie
- Fabry-Syndrom
- Abetalipoproteinämie

Intoxikationen (Auswahl)
- Barbiturate
- Lithium
- Phenothiazin
- Propranolol
- trizyklische Antidepressiva

Trauma
- zervikale Hyperextension

Pseudointernukleäre Ophthalmoplegie
- Myasthenia gravis
- Fisher-Miller-Syndrom

Differenzialdiagnose der Augenbewegungsstörungen

Sakkaden

Sakkaden sind schnelle und sehr präzise konjugierte Positionsänderungen der Augen, die die Fovea auf ein neues Objekt richten (vgl. Abb. 31.**8**). Sie können reflektorisch durch einen neuen visuellen oder auditiven Reiz, oder aber willkürlich, z. B. beim Lesen, ausgelöst werden. Die supranukleäre Programmierung der motorischen Parameter (Richtung, Geschwindigkeit) für die Augenmuskelnerven wird hauptsächlich durch den im Hirnstamm lokalisierten *Sakkadenapparat* durchgeführt (vgl. Abb. 31.**11**). Er besteht aus der *paramedianen pontinen Formatio reticularis* (PPRF), die horizontale Sakkaden nach ipsilateral generiert, und dem *rostralen interstitiellen Kern des MLF* (riMLF), der vertikale und torsionelle Sakkaden generiert (vgl. Abb. 31.**11**). Bei einem Ausfall kommt es entsprechend dem Läsionsort zu einem Zerfall der Sakkaden in eine bestimmte Richtung, womit z. B. ein erwartetes Nystagmusmuster fehlen kann: Die Augen fahren entsprechend dem Reiz nur noch in die Endposition und werden dann nicht mehr zurückgestellt, was gelegentlich Schwierigkeiten bei der Interpretation optomotorischer Befunde machen kann.

Bei einem komatösen Patienten kann die kalorische Prüfung falsch pathologische Resultate ergeben, da das typische Nystagmusmuster fehlt, wenn der Sakkadenapparat medikamentös (z. B. Barbiturate) abgeschaltet wurde.

Nystagmus und Ocular Tilt Reaction

Der Nystagmus ist eine ruckartige Hin- und Herbewegung der Augen. Typischerweise besteht er aus einer langsamen Phase und einer (normalen) Rückstellsakkade, sofern der Sakkadenmechanismus intakt ist. Die Richtung und Geschwindigkeit der langsamen Phase wird durch den natürlichen Reiz oder die pathologische Reizkonstellation bestimmt.

Abb. 31.**13** zeigt exemplarisch die Entstehung des vestibulär induzierten Nystagmus. Physiologischerweise kommt er bei allen Primaten als vestibulärer Nystagmus (Rotation im Dunkeln ohne visuelle Stimulation oder unter der Frenzel-Brille) oder als optokinetischer Nystagmus (optokinetische Trommel) vor. Bei einer Störung der visuellen und/oder vestibulären Reizverarbeitung oder aber der prämotorischen Kontrolle im Hirnstamm kann es zu einem typischen Nystagmusmuster kommen, mit dem der Läsionsort rasch eingegrenzt werden kann. Wegen dieser diagnostischen Bedeutung sind zwei Formen im Folgenden gesondert dargestellt. Tab. 31.**6** listet zudem die Befunde weiterer für eine Schwindelabklärung relevanter Nystagmusmuster auf.

Spontannystagmus. Der (gerichtete) Spontannystagmus ist immer pathologisch und kommt typischerweise bei akuten einseitigen Störungen vom peripher- oder zentral-vestibulären Typ vor. Die pathologische Reizkonstellation im vestibulären System simuliert dabei eine anhaltende lineare (Utrikulus, Sakkulus) oder rotatorische (Bogengänge) Kopfbeschleunigung (Abb. 31.**13**), die prämotorisch folgerichtig zu einer kompensatorischen Augenbewegung (langsame Nystagmusphase) und Veränderungen der Haltereflexe (Abweichen im Blindgang) verarbeitet wird. Der invalidisierende Schwindel kommt durch den (sensorischen) Konflikt zustande, der sich aus der Integration mit den richtigen visuellen und propriozeptiven Reizen ergibt, die die vestibuläre Information zentral nicht validieren. Die *kalorische Prüfung* kann neben dem *Kopf-Impuls-Test* (vgl. Abb. 31.**9**) zur Abgrenzung zwischen einer peripheren und zentralen vestibulären Läsion vielmals hilfreich sein, da sie bei peripheren Läsionen eine Unterfunktion der betroffenen Seite dokumentiert.

Ocular Tilt Reaction. Sind dagegen vorwiegend tonisch-vestibuläre Strukturen (Utrikulus und/oder Sakkulus oder ihre Verbindungen im Pons oder Mesenzephalon zum Thalamus und vestibulären Kortex) betroffen, kommt es zum klinisch eindrücklichen Bild der Ocular Tilt Reaction (OTR) die ebenfalls die physiologisch zu

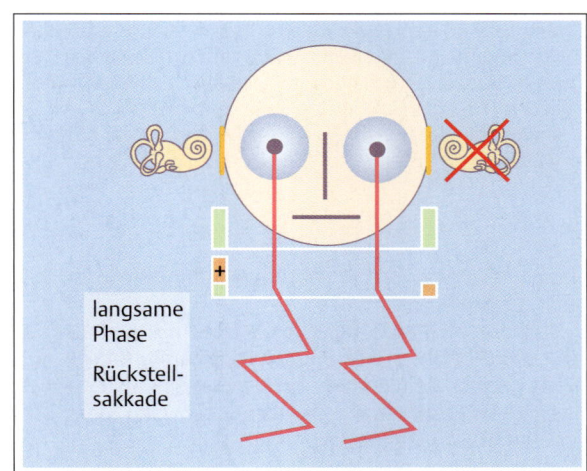

Abb. 31.13 Entstehung des peripher-vestibulären Spontannystagmus.
Spontannystagmus bei Ausfall des linken Labyrinthes (X). Es kommt zu einer Seitendifferenz der neuronalen Entladung (+) im peripher-vestibulären System, die eine Kopfbewegung nach der Gegenseite simuliert (vgl. Abb. 31.**9a**). Die supranukleäre Kontrolle generiert entsprechend der Reizkonstellation automatisch eine kompensatorische Augenbewegung. Diese langsame Phase wird durch eine schnelle Rückstellsakkade unterbrochen, womit das typische Bild eines gerichteten Spontannystagmus entsteht, da er unabhängig von der Augenposition immer in die gleiche Richtung schlägt.

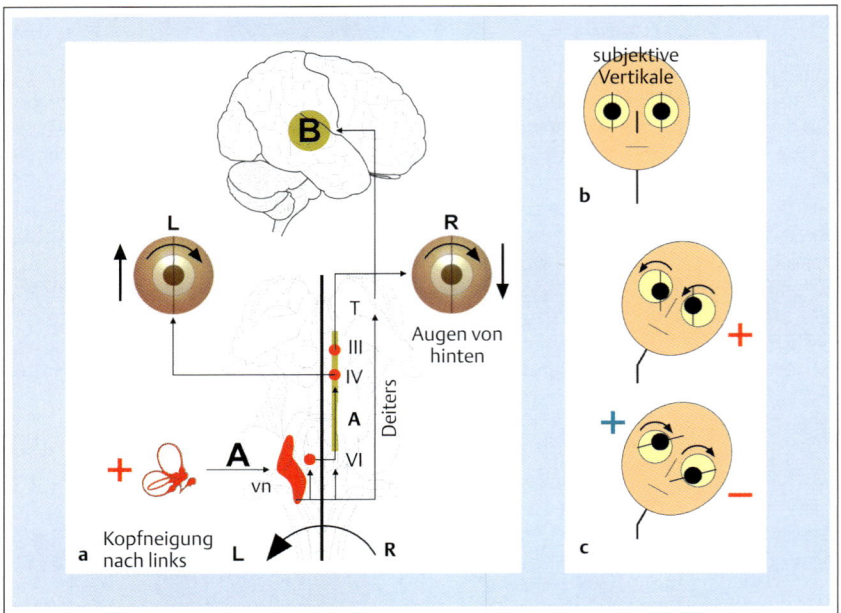

Abb. 31.14 Entstehung der Ocular Tilt Reaction.
Tonische vestibuläre Verbindungen verursachen physiologisches Gegen-Rollen der Augen und halten die subjektive visuelle Vertikale aufrecht.
a Eine Kopfneigung nach links aktiviert (+) ipsilateral die Maculae des Utrikulus und Sakkulus. Impulse vom Ncl. vestibularis (vn) gelangen zum ipsilateralen Ncl. abducens (VI) und über den Fasciculus longitudinalis medialis (MLF) zum kontralateralen Ncl. oculomotorius (III) und Ncl. trochlearis (IV), der seinerseits den kontralateralen (!) M. obliquus superior innerviert. Damit werden die Augen gemeinsam zur Gegenseite gerollt, und zusätzlich wird das linke Auge nach oben (Elevation) und das rechte nach unten (Depression) gedreht. Zusätzlich gelangen Impulse über den Deiters-Trakt in den Thalamus (T) und zum vestibulären Kortex, womit die Perzeption der subjektiven visuellen Vertikalen generiert wird.
b Physiologische Antworten bei einer Kopfneigung nach links sind abhängig von normalen Verhältnissen entlang der neuronalen Verbindungen in A.
c Eine Läsion entlang den Verbindungen in A führt zu einer scheinbaren Kopfneigung nach rechts (!) und damit zu einem automatischen Gegenrollen der Augen nach links, womit die subjektive visuelle Vertikale nach rechts abweicht. Diese virtuelle Abweichung wird durch eine zusätzliche (paradoxe) Kopfneigung nach links korrigiert. Es kommt zum klinischen Vollbild der Ocular Tilt Reaction (OTR) mit zusätzlicher Skew Deviation (Hypertropie des oben stehenden und Hypotropie des unten stehenden Auges). L = links, R = rechts, vn = Ncl. vestibularis, MLF = Fasciculus longitudinalis medialis, III = Ncl. oculomotorius, IV = Ncl. trochlearis, VI = Ncl. abducens, T = Thalamus.

erwartende Antwort auf pathologische neuronale Impulse darstellt (Abb. 31.**14**).

In beiden Fällen können die Beobachtung und allenfalls die Dokumentation mittels *Reintonaudiogramm* (RTA) einer gleichzeitig aufgetretenen ipsilateralen Hörstörung vielfach wegweisend für eine periphervestibuläre Störung sein.

Blickrichtungsnystagmus. Der Blickrichtungsnystagmus ist Ausdruck einer gestörten Haltefunktion der Augen (Fixation) und ist immer pathologisch. Am häufigsten ist er medikamentös (Sedativa, Tranquilizer, Antiepileptika) oder toxisch (Alkohol) bedingt; ansonsten müssen infratentorielle, v.a. zerebelläre oder zerebellopontine Prozesse ausgeschlossen werden.

Differenzialdiagnose der Augenbewegungsstörungen

Tabelle 31.6 Synopsis der wichtigsten Nystagmusmuster
Nur die jeweils wesentlichen Elemente der Untersuchung sind dargestellt.

Gerichteter Spontannystagmus vom peripher vestibulären Typ	
Mechanismus	– Dysbalance der peripheren Signale aus den Nn. vestibularis oder den Labyrinthen
langsame Phase	– konstante Geschwindigkeit
Richtung	– häufig gemischt horizontal und torsionell – gelegentlich zusätzlich vertikal
Fixation	– unterdrückbar
Kopfschütteln, Lagerung	– verstärkt
Kalorik	– kann pathologisch sein
langsame Folgebewegungen	– normal
Sakkaden	– normal
Gerichteter Spontannystagmus vom zentral vestibulären Typ	
Mechanismus	– Dysbalance der zentralen Verarbeitung von Signalen aus den Bogengängen und Otolithen – Störung der vestibulozerebellären Verbindungen – zusätzlich Störung der Blickhaltefunktion möglich
langsame Phase	– konstante Geschwindigkeit
Richtung	– häufig rein horizontal, vertikal oder torsionell – kann auch mehrere Komponenten haben
Fixation	– nur schlecht unterdrückbar
Kopfschütteln, Lagerung	– verstärkt
Kalorik	– normal oder – mit vertikaler Komponente oder – Phasenumkehr
langsame Folgebewegungen	– häufig verlangsamt
Sakkaden	– können dysmetrisch und/oder verlangsamt sein
Blickrichtungsnystagmus	
Mechanismus	– pathologischer Blickhaltemechanismus – neuromuskuläre Störung (Myasthenia gravis) – Muskelschwäche (Myopathie)
langsame Phase	– bei exzentrischer Augenposition langsamer Drift in die Mittelstellung gefolgt von Rückstellsakkade – häufig mit Rebound-Nystagmus
langsame Folgebewegungen	– häufig verlangsamt und ungenau
Sakkaden	– können dysmetrisch und/oder verlangsamt sein
Rebound-Nystagmus	
Mechanismus	– Kompensation für persistierende Instabilität der Blickhaltefunktion (Drift)
Richtung	– nach längerem exzentrischem Blick kommt es nach der Rückführung in die Mittelstellung transient zu einem Nystagmus in die vormalige Blickrichtung
Dissoziierter Nystagmus	
Mechanismus	viele, z. B. – internukleäre Ophthalmoplegie (INO) – asymmetrischer Blickrichtungsnystagmus
langsame Phase oder schnelle Phase	– verschiedene Geschwindigkeiten der Augen
See-saw-Nystagmus	
Mechanismus	– möglicherweise pathologische zentrale Verarbeitung von Signalen aus den Otolithen im rostralen Mittelhirn (interstitieller Ncl. Cajal)
Richtung	– alternierend mit ca. 1 Hz in einem Auge vertikal nach oben im anderen Auge vertikal nach unten

31.3 Physiologischer Reizschwindel

Widersprüchliche oder lang dauernde ungewohnte Informationen aus den visuellen, vestibulären und propriozeptiven Afferenzen können grundsätzlich bei allen Menschen zu einem sensorischen Konflikt mit diffusem Schwindel und heftigen vegetativen Begleitsymptomen führen. Er kann immer dann auftreten, wenn
- Bewegungs- und/oder Raumkonstellationen bestehen, bei denen die Afferenzen, die in verschiedenen Frequenzbereichen optimal arbeiten (das visuelle System bevorzugt niedrige, das vestibuläre hohe Frequenzen), nicht gleichermaßen stimuliert werden und damit physiologisch bedingt (scheinbar) inkongruente Informationen erzeugen,
- anhaltende komplexe Reize peripher oder zentralnervös wegen ihrer Charakteristik nicht adaptiert werden können.

> Obwohl diesen Symptomen keine pathologische Kondition zugrunde liegt, haben sie für die Betroffenen großen und vielfach invalidisierenden Krankheitswert.

Bewegungskrankheit

Zu der Gruppe der *Kinetosen* gehört unter anderem:
- die *Autoreisekrankheit*, die durch visuell-vestibuläre Reizkonflikte entsteht,
- die *Seekrankheit*, die durch lange anhaltende, niederfrequente und damit nur schlecht adaptierbare, komplexe vestibuläre Reizmuster ausgelöst wird,
- die *Simulatorkrankheit*, die durch optokinetische (Ganzfeld) Reize induziert wird.

Es kommt neben leichtem Schwindel zu teilweise schweren vegetativen Symptomen wie Nausea und Vomitus, kaltem Schwitzen, Kopfschmerzen und Bewusstseinsstörungen. Die Beschwerden können selten nach Sistieren der pathogenen Reizkonstellation über einige Tage in milder Form persistieren (Mal-d'embarquement-Syndrom).

Höhenschwindel

Der mit Angst und vegetativen Symptomen verbundene Höhenschwindel mit lähmender Bewegungsunsicherheit kommt durch eine Destabilisierung des (vor allem) in polysensorischen Kortexarealen rekonstruierten Umgebungsraumes zustande (vgl. Abb. 31.**12**), wenn dieser nicht genügend reichhaltig mit stabilen Elementen in unterschiedlicher Distanz zum Beobachter ausgefüllt ist. Damit fehlen die wichtigen Disparitätsreize, und der visuell vermittelte Anteil der *Raumrepräsentation zerfällt*. Diese Störungen treten ontogenetisch erst auf, wenn der visuelle Kortex vollständig ausgereift ist.

Wegen des im Allgemeinen offensichtlichen Kontextes (Verarmung visueller Reize) ist diese Form von Schwindel in der Regel differenzialdiagnostisch nicht schwierig abzugrenzen, wobei die Schwelle zur Destabilisation individuell und im Langzeitverlauf sehr unterschiedlich definiert ist und es unter Umständen auch in (geometrisch) nicht unmittelbar erklärbaren Situationen zu diesem physiologischen Schwindel kommen kann (große, homogen gefärbte Wand). Wenn diese Symptome dagegen unangemessen auftreten und zudem mit Panik verbunden sind, kann eine Verhaltensstörung (*Akrophobie*) vorliegen.

31.4 Peripher-vestibulärer Schwindel

Bei einer akuten Dysfunktion des gesamten vestibulären Endorgans (Bogengänge, Sakkulus, Utrikulus), des N. vestibularis oder der vestibulären Kerngruppe kommt es typischerweise zu
- heftigem Drehschwindel (Vertigo), Schwankschwindel oder Liftschwindel,
- Nausea und Vomitus,
- Fallneigung zu einer Seite,
- einem gerichteten, horizontal-torsionellen Spontannystagmus zur Gegenseite (vgl. Abb. 31.**13** u. Tab. 31.**6**), wenn der pontine Sakkadenmechanismus nicht zusätzlich gleichzeitig oder vorbestehend (z. B. multiple Sklerose, Hirnstamminfarkt) gestört ist.

Rasch setzen kompensierende und adaptierende Mechanismen ein, sofern die dazu benötigten Strukturen des Vestibulozerebellums und seiner pontinen Verbindungen nicht beschädigt sind (multiple Sklerose, Hirnstamm- und/oder Kleinhirninfarkte), womit die Richtung des pathologischen Nystagmus (und damit des Drehschwindels) und der Fallneigung im Verlauf u. U. mehrfach wechseln kann und nicht immer sicher auf die befallene Seite hinweist. *Initial* schlägt der gerichtete *Spontannystagmus aber stets zur Gegenseite* des befallenen Organs (vgl. Abb. 31.**13**).

Wegen ihrer diagnostischen Besonderheiten sind einige Formen im Folgenden gesondert dargestellt. Tab. 31.**7** listet die wichtigsten Ursachen für einen akuten Drehschwindel.

Peripher-vestibulärer Schwindel

Benigner paroxysmaler Lagerungsschwindel (benign positional paroxysmal vertigo, BPPV)

Klinik. Die Beschwerden und klinischen Befunde bei dieser Krankheit sind derart charakteristisch, dass die Diagnose selten Schwierigkeiten bereitet. Sie tritt in allen Lebensabschnitten auf, ist aber gehäuft im höheren Alter (ab der 6. Dekade). Im Anschluss an einen (viralen) Infekt der oberen Luftwege, an ein (mildes) Schädeltrauma, meist aber ohne sichere Vorgeschichte kommt es zu
- Sekunden dauernden, immobilisierenden Drehschwindelattacken ohne Gehörsymptome,
- die durch bestimmte Kopfbewegungen (Drehen im Bett, Hinlegen ins Bett, Kopfneigen nach hinten) des Patienten konsistent ausgelöst werden.

Zwischen den Attacken sind die Betroffenen beschwerdefrei.

Diagnostik. Die Diagnose wird gesichert durch die *Lagerungsprüfung unter der Frenzel-Brille* (aufgehobene Fixation):
- Rasches Hinlegen des um 45° seitwärts gedrehten Kopfes (zum erkrankten Ohr hin).
- Mit einer Latenz von 5–10 s kommt es zu einem heftigen, vorwiegend torsionellen und nach unten gerichteten Nystagmus.
- Er nimmt im Verlauf an Intensität etwas zu und ist nach ca. 30 s wieder abgeklungen (diese Zeiten reflektieren die Dynamik der Cupulae und peripheren Signalverarbeitung).
- Nur während des Nystagmus erlebt der Patient „seinen" typischen Schwindel.
- Nach dem Aufsetzen kann es kurzzeitig zu einem schwächer ausgeprägten Nystagmus in die Gegenrichtung kommen.

Pathophysiologie. Der Störung liegt die inadäquate Reizung in einem der drei Bogengänge (vorwiegend dem posterioren) zugrunde, die zurückgeführt wird auf eine
- *Cupulolithiasis:* abgesprengte Partikel (Otolithen) aus dem Sakkulus oder Utrikulus des Labyrinths, die sich direkt der Cupula anhaften und die charakteristische Signalverarbeitung dieses normalerweise auf Kopfakzelerationen reagierenden Organes verändern, oder eine
- *Canalolithiasis:* abgesprengte, frei bewegliche Otolithenpartikel in der Endolymphe, die bei rascher Lageänderung die Haarzellen der Cupula biegen, womit es zu falschen Reizen kommt

Nach einem *Lagerungsmanöver* (durch den Arzt) oder mit einem *Lagerungstraining* (durch den Patienten), bei dem diese Teile wieder aus dem Bogengang herausmanövriert werden, wird der Patient in der Regel beschwerdefrei, wobei es (in unterschiedlichen Intervallen) zu *Rezidiven* kommen kann. Bleiben diese Drehschwindel allerdings therapierefraktär, müssen differenzialdiagnostisch vor allem der zentrale Lagenystagmus, ein beidseitiger oder nur den horizontalen Bogengang beeinträchtigender benigner paroxysmaler Lagerungsschwindel sowie andere zentralnervöse Läsionen in Betracht gezogen werden. Die wichtige Abgrenzung gegenüber dem zentralen Lagenystagmus ist klinisch durchführbar und in Tab. 31.**8** zusammengefasst.

Tabelle 31.7 Ursachen des akuten Drehschwindels (Vertigo). Die meisten dieser Schwindeltypen können rezidivieren (●). Bei einigen Formen werden die Beschwerden durch Lageänderungen ausgelöst oder verstärkt ($).

Benigner paroxysmaler Lagerungsschwindel (BPPV)●$

Akuter einseitiger partieller Ausfall des N. vestibularis ●
- Labyrinthitis
- Neuritis vestibularis

Morbus Ménière ●

Basilarismigräne ●

Multiple Sklerose ●$

Zerebraler Anfall ●

Posttraumatischer Schwindel

Andere fokale Krankheiten
- ischämischer hämorrhagischer Infarkt ●
  - Labyrinth/N. vestibularis: A. cerebelli inferior anterior (AICA)
  - ponto-zerebellär: A. cerebelli inferior posterior (PICA) $, Wallenberg-Syndrom
- venöse Abflussstörung ●
  - Hyperviskositätssyndrom
- Valsalva-induziert ●
  - Arnold-Chiari-Malformation $
- viraler Infekt des Labyrinthes/N. vestibularis
  - Herpes zoster
- bakterieller Infekt des Labyrinthes/N. vestibularis
  - Tuberkulose
- Spirochäteninfekt des Labyrinthes/N. vestibularis
  - Lues
  - Borreliose
- Tumor
  - N. vestibularis, Akustikusneurinom, Neurofibromatose II
  - zerebellopontin $
  - Glomustumor
- Autoimmunkrankheit
  - Cogan-Syndrom I (Vertigo, Hörverlust, Keratitis, oft Vaskulitis) ●
- Degeneration der Haarzellen
- Otosklerose ●
- Labyrinthfistel ●
- kongenitale Anomalie der Labyrinthe

Medikamentös induzierter Schwindel
- Antivertiginosa
- Antihypertensiva
- Antidepressiva
- Sedativa
- Antiepileptika

Physiologischer Schwindel
- Bewegungskrankheit ●$
- Höhenschwindel ●$

Tabelle 31.8 Charakteristische Unterschiede zwischen dem peripheren *Lagerungsschwindel* und dem zentralen *Lageschwindel*
Ageotrop = schlägt ungeachtet der Kopfseitenlage immer von der Erdoberfläche weg.

Beschwerden Befunde	peripher	zentral
Latenz	5–10 s	beginnt sofort
Dauer	< 30 s	persistiert meistens
Habituation	ja	nein
Nystagmusrichtung	immer gleich horizontal-torsionell in Mittelstellung der Augen	kann wechseln häufig ageotroper Nystagmus
Intensität	mit Nausea stark	selten Nausea mild
Reproduzierbarkeit	inkonsistent	meist konsistent

Akuter einseitiger partieller Ausfall des N. vestibularis (Neuritis vestibularis)

Klinik. Leitsymptome des akuten einseitigen partiellen Ausfalls des N. vestibularis sind:
➤ über Tage anhaltender Drehschwindel,
➤ Nausea,
➤ Fallneigung,
➤ gerichteter Spontannystagmus mit torsioneller Komponente,
➤ Untererregbarkeit der betroffenen Seite in der kalorischen Prüfung.

Kommt es zusätzlich zu *Hörstörungen*, handelt es sich um einen Befall des ganzen Labyrinthes.

Differenzialdiagnose. Differenzialdiagnostisch muss neben einem *Morbus Ménière* und *Labyrinthläsionen* anderer Ursache (luetische, bakterielle [insbesondere tuberkulöse] Labyrinthitis, selten Borreliose, Cogan-Syndrom I [rezidivierende Schwindelepisoden, Hörverlust, Keratitis, oft Vaskulitis, selten Aorteninsuffizienz]) auch an eine *multiple Sklerose* mit Herden an der myelinisierten Eintrittszone des N. vestibularis in den Pons oder in den Kernen des Ncl. vestibularis (dann ohne Hörstörungen) sowie an kleine, lakunäre *zerebrovaskuläre Infarkte* in diesem Gebiet gedacht werden (vgl. auch Tab. 31.7).
Epidemische und saisonale Häufung sowie eine vorausgehende *virale Erkrankung* (Mumps, Masern, Mononukleose, virale Affektion des oberen Respirationstraktes) lassen häufig eine spezifische infektiöse Ätiologie vermuten, die aber meist nicht gesichert werden kann. Der *Herpes zoster oticus* kann ebenfall zum Bild eines akuten Labyrinthausfalls führen; wenn es zusätzlich zu einem Befall des N. facialis vom peripheren Typ kommt, liegt ein *Ramsay-Hunt-Syndrom* vor.

Morbus Ménière

Klinik. Die Symptomentrias
➤ rezidivierende Schwindelanfälle,
➤ einseitiger Tinnitus,
➤ einseitige, nach längerem Krankheitsverlauf persistierende Hypakusis,
die nach Minuten bis Stunden abklingt und mit zusätzlichen vegetativen Begleitsymptomen bis zum Auftreten von leichten *Bewusstseinsstörungen* oder gelegentlich einer *Synkope* einhergeht, stellt differenzialdiagnostisch meist keine Schwierigkeiten dar, obwohl es keine beweisenden vestibulären Untersuchungsbefunde gibt. Im Anfall besteht wegen der peripher-vestibulären Genese typischerweise ein richtungsbestimmter *Spontannystagmus,* der innerhalb Stunden die Richtung wechseln kann.

Vaskuläre Kompression des N. vestibularis

Bei der Kompression des N. vestibularis durch hirnstammnahe, pulsierende Gefäße kann es bei Kopfbewegungen oder körperlicher Aktivität ebenfalls zu *Attackenschwindel mit Stand- und Gangunsicherheit* kommen, wobei das gleichzeitige Auftreten von
➤ Hörstörungen (Dysakusis),
➤ pulsierendem Tinnitus,
➤ Schmerzen im Gebiet des N. trigeminus und N. intermedius,
➤ evtl. anderen fokalen neurologischen Störungen
die Abgrenzung gegenüber dem benignen paroxysmalen Lagerungsschwindel ermöglicht.
Damit nimmt man als Erklärung für diesen Schwindel einen ähnlichen Mechanismus an, wie er auch für einige Formen der Trigeminusneuralgie oder Fazialismyokymien diskutiert wird. Gemessen an den häufig (inzidentell) gefundenen Gefäßschlingen in diesem Gebiet ist dieses Krankheitsbild aber sehr selten.

Peripher-vestibulärer Schwindel

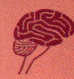

Perilymphfistel

Bei (teilweise kopflageabhängigem) *Schwindel* mit
- Tinnitus,
- sensoneuraler Hörstörung,
- Stand- und Gangunsicherheit,
- durch Pressmanöver (Husten, Schneuzen, Spielen eines Blasinstrumentes) attackenweise verstärkt,

muss das Vorliegen einer Perilymphfistel in Betracht gezogen werden. Sie kommt durch eine *abnormale Kommunikation* zwischen *endolymphatischem Schlauch und Innenohr* zustande, die nach Trauma, Valsalva-Manöver, exzessivem Training, Innenohroperationen (Stapes), Barotrauma nach Fliegen oder Tauchen, erosiven Läsionen (Tumor [Cholesteatom]) oder entzündlichen Veränderungen (Lues, Yersinien) im Os petrosus sowie bei kongenitalen Malformationen (Mondini) oder einem großen vestibulokochleären Aquädukt auftreten kann.

> Diese Anomalie ist schwierig und nur anamnestisch und klinisch zu diagnostizieren; schlüssige Zusatzuntersuchungen gibt es nicht.

Verwandt mit der Perilymphfistel ist das *Tullio-Phänomen*. Dabei kommt es bei rein akustischer Reizung zu vestibulären Störungen (Schwindel, Oszillopsie, Nystagmus), die auf eine abnorme Schallschwingungsübertragung auf den vestibulären Apparat zurückzuführen sind.

Bilaterale Vestibulopathie

Die Ätiologie dieses Syndromes mit
- Oszillopsien bei Kopfbewegungen und
- Gangataxie im Dunkeln,

das auf eine chronisch progrediente Erkrankung der Labyrinthe oder der Nn. vestibulares zurückzuführen ist, ist vielfältig und teilweise überlappend mit anderen peripher-vestibulären Krankheiten. Oszillopsien sind Scheinbewegungen von Objekten, die bei mangelhafter oder fehlender Kompensation von Eigenbewegungen durch das vestibuläre System auftreten, so dass das visuelle System hochfrequente Störungen nicht schnell genug erfassen kann und damit die Blickachse destabilisiert wird. Schwindelbeschwerden stehen wegen des gleichzeitigen Ausfalles beider Labyrinthe selten im Vordergrund und treten meistens nur vorübergehend zu Beginn der Krankheit, deren Verlauf zudem nicht einheitlich ist, auf.

Tabelle 31.9 Ototoxische Medikamente (Auswahl)

Aminoglykoside		
Amikacin	Gentamycin	Kanamycin
Neomycin	Netilmicin	Paromomycin
Streptomycin	Tobramycin	
Schleifendiuretika		
Bumetanid	Etacrynsäure	Furosemid
Torsemid		
Nichtsteroidale Antirheumatika		
Ibuprofen	Indometacin	Naproxen
Salicylat		
Zytostatika		
Carboplatin	Cisplatin	Vincristin
Antibiotika		
Capreomycin	Erythromycin	Minocyclin
Polymyxin E/B	Vancomycin	Viomycin
Chemikalien		
Arsen	Blei	Butylnitrat
CO	Hexan	Mangan
Quecksilber	Strichnin	Styren
Toluen	Trichlorethylen	Xylen
Zink		

Differenzialdiagnostisch müssen in Betracht gezogen werden:
- Morbus Ménière,
- ototoxische Substanzen (Tab. 31.**9**),
- autoimmun vermittelte Innenohrstörungen,
- familiäre Vestibulopathien,
- zentral-vestibuläre Störungen:
  - Neuropathie,
  - Gefäßanomalien im vertebrobasilären Stromgebiet,
  - zerebelläre Degeneration verschiedenster Ätiologie,
  - kongenitale Malformationen,
  - Z. n. einer Meningitis.

Traumatischer Schwindel

Nach einem Schädel-Hirn- oder HWS-Trauma kommt es verständlicherweise oft zu Schwindelbeschwerden, die je nach Lokalisation der Störung mit den entsprechenden optomotorischen oder anderen fokalen neurologischen Befunden einhergehen. Diese Form des Schwindels stellt damit eine artifizielle Gruppierung dar.

Am häufigsten ist die Verletzung der Labyrinthe mit Absprengung von Otolithen, die zu einem passageren peripher-vestibulären Ausfallsyndrom führt, das bei erhaltenen Hirnstamm-Kleinhirn-Strukturen nach Tagen bis einigen Wochen voll kompensiert ist, sofern der Patient nicht (iatrogen) immobilisiert wird.

31 Schwindel und synkopale Zustände

31.5 Zentral-vestibulärer Schwindel

Bei zentral-vestibulären Formen des Schwindels muss differenzialdiagnostisch zwischen *globalen* oder *fokalen zerebralen* Störungen und *allgemeinen Erkrankungen* mit (passagerer) Mitbeeinträchtigung zerebraler Funktionen, insbesondere bei kardiovaskulären und pneumologischen Krankheiten (hypoxische Enzephalopathie) sowie Hepatopathien und Nephropathien (toxisch/metabolische Enzephalopathie) unterschieden werden.

Ganz besondere Beachtung ist den verwendeten *Medikamenten* zu schenken, da diese die häufigste Ursache dieser Form des Schwindels sind. Fließend sind die Übergange zu Krankheiten aus dem psychiatrischen Formenkreis; oft können diese Schwindel mit guter Anamnese auf eine (vielleicht nur kurze) Episode mit vestibulären Störungen zurückgeführt werden, die aber wegen der Persönlichkeitsstruktur des Patienten ungünstig fixiert wurden.

Zerebrale Ursachen

Bei chronisch progredienten
- vaskulären (subkortikale arteriopathische Enzephalopathie),
- demyelinisierenden (multiple Sklerose),
- nutritiven (Wernicke-Korsakow-Syndrom),
- toxisch/metabolischen (Morbus Wilson),
- heredodegenerativen (Morbus Parkinson)

Erkrankungen, die entweder diffus oder (multi-)fokal das zentrale Nervensystem beeinträchtigen, kann es zu mehr oder weniger ausgeprägten, vielfach diffus beschriebenen und fluktuierenden Schwindelbeschwerden kommen (vgl. Abschnitt „Anamnese"), die auf die Desintegration von kortikalen und subkortikalen Strukturen und damit Zerfall der Raumkonstanz zurückgeführt werden können (vgl. Abb. 31.**1** u. 31.**2**).

Speziell im *zentral-vestibulären System* können Läsionen der zentralnervösen Verteilung vorliegen (vgl. Abb. 31.**11** u. 31.**12**). Es handelt sich um Läsionen von
- optomotorischen Efferenzkopien aus supranukleären Kernen,
- afferenten Signalen, die
  - indirekt (Thalamus) oder direkt zum Kortex gelangen,
  - in das Vestibulozerebellum geführt werden,
- motorischen Feedback-Signalen vom Kortex in
  - Thalamus,
  - Basalganglien,
  - Substantia nigra.

Ungleich den eher stereotypen peripher-vestibulären Störungen, sind die Beschwerden hier vielfältig, und der Schwindel steht häufig nicht im Vordergrund. Die Befunde sind entsprechend der Grundkrankheit geprägt durch globale oder fokale neurologische Ausfälle mit oder ohne qualitative und/oder quantitative Bewusstseinsstörungen. Die optomotorischen Ausfälle sind nicht immer fassbar. Oft zerfallen initial komplexe Funktionen der visuomotorischen Transformation mit vorwiegender Beeinträchtigung der Sakkadensteuerung oder der langsamen Augenfolgebewegungen.

Wegen ihrer diagnostischen Besonderheiten sind einige Formen im Folgenden dargestellt.

Basilarismigräne

Bei der Basilarismigräne kommt es neben einem peripher- oder zentral-vestibulären Schwindel meistens zu einem vielfältigen Bild von (meist bilateralen) fokalen neurologischen Ausfällen des Hirnstamms. Der Schwindel ist selten Leitmotiv der differenzialdiagnostischen Überlegungen, bei denen vor allem die Möglichkeit einer *Thrombose der A. basilaris* in Betracht gezogen werden muss.

Vestibuläre Migraine

Bei dieser Form der Migräne, bei der selektiv nur vestibuläre Strukturen befallen sind, besteht das Bild eines akuten peripher-vestibulären Ausfalls ohne Hörstörung, der *differenzialdiagnostisch* vor allem gegenüber dem *Morbus Ménière,* der sehr selten atypischerweise auch ohne Hörstörungen verlaufen kann, abgegrenzt werden muss. Gelegentlich können hierbei fokale neurologische Störungen, vor allem optomotorische Ausfälle (richtungsbestimmter Nystagmus, Blickrichtungsnystagmus), auch im Intervall gefunden werden.

Vestibuläre Epilepsie

Zerebrale Anfälle, die ihren Ursprung in parietotemporalen oder parietookzipitalen Arealen haben, können sehr selten unter anderem eine Aura mit Schwindel aufweisen. Wenn zusätzlich typische Anfallssymptome (visuelle Illusionen oder Halluzinationen, motorische Automatismen, komplexe vegetative Störungen mit Puls- oder Blutdruckabfall, gastrischen Missempfindungen, Urin- oder Stuhlabgang) auftreten, oder es sekundär zu einer Generalisierung des Anfalls kommt, bestehen keine diagnostischen Probleme.

Zentral-vestibulärer Schwindel

Propriozeptiver und multisensorischer Schwindel

Klinik und Ätiologie. Wegweisend bei diesen Formen des Schwindels ist die gute Kompensation der verminderten, fehlenden oder pathologisch veränderten somatosensiblen Signale durch visuelle Afferenzen. Die Schwindelbeschwerden mit teilweise immobilisierender Stand- und Gangunsicherheit und Stürzen treten typischerweise erst im Dunkeln auf.
➤ *Polyneuropathien* (Diabetes mellitus, Alkoholkrankheit, paraneoplastische Ursachen),
➤ *Polyradikulo(neuro)pathien* (sensibles Guillain-Barré-Syndrom),
➤ *Myelopathien mit Befall der Hinterstränge* (Trauma, extramedullärer Tumor, Tabes dorsalis, funikuläre Myelose, Friedreich-Ataxie)

stehen hier differenzialdiagnostisch im Vordergrund und müssen sorgfältig gesucht und abgeklärt werden.

Multisensorischer Schwindel. Diese Form des Schwindels ist zudem eines der wichtigsten Elemente des sog. multisensorischen Schwindels, der durch einen Summationseffekt von – im Einzelnen häufig nur geringen – Störungen der Afferenzen entsteht mit:
➤ *okulärem Schwindel* (Refraktion, Krankheiten der brechenden Medien oder der Retina),
➤ *peripher-vestibulärem Schwindel* (mit Hypakusis),
➤ *propriozeptivem Schwindel* bei (sensibler) Polyneuropathie.

> Naturgemäß stellt der multisensorische Schwindel eine der häufigsten Ursachen der Lebenseinschränkung beim älteren Patienten dar.

Es müssen gerade in diesem Fall die einzelnen Elemente genau abgeklärt werden, da u. U. mit nur geringem therapeutischem Aufwand (neue Brille, Kataraktoperation, Hörgerät, orthopädische Hilfen) dem Patienten wesentlich geholfen werden kann.

Paroxysmale Dysarthrophonie und Ataxie

Diese Störung tritt vor allem bei Patienten mit einer demyelinisierenden Krankheit (*multiple Sklerose*) auf. Durch ephaptische Erregung von nur teilmyelinisierten Axonen kommt es im Rahmen einer Hyperventilation und/oder bei körperlicher Belastung zu kurzen Attacken mit Schwankschwindel und Extremitätenataxie. Dieser Pathomechanismus ist möglicherweise auch verantwortlich für die gelegentlich bei einer schweren (psychogenen) Hyperventilation zu beobachtenden Schwindelattacke mit eindrücklichem, aber rasch abklingendem Spontannystagmus.

Psychogener Schwindel

Sowohl depressive Verstimmungen als auch *schizoaffektive Psychosen* können mit diffusen oder bizarren Schwindelbeschwerden einhergehen. Die Untergruppe der phobischen Schwankschwindel bezeichnet eine klinisch wichtige psychosomatische Störung mit Schwindel.

Phobischer Schwankschwindel

Hierbei löst eine individuell stereotype Situation eine Attacke mit Schwankschwindel, Stand- und Gangunsicherheit aus, wobei es im Verlauf zunehmend zu einem invalidisierenden Vermeidungsverhalten kommen kann. Brandt und Dieterich, 1986, haben diese Störung beschrieben und diagnostische Kriterien erarbeitet:
➤ Der Patient klagt über Schwankschwindel und subjektive Stand- und Gangunsicherheit bei normalem neurologischem Befund und unauffälligem Gleichgewichtstest (otoneurologische Untersuchungen).
➤ Der Schwindel wird beschrieben als eine fluktuierende Unsicherheit von Stand und Gang mit attackenartigem Fallgefühl und Sturz, z. T. nur als unwillkürliche Körperschwankung für den Bruchteil einer Sekunde empfunden.
➤ Die Attacken treten oft in typischen Situationen auf, die auch als externe Auslöser anderer phobischer Syndrome bekannt sind.
➤ Im Verlauf entsteht eine Generalisierung mit zunehmendem Vermeidungsverhalten gegenüber auslösenden Reizen. Während oder kurz nach dieser Attacke werden (häufig erst auf Befragen) Angst und vegetative Missempfindungen angegeben, wobei die meisten Patienten auch über Schwindelattacken ohne Angst berichten.
➤ Patienten mit phobischem Schwankschwindel weisen häufig zwanghafte Persönlichkeitszüge und eine reaktiv-depressive Symptomatik auf.
➤ Der Beginn der Erkrankung lässt sich häufig auf eine initial organische vestibuläre Erkrankung oder besondere Belastungssituation zurückverfolgen.

31.6 Abklärungsgang bei Synkopen

Differenzialdiagnostische Überlegungen zur Synkope

Ätiologie. Eine Synkope kann Folge von kardialen (z. B. *Aortenstenose*), von kardiovaskulären (z. B. *neurokardiogene Synkope*) oder von zerebralen (z. B. *Epilepsie*) Erkrankungen sein (Tab. 31.**10**). Dabei kommt den durch eine strukturelle Herzerkrankung, insbesondere durch eine koronare Herzkrankheit bedingten Formen eine besondere Bedeutung zu, da sie gegenüber allen anderen Synkopenformen im Langzeitverlauf eine signifikant höhere Mortalität aufweisen.

> Wichtigstes Ziel des im Folgenden geschilderten Abklärungsganges ist deshalb die Erkennung der kardialen Synkope.

Unabhängig von der Ätiologie kann jede Synkope nicht-epileptischen Ursprungs in eine *konvulsive Synkope* übergehen. Dabei kommt es zu einer kurzen tonisch-klonischen motorischen Entäußerung und sehr selten auch zu Urin- und/oder Stuhlabgang, die oft schwierig von einem zerebralen Anfall zu unterscheiden ist. Die Diagnose kann letztlich ausschließlich mittels simultaner EEG-Ableitung gesichert werden, was naturgemäß aber nur selten möglich ist.

Anamnese. Die exakte Erhebung der Anamnese, wenn immer möglich mit *Fremdanamnese*, ist der wichtigste diagnostische Schritt bei der Synkopenabklärung. Eine *Familienanamnese* mit Fällen von plötzlichem Herztod lässt an autosomal dominant vererbte Leiden wie die hypertrophe obstruktive Kardiomyopathie, das Brugada-Syndrom oder die rechtsventrikuläre Dysplasie denken. Letztere wird gehäuft bei aus Norditalien stammenden Patienten beobachtet.

In der *persönlichen Anamnese* sprechen ein Alter von weniger als 50 Jahren, weibliches Geschlecht sowie das Vorliegen zahlreicher früherer Bewusstseinsverluste für eine neurokardiogene Synkope. Eine Anamnese mit einem bereits erlittenen Myokardinfarkt lässt hingegen an eine Kammertachykardie als Synkopenursache denken. Bei den Fragen zur aktuellen Synkope ist die Phase unmittelbar vor dem Bewusstseinsverlust von Bedeutung. Bei reflektorisch bedingten vaskulären Synkopen wird fast immer über Prodromi wie Nausea, Schwitzen und aufkommendes Ohnmachtgefühl berichtet. Hingegen setzt die Bewusstlosigkeit infolge Bradykardie immer und die infolge Tachykardie meist ohne Warnsymptome ein. Zungenbiss, Urin- und Stuhlinkontinenz sowie tonisch-klonische Krämpfe weisen auf eine Epilepsie hin. Sie können allerdings auch über eine zerebrale Hypoxie durch kardiale und vaskuläre Synkopen ausgelöst werden, so dass allein aufgrund des Vorkommens eines Krampfanfalls die Diagnose einer Epilepsie nicht zulässig ist. Charakteristisch ist auch die Erholungsphase. So kommt der Epileptiker allmählich zu sich, klagt über Kopfschmerzen und kann herumgehen, bevor er bewusstseinsmäßig vollkommen geordnet ist. Demgegenüber ist der Patient mit einer kardial bedingten Synkope nach der Attacke sofort orientiert und klagt nur selten über Kopfschmerzen.

Körperstatus. Die klinische Untersuchung beinhaltet zunächst die Registrierung von Blutdruck und Herzfrequenz im Liegen und im Stehen (Shellong-Test), sowie die sorgfältige Herzauskultation, bei der Hinweise auf ein Vitium gesucht werden. Auch auf eine Tachypnoe und/oder ein pleuritisches Reiben als Zeichen einer Lungenembolie soll geachtet werden. Schließlich kommt auch der exakten Erfassung der neurologischen Befunde eine wichtige Rolle zu.

Apparative Zusatzuntersuchungen. Von allen Zusatzuntersuchungen ist das *12-Ableitungs-EKG* der wichtigste und gleichzeitig am einfachsten durchzuführende Test. Das in aller Regel erst Stunden nach dem Ereignis aufgezeichnete EKG lässt zwar nur in den seltensten Fällen die zur Synkope führende Pathologie erkennen, kann aber Hinweise für eine einer Rhythmusstörung zugrunde liegenden Herzerkrankung liefern (Tab. 31.**11**). Es ist von großer praktischer Relevanz, im EKG sorgfältig nach diesen Zeichen zu suchen und bei positivem Nachweis die entsprechenden weiteren Abklärungen vorzunehmen.

Von den mit mehr Aufwand verbundenen Methoden spielen das *Langzeit-EKG* und die *Echokardiographie* die wichtigste Rolle. Ersteres sollte insbesondere bei Patienten mit bekannter Herzerkrankung sowie bei einem pathologischen, die Synkope aber nicht erklärenden Befund im Ruhe-EKG (z. B. AV-Block I. Grades) zum Einsatz kommen. Die Echokardiographie ist oft von entscheidender Bedeutung zum Nachweis oder Ausschluss einer strukturellen Herzerkrankung (insbesondere Kardiomyopathien und Vitien) bei Patienten mit klinischen oder elektrokardiographischen Hinweisen auf eine kardiale Synkope.

Alle anderen Untersuchungen wie elektrophysiologische Abklärung, Herzkatheteruntersuchung oder EEG sollten nur in ausgewählten Fällen zur Synkopenklärung durchgeführt werden. Der von verschiedenen Autoren empfohlene Einsatz eines Kipptisches (tilt-table) zur Identifizierung einer neurokardiogenen Synkope ist apparativ und zeitlich aufwändig und deshalb für die Routineabklärung ungeeignet.

Abklärungsgang bei Synkopen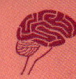

Tabelle 31.10 Mögliche Ursachen einer Synkope

Kardiale Synkopen

Bradykarde Rhythmusstörungen

Tachykarde Rhythmusstörungen
- im Rahmen einer strukturellen Herzerkrankung
  - koronare Herzkrankheit
  - Kardiomyopathien: dilatative, hypertrophe sowie rechtsventrikuläre arrhythmogene Kardiomyopathie
  - valvuläre Herzerkrankungen
- ohne strukturelle Herzerkrankung
  - Langes-QT-Syndrom: angeboren oder erworben (medikamentös induziert)
  - Brugada-Syndrom
  - idiopathische Kammertachykardie
  - antidrome AV-Knoten-Reentry-Tachykardie bei akzessorischem Bündel

Entleerungsstörungen des linken Ventrikels
- Aortenstenose
- hypertroph obstruktive Kardiomyopathie
- schwere systolische Herzinsuffizienz

Füllungsstörungen des linken Ventrikels
- Lungenembolie
- chronisch pulmonale Hypertonie
- Mitralstenose
- Vorhofmyxom
- Perikarderguss

Vaskuläre Synkopen

Reflektorisch bedingt
- neurokardiogene Synkope
- pressorisch-postpressorische Synkope
- Karotissinussyndrom
- orthostatische Dysregulation
  - sympathikoton
  - asympathikoton
- neurogene Synkope

Organisch bedingt
- transient ischämische Attacke
- Subclavian-Steal-Syndrom

Zerebrale Synkopen

Epilepsie

Narkolepsie

Eklampsie

Verhaltensstörung

Tabelle 31.11 Kardial bedingte Synkopen
Potenzielle pathologische Befunde im Ruhe-EKG und weiterführende diagnostische Massnahmen. RSB = Rechtsschenkelblock.

Kardiale Synkopenursache	EKG-Befund	Weiterführende Diagnostik
Koronare Herzkrankheit mit Kammertachykardie	Zeichen eines durchgemachten Infarktes	Echokardiographie Koronarographie
Akute Ischämie mit Kammertachykardie	ST- und T-Veränderungen	Enzymdiagnostik Koronarographie
Aortenstenose	linksventrikuläre Hypertrophie	Echokardiographie
Hypertrophe obstruktive Kardiomyopathie	ausgeprägte Hypertrophiezeichen, T-Negativitäten	Familienanamnese Echokardiographie
Rechtsventrikuläre arrhythmogene Kardiomyopathie	Rsr' in V_1, T-Negativität in V_1–V_3	Familienanamnese Echokardiographie
Angeborenes Langes-QT-Syndrom	verlängertes QT-Intervall	Familienanamnese
Erworbenes Langes-QT-Syndrom	verlängertes QT-Intervall	Medikamentenanamnese
Brugada-Syndrom	AV-Block I. Grades, partieller RSB, ST-Hebung in V_1–V_3	Familienanamnese Provokation mit Flecainid
Perikarderguss	periphere und präkordiale Low Voltage	Thorax-Röntgenbild Echokardiographie

31.7 Kardiale Synkopen

Bradykarde Rhythmusstörungen

Patienten mit einer Bradykardie als Ursache der Synkope weisen eine hämodynamisch relevante Pause (Asystolie) auf, welche zu einer zerebralen Minderperfusion führt. Wegen des abrupten Blutdruckabfalls steigt der Sympathikotonus, was sich bei Patienten mit AV-Block als gleichzeitige Sinustachykardie manifestiert. Im Anschluss an die Synkope zeigen die Patienten bei wiederhergestelltem Herzrhythmus einen hochnormalen Blutdruck und sind demzufolge beschwerdearm.

Formen und Differenzialdiagnose von bradykarden Rhythmusstörungen werden ausführlich in Kapitel 22 diskutiert.

Tachykarde Rhythmusstörungen

Wie in Tab. 31.10 aufgeführt, gibt es eine Vielzahl von kardialen Krankheitsbildern, die zu einer Tachykardie-bedingten Synkope führen können. Bei diesen Krankheitsbildern muss man grundsätzlich zwischen Patienten mit und solchen ohne strukturelle Herzerkrankung differenzieren, da die Prognose und demzufolge auch die Therapie unterschiedlich sind.

Tachykarde Rhythmusstörungen im Rahmen einer strukturellen Herzerkrankung

Die weitaus häufigste und deshalb wichtigste strukturelle Herzerkrankung, die mit einer tachykarden Rhythmusstörung einhergehen kann, ist die *koronare Herzkrankheit.* Daneben müssen auch die dilatative und die hypertroph obstruktive Kardiomyopathie, die mit charakteristischen EKG-Veränderungen einhergehende rechtsventrikuläre arrhythmogene Kardiomyopathie (Abb. 31.15) und Vitien in Betracht gezogen werden (Tab. 31.10).

Erleidet ein Patient mit bekannter koronarer Herzkrankheit eine Synkope, so muss bis zum Beweis des Gegenteils von einer *Kammertachykardie* als Ursache dieser Synkope ausgegangen werden. Das weitere diagnostische (Langzeit-EKG, Ergometrie, elektrophysiologische Abklärung) und therapeutische (Antiarrhythmika, intrakardialer Defibrillator) Vorgehen hängt dabei wesentlich vom Grad der linksventrikulären Funktion ab und muss im Einzelfall in enger Zusammenarbeit mit dem spezialisierten Facharzt festgelegt werden.

Tachykarde Rhythmusstörungen ohne strukturelle Herzerkrankung

Seit langem sind mehrere meist autosomal dominant *vererbte Syndrome* mit spezifischen EKG-Veränderungen bekannt, die infolge von Abnormalitäten der kardialen Ionenkanäle zu tachykarden Rhythmusstörungen führen können. Oft treten diese Tachykardien bereits im Kindes- oder frühen Erwachsenenalter auf.

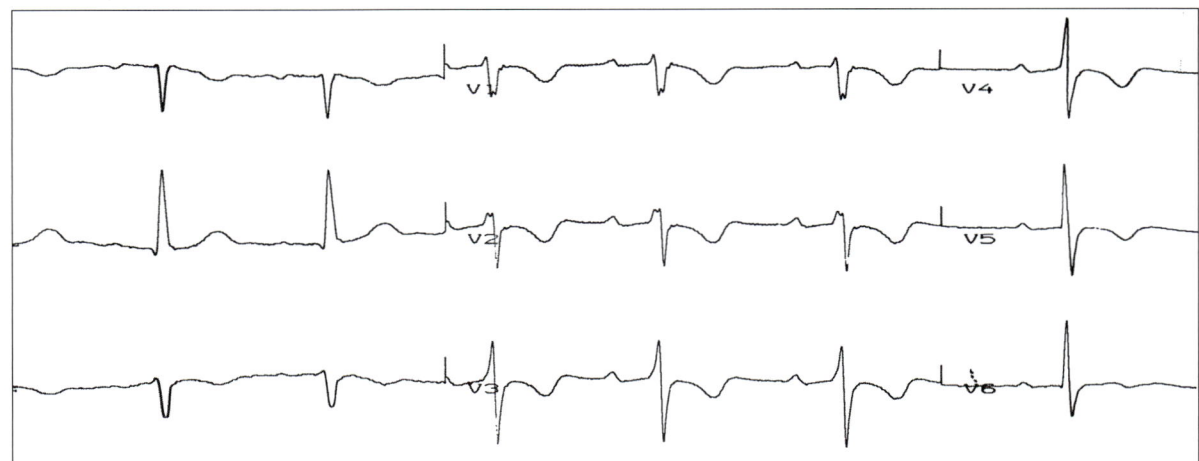

Abb. 31.15 Typisches EKG bei rechtsventrikulärer arrhythmogener Kardiomyopathie. Leitungsverzögerung mit verbreitertem QRS-Komplex V_1–V_3 und T-Negativität in den rechtspräkordialen Ableitungen.

Kardiale Synkopen

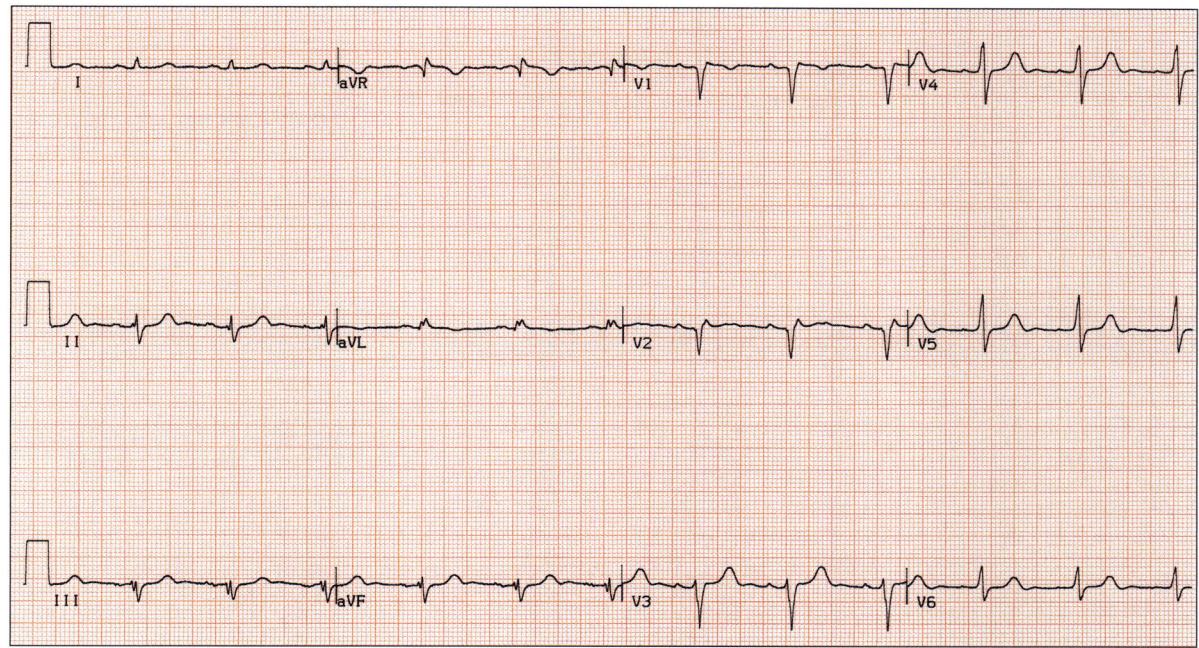

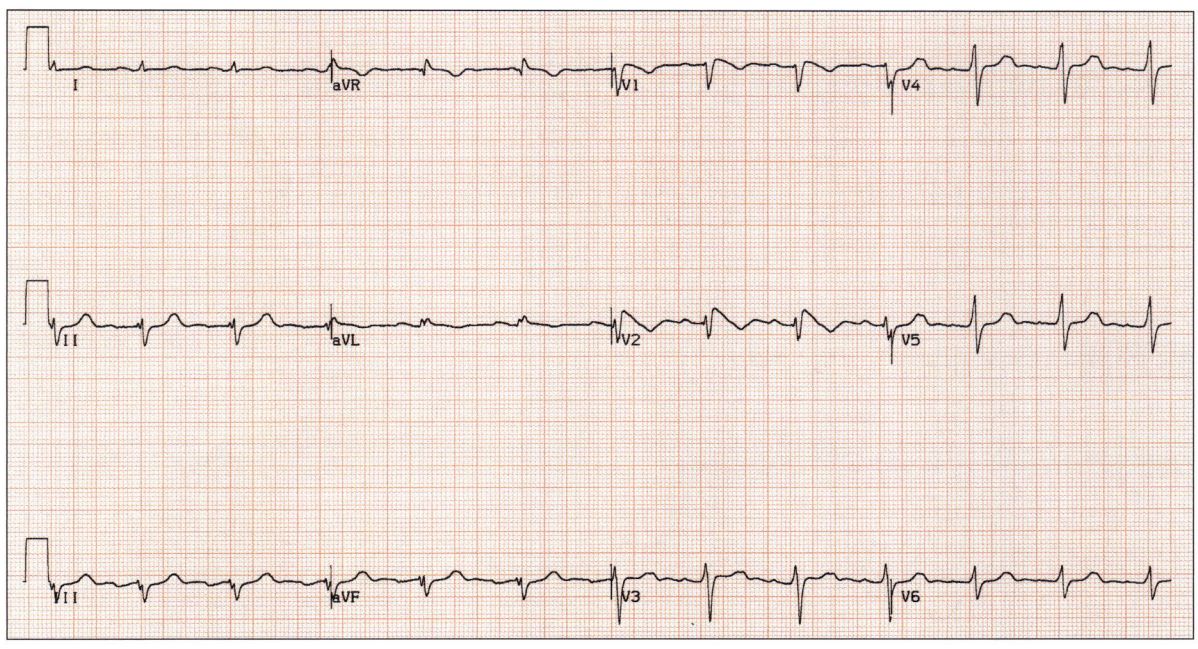

Abb. 31.16 EKG bei Brugada-Syndrom.
a Ruhe-EKG mit unspezifischen Veränderungen: partieller Rechtsschenkelblock und sehr diskrete ST-Hebung V_1–V_2.
b Spezifische EKG-Veränderungen nach Provokation mit Flecainid: PQ-Verlängerung, sattelförmige ST-Hebung, Rechtsschenkelblock.

Auch ein plötzlicher Kindstod kann eine Manifestation einer derartigen Mutation sein. Es ist deshalb von großer prognostischer Bedeutung, bei jungen Patienten mit einer möglicherweise Tachykardie-induzierten Synkope das Ruhe-EKG exakt nach Hinweisen für ein solches Syndrom zu analysieren (Tab. 31.**11**).

Langes-QT-Syndrom. Hier gibt es neben der angeborenen auch eine medikamentös induzierte, erworbene Form. Die *Medikamentenanamnese* mit Frage nach Einnahme von Antiarrhythmika (Sotalol, Amiodaron, Procainamid u. a.), Makrolidantibiotika, Neuroleptika, trizyklischen Antidepressiva und weiteren Substanzen ist in diesem Fall entscheidend.

Brugada-Syndrom. Patienten mit einem Brugada-Syndrom (Abb. 31.**16**), das für rund die Hälfte aller plötzlichen Todesfälle bei strukturell normalem Herzen verantwortlich gemacht wird, weisen meist eine positive Familienanamnese auf. In unklaren Fällen kann die Rhythmusstörung durch Applikation eines Blockers des Natrium-Kalium-Kanals (z. B. Flecainid) provoziert werden.

Andere tachykarde Rhythmusstörungen. Neben diesen Syndromen können bei Patienten mit strukturell normalem Herzen aber auch idiopathische Kammertachykardien beobachtet werden. Diese sind meistens monomorph, führen eher zu Palpitationen und Schwindel als zu Synkopen und besitzen eine gute Prognose.

Schließlich gilt es noch zu beachten, dass in seltenen Fällen auch supraventrikuläre Tachykardien zu einer Synkope führen können. So wird z. B. ein Vorhofflimmern im Rahmen einer antidromen AV-Knoten-Reentry-Tachykardie extrem schnell über das akzessorische Bündel auf die Ventrikel übergeleitet (s. auch Kapitel 22).

Entleerungsstörungen des linken Ventrikels

Aortenstenose und hypertrophe obstruktive Kardiomyopathie. Aortenstenose und hypertrophe obstruktive Kardiomyopathie (s. Kapitel 23) können bei körperlicher Belastung zur Synkope führen, weshalb bei jeder anstrengungsinduzierten Synkope sowohl klinisch wie allenfalls auch echokardiographisch sorgfältig nach diesen Veränderungen gesucht werden muss.

Herzinsuffizienz. Bei Herzinsuffizienz jeglicher Genese kann eine Synkope auftreten. Dies wird insbesondere dann beobachtet, wenn der insuffiziente linke Ventrikel bei einer körperlichen Belastung das Herzminutenvolumen nicht mehr zu steigern vermag oder wenn zusätzlich eine Rhythmusstörung, z. B. ein tachykardes Vorhofflimmern, auftritt.

Myokardinfarkt. Gelegentlich kann eine Synkope initiales Symptom eines Myokardinfarktes sein. Die verminderte zerebrale Perfusion kann dann sowohl durch die infarktinduzierte Abnahme der Auswurffraktion als auch durch eine Rhythmusstörung (AV-Blockierung oder Kammertachykardie) bedingt sein.

Füllungsstörungen des linken Ventrikels

Lungenembolie, pulmonale Hypertonie. Sowohl die akute Lungenembolie wie auch die chronisch pulmonale Hypertonie primärer oder sekundärer Genese können durch eine verminderte Leistung des rechten Ventrikels zu einer Synkope führen.

Mitralstenose, Vorhoftumoren. In seltenen Fällen kann eine Synkope Symptom einer Mitralstenose oder eines Vorhofmyxoms sein.

31.8 Vaskuläre Synkopen

Reflektorische vaskuläre Ursachen

Unter diesem Begriff werden die vasovagalen Reaktionen, die orthostatische Dysregulation und die neurogenen Synkopen zusammengefasst.

Vasovagale (= neurokardiogene) Synkope

Pathophysiologisch ist diese vor allem in der *jüngeren Altersgruppe* häufigste Synkopenform durch die Kombination eines *verminderten Vasotonus* mit entsprechendem systolischem und diastolischem Druckabfall und eines *gesteigerten Vagotonus* mit konsekutivem Herzfrequenzabfall gekennzeichnet. Da dabei neben dem autonomen Nervensystem vor allem auch kardiale (linksventrikuläre) Rezeptoren eine wichtige Rolle spielen, wird heutzutage meist der Begriff *neurokardiogene* (und nicht mehr vasovagale) Synkope verwendet. Das autonome Nervensystem funktioniert nach dem Prinzip der reziproken Verstärkung, d. h. ein *erhöhter Sympathikotonus* potenziert den *Vagotonus*, weshalb die neurokardiogene Synkope oft bei entsprechenden Begleitumständen (Schmerz, Blutentnahme, emotionale Erregung) auftritt. Typischerweise wird die Neigung zu dieser Reaktionsform durch vorherige *Vasodilatation* (warme Dusche, Alkohol, vasodilatierende Medikamente wie Nitrate) oder Hypovolämie (starkes Schwitzen, Diuretika) noch verstärkt.

In den meisten Fällen kann die Diagnose mittels einer exakten Anamneseerhebung mit Frage nach den Begleitumständen und dem Vorhandensein von Prodromi gestellt werden. In seltenen Fällen kann die Durchführung einer Kipptisch-Untersuchung (tilt-table) indiziert sein, die allerdings durch die schwierige Reproduzierbarkeit von Befunden und Symptomen limitiert ist.

Vaskuläre Synkopen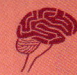

Pressorisch-postpressorische Synkope

Diese Synkopenform tritt nach pressorischen Anstrengungen (Husten, Lachen, Miktion, Defäkation) auf. Neben dem durch das Pressen verminderten venösen Rückfluss spielt auch ein erhöhter Vagotonus mit reflektorischer Vasodilatation eine pathogenetische Rolle.

Karotissinussyndrom

Auch beim Karotissinussyndrom sind *kardiale und vasomotorische* Faktoren beteiligt. Unter physiologischen Bedingungen führt die unilaterale Kompression des Karotissinus zur Senkung von Blutdruck und Herzfrequenz. In Krankheitsfällen (insbesondere bei Arteriosklerose) kann dieser Reflex so gesteigert sein, dass es zu Symptomen wie Schwindel und Benommenheit bis hin zur Bewusstlosigkeit kommt.

Klinisch werden der *kardioinhibitorische Typ* (mit Bradykardie und konsekutivem Blutdruckabfall), der *vasodepressorische Typ* (mit Blutdruckabfall ohne wesentliche Bradykardie) sowie *Mischformen* der beiden Typen unterschieden.

Orthostatische Dysregulation

Beim Orthostasesyndrom unterscheiden wir entsprechend dem Herzfrequenzverhalten im *Schellong-Test* eine sympathikotone und eine asympathikotone Form.

Sympathikotone Form. Der sympathikotone orthostatische Kollaps ist gekennzeichnet durch eine übermäßige kompensatorische Aktivierung des Sympathikus mit entsprechendem Anstieg der Herzfrequenz als Antwort auf den durch den Lagewechsel bedingten Blutdruckabfall. Gefährdet sind vor allem Personen mit konstitutioneller Neigung zu *Hypotonie*. Bekannt sind bei Hypotonikern, wenn sie sich morgens rasch vom Sitzen erheben, kollapsartige Erscheinungen, die sich bis zur Synkope steigern können.

Zustände mit orthostatischem Kollaps treten oft in der Initialphase einer *antihypertensiven Therapie*, vor allem mit peripher wirksamen Vasodilatatoren, auf. Die missbräuchliche Einnahme von *Diuretika* oder Laxanzien kann durch die resultierende Hypovolämie und oft auch Hypokaliämie ebenfalls zu vermehrter Kollapsneigung Anlass geben. Diese Situation wird nicht selten bei jungen Frauen angetroffen.

Asympathikotone Form. Beim asympathikotonen orthostatischen Kollaps, bei dem trotz Blutdruckabfall kein Frequenzanstieg auftritt, werden primäre und sekundäre (vor allem diabetische oder ethylische Neuropathie) Formen unterschieden.

Neurogene Synkope

Verschiedene neurologische Krankheiten, die u. a. mit einer *funktionellen oder strukturellen Störung* im Bereich des *zentralen und/oder peripheren autonomen Nervensystems* einhergehen, können im Verlauf zu invalidisierenden Synkopen führen. Hierzu zählen:
- Multisystematrophie (MSA) inklusive olivopontozerebelläre Atrophie (OPCA), striatonigrale Degeneration (SN) und das Shy-Dräger-Syndrom, andere Parkinson-Plus-Syndrome sowie der Morbus Parkinson,
- Myelopathien mit Befall der Hinterstränge (Vaskulopathie, Tumor, Trauma, Tabes dorsalis, funikuläre Myelose, Friedreich-Ataxie),
- Polyradikulo(neuro)pathien (sensibles Guillain-Barré-Syndrom),
- Polyneuropathien (diabetisch, ethylisch, paraneoplastisch).

Pathogenetisch liegt den Synkopen eine zentrale autonome Dysregulation (z. B. bei der MSA) und/oder eine kardiale Deafferenzierung (z. B. bei der Radikuloneuropathie) zugrunde. Die Deafferenzierung kann mit der sog. *RR-Varianz-Statistik* erfasst werde, die bei der Orthostase eine ungenügende oder sogar aufgehobene Variabilität des Herzrhythmus dokumentiert und im Wesentlichen einer asympathikotonen orthostatischen Reaktion entspricht.

Organische vaskuläre Ursachen (zerebrovaskuläre Ursachen)

Transiente ischämische Attacken

Definition und Klinik. Zu Synkopen kann es im Rahmen der intermittierenden zerebrovaskulären Insuffizienz (transiente ischämische Attacken, TIA) kommen. Es handelt sich um flüchtige ischämische Attacken mit reversiblen neurologischen Ausfällen, die – typischerweise – nach Minuten bis (selten) maximal 24 Stunden voll reversibel sind. Transitorische motorische und sensible Ausfallserscheinungen, Dysphasien, Doppelbilder und Amaurose sind häufig. Bei Befall des Einzugsgebiets der Aa. vertebrales und der A. basilaris (Vertebralis-, Basilarisinsuffizienz) stehen Schwindelerscheinungen, Ataxie und Visusstörungen im Vordergrund. Bei Befall mehrerer Arterienstämme sind aber fast alle Kombinationen neurologischer Symptome möglich.

Diagnostik. Der intermittierenden zerebrovaskulären Insuffizienz liegen meist arteriosklerotische Stenosen oder Verschlüsse der extra- oder intrakraniellen Zerebralgefäße zugrunde. Der klinischen Untersuchung leicht zugänglich sind aber lediglich die A. carotis (Pal-

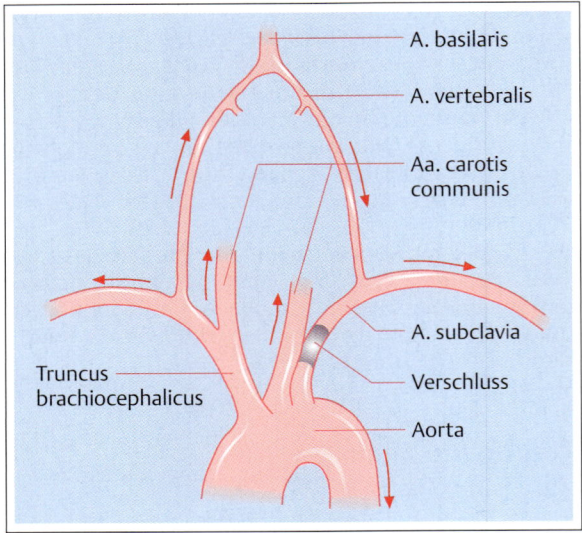

Abb. 31.17 Subclavian-Steal-Syndrom bei Verschluss der linken A. subclavia.

pation, Auskultation). Zur weiteren Beurteilung müssen oft andere Untersuchungsmethoden (u. a. Dopplersonographie, Angiographie) hinzugezogen werden. Wegen der Möglichkeit einer gefäßchirurgischen Therapie interessieren besonders die Stenosen der großen zerebrobrachialen Arterien. Typische Lokalisationen arteriosklerotischer Stenosen sind die Abgänge am Aortenbogen und der A. carotis interna an der Bifurkation.

Aortenbogensyndrom

Beim Aortenbogensyndrom können die Abgänge der großen Gefäße aus dem Aortenbogen arteriosklerotisch, seltener auch durch entzündliche Veränderungen der Gefäßwände eingeengt oder verschlossen sein (Takayasu-Syndrom), was vor allem bei jungen Frauen beobachtet wird. Einengungen dieser Gefäße können zudem beim dissezierenden thorakalen Aortenaneurysma vorkommen. Damit eine transiente ischämische Attacke auftritt, ist ein auslösender Zusatzfaktor (z. B. Absinken des Blutdrucks, Gefäßspasmen bei hypertensiven Krisen) notwendig.

Arterielle Embolien

Arterioarterielle Mikroembolien (thrombotische Auflagerungen auf arteriosklerotischen Plaques der Arterien oder auf myxödematös veränderten Mitralklappen beim Mitralklappenprolapssyndrom) werden in zunehmendem Maße für vorübergehende neurologische Ausfälle verantwortlich gemacht.

Zu nennen sind in diesem Zusammenhang auch die sackförmigen *Aneurysmen der A. carotis,* die am Hals als pulsierender Tumor nachzuweisen sind. Sie können ebenfalls Ursprung arterieller Embolien sein. Differenzialdiagnostisch ist an die seltenen *Tumoren des Glomus caroticum* zu denken.

Abgänge von Mikroembolien aus dem *Herzen* bei Wandveränderungen (z. B. nach Herzinfarkt) und bei Herzvitien mit Veränderungen an den Herzklappen (Mitralstenose, Mitralklappenprolapssyndrom, Aortenstenose, floride Endokarditis an den Mitral- und/oder Aortenklappen) sind ebenfalls möglich. Nicht selten sind dabei wahrscheinlich Rhythmusstörungen der unmittelbar auslösende Faktor.

Subclavian-Steal-Syndrom

Eine besondere Situation besteht beim sog. Subclavian-Steal-Syndrom. Bildet sich ein Verschluss der proximalen A. subclavia vor dem Abgang der A. vertebralis aus, so fließt das Blut über die A. vertebralis der Gegenseite und retrograd über die A. vertebralis der kranken Seite zum Arm (Abb. 31.17). Es kommt zu einem Blutentzug aus dem zerebralen Kreislauf zugunsten des Armes („Diebstahl"-, Anzapf- oder Steal-Syndrom). Schwindel, Sehstörungen, Synkopen oder andere zerebrale Ausfallserscheinungen sind die Folge. Besonders typisch ist das Auftreten der Symptome unter Armarbeit.

31.9 Zerebrale Synkopen

Zerebrale Anfälle und Epilepsien

Pathogenese und Begriffsbestimmungen

Pathogenese. Das gemeinsame Merkmal zerebraler Anfälle sind plötzlich und gleichzeitig einsetzende, übermäßige (*hypersynchrone*) Entladungen bestimmter Neuronengruppen des Gehirns, die sich rasch vom ursprünglichen Herd auch auf andere Gehirnregionen ausbreiten können. Die *intrakortikale Ausbreitung* erfolgt in aller Regel über anatomische vorgegebene Verbindungen. Im Hippocampus ist die Ausbreitung wahrscheinlich zudem durch extrazelluläre Ionenveränderungen und den lokalen Stromfluss bestimmt. Diese Störung der neuronalen Erregungsverarbeitung entsteht immer im Bereich der Nervenzellen des zerebra-

Zerebrale Synkopen

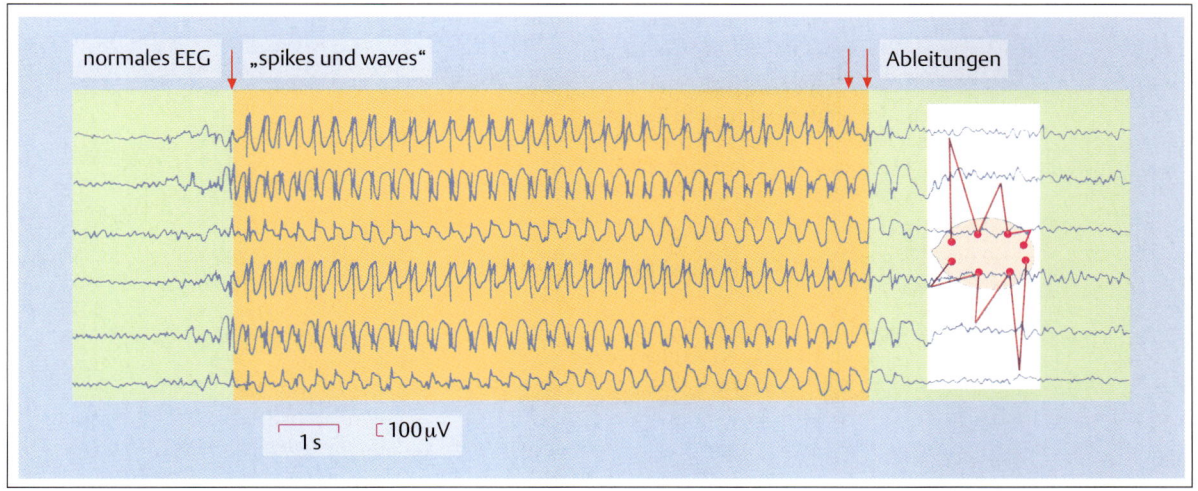

Abb. 31.18 Epileptische Absence im EEG.
Bei ⇓ beginnen die für diese Form der Epilepsie typischen Spike-Waves. Sie enden bei ⇓⇓. Der Kurvenabschnitt vor dem ersten Pfeile entspricht einem normalen EEG. Im letzten Kurventeil sind die den Kurven zugehörigen Ableitungsstellen eingetragen.

len Kortex oder tiefer gelegener *grauer Kerne* und nicht in der weißen Substanz.

Symptomatische Epilepsie. Sie zeigt nicht obligat eine zerebrale Läsion an (intrakranielle Tumoren, Hirntraumata, prä- oder perinatale Hirnschädigungen, Meningoenzephalitiden, kongenitale Dysplasien, zerebrale Lipidosen, degenerative Hirnerkrankungen, multiple Sklerose). Auch exogene Intoxikationen (Alkohol, exzitierende Medikamente, aber auch Neuroleptika), der Entzug von Sedativa bei chronischem Abusus, Hypoxie, metabolische und endokrine Störungen (Urämie, Porphyrie, Hypoglykämie, schwere Hepatosen, Wasserintoxikation, Hypokalzämie u. a.) können zu Anfällen führen.

Kryptogenetische Epilepsie. Wenn die Epilepsien vermutlich symptomatisch sind, aber gegenwärtig noch keine spezifische Ätiologie bekannt ist, werden sie auch kryptogenetisch genannt.

Idiopathische Epilepsie. Die Diagnose einer idiopathischen Epilepsie, d. h. einer Erkrankung unbekannter Ursache, ist erst nach Ausschluss der oben genannten Faktoren und damit einer symptomatischen Epilepsie erlaubt.

Epileptische Aura. Die Aura ist im Wesentlichen bereits ein *einfacher partieller Anfall.* Sie wird von den Betroffenen aber häufig als Warnzeichen vor dem eigentlichen Anfall gedeutet und kann im Rahmen einer Epilepsie auch isoliert auftreten. Das Wesen der Aura (elementare Sinneswahrnehmungen, komplexe Befindlichkeitsänderungen wie *Dreamy States, Verfremdungen,* einfache oder *polymodale Halluzinationen*) ist lokalisatorisch von besonderer Bedeutung, da es auf den Ort des Anfallsursprungs weist.

Einteilung und Klinik der Epilepsieformen

Die Einteilung der Epilepsien und ihre Nomenklatur können unter verschiedenen Gesichtspunkten (Ätiologie, EEG-Befund, Art und Alter der Primärmanifestation usw.) erfolgen (Tab. 31.**12**). Hier wird eine phänomenologische Klassifikation der Anfälle bevorzugt.

Primär generalisierte Anfälle sind zerebrale Anfälle, bei denen klinisch (großer Anfall) oder hirnelektrisch (z. B. Absence, Abb. 31.**18**) eine diffus über beide Hemisphären ausgebreitete Erregungsstörung anzunehmen ist. Sie gehen meist mit einem plötzlichen Bewusstseinsverlust oder einer Bewusstseinseinschränkung einher.

Bei *fokalen Anfällen* äußert sich die Anfallssymptomatik lediglich umschrieben (z. B. motorischer Jackson-Anfall mit Zuckungen der Finger einer Hand und evtl. Übergreifen auf den Arm) oder hirnelektrisch durch einen umschriebenen Fokus. Ein fokaler Anfall kann mit oder ohne (Jackson-Anfall) Bewusstseinseinschränkung einhergehen und ist stets symptomatisch. Der Terminus *kleiner Anfall* wird sowohl für hirnelektrisch generalisierte (Abb. 31.**18**) wie fokale Anfälle ohne generalisierten Krampf benützt.

Fokale Anfälle

Lokalisation und Symptomatik. Beim fokalen Anfall wird die Symptomatik durch die Funktion des betroffenen Hirnareals bestimmt. Sie umfasst damit das ganze Spektrum der motorischen, sensiblen, sensorischen und zum Teil auch der kognitiven und mnestischen Leistungen des Gehirns.

Ein Fokus in der motorischen Präzentralregion äußert sich entsprechend als motorischer Jackson-, einer

Tabelle 31.12 Internationale Klassifizierung der Epilepsien, Epilepsiesyndrome und verwandter Anfallsleiden

1.		**Lokalisationsbezogene (lokal, fokal, partiell) Epilepsien und Syndrome**
1.1		**Idiopathisch (mit altersabhängigem Beginn)** – benigne Epilepsie im Kindesalter mit zentrotemporalem Spike-Fokus – Epilepsie im Kindesalter mit okzipitalen Anfällen – primäre Leseepilepsie
1.2		**Symptomatisch** – Temporallappenepilepsien – Frontallappenepilepsien – Parietallappenepilepsien – Okzipitallappenepilepsien – chronisch progressive Epilepsia partialis continua – Syndrome, die durch spezifische Anfallsauslösung charakterisiert sind
1.3		**Kryptogen**
2.		**Generalisierte Epilepsien und Syndrome**
2.1		**Idiopathisch (mit altersabhängigem Beginn)** – benigne neonatale familiäre Krampfanfälle – benigne neonatale Krampfanfälle – benigne myoklonische Epilepsie beim Kleinkind – Absencen im Kindesalter – Absencen bei Jugendlichen – myoklonische Epilepsie bei Jugendlichen – Epilepsie mit Aufwach-Grand-mal (GTCS) – andere generalisierte idiopathische Epilepsien – Epilepsien mit Anfallsauslösung durch spezielle Aktivierungsformen
2.2		**Kryptogen oder symptomatisch** – West-Syndrom – Lennox-Gastaut-Syndrom – Epilepsie mit myoklonisch-astatischen Anfällen – Epilepsie mit myoklonischen Absencen
2.3		**Symptomatisch**
	2.3.1	*Unspezifische Ätiologie* – frühe myoklonische Enzephalopathie – früh-infantile epileptische Enzephalopathie mit intermittierenden Entladungssalven – andere symptomatische generalisierte Epilepsien
	2.3.2	*Spezifische Syndrome* – epileptische Anfälle als Komplikation anderer Krankheiten
3.		**Epilepsien und Syndrome, die weder als fokal noch als generalisiert einzuordnen sind**
3.1		**Mit sowohl generalisierten als auch fokalen Anfällen** – Krämpfe bei Neugeborenen – schwere myoklonische Epilepsie bei Kleinkindern – Epilepsie mit kontinuierlichen Spike-Wave-Potenzialen während des Schlafes – erworbene epileptische Aphasie – andere nicht einzuordnende Epilepsien
3.2		**Epilepsien ohne eindeutige generalisierte oder fokale Zeichen**
4.		**Spezielle Syndrome**
4.1		**Gelegenheitsanfälle („situation-related seizures")** – Fieberkrämpfe – isolierte Anfälle oder isolierter Status epilepticus – Anfälle nur infolge akuter metabolischer oder toxischer Ursachen

des sensiblen Postzentralbereichs als sensibler kontralateraler Anfall. Erregungsstörungen in Hirnregionen mit primär sensorischer Funktion (visuell, akustisch, vestibulär, olfaktorisch und gustatorisch) führen zum Auftreten von Photopsien, Geräuschen, plötzlichem Drehschwindel, Geruchs- und Geschmackswahrnehmungen.

Ein Fokus in *Hirnregionen mit höherer integrativer Leistung,* wie z. B. in limbischen Strukturen (Amygdala, Hippocampus, Gyrus cinguli usw.) verursacht komplex

Zerebrale Synkopen

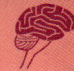

partielle Anfälle mit motorischen Automatismen, szenischen Erlebnissen (dreamy states, déjà vu, jamais vu) meist negativer, gelegentlich aber auch positiver emotionaler Färbung und zusätzlich vegetative Symptome sowie olfaktorische und gustatorische Halluzinationen.

Partielle Anfälle mit komplexer Symptomatik sind aber nicht ohne weiteres als limbische oder Temporallappenepilepsien zu interpretieren, sondern können auch bei parietalen und frontobasalen Herden vorkommen.

Anfallsverlauf. Der fokale Anfall kann lokalisiert bleiben oder *sekundär generalisieren.* Beim gleichen Patienten können beide Anfallsverläufe nebeneinander vorkommen. Erfolgt die Generalisation verzögert, ist eine Erinnerungsspeicherung möglich, und der Beginn wird als *Aura* erinnert. Bei schneller Ausbreitung wird die Erinnerung einleitender fokaler Symptome gelöscht. Ein fokaler Beginn ist dann nur bei fokal beginnenden motorischen Anfällen durch Drittpersonen zu erfahren oder, wenn isolierte sensible Auren vorkommen, aus der Schilderung dieser Äquivalente zu schließen. Eine Aura oder der fokale Beginn eines großen Anfalles zeigen in der Regel eine umschriebene Hirnschädigung, d. h. eine *symptomatische Epilepsie,* an. Gelegentlich kann eine sonst klinisch stumme Hirnläsion auch im Rahmen eines unspezifischen Auslösemechanismus überschwellig werden und einen primär zerebralen fokalen Anfall vortäuschen (z. B. komplex partieller Anfall infolge einer zerebralen Hypoxie bei Adams-Stokes-Anfällen).

> Wegen ihrer lokalisatorischen Signifikanz ist die Aura für die Diagnostik entscheidend und wichtiger als der anschließend klinisch eindrucksvollere große Anfall.

Generalisierte Anfälle

Der große Krampfanfall beginnt plötzlich mit einem allgemeinen tonischen Muskelkrampf, der etwa eine halbe Minute dauert und dann in das klonische Stadium mit heftigen Zuckungen des ganzen Körpers übergeht. Infolge der tonischen Innervation des Diaphragmas und der Stimmritze wird er oft von einem inspiratorischen Schrei eingeleitet. Die Hautfarbe ist typischerweise zyanotisch. Zungenbiss ist häufig. Die forcierte Atmung und das Speichelschlagen mit der Zunge im klonischen Stadium führen dann zu blutig gefärbtem Schaum vor dem Munde. Häufig kommt es zu Urin- und Stuhlabgang. Lateraler Zungenbiss und Urin- oder Stuhlabgang sowie postiktaler Dämmerzustand oder Schlaf sprechen im Zweifelsfalle für einen zerebralen Krampfanfall. Große Anfälle können einmalig im Rahmen einer Schlafentzugsperiode, einer Intoxikation, gelegentlich auch ohne erkennbare äußere Ursache als *Gelegenheitsanfälle* auftreten.

Status epilepticus. Folgen große Anfälle ohne Wiedererlangen des Bewusstseins rasch aufeinander (serielle Anfälle) oder dauert der Anfall länger als *30 Minuten*, so liegt ein Status epilepticus, ein stets lebensbedrohlicher Zustand, vor. Statusartiges Auftreten von Absencen über Tage und Wochen tritt gelegentlich als *Petitmal-Status* auf. In diesen Zuständen gehen die Patienten herum, reagieren verzögert und wirken lediglich psychomotorisch verlangsamt.

Spezielle Anfallsformen

- Beim *akinetisch-astatischen Anfall* kommt es zu einem plötzlichen Hinsturz mit sofortigem Wiederaufstehen, gelegentlich auch nur zur Andeutung eines Sturzes.
- *Myoklonische Attacken* zeigen plötzliche, unkontrollierte Schleuderbewegungen der Arme und Beine, blitzartige Beugebewegungen des Rumpfes, u. a. besonders morgens nach dem Aufstehen. Im Verlauf treten in der Regel große Anfälle hinzu.
- Das *mesiale Temporallappensyndrom* ist charakterisiert durch häufiges Auftreten von Fieberkrämpfen in der frühen Kindheit, ein anfallsfreies Intervall bis zur Pubertät mit erneuter Manifestation von Anfällen in Form von komplexen partiellen Anfällen, die ihren Ursprung in der *Amygdala* und/oder anderen *Hippocampusformationen* haben.
- *Blitz-Nick-Salaam-Krämpfe* sind durch ihre typische Erscheinungsweise klassifizierbar.
- Die große Variabilität der *fokalen kleinen Anfälle* wurde schon erwähnt. Ein fokaler Anfall kann sich aber nicht nur exzitatorisch, beispielsweise durch Verkrampfungen einer Extremität, äußern, sondern auch inhibitorisch, durch eine flüchtige Blockierung eines Bewegungsablaufs, manifestieren. Entsprechend können neben ungeordneten Vokalisationen auch kurze transitorische Aphasien als Anfallsäquivalente auftreten.
- Die *Kozhevnikov-Epilepsie* ist eine kontinuierlich über Tage und Monate anhaltende, fokale Epilepsie, beispielsweise mit repetierend klonischen Zuckungen im Fazialisbereich einer Seite. Gelegentlich kommt es zusätzlich zu generalisierten Anfällen.

Diagnose und Differenzialdiagnose

Diagnostik. Da die antikonvulsive Medikation durch die Anfallsform bestimmt wird, erfordert jede Anfallserkrankung eine *neurologische und internistische Untersuchung* mit EEG. Mit Ausnahme der symptomatischen Epilepsien weist die Mehrzahl der Patienten im interiktalen Zustand keine erkennbaren Auffälligkeiten auf, weshalb die *detaillierte Anamnese* von größter Bedeutung ist und insbesondere auch eine genaue Erhebung der Familienanamnese, des Schwangerschaftsverlaufes und der Geburtsgeschichte sowie der psychomotorischen Entwicklung (am besten im Vergleich mit den Geschwister) enthalten muss. Wenn immer möglich, ist die Anfallsanamnese durch Befragung von Drittpersonen zu ergänzen. Die Anfallsanamnese erfasst:

- *Semiologie,* inklusive deren Konstanz,
- Frequenz,

Tabelle 31.13 Neurologische Erkrankungen, bei denen anfallsartig Zustandsänderungen auftreten können

- Transitorisch ischämische Attacke (TIA)
- Migraine accompagnée, Basilarismigräne
- Morbus Ménière, vestibuläre Sturzattacke, Tumarkin's otolithische Krise
- Paroxysmale Dyskinesien
- Extrapyramidale Anfälle: medikamentöse Dyskinesien, akute dystone Reaktion nach Gabe von Dopamin-Rezeptor-Antagonisten
- Tonische Hirnstammanfälle: vor allem bei multipler Sklerose
- Tumoren der hinteren Schädelgrube
- Kolloidzysten des III. Ventrikels
- Strecksynergien: bei schwerer diffuser Hirnschädigung oder bei Einklemmung des Hirnstamms
- Somnambulismus

- Schweregrad,
- zeitliche Verteilung (evt. Cluster-artig),
- Provokationsfaktoren, inklusive tageszeitliche oder *katameniale* Bindungen.

Als Zusatzuntersuchung ist das *Elektroenzephalogramm* (EEG) entscheidend. Für einzelne Epilepsien gibt es charakteristische Veränderungen sowohl iktal als auch interiktal, z. B. das Spike-and-Wave-Bild bei der Absence (Abb. 31.**18**). Ein normales EEG im Intervall schließt aber eine Epilepsie (v.a. posttraumatische Formen) keinesfalls aus.

Differenzialdiagnose. Die Differenzialdiagnose zu nichtepileptischen Anfällen umfasst alle anderen Synkopen gemäß Tab. 31.**10** sowie Anfälle bei endokrinen Störungen:
- hypoglykämischer Schock (Insulinom),
- Phäochromozytomkrise,
- Morbus Addison,
- Hypothyreose,
- Tetanie und
- Hyperkalzämie,

aber auch Anfälle bei gestörtem Schlaf-Wach-Rhythmus, insbesondere bei Narkoplesie, oder anderen neurologischen Krankheiten (Tab. 31.**13**) sowie funktionellen Anfällen.

Während der große zerebrale Anfall (*Grand mal*) kaum diagnostische Schwierigkeiten bereitet, ist die Diagnose der kleinen Anfälle oft nur mit dem EEG zu diagnostizieren.

Eine *einfache Absence* ist durch eine Sekunden dauernde Abwesenheit, Blickstarre, oft auch durch eine tonische Blickdeviation nach oben mit Blinzeln charakterisiert. Sie kann gelegentlich aber auch mit Stereotypien einhergehen, die den motorischen Automatismen der komplex partiellen Anfälle (oralalimentär, gestisch) ähneln und die hier wichtigste Unterscheidung zwischen einer generalisierten idiopathischen Anfallsform (Absence) und einer fokalen symptomatischen Epilepsie ohne EEG nicht mehr zulassen.

Besonders schwierig kann die Abgrenzung von *Frontallappenepilepsien* sein. Hierbei können die neurologische Untersuchung während des Anfalles (Pupillenreaktionen, evtl. positive Babinski-Zeichen, Abwehrreflexe), sowie erhöhte CPK- und Prolactin-Serumwerte nützlich sein.

Narkolepsie

Klinik. Die Narkolepsie ist eine Form der *Hypersomnie* (vermehrte Tagesschläfrigkeit) mit charakteristischen pathophysiologischen und biochemischen Abnormitäten – wobei dem Neurotransmitter *Hypocretin* (*Orexin*) zunehmend größere Bedeutung in der Diagnose und Therapie zukommt –, die wegen ihrer bekannten Assoziation mit dem menschlichen Leukozytenantigen HLA DQB1 0602 oft auch als Autoimmunkrankheit angesehen wird.

Das Vollbild des *narkoleptisch-kataplektischen Syndroms*, das allerdings nur in etwa 10 % der Fälle vorkommt, besteht aus der Tetrade:
- *Schlafanfälle* (Haupt- und Erstsymptom): unbezwingbare Einschlafattacken von einer bis vielen Minuten, die täglich mehrfach vorkommen können, und aus denen die Betroffenen erfrischt erwachen.
- *Kataplektische Anfälle* (affektiver Muskeltonusverlust) von Sekunden bis Minuten (in 70–90 %, pathognomonisch!): kann die gesamte Muskulatur (Betroffene stürzen bei vollem Bewusstsein zusammen) oder auch nur einzelne Muskeln (z. B. Kinn oder Bein) betreffen.
- *Schlaflähmungen* (dissoziiertes Erwachen): Der Betroffene ist mental wach, kann aber während einer kurzen Zeit noch nicht sprechen oder sich bewegen.
- *Hypnagoge Halluzinationen*: lebhafte, traumähnliche, visuelle oder akustische Eindrücke beim Einschlafen oder während der Schlaflähmung.

Diagnose. Das narkoleptisch-kataplektische Syndrom ist anamnestisch relativ gut zu diagnostizieren, wobei auch nur einzelne Elemente vorkommen (monosymptomatische Form) oder das Bild dominieren können, was einerseits zu zahlreichen semiologischen Spielarten führt und andererseits bei der Abgrenzung von anderen synkopalen Störungen oder *paroxysmalen Bewusstseinsverlusten* problematisch sein kann. Die Symptome werden oft durch positive oder negative *emotionale Faktoren* ausgelöst. Die Narkolepsie kommt bei Männern häufiger als bei Frauen und in etwa 30 % familiär gehäuft vor und tritt meist vor dem 30. Lebensjahr in Erscheinung. Im EEG sind oft frühe *REM-Stadien* (rapid eye movements) ohne vorausgehenden Tiefschlaf erkennbar.

Ätiologie. Die meisten Narkolepsien sind *idiopathisch*, selten lassen sie sich auf vorausgehende schwere Hirntraumen, Enzephalitiden oder Tumoren im hinteren Hypothalamus zurückführen.

Es besteht *keine Beziehung* zur Epilepsie, zur Hypersomnie des Pickwick-Syndroms, zu den kompensatorischen Hypersomnien bei der episodischen Schlafapnoe infolge obstruktiver respiratorischer Behinderungen oder dem Kleine-Levin-Syndrom mit periodischer Hypersomnie und Megaphagie bei jungen Männern.

Eklampsie

Präeklampsie und Eklampsie sind in den westlichen Ländern immer noch die häufigste mütterliche Todesursache während der Schwangerschaft.

Die *Präeklampsie* ist gekennzeichnet durch:
▶ erhöhte Blutdruckwerte und
▶ Proteinurie.

Bei der viel selteneren *Eklampsie* treten zerebrale Erscheinungen wie Kopfschmerzen, Ohrensausen, Sehstörungen und Amaurose, aber auch tonisch-klonische Krämpfe und Bewusstlosigkeit hinzu. Differenzialdiagnostisch muss immer auch eine Epilepsie, deren Anfälle sich von jenen bei Eklampsie nicht unterscheiden, in Betracht gezogen werden.

Gefährdet für das Auftreten einer Präeklampsie sind insbesondere Frauen mit einer vorbestehenden Nierenerkrankung (primäre Glomerulopathie oder Nierenaffektion im Rahmen eines Diabetes mellitus oder einer systemischen Vaskulitis). Da kein spezifischer Test zur Früherkennung vorliegt, kommt der Blutdruck- und Urinkontrolle eine große Bedeutung zu.

Mentale Ausnahmezustände im Rahmen von Verhaltensanomalien

Bewusstseinseinschränkungen oder -störungen im Rahmen von passageren *mentalen Ausnahmezuständen* sind nicht selten. Sie sind in der Regel leicht zu differenzieren, wenn z. B. beim Versuch, die Lider zu öffnen, Widerstand gespürt wird oder, sofern sich die Lider heben lassen, die Augen bei *intakten Pupillenreaktionen* und *erhaltenen Kornealreflexen* starr geradeaus blicken oder pendelförmig bewegt werden.

Schwieriger sind *psychogene Anfälle* mit echter Bewusstlosigkeit bei emotional gebahnten vagalen Synkopen zu differenzieren. *Hyperventilationstetanien* sind klinisch in der Regel leicht abzugrenzen.

Dagegen geben die sog. großen hysterischen Anfälle gelegentlich differenzialdiagnostische Probleme, vor allem dann, wenn beim gleichen Patienten sowohl hirnelektrische wie auch hysterische Anfälle abwechselnd vorkommen (*Hysteroepilepsie*). Der eigentliche hysterische Anfall tritt meist unter stereotypen Bedingungen und dann auf, wenn er beobachtet werden kann. Verletzungen (Zungenbiss) sind selten. Einnässen und Einkoten kommen vor. Die von Anfang an bestehenden *Myoklonien* machen oft einen weniger diskoordinierten Eindruck und dauern mit kurzen Unterbrechungen wesentlich länger als beim zerebralen Anfall. Eine eigentliche Zynose wie nach dem großen Krampfanfall fehlt. Die Attacken können unter Umständen in einen stundenlangen psychogenen *Stupor* übergehen, der nicht mit dem postiktualen Terminalschlaf nach einem (großen) zerebralen Anfall verwechselt werden sollte.

Literatur

Baloh RW, Honrubia V. Clinical neurophysiology of the vestibular system. Contemporary neurology series (63). 3rd. ed. Oxford Press 2001.

Brandt T, Dichgans J, Diener HC. Therapie und Verlauf neurologischer Erkrankungen. Kohlhammer 2003.

Brandt T, Dieterich M. Phobischer Attacken-Schwankschwindel, ein neues Syndrom? Münch Med Wochenschr. 1986; 128: 247–50.

Fitzpatrick AP, Theodorakis G, Vardas P, Sutton R. Methodology of head-up tilt testing in patients with unexplained syncope. J Am Coll Cardiol. 1991; 17: 125–30.

Greminger P, Candinas R, Maire R, Perschak H. Differentialdiagnose der akuten Bewusstseinsstörung. Schweiz Med Wochenschr. 1994; 124: 1103–8.

Greminger P. Synkope. Schweiz Rundschau Med. 2002; 91: 1757–62.

Grubb BP, Kosinski DJ, Kanjwal Y. Orthostatic hypotension: causes, classification, and treatment. Pacing Clin Electrophysiol 2003; 26: 892–901.

Hess K, Steck AJ. Neurologie-Kompendium. Hans Huber Verlag 2002.

Huber A, Kömpf D. Klinische Neuroophthalmologie. Thieme 1998.

Kapoor WN. Syncope. N Engl J Med. 2000; 343: 1856–62.

Leigh RJ, Zee DS. The neurology of eye movements. Contemporary neurology series (55). 3rd. ed. Oxford Press 1999.

Mumenthaler M, Mattle H. Neurologie, 11. Aufl. Thieme 2002.

Plum F, Posner JB. The diagnosis of stupor and coma. Oxford University Press 1982.

Roberts JM, Redman CWG. Pre-eclampsia: more than pregnancy-induced hypertension. Lancet 1993; 341: 1447–51.

Schwarz U. Neuroophthalmology: a brief vademecum. Eur J Radiol 2004; 49: 31–63.

Victor M, Ropper AH. Adams & Victor's principles of neurology. 7th. ed. McGraw-Hill Professional 2000.

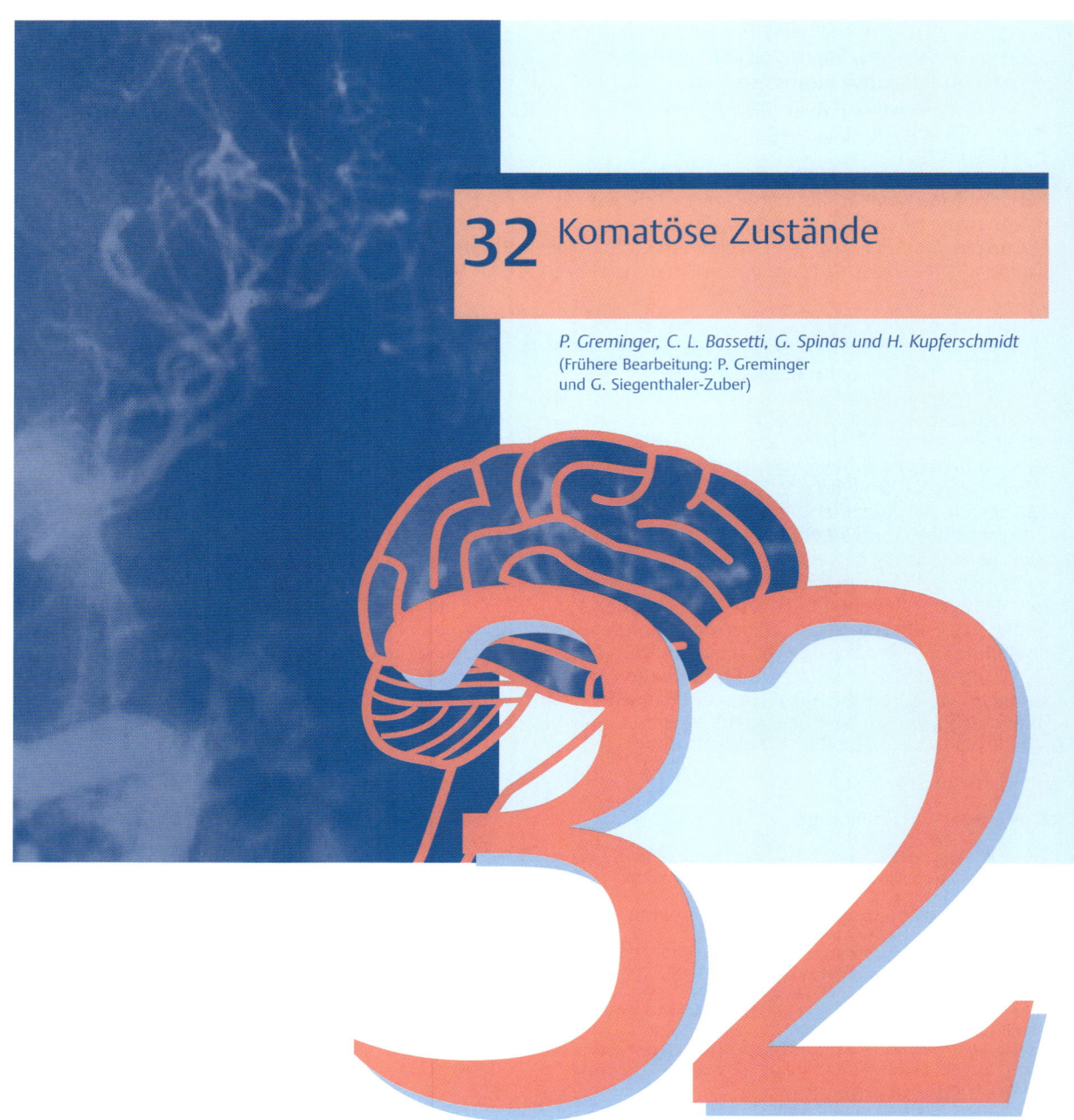

32 Komatöse Zustände

P. Greminger, C. L. Bassetti, G. Spinas und H. Kupferschmidt
(Frühere Bearbeitung: P. Greminger
und G. Siegenthaler-Zuber)

Komatöse Zustände

32.1 Bewusstseinsstörungen 998

Pathophysiologie
der Bewusstseinsstörungen 999

Klinische Symptomatik
der Bewusstseinsstörungen 1000
- Somnolenz, Sopor und Koma
(quantitative Bewusstseinsstörungen) 1000
- Akute Verwirrtheit (und andere
qualitative Bewusstseinsstörungen) 1001

Untersuchung und Befunde 1001
- Atmung 1002
- Vigilanz, Aufmerksamkeit
und Mentalstatus 1002
- Augen 1003
- Motorik 1003

32.2 Koma bei primär zerebralen Ursachen 1005

Diffuse (bzw. multifokale) Erkrankungen/Läsionen des Zentralnervensystems 1005

Erkrankungen mit positivem Neuroimaging 1005

Erkrankungen mit (meist) negativem Neuroimaging 1005

Fokale Erkrankungen/Läsionen des Zentralnervensystems 1006

Ischämischer Insult 1006
Intrazerebrale Blutung 1007
Hirntrauma 1007
Neoplasie 1008
Hirnabszess 1008

32.3 Psychogenes Koma 1009

32.4 Hypersomnie und exzessive Einschlafneigung 1009

32.5 Koma bei Stoffwechselstörungen 1010

Hypoglykämisches Koma 1010

Patienten mit Diabetes mellitus 1010
Patienten ohne Diabetes mellitus 1011
- Reaktive Hypoglykämien 1012
- Organisch bedingte Hypoglykämien 1012
- Andere Ursachen von Hypoglykämien 1012

Diabetisches Koma 1013

Ketoazidotisches Koma 1013
Hyperosmolares (nichtazidotisches) Koma 1013

Laktatazidotisches Koma 1014

Andere stoffwechselbedingte Komaformen 1014

Hepatisches Koma 1014
Urämisches Koma 1015
Nebennierenkoma 1015
Hypophysäres Koma 1015
Myxödemkoma 1015
Koma bei Vitamin-B_1-Mangel
(Wernicke-Enzephalopathie) 1015
Koma bei Hyperviskositätssyndrom
(Coma paraproteinaemicum) 1016
Koma bei schweren
Allgemeinerkrankungen 1016
Koma bei Störungen des Wasser-,
Elektrolyt- und Säure-Basen-Haushalts 1016

32.6 Koma bei exogenen Intoxikationen 1016

Intoxikationen mit illegalen Drogen 1016
Intoxikationen mit Sedativa
und Hypnotika 1017
Psychopharmakaintoxikation 1018
Anticholinergika 1018
Intoxikationen mit Analgetika
und Antipyretika 1018
Alkoholintoxikation 1018
Lösungsmittelintoxikation 1018
Kohlenmonoxid-(CO-)Intoxikation 1019
Intoxikation mit Zyankali (Blausäure)
und Schwefelwasserstoff 1019

32 Komatöse Zustände

32.1 Bewusstseinsstörungen

Bewusstsein: anatomische, physiologische und neurochemische Grundlagen

Der Begriff *Bewusstsein* entzieht sich einer einfachen Definition. Bewusstsein kann als subjektives Erlebnis verstanden werden, welches einerseits die Existenz eines „Selbst" voraussetzt, andererseits aus der Interaktion des Selbst mit der inneren und äußeren Welt entsteht. Pragmatisch können *quantitative und qualitative Aspekte* des Bewusstseins unterschieden werden. Wachheit und Aufmerksamkeit (syn. Vigilanz, engl. arousal) als quantitative Dimensionen des Bewusstseins stellen die Grundvoraussetzung dar. Die Summe der Bewusstseinsinhalte, die Luzidität (syn. Besonnenheit, engl. awareness), entspricht andererseits der quantitativen Dimension des Bewusstseins.

Vigilanz. Für eine normale Wachheit (Vigilanz) ist eine normale Aktivität des sog. aszendierenden retikulären aktivierenden Systems (ARAS) notwendig (Abb. 32.1). Dieses System besteht aus Projektionen aus aminergen und cholinergen neuronalen Populationen, welche im rostralen (oberen) Pons, im tegmentalen (dorsalen/hinteren) Mesenzephalon und im hinterem Hypothalamus lokalisiert sind. Das ARAS führt über eine thalamische Zwischenschaltung (v. a. über die intralaminären Nuclei) und über das basale Vorderhirn zur Aktivierung des ganzen Neocortex. Unter den aminergen Populationen des ARAS sind v. a. noradrenerge, dopaminerge, serotoninerge und histaminerge Neurone zu erwähnen. Die wichtigsten cholinergen Neuronen des ARAS liegen am pontomesenzephalen Übergang in den lateralen tegmentodorsalen und pedunkulopontinen Nuclei. Diese unterschiedlichen Neurone des ARAS sind für die Regulation verschiedener Aspekte der Wachheit (mental, motorisch, EEG usw.) und für die Entstehung der drei Zustände des Seins (Wachheit, NREM-Schlaf, REM-Schlaf, Abb. 32.2 und Tab. 32.1) verantwortlich und können bei pathologischen Prozessen verschieden stark beeinträchtigt werden. Die Aktivität des ARAS wird von sensiblen Stimuli (u. a. Schmerzen, Licht, Lärm, Körperposition), von kortikofugalen Efferenzen und von den erst kürzlich entdeckten Hypokretin-(Orexin-)Neuronen im lateralen Hypothalamus moduliert. Die Abnahme der Aktivität des ARAS beim Einschlafen wird u. a. durch hemmende, GABAerge (GABA: Gammahydroxybutyrat) Einflüsse aus dem ventralen präoptischen Nukleus im vorderen Hypothalamus begünstigt.

Luzidität. Als Grundlagen intakter Luzidität werden heute einerseits ein genügender Aktivierungszustand („Grundtonus") von ARAS und Kortexarealen, andererseits eine „phasische" (d. h. kurz dauernde), synchronisierte Aktivierung von thalamokortikothalamischen neuronalen Verbänden in einem 30- bis 70-Hz-Bereich (sog. Gammarhythmus) angesehen.
Die synchronisierte Aktivierung thalamopräfrontaler bzw. thalamotemporoparietaler neuronaler Netzwerke scheint die Grundlage für die gezielte Aufmerksamkeit darzustellen.

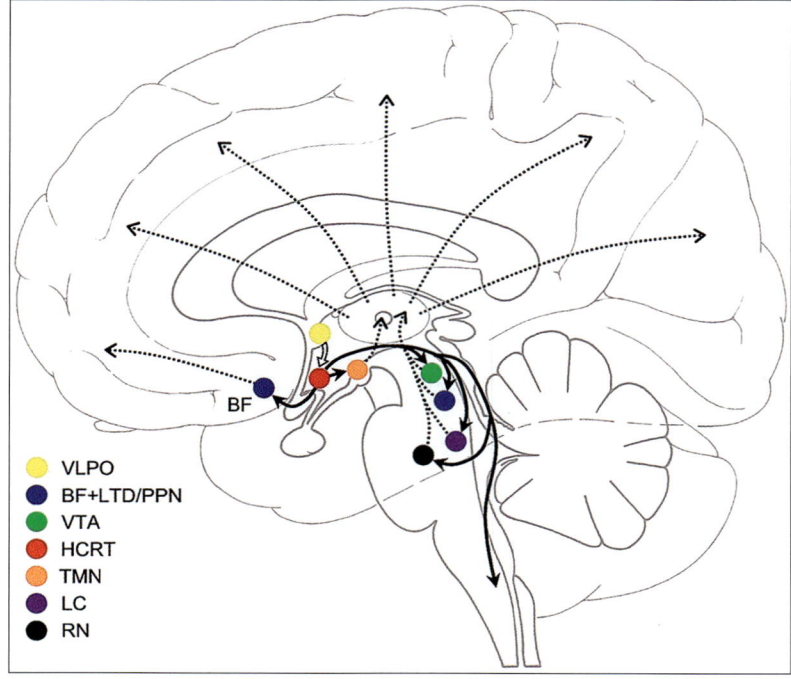

Abb. 32.1 Neuroanatomie, -physiologie und -chemie des Bewusstseins. Das aszendierende retikuläre aktivierende System (ARAS) besteht aus Projektionen (gestrichelte Linien) aus Neuronen, welche im Hirnstamm lokalisiert sind. Das ARAS führt über Thalamus und basales Vorderhirn (cholinerg, BF) zur Aktivierung des ganzen Neocortex. Die aminergen Populationen des ARAS sind noradrenerg (N. raphae dorsalis, RN), dopaminerg (ventrale tegmentale Area, VTA), serotoninerg (Locus coeruleus, LC) und histaminerg (tuberomamillärer Nucleus, TMN). Die cholinergen Neuronen des ARAS liegen am ponto-mesenzephalen Übergang (lateraler tegmentodorsaler und pedunculopontiner Nucleus, LTD/PPN). Die Aktivität des ARAS und der meisten aminergen/cholinergen Neuronen des Hirnstamms wird u. a. von Hypokretinneuronen im lateralen Hypothalamus (HCRT) moduliert. Die Abnahme der Aktivität des ARAS beim Einschlafen wird u. a. durch hemmende Einflüsse aus dem „Einschlafzentrum" (ventraler präoptischer Nucleus, VLPO) begünstigt.

Bewusstseinsstörungen

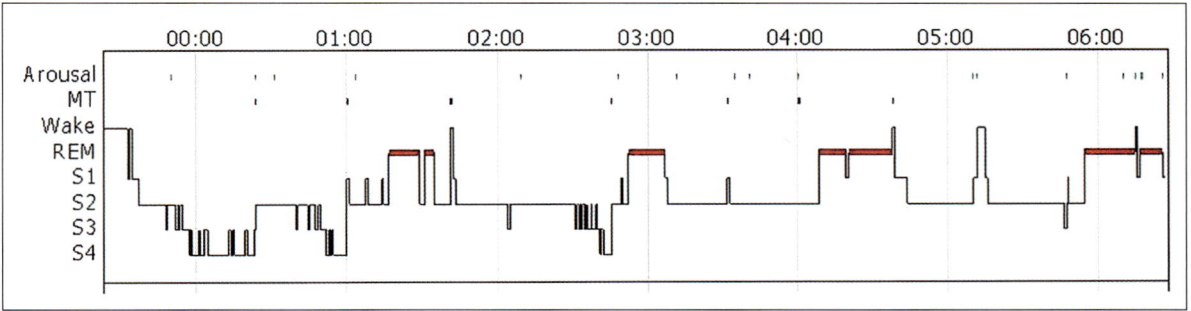

Abb. 32.2 Normale Schlafstruktur.
Der normale Schlaf beginnt nach 10–30 min mit den leichten NREM-Schlafstadien (S1–2). Der tiefe NREM-Schlaf (S3–4) wird nach 40–50 min erreicht. Die erste REM-Schlafphase (REM steht für „rapid eye movements") tritt nach 60–90 min erstmals auf. In der Nacht wiederholen sich solche Schlafzyklen 3- bis 5-mal. In der 1. Nachthälfte überwiegt der tiefe NREM-Schlaf (ca. 10–20 % der Gesamtschlafzeit), in der 2. Nachthälfte der REM-Schlaf (20–25 % der Gesamtschlafzeit).

Tabelle 32.1 Wachheit, NREM- und REM-Schlaf
Die Hauptzustände des Seins (Wachheit, NREM-Schlaf, REM-Schlaf) können durch 3 physiologische Variablen (EEG, Muskeltonus, Augenbewegungen) charakterisiert werden. Sie entstehen aus der Wechselbeziehung verschiedener Neuronenpopulationen im ventrolateralen päoptischen Nucleus (VLPO, Transmitter: Gammahydroxybutyrat = GABA), in den lateralen tegmentodorsalen und pedunkulopontinen Nuclei (LTD/PPN, Acetylcholin), im Nucleus raphae dorsalis (RN, Noradrenalin), in der ventralen tegmentalen Area (VTA, Dopamin), im Locus coeruleus (LC, Serotonin), im tuberomamillären Nucleus (TMN, Histamin) und im lateralen Hypothalamus (HCRT, Hypokretin). Siehe auch Abb. 32.**1**.

	Wachheit	NREM-Schlaf	REM-Schlaf
Mentale Aktivität	Denken	–*	Träume
Elektroenzephalogramm (EEG)	schnell	langsam	schnell
Muskeltonus (EMG)	normal	reduziert	minimal
Augenbewegungen	variabel	langsam (S1)	schnell
VLPO	inaktiv	aktiv	??
LTD/PPN	aktiv	inaktiv	sehr aktiv
LC/TMN/VTA	sehr aktiv	wenig aktiv	inaktiv
HCRT	sehr aktiv	?	aktiv?

* Traumbruchteile sind nach Weckungen aus dem NREM-Schlaf möglich.

Pathophysiologie der Bewusstseinsstörungen

Quantitative Bewusstseinsstörungen (Somnolenz, Sopor und Koma). Diese können durch eine bilaterale Dysfunktion des ARAS oder der erwähnten modulierenden Zentren erklärt werden. Im klinischen Alltag können drei Hauptmechanismen unterschieden werden:
- diffuse, bilaterale oder multifokale kortikale Erkrankungen: z. B. im Rahmen von toxischen/metabolischen Enzephalopathien,
- fokale supratentorielle Erkrankungen mit raumforderndem Effekt, transtentorieller Herniation und Hirnstammkompression: z. B. im Rahmen eines Insultes,
- fokale infratentorielle Erkrankungen: z. B. im Rahmen eines Insultes.

Schwere und v. a. persistierende quantitative Bewusstseinsstörungen (Sopor und Koma) werden meist durch bilaterale Prozesse im Hirnstamm (oberer Pons, Mesenzephalon oder Thalamus) verursacht, welche zu einer signifikanten Dysfunktion des ARAS führen. Wegen der Redundanz aktivierender Systeme (thalamischer und extrathalamischer Weg der kortikalen Aktivierung, s. o.), persistiert ein Koma in der Regel nur Tage bis wenige Wochen. Nach dem Erwachen aus dem Koma können die Patienten über eine variable Zeit eine Hypersomnie mit erhöhter Einschlafneigung tagsüber und erhöhtem Schlafbedürfnis aufweisen (Abb. 32.**3**).

Qualitative Bewusstseinsstörungen. Diese können durch unilaterale bzw. partielle Läsionen des ARAS, aber auch durch fokale Läsionen des Kortex verursacht werden. Hierbei können z. B. Teildefizite des Bewusstseins mit Störungen in der Wahrnehmung des Selbst oder der äußeren Welt (mit Illusionen und Halluzinationen) entstehen.

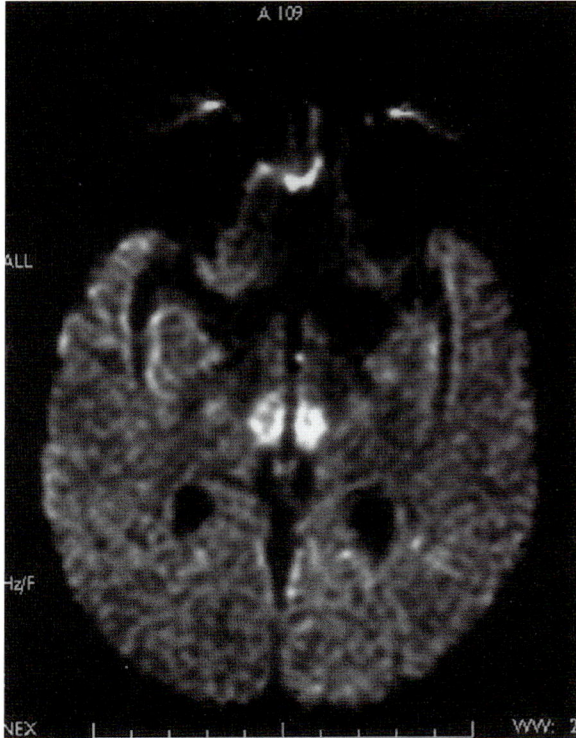

Abb. 32.3 Initiales Koma und nachfolgende schwere Hypersomnie über Monate bei einem 58-jährigen Patienten mit bilateralem paramedianem Thalamusinsult (diffusionsgewichtetes Magnetresonanzbild).

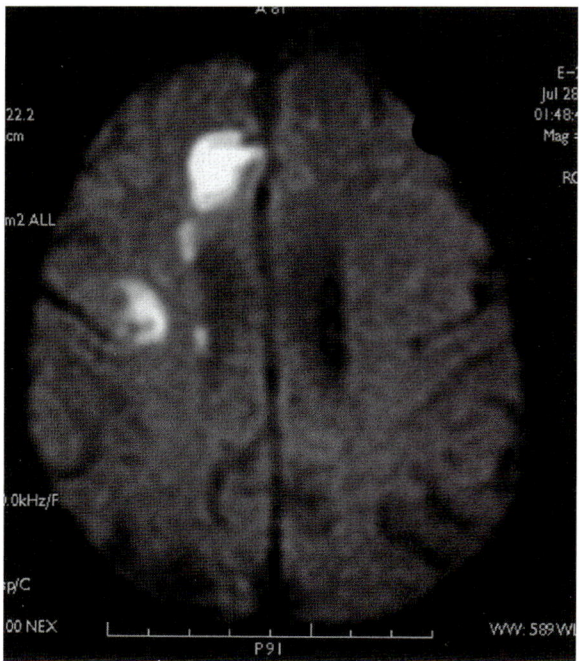

Abb. 32.4 Akute Verwirrtheit bei einer 71-jährigen Patientin mit frontalem Insult (diffusionsgewichtetes Magnetresonanzbild).

Bei der *akuten Verwirrtheit* nimmt man eine Störung der gezielten Aufmerksamkeit bzw. des oben erwähnten frontothalamischen bzw. thalamotemporoparietalen neuronalen Netzwerkes an (Abb. 32.**4**). Das Auftreten von Verwirrtheitszuständen bei fokalen Läsionen auch anderer Hirnregionen (z. B. der parietalen oder okzipitalen Lappen, s. u.) weist allerdings darauf hin, dass eine gezielte Aufmerksamkeit von der Integrität multipler Kortexareale abhängig ist.

Klinische Symptomatik der Bewusstseinsstörungen

Somnolenz, Sopor und Koma (quantitative Bewusstseinsstörungen)

Somnolenz. Die leichteste Form einer quantitativen Bewusstseinsstörung ist die Somnolenz (engl. somnolence). Der Patient erscheint verlangsamt, schläft oft ein, kann aber durch einfache äußere Reize zu adäquaten Reaktionen veranlasst werden. Somnolenz und pathologische Schläfrigkeit (Hypersomnie, s. u.) sind klinisch praktisch nicht zu unterscheiden.

Sopor. Im Sopor (engl. stupor) kann der Patient nur durch starke und wiederholte Reize (u. a. Schmerzen) vorübergehend und unvollständig geweckt werden.

Koma (engl. coma). Dieser Zustand entspricht einer vollständigen Unerweckbarkeit, also Bewusstlosigkeit ohne jegliche verständliche Reaktion auf äußere Reize. Die Augen bleiben geschlossen, verständliche verbale Äußerungen und gezielte motorische Abwehr auf Schmerzreize fehlen.

Gesteigerte Wachheit. Gelegentlich (z. B. beim Alkoholentzugssyndrom) kann die quantitative Bewusstseinsstörung in Form einer gesteigerten Wachheit mit Schlaflosigkeit (bzw. Insomnie) und oft motorischer Unruhe auftreten.

Differenzialdiagnose. Folgende Zustände können als *Koma* fehlgedeutet werden:
➤ Der *akinetische Mutismus* ist charakterisiert durch eine extreme Apathie und Abulie, wobei die Patienten durch intensive und wiederholte Reize aber zum Sprechen und zu gezielten Bewegungen gebracht werden können. Der somatische Neurostatus lässt meist pathologische Befunde (Reflexsteigerungen/-asymmetrien, Babinski-Zeichen usw.) erkennen. Dieser Zustand wird am häufigsten bei frontobasalen, seltener bei thalamomesenzephalen Läsionen (Insult, Trauma, Neoplasie) beobachtet.
➤ Beim *katatonen Stupor* verharrt der Patient über längere Zeit stumm und reglos, mit offenen Augen und ohne auf Außenreize zu reagieren. Alle Vitalfunktionen und der somatische Neurostatus sind normal. Die Patienten weisen oft eine Katalepsie auf (die Extremitäten verharren in einer passiv induzierten Haltung, „flexibilitas cerea"). Die häu-

figste Ursache ist eine psychogene Störung. Gewisse Intoxikationen, z. B. mit Benzodiazepinen oder Disulfiram, können Ähnliches bewirken.
- Beim *Locked-in-Syndrom* sind die Patienten zwar vollständig „de-efferenziert" und deswegen unfähig zu sprechen und sich zu bewegen, weisen aber ein erhaltenes Bewusstsein auf, welches durch eine erhaltene Kommunikation mittels vertikalen Lid- und Augenbewegungen nachgewiesen werden kann. Die häufigste Ursache eines Locked-in-Syndroms ist der bilaterale ventrale Ponsinsult.
- Das *Coma vigile* (syn. apallisches Syndrom, engl. vegetative state) stellt die extremste Form einer qualitativen Bewusstseinstörung dar. Die Patienten zeigen einen erhaltenen Schlaf-Wach-Rhythmus bzw. eine erhaltene Wachheit, hingegen keine Anzeichen eines psychischen Erlebens bzw. einer gezielten verbalen oder motorischen Reaktionsfähigkeit (engl. „awake but unaware").

Akute Verwirrtheit (und andere qualitative Bewusstseinsstörungen)

Akute Verwirrtheit. Die häufigste Form einer qualitativen Bewusstseinstörung ist die akute Verwirrtheit (engl. confusional state/delirium). Der Zustand ist charakterisiert durch eine Merk- und Aufmerksamkeitsstörung, oft assoziiert mit Desorientiertheit, Gedächtnisstörung, „inkohärentem" Denken und Handeln. Die Symptomatik der akuten Verwirrtheit variiert trotz verschiedener Ätiologien wenig, tritt typischerweise innerhalb einer kurzen Zeitspanne auf und fluktuiert gewöhnlich im Laufe des Tages.

Dämmerzustand. Hypovigilante, gehemmte Verwirrtheitszustände, in denen sich die Patienten in einem „traumähnlichen" Zustand befinden, werden auch als Dämmerzustand bezeichnet.

Delirium. Agitierte, nicht selten hypervigilante Verwirrtheitszustände mit Wahrnehmungsstörungen werden im deutschen Sprachraum oft noch als Delirium bezeichnet.

Differenzialdiagnose. Folgende Zustände können als *Verwirrtheit* fehlgedeutet werden:
- Die sog. akute *amnestische Episode* = transiente globale Amnesie ist charakterisiert durch ein akut aufgehobenes anterogrades Gedächtnis mit retrograder Amnesie von Wochen bis Monaten. Sowohl die Speicherung (engl. memory) als auch der Abruf (engl. recall) von Informationen ist gestört. Hingegen weisen die Patienten keine Störung der Aufmerksamkeit (Sofortgedächtnis) auf.
- Bei der *Demenz* sind im Unterschied zur akuten Verwirrtheit der Beginn schleichend, der Verlauf nicht fluktuierend und Vigilanz und Aufmerksamkeit oft normal.
- Patienten mit einer sensorischen *Wernicke-Aphasie* werden wegen des gestörten Sprachverständnisses und der gestörten Sprachproduktion mit Paraphasien nicht selten initial als „verwirrt" beurteilt.

Tabelle 32.2 Untersuchungsprotokoll bei Bewusstseinsstörungen

Datum, Uhrzeit
Medikation (u. a. Sedativa, Muskelrelaxanzien)
Vitalzeichen und internistische Befunde: – Temperatur – Blutdruck, Puls – Atmung – allgemeiner internistischer Status
Inspektion: – Körperlage – Lid-, Augen-, Extremitätenbewegungen
Wachheitsgrad nach Glasgow-Koma-Skala
Aufmerksamkeit: – forward digit span (5–6 einzelne Zahlen wiederholen lassen) – „100-minus-7-Test" – Blume rückwärts buchstabieren lassen
Mentalstatus*: – Orientierung (Zeit, Raum, autopsychisch) – Gedächtnis (Abrufen von 4–10 Wörtern nach 10 min) – Sprache (Fluenz, Verständnis, Paraphasien, Wiederholung, Schreiben, Lesen) – Neglekt – Kopie eines Würfels – archaische Reflexe
Hirnstammfunktionen: – spontane Augenbewegungen – Kornealreflex, Pupillenreflexe – okulozephale und vestibulookuläre Reflexe – Reflexe beim Absaugen
Lateralisierungszeichen: – Muskeltonus, Reflexe, Pyramidenzeichen
Meningeale Zeichen

* bei ausreichender Wachheit und Aufmerksamkeit

Untersuchung und Befunde

Klinische Untersuchung. Die Untersuchung des Patienten mit Bewusstseinsstörungen beginnt mit der Prüfung der *vitalen Funktionen* (Atmung, Temperatur, Blutdruck und Puls) und mit der Protokollierung der aktuellen *Medikation* (u. a. Sedativa, Muskelrelaxanzien). Als nächstes wird das *Vigilanzniveau* geprüft. Die restliche neurologische Untersuchung umfasst die Prüfung der Augenbewegungen (spontan, bei Kopfrotation [okulozephale Reflexe] und bei Ohrenspülung mit Eiswasser [vestibulookuläre Reflexe]), Pupillomotorik, Kornealreflexe, Gliederbewegungen (spontan und bei Schmerzreizen), des Muskeltonus, der Muskeleigenreflexe, Babinski-Zeichen und meningealen Zeichen (welche beim tiefen Koma falsch negativ sein können) (Tab. 32.2).

> Die genaue neurologische Untersuchung kann für die topische Diagnostik und schließlich für das weitere Procedere von herausragender Bedeutung sein.

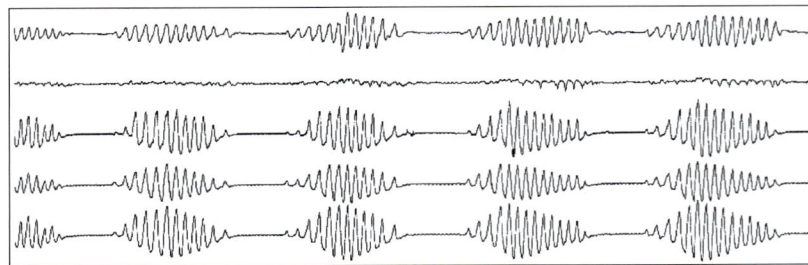

Abb. 32.5 Cheyne-Stokes-Atmung bei einem 49-jährigen Patienten mit linksfrontalem Insult in Form einer regelmäßigen Zu- und Abnahme von Atemfluss (erste zwei Kanäle) und -effort (letzte drei Kanäle) und dazwischen geschalteten zentralen Apnoen.

Zusatzdiagnostik. Diese beinhaltet ein breites *Laborprogramm* (Blutbild, Blutzucker, Elektrolyte, Nieren- und Leberwerte), einen Urinstatus, ein EKG und ein Thorax-Röntgenbild. Blutgase, Schilddrüsenparameter, Serologien, und Vitamin-B_{12}-Spiegel werden bei entsprechendem Verdacht ebenfalls verlangt.

Ein *kraniales CT (oder MRT)* ist bei Sopor und Koma mit fokal-neurologischen Zeichen rasch erforderlich. Bei Fieber und meningealen Zeichen (Letztere können bei einem komatösen Patienten allerdings fehlen) ist die *Liquoranalyse* vordergründig und kann in dieser Situation – in Abwesenheit von fokal-neurologischen Zeichen – vor der Bildgebung erfolgen.

Bei Sopor und Koma ohne fokale Ausfälle und bei normalem Neuroimaging des Kopfes kann eine *längere EEG-Ableitung* (eine 30-minütige Aufzeichnung kann bei fluktierendem Status epilepticus falsch negativ ausfallen) weiterhelfen. Das EEG kann einerseits auf einen klinisch nicht offensichtlichen Status epilepticus oder auf eine Enzephalitis (u. a. Herpesenzephalitis, s. u.) hinweisen, andererseits bei medikamentös-toxischen Enzephalopathien ermöglichen, den Schweregrad abzuschätzen, und somit auch als Verlaufsparameter von Hilfe sein.

Atmung

Eine normale Atmung spricht für eine supratentorielle oder psychogene Ursache des Komas. Eine *Hypoventilation* ist verdächtig u. a. auf eine Opiatintoxikation. Eine *Cheyne-Stokes-Atmung* wird v. a. bei Somnolenz und Sopor sowohl bei supra- als auch infratentoriellen Prozessen beobachtet (Abb. 32.5). Eine *Hyperventilation* ist nur selten rein neurogen bedingt (sog. neurogene Hyperventilation). Die *apneustische Atmung* (Inspirationskrampf) und die *ataktische (Biot-)Atmung* findet man bei pontinen bzw. medullären Läsionen. Sie stellen ein schlechtes prognostisches Zeichen dar.

Vigilanz, Aufmerksamkeit und Mentalstatus

Glasgow Coma Scale. Bei der Prüfung des Vigilanzniveaus handelt es sich um die graduale Erfassung mittels Weck- bzw. Verhaltensreaktionen auf akustische und nozizeptive Reize unterschiedlicher Art und Intensität. Die Untersuchung des Patienten beginnt immer mit der Beobachtung und mit dem Ansprechen des Patienten. Die am meisten benutzte „Skalierung" ist die sog. „Glasgow Coma Scale", welche u. a. auch für die Beurteilung der Prognose von traumatischen und nicht traumatischen Bewusstseinsstörungen eingesetzt werden kann (Tab. 32.3).

Aufmerksamkeit. Bei normaler Vigilanz kann die Aufmerksamkeit geprüft werden. Eine Störung der Aufmerksamkeit (syn. Sofortgedächtnis, engl. attention oder working memory) ist das zentrale Merkmal der akuten Verwirrtheit, die häufigste unter den qualitativen Bewusstseinsstörungen. Hierbei zeigen die Patienten eine Unfähigkeit, z. B. Zahlenserien abzurufen (sog. „forward digit span"), den „100-minus-7-Test" korrekt (d. h. 5-mal fehlerlos) durchzuführen oder kurze Worte (z. B. Blume, Abend) rückwärts zu buchstabieren.

Störungen der Vigilanz (Somnolenz oder Insomnie), des Denkens (formal und inhaltlich), der Wahrnehmung (Illusionen und Halluzinationen), der Orientierung, des Gedächtnisses, der Psychomotorik (gehemmt oder enthemmt) und des Schaf-Wach-Rhythmus werden oft beobachtet.

Kognitive Funktionen. Die Prüfung kognitiver Funktionen (Mentalstatus) kann erst nach dem Nachweis einer normalen Vigilanz und einer normalen Aufmerksamkeit erfolgen. Aus diesem Grund kann die Diagnose einer Demenz nicht bei einem bewusstseinsgestörten bzw. bei einem verwirrten Patienten gestellt werden.

Tabelle 32.3 Glasgow-Koma-Skala

Score	Augen öffnen	Beste verbale Antwort	Beste motorische Reaktion
6			führt Befehle aus
5		orientiert	gezielte Schmerzabwehr
4	spontan	verwirrt	ungezielte Flexion auf Schmerzreize
3	nur auf Anruf	inadäquate Worte	stereotype Flexion auf Schmerz
2	nur auf Schmerzreize	unverständliche Laute	Strecken auf Schmerz
1	nie	keine Phonation	keine motorische Reaktion

Bewusstseinsstörungen

Augen

- *Bilateral normoreaktive Pupillen* sprechen eher für eine metabolisch-toxische Genese des Komas.
- Eine *unilateral weite und areaktive Pupille* bei einem komatösen Patienten erweckt den Verdacht auf eine transtentorielle Herniation bei supratentorieller Raumforderung (sog. unkales Syndrom; Abb. 32.**7**). *Bilateral areaktive Pupillen* mit bilateraler Ptose können bei Mittelhirnprozessen (Abb. 32.**6**) Okulomotoriusläsionen (oft durch Kompression) und Intoxikationen (mit Anticholinergika, Barbituraten, Sympathikomimetika) vorkommen.
- *Stecknadelkopfpupillen* werden bei Opiatintoxikation und Ponsläsionen gesehen. Eine *Anisokorie* über 1 mm und/oder eine *einseitig verzögerte Lichtreaktion* weisen auf eine Läsion des Mittelhirns oder des N. oculomotorius hin, oft im Rahmen einer supratentoriellen Massenläsion (Abb. 32.**7**).
- *Bilateral fehlende Kornealreflexe* können durch pontine Läsionen, Intoxikationen oder ungenügenden Reiz der Kornea bei der klinischen Prüfung bedingt sein.
- *Spontane, konjugierte, langsame horizontale und vertikale Augenbewegungen* (engl. roving eye movements) sprechen gegen eine infratentorielle oder psychogene Ursache des Komas.
- *Spontane nur vertikale Augenbewegungen* (engl. ocular bobbing, ocular dipping, reverse ocular bobbing, see-saw nystagmus) sieht man meist bei infratentoriellen Läsionen, selten bei diffusen metabolisch-toxischen Enzephalopathien.
- *Normale okulozephale Reflexe* (OCR) bzw. *vestibulookuläre Reflexe* (VOR, erhaltenes Puppenaugenphänomen) sprechen für einen intakten Hirnstamm. OCR sollten nicht bei Verdacht auf HWS-Fraktur, und VOR nicht bei Verdacht auf Trommelfellperforationen geprüft werden. OCR und VOR können aber nicht nur von Hirnstammläsionen, sondern auch durch Medikamente und Intoxikationen supprimiert werden.
- Das Auftreten eines *Nystagmus im Koma* nach kalorischer Prüfung (50–100 ml Eiswasser, Kopf um 30° angehoben) spricht für eine psychogene Ursache desselben.
- Hingegen können ein *reflektorischer Augenschluss* bei passiver Augenöffnung und eine *Blickwendung in Richtung der passiven Kopfbewegung* auch bei nicht psychogenen (leichten) Komata gesehen werden.
- Eine *horizontal divergente Bulbusstellung* sieht man sowohl beim leichten Koma als auch im Schlaf.
- Eine konjugierte horizontale Augendeviation *(Déviation conjugée)* kann bei supratentoriellen (zur Läsionsseite) und bei infratentoriellen (zur Gegenseite) Prozessen beobachtet werden. Selten können die Augen in die „falsche" Richtung abweichen, z. B. bei epileptischen Anfällen und bei thalamischen Läsionen (engl. wrong way eyes).
- *Konjugierte vertikale Augendeviationen* (nach oben oder nach unten) sieht man sowohl bei strukturellen (dann meist infratentoriellen) aber auch bei metabolisch-toxischen Komata.

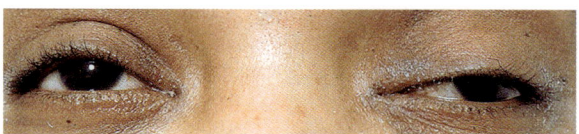

Abb. 32.6 Bilaterale Ptose mit areaktiven Pupillen bei bilateralem Mittelhirninsult.

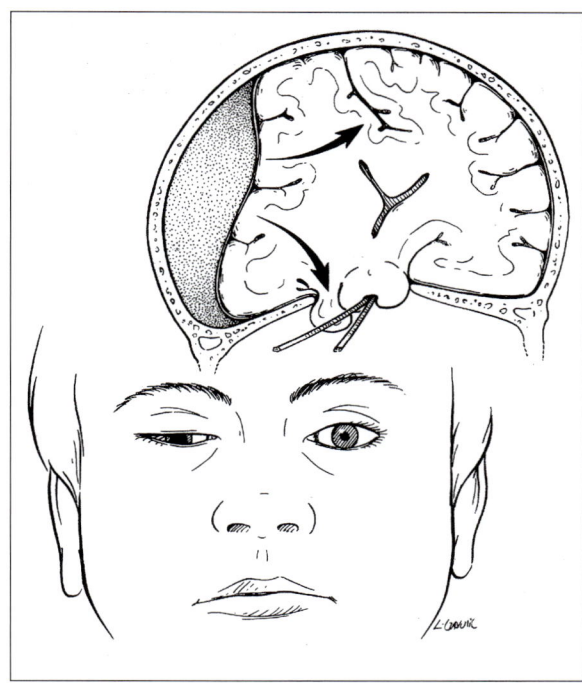

Abb. 32.7 Okulomotoriusparese im Rahmen einer transtentoriellen Herniation bei supratentorieller Raumforderung (Blutung). Eine einseitig auf Licht areaktive, weite Pupille mit Ptose (III-Parese) bei einem bewusstseinsgestörten Patienten erweckt den Verdacht auf ein sog. unkales Syndrom z. B. im Rahmen einer traumatischen Blutung.

Motorik

Gähnen, Seufzen, Blinzeln, Niesen und Strecken sprechen eher für ein leichtes Koma, während Schluckauf und spontanes Schlucken auch bei tiefem Koma gesehen werden können. Eine normale oder schlafähnliche Körperhaltung sprechen für eine supratentorielle (v. a. thalamisch-hypothalamische) oder psychogene Ursache des Komas. Spontane und auf Schmerzreize auftretende *Extremitätenbewegungen in Flexion oder Extension* können sowohl beim strukturellen als auch beim metabolischen Koma gesehen werden. Die Begriffe „Dekortikations- und Dezerebrationskrämpfe" sind deswegen nicht empfehlenswert.

Die Assoziation einer Hemiparese, evtl. mit Beugung der oberen und Streckung der unteren Extremitäten, mit einer auf Licht areaktiven, weiten Pupille kontralateral mit Ptose (III-Parese) und einer zunehmenden quantitativen Bewusstseinsstörung entspricht einem sog. *unkalen Syndrom* und weist auf eine der Pupillenstörung ipsilateralen transtentoriellen Herniation bei supratentorieller Raumforderung hin. Atemstörungen (im Sinne einer Cheyne-Stokes-Atmung oder einer Hyperventilation) werden oft auch beobachtet. In seltenen Fällen können die Hemiparese ipsilateral und die Pupillenstörung kontralateral zur Herniation auftreten (sog. „false localizing signs").

Ein *Babinski-Zeichen* kann im Koma (wie auch im Schlaf) beobachtet und darf keinesfalls als Beweis einer strukturellen Läsion angesehen werden. Bewegungen der Extremitäten und des Rumpfes, selten des Kopfes, v.a. auf Schmerzreize können auch bei einem Patienten mit Hirntod als Ausdruck *spinaler Reflexe* beobachtet werden.

Differenzialdiagnose der komatösen Zustände

Prinzipiell kommen als Ursache einer Bewusstseinsstörung entweder primär extrazerebrale oder primär intrazerebrale Erkrankungen in Frage (Tab. 32.**4**). Ähnliche Erkrankungen können zu quantitativen und/oder zu qualitativen Bewusstseinsstörungen führen.

Tabelle 32.4 Wichtigste Ursachen von komatösen Zuständen, von Verwirrtheit und von anderen Bewusstseinsstörungen

Primär zerebrale Ursachen

Diffuse (bzw. multifokale) Erkrankungen/Läsionen des ZNS
– Neuroimaging positiv
   – Subarachnoidalblutung
   – multiple (u. a. septische) Hirnembolien
   – hypertensive Enzephalopathie
   – Sinusvenenthrombose
– Neuroimaging (oft) negativ
   – infektiöse und entzündliche ZNS-Erkrankungen
   – Epilepsie
   – Migräne

Fokale Erkrankungen (Neuroimaging positiv) – ischämischer Insult, intrazerebrale Blutung – Hirntrauma (Subdural-, Epiduralhämatom, Kontusionen) – Neoplasie – Hirnabszess
Primär nichtzerebrale Ursachen (Neuroimaging meist negativ) – Hypoxie (u. a. Kreislaufstillstand) – Urämie, hepatische Insuffizienz – Hypo- und Hyperglykämie – Hyper- und Hypoosmolalität, Myelinolyse – Nebennieren-, Schilddrüsen- und Hypophysenaffektionen – Porphyrie – Mangelzustände (Vitamin-B1-Mangel: Wernicke-Enzephalopathie; Vitamin-B12-Mangel) – exogene Intoxikationen mit Drogen, Sedativa, Psychopharmaka u. a. – Alkoholintoxikation – multifaktoriell (v. a. beim älteren Menschen)
Psychogene Ausnahmezustände

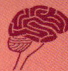

32.2 Koma bei primär zerebralen Ursachen

Bei den primär zerebralen Ursachen komatöser Zustände unterscheidet man zwischen diffusen und fokalen Erkrankungen des Zentralnervensystems.

Diffuse (bzw. multifokale) Erkrankungen/Läsionen des Zentralnervensystems

Diese Situation wird durch folgende Befunde charakterisiert:
- subakuter Verlauf am häufigsten,
- fokal-neurologischen Zeichen oft nicht vorhanden,
- meist normale Hirnstammreflexe,
- Neuroimaging (Schädel-CT/-MRT) positiv oder negativ.

Erkrankungen mit positivem Neuroimaging

Subarachnoidalblutung. Bei der primären Subarachnoidalblutung infolge Ruptur eines kongenitalen arteriellen oder eines mykotischen Aneurysmas wird in der Regel über plötzlich auftretende („einschießende") heftigste Kopfschmerzen, häufig ausstrahlend in den Hinterkopf und Nacken, geklagt. Es kommt zu einem sich schnell entwickelnden Meningismus, welcher das einzig objektivierbare Zeichen sein kann. Knapp die Hälfte der Patienten verliert initial das Bewusstsein. Qualitative (u. a. Verwirrtheit) und quantitative Bewusstseinsstörungen werden nicht selten beobachtet. Koma und fokal-neurologische Ausfälle sind hingegen eher selten (15–20 % der Fälle, Grad IV und V nach Hunt und Hess). Der Meningismus lässt mit zunehmender Komatiefe nach.

Multiple Hirnembolien. Hämatogene Herdenzephalitiden bzw. Abzesse bei Bronchiektasen, Lungenabszessen, Endokarditis und Aktinomykose sind oft multipel und können das Bild einer diffusen ZNS-Erkrankung vortäuschen.

Hypertensive Enzephalopathie. Akute Verwirrtheit und quantitative Bewusstseinsstörungen können Ausdruck einer hypertensiven Enzephalopathie sein. Kopfschmerzen, visuelle Störungen und hohe Blutdruckwerte sind praktisch immer vorhanden.

Sinusvenenthrombose (SVT). Die SVT stellt nur ca. 1 % aller Insulte dar. Als Ursache kommen u. a. Koagulopathien (hereditär oder erworben), eine fortgeleitete Infektion im Gesichtsbereich und ein Morbus Behçet in Frage. Nicht selten bleibt die Ursache unklar. Kopfschmerzen (90 % der Fälle) und epileptische Anfälle (50 %) sind die häufigsten Symptome. Bewusstseinsstörungen in Form einer akuten Verwirrtheit oder einer quantitativen Bewusstseinsstörung werden in 25–50 % der Fälle beobachtet. Nahezu obligat sind Bewusstseinsstörungen bei Thrombosen der tiefen Zerebralvenen. Fokal-neurologische Ausfälle (sensomotorisches Hemisyndrom) können bei SVT fluktuieren bzw. die Seiten wechselnd vorkommen und in bis zu 70 % der Patienten fehlen.

Erkrankungen mit (meist) negativem Neuroimaging

Infektiöse ZNS-Erkrankungen. Fieber, Kopfschmerzen, Bewusstseinsstörungen sowie fokal-neurologische Reiz- und Ausfallsymptome sind die Leitsymptome einer *Enzephalitis*.

Die *Herpesenzephalitis* ist die häufigste sporadische Enzephalitis. Eine akute Verwirrtheit mit Halluzinationen (olphaktorisch, gustativ), Persönlichkeitsveränderungen und bizarrem Verhalten sind hierbei charakteristisch. Bei komatösen Patienten ist die Prognose auch mit Behandlung schlecht. Eine lymphoplasmozytäre Pleozytose mit erhöhtem Eiweiß, Schädel-MRT-Veränderungen in den Temporal- und Frontallappen (asymmetrisch, Kontrastmittel anreichernd) und ein Herdbefund temporal mit periodischen Epilepsiepotenzialen im EEG (auch bei normalem MRT) sind typische assoziierte Befunde. Jahreszeit, geographische Region, Alter und Immunstatus des Patienten, internistische Begleiterscheinungen und spezifische neurologische Merkmale können auf andere nichtherpetische virale Enzephalitiden hinweisen.

Bei der sog. *Encephalitis lethargica* kommt es im Rahmen einer Influenzainfektion zu einem hypothalamischen und subkortikalen Befall, welcher sich klinisch mit quantitativen Bewusstseinsstörungen, Insomnie oder Hypersomnie, extrapyramidalen Zeichen und Okulomotoriusstörungen manifestiert. Die Krankheit trat früher (u. a. nach dem 1. Weltkrieg) epidemisch auf, kommt jetzt aber nur noch sporadisch vor. Zu einer schweren Hypersomnie kann es auch bei einer Trypanosomeninfektion („Schlafkrankheit") kommen.

Bei der masernassoziierten *subakuten sklerosierenden Panenzephalitis* (SSPE) ist der Verlauf subakut bis chronisch. Wie bei der Herpesenzephalitis sind die PCR im Liquor und die Serologien in Liquor und Serum für die genaue Diagnose eine Enzephalitis entscheidend.

Andere nichtvirale, infektiöse ZNS-Erkrankungen wie bakterielle *Menigitiden* (v. a. Meningokokken, Pneumokokken) und *Meningoenzephalitiden* (u. a. Borrelien, Listerien, Brucellen), Tuberkulose, Neurosyphilis, parameningeale Infekte, Morbus Whipple, Pilzinfekte und opportunistische Infektionen (Toxoplasmose bei AIDS) können das Bild einer Enzephalitis vortäuschen. Klinik, Liquorbefund und Schädel-MRT sind für die richtige Diagnose entscheidend. Bei bakteriellen Meningitiden kann sich die Bewusstseinsstörung ungewöhnlich rasch entwickeln, so dass differenzialdiagnostisch eine Subarachnoidalblutung oft erst durch den Liquor auszuschließen ist. Bei Tuberkulose, Borreliose, Brucellose, Lues und HIV-Infektion kann die Enzephalitis subakut bis chronisch verlaufen.

Postinfektiöse ZNS-Erkrankungen (akute demyelinisierende Enzephalomyelitis, hämorrhagische Enzephalitis von Weston-Hurst). Hier sind Somnolenz (und andere Bewusstseinsstörungen), Fieber, Kopfschmerzen, foudroyanter Verlauf und Liquorpleozytose ähnlich wie bei infektiösen ZNS-Erkrankungen vorhanden. Diagnostisch hierbei ist die Schädel-MRT-Untersuchung mit Nachweis von demyelinisierenden bzw. hämorrhagischen Herden.

Paraneoplastische ZNS-Erkrankungen. Diese Erkrankungen, wie z. B. die sog. limbische Enzephalitis können zu Verwirrtheit und anderen qualitativen und/oder quantitativen Bewusstseinsstörungen sowie Liquorpleozytose führen. Störungen von Gedächtnis- und psychischen Funktionen sind hierbei charakteristisch. Der Verlauf ist meist subakut, und das Schädel-MRT kann normal sein oder eine Signalstörung (im limbischen Bereich) zeigen. Der Nachweis einer zugrunde liegenden Neoplasie und von antineuronalen Antikörpern ist hierbei diagnostisch.

Nichtinfektiöse entzündliche ZNS-Erkrankungen. Hierzu gehören Neurosarkoidose, Morbus Behçet, Neurolupus und ZNS-Vaskulitiden (u. a. bei Wegener-Granulomatose, Panarteriitis nodosa und Morbus Sjögren) Diese Erkrankungen können zu Bewusstseinsstörungen mit Liquorpleozytose führen.

Migräne. Sowohl kurze wie protrahierte Bewusstseinsstörungen können im Rahmen von Migräneattacken vom sog. „Basilaris-Typ" auftreten. Die Patienten weisen in variabler Kombination bilaterale/die Seiten wechselnde/gekreuzte sensomotorische Symptome/Ausfälle, Gesichtsfeldeinschränkungen, Schwindel, Sturzattacken („drop attacks"), Hör- und Sprechstörungen auf. Die begleitenden qualitativen (v. a. Verwirrtheit) und quantitativen Bewusstseinsstörungen (bis zum Koma) können über Stunden bis Tage persistieren. Diese Migräneform ist nicht selten familiär (autosomal dominant). Klinisch steht oft ein motorisches Hemisyndrom im Vordergrund („hemiplegic migraine"); eine leichte Pleozytose ist möglich („meningitic migraine").

Fokale Erkrankungen/Läsionen des Zentralnervensystems

Diese Situation wird durch folgende Befunde charakterisiert:
- oft akuter Beginn,
- fokal-neurologischen Zeichen oft im Vordergrund,
- Hirnstammreflexe primär normal bei supratentoriellen, primär abnormal bei infratentoriellen Prozessen,
- Neuroimaging (Schädel-CT/-MRT) meist positiv.

Ischämischer Insult

Kurze bzw. transiente Bewusstseinsverluste werden bei Insulten im karotidealen als auch im vertebrobasilären Bereich beobachtet, selten hingegen im Rahmen von TIA festgestellt.

Qualitative Bewusstseinsstörungen. Qualitative Bewusstseinsstörungen und v. a. eine akute Verwirrtheit treten in mindestens 10–20 % aller Insultpatienten auf. Bei einigen Patienten können Halluzinationen, aggressives Verhalten oder ein Schizophrenie-ähnliches Syndrom beobachtet werden. Höheres Alter, größere Insulte, temporoparietookzipitale, thalamomesenzephale und rechtshemisphärische Insulte stellen Risikofaktoren für eine solche Komplikation dar. Assoziierte metabolische Entgleisungen, Fieber, schlafassoziierte Atemstörungen und epileptische Anfälle können ebenfalls eine Rolle spielen.

Ausgeprägte quantitative Bewusstseinsstörungen (Sopor und Koma). Diese werden in 20–30 % der Patienten beobachtet. Meist liegen große, raumfordernde Hemisphäreninsulte und bilaterale Insulte in Thalamus, Mesenzephalon oder oberer Pons vor. Bei raumfordernden Hemisphäreninsulten tritt der Komazustand progressiv meist innerhalb von 1–2 Tagen ab Symptombeginn über die Entwicklung eines sog. unkalen Syndroms auf (Abb. 32.**8**). Bei Hirnstamminsulten treten quantitative Bewusstseinsstörungen hingegen oft schon initial auf. Patienten mit Basilaristhrombose bzw. -verschluss weisen typischerweise bilaterale oder gekreuzte sensomotorische Ausfälle, Sprech- und Schluckstörungen sowie Störungen der Okulomotorik (spontane vertikale Augenbewegungen, pathologische okulozephale bzw. vestibulookuläre Reflexe, divergente Augenstellung usw.) auf. Akut kann ein Koma auch bei der seltenen Situation von bilateralen simultanen Hemisphäreninsulten (oft Ausdruck eines kardioembolischen Geschehens) gesehen werden.

Leichtere quantitative Bewusstseinsstörungen. Anfänglich Sopor oder Somnolenz und nachfolgende Hypersomnie und Apathie können auch bei nicht raumfordernden kortikalen und subkortikalen Hemisphäreninsulten auftreten. Am ausgeprägtesten ist eine Hypersomnie nach bilateralen paramedianen Thalamusinsulten (s. u.). Bei diesen Patienten liegt in der Regel die Trias Hypersomnie, vertikale Blickparese und Amnesie vor.

Intrazerebrale Blutung

Die Symptome treten meist im Wachzustand (evtl. bei Anstrengung) und plötzlich auf. Ebenso können sich ischämische Insulte schlagartig manifestieren, so dass eine Differenzierung von Blutung und Infarkt rein klinisch (d. h. ohne Bildgebung) nicht möglich ist.

Der Schweregrad der Bewusstseinsstörung und der begleitenden klinischen Symptome wird durch die Ausdehnung und Topographie der Blutung bestimmt. In bis zu 50% der Patienten liegt ein Sopor oder Koma vor. Bei diesen Patienten sind bei der stationären Aufnahme Körpertemperatur und Blutdruck deutlich erhöht.

Hypertensive Blutungen (ca. 50–60% aller Blutungen) gehen bevorzugt von der A. cerebri media aus, verursachen daher eine Läsion im Bereich der inneren Kapsel und der Stammganglien, was die dabei häufig durchgehende Hemiplegie erklärt. Seltener sind Blutungen ins Zerebellum, in den Thalamus und im Pons.

Bei *nichthypertensiven Blutungen* (z. B. bei Gefäßmissbildungen, Antikoagulation, Vaskulitis, Drogenkonsum usw.) sind auch andere Topographien nicht selten. Protrahiertes Auftreten mit fokal-neurologischen Ausfällen ist aber auch bei kleineren intrazerebralen Blutungen durch Entwicklung eines perifokalen Ödems möglich. Ein Ventrikeldurchbruch führt zu einer Verstärkung der klinischen Erscheinungen. Das Koma wird tiefer, die Atmung unregelmäßig, und die Temperatur steigt an. Manche Patienten zeigen hierbei eine Areflexie, andere tonische Streckkrämpfe.

Das Auftreten von Kopfschmerzen mit visuellen Störungen und Paresen der Augenmuskeln ist für eine sog. *Hypophysenapoplexie* (Insult oder Blutung in einem Adenom) charakteristisch.

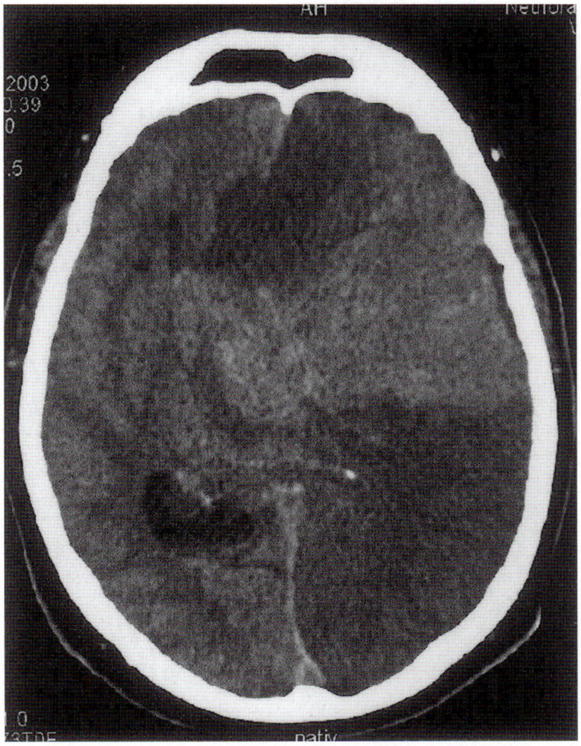

Abb. 32.8 „Maligner" Infarkt im Versorgungsgebiet der Aa. cerebri media und anterior rechts infolge eines intrakraniellen Karotisgabelungsverschlusses rechts bei Vorhofflimmern. Klinisch Somnolenz, Deviation conjugée nach rechts, schweres sensomotorisches Hemisyndrom links. Innerhalb von 12 Stunden ab Symptombeginn Koma mit klinisch unkalem Syndrom (s. o.) und im Schädel-CT eindeutigem raumforderndem Effekt (Mittellinienverlagerung nach links, subfalxiale Herniation). Tod trotz initialer i. v. Thrombolyse und Entlastungskraniotomie.

Hirntrauma

Hirnschädigungen nach Hirntrauma werden entsprechend ihrer Topographie (diffus, lokal, multifokal), ihrem Verlauf (sofort, verzögert) und ihrem Schweregrad (initiales Glasgow Coma Scale, Dauer der Bewusstlosigkeit, Dauer der Amnesie) klassifiziert.

Commotio cerebri. Eine einfache Commotio cerebri ist durch eine sehr kurze Bewusstlosigkeit mit meist kurzer retrograder Amnesie (wenige Minuten, höchstens wenige Stunden) charakterisiert. Die Bewusstlosigkeit kann Sekunden bis höchstens eine Stunde andauern. Häufig kommt es anschließend zu Erbrechen. Als Ursache der initialen Bewusstlosigkeit wird eine transiente Dysfunktion des ARAS betrachtet. Eine Commotio cerebri hinterlässt keine neurologischen Ausfälle und keine Veränderungen in der Bildgebung (CT/MRT).

Contusio cerebri. Treten fokal-neurologische Zeichen oder Krampfanfälle nach einem Hirntrauma auf oder lassen sich nach Abklingen der Bewusstlosigkeit Herdveränderungen im CT oder MRT nachweisen, so liegt eine Contusio cerebri vor. Die protrahierte Bewusstseinsstörung im Rahmen einer Contusio cerebri wird auf eine akute, diffuse axonale Schädigung zurückgeführt, welche durch Akzelerations-/Dezelerationskräfte bedingt wird und von charakteristischen MRT-Veränderungen begleitet ist. Die Contusio cerebri kann auch ohne Bewusstlosigkeit vorkommen und das Fehlen neurologischer Symptome schließt eine Contusio in einer neurologisch stummen Hirnregion nicht aus. Da sich CT-/MRT-Veränderungen wieder zurückbilden können und für die akute Phase nicht selten keine Bildgebung vorliegt, kann die Diagnose einer Contusio cerebri gelegentlich problematisch sein. Es ist daher bei mehr als einstündiger Bewusstlosigkeit oder Amnesie von mehreren Stunden/Tagen davon auszugehen, dass eine Contusio cerebri vorgelegen hat. Treten protrahiert amnestische Intervalle über Tage und anhaltende Bewusstseinsveränderungen auf, so ist eine Contusio cerebri gesichert.

Vor allem bei Kindern kann es im Rahmen eines trivialen Traumas nach einem freien Intervall zu einer schweren Enzephalopathie mit Bewusstseinsstörungen kommen.

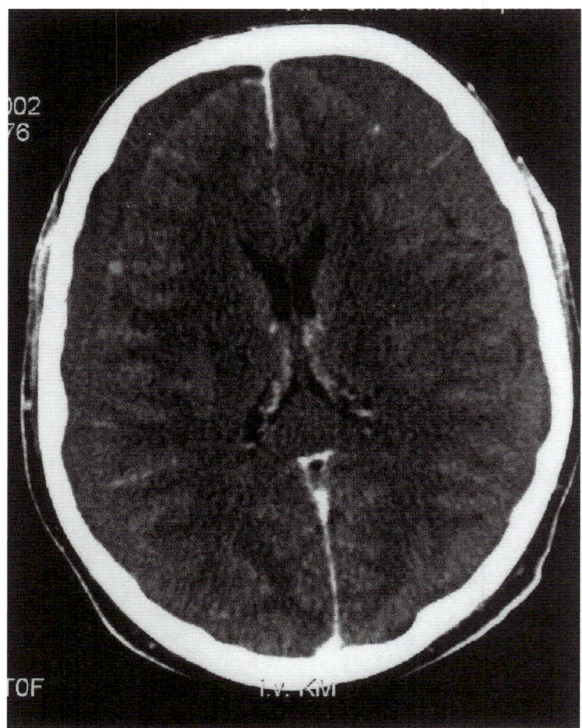

Abb. 32.9 Bilaterales, im CT nahezu isodenses Subduralhämatom über der Konvexität bei einem 72-jährigen Patienten mit bifrontalen Kopfschmerzen, fluktierender Somnolenz, psychomotorischer Verlangsamung, Verwirrtheit und Gangstörung (vom frontalen Typ). In der Anamnese zwei heftige Stürze beim Skifahren zwei Wochen zuvor und Antiaggregation wegen Z. n. TIA 10 Jahre zuvor.

Epidurales und akutes subdurales Hämatom. Vertieft sich das Koma nach einem Hirntrauma in den ersten Stunden oder tritt nach Erwachen aus der Bewusstlosigkeit mit Latenz von Stunden bis wenigen Tagen eine erneute progressive Bewusstseinseinschränkung ein, so besteht Verdacht auf ein epidurales Hämatom infolge Blutung aus eingerissenen Ästen der A. meningea (Fraktur) oder auf ein *perakutes subdurales Hämatom* infolge arterieller Blutungen aus Gefäßen der Hirnoberfläche bei ausgedehnten Gewebezertrümmerungen und gleichzeitiger Schädigung der Subarachnoidea.

> Eine kontinuierliche Kontrolle frisch Bewusstloser (Blutdruck, Atmung, Pupillen) ist unerlässlich, da beide Hämatome chirurgisch kontrollierbar sind und die Diagnose durch CT vor Entwicklung einer lichtstarren Pupille und Streckkrämpfen infolge einer Mittelhirneinklemmung erfolgen muss.

Subdurale Hämatome, die durch Abriss von Brückenvenen entstehen, zeigen in der Regel eine etwas protrahierte bis chronische Symptomatik. Das *akute sub-* *durale Hämatom* folgt der Hirnkontusion mit einer Latenz von Tagen, und die Bewusstseinsveränderung kann bei einer postkontusionellen Psychose schwer differenzierbar sein. Ebenso wie beim epiduralen Hämatom kann aber auch beim akuten subduralen Hämatom ein freies Intervall fehlen. Hier wie dort ist die zunehmende Bewusstseinstrübung nicht selten das führende Symptom.

Chronisches Subduralhämatom. Diese können nach Bagatelltraumen bei älteren Patienten und insbesondere bei Alkoholikern oder unter Antikoagulation auftreten. Chronische subdurale Hämatome sind fast regelmäßig durch meist einseitige, zunehmende Kopfschmerzen, häufig fluktuierende Bewusstseinsveränderungen mit leichter Somnolenz und zwischenzeitlichen Wachphasen charakterisiert (Abb. 32.**9**). Der Patient wirkt in diesen oft eigentümlich gleichgültig gegenüber seiner Erkrankung und mürrisch gegen die Umgebung. Auch ohne zusätzliche Halbseitensymptomatik ist bei einer derartigen Vorgeschichte ein CT indiziert.

Die meisten subduralen Hämatome liegen über der Konvexität. Frontal und okzipital gelegene Hämatome kommen jedoch vor. Ebenso gibt es selten subdurale Hämatome über dem Zerebellum, die unter der Symptomatik eines Tumors der hinteren Schädelgrube manifest werden. Im weiteren Verlauf führt das subdurale Hämatom zu Hemiparesen, selten auch zu aphasischen Störungen. Beim chronischen subduralen Hämatom kommt es häufiger als beim akuten zu Stauungspapillen und Anfällen. Subdurale Hämatome sind nicht selten doppelseitig (Abb. 32.**9**).

Neoplasie

Blutungen in Tumoren können gelegentlich durch eine akut einsetzende Symptomatik einen vaskulären Insult bzw. eine intrazerebrale Blutung vortäuschen. In der Regel kommt es aber bei intrakraniellen Raumforderungen über eine langsam zunehmende Bewusstseinseintrübung nach vorausgehenden Hirndrucksymptomen (Stauungspapillen, Erbrechen, Kopfschmerzen, später allgemeine psychische Verlangsamung und affektive Nivellierung) und progressiv neurologischen Ausfällen bzw. auch fokalen oder generalisierten Krampfanfällen zum Koma. Der eigentliche Übergang ins Koma kann bei plötzlichen Mittelhirneinklemmungen relativ akut erfolgen. Unter *„cerebellar fits"* versteht man kurze Episoden mit Kopfschmerzen, Bewusstseinsverlust und Extensionshaltung von Kopf und Extremitäten, welche bei der Einklemmung von Kleinhirntumoren durch das Foramen magnum gesehen werden.

Hirnabszess

Eine Herdenzephalitis und ein Hirnabszess können mit einer ähnlichen Symptomatik wie ein Hirntumor einhergehen und sind differenzialdiagnostisch klinisch oft kaum abzugrenzen. Die diagnostische Trias Kopf-

Hypersomnie und exzessive Einschlafneigung

schmerzen, Fieber und fokal-neurologische Ausfälle wird nämlich in weniger als 50% der Patienten beobachtet. Hirnabzesse sind v.a. bei Patienten mit HIV, Bronchiektasen, Herzvitien und Morbus Osler gehäuft.

Bewusstseinsstörungen und die erwähnte Trias sind häufiger bei Eiteransammlungen subdural oder epidural (subdurales Empyem, epiduraler Abzsess), welche oft otogen bzw. per continuitatem entstehen.

32.3 Psychogenes Koma

Psychogene Bewusstseinsstörungen können sich u.a. als kurz dauernde synkopenähnliche Episoden, als automatische Handlungen (evtl. mit „fugue"), als katatoner Stupor (s.o.) und als anhaltender Sopor/Koma manifestieren. Beim psychogenen Koma wird ein Nystagmus nach kalorischer Prüfung gesehen. Patienten können auch einen reflektorischen Augenschluss bei passiver Augenöffnung und eine Blickwendung in Richtung der passiven Kopfbewegung aufweisen. Ein normales EEG und normale motorisch-evozierte Potenziale können zur Erkennung eines psychogenen Komas mit fehlenden motorischen Reizantworten beitragen.

32.4 Hypersomnie und exzessive Einschlafneigung

Unter Hypersomnie versteht man eine subjektiv empfundene exzessive Einschlafneigung/Tagesschläfrigkeit bzw. eine abnorme Schwierigkeit wach zu bleiben. Zunahme des Schlafverhaltens (bzw. Verlängerung der Gesamtschlafdauer) mit Einnicken während des Tages und/oder verlängertem Nachtschlaf können, müssen aber nicht gleichzeitig bestehen. Manche Autoren reservieren den Begriff Hypersomnie für eine Zunahme der Schlafmenge pro 24 Stunden. Gelegentlich ist die Hypersomnie von einer verkürzten Einschlaflatenz, von einem vertieften Schlaf und von einem erschwerten Erwachen (Schlaftrunkenheit) begleitet. Es besteht ein fließender Übergang zwischen einer physiologischen/leichten und einer pathologischen/exzessiven Einschlafneigung.

Klinik. Die *physiologische/leichte Einschlafneigung* tritt typischerweise in den ersten Nachmittagsstunden, nach Alkoholkonsum, in einer warmen Umgebung, bei langweiligen Tätigkeiten (u.a. als Beifahrer im Auto bei einer langen Fahrt) auf. Es finden sich keine Einschränkungen kognitiver Leistungen und keine erhöhte Unfallhäufigkeit.

Die *pathologische/exzessive Einschlafneigung* kann auch während körperlicher Aktivitäten (Sprechen, Essen, Gehen oder sogar beim Geschlechtsverkehr) auftreten und zu ungewollten Schlafepisoden führen. Das Vorliegen einer pathologischen Einschlafneigung sollte bei einem Epworth Sleepiness Score > 10–12 (Tab. 32.**5**) und bei der Anamnese einer Einschränkung kognitiver Leistungen und einer erhöhten Unfallhäufigkeit angenommen werden.

Automatische („non sense") Handlungen (Kleider in den Kühlschrank legen, Salz in den Kaffee tun, zum falschen Ort fahren, „Fugues" usw.) können im Rahmen von „Microsleep"-Episoden bei Patienten mit Hypersomnie (unabhängig von der Ursache) auftreten und u.a. zu Unfällen führen. Die Differenzialdiagnose zu Bewusstseinsstörungen v.a. epileptischer Natur kann manchmal Schwierigkeiten bereiten.

Ätiologie. Das *Schlafapnoe-Syndrom* (SAS) ist mit einer Prävalenz von 2–5% in der Normalbevölerung die häufigste Ursache einer exzessiven Tagesschläfrigkeit (Hypersomnie). Männliches Geschlecht, enger Rachenraum/Doppelkinn, Übergewicht und arterielle Hypertonie sind häufig bei SAS-Patienten. Leitsymptome einer schlafassozierten Atemstörung sind ein lautes, habituelles (fast jede Nacht auftretendes) Schnarchen, beobachtete Atempausen und ein unruhiger/nicht erholsamer Schlaf. Nur eine Minderheit leidet unter einer Hypersomnie. Patienten mit SAS weisen ein erhöhtes Risiko für Unfälle und kardiovaskuläre Erkrankungen auf.

Klinik und Differenzialdiagnose der *Narkolepsie* werden ausführlich in Kapitel 31 abgehandelt.

Ein *chronisches Schlafdefizit* (engl. sleep insufficiency) muss bei Hypersomniepatienten vermutet werden, welche an Arbeitstagen diskrepant weniger lang schlafen (> 2–3 Stunden Unterschied) als an den

Tabelle 32.5 Epworth-Sleepiness-Score
Wie oft passiert es, dass Sie in den folgenden Situationen einnicken oder einschlafen? Wenn Sie gewisse Situationen nicht erlebt haben, versuchen Sie sich bitte vorzustellen, wie es Ihnen dabei ergangen wäre (**0** nie, **1** selten, **2** manchmal, **3** oft):

beim Lesen
beim Fernsehen
an einem öffentlichen Ort inaktiv sitzend (z. B. Theater, Konferenz)
als Beifahrer im Auto (> 1 Stunde ohne Unterbrechung)
sitzend und sich mit jemandem unterhaltend
nach dem Mittagessen ruhig sitzend (ohne Alkohol)
in einem Auto, welches für einige Minuten im Verkehr stehen geblieben ist
total: (normal 3–10)

Wochenenden oder in den Ferien. Nach einer Verlängerung der Schlafdauer über mehrere Tage verbessert sich die Hypersomnie. Ein Aktivitätsmonitoring mittels Aktigraphie (am Handgelenk über 2–3 Wochen getragen) kann hierbei diagnostisch sein.

Die *idiopathische Hypersomnie (IH)* ist ca. 10-mal seltener als die Narkolepsie. Ihre Pathogenese ist unklar. Typisch hierfür sind neben der Hypersomnie ein verlängerter Nachtschlaf (bis zu 13–16 Stunden) und eine ausgeprägte morgendliche Schlaftrunkenheit. Die Symptomatologie tritt oft in der 2.–3. Lebensdekade auf, und eine positive Familienanamnese ist gelegentlich eruierbar. Auch nach einer Verlängerung der Schlafdauer über mehrere Tage bleibt die Hypersomnie unverändert.

Beim *RLS-/PLMS-Syndrom* (engl. restless legs/periodic limb movement in sleep), welches ca. 5 % der erwachsenen Bevölkerung befällt, ist eine Einschlaf- und Durchschlafinsomnie häufiger als eine Hypersomnie (nur ca. 10–20 % der Patienten). Die Hypersomnie wird auf die wiederholten Weckreaktionen in Zusammenhang mit periodischen Extremitätenbewegungen zurückgeführt. Ob eine Hypersomnie durch ein isoliertes PLMS (ohne RLS) erklärt werden kann, bleibt umstritten.

Eine *psychogene Hypersomnie* kommt u. a. bei Neurosen und Depressionen vor, wobei typischerweise eine Diskrepanz zwischen subjektivem und objektivem (s. u.) Schweregrad der Hypersomnie vorliegt. Diese Patienten weisen oft auch eine Fluktuation ihrer Beschwerden (u.U. saisonal) und Essverhaltensstörungen auf.

Hypersomnien im Rahmen von *neurologischen Erkrankungen* sind meistens aus dem klinischen Kontext erkennbar bzw. diagnostizierbar. Bei diesen Patienten ist die Unterscheidung zwischen Hypersomnie und Somnolenz (siehe Bewusstseinsstörungen) schwierig.

➤ Schwere Hypersomnien werden v. a. bei bilateralen thalamischen, hypothalamischen und mesenzephalen Läsionen (Insulte, traumatische Läsionen, Tumoren, Abzesse, Granulome) beobachtet. Bei Thalamusinsulten können die Patienten bis zu 16–20 Stunden pro Tag in einem schlafähnlichen Zustand verharren.
➤ Hypersomnie und Schlaf-Wach-Störungen sind auch charakteristisch für ZNS-Infektionen mit Influenzaviren und Trypanosomen (s. o.).
➤ Eine Hypersomnie ist besonders häufig bei der myotonen Dystrophie und bei Parkinson-Syndromen (u. a. bei der sog. diffusen Lewy-Body-Krankheit) anzutreffen.
➤ Ein dekompensierender Hydrozephalus kann sich mit einer zunehmenden Hypersomnie manifestieren.
➤ *Seltenere Ursachen* einer Hypersomnie sind ein Medikamenten- oder Drogenabusus und eine Hypothyreose. Die periodischen Hypersomnien (darunter das sog. Kleine-Levin-Syndrom, mit Megaphagie und Verhaltensauffälligkeiten assoziiert) sind sehr selten.

Differenzialdiagnose. Differenzialdiagnostisch muss eine Hypersomnie von einer Pseudo-Hypersomnie bzw. Müdigkeit („Energielosigkeit", z. B. beim *„chronic fatigue"* oder *Adynamie-Myalgie-Syndrom*) abgegrenzt werden, bei welchen der Schlafwunsch zwar hoch, die Einschlafneigung aber meist normal oder sogar erniedrigt ist.

Langschläfer sind normale Individuen, welche mehr als 9–10 Stunden Schlaf pro Tag benötigen. Bei ungenügender Schlafdauer können Langschläfer als Hypersomniker fehldiagnostiziert werden.

32.5 Koma bei Stoffwechselstörungen

Hypoglykämisches Koma

Die Glucose im Blut stellt für den Hirnstoffwechsel praktisch dessen einzige Energiequelle dar. Bei Gesunden mit konstanter Nahrungszufuhr wird der Blutzucker in engen Grenzen (3,3–5,6 mmol/l, 60–100 mg/dl) gehalten. Wenn die Blutzuckerkonzentration unter einen bestimmten Schwellenwert fällt und Hypoglykämiesymptome auftreten, werden gegenregulatorische Hormone freigesetzt.

Klinik. Die Hypoglykämiesymptome werden eingeteilt in:
➤ *adrenerge* Symptome (Aktivierung des sympathischen Nervensystems), die sich als Schwitzen, Zittern, Heißhunger, Herzklopfen, Angst, Blässe, Übelkeit äußern, sowie
➤ *neuroglykopenische* Symptome (Zeichen einer ungenügenden Versorgung des Gehirns mit Glucose) mit Störung kortikaler und subkortikaler Funktionen wie Kopfschmerzen, verschwommenes Sehen, Doppelbilder, Schwäche, Schwindel, Verwirrtheit, auffälliges Verhalten, Aggressivität, transiente Hemiparesen, Aphasien, Parästhesien bis zu Epilepsien, Krampfanfällen und Koma.

Eine Hypoglykämie kann *spontan* bzw. im *Nüchternzustand* als Folge einer organischen Grunderkrankung oder *reaktiv* nach Nahrungszufuhr auftreten oder *exogen* induziert werden (Tab. 32.**6**). Zudem gilt es bei Nachweis einer Hypoglykämie zwischen Patienten mit und solchen ohne Diabetes mellitus zu unterscheiden.

Patienten mit Diabetes mellitus

Bei Diabetikern wird das hypoglykämische Koma vorwiegend bei insulinbehandelten Patienten gesehen. Es handelt sich vorwiegend um Typ-1-Diabetiker, die zuviel Insulin im Verhältnis zu den eingenommenen Kohlenhydraten injiziert haben oder die Insulindosis

Koma bei Stoffwechselstörungen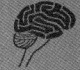

Tabelle 32.6 Differenzialdiagnose der Hypoglykämie

Ursache	Mechanismus der Hypoglykämie
Pankreatisch Insulinome: benigne, maligne Nesidioblastose (persistent hyperinsulinemic hypoglycemia of infancy, PHHI)	Hyperinsulinismus Mutation des Sulfonylharnstoffrezeptors (SUR) (defekter K-Kanal der Betazelle) $\Rightarrow$ Depolarisation der Zellmembran $\Rightarrow$ Ca^{++}-Einstrom
Extrapankreatische Tumoren mesenchymale Tumoren, Hämangioperizytome, Leberzellkarzinome	Sekretion von IGF-II durch Tumor
Autoimmun Autoimmun-Insulin-Syndrom (AIS)Antikörper gegen Insulinrezeptor	Insulin durch Autoantikörper gebunden und plötzlich freigesetzt
Medikamentös-toxisch Insulin, Sulfonylharnstoffe, Glinide, Insulin-Sekretagoga Pentamidin Salicylate Chinin, Chinidin, Chloroquin Alkohol in großen Mengen Akee-Frucht	Stimulation der Insulinsekretion Insulinfreisetzung durch Zytolyse Hemmungen der hepatischen Glukoneogenese Hemmung der hepatischen Insulindegradation Hemmung der Glukoneogenese Hypoglyzin A hemmt hepatische Glukoneogenese
Reaktiv nach Gastrektomie, nach Alkohol, postprandial (funktionell)	rasche Magenentleerung mit konsekutivem Hyperinsulinismus und Hypoglykämie
Leber- und Nierenkrankheiten hepatozelluläre Krankheiten, terminale Niereninsuffizienz	Hemmung der Glukoneogenese, verminderte Insulindegradation
Endokrinopathien Hypophyseninsuffizienz (partiell/total) Nebennierenrindeninsuffizienz	ACTH-Mangel, GH-Mangel Cortisol-Mangel
Angeborene Stoffwechselkrankheiten Glykogenosen hereditäre Fruktoseintoleranz	Defekt glykogenolytischer Enzyme Fructose-1,6-diphosphatase-Mangel (schwere Hypoglykämie!) $\Rightarrow$ defekte Glukoneogenese
Verschiedene Ursachen Sepsis, Anorexie, längeres Fasten, exzessive körperliche Aktivität	

bei vermehrter körperlicher Aktivität, Krankheit etc. nicht entsprechend reduziert haben. Seltener sind es insulinbehandelte Typ-2-Diabetiker oder Typ-2-Diabetiker, die mit Insulin, Sulfonylharnstoffen, Gliniden bzw. Thiazolidindionen (Insulin-Sensitizer) in Kombination mit Insulin behandelt werden. Hypoglykämien können besonders bei älteren Patienten, welche mit lang wirksamen Sulfonylharnstoffen therapiert werden, protrahiert und fatal verlaufen.

> Beim Vorliegen neurologischer Symptome bei Patienten mit Diabetes muss differenzialdiagnostisch immer an eine Hypoglykämie gedacht werden.

Differenzialdiagnose. Bei einem komatösen Diabetiker müssen neben dem hypoglykämischen aber immer auch das *hyperglykämische* und das *ketoazidotische diabetische Koma* erwogen werden. In der Regel kann das hypoglykämische Koma vom hyperglykämischen bzw. ketoazidotischen Coma diabeticum durch das Fehlen der ketoazidotischen Hyperpnoe und der Exsikkose (Haut, Schleimhäute, Bulbi) klinisch leicht differenziert werden. Nach Injektion von 20–40 ml hochprozentiger Glucoselösung tritt beim Vorliegen einer Hypoglykämie meist eine rasche, mitunter allerdings nur vorübergehende Besserung ein, während das hyperglykämische bzw. ketoazidotische Koma nicht beeinflusst wird.

Patienten ohne Diabetes mellitus

Hypoglykämien bei Patienten ohne Diabetes werden prinzipiell in *reaktive, postprandial* auftretende Hypoglykämien und organisch bedingte *Nüchternhypoglykämien* eingeteilt.

Reaktive Hypoglykämien

Bei den reaktiven, postprandial auftretenden Hypoglykämien stehen die sympathikotonen vegetativen Symptome ganz im Vordergrund, während Bewusstseinstrübungen oder andere zerebrale Störungen nicht vorkommen. Betroffen sind einerseits vegetativ labile, asthenische Personen, andererseits Patienten mit Sturzentleerungen des Magens nach Gastrektomie, Gastroenterostomie oder Vagotomie (sog. Spät-Dumping). Die Hypoglykämie tritt 1–3 h nach kohlenhydratreichen Mahlzeiten auf und ist mittels Glucosebelastung (Glucosetoleranztest) reproduzierbar, d. h. es kommt zu einer ausgeprägten reaktiven hypoglykämischen Phase mit Blutzuckerwerten unter 3,3 mmol/l (60 mg/dl) 2 Stunden nach oraler Gabe von Glucose, während im Fastentest kein signifikantes Absinken des Blutzuckers erfolgt.

Organisch bedingte Hypoglykämien

Die organisch bedingten Formen der Hypoglykämie treten vor allen im Nüchternzustand und damit am Morgen oder bei verlängerter Nahrungskarenz sowie bei körperlicher Aktivität (z. B. Sport) auf.

Pathogenetisch spielen eine Rolle:
- beim *Insulinom* der endogene Insulinüberschuss,
- bei *extrapankreatischen Tumoren* insulinähnliche Substanzen (IGF-II) oder eine vermehrte Glucoseutilisation,
- beim *Hypokortizismus* die verminderte Glukoneogenese,
- bei den *Leber- und Nierenerkrankungen* die eingeschränkte Glykogenreserve bzw. Glukoneogenese,
- bei *Enzymdefekten* die Blockierung der Glukoneogenese oder der Glykolyse.

Insulinom. Beim organischen Hyperinsulinismus liegt bei 70–80 % der Fälle ein einzelnes Insulin sezernierendes β-Zell-Adenom (Insulinom des Pankreas) vor. In den restlichen Fällen handelt es sich um multiple Adenome, Karzinome oder ganz selten um eine diffuse Hyperplasie (Nesidioblastose, persistent hyperinsulinemic hypoglycemia of infancy). Die hypoglykämischen Anfälle treten vor allem nüchtern (beim Fasten) oder nach körperlicher Anstrengung auf und haben die Tendenz, im Laufe der Krankheit an Schwere und Häufigkeit zuzunehmen.

Bei Verdacht auf das Vorliegen eines Insulinoms bzw. eines organischen Hyperinsulinismus soll unter klinischen Bedingungen ein *Fastentest* durchgeführt werden. Dabei wird in mindestens 6-stündlichen Abständen sowie beim Auftreten von hypoglykämieverdächtigen Symptomen eine Blutentnahme zur gleichzeitigen Bestimmung von Glucose, Insulin und C-Peptid im Plasma vorgenommen. Der Test soll, falls nicht vorher eine Hypoglykämie auftritt, über 72 Stunden durchgeführt werden. Beim Vorliegen eines organischen Hyperinsulinismus wird während des Fastentests die endokrine Insulinproduktion nicht supprimiert; die Plasmainsulinkonzentration bleibt im Vergleich zum Blutzucker inadäquat hoch. Die simultane Bestimmung des C-Peptids gibt Aufschluss über die endogene Insulinproduktion und ist somit wichtig, wenn es darum geht, einen endogenen Hyperinsulinismus gegen einen exogenen (z. B. Hypoglycaemia factitia) abzugrenzen.

Wenn ein organischer Hyperinsulismus biochemisch nachgewiesen ist, können zur *Lokalisationsdiagnostik* verschiedene Methoden angewendet werden, die sich oft gegenseitig ergänzen müssen.
- Die Methode mit der besten Treffsicherheit ist das *ASVS* (arterial stimulation and venous sampling), wobei Calciumgluconat in die A. pancreatica injiziert und das sezernierte Insulin in den Venen, welche die verschiedenen Regionen des Pankreas drainieren, bestimmt wird. Eine erhöhte Insulinkonzentration in einer bestimmten abführenden Vene lässt eine entsprechende Lokalisation des Tumors zu.
- *Ultraschall* und MRT werden häufig als erste Methode eingesetzt, wobei die Sensitivität und Spezifität wegen der häufig kleinen Tumoren (< 1 cm Durchmesser) unter 50 % liegen. Die *endoskopische Sonographie* kann in geübten Händen eine Treffsicherheit von 70 % erreichen.

Extrapankreatische Tumoren. Selten können extrapankreatische Tumoren zu Hypoglykämien führen, indem sie das insulinähnliche IGF-II sezernieren oder Glucose in großen Mengen metabolisieren oder die Glucosefreisetzung aus der Leber hemmen. Die Tumoren sind wegen ihrer Größe (Gewicht von mehreren Kilogramm) leicht aufzufinden, sind meist mesenchymalen Ursprungs (Fibrome, Fibrosarkome, Sarkome) oder Hepatome und befinden sich mehrheitlich im Retroperitonealraum bzw. in der Leber.

NNR-Insuffizienz. Die auf Cortisolmangel beruhende Hypoglykämie bei der primären oder sekundären (hypophysären) Nebennierenrindeninsuffizienz ist in der Regel dank des charakteristischen Aussehens der Patienten bzw. der spezifischen Klinik leicht von anderen Formen der Hypoglykämie abzugrenzen. Eine latente Nebennierenrindeninsuffizienz kann gelegentlich nach Absetzen einer längeren Behandlung mit pharmakologischen Dosen von Glucocorticoiden vorliegen. Unter zusätzlichem Stress kann es zu einem akuten Versagen mit Hypoglykämie kommen. Dasselbe gilt für Patienten mit Status nach Adrenalektomie unter einer Basissubstitution mit Cortison.

Fruktoseintoleranz. Bei der familiären, autosomal rezessiv vererbten Fruktoseintoleranz ist die Hypoglykämie ein Hauptsymptom. Betroffene Personen meiden in der Regel alle fruktosehaltigen Speisen.

Andere Ursachen von Hypoglykämien

- Auch ein *Mangel an Wachstumshormon* kann zu einer Störung der Glucosehomöostase mit Hypoglykämie führen.
- Eine seltene Ursache für Hypoglykämien stellen *Insulin(auto)antikörper* dar, welche im Rahmen eines

Koma bei Stoffwechselstörungen

Insulinautoimmunsyndroms vorkommen oder von Lymphomen produziert werden
➤ Zahlenmäßig mehr ins Gewicht fallen *exogen medikamentös-toxisch* induzierte Hypoglykämien. Neben der bereits erwähnten Überdosierung/Fehldosierung von Insulin oder Sulfonylharnstoffen und Gliniden (bzw. Kombination dieser Substanzen mit Thiazolidindionen) spielt die Alkoholintoxikation bei ungenügend ernährten Patienten eine wichtige Rolle. Die Ursache dafür ist eine Hemmung der hepatischen Glukoneogenese durch den Alkohol. Vereinzelt sind auch unter Salicylaten, Pentamidin, Chinin, Chloroquin und anderen Medikamenten (Mechanismus Tab. 32.**6**) sowie nach dem Genuss der Akee-Frucht, welche Hypoglyzin A enthält, das die hepatische Glukoneogenese hemmt, Hypoglykämien beschrieben worden.

Diabetisches Koma

Beim diabetischen Koma handelt es sich um eine akute, unbehandelt letal verlaufende Stoffwechseldekompensation in Folge eines Insulinmangels. Man unterscheidet grundsätzlich zwischen dem ketoazidotischen Coma diabeticum und dem hyperosmolaren (nicht azidotischen) Koma.

Ketoazidotisches Koma

Pathogenese. Die ketoazidotische Entgleisung ist die Folge eines akuten (absoluten) Insulinmangels und der Sekretion von gegenregulatorischen Hormonen. Bei akutem Insulinmangel stellt der Körper auf eine unkontrollierbare katabole Stoffwechsellage um. Als Folge davon treten eine Hyperglykämie mit osmotischer Diurese, Exsikkose und Elektrolytverlust sowie eine Hyperketonämie mit metabolischer Azidose auf. Wegen der extrazellulären Hyperosmolarität treten zerebrale Funktionsstörungen (bis zum Koma) auf. Das ketoazidotische Koma wird vorwiegend bei Typ-1-Diabetikern beobachtet und entwickelt sich über Stunden oder Tage als Folge einer ungenügenden Insulinzufuhr (vergessene Injektion, Insulinpumpendefekt), von gastrointestinalen Erkrankungen (Erbrechen, Diarrhö), Stressereignissen mit Anstieg kataboler Hormone, akuten Infekte etc.

Klinik. Die Klinik zeichnet sich aus durch Polyurie mit Durst, Müdigkeit, Appetitlosigkeit, Gewichtsabnahme und körperliche Schwäche. Gelegentlich klagen die Patienten über heftige Schmerzen im Oberbauch, (Pseudoperitonismus), was zusammen mit dem häufigen Erbrechen zu Verwechslungen mit einem akuten Abdomen Anlass geben kann. Leitsymptome des ketoazidotischen Komas sind:
➤ die tiefe, rasche Atmung (Kussmaul-Atmung) als Kompensation der Azidose sowie
➤ die Exsikkose mit trockener, schlaffer Haut, weichen Bulbi und leeren Halsvenen.

Labordiagnostik. Im Urin ist Glucose (+++) positiv, die Plasmaglucosekonzentration beträgt typischerweise zwischen 20 und 30 mmol/l (360–540 mg/dl), kann jedoch Werte bis über 50 mmol/l (über 900 mg/dl) erreichen, insbesondere wenn der Durst durch gesüßte Getränke gelöscht wurde. Der arterielle pH ist typischerweise < 7,3, und es besteht eine Anionenlücke von > 12 mmol/l (Tab. 32.**7**). Als Folge der Exikkose liegen eine Hämokonzentration sowie eine mäßige prärenale Niereninsuffizienz vor. Der renale Kaliumverlust wird oft durch die Azidose maskiert, welche eine Verschiebung des Kaliums aus dem Intra- in den Extrazellulärraum bewirkt. Die Höhe des Blutzuckerspiegels sagt nichts über die Schwere des Komas aus, hingegen besteht eine positive Korrelation zwischen Ketoazidose und Ausmaß der Bewusstseinsstörung.

Differenzialdiagnose. Das ketoazidotische Koma muss differenzialdiagnostisch vom hyperosmolaren (nichtazidotischen) Koma sowie von der Laktatazidose (s. dort) abgegrenzt werden.

Hyperosmolares (nichtazidotisches) Koma

Pathogenese. Beim hyperosmolaren diabetischen Koma ist eine gewisse Insulinsekretion und -wirkung noch vorhanden, womit eine überschießende Lipolyse bzw. Ketogenese (und Azidose) verhindert wird. Das hyperosmolare Koma betrifft mehrheitlich Patienten mit Typ-2-Diabetes, der gelegentlich bisher nicht bekannt war (Erstmanifestation). Auslöser der Stoffwechseldekompensation sind in der Regel Infektionskrankheiten (in 20–25% der Fälle), Myokardinfarkte, zerebrovaskuläre Insulte, Mesenterialinfarkte, gastrointestinale Blutungen, akute Pankreatitiden sowie der therapeutische Einsatz von Glucocorticoiden, Thiaziddiuretika, Calciumantagonisten, Betablockern, Proteasehemmern etc.

Klinik. Das Koma entwickelt sich bei den meist älteren Patienten über mehrere Tage bis Wochen und kann von neurologischen Symptomen (Krämpfe, transitorische Hemiparese) begleitet sein. Wegen der fehlenden Ketoazidose zeigen die Patienten keine Kussmaul-Atmung, während die Polyurie, die ausgeprägte Dehydratation, die Hyperosmolarität mit Hämokonzentration und Hypernaträmie, die mäßige Azotämie sowie die meist erhebliche Hyperglykämie mit Werten über 30 mmol/l (540 mg/dl) den beiden diabetischen Komaformen gemeinsam sind. In der Regel findet sich kein oder nur Spuren von Aceton (+) im Urin.

Komatöse Zustände

Tabelle 32.7 Differenzialdiagnose ketoazidotisches/hyperosmolares Koma

	Ketoazidotisches Koma	Hyperosmolares Koma
Alter	jedes	meist >50. Lebensjahr
Patienten	Diabetes mellitus Typ 1	Diabetes mellitus Typ 2
Beginn	1–24 Stunden	1 Tag bis 2 Wochen
Anamnese	– Polyurie, Polydipsie – Erbrechen – Gewichtsverlust	– Polyurie, inadäquate Flüssigkeitsaufnahme – Steroide, Diuretika
Symptome	– Somnolenz bis Koma – Kussmaul-Atmung – Acetongeruch	– Exsikkose – Somnolenz bis Koma – Atmung normal
Vollbild	– Koma – Hyporeflexie – Pseudoperitonismus	– Koma – Hyporeflexie – Krampfneigung
Plasmaglucose (mmol/l; mg/dl)	>14 (>250)	>33,3 (>600)
arterieller pH	<7,30	>7,30
Serumbikarbonat (mmol/l)	<15	>15
Serumosmolarität (mmol/kg)	<320	>320
Anionenlücke (mmol/l)	>12	variabel
Ketonkörper im Serum	moderat bis hoch	–/Spur
Ketonkörper im Urin	moderat bis hoch	–/Spur

Laktatazidotisches Koma

Pathogenese. Die Laktatazidose tritt einerseits bei einer verminderten Gewebsperfusion (z. B. infolge Herzversagen, Hypovolämie oder Sepsis) auf. Daneben wird sie aber auch als Begleiterscheinung bei Erkrankungen ohne systemische Gewebshypoxie beobachtet (Tab. 32.**8**). So können angeborene Enzymdefekte, ein schweres Leberversagen, Malignome und ein schlecht eingestellter Diabetes mellitus mit einer Laktatazidose einhergehen.

> Insbesondere stellt die Diabetestherapie mit Biguaniden bei gleichzeitig bestehender Nierenfunktionseinbuße ein hohes Risiko dar.

Auch eine Salicylatüberdosierung und eine Alkoholintoxikation können zur Laktatazidose führen.

Klinik. Die Patienten klagen über Appetitlosigkeit, Abdominalbeschwerden, Brechreiz und Erbrechen und können schließlich komatös werden. Die metabolische Azidose führt zur Hyperventilation. Mittels Bestimmung des Lactats im Blut wird die Diagnose gestellt.

Tabelle 32.8 Differenzialdiagnose der Laktatazidose

- Gewebshypoxie infolge Kreislaufschock
- Angeborene Enzymdefekte
- Begleiterscheinung bei schwerer Leberinsuffizienz und bei Malignomen
- Biguanidtherapie (insbesondere bei Nierenfunktionsstörung)
- Salicylatintoxikation
- Alkoholintoxikation

Andere stoffwechselbedingte Komaformen

Hepatisches Koma

Das hepatische Koma stellt das äußerste Ausmaß der hepatischen Enzephalopathie dar, die sich zunächst in Verwirrtheitszuständen und Verlangsamung der intellektuellen Fähigkeiten äußert, später in delirante Zustandsbilder und schließlich eben ins Koma übergehen kann.
Differenzialdiagnostisch bietet am ehesten die ethylische Enzephalopathie Schwierigkeiten, insbesondere, da beide Krankheiten oft beim gleichen Patienten vergesellschaftet sind. Zudem gilt es bei diesen Fällen, ein Subduralhämatom nicht zu übersehen.

Koma bei Stoffwechselstörungen

Pathogenese und klinisches Bild der hepatischen Enzephalopathie werden ausführlich in Kapitel 25 besprochen.

Urämisches Koma

Dank Nierenersatzverfahren bei der terminalen Niereninsuffizienz ist das urämische Koma heute eher zu einer Seltenheit geworden. In der Regel manifestiert sich die Nierenerkrankung durch eine Vielzahl anderer Symptome (s. Kapitel 29), bevor die urämische Enzephalopathie zum Koma führt, welches sich meist langsam aus einer zunehmenden Bewusstseinstrübung heraus entwickelt. Die Diagnosestellung bietet bei Nachweis eines stark erhöhten Kreatinins im Serum somit kaum besondere Probleme.

Differenzialdiagnose. Die hypertensive Enzephalopathie, die Wasserintoxikation sowie Azidosen anderer Genese (Ketoazidose, Laktatazidose, exogene Noxen) sind differenzialdiagnostisch abzugrenzen. Während die letzteren beiden durch geeignete Laboruntersuchungen erkannt werden können, bietet die hypertensive Enzephalopathie wesentlich mehr Schwierigkeiten. Das Ausmaß der Kreatininerhöhung und der Blutdrucksteigerung kann Hinweise geben.

Nebennierenkoma

Klinik. Die primäre Nebennierenrindeninsuffizienz ist selten einmal Ursache für einen komatösen Zustand, sei dies im Rahmen einer hypoglykämischen Episode, sei dies als eigentliche Addison-Krise. Diese kündet sich durch Nausea, Erbrechen, Durchfall sowie krampfartige Bauchschmerzen an. Der schon vorbestehend tiefe Blutdruck sinkt weiter ab, die Patienten werden zunehmend lethargisch, später komatös, was neben der typischen Hyperpigmentierung der Haut (Handlinien, Mamillen, Narben) und auch der Schleimhäute differenzialdiagnostisch weiterhelfen kann. Das Krankheitsbild tritt meist infolge einer Stresssituation mit akuter Überforderung der insuffizienten Nebennierenrinden (febriler Infekt, Brechdurchfall, Operation, Hitzeexposition, Überanstrengung) auf. Die Patienten sind dehydriert mit Oligurie und leichter Azotämie.

Diagnostik. Das Serumnatrium kann wegen der Hämokonzentration noch im Normalbereich liegen. Als Ausdruck des Cortisolmangels findet man eine erniedrigte Plasmaglucose und eine Eosinophilie.

Letztlich beweisend für die Diagnose einer Addison-Krise ist das stark erniedrigte Cortisol im Plasma bei erhöhtem ACTH. Allerdings muss bereits aufgrund der klinischen Symptome an die richtige Diagnose gedacht werden, da zur Einleitung der notwendigen therapeutischen Maßnahmen keinesfalls das Resultat der Cortisolbestimmung abgewartet werden darf.

Hypophysäres Koma

Die „Lethargia pituitaria" ist eine äußerst seltene Ursache für ein Koma und kommt durch einen kombinierten TSH-Thyroxin- und ACTH-Cortisolmangel zustande. Entsprechend finden sich nach gastrointestinalen Prodromalsymptomen eine zunehmend hypodyname Kreislaufsituation mit Bradykardie und Hypotonie sowie die Tendenz zu deutlicher Untertemperatur. Die Plasmaglucose ist oft erniedrigt. Das Koma tritt meistens nach lange vorbestehendem Panhypopituitarismus auf; entsprechend zeigen die Patienten eine wächserne Blässe, myxödematöse Hautveränderungen, den Verlust der sekundären Geschlechtsbehaarung sowie Zeichen eines endokrinen Psychosyndroms.

Als Ursache kommen Hypophysentumoren, Nekrosen des Hypophysenvorderlappens (Sheehan-Syndrom, Hypophysenapoplexie) oder Absetzen der Substitutionstherapie bei Panhypopituitarismus in Frage. Die Diagnose wird aufgrund erniedrigter Konzentrationen der peripheren Hormone bei gleichzeitig erniedrigten Hypophysenvorderlappenhormonwerten gestellt.

Myxödemkoma

Das klinische Bild des Myxödemkomas, das heute kaum mehr angetroffen wird, entspricht einer (endogenen) Hibernation und kann als Scheintod imponieren: herabgesetzte Atemtiefe und -frequenz, Kreislaufkollaps mit Hypotonie und Bradykardie sowie bei Abwesenheit infektiöser Komplikationen (Pneumonie häufig) tiefe Körpertemperatur. Auslösend wirken sedierende Medikamente (Barbiturate, Phenothiazide, Morphium usw.), eine Narkose, Infekte, Traumen, Stress. Der ausgeprägte myxödematöse Aspekt von Haut und Zunge, eine Strumektomienarbe oder u.U. eine viele Jahre zurückliegende Radiojodbehandlung, das große Herz, die Bradykardie, die stark verlangsamten bis fehlenden Muskeleigenreflexe und die deutlich erniedrigten Schilddrüsenhormonkonzentrationen erhärten die Diagnose.

Koma bei Vitamin-B_1-Mangel (Wernicke-Enzephalopathie)

Die sog. *Pseudoencephalitis haemorrhagica superior* mit perivaskulären Blutungen und Hyperplasien des Gefäßbindegewebes, vor allem in Mittelhirn, Hypothalamus und in den Corpora mamillarea wird durch Vitamin-B_1-Mangel bedingt. Ein solcher Mangel kann im Rahmen eines Alkoholismus, aber auch bei chronischer Dialyse, Hyperemesis gravidarum und konsumierenden Erkrankungen beobachtet werden. Das Syndrom geht mit Augenmuskelparesen, Ataxie und Somnolenz sowie häufig auch mit einer Verwirrtheit mit amnestischen Störungen (Korsakow-Syndrom) einher. Nur in seltenen Fällen liegt die klassische Triade (Verwirrtheit, Ataxie, Okulomotorikstörungen) vor. Sofern ein Koma auftritt, ist die Prognose stets zweifelhaft.

Koma bei Hyperviskositätssyndrom (Coma paraproteinaemicum)

Diese Komaform kann bei Patienten mit einer IgM-Paraproteinämie (Morbus Waldenström) beobachtet werden. Die klinischen Symptome sind auf Mikrozirkulationsstörungen infolge der stark erhöhten Serumviskosität zurückzuführen. Meist stehen die neurologischen Störungen mit Kopfschmerzen, Schwindel, Benommenheit, Koma und Krämpfen im Vordergrund.

Koma bei schweren Allgemeinerkrankungen

Bei vielen schweren Allgemeinerkrankungen wird im Verlauf oder terminal ein Koma beobachtet, so bei Infektionskrankheiten, insbesondere bei Septikämien, und bei Tumoren. Bei diesen Fällen gilt es, hinzutretende Komplikationen (Meningitis, Coma diabeticum oder hypoglycaemicum) nicht zu übersehen.

Koma bei Störungen des Wasser-, Elektrolyt- und Säure-Basen-Haushalts

Diese Störungen werden in Kapitel 30 abgehandelt.

32.6 Koma bei exogenen Intoxikationen

Bewusstseinsstörungen sind bei exogenen Vergiftungen häufig. Von 14 567 Giftexpositionen mit dokumentiertem Verlauf, die das Schweizerische Toxikologische Informationszentrum 1998–2000 registrierte, wiesen 7 % ein Koma auf.

Toxische Wirkungen auf das zentrale Nervensystem (ZNS) umfassen quantitative und qualitative Veränderungen der ZNS-Funktion. Die Tiefe der Bewusstseinsverminderung wird durch die Grade *Somnolenz, Sopor und Koma* angegeben. Qualitative Veränderungen der ZNS-Funktion treten meistens als *Agitation, Halluzinationen, Verwirrung oder Delirium* auf. Damit verbundene, häufig auftretende Symptome sind Krampfanfälle, Kopfschmerzen, Atemdepression und Störungen des Wärmehaushaltes (Hyperthermie oder Hypothermie). Toxisch bedingte ZNS-Veränderungen unterscheiden sich von nichttoxisch bedingten nicht grundsätzlich, jedoch weisen Bewusstseinsverminderung, Agitation, Delir mit fluktuierendem Verlauf eher auf eine toxische Genese hin.

Ursachen. Unter den verschiedenen Noxen, die zu einem Koma führen können, spielen Drogen und Medikamente die wichtigste Rolle. Die Umstände, unter denen der Patient gefunden wird, geben wichtige Hinweise auf die zugrunde liegende Noxe. Da der Patient selbst keine anamnestischen Angaben machen kann, sind Auskünfte von Drittpersonen besonders hilfreich. Wichtige Ursachen für ein exogenes Koma führt die Tab. 32.**9** auf.

Klinik und Diagnostik. Die klinischen Symptome (Tab. 32.**10**), die auf die Art der Vergiftung hinweisen, treten häufig als typische Komplexe auf (sog. „Toxidrome"). Wenn aber, wie es oft geschieht, verschiedene Substanzen gleichzeitig beteiligt sind, wird das klinische Bild verwischt, und die Diagnose kann nur durch toxikologische Analysen von Körperflüssigkeiten erhärtet werden. Die ersten klinischen Entscheidungen müssen somit bei akuten Vergiftungen allein aufgrund unsicherer anamnestischer Angaben getroffen werden, und die ersten Maßnahmen müssen symptomorientiert durchgeführt werden. Während die Identität der Noxe durch analytische Untersuchungen im Verlauf meistens geklärt werden kann, bleibt die Dosis praktisch immer unsicher.

Intoxikationen mit illegalen Drogen

Während Narkotika mit steigender Dosis zu einer zunehmenden ZNS-Depression führen, kommt es bei den Stimulanzien zunächst zu einer ZNS-Exzitation, die erst in hohen Dosen ins Koma umschlägt.

Tabelle 32.9 Medikamente, Drogen und Gifte, die ein Koma auslösen können

Mechanismus	Substanzen oder Substanzklassen
Generalisierte ZNS-Depression	Anticholinergika, Antihistaminika, Barbiturate, Meprobamat, Methaqualon, Benzodiazepine, Carbamazepin, Alkohole (Ethanol, Methanol, Isopropanol, Ethylenglykol), Gammahydroxybutyrat, Phenothiazine, trizyklische Antidepressiva, Valproinsäure
Sympatholytische Wirkung	Clonidin, Imidazoline (Tetrahydrozolin, Oxymetazolin), Methyldopa, Opiate
Zelluläre Hypoxie	Kohlenmonoxid, Zyanide, Schwefelwasserstoff, Methämoglobinbildner, Natriumazid
Andere	Bromide, Diquat, Disulfiram, Antidiabetika, Lithium, Phencyclidin, Phenylbutazon und andere Enolsäurederivate, Salicylate, Mefenaminsäure, Cholinesterasehemmer

aus: Olson KR. Poisoning and Drug Overdose. 4th ed. 2004.

Koma bei exogenen Intoxikationen

Die Vergiftung mit *Opiaten* und *Barbituraten* ist typischerweise von einer Atemdepression begleitet. *Cannabinoide* führen neben Schläfrigkeit gelegentlich zu psychotischen Reaktionen (v.a. in höheren Dosen und nach oraler Einnahme). *Stimulanzien* und *Sympathomimetika* führen zur ZNS-Exzitation mit Erregung, Agitation, Hypertonie und Tachykardie, in höheren Dosen zusätzlich zu Delir, Halluzinationen, Krampfanfällen und Hyperthermie.

Gammahydroxybutyrat (GHB; Abb. 32.**10**) und seine chemischen Verwandten Gammabutyrolacton (GBL) und 1,4-Butandiol (1,4-BD), die in den letzten Jahren in der Partyszene und bei den Bodybuildern zunehmend missbraucht werden, führen aufgrund ihrer Wirkung als Analoga des inhibitorischen Neurotransmitters Gamma-Aminobuttersäure (GABA) zum Koma ohne nennenswerte Beeinträchtigung der Atmung. Typischerweise kommt es nach 3–4 Stunden zum fast schlagartigen Erwachen ohne Rebound oder Hangover. *Cocain* verursacht Vasospasmen mit Erhöhung des Blutdruckes, was zu Ischämien (Gehirn, Herz, Splanchnium) und Blutungen führen kann. Bei *Heroin* können ein Lungenödem und ein akutes Abdomen beobachtet werden. Die wichtigsten Symptome und Befunde sind in Tab. 32.**10** zusammengefasst.

Differenzialdiagnose. Das Ansprechen auf die diagnostische Gabe eines Opiatantagonisten (Naloxon) stellt ein hilfreiches differenzialdiagnostisches Mittel bei der Abklärung eines unklaren komatösen Zustandes dar. Vor der probatorischen Gabe des Benzodiazepinantagonisten Flumazenil muss hingegen gewarnt werden, weil der Wegfall der Benzodiazepinwirkung zu einer Senkung der Krampfschwelle führt. Bei erhöhter Krampfneigung, wie z. B. durch die Einnahme krampferzeugender Gifte (wie trizyklische Antidepressiva), können so Konvulsionen ausgelöst werden.

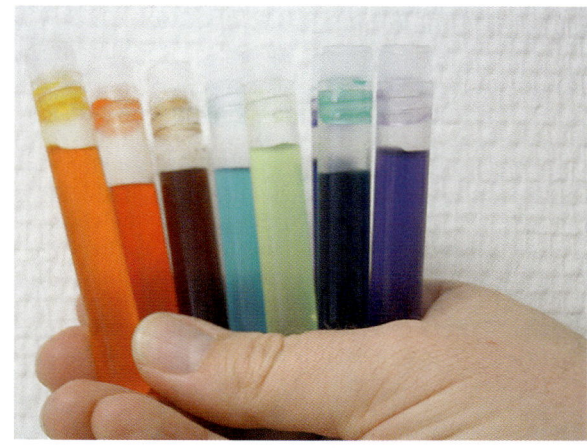

Abb. 32.10 Gammahydroxybutyrat (GHB) wird teils in Kapseln, meist aber als eingefärbte Flüssigkeit in verschiedensten Farben in Kunststoffröhrchen mit 5 ml Inhalt verkauft.

Intoxikationen mit Sedativa und Hypnotika

Die Vergiftung mit *Benzodiazepinen* führt neben der typischen ZNS-Depression zu leichtem Blutdruckabfall mit Bradykardie und muskulärer Hypotonie. Leichtere Vergiftungen sind durch Schwindel, Ataxie und Dysarthrie gekennzeichnet. Während eine Atemdepression bei reiner Benzodiazepinintoxikation ohne kardiopulmonale Vorerkrankungen selten ist, kommt es bei der *Barbituratvergiftung* neben dem Blutdruckabfall regelmäßig zu Atemdepression. Bei Vergiftungen mit Chloralhydrat und Methaqualon treten Hyperreflexie, Myoklonien und Krampfanfälle auf.

Tabelle 32.10 Wichtigste Symptome und Befunde bei Drogenintoxikation

	ZNS	Pupillen	Atmung	Kreislauf
Opiate	Somnolenz, Koma	Miosis	Atemdepression, Lungenödem	Kreislaufdepression, Rechtsherzendokarditis
Cocain	Euphorie, evtl. Delirium	Mydriasis	Atemfrequenzanstieg	Puls- und Blutdruckanstieg, Koronarspasmen
Amphetamine	Erregung	Mydriasis	Atemfrequenzanstieg	Puls- und Blutdruckanstieg
Barbiturate	Somnolenz, Koma	wechselnde Reaktion	Atemdepression	Blutdruckabfall
Gammahydroxybutyrat	Koma, evtl. Agitation		nur selten Atemdepression	Bradykardie
Anticholinergika	Koma, Delirium, Agitation, Halluzinationen, Krampfanfälle	Mydriasis	unverändert	Tachykardie
Halluzinogene	Halluzinationen	Mydriasis	unverändert	Puls- und Blutdruckanstieg
Cannabis	Euphorie	Mydriasis	bronchiale Hyperreagibilität	

Psychopharmakaintoxikation

Sowohl *Antidepressiva* als auch *Neuroleptika* haben in hohen Dosen eine dämpfende Wirkung auf das Zentralnervensystem, die mindestens teilweise die Folge ihrer zentralen anticholinergen Eigenschaften ist. Diese sind auch die Ursache für tonisch-klonische Krämpfe. Die trizyklischen Antidepressiva mehr als die Neuroleptika führen durch ihre chinidinartige Wirkung auf das Myokard zur Hemmung des Natriumeinstroms mit QRS-Verbreiterung, Verminderung der Kontraktilität (arterielle Hypotonie) und ventrikulären Rhythmusstörungen. Häufig besteht auch eine Verlängerung des QT-Intervalls im EKG.

Anticholinergika

Ausgeprägte anticholinerge Eigenschaften haben trizyklische Antidepressiva, Antihistaminika (v. a. Diphenhydramin), Antiparkinsonmittel, Scopolamin und Atropin (auch in Pflanzendrogen wie Tollkirsche, Datura).

Die anticholinerge Wirkung führt neben der ZNS-Depression zu Agitation, Halluzinationen, Krampfanfällen und zu peripheren anticholinergen Zeichen (Mundtrockenheit, Mydriasis, Tachykardie, warme, gerötete, trockene Haut, Harnverhalten, Darmatonie). Das Delirium mit stark motorischer Unruhe geht bei tödlich verlaufenden Vergiftungen rasch in ein tiefes Koma über.

Intoxikationen mit Analgetika und Antipyretika

Die Medikamente aus der Analgetika-/Antipyretika-Gruppe sind sehr oft als Kombinationspräparate im Handel. Die wichtigsten Wirkstoffe sind die *Acetylsalicylsäure,* das *Paracetamol,* die *Mefenaminsäure* sowie die *Pyrazolderivate.* Bei der Einnahme entsprechend großer Mengen kann jede dieser Substanzen zum Koma führen.

➤ Die leichte *Salicylatvergiftung* führt zu Nausea und Erbrechen, Tinnitus, Abdominalschmerz, Temperaturerhöhung und Lethargie. Mit zunehmender Schwere treten zusätzlich zunächst Hörverlust, Agitation, Verwirrung, Fieber, dann Koma, Konvulsionen, Lungenödem, Koagulopathie und Elektrolytstörungen auf. Typischerweise liegt eine verstärkte tiefe Atmung infolge einer Reizung des Atemzentrums vor. In der Blutgasanalyse wird bei leichten Salicylatvergiftungen und bei schweren Formen im Initialstadium eine charakteristische Kombination von metabolischer Azidose (mit negativem Basenüberschuss) mit respiratorischer Alkalose (pH leicht im alkalischen Bereich) gesehen. Bei der fortgeschrittenen schweren Salicylatvergiftung überwiegt dann die dekompensierte metabolische Azidose, die ein prognostisch schlechtes Zeichen ist.

➤ Beim *Paracetamol* ist als wichtigste toxische Wirkung eine schwere Leberzellschädigung beschrieben, die zu einem Leberzerfallkoma führen kann. In diesem Stadium sind jedoch immer auch andere klinische Zeichen der Leberinsuffizienz feststellbar. Im Frühstadium, wenn die antidotale Gabe von N-Acetylcystein noch wirksam ist, sind die Patienten oft asymptomatisch.
➤ Die *Pyrazolderivate* können epileptische Krämpfe auslösen.
➤ Eine toxikologische Ausnahme unter den nichtsteroidalen Antirheumatika ist die *Mefenaminsäure.* Sie führt bereits in sehr niedrigen Dosen ($>3,5$ g) zu Koma, Krampfanfällen und metabolischer Azidose.

Alkoholintoxikation

Ethanol. Die akute Ethanolintoxikation führt nur selten zu einem tiefen Koma. Auffallend sind das stark gerötete Gesicht, der schnelle Puls mit tiefem Blutdruck und die kühle, feuchte Haut. Die Bewusstseinslage ist oft stark fluktuierend. Die Kombination mit Tranquilizern oder Schlafmitteln ist häufig und führt durch Potenzierung der Wirkung rasch zum Koma. Es besteht eine Neigung zur Hypoglykämie, und es kann zur alkoholischen Ketoazidose kommen.

Differenzialdiagnostisch ist beim Alkoholiker mit Bewusstseinstrübung an ein chronisches Subduralhämatom, an eine traumatische Hirnschädigung oder an ein Wernicke-Syndrom zu denken.

Methanol und Ethylenglykol. Gefährlicher als die Ethanolvergiftung sind Intoxikationen mit Methanol und Ethylenglykol. Beide Substanzen werden als technische Lösungsmittel bzw. als Frostschutz verwendet und führen akut zunächst zu Trunkenheit und Bewusstlosigkeit, im Labor zu erhöhter Osmolücke. Mit fortschreitender Metabolisierung wird dieser Zustand abgelöst von einer schweren metabolischen Azidose mit erhöhter Anionenlücke. Bei der Ethylenglykolvergiftung können im Urinsediment Oxalakristalle nachgewiesen werden.

Lösungsmittelintoxikation

Lösungsmittel zeichnen sich durch ihre niedrige Viskosität und hohe Flüchtigkeit aus. Alkohole, Ether und Ester sind hydrophiler und deutlich weniger toxisch als aliphatische, aromatische und halogenierte niedermolekulare Kohlenwasserstoffe. Die aliphatischen Kohlenwasserstoffe weisen die geringste, die halogenierten Kohlenwasserstoffe die höchste Toxizität auf. Die toxischen Wirkungen hängen zudem stark von den Expositionsumständen ab: Beim Verschlucken niedrigvisköser Kohlenwasserstoffe (Benzin, Petrol, Lampenöl) steht die tracheobronchiale Aspiration mit der daraus folgenden chemischen Pneumonitis im Vordergrund. Nach der oralen Einnahme größerer Mengen niedrigviskoser Kohlenwasserstoffe sowie nach deren Inhalation können ZNS-Depression und Herzrhythmusstörungen auftreten. Aufgrund ihrer zentralnervösen Wirkungen werden (v. a. aromatische) Kohlenwasserstoffe als *Schnüffelstoffe* missbraucht. Einige halogenierte Kohlenwasserstoffe sind hepatotoxisch (z. B. Tetrachlorkohlenstoff). Nichthalogenierte Kohlenwasserstoffe riechen nach Benzin, halogenierte (v. a. chlorierte) nach Chloroform.

Kohlenmonoxid-(CO-)Intoxikation

> Das rosige Aussehen gilt zwar als klassisches Zeichen der akuten schweren CO-Vergiftung, ist aber meistens nicht sichtbar.

Mit zunehmender Dauer und Schocktiefe kommt es eher zu einer zyanotisch-lividen Verfärbung der Haut. Die Häufigkeit der CO-Vergiftung hat dank der Entgiftung des Leuchtgases gegenüber früheren Jahren stark abgenommen, wichtige Quellen sind heute defekte Heizungen sowie Rauchgase und Abgase von Fahrzeugen mit Verbrennungsmotoren.

Klinisch kommt es zunächst zu Kopfweh, Müdigkeit, Schwindel und Nausea, bei fortgesetzter Exposition zu Bewusstseins- und Konzentrationsstörungen, Atemnot, Synkope, Koma, Krampfanfällen und Herzrhythmusstörungen. Der Labornachweis ist einfach durch eine Blutgasanalyse zu führen, wenn das Gerät über CO-Oximetrie verfügt. In schweren Fällen besteht eine Laktatazidose.

Intoxikation mit Zyankali (Blausäure) und Schwefelwasserstoff

Die wichtigsten Quellen der *Blausäurevergiftung* sind die Rauchvergiftung und die industrielle, berufliche Exposition (z. B. bei der Galvanisierung). Suizidversuche und kriminelle Vergiftungen sind weniger häufig. Vergiftungen mit Blausäure (HCN) oder einfachen Zyanidsalzen (z. B. Kaliumzyanid) verlaufen schneller als mit komplexen Salzen (z. B. Silberzyanid). Noch langsamer kommt es nach Ingestion von zyanogenen Glykosiden (z. B. aus Steinobstsamen) oder organischen Zyanidverbindungen (Nitrile) zu Symptomen.

Klinik. Typische Symptome bei leichten, nichttödlichen Vergiftungen sind Kratzen im Hals, Atemnot, Kopfschmerzen, Sehstörungen, Schwindel, Herzklopfen, Erbrechen, Stuhldrang, Angst, Krämpfe, Lähmungen, Schwäche, Ohnmacht, gerötetes Gesicht, Erstickung. Im Labor findet man eine ausgeprägte Laktatazidose. Schwere Fälle führen rasch zur Bewusstlosigkeit, Tachykardie, Konvulsionen, maximaler Pupillenerweiterung und zum Tod, der unter Umständen auch ganz plötzlich auftreten kann.

Vergiftungen mit *Schwefelwasserstoff* (z. B. aus Jauchegasen) führen zu einem der Zyanidvergiftung vergleichbaren Zustand.

Literatur

Bassetti C, Mathis J, Gugger M, Lövblad K, Hess CW. Hypersomnia following thalamic stroke. Ann Neurol 1996; 39(4): 471–80.

Bassetti CL, Gugger M. Sleep disordered breathing in neurologic diseases. Swiss Medical Weekly 2002; 132: 109–15.

Chiasson JL, Aris-Jilwan N, Bélanger R, Bertrand S, Beauregard H, Ekoe JM, Fournier H, Havrankova J. Diagnosis and treatment of diabetic ketoacidosis and the hyperglycemic hyperosmolar state. CMAJ 2003; 168: 859.

Dart RC (ed.). Medical Toxicology. 3rd. ed. Philadelphia: Lippincott Williams & Wilkins 1997.

Doppman JL, Chang R, Fraker DL, Norton JA, Alexander AR, Miller DL, Collier E, Skarulis MC, Gorden P. Localization of insulinomas to regions of the pancreas by intra-arterial stimulation with calcium. Ann Int Med 1995; 123: 269.

Doppman JL, Shawker TH, Miller DL. Localization of islet cell tumors. Gastroenterol Clinics of North America 1989; 18: 793.

Fisher CM. The neurological examination of the comatose patient. Acta Neurologica Scandinavica 1969; 45(Suppl. 36): 1–56.

Goldfrank LR et al. (eds.). Goldfrank's Toxicologic Emergencies. 7th. ed. New York: McGraw-Hill 2002.

Greenspan FS, Gardner DG. Basic and clinical endocrinology. 7th ed, Mc Graw Hill 2004.

Kupferschmidt H, Scholer A, Rentsch K, Meier-Abt PJ. Intoxikationen mit Arzneimitteln. In: Sekt. Klin. Pharmakologie der Schweiz. Gesellschaft für Pharmakologie und Toxikologie (Hrsg.). Grundlagen der Arzneimitteltherapie. 15. Aufl. Basel: Documed AG 2001 p. 157–68.

Kupferschmidt H, Wyss PA, Fattinger K, Meier-Abt PJ. Medizinische Probleme beim Konsum illegaler Drogen. In: Sekt. Klin. Pharmakologie der Schweiz. Gesellschaft für Pharmakologie und Toxikologie (Hrsg.). Grundlagen der Arzneimitteltherapie. 15. Aufl. Basel: Documed AG 2001 p. 241–9.

Plum F, Posner JB. The diagnosis of stupor and coma. 3rd. ed. Philadelphia: F.A. Davis Company 1980.

Schumacher B, Lubke HJ, Frieling T, Strohmeyer G, Starke AA. Prospective study on the detection of insulinomas by endoscopic ultasonogaphy. Endoscopy 1996; 28: 273.

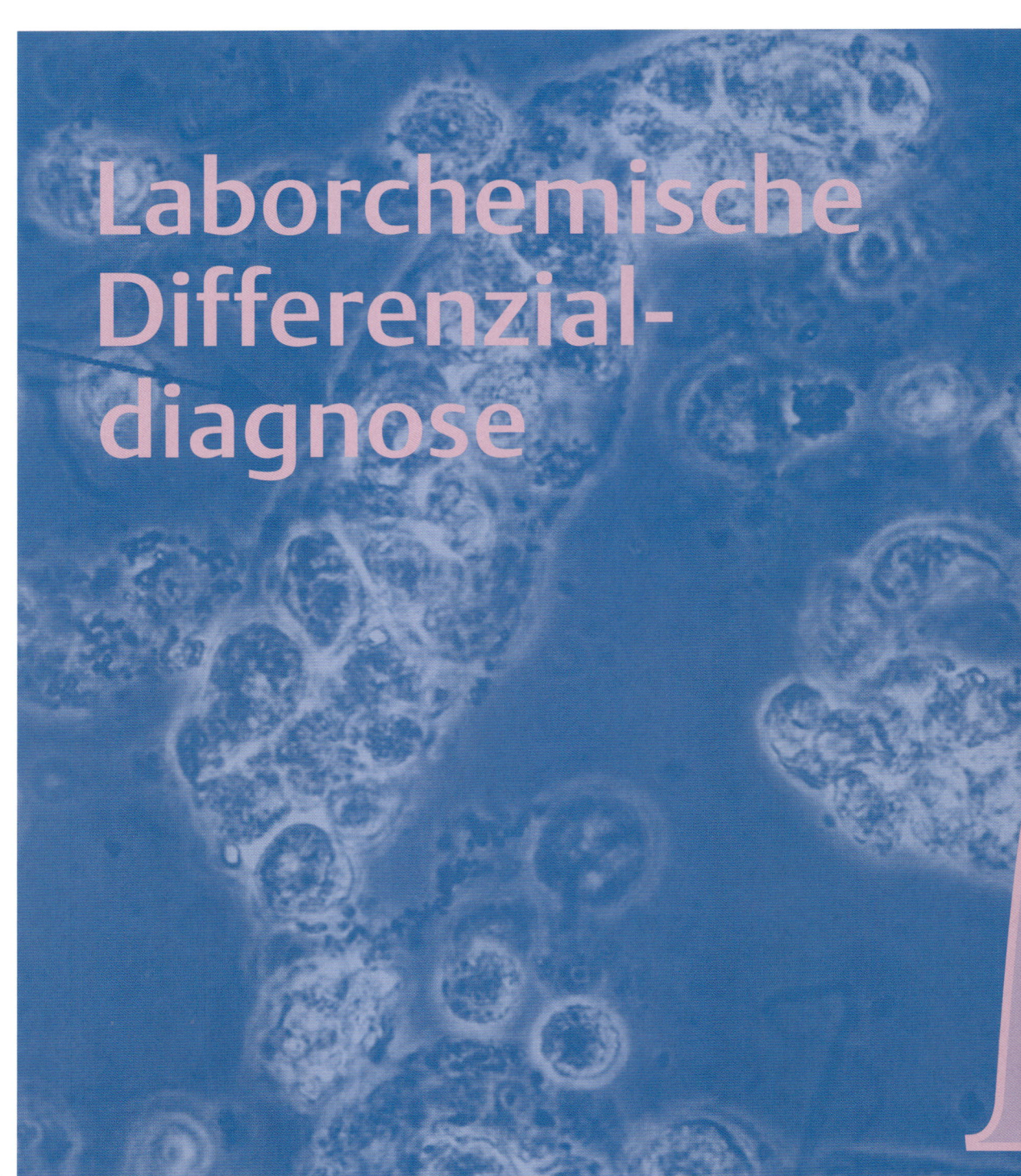

Laborchemische Differenzial-diagnose

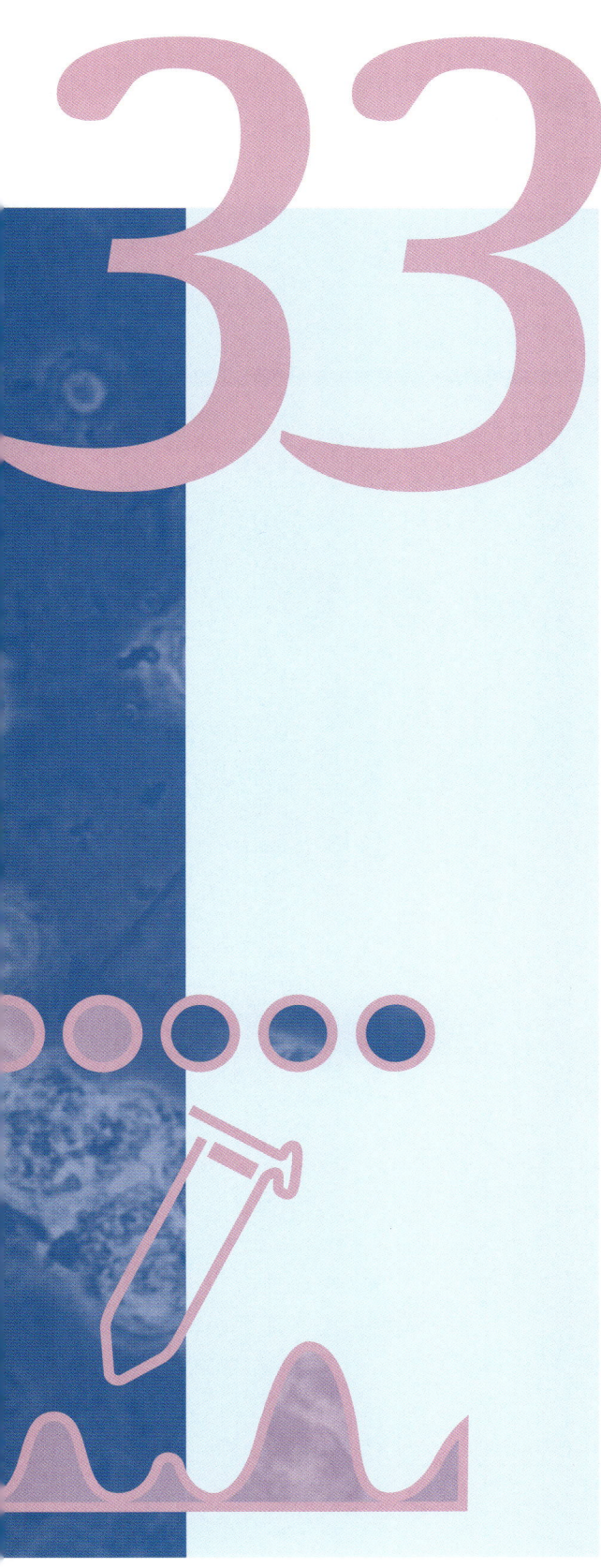

33 Differenzialdiagnostik der Ergebnisse häufiger Laboruntersuchungen

A. von Eckardstein

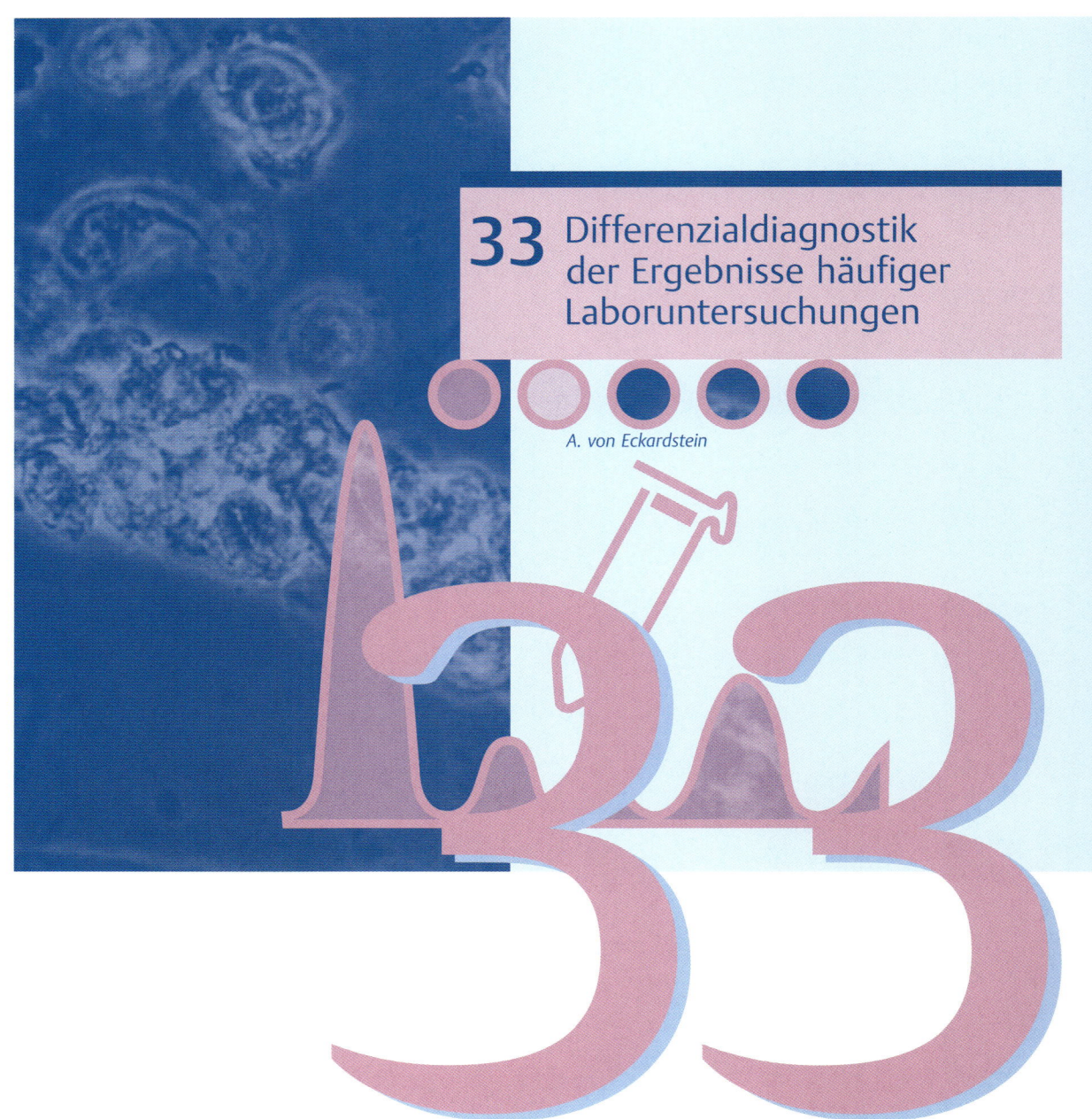

33 Differenzialdiagnostik der Ergebnisse häufiger Laboruntersuchungen

A. von Eckardstein

Differenzialdiagnostik der Ergebnisse häufiger Laboruntersuchungen

33.1 Einleitung 1025

33.2 Laborparameter 1025

- Albumin 1025
- Aldosteron 1026
- Alkalische Phosphatase (AP) 1027
- α-Fetoprotein (AFP) 1028
- Aminotransferasen (Transaminasen: ALT/GPT und AST/GOT) 1029
- Ammoniak 1030
- Amylase und Pankreasamylase 1030
- Anionenlücke 1031
- Antineutrophile Zytoplasmaantikörper (ANCA) 1032
- Antinukleäre Antikörper (ANA) 1032
- Bikarbonat 1033
- Bilirubin 1033
- Blutbild 1034
- Brain natriuretic peptide (BNP); N-terminales pro brain natriuretic peptide (NT-proBNP) 1034
- CA 125 1035
- CA 15–3 1035
- CA 19–9 1036
- Calcium 1036
- Carzinoembryonales Antigen (CEA) 1037
- Chlorid 1038
- Cholesterin 1039
- Cholinesterase (CHE) 1039
- Cortisol 1039
- C-Peptid und Insulin 1040
- C-reaktives Protein (CRP) 1040
- Creatinkinase (CK und CK-MB) 1041
- D-Dimere 1042
- Eisen 1042
- Erythrozyten 1043
- Ferritin 1043
- Fibrinogen 1043
- Folsäure 1044
- Follikelstimulierendes Hormon (FSH) 1045
- Gamma-Glutamyltransferase (γGT) 1045
- Glucose 1045
- Gonadotropine 1046
- Hämatokrit 1047
- Hämoglobin 1047
- Haptoglobin 1047
- Harnsäure 1048
- Harnstoff 1049
- HDL-Cholesterin 1049
- Homocystein 1050
- Humanes Choriongonadotropin (HCG) 1050
- Immunglobuline A, G und M 1051
- Immunglobulin E 1052
- Kalium 1052

33 Differenzialdiagnostik der Ergebnisse häufiger Laboruntersuchungen

Komplementfaktoren C3 und C4	1054
Kreatinin	1055
Kupfer	1055
Lactat	1056
Lactatdehydrogenase	1057
LDL-Cholesterin	1058
Leukozyten	1058
Lipase	1058
Lipidstatus	1058
Luteinisierendes Hormon (LH)	1060
Magnesium	1060
Myoglobin	1061
Natrium	1061
Osmolalität und osmotische Lücke	1063
Parathormon (PTH) (intaktes PTH, iPTH)	1063
(aktivierte) Partielle Thromboplastinzeit (PTT, aPTT)	1064
pCO_2	1064
pH	1064
pO_2	1064
Phosphat	1064
Procalcitonin	1066
Prolaktin	1066
Prostataspezifisches Antigen (totales und freies) (PSA)	1067
Protein (gesamt)	1067
Proteinelektrophorese	1067
Prothrombinzeit (PTZ, Quick, Thromboplastinzeit, International Normalized Ratio = INR)	1068
Renin	1068
Rheumafaktor (RF)	1069
Sauerstoff (Sauerstoffpartialdruck = pO_2; Sauerstoffsättigung = sO_2; Anteil des oxygenierten Hämoglobins = $fHbO_2$; Sauerstoffkonzentration = ctO_2)	1069
Säure-Base-Status	1070
Selen	1072
Testosteron	1072
Thrombozyten	1073
Transaminasen	1073
Transferrinsättigung	1073
Triglyceride	1074
Troponin T und Troponin I	1074
TSH	1074
Thyroxin, Tetrajodthyronin (totales und freies; T_4, fT_4), Trijodthyronin (totales und freies; T_3, fT_3)	1075
Urinstatus	1076
Urinsediment	1076
Vitamin B_{12}	1076
Zink	1077

Laborparameter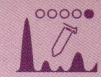

33.1 Einleitung

In diesem Kapitel werden differenzialdiagnostische Alternativen für eine Auswahl von Laborparametern dargestellt. Angesichts der Vielzahl von möglichen Laboruntersuchungen und angesichts des limitierten Platzes für dieses Thema in diesem Buch musste eine Auswahl getroffen werden. Hierfür orientierten wir uns an den häufigsten am Universitätsspital Zürich durchgeführten Laboranalysen und an den Parametern, die im Rahmen der Grundversorgung in ärztlichen Praxen analysiert werden dürfen. Nicht berücksichtigt wurden in diesem Kapitel Untersuchungen der zellulären Bestandteile des Blutes sowie Urinuntersuchungen, welche in anderen Kapiteln des Buches abgehandelt werden (s. Kapitel 13, 14 und 29).

Ebenfalls aus Platzgründen wurde der tabellarische Stil gewählt und werden keine Hintergrundsinformationen zur Präanalytik und Analytik dargestellt. Hier sei der Leser auf spezielle und ausführliche Fachliteratur verwiesen (s. Literatur). Lediglich Indikationen, Referenzbereiche und die wichtigsten Einfluss- und Störfaktoren sind aufgeführt.

Referenzbereiche sind häufig methodenabhängig, weshalb der Leser ausdrücklich auf die Notwendigkeit hingewiesen sei, die hier beschriebenen und für das Universitätsspital Zürich geltenden Referenzbereiche nicht unkritisch zu übernehmen, sondern sich primär an denen des eigenen Labors zu orientieren.

Bei den Einfluss- und Störfaktoren wurde das Schwergewicht auf solche gelegt, welche präanalytisch relevant sind und deshalb vom Arzt kontrolliert werden.

Als ergänzende und weiterführende Laboruntersuchungen werden solche aufgeführt, die differenzialdiagnostisch weiterführen können oder für die Verlaufs- und Therapiekontrolle relevant sind. Die in Klammern gesetzten Parameter sind als fakultativ anzusehen. Die in Anführungszeichen gesetzten Parameter verweisen auf zusätzliche Informationen, die unter dem jeweiligen Parameter aufgeführt sind.

33.2 Laborparameter

Albumin

Indikation: Differenzialdiagnose Ödeme, Verlaufsbeurteilung akuter Lebererkrankungen und der Leberzirrhose sowie des nephrotischen Syndroms, Schock, Verbrennungen, Index des Ernährungsstatus bei Intensivpatienten.

Normalwerte:
< 15 Jahre: 38–54 g/l,
15–60 Jahre: 35–52 g/l,
> 60 Jahre: 32–46 g/l.

Einfluss- und Störfaktoren: bis um 10 % falsch hohe Werte durch Hämokonzentration, wenn der Patient nicht liegt oder 15 min sitzt, bis um 20 % erniedrigte Werte bei Schwangerschaft, Infusionstherapie, Polydipsie (Pseudohypoproteinämie, Hämatokrit als Kontrollparameter), Pseudohyperalbuminämie bei Dehydratation (Hämatokrit als Kontrollparameter), Röntgenkontrastmittel, Ampicillin.

Bewertung:

Erniedrigt		
Differenzialdiagnosen	**Ergänzende, weiterführende Laboruntersuchungen**	**Siehe Kapitel**
Leberzirrhose	großes Blutbild, Natrium, Kalium, Calcium, Bilirubin, ALT, γGT, CHE, Quick, (Ammoniak, AFP)	12, 25
Proteinmangelernährung (z. B. Hunger, Anorexie, gastrointestinale Tumoren, länger dauernde aminosäurefreie Infusionstherapie)	großes Blutbild, Natrium, Kalium, Calcium, Osmolalität, Säure-Base-Status, Glucose, Kreatinin, Harnstoff, Lactat, Lipidstatus, Gesamteiweiß, Quick, aPTT, TSH (Magnesium, Urinnatrium, Ammoniak, Retinol bindendes Protein, Präalbumin, Transferrin, Vitaminspiegel)	2, 3, 7, 12, 26, 28
Malassimilationssyndrom (z. B. Sprue, Mukoviszidose)	großes Blutbild, Natrium, Kalium, Calcium, Osmolalität, Lipidstatus, Gesamteiweiß, Serumeiweißelektrophorese, CRP, ALT, AST, γGT, alkalische Phosphatase, Amylase, Lipase, Quick, Folsäure, Vitamin B_{12}, (Phosphat, Magnesium, Zink, β-Carotin, Vitamin D, Parathormon, Ferritin, Immunglobuline, Antikörper gegen Endomyosium, Gliadin, Mitochondrien [AMA] und Kerne [ANA], Xylose-Resorptionstest und andere Funktionstests, Fett und Pankreaselastase im Stuhl, Stuhlbakteriologie)	27, 28

Erniedrigt		
Differenzialdiagnosen	**Ergänzende, weiterführende Laboruntersuchungen**	**Siehe Kapitel**
Exsudative Enteropathie (z. B. Colitis ulcerosa, Morbus Crohn, Polyposis)	großes Blutbild, Natrium, Kalium, Serumeiweißelektrophorese, CRP, Blutsenkungsrate (BSR), γGT, alkalische Phosphatase, Amylase, Ferritin (s. „Malassimilation", Calprotectin im Stuhl)	7, 27, 28
Nephrotisches Syndrom	kleines Blutbild, Natrium, Kalium, Calcium, Phosphat, Kreatinin, Harnstoff, Lipidstatus, Gesamteiweiß, Serumeiweißelektrophorese, CRP, BSR, Quick, aPTT, Komplementfaktoren C3 und C4, Urinstatus und -sediment inkl. Erythrozytenmorphologie, Protein im Urin, Proteinuriedifferenzierung	12, 29
Chronische Hämodialyse	s. „Kreatinin"	29
Hauterkrankungen (z. B. Verbrennungen, nässende Ekzeme, bullöse Dermatosen)	Blutbild, Kalium, Natrium, Chlorid, s. „CRP"	2, 3
Chronische Entzündungen	s. „CRP"	4, 7, 10, 11, 17
Monoklonale Gammopathie (Plasmozytom)	s. „Immunglobuline"	14
Analbuminämie	Gesamteiweiß, Serumeiweißelektrophorese	11

Aldosteron

Zur Beurteilung des Renin-Angiotensin-Systems, insbesondere zur Differenzierung von primären und sekundären Formen des Hyperaldosteronismus, ist die Kenntnis der Natrium- und Kaliumbilanz (Serum-/Plasmakonzentration und Urinausscheidung) sowie der Reninkonzentration oder -aktivität bedeutsam.

Indikation: Hyperaldosteronismus, Mineralokortikoidmangel.

Normalwerte:
liegend: 80–400 pmol/l (30–150 ng/l),
2 h Orthostase: 200–800 pmol/l (75–300 ng/l).

Einfluss- und Störfaktoren: Medikamente, Körperlage, Tageszeit, Natrium- und Kaliumbilanz.

Bewertung:

Erniedrigt		
Differenzialdiagnosen	**Ergänzende, weiterführende Laboruntersuchungen**	**Siehe Kapitel**
Aldosteron erniedrigt, Renin erhöht Primäre Nebennierenrindeninsuffizienz	großes Blutbild, Natrium, Kalium, Calcium, Säure-Base-Status, Kreatinin, Glucose, Harnstoff, Cortisol, ACTH, ACTH-Test	24, 30
Kongenitale Defekte der Steroidsynthese (adrenogenitales Syndrom)	Natrium, Kalium, Cortisol, DHEA(S), Androstendion, 17-OH-Progesteron	2, 3, 30
Aldosteron erniedrigt, Renin erniedrigt Pseudohyperaldosteronismus (Syndrom des scheinbaren Mineralokortikoidexzesses, Liddle-Syndrom, Cushing-Syndrom, Syndrom der Cortisolresistenz, 11-Desoxcortison bildende Tumoren)	Natrium und Kalium im Serum und Urin, Säure-Base-Status, s. „Cortisol", 11-Desoxycortisol	23, 29, 30
Negative Natriumbilanz	Natrium im Serum und Urin	30
Positive Kaliumbilanz	Kalium im Serum und Urin	30
Übermäßiger Lakritzkonsum (Glyzyrrhyzinsäure)	Natrium und Kalium im Serum und Urin	2
Medikamente (Betablocker, Reserpin, α-Methyldopa, Clonidin, Carbenoxolon, Herzglykoside, Antiphlogistika, Heparin, Vasopressin, Corticoide, Lithium niedrigdosiert)	Natrium und Kalium im Serum und Urin	2

Erhöht

Differenzialdiagnosen	Ergänzende, weiterführende Laboruntersuchungen	Siehe Kapitel
Aldosteron erhöht, Renin erniedrigt oder normal und nicht stimulierbar		
Primärer Hyperaldosteronismus (Nebennierenrindenadenom oder -hyperplasie, idiopathisch, Glucocorticoid-supprimierbarer Hyperaldosteronismus)	Natrium, Kalium, Renin, Orthostase-Test, Aldosteron-18-Glucuronid, (Cortisol, 11-Desoxycorticosteron, 18-OH-Desoxycorticosteron, 18-OH-Corticosteron, Corticosteron im Serum und Urin, Kalium im Urin, Säure-Base-Status)	23, 30
Aldosteron erhöht, Renin erhöht		
Renovaskuläre und renoparenchymatöse Hypertonie	Kalium, Natrium, Kreatinin, Harnstoff, Renin, CRP, Urinstatus, (Captopril-Test, lokale Reninbestimmung in Nierenvenen)	23, 30
Renin bildende Tumoren	Kalium, Natrium, Renin	23
Bartter-Syndrom	Kalium, Natrium, Calcium, Magnesium, Chlorid, Säure-Base-Status, Harnsäure, Glucosetoleranztest, Renin, Chlorid im Urin	30
Phäochromozytom	Katecholamine und Metanephrine im Plasma oder 24-h-Urin	23
Panarteriitis nodosa	s. „ANCA"	29
Schwangerschaft, hormonelle Kontrazeptiva	Schwangerschaftstest	2, 3
Hyperthyreose	s. „TSH"	16
Negative Natriumbilanz	Natrium im Serum und Urin	30
Positive Kaliumbilanz	Kalium im Serum und Urin	30
Ödeme (Herzinsuffizienz, nephrotisches Syndrom, Leberzirrhose, exsudative Enteropathie)	s. „Albumin" und „BNP"	6, 7, 12, 20, 27–29
Medikamente (Calciumantagonisten, Spironolacton, Diuretika, Laxanzien, beta-adrenerge Agonisten, Lithium hochdosiert, Aminoglykoside)	Natrium und Kalium im Serum und Urin	2

Alkalische Phosphatase (AP)

Die Serum- und Plasma-Gesamtaktivität der alkalischen Phosphatase (AP) ergibt sich aus der Summe von Einzelaktivitäten 17 verschiedener Isoenzyme (z. B. Leber-AP, Knochen-AP, Plazenta-AP, Dünndarm-AP). Diese können durch Elektrophorese differenziert werden

Normalwerte:
Frauen: 30–104 U/l,
Männer: 30–129 U/l,
bei Kindern und Jugendlichen deutlich höher und stark altersabhängig!

Indikation: Diagnose und Verlauf von Erkrankungen der Leber, der Gallenwege und des Skeletts.

Einfluss- und Störfaktoren: falsch hoch bei Hyperbilirubinämie (> 250 µmol/l), falsch niedrig bei Lipämie und Hämolyse, Citrat- oder EDTA-Plasma, wird induziert (höhere Aktivität) und supprimiert (niedrigere Aktivität) durch verschiedene Medikamente.

Bewertung:

Erniedrigt

Differenzialdiagnosen	Ergänzende, weiterführende Laboruntersuchungen	Siehe Kapitel
Morbus Wilson	s. „Kupfer"	25
Proteinmangel (Leberzirrhose, nephrotisches Syndrom, exsudative Enteropathie)	s. „Albumin"	
Hypothyreose	s. „TSH"	16
Magnesiummangel	s. „Magnesium"	30

Erniedrigt		
Differenzialdiagnosen Vitamin-C-Mangel	**Ergänzende, weiterführende Laboruntersuchungen**	**Siehe Kapitel**
Familiäre Hypophosphatasie		

Erhöht		
Differenzialdiagnosen Verschiedene Erkrankungen der Leber und Gallenwege	**Ergänzende, weiterführende Laboruntersuchungen** s. „γGT" und „Aminotransferasen"	**Siehe Kapitel** 25
Morbus Paget	Calcium, Pyridinium-Cross-Links	3, 11
Osteomalazie (Vitamin-D-Mangel- oder -Stoffwechselstörungen, diverse renal tubuläre Defekte)	Calcium und Phosphat im Serum und Urin, 25-OH-Vitamin D, 1,25-(OH)$_2$-Vitamin D, PTH	3, 11, 29, 30
Renale Osteodystrophie	Calcium und Phosphat im Serum und Urin, 25-OH-Vitamin D, 1,25-(OH)$_2$-Vitamin D, PTH	11, 29, 30
Knochentumoren und -metastasen	Calcium, Primärtumorsuche (z. B. Serumeiweißelektrophorese bei V.a. Plasmozytom), Tumormarker bei Verlauf (z. B. PSA bei Prostatakarzinom, CA15–3 oder CEA bei Mammakarzinom)	11
Knochenfraktur		11
Primärer Hyperparathreoidismus	s. „PTH"	11, 29
Akromegalie und Wachstumshormontherapie (geringfügig erhöht)	Glucose, Wachstumshormon (GH, basal und im Glucosetoleranztest), IGF-I, IGFBP-3	11
Hyperthyreose	s. „TSH"	16
Diabetes mellitus	s. „Glucose"	
Schwangerschaft	Schwangerschaftstest	
Medikamente (Antkonvulsiva)		

α-Fetoprotein (AFP)

Indikation: Diagnose, Differenzialdignose und Verlaufskontrolle von hepatozellulärem Karzinom und Keimzelltumoren (auch Früherkennung dieser Tumoren bei Risikogruppen), Pränataldiagnostik in der Schwangerschaft (Down-Syndrom, Neuralrohrdefekte).

Normalwerte: < 10 µg/l.

Einfluss- und Störfaktoren: in der Schwangerschaft deutlich höhere Konzentrationen (abhängig von der Schwangerschaftswoche; Interpretation als Teil von multifaktoriellen Algorithmen), Hämolyse, Hyperbilirubinämie, Lipämie und andere Trübungen der Probe (z. B. Fibrin).

Bewertung:

Erhöht		
Differenzialdiagnosen Hepatozelluläres Karzinom	**Ergänzende, weiterführende Laboruntersuchungen** Bilirubin, Albumin, GLDH, ALT, γGT, (γGT/ALT > 6), GLDH ([ALT + AST]/GLDH < 20), CHE, Quick (Ammoniak)	**Siehe Kapitel** 25
Keimzelltumoren: – Dottersacktumoren immer positiv – embryonale Karzinome teilweise positiv – Seminome, Dysgerminome, Teratome und Dermoidzysten immer negativ	β-HCG (obligatorisch)	
Diverse Karzinome insbesondere des Magen-Darm-Traktes und der Lunge, insbesondere bei Vorliegen von Lebermetastasen		6, 17, 18, 25–28

Laborparameter

Erhöht		
Differenzialdiagnosen	**Ergänzende, weiterführende Laboruntersuchungen**	**Siehe Kapitel**
Akute und chronische Hepatitiden	s. „Aminotransferasen"	25
Leberzirrhose	s. „Albumin"	25

Aminotransferasen (Transaminasen: ALT/GPT und AST/GOT)

Die beiden diagnostisch wichtigsten Enzyme, die Alanin-Aminotransferase (ALT = Glutamat-Pyruvat-Transaminase, GPT) und die Asparagin-Aminotransferase (AST = Glutamat-Oxalacetat-Transaminase, GOT) unterscheiden sich durch die Quantität ihrer Gewebsverteilung, die subzelluläre Lokalisation und die Plasmahalbwertszeit. Die Bildung von Aktivitätsquotienten kann deshalb bei der Differenzialdiagnostik und Stadieneinteilung helfen. Die AST ist besonders in quergestreifter Herz- und Skelettmuskulatur exprimiert, ausschließlich im Zytoplasma lokalisiert und hat eine Plasmahalbwertszeit von 17 h. Die ALT ist vor allem in Leber und Gallenwegen exprimiert, im Zytoplasma und in Mitochondrien lokalisiert und hat eine Plasmahalbwertszeit von 48 h.

Indikation: (Differenzial-)Diagnostik und Verlaufsbeurteilung von Erkrankungen der Leber und Gallenwege (ALT/GPT) sowie der Herz- und Skelettmuskulatur (AST/GOT).

Normalwerte: < 50 U/l.

Einfluss- und Störfaktoren: Hämolyse (ALT und AST), Makroenzyme (AST), Probenalterung (ALT).

Bewertung:

Erhöht		
Differenzialdiagnosen *Leber- und Gallenwegserkrankungen (typischerweise ALT > AST)*	**Ergänzende, weiterführende Laboruntersuchungen**	**Siehe Kapitel**
Akute, chronisch aggressive und persistierende Virushepatitiden	direktes Bilirubin, γGT (γGT/ALT < 1), alkalische Phosphatase, GLDH ([ALT + AST]/GLDH > 50), Hepatitisserologie (Suchtests mit anti-HAV, anti-HBc, anti-HCV)	25
Begleithepatitis (z. B. Mononukleose)	großes Blutbild (Ausstrich), (direktes) Bilirubin, Serologie: CMV, EBV etc.)	4, 14, 25
Leberabszess	großes Blutbild, Bilirubin, alkalische Phosphatase, γGT, GLDH, CRP, Albumin, Immunglobuline, Mikrobiologie (Blut- und Stuhlkulturen, Serologie), Parasitologie	25
Autoimmunhepatitis	γGT, Bilirubin, Serumeiweißelektrophorese, ANA, leberspezifische Autoantikörper (SMA, SLA, LKM, ASGPR), HLA-A1, -B8, -DR3, -DR4	25
Primär biliäre Zirrhose	s. „AMA"	25
Primär sklerosierende Cholangitis	s. „ANCA"	25
Alkoholische und andere toxische Hepatopathien	großes Blutbild, Natrium, Kalium, Bilirubin, Kreatinin, Harnstoff, Lipidstatus, alkalische Phosphatase, γGT, CHE, Quick, Albumin, Carbohydrat-defizientes Transferrin	25
Nichtalkoholische Fettleber (NAFLD, Steatosis hepatis) Fettleberhepatitis (NASH)	Natrium, Kalium, Bilirubin, Kreatinin, Harnstoff, Lipidstatus, alkalische Phosphatase, γGT, CHE, Quick, Albumin, Carbohydrat-defizientes Transferrin	25
Drogenikterus	s. „Bilirubin"	25
Leberzirrhose	γGT (γGT/ALT = 1–6), s. „Albumin"	25
Intra- und extrahepatische Cholestase	GLDH ([ALT + AST]/GLDH 20–50), s. „Bilirubin" und „γGT"	25
Hypoxische Hepatopathie, Leberstauung	s. „GLDH" ([ALT + AST]/GLDH < 20)	25
Leberkarzinom und -metastasen	γGT (γGT/ALT > 6), GLDH ([ALT + AST]/GLDH < 20), AFP	25
Schwangerschaft (Cholestase, HELLP, Eklampsie, Hyperemesis gravidarum)	Blutbild, Kreatinin, Glucose, Harnsäure, Gesamteiweiß, Albumin, AP, γGT, ALT, D-Dimer, Quick, Schwangerschaftstest, Urinstatus und -sediment	25

Differenzialdiagnostik der Ergebnisse häufiger Laboruntersuchungen

Erhöht		
Differenzialdiagnosen	Ergänzende, weiterführende Laboruntersuchungen	Siehe Kapitel
Herz- und Skelettmuskelerkrankungen (AST > ALT)		
Herzmuskelerkrankungen (AST > ALT) (Myokardinfarkt, Myokarditis)	s. „CK" und „Troponine"	6, 20, 21, 22
Skelettmuskelerkrankungen (AST > ALT) (Myositis, Muskeldystrophie, Trauma, Rhabdomyolyse, körperliche Anstrengung, etc.)	s. „CK"	8, 10, 11, 31, 32,
Andere Erkrankungen		
Maligne Hyperthermie	s. „CK"	
Hypothyreose	s. „TSH"	16
Lungenarterienembolie (AST)	s. „D-Dimer"	6, 9

Ammoniak

Indikation: Verlaufskontrolle von Hepatopathien, Chemotherapien, Valproat-Therapie, v.a. angeborene Stoffwechselstörungen bei Neugeborenen und Kindern.

Normalwerte: 9–33 µmol/l (15–56 µg/100 ml).

Einfluss- und Störfaktoren: anderes Probenmaterial als EDTA-Blut, zu lang dauernder, ungekühlter Probentransport, erhöhte γGT-Aktivität (bildet Ammoniak), Thrombozytose, Polyzythämie, Hämolyse (in allen Fällen falsch hohe Werte).

Bewertung:

Erhöht		
Differenzialdiagnosen	Ergänzende, weiterführende Laboruntersuchungen	Siehe Kapitel
Akute Leberdystrophie, terminale Leberzirrhose	s. „Quick", „CHE", „Albumin"	25
Portokavale Anastomosen		25
Reye-Syndrom	ALT, AST, Quick, Säure-Base-Status, Glucose, Ketonkörper	
Multiples Myelom	s. „Immunglobuline"	14
Harnwegsinfekte	großes Blutbild, CRP, Urinstatus und -sediment, Urinkultur	3, 29
Diverse angeborene Hyperammonämien (Harnstoffzyklusdefekte, Organoazidopathien, Störungen der Fettsäureoxidation und des Pyruvatstoffwechsels)	Glucose, Lactat, Ketonkörper, Säure-Base-Status, Chlorid, Natrium, Bikarbonat (Anionenlücke), Aminosäuren, organische Säuren im Urin	30, 32
Hochdosierte Chemotherapie	Medikamentenspiegel	
Valproat-Therapie	Valproat-Spiegel	
Infusion von Ammoniumchlorid	Säure-Base-Status	

Amylase und Pankreasamylase

Indikation: Diagnose akute Pankreatitis, rezidivierende chronische Pakreatitis, Nachweis einer Pankreasbeteiligung bei abdominellen Erkrankungen, Verlaufskontrolle nach Abdominalchirurgie und ERCP, Parotitis.

Normalwerte: stark methodenabhängig.

Einfluss- und Störfaktoren: Makroamylase, EDTA, Hämolyse.

Laborparameter

Bewertung:

Erhöht

Differenzialdiagnosen	Ergänzende, weiterführende Laboruntersuchungen	Siehe Kapitel
Akute Pankreatitis und akute Schübe einer chronischen Pankreatitis	großes Blutbild, Natrium, Kalium, Calcium, Bilirubin, Glucose, Harnstoff, Kreatinin, Säure-Base-Status, CRP, Lipase, LDH, γGT, AP, Quick, PTT	7
Pankreasgangverschluss (Stein, Karzinom, Striktur)	γGT, AP, (direktes) Bilirubin, Lipase	7
Nach endoskopischer retrograder Pankreatographie	γGT, AP, (direktes) Bilirubin, Lipase, CRP	7, 25
Begleitpankreatitis bei abdominellen Erkrankungen (Ulkusperforation, Ileus, Mesenterialinfarkt, Peritonitis, Salpingitis, Extrauteringravidität)	großes Blutbild, Natrium, Kalium, Calcium, Bilirubin, Glucose, Harnstoff, Kreatinin, Säure-Base-Status, CRP, Lipase, LDH, γGT, AP, Quick, PTT, Schwangerschaftstest	7, 25, 27, 28
Erkrankungen der Mundspeicheldrüsen (Parotitis, Speichelgangsteine etc.)	Blutbild, CRP, Mumpsserologie	5
Niereninsuffizienz	s. „Kreatinin"	29
Maligne Tumoren (Bronchial-, Ovarial-, Schilddrüsen-, Kolon-, Prostatakarzinom)	Amylase-Differenzierung	
Lebererkrankungen (Virushepatitis, Leberzirrhose)	Amylase-Differenzierung, s. „Aminotransferasen" und „Albumin"	28
Alkoholismus (akute Intoxikation)	s. „γGT", „Osmolalität", „Anionenlücke" und „Säure-Base-Status"	32
Diabetische Ketoazidose	s. „Glucose", Säure-Base-Status"	32
Opiattherapie, -abusus	Opiatnachweis	

Anionenlücke

Die Anionenlücke entspricht der Differenz Natrium – Chlorid – Bikarbonat.

Normalwerte: 8–16 mmol/l.

Indikation: Differenzierung metabolischer Azidosen.

Einfluss- und Störfaktoren: s. „Natrium", „Chlorid" und „Säure-Base-Status"

Bewertung:

Erhöht

Differenzialdiagnosen	Ergänzende, weiterführende Laboruntersuchungen	Siehe Kapitel
Diabetische Ketoazidose	Blutbild, Kalium, Natrium, Osmolalität, Säure-Base-Status, Harnstoff, Kreatinin, Glucose, CRP, Urinstatus (Ketonkörper)	32
Laktatazidose	s. „Lactat"	32
Urämie	s. „Kreatinin"	29
Alkoholismus	Blutbild, Kalium, Natrium, Osmolalität (osmotische Lücke), Säure-Base-Status, Harnstoff, Glucose, Alkohol, γGT, Carbohydrat-defizientes Transferrin, CRP, Urinstatus (Ketonkörper),	32
Salicylat-Intoxikation	Kreatinin, Säure-Base-Status, Salicylat	32
Intoxikation mit Methanol oder Ethylenglykol	Säure-Base-Status, Osmolalität (osmotische Lücke), Methanol, Oxalat im Urin	32

Antineutrophile Zytoplasmaantikörper (ANCA)

Die antineutrophilen Zytoplasmaantikörper (ANCA) richten sich gegen zytoplasmatische Enzyme. Man unterscheidet in der Immunfluoreszenz zytoplasmatische ANCA (cANCA = classic oder cytoplasmic ANCA), welche die Proteinase 3 als Antigen erkennen, und perinukleäre ANCA (pANCA), welche vorwiegend die Myeloperoxidase als Antigen erkennen. Es werden auch Immunoassays und Blotverfahren eingesetzt, welche direkt Antiköper gegen Proteinase 3 oder Myeloperoxidase nachweisen. Darüber hinaus gibt es atypische ANCA, deren Zielantigen nicht bekannt ist.

Indikation: Verdacht auf Vaskulitis, primär sklerosierende Cholangitis.

Normalwerte: negativ, nicht nachweisbar.

Einfluss- und Störfaktoren: methodenabhängig.

Bewertung:

Erhöht		
Differenzialdiagnosen	**Ergänzende, weiterführende Laboruntersuchungen**	**Siehe Kapitel**
Vaskulitis großer Gefäße (Riesenzellarteriitis, Takayasu)	Blutbild, CRP, BSR, Komplementfaktoren	9
Vaskulitis mittelgroßer Gefäße (klassische Panarteriitis nodosa, Morbus Kawasaki) (pANCA)	Anti-Endothelzell-Antikörper, HBs-Ag, Blutbild, CRP, BSR, Komplementfaktoren	
Wegener-Granulomatose (cANCA)	Anti-Proteinase-3-Antikörper, Blutbild, CRP, BSR, Komplementfaktoren	29
Churg-Strauss-Syndrom (cANCA, pANCA)	Anti-Myeloperoxidase-Antikörper, Blutbild (Eosinophilie), CRP, BSR, Komplementfaktoren	
Mikroskopische Panarteriitis (cANCA, pANCA)	Anti-Proteinase-3-Antikörper, Anti-Myeloperoxidase-Antikörper, Blutbild, CRP, BSR, Komplementfaktoren	
Idiopathische Glomerulonephritis (pANCA)	Anti-Proteinase-3-Antikörper, Anti-Myeloperoxidase-Antikörper, Kreatinin, Urinstatus, Urinsediment, Blutbild, CRP, BSR, Komplementfaktoren	29
Purpura Schoenlein-Henoch	Blutbild, CRP, BSR, Komplementfaktoren	15
Kryoglobulinämie-assoziierte Vaskulitis	Kryoglobuline, Serumeiweißelektrophorese, Blutbild, CRP, BSR, Komplementfaktoren, Hepatitis-C-Antigen	14, 29
Primär sklerosierende Cholangitis (atypische ANCA)	(direktes) Bilirubin, ALT, γGT	25
Autoimmunhepatitis (atypische ANCA)	s. „ANA"	25
Primär biliäre Zirrhose (atypische ANCA)	s. „ANA" und „Bilirubin"	25
Morbus Crohn, Colitis ulcerosa (atypische ANCA)	s. „Albumin"	7, 27
Rheumatoide Arthritis (pANCA, atypische ANCA)	s. „Rheumafaktor"	10
Systemischer Lupus erythematodes (atypische ANCA)	s. „ANA"	10, 29

Antinukleäre Antikörper (ANA)

Antinukleäre Autoantikörper sollten in einer Stufendiagnostik abgeklärt werden, an deren Anfang die Immunfluoreszenz steht, gefolgt von der Bestätigung im ELISA und am Ende der Differenzierung der Antikörper gegen die einzelnen Kernantigene. Häufig (insbesondere bei V. a. systemischen Lupus erythematodes) wird auch der Nachweis von Antikörpern gegen Doppelstrang-DNA versucht.

Indikation: Verdacht auf Kollagenose (SLE, Sjögren-Syndrom, Dermatomyositis), Verdacht auf medikamenteninduzierten Lupus erythematodes, Verdacht auf Autoimmunhepatitis.

Normalwerte: positiv ab Titer 1:160.

Einfluss- und Störfaktoren: methodenabhängig.

Laborparameter

Bewertung:

Erhöht		
Differenzialdiagnosen	**Ergänzende, weiterführende Laboruntersuchungen**	**Siehe Kapitel**
Systemischer Lupus erythematodes (SLE)	Blutbild inkl. LE-Zellen, Protein im Urin, Antikörper (AK) gegen Doppelstrang-DNA, ANA-Differenzierung (Sm-AK, SS-A, Histon-AK), Anti-Phospholipid-AK	2, 3, 6, 8–10, 12, 13, 15, 29, 31, 32
Asymptomatische Verwandte von SLE-Patienten		
Arzneimittelinduzierter LE	ANA-Differenzierung (Histon-AK)	2, 3
Diskoider LE		2, 3
Subakuter kutaner LE		2, 3
Mixed connective Tissue Disease	ANA-Differenzierung (U1-RNP)	2, 3
Systemische Sklerose	ANA-Differenzierung (Scl 70, Zentromer)	2, 3, 26
Sjögren-Syndrom	ANA-Differenzierung (SS-A, SS-B)	
Poly-/Dermatomyositis	ANA-Differenzierung (Jo1)	8
Rheumatoide Arthritis	s. „Rheumafaktor"	10
Felty-Syndrom	Blutbild, Kryoglobuline, HLA-DR-4	10, 15
Juvenile chronische Arthritis	BSR, CRP, Blutbild	10
Autoimmunhepatitis	γGT, Bilirubin, Serumeiweißelektrophorese, ANA, leberspezifische Autoantikörper (SMA, SLA, LKM, ASGPR), HLA-A1, -B8, -DR3, -DR4	25
Diverse nichtentzündliche Erkrankungen (Neoplasien, Sarkoidose) und Gesunde (vor allem im höheren Lebensalter)	Blutbild, BSR, Natrium, Kalium, Calcium, Kreatinin, CRP, Gesamteiweiß, Serumeiweißelektrophorese, γGT, AST, ALT, Urinstatus	

Bikarbonat

Siehe „Säure-Base-Status" und „Anionenlücke"

Bilirubin

Der *Serumspiegel* wird bestimmt durch die *Bildung* des Bilirubins vorwiegend aus Hämoglobin, durch die Leistungsfähigkeit der Leber, Bilirubin zu *konjugieren*, und durch die *Ausscheidung* in ein freies Gallenwegssystem. Entsprechend werden ein prähepatischer (vermehrtes Bilirubinangebot: Erhöhung von indirektem bzw. unkonjugiertem Bilirubin), ein intrahepatischer (Störung der Bilirubinaufnahme in die Leber bzw. der Konjugation in der Leber: Erhöhung von direktem und indirektem Bilirubin) und ein cholestatischer Ikterus (gestörte Bilirubinausscheidung intra- oder posthepatisch: Erhöhung von direktem bzw. konjugiertem Bilirubin) unterschieden.

Gesamtbilirubin und direktes Bilirubin werden gemessen, das indirekte Bilirubin wird rechnerisch bestimmt (Gesamtbilirubin minus direktes Bilirubin). Bestimmte Methoden erlauben die direkte Bestimmung von konjugiertem und unkonjugiertem Bilirubin.

Indikation: Diagnose und Differenzialdiagnose des Ikterus.

Normalwerte: totales Bilirubin: bis 17 μmol/l (1,0 mg/100 ml), direktes konjugiertes Bilirubin: bis 3 μmol/l (0,2 mg/100 ml), indirektes Bilirubin: totales minus direktes Bilirubin.

Einfluss- und Störfaktoren: Licht, starke Hämolyse, Medikamente (Aminosalicylsäure, Levodopa, Methyldopa, Methotrexat, Nitrofurantoin, Propranolol).

Bewertung:

Erhöhtes „direktes" bzw. „konjugiertes" Bilirubin		
Differenzialdiagnosen	**Ergänzende, weiterführende Laboruntersuchungen**	**Siehe Kapitel**
Hepatozellulärer Ikterus		
Virushepatitiden und andere Hepatiden	s. „Aminotransferasen"	25
Leberzirrhose (posthepatitisch, alkoholisch)	s. „Albumin"	25
Primär biliäre Leberzirrhose	großes Blutbild, Lipidstatus, AMA, ANCA, s. „Albumin"	25
Toxische Leberschädigung	s. „Aminotransferasen"	25
Hypoxische Hepatopathie, Leberstauung, Rechtsherzinsuffizienz	s. „GLDH"	25
Angeborene Sekretionsstörungen des konjugierten Bilirubins (Dubin-Johnson-Syndrom, Rotor-Syndrom, progressive familiäre intrahepatische Cholestase u. a.)	γGT, Koproporphyrine im Urin, Phenobarbitaltest, genetische Analysen (MRP2, BSEP, MDR3)	25
Drogenikterus	γGT, AP, ALT, AST, Hepatitisserologie, Opiatnachweis	25
Fettlebercholestase	s. „Aminotransferasen"	25
Schwangerschaft (Cholestase, HELLP, Eklampsie, Hyperemesis gravidarum)	Blutbild, Kreatinin, Glucose, Harnsäure, Gesamteiweiß, Albumin, AP, γGT, ALT, D-Dimer, Quick, Schwangerschaftstest, Urinstatus und -sediment	25
Leberzellkarzinom, Lebermetastasen	s. „AFP"	25
Extrahepatische Cholestase		
Verschlussikterus unterschiedlicher Genese (z. B. Gallengangs- oder Pankreaskopfkarzinome, Cholelithiasis, Pankreatitis)	γGT, AP, ALT, s. „Amylase"	7, 25
Cholangitis	großes Blutbild, CRP, γGT, AP, ALT, Bakteriologie aus Blut und Gallensaft	4, 7, 25
Idiopathische rezidivierende Cholestase	γGT, AP	25

Erhöhtes „indirektes" bzw. „unkonjugiertes" Bilirubin (hämolytischer Ikterus)		
Differenzialdiagnosen	**Ergänzende, weiterführende Laboruntersuchungen**	**Siehe Kapitel**
Hämolytische Anämie und toxische Hämolyse	s. „Haptoglobin"	13, 14
Vermehrter Blutzerfall bei Lungeninfarkt, intestinaler Blutung und Hämatomresorption	LDH, CK, Haptoglobin	25
Polyzythämie	Blutbild	13, 14, 25
Shunt-Hyperbilirubinämie (= Zerfall von Erythrozytenvorstufen im Knochenmark)	Blutbild, Retikulozyten	13, 25
Gilbert-Meulengracht-Syndrom	CHE, UGT-Gen-Polymorphismen	25

Blutbild

Siehe Kapitel 13 und 14.

Brain natriuretic peptide (BNP); N-terminales pro brain natriuretic peptide (NT-proBNP)

Indikation: Differenzialdiagnostik Dyspnoe (Ausschluss der Herzinsuffizienz), ventrikuläre Dysfunktion nach Herzinfarkt (Prognosefaktor).

Normalwerte: BNP: methodenabhängig.
NT-proBNP:
Frauen < 50 Jahre: < 153 ng/l,
Frauen > 50 Jahre: < 334 ng/l,
Männer < 50 Jahre: < 88 ng/l,
Männer > 50 Jahre: < 227 ng/l.

Einfluss- und Störfaktoren: Blutabnahme im Liegen.

Laborparameter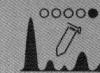

Bewertung:

Erhöht		
Differenzialdiagnosen	**Ergänzende, weiterführende Laboruntersuchungen**	**Siehe Kapitel**
Herzinsuffizienz	Blutbild, Kalium, Natrium, Kreatinin, Harnstoff, Bilirubin, Albumin	20, 24
Herzklappenfehler		20, 21, 24
Herzinfarkt	Troponine, CK-MB, Myoglobin	6
Tachykardie (z. B. Fieber, Hyperthyreose)	s. „TSH" und „CRP"	22
Niereninsuffizienz (vor allem NT-proBNP)	s. „Kreatinin"	22
Sepsis	s. „CRP" und „Procalcitonin"	3

CA 125

Indikation: Therapie und Verlaufskontrolle des Ovarialkarzinoms (Primärmarker) und Pankreaskarzinoms (Zweitmarker).

Einfluss- und Störfaktoren: Wechsel von Assays, High-Dose-Hook-Effekt, humane anti-Maus-IgG-Antikörper (HAMA).

Normalwerte: < 35 kU/l.

Bewertung:

Erhöht		
Differenzialdiagnosen	**Ergänzende, weiterführende Laboruntersuchungen**	**Siehe Kapitel**
Ovarialkarzinom	CA 19–9, CA 72–4	7
Pankreaskarzinom	CA 19–9 als primärer Tumormarker, s. „Amylase"	7, 25
Andere Karzinome der weiblichen Genitale (Mamma, Zervix, Endometrium) und des Magen-Darm-Traktes	geeignetere primäre Tumormarker	7
Adnexitis, Adnextumoren, Leiomyom	Blutbild, CRP	7
Endometriose		7
Akute Pankreatitis	s. „Amylase"	7
Cholelithiasis, -zystitis	s. „Bilirubin" und „γGT"	7, 25
Lebererkrankungen	s. „Bilirubin", „Albumin", „Aminotransferasen" und „γGT"	25
Niereninsuffizienz	s. „Kreatinin"	29

CA 15–3

Indikation: Therapie und Verlaufskontrolle des Mammakarzinoms.

Normalwerte: < 30 kU/l.

Einfluss- und Störfaktoren: Wechsel von Assays.

Bewertung:

Erhöht		
Differenzialdiagnosen	**Ergänzende, weiterführende Laboruntersuchungen**	**Siehe Kapitel**
Mammakarzinom	CEA	6, 11, 25
Niereninsuffizienz	s. „Kreatinin"	29
Mastopathie, Fibroadenom der Mamma		6
Akute Pankreatitis	s. „Amylase"	7
Cholelithiasis, -zystitis	s. „Bilirubin" und „γGT"	7, 25

33 Differenzialdiagnostik der Ergebnisse häufiger Laboruntersuchungen

Erhöht		
Differenzialdiagnosen	**Ergänzende, weiterführende Laboruntersuchungen**	**Siehe Kapitel**
Leberzirrhose	s. „Albumin"	25
Atemwegserkrankungen	s. „pO$_2$" und „Säure-Base-Status"	17
Autoimmunerkrankungen	s. „CRP", „ANA", „Rheumafaktor"	2, 3, 4, 9, 10, 14, 17, 29, 31, 32

CA 19–9

Indikation: Therapie- und Verlaufskontrolle des Pankreaskarzinoms, hepatobiliären Karzinoms und Magenkarzinoms (Primärmarker) sowie des kolorektalen Karzinoms und Ovarialkarzinoms (Zweitmarker).

Normalwerte: < 40 kU/l.

Einfluss- und Störfaktoren: kann nur bei Trägern des Lewis-Antigens nachgewiesen werden; cave Kontamination mit Sekreten; Wechsel von Assays, High-Dose-Hook-Effekt, humane anti-Maus-IgG-Antikörper (HAMA).

Bewertung:

Erhöht		
Differenzialdiagnosen	**Ergänzende, weiterführende Laboruntersuchungen**	**Siehe Kapitel**
Pankreaskarzinom	CA 125 und CEA als sekundäre Tumormarker, s. „Amylase"	7
Primäres Leberzellkarzinom	s. „AFP"	25
Gallenwegskarzinom	s. „Bilirubin" und „γGT"	25
Magenkarzinom	CEA, CA 72–4	7
Ovarialkarzinom	CA 125 als Primärmarker	7
Kolorektales Karzinom	CEA	7
Akute Pankreatitis	s. „Amylase"	7
Cholelithiasis, -zystitis	s. „Bilirubin" und „γGT"	7, 25
Lebererkrankungen	s. „Bilirubin", „Albumin", „Aminotransferasen" und „γGT"	25

Calcium

Bei Störungen des Calciumstoffwechsels sollten immer weitere orientierende Untersuchungen durchgeführt werden: Calcium im Urin, Phosphat im Serum und Urin, Gesamteiweiß, Albumin, Kreatinin, alkalische Phosphatase, Chlorid, Natrium, Kalium, Magnesium. In den Tabellen unten sind nur spezielle Zusatzuntersuchungen genannt.

Indikation: Tetanie, Erkrankungen des Knochens, der Niere, des Magen-Darm-Traktes, Lunge (Morbus Boeck), Schilddrüse etc., Tumoren, bei Einnahme bestimmter Medikamente.

Normalwerte:
Gesamtcalcium: 2,10–2,60 mmol/l,
ionisiertes Calcium: 1,10–1,30 mmol/l.

Einfluss- und Störfaktoren: Aufrechte Körperlage und körperliche Aktivität erhöhen den Calciumspiegel, Nahrungsaufnahme senkt ihn. Pseudohypokalzämie bei Proteinmangel (betrifft Gesamtcalcium), lang dauernder Probentransport (ionisiertes Clacium), EDTA, Citrat, Oxalat, zirkadiane Rhythmik, Azidose/Alkalose.

Bewertung:

Erniedrigt		
Differenzialdiagnosen	**Ergänzende, weiterführende Laboruntersuchungen**	**Siehe Kapitel**
Vitamin-D-Mangel	1,25-(OH)$_2$-Vitamin D$_3$; OH-Vitamin D$_3$	11
Hypoparathyreoidismus und Pseudohypoparathyreoidismus	s. „PTH"	16, 29, 30
Niereninsuffizienz	s. „Kreatinin"	29

Laborparameter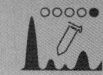

Erniedrigt

Differenzialdiagnosen	Ergänzende, weiterführende Laboruntersuchungen	Siehe Kapitel
Nephrotisches Syndrom	s. „Albumin"	29
Leberzirrhose	s. „Albumin"	25
Malassimilationssyndrom	s. „Albumin"	27
Tumoren und Karzinome (z. B. Mamma, Bronchial, Prostata, Schilddrüse)	s. „PSA", „CEA", „CA 15–3", „CA 125", „CA 19–9"	6, 7, 11, 14, 17, 18
Akute Pankreatitis	s. „Amylase"	7
Hyperkortisolismus	s. „Cortisol"	
Magnesiummangel	s. „Magnesium"	
Diverse Medikamente (Schleifendiuretika, Antikonvulsiva, Glucocorticoide, Zytostatika, Citrat)		

Erhöht

Differenzialdiagnosen	Ergänzende, weiterführende Laboruntersuchungen	Siehe Kapitel
Malignome (z. B. Mamma, Bronchial, Niere, Pankreas, Prostata, multiples Myelom)	s. „Alkalische Knochenphosphatase"	6, 7, 11, 14, 17, 18
Sarkoidose und andere Granulomatosen (Wegener, Tuberkulose, Berylliose etc.)	ACE, 1,25-(OH)$_2$-Vitamin D$_3$	17–19
Akutes Nierenversagen	s. „Kreatinin"	29
Primärer Hyperparathyreoidismus	s. „PTH"	16, 30
Hyperthyreose	s. „TSH"	16
Akromegalie	GH (basal und im oralen Glucosetoleranztest), IGF1	16
Phäochromozytom	Katecholamine und Metanephrine	23
Morbus Addison	s. „Cortisol"	
Familiäre hypokalziurische Hyperkalzämie	PTH, Calcium und Magnesium im Urin, Magnesium im Serum	
Immobilisation		11
Morbus Paget	Phosphat, PTH, Vitamin D, alkalische (Knochen)phosphatase, Pyrridinium-Cross-Links	11
Vitamin-D- und Vitamin-A-Überdosierungen	OH-Vitamin D$_3$, Vitamin A	
Thiaziddiuretika, Lithium, Theophyllin-Intoxikation, Milch-Alkali-Syndrom	Medikamentenspiegel, Chlorid, Säure-Base-Status	

Carzinoembryonales Antigen (CEA)

Indikation: Therapie- und Verlaufskontrolle kolorektaler Karzinome.

Normalwerte:
Nichtraucher: < 5 mg/l.
Raucher: < 10 mg/l.

Einfluss- und Störfaktoren: Raucher haben erhöhte Werte; Serum und Plasma können diskrepante Ergebnisse liefern; humane anti-Maus-IgG-Antikörper (HAMA).

Bewertung:

Erhöht

Differenzialdiagnosen	Ergänzende, weiterführende Laboruntersuchungen	Siehe Kapitel
Kolorektales Karzinom	CA 19–9 als sekundärer Tumormarker	7
Pankreaskarzinom	CA 125 als primärer und CA 19–9 als sekundärer Tumormarker, s. „Amylase"	7

Erhöht

Differenzialdiagnosen	Ergänzende, weiterführende Laboruntersuchungen	Siehe Kapitel
Magenkarzinom	CA 19-9, CA 72-4 als primäre Tumormarker	7
Mammakarzinom	CA 15-3 als Primärmarker	7
Ovarialkarzinom	CA 125 als Primärmarker	7
Zervixkarzinom	SCC als Primärmarker	7
Kleinzelliges Bronchialkarzinom	NSE als Primärmarker	7
Akute Pankreatitis	s. „Amylase"	7
Cholelithiasis, -zystitis	s. „Bilirubin" und „γGT"	7, 25
Lebererkrankungen	s. „Bilirubin", „Albumin", „Aminotransferasen" und „γGT"	25
Entzündliche Darmerkrankungen	s. „Albumin" und „CRP"	7
Entzündliche Lungenerkrankungen	s. „CRP" und „pO$_2$"	17

Chlorid

Die Bewertung des Chloridspiegels erfordert häufig die Kenntnis der Anionenlücke und des Säure-Base-Haushaltes.

Normalwerte: 95–110 mmol/l.

Indikation: Störungen des Säure-Base-Haushaltes und der Natrium- und Wasserbilanz.

Einfluss- und Störfaktoren: Bromide und Jodide, Volumenverdrängungseffekt bei Chylomikronämie.

Bewertung:

Erniedrigt

Differenzialdiagnosen	Ergänzende, weiterführende Laboruntersuchungen	Siehe Kapitel
Erbrechen	Säure-Base-Status, Kalium im Serum, Kalium und Chlorid im Urin	2, 3, 26, 30
Hyperaldosteronismus, Hyperkortisolismus	s. „Aldosteron" und „Cortisol"	30
Milch-Alkali-Syndrom	Säure-Base-Status, Calcium	
Chronische Ateminsuffizienz (respiratorische Azidose)	s. „Säure-Base-Status" und „pO$_2$"	17, 30
Bartter-Syndrom	Kalium, Natrium, Calcium, Magnesium, Säure-Base-Status, Harnsäure, Glucosetoleranztest, Aldosteron, Renin, Chlorid im Urin	30
Diuretika	Chlorid und Natrium im Urin	2, 30

Erhöht

Differenzialdiagnosen	Ergänzende, weiterführende Laboruntersuchungen	Siehe Kapitel
Renal tubuläre Azidosen	Säure-Base-Status, Kalium, Natrium, Kalium und Chlorid im Urin, Urin-pH, alkalische Phosphatase	29, 30
Primärer Hyperparathyreoidismus	s. „PTH"	11, 16
Niereninsuffizienz	s. „Kreatinin"	29
Ureterosigmoideostomie	Bikarbonat, Anionenlücke	27
Diarrhö	Säure-Base-Status	27
Chronische Hyperventilation	Säure-Base-Status, „pO$_2$"	17, 30, 31
Exogene Zufuhr von Chloridionen		2, 3, 30
Therapie mit Carboanhydrasehemmer		

Cholesterin

Siehe „Lipidstatus".

Cholinesterase (CHE)

Die ätiologische Zuordnung einer erniedrigten Cholinesteraseaktivität zu Lebererkrankungen und nichthepatischen Erkrankungen wird durch die gleichzeitige Bestimmung von Albumin und ALT erleichtert.

Indikation: Erfassung der Synthesefunktion der Leber; Ausschluss oder Verdachtsabklärung Cholinesterasemangel (bei Gabe von Muskelrelaxanzien); Pestizidvergiftung.

Normalwerte: methodenabhängig (nachfolgend für Butyrylthiocholin-Methode):
Frauen < 16 Jahre und > 40 Jahre sowie Männer: 5,3–12,9 kU/l,
Frauen 16–40 Jahre: 3,7–11,3 kU/l.

Einfluss- und Störfaktoren: Hyperöstrogenismus (Schwangerschaft, orale Kontrazeption), Albumin > 70 g/l (falsch hoch), Citrat, Fluorid.

Bewertung:

Erniedrigt		
Differenzialdiagnosen	**Ergänzende, weiterführende Laboruntersuchungen**	**Siehe Kapitel**
Leberfunktionsverlust bei Zirrhose, Hepatitis, Leberversagen, Hypoxie, Tumoren, Transplantation	s. „Albumin", „Aminotransferasen", „Bilirubin"	25
(Septischer) Schock	s. „CRP"	3, 4, 24
Chronisch entzündliche Darmerkrankungen	s. „Albumin"	2, 3, 7, 27
Muskeldystrophie, Myotonia congenita Thomson	s. „CK"	2, 3
Hereditärer Mangel bzw. Varianten	Dibucain-Zahl	2, 3
Intoxikation mit Cholinesteraseinhibitoren (z. B. Pestizide, E605)		2, 3
Hyperöstrogenismus (Schwangerschaft, orale Kontrazeption)	Schwangerschaftstest, s. „HCG"	2, 3

Erhöht		
Differenzialdiagnosen	**Ergänzende, weiterführende Laboruntersuchungen**	**Siehe Kapitel**
Diabetes mellitus	s. „Glucose"	2, 3
Hypertriglyzeridämie	Triglyceride	6
Fettleber	s. „γGT", „Aminotransferasen"	25
Exsudative Enteropathie	s. „Albumin"	27
Nephrotisches Syndrom	s. „Albumin"	29
Morbus Gilbert-Meulengracht	s. „Bilirubin"	25

Cortisol

Die gängigen Tests bestimmen die Gesamtcortisolkonzentration.

Indikation: Diagnose des Hypo- und Hyperkortisolismus.

Normalwerte:
morgens 171–540 nmol/l (60–200 µg/l),
nachmittags 64–340 nmol/l (28–125 µg/l),
Mitternacht < 138 nmol/l (< 50 µg/l).

Einfluss- und Störfaktoren: zirkadiane Rhythmik, Nahrungsaufnahme, Hämolyse, Biotintherapie.

Bewertung:

Erhöht		
Differenzialdiagnosen	**Ergänzende, weiterführende Laboruntersuchungen**	**Siehe Kapitel**
Primärer oder sekundärer (Cushing-Syndrom) Hyperkortisolismus	Kalium, Glucose (oraler Glucosetoleranztest), Cortisol im 24-h-Urin (bester Screening-Test), Dexamethason-Hemmtest, Cortisol-Tagesprofil, ACTH, CRH-Test	2, 3
Iatrogen (medikamentös)		2, 3
Paraneoplastisch	ACTH	
Schwere akute und chronische Allgemeinerkrankungen	Blutbild, BSR, Natrium, Kalium, Calcium, Kreatinin, CRP, Gesamteiweiß, Serumeiweißelektrophorese, γGT, AST, ALT, Urinstatus	2, 3
Anorexia nervosa	Blutbild, Kalium, Natrium, Lipidstatus, s. „Albumin", Dexamethason-Hemmtest (oft nicht supprimierbares Cortisol), CRH-Test	2, 3
Adipositas	freies Cortisol im Serum oder Speichel (in der Regel normal), Glucose, Lipidstatus	2, 3
Endogene Depression	Dexamethason-Hemmtest (in der Regel supprimierbares Cortisol)	2, 3
Chronischer Alkoholismus	Dexamethason-Hemmtest (oft nicht supprimierbares Cortisol); s. „γGT"	2, 3
Hyperöstrogenismus (Schwangerschaft, orale Kontrazeption)	freies Cortisol im Serum oder Speichel, Schwangerschaftstest	2

Erniedrigt		
Differenzialdiagnosen	**Ergänzende, weiterführende Laboruntersuchungen**	**Siehe Kapitel**
Primärer (Addison-Syndrom) oder sekundärer Hypokortisolismus	großes Blutbild, Natrium, Kalium, Calcium, Säure-Base-Status, Kreatinin, Glucose, Harnstoff, ACTH, ACTH-Test, CRH-Test, Aldosteron, Renin	2, 3

C-Peptid und Insulin

Indikation: Restsekretion von Insulin durch Betazellen, Differenzialdiagnostik Hypoglykämie.

Einfluss- und Störfaktoren: Kreuzreaktion einiger Insulintests mit Proinsulin, Hämolyse.

Normalwerte:
C-Peptid: 1,1–5,0 µg/l (0,3–1,5 nmol/l),
Insulin: 6–25 mU/l (36–150 pmol/l).

Bewertung:

Erhöht		
Differenzialdiagnosen	**Ergänzende, weiterführende Laboruntersuchungen**	**Siehe Kapitel**
Insulinom	Glucose, Hungerversuch	31, 32
Hypoglycaemia factitia	Glucose, hohe Insulinspiegel bei supprimiertem C-Peptid	31, 32
Autoimmune Insulinhypoglykämie	Glucose, hohe Insulinspiegel bei supprimiertem C-Peptid	31, 32

C-reaktives Protein (CRP)

Indikation: Erkennung und Verlaufskontrolle entzündlicher Erkrankungen.

Normalwerte: < 5 mg/l.

Einfluss- und Störfaktoren: Lipämie.

Laborparameter

Bewertung:

Erhöht		
Differenzialdiagnosen	**Ergänzende, weiterführende Laboruntersuchungen**	**Siehe Kapitel**
Infektionen	Blutbild, Procalcitonin, Urinstatus, Herd- und Erregersuche (Urinkultur, Blutkultur, Stuhlkultur, Liquordiagnostik, Abstriche, Sputum etc.)	2–11, 16–18, 20, 27, 29, 31, 32
Rheumatische Erkrankungen	s. „Rheumafaktor"	2–4, 9–11, 13, 17, 18, 25, 29, 31, 32
Akute Pankreatitis	s. „Amylase"	7
Nekrosen, Gewebeschädigungen (z. B. Trauma, Operationen, Herzinfarkt)	je nach Situation (CK, CK-MB, Troponine)	6
Maligne Tumoren	Tumorsuche	2, 3, 13, 14, 16–19, 25–28

Creatinkinase (CK und CK-MB)

Die Differenzierung von myokardialer und skelettmuskulärer Ätiologie einer CK-Aktivitätserhöhung ist durch die Bestimmung des Isoenzyms CK-MB möglich. Der Nachweis und Ausschluss einer kardialen Ätiologie wird zudem durch die Bestimmung von Troponin I oder T erleichtert.

Indikation: Herzmuskelerkrankungen (insbesondere Ausschluss, Nachweis und Verlaufskontrolle eines Herzinfarktes), Skelettmuskelerkrankungen.

Normalwerte:
Gesamt-CK: Männer < 190 U/l, Frauen < 170 U/l, CK-MB: alle < 24 U/l.

Einfluss- und Störfaktoren: Hämolyse, Makro-CK (betrifft Gesamt-CK und CK-MB), mitochondriale CK, Anwesenheit von CK-BB bei Schädel-Hirn-Traumen, Uterustrauma, Geburt (betrifft nur CK-MB), starke Lipämie oder Ikterus.

Bewertung:

Erhöht		
Differenzialdiagnosen	**Ergänzende, weiterführende Laboruntersuchungen**	**Siehe Kapitel**
Myokardiale Erkrankungen (CK-MB) Akuter Herzinfarkt	Troponine, Myoglobin (Blutbild, Natrium, Kalium, Calcium, Magnesium, Glucose, Kreatinin, Harnstoff, CRP, Quick, PTT)	6
Myokarditis, Endokarditis, Perikarditis	Blutbild, CRP, Procalcitonin, Blutkulturen, Viruserologie, s. „ANA"	4, 6, 20, 21, 22
Diagnostische und therapeutische Eingriffe am Herzen (z. B. Operation, Defibrillation, Herzmassage)	Troponine, Myoglobin	2, 3
Skelettmuskelerkrankungen Traumen (Unfall, Injektionen, Operationen, intramuskuläre Injektionen etc.)	Natrium, Kalium, Calcium, Kreatinin, Harnstoff, Myoglobin im Serum und Urin, Urinstatus	2
Rhabdomyolyse	Natrium, Kalium, Calcium, Kreatinin, Harnstoff, Myoglobin im Serum und Urin, Urinstatus	2, 3, 8
Myositis	Blutbild, CRP, s. „ANA", Virusserologie, Bakteriologie	8
Körperliche Anstrengung (Sport, epileptischer Anfall, Wehen)		2
Myasthenia gravis	Autoantikörper gegen Acetylcholinrezeptoren	8
Kongenitale Muskelerkrankungen (Muskeldystrophie Typ Duchenne, Typ Becker, Glykogenose McArdle, Muskelatrophie Kugelberg-Welander, Aran-Duchenne)	Genetik	2
Sekundäre Myopathien (Hyperthyreose, Hypothyreose, Hypokaliämie, Phäochromozytom, Intoxikationen etc.)	s. „TSH" und „Kalium", Katecholamine und deren Metaboliten im Urin	2, 3, 16, 23

1041

Erhöht

Differenzialdiagnosen	Ergänzende, weiterführende Laboruntersuchungen	Siehe Kapitel
Maligne Hyperthermie	Natrium, Kalium, Chlorid, Säure-Base-Status, Kreatinin, Harnstoff, Lactat, Myoglobin, AST	
Erkrankungen anderer Organe Lungenembolie	s. „D-Dimer"	2, 3, 6, 9, 15, 17, 20, 21
Erkrankungen des Magen-Darm-Traktes (insbesondere Mesenterialinfarkt, Lebernekrose, akute Pankreatitis)	s. „Amylase", „Aminotransferasen", „γGT" und „Bilirubin"	2, 3, 7, 25, 27, 28
Maligne Tumoren	s. „Amylase", „LDH", „Aminotransferasen", „γGT", „GLDH", „Bilirubin", „Serumeiweißelektrophorese"	2, 3, 13, 14, 16–19, 25–28
Hämolyse und myeloproliferatives Syndrom	s. „LDH" und „Haptoglobin"	13, 14
Neurologische Erkrankungen mit Schädigung der Blut-Hirn-Schranke (Schädel-Hirn-Trauma, Subarachnoidalblutung, Schlaganfall, Hirntumor, Meningoenzephalitis)		5, 31, 32

D-Dimere

D-Dimere sind fibrinolytische Spaltprodukte aus quervernetztem Fibrin, welche sekundär nach einer vorangegangenen disseminierten intravasalen Gerinnung oder einer lokalen Gerinnungsaktivierung (Thrombose) freigesetzt werden. Davon zu differenzieren sind Fibrinogenspaltprodukte, die im Zuge einer primären Fibrinolyse, also ohne vorangegangene Gerinnungsaktivierung, entstehen.

Indikation: Ausschluss einer venösen Thrombose oder Lungenembolie, Diagnose und Verlaufskontrolle einer disseminierten intravasalen Gerinnung, Monitoring einer fibrinolytischen Therapie.

Normalwerte: methodenabhängig, Cut-off der meisten Tests: 0,5 mg/l.

Einfluss- und Störfaktoren: anderes Probenmaterial als Citratplasma, falsche Blutentnahmetechnik (s. „Quick"), Thrombolysetherapie.

Bewertung:

Erhöht

Differenzialdiagnosen	Ergänzende, weiterführende Laboruntersuchungen	Siehe Kapitel
Venöse Thrombose (tiefe Beinvenenthrombose)	(Quick, aPTT, Fibrinogen zur Therapiesteuerung, Suche nach thrombophilen Risikofaktoren: APC-Resistenz, Defizienzen von Protein C, Protein S und Antithrombin, Mutationen in Prothrombin- und Faktor-V-Genen, Homocystein, Lp(a))	9, 15
Lungenembolie	PO_2, Säure-Base-Status, (Quick, aPTT, Fibrinogen zur Therapiesteuerung, Suche nach thrombophilen Risikofaktoren: APC-Resistenz, Defizienzen von Protein C, Protein S und Antithrombin, Mutationen in Prothrombin- und Faktor-V-Genen, Homocystein, Lp(a))	6, 9, 15, 17
Disseminierte intravasale Gerinnung	Thrombozyten, Fibrinogen, Antithrombin	15
Arterielle Thrombose (z. B. Herzinfarkt)	s. „Troponine" und „CK"	6, 9
Karzinome		

Eisen

Für die Diagnostik des Eisenmangels ist Eisen ein ungeeigneter Parameter. Hier ist neben dem Blutbild das Ferritin (s. dort) der wichtigste Parameter. Die Bestimmung des Eisens ist nur gerechtfertigt zur Berechnung der *Transferrinsättigung* (s. dort) und damit zur Diagnostik und Verlaufskontrolle der Eisenüberladung (Hämochromatose).

Laborparameter

Erythrozyten

Siehe Kapitel 13.

Ferritin

Indikation: Diagnostik der Eisenmangelanämie und des Speichereisenmangels, Differenzialdiagnostik Anämien, Eisenüberladung, Monitoring von Eisensubstitution und -mobilisierung

Einfluss- und Störfaktoren: stark alters- und geschlechtsabhängige Normalwerte; cave Konzentrationsanstieg bei Entzündung (Akute-Phase-Protein), starke Hämolyse.

Normalwerte:
Frauen < 60 Jahre: 10–150 µg/l,
Frauen > 60 Jahre und Männer: 30–400 µg/l.

Bewertung:

Erniedrigt

Differenzialdiagnosen	Ergänzende, weiterführende Laboruntersuchungen	Siehe Kapitel
Eisenmangel (Speichereisenmangel, chronischer Blutverlust, Z.n. akutem Blutverlust, funktioneller Eisenmangel bei Erythropoetintherapie einer renalen Anämie, Hämodialyse, Eisenresorptionsstörung, Nahrungseisenmangel, Schwangerschaft)	Blutbild inkl. Bestimmung der Erythrozytenkoeffizienten und der relativen Verteilungsbreite, Anteil hypochromer Retikulozyten, löslicher Transferrinrezeptor	13

Erhöht

Differenzialdiagnosen	Ergänzende, weiterführende Laboruntersuchungen	Siehe Kapitel
Anämien ohne Eisenmangel	Blutbild inkl. Bestimmung der Erythrozytenkoeffizienten und der relativen Verteilungsbreite, Anteil hypochromer Retikulozyten, löslicher Transferrinrezeptor, Retikulozyten, Bilirubin, Haptoglobin, Vitamin B_{12}, Folsäure	13
Anämien bei chronischen Krankheiten (Infekt- oder Tumoranämie), auch bei Infektionen, Tumoren oder chronische Entzündungen ohne manifeste Anämie	Blutbild inkl. Bestimmung der Erythrozytenkoeffizienten und der relativen Verteilungsbreite, Anteil hypochromer Retikulozyten, löslicher Transferrinrezeptor, s. „CRP", „Rheumafaktor", „ANA"	13
Hereditäre Hämochromatose	Ferritin, HFE-Genotypisierung, ALT, γGT, Bilirubin, CHE, Quick, Albumin	25
Sekundäre Hämochromatose (Anämie bei ineffektiver Erythropoese, z. B. sideroblastische Anämie; Lebererkrankungen, z. B. Hepatitis)	Ferritin, Blutbild, ALT, γGT, Bilirubin, CHE, Quick, Albumin	13, 25
Leberzirrhose	s. „Albumin"	25
Alkoholismus	s. „γGT"	25

Fibrinogen

Indikation: angeborener oder erworbener Fibrinogenmangel, Monitoring fibrinolytischer Therapien, Verbrauchskoagulopathie.

Einfluss- und Störfaktoren: Heparin und Fibrin(ogen)spaltprodukte führen zu falsch niedrigen Fibrinogenkonzentrationen; akute Phase (Entzündung) erhöht die Fibrinogenkonzentration.

Normalwerte: 1,5–4,0 g/l.

1043

Bewertung:

Erniedrigt		
Differenzialdiagnosen	**Ergänzende, weiterführende Laboruntersuchungen**	**Siehe Kapitel**
Verbrauchs- oder Verlustkoagulopathie (z. B. bei Schock, Sepsis, Transfusionszwischenfall)	s. „D-Dimer"	15
Hyperfibrinolyse (z. B. nach großen Operationen, Leukosen)	s. „D-Dimer"	15
schwere Leberparenchymschäden	s. „Albumin", „Aminotransferasen"	25
Kachexie	s. „Albumin"	2, 3
Angeborene A-, Hypo- und Dysfibrinogenämien		15
Medikamente (Fibrinolytika, Ancrod, Defibrase, Asparaginase)		15

Erhöht		
Differenzialdiagnosen	**Ergänzende, weiterführende Laboruntersuchungen**	**Siehe Kapitel**
Infektionen	s. „CRP" und „Procalcitonin"	2–11, 16–18, 20, 27, 29, 31, 32
Entzündliche und rheumatische Erkrankungen	s. „CRP", „Rheumafaktor", „ANA", „Harnsäure", „ANCA"	2–4, 9–11, 13, 17, 18, 25, 29, 31, 32
Nekrosen, Gewebeschädigungen (z. B. Trauma, Operationen, Herzinfarkt, Verbrennungen, Strahlentherapie)	je nach Situation: s. „CK" und „LDH"	6
Maligne Tumoren	s. „Amylase", „LDH", „Aminotransferasen", „γGT", „GLDH", „Bilirubin", „Serumeiweißelektrophorese"	2, 3, 13, 14, 16–19, 25–28
Nephrotisches Syndrom	s. „Albumin"	29

Folsäure

Indikation: makrozytäre Anämie, periphere Neuropathie, Alkoholismus, Hyperhomozysteinämie, Malabsorptionssyndrom, alte Menschen mit eingeschränktem Ernährungszustand, bei bestimmten Medikationen, Schwangerschaftsplanung (Prävention Neuralrohrdefekte).

Normalwerte:
im Plasma: 2,5–9,0 µg/l (5–20 nmol/l),
in Erythrozyten: > 165 µg/l (350 nmol/l).

Einfluss- und Störfaktoren: nicht nüchtern, Hämolyse, Medikamente (Methotrexat oder Leukovorintherapie [Kreuzreaktion], Ampicillin, Chloramphenicol, Penicillin, Tetracyclin).

Bewertung:

Erniedrigt		
Differenzialdiagnosen	**Ergänzende, weiterführende Laboruntersuchungen**	**Siehe Kapitel**
Makrozytäre Anämie	Blutbild inkl. Bestimmung der Erythrozytenkoeffizienten, Vitamin B_{12}	13
Folatmalabsorption	Xylose-Test, s. „Albumin"	27, 28
Chronischer Alkoholismus	s. „γGT", Carbohydrat-defizientes Transferrin	2, 3
Mangelernährung insbesondere im Alter	s. „Albumin", „Homocystein"	2, 3
Raucher		2, 3
Medikamente (Methotrexat, Trimethoprim, Antikonvulsiva)		2, 3
Kongenitale Störungen des Folatmetabolismus	MTHFR-Genotypisierung	

Laborparameter

Follikelstimulierendes Hormon (FSH)

Siehe Gonadotropine.

Gamma-Glutamyltransferase (γGT)

Indikation: Diagnose und Verlaufsbeurteilung von Leber- und Gallenwegserkrankungen.

Normalwerte:
Frauen: < 39 U/l,
Männer: < 66 U/l.

Einfluss- und Störfaktoren: Hämolyse, Citrat, Oxalat

Bewertung:

Erhöht		
Differenzialdiagnosen	**Ergänzende, weiterführende Laboruntersuchungen**	**Siehe Kapitel**
Akute, chronische aggressive und persistierende Virushepatitiden	s. „Aminotransferasen"	25
Begleithepatitis (z. B. Mononukleose)	s. „Aminotransferasen"	4, 14, 25
Leberabszess	s. „Bilirubin"	25
Autoimmunhepatitiden	s. „ANA", „ANCA" und „Bilirubin"	25
Alkoholische und andere toxische Hepatopathien	s. „Aminotransferasen"	25
Leberzirrhose	s. „Albumin"	25
Hypoxische Hepatopathie, Leberstauung	s. „GLDH"	25
Leberkarzinom und -metastasen	s. „AFP"	25
Fettleber (Alkohol, metabolisches Syndrom, Diabetes mellitus, Hypertriglyzeridämie)	s. „Aminotransferasen"	2, 3
Intra- und extrahepatische Cholestase	s. „Bilirubin"	25
Alkoholismus	ALT, Carbohydrat-defizientes Transferrin, mittleres korpuskuläres Erythrozytenvolumen, Folsäure	2, 3
Pharmaka und Xenobiotika		2, 3
Akute Pankreatitis	s. „Amylase"	7
Herzinfarkt	s. „CK" und „Troponine"	6

Glucose

Indikation: Screening, Diagnose, Therapie- und Verlaufskontrolle bei Diabetes mellitus, Beurteilung des Kohlenhydratstoffwechsels bei vielen Grunderkrankungen und Therapien, Abklärung von Hypoglykämiesymptomatik.

Normalwerte:
konventionell (nüchtern):
- kapillär: 3,9–5,5 mmol/l (70–100 mg/dl),
- venöses Vollblut: 3,3–5,5 mmol/l (60–100 mg/dl),
- venöses Plasma: 3,9–6,4 mmol/l (70–115 mg/dl).

ADA-Kriterien für Plasmaglucose:
- normal: < 6,1 mmol/l (< 110 mg/dl),
- erhöhte Nüchternglucose: 6,1–7 mmol/l (110–126 mg/dl),
- Diabetes mellitus:
  > 7 mmol/l (>126 mg/dl) (nüchtern),
  > 11,1 mmol/l (> 200 mg/dl) (spontan).

Einfluss- und Störfaktoren: Probenmaterial (s. probenabhängige Referenzbereiche), Nahrungsaufnahme, Glucosekonsum der Blutzellen, Ascorbinsäure, Harnsäure, Kreatinin.

1045

Bewertung:

Erniedrigt

Differenzialdiagnosen	Ergänzende, weiterführende Laboruntersuchungen	Siehe Kapitel
Therapiefehler bei Diabetes mellitus (Überdosierung von Insulin oder Antidiabetika, ungenügende Kohlenhydrataufnahme, akute Zweiterkrankungen etc.)	Blutbild, Natrium, Kalium, Chlorid, Osmolalität, Säure-Base-Status, Lactat, Kreatinin, Harnstoff, CRP, Urinstatus (Ketonkörper)	2, 3, 31, 32
Insulinom	C-Peptid, Insulin, Hungerversuch	2, 3, 31, 32
Große andere Tumoren, Leukämien, Polycythaemia vera	Blutbild, C-Peptid, Insulin, Hungerversuch, Tumorsuche	2, 3, 13, 14
Alkoholinduzierte Hypoglykämie	Blutbild, Natrium, Kalium, Chlorid, Osmolalität, Säure-Base-Status, Lactat, Alkohol, β-Hydroxybutyrat, freie Fettsäuren, Kreatinin, Harnstoff, C-Peptid, Insulin	2, 3, 31, 32
Medikamenteninduzierte Hypoglykämie (orale Antidiabetika, Salicylate, ACE-Hemmer, Chinin, Pentamidin, Disopyramid)	Medikamentennachweis	2, 3, 31, 32
Hypoglycaemia factitia	C-Peptid, Insulin	2, 3, 31, 32

Erhöht

Differenzialdiagnosen	Ergänzende, weiterführende Laboruntersuchungen	Siehe Kapitel
Diabetes mellitus Typ 1 und Typ 2	bei Erstdiagnose: HbA$_{1c}$, Lipidstatus, Kreatinin, Albumin im Urin, Urinstatus, (evtl. Autoantikörper [IA, ICA, GADA] zur Differenzierung Typ 1 und 2); bei Nachsorge: HbA$_{1c}$, Lipidstatus, Albumin im Urin	2, 3, 6, 8, 29–32
Gestationsdiabetes	HbA$_{1c}$, Kreatinin, Harnsäure, Urinstatus, Protein, Albumin quantitativ im Urin, (Pränatal-Screening [AFP, freies β-HCG, PAPP-A])	2, 3, 29
Coma diabeticum	Blutbild, Natrium, Kalium, Chlorid Osmolalität, Säure-Base-Status, Lactat, Kreatinin, Harnstoff, CRP, Urinstatus	2, 3, 30–32

Gonadotropine

Indikation:
bei der Frau: Zyklusstörungen, Fertilitätsdiagnostik,
beim Mann: Hypogonadismus, Fertilitätsdiagnostik.

Normalwerte: Frauen:	LH	FSH
– Follikelphase	3–15 U/l	2–10 U/l
– periovulatorisch	20–200 U/l	8–20 U/l
– Lutealphase	5–10 U/l	2–8 U/l
– Postmenopause	> 20 U/l	> 20 U/l

Normalwerte: Männer:	LH	FSH
	2–10 U/l	1–7 U/l

Einfluss- und Störfaktoren: mangelhafte Standardisierung der Assays führt zu methodenabhängigen Messwerten.

Bewertung:

Erniedrigt

Differenzialdiagnosen	Ergänzende, weiterführende Laboruntersuchungen	Siehe Kapitel
Hyperprolaktinämie	s. „Prolaktin"	2, 3
Hypophysenvorderlappeninsuffizienz (Tumor, Trauma, Nekrose, Empty Sella)	Blutbild, Glucose, Prolaktin, TSH, GH, IGF-I, IGFBP-3, ACTH, Cortisol, Cortisol im 24-h-Urin, Releasing-Hormone-Tests (globaler Hypophysenstimulationstest)	2, 3
Anorexia nervosa	Blutbild, Kalium, Natrium, Lipidstatus, s. „Albumin" und „Cortisol"	2, 3
Kallmann-Syndrom	bei Männern Testosteron, bei Frauen Estradiol	2, 3
Suppression unter Sexualsteroiden und androgenen Anabolika		2, 3

Laborparameter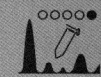

Erhöht

Differenzialdiagnosen	Ergänzende, weiterführende Laboruntersuchungen	Siehe Kapitel
Menopause	Estradiol, (Lipidstatus, Glucose)	2, 3
Klimakterium praecox	Estradiol, (Lipidstatus, Glucose)	2, 3
Hyperandrogenämische Ovarialinsuffizienz, polyzystisches Ovarsyndrom (LH-FSH-Quotient > 2)	Testosteron, SHBG, DHEAS, Androstendion, (Lipidstatus, Glucose)	2, 3
Resistant ovary Syndrome	Estradiol	2, 3
Geschlechtschromosomenanomalien (Turner-Syndrom, Swyer-Syndrom, Klinefelter-Syndrom)	Karyogramm	2, 3

Hämatokrit

Siehe Kapitel 13.

Hämoglobin

Siehe Kapitel 13.

Haptoglobin

Indikation: Diagnose und Verlauf hämolytischer Anämien.

Einfluss- und Störfaktoren: Entzündungen (akute Phase).

Normalwerte: 0,3–2,0 g/l.

Bewertung:

Erniedrigt

Differenzialdiagnosen	Ergänzende, weiterführende Laboruntersuchungen	Siehe Kapitel
Hämolytische Anämie	Blutbild, Retikulozyten, (indirektes) Bilirubin, LDH, Urinstatus, (Hämopexin, freies Hämoglobin im Plasma, Untersuchungen zur Ätiologie der hämolytischen Anämie: direkte und indirekte Coombs-Tests, Erythrozytenmorphologie, osmotische Resistenz, Zuckerwassertest, Hb-Elektrophorese, Erythrozytenenzyme, CD59)	13, 25
Akute und chronische Lebererkrankungen	s. „ALT", „γGT", „(direktes) Bilirubin", „CHE", „Quick", „Albumin"	25
Malabsorptionssyndrom	s. „Albumin"	27
Angeborener Haptoglobinmangel	Haptoglobinelektrophorese oder Genotypisierung	

Erhöht

Differenzialdiagnosen	Ergänzende, weiterführende Laboruntersuchungen	Siehe Kapitel
Akute Phase (akute und chronische Entzündungen, Nekrosen, Tumoren)	s. „CRP"	2–11, 13, 16–18, 20, 27, 29, 31, 32
Cholestase	s. „ALT" und „(direktes) Bilirubin"	25
Eisenmangelanämie	s. „Ferritin"	29
Plasmozytom, Amyloidose	s. „Immunglobuline"	11, 13–15, 29
Nephrotisches Syndrom	s. „Albumin"	12, 29

Harnsäure

Indikation: Screening auf Hyperurikämie, Diagnose, Therapie und Verlaufskontrolle der Gicht, Differenzialdiagnostik Nephrolithiasis, Monitoring von Krankheiten und Therapien mit Hyperurikämierisiko.

Normalwerte:
Frauen: 150–350 µmol/l (2,5–6 mg/dl),
Männer: 210–420 µmol/l (3,5–7 mg/dl).

Einfluss- und Störfaktoren: Ascorbinsäure, EDTA, Citrat.

Bewertung:

Erniedrigt		
Differenzialdiagnosen	**Ergänzende, weiterführende Laboruntersuchungen**	**Siehe Kapitel**
Xanthinurie	Harnsäure im Urin	
Schwere Leberparenchymschäden	s. „ALT", „Bilirubin", „CHE", „Albumin"	25
Tubuläre Nierenerkrankungen (renale tubuläre Azidose/Fanconi-Syndrom, Syndrom der inadäquaten Sekretion von antidiuretischem Hormon [ADH])	Säure-Base-Status, Kalium, Natrium im Serum, Kalium und Chlorid im Urin, Urin-pH, alkalische Phosphatase, ADH	29, 30
Malignome	s. „CRP"	
AIDS	großes Blutbild, Aminotransferasen, Protein, Proteinelektrophorese, LDH, CRP, BSR; HIV-Serologie, HIV-Last, Lymphozytensubpopulationen (CD4, CD8)	4
Morbus Wilson	s. „Kupfer"	
Schwermetallintoxikationen	Blei, Kupfer, Cadmium	
Übermedikation mit Allopurinol oder Urikosurika		2, 3
Andere Medikamente (Salicylate, Röntgenkontrastmittel, Phenylbutazon, Östrogene)		2, 3

Erhöht		
Differenzialdiagnosen	**Ergänzende, weiterführende Laboruntersuchungen**	**Siehe Kapitel**
Primäre Hyperurikämie (akute Gicht, Nephrolithiasis, Uratnephropathie)	Blutbild, Kreatinin, Harnstoff, CRP, BSR, Harnsäurekristalle im Gelenkpunktat, Urinstatus, Harnsäure im Urin	10, 29
Niereninsuffizienz	s. „Kreatinin"	29
Maligne Tumoren, Leukämien, Polycythaemia vera	Blutbild, s. „CRP", Tumorsuche	2, 3, 13, 14
Psoriasis		2, 3
Nach großen Muskelschäden (Trauma, Operation, Grand-mal-Anfall)	s. „CK"	2, 3
Hungerzustände	Kreatinin, Harnstoff, Ketonkörper im Urin, s. „Albumin",	2, 3
Chronischer Alkoholkonsum	s. „γGT"	2, 3
Chemo- und Strahlentherapie von Tumoren		
Tubulusgifte	Harnsäure im Urin, Blei, Cadmium, Beryllium, Urinstatus und -sediment	2, 3
Medikamente (Diuretika, Cyclosporin A, Zytostatika)		2, 3
Lesh-Nyhan-Syndrom	Blutbild, Gendiagnostik	

Laborparameter

Harnstoff

Zur Differenzierung von prärenaler und postrenaler Azotämie sollte der Harnstoff-Kreatinin-Quotient berechnet werden.

Indikation: Differenzierung prä- und postrenaler Azotämie, Verlaufs- und Therapiekontrolle der Niereninsuffizienz.

Normalwerte:
Frauen < 50 Jahre: 2,6–6,7 mmol/l (15–40 mg/dl),
Frauen > 50 Jahre: 3,5–7,2 mmol/l (21–43 mg/dl),
Männer < 50 Jahre: 3,2–7,3 mmol/l (15–40 mg/dl),
Männer > 50 Jahre: 3,0–9,2 mmol/l (18–55 mg/dl).

Einfluss- und Störfaktoren: falsch hohe Werte bei Medikation mit Ascorbinsäure, Guanethidin, Thiaziden, Sulfonamiden, Chloramphenicol und Dextranen; postprandiale Probenentnahme.

Bewertung:

Erhöht		
Differenzialdiagnosen	**Ergänzende, weiterführende Laboruntersuchungen**	**Siehe Kapitel**
Akutes Nierenversagen	s. „Kreatinin"	29
Chronische Niereninsuffizenz	s. „Kreatinin"	29
Prärenale Azotämie (vermindertes Extrazellulärvolumen durch Blutung, Erbrechen, Diarrhö, Verbrennung, mangelnde Flüssigkeitszufuhr)	Kreatinin zur Berechnung des Harnstoff-Kreatinin-Quotienten (> 40 mmol/l bzw. > 35 mg/dl); Elektrolyte, Säure-Base-Status, Blutbild	30
Postrenale Azotämie (Verschluss der äußeren Harnwege durch Steine, Tumoren, Prostataerkrankungen)	Kreatinin zur Berechnung des Harnstoff-Kreatinin-Quotienten (> 40 mmol/l bzw. > 35 mg/dl); Urinstatus und -sediment, CRP, Blutbild, PSA	30
Ausgeprägte Eiweißzufuhr, insbesondere bei Kombination mit Flüssigkeitsmangel	Elektrolyte, Osmolalität	2, 3

HDL-Cholesterin

Indikation: Abschätzung des kardiovaskulären Risikos.

Normalwerte:
konventionell:
- Frauen: 0,90–2,20 mmol/l (35–85 mg/dl),
- Männer: 0,75–1,70 mmol/l (29–66 mg/dl).

Risiko-Cut-off:
- Frauen: 1,15 mmol/l (45 mg/dl),
- Männer: 0,90 mmol/l (35 mg/dl).

Einfluss- und Störfaktoren: Hämolyse, Lipämie, Ikterus.

Bewertung:

Erniedrigt		
Differenzialdiagnosen	**Ergänzende, weiterführende Laboruntersuchungen**	**Siehe Kapitel**
Schwere Leberparenchymschäden (Leberzirrhose, hypoxische Leberschäden)	s. „ALT", „γGT", „Bilirubin", „CHE", „Albumin"	6, 25
Entzündliche Darmerkrankungen	s. „Albumin"	27
Akute Phase (akute und chronische Entzündungen, Infektionen, Nekrosen)	s. „CRP"	2–11, 13, 16–18, 20, 27, 29, 31, 32
Insulinresistenz und Diabetes mellitus Typ 2	s. „Glucose", „HbA$_{1c}$"	2, 3, 6
Hypertriglyzeridämie	s. „Lipidstatus"	2, 3, 6
Hypothyreose	s. „TSH"	6, 16
Medikamente und Hormone (Androgene, Gestagene, Betablocker, Thiazide, Probucol)		2, 6

Erniedrigt		
Differenzialdiagnosen	**Ergänzende, weiterführende Laboruntersuchungen**	**Siehe Kapitel**
Seltene angeborene HDL-Defizienzsyndrome (ApoA-I-, LCAT-Defizienz, Tangier-Krankheit) oder Lipidspeichererkrankungen (Morbus Gaucher, Niemann-Pick A, B oder C, Wolman, Refsum)	ApoA-I, Kreatinin, ALT, γGT, Bilirubin, CHE, Quick, Albumin, Proteinurie	2, 3, 6, 12–14, 25, 29

Erhöht		
Differenzialdiagnosen	**Ergänzende, weiterführende Laboruntersuchungen**	**Siehe Kapitel**
Seltene angeborene Hyperalphalipoproteinämie-Syndrome (CETP-, hepatische Lipase-Defizienz)	Lipidstatus	6
Medikamente und Hormone (Östrogene, Fibrate, Nikotinsäure)		2, 6

Homocystein

Indikation: Abklärung des kardiovaskulären und thrombophilen Risikos, insbesondere bei Hochrisikopatienten; Globaltest zur Orientierung über Versorgung mit Vitamin B_{12} und Folsäure (insbesondere bei Alten).

Einfluss- und Störfaktoren: methioninreiche Nahrung (Meidung tierischer Nahrungsmittel 24 h vor Blutgewinnung), lange Probenlagerung (Erythrozytenstoffwechsel).

Normalwerte:
konventionell: < 20 mmol/l,
Risiko-Cut-off: < 12 mmol/l.

Bewertung:

Erhöht		
Differenzialdiagnosen	**Ergänzende, weiterführende Laboruntersuchungen**	**Siehe Kapitel**
Mangel an bestimmten B-Vitaminen	Folsäure, Vitamine B_6 und B_{12}, Methylmalonsäure	
Niereninsuffizienz	s. „Kreatinin"	29
Hypothyreose	s. „TSH"	16
Homocystinurie		
Medikamente (Methotrexat, Sulfonamide, Antikonvulsiva, Fibrate)		

Humanes Choriongonadotropin (HCG)

HCG ist aus zwei Peptidketten aufgebaut (β- und α-Kette) Je nach Indikation werden unterschiedliche Testformate eingesetzt. Der Schwangerschaftstest erfasst das intakte HCG, der Tumormarkertest das intakte HCG und die freie β-Kette und der Test für die Pränataldiagnostik nur die freie β-Kette.

Indikation: Schwangerschaftstest; Diagnose, Differenzialdignose und Verlaufskontrolle von Keimzelltumoren (auch Früherkennung dieser Tumoren bei Risikogruppen); Pränataldiagnostik in der Schwangerschaft (Down-Syndrom, Neuralrohrdefekte).

Normalwerte: *HCG (β-HCG und freies β-HCG):*
prämenopausale Frauen und Männer < 5 U/l,
postmenopausale Frauen: < 10 U/l.

β-HCG:
prämenopausale Frauen: < 3 U/l,
postmenopausale Frauen: < 6 U/l,
Männer: < 2 U/l.

freies β-HCG:
< 0,2 U/l.

Laborparameter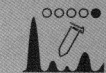

Einfluss- und Störfaktoren: Nicked-HCG-Formen bei einigen Trophoblasttumoren, die nicht von allen Immunoassays erkannt werden; High-Dose-Hook-Effekt bei sehr hohen HCG-Konzentrationen (falsch niedrig).

Bewertung:

Erhöht		
Differenzialdiagnosen	Ergänzende, weiterführende Laboruntersuchungen	Siehe Kapitel
Schwangerschaft		2, 3
Keimzelltumoren: Seminome, Teratome teilweise positiv, Dermoidzyste, Dottersacktumor immer negativ	AFP (obligatorisch)	
Terminale Niereninsuffizienz	s. „Kreatinin"	29

Immunglobuline A, G und M

Indikation: Diagnostik und Verlaufskontrolle bei Antikörpermangel; Differenzialdiagnostik mono- und polyklonaler Gammopathien.

Normalwerte:
IgA: 0,7–5 g/l,
IgG: 7–16 g/l,
IgM: 0,4–2,8 g/l (Frauen),
     0,4–2,3 g/l (Männer).

Einfluss- und Störfaktoren: Hypertriglyzeridämie, Bilirubin.

Bewertung:

Erniedrigt (alle oder selektiv)		
Differenzialdiagnosen	Ergänzende, weiterführende Laboruntersuchungen	Siehe Kapitel
Primäre Immunmangelzustände B-Zell-Defekte (z. B. Agammaglobulinämie Typ Bruton, selektive Mangelzustände von IgA, IgG oder IgM; Leicht- oder Schwerkettenmangel)	großes Blutbild, Lymphozytensubklassen (CD3, CD4, CD8, CD20), CRP, BSG, Komplementfaktoren, Provokationstests (Protein-Bakterien-Antigene	2–4, 14
T-Zell-Defekte (z. B. DiGeorge-Syndrom, mukokutane Candidiasis)		2–4, 14
Kombinierte Immundefekte (z. B. Nezelof-Syndrom, Wiskott-Aldrich-Syndrom)	Blutbild	2–4, 14
Sekundäre Immunmangelzustände Maligne Tumoren (alle Ig)	s. „CRP"	2, 3, 13, 14
Lymphatische Leukämien, Hodgkin- und Non-Hodgkin-Lymphome (bevorzugt IgA und IgM)	großes Blutbild, genetische und immunologische Charakterisierung	2, 3, 13, 14
Maligne monoklonale Gammopathien (vor allem Suppression der nicht betroffenen Ig und Verlust der betroffenen Ig)	großes Blutbild, Calcium, Phosphat, Kreatinin, alkalische Phosphatase, Serum- und Urineiweißelektrophorese; Immunfixationselektrophorese Serum und Urin, Urinstatus, quantitative Proteinausscheidung im Urin	2, 3, 13, 14
Nephrotisches Syndrom (vorwiegend IgG)	s. „Albumin"	12, 29
Exsudative Enteropathie (alle Ig)	s. „Albumin"	27
Verbrennungen (alle Ig)	s. „Albumin"	2, 3
Virusinfektionen (z. B. Masern, Röteln, EBV)	Blutbild, Virusserologie	2, 3, 4, 14
Medikamente (Immunsuppressiva, Glucocorticoide, Zytostatika)		2, 3

1051

33 Differenzialdiagnostik der Ergebnisse häufiger Laboruntersuchungen

Erhöht (alle oder selektiv)		
Differenzialdiagnosen	**Ergänzende, weiterführende Laboruntersuchungen**	**Siehe Kapitel**
Maligne monoklonale Gammopathien (multiples Myelom/Plasmozytom, Morbus Waldenström, Kryoglobulinämie, Amyloidose (IgA, IgG oder IgM)	großes Blutbild, Calcium, Phosphat, Kreatinin, alkalische Phosphatase, Serum- und Urineiweißelektrophorese; Immunfixationselektrophorese Serum und Urin, Urinstatus, quantitative Proteinausscheidung im Urin	2, 3, 13, 14
Benigne monoklonale Gammopathien oder monoklonale Gammopathie unbestimmter Signifikanz (IgA, IgG oder IgM)	großes Blutbild, Calcium, Phosphat, Kreatinin, alkalische Phosphatase, Serum- und Urineiweißelektrophorese; Immunfixationselektrophorese Serum und Urin, Urinstatus, quantiative Proteinausscheidung im Urin	2, 3, 13, 14
Akute Hepatitis (erst IgM, dann IgG)	s. „Aminotransferasen"	25
Chronisch persistierende Hepatitis (IgM und IgG)	s. „Aminotransferasen"	25
Primär biliäre Zirrhose (IgM)	s. „Bilirubin"	25
Leberzirrhose (IgA, IgG und IgM)	Siehe „Albumin"	25
Infektionen (Viren, Parasiten (erst IgM, dann IgG)	Blutbild, s. „CRP", ggf. Serologie	4
Rheumatische Erkrankungen, Kollagenosen (IgM und IgG)	s. „Rheumafaktor", „ANA", „ANCA"	2–4, 9–11, 13, 17, 18, 25, 29, 31, 32

Immunglobulin E

Indikation: Allergie.

Einfluss- und Störfaktoren: Rauchen.

Normalwerte: < 120 kU/l.

Bewertung:

Erhöht		
Differenzialdiagnosen	**Ergänzende, weiterführende Laboruntersuchungen**	**Siehe Kapitel**
Allergie, atopische Dermatitis	Blutbild (Eosinophile), spezifische IgE	2, 3, 12, 17, 27
Parasitose	Blutbild (Eosinophile)	4, 8, 25, 27, 28
Angeborene und erworbene T-Zell-Funktions-Erkrankungen (Wiskott-Aldrich-, Nezelof-Syndrom, AIDS, Non-Hodgkin-Lymphome)	s. „Immunglobuline"	2–4, 13–15
Maligne Tumoren	s. „CRP"	
Hyper-IgE-Syndrom		

Kalium

Indikation: Bluthochdruck, Herzrhythmusstörungen, Niereninsuffizienz, Durchfälle, Erbrechen, Störungen des Elektolyt- oder Säure-Base-Haushaltes, Überwachung intensivmedizinischer Patienten.

Einfluss- und Störfaktoren: Hämolyse, instabile Leukozyten bei Mononukleose und Leukämien, Thrombozytose, zu lange Stauung (falsch hoch), extreme Leukozytose bei Leukämien, Hypertriglyzeridämie (falsch niedrig).

Normalwerte: 3,6–4,8 mmol/l.

Laborparameter

Bewertung:

Erniedrigt		
Differenzialdiagnosen	**Ergänzende, weiterführende Laboruntersuchungen**	**Siehe Kapitel**
Verlust durch den Magen-Darm-Trakt		
Diarrhö, villöse Adenome, Sekretverlust durch enterale Fisteln, Laxanzienabusus, Therapie mit Kationenaustauschern	Natrium, Chlorid, Osmolalität, Säure-Base-Status, Kalium im Urin	27, 30
Erbrechen, Absaugen von Magensaft (Pseudo-Bartter)	Kalium, Natrium, Chlorid, Calcium, Magnesium, Säure-Base-Status, Harnsäure, Glucosetoleranztest, Aldosteron, Renin, Chlorid im Urin	26, 30
Verlust durch die Niere		
Renal tubuläre Azidose	Natrium, Chlorid, Osmolalität, Säure-Base-Status, Kalium im Urin	29, 30
Bartter-Syndrom	Natrium, Chlorid, Osmolalität, Magnesium, Säure-Base-Status, Kalium und Chlorid im Urin, ADH	23, 30
Liddle-Syndrom	Natrium, Chlorid, Osmolalität, Magnesium, Säure-Base-Status, Kalium im Urin, 11-Desoxycortisol	23, 30
Polyurie nach akutem Nierenversagen	s. „Kreatinin"	29, 30
Primärer und sekundärer Hyperaldosteronismus	s. „Aldosteron"	23, 30
Hypomagnesiämie	s. „Magnesium"	29, 30
Medikamente (Diuretika, Penicilline, Steroide, Aminoglykoside, Cisplatin, Glyzyrrhizinsäure)	Kalium im Urin	2, 3, 30
Verlust durch die Haut		
Verbrennungen, extremes Schwitzen	Natrium, Chlorid, Osmolalität, Säure-Base-Status, Kalium im Urin	30
Mangelhafte Kaliumzufuhr		
Anorexie und Unterernährung, kaliumfreie parenterale Ernährung	Natrium, Chlorid, Osmolalität, Säure-Base-Status, Kalium im Urin	30
Interne Bilanzstörungen		
Metabolische Alkalose	s. „Säure-Base-Status"	30
Familiäre hypolkaliämische periodische Lähmung		
Insulintherapie	s. „Glucose"	
Intensive Therapie von Vitamin-B_{12}- und Folsäuremangel	s. „Folsäure", „Vitamin B_{12}"	
β_2-Stimulation		

Erhöht		
Differenzialdiagnosen	**Ergänzende, weiterführende Laboruntersuchungen**	**Siehe Kapitel**
Verminderte renale Ausscheidung		
Akute und chronische Niereninsuffizienz	s. „Kreatinin"	29, 30
Addison-Krise	s. „Cortisol", „Aldosteron"	29, 30
Aldosteronmangel (adrenogenitales Syndrom, hyporeninämischer Hypoaldosteronismus)	s. „Cortisol", „Aldosteron"	29, 30
Renal tubuläre Azidose	Natrium, Chlorid, Osmolalität, Säure-Base-Status, Glucose, Kalium und Ketonkörper im Urin	29, 30
Medikamente (Spironolactone, Sulfonamide, Ciclosporin A, Lithium, ACE-Hemmer und Angiotensin-II-Rezeptor-Hemmer, NSAID)		2, 3

Differenzialdiagnostik der Ergebnisse häufiger Laboruntersuchungen

Erhöht

Differenzialdiagnosen	Ergänzende, weiterführende Laboruntersuchungen	Siehe Kapitel
Vermehrte Zufuhr Medikamente (Kaliuminfusion, Succinylcholin, Digitalisintoxikation)	Digoxin, Digitoxin	2, 3
Übermäßige Zufuhr		
Interne Bilanzstörungen Massiver Zelluntergang (Rhabdomyolyse, Trauma, Tumoruntergang, Hämolyse)	s. „CK", „LDH", „Aminotransferasen"	
Diabetische und alkoholische Ketoazidose	s. „Glucose", „Säure-Base-Status"	29, 30
Periodische hyperkaliämische Lähmung		
Medikamente (Betablocker, alphaadrenerge Agonisten, Digoxin, Digitoxin, Succinylcholin, Somatostatin, Diazoxid)		2, 3

Komplementfaktoren C3 und C4

Indikation: Verdachts- und Verlaufsabklärung von Immunkomplexerkrankungen (SLE, Vaskulitis, Glomerulonephritis, Kryoglobulinämie), Verdacht auf Komplementdefekt (z. B. bei rezidivierenden Infektionen).

Einfluss- und Störfaktoren: zur Vermeidung der In-vitro-Aktivierung soll EDTA-Plasma verwendet werden; akute-Phase-bedingte Erhöhungen von C3 und C4, welche den Verbrauch bei Immunkomplexerkrankungen kaschieren (CRP mitbestimmen).

Normalwerte:
C3: 0,8–1,70 g/l,
C4: 0,15–0,49 g/l.

Bewertung:

Erniedrigt

Differenzialdiagnosen	Ergänzende, weiterführende Laboruntersuchungen	Siehe Kapitel
Immunkomplexerkrankungen Systemischer Lupus erythematodes (SLE) (C3 und C4)	s. „ANA"	2–4, 10, 29
Membranoproliferative Glomerulonephritis (C3, selten C4)	Kreatinin, Elektrolyte, Urinproteine, Urinsediment, C3-Nephritisfaktor	12, 29
Postinfektöse Glomerulonephritis (C3, selten C4)	Kreatinin, Elektrolyte, Urinproteine, Urinsediment, Infektionsnachweis (ASL etc.)	4, 12, 29
Kryoglobulinämie (C3 und C4)	Nachweis der Kryoglobuline	2, 3, 9, 10, 29
Hereditärer Immunglobulin-A-Mangel (C4)	IgA	
(Autoimmun-)Thyreoiditis Basedow (C3 und C4)	BSG, CRP, Blutbild, TSH, TSH-Rezeptor-Antikörper	16
AIDS (C3 und C4)	großes Blutbild, Aminotransferasen, Protein, Proteinelektrophorese, LDH, CRP, BSG; HIV-Serologie, HIV-Last, Lymphozyten-Subpopulationen (CD4, CD8)	2–4, 14, 17, 18, 32
Multiples Myelom (C4)	s. „Immunglobuline"	2–4, 11, 13–15, 29
Erkrankungen ohne Immunkomplexbildung Embolisation (spontan und iatrogen) (C3)	s. „D-Dimer"	9, 15
Hämolytisch-urämisches Syndrom und thrombotisch-thrombozytopenische Purpura (C3, selten C4)	Kreatinin, großes Blutbild inkl. Fragmentozyten, s. „Haptoglobin", Blutkultur, Quick, PTT, Fibrinogen, D-Dimer	13, 29
Sepsis (C3 und C4)	s. „CRP", „Procalcitonin"	4

Laborparameter

Erniedrigt		
Differenzialdiagnosen	**Ergänzende, weiterführende Laboruntersuchungen**	**Siehe Kapitel**
Akute Pankreatitis (C3 und C4)	s. „Amylase"	7
Leberversagen (C3 und C4)	s. „CHE", „Albumin", „Ammoniak"	2, 3, 12, 15, 25
Mangelernährung (C3)	s. „Albumin"	2, 3
Ausgedehnte Verbrennungen (C3 und C4)	s. „Albumin"	2, 3
Malaria (C3 und C4)	Blutbild, Blutausstrich, dicker Tropfen, Kalium, Natrium, Blutgase, Säure-Base-Status, Glucose, Lactat, Kreatinin, Quick, PTT, Fibrinogen, D-Dimer	2, 4
Erythropoetische Porphyrie (C3)	Proto- und Uroporphyrinogen im Stuhl, (Gesamtporphyrine im Urin)	2, 3
Hereditärer Komplementmangel (je nach Defekt C3 und/oder C4)	CH50, C1-Esterase-Inhibitor, C2, Faktor B	2–4, 12

Kreatinin

Kreatinin ist der wichtigste Parameter zur Abschätzung der Nierenfunktion. Eine optimale Nierenfunktionsdiagnostik erfordert die Bestimmung oder Abschätzung der Kreatinin-Clearance.

Cockcroft-Gault-Formel:

Kreatinin-Clearance (Männer)

$$= \frac{(140-\text{Alter}) \times \text{Körpergewicht [kg]}}{0{,}82 \times \text{Kreatinin [µmol/l]})}$$

oder

$$= \frac{(140-\text{Alter}) \times \text{Körpergewicht [kg]}}{72 \times \text{Serumkreatinin [mg/dl]}}$$

Kreatinin-Clearance (Frauen)
= Kreatinin-Clearance (Männer) × 0,85

Indikation: Erfassen der Nierenfunktion, z. B. bei Erstuntersuchungen, akuten und chronischen Nierenerkrankungen, pathologischen Urinbefunden, Hypertonie, akuten Krankheiten jeder Art, Stoffwechselerkrankungen, Schwangerschaft, Therapie mit renal ausgeschiedenen Medikamenten.

Normalwerte:
Jaffé:
Frauen: < 100 µmol/l (< 1,1 mg/dl),
Männer < 50 Jahre: < 110 µmol/l (< 1,25 mg/dl),
Männer > 50 Jahre: < 125 µmol/l (< 1,45 mg/dl).

Enzymatisch:
Frauen < 80 µmol/l (< 0,9 mg/dl),
Männer: < 100 µmol/l (< 1,0 mg/dl).

Kreatinin Clearance:
95–160 ml/min/1,73 m² Körperoberfläche.

Einfluss- und Störfaktoren: Jaffé-Methode wird vielfältig gestört, z. B. durch Bilirubin, Ketonkörper, Glucose und diverse Medikamente (deswegen um 5–20 % falsch hohe Werte); Kreatinin und Kreatinin-Clearance werden durch Muskelmasse beeinflusst (cave Alter, Kachexie, muskulöse Personen); erhöhte glomeruläre Filtrationsrate in der Schwangerschaft (deswegen niedrigere Cut-offs) und Frühstadium eines Diabetes mellitus.

Bewertung:

Erhöht		
Differenzialdiagnosen	**Ergänzende, weiterführende Laboruntersuchungen**	**Siehe Kapitel**
Akutes Nierenversagen	Blutbild, Kalium, Natrium, Chlorid, Calcium, Phosphat, Säure-Base-Status, Harnstoff, Harnsäure, Quick, aPTT, CRP, Urinstatus, Urinsediment (Erythrozytenmorphologie), Proteinurie-Differenzierung	29
Chronische Niereninsuffizienz	Blutbild, Kalium, Natrium, Chlorid, Calcium, Phosphat, Säure-Base-Status, Harnsäure, alkalische Phosphatase, Eiweiß (Lipidstatus, Ferritin, PTH, Vitamin D)	29

Kupfer

Indikation: Verdacht auf Morbus Wilson oder Menkes-Syndrom, unklare eisenrefraktäre Anämie, bei längerer parenteraler Ernährung.

Normalwerte:
Frauen: 12–19 µmol/l (70–120 µg/dl),
Männer: 12–21 µmol/l (70–130 µg/dl).

Einfluss- und Störfaktoren: zu lange Stauung.

Bewertung:

Erniedrigt		
Differenzialdiagnosen	**Ergänzende, weiterführende Laboruntersuchungen**	**Siehe Kapitel**
Morbus Wilson	großes Blutbild, CRP, Coeruloplasmin, Kupfer im Urin, Kupfer im Lebergewebe, s. „Albumin", „Aminotransferasen"	25, 32
Menkes-Syndrom	großes Blutbild, CRP, Coeruloplasmin, Kupfer im Urin, Kupfer im Lebergewebe, s. „Albumin", „Aminotransferasen", Kupfereinbau in Fibroblasten	25, 32
Nutritiver Kupfermangel, intestinale Malabsorption	Blutbild, Kupfer im Urin, s. „Albumin"	13
Zinküberdosierung	Blutbild, Kupfer im Urin	13

Erhöht		
Differenzialdiagnosen	**Ergänzende, weiterführende Laboruntersuchungen**	**Siehe Kapitel**
Leberzirrhose	s. „Albumin"	25
Hämochromatose	s. „Transferrinsättigung"	25
Verschlussikterus	s. „(direktes) Bilirubin"	25
Akute und chronische Infektionen	s. „CRP"	4
Leukämien, Lymphome und andere Malignome	großes Blutbild	14
Östrogeneinfluss (Schwangerschaft, orale Kontrazeption)	Schwangerschaftstest	

Lactat

Indikation: Prognose- und Verlaufsbeurteilung bei Schock und Intoxikationen, Abklärung metabolischer Azidosen, Erkennung von Gewebehypoxien bei normalem pO_2.

Einfluss- und Störfaktoren: arterielle Proben bevorzugen, venöse ohne Stauung gewinnen; Zellstoffwechsel bei langem Probentransport oder langer Probenlagerung (verminderter Effekt bei Zusatz von Kaliumoxalat oder Natriumfluorid).

Normalwerte:
arteriell: < 1,8 mmol/l (< 16 mg/dl),
venös: 0,5–2,2 mmol/l (4,5–20 mg/dl).

Bewertung:

Erhöht		
Differenzialdiagnosen ***Ohne Azidose***	**Ergänzende, weiterführende Laboruntersuchungen**	**Siehe Kapitel**
Hyperventilation	s. „Säure-Base-Status"	17, 20
Muskelarbeit (Sport, Grand-mal-Anfall)	s. „CK"	
Infusionen von Natriumbikarbonat, Pyruvat, Lactat, Glucose, Fructose, Sorbit, Xylit		
Hochdosierte Insulintherapie	Glucose, C-Peptid	
Gabe von Katecholaminen oder katecholaminergen Substanzen (Theophyllin, Cocain, Ether)		
Postoperativ	s. „CRP"	
Mit Azidose Schock, Herz-Kreislauf-Versagen	Blutbild, Kalium, Natrium, Chlorid, Osmolalität, Blutgase, Säure-Base-Status, Glucose, Bilirubin, Quick, PTT, Fibrinogen, D-Dimer, CRP	3, 24, 30

Erhöht

Differenzialdiagnosen	Ergänzende, weiterführende Laboruntersuchungen	Siehe Kapitel
Sepsis	s. „CRP", Procalcitonin	4, 30
Infektionen (HIV, Malaria)	s. „Komplementfaktoren"	4, 30
Überwucherung des Dünndarms mit anaeroben Keimen	Mikrobiologie	27, 28
Akutes Leberversagen	s. „Albumin", „CHE", „Ammoniak"	25, 30
Leukämien und Lymphome	Differenzialblutbild	13, 14, 30
Biguanidinduzierte Laktatazidose	Glucose, Säure-Base-Status, Ketonkörper, Kreatinin	30, 32
Diabetische oder alkoholische Ketoazidose	s. „Glucose", Säure-Base-Status, Ketonkörper, osmotische Lücke, Alkohol	30, 32
Alkohol-, Methanol-, Salicylat-, Azetaminophen-Vergiftungen	s. „Osmotische Lücke", Nachweis der Intoxikation	25, 30–32
CO-Vergiftung	Blutgase, CO-Hämoglobin	30–32
Thiaminmangel (Alkoholiker, Beriberi, Intensivpatienten)	Vitamin B_1	2, 3, 30, 32
Therapie mit Isoniazid, Nikotinsäure, Lactulose, L. acidophilus		2, 3, 30
Angeborene Laktatazidosen (mitochondriale Myopathien, Glykogenspeichererkrankung, Enzymdefekte im Glucoseabbau)	Pyruvat, CK, Myoglobin im Urin, Ammoniak, McArdle-Test	8

Lactatdehydrogenase

Indikation: Verdacht auf hämolytische Anämie, Differenzierung Ikterus, Diagnostik von Organschäden (Isoenzyme), Verlaufsbeurteilung von hämatologischen und onkologischen Erkrankungen.

Normalwerte: 150–420 U/l.

Einfluss- und Störfaktoren: Hämolyse, instabil bei Kälte, Induktion durch diverse Medikamente, Oxalat- oder Fluoridzusätze.

Bewertung:

Erhöht

Differenzialdiagnosen	Ergänzende, weiterführende Laboruntersuchungen	Siehe Kapitel
Schock	Blutbild, Kalium, Natrium, Chlorid, Osmolalität, Blutgase, Säure-Base-Status, Glucose, Lactat, Bilirubin, Quick, PTT, Fibrinogen, D-Dimer, CRP	3, 24, 30
Herzmuskelschäden (Herzinfarkt, Myokarditis, Trauma, Operation)	s. „CK"	2–4, 6
Skelettmuskelerkrankungen (Trauma, Myositis, starke körperliche Anstrengung)	s. „CK"	8
Lungenembolie	s. „D-Dimer"	6, 17, 21
Leberparenchymschäden (z. B. Hepatitis, Tumoren, Abszess)	s. „Aminotransferasen", „γGT", „Bilirubin"	25
Hämolytische Anämie	s. „Haptoglobin"	13
Megaloblastäre Anämie	s. „Vitamin B_{12}"	13
Thrombotisch-thrombozytopenische Purpura	s. „Haptoglobin", „Komplementfaktoren"	13, 15

Erhöht		
Differenzialdiagnosen	**Ergänzende, weiterführende Laboruntersuchungen**	**Siehe Kapitel**
Mononukleose	Siehe „Aminotransferasen"	14, 25
Akute Leukämie, chronisch myeloische Leukämie	großes Blutbild, Aminotransferasen, genetische und immunologische Charakterisierung, EBV-Serologie	14
Malignome (z. B. Lebermetastasen, Non-Hodgkin-Lymphom)	CRP, Aminotransferasen, GLDH, Tumorsuche	2, 3

LDL-Cholesterin

Siehe Lipidstatus.

Leukozyten

Siehe Kapitel 14.

Lipase

Indikation: Diagnose akute Pankreatitis, rezidivierende chronische Pakreatitis; Nachweis einer Pankreasbeteiligung bei abdominellen Erkrankungen.

Normalwerte: stark methodenabhängig.

Einfluss- und Störfaktoren: Heparin i. v., Makrolipase.

Bewertung:

Erhöht		
Differenzialdiagnosen	**Ergänzende, weiterführende Laboruntersuchungen**	**Siehe Kapitel**
Akute Pankreatitis und akute Schübe einer chronischen Pankreatitis	s. „Amylase"	7
Pankreasgangverschluss (Stein, Karzinom, Striktur)	s. „Amylase"	7
Nach endoskopischer retrograder Pankreatographie	s. „Amylase"	7, 25
Begleitpankreatitis bei abdominellen Erkrankungen (Ulkusperforation, Ileus, Mesenterialinfarkt, Peritonitis, Salpingitis, Extrauteringravidität)	s. „Amylase"	7, 25, 27, 28
Niereninsuffizienz	s. „Kreatinin"	29

Lipidstatus

Die wichtigste Indikation ist die Bestimmung des kardiovaskulären Risikos. Für dessen Beurteilung sind auch andere Risikofaktoren (Alter, Geschlecht, Eigen- und Familienanamnese für arteriosklerotische Krankheiten, Diabetes mellitus, Rauchen und Blutdruck) notwendig. Diese Faktoren und der Lipidstatus erlauben die Abschätzung des Herzinfarktrisikos mittels Algorithmen, Scores oder Tabellen, die im Internet abrufbar sind (z. B. www.chd-taskforce.com). Aus dieser Sicht sind die Idealwerte und Zielwerte zu verstehen. Zumeist sind Hyperlipidämien multifaktoriell oder polygenetisch bedingt. Monokausale Hyperlipidämien – genetisch bedingt oder sekundär auf dem Boden einer Grundkrankheit – imponieren oft durch extreme Dyslipidämien. Aus differenzialdiagnostischer Sicht sind deshalb die konventionellen Referenzbereiche (d. h. durch Perzentilen definiert) relevant. Insbesondere bei deren Über- oder Unterschreiten sollten primäre und sekundäre Ursachen der Dyslipidämie gesucht werden.

Hypolipidämien sind nur in Ausnahmesituationen und bei Vorliegen entsprechender Symptome diagnostisch relevant.

Indikation: Abschätzung des kardiovaskulären Risikos, Therapiekontrolle bei bekannter Dyslipidämie und Krankheiten mit assoziierter Dyslipidämie (z. B. Diabe-

Laborparameter

tes mellitus, Niereninsuffizienz, nephrotisches Syndrom), Diagnose einer Dyslipidämie bei Vorhandensein typischer klinischer Symptome (z. B. frühzeitige Arteriosklerose Xanthome, Arcus corneae, Steatorrhö, Hepatomegalie, Neuropathie).

Normalwerte (Idealwerte):
Gesamt-Cholesterin:
5. und 95. *Perzentilen:* 3,9–7,8 mmol/l (150–300 mg/dl),
Idealwert: < 5,2 mmol/l (< 200 mg/dl).

LDL-Cholesterin:
5. und 95. *Perzentilen:* 2,3–5,2 mmol/l (90–200 mg/dl),
Idealwerte, Zielwerte: Sekundärprävention,
hohes Risiko: < 2,6 mmol/, (< 100 mg/dl),
intermediäres Risiko: < 3,4 mmol/l (< 130 mg/dl),
moderates Risiko: < 4,2 mmol/l (< 160 mg/dl).

Triglyceride:
5. und 95. *Perzentilen:*
Frauen: 0,6–2,1 mmol/l (50–180 mg/dl),
Männer: 0,6–4,1 mmol/l (50–360 mg/dl),
Idealwert, Zielwert: < 1,7 mmol/l (< 150 mg/dl).

HDL-Cholesterin (s. dort).

Einfluss- und Störfaktoren: Nahrungsaufnahme (Triglyceride, rechnerisches LDL-Cholesterin), zu lange Stauung, Stehen versus Liegen, akute Phase (erniedrigte Lipoproteinkonzentrationen), Hämolyse, Hyperbilirubinämie.

Bewertung:

Isolierte Hypercholesterinämie (Typ IIa nach Fredrickson)		
Differenzialdiagnosen	**Ergänzende, weiterführende Laboruntersuchungen**	**Siehe Kapitel**
Familiäre Hypercholesterinämie	LDL-Rezeptor, ApoB-Defekte	6
Phytosterolämie	Phytosterole	6
Hypothyreose	TSH	16
Anorexie	Lipidstatus, Albumin	2, 3
Akute intermittierende Porphyrie	großes Blutbild, Natrium, Kalium, Kreatinin, Aminotransferasen, indirektes Blirubin, Gesamtporphyrine, δ-Aminolävulinsäure, Porphobilinogen im Urin	7
Medikamente (Gestagene, Protease-Inhibitoren)		2, 3

Isolierte Hypertriglyzeridämie (Typ I oder IV nach Fredrickson)		
Differenzialdiagnosen	**Ergänzende, weiterführende Laboruntersuchungen**	**Siehe Kapitel**
Chylomikronämie (Typ I)	Lipoproteinlipase, ApoC-II	6
Diabetes mellitus	s. „Glucose"	2, 3, 29, 30, 32
Glykogenose 1 a	Glucose, Lactat	
Niereninsuffizienz	s. „Kreatinin"	29
Akute Hepatitis	s. „Aminotransferasen"	25
Akute Entzündungen	s. „CRP"	4
Monoklonale Gammopathie	s. „Immunglobuline"	14
Konsumierende Erkrankungen (z. B. AIDS)	s. „Komplementfaktoren", „CRP"	2, 3
Östrogene (Schwangerschaft, Kontrazeption, Hormonersatztherapie)	Schwangerschaftstest	2, 3
Alkoholismus (Zieve-Syndrom)	s. „γGT", Thrombozyten	2, 3, 25
Morbus Gaucher	Blutbild	
Medikamente (Diuretika, Betablocker ohne ISA, Retinoide, Cimetidin, Tamoxifen, Glucocorticoide, Protease-Inhibitoren)		

Differenzialdiagnostik der Ergebnisse häufiger Laboruntersuchungen

Gemischte Hyperlipidämie (Typ IIb, Typ III und Typ V nach Fredrickson)

Differenzialdiagnosen	Ergänzende, weiterführende Laboruntersuchungen	Siehe Kapitel
Familiäre Hypercholesterinämie (Typ IIb)	LDL-Rezeptor, ApoB-Defekte	6
Remnant-Hyperlipidämie (Typ III)	ApoE-Polymorphismus, VLDL-Cholesterin, Lipoproteinelektrophorese	6
Andere seltene genetische Hyperlipidämien (hepatische Lipasedefizienz, Cholesterinesterspeicherkrankheit [Typ IIb, III])	hepatische Lipase, saure Lipase	6
Cholestatische Erkrankungen (IIb)	s. „γGT" und „Bilirubin"	25
Biliäre Zirrhose (IIb)	s. „Bilirubin"	25
Nephrotisches Syndrom (IIb, V)	s. „Albumin"	12, 29
Niereninsuffizienz (IIb)	s. „Kreatinin"	29
Konsumierende Erkrankungen (z. B. AIDS) (IIb, V)	s. „Komplementfaktoren", „CRP"	2–4
Hypothyreose (IIb)	s. „TSH"	16
Hyperkortisolismus (IIb, V)	s. „Cortisol"	2, 3
Akromegalie	Glucose, GH (basal und im Glucosetoleranztest), IGF-I	2, 3
Östrogene (Schwangerschaft) (IIb, V)	Schwangerschaftstest, (HCG)	2, 3
Alkoholismus (V)	s. „γGT"	2, 3, 25, 32
Medikamente (Diuretika, Retinoide, Glucocorticoide, Protease-Inhibitoren) (IIb, V)		

Hypolipidämie (imponiert insbesondere als Hypocholesterinämie)

Differenzialdiagnosen	Ergänzende, weiterführende Laboruntersuchungen	Siehe Kapitel
Ausgeprägte HDL-Mangel-Zustände	s. „HDL-Cholesterin"	6
Abetalipoproteinämie, Hypobetalipoproteinämie	ApoB, Lipoproteinelektrophorese, Fett im Stuhl	6, 27
Leberzirrhose	s. „Albumin"	12, 25
Konsumierende Erkrankungen	s. „Komplementfaktoren", „CRP"	2–4

Luteinisierendes Hormon (LH)

Siehe Gonadotropine.

Magnesium

Indikation: Abklärung neuromuskulärer und kardialer Erregungsstörungen sowie gastrointestinaler Beschwerden; Therapiekontrolle bei Diuretika und nephrotoxischen Medikamenten, intestinalen Resorptionsstörungen, Alkoholentzug, parenteraler Ernährung, Niereninsuffizienz; Magnesiumintoxikation.

Normalwerte: 0,70–1,00 mmol/l.

Einfluss- und Störfaktoren: längere Stauung, Hämolyse.

Bewertung:

Erniedrigt

Differenzialdiagnosen	Ergänzende, weiterführende Laboruntersuchungen	Siehe Kapitel
Mangelhafte Zufuhr (Alkoholismus, Malassimilation)	s. „γGT", „Albumin"	26, 27, 30
Gastrointestinale Verluste (Erbrechen und Absaugen von Magensaft, Diarrhö, Steatorrhö, entzündliche Darmerkrankungen, Laxanzienabusus, villöse Adenome, Zöliakie, Kurzdarmsyndrom)	Kalium, Natrium, Chlorid, Osmolalität, Säure-Base-Status, Kalium im Urin	26, 27, 30

Laborparameter

Erniedrigt		
Differenzialdiagnosen	**Ergänzende, weiterführende Laboruntersuchungen**	**Siehe Kapitel**
Familiäre tubuläre Resorptionsdefekte	s. „Kalium" und „Säure-Base-Status"	29, 30
Bartter-Syndrom	s. „Kalium"	23, 30
Primärer und sekundärer Hyperaldosteronismus	s. „Aldosteron"	23, 30
Liddle-Syndrom	s. „Kalium"	23, 30
Diabetische und alkoholische Ketoazidose	s. „Glucose" und „Säure-Base-Status"	29, 30
Primärer Hyperparathyreoidismus	s. „PTH"	16, 30
Osteolysen bei Knochenmetastasen oder Plasmozytom	s. „alkalische Phosphatase", „Immunglobuline"	11
Hyperthyreose	s. „TSH"	16
Familiäre Hypomagnesiämie	Kalium, Natrium, Chlorid, Osmolalität, Säure-Base-Status, Kalium im Urin	29, 30
Medikamente (Diuretika, Penicilline, Aminoglykoside, Cisplatin, Methotrexat etc.)	Kalium im Serum und Urin	2, 3, 30

Erhöht		
Differenzialdiagnosen	**Ergänzende, weiterführende Laboruntersuchungen**	**Siehe Kapitel**
Akute und chronische Niereninsuffizienz	s. „Kreatinin"	29, 30
Milch-Alkali-Syndrom	s. „Kalium"	30
Tumorlyse	s. „LDH"	
Magnesiumhaltige Medikamente (Antazida, magnesiumhaltige Einläufe), Theophyllin, Lithium		2, 3

Myoglobin

Indikation: Frühdiagnose Herzinfarkt, Verlaufsbeurteilung von Skelettmuskelerkrankungen.

Normalwerte:
Frauen: 25–58 µg/l,
Männer: 28–72 µg/l.

Einfluss- und Störfaktoren: Hämolyse, Lipämie; cave intramuskuläre Injektionen.

Bewertung: s. Creatinkinase

Natrium

Bei hospitalisierten Patienten sind Hypo- und Hypernatriämien zumeist iatrogen bedingt. Die ätiologische Abklärung einer unklaren Störung des Natriumhaushaltes erfordert zumeist die Bestimmung der Osmolalität zur Bewertung der Tonizität (Beurteilung der Wasserverteilung zwischen Extrazellulär- und Intrazellulärraum).

Indikation: Störungen des Wasser-, Elektrolyt- oder Säure-Base-Haushaltes, Polyurie und Nierenerkrankungen, Bluthochdruck, Überwachung intensivmedizinischer Patienten.

Normalwerte: 135–145 mmol/l.

Einfluss- und Störfaktoren: Hypertriglyzeridämie (Pseudohyponatriämie).

Bewertung:

Erniedrigt		
Differenzialdiagnosen	**Ergänzende, weiterführende Laboruntersuchungen**	**Siehe Kapitel**
Hypoosmolare Dehydratation Salzverlustnephritis	Kreatinin, Natrium i. U., Kalium i. U. u. S.	29, 30
Renal tubuläre Azidose	s. „Kalium"	29, 30
Polyurie bei akutem Nierenversagen	s. „Kreatinin", Natrium i. U., Kalium i. U. u. S.	29, 30
Hypoaldosteronismus, Hypokortisolismus	s. „Aldosteron", „Cortisol"	30
Diuretika		2, 29, 30
Kochsalzarme Ernährung	Natrium i. U., Kalium i. U. u. S.	2, 30
Erbrechen (Pseudo-Bartter)	Kalium, Natrium, Calcium, Magnesium, Säure-Base-Status, Harnsäure, Glucosetoleranztest, Aldosteron, Renin, Chlorid im Urin	2, 26, 30
Diarrhö, Steatorrhö	Säure-Base-Status, Kalium, Fett im Stuhl	2, 27, 30
Flüssigkeitsverlust in den dritten Raum (z. B. Pankreatitis, Peritonitis, Ileus)	Blutbild, CRP, Kalium, Calcium, Quick, PTT, Kreatinin, Glucose, Amylase, Lipase, AST, ALT, γGT, Bilirubin, Blutgase, Urinstatus, Säure-Base-Status	7, 30
Hypoosmolare Hyperhydratation (geringfügig ausgeprägt) Inadäquate ADH-Sekretion	s. „Kalium"	30
Exzessives Trinken von Wasser	Kalium, Natrium, Osmolalität i. U.	2, 30
Postoperativ	Kalium, Natrium, Osmolalität i. U.	2, 30
Medikamente (Nikotin, Isoproterenol, Morphin, Carbamazepin, Chlorpropamid, Antidepressiva, Indometacin, Trimethoprim)		2, 30
Hypoosmolare Hyperhydratation (stark ausgeprägt) Generalisierte Ödeme (nephrotisches Syndrom, Herzinsuffizienz, Leberzirrhose)	s. „Albumin", Natrium im Urin	12, 20, 25, 29, 30
Chronische Niereninsuffizienz und oligurische Phase des akuten Nierenversagens	s. „Kreatinin"	29, 30

Erhöht		
Differenzialdiagnosen	**Ergänzende, weiterführende Laboruntersuchungen**	**Siehe Kapitel**
Hyperosmolare Hyperhydratation Kochsalzreiche Ernährung, Trinken von Meerwasser, Infusion hyperosmolarer NaCl	Kreatinin, Natrium i. U., Kalium i. U. u. S.	30
Hyperaldosteronismus	s. „Aldosteron"	30
Akutes Nierenversagen	s. „Kreatinin"	29, 30
Hyperosmolare Dehydratation Diabetes insipidus	Urinvolumen, Osmolalität i. U., Dichte des Urins, Durstversuch, ADH	2, 30
Osmotische Diurese (z. B. Diabetiker mit Glukosurie oder Ketonurie, Harnstoffdiurese)	Glucose i. S. u. U., Urinstatus, Osmolalität i. U.	2, 30
Schwitzen (körperliche Arbeit, Fieber), Verbrennungen		2, 30
Zu geringe Flüssigkeitszufuhr (Dursten)	Urinvolumen, Osmolalität i. U., Dichte des Urins	2, 30

Laborparameter

Osmolalität und osmotische Lücke

Die Osmolalität kann analytisch bestimmt und berechnet werden. Die Berechnung ist hilfreich zur Bestimmung der osmotischen Lücke bei Verdacht auf Intoxikation mit nichtionischen niedermolekularen Substanzen (z. B. Methanol oder Ethanol):

mosmol/kg H_2O = 1,86 × Natrium [mmol/l] + Glucose [mmol/l] + Harnstoff [mmol/l] + 9 [mmol/l]

oder

mosmol/kg H_2O = 1,86 × Natrium [mmol/l] + Glucose/18 [mg/dl] + Harnstoff/6 [mg/dl] + 9 [mmol/l]

Indikation: Störungen des Wasser- und Natriumhaushaltes, Verdacht auf Intoxikation mit nichtionischen niedermolekularen Substanzen, Erkennung einer Pseudohyponatriämie.

Normalwerte: Osmolalität: osmotische Lücke: < 6 mmol/l; 280–300 mosmol/kg H_2O.

Einfluss- und Störfaktoren: lang dauernde Probenlagerung oder lang dauernder Transport.

Bewertung: Osmolalität s. Natrium

Vergrößerte osmotische Lücke		
Differenzialdiagnosen	**Ergänzende, weiterführende Laboruntersuchungen**	**Siehe Kapitel**
Vergiftungen mit nichtionischen niedermolekularen Substanzen (Ethanol, Methanol)	Ethanol, Methanol	30, 32
Laktatazidose, Ketoazidose	s. „Säure-Base-Status", „Glucose", „Lactat"	30, 32
Hämorrhagischer Schock	Blutbild, Elektrolyte, Blutgase, Säure-Basen-Status, Glucose, Quick, aPTT, Fibrinogen, D-Dimer, CRP, Lactat	30, 32
Pseudohyponatriämie (Hyperlipidämie, Hyperproteinämie)	Bestimmung von Natrium mit direkter ionenselektiver Elektrode, Protein, Lipidstatus	30

Parathormon (PTH) (intaktes PTH, iPTH)

Indikation: Abklärung eines Verdachts auf Hyperparathyreoidismus (HPT); Differenzialdiagnostik von Hypo- und Hyperkalzämien; Osteopathie; Niereninsuffizienz, Nephrolithiasis und Nephrokalzinose; Malabsorptionssyndrom; Adenomlokalisation beim primären HPT.

Normalwerte: 15–65 ng/l.

Einfluss- und Störfaktoren: geringfügige Pulsatilität der PTH, weshalb die Blutentnahme morgens erfolgen sollte.

Bewertung:

Erniedrigt		
Differenzialdiagnosen	**Ergänzende, weiterführende Laboruntersuchungen**	**Siehe Kapitel**
(Autoimmuner) Hypoparathyreoidismus	Calcium und Phosphat im Serum und Urin, Autoantikörper gegen Nebenschilddrüse	16
Nichtparathyreogene Hyperkalzämien (Vitamin-D- und AT10-Überdosierung, Milch-Alkali-Syndrom, Morbus Boeck, Hyperthyreose, Tumorhyperkalzämie)	Calcium und Phosphat im Serum und Urin, 25-OH-Vitamin D_3, PTH-related Peptide, TSH	2, 11, 18

Erhöht		
Differenzialdiagnosen	**Ergänzende, weiterführende Laboruntersuchungen**	**Siehe Kapitel**
Primärer Hyperparathyreoidismus	Calcium und Phosphat im Serum und Urin	7, 11, 16, 29
Sekundärer Hyperparathyreoidismus	Calcium und Phosphat im Serum und Urin, Kreatinin (Clearance)	16, 29
Pseudohypoparathyreoidismus	Calcium, Phosphat im Serum und Urin; cAMP im Urin	29
Malabsorptionssyndrom	Calcium, Phosphat, 25-OH-Vitamin D_3, Fett im Stuhl, s. „Albumin"	11, 27

(aktivierte) Partielle Thromboplastinzeit (PTT, aPTT)

Indikation: Suchtest bei V. a. hämorrhagische Diathese (z. B. Hämophilie) oder Abklärung eines Blutungsrisikos; Steuerung der Heparintherapie; Abklärung eines V. a. Hemmkörper (z. B. Lupusantikoagulans).

Einfluss- und Störfaktoren: falsche Blutentnahme (z. B. falsches Material, zu langes Stauen, unvollständiges Füllen des Probenröhrchens); Medikamente (Valproat, Penicillin), Heparin.

Normalwerte: 25–40 s.

Bewertung:

Erhöht		
Differenzialdiagnosen Therapie mit unfraktioniertem Heparin	**Ergänzende, weiterführende Laboruntersuchungen**	**Siehe Kapitel**
Angeborener Mangel der Faktoren I, II, VIII (Hämophilie A oder von-Willebrand-Syndrom), IX (Hämophilie B), X, XI, XII, Präkallikrein, hochmolekularem Kininogen	Einzelfaktorenanalyse	15
Inhibitoren der o. g. Gerinnungsfaktoren		15
Lupusantikoagulans	Phospholipidantikörper	15
Disseminierte intravasale Gerinnung, Verbrauchskoagulopathie	D-Dimer, Antithrombin, Fibrinogen, Thrombozyten	15

pCO_2

Siehe Blutgase und Säure-Base-Status.

pH

Siehe Säure-Base-Status.

pO_2

Siehe Sauerstoff.

Phosphat

Indikation: Erkrankungen des Knochens, der Nieren (insbesondere Insuffizienz, Dialyse und Steine), der Nebenschilddrüse; Verdacht auf Vitamin-D-Mangel; Alkoholismus; nach Schilddrüsenoperation; Intensivmedizin.

Einfluss- und Störfaktoren: Nahrungsaufnahme, zirkadiane Rhythmik, Probenmaterial (Serum > Plasma), Freisetzung aus Blutzellen (cave Probentransport und -lagerung; Hämolyse), Hyperbilirubinämie und Hyperlipidämie; Pseudohyperphosphatämie bei monoklonaler Gammopathie.

Normalwerte: 0,85–1,45 mmol/l (2,6–4,6 mg/dl).

Bewertung:

Erniedrigt		
Differenzialdiagnosen *Gastrointestinale Ursachen*	**Ergänzende, weiterführende Laboruntersuchungen**	**Siehe Kapitel**
Gastrointestinale Verluste (Erbrechen und Absaugen von Magensaft, Diarrhö, Statorrhö, entzündliche Darmerkrankungen, Laxanzienabusus, villöse Adenome, Zöliakie, Kurzdarmsyndrom)	Kalium, Natrium, Chlorid, Osmolalität, Säure-Base-Status, Kalium im Urin	26, 27, 30
Intestinale Malabsorption	s. „Albumin" und „PTH"	27

Laborparameter

Erniedrigt		
Differenzialdiagnosen	**Ergänzende, weiterführende Laboruntersuchungen**	**Siehe Kapitel**
Alkoholismus	s. „γGT", „Osmolalität", „Anionenlücke" und „Säure-Base-Status"	30, 32
Antazidatherapie		2
Vitamin-D-Mangel (Rachitis)	Calcium, 25-OH-Vitamin D_3, 1,25-$(OH)_2$-Vitamin D_3, PTH	11
Renale Ursachen Primärer Hyperparathyreoidismus	s. „PTH"	7, 11, 16, 29
Renal tubuläre Defekte	Natrium, Kalium, Säure-Base-Status	29
Azidose	s. „Säure-Base-Status"	30
Diuretika		
Verteilungsstörungen Hyperalimentation; insbesondere kohlenhydratreiche Ernährung nach langem Fasten		
Onkogene Osteopathie	Calcium, alkalische Phosphatase, 25-OH-Vitamin D_3, 1,25-$(OH)_2$-Vitamin D_3, PTH, Phosphat-Clearance	11
Postoperativ	Blutbild, Kalium, Natrium, Osmolalität, CRP	2, 30
Schwere Verbrennungen	Kalium, Natrium, Osmolalität, s. „Albumin"	2, 30
Sepsis	s. „CRP"	4
Leistungssport	CK, Lactat	2
Respiratorische Alkalose	s. „Säure-Base-Status"	30
Insulintherapie einer diabetischen Ketoazidose	s. „Glucose" und „Säure-Base-Status"	30
Familiäre Hypophosphatämie	Phosphat-Clearance	

Erhöht		
Differenzialdiagnosen	**Ergänzende, weiterführende Laboruntersuchungen**	**Siehe Kapitel**
Renale Ursachen Niereninsuffizienz	s. „Kreatinin"	11, 29
Hypoparathyreoidismus	s. „PTH"	16
Pseudohypoparathyreoidismus	s. „PTH"	16, 29
Vermehrte Freisetzung von intrazellulärem Phosphat Tumorzelluntergang (Chemotherapie, Radiotherapie)	s. „Harnsäure", „LDH"	2
Massiver Muskelzelluntergang (Trauma, Crush-Syndrom, Hämolyse, Rhabdomyolyse)	s. „CK", „LDH", „Haptoglobin"	2, 8, 13
Katabolismus	s. „Harnstoff"	
Verteilungsstörungen Akute metabolische Azidose	s. „Säure-Base-Status"	30
Akromegalie	GH (basal und nach oralem oGTT), IGF-I, IGFBP3	30
Vermehrte Phosphatzufuhr (z. B. Laxanzien, Infusionen)	Natrium, Kalium, Osmolalität	
Vitamin-D-Zufuhr	s. Vitamin D	

Procalcitonin

Indikation: Differenzierung bakterieller und nichtbakterieller Infektionen, Verlaufsparameter von Patienten mit bakerieller Infektion (z. B. Sepsis, SIRS, Peritonitis) oder erhöhtem Risiko für bakterielle Infektionen (z. B. Intensivmedizin, postoperativ, polytraumatisch).

Normalwerte: $< 0{,}5$ µg/l.

Einfluss- und Störfaktoren: Hyperbilirubinämie, Hämolyse, Lipämie.

Bewertung:

Erhöht

Differenzialdiagnosen	Ergänzende, weiterführende Laboruntersuchungen	Siehe Kapitel
Bakterielle Infektionen (Sepsis, SIRS, Meningitis, Peritonitis, Pneumonie etc.)	s. „CRP"	4, 5, 7, 10, 11, 14, 17, 18, 20, 22, 29, 31, 32
Pilzinfektion (Candida, Aspergillose)	Blutbild, CRP, Urinstatus, -sediment, Keimsuche	4, 5, 7, 14, 17, 18, 29, 31, 32
Protozoeninfektion (Malaria)	s. „Komplementfaktoren"	4, 14, 17, 18, 27, 29, 31, 32
Akute Pankreatitis biliärer Ätiologie	s. „Amylase"	7
C-Zell-Karzinom, paraneoplastisch bei kleinzelligem Bronchialkarzinom	Calcitonin, NSE	16–18

Prolaktin

Indikation: bei beiden Geschlechtern: Galaktorrhö; bei Frauen: Zyklusstörungen, Infertilität, Virilisierung, Mastodynie, Mastopathie; bei Männern: Hypogonadismus, Gynäkomastie, Libido- und Potenzstörungen.

Einfluss- und Störfaktoren: Stress (cave Blutentnahme, vorangegangene körperliche Untersuchung), zirkadiane Rhythmik, Makroprolaktinämie.

Normalwerte:
Frauen: 3,4–24,1 µg/l (82–578 mIU/l),
Männer: 4,1–18,4 µg/l (98–442 mIU/l).

Bewertung:

Erhöht

Differenzialdiagnosen	Ergänzende, weiterführende Laboruntersuchungen	Siehe Kapitel
Prolaktinom mit und ohne Hypophysentumor	Prolaktin-Stimulationstest	5, 31
Gestörter Transport des Dopamins (Prolaktin-inhibierender Faktor) (Hypophysentumoren, supraselläre Tumoren, Hirnhautsarkoidose, Hypopyhsenstieldurchtrennung)	Prolaktin-Stimulationstest	5, 31
Hypothyreose	s. „TSH"	16
Niereninsuffizienz	s. „Kreatinin"	29
Medikamente (diverse Neuroleptika, Metoclopramid, α-Methyldopa, Reserpin, Cimetidin, hochdosierte Östrogene)		

Laborparameter

Prostataspezifisches Antigen (totales und freies) (PSA)

Indikation: Prostatakarzinom: Screening, Staging und Verlaufskontrolle.

Normalwerte: Gesamt-PSA: < 4 µg/l, bei Gesamt-PSA im Graubereich (2,5–10 µg/l): freies/Gesamt-Ratio × 100 %): > 19 %.

Einfluss- und Störfaktoren: vor der Blutentnahme durchgeführte Reizung oder Manipulation der Prostata (Prostatamassage, digitale rektale Untersuchung, Geschlechtsverkehr, Biopsie, Fahrradfahren); Testosterongabe; Methodenwechsel.

Bewertung:

Erhöht		
Differenzialdiagnosen	**Ergänzende, weiterführende Laboruntersuchungen**	**Siehe Kapitel**
Prostatakarzinom	freies PSA	
Prostatahypertrophie	freies PSA	
Prostatatitis	freies PSA, CRP, Blutbild	
Testosteron-, Androgenbehandlung	freies PSA, Testosteron, LH, Hämatokrit	

Protein (gesamt)

Indikation: Differenzialdiagnose Ödeme; Verlaufsbeurteilung akuter Lebererkrankungen und der Leberzirrhose, des nephrotischen Syndroms; Index des Ernährungsstatus, Schock, Verbrennungen, Intensivpatienten.

Normalwerte: 65–82 g/l.

Einfluss- und Störfaktoren: bis um 10 % falsch erhöhte Werte durch Hämokonzentration, wenn der Patient nicht liegt oder 15 min sitzt; bis um 20 % erniedrigte Werte bei Schwangerschaft, Infusionstherapie, Polydipsie (Pseudohypoproteinämie); Pseudohyperalbuminämie bei Dehydratation (Kontrolle des Hämatokrit); Lipämie, Hämolyse.

Bewertung:
Erniedrigt: s. Albumin.
Erhöht: s. Proteinelektrophorese (γ-Globuline) und Immunglobuline.

Proteinelektrophorese

Indikation: Diagnose und Verlauf von Entzündungen, Eiweißverlust (renal, intestinal, dermal, Ex- und Transsudate), monoklonale Gammopathie; Differenzialdiagnostik der Hypo- und Hyperproteinämie.

Normalwerte: Albumin: 35,2–50,4 g/l (52–65 %), α_1-Globuline: 1,3–3,9 g/l (2–5 %), α_2-Globuline: 5,4–9,3 g/l (11–15 %), β-Globuline: 5,9–11,4 g/l (6–13 %), γ-Globuline: 5,8–15,2 g/l (10–19 %).

Einfluss- und Störfaktoren: mangelhafte Gerinnung oder Plasma statt Serum (Fibrinogen-Peak in den β-Globulinen).

Bewertung:

α_1-Globuline und α_2-Globuline erhöht (evtl. auch β-Globuline erhöht), Albumin erniedrigt		
Differenzialdiagnosen	**Ergänzende, weiterführende Laboruntersuchungen**	**Siehe Kapitel**
Akute Entzündung (z. B. Pneumonie, Harnwegsinfekte)	s. „CRP"	4, 5, 7, 10, 11, 14, 17, 18, 20, 22, 29, 31, 32
Maligner Tumor	s. „CRP", LDH"	
Verschlussikterus	s. „(direktes) Bilirubin"	25

α_2-Globuline und β-Globuline erhöht, Albumin und γ-Globuline erniedrigt

Differenzialdiagnosen	Ergänzende, weiterführende Laboruntersuchungen	Siehe Kapitel
Nephrotisches Syndrom	s. „Albumin"	12, 29

α_2-Globuline und γ-Globuline erhöht, Albumin erniedrigt

Differenzialdiagnosen	Ergänzende, weiterführende Laboruntersuchungen	Siehe Kapitel
Chronische Entzündung (z. B. rheumatoide Arthritis)	s. „CRP", „Rheumafaktor", „ANA", „ANCA"	

γ-Globuline erhöht, Albumin erniedrigt

Differenzialdiagnosen	Ergänzende, weiterführende Laboruntersuchungen	Siehe Kapitel
Monoklonale Gammopathie/M-Gradient (multiples Myelom, Morbus Waldenström, Kryoglobulinämie)	s. „Immunglobuline"	14, 29
Polyklonale Gammopathie (Leberzirrhose, Hepatitis)	s. „Albumin", „Aminotransferasen"	25

Prothrombinzeit (PTZ, Quick, Thromboplastinzeit, International Normalized Ratio = INR)

Indikation: Suchtest bei V. a. hämorrhagische Diathese oder Abklärung eines Blutungsrisikos; Steuerung der Cumarin- oder Warfarintherapie; Verlaufskontrolle bei Vitamin-K-Mangel (z. B. Leberzirrhose).

Einfluss- und Störfaktoren: falsche Blutentnahme (z. B. falsches Material, zu geringes Mischen, unvollständiges Füllen des Probenröhrchens, aus Infusionskatheter mit hypertoner NaCl); Hämolyse, ungenügende Zentrifugation, Medikamente (Heparin, Penicillin).

Normalwerte: PTZ, Quick: 70–130 %, INR: 2,0–3,5 (indikationsabhängig).

Bewertung:

Erhöht

Differenzialdiagnosen	Ergänzende, weiterführende Laboruntersuchungen	Siehe Kapitel
Therapie mit Warfarin oder Cumarinen		15
Lebersynthesestörungen (Leberzirrhose)	s. „Albumin", „CHE"	25
Vitamin-K-Mangel	Vitamin K	15
Angeborener Mangel an den Faktoren I, II, V	Einzelfaktoranalyse	15
Inhibitoren der o. g. Gerinnungsfaktoren		15
Lupusantikoagulans	Phospholipidantikörper	15
Disseminierte intravasale Gerinnung, Verbrauchskoagulopathie	D-Dimer, Antithrombin, Fibrinogen, Thrombozyten	15

Renin

Zur Beurteilung des Renin-Angiotensin-Systems, insbesondere der Differenzierung von primären und sekundären Formen des Hyperaldosteronismus, ist die Kenntnis der Natrium- und Kaliumbilanz (Serum-/Plasmakonzentration und Urinausscheidung) sowie der Reninkonzentration oder -aktivität bedeutsam.

Indikation: Differenzialdiagnostik des Hyperaldosteronismus, Nachweis eines Renin bildenden Tumors, Diagnose maligne Hypertonie, Diagnose Mineralokortikoidmangel.

Normalwerte:
Massenkonzentration:
liegend: 3–19 ng/l,
Orthostase: 5–40 ng/l.

Aktivität:
liegend: 0,5–1,6 µg/l/h,
Orthostase: 2- bis 5facher Anstieg des Basalwertes.

Einfluss- und Störfaktoren: Medikamente (Kontrazep-

Laborparameter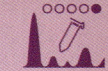

tiva, Corticosteroide, Diuretika, Antihypertensiva, Spironolacton), Körperlage, Tageszeit, Natrium- und Kaliumbilanz.

Bewertung: s. Aldosteron.

Rheumafaktor (RF)

Indikation: Abklärung eines Verdachts auf rheumatoide Arthritis; Kryoglobulinämie.

Normalwerte: methodenabhängig.

Einfluss- und Störfaktoren: endogene IgG, Prozonenphänomen bei sehr hohem Titer (falsch negativ); RF ist selbst ein Störfaktor für viele Tests.

Bewertung:

Erhöht		
Differenzialdiagnosen	**Ergänzende, weiterführende Laboruntersuchungen**	**Siehe Kapitel**
Kryogobulinämie Typ II	IgM-RF, Kryoglobuline, Immunfixationselektrophorese	
Rheumatoide Arthritis	Ig-Klassifizierung des RF, CRP, BSR, Blutbild	10
Kollagenosen (Sjögren-Syndrom, mixed connective tissue disease, SLE)	s. „ANA"	10
Vaskulitiden (Wegener-Granulomatose, Panarteriitis nodosa)	s. „ANCA"	10
Chronische Lebererkrankungen (z. B. chronische Hepatitis, primär biliäre Zirrhose)	s. „Bilirubin", „Aminotransferasen", „γGT"	25
Chronische Lungenerkrankungen (z. B. Fibrose, Silikose, Asbestose)	Blutgase	
Bakterielle Infektionen (z. B. Mykobakterien, Spirochäten, Bruzellen, Salmonellen)	s. „CRP"	4
Parasiteninfektionen (z. B. Trypanosomen, Plasmodien)	s. „IgE"	4
Virale Infektionen (z. B. EBV, CMV, HIV)	Blutbild, Serologie, s. „Aminotransferasen", „Komplementfaktor"	4

Sauerstoff (Sauerstoffpartialdruck = pO_2; Sauerstoffsättigung = sO_2; Anteil des oxygenierten Hämoglobins = $fHbO_2$; Sauerstoffkonzentration = ctO_2)

Indikation: Ventilationsstörungen, Erkrankungen des Lungenparenchyms und der Lungenperfusion.

Normalwerte:
Arterielles Blut:
pO_2: 9,5–13,9 kPa (71–104 mmHg),
sO_2: 95–98,5 %,
$fHbO_2$: 94–98 %,
ctO_2: 180–230 ml/l.

Gemischt venöses Blut:
pO_2: 4,8–5,9 kPa (36–44 mmHg),
sO_2: 70–80 %,
$fHbO_2$: 70–80 %,
ctO_2: 130–180 ml/l.

Einfluss- und Störfaktoren: sehr fehlerträchtige Untersuchung durch falsches Untersuchungsmaterial (Vene statt Arterie, Drücken bei kapillärer Blutgewinnung, Luftkontakt, Heparinüberschuss, Zellstoffwechsel, Gerinnselbildung, mangelnde Resuspendierung); Körpertemperatur des Patienten.

Bewertung:

Erniedrigt		
Differenzialdiagnosen	**Ergänzende, weiterführende Laboruntersuchungen**	**Siehe Kapitel**
Restriktive Ventilationsstörung (Lungenteilresektion, Kompression durch Pleuraerguss oder Tumor, Pneumothorax)	Säure-Base-Status (pCO_2 meist normal)	17
Diffusionsstörung (frühe ARDS-Stadien, Sarkoidose, pulmonale Hämosiderose)	Säure-Base-Status (pCO_2 meist normal oder erniedrigt)	17
Distributionsstörung (Asthma bronchiale, Emphysem, Pneumonie, Atelektase, Tumor, Thoraxdeformierung etc)	Säure-Base-Status (pCO_2 meist normal oder erniedrigt), s. „CRP", s. „IgE"	17
Perfusionsstörung (Rechts-links-Shunt, Lungenödem)	Säure-Base-Status (pCO_2 meist normal oder erniedrigt), BNP oder NT-pro BNP	17, 20
Alveoläre Hypoventilation bei chronisch obstruktiven bronchopulmonalen und restriktiv pulmonalen Erkrankungen, bei mechanischen Atembehinderungen (neuromuskulär, ossär, Zwerchfellhochstand, Pleuraergüsse, Hämato- und Pneumothorax) oder zentraler Atemlähmung (Medikamente, ZNS-Erkrankungen)	Säure-Base-Status	17
Verminderter Luftdruck (Höhenatmung, zu geringe Sauerstoffzufuhr bei künstlicher Beatmung)	Säure-Base-Status	17

Säure-Base-Status

Indikation: Ventilationsstörungen, Erkrankungen des Lungenparenchyms und der Lungenperfusion, Kreislaufinsuffizienz, Schock, Hypovolämie; Niereninsuffizienz, Nierenversagen, tubuläre Nierenerkrankungen; dekompensierter Diabetes mellitus, Intoxikationen, Koma; Erbrechen, Durchfall, Pankreas- und Gallenfisteln; Hypo- und Hyperkaliämie, Hypo- und Hyperchlorämie; Nebennierenrindenfunktionsstörungen; bei jeder Form intensivtherapeutischer Maßnahmen (z. B. Infusionen, künstliche Beatmung, Dialyse, Massentransfusion).

Normalwerte:
Arterielles Blut:
pH: 7,37–7,45,
pCO_2 Männer: 4,7–6,1 kPa (35–46 mmHg),
pCO_2 Frauen: 4,3–5,7 kPa (32–43 mmHg),
Standardbikarbonat (aktuelles HCO_3^-): 21–26 mmol/l,
Gesamt-CO_2: 23–28 mmol/l,
Base Excess: -2–3 mmol/l.

Gemischt venöses Blut:
pH: 7,35–7,43,
pCO_2: 4,9–6,7 kPa (37–50 mmHg),
Standardbikarbonat (aktuelles HCO_3^-): 21–26 mmol/l,
Gesamt-CO_2: 22–29 mmol/l,
Base Excess: -2–3 mmol/l.

Plasma, Serum:
Standardbikarbonat (aktuelles HCO_3^-): 21–26 mmol/l,
Gesamt-CO_2: 22–29 mmol/l.

Einfluss- und Störfaktoren: sehr fehlerträchtige Untersuchung durch falsches Untersuchungsmaterial (Vene statt Arterie, Drücken bei kapillärer Blutgewinnung, Luftkontakt, Heparinüberschuss, Zellstoffwechsel, Gerinnselbildung, mangelnde Resuspendierung); Körpertemperatur des Patienten.

Bewertung:

Metabolische Azidose (Basenabweichung und Standardbikarbonat erniedrigt, pH erniedrigt oder normal [wenn kompensiert], pCO_2 normal oder erniedrigt [wenn kompensiert])		
Differenzialdiagnosen *Mit vergrößerter Anionenlücke*	**Ergänzende, weiterführende Laboruntersuchungen**	**Siehe Kapitel**
Ketoazidose (diabetisches Koma, Hunger, hohes Fieber, Thyreotoxikose)	s. „Glucose", „Anionenlücke", Natrium, Chlorid, Osmolalität, Kalium, Ketonkörper im Urin, s. „CRP", s. „TSH"	2–4, 16, 30, 32

Laborparameter

Metabolische Azidose (Basenabweichung und Standardbikarbonat erniedrigt, pH erniedrigt oder normal [wenn kompensiert], pCO_2 normal oder erniedrigt [wenn kompensiert])

Differenzialdiagnosen	Ergänzende, weiterführende Laboruntersuchungen	Siehe Kapitel
Laktatazidose (Ursachen s. „Lactat")	s. „Lactat"	30
Intoxikationen (Salicylat, Methanol, Paraldehyd, Ethylenglykol)	s. „Anionenlücke"	30, 32
Akutes und chronisches Nierenversagen	s. „Kreatinin"	29, 30
Mit normaler Anionenlücke Bikarbonatverlust (Pankreas- und Gallenfisteln, Diarrhö, reaktiv nach Hyperventilation)	Kalium	17, 27, 30
Erhöhte Chloridaufnahme (Infusionen, Ammoniumchlorid, Ureteroenterostomie etc.)		2, 3, 30
Renal tubuläre Azidosen, proximal, Typ II: hereditär (Fanconi) oder symptomatisch bei diversen hereditären Stoffwechseldefekten, bei Plasmozytom, Amyloidose, nephrotischem Syndrom, Kollagenosen, Calciumstoffwechselstörungen oder bestimmten Medikamenten	s. „Kalium", „Calcium", „Phosphat", „Albumin", „Immunglobuline", Urin-pH (in der Regel < 5,3), Phosphat im Urin (erhöht)	29, 30
Renal tubuläre Azidosen, distal, Typ I: hereditär oder symptomatisch bei diversen hereditären Stoffwechseldefekten, bei Plasmozytom, Amyloidose, nephrotischem Syndrom, Kollagenosen, Nephrokalzinosen oder bestimmten Medikamenten	s. „Kalium", „Calcium", „Phosphat", „Albumin", „Immunglobuline", „PTH", „Vitamin D", Urin-pH (in der Regel > 6), Phosphat im Urin (normal)	29, 30
Renal tubuläre Azidosen bei gestörter Aldosteronwirkung	s. „Kalium", „Aldosteron"	23, 29, 30

Metabolische Alkalose (Basenabweichung und Standardbikarbonat erhöht, pH erhöht oder normal [wenn kompensiert], pCO_2 normal oder erhöht [wenn kompensiert])

Differenzialdiagnosen	Ergänzende, weiterführende Laboruntersuchungen	Siehe Kapitel
Chloridverlust (Erbrechen, Absaugen von Magensaft)	s. „Chlorid", „Anionenlücke"	26, 30
Vermehrte Alkalizufuhr (Natriumbikarbonatinfusion, Antazida, Citrat, Lactat), Milch-Alkali-Syndrom, Diuretika	s. „Chlorid"	2, 3, 30
Zustand nach Hypoventilation	s. „pO_2"	17
Hypokaliämie	s. „Kalium"	30
Primärer und sekundärer Hyperaldosteronismus	s. „Aldosteron"	23, 29, 30
Hyperkortisolismus (Cushing, Corticoidtherapie, paraneoplastisch)	s. „Cortisol"	

Respiratorische Azidose (pCO_2 erhöht, pH erniedrigt oder normal [wenn kompensiert], Basenabweichung und Standardbikarbonat normal oder erhöht [wenn kompensiert])

Differenzialdiagnosen	Ergänzende, weiterführende Laboruntersuchungen	Siehe Kapitel
Alveoläre Hypoventilation bei chronisch obstruktiven bronchopulmonalen und restriktiv pulmonalen Erkrankungen, bei mechanischen Atembehinderungen (neuromuskulär, ossär, Zwerchfellhochstand, Pleuraergüsse, Hämato- und Pneumothorax) oder zentraler Atemlähmung (Medikamente, ZNS-Erkrankungen)	pO_2	17, 31, 32

Respiratorische Alkalose (pCO₂ erniedrigt, pH erhöht oder normal [wenn kompensiert], Basenabweichung und Standardbikarbonat normal oder erniedrigt [wenn kompensiert])		
Differenzialdiagnosen	**Ergänzende, weiterführende Laboruntersuchungen**	**Siehe Kapitel**
Hyperventilation (Angst, Erregung, Fieber, ZNS-Erkrankungen, Schwangerschaft, Thyreotoxikose, Leberzirrhose, Medikamente, fehlerhafte mechanische Beatmung)	pO₂, s. „CRP", „Albumin", „TSH"	16, 17, 30
Reflektorisch stimulierte Atmung bei Störungen der Diffusion, Distribution und Perfusion (s. „pO₂")	s. „pO₂"	17, 30

Selen

Indikation: Verdacht auf Selenmangel (vor allem bei parenteraler Ernährung) oder Selenintoxikation.

Einfluss- und Störfaktoren: Alter, Geschlecht, Ernährung, Alkohol, Rauchen.

Normalwerte: 0,8–1,1 µmol/l (63–87 µg/l).

Bewertung:

Erniedrigt		
Differenzialdiagnosen	**Ergänzende, weiterführende Laboruntersuchungen**	**Siehe Kapitel**
Nutritiver Mangel (parenterale Ernährung, Keshan- und Kashin-Beck-Krankheiten)	Glutathionperoxidase-Aktivität der Erythrozyten, Vitamin E, Albumin	8, 10, 20, 22
Niereninsuffizienz, Hämodialyse	s. „Kreatinin"	29
Kardiomyopathie, Herzinsuffizienz, Arrhythmie	s. „BNP", „TSH"	20–22
Leberzirrhose	s. „Albumin"	25
Karzinome	s. „CRP", „LDH", „Aminotransferasen"	
Rheumatoide Arthritis	s. „Rheumafaktor"	10

Erhöht		
Differenzialdiagnosen	**Ergänzende, weiterführende Laboruntersuchungen**	**Siehe Kapitel**
Intoxikation (berufsbedingt, überdosierte Selbstmedikation, Antiseborrhoika)	Chlorid	

Testosteron

Indikation: Frauen: Virilisierung, polyzystisches Ovarsyndrom; Männer: Hypogonadismus, Abklärung von Androgenmangelsymptomen.

Einfluss- und Störfaktoren: Tagesrhythmik, längerfristige körperliche Anstrengung; Medikamente und Drogen, (z. B. Ketokonazol, Heroin, Methadon); cave Pseudohypoandrogenämie und Pseudohyperandrogenämie, insbesondere bei Adipösen durch niedrige bzw. hohe SHBG-Konzentration (Bestimmung des freien Testosterons oder Berechnung des Testosteron-Index).

Normalwerte:
geschlechtsreife Frauen: < 2,1 nmol/l (< 0,6 µg/l),
postmenopausale Frauen: < 2,8 nmol/l (< 0,8 µg/l),
Männer: 12–30 nmol/l (3,5–8,6 µg/l).

Bewertung:

Erniedrigt (Männer)		
Differenzialdiagnosen	**Ergänzende, weiterführende Laboruntersuchungen**	**Siehe Kapitel**
Primäre Störungen der GnRH-Sekretion (Kallmann-, Prader-Willi-, Pasqualini-Syndrom; idiopathischer hypogonadotroper Hypogonadismus)	LH, FSH, GnRH-Test, HCG-Test, SHBG	

Laborparameter

Erniedrigt (Männer)

Differenzialdiagnosen	Ergänzende, weiterführende Laboruntersuchungen	Siehe Kapitel
Sekundäre Störungen der GnRH-Sekretion (Hyperprolaktinämie, Hypopituitarismus wegen/nach Tumor, Operation, Trauma etc.)	LH, FSH, GnRH-Test, Prolaktin, ACTH, TSH, GH	
Angeborene oder erworbene Anorchie (Operation, Trauma, Torsion, Tumor, Infektion), Gonadendysgenesie	LH, FSH, GnRH-Test, HCG-Test, SHBG	
Genetische Störungen der Hodenfunktion (Klinefelter-Syndrom, Leydig-Zell-Hypoplasie, Hermaphroditismus, Steroidsynthesedefekte (Pseudohermaphroditismus)	LH, FSH, GnRH-Test, HCG-Test, SHBG, Karyogramm	
Hodentumoren	LH, FSH, GnRH-Test, HCG-Test, SHBG, Plazenta-alkalische-Phosphatase	
Exogen (Medikamente, Strahlen, Gifte) oder durch Allgemeinkrankheiten („Andropause", Adipositas, Niereninsuffizienz, Leberzirrhose, Herzinsuffizienz, Tumorpatienten, AIDS) verursachter Androgenmangel	LH, FSH, GnRH-Test, HCG-Test, SHBG s. „Kreatinin", s. „Bilirubin", s. „BNP"	

Erhöht (Frauen)

Differenzialdiagnosen	Ergänzende, weiterführende Laboruntersuchungen	Siehe Kapitel
Polyzystisches Ovarsyndrom	LH, FSH, DHEAS, Androstendion, Glucose, Lipidstatus	
Hyperthekosis ovarii	LH, FSH, DHEAS, Androstendion, Glucose, Lipidstatus, Insulin (Insulinresistenz-Indizes)	
Adrenogenitales Syndrom (late onset)	Aldosteron, 17-OH-Progesteron (basal und ACTH-Test), Cortisol, DHEAS, Desoxycorticosteroide, 17β-HSD-Genanalyse	30
Androgen produzierende Tumoren des Ovars oder der Nebennierenrinde	DHEAS	
ACTH- oder HCG-Bildung durch Hypophysenadenome oder paraneoplastisch	DHEAS, ACTH, HCG, GH, IGF-I, Prolaktin, Testosteron im Dexamethason-Hemmtest	
Iatrogen (Androgene, Anabolika, Gestagene (Nortestosteron-Derivate), Glucocorticoide, Diuretika, Antirheumatika		

Thrombozyten

Siehe Kapitel 15.

Transaminasen

Siehe Aminotransferasen.

Transferrinsättigung

Die Transferrinsättigung wird aus den Serumkonzentrationen von Eisen und Transferrin berechnet:

Transferrinsättigung [%]
= Eisen [µmol/l]/Transferrin [mg/dl] × 398

oder

Transferrinsättigung [%]
= Eisen [µg/dl]/Transferrin [mg/dl] × 70,9

Indikation: Diagnose und Verlaufskontrolle der Eisenüberladung.

Normalwerte:
Frauen: 15–50 %,
Männer: 20–55 %.

Einfluss- und Störfaktoren: starke Tagesrhythmik der Eisenkonzentration, erhöhte Transferrinkonzentrationen bei Entzündungen (Akute-Phase-Protein) und Leberparenchymschäden; Hämolyse.

Bewertung:

Erniedrigt		
Differenzialdiagnosen	**Ergänzende, weiterführende Laboruntersuchungen**	**Siehe Kapitel**
Eisenmangel	s. „Ferritin"	13
Anämie bei chronischen Erkrankungen	s. „Ferritin"	13
Renale Anämie	Kreatinin, Ferritin, Blutbild inkl. Bestimmung der Erythrozytenkoeffizienten und der relativen Verteilungsbreite, Erythropoetin	13

Erhöht		
Differenzialdiagnosen	**Ergänzende, weiterführende Laboruntersuchungen**	**Siehe Kapitel**
Hereditäre Hämochromatose	Ferritin, HFE-Genotypisierung, ALT, γGT, Bilirubin, CHE, Quick, Albumin	
Symptomatische Hämochromatose (Anämie bei ineffektiver Erythropoese, z. B. sideroblastische Anämie; Lebererkrankungen, z. B. Hepatitis)	Ferritin, Blutbild, ALT, γGT, Bilirubin, CHE, Quick, Albumin	13, 25

Triglyceride

Siehe Lipidstatus.

Troponin T und Troponin I

Indikation: Diagnose und Verlauf des akuten Herzinfarktes, Prognose der instabilen Angina pectoris.

Normalwerte:
Troponin T: < 0,1 µg/l,
Troponin I: methodenabhängig.

Einfluss- und Störfaktoren: Hämolyse, Lipämie, Bilirubinämie.

Bewertung:

Erhöht		
Differenzialdiagnosen	**Ergänzende, weiterführende Laboruntersuchungen**	**Siehe Kapitel**
Akuter Herzinfarkt	s. „CK"	6,
Instabile Angina pectoris		6,
Myokarditis, Endokarditis, Perikarditis	CK-MB, Blutbild, CRP, Procalcitonin, Blutkulturen, Virusserologie, Autoantikörper	4, 6, 20, 21, 22
Diagnostische und therapeutische Eingriffe am Herzen (z. B. Operation, Defibrillation, Herzmassage)	s. „CK"	2, 3
Niereninsuffizienz (vor allem Troponin T)	s. „Kreatinin"	29

TSH

Indikation: Ausschluss einer Schilddrüsenfehlfunktion (Hyper- oder Hypothyreose), Differenzialdiagnostik Hypothyreose, Kontrolle einer Substitutions- und Suppressionstherapie bei Schilddrüsenerkrankungen.

Normalwerte: 0,27–4,2 mU/l.

Einfluss- und Störfaktoren: nichtthyreoidale Erkrankungen bei hospitalisierten Patienten, Schwangerschaft.

Laborparameter

Bewertung:

Erniedrigt

Differenzialdiagnosen	Ergänzende, weiterführende Laboruntersuchungen	Siehe Kapitel
Primäre Hyperthyreose (autonomes Adenom, Morbus Basedow)	freies T_4, freies T_3, TSH-Rezeptor-Antikörper	16
Sekundäre Hypothyreose (Hypophysenadenom, Kraniopharyngeom)	freies T_4, freies T_3, TRH-Test, GH, ACTH, LH, FSH	16
Therapie mit Schilddüsenhormonen (Substitution bei euthyreoter Struma, Suppression bei Schilddrüsenkarzinom)	freies T_4, freies T_3	16
Schwangerschaft	Schwangerschaftstest (HCG)	
Schwerkranke, hospitalisierte Patienten		
Dopaminerge Medikamente		

Erhöht

Differenzialdiagnosen	Ergänzende, weiterführende Laboruntersuchungen	Siehe Kapitel
Primäre Hypothyreose (Autoimmunthyreoiditiden, z. T. infektiöse Thyreoiditis)	freies T_4, freies T_3, anti-TPO-Antikörper	16
Schilddrüsenhormonresistenz	freies T_4, freies T_3, Antikörper gegen Schilddrüsenhormone	16
TSH-Resistenz	freies T_4, freies T_3	16
TSH-produzierende Hypophysenadenome	freies T_4, freies T_3	
Hospitalisierte, schwerkranke Patienten	freies T_4, freies T_3	

Thyroxin, Tetrajodthyronin (totales und freies; T_4, fT_4), Trijodthyronin (totales und freies; T_3, fT_3)

Indikation: Diagnose Hyper- und Hypothyreose bei abnormalem TSH, Beurteilung Substitutions- und Suppressionstherapie bei Schilddrüsenerkrankungen.

Normalwerte:
Gesamt-T_4: 77–142 nmol/l (55–110 µg/l),
freies T_4: 12–22 pmol/l (9,4–17 ng/l).

Gesamt-T_3: 1,3–3,1 nmol/l (0,9–2,0 µg/l), methodenabhängig,
freies T_3: 2,8–7,1 pmol/l (1,8–4,6 ng/l), methodenabhängig.

Einfluss- und Störfaktoren: Alter, Schwangerschaft, schwere Erkrankungen, Heparin, T_4-Antikörper.

Bewertung:

Erniedrigt

Differenzialdiagnosen	Ergänzende, weiterführende Laboruntersuchungen	Siehe Kapitel
Primäre Hypothyreose (Autoimmunthyreoiditiden, z. T. infektiöse Thyreoiditis) (T_3, fT_3, T_4, fT_4)	anti-TPO-Antikörper	16
Sekundäre Hypothyreose (Hypophysenadenom, Kraniopharyngeom) (T_3, fT_3, T_4, fT_4)	freies T_4, freies T_3, TRH-Test, GH, ACTH, LH, FSH	16
TSH-Resistenz (T_3, fT_3, T_4, fT_4)	TSH	16
Hospitalisierte, schwerkranke Patienten (Low-T_3-Syndrom) (T_3, T_4)	TSH, reverse-T_3	
Akute Hepatitis (T_3, fT_3)	s. „Aminotransferasen"	25
Leberzirrhose (T_3, T_4, fT_3)	s. „Albumin"	25

Erniedrigt		
Differenzialdiagnosen	**Ergänzende, weiterführende Laboruntersuchungen**	**Siehe Kapitel**
Niereninsuffizienz (T_3, T_4)	TSH normal, s. „Kreatinin"	29
Proteinverlust (nephrotisches Syndrom, exsudative Enteropathie) (T_3, T_4)	s. „Albumin"	25, 29
Schwangerschaft (fT_4)	Schwangerschaftstest	
Diabetische Ketoazidose (T_3, T_4)	s. „Glucose", „Säure-Base-Status"	32
Acetylsalicylsäure (T_3, T_4)		
Antikonvulsiva (Phenytoin, Phenobarbital, Carbamazepin) (T_3, fT_3, T_4, fT_4)		

Erhöht		
Differenzialdiagnosen	**Ergänzende, weiterführende Laboruntersuchungen**	**Siehe Kapitel**
Primäre Hyperthyreose (autonomes Adenom, Morbus Basedow) (T_3, fT_3, T_4, fT_4)	TSH, TSH-Rezeptor-Antikörper	16
TSH-produzierende Hypophysenadenome (T_3, fT_3, T_4, fT_4)	TSH	
Schilddrüsenhormonresistenz (T_3, fT_3, T_4, fT_4)	TSH, Antikörper gegen Schilddrüsenhormone	16
Therapie mit Schilddüsenhormonen (Substitution bei euthyreoter Struma, Suppression bei Schilddrüsenkarzinom)	TSH	16
Orale Kontrazeptiva (T_3, T_4)	TSH	16
Systemische Erkrankungen und neuropsychiatrische Patienten (T_3, fT_3, T_4, fT_4)	TSH	
Akute Hepatitis (T_4, fT_4)	s. „Aminotransferasen"	25
Schwangerschaft (T_3, T_4)	Schwangerschaftstest	
Diabetische Ketoazidose, Hunger (fT_3, fT_4)	s. „Glucose", „Säure-Base-Staus"	32
Acetylsalicylsäure (fT_3, fT_4)		
Amiodaron (T_3, fT_3, T_4, fT_4)		

Urinstatus

Siehe Kapitel 29.

Urinsediment

Siehe Kapitel 29.

Vitamin B_{12}

Indikation: Verdacht auf Vitamin-B_{12}-Mangel bei chronisch atrophischer Gastritis, Erkrankungen des terminalen Ileums, peripherer Neuropathie, makrozytärer Anämie, langjähriger vegetarischer Ernährung oder Einnahme von Protonenpumpenhemmern, Alkoholismus, AIDS, alten Menschen.

Normalwerte: 135–560 pmol/l (180–900 ng/l).

Einfluss- und Störfaktoren: Hämolyse, Lipidämie.

Literatur

Bewertung:

Erniedrigt		
Differenzialdiagnosen	**Ergänzende, weiterführende Laboruntersuchungen**	**Siehe Kapitel**
Mangel an Intrinsic Factor (perniziöse Anämie, Neuropathie, Autoimmungastritis)	Blutbild, Antikörper gegen Intrinsic Factor und Parietalzellen, Schilling-Test	7, 8, 13
Achlorhydrie (z. B. im Alter, AIDS)		7
Intestinale Malabsorption	s. „Albumin", Schilling-Test	27
Vegetarische Kost		

Zink

Indikation: Wundheilungsstörungen, entzündliche Hauterkrankungen, Infektanfälligkeit, Hyopogonadismus.

Normalwerte:
Serum, Plasma: 9–21 µmol/l (0,6–1,4 mg/l),
Vollblut: 60–115 µmol/l (4,0–7,5 mg/l).

Einfluss- und Störfaktoren: Hospitalisation, Schwangerschaft, Kontaminationen.

Bewertung:

Erhöht		
Differenzialdiagnosen	**Ergänzende, weiterführende Laboruntersuchungen**	**Siehe Kapitel**
Mangelernährung	s. „Albumin"	7
Malassimilation	s. „Albumin", „Vitamin B_{12}"	7
Alkoholismus	s. „γGT"	
Diabetes mellitus	s. „Glucose"	
Rheumatische Erkrankungen	s. „Rheumafaktor", „ANA"	10
Infektionen	s. „CRP"	4
Chronische Lebererkrankungen	s. „Bilirubin", „Albumin"	25

Weiterführende Literatur

Burtis CA, Ashwood ER. Tietz fundamentals of clinical chemistry. Saunders 2001.
Guder W, Narayanan S, Wisser H. Samples, from the patient to the laboratory. Weinheim: Git Verlag 2001.
McClatchey K (ed.) Clinical Laboratory Medicine. 2nd. ed. New York: Lippincott Williams & Wilkins 2002.
Scriver CR, Beaudet AL, Sly WS, Valle D (eds.). The Metabolic and Molecular Bases of Inherited Disease. 8 th ed. New York: McGraw-Hill 2001.

Thomas L (Hrsg.). Labor und Diagnose. Frankfurt: TH Books Verlagsgesellschaft mbH 1998 (neue Auflage in Vorbereitung).
Wass JAH, Shalet SM (eds.). Oxford Textbook of Endocrinology and Diabetes. Oxford: Oxford University Press 2002.
Young DS. Effects of Drugs on Clinical Laboratory Tests. Washington: AACC Press 2000.
Young DS. Effects of preanalytical variables on Clinical Laboratory Tests. Washington: AACC Press 1997.

Sachverzeichnis

A

AA-Amyloidprotein 448
Abciximab 454
Abdomen
– akutes 261 f, 289
– – Alarmsymptome 262
– – bei chronischer Niereninsuffizienz 871
– – Definition 261
– – Fieber 261
– – Heroinintoxikation 1017
– – Komplikation 262
– – Operationsindikation, dringende 262
– – Yersinienenteritis 151
– asymmetrisches 264
– aufgetriebenes 266
– – Enteropathie, glutenindu- zierte 833
– Behaarung 32
– Gefäßzeichnung, abnorme 32
– Inspektion 32
– Palpation 32 f
– teigiges 833
Abdomenleeraufnahme 264 f, 291
Abdominalgefäßarteriosklerose 270
Abdominalglatze 32
Abdominalkolik 87, 195
– Stellung des Patienten
Abdominalleiden, Operationsindikation, dringende 262
Abdominalorgane, sensible Versorgung 260
Abdominalschmerzen (s. auch Oberbauchschmerzen; s. auch Unterbauchschmerzen) 260 ff
– akute 261 ff
– – Differenzialdiagnose 263
– – Loslassschmerz 263
– allergische Reaktion 276
– Allgemeinerkrankung 275 f
– Aortenaneurysma 270
– Appendizitis, akute 267 f
– Ausstrahlung 278
– Bewegungsabhängigkeit 278
– Bleiintoxikation 272
– Cholelithiasis 290
– chronische 277 ff
– chronisch-rezidivierende 277 ff
– Colon irritabile 288 ff
– vom Darm ausgehende 264 ff
– diabetiesche Stoffwechselentgleisung 275
– Diarrhö, infektiöse, entzündliche 821
– Dysenterie 150
– extraabdominaler Prozess 269
– Fieber, periodisches, Tumor-Nekrose-Faktor-Rezeptor-assoziiertes 197
– funktionelle Störung 277
– von Gallenwegen ausgehende 290 ff
– Gürtelrosenschmerzen, prodromale 277
– hämatologische Erkrankung 276
– Hämatom, retroperitoneales 276
– Hochleistungssport 270
– mit Hyperamylasämie 296
– Hyperlipidämie, familiäre 275
– Ileus, mechanischer 264 f
– Infektionskrankheit 276

– Intoxikation 272
– Köhlmeier-Degos-Krankheit 276
– kolikartige 264
– Kollagenose 276
– vom Kolon ausgehende 288 ff
– bei kongenitaler Sphärozytose 276
– Lageabhängigkeit 278
– von der Leber ausgehende 290 ff
– Leberschwellung 292
– bei Leukämie 276
– Lokalisation 278
– lokalisierte 153
– Lungenkrankheit 276
– Lupus erythematodes, systemischer 276
– Magenkrankheit 278 ff
– bei massiver Druckerhöhung 269
– Mesenterialinfarkt 118, 269 f
– von der Milz ausgehende 271
– Mittelmeerfieber, familiäres 196
– Morbus
– – Addison 762
– – Crohn 826
– – Whipple 348
– Myokardischämie 226
– Nahrungsabhängigkeit 278
– neurogene 277
– Neuropathie, diabetische 277
– Panarteriitis nodosa 276
– Pankreaserkrankung 293 ff
– Pankreaskopfkarzinom 300
– Parasitose 276
– periodische 278 f
– vom Peritoneum ausgehende 268 f
– Peritonitis 268 f
– bei Polyzythämie 276
– Porphyrie 272 ff
– Purpura Schoenlein-Henoch 276, 469
– Reizdarmsyndrom 288 ff
– vom Retroperitoneum ausgehende 271 f
– rezidivierende 272
– Salmonellose, enteritische 150
– Schmerzanalyse 278
– Schmerzsyndrom, radikuläres 277
– Slipping-rib-Syndrom 257
– Status febrilis 152 f
– Steal-Syndrom, aortoiliakales 270
– Tagesrhythmus 278
– Thalliumintoxikation 272
– Toxoplasmose 165
– vaskulär bedingte 269 ff
– zyklische 40
Abdominelle Erkrankung, Pleuraerguss 252
Abduzensparese 970
– Meningitis 134
– – tuberculosa 137
– Subarachnoidalblutung 211
Abetalipoproteinämie
– Akanthozytose 422
– ethnische Gruppe 15
Abflussbehinderung, venöse, Mediastinaltumor 607
Ablenkbarkeit, Prüfung 33
Abort, habitueller
– Anti-Phospholipid-Antikörper-

Syndrom 472
– Thrombophilie, hereditäre 471
Absence, epileptische 991, 994
Absidia 172
Abszess
– Aktinomykose 133
– epiduraler 140
– – Bewusstseinsstörung 1009
– – spinaler 134, 306
– intraabdominaler 153
– – disponierende Vorerkrankung 153
– intrahepatischer s. Leberabszess
– intraperitonealer 153
– intrarenaler 154, 893
– paravertebraler 607
– perirenaler 154, 893
– peritonsillärer 157
– retroperitonealer 153
– viszeraler 153
Abszessbildung, chronische 73
Abt-Letterer-Siwe-Krankheit 449
Abtötung, intrazelluläre, der Keime 196
Abwehrspannung, abdominale 32
Acanthamoeba-Enzephalitis 138
Acanthosis nigricans 41, 57, 72
– Akromegalie 68
– Tumor, okkulter 68
ACE-Hemmer 881 f
– Angioödem 65
– Husten 619
– Hyperkaliämie 923 f
– Nebenwirkung 46, 80
– Ödem, angioneurotisches 80
Acenocoumarol 466
Acetoacetat 930
Aceton im Urin, Teststreifenuntersuchung 853
Acetylsalicylsäure 325, 891
– Kontraindikation 461
– Thrombozytopathie 461
Achalasie 812, 814 ff
– Ösophagusmanometrie 815 f
– vigoröse 816
Achlorhydrie 406
– WDHA-Syndrom 837
Achondroplasie 85 f
– Kleinwuchs 85 f
Acne vulgaris, Leberzirrhose 791
Acquired Immunodeficiency Syndrome s. AIDS
Acrodermatitis s. auch Akrodermatitis
– chronica atrophicans 58 f, 160
– – Fehldiagnosen 393
– – Ödem 390, 393
– – Teleangiektasien 66
– enteropathica 62
– papulosa eruptiva 777
ACTH-Bestimmung, seitengetrennte 753
ACTH-Mangel 764
– erworbener 763
– isolierter 765
ACTH-Produktion
– ektope 751, 753
– hypophysäre, vermehrte 751
ACTH-Wert im Plasma 762
Actinomyces
– israeli 133
– naeslundii 133
Acute interstitial Pneumonia (akute interstitielle Pneumonie) 557, 562

ADA-Kriterien, Plasmaglucose 1045
Adamantinom 364 f
ADAMTS-13-Mangel 420
– autoantikörperbedingter 420, 474
– familiär vererbter 420, 474
Addison, Morbus 40, 761 ff
– Anämie 414
– Diarrhö 836
– Hautveränderung 68
– Hyperkaliämie 923 f
– Kaliumausscheidung, renale 918
– Koma 762, 1015
– Nägelfarbveränderung 77
– Ursache 761, 763
Addison-Krise 762, 1015
– Fieber 197
ADEM (akute disseminierte Enzephalomyelitis) 139
Adenitis, PFAPA-Syndrom 197
Adenokarzinom
– bronchiales 600, 602
– intestinales, Acanthosis nigricans 57
– Magen 283
– ösophageales 812 f
– Pankreas 300
Adenom 37
Adenoma sebaceum 62, 71 f, 101
Adenomyomatose, Gallenblase 293
Adenosin, Wirkung, proarrhythmische 736
Adenosindeaminase, fehlende 195
Adenosindiphosphat-Rezeptor-Antagonist 454, 461
Adenoviren-Infektion
– Exanthem 120
– Erkältungskrankheit 142
– Pneumonie 544
Aderlass 438, 798
ADH (antidiuretisches Hormon) 42
ADH-Mangel 764
ADH-Sekretion 878, 906 f
– inadäquate s. Syndrom der inadäquaten ADH-Sekretion
– Stimulation 42
– ungenügende 42
– vermehrte 621
– – bei Dehydratation 40
Adie-Syndrom 99
Adiponektin 88
Adipositas 22, 88 ff
– abdominale 90
– Biedl-Bardet-Syndrom 85
– Cushing-Syndrom 89
– Definition 88
– Dystrophia adiposogenitalis 88
– endokrin bedingte 89
– essenzielle 88
– Folgeerkrankung 15
– genetische Faktoren 88
– Herzkrankheit, koronare 230
– Hypogonadismus 89
– Hypophysenvorderlappeninsuffizienz 764
– Lawrence-Moon-Biedl-Syndrom 85, 88
– medikamentös bedingte 89
– metabolisches Syndrom 90, 747
– Morbus Alström 89
– Ovarien, polyzystische 89
– periodical health examen 36
– Prader-Willi-Labhart-Syndrom 85

1079

Sachverzeichnis

Adipositas, primäre 88
– sekundäre 89
– Typ-2-Diabetes 41
– Umgebungsfaktoren 88
Adipositas-Hyperventilations-Syndrom 510
Adnexitis 153
ADP-Rezeptor-Antagonist 454, 461
Adrenogenitales Syndrom (s. auch Hyperplasie, adrenale, kongenitale) 21, 40, 749, 755, 766
– ethnische Gruppe 15
Adult respiratory Distress Syndrome s. Atemnotsyndrom
Adventitiadegeneration, zystische 325
Adynamie-Myalgie-Syndrom 1010
Aerolysin 419
Affektive Störung, Chronic Fatigue Syndrome 46
Affenpocken 120, 127
Afterload Mismatch 645
Agammaglobulinämie 193
– geschlechtsgebundene, kongenitale 193
Agastrisches Syndrom 288
Agenda, versteckte 25
Agrammatismus 103 f
Agranulozytose 196, 203 f
AGS s. Adrenogenitales Syndrom
Ahlbäck, Morbus 370 f
Ahornrindenschälerkrankheit 565
Ahornsirupkrankheit 102
AIDS (Acquired Immunodeficiency Syndrome) 166 ff
– assoziierte Krankheiten 168 f
– CD4-Lymphozyten-Zahl 168
– Infektion, opportunistisches 167 f
– Pneumocystis-carinii-Pneumonie 547
AIDS-Demenz 139
AIP (Acute interstitial Pneumonia) 557, 562
Airbronchogramm 532 f
– fehlendes 585, 587
AIRE (Regulator-Gen, autoimmunes) 179
Akanthozyten 402 f, 414
– im Urin 857 f, 865
Akanthozytose 422
– hereditäre 422
Akne
– medikamentenbedingte 70
– SAPHO-Syndrom 256, 348
Akrodermatitis s. auch Acrodermatitis
– papulosa eruptiva 777
Akromegalie 82, 84, 753 f
– Diagnostik 754
– Handform 83, 92
– Hautveränderungen 68
– Makroglossie 80
– Stimmlage 104
Akromikrie, Prader-Willi-Labhart-Syndrom 85
Akropachie 491 f
Akrophobie 978
Akrozyanose 330, 719
Aktinomyceten, thermophile, Farmerlunge 565
Aktinomykose 133, 533 f
– Halsfistel 480
– Hautveränderung 73
– zökale 153
Akustikusneurinom 101, 965
AL-Amyloidose, Glomerulopathie 876
AL-Amyloidprotein 448
Alanin-Aminotransferase s. Glutamat-Pyruvat-Transaminase

Albers-Schönberg-Marmorknochenkrankheit s. Osteopetrosis
Albinismus 21
– okulokutaner 462
Albright-Syndrom 57
Albumin 1067
– Bilirubinbindung 773
Albuminkonzentration im Serum 1025 f
– Child-Pugh-Klassifikation 793
– erniedrigte 387, 1025 f
– bei nephrotischem Syndrom, Thromboserisiko 473
– Schwangerschaft 801
Albuminsynthese, mangelnde 387
Albuminurie 853 ff
– nephrotisches Syndrom 855, 878
– Plasmazelldyskrasie 855
– Urineiweißelektrophorese 855
Aldosteron 748, 761, 907 f, 918
– Ammoniogenesebeeinflussung 927
– Bestimmung im Nebennierenvenenblut 749
– Biosynthese 918
– – Defekt 920
– Kaliumausscheidung, renale 917
Aldosteronkonzentration im Serum 1026 f
– erhöhte 1027
– erniedrigte 761, 1026
Aldosteronresistenz 923 f
Aldosteronsynthetase 918
– Fusionsgen mit dem 11β-Hydroxylase-Promotor 920 f
Aldosteron-Synthetase-Mangel 766
Aldosteronüberproduktion, autonome 748
Algodystrophie 305, 309 f
Algoneurodystrophie s. Sudeck-Syndrom
Algorithmus 4
Alkali-Tabletten 934
Alkalose 927 ff
– Kaliumshift 917
– metabolische 927 ff, 932 ff, 1071
– – chloridresistende 934
– – chloridsensitive 933
– – durch exogene Alkalizufuhr 934
– – gastrische 933, 935
– – hypokaliämische 43, 935
– – Kompansation 927
– – Zeichen 930
– pseudorespiratorische 938
– respiratorische 927 ff, 936 ff, 1072
– – akute 508
– – chronische 927 f
– – Hypomagnesiämie 952 f
– – Kompansation 927
– – Zeichen 930
Alkaptonurie (s. auch Ochronose) 21
– Hautveränderungen 67
Alkoholabusus 17
– Fettleber 788
– Hautveränderung 70
– Folsäuremangel 412
– Gesichtsfarbe 55
– Gesichtsveränderung 93
– Hepatopathie 783
– Hepatitis 789 f
– Hyperlipidämie, vorübergehende 276
– Hypertonie, arterielle 757
– Kardiomyopathie, dilatative 682
– Leberzirrhose 789
– Madelung-Fetthals 484
– Ödembildung 388

– Pankreatitis, chronische 294
– Pneumokokkenpneumonie 144
– Pseudo-Cushing-Syndrom 751
– psychische Störung 22
– Säure-Base-Haushalt-Störung 929
Alkoholintoxikation 1018
– Azidose, metabolische 931
Alkoholkonsum 14
– Karzinom 19
Alkoholschmerz 440
Alkylanzientherapie, Leukämie, akute, myeloische, therapieassoziierte 432
ALL s. Leukämie, akute, lymphatische
Allergen 24
Allergie 24
Allergietestung, Asthma bronchiale 515
Allergisch-anaphylaktische Erkrankung 24
Allergische Erkrankung, Eosinophilie 204
Allergische Reaktion
– Abdominalschmerzen 276
– Erythem 121
– Fieber 199 f
– Lidschwellung 96
– lokalisierte, bullöse 62
Allgemeinerkrankung
– Koma 1016
– Magenbeschwerden 279
Allgemeinsyndrom, psychosomatisches 22
Allodynie 304 f, 309
Alopecia
– areata 74
– areolaris luetica 75, 163
Alopezie
– androgenetische 74
– diffuse 71
– Eisenmangelanämie 71
– umschriebene 75, 163
– vernarbende 75
Alport-Syndrom 464, 886 f
– Glomerulopathie 876
– nephrotisches Syndrom 887
– Niereninsuffizienz, chronische 868
Alström, Morbus, Adipositas 89
ALT (Alanin-Aminotransferase) s. Glutamat-Pyruvat-Transaminase
Alterskrankheit 13
Altersschwerhörigkeit 101
Altersstar 98
Altersverteilung 13
Aluminiumintoxikation 408, 871
Aluminiumlunge 568
Alveolarmakrophagen 573
Alveolarproteinose 573
Alveolarzellkarzinom 570 f
Alveolitis
– exogen allergische 148, 518, 564 f
– – berufsbedingte 16
– – Lungenbiopsie 565
– – Pneumopathie, interstitielle 557
– Vaskulitis 179
Alzheimer, Morbus, Schwindel 965
AMA (antimitochondriale Antikörper) 780, 803
Amaurose, Enzephalopathie, hypertensive 217
Amaurosis fugax 218
AME (Apparent Mineralocorticoid Excess) 920 f
Amenorrhö 39 f
– Definition 39

– primäre 39 f 84
– sekundäre 39 f, 91
Aminoglykoside, ototoxische 981
δ-Aminolävulinsäure 273
– Ausscheidung im Urin 273 ff
Aminopenicilllin-Behandlung bei Epstein-Barr-Virus-Infektion, Hautreaktion 120, 141
Aminosäurelösung, Azidose, metabolische 931
Aminosäurestoffwechselstörung, Hautveränderung 67
Amiodaron, Schilddrüsenautonomie, multifokale 493
Amiodaronlunge 558, 564
AML s. Leukämie, akute, myeloische
Ammoniak, Protonierung 926
Ammoniogenese 926 f
Ammoniumausscheidung, renale 926
Ammoniumkonzentration im Plasma 780
Amnesie, globale, transiente 1001
Amöbenabszess
– der Leber 148, 153, 808
– – subphrenischer, Penetration 584
– pulmonaler 584
Amöben-Dysenterie 152
Amöben-Kolitis, Leberabszess 153
Amöben-Meningitis 138
Amoniakkonzentration im Serum 1030
– erhöhte 1030
Amphetamin, Hypertonie, arterielle 757
Amphetaminintoxikation 1017
AMT-Gen-Mutation 195
Amylaseaktivität
– im Aszites 299
– erhöhte
– – im Serum (s. auch s. Hyperamylasämie) 252, 294, 1030 f
– – im Pleuraerguss 252
– – im Urin (s. auch Hyperamylasurie) 294
Amyloidinfiltration, Gefäßwand 469
Amyloid-light-chain-Amyloidprotein 448
Amyloidose 448
– dialysebedingte, Osteopathie 870
– bei familiärem Mittelmeerfieber 196
– Kardiomyopathie, restriktive 676
– Makroglossie 80
– primäre 351, 678
– Pupillomotorikstörung 99
– sekundäre 678
– senile 678
ANA s. Antikörper, antinukleäre
Anaerobier-Mischflora 157
Anaerobierpneumonie 537
Anaesthesia dolorosa 219, 221
Analgetikaabusussyndrom 890 f
Analgetikaintoxikation 1018
Analgetikanephropathie 890 f
– Urothelkarzinom 900
Analmanometrie 842
Anämie 400 ff
– alloimmunhämolytische 418
– Analgetikanephropathie 890 f
– aplastische 179, 414 f
– – paraneoplastische, Thymustumor 608
– autoimmunhämolytische 418
– – Wärmeantikörpertyp 434
– Bleiintoxikation 275
– Blutbild 400 ff

Sachverzeichnis

– chronischer Erkrankungen 407 f
– – Serumtransferrin 408
– dyserythropoetische, kongenitale, Typ I 413
– Dyspnoe 508
– Einteilung 401
– endokrin bedingte 414
– erhöhtes Herzminutenvolumen 666
– hämolytische (s. auch Hämolyse) 416 ff
– – akute 414
– – allergische 24
– – Hämoglobinopathie 421
– – Hautfarbe 55
– – hypochrome makrozytäre 416
– – mikroangiopathische, HELLP-Syndrom 802
– – Nezelof-Syndrom 195
– – normochrome normozytäre 416
– – Pigmentgallensteine 290
– – Porphyrie, erythropoetische, kongenitale 275
– – Zieve-Syndrom 414, 790
– Hautfarbe 55 f
– hepatische 414
– Herzinsuffizienzsymptomatik 628
– hyperchrome 401
– hypochrome 400 f
– – Goodpasture-Syndrom 573
– – Lungenhämosiderose 572
– – mikrozytäre 404 ff
– – – Abklärung 410
– Hypothyreose 494
– Leukämie
– – akute 426 f
– – chronische 433 f
– Magenkarzinom 284
– makrozytäre 410 ff
– megaloblastäre, Hautveränderungen 70
– Morbus Waldenström 449
– multiples Myelom 446
– Myelofibrose, idiopathische, chronische 439
– Non-Hodgkin-Lymphom 443
– normochrome 401
– normozytäre, normochrome
– – Abklärung 416
– – hyperregeneratorische 413, 416 ff
– – hyporegeneratorische 413 ff
– paraneoplastische 20
– perniziöse 280, 410 f
– – Altersverteilung 13
– – Blutbild 402 f
– – Hautfarbe 55
– – Hautveränderungen 70
– – Polyposis coli 286
– refraktäre 436 f
– – mit Ringsideroblasten 436 f
– – mit vermehrten Blasten 436 f
– – – in Transformation 436
– renale 413 f, 867, 869, 874
– sideroachrestische 409
– – medikamentenbedingte 409
– sideroblastische, Knochenmarkausstrich 406
Anamnese 6, 28
– ungenügende 10
– unrichtige Angaben des Patienten 11
Anaphylaktische Reaktion
– Echinokokkuszystenruptur 579
– medikamentenbedingte 200
Anasarka 621, 855
ANCA (Antikörper gegen neutrophiles Zytoplasma-Antigen) 120, 179, 1032
– Granulomatose, allergische 180, 184, 556, 883

– Periarteriitis nodosa 183
– Vaskulitis, systemische 849, 882, 885
– Wegener-Granulomatose 184
Androgenumbau in Östrogen, erhöhter 91
Anergie 179
Aneurysma
– arteriovenöses, pulmonales 581 f
– dissecans der Aorta s. Aorta dissecans
– Extremitätenarterie 326 f
– fusiformes 327
– mykotisches 159
– ophthalmoplegisches 970
– peripheres, arterielle Embolie 326
– sackförmiges 327
– spurium 327
– verum aortae 247, 659
Aneurysmaruptur, intrakranielle 211
Aneurysmen, multiple 324
– arteriovenöse, pulmonale, multiple 581 f
– intraventrikuläre 685
Anfälle
– epileptische s. Anfälle, zerebrale
– hysterische, große 995
– kataplektische 994
– nichtepileptische 994
– psychogene 995
– zerebrale 962 ff, 990 F
– – akinetisch-astatische 993
– – Äquivalent 215
– – fokale 218, 991 ff
– – – sekundär generalisierte 993
– – generalisierte 993
– – große 991
– – kleine 991
– – myoklonische 993
– – primär generalisierte 991
– – mit Schwindel 982
– – Sinusvenenthrombose 1005
Angaben, unrichtige, des Patienten 11
Angiitis, Lungenrundherd 578
Angina
– abdominalis 270
– coerulea 228
– einseitige 141
– Ludovici 483
– Mononukleose, infektiöse 141
– pectoris 224 ff, 615
– – Aortenklappeninsuffizienz, chronische 657
– – bei Aortenklappenstenose 651
– – atypische 225
– – auslösende Faktoren 226
– – bei Belastungs-EKG 234
– – berufsbedingte 17
– – Differenzialdiagnose 224, 226 f
– – Hypertonie, pulmonale 647
– – instabile 226, 238
– – – Braunwald-Klassifikation 229
– – Kardiomyopathie
– – – hypertrophe 676
– – – restriktive 678
– – bei linksventrikulärer Hypertrophie 227, 651
– – Myokardischämie 228 f
– – Nitroglycerin-Wirkung 226
– – Periarteriitis nodosa 182
– – nach perkutaner Intervention 228
– – Schmerzausstrahlung 226
– – stabile 226
– – – CCS-Klassifikation 228 f

– – – chronische 228 ff
– – – Koronarangiographie, Indikation 238
– – – Myokardszintigraphie 236
– – – Thoraxschmerz 224 ff
– – – typische 225
– – – Schmerzcharakter 226
– – vasospastische s. Prinzmetal-Angina-pectoris
– ulzeröse 141
Angiodysplasie 337
– hereditäre 82
– des Kolons 651
– kongenitale 328, 390
– – Ödem 393
Angiofibrome, tuberöse Sklerose 71
Angiographie 321
– abdominale, Blutungsquellensuche 285
– akutes Nierenversagen 864
– linksventrikuläre, Mitralklappeninsuffizienz, chronische 663
Angioid Streaks, Groenblad-Strandberg-Syndrom 68
Angiokeratoma corporis diffusum (s. auch Fabry, Morbus) 62, 67, 679
– Schmerzen 315
Angiom, pulsierendes 328
Angiomatose, bazilläre 73, 121, 171
– Bartonella-henselae-Infektion 131
Angiomyolipom der Niere 899 f
Angioödem 65, 393 f
– hereditäres (s. auch Ödem, angioneurotisches) 394
– medikamenteninduziertes 394
– parainfektiöses 65
– Typ-I-Allergie 24
Angiopathie
– diabetische 330
– obliterierende 825
Angiostrongylus cantonensis 138
Angiotensin II 908
– vermindertes 748
Angiotensin-converting-Enzyme-Hemmer s. ACE-Hemmer
Angiotensinrezeptorblocker, Hyperkaliämie 923 f
Angst, Phäochromozytom 750
Anhidrosis 67, 96
ANI s. Niereninsuffizienz, akute
Anionen, organische, Zufuhr 935
Anionenlücke
– im Serum 929 f, 1031
– – erhöhte 1031
– im Urin 929, 932
Anismus 842
Anisochromasie 421
Anisokorie 98, 1003
– Mediastinaltumor 607
Anisozytose 411
Anlaufschmerz 353
Ann-Arbor-Stadieneinteilung, Hodgkin-Lymphom 441 f
Anomalie
– konotrunkale 696
– monogen vererbte 23
Anorektalleiden, venerisches 824
Anorexia nervosa 40, 91
– Akanthozytose 422
– Hypotonie 766
Anorexie 22, 91
– Hypomagnesiämie 952
– Kardiomyopathie, restriktive 678
– Urinbefund 935
ANP (atriales natriuretisches Peptid) 724, 907 f
Anstrengungsasthma 515

Anstrengungsdyspnoe (s. auch Dyspnoe) 507
– Aortenklappeninsuffizienz, chronische 657
– AV-Block, totaler 686
– Ebstein-Anomalie 716
– hepatopumonales Syndrom 650
– Kardiomyopathie
– – hypertrophe 676
– – restriktive 678
– Langerhans-Zell-Histiozytose der Lunge 573
– langsam progrediente 565, 573
– Links-rechts-Shunt 715
– Lymphangioleiomyomatose 574
– Mitralklappenstenose 668
– Myokarditis 683
– Pleuramesotheliom 253
– Pulmonalstenose 655
– Zwerchfellparese 509
Anstrengungskopfschmerz 212
Anthrax s. auch Milzbrand
Anthrax-Infektion, berufsbedingte 16
Anthraxpneumonie 537
Anthropozoonose 151
Antiandrogeneinnahme nach Prostatektomie, Anämie 414
Antibiotika
– Nephritis, interstitielle 889
– ototoxische 981
Anti-Cardiolipin-Antikörper 472
Anti-CCP-Antikörper 180
Anti-Centromer-Antikörper 180
Anticholinergikaintoxikation 1017 f
Anti-C1q-Antikörper 180
Anti-DNS-Antikörper 184, 849
Anti-Elastin-Antikörper 324
Anti-Endomysium-Antikörper 833
Antiepileptikatherapie, Folsäuremangel 412
Anti-Faktor-VIII-Hemmkörper 465
Anti-Faktor-Xa-Test 467
Anti-GBM-Antikörper 849, 883 f
Anti-GBM-Nephritis 882
Antigen 179
– karzinoembryonales 19, 780, 828, 1037 f
– – C-Zell-Karzinom 489
– – Pankreaskarzinom 301
– prostataspezifisches 19, 38, 1067
– – erhöhtes 1067
– spezifisches, Typ-I-Allergie 24
– β-Zell-spezifisches 41
Anti-Gliadin-Antikörper 833
Anti-β$_2$-Glykoprotein-I-Antikörper 472
Anti-HAV-IgG 784 f
Anti-HAV-IgM 784 f
Anti-HBc-IgG 784, 786
Anti-HBc-IgM 784, 786
Anti-HBe 784 ff
Anti-HBs 784 ff
Anti-HCV 783 ff, 787
Anti-HDV 783 ff, 787
Anti-Heparin-PF4-Antikörper 473
Anti-HEV 784, 787
Anti-Histon-Antikörper 180, 187
Antihypertensivabehandlung, Hypotonie 767
Anti-Intrinsic-Factor-Antikörper 280, 411
Anti-Jo-1-Antikörper 180, 191
Antikardiolipinantikörper 186
Antikoagulanzien 454
Antikoagulanzienblutung 459
Antikoagulation, orale 466 f
Antikörper (s. auch Autoantikörper) 179, 193
– antierythrozytäre 418 f

1081

Sachverzeichnis

Antikörper gegen Antigene aus glatten Muskelzellen 780
– – Autoimmunhepatitis 780, 788
– antimitochondriale 780, 803
– antineuronale 1006
– antinukleäre 18, 179 f, 184, 1032 f
– – Autoimmunhepatitis 780, 788
– – erhöhte 1033
– – Felty-Syndrom 343
– – Lupus erythematodes, systemischer 186
– – Morbus Still 344
– – Pleuraerguss 252
– – Sharp-Syndrom 190
– – Shulman-Syndrom 189
– gegen Basalmembran 572
– calciumabhängige, EDTA-Pseudothrombopenie 463
– gegen Chromatin 179 f
– gegen Insulinrezeptor 1011 f
– gegen mikrosomale Antigene aus Leber und Niere s. Anti-LKM-Antikörper
– monoklonale, Diagnostik bei zellulärem Immundefekt 194
– gegen native DNS 179 f, 186
– gegen neutrophiles Zytoplasma-Antigen s. ANCA; s. cANCA; s. pANCA
– Nierenfunktionsstörung 849
– präzipitierende, gegen Aspergillus fumigatus 554 f
– gegen Ribonukleoprotein 179 f, 184, 190
– gegen Zellkernkomponenten s. Antikörper, antinukleäre
– gegen Zentromer 189
– zirkulierende 24
– zytotoxische, zirkulierende 572
Anti-LKM-Antikörper 781
Anti-LKM-1-Antikörper 781, 788
Anti-LKM-2-Antikörper 781
Anti-LKM-3-Antikörper 781
Anti-LP-Antikörper, Autoimmunhepatitis 788
Anti-Mi2-Antikörper 180
Anti-nDNS-Antikörper 179 f, 186
Anti-Neutrophilen-Zytoplasma-Antikörper s. ANCA
– perinukleär betonter s. pANCA
Antinukleäre Faktoren, Nierenfunktionsstörung 849
Anti-Parietalzellen-Autoantikörper 280, 411
Anti-Phosphatidylserin-Antikörper 472
Anti-Phospholipid-Antikörper 472
– Bestimmung 455 ff
– Vorkommen 472
Anti-Phospholipid-Antikörper-Syndrom 463, 472
– Lungenbeteiligung 573
α_1-Antiplasmin-Mangel 466
Anti-PM-Scl-Antikörper 180
Antiproteasemangel s. α_1-Antitrypsin-Mangel
Anti-Prothrombin-Antikörper 472
Antipyretikaintoxikation 1018
Antirheumatika, nichtsteroidale
– Hypertonie, arterielle 743
– Hypoaldosterinismus, hyporeninämischer 923
– Kontraindikation 461
– ototoxische 981
– Ulkusauslösung 282 f
Anti-RNP-Antikörper 179 f, 184, 190
Anti-Schilddrüsenperoxidase-Autoantikörper 489, 494
Anti-Scl-Antikörper 189
Anti-Scl70–Antikörper 180

Anti-SLA-Antikörper 788
Anti-SMA-Antikörper (Antikörper gegen Antigene aus glatten Muskelzellen) 780
– Autoimmunhepatitis 780, 788
Anti-Sm-Antikörper 180, 187
Anti-SS-A(Ro)-Antikörper 344
Anti-SS-B(La)-Antikörper 344
Antistreptolysintiter 347
Anti-Tansglutaminase-Antikörper 833 f
Antithrombin-Mangel 471
Antithrombinspiegel bei nephrotischem Syndrom, Thromboserisiko 473
Antithrombin-III-Verlust bei nephrotischem Syndrom 879
Anti-Thrombozyten-Antikörper, medikamenteninduzierte 465
Anti-Thyreoglobulin-Autoantikörper 489
Anti-TNF-Substanzen-Therapie, Infektion 171
α_1-Antitrypsin-Gehalt
– im Serum 388
– im Stuhl 388
α_1-Antitrypsin-Mangel 799
– homozygoter 518, 521
– Lungenemphysem 518, 520 f
Anti-TSH-Rezeptor-Autoantikörper 492
Anti-U1-snRNP-Antikörper 180
Anti-Von-Willebrand-Faktor-Antikörper, inaktivierender 466
Antoniusfeuer 329
Antrieb, Prüfung 34
Antriebsstörung, wechselnde, Psychosyndrom, hirnlokales 23
Antrumgastritis 282
Anulozyten 400 f, 405
Anurie 862
Aorta
– ascendens, Aneurysma verum 659
– dissecans 248 f, 272
– – Abdominalschmerzen 270
– – Computertomogramm 248, 636
– – Differenzierung vom akuten Myokardinfarkt 243
– – – transösophageale 635
– – Komplikation 248
– – Marfan-Syndrom 469
– – Schmerzlokalisation 248
– – Stanford-Klassifikation 248
– – Thoraxschmerz 227, 248 f
– distale, obliterierender Prozess 270
– über dem VSD reitende, Fallot-Tetralogie 696 f
Aorta-ascendens-Dilatation 658
– Aortenklappeninsuffizienz 657
Aortenaneurysma 270 f, 324, 607
– arteriosklerotisches, infrarenales 270 f
– Marfan-Syndrom 81
– Ruptur 270
– thorakales, Thoraxschmerz 247
– Ursache 247
Aortenareal 623
Aortenbogen, unterbrochener 696
Aortenbogensyndrom s. Takayasu-Arteriitis
Aortendilatation, Marfan-Syndrom 81
Aortendissektion s. Aorta dissecans
Aortendruckkurve, Hahnenkammbild 651 f
Aortenintimaeinriss ohne intramurales Hämatom 248
Aortenisthmusstenose 755 f

– Auskultationsbefund 626 f
– Hypertonie, arterielle 755 f
– MR-Angiographie 756
– postduktale 755
– präduktale 755
– Turner-Syndrom 85
– umgekehrte 324
Aortenklappe, bikuspide 659
– verkalkte 651
Aortenklappeninsuffizienz
– akute 248, 655 ff
– – Auskultationsbefund 656
– – Echokardiographie 656 f
– – Ursache 656
– Angina pectoris 227
– Aortendissektion 248
– bei Aortenklappenstenose 653
– Auskultationsbefund 626 f, 656
– chronische 655 ff
– – Aortographie 658
– – Befunde 659
– – Echokardiographie 658, 660
– – EKG 658
– – Herzkatheteruntersuchung 658
– – Operationsindikation 658
– – Pulscharakter 658
– – Symptome 657, 659
– – Thorax-Röntgenbild 658 f
– – Ursache 659
– Herzkonfiguration 653
– Hypertrophie, linksventrikuläre, exzentrische 631
– Polychondritis 352
– bei polyzystischer Nierenerkrankung 898
– Pulsqualität 620
– Schwirren, tastbares 622
Aortenklappenöffnungsfläche 653
Aortenklappenschluss, verspäteter 623
Aortenklappenstenose 651 ff, 676
– Angina pectoris 227
– mit Aortenklappeninsuffizienz 653
– Aortenklappenöffnungsfläche 653
– Auskultrationsbefund 651 f
– Befunde 651
– Dopplerechokardiographie 652 ff
– Druckgradient
– – instantaner, maximaler 654
– – Messung, dopplerechokardiographische 654
– – mittlerer 654
– Druckkurve 651
– Echokardiographie 653
– EKG 653 f
– Herzkatheteruntersuchung 653
– Herzkonfiguration 653
– Operationsindikation 653
– Pulsform 651
– Spitzendruckgradient 652 f
– Synkope 985, 988
– Thorax-Röntgenbild 653
– Thoraxschmerzen 224
Aortenklappenverkalkung, degenerative, senile 651
Aortenruptur 249
Aortensklerose
– Auskultationsbefund 626 f
– Hypertonie, arterielle 755
Aortenstenose
– Auskultationsbefund 623 f, 626 f
– Dekompensation, Schock 643
– Hämolyse mit Erythrozytenfragmentierung 420
– Hypotonie 767
– Pulsqualität 620
– Schwirren, tastbares 622
– Synkope 985, 988

– valvuläre s. Aortenklappenstenose
Aortenvitium, kombiniertes 653
Aortenwandhämatom ohne Intimaeinriss 248
APA s. Anti-Phospholipid-Antikörper
Apallisches Syndrom 1001
Apathie 870
APBA s. Aspergillose, bronchopulmonale, allergische
APC-Gen-Mutation 829
APC-Resistenz 454, 471
Apers-Crouzon-Syndrom 96
Aphasie 103 f
– amnestische 103 f
– globale 103 f
– motorische 103 f
– sensorische 103 f, 1001
– Subarachnoidalblutung 211
Aphonie 104, 813
Aphthen 79
Apnoe 510
– obstruktive 510
– – Polysomnographie 510, 512
Apnoe-Hypopnoe-Index 509
Apolipoprotein A1 234
Apolipoprotein-A1-Gen-Mutation 231
Apolipoprotein-A1-Mangel 233
Apolipoprotein-B_{100}-Defekt, familiärer 233 f
Apolipoproteine 230 f, 234
Apparent Mineralocorticoid Excess 920 f
Appendektomie 289
Appendix, retroperitoneale 272
Appendizitis
– akute 153, 261, 267 f
– chronische 289
– linksseitige 830
– Schmerzlokalisation 260, 267
Appendizitisartiges Krankheitsbild 151
Appetit 39
Appetitmangel 39
– psychogener 39
Appetitregulation 88
Appetitzügler 649
aPTT s. Thromboplastinzeit, partielle, aktivierte
APUD-System 836
Aquaporine 906
Aquaporin-2-Gen, Defekt 43
Arachnodaktylie 469
ARAS (Aszendierendes retikuläres aktivierendes System) 998 f
Arbeitshypothese 8
Arbeitskapazität, submaximale, Nomogramm 637
Arbovirus-Enzephalitis 138 f
Arboviruserkrankung, fieberhafte 166
Arbovirusinfektion 166
– zentralnervöse, akute 166
Arbovirusübertragung durch Zeckenbiss 160
Arc en cercle 87
Arcus
– aortae dexter 698, 700
– lipoides 97 f, 231 f
– senilis 97
ARDS (Adult respiratory Distress Syndrome) s. Atemnotsyndrom
Areflexie 306
Arenavirus-hämorrhagisches-Fieber 126
Aresorptivhydrozephalus, chronischer 213
Argyll-Robertson-Phänomen 99, 163, 306
Argyrose 70

Sachverzeichnis

Argyrosis 721
Arixtra 467
Armlähmung, schmerzhafte, akute 310
Armlymphödem 391
Armplexuslähmung, schmerzhafte 311
Armplexusläsion, radiologisch bedingte 311
Armplexusneuritis 311
Armplexuszerreißung, traumatische 311
Armpseudoparese 357
Armschmerzen 304 ff
– beidseitige 314 f
– nach Halswirbelsäulentrauma 306
– lanzinierende 315
– nächtliche 306 f, 312
– neurogene 304 ff
– – einseitige 310 ff
– Plexusläsion 310 f
– Radikulopathie 306 ff
– Ulnarisbereich 311
– Wurzelsyndrom 310
– zentral bedingte 305 f
Armvenenthrombose 334 f
Arrhythmie
– absolute 733 f
– Herztod, plötzlicher 681
– lebensbedrohliche 736
– Mitralklappenprolaps 664
– Palpitationen 47
– ventrikuläre, Kardiomyopathie
– – hypertrophe 676
– – rechtsventrikuläre, arrhythmogene 683
Arsenintoxikation
– Atemluftgeruch 102
– Diarrhö 822
– Hautveränderung 70
– Hyperkeratose, palmare 92
– Mees-Bänder 76
– Nägelstrukturveränderung 76
– Stuhlgeruch 102
Arsenmelanose 721
Arsin, Hämolyseauslösung 417
Arteria
– carotis, Palpation 29
– cerebelli
– – inferior
– – – anterior 965, 967
– – – posterior 965, 967
– – superior 967
– – labyrinthi 967 f
– pancreaticoduodenalis superior anterior, Blutung 285
– poplitea
– – Adventitiadegeneration, zystische 325
– – Kompressionssyndrom 325, 327
– – Mediasklerose 325
– – Stenose, filiforme 325
– subclavia
– – Stenose 324
– – Verschluss 338
– – – Steal-Syndrom 990
– temporalis, Biopsie 181, 215
– tibialis anterior, Verschluss 331
Arteria-basilaris-Thrombose s. Basilaristhrombose
Arteria-carotis-Aneurysma 990
Arteria-carotis-Sinus-cavernosus-Shunt 96
Arteria-femoralis-Geräusch, systolisches 659
Arteria-iliaca-Steal-Syndrom 825
Arteria-mesenterica-Steal-Syndrom 270
Arteria-mesenterica-superior-Syndrom 266

Arteria-pulmonalis-Aneurysma 593
Arteria-spinalis-anterior-Syndrom 306
Arterie
– periphere, Auskultation 320 f
– vermehrt pulsierende 327
Arterienpunktion
– Aneurysma spurium 327
– Thrombusbildung 324
Arterienruptur, spontane 468
Arterienstenose
– Auskultation 320
– klinisch wirksame 323
– Phonoangiogramm 320
– radiogene 324
– sanduhrförmige 325
Arterienverschluss 324, 326, 329
Arteriitis
– cranialis s. Arteriitis temporalis
– temporalis 181, 324
Arteriographie 322 f
Arteriolendilatation 691
Arteriopathie, plexiforme 712
Arteriosklerose 18
– Aortenaneurysma 247
– Bauchgefäße 270
– dilatierende, Aneurysmaentstehung 326
– entzündliche Aktivität 323
– generalisierte 229
– obliterierende 323
– prämature 323
Arthralgie
– Amyloidose, primäre 351
– Arthritis, bakterielle 128
– Brucellose 164
– Castleman-Erkrankung 132
– Dermatomyositis 191
– Hepatitis 159
– Leukämie, akute, lymphatische 427
– Lupus erythematodes, systemischer 185
– Morbus
– – Gaucher 367
– – Still des Erwachsenen 343
– – Whipple 151
– Osteoarthropathie, hypertrophe 367
– paraneoplastische 352
– reaktive 128 f
– Sarkoidose 598
– Sharp-Syndrom 190
– bei Status febrilis 127 ff
– Viruserkrankung 159
Arthritis
– bakterielle 128
– – chronische 128
– Behçet-Syndrom 348
– Brucellose 164
– chronische, juvenile 344
– – systemische s. Still, Morbus
– bei Diarrhö 821
– infektiös bedingte 127 ff
– Lyme-Erkrankung 160
– Mittelmeerfieber, familiäres 196
– Morbus
– – Crohn 347
– – Whipple 347 f
– paraneoplastische 352
– Purpura Schoenlein-Henoch 469
– reaktive 127 ff, 347
– – HLA-Assoziation 345, 347
– rheumatoide 342 ff
– – Autoantikörper 180
– – Diagnose 343
– – Differenzierung von erosiver Fingerpolyarthrose 353
– – extraartikuläre Manifestation 342

– – Gelenkbefallmuster 342
– – Halswirbelsäulenbeteiligung 342 f
– – Handform 81
– – Laborbefund 343
– – radiologische Zeichen 342 f
– – Systemmanifestation 343
– – zirkadianer Rhythmus 15
– SAPHO-Syndrom 348
– Sarkoidose 598
– im Strahl 346
– symmetrischer Befall 342
– urica 349 f
– Vaskulitis 179
– virale 128
Arthritis-Dermatitis-Syndrom 74, 122, 162
– Effloreszenzen 120 f
Arthropathie
– Akromegalie 754
– endokrine Störung 352
– enterokolitische 347 f
– – HLA-Assoziation 345
– Hämochromatose 352
– Knorpelerkrankung 352
– Koagulopathie 352
– neurologische Erkrankung 352
– Stoffwechselkrankheit 349 ff
– Tabes dorsalis 306
– trophische 306
Arthrose 18, 353 f
– Hand 92
– Jogging-bedingte 17
– bei Paget-Erkrankung 371
– sekundäre 354
Arzneimittel s. auch Medikamente
Arzneimittelexanthem 199
– fixes 62
– makulopapulöses 58 f, 120
– morbilliformes 58 f, 120
Arzneimittelfieber 118, 199 f
Arzneimittelinteraktion, Cumarine 467
Arzneimittelreaktion 120
Asbestexposition 253 f
Asbestkörperchen 569
Asbestose 568 f
– berufsbedingte 16
Ascaris-lumbricoides-Befall, Lungeninfiltrat, eosinophiles 554
Ascites praecox 797
ASD s. Vorhofseptumdefekt
Ashkenazi-Juden 15, 367
Aspartataminotransferase s. Glutamat-Oxalacetat-Transaminase
Aspergillom 541, 547
Aspergillose
– bronchopulmonale allergische 521, 523, 547 f, 554 f
– – Bronchiektasen 523, 554
– – diagnostische Kriterien 554 f
– – Granulomatose, bronchozentrische 581
– – Käsewäscherlunge 565
– disseminierte 172
– bei immunkompromittierter Person 172
– invasive 532
– Pneumonie 545 f
Aspergillus
– flavus 172
– fumigatus 172
– – Käsewäscherlunge 565
– – Prick-Test 555
– – Serumantikörper, präzipitierende 554 f
Aspiration 812
– Ursache 584
Aspirationspneumonie 144, 537 f, 563
– Komplikation 532

– Lungenabszess 583 f
Asplenie
– Infektion, bakterielle, opportunistische 171
– Pneumokokkeninfektion 136, 144
AST (Aspartataminotransferase) s. Glutamat-Oxalacetat-Transaminase
Asthma
– bronchiale 22, 505, 512 ff
– – Allergietestung 515
– – Anamnese 515
– – Aspergillose, bronchopumonale, allergische 554 f
– – berufsbedingtes 16, 515
– – Blutgasanalyse 515
– – Definition 512
– – endogenes 513
– – exogen allergisches 513
– – kardial bedingtes s. Asthma cardiale
– – Laborbefund 515
– – nichtallergisches 513
– – psychischer Einfluss 515
– – Reflux, gastroösophagealer 515
– – Röntgen-Thorax 515
– – Spirometrie 514
– – Sputumdiagnostik 515
– – steroidabhängiges 515
– cardiale 46, 507, 615, 618 f
– – Auskultationsbefund 622
Asthmaanfall, therapieresistenter 514
Astrozytom
– bei Neurofibromatose 73
– zervikales 314
ASVS (Arterial Stimulation and venous Sampling) 1012
Asystolie 727
Aszendierendes retikuläres aktivierendes System 998 f
Aszites 793 ff
– Budd-Chiari-Syndrom 800
– Child-Pugh-Klassifikation 793
– chylöser 794
– Differenzialdiagnose 777, 794
– entzündlicher 793 f
– bei Herzinsuffizienz 621
– bei Ikterus 777
– kardialer 793
– Leberzirrhose 791 f, 794
– Leukozytengehalt 794
– Lupus erythematodes, systemischer 185
– maligner 793 f
– muzinöser 794
– Non-Hodgkin-Lymphom 442
– pankreatogener 297, 793 f
– mit peripheren Ödemen 793
– Peritonitis, spontane 153
– Pleuraerguss 252
– mit Pleuraerguss 793
– portale Hypertension 791, 793 ff
– pseudochylöser 794
– mit Splenomegalie 793
– Trikuspidalinsuffizienz 665
– tuberkulöser 794
– Veno-occlusive Disease 800
– zunehmend schlecht therapierbarer 793
Aszitesflüssigkeit
– Amylasewert, hoher 299
– Eiweißgehalt 794
– erhöhter 299
– Triglyceridgehalt 794
– Untersuchung 794
Aszitespunktion, diagnostische 794
Ataxia teleangiectatica 195
Ataxie 306, 962, 983

Sachverzeichnis

Atelektase 552, 585 ff
– Aspergillose, bronchopumonale, allergische 555
– nicht obstruktiv bedingte 585
– obstruktiv bedingte 585 f
– radiologische Zeichen 587
Atemarbeit, gesteigerte 502
Atembeschwerden, funktionelle 12
Atemexkursion 30
– paradoxe 509
Atemfrequenz 29 f
Atemgeräusch 31 f
– abgeschwächtes 31, 249
– aufgehobenes 31
Atemhilfsmuskulatur 29
– Einsatz, Asthma bronchiale 514
Ateminsuffizienz, neuromuskuläre 509
Atemluft, krankheitstypischer Geruch 101
Atemmechanikstörung 936
Atemmuskulaturlähmung 509
Atemnebengeräusch 31 f
Atemnot s. Dyspnoe
Atemnotsyndrom 503
– akutes, Schock, septischer 155
– Pneumonie, interstitielle, akute 562
– radiologischer Befund 537
Atempause, repetitive, im Schlaf 509
Atemregulation 509
Atemregulationsstörung 509 ff, 936
– schlafbezogene 509 f, 524
Atemstörung, Beurteilung 510
Atemtyp 30
Atemwege
– kleine, exspiratorischer Kollaps 505
– obere, Plattenepithelkarzinom 602
– terminale, zystische Dilatation 574
Atemwegserkrankung, HIV-assoziierte 169
Atemwegsobstruktion
– chronische, nichtreversible 516
– Epiglottitis 143
– reversible 512 f
Atemwegsstenose, Spirometriebefund 504 f
Atemzyklus 30
Atherogenese 323
Atherom 229
Atherosklerose 231
– Entwicklung 229
– erektile Dysfunktion 50
– familiäre Belastung 229 f
– Kofaktor 125
– koronare, EKG-Veränderungen 36
– Risikofaktoren 229
Ätiologie 4
atk-Gen-Mutation 193
Atmung
– Koma 1002
– paradoxe 30
– vertiefte 508
Atmungsstimulation
– hyperkapnische 509
– hypoxische 509
ATN s. Tubulusnekrose, akute
Atopie 193, 515
– Augenbrauenveränderung 96
– Lungeninfiltrat, eosinophiles, mit Asthma 555
Atransferrinämie 408
Atrioventrikularklappe, gemeinsame 706
Atrophie

– blanche 56, 335 ff
– olivopontozerebelläre, Synkope 989
Attacke
– vertebrobasiläre transient ischämische 212, 964 f
– zerebralischämische, transiente 218, 989 f
Attackenschwindel
– bei Kopfbewegung 980
– phobischer 966
Auer-Stäbchen 430 f, 437
Aufmerksamkeit
– gezielte 998
– Prüfung 1002
Auge, gerötetes 100
Augen
– mandelförmige 85
– Untersuchung bei Koma 1003
Augenbewegungen
– horizontale, langsame, konjugierte, spontane 1003
– nur vertikale, spontane 1003
– vertikale, langsame, konjugierte, spontane 1003
Augenbewegungsstörung 966 ff
Augenbrauen, laterale, fehlende 96
Augendeviation
– horizontale konjugierte, Koma 1003
– vertikale konjugierte 1003
Augenerkrankung, Kopfschmerzen 216
Augenfolgebewegungen 34
Augenlider
– Lilafärbung 190
– Ödem 93
Augenlinse s. Linse
Augenmotorikstörung 100
Augenmuskelkerne 973
Augenmuskelmyositis 216
Augenmuskelnervparese 970 ff
– Ätiologie 971
Augenmuskelparese
– Meningitis 134
– – tuberculosa 137
– Morbus Basedow 491
– bei Vitamin-B$_{12}$-Mangel 1015
Augennervenparese 215
Augenschmerzen 216
– Raeder-Syndrom 220
– Riesenzellarteriitis 216
– Tolosa-Hunt-Syndrom 216
Augenschluss, reflektorischer, bei Koma 1003, 1009
Augenschmerzen 216
Augenveränderung 67, 95 f
Aura
– epileptische 991
– Migräne 218
– monokulare 218
Aurikulotemporalis-Neuralgie 221
Ausfall, motorischer, Ausprägung 34
Ausfallssyndrom, radikuläres 307
Ausfluss, urethraler 154
Ausflusstrakt
– linksventrikulärer, Obstruktion 651
– rechtsventrikulärer
– – Obstruktion 655
– – Stenose
– – – bei angeborenem Herzfehler 696
– – – Ebstein-Anomalie 715
– – – Ventrikelseptumdefekt 712
Auskultation
– Herz 29
– Thorax 31 f
Ausnahmezustand
– mentaler 995
– psychogener 1009

– – plötzlicher 212 f
Ausscheidungskolitis 821
Ausschöpfungszyanose 93
– periphere 71
Austin-Flint-Geräusch 656 f, 659
Austreibungsgeräusch
– Aortenklappe 651 f, 658
– funktionelles 626, 628
– Kardiomyopathie, hypertrophe 626
– mesosystolisches 676
– Myokarditis 683
– Pulmonalklappe 655, 713
– systolisches 627 f, 646, 658, 683
– – Kardiomyopathie, hypertrophe 675
– – Körperhaltungseinfluss 675
– – spindelförmiges 651 f
Austreibungsklick 651 f, 658
– Herzklappe, künstliche 623
Austreibungston 623
Auswurf 501 f, 516
– Alveolarproteinose 573
– Bronchiektasen 521
– eitriger, Infarktpneumonie 551
– gelatinöser 573
– Lungenabszess 583
– Pneumonie, organisierende, kryptogene 561
Auswurffraktion
– linksventrikuläre, Messung 637
– Mitralklappeninsuffizienz, chronische 661
Autoantigen 179
– Toleranzzusammenbruch 179
– unspezifisches, zirkulierendes 179
Autoantikörper (s. auch Antikörper) 179 f
– Autoimmunhepatitis 780, 788
– Cholangitis, primär sklerosierende 780, 803
– Glomerulonephritis, rasch progrediente 882
– gegen Glutaminsäuredecarboxylase 41
– gegen Intrinsic factor 280
– Lungenfibrose, idiopathische 559
– mikrosomale 489
– organspezifische 179
– gegen Pankreasinselzellen 41
– gegen Parietalzellen 280
– schilddrüsenspezifische 489
– Typ-1-Diabetes 41
– gegen Tyrosinphosphatase 41
– Zirrhose, biliäre, primäre 780, 803
– Zöliakie 833
Autoimmunadrenalitis 763
Autoimmundermatose, bullöse 61
Autoimmunerkrankung 18, 179 ff
– assoziiert mit pulmonaler Hypertonie 647
– endokrine 489
– Fieber 114
– generalisierte 179 ff
– Glomerulonephritis, rasch progrediente 882
– Goodpasture-Syndrom 572 f
– Hämolyse, mikroangiopathische 421
– Hypertonie, pulmonale 649
– Kryoglobulinämie 469
– MALT-Lymphom 444
– organspezifische 179
– Pneumonie, interstitielle, lymphoide 562
– systemische 179
Autoimmungranulozytopenie 204
Autoimmunhämolyse 418, 422
– medikamentös ausgelöste 418

– Morbus Waldenström 449
Autoimmunhepatitis 788
– Autoantikörper 780, 788
– Hepatitis-D-assoziierte, Autoantikörper 780
Autoimmunhypophysitis 765
Autoimmun-Insulin-Syndrom 1011
Autoimmunprozess, Gastritis, chronische 280
Autoimmunsyndrom, polyendokrines 489
Autoimmunthyreoiditis, chronische 488 f, 493
Autonome Störung bei neurogenen Schmerzen 304
Autoreisekrankheit 978
AV-Block 726 ff
– I. Grades 726
– – EKG 706
– II. Grades 726
– – Typ
– – – Mobitz 727
– – – Wenckebach 726 f
– III. Grade 727
– – Ersatzrhythmus 727
– höhergradiger, bei anteriorem Myokardinfarkt 729
– organischer 727 f
– totaler 686
– transienter, Myokarditis 683
– Transposition der großen Arterien, kongenital korrigierte 704, 706
– vagotoner 727 f
AV-Dissoziation 735
AV-Kanal, kompletter 706
AV-Knoten-Dysfunktion 726
AV-Knoten-Leitung, antegrade, intermittierende 735
AV-Knoten-Reentry-Tachykardie 731, 734 f
AV-Reentry-Tachykardie 731
– mit antegrader Leitung
– – über das akkzessorische Bündel 736
– – über den AV-Knoten 735
AVSD s. Septumdefekt, atrioventrikulärer
Axillarbehaarung, spärliche 75
Axillarhaarverlust 68
– sekundärer 75
Axondegeneration 410
Azidose 927 ff
– Kaliumshift 917
– metabolische 927 ff, 1070 f
– – Atmungstyp 508
– – hyperchlorämische 929 ff
– – – Typ 4 933
– – kombiniert normochlorämische-hyperchlorämische 929 f
– – Kompansation 927
– – Niereninsuffizienz, chronische 872 f
– – normochlorämische 929 ff
– – Serumanionenlücke 929 f
– – Ursache 931
– – Zeichen 930
– renal-tubuläre 377, 931 f
– – distale 932 f
– – hyperkaliämische 932 f
– – Laboruntersuchungsbefund 378
– – proximale 920, 931 ff
– – Typ 1 932 f
– – Typ 2 931 ff
– – Typ 4 933
– respiratorische 927 ff, 935 f, 1071
– – chronische 927 f
– – Kompansation 927
– – Zeichen 930

Sachverzeichnis

B

Azoospermie 45
– Klinefelter-Syndrom 82
– obstruktive 523
Azotämie, prärenale 879

B

Babesia
– divergens 161
– microti 161
Babesiose 160 f
Babinski-Zeichen im Koma 1004
Bacillus
– anthracis 122, 537
– cereus, Lebensmittelvergiftung 152
Bäckerasthma 515
Bacteroides 157
– septische Metastasierung 156
Bakteriämie 113, 155
– bei bakterieller Weichteilinfektion 121
– chronische 136
– Definition 155
– Erreger 155
– Lemierre-Syndrom 133
– Temperaturverlauf 200
Bakterien
– Harnstoff spaltende, Harnwegsinfekt, Geruch des Urins 102
– obligat intraleukozytäre 161
Bakterienstreuung, hämatogene, Hirnabszess 140
Bakteriurie, chronische 892
BAL s. Lavageflüssigkeit, bronchoalveoläre
Balamuthia mandrillaris 138
Balanitis
– erosiva circinata 70
– Typ-2-Diabetes 41
Balkannephritis 892
B-ALL 427 f
Bamberger-Marie-Syndrom s. Osteoarthropathie, hypertrophe, pulmonale
Bandscheibendegeneration 354
– Ochronose 351
Bandscheibenverkalkung, bandförmige
Bang, Morbus
– Lungeninfiltrat 536
– Temperaturverlauf 200
Bang-Lymphozytose 204
Bang-Spondylitis 164
Bannwardt-Syndrom 315
Barbiturat, Porphyrieschubauslösung 274
Barbituratintoxikation 1017
Barorezeptoren, arterielle 906
Barosinus 211, 216
Barotrauma, berufsbedingtes 17
Barraquer-Simons-Syndrom, Lipodystrophie 89
Barrett-Ösophagus 813 f
Bartonella henselae 123, 131
– Nachweis 131
Bartonellose, Hämolyse 417
Bartter-Syndrom 766, 942
– Hypokaliämie 920 f
– Hypomagnesiämie 953
– Urinbefund 935
Barytose 568
Basalmembran
– glomeruläre 853
– – Immunkomplexablagerung 880 f
– – Veränderung bei Alport-Syndrom 887
– Immunkomplexablagerung 24
– kapilläre 905

– der Lunge, Antikörper 572
– der Niere, Antikörper 572
Base Exzess 1070
Basedow, Morbus 486, 490 ff
– Augensymptome 491
– Gesichtsveränderung 93 f
– HLA-Assoziation 490
Basilarisinsuffizienz 989
Basilarismigräne 218, 965, 982
– Bewusstseinsstörung 1006
Basilaristhrombose 961
– Bewusstseinsstörung 1006
Basophilenanzahl, Leukämie, chronische, myeloische 433
Basophilie, Leukämie, chronische, myeloische 433
Bat-wing-Infiltrat, pulmonales 555
Bauchaortenaneurysma
– arterielle Embolie 326
– dissezierendes 306
– Schmerzen 270
Bauchglatze 71
Bauchwandhämatom, Vitamin-K-Mangel 466
Baylisascaris procyonis 140
BCG-Impfung 539
BCR-ABL-Gen 434
BCS s. Budd-Chiari-Syndrom
Beau-Reil-Linien 76
Bechterew, Morbus s. Spondylitis ankylosans
Beckenarterienprozess, obliterierender 270
Beckenbodendysfunktion 842
Beckentumor, akutes Nierenversagen 863
Beckenvenenthrombose 333 f
– rechtsseitige 267
Beckwith-Wiedemann-Syndrom, Großwuchs 81
Befeuchterlunge 565
Begleithepatitis bei Virusinfektion 783
Begleitmeningitis 138
Behaarungstyp, Leberkrankheit, chronische 777
Behçet-Syndrom 348
– Abdominalschmerzen 276
– Begleitmanifestation 348
– Hauptsymptome 348
– Sinusvenenthrombose 1005
Bein
– blaues, dickes, schmerzhaftes 389
– weißes, dickes 389
Beine, ruhelose (Restless Legs) 315, 338, 870
Beinplexusinfiltration, maligne 313
Beinplexusläsion 313
– iatrogene 313
Beinplexusneuritis 313
Beinschmerzen 304 ff
– beidseitige 314 f
– bei Kälteexposition 419
– Kaudaprozess 315
– lanzinierende 314 f
– Mononeuropathie 314
– nächtliche 306 f
– neurogene 304 ff
– – einseitige 312 ff
– Plexusläsion 313
– radikuläres Syndrom 313
– zentral bedingte 312
– Neuropathie, diabetische 313
– Radikulopathie 306 f
– zentral bedingte 305 f
Beinulkus 64 f
Beinvenenthrombose, tiefe 333 f
– Sonographie 333
– Ursache 334

Belastungsdyspnoe s. Anstrengungsdyspnoe
Belastungs-EKG 725
– Herzkrankheit, koronare 234 ff
Belastungsintoleranz s. Leistungsintoleranz
Belastungsstörung, posttraumatische 765
Bence-Jones-Proteinurie 447 f, 854 f
Benommenheit, Hirndrucksyndrom, chronisches 215
Benzodiazepinantagonist 1017
Benzodiazepinintoxikation 1017
Berardinelli-Seip-Syndrom 89
Bergkrankheit, akute, Ödem 394
Berliner-Blau-Färbung, Makrophageneisen im Knochenmark 405 f
Bernard-Soulier-Syndrom 461 f
Bernoulli-Gleichung, modifizierte 633
Berufsdermatose 16
Berufskrankheit 13, 15 f
Berufstraumata, Raynaud-Phänomen, sekundäres 329
Berylliose 568 f
Beschwerden
– funktionelle, wechselnde 12
– neue 10
– vegetative, funktionelle 12, 22
Betaadrenergikum 513 f
Bewegungsapparat, Status 33
Bewegungskrankheit 978
Bewusstlosigkeit s. auch Koma
– akute, Kontrolluntersuchungen 1008
Bewusstsein 998
– normales 961 f
Bewusstseinseinschränkung, Meningitis 134
Bewusstseinsklarheit 962
Bewusstseinsstörung 23, 961, 998 ff
– Anfall, zerebraler
– – fokaler 991
– – generalisierter 991
– Atmung 1002
– Basilaristhrombose 1006
– Blutung, intrazerebrale 1007
– Enzephalitis 1005 f
– Enzephalopathie, hypertensive 1005
– Hirntrauma 1007 f
– Insult, ischämischer, zerebraler 1006
– Meningitis, bakterielle 1005 f
– psychogene 1009
– qualitative 999, 1001
– quantitative 962, 999 ff
– – zunehmende, unkales Syndrom 1003 f
– Sepsis 155
– Sinusvenenthrombose 1005
– Subarachnoidalblutung 1005
– Untersuchungsprotokoll 1001
Bewusstseinstrübung
– Meningitis, bakterielle 212
– Subarachnoidalblutung 211
Bewusstseinsverlust 961
– Anfall, zerebraler, generalisierter 991
– Subarachnoidalblutung 1005
Bezold-Mastoiditis 483
Bicarbonatverlust 872
Biedl-Bardet-Syndrom, Kleinwuchs 85
Bielschowski-Zeichen 970
Bigeminus 729
Biguanidmedikation, Laktatazidose 931
Bikarbonatinfusion 934
Bikarbonat-Nettoverlust 929

Bikarbonatpuffersystem 925 f
Bikarbonatrückresorption 925 f
Bikarbonaturie, Hypokaliämie 920
Bikarbonatzufuhr, exogene 935
Bilharziose s. Schistosomiasis
Bilirubin
– Albuminbindung 773
– direktes s. Bilirubin, konjugiertes
– frühmarkiertes 773
– indirektes s. Bilirubin, unkonjugiertes
– konjugiertes 775 f, 782, 802
– – erhöhtes (s. auch Hyperbilirubinämie, konjugierte) 1034
– – im Serum 1033
– Normwerte 400
– totales 1033
– unkonjugiertes 773 f
– – erhöhtes (s. auch Hyperbilirubinämie, unkonjugierte) 1034
– – im Serum 1033
– im Urin 855 f
– – Teststreifenuntersuchung 853
– Verdrängung aus der Albuminbindung 773
Bilirubinaufnahme, hepatische 773
– verminderte 773, 775
Bilirubinexkretion, hepatische
– Child-Pugh-Klassifikation 793
– Defekt, genetischer 775
– Störung 775, 782, 800 f
Bilirubinglucuronid 773
Bilirubinglucuronidierung 773 f
– Störung 775
Bilirubinkonzentration im Serum 1033
Bilirubinproduktion, gesteigerte 773
Bilirubinspeicherung, hepatische, verminderte 775
Bilirubinstoffwechsel 773 f
– Enzymdefekt, genetischer 775
Bilirubin-UDP-Glucuronyltransferase 773 ff
– Expression, verminderte 782
Bilirubinurie 775, 777, 779
Billroth-II-Operation, Syndrom der zuführenden Schlinge 288
Bindegewebe, Autoimmunkrankheit 18
Bindegewebserkrankung
– Aortenaneurysma 247
– Aortenklappeninsuffizienz, chronische 659
Bindegewebsstörung, Hautveränderung 67 f
Binet-Stadieneinteilung, Leukämie, chronische, lymphatische 435
Biot-Atmung 30
Birbeck-Granula 449, 573
Bisphosphonatüberdosierung 944
Blalock-Taussig-Shunt 690, 698
– Verschluss 697
Bläschen
– gruppierte, schmerzhafte 59
– Infektion 119 f
– konfluierende, segmental angeordnete 60
– mit Pruritus 60
– segmentgebundener 125
Blase, hämorrhagische 74
Blasenbildung 61 f
– lichtexponierte Hautpartien 62
– mechanisch bedingt 62
– Porphyrie, erythropoetische, kongenitale 275
Blasenkarzinom bei Analgetikaabusus 891

Sachverzeichnis

Blasenkatheter, Sepsis 155
Blässe 55 f
– Anämie 70 f
– Hypophysenvorderlappeninsuffizienz 764
– Panhypopituitarismus 68
Blasten 426
Blastenanzahl, Leukämie, chronische, myeloische 433
Blastenschub, Leukämie, chronische, myeloische 433 f
Blausäureintoxikation 1019
Bleianämie 275
Bleiintoxikation
– Abdominalschmerzen 272
– berufsbedingte 16
– Gingivasaumverfärbung 79, 275
– Porphyrinurie 275
Bleisaum, gingivaler 79, 275
Bleomycin, Fieber 148
Blickparese 966
– potine 970
– supranukleäre 972 f
Blickrichtungsnystagmus 966, 976 f
Blickwendung bei Koma 1003, 1009
Blindheit, verhütbare 163
Blind-loop-Syndrom 835
Blitz-Nick-Salaam-Krämpfe 993
Block
– atrioventrikulärer s. AV-Block
– sinuatrialer 726
Blue Bloater 520
Blut
– Autoimmunkrankheit 18
– okkultes, im Stuhl 37, 828
– pH-Wert 1070
Blutabgang, rektaler 823
Blutausstrich
– Geldrollenbildung 447
– Thrombozytenhäufchen 463
Blutauswurf s. Hämoptoe
Blutbild 202 ff, 400 ff
– erythroleukämoides 439
– leukoerythroblastäres 415
– Malassimilationssyndrom 832
– Normalbefund 400
Blutbildung, extramedulläre 438 f
Blutdruck, metabolisches Syndrom 90
Blutdruckamplitude
– Aortenklappeninsuffizienz, chronische 658
– Perikardtamponade 671
– schmale 671
Blutdruckanstieg, diastolischer, akuter 217
Blutdruckwert, erhöhter, Vorgehen 743
Blutentnahme zur Blutkultur 155
Bluteosinophilie
– anaphylaktische Reaktion nach Echinokokkuszystenruptur 579
– Aspergillose, bronchopumonale, allergische 523, 555
– Churg-Strauss-Syndrom 555
– Leukämie, akute, myelomonoblastäre 430
– Lungeninfiltrat, eosinophiles, mit Asthma 555
– Pneumonie, eosinophile, chronische 555
– Schistosomiasis 177
Blutexpektoration s. Hämoptoe; s. Hämoptyse
Blut-Fehltransfusion, Anämie, alloimmunhämolytische 418
Blutfluss, koronarer 228
Blutflussgeschwindigkeit, Dopplerechokardiographie 634
Blutgasanalyse, arterielle 927, 937

– Asthma bronchiale 515
– respiratorische Insuffizienz 502
Blutgerinnung s. Gerinnung
Blutkörperchensenkungsgeschwindigkeit 201
– abnorm niedrige 201
– Arzneimittelfieber 200
– beschleunigte 189, 200, 344, 447
– – ohne Krankheitszeichen 201
– multiples Myelom 447
– Shulman-Syndrom 189
– Sjögren-Syndrom 344
– stark erhöhte 201
– wenig beschleunigte, bei Fieber 201
Blutkultur 155
– Blutentnahme 155
– bei Endokarditis 159
– HACEK-Gruppen-Nachweis 158
Blutserum s. Serum
Blutsturz 501
Bluttransfusion bei Entzündungsanämie 408
Blutung
– akute, Dyspnoe 508
– chronische 408
– unter Cumarinen 467
– gastrointestinale
– – bei Aortenklappenstenose 651
– – bei chronischer Niereninsuffizienz 869, 871
– – Hämatemesis 284 f
– – Meläna 285
– – oberhalb der Flexura duodenojejunalis 284 f
– – okkulte 406, 408
– – bei oraler Antikoagulation 467
– – Pfortaderthrombose 795
– – Polycythaemia vera 438
– – Thrombozytenrezeptorendefekt 461
– – Vitamin-K-Mangel 466
– infratentorielle 212
– intrakranielle, Symptome, meningitische 138
– intrazerebrale 211 f
– – Bewusstseinsstörung 1007
– – hypertensive 1007
– – nichthypertensive 1007
– Kaliumausscheidung, renale 918
– Lokalisation, ungewöhnliche 462
– myeloproliferative Erkrankung 461
– perifollikuläre 468
– posttraumatische, verlängerte
– – Hämophilie 465
– – Von-Willebrand-Erkrankung 466
– renale, nichtglomeruläre 886
– retroperitoneale 462
– subperiostale 468
– Thrombozytopathie 461 ff
– Thrombozytopenie 461 ff
– Vitamin-C-Mangel 468
– Wiskott-Aldrich-Syndrom 464
Blutungsneigung s. auch Diathese, hämorrhagische
– Amyloidinfiltration der Gefäßwand 469
– Analgetikaabusus 891
– bei disseminierter intravasaler Gerinnung 474
– INR-abhängige, bei Vitamin-K-Mangel 466
– Marfan-Syndrom 469
– Niereninsuffizienz, chronische 869 f
– Pseudoxanthoma elasticum 468

– vaskuläre 467 ff
Blutungsquelle, abdominale, Angiographie 285
Blutungstyp 458
Blutungszeit 455
Blutverlust
– chronischer 406
– Hypotonie 767
Blutvolumen, arterielles, effektives 906
Blutzuckererhöhung s. auch Hyperglykämie
– Pankreatitis, akute 296
B-Lymphozyten 193, 434
BMI (Body Mass Index; Körpermassenindex) 36, 88, 90
BNP (Brain natriuretic Peptide) 6, 1033 f
– erhöhtes 617, 1034
– Serumspiegelbestimmung bei Dyspnoe 507
Bochdalek-Hernie 588, 607
Body Mass Index 36, 88, 90
Boeck, Morbus s. Sarkoidose
BOOP (Bronchiolitis obliterans organizing Pneumonia) 518, 557, 561 f
– idiopathische 518
– nach Mammakarzinombestrahlung 549
Bordetella
– parapertussis 143
– pertussis 143
Bornholm-Krankheit 142, 227
– Abdominalschmerzen 276
– Schmerzen, interkostale 255
Borrelia
– burgdorferi 58, 160, 393, 681
– – Antikörpernachweis 161
– vincenti 141
Borrelienradikulitis, Gürtelschmerzen 277
Borrelienübertragung durch Zeckenbiss 160
Borreliose 160 f, 681
– berufsbedingte 16
Boston-Exanthem 142
Bouchard-Knoten 353
Bourneville-Pringle-Syndrom s. Tuberöse Sklerose
Bowel-Bypass-Syndrom, Hautveränderung 72
Brachialgia paraesthetica nocturna 312
Brachialgie 354, 719
Brachioradialgia paraesthetica 312
Bradyarrhythmie 726 ff
Bradykardie
– Herzinsuffizienz 686
– Karotismassage 725
– Myokardinfarkt, akuter 729
– relative 150, 164
– Synkope 986
– vagotoner AV-Block 727 f
Bradypnoe 30
Brady-Tachykardie-Syndrom 726
Brain-Natriuretic Peptide s. BNP
Branhamella-catarrhalis-Pneumonie 536
Braunwald-Klassifikation, Angina pectoris, instabile 229
Brechdurchfall
– akuter 821
– Pilzvergiftung 822
Breitkomplex-Tachykardie 735 ff
– Vorhoferregung, Verhältnis zur Ventrikelerregung 735
Breitspektrumantibiotika, Diarrhö 821
Brennschmerzen
– autonome Dysfunktion 309
– genitale 277

– perineale 277
– beim Wasserlassen 154
Bridenileus 261, 265 f
Brillantkresylblau-Färbung 400, 403, 421
Brittle Nails s. Nägel, brüchige
Broca-Aphasie 103 f
Bronchialatmen 31, 532
Bronchialkarzinoid 578, 603 f
Bronchialkarzinom 14, 600 ff
– bei Asbestose 569
– Atelektase 585 f
– Bronchoskopie 601
– Diagnostik 601 f
– Fieber 198
– Grading 602
– großzelliges 600, 602
– Hilusvergrößerung 600 ff
– Histologie 602
– 5-Jahres-Überlebensrate 603
– kleinzelliges 600 ff
– – Extensive Disease 604
– – Limited Disease 604
– – Mikrometastasen 600
– Leukozytenzahl 202
– Lokalisation 602
– metastasierendes 509
– Metastasierungszeichen 601
– nichtkleinzelliges 600
– Osteoarthropathie, hypertrophe 77, 352, 368
– paraneoplastisches Syndrom 602
– peripheres 600
– Pleuraerguss 252
– Prognose 600
– Röntgen-Thoraxaufnahme 576 f, 600 f
– Rundherd 577
– Sputumbefund 601
– Symptome 600 f
– Symptomhäufigkeit 600
– TNM-Stadieneinteilung 603
– zentrales 600 f
– zerfallendes 583
Bronchialkollaps, exspiratorischer 518
Bronchialobstruktion
– Asthma bronchiale 512 ff
– exspiratorische 518
– Lungenemphysem 518
– Lungenkrankheit, chronisch obstruktive 516 f
– reversible 512 f
– rezidivierende, Aspergillose, bronchopumonale, allergische 554
Bronchialschleimhaut
– Schwellung
– – entzündliche 513
– – stauungsbedingte 619
– Ödem 507
Bronchialwandschwingungen, Auskultationsbefund 31
Bronchialwandverdickung 562
Bronchialzyste 608
Bronchiektasen 46, 521 ff
– Aspergillose, bronchopumonale, allergische 523, 554
– Atemluftgeruch 101
– Auskultationsbefund 522
– Computertomogramm 522
– Definition 521
– generalisierte 521
– Immunmangelsyndrom, erworbenes 523
– lokalisierte 521
– Mycobacterium-avium-intracellulare-Infektion 543
– Sputumbefund 102, 522
– Thorax-Röntgenbild 522
– zentrale 554 f

1086

Sachverzeichnis

– Ziliendyskinesie, primäre 523
– zystische Fibrose 522 f
Bronchiendilatation, irreversible 521
Bronchiolen 517
Bronchiolenerkrankung 517 f
Bronchiolitis 505
– akute 517
– bei Influenza 143
– konstriktive 517
– Metapneumovirusinfektion 142
– obliterans organizing Pneumonia s. BOOP
– respiratorische 518
– – mit interstieller Pneumonie 557, 562
– sekundäre 562
– zystische Fibrose 523
Bronchitis 45, 143, 516 f
– akute 516
– berufsbedingte 16
– chronisch obstruktive 505
– chronische 46, 500, 516 f
– – Definition 516
– – endogene Faktoren 516
– – Exazerbation 143, 516 f
– – – infektionsbedingte, Erreger 517
– – exogene Faktoren 516
– – Silikose 566
– – Spirometrie 516
– – durch Staubinhalation 517
– eitrige, Sputumgeruch 102
– eosinophile, desquamative 513
– tuberkulöse 539
Bronchophonie 31
Bronchopneumonie 533 f
– Branhamella-catarrhalis-Infektion 536
– Histoplasmose 173
– bei Influenza 143
Bronchoskopie 502
– Bronchialkarzinom 601
Bronchospasmus 513
– Auskultationsbefund 31
Bronzediabetes 798
Brucella
– abortus 164
– melitensis 164
– suis 164
Brucellose 149, 164
– Lymphknotenschwellung 130
– septische Metastasen 164
Brucellosepneumonie 536
Brudzinski-Zeichen 133, 212
Brugada-Syndrom
– EKG-Befund 987
– Synkope 985, 987 f
Brugia
– malayi 177
– timori 177
Brummen
– exspiratorisches 622
– intrathorakales 31, 506
Brustmilchikterus 775
Brustschmerzen s. Thoraxschmerzen
Bruton-Agammaglobulinämie 193
BSG s. Blutkörperchensenkungsgeschwindigkeit
BSR s. Blutkörperchensenkungsgeschwindigkeit
BSS (Bernard-Soulier-Syndrom) 461 f
B-Symptomatik
– Dünndarmlymphom 827
– Hodgkin-Lymphom 440
– Lymphom, malignes 198, 484
Bubble-Test 636
Bubonenpest 131
Budd-Chiari-Syndrom 292, 472, 796, 800

– akutes 800
– Aszites 794 f, 800
– medikamentös induziertes 789
Buerger, Morbus 324, 332
Bulbusstellung, horizontal divergente, Koma 1003
Bulimie, Urinbefund 935
Bulky
– disease 440 f
– tumor, abdominaler 442
Bulla 518, 521
– Definition 583
Bullosis diabetica 62
Bunyaviridae, Enzephalitis 139
Buphthalmus, Sturge-Weber-Syndrom 73
Burkitt-Lymphom 20, 445
– endemisches 445
– immundefektassoziiertes 445
Burning-feet-Syndrom 870
Bursopathie 357
Bürstenschädel 409
Buruli-Ulkus 121 f
Buschke-Krankheit 189
Busulfanlunge 558
Byssinose 16
B-Zell-Defekt 191, 193 f
B-Zellen, Oberflächenantigene 443
B-Zell-Lymphom 125, 444
– diffus großzelliges 434
B-Zell-NHL 443

C

CA 125 19, 37, 1035
– erhöhtes 1035
– Sensitivität 37
CA 15–3 19, 1035
– erhöhtes 1035 f
CA 19–9 37, 780, 1036
– erhöhtes 1036 102
– Pankreaskarzinom 301
Café-au-lait-Flecken
– fibröse Dysplasie 367
– Neurofibromatose 56, 71
CAH s. Hyperplasie, adrenale, kongenitale
Caisson-Krankheit 17
Calcinosis cutis (s. auch Hautverkalkung) 66, 468
– Ursache 66
Calcitoninkonzentration im Serum
– C-Zell-Karzinom 489
– Schilddrüsenkarzinomnachsorge 490
Calcitrioldefizienz, Niereninsuffizienz, chronische 871
Calcium 938
– Absorption 941
– Ausscheidung, renale 939
– Chelation 942
– Freisetzung aus dem Knochen, gestörte 941
– ionisiertes 940
– proteingebundenes 940
Calciumhaushalt
– Regulation 939 f
– – Nierenfunktion 938
– Störung 940 ff
– – Zeichen 941
Calciumkonzentration im Serum 939 f, 1036 f
– erhöhte 1037
– erniedrigte 1036 f
Calciumnephrolithiasis 896
Calciumoxalatstein 896
Calciumphosphatablagerung, konjunktivale 873
Calciumphosphatkristallablagerung 940

Calcium-Phosphat-Produkt 940 f
Calciumphosphatstein 896
Calcium-Phosphat-Stoffwechsel, Regulation 939
Calciumpyrophosphatkristall-Ablagerung 350
Calciumresorption, enterale, verminderte 871
Calciumretention, renale 945 f
Calciumrückresorption, renaltubuläre, Störung 941
Calcium-sensing Receptor 939
– inaktivierende Mutation 944, 947, 955
– Set-point-Erhöhung 379
Calciumsequestration 943 f
Calciumverlust, renaler 942, 944
Calor 18
Calymmatobacterium granulomatis 130
Campylobacter jejuni 150
Canalithiasis 979
cANCA (s. auch ANCA) 180
– Churg-Strauss-Syndrom 883
– erhöhte 1032
– Wegener-Granulomatose 581, 883
– – Antikörper 849
Candida 157
Candida-Endophthalmitis 99
Candidafungämie 157, 172
Candidainfektion
– hepatosplenische 153
– Pustelbildung 64
Candidametastasen, septische 157
Candidastomatitis 79
– bei HIV-Infektion 167, 171
Candidiasis 74
– AIDS 168, 171 f
– hepatosplenische 172
– bei immunkompromittierter Person 171 f
– mukokutane, chronische 194, 196
– Ösophagitis 816
– Pneumonie 545
Canities 70
Cannabisintoxikation 1017
Cannon-Wave 621
Caplan-Syndrom 567
Capnocytophaga canimorsus 118, 166
Captopril-Test 747
Capture-Schläge 735
Caput medusae 32, 778, 791, 794 f
γ-Carboxylase 466
γ-Carboxylase-Hemmung 466
Carcinoembryonic Antigen s. Antigen, karzinoembryonales
Carcinoma with unknown primary 484
Caroli-Krankheit 803
Case finding 34, 38
Casoni-Test 579
Castleman-Erkrankung 132, 483
– hyalin-vaskulärer Typ 132
– multizentrische 125, 171
– Plasmazelltyp 132
Cataracta senilis 98
CATCH-22 696, 698
^{14}C-CO_2-Atemtest 411
CCS-Klassifikation, Angina pectoris, stabile 228 f
CD3-Antigen 194
CD4-Antigen 194
CD8-Antigen 194
CD4-Lymphozyten-Zahl 168
– Abfall 167
CEA s. Antigen, karzinoembryonales
Cerebellar Fits 1008
Ceroid-Lipofuscin-Einlagerung 462

Cerumen obturans 100
C1-Esterase-Inhibitor-Mangel
– angeborener 394
– erworbener 394
CFS (Chronic Fatigue Syndrome) s. Erschöpfungssyndrom, chronisches
CFTR-Eiweiß (Cystic-Fibrosis-transmembrane-Conductance-Regulator-Eiweiß) 522
CFTR-Gen-Mutation 297
C5-Fühlverlust 310
Chagas-Krankheit 178
– Achalasie 814
– Kardiomyopathie, dilatative 681
Champignonzüchterlunge 565
Charcot-Leyden-Kristalle 515
Charcot-Trias 104, 805
Chatterje-Phänomen 247
CHE s. Cholinesterase
Check-up 34 ff
– Beweggründe 35
– Motivation, abweichende 38 f
Chediak-Higashi-Syndrom 196, 461 f
Cheilitis, hämorrhagische 68
Cheiralgia paraesthetica 312
Chemische Stoffe
– Hämolyse 417
– Hautveränderungen 70
– ototoxische 981
Chemoembolisation, transarterielle 781
Chemose 216
Chemotaktische Faktoren, Inaktivierung 192, 196
Chemotaxis 191
– Inhibitoren, zirkulierende 196
– Störung 192, 196
– – medikamentös bedingte 196
Chemotherapeutika, antibakterielle, Lungenfibrose 564
Chemotherapie
– Hämolyse, mikroangiopathische 420
– Leukämie, akute, myeloische, therapieassoziierte 432
– leukämogene 429
Cheyne-Stokes-Atmung 30, 507, 510, 618 f
– Bewusstseinsstörung 1002
Cheyne-Stokes-Syndrom, Polysomnographie 510 f
Chief compliant (Hauptproblem) 6 f, 11
Chilaiditi-Syndrom 293
Child-Pugh-Klassifikation, Leberzirrhoseschweregrade 793
CHL (klassisches Hodgkin-Lymphom) 439
Chlamydia
– pneumoniae 144 f, 535
– psittaci 145, 535 f
– trachomatis 130, 163
Chlamydienperitonitis 268
Chlamydienpneumonie 145, 535
Chloriddiarrhö 933, 935
Chloridkonzentration
– im Serum 1038
– – erhöhte 1038
– – erniedrigte 1038
– im Urin 932 ff
Chloridverlust
– extrarenaler 933, 935
– renaler 933 ff
Chloroformintoxikation, Atemluftgeruch 101
Chlorome 426
Cholangiographie, perkutane transhepatische 776, 781
Cholangitis, primär sklerosierende 803

Sachverzeichnis

Cholangiokarzinom 806
Cholangiopankreatikographie, retrograde, endoskopische 292, 776, 781
– Choledochussteinnachweis 291
– Pankreatitis, akute 296
– Papillenkarzinom 805
– Verschlussikterus, extrahepatisch bedingter 805
Cholangitis 149, 805
– bakterielle 805
– – Enzymbefund 779
– – Leberabszess 808
– bei Choledocholithiasis 291 f
– primär sklerosierende 803
– – Autoantikörper 780, 803
– – Temperatursteigerung 777
– – Zirrhose, biliäre, sekundäre 805
Cholecalciferol 940
Choledocholithiasis 149, 291
– Cholestase 804
Choledochozele 805
Choledochusstein, Beschwerden nach Cholezystektomie 292
Choledochuszyste 805
Cholelithiasis 290 f, 776
– Abdomenleeraufnahme 291
– Abdominalschmerzen 290
– Leberkomplikation 292
– Schmerzperiodik 279, 281
– Sonographie 291
Cholera 151
– pankreatische 837
Cholestase 149, 800 ff
– biochemische Zeichen 800
– cholangitische 802
– extrahepatische 775, 804 f
– – Sonographiebefund 804
– intermittierende 804 f
– intrahepatische 775, 800 ff
– – hepatokanalikuläre 802
– – kanalikuläre 802
– – medikamentös induzierte 802
– – Sonographiebefund 804
– – Ursache 801
– Laborparameter 778
– medikamentös induzierte 789
– nichtobstruktive 775, 800 f
– obstruktive 775, 800
– Pankreaserkrankung 293
– Parameter 779
Cholesteatom 100
Cholesterinakkumulation im Pleuraerguss 253
Cholesterinembolie 883, 885
– Nierenversagen, akutes 864
Cholesterinkonzentration, Pleurapunktat 251
Cholesterinkristallembolie 326
Cholesterinspiegel, erhöhter, Hypothyreose 494
Cholesterinstein 290
Cholezystektomie, Beschwerden 292
Cholezystitis 149, 153
– akute 261
Cholezystographie, orale, Gallenblasendarstellung, fehlende 782
Cholezystolithiasis, Sonographiebefund 291
Cholinesteraseaktivität im Serum 1039
– erhöhte 1039
– erniedrigte 1039
Chondroblastom 361
Chondrodystrophie 86
Chondrokalzinose 349 f, 354
– Gitelman-Syndrom 766
Chondrom 360 f
– intrapulmonales 604
– maligne Entartung 361

Chondromyxoidfibrom 361
Chondrosarkom 361 f
Chordae tendineae
– Elongation 664
– Ruptur, Mitralklappeninsuffizienz, akute 664
Chordom 364
Chorea minor 347
Choreoathetose, Ataxia teleangiectatica 195
Choriomeningitis
– lymphozytäre 137
– Pneumonie 544 f
Choriongonadotropin, humanes 1050 f
Chorioretinitis 99
– Toxoplasmose 165
Chromonychie 77
Chromosomenaberration
– numerische 23
– strukturelle 23
Chromosomenanalyse, Leukämie, akute, myeloische 428 f
Chromosomenanomalie 23
Chronic fatigue syndrome s. Erschöpfungssyndrom, chronisches
Chronic obstructive pulmonary Disease (chronisch obstruktive Lungenkrankheit) 505, 516 ff
Chronische Erkrankung, Kleinwuchs 86
Chrysiasis 721
Churg-Strauss-Syndrom s. Granulomatose, allergische
Chvostek-Zeichen 941
Chylomikronen 230 f, 234
– im Pleuraerguss 253
Chyloptoe 574
Chylothorax 253
– bei Lymphangioleiomyomatose 574
Chylusaszites 391
Chylus-Darm-Fistel 388
Chymotrypsinbestimmung im Stuhl 294
Ciclosporin A 415
– Hämolyse, mikroangiopathische 420
C1-Inhibitor-Mangel 65, 195
C3-Komplementfaktor, Verminderung, kontinuierliche 195
C4-Komplementfaktor, erniedrigter 324
Cirrhose cardiaque 619, 621
Citratzufuhr 935
c-KIT-Protoonkogen-Mutation 286
CK-MB s. Creatinkinase-Isoenzym MB
Claudicatio intermittens 318 f, 326
– der Arme 324
– arteriosa 318
– – Körperhaltung 318
– Ergotismus 328
– myogene 318
– Schmerzcharakter 318
– Schmerzlokalisation 318
– spinalis 318, 355
– venosa 318 f
– – Körperhaltung 318
Clavus 221
Clonorchis sinensis 805
Clopidogrel 454
– Thrombozytopathie 461
Clostridium
– botulinum 152
– difficile 150 f, 821
– perfringens 157
– – Lebensmittelvergiftung 152
Clostridium-perfringens-Septikämie, Hämolyse 417
Clubbing s. Uhrglasnägel

Clues 39
Cluster-Kopfschmerz 219
– Zeitmuster 219
Cluster-Tic-Syndrom 219
CMML (chronische myelomonozytäre Leukämie) 434
CMV s. Zytomegalievirus
C3-Nephritis-Faktor 195
CNI s. Niereninsuffizienz, chronische
CO_2-Narkose 935
CO_2-Partialdruck, arterieller, erhöhter 503
Cocain
– Hypertonie, arterielle 757
– Kardiomyopathie, dilatative 682
Cocain-Intoxikation 1017
Coccidioides immitis 173
Cochleastörung bei Schwindel 964
Cockcroft-Gault-Formel 1055
Cockett-Venae-perforantes 335
Cod-Fish-Wirbel 378
Coer en sabot (Holzschuhherz) 698
Coeruloplasminkonzentration im Serum, verminderte 799
Cogan-Syndrom I 965
Colica mucosa 268, 289
Colitis ulcerosa 823 f
– Arthropathie 347
– Cholangitis, primär sklerosierende 803
– Differenzierung vom Morbus Crohn 824
– Hautveränderungen 72
– Hermansky-Pudlak-Syndrom 462
– Karzinomrisiko 824
– Komplikation 824
– Schleimhautläsionen, Verteilungsmuster 825
Colon irritabile 277, 288 ff, 356
– Differenzialdiagnose 289 f
– Fehlinterpretationen 289
– Schmerzcharakter 278
– Schmerzperiodik 279
Coma s. auch Koma
– diabeticum s. Koma, diabetisches
– hepaticum, Atemluftgeruch 101
– vigile 1001
Common Cold s. Erkältungskrankheit
Common variable Immunodeficiency Syndrome 521, 523
Common-ALL 428
Commotio cerebri, Bewusstseinsstörung 1007
Community acquired pneumonia s. Pneumonie, zu Hause erworbene
Compliance, linksventrikuläre, Abnahme 645
Computertomographie
– bei Herzinsuffizienz 636
– kraniale 1002
– quantitative, farbkodierte, Lungenemphysem 520
– bei Status febrilis 116 f
Condylomata lata 163
Conn-Syndrom s. Hyperaldosteronismus, primärer
Continuous positive Airway Pressure (Überdruckbeatmung) 510, 524
Contusio
– cerebri, Bewusstseinsstörung 1007
– cervicalis posterior 306
Coombs-Test 418
COP (Cryptogenic organizing Pneumonia; idiopathische organisierende Pneumonie) 518, 557, 561 f
COPD (Chronic obstructive pulmonary Disease) s. Lungenkrankheit, chronisch obstruktive
Cor
– pulmonale
– – Adipositas-Hyperventilations-Syndrom 510
– – Lungenfibrose, idiopathische 558
– – Microlithiasis alveolaris miliaris pulmonum 573
– – Mukoviszidose 575
– triatriatum 670
Cordon iliaque 268, 289
Cornell-Kriterien, EKG-Beurteilung 629
Corona phlebectatica paraplantaris 335 f
Coronavirus, zoonotisches 145
Coronavirus-Infektion 544
Corticoidgabe bei Shulman-Syndrom 190
Corticosteron 918
Cortisol 761, 918
Cortisolkonzentration
– im Serum 1039 f
– – Bestimmung 762, 765
– – erhöhte 1040
– – erniedrigte 762, 1040
– im Speichel 752
– im 24-Stunden-Urin 751 f
Cortisolmangel 761
Cortisolproduktion, erhöhte, Hypertonieentstehung 749
Cortisolüberproduktion, autonome 753
Cortison 918
Corynnebacterium diphtheriae 141
Costen-Syndrom 216
Cotswold-Stadieneinteilung, Hodgkin-Lymphom 445
Cotton-wool-Retinaexsudate 99
Courvoisier-Zeichen 777, 804
– Pankreaskopfkarzinom 300
Cowden-Syndrom 72
Coxiella burneti 145, 535
Coxiella-burneti-Infektion 123
Coxsackie-Viren-Meningitis 137
Coxsackie-Virus-Infektion
– Begleithepatitis 783
– Erkältungskrankheit 142
CPAP (Continuous positive Airway Pressure; Überdruckbeatmung) 510, 524
C-Peptid 1012, 1040
C1q-Bindungstest 187
C7-Querfortsatz-Anomalie 311
[51]Cr-Albumin-Ausscheidung, fäkale 388
Crazy-paving-Muster der Lunge 573
Creatinkinase 239
– Auswaschen 243
Creatinkinaseaktivität im Serum 1041 f
– erhöhte 1041 f
– Myokardinfarktdiagnostik 242
Creatinkinase-Isoenzym MB 239
– Myokardinfarktdiagnostik 242
Crescendo-Systolikum, hochfrequentes, lautes 712
CREST-Syndrom 188 f, 468
Crigler-Najjar-Syndrom 775
– Typ I 782
– Typ II 782
Critical appraisal 7
Crohn, Morbus 823

Sachverzeichnis

- Abszess, intraabdominaler 153
- Arthropathie 347
- Differenzierung von Colitis ulcerosa 824
- Hautveränderungen 72
- Laborbefund 826
- Pyoderma gangraenosum 64
- Schleimhautläsionen, Verteilungsmuster 825
- Status febrilis 118
- Systemmanifestationen 826
- Vitamin-B_{12}-Mangel 411
Cronkhite-Canada-Syndrom 72, 829
Crouzon-Syndrom (Dysostosis craniofacialis) 96
CRP s. Protein, C-reaktives
Cruveilhier-von-Baumgarten-Syndrom 794
Cryptococcus neoformans 138, 172
Cryptococcus-neoformans-Meningitis 138
- Liquorgeruch 102
Cryptogenic organizing Pneumonia (idiopathische organisierende Pneumonie) 518, 557, 561 f
Cryptostroma corticale, Sägearbeiterlunge 565
CSR (Calcium-sensing Receptor) 939
C3-Syndrom 310
C4-Syndrom 310
C5-Syndrom 310
C6-Syndrom 310, 312
C7-Syndrom 310, 312
C8-Syndrom 310
CT-Kolonographie 828
Cubitus valgus 85
Cullen-Zeichen 296
Cumarine 466
- Arzneimittelinteraktion 467
- Wirkmechanismus 466
Cumarinnekrose 70, 467
CUP-Syndrom 484
Cupulolithiasis 979
Curling-Ulkus 283
Cushing, Morbus 751 ff
- Eosinopenie 204
- Gesichtsfarbe 55
Cushing-Syndrom 87, 367, 751 f
- ACTH-abhängiges 752 f
- ACTH-unabhängiges 753
- Adipositas 89
- Gesichtsveränderung 95
- Hautveränderung 68
- Hypertonie, arterielle 749, 751 ff
- iatrogenes 751, 763
- Osteoporose 374
- paraendokrin bedingtes 20
- paraneoplastisches 608, 753
- Screening 752
Cushing-Ulkus 283
Cutis
- laxa 67 f
- marmorata 59
Cut-off 7
CVID (Common variable Immunodeficiency Syndrome) 521, 523
Cyclooxygenase-I-Hemmung
- Acetylsalicylsäure-bedingte 461
- NSAR-bedingte 461
Cyclooxygenase-II-Hemmung, NSAR-bedingte 461
Cyclospora cayetanensis 152
Cystathion-β-Synthetase-Defekt 81
Cystatin C 850
Cystic-Fibrosis-transmembrane-Conductance-Regulator-Eiweiß s. CFTR
Cystinkristalle im Urin 860 f
Cystinstein 897
C-Zell-Karzinom (Schilddrüsenkarzinom, medulläres) 489

D

DAEC (diffus adhärente Escherichia coli) 151
DAF (Decay Activating Factor) 419
Dakrozyten 439
Dakryoadenitis 95
Daktylitis
- Arthritis, reaktive 347
- Psoriasisarthropathie 346
Dämmerzustand 23, 1001
Darier-Roussy-Sarkoid 597
Darier-Zeichen 57 f
Darm, gasfreier 264 f, 270
Darmatonie 269
- reflektorische 267
Darmbewegungen, abnorme 264
Darmblähung, lokalisierte 264
Darm-Blase-Fistel 830
Darmblutung 285
Darmentzündung, ulzerogranulomatöse, segmentäre s. Crohn, Morbus
Darmerkrankung, chronisch entzündliche 803
Darmgangrän 269
Darmgeräusche, fehlende 266
Darmkolik 264
Darmperforation, Peritonitis 268
Darmschlingen, geblähte 267
Darmsegment, aganglionäres 842
Darmsteifungen 264
Darmtuberkulose 152, 827
Darmvolvulus 265
Dauerkatheter, Sepsis 157
Dauerkopfschmerzen 212, 217
Dauernackenschmerzen 216
- neurogener 305
Dauerschmerzen
- autonome Dysfunktion 309
- epigastrische 280, 295
- - spontane 298
- therapierefraktäre 305
Daumennägel, hypoplastische 77
Daumenwurzelgelenkarthrose 353
DDAVP (Desmopressin) 916
D-Dimer 455, 457, 472, 1042
- erhöhte 6, 1042
Deafferenzierungsschmerz 304 f
Decay Activating Factor 419
Decrescendo-Geräusch
- diastolisches 626
- spätsystolisches 664
- systolisches 626
Défense 32
Defibrillation, elektrische 738
Defibrinierungssyndrom 474
Defizit, neurologisches, Status febrilis 138 ff
Degeneration
- hepatolentikuläre s. Wilson, Morbus
- kortikale 965
Degenerative Zustände 18
Degranulierung 195
Dehydratation
- Diabetes insipidus 42
- extrazelluläre 40
- hypertone 40
- Hypotonie 767
- isotone 40
- Koma, diabetisches, hyperosmolares 1013
- Morbus Addison 762
- zelluläre 40
Dehydrierung, Virusinfektion, gastrointestinale 152
Déjerine-Roussy-Syndrom 212, 305
- Beinschmerzen 312
Dekompressionskrankheit 17
Dekubitus-Angina 228
Delirium 23, 963, 1001
- tremens 22, 797
Demenz 1001
Demenzielle Entwicklung, Schwindel 965
Dengue-Fieber 126
- hämorrhagisches 126, 178
Dengue-Schock-Syndrom 126, 178
Denken
- differenzialdiagnostisches 6
- - Einflussfaktoren 12 ff
- logisches, fehlendes 11
Dentition, verzögerte 494
Depigmentierung 56
- lokalisierte, angeborene 56
Depression, Chronic Fatigue Syndrome 46
Dermatitis
- ekzematöse, Wiskott-Aldrich-Syndrom 462, 464
- herpetiformis Duhring 60
- irritative, berufsbedingte 16
Dermatom 50, 306, 308
- Unterschenkel 313
Dermatomyositis 55, 179, 190 f
- Differenzialdiagnose 191
- Exanthem 190
- Hautveränderungen 69
- Tumor, okkulter 68
Dermatophytose 74
Dermatose
- akantholytische, transitorische 60
- berufsbedingte 16
- pustulöse, subkorneale 64
- spezifische, Ulcus cruris 65
Dermoid, zervikales 481
Dermoidzyste 604 f
- mediastinale 607
Dermopathie, diabetische 67
Descending Perineum Syndrome 842
Desmopressin 916
Desorientiertheit 963
Desoxycorticosteron 749
11-Desoxycorticosteron 918
Desquamation
- palmare s. Handflächenschuppung
- plantare s. Fußsohlenschuppung
Deviation conjugée 972, 1003
DEXA (Doppelröntgenabsorptiometrie) 374
Dexamethason-Test 753
Diabetes insipidus 42 f, 764
- autoimmunbedingter 42
- Hand-Schüller-Christian-Krankheit 449
- Hypernatriämie 914 ff
- idiopathischer 42
- Langerhans-Zell-Histiozytose 574
- Polydipsie 42 f
- renaler 43, 914 ff, 932
- - angeborener 43, 914
- - erworbener 43, 914
- - medikamentös induzierter 43, 914
- Pathogenese 43
- zentraler 42 f, 914 f
- - familiärer 42
Diabetes mellitus 40 ff
- Abdominalschmerzen 277
- Ätiologie 40
- Blutzuckereinstellung 42
- Case finding 38, 40
- Definition 40 f
- Diarrhö 836
- Dyslipoproteinämie 233 f
- Einteilung, ätiologische 40
- Folgeerkrankungen 42
- Gewichtsverlust 91
- Glomerulopathie s. Glomerulopathie, diabetische
- Glucosekonzentration, ADA-Kriterien 1045
- Hämochromatose, hereditäre 798
- Hautveränderungen 67
- Herzkrankheit, koronare 230
- Hypoglykämie, therapiebedingte 1010 f
- idiopathischer 40
- immunogener 40
- Impetigo contagiosa 62
- infektionsbedingter 40
- medikamentös induzierter 40, 42
- Nephropathie s. Nephropathie, diabetische
- Ödembildung 389
- Osteoporose 374
- pankreatogener 293 f, 298
- Pilzerkrankung, opportunistische 171
- Polydipsie 40 ff
- Prävalenz 40
- Pupillomotorikstörung 99
- schlecht eingestellter 87
- Screening 38
- sekundärer 42
- Sepsisprädisposition 156
- Symptomatik 40
- Typ 1 s. Typ-1-Diabetes
- Typ 2 s. Typ-2-Diabetes
- zystische Fibrose 523
Diabetikergesicht 93
Diagnose 4 ff
- Beruf des Patienten 13, 15 f
- Essgewohnheiten des Patienten 15
- ethnische Gruppe 15
- Freizeitkrankheit 17
- Geschlecht des Patienten 13
- Häufigkeit einer Krankheit 12
- individuelle angepasste 5
- Jahreszeit 15
- Konsequenz, therapeutische 5, 9
- Kriterien 4
- Lebensgewohnheiten des Patienten 14
- Patientenalter 13
- topographische Verteilung von Krankheiten 15
- Überprüfung 5
- vorläufige 9
Diagnosefindung 8 f
- Dynamik 4
- Meinung, vorgefasste 11
- Regeln 9
Diagnostikverfahren, bildgebendes 6
Dialyse
- Eisenmangel 406
- Indikation, absolute 870
Diarrhö 820 ff
- akute 821 f
- blutige 269, 825
- blutig-schleimige 823
- Choleratyp 821
- chronische 150, 289, 823 ff, 831
- - Darmtuberkulose 152
- - funktionelle 823
- community-acquired 150
- Dysenterietyp 821
- endokrin bedingte 836 f

Sachverzeichnis

Diarrhö, Enteropathie, gluteninduzierte 832
– Erreger 150 f, 821
– exsudativ bedingte 820
– falsche 820
– bei immunkompromittierter
  Person 150
– infektiöse 821
– Kaliumverlust 920 f
– bei Kälteexposition 419
– beim Kind 150
– Lactasemangel 831
– Malassimilationssyndrom 831 ff
– Morbus
– – Waldenström 449
– – Whipple 348
– motorisch bedingte 820
– nosokomiale 150
– osmotisch bedingte 820
– Pankreaserkrankung 293 f
– paradoxe 840
– parasitär bedingte 821 f
– Pilzvergiftung 822
– psychogene 831
– schleimige 829
– sekretorisch bedingte 820
– Status febrilis 150 ff
– toxisch bedingte 821 f
– in tropischen Ländern 150
– Typ-I-Allergie 24
– wässrige 150 f, 283, 837
– WDHA-Syndrom 837
– im Wechsel mit Obstipation
  828, 841
– Zollinger-Ellison-Syndrom 283
Diät
– glutenfreie, bei Enteropathie 60
– vegetarische
– – Eisenmangel 406
– – Vitamin-B_{12}-Mangel 411
Diathese
– hämorrhagische (s. auch Blu-
  tungsneigung) 456 ff
– – Anamnese 457 f
– – Leberkrankheit, chronische
    777
– – Leptospirose 164
– – Leukämie, akute 427
– – Morbus Waldenström 449
– – mukokutane, lebenslange 461
– – Polycythaemia vera 438
– – Von-Willebrand-Erkrankung
    465
– thrombophile s. Thrombophilie
DIC s. Gerinnung, intravasale, dis-
  seminierte
Dickdarm s. auch Kolon
Dickdarmileus 828
Dickdarmkarzinom 261
Dickdarmobstruktion, karzinom-
  bedingte 828
Dickdarmpolypen 828 f
– Abtragung, koloskopische 829
– Screening 829
DID-MOAD (Wolfram-Syndrom)
  914
Differenzialdiagnose 4
Diffusionsstörung, alveolokapil-
  läre 503, 520, 596
– Zyanose 718
DiGeorge-Syndrom 194, 696
Digestionskapazität, intralumi-
  nale, pankreasspezifische 295
Digitalgia paraesthetica 312, 314
Digitalisintoxikation 619
Digitalismedikation, Magenbe-
  schwerden 279
Dihydroergotamin-Heparin 329
Dihydrofolatreduktase-Hemmung
  413
Dilatation
– atriale, beidseitige 674
– linksatriale 661, 667, 669
– linksventrikuläre 645, 661
– – bei Aortenklappenstenose
    651
– rechtsatriale 669
– rechtsventrikuläre
– – Röntgenbefund 631
– – Trikuspidalinsuffizienz 665
– ventrikuläre
– – Kardiomyopathie, dilatative
    681
– – nach Myokardinfarkt 685
DIP (desquamative interstitielle
  Pneumonitis) 518
Dip, frühdiastolischer 672
Diphtherie 141
– Atemluftgeruch 101
– kutane 121
Diphyllobothrium latum 411
Diplopie s. Doppelbilder
Dip-Plateau-Phänomen 673
Dipyridamol, Thrombozytenag-
  gregationshemmung, indirekte
  462
Dirty Chest 562
Diskordanz
– atrioventrikuläre 702
– doppelte, TGA, kongenital korri-
  gierte 704
– ventrikuloarterielle
– – d-TGA 692, 704
– – TGA 702
Diskushernie 307
– lumbale 355
– zervikale 354
Dissimulation 11
Diurese, osmotische 912
Diuretikaabusus 934
– Anorexia mentalis 766
– Ödembildung 389
– Urinbefund 935
Diuretikatherapie
– Hyperaldosteronismus, sekun-
  därer 749
– Hypomagnesiämie 954
– Hyponatriämie, hypovolämi-
  sche 912 f
– Kaliumausscheidung, renale 918
– Kaliumverlust 920 f
– Nephritis, interstitielle 889
– Säure-Base-Haushalt-Störung
  929
Divertikel
– intraduodenale 287
– periampulläre 287
Divertikulitis 153, 261, 267 f, 830
– stenosierende 840
Divertikulose 290, 830
D-Laktatazidose 931
DNS-Synthesestörung
– Anämie, makrozytäre 410
– Folsäuremangel 413
Dobrava-Virus 127
Dobutamininfusion, Stress-Echo-
  kardiographie 633
DOC (Desoxycorticosteron) 749
Doehle-Einschlusskörperchen 203
Dolichokolon 842
Donath-Landsteiner-Antikörper
  419
Dopamin-β-Hydroxylase-Mangel
  766
Doppelbilder 965 f
– anhaltende, nach Kopfwehepi-
  sode 218
– horizontale gekreuzte 970
– Meningitis 134
– Myasthenia gravis pseudopara-
  lytica 972
– verkippte 970
Doppelröntgenabsorptiometrie
  374
Dopplerechokardiographie 632 ff
Dorty Chest 516
Double Inlet
– Left Ventricle 708
– Ventricle 708 f
Double Outlet Right Ventricle 696
Down-Syndrom 23
– Herzvitium 706 f
– Makroglossie 80
– Zahnveränderungen 78
D-Penicillamin-Medikation, IgA-
  Mangel 194
Drainage, lymphatische, pulmo-
  nale, gesteigerte 622
Drehschwindel 964, 978
– Ursache 979
Dreifußstellung 133
Drei-Gläser-Probe 154
Dreitagefieber 120, 125
Dressler-Syndrom 179, 247
Dringlichkeitsbeurteilung 4 f
Drogenabusus, Hypersomnie 1010
Drogenintoxikation, Koma 1016 ff
Drop Attacks 1006
Drotrecogin Alfa 454
Druck
– hepatovenöser, erhöhter 621
– inspiratorischer, maximaler,
  verminderter 509
– linksatrialer, erhöhter 660
– linksventrikulärer
– – diastolischer, pulmonaler Ka-
    pillardruck 640
– – Pericarditis constrictiva 672
– – onkotischer
– – interstitieller, pulmonaler
    640
– – des Plasmas 640 f
– pulmonararterieller, erhöhter
  s. Hypertonie, pulmonale
– pulmonalkapillärer 640
– – erhöhter 641
– – bei Kerley-B-Linien 632
– rechtsatrialer 620
– rechtsventrikulärer, Pericarditis
  constrictiva 672
– venöser, peripherer 29
– zentralvenöser 620
Druckanstieg, venöser
– Ödementstehung 386
– paradoxer 29
Druckbelastung
– Herz s. Herz, Druckbelastung
– linksventrikuläre 644 ff
– rechtsventrikuläre 646 ff
Druckgradient
– Herzklappenstenose 633
– subvalvulärer, dynamischer,
  Kardiomyopathie, hypertrophe
  676
Druckschmerz
– abdominaler, diffuser 295
– diffuser, im Oberbauch 281
Druckschmerzpunkt 356
– im Oberbauch 281
Druckverlauf, ventrikulärer, dias-
  tolischer 672
Drusen 133, 534
Dubin-Johnson-Syndrom 775 f,
  782
– Laborbefund 778
Ductus
– arteriosus, offener 709 f
– – Auskultationsbefund 624, 627
– – bei kompletter d-Transposi-
    tion der großen Arterien 702
– – bei Pulmonalklappenatresie
    698 f
– – Thorax-Röntgenbild 710 f
– – Verschluss, perkutaner 637
– Botalli s. Ductus arteriosus
Ductus-choledochus-Divertikel
  287
Ductus-hepaticus-Ast, Verschluss
  805
Ductus-parotideus-Mündung, ge-
  schwollene 133
Ductus-thoracicus-Zyste 607
Dumping-Syndrom 288
Dünndarmabnormität, Vitamin-
  B_{12}-Mangel 411
Dünndarmbesiedlung, bakterielle,
  massive 834 f
Dünndarmbiopsie 833
Dünndarmdiarrhö 820
Dünndarmileus 265
Dünndarmkarzinoid, metastasie-
  rendes, Gesichtsveränderung 93
Dünndarmlymphom 827
– Enteropathie-assoziiertes 286
Dünndarmprofil 832
Dünndarmprozess, Meläna 285
Dünndarmschleimhautmakropha-
  gen, PAS-positive 834 f
Dünndarmschmerzen, segmentale
  Lokalisation 260
Dünndarmtumor 827
– neuroendokriner 827
Dünndarmulkus, zirkulär steno-
  sierendes, medikamentenbe-
  dingtes 268
Dünndarmuntersuchung, radiolo-
  gische 827
Dunnigan-Lipodystrophie 89
Duodenaldivertikel 287, 805
Duodenalkompression, arteriome-
  senteriale 266
Duodenalperforation, Peritonitis
  268
Duodenalstenose, Pankreatitis,
  akute 297
Duodenalulkus s. Ulcus duodeni
Duplexsonographie 321 f
– farbkodierte 321 f
– Leberuntersuchung 781
– Nierenarterienstenosen-Scree-
  ning 747
– Venae-perforantes-Insuffizienz
  335
Dupuytren-Kontraktur 71, 92, 791
Durafistel, passagere 215
Durchblutungsfunktionstest 321
Durchblutungsstörung
– arterielle 318 ff
– – Risikofaktoren 323
– – Morbus Waldenström 449
– retinale 449
– zerebrovaskuläre 449
Durchfall s. Diarrhö
Durchflusszytometrie 400, 420,
  455, 461
Durchschlafstörung, Schlafapnoe-
  Syndrom, zentrales 510
Durie-Salmon-Stadieneinteilung,
  multiples Myelom 448
Durst 40 ff
Durstgefühl 906 f
Durstversuch 43, 916
Dysarthrie 103 f
Dysarthrophonie, paroxysmale
  983
Dysästhesien 50, 304 f
– Niereninsuffizienz, chronische
  870
– taktile 309
Dysbetalipoproteinämie, familiäre
  233
Dyschromie 55
Dysenterie 150 f
Dyserythropoese 773, 775
Dysfunktion
– diastolische 666
– Kardiomyopathie 675
– erektile 50
– kardiale, Anämieeinfluss 869

Sachverzeichnis

- linksventrikuläre
- – bei chronischer Mitralklappeninsuffizienz 663
- – – diastolische 645
- – – systolische 623
- – ovulatorische 45
- – ventrikuläre
- – – diastolische 624
- – tachykardieinduzierte 686
- Dyskeratosis congenita, Nageldystrophie 77
- Dyskinesie
- – rechtsventrikuläre 683
- – ziliäre 521, 523
- Dyslipidämie
- – metabolisches Syndrom 747
- – Screening 36
- – Typ-2-Diabetes 41
- Dyslipoproteinämie 230 ff
- – Blutwerte 233
- – Einteilung 233
- – Herzkrankheit, koronare 230
- – medikamentös bedingte 233 f
- – primäre 231, 233
- – sekundäre 233 f
- – Ursache 233 f
- Dysostosis
- – craniofacialis 96
- – mandibulofacialis 96
- Dyspepsie 288
- – funktionelle 280, 289
- – nichtulzeröse 288
- Dysphagie 49, 812 ff
- – für feste Speisen 49
- – für feste und flüssige Speisen 49
- – mechanisch bedingte 812 ff
- – neuromuskuläre Motilitätsstörung 814 ff
- – oropharyngeal bedingte 49
- – ösophageal bedingte 49, 812
- – Plummer-Vinson-Syndrom 407
- – sideropenische 71
- – Sklerodermie 188, 813
- – bei Struma 813
- Dysphonie 104
- Dysplasie
- – fibromuskuläre 325
- – – Nierenarterienstenose 746
- – fibröse s. Kochendysplasie, fibröse
- – mandibuloakrale 89
- – osteofibröse 364
- Dyspnoe (s. auch Anstrengungsdyspnoe; s. auch Ruhedyspnoe) 502 ff
- – Alveolarproteinose 573
- – Anämie 508
- – Angina pectoris 226
- – Aortenklappeninsuffizienz, akute 656
- – Aortenklappenstenose 651
- – Auskultationsbefund 507
- – BNP-Bestimmung 507
- – extrapulmonal bedingte 502
- – Gradeinteilung 502
- – Herzinsuffizienz 618
- – Hypertonie, pulmonale 646
- – intermittierende 507
- – kardial bedingte 645
- – Kardiomyopathie 507
- – kardiovaskulär bedingte 502, 507, 615 ff
- – – akute 615
- – – Anamnese 615
- – – belastungsinduzierte 618
- – – BNP-Bestimmung 617
- – – chronische 615
- – – EKG-Befund 615 f
- – – Herzinsuffizienz 617 f
- – – Laboruntersuchungen 617
- – – NYHA-Klassifikation 618

- – – Röntgen-Thorax 615 f
- – Kyphoskoliose 508 f
- – Langerhans-Zell-Histiozytose der Lunge 573
- – Larynxerkrankung 512
- – Linksherzinsuffizienz 507
- – Lungenerkrankung, interstitielle, diffuse 556
- – Lungenfunktionstests 507
- – Lungeninfarkt 551
- – Lungenödem 507, 640
- – Mediastinaltumor 607
- – nächtlich verstärkte 507
- – nächtliche
- – – intermittierende 510
- – – paroxysmale 615, 618 f, 657
- – – – Kardiomyopathie, hypertrophe 676
- – Ösophagustumor 813
- – Panikreaktion 508
- – Perikardtamponade 671
- – Pneumocystis-carinii-Pneumonie 545
- – Pneumonie
- – – eosinophile, chronische 555
- – – interstitielle, akute 562
- – – organisierende, kryptogene 561
- – Polycythaemia vera 438
- – pulmonal bedingte 502, 506
- – – Anamnese 615
- – Pulmonalstenose 653, 655
- – rasch progrediente 562
- – bei Rechtsherzinsuffizienz 508
- – Röntgenthorax 507
- – SARS 544
- – Silikose 566
- – Sklerodermie 188
- – bei Spiroergometrie 637
- – Spontanpneumothorax 255
- – Sputumbefund 507
- – Stauungserguss, pleuraler 251
- – Trachealerkrankung 512
- – Typ-I-Allergie 24
- – Verstärkung im Liegen 618
- – Vorhofmyxom 670
- – Zwerchfellparese 509
- – zystische Fibrose 523
- Dysregulation
- – autonome, zentrale 989
- – orthostatische 989
- Dystonie, vegetative 198
- Dystrophia adiposogenitalis 88
- Dystrophie, myotone, Hypersomnie 1010
- Dysurie 892
- – rezidivierende, Analgetikanephropathie 890
- – Schistosomiasis 177
- – Status febrilis 154

E

- EAggEC (enteroaggregative Escherichia coli) 151
- Early cancer 284
- EBM (Evidence based Medicine) 7 f
- Ebola-hämorrhagisches-Fieber 126
- Ebolavirus 125 f
- Ebstein-Anomalie 715 ff
- – assoziierte Vitien 716
- EBV s. Epstein-Barr-Virus
- Echinococcus
- – granulosus 153, 807 f
- – multilocularis 153, 807 f
- Echinokokkenhäkchen im Sputum 579
- Echinokokken-Lungenzyste 548
- Echinokokkose
- – alveoläre 153, 807 f

- – Immunfluoreszenzserologie 579
- – Leber 153, 807 f
- – Lungenrundherd 579
- – zystische 153, 807 f
- Echinokokkuszyste, pulmonale 579
- Echinozytose 422
- Echoing 28
- Echokardiographie 159, 632 ff
- – Herzkrankheit, koronare 235
- – intrakardiale 636
- – bei pulmonaler Hypertonie 647, 649
- – bei Synkope 984
- – transösophageale 635 f
- – – Mitralklappendarstellung 662 f
- – – Vorhofmyxomdarstellung 671
- – – Vierkammerschnitt 634
- – – apikaler 665, 703, 708, 711
- – – zweidimensionale 632 f
- ECHO-Viren-Infektion, Erkältungskrankheit 142
- ECHO-Virus-Typ-9-Meningitis, Petechien 137
- Ec-Kreatin 400, 416
- Ecthyma gangraenosum 74, 121
- Eczema herpeticatum 60
- EDTA-Pseudothrombopenie 463
- Effloreszenzen, Beurteilungskriterien 55
- Effluvium 74 f
- – diffuses 74
- – – Hyperthyreose 68
- – – Hypothyreose 68
- – – Morbus Addison 68
- EGIL-Klassifikation, Leukämie, akute, lymphatische 428
- EHEC (enterohämorrhagische Escherichia coli) 151, 420
- Ehlers-Danlos-Syndrom 21
- – abnorme Gefäßwandzusammensetzung 468
- – Hautveränderung 67
- – Mitralklappenprolaps 664
- – Osteoporose 375
- – Zahnverlust 79
- Ehrlichia
- – chaffeensis 161
- – granulozytäre, humane 161
- Ehrlichiose 123, 160 f
- EIA s. Enzymimmunoassay
- EIEC (enteroinvasive Escherichia coli) 151
- Eierschalenhili 606
- Einatmungsluft, O_2-Gehalt, herabgesetzter 508
- Einblutung
- – in Organe, Gerinnungsstörung 458
- – subunguale, splitterförmige 71, 76
- Einflussstauung, obere 620
- – Fibrose, mediastinale, idiopathische 609
- – Mediastinaltumor 607
- Einklemmungsneuropathie 314
- Einschlafneigung
- – Epworth-Fragebogen 48, 524, 1009
- – exzessive 1009 f
- – physiologische 1009
- – am Tage 524
- Einschlafstörung, Schlafapnoe-Syndrom, zentrales 510
- Einschlusskörperchen, leukozytäre 161, 462, 464
- Eintauchnährboden 856
- Einziehungen, inspiratorische 640
- Eisenbedarf 404
- – erhöhter 407
- Eisenbilanz 404

- Eisenbindungskapazität 404
- Eisenblock 408
- Eisengehalt, interstitieller 406
- Eisenindizes, Hämochromatose, hereditäre 798
- Eisenkonzentration im Serum 798
- Eisenmangel
- – bei Achlorhydrie 406
- – Blutverlust, chronischer 406
- – bei Dialyse 406
- – diätetischer 406, 408
- – funktioneller, bei Niereninsuffizienz 414
- – Hämolyse, nächtliche, paroxysmale 419
- – nach Magenresektion 288
- – Niereninsuffizienz, chronische 869
- – Parameter 1042
- – Zungenatrophie 80
- Eisenmangelanämie 404 ff
- – chronische, bei Morbus Osler-Rendu 468
- – Eisensubstitution 407
- – bei der Frau 13
- – Hautveränderungen 71
- – Laborbefunde 405 f
- – Magenkarzinom 284
- – Nagelformveränderung 76
- – Nagelstrukturveränderung 76
- – Ursache 406 ff
- Eisenmenger-Komplex 713
- Eisenmenger-Reaktion 698
- Eisenmenger-Syndrom 692, 706, 712 ff
- – bei nichtrestriktivem Ventrikelseptumdefekt 711
- – Thorax-Röntgenbild 713 f
- – Zyanose, differenzielle 710
- Eisenmetabolismusstörung 404
- – hereditäre 798
- Eisenpräparat, Stuhlfärbung 285
- Eisenresorption 404, 407
- – pathologisch gesteigerte 798
- Eisensaccharat 407
- Eisensubstitution
- – bei renaler Anämie 414
- Eisentageszyklus 404 f
- Eisenüberladung, sekundäre, der Leber 798
- Eisenverwertungsstörung 408
- Eiweiß s. auch Protein
- – im Urin, Teststreifenuntersuchung 853
- Eiweißfilterung, glomeruläre 853
- Eiweißkonzentration
- – erhöhte, im Aszites 299
- – Gelenkpunktat 128
- – im Liquor 134
- Eiweißmangel nach Magenresektion 288
- Eiweißmangelsyndrom, Immundefekt, sekundärer 194
- Eiweißsynthese, mangelnde 387
- Eiweißverlust, enteraler, Ödembildung 387
- Ekchymosen 458
- – Niereninsuffizienz, chronische 870
- Eklampsie 802, 995
- – Lungenödem 642
- Ektasie, aortale 659
- Ekthyma 73
- Ektoblasttumor, mediastinaler 608
- Ektodermosis pluriorificialis 62
- Ekzem
- – berufsbedingtes 16
- – Wiskott-Aldrich-Syndrom 195
- Ekzema herpeticatum 124
- Ekzemneigung, Hypopituitarismus 68

1091

Sachverzeichnis

Elastase-1 37
Elastasebestimmung im Stuhl 294
Elastindefekt 468
Elastolyse, generalisierte 68
Elektroenzephalographie 994
Elektrokardiogramm/-graphie
– Brugada-Syndrom 987
– Delta-Wellen 735
– early Repolarization 241
– elektrischer Alternans 616, 671, 735
– Erstickungs-T 240
– Herzinsuffizienz 628 f
– Herzrhythmusstörung 725
– bei Hyperkaliämie 919
– bei Hypokaliämie 919
– Ischämiezeichen 240
– Koronarsyndrom, akutes 238 ff
– Linkslagetyp 629, 654
– Linkstyp, überdrehter 715
– LV-Strain 653
– Myokardinfarkt
– – akuter 240 f
– – Lokalisation 241
– Narben-Zeichen 241 f
– Nekrose-Zeichen 241 f
– Niederspannung 671
– P
– – biphasisches 662
– – mitrale 669
– – pulmonale 629, 655, 715
– – zweigipfliges 658
– Perikarderguss 244
– Perikarditis 241, 244 ff
– PQ-Intervall-Verlängerung 726
– – progrediente 726 f
– PQ-Strecken-Senkung 241
– P-Welle 725
– – blockierte 726
– – retrograde 729
– – vorzeitig einfallende 729 f
– P-Wellen
– – fehlende 734
– – sägezahnartige 732 f
– P-Wellen-QRS-Komplex-Assoziation 735
– Q-Inversion 704, 706
– QRS-Breite bei Tachykardie 731
– QRS-Komplex 725
– – verbreiterter 629, 683, 919
– QT-Intervall 725
– – Verlängerung 919
– Q-Zacken
– – pathologische 241 f
– – tiefe 677
– Rechtsherzinfarkt 244
– Rechtslagetyp 629
– Repolarisationsstörung 629
– RR-Intervall-Verkürzung, progrediente 726
– R-Zacken-Verlust 241 f
– ST-Hebung 238 ff, 244 f
– – Differenzialdiagnose 241
– – monophasische 234, 236
– – als Normvariante 241
– ST-Senkung 234 ff, 629, 653, 677
– – bogenförmige 648
– bei Synkope 984 f
– T-Inversion 244, 247, 683
– Tombstones 240
– T-Welle
– – Negativierung, asymmetrische 629
– – spitz negative 677
– U-Welle 919
– Vorderwandinfarkt, akuter 240
Elektrokonversion 736
Elektrolytstörung
– Anorexia mentalis 766
– bei chronischer Niereninsuffizienz 872

– Ödembildung 389
– Pathogenese 905
– Sinusknotendysfunktion 726
Elektrolytzusammensetzung
– interstitielle 906
– intrazelluläre 905 f
– Plasma 906
Elephantiasis 178, 391, 491
Elliptozytose 422 f
Elsberg-Syndrom 315
Embolie
– arterielle 326
– – neurologische Ausfälle 990
– arterioarterielle, rezidivierende 327
– gekreuzte 326
– septische, pulmonale, Lemiere-Syndrom 133
– systemische
– – bei Mitralklappeninsuffizienz 661
– – Vorhofmyxom 670
Emboliequelle 326
– kardiale, Echokardiographie, transösophageale 635
Embolisation, septische 326
Emphysem, pulmonales s. Lungenemphysem
Emphysemkissen 29
Empty Sella 494
Empyem
– Atemluftgeruch 101
– epidurales 134
– metapneumonisches 533
– parapneumonisches 533
– Sputumgeruch 102
– subdurales 134, 140
– – Bewusstseinsstörung 1009
Enanthem, Scharlach 141
Encephalitis lethargica 1005
Encephalomyelitis disseminata s. Multiple Sklerose
Enchondrom 360 f
Enchondromatose, familiäre 361
Enchondrome, multiple 361
Endangiitis 324
– obliterans 329
Endocarditis fibroplastica 204, 677, 679
Endokarditis 156 ff
– akute 158
– bakterielle
– – Diagnosefindung 11
– – Embolisation, septische 326
– – nephritisches Syndrom 877
– Blutbild 159
– Blutkultur 158 f
– – negative 158
– Candidainfektion 157
– Capnocytophaga-canimorsus-Infektion 166
– Diagnostik 159
– Echokardiographie 159
– – transösophageale 635
– Epidemiologie 157
– Erregerspektrum 158 f
– Hautveränderung 71, 73
– bei Herzfehler 157 ff
– infektiöse 149
– – Aortenklappeninsuffizienz 656, 659
– – Mitralklappeninsuffizienz 660
– Klinik 158
– Lupus erythematodes, systemischer 186
– Morbus Whipple 151
– nichtinfektiöse 158
– parietalis, eosinophile 204, 677, 679
– Petechien 118
– postoperative 157

– Prophylaxe bei Mitralklappeninsuffizienz 661
– Retinaveränderung 99
– sterile 159
– thrombotische, paraneoplastische 20
Endokardkissendefekt, Papillarmuskelabnormität 664
Endokardkissenentwicklungsstörung 706
Enokardverdickung 679
Endokardose, fibröse 836
Endokrine Erkrankung
– Abdominalschmerzen 275 f
– Diarrhö 836 f
– Fieber 114
– Hautveränderung 68
– Hyperkalzämie 945
– Hypertonie, arterielle 747 ff
– Hypotonie 760 ff
– Psychosyndrom 23
Endokrine Organe, Autoimmunkrankheit 18
Endokrines System, Funktionsstörung, Diagnose 22
Endokrinopathie
– Diabetes mellitus 40
– erektile Dysfunktion 50
– Hypoglykämie 1011
– POEMS-Syndrom 447
Endometriose 45
– Ileus 266
Endometriumzerstörung 40
Endomyokardbiopsie 685
Endomyokardfibrose 556, 677
– Angiokardiogramm 680
– biventrikuläre 680
– Jugularvenenpuls 620
– Kardiomyopathie, restriktive 679
Endomyokardvernarbung 677
Endophthalmitis 99
Endoplastitis, Sepsisquelle 156
Endoprothese, Fieber 113
Endoskopie
– bei Dysphagie 813
– bei Eisenmangel 406
– Magenkarzinom 284
– bei Oberbauchschmerzen 278
Endosonographie bei Oberbauchschmerzen 278
Endothelfunktionsstörung
– Atheroskleroseentwicklung 229
– metabolisches Syndrom 747
Endotoxin, Fieber 113
Endotoxinschock, Pest 131
Endphalangenosteolyse 187 f
Endphasenflexionsschmerz 353
Endstrombahnerkrankung 330 ff
Engpass, subakromialer 356
Enophthalmus 96 f
Entamoeba histolytica 584
Entenform, Herz 631
Enteritis
– Arthritis, reaktive 347
– Hautveränderung 72
– regionalis s. Crohn, Morbus
Enterobacteriaceae-Infektion, Arthritis 128
Enterobakterien, gramnegative, Pneumonie 534
Enterokokken 157
– septische Metastasierung 156
Enterokolitis
– infektiöse 824
– ischämische 825
– nekrotisierende 153
– neutropenische 150
Enteropathie
– diabetische 836
– Diät, glutenfreie 60
– exsudative, Morbus Ménétrier 280

– gluteninduzierte 832 ff
– – Folsäuremangel 413
Enteroskopie 827
Enterotoxin 150
Enterovirusinfektion
– Erkältungskrankheit 142
– Erythem 121
– Meningitis 137
Enthesiopathie
– achilläre 345
– plantare 345
Entleerungsstörung, linksventrikuläre, Synkope 985, 988
Entrapment-Syndrom 325, 327
Entscheidungsanalyse, wahrscheinlichkeitsbasierte 7
Entzündung
– chronische
– – Amyloidose 448
– – Atheroskleroserisiko 230
– – MALT-Lymphom 444
– Diagnose 18
– mediastinale 483, 608 f
– meningeale s. Meningitis
– orbitale 95
Entzündungsanämie 407
Entzündungsparameter 201 f
Entzündungszeichen, Vorhofmyxom 670
Enzephalitis 138 f
– Abgrenzung zur Meningitis 138, 212
– Bewusstseinsstörung 1005 f
– granulomatöse, chronische 138
– hämorrhagische 1006
– humanes Herpesvirus 6 125
– limbische 1006
– Neuroborreliose 160
– nicht virusbedingte 139
– postinfektiöse 139
– Ursache 138 f
– zoonotische 139
– Zytomegalie 160
Enzephalomyelitis
– demyelinisierende, akute 1006
– disseminierte s. auch Multiple Sklerose
– – akute 139
– Neuroborreliose 160
Enzephalomyelopathie, paraneoplastische 20
Enzephalopathie
– Bewusstseinsstörung 962, 999
– Bleiintoxikation 275
– ethylische 1014
– hepatische 93, 791, 797, 1014
– – Child-Pugh-Klassifikation 793
– hypertensive 217, 1015
– – Bewusstseinsstörung 1005
– urämische 870
Enzephalorrhagie 138
Enzymdefekt, erythrozytärer, Hämolyse 422 f
Enzymdiagnostik, Koronarsyndrom, akutes 242
Enzymimmunoassay, Hepatitis-C-Diagnostik 787
Enzymopathie, genetisch bedingte 21
Eosinopenie 204
Eosinophilenanzahl
– Asthma bronchiale 515
– Leukämie, chronische, myeloische 433
Eosinophilenleukämie, chronische 434, 438
Eosinophilenverhalten bei Fieber 204
Eosinophilie 204
– Echinokokkose 579
– Loa-Loa 393
– Lungeninfiltrat 204, 554 ff

Sachverzeichnis

- paraneoplastische 20
- postinfektiöse 204
- pulmonale s. auch Lungeninfiltrat, eosinophiles
- – Parasitose 554
- – tropische 178, 554
- Shulman-Syndrom 189
- Toxocara-Erkrankung 165
- Trichineninvasion 165
- Typ-I-Allergie 24
Eosinophilie-Myalgie-Syndrom 70
EPEC (enteropathogene Escherichia coli) 151
EPH-Gestose 802
Epicondylopathia humeri
- – radialis 357
- – ulnaris 357
Epidermoidzyste 360
Epidermolysis bullosa 62
- Nageldystrophie 77
Epididymitis, Chlamydia-trachomatis-Infektion 163
Epiduralhämatom, akutes 1008
Epiglottitis 143, 512
Epikanthus 85
Epikondylopathie 312, 357
Epilepsie 963, 990 ff
- altersabhängiger Beginn 992
- Elektroenzephalographie 994
- generalisierte 992
- idiopathische 991 f
- Klassifizierung 992
- kryptogenetische 991 f
- lokalisationsbezogene 992
- symptomatische 991 ff
- vestibuläre 982
Epiphysendysgenesie, Hypothyreose 494
Episkleritis
- Colitis ulcerosa 824
- Polychondritis 352
Episode, amnestische 1001
Epistaxis
- Leukämie, akute 427
- Polycythaemia vera 438
- Psittakose 536
- rezidivierende 406
- Thrombozytenrezeptorendefekt 461
- Von-Willebrand-Erkrankung 466
Epithelkörperchen s. auch Nebenschilddrüse; s. auch Parathyreoidea
Epithelkörperchenadenom, solitäres 379
Epithelkörperchenhyperplasie 379 f, 871
Epithelzellen im Urin 859
EPO-Spiegel, erniedrigter 438
Epstein-Barr-Virus 125
Epstein-Barr-Virus-Infektion
- Aminopenicilllin-Behandlung, Hautreaktion 120
- Angina 141
- Begleithepatitis 783
- Burkitt-Lymphom 20, 445
- Hämophagozytose-Syndrom 199
- Hautreaktion bei Aminopenicilllin-Behandlung 141
- Lymphknotenschwellung 130
- Mononukleose, infektiöse 141, 482, 427
- Oral hairy Leukoplakia 172
Epstein-Syndrom 464
Epworth-Sleepiness-Score 48, 524, 1009
Erbgang 23
Erbkrankheit 23
- Diagnosezeitpunkt 23
Erblindung, Arteriitis temporalis 181 o

Erb-Punkt 623, 651 f
Erbrechen 43 f
- Abdomen, akutes 261
- Appendizitis, akute 267
- chronisches 43
- Definition 43
- Gallenwegserkrankung 290
- Hirndrucksyndrom, chronisches 215
- Ileus, mechanischer 264 f
- Kardiaschleimhautrisse 284
- klinische Charakteristika 44
- Komplikation 43
- Magenkarzinom 284
- medikamentenbedingtes 44
- Meningitis 134, 136
- Morbus Ménétrier 280
- morgendliches 283
- Myokardinfarkt 240
- postprandiales 44, 266
- Refluxgastropathie, alkalische 288
- schwallartiges 44
- Ursache 44
Erbrochenes
- fäkulentes 44, 264
- fauliges 44
- galliges 44
- gallig-fäkulentes 266
- Geruch 102
ERCP s. Cholangiopankreatikographie, retrograde, endoskopische
Erdbeerzunge 80, 132
- Kawasaki-Syndrom 80
- Scharlach 80
- Schocksyndrom, toxisches 80
Ereignisrekorder bei Langzeit-EKG 725
Ergometrie 637
Ergotamintartrat 328
Ergotismus 328
- gangraenosus 329
Erguss, parapneumonischer 253
Ergüsse, Lupus erythematodes, systemischer 185
Erkältungskrankheit 142, 544
- Bronchitis, akute 516
- Erreger 142
Erkältungssymptome, Status fibrilis 140 ff
Ermüdbarkeit
- Ebstein-Anomalie 716
- Links-rechts-Shunt 715
Ernährung
- ballaststoffarme 841
- glutenfreie 834
Ernährungsgewohnheiten, Atherosklerosersisiko 230
Erregbarkeit, neuromuskuläre, Störung bei Kaliumhaushaltsstörung 919
Erreger
- gramnegative, Bakteriämie 155
- grampositive, Bakteriämie 155
Error 10
Erschöpfungssyndrom, chronisches 22, 46, 198, 1010
- Ausschlusskriterien 22
- Diagnosekriterien 22, 198
- Hypotonie 765
Erstickung, Angioödem, hereditäres 394
Erstsekundenvolumen 503 f
- Asthma bronchiale 514
- Bronchitis, chronische 516
Eruptionen, papulovesikuläre, am weichen Gaumen 142
Erwachen, dissoziiertes 994
Erysipel 55, 73, 120, 122, 391 f
- bullöses 62
- Differenzierung von Thrombophlebitis 392

Erysipeloid 73
Erythem 58 f
- generalisiertes 121
- HIV-Primärinfektion 166
- Infektion 119, 121
- livides 58
- lokalisiertes 58
- Mittelmeerfieber, familiäres 196
- oropharyngeales, Kawasaki-Syndrom 132
- Röteln-ähnliches, HIV-Primärinfektion 166
- überwärmtes, schnell auftretendes 55
Erythema
- anulare marginatum 347
- exsudativum multiforme 61, 120
- – Hepatitis 71
- – Major-Typ 61
- – medikamentenbedingtes 61
- – Minor-Typ 61
- – Pneumonie 544
- induratum Bazin 63
- infectiosum 120
- marginatum 70, 120
- migrans 58, 160
- nodosum 63 f
- – Arthritis, reaktive 347
- – Arthropathie, enterokolitische 347
- – Behçet-Syndrom 348
- – Colitis ulcerosa 824
- – bei Diarrhö 821
- – Hepatitis 71
- – Kokzidioidomykose 173
- – paraneoplastisches 20
- – Sarkoidose, akute 598
- – Streptokokkeninfektion 74
- e pudore 58
Erythroblasten, binukleierte 413
Erythroblastenaplasie 415
Erythroblastenausschwämmung 415
Erythroblastenausschwemmung 439
Erythroblastenhypoplasie 415
Erythroblastenmitochondrien, Eisenanhäufung 409
Erythrocyanosis crurum 719
Erythrodermie 59
Erythroleukämie 430
- Knochenmarkbefund 432
Erythromelalgie 71, 330, 472
- Polycythaemia vera 438
Erythropoese
- Dysplasiezeichen 436
- gesteigerte 410 f
- ineffektive 409, 773
Erythropoetininjektion 408
Erythropoetinmangel 867, 869
Erythropoetinproduktion
- erhöhte 691
- verminderte 408, 413
Erythrozyanose 330
Erythrozyt, polychromatischer 403
Erythrozyten
- dysmorphe 857 f, 865
- eumorphe 857 f
- Formvarianten 421 f
- Fragmentierung 419 f
- hyperchrome 400
- – mikrozytäre 418
- hypochrome 400
- Lädierbarkeit, oxidative 421 ff
- Schießscheibenform 400, 403, 409
- Sichelung 421
- Sichelungstest 421
- tränentropfenartige Veränderung 439

- Tüpfelung, basophile 275, 421
- Überlebenszeit, verkürzte 416
- im Urinsediment 857 f
Erythrozytenalter 400
Erythrozytenindizes 400
Erythrozytenkreatin 400
- erhöhtes, Hämolyse 416
- Normwerte 400
Erythrozytentrauma, mechanisches, intravaskuläres 419
Erythrozytenvolumen, erhöhtes 438
Erythrozytenzahl 400
Erythrozytenzylinder im Urin 857 ff, 865
Erythrozytose, sekundäre 691
Erythrozyturie s. auch Hämaturie; s. auch Mikrohämaturie
- Lupus erythematodes, systemischer 185
Eschar 123
Escherichia coli
- diffus adhärente 151
- enteroaggregative 151
- enterohämorrhagische
- – hämolytisch urämisches Syndrom 420
- – verotoxinbildende 151
- enteroinvasive 151
- enteropathogene 151
- enterotoxische 151
- enterovirulente 150 f
- Harnwegsinfektion 157, 856
- Pyelonephritis 154, 893
Escherichia-coli-Septikämie 157
Essgewohnheiten des Patienten 15
ETEC (enterotoxische Escherichia coli)151
Ethnische Gruppe 15
Ethylabusus s. Alkoholabusus
Ethylenglykolintoxikation 1018
- Azidose, metabolische 931
European Group for the immunological Charakterization of Leukemias 428
Evidence based Medicine 7 f
Evidenz, wisenschaftliche, einer Maßnahme, Qualitätsbeurteilung 8
Ewing-Sarkom 365
Exanthem 58 f
- Arbovirusinfektion 166
- Dermatomyositis 190
- Fleckfieber, epidemisches 124
- generalisiertes 58 f
- Hepatitis 777
- Kawasaki-Syndrom 132
- Lues 163
- – sekundäre 74
- makulopapulöses
- – generalisiertes 120
- – HIV-Primärinfektion 166
- – Infektion 119 f
- – – bakterielle 119 f
- – medikamentös bedingtes 199
- – Meningitis, seröse 137
- – Meningokokkensepikämie 134
- – Tsutsugamushi-Fieber 124
- – Virusinfektion 119 f
- makulöses, HIV-Infektion 60
- Mononukleose, infektiöse 141
- morbilliformes 58 f
- – medikamentös bedingtes 200
- Morbus Still 344
- – des Erwachsenen 343
- rubeoliformes 58
- Schocksyndrom, toxisches 59
- schuppendes 59
- skarlatiniformes 58 f
- – medikamentös bedingtes 200

Sachverzeichnis

Exanthem, Sternenhimmelbild 60
- Vaskulitis 179
Exanthema subitum 120, 125
Exkretion, fraktionelle 905
Exogen allergic Alveolitis s. Alveolitis, exogen allergische
Exophthalmus 95 f
- einseitiger 95 f
- Hand-Schüller-Christian-Krankheit 449
- Hyperthyreose 93 ff
- pulsierender 96
- Sinus-cavernosus-Thrombose 216
Exostose, kartilaginäre 361
Exostosen, multiple 361
Exotoxin, Fieber 113
Expektoration, maulvolle, morgendliche 521
Expressivität einer Erbkrankheit 23
Exsikkose 909
- Koma, ketoazidotisches 1013
- Leberzirrhose 791
Exspiration 30
Exsudat
- Aszites 794
- Pleuraerguss 251 f
Extrapyramidale Störung
- Ataxia teleangiectatica 195
- Schwindel 965
Extrasystolen 729 f
- supraventrikuläre 729 f
- ventrikuläre 730
- - Myokardinfarkt 240
- - Pause, kompensatorische 730
Extratöne, frühdiastolische 623
Extrazellulärvolumen
- Defizit 908, 913
- - Kaliumausscheidung, renale 918
- Regulation 906 ff
- Überschuss 908
- - Kaliumausscheidung, renale 918
Extremität
- Selbststau 394
- Untersuchung, neurologische 34
Extremitätenarterienaneurysma 326 f
Extremitätenbewegungen bei Koma 1003
Extremitätenhypertrophie, Angiodysplasie, kongenitale 390

F

FAB-Klassifikation, Leukämie, akute, myeloische 428 ff
Fabry, Morbus 469
- Augenveränderung 67
- Glomerulopathie 876
- Hautveränderung 67
- Kardiomyopathie, restriktive 676, 679
- Schmerzen 67, 315
Fabry-Krise 67, 315
Fachwissen, mangelndes 11
Facies
- abdominalis 268
- hippocratica 261, 264
- leontina 122
- mitralis 55, 93, 669
FACS (Fluorescence activated Cell Scanning) 419
Fadenpilzinfektion, Nageldystrophie 76
Faktor II, Genmutation 454, 471
Faktor V, Leberversagen 466
Faktor VIII
- Hemmkörper 465

- verminderter 465
Faktor IX, verminderter 465
Faktor-V-Leiden-Genmutation 454, 471
Faktor-XI-Mangel 15
Fallot-Tetralogie 696 ff
- Auskultationsbefund 697
- EKG 697 f
- Herzkonfiguration 698
- Palliation 697 f
- Schwirren, tastbares 622
- Thorax-Röntgenbild 698
Fallpräsentation 7
Falschbehandlung 10
Familienanamnese 28
Fanconi-Syndrom 87, 377, 853, 933, 942, 944
- Laboruntersuchungsbefund 378
FAP (familiäre Polypose) 829
Farbdopplerechokardiographie 634
- bei Zyanose 696
Farmerlunge 16, 565
Fasciculus longitudinalis medialis 972 f
Fasciola hepatica 805
Fassthorax 29, 615
Fastentest 1012
Fastenzustand, Ketoazidose 931
Fasziitis
- eosinophile 70, 189 f
- nekrotisierende 156, 483
Faustschlussprobe 321
Fazialisparese
- Heerfordt-Syndrom 598
- Melkersson-Rosenthal-Syndrom 393
- Neuroborreliose 160
- bei Parotistumor 486
Febris
- recurrens 200
- uveoparotidea 598
Fehlbildung, muskuloskelettale, zervikale 481
Fehldiagnose 10 f
Fehler 10
- Umgang 10 f
Fehlermöglichkeit, technische 11
Fehlernährung, Folsäuremangel 412
Feinmotorikstörung 34
Feinstaub, organischer
- Bronchitis, chronische 517
- Staubfieber, akutes 565
Felty-Syndrom 343
- Splenomegalie 149
Feminisierung
- paraendokrin bedingte 20
- testikuläre 75, 40, 91
Femoralis-Dehnschmerz 304, 307 f, 313
Femurkondylusosteonekrose 368 f
Femurkopfosteonekrose 369
- avaskuläre, im Erwachsenenalter 370
Fenster, aortopulmonales 709
- Thorax-Röntgenbild 710 f
Ferritin 404
Ferritinkonzentration
- Normwerte 400
- im Serum 405, 798, 1043
- - erhöhte 1043
- - erniedrigte 1043
- - Morbus Still des Erwachsenen 343
Ferrochelatase-Defekt 273, 275
Ferruginous Bodies 569
Fersenschmerzen 345
Fertilitätsstörung 44 f
α-Fetoprotein 19, 780, 1028 f
- erhöhtes 1028 f
Fettansammlung, lokalisierte 89

Fettgewebe, subkutanes, Atrophie 89
Fettintoleranz 290
Fettkörnchenzellen im Urin 859, 879
Fettleber
- alkoholische 788 f
- asymptomatische 783
- medikamentös induzierte 789
- mikrovesikuläre 789
- nichtalkoholische 789 f
- sonographischer Befund 788 f
- Zieve-Syndrom 414
Fettmalabsorption 836
Fettmasse, abdominale, Zunahme 90
Fettsäuren 234
- freie 234
Fettverdauungsstörung 295
Fettverteilung, Erfassung 90
Fettzellen, produzierte Hormone 88
FEV_1 s. Erstsekundenvolumen
Fever of unknown Origin (Fieber unbekannter Ursache) 6, 115 f, 204
^{18}F-FDG-Positronenemissionstomographie bei Status febrilis 116 f
FGFR3-Gen (Fibroblast-Growth-Factor-Rezeptor-Gen), Mutation 85
Fibrillin-1-Gen-Mutation 81
Fibrillindefekt 468 f
Fibrin 457
Fibrinogenkonzentration im Serum 1043 f
- erhöhte 230, 1044
- erniedrigte 1044
- bei nephrotischem Syndrom, Thromboserisiko 473
Fibrinolyseschema 457
Fibroblast Growth Factor 23 950
Fibroblast-Growth-Factor-Rezeptor-Gen, Mutation 85
Fibrom
- nichtossifizierendes 363
- ossifizierendes 364
Fibrome, periunguale 71
Fibromyalgie 356
- Druckschmerzpunkte 356
Fibroosteoklasie 944
Fibrosarkom 364
Fibrose
- mediastinale, idiopathische 609
- retroperitoneale 272, 894
- zystische s. Zystische Fibrose
Fieber 113 ff
- Abdomen, akutes 261
- Addison-Krise 197
- Adenovirusinfektion 544
- Affenpocken 127
- Aktinomykose 133
- allergische Reaktion 199 f
- bei älteren Personen 114
- anhaltendes kardiogener Schock 244
- Appendizitis, akute 267
- Arbovirusinfektion 166
- Autoimmunkrankheit 114
- Babesiose 161
- Bleomycin-bedingtes 148
- Blutbild 202 ff
- Blutung, intrakranielle 138
- Bornholm-Krankheit 142
- Brucellose 164
- Capnocytophaga-canimorsus-Infektion 166
- Castleman-Erkrankung 132
- Chronic-fatigue-Syndrom 198
- Computertomographie 116
- C-reaktives Protein 201 f

- Darmtuberkulose 152
- Dauer 113
- Definition 113
- Dengue-Fieber 178
- Dermatomyositis 191
- bei Diarrhö 821
- Ehrlichiose 161
- endokrine Störung 114
- enterisches 150
- Entzündungsparameter 201 f
- Eosinophilenverhalten 204
- Epiglottitis 143
- Exanthema subitum 125
- ^{18}F-FDG-Positronenemissionstomographie 116 f
- Filariose, lymphatische 178
- Fleckfieber, epidemisches 124
- Gelbfieber 178
- Gesichtsrötung 93
- Gewebsabbau 199
- Granulomatose 114
- Hämolyse 199
- Hämophagozytose-Syndrom 199
- hämorrhagisches 126 f, 166, 178
- - afrikanisches 125 f
- - amerikanisches 125 ff
- - mit pulmonalem Syndrom 126 f
- - mit renalem Syndrom 126 f
- - Vektor 126
- - virales 125 ff
- Hand-Fuß-Mund-Exanthem 142
- Hepatitis 777
- Herpangina 142
- Herpes simplex 124
- HIV-Infektion 116
- HIV-Primärinfektion 166
- Hodgkin-Lymphom 440
- Hyper-IgD-Syndrom 197
- Hyperparathyreoidismus, akuter 197
- Hyperthyreose 197
- bei Ikterus 777
- Infarktpneumonie 551
- Infektionskrankheit 114
- Influenza 143
- innersekretorische Störung 197
- intermittierendes 175 f, 200, 599
- bei Kälteexposition 419
- Katzenkratzkrankheit 131
- Kawasaki-Syndrom 132
- Kikuchi-Fujimoto-Erkrankung 132
- kontinuierliches s. Kontinua
- Krise
- - hämolytische 199
- - thyreotoxische 197
- Leberabszess 153
- Legionärskrankheit 145
- Leptospirose 164
- Leukämie 117
- - chronische, lymphatische 434
- Leukozytenveränderung 202 ff
- Listerienmeningitis 136
- Lungenabszess, hämatogener 583
- Lungenembolie, rezidivierende 118, 199
- Lungenfibrose, idiopathische 558
- Lupus erythematodes, systemischer 117, 185
- Lymphadenopathie, angioimmunoblastische 445
- Lymphogranulom 198 f
- Lymphom, malignes 117, 198
- Lymphozytenverhalten 204 f
- Malaria 116, 175
- Malignom, hämatologisches 114
- bei Mediastinaltumor 608

Sachverzeichnis

- Meningitis 134
- – bakterielle 212
- Mesenterialinfarkt 118
- Mononukleose 116
- – infektiöse 141
- Monozytenverhalten 204
- Morbus
- – Crohn 118, 826
- – Still 344
- – – des Erwachsenen 343
- Mykose, systemische 116
- Myokardinfarkt 240
- – neurologische Erkrankung 114
- Nitrofurantoin-bedingtes 148
- Osteomyelitis, hämatogene, akute 129
- paraneoplastisches 20
- parasitäre Erkrankung 116
- Pathogenese 113
- periodisches 196 f, 199, 268
- – regelmäßiges 200
- – Tumor-Nekrose-Faktor-Rezeptor-assoziiertes 129, 197
- – mit unregelmäßigem Intervall 200
- Peritonitis 153
- Pest 131
- PFAPA-Syndrom 197
- Pleuraerguss 251
- Pleuritis tuberculosa exsudativa 252
- Pneumocystis-carinii-Pneumonie 172
- Pneumokokkenpneumonie 532
- Pneumonie 145
- – eosinophile 555
- Polymyalgia rheumatica 117
- Procalcitonin 202
- Prostatitis 154
- Psittakose 145
- Purpura, thrombozytopenische, thrombotische 420
- Pyelonephritis, akute 154
- Pyonephrose 894
- remittierendes 175, 200
- remittierend-intermittierendes 199
- rheumatisches 141, 347 f
- – Endokarditis 158
- – Hautmanifestation 70, 120
- – Pulmonalstenose 653
- Rickettsiose 123 f
- Sarkoidose, akute 598
- Sepsis 155
- Sinushistiozytose mit massiver Lymphadenopathie 130
- Spondylodiszitis 129
- Still-Syndrom, adultes 117
- Stoffwechselstörung 114
- Subarachnoidalblutung 134, 211
- Sweet-Syndrom 120
- Thrombophlebitis 199
- Thrombose 199
- Thyreoiditis, subakute 197, 488
- Tollwut 165
- Tonsillopharyngitis, bakterielle 140
- Toxoplasmose 116
- Tropenrückkehrer 173 f
- Tularämie 131
- Tumor 114, 117, 198 f
- Typhus abdominalis 150
- unbekannter Ursache 115 f, 204
- – Abdomen-Computertomographie 6
- – Abklärungsprogramm, minimales 115 f
- undulierendes 200
- Varizellen 124
- vegetative Dystonie 198
- Virusinfektion 116
- vorgetäuschtes 118, 200

- Vorhofmyxom 670
- Zytomegalie 116, 141, 160
- Fieberkrämpfe 993
- Fiechter-Syndrom 464
- Fièvre boutonneuse 123
- Filariose 391, 393
- – lymphatische 177 f
- – Lymphknotenschwellung 130
- Filtrationsrate, glomeruläre s. Glomeruläre Filtrationsrate
- Fingerapoplexie 331
- Fingerhämatom, rezidivierendes 331
- Fingerischämie, schmerzhafte 472
- Fingerkuppennekrose 329
- Fingerpolyarthrose, erosive 353
- – Differenzierung von rheumatoider Arthritis 353
- Fingertremor, Morbus Basedow 491
- Fischbandwurmträger, Vitamin-B$_{12}$-Mangel 411
- Fischwirbel 378
- Fiste, arterioportovenöse
- Fistel, arteriovenöse 327 f, 796
- – pulmonale 580
- – solitäre 327
- – systemische, erhöhtes Herzminutenvolumen 666
- Fistelbildung
- – Aktinomykose 133
- – perianale 826
- Fistulation, chronische 73
- Fitz-Hugh-Curtis-Syndrom s. Perihepatitis acuta
- Fixation 968
- Fixationsinstabilität, Myasthenia gravis pseudoparalytica 972
- FLAER 419
- Flankenschmerzen
- – Nierenerkrankung, polyzystische 898
- – Nierenzellkarzinom 899
- – Pyelonephritis, xanthogranulomatöse 893
- Flapping Tremor 93, 791, 797
- Flaviviridae, Enzephalitis 139
- Fleckfieber
- – endemisches 123 f
- – epidemisches 123 f
- – japanisches 123 f
- Fleckfieber-Gruppe 123
- Flimmerskotome, isolierte 218
- Flöhe, Pestübertragung 131
- Flügelfell 84 f
- Flumazenil 1017
- Fluorescence activated Cell Scanning 419
- Fluoreszenz-Mikrolymphographie 337, 391 f
- Fluoreszenz-Treponema-Antikörper-Absorptions-Test 162
- Fluorose, berufsbedingte 16
- Flush 55
- – Dünndarmkarzinoid, metastasierendes 55
- – Karzinoidsyndrom 69, 679, 836
- – Osteoarthropathie, hypertrophe, pulmonale 77
- – Urticaria pigmentosa 57
- Flüssigkeitsraum
- – dritter 905
- – extrazellulärer 905
- – interstitieller 905
- – intravasaler 905
- – intrazellulärer 905
- Flüssigkeitsspiegel, intraabdominale 264, 266
- Flüssigkeitsverschiebung in den dritten Raum 912
- Flüssigkeitsverteilungsräume 905 f

- Fluss-Volumen-Kurve, Spirometrie 503 f
- Fluss-Zeit-Kurve, Spirometrie 503 f
- FNH (fokfale noduläre Hyperplasie der Leber) 806
- Foetor s. auch Fötor
- – ex ore 101
- – hepaticus 101
- Folsäureantagonisten, Nebenwirkung 413
- Folsäurekonzentration im Serum 1044
- – erniedrigte 1044
- Folsäuremangel 410 ff
- – Hyperhomozysteinämie 230
- – Ursache 412 f
- – Zungenatrophie 80
- Fondaparinux 467
- Fontan-Zirkulation 690
- Foramen
- – bulboventriculare, Trikuspidalatresie 700
- – ovale, offenes
- – – bei Ebstein-Anomalie 715
- – – Kontrastechokardiographie 636
- – – Trikuspidalatresie 699
- – – Verschluss, perkutaner 637
- Formatio reticularis, mesencephale, Funktionsdefizit 962
- Fötor s. auch Foetor
- – urämischer 871
- Fragmentozyten 402 f, 419, 885
- Fraktur
- – Osteogenesis imperfecta 96
- – Osteomalazie 377
- – Osteopetrosis 367
- – Osteoporose 377
- – Paget-Erkrankung 371
- – pathologische 363, 365 f
- Frakturen, multiple 96
- Freizeitaktivität des Patienten 17
- Freizeitdermatose 17
- Fremdkörper
- – aspirierter, Atelektase 585
- – implantierter, Sepsisquelle 156
- – intranasaler, Atemluftgeruch 101
- Fremdmaterialinfektion 113
- Frenzel-Brille 979
- Fresssucht 39
- Friedländer-Pneumonie, Lungenabszess 584
- Fröhlich-Syndrom 88
- Frontal Lobe Atrophy, Schwindel 965
- Frontallappenepilepsie 994
- Fruchttod, intrauteriner, Thrombophilie, hereditäre 471
- Frühreaktion, bronchiale 513
- Frühsommermeningoenzephalitis 138, 160
- – berufsbedingte 16
- Fruktoseintoleranz, Hypoglykämie 1011 f
- FSGS (fokal segmentale Glomerulosklerose) 880, 869
- FSH s. Hormon, follikelstimulierendes Hormon
- fT3 s. Trijodthyronin, freies
- fT4 s. Thyroxin, freies
- FTA-Abs-Test (Fluoreszenz-Treponema-Antikörper-Absorptions-Test) 162
- Fugue 1009
- Fühlstörung
- – dissoziierte, gekreuzte 305
- – bei neurogenen Schmerzen 304 f
- Füllungsbehinderung, linksventrikuläre

- Hypotonie 767
- Kardiomyopathie 675
- körperlageabhängige Symptome 670
- Synkope 985, 988
- Functio laesa, Infektion 18
- Fundus
- – hypertonicus, Periarteriitis nodosa 182
- – paraproteinaemicus 449
- Fundusblutung, Morbus Waldenström 449
- Fundusvarizenblutung 466
- Fundusvenenstauung, Meningitis 134
- Fünftagefieber 200
- Funktion, kognitive, Prüfung 1002
- Funktionelle Störung 288 f
- – Abdominalschmerzen 277
- – Schmerzperiodik 279
- Funktionsstörung, anorektale 840, 842
- FUO (Fever of unknown Origin) s. Fieber unbekannter Ursache
- Furunkulose 41
- Fusionsschläge 735, 737
- Fusobacterium
- – necrophorum 133
- – nucleatum 141
- Fuß, Dermatome 313
- Fußheberparese 331
- Fußrückenschwellung 389
- Fußsohlenerythem 132
- Fußsohlenexanthem
- – Lues 163
- – makulopapulöses 120
- Fußsohlenschuppung 120 f, 156
- – Kawasaki-Syndrom 132

G

- GAD-Antikörper (Autoantikörper gegen Glutaminsäuredecarboxylase) 41
- α-Galactosidase-A-Mangel 67
- α-Galactosidase-Mangel, hereditärer 469, 679, 876
- Galaktosämie 21
- Galaktose-1-Phosphat 21
- Gallenblase 293
- – Adenomyomatose 293
- – vergrößerte, palpable 300, 777, 804
- Gallenblasendarstellung, fehlende, bei oraler Cholezystographie 782
- Gallenfarbstoffe, Kreislauf, enterohepatischer 773 f, 834 f
- Gallengänge, intrahepatische, erweiterte 803
- Gallengangskarzinom 55, 806
- Gallensäuren 234
- – Dekonjugation 834 f
- – Kreislauf, enterohepatischer 773 f, 834 f
- – Metabolismus 834 f
- Gallensäurerefluxgastropathie 288
- Gallensäureverlustsyndrom 834
- Gallensteineinklemmung 261, 266
- Gallensteinileus 266
- Gallensteinkolik 290 f
- Gallenwegsdyskinesie 293
- Gallenwegserkrankung 149, 290 ff
- Gallenwegsobstruktion 775
- Gallenwegssonographie 776, 781
- Gallenwegsstriktur 804
- Gallenwegsverschluss 804 f
- – Parasiten 805
- – Steatorrhö, acholische 834
- – Steineinklemmung 804
- – tumorbedingter 804

1095

Sachverzeichnis

Gallenwegsverschlusssyndrom 805 f
Gallertbauch 794
Galliumszintigraphie, Sarkoidosenachweis 599
Galopp
– präsystolischer 618, 624
– protodiastolischer 618, 623
Gammahydroxybutyrat-Intoxikation 1017
Gammatonus 998
Gammopathie
– biklonale 447
– monoklonale 447 f
– – Serumeiweißelektrophorese 855
– – unklarer Signifikanz 315
– – Von-Willebrand-Erkrankung, erworbene 466
Gang 88
– Prüfung 34
Gangataxie 88
– im Dunkeln 981
Ganglienblocker 564
Ganglioneurom 749
Gangrän 319, 324
– akrale, Phlegmasia coerulea dolens 333
– Ergotismus 328
Gangunsicherheit
– Perilymphfistel 981
– Schwankschwindel, phobischer 983
Ganzkörper-CT, Tumorsuche bei Osteomalazie 379
Ganzkörper-MRT, Tumorsuche bei Osteomalazie 379
Gardner-Syndrom 72, 286, 829
Gas
– in der Darmwand 270
– im Portalvenensystem 270
Gasaustauschstörung 936
Gasbrand 157
– Geruch 102
Gastrinom 283, 837
Gastrinspiegel
– erhöhter 280, 283
– Provokationstest 283
Gastritis
– akute 278 f
– – medikamentenbedingte 279
– – Schmerzen 278
– – Ursache 278 f
– allergische 279
– atrophische 280
– – Intrinsic-Factor-Mangel 410
– chronische 280
– – Helicobacter-pylori-assoziierte, MALT-Lamphom-Enstehung 444
– erosive 278 f
Gastroenteropathie, exsudative 387 f
Gastrointestinales Syndrom 193
Gastrointestinaltrakt
– Autoimmunkrankheit 18
– Sepsisquelle 156
Gastroösophagealer Übergang, Schleimhautrisse 284
Gastroskopie 281
Gaucher, Morbus
– ethnische Gruppe 15
– infantiler 367
– Skelettmanifestation 367
Gaumen, bogenförmiger 81
Gaumenenanthem 141
Gaumeneruptionen, papulovesikuläre 142
Gaumenmandelentzündung s. Tonsillitis
Gaumensegelinnervation, Prüfung 34

GB-Virus-C 788
Gedächtnis, Prüfung 34
Gefäßanomalie, mediastinale 813
Gefäßdissektion, intrakranielle 211 f
Gefäßerkrankung
– funktionelle 328 ff
– Ulcus cruris 65
Gefäßfunktion, Status 29
Gefäßgeräusch, systolodiastolisches, kontinuierliches 327
Gefäßmissbildung, Morbus Osler-Rendu 468
Gefäßpalpation 29
Gefäßschmerzen, permanente 304
Gefäßtonus 908
Gefäßverkalkung 229
Gefäßvermehrung 467 f
– lokalisierte 467
Gefäßwand
– Amyloidinfiltration 469
– Immunkomplexablagerung 469
– Infiltration 468 f
– Steifigkeitszunahme, Pulsveränderung 620
– Zusammensetzung, abnorme 468
Gehörverminderung, einseitige, rezidivierende 101
Gehstrecke, schmerzfreie 319, 321
Gelbfieber 126, 178
– Atemluftgeruch 102
Geldrollenbildung im Blutausstrich 447
Geldscheinhaut 777
Gelegenheitsanfall 963, 992 f
Gelenkaffektion, rheumatische, entzündliche 342 ff
Gelenkblutung 465 f
Gelenke
– Autoimmunkrankheit 18
– überstreckbare 81
Gelenkerguss 128
Gelenkerkrankung
– degenerative 353 ff
– neuropathische 352
Gelenkkontraktur 367
Gelenkprothese, Infektion 129
Gelenkpunktat, Untersuchung 128
Gelenkschmerzen s. Arthralgie
Gelenkschwellung 129
– rezidivierende, Lyme-Erkrankung 160
– SAPHO-Syndrom 348
– Sarkoidose, akute 598
Gelenkspaltverschmälerung 342 f, 353
Gelenktuberkulose 128
Gelenkverdickung, ossäre 353
Gelenkzerstörung 342, 352
Genitale, weibliches, Sepsisquelle 156
Genitalerkrankung, Dysfunktion 50
Genitalhaarverlust, sekundärer 75
Genitofemoralisneuralgie 277
Genodermatose, Teleangiektasien 66
Geräusch, supraklavikuläres 337
GERD (Gastroesophageal Reflux Disease) s. Refluxkrankheit, gastroösophageale
Geriatrische Aspekte 13
Gerinnung, intravasale, disseminierte 420, 456, 474
– Abgrenzung vom Leberversagen 466
– Erythrozytenfragmentierung 421
– hämorrhagische Phase 474
– ischämische Phase 474

– paraneoplastische 20
– bei Promyelozytenleukämie 426 f
– bei Spesis 454
– Thrombozytenverbrauch 474
– – peripherer 464
Gerinnungsaktivierungsmarker 455
Gerinnungsdiagnostik, spezifische 454 ff
Gerinnungsfaktoren 457
– Messung 455
– plasmatische 465 ff
Gerinnungsinhibitorenbestimmung 455
Gerinnungsschema 457
Gerinnungsstörung 451 ff
– erworbene 454
– Globalstests 454
– laboranalytische Erfassung 454 f
– plasmatische, Blutungstyp 458 f
– thromboembolische Erkrankung 470 f
– thrombozytäre 458 f
– vaskuläre 458 f
Gerinnungszeitverlängerung, APA-bedingte 472
Gerontoxon 97
Gerstenkorn 96
Geruch 101 f
Gesamtcholesterin 230, 233
Gesamt-CO_2 1070
Gesamtkörpernatrium, Extrazellulärvolumen-Regulation 908
Gesamt-Serum-IgE, erhöhtes 555
Geschlecht des Patienten 13 f
Geschwulst, dysontogenetische, zervikale 481
Gesichtserythem 55
Gesichtsexanthem, schmetterlingsförmiges 95, 186
Gesichtsfarbe, livide 71
Gesichtsfeldeinschränkung 215
Gesichtsfeldprüfung 34
Gesichtshautatrophie 95
Gesichtsmuskelstarre, tonische 93
Gesichtsödem 197, 388
Gesichtsrötung 71, 93 f
Gesichtsschmerzen s. auch Kopfschmerzen
– Anamnese 210
– atypischer 219, 221
– Differenzialdiagnose 210
– Sinusitis sphenoidalis 216
– Wallenberg-Syndrom 212
– Zahnerkrankung 216 f
– zentral generierte 212, 219, 221
Gesichtsschwellung 393
Gestationsdiabetes 40, 42
– insipidus 914, 916
Gewebe, lymphatisches, mukosaassoziiertes 444
– Lymphom 280, 286, 444
Geweebeisen 404
Gewebefilariose 178
Gewebehypoxie 931
Gewebetransglutaminase 833
Gewebsabbau, Fieber 199
Gewichtsreduktion 36
– bei Adipositas-Hyperventilations-Syndrom 510
Gewichtsverlust 91
– Anorexia mentalis 766
– Bronchialkarzinom 602
– Castleman-Erkrankung 132
– bei chronischer Niereninsuffizienz 872
– Diabetes mellitus 91
– Enteropathie, gluteninduzierte 832
– Hodgkin-Lymphom 440
– Husten 46

– Hyperthyreose 91
– Leukämie, chronische, lymphatische 434
– Lungenfibrose, idiopathische 558
– Lungentuberkulose 539
– Lymphom, malignes 198
– Magenkarzinom 284
– Morbus
– – Addison 762
– – Basedow 490
– – Crohn 826
– – Whipple 151, 348
– Pankreaserkrankung 293, 298
– Pankreaskopfkarzinom 300
– Pneumonie
– – eosinophile, chronische 555
– – organisierende, kryptogene 561
– Polycythaemia vera 438
– Pyelonephritis, xanthogranulomatöse 893
– Schilddrüsenadenom, autonomes 492
– Typ-1-Diabetes 41
– unklarer Ursache 19
– Vorhofmyxom 670
Gewichtszustand, Klassifizierung 88
GFR s. Glomeruläre Filtrationsrate
GH (Growth Hormone) s. Wachstumshormon
Ghon-Primärkomplex 539
GHRH-Mangel, kongenitaler 86
Gianotti-Crosti-Syndrom 777
Giardia-lamblia-Infektion 150
Gicht 67, 349
Gichtanfall 349
Gichtniere 349
Gichttophus 67
Giemen 31, 506 f, 514
– Dyspnoe, kardiovaskulär bedingte 615
– exspiratorisches 622
– Lungenödem, intraalveoläres 619
– bei pulmonaler Hypertonie 647
Gießerfieber 16
Gießersilikose 566
Gigantismus 754
– hypophysärer 82 f
– zerebraler 81
Gilbert-Syndrom 775, 782
– Laborbefund 778
Gingivablutung 427, 468
Gingivahyperplasie 71, 79
Gingivainfiltration, leukämische 426, 430
Gingivasaum 79
Gingivazeichnung, weiße, retikuläre 79
Gingivitis 79
Gingivostomatitis herpetica 124
GIST (gastrointestinaler Stromatumor) 286
Gitelman-Syndrom 766
– Hypokaliämie 920 f
– Hypomagnesiämie 953
– umgekehrtes 923 f
– Urinbefund 935
Glandula-submaxillaris-Lymphomatose, lokalisierte 133
Glanzmann, Morbus 461 f
Glasfaserdermatitis, berufsbedingte 16
Glasgow-Koma-Skala 1002
Glaskörperblutung 99
Glaskörpertrübung 99
Glaukom
– akutes 100, 211
– – Kopfschmerzen 216
– Sturge-Weber-Syndrom 73

Sachverzeichnis

GLDH (Glutamatdehydrogenase) 778
Globalinsuffizienz, respiratorische 502 f
– Asthma bronchiale 515
– Lungenemphysem 520
Globinsynthesestörung 404, 408 f, 421
Globulin, 25(OH)-Vitamin-D-bindendes 879
α_1-Globuline 1067
– fehlende 799
– polyklonal vermehrte 779
α_2-Globuline 1067 f
β-Globuline 1067
γ-Globuline 1067 f
Globus pharyngeus 812
Globusgefühl 812
Glomeruläre Filtrationsrate 850
– Autoregulationsstörung, akutes Nierenversagen 863
– Niereninsuffizienz, chronische 867
– rascher Abfall 882
– reduzierte 380, 862 ff
– – reversible Ursachen 875
Glomerulonephritis 865
– akute 862
– – LDL-Cholesterin-Spiegel 234
– – nach Streptokokkenangina 141, 877 f
– chronische 876, 888
– diffus proliferative 877
– exsudative 878
– extrakapillär proliferative 884
– Lupus erythematodes, systemischer 185
– membranoproliferative 877
– membranöse 880 f
– bei Nail-Patella-Syndrom 77
– Ödembildung 388
– paraneoplastische 20
– pauci-immune 883
– postinfektiöse 877 f
– Proteinurie 854
– rasch progrediente 850, 876, 882 ff
– Vaskulitis 179
Glomerulopathie 875 ff
– diabetische 876
– immunologische Faktoren 875
– nichtimmunologische Faktoren 876
– primäre 868, 875
– sekundäre 875
Glomerulosklerose
– fokal segmentale
– – nephrotisches Syndrom 880
– – Wiederauftreten im Transplantat 869
– Kimmelstiel-Wilson s. Nephropathie, diabetische
– Nail-Patella-Syndrom 888
Glomus-caroticum-Tumor 990
Glossitis 70 f
Glossopharyngeusneuralgie 219 f
Glucocorticoidmangel 761
– sekundärer, nach Steroidtherapie 763
Glucocorticoid-Therapie
– Eosinopenie 204
– im Kindesalter, Minderwuchs 87
– Kollagendefekt 468
– Nebennierenrindeninsuffizienz, sekundäre 763
– Osteoporose 374
Glucokinasedefekt, genetischer 41
Glucose im Urin, Teststreifenuntersuchung 853
Glucosebelastungstest, oraler 754
Glucosegabe, orale, 2h-Plasmaglucose-Wert 40

Glucosekonzentration
– Gelenkpunktat 128
– niedrige, Pleuraerguss 252
– im venösen Plasma 1045 f
– – ADA-Kriterien 1045
– – erhöhte 1046
– – erniedrigte 1046
– – Koma
– – – hyperosmolares 1013 f
– – – ketoazidotisches 1013 f
– im venösen Vollblut 1045
Glucoseoxidase 853
Glucose-6-Phosphat-Dehydrogenase-Mangel 196, 721
– ethnische Gruppe 15
Glukagonom-Syndrom, Hautveränderung 67, 72
Glukosetoleranz
– gestörte 40 f, 295
– pathologische, Pankreaskarzinom 301
Glukosetoleranztest, oraler 41
Glukosurie 853, 889
– renale 853
Glukozerebrosidasedefekt 367
Glukozerebrosideinlagerung 367
Glutamatdehydrogenase 778
Glutamat-Oxalacetat-Transaminase 776, 778
– Aktivität im Serum, erhöhte 1029 f
Glutamat-Pyruvat-Transaminase 776, 778
– Aktivität im Serum, erhöhte 1029 f
Glutaminsäuredecarboxylase, Antikörper 41
γ-Glutamyltransferase 776
– Aktivität im Serum 1045
– – erhöhte 1029 f, 1045
– Cholestase 778 f
Glutathion 422
Glutathionmetabolismus, Enzymmangel 422
Gluten 832
Glycoprotein-IIβIIIα-Rezeptor-Antagonist (s. auch Abciximab) 454
– Thrombopenieauslösung 465
Glykogenspeicherkrankheit 21
Glykolipidspeicherkrankheit 679
Glykolvergiftung 931
Glykolyse, anaerobe 931
Glykosphingolipidablagerung 469
Glykosyl-Phosphatidyl-Inositol-Anker 419
Glyzyrrhizinsäure 749
GM-CSF (Granulocyte-Macrophage Coloni stimulating Factor) 573
Gnathostoma spinigerum 138
Golfellenbogen 357
Gonadendysgenesie 23, 39
– Hypotrichose 75
– Kleinwuchs 84
Gonadotropine 1046 f
Gonatotropinmangel 764
Gonokokkeninfektion
– anogenitale 154
– Arthritis 128
– Arthritis-Dermatitis-Syndrom s. Arthritis-Dermatitis-Syndrom
– disseminierte, Hautmanifestation 120
– septische Metastasierung 156
Gonokokkenperitonitis 268
Gonokokkensepsis, Hautveränderung 74
Gonokokkenurethritis, Arthritis, septische 347
Gonorrhö, extragenitale Manifestation 162

Gonyalgia paraesthetica 313 f
Goodpasture-Syndrom 572 f, 883 f
– Antikörper 849
Gordon-Syndrom, Hyperkaliämie 923 f
Gorham-Osteolyse 367
GOT s. Glutamat-Oxalacetat-Transaminase
GOT/GPT-Quotient 778
– Hepatitis, alkoholische 790
– Hepatopathie, medikamentös induzierte 789
Gottron-Papeln 69
GPI (Glykosyl-Phosphatidyl-Inositol-Anker) 419
GPT s. Glutamat-Pyruvat-Transaminase
Gradenigo-Syndrom 220
Graft, endovaskulärer, Infektion 159
Graft-Aneurysma 327
Graft-Versus-Host-Krankheit 120, 188
Graham-Steel-Geräusch 665, 669
Gram-Präparat, Gelenkpunktat 128
grand mal 994
Granula, thrombozytäre 461 f
α-Granula, thrombozytäre, Defekt 461 f
δ-Granula, thrombozytäre, Defekt 461 f
Granulocyte-Macrophage Coloni stimulating Factor 573
Granulom, eosinophiles 449
Granuloma inguinale 130
Granulomatose
– allergische 184, 555 f, 883
– Autoantikörper 180, 184, 556, 883
– – Hautmanifestation 120
– bronchozentrische 581
– Fieber 114
– Lungenrundherd 578
– lymphomatoide 577, 581
– sarkoidähnliche, nekrotisierende 581
– septische 156
Granulombildung, Aktinomykose 133
Granulome
– pulmonale, disseminierte 569
– retrobulbäre 96
– silikotische 566
Granulozyten s. auch Leukozyten
– Einschlusskörperchen 161, 462, 464
– eosinophile, im Sputum 515
– neutrophile, Ehrlichienbefall 161
– übersegmentierte 411 f
Granulozytenchemotaxie, intermittierende Störung 156
Granulozytenphagozytosetest 187
Granulozytopenie s. Leukozytopenie
Graupel-Kopfweh 211
Graves' disease s. auch Basedow, Morbus
– euthyroid 491
Gray-Platelet-Syndrom 461 f
Grenzstrang, sympathischer 309
– karzinomatöse Infiltration 311
Grey-Turner-Zeichen 296
Grippe s. Influenza
Groenblad-Strandberg-Syndrom 67 f
Großwuchs 81 ff
– Beckwith-Wiedemann-Syndrom 81
– endokrin bedingter 82 ff
– Homozystinurie 81

– hypophysärer 82
– im Kindesalter 82, 84
– Klinefelter-Syndrom
– konstitutioneller 81
– Marfan-Syndrom 81, 469
– Pubertas praecox 82
– Sotos-Syndrom 81
Großzehengrundgelenk, Gichtanfall 349
Grover, Morbus 60
Growth Hormone s. Wachstumshormon
Growth Hormone releasing Hormone, Mangel 86
Grundtonus 998
γ-GT s. γ-Glutamyltransferase
γ-GT/GPT-Verhältnis 1029
Guanarito-Virus 125 f
Guillain-Barré-Syndrom 315
– sensibles, Synkope 989
Gummata 163
Gumprecht-Kernschollen 434
Gürtelrose s. Herpes zoster
Gürtelschmerzen 277, 295
Gynäkomastie 90 f
– bilaterale, schmerzlose 82
– endokrines Leiden 91
– Leberkrankheit, chronische 777
– Leberzirrhose 71, 791 f
– medikamentös bedingte 91
– paraendokrin bedingte 20
– physiologische 90
– tumorbedingte 90 f
– Ursache 90 f

H

Haaransatz, tiefer, im Nacken 84
Haarausfall s. Effluvium
Haare 74 f
– Pigmentationsstörung 75
Haarnadelschlingen 270
Haarwachstumsstörung 68
Haarzellen 435
Haarzellleukämie 435, 443
– Inzidenz 427
Haarzungen, schwarze 80
Habitus
– eunuchoider 82
– gynoider 89
HACEK-Gruppe, Kulturmedium 158
Haemophilus
– ducreyi 130
– influenzae, septische Metastasierung 156
Haemophilus-influenzae-Infektion
– Arthritis 128
– Epiglottitis 143
– Meningitis 134, 136
– Pneumonie 144, 534
Haemosuccus pancreaticus 285
Hahnenkammbild, Aortendruckkurve 651 f
Hairy cell leukemia s. Haarzellleukämie
Hakenwurm-Befall, Lungeninfiltrat, eosinophiles 554
Halbmondbildung, glomeruläre 882, 884
Halbseitenschmerz 305
Half and half nail 78
Halitosis 101
Halluzination 963
– hypnagoge 994
Halluzinogenintoxikation 1017
Hals
– äußerer
– – Fehlbildung 480 f
– – Tumor 480, 483 f
– Bestrahlung, Schilddrüsenmalignom 489

Sachverzeichnis

Hals, Innervationsareale 213
– Inspektion 480
– Palpation 480
Halsfistel 480 f
Halsgeschwulst, dysontogenetische 481
Halsinfektion, tiefe 483
Halslymphknotenmetastase 484
Halslymphom, tuberkulöses 482
Halsmarkastrozytom 314
Hals-Nasen-Ohren-Erkrankung, Kopfschmerzen 216
Halsphlegmone 483
Halsrippe 338, 481
Halsrippen-Syndrom 311, 481
Halsschmerzen
– Herpangina 142
– Thyreoiditis, subakute 488
– Tonsillopharyngitis, bakterielle 140
Halsschwellung, Status febrilis 133
Halssympathikuslähmung 96
Halsvenenkollaps bei Aufrichten des Patienten 620
Halsvenenpuls 621, 647, 671
Halsvenenstauung 618
– Perikardtamponade 244, 671
– Spannungspneumothorax 255
– Trikuspidalstenose 671
Halsweichteilentzündung 480 ff, 483
Halswirbelsäule
– Arthritis, rheumatoide 342 f
– Retroflexionsschmerz 216
Halswirbelsynostose, kongenitale 481
Halszyste 480 f
Haltereflexanomalie 961
Hämangioendotheliom 364
– malignes 807
– – medikamentös induziertes 789
Hämangiom
– kavernöses, hepatisches 806
– vertebrales 364
– zervikales 481
Hämangiome, multiple 361
– kutane 666
Hämangioperizytom 364
Hämangiosarkom 364, 807
Hämarthros, Gerinnungsstörung 458
Hämatemesis 284 f
Hämatokrit
– erhöhter 438
– Normwerte 400
Hämatologische Erkrankung
– Abdominalschmerzen 276
– Ikterus 773
– Ulzeration, enorale 79
Hämatom 459
– epidurales, akutes 1008
– Gerinnungsstörung 458
– intrapulmonales
– – Rundherd 575 f, 580
– – traumatisch bedingtes 575 f
– retroperitoneales 272, 313
– spontanes, Ehlers-Danlos-Syndrom 468
– subdurales s. Subduralhämatom
Hämatomyelie 306
Hämatopoese
– Dysplasiezeichen 415, 429, 436
– ineffektive 415, 436
– Neoplasie 426 ff
– Proliferation, trilineäre 438
Hämaturie
– familiäre, benigne 887
– glomeruläre 885 f
– – mit Proteinurie 886
– Goodpasture-Syndrom 573

– isolierte 876
– Nierenzellkarzinom 899
– Purpura Schoenlein-Henoch 469
– terminale, Schistosomiasis 177
Hämiglobin 720
Hämiglobinzyanose 690, 719 ff
Hamman-Rich-Syndrom 557, 562
Häm-Molekül 404
Hämobilie 284, 781
Hämochromatose
– Arthropathie 352
– hereditäre 798
– – Eisenindizes 798
– Kardiomyopathie, restriktive 676, 679
– Nagelformveränderung 76
Hämodynamik
– linksventrikuläre, Messung 637
– Studien, Dopplerechokardiographie 634 f
Hämoglobin 720
– Abbau 773 f
– Defekt 409
– glykosyliertes 42
– instabiles 409
– oxigeniertes 1069 f
– qualitativ verändertes 421
– reduziertes, absoluter Gehalt 690 f
Hämoglobine
– instabile 421
– mit niedriger O$_2$-Affinität 720
Hämoglobinelektrophorese 410, 421 f
Hämoglobingehalt, korpuskulärer, mittlerer 400 f
Hämoglobinkonzentration 400
– Anämie-Definition 400
– erhöhte 438
– korpuskuläre, mittlere 400 f
– – Anämie-Einteilung 401
– Normwerte 400
Hämoglobinopathie 421 f
Hämoglobinopathie M 720
Hämoglobinsynthese, verminderte 404, 408
Hämoglobinurie 416, 854 f
– nächtliche, paroxysmale 419
Hämoglobinvarianten 421
Hämoglobinzyanose 691 ff
– zentrale s. Zyanose, zentrale
Hämokkult-Screening 37
Hämolyse (s. auch Anämie, hämolytische) 416 ff
– Abklärung 423
– chemikalienbedingte 417
– mit Erythrozytenfragmentierung 419 f
– Etythrozytenformvarianten 421 f
– exogene 417 f
– Fieber 199
– Hyperkaliämie 922 f
– Ikterus 773
– komplementvermittelte 419
– Malaria 175
– medikamentenbedingte 417
– mikroangiopathische 420 f
– nächtliche, paroxysmale, Komplikation, thromboembolische 419
– Zeichen 416, 773
Hämolytisch-urämisches Syndrom 420, 883, 885
– Differenzierung von thrombotisch thrombozytopenischer Purpura 474
– Glomerulopathie 876
– postpartales 421
– Thrombozytenverbrauch, peripherer 464, 474

Hämophagozytose-Syndrom 199, 450
Hämophilie A 465
Hämophilie B 465
Hämoptoe 501 f
– Bronchialkarzinoid 603
– Bronchiektasen 522
– Linksherzinsuffizienz 618
– Lungenhämosiderose 572
– Ursache 501 f
Hämoptyse 45
– Goodpasture-Syndrom 573
Hämosiderin 404
Hämostasestörung
– primäre 455, 460 ff
– sekundäre 455, 460, 465 ff
Hämstoffwechselstörung 272 f
Hämsynthesehemmung, Bleiintoxikation 275
Ham-Test 419
Hand 92 f
– Pigmentierung, generalisierte 92
– Wärme 92
– zyanotische 93
Handfächenerythem s. Palmarerythem
Handflächenexanthem
– Lues 163
– makulopapulöses 120
Handflächenschuppung 120 f, 156
– Kawasaki-Syndrom 132
Hand-Fuß-Mund-Exanthem 120, 142
Handlähmung, Pancoast-Tumor 577
Handlinien
– Pigmentierung 92, 763
– verstärkte 68
Handlungen, automatische 1009
Handmuskelatrophie 92
Hand-Schüller-Christian-Krankheit 364, 449
Handzittern 93
Hantaan-Virus 126 f
Hanta-pulmonales-Syndrom 126 f
Hantaviren 126 f
Hantaviruspneumonie 544
Haptoglobin, Normwerte 400
Haptoglobinkonzentration im Serum 416, 1047
Harnblase
– Palpation 32
– Perkussion 32
Harnröhrenstriktur, Hydronephrose 894
Harnsäureausscheidungsstörung 349
Harnsäurekonzentration im Serum 349, 1048
Harnsäurekristalle im Urin 860 f
Harnsäurestein 896
Harnsäureüberproduktion 349
Harnstoffkonzentration im Serum 1049
Harnstoff-Kreatinin-Quotient 1049
Harnstoffmetabolismus, hepatischer 780
Harntrakt
– oberer, Obstruktion 892
– unterer, Obstruktion 892
Harnwegsinfekt 154, 850, 892 ff
– akuter, unkomplizierter, der Frau 154
– Erreger 856 f
– Escherichia coli 157
– komplizierter 892 f
– Nitritnachweis im Urin 856
– Pseudomonas-aeruginosa-Infektion, nosokomiale 157
– rezidivierender

– – bei der Frau 13
– – Pyelonephritis, xanthogranulomatöse 893
– Sepsis 155
– unkomplizierter 892
– Urinbefundkonstellation 861
Harnwegsobstruktion 892, 894 ff
– Pyelonephritis, xanthogranulomatöse 893
Harnwegstumor 886
– bei Analgetikaabusus 891
– berufsbedingter 16
Hasford-Score 433
Hashimoto-Thyreoiditis 488 f
– MALT-Lamphom-Entstehung 444
Hauptproblem 6 f, 11
Haut 55 ff
– alabasterweiße 55
– Autoimmunkrankheit 18
– gelbe 55 f
– gelb-grünliche 55
– Geruch, krankheitsspezifischer 102
– kalte 92
– kirschrote, bei Intoxikation 70
– pergamentartige 71
– Sarkoidose 597 f
– Untersuchungstechnik 55
– warme 92
– zitronengelbe 70
Hautanergie 194
Hautatrophie, glucocorticoidbedingte 68, 468
Hautbandtest 187
Hautblässe s. Blässe
Hautblutung
– Hämophilie 465
– Thrombozytenrezeptorendefekt 461
– Von-Willebrand-Erkrankung 466
Hautblutungen 71, 136
Hautdiphtherie 73
Hautfarbe 55 ff
Hautinduration, eosinophile, subepidermale 189
Hautinfektion 121 f
– Lymphadenopathie, lokalisierte 450
– rezidivierende, Typ-2-Diabetes 41
Hautinfiltrat
– leukämisches 430
– neutrophiles 120
Hautknoten 62 ff
Hautkolorit, urämisches 870
Hautkrankheit 63 ff
– bläschenbildende 59 f
– blasenbildende 61 f
– knotenförmige 62 ff
– Onycholyse 76
– papulöse 62
Hautmilzbrand 122
Hautnekrose, Cumarin-bedingte 467
Hautossifikation 66
Hautpigmentierung s. Pigmentierung
Hautrötung 55 f
– entzündliche, generalisierte 59
Hauttest 515
– Echinokokkose 579
Hauttuberkulose 63, 73
Hautturgor 66
– verminderter 151
Hautüberdehnbarkeit 67 f
Hautulzeration 64
– bei Diabetes mellitus 67
– Felty-Syndrom 343
Hautveränderung
– endokrinologische Krankheit 68

Sachverzeichnis

- bei gastrointestinalen Störungen 71 f
- hämatologische Affektion 70 f
- Herzkrankheit 71
- bei Ikterus 777
- infektionsbedingte 73 f
- intoxikationsbedingte 70
- Kollagenose 69 f
- Leberkrankheit 71
- Lupus erythematodes, systemischer 185
- medikamentös bedingte 70
- neurokutane Krankheit 71 ff
- orangenschalenähnliche 392
- Periarteriitis nodosa 183
- plaqueförmige 62
- Stoffwechselstörung 67 f
- trophische 777
- tumorassoziierte 68 f
- Vaskulitis 179

Hautverkalkung (s. auch Calcinosis cutis) 66, 92
HAV (Hepatitis-A-Virus) 783 f
HbA_{1c} (glykosyliertes Hämoglobin) 42
Hb-Beth-Israel-Hämoglobinopathie 720
HbC 409
HbE 409
HBeAg 784 f
Hb High Performance Liquid Chromatography 421
Hb-Kansas-Hämoglobinopathie 720
Hb-Lepore 409, 421
HBsAg 783 ff
- persistierendes 786
HBsAg-Carrier-Status 786
HBs-Antigen-Nachweis bei Periarteriitis nodosa 182
HBV s. Hepatitis-B-Virus
HBV-HDV-Koinfektion 785, 787
HCC s Karzinom, hepatozelluläres
HCG (humanes Choriongonadotropin) 19, 1050 f
HCL (Hairy cell leukemia) s. Haarzellleukämie
HCV (Hepatitis-C-Virus) 783 f, 787
HDL (High-Density-Lipoprotein) 230 f, 233 f
HDL-Cholesterin 230 f
HDL-Cholesterin-Spiegel 1049 f
- metabolisches Syndrom 90
- Niereninsuffizienz, chronische 234
- Östrogeneinfluss 234
HDL-Defizit, familiäres 233
HDL-Mangel 233
HDV (Hepatitis-Delta-Virus) 783 f, 787
HDV-Superinfektion 785 ff
Heberden-Knoten 92, 353
Hedinger-Syndrom 836
Heerfordt-Syndrom 485, 598
Hefepilzpneumonie 545
Heinz-Innenkörper 403, 421, 720
Heiserkeit 104
- Ösophagustumor 813
- Schilddrüsenmalignom 489
Heißhunger 39
Helicobacter pylori 280 f
Helicobacter-pylori-Infektion
- Gastritis 278, 280
- Magenlymphom 286
- Ulkuskrankheit 280, 282
HELLP-Syndrom 802
Helminthenbefall
- Lungeninfiltrat, eosinophiles, chronisches 548
- Meningitis 138
Helminthenlarveninvasion, Hirnabszess 140

Hemianästhesie 305
Hemianopsie 211 f
Hemiataxie 305
Hemicrania
- continua 219
- epileptica 215
Hemiparese
- Gang 88
- transitorische, Koma, diabetisches, hyperosmolares 1013
- unkales Syndrom 1003 f
Hemiplegie, Blutung, intrazerebrale 212
Hemisphäre, sprachdominante 103
Hemisphäreninsulte, bilaterale, simultane 1006
Hemisyndrom, motorisches, Basilarismigräne 1006
Hemithoraxschrumpfung 253 f
Hemmkörperhämophilie, erworbene 465
Henderson-Hasselbalch-Gleichung 926
Hendra-Viren 139
Heparine 467, 473
Heparintherapie, Hyperkaliämie 923 f
Hepatic nuclear Factor, Defekt 41
Hepatitis 783 ff
- akute, Laborbefund 778
- alkoholbedingte 292, 783, 789 f
- cholestatische, fibrosierende 786
- chronische 788
- – Definition 783
- – Laborbefund 778
- epidemica, Pneumonie 544
- fulminante, humanes Herpesvirus 6 125
- granulomatöse, Status febrilis 118
- Hautveränderung 71
- Ikterus 777
- medikamentös induzierte 788 f
- Ticrynafen-induzierte 788
- – Autoantikörper 780
- virale 148, 783 ff
Hepatitis A 783 f
- fulminante 784
- Infektion in den Tropen 173
- primär cholestatische 784
Hepatitis B 783 ff
- akute 786
- Arthritis 128
- chronische 785 f
- fulminante 786
- HCC-Risiko 786
- Panarteriitis nodosa 883
- Risikogruppen 784
Hepatitis C 783, 785, 787
- akute 787
- chronische 275, 785, 787
- Karzinom, hepatozelluläres 807
- extrahepatische Manifestation 787
- Kryoglobulinämie 469 f
- Paraprotein 447
Hepatitis D 783, 787
- – fulminante 787
Hepatitis E 783, 787 f
- – fulminante 788
Hepatitis-A-Virus 783 f
Hepatitis-B-Vakzinierung 786
Hepatitis-B-Virus 783 f
- molekularer Nachweis 786
- Periarteriitis nodosa 182
- Trägerstatus 786
- Übertragung 784
Hepatitis-B-Virus-Infektion
- extrahepatische Manifestation 786

- HDV-Superinfektion 785 ff
Hepatitis-C-Virus 783 f, 787
Hepatitis-C-Virus-Infektion, chronische
- Purpura 120
- Purpura-Arthralgie-Nephritis-Syndrom 184
Hepatitis-Delta-Virus 783 f, 787
Hepatitis-Delta-Virus-Superinfektion 785 ff
Hepatitis-E-Virus 783 f, 787
Hepatitis-G-Virus 788
Hepatitisviren 783 f
Hepatitisvirusinfektion, Hämophagozytose-Syndrom 199
Hepatoblastom 806
Hepatomegalie 621
- Budd-Chiari-Syndrom 800
- Hämophagozytose-Syndrom 199
- Leukämie
- – akute, lymphatische 427
- – chronische, lymphatische 434
- Myelofibrose, idiopathische, chronische 439
- Perikardtamponade 671
- Zirrhose, biliäre, primäre 803
Hepatopathie
- alkoholinduzierte 783, 788 ff
- cholestatische, medikamentös induzierte 802
- Laborbefund 778
- medikamentös bedingte 783, 802
- Melagatran-bedingte 467
- Porphyria cutanea tarda 275
- Schistosomiasis 176
Hepatopulmonales Syndrom 650, 798
Hepatorenales Syndrom 797
Hepatosplenomegalie 777
- Felty-Syndrom 343
- Fleckfieber, epidemisches 124
- Leishmaniose 176
- Lymphadenopathie, angioimmunoblastische 445
- Morbus Still 344
- – des Erwachsenen 343
- Nezelof-Syndrom 195
- Osteopetrosis 367
- Zytomegalie 141, 160
Hepatozelluläre Erkrankung, Laborbefund 778
Hermansky-Pudlak-Syndrom 461 f
Herniation, transtentorielle 1003 f
Hernie
- bei Aszites 792 f
- äußere, Ileus 265
- inguinale 898
- Provokation 32 f
- umbilikale 898
Heroinintoxikation 1017
Heroinüberdosierung, Lungenödem 642
Herpangina 142
Herpes
- genitalis 124
- labialis 532
- Malaria 175
- simplex 124 f, 130
- zoster 60, 124 f
- – Lymphknotenschwellung 130
- – multisegmentaler 125
- – oticus, Labyrinthausfall 980
- – Schmerzen, interkostale 255
- – Thoraxschmerzen 225
Herpesanitis bei AIDS 169
Herpesenzephalitis 1005
Herpesproktitis 124
Herpessepsis des Neugeborenen 124
Herpes-simplex-Virus

- Typ 1 124 f
- Typ 2 124 f
Herpes-simplex-Virus-Infektion
- AIDS 168
- Begleithepatitis 783
- Bläschenbildung 59 f
- bei Neutropenie 171
Herpesviren 124 f
- Reaktivierung 124
Herpesvireninfektion 124 f
- latente 124
- Ösophagitis 816
Herpesvirus, humanes s. Humanes Herpesvirus
Herz
- Auskultation 29, 622 ff, 695
- blutendes 244
- Dissoziation, elektromechanische 244
- Druckbelastung 638, 644 ff
- Entenform 631
- Extraschläge 247
- Extratöne 623 f
- – frühdiastolische 623
- Füllungsbehinderung 644, 667 ff, 670
- – akute 638
- Kontraktilitätsstörung, akute 638
- konzentrisch hypertrophes, des älteren Patienten 616
- Magnetresonanztomographie 636
- Nachlast, erhöhte 645, 655
- Palpation 29
- Perkussion 29
- Sarkoidose 597 f
- Untersuchung, apparative 628 ff
- Volumenbelastung 644, 655 ff
- – akute 638, 655
- Vorlast, erhöhte 655
Herzarrhythmie s. Arrhythmie
Herzasthmatiker s. Asthma cardiale
Herzbeschwerden, funktionelle 12
Herzbucht, vertiefte 629
Herzdilatation 666
- globale 648
- volumenbelastungsbedingte 655
Herzextraton
- dumpfer, systolischer 670
- Pericarditis constrictiva 672
Herzfehler, Status febrilis 157 ff
Herzfehlerzellen 507, 573
Herzfrequenzvariabilität, Kipptisch-Untersuchung 725
Herzfunktion, Status 29
Herzgeräusch
- Änderung 158
- Charakteristik 622 ff, 627 f
- diastolisches 626 ff, 709
- – bei Zyanose 695
- frühdiastolisches 628
- hochfrequentes, holosystolisches, apikales 661
- holosystolisches 626, 661
- Intensität 622
- mittdiastolisches, apikales 656 f, 659
- niederfrequentes, spätsystolisches 669
- Qualität 622
- spätdiastolisches 628
- systolisch-diastolisches 627
- systolisches 626 f, 709
- – Inspirationseinfluss 628
- – Körperhaltungseinfluss 628
- – bei Zyanose 695
- telesystolische 657
Herzgröße 629
Herzhöhlenvergrößerung 629, 631 f

Sachverzeichnis

Herzinsuffizienz
– akut dekompensierte 639
– akute 638 ff
– – Ursache 638
– – volumenbelastungsbedingte 655
– Aortenklappenstenose 651
– bei arteriovenösen Shunts 468
– bei arteriovenöser Fistel 327
– Aszitesbildung 621
– Atemmuster 507, 510, 619
– Auskultationsbefund 621 f
– Belastungseinschränkung 618 f
– – NYHA-Klassifikation 618
– Belastungstest 637
– biventrikuläre 617
– – Befunde 618
– – Jugularvenenpuls 620
– – Kardiomyopathie, dilatative 681
– – Kussmaul-Zeichen 620
– – Myokarditis 683
– BNP-Serumspiegel 507
– chronische 639, 643 f
– – Schweregrad, NYHA-Klassifikation 643
– – Ursache 643 f
– Computertomographie 636
– diastolische 617
– bei Druckbelastung 644 ff
– Dyspnoe 617 f
– – nächtliche, paroxysmale 619
– Elektrokardiographie 628 f
– bei erhöhtem Herzminutenvolumen 665 f
– bei Fabry-Krankheit 67
– feuchter Status 621
– bei Füllungsbehinderung 644, 667 ff
– Herzkrankheit, koronare, chronische 685
– bei Herzrhythmusstörung 686
– hypertoniebedingte 643, 646
– Hypotonie 767
– bei Kontraktionsschwäche 644, 681 ff
– Laboruntersuchung 628
– Magenbeschwerden 279
– Nykturie 618 f
– Ödembildung 386 f, 621
– Pulsqualität 620
– Säure-Base-Haushalt-Störung 929
– Stauungszeichen, pulmonale 631 f
– Symptome 618 f
– – zerebrale 619
– Synkope 988
– systolische 617
– Thorax-Röntgenbild 629 ff
– Untersuchung, apparative 628
– bei Volumenbelastung 644, 655 ff
– Zyanose, periphere 719
Herzkatheter 637
Herzklappe
– Auskultationsareal 623
– künstliche
– – Austreibungsklick 623
– – Dysfunktion 635
– – – Schock 643
– – Phonokardiogramm 625
– – mechanische
– – – Hämolyse mit Erythrozytenfragmentierung 420
– – Thrombopenie 464
– – Mikroemboli-Abgang 990
Herzklappendysfunktion bei polyzystischer Nierenerkrankung 898
Herzklappenerkrankung
– Anti-Phospholipid-Antikörper-Syndrom 472
– Herzinsuffizienz, chronische 643
Herzklappenfehler
– Geräuschbewertung 626 f
– Schwirren, tastbares 622
Herzklappeninsuffizienz 634
– Regurgitationsjet-Geschwindigkeit 634
– Schock 643
Herzklappenöffnungsfläche 633
Herzklappenstenose 633
Herzklappenveränderung, degenerative, Endokarditis 157
Herzklopfen s. Palpitationen
Herzkonfiguration
– aortale 630
– Aortenvitium 653
– Fallot-Tetralogie 698
– kugelige 717
Herzkontur, linke, Abrundung 631
Herzkrankheit
– Hautveränderung 71
– hypertensive 676
– koronare 226, 234 ff
– – Alter 230
– – Arbeitsversuch, klinisch positiver 234
– – Belastungs-EKG 234 ff
– – Bypass-Operation 238
– – chronische, Herzinsuffizienz 685
– – bei chronischer Niereninsuffizienz 869
– – Differenzialdiagnose 229
– – Differenzierung von dilatativer Kardiomyopathie 682
– – Dreigefäßerkrankheit 238, 682
– – Echokardiographie 235
– – Eingefäßerkrankung 238
– – Geschlecht 230
– – Hauptstammbefall 238
– – Herzinsuffizienz, chronische 643
– – Intervention, perkutane 238
– – Kammertachykardie 736
– – Koronarangiographie 235, 237 f
– – Myokardischämie 228 f
– – Myokardszintigraphie 235 f
– – Positronen-Emissions-Tomographie 236
– – Risikofaktoren 229 f
– – Ruhe-EKG 234
– – Screening 36
– – Synkope 985 f
– – Präkordiuminspektion 622
– – Untersuchung 620 ff
Herz-Kreislauf-Versagen bei akutem Abdomen 262
Herzlage 629
Herz-Lungen-Quotient 629
Herzminutenvolumen
– erhöhtes
– – Herzinsuffizienz 665 f
– – Hypertonie, arterielle 756
– – Ursache 666
– Messung 637
– vermindertes
– – akutes Nierenversagen 863
– – Aortenklappenstenose 651
Herzrhythmus, junktionaler 729
Herzrhythmusstörung 638, 724 ff
– Amyloidose, senile 678
– bradykarde 724
– durch Erbrechen 43
– Elektrokardiogramm 725
– erstmaliges Auftreten 724
– Herzinsuffizienz 644, 686
– Hypotonie 767
– Myokardinfarkt 240
– Pulszählung 724 f
– Sklerodermie 188
– Stimulation, elektrophysiologische 725
– Synkope 985 ff
– tachykarde 724
– – Differenzierung vom akuten Myokardinfarkt 243
– Thoraxschmerzen 224, 247
– vererbte 724
Herzschattenverbreiterung 246
Herzschmerzen, segmentale Lokalisation 260
Herzschrittmacher, Tachykardie 738
Herzspitzenstoß 622
– hebender 622, 646, 676
– nach unten lateral verlagerter 658 f
Herzsyndrom, hyperkinetisches 666
Herztod, plötzlicher
– bei Arrhythmie 738
– AV-Block, transienter, bei Myokarditis 683
– Familienanamnese 724
– Kardiomyopathie
– – dilatative 681
– – hypertrophe 676
– – rechtsventrikuläre, arrhythmogene 683
1. Herzton 623, 646
– Lautstärke, pathologische 623
– paukender 623, 668
– singulärer 706, 709
– Spaltung, pathologische 623
– Variationen 624
2. Herzton 623
– akzentuierter 615
– eng gespaltener 703
– fehlender 651
– lauter 646
– Lautstärke, pathologische 623
– singulärer 698
– Spaltung, pathologische 623 f
– Variationen 624
– verbreiterter 715
3. Herzton 244, 615, 618, 624, 646
– Kardiomyopathie, dilatative 681
– Myokarditis 683
– Mitralinsuffizienz 661 f
– physiologischer 623
– Ventrikelseptumdefekt 712
4. Herzton 618, 624 f, 646
– über der Herzspitze 651
– Kardiomyopathie, dilatative 681
– rechtsseitiger 624
Herzvitium
– angeborenes
– – Mitralklappeninsuffizienz 664
– – Stenose im rechtsventrikulären Ausflusstrakt 696
– Dekompensation bei Vorhofflimmern 620
– Hämolyse mit Erythrozytenfragmentierung 420
– Hautveränderung 71
– Links-rechts-Shunt 593
– Lungendurchblutung 696
– Rechts-Links-Shunt 506
– zyanotisches 76, 628
Herzwandaneurysma 685
– Röntgenbefund 631
Herzwandverletzung 247
Herz-Zwerchfell-Winkel, Verschattung 588 f
Heterochromie 98
Heterophorie, Stirnkopfschmerz 216
Heterozygotie 23
Heuschnupfen 15
HFE-Genmutation 798
HGV (Hepatitis-G-Virus) 788
Hiatushernie 287, 588, 607
– axiale 813
– Husten 46
– paraösophageale 287
Hibernating Myocardium 685
Hibernation, endogene 1015
Hidden Agenda 5, 35, 38 f
– Hinweise 39
High Output Heart Failure 468, 617, 628, 665 f
High-Density-Lipoprotein 230 f, 233 f
High-Grade-Lymphom 434
Hiluslymphknoten, verkalkte 547
Hiluslymphknotentuberkulose 606, 609
Hiluslymphknotenvergrößerung 600
Hilusvergrößerung 592 ff
– doppelseitige 593 ff
– – asymmetrische 599
– – einseitige 600 ff
– Hodgkin-Lymphom 592, 599
– Lungenstauung 593
– Non-Hodgkin-Lymphom 592, 599
– polyzyklische, symmetrische 594
– Pulmonalarterienerweiterung 593
– beim Raucher 600
– Sarkoidose 592 ff, 598
– Tuberkulose 592
– Tumor, gutartiger 604 ff
Hilusverkalkung, beidseitige 606
Hinterstrangataxie 410
Hinterstrangfunktionsstörung 304
Hinterstrangsyndrom 306
Hinterwandinfarkt 240
Hinterwurzelsyndrom 306
H^+-Ionen-Ausscheidung, renale 925
Von-Hippel-Lindau-Syndrom 73, 900
Hirnabszess 134, 140, 1008 f
– Begleitmeningitis 138
– Listeriose 136
– bei Morbus Osler-Rendu 468
– Vorstadium 212
Hirnabszesse, multiple 140
Hirnarterienaneurysma, basales, konnatales 212
Hirnarterienaneurysmen, multiple 898
Hirnblutung 464, 466
Hirndruck, erhöhter 212
Hirndrucksyndrom, chronisches 213, 215
Hirndruckzeichen, Subduralhämatom 214
Hirnembolien, multiple 1005
Hirninfarkt
– ischämischer 212
– lakunärer 212
Hirnläsion
– ischämische 212
– temporoparietale 104
Hirnnervenausfall
– kaudaler 305
– – Karotisdissektion 212
– Osteopetrosis 367
– Subarachnoidalblutung 211
– Tollwut 165
Hirnnervenfunktion 28, 34
Hirnnervenneuritis, Neuroborreliose 160
Hirnnervensyndrom, Neuralgie 219 f
Hirnödem, akutes, Natriumkonzentration im Serum 911
Hirnschädigung

1100

Sachverzeichnis

- diffuse 22
- lokale 23
- psychische Störung 22 f
Hirnstamm, Blutversorgung 967
Hirnstamminsult, Bewusstseinsstörung 1006
Hirnstammprozess, Bewusstseinsstörung 999
Hirntod 1004
Hirntrauma, Bewusstseinsstörung 1007 f
Hirnvenenthrombose 136
- septische 214
Hirschsprung-Krankheit 842
Hirsutismus 75
- paraendokrin bedingter 20
Histamin 24
Histamin-Flush 57
Histidin, Pufferwirkung 926
Histiozytom, fibröses, malignes 364
Histiozytose 364, 449 f
- maligne 449 f
Histiozytose X s. Langerhans-Zell-Histiozytose
Histoplasma capsulatum 173
Histoplasmose 173
- AIDS 168, 173
- disseminierte 173
- Lungenkalkherde 547
HIT (Heparin-induzierte Thrombopenie) 465, 473
Hitzeerkrankung, berufsbedingte 16
Hitzschlag 113
HIV (Human Immunodeficiency Virus) 166 ff
- Nachweis 166
- Übertragung 166
HIV-Infektion 166 ff
- akute 166
- - Exanthem 120
- Allgemeinsymptome 168
- assoziierte Krankheiten 168 f
- asymptomatische 167
- Bartonella-henselae-Infektion 131
- Castleman-Erkrankung 132
- CD4-Lymphozyten-Zahl 168
- Diagnostik 168
- Exanthem 60
- Fieber 113, 116
- Hämophagozytose-Syndrom 199
- Hautveränderung 74
- Hypertonie, pulmonale 649
- Infektion, opportunistische 139 f, 167 f
- Kaposi-Sarkom der Lunge 570
- klinische Kategorien 168
- mit Lues 163
- Lungeninfiltrat 548
- Lungentuberkulose, exsudative 539
- Lymphadenitis 482
- Lymphadenopathie-Syndrom 451, 483
- Lymphknotenschwellung 130
- Lymphozytopenie 205
- Meningoenzephalitis, akute 139
- Mononukleose-ähnliches Krankheitsbild 141
- Nachweisbarkeit 166
- noduläre Effloreszenzen 121
- Reiserückkehrer 178
- Risikofaktoren 167
- symptomatische 167
- Toxoplasmenreaktivierung 165
- Toxoplasmose, zerebrale 140
- Virusreplikation 167 f
- Vitamin-B_{12}-Serumspiegel, erniedrigter 411

- ZNS-Non-Hodgkin-Lymphom, primäres 442
- Zyste, lymphoepitheliale 133
HIV-Kardiomyopathie 681
HIV-p24-Antigen 166
HIV-Polyneuropathie 315
HIV-Primoinfektion, Candidastomatitis 79
HIV-1-RNS-Bestimmung 168
HIV-Zentralnervensysteminfektion, chronisch progressive 139
HJR s. Reflux, hepatojugulärer
H^+/K^+-ATPase 927
HLA-Assoziation
- Goodpasture-Syndrom 572
- Lupus erythematodes, systemischer 187
- Typ-1-Diabetes 41
HLA-B27
- Arthritis, reaktive 345, 347
- Arthropathie, enterokolitische 345
- Psoriasisarthropathie 345
- SAPHO-Syndrom 345
- Spondylitis ankylosans 345 f
HLA-DR3 490
HLA-DR4 343
HLA-Klasse-I-Antigen 194
HLA-Klasse-II-Antigen 194
HMB-Synthetase-Defekt 273 f
HNPCC (hereditäres nichtpolypöses kolorektales Karzinom) 286, 829
Hochdosischemotherapie, Veno-occlusive Disease 800
Hochleistungssport, Abdominalschmerzen 270
Hochrisikokriterien 5
Hodenatrophie bei Leberzirrhose 791
Hodgkin-Lymphom 149, 196, 439 ff, 606
- A-Symptomatik 198
- B-Symptome 440
- Fiebertyp 599
- gemischtzelliges 441
- Hilusvergrößerung 592, 599
- klassisches 439
- Lungenbeteiligung 577
- Lymphknotenbiopsie 441
- lymphozytenarmes 441
- lymphozytenprädominantes, noduläres 439
- Pleuraerguss 254
- Stadieneinteilung 441 f
Hodgkin-Zellen 439, 441
Höhenakklimatisation 508
Höhenlungenödem 642
Höhenschwindel 978
Hohlorganperforation, Peritonitis 153
HOKM s. Kardiomyopathie, hypertrophe, obstruktive
Holzschuhherz 698
Homo pulsans 658
Homocysteinkonzentration im Serum 411, 472, 1050
Homogentisinasemangel 351
Homogentisinsäure 21
- Ausscheidung, renale 351
- Einlagerung 67
Homozygotie 23
Homozystinurie 75, 81, 375
Honeycomb lung s. Wabenlunge
Honigwabenlunge s. Wabenlunge
Hordeolum, rezidivierendes 96
Hormon
- adrenokortikotropes s. ACTH
- antidiuretisches s. ADH
- follikelstimulierendes 1046 f
- - Mangel 1046, 764
- luteinisierendes 1046 f

- - Mangel 764, 1046
- phosphaturisches 950
- somatotropes s. Wachstumshormon
- thyreoideastimulierendes s. TSH
- thyreotropes s. TSH
Horner-Symptomenkomplex 96 f
- Mediastinaltumor 607
- Oblongata-Infarkt, dorsolateraler 305
- Ösophagustumor 813
- Pancoast-Tumor 577
- Raeder-Syndrom 220
- Schilddrüsenmalignom 489
- Wallenberg-Syndrom 212
Hornhaut s. Kornea
Hörstörung 100 f
- Morbus Ménière 101
- sensoneurale, Perilymphfistel 981
Hörsturz 100
Horton-Krankheit 181, 324
Hörverlust, akuter 100 f
Hospital acquired pneumonia (im Krankenhaus erworbene Pneumonie) 531 ff, 535
HTLV-1 (Human T-Cell Leukemia Virus) 445
Hüftkopf s. Femurkopf
Hühnerbrust 29
Human Immunodeficiency Virus s. HIV
Humanes Herpesvirus 6 125
Humanes Herpesvirus 7 125
Humanes Herpesvirus 8 125, 132
Humanes-Herpesvirus-8-Infektion
- bei immunkompromittierter Person 171
- Kaposi-Sarkom 570
Humps 877 f
Hungerödem 388
Hungry Bone Disease
- Hypokalzämie 942 f
- Hypomagnesiämie 953
Hunter-Glossitis 410 f
Hunt-Neuralgie 221
HUS s. Hämolytisch urämisches Syndrom
Husten 45 f, 143, 500
- ACE-Hemmer-bedingter 619
- Alveolarproteinose 573
- bellender 46
- Bronchialkarzinoid 603
- chronischer 45, 500
- - Bronchiektasen 521
- - zystische Fibrose 523
- Erkältungskrankheit 142
- früh postprandialer 46
- Langerhans-Zell-Histiozytose der Lunge 573
- Legionärskrankheit 145
- Lungenabszess 583
- Lungenfibrose, idiopathische 558
- Lungenstauung 619
- Lungentuberkulose, postprimäre 539
- morgendlicher 46
- Mycoplasma-pneumoniae-Infektion 535
- nächtlicher 46
- paroxysmaler 46, 514
- Pathogenese 45
- pharyngealer 46
- Pneumonie, organisierende, kryptogene 561
- produktiver 45, 143
- SARS 544
- Status febrilis 144 ff
- Strahlenpneumonie 549
Husten-Asthma 514

Hustenschmerz, retrosternaler 46
Hustensynkope 46
Hutchinson-Zähne 79
Hydantoinmedikation, IgA-Mangel 194
Hydrocephalus
- internus 40
- malresorptivus, akuter 213
Hydronephrose 271, 894 f
Hydrophobie 165
Hydrothorax, hepatischer 793
β-Hydroxybutyrat 930
11-Hydroxycorticosteron 918
5-Hydroxyindolessigsäure 837
1α-Hydroxylase-Aktivität, verminderte 376
1-Hydroxylase-Hemmung 947
17α-Hydroxylase-17,20-Lyase-Mangel 755
11β-Hydroxylase-Mangel 749, 755, 766
17-Hydroxylase-Mangel 21
Hydroxymethylbilan-Synthetase-Defekt 273 f
17α-Hydroxyprogesteron 749
Hydroxysteroid-Dehydrogenase Typ 2 918, 920 f
3β-Hydroxysteroid-Dehydrogenase-Mangel 766
5-Hydroxytryptamin 837
Hydrozephalus 213, 367
Hyerglykämie 911
Hygrom, zystisches s. Lymphangiom
Hymen, solides 40
Hypakusis, einseitige 980
Hypalbuminämie 793
- Ascites praecox 797
- Calciumkonzentration im Serum 940
- Lymphangiektasie, intestinale 836
- Magnesiumkonzentration im Serum 952
- nephrotisches Syndrom 855, 878 f
Hypalgesie 305
Hypästhesie 305
Hyperaldosteronismus
- familiärer, Typ 1 749, 755
- Glucocorticoid-supprimierbarer 749, 755, 920 f
- hyperreninämischer 920
- hyporeninämischer 920
- Ödembildung 388
- primärer 748 f
- - Hypokaliämie 920 f
- - Kaliumausscheidung, renale 918
- - Lokalisationsdiagnostik 749
sekundärer 748, 766, 912, 914
Hyperalgesie 305, 309
Hyperalimentation, Azidose, metabolische 931
Hyperamylasämie 292, 296
Hyperamylasurie 296
Hyperästhesie 305
- Meningitis 134
Hyperästhesien 50
Hyperaziditätsbeschwerden 289
Hyperbilirubinämie 773 ff
- Hämolyse 416
- konjugierte 775 f, 782
- - postoperative 802
- nichthämolytische, isolierte 782
- transiente 773
- unkonjugierte 775, 782
Hyperchlorhydrie 283
Hypercholesterinämie 230 f, 233, 615
- familiäre 231, 233, 323
- - homozygote 231, 233

Sachverzeichnis

Hypercholesterinämie, isolierte 1059
– polygene 233
– Protease-Inhibitoren-induzierte 681
– Screening 36
– Xanthelasmen 778, 803
– Zirrhose, biliäre, primäre 803
Hyperchylomikronämie, familiäre 231, 233
Hyperemesis gravidarum 801 f
Hypereosinophiles Syndrom 556
Hypereosinophilie 172, 184
– Shulman-Syndrom 189
Hyperfibrinolyse 466
Hypergammaglobulinämie
– multiples Myelom 447
– polyklonale 130, 445
– Sarkoidose 596
– Shulman-Syndrom 70, 189
– Sjögren-Syndrom 344
Hypergastrinämie 283
Hyperglykämie 1046
– Akromegalie 754
– chronische 42
– Koma, diabetisches
– – hyperosmolares 1013
– – ketoazidotisches 1013
– postprandiale, Dumping-Syndrom 288
Hyperhidrose 68, 750
Hyperhomozysteinämie 411, 472, 1050
– Atherothrombose 230
Hyperhydratation 621, 872, 909
– Ödembildung 389
Hyper-IgD-Syndrom 197
Hyperinfektionssyndrom 152
Hyperinsulinismus, organischer 1012
Hyperkaliämie 917, 919, 922 ff, 1053 f
– Azidose, metabolische, hyperchlorämische 932
– bei chronischer Niereninsuffizienz 872
– EKG-Veränderung 919
– Erregbarkeit, neuromuskuläre 919
Hyperkalzämie 360, 940 f, 944 ff, 1037
– endokrine Erkrankung 945
– Hautverkalkung, metastatische 66
– Hornhautveränderung 98
– humorale 945, 947
– Hyperparathyreoidismus 944 ff
– – primärer 379
– Hypervitaminose D 945
– hypokalziurische, familiäre 944, 947, 955
– Milch-Alkali-Syndrom 945
– multiples Myelom 447
– paraendokrin bedingte 20
– Sarkoidose 596
– Symptome 379, 941
– Tumor, maligner 944 f
– tumorinduzierte 379
Hyperkalzurie 896
– Sarkoidose 596
Hyperkapnie 503
– Atmungsstimulation 509
– chronische 935
– – Chloridverlust, renaler 934
Hyperkeratose
– arsenbedingte 70
– palmare 92
– palmoplantare 67
– subunguale 76 f
Hyperketonämie 1013
Hyperkoagulabilität
– nephrotisches Syndrom 879
– paraneoplastische 20
Hyperkortisolismus 374, 751 ff
Hyperkyphose, thorakale 345
Hyperlipidämie
– bei Alkoholismus 276
– familiäre, Abdominalschmerzen 275
– gemischte 231, 233, 1060
– kombinierte, familiäre 231, 233
– nephrotisches Syndrom 878 f
– Zieve-Syndrom 414, 790
Hyperlipoproteinämie 230 f, 414, 790
Hyper-α-Lipoproteinämie 231
Hypermagnesiämie 952 ff, 1061
Hypermenorrhö 406
Hypernatriämie 908, 911, 914 ff
– diagnostisches Vorgehen 916
– euvolämische 914 ff
– hypervolämische 914 ff
– hypovolämische 914 f
– Koma, diabetisches, hyperosmolares 1013
Hypernephrom 198
Hyperosmolalität 906, 915
– Kaliumshift 917
– Koma, diabetisches 1013
– mit normalem Serumnatrium 911
Hyperostose 367 f
– axiale 350 f, 355
– Knochenschmerzen 367 f
– kostoklavikuläre 348
– SAPHO-Syndrom 256, 348
– skelettale, idiopathische, diffuse 350 f
– sternokostoklavikuläre 256
– toxische 367
Hyperostosis frontalis interna 368
Hyperoxalurie 896
Hyperparathyreoidismus 379 f, 944 ff, 1063
– akuter, Fieber 197
– Handröntgenbefund 944
– Hypophosphatämie 949
– primärer 379 f, 944
– – hypotone Episoden 761
– sekundärer 376, 380, 870, 943
– – bei Hyperphosphatämie 947, 951
– tertiärer 380, 944
Hyperpathie 304 f, 309
Hyperphosphatämie 380, 943, 947 ff, 951, 1065
Hyperparathyreoidismus, sekundärer 947, 951
Hypokalzämieauslösung 947
Hypoparathyreoidismus 949, 951
Niereninsuffizienz, chronische 871
– Zeichen 948
Hyperpigmentierung 56 ff
– gräulich-bräunliche 778
– Insuffizienz, venöse, chronische 335 f
– Leberzirrhose 71
– lokalisierte, Anämie, megaloblastäre 70
– Morbus
– – Addison 68
– – Whipple 151
– orale 79
– paraneoplastische 20
Hyperplasie
– adrenale, kongenitale (s. auch Adrenogenitales Syndrom) 749, 766
– noduläre, fokale, der Leber 806
– regenerative, noduläre, Leber 796
Hyperprolaktinämie 374
Hyperreagibilität, bronchiale 512
Hypersensitivitätsangiitis 184
Hypersensitivitätsreaktion
– dosisunabhängige, Nephritis, interstitielle 889
– pulmonale 564
Hypersomnie 524, 994, 1009 f
– Trypanosomeninfektion 1005
Hypersplenismus 464
Hypertelorismus 81
Hypertension, portale 466, 777, 794 ff
– Aszites 791, 793 ff
– Caroli-Syndrom 803
– Hypertonie, pulmonale 649 f
– idiopathische 796
– Kollateralkreislauf 794 f
– Magenbeschwerden 279
– medikamentös induzierte 789
– segmentale, Pankreatitis, akute 297
– Ursache
– – intrahepatische 795 ff
– – posthepatische 797
– – prähepatische 795, 797
– Zeichen 791
Hyperthermie 113
– maligne 113, 922 f
Hyperthyreose 367, 486, 490 ff
– amiodaroninduzierte 493
– Anämie 414
– Augensymptome 491
– erhöhtes Herzminutenvolumen 666
– Fieber 197
– Gesichtsveränderung 93 f, 491
– Gewichtsverlust 91
– Hautveränderung 68
– Hypertonie, arterielle, systolische, isolierte 761
– im Kindesalter 84
– Osteoporose 374
– paraendokrin bedingte 20
– passagere, Thyreoiditis, subakute 488
– Szintigraphie 486
Hypertonie
– arterielle 615, 742 ff
– Akromegalie 754
– Anamnese 743
– Angina pectoris 227
– Aorta dissecans 249
– Aortenisthmusstenose 755 f
– Basisabklärung 743
– bei chronischer Niereninsuffizienz 869
– Cushing-Syndrom 749
– dekompensierte, Pulsqualität 620
– diastolische 761
– endokrine 747 ff
– Endorganschäden 744
– essenzielle 744
– exogene 757
– Fabry-Krankheit 67
– genetisch bedingte 754 f
– Gesichtsfarbe 55
– Glomerulonephritis, membranöse 880
– Glomerulosklerose, fokal segmentale 880
– Herzinsuffizienz 643, 646
– Herzkrankheit, koronare 230
– Herzminutenvolumen, erhöhtes 756
– Hyperaldosteronismus, sekundärer 749
– bei Hypokaliämie 920 f
– isoliert systolische 742, 744
– kardiovaskuläre 744, 755 f
– Kopfschmerzen 217
– Laboruntersuchungen 743
– Lungenödem, akutes 640 ff
– Lupus-Nephritis 186
– medikamentös bedingte 757
– metabolisches Syndrom 747
– Myokardschädigung 646
– nephritisches Syndrom, akutes 876
– bei obstruktivem Schlafapnoe-Syndrom 524
– Patientenberatung 36
– Phäochromozytom 749 f
– Polycythaemia vera 4389
– Präeklampsie 995
– primäre 744
– proximale, bei distaler Hypotonie 756
– renale 898
– renovaskuläre 746 f, 749, 884
– Risikostratifikation 744
– bei Schilddrüsenerkrankung 761
– schwangerschaftsexazerbierte 755
– Schweregrade 742
– Screening 36
– sekundäre 745 ff
– – Erfassung 742 ff
– bei Sklerodermie 188
– systolische, isolierte, Hyperthyreose 761
– therapieresistente 744
– Typ-2-Diabetes 41
– maligne 421
– portopulmonale 650
– pulmonale 503, 565, 646 ff
– – Anti-Phospholipid-Syndrom 573
– – assoziierte Krankheiten 649 f
– – AV-Kanal, kompletter 706
– – Befunde 647
– – bei chirurgisch angelegtem Shunt 710
– – Definition 646
– – diagnostisches Vorgehen 650
– – Double Inlet Ventricle 708
– – Echokardiographie 647, 649
– – EKG 647 f
– – familiäre 649
– – Herzauskultationsbefund 623
– – Hilusvergrößerung 593 f
– – idiopathische 646, 649
– – Klassifikation, klinische 647
– – bei Kollagenose 563
– – Laboruntersuchung 649
– – Lungenauskutation 647
– – Lungenfunktionstest 647
– – Lungenszintigraphie 650
– – medikamentös bedingte 649
– – Mitralklappenstenose 667
– – persistierende, der Neugeborenen 649
– – postkapilläre 549
– – Pulmonalklappeninsuffizienz 665
– – Auskultationsbefund 626
– – Rechtsherzinsuffizienz 647
– – Risikofaktoren 649
– – sekundäre
– – sekundäre 506, 563
– – Symptome 646 f
– – Synkope 988
– – Thorax-Röntgenbild 647 f
– – Thoraxschmerz 228
– – Truncus arteriosus communis 698
– – Ursache 649
– – Zeichen an den Lungengefäßen 696
– pulmonalvenöse 507, 650
– venöse 223
Hypertonieherz 630
Hypertrichose 68, 73

Sachverzeichnis

Hypertrichosis lanuginosa 68
Hypertriglyzeridämie 231, 233
– Akromegalie 754
– familiäre 231, 233
– isolierte 1059
Hypertrophie
– linksventrikuläre
– – Angina pectoris 227
– – Aortenklappeninsuffizienz 631, 658
– – Aortenklappenstenose 651
– – Blutfluss, koronarer 228
– – Dekompensation, akute 616
– – Echokardiographie 646
– – Elektrokardiographie 628 f
– – exzentrische 631, 645
– – hypertoniebedingte 641
– – Kardiomyopathie, hypertrophe 673 f
– – konzentrische 644 f
– – Thorax-Röntgenbild 646
– – Ventrikelseptumdefekt 712
– rechtsventrikuläre
– – Eisenmenger-Syndrom 712 f
– – Elektrokardiographie 628 f, 647 f
– – exzentrische 646
– – konzentrische 696 f
– – bei Mitralklappenstenose 667
– – bei Pulmonalstenose 655
– – Röntgenbefund 631
– – Thoraxschmerz bei Belastung 228
– ventrikuläre, Fabry-Krankheit 679
Hyperurikämie 349
– Volumenmangel 913
Hyperurikosurie 896
Hyperventilation 938
– alveoläre
– – bei hypobarer Hypoxie 508
– – kontrollierte 938
– – Definition 30
– – Hypomagnesiämie 952
– – mechanische, kontrollierte 936
– Panikreaktion 508
Hyperventilationstetanie 995
Hyperviskositätssyndrom 449, 1016
Hypervitaminose D 945 f
Hypervolämie 414, 908
Hyperzellularität, mesangiale 888
Hypnic Headache 219
Hypnotikaintoxikation 1017
Hypoaldosteronismus
– hyperreninämischer 923 f
– – genetisch bedingter 923 f
– hyporeninämischer 763, 872, 923 f
– sekundärer, isolierter 763
Hypocretin 994
Hypogammaglobulinämie 193
– paraneoplastische 194, 608
Hypoglycaemia factitia 1012
Hypoglykämie 1010 ff, 1046
– medikamentös-toxisch bedingte 1011, 1013
– Morbus Addison 762
– paraendokrin bedingte 20
– reaktive
– – Dumping-Syndrom 288
– – postprandiale 1011 f
Hypoglykämieneigung 81, 87
Hypogonadismus 45
– Adipositas 89
– hypogonadotroper 766
– Osteoporose 373
– primärer 82
Hypohidrose 67
Hypokaliämie 748, 917, 919 ff, 1053
– Anorexia mentalis 766

– mit arterieller Hypertonie 920 f
– diagnostisches Vorgehen 922
– EKG-Veränderung 919
– Erregbarkeit, neuromuskuläre 919
– Gitelman-Syndrom 766
– Hyperaldosteronismus, primärer 748
– bei Ketoazidose 950
– Ursache 920
– WDHA-Syndrom 837
– Zeichen 919
Hypokaliurie 748
Hypokalzämie 940 ff, 1036 f
– hyperkalziurische, familiäre 942
– Hyperparathyreoidismus, sekundärer 380
– Hyperphosphatämie 947
– Hypoparathyreoidismus 942 f
– Hypovitaminose D 942 f
– Niereninsuffizienz, chronische 871
– Pankreatitis, akute 296
– Zeichen 941
Hypokalziurie 766
Hypokapnie 503
– Asthma bronchiale 515
Hypokortizismus, Hypoglykämie 1012
Hypolipidämie 1060
Hypoliquorrhösyndrom 214 f
Hypomagnesiämie 952 f, 1061
– Tetanieentstehung 942 f
Hyponatriämie 908, 911 ff
– diagnostisches Vorgehen 913
– euvolämische 911 ff
– hypertone 911, 913
– hypervolämische 912, 914
– hypotone 911 ff
– hypovolämische 911 ff
– isotone 911, 913
Hypoosmolalität 906
Hypoparathyreoidismus 942 f, 1063
– Hyperphosphatämie 949, 951
Hypoperfusion
– periphere 617 f, 621
– renale 908
Hypophosphatämie 380, 947 ff, 1065
– Hämolyseauslösung 417 f
– Hyperparathyreoidismus 942, 949
– bei Ketoazidose 949 f
– bei rascher Zellproliferation 949 f
– renaltubuläre Störung 949 f
– bei Vitamin-D-Mangel
– X-chromosomal vererbte 87
– Zeichen 948
– Zellshift 949 f
Hypophosphatasie 377 f
– Zahnverlust 79
Hypophysenadenom 494
– ACTH-sezernierendes 752 f
– Hypothyreose, sekundäre 493
– Kopfschmerzen 215
– Wachstumshormon-produzierendes 82, 754
Hypophysenaplasie 86
Hypophysenapoplexie 214, 1007
Hypophysenhinterlappeninsuffizienz 764
Hypophysenhypoplasie 86
Hypophyseninsuffizienz 55, 414
Hypophysennekrose, postpartale 68, 493, 764
Hypophysentumor 765
– Amenorrhö 40
– Diabetes insipidus 42
Hypophysenvorderlappenadenom, ACTH-sezernierendes 752 f

Hypophysenvorderlappeninsuffizienz 764 f
– Augenbrauenveränderung 96
– Hautveränderung 68
– Körperhaarverlust 75
– Nebennierenrindeninsuffizienz, sekundäre 763 ff
Hypopigmentierung 56
– Chediak-Higashi-Syndrom 462
– generalisierte 67
– kleinfleckige, tuberöse Sklerose 71
Hypopituitarismus s. Hypophysenvorderlappeninsuffizienz
Hypoplasie, rechtsventrikuläre, Trikuspidalatresie 699 ff
Hypopnoe, obstruktive 510
– Polysomnographie 510, 512
Hypoproteinämie, Ödembildung 387 f
Hypopyon 348
Hyposiderinämie 573
Hypotension, Sepsis 155
Hypothalamisch-hypophysäreovarielle Achse, Störung 40
Hypothalamustumor 86
Hypothenar-Hammer-Syndrom 329
Hypothermie 155
Hypothyreose 89, 486, 493 f
– Amenorrhö 40
– Anämie 414
– Autoimmunthyreoiditis, chronische 488 f, 493
– erworbene 494
– Gesichtsveränderung 93 f, 494
– Hautveränderung 68
– Hypercholesterinämie 234
– Hypersomnie 494
– Hypertonie, arterielle, diastolische 761
– im Kindesalter 87, 494
– kongenitale 493
– Neugeborenes/Säugling 493
– primäre 493
– Screening 38
– sekundäre 493 f
– Stimme 104
– subklinische 38
– Symptome 388, 494
– tertiäre 494
– Thyreoiditis, subakute 488
Hypotonie 615, 760 ff
– Anorexia mentalis 766
– Aortenklappenstenose 651
– Belastungsstörung, posttraumatische 765
– bei Diabetes mellitus 761
– exogene 760, 767
– genetisch bedingte 766
– Hypophysenvorderlappeninsuffizienz 764
– hypovolämische 760, 767
– iatrogene 760
– kardial bedingte 760, 767
– konstitutionelle 760
– medikamentös bedingte 767
– monogene 766
– Müdigkeitssyndrom, chronisches 765
– muskuläre s. Muskelhypotonie
– nach Myokardinfarkt 244
– Nebennierenrindeninsuffizienz 761 f
– neurogene 760, 767
– Nierenversagen, akutes 864
– orthostatische 760, 766 f
– bei Phäochromozytom 761
– primäre 760
– renale 767
– bei Schilddrüsenerkrankung 761

– Schock, kardiogener 642
– sekundäre 760 ff
– Sepsis 155
– Spannungspneumothorax 255
Hypotrichose, primäre 75
Hypoventilation
– alveoläre 503
– – chronische, bei Adipositas 510
– mechanische, kontrollierte 936
– schlafassoziierte 509
Hypovitaminose D 942 f
Hypovolämie 879, 908
– Pulsqualität 620
Hypoxämie 503
– Asthma bronchiale 515
– extrapulmonal bedingte 936
– bei Leberzirrhose 798
– orthostatische 506
– Pneumonie, eosinophile, chronische 555
– pulmonal bedingte 936
– Schock, septischer 155
– Sepsis 155
Hypoxie
– alveoläre 503
– Atmungsstimulation 509
– hypobare 508
Hypozitraturie 896
Hysteroepilepsie 995

I

IA-2-Antikörper (Autoantikörper gegen Tyrosinphosphatase) 41
ICA (Inselzellantikörper) 41
Ichthyosis acquisita 68 f
Icterus
– juvenilis intermittens Meulengracht 775, 778, 782
– prolongatus 493
IDL (Intermediate-Density-Lipoprotein) 234
Ig s. auch Immunglobulin
IgA, sekretorisches 193
IgA-Antigliadin-Antikörper 833
IgA-Anti-Tansglutaminase-Antikörper 834
IgA-Mangel 194 f
– selektiver 150, 193
IgA-Myelom 196
IgA-Nephropathie 886 f
IgA-Paraproteine, multiples Myelom 447
IgD-Erhöhung 197
IgD-Paraproteine, multiples Myelom 447
IgE-Antikörper
– Asthma bronchiale 513, 515
– Nachweis 24, 515
IgE-Myelom 447
IgE-Serumkonzentration, erhöhte 196
IGF-1-Konzentration, erniedrigte 87
IgG-Antigliadin-Antikörper 833
IgG-Antikörper gegen Mycoplasma pneumoniae 535
IgG-Anti-Tansglutaminase-Antikörper 834
IgG-Paraproteine, multiples Myelom 447
IgG-Subgruppen-Mangel 193
IgM-Antikörper
– gegen Mycoplasma pneumoniae 535
– Zytomegalie-Virus-Infektion, frische 160
IgM-Mangel 195
– selektiver 193
IgM-Paraprotein, Morbus Waldenström 449

1103

Sachverzeichnis

Ikterus 773 ff
- Anamnese 776
- Babesiose 161
- Cholangitis 805
- cholestatischer 775 f, 800 ff
- Diagnostik 776
- – bildgebende 781
- Gelbfieber 178
- hämolytischer 416, 773, 775
- Hämophagozytose-Syndrom 199
- mit Hautveränderungen 777
- hepatischer 148
- Hepatitis A 784
- hepatozellulärer 775 f, 783
- bei Leberkrankheit 775
- Leberstauung 621
- Leberzirrhose 791
- Leptospirose 164
- medikamentös bedingter 776
- obstruktiver s. Verschlussikterus
- Pankreatitis, akute 297
- posthepatischer 149
- postoperativer 802
- prähepatischer 148
- Status febrilis 148 f
- Urinbefund 779
- Ursache, schwangerschaftsspezifische 801 f
- Veno-occlusive Disease 800
- Zieve-Syndrom 790
- Zirrhose, biliäre, primäre 803
Ileocolitis Crohn s. Crohn, Morbus
Ileozökaltuberkulose 827
Ileum, terminales, Resektion, Vitamin-B_{12}-Mangel 411
Ileumausfall, umschriebener 834
Ileumresektion, ausgedehnte 834
Ileus 264 ff
- Dünndarmtumor, maligner 827
- mechanischer 264 ff
- paralytischer 153, 264, 266 f
Iliac Horns 888
Iliosakralgelenke
- Ankylose 345
- Arthritis 347
- Röntgenbefund bei Spondylitis ankylosans 345 f
- Schmerzen 345
ILO-Klassifikation, Pneumokoniose 567
Imatinibmesylat 286
Imerslund-Syndrom 411
Immunabwehr
- gestörte, Infektion 170 ff, 545 ff
- zelluläre, verminderte, Miliartuberkulose 541
Immunantwort 179
Immundefekt 191 f
- humoraler 191, 193 f
- kombinierter 192, 195
- – schwerer 195
- Status febrilis 191 ff
- zellulärer 192, 194
Immundefizienz
- Diarrhö 150, 152
- humorale 171
- Toxoplasma-gondii-Infektion 130
- Toxoplasmose-Reaktivierung, endogene 140
- Wiskott-Aldrich-Syndrom 462, 464
- Zahnverlust 79
- zelluläre 171 f
Immundysregulation, Sarkoidose 594
Immunelektrophorese, M-Gradient 447 f
Immunfluoreszenzserologie, Echinokokkose 579
Immunglobulin (s. auch Ig) 1051 f

Immunglobulin A 1051
- fehlendes 523
- Nachweis 886
- sekretorisches 501
Immunglobulin E 555, 1052
Immunglobulin G 1051
- – monoklonales 469
Immunglobulin M 1051
- – monoklonales 469
Immunglobulinablagerung 187
Immunglobulinverlust bei nephrotischem Syndrom 879
Immunhämolyse 179, 418
Immunitätslage des Patienten, Pneumonie 531
Immunkomplexablagerung
- Gefäßwand 469
- glomeruläre Basalmembran 880 f
Immunkomplexe 18, 179
- zirkulierende 24, 187
Immunkomplexglomerulonephritis 882
Immunkomplexkrankheit 24, 192
Immunkomplexnephritis 877
Immunkompression, Mykobakteriose, nichttuberkulöse 122
Immunkompromittierte Person s. Immunabwehr, gestörte
Immunmangelsyndrom
- erworbenes 521, 523
- Sepsisprädisposition 156
Immunoblotassay, rekombinanter, Hepatitis-C-Diagnostik 787
Immunphänotypisierung, Leukämie, akute 427 f
Immunschwäche, progrediente, bei HIV-Infektion 166
Immunsialadenitis 485
Immunsuppression
- Bartonella-henselae-Infektion 131
- chronische, urämiebedingte 873
- Enzephalitis 139
- Fieber 113
- Pneumonie 144
Immunsystem 179
- humorales, Funktion 193
- zelluläres, Funktion 194
Immunthrombozytopenie 179, 461, 463
Immunzytometrie, fluoreszenzvermittelte 419
Impaired fasting glucose (erhöhte Nüchtern-Plasmaglucose) 41
Impetigo contagiosa 73
- bullöse 73
Impfkomplikation 194
Impfung 35
Impotentia generandi 44
Impuls, präkordialer 622
In-111-Octreotid-Szintigraphie 379
Inappropriateness 10
Inborn error of metabolism (genetisch bedingte Enzymopathie) 21
Indinavir-Kristalle im Urin 860 f
Indozyaningrün-Clearance 780
Infarkte, zerebrovaskuläre, lakunäre, kleine 980
Infarktpneumonie 551 f
Infekt
- bronchopulmonaler, rezidivierender 588
- enteraler, Arthritis, reaktive 347
- grippaler s. Erkältungskrankheit
- katarrhalischer 137
- pulmonaler, opportunistischer 573
- respiratorischer, Jahreszeitabhängigkeit 15

- sinopulmonaler, chronischer 523
- viraler, Thrombopenie 463 f
Infektanfälligkeit 193, 434
Infektion
- akute, Nagelformveränderung 76
- Anämie, aplastische 414
- bakterielle
- – C-reaktives Protein 201 f
- – Exanthem 59
- – fulminante 194
- – Hautmanifestation 73 f, 119
- – Lungenrundherd 578
- – nosokomiale, bei Neutropenie 171
- – Ödem 393
- – opportunistische, bei immunkompromittierter Person 171
- – Procalcitonin 202
- – systemische, Hautveränderung 73 f
- chronische, Nägelstrukturveränderung 76
- Diagnose 18
- Erythema nodosum 63
- Fieberreaktion bei älteren Personen 114
- Hämolyse 417
- Hautveränderung 73 f, 119 ff
- HUS-Auslösung 420
- bei immunkompromittierter Person 170 ff
- intestinale 150 ff
- intraabdominale 152
- Leukämiebeginn 426
- Lungenödem 642
- Lymphadenopathie, lokalisierte 450
- nosokomiale 113
- opportunistische 4, 113
- – AIDS-definierende 167 f
- – Enzephalitis 139
- – Hirnabszess 140
- – Pneumonie 144
- parameningeale 134
- Petechien 118 f
- Purpura 118 ff
- rezidivierende 195
- sexuell übertragbare 14, 162 f
- systemische, Hirnabszess 140
- Ulcus cruris 65
- virale
- – Angina 141
- – Arthritis 128
- – Begleithepatitis 783
- – Bronchiolitis, akute 517
- – Bronchitis, akute 516
- – C-reaktives Protein 201 f
- – Erkältungskrankheit 516
- – Erythema exsudativum multiforme 61
- – Exanthem 58
- – – makulopapulöses 119 f
- – Fieber 116
- – fulminante 194
- – gastrointestinale 152
- – Hämophagozytose-Syndrom 199
- – reaktives 450
- – Hautmanifestation 74, 119 f, 124 ff
- – Husten, Kindesalter 500
- – Hypertonie, pulmonale 649
- – Immundefekt, sekundärer 194
- – bei immunkompromittierter Person 171
- – intrauterine, Linsentrübung 98
- – Lymphknotenschwellung 130
- – Meningitis 136

- – – Liquorbefund 135
- – – Petechien 119 f
- – – Pneumonie 144
- – – Pustelbildung 64
- – – Thyreoiditis, subakute 488
- – – Tumor 20
- – – Vestibularisausfall, einseitiger 980
- durch Zeckenbiss übertragene 160 f
- – – berufsbedingte 16
Infektionskrankheit
- Abdominalschmerzen 276
- bei AIDS 168
- berufsbedingte, im Gesundheitswesen 16
- Cholestase, intrahepatische 802
- chronische, Lymphozytose 204
- Diagnostik 116
- Fieber 116
- oral übertragbare, Jahreszeitabhängigkeit 15
- Status febrilis 116
- Ulzeration, enorale 79
Infektionsneigung
- Chediak-Higashi-Syndrom 462
- bei chronischer Niereninsuffizienz 873
- multiples Myelom 446
- Wiskott-Aldrich-Syndrom 462, 464
Infertilität 523
- Definition 44
Infiltrate
- eosinophile 70
- neutrophile 69
Inflammatory Pseudotumor (entzündlicher Pseudotumor) 130
Influenza 142 f
- Encephalitis lethargica 1005
Influenzaimpfung 35
Influenzavirus 142 f
- Transmission, direkte, von Vögeln auf den Menschen 143
Influenzavirus-Pneumonie 544
Infusion, exzessive, Ödembildung 389
Infusionslösung, kaliumreiche 922 f
Inhalationsanthrax 145
Inhalationsfieber, berufsbedingtes 16
Inhibitoren gegen phagozytierende Zellen 192
Injektion, versehentlich intraarterielle 324
Innenkörper, erythrozytäre 403, 421, 720
Innenohrschwerhörigkeit (s. auch Schwerhörigkeit) 100
- Alport-Syndrom 887
- Hypothyreose 494
- Morbus Alström 89
- progrediente 89
INR (International normalized Ratio) 455 f, 460, 1068
- Antikoagulation, orale 466
- erhöhter 467
- Vitamin-K-Mangel 466
Inselzellantikörper 41
Inselzellhyperplasie 837
Inselzellkarzinom 300
Insomnie 1000
- Charakteristika 48
- primäre 48
Inspektion, Präkordium 622
Insuffizienz
- lymphatische, Lungenödementstehung 640 f
- respiratorische s. Respiratorische Insuffizienz
- venöse chronische 335 ff

Sachverzeichnis

– zerebrovaskuläre, intermittierende 324, 989
Insulin promoting Factor 1, Defekt 41
Insulinmangel 21
– absoluter 1013
Insulinom 1011 f
Insulinresistenz 40 f, 89
– Akromegalie 754
– Dyslipoproteinämie 234
– metabolisches Syndrom 747
Insulinresistenz-Syndrom s. Metabolisches Syndrom
Insulinrezeptordefekt 41 f
Insulinsekretionsstörung 40 f
Insulinspiegel 1040
– erhöhter 57, 1040
Insulintherapie, Hypoglykämie 1010 f
Insulinwirkung, Kaliumshift 917
Insult
– apoplektischer, febriler 158
– bithalamischer 1000
– frontaler 1000
– ischämischer, zerebraler 1006
– zerebrovaskulärer 134
Intentionstremor 93, 104
Interferon-α 788
Interkostalneuralgie 225, 277, 606
Interleukin-2-Rezeptor-γ-Gen Defekt 195
Interlobärerguss 249 f, 549 f, 580
Intermediate-Density-Lipoprotein 234
International Normalized Ratio s. INR
International Prognostic Scoring System, myelodysplastisches Syndrom 437
International Working Formulation, Non-Hodgkin-Lymphom 443
Interphalangealgelenke
– distale, Knoten 92
– proximale, geschwollene 81
Intervention, koronare, perkutane 228, 238
Interventionsempfehlung, Klassifikation 8
Intervertebralraumverschmälerung 354
Intoleranzreaktion 65
Intoxikation
– Abdominalschmerzen 272
– Azidose, metabolische 931
– Bewusstseinsstörung 962
– Geruch 101 f
– – des Erbrochenen 102
– Hautveränderung 70
– intestinale 267
– Koma 1016 ff
– Mees-Bänder 76
– Nierenversagen, akutes 864
– Obstipation 841
Intrinsic-Factor-Mangel 410
Invagination 265
In-vitro-Hämolyse 919
Inzidentalom
– hypophysäres 753
– Phäochromozytom 750
Ionen, divalente, Ausscheidung, renale 939
Ionenaustauscher, Kalium bindende 920
IPF (Idiopathic pulmonary Fibrosis) 557 f
IPF-1 (Insulin promoting Factor 1), Defekt 41
IPSS (International Prognostic Scoring System), myelodysplastisches Syndrom 437
Iridoskleritis 216

Iridozyklitis 98
– Colitis ulcerosa 824
– destruierende, Morbus Still 344
– Leptospirose 164
Iris, Farbdifferenz 98
Irishamartom, Neurofibromatose 73
Irisrubeose 216
Iritis 98, 216
Ischämie
– Embolie, arterielle 326
– mesenteriale 270
– Nierenversagen, akutes 864
– zerebrale, bei myeloproliferativer Erkrankung 472
Ischämieschmerz, abdominaler 269
Ischiadikusläsion, iatrogene 313
Ischiadikus-Überdehnungsläsion 313
Ischias, katamenialer 314
Isoimmungranulozytopenie 204
Isomaltose-Saccharose-Intoleranz 831
ITP (Immunthrombopenie) 179, 461, 463
IWF-Klassifikation, Non-Hodgkin-Lymphom 443

J

Jackson-Anfall 991
Jahreszeitabhängigkeit von Erkrankungen 15
Janeway-Läsionen 71, 158
Japanese-Encephalitis-Virus 139
Jauchegasvergiftung 1019
JCA (juvenile chronische Arthritis) 344
Jejunalulkus 283
Job-Syndrom 196
Jodmangel 487
Jodmangelgebiet, Kretinismus, endemischer 494
Jodversorgung, optimale 487
Jodverwertungsstörung 487
Jodzufuhr, exogene, Schilddrüsenautonomie, multifokale 493
Jogger-Syndrom 325
Jogging-Anämie 270
[131]J-Radiojoduntersuchung, szintigraphische, Struma intrathoracica 608
[123]J-Szintigraphie, Schilddrüse 486
Juckreiz s. Pruritus
Jugularvenenfüllung 620
Jugularvenenpuls 620, 647
Jugularvenenstauung, einseitige 620
Jugularvenenthrombose, septische 133, 157
Jüngling, Morbus 93, 598
Junin-Virus 125 f

K

Kaffeesatzerbrechen 501
Kala-Azar 176
Kaliumausscheidung, renale 917 f, 923
Kaliumbilanz 917
Kaliumbilanzstörung, interne 922 f
Kaliumfreisetzung, zelluläre 872
Kaliumhaushaltsstörung 917 ff
Kaliumkonzentration
– im Plasma 917, 1052 ff
– – Abfall, Ammoniogenesebeeinflussung 927
– im Urin 919
Kaliumsekretion, distale tubuläre,

Abnahme 872
Kaliumshift 0, 920 ff
Kaliumverlust 917, 920 f
– bei Ketoazidose 950
Kaliumverteilung 917
Kaliumverteilungsstörung, intra-/extrazelluläre 872
Kaliumzufuhr 920, 922 f
Kallikrein 457
Kalkablagerungen 188 f
Kallusbildung, intraspongiöse, vertebrale 378
Kalorienumsatz, vermehrter 91
Kälteagglutinationskrankheit 100
Kälteagglutinine 418
Kältehämoglobinurie, paroxysmale 419
Kälteintoleranz 494
– Eisenmangel 407
Kältezittern 113
Kalzifikation, intrarenale 895
Kalzinose, CREST-Syndrom 188
Kalziphylaxie 940, 948
Kammerflimmern 738
Kammerfrequenz, regelmäßige, bei Vorhofflimmern 727
Kammerfüllungston 624
Kammertachykardie 725, 730 f
– Diagnosekriterien 736
– idiopathische 736 f, 988
– monomorphe 736 f
– nach Myokardinfarkt 735
– polymorphe 737
– Schwindel 988
– Synkope 986
Kaolinlunge 568
Kapillardilatation 691
Kaposi-Sarkom 20, 125, 169, 827
– Gingivahyperplasie 79
– HHV-8-Nachweis 171
– der Lunge 570, 572
Kapselendoskopie 827
Kardiakarzinom 284
Kardiomegalie 615
– Akromegalie 754
– Fabry-Krankheit 67
– Kardiomyopathie, dilatative 681
– Truncus arteriosus communis 700
Kardiomyopathie 673 ff
– Akromegalie 754
– Alkoholabstinenz 682
– Ätiologie 682
– bradykardieinduzierte 686
– Chagas-Krankheit 178
– cocaininduzierte 682
– dilatative 673 f, 681 f
– – Echokardiographie 674
– – Herzhöhlenvergrößerung 631 f
– Dyspnoe 507
– Hämochromatose, hereditäre 798
– Herzinsuffizienz, chronische 643
– hypertrophe 673 ff
– – apikale 675, 677
– – Auskultationsbefund 626
– – Befunde 676
– – Druckgradient, subvalvulärer, dynamischer 676
– – Echokardiographie 674 ff
– – EKG 676 f
– – Herztod, plötzlicher 676
– – nichtobstruktive 677
– – obstruktive 675 f
– – – Angina pectoris 227
– – – Auskultationsbefund 626
– – – Pulsqualität 620
– – – Synkope 985, 988
– – inflammatorische 675
– – ischämische 685 f

– Klassifikation 673
– medikamentös induzierte 682
– metabolische 675
– peripartale 682
– rechtsventrikuläre, arrhythmogene 674, 683 f
– – Synkope 985 f
– restriktive 674, 676 ff
– – als Bestrahlungsfolge 677 f
– – Differenzierung von Pericarditis constrictiva 672 f
– – Komplikation, embolische 678
– – obliterative 674
– tachykardieinduzierte 686
– toxische 681 f
– unklassifizierbare 673
– virale 681
– bei Vorhofflimmern 686
Karditis 160 f, 347
Karnifikation 553
Karotidenpalpation 29
Karotidynie 221
Karotinose 55
Karotisdissektion 248, 305 f
– Schmerzlokalisation 212
Karotismassage 725, 735 f
Karotissinussyndrom 989
Karpaltunnelsyndrom 93, 312
– Akromegalie 754
– beidseitiges 315
– Differenzialdiagnose 310 ff
– Hypothyreose 494
Kartagener-Syndrom 521, 523
Karzinoid
– ACTH-bildendes 753
– bronchiales 603 f
Karzinoidsyndrom 55, 58
– Diarrhö 836 f
– Endokarditis 158
– Hautveränderung 69, 72
– Kardiomyopathie, restriktive 679
– paraneoplastische 837
– Pulmonalstenose 653
– Sklerodermie-ähnliche Erscheinungen 188
– Trikuspidalstenose 670
Karzinom
– adenoid-zystisches 604
– bei Alkoholkonsum 19
– bronchoalveoläres 570, 578
– bronchioläres 570
– gastrointestinales, Schmerzperiodik 279
– hepatozelluläres 791, 806 f
– – alkoholinduziertes 789
– – bei α_1-Antitrypsin-Mangel 799
– – bei chronischer Hepatitis B 786
– – Computertomogramm 807
– – bei Porphyria cutanea tarda 275
– kolorektales 828
– – hereditäres 829 f
– – nichtpolypöses, hereditäres 286, 829
– – Screening 37
– Leukozytenzahl 202
– metastasierendes, Anämie, hämolytische 420
– nasopharyngeales 125
– bei Promiskuität 19
– bei Rauchern 19
– teratogenes 481
Karzinomhyperleukose 202
Käsewäscherlunge 16, 565
Katarakt 67, 98
Katayama-Fieber 176
Katecholamin 749 f
– Ausschüttung, stressbedingte 230

Sachverzeichnis

Katecholamin, Wirkung, Kaliumshift 917
Katecholaminmangel 766
Katheter, intravaskulärer, Infektion 159
Kathetersepsis 157
Kationenverteilung 905
Katzenkratzkrankheit
– Exanthem 120
– Fieber 131
– Hautveränderung 73
– Lymphadenitis 451, 483
– Lymphknotenschwellung 130 f
Kaudakompression 315
– Körperhaltung 318
Kaudaprozess 315
Kaudaradikulitis 315
Kauerstellung 88, 697
Kaumuskel-Klaudikation 217
Kausalgie 305
Kauschmerzen, muskuläre, vaskulär-ischämische 217
Kaverne
– Definition 541, 583
– Differenzialdiagnose 583 f
– Infarktpneumonie 551
– tuberkulöse 539 ff, 583
– – Sputumbefund 541
Kawasaki-Syndrom 59, 132
– Erdbeerzunge 80, 132
– Erythem 121, 132
– Exanthem 120, 132
Kayser-Fleischer-Kornealring 98, 799
Keimabtötung, intrazelluläre 196
Kell-Blutgruppen-Antigen, fehlendes 422
Keratitis 98, 100
Keratoconjunctivitis
– photoelectrica 17
– sicca 344
Keratoderm, palmoplantares 70
Keratoderma blennorrhagicum 347
Keratokonjunktivitis, herpetische 59
Kerley-A-Linien 549
Kerley-B-Linien 549, 632 f
Kernig-Zeichen 133, 212
Ketoazidose
– Atemluftgeruch 101
– diabetische 41, 929 f
– Fastenzustand 931
– Hypophosphatämie 949 f
– Therapie, Hypomagnesiämie 952 f
Ketokörper 930
Ketone 853
Ketonurie 853, 931
κ-Kette 447
λ-Kette 447
Ketten, leichte, alterierte 448
Keuchhusten 46, 143
Kiefergelenkarthropathie 216
Kiefergelenkdysfunktion 216
Kieselsäure, freie 566
Kikuchi-Fujimoto-Erkrankung 132
Kimmelstiel-Wilson-Glomerulosklerose s. Nephropathie, diabetische
Kimmelstiel-Wilson-Läsion, glomeruläre 876
Kindstod, plötzlicher 987
Kinetose 978
Kippschwindel 964
Kipptisch-Untersuchung 725, 988
Klappeninsuffizienz, lymphatische 388, 391
Klatskin-Tumor 806
Klaudikation s. auch Claudicatio
– neurogene 313
– Schmerzen 318

Klebsiellenpneumonie 534
Klebsiellenseptikämie 157
Kleinhirn, Blutversorgung 967
Kleinhirnerkrankung, Sprechmotorikstörung 104
Kleinhirnhämangioblastom 73
Kleinhirntumoreinklemmung 1008
Kleinwuchs 84 ff
– disproportionierter, Hypothyreose 494
Klick, mesosystolischer 624, 626, 664
Klinefelter-Syndrom 23, 45, 82
– Ulcus cruris 65
Klippel-Feil, Morbus 481
Klopferödem 394
Klopfschall 30
Kniearthrose 353
– aktivierte 371
Kniegelenk, Osteonekrose beim Erwachsenen 370 f
Knistern, inspiratorisches 561
Knoblauchgeruch
– der Atemluft, intoxikationsbedingter 102
– des Stuhls 102
Knöchelarteriendruck, systolischer 321, 326
Knöchelödem 878
Knochen im Knochen 366
Knochenbrüchigkeit 96
– Osteogenesis imperfecta 96, 375
– Osteopetrosis 367
Knochendefekt, ausgestanzter 449
Knochendeformierung, Morbus Paget 95, 371
Knochendensitometrie 374, 380
Knochendysplasie, fibröse 367
– Albright-Syndrom 57
– extraskelettäre Manifestation 367
Knochenerkrankung
– adynamische 380, 870 f
– aplastische 380, 870 f
Knochenhypertrophie 82, 371
Knocheninfarkt 366
Knocheninfektion 129
Knochenläsion, zystische, Langerhans-Zell-Histiozytose 574
Knochenmark
– aplastisches 414
– hämatopoetisches, Expansion 409
– hyperzelluläres 426
– hypoplastisches 414
– megaloblastäres 410
Knochenmarkausstrich, Tumorzellen 415 f
Knochenmarkeosinophilie 430
Knochenmarkfibrose 439
Knochenmarkinfiltration
– lymphoplasmazelluläre 449
– neoplastische 464
Knochenmarkinsuffizienz 464
Knochenmarkleistung 400
Knochenmarkprozess, infiltrativer 415
Knochenmarkpunktion 415
– Leukämiediagnostik 426 ff
Knochenmarksuppression, alkoholtoxische 414
Knochenmasse 372
– Zunahme 367
Knochenmetastasen, Skelettszintigraphie 945
Knochenmineralisation, verminderte 375
Knochenmineralisationsstörung bei Hypophosphatämie 947

Knochenneubildung, periostale 77
Knochenresorption
– erhöhte 945 ff
– subperiostale 379, 944
– verminderte 942
Knochenschmerzen 360 ff
– Hyperostose 367 f
– Leukämie, akute, lymphatische 427
– Mastozytose 367
– Morbus Gaucher 367
– multiples Myelom 446
– Niereninsuffizienz, chronische 869
– Ostenekrose 368 ff
– Osteomalazie 375 ff
– Osteoporose 372 ff
– Paget-Erkrankung 371 f
– bei Status febrilis 127 ff
– tumorbedingte 360 ff
Knochensequester 129
Knochenszintigraphie s. Skelettszintigraphie
Knochentumor 360 ff
– bindegewebiger 363 f
– histiozytärer 364
– Knochen bildender 362 f
– vom Knorpel ausgehender 360 ff
– maligner 363, 365
– myelogener 364
– unklarer Herkunft 364 f
– vaskulärer 364
Knochenumbau, gesteigerter 371
Knochenveränderung
– generalisierte 372 ff
– tumorähnliche 365 f
Knochenzyste 360 f
– aneurysmatische 366 f
– juvenile 365 f
Knopflochdeformität 92
Knorpelerkrankung, Arthropathie 352
Knötchen
– subkutane 70
– zentroazinäre, pulmonale 565
Knoten
– pulmonaler 529
– subkutaner 63, 74
Koagulopathie 352, 1005
Kochsalzinfusion, Kaliumausscheidung, renale 918
Kochsalzlösung, geschüttelte, als Ultraschallkontrastmittel 636
Koenen-Tumoren 71 f
Kohlendioxidpartialdruck 1070
Kohlenhydratstoffwechselstörung, Hautveränderung 70
Kohlenmonoxidintoxikation 1019
– Hautveränderung 70
Kohlenwasserstoffintoxikation 1018 f
Köhler, Morbus 369
Köhlmeier-Degos-Krankheit, Abdominalschmerzen 276
Koilonychie 71, 76, 777
Kokzidioidomykose 173
– AIDS 168, 173
– Lungenbeteiligung 547
Kokzygodynie 277
Kolektomie, totale, prophylaktische 829
Kolik 260
– Typ-I-Allergie 24
Kolitis
– antibiotikaassoziierte 151, 821
– hämorrhagische 824
– ischämische 825
– pseudomembranöse 151, 821
Kollagen, instabiles 21
Kollagendefekt, abnorme Gefäßwandzusammensetzung 468

Kollagenose 18, 179 ff, 343
– Abdominalschmerzen 276
– Arterienverschluss 324
– Bronchiolitis, konstriktive 517
– Definition 179
– Erythema exsudativum multiforme 61
– Hautveränderung 69 f
– Hypertonie, pulmonale 563, 649
– Lungenrundherd 578
– Manifestation, extrapulmonale 563
– Mikroangiopathie 330
– Pleuraerguss 252
– Pneumonie, organisierende, sekundäre 518
– Pneumopathie, interstitielle 563 f
– Status febrilis 117
– Überlappungssyndrom s. Sharp-Syndrom
Kollagensynthesestörung 21
Kollateralen aortopulmonale, große 697 ff, 709
Kollateralkreislauf bei portaler Hypertension 794 f
Kollateralvenenerweiterung, abdominale 791
Kolllaps, orthostatischer 989
Kolographie, computertomographische 37
Kolon s. auch Dickdarm
– Schmerzen, segmentale Lokalisation 260
Kolondivertikulose 898
Kolonileus 265
Kolonkarzinom 828
– Ernährungseinfluss 15
– Ileus 265
– stenosierendes 840
– Streptococcus-bovis-Septikämie 159
Kolonpassagezeit 840 f
Kolonpolyp, stenosierender 840
Kolonprozess, stenosierender 840
Kolonstenose 264 f, 840
Kolonulzera, Kolitis, ischämische 825
Kolorektalkarzinom s. Karzinom, kolorektales
Koloskopie 37, 823, 828 f
– bei Karzinomverdacht 828
– bei Meläna 285
– virtuelle 828
Koma (s. auch Coma; s. auch Bewusstlosigkeit) 962 f, 999 f
– bei Allgemeinerkrankung 1016
– Atmung 1002
– Augenuntersuchung 1003
– beim Diabetiker 1011
– diabetisches 1013 f
– – hyperglykämisches 1011
– – hyperosmolares 1013 f
– – ketoazidotisches 1011, 1013 f
– Extremitätenbewegungen 1003
– hepatisches 1014
– bei Hyperviskositätssyndrom 1016
– hypoglykämisches 1010 ff
– hypophysäres 1015
– Insult, ischämischer, zerebraler 1006
– Intoxikation 1016 ff
– laktatazidotisches 1014
– Motorik 1003 f
– Neuroimaging 1005 f
– Nystagmus 1003
– primär nicht zerebral bedingtes 1004
– psychogenes 1009
– Pupillenbefund 1003

Sachverzeichnis

– bei Stoffwechselstörung 1010 ff
– urämisches 1015
– Vitamin-B_{12}-Mangel 1015
Kompaktverdickung 372
Komplementablagerung 187
Komplementfaktor C3 1054 f
– erhöhter 1055
– erniedrigter 187, 1054
Komplementfaktor C4 1054 f
– erhöhter 1055
– erniedrigter 184, 187, 1054
Komplementfaktoren, Nierenfunktionsstörung 849
Komplementkomponenten, chemotaktische, fehlende 196
Komplementproteinverlust bei nephrotischem Syndrom 879
Komplementsystemaktivierung 179, 195
Komplementsystemdefekt 192, 195
Komplikation 10
Kompressionsatelektase 585
Kompressionsatmen 249
Kompressionsmanöver, kostoklavikuläres 311
Kompressionssonographie 333
Kompressionssyndrom, kostoklavikuläres 335
Konduktorin 23
Konjunktivalgefäße, hyperämische, dilatierte 692
Konjunktivitis 62, 100
– Arthritis, reaktive 347
– chronische, Trachom 163
– Erkältungskrankheit 142
– Fleckfieber, epidemisches 124
– Kawasaki-Syndrom 132
– Masern 124
Konkordanz, atrioventrikuläre, bei d-TGA 692, 702, 704
Konsolidation, pulmonale 529
Konsultationsgrund 12
Kontaktdermatitis, toxische, berufsbedingte 16 f
Kontaktekzem 24
– berufsbedingtes 16 f
Kontinua 200
Kontraktilität, linksventrikuläre, Messung 637
Kontraktionsschwäche, myokardiale 644, 681 ff
Kontrastechokardiographie 636
Kontrastmitteltoxizität, Nierenversagen, akutes 864
Konzentrationsfähigkeit, Prüfung 33
Konzentrationsschwäche 870
Kopf, Innervationsareale 213
Kopfhaarergrauung, vorzeitige 71
Kopf-Impuls-Test 969, 975
Kopfschiefhaltung, kompensatorische, bei Trochlearisparese 970
Kopfschmerzen (s. auch Gesichtsschmerzen) 211 f
– Abszess, epiduraler 140
– Adenovirusinfektion 544
– Akromegalie 754
– Analgetikaabusus 891
– Anamnese 210
– Anfallsäquivalent 215
– Attacke, ischämische, transiente 212
– Augenerkrankung 216
– Basilarmigräne 218
– Beginn 210
– Blutung, intrazerebrale 212
– Bornholm-Krankheit 142
– Brucellose 164
– Differenzialdiagnose 210
– diffuse, pulsierende 217
– Eisenmangel 407

– Empyem, subdurales 140
– funktionelle 12
– Hals-Nasen-Ohren-Erkrankung 216
– hinter den Augen 136, 143, 215
– Hirnabszesse, multiple 140
– Hirninfarkt, lakunärer 212
– Hirnvenenthrombose 214
– Hypertonie, arterielle 217
– Hypophysenadenom 215
– Hypophysenapoplexie 214
– idiopathische 210, 217 f
– Influenza 143
– bei Kälteexposition 419
– Krise, hypertensive 217
– Leptospirose 164
– lokalisierte 212
– Malaria 175
– Medikamentenabusus 219
– Meningitis 134, 136, 212
– metabolisch-toxisch bedingte 217
– morgendliche 215
– nächtlich exazerbierende 215
– orgasmusassoziierte 212
– Phäochromozytom 750
– plötzliche 211
– Polycythaemia vera 438
– positionsabhängige 214 f
– postnatale 214
– posttraumatische 216
– Pseudotumor cerebri 215
– Psittakose 536
– puerperale 214
– Riesenzellarteriitis 215
– Schädelknochenerkrankung 217
– Schlafapnoe-Syndrom 215
– schlagartig einsetzende 134
– Sinusitis, akute 143
– Sinusthrombose 214
– Spondylosis cervicalis 354
– Status febrilis 133 ff
– Subarachnoidalblutung 134, 1005
– Subduralhämatom 214, 1008
– symptomatische 210 ff
– tageszeitlich fluktuierende 215
– Territorialinfarkt 212
– Tumor, intrakranieller 215
– Ursache, internistische 217
– zervikogene 216, 354
Kopfspeicheldrüsenerkrankung 484 ff
Kopfspeicheldrüsenschwellung, beidseitige 485
Koplik-Flecken 124
Koproporphyrie, hereditäre 272 ff
Koproporphyrinausscheidung
– im Stuhl 273 f
– im Urin 273 f
Koproporphyrinogen-Oxidase-Defekt 273
Koprostase 820
Korbstaubexposition 565
Kornealreflex, bilateral fehlender 1003
Korneatrübung 67, 98
Korneaverletzung 100
Koronarangiographie 637
– bei chronischer Mitralklappeninsuffizienz 663
– Herzkrankheit, koronare 235, 237 f
Koronararteriendilatation 235
Koronararterienerweiterung, aneurysmatische 132
Koronararterienstenose 226
– Computertomographie 636
– physiologische Bedeutung 238
– Revaskularisationsmaßnahmen 238
Koronararterienthrombus 226

Koronararterienverlegung, Aorta dissecans 248
Koronare Herzkrankheit s. Herzkrankheit, koronare
Koronarsklerose 229, 349
Koronarspasmus, hyperventilationsbedingter 227
Koronarstenosendilatation 228
Koronarsyndrom, akutes 229, 238 ff
– Abciximab-Therapie 463, 465
– Enzymdiagnostik 242 f
– Serummarker 239
– ohne ST-Hebung 238 f
– mit ST-Hebung (s. auch Myokardinfarkt, akuter) 238 ff
Körperbehaarungsverlust 71
Körpergewicht s. Gewicht
Körpergröße 81 ff
Körperhaltung 87 f, 318
Körperlage 87
Körpermassenindex 36, 88, 90
Körperpulsation 658
Körpertemperatur
– bei älteren Personen 114
– Messung 113
– bei Tumor 19
Körperviertelstörung 309, 311
Korsakow-Syndrom 22, 963, 1015
Kortex
– motorischer 972
– prämotorischer 972
Kortikoderm 66
Koxarthrose 353 f
Koxitis 354
Koževnikow-Epilepsie 993
Kraftprüfung 34
Krallenhand 92
Krämpfe
– abdominale 182, 419
– Lupus erythematodes, systemischer 186
– Meningitis 134
– tetanische, durch Hyperventilation 508
– Zystizerkose 140
Kraniopharyngeom 40, 42
Krankheit, Immunpathogenese 18
Krankheitsausdruck, individueller 5
Krankheitsverlauf s. Verlauf
Kranzarterie s. Koronararterie
Kreatinin-Clearance 850
– 24-Stunden-Urin 851
– endogene, Abnahme 867
Kreatininfiltration, glomeruläre 850
Kreatininkonzentration im Serum 850, 1055
– erhöhte 1055
– Niereninsuffizienz 874
– progredienter Anstieg 882
Kreatininsekretion, tubuläre 850
Kreatinkonzentration, durchschnittliche, erythrozytäre 400
Krebslokalisation, geschlechtsabhängige 21
Krebs-Todesfälle 19, 21
Kreislauf, enterohepatischer 773 f, 834 f
Kreislaufbeschwerden, funktionelle 12
Kreislauffunktion, Status 29
Kreislaufzentralisation 240
Kretinismus, endemischer 493 f
Kreuzschmerzen 307
– morgendliche 347
– tiefsitzende
– – nächtliche 345
– – SAPHO-Syndrom 348
Kribbeln, akrales 306
Krim-Kongo-hämorrhagisches-Fieber 126

Krise
– hämolytische, Fieber 199
– hypertensive 217, 646, 750
– thyreotoxische, Fieber 197
Kristalle im Urin 859 ff
Kropf s. auch Struma
– familiärer 487
Kropfendemiegebiet 494
Krupphusten 46
Kryoglobulinämie 469 f
– bei Hepatitis 71, 469 f
– Morbus Waldenström 449
– Zyanose, periphere 719
Kryoglobuline 469 f
– Purpura-Arthralgie-Nephritis-Syndrom 184
Kryohydrozytose 422
Kryptokokkose
– AIDS 168, 172
– bei immunkompromittierter Person 172
– Liquorbefund 135
Kryptosporidieninfektion, AIDS 168
Kryptosporidiose 152
Kuhpocken 120, 127
Kümmel-Verneuille-Erkrankung 369
Kupferakkumulation, zerebrale 799
Kupferkonzentration
– im Serum 1055 f
– – erhöhte 1056
– – erniedrigte 799, 1056
– im Urin, erhöhte 799
Kupfermangel 409
Kupferstoffwechselstörung 799
Kurzdarmsyndrom 835 f
Kurzhals 481
Kussmaul-Atmung 30, 508, 928, 930
– Koma, ketoazidotisches 1013
Kussmaul-Mayer-Syndrom s. Periarteriitis nodosa
Kussmaul-Zeichen 620, 671
Kveim-Reaktion 599
Kwashiorkor 388, 952
Kyasanur-Forest-Erkrankung 126
Kyphose
– Morbus Scheuermann 370
– thorakale, Körperhaltung 87
Kyphoskoliose 508 f

L

Laborparameter 1025 ff
Labyrinth 967 f
– Blutversorgung 968
Labyrinthausfall, akuter, einseitiger 965 f
Labyrinthitis 101
Labyrinthläsion 980 f
Lackzunge 410 f
Lactasemangel 831, 836
Lactatdehydrogenase 19, 1057 f
– Anämie, perniziöse 411
– erhöhte 411, 1057 f
– Hämolyse 416, 420
– Myokardinfarktdiagnostik 242 f
– Normwerte 400
– im Pleurapunktat 251
Lactatkonzentration
– Gelenkpunktat 128
– im Serum 1056 f
– – erhöhte 155, 1056 f
Lactosebelastung, orale 831
Lactoseintoleranz 831
LAD s. Leukozytenadhäsionsdefekt
Lage des Patienten 87
Lagerungsprüfung 979
Lagerungsschwindel, paroxysmaler, benigner 965 f, 979

Sachverzeichnis

Lagerungstraining 979
Lähmung
– hyperkaliämische, periodische, familiäre 922 f
– hypokaliämische, periodische, familiäre 920 f
– motorische, Porphyrie, intermittierende, akute 272
– Poliomyelitis 137
– Tollwut 165
Lakritzkonsum 388, 749, 920 f
Laktatazidose 155, 931, 1014
LAM (Lymphangioleiomyomatose) 574
Lamina dura der Zähne, Verlust 380
LAM-Zellen 574
Landkartenschädel 449
Langerhans-Zelle 449, 573
Langerhans-Zell-Histiozytose 364, 449
– der Lunge 573
Langerhans-Zell-Sarkom 450
Langes-QT-Syndrom 985, 987
Langlebigkeit 233
Längsbandverknöcherung 345 f
Langschläfer 1010
Langzeit-EKG 725
– Ereignisrekorder 725
LAP (Leucinaminopeptidase) 360, 778 f
Laplace-Gesetz 644
Lärmschwerhörigkeit, berufsbedingte 16 f
Laron-Zwerg 87
Laryngitis posterior 104
Laryngoskopie 104
Larynxerkrankung 512
Larynxkarzinom 104, 602
Larynxödem 195, 394, 512
Lasègue-Zeichen 304, 307 f, 355
Lassafieber 126
Lassavirus 125 f
Lateralsklerose, amyotrophe 92, 104
Latexallergie 16
Lavage, bronchoalveoläre
– Alveolarproteinose 573
– Alveolitis, exogen allergische 565
– Lymphozytose 565
– Pneumocystis-carinii-Nachweis 172
– Sarkoidose 599
Lavageflüssigkeit, bronchoalveoläre
– Eosinophilie 555
– Granulozyten, neutrophile 559
– Makrophagen, braune 562
– opaleszierende 573
– T-Zell-Lymphozytose 599
Lawrence-Moon-Biedl-Syndrom
– Adipositas 88
– Kleinwuchs 85
– Retinaveränderung 99
Laxanzienabusus 289, 837
– Anorexia mentalis 766
– Kaliumverlust 920 f
– Ödembildung 389
– Urinbefund 935
LCAD-Mangel-Syndrom, familiäres 233
LDH s. Lactatdehydrogenase
LDL (Low-Density-Lipoprotein) 230 f, 233 f
LDL-Cholesterin 230, 233
LDL-Cholesterin-Spiegel, Glomerulonephritis, akute 234
LDL-Rezeptoren 234
Lebensgewohnheiten des Patienten 14
Lebensmittelvergiftung 152

Leber
– Autoimmunkrankheit 18
– Computertomographie 781
– Duplexsonographie 781
– Eisengehalt 798
– Größe 776
– Hyperplasie
– – noduläre, fokfale 806
– – regenerative, noduläre 790, 796
– Konsistenz 776
– Palpation 32
– pulsierende 621, 665
– Sarkoidose 597 f
– schwarze, im Kernspintomogramm 781
– Sonographie 777, 781
– Stoffwechselerkrankung 798 f
– vergrößerte, pulsierende 665
Leberabszess 148, 153, 805, 808
– bakterieller 153
– bei Cholelithiasis 292
– durch Entamoeba histolytica 148, 153, 808
– Leitsymptome 153
– subphrenischer, Penetration 584
Leberabszesse, multiple, Candidiasis, hepatosplenische 172
Leberadenom 789, 806
Leberangiographie 781
Leberbiopsie 781
Leberechinokokkose 153, 807 f
Leberegelinfestation 805 f
Lebereisenindex 798
Leberfibrose 790
– kongenitale 795 f, 898
Leberfunktion
– Quick-Wert 466
– Zytomegalie 160
Leberfunktionstest, quantitativer 780
Lebergranulome, medikamentös induzierte 789
Leberhämangiom, kavernöses 806
Leberinsuffizienz 797
– Zeichen 791
Leberkarzinom, Fieber 198
Leberkrankheit
– bei Cholelithiasis 292
– chronische 777, 791 f
– Hautveränderung 55 f, 71, 777, 791 f
– Ikterus 775
– Magenbeschwerden 279
– Minderwuchs 87
– Oberbauchschmerzen 276
– Ödem 387
– Spider-Nävi 66
Lebermetastasen 828
– Sonographie 828
Leberprozess, raumfordernder 805 ff
Leberrand, unterer 32
– Palpation 776 f
Leberregenerate, noduläre 790, 796
Leberruptur 284
Leberschädigung
– alkoholbedingte 796
– Gerinnungsdiagnostik 456
Leberschwellung
– akute 292
– entzündliche 292
Leber-Screening 779
Leberstauung 619
– chronische 386, 621
– Perikardtamponade 244
Lebersteatose 789
Lebertransplantat, Hepatitis-B-Reinfektion 786
Lebertumor 806 f

– medikamentös induzierter 789
Leberveränderung, fokale, Tumormarker 780
Lebervenenverschluss 800
Lebervenenverschlusskrankheit 789, 796, 800
– Lungenstauung 593
Lebervergrößerung 32
Leberversagen 466
– Atemluftgeruch 101
– Gerinnungsstörung 466
– hypoxisches, fulminantes 800
– Laktatazidose 931
– Säure-Base-Haushalt-Störung 929
Leberzirrhose 196, 790 ff
– aktive 790
– alkoholische 783, 789
– Anämie 414
– α_1-Antitrypsin-Mangel 799
– Aszites 794
– Budd-Chiari-Syndrom 800
– Child-Pugh-Klassifikation 793
– bei chronischer Hepatitis 787
– bei chronischer Herzinsuffizienz 619, 621
– dekompensierte 93, 791
– Folgeerscheinungen 790 f
– Frühstadium 790
– Hämochromatose, hereditäre 798
– Hautveränderung 71
– Hepatitis B 786
– inaktive 790
– klinische Zeichen 791 f
– kompensierte 791
– Laborbefund 778
– laparoskopischer Befund 790
– medikamentös induzierte 789
– Peritonitis, spontane 153
– Pigmentgallensteine 290
– Sepsisprädisposition 156
– Status febrilis 118
– Steatohepatitis, nichtalkoholische 790
Leberzyste 898 f
– Echinokokkose 807 f
Lecithin-Cholesterol-Acetyltransferase 1 234
Leck, postoperatives 153
Legionärskrankheit 145, 535
Legionella pneumophila 145
Legionellenpneumonie 145, 535 f
Leichte-Ketten-Krankheit 447
Leichte-Ketten-Proteinurie 447
Leiomyom
– Magen 286
– ösophageales 813
Leishmania donovani 176
Leishmaniose 176
– kutane 121, 176
– viszerale 176
Leistenhernie, inkarzerierte 261, 266
Leistungsfähigkeitsabnahme 446, 762
Leistungsintoleranz
– akute 638
– Aortenklappeninsuffizienz, akute 656
– Aortenklappenstenose 651
– Herzinsuffizienz 618 f
– Kardiomyopathie, restriktive 678
– Mitralklappeninsuffizienz, chronische 661
– Niereninsuffizienz, chronische 870
– Perikardtamponade 671
– Trikuspidalstenose 670
Leitsymptom 6 f, 11
Leitungsbahnen, kardiale, akzes-

sorische, multiple 715, 717, 735
Lemierre-Syndrom 133
Lendenschmerz 154
Lepra 122 f, 196
Leptin 88
Leptospira interrogans 164
Leptospirämie 164
Leptospirose 164 f
– Meningitis 135, 137
Lethargia pituitaria 1015
Letterer-Siwe-Syndrom 364
Leucinaminopeptidase 360, 778 f
Leucinkristalle im Urin 860 f
Leucoderma specificum 56, 163
Leukämie 426 ff
– Abdominalschmerzen 276
– akute 426 ff, 438
– – bilineäre 429
– – biphänotypische 429
– – Blutbild 426
– – erythroblastische 430
– – lymphatische 427 f, 444
– – – Blutbild 428
– – – B-Zell-Typ 427 f
– – – Immunphänotypisierung 427
– – – Philadeilphia-positive 434
– – – T-Zell-Typ 427 f
– – – ZNS-Befall 427
– – – zytogenetische Anomalie 428
– – megakaryoblastische 430
– – monoblastäre 450
– – monoblastäre/monozytäre 429 f, 449
– – monozytäre 430 f
– – myeloblastäre 430
– – myeloische 427 f
– – – Alkylanzientherapie-assoziierte 432
– – – Blutbild 429, 431
– – – Chromosomenanalyse 428 f, 433
– – – FAB-Klassifikation 428 ff
– – – Knochenmarkbefund 429, 431 f
– – – multilineäre Dysplasie 433
– – – nicht klassifizierbare 433
– – – Radiotherapie-assoziierte 432
– – – Sweet-Syndrom 69
– – – therapieassoziierte 432 f
– – – Topoisomerase-II-Inhibitor-assoziierte 432
– – – WHO-Einteilung 429, 433
– – – als Zweitneoplasie 432
– – myelomonoblastäre 430
– – myelomonozytäre 429 ff
– – undifferenzierte 429
– Altersverteilung 426 f
– chronische 432 f
– – lymphatische 434 f, 443
– – – High-Grade-Lymphom 434
– – – Inzidenz 427
– – – Stadieneinteilung 435
– – myeloische 432 ff, 438
– – – Basophilenanzahl 433
– – – Blastenanzahl 433
– – – Eosinophilenanzahl 433
– – – Hasford-Score 433
– – – Inzidenz 427
– – – juvenile 434
– – – Milzgröße 433
– – – Philadelphia-Chromosom 433 f
– – – prognostische Faktoren 433
– – – Thrombozytenanzahl 433
– – myelomonozytäre
– – – chronische 436
– – – juvenile 434
– Einteilung 426
– Fieber 117, 198

Sachverzeichnis

- Geschlechtsverteilung 427
- Hiluslymphknotenvergrößerung 600
- Leukämoide Reaktion 202
- Leukenzephalopathie, progressive, multifokale 168
- Leukoaraiosis 965
- Leukonychie 71, 78
- Leukopenie s. Leukozytopenie
- Leukoplakie, enorale 79, 125, 167
- Leukose, Sepsisprädisposition 156
- Leukozyten s. auch Granulozyten
  - Einschlusskörperchen 462, 464
  - eosinophile
    - – fehlende 204
    - – im Urin 857
  - neutrophile 202 f
  - Plasmaschlieren, basophile 203
  - Plasmavakuolisierung 203
  - im Urin 857 f
  - Veränderung, toxische 203
- Leukozytenadhäsionsdefekt 196
- Leukozytenanomalie, familiäre 203
- Leukozytenesterasenachweis im Urin 857
- Leukozytenphosphatase, alkalische 433
- Leukozytenzahl, absolute, Pleurapunktat 251
- Leukozytenzylinder im Urin 857 ff, 865
- Leukozytopenie 203 f
  - allergische 204
  - Ebola–hämorrhagisches-Fieber 126
  - Enterokolitis, nekrotisierende 153
  - Felty-Syndrom 343
  - Leishmaniose 176
  - Leukämie, akute 426 f
  - Lymphadenitis toxoplasmotica 267
  - medikamentenbedingte 203 f
  - multiples Myelom 447
  - Non-Hodgkin-Lymphom 443
  - paraneoplastische 608
  - toxische 204
- Leukozytose 202
  - Abdomen, akutes 261
  - Appendizitis, akute 267
  - Infarktpneumonie 551
  - mit Linksverschiebung 202 f
  - paraneoplastische 20
  - Peritonitis 268
  - Polycythaemia vera 438
- Leukozyturie 154, 856 ff, 865
  - sterile 857, 891
- Lewy-Body-Krankheit, diffuse 1010
- LE-Zellen, Pleuraerguss 252
- LH (luteinisierendes Hormon), Mangel 764
- Lhermitte-Zeichen 304
- LHRH-Antagonisten-Behandlung, Osteoporoseentstehung 373
- Libidostörung 751 f
- Libman-Sacks-Endokarditis 158, 186
- Lichen
  - cutaneus amyloidosus 490
  - ruber planus 62, 77, 79
- Lichtexposition, chronische, Teleangiektasien 66
- Lichtreaktion
  - eineitig verzögerte 1003
  - konsensuelle 98
- Lichtscheu 134, 136
- Liddle-Syndrom 755, 920 f
  - umgekehrtes 923
- Lidödem, Morbus Basedow 491
- Lidschwellung, entzündliche 96

- Liftschwindel 964, 978
- Ligamentum duodenojejunale, Pars-horzontalis-duodeni-Abklemmung 266
- Light-Chain-Deposition-Erkrankung, Albuminurie 855
- Lingua
  - geographica 80
  - plicata 393 f
  - scrotalis 80
- Linitis plastica 283
- Linksherzinsuffizienz 617 f
  - akute, nach Myokardinfarkt 244
  - Auskultationsbefund, thorakaler 31
  - Befunde 618
  - Bronchitis, begleitende 517
  - Dyspnoe 507, 615
  - 3. Herzton 623
  - Husten, nächtlicher 46
  - Hypertonie, pulmonalvenöse 650
  - hypertoniebedingte 646
  - Kardiomyopathie, dilatative 681
  - Lungeninfarkt 551
  - Lungenstauung 593
  - Symptome 618
  - volumenbelastungsbedingte 655
- Linksherzkatheteruntersuchung 637, 653
- Linksherzüberlastung, Elektrokardiographie 628 f
- Linksherzversagen, Myokardinfarkt 240
- Links-rechts-Shunt
  - Double Inlet Ventricle 709
  - intrakardialer 713
  - systemischer, kongenitaler, Hypertonie, pulmonale 649
  - Vorhofseptumdefekt 714
- Linksschenkelblock 624, 683
- Linksverschiebung bei Leukozytose 202 f
- Linsenluxation 469
- Linsensubluxation 81
- Linsentrübung, medikamentös bedingte 98
- Linsenveränderung 98
- Linsenzittern 98
- LIP (Lymphoid interstitial Pneumonia) 557, 562, 577
- Lipase 1058
  - Bestimmung 294
- Lipidpneumonie 549
- Lipidprofil 230
- Lipidspeicherkrankheit, Hautveränderung 67
- Lipidstatus 1058 ff
- Lipidstoffwechsel 234
- Lipidurie 855, 859, 878 f
- Lipödem 390, 392
- Lipodystrophie 89
- Lipoidpneumonie 580
- Lipom
  - mediastinales 607
  - zervikales 483 f
- Lipomastie beim Mann 90
- Lipomatose, multiple, symmetrische 89
- Lipoprotein-A-Plasmaspiegel erhöhter 472
- Lipoproteine 230 f
- Lipoproteinlipase 234
- Lippenbremse, exspiratorische 29
- Lippenveränderung, Kawasaki-Syndrom 132
- Lippenzyanose 55
- Liquor cerebrospinalis
  - alkoholartiger Geruch 102
  - blutiger 134
  - Meningitiserregernachweis 135

- Normalbefund 135
- Pleozytose 134
  - – lymphoplasmozytäre 1005
  - – lymphozytäre 138, 161
  - xanthochromer 134
- Zellzahl 134
- Lisch-Knötchen 73
- Listeria monocytogenes 136
- Listerien, septische Metastasierung 156
- Listerienmeningitis 136
- Listeriensepikämie, chronische 136
- Lithiumbehandlung, Hyperkalzämieentstehung 379
- Lithium-Intoxikation 955
- Little-Krankheit 88
- Livedo 58 f, 719
  - racemosa 59, 331
  - – generalisata 59
  - reticularis 59, 331
  - – congenitalis 59
- Loa-Loa-Infektion 178, 393
- Lobärpneumonie 31
- Locked-in-Syndrom 1001
- Löffelnägel 71, 76, 777
- Löffler-Endokarditis 204, 677, 679
- Löffler-Infiltrat, pulmonales 204, 554
- Löfgren-Syndrom 63, 595, 598
- Logensyndrom 307
- Lokomotivgeräusch 244
- Lordose, lumbale 87
- Loslassschmerz, abdominaler 32, 263, 268
  - Appendizitis, akute 267
  - Pankreatitis, akute 295
- Lösungsmittelintoxikation 1018 f
  - akute, berufsbedingte 16 f
  - Nierenversagen, akutes 864
- Low Output Failure 617
- Low Renin Hypertension 748
- Low-Density-Lipoprotein 230 f, 233 f
- Low-Grade-Osteosarkom 361
- L1-Syndrom 313
- L2-Syndrom 313
- L3-Syndrom 313
- L4-Syndrom 313
- L5-Syndrom 313
- L-Tryptophan-Therapie, Myalgie-Syndrom, eosinophiles 190
- Lücke, osmotische 906
- Lues 63, 162 f
  - cerebrospinalis 163
  - connata 79, 162
  - diagnostisches Vorgehen bei Verdacht 162
- Lues I 163, 451
- Lues II 74 f, 163
  - – Exanthem 120, 163
  - – Lymphknotenschwellung 130, 163
  - – Zungenveränderung 80
- Lues III 163
- Luesreaktion, falsch positive 187
- Luestest 162
  - 19S-IgM-Antikörper nachweisende 162
  - spezifischer 162
- Luft, freie, subdiaphragmale 262, 276
- Lumbalpunktion 215, 427
- Lunge
  - Autoimmunkrankheit 18
  - crazy-paving-Muster 573
  - Mosaikmuster 517, 562
- Lungenabszess 532 ff, 541, 583 f
  - aspirationsbedingter 537, 584
  - Atemluftgeruch 101
  - hämatogener 583

- Immundefizienz, zelluläre 171
- metastatischer 584
- Pseudomonas-aeruginosa-Infektion 157
- Sputumgeruch 102
- Lungenabszesse, multiple 532
- Lungenadenomatose 570
- Lungenaktinomykose 533 f
- Lungenasthmatiker s. Asthma bronchiale
- Lungenbiopsie 565, 573
- Lungenblutung 552
  - Anti-Phospholipid-Syndrom 573
  - Goodpasture-Syndrom 884
  - Lupus erythematodes, systemischer 186
  - rezidivierende 572
- Lungen-Compliance, erhöhte 518
- Lungendurchblutung
  - bei Herzvitium 696
  - Umverteilung 507, 549, 593
- Lungenembolie 148, 332, 334, 551
  - Anti-Phospholipid-Syndrom 573
  - chronisch rezidivierende 650
  - Differenzierung vom akuten Myokardinfarkt 243
  - Lupus erythematodes, systemischer 186
  - bei nephrotischem Syndrom 879
  - Pleuraerguss 251
  - Pleuritis sicca 249
  - rezidivierende, Fieber 118, 199
  - Spiral-CT, kontrastmittelgestützte 636
  - Synkope 988
- Lungenemphysem 505, 516 ff
  - Ätiologie 521
  - Auskultationsbefund 31, 520
  - bullöses, lokalisiertes 521
  - Computertomographie 518 ff
  - – quantitative, farbkodierte 520
  - bei Cutis laxa 68
  - Dünnschichtcomputertomogramm 519 f
  - Globalinsuffizienz, respiratorische 520
  - Hypertonie, pulmonale 503
  - lobäres 517
  - Spirometriebefund 519
  - Thoraxinspektionsbefund 29
  - unilaterales 517
  - Zwerchfelltiefstand 31, 520
- Lungenfibrose 556 ff
  - Alveolitis, exogen allergische 565
  - Asbestose 569
  - Aspergillose, bronchopumonale, allergische 554
  - Auskultationsbefund 31, 558
  - basale 188
  - Dermatomyositis 191
  - Hermansky-Pudlak-Syndrom 462
  - Hypertonie, pulmonale 503
  - idiopathische 557 ff
  - medikamentös bedingte 564
  - Sarkoidose 594
  - Sklerodermie 188
- Lungenfunktionsdiagnostik 507
  - erweiterte 504
- Lungengefäßbett, hyperreaktives 715
- Lungengefäßstruktur 696
- Lungengefäßzeichnung 696
- Lungengranulome 563
- Lungengrenze
  - exspiratorische 31
  - inspiratorische 30
  - untere, dorsale, Perkussion 30 f

1109

Sachverzeichnis

Lungenhämorrhagie s. Lungenblutung
Lungenhämosiderose 570, 572
Lungenherd (s. auch Lungenrundherd) 539
Lungeninfarkt 253, 532, 551 f
Lungeninfiltrat 529 ff
– azinäres 529, 532
– beidseitiges, Schock, septischer 155
– entzündliches 561 f
– eosinophiles (s. auch Eosinophilie, pulmonale) 204, 554 ff
– – mit Asthma 555
– – chronisches 548
– – flüchtiges 554
– – medikamentös induziertes 555
– – Rezidiv an derselben Stelle 555
– Hodgkin-Lymphom 577
– infektiöses (s. auch Pneumonie) 529 ff
– interstitielles 529, 532, 562
– lymphozytäres 562
– nichtinfektiöses 548 ff
– parakardiales 536
– plasmozytäres 562
– retikulonoduläres 574
– tuberkulöses 538
– wanderndes 555
Lungenkarzinom
– Pancoast-Syndrom s. Pancoast-Syndrom
– Screening 37
Lungenknötchen, sternförmige 574
Lungen-Kokzidioidomykose, primäre 173
Lungenkrankheit
– Abdominalschmerzen 276
– Atemmuster 507
– chronisch obstruktive 143, 505, 516 ff
– – Lungenemphysem 521
– – Säure-Base-Haushalt-Störung 929
– – Schweregrade 516
– Dyspnoe 502
– infiltrative, Hypertonie, pulmonale 503
– interstitielle
– – bronchioläre Beteiligung 517
– – diffuse 555
– – kavernöse 583
– – obstruktive 502 f
– – Auskultationsbefund 31
– – Spirometrie 503
– – parenchymatöse, diffuse 556 ff
– – restriktive 502
– – Spirometrie 503
– – Trommelschlegelfinger 76 f, 558
– – vaskulär bedingte 502, 506
– – zystische 583 f
Lungenmetastase 578
Lungenmetastasen, multiple 581
Lungenoberlappenrundherd 577
Lungenödem 552, 615 f
– akutes 640 f
– – kardial bedingtes 638 ff
– alveoläres 618 f
– – kardial bedingtes 640
– – bei normal großem Herz 641
– – stauungsbedingtes 632
– Anamnese 641
– Aortenklappeninsuffizienz, akute 656
– Auskultationsbefund 31, 622, 640
– – kardialer 641
– bei chronischer Niereninsuffizienz 872

– Definition 640
– Dyspnoe 507
– Echokardiographie 641
– Heroinintoxikation 1017
– hiläres 632
– infektionsbedingtes 642
– interstitielles 632 f, 640
– kardial bedingtes 641
– Laboruntersuchungsbefund 641
– Mitralklappeninsuffizienz, akute 660
– nach Narkose 642
– Narkotika-bedingtes 642
– neurogenes 642
– Oxymetrie 641
– Pathophysiologie 640
– Rechtsherzkatheteruntersuchung 641
– Stadien 631 f, 640
– stauungsbedingtes 549 f, 632
– Symptome 640
– Thorax-Röntgenbild 640 f
– Ursache 641
Lungenparenchym, Strahlenschädigung 548 f
Lungenparenchymprozess, Pleuraerguss, begleitender 251
Lungenrundherd 529, 575 ff
– Angiitis 578
– benigner 575, 578 ff
– Bronchialkarzinom 576 f, 600
– Echinokokkose 579
– entzündlicher 578 ff
– Granulomatose 578
– Hämatom 575 f, 580
– Hodgkin-Lymphom 577
– Karzinom, bronchialalveoläres 578
– Kollagenose 578
– Lipoidpneumonie 580
– Lymphom, malignes 577
– maligner 575 ff
– Metastase 578
– Missbildung 580
– multiples Myelom 578
– nekrobiotischer 578
– Phantomtumor 580
– Punktion 575, 601
– radiologische Charakteristik 575
– beim Raucher 600
– Rheumaknoten 567, 578
– solitärer 576 ff
– Tuberkulom 542, 575, 579
– Tumor 576 ff
– Verdopplungszeit 575
– Verkalkung 575
Lungenrundherde, multiple 580 f
Lungenschädigung, medikamentös bedingte 563
Lungenschrumpfung 553
Lungensequestration 580, 588 f
Lungenstauung 507, 549, 615 f, 618, 660
– Aortenklappeninsuffizienz, akute 656
– Druck, pulmonalkapillärer 640
– Hilusvergrößerung 593
– Husten 619
– kardial bedingte 645
– Kardiomyopathie, dilatative 681
– mit Lungenödem 632
– Mitralklappenstenose 667
– Rasselgeräusche 621 f
– Stadien 631 f, 640
– Zeichen 631 f
Lungenstein, calciumhaltige 573
Lungenszintigraphie 650
Lungentuberkulose 538 ff
– exsudative 539 f
– fibroproduktive 542
– klinische Kriterien 539

– postprimäre 539 ff
– primäre 146
Lungentumor 576 ff
– nekrotisierender 148
Lungenüberblähung
– Asthma bronchiale 515
– irreversible 520
Lungenunterlappenarterie, Dilatation 648
Lungenverschattung 529 ff
– diffuse 556, 563 f
– fingerförmige 555
– kleinfleckige 569
– radiologische Morphologie 529
– solide, beim Raucher 600
– streifenförmige 570
Lungenverschieblichkeit 31
Lungenvolumenreduktion, chirurgische 518
Lungenvolumina 503
Lungenzyste 559, 584, 608
Lunula
– blaue 78
– dreieckige 77
– rote 75
Lupus
– erythematodes
– – chronicus discoides 56, 69
– – discoides 62, 184
– – systemischer 184 ff
– – – Abdominalschmerzen 276
– – – arterielle Durchblutungsstörung 324
– – – Autoantikörper 180
– – – Blutbild 186
– – – C1-Esterase-Inhibitor-Mangel 394
– – – Diagnosekriterien 186
– – – Exanthem 120
– – – Fieber 117
– – – Hautveränderung 69,
– – – Hypertonie, pulmonale 563
– – – Laborbefund 185 f
– – – Liquorbefund 135
– – – Lungenbeteiligung 186
– – – medikamentös induzierter 184, 187
– – – Nierenbeteiligung 185
– – – Splenomegalie 149
– – – zerebrale Manifestation 186
– pernio 597
– vulgaris 63, 73
Lupus-Antikoagulans, APA-Syndrom 472
Lupus-erythematodes-ähnliches Syndrom, medikamentenbedingtes 70
Lupus-Nephritis 185 f, 880, 849
Luzidität 998
Lyell-Syndrom 62
Lyme-Arthritis 160 f
Lyme-Erkrankung s. Borreliose
Lyme-Karditis 160 f
Lymphabfluss, intestinaler, Störung 388
Lymphadenitis 337
– abszedierende 163, 483
– colli 481 ff
– Filariose, lymphatische 178
– generalisierte 482
– granulomatöse, selbstlimitierende 131
– inguinale, abszedierende 163
– Pasteurellose 166
– regionale 131, 450 f, 482
– retikulozytär-abszedierende 483
– Scharlach 141
– toxoplasmotica 267, 483
Lymphadenopathie
– angioimmunoblastische 171, 445

– Brucellose 164
– Castleman-Erkrankung 132
– Felty-Syndrom 343
– generalisierte 451
– Hämophagozytose-Syndrom 199
– HIV-Infektion 166 f
– Infektion, sexuell übertragbare 162
– lokalisierte 450 f
– Leukämie, chronische, lymphatische 434
– Lues 163
– Lymphknotenuntersuchung 450
– mediastinale 570
– Morbus
– – Still 344
– – – des Erwachsenen 343
– – – Whipple 151, 348
– Myelofibrose, idiopathische, chronische 436
– Nezelof-Syndrom 195
– periphere 442
– Primärkomplex, luetischer 163
– reaktive 450 f
– schmerzlose 440
– Sinushistiozytose 130, 132
– ungeklärter Ursache 132
– zervikale 483
– – Kikuchi-Fujimoto-Erkrankung 132
– – Mononukleose, infektiöse 141
– – Varizellen 124
Lymphadenopathie-Syndrom, HIV-Infektion 483
Lymphangiektasie, intestinale 388, 836
Lymphangioleiomyomatose 574
Lymphangiom 364
– zervikales 481
Lymphangiopathie, obliterierende 3911
Lymphangiosis carcinomatosa 570
Lymphangitis
– akute 337
– chronisch obstruierende 178
– rezidivierende 391
Lymphdrainage, pulmonale, kompensatorisch erhöhte 640
Lymphe 234
Lymphfistel 391 f
Lymphgefäßaplasie 391
– hohe 392
Lymphgefäßbündel, Traumatisierung 391
Lymphgefäße, variköse 391
Lymphgefäßerkrankung 337
Lymphgefäßerweiterung 391
Lymphgefäßhypoplasie 391
– hohe 392
Lymphknoten
– Hyperplasie, angiofollikuläre s. Castleman-Erkrankung
– mediastinale, Hodgkin-Lymphom-Befall 440
– Palpation 30, 450
– Untersuchung bei Lymphadenopathie 450
– vergrößerter, fluktuierender 130
– zervikale, Hodgkin-Lymphom-Befall 440
– zervikaler, Feinnadelpunktion 484
Lymphknotenbiopsie 441, 451
– transbronchiale 599
Lymphknoteninfektion 130 ff
Lymphknotenmetastase
– Feinnadelpunktion 484
– bei unbekanntem Primärtumor 484
– zervikale 484

Sachverzeichnis

- zystisch veränderte, zervikale 480
- Lymphknotenstatus 28
- Lymphknotensyndrom, mukokutanes s. Kawasaki-Syndrom
- Lymphknotentuberkulose
  - abszedierende 609
  - Halsfistel 480
  - mediastinale 606
  - zervikale 130, 132, 482 f
- Lymphknotenvergrößerung
  - Adenovirusinfektion 544
  - axilläre, schmerzhafte 130
  - Brucellose 130
  - Diagnostik 450
  - Epstein-Barr-Virus-Infektion 130
  - Filariose 130
  - generalisierte 130
  - Herpes zoster 130
  - HIV-Infektion 130
  - Hyper-IgD-Syndrom 197
  - infektiös bedingte 130 ff
  - inguinale 130
  - Katzenkratzkrankheit 130 f
  - Leishmaniose 176
  - Leukämie, akute, lymphatische 427
  - lokalisierte, schmerzhafte 130
  - Lues II 130
  - mediastinale 427
  - Mononukleose, infektiöse 130
  - nicht infektiös bedingte 130
  - okzipitale 130
  - Primärkomplex, tuberkulöser 539
  - Röteln 124, 130
  - schmerzlose, asymmetrische 130
  - Sinushistiozytose 130
  - Status febrilis 130 ff
  - supraklavikuläre 489
  - Toxoplasmose 130
  - Tularämie 131
  - ulnare, schmerzhafte 130
  - Zeckenbissfieber, afrikanisches 123, 130
  - zervikale 130
    - beim Jugendlichen 483
    - Sarkoidose 483
    - Tonsillopharyngitis, bakterielle 140
  - Zytomegalie 130
- Lymphödem 389 ff
  - beckentumorbedingtes 391
  - chylöses 391
  - familiäre-kongenitales 391
  - genitales 391
  - irreversibles 391
  - Komplikation 392
  - primäres 389, 391 f
  - reversibles 391
  - sekundäres, doppelseitiges 390
  - Syndrom der gelben Nägel 391
- Lymphogranulom, Fieber 198 ff
- Lymphogranuloma
  - inguinale 451
  - venereum 130, 163, 824
- Lymphographie 391
  - indirekte 337, 391
- Lymphohistiozytose, hämophagozytotische 199, 450
  - familiäre 450
- Lymphom
  - Helicobacter-pylori-induziertes 444
  - lymphoplasmazytisches s. Waldenström, Morbus
  - malignes 439 ff
    - B-Symptome 484
    - Fieber 117
    - Hämophagozytose-Syndrom, reaktives 450
  - HIV-assoziiertes 20
  - Magen 286
  - Manifestation, zervikale 484
  - mediastinales 607
  - primäres, der Lunge 577 f
  - Wiskott-Aldrich-Syndrom 464
  - zerebrales, primäres 140
- Lymphomonozytose
  - Mononukleose, infektiöse 141
  - Mumps 133
  - Zytomegalie 141
- Lymphopenie s. Lymphozytopenie
- Lymphoproliferative Erkrankung
  - Immundefekt 194
  - Paraprotein 447
  - primäre, der Lunge 577
  - Splenomegalie 149
- Lymphozytäre Reaktion 159, 204
- Lymphozyten
  - atypische 451
  - kleine 434
  - Pleurapunktat 252
  - Verhalten bei Fieber 204 f
- Lymphozytenstimulation, hyperreaktive 445
- Lymphozytenzahl, Leukämie, chronische, lymphatische 434
- Lymphozytoide Reaktion 204 f
- Lymphozytopenie 205
  - Lymphangiektasie, intestinal 836
  - relative 205
  - Sarkoidose 594
- Lymphozytose 159, 204
- Lymphreflux 388
- Lynch-Syndrom 829
- Lyssa s. Tollwut

M

- Machupo-Virus 125 f
- Maculae, amelanotische 56
- Madelung-Fetthals 89, 484
- Maffucci-Syndrom 361
- Magen
  - Non-Hodgkin-Lymphom 286
  - operierter, Beschwerden 288
- Magenausgangsstenose, ulkusbedingte 282
- Magen-Darm-Beschwerden, funktionelle 12
- Magen-Darm-Trakt-Erkrankung
  - Appetitmangel 39
  - Hautveränderung 71 f
  - HIV-assoziierte 169
  - Trommelschlegelfinger 77
  - Ulzeration, enorale 79
- Magendilatation 283
- Magen-Doppelulkus 282
- Magenfundusvarizen 794 f
- Magengeschwür s. Ulcus ventriculi
- Magenkarzinom 280 f, 283 f
  - Altersgipfel 281
  - Fieber 198
  - Ulkus 283
- Magenkrankheit 278 ff
- Magenleiomyom 286
- Magenlymphom 444
  - malignes 286
- Magen-Oberflächenkarzinom 284
- Magenperforation, Peritonitis 268
- Magenresektion, Vitamin-B_{12}-Mangel 411
- Magensaftaspiration, Lungenveränderung 537
- Magensafthypersekretion 283
- Magensaftverlust 933, 935
- Magenschleimhauterosion 279
- Magenschleimhautfalten, verbreiterte 280, 283
- Magenschleimhautpolypen, multiple 286
- Magenstumpfkarzinom 288
- Magentumor, maligner 283 f
- Magenulkus s. Ulcus ventriculi
- Magenvolvulus 287
- Magnesium 938
  - proteingebundenes 952
  - Verteilungsstörung 952 ff
- Magnesiumausscheidung, renale 939
- Magnesiumhaushalt
  - Regulation 938
  - Störung 952 ff
- Magnesiumkonzentration im Serum 1060 f
- Magnesiummangel 920
- Magnesiumretention, renale 953 f
- Magnesiumverlust 953
- Magnesiumzufuhr 952 ff
- Magnetresonanz-Angiographie 322
  - Nierenarterienstenosen-Screening 747
- Magnetresonanz-Cholangiographie 776, 781
- Magnetresonanztomographie
  - Angiodysplasie, kongenitale 328
  - Herzuntersuchung 236 f, 636
  - Ostenekrose 368 f
  - Osteomyelitisnachweis 129
  - Phäochromozytomnachweis 750
- Major Haemoptoe 501, 522
- Makroalbuminurie 855
- Makroamylasämie 294
- Makroglobulinämie s. Waldenström, Morbus
- Makroglossie 80 f, 84, 754
- Makrohämaturie (s. auch Hämaturie) 857
- Makroovalozytose 411
- Makrophagen
  - Gewebsinfiltration 151
  - PAS-positive, Dünndarmschleimhaut 834 f
- Makrophageneisen im Knochenmark 405 f
- Makro-Reentry, Vorhofflattern 732
- Makrozyten 400
- Makrozytose 400
- Makuladegeneration 99
- Malabsorption 831
  - Hypokaliämie 920
  - primäre 832 ff
  - sekundäre 834 ff
  - Stuhlgeruch 102
- Malabsorptionssyndrom 91
  - Kleinwuchs 86
- Maladie de Berger 886 f
- Malakoplakie 893 f
- Malaria 17, 152, 174 f f
  - Blutbild 175, 177
  - Fieber 116, 175
  - Hämolyse 417
  - quartana 174 f
  - tertiana 174 f
  - tropica 174 f
- Malassimilationssyndrom 831 ff
  - Blutbild 832
  - Dünndarmprofil 832
- Maldigestion 91, 831, 834 ff
- Malformation, vaskuläre, zervikale 481
- Malignom
  - bei chronischer Niereninsuffizienz 873 f
  - gastrointestinales, Hautveränderung 72
  - hämatologisches, Fieber 114
  - Mundsoor 79
  - bei Neurofibromatose 73
- Sepsisprädisposition 156
- Status febrilis 117
- Mallory-Weiss-Syndrom 43, 284
- Malnutrition
  - bei chronischer Niereninsuffizienz 871 f
  - Hypokaliämie 920
  - Hypomagnesiämie 952
  - Vitamin-D-Mangel 942 f
- MALT (Mucosa-associated lymphoid Tissue) 444
- Malteserkreuze 859, 879
- MALT-Lymphom (Mucosa-Associated-Lymphoid-Tissue-Lymphom) 280, 286, 444
- Malum perforans 63, 330
- Mammakarzinom
  - Bestrahlung, BOOP 549
  - Screening 36 f
- Mammillenabstand, großer 84 f
- Mammographie 36 f
- Manöver, vagale 731, 736
- Mantelzelllymphom 444
- Mantoux-Reaktion 539, 606
  - falsch negative 539
  - bei Sarkoidose 599
- MAPCAs (große aortopulmonale Kollateralen) 697 ff, 709
- Marburg-hämorrhagisches-Fieber 126
- Marburgvirus 126
- Marfan-Syndrom 81
  - Aorta dissecans 249
  - Aortenklappeninsuffizienz, chronische 659
  - Blutungsneigung 469
  - Handform 81, 92
  - Hautveränderung 68
  - Mitralklappenprolaps 664
  - Osteoporose 375
- Marginalzonen-B-Zell-Lymphom, extranodales 280, 286, 444
- Marie-Bamberger-Syndrom s. Osteoarthropathie, hypertrophe
- Markschwammniere 895 f
- Marmorknochenkrankheit s. Osteopetrosis
- Masern 124
- Masernexanthem 120, 124
- Masernvirusinfektion
  - Begleithepatitis 783
  - Pneumonie 544 f
- Maskengesicht 93
- Maskierung von Symptomen 11
- Massenläsion, supratentorielle 1003
- Maßnahme, medizinische, Qualitätsbeurteilung der wissenschaftlichen Evidenz 8
- Mastektomie, Armlymphödem 391
- Mastoiditis, Begleitmeningitis 138
- Mastozytose 57, 367, 837
- Mastzellen, IgE-sensibilisierte 24
- Maturity Onset Diabetes of the young 41
- Mayer-Rokitansky-Küster-Syndrom 40
- May-Hegglin-Anomalie 462, 464
- MC4R-Gen (Melanokortin-4-Rezeptor-Gen), Mutation 88
- McBurney-Punkt 267
- McCune-Albright-Syndrom 367, 949
- MCH (mittlerer korpuskulärer Hämoglobingehalt) 400 f
- MCHC (mittlere korpuskuläre Hämoglobinkonzentration) 400 f
- McLeod-Phänotyp, Akanthozytose 422
- McLeod-Syndrom 517
- MCV s. Volumen, korpuskuläres, mittleres

Sachverzeichnis

MDS s. Myelodysplastisches Syndrom
Meckel-Divertikel, Ileus 266
Media-anterior-Infarkt, maligner 1007
Mediakalzinose 325 f
Medianekrose, zystische 81
Mediasklerose 325 f
Mediastinalphlegmone 608 f
Mediastinalteratom 607
Mediastinaltumor 606 ff
– Biopsie 607
– leukämischer 427, 608
– maligner 607
– mesenchymaler 607
Mediastinitis 483, 608 f
Mediastinoskopie 599
Mediastinum
– oberes, Fibrosierung 609
– Verbreiterung 606 ff
– – doppelseitige 609
Medikamente s. auch Arzneimittel
– Adipositas 89
– Akne 70
– Aldosteronresistenz 923
– Anämie
– – aplastische 414
– – sideroachrestische 409
– Autoimmunhämolyseauslösung 418
– Chemotaxisstörung 196
– Cholestase, intrahepatische 802
– Cushing-Syndrom 751
– Erbrechen 44
– erektile Dysfunktion 50
– Erythema exsudativum multiforme 61
– Fieberreaktion 199 f
– Gastritis, akute 279
– Glomerulonephritis, membranöse 880
– Gynäkomastie 91
– Hämolyse 417
– Hautveränderung 70
– Hepatopathie 789
– hepatotoxische 148
– Hornhauttrübung 98
– Husten, chronischer 45
– Hypertonie
– – arterielle 757
– – pulmonale 649
– Hypoaldosteronismus, hyporeninämischer 923 f
– Hypoglykämie 1011, 1013
– Hypokaliämie 920 f
– Hypomagnesiämie 954
– Hypotonie 767
– Ikterus 776
– Kardiomyopathie 682
– Kristallbildung im Urin 860 f
– Langes-QT-Syndrom 987
– Leukozytopenie 203 f
– Linsentrübung 98
– Lungenfibrose 558 f, 564
– – idiopathische
– Lungeninfiltrat, eosinophiles 555
– Meningismus 133
– Müdigkeit 47
– Nephritis
– – interstitielle 889
– – tubulointerstitielle 888
– nephrotoxische 865
– Obstipation 841
– Ödembildung 389
– Ösophagusulkus 816
– Osteoporose 375
– ototoxische 101, 981
– Pankreatitis, akute 296
– Porphyrieschubauslösung 274
– Pustelbildung 63 f

– Schlafstörung 48
– Sialadenose 485
– Sinusknotendysfunktion 726
– Sinustachykardie 731
– Strumabildung 487
– Syndrom der inadäquaten ADH-Sekretion 912
– Thrombopenie-induzierende 465
– Thrombozytenfunktions-Beeinflussung 461
– Tinnitus 101
– Xerostomie 79
– Zahnveränderung 78
Medikamentenabusus 219, 1010
Medikamentenintoxikation, Koma 1016 ff
Medizin, geriatrische 13
Mees-Querbänder 76
Mefenaminsäureintoxikation 1018
Megakaryoblastenleukämie 430
Megakaryopoese
– Dysplasiezeichen 436
– Verdrängung 464
Megakolon 842
– erworbenes 842
– toxisches 824
Megalozytose, Blutbild 402 f
Megaösophagus 609, 814
MEGX-Test 780
Mehretagenthrombose 334
Meigs-Syndrom 252, 793
Meinung, vorgefasste
– des Arztes 11
– des Patienten 11
Melagatran 454, 467
Meläna 285
Melanin 56
Melanokortin-4-Rezeptor-Gen, Mutation 88
Melanom, malignes, durch Freizeitaktivität 17
Melanose 803
Melathion-Intoxikation, Atemluftgeruch 102
Melioidose 178
Melkersson-Rosenthal-Syndrom 55, 393
Membrane Inhibitor of reactive Lysis 419
Membranerregbarkeit 938, 940, 952
Membranproteine, GPI-gebundene 419
Membranschaden, alveolo-kapillärer 641
MEN (multiple endokrine Neoplasie) 489, 944
MEN I 379
MEN-2A 489
MEN-2A-Variante 490
MEN-2B 490
Mendel-Erbgang, einfacher 23
Ménétrier, Morbus 280
Ménière, Morbus 101, 964, 980
Meningeom bei Neurofibromatose 73
Meningeosis neoplastica 212
Meningismus 133 ff, 212
– Adenovirusinfektion 544
– Leptospirose 164
– Liquoruntersuchung 134 f
– Ursache 133
Meningitis 134 ff, 211
– Abgrenzung zur Enzephalitis 138, 212
– Allgemeinzustand 137
– bakterielle 134 ff, 211 f
– – antibiotisch anbehandelte 136
– Behandlungsbeginn 212
– Bewusstseinsstörung 1005 f

– basale 137, 172
– Capnocytophaga-canimorsus-Infektion 166
– Cryptococcus-neoformans-Befall 138
– eosinophile 138
– Erregernachweis im Liquor 135
– Fieber 212
– foudroyante 211
– HIV-Primärinfektion 166
– Leptospirose 137
– Liquorbefund 137 f
– luica 137
– mit Myokarditis 137
– Neugeborenes 136
– Neuroborreliose 160
– Parotitis epidemica 137
– mit Pleurodynie 137
– Poliomyelitis 137
– purulente, Differenzierung von seröser Meningitis 136 f
– seröse 134, 136 ff
– – chronische 138
– – Differenzierung von purulenter Meningitis 136
– Symptome 134, 212
– tuberculosa 137, 212
– – Liquorbefund 135, 137
– virale 136, 212
– – Liquorbefund 135
Meningitiszeichen 212
Meningoenzephalitis
– akute, HIV-bedingte 139
– Borreliose 137, 160
– Lues 163
– postinfektiöse 134
Meningokokken, septische Metastasierung 156
Meningokokkenmeningitis 134
Meningokokkensepsis
– hämorrhagische Diathese 459
– Hautveränderung 74
– Petechien 74, 1095
Meningokokkenseptikämie 134
– chronische 74, 136
– fulminante 136
Meningoradikulitis, Neuroborreliose 160
Meniskusverkalkung 350
Mennell-Zeichen 345
Menorrhagie
– Leukämie, akute 427
– Thrombozytenrezeptorendefekt 461
– Von-Willebrand-Erkrankung 466
Menstruationszyklus, Körpertemperatur 113
Mentalfunktion 28
Mentalstatus 33, 1002
MER s. Muskeleigenreflexe
Meralgia paraesthetica 314
Meralgie 313
Merkfähigkeitsstörung, psychoorganisches Syndrom 22
Mesaortitis 163
– luetica 247
Mesenterialarterienverschluss 270
Mesenterialinfarkt 269 f
– Ileus 265
– Status febrilis 118
Mesenterialvenenthrombose 271
Mesoblasttumor, mediastinaler 607
Meta-Analyse 8
Metabolisches Syndrom 41, 90, 747
– Definition 230
– Dyslipoproteinämie 234
– Herzkrankheit, koronare 230
Metakarpophalangealarthropathie 352

Metakarpophalangealgelenke, geschwollene 92
Metallrauchfieber 16 f
Metapneumovirusinfektion, Erkältungskrankheit 142
Metastase, mediastinale 608
Metastasen, septische 156
Metatarsalköpfchen-II-Osteonekrose 369
Meteorismus 264 f, 298
Methämoglobinämie 719 ff
Methämoglobinbildnerintoxikation 70
Methanolintoxikation 1018
Methotrexat, Nebenwirkung 413
Methylenblau 721
Methylmalonat-Serumspiegel 411
Metrorrhagie 427
Mevalonatkinase-Gen-Mutation 197
von-Meyenburg-Altherr-Uehlinger-Syndrom 100 f
MGP s. Gammopathie, monoklonale
M-Gradient 447 f
MGUS (monoklonale Gammopathie unklarer Signifikanz) 315
Michaelis-Gutman-Bodies 894
Microfilaria nocturna 393
Microlithiasis alveolaris miliaris pulmonum 573
Microsleep-Episoden 1009
Migraine sans migraine 218
Migräne 964
– ohne Aura 217
– mit Aura 218
– Bewusstseinsstörung 1006
– hemiplegische, familiäre 218
– ophthalmoplegische 218, 971
– mit prolongierter Aura 218
– vestibuläre 965, 982
Migräneanfall 217
Migräne-Aura ohne Kopfweh 218
Mikalunge 568
Mikroalbuminurie 854 f, 881
Mikroangiopathie
– diabetische 330
– Kollagenkrankheit 330
– lymphatische 337, 389
– thrombotische 885
Mikroatelektase 587
Mikroembolien
– arterioarterielle 990
– Endokarditis 71
– septische, bei Endokarditis 158
Mikrofilarämie 178
Mikrofilarien, Eosinophilie, pulmonale 554
Mikrofrakturen, Osteoporose 373
α_1-Mikroglobulin im Urin 854 f
β_2-Mikroglobulin 19
– im Urin 854 f
Mikrognathie 85
Mikrohämaturie 857
– isolierte 885
– nichtglomeruläre 891
– Purpura Schoenlein-Henoch 469
– Urinbefundkonstellation 861
Mikrolithen, pulmonale 573
Mikromegakaryozyten 433
Mikropolyadenopathie 130
Mikrosphärozyten 418
Mikrosporidiose 152
Mikrostomie 95, 187, 189
Mikrothrombopenie 464
Mikrothromben 420
– arterielle, myeloproliferative Erkrankung 472
– bei disseminierter intravasaler Gerinnung 474
– im Organtransplantat 471

Sachverzeichnis

Mikrozirkulationsstörung 474
Mikrozystenleber 795 f
Mikrozyten 400
Mikrozytose 408
Miktion, Brennschmerz 154
Milch-Alkali-Syndrom 945
Milchglasverschattung, pulmonale 561 ff, 565, 573, 632
Milchintoleranz, erworbene 831
Miliartuberkulose 146 ff, 539, 541
– Differenzialdiagnose 541
– Leberbefall 148
– Röntgenbefund 541 f
Milz
– Palpation 32
– Sonographie 777
– Untersuchung bei Lymphadenopathie 450
Milzabszess 153
Milzabszesse, multiple 172
Milzarterienverschluss 270
Milzbrand (s. auch Anthrax) 122
– Hautmanifestation 73
– Pneumonie 145
Milzbrandkarbunkel 122
Milzgröße 450 f
Milzinfarkt 271
Milzruptur 271
Mimik 34, 93
– steife 93
Minderdurchblutung, zerebrale 618
Mineralokortikoiddefizit 923 f
– Kaliumausscheidung, renale 918
Mineralokortikoide 918
– Überdosierung, Ödembildung 388
– Wirkung am Sammelrohr 917
Mineralokortikoidexzess 748
– scheinbarer 755
Mineralokortikoidhypertonie 748
Mineralokortikoidmangel 761
– Azidose, metabolische, hyperchlorämische 932
– isolierter 763
Mineralokortikoidrezeptormutation 755
Mineralokortikoidüberschuss, Kaliumausscheidung, renale 918, 920 f
Minimal-Change-Glomerulonephritis 880
Minor Haemoptoe 501
6-Minuten-Gehtest 637
Miosis 98
– Horner-Syndrom 96
– Opiatintoxikation 1017
MIRL (Membrane Inhibitor of reactive Lysis) 419
Mischkollagenose 179 f, 190
Mischstaubpneumokoniose, berufsbedingte 16
Mischstaubsilikose 566
Miserere 44, 264
Missempfindung bei neurogenen Schmerzen 304 f
Mitralanulusverkalkung 662 f
Mitralareal 623
Mitralinsuffizienz s. Mitralklappeninsuffizienz
Mitralklappe, Doming 669
Mitralklappendegeneration, myxomatöse 660, 663 f
Mitralklappeninsuffizienz
– akute 638, 655, 660, 664
– bei asymmetrischer Septumhypertrophie 645
– Auskultationsbefund 624, 626 f
– chronische 638, 661 ff
– Differenzierung von dilatativer Kardiomyopathie 682
– Endokarditisprophylaxe 664

– Endomyokardfibrose 679
– Herzkonfiguration 662
– 3. Herzton 623
– bei hypertropher Kardiomyopathie 674
– bei kongenitalem Vitium 664
– Lungenödem, akutes 641
– bei Mitralklappenprolaps 664
– nach Myokardinfarkt 244
– Phonokardiogramm 625
– Schwirren, tastbares 622
– stumme 642, 660
– vorübergehende 660
Mitralklappenöffnungsfläche 669 f
Mitralklappenprolaps 660, 663 f
– Auskultationsbefund 624, 626
– bei polyzystischer Nierenerkrankung 898
– Thoraxschmerzen 224
Mitralklappenprolapssyndrom 96
– Marfan-Syndrom 81
Mitralklappenschluss, vorzeitiger 656
Mitralklappenstenose 667 ff
– Auskultationsbefund 623 f, 626 f
– Dekompensation, Schock 643
– Druckgradient 668
– Echokardiographie 669 f
– EKG 669
– Gesichtsveränderung 55, 71, 93 f
– Herzkatheter, therapeutischer 670
– Herzkonfiguration 662
– Lungenhämosiderose 572
– Pulsqualität 620
– Synkope 988
– Thorax-Röntgenbild 669
– Vorhofmyxom 670
Mitralöffnungston 623 f, 667 f
Mitralsegel, vorderes, Vorwärtsbewegung, systolische 645
Mitralsegelabriss 638
Mitralsegelprolaps, Geräusch 661
Mitralstenose s. Mitralklappenstenose
Mitralvalvuloplastie 637, 670
Mitralvitium, kombiniertes 593, 662
Mittelbauchschmerzen, rechtsseitige 293
Mittelbauchtumor, pulsierender, palpabler 270
Mittelhirneinklemmung 1008
Mittelhirninsult, bilateraler 1003
Mittelhirnläsion, Pupillomotorik 99
Mittellappenatelektase 587 f
Mittellappensyndrom 587 f
Mittellinienverlagerung, infarktbedingte 1007
Mittelmeerfieber 118
– ethnische Gruppe 15
– familiäres 196 f, 268
Mittelstrahlurin 851, 856
Mixed connective Tissue Disease 179 f, 190
Mixed-Lineage-Leukemia-Gen 432
MLL-Gen 432
M-Mode-Echokardiographie 632
MODY (Maturity Onset Diabetes of the young) 41
Molluscipoxviren 127
Molluscum contagiosum 127
von-Mönckeberg-Mediasklerose 325 f
Mondor-Krankheit 332
– Thoraxschmerzen 257
Moniliasis s. Candidiasis
Monoethylglyzinxylidid-Test 780
Mononeuritis 179

Mononeuropathie 309
– Beinschmerzen 314
– sensible, Arm 312
Mononucleosis infectiosa s. Mononukleose, infektiöse
Mononukleose 125, 159
– Fieber 116
– infektiöse 141, 149, 427, 482
– – akute 414
– – Hörverlust, einseitiger 101
– – Lymphadenopathie 130, 141, 451
– – Pneumonie 544
Mononukleose-ähnliches Krankheitsbild 141, 160
– – HIV-Primärinfektion 166
– – humanes Herpesvirus 6 125
Monosomie, geschlechtschromosomale 23
Monozyten
– Ehrlichienbefall 161
– Verhalten bei Fieber 204
Monozyten-Angina
Monozytenleukämie s. Leukämie, akute, monozytäre
Monozytose 204
Morbidität 12
Morbus embolicus 271
Morgagni-Hernie 588, 607
Morgagni-Syndrom 368
Morganella morganii 157
Morgensteifigkeit 92, 356
Morgenurin 851
Morphaea 189
– en plaques 189
– guttata 189
Morphea 69
Mortalität 12
Morton-Metatarsalgie 314
Morula 161
Motilitätsstörung, funktionelle, Gallenwege 293
MOTT (Mycobacteria other than Tuberculosis; atypische Mykobakterien) 482 f, 538, 543
Mouches volantes 99
Mounier-Kuhn-Syndrom 523
MR-Angiographie s. Magnetresonanz-Angiographie
MRC (Magnetresonanz-Cholangiographie) 776, 781
MR-Kolonographie 828
Mückenstich, Arbovirenübertragung 138 f
Mucoid Impaction, Atelektase 585
Mucor 172
Mucosa-associated lymphoid Tissue s. MALT
Müdigkeit 46 f
– Cushing-Syndrom 752
– Diagnostik 46
– Herzinsuffizienz 618 f
– Hypertonie, pulmonale 646 f
– Kardiomyopathie, restriktive 678
– Labor-Screening 46
– medizinisch unklare 22
– Mitralklappeninsuffizienz, chronische 661
– Morbus Addison 762
– Trikuspidalstenose 670
– Ursache 46 f
Müdigkeitssyndrom, chronisches s. Erschöpfungssyndrom, chronisches
Muir-Torre-Syndrom 72
Mukopolysaccharidose 21
Mukormykose 172
Mukoviszidose 522 f, 575
Müller-Zeichen 659
Multimorbidität, Anamnese 6
Multiple Sklerose 125

– Altersverteilung 13
– Ataxie 983
– Beinschmerzen 312 f
– Dysarthrophonie, paroxysmale 983
– Schmerzen 306
– Schwindel 980
– Sprechmotorikstörung 104
– Tremor 93
Multisystematrophie, Synkope 989
Mumps s. Parotitis epidemica
Münchhausen-Syndrom 11
Mundgeruch 101
Mundschleimhautulzeration 204, 348
Mundschleimhautveränderung 79
Mundsoor 79
Mundwinkelrhagaden 407 f, 791
Musculi interossei, Atrophie 92
Musculus
– infraspinatus, Schmerzhaftigkeit 357
– obliquus superior, Ausfall 970
– rectus lateralis, Ausfall 970
– subscapularis, Schmerzhaftigkeit 357
– supraspinatus, Schmerzhaftigkeit 357
Musculus-pectoralis-Sehne, Gefäß-Nerven-Bündel-Kompression 338
Muskelatrophie 89, 777
Muskelblutung 465, 466
Muskeldystrophie 88
– rasch progressive 191
Muskeleigenreflexe 34
– Auslösbarkeit 34
– verlangsamte 494
Muskelenzymbestimmung 191
Muskelhypotonie
– infantile 85
– Neugeborenes 85, 493
Muskelschmerzen s. Myalgie
Muskelschwäche
– hyperkalzämiebedingte 941
– hypokalzämiebedingte 941
– Morbus Basedow 490 f
– Niereninsuffizienz, chronische 870
– proximale 190
– Vitamin-D-Mangel 377
Muskeltonusverlust, affektiver 994
Muskulatur, Autoimmunkrankheit 18
Musset-Zeichen 659
Mutismus 103
– akinetischer 1000
Mutterkornalkaloide 329
Myalgie 142 f
– Babesiose 161
– Bornholm-Krankheit 142
– Ehrlichiose 161
– Fieber, periodisches, Tumor-Nekrose-Faktor-Rezeptor-assoziiertes 197
– Leptospirose 164
– Malaria 175
– Mittelmeerfieber, familiäres 196
– Toxoplasmose 165
– Viruserkrankung 159
Myalgie-Syndrom, eosinophiles 190
Myasthenia gravis 96, 604
– pseudoparalytica 970, 972
Myasthenie 604
Mycobacterium
– kansasii 543
– leprae 122
– marinum 122

Sachverzeichnis

Mycobacterium, tuberculosis 146
- ulcerans 122
Mycobacterium-avium-intracellulare-Infektion 543
Mycobacterium-tuberculosis-Komplex 538
Mycoplasma pneumoniae 144 f, 535
Mycoplasma-pneumoniae-Infektion 535
Mycosis fungoides 445
Mydriasis 98
- Drogenintoxikation 1017
- Okulomotoriusparese 970
Myelinverlust 410
Myelodysplastisches Syndrom 415, 436 ff
- mit del(5q) 436 f
- hypozelluläres 415
- International Prognostic Scoring System 437
- Klassifikation 436 f
- Prognose-Index 437
- unklassifizierbares 437
- Zytogenetik 436
Myelofibrose, idiopathische, chronische 438 f
Myelom 217
- multiples 446 ff
- - Lungenrundherd 578
- - Niereninsuffizienz, chronische 868
- - Von-Willebrand-Erkrankung, erworbene 466
- nichtsekretorisches 447
- plasmoblastisches 447
Myelopathie
- Hinterstrangbefall 989
- HIV-bedingte 139
- zervikale 354
Myelopoese
- Dysplasiezeichen 436
- Vorstufenausschwemmung 415, 439
Myeloproliferatives Syndrom 438 f, 461, 472
- Erythromelalgie 330
Myelose, funikuläre 306
Mykobakterien, atypische 121, 132, 147, 482 f, 538, 543
Mykobakteriose
- atypische 122, 147, 543
- Lymphknotenschwellung 132
- nichttuberkulöse 122, 147, 543
Mykoplasmeninfektion
- Erythema exsudativum multiforme 61
- Pneumonie 535
Mykose
- Endemiegebiet, lokalisiertes 173
- systemische 116, 120
Myoglobin 239, 404
- Myokardinfarktdiagnostik 242
- Normalwerte 1061
Myoglobinurie 854 f
Myokard, rechtsventrikuläres, Ersatz
- durch Fett 683
- durch fibröses Material 683
Myokardentwicklung, linksventrikuläre, fehlende 683
Myokardfibrose 667
- altersbedingte 641
- Kardiomyopathie, dilatative 681
- Sklerodermie 188
Myokardhypertrophie, volumenbelastungsbedingte 655
Myokardinfarkt 148, 238 ff, 291
- akuter (s. auch Koronarsyndrom, akutes, mit ST-Hebung) 226
- - Bradykardie 729

- - Differenzialdiagnose 243
- - Elektrokardiogramm 240 f
- - Enzymdiagnostik 242 f
- - Fieber 240
- - Schmerzlokalisation 240
- - Serummarker 242 f
- - Thoraxschmerz 240
- anteriorer 729
- Diagnose 243
- Differenzierung von Infarktpneumonie 552
- bei Fabry-Krankheit 67
- Hypotonie 244
- Kammertachykardie 735
- Komplikation
- - Differenzialdiagnose 243 f
- - mechanische 642 f
- kurz zurückliegender, Pulsqualität 620
- Lokalisation im EKG 241
- Mitralklappeninsuffizienz, akute 660
- Myokardszintigraphie 235 f
- nichttransmuraler 238, 241
- Oberbauchschmerzen 240, 276
- Perikarditis 247
- Purpura, thrombozytopenische, thrombotische 66
- rechtsventrikulärer 642
- Schock 642
- stummer 240
- subendokardialer, Elektrokardiogramm 241
- Synkope 240, 988
- Thoraxschmerz 243
- transmuraler 238
- Tropoinin-T-Erhöhung 242 f
Myokardinfarktnarbe 685, 735 f
Myokardischämie
- akute, Synkope 985
- Angina pectoris 228 f
- Herzinsuffizienz, akute 639
- Lungenödem, akutes 641
- MR-Untersuchung 636
- Myokardszintigraphie 236
- relative 227
- stumme 228
- subendokardiale 228, 236
- Thoraxschmerzen 225 f
- transmurale 234, 236, 239
Myokarditis 148, 683, 685
- Chagas-Krankheit 178
- Diphtherie 141
- fulminante 683
- Kardiomyopathie, dilatative 681, 683
- Kawasaki-Syndrom 132
- Lues 163
- bei Meningitis 137
- toxisch bedingte 683
- virale 681, 683
Myokardschädigung
- hypertoniebedingte 646
- subendokardiale 639
- Troponinerhöhung 243
Myokardszintigraphie 235 f
Myoklonus 870, 995
Myopathie
- autonome, Niereninsuffizienz, chronische 870
- paraneoplastische 20
Myosin, sarkomerisches, Genmutation 673
Myositis
- epidemica s. Bornholm-Krankheit
- pseudotumoröse, intraorbitale 95
- Sharp-Syndrom 190
Myotonia congenita 98
Myxödem 93 f, 388
- diffuses 55

- Pleuraerguss 252
- prätibiales 68, 388, 486, 491
Myxödemkoma 1015
Myxovirusinfektion 142
Myzetom 547

N

Nabelbruch, eingeklemmter 261
Nachblutung, postoperative 465 f
Nachlast 645, 655
Nachtestwahrscheinlichkeit 7
Nachtschmerzen 306 f
Nachtschweiß
- Aktinomykose 133
- Castleman-Erkrankung 132
- Endokarditis 158
- Hodgkin-Lymphom 440
- Leukämie, chronische, lymphatische 434
- Lungentuberkulose 539
- Lymphom, malignes 198
- Pneumonie, eosinophile, chronische 555
Nackenschmerzen 307
- Spondylosis cervicalis 354
Nackensteifigkeit 133, 136
NADPH-Methämoglobin-Reduktase-Mangel 720
NAE (Net Acid Exkretion; Säure-Nettoausscheidung im Urin) 925 f
Naegleria-fowleri-Meningoenzephalitis 138
Naevus
- anaemicus 56
- depigmentosus 56
- flammeus 73, 82
- sebaceus 62
- teleangiectaticus 66
Naffziger-Syndrom 311, 481
NAFL (Nonalcoholic fatty Liver; nichtalkoholische Fettleber) 789 f
Nägel 76 ff
- aufgerauhte 77
- brüchige 68, 71, 76 f
- Farbveränderung 77 f
- Formveränderung 76 f
- Längsrillen 76
- Ölflecken 76
- Querfurchen 76
- Querstreifen, weiße 76, 777
- Strukturveränderung 76 f
- weiße 78
Nagelablösung s. Onycholyse
Nagelbett-Kapillarpulsation 659
Nageldystrophie 76 f
Nagelfalzkapillaren-Fluoreszenz-Videomikroskopie 331
Nagelfalzkeratose 69
Nagelpigmentierung 77
Nagelverlust 76 f
Nagelwachstumsstörung 68
Nährstoffverwertung, ungenügende 91
Nahrung, kaliumreiche 922 f
Nahrungsfette 234
Nahrungsmittelintoxikation 279, 821
Nahrungsmittelretention im Magen 283
Nahrungsmittelüberempfindlichkeitsreaktion 279
Nail-Patella-Syndrom 77, 887 f
Na$^+$K$^+$-ATPase 905
Naloxon 1017
2-Naphthylamin-Exposition 16
α-Naphthyl-Butyrat-Reaktion 431
Narbenkarzinom, bronchiales 575, 577
Narkolepsie 994

Narkoleptisch-kataplektisches Syndrom 994
Narkotika, Lungenödem 642
Näseln 104
Nasenflügelatmen 93
Nasensekret, blutiges 172
Nasenschleimhautbiopsie, Wegener-Granulomatose 581
NASH (nichtalkoholische Steatohepatitis) 790
Natriumangebot, renaltubuläres, distales, Kaliumausscheidung 918, 920 f, 923 f
Natriumausscheidung, renale 908
Natriumchloridretention, renale 386, 388
Natriumexkretion, fraktionelle 862, 866, 909
Natriumkanalmutation 755
Natriumkonzentration
- im Serum 1061 f
- - Hirnödem, akutes 911
- im Urin, erniedrigte 862, 909
Natriumretention
- nephritisches Syndrom, akutes 876
- nephrotisches Syndrom 878
Natriumrückresorption, tubuläre 908, 917
Natriurese, Hypomagnesiämie 953
Nausea 962
- bei Kälteexposition 419
- Morbus Addison 762
- Schwindel 978
N-Benzoyl-L-Tyrosyl-p-Aminobenzoesäure-Test 295
NBT-PABA-Test (N-Benzoyl-L-Tyrosyl-p-Aminobenzoesäure-Test) 295
Nebennereninzidentalom 750, 753
Nebennierenkoma 1015
Nebennierenrinde, Zona
- fasciculata 761
- glomerulosa 761
Nebennierenrindenhormone 761
Nebennierenrindeninsuffizienz
- Hypoglykämie 1011 f
- Hypotonie 761 f
- primäre s. Addison, Morbus
- sekundäre 494, 761, 763 ff
- tertiäre 761
Nebennierenszintigraphie 749
Nebennierentumor 40, 75
Nebennierenvenenkatheterisierung, Aldosteronbestimmung 749
Nebenschilddrüse s. auch Epithelkörperchen; s. auch Parathyreoidea
Nebenschilddrüseninsuffizienz, Diarrhö 836
Nebenschilddrüsentumor 607
Necrobiosis lipoidica 62 f
- diabeticorum 63, 67
- Teleangiektasien 66
Negligence 10
Neisseria gonorrhoeae s. Gonokokken
Nekrolyse, epidermale, toxische 62
Nekrose 319
- akrale, Kälteagglutininkrankheit 418
Nematoden 177
Neologismen 103 f
Neoplasie
- endokrine multiple s. MEN
- Erythema exsudativum multiforme 61
- Ileus 265

Sachverzeichnis

– maligne, der Hämatopoese 426 ff
– mediastinale 813
– Ulcus cruris 65
Nephritis
– hereditäre 464, 886 f
– – Glomerulopathie 876
– – nephrotisches Syndrom 887
– – Niereninsuffizienz, chronische 868
– interstitielle
– – akute 861 f, 865
– – chronische 14, 767
– – medikamentös bedingte 889 f
– – megalozytäre 894
– – mononukleäres Infiltrat 889
– – Ursache 889
– Leptospirose 164
– tubulointerstitielle 888 ff, 892
– – akute 889 f
– – chronische 868, 890 ff
– – TINU-Syndrom 890
– – Ursache 888
Nephritisches Syndrom 850
– akutes 876 ff
– Urinbefundkonstellation 861
Nephroangiosklerose 868
Nephroblastom 898, 900
Nephrokalzinose 895 f, 940
Nephrolithiasis 895 ff, 941
– Hyperparathyreoidismus 379, 944
Nephronophthise, juvenile 898
Nephronophthisekomplex 898
Nephropathia epidemica 126 f
Nephropathie
– diabetische 867 f, 880 ff
– obstruktive, Niereninsuffizienz, chronische 868
– im Transplantat wieder auftretende 869
Nephrosklerose 349
Nephrotisches Syndrom 850, 876, 878 ff
– akutes Nierenversagen 879
– Hypotonie 767
– Ödem 387, 855
– Peritonitis, spontane 153
– primäres 880
– Proteinausscheidung 878
– sekundäres 880
– Thromboseneigung 472 f
– Urinbefundkonstellation 861
– Ursache 880
Nervendegeneration, periphere 410
Nervenlähmung nach Diphtherie 141
Nervenläsion, periphere, autonome Funktionsänderung 309
Nervensystemerkrankung, HIV-assoziierte 169
Nervus
– cutaneus antebrachii
– – – medialis 312
– – – posterior 312
– cutaneus femoris lateralis 314
– genitofemoralis 313 f
– iliohypogastricus 313 f
– ilioinguinalis 313 f
– ischiadicus 313 f
– medianus, Einklemmungsneuropathie 312
– obturatorius 314
– oculomotorius, Lähmung 96
– phrenicus 509
– saphenus 313 f
– suralis 314
– trigeminus, Innervationsareal 213
– vestibularis s. auch Vestibularis
– – Kompression, vaskuläre 980

Nervus-intermedius-Neuralgie 221
Nervus-laryngeus-superior-Syndrom 221
Nervus-vestibularis-Tumor 965
Nesidioblastose 1011 f
Net Acid Exkretion (Säure-Nettoausscheidung im Urin) 925 f
Neugeborenenhypothyreose 493 f
Neugeborenenikterus 775
Neugeborenenkonjunktivitis 163
Neugeborenenmeningitis 156
Neugeborenenpneumonie 163
Neugeborenensepsis 156
Neumutation 23
Neuralgie 50, 304
– Definition 210, 219
– Differenzialdiagnose 210
– Kopfbereich 219
– traumatisch bedingte 219, 221
Neurinom 307, 604 f
– mediastinales 607 f
Neuritis, retrobulbäre 181
Neuroborreliose 137 f, 160 f
– Liquorbefund 135, 138, 161
Neurofibromatose 96
– Pigmentierungsstörung 56
– Typ 1, Hautveränderungen 71, 73
– Typ 2 965
Neurofibrome 73
Neuroglykopenie 1010
Neurokutane Krankheit 71 ff
Neurologische Erkrankung
– anfallsartige Zustandsänderung 994
– Arthropathie 352
– Bewusstseinsstörung 962
– Fieber 114
– Hypersomnie 1010
Neurolues 137, 162 f
Neurone, Vasopressin-sezernierende, Antikörper 43
Neuropathie
– Akromegalie 754
– autonome, Niereninsuffizienz, chronische 870
– diabetische 330
– – Abdominalschmerzen 277
– – Beinschmerzen 313
– paraneoplastische 20
– paraproteinämische 315
– periphere, motorische 274
– der Rami anteriores Th7-Th12 277
– Schmerzen 50, 277, 313
– sensible, Arm 312
– Ulcus cruris 65
Neurosarkoidose 597
Neutropenie
– Candidainfektion, hepatosplenische 153
– Chediak-Higashi-Syndrom 462
– Enterokolitis 150
– Erregerstreuung, hämatogene 140
– Infektion 171
– zyklische 197, 204
Neutrophile
– übersegmentierte 402 f
– Veränderung, toxische 149
Neutrophilenleukämie, chronische 434, 438
Neutrophilie
– Alveolitis, exogen allergische 565
– Polycythaemia vera 438
– Sinushistiozytose mit massiver Lymphadenopathie 130
– Sweet-Syndrom 69
Nezelof-Syndrom 195
NHL s. Non-Hodgkin-Lymphom

Nicht-β-Zell-Pankreasadenom 837
Nicht-Langerhans-Zell-Histiozytose 450
Nichtnotfall, Kriterien 5
Nidus 363
Niemann-Pick-Krankheit, ethnische Gruppe 15
Niere
– Autoimmunkrankheit 18
– Größenbestimmung, sonographische 874
– Palpation 32
Nieren, kleine 874
– mit Zysten 897
Nierenarterien-Angiographie 747
Nierenarterienstenose 746 f
Nierenarterienverschluss 270
Nierenbeckenausgussstein 897
Nierenbeckenkarzinom 14, 891
Nierenbestrahlung 892
Nierenbiopsie 867
Nierendurchblutung, Autoregulationsstörung 863
Nierenerkrankung
– chronische, Diabetes insipidus 43
– polyzystische 898
– – autosomal dominante 868, 898
– – autosomal rezessive 898
– – zystische 897 f
– – medulläre 898
Nierenfunktion, endokrine, verminderte 867
Nierenfunktionsstörung 849 f
– Laborprogramm, standardisiertes, minimales 849
– multiples Myelom 446 ff
Niereninfarkt 272
Niereninsuffizienz
– akute 862 ff
– – Anamnese 865
– – bei chronischer Niereninsuffizienz 874
– – Differenzierung von chronischer Niereninsuffizienz 874
– – Laboruntersuchungen 865 f
– – Überwässerungszeichen 865
– – Volumenmangelzeichen 865
– Analgetikanephropathie 891
– Anämie 413 f
– Cholera 151
– chronische 867 ff
– – Azidose, metabolische 872 f, 931
– – dermatogische Veränderungen 870
– – Elektrolythaushaltsstörung 872
– – gastrointestinale Symptome 871
– – glomeruläre Filtrationsrate 867
– – HDL-Cholesterin-Spiegel 234
– – Hyperparathyreoidismus, tertiärer 944
– – Infektneigung 873
– – kardiovaskuläre Manifestationen 869
– – maligne Erkrankung 873 f
– – neurologische Veränderungen 870
– – Phosphatretention 949, 951
– – Säure-Basen-Haushaltsstörung 872
– – Urinosmolalität 872
– – Ursache 868, 875
– – Verkalkungen, metastatische 872 f
– – Vitamin-D-Aktivierungsstörung 943
– – Wasserhaushaltsstörung 872

– – Zystenbildung, sekundäre 897
– Hautfarbe 55
– Hyperkaliämie 923
– Hypermagnesiämie 955
– Hyperparathyreoidismus, sekundärer 380
– Kaliumausscheidung, renale 918
– Laboruntersuchungsbefund 378
– Nierenerkrankung, zystische 898
– progrediente, Fabry-Krankheit 67
– terminale
– – Osteoporose 380
– – Vitamin-D-Mangel 376
– Thrombozytopathie 462
– Tropoinin-T-Erhöhung 243
Nierenkelchdeformierung 892
Nierenkolik 895
Nierenkrise bei Sklerodermie 885
Nierenloge, klopfdolente 32, 154
Nierenstein 271, 850, 895
– prävesikaler 895
– Zusammensetzung 895 f
Nierensteinbildung, rezidivierende 895 f
Nierensteinpassage 895
Nierentumor 898 ff
Nierenvenenthrombose 473, 879
Nierenversagen
– akutes
– – nach Angiographie 864
– – Blutanalysen 866
– – bei nephrotischem Syndrom 879
– – Nierenbiopsie 867
– – Ödembildung 388
– – prärenales, Indizes 866
– – Sonographie 867
– – Urinanalyse 866
– – Ursache 863
– hepatorenales Syndrom 797
– intrarenales 863 f
– postrenales 863
– prärenales 862 f
Nierenzellkarzinom 898 ff
Nierenzyste 897 f
– Einblutung 898
– infizierte 893
Nikolski-Phänomen 61
– negatives 61
Nikotinabusus s. Rauchen
Nipah-Viren 139
Nitrit
– Magenkarzinomentstehung 284
– im Urin 856 f
– – Teststreifenuntersuchung 853
Nitrobenzen-Intoxikation, Atemluftgeruch 102
Nitrofurantoin, Fieber 148
Nitroglycerin 226
Nitroprussid 853
NK-Zell-NHL 443
NLPHL (noduläres lymphozytenprädominantes Hodgkin-Lymphom) 439
Nocardia asteroides 147
Nocardiainfektion, noduläre Läsionen 121
Noduli, infektionsbedingte 119, 121
Nokardiose 73, 147
– pulmonale 534
Nomogramm, Arbeitskapazität, submaximale 637
Nonalcoholic fatty Liver (nichtalkoholische Fettleber) 789 f
Non-A-non-B-non-C-Hepatitis 414
Non-Compaction, linksventrikuläre, isolierte 683, 685
Non-Hodgkin-Lymphom 442 ff
– A-Symptomatik 198

Sachverzeichnis

Non-Hodgkin-Lymphom, B-Symptomatik 198, 484
– Computertomogramm, abdominales 442
– diffus lymphozytäres 444
– Enteropathie-assoziiertes 286
– follikuläres 443 f
– Hilusvergrößerung 592, 599
– Histologie 443 ff
– hoch malignes 442
– immunoblastisches 445
– indolentes 442
– intermediär malignes 442
– Klassifikation 443
– lymphoblastäres 443 f
– Magen 286
– niedrig malignes 442
– Pleuraerguss 254
– primär extranodales 442
– primär leukämische Manifestation 443
– bei Sjögren-Syndrom 485
– Waxing 442
– zentroblastisches, polymorphes 445
– ZNS-Befall, primärer 442
– zytogenetische Veränderungen 443
Nonne-Milroy-Krankheit 391
Nonnensausen 627
Nonspecific interstitial Pneumonia (unspezifische interstitielle Pneumonie) 557, 559, 561
Noonan-Syndrom 85
Normalalbuminurie 855
Normaldruckhydrozephalus 213
Normotonie 742
Notfallsituation 5
– Diagnosefindung 9
NREM-Schlaf 998 f
NSAR s. Antirheumatika, nichtsteroidale
NSIP (Nonspecific interstitial Pneumonia; unspezifische interstitielle Pneumonie) 557, 559, 561
NT-pro-BNP-natriuretic-Peptide 1034
Nüchternblutzucker 40 f
– ADA-Kriterien 1045
– metabolisches Syndrom 90
Nüchternhypoglykämie 1011
Nüchtern-Plasmaglucose s. Nüchternblutzucker
Nutcracker-Ösophagus 816
NYHA-Klassifikation
– Dyspnoe, kardiovaskuläre bedingte 618
– Schweregrad chronischer Herzinsuffizienz 643
Nykturie 154, 615, 618 f
Nystagmus 962, 966, 975 ff
– blickparetischer 966
– Charcot-Trias 104
– dissoziierter 977
– Koma 1003
– vestibulärer 975

O

OAK (orale Antikoagulation) 466 f
Oberbaucherkrankung, Pleuraerguss, begleitende 251
Oberbauchorganschmerzen, segmentale Lokalisation 260
Oberbauchschmerzen
– akute 270 f
– – linksseitiger 271
– Ausstrahlung 278, 290
– Bewegungsabhängigkeit 278
– Cholangitis 149
– Diagnostik 278

– Lageabhängigkeit 278
– länger dauernde 278
– Leberkrankheit 276
– Leberstauung 619, 621
– Lokalisation 278
– lokalisierte 281
– Magenkarzinom 284
– Magenkrankheit 278 ff
– Milzruptur 271
– Myokardinfarkt 276
– Nahrungsabhängigkeit 278
– Pankreatitis, akute 295
– periodische 278 f
– – Ursache 279
– postprandiale 282
– rechtsseitige 293, 776
– rezidivierende, nach Magenresektion 288
– schubweise auftretende 297
– Syndrom der zuführenden Schlinge 288
– Tagesrhythmus 278
– Ulkuskrankheit 281
– Veno-occlusive Disease 800
Oberbauchschmerzkrisen, episodische 290
Oberbauchtumor, palpabler 301
Oberflächenantigene
– B-Zellen 443
– T-Zellen 443
Oberflächenimmunglobuline der B-Lymphozyten 193
Oberflächenkarzinom, Magen 284
Oberflächensensibilitätsstörung 122
Oberlappenatelektase 585 f
Oberlidptose s. Ptosis
Oberlidverfärbung, violett-rote 69
Oblongata-Infarkt, dorsolateraler 305
Obstipation 840 ff
– akute 840
– chronische 289
– – funktionelle 840 f
– Definition 840
– funktionelle, chronische 840 f
– intoxikationsbedingte 841
– medikamentös bedingte 841
– Thalliumintoxikation 272
– im Wechsel mit Diarrhö 828, 841
Obstruktion, intestinale
– Atemluftgeruch 101
– Hautgeruch 102
Obturationsileus s. Ileus, mechanischer
Occipitalis-major-Neuralgie 219 f
Occipitalis-minor-Neuralgie 219 f
Ochronose 67, 100, 351
– Hautfarbe 55
Ockerstaublunge 568
Ocular Tilt Reaction 975 f
Ödem 386 ff
– allergisches 394
– Angiodysplasie, kongenitale 393
– angioneurotisches (s. auch Angioödem, hereditäres) 80, 195
– – ACE-Hemmer-bedingtes 80
– Artefakt 394
– bei chronischer Niereninsuffizienz 872
– bei Diabetes mellitus 389
– Elektrolytstörung 389
– endokrin bedingtes 388
– entzündliches 393
– Gastroenteropathie, exsudative 387
– generalisiertes 386 ff
– Glomerulonephritis 388
– Hyperaldosteronismus, sekundärer 912

– hypokaliämisches 389
– hypoproteinämisches 280, 387 f
– ischämisches 394
– Lebererkrankung 387
– Leberzirrhose 791
– livides, periorbitales 55
– lokales, höhenbedingtes 394
– Lokalisation 386
– lokalisiertes 338, 389 ff
– medikamentös bedingtes 389
– nephritisches Syndrom, akutes 876
– nephrotisches Syndrom 93, 387, 855, 878 f
– bei Ostenekrose 368
– Palpation, schmerzhafte 392
– Pathogenese bei Herzerkrankung 386
– periorbitales 96, 878 f
– – Fieber, periodisches, Tumor-Nekrose-Faktor-Rezeptor-assoziiertes 197
– peripheres
– – bei Aszites 793
– – eindellbares 621
– – Herzinsuffizienz 621
– – postischämisches 394
– – Sklerodermie 389
– – Sudeck-Dystrophie 394
– – Trikuspidalinsuffizienz 665
Ödembildung 386
Ödemkrankheit 914
– bei Hyponatriämie 913
ODTS (Organic Dust toxic Syndrome) s. Staubfieber, akutes
Odynophagie 812, 816
Öffnungston
– mitraler 623 f, 667 f
– pulmonaler 695, 703, 706
– trunkaler 698
OGTT (oraler Glukosetoleranztest) 41
25-(OH)-D₃-Serumspiegel 377
Ohr, äußeres
– blaugraue Fleckung 67, 100
– Zyanose 100
Ohren, tiefliegende 85
Ohrensausen s. Tinnitus
Ohrknorpelverfärbung, blaugraue 67, 100
Ohrmuschel, schlaffe 100
Ohrmuscheldeformation 100
Ohrrauschen s. Tinnitus
Ohrspeicheldrüsenadenom, pleomorphes 485 f
Ohrspeicheldrüsenschwellung, akute 485
1,25-(OH)₂-Vitamin D3 377, 939 ff
– endogen erhöhte Produktion 945 f
– Synthesestörung 380, 948
– Überdosierung 945
Okklusivhydrozephalus 211
– akuter 213
OKR (optokinetischer Reflex) 966, 968
Okuloglanduläres Syndrom 131
Okulomotoriusparese 970, 1003
– diabetische 216, 220
– einseitige 211
Okzipitalisneuralgie 220
Ölflecken der Nägel, Psoriasis vulgaris 76
Oligoarthritis
– asymmetrische, reaktive 347
– Morbus Still des Erwachsenen 343
– SAPHO-Syndrom 348
Oligospermie 45
Oligurie 862
– hepatorenales Syndrom 797
– nephritisches Syndrom, akutes 876

– Sepsis 155
Ollier, Morbus 361
Omphalozele 81
Oms-hämorrhagisches-Fieber 126
Onchozerkose 178
Onycholyse 76
– bei Morbus Basedow 491
Onychomadese 76
Ophthalmopathie, endokrine 490 ff
Ophthalmoplegie, internukleäre 972, 974
Opiatantagonist 1017
Opiatintoxikation 1017
– Atmung 1002
– Pupillenweite 1003
Opisthorchis viverrini 805
Opisthotonus 87
Opportunistische Erkrankung
– AIDS-definierende 167 f
– – CD4-Leukozyten-Zahl 168
Opsonine 193
Opsonisation 191, 195
Opsonisationsstörung 192, 196
Optikusatrophie, ischämische 181
Optikusgliom 73
Optikusneuritis 220
Optomotorik 966 ff
– kortikale Strukturen 972, 974
– subkortikale Strukturen 973
Optomotorisches System 961, 966
– Untersuchung 968 f
Oral hairy Leukoplakia 171 f
Orbitamissbildung 96
Orbitaphlegmone 95
Orbitatumor 95 f
Orbitopathie, endokrine 486
Orchiektomie 373, 414
Orexin 994
Organabszess 157
Organhypoperfusion
– Schock 155, 642
– sepsisbedingte 155
Organic Dust toxic Syndrome s. Staubfieber, akutes
Organinfiltrate, eosinophile 556
Organomegalie 447
Organsymptom, systemische Erkrankung 17
Organtransplantatabstoßung 471
Organtransplantation
– Hämolyse, mikroangiopathische 420
– Kaposi-Sarkom der Lunge 570
Organtuberkulose 146, 539
Orgasmuskopfschmerz 212
Orientia tsutsugamushi 124
Orientierungsstörung, psychoorganisches Syndrom 22
Ornithose 536
Oroya-Fieber 417
Orthodeoxie 506, 798
Orthopnoe 30, 507, 615, 618
– Hypertonie, pulmonalvenöse 650
– Kardiomyopathie
– – hypertrophe 676
– – restriktive 678
– Stellung des Patienten 88
Orthopoxviren 127
Orthostasesyndrom 989
Orthostase-Test 749
Osgood-Schlatter-Erkrankung 369
Osler-Knötchen 71, 158
Osler-Rendu, Morbus 468, 581 f
Osmolalität 906 ff, 1063
Osmolalitätsanstieg, Kaliumshift 917
Osmoregulation 906 f
Osmorezeptorzellen, hypothalamische 906 f
Osmotisch aktive Substanzen

Sachverzeichnis

– membrangängige 911
– nicht membrangängige 911
Osmotische Lücke 1063
Os-naviculare-Osteonekrose 369
Ösophagitis 813, 816
Ösophagogastrischer Übergang, Lazeration bei Erbrechen 43
Ösophago-Gastro-Duodenoskopie bei Meläna 285
Ösophagusdivertikel 46, 101
Ösophaguskarzinom 602
Ösophaguskontraktionen, tertiäre 816
Ösophagusmanometrie 814 ff
Ösophagusmembranen 813
Ösophagusmotilitätsstörung 187 f
– diffuse 816
Ösophagusringe 813
Ösophagusruptur 225, 252
Ösophagusschleimhautläsion 816
Ösophagusschmerzen, segmentale Lokalisation 260
Ösophagusspasmen, diffuse 816
Ösophagussphinkter, unterer
– funktionelle Obstruktion 814
– hypertensiver 816
Ösophagusstenose 813
Ösophagustumor 812 f
Ösophagusulkus 283, 816
Ösophagusvarizen 791, 794 ff
Ösophagusvarizenblutung 414, 466, 791
Ösophagusverätzung 813
Ösophagusverlagerung bei vergrößertem linken Vorhof 669
Osteitis
– fibrosa cystica 376, 379
– SAPHO-Syndrom 256
Ostenekrose 368 ff
– avskuläre, im Jugendlichen-/ Wachstumsalter 369 f
– Begleitödem 368
– radiologischer Befund 368
– vaskulär bedingte 368
Osteoarthropathie
– hypertrophe 77, 352, 367 f
– – pulmonale 77
– – – Bronchialkarzinom 77, 602
– – – Pleuramesotheliom 77
– – zystische Fibrose 523
– paraneoplastische 20
Osteoblastom 363
Osteochondritis dissecans 352, 371
Osteochondrodysplasie 85
Osteochondrom 361 f
Osteodensitometrie 360
Osteodystrophie, renale 96, 376, 380, 870 f
Osteogenesis imperfecta 375
– autosomal dominante 96
– blaue Skleren 96, 98
– Osteoporose 375
Osteoidakkumulation 375
Osteoidosteom 362 f
Osteoklasteninsuffizienz 367
Osteolyse
– fortschreitende 371
– multiples Myelom 446
– tumorbedingte 361
Osteom 362
Osteomalazie 375 ff, 938, 943
– hypophosphatämische 376 f
– Labordiagnostik 377 f
– Niereninsuffizienz, chronische 870 f
– onkogene 377
– – Ganzkörper-CT 379
– – Ganzkörper-MRT 379
– – Hypophosphatämie 949 f
– – Laboruntersuchungsbefund 378

– radiologischer Untersuchungsbefund 378
– Szintigraphie 378
Osteomyelitis 129, 307
– Aktinomykose 133
– chronische 129
– hämatogene, akute 129
– hirnhautnahe 134
– – Begleitmeningitis 138
– SAPHO-Syndrom 348
Osteomyelofibrose 438
Osteonekose 370
Osteopathie, renale 96, 376, 380, 870 f, 874
Osteopenie, Knochendichtewerte 374
Osteopetrosis 96, 367
Osteophyten 353
Osteoporose 372 ff, 938
– Cushing-Syndrom 374
– Densitometrie 360, 374
– Diabetes mellitus 374
– diffuse 446 f
– Erbkrankheit des Stützgewebes 375
– fleckförmige, einseitige 338
– gelenknahe 342 f
– Hyperprolaktinämie 374
– Hyperthyreose 374
– Hypogonadismus 373
– immunogene 375
– Klassifikation, densitometrische 374
– Mastozytose 367
– medikamentös induzierte 375
– Morbus Wilson 352
– Niereninsuffizienz, terminale 380
– Osteogenesis imperfecta 375
– Risikofaktoren 372 f
– Röntgenbild 374
– sekundäre 373 ff
– Transplantationsosteopathie 375
Osteosarkom 363, 371
Ostitis
– fibrosa 870
– multiplex cystoides 93, 598
Östrogene, Dyslipoproteinämie 233 f
Östrogenmangel 373
Östrogenproduktion, erhöhte, beim Mann 90 f
Oszillographie 321 f
Oszillopsien bei Kopfbewegungen 981
Otitis 143
– akute 211
– Begleitmeningitis 138
– externa 143
– – nekrotisierende 143
– media 100, 143
– Metapneumovirusinfektion 142
– Sepsisquelle 156
Otolithenabsprengung 981
Otosinubronhiales Syndrom 193
Otosklerose 96, 100, 375
Outlet Chamber 708
Ovalozyten 422
Ovalozytose 402 f
Ovarialkarzinom, Screening 37
Ovarialtumor
– Androgen produzierender 75
– benigner, Meigs-Syndrom 252
Ovarien, polyzystische 40, 75, 89
Overflow-Proteinurie (Überlaufproteinurie) 854 f
Overlap-Syndrom 179 f, 190
Ovulationshemmer
– Erythema nodosum 63
– Hyperaldosteronismus, sekundärer 749

– Hypertonie, arterielle 743
Oxalatkristalle im Urin 860 f
Oxalurie 21
Oxidative Substanzen 422
Oxymetrie 637
– Lungenödem 641

P

Pachydermoperiostosis 68, 368
Pachyonychia congenita 77
Paget, Morbus 95 f, 217, 371 f
– erhöhtes Herzminutenvolumen 666
– geographische Unterschiede 371
– Osteosarkom 363
– Stadien 372
Painful Hands and moving Fingers 315
Painful Legs and moving Toes 315
Pallanästhesie 305
Pallhypästhesie 305
Palmarerythem 92
– Alkoholabusus 70
– Kawasaki-Syndrom 132
– Leberkrankheit, chronische 777
– Leberzirrhose 71, 791 f
Palpation, digitale, rektale 828
Palpitationen 47
– Ebstein-Anomalie 716
– Myokarditis 683
– Phäochromozytom 750
– Ursache 47
– Vorhofmyxom 670
Panangiitis 324
– entzündliche, nekrotisierende 181
– granulomatöse 181
Panarteriitis 181
– nodosa s. Periarteriitis nodosa
Panbronchiolitis, diffuse 518
pANCA 180, 1032
– Cholangitis, primär sklerosierende 780, 803
– Churg-Strauss-Syndrom 556, 883
– Polyangiitis, mikroskopische 849, 883
Pancoast-Syndrom 310
Pancoast-Tumor 6, 577
Pancreas anulare 287
Panenzephalitis, sklerosierende, subakute 1005
Panhypopituitarismus 765
– Hautveränderungen 68
– Koma 1015
Panikattacken 22
Panikreaktion 508
– Stimmbanddysfunktion 512
Pankreas, Ulcus-duodeni-Penetration 282
Pankreasabszess 153
Pankreasadenom 837
Pankreasamylaseaktivität 1030
Pankreaserkrankung 293 ff
– Abdominalschmerzen 293 ff
– Labordiagnostik 295
– Serumenzyme 295
Pankreasfunktion
– endokrine 295
– exokrine 294 ff
Pankreasfunktionstest 294 f
– sondenloser 295
Pankreasinselzellen, Autoantikörper 41
Pankreasinsuffizienz 295
– endokrine 294
– exokrine 294, 301
– zystische Fibrose 523
Pankreasisoamylase 294
Pankreaskarzinom 293, 300 f

– Differenzialdiagnose 297, 299
– Fieber 198
– Laborbefund 295
– Screening 37
Pankreaskopfkarzinom 300, 804
Pankreaskopfprozess, Ductus-choledochus-Einengung 292
Pankreasprozess, raumfordernder 299 ff
Pankreaspseudozyste 294, 297, 299
– Diagnostik 300
– Gefäßarrosion 285
– Komplikation 299
– Pankreatikographie, retrograde, endoskopische 300
– Pleuraerguss 252
– Sonographiebefund 299
Pankreaspunktion, CT-gesteuerte 296
Pankreasretentionszyste 299
Pankreastumor, Positronen-Emissions-Tomographie 300
Pankreasverkalkung 294, 298 f
Pankreaszystadenokarzinom 301
Pankreaszystadenom 301
Pankreaszyste 299 f
Pankreatikographie, retrograde, endoskopische 300
Pankreatitis 149
– akute 261, 293 ff
– – Diagnostik 296
– – – bildgebende 296
– – Differenzierung von chronischer Pankreatitis 297
– – nach ERCP 296
– – Hautzeichen 296
– – infektiös bedingte 296
– – Komplikation 295 ff
– – Laborbefund 295
– – medikamentenbedingte 296
– – metabolisch bedingte 296
– – postoperative 296
– – Punktion, CT-gesteuerte 296
– – vaskulär bedingte 296
– ausgebrannte 298
– biliäre 294
– bei Choledocholithiasis 291
– Cholestase 805
– chronische 293 ff, 297 ff
– – Blutverlust 285
– – Komplikation 297 ff
– – Laborbefund 295
– – nichtalkoholische 294, 297
– – schmerzlose 297
– – Schmerzschub 298
– – Hautveränderung 72
– hereditäre 297
– Pleuraerguss 252
– rezidivierende, Hyperchylomikronämie, familiäre 231
– Schmerzperiodik 279
Pankreolauryltest 295
Pankreozymin-Sekretin-Test 294 f
Pannikulitis
– noduläre 63, 300
– subkutane, nekrotisierende 89
– Ursache 63
Panphlebitis chronica 324, 332
Panzytopenie 414 f
– Haarzellleukämie 435
– Hämophagozytose-Syndrom 199
– – reaktives 450
– Leishmaniose 176
– Osteopetrosis 367
PAP (pulmonale alveoläre Proteinose) 573
Papanicolaou-Abstrich 37
Papeln 62
Papillarmuskelabnormität 664
Papillarmuskelabriss 642

Sachverzeichnis

Papillarmuskelabriss, Mitralklappeninsuffizienz, akute 660
- nach Myokardinfarkt 244

Papillenkarzinom 804 f
Papillennekrose 271, 890
Papillenobstruktion, Pankreatitis, akute 296
Papillenödem, Meningitis 134
Papillenstenose 805
- Beschwerden nach Cholezystektomie 292

Papillitis stenosans 805
Papillomatose, tracheobronchiale 512, 523
Papillomavirus, humanes 14, 19
Papillotomie, endoskopische 292
Papulose, atrophische, maligne 276
Paracellin-Defekt, Hypomagnesiämie 953
Paracetamolintoxikation 1018
Paraendokrines Syndrom 19 f
Paraganglioma caroticum 484
Paragrammatismus 103
Paragranulom 439
Paralyse, progressive 163
Paramyxoviren 124, 133
Paramyxoviren-Pneumonie 544
Paraneoplastisches Syndrom 19 f, 602, 608
Parapharyngealabszess 483
Paraphasien 103 f, 1001
Paraproteinämie 394
- Amyloidose 448
- multiples Myelom 447
- paraneoplastische 20

Parapsoriasis, poikilodermatische 66
Parasiten
- intestinale 152
- intraerythrozytäre 417

Parasitose
- Abdominalschmerzen 276
- Diarrhö, akute 821 f
- Eosinophilie 204
- - pulmonale 554
- Fieber 116
- bei immunkompromittierter Person 172
- Lungenrundherd 578
- tropische, Ödem, entzündliches 393

Parästhesien
- akrale 508
- Alkalose, respiratorische 508
- Anämie, perniziöse 410
- nach Bisswundenabheilung 165
- periorale 508

Parathormon 938 f, 1063
- Rückkopplungsstörung 379

Parathormon related Peptide 379
Parathormonproduktion, ektope 379
Parathormonsekretion
- autonome 380
- Störung
- - Calciumhaushaltsstörung 941
- - Phosphathaushaltsstörung 948

Parathormonspiegel, inadäquat erhöhter 379
Parathyreoidea s. auch Epithelkörperchen; s. auch Nebenschilddrüse
Parathyreoideaentwicklungsstörung 194
Parathyreoideahyperplasie 379 f, 871
Parathyreoidektomie 870
Paratyphus B 151
Parese, Poliomyelitis 137
Paresegrad 34

Parinaud-Syndrom 131
Parkinson, Morbus 104, 989
Parkinsonismus
- Beinschmerzen 312
- Gang 88
- Hypersomnie 1010
- Körperhaltung 87
- Mimik 93

Parotisadenom
- maligne Entartung 486
- pleomorphes 485 f

Parotishypertrophie 133
Parotislymphomatose, lokalisierte 133
Parotismischtumor 133
Parotisschwellung 133, 791
Parotistumor, maligner 486
Parotiszystadenolymphom 486
Parotiszyste, lymphoepitheliale 133
Parotitis
- chronisch rezidivierende 485
- eitrige 133, 485
- epidemica 133, 485
- - Meningitis 137, 485
- Heerfordt-Syndrom 598
- marantische 133

Pars horizontalis duodeni, Abklemmung 266
Partialinsuffizienz, respiratorische 502 f
Parvovirus-Arthritis 343
Pasteurella multocida 165
Pasteurellose 165 f
Patella
- fehlende 77
- kleine 887

Pathogenese 4
Patient, unsymptomatischer 34 ff
Patientenbetreuung, problemorientierte 6
PBC s. Zirrhose, biliäre, primäre
PCI (perkutane koronare Intervention) 228, 238
PCR s. Polymerasekettenreaktion
Peak expiratory Flow 503 f
Pectus
- carinatum 29
- excavatum 29, 630

Pel-Ebstein-Fieber-Typus 199 f, 599
Pelger-Huet-Kernanomalie 203
Peliosis hepatis 131, 789
Pellagra 102
Pemphigoid, bullöses 61
Pemphigus
- paraneoplastischer 68
- vulgaris 61

Penicillintherapie, Angiitis 324
Penicillium
- candidum 565
- casei 565

Pentasaccharide 467
Pentosephosphatweg, Enzymmangel 422
Peptid
- natriuretisches, atriales 724, 907 f
- PTH-ähnliches 945

Perfusionsstatus 621
- kalter feuchter 621
- warmer trockener 621

Perfusionsstörung, pulmonale 936
Periarteriitis nodosa 63, 182 f, 324, 883 f
- Abdominalschmerzen 276
- Autoantikörper 180
- Biopsie 183
- Hautveränderung 183
- Hepatitis B 151
- Organgefäßbeteiligung 883 f

Periarthropathia humeroscapularis 356 f

Periarthropathie 353, 356 f
Pericardial Knock 672
Pericarditis constrictiva 672 f
- Aszitesbildung 621
- betrahlungsbedingte 672, 678
- chronische 247
- Differenzierung von restriktiver Kardiomyopathie 672 f
- Jugularvenenpuls 620
- Kussmaul-Zeichen 620
- portale Hypertension 796 f
- Pulsqualität 620
- tuberkulöse 672

Perihepatitis acuta 153, 268, 291
- Chlamydia-trachomatis-Infektion 163, 268
- Gonorrhö 162, 268

Perikarddivertikel 604, 606
Perikarderguss 148, 246, 671, 869
- Echokardiogramm 246
- Elektrokardiogramm 244
- Herzinsuffizienz 386
- Hypotonie 767
- Röntgenbefund 630
- Röntgenbild 246
- Synkope 985

Perikarditis 148
- akute 244, 246
- nach Bestrahlung 247
- chronische 247
- Differenzialdiagnose 224, 226, 244
- Differenzierung vom akuten Myokardinfarkt 243
- Elektrokardiogramm 241, 244 ff
- hämorrhagische 462
- nach Herzoperation 247
- Lupus erythematodes, systemischer 185 f
- nach Myokardinfarkt 243, 247
- Schmerzcharakter 226
- Thoraxschmerzen 224, 226, 244
- urämische 869
- Vaskulitis 179
- virale 246, 672

Perikardpunktion 246
Perikardreiben 244
Perikardtamponade 244, 671
- Jugularvenenpuls 620
- Pulsqualität 620

Perikardton 672
Perikardzyste 588, 607 f
Perilymphfistel 981
Periodic health examen 34 ff
Periostitis, ossifizierende 367
Peripherie
- kalte 617 f, 621
- warme, bei Lungenödem 640

Peritendinitis, achilläre 349
Peritonismus 261, 264
Peritonitis 152 f, 268 f
- Abdomenpalpationsbefund 32, 268
- Abdominalschmerzen 268 f
- Abheilung, unvollständige 153
- asymptomatische 268
- Auskultationsbefund 268
- bakterielle 268
- - sekundäre, bei Aszites 794
- - spontane 153, 268, 793 f
- Blutbild 153
- chemische 268
- Chlamydia-trachomatis-Infektion 163
- diffuse 268
- Erregerspektrum 152
- gallige 268
- generalisierte 269
- Körperhaltung 87, 268
- Körpertemperatur 200, 268
- lokalisierte 264, 269
- Mittelmeerfieber, familiäres 196

- oligosymptomatische 268
- tuberculosa 153, 200, 268

Perkussion
- Definition 30
- Harnblase 32
- Herzgrenzen 29
- thorakale 30 f

Peronäuslähmung 88
Perthes-Calvé-Legg-Waldenström, Morbus 369
Pertussis 46, 143
Pest 131
Pestpneumonie 131
Petechien 459
- Definition 66
- bei disseminierter intravasaler Gerinnung 474
- ECHO-Virus-Typ-9-Meningitis 137
- Endokarditis 71, 118
- Gerinnungsstörung 458
- Infektion 118 f
- Leukämie, akute 427
- Meningokokkensepsis 74, 118
- nicht infektiös bedingte 120
- Status febrilis 118 ff
- Virusinfektion 119 f
- am weichen Gaumen 141
- Zeckenbissfieber, amerikanisches 123

Peutz-Jeghers-Syndrom 72, 829
- Magenpolypen 286
- Nägelfarbveränderung 77

PFA-100 (Platelet-Function-Analyzer) 455, 461
PFAPA-Syndrom 197
Pfeifen, intrathorakales 31, 514
Pfeifer-Weber-Christian-Krankheit 63, 300
Pfeiffer-Drüsenfieber s. Mononukleose, infektiöse
Pfortaderäste, Transformation, kavernöse 795
Pfortaderkreislauf, Widerstanderhöhung
- intrahepatische 795 ff
- posthepatische 795, 797
- prähepatische 795, 797

Pfortaderthrombose 271, 794 ff
Pfropfpräeklampsie 757
Phagosom 195
Phagozytose 193, 195, 450
Phagozytosestörung 192, 196
Phagozytosesystem 195
Phagozytosesystemdefekt 192, 195 f
Phakomatose, Raumforderung, renale 900
Phantomtumor 580
Phäochromozytom 197, 749 f
- familiäres 750
- hypotone Episoden 761
- Inzidentalom 750
- Lokalisationsdiagnostik 750
- Metastasensuche 750

Pharyngealraum, lateraler, Infektion 133
Pharyngitis 46
- bakterielle 140 f
- Erkältungskrankheit 142
- HIV-Primärinfektion 166
- nichtbakterielle 141
- PFAPA-Syndrom 197

Pharynxkarzinom 602
Phenacetinabusus 14
Phenolintoxikation, Atemluftgeruch 102
Phenprocoumon 466
Phenylalaninabbaustörung 351
Phenylketonurie
- Geruch des Urins 102

Sachverzeichnis

- Haarpigmentationsstörung 75
- Hautgeruch 102
- Hautveränderungen 67
Philadelphia-Chromosom 433 f
Phlebödem 389 f
Phlebographie 334, 337
Phlebothrombose 333 f
Phlegmasia coerulea dolens 333
Phobie, Schwankschwindel 983
Phonoangiogramm 320
Phonokardiogramm 625 f
Phosphat 938
Phosphatabsorption, intestinale 948 f, 951
Phosphatase, alkalische 360, 776, 1027 f
- Cholestase 779
- Gallenwegsverschlusssyndrom, tumorbedingtes 806
- Hepatopathie, medikamentös induzierte 789
- Isoenzyme 779
- Paget-Erkrankung 371
- Schwangerschaft 801
- verminderte Produktion 377
- Zirrhose, biliäre, primäre 803
Phosphatausscheidung, renale 939
Phosphatbinder 947, 949
Phosphatdiabetes 377 f, 949 f
Phosphate, organische, Pufferwirkung 925 f
Phosphathaushalt, Regulation 938
Phosphathaushaltsstörung 947 ff
- Zeichen 948
Phosphatkonzentration im Serum 1064 f
Phosphatretention, renale 870, 949, 951
Phosphatverlust, renaler 377, 949 f
Phospholipidantikörper 187
Phospholipidantikörper-Syndrom, primäres 187
Phospholipoproteinose, alveoläre, pulmonale 573
Phosphorintoxikation, Atemluftgeruch 102
Phosphonotin 377
Photodermatose 62
Photoonycholyse 76
Photosensibilität 62
- Dermatomyositis 190
- Lupus erythematodes, systemischer 186
- Porphyrie 272
- - erythropoetische, kongenitale 275
pH-Wert 925
- Blut 1070
- extrazellulärer, Ammoniogenesebeeinflussung 927
- Stabilität 925
- Urin 852, 860
Pick, Morbus, Schwindel 965
Pickwick-Syndrom 510
Pierre-Marie-Bamberger, Morbus s. Osteoarthropathie, hypertrophe
Pigmentgallenstein 290
Pigmentierung
- braun schwarze 55
- Niereninsuffizienz, chronische 870
- periorale 829
- vermehrte, Ursache 762
- zunehmende, Morbus Addison 762
Pigmentierungsstörung 56 ff
Pilzarthritis 128
Pilzendokarditis 157, 159
Pilzerkrankung, opportunistische 171 f

Pilzinfektion
- endemische 547
- fulminante 194
- Hautmanifestation 74, 119
- Lungenrundherd 578
- noduläre Läsionen 121
Pilzmeningitis 138
Pilzpneumonie 530, 545 ff
Pilzstreuung, hämatogene, Hirnabszess 140
Pilzvergiftung 822
Pimärläsion
- Fièvre boutonneuse 123
- Zeckenbissfieber, afrikanisches 123
Pink Puffer 520
Piriformissyndrom 314
Piringer-Kuchinka-Syndrom 483
Pityriasis versicolor alba 56
pK_a-Wert 925
Planimetrie
- Aortenklappenöffnungsfläche 653
- Mitralklappenöffnungsfläche 669 f
Plantarisxanthome 231 f
Plaque
- arteriosklerotische 323
- - aortale, Cholesterinkristallembolie 326
- atherosklerotische 229
- koronare, rupturierte 226, 229
Plaques
- gelbliche 62
- muqueuses 80, 163
- rot-bräunliche 69
- rötliche 62
- xanthomartige 67
Plasma, Elektrolytzusammensetzung 906
Plasmaaldosteron-/Plasmarenin-Aktivität-Quotient 748
Plasmaglucose
- ADA-Kriterien 1045
- Bestimmung, Diabetes-mellitus-Screening 38
- Diabetes mellitus 40
Plasmaverlust, Hypotonie 767
Plasmavolumenexpansion, Anämie 415 f
Plasmazelldyskrasie, Albuminurie 855
Plasmazellen 193
- entdifferenzierte 447
- polymorphe 448
Plasmazellenvermehrung im Knochenmark 447 f
Plasmazellgranulom 577 f
Plasmazellmyelom s. Myelom, multiples
Plasmazelluläre Reaktion 205
Plasmin 457
Plasminogen 457
Plasmoblasten 445
Plasmodien 174
- Entwicklungszyklus 175 f
Plasmozytom, Osteoporose 373
Platelet-Function-Analyzer 455, 461
Plättchenfaktor 4, Bindung durch Heparin 473
Plattenatelektase 586
Plattenepithelkarzinom
- bronchiales 600, 602
- nekrotisch zerfallendes, pulmonales 541
- der oberen Atemwege 602
- ösophageales 812
Plattenepithelzellen im Urinsediment 857, 859
Platypnoe 30, 506, 798
Platypnoe-Orthodeoxie-Syndrom 506

Plaut-Vincent-Angina 141
Pleozytose, Liquor cerebrospinalis 134, 138, 161
Plethora 438, 752
Pleurabiopsie 252, 254
- thorakoskopische 252
Pleuraempyem 144, 251, 253
Pleuraerguss 249 ff
- abdominelle Erkrankung 252
- Amylasekonzentration, hohe 252
- ANA-Titer 252
- bei Aszites 793
- Atelektase 585
- begleitender 251, 252
- Bronchialkarzinom 252
- Cholesteringehalt 251
- eitriger 251, 253
- entzündlich bedingter 251
- Eosinophilennachweis 252 f
- Exsudat 251 f
- Glucosekonzentration, niedrige 252
- hämorrhagischer 145, 253 f
- Herzinsuffizienz 386, 621
- Inhalationsanthrax 145
- Kollagenose 252
- LDH-Konzentration 251
- LE-Zellen 252
- Leukozytenzahl, absolute 251
- Lipidgehalt, hoher 253
- lokalisierter 249
- Lungenembolie 251
- Lymphom, malignes 254
- maligner 252
- Meigs-Syndrom 252
- Pankreatitis, akute 297
- Pleuramesotheliom 253
- Pneumokokkenpneumonie 533
- Röntgenbild 249 f
- stauungsbedingter 251
- Transsudat 251 f
- Ultraschalluntersuchung 250
- Yellow-Nail-Syndrom 253
Pleurakuppendurchwachsung, karzinomatöse 310
Pleuramesotheliom 77, 253 f
Pleuraplaques, verkalkte 253, 569
Pleura-Plasma-LDH-Quotient 251
Pleurapunktatanalyse 251 f
Pleurareiben 31, 249
Pleuraschmerzen 249 ff
- Lungeninfarkt 551
Pleuraschwarte 250
Pleura-Serum-Eiweißquotient 251
Pleuratumor, gutartiger 254
Pleuraverdickung, diffuse 253 f
Pleuritis 249
- beidseitige 249
- eosinophile 253
- exsudativa 249
- hämorrhagische 462
- Lupus erythematodes, systemischer 185
- sicca 249
- Thoraxschmerz 224, 249 ff
- tuberculosa exsudativa 252, 539
- Vaskulitis 179
Pleurodynie 144
- epidemische s. Bornholm-Krankheit
- bei Meningitis 137
Plexitis
- brachiozervikale 311
- lumbosakrale 313
Plexusläsion 309
- Armschmerzen 310 f
- lumbosakrale 313
- - iatrogene 313
- zervikale 310
Plexuszerreißung, traumatische 311

PLMS (Periodic Limb Movement in Sleep) 1010
Plummer-Vinson-Syndrom 71, 407, 813
Pneumatosis cystoides intestinalis 290
Pneumatozele 584
Pneumaturie 830
Pneumocystis carinii 172, 547
Pneumocystis-carinii-Pneumonie 144, 169 f, 172, 534, 545, 547
Pneumokokken, septische Metastasierung 156
Pneumokokkenbakteriämie 156 f
Pneumokokkenimpfung 35
Pneumokokkeninfektion 156
Pneumokokkenmeningitis 134, 136
Pneumokokkenperitonitis 268
Pneumokokkenpneumonie 144, 532 f
Pneumokoniose 566 ff
Pneumonie 144 f, 529 ff
- abszedierende 144, 583
- bei AIDS 168 ff, 172
- atypische 131, 144 f
- Auskultationsbefund 31
- bakterielle 93, 144, 530 ff
- - Lungenabszess 584
- - sekundäre 544
- biphasischer Verlauf 145
- Blutkultur 533
- chemisch irritative 548 f
- chronische 553
- eosinophile 555
- Erreger 144, 530 ff
- - atypische 531
- - gramnegative 534 ff
- - grampositive 532 ff
- hämorrhagische 131
- zu Hause erworbene 144, 531 ff
- Immunitätslage des Patienten 531
- Infektionsweg 531
- infektiöse 562
- interstitielle 148
- - akute 557, 562
- - bilaterale 172
- desquamative 557, 562
- bei Kollagenose 563
- lymphoide 557, 562, 577
- organisierende 569
- unspezifische 557, 559, 561
- käsige 539
- im Krankenhaus erworbene 144, 531 ff, 535
- Listerienmeningitis 136
- Lupus erythematodes, systemischer 186
- Metapneumovirusinfektion 142
- Mischflora 537
- nosokomiale s. Pneumonie, im Krankenhaus erworbene
- organisierende 569
- - idiopathische 518, 557, 561 f
- - sekundäre 518
- parasitäre 530, 548
- peribronchiektatische 553
- physikalisch irritative 548 f
- primär nichtpneumotrope Viren 544
- prognostische Faktoren 531
- Pseudomonas-aeruginosa-Infektion 157
- radiologisches Muster 531
- Rezidiv 196
- - an gleicher Stelle 553
- Superinfektion, bakterielle 553
- Thoraxschmerzen 224
- virale 144, 530, 544
Pneumonitis
- chemisch induzierte 148

1119

Sachverzeichnis

Pneumonitis, humanes Herpesvirus 6, 125
– interstitielle, desquamative 518
Pneumopathie
– interstitielle 518, 556
– – idiopathische 557 ff
– – bei Kollagenose 563 ff
– – Lupus erythematodes, systemischer 186
– – medikamentös induzierte 564
– – toxisch induzierte 564
– obstruktive, chronische s. Lungenkrankheit, chronisch obstruktive
Pneumothorax s. auch Spannungspneumothorx; s. auch Spontanpneumothorax
– Atelektase 585
– iatrogener 254
– Langerhans-Zell-Histiozytose der Lunge 573
– Lymphangioleiomyomatose 574
– rezidivierender 574
– Thoraxschmerzen 224, 254 f
PNH (paroxysmale nächtliche Hämoglobinurie) 419
PO₂-Gradient, alveolo-arterieller 503
Pocken 127
Pockenviren 127
POEMS-Syndrom 132, 447
Poikilozytose im Blutbild 411, 421, 439
Poliomyelitis 137
Polioviren 137
Pollakisurie 154
Polyangiitis, mikroskopische 182, 185, 883
– Antikörper 849
Polyarteriitis nodosa s. Periarteriitis nodosa
Polyarthritis
– Arbovirusinfektion 166
– chronische s. Arthritis, rheumatoide
– Fieber, rheumatisches 347
– Hypercholesterinämie, familiäre 231
– primär chronische, Hautveränderung 69
Polychondritis 512, 523
– Arthropathie 352
– rezidivierende 100 f
– Sattelnase 95
Polycythaemia vera (s. auch Polyzythämie) 325, 438, 461
– Blutbild 438
– Diagnosekriterien 438
– Hautveränderungen 55, 71
– Knochenmarkbefund 438
– Nagelformveränderung 76
– Thromboserisiko 472
Polydipsie 40 ff
– Diabetes
– – insipidus 42, 915
– – mellitus 40 ff
– medikamentös bedingte 43
– primäre 43
– psychogene 43, 914
Polyendokrinopathie-Syndrom, autoimmunes 179, 761
Polyglobulie 421
– Hautfarbe 55 f
– paraendokrin bedingte 20
– sekundäre 55
– Zyanose, periphere 719
Polygraphie, respiratorische 524
Polymerasekettenreaktion
– Borrelia-burgdorferi-Nachweis 161
– HIV-Nachweis 166, 168

– Myokarditiserregernachweis 685
– Tuberkelbakteriennanchweis 538, 894
Polymyalgia rheumatica 181, 324, 343
– Altersverteilung 13
– Differenzialdiagnose 191
– Fieber 117
Polymyositis 69, 190 f
– Autoantikörper 180
– Periarteriitis nodosa 182
Polyneuritis 137, 182
Polyneuropathie 309
– Borreliose 137
– diabetische, Arthropathie 352
– Morbus Waldenström 449
– periphere, bei chronischer Niereninsuffizienz 870
– POEMS-Syndrom 447
– Schmerzen 315
– sensomotorische
– – distal betonte 870
– – Kryoglobulinämie 469
– Synkope 989
Polypektomie, koloskopische 829
Polypen 286, 828 f
– adenomatöse 286, 828
– kolorektale 828 f
Polypose
– adenomatöse, familiäre 286
– familiäre 829
– juvenile, Magenpolypen 286
Polyposis ventriculi 286
Polyradikulitis
– Guillain-Barré 137
– Schmerzen 315
Polyradikuloneuropathie 160, 989
Polyradikulopathie 315
Polyserositis 793
– paroxysmale, familiäre 268
Polysomnographie 510 f, 524
Polyurie
– Diabetes insipidus 42, 915, 932
– Hyperkalzämie 941
Polyzythämie (s. auch Polycythaemia) 276, 628
Pooled estimate 8
Poplitea-Entrapment-Syndrom 325, 327
Poplitealvenenthrombose 333
Porphobilinogenausscheidung im Urin 273 f
Porphyria
– cutanea tarda 71, 272 ff
– variegata 272 ff
Porphyrie 62, 272 ff
– Abdominalschmerzen 272 ff
– erythrohepatische 272 ff
– erythropoetische 272 ff
– kongenitale 273, 275
– gemischte 272 ff
– Hautveränderung 67
– hepatische 272 ff
– intermittierende, akute 272 ff
– – medikamentenbedingte Schubauslösung 274
– medikamentös ausgelöste 272, 274
Porphyrindermatose 778
Porphyrinurie 275
Portalkreislauf s. Pfortaderkreislauf
POS (psychoorganisches Syndrom) 22
Position en chien de fusil 212
Positronen-Emissions-Tomographie 236, 300
Postangina-Septikämie 133
Postinfarktangina 243
Postkardiotomiesyndrom 179, 247
Post-partum Thyreoiditis 489

Post-partum-HUS 421
Postpunktionelles Syndrom 215
Poststreptokokken-Glomerulonephritis 141, 877 f
– Differenzierung von der IgA-Nephropathie 886
– Nierenbiopsiebefund 877 f
Postthrombotisches Syndrom 337
Posttraumatic Stress Disorder (posttraumatische Belastungsstörung) 765
Postvagotomiediarrhö 288
Potts-Shunt 690, 710
– Verschluss 697
PPARγ-Mutation 755
P-Protein 180
Prä-B-ALL 428
Prader-Willi-Labhart-Syndrom 85
Präeklampsie 802, 995
– Lungenödem 642
Präexzitation 735
Präkanzerose
– Barrett-Ösophagus 813
– Dickdarmpolypen, adenomatöse 828
Präkoma, Atemluftgeruch 101
Präleukämischer Zustand 204
Prä-T-ALL 428
Prävalenz 10 f
– geographische Unterschiede 15
Prävention
– Check-up 34 f
– Impfung 35
– Periodic Health Examen 34, 36 f
Presbyakusis 101
Pressphlebographie 337
Prick-Test 24, 515
– auf Aspergillen 555
Primäraffekt
– luetischer 130, 163, 483
– Pest 131
Primärherdphthise 539
Primärkomplex
– luetischer 163
– tuberkulöser 539
Primärtuberkulose 539
Primärtumor, unbekannter, bei Lymphknotenmetastase 484
Primary body cavity lymphoma 125
Primary-Effusion-Lymphom, HIV-assoziiertes 171
Pringle, Morbus 62
Prinzmetal-Angina-pectoris 227
– Karzinoid-Flush 679
Pro-B-ALL 428
Procalcitonin 202, 1066
– erhöhtes 1066
Proctalgia fugax 289
Progerie-Syndrom 77
Prognathie 82
Proktitis 163, 824
Prolaktin 1066
– erhöhtes 1066
Prolaktinmangel 764
Proliferation, periostale, diaphysäre 352
Promiskuität 14
– Karzinom 19
Promyelozytenleukämie 426 f, 429 f
– hypergranuläre 430
Pronator-teres-Syndrom 312
Prostataerkrankung, Harnwegsinfekt 893
Prostatakarzinom, Screening 38
Prostatapalpation 33
Prostatavergrößerung 154, 863
Prostatitis 154, 892
– Chlamydia-trachomatis-Infektion 163
– chronische 154

Prostatodynie 154
Protease
– Lungengewebe zerstörende 521
– vWF-spaltende, fehlende 420
Proteaseinhibitoren-Behandlung, Lipodystrophie 89
Protein s. auch Eiweiß
– C-reaktives 19, 201 f, 405, 1040 f
– – Anämie chronischer Erkrankungen 407
– – Arthritis, rheumatoide 343
– – Arzneimittelfieber 200
– – erhöhtes 179, 1041
– – kardiovaskuläres Risiko 323
– – Normwerte 400
Protein C 467
– aktiviertes
– – rekombinantes 454
– – Resistenz 454, 471
– Mangel 467, 471
– – erworbener, bei Vitamin-K-Mangel 471
Protein S 467
– Mangel 471
Proteinase-Inhibitor-Varianten 799
Proteine
– Bilirubin bindende 773
– dysfunktionale 466
– GPI-gebundene 419
– fehlende 419
Proteinelektrophorese 447, 855, 1067 f
Proteinkontaktdermatitis, berufsbedingte 101
Proteinkonzentration im Serum 1067
Proteinose, alveoläre, pulmonale 573
Proteinurie 387, 853 ff, 865
– benigne 854
– glomeruläre 854 f
– – Glomerulonephritis, rasch progrediente 882
– – Goodpasture-Syndrom 573
– große 855
– intermittierende 886
– isolierte 876, 885
– lageunabhängige, persistierende 886
– Nephritis, interstitielle 889
– nephritisches Syndrom, akutes 876 f
– nephrotisches Syndrom 878 f
– orthostatische 854, 886
– Phäochromozytom 750
– Präeklampsie 995
– 24-Stunden-Urin 851
– transiente 886
– tubuläre 854 f, 891
– Urineiweißelektrophorese 855
Proteinverlust, intestinaler 836
Proteus
– mirabilis 157
– vulgaris 157
Prothrombin-Genmutation 454, 471
Prothrombinkonzentration, Vitamin-K-Einfluss 779
Prothrombinzeit 455, 1068
– Child-Pugh-Klassifikation 793
– Leberfunktion 466, 779
– verlängerte 456
Protoporphyrin, Hämoglobinsynthese 404
Protoporphyrinakkumulation in Erythrozyten 275
Protoporphyrinausscheidung im Stuhl 273, 275
Protoporphyrinogen-Oxidase-Defekt 273
Protozoen 161

Sachverzeichnis

– intestinale 173
Protozoeninfektion 119, 194
– Hautmanifestation
– in den Tropen 173
Protozoenmeningitis 138
Protrusio bulborum 491
Providencia rettgeri 157
Provokationsmanöver, radikuläres 304, 307
Prurigo simplex subacuta 56
Pruritus
– bei Bläschenbildung 60
– Cholangitis, primär sklerosierende 803
– Cholestase 800
– generalisierter 440
– Hepatitis A 784
– Hyperthyreose 68
– bei Ikterus 777
– Leberzirrhose 71
– Lichen ruber planus 62
– Niereninsuffizienz, chronische 869 f
– sine materia 57
– Typ-I-Allergie 24
– vulvae 41
– nach Wasserkontakt 71
– Zirrhose, biliäre, primäre 803
PSA (prostataspezifisches Antigen)19, 38, 1067
PSC (primär sklerosierende Cholangitis) 780, 803
Pseudoaneurysma
– nach Myokardinfarkt 244
– intrarenales 884
Pseudocholinesterasemangel, ethnische Gruppe 15
Pseudochylothorax 253
Pseudo-Cushing-Syndrom 751
Pseudoencephalitis haemorrhagica superior 1015
Pseudogicht s. Chondrokalzinose
Pseudogynäkomastie 90
Pseudohyperaldosteronismus 755, 920
Pseudohyperkaliämie 919
Pseudohyperkalzämie 947
Pseudohyperparathyreoidismus 946
Pseudohypersomnie 1010
Pseudohypertonie 326
Pseudohypoaldosteronismus 923 f
– genetisch bedingter 923 f
– Typ 1 766, 923 f
Pseudohypokaliämie 919
Pseudohyponatriämie 911
Pseudohypoparathyreoidismus 942, 1063
Pseudo-Lasègue 308
Pseudo-Mineralokortikoidexzess 749
Pseudomonas aeruginosa, Harnwegsinfektion 157
Pseudomonas-aeruginosa-Infektion
– Arthritis 128
– bakteriämische, Letalität 535
– disseminierte, bei Brandwunden 157
– Hautgeruch 102
– lokale, Nagelfarbveränderung 78
– Lungenabszess 171
– nosokomiale 157
– Otitis, externa, nekrotisierende 143
– Pneumonie 144, 532, 535
– Whirlpool-Dermatitis 17
Pseudomonas-aeruginosa-Septikämie 157
Pseudomonassepsis, Hautveränderung 74

Pseudomyxoma peritonei 794
Pseudoobstruktion, intestinale, idiopathische 266, 841
Pseudo-Pelger-Huet-Kernanomalie 436
Pseudoperitonismus 1013
Pseudoporphyrie 870
Pseudothalamisches Syndrom 305
Pseudothrombopenie 463
Pseudotumor
– cerebri 96, 215
– entzündlicher 130
– bei Hämophilie A 460
– mediastinaler 607 f
– orbitae 95
– pulmonaler 249
Pseudo-Turner 85
Pseudo-von-Willebrand-Krankheit 462
Pseudoxanthoma elasticum 67 f
– Blutungsneigung 468
– Retinaveränderung 99
Pseudozyanose 690, 721
Pseudozyste s. Pankraspseudozyste
Psittakose 145, 149, 536
Psoasabszess 272
Psoashämatom 313
Psoriasis
– arthropathica 346 f
– Nagelbefall 76, 342
– pustulöse 63
– vulgaris 76
Psoriasisarthropathie 346 f
– HLA-Assoziation 345
Psychische Störung, Diagnose 22
Psychoorganisches Syndrom 22
Psychopharmakaintoxikation 1018
Psychose
– endogene 22
– schizoaffektive, Schwindel 983
Psychosomatische Erkrankung 22
Psychosyndrom
– endokrines 23
– hirnlokales 23
Psychovegetatives Syndrom 12, 22
PTC s. Cholangiographie, perkutane transhepatische
Pterygium colli 84 f
– bei normalem Chromosomenbefund 85
PTHrP (Parathormon related Peptide) 379
Ptosis 96
– Horner-Syndrom 96 f
– Myasthenia gravis pseudoparalytica 972
– Okulomotoriusparese 970
– unkales Syndrom 1003 f
PTSD (Posttraumatic Stress Disorder; posttraumatische Belastungsstörung) 765
P-Typ-ATPase, Kupfer transportierende 799
PTZ s. Prothrombinzeit
Pubertas praecox 367
– Albright-Syndrom 57
– Großwuchs 82
– paraendokrin bedingte 20
Pubertätsentwicklung 84 f
Pubesbehaarung, spärliche 75
Pudendusneuralgie 277, 314
Puerperalsepsis 156
Pufferkapazität, totale 925 f
Puffersystem 925 f
Pulmonalareal 623
Pulmonalarterien-Banding 704
Pulmonalarteriendilatation 593, 665
Pulmonalarteriendruck 664
Pulmonalarterienhauptstamm, Truncus arteriosus communis 698 f

Pulmonalarterienstriktur, supravalvuläre 653
Pulmonalissegment, prominentes 648
Pulmonalklappe
– fibröse Verdickung 653
– gewölbte 653
– Valvuloplastie 655
Pulmonalklappenatresie 696, 698 f
– bei Fallot-Tetralogie 697
– Thorax-Röntgenbild 699, 701
Pulmonalklappeninsuffizienz 659, 665
– Auskultationsbefund 626 f
– Entstehung bei Mitralklappenstenose 669
– organische 626
Pulmonalklappenöffnungsfläche 655
Pulmonalklappenöffnungston 695, 703, 706
Pulmonalklappenschluss, verspäteter 623
Pulmonalklappenstenose s. Pulmonalstenose
Pulmonalstenose 653, 655
– Auskultationsbefund 624, 626 f
– Dopplerechokardiographie 655
– Double Inlet Ventricle 708
– Druckgradientenmessung, dopplerechokardiographische 655
– Echokardiographie 655
– EKG 655
– Fallot-Tetralogie 696 f
– Herzkatheteruntersuchung 655
– infundibuläre 653
– – bei Ventrikelseptumdefekt 712
– bei kongenital korrigierter Transposition der großen Arterien 705
– relative 715
– Schwirren, tastbares 622
– subvalvuläre 700, 705, 708
– Thoraxröntgenbild 655
– Trikuspidalatresie 700
– Valvuloplastie 637
Pulmorenales Syndrom 882, 885
Puls 620
– fadenförmiger 261
– hebender 620
– kräftiger, zweigipfliger 676
– schwacher 620
– venöser, peripherer 29
– zweigipfliger 620, 676
Pulsanstieg, verlangsamter 620
Pulsarrhythmie, absolute 724
Pulsation, sichtbare 29
Pulsdefizit 724
Pulslose Krankheit 324, 990
Pulsoxymetrie 565
Pulspalpation 319 f
Pulspause bei supraventrikulären Extrasystolen 729 f
Pulsqualität 620
Pulsschreibung, akrale 337
Pulsstatus 29
Pulsus
– alternans 620
– celer 658
– paradoxus 29, 620, 671
– – akuter Myokardinfarkt 240
– – Perikardtamponade 244
– parvus 620
– – et tardus 620
– tardus 620
Pulszählung, Herzrhythmusstörung 724 f
Pulszeichen bei chronischer Aortenklappeninsuffizienz 658 f

Pumpfunktionsstörung, systolische 645
Pumpversagen, linksventrikuläres, akutes 244
Punctio sicca 435, 439
Punktionszytologie, Schilddrüsenknoten 486, 490
Pupille, unilateral weite areaktive 1003
Pupillen
– bilateral
– – areaktive 1003
– – normoreaktive 1003
– enge s. Miosis
– verschieden weite 98
– weite s. Mydriasis
Pupillendifferenz, Meningitis 134
Pupillenentrundung 99
Pupillenreaktion, Koma 1003
Pupillenstarre
– absolute 99
– amaurotische, einseitige 98
– reflektorische 99, 163, 306
Pupillenweite, Koma 1003
Pupillomotorikstörung 98
Pure red Cell Aplasia (Erythroblastenaplasie) 415
Purinzufuhr, erhöhte 349
Purpura 66, 458
– Abdominalschmerzen 276
– Definition 66
– fulminans 459
– Gerinnungsstörung 458
– Hepatitis-C-Infektion, chronische 120
– Infektion 118 f
– Meningokokkensepsis 134
– nicht infektiös bedingte 120
– palpable 66, 469, 883
– – akute 877 f
– Schoenlein-Henoch 120, 185, 276, 469
– – akutes nephritisches Syndrom 877 f
– senile 468
– Status febrilis 118 ff
– thrombotisch thrombozytopenische 420
– – Differenzierung vom hämolytisch urämischen Syndrom 474
– – Thrombozytenverbrauch, peripherer 464, 474
– traumatische 469
– Vaskulitis 179
Purpura-Arthralgie-Nephritis-Syndrom 120, 184 f
Pusteln, Infektion 119 f
Pustulose
– exanthematische, generalisierte, akute 63
– palmoplantare 348
– SAPHO-Syndrom 256, 348
Puumala-Virus 126 f
PV s. Polycythaemia vera
Pyelonephritis 892 f
– akute 154, 865
– bakterielle, chronische 892
– chronische 892
– Gichtniere 349
– unkomplizierte, der Frau 893
– xanthogranulomatöse 893
Pygmäen 87
Pylephlebitis 148
Pylorusstenose, ulkusbedingte 283
Pyoderma gangraenosum 64 f, 121
– Arthropathie, enterokolitische 347
– Colitis ulcerosa 824
Pyomyositis 121 f
Pyonephrose 894

Sachverzeichnis

Pyrazolderivatintoxikation 1018
Pyrin-Gen-Mutation 196
Pyrogen 113
Pyurie 856

Q

Q-Fieber 145
– Pneumonie 535 f
QPD (Quebec-Platelet-Syndrom) 461 f
Quadrantensyndrom 309, 311
Qualitätssicherung 8
Qualitätszirkel 11
Quebec-Platelet-Syndrom 461 f
Quecksilberintoxikation 70, 198, 822
Querfortsatzanomalie C7 311
deQuervain-Thyreoiditis 197, 488
Quick-Wert s. Prothrombinzeit
Quincke-Ödem 80, 394
Quincke-Zeichen 659

R

RA s. Anämie, refraktäre
Rabies 165
Rachenring, lamyphatischer, Lymphommanifestation 484
Rachitis 943
– hypophosphatämische 947 f
– – X-linked 377 f, 949 f
– Kleinwuchs 87
– Vitamin-D-abhängige 376 ff, 942 f
– Vitamin-D-resistente
– – hereditäre 377 f, 949 f
– – hypophosphatämische 949 f
– Zahnverlust 79
Radikuläres Syndrom s. Wurzelsyndrom
Radikulitis 307
Radikulomyelitis, Neuroborreliose 160
Radikulopathie 306 ff
– C5 310
– kompressive 277
– – maligne 277
Radio-Allergo-Sorbent-Test 24
Radiodermatitis, chronische 66
Radiofrequenzablation 733
Radiojoduntersuchung, szintigraphische, Struma intrathoracica 608
Radiotherapie
– Kardiomyopathie, restriktive 676 f
– Leukämie, akute, myeloische, therapieassoziierte 432
RAEB (refraktäre Anämie mit vermehrten Blasten) 436 f
RAEB-t (refraktäre Anämie mit vermehrten Blasten in Transformation) 436
Raeder-Syndrom 220
Rahmenwirbel 374 f
Rai-Stadieneinteilung, Leukämie, chronische, lymphatische 435
Raji-Zelltest 187
Ramus
– dorsalis nervi ulnaris 312
– infrapatellaris nervi sapheni 314
– superficialis nervi radialis 312
Rapid Plasma Reagin Test 162
RARS (refraktäre Anämie mit Ringsideroblasten) 436 f
Rasselgeräusche
– Aortenklappeninsuffizienz 656
– diskontinuierliche 562
– Dyspnoe, kardiovaskulär bedingte 615
– endinspiratorische, klingende 532
– feuchte 615
– – inspiratorische 621 f
– grobblasige 615, 622
– inspiratorische 507, 561, 621 f
– Lungenfibrose, idiopathische 558
– Pneumonie
– – interstitielle, unspezifische 561
– – organisierende, kryptogene 562
– bei pulmonaler Hypertonie 647
– trockene s. Giemen
RAST (Radio-Allergo-Sorbent-Test) 24
– IgE-Antikörper-Nachweis 515
Ratschow-Lagerungsprobe 320 f
Rattenbissfieber 118
Rattenbiss-Läsionen 187 f, 329
Rauchen 14
– Bronchialkarzinom 600
– Bronchiolitis
– – respiratorische 518
– – – mit interstitieller Pneumonie 562
– Bronchitis, chronische 516
– Herzkrankheit, koronare 230
– Hilusvergrößerung 600
– Husten 500
– Langerhans-Zell-Histiozytose der Lunge 573
– Lungenemphysem 517, 521
– Lungenrundherd 600
– Lungenverschattung, solide 600
– Pneumonie, interstitielle, desquamative 562
– Thrombangiitis obliterans 324
– Tumor 19
Rauchvergiftung 1019
Raum, kostoklavikulärer, Gefäß-Nerven-Bündel-Kompression 338
Raumforderung
– gallenwegobstruierende, Laborbefund 778
– intrakranielle 215
– – Bewusstseinsstörung 1008
– Pankreasbereich 299 ff
– pulmonale 529, 575
– supratentorielle 1004
Raumgefühl 961
Raumrepräsentation 978
Raynaud-Phänomen 329 f
– CREST-Syndrom 188, 468
– Hypertonie, pulmonale, mit Autoimmunkrankheit 647
– Sharp-Syndrom 190
Raynaud-Syndrom
– Dermatomyositis 191
– Lupus erythematodes, systemischer 186
RBILD (Respiratory Bronchiolitis associated interstitial lung Disease) 557, 562
Reaktionstyp, exogener, akuter 23
REAL-Klassifikation, Non-Hodgkin-Lymphom 443
Rebound-Nystagmus 966, 977
Rechtsherzinfarkt 244
– Kussmaul-Zeichen 620
Rechtsherzinsuffizienz 508, 617 f
– Dyspnoe 615
– hypertoniebedingte 646
– Ikterusentstehung 775
– Jugularvenenpuls 620
– Kardiomyopathie, dilatative 681
– Karzinoidsyndrom 679
– Kussmaul-Zeichen 620
– latente, Ausschluss 29
– Lungenfibrose, idiopathische 558
– bei Mitralklappenstenose 667
– portale Hypertension 796 f
– bei pulmonaler Hypertonie 647
– Stauungsleber 800
– Symptome 618
– Trikuspidalinsuffizienz 664
– Trikuspidalstenose 671
– Venenstauung 618 f
– volumenbelastungsbedingte 655
Rechtsherzkatheteruntersuchung 637, 641
Rechtsherzüberlastung 628 f
– Lungenfibrose, idiopathische 558
Rechtsherzversagen, Myokardinfarkt 240
Rechts-Links-Shunt
– Fallot-Tetralogie 697
– Herzvitium 506
– intrakardialer, Kontrastechokardiographie 636
– pulmonaler 503
– Ventrikelseptumdefekt 711 f
Rechtsschenkelblock
– Auskultationsbefund 624
– inkompletter 648
– Kardiomyopathie, rechtsventrikuläre, arrhythmogene 683
– partieller, bei Vorhofseptumdefekt 715
Recklinghausen, Morbus s. Neurofibromatose
Red Eye 869
Reed-Sternberg-Zellen 439 ff
Refeeding-Syndrom 952 f, 949 f
Reflex
– gastrokolischer 840
– okulozephaler, Koma 1003
– optokinetischer 966, 968
– vestibulookulärer 968 f
– – Koma 1003
Reflexe, spinale, im Koma 1004
Reflexprüfung 34
Reflux
– gastroösophagealer 49
– Asthma bronchiale 515
– hepatojugulärer 29, 615, 621
– – Hypertonie, pulmonalvenöse 650
– – Untersuchung 621
Refluxgastropathie, alkalische 288
Refluxkrankheit, gastroösophageale 104, 813
Refluxnephropathie 892
Refluxösophagitis 225
Refraktionsanomalie, Stirnkopfschmerz 216
Regulator-Gen, autoimmunes 179
Regurgitation 49
– aortale, akute 655 f
– mitrale 624
– nächtliche 812
– trikuspidale 635
Reibegeräusch
– artikuläres 353
– intrathorakales, atemsynchrones 249
– perikarditisches 148
– perisplenisches 271
Reifenstein-Syndrom s. Feminisierung, testikuläre
Reinfarkt 243
Reintonaudiogramm 976
Reisediarrhö, febrile 152
Reisekrankheit 173 ff
Reiserückkehrer-Diarrhö 150
Reiswasser-Stuhl 151
Reiter-Syndrom (s. auch Arthritis, reaktive) 128
– Hautveränderung 70
– Pustelbildung 64
Reizbildungsstörung, supraventrikuläre, Pumpfunktionsstörung 686
Reizdarmsyndrom 288 ff
– Obstipation alternierend mit Diarrhö 841
– Obstipation-dominantes 841
Reizhusten
– ACE-Hemmer-bedingter 46
– Bronchialkarzinoid 603
– Mediastinaltumor 607
– nichtproduktiver 45 f
Reizleitungsstörung
– intraventrikuläre 726
– supraventrikuläre, Pumpfunktionsstörung 686
Reizmagen 280, 289
– Schmerzperiodik 279
Reizmiosis 99
Reizschwindel, physiologischer 978
Reizsyndrom, radikuläres 306
– lumbales 308
– zervikales 308
Rekonvaleszenz, Blutkörperchensenkungsgeschwindigkeit 201
Rektalblutung, hellrote 285
Rekurrensparese 512
– Mediastinaltumor 606
– Ösophagustumor 813
– Schilddrüsenmalignom 489
Relapsing Polychondritis, Arthropathie 352
Remnant-Typ-III-Hyperlipidämie 233
REM-Schlaf 998 f
Renin, aktives, vermindertes 748
Reninaktivität im Plasma 748
Renin-Angiotensin-Aldosteron-System, aktiviertes 748, 878, 918
Reninkonzentration im Serum 1068
Reninsekretion 908
Reoviridae-Infektion 544
– Enzephalitis 139
Reset-Osmostat 912, 914
Resistenzminderung, Listeriose 136
Resistin 88
Resorption, verminderte 91
Respiratorische Insuffizienz 502 ff
– Blutgasanalyse, arterielle 502
– chronische 935
– Definition 502
– Hantaviruspneumonie 544
– Panbronchiolitis, diffuse 518
– progressive 518
– SARS 544
– Säure-Base-Haushalt-Störung 929
– Ursache 503
Respiratorische Störung 936
Respiratory Bronchiolitis associated interstitial lung Disease (Respiratorische Bronchiolitis mit interstiteller Pneumonie) 557, 562
Respiratory-Syncytial-Virus s. RSV
Restenose, koronare 228
Restless Arms 315
Restless Legs 315, 338, 870
Restriktion, extrapulmonale 502, 508 f
Retardierung
– geistige 88, 494
– psychomotorische 494
Retentionszyste, Pankreas 299
Retikulozyten 400 f, 403
Retikulozytenanteil 400
Retikulozytenfärbung bei Hämoglobinopathieverdacht 421

Sachverzeichnis

Retikulozytenzahl 400
Retikulozytose, regenerative 416
Retinablutung 99
Retinadegeneration, atypische 89
Retinadurchblutungsstörung 449
Retinitis
– pigmentosa 88, 99
– Zytomegalie 160
Retinopathie 99
– diabetische 99, 881
– hypertoniebedingte 750
RET-Proto-Onkogen, Mutation 490
Retrokardialraum, Einengung 669
Retroperitonealfibrose 272, 894
Retrosternalraum, ausgefüllter 631
– – Ebstein-Anomalie 717
– – Transposition der großen Arterien 703, 705
Reye-Syndrom 789
Rezeptorendefekt, thrombozytärer 461
Rhabdomyolyse 922f
Rhabdovirus 165
Rhesus-Immunisierung, Anämie, alloimmunhämolytische 418
Rheumafaktor 180, 1069
– erhöhter 1069
– Felty-Syndrom 343
– Purpura-Arthralgie-Nephritis-Syndrom 184
– Sjögren-Syndrom 344
Rheumaknoten 69
– Felty-Syndrom 343
– pulmonaler 567, 578
Rheumatische Erkrankung
– Hautveränderung 69f
– Mitralstenose 667
– Trikuspidalstenose 670
– Ulzeration, enorale 79
Rhinitis
– allergische 16, 156
– berufsbedingte 16
– eitrige 143
– Erkältungskrankheit 142
Rhinophym 101
Rhinosinusitis, chronische 501, 521, 523
Rhinovirusinfektion 142
Rhizarthrose 353
Rhizopus 172
Rhodococcus equi 171
Rhythmik, zirkadiane 15
Rib-tip-Syndrom 257
Richter-Syndrom 434
Rickettsien 123f
Rickettsienpneumonie 535f
Rickettsienpocken 120
Rickettsiose 123f, 160
Riedel-Struma 488
Riesenfaltengastropathie 280
Riesenthrombozyten 439, 462, 464
– agranuläre 462
Riesenwuchs, disproportionierter 82
Riesenzellarteriitis 181, 324
– Augenschmerzen 216
– Komplikation 181
– Kopfschmerzen 215
Riesenzellmyokarditis 685
Riesenzellthyreoiditis 197, 488
Riesenzelltumor 364f
Rift-Valley-Fieber 126
Rift-Valley-Fieber-Virus 125f
Ringelröteln 120
Ringsideroblasten 409
– Anämie, refraktäre 436f
Rippenknorpelverdickung 256
Rippenzerstörung, Pancoast-Tumor 577

Risikofaktoren 5
– kardiovaskuläre 229f
Risikoprofil 34f
Risus sardonicus 93
RLS-/PLMS-Syndrom (Restless Legs/periodic Limb Movement in Sleep-Syndrom) 1010
RNA s. Azidose, renal-tubuläre
Rocky-Mountain-Zeckenbissfieber 123
Rollen, diastolisches 669
Romberg-Versuch 34
Röntgen-Plexusläsion 311
Rosai-Dorfmann-Erkrankung 130, 132, 483
Rosazea 63
– Teleangiektasien 66
Roseola
– infantum 120, 125
– syphilitica 59
Roseolen 72, 74, 150
Rotatorenmanschettenruptur 357
Röteln 124, 128
– Lymphknotenschwellung 130
Rötelnembryopathie 100
Rötelnexanthem 120, 124
Roth Spots 99
Rotor-Syndrom 775f, 782
RPGN (rasch progrediente Glomerulonephritis) 850, 876, 882ff
RPR-Test (Rapid Plasma Reagin Test) 162
RR-Varianz-Statistik 989
RS (Ringsideroblasten) 409, 436f
RSV (Respiratory syncytial virus) 142
RSV-Infektion, Bronchiolitis, akute 517
Rubeosis facialis 66
– Diabetes mellitus 55, 93
– Hypertonie, arterielle 93
Rubor 18
Rückenmarksegment 307
Rückenschmerzen 307
– Osteoporose 373
– Retroperitonealfibrose 272
– Pyelonephritis, xanthogranulomatöse 893
Rückströmungsgeräusch
– diastolisches 628, 656ff
– – hauchendes 657, 659
– – tieffrequentes, harsches 665
– – frühsystolisches, parasternales 665, 669
– – hochfrequentes, hauchendes 665
– – holosystolisches 665, 669
– – apikales 665
– – hochfrequentes 661
– – parasternales 665
– – systolisches 626ff
Rugger-Jersey-Phänomen 378
Ruhedyspnoe s. auch Dyspnoe
– akute 638f
– kardiovaskulär bedingte 619
Ruheischämie 326
Ruheschmerz 319
Ruhr, bakterielle 151
Rumpel-Leede-Phänomen 459, 791
Rundatelektase 586
Rundepithelzellen im Urin 859
Rundherd, pulmonaler s. Lungenrundherd
Runner's Stomach 270
Russell bodies 448

S

Säbelscheidentibia 95
SAG (Serumanionenlücke) 929f, 1031

Sägearbeiterlunge 565
Sail-Sound, kardialer 717
Sakkade 100, 968f, 975
Sakkadenapparat 975
Sakkadendysmetrie 972
Sakroiliitis 347
Salamiwäscherlunge 565
Salbengesicht 93
Salicylatintoxikation 1018
– Atemluftgeruch 101
– Azidose, metabolische 931
– Säure-Base-Haushalt-Störung 929
Salmonella
– enteritidis 150
– typhi 150
Salmonellen
– Infektion in den Tropen 173
– septische Metastasierung 156
Salmonellose, enteritische 150
Salpingitis, Chlamydia-trachomatis-Infektion 163
Salzverlustsyndrom 762, 912
SAM (Systolic anterior Motion), vorderes Mitralsegel 645, 674f
Sandpapiernägel 75
Sanduhrmagen 282
SAPHO-Syndrom 256, 345, 348
Sarcoid-like Lesion 595
Sarkoid, subkutanes 597
Sarkoidose 62f, 196, 557, 593ff, 606
– aktive 595
– akute 595, 598
– Computertomographie 598
– Diagnose 598f
– Galliumszintigraphie 599
– Gelenkbeteiligung 598
– Hilusvergrößerung 592ff, 598
– Histologie 599
– Kardiomyopathie, restriktive 676, 679
– Lavage, bronchoalveoläre 599
– Lungenfunktion 596
– Lymphadenitis, regionale 451
– Lymphknotenbiopsie, transbronchiale 599
– Lymphknotenschwellung, zervikale 483
– Organmanifestationen 597f
– pulmonale, Stadieneinteilung 595
– Sialadenitis, epitheloidzellige 485
– Test, nichtinvasiver 599
Sarkom
– angioplastisches 392
– histiozytäres 450
– osteogenes 307
SARS (Severe acute respiratory Syndrome) 145, 544
Sattelnase 95, 101
Sauerstoff, 100 %iger, Hämolyseauslösung 417
Sauerstoffaufnahme, maximale 637
Sauerstoffkonzentration 1069
Sauerstoffmangel, inspiratorischer 508
Sauerstoffpartialdruck 1069f
Sauerstoffsättigung 565, 1069f
Sauerstoff-Test bei zentraler Zyanose 695
Sauerstofftransportkapazität des Blutes 400
Sauerstoffuntersättigung, arterielle 502
Sauerstoffzufuhr 503
Säuglingsmeningitis 157
Säure, titrierbare, im Urin 926
Säureausscheidung, renale 925ff
– erhöhte 934f

– verminderte 931
Säure-Base-Bilanz 925
Säure-Base-Haushalt 925ff
– Messgrößen 929
– Regulation 925f
– Störung 925ff
– – bei chronischer Niereninsuffizienz 872
– – einfache 927f
– – Kompensation 925ff
– – komplexe 927ff
– – metabolische 927
– – Nomogramm 928
– – respiratorische 927
– – systematische Analyse, Universalschema 937
– – Zeichen 930
– – Tripelstörung 927s
Säure-Base-Status 1070ff
Säuren
– fixe 925
– volatile 925
Säure-Nettoausscheidung im Urin 925f
Säure-Nettozufuhr 929
Säureretention, renale 929
Säureverlust, extrarenaler 933, 935
Säurezufuhr, exogene 931
SBP (spontane bakterielle Peritonitis) 153, 268, 793f
SCC 19
Schädel, Größenzunahme 95
Schädel-CT 211
Schädel-Hirn-Trauma 216
Schädelknochenerkrankung 217
Schallempfindungsschwerhörigkeit s. Innenohrschwerhörigkeit
Schallleitungsschwerhörigkeit 100
– progrediente 96
Schamhaarverlust 68
Schanker, weicher 130
Scharlach 80, 120f, 141
Scharlachexanthem 141
Schaufensterkrankheit s. Claudicatio intermittens
Scheintod 1015
Schenkelblock 726
Schenkelhernie, eingeklemmte 261
Scherengang 88
Scheuermann, Morbus 369f
Schießscheibenzellen 400, 403, 409
Schilddrüse
– Funktionsdiagnostik 487
– Inspektion 29
– Palpation 29
Schilddrüsenabszess 489
Schilddrüsenadenom 489, 492
Schilddrüsenautonomie, multifokale 493
Schilddrüsendestruktion, chronisch fibröse 488
Schilddrüsendysfunktion, Screening 38
Schilddrüsenektopie, Szintigraphie 486f
Schilddrüsenerkrankung 486ff
– Hypertonie, arterielle 761
– Screening 38
Schilddrüsenhormone 1075f
– erhöhte 1076
– erniedrigte 1076
Schilddrüsenhormonkonzentration 487f
Schilddrüsenhormonproduktion, autonome 492
Schilddrüsenhormonsubstitution 494
Schilddrüsenhormonsynthese, Defekt, angeborener 487

Sachverzeichnis

Schilddrüseninsuffizienz, pränatale 494
Schilddrüsenkarzinom 489
Schilddrüsenknoten 489 f
– kolloidarmer 486
– Nachweis 486
– Punktionszytologie 486, 490
– szintigraphisch heißer 492
– Wachstumstendenz 489
Schilddrüsenmalignom 489 f
– Schallmuster 486
Schilddrüsenperoxidase, Autoantikörper 489, 494
Schilddrüsensonographie 486
Schilddrüsenszintigraphie 486
Schilddrüsentumor 607
Schilddrüsenüberfunktion s. Hyperthyreose
Schilddrüsenunterfunktion s. Hypothyreose
Schilddrüsenvergrößerung s. Kropf; s. Struma
Schilddrüsenverkalkung, Schallmuster 486
Schilddrüsenverschieblichkeit 486
Schilddrüsenzyste 489
– Schallmuster 486 f
Schildkrötenzungen 80
Schildzecken 123
Schilling-Test 411
Schimmelpilzpneumonie 545
Schirmer-Test 344
Schistosoma
– haematobium 176 f
– japonicum 176
– mansoni 176
Schistosomiasis 175 f
Schlaf, Atemregulation 509
Schlafanamnese 48
Schlafanfälle 994
Schlafapnoe-Syndrom 509 ff, 1009 f
– Akromegalie 754
– Kopfschmerzen 215
– obstruktives 509 ff, 524
– – Polysomnographie 511
– Sinusknotendysfunktion 726
– zentrales 510
Schlafdefizit, chronisches 1009
Schlafkrankheit 178, 1005
Schlaflähmung 994
Schlaflosigkeit 48, 870, 1000
Schlafstörung 48
Schlafstruktur 999
Schlaganfall, embolisch bedingter, bei Mitralklappenprolaps 664
Schlagvolumen, erhöhtes 47
Schlangengift, Hämolyseauslösung 417
Schluckauf s. Singultus
Schleiersenkung 416 f
Schleifendiuretika
– Calciumverlust 944
– Hypomagnesiämie 954
– Hyponatriämie 913
– Kaliumverlust 921
– ototoxische 981
Schleimhautblutung 466, 474
Schleimhautteleangiektasien 468
Schleimhautulzeration
– Agranulozytose 204
– genitale 348
– orale 126, 348
Schleimpfropf, bronchialer, Atelektase 585
Schlingkrämpfe 165
Schluckakt, Ösophagusmanometrie 815
Schluckbeschwerden 607, 609
Schluckschmerzen 812
Schluckstörung s. Dysphagie
Schmalkomplex-Tachykardie 731 ff

Schmerzasymbolie 305
Schmerzausstrahlung 50
Schmerzempfindungsverlust 306
Schmerzen 49 f
– akrale, vaskuläre bedingte 319
– epigastrische 813
– – Appendizitis, akute 267
– – Hinterwandinfarkt 240
– – Zieve-Syndrom 276
– Infektion 18
– interkostale 255
– kausalgiforme 305
– lanzinierende 305 f
– – genitale 277
– – perineale 277
– neuralgiforme 304 f
– – segmentgebundene 125
– neurogene 304 ff
– neuropathische 50
– oberflächliche 49 f
– Polymyalgia rheumatica 181
– präkordiale 244
– retroperitoneale 271 f
– retrosternale 244, 813, 816
– – mit Verstärkung im Liegen 244
– rheumatologische 304
– somatische 260
– spondylogene 272, 307, 355
– symmetrische, mit vegetativen Symptomen 356
– Ursache, zentrale 304 ff
– viszerale 50, 260 f
– – Stellung des Patienten 87
Schmerz-Krise 67
Schmerzsyndrom
– radikuläres 277, 310
– regionales, komplexes 309
Schmerzverarbeitung, gestörte 356
Schmetterlingsexanthem 95, 186
Schmetterlingsödem, pulmonales 632
Schmorl-Knötchen 370
Schnappatmung 30
Schnarchen, habituelles 524
Schnecken 176
Schnüffelstoff 1019
Schnupfen 516
Schock
– allergisch-anaphylaktischer 24
– hypovolämischer 508
– kardiogener 642 f
– – nach Myokardinfarkt 244, 642
– – Sinus-Valsalvae-Ruptur 657
– septischer 155
– Typ-I-Allergie 24
Schocksyndrom, toxisches 13, 74, 156
– Erdbeerzunge 80
– Erythem 121
– Exanthem 59, 120
– Staphylokokkeninfektion 120 f, 156
– Streptokokkeninfektion 122
Schoenlein-Henoch-Purpura s. Purpura Schoenlein-Henoch
Schonatmung 249
Schriftprobe 34
Schritte, trippelnde 88
Schrotschussschädel 446
Schrumpfniere 888
– Zystenbildung, sekundäre 897
Schulteramyotrophie, neuralgische 310
Schulter-Arm-Schmerzen 310 f
Schulterblattschmerzen 310
Schultergürtel-Kompressionssyndrom
– neurogenes 311
– neurovaskuläres 335, 337 f, 719

Schultergürtelschmerzen, Pancoast-Tumor 577
Schulterschmerz 271, 310
Schultersteife 357
Schüttelfrost 113, 149, 201
– Brucellose 164
– Cholangitis 149, 805
– Endokarditis 158
– Leptospirose 164
– Listerienmeningitis 136
– Lungenabszess, hämatogener 583
– Pneumokokkenpneumonie 532
– Prostatitis 154
– Pyelonephritis, akute 154
– Pyonephrose 894
Schwäche 410, 618 f
Schwanenhalsdeformität 92
Schwangerschaft 39
– Aorta dissecans 249
– Folsäuremangel 412
– mit Hypertonie und Proteinurie 757
– Mitralstenosenmanifestation 668
– Thrombopenie 464 f
– Toxoplasmainfektion 130, 165
Schwangerschaftscholestase, intrahepatische 802
Schwangerschaftsfettleber, akute 789, 802
Schwangerschaftshypertonie 756 f
Schwangerschaftsikterus 801 f
Schwangerschaftsproteinurie 757
Schwangerschafts-TTP 421
Schwankschwindel 964, 978
– phobischer 983
Schwannom, zervikales 484
Schwartz-Bartter-Syndrom 20, 912 f
Schwarzwasserfieber 175
Schwefelwasserstoffintoxikation 1019
Schweißerblende 17
Schweißgeruch, krankheitsspezifischer 102
Schweißtest 523
Schwelle, anaerobe 637
Schwellung
– kostoklavikulosternale 348
– zervikale 480
Schwere-Ketten-Krankheit 447
Schwerhörigkeit (s. auch Innenohrschwerhörigkeit) 96, 100 f
– familiäre 100
– lärminduzierte 101
– Osteogenesis imperfecta 96, 375
– progrediente 96, 375
Schwerspatpneumokoniose 568
Schwindel 961 f, 964 ff
– anhaltender 964 f
– bei Augenschluss 965
– Begleitsymptome, neurologische 964
– bei Kopfbewegung 966
– länger anhaltender 964 f
– Morbus Ménière 101, 964, 980
– multisensorischer 983
– okulärer 964 f
– peripher-vestibulärer 978 ff
– Polycythaemia vera 438
– propriozeptiver 983
– Provokationsmanöver 966
– psychogener 983
– rezidivierender 101, 964, 980
– Richtungsangabe 964
– in Ruhe 966
– traumatischer 981
– zentral-vestibulärer 982 f
Schwindelattacke 964 f
Schwirren
– diastolisches 695

– palpables
– – arteriovenöse Fistel 327
– – Herzklappenfehler 622
– systolisches 695
Sclerodermie en coup de sabre 69, 189
Scleroedema adultorum 189
Score 4
Scratch-Test 24
Screening 34, 36, 38
Seborrhö 93
Sedativaintoxikation 1017
Seekrankheit 978
See-saw-Nystagmus 966, 977
Sehnenscheidenentzündung, berufsbedingte 17
Sehnenxanthome 231
Sehstörung 41, 215
Sekundärbehaarung, männliche, fehlende 791 f
Sekundeneindruck, klinischer 4
Sekundenherztod 226
Selbststau, Extremität 390, 394
Selenkonzentration im Serum 1072
Seltene-Erden-Pneumokoniose 568
Senkungsabszess
– otogener 483
– tuberkulöser 608 f
Sensibilitätsprüfung 34
Sensibilitätsstörung 122
Sensitivität eines Tests 6 f
Sepsis 155 ff
– Capnocytophaga-canimorsus-Infektion 166
– disseminierte intravasale Gerinnung 454
– gramnegative 118
– okkulte 153
– prädisponierende Krankheiten 156
– Status febrilis 155 ff
Sepsiserreger, Eintrittspforte 155
Sepsisquelle 155 f
Septikämie s. Bakteriämie
Septikämisches Syndrom 193
Septum, atrioventrikuläres, fehlendes 706
Septumdefekt, atrioventrikulärer 706 f
– intermediärer 706
– partieller 706
– Thorax-Röntgenbild 707
Septumhypertrophie, asymmetrische 645, 652
– – hypertensive Herzkrankheit 676
– – Kardiomyopathie, hypertrophe 674, 676
Serositis 185 f
Serum, milchiges 275
Serumanionenlücke 929 f, 1031
– erhöhte 1031
Serum-Aszites-Albumingradient 794
Serumeiweißelektrophorese 855, 1067 f
– γ-Zacke, breite 447
– M-Gradient 447 f
Serumkrankheit 120
Serumkrankheit-ähnliches Syndrom, Hepatitis-B-Virus-Infektion 786
Serumosmolalität 911 ff
– erhöhte, bei tiefer Urinosmolalität 42
– erniedrigte, bei tiefer Urinosmolalität 43
Seufzer 30
Severe acute respiratory Syndrome 145, 544

Sachverzeichnis

Sexualfunktionsstörung 50
Sexuell übertragbare Krankheit, Reiserückkehrer 178
Sézary-Syndrom 121, 445
Sharp-Syndrom 179 f, 190
Sheehan-Syndrom 68, 493, 764
Shift, Elektrolyte 905
Shigella dysenteriae, hämolytisch urämisches Syndrom 420
Shigellen 150 f
Shigellose 151
Shprintzen-Syndrom 696
Shulman-Syndrom 70, 189 f
Shunt
- aortopulmonaler, Verschluss 697
- arteriovenöser
- - fistelbedingter 327
- - Morbus Osler-Rendu 468
- - pulmonaler, Zyanose 718
- bidirektionaler 714
- chirurgisch angelegter 710
- intraatrialer, bei Ebstein-Anomalie 715
- portokavaler, Ikterusentstehung 775
- portosystemischer, transjugulärer, intrahepatischer s. TIPPS
Shunt-Bilirubin 773 f
Shunt-Umkehr 713
- Zyanose, differenzielle 710
Shuntvitium
- assoziiertes, bei kompletter d-Transposition der großen Arterien 702
- Kontrastechokardiographie 636
- Verschluss, perkutaner 637
Shy-Dräger-Syndrom 989
SIADH (Syndrom der inadäquaten ADH-Sekretion) 20, 912 f
Sialadenitis 485
Sialadenose 485
Sialogramm 133
Sialom 485 f
Sich ausschließende Krankheiten 17
Sich fördernde Krankheiten 17
Sichelzellanämie 17, 71, 421
- ethnische Gruppe 15
Sichelzellen 402 f
Sideroachrestose 409
Siderose 568
Sidero-Siliko-Anthrakose 566
Sigmadivertikulitis 830
Sigmoidoskopie 37
Signe de tabouret 491
Sikkasymptomatik 343 f
Silberintoxikation 79
Silent Chest 31, 514
Silent Thyreoiditis 489
Silhouettenzeichen
- negatives 536
- positives 585, 587
Silikatose 567 ff
Silikatstaubexposition, Bronchitis, chronische 517
Silikose 16 f, 566 f, 606
- Eierschalenhili 606
- ILO-Klassifikation 567
- radiologische Einteilung 567
- Tuberkulose, aufgepfropfte 566 f
Silofüllerkrankheit 16
Simulatorkrankheit 978
Single Ventricle 696
Singultus 49
Sin-Nombre-Virus 126 f
Sinus
- cavernosus, ACTH-Bestimmung, seitengetrennte 753
- petrosus, ACTH-Bestimmung, seitengetrennte 753

Sinusbradykardie 727
Sinus-cavernosus-Fistel 21615
Sinus-cavernosus-Thrombose 96, 216
Sinus-coronarius-Defekt 714
Sinushistiozytose
- hämophagozytotische 483
- mit massiver Lymphadenopathie 130, 132, 483
Sinusitis 143
- Begleitmeningitis 138
- Nasensekret, blutiges 172
- rezidivierende 518
- sphenoidalis 211
- - Gesichtsschmerz 216
Sinusknotendysfunktion 726
Sinusknotenstillstand 726
Sinusrhythmus 724
Sinustachykardie 727, 731
- organischer AV-Block 727 f
Sinusthrombophlebitis, septische 134
Sinusthrombose 214
Sinus-Valsalvae-Aneurysma 659
Sinus-Valsalvae-Ruptur 656
Sinusvenenthrombose 214
- Bewusstseinsstörung 1005
Sinus-venosus-Defekt 714 f
SIRS (Systemic inflammatory Response Syndrome; systemische entzündliche Reaktion) 155
Sister Mary Joseph nodule 72
Situs inversus 523
Sjögren-Syndrom 343 f
- Hypertonie, pulmonale 563
- MALT-Lamphom-Enstehung 444
- Sialadenitis, myoepitheliale 485
- bei Sklerodermie 188
Skalenuslücke, Gefäß-Nerven-Bündel-Kompression 338
Skalenussyndrom 310
Skelettdysplasie, Kleinwuchs 85
Skelettmuskeln, Staphylokokkeninfektion 121 f
Skelettszintigraphie
- Knochenmetastasen 945
- Osteomalazie 378 f
- Ostenekrose 368
- Paget-Erkrankung 371
Skip Lesions 825
Skleren, blaue 96, 98, 375
Sklerenikterus 96 f, 416, 773
Sklerodaktylie 187 f
- CREST-Syndrom 189
Sklerodermie 69, 179, 187 ff, 885
- arterielle Durchblutungsstörung 324
- Autoantikörper 180
- CREST-Syndrom 468
- diffuse progressive s. Sklerodermie, generalisierte
- en coup de sabre 69, 189
- generalisierte 69, 187 ff, 190
- Gesichtshautveränderung 95
- Hypertonie, pulmonale 563
- lineare 69
- lokalisierte 69
- medikamentös induzierte 188
- Nierenbefall 188
- Nierenkrise 883, 885
- Ödembildung 389
- Ösophagusbeteiligung 813
- Veränderung der Hand 92
- zirkumskripte 189
Sklerodermie-ähnliche Erscheinungen 188
Sklerophonie 558
Sklerose
- noduläre, Hodgkin-Lymphom 441
- systemische, progressive 69, 187 ff, 190

Skoliose 87
SLE s. Lupus erythematodes, systemischer
Slipping-rib-Syndrom 257
Slow reacting substance of anaphylaxis 24
SMM (Smoldering Myeloma) 447 f
Smoldering Myeloma 447 f
Smooth Pursuit 969
Sneddon-Syndrom 59, 331
Sniff nasal Pressure, verminderter 509
Sodbrennen 813
Sofortgedächtnisstörung 1002
Sokolow-Lyon-Index 629
Somatostatinrezeptoren 379
Somnolenz 962 f, 999 f, 1008
Sonnenbrand 17
Sonnenlichtempfindlichkeit 68
Sonographie bei Ikterus 776 f, 781
Soor 79
Sopor 962 f, 999 f, 1006
Sotos-Syndrom 81
SP (Smooth Pursuit) 969
Spannungskopfschmerz 218 f
Spannungspneumothorax s. auch Pneumothorax
- Differenzierung vom akuten Myokardinfarkt 243
Spätreaktion, bronchiale 513
SPD (Storage Pool Defekt), thrombozytärer 461 f
Speichel-Cortisolkonzentration um Mitternacht 752
Speicheldrüsenschwellung 344, 485
Speichelstein 133, 485
Speicherkrankheit 21
Speisesalzjodierung 487
Spermatikusneuralgie 314
Spermiogenesestörung 45
Spezifität eines Tests 6 f
Sphärozyten 420
Sphärozytose 400 f
- hereditäre 276, 421
Sphingolipidose 367
Spider naevi 66, 71, 650, 777, 791 f
Spina
- bifida
- - hohe 481
- - occulta 73
- ventosa tuberculosa 93
Spinalis-anterior-Syndrom 312, 314
Spinalwurzel, dorsale, Degeneration 410
Spinnenfinger 469
Spinnengift, Hämolyseauslösung 417
Spiral-CT, kontrastmittelgestützte 636
Spiral-CT-Angiographie, Nierenarterienstenosen-Screening 747
Spirochäten, durch Zeckenbiss übertragene 160
Spiroergometrie 637
Spirometrie 503 f, 514, 516
- Betaadrenergikum-Einfluss 514
Spironolacton, Gynäkomastie 90
Spitzendruckgradient, Aortenklappenstenose 652 f
Splanchnomegalie 754
Splenektomie 421
- Akanthozytose 422
- bei Immunthrombopenie 461
Splenomegalie 414, 450 f
- Aszites 793
- Brucellose 164
- Endokarditis 158
- Haarzellleukämie 435
- Hämophagozytose-Syndrom 199

- Hyper-IgD-Syndrom 197
- Hypertension, portale 794
- bei Ikterus 777
- Leberzirrhose 791
- Leukämie
- - akute, lymphatische 427
- - chronische
- - - lymphatische 434
- - - myeloische 432
- Malaria 175
- Mononukleose, infektiöse 141
- Myelofibrose, idiopathische, chronische 439
- Periarteriitis nodosa 182
- POEMS-Syndrom 447
- Polycythaemia vera 438
- Schistosomiasis 176
- Status febrilis 149 ff
- Thrombopenie 466
- Thrombozyten-Pooling 464
- Typhus abdominalis 150
- Ursache 451
Splitterblutung, subunguale 71, 76
Spondylarthritis, rheumatoide, zervikale 343
Spondylarthropathie 345 f
- undifferenzierte 348 f
- - HLA-Assoziation 345
Spondylarthrose 354 f
Spondylitis
- ankylosans 345 f
- Brucellose 164
- Mobus Whipple 151
Spondylodiszitis 129
Spondylophyten 307
Spondylose, hyperostotische, lumbale 355
Spondylosis
- cervicalis 354
- deformans 354 f
- lumbalis 354
Spontanfraktur 446
Spontannystagmus 975
- gerichteter 966, 977 f
- horizontal-torsioneller, gerichteter 978
- Morbus-Ménière-Anfall 980
- peripher-vestibulärer 975, 977
Spontanpneumothorax (s. auch Pneumothorax) 224, 254 f
Spontanurin 851
Sprache
- bulbäre 104
- skandierende 104
- Telegrammstil 104
Sprachlosigkeit 103 f
Sprachmodulation, fehlende 104
Sprachstörung 103 f
Sprachzentrum 103
Sprechdyspnoe 619
Sprechmotorikstörung 103 f
Springwater-Zyste 608
Sprue
- einheimische 832 ff
- - Folsäuremangel 413
- klinisch stumme 833
- refraktäre 833
- tropische 411, 413, 834
Spur Cells 414, 422
Sputum
- blutig tingiertes s. Hämoptyse
- dünnflüssiges 507
- Echinokokkenhäkchen 579
- faulig stinkendes 46
- gelblich-grünes 46
- Geruch, krankheitsspezifischer 102
- Granulozyten, eosinophile 515
- hämorrhagisches 551, 607
- Makrophagen, eisenbeladene 573
- Mikrolithen 573

1125

Sachverzeichnis

Sputum, purulentes 46
- rostbraunes 507
- Tuberkelbakteriennachweis 538, 541
- Tumorzellen 570, 601
- zähflüssiges, schaumiges, voluminöses 46
Sputumexpektoration (s. auch Auswurf) 501
Sputumuntersuchung
- Asthma bronchiale 515
- Bronchiektasen 522
- Dyspnoe 507
- Kaverne, tuberkulöse 541
- Pneumokokkenpneumonie 533
SRS-A (Slow reacting Substance of Anaphylaxis) 24
SSA-A-Antikörper 179
SSA-B-Antikörper 179
SSPE (subakute sklerosierende Panenzephalitis) 1005
S1-Syndrom 313
Stammarterienspasmus 328
Stammfettsucht 89, 751
Stammgangliendysarthrie 104
Stammzelltransplantation, autologe, bei multiplem Myelom 448
Stand, Prüfung 34
Standardbikarbonat 1070
Standunsicherheit 981, 983
Stanford-Klassifikation, Aorta dissecans 248
Stannose 568
Staphylococcal scalded Skin Syndrome (Syndrom der verbrühten Haut) 59, 74
Staphylococcus aureus
- Bakteriämie 156
- Lebensmittelvergiftung 152
- septische Metastasierung 156
Staphylococcus-aureus-Infektion
- Arthritis 128
- nosokomiale 156
Staphylokokken
- Erysipel 392
- koagulasenegative 156
- - Harnwegsinfekt 857
Staphylokokkenabszesse, rezidivierende 156
Staphylokokkenbakteriämie 156
Staphylokokken-Exotoxin 120
Staphylokokkeninfektion
- Endokarditis 158
- der Haut 74, 121 f
- Meningitis 134, 136
- rezidivierende, beim Kind 156
- Schocksyndrom, toxisches 120 f
- Skelettmuskeln 121 f
- systemische, Hautmanifestation 120
Staphylokokkenpneumonie 532 f
Staphylokokkensepsis 154
- ARDS 538
- Hautmanifestation 120
Staphylokokkentoxine 13, 120 f
Status 6, 28 ff
- asthmaticus 514
- - Auskultationsbefund 31
- febrilis 113 ff
- - Abdominalschmerzen 152 f
- - Anamnese 113
- - Arthritis, bakterielle 128
- - assoziierte Symptome 118 ff
- - Autoimmunerkrankung 179
- - Blutbild 202 ff
- - Blutkörperchensenkungsgeschwindigkeit 201
- - C-reaktives Protein 201 f
- - Diarrhö 150 ff
- - Dysurie 154
- - Endokarditis 158

- - Entzündungsparameter 201 f
- - Eosinophilenverhalten 204
- - Erkältungssymptome 140 ff
- - Gelenkschmerzen 127 ff
- - Halsschwellung 133
- - hämorrhagisches Fieber 126 f
- - Harnwegsinfektion 154
- - Hautausschlag 118 ff
- - Hepatitis, granulomatöse 118
- - Herzfehler 157 ff
- - Husten mit Thoraxschmerz 144 ff
- - Ikterus 148 f
- - Immundefekt 191 ff
- - Infektion
- - - nosokomiale 113
- - - sexuell übertragbare 162 f
- - Knochenschmerzen 127 ff
- - Kollagenose 117
- - Kopfschmerzen 133 ff
- - Leberzirrhose 118
- - Leukozytenveränderung 202 ff
- - ohne lokalisierte Symptome 116 ff
- - Lymphknotenschwellung 130 ff
- - Lymphozytenverhalten 204 f
- - maligne Erkrankung 117
- - Monozytenverhalten 204
- - multiple Organmanifestationen 159 ff
- - neurologisches Defizit 138 ff
- - Parotisschwellung 133
- - Pollakisurie 154
- - Procalcitonin 202
- - Sepsis 155 ff
- - Splenomegalie 149 ff
- - Temperaturverlauf 200
- - Thoraxschmerz mit Husten 144 ff
- - Toxoplasmose 165
- - Trichinose 165
- - Tuberkulose 146
- - unbekannter Ursache 115 f
- - - abschließende Diagnosen 115
- - Ursache 113 f
- - - nichtinfektiöse 117 f
- - Vaskulitis 117
- - Verlaufsbeobachtung 118
- - Viruserkrankung 159 f
- - Zoonose 164 ff
Staub, silikathaltiger 567
Staubfieber, akutes 16, 565
Staubinhalation, Bronchitis, chronische 517
Stauung, pulmonalvenöse s. Lungenstauung
Stauungsbronchitis 517
Stauungserguss
- interlobärer 549 f
- pleuraler 251
Stauungsgastritis 279, 619
Stauungsleber 291, 800
Stauungspapille 215
Stauungspneumonie 549 ff
Steal-Syndrom, aortoiliakales 270
Steatohepatitis, nichtalkoholische 790
Steatorrhö 831
- acholische 834
- Gallensäureverlustsyndrom 834
- pankreatogene 293 ff, 298, 834
Stecknadelkopf-Pupillen 1003
Stein-Leventhal-Syndrom 40, 75, 89
Stellung
- kauernde 88, 697
- des Patienten 87 f
- sitzende, im Bett 88

Stemmer-Zeichen 389
Stenose, subpulmonale, hypertrophe, sekundäre 653
Stent, medikamentös beschichteter 228
Stentimplantation, koronare 228, 235
Stentverschluss, thrombotischer, subakuter 228
Steppergang 88
Sterilität, männliche 44
Sterkobilin 773
Steroidapplikation, lokale, Hautveränderung 68
Steroidbiosynthese 918
Steroide, pyrogene Wirkung 197
Steroidhormon-Biosynthese-Defekt 766
Steroidtherapie, Pilzerkrankung, opportunistische 171
Stevens-Johnson-Syndrom 61 f, 76
Stewart-Treves-Syndrom 392
STH (somatotropes Hormon) s. Wachstumshormon
Still, Morbus 344
- des Erwachsenen 117, 343
- Hautveränderung 70
- Splenomegalie 149
Stimmbanddysfunktion 512
Stimmbandlähmung 512
Stimmfremitus 30
- abgeschwächter 30, 249
- verstärkter 30, 532
Stimmstörung 104
Stirnkopfschmerzen
- Augenerkrankung 216
- chronische 215
Stix s. Teststreifen
Stoffwechsel
- Mangel wichtiger Stoffe 21
- Zeischenproduktanhäufung 21
Stoffwechselentgleisung, diabetische, Oberbauchschmerzen 275
Stoffwechselkrankheit
- Abdominalschmerzen 275 f
- angeborene, Hypoglykämie 1011
- Arthropathie 349 ff
- Diagnose 21
- Geruch 101 f
- hereditäre 23, 798 f
- Linsentrübung 98
Stoffwechselprodukte
- pathologische 21
- physiologisches, Anhäufung 21
Stoffwechselstörung
- Fieber 114
- Hautveränderung 67 f
- Koma 1010 ff
- Ulcus cruris 65
Stomatitis
- Anämie, megaloblastäre 70
- aphthöse 197
- quecksilberbedingte 70
- ulcerosa 347
Stomatozytose 402 f
- hereditäre 422
Storage Pool Defekt, thrombozytärer 461 f
Strahlenfibrose, pulmonale 549
Strahlennephritis 892
Strahlenpneumonie 548 f
Strangulationsileus 264
Streifenatelektase 586
Streptococcal toxic Shock-like Syndrome 156
Streptococcus
- milleri, Pleurainfekt 253
- pneumoniae s. Pneumokokken
Streptococcus-agalactiae-Infektion, invasive 156
Streptococcus-bovis-Septikämie 159

Streptococcus-milleri-Septikämie 157
Streptococcus-pyogenes-Infektion, invasive 156
Streptokokken
- Erysipel 392
- Gruppe A 120
- - Angina 141
- - Infektion, invasive 130, 156
- - Meningitis 136
- - Peritonitis, spontane 153
- - Scharlach 141
- Guppe B 156
- β-hämolysierende 63, 156
- - Gruppe A, Fieber, rheumatisches 347
- orale, Bakteriämie, transitorische 157
- vergrünende, septische Metastasierung 156
- Viridans-Gruppe 157
Streptokokkenangina 141
- Glomerulonephritis, akute s. Poststreptokokken-Glomerulonephritis
Streptokokkenbakteriämie 156
Streptokokkeninfektion
- Arthritis 128
- Endokarditis 158
- Erythema nodosum 74
- der Haut 122
- invasive 156
- Schocksyndrom, toxisches 122
- systemische, Hautmanifestation 120
Streptokokkenpharyngitis, Fieber, rheumatisches 141
Streptokokkenpneumonie 533
Stress 230
- Gastritis, akute 279
- oxidativer 422
- Ulkusschubauslösung 281
Stress-Echokardiographie 235, 633
Stresserosion 283
Stressulkus 283
Striae
- distensae 68, 71
- Leberzirrhose 791
- rubrae 751
Stridor 32
- inspiratorischer 32
Stromatumor, gastrointestinaler 286
Strömungsgeräusch
- arterielles 320
- hochfrequentes, pulmonales 647
- periumbilikales 746
- am Rippenbogen 746
Strongyloides-stercoralis-Befall
- Hypereosinophilie-Syndrom 172
- Hyperinfektionssyndrom 152
- Lungeninfiltrat, eosinophiles 554
Struma (s. auch Kropf) 487 ff
- adenomatosa 487 f
- - dominanter Knoten 489
- - toxische 493
- blande 486 ff
- diffusa 487 f
- Dysphagie 813
- eisenharte 489
- endemische 487
- Größenklassen 29
- intrathoracica 608 f
- knotige 487 f
- medikamentös bedingte 487
- multinoduläre, toxische 493
- retrosternale 488
- Tracheaeinengung 504, 512

Sachverzeichnis

- – Ursache 487 f
- Strumigene Substanzen 487
- Struvitstein 897
- Studie, Beurteilungskriterien 8
- Stuhl
  - – acholischer 775, 777, 804
  - – Blut, okkultes 828
  - – Blutauflagerung 823
  - – Chymotrypsinbestimmung 294
  - – Elastasebestimmung 294
  - – Koproporphyrinausscheidung 273 f
  - – Leukozyten 821
  - – öliger 298
  - – Protoporphyrinausscheidung 273, 275
  - – Schleimbeimengung 289
- Stuhlabgang, ungewollter, bei Wind 828
- Stuhldrang 841
- Stuhlentleerung, gehäufte 820
- Stuhlfettausscheidung 295
- Stuhlgeruch der Atemluft 101
- Stuhlinkontinenz 820
- Stuhlmassentransitzeit 840
- Stuhlunregelmäßigkeit, neue 828
- Stuhlregulationsstörung 289
- Stuhlverhaltung, akute 261, 264 f
- 24-Stunden-Urin 849, 851
- Stupor
  - – katatoner 1000, 1009
  - – psychogener 995
- Sturge-Weber-Synrom 73
- Styrolintoxikation, berufsbedingte 16
- Subarachnoidalblutung 134, 211 f
  - – Fieber 211
  - – Koma 1005
  - – spinale 306
- Subclavian-Steal-Syndrom 324, 990
- Subduralhämatom
  - – akutes 1008
  - – bilaterales, chronisches 1008
  - – chronisches 1008
  - – Kopfschmerzen 214
- Suberosis 565
- Subluxation
  - – Arthritis, rheumatoide 342 f
  - – atlantodentale 343
- Subtraktionsarteriographie, digitale 322 f
- Sudeck-Syndrom 309, 338, 394
- Suffusionen 459
  - – Cushing-Syndrom 751 f
  - – bei disseminierter intravasaler Gerinnung 474
  - – Gerinnungsstörung 458
- Sulcus-superior-Tumor 6, 577
- Sulcus-ulnaris-Syndrom 312
- Sulf-Hämoglobin 423
- Sulfhämoglobinämie 721
- Sulfonylharnstofftherapie, Hypoglykämie 1011
- Sulfosalicylsäureprobe 855
- SUNCT (Short-lasting neuralgiform Headache with conjunctival Injection and Tearing) 219
- Superantigen 132
- Surfactantmangel 585
- Sweet-Syndrom 69, 120
- Sympathikotonus 988
- Sympathikusneurinom 604
- Symptom des falschen Freundes 828
- Symptome, unspezifisches 12
- Symptomhäufigkeit 12
- Symptommaskierung 11
- Syndrom
  - – der blinden Schlinge 288
  - – der gelben Nägel 391
  - – der inadäquaten ADH-Sekretion 20, 912 f
  - – der schwindenden Gallengänge 803
  - – des straffen Bandes 310 f
  - – der verbrühten Haut 59, 74
  - – X 228
  - – der zuführenden Schlinge 288
- Synkope 962 f, 984 ff
  - – bei Aortenklappenstenose 651
  - – AV-Block, vagotoner 727 f
  - – Herzrhythmusstörung 724 f
  - – Hypertonie, pulmonale 646 f
  - – kardiale 984 f
  - – Kardiomyopathie, dilatative 681
  - – Kipptisch-Untersuchung 725
  - – Myokardinfarkt 240
  - – neurogene 989
  - – neurokardiogene 988
  - – organisch bedingte 985, 989 f
  - – pressorisch-postpressorische 989
  - – reflektorisch bedingte 985
  - – Tachykardie 731
  - – vaskuläre 988 f
  - – vasovagale 988
  - – Vorhofmyxom 670
  - – zerebrale 990 ff
- Synovialitis, SAPHO-Syndrom 256, 348
- Syntheseleistung, hepatozelluläre, Laborparamter 778 f
- Syphilis s. Lues
- Syringomyelie 306, 314
  - – Gelenkerkrankung 352
- Systemic inflammatory Response Syndrome (systemische entzündliche Reaktion) 155
- Systemische entzündliche Reaktion 155
- Systemische Erkrankung, HIV-assoziierte 169
- Systemmykose 74
- Systolic anterior Motion 645, 674 f
- Szintigraphie
  - – Phäochromozytomnachweis 750
  - – Schilddrüse 486
  - – Schilddrüsenadenom, autonomes, toxisches 492

T

- Tabakkonsum s. Rauchen
- Tabaksbeutelmund 95
- Tabes dorsalis 99, 163
  - – Abdominalschmerzen 277
  - – Beinschmerzen 314 f
  - – Gelenkerkrankung 352
  - – Schmerzen 306, 314 f
- Tâche noire 123
- Tachyarrhythmie 731 ff
  - – Artefakt 738
- Tachykardie 620
  - – atriale 732 f
  - – Herzinsuffizienz 686
  - – bei Herzschrittmacher 738
  - – Infarktpneumonie 551
  - – Karotismassage 725
  - – Lungenödem, akutes 640
  - – Morbus Basedow 490
  - – Myokarditis 683
  - – organischer AV-Block 727 f
  - – Perikardtamponade 671
  - – QRS-Breite 731
  - – QRS-Komplex-Achse 735 f
  - – schrittmacherbedingte 738
  - – Sepsis 155
  - – Spannungspneumothorax 255
  - – supraventrikuläre 686, 725
  - – – Lungenstauung 616
  - – – paroxysmale 724, 731
  - – Synkope 986 ff
  - – Ursprungsortbestimmung 735
  - – Ventrikelerregungsdauer 735 f
  - – ventrikuläre s. Kammertachykardie
- Tachypnoe 29, 507, 615
  - – Sepsis 155
- Taenia-solium-Larven, ZNS-Befall 140
- Tagesschläfrigkeit 48, 1009
- Taille-Hüft-Verhältnis 90
- Takayasu-Arteriitis 324, 990
  - – abdominale 324
- Talkumlunge 568
- T-ALL 427 f
- Tangier-Krankheit 233
- Target-Zellen 400, 403, 409
- Tarsaltunnelsyndrom 314
- Taubenzüchterlunge 565
- Tay-Sachs-Syndrom, ethnische Gruppe 15
- ^{99m}Tc-Szintigraphie, Schilddrüse 486
- Technical incompetence 10
- Teerstuhl 285
- Teleangiectasia macularis eruptiva perstans 57 f
- Teleangiektasie, hereditäre, familiäre 468, 581 f
- Teleangiektasien 66
  - – CREST-Syndrom 189, 468
  - – Definition 66
  - – Genodermatose-assoziierte 66
  - – hepatopumonales Syndrom 650
  - – idiopathische 66
  - – Leberzirrhose 71, 791
  - – sekundäre 66
  - – sternförmige 66, 71, 650, 777, 791 f
  - – symptomatische 66
- Telogeneffluvium, diffuses 74
- Temperaturempfindungsverlust 306
- Temporalarterienbiopsie 181
- Temporallappensyndrom, mesiales 993
- Tendinitis, retropharyngeale 216
- Tendomyalgie 356
- Tendoperiostose, berufsbedingte 17
- Tendosynovitis 357
- Tennisellenbogen 357
- Teratom
  - – mediastinales 604, 607
  - – zervikales 481
- Terpentinintoxikation 102
- Territorialinfarkt 212
- Terry-Nägel 78
- Terson-Zeichen 211
- Test
  - – Sensitivität 6 f
  - – Spezifität 6 f
- Testosteronkonzentration im Serum 1072 f
- Testosteronmangel, Gynäkomastie 90 f
- Testresultat 7
- Teststreifen, Urinuntersuchung 851, 853, 930
- Tetanie 941
  - – hypokalzämische 377
  - – bei Hypomagnesiämie 942 f
- Tetanus 93
- Tetrajodthyronin s. Thyroxin
- Tetralogie nach Fallot s. Fallot-Tetralogie
- d-TGA s. d-Transposition der großen Arterien
- l-TGA (l-Transposition der großen Arterien) 704
- Tg-Autoantikörper 489
- Thalamotomie 305
- Thalamusinfarkt 212
- Thalamusläsion, posterolaterale 305
- Thalassaemia
  - – major 71, 409
  - – minor 409
- Thalassämie 408 f, 421
  - – Blutbild 403
  - – Epidemiologie 409
  - – ethnische Gruppe 15
- Thallium-201-Myokardszintigraphie 235 f
- Thalliumintoxikation 76 272
- T-Helfer-Lymphozyten, Hyperaktivität 594
- Thenaratrophie 311 f
- Therapie bei vorläufiger Diagnose 9
- Thermhypästhesie 305
- Thiaziddiuretika
  - – Hyperkalzämie 379, 945
  - – Hypomagnesiämie 954
  - – Hyponatriämie, hypovolämische 912
  - – Kaliumverlust 921
- Thibièrge-Weissenbach-Syndrom 92, 188 f
- Thin-Basement-Membrane-Nephropathie 887
- Thoracic-Outlet-Syndrom 311, 327
- Thorakoskopie 252
  - – videoassistierte 601
- Thorakotomie, Spannungspneumothorax, postoperativer 255
- Thorax
  - – schildförmiger 84 f
  - – überblähter 523
  - – Untersuchung 29 ff
- Thoraxbewegung
  - – Palpation 29
  - – paradoxe 30
- Thoraxdeformität 81
- Thoraxexkursionen, inspiratorische 30
  - – Symmetriebeurteilung 30
  - – Synchroniebeurteilung 30
- Thoraxform 29
- Thorax-Röntgenbild, Herzinsuffizienz 629 f
- Thoraxschmerzen 224 ff
  - – Aneurysma verum aortae 247
  - – Angina pectoris 224 ff
  - – Aorta dissecans 247
  - – Aortenklappenstenose 224
  - – atemabhängige 249, 532
  - – atypische 226
  - – auslösende Faktoren 225
  - – Differenzialdiagnose 224 ff
  - – einseitige, plötzliche 255
  - – funktionelle 225 f
  - – von Gefäßen ausgehende 224, 247 ff
  - – Herpes zoster 225
  - – vom Herzen ausgehende 224
  - – Herzrhythmusstörung 224, 247
  - – Interkostalneuralgie 225
  - – Koronarsyndrom, akutes 238 ff
  - – Legionärskrankheit 145
  - – Lungenabszess 583
  - – Lungenembolie 148
  - – Mitralklappenprolaps 224, 664
  - – Mondor-Krankheit 257
  - – muskuloskelettale 227, 256
  - – Myokardinfarkt 148, 240
  - – nach Myokardinfarkt 243
  - – Myokardischämie 225 f
  - – Myokarditis 148, 683
  - – nichtkardiale 225
  - – Ösophagusruptur 225
  - – Perikarditis 148, 224, 226, 244
  - – – urämische 869
  - – Pleuramesotheliom 253 f
  - – Pleuritis 224, 249 ff
  - – Pneumokokkenpneumonie 532
  - – Pneumonie 224

Sachverzeichnis

Thoraxschmerzen
- positionsabhängige 243
- Prinzmetal-Angina-pectoris 227
- Refluxösophagitis 225
- retrosternale, belastungsinduzierte 225
- im Rücken 227
- SAPHO-Syndrom 256
- Slipping-rib-Syndrom 257
- Spontanpneumothorax 254
- Status febrilis 144
- stechende, linksthorakale 225
- Tietze-Syndrom 256
- vertebragene 225

Thoraxvenen, oberflächliche, Phlebitis 257
Thoraxwandschmerzen 227
Thoriumdioxid 807
Thoriumlunge 568
Thrombangiitis obliterans 324, 332
Thrombasthenie Glanzmann 461 f
Thrombelastographie 455
Thrombenbildung, pulmonalarterielle, bei pulmonaler Hypertonie 650 f
Thrombin 457
Thrombinhemmer 454, 467
Thromboembolie
- Hämolyse, nächtliche, paroxysmale 419
- Phospholipidantikörper 187
- pulmonale s. Lungenembolie

Thromboembolische Erkrankung 470 ff
Thrombogene Faktoren 454
Thrombolyse, koronare, residuelle Stenose 243
Thrombopenie 461 ff, 466
- Abciximab-assoziierte 460
- EDTA-induzierte 463
- Bernard-Soulier-Syndrom 462
- Blutungstyp 463
- Definition 462
- Genese 463
- Glycoprotein-IIβIIIα-Rezeptor-Antagonisten-induzierte 465
- Heparin-induzierte 465, 473
- Leukämie, akute 426 f
- mechanisch bedingte 464
- Medikamentenanamnese 463
- medikamenteninduzierte 465
- Morbus Waldenström 449
- multiples Myelom 447
- Non-Hodgkin-Lymphom 443
- paraneoplastische 20, 608
- Purpura, thrombozytopenische, thrombotische 420
- schwangerschaftsinduzierte 464 f
- transiente, bei Heparintherapie 473
- Virusinfektion 463
- Wiskott-Aldrich-Syndrom 195, 462

Thrombophilie 470 ff
- angeborene 454
- APA-Syndrom 472
- erworbene 472 f
- hereditäre 471 ff
- - geburtshilfliche Komplikation 471
- - Organtransplantatabstoßung 471
- myeloproliferative Erkrankung 472
- nephrotisches Syndrom 472 f
- Polycythaemia vera 438
- Risikomarker 471
- Thrombopenie, heparininduzierte 473
- Tumorerkrankung 473

Thrombophlebitis
- APC-Resistenz 471
- Differenzierung von Erysipel 392
- Fieber 199
- migrans 300, 332
- - Tumor, okkulter 68
- oberflächliche 332
- Protein-C-Mangel 471
- Protein-S-Mangel 471
- rezidivierende 186
- saltans 324, 332
- septische 159

Thromboplastinzeit s. auch Prothrombinzeit
- partielle 1064
- - aktivierte 455, 1064
- - - APA-Syndrom 472
- - - Hämophilie 465
- - - verlängerte, Diagnostik 456
- - erhöhte 1064

Thrombose
- arterielle
- - Anti-Phospholipid-Antikörper-Syndrom 472
- - bei Heparintherapie 473
- atypisch lokalisierte 419
- Fieber 199
- junger Patient 334
- par effort 334 f
- bei reaktiver Thrombozytose 461
- rezidivierende 334
- venöse
- - Anti-Phospholipid-Antikörper-Syndrom 472
- - Antithrombin-Mangel 471
- - APC-Resistenz 471
- - Faktor-II-Genmutation 471
- - bei Heparintherapie 473
- - Protein-C-Mangel 471
- - Protein-S-Mangel 471

Thromboseneigung s. Thrombophilie
Thrombozyten
- Granulaveränderung 461
- Rezeptorendefekt 461
- Storage Pool Defekt 461 f
- Überlebenszeit 461

Thrombozytenaggregation, spontane 472
Thrombozytenaggregationsdefekt 472
Thrombozytenaggregationshemmer 454, 461
- indirekter 462
Thrombozytenaggregationstestung 454 f, 461
Thrombozytenaktivierung 461
Thrombozytenanzahl, Leukämie, chronische, myeloische 433
Thrombozytenfunktionsstörung s. Thrombozytopathie
Thrombozyten-Pooling 462, 464
Thrombozytenproduktionsstörung 464
Thrombozytenverbrauch, peripherer
- antikörperinduzierter 463
- Gerinnung, intravasale, disseminierte 474
- vermehrter 463 ff, 474
Thrombozythämie, essenzielle 461
- Thromboserisiko 472
Thrombozytopathie 461 f
- Acetylsalicylsäure-bedingte 461
- angeborene 461 f
- bei myeloproliferativer Erkrankung 472
- Niereninsuffizienz, chronische 869

Thrombozytopenie s. Thrombopenie
Thrombozytose 461
- essenzielle 325
- Leukämie, chronische, myeloische 432
- Myelofibrose, idiopathische, chronische 439
- myeloproliferative Erkrankung 461
- paraneoplastische 20
- Polycythaemia vera 438
- reaktive 461
Thrombus, intrakardialer, parietaler 326
Thunderclap-Kopfschmerz 212
Thymom 415, 607 f
- Hilusvergrößerung 604
- Hypogammaglobulinämie 194
Thymus
- persistierender 608
- T-Zellen-Reifung 194
Thymusbestrahlung, Schilddrüsenmalignom 489
Thymusentwicklungsstörung 194
Thymuskarzinom 604 f
Thymustumor, paraneoplastisches Syndrom 608
Thyreoglobulin, Autoantikörper 489
Thyreoglobulinkonzentration, Schilddrüsenkarzinomnachsorge 490
Thyreoideastimulierendes Hormon s. TSH
Thyreoiditis 488 f
- akute 489
- chronische 488 f
- fokale 489
- postpartale 489
- subakute 197, 488
Thyreotropin s. TSH
Thyroxin 1075 f
- erhöhtes 1076
- erniedrigtes 1075 f
- freies 487, 1075 f
- - Hyperthyreose 491 f
- - Hypothyreose 494
- Substitution 38
- totales 487
TIA (Transiente ischämische Attacke) 218, 989 f
Tibialis-anterior-Syndrom 331 f
Tierbiss
- Capnocytophaga-canimorsus-Übertragung 166
- Pasteurella-Übertragung 165
- Tollwutübertragung 165
Tietze-Syndrom 256
Tiffeneau-Quotient 503 f
- Asthma bronchiale 514
TIN s. Nephritis, tubulointerstitielle
Tinel-Empfindlichkeit, abnorme 304, 309
- Nervus
- - cutaneus femoris lateralis 314
- - medianus 312
Tinnitus 101
- einseitiger 101, 980
- medikamentös bedingter 101
- Morbus Ménière 101, 964, 980
- Perilymphfistel 981
- Polycythaemia vera 438
TINU-Syndrom 890
TIPPS (transjugulärer intrahepatischer portosystemischer Shunt)
- Angiographie 796
- Hämolyse mit Erythrozytenfragmentierung 420, 781
Tirofiban 454
Tissue-Plasminogen-Aktivator 457

T-Lymphozyten 194
- sensibilisierte 24
- zirkulierende, verminderte 194
T-Lymphozyten-Defekt, Wiskott-Aldrich-Syndrom 462
TNF-α 88
TNM-Stadieneinteilung, Bronchialkarzinom 603
Todd-Parese 218
Todesursache 13
Togaviridae 124
- Enzephalitis 139
Toleranz gegen Autoantigen, Zusammenbruch 179
Tollwut 165
Tolosa-Hunt-Syndrom 215 f, 220
Tonsillitis
- bakterielle 140 f
- Mononukleose, infektiöse 482
- Scharlach 141
- Sepsisquelle 156
Tophus 349 f
Topoisomerase-II-Inhibitor, Leukämie, akute, myeloische, therapieassoziierte 432
Torsade de Pointes 737
Totenstille, intraabdominale 266, 268
Touraine-Solente-Golé-Syndrom 68, 368
Tourismus, Einfluss auf Diagnosefindung 15
Toxidrom 1016
Toxin
- Diarrhö 821 f
- endogenes 821
- Enzephalopathie, hepatische 797
- exogenes 822
- Hepatopathie 783
- Hyperbilirubinämie 776
- Nierenversagen, akutes 864
Toxocara canis 140
Toxocara-Erkrankung 165
Toxoplasma gondii 130, 165
Toxoplasmenzystenabsiedelung 130
Toxoplasmose 165
- Fieber 116
- Liquorbefund 135
- Lymphadenopathie, generalisierte 451
- Lymphknotenschwellung 130
- Reaktivierung, endogene 140
- zerebrale 140
tPA (Tissue-Plasminogen-Aktivator) 457
TPHA (Treponema pallidum hemagglutination Assay) 162
TPO-Autoantikörper 489
Tracheabifurkationswinkel, aufgespreizter 631, 662
Tracheakompression, strumabedingte 504, 512
Trachealerkrankung 512
Tracheamalignom 512
Tracheastenose 512
Tracheaverdrängung, Struma intrathoracica 608 f
Tracheobronchialsekret 501
Tracheobronchitis 142 f
- Metapneumovirusinfektion 142
- virale 96
Tracheobronchomegalie 523
Trachom 163
Trachyonychie 77
Tränendrüsenentzündung 96
Tränendrüsenlymphomatose, lokalisierte 133
Tränenflussmessung 344
Transaminasenaktivität im Serum 778, 1029 f

Sachverzeichnis

- Hepatitis, alkoholische 790
- Leberzirrhose 790
- Mononukleose, infektiöse 141
Transferrin 404
Transferrinsättigung 798, 1073 f
Transferrinwert im Serum, Anämie chronischer Erkrankungen 408
Transformation, kavernöse, Pfortaderäste 795
Transfusionen, multiple, Anämie, alloimmunhämolytische 418
Transfusionshämosiderose, Knochenmarkausstrich 406
Transfusionsreaktion 24
Transiente ischämische Attacke 218, 989 f
Transkriptionsfaktorgen-Defekt 195
Translokation, chromosomale, kryptische 434
Translokationshyponatriämie 911
Transplantationsosteopathie 375
Transposition der großen Arterien 696, 702 ff
- kongenital korrigierte 704 ff
- – – EKG 704, 706
- – bei Trikuspidalatresie 700
- – Papillarmuskelabnormität 664
d-Transposition der großen Arterien 692
- komplette 702 ff
l-Transposition der großen Arterien 704
Transsudat
- Aszites 794
- Peritonitis, bakterielle, spontane 268, 793
- Pleuraerguss 251 f
TRAPS (Tumor-Nekrose-Faktor-Rezeptor-assoziiertes periodisches Fieber) 129, 197
Traube-Zeichen 659
Trauma, Ulcus cruris 65
Tree in budd 543
Trehalose-Intoleranz 831
Treitz-Band 266
Trematoden 176
Tremor 93
Treponema pallidum, Nachweis 162
Treponema-pallidum-Bakteriämie 163
TRH-Mangel, hypothalamischer 493
TRH-Test 487
Trichinella spiralis 165
Trichinennachweis 165
Trichinose 165
Trichterbrust 29, 630
Trigeminus 729
Trigeminusbereich, Gefühlsverlust 212
Trigeminusneuralgie 220
Trigeminusneuropathie 220
Triglyceride 230, 234
Triglyceridmalabsorption 835
Triglyceridspiegel
- metabolisches Syndrom 90
- Östrogeneinfluss 233 f
Trihexosylceramidakkumulation, endotheliale 67
Trijodthyronin 1075 f
- freies 487, 1075 f
- – Erhöhung, isolierte 487
- – Schilddrüsenadenom, autonomes, toxisches 492
- – totales 487
Trikuspidalareal 623
Trikuspidalatresie 696, 699 ff
- Echokardiographie 703
Trikuspidalinsuffizienz 664 f

- Aszitesbildung 621
- Dopplerechokardiographie 634
- Ebstein-Anomalie 715
- Endomyokardfibrose 679
- Karzinoidsyndrom 679
- Kussmaul-Zeichen 620
- Leber, pulsierende 621
- organische 665
- portale Hypertension 796
- Venenpuls 620
Trikuspidalklappe
- Druckgradientenmessung 664
- – dopplerechokardiographische 635
- Ebstein-Malformation 704, 706
Trikuspidalklappendegeneration, myxomatöse 665
Trikuspidalklappenendokarditis 665
- Lungenabszess 583
Trikuspidalklappen-Malformation 715 ff
Trikuspidalöffnungston 671
Trikuspidalsegel, anteriores, Missbildung 715
Trikuspidalstenose 670 f
- Auskultationsbefund 624, 626 f
Tripe Palms 68, 72
Tripelphosphatkristalle im Urin 860 f
Triplo-X-Frau 23
Trismus 93
Trisomie 23
- geschlechtschromosomale 23
Trisomie 21 s. Down-Syndrom
Trochlearisparese 970
Trommelfellverletzung 100
Trommelschlegelfinger/-zehen (s. auch Osteoarthropathie, hypertrophe) 30, 76 f, 92, 352, 367
- Bronchialkarzinom 602
- hepatopumonales Syndrom 650, 798
- Herzvitium 71
- – zyanotisches 76
- Leberkrankheit, chronische 777
- Lungenerkrankung 76 f
- Lungenfibrose, idiopathische 558
- Magen-Darm-Trakt-Erkrankung 77
- bei Morbus Basedow 491
- paraneoplastische 20, 77
- Pneumonie, interstitielle, desquamative 562
- Tumor, maligner 20, 77
- bei zentraler Zyanose 692 f
- zystische Fibrose 523
Tropenkrankheit 15, 173 ff
Tropenrückkehrer, Diarrhö 821
Tropheryma whippelii 151, 159, 348, 834
Troponin T 6, 239, 639, 1074
- falsch positive Erhöhung 243
- kardiales, erhöhtes, Ursache 243
- Myokardinfarktdiagnostik 242
- sarkomerisches, Genmutation 673
Trousseau-Zeichen 941
Truncus arteriosus communis 696, 698 f
Truncus-brachiocephalicus-Abschnürung, Aortendissektion 248
Trunkusklappe 698 ff
Trypanosoma cruzi 681
Trypanosomose
- afrikanische 178
- südamerikanische 178
Trypsinbestimmung 294
TSH (thyreoideastimulierendes Hormon) 494, 764, 1074 f
- basales 494
TSH-Bestimmung 487
- Schilddrüsendysfunktions-Screening 38
TSH-Mangel 764
TSH-Rezeptor, Autoantikörper 492
TSH-Sekretion, verminderte 493
TSH-Spiegel, supprimierter 491 f
Tsutsugamushi-Fieber 123 f
TTP (thrombotisch thrombozytopenische Purpura) 420, 464, 474
TT-Virus 788
Tuben-Mittelohr-Katarrh 101
Tuberkulin-Hautreaktion 539
Tuberkulom 539, 542, 575, 579
- Satellitenläsionen 579
Tuberkulose 46, 145 ff, 538 ff
- bei Anti-TNF-Substanzen-Therapie 171
- aufgepfropfte, bei Silikose 566 f
- extrapulmonale 146
- Hilusvergrößerung 592
- Infektionsweg 146
- kavernöse 583
- Liquorbefund 135
- Lymphadenitis, regionale 451
- Pleuritis exsudativa 252
- postprimäre 146
- Primärinfektion 146
- Reaktivierung 146, 539
- Reinfektion, exogene 539
Tuberkulosepsis Landouzy 147
Tuberöse Sklerose 71, 101
- Angiomyolipom der Niere 900
- Hautveränderung 71 f
- Maculae, amelanotische 56
Tuberositas-tibiae-Nekrose, aseptische 369
Tubulointerstitielle Erkrankung, Leukozyturie, sterile 857
Tubulopathie, renale 377 f
- Laboruntersuchungsbefund 378
- McCune-Albright-Syndrom 367
Tubulusnekrose
- akute 862 f, 865
- – akutes Nierenversagen 862 f
- – Indizes 866
- – Urinbefundkonstellation 861
- – Ursache 864
- Hypomagnesiämie 953
- Hypophosphatämie 949 f
Tubuluszelle im Urin 859
Tuffsteinlunge 940
Tularämie 131, 160
- Fieber 131
- Lymphadenitis 483
- Lymphknotenschwellung 131
- ulzeroglanduläre 121
Tullio-Phänomen 981
Tumor
- bei AIDS 19 f, 168
- Ätiologie 19
- berufsbedingter 19
- Diagnose 19 ff
- endokrin aktiver, Diarrhö 836 f
- Eosinophilie 204
- epidermaler 62
- extrapankreatischer, Hypoglykämie 1011 f
- Fieber 114, 117, 198 f
- gutartiger, zervikaler 483 f
- Hautveränderung 68 f
- HIV-assoziierter 19 f, 168
- infektionsbedingter 18
- intrakranieller
- – Einblutung 1008
- – Kopfschmerzen 215
- Inzidenz 19
- Knochen bildender 361 f
- Körpertemperatur 19

- linksatrialer 670
- lymphoretikulärer
- – Fieberschübe 198
- – bei Wiskott-Aldrich-Syndrom 195
- maligner
- – bei Dermatomyositis 191
- – Osteoarthropathie, hypertrophe, pulmonale 77
- – bei Polymyositis 191
- – Trommelschlegelfinger 77
- – zervikaler 484
- mediastinaler s. Mediastinaltumor
- mesenchymaler 607
- Mortalität 19
- mukoepidermoider 604
- perihypophysärer 765
- periorbitaler 95
- pulsierender 327
- Umweltfaktoren 19 f
- Vererbung 19
- Virusinfektion 20
- des Zentralnervensystems, Neurofibromatose 73
Tumorbestrahlung, Arterienstenose 324
Tumorbulk, abdominaler 442
Tumorerkrankung
- beim Raucher 14
- Thromboserisiko 473
Tumorgewebe, hormonell aktives 19
Tumorlysesyndrom 860, 922 f
Tumormarker 19
- bei fokaler Leberveränderung 780
Tumor-Nekrose-Faktor-Rezeptor-1-Gen, Mutation 197
Tumorverdacht, Diagnostik 19
Tumorzellen
- Sputum 570, 601
- Sternalpunktat 416
Tumorzellnachweis 19
Tüpfelnägel 342
- bei Alopecia areata 75
- Psoriasis vulgaris 76
Turcot-Syndrom 286, 829
Turmschädel 96
Turner-Syndrom s. Gonadendysgenesie
Typ-A-Gastritis 280
Typ-A-Insulinresistenz 40 f
Typ-I-Allergie 24
Typ-II-Allergie 24
Typ-III-Allergie 24
Typ-IV-Allergie 24
Typ-B-Gastritis 280
Typ-1-Diabetes 21, 40 f
- Antikörper 41
- HLA-Assoziation 41
- Niereninsuffizienz, chronische 868
Typ-2-Diabetes 40 f
- Folgeerkrankungen 41 f
- Koma, hyperosmolares 1013
Typhus 149
- abdominalis 150
- Atemluftgeruch 102
- exanthematicus 123 f
- Hautgeruch 102
- Hautveränderung 72
Typ-III-Hyperlipidämie, familiäre 233
Tyrosinämie 67, 102
Tyrosinasemangel 21
Tyrosinkinase-Inhibitor, spezifischer 286
Tyrosinkristalle im Urin 860
Tyrosinphosphatase, Autoantikörper 41
T-Zell-Defekt 192, 194

Sachverzeichnis

T-Zellen, Oberflächenantigene 443
T-Zell-Leukämie, adulte 445
T-Zell-Lymphom
– adultes 445
– aggressives 445
– chronisches
– – generalisiertes 445
– – der Haut 445
– bei Zöliakie 833
T-Zell-NHL 443
T-Zell-Rezeptor 194

U

UAG (Urinanionenlücke) 929, 932
Überaktivität 766
Überdruckbeatmung, nächtliche 510, 524
Übergewicht 88
Überlappungssyndrom 179 f, 190
Überlaufproteinurie 854 f
Überleitungsstörung, atrioventrikuläre, Lyme-Erkrankung 160
Übersichtsarbeit 8
Überwässerung 909
– in Ruhe 621
Uhl-Krankheit 683 f
Uhrglasnägel 76 f, 352, 367
– Bronchialkarzinom 602
– Leberkrankheit, chronische 777
– Leberzirrhose 791
– Lungenfibrose, idiopathische 558
– bei zentraler Zyanose 692 f
– zystische Fibrose 523
UIP (Usual interstital Pneumonia) 559
Ulcus
– cruris
– – Lupus erythematodes, systemischer 186
– – Sichelzellanämie 71
– – Thalassaemia major 71
– – Ursache 64 f
– – venosum 335 ff
– duodeni 280, 282
– – Helicobacter-pylori-Nachweis 280, 282
– – Penetration 282
– – peptisches 283
– – perforiertes 261 f
– – Schmerz 282
– molle 130
– pepticum jejuni 288
– ventriculi 280
– – Häufigkeitsgipfel 282
– – Karzinom 283
– – medikamentenbedingtes 282 f
– – peptisches 283
– – perforiertes 261
– – präpylorisches 281
– – Rezidiv nach Magenresektion 288
Ulkus
– peptisches 283
– postbulbäres 282
Ulkusfinger 352
Ulkuskrankheit 280 f
– Komplikation 281
– Schmerzcharakter 281
– Schmerzperiodik 279, 281
– Schubauslösung 281
– Spätkomplikation 283
Ulkusnische 281
Ulkuszeichen, radiologische 281
Ultraschallkontrastmittel 636
Ultraschalluntersuchung, Phäochromozytomnachweis 750
Ulzera
– bei Infektion 119, 121

– vaskuläre Erkrankung 121
Ulzeration
– enorale 79
– – Anämie, perniziöse 70
– – Medikamentennebenwirkung 79
– an den Fingerspitzen 187 f
Umverteilung, Lungendurchblutung 507
Umweltfaktoren, Tumor 19
Unkales Syndrom 1003 f, 1007
Unterbauchschmerzen s. auch Abdominalschmerzen
– Appendizitis, akute 267 f
– Blasenregion 154
– Differenzialdiagnose 268
– rechtsseitige 267 f
Unterdrucksyndrom 214 f
Untererlidptose 96
Unterernährung, Akanthozytose 422
Untergewicht 88
Unterkieferspeicheldrüsen-Entzündung, eitrige, akute 485
Unterschenkeldermatome 313
Unterschenkelfaszienlücke, druckdolente 335
Unterschenkelmuskelnekrose, ischämische, anterolaterale 331
Unterschenkelödem 878
Unterschenkelvenen-Klappeninsuffizienz 335
Unterschenkelvenenthrombose 334
– aszendierende 334
Untersuchung
– apparative 6
– digitale, rektale, beim Mann 33
– klinische, ungenügende 10
– körperliche 6
– laborchemische 6
– medizinische, periodische 34 f
– neurologische 33 f
– rektale, bei Appendizitisverdacht 267
uPA (Urokinase-Plasminogen-Aktivator) 457
Upside-down-Stomach 287
Urämie 420
– Atemluftgeruch 102
– chronische, Magenbeschwerden 279
– Nägelfarbveränderung 78
Urämisches Syndrom 850
Uratablagerung 349 f
Urate, amorphe, im Urin 860
Uratnephropathie 860
Ureterkarzinom 14
Ureterkompression 894
Ureterlumenverlegung 894
Ureterstauung 271
Ureterverschluss, retroperitoneale Firbrose 272
Urethritis 154, 892
– Arthritis, reaktive 347
– Chlamydia-trachomatis-Infektion 163
Urin 851
– Analyse 154
– Befundabnormität, asymptomatische 885 ff
– δ-Aminolävulinsäure-Ausscheidung 273 ff
– Dunkelfärbung beim Stehenlassen 351
– Farbe 851 f
– Geruch, krankheitsspezifischer 102
– Homogentisinsäureausscheidung 351
– hypotoner 42

– Koproporphyrinausscheidung 273 f
– Kupferausscheidung, erhöhte 799
– leichte Ketten 447
– pH-Wert 852, 860
– Porphobilinogenausscheidung 273 f
– rötlicher, Porphyrieschub 274
– schaumiger 855
– spezifisches Gewicht 852
– Teststreifenuntersuchung 851, 853
– Trübung 851 f
– Untersuchung
– – chemische 853 ff
– – mikrobiologische 856 f
– – physikalische 851 ff
Urinanionenlücke 929, 932
Urinbefund, pathologischer 851 ff
– – isolierter 850
Urineiweißelektrophorese 855
Urinkristalle 859 ff
Urinkultur
– positive 154
– Tuberkelbakteriennachweis 894
Urinmenge 851 f
– tägliche 851, 906
Urinosmolarität 866
– erhöhte 862
– Niereninsuffizienz, chronische 872
Urinosmolarität-Plasmaosmolarität-Verhältnis 866
Urinprobe 851
Urinsediment
– aktives 388
– Erythrozytenmorphologie 857 f
– mikroskopische Untersuchung 857 ff
– nephritisches 876, 882
Urinsedimentbefund, Periarteriitis nodosa 182
Urinzylinder 859 f
Urobilin 773 f
Urobilinogen 773 ff
– im Urin 856
– Teststreifenuntersuchung 853
Urobilinogenurie 774 f
– fehlende 775
Urogenitaltuberkulose 894
Urogramm, intravenöses, Urogenitaltuberkulose 894
Urokinase-Plasminogen-Aktivator 457
Urolithiasis s. Nephrolithiasis
Uropathie, obstruktive 892
Uroporphyrinogen-Decarboxylase-Defekt 273, 275
Uroporphyrinogen-Synthetase-Defekt 273
Urosepsis, Pseudomonas-aeruginosa-Infektion, nosokomiale 157
Urothelkarzinom 898, 900
– Analgetikanephropathie 890, 900
– bei Balkan-Nephritis 892
Urteilsbildung, ungenügende 11
Urteilsvermögen, klinisches, Entwicklung 7
Urticaria
– factitia 65
– pigmentosa 57 f, 367
Urtikaria 65, 393 f
– akute 65
– chronische 65
– Hepatitis 71
– Infektion 121
– bei Infektion 119
– paraneoplastische 20

– physikalisch bedingte 65
– Typ-I-Allergie 24
Usual interstital Pneumonia 559
Usur
– Arthritis, rheumatoide 342 f
– Gicht 349 f
Uterus, fehlender 40
Uveitis 100
– anterior 98
– – Arthropathie, enterokolitische 347
– – Behçet-Syndrom 348
– – Spondylitis ankylosans 345
– – Mobus Whipple 348
– – Polychondritis 352
– posteriore 99
– – TINU-Syndrom 890
Uvulapulsation, systolische 659

V

Vagina, fehlende 40
Vaginalsekretgeruch, fauliger 102
Vaginitis 892
Vagotonus 988
– durch Karotismassage 725
Vagusneurinom 484
Vakulitis, Hautmanifestation 120
Vakuumphänomen 369
Valleix-Punkte 304
Valsalva-Pressprobe 627
Vanished Lung 503
Vanishing Bile Duct Syndrome (Syndrom der schwindenden Gallengänge) 803
Vanishing Tumor 249 f, 549, 580
Varicella-Zoster-Virus 124 f
– Pneumonie 545
– Reaktivierung 60, 124 f
Varikophlebitis 332
Varikose 335
– einseitige 82
Variola 127
Varizellen 60, 124 f
Varizellenexanthem 124
Varizellenpneumonie 545
Varizen
– kleinkalibrige 335
– sekundäre 336 f
Vasa-nervorum-Infarkte 970 f
Vasculitis allergica 66
Vaskuläre Störung, proliferative 467 f
Vaskulitis 18, 179 ff
– ANCA-assoziierte 180, 882, 885
– Diagnostik 179, 181
– Differenzialdiagnose 179
– Glomerulonephritis, rasch progrediente 882
– großer Gefäße 180 f
– Hepatitis-B-Virus-Infektion 786
– Hepatitis-C-Virus-Infektion, chronische 120
– immunkomplexinduzierte 180
– kleiner Gefäße 180, 184 ff
– leukozytoklastische 120
– – bei Hepatitis 71
– mittelgroßer Gefäße 180, 182 f
– nekrotisierende 182, 883
– – großer Gefäße 181
– – kleiner Gefäße 184
– – mittelgroßer Gefäße 182 f
– Pannikulitis 63
– pauci-immune 883
– pulmonale, bei Kollagenose 563
– retinale 348
– Status febrilis 117
– systemische
– – Angioödem 394
– – Antikörper 849
– – Kawasaki-Syndrom 132
– – Kryoglobulinämie 469 f

Sachverzeichnis

– zerebrale, Lues 163
Vasoactive intestinal Polypeptide 837
Vasodilatation 988 f
– systemische, akutes Nierenversagen 863
Vasomotorenzentrum 907
Vasopressin s. ADH
– exogenes 916
Vasopressinase 914
Vasopressin-Rezeptor-Gen, Defekt 43
Vasospasmus
– Angina pectoris, instabile 226
– Angina-pectoris-Anfall, nächtlicher 227
– Prinzmetal-angina-pectoris 227
Vasospastisches Syndrom, vibrationsinduziertes, berufsbedingtes 16
VBDS (Vanishing Bile Duct Syndrome; Syndrom der schwindenden Gallengänge) 803
VDDR s. Rachitis, Vitamin-D-abhängige
VDRL-Test (Venereal Disease Research Laboratory Test) 162
Vegetarier s. Diät, vegetarische
Velo-Cardio-Faziales Syndrom 696
Vena
– anonyma, Abknickung 620
– axillaris, Verschluss 334
– cava superior
– – linksseitig persistierende 714
– – Thrombose bei SAPHO-Syndrom 348
– jugularis interna, Druckanstieg, paradoxer 29
– saphena magna
– – Klappeninsuffizienz 335
– – Phlebitis, aszendierende 332
– subclavia
– – Thrombose bei SAPHO-Syndrom 348
– – Verschluss 334 f, 338
– umbilicalis, Wiedereröffnung 794 f
Vena-cava-inferior-Thrombose bei nephrotischem Syndrom 879
Vena-cava-superior-Syndrom 607, 609
Venae perforantes, Insuffizienz 335
Vene, pulsierende 327
Venenerkrankung 332 ff
Venenflussveränderung 620 f
Venengeräusche 627
Venenklappenagenesie, kongenitale 337
Venenpuls 664
– Anstieg, inspiratorischer 664 f
– a-Wellen-Erhöhung 621
Venenschaden, postthrombotischer 337
Venensporn 334
Venenstauung 618 f
Venenthrombose
– Embolie, gekreuzte 326
– iliofemorale 334
– tiefe, akute, Ödembildung 389
Venenzeichnung, abdominale, vermehrte 778
Venereal Disease Research Laboratory Test 162
Veno-occlusive-Disease 789, 796, 800
– – Lungenstauung 593
Ventilation, alveoläre, Stimulation 938
Ventilations-Perfusions-Inhomogenität 503

Ventilations-Perfusions-Verteilungsstörung, hepatopulmonales Syndrom 798
Ventilationsstörung
– obstruktive 505 f
– – Bronchiolenerkrankung 517
– – irreversible 517
– – reversible 504
– – Spirometriebefund 504, 519
– obstruktiv-restriktive 504, 507
– – Sarkoidose 596
– restriktive 505 f
– – Goodpasture-Syndrom 573
– – Lungenerkrankung, interstitielle, diffuse 556
– – Lymphangioleiomyomatose 574
– – Microlithiasis alveolaris miliaris pulmonum 573
– – Pneumonie
– – – eosinophile, chronische 555
– – – organisierende, kryptogene 562
– – Spirometriebefund 504
– Zyanose 717 f
Ventrikel
– linker
– – Kompression 671
– – vergrößerter, Röntgenbefund 631
– rechter
– – atrialisierter 715 f
– – funktioneller, bei Ebstein-Anomalie 715 f
– – vergrößerter, Röntgenbefund 631
Ventrikelseptumabflachung 649
Ventrikelseptumbewegung, systolische, paradoxe 649
Ventrikelseptumdefekt 710 ff
– Auskultationsbefund 624, 626 f
– doubly committed 711 f
– Echokardiographie 711 ff
– Fallot-Tetralogie 696 f
– isolierter 696
– bei kompletter d-Transposition der großen Arterien 702 ff
– bei kongenital korrigierter Transposition der großen Arterien 704 f
– muskulärer 710
– nach Myokardinfarkt 244
– nichtrestriktiver 711 f
– partiell restriktiver 711 f
– perimembranöser 710 f
– Pulmonalklappenatresie 698
– restriktiver 711 f
– – Auskultationsbefund 712
– Schwirren, tastbares 622
– subtrunkaler 698 ff
– Thorax-Röntgenbild 713 f
– Trikuspidalatresie 699 ff
– Truncus arteriosus communis 698 f
– Turner-Syndrom 85
Ventrikelseptumhypertrophie s. Septumhypertrophie
Ventrikelseptumruptur 642
Ventrikelwandruptur 244
Venulen, postkapilläre, fokale Dilatation 468
Verbindung
– aortopulmonale 709 f
– – erworbene 710
– atrioventrikuläre
– – gemeinsam 706
– – Transposition der großen Arterien 702
– ventrikuloarterielle, Transposition der großen Arterien 702
Verdünnungshyponatriämie 872

Vererbung
– autosomal dominante 23
– autosomal rezessive 23
– X-chromosomale 23
Vergenz 968 f
Verhalten, inadäquates 11
Verhaltensanomalie 995
Verkalkungen, metastatische 872 f
Verkennung 963
Verlauf 4
– atypischer 10
– Beobachtung 6, 9
Verlustkoagulopathie 466
Vermeidungsverhalten bei Phobie 983
Verner-Morrison-Syndrom 836 f
Vernichtungsgefühl, Myokardinfarkt, akuter 240
Verschlucken 49, 812
Verschlussikterus 776 f
– Enzymbefund 779
– extrahepatisch bedingter 805
– intermittierender 291
– Pankreaskopfkarzinom 300
– progredienter 300
– schmerzloser 300
Verschlusskrankheit, arterielle 318 f
– Diagnostik 319 ff
– – apparative 321
– Einteilung 318
– Funktionstest 320 f
– Gehstrecke, schmerzfreie 319
– Stadieneinteilung 319
Verstopfung s. Obstipation
Vertebralisdissektion, Schmerzlokalisation 212
Vertebralisinsuffizienz 989
Vertigo 964, 978
– Ursache 979
Verwachsungen, postoperative, Ileus 265
Verwirrtheit
– akute 1000 f
– Insult, ischämischer, zerebraler 1006
– Subduralhämatom, bilaterales, chronisches 1008
– bei Vitamin-B_{12}-Mangel 1015 f
Very-low-Density-Lipoproteine 230 f, 233 f
VES s. Extrasystolen, ventrikuläre
Vestibuläre Störung 964 f
– periphere 964
– zentrale 964 f
Vestibuläres System, kalorische Prüfung 975
Vestibularis s. auch Nervus vestibularis
Vestibularisausfall, akuter, einseitiger 964 ff, 980
Vestibulopathie, bilaterale 981
Vibrationssyndromose 329
Vibrio cholerae 150 f
– El-Tor-Variante 151
Vibrio-vulnificus-Infektion, Hautmanifestation 120
Vier-Gläser-Probe 154
Vigilanz 962, 998 f
– gesteigerte 1000
– Prüfung 1002
– Regulation 998
VIP (Vasoactive intestinal Polypeptide) 837
VIPom 837
Virchow-Drüse 284
Virilisierung 75
Virilismus 75
– Stimmlage 104
Virozyten 451
Viruserkrankung
– Blutbild 159

– lymphozytäre Reaktion 159
– Status febrilis 159 f
– Untersuchung, serologische 159
Virushepatitis (s. auch Hepatitis) 148, 783 ff
Virusinfektion s. Infektion, virale
Viruspneumonie 144, 530, 544
Visusstörung 438
Viszeralvenenthrombose bei myeloproliferativer Erkrankung 472
Vitalkapazität 503
– Asthma bronchiale 514
– forcierte 503 f
– langsame 503
– bei Zwerchfellparese 509
Vitalzeichen 620
– Beurteilung 5
Vitamin B_{12} 1076 f
– erniedrigtes 1077
Vitamin-B_{12}-Malabsorption, selektive, familiäre 411
Vitamin-B_{12}-Mangel 410, 835
– Anämie 410 f
– Koma 1015
– Zöliakie 411
– Zungenatrophie 80
Vitamin-B_{12}-Serumspiegel, erniedrigter 411
Vitamin-B_{12}-Urinexkretionstest 411
Vitamin-B_6-Metabolismus, gestörter 409
Vitamin-C-Mangel, Kollagendefekt 468
Vitamin-D-Aktivierung, ungenügende 942 f
Vitamin-D-Hydroxylierung, verminderte 376
– Laboruntersuchungsbefund 378
Vitamin-D-Mangel 87, 375 f
– Laboruntersuchungsbefund 378
– nephrotisches Syndrom 879
Vitamin-D-Metabolismus 376
– beschleunigter 376
– Störung 375 f
Vitamin-D-Resistenz 942 f
Vitamin-D-Synthese 940
– Störung 941
Vitamin-D-Überdosierung 945 f, 949, 951
Vitamin-D-Verlust 942 f
– verstärkter 376
Vitamin K, Einfluss auf die Prothrombinkonzentration 779
Vitamin-K-Antagonisten 466
Vitamin-K-Mangel 466
– Blutungsneigung, INR-abhängige 466
– Protein-C-Mangel 471
Vitaminmangel
– nach Magenresektion 288
– Nägelstrukturveränderung 76
Vitiligo 56, 92
– Anämie, perniziöse 70
VLDL (Very-low-Density-Lipoproteine) 230 f, 233 f
VOD s. Veno-occlusive Disease
Vogelgrippe 143
Vogelhalterlunge 564
Vogelkinn 85
Vollblut-Durchfluss-Aggregometrie 454
Vollmondgesicht 95, 751
Volumen
– exspiratorisches, forciertes, der ersten Sekunde s. Erstsekundenvolumen
– korpuskuläres, mittleres 400
– – erhöhtes 410
Volumenbelastung
– Herz s. Herz, Volumenbelastung
– linksventrikuläre

1131

Sachverzeichnis

Volumenbelastung, linksventrikuläre
– – Aortenklappeninsuffizienz 655
– – – akute 655 f
– – – chronische 657 f
– – Mitralklappeninsuffizienz, akute 655
– – Shunt, aortopulmonaler 710
– – Ventrikelseptumdefekt, nichtrestriktiver 711 f
– – rechtsatriale, Vorhofseptumdefekt 714
– – rechtsventrikuläre
– – Eisenmenger-Syndrom 710
– – Vorhofseptumdefekt 710
Volumendepletion, intravaskuläre, akutes Nierenversagen 863
Volumenexpansion
– Anämie 415 f
– nephritisches Syndrom, akutes 876
Volumenmangel 909 f, 913
– blutungsbedingter 508
– Laborbefund 909
– Symptome 909
– Ursache 909
– – extrarenale 910
– – renale 910
Volumenregulation 906 f
Volumenstatus 620 f
Volumenüberschuss 909 f
– Laborbefund 909
– Symptome 909
– Ursache 910
Volumenverlust bei Ketonurie 931
Volumenverschiebung 911
Volumina, linksventrikuläre, Messung 637
Vomitus matutinus 44
VOR s. Reflex, vestibulookulärer
Vorderarmdermatome 308
Vorderseitenstrang-Funktionsstörung 304
Vorderwandinfarkt
– akuter, Elektrokardiogramm 240
– Ventrikeldilatation 686
Vorhof
– linker
– – Doppelkontur 669
– – vergrößerter, Röntgenbefund 631
– rechter, vergrößerter 631
Vorhofdilatation 666
Vorhofflattern 732 f
– AV-Block 727
– Überleitung 732 f
Vorhofflimmern 733 f
– arterielle Embolie 326
– AV-Block 727
– bei Vorhofseptumdefekt 715
– bei chronischer Mitralklappeninsuffizienz 661
– Kardiomyopathie 686
– paroxysmales 734
– persistierendes 734
– Pulszählung 724
– tachykardes 620
– Ursache 734
Vorhofhypertrophie 666
Vorhofkontraktion
– bei geschlossenen AV-Klappen 726
– Ventrikelfüllung 666
Vorhofmyxom 670 f
– Auskultationsbefund 626
– Echokardiographie 670
– Fieber 198
– Lungenstauung 593
– obstruierendes, Schock 643
– Symptome, körperlageabhängige 670

– Synkope 988
Vorhofmyxomteil, Embolisation 326
Vorhofpfropfung 621
Vorhofrhythmus 715
Vorhofseptumdefekt 703, 713 ff
– assoziierte Vitien 714
– Auskultationsbefund 624
– bei kompletter d-Transposition der großen Arterien 702 ff
– Trikuspidalatresie 699, 701
– Typ I 713
– Typ II 713 f
– Verschluss, perkutaner 637
Vorhofton 624
Vorlast 655
Vorläufer-B-Zell-NHL 443
Vorläufer-T-Zell-NHL 443
Vortestwahrscheinlichkeit 7, 11
VSD s. Ventrikelseptumdefekt
vWF s. Von-Willebrand-Faktor

W

Wabenlunge 559, 574 f
– basale 563 f
– Computertomographie, hochauflösende 560
– Mukoviszidose 575
– sekundäre 575
Wachheit s.Vigilanz
Wachstumshormonmangel 86 f, 764
– Hypoglykämie 1012
– hypophysär bedingter 86
– hypothalamisch bedingter 86
– zentral bedingter 86
Wachstumshormon-Resistenz 87
Wachstumshormon-Rezeptor-Defekt 87
Wachstumshormon-Überproduktion 753 f
– nach Epiphysenfugenschluss 82
– vor Epiphysenfugenschluss 82
Wachstumsphase, Folsäuremangel 412
Wachstumsstörung, intrauterine 471
Wachszylinder im Urin 859 f
Wadenmuskelloge, Ödem, subfasziales 333
Wadenmuskelschmerzen
– belastungabhängige 318
– Leptospirose 164
Waist-Hip-Ratio 90
Waldenström, Morbus 448 f
– Knochenmarkbefund 449
– Serumeiweißelektrophorese 855
– Urineiweißelektrophorese 855
Walking-through-Phänomen 227, 318
Wallenberg-Syndrom 212, 305
– Gesichtsschmerz 212
Wärmeintoleranz 490
Wärmeregulationszentrum, Sollwertverstellung 113
Warthin-Tumor 486
WASP (Wiskott-Aldrich-Syndrom-Protein), Defekt 464
WASP-Gen-Mutation 195
Wasseraufnahme
– Regulation 906 ff
– übermäßige 912
– verminderte 914 f
Wasserhammerpuls 659
Wasserhaushaltsstörung 911 ff
– bei chronischer Niereninsuffizienz 872
Wasserretention
– nephritisches Syndrom, akutes 876

– nephrotisches Syndrom 878
– renale 386, 388
– – Regulation 906 ff
Wasserverlust
– extrarenaler 912, 914 f
– renaler 912, 914 f
Wasserverteilung 905
Wasting 952
Waterhouse-Friderichsen-Syndrom 136
Waterston-Shunt 690, 710
– Verschluss 697
Watschelgang 88
WDHA-Syndrom 837
Webbed Neck (tiefer Haaransatz im Nacken) 84
Weber-Christian-Syndrom 89
Webs, ösophageale 813
Weckreaktion, repetitive 524
Wegener-Granulomatose 184 f
– Autoantikörper 180, 849
– Granulome, retrobulbäre 96
– Hautmanifestation 120
– limitierte 581
– lokalisierte 184
– Lungenrundherde 578, 580 f
– Nasenschleimhautbiopsie 581
– Nierenbeteiligung 883
– Organmanifestationen 883
– Sattelnase 95
Weichteilhypertrophie 393
– Klippel-Trénaunay-Syndrom 82
Weichteilinfektion
– bakterielle 121 f
– streptococcal toxic Shock-like Syndrome 156
Weichteilrheumatismus 356 f
Weichteilschwellung
– Akromegalie 754
– periartikuläre, Arthritis, rheumatoide 342
Weichteilveränderung, periartikuläre, schmerzhafte 356 f
Weinberg-Reaktion 579
Weißnägel 791
Wenckebach-Periodik 726
Wernicke-Aphasie 103 f, 1001
Wernicke-Enzephalopathie 1015
West-Nil-Virus 138 f
Weston-Hurst-Enzephalitis 1006
Wetterfühligkeit 46
Whipple, Morbus 151, 834 f
– Arthropathie 347 f
– Endokarditis 159
– Hautveränderung 72
Whirlpool-Dermatitis 17
WHO-Klassifikation
– Leukämie, akute, myeloische 429, 433
– myelodysplastisches Syndrom 436 f
– Non-Hodgkin-Lymphom 443
W/H-Ratio (Waist-Hip-Ratio) 90
Wickham-Felderung 62
Von-Willebrand-Erkrankung 465 f
– erworbene 466
– Vererbung 465
Von-Willebrand-Faktor 420, 465 f
– Abnormität, qualitative 465
– fehlender 465
– inaktivierender Antikörper 466
– Mangel, quantitativer, partieller 465
William-Campell-Syndrom 523
Wilms-Tumor 272, 898, 900
Wilson, Morbus 352, 799
– Hornhautveränderung 98
– Lunulafarbänderung 78
Wimpernergrauung, vorzeitige 71
Windpocken s. Varizellen
Windverhaltung, akute 261, 264 f
Wirbeldeckplattensklerose 351

Wirbelfraktur, Osteoporose 374
Wirbelhämangiom 364
Wirbelimpressionsfraktur, multiples Myelom 446
Wirbelkörperendplatten-Verdichtung 374 f
Wirbelkörperfraktur, pathologische 361
Wirbelkörperkollaps 369
Wirbelkörperkompressisonsfraktur 375
Wirbelkörpernekrose, aseptische 369
Wirbelsäule
– Beweglichkeitsprüfung 33
– Längsbandverknöcherung 345 f
– Status 33
Wirbelsäulenfehlform 367
Wirbelsäulenosteoporose, diffuse 446 f
Wirbelsäulenversteifung 345 f
Wiskott-Aldrich-Syndrom 195 f, 462, 464
– Ekzem 195
Wiskott-Aldrich-Syndrom-Protein, Defekt 464
Wismuthintoxikation 79
Wohnraum, verschimmelter, Alveolitis 565
Wolfram-Syndrom 914
Wortfindungsstörung 104
WPW-Syndrom 735 f
– bei Ebstein-Anomalie 715, 717
Wuchereria bancrofti 177, 393
Wuchereria-bancrofti-Infektion, Eosinophilie, pulmonale 554
Wurminfektion, Lungeninfiltrat, eosinophiles 554
Wurstfinger s. Daktylitis
Wurzelreizsyndrom s. Reizsyndrom, radikuläres
Wurzelschmerz 306
Wurzelsyndrom
– Armschmerzen 310
– bilaterales 315
– hochzervikales 310
– kompressives 307
– lumbales 313 f
– hohes 314
– Ursache 307
– zervikales 310
– Zweiphasigkeit 307

X

Xanthelasmen 67, 231, 778
– Hypercholesterinämie 803
– Leberzirrhose 791
Xanthinurie 21
Xanthomatose 62 f
Xanthome 67, 231 f
– eruptive 231 f
– tuberöse 231 f
Xerodermie 68
Xerophthalmie 343 f
Xerostomie 79
– Sjögren-Syndrom 343 f
Xerozytose 422
Xigris 454
45,X0-Karyotyp 23, 84 f
47,XXX-Karyotyp 23
45,X/46,XX-Mosaik 85
47,XXY-Karyotyp (Klinefelter-Syndrom) 23, 45, 82, 65
Xylose, ^{14}C-markierte 411
47,XYY-Syndrom, Großwuchs 82
48,XYYY-Syndrom, Großwuchs 82

Y

Y-Chromosom, zusätzliches 82
Yellow-Nail-Syndrom 78
– Pleuraerguss 253

Sachverzeichnis

Yersinia
– enterocolitica 150 f
– pestis 131
– pseudotuberculosis 151
Yersinienenteritis 151
Yersiniose 821
Young-Syndrom 523

Z

Zähne
– Gelbverfärbung, Tetracyclin-bedingte 78
– Lamina-dura-Verlust 380
Zahnerkrankung, Gesichtsschmerzen 216 f
Zahnfleischblutungen 79
Zahnfleischveränderung 79
Zahnhypoplasie 78
Zahnschmelzdefekte 78
– im Kindesalter 71
– tuberöse Sklerose 71
Zahnveränderung 78 f
Zahnverfärbung 78
Zahnverlust, vorzeitiger 79
Zeckenbiss 16
– Arborenübertragung 138 f
– Borrelia-burgdorferi-Infektion 58
– Erregerübertragung 160 f
– Francisella-turlarensis-Infektion 131
– Rickettsieninfektion 123
Zeckenbissfieber 123
– afrikanisches 123
– – Lymphknotenschwellung 123, 130
– amerikanisches 123
Zeckenbissfieber-Gruppe 123
Zeckenenzephalitis 160
Zeckenenzephalitisvirus 138 f
Zehenischämie, schmerzhafte 472
Zellen
– Antigen präsentierende 449
– dendritische, maligne Erkrankung 450
– phagozytierende, Inhibitoren 192
β-Zellen-Funktion, genetischer Defekt 40 f
β-Zellen-Zerstörung 40 f
β-Zellfunktion-Defekt, genetischer 41
Zellmembran 905 f
– Permeabilität 906
Zellplasmavakuolen 448
Zellproliferation
– erhöhte, Hypokaliämie 920 f
– rasche, Hypophosphatämie 949 f
– vermehrte, Folsäuremangel 412
Zellshift
– Hyperphosphatämie 949
– Hypophosphatämie 949 f
Zellulitis 392
– Capnocytophaga-canimorsus-Infektion 166
– lokale, Pasteurellose 166
Zellzerfall, erhöhter
– Gicht, sekundäre 349
– Hyperkaliämie 922 f
Zenker-Divertikel 812
Zentralnervensystem s. auch ZNS

– Autoimmunkrankheit 18
– HIV-Infektion, chronisch progressive 139
– Mikroinfarkte 420
Zentralskotom 215
Zentroblasten 444
Zentrozyten 444
Zerebelläre Störung, Schwindel 964
Zerebralparese, spastische 88
Zerebritis 212
Zerebrovaskuläre Störung, transiente, Schwindel 965
Zerfall 963
Zerkarien 176
Zervikalsyndrom 216
Zervikozephales Syndrom 216
Zervixkarzinom 19
– bei Promiskuität 14
– Screening 37
Zervizitis, Chlamydia-trachomatis-Infektion 163
Ziegenpeter s. Parotitis epidemica
Zieve-Syndrom 276, 414, 790
Ziliendyskinesie, primäre 521, 523
– Bronchiektasen 523
Ziliensyndrom, dysmotiles 523
Zinkkonzentration im Serum 1077
Zinkmangel, Acrodermatitis enteropathica 62
Zirkumduktion beim Gehen 88
Zirrhose, biliäre
– Hautfarbe 55
– primäre 802 f
– – Autoantikörper 780, 803
– – Choelstase 803
– – Hypercholesterinämie 803
– – portale Hypertension 796
– – Pruritus 777
– – Sklerodermie-ähnliche Erscheinungen 188
– – Xanthelasmen 778
– sekundäre 802 f, 805
– – bei Cholelithiasis 292
ZNS s. auch Zentralnervensystem
ZNS-Erkrankung
– Bewusstseinsstörung 1005 f
– entzündliche, nichtinfektiöse 1006
– infektiöse 1005
– paraneoplastische 1006
– postinfektiöse 1006
ZNS-Non-Hodgkin-Lymphom, primäres 442
Zöliakie 832 ff
– Folsäuremangel 413
– Hautveränderung 72
– Vitamin-B_{12}-Mangel 411
Zollinger-Ellison-Syndrom 836 f
– Ulkus, peptisches 283
Zoonose 150
– berufsbedingte 122
– Status febrilis 164 ff
– Übertragungsweg 164
Zoster
– Abdominalschmerzen 277
– ophthalmicus 125
– oticus 125
– ohne Zoster 277
Zuckerkonzentration im Liquor 134
Zunge
– belegte 80

– gefurchte 80
– rote, glatte 791
Zungenatrophie 80
– Eisenmangel 80, 407
– Folsäuremangel 80
– Vitamin-B_{12}-Mangel 80
Zungenbelag, weißer, abstreifbarer 80
Zungenbrennen 410
Zungengrundstruma, Szintigraphie 486 f
Zungenoberfläche, landkartenartig strukturierte 80
Zungenpapillenatrophie 70
Zungenpapillenhypertrophie, entzündliche 80
Zungenveränderung, Kawasaki-Syndrom 132
Zungenvergrößerung s. Makroglossie
Zungenzyanose 692, 694
Zuwendung zum Patienten 8 f
Zweitkrankheit, vorbestehende 11
Zwerchfell, tiefstehendes 31
Zwerchfellbuckel 588
Zwerchfelllähmung 508 f
– doppelseitige 509
– einseitige 509
Zwerchfellrelaxation 509
Zwerchfellschmerzen, segmentale Lokalisation 260
Zwergwuchs
– hypophysärer 86
– – Stimmlage 104
– nichtproportionierter, Achondroplasie 85 f
– proportionierter 86
Zwischenwirbelscheibe s. Bandscheibe
Zyanidintoxikation
– berufsbedingte 16
– Laktatazidose 931
Zyankaliintoxikation 1019
Zyanose 30, 615, 690 ff
– Anamnese 691
– Auskultation 691
– Definition 690
– differenzielle 710
– Diffusionsstörung 718
– Double Inlet Ventricle 709
– Eisenmenger-Syndrom 713
– Fallot-Tetralogie 696 ff
– Hand 93
– hepatopulmonales Syndrom 798
– Herzinsuffizienz 71
– Herzvitium 71
– Inspektion 691
– in der Kälte 100
– komplette d-Transposition der großen Arterien mit Shunt-Vitium 702
– konotrunkale Anomalie 696
– durch Methämoglobinbildner 70
– Palpation 691
– periphere 30, 690, 719
– – Blutveränderung 719
– – kardial bedingte 719
– – lokale 719
– Polyglobulie, sekundäre 55
– pulmonal bedingte 717 ff
– – akute 718

– – chronische 718
– Pulmonalklappenatresie 698
– Truncus arteriosus communis 698
– Ventilationsstörung 717 f
– Ventrikelseptumdefekt 712
– Vorhofmyxom 670
– zentrale 29 f, 690, 692 ff
– – Anamnese 694
– – Auskultation 695
– – Farbdopplerechokardiographie 696
– – Inspektion 694 f
– – kardial bedingte 694 ff
– – Lungengefäßstruktur 696
– – Palpation 695
– – pulmonal bedingte 694 f
– – Thorax-Röntgenbild-Interpretation 695 f
– – Ursache 694
Zygomyzeten 172
Zylinder
– breite, im Urin 859
– granulierte, im Urin 859 f
– hyaline, im Urin 857, 859 f
– im Urin 859 f
Zylinderzellmetaplasie, ösophageale 813
Zylindrom, bronchiales 604
Zystadenokarzinom, Pankreas 301
Zystadenolymphom 486
Zystadenom, Pankreas 301
Zyste
– bronchogene 580, 607
– Definition 583
– enterogene 607
– mediastinale 607
– medotheliale 588
Zystenlunge (s. auch Wabenlunge) 574
Zystikusstumpf, langer 292
Zystinurie 21, 860, 897
Zystische Fibrose 522 f, 575
Zystitis 892
Zystizerkose 140
Zytokinproduktion, Vorhofmyxom 670
Zytolyse
– Typ-II-Allergie 24
– in vitro 919
Zytomegalie 141, 159 f
– Diagnostik 160
– Durchseuchungsgrad 160
– Fieber 116
– Lymphadenopathie, generalisierte 451
– Lymphknotenschwellung 130
Zytomegalievirus 125, 141
Zytomegalievirusinfektion
– AIDS 168 f, 171
– Begleithepatitis 783
– Hämophagozytose-Syndrom 199
– bei immunkompromittierter Person 171
– Ösophagitis 816
Zytomegalievirus-Pneumonie 545
Zytopenie 447
Zytostatika
– Lungenfibrose 564
– ototoxische 981
Zytostatikatherapie, Nagelformveränderung 76
Zytotoxin 150